Tratado de Psiquiatria da Infância e da Adolescência

4ª Edição

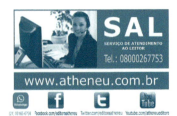

Tratado de Psiquiatria da Infância e da Adolescência

4ª Edição

Editores

Francisco Baptista Assumpção Jr.

Psiquiatra da Infância e da Adolescência. Livre-Docente em Psiquiatria
pela Faculdade de Medicina da Universidade de São Paulo (FMUSP).
Mestrado, Doutorado e Pós-Doutorado em Psicologia pela Pontifícia Universidade Católica
de São Paulo (PUC-SP). Professor Associado do Departamento de Psicologia Clínica da
Universidade de São Paulo (USP). Membro da Academia Paulista de Psicologia (Cadeira 16)
e da Academia de Medicina de São Paulo (Cadeira 103).

Evelyn Kuczynski

Pediatra pela Sociedade Brasileira de Pediatria (SBP). Psiquiatra (Área de Concentração em
Infância e Adolescência) pela Associação Brasileira de Psiquiatria (ABP).
Doutorado pela Faculdade de Medicina da Universidade de São Paulo (FMUSP).
Aprimoramento em Terapia Comportamental-Cognitiva pelo Ambulatório de Ansiedade
do Instituto de Psiquiatria do Hospital das Clínicas da Faculdade de Medicina
da Universidade de São Paulo (IPq-HCFMUSP). Médica Assistente do Serviço
de Psiquiatria da Infância e da Adolescência do IPq-HCFMUSP.
Psiquiatra da Secretaria de Saúde do Estado de São Paulo, comissionada junto
ao Instituto de Tratamento do Câncer Infantil do Departamento de Pediatria da FMUSP.

Tatiana Malheiros Assumpção

Psiquiatra da Infância e Adolescência. Mestre em Ciências pelo Instituto
de Psiquiatria do Hospital das Clínicas da Faculdade de Medicina
do Estado de São Paulo (IPq-HCFMUSP). Doutoranda em Saúde Coletiva
pela Faculdade de Ciências Médicas da Santa Casa de São Paulo (FCMSCSP).

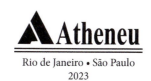

Rio de Janeiro • São Paulo
2023

EDITORA ATHENEU

São Paulo — *Rua Maria Paula, 123 – 18º andar*
Tel.: (11) 2858-8750
E-mail: atheneu@atheneu.com.br

Rio de Janeiro — *Rua Bambina, 74*
Tel.: (21) 3094-1295
E-mail: atheneu@atheneu.com.br

PRODUÇÃO EDITORIAL: Equipe Atheneu
CAPA: Equipe Atheneu
DIAGRAMAÇÃO: Know-How Editorial

CIP-BRASIL. CATALOGAÇÃO NA PUBLICAÇÃO
SINDICATO NACIONAL DOS EDITORES DE LIVROS, RJ

T698
4. ed.

Tratado de psiquiatria da infância e da adolescência / editores Francisco Baptista Assumpção Jr, Evelyn Kuczynski, Tatiana Malheiros Assumpção. - 4. ed. - Rio de Janeiro : Atheneu, 2022.
  28 cm.

  Inclui bibliografia e índice
  ISBN 978-65-5586-536-3

  1. Psiquiatria infantil. 2. Psiquiatria do adolescente. I. Assumpção Jr., Francisco Baptista. II. Kuczynski, Evelyn. III. Assumpção, Tatiana Malheiros.

22-79900
CDD: 618.9289
CDU: 616.89-053.2-053.6

Meri Gleice Rodrigues de Souza - Bibliotecária - CRB-7/6439

02/09/2022   05/09/2022

ASSUMPÇÃO JR., F. B.; KUCZYNSKI, E.
Tratado de Psiquiatria da Infância e da Adolescência – 4ª edição

© Direitos reservados à EDITORA ATHENEU – Rio de Janeiro, São Paulo, 2023

Colaboradores

Adriana Said Daher Baptista
Graduação e Mestrado em Psicologia pela Pontifícia Universidade Católica de Campinas (PUC-Campinas). Doutorado em Ciência pela Psiquiatria e Psicologia Médica da Universidade Federal de São (Unifesp). Pós-Graduação em Reabilitação Cognitiva pelo *Check-up* do Cérebro e Aprimoramento em Psicologia Hospitalar pela PUC-Campinas. Docente da Fundação Hermínio Ometto (FHO). Membro da equipe da Clínica da Atenção, Memória e Humor.

Aline Citino Armonia
Graduação em Fonoaudiologia pela Universidade Estadual Paulista "Júlio de Mesquita Filho" (Unesp). Mestrado e Doutorado no Programa de Distúrbios da Comunicação Humana da Escola Paulista de Medicina da Universidade Federal de São Paulo (Escola Paulista de Medicina/Unifesp).

Álvaro Pentagna
Neurologista e Neurofisiologista Clínico. Mestre em Ciências pelo Departamento de Psiquiatria da Faculdade de Medicina da Universidade de São Paulo (FMUSP). Responsável pelo Ambulatório de Sono da Divisão de Clínica Neurológica do Hospital das Clínicas da FMUSP. Coordenador de Equipe de Neurologia Clínica nos Hospitais Rede D'Or Vila Nova Star e São Luiz – Unidades Itaim e Morumbi.

Ana Caroline Marques Vilela
Psiquiatra (Associação Brasileira de Psiquiatria/Associação Médica Brasileira). Mestre em Ciências da Saúde pela Faculdade de Medicina da Universidade Federal de Goiás (FM/UFG). Professora de Psiquiatria do Departamento de Medicina da Pontifícia Universidade Católica de Goiás (PUC-Goiás).

Ana Christina Mageste
Psiquiatra da Infância e Adolescência pela Universidade Complutense de Madrid. Membro do Conselho Consultivo da FLAPIA (Federação Latino-Americana de Psiquiatria da Infância e Adolescência (FLAPIA). Preceptora do Ambulatório de Psiquiatria Infantil do Hospital João Paulo II/Fundação Hospitalar do Estado de Minas Gerais/Belo Horizonte (HJPII/FHEMIG/BH). Ex-Diretora Geral do Centro Psiquiátrico da Adolescência e Infância da Fundação Hospitalar do Estado de Minas Gerais (CEPAI/FHEMIG). Membro do Departamento de Psiquiatria Infantil da Associação Brasileira de Psiquiatria/Associação Mineira de Psiquiatria (ABP/AMP).

Ana Gabriela Olivati
Mestranda do Programa de Pós-Graduação em Psicologia do Desenvolvimento e Aprendizagem pela Universidade Estadual Paulista "Júlio de Mesquita Filho" (Unesp), Campus Bauru.

Ana Lúcia Dieder
Psiquiatra de Adultos e Psiquiatra da Infância e Adolescência
pelo Hospital de Clínicas de Porto Alegre (HCPA).

Ana Margareth Siqueira Bassols
Psiquiatra da Infância e da Adolescência, Mestre e Doutora em Psiquiatria e Ciências do Comportamento pela Universidade Federal do Rio Grande do Sul (UFRGS). Professora Associada do Departamento de Psiquiatria da Faculdade de Medicina (FAMED) da UFRGS. Psicanalista Membro Associada da Sociedade Psicanalítica de Porto Alegre (SPPA). Preceptora da Residência Médica em Psiquiatria da Infância e Adolescência do Hospital de Clínicas de Porto Alegre (HCPA).

Ana Paola Robatto Nunes
Psiquiatra da Infância e Adolescência. Professora Adjunta do Departamento de Pediatria da Universidade Federal da Bahia (UFBA). Psiquiatra do Ambulatório de Transtornos Alimentares do Complexo do Hospital Universitário Professor Edgard Santos (HUPES/UFBA).

Andréa Regina Nunes Misquiatti
Fonoaudióloga. Doutora em Linguística pela Faculdade de Filosofia, Letras e Ciências Humanas da Universidade de São Paulo (FFLCH-USP). Mestre em Distúrbios da Comunicação pela Pontifícia Universidade Católica de São Paulo (PUC-SP) Professora Assistente Doutora do Departamento de Fonoaudiologia da Faculdade de Filosofia e Ciências pela Universidade Estadual Paulista (FFC-Unesp) – Campus Marília. Coordenadora do Laboratório de Estudos das Alterações da Linguagem Infantil (LEALI) da FFC-Unesp – Campus Marília.

Arthur Caye
Médico Residente em Psiquiatria da Universidade Federal do Rio Grande do Sul (UFRGS).

Beatriz Picolo Gimenes
Psicóloga Clínica, Matemática, Psicopedagoga e Neuropsicomotricista. Doutoranda qualificada em Ciências pela Escola Paulista de Enfermagem da Universidade Federal de São Paulo (EPE-Unifesp). Mestre em Psicologia da Saúde pela Universidade Metodista e São Paulo (UMESP). Especialista em Terapia Familiar em Hospital (Psiquiatria – Unifesp), em Reabilitação Visual-Visão Subnormal (Oftalmologia – Unifesp). Ex-Coordenadora do CMDCA-SBC/SP. Presidente do Conselho Consultivo da Associação Brasileira de Brinquedotecas (ABBri). Membro Titular da Associação Brasileira de Psicopedagogia (ABPp), do Grupo de Estudos do Brinquedo (Gebrinq-CNPq), do GT: Brinquedo, Aprendizagem e Saúde (ANPEPP) e da International Toy Library Association (ITLA).
Pesquisas: Desenvolvimento Humano, Ludicidade, Arteterapia e Neurociências.

Bruno Mendonça Coêlho
Psiquiatra da Infância e Adolescência. Pesquisador Associado do Núcleo de Epidemiologia Psiquiátrica do Instituto de Psiquiatria da Faculdade de Medicina da Universidade de São Paulo (IPq-FMUSP). Doutor em Ciências pela USP.

Caio Borba Casella
Médico Residente em Psiquiatria da Infância e Adolescência do Hospital das Clínicas da Faculdade de Medicina da Universidade de São Paulo (HCFMUSP).

Cândida Regina Machado da Costa
Médica graduada pela Universidade Federal Fluminense (UFF). Especialista em Psiquiatria pelo Conselho Federal de Medicina (CFM), Psicanalista. Mestre em Psicanálise pela Universidade do Estado do Rio de Janeiro (UERJ). Psiquiatra Perita do Instituto de Perícias Forenses Heitor Carrilho – RJ.

Carla Rachel Ono
Médica Assistente do Serviço de Medicina Nuclear do Instituto de Radiologia (INRAD) do Hospital das Clínicas da Faculdade de Medicina da Universidade de São Paulo (HCFMUSP) e do Instituto do Câncer do Estado de São Paulo (ICESP) do HCFMUSP. Doutorado em Ciências pelo Departamento de Radiologia da FMUSP.

Carlos Alberto Buchpiguel
Professor Titular do Departamento de Radiologia e Oncologia da Faculdade de Medicina da Universidade de São Paulo (FMUSP).

Carlos Eduardo Freire Estellita-Lins
Psiquiatra da Infância e da Adolescência. Mestre e Doutor em Filosofia pela Universidade Federal do Rio de Janeiro (UFRJ). Professor e Pesquisador do Instituto de Comunicação e Informação Científica e Tecnológica em Saúde da Tecnológica da Fundação Oswaldo Cruz (Fiocruz).

Carolina Rabello Padovani
Pós-Doutorado em Ciências pelo Instituto de Psicologia da Universidade de São Paulo (USP). Doutora e Mestre em Ciências pelo Instituto de Psicologia da USP. Especialista em Neuropsicologia pelo Centro de Estudos Psico-Cirúrgicos (CEPSIC) do Hospital das Clínicas da Faculdade de Medicina da Universidade de São Paulo (HCFMUSP). Psicóloga, Bacharel e Licenciada pelo Instituto de Psicologia da USP. Pesquisadora dos Grupos de Pesquisa "Comportamento Político" e "Crise de Amadurecimento na Contemporaneidade". Pós-Doutoranda no Laboratório de Política, Comportamento e Mídia da Fundação São Paulo/PUC-SP – LABÔ.

Célia Regina Nakanami
Mestre e Doutor em Medicina pela Universidade Federal de São Paulo (Unifesp). Diploma em Community Eye Health pela London School and Hygiene and Tropical Medicine (LSHTM). Coordenadora do Núcleo de Oftalmopediatria da Unifesp. Chefe do Setor de Baixa Visão e Reabilitação Visual da Unifesp. Ex-Presidente da Sociedade Brasileira de Oftalmologia Pediátrica (SBOP).

Celso Goyos
Professor Associado da Universidade Federal de São Carlos (UFSCar). Mestre em Applied Behavior Analysis pela Western Michigan University (EUA). Doutor pela USP, Pós-Doutorados na Bangor University (Reino Unido), University of Kansas, University of California, San Diego (EUA). Professor Convidado no Trinity College Dublin (Irlanda), Universitá di Palermo (Itália), Enna Università, (Itália), Universidad de Oviedo (Espanha). Autor do *Software* Educativo Mestre, do livro *ABA: Ensino da fala para pessoas com autismo*, e de dezenas de artigos científicos publicados em periódicos nacionais e internacionais. Professor e Orientador credenciado junto aos programas de pós-graduação em Psicologia e em Educação Especial desde 1979. Orientou mais de 40 dissertações de mestrado, 20 teses de doutorado e 10 estágios de pós-doutorado. Coordena o curso de Pós-Graduação *lato sensu* em ABA: Análise do Comportamento Aplicada ao Autismo, Atrasos de Desenvolvimento Intelectual e Linguagem pela UFSCar.

Ceres Alves de Araújo
Psicóloga pela Pontifícia Universidade Católica de São Paulo (PUC-SP).
Mestre em Psicologia Clínica pela PUC-SP. Doutora em Distúrbios da Comunicação Humana
pela Universidade Federal de São Paulo (Unifesp). Analista junguiana pela Sociedade Brasileira
de Psicologia Analítica (SBPA). Membro da Academia Paulista de Psicologia (cadeira 39).
Professora aposentada do Programa de Estudos Pós-Graduados em Psicologia Clínica da PUC-SP.
Coordenadora de Seminários do Programa de Formação da Analistas da SBPA.
Coordenadora do Núcleo sobre Desenvolvimento Humano da SBPA.

César Ades (IN MEMORIAM)
Psicólogo. Mestre, Doutor e Livre-Docente em Psicologia Experimental pela Universidade de São Paulo (USP).
Professor Titular do Instituto de Psicologia da USP, do qual foi Vice-Diretor e Diretor.
Diretor do Instituto de Estudos Avançados da USP.

César Luís Reichert
Psiquiatra da Infância e da Adolescência. Psiquiatra Forense.
Doutor em Medicina pela Pontifícia Universidade Católica do Rio Grande do Sul (PUCRS).

Chong Ae Kim
Professora Associada do Departamento de Pediatria da Faculdade de Medicina
da Universidade de São Paulo (FMUSP). Livre-Docente pela Pediatria da FMUSP. Geneticista Médica,
Chefe da Unidade de Genética do Instituto da Criança (ICr) do Hospital das Clínicas (HC) da FMUSP.

Ciro Mendes Vargas
Psiquiatra (Título de Especialista em Psiquiatria (TEP)/Associação Brasileira de Psiquiatria (ABP)/
Associação Médica Brasileira (AMB). Professor-Doutor do Departamento de Clínica Médica
da Faculdade de Medicina da Universidade Federal de Goiás (FM/UFG).
Mestrado e Doutorado em Ciências da Saúde pela FM/UFG. Preceptor da Residência
de Psiquiatria da Associação de Saúde Mental Infantil de Goiás (ASMIGO).

Cláudia Aguiar
Pediatra. Gastropediatra pela Universidade Federal do Estado de São Paulo (Unifesp).
Médica Perita da Comissão de Assuntos de Assistência à Saúde (CAAS) da Secretaria de Projetos,
Orçamento e Gestão do Governo do Estado de São Paulo. Preceptora do Curso de Psiquiatria
da Infância e Adolescência pela Santa Casa de Misericórdia do Rio de Janeiro – Medcurso.
Mestranda em Neurociências pelo Instituto de Psicologia da Universidade de São Paulo (IPUSP).

Cláudio Gomes
Fisiatra. Chefe do Serviço de Reabilitação da Irmandade da Santa Casa de Misericórdia de São Paulo (SCMSP).
Supervisor Médico da Associação para Valorização de Pessoas com Deficiência (AVAPE).
Ex-Presidente da Sociedade Paulista de Medicina Física e Reabilitação (SPMFR).

Clélia Marta Casellato de Souza
Farmacêutica Bioquímica pela Faculdade de Ciências Farmacêuticas da Universidade de São Paulo (FCF-USP).
Bacharel em Psicologia pelo Instituto de Psicologia da Universidade de São Paulo (IPUSP).
Mestranda pelo Departamento de Pediatria da FMUSP.

Cristina Maria Pozzi

Pediatra. Neuropediatra. Mestre em Pediatria pela Faculdade de Ciências Médicas da Santa Casa de São Paulo (FCMSCSP). Doutora em Ciências pelo Instituto de Psicologia da Universidade de São Paulo (IPUSP). Especialista em Neurociência e Comportamento pela Pontifícia Universidade Católica do Rio Grande do Sul (PUCRS). Professora de Pediatria no Curso de Medicina da Universidade do Vale do Itajaí (Univali).

Dafne Pavanelli Fidelis

Graduada em Psicologia pela Universidade Metodista de Piracicaba (UNIMEP). Durante a graduação, fez três iniciações científicas envolvendo o processo de tomada de decisão e comportamento cooperativo, duas com financiamento FAPIC UNIMEP (2013-2014 e 2014-2015) e uma com financiamento PIBIC CNPq (2015-2016). Mestre pelo Departamento de Psicologia da Universidade Federal de São Carlos (UFSCar). Ex-Bolsista CAPES (2017-2018). Docente e Colaboradora do Laboratório de Aprendizagem Humana, Multimídia Interativa e Ensino Informatizado da UFSCar. Atua em disciplinas da graduação e pós-graduação *lato sensu* em Análise do Comportamento Aplicada ao Autismo, Atrasos de Desenvolvimento Intelectual e de Linguagem. Tem experiência na área da educação especial e clínica, atuando principalmente nos seguintes temas: análise do comportamento, deficiência intelectual, transtorno do espectro autista, tomada de decisão econômica, escolha, preferência, autocontrole, comportamento cooperativo, controle ambiental e redução de comportamentos.

Daniela Londe Rabelo Taveira

Psiquiatra (Associação Brasileira de Psiquiatria (ABP)/Associação Médica Brasileira (AMB). Doutora em Ciências da Saúde pela Faculdade de Medicina da Universidade Federal de Goiás (FM/UFG). Professora de Psiquiatria do Departamento de Medicina da Pontifícia Universidade Católica de Goiás (PUC-Goiás).

David Simon Bergmann

Pediatra, Psiquiatra, Médico Psiquiatra Contratado do Serviço de Psiquiatria da Infância e Adolescência do Hospital de Clínicas de Porto Alegre (HCPA). Professor Convidado do Centro de Estudos Luís Guedes (CELG) e Graduado do Instituto de Psicanálise da Sociedade Psicanalítica de Porto Alegre (SPPA).

Débora Romeo Bertola

Médica Geneticista. Chefe da Unidade de Genética do Instituto da Criança do Hospital das Clínicas da Faculdade de Medicina da Universidade de São Paulo (ICr-HCFMUSP). Médica Geneticista do Centro de Pesquisas sobre o Genoma Humano e Células-Tronco – Instituto de Biociências (IB) da USP. Doutora em Ciências pela FMUSP.

Dênio Lima

Psiquiatra. Doutor em Psiquiatria pela University of London.

Diego Grando Módolo

Biólogo. Doutor em Genética e Biologia Molecular pela Universidade Estadual de Campinas (Unicamp). Pós-Doutorando no Laboratório de Genética do Instituto Butantan.

Eliana Pereira Vellozo

Doutora em Pediatria e Ciências Aplicadas à Pediatria pela Escola Paulista de Medicina da Universidade Federal de São Paulo (EPM/Unifesp). Pesquisadora e Pós-Doutoranda pelo Departamento de Pediatria da EPM/Unifesp. Supervisora de Ambulatório do Setor de Medicina do Adolescente do Departamento de Pediatria da EPM/Unifesp. Coorientadora no Programa de Pós-Graduação em Patologia pela EPM/Unifesp.

Eliane Aparecida Lemos

Psicóloga pela Universidade do ABC. Especialista no Atendimento da Pessoa com Deficiência pelo Instituto de Psicologia da Universidade de São Paulo (IPUSP). Mestre em Distúrbios do Desenvolvimento pela Universidade Presbiteriana Mackenzie.

Emílio Salle

Médico Psiquiatra e Psicanalista. Mestre em Clínica Médica pela Universidade Federal do Rio Grande do Sul (UFRGS). Professor do Curso de Especialização em Psicoterapia da Infância e Adolescência (CAPIA) do Centro de Estudos Luís Guedes (CELG). Diretor de Divulgação e Ações junto à Comunidade da Sociedade Psicanalítica de Porto Alegre (SPPA). Psiquiatra do Hospital de Pronto-Socorro de Porto Alegre (HPS).

Érika Fernanda Lizão P. Lopes

Fisioterapeuta da Unidade Clínica da Associação de Valorização da Pessoa Excepcional (São Bernardo do Campo).

Eunice Nakamura

Doutora em Antropologia Social pela Universidade de São Paulo (USP), com Pós-Doutorado junto ao Centre de Recherche Médicine, Santé, Santé Mentale et Société (CERMES 3 – Université Paris Descartes). Professora Associada da Universidade Federal de São Paulo (Unifesp) – Campus Baixada Santista. Coordenadora do Laboratório Interdisciplinar Ciências Humanas, Sociais e Saúde (Diretório de Grupos de Pesquisa – CNPq). Atuação no ensino, extensão e pesquisa na interface entre a Antropologia e a Saúde Coletiva, em especial na área de Ciências Sociais e Humanas em Saúde, nos temas: Antropologia da Saúde, Saúde Mental, Cuidado e Infância.

Evandro Morais Peixoto

Docente do Programa de Pós-Graduação *stricto sensu* em Psicologia da Universidade São Francisco (USF). Bolsista de Produtividade em Pesquisa do CNPq – Nível 2. Mestre e Doutor em Psicologia como Profissão e Ciência pela Pontifícia Universidade Católica de Campinas (PUC-Campinas), com estágio doutoral desenvolvido na Université du Québec à Trois-Rivières (UQTR), Canadá, estágio pós-doutoral na USF. Membro do GT Avaliação Psicológica em Psicologia Positiva e Criatividade na Associação Nacional de Pesquisa e Pós-Graduação (ANPEPP). Membro da Comissão Consultiva em Avaliação Psicológica CCAP/CFP (2020-2022). Principais temas de investigação: Psicologia do Esporte, Avaliação Psicológica, Psicometria, Desenvolvimento Positivo de Jovens no Esporte. Coordenador do Núcleo de Estudo e Pesquisa em Psicologia do Esporte e do Exercício (NuEPPE).

Fábio Mello Barbirato Nascimento Silva

Médico Psiquiatra formado pela Universidade Federal do Rio de Janeiro (UFRJ). Titulado pela Associação Brasileira de Psiquiatria (ABP) e pelo Conselho Federal de Medicina (CFM). Professor da Pós-Graduação *lato sensu* em Psiquiatria Geral e Psicologia (nas Cadeiras de Psicopatologia da Infância e Adolescência, Psicofarmacologia na Infância e Adolescência) nos Cursos de Neuropsicologia e Terapia Cognitiva Comportamental na Infância e Adolescência da Pontifícia Universidade Católica do Rio de Janeiro (PUC-Rio). Professor Coordenador do Curso de Psiquiatria da Infância e Adolescência da Santa Casa de Misericórdia do Rio de Janeiro. Chefe do Ambulatório de Psiquiatria da Infância e Adolescência do Serviço de Psiquiatria da Santa Casa de Misericórdia do Rio de Janeiro. Membro Titulado da Associação Brasileira de Psiquiatria (ABP).

Felipe Becker
Médico Psiquiatra Coordenador do Serviço de Internação Psiquiátrica do Hospital Infantil Dr. Jeser Amarante Faria – Joinville/SC. Única Referência de Internação Psiquiátrica Infantil SUS para Santa Catarina. Especializado em Psiquiatria & Psicoterapia Psicanalítica pelo Centro de Estudos Abuchaim – Porto Alegre/RS (Federada da Associação Brasileira de Psiquiatria – ABP). Especializado em Psiquiatria da Infância e Adolescência pela Santa Casa de Misericórdia – Rio de Janeiro/RJ. Membro Titular da ABP.

Fernando Norio Arita
Aperfeiçoamento em Neurologia Pediátrica na Universidade Católica de Louvain, Bruxelas, Bélgica (Serviço Prof. Gilles Lyon). Doutor em Medicina pela Faculdade de Ciências Médicas da Santa Casa de São Paulo (FCMSCSP). Professor Assistente da Disciplina de Neuropediatria do Departamento de Pediatria da Santa Casa de São Paulo. Ex-Presidente da Sociedade Brasileira de Neurologia Infantil (SBNI).

Fernando Ramos Asbahr
Psiquiatra da Infância e Adolescência. Doutorado pela Faculdade de Medicina da Universidade de São Paulo (FMUSP). Pós-Doutorado pela FMUSP e pelo National Institute of Mental Health (Bethesda, EUA). Coordenador do Programa de Transtornos de Ansiedade na Infância e Adolescência do Serviço de Psiquiatria da Infância e Adolescência do Instituto de Psiquiatria (IPq) do Hospital das Clínicas (HC) da FMUSP.

Flavia Balbo Piazzon
Pediatra e Geneticista pela Universidade Federal de São Paulo (Unifesp). Doutorado em Patologia e Genética pela Faculdade de Medicina da Universidade de São Paulo (FMUSP). Especialista pela Sociedade Brasileira de Pediatria (SBP) e pela Sociedade Brasileira de Genética Médica e Genômica (SBGM). Pesquisadora de Pós-Doutorado na Université de Liège, Wallonia, Bélgica. Médica Geneticista do Ambulatório de especialidades pediátricas do Hospital Sírio-Libanês e do Hospital Israelita Albert Einstein. Professora Assistente da Disciplina de Medicina Molecular da Faculdade de Ciências Médicas da Santa Casa de São Paulo (FCMSCSP).

Gabriela Macedo Dias
Psiquiatra da Infância e Adolescência. Médica Assistente do Setor de Psiquiatria Infantil da Santa Casa de Misericórdia do Rio de Janeiro da Universidade do Estado do Rio de Janeiro (UERJ).

Geilson Lima Santana Júnior
Médico graduado pela Universidade Federal da Bahia (UFBA). Residência Médica em Psiquiatria pelo Hospital das Clínicas da Faculdade de Medicina da Universidade de São Paulo (HCFMUSP). Título de Psiquiatria Geral e Certificado de Atuação em Psiquiatria da Infância e Adolescência pela Associação Brasileira de Psiquiatria. Doutor em Ciências pelo Departamento de Psiquiatria da FMUSP. Pesquisador do Núcleo de Epidemiologia Psiquiátrica do Instituto de Psiquiatria (IPq) do HCFMUSP.

Gerson Ferrari
Graduado em Educação Física. Mestre e Doutor pelo Departamento de Pediatria da Universidade Federal de São Paulo (Unifesp). Ex-Estudante de Doutorado do Pennington Biomedical Research Center (Louisiana, Estados Unidos). Ex-Estudante de Pós-Doutorado do Departamento de Pediatria da Unifesp. Professor Visitante do Centro de Estudos do Laboratório de Aptidão Física de São Caetano do Sul (CELAFISCS), e do Centro de Atendimento e Apoio ao Adolescente (CAAA) do Departamento de Pediatria da Unifesp. Professor Associado da Facultad de Ciencias Médicas da Universidad de Santiago de Chile.

GIOVANA ESCOBAL

Graduada em Licenciatura em Pedagogia pela Universidade Federal de São Carlos (UFSCar). Especialista em análise do comportamento aplicada ao autismo: avanços no tratamento e pesquisa. Mestrado em Educação Especial (Educação do Indivíduo Especial) pela UFSCar. Doutorado em Educação Especial (Educação do Indivíduo Especial) pela UFSCar. Pós-Doutora em Psicologia, com bolsa FAPESP (2010/11201-9). Diretora do Instituto ABAcare e Professora Docente do Instituto LAHMIEI Autismo da UFSCar. Editora Associada da *International Journal of Behavior Analysis and Autism Spectrum Disorders* (IJOBAS). Atuou em disciplinas da graduação e pós-graduação, coorientou informalmente pesquisas de vários dos demais membros do laboratório e foi orientadora credenciada pela FAPESP para bolsas de Iniciação Científica. Realizou estágio de pesquisa no exterior na University of Kansas, Lawrence, sob supervisão de Richard Saunders durante o mestrado e realizou estágio de doutoramento sanduíche no Departamento de Psicologia da University of California, San Diego, com orientação do Professor Doutor Edmund Fantino e da Professora Doutora Stephanie Stolarz-Fantino. Tem experiência na área de Educação, com ênfase em Educação Especial e Psicologia, atuando principalmente nos seguintes temas: análise do comportamento, deficiência intelectual, autismo, tomada de decisão econômica, escolha, preferência, autodeterminação, controle ambiental e preparação para o trabalho, além de ensino de habilidades acadêmicas e redução de comportamentos inadequados e disfuncionais. Realiza consultoria em ABA para crianças, adolescentes e adultos com TEA e/ou atrasos no desenvolvimento intelectual e/ou de linguagem, além de realizar capacitação de profissionais e familiares e realizar consultorias no país todo.

GIULIETTA APARECIDA CUCCHIARO

Psiquiatra da Infância e Adolescência pela Universidade Estadual de Campinas (Unicamp). Doutora pela Universidade de Heidelberg – Alemanha. Pós-Doutorado pela Unicamp.

GUILHERME POLANCZYK

Psiquiatra. Doutor em Psiquiatria pela Universidade Federal do Rio Grande do Sul (UFRGS).

GUSTAVO MANOEL SCHIER DÓRIA

Psiquiatra e Psicoterapeuta de Crianças e Adolescentes. Doutor pelo Programa de Pós-Graduação em Saúde da Criança e do Adolescente do Departamento de Pediatria da Universidade Federal do Paraná (UFPR). Supervisor do Ambulatório de Psiquiatria da Infância e Adolescência da UFPR. Coordenador do Ambulatório de Atendimento ao Adolescente em Conflito com a Lei.

HUGO FERRARI CARDOSO

Graduado em Psicologia (Formação e Licenciatura e Bacharelado) pela Universidade Sagrado Coração. Pós-Graduação em Psicologia, com ênfase em avaliação psicológica (Mestrado; Doutorado e Pós-Doutorado) pela Universidade São Francisco. Professor Assistente Doutor da Universidade Estadual Paulista (Unesp) nos cursos de Graduação e Pós-Graduação (*lato sensu* e *stricto sensu*). Membro da Diretoria do Instituto Brasileiro de Avaliação Psicológica (IBAP) (gestão 2019-2021). Membro do grupo de trabalho "Pesquisa em Avaliação Psicológica" da Associação Nacional de Pesquisa e Pós-Graduação em Psicologia (ANPEPP). Tem experiência na área de Psicologia, com ênfase em construção e validade de testes, escalas e outras medidas, avaliação psicológica, orientação profissional e de carreira (OPC) e psicologia organizacional e do trabalho (POT).

IRINA KOVALSKYS

Médica Pediatra, especialista em Nutrição (MD PHDc). Professora da Disciplina de Nutrição da Facultad de Medicina de la Pontificia Universidad Católica de Argentina. Diretora da Revista *Actualización en Nutrición* da Sociedad Argentina de Nutrición. Pesquisadora do Instituto para la Cooperación Científica en Ambiente y Salud (Argentina).

Jacqueline Mazzuchelli de Souza
Bióloga. Mestre em Biotecnologia pela Universidade de São Paulo (USP).
Doutoranda do Laboratório de Genética do Instituto Butantan.

José Marcelino Bandim
Psiquiatra da Infância e Adolescência do Instituto de Medicina Integrada Professor Fernando Figueira (IMP).
Professor Associado 7 do Departamento de Psiquiatria da Universidade Federal de Pernambuco (UFPE).
Mestre em Psicologia Cognitiva pela UFPE. Doutor em Psicopatologia Infanto-Juvenil
pela Universidade Autónoma de Barcelona (UAB) – Espanha.

José Raimundo Lippi
Psiquiatra da Infância e Adolescência. Doutor pela Universidade Federal de Minas Gerais (UFMG).
Professor de Psiquiatria Infantil e do Adolescente do Departamento de Psiquiatria da UFMG.

José Salomão Schwartzman
Médico Neurologista da Infância e Adolescência. Doutor em Neurologia Clínica
pela Universidade Federal de São Paulo (Unifesp). Professor Titular do Curso de Pós-Graduação
em Distúrbios do Desenvolvimento da Universidade Presbiteriana Mackenzie.
Coordenador do Laboratório TEA-Mack da Universidade Presbiteriana Mackenzie.

Juliana Pinto Moreira dos Santos
Psiquiatra pela Universidade Federal de São Paulo (Unifesp). Psiquiatra da Infância e da Adolescência
pelo Hospital das Clínicas de Porto Alegre (HCPA). Mestranda pelo Departamento de Psiquiatra da Unifesp.

Julio Sawada
Psiquiatra.

Kelly V. da Cruz Gil
Fisioterapeuta e Supervisora da Irmandade da Santa Casa de Misericórdia de São Paulo (ISCSP).

Leonardo Caixeta
Psiquiatra com Residência Médica pelo Instituto de Psiquiatria da Faculdade de Medicina da Universidade
de São Paulo (IPq-FMUSP). Professor Titular de Neurologia e Neuropsiquiatria da Faculdade de Medicina
da Universidade Federal de Goiás (FM/UFG). Doutorado e Mestrado em Medicina pela USP.
Coordenador do Centro de Referência em Neuropsiquiatria (CERNE) do Hospital das Clínicas da FM/UFG.

Leslie Domenici Kulikowski
Professor Livre-Docente pelo Departamento de Patologia da Faculdade de Medicina
da Universidade de São Paulo (FMUSP). Coordenador do Laboratório de Citogenômica
e Patologia Molecular do LIM 03 HCFMUSP. Doutorado e Mestrado em Ciências (Morfologia e Genética)
pela Escola Paulista de Medicina da Universidade Federal de São Paulo (EPM/Unifesp).
Aperfeiçoamento em Citogenética Molecular – Case Western Reserve University, School of Medicine,
Cleveland, EUA. Especialização em Biologia Molecular Universidade São Judas. Bacharel
e Licenciado em Ciências pela Universidade Presbiteriana Mackenzie.
Pesquisador Científico VI LIM 03 do Hospital das Clínicas (HC) da FMUSP.

Lia Arno Fiore

Mestre em Neurologia pela Faculdade de Medicina da Universidade de São Paulo (FMUSP). Médica Neurologista e Neurofisiologista Clínica. Coordenadora Clínica do Laboratório de Videotrencefalografia do Instituto de Psiquiatria (IPq) do Hospital das Clínicas (HC) da FMUSP.

Lilian Maria Cristófani

Pediatra. Oncologista Pediátrica. Livre-Docente em Pediatria pela Faculdade de Medicina da Universidade de São Paulo (FMUSP).

Luciano Isolan

Psiquiatra e Psiquiatra da Infância e Adolescência. Mestre e Doutor em Psiquiatria pela Universidade Federal do Rio Grande do Sul (UFRGS).

Luis Augusto Paim Rohde

Psiquiatra da Infância e da Adolescência. Professor Titular do Departamento de Psiquiatria da Faculdade de Medicina (FAMED) da Universidade Federal do Rio Grande do Sul (UFRGS). Livre-Docente pela Universidade Federal de São Paulo (Unifesp). Mestre e Doutor pela FAMED da UFRGS. Bolsista de Produtividade em Pesquisa do CNPq Nível 1C.

Luiza Amélia Cabus Moreira

Doutora em Medicina Interna pela Universidade Federal da Bahia (UFBA). Professora Associada II da UFBA. Coordenadora do Ambulatório de Transtornos Alimentares do Hospital Universitário Professor Edgard Santos. Gastroenterologista Infantil pela Sociedade Brasileira de Pediatria (SBP).

Makilim Nunes Baptista

Mestrado em Psicologia pela Pontifícia Universidade Católica de Campinas (PUC-Campinas). Doutorado pelo Departamento de Psiquiatria e Psicologia Médica da Universidade Federal de São Paulo (Unifesp). Docente do Programa de Pós-Graduação *stricto sensu* em Psicologia da Universidade São Francisco (USF) – Campinas. Bolsista produtividade pelo CNPq. Coordenador do Laboratório de Avaliação Psicológica em Saúde Mental (LAPSaM) do Programa de Pós- Graduação *stricto sensu* em Psicologia da Universidade São Francisco. Presidente do Instituto Brasileiro de Avaliação Psicológica (IBAP) (2019-2021). Membro do Grupo de Trabalho de Família da União Latino-Americana de Entidades de Psicologia (ULAPSI). Membro da Red Mundial de Suicidólogos, México. Tem experiência na área de Psicologia, com ênfase em Avaliação Psicológica, Tratamento e Prevenção Psicológica.

Marcela Aparecida dos Santos

Mestre em Neurociências e Comportamento pela Universidade de São Paulo (USP). Terapeuta em Baixa Visão pela Universidade Federal de São Paulo (Unifesp). Técnica em Orientação e Mobilidade pelo Laramara. Terapeuta Ocupacional pela Universidade Federal de São Carlos (UFSCar). Terapeuta Ocupacional Colaboradora do Ambulatório de Estimulação Visual Precoce do Setor de Baixa Visão e Reabilitação Visual da Unifesp.

Marcelo Ferreira Caixeta
Psiquiatra (ABP/AMB). Chefe do Serviço de Psiquiatria Infantil da Associação de Saúde Mental Infantil de Goiás (ASMIGO). Coordenador da Residência Médica de Psiquiatria da ASMIGO.

Marcelo Zugaib
Professor Titular da Disciplina de Obstetrícia e Ginecologia da Faculdade de Medicina da Universidade de São Paulo (FMUSP).

Marcia Caires Bestilleiro Lopes
Terapeuta em Baixa Visão da Universidade Federal de São Paulo (Unifesp). Responsável pelo Ambulatório de Estimulação Visual Precoce do Hospital São Paulo da Unifesp. Doutora em Neurociências e Comportamento pela Universidade de São Paulo (USP). Mestre em Ciências Visuais – Oftalmologia pela Unifesp. Instrutora de Orientação e Mobilidade pela FATEC e Laramara. Terapeuta em Baixa Visão pela Irmandade da Santa Casa de Misericórdia de São Paulo (ISCMSP).

Márcia Morikawa
Psiquiatra da Infância e Adolescência. Médica do Programa de Ansiedade na Infância e Adolescência do Instituto de Psiquiatria do Hospital das Clínicas da Faculdade de Medicina da Universidade de São Paulo (IPq-HCFMUSP).

Marco Aurélio Knippel Galletta
Docente da Disciplina de Obstetrícia, do Departamento de Obstetrícia e Ginecologia da Faculdade de Medicina da Universidade de São Paulo (FMUSP). Mestre e Doutor pela FMUSP. Responsável pelo Setor de Psicopatologia e Gravidez da Clínica Obstétrica do Hospital das Clínicas (HCFMUSP). Colaborador no Setor de Gravidez na Adolescência da Clínica Obstétrica do HCFMUSP.

Maria Aparecida Zanetti Passos
Graduada em Nutrição pela Universidade Federal de Ouro Preto (UFOP). Especialização, Mestrado, Doutorado em Pediatria e Ciências Aplicadas à Pediatria pela Escola Paulista de Medicina da Universidade Federal de São Paulo (EPM/Unifesp). Pós-Doutoranda no Programa Educação e Saúde na Infância e Adolescência, do Departamento de Educação da Escola de Filosofia, Ciências e Letras da EPM/Unifesp. Membro da Confederación de Adolescência y Juventud de Liberoamerica y el Caribe (CODAJIC).

Maria Carolina de Souza Rodriguez
Psicóloga. Mestre pelo Curso de Pós-Graduação em Ciências da Fundação Antônio Prudente, Área de Oncologia.

Maria Helena Siqueira Sprovieri
Mestre e Doutora em Serviço Social pela Pontifícia Universidade Católica de São Paulo (PUC-SP). Terapeuta Familiar. Terapeuta Relacional Sistêmica.

Maria Irene de Matos Maluf
Especialista em Psicopedagogia, Educação Especial e Neuroaprendizagem. Mestranda em Neurociências pela Facultad Interamericana de Ciencias Sociales (FICS). Membro do Conselho Vitalício da Associação Brasileira de Psicopedagogia Nacional (ABPp). Editora da *Revista Psicopedagogia* da ABPp (2003-2016) e atual Membro do Conselho Editorial. Coordenadora dos cursos de Especialização em Neuroaprendizagem, Neuropsicologia, Psicopedagogia pelas Faculdades Integradas Potencial (FIP). Perita Judicial.

Maria Júlia Kovács
Psicóloga. Mestre e Doutora em Psicologia Escolar e do Desenvolvimento Humano pela Universidade de São Paulo (USP). Professora Livre-Docente do Instituto de Psicologia (IP) da USP. Professora Livre-Docente Sênior do IP da USP.

Maria Lucrécia Scherer Zavaschi
Médica Psiquiatra pela Universidade Federal do Rio Grande do Sul (UFRGS). Psicanalista pela Sociedade Psicanalítica de Porto Alegre. Professora Jubilada pelo Departamento de Psiquiatria e Medicina Legal da UFRGS e do Serviço de Psiquiatria da Infância e Adolescência do Hospital de Clínicas de Porto Alegre (HCPA). Ex-Coordenadora da Equipe de Psiquiatria da Infância e Adolescência do Centro de Atenção Psicossocial Infanto-Juvenil do HCPA. Mestra e Doutora pelo Programa de Pós-Graduação em Ciências Médicas Psiquiatria da UFRGS.

Maria Sigride Thomé de Souza
Pediatra, Neuropediatra e Neurofisiologista Clínica. Mestre e Doutora pela Faculdade de Medicina da Universidade de São Paulo (FMUSP). Chefe da Enfermaria de Videoletrencefalografia do Instituto de Psiquiatria (IPq) do Hospital das Clínicas (HC) da FMUSP. Pós-Doutorado pelo Boston Children's Hospital (Harvard Medical School), EUA.

Mariana de Miranda Seize
Mestre e Doutora em Psicologia Clínica pela Pontifícia Universidade Católica do Rio de Janeiro (PUC-Rio). Supervisora Clínica e Professora com especialização em Transtorno do Espectro Autista (Coordenação Central de Extensão – CCE-PUC-Rio).

Mariana La-Bella Costa
Médica Psiquiatra da Infância e da Adolescência e Psicoterapeuta pelo Centro de Estudos Luiz Guedes.

Marília Penna Bernal
Mestre e Doutora em Psicologia Clínica pelo Instituto de Psiquiatria do Hospital das Clínicas da Faculdade de Medicina da Universidade de São Paulo (IPq-HCFMUSP). Certificação em Integração Sensorial (WPS). Especialista em Saúde Mental Infantil pela Faculdade de Ciências da Saúde de São Paulo (FACIS-IBEHE). Especialista em Terapia Ocupacional em Neurologia: uma visão dinâmica pela Faculdade Unisalesiano.

Marília Pithan Pereira
Médica Psiquiatra e Psiquiatra da Infância e Adolescência pelo Hospital de Clínicas de Porto Alegre (HCPA). Candidato em formação psicanalítica pela Sociedade Psicanalítica de Porto Alegre (SPPA).

Marina Santos Lemos
Psicóloga Sócia e Diretora do Núcleo de Intervenção Comportamental (NIC). Mestre em Análise Experimental do Comportamento pela Universidade de São Paulo (USP). Especialista em Terapia ABA pela ABA España.

Marina Stahl Merlin
Psicóloga Comportamental pela Pontifícia Universidade de São Paulo de Campinas (PUC-Campinas), com Residência Não Médica em Neurologia Aplicada à Psicologia Infantil pela Universidade Estadual de Campinas (Unicamp). Mestrado em Ciências pelo Departamento de Psiquiatria e Psicologia Médica pela Universidade Federal de São Paulo (Unifesp). Experiências em Psicologia Hospitalar (Hospital Celso Pierro da PUC-Campinas), Ambulatórios de Neurologia do Hospital das Clínicas da Unicamp (Epilepsia, Parkinson

e Interdisciplinaridade Neurológica), Ambulatório de Psiquiatria Infantil (Unicamp) e
Ambulatório de TDAH Adulto na UNIAD (Unifesp). Formação em COACH para TDAH pela Attention
Deficit Disorder Coach Academy (ADDCA) – Nova York. Consultora do Serviço
de Avaliação Neuropsicológica da Associação de Pais e Amigos dos Excepcionais (APAE) – Campinas.
Realiza avaliação neuropsicológica nas diferentes faixas etárias do ciclo de vida
e faz acompanhamento psicoterápico na abordagem comportamental.

Marisol Montero Sendin

Graduada pela Faculdade de Medicina da Universidade de São Paulo (FMUSP).
Pediatra e Hebiatra pelo Instituto da Criança (ICr) do Hospital das Clínicas (HC) da FMUSP.
Psicanalista de Crianças e Ludoterapeuta pelo Grupo de Estudos de Psiquiatria, Psicologia e Psicoterapia da Infância (GEPPPI). Psicossomatista Analista (Instituto Sedes Sapientiae), Terapeuta
Cognitivo-Comportamental pelo Ambulatório de Ansiedade (Amban) do Instituto de Psiquiatria (IPq)
do HC da FMUSP. Psicanalista da Sociedade Brasileira de Psicanálise (SBP).

Mauro Fisberg

Coordenador do Centro de Excelência em Nutrição e Dificuldades Alimentares do Instituto PENSI – Fundação José Luiz Egydio Setubal – Sabará Hospital Infantil. Professor Associado Sênior
do Departamento de Pediatria da Escola Paulista de Medicina da Universidade Federal de São Paulo
(EPM/Unifesp). Membro Titular do Departamento de Nutrologia da Sociedade Brasileira de Pediatria (SBP).
Coordenador da Força-Tarefa Feeding Difficulties da Sociedade Latino-Americana de Gastroenterologia,
Hepatologia e Nutrição Pediátrica (LASPGHAN). Alumni World Hunger Program United Nations
University e Fellow VII Partners of the Americas – Kellogs Foundation – Leadership Program.
Diretor da Nutrociencia Assessoria em Nutrologia.

Milena de Oliveira Rossetti

Doutora em Psicologia Clínica pelo Instituto de Psicologia da Universidade de São Paulo (IPUSP).
Mestre em Ciências Humanas pelo IPUSP. Professora de Psicometria, Técnicas de Avaliação Psicológica,
Psicologia do Desenvolvimento Humano, Psicologia Cognitivo-Comportamental
da Universidade Paulista (UNIP) (2010 a 2020). Atua na área de avaliação psicológica e neuropsicológica.
Participa de pesquisas de padronização e validação de instrumentos de medida de traços psicológicos.

Monica Gonçalves de Melo Teixeira

Psicóloga Clínica. Mestra em Ciência pelo Instituto de Psicologia da Universidade de São Paulo (IPUSP).
Atualmente Doutoranda pelo Departamento de Neurociência e Comportamento do IPUSP.

Mônica Leila Portela de Santana

Nutricionista, com Mestrado em Ciências Aplicada à Pediatria pela Universidade Federal
de São Paulo (Unifesp) e Doutorado em Medicina e Saúde pela Universidade Federal da Bahia (UFBA).
Professora Associada 3 da UFBA. Orientadora de Mestrado e Doutorado
no Programa de Pós-Graduação em Alimentos, Nutrição e Saúde.

Nádia Ahmad Faris

Médica pela Universidade Federal do Paraná (UFPR). Psiquiatra pela Irmandade
da Santa Casa de Misericórdia de São Paulo (ISCMSP). Psicanalista pelo Instituto Sedes Sapientiae.
Professora da Especialização em Psiquiatria pela Faculdade de Ciências Médicas
da Santa Casa de São Paulo (FCMSCSP).

Nadia Jorge Berriel
Psicanalista.

Nelson Hauck Filho
Psicólogo pela Universidade Federal de Santa Maria (UFSM). Mestre e Doutor em Psicologia pela Universidade Federal do Rio Grande do Sul (UFRGS). Professor no Programa de Pós-Graduação *stricto sensu* em Psicologia da Universidade São Francisco (UFC) – Campinas. Pesquisa as temáticas: psicopatia e comportamento antissocial, autorrelato e vieses de resposta, personalidade e competências socioemocionais.

Paola Ribas Gonzalez da Rocha
Staff do Serviço de Psiquiatria da Infância e Adolescência da Santa Casa de Misericórdia do Rio de Janeiro. Médica Perita Militar do Corpo de Bombeiros Militar do Estado do Rio de Janeiro. Membro Titular da Sociedade Brasileira de Pediatria (SBP). Membro Internacional da American Psychiatric Association (APA). Membro da Associação Brasileira de Psiquiatria (ABP). Mestre em Ciências pelo INTO.

Patricia de Souza Barros
Pós-Doutoranda em Psicologia Aplicada Universidade do Minho. Pós-Doutora em Psicologia Clínica pela Universidade de São Paulo (USP). Mestre e Doutora em Psicologia Social pela Universidade do Estado do Rio de Janeiro (UERJ). Certificada em Transtornos do Espectro Autista – UC Davis Mind Institute, EUA.

Patrícia Gouveia Ferraz
Médica Pediatra, Psiquiatra da Infância e Adolescência. Doutora em Psiquiatria pela Faculdade de Medicina da Universidade de São Paulo (FMUSP). Docente de Graduação em Medicina na área de Psiquiatria, Supervisora e Preceptora de Internato e Residência Médica em Psiquiatria Geral e Psiquiatria Infantil. Médica Assistente de Psiquiatria da Infância e Adolescência, especialista em Distúrbios do Neurodesenvolvimento e da Aprendizagem.

Patricia Lorena Gonçalves
Graduada em Psicologia e Pedagogia. Especialização em Neuropsicologia. Mestre e Doutora pelo Instituto de Psicologia da Universidade de São Paulo (IPUSP).

Paulo Berél Sukiennik
Médico Psiquiatra. Psicanalista e Membro Associado da Sociedade Psicanalitica de Porto Alegre (SPPA). Psicanalista de Crianças e Adolescentes pela SPPA. Mestre em Educação pela Pontifícia Universidade Católica do Rio Grande do Sul (PUCRS). Professor do Curso Psicoterapia da Infância e Adolescência (CAPIA) do Centro de Estudos Luís Guedes (CELG). Professor Convidado em Curso de Especialização/Residência em Psiquiatria no Hospital das Clínicas de Porto Alegre da Universidade Federal do Rio Grande do Sul (HCPA/UFRGS); Hospital Psiquiátrico São Pedro da Secretaria de Estado de Saúde (HPSP/SES); Centro de Estudos João de Barros Falcão (CEJBF); HPV/UCSPA. Professor Convidado da Graduação em Psicologia da UCSPA.

Paulo Verlaine Borges e Azevêdo
Psiquiatra da Infância e Adolescência (Título de Especialista em Psiquiatria (TEP)/CPIA/Associação Brasileira de Psiquiatria (ABP)/Associação Médica Brasileira (AMB). Doutor em Ciências da Saúde pela Faculdade de Medicina da Universidade Federal de Goiás (FM/UFG). Professor Adjunto de Psiquiatria do Departamento de Medicina da Pontifícia Universidade Católica de Goiás (MED/PUC-Goiás).

Rachel Sayuri Honjo Kawahira
Médica Geneticista, Titular da Sociedade Brasileira de Genética Médica e Genômica (SBGM).
Doutorado em Ciências pelo Programa de Pediatria do Hospital das Clínicas da Faculdade de Medicina
da Universidade de São Paulo (HCFMUSP). Médica Assistente da Unidade de Genética do ICr-HCFMUSP.
Responsável pela equipe de Genética do Núcleo de Pediatria do Hospital Israelita Sírio-Libanês (HSL).

Rafael Andrade Ribeiro
Psicólogo. Especialista em Psicologia em Saúde pelo Programa de Residência Multiprofissional em Saúde
da Pontifícia Universidade Católica de Campinas (PUC-Campinas). Mestre em Psicologia
como Profissão e Ciência pela PUC-Campinas. Professor da Faculdade de Psicologia
e do Programa de Residência Multiprofissional em Saúde da PUC-Campinas.

Rafael William Ribeirinho Sturari
Graduado e Mestre em Direito Processual Civil pela Faculdade de Direito da Universidade de São Paulo (USP).
Advogado em São Paulo (SP).

Raymond Rosemberg
Professor Adjunto do Departamento de Psiquiatria da University of Florida. Membro Fundador
do Centro de Recursos em Deficiência Múltipla Surdocegueira e Deficiência Visual – ADEFAV.

Renata Candido de Andrade Ortega
Doutora em Psiquiatria pela Faculdade de Medicina da Universidade de São Paulo (FMUSP).
Preceptora da Residência Médica em Psiquiatria da Fundação Municipal de Saúde de Niterói.
Preceptora do Internato em Saúde Mental do curso de Medicina da Universidade Estácio de Sá.
Médica Psiquiatra da Rede de Saúde Mental da Fundação Municipal de Saúde de Niterói.

Renata Costa Junqueira
Médica, formada pela Faculdade de Medicina do Centro Universitário ABC (FMABC).
Psiquiatra, Residência Médica pela FMABC.

Renata Runavicius Toledo
Psicóloga Clínica com Especialização em Psicoterapia Psicanalítica pela Universidade de São Paulo (USP).
Mestre em Psicologia Clínica pela USP. Doutora em Psicologia Clínica pela USP. Pesquisadora do Laboratório
de Distúrbios do Desenvolvimento (PDD) do Instituto de Psicologia (IP) da USP. Ex-Professora
e Supervisora de Psicanálise da Universidade Paulista (UNIP). Ministrou aulas das Disciplinas: Psicologia;
Ciência e Profissão; Processos Psicológicos Básicos; Psicologia de Desenvolvimento; Psicologia Integrada;
Tópicos de Atuação Profissional; Técnicas de Entrevista e Observação; Psicologia Interdisciplinar;
Teoria Psicanalítica e Desdobramentos da Teoria Psicanalítica. Ex-Supervisora em Psicoterapia Breve
de Orientação Psicanalítica na UNIP. Professora e Palestrante no Cursomedi e do Neteeduc. Professora
Colaboradora Convidada pelo Curso de Pós-Graduação. Médica do Instituto Superior de Medicina (ISMD)
para o curso de "Introdução à Psicanálise". Palestrante da *Revista Neurociências*. Supervisora de Psicanálise.

Renata Teixeira da Silva
Médica Psiquiatra.

Renato B. Piltcher
Médico Psiquiatra pela Universidade Federal do Rio Grande do Sul (UFRGS).
Médico Psiquiatra do Hospital do Pronto-Socorro de Porto Alegre (HPS).
Membro Aspirante da Sociedade Psicanalítica de Porto Alegre (SPPA).

Rita de Cássia Stocco
Pesquisadora Científica Nível VI do Laboratório de Genética, Instituto Butantan.

Rodrigo Ferreira Abdo
Psiquiatra da Infância e da Adolescência. Psiquiatra Forense. Doutor em Saúde
pela Universidade Federal do Mato Grosso do Sul (UFMS).

Rodrigo Franco de Carvalho
Biólogo. Doutor em Genética e Biologia Molecular pela Universidade Estadual de Campinas (Unicamp).
Pós-Doutorando do Laboratório de Genética do Instituto Butantan.

Rodrigo Pinheiro Araldi
Biólogo. Mestre em Biotecnologia pela Universidade de São Paulo (USP).
Doutorando do Laboratório de Genética do Instituto Butantan.

Rogério Shigueo Morihisa
Psiquiatra da Infância e da Adolescência. Mestre pelo Departamento de Psiquiatria
da Faculdade de Medicina da Universidade de São Paulo (FMUSP).

Rosalba Filipini
Psicóloga, Psicodramatista, Mestre e Doutora em Psicologia Clínica.

Sandra Scivoletto
Psiquiatra da Infância e da Adolescência. Doutora pelo Departamento de Psiquiatria
pela Universidade de São Paulo (USP). Professora na área de Psiquiatria da Infância e Adolescência,
junto ao Departamento de Psiquiatria da Faculdade de Medicina da USP. Professora Convidada
da Pontifícia Universidade Católica do Paraná (PUCPR).

Sérgio Paulo Rigonatti
Psiquiatra. Doutor em Psiquiatria Forense pela Faculdade de Medicina da Universidade de São Paulo (FMUSP).
Diretor do Serviço de Tratamentos Biológicos do Instituto de Psiquiatria do Hospital das Clínicas
da Faculdade de Medicina da Universidade de São Paulo (IPq-HCFMUSP).

Simone Gomes Ghedini
Fonoaudióloga pela Universidade de São Paulo (USP), Campus Bauru. Mestre em Educação,
Área de História, Política e Sociedade pela Pontifícia pela Universidade Católica de São Paulo (PUC-SP).
Doutora em Ciências Biológicas, Área de Genética pela Universidade Estadual Paulista (Unesp), Botucatu.
Professora Assistente Doutora, Faculdade de Filosofia e Ciências,
Departamento de Educação Especial da Unesp – Campus Marília.

Sirlândia Reis de Oliveira Teixeira
Psicóloga, Pedagoga e Psicopedagoga. Mestre me Psicologia e Doutora em Educação
pela Faculdade de Educação da Universidade de São Paulo (FEUSP).
Professora Adjunta da Universidade Federal do Recôncavo da Bahia (UFRB).
Membro do Grupo de Pesquisa Infâncias Formação de Professores e Políticas Públicas (GRIFO/UFRB)
e do Grupo de Pesquisa Contextos Integrados em Educação Infantil da FEUSP (CIEI/USP).
Membro da Associação Brasileia de Brinquedotecas (ABBri) e da Internacional Toy Library Association
(ITLA). Investiga o brincar nos contextos da saúde e da formação.

Suely Lucia Muro Rais Assaf
Médica Patologista do Instituto Butantan.

Uiara Maria Rêgo e Silva
Psiquiatra.

Vera Silvia Raad Bussab
Psicóloga pela Universidade de São Paulo (USP). Mestre e Doutora em Psicologia (Psicologia Experimental) pela USP. Professora Titular da USP. Bolsista 1B do Conselho Nacional de Desenvolvimento Científico e Tecnológico.
Membro da Comissão da Sociedade Brasileira de Etologia (SBET).

Vicente Odone Filho
Professor Titular de Cancerologia Pediátrica do Departamento de Pediatria da Faculdade de Medicina da Universidade de São Paulo (FMUSP).

Victor Mardini
Médico Especialista em Pediatria Sociedade Brasileira de Pediatria (SBP).
Médico Especialista em Psiquiatria pela Associação Brasileira de Psiquiatria (ABP).
Médico Especialista em Psiquiatria da Infância e da Adolescência pela Universidade Federal do Rio Grande do Sul (UFRGS). Psiquiatra Contratado do Serviço de Psiquiatria da Infância e Adolescência do Hospital de Clínicas de Porto Alegre. Membro Graduado da Sociedade Psicanalítica de Porto Alegre (SPPA). Doutor em Ciência Médica: Psiquiatria pela UFRGS.

Wimer Bottura Junior
Médico, especialista em Psiquiatria pela Associação Brasileira de Psiquiatria (ABP), com especialização em Psiquiatria Infância e Adolescência pelo Serviço de Psiquiatria da Infância e Adolescência (SEPIA) do Instituto de Psiquiatria do Hospital das Clínicas da Faculdade de Medicina da Universidade de São Paulo (IPq-HCFMUSP). Mestre em Comunicação Social pela Faculdade Cásper Líbero.
Presidente da Associação Brasileira de Medicina Psicossomática (ABMP).
Presidente do Comitê Científico de Adolescência da Associação Paulista de Medicina (APM).

Dedicatória

Este trabalho é dedicado:

aos Psiquiatras da Infância e da Adolescência, que, como nós, acreditam na criança como um ser específico e único;

aos Psiquiatras Gerais, que transformaram a criança em um adulto miniaturizado, privilegiando a doença em detrimento do indivíduo.

aos outros Psiquiatras Infantis, que, por arrivismo e conveniência, pensam da mesma forma que os que desconhecem a criança.

Que todos possam aprender algo mais a respeito desse momento evolutivo tão característico.

Introdução à Quarta Edição

Francisco Baptista Assumpção Jr.

> **Caminante no hay camino,**
> **Se hace el caminho al andar ...**
> (*Cantares*, Antonio Machado)

Em 1994, foi publicado pela Editora Santos Maltese, aquele que viria a ser o embrião desta obra, o livro *Psiquiatria da Infância e da Adolescência*. Embora ainda incipiente, ele pretendia agrupar psiquiatras da infância que trabalhassem em todo o país e que, exatamente por isso, representassem, bem ou mal, aquilo que se pensava e fazia na área. Ainda era um pequeno livro e não se imaginava, na época, que se tornaria uma referência na área.

Esta é a 4ª (se considerarmos o livro anterior, na verdade seria a 5ª) edição desta obra, mais de 20 anos depois, com algumas reimpressões nesse período, dada a sua importância em nosso país. Isso continua nos sendo extremamente lisonjeiro, uma vez que é raro fazerem-se reedições de livros técnicos em nosso país, sobretudo em uma área de atuação tão exígua, com menos de 300 especialistas distribuídos por todo o território nacional. Mais ainda se pensarmos que é um livro escrito e composto de maneira clássica, sem as habituais e pós-modernas características que facilitam a leitura, mas resultam em que as pessoas saibam ler e, pior ainda, interpretar o que leem, cada vez de forma pior.

Assim como já dissemos na apresentação da edição anterior, em um país que lê pouco e, cada vez mais, pequenos textos provenientes da internet com linguagem repleta de gravuras e, preferencialmente, pobre e simples, mais uma edição deste livro, que sempre se propôs a ser um Tratado na acepção do termo, me parece um prodígio de sucesso.

Claro que, como qualquer obra deste porte, ele tem defeitos pela heterogeneidade dos autores (o que contribui para a maior variedade de opiniões, coisa que nos parece indispensável em Ciência), pela liberdade com que sempre é construído, permitindo-se que se escreva sem censuras de nenhum tipo (coisa muito difícil em um mundo "politicamente correto"), porém, exatamente por isso é que penso que seu valor persiste no tempo, valor este perceptível por meio da expectativa que sempre envolve o lançamento de uma nova edição, bem como por meio da rapidez com que ela habitualmente se esgota.

Repetindo o que fazemos questão de falar em todas as edições, um tratado é "um estudo formal, com caráter acadêmico, fundamentado e sistemático sobre determinado assunto"; em nosso caso, a Psiquiatria da Infância e da Adolescência. Em virtude de seu aprofundamento, sempre de fundo acadêmico, ele requer tratamento diferencial, abrangente e aprofundado do temário, sendo mais extenso do que um simples ensaio em razão de suas características. Ele se propõe a apresentar uma teoria fundamentada e é normalmente publicado em formato de livro. É, assim, um texto complexo e formal que, embora atualizado, não se constitui em uma "atualização" como grande parte das pessoas espera das publicações atuais, pois ele se propõe a manter bases de pensamento estabelecidas mais do que trocar informações produzidas cotidianamente. Para isso, outro tipo de veículo existe e supre as necessidades. Isso o torna um pouco mais distante do pensamento "líquido" pós-moderno que alimenta a ideia de que "um dia as bibliotecas serão constituídas somente por periódicos", perdendo-se, assim, a noção de que o conhecimento se faz sobre conhecimentos anteriores que não podem, nem devem, ser desprezados sob pena de constituirmos uma cultura também "líquida" e, o que é pior, cada vez mais descartável.

Assim, não apresenta questões para verificação da compreensão de texto e outras características didáticas e primárias exigidas e comuns nos textos mais modernos, que buscam, na linguagem telegráfica do Google e das redes sociais, suas características. Justamente por ser um livro destinado a estudiosos e por ser um texto de consulta, mais pesado e passível de ser lido e, posteriormente, pensado, consideramos que seria uma ofensa à inteligência dos leitores alterar a sua formatação.

Como sempre ocorre, no período compreendido entre esta e a edição anterior, houve mudanças, quer de caráter pessoal, quer de caráter profissional, o que determinou que o texto fosse novamente ampliado e corrigido. Consequentemente, a visão teórica referente à saúde mental da criança e do adolescente continua sendo modificada com novas questões surgindo e tornando-se relevantes, embora sempre com as mesmas dificuldades práticas decorrentes da falta de interesse estatal e acadêmico sobre o tema, desinteresse este visível na precariedade de serviços existentes, nos poucos cursos de formação, a maior parte deles totalmente desvinculada da universidade que não tem a menor preocupação em suprir essa lacuna e, principalmente, na falta de estímulos aos profissionais que apresentam algum interesse na área, ao contrário, criando-se cada vez mais barreiras e dificuldades para que possam atuar, de maneira adequada e digna, no campo de sua escolha.

Dessa forma, continuamos nos perdendo com os mesmos debates ideológicos criados na introdução à 2ª e 3ª edições, que contrapõe uma visão biologizante de uma Psiquiatria com base em evidências a uma visão psicodinâmica derivada das Ciências Humanas, esquecendo que a concepção de homem e, de maneira mais restrita, a própria concepção de saúde, pressupõe uma abordagem biológica, mas também psicológica e social pelas características de nossa própria espécie, visto que o homem não é fragmentado com partes separadas isoladamente e, no caso da criança, esta é um ser em transformação a partir de suas próprias experiências em sua relação com o mundo e com os adultos circunjacentes, mas, principalmente, consigo mesmo na construção gradual dos significados e de seu projeto existencial. Nesse trajeto, a criança passa por crises e iniciações, por sofrimento e dor, e aí se encontra a perspectiva do cuidado, da solicitude, para que ela se transforme em um homem maduro e coerente (Moore, 1993). Pensá-la com relação à sua saúde mental é compreender que a realidade está além das aparências e, assim, o problema é o que permite as coisas estarem presentes, ou como a doença se presentifica sendo a sua existência que se põe em jogo (Reynolds, 2014), e não um sistema teórico subjacente.

O simples ignorar desse fenômeno se apresenta nas novas gerações que se surpreendem com a realização de um exame psíquico na criança por terem sido educadas a se valerem unicamente de escalas preenchidas a partir de informações fornecidas pelos cuidadores e que refletem um viés do que é e do que se espera que uma criança deva ser sem a conhecerem realmente. Esquecem, assim, que a criança está no mundo e é inseparável dele e, consequentemente, esse mundo, além de todo o processo psicofisiológico, se relaciona com seus projetos de mundo e seus significados (Reynolds; 2014).

Todo fenômeno, ao ser apreendido pela consciência, o é com intencionalidade dando-se, assim, uma produção de sentido, dimensão subjetiva esta que distingue os fenômenos humanos dos fenômenos naturais. Dessa forma, um médico-clínico não é um teórico que lê *papers* e estuda e avalia o paciente por meio do microcomputador, muito menos interpreta a patologia somente em função da sintomatologia ou das alterações psicofísicas. Em seu trabalho cotidiano, ele se "expõe ao doente" ao tentar compreender quando o fenômeno estudado é animado por uma intenção e, assim, não pensa a doença mental na criança somente como um fenômeno natural, mas como um objeto cultural dotado de significado. Ela deve ser compreendida, deve estar situada no meio humano que lhe dá o sentido e materializa a intenção e, consequentemente, a criança doente é uma pessoa em um ambiente que lhe dá um sentido e que tem uma intenção ao tentar cuidá-la. Dessa maneira, a criança doente se propõe enquanto um enigma e, quando se tenta compreender seu comportamento, tenta-se compreender mais que um objeto (ela não é uma coisa), ela é um sujeito e, assim, seu comportamento deve ser compreendido enquanto exprime uma intenção. Compreender um comportamento é percebê-lo do ponto de vista da intenção, do interior do próprio sujeito, o que o torna algo humano e não puramente físico (por isso, agredir "por raiva" não é só uma questão de função executiva) e exatamente por isso é que, ao se examinar a criança e assimilarem-se fatos humanos apenas a objetos físicos, deixa-se de lado a questão subjetiva e intencional (Dartigues, 1992).

O crescimento a respeito dos conhecimentos sobre as patologias mentais na infância é indiscutível, porém traz em seu bojo cada vez mais problemas éticos que, por questões "politicamente corretas", são cada vez menos discutidos, com ideias sendo aceitas como se fossem absolutas sem que se pare nem sequer para se pensar nas bases filosóficas que as sustentam.

A unidirecionalidade do modelo de conhecimento proposto é cada vez maior e mais polarizada, marcada por disputas políticas e ideológicas que resultam na coisificação da criança, na simplificação dos modelos diagnósticos que preferiu "trocar escolas (de conhecimento) por escalas (com reconhecimento)" e por uma "universalização" do atendimento infantil, realizado, no mais das vezes, sem conhecimento, sem bases teóricas e, consequentemente, de maneira simplista e pouco eficaz. Pior ainda é a ideia pós-moderna de descrédito em relação ao conhecimento aportado pela Ciência clássica que passa, muitas vezes, a ser vista como elitista, uma vez que não aceita diagnósticos ou terapêuticas que não apresentam cuidados necessários que garantam a segurança de sua utilização.

A questão referente à mudança do modelo de atendimento e dos serviços dedicados à Psiquiatria da Infância foi pequena na prática, embora tenha mobilizado imensas discussões teóricas e políticas (Jellinek, 1999). Isso porque continuamos com restrito número de Centros de Atenção Psicossocial (CAPS) infantis (128 em um total de 5.564 municípios em 2011), mal distribuídos por todo o país, e a quase ausência de enfermarias e outros projetos necessários à execução de ações de Saúde Mental Infantil, no mínimo, decentes. Isso está presente em todas as edições deste Tratado, o que, por si só, já mostra o descaso e a pouca importância atribuída à área. Tudo isso torna interessante conseguirmos publicar mais uma edição deste Tratado diante de um cenário tão complexo e carente.

Nossa área de atuação envolve o estudo, a prevenção e o tratamento de todos os tipos de doenças mentais, quaisquer que sejam as suas causas. Dessa maneira, corresponde a um ramo da Medicina na qual os fenômenos psicológicos são causas, sinais, sintomas ou agentes curativos. Emprega, assim, noções que lhe são familiares para definir e detectar fenômenos normais como patológicos, sendo alguns deles universais e não devem ser explicados necessariamente como fenômenos mórbidos. Ela traça o campo da variação normal, embora sempre se separando a sua visão daquela da Psicologia, das Ciências Sociais, da Medicina Clínica Geral e da Neurologia. Assim, da mesma forma que o psiquiatra da infância não é um mau psicólogo que psicologiza todos os fenômenos mentais, ele não é um mau neurologista que os encara somente enquanto fenômenos puramente somáticos, posto que o psiquiatra não trabalha somente com o sistema nervoso, mas sim com o homem que, consequentemente, possui um sistema nervoso, mas, por intermédio dele, atribui significados. Dessa forma, ele considera o aspecto psicológico das doenças somáticas, bem como o aspecto somático das doenças mentais.

A sua ligação com a Sociologia também é presente, uma vez que é cabal a importância dos fatores sociais nas doenças psiquiátricas, bem como das doenças psiquiátricas nos fatores sociais, da mesma maneira que lhe é de suma importância conhecer a evolução de novos métodos educacionais, educação sexual, tratamento de criminoso, métodos de atendimento comunitário, modelos epidemiológicos, influência de isolamento e mobilidade social, emigração e imigração, diferenças econômicas e a estruturação de modelos de atendimento (Mayer-Gross, 1972).

Mesmo que nos afastemos cada vez mais, sob o ponto de vista teórico, da ideia que permeou o aparecimento dos hospitais e dos asilos (Foucault; 1976), ou de como as primeiras unidades de internação em Psiquiatria da Infância foram criadas nos Estados Unidos (O'Loughlin, 1996), o modelo proposto hoje, embora provavelmente apresente melhores resultados a partir de um atendimento continuado e com diferentes características (Foster, 1998), constitui ainda uma vertente utópica, posto que é inexistente na maior parte do país, ficando restrito às exposições teóricas e acadêmicas. Ao contrário, tivemos reduções marcadas nos leitos hospitalares (segundo o Ministério da Saúde, redução de 18.658 leitos psiquiátricos, sem se especificar os infantis que sempre foram muito poucos) que, se em Psiquiatria Infantil sempre foram raros, hoje são praticamente inexistentes, quer consideremos serviços específicos, quer sejam ligados a leitos em enfermaria pediátrica.

Temos, então, um modelo de saúde mental mal estruturado, falho e ineficaz, quer sob o ponto de vista do atendimento médico, quer sob o ponto de vista da habilitação dessas crianças, observando-se uma defasagem entre o problema observado, a teoria proposta e o atendimento recebido (Laitinen-Krispijn, 1999). Isso ainda é mais bem marcado pela dificuldade de o psiquiatra da infância projetar, futuramente, o evoluir de seu paciente, restringindo-se, na maior parte das vezes, ao atendimento transversal, sem a preocupação com a evolução (muitas vezes crônica) ou com a necessidade de sistemas de suporte que só são pensados quando da sua premência.

Estudos internacionais têm indicado que a prevalência geral dos transtornos mentais na população de crianças e adolescentes situa-se entre 10% e 15% (Rohde, 2000) e, considerando-se esses números, temos de considerar que nossa situação de atendimento continua ruim, uma vez que a proporção de psiquiatras da infância e adolescência é considerada pequena, pois, se nos Estados Unidos (Thomas, 1999), onde se observa uma razão de aproximadamente 6,73 profissionais por 100 mil jovens, com algumas regiões chegando à proporção de 34,74 (Thomas, 1999), essa proporção já era considerada insuficiente, imaginem como fazer em um país também com dimensões continentais e um número de psiquiatras da infância que cresce muito pouco, lentamente, a ponto de, da nossa última edição, poucos terem se formado, permanecendo nosso número abaixo dos 300 profissionais. Essa carência resulta em que psiquiatras gerais se aventurem no atendimento às crianças sem conhecê-las e sem ter a menor noção de desenvolvimento, fazendo-o, única e exclusivamente, por questões mercadológicas ou de vaidade profissional. Da mesma forma, a associação neurologistas-psicólogos tenta suprir uma lacuna profissional que não pode ser pensada somente como a adição de formações diferentes.

Desde o início de nossa caminhada, os problemas continuam iguais como em um círculo vicioso, caracterizado pela falta de interesse na construção de serviços que formem profissionais competentes e produzam modelos de atendimento viáveis e eficazes, o que ocasiona a carência de recursos, que impede que se estruturem políticas educacionais e de atendimento adequadas, perpetuando-se, assim, o mesmo ciclo caracterizado pelo total desconhecimento do que se refere à doença mental infantil em nosso meio.

Assim, continuam poucos os que se dispõem, apesar dos percalços, a tentar alterar essa situação.

Continuamos acreditando que uma das maneiras de se tentar facilitar a formação de profissionais em nosso meio seja a publicação de livros, uma vez que em um país onde ainda mal se lê e, quando o faz, trata-se da leitura de pequenos textos da internet ou das propagandas da indústria farmacêutica, continuamos acreditando que seja extremamente pretensioso se pensar que a publicação em periódicos especializados e usualmente escritos em outro idioma tenha penetração suficiente para motivar e ensinar jovens profissionais interessados na área.

De maneira similar à edição anterior, este trabalho foi aumentado; grande parte de seus capítulos, atualizada; e outros, criados em função das necessidades. Os capítulos foram reagrupados visando-se maior compreensibilidade do texto e, uma vez mais, insistimos em não ter no trabalho profissionais que não trabalhem com crianças ou que as conheçam somente por intermédio de livros e da comparação com adultos. Isso para que possamos ter um pensamento mais específico e mais estruturado.

Outros profissionais, de diferentes áreas, como sempre, também foram convidados, pois trabalham com uma interface psiquiátrica que, gradualmente, deve ir aumentando e tornando-se mais complexa, na medida em que passe o tempo. Esse grupo enriquece a área e aporta conhecimentos que, até há pouco tempo, eram considerados de pouco interesse. Entretanto, pensando-se sob a ótica do desenvolvimento, essa gama de conhecimentos torna-se característica e indispensável.

Assim, ficamos orgulhos ao pensar que este Tratado se constitui em um trabalho único em nosso país, por sua extensão, pelo número de colaboradores, pelo objetivo e pelo fato de que, em uma área pequena e pouco valorizada e estruturada, um volume tão grande de profissionais tenha conseguido se agrupar em torno de uma mesma ideia. Como costuma acontecer, alguns colaboradores anteriores deixaram de participar por iniciativa própria, outros nos deixaram porque já não mais trabalham com Psiquiatria da Infância e outros porque acreditam que a construção de um Tratado é muito trabalhosa e o dispêndio de tempo não corresponde às atuais demandas da Psiquiatria, mãos pragmáticas e "líquidas".

De qualquer maneira, esperamos que esta obra seja do agrado de todos que a lerem. Que ela possa se constituir em fonte de aprendizado ou de reflexão para os envolvidos na questão e, principalmente, esperamos que ela continue a ser um pequeno arbusto que possa crescer e frutificar, o que auxiliará um sem-número de crianças, hoje esquecidas e desconsideradas.

Cabe, como sempre, o enorme agradecimento a todos os colaboradores e à Editora Atheneu que, desde sempre, acreditou neste projeto, difícil e dispendioso e, no ver de muitos, algo anacrônico, possibilitando a sua realização e, assim, dando continuidade àqueles que iniciaram a Psiquiatria da Infância e da Adolescência em nosso país e que, exatamente por isso, merecem nossos agradecimentos. Dessa maneira, parafraseando Vinícius de Morais em seu Samba da Bênção; "a bênção, Kynski, que pensou a criança instante a instante; a bênção, Haim, que na Psicologia pôde se inspirar; a bênção, Di Loreto, que pensou as questões sociais de forma constante; a bênção, Amélia, que levou consigo todas as dificuldades de amar; a bênção, Zaldo Rocha; a bênção, Salvador Célia; bênção, Nilo Fitchner; a bênção, Knobell; a bênção, Eneida Matarazo; a bênção, Lippi; a bênção, todos os psiquiatras da infância desse meu Brasil que tanto os maltrata, mas que persistem com a mente voltada para as gerações seguintes... a bênção porque essa área e este livro só são possíveis por causa de vocês ...".

Espero poder participar da próxima edição e, junto com ela, que eu possa ver, em nosso país, psiquiatras infantis que "realmente" conheçam crianças, pensem a seu respeito e procurem, de maneira respeitosa, tentar minorar seus sofrimentos e suas carências, bem como políticas públicas e acadêmicas voltadas para se pensar, verdadeiramente, a criança.

Referências Bibliográficas

1. Dartigues A. O que é fenomenologia. São Paulo: Moraes, 1992.
2. Foster EM. Does the continuum of care improve the timing of follow-up services? J Am Child Adolesc Psychiatry, 37 (8): 805.814; 1998.
3. Foucault M. Microfísica do poder. Rio de Janeiro: Graal, 1976.
4. Jellinek MS. Changes in the practice of Child and Adolescent Psychiatry: Are our parients better served? J Am Child Adolesc Psychiatry, 38(2): 115-117, 1999.
5. Laitinen-Krispijn S; Ende JV; Wierdsma AI et al. Predicting ervisse te mental health ervisse use in a prospective recird-linkage study. J Am Child Adolesc Psychiatry, 38(1): 9-16, 1999.
6. Ministério da Saúde. Saúde Mental em Dados 8. 2003-2010 – Governo Lula, Ano VI; (8): 11-13; 2011.
7. Moore R; Gillette D. Rei, guerreiro, mago, amante. Rio de Janeiro: Campus, 1993.
8. O'Loughlin V. Childpsychiatric residential units. *In:* Chesson R; Chisholm D. Child Psychiatric Units. London: Jessica Kingsley, 1995.
9. Mayer-gross; Slater; Roth. Psiquiatria clínica. São Paulo: Martins Fontes. 1972.
10. Reynolds J. Existencialismo. Rio de Janeiro: Vozes. 2014.
11. Rohde LA; Zavaschi ML; Lima D et al. Quem deve tratar crianças e adolescentes? O espaço da psiquiatria da infância e da adolescência em questão. Ver Bras Psiquiatr 22(1): 2-3; 2000.
12. Thomas CR; Holzer CE. National distribution of child and adolescente psychiatrist. J Am Child Adolesc Psychiatry, 38(9): 1073-1080, 1999.

Introdução à Terceira Edição

Francisco Baptista Assumpção Jr.

> "Caminante no hay camino,
> Se hace el caminho al andar ..."
> (*Cantares,* Antonio Machado)

INTRODUÇÃO

Esta é a 3ª (na verdade seria a 4ª, mas a 1ª edição foi publicada com um nome mais simples, *Psiquiatria da Infância e da Adolescência* e por intermédio de outra editora, a Santos-Maltese) edição desta obra, menos de dez anos passados desde a publicação da edição anterior que foi reimpressa. Isso nos é extremamente lisonjeiro, uma vez que todas elas se encontram esgotadas. Assim, em um país que lê pouco, no qual os pequenos textos provenientes da internet e com linguagem lacônica e sucinta são a tônica e, principalmente, em um país que conta com menos de 300 profissionais, realmente psiquiatras da infância e da adolescência, este Tratado se constitui em um sucesso.

Como qualquer obra deste porte, este trabalho tem defeitos, sobejamente conhecidos, uma vez que a sua confecção demanda tempo e, em um "mundo líquido", no dizer de Bowman, conhecimentos são adquiridos e descartados com extrema velocidade. Não nos preocupamos com essa afirmação, pois não é essa a concepção deste livro.

Um tratado é "um estudo formal, com caráter acadêmico, fundamentado e sistemático sobre determinado assunto"; em nosso caso, a Psiquiatria da Infância e da Adolescência. Em decorrência de seu aprofundamento, sempre de cunho acadêmico, ele requer tratamento diferencial, abrangente e aprofundado do temário, sendo mais extenso que um simples ensaio em razão de suas características. Ele se propõe a apresentar uma teoria fundamentada e é normalmente publicado em formato de livro. É, assim, um texto complexo e formal que, embora atualizado, não se constitui em uma "atualização" como grande parte das pessoas espera das publicações atuais, pois ele se propõe a manter bases de pensamento estabelecidas mais do que trocar informações produzidas cotidianamente. Para isso, outro tipo de veículo existe e supre as necessidades.

Exatamente por essas características, não é um livro-texto, com perguntas, propostas de compreensão de texto e outras características didáticas e primárias exigidas e comuns nos textos mais modernos, que buscam, na linguagem telegráfica do Google e das redes sociais, as suas características. Ele é um texto de consulta, mais pesado e passível de ser lido e, posteriormente, pensado.

Por sua complexidade e extensão, durante o período compreendido entre esta e a edição anterior, muitas mudanças ocorreram, quer de caráter pessoal quer de caráter profissional, o que determinou que o texto fosse ampliado e corrigido, pois a velocidade da produção de conhecimento atual é grande, com muitas novas ideias surgindo e descartadas em velocidade impressionante. Consequentemente, nossa visão referente à saúde mental da criança e do adolescente continua sendo modificada e novas questões surgiram e tornaram-se relevantes.

Embora com imensos progressos, infelizmente, ao meu ver, continuamos nos perdendo com os mesmos debates ideológicos citados na introdução à 2ª edição, que contrapõe uma visão biologizante de uma Psiquiatria com base em evidências a uma visão psicodinâmica derivada das Ciências Humanas, esquecendo que a concepção de homem e, de maneira mais restrita, a própria concepção de saúde, pressupõe uma abordagem, não somente biológica, mas também psicológica e social pelas características de nossa própria espécie. Isso porque um homem não é um ser fragmentado com partes separadas isoladamente. No caso da criança, ela é, ainda, um ser que transformará seus aspectos infantis em aspectos adultos a partir de suas próprias experiências, consigo mesmo e com o mundo e os adultos circunjacentes. Sai, assim, de uma identidade difusa e pouco organizada em direção a outra mais consolidada e estruturada. Nesse caminhar, passa por crises e iniciações, todas com sofrimento e dor, e aí se encontra, exatamente, a perspectiva de cuidar do infante para que ele se transforme em um homem maduro e coerente (Moore,1993).

O simples ignorar desse fenômeno se apresenta claramente nas novas gerações de psiquiatras da infância, que se surpreendem com a realização de um exame psíquico na criança e que se habituaram a, em seu exercício clínico, se valerem unicamente de escalas preenchidas a partir de informações fornecidas pelos cuidadores e que refletem um viés do que é e do que se espera que uma criança deva ser sem conhecê-la realmente.

A questão ideológica, ligada aos modelos hospitalocêntricos e de atendimento social contrapostos entre si e que, longe de melhorarem o atendimento à Saúde Mental da criança, pioram um sistema de atendimento já ineficaz e descuidado, continua presente e reflete, muito mais que um debate sobre atendimento clínico, uma questão política e econômica com base em concepções abstratas de homem sem a preocupação com o "homem real", que sofre e que necessita de cuidados.

O substancial crescimento dos conhecimentos a respeito das patologias mentais na infância trouxe em seu bojo inúmeros problemas éticos, que não podem ser deixados de lado. Assim, temos dificuldades desde a pouca pesquisa na área, decorrente de limites econômicos e mercadológicos, o que limita substancialmente nossas possibilidades terapêuticas, até a questão da formação dos profissionais com ela envolvidos, formação esta desprezada pelas universidades e pelos serviços que a ela deveriam se dedicar.

A unidirecionalidade do modelo de conhecimento proposto, também marcada por disputas políticas e ideológicas, continua sendo uma das limitações importantes, uma vez que a ela devemos a coisificação da criança, a simplificação dos modelos diagnósticos que preferiu "trocar escolas (de conhecimento) por escalas (com reconhecimento)" e uma "universalização" do atendimento infantil, realizado, no mais das vezes, sem conhecimento, sem bases teóricas e, consequentemente, de maneira simplista e pouco eficaz.

A questão referente à mudança do modelo de atendimento e dos serviços dedicados à Psiquiatria da Infância foi pequena na prática, embora tenha mobilizado imensas discussões teóricas e políticas (Jellinek, 1999). Isso porque continuamos com restrito número de CAPS infantis (128 em um total de 5.564 municípios em 2011), mal distribuídos por todo o país, e a quase ausência de enfermarias e outros projetos necessários à execução de ações de Saúde Mental infantil, no mínimo, decentes. Isso está presente em todas as edições deste Tratado, o que, por si só, já mostra o descaso e a pouca importância atribuída à área.

Assim, infelizmente, adotou-se a perspectiva de se abordar a criança como um ser unicamente biológico, destinado a suprir as demandas parentais e sociais, ficando somente em nível teórico a consideração ao ambiente sociofamiliar, de maneira tal que seus vínculos fossem preservados e sua individualidade, mantida. Assim, passamos a ter escolas que fazem, a partir de escalas divulgadas na internet, diagnósticos de transtornos atencionais e psiquiatras, que, atendendo às demandas escolares e parentais, prescrevem linearmente como se fôssemos um grande supermercado, ao qual se recorre e onde se compra o que se quer e com a finalidade que se deseja.

Essa, entretanto, não é a finalidade da nossa área, posto que ela se volta a um ser "em desenvolvimento", com características peculiares e que não se destina a satisfazer desejos ou aspirações de ninguém. Ele não é, *a priori*, destinado a ser CEO (*Chief Executive Officer*) de nenhuma multinacional, nem deve ser, necessariamente, alfabetizado em duas línguas aos 5 anos de idade, como vimos observando cotidianamente. A criança é um indivíduo com características muito particulares, de extrema fragilidade e, justamente por isso, deve ser cuidada e protegida, dando-se espaço, inclusive, para que ela possa brincar e ser criança, uma vez que isso é passo decisivo em seu processo de desenvolvimento. Ela não é um miniexecutivo com agenda cheia por inúmeros compromissos. Ela é um ser que necessita e demanda espaço, físico e afetivo, para poder crescer de maneira harmoniosa e saudável.

Em função desse desconhecimento, mas principalmente desse descaso, nossos serviços de atendimento não se constituem em um *continuum* estabelecido, de tal forma que diferentes comprometimentos possam ser abordados de maneiras diversas e eficazes, uma vez que modelos de habilitação integrados, representados por escolas, ambulatórios e hospitais-dia, que interagem e constituem-se de maneira homogênea em um sistema de atendimento infantil, são projetos de *science fiction* muito mais que verdadeiros projetos de atendimento.

Mesmo que nos afastemos cada vez mais, sob o ponto de vista teórico, da ideia que permeou o aparecimento dos hospitais e dos asilos, da maneira como descreve Foucault (1976), ou de como as primeiras unidades de internação em Psiquiatria da Infância foram criadas nos Estados Unidos, visando o manejo de pacientes que, teoricamente, não poderiam ser tratados em regime ambulatorial (O'Loughlin, 1996), o modelo proposto hoje, embora provavelmente apresente melhores resultados a partir de um atendimento continuado e com diferentes características (Foster, 1998), constitui uma vertente utópica, posto que não existe na maior parte do país, ficando restrito às exposição teóricas e acadêmicas. Ao contrário, tivemos reduções marcadas nos leitos hospitalares (segundo o Ministério da Saúde, redução de 18.658 leitos psiquiátricos, sem se especificar os infantis que sempre foram muito poucos), que, se em Psiquiatria Infantil sempre foram raros, hoje são praticamente inexistentes, quer consideremos serviços específicos, quer sejam ligados a leitos em enfermaria pediátrica.

Infelizmente, em nosso meio, as mudanças são sempre de difícil realização, pois embora sejamos uma espécie que tem poucos filhotes e que estes demandem muito tempo de cuidado por sua heteronomia, mostramos, de maneira sistemática, grande falta de interesse na infância, fruto do imediatismo e das discussões ideológicas que opõem visões teóricas que abordam a criança, na maior parte das vezes, sob uma ótica uniforme e homogênea, quase como um adulto miniaturizado. Como já referimos na edição anterior, tudo isso em função da defesa de interesses pessoais disfarçados sob uma ótica humanística.

Perde-se, assim, a dimensão do problema, fato este que resulta em um modelo de saúde mental mal estruturado, falho e ineficaz, quer sob o ponto de vista do atendimento médico, quer sob o ponto de vista da habilitação dessas crianças, observando-se uma defasagem entre o problema observado, a teoria proposta e o atendimento recebido (Laitinen-Krispijn, 1999).

Estudos internacionais têm indicado que a prevalência geral dos transtornos mentais na população de crianças e adolescentes situa-se entre 10% e 15% (Rhode, 2000) e, considerando--se esses números, temos de considerar que nossa situação de atendimento continua ruim, uma vez que a proporção de psiquiatras da infância e adolescência é considerada pequena, pois, se nos Estados Unidos (Thomas, 1999), onde se observa uma razão de aproximadamente 6,73 profissionais por 100 mil jovens, com algumas regiões chegando à proporção de 34,74 (Thomas, 1999), essa proporção já era considerada insuficiente, imaginemos como fazer em um país também com dimensões continentais e um número de psiquiatras da infância que cresce muito pouco, lentamente, a ponto de, da nossa última edição, poucos terem se formado, permanecendo nosso número abaixo dos 300 profissionais. Essa carência aumenta o risco de doenças mentais, embora cada vez mais psiquiatras gerais se aventurem no atendimento às crianças, sem conhecê-las e sem ter a menor noção de desenvolvimento, fazendo-o, única e exclusivamente, por questões mercadológicas ou de vaidade profissional.

Não falaremos novamente sobre as causas dessa defasagem, uma vez que já as citamos na apresentação das edições anteriores, mas temos de reforçar que isso se deve ao fato de considerarmos a população infantil de menor importância, uma vez que não faz parte da população política e economicamente ativa.

Isso, por si só, já justifica a existência dos poucos serviços presentes em nosso meio, assim como a inexistência de política específica e eficaz para a área.

O investimento em algo de menor importância (embora considerarmos a criança pouco importante seja considerar nosso próprio futuro pouco importante) propicia que poucos profissionais tenham interesse real (e não aventuroso) pelo problema, fato que se reflete na pouca procura para a área e na grande desistência de profissionais jovens que, ao não encontrarem algo muito bem estruturado e com possibilidades, opta por atividades mais bem organizadas e mais passíveis de sucesso acadêmico, profissional e econômico. Assim, embora a titulação em Psiquiatria Infantil possa ter aumentado, a possibilidade e o interesse em estudar, de maneira séria, a criança, não tiveram aumento, fato este observado pela dificuldade com que as poucas (e pouco valorizadas) residências médicas em Psiquiatria Infantil vêm tentando se manter, a despeito de todas as dificuldades a elas impostas no decorrer desses anos. Pior ainda, disseminou-se a ideia de que, por existirem poucos especialistas, a formação destes deve ser pouco exigente para que possamos atender as crianças em todo o país. Isso como se, para crianças, que são consideradas cidadãos de segunda categoria, pudéssemos fornecer médicos que não sabem, nem sequer, como brinca uma criança normal, uma vez que saber preencher escalas e seguir algoritmos terapêuticos não viabiliza esses conhecimentos.

Muitos anos depois, continuamos a dizer que se mantém o círculo vicioso, caracterizado pela falta de interesse na construção de serviços que formem profissionais competentes e produzam modelos de atendimento viáveis e eficazes, o que ocasiona a carência de recursos, que impede que se estruturem políticas educacionais e de atendimento adequadas, perpetuando-se, assim, o mesmo ciclo caracterizado pelo total desconhecimento do que se refere à doença mental infantil em nosso meio.

Assim, continuam poucos os que se dispõem, apesar dos percalços, a tentar alterar essa situação.

Cada ano que passa marca o desaparecimento de mais colegas, o que nos deixa, cada vez mais, solitários e tristes. Se por ocasião da edição anterior tínhamos perdido Krynski, Grumspum, Di Loreto, Knobel e outros, que sempre lutaram por uma real identidade da Psiquiatria da Infância, marcada e diversa da Psiquiatria Geral (ideia esta, infelizmente, perdida nas nossas discussões acadêmicas), nesses últimos anos perdemos Mercadante, colega e companheiro na busca de uma Psiquiatria da Infância com identidade definida.

Continuamos acreditando que uma das maneiras de se tentar facilitar a formação de profissionais em nosso meio seja a publicação de livros, uma vez que em um país onde ainda mal se lê, e quando o faz, trata-se da leitura de pequenos textos da internet ou das propagandas da indústria farmacêutica, continuamos acreditando que seja extremamente pretensioso se pensar que a publicação em periódicos especializados e usualmente escritos em outro idioma tenha penetração suficiente para motivar e ensinar jovens profissionais interessados na área.

De forma similar à edição anterior, este trabalho foi aumentado, tendo sido seus capítulos atualizados e outros foram criados em função de temas de repercussão neste momento. Do mesmo modo que fizemos na edição anterior, separamos alguns capítulos para tentar relacionar determinados padrões psicopatológicos a determinadas idades, uma vez que, ao insistirmos em não ter no trabalho profissionais que não trabalhem com crianças ou que as conheçam somente por intermédio de livros e pela comparação com adultos, procuramos insistir em um pensamento mais específico e mais estruturado.

Outros profissionais, de diferentes áreas, também foram convidados, uma vez que trabalham com uma interface psiquiátrica, interface esta que, gradualmente, deve ir aumentando e tornando-se mais complexa, na medida em que passe o tempo. Esse grupo enriquece a área e aporta conhecimentos que, até há muito pouco tempo, eram considerados de pouco interesse. Entretanto, pensando-se sob a ótica do desenvolvimento (indispensável ao se pensar a criança), essa gama de conhecimentos torna-se característica e indispensável.

Assim, continuamos a pensar que este Tratado se constitui em um trabalho único em nosso país, tanto por sua extensão como pelo número de colaboradores, pelo objetivo e, principalmente, pelo fato de que, em uma área tão pequena e tão pouco valorizada e estruturada, um volume tão grande de profissionais tenha conseguido se agrupar em torno de uma mesma ideia, para que o projeto fosse levado a cabo. Alguns colaboradores anteriores deixaram de participar, por iniciativa própria, pois se engajavam em diferentes projetos. Outros nos deixaram porque já não mais trabalham com Psiquiatria da Infância e outros porque acreditam que a construção de um Tratado é muito trabalhosa e o dispêndio de tempo não corresponde às atuais demandas da Psiquiatria, mais pragmática e "líquida".

De qualquer maneira, esperamos que esta obra seja do agrado de todos que a lerem e que ela possa se constituir em fonte de aprendizado ou de reflexão para os envolvidos na questão. Mais do que isso, continuamos a esperar que ela continue a ser uma semente lançada, que permita o crescimento e a frutificação de algo que, com certeza, auxiliará um sem-número de crianças, hoje esquecidas e desconsideradas.

Cabe o agradecimento a todos os colaboradores e à Editora Atheneu, que continua acreditando neste projeto, difícil e dispendioso, possibilitando a sua realização.

Esperamos que, quando da próxima edição, possamos ver, em nosso país, psiquiatras infantis que "realmente" conheçam crianças, pensem a seu respeito e procurem, de maneira respeitosa, tentar minorar seus sofrimentos e suas carências, bem como políticas públicas e acadêmicas voltadas para pensar-se a criança mais do que para vaidades pessoais e de mercado.

Referências Bibliográficas

1. Foster EM. Does the continuum of care improve the timing of follow-up services? J Am Child Adolesc Psychiatry, 37(8): 805-814, 1998.
2. Foucault M. Microfísica do Poder. Rio de Janeiro: Graal, 1976.
3. Jellinek MS. Changes in the practice of Child and Adolescent Psychiatry: Are our patients better served? J Am Child Adolesc Psychiatry, 38(2): 115-117, 1999.
4. Laitinen-Krispijn S; Ende JV; Wierdsma AI et al. Predicting adolescent mental health service use in a prospective record-linkage study. J Am Child Adolesc Psychiatry, 38(1): 9-16, 1999.
5. Ministério da Saúde – Saúde Mental em Dados 8. 2003-2010 – Governo Lula. Ano VI; (8):11-13; 2011.
6. Moore R; Gillette D. Rei, guerreiro, mago, amante. Rio de Janeiro: Campus; 1993.
7. O'Loughlin V. Child psychiatric residential units. In: Chesson R; Chisholm D. Child Psychiatric Units. London: Jessica Kingsley, 1995.
8. Rohde LA; Zavaschi ML; Lima D et al. Quem deve tratar crianças e adolescentes? O espaço da psiquiatria da infância e da adolescência em questão. Rev Bras Psiquiatr 22(1):2-3; 2000.
9. Thomas CR; Holzer CE. National distribution of child and adolescent psychiatrists. J Am Child Adolesc Psychiatry, 38(9): 1073-1080, 1999.

Introdução à Segunda Edição

Francisco Baptista Assumpção Jr.

> Caminante no hay camino,
> Se hace el caminho al andar ...
> (*Cantares*, Antonio Machado)

INTRODUÇÃO

Quase dez anos se passaram desde a publicação da 1ª edição deste Tratado. Ele foi utilizado por muitos profissionais e tornou-se uma referência na área, em nosso País.

Durante esse período, muitas mudanças ocorreram, quer de caráter pessoal, quer de caráter profissional, o que determinou que, mais do que proceder a uma simples reedição, o texto fosse ampliado e corrigido, uma vez que inúmeros conhecimentos surgiram, posições teóricas puderam ser criticadas e concepções de vida foram alteradas. Assim, nossa visão referente à saúde mental da criança e do adolescente mais uma vez foi alterada, e problemas que há algum tempo não nos pareciam importantes foram considerados de relevância agora.

Com tudo isso, ainda que não sejam fatos refletidos diretamente nos sistemas diagnósticos e terapêuticos, o modelo de atendimento aventado na edição anterior também deveria ter se alterado de maneira significativa, resultando na necessidade de que novas questões e problemas fossem postulados.

Entretanto, para nossa insatisfação, continuamos nos perdendo ainda em debates ideológicos que contrapõem uma visão biologizante de uma Psiquiatria com base em evidências a uma visão psicodinâmica derivada das Ciências Humanas, esquecendo que a concepção de homem e, de maneira mais restrita, a própria concepção de saúde, pressupõe uma abordagem não somente biológica, mas também psicológica e social, pelas características de nossa própria espécie.

Paralelamente, ainda pudemos observar um recrudescimento de outra questão ideológica ligada aos modelos hospitalocêntricos e de atendimento social, também contrapostos entre si, e que, longe de melhorar o atendimento à Saúde Mental da criança, serviu, quase exclusivamente, para piorar um sistema de atendimento que já era ineficaz e descuidado.

Conforme dissemos na introdução da 1ª edição, o substancial crescimento dos conhecimentos a respeito das patologias mentais na infância, em que pesem as dificuldades em pesquisa decorrentes dos problemas éticos e, principalmente, dos poucos recursos a ela destinados, foi uma das tônicas do período. Entretanto, a unidirecionalidade do modelo de conhecimento proposto ficou marcante, uma vez que foi realizado de maneira inquisitorial, de forma que pesquisas e projetos diferentes, com concepções diversas da ideologia dominante, vêm sendo sistematicamente cortados e impedidos de crescer.

A segunda questão, referente à mudança do modelo de atendimento e dos serviços dedicados à Psiquiatria da Infância, foi pequena na prática, embora tenha mobilizado imensas discussões teóricas e políticas.[1] Isso porque na prática continuamos com restrito número de CAPS infantis, mal distribuídos por todo o País, e a quase ausência de enfermarias e outros planos necessários à execução de projetos de Saúde Mental infantil, no mínimo, decentes.

Assim, a chave das mudanças foi centrada na teórica perspectiva de se abordar a criança dentro de seu próprio ambiente sociofamiliar, de maneira tal que seus vínculos fossem preservados e sua individualidade, mantida. Entretanto, se na teoria a opção foi interessante, na prática ela foi pouco efetiva, pois, conforme dissemos na edição anterior, se pensarmos os serviços de atendimento como um *continuum* estabelecido de tal forma que diferentes comprometimentos possam ser abordados de maneiras diversas e eficazes, nossa realidade é precária. Isso porque os modelos de habilitação representados por escolas, ambulatórios e hospitais-dia, diferentemente dos modelos hospitalocêntricos do início do século XX, podem ser considerados *avis rara* em nosso meio.

Mesmo que nos afastemos, cada vez mais, sob o ponto de vista teórico, da ideia que permeou o aparecimento dos hospitais e dos asilos, da maneira como descreve Foucault,[2] ou de como as primeiras unidades de internação em Psiquiatria da Infância foram criadas nos Estados Unidos, visando o manejo de pacientes que, teoricamente, não poderiam ser tratados em regime ambulatorial,[3] o modelo proposto hoje, embora, provavelmente, apresente melhores resultados a partir de um atendimento continuado e com diferentes características,[4] constitui uma vertente utópica, posto que não é implantado na maior parte do País, ficando restrito às exposição teóricas e acadêmicas.

Isso porque, em nosso meio, mudanças são de difícil realização, pois nos perdemos diante de problemas primários decorrentes da mesma falta de interesse na infância, fruto do imediatismo e, também, das discussões ideológicas que opõem as visões teóricas que abordam a criança, na maior parte das vezes, por uma visão uniforme e homogênea. Tudo isso em função da defesa de interesses pessoais disfarçados sob uma ótica humanística.

Perde-se, assim, a dimensão do problema, fato este que resulta em um modelo de saúde mental mal estruturado, falho e ineficaz, quer sob o ponto de vista do atendimento médico, quer sob o ponto de vista da habilitação dessas crianças, observando-se uma defasagem entre o problema observado, a teoria proposta e o atendimento recebido[5].

Com relação às mudanças relativas à visão psiquiátrica da infância e da adolescência, nossa situação continua ruim. Se pensarmos que a proporção de psiquiatras da infância e adolescência é considerada pequena nos Estados Unidos,[6] onde se observa uma razão de aproximadamente 6,73 profissionais por 100 mil jovens, com algumas regiões chegando à proporção de 34,74,[6] e que essa carência aumenta o risco de doenças mentais, vemos um grande problema. Isso porque, mesmo após dez anos desde que saiu a 1ª edição deste livro, em nossa realidade, a especialidade continua como área de atuação da Psiquiatria Geral, em que pesem as suas diferenças teóricas e epistemológicas. O número de profissionais considerados habilitados pela Associação Brasileira de Psiquiatria continua exíguo, embora cada vez mais psiquiatras gerais se aventurem no atendimento a crianças, mesmo sem conhecê-las ou sem ter a menor noção de desenvolvimento, fazendo-o única e exclusivamente por questões mercadológicas ou de vaidade profissional, posto que o campo incipiente e pouco valorizado favorece o crescimento rápido, porém inconsequente. Disso resulta que continuemos com extensas regiões e enormes populações totalmente sem possibilidades de acesso ao recurso de um profissional razoavelmente habilitado.

As causas dessa defasagem são muitas e já foram, por nós, abordadas muitas vezes.

Temos de pensar, inicialmente, em um contexto social que considera, dentro de um padrão de pensamento simplista e ingênuo, a criança como alguém de menor importância, uma vez que não faz parte da população economicamente ativa e, assim, não possui voz ou voto.

Assim sendo, continuam a existir pouquíssimos serviços em nosso meio, bem como ainda inexiste uma política específica e eficaz para a área, o que caracteriza nossa precariedade e desleixo.

Ademais, continuamos a observar que o não investimento em algo, considerado de menor importância, determina que cada vez menos profissionais tenham interesse real (e não aventuroso) pelo problema, posto que, em uma cultura eminentemente capitalista e pragmática, o retorno econômico e social passa a ser de suma importância para os profissionais. Assim, embora a titulação em Psiquiatria Infantil possa ter aumentado, a possibilidade e o interesse em estudar, de maneira séria, a criança, não tiveram aumento, fato este observado pela dificuldade com que as poucas (e pouco valorizadas) residências médicas em Psiquiatria Infantil vêm tentando se manter, a despeito de todas as dificuldades a elas impostas no decorrer desses anos.

Assim, manteve-se o círculo vicioso caracterizado pela falta de interesse na construção de serviços que formem profissionais competentes e produzam modelos de atendimento viáveis e eficazes, o que ocasiona a carência de recursos, que impede que se estruturem políticas educacionais e de atendimento adequadas, perpetuando-se, assim, o mesmo ciclo caracterizado pelo total desconhecimento do que se refere à doença mental infantil em nosso meio.

Assim, continuam poucos os que se dispõem, apesar dos percalços, a tentar alterar essa situação.

Esses anos passados marcaram ainda o desaparecimento de uma geração de profissionais dedicados à Psiquiatria Infantil. Nesse período, os primeiros psiquiatras infantis brasileiros morreram. A eles deve ser dado o devido respeito e valor, embora isso não seja hábito nestas nossas terras tupiniquins.

Nesses últimos dez anos morreram Krynski, Grümspun, Di Loreto, Knobel e outros que sempre lutaram por uma real identidade da Psiquiatria da Infância, marcada e diversa da Psiquiatria Geral (ideia esta infelizmente perdida nas nossas discussões acadêmicas).

Essa geração anterior já havia percebido que uma das maneiras de tentar facilitar a formação de profissionais em nosso meio era com a publicação de livros, uma vez que, em um país onde mal se lê, é extremamente pretensioso pensar que a publicação em periódicos especializados e usualmente escritos em outro idioma teria penetração suficiente para motivar e ensinar jovens profissionais interessados na área. Podemos lembrar, assim, dos esforços de Grümspun, Krynski, Knobel e outros, que, no decorrer dos anos em que existe nossa especialidade, esforçaram-se para minimizar a carência existente em nosso País.

Continuando a tentar acompanhar o esforço desses mestres é que estruturamos esta 2ª edição. Não temos aqui a pretensão de estabelecer paradigmas ou modelos definitivos ou originais, porém tentamos organizar uma obra que agrupe o pensamento mais representativo em Psiquiatria da Infância e Adolescência no nosso meio hoje.

Diferentemente da edição anterior, este trabalho foi aumentado com capítulos mais atualizados e temas de maior repercussão neste momento. Da mesma maneira, separamos alguns capítulos para tentar relacionar determinados padrões psicopatológicos a determinadas idades, uma vez que, ao insistirmos em não ter, no trabalho, psiquiatras que não trabalhem com crianças ou que as conheçam somente por intermédio de livros e pela comparação com adultos, procuramos insistir em um pensamento mais específico e mais estruturado.

Outros profissionais, de diferentes áreas, também foram convidados, uma vez que trabalham com uma interface psiquiátrica, interface esta que, gradualmente, deve ir aumentando e tornando-se mais complexa, na medida em que passe o tempo. Esse grupo enriquece a área e aporta conhecimentos que, até há muito pouco tempo, eram considerados de pouco interesse. Entretanto, pensando-se sob a ótica do desenvolvimento (indispensável ao se pensar a criança), essa gama de conhecimentos torna-se característica e indispensável.

Assim, continuamos a pensar que este Tratado se constitua em um trabalho único em nosso País, tanto por sua extensão como pelo número de colaboradores, pelo objetivo e, principalmente, pelo fato de que, em uma área tão pequena e tão pouco valorizada e estruturada, um volume tão grande de profissionais tenha conseguido se agrupar em torno de uma mesma ideia, para que o projeto fosse levado a cabo.

Esperamos que esta obra seja do agrado de todos que a lerem e que ela possa se constituir em fonte de aprendizado ou de reflexão para os envolvidos na questão. Mais do que isso, continuamos a esperar que ela se constitua em mais uma semente lançada, que permita o crescimento e a frutificação de algo que, com certeza, auxiliará um sem-número de crianças, hoje esquecidas e desconsideradas.

Cabe o agradecimento a todos os colaboradores e à Editora Atheneu, que sempre acreditou no projeto, possibilitando a sua realização.

Esperamos que, quando da próxima edição, possamos ver, em nosso País, psiquiatras infantis que "realmente" conheçam crianças, pensem a seu respeito e procurem, de maneira respeitosa, minorar seus sofrimentos e suas carências.

Referências Bibliográficas

1. Jellinek MS. Changes in the practice of child and adolescent psychiatry: Are our patients better served? J Am Child Adolesc Psychiatry. 1999; 38(2):1151-117.
2. Foucault M. Microfísica do poder. Rio de Janeiro: Graal, 1976.
3. Foster EM. Does the continuum of care improve the timing of follow-up services? J Am Child Adolesc Psychiatry. 1998; 37(8):805-814.
4. O'Loughlin V. Child psychiatric residential units. *In:* Chesson R; Chisholm D. Child psychiatric units. London: Jessica Kingsley, 1995.
5. Laitinen-Krispijn S; Ende JV; Wierdsma AI et al. Predicting adolescent mental health service use in a prospective record-linkage study. J Am Child Adolesc Psychiatry. 1999; 38(1):9-16.
6. Thomas CR; Holzer CE. National distribution of child and adolescent psychiatrists. J Am Child Adolesc Psychiatry. 1999; 38(9):1073-1080.

Introdução à Primeira Edição

Francisco Baptista Assumpção Jr.

Os últimos anos têm mostrado uma mudança significativa naquilo que se pensa a respeito da saúde mental da criança e do adolescente, uma vez que foram alterados os próprios conceitos referentes a ela.

Com essa mudança conceitual, refletida nos sistemas diagnósticos e terapêuticos, o modelo de atendimento também se alterou de maneira significativa, determinando que novas questões e problemas fossem postulados.

Duas foram as forças que mudaram de maneira dramática, durante os anos 1970, o paradigma do atendimento à saúde mental na infância e na adolescência. A primeira foi o substancial crescimento dos conhecimentos a respeito das patologias mentais na infância, em que pesem as dificuldades em pesquisa decorrentes dos problemas éticos e, principalmente, dos poucos recursos a ela destinados. A segunda foi a própria mudança do modelo de atendimento e dos serviços a ela dedicados (Jellinek, 1999).

Assim, a chave de todas essas mudanças passou a centrar-se na perspectiva de se abordar a criança dentro de seu próprio ambiente sociofamiliar, de maneira tal que seus vínculos sejam preservados e sua individualidade, mantida.

Dessa maneira, pensando-se os serviços de atendimento, um *continuum* vai tendo de ser estabelecido, de tal maneira que diferentes comprometimentos possam ser abordados de maneiras diversas e eficazes, o que leva a Psiquiatria da Infância e da Adolescência para uma maior proximidade com os modelos de habilitação representados pelas escolas, ambulatórios e hospitais dia, diferentemente dos modelos hospitalocêntricos do início do século XX. Isso porque, de maneira diversa da ideia que permeou o aparecimento dos hospitais e dos asilos, da maneira como descreve Foucault (1976), ou de como as primeiras unidades de internação em Psiquiatria da Infância foram criadas nos Estados Unidos, visando o manejo de pacientes que, teoricamente, não poderiam ser tratados em regime ambulatorial (O'loughlin, 1996), o modelo proposto neste momento apresenta melhores resultados com o estabelecimento desse atendimento continuado e com diferentes características (Foster, 1998).

Entretanto, em nosso meio, essas mudanças são de extrema dificuldade de estruturação, uma vez que nos perdemos diante de problemas primários decorrentes da falta de interesse na infância, fruto do imediatismo e, também, das discussões ideológicas que opõem, por um lado, visões biologizantes que abordam a criança dentro de uma ótica uniforme e homogênea, e, por outro, visões comunitárias que procuram visualizar os problemas mentais, nesse momento do desenvolvimento, como decorrentes unicamente da problemática sociofamiliar.

Em ambas as situações, perde-se a dimensão do problema, fato este que resulta em um modelo de saúde mental mal estruturado, falho e ineficaz, quer sob o ponto de vista do atendimento médico, quer sob o ponto de vista da habilitação dessas crianças.

Assim, observa-se uma defasagem entre o problema observado e o atendimento recebido, a exemplo do que pode ser observado em diferentes lugares (Laitinen-Krispijn, 1999), embora de maneira atenuada.

Em relação às mudanças relativas à visão psiquiátrica da infância e da adolescência, nossa situação não é muito melhor. Se pensarmos que a proporção de psiquiatras da infância e adolescência é considerada pequena nos Estados Unidos (Thomas, 1999), onde se observa uma razão de aproximadamente 6,73 profissionais por 100 mil jovens, com algumas regiões chegando à proporção de 34,74 (Thomas, 1999), e que essa carência aumenta o risco de doenças mentais, o que podemos falar de nossa realidade, na qual a especialidade foi considerada ramo oficial da Psiquiatria há somente 4 anos, e o número de profissionais considerados habilitados pela Associação Brasileira de Psiquiatria não chega a 200, distribuídos de maneira extremamente heterogênea, com maior concentração nas capitais de São Paulo, Rio de Janeiro, Minas Gerais e Rio Grande do Sul, ficando extensas regiões e enormes populações totalmente sem possibilidades de acesso ao recurso de um profissional razoavelmente habilitado?

As causas que ocasionam essa defasagem são muitas. Talvez tenhamos de pensar inicialmente no contexto social que considera, dentro de um padrão de pensamento simplista e ingênuo, a criança como alguém de menos importância uma vez que, por não fazer parte da população economicamente ativa, não possui voz ou voto.

Assim sendo, pouquíssimos serviços em nosso meio, bem como a ausência de uma política específica para a área, caracterizam nossa precariedade e desleixo.

Ademais, o não investimento em algo, considerado de menor importância, resulta em que poucos profissionais tenham interesse pelo problema, uma vez que, em uma cultura eminentemente capitalista e pragmática, o retorno econômico e social passa a ser de suma importância para os profissionais.

Assim, constitui-se um círculo vicioso, caracterizado pela falta de interesse na construção de serviços que formem profissionais e produzam modelos de atendimento, o que ocasiona a carência de recursos, que impede que se estruturem políticas educacionais e de atendimento adequadas, perpetuando-se, assim, um ciclo caracterizado pelo total desconhecimento do que se refere à doença mental infantil em nosso meio.

Assim, poucos foram aqueles que se dispuseram, apesar dos percalços, a tentar alterar essa situação.

Gerações anteriores de psiquiatras da infância e da adolescência perceberam que uma das maneiras de se tentar facilitar a formação de profissionais em nosso meio era a publicação de livros, uma vez que em um país onde mal se lê, é extremamente pretensioso se pensar que a publicação em periódicos especializados e usualmente escritos em outro idioma teria penetração suficiente para motivar e ensinar jovens profissionais interessados na área. Assim, é necessário lembrarmos, nessa direção, os esforços de Grümspun, Krynski, Knobel, e outros, que, no decorrer dos poucos anos que tem nossa especialidade, esforçaram-se para minimizar a carência existente em nosso país.

Procurando acompanhar o esforço desses mestres é que procuramos estruturar este trabalho. Obviamente, não temos aqui a pretensão de estabelecer paradigmas ou modelos definitivos ou originais. Procuramos, isto sim, organizar uma obra que agrupasse o pensamento mais representativo em Psiquiatria da Infância e Adolescência no nosso meio.

Diferentemente de trabalho anterior nosso, neste não temos psiquiatras que não trabalhem com crianças, uma vez que os anos que separam as duas obras permitiram que novos nomes surgissem e agrupassem-se e, assim, um pensamento mais específico pudesse ter se estruturado. Porém, embora não tenhamos psiquiatras gerais, temos outros profissionais que trabalham com uma interface psiquiátrica, interface esta que, gradualmente, deve ir aumentando e tornando-se mais complexa, na medida em que passe o tempo. Esse grupo enriquece a área e aporta conhecimentos que, até há muito pouco tempo, eram considerados de pouco interesse para nós.

Assim, pensamos que este se constitua, neste momento, em um trabalho único em nosso país. Único por sua extensão, pelo número de colaboradores, pelo objetivo e, principalmente, pelo fato de que, em uma área tão pequena e tão pouco valorizada e estruturada, um volume tão grande de profissionais tivesse conseguido se agrupar em torno de uma mesma ideia, para que o projeto fosse levado a cabo.

Esperamos que esta obra seja do agrado de todos que a lerem e que ela possa se constituir em fonte de aprendizado ou de reflexão para os envolvidos na questão. Mais do que isso, esperamos que ela se constitua em mais uma semente lançada, que permita o crescimento e a frutificação de algo que, com certeza, auxiliará um sem-número de crianças, hoje esquecidas e desconsideradas.

Referências Bibliográficas

1. Foster EM. Does the continuum of care improve the timing of follow-up services? J Am Child Adolesc Psychiatry, 1998; 37(8):805-14.
2. Foucault M. Microfísica do Poder. Rio de Janeiro: Graal, 1976.
3. Jellinek MS. Changes in the practice of child and adolescent psychiatry: Are our patients better served? J Am Child Adolesc Psychiatry, 1999; 38(2)115-7.
4. Laitinen-Krispijn S; Ende JV; Wierdsma AI et al. Predicting adolescent mental health service use in a prospective record-linkage study. J Am Child Adolesc Psychiatry, 1999; 38(1): 9-16.
5. O'loughlin V. Child psychiatric residential units. *In:* Chesson R; Chisholm D. Child Psychiatric Units. London: Jessica Kingsley, 1995.
6. Thomas CR; Holzer CE. National distribution of child and adolescent psychiatrists. J Am Child Adolesc Psychiatry, 1999; 38(9):1073-80.

Sumário

Colaboradores, V
Dedicatória, XXIII
Introdução à Quarta Edição, XXV
Francisco Baptista Assumpção Jr.

Introdução à Terceira Edição, XXXI
Francisco Baptista Assumpção Jr.

Introdução à Segunda Edição, XXXVII
Francisco Baptista Assumpção Jr.

Introdução à Primeira Edição, XLI
Francisco Baptista Assumpção Jr.

SEÇÃO I
O CAMPO DA PSIQUIATRIA INFANTIL

1. História da Psiquiatria Infantil Brasileira, 3
   Francisco Baptista Assumpção Jr.

2. Perspectivas da Psiquiatria Infantil no Brasil, 15
   Francisco Baptista Assumpção Jr.

3. Classificações em Psiquiatria da Infância e da Adolescência – Análise Crítica do DSM-5, CID 11ª Edição e Classificação Francesa de Transtornos Mentais, 27
   Francisco Baptista Assumpção Jr.

4. Psicometria – Aspectos Conceituais, 39
   Milena de Oliveira Rossetti

5. Epidemiologia em Psiquiatria da Infância e da Adolescência, 47
   Geilson Lima Santana Júnior | Bruno Mendonça Coêlho | Tatiana Malheiros Assumpção

6. Adolescentes em Conflito com a Lei e Morbidade Psiquiátrica, 59
   Renata Candido de Andrade Ortega

7. Tutela. Curatela. Guarda (Compartilhada?). Síndrome de Alienação Parental, 75
   Rafael William Ribeirinho Sturari

8. Uma Perspectiva Antropológica sobre Comportamentos Infantis Normais, Anormais ou Patológicos, 87
   Eunice Nakamura

SEÇÃO II
O DIAGNÓSTICO DA CRIANÇA E DO ADOLESCENTE

9. Aspectos Etológicos do Desenvolvimento Infantil, 93
   Vera Silvia Raad Bussab | César Ades (in memoriam)

10. Crescimento e Desenvolvimento Físico, 105
    Cristina Maria Pozzi

11 Desenvolvimento Neurológico, 115
Cristina Maria Pozzi

12 Desenvolvimento Cognitivo, 127
Patricia Lorena Gonçalves

13 Desenvolvimento Afetivo, 133
Paola Ribas Gonzalez da Rocha

14 Desenvolvimento da Sexualidade e da Moral, 143
Francisco Baptista Assumpção Jr. | Renata Runavicius Toledo

15 As Primeiras Relações Sociais e Sua Associação com Transtornos Mentais, 153
Makilim Nunes Baptista | Nelson Hauck Filho | Evandro Morais Peixoto | Hugo Ferrari Cardoso

16 A Família e os Ciclos Vitais, 161
Maria Helena Siqueira Sprovieri

17 Entrevista Clínica, 167
Francisco Baptista Assumpção Jr.

18 Entrevista Familiar, 177
Maria Helena Siqueira Sprovieri

19 Escalas de Avaliação, 183
Monica Gonçalves de Melo Teixeira

20 Testes Psicológicos e Sua Interpretação Neuropsicológica, 195
Carolina Rabello Padovani

21 Avaliação Laboratorial, 201
Maria Sigride Thomé de Souza

22 Eletroencefalografia, 209
Maria Sigride Thomé de Souza | Lia Arno Fiore

23 Radioisótopos, 223
Carla Rachel Ono | Carlos Alberto Buchpiguel

24 Aspectos Genéticos das Doenças Psiquiátricas, 231
Rita de Cássia Stocco | Rodrigo Franco de Carvalho | Diego Grando Módolo | Rodrigo Pinheiro Araldi
Jacqueline Mazzuchelli de Souza | Suely Lucia Muro Rais Assaf | Nadia Jorge Berriel

25 Diagnóstico em Psiquiatria da Infância e da Adolescência, 245
Paulo Verlaine Borges e Azevêdo | Marcelo Ferreira Caixeta | Daniela Londe Rabelo Taveira
Ciro Mendes Vargas | Ana Caroline Marques Vilela | Leonardo Caixeta

SEÇÃO III
PSICOPATOLOGIA

26 Deficiência Intelectual, 263
Francisco Baptista Assumpção Jr. | Evelyn Kuczynski

27 Transtornos do Espectro Autista, 287
Francisco Baptista Assumpção Jr. | Evelyn Kuczynski

28 Transtornos do Desenvolvimento da Linguagem, 297
Andréa Regina Nunes Misquiatti | Ana Gabriela Olivati | Simone Gomes Ghedini

29 Transtornos Específicos do Desenvolvimento da Aprendizagem, 307
Patrícia Gouveia Ferraz | Renata Costa Junqueira

30 Esquizofrenia Infantil, 323
Raymond Rosemberg

31 Transtornos do Humor, 333
Francisco Baptista Assumpção Jr. | Evelyn Kuczynski

32 Síndromes Mentais Orgânicas, 351
Francisco Baptista Assumpção Jr.

33 TDAH, 363
   Arthur Caye | Guilherme Polanczyk | Luis Augusto Paim Rohde

34 Transtornos de Conduta, 377
   Bruno Mendonça Coêlho | Geilson Lima Santana Júnior | Tatiana Malheiros Assumpção

35 Transtorno Obsessivo-Compulsivo, 387
   Fernando Ramos Asbahr | Julio Sawada | Renata Teixeira da Silva | Márcia Morikawa

36 Transtornos Ansiosos, 397
   Ana Margareth Siqueira Bassols | Luciano Isolan | Victor Mardini

37 Transtorno de Estresse Pós-Traumático, 419
   Francisco Baptista Assumpção Jr. | Tatiana Malheiros Assumpção

38 Transtornos Limítrofes de Personalidade, 429
   Emílio Salle | Renato B. Piltcher | Mariana La-Bella Costa

39 Reações de Ajustamento, 439
   Paulo Berél Sukiennik | Ana Lúcia Dieder | Ana Margareth Siqueira Bassols | Marília Pithan Pereira

40 Suicídio e Tentativa de Suicídio na Infância e na Adolescência, 447
   Paola Ribas Gonzalez da Rocha

41 Transtornos Alimentares na Infância e na Adolescência, 459
   Ana Paola Robatto Nunes | Mônica Leila Portela de Santana | Luiza Amélia Cabus Moreira

42 Obesidade, 475
   Mauro Fisberg | Eliana Pereira Vellozo | Maria Aparecida Zanetti Passos | Gerson Ferrari | Irina Kovalskys

SEÇÃO IV
DISTÚRBIOS SOMÁTICOS

43 Sono e Seus Transtornos, 489
   Álvaro Pentagna

44 Transtornos Motores, Tiques, Estereotipias e Hábitos, 497
   Paola Ribas Gonzalez da Rocha

45 Transtornos de Controle Esfincteriano, 505
   Cristina Maria Pozzi

46 Transtorno da Sexualidade, 515
   Francisco Baptista Assumpção Jr.

47 Transtornos de Sintomas Somáticos e Transtornos Relacionados, 527
   Gustavo Manoel Schier Dória

48 A Doença Crônica na Infância e Suas Repercussões sobre o Psiquismo, 543
   Nádia Ahmad Faris | Evelyn Kuczynski

49 Sida, 549
   Rodrigo Ferreira Abdo

50 Covid e Suas Repercussões na Saúde Mental, 559
   César Luís Reichert

51 Câncer, 563
   Evelyn Kuczynski | Lilian Maria Cristófani | Vicente Odone Filho

SEÇÃO V
PSICOPATOLOGIA NOS CICLOS DA VIDA

52 Psicopatologia do Bebê e da Criança Pequena, 575
   Tatiana Malheiros Assumpção

53 Psicopatologia do Pré-Escolar, 583
   Gabriela Macedo Dias | Fábio Mello Barbirato Nascimento Silva

54 Psicopatologia do Escolar, 591
   Patrícia Gouveia Ferraz

55 Psicopatologia na Adolescência, 599
Wimer Bottura Junior

SEÇÃO VI
QUADROS NEUROLÓGICOS E GENÉTICOS

56 Epilepsia, 609
Lia Arno Fiore | Maria Sigride Thomé de Souza

57 Síndrome de Rett, 617
Fernando Norio Arita

58 Condições Neurológicas que Cursam com Regressão Intelectual na Criança, 625
José Salomão Schwartzman

59 Principais Síndromes Genéticas Associadas a Transtornos Psiquiátricos, 647
Chong Ae Kim | Débora Romeo Bertola | Leslie Domenici Kulikowski | Flavia Balbo Piazzon | Rachel Sayuri Honjo Kawahira

60 Paralisia Cerebral, 659
Cláudio Gomes | Kelly V. da Cruz Gil | Érika Fernanda Lizão P. Lopes

61 A Criança com Deficiência Física, 669
Eliane Aparecida Lemos

62 A Criança com Deficiência Visual, 719
Beatriz Picolo Gimenes | Célia Regina Nakanami | Marcela Aparecida dos Santos | Marcia Caires Bestilleiro Lopes

SEÇÃO VII
TÓPICOS ESPECIAIS

63 Resiliência na Infância e na Adolescência, 747
Ceres Alves de Araújo | Francisco Baptista Assumpção Jr.

64 Drogas e Álcool, 757
Sandra Scivoletto | Caio Borba Casella | Rogério Shigueo Morihisa

65 Incongruência de Gênero, 795
Giulietta Aparecida Cucchiaro | Cândida Regina Machado da Costa

66 A Criança sob Risco, 813
José Marcelino Bandim

67 A Criança Maltratada, 821
José Raimundo Lippi

68 Saúde Mental da Criança Indígena, 837
Paulo Verlaine Borges e Azevêdo | Daniela Londe Rabelo Taveira | Leonardo Caixeta

69 *Bullying*, 845
Paola Ribas Gonzalez da Rocha

70 A Criança em Situação de Luto – Separação e Morte, 853
Maria Júlia Kovács

71 A Dor na Criança, 859
Dênio Lima

72 A Criança Adotada, 867
Francisco Baptista Assumpção Jr.

73 A Criança e o Adolescente Delinquente, 877
Gustavo Manoel Schier Dória

74 Gravidez na Infância e na Adolescência, 893
Marco Aurélio Knippel Galletta | Marcelo Zugaib

75 Inclusão, 907
Francisco Baptista Assumpção Jr.

76 A Criança Abusada Sexualmente, 915
Milena de Oliveira Rossetti

77 Qualidade de Vida, 927
Clélia Marta Casellato de Souza | Evelyn Kuczynski

78 A Criança e o Brincar, 939
Marisol Montero Sendin

79 A Criança e as Histórias, 947
Marisol Montero Sendin

80 A Criança e a Mídia, 953
Cristina Maria Pozzi

81 Ética em Psiquiatria Infantil, 963
Francisco Baptista Assumpção Jr.

SEÇÃO VIII
ABORDAGENS TERAPÊUTICAS

82 Promoção e Prevenção da Saúde Mental na Infância e na Adolescência, 981
Tatiana Malheiros Assumpção

83 Psicofarmacoterapia, 989
Raymond Rosemberg

84 A Psicanálise de Crianças e Adolescentes como Ferramenta Clínica, 1005
Carlos Eduardo Freire Estellita-Lins

85 Psicologia Analítica, 1025
Ceres Alves de Araújo

86 Psicodrama – Psicoterapia Psicodramática com Crianças, 1037
Rosalba Filipini

87 Terapia Cognitiva, 1045
Evelyn Kuczynski

88 Terapias Comportamentais, 1053
Rafael Andrade Ribeiro | Adriana Said Daher Baptista | Marina Stahl Merlin | Makilim Nunes Baptista

89 Psicoterapia Psicodinâmica Breve, 1061
Maria Lucrécia Scherer Zavaschi | Ana Margareth Siqueira Bassols | David Simon Bergmann
Juliana Pinto Moreira dos Santos | Victor Mardini

90 Terapia Familiar, 1079
Maria Helena Siqueira Sprovieri

91 Acompanhamento Terapêutico, 1087
Marina Santos Lemos

92 Eletroconvulsoterapia, 1093
Sérgio Paulo Rigonatti

93 Psicologia Hospitalar na Infância e na Adolescência, 1097
Maria Carolina de Souza Rodriguez | Francisco Baptista Assumpção Jr.

94 Psiquiatria de Ligação e Interconsulta Psiquiátrica, 1105
Uiara Maria Rêgo e Silva | Evelyn Kuczynski

95 Reabilitação em Psiquiatria da Infância e da Adolescência, 1115
Carolina Rabello Padovani

96 Reabilitação Neuropsicológica, 1119
Carolina Rabello Padovani

97 Reabilitação Multidisciplinar, 1125
Aline Citino Armonia | Marília Penna Bernal

98 Estimulação de Bebês, 1133
Giovana Escobal | Dafne Pavanelli Fidelis | Celso Goyos

99 Brinquedoteca Terapêutica, 1143
Beatriz Picolo Gimenes | Sirlândia Reis de Oliveira Teixeira

100 Inclusão Escolar, 1157
Maria Irene de Matos Maluf

101 Treino de Habilidades Sociais, 1165
Patricia de Souza Barros | Mariana de Miranda Seize

102 Residências Protegidas, 1171
Francisco Baptista Assumpção Jr.

103 Perícia Médica em Psiquiatria da Infância e da Adolescência, 1181
Cláudia Aguiar

104 Centros de Atenção Psicossocial Infantis, 1187
Maria Lucrécia Scherer Zavaschi | David Simon Bergmann

105 Hospital-Dia em Psiquiatria da Infância e da Adolescência, 1193
Ana Christina Mageste

106 Internações em Psiquiatria da Infância e da Adolescência, 1197
Felipe Becker

Conclusões, 1203
Francisco Baptista Assumpção Jr.

Índice remissivo, 1207

SEÇÃO I
O CAMPO DA PSIQUIATRIA INFANTIL

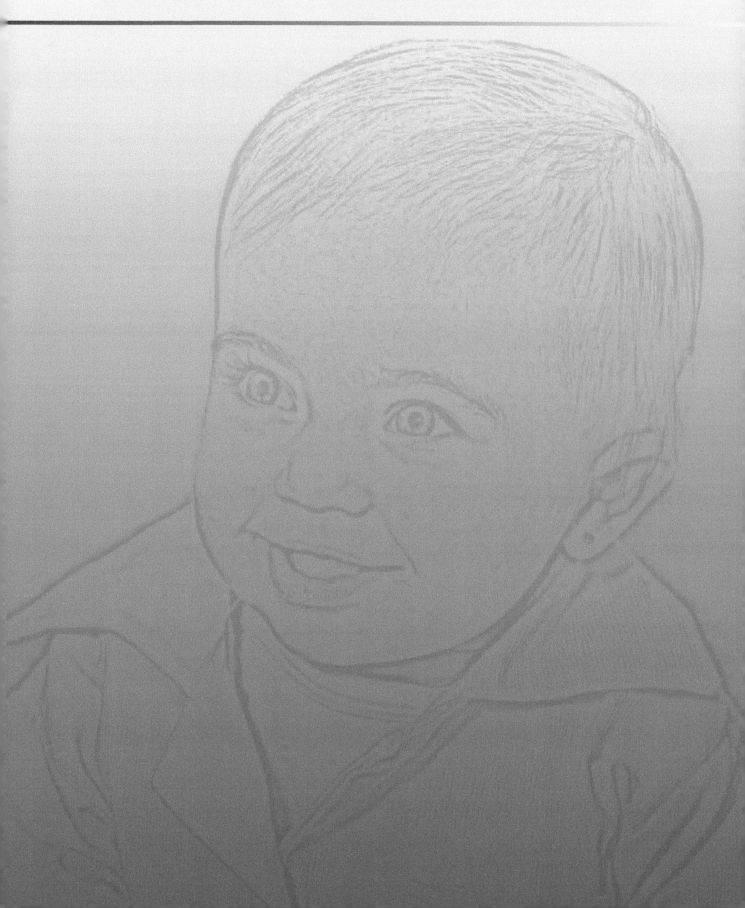

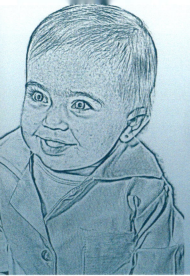

Capítulo 1

História da Psiquiatria Infantil Brasileira

Francisco Baptista Assumpção Jr.

"É preciso levar um objetivo avante e às suas supremas consequências, não se parando diante de argumentos e palavras por mais que estes pareçam sábios e sensatos. Concordo com tudo que dizeis mas lutarei até a morte para impedir-vos de dizê-lo."[1]

Precursores

A Psiquiatria Infantil é uma especialidade recente e, embora tenha conseguido sua independência como especialidade médica no I Congresso de Psiquiatria Infantil de Paris, em 1937, sob a presidência de G. Heuyer, sua história é bem anterior e sua autonomia foi obtida de maneira bastante lenta.[1] A preocupação com a criança não é muito antiga e, conforme refere Ariés (1981),[2] a velha sociedade "via mal a criança e pior o adolescente", pois a duração da infância era bastante reduzida e o aparecimento das primeiras modificações físicas resultou em que o indivíduo em questão passasse a ser visto como jovem e a assim ser tratado, ficando misturado com o restante da população adulta. Somente a partir do século XVII se altera essa situação, com o surgimento da escola em substituição à aprendizagem realizada diretamente do ambiente adulto, com o processo consequente de enclausuramento.[2]

Felix Platter,[3] em seu livro *De mentis imbecillitate*, publicado em 1660, expôs um ponto de vista bastante original: "Para seus pais, qualquer um desses imbecis liga-se a um caráter hereditário, e essas são as causas internas responsáveis pela imbecilidade. Isso porque, após sua juventude, são marcados por tais sinais que podemos estabelecer uma ligação e causa e efeito".

A separação criança-adulto é, então, consequente a um processo de moralização, que faz a família se transformar em um foco de atenção e afeto pela criança. A partir do século XVIII, começa a florescer grande literatura sobre a criança, visando os costumes educativos dirigidos a que as classes burguesas tirassem seus filhos do convívio e da má influência dos serviçais e que a forma de vida das classes menos favorecidas propiciasse a diminuição de seu custo social.[4] Surge, assim, uma série de livros referentes à criação, à educação e ao tratamento das crianças. Importante lembrarmos também que, em outubro de 1800, surge o famoso *Traité medico-philosophique sur l'alienation mentale*, publicado por Pinel e que, exatamente no momento de sua publicação, chega a Paris o menino conhecido com o nome de "O selvagem de Aveyron", a partir de cujo tratamento, por J. M. G. Itard, surge a Pedopsiquiatria,[3] com uma visão que, desde seu nascimento, já é multidisciplinar, uma vez que a abordagem de Itard é médico-pedagógica e centrada no desenvolvimento, visto que seu trabalho é direcionado ao desenvolvimento dessa criança, de modo a que voltasse, teoricamente, a um padrão próximo à normalidade.

No Brasil, até 1808, data da implantação de dois cursos médico-cirúrgicos, o atendimento médico era insuficiente e falho. A dificuldade em se seguir uma carreira médica era grande, uma vez que os livros franceses tinham sua entrada proibida, bem como era difícil o acesso à literatura médica em geral.

Deve-se considerar que, até 1800, a própria profissão era vedada aos brasileiros.[5] Assim, a partir da carta régia de 1808, D. João VI cria a "Escola Cirúrgica", com as cadeiras de "cirurgia especulativa e prática" e "anatomia e operações cirúrgicas". Em 1813, preconizam-se três escolas médicas, uma na Bahia, criada em 1815, outra no Rio de Janeiro, criada em 1813, e uma em São Luís, nunca criada, porém a assistência aos doentes mentais só aparece no Brasil em 1822.[3]

Em 1824, a sociedade já se protege juridicamente por meio de um artigo constitucional que priva dos direitos políticos os portadores de incapacidade física e mental.[6] Em 1832, transformam-se as academias médico-cirúrgicas em escolas ou faculdades de Medicina, com seus cursos divididos em três seções: ciências acessórias; medicina; e cirurgia, com um total de 10 cadeiras, e com seu tempo de duração sendo estendido para 6 anos, aumentando, portanto, 2 anos sobre o modelo anterior.[5]

Os protestos emanados da Sociedade de Medicina, sobretudo do Dr. Cruz Jobim, contra as condições lamentáveis dos doentes mentais nos Hospitais das Santas Casas de Misericórdia, são a origem da Psiquiatria brasileira.[3] Criam-se, assim, três núcleos psiquiátricos. Um primeiro no Rio de Janeiro, coordenado pelo Dr. Juliano Moreira, sob a influência da Psiquiatria alemã; um segundo em São Paulo, sob a direção do Dr. Franco da Rocha, com uma concepção organicista da doença mental,

---

[1] Millôr Fernandes. *O livro vermelho dos pensamentos de Millôr*. Porto Alegre: L&PM, 2005.

e um terceiro em Pernambuco (posterior aos dois anteriores), sob a orientação do Dr. Ulisses Pernambucano, que não reivindica nenhum discurso acadêmico de origem europeia, tendo em conta as características e o momento histórico da região.[3]

Em 1852, é inaugurado no Rio de Janeiro o Hospital Pedro II, subordinado administrativamente à Santa Casa de Misericórdia, com o médico chefe Dr. Cruz Jobim, onde o tratamento preconizado era o tratamento pelo trabalho e o tratamento moral. No mesmo ano, uma tese defendida na Faculdade de Medicina do Rio de Janeiro por Antonio Francisco Gomes[7] mostra com clareza a visão vigente na época, segundo a qual a característica básica era o controle das condutas infantis de modo que o indivíduo crescesse e se tornasse um bom cidadão, perfeitamente adequado às normas sociais vigentes.

Assim, em paralelo à proteção da família, a criança era disciplinada em relação ao corpo, à ordem, ao tempo e ao sexo, caracterizando dessa maneira uma disciplina moral que se impunha e caracterizava o indivíduo. Podemos ler nesse trabalho:

> "As regras tendentes a prevenir os estragos e a disseminação do mal entre os frequentadores de uma pensão escolar serão pouco mais ou menos as seguintes:
> 1. Não admitir no seio da comunidade mancebos de costumes e hábitos suspeitos;
> 2. proibir aos alunos a conservação e a leitura de livros eróticos, as palestras levianas e tudo que possa exercitar para o mal a sua imaginação ardente;
> 3. repartir completa separação de idades;
> 4. proibir uma comunicação muito livre entre os pensionistas e os alunos externos, quando os haja de uma e outra classe;
> 5. prevenir o despertar precoce da sensualidade por meio de exercícios bem dirigidos, pela abolição de alimentos excitantes etc.;
> 6. punir o culpado repreendendo-o asperamente, ou, segundo a gravidade do crime, expelindo-o do colégio;
> 7. medicá-lo se carecer dos socorros da arte".[7]

Os socorros da arte médica, no caso, incluíam o uso de brometos, potássio, cânfora, sódio, amônia, lúpulo e calmantes, empregados no combate às consequências do onanismo, até a prevenção por meios mecânicos, como camisas de força, infibulação, clitoridectomia, neurotomia isquioclitoridiana e aderência dos grandes lábios.

A questão médica mistura-se à questão moral e social, fazendo o trabalho médico se misturar ao trabalho de policiamento e de educação da criança em seu ambiente. Nesse momento, estrutura-se a ligação mãe-médico descrita por Donzelot e por Freire Costa (1983)[7] no estabelecimento das normas familiares e de Higiene Mental.

No Brasil, até por volta de 1870, a situação é pouco organizada, com carência de um projeto científico. Nessa época, altera-se o perfil dessas escolas, chamando a atenção um aspecto higienista concomitante ao crescimento desordenado das cidades, aumentando em número a criminalidade, a alienação e a embriaguez.[5] Em 1871, passa a existir uma escola especializada junto ao Hospital Juliano Moreira, em Salvador, e outra, a Escola México, no Rio de Janeiro, ambas sob a administração do Estado.[6]

Durante todo o século XIX, essa situação persiste, pois, se por um lado, a medicalização, muitas vezes com caráter fatalista, acentua-se; por outro lado, as intervenções médico-pedagógicas vão se tornando cada vez mais importantes, principalmente no que se refere à deficiência mental. Surgem então as classificações da deficiência mental e mania, ambas como formas demenciais e sempre com a preocupação da procura de um "lócus anatomofisiológico".[8] É dessa época a figura do "médico missionário", dedicado à cura e à intervenção.[5]

Em 1891, o hospício de São Paulo já não comportava o atendimento psiquiátrico do estado e, assim, em 1892, iniciou o Governo um projeto de assistência aos pacientes psiquiátricos. A construção de um novo hospital, ou asilo, como se dizia à época, foi iniciada em 1895, nos arredores da cidade, junto à estação de Juquery, com uma capacidade inicial de 800 leitos. Em 1901, os primeiros doentes, do sexo masculino, entraram na nova instituição, que contava, além dos serviços médicos, com jardim, pomar, arborização, criação de vacas de leite, porcos e galinhas, para que pudessem ser cuidados pelos internos e, em consequência, para que seu custo fosse diminuído, visando sua viabilização. Estabelece-se, assim, de acordo com as palavras de Franco da Rocha, o responsável pela sua construção e organização (1912), um regime de *open-door*, em que são observadas pouquíssimas evasões.[1]

A tese de Antonio Ribeiro Gonçalves, datada de 1902 e apresentada na Faculdade de Medicina da Bahia, mostra bem a tendência da época, não somente vinculada à Medicina Legal, como era a característica dessa escola, mas também a tendência de se vincular às questões da delinquência como um fator de suma importância no cuidado com o psiquismo infantil, às questões de ordem genética e constitucional, fruto dos trabalhos de Lombroso e de toda a escola italiana. Assim, nesse trabalho, o autor refere de forma textual:

> "Filogeneticamente encarada, a tendência ao crime é tão natural, nessa idade, como o era nos primitivos. O processo biogenético, porém, secundado e polido pelos métodos pedagógicos, atenua ou elimina essas armas defensivas inúteis e perigosas em meio civilizado. As causas que vamos passar em revista são de duas ordens: umas inerentes à constituição biofísica de cada indivíduo, outras estreitamente subordinadas às condições do meio em que ele nasce, vive e age. Essas tendências, essa impulsão invencível pronunciada em certos indivíduos, a coincidência de ascendentes também degenerados traduzem de maneira evidente predisposições hereditárias e confirmam as investigações procedidas na biografia dos grandes criminosos, salientando um fato, reiteradas vezes, posto em evidência; o crime é também hereditário. Da mesma maneira que se herdam músculos adaptados a uma natureza especial aos movimentos, assim também se herdam qualidades nobres e elevadas que fazem a dignidade da espécie, como paixões ruins e depravadas que traem uma decadência, uma desumanização. Os fatos ratificam a teoria e dissipam qualquer hesitação em aceitá-la".[9]

Na descrição de um caso que comprova a teoria exposta, o autor tem o cuidado de descrever os sinais de degenerescência:

"... a fronte é estreita, o crânio deformado. Os parietais em bossas salientes, oferecendo ao nível de sua articulação com o occipital uma depressão profunda de ambos os lados. Os malares são proeminentes e na face se observa uma ligeira assimetria. A fisionomia parece refletir o sobressalto, o medo e logo após a desconfiança, a hipocrisia. Os olhos são dotados de um brilho particular de aço, e de uma expressão indefinível. Os lábios, finos e delgados, e os dentes incompletos, são quase todos cariados. A abóbada palatina, escavada, e de forma ogival, apresenta no trajeto da linha mediana uma fenda longitudinal bem acentuada".[9]

Essa descrição mostra de maneira clara a procura de sinais de degeneração na criança que apresentava comportamentos de tipo delinquencial, como agressão, roubo, furto ou outros. Não podemos esquecer que nos encontramos na segunda metade do século XIX e que a Psiquiatria será aqui institucionalizada como ramo da Medicina e que, a partir dessa época, seus praticantes buscarão sinais correspondentes a doenças decorrentes de lesões que seriam verificáveis pela anatomopatologia, sendo a evolução das doenças explicável pelas modificações teciduais.[10] Surgem, então, tendências diferentes de se estudar a doença mental, como as anatomoclínicas, nas quais todo o encaminhamento clínico da Psiquiatria passou a ser um esforço para fazer corresponder um sinal a uma lesão. Essa visão influenciará profundamente a Psiquiatria brasileira nos anos seguintes, uma vez que o suporte das doenças mentais deveria ser procurado no sistema nervoso.

Importante também é a teoria das degenerescências, que seria "... um desvio em relação ao tipo humano normal, e que é transmitido pela hereditariedade e se agrava pouco a pouco, até a extinção da família ...". Essas teorias teriam também uma profunda influência, em nosso meio, na constituição da visão e do atendimento do doente mental e de sua concepção. Seriam o substrato de muitas das teorias de Higiene Mental que se constituiriam nos alicerces de nossa Psiquiatria ainda recém-nascida.

A visão clínica, influenciada pelos trabalhos de Freud, interessar-se-á pela criança, considerando-a, por muito tempo, um adulto em miniatura, procurando nela patologias semelhantes às dele. Essa maneira de vê-la será mantida e preservada por muito tempo por aqueles mais ligados à visão hospitalocêntrica e ortodoxa da Psiquiatria da Infância brasileira, persistindo, podemos dizer, até nossos dias.

A Psicologia Científica, apoiada na Fisiologia, influenciará a escola de Franco da Rocha e a visão dos primeiros trabalhos com a criança, fora da escola de Medicina Legal baiana e da Higiene Mental carioca. Essa escola será também influenciada pela Psicofisiologia, e pela Psicologia Intuitiva mais tarde, constituindo-se em um verdadeiro progresso em relação ao restante da Psiquiatria brasileira da época.

Em 1900, a população do Hospital do Juquery já atingira a casa dos 900 pacientes e a construção de novas colônias fazia-se necessária, suprimindo-se as grades de ferro nas janelas para que se desse às casas o aspecto de uma habitação comum.[11] Nesse ano, inaugura-se nesse hospital o primeiro sistema de Assistência Familiar da América do Sul.[11] Esse modelo propunha a remoção do paciente psiquiátrico crônico a pequenos sítios, com "pessoas idôneas" para dispensar-lhe cuidados. Essas pessoas seriam provenientes da própria região. Assim, São Paulo ficou dotado de um sistema de assistência psiquiátrica, caracterizado por asilo fechado, para tratamento; colônias agrícolas anexas ao asilo, onde o *open-door* era parcial, só para os que o merecessem; dependências agrícolas ou fazendas, onde o *open-door* era completo, e para todos os enfermos; assistência familiar dentro do perímetro do estabelecimento; assistência familiar fora dos terrenos do asilo, na Vila de Juquery.[11]

Esse modelo mostra um sistema de atendimento bastante sofisticado e moderno – por que não dizer? – até para os dias atuais, elogiado por Juliano Moreira quando diz que, se os outros estados seguissem o exemplo de São Paulo, dentro de pouco tempo poderia o Brasil jactar-se de ser um dos países mais adiantados em questão de assistência aos alienados.[11]

Da mesma maneira é vista a questão médica, tendo-se o cuidado de se estabelecer um laboratório anatomopatológico, coadunando-o com as ideias localizacionistas e organicistas da ocasião. Esse laboratório será inicialmente cuidado pelo Dr. Constantino Tretiakoff, ex-chefe adjunto do Laboratório de Anatomia Patológica da Salpetriére.[12] Frisa-se ainda o "... abandono dos bárbaros métodos de contenção mecânica, que encontrei largamente usados no velho hospício ...".[11]

Em 1900, surge monografia sobre *O tratamento dos idiotas*, apresentada por C. Eiras no I Congresso de Medicina e Cirurgia, e em 1902 se inaugura, no Rio de Janeiro, o pavilhão Bonne Ville, sob a orientação dos Drs. Juliano Moreira e Fernandes Figueira, funcionando anexo ao Hospital Psiquiátrico da Praia Vermelha até 1942, quando se inaugura o Hospital Neuropsiquiátrico Infantil no Engenho de Dentro, também no Rio de Janeiro.[13]

Em 1914, Ugo Pizzoli, psicólogo da Universidade de Modena, vem a São Paulo para reorganizar o Gabinete de Psicologia Experimental da Escola Normal Caetano de Campos.[6] Em nosso meio, nessa época, 1917, Vieira de Moraes[14] descreve um caso de crime associado a quadro delirante alucinatório em criança de 12 anos de idade, durante sessão da Sociedade Brasileira de Neurologia, Psiquiatria e Medicina Legal do Rio de Janeiro. No mesmo ano, B. Vieira de Mello publica *Os débeis mentais na escola pública e higiene escolar e pedagógica*, enquanto Alfredo C. Vieira publica na Bahia o livro *Testagens para a educação dos anormais*.[6]

Em 1912, Ulysses Pernambucano, neurologista, defende no Recife a tese *Classificação das crianças anormais – a parada do desenvolvimento intelectual e suas formas – a instabilidade e a astenia mental*, defendendo a necessidade do atendimento médico-pedagógico.[6]

Entretanto, cabe lembrar que, no Brasil, a própria Psiquiatria torna-se uma especialidade autônoma em 1912,[15] e que é somente a partir de 1927, sob o governo Washington Luís, que se cria o Serviço de Assistência aos Doentes Mentais do Distrito Federal, incorporado ao Ministério da Educação e Saúde em 1930, quando assume a responsabilidade de todos os serviços psiquiátricos do país. Condenam-se, nesse momento, os casos de perversão sexual, bem como disciplinam-se as práticas sexuais.[5]

É de importância, neste momento, o conceito de eugenia, vinculado à Higiene Mental, e correspondente a um termo inventado por Galton,[15] designando "... o estudo dos fatores socialmente controláveis que podem elevar, ou rebaixar, qualidades raciais das gerações futuras, tanto física como moralmente".

É também de 1911 o trabalho de Ulysses Pernambucano, *Educação de crianças anormais de inteligência*, que continuará durante muito tempo a produzir trabalhos sobre as crianças deficientes mentais, como *O vocabulário das crianças das escolas primárias de Recife*, de 1931, *Quocientes de inteligência em escolares de Recife*, de 1932, e *O teste, a bola e o campo em crianças de 12 a 13 anos*, também de 1931. Ulysses Pernambucano ainda foi o diretor da Escola Normal de Pernambuco, a partir da qual criou uma escola especial, hoje denominada, com muita justiça, Escola Ulysses Pernambucano. Da mesma maneira, foi regente da cadeira de Neuropsiquiatria Infantil na Faculdade de Medicina do Recife. Parece-nos interessante esse fato, uma vez que ainda hoje, em todo o território brasileiro, não conhecemos cadeiras de Psiquiatria Infantil.[1]

Em artigo de 1918, João Henrique[5] refere como objetivo eugênico o cruzamento dos sãos por meio da educação do instinto sexual, bem como o impedimento da reprodução dos defeituosos, responsáveis pela transmissão de suas taras aos descendentes. Aprofundam-se, então, os estudos sobre hereditariedade com a consequente ideia de esterilização profilática. Em 1922, cria-se a Liga Brasileira de Higiene Mental, nos moldes do *The National Committee for Mental Hygiene* de 1901, que tem por fim a "... prevenção das doenças nervosas e mentais pela observação dos princípios da higiene geral e especial do sistema nervoso; a proteção e o amparo no meio social aos egressos dos manicômios e aos deficientes mentais passíveis de internação; a melhoria progressiva nos meios de assistir e tratar os doentes nervosos e mentais em asilos públicos, particulares ou fora deles; a realização de um programa de Higiene Mental e de Eugenética no domínio das atividades individual, escolar, profissional e social".[16]

Conforme refere Schwarcz (1993),[5] da Bahia, a partir dos anos 1920, vêm os ensaios sobre a alienação e as doenças mentais, e do Rio de Janeiro, os textos sobre higiene pública, sempre pensando a necessidade de criar-se uma identidade. O *Brazil medico*, já em 1896, cita:[5] "Nada é genuinamente brasileiro, como diz-se a química é uma ciência francesa, a psicologia é inglesa, a anatomia é alemã e a criminologia é italiana. Falta-nos um espaço que seja todo nosso. Eis a nossa missão".

A partir dos anos 1920, há então uma maioria absoluta de artigos de Higiene Mental, com os grandes projetos de saneamento e prescrição de hábitos alimentares, indumentárias e costumes, bem como da disciplina na utilização de lugares públicos e escolas. Concomitantemente, estabelecem-se vínculos entre as doenças e as raças, mesclando-se os conceitos de degenerescência e de condenação da mestiçagem. Com o avanço e o interesse na Medicina Legal, os temas que passam a ser abordados são, entre outros, alcoolismo, epilepsia, perfil do criminoso e alienação, com a exploração e a utilização dos estudos craniológicos. São assim vistos dentro de uma concepção darwinista, estabelecendo-se um conceito de "imperfeição da hereditariedade mista". Dessa mesma época, são os estudos da escola baiana que se deslocam para os aspectos psíquicos do comportamento humano e para a defesa dos manicômios judiciários, com a tutela dos alienados e a autonomia nos diagnósticos.[5] A construção do ideal eugênico se encontra em pleno apogeu, observando-se a defesa da profilaxia matrimonial e do saneamento do povo, condenando-se todos os tipos de uniões que carregassem vícios ou doenças. Essas ideias tinham como objetivo a melhoria da raça, segundo as quais os absolutamente enfermos não teriam qualquer outra solução a não ser o desaparecimento, "darwinisticamente" esperado.[5]

Em 1919, criam-se em São Paulo, por meio do Serviço de Higiene Mental e Saúde Pública, as classes especiais e de formação de pessoal para esse trabalho.[6] Essa questão da Higiene Mental foi de extrema importância em nosso meio, principalmente trazendo regras e normas para a criança. Assim, Guimarães Filho, em 1926, apresenta uma tese à Faculdade de Medicina de São Paulo, para a obtenção do título de Doutor em Medicina, com o título *Da higiene mental e sua importância em nosso meio*, onde refere que "... a medicina moderna caracteriza-se pela sua profilaxia, sintetizada na frase – é melhor prevenir que remediar –, mas a medicina futura, que há pouco se iniciou com a ação prática em prol da Higiene Mental, constitui uma nova era, não apenas de profilaxia das moléstias do sistema nervoso em sua maioria incuráveis, mas ainda ditando normas e leis, que conduzam o homem em estado hígido perfeito, tanto físico, como psíquico, e adaptado às condições do meio quaisquer que elas sejam, desde a sua formação até seu epílogo remoto".[16]

Em 1921, vem da Europa um grupo de três educadores para a recém-inaugurada Escola de Aperfeiçoamento de Belo Horizonte. Eram eles Theodore Simon, Artur Perrelet e Leon Walter, pouco depois substituído pela russa Helena Antipoff.[6] Assim, surge outra vertente, cristalizada em 1921 em Belo Horizonte por meio de Helena Antipoff, que funda o laboratório de Psicologia com o intuito de Pesquisas em Desenvolvimento Mental; posteriormente, em 1932, é criada a Sociedade Pestalozzi de Belo Horizonte, e em 1935, nasce o Instituto Pestalozzi, que objetivava o atendimento "... a toda criança suspeita de qualquer deficiência ou perturbação mental como debilidade e retardamento mental, nervosismo, perturbações de linguagem, escrita, surdo-mudez, enurese, defeitos de caráter social e moral etc."[17]

Entretanto, em São Paulo, somente em 1929, foi criada uma seção para menores anormais, anexa ao Hospital do Juquery, que dispunha de escola associada. Esse fato resultou dos esforços do então diretor do Instituto, prof. A. C. Pacheco e Silva, de quem a escola posteriormente recebeu o nome. O serviço foi estruturado a partir da transformação do quarto pavilhão masculino, sendo encarregado para a organização desse departamento o Dr. Vicente Batista. Esse pavilhão tinha capacidade para 30 internados e o pavilhão-escola apresentava capacidade para 50 crianças.

Concomitantemente, em 1927, Durval Marcondes funda em São Paulo a Sociedade Brasileira de Psicanálise, tendo por presidente Franco da Rocha, o que possibilita que venha para São Paulo a Dra. Adelaide Koch que publica vários trabalhos referentes à infância.[1] Mesmo assim, a questão da delinquência continua a ter importância e, em 1930, Ernani Lopes propõe três medidas profiláticas no combate aos menores delinquentes:

"a) combate ao alcoolismo e sífilis dos procriadores;
b) evitação da união de indivíduos tarados;
c) segregação e esterilização dos degenerados, de acordo com o parecer de comissões técnicas".[15]

A Psiquiatria Infantil portava em seu bojo, portanto, todo o conteúdo ideológico representado pelas ideias de Higiene Mental associadas aos preconceitos, estigmas e estruturas de segregação existentes à época. Embora possamos referir as dificuldades na implantação da Psiquiatria da Infância no Brasil, temos de considerar que esse período descrito, embora ainda não a sistematizando de forma clara, propicia a criação das raízes que possibilitarão que, nos anos seguintes, ela se estabeleça de forma mais sólida e estruturada.

Implantação

No Brasil, inicialmente, os conceitos psiquiátricos na infância interessaram a grupos profissionais vinculados ao atendimento de adultos. Dessa maneira, Leme Lopes no Rio de Janeiro e Carvalhal Ribas e Joy Arruda em São Paulo começaram se interessar e a produzir nessa área.[19] Na década de 1940, inicialmente vinculada ao Hospital do Juquery, é importante a figura de Stanislau Krynski, que pode ser considerado a grande figura da Psiquiatria Infantil brasileira. Sucessor de Vicente Batista na unidade infantil do Hospital do Juquery, ligar-se-á posteriormente ao Departamento de Pediatria da Faculdade de Medicina da Universidade de São Paulo (FMUSP), então serviço do Prof. Pedro de Alcântara, onde iniciará o serviço de Higiene Mental em 1955, com a presença de Dulce V. M. Machado (psiquiatra), Aydil M. Queiroz (psicóloga) e Mina Buzvosky (assistente social), caracterizando a "... entrada da Psiquiatria Infantil moderna no Brasil por meio dos departamentos de Pediatria".

Essa visão da Psiquiatria da Infância ligada ao aconselhamento, à orientação médico-pedagógica e à higiene social será a base do movimento brasileiro.

A figura de Krynski será de fundamental importância na formação de novos psiquiatras da infância durante muitos anos, marcando a Psiquiatria da Infância moderna de maneira diferente daquela dos primeiros momentos do Hospital do Juquery, dependente das visões kraepelinianas e kleistianas. Agora observam-se uma profunda influência da Psiquiatria de língua francesa e uma forte influência das escolas desenvolvimentistas e psicodinâmicas.[1]

Não podemos subestimar a importância da escola de Franco da Rocha, implantada no Hospital do Juquery, em função de sua dedicação e contribuição importantíssima no início da especialidade, presente, por exemplo, no artigo de Mario Yahn, Stanislau Krynski, A. Mattos Pimenta e Afonso Sette Junior, intitulado *Leucotomia pré-frontal em menores*, abordagem terapêutica esta que, gradativamente, foi caindo no esquecimento. Entretanto, não somente dessa vertente neurológica vivia a Psiquiatria da Infância, fato observado em artigos como o de Joy Arruda, *Medicina psicossomática na infância*, enfatizando o aspecto psicodinâmico, mais moderno, e as situações que afetam o desenvolvimento emocional da criança.[1]

Derivado da visão kraeppeliniana, bem como das visões higienistas, com raízes no início do século, data de 1952 trabalho de Carvalhal Ribas, que refere que, "... em vista do ambiente apenas favorecer ou impedir a manifestação das disposições inatas do indivíduo, sem conseguir modificar o patrimônio hereditário, a Eugenia não abrangeu o estudo do meio, salvo como corolário. Coube à Eutécnica o objetivo de melhorar as condições do ambiente, a fim de torna-lo mais propício ao desenvolvimento das boas tendências do indivíduo ...", propondo, entre outras medidas, a procriação dos bem-dotados, a proibição de matrimônios consanguíneos, a supressão dos tarados, embora destacando que "... medida tão radical não pode ajustar-se aos rumos humanitários da Eugenia ..." referindo a segregação dos indesejáveis, a castração eugênica, a esterilização eugênica, o aborto eugênico e a seleção da gente imigrante, caracterizando, assim, a mesma posição do início do século, segundo a qual a miscigenação e a entrada dos imigrantes possibilitariam o enfraquecimento da raça.

Em setembro de 1953, o Instituto de Psiquiatria da Universidade do Brasil cria uma seção destinada ao estudo dos desajustamentos infantis, com o nome de "Clínica de Orientação da Infância", sendo nomeado diretor José Affonso Neto. Sua natureza direcionava-se ao acompanhamento de casos com indicação de orientação psicopedagógica, com avaliações neuropsiquiátricas, psicométricas e de provas complementares, caracterizando uma orientação multiprofissional.[1]

Em julho de 1965, funda-se a Associação Brasileira para o Estudo da Deficiência Mental (ABDM), que terá também como primeiro presidente o Dr. Stanislau Krynski. Em 1962, a Unidade de Psiquiatria Infantil no Hospital São Pedro, em Porto Alegre, é criada por Emília Farias e Beatriz Picolli, e em 1964 é criado, também na cidade de Porto Alegre, o Instituto Leo Kanner, fundamentado principalmente em técnicas ambientoterápicas, sendo a primeira clínica particular brasileira a atender crianças. Seus fundadores foram os psiquiatras Luiz Carlos Osório, Milton Shanis, Nilo Fitchner e Salvador Celia, associados ao pediatra Ronald P. de Souza. Seu nome foi alterado, em 1969, para Comunidade Terapêutica Leo Kanner, caracterizando a questão ambientoterápica.

O Dr. Stanislau Krynski, juntamente com o Prof. Antonio Branco Lefévre, estruturará um modelo de pensamento que culminará com a fundação da Associação Brasileira de Neuropsiquiatria Infantil (Abenepi), da qual será o primeiro presidente.

No decorrer dos anos 1960, e diretamente vinculado à visão hospitalar, é designado pelo então professor de Psiquiatria da Faculdade de Medicina da Universidade de São Paulo (FMUSP), Prof. Fernando de Oliveira Bastos, o Prof. João Carvalhal Ribas para assumir a chefia das recém-criadas Unidades Infantis do Hospital das Clínicas da FMUSP, fundando, em novembro de 1967, o Centro de Estudos de Psiquiatria Infantil.[20]

Com o passar do tempo, gradativamente Krynski dirige-se mais para o estudo da deficiência mental, ligando-se ao movimento das Associações de Pais e Amigos do Excepcional (Apaes), e seu lugar no Instituto de Pediatria é ocupado pela Dra. Dulce Marcondes.[1]

Curiosamente, apesar de podermos observar uma especialidade já gradativamente se organizando, a carência de profissionais dedicados à vida acadêmica resulta em que trabalhos referentes a esta sejam realizados fora das cadeiras de Psiquiatria, mantendo as tradições do começo do século em relação à Medicina Legal ou à Higiene Mental. Essa visão tradicional e – por que não dizer? – reacionária permeará bastante a Psiquiatria mais acadêmica, contrapondo-se aos movimentos influenciados pela contracultura dos anos 1960, que também contribuirão, de modo negativo, para a especialidade, uma vez que a "desmedicalização" e a mistura com uma série de atividades totalmente diferentes das atividades médicas e científicas geram um discurso eminentemente sociológico, sem repercussões práticas.

O período será marcado também pela supervisão de psicanalistas argentinos (Mauricio Knobel e Ilda Moreno de Taubenschlag) na formação de psiquiatras da infância brasileiros, ocasionando a mudança desses profissionais para o Brasil e criando escolas, com Mauricio Knobel fixando-se em Campinas, onde se ligará à Universidade de Campinas (Unicamp), e Ilda Moreno fixando-se em Belo Horizonte, onde também criará um núcleo profissional.

Durante esse tempo, alguns discípulos de Krynski definem outros rumos, quer aproximando-se mais da Psicologia, por meio de Haim Grünspum; quer da influência psicanalítica, por meio de Amélia Vasconcelos; quer dando-lhe uma abordagem social, por meio de Oswaldo D. Di Loreto e sua experiência com a Comunidade Terapêutica Enfance, que criará inúmeros discípulos em diversas partes do Brasil, influenciando o pensamento na Psiquiatria da Infância brasileira por muito tempo.[1]

Em 1972, é inserida a disciplina Introdução à Psiquiatria Infantil, do curso de Graduação em Medicina da Universidade Federal do Rio Grande do Sul, e em 1975 a disciplina de Psiquiatria Infantil, então sob a chefia de Eneida B. Matarazzo, é incluída no Departamento de Psiquiatria da FMUSP.

A sedução das teorias sociais envolve os jovens psiquiatras, que, abandonando a visão clínica dos mestres mais velhos, se voltam quase em sua totalidade, para essas abordagens, em função não somente de um apelo da modernidade, mas também de uma questão mercadológica, uma vez que os consultórios passam a ser o centro do ganha-pão médico, principalmente no que se refere às visões psicanalíticas e sociais. Essas tendências caracterizarão uma perda da identidade médica da especialidade e a consequente diminuição do campo de atividade profissional.

Desagregação

Em virtude da grande influência que tiveram as correntes psicanalíticas e antipsiquiátricas, vindas da década anterior, encontrando em nosso meio um grande terreno para crescerem, este momento reveste-se de características especiais. Isso porque, conforme refere Marchais (1973),[21] "em psicanálise o conhecimento libera-se dos controles racionais imediatos. O passo analógico domina e se produz de modo predominantemente sensível; a dedução e a indução intervêm secundariamente submetendo-se aos imperativos dominantes da analogia".

Dessa maneira, por um lado, estabelecem-se diversas noções a partir da escuta terapêutica, organizando-se hipóteses que originam novas analogias, que possibilitam interpretações confirmadas pelas reações desencadeadas.[21] Por outro lado, conforme o mesmo autor, a opção metodológica da Antipsiquiatria consiste em uma mistura de aspectos filosóficos totalmente diferentes, entre os quais formas predominantemente de cunho existencial e dialético.

Assim sendo, o valor da racionalidade fica aleatório, uma vez que a racionalidade do observador organiza-se por analogia entre as condutas do indivíduo observado e a universalidade, bem como suas dificuldades de autonomia diante de seus familiares. Reduzem-se os comportamentos patológicos e suas consequências e inter-relações vividas anteriormente, apoiando-se nas analogias dominantes de outra parte, evocando-se noções possíveis (parcialmente) "para generalizá-las, sem nenhuma segurança suficiente".[21]

Desse modo, a partir dessas fortes influências, estruturar-se-á todo esse período, que se caracterizará, assim, cada vez mais, pelo afastamento da vertente médica e, em consequência, pelo abandono de uma metodologia de cunho positivista e embasada no modelo das Ciências Naturais, perdendo-se o rigor científico, que é trocado pela semelhança ligada às motivações instintivo-afetivas que permeiam as analogias efetuadas. A incerteza das assertivas é muito grande, passível de erros constantes quanto mais é generalizadora (o que veremos bastante no decorrer desse período), embora seja bastante interessante, sob o ponto de vista eminentemente clínico (e não de produção de conhecimento), ao procurar ser aplicada sobre o mundo das relações sensíveis relativas ao indivíduo e seu meio. Insere-o, portanto, em um sistema de relações que em hipótese alguma deve ser desconsiderado.

Assim, a questão terapêutica neste momento talvez seja a questão mais importante na Psiquiatria da Infância. Conforme relata Mitchell (1993),[22]

> "... é difícil para o psiquiatra contemporâneo compreender o impacto que a introdução da clorpromazina causou na prática psiquiátrica no início dos anos 50. Na ausência de tratamentos eficazes, aumentava continuamente, a cada ano, o número de pacientes em hospitais psiquiátricos no país. Dentro das paredes nuas dos manicômios isolados, abarrotados e com aparência de presídios, eram encarcerados muitos indivíduos combativos exaltados, cujo comportamento animalesco necessitava de repressão e reclusão".

Na Psiquiatria da Infância e da Adolescência, o panorama não era diferente. Segundo Soibel,[3] a especificidade da Psiquiatria brasileira, nesse momento, residirá em:

- Mudar o estilo do hospital psiquiátrico pela terapêutica.
- Denunciar as condições precárias dos doentes mentais nos grandes hospícios e o crescimento considerável das instituições psiquiátricas privadas, cuja atuação não segue as diretivas propostas pelos organismos oficiais.
- Desenvolver uma política de previdência social destinada à maioria da população, sustentada, portanto, nos fundamentos da psiquiatria social e comunitária.

Assim, passa a ser cada vez mais importante o modelo analógico, psicanalítico e – por que não dizer? – antipsiquiátrico, que encontrou em nosso meio, carente e desestruturado quanto à assistência e ao corpo teórico, um local fértil para seu crescimento e desenvolvimento.

Em 1977, surge o livro *Temas de psiquiatria infantil*, do Dr. Stanislau Krinsky, que, embora não se constituindo em um tratado, traz profissionais diversos como neuropediatras e pediatras, discutindo a temática básica da Psicopatologia da infância, sempre com uma nítida influência francesa, das escolas psicométricas e psicodinâmicas, sem a preocupação da objetividade e do empirismo, o que caracterizará posteriormente a escola anglo-americana. Preservará, no entanto, as noções de evolução e os progressos das demais áreas médicas, deixadas no esquecimento pela vertente hospitalar da Psiquiatria da Infância.

Toda uma geração, com os psiquiatras todos quase praticamente originados do Hospital do Juquery (exceção feita aos latino-americanos Telma Reca, Prego e Silva e Rafael O. Sajón), participará desse livro, de suma importância na Psiquiatria da Infância brasileira. Foi talvez o único, multiprofissional até então, embasado no que havia de mais moderno em Psiquiatria da Infância à época (lembrem-se de que o tratado de Ajuriaguerra é pouco anterior, do início da década de 1970). O escopo do livro, conforme dizia o próprio autor, não tinha um delineamento doutrinário, contando cada capítulo com uma visão pessoal de seu autor.

Dessa maneira, portanto, não se constituiu em uma unidade teórica, mas aglomerou diferentes profissionais, com experiências e filiações teóricas diversas, em uma tentativa de organização e definição do que seria, realmente, uma Psiquiatria Infantil brasileira.

A década de 1970 acentuará a visão psicodinâmica da criança. Essa maneira de enfocar o problema das patologias mentais na infância e adolescência, profundamente influenciada pelas visões de Cooper e Laing e de toda a Antipsiquiatria que se encontram na moda nessa década, fará a Psiquiatria da Infância se afastar cada vez mais de sua vertente médica, perdendo sua identidade.

Cabe frisar que muitos dos que escreveram sobre esses assuntos não se dedicavam especificamente à especialidade, sendo, outrossim, psiquiatras de adultos que se "arriscavam" nas atividades da Psiquiatria Infantil, fato este que, hoje, passados quase 50 anos, voltamos a observar.

O VI Congresso da Abenepi, realizado na cidade do Rio de Janeiro, em 1981, marca a dissociação entre o programa neuropediátrico, eminentemente médico, e o psiquiátrico, voltado para as áreas paramédicas e principalmente para as questões psicodinâmicas, perdendo-se, assim, muito de sua identidade. Uma das vozes discordantes nesse ambiente fundamentalmente psicogênico e antipsiquiátrico é a da Dra. Eneida B. Matarazzo, herdeira direta da Psiquiatria do Hospital das Clínicas de São Paulo, com profundas raízes teóricas nos modelos clássicos da Psiquiatria de origem alemã. Entretanto, pelo momento histórico e pela sua própria personalidade, não consegue firmar suas posições, que são cada vez mais isoladas dentro do contexto da especialidade, perdendo a possibilidade de criar uma escola própria, mesmo estando fixada em uma das maiores universidades brasileiras, como o é a Universidade de São Paulo.

Começam a se observar também algumas novas tendências e influências de autores que, embora ainda radicados no ambiente da Psiquiatria Geral, trazem uma nova maneira de ver o fenômeno mental na infância.

O ano de 1982 marca também o aparecimento da primeira Associação de Amigos de Autistas no Brasil, em São Paulo (AMA-SP), a partir de grupos de pais inconformados com a total inexistência de recursos para a pessoa autista no país. Essa organização, profundamente influenciada pelo modelo norte-americano, teve no Dr. Raymond Rosemberg um de seus mentores.

Esse período compreende, assim, a falência de uma epistemologia.

Partindo da generalização das noções obtidas a partir da clínica e de uma mistura de diversos modelos e influências diferentes, bem como incorrendo no erro de dispensar o rigor científico e de trabalhar eminentemente a partir do método analógico e, portanto, incerto e passível de muitos erros, construiu-se todo um movimento embasado em uma atitude eminentemente especulativa e improdutiva, para não dizer perigosa. Isso porque as teorias, frágeis e frequentemente expostas ao risco de graves erros, pretenderam ultrapassar o papel a que estavam destinadas para ocupar o de verdades essenciais, definindo a concepção e o tratamento dos doentes mentais.

Exatamente por essas razões, esse modelo, embora ultrapassado no tempo e no espaço, continuará mantendo discípulos e adeptos, mais do que estudiosos, uma vez que sua relação é mais dependente da fé que da razão, pois permite a obtenção de conclusões praticamente impossíveis de serem obtidas a partir das vias racionais, esquecendo-se que suas técnicas podem ser utilizadas a partir de diferentes referenciais, independentemente do modelo epistemológico em questão.

Momento presente

Os psiquiatras brasileiros reconhecem que a Psiquiatria brasileira, desde sua origem até nossos dias, sempre importou modelos teóricos, institucionais e terapêuticos forjados na Europa. Hoje, mantendo essa tradição de dominação cultural estimulada pelas nossas elites pensantes, ela se inspira na Psiquiatria americana, ainda que proponha uma setorização e a criação de hospitais-dia, que representam a Psiquiatria francesa contemporânea.[3]

Esses mesmos autores referem que essas teorias estrangeiras foram importadas e transpostas sem serem adaptadas ao nosso ambiente, ainda que a evolução histórica do país seja diferente daquelas da Europa ou dos Estados Unidos. Dessa forma, o nascimento da Psiquiatria brasileira e suas transformações posteriores refletem as características típicas do país, com todas as suas contradições, bem como de seu processo de colonização.[3]

O momento presente caracteriza-se por dois aspectos interessantes: o primeiro é o retorno ao modelo clássico e, portanto, ao padrão de pensamento dedutivo e analógico, em que a análise comparativa dos dados obtidos em condições semelhantes possibilita deduções e induções que controlam as analogias. Esses conceitos são progressivamente depurados, inclusive a partir de métodos estatísticos, seguindo esquemas bem conhecidos de progressões hipotético-dedutivas. Utilizam-se estudos laboratoriais, principalmente no que se refere à psicofarmacoterapia e às psicoterapias de base comportamental e cognitiva.

Paralelamente, passa-se a utilizar o chamado "modelo informático", de matriz bem mais simples, centrada sobre o funcionamento dos computadores e de uma ordem rigorosamente lógica e comparável com os dados assimilados sobre um modo binário de pensamento (sim/não) e tratados segundo o padrão de pensamento simplista de uma máquina. Assim, as informações passam a ter de ser cada vez mais precisas, criando-se, assim, o maior nível de dificuldade. É óbvio que a necessidade da precisão traz em seu bojo o risco de erros e, principalmente, o da simplificação de algo tão complexo como o padrão de pensamento e de conduta humanos. Entretanto, recusar esse padrão de raciocínio é involuir para um mundo teórico sem precisão e indefinido, embora determinar "coeficientes de realidade" signifique simplificar a complexidade do existir humano.

Nesse fio de navalha, começa a se estruturar a Psiquiatria da Infância dos anos 1990. Todos os remanescentes das décadas anteriores deixaram seguidores, embora poucos, e a temática básica dos congressos passou a ser representada sobretudo pela vertente psicanalítica, com a Neuropediatria (bem mais organizada em âmbito nacional) passando a ocupar espaços tradicionalmente da competência da Psiquiatria da Infância, que fica, assim, comprimida entre duas áreas mais organizadas e com maior estruturação teórica e institucional, sem contar com a competição proveniente dos próprios psiquiatras gerais, que, descobrindo um mercado emergente, passam a se dirigir ao atendimento de patologias específicas da área, como os transtornos alimentares na adolescência, sem nenhuma noção de desenvolvimento psicológico e sem a menor competência para seu atendimento, estimulados, no mais das vezes, por motivações eminentemente econômicas.

Importante frisar-se que, mesmo as novas experiências, representadas pelas comunidades terapêuticas ou pelos modelos alternativos de atendimento, naufragaram diante de todo um modelo social que fez a totalidade do atendimento psiquiátrico à infância reduzir-se ao modelo hospitalar, ainda com profundas raízes asilares, e o modelo de atendimento em consultório, com marcante influência psicanalítica.

Dessa maneira, a Psiquiatria Infantil continuou com pequeno espaço para seu crescimento e fortalecimento. O próprio reconhecimento da especialidade, a despeito do pedido realizado por Eneida B. Matarazzo em maio de 1970,[23] e da tentativa, entre os anos 1980 e 1989, por meio da Abenepi, só será tentado, de forma eficaz, ao final dos anos 1990, caracterizando uma opção da Psiquiatria Infantil brasileira por uma abordagem multidisciplinar, em detrimento de uma visão hospitalocêntrica. Entretanto, essa tentativa, por questões políticas, ideológicas e econômicas, esbarrará em uma série de dificuldades, o que acarretará sua transformação em área de atuação totalmente dependente da Psiquiatria Geral, em que pesem suas origens, características e base epistemológica totalmente diferentes. Isso acarretará uma enorme dificuldade em seu desenvolvimento, com a estruturação de pouquíssimos serviços, ausência de cursos de formação pelo próprio desinteresse das universidades, o que, consequentemente, propiciou um pequeno número de profissionais razoavelmente formados e o estabelecimento de uma especialidade adultomorfa com quase total desprezo pelas questões desenvolvimentistas.

Observa-se também, sob o ponto de vista prático, um *gap* de gerações, uma vez que entre a geração anterior e esta, que se iniciava na vida acadêmica a partir de seus títulos de mestrado, doutorado ou docência, existia um hiato de mais de 20 anos que impossibilitou a sequencialidade de pensamento e de atuações no ensino, na pesquisa, e mesmo no atendimento. Os motivos dessa defasagem poderiam aventar muitas hipóteses, entretanto acredito que podemos considerar somente algumas, como a concentração de cargos centralizados em algumas pessoas, que impediu o estímulo e a possibilidade de crescimento dos mais jovens, que não encontraram espaços para criar suas próprias possibilidades, abandonando, assim, a vida acadêmica por uma vida eminentemente clínica, valorizada pelo retorno econômico e social.

Nos anos 1990, a despeito de todas as tentativas, a Psiquiatria da Infância não conseguiu se constituir em uma especialidade autônoma, como o é em muitos países, sendo aceita somente como área de atuação da Psiquiatria Geral, em que pese sua profunda ligação com a Pediatria e com a própria Psicologia. Esse fato, longe de aumentar o estímulo a seu desenvolvimento, propiciou o seu exercício por psiquiatras gerais, sem qualificação e com total desconhecimento pediátrico. Mais ainda, com a biologização e a mecanização cada vez maiores, acarretou o desenvolvimento de uma área empobrecida e, o que é muito pior, arvorando-se de muito superior ao que tivesse sido realizado anteriormente, com total desconhecimento dos modelos de atendimento e das propostas de compreensão da criança das gerações anteriores.

Pudemos observar, então, uma "reinvenção da roda", em função da ignorância e da defasagem em relação aos conhecimentos advindos das gerações anteriores. Isso culmina, ao final da segunda década do século XXI, em movimentos pediátricos que propõem uma área de atuação, denominada "Pediatria Comportamental" ou "Pediatria do Desenvolvimento", com propostas teóricas e clínicas muito similares.

Outra hipótese que pode ser aventada é que a fragmentação da especialidade em pequenos grupos estanques, extremamente competitivos entre si, possibilitou brigas que impediram o crescimento dos mais jovens, e, em consequência, mais frágeis profissionalmente, para obterem um espaço no plano profissional.

Finalmente, a rigidez na manutenção dos espaços profissionais resultou em que as novas propostas e ideias fossem sempre vistas como inviáveis ou sem valor, o que ocasionou que a geração mais nova, com raízes de formação na década de 1970, saísse da estrutura oficial para a estrutura particular da clínica privada.

Isso porque, conforme diz Minogue (1981),[24]

> "... Existe, porém, uma feição do mundo acadêmico que pode plausivelmente ser considerada como igualmente vital ou decadente segundo as consequências consideradas. Essa feição seria o tribalismo acadêmico, que ocorre quando uma forte personalidade intelectual se estabelece numa universidade como acadêmico de alto nível e reúne em torno de si homens que não assumem a postura acadêmica de professores, mas a natureza religiosa de discípulos".

Essa foi exatamente uma das características que marcou a Psiquiatria da Infância no momento anterior, fragmentando-se ao redor de personalidades marcantes que polarizaram todas as ideias e modelos, dificultando, consequentemente, o aparecimento de novas pessoas e posturas. Isso refletiu, obviamente, o modelo autoritário que controlou o país durante 30 anos e que se manifestou de maneira clara na estrutura rígida e autoritária das universidades, com o êxodo de grande parte dos profissionais mais liberais e de tendência mais moderna.

E o que seria uma Psiquiatria contemporânea?

Podemos tentar nos remeter a Pondé quando ele, fazendo uma analogia da contemporaneidade com os restaurantes contemporâneos, diz que corresponde a "muita coisa diferente junta uma da outra, com os incômodos e as soluções descoladas para isso. A pressa é marca essencial do contemporâneo. A forma ideal de vivê-la é com leveza". E, assim, temos uma Psiquiatria Infantil "leve", apressada na formação de seus profissionais, que junta coisas diferentes e de maneira superficial.

Continuando com Pondé (2016),[25] "buscar significados é um luxo na cadeia alimentar", embora esse "luxo" seja, como ele mesmo diz, "o xis da existência humana".

A busca de identidade na Psiquiatria norte-americana, paralelamente à ausência de cultura própria, trouxe consequências interessantes, pois, pelas suas próprias características, aquela não apresentava o modelo de pensamento especulativo europeu, mostrando uma abordagem filosófica permeada pelo espírito pragmático americano, indo procurar nas explicações positivas e pragmáticas do psiquismo a solução dos seus questionamentos. Conforme frisa Freire Costa (1989),[15] Meyer não transferiu para a Psiquiatria a teoria biopsicossociológica do psiquismo, mas incorporou a prática psiquiátrica a essa última com "... a prática médica psiquiátrica passando a funcionar como caução científica das ciências humanas, sem que o problema da adequação dessa prática à teoria que lhe informava fosse sequer colocado".

Hoje, quase 20 anos após a primeira edição deste mesmo tratado, chegamos ao momento atual de forma menos alvissareira do que achávamos naquele momento. Ainda nos defrontamos com uma especialidade incipiente, com pequeno corpo teórico em língua portuguesa, sem programas para a formação de seus profissionais, posto que os poucos que existiam antes foram, gradualmente, desvalorizados e esvaziados pela própria Psiquiatria acadêmica e, em especial, a busca de identidade está prejudicada uma vez que grupos economicamente fortes, patrocinados por interesses comerciais e acadêmicos, acabaram dando uma aparência de seriedade a propostas de pouco conteúdo. Isso porque o dinheiro, conforme refere Santos (2002),[26] funciona, muitas vezes, como motor e ator, impondo sua lei, invadindo tudo, embora se comporte como uma racionalidade pura. Exerce, assim, um poder imenso e inflexível sobre outras formas de racionalidade, posto que dá as costas à realidade ambiental e preocupa-se somente com ele próprio.

Em nosso meio, como em vários outros campos de conhecimento, as verdadeiras mudanças não chegaram à Psiquiatria da Infância, que permanece ainda perdida entre brigas internas, conceitos ultrapassados, disputas mercadológicas com a Psiquiatria Geral e, principalmente, mergulhada em um descaso que a estagnou e impediu seu crescimento. Esse descaso, fruto de sua intensa dominação pelas especialidades maiores, redunda em que poucos sejam, realmente, aqueles que se interessam por estudar a criança e muitos aqueles que, em seu nome, buscam vantagens econômicas (por meio dos diagnósticos fáceis e das prescrições avalizadas mercadologicamente) e acadêmicas (como se constitui em uma área nova, com poucos profissionais credenciados, torna-se mais fácil a disputa de titulações por quem jamais viu uma criança, propriamente dita). Desses fatos, aliás, em razão do não reconhecimento da especialidade, resulta que a própria atividade clínica seja, no mais das vezes, realizada por psiquiatras gerais sem a menor base quer teórica, quer prática, no contato com a criança. Esse fato se agrava significativamente neste momento, uma vez que o cuidado com a criança possibilita nova abertura de mercado, o que atrai o interesse de psiquiatras sem a formação necessária em procurar atender a criança e o adolescente, tendo em vista aspectos eminentemente mercadológicos e econômicos, em uma atitude francamente inconsequente e antiética.

Entretanto, todo o processo histórico é contínuo e, mesmo que se tente obstruir as mudanças, o tempo as favorece, e isso pode ser observado em nosso meio somente a partir dos anos 1990, quando se inicia um tímido processo de mudança, agravando-se e tornando-se mais facilmente identificável a partir da virada do século XXI.

Essas mudanças passam a girar em volta de séries estatísticas ("existem três tipos de mentiras: as mentiras, as mentiras deslavadas e as estatísticas"),[27] construções materiais e promessas de consumo (sobretudo de medicamentos como portas abertas para a solução da maior parte dos problemas), porém totalmente desvinculadas (na maior parte das vezes) do próprio destino das populações envolvidas – e não apenas dos indivíduos, pessoalmente atendidos – dentro de uma perspectiva ampla relacionada aos próprios projetos sociais a elas destinados. Isso caracteriza a coisificação do ser e, em nosso caso, da criança, nosso futuro e, teoricamente, objeto de grande preocupação.

O endeusamento da estatística, utilizada, muitas vezes, de forma acrítica e onipotente, propicia que adotemos atitudes duvidosas, uma vez que "sua linguagem secreta, tão atraente em uma cultura voltada para os fatos, é empregada para apelar, inflar, confundir e levar a simplificações exageradas".[27] Dessa maneira, erros cometidos nas pesquisas por meio de amostragens enviesadas, uso inapropriado de conceitos, manipulação (consciente ou não de gráficos) e, principalmente, confusões efetuadas entre correlação e relação causa-efeito, ocasionam atitudes duvidosas, porém, por esse embasamento, generalizadas.[28]

Assim, com a globalização a que a Psiquiatria da Infância foi exposta, confundem-se os iniciantes e turvam-se suas mentes com um discurso cientificamente organizado, porém fruto de uma visão reducionista e maniqueísta de ciência que propicia o surgimento de profissionais com pensamento dúbio e – por que não dizer? – oportunista.

Esses últimos anos marcam, assim, a tendência a uma nova fragmentação da Psiquiatria da Infância, que tende a criar campos distintos de estudo, a exemplo da Psiquiatria Geral. A influência anglo-saxã é a única real influência no momento, mantendo suas características de funcionalismo e pragmatismo, medicalizando-se cada vez mais o atendimento e buscando-se na relação mente-cérebro a etiologia das patologias em questão. Aqui passa a existir uma questão interessante de ser considerada: a ideia da internacionalização, vista como a necessidade, irrestrita, da cópia e da comparação com centros mais evoluídos. Entretanto, como refere Santos (2002),[26] "ser internacional não é ser universal, e para ser universal não é necessário situar-se nos centros do mundo. Inclusive pode-se ser universal ficando confinado à sua própria língua, isto é, sem ser traduzido".

A penetração da Psiquiatria da Infância no meio universitário é ainda muito restrita e – por que não dizer? – muito difícil, uma vez que se associa ao problema político de ainda (quase 30 anos após as primeiras e vãs tentativas) ser considerada somente uma área de atuação da Psiquiatria Geral, reduzindo o interesse, da parte do médico recém-formado, de penetrar em um domínio ainda incipiente, onde seus conhecimentos são de pouca valia, considerando-se o mercado de trabalho, uma vez que lugares específicos para a Psiquiatra da Infância inexistem em nosso sistema de saúde oficial, em que pese a infância desamparada e desassistida que constitui sua demanda, de maneira gigantesca em nosso país. Da mesma forma, os espaços acadêmicos são restritos e destinados mais a uma política universitária própria do que à preocupação com a formação, propriamente dita, de jovens profissionais, especializados e bem-formados.

Poucas são as exceções que, em nosso país, ainda lutam por essa ideia. Isso porque a ideia, bastante recente, de profissionalização conduz, com frequência, a comportamentos intelectuais menos abrangentes e imediatistas valorizando a técnica (momentaneamente atrativa) em detrimento do conhecimento gradual da criança como ser em desenvolvimento, conhecimento este obtido somente por meio de uma formação que privilegie o pensamento crítico e lógico mais que um pensamento puramente instrumental.

Infelizmente o que vemos é a formação de técnicos na aplicação de escalas e na dosagem de drogas específicas, porém sem a menor noção de como uma criança se desenvolve e das relações que ela apresenta com seu ambiente.

O exíguo número de psiquiatras da infância ocasiona, em consequência, a extrema dificuldade de se estabelecerem diagnósticos, fruto do descaso na formação dos profissionais e, primariamente, pelo desestímulo ao médico jovem de dedicar-se à área pelas razões já expostas. Temos, então, a falta de serviços especializados e uma situação caótica e carente em relação a uma especialidade ainda (um século depois de seu início) em fase de implantação. Na disputa por lugares de trabalho, o jovem especialista compete primordialmente na área de Psiquiatria Geral, sem nenhuma perspectiva de carreira acadêmica ou clínica. Desconhece-se e, principalmente, desconsidera-se a especificidade de uma especialidade que tem características bastante particulares e esferas de influência bastante significativas. Constatam-se, assim, dificuldades para constituir um corpo teórico específico, e sua estruturação depende, neste momento, de organização dos profissionais com ela envolvidos, de modo que um caminho possa ser traçado e um corpo teórico, constituído, refletindo a experiência do meio século que lhe cabe. Isso porque, conforme refere Santos (2002),[26] "de nada valem as perspectivas amplas que as alterações tecnológicas apontam para curto prazo – alterações essas que permitem um intenso intercâmbio de pessoas, de ideias e de mercadorias –, se fosse mantido o atual padrão de controle exercido por grupos econômicos".

Foi exatamente isso que aconteceu, nos últimos anos, com a especialidade. A sedução da ligação com as multinacionais e da tentativa de imitação de centros mais evoluídos resultou na estruturação de uma dicotomia, pelos grupos a ela ligados, entre o real e o imaginado, profundamente influenciados por aquilo que Gonçalves (2002)[29] chama de "Idade Mídia" (em um trocadilho ambíguo com Idade Média), na qual o dogmatismo, muito bem expresso pelo "nós" majestático, define o correto e força o verdadeiro intelectual a abdicar de sua capacidade de pensar e refletir sob o risco de ficar totalmente fora do contexto proposto. Assim, passa-se a falar de generalizações nas quais se tornam factíveis ideias de normalidade melhores que o próprio normal ou de propostas preventivas de quadros específicos a partir da utilização indiscriminada de determinadas drogas. Mais ainda, com o advento maciço de modelos pós-modernos, questionam-se a própria ciência e a biologia com asserções puramente filosóficas que sugerem que modificações linguísticas, cujo intuito é propiciar uma possível justiça social, devem ocupar teorias biológicas e médicas.

Estrutura-se, assim, com todas essas dificuldades, uma Psiquiatria Infantil com uma interface eminentemente médica, com preocupações nosológicas e etiológicas dentro de uma visão em que a Biologia predomina. Essa estruturação, profundamente marcada por questões ideológicas e econômicas, disfarça-se em científica para que se desqualifique qualquer outra forma de pensamento que, eventualmente, possa ser trazida.

Outra interface é concomitante com um aspecto não médico, vinculado à Psicologia do Desenvolvimento, das abordagens familiares e da pedagogia, com uma influência pós-moderna marcante. Essas abordagens, embora consideradas menores pelo atual psiquiatra da infância, sendo por ele minimizadas, desqualificadas e pouco estudadas, o que resulta na perda da dimensão de muitos que trabalharam nos séculos anteriores e que contribuíram de maneira marcante para o conhecimento da criança assim como influem, de maneira considerável, no aparecimento de novos fenômenos para os quais o psiquiatra da infância não se encontra preparado, nem mesmo para pensar. Esquecem-se nomes como Itard, Gesell, Montessori e tantos outros que viram no desenvolvimento infantil a base do conhecimento para que se possa pensar a Psicopatologia da Infância levando-se em consideração nomes que desqualificam totalmente a criança enquanto participante de uma espécie para considerá-la mera "construção social" acessível à modelagem de uma escola ideologicamente manipulada e por famílias profundamente influenciadas pela mídia de forma superficial e inconsequente.

Isso porque, em nome de um teórico futuro, a memória (inclusive a referente ao conhecimento científico) pode ser (e atualmente o é, quase sempre) varrida, com o que sobra ficando restrito a atividades e preocupações no mais das vezes individuais.[26]

Finalmente, o campo social é de relevância, uma vez que envolve a matriz de identidade social, a família, sem a qual é impossível o trabalho. Pensar a Psiquiatria da Infância é, assim, pensar a família e a sua relação com a criança. Essa abordagem, embora ainda marcante, sobretudo no campo político, é totalmente desconsiderada pelo modelo acadêmico, que a vê como fruto, unicamente, de uma questão ideológica, desqualificando-a sem levar em conta que, mesmo com seus excessos, algumas questões por ela trazidas são de fundamental importância na abordagem da criança. Contudo, sua presença nas escolas e na mídia altera as demandas familiares e a própria manifestação do profissional que se defronta, muitas vezes, com paradoxos de difícil solução posto que, por um lado, vê-se diante das teorias de desenvolvimento ou biológicas e, por outro, pressionado pelos autodiagnósticos, movimentos identitários e posturas "politicamente corretas" distantes de seu padrão médico de conhecimento.

Desse modo, o campo da Psiquiatria da Infância é extremamente vasto. Acreditamos que seja possível a utilização dos diversos modelos de conhecimento para um mesmo fenômeno e para um mesmo paciente, a fim de que se abordem os diversos aspectos possíveis das doenças mentais na criança.

A Psiquiatria da Infância moderna não se inscreve em uma ruptura total com nenhum dos diversos padrões de conhecimento, devendo caracterizar-se pela união dessas diversas formas de pensamento. Dessa fusão de áreas tão distintas, ela deverá surgir, em nosso país, um dia, como especialidade autônoma, com características próprias, caminhando em direção à sua autonomia e construção. É tudo aquilo que esperamos.

Referências bibliográficas

1. Ariés P. História social da criança e da família. Rio de Janeiro: Zahar, 1978.
2. Arnoldi C; Ramalho LS; Botelho NM. História da oligofrenia. A criança excepcional, 3(2):28-32, 1970.
3. Assumpção Jr., FB. A psiquiatria infantil brasileira. Um esboço histórico. São Paulo: Lemos, 1995.
4. Beauchesne H. História da psicopatologia. São Paulo: Martins Fontes, 1989.
5. Cirino O. O descaminho daquele que conhece. Fascículos FHEMIG; 7: 39-83, 1992.
6. Donzelot J. A polícia das famílias. Rio de Janeiro: Graal, 1977.
7. Fraletti P. O problema da delinqüência juvenil. Bol. Higiene Mental, XIX(1-4): 217-228, 1962.
8. Freire Costa J. Ordem médica e norma familiar. Rio de Janeiro: Graal, 1983.
9. Freire Costa J. História da psiquiatria no Brasil. Rio de Janeiro: Xenon, 1989.
10. Gil AMVP. A inteligência e a metáfora da flor. (Doutorado em Psicologia Social.) São Paulo: Pontifícia Universidade Católica, 1994.
11. Gonçalves AR. Menores delinqüentes. (Doutorado em Medicina.) Salvador: Faculdade de Medicina da Bahia, 30 de outubro de 1902.
12. Gonçalves CWP. Ciência, ética e responsabilidade social. In: Santos M. O país distorcido. São Paulo: Publifolha, 2002.
13. Guimarães Filho A. Da hygiene mental e sua importância em nosso meio. (Doutorado em Medicina e Cirurgia.) Faculdade de Medicina do Estado de São Paulo. Março de 1926.
14. Huff D. Como mentir com estatística. Rio de Janeiro: Intrínseca, 2016.
15. Krynski S. Há meio século cuidando da próxima geração. Psicodrama, 4(3):5-8, 1994.
16. Marchais P. Psychiatrie de synthése. Paris: Masson, 1973.
17. Matarazzo EB. São Paulo: Memorial, 1983. 262p.
18. Minogue K. O conceito de universidade. Brasília: UnB, 1981.
19. Mitchell P. A clorpromazina chega aos quarenta. Psychopharmacology bull, 29(3): 341-344, 1993.
20. Pessotti I. Deficiência mental: da superstição à ciência. São Paulo: Edusp, 1984.
21. Pondé LF. Filosofia para corajosos. São Paulo: Planeta, 2016.
22. Postel J; Quetel J. Nouvelle histoire de la psychiatrie. Paris: Dunod, 1994.
23. Reis MM. Prefácio à edição brasileira. In: Huff D. Como mentir com estatística. Rio de Janeiro: Intrínseca, 2016.
24. Ribas JC. São Paulo: Memorial, 1977. 282p.
25. Ribas JC. Hereditariedade e ambiente. Medidas eugênicas. In: Ribas, JC. Conferências sobre psiquiatria infantil. São Paulo: Saraiva, 1952.
26. Ribeiro AO. Encephalopathias infantis (tese inaugural). São Paulo: Hospital do Juquery, 1927.
27. Rocha F. Hospício e colônias do Juquery. São Paulo: Typogr. Brazil, Rothschild & Co., 1912.
28. Santos M. O país distorcido. São Paulo: Publifolha, 2002.
29. Schwarcz LM. O espetáculo das raças. São Paulo: Cia. das Letras, 1993.
30. Silva P. Assistência aos menores anormaes. Subsídios para seu estudo em S. Paulo (tese inaugural). São Paulo: Hospital do Juquery, 1931.

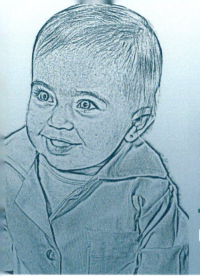

Capítulo 2

Perspectivas da Psiquiatria Infantil no Brasil

Francisco Baptista Assumpção Jr.

> "Um idiota lê um livro pelo seu título e pelos seus autores, nunca pelas suas ideias. Olha os quadros pelo seu valor econômico e não pela possível beleza e importância social que eles contêm. Estima a ciência pelo que ela tem de reacionário e prepotente. Daí a ser considerado um homem de grande cultura é um passo."[1]

Falar sobre Psiquiatria da Infância e da Adolescência e, principalmente, sobre suas perspectivas em um país como o nosso, sempre sujeito a grandes mudanças e dentro de um clima profissional eminentemente competitivo, é difícil. Sobretudo se considerarmos a assertiva que refere que os médicos, em especial nesta pós-modernidade, frequentemente esquecem os doentes para se preocuparem demais com as doenças.

Por essa razão, conforme refere Descartes (1983), "... o meu propósito não consiste aqui em ensinar o método que cada um deve seguir para bem dirigir a razão, mas sim apenas de que modo consegui dirigir a minha", mas, considerando-se um panorama cada vez mais rígido e polarizado, talvez tenha que se considerar, pensando-se nossa situação atual, muito mais Piaget (*apud* Troadec, 1977) quando refere que:

> "Depois de ter feito este trabalho de escrutínio e de desbravamento, que consiste em descobrir algo novo e coisas que não haviam sido previstas, poder-se-á começar a padronizar, pelo menos aqueles que gostam disso, e a elaborar estatísticas específicas. Mas considero que há um trabalho mais interessante que consiste em desbravar primeiro."

Isso porque talvez uma das maiores dificuldades em relação à especialidade seja pensar como é seu praticante neste século, pois, se por um lado, conforme já falamos, ela se caracteriza pela abordagem multifatorial com perspectivas biológicas, psicológicas e sociais; por outro lado, criou-se o fetiche por meio do qual parece que ela se destina muito mais à publicação de trabalhos com resultados e hipóteses padronizadas do que voltar-se para um atendimento clínico que se mostra cada vez mais massificado, impessoal e padronizado.

Assim, definir um perfil exclusivo torna-se muito difícil, uma vez que crescimento significa diferenciação em níveis cada vez mais sofisticados (Cohen, 1991). Dessa maneira, em nosso meio, uma prática que se iniciou com alguns poucos indivíduos que foram buscar sua formação em outros locais, principalmente na Europa, e que se ampliou com profissionais autodidatas, deve se sistematizar e consolidar-se embora ainda estejamos muito longe de podermos apresentar um modelo de formação característico de nosso ambiente, considerando-se as dificuldades apresentadas que se estendem desde o pequeno interesse e investimento na área, até as brigas políticas e institucionais que permeiam seu reconhecimento e, consequentemente, sua real implementação.

Se pensarmos que o homem moderno vive em um ambiente de consumo desenfreado e na busca constante por um prazer descartável e por relacionamentos líquidos, esvaziam-se os nobres ideais, que passam a ser vistos como desatualizados e românticos e aumentam a ansiedade e a desorientação, que trazem, em seu bojo, dificuldades na construção de projetos existenciais. Isso porque "... para tanto é preciso paixão. Todo o infinito se efetua apaixonadamente; a reflexão não pode produzir qualquer movimento. É o salto perpétuo na vida que explica o movimento".[2]

Dessa forma, pensar a Psiquiatria da Infância enquanto perspectivas é pensá-la apaixonadamente, e não apenas de maneira lógica e racional por meio de algoritmos, *guideliness* e projetos estatísticos. É pensá-la enquanto projeto de futuro considerando-se o "vir-a-ser" de toda uma geração com suas possibilidades e limites.

Levando-se em conta, entretanto, todo um processo histórico construído em um meio vazio de ideais, foi fácil passar-se ao egoísmo e à tolerância, principalmente naquilo que se refere ao sofrimento alheio e, mais ainda, quando esse sofrimento se refere àquele que é, por si só, diferente. Isso porque, embora possamos pensar aspectos biológicos do altruísmo como bases de preservação e transmissão genética que visam garantir a sobrevivência da espécie, isso se processa com os grupos de

---

[1] Millôr Fernandes. *O livro vermelho dos pensamentos de Millôr*. Porto Alegre: L&PM, 2005.

[2] Kierkegaard SA. *Temor e tremor*. São Paulo: Abril, 1985.

familiares e de iguais que se beneficiam entre si. Desse modo, o altruísmo com o diferente e a criança doente mental se enquadra nessa categoria, é uma opção ética, e essa opção se torna difícil, hoje, dentro do contexto que descrevemos.

Essa opção, de caráter humanístico, busca as potencialidades que, na criança, se encontram em aberto, bem como a transformação dessa criança em sujeito de sua própria história em lugar de objeto de forças incontroláveis, inclusive de caráter social.

Dentro dessa concepção, o médico, em sua procura de aliviar a dor e o sofrimento, tem um caráter predominantemente humanista dentro do aforisma hipocrático que refere que o médico deve "curar algumas vezes, aliviar quase sempre, consolar sempre" (*apud* Rezende, 2009).

Aqui teríamos a primeira reflexão no que se refere ao que vemos como perspectiva de nossa especialidade: o psiquiatra da infância que formamos hoje, pressionado pelos fatores econômicos, sociais e ideológicos, tendo perdido e considerado ultrapassado o sentido humanístico de sua profissão, fruto de sua origem sacerdotal, mantém essas características, obrigatórias, para que lide com a população que atende de maneira satisfatória?

Infelizmente, os últimos anos mostraram uma situação totalmente oposta.

O aumento do tempo de residência para Psiquiatria Geral, a manutenção da Psiquiatria Infantil como área de atuação e o pouco interesse das universidades e do poder público com o atendimento à criança resultaram em que as poucas residências médicas que existiam em nosso meio tivessem sua atuação cada vez mais diminuída, com programas cada vez menos organizados e com a especialidade sendo reduzida a algum pouco tempo de trabalho para os psiquiatras gerais se "familiarizarem" com o atendimento da criança. Tudo dentro da ótica de que "para se tratar a criança basta se conhecer a doença", em um desrespeito flagrante da afirmação de Paracelso segundo a qual "o mais profundo sentimento da Medicina é o amor", não em sentido prosaico e vulgar, mas no sentido de respeito ao doente e no trabalho em prol do semelhante (Ferreira Filho, 2010).

Assim, a partir dessa contradição, a própria exigência de residência com concentração em Psiquiatria Infantil para aquisição de um título de especialista passou a ser dispensável e – por que não dizer? – impossível de ser feita. Isso nos faz pensar que em breve teremos especialistas em crianças que nunca as viram e nem sequer as conhecem, mas que, com toda a certeza, saberão atendê-las dentro dos mais modernos cânones da área ou, como já referido por alguém, "porque mesmo não as conhecendo ou estudando, se gosta muito delas ...".

É esquecida, assim, a antiga visão hipocrática de que Medicina se aprende à beira do leito, conhecendo-se o paciente.

> "Do juramento hipocrático, célula-máter da Deontologia Médica, que traça os princípios éticos que o médico deve seguir no exercício da sua arte, nasceram o respeito e o desvelo dos médicos da antiga Grécia para com os doentes que se projetavam no que denominavam *philia yatriké*."[3]

---

[3] Ferreira Filho AA. Medicina e humanismo. Revista da APM 2010, 212 (supl. cult.): 4-7.

Constrói-se, assim, sua visão do doente a partir da filantropia (o amor ao homem) e da filotecnia (o amor à arte médica).

Ora, quando alteramos sua formação, descaracterizando seu campo de estudo, a criança, e passamos a trazê-la a reboque do adulto e, principalmente, a reboque de interesses econômicos e institucionais, como podemos pensar nas perspectivas futuras?

Surge, então, uma segunda questão que devemos responder para continuarmos a pensar de maneira crítica e adequada: as perspectivas de nossa "área de atuação".

Qual é o modelo de atendimento que propomos para a criança com transtornos mentais?

Conforme referem Belfer (2006) e Patena (2007), existe uma defasagem grande entre a necessidade de atenção em Saúde Mental Infantil e o que se oferece para que se cubra essa necessidade. Isso porque se observa uma ausência de políticas estruturadas de atendimento em grande parte dos países (Belfer, 2006).

Paralelamente, um país como o nosso apresenta dificuldades relacionadas ao atendimento à própria comunidade, dificuldades estas muito bem representadas quando observamos os próprios dados do Ministério da Saúde no que se refere à morbidade hospitalar, em que ficam patentes o descaso e a pouca importância dirigidos ao assunto (Assumpção, 1999).

Assim, a carência de profissionais, decorrente desse descaso, embora nos possa trazer algum desconforto e desesperança, também nos possibilita pensar o campo da Psiquiatria da Infância e da Adolescência como algo em crescimento e que, embora atrasado em relação aos demais países, deve se desenvolver intensamente nos próximos anos.

Conforme dados do Cadastro Nacional de Estabelecimentos de Saúde (CNES) (*apud* Garcia, 2015), 208 Centros de Atenção Psicossocial (CAPS) infantis funcionavam em abril de 2014; 32 deles sem registro de habilitação, e 98,1% sob gestão municipal que se distribuíam em 23 das 27 unidades da Federação, sendo que, dos 187 municípios com mais de 150 mil habitantes, apenas 60,4% tinham CAPS infantis (CAPSi), observando-se distribuição heterogênea. Dessa forma, o percentual de municípios com, ao menos um CAPSi, ficou entre 60% e 75% conforme a região. Considerando-se esses números, o autor refere que, até abril de 2014, os CAPSi representavam 7,8% do total de 2.128 CAPS, inferindo que se cada CAPSi atendesse mensalmente 155 pacientes, esse número totalizaria aproximadamente 32.240 usuários/mês, o que, considerando-se que, entre 4% e 7,3% da população infantojuvenil requer intervenção clínica, essa capacidade somente atenderia entre 0,72% e 1,32% da demanda, caracterizando a carência e o descaso que vimos citando.

Se, além disso, considerarmos que, na maior parte das vezes, o funcionamento dessas unidades deixa muito a desejar em função da carência de profissionais, do desconhecimento referente aos papéis que cada um deve ter dentro do sistema de atendimento, bem como das diferentes demandas sociais decorrentes das regiões nos quais os se situam (Beltrame, 2010), veremos que a situação é muito pior do que aquela que os dados oficiais apontam.

Se pensarmos ainda que esse número pode ser considerado irrisório se o compararmos com as mais de 2 mil Associações de Pais e Amigos dos Excepcionais (APAE), mais de 500 Sociedades Pestalozzi e inúmeras unidades de Assistência Médica Ambulatorial (AMA), somos obrigados a reconhecer que o poder público muito pouco faz (apesar do quanto se fala) para que possamos estar satisfeitos com o atendimento às nossas crianças. Porém, se pensarmos que os serviços de Psiquiatria Infantil são, praticamente, inexistentes nas faculdades de Medicina de todo o país, somos obrigados também a pensar que as universidades desconsideram a criança, não se propondo a estudá-las nem a formar quadros que possam, futuramente, trabalhar em benefício dessa população.

Somando-se ainda o fato de que a reabilitação da criança e do adolescente engloba diferentes áreas como saúde, educação e assistência social e jurídica, somos obrigados a ver com pesar e descrédito o rumo que tomamos. Isso porque, conforme refere Ferreira Filho (2001), "por melhores que sejam as suas intenções, os médicos são vulneráveis às pressões sobre eles exercidas e, certamente a eles não podemos imputar todo o ônus de um processo desumanizante que penaliza o exercício da Medicina, uma vez que os doentes são também vítimas de uma crise que não *é só da nossa profissão, mas, sim, parte de uma crise social* maior causada pelo eterno domínio do mercantilismo nas relações humanas; uma crise que é também moral, gerada pela primazia do dinheiro sobre os valores culturais e espirituais, da supremacia do Ter sobre o Ser, que se reflete em uma sociedade enferma por possuir e carente por não ser".

Se, realmente, estivermos preocupados com as novas gerações e, consequentemente, com nosso próprio futuro, teremos de pensar, criticamente, como poderemos crescer a despeito das pressões mercadológicas, da falta de interesse em se conhecer a criança e do descaso das instituições governamentais em estabelecer políticas efetivas de atendimento.

Talvez tenhamos de possibilitar que esse crescimento se processe não somente ligado à Psiquiatria, mas principalmente à Pediatria, uma vez que esta, por meio de seus serviços de interconsultas, é a principal porta de entrada das patologias psiquiátricas na infância (Rosemberg, 1994), principalmente se considerarmos que o número de profissionais ligados à Psiquiatria da Infância no Brasil é ínfimo, quando comparado ao de outros países (AMP) ou ao número de pediatras em exercício, não devendo mudar, de maneira satisfatória, nos próximos anos, posto que não existe nenhuma proposta específica a respeito, ou as que existem centram-se mais em interesses pessoais do que nas necessidades de atendimento infantil.

Dessa maneira, maior formação mais ampla no que se refere ao desenvolvimento cognitivo e afetivo da criança, bem como às principais psicopatologias que a afetam, que seja fornecida aos pediatras mediante a criação de uma (aí, sim) área de atuação como Pediatria Comportamental ou do Desenvolvimento, possa propiciar mais contribuições e mudanças do que a forma como a Saúde Mental Infantil foi conduzida nestes últimos anos ou de como é divulgada, sob um ponto de vista mercadológico, para a próxima década.

Paralelamente, não podemos esquecer que os progressos, cada vez maiores, ligados às Neurociências resultam em que sua atividade deixe de ter exclusivamente um aspecto clínico, ligado ao desempenho profissional, passando a depender de uma propedêutica armada custosa e de difícil obtenção em um país carente e pouco interessado na saúde infantil, o que nos tem proporcionado um pseudocientificismo que resulta em indivíduos presunçosos e arrogantes que acreditam saber e poder tudo. Essa presunção, somada ao natural egoísmo humano, descortina maravilhas tecnológicas acessíveis somente a uma minoria privilegiada, mas inacessíveis para a criança média, com quadros muitas vezes relacionados à pobreza, ao desemprego, à injustiça e à ignorância.

Temos ainda de pensar a questão legal.

A forma por meio da qual pensamos a criança é adequada em nossa sociedade em desenvolvimento? O Estatuto da Criança e do Adolescente (ECA), já com muitos anos de vida, supre as necessidades de nossa população infantil? Qual tem sido o nosso papel, como cuidadores e conhecedores da criança, nessa reformulação?

A melhor compreensão do desenvolvimento da criança terá de fornecer, obrigatoriamente, repercussões em níveis social e penal, com alterações significativas sob os pontos de vista legal, educacional e social. Isso porque, conforme refere Farrington (*apud* Shader, 2004), a Justiça Juvenil dos Estados Unidos já adota uma abordagem própria da Saúde Pública para compreensão dos atos infracionais pensando em formas de prevenção.

Assim, essa talvez seja outra das direções para as quais deveremos caminhar.

Finalmente, sob o ponto de vista da pesquisa, como deveríamos nos preocupar nos próximos anos?

Pensamos ainda que, provavelmente pela sua carência, a Psiquiatria Infantil continuará se desenvolvendo como um campo particularmente fértil para a compreensão do ser humano em todas as suas variáveis, uma vez que, ao contrário de um corte transversal congelado no tempo, ela possibilita a visão e a compreensão dinâmicas de um organismo em desenvolvimento. Entretanto, para pensá-la, devemos nos reportar ao estudo do homem enquanto ser em desenvolvimento, preocupação esta muito distante dos atuais modelos brasileiros de pensar a Psiquiatria da Infância.

Conforme Muller (2009), a modernidade produziu uma versão da infância considerada menor, com implicações políticas traduzidas no cotidiano, na educação e na formação dos profissionais destinados a seu cuidado. Essa visão interfere significativamente na forma de abordar e de estudar a infância, uma vez que valoriza, de maneira dicotômica, suas características, que passam, assim, a ser estudadas em campos de conhecimento muito diversos. Essa dicotomia e fragmentação é que, acreditamos, devam ser evitadas.

O estudo da criança, sob os pontos de vista psicológico e psiquiátrico, depara-se com abordagens metodológicas diversas que, não necessariamente, apresentam linhas de interseção. Essas duas ordens de experiências são representadas pelos fenômenos psicofisiológicos elementares, passíveis de observação objetiva direta, de comprovação experimental e de análise quantitativa, com as consequentes explicações causais que caracterizam uma vertente da Psicologia e da Psiquiatria que se coloca em uma abordagem empírico-positivista, englobada pelas Ciências Naturais. Essa tem sido a tendência hegemônica nos últimos 20 anos, decorrente não somente dos progressos médicos (não devemos nos fingir de ingênuos ou de inocentes), mas também das pressões econômicas decorrentes de diferentes direções e apoiadas por diferentes modelos de pesquisa teóricos.

Entretanto, temos de pensar também, e sobretudo na criança, nos fenômenos psicológicos propriamente ditos, que constituem os casos típicos e individuais e que são, via de regra, inacessíveis aos processos explicativo-causais, sendo abordáveis somente por meio de métodos compreensivos e empáticos, caracterizando aquilo que Husserl chama de "Ciências Eidéticas" e que incluem a Psicologia e a Psiquiatria no rol das Ciências Humanas. Em uma sociedade capitalista e carente de respostas pragmáticas, economicamente rentáveis, essa abordagem passou a ser desconsiderada de forma paulatina, perdendo-se aqui o aspecto humanístico que já citamos.

Quando pensamos os processos psicopatológicos, temos de considerar primária e primeiramente o fenômeno para que escolhamos o método que utilizaremos. Isso porque, considerando a Teoria dos Três Mundos, de Popper (1991), temos uma possibilidade interessante para a compreensão do problema, posto que ela descreve um Mundo 1 como um mundo dos campos físicos de forças, campo da Biologia e da Química; um Mundo 2 como aquele das experiências psicológicas conscientes e inconscientes; e um Mundo 3 como aquele no qual nos situamos e que representa o saber humano, a linguagem, as teorias e as argumentações.

Assim, pensando de modo fragmentário a questão da doença mental, consideraríamos quase exclusivamente o Mundo 1, representado pela abordagem biológica dos quadros orgânicos, bem como pelas alterações físico-químicas neles encontradas, independentemente do aspecto conceitual. É neste terreno que a Pedopsiquiatria brasileira atual se encontr; entretanto, "o homem é feito da matéria dos sonhos" e, como tal, construído por meio de significados e valores. Somos então obrigados a pensar um Mundo 2, referente às informações captadas pela Psicopatologia e embasadas nas vivências do paciente e nas suas correlações com as descrições sintomatológicas. Isso para não perdermos a tradição dos grandes psiquiatras de outrora e não criarmos uma Psicopatologia rasa e carente de significados, preocupada somente com aspectos fenomênicos e não com uma visão fenomenológica propriamente dita.

Nosso problema conceitual e de pesquisa situa-se, portanto, no âmbito do Mundo 3, referente a uma teoria de conhecimento que ainda não tem condições de pensar relações causais dentro de toda a gama de problemas psiquiátricos, referindo-se também a problemas humanos no interior de suas individualidade e irreprodutibilidade. Esse dilema se impõe buscando-se a formação dos futuros especialistas em crianças. Serão eles especialistas na aplicação de questionários e escalas ou serão capazes de adentrar o universo infantil e compreendê-lo?

Por enquanto estamos preocupados em formar aplicadores de escalas e questionários, na mais pura reprodução das revistas femininas da década de 1950, do século passado, mas temos de nos perguntar se nossas crianças resistirão a isso.

Uma "psiquiatria de cruzinhas" será capaz de abordar, de maneira satisfatória, os problemas infantis nos próximos anos? Isolados nos laboratórios de pesquisa e presos aos computadores de última geração, envolvidos com questões de ordem técnica e científica, bem como com a globalização necessária para o desenvolvimento, estamos formando psiquiatras infantis capazes de ter atenção e interesse diretos pela criança que se apresenta carente, ansiosa e, principalmente, sofrendo? Ou estamos criando uma geração profissional que se apoia no aforisma do *publish or perish* enquanto forma de progressão no ambiente acadêmico?

Teoricamente, um psiquiatra de crianças e adolescentes deveria apresentar diferentes competências e, com esse objetivo, ser formado. Considerando-se a questão diagnóstica, teríamos, então, o observado no Quadro 2.1 (Assumpção; Carvalho, 2009).

Além disso, um psiquiatra de crianças e adolescente é o responsável não somente pela coordenação do pensamento diagnóstico relativo à psicopatologia infanto-juvenil, mas também pelo projeto terapêutico a ele proposto, o que resultaria em mais demandas (Quadro 2.2) (Assumpção; Carvalho, 2009).

QUADRO 2.1 – Áreas de competência em Psiquiatria Infantil.

Método de avaliação	Descrição das atividades
Capacidade de avaliar o paciente	1. Relação médico-paciente 2. Identificação dos sintomas e sinais quer por meio do exame direto, quer por intermédio de vídeos 3. Utilização de instrumentos específicos de diagnóstico (escalas, inventários, *screenings*) 4. Monitoramento do atendimento 5. Discussão e apresentação dos casos
Capacidade de trabalhar em equipe de saúde mental	1. Compreensão das diferentes áreas de interseção médicas (Pediatria, Neurologia, Endocrinologia e Genética) e não médicas (Psicologia, Fonoaudiologia, Terapia Ocupacional etc.) 2. Conhecimento dos diferentes instrumentos utilizados pelos diferentes profissionais (testes psicológicos, avaliações familiares etc.) 3. Capacidade de diálogo e troca de conhecimentos
Capacidade de formulação diagnóstica	1. Capacidade de relacionar diferentes sinais e sintomas estabelecendo modelos de pensamento diagnóstico com base em evidências 2. Capacidade de estabelecer diagnósticos diferenciais 3. Monitoramento dos diagnósticos

Fonte: Assumpção; Carvalho, 2009.

QUADRO 2.2 – Áreas de competência no estabelecimento do projeto terapêutico em Psiquiatria Infantil.

Método de avaliação	Descrição de atividade
Capacidade de, após avaliação, decidir a respeito do projeto mais eficaz	1. Conhecimento básico de Psicofarmacoterapia, Farmacocinética e Farmacodinâmica na criança, bem como de efeitos colaterais 2. Conhecimento dos principais modelos psicoterápicos, bem como de sua aplicabilidade 3. Monitoramento dos atendimentos 4. Discussão e apresentação dos casos
Capacidade de definir o encaminhamento para serviços de atendimento de urgência, ambulatoriais ou de reabilitação	1. Compreensão dos diferentes serviços de intervenção (ambulatórios, hospitais-dia, enfermarias, brinquedotecas, serviços de educação e residenciais) 2. Conhecimento dos diferentes instrumentos utilizados nesses serviços 3. Desenvolvimento da capacidade de diálogo e troca de conhecimento com os diferentes profissionais

Fonte: Assumpção; Carvalho, 2009.

Pensarmos, como vimos fazendo nos últimos anos, a questão a partir, somente, de uma visão descritiva é pensar considerando primordialmente o Mundo 1 popperiano, em detrimento de um Mundo 2. É óbvio que pensarmos a questão das doenças mentais somente segundo uma visão predominantemente psicodinâmica e, portanto, também dentro de uma ótica explicativo-causal, é pensarmos somente um Mundo 2, em detrimento do Mundo 1.

Os processos psíquicos "acontecem dentro de nossas cabeças", porém as transcendem e, assim, se nos é impossível pensar as questões psicopatológicas sem um cérebro, também é impossível pensarmos o existir humano como decorrente somente de processos mecânicos e sem significados. A maior dificuldade e, por isso mesmo, a grande questão, é a passagem entre os mundos, com a sua consequente interação, isso porque, se as entidades físicas são reais (em nosso caso, as alterações bioquímicas, eletrofisiológicas e genéticas), para Popper (1991) estados mentais também são reais, uma vez que interagem em nosso corpo, corpo este que é a nossa interface com o mundo das coisas e das pessoas. Essa é a questão conhecida como a questão mente-corpo, ou físico-psíquica, cuja tentativa de resolução, neste momento, é representada pelo interacionismo cérebro-mente e que tangenciaremos em um próximo capítulo.

A questão da doença mental na infância não está na existência de essências absolutas, como temos visto ser divulgado nos últimos anos. Ela, provavelmente, se encontra na criação de objetos no âmbito do Mundo 3, sobretudo no campo linguístico, suscetíveis de utilização com a finalidade de pensarmos, transmitirmos informações e criarmos modelos teóricos. Isso, entretanto, não corresponde ao fenômeno propriamente dito.

Diferenças fundamentais são observadas, e gostaríamos de poder esclarecê-las.

Quando se constrói o conceito de doença mental com base na questão etiológica e, portanto, quando se pensa a "organicidade" desses processos, tenta-se utilizar um padrão metodológico derivado das Ciências Naturais e caracterizado pelas relações de causa-efeito, pela possibilidade explicativa do fenômeno e, em consequência, pelo ideal de replicação, constância do método, possibilidade de análises quantitativas, com prioridade para a teoria e a ciência, buscando-se conhecimento do fenômeno observado. Assim, uma concepção teórica demanda uma necessidade metodológica específica.

Quando se constrói o conceito de doença mental com base na visão jasperiana, tenta-se abordar o fenômeno por meio de seu significado, em toda a amplitude de sua variabilidade, com a inclusão do experimentador no processo de compreensão do fenômeno, dando-se prioridade ao mundo vivido e buscando-se um padrão de conhecimento intersubjetivo. Isso demanda outra necessidade metodológica, diversa da anterior e com possibilidades também diferentes.

A primeira abordagem visa a uma "explicação causal", associando objetivamente muitos fatos sobre uma base de experiências repetidas. A outra tenta alcançar, pela intuição fenomenológica, como o psíquico resulta do próprio psíquico (Berner, 1990). Essa diversidade consiste na grande riqueza da Psiquiatria da Infância, porém há que se perceber qual padrão metodológico é empregado quando se utilizam determinados conceitos teóricos, pois privilegiar um caminho (método) em detrimento de outro só tem validade quando analisamos o fenômeno dentro da mesma concepção teórica. Uma análise diferente, entretanto, enriquece os conhecimentos referentes ao mesmo fenômeno, questionando (ou não) os modelos até então apresentados e, por isso, visões diferentes devem ser estimuladas. Infelizmente, não é isso que temos visto nos últimos anos, quando um verdadeiro modelo inquisitorial tem se instalado, impedindo que pensamentos diferentes sejam divulgados ou verificados dentro dos ambientes tradicionalmente dedicados à pesquisa.

As atuais visões descritivas, em voga na Psiquiatria contemporânea, derivadas da visão anglo-americana, partem daquilo que é a descrição empírica do fenômeno e, embora chamem a si mesmas de abordagens fenomenológicas, constituem-se mais em uma visão neokraepeliniana (Othmer, 1989) dos fenômenos (aspectos fenomênicos) do que em uma visão fenomenológica na concepção husserliana do termo, derivada de um mecanismo de compreensão do fenômeno, na qual a descrição e a suspensão das qualidades do fenômeno constituem um primeiro passo destinado a, posteriormente, permitir a compreensão da essência do mesmo.

Ao pensarmos perspectivas, é impossível que nos limitemos somente aos aspectos objetivos, sendo vital que nos remetamos também às concepções pessoais, derivadas de nossa própria existência e subjetividade. Assim, mais difícil se torna pensar a Psiquiatria da Infância e, principalmente, a criança passível de seus cuidados. Isso porque, conforme diz Sartre (1984), "... o homem de início não é nada, só posteriormente será alguma coisa e será aquilo que ele fizer de si mesmo".

Deve-se considerar como se constrói a criança doente mental em sua própria subjetividade e, principalmente, na nossa. "Se em Esparta as crianças portadoras de deficiências físicas ou mentais eram consideradas subumanas, o que legitimava sua eliminação ou abandono" (Pessotti, 1984), podemos pensar que esse fato representava como uma sociedade atlética e guerreira, na qual o vigor físico era condição indispensável de subsistência e valorização, as via.

Platão (s/d), em sua República, diz que Esculápio, o deus médico,

> "... quanto aos corpos de constituição doentia não lhes prolongava a vida e os sofrimentos com tratamentos e purgações regradas, que os poriam em condições de se reproduzirem em outros seres fadados a serem iguais aos seus progenitores. Acreditava também que não deveria curar os que, por frágeis de compleição, não podem chegar ao limite natural da vida, porque isso nem lhes é vantajoso a elas nem ao Estado."

Como nossa cultura pensa a questão da doença mental dentro de parâmetros estabelecidos, que misturam ideais de perfeição e sucesso de uma sociedade exigente em seus modelos com os de utilidade para a comunidade envolvida, sob a aparência de uma visão humanista? A nossa procura do "mais normal que o normal" não se encontra, exatamente, dentro dessa visão utópica e idealista? Os ativismos sociais, que afetam diretamente a nossa prática e que se tornam cada vez mais fortes, não descaracterizam frontalmente as visões biológicas e de desenvolvimento?

Como podemos pensar a necessidade de cuidados a alguém ainda em desenvolvimento, portador de patologias crônicas que dificultarão suas possibilidades de produção, em uma sociedade pragmática em que cada um vale por aquilo que produz, e o padrão de avaliação pessoal é representado pelo desempenho? Ou, de outro modo, nosso modelo de inclusão, a despeito dos ideais éticos e humanísticos que o construíram, não representa a incoerência de um pensamento pragmático e principalmente, um posicionamento político e ideológico embasado em um pensamento pós-moderno que se estrutura a partir dos anos 2000 e que desconsidera a ciência e a objetividade?

O cuidado com o doente mental se colocou primeiramente sob a forma de isolamento dos indesejáveis em instituições específicas onde, sob a égide da proteção, estruturas de vigilância foram estabelecidas de maneira eficaz, bem como estruturas de restrição e de modelagem de comportamentos considerados indesejáveis.

A partir das concepções cristãs de cuidado e proteção, a restrição pura cede lugar à caridade e ao amor. Não é por acaso que Nicolau, bispo de Myra, já no século VI, notabiliza-se por acolher e alimentar crianças deficientes abandonadas (Pessotti, 1984). No entanto, como diz Krynski (1977), "... não se identificam mais *slogans* como amor e compreensão. Precisamos é preparar os homens para que encarem a deficiência mental com realidade. Encarem-na com amor, sim, mas não apenas com amor".

Passamos, então, das abordagens e considerações mágicas, sociais e filantrópicas para nos prepararmos para encarar a criança em um mundo que se transforma com uma velocidade assustadora e, principalmente, em um mundo no qual a questão da objetividade, da produção e do desempenho assume lugar de tamanha importância que os mecanismos de competição, fontes constantes de estresse, se desenvolvem de maneira assustadora. Não podemos nos ater puramente aos fatos, pois "verdades físicas podem possuir muita significação exterior; porém, carecem da interior. Esta é a prerrogativa das verdades intelectuais e morais, a ter como tema os graus mais elevados da objetivação da vontade; enquanto aquelas têm os mais inferiores".[4]

Entramos, assim, no pensamento positivista e cientificista que se inicia no século XVIII e XIX e instala-se por todo o século XX, dominado por seus valores liberais, democráticos e capitalistas.

Entretanto, o atendimento à criança doente mental é mais do que simplesmente a constatação de verdades físicas. Ele as ultrapassa adentrando no campo das verdades morais e, como tal, deve ser visto. E aí, no início do século XXI, vemos todo um questionamento desses valores com a instauração de um pensamento pós-moderno caracterizado pelo ceticismo radical, a crença de que a sociedade é formada por sistemas de poder e hierarquia, observando-se uma indefinição de fronteiras (inclusive de conhecimento), a realidade considerada como construída a partir da linguagem (e não retratada por ela), um relativismo cultural (que não privilegia o conhecimento técnico e científico) e a perda do individual (os interesses ou opiniões de um indivíduo não têm valor) e do universal (não existe uma "humanidade", mas sim grupos de dominadores e dominados com interesses totalmente diversos) (Pluckrose, 2021).

Nesse caos social e teórico, a Psiquiatria da Infância e da Adolescência continua, assim, uma especialidade com características muito particulares, pois, embora seja uma especialidade médica, com raízes na Pediatria, na Psiquiatria, na Neurologia e na Genética, apresenta também uma interface importante com a Psicologia do Desenvolvimento, a Pedagogia e os Estudos Sociais sobre a Família. Assim, temos de considerar que a criança não é um ser passível de generalização e, muito menos, de estudos transversais encarados de forma absoluta. Mas também não é uma entidade abstrata inserida nas lutas pelo poder. Ela é um ser em desenvolvimento, característico de uma espécie biológica, no qual as alterações, sejam de base biológica, sejam de origem ambiental, interferem de maneira intensa, uma vez que alteram sua própria curva de desenvolvimento, resultando em que se constitua de modo peculiar quanto ao estilo de funcionamento futuro.

Essa não tem sido, nem parece que será nos próximos anos, a tônica do pensamento psiquiátrico infantil brasileiro que, a meu ver, parafraseia Platão (*apud* Kierkegaard, 1974) quando diz que "por isto a filosofia caiu na infâmia, pois que a ela não há dedicação suficiente: porque não deveria ser a ocupação de charlatães, mas de profissionais".

Substitua-se a filosofia do texto platônico pela Psiquiatria da Infância em nosso meio e, talvez, tenhamos uma boa noção do "estado da arte" neste momento, em nosso meio.

Para a Psicologia do Desenvolvimento, é importante compreender como as forças maturacionais de origem biológica, no seu inevitável contato com a experiência, produzem comportamentos, habilidades e motivações. Sua metodologia de estudo pode ter duas abordagens, uma com base em cortes transversais, nos quais se estudam crianças de um mesmo grupo, permitindo-se posteriormente a comparação com outros grupos; e outro com base nos estudos longitudinais, nos quais um mesmo grupo de crianças é estudado no transcorrer do tempo para que as transformações decorrentes de seu processo de desenvolvimento possam ser observadas.

Embora não acredite que possamos pensar a Psiquiatria da Infância e da Adolescência como uma Psiquiatria do Desenvolvimento, uma vez que isso talvez pudesse se apresentar de maneira reducionista, é indiscutível que temos obrigatoriamente de pensá-la como uma Psiquiatria durante o processo de desenvolvimento, pois somente desse modo poderemos ter as condições necessárias para compreendermos esse indivíduo com suas características particulares, que determinam que a expressão de sua doença tenha características peculiares e que algumas delas sejam encontradas somente durante períodos específicos do desenvolvimento. O contrário disso é reduzi-la (e a criança) à visão de um adulto miniaturizado, de forma similar ao que se fazia em Pediatria há alguns séculos. A Psiquiatria da Infância e da Adolescência tem como principal característica o procurar "ver" esse ser como um indivíduo único e irreprodutível, que caminha de maneira própria e constante para sua autonomia. Infelizmente não é isso que vem sendo feito.

Dentro de todas essas concepções, os últimos anos foram de extrema importância no campo científico, no campo político, no campo social.

---

4 Kierkegaard SA. *Temor e tremor.* São Paulo: Abril, 1985.

Decorrente dessas mudanças, a visão a respeito da criança também se transformou.

Nos anos 1960, um jovem poeta cantava:

> "How many roads must a man walk down
> Before you call him a man?
> The answer, my friend, is blowin'in the wind,
> The answer is blowin'in the wind."
> [Quantas estradas deve um homem trilhar
> Antes que o chamemos de homem?
> A resposta, meu amigo, está sendo soprada ao vento
> A resposta está sendo soprada ao vento][5]

Hoje, quase 50 anos depois, já ao final do primeiro quartel do século XXI, poderíamos pensar em outros versos, de outro poeta:

> "Pensem nas crianças mudas, telepáticas,
> Pensem nas mulheres rotas, alteradas,
> Pensem nas feridas como rosas cálidas ..."[6]

Exatamente esse continua sendo o nosso presente. Pensar nas crianças, nas feridas, nas carências. Nesses últimos anos, o mundo mudou por meio de um processo de mudança difícil e doloroso, porém ainda pouco eficaz. Viemos de um passado mais estável, com padrões de vida mais estabelecidos e restrições que se impunham e determinavam cada vez mais as condutas caracterizadas principalmente pela captura do desejo por meio de padrões éticos de culpabilidade que privilegiavam sobretudo a estrutura social.

Fluxos de ideias, sentimentos, trabalhos e principalmente desejos se agenciaram no soprar daqueles ventos, fazendo pensar na possibilidade não de estruturas preestabelecidas, mas naquelas que facilitassem as manifestações de individualidade e singularização. Isso começou a se expressar no campo social com a tentativa de modificação do próprio existir, alterando-se as relações com os outros e procurando-se tirar delas as sobrecodificações existentes, na tentativa de abrir novas possibilidades surgidas a cada momento.

Entretanto, iniciou-se uma contrarreação, com o poder institucional elaborando mecanismos destinados ao controle dessa transformação e, dessa maneira, cada vez menores se tornaram as possibilidades de mudanças de paradigma, representadas pela frase de Timothy Leary (*apud* Mugiatti, 1981): *turn on, tune in, drop out* ... (ligue-se, harmonize-se, caia fora ...).

Na verdade, as mudanças na maneira de pensar transcenderam o plano puramente científico ou institucional, instalando-se no pensamento e na imaginação das pessoas, transformando os projetos existenciais, que passaram a se refletir na atuação profissional e científica. Assim, as propostas de segurança e cristalização começaram a tomar o lugar das de vida e singularização, visando-se cada vez mais à homogeneidade e à massificação. O ideal utópico e humanístico reduziu-se ao empírico e ao pragmático. O fim da dicotomia esquerda-direita resultou no monolitismo, na "novilíngua" e no "Big Brother", a partir do que toda as ideias são vigiadas e o "politicamente correto" passa a ser a norma, sendo punidas as formas de pensar divergentes. A ideia anterior de que somente o valor humano poderia realmente qualificar a produção cede lugar ao pragmatismo e à valorização da produção.

Depois de tentarmos liberar nossas mentes, corpos, sexo e vida, como Tommy (The Who, 1968), ao dizer *See me ... feel me ... touch me ... heal me ...*, passamos a viver e a trabalhar em função da normatização e da produtividade, no mais puro espírito do capitalismo liberal. Nessa revolução de pensamentos e desejos, passamos a olhar o doente mental de maneira diferente.

Como se atendêssemos ao pedido de Tommy, começamos a tentar vê-lo, senti-lo, tocá-lo, ouvi-lo, conhecê-lo, porém sempre dentro de uma visão cada vez mais mecanicista e pragmática. Difícil, entretanto, dizermos se nos preocupamos mais em tentar respeitá-lo.

A antiga degenerescência mental de Morel foi, então, transformada em distúrbios de metabolismo de aminoácidos, glicídios, lipídios e outros, bem como em aberrações cromossômicas, quadros tóxicos e infecciosos e lesões perinatais. Exorcizaram-se, aparentemente, os fantasmas estigmatizantes que, com o auxílio das neurociências, passaram a qualificar grande parte da população em transtornos psiquiátricos definidos, transformando, muitas vezes, questões puramente existenciais em problemas biológicos e, conforme referia Carvalho (1998), "... o antigo apego americano aos *hard facts* se tornou hoje apenas um fingimento retórico, que oculta uma secreta devoção a esquemas e teorias sofisticados e artificiosos, nostalgia de uma onipotência mental de adolescentes e prenúncio do Brave New World em que viveremos no século 21".

Ou, como diria Millôr Fernandes (2005), "... o extraordinário desenvolvimento da civilização trouxe como consequência o idiota alcançar um raio de ação jamais imaginado. O mundo tem hoje, pela primeira vez, o idiota global".

Assim, paralelamente aos progressos médicos vinculados à prevenção e ao diagnóstico decorrente das novas tecnologias que se iniciaram, todo um modelo de habilitação também foi constituído pensando-se em integrar e, dentro das possibilidades, "normalizar" a pessoa doente mental segundo um modelo de produção. Nessa visão socioeconômica e política, elaboraram-se modelos de estimulação, escolaridade e profissionalização visando principalmente sua inserção em um mercado de trabalho teoricamente competitivo.

A educação infantil passou a ser vista com a mesma finalidade, pensando-se em um futuro produtivo e harmonioso dentro de uma cultura cada vez mais competitiva e pragmática, definindo-se essa visão como "... a realização máxima e harmoniosa das potencialidades do ser humano". Em suma, a criança doente mental saiu da Casa dos Loucos, onde era desqualificada por todo um discurso filosófico, e entrou na sociedade por meio de uma visão ao mesmo tempo científica e pragmática, esquecendo-se, porém, muitas vezes, de uma abordagem humanista. Essa abordagem humanista é, entretanto, confusa e incoerente, pois, de maneira fictícia, tenta conciliar melhoria no desempenho físico e mental, dentro de uma perspectiva competitiva e pragmática, com um discurso de tolerân-

---

5   Bob Dylan (1962/1963). *Blowin' in the wind*.
6   Vinícius de Moraes. A rosa de Hiroshima. *In: Antologia poética*. Rio de Janeiro: A noite, 1954.

cia e de inclusão que, na maioria das vezes, se revela única e exclusivamente literário.

Essa grande transformação nos procedimentos do saber, segundo Foucault (1981), acompanhou as mutações sociais, questionando os métodos terapêuticos e a questão do poder. Restabeleceram-se os mecanismos institucionais de pensamento, cooptando as suas ideias, unificando-as, hierarquizando-as e massificando-as. Como tudo tem de ser harmonioso e integrado em um plano geral, o desejo deixou de se realizar, sendo substituído pelo código e, assim, cristalizou-se dentro de um contexto rígido e hierarquizado. Dessa maneira, perdeu-se enquanto riqueza e criatividade, uma vez que "... a falta de autocrítica científica trouxe como resultado apenas multidões de consumidores ávidos e telespectadores passivos" (Millôr Fernandes, 2005).

Este será um dos riscos que teremos de enfrentar nos próximos anos. Como disse, então, Lennon (1970), *dream is over, what can I say*?

Estruturas generalizantes e disciplinadoras se estruturaram, o que fez todas as ideias serem cuidadosamente avaliadas e vigiadas, cristalizando-se instituições distintas e especializadas que servem, de forma diretame, a mecanismos ideológicos e funcionam sob a forma de agências de controle, educando de maneira adequada toda uma nova geração de psiquiatras a elas submetida. A grande dificuldade do conceito de doença mental propriamente dito é que, ao nos referirmos a ele, estamos utilizando conceitos estribados em concepções e métodos de cunho eminentemente filosóficos, não importa se quisermos pensá-lo de forma teórica e independente da figura do observador. Isso porque essa questão nos remete, mais uma vez, à identidade do próprio ato médico, como podemos observar em Covisart (*apud* Nogueira, 2006) quando da tradução do *Inventum novum* Auembregger diz:

> "Mas, se a Medicina, de um certo ponto de vista, constitui manifestamente uma ciência, ela também tem, evidentemente, aspectos sob os quais é simplesmente uma arte, *ars medica*, diz-se frequentemente; e, considerada neste particular, a educação médica dos sentidos é tão importante, tão indispensável que não sei como é possível a alguém, desprovido disto, ser um médico competente ao pé do leito dos pacientes. Com efeito, o que é isso que se chama vulgarmente de hábito de ver os doentes, o golpe de vista do médico – mais importante que a mais vasta erudição e a mais sólida instrução – senão o resultado de um frequente, metódico, e justo exercício dos sentidos, donde derivam a facilidade na aplicação, a presteza no relacionamento, a segurança tão rápida, às vezes, no julgamento, que todos esses atos parecem simultâneos e em conjunto se conhecem sob o nome de tato."

Isso traz outro futuro problema. Estamos formando médicos ou formamos "técnicos baseados em evidências"? Tratamos crianças ou "consertamos" crianças que funcionam mal? Pensamos o outro como um ser que sofre ou como um aparelho disfuncionado?

Pior ainda, como reação a todo esse modelo rígido, estandardizado e massificante, a reação do pós-modernismo reificado irrompe com suposições consideradas verdades reais e objetivas e, como tais, divulgadas e valorizadas midiaticamente de forma inconsequente com a produção de um conhecimento antiempírico, antiliberal e antirracional (Pluckrose, 2021), que se estabelece e adentra no próprio exercício profissional, transformando quadros clínicos em formas alternativas de existência e em neurodiversidade de forma prejudicial, ilógica e pouco científica.

Todas essas considerações faz pensar que as discordâncias, muito mais que um problema relativo aos conceitos associados ao de doença mental na infância, vão se prendendo a visões de mundo específicas e, consequentemente, ao uso de metodologias específicas, o que faz com que o mero aspecto descritivo de sintomas, principalmente como rendimento e mau funcionamento psíquico, embora também possa ser considerada sintoma do mundo biológico, principalmente se levarmos em conta as atuais possibilidades tecnológicas de detecção de aspectos genéticos e bioquímicos, coisifica de maneira pragmática o próprio existir doente.

Esse comportamento, passível de observação objetiva, é considerado também sob uma ótica (o Mundo 3 popperiano) que leva em consideração, primordialmente, só um dos outros dois mundos envolvidos, ou seja, o da observação dos dados mensuráveis, dentro de uma metodologia causal e explicativa; ou a observação das vivências psíquicas envolvidas no processo.

Entretanto, essa visão pós-moderna o transforma em um fenômeno ideológico e político que ultrapassa esses dois aspectos definindo conceitos e condutas, determinando autodiagnósticos e terapêuticas estabelecidas legalmente e não medicamente.

Dessa forma, o problema das perspectivas em Psiquiatria da Infância se encontra muito mais ligado ao próprio conceito "em si", uma vez que parte da dicotomia clássica de visão mente-corpo, com tentativas conceituais de se privilegiar uma ou outra hipótese, dentro das metodologias que até aqui citamos embora a pós-modernidade tenha trazido, de forma insidiosa e, muitas vezes, imperceptível, o viés ideológico e político para o seu exercício.

Parece-me que o grande trabalho e, ao mesmo tempo, a grande dificuldade no conceito das doenças mentais consistem na possibilidade de percepção de que o mesmo construto teórico envolve o conhecimento no sentido subjetivo (conhecimento do Mundo 2 de Popper) e no sentido objetivo (teorias do Mundo 3 de Popper, com esquemas de conhecimento causal). A discrepância na utilização desses conceitos redunda em terapêuticas diferentes, ocasionadas por diagnósticos questionáveis, e o estabelecimento de critérios rígidos de diagnóstico, muito difíceis em Psiquiatria, propicia significativas mudanças no campo clínico (Smith, 1989). Esta parece-me a maior dificuldade naquilo que envolve o nó górdio da existência humana, ou seja, o da integração de funções que a caracterizam, uma vez que é construída a partir da confluência entre um "investimento sociocultural" sobre um "equipamento genético constitucional" (Ajuriaguerra, 1977), mas que, mais que uma somatória de eventos, constitui significados que a conduzem, de forma individual e característica, no caminho da individualidade e da transcendência.

Caminhamos, então, já em direção à metade do século XXI, em uma sociedade confusa em seus conceitos, ainda dividida entre modernização e liberdade ou a manutenção das velhas estruturas e a incapacidade criativa. Essa sociedade, cada vez mais sofisticada intelectualmente, tem dificuldades em como pensar a criança doente mental adequando-a às exigências cada vez maiores de desempenho e de superespecialização ou transformando-a, conceitualmente, em normal, posto que é a linguagem que define a realidade e não que a retrata?

Entretanto, continuamos pertencendo ao grupo dos países ditos "em desenvolvimento", onde fome-doença-analfabetismo coexistem com a tecnologia e a cientificidade. Nossos estudantes segmentam-se entre 61% provenientes de classes pobres e muito pobres, provenientes de um Quarto Mundo em permanente risco; 29% de classe média baixa; e somente 10% de classe média alta com acesso, portanto, aos progressos tecnológicos e científicos atuais. Melhoramos nosso índice de frequência às escolas, embora grande parte das nossas crianças, na metade do ensino fundamental, não saiba ler, ou seja, uma população analfabeta funcional, o que mostra que somos hábeis em alterar estatísticas oficiais.

Melhoramos também nossos índices de produção científica, aumentando as diferenças regionais e entre universidades, permitindo a construção de grupos profissionais com demandas e necessidades diversas que se estendem desde o desejo de internacionalização e globalização até outro dependente do acesso aos meios de comunicação e que se defronta com as necessidades que o ambiente regional demanda, o que nos faz pensar que "... a economia capitalista, com sua concentração egoísta e mesquinha de riquezas, tem como resultado natural a imoralidade e a degradação humana e em vão tenta nos convencer de que essa corrupção desenfreada é um planejamento perfeitamente racional ..." (Millôr Fernandes, 2005).

Caracterizamos, mais ainda, a nossa trágica "Belíndia", na qual somente uma pequena parcela da população tem acesso ao *modus vivendi* do Primeiro Mundo, inclusive naquilo que se refere à Saúde Mental, ficando o restante nas tristes condições de um Quarto Mundo.

Temos ao redor de dez estudantes universitários para cada 10 mil habitantes, um título de livro também para cada 10 mil, em um país de 390 cientistas por milhão de habitantes produzindo uma média de 0,87 pesquisas anuais, o que nos remete a Toffler (1980) quando refere que,

> "... a responsabilidade da mudança está em nós. Devemos começar com nós mesmos, ensinando-nos a não fechar as nossas mentes prematuramente à novidade, ao surpreendente, ao aparentemente radical. Isto significa repelir os assassinos de ideias que arremetem para matar qualquer nova sugestão, alegando sua impraticabilidade, enquanto defendem o que quer que exista agora como prático, por mais absurdo, opressivo ou impraticável que possa ser."

Pensar a criança doente mental é difícil, pois, se é muito fácil falarmos em progresso e pesquisa, é difícil pensarmos o ajustamento desses elementos em uma sociedade equilibrada e homogênea, capaz de se organizar dinamicamente, com objetivos comuns e estrutura para uma ação integrada.

Nossa preocupação é de procurarmos ver a criança doente mental dentro de um contexto científico embora estejamos nos esquecendo do próprio significado de Ciência que, em seu sentido geral, quer dizer "saber", 'conhecimento", porém em sentido estrito não quer dizer "todo o conhecimento", mas sim um conhecimento diverso do empírico que se baseia quase exclusivamente nos sentidos, com as impressões recebidas que fornecem o conhecimento, de forma superficial, e sem relações diretas.

O conhecimento científico, diferentemente, tem origem na tentativa de explicação dos fatos quando tentamos explicar os fenômenos observados a partir de suas causas (Nerici, 1985). Assim, toda ciência exige, para seu estudo adequado, uma orientação. Pensando dessa maneira, a Ciência em si é única, abrangendo todos os fenômenos naturais que, entretanto, por se manifestarem sob múltiplos aspectos, são estudados sistematicamente de modos diferentes. Para que se possa organizá-la de modo adequado com o estudo dos fenômenos por ela considerados, deve-se, portanto, estabelecer um método, termo que, derivado do grego, significa "caminho", e em sentido genérico pressupõe investigação segundo um plano de saber por meio do qual se atinge um fim a partir de um caminho estabelecido. É, portanto, um conjunto coerente de procedimentos racionais ou prático-racionais que orienta o pensamento para que sejam alcançados conhecimentos válidos (Nerici, 1985). Depende da forma como o campo de estudo se torna acessível e, por isso, não utilizamos um único método, mas sim diferentes métodos que nos permitem recortes diferentes do fenômeno estudado. Para tanto, valemo-nos da:

- Observação, enquanto consideração atenta dos fatos, com o objetivo da descoberta das causas e das formas de comportamento.
- Reflexão, que pode ser estabelecida a partir de deduções, induções e inferências.
- Experimentação, enquanto processo de verificação de uma hipótese, em que se força a repetição de um fenômeno para que se possa melhor estudá-lo.

Em Psiquiatria da Infância e da Adolescência, vários podem ser os métodos utilizados para o estudo dos fenômenos, métodos estes que podem ser lógico-concretos de apreensão e pesquisa dos fenômenos e que podem ser:

- Métodos de investigação das relações ou do estabelecimento das relações.
- Métodos de apreensão de fatos particulares (método fenomenológico ou descritivo).
- Métodos de estabelecimento de conexões que estudam as relações de causa e efeito, de muita importância em Psiquiatria como ramo das Ciências Naturais, uma vez que estudam fenômenos de cunho psicofísico, passíveis de serem avaliados, quantificados e generalizados. Estes compreendem a explicação ou a compreensão psicológica dos fatos: o método explicativo causal e a explicação psicológica profunda, enquanto método interpretativo. Na compreensão psicológica, após o isolamento e a descrição do fenômeno, procura-se a origem dentro de um contexto, porém de maneira linear e causal. Assim, as relações ou conexões são motivacionais, com

causa e efeitos psíquicos, sendo, portanto, psicologicamente compreensível o fenômeno.

O método explicativo, o mais importante dos três dentro do contexto psiquiátrico atual, observa uma relação causal direta também, em que uma causa física ocasiona um fenômeno psíquico, sendo psicologicamente incompreensível, sendo conclusão formada por dedução. Esse método, com base no processo hipotético-dedutivo, caracteriza a Psiquiatria clássica, da qual as atuais tendências classificatórias e pragmáticas derivam, e que permitem o estabelecimento de modelos de referência que servem para analisar, de maneira semelhante, dados parecidos. Os conceitos estabelecidos produzem-se diretamente a partir de deduções e induções, que utilizam e controlam as analogias, evoluindo em uma progressão hipotético-dedutiva (Marchais, 1973).

Finalmente, a interpretação psicológica profunda, diferentemente do modelo de Psicologia compreensiva, embora observando também uma relação motivacional, considera esse motivo não em plano consciente, porém inconsciente. Assim, é psicologicamente interpretável como conclusão por meio de mecanismos de inferência e embasada em uma teoria preestabelecida.

Fala-se que é mais fácil e mais barato prevenir que remediar. Entretanto, continuamos enfatizando os programas de habilitação e tratamento em detrimento dos preventivos e, quando não o fazemos, somos usualmente seduzidos por modelos provenientes do Primeiro Mundo, com aplicabilidade reduzida em nosso meio. Mais ainda, somos fascinados pelas novas técnicas e, então, esquecemo-nos de que, "... sempre que surgem novidades tecnológicas, com *nível cultural* baixo, há repetição de coisas passadas como se fossem invenções extraordinárias, lixo cultural como se fosse criação suprema da inteligência" (Millôr Fernandes, 2005).

Embora haja doenças mentais perfeitamente preveníveis, ainda nos preocupamos pouco com questões vinculadas eminentemente a aspectos sociais e de saúde pública, mesmo com as doenças mentais na infância englobando uma série de fenômenos com características biológicas, psicológicas e sociais, imbricadas de tal maneira que muitas vezes se tornam difíceis a linearidade direta e a compreensibilidade linear de todos os quadros a psiquiatria infantil estudados.

Se, enquanto hipótese etiológica, algumas das mais importantes são dependentes de problemática ambiental determinada pela pobreza e seu cortejo, por que procuramos estabelecer, como prioridades, programas que privilegiam verdadeiras raridades clínicas que, embora de importância indiscutível, têm pequeno peso populacional?

Falamos muito que temos de mobilizar recursos nacionais e internacionais para planejar a assistência. Porém, planejar o quê? Como? Quais são, em verdade, as nossas prioridades neste país, onde todas as vantagens se destinam a um pequeno número de privilegiados, em detrimento de uma população numerosa, carente e sem perspectivas?

Estudo nacional sobre doenças psiquiátricas realizado na Inglaterra, em 2005, apontou que 10% das meninas e 13% dos meninos entre as idades de 11 e 15 anos haviam apresentado transtornos mentais em algum momento, porém suas trajetórias de atendimento eram difíceis, ocasionando implicações como prejuízos pessoais e sociais (Dalrymple, 2015). Pensar a transição de serviços infantis para serviços destinados a adolescentes e finalmente a adultos passa a ser inevitável e de extrema importância. No entanto, quando observamos nossas carências e dificuldades, essa transição caracteriza-se como, no mínimo, utópica.

É também muito fácil falarmos em programas psicoterápicos, com base nos trabalhos de base psicanalítica desenvolvidos no Primeiro Mundo esquecendo-se que esses programas pressupõem uma multiplicidade de profissionais com formação longa e custosa e um modelo de atendimento a longo prazo e individualizado, totalmente ectópico em nossa realidade, principalmente se considerarmos um país de tão grande extensão territorial e recursos tão díspares.

Por que nos é tão difícil pensar em programas de cunho mais simplificado, com caráter nacional, similares a alguns já aplicados em países em vias de desenvolvimento, que utilizam mão de obra de não técnicos treinados e supervisionados à distância, na tentativa de diminuição de custos e de promoção da viabilidade e da universalização do trabalho?

Qual é o porquê de nossa busca mágica, em direção a projetos sofisticados e inviáveis, deixando de realizar esforços mais produtivos e com possibilidades de aplicação? É fundamental pensarmos em habilitar nossa população de profissionais e, para tanto, temos de educá-los para que, de maneira adaptada, possam criar esquemas que sejam aplicáveis.

A busca de integração a partir do conhecimento dos aspectos sociais e não a educação informativa e de conteúdo acadêmico passa a ser de fundamental importância, porém o que observamos é exatamente o oposto.

Defrontamo-nos com o dilema referente às perspectivas da doença neste início de século e, parafraseando Krynski (1977), podemos dizer que para temos de nos preparar para tratar e preparar profissionalmente 1% da população para trabalho útil em um país onde 25% dos normais são desempregados e 50% analfabetos. Quais as prioridades, habilitar 3% deficientes e doentes mentais para um esquema subcultural ou 25% de subculturais para tarefas sociais cotidianas? Mais ainda, formamos profissionais para que atendam qual população? Esta, carente de recursos e que necessita de apoios básicos; ou outra, reduzida e elitizada, que apresenta demandas compatíveis com qualquer país de Primeiro Mundo?

Continuamos a falar quase as mesmas coisas dos últimos 50 anos a despeito dos discursos progressistas dos profetas da pós-modernidade. Nossas respostas continuam as mesmas, sendo "sopradas pelo vento", como dizia Bob Dylan.

A saída básica continua sendo a prevenção, para que tenhamos menos doentes e deficientes mentais para tratar e habilitar, preocupação esta inexistente nas nossas políticas de saúde ou universitárias. Essa prevenção, de difícil aplicabilidade, passa por mudanças técnicas e sociais e, principalmente, pela visão da pessoa humana que, dentro de uma ótica kierkegaardiana, depende não somente de uma abordagem científica, objetiva, universal e impessoal, mas do "tornar-se consciente de si mesmo", dando novas feições à vida e, assim, chegando às escolhas e aos compromissos que devem ser assumidos para essas atitudes.

Seria muito simples repetirmos Krynski (1977), passados 50 anos, quando se referiu ao relatório da Comissão

Presidencial dos Estados Unidos de 1972. Também simples seria apresentarmos o mesmo modelo de prevenção dentro de uma política de prioridades apresentado por Matson, em 1989, para o Comitê de Deficiência Mental e Distúrbios do Desenvolvimento. Mais fácil ainda é visitarmos um hospital desenvolvido e trazermos a sua ideia para nosso ambiente carente. Para que qualquer modelo seja viável, uma política ampla e competente tem de ser estruturada. Isso é claro quando MacGregor (*apud* Mattson, 1991) propõe as seguintes medidas para o atendimento ao deficiente mental:

> "Coordenar os programas existentes para maximizá-los, atendendo as necessidades das crianças e de seus pais;
> Utilizar-se dos processos políticos para que sejam implementados serviços destinados a essas pessoas e seus pais, nas áreas de carência;
> Utilizar os meios de divulgação para educar e mobilizar a população considerando as necessidades especiais desse grupo;
> Mostrar aos pais como encontrar alternativas de habilitação quando os programas existentes são inadequados;
> Interpretar a legislação e defender os direitos legais desse grupo;
> Requisitar o Poder Judiciário e o Estado, reforçando as necessidades especiais dessa população;
> Monitorar os programas destinados às necessidades especiais dessas crianças e seus pais."

Nada disso fazemos e continuamos a justificar o não fazermos para que nos mantenhamos seguros e orientados, pois, como diz Camus em seu *Mito de Sísifo* (1942):

> "... um mundo que podemos explicar mesmo através de razões más é um mundo familiar. Mas, em um universo subitamente privado de ilusões e luzes, o homem sente-se um estrangeiro."

A Psiquiatria da Infância e da Adolescência, sob o ponto de vista metodológico, assume características ligadas ao modelo proveniente das Ciências Naturais, em que o pensamento causal, de base analítico-dedutiva, é o ponto básico e central. Todo o conhecimento fornecido por meio das neurociências, com o conhecimento cada vez maior dos mecanismos de neurotransmissão e das estruturas cerebrais, possibilita que se compreendam cada vez melhor as patologias psiquiátricas na infância e na adolescência, em que pesem os riscos de uma neurologização excessiva que a Psiquiatria da Infância e da Adolescência descaracteriza.

Com as influências oriundas da Psicanálise e da Psicologia do Desenvolvimento, passa a se valer também de um pensamento analógico, no qual, conforme refere Marchais (1973), a dedução e a indução intervêm secundariamente submetendo-se aos imperativos dominantes da analogia. Dessa maneira, a todos os modelos psicoterápicos de base compreensiva, somam-se os modelos pedagógicos e educacionais, que se mostram com um valor cada vez maior dentro desse contexto.

Finalmente, considerando-se também a questão social, o estudo das famílias e suas influências fundamentais no desenvolvimento e no crescimento da criança, outros fatores se sobrepõem, passando a se valorizar as inter-relações vividas, apoiadas metodologicamente no processo analógico. Isso porque esse conhecimento envolverá a formação da própria matriz de identidade social, sem a qual se torna impossível o trabalho com um ser heterônomo e dependente, como o é a criança em seu processo de desenvolvimento.

Aqui, entretanto, a pós-modernidade aporta o risco da desqualificação das categorizações, de ignorarem-se os limites e a própria facticidade humana, bem como se estabelecer uma linha de pensamento inquisitorial e crítica que impede manifestações de pensamento que não sejam aquelas oriundas de uma visão grupal com interesses específicos. Proliferam, assim, os autodiagnósticos, a exploração midiática de determinados quadros clínicos e a liberalização da ideia de que "o céu é o limite" e de que "posso ser aquilo que eu queira" em uma apologia ao narcisismo e à onipotência.

Esse deveria ser nosso posicionamento, não só teórico, mas prático. Não só embasado nos modelos de pesquisa, mas também no da prática clínica. Não só na preocupação em formarmos pesquisadores, mas também na de formarmos clínicos capazes de atender e trabalhar com as nossas crianças carentes e sem recursos.

Somos estrangeiros dentro de nosso próprio país e de nossa própria cultura, em consequência do isolamento e da alienação a que nos remetemos. As perspectivas do trabalho com o doente mental para os próximos anos dependem de nossa própria mudança de atitude. Programas e ideias sempre existiram e continuam existindo, cada vez mais sofisticados e com maior complexidade literária. Faltam suas aplicação e viabilização. Essa é a nossa responsabilidade, sob pena de que, daqui a 50 anos, outras falas sejam feitas, retomando as mesmas problemáticas e dificuldades ou, pior que isso, retomando os mesmos modelos ideais e utópicos destinados à satisfação de vaidades e ambições.

Por que fazê-lo?

Porque temos de pensar, como diz Young (1993):

> "*I'm a dreaming man*
> *This is a problem ...*"
> [Sou um sonhador
> Isso é um problema]

Referências bibliográficas

1. Ajuriaguerra J. Psiquiatría infantil. Barcelona: Toray-Masson, 1977.
2. Assumpção Jr. FB; Carvalho LN. Realidade do diagnóstico em psiquiatria infantil no Brasil. J Bras Psiquiat 1999; 48(10): 449-452.
3. Belfer ML; Saxena S. WHO Child atlas project. Lancet 2006; 367(9510): 551-552.
4. Beltrame MM. Infância e saúde mental. Reflexões sobre a dinâmica de trabalho de um CAPSi. Dissertação de Mestrado. Universidade Estadual de Maringá, 2010.
5. Berner P. La posiction actuelle de la psychopathologie dans la psychiatrie germanophone. L'evolution psychiatrique 1990; 55(2): 303-310.
6. Camus A. Le mithe de Sisiphe. Paris: Gallimard, 1942.
7. Carvalho O. Café, chá e abstrações. Jornal da Tarde, 09 de julho de 1998, p. 2A.

8. Cohen S; Warren R. Despite care principle, programs and policies. Austin: Pro, 1991.
9. Descartes R. Discurso sobre o método. São Paulo: Abril, 1983.
10. Ferreira Filho AA. Medicina e humanismo. Revista da APM 2010, 212 (supl. cult.): 4-7.
11. Foucault M. Microfísica do poder. Rio de Janeiro: Graal, 1981.
12. Garcia GYC; Santos DN; Machado DB. Centros de atenção psicossocial infantojuvenil no Brasil: distribuição geográfica e perfil dos usuários. Cad. Saúde Pública, Rio de Janeiro, 31(12):2649-2654, dez, 2015.
13. Kierkegaard S. Temor e tremor. São Paulo: Abril, 1985.
14. Krynski S. Deficiência mental. *In:* Krynski S. Temas de psiquiatria infantil. Rio de Janeiro: Guanabara Koogan, 1977.
15. Marchais P. Psychiatrie de sinthése. Paris: Masson, 1973.
16. Mattson JL. Handbook of mental retardation. New York: Pergamon, 1991.
17. Millôr Fernandes. O livro vermelho dos pensamentos de Millôr. Porto Alegre: L&PM, 2005.
18. Mugiatti R. O grito e o mito. São Paulo: Brasiliense, 1981.
19. Muller F; Hassen MNA. A infância pesquisada. Psicologia USP jul/set 2009, 20(3): 465-480.
20. Nerici IG. Introdução à lógica. São Paulo: Nobel, 1985.
21. Nogueira RP. Do físico ao médico moderno. São Paulo: Unesp, 2006.
22. Othmer E; Othmer SC. A entrevista clínica usando o DSM-III-R. São Paulo: Manole, 1989.
23. Patel V; Flisher AJ; Hetrick S et al. Mental health of young people: a global public-health challenge. Lancet 2007; 369(9569): 1302-1303.
24. Pessotti I. Deficiência mental: da superstição à ciência. São Paulo: Eusp, 1984.
25. Platão. A República. São Paulo: Hemus; s/d.
26. Plucksrose H; Lindsay J. Teorias Cínicas. Barueri: Avis Rara, 2021.
27. Popper KR; Eccles JC. O eu e seu cérebro. Brasília: UnB e Papirus, 1991.
28. Rezende JM. À sombra do plátano: crônicas de história da medicina [online]. São Paulo: Unifesp, 2009. p. 55-59.
29. Rosemberg R. Perspectivas em psiquiatria infantil. *In:* Assumpção Jr. FB (ed.). Psiquiatria da infância e da adolescência. São Paulo: Santos, 1994.
30. Sartre JP. La transcendence de l'Ego. Paris: Philosophique, 1984.
31. Shader M. Risk factors for delinquency: an overview. Bulletin of Office of Juvenile Justice and Delinquency Prevention's (OJJDP's) Research and Program Development Division. Disponível em: http: ojjdp. ncjrs.gov/publications. Acessado em: 23/05/2010.
32. Smith DW. Síndromes de malformações congênitas. São Paulo: Manole, 1989.
33. Toffler A. A terceira onda. Rio de Janeiro: Record, 1980.
34. Troadec B; Marinot C. O desenvolvimento cognitivo: teorias atuais do pensamento em contextos. Lisboa: Instituto Piaget, 1977. p. 47-74.
35. Ventura Couto MC; Duarte CS; Delgado PGC. A saúde mental infantil na saúde pública brasileira: a situação atual e desafios. Rev Bras Psiquiatr 2009; 30(4).

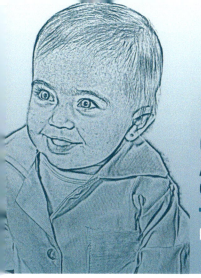

Capítulo 3

Classificações em Psiquiatria da Infância e da Adolescência

Análise Crítica do DSM-5, CID 11ª Edição e Classificação Francesa de Transtornos Mentais

Francisco Baptista Assumpção Jr.

Introdução

O estudo da criança, por ser muito mais recente que o do adulto, apresenta dificuldades significativas em sua estrutura, impossibilitando que o profissional que se dedica a essa área tenha sistemas muito claros que orientem seu diagnóstico e, em consequência, seu projeto terapêutico. Isso porque, em função de suas origens ligadas à Psiquiatria Geral, tem dificuldades em ser pensado em termos desenvolvimentistas, guardando hoje, de certa maneira, características similares às observadas no século passado, quando as perturbações mentais começaram a ser pensadas, estudadas e classificadas obedecendo a uma sistemática classificatória similar àquela que Linneu estabeleceu ao estudar plantas e animais, ou seja, guardando as mesmas características utilizadas no estudo das Ciências Biológicas e Naturais, em que pesem as características que tornam o estudo da criança singular.

O estudo do Homem, sob o ponto de vista psicológico e psiquiátrico, vale-se de abordagens metodológicas diversas, que não necessariamente apresentam linhas de interseção uma vez que as experiências, de ordens diversas, são representadas, conforme citamos anteriormente, por:

a) Fenômenos psicofisiológicos elementares, passíveis de observação objetiva direta, de comprovação experimental e de análise quantitativa, passíveis também de explicações causais, e que, assim, caracterizam uma vertente da Psicologia e da Psiquiatria dentro de uma abordagem empírico-positivista, englobando-a nas Ciências Naturais. Esses fenômenos, quando priorizados, serão a base de estruturas classificatórias e correntes de pensamento típicas.

b) Fenômenos psicológicos propriamente ditos, que caracterizam casos típicos e individuais, inacessíveis aos processos explicativos-causais, mas abordáveis por meio de métodos compreensivos e empáticos, caracterizando aquilo que Husserl chama de "Ciências Eidéticas" e que incluem a Psicologia e a Psiquiatria no rol das Ciências Humanas e que, portanto, com suas características de individualidade, não permitem uma classificação sistemática.

Dessa maneira, quando pensamos os processos psicopatológicos, temos de considerar o método do qual nos valemos para pensá-los. Dentro dessa visão é que teremos diferentes classificações, muitas vezes controversas, mas sempre com um substrato teórico, ficando a questão das classificações, ditas ateóricas, como meramente utópicas e fictícias.

A Teoria dos Três Mundos, de Popper (1991), propõe uma possibilidade de compreensão do problema quando refere um Mundo 1 como aquele dos campos físicos de forças, da Biologia e da Química; um Mundo 2, das experiências psicológicas conscientes e inconscientes; e um Mundo 3, do saber humano, da linguagem e das teorias e argumentações.

Considerando-se a doença mental, temos que o Mundo 1 é representado pela tentativa de relação da Psicopatologia com uma visão biológica dos quadros clínicos, bem como pelas alterações físico-químicas neles encontradas, independentemente do aspecto conceitual. Essa priorização caracterizará abordagens classificatórias muito específicas e características da Psiquiatria há muito tempo, com as patologias mentais implicando organicidade, inicialmente com uma dicotomia orgânico-funcional expressa por Georget em 1820.

Isso também se reflete no modelo de Wernicke, de 1905, no qual se procuram definir categorias com bases anatômicas, biológicas ou fisiológicas, com o arco reflexo como a unidade funcional e todos os sintomas psiquiátricos devendo ser investigados enquanto sintomas motores com representações cerebrais das doenças psiquiátricas. Caracteriza-se, assim, também, um modelo doutrinário anatômico e mecanicista.

O sistema kraepelliniano também apresenta uma abordagem nosológica com características comuns, com extremo valor prognóstico e um diagnóstico categorial. Sistematiza a descrição das doenças, caracterizando-as por meio dessa descrição. Apresenta, assim, conforme dissemos anteriormente, um sistema classificatório de base similar ao apresentado por Linneu. De maneira similar, Pavlov, em 1936, considerará comportamento como estímulo-resposta, com os processos de condicionamento enquanto abandono de velhos reflexos por novos.

Em contrapartida, ao pensarmos o Mundo 2, consideramos as informações captadas pela Psicopatologia, embasadas nas vivências do paciente e nas descrições dos sintomas. Colocando ênfase nesses aspectos, temos historicamente a Psicobiologia de Adolfo Meyer, em que se tenta a compreensão do doente enquanto homem, como ser único e individual que não pode ser dividido nem classificado, ficando a doença vista como uma reação psicobiológica que envolve aspectos físicos e mentais, tensões e hábitos. Da mesma maneira, a Psicanálise, ainda que a consideremos, enquanto teoria, mecanicista, fundamentar-se-á em uma visão dualista de corpo-mente, abordando a doença dentro de uma visão compreensiva daquilo que considerará mente. Da mesma maneira, as teorias existenciais, ao tentarem abandonar a dicotomia sujeito-objeto, enfatizam a noção de Ser e priorizam a consciência, privilegiando a compreensão do processo, valorizando as noções de Liberdade e de Projeto e caracterizando a Psiquiatria como muito mais próxima das Ciências do Homem.

Nessa perspectiva, podemos pensar o que Charboneau (2010) refere como os quatro níveis da experiência fenomenológica (Quadro 3.1), dos quais o modelo assumido pelos Manuais Diagnósticos e Estatísticos de Transtornos Mentais (DSM) a partir do DSM III, em que pese se autointitularem fenomenológicos, compreende somente um primeiro nível de descrição simples.

QUADRO 3.1 – Os quatro níveis de descrição fenomenológica.

Primeiro nível **Descrição simples** • Descrição e classificação dos fatos psicológicos encontrados	**Referências** • F. Brentano; K. Jaspers inspirado nas primeiras *Recherches logiques* de E. Husserl
Segundo nível **Fenômeno-estrutural** • Descrição da essência dos fenômenos (segundo sua espacialidade, temporalidade, materialidade etc.)	**Referências** • Aristóteles e Kant por meio das categorias. E. Cassirer; E. Minkowski; R. Mucchielli
Terceiro nível **Descrição das totalidades da vida** • Descrição das qualidades das formas de vida, das unidades de vida, das presenças a partir das quais os fenômenos se inserem	**Referências** • Dilthey; Gestalt
Quarto nível **Descrição das modificações das relações de realidade (implicações com o mundo e evidências)** • Descrição das afetações das relações intencionais, das ancoragens antropológicas e fenomenológicas na totalidade, da adesão ao mundo, da função de realidade	**Referências** • E. Husserl; Heidegger; Dilthewy; P. Watzlawick; Pierre Janet; E. Minkowski

Fonte: Charboneau, 2010.

Essa questão classificatória propriamente dita se situa no que Popper chamaria de Mundo 3, referente às teorias de conhecimento anteriormente citadas, as quais ainda não têm condições de pensar relações causais dentro de toda a gama de problemas psiquiátricos, referindo-se também a problemas humanos dentro de sua individualidade e irreprodutibilidade, sendo a questão teórica mais complexa a passagem entre os mundos, com a sua consequente interação, isso porque, se as entidades físicas são reais (em nosso caso, as alterações bioquímicas, eletrofisiológicas e genéticas), para Popper (1991), estados mentais também são reais, uma vez que interagem em nosso corpo. Essa questão, conhecida como "a questão mente-corpo", ou "físico-psíquica", é apresentada hoje, enquanto tentativa de resolução, no interacionismo cérebro-mente. Essa questão conceitual não está, entretanto, na existência de essências absolutas, mas na criação de objetos no nível de Mundo 3, sobretudo no campo linguístico, capazes de serem utilizados de forma prática, porém não correspondendo, necessariamente, ao fenômeno propriamente dito. Isso não deve ser perdido de vista quando pensamos os sistemas classificatórios que são, em realidade, somente sistemas de pensamento capazes de possibilitar que nos localizemos e consigamos pensar nesse complexo mundo dos fenômenos, mentais não sendo, em hipótese alguma, expressões de uma realidade "em-si".

Questão mente-corpo

A questão mente-corpo é um tema de extrema complexidade que sempre mobilizou diferentes pensadores, uma vez que, ainda se pensando popperianamente, embora seja fácil constatar, conforme dissemos anteriormente, a existência de um mundo que corresponde a objetos e grandezas físicas, um outro mundo, composto por estados de consciência e conhecimentos subjetivos, é de mais difícil compreensão. Se somarmos a isso um modelo de pensamento e de cultura para tentarmos compreender a totalidade desses fenômenos e como o primeiro aspecto se transforma no segundo e vice-versa, estaremos nos colocando diante de um trabalho bastante difícil. Entretanto, essa é a questão proposta por Penrose (1993), quando pergunta "como um objeto material (um cérebro) pode evocar consciência". Isso porque essa relação traz implicações de caráter monista ou dualista na concepção da dicotomia mente-corpo ou, para tentarmos nos atualizar, da dicotomia mente-cérebro, e é essa dicotomia que nos levará, ou não, a uma visão unilateral dos fenômenos mentais, seja valorizando mais os aspectos derivados diretamente da dinâmica e do funcionamento cerebral, seja valorizando os processos de pensamento e de significados construídos a partir das vivências pessoais sobre uma estrutura cerebral.

Desde Platão até Descartes, pensou-se que corpo e alma (mente) eram categorias independentes que englobariam dois tipos diferentes de realidade. É Spinoza que refere que tanto pensamento como matéria são atributos de uma única substância real, e é Leibniz que cita que ambos os fenômenos (materiais ou mentais) são "... pré-estabelecidos harmonicamente ...", influenciando-se mutuamente (Goodman, 1991; Castiel, 1992).

Embora possa se pensar que todas essas questões são somente de caráter teórico, são elas que sustentam aquilo que hoje é denominado "paralelismo psicofísico" (ou seja, a ideia de que os processos físicos são paralelos aos processos psíquicos ou mentais), ideia esta de fundamental importância ao pensarmos os fenômenos mentais e, principalmente, os fenômenos psicopatológicos dentro de uma ótica de multicausalidade, tal como pretendemos fazer no decorrer desta obra. Hobbes, dentro da visão materialista, tão marcada no pensamento psiquiátrico moderno, refere que falar de realidade é falar de "realidade física", reduzindo-se, assim, o fenômeno mental ao fenômeno físico e, assim, as características mentais se transformam em um simples epifenômeno (Goodman, 1991) que, muitas vezes, propiciará que se desconsiderem o sofrimento e os significados colocados sobre o processo psicopatológico. Essa ideia marcará também um modelo de pensamento moderno que define a importância do padrão de pesquisas e de estudos dentro de uma ótica predominantemente voltada aos estudos de causalidade neurológica, esquecendo-se ou relegando-se a um segundo plano os fenômenos psicológicos propriamente ditos.

Quando se tenta um pensamento monista, não temos um problema específico no que se refere à relação entre os processos corporais e os mentais. Assim, a "teoria da identidade" considera que a referência aos fenômenos mentais é neurofisiológica. Dessa forma, diferentes estados cerebrais nos remetem a diferentes estados mentais (Castiel, 1992). Pensando de maneira simplista essa questão, podemos imaginar que, na nossa espécie, existe um sentido exterior relacionado às percepções (um *input* sensorial), seguido por um sentido interior dado pelo processamento cognitivo.

Concentra-se, assim, inicialmente, o desempenho cerebral naqueles processos que denominamos "atencionais". Posteriormente, surgem experiências de uma mente autoconsciente, relacionadas a eventos normais no cérebro de ligação que seleciona fatos e integra informações de modo que estrutura uma unidade proporcionada por ela própria, porém não somente por meio de uma simples experiência neuronal pura. Dessa maneira, ela lê e seleciona padrões diversos da atividade cerebral, integrando-os e organizando-os (Eccles, 1992) de maneira única e individual. Como consequência, uma trilha associativa é seguida, produzindo o pensamento racional a partir da escolha de conexões necessárias para a realização de um propósito, no mais das vezes de cunho adaptativo.

A precisão dessa linha não é absoluta nem predeterminada pela Biologia, independentemente da eficiência dos sistemas de controle. Há, assim, a possibilidade de desvios que, em sua diversidade, proporcionam a multiplicidade da existência humana (Luria, 1979) com sua individualidade e subjetividade. Podemos pensar, então, que a mente passa a existir enquanto materialização de um algoritmo complexo, executado por um objeto físico que, na espécie humana, corresponde às redes neurais, que consistem em um conjunto de unidades de processamento interconectadas e nas quais os *inputs* viajam e são analisados em paralelo e serialmente. Os nós dessas redes seriam elementos computacionais nos quais, quando um determinado padrão de neurotransmissores é acumulado, desencadeia-se o potencial de ação (Cross, 1995). Seu poder de processamento é dado pela complexidade dessas interconexões, permitindo que os dados sejam armazenados e distribuídos por toda a estrutura e possam ser alterados e modificados pela experiência, podendo também ser checados a partir dos resultados obtidos. Dessa maneira, esses algoritmos, embora pertençam ao mundo das ideias, têm uma característica objetiva de realidade, uma vez que estão ligados ao mundo físico representado pelo cérebro humano.

Temos, então, um componente do mundo físico (cérebro enquanto estrutura física) que se encontra alheio àquilo que denominamos "mente autoconsciente" (e que define a produção da resposta). Entretanto, a relação entre o que chamamos de Mundo 3 (nossos sistemas de ideias) e de Mundo 1 (nossos sistemas físicos) é requisito indispensável para a criação desse universo humano, enquanto todas as representações pessoais, sociais e históricas, codificadas dentro das estruturas de armazenamento cerebrais, definirão a individualidade e as características pessoais que são a base do existir humano. É exatamente essa complexidade que deve ser verificada no estudo psicopatológico. Além disso, o animal humano pode ser considerado um sistema instável, uma vez que sofre influências (que têm a capacidade de modificá-lo) de elementos físicos, psíquicos e sociais, principalmente durante seu processo de desenvolvimento. É também um sistema aberto (que proporciona um melhor padrão de plasticidade e de adaptabilidade, embora também maior vulnerabilidade), mais aberto quanto menor sua idade cronológica, capaz de intercambiar energia e matéria com o exterior.

A criança é um sistema mais plástico, uma vez que, nela, as redes físicas ainda se encontram em processo de organização e crescimento, o que aumenta sua plasticidade e sua vulnerabilidade. Justamente por isso, pensar a Psicopatologia Infantil, mais do que pensar unicamente conexões e implicações referentes a um Mundo 1, é pensar também as intercorrências socioambientais e familiares que, ao construírem o Mundo 2, o fazem de forma tão característica que levam esse ser a alterar seu processo de desenvolvimento e apresentar fenômenos psicopatológicos que ficam difíceis de serem compreendidos de maneira simplista e unidirecional.

Pensando assim, podemos dizer, de maneira simplista, que somos constituídos por um corpo, um sistema nervoso e uma mente, essa derivada de ambos.

Com essas características, o organismo regula automaticamente o processo de homeostase evitando desvios excessivos em direção aos limites inferior e superior da faixa, mantendo-o compatível com a sobrevivência. Dessa forma, a relativa qualidade de um dado estado de vida é a base dos sentimentos enquanto processo regulatório da homeostase, uma vez que sistemas vivos (homeodinâmicos) organizam suas próprias operações quando perdem sua estabilidade.

Dessa forma, o sistema nervoso permite que o organismo analise e administre melhor a homeostase dele próprio incitando-o a, de maneira inconsciente, alterar o seu próprio funcionamento. Mais ainda, ele permite também o surgimento de sentimentos conscientes que informam sobre o atual estado do corpo predizendo e prevendo o futuro.

Com isso, estamos dizendo que esse organismo em construção elabora mapas mentais que têm em sua base estruturas nervosas responsáveis por sua construção.

Grosso modo, poderíamos pensar em estruturas intermediárias no sistema nervoso periférico que preparam e montam o material para os mapas neurais centrais; regiões dedicadas ao processamento de informações vindas de canais específicos de informação sensorial (neurônios do tronco encefálico, núcleos geniculados e de várias regiões corticais) e regiões dedicadas à integração dos sinais que foram, primeiramente, segregados de acordo com a modalidade (nos níveis subcortical e cortical), o que permite que os sinais se misturem e interajam.

Com a transformação desse mapeamento em símbolos, esse conhecimento pode ser estocado e, assim, a memória (estocagem de símbolos e mapas) permite o reconhecimento de outro organismo ou situação resultando em que nos aproximemos deles ou os evitemos (e o hipocampo parece ser uma estrutura importante na conversão de imagens temporárias em permanente), com a formação de memórias sendo dependente da neurogênese e com o estresse excessivo a reduzindo.

Finalmente, enquanto mais uma etapa de desenvolvimento, o raciocinar permite a interação entre o que as imagens mentais mostram agora e o que recordam de antes para que, por intermédio da imaginação, o organismo em questão possa prever consequências (imagens mentais antecipatórias) e, com isso, decidir adequadamente favorecendo a homeostase.

É exatamente a maleabilidade e a plasticidade da criança que tornam sua Psicopatologia difícil, posto que, no mais das vezes, a expressão de seus fenômenos é deficitária e, assim, a mera descrição sintomatológica fica inconsistente e pobre. Se continuarmos esse raciocínio, aproveitando as ideias provenientes da física, podemos imaginar três possibilidades distintas (Prigogine, 1988).

Em uma delas, o sistema se encontra em caos total no nível de trocas com os ambientes exterior e interior. Estará, portanto, em equilíbrio e, em consequência, pela nossa primeira afirmação, não se pode pensar enquanto um indivíduo. Poderíamos pensar aqui uma série de quadros infantis descritos sob a forma de relações de simbiose e de dependência nos quais a discriminação ambiente-criança (mais precisamente mãe-filho) é ausente, com impossibilidade na sua própria individualização.

Em uma segunda possibilidade, pouco diferente desse estado de equilíbrio, o sistema se move o mais próximo possível do ponto anterior, permitindo o aparecimento de uma nova estrutura que se mostra mais ou menos adaptada a sobreviver. Este seria um ponto de inflexão que proporcionaria a mudança do sistema enquanto indivíduo ou mesmo enquanto espécie. Teoricamente, encontraríamos nessa consideração a expectativa do desenvolvimento infantil normal no qual a criança, passo a passo e a partir de seu desenvolvimento biológico e estimulação ambiental, constrói novas estruturas, cada vez mais adaptadas, que lhe permitam sobreviver e caminhar em direção à autonomia.

Finalmente, uma terceira possibilidade nos permite pensar que, encontrado um novo ponto de equilíbrio a partir da melhor adaptabilidade, estabilizam-se novas estruturas que se constituem em formas de ser. Cabe pensar que, considerando-se "um" indivíduo, à medida que ele é conduzido fora do sistema original de equilíbrio para geração de outro, as soluções possíveis ramificam-se infinitamente (nos níveis físico, psíquico e social), afastando-se cada vez mais da situação anterior de equilíbrio e constituindo uma nova. Matematicamente, essa característica poderia ser pensada como uma "bifurcação". Temos aqui a "estabilização", a construção de uma "estrutura", muitas vezes de caráter estável e duradouro, que pode ser adaptada ou não, o que definirá a questão da Psicopatologia.

Se voltarmos a pensar sistema de rede como uma série de unidades (e talvez possamos pensar o cérebro como um sistema computacional desse modo), podemos considerar que essas unidades podem apresentar modificações locais em decorrência de mudanças aleatórias ou não (com base genética ou ambiental) das próprias subunidades, visando-se a um ponto de equilíbrio mais estável. Isso resulta no fato de que qualquer pequena flutuação em qualquer um dos elementos do sistema (alterações em subunidades capazes de processar aspectos específicos) reflete uma resposta comportamental diferente, que vai alterando o meio e propicia ao organismo um novo estado de equilíbrio (normal ou patológico).

Dentro dessa ideia, pensamos a criança como um *continuum* organizado hierarquicamente com unidades complexas menores e menos complexas ligadas e interrelacionadas umas às outras. Os comportamentos psicopatológicos que estudamos se originariam de instabilidades determinadas por flutuações de desenvolvimento que colocariam o sistema em novos estados diferentes que, para que sejam mudados, demandariam novas perturbações do equilíbrio. Assim, um estado uniforme e diferenciado se desestabilizaria em razão de pequenos desvios que originariam novos estados e proporcionariam novas possibilidades, de maneira tão irreversível que um novo estado não volta ao estado anterior. Poderíamos pensar desse modo lembrando que essas modificações podem ser macro e microestruturais, afetando, portanto, não somente a conduta, mas o próprio sistema de rede, uma vez que a alteração de um sistema gera mudanças de microestrutura que ocasionam mudanças de macroestrutura (conduta) que, alterando o meio, levam novamente ao início do ciclo. Assim, a criança, enquanto organismo em constante mutação, visa a uma constante adaptação ao próprio meio, que é, também, continuamente modificado por ela (Prigogine, 1988).

Exatamente por essas plasticidade e maleabilidade é que as classificações, embora de extrema utilidade para que processemos informações referentes aos fenômenos mentais, não podem ser vistas enquanto elementos absolutos e em si, mas como processadores mentais que permitem que nos locomovamos nesse universo complexo e mutável que se refere à mente humana.

Classificações

As atuais visões descritivas, em voga na Psiquiatria contemporânea, derivadas da visão anglo-americana, partem daquilo que é a descrição empírica do fenômeno e, embora denominem a si mesmas "abordagens fenomenológicas", constituem-se mais em uma visão neokraepelliana (Othmer, 1992) dos fenômenos (aspectos fenomênicos) do que em uma visão fenomenológica na concepção husserliana do termo, derivada de um mecanismo de compreensão do fenômeno, na qual a descrição e a suspensão das qualidades do fenômeno constituem um primeiro passo destinado a, posteriormente, permitir a compreensão da essência deste. Essa consideração passa a ser importante na medida em que, ao pensarmos os modelos classificatórios, temos de situá-los em sua relatividade, considerando-os, enquanto ferramenta necessária, em um dado momento e em um dado lugar, para que possamos nos localizar profissionalmente.

O modelo representado pelas classificações em vigor, como o DSM ou a CID, caracteriza uma abordagem categorial clássica (embora o DSM 5 faça parte de um projeto dimensional), com cada diagnóstico apresentando uma possibilidade fisiopatológica subjacente, com apenas um conjunto de fatores causais que não se sobrepõem a outros. Demanda, assim, um conjunto de critérios definidores. Entretanto, uma segunda abordagem a ser considerada é a dimensional, na qual observamos uma variedade de cognições, afetos, humores e comportamentos que são apresentados e quantificados a partir de escalas de intensidade. Finalmente, a terceira tendência atual, com crescente aceitação, tem sido uma visão integradora das duas visões anteriores. Denominada "abordagem prototípica", ela identifica características fundamentais de uma entidade mórbida, mas também possibilita variações não essenciais que não mudam a classificação básica. Essa visão parece adaptar-se melhor aos atuais conhecimentos psicopatológicos (Barlow e Durand, 2008).

Todas essas possibilidades existem, uma vez que o termo "diagnóstico", de origem grega e cujo significado é "reconhecimento", é bastante complexo. Em Medicina, diagnosticar é reconhecer uma patologia em um indivíduo enfermo com um propósito clínico, de comunicação, de investigação ou outro (Miranda-Sá, 1992). Em Psiquiatria, essa questão é ainda mais difícil.

Para Zarifian (1994), toda doença mental é, a princípio, uma doença do "pensar", uma vez que os comportamentos anômalos são somente a exteriorização de um erro de julgamento. Assim, diferentes operações mentais são envolvidas de maneira diversa naquilo que acabamos de chamar, de maneira simplista, de "pensar". Enquanto função neuropsicológica, a consciência se encontra profundamente envolvida nas operações mentais, bem como outras atividades psíquicas ligadas ao conhecimento como o raciocínio e o julgamento.

Dessa maneira, ainda como refere Zarifian (1986), ao se fazer um diagnóstico, deve-se definir para quem e por que ele é realizado. Isso porque se torna perigoso fazer o contrário, generalizando-o de maneira indiscriminada, não se considerando o contexto no qual é estabelecido, seus objetivos e a situação na qual o paciente se encontra. Em Psiquiatria Infantil, o diagnóstico é ainda mais complexo, considerando-se que corresponde ao reconhecimento da patologia, quando incide em um organismo em plenos crescimento e evolução.

Para seu estabelecimento, pode-se lançar mão de dois critérios. Um primeiro, no qual o profissional procura reunir todos os elementos conseguidos, por meio da anamnese e de exames, chegando a uma solução. Essa formulação, frequente entre nós, ocasiona uma visão unidirecional do paciente, que nos faz vê-lo de modo limitado e pouco abrangente. Outro critério é o coletivo, estabelecido por meio de um diagnóstico compreensivo, no qual se procura visualizar a situação atual do paciente, bem como as repercussões futuras do problema. Esse modelo, de difícil aplicação em Psiquiatria Infantil, apresenta o risco de a equipe multidisciplinar funcionar como "linha de montagem", na qual cada profissional contribui com uma "peça" do quebra-cabeça diagnóstico, perdendo-se sua dimensão humanística e compreensiva. Em ambos os casos, o modelo classificatório atual é utilizado para um reducionismo simplista dos fenômenos mentais que passaram a ser identificados por intermédio de mecanismos simples de soma e subtração de sinais.

Leme Lopes (1954), em seu clássico trabalho sobre diagnóstico, diz que "... diagnóstico unidimensional é diagnóstico unidirecional ...", sendo que partir somente do sintoma, do sinal, do dado clínico para alcançar a doença e o doente é difícil. Diz ainda que não há divergências e afirma que esse tipo de diagnóstico é impossível em Psiquiatria, sendo que "... o caminho para a melhoria do diagnóstico psiquiátrico é a sistematização de um diagnóstico pluridimensional". Conclui dizendo que sua proposta engloba as dimensões sindrômica, da personalidade pré-mórbida e da constelação etiológica, utilizadas não como medidas estáticas, mas "... como linhas de força em ação, interacionando-se e conformando a totalidade da estruturação da desordem mental".

Seu diagnóstico seria, assim, a síntese destas três dimensões. Um sistema diagnóstico corresponde a um sistema classificatório das doenças psiquiátricas sob um ponto de vista específico, seja ele clínico, epidemiológico, biológico ou terapêutico (Zarifian, 1986). A maior parte das classificações em Psiquiatria da Infância procurou privilegiar todos esses aspectos, dentro da visão diagnóstica multifatorial que refere, a exemplo de Leme Lopes (Figura 3.1) (Krynski, 1974).

Tivemos assim, no decorrer do tempo, uma série de classificações, nem todas de grande expressão, mas que refletem a transformação dos conceitos básicos em Psiquiatria da Infância (Krynski, 1977; Lippi, 1994). Entre elas, para fins de observarmos as mudanças que se estabeleceram na especialidade, ver Quadro 3.2.

QUADRO 3.2 – Classificação utilizada na Seção de Higiene Mental e Psiquiatria Infantil da Clínica Pediátrica da Faculdade de Medicina da Universidade de São Paulo (FMUSP).

Categoria	Quadros clínicos
1. Distúrbios psíquicos no curso (ou consequência) de lesões cerebrais não adquiridas	a) moléstias heredodegenerativas do SNC b) alterações do desenvolvimento c) outras
2. Distúrbios psíquicos no curso (ou consequência) de lesões cerebrais adquiridas	a) degenerativas b) infecciosas (ou por infestação) c) traumáticas d) tóxicas e) circulatórias f) outras
3. Distúrbios psíquicos no curso de disritmias cerebrais (epilepsias)	a) síndromes psicóticas b) distúrbios de comportamento c) alterações de humor d) outras
4. Deficiências de desenvolvimento intelectual	a) de etiologia desconhecida b) com defeito específico c) distúrbios reativos de comportamento
5. Distúrbios do hábito primário	a) alimentação b) eliminação urinária c) eliminação fecal d) sono
6. Distúrbios do hábito secundário	a) de gratificação b) de tensão
7. Distúrbios das relações pessoais	a) intrafamiliares b) escolares c) sociais
8. Distúrbios de linguagem	a) falada b) escrita c) outros
9. Distúrbios psicossomáticos	a) sintomas somáticos não configurando entidade psicossomática b) entidade psicossomática estabelecida
10. Distúrbios psiconeuróticos	a) estados ansiosos ou fóbicos b) estados obsessivo-compulsivos c) estados histéricos d) outros
11. Distúrbios psicóticos	a) exógenos, reativos ou sintomáticos b) endógenos c) esquizofrenias d) PMD e) outros (certas formas de autismo, encefalopatias psicotizadas etc.) f) distúrbios caracterológicos g) outras formas não classificadas

SNC: sistema nervoso central; PMD: Psicose Maníaco Depressiva.
Fonte: Krynski, 1977.

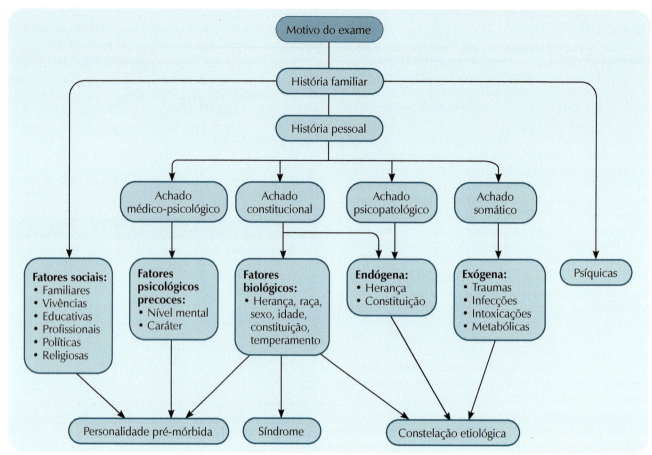

FIGURA 3.1 – A formulação diagnóstica.
Fonte: Krynski, 1974.

Outra classificação brasileira foi a Abordagem Diagnóstica Pluridimensional, de Zaldo Rocha (1985), estruturada em três dimensões:

1. Patologia
2. Patogenia
3. Personalidade

e em 9 níveis:

1. Adaptativo
2. Reativo
3. Neurótico
4. Psicopático
5. Psicossomático
6. Psicótico
7. Deficitário
8. Somatopsíquico
9. Sociopático, de maneira a apresentar um estudo abrangente da conduta infantil com uma clara descrição psicopatológica

Podemos citar ainda a classificação de Lutz (1968):

1. **Etiológica**
    a) Distúrbios psíquicos reativos por ação externa
    b) Distúrbios psíquicos condicionados por anomalias da maturação
    c) Distúrbios psíquicos de origem constitucional
    d) Distúrbios psíquicos somatógenos

2. **Fenomenológica**
    a) Insuficiência e distúrbios do desenvolvimento: debilidade e irregularidade maturativa
    b) Distúrbios psíquicos somatógenos
    c) Distúrbios psíquicos relacionados à constituição (neuroses, psicopatias, psicoses endógenas)
    d) Distúrbios psicorreativos

Conforme falamos anteriormente, as classificações, em verdade, podem ser quantitativas ou categoriais (Domenéch, 1995). As primeiras são derivadas da aplicação de métodos estatístico-matemáticos na forma de uma lista de possíveis sintomas e sinais, para medir a tendência dos itens de conduta específicos, apresentando-os agrupados enquanto "dimensões de conduta". Os sistemas categoriais determinam categorias baseando-se em características que consideram necessárias e suficientes para determiná-las, ao contrário dos sistemas dimensionais, que consideram que fazer parte de uma categoria é uma questão de grau ou medida em que as características do indivíduo coincidem com aquelas que definem a categoria (protótipo). Assim, os sistemas dimensionais proporcionam taxonomias de protótipos definidos por meio de análise fatorial.

O Group for the Advancement of Psychiatry (GAP) é um exemplo de classificação categorial derivada da teoria psicanalítica, tendo interesse pelo valor dado à dimensão evolutiva, incluindo categorias não privilegiadas pelo DSM.

Classificação do Group for the Advancement of Psychiatry, 1968 (*apud* Krynski, 1977):

1. **Aspectos do desenvolvimento normal**
2. **Reações de estresse**
3. **Neuroses**
4. **Distúrbios psicossomáticos**
5. **Problemas de desenvolvimento**
   a) Imaturidade motora
      - Perceptivo-espacial
      - Linguagem
   b) *Handicaps* sensoriais específicos
      - Visão
      - Audição
      - Indiferença congênita à dor
   c) Moléstia física crônica
6. **Desordens de personalidade**
   Grupo I
   a) Personalidade obsessivo-compulsiva
   b) Personalidade "seclusiva", introvertida
   c) Personalidade psicopática
   Grupo IIa
   a) Personalidades sociopáticas
   b) Desvios sexuais
   c) Meninos efeminados
   d) Travestismo infantil
   Estados *borderline*
   a) Estados obsessivos severos
   b) Anorexia nervosa
   c) Dismorfofobias
7. **Psicoses**
   a) Autismo infantil
   b) Esquizofrenia infantil
8. **Síndromes cerebrais**
9. **Deficiência mental**

Outro exemplo de classificação categorial biaxial é a Classificação Francesa dos Transtornos Mentais da Criança e do Adolescente (Misès, 2018) contendo, no primeiro eixo, categorias clínicas básicas e, no segundo, fatores etiológicos ou associados que compreendem subeixos referentes a causas orgânicas e condicionantes ambientais. Não se limita a sintomas e sinais observáveis, mas tenta proporcionar uma visão globalizante e evolutiva do transtorno.

A classificação francesa, diferentemente dos DSM e da CID, não se considera ateórica como as duas últimas, sendo clara a influência psicanalítica. Assim, valoriza a questão psicodinâmica e a relação dos sintomas da criança com seu ambiente, especialmente sua família. Ela se organiza em dois eixos, sendo o eixo I composto por dez categorias clínicas, com as cinco primeiras consideradas as principais, com precedência clínica sobre as outras. Incluem-se nela: 1: transtornos invasivos do desenvolvimento (TEA), esquizofrenia, transtornos psicóticos da infância e adolescência, 2: transtornos neuróticos; 3: patologias-limites; 4: transtornos reativos; 0: variações da normalidade. As outras categorias são consideradas complementares e podem ser usadas juntamente com as anteriores ou serem consideradas categoria principal, caso não seja possível classificar o quadro da criança ou do adolescente nas anteriores. Temos então: 5: deficiências mentais; 6: transtornos do desenvolvimento e das funções instrumentais; 7: transtornos de condutas e do comportamento; 8: transtornos de expressão somática; 9: manifestações e sintomas do tipo ansioso, fóbico, compulsivo, conversivo. O eixo II é utilizado para descrever fatores associados ou anteriores eventualmente etiológicos, incluindo orgânicos pré, peri e pós-natais, doenças crônicas e problemas psicossociais, como doença mental em familiares, carências afetivas e socioeducativas, maus-tratos, negligências, ruptura de laços e outros elementos do contexto sociofamiliar.

Apesar de seus pequenos uso e conhecimento em nosso meio, é interessante seu conhecimento posto que apresenta uma visão totalmente diferente daquelas representativas da cultura psiquiátrica hegemônica.

Sistemas DSM e CID

Os sistemas DSM são classificações de tipo categorial, hierárquico e multiaxial, descrevendo categorias diagnósticas, com subdivisões dos transtornos em estruturas arborizadas com maior especificidade quanto mais se desce por suas ramificações. Requerem ainda uma avaliação por meio de diferentes eixos visando a um modelo biopsicossocial.

As visões atuais representadas pelo DSM 5 (2013) e CID-10 (1992), e a partir de 2022 a CID-11 (2021), apresentam uma ideia similar, em que pese o fato de que o aspecto sindrômico é supervalorizado, desconsiderando-se a ideia de personalidade pré-mórbida, embora valorizando aspectos de personalidade, principalmente naquilo que refere ao desenvolvimento cognitivo, transformando a questão etiológica em problemas médicos associados, abandonando aspectos referentes a uma relação linear causal e buscando quantificar os aspectos familiares e de desempenho social do paciente em nítida abordagem pragmática, privada do viés decorrente de uma metodologia positivista, perfeitamente adequada às Ciências Naturais, mas que deixa falhas gritantes e grosseiras na abordagem de fenômenos oriundos das Ciências Humanas.

Assim, valem-se de árvores decisórias dicotômicas, que permitem chegar a uma única solução diante de um quadro sintomatológico não unívoco. Desse modo, têm uma importância significativa, na medida em que permitem o estabelecimento de grupos homogêneos de pacientes, dado de importância não somente nos protocolos de pesquisa, mas também, principalmente, na informatização dos registros hospitalares. Entretanto, mesmo considerando sua importância para essas finalidades, não podemos deixar de criticá-los, enquanto utilidade para um diagnóstico clínico que se propõe multidimensional (Zarifian, 1986). Sua origem vem do século XIX, quando, nos Estados Unidos, a preocupação com dados referentes à doença mental já é presente no censo de 1840, no qual se registram as categorias idiotismo/insanidade.

Em 1880, sete categorias de doença mental já são descritas (mania, melancolia, monomania, paresia, demência, dipsomania e epilepsia) e, em 1917, já existe uma nomenclatura psiquiátrica aceitável em âmbito nacional, o que permite uma homogeneidade diagnóstica, homogeneidade esta com consequências na pesquisa e nas atividades assistenciais (APA, 1993).

Com o final da Segunda Guerra Mundial, necessitava-se de uma nomenclatura mais completa em função da necessidade de atendimento aos veteranos e, assim, em 1952, surge o DSM I, com um glossário de descrição das categorias diagnósticas, embasado no modelo teórico de A. Meyer. Posteriormente, surge o DSM II, similar ao DSM I, porém eliminando de seu âmbito o termo "reação", procedente do modelo teórico de Meyer.

Em 1980, surge o DSM III, que apresenta critérios explícitos de diagnóstico, a partir de um sistema multiaxial e com um enfoque descritivo e uma suposta, neutralidade teórica. É revisado em 1987, quando surge o DSM III-R.

Em 1996, surge o DSM IV, a partir de revisões bibliográficas amplas e sistemáticas, reanalisando o conjunto de dados e realizando testes de campo em temas específicos.

Revisto em 2000, o DSM IV TR corrige erros factuais identificados no DSM IV, garantindo atualização de todas as informações e fazendo alterações que refletem novas informações disponíveis. Assim, ele aperfeiçoa seu valor educativo. Ele corresponde, dessa forma, a uma abordagem categorial que define os transtornos mentais em tipos com base em um conjunto de critérios com características determinadas, a partir de uma visão neokraepelliniana com base em uma descrição empírica do fenômeno. Foi desenvolvido para uso em contextos clínicos, educacionais e de pesquisa.

Entretanto, apesar de sua aceitação, apresenta algumas limitações, uma vez que não pressupõe que cada categoria seja uma entidade distinta, com contornos específicos, e não adota a suposição de que indivíduos com o mesmo transtorno mental tenham semelhanças em aspectos importantes.

Além disso, é preciso ter em mente que corresponde a um consenso classificatório na época em que foi publicado, que apresenta variabilidades culturais que podem afetar o diagnóstico que o tem como base e que muitas das categorias nele descritas ainda são de caráter duvidoso.

O diagnóstico realizado a partir dele é multiaxial, devendo-ser realizado em todos os seus eixos, a saber:

- Eixo I: Transtornos clínicos.
- Eixo II: Transtornos de personalidade e retardo mental.
- Eixo III: Condições médicas gerais.
- Eixo IV: Problemas psicossociais e ambientais.
- Eixo V: Avaliação global de funcionamento.

O DSM 5 (APA, 2013) traz algumas alterações significativas quando comparado ao DSM IV-TR, ao menos sob o ponto de vista conceitual, uma vez que passa a utilizar parâmetros dimensionais, procurando estabelecer limites mais claros entre normalidade e patologia (embora, a meu ver, com marcadas possibilidades de confusão); transforma a ideia de transtorno mental em uma noção espectro (conceito este discutido desde os anos 1980 e que segue uma abordagem dimensional) e propõe que marcadores biológicos sirvam como características associadas, fatores de risco ou critérios diagnósticos, sendo, assim, de grande interesse (embora me parecessem mais claros quando, ao DSM IV-TR, existia a opção de um diagnóstico multiaxial, abolido nessa nova edição classificatória).

Essa nova versão classificatória aborda, assim, a Psicopatologia enquanto um contínuo com a normalidade, adotando um enfoque contínuo ou dimensional para medida dentro das categorias tradicionais do DSM. Dessa maneira, pretende considerar a presença dos sintomas durante a vida assim como aqueles mais recentes, bem como tendências conductuais e aspectos de temperamento relacionados a cada categoria. Um dos argumentos propostos é que assim se daria uma conceitualização mais ampla da Psicopatologia, saindo-se da tradicional dicotomia normal-patológico, o que permitiria a observação e o diagnóstico de quadros mais floridos e leves no mesmo espectro, bem como, por sua flexibilidade, permitiria que se incorporassem sintomas comuns, habitualmente omitidos por critérios gerais, o que facilitaria que se enfocasse, de maneira mais racional, a questão das comorbidades, bem como as conexões mais relevantes entre fatores biológicos específicos, desenvolvimento, sexo e cultura.

A Classificação Internacional de Doenças (OMS, 1992) tem também uma longa história. É derivada da 1ª Conferência Internacional de Paris (Classificação Internacional de Doenças), realizada em 1900, e que se constituiu em uma revisão da Classificação de Causas de Morte de Bertillon e em uma classificação paralela de doenças, com finalidade estatística. A 2ª Conferência Internacional, realizada em 1909, estabeleceu uma nova classificação paralela de doenças, também para uso estatístico, organizando as causas de morte em dois a três grupos de doenças, cada um deles designado por uma letra.

Em 1919, realiza-se a 3ª Conferência Internacional, que estabelece uma nova classificação paralela de doenças, incorporando alguns dos grupos da lista internacional de causas de morte. A 4ª Conferência Internacional vem adicionar a ela 12 subtítulos.

Em 1938, realiza-se a 5ª Conferência Internacional, que modifica a lista básica de doenças do Conselho de Saúde do Canadá, realizada em 1936, propiciando que, em 1944, seja publicado um manual para codificação de causas de doenças conforme um Código Diagnóstico para Tabulação da Estatística da Morbidade. A 6ª Conferência Internacional se realiza em Nova York, em 1946, publicando a *Classificação Internacional de Doenças, Lesões e Causas de Morte*, adotada em 1948 pela OMS e que consistia em uma lista abrangente para morbidade e mortalidade, com recomendação aos governos para a criação de Comitês de Estatística.

A 7ª Conferência Internacional, realizada em Paris, em 1955, faz alterações essenciais e aponta alguns erros e inconsistências das classificações anteriores. Em 1965, realiza-se, em Genebra, a 8ª Conferência Internacional, que mantém inalterada a estrutura básica, mas aponta uma preocupação etiológica e relativa aos registros médicos e hospitalares.

A 9ª Conferência Internacional, também realizada em Genebra, em 1975, trabalha com representações de especialistas, detalhamento e adaptação e estabelece categorias diagnósticas com três dígitos, subcategorias com quatro dígitos, e algumas delas apresentando um detalhamento com cinco dígitos. Finalmente, a 10ª Conferência Internacional, realizada em 1989 na cidade de Copenhagen, se vale de Centros Colaboradores, de revisão de categorias e de todos os conhecimentos empíricos acumulados, bem como de experimentações feitas.

Por tudo isso, apresenta as vantagens de tentar ligar, no seio de uma única síndrome, diferentes aspectos semiológicos e, consequentemente, passa a ser um instrumento adequado para coleta e comunicação acurada de estatísticas referentes à Saúde Pública, sendo aplicável a uma gama ampla de contextos, por sua aceitação internacional. Sua proposta diagnóstica é também multiaxial, organizando-se da seguinte maneira:

- Eixo I: Síndrome clínica.
- Eixo II: Problemas específicos de desenvolvimento.
- Eixo III: Nível intelectual.
- Eixo IV: Condições médicas.
- Eixo V: Anormalidades psicossociais.

Privilegia, assim, diferentes questões referentes à pessoa avaliada, embora, em sua utilização cotidiana, costume-se desconsiderar, da mesma maneira como se faz com o DSM, os diferentes eixos diagnósticos, privilegiando-se somente o Eixo I, referente ao diagnóstico sindrômico. Temos de assinalar que isso se constitui em descuido que acarreta um erro grosseiro.

Entretanto, a exemplo de todo modelo classificatório, tem como limitação o fato de as entidades nosográficas serem apresentadas de modo pulverizado e atomístico, com uma simplificação semiológica marcante. As variabilidades culturais também podem afetar o diagnóstico nela embasado, ainda que apresentando, da mesma forma que o DSM, uma categoria especial para elas.

A principal inovação estrutural da CID-11 (WHO, 2021) é sua construção em um componente básico a partir do qual a lista tabular (a classificação estatística para morbidade e mortalidade) pode ser dela derivada e a sua hierarquia é definida da mesma forma que nas versões anteriores com a possibilidade de conectar doenças e conceitos específicos, dentro da classificação, a outro código-pai e foi introduzida para permitir extratos específicos da lista para especialidades médicas ou para casos de uso específicos.

Suas categorias têm descrições curtas e longas rotuladas como "informações adicionais", em que as primeiras afirmam coisas que são sempre verdadeiras sobre uma doença ou condição sendo necessárias para que se entenda o escopo. As descrições longas, "informação adicional" corresponde a uma descrição completa. Continuam a existir listas de tabulação especial acrescendo-se três listas adicionais – Lista de Mortalidade Inicial (SMoL), lista de autópsia verbal e a lista de doenças infecciosas por agente. Linearizações de especialidades permitem a representação do conteúdo do ângulo de uma especialidade criando subconjuntos que permitem a pré-coordenação de mais detalhes.

Desse modo, embora possam ser considerados um progresso no que se refere às suas universalidade e aceitação, os modelos classificatórios representam somente uma concepção momentânea e um modelo de importância no que concerne à comunicação e à padronização diagnósticas. Parece-nos, entretanto, uma simplificação errônea utilizá-los, como vem sendo feito cotidianamente, como um modelo psicopatológico "em si", capaz de embasar e justificar as próprias entidades nosográficas, sob um ponto de vista clínico. Fica, assim, a perspectiva de mudanças graduais e constantes que, muito possivelmente, resultarão em maior detalhamento e aperfeiçoamento dos diagnósticos, decorrentes do nosso melhor conhecimento psicopatológico.

Diagnóstico

Para Naomar Almeida Filho (1989), o diagnóstico psiquiátrico apresenta características próprias, como:

a) É um processo mental dedutivo, produzindo conclusões sobre casos particulares a partir de regras gerais.

b) É realizado em casos individuais "... considerados em sua singularidade, integrados em seguida a uma casuística. A seleção desses casos se faz em busca de uma certa homogeneidade que pode ser voltada para a entidade mórbida, em meio à infinita diversidade de atitudes particulares a cada caso, pela aplicação de critérios de conveniência".

c) A necessidade de integralização de conhecimentos sobre cada caso determina maior necessidade de detalhamento, resultando em critérios subjetivos e diminuindo seu grau de responsabilidade.

d) Os dados semiológicos em Psiquiatria toleram atribuições simbólicas com diversos graus de imprecisão, ambiguidade e incoerência.

Em Psiquiatria Infantil, o diagnóstico se reveste de grande importância, sendo decorrente de processos de pensamento que dependem de características do profissional que o elabora, considerando-se sua capacidade e experiência. Isso porque ele representa um modelo de processamento de atividade mental humana que depende de três subsistemas: perceptivo; cognitivo; e motor (Harmon, 1988).

A entrada no sistema geral é realizada a partir dos estímulos externos, com os sensores captando o fenômeno. Após essa captação, buscam-se informações anteriormente estocadas, avaliando-as e armazenando-as em outra instância de memória.

Nas tarefas mais complexas, valemo-nos de processos de memória permanente, que consistem em um sistema de símbolos armazenados como um complexo de indexação. Esses símbolos organizam-se entre si e constituem conjuntos, muitas vezes antagônicos, mas que podem ser acessados a partir de um determinado ponto.

Essa organização complexa de símbolos inicia-se na juventude do indivíduo, aglomerando-se um maior volume de dados na medida de seu envelhecimento, com informações cada vez mais diversas e abstratas. O conhecimento interliga-se, então, em uma rede complexa, sem limites de informações, que podem ser armazenadas na memória permanente.

Finalmente, após investigar e procurar na memória, a informação desejada é enviada ao sistema motor, que inicia ações que resultarão em uma atividade observável (Harmon, 1988).

Considerando-se o diagnóstico, temos de, a partir de um *input* sensorial, fornecido por meio da conduta observável e do diálogo com o paciente, chegar a um *output*, representado pelo nosso diagnóstico médico-psiquiátrico. O problema de como formulamos esse diagnóstico é que nos parece de maior importância, uma vez que a colheita realizada unicamente de forma simplista e mecânica, tal como é proposta atualmente, por meio de modelos mecanicistas de entrevistas, fornece-nos exatamente aquilo que, há cerca de 40 anos, Leme Lopes (1954) já criticava como diagnóstico unidirecional, com pequena utilidade em Psiquiatria.

Para que possamos resolver problemas difíceis, e o diagnóstico psiquiátrico na infância é um deles, faz-se necessário construir uma estrutura de controle que, embora não seja a garantia de melhor resposta, dê uma boa resposta (Rich, 1988). Teoricamente, as possibilidades diagnósticas sob o aspecto etiológico são o ponto básico de um exame. Entretanto, por questões próprias da nosografia psiquiátrica, algumas entidades mórbidas de etiologia não conhecida se estabelecem a partir de um "construto" meramente teórico, porém coerente e indispensável ao pensamento.

Assim, o processo diagnóstico em Psiquiatria não se constitui em um processo conciso e automatizado de história e pensamento clínico, que anula as diferenças individuais e de personalidade, bem como as experiências vividas. Quando fazemos somente isso, passamos a nos restringir a um diagnóstico puramente sindrômico, que não nos permite estabelecer projetos terapêuticos adequados.

Na Medicina, o modelo mecanicista reina até meados do século XVII, permitindo em nossos dias a construção de modelos teóricos, como a reflexologia e o behaviorismo, em que se pode equiparar a natureza à máquina, ficando o homem, enquanto Ser, reativo e passivo (Werner, 1997). Na Psiquiatria, enquadra-se aqui a visão kraepelliniana, com a sua sistemática e nosografia.

No organicismo, considerando-se o homem enquanto sistema vivo e organizado, a natureza é harmonia e equilíbrio, com a doença caracterizando qualquer alteração desse equilíbrio (Canguilhem, 1966). Kretschmer talvez seja, na Psiquiatria clássica, outro grande exemplo dessa abordagem organicista.

O grande trabalho e, ao mesmo tempo, a grande dificuldade na organização dos sistemas classificatórios consistem na possibilidade de percepção de que um mesmo construto teórico envolve o conhecimento no sentido subjetivo (teorias de conhecimento do Mundo 2 de Popper) e no sentido objetivo (teorias de conhecimento do Mundo 1 de Popper, com esquemas de conhecimento causal). A discrepância na utilização desses conceitos é que ocasiona, muitas vezes, classificações rígidas que, embora se dizendo ateóricas, se revestem do projeto subjacente de avaliação específica dos aspectos puramente biológicos, sem, no entanto, admitirem a limitação do conceito.

O estabelecimento desses critérios rígidos de diagnóstico resulta em significativas mudanças diagnósticas no campo clínico (Smith, 1992). Podemos observar isso modernamente quando da utilização do conceito de "Transtorno Mental" mais amplo e, a meu ver, inespecífico que o de doença mental, uma vez que engloba o antigo conceito de enfermidades psiquiátricas (*maladies*), a experiência subjetiva daquele que apresenta o problema (*illness*), o substrato médico da doença (*disease*) bem como seu reconhecimento social (*sickness*). Assim, nem sempre fica claro o que se deve agrupar em uma classificação, e os modelos anteriores agruparam sob o nome "Transtorno" os três significados de enfermidade (*maladie*), caracterizando (a meu ver) um termo vago que mostra a superposição das três instâncias e que dificulta, até mesmo, a construção dos projetos terapêuticos.

Essas parecem ser as maiores dificuldades na organização de sistemas classificatórios, uma vez que estes devem envolver a integração das funções que caracterizam a espécie humana, construída a partir da confluência entre um "investimento sociocultural" sobre um "equipamento genético constitucional" (Ajuriaguerra, 1977), mas que, mais que uma somatória de eventos, constitui significados que a conduzem, de forma individual e característica, no caminho da individualidade e da transcendência.

Para se fazer o diagnóstico

Toda ciência exige, para seu estudo, uma orientação sistemática a fim de que se possa estudá-la adequadamente. Pensando dessa maneira, a Ciência em si é única, abrangendo todos os fenômenos naturais, que, entretanto, por se manifestarem sob múltiplos aspectos, são estudados de maneira sistemática de modos diferentes. Na Psicopatologia Geral, encontraremos várias áreas de conhecimento extremamente importantes, a saber:

1. Semiologia Psiquiátrica ou Propedêutica Psiquiátrica: corresponde à arte e à ciência do diagnóstico, englobando a semiotécnica, ou seja, os métodos e técnicas de exame clínico, bem como a arte de examinar o doente mental, com a finalidade de obtenção dos sintomas e sinais.

    Essa semiologia depende da experiência profissional, base do conhecimento heurístico, e da intuição e empatia, bases da Psicologia Compreensiva.

2. Clínica Propedêutica Psiquiátrica: corresponde ao ensino clínico preparatório que se destina a reunir, de forma intelectual, cada sintoma, de modo a se poder chegar a um diagnóstico.

    Depende, portanto, da observação, de um processo de síntese e da crítica dos dados assim obtidos. Verificam-se, então, a sintomatologia e a patogenia com o intuito de se estabelecer uma síntese dos quadros mórbidos.

Desse modo, parte de sintomas isolados, com suas características coincidentes, julgando-os em sua relatividade para estabelecer quadros clínicos gerais, em que se verificaram as diferenças em relação ao estado (se agudos ou crônicos), à essência e à forma clínica (enquanto entidade mórbida ou síndrome), determinando-se, assim, um quadro clínico a partir do qual se estabelece um diagnóstico enquanto conclusão clínica, com o esclarecimento da provável natureza do quadro, e seu prognóstico, enquanto avaliação sobre o desenvolvimento da doença, sua duração e suas consequências.

Engloba, portanto, uma Nosocronia Psiquiátrica (enquanto estudo da instalação, curso e término da doença), uma Etiopatogenia (enquanto estudo das causas e teorias psicopatológicas envolvidas), uma Nosologia (enquanto reunião dos quadros mórbidos, tanto em nível de classificação sistemática como de nomenclatura), uma Nosografia (enquanto descrição pura e simples das doenças mentais) e, finalmente, uma terapêutica psiquiátrica.

Algumas das classificações utilizadas na Psiquiatria da Infância e da Adolescência podem ser consideradas nosológicas, ao passo que outras, em função de suas características, podem ser consideradas nosográficas e, embora sejam de fundamental importância dentro de uma área, ambos os campos também apresentam limitações e teorias subjacentes que não devem ser desconsideradas.

Referências bibliográficas

1. Ajuriaguerra J. Psiquiatría Infantil. Barcelona: Toray-Masson, 1977.
2. Almeida Filho N. Anotações sobre epidemiologia e diagnóstico psiquiátrico. Rev Psiq Rio Gde Sul 1989; 11(2): 112-115.
3. APA – Manual de Diagnóstico e Estatística de Distúrbios Mentais, 4. ed. Porto Alegre: Artes Médicas, 1993.
4. APA – Manual de Diagnóstico e Estatística de Distúrbios Mentais, 5. ed. Porto Alegre: Artes Médicas, 2013.
5. Barlow DH; Durand VM. Psicopatologia: Uma abordagem integrada. São Paulo: Cengage Learning, 2008.
6. Canguilhem G. O normal e o patológico. Rio de Janeiro: Forense Universitária, 1966.
7. Castiel LD. O problema mente-corpo e o paradigma da complexidade. Rev ABP-APAL 1992; 14(1):119-25.
8. Cross SS; Harrison RF; Kennedy RL. Introduction to neural networks. Lancet 21 Oct.1995; 346:1075-1079.
9. Doménéch E; Ascaso LE. Las classificaciones en psicopatologia infantil. *In:* Sacristán JR. Psicopatología del niño y del adolescente. Sevilla: Universidad de Sevilla, 1995.
10. Eccles JC. Evolution of consciousness. Proceedings of the National Academy of Sciences of the United States of America; 89: 7320-4, 1992.
11. Goodman A. Organic unity theory: the mind-body problem revisited. American Journal of Psychiatry 1991;148(5):553-563.
12. Harmon P; King D. Sistemas especialistas. Rio de Janeiro: Campus, 1988.
13. Krynski S. Temas de Psiquiatria Infantil. Rio de Janeiro: Guanabara Koogan, 1977.
14. Leme Lopes J. As dimensões do diagnóstico psiquiátrico. Rio de Janeiro: Agir, 1954.
15. Lippi JR. Classificação das doenças psiquiátricas na infância e na adolescência: revisão histórica. *In:* Assumpção Jr., FB (ed.) Psiquiatria da Infância e da Adolescência. São Paulo: Santos, 1994.
16. Luria SE. Vida: experiência inacabada. São Paulo: Edusp, 1979.
17. Lutz J. Psiquiatria infantil. Madrid: Editorial Gredos, 1968.
18. Miranda Sá Jr, L S. O diagnóstico psiquiátrico e a CID 10 (tese de livre-docência) Rio de Janeiro: Universidade Gama Filho, 1992.
19. Misès R. Classification Française des Troubles Mentaux de l' Enfant et de l' Adolescent. Neuropsychiatrie de l' enfance et de l' adolescence 1988; 38(10-11): 523-539.
20. Misès R. (org.) (P. V. Silva Júnior, trad.). Classificação francesa dos transtornos mentais da criança e do adolescente. São Paulo, SP: Instituto Langage, 2018.
21. OMS. Classificação Internacional das Doenças. 10ª revisão. Porto Alegre: Artes Médicas, 1992.
22. Othmer E; Othmer SC. A entrevista clínica usando o DSM-III-R. São Paulo: Manole, 1992.
23. Penrose R. A nova mente do rei: Computadores, mentes e as leis da física (Trad. W. Dutra). Rio de Janeiro: Editora Campus, 1993.
24. Popper KR; Eccles JC. O eu e seu cérebro. Brasília: UnB/Papirus, 1991.
25. Prigogine I. Tan solo una ilusión! Barcelona: Tusquets, 1988.
26. Rich E. Inteligência artificial. São Paulo: McGraw-Hill, 1988.
27. Rocha Z. Curso de psiquiatria infantil. Rio de Janeiro: Vozes, 1985.
28. Smith G N; Macewan W; Ancill R J; Honner WG; Ehman T S. Diagnostic confusion in treatment-refractory psychotic patients. J Clin Psychiatry 1992; 53 (6): 197-200.
29. Werner J. Transtornos hipercinéticos: contribuições do trabalho de Vigotsky (tese de doutorado). Campinas: Programa de Saúde Mental da Unicamp, setembro de 1997.
30. WHO. Disponível em: https://icd.who.int/icd11refguide/en/index.html#1.2.4GeneralfeaturesofICD-11|general-features-of-icd11|c1-2-4; acessado em 30/08/2021.
31. Zarifian E. Les jardiniers de la folie. Paris: Odile Jacob, 1994.
32. Zarifian E. Un diagnostic en psychiatrie. *In:* Gori R; Miller JA; Wartel R. La querelle des diagnostics. Paris: Navarin, 1986.

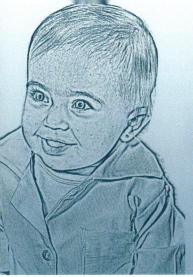

Capítulo 4

Psicometria
Aspectos Conceituais

Milena de Oliveira Rossetti

Introdução

O movimento da prática baseada em evidências (Huxley e Mash, 2007) discutido por várias áreas de assistência à saúde, inclusive a da Psicologia, em diversos países, entre eles o Brasil, tem como eixo central do movimento o exercício de uma prática clínica responsável. Para seu alcance, os profissionais da saúde devem levar em conta, em sua atuação prática, os resultados (as evidências) de pesquisas e, na ausência destes, considerar os dados obtidos de forma sistemática em estudos científicos, sem ignorar a competência clínica do profissional.

Os resultados de pesquisas são um dos pilares da prática baseada em evidências e, para a implementação desta abordagem, o clínico necessita obter, interpretar e integrar as evidências oriundas de pesquisas para auxiliá-lo na tomada de decisão em relação à avaliação e à intervenção das dificuldades enfrentadas pelo paciente e seus familiares. Nesse sentido, evidencia-se a importância no serviço de saúde da criança e do adolescente, de instrumentos de avaliação comportamental de eficácia comprovada, ou seja, avaliação baseada em evidências (Huxley e Mash, 2007).

O propósito é promover práticas efetivas, mediante a aplicação de princípios empiricamente fundamentados de avaliação, formulação de caso, relação profissional-cliente e intervenção. Instrumentos qualificados permitem que se avalie de forma eficaz a necessidade da atenção psiquiátrica e psicológica em indivíduos encaminhados para serviços de atenção a crianças e adolescentes e também que demonstrem os progressos obtidos pelos usuários dos serviços, uma vez que podem ser rotineiramente pré-selecionados e aplicados antes, durante e depois de todas as intervenções implementadas. Inclusive há na literatura a definição de critérios para um instrumento ser assim considerado (Holmbeck et al., 2008).

Adaptação transcultural

Para que um instrumento desenvolvido em um país possa ser utilizado em outro de diferente cultura, é necessário que ele passe por um rigoroso processo de adaptação transcultural e análise psicométrica, para se executar a avaliação baseada em evidências. Apenas a adaptação semântica (tradução literal do idioma) não é suficiente para suprir as diferenças culturais existentes entre as duas regiões exploradas. Além disso, se for feita apenas a adaptação semântica, a validade e a confiabilidade do instrumento ficam prejudicadas (Moraes et al., 2002; Hasselmann e Reichenheim, 2003).

Reichenheim e Moraes (2007) acrescentam que essa adaptação meticulosa não se restringe a países ou idiomas distintos, mas se aplica também a regiões de um mesmo país. Um exemplo disso é o Brasil, um país com culturas extremamente heterogêneas, onde um termo que é típico em uma região pode não ser compreendido em outras. Assim, é importante que a tradução do instrumento seja feita de forma detalhada, para que se mantenha a equivalência transcultural da nova versão e da versão original (Guillemin, Bombardier e Beaton, 1993). Instrumentos utilizados em outra cultura ou em outro idioma, quando traduzidos sem os cuidados necessários, acabam gerando resultados e conclusões errôneas (Duarte et al., 2003; Guillemin, 1995).

Vijver e Hambleton (1996) comentam a necessidade de estabelecer critérios e procedimentos para a tradução de um instrumento e, assim, apresentam um modelo proposto pela Comissão Internacional de Testes. O comitê propôs 22 diretrizes divididas em quatro domínios:

- contexto (descrição de princípios básicos de estudos em várias línguas);
- desenvolvimento (recomendação da prática do desenvolvimento de instrumentos em várias línguas);
- aplicação do instrumento (publicação dos procedimentos de uso do instrumento);
- manual com a interpretação dos dados (relato da interpretação e comparação dos resultados transculturais).

Neste sentido, Guillemin (1995) propõe os seguintes passos para a tradução e a validação de um instrumento:

1. Produção de várias traduções do instrumento, feita por tradutores nativos no idioma par o qual o construto será traduzido.
2. A realização da retrotradução para a língua original do teste, realizada por diferentes tradutores.
3. A formação de um comitê multidisciplinar formado por pessoas bilíngues, especialistas e pessoas leigas, com o objetivo de comparar a versão original com a

final e garantir que a tradução esteja totalmente compreensível. Esse processo envolve ainda a avaliação:

a) da equivalência semântica (do significado das palavras);
b) idiomática (escolha de expressões coloquiais ou substituição adequada de uma determinada palavra que não faça sentido na cultura local);
c) conceitual (correspondência literal entre as palavras do instrumento original e da retrotradução).

4. Pré-teste da versão final para verificar a equivalência com a versão original.
5. Considerar a pontuação e os comentários do comitê (quando relevante).

Contudo, Herdman et al. (1997) apontam quatro perspectivas que tendem a reger os passos para a adaptação transcultural de instrumentos:

1. "Ingênua": que se baseia apenas no processo de tradução simples e informal do instrumento original.
2. "Relativista": afirma a impossibilidade do uso de instrumentos padronizados em diferentes culturas e propõe que somente aqueles concebidos localmente devam ser utilizados.
3. "Absolutista": assume que a cultura tem um impacto mínimo nos construtos a serem mensurados e que estes não variam em diferentes contextos.
4. "Universalista": não assume, a princípio, que os constructos são os mesmos em diferentes culturas; nesse sentido, torna-se necessário investigar se o conceito efetivamente existe e se é interpretado similarmente na nova cultura, para que depois se estabeleça a equivalência transcultural.

Em outro estudo, Herdman et al. (1998) propõem um roteiro assumindo a perspectiva "universalista", que consta de seis etapas a serem seguidas até a aceitação de equivalência entre os instrumentos. As etapas são:

a) Equivalência conceitual: que consiste na exploração do construto de interesse e do significado dado a ele no local de origem e na cultura-alvo na qual o instrumento será utilizado.
b) Equivalência de itens: indica se os itens que compõem a escala estimam os mesmos domínios e se são relevantes nas duas culturas.
c) Equivalência semântica: consiste na tradução do instrumento original, não só conservando o significado das palavras entre dois idiomas diferentes, como também buscando atingir o mesmo efeito em culturas distintas.
d) Equivalência operacional: visa propiciar maiores confiabilidade e validade por meio da manutenção das características operacionais do instrumento original, como: mesmo número de itens; mesmas opções de resposta; treinamento dos aplicadores; entre outras.
e) Equivalência de mensuração: refere-se às propriedades psicométricas utilizadas para testar a equivalência de um instrumento em duas línguas diferentes, avaliada por meio de medidas de confiabilidade e validade.
f) Equivalência funcional: síntese das demais formas de equivalência, a qual permite afirmar se uma escala pode ser aplicada na nova população-alvo.

Propriedades psicométricas dos instrumentos de medida

Para que escalas, inventários ou testes psicológicos sejam úteis e eficientes, devem passar por processos que comprovem suas qualidades psicométricas e também atender a especificações que garantam o reconhecimento e a credibilidade por parte da sociedade e da comunidade científica. Os instrumentos em sua maioria se fundamentam no conhecimento da medida, como a Psicometria. Assim, os instrumentos fazem suposições de que a melhor maneira de observar um fenômeno psicológico é por meio da medida (Pasquali, 2001). Sendo assim, qualquer instrumento de medida deve apresentar certas características que justifiquem confiar nos dados que produz. Para isso, deve apresentar características psicométricas, como validade e precisão para que seja considerado legítimo e confiável.

Validade

Sobre o conceito de validade, costuma-se dizer que um teste é válido quando ele mede o que supostamente deve medir e, segundo a AERA, APA e NMCE (1999), a validade revela o quanto a evidência e o suporte teórico do teste estão absorvidos na proposta apresentada.

A validade pode ser verificada por meio de "evidências baseadas no conteúdo", que levantam dados sobre a representatividade dos itens do teste que se pretende avaliar. Neste sentido, é preciso que se façam as especificações do teste antes da construção dos itens, sendo utilizadas três definições para embasar este tipo de validade: a) definição do conteúdo; b) explicitar os processos a serem avaliados e; c) determinação da proporção relativa de representação no teste de cada tópico do conteúdo.

Também se pode verificar a validade por meio das "evidências baseadas em processo de resposta", que se referem aos processos mentais envolvidos na realização das tarefas propostas pelo teste, e por meio da "evidência de validade por meio da estrutura interna", que seriam as correlações entre itens que podem avaliar o mesmo construto ou verificar correlações entre construtos similares. Por exemplo: ansiedade e depressão infantis. Neste tipo de estudo de validade, costuma-se realizar um procedimento estatístico conhecido como "análise fatorial exploratória" ou "análise exploratória confirmatória" (validade fatorial), para verificar se há mais de duas dimensões sendo avaliadas pelos itens e quais destes compõem cada fator que é a união de itens que avaliam cada construto dentro do teste (Barbosa, Gouveia e Barbosa, 2003; Artes e Barroso, 2000).

Sobre as "evidências baseadas nas relações com outras variáveis", estas referem-se a padrões de correlação entre os escores do teste e outras variáveis que podem medir o mesmo construto ou construtos relacionados (convergente), por exemplo, desempenho escolar × motivação para os estudos; ou construtos diferentes (divergente), por exemplo, inteligência × ansiedade. E, por último, "evidências baseadas nas consequências da testagem", que verificam as consequências sociais intencionais ou não do uso do teste para verificar se sua utilização está produzindo efeitos desejados de acordo com o objetivo proposto. Entretanto, Anastasi e Urbina (2000) definem validade como descrito no Quadro 4.1.

QUADRO 4.1 – Definição de validade.

Métodos de validade	O que é	Tipos	Exemplos
Validade de conteúdo	Verifica se os itens do teste são apropriados e relevantes para medir o comportamento (participação de juízes)	Validade de conteúdo	Fobia escolar é diferente de ansiedade de separação
		Validade de face	Estímulos de um teste para adultos não servem para o de crianças
Validade de critério	Aborda a qualidade do instrumento de funcionar como preditor presente ou futuro de outra variável (VI) chamada critério	Validade concorrente	WISC e Raven WISC e idade
		Validade preditiva	> Pontuação para hiperatividade = fracasso escolar
Validade de construto	Requer a acumulação gradual de informação a partir de várias fontes (desempenho de sujeitos, relação com outros testes, verificação da consistência interna dos itens e análise fatorial)	Validade convergente	Raciocínio verbal e raciocínio abstrato
		Validade discriminante	Atenção × memória
		Validade fatorial	Fatores do WISC IV: • QI total • Compreensão verbal, organização perceptual, memória operacional e velocidade de processamento

WISC: Weschler Intelligence Scale for Children, no Brasil, a versão traduzida e com adaptação transcultural é conhecida como "Escala de Avaliação da Inteligência para Crianças e Adolescentes" (Weschler, 2013).
Fonte: Anastasi e Urbina, 2000 (os exemplos são da autora deste capítulo).

Na "validade concorrente" (Anastasi e Urbina, 2000) ou nas "evidências baseadas nas relações com outras variáveis" (AERA, APA e NMCE, 1999), utiliza-se a correlação de Pearson para se obter a magnitude da relação entre construtos avaliados por diferentes instrumentos de medida ou outras variáveis como idade e sexo. A Tabela 4.1 apresenta a classificação dos índices obtidos por esse método da análise estatística inferencial.

TABELA 4.1 – Classificação dos índices da correlação de Pearson.

Correlação de Pearson	
0,80 a 1	Muito alta
0,60 a 0,80	Alta
0,40 a 0,60	Moderada
0,20 a 0,40	Baixa
−0,20 a +0,20	Nula
−0,20 a −0,40	Baixa
−0,40 a −0,60	Moderada
−0,60 a −0,80	Alta
−0,80 a −1	Muito alta

Fonte: Desenvolvida pela autoria do capítulo.

Lima e Laros (2017) oferecem um exemplo de estudo de validade convergente e discriminante das pontuações do teste SON-R 6-40, um teste não verbal de inteligência de origem holandesa, para o qual estão sendo elaboradas as normas brasileiras, com o WISC-IV em uma amostra de 120 crianças de 10 a 14 anos. A correlação entre os pontos totais do SON-R 6-40 e do WISC-IV foi de 0,73. A correlação mais alta foi obtida entre SON-R 6-40 e índice de organização perceptual do WISC-IV (r = 0,84) e a correlação mais baixa foi entre SON-R 6-40 e índice de velocidade de processamento (r = 0,32). Esses resultados indicam evidências satisfatórias de validade convergente e discriminante dos escores do SON-R 6-40 para a faixa etária investigada. A correlação mais baixa, neste caso, decorreu do fato de que o teste não verbal (SON-R 6-40) não visa avaliar o construto velocidade de processamento, não foi concebido considerando este aspecto da inteligência; mesmo assim, sua pontuação total se relaciona com a pontuação obtida neste índice do WISC-IV, só que em um grau menor. Isso, em termos práticos, referenda a escolha de um psicólogo, deste SON-R 6-40 para compor a bateria de instrumentos para avaliação de crianças não verbais de 10 a 14 anos. A Tabela 4.2 sintetiza as correlações entre Son-R 6-40 e os índices do WISC-IV.

TABELA 4.2 – Correlações entre Son-R 6-40 e os índices do WISC-IV.

Índices do WISC IV	Son-R 6-40
Compreensão verbal	0,48
Organização perceptual	0,04
Memória operacional	0,44
Velocidade de processamento	0,32
QI total	0,73

Fonte: Lima e Laros (2017).

Isso indica que a capacidade avaliada por esses instrumentos são similares. A correlação entre a pontuação total obtida no WISC-IV e no Son-R 6-40 foi de 0,73 (correlação alta), o que demonstra que os dois testes são equivalentes na avaliação da inteligência geral, evidenciando a validade convergente do Son-R 6-40, amostra brasileira de indivíduos de 10 a 14 anos, a partir do WISC-IV que foi validado no Brasil antes.

Outro exemplo de validade preditiva, convergente e discriminante, é oferecido por Barbosa, Gouveia e Barbosa (2003) ao afirmarem que, se fosse demonstrado por meio das respostas das crianças que suas pontuações no fator "Hiperatividade do Questionário de Conners" estavam correlacionadas de forma estatisticamente significativa com o fracasso escolar, poder-se-ia dizer que tal instrumento apresenta validade preditiva em relação a esse critério, uma vez que esse tipo de validade é considerada quando se utiliza o instrumento para antecipar algum tipo de comportamento ou variável critério, o que se avalia por meio do coeficiente de correlação entre ambos. Com relação à validade convergente e discriminante, se temos uma medida que avalia depressão infantil, esta deveria se correlacionar significativamente (r de Pearson, Rho de Spearman) com outra que mede esse mesmo sintoma (convergente, pois mede o mesmo construto), e não deveria se correlacionar com uma medida com a qual não se esperaria que o fizesse, como poderia ser a assertividade (discriminante, pois não é o mesmo construto).

Sensibilidade e especificidade

A validade de um teste diagnóstico pode ser avaliada mediante cálculo da sensibilidade e da especificidade, para o diagnóstico correto de um evento clínico e também sua capacidade preditiva. A verificação da qualidade de um teste diagnóstico, em estudos clínicos, é feita a partir da comparação do desempenho do teste em dois grupos de indivíduos definidos, um com a doença e outro sem a doença. A sensibilidade é a proporção de indivíduos com a doença que são identificados corretamente pelo teste. Indica o quão bom é um teste em identificar a doença em questão, enquanto a especificidade é a proporção de indivíduos sem a doença que são identificados corretamente pelo teste. Indica o quão bom é um teste em identificar indivíduos sem a doença em questão (Fachel e Camey, 2000; Hutz et al., 2015).

Quando avaliamos um teste diagnóstico, quatro situações são possíveis:

1. Resultado Verdadeiro Positivo (VP): o teste é positivo e o indivíduo tem a doença.
2. Resultado Falso-Positivo (FP): o teste é positivo e o indivíduo não tem a doença.
3. Resultado Falso-Negativo (FN): o teste é negativo e o indivíduo tem a doença.
4. Resultado Verdadeiro Negativo (VN): o teste é negativo e o indivíduo não apresenta a doença.

Nesse sentido, alguns passos devem ser seguidos:

1. Seleção de um teste de referência denominado "padrão-ouro" (*gold standard*) que separe corretamente indivíduos doentes de sadios. Este teste, normalmente já consagrado como válido, deverá fornecer sempre a resposta correta em indivíduos doentes e sadios.
2. Escolha de um grupo de pacientes que, segundo o padrão, separe os indivíduos livres da doença e com a doença.
3. Cálculo dos resultados concordantes e discrepantes.

A relevância desse tipo de validade está no fato de que diagnósticos respaldados em instrumentos de medida altamente sensíveis são mais precisos, uma vez que produzem poucos resultados falso-positivos ou falso-negativos.

No estudo de validação da escala de avaliação de ansiedade-traço infantil, Assumpção Jr. e Resch (2006), aplicaram a escala em 30 crianças de 10 a 17 anos (idade média de 11,08 ± 2,56) e em 30 crianças portadoras de transtorno de ansiedade de separação, diagnosticadas conforme os critérios do DSM-IV (idade média de 11,82 ± 2,56 anos), avaliadas também pela escala de avaliação de ansiedade infantil (SCARED). O coeficiente alfa de Cronbach foi igual a 0,864, e o coeficiente de correlação de Pearson mostrou que existiam itens que não se mostraram bem correlacionados. A curva ROC mostrou ponto de corte com melhor desempenho, conjunto de sensibilidade e especificidade igual a 41, no qual se observaram sensibilidade de 0,733 (73,3%) e especificidade de 0,733 (73,3%), mostrando boas sensibilidade e especificidade, embora diferentes das obtidos pelos idealizadores do instrumento. Dessa forma, crianças com pontuações a partir de 41 pontos, nesta escala, apresentam sintomatologia de transtornos ansiosos como ansiedade de separação.

A curva ROC citada no estudo é uma representação gráfica do cálculo de valores de sensibilidade e de especificidade para cada ponto de corte e apresenta, no eixo das ordenadas, os valores de sensibilidade e, nas abscissas, o complemento da especificidade (Figura 4.1).

Um classificador perfeito que demonstraria o ponto de corte com altas sensibilidade e especificidade corresponderia a uma linha horizontal no topo do gráfico, porém esta dificilmente é alcançada. Na prática, curvas consideradas boas estarão entre a linha diagonal e a linha perfeita, onde quanto maior a distância da linha diagonal, melhor o sistema. A linha diagonal indica uma classificação aleatória, ou seja, um sistema que aleatoriamente seleciona saídas como positivas ou negativas, como jogar uma moeda para cima e esperar cara ou coroa (Hutz et al., 2015).

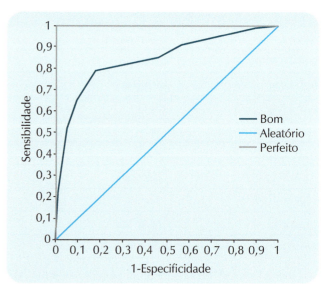

FIGURA 4.1 – Curvas de diferentes classificadores.
Fonte: Guamá, 2019.

Finalmente, a partir de uma curva ROC, podemos selecionar o melhor limiar de corte para obtermos o melhor desempenho possível do teste. Para isto, podemos utilizar como parâmetro de comparação o valor φ (phi) ou coeficiente de correlação de Matthews, que é uma medida de qualidade de duas classificações binárias que pode ser usada mesmo se as classes apresentem tamanhos bastante diferentes. Retorna um valor entre −1 e +1, em que um coeficiente de +1 representa uma predição perfeita; 0, uma predição aleatória média; e −1, uma predição inversa. Assim, podemos obter o limiar que apresente a melhor combinação de valores de especificidade e de sensibilidade para o sistema (Hutz et al., 2015).

Fidedignidade ou precisão

No que se refere à fidedignidade de um instrumento, busca-se conhecer o quanto a pontuação obtida no teste se aproxima da pontuação verdadeira do sujeito em um traço qualquer. Cada forma de medida é apropriada para um tipo de teste, sendo que diz respeito ao problema de estabilidade de tempo e de consistência interna. Diversos métodos para obter a fidedignidade dos instrumentos são sugeridos na literatura, como o teste-reteste, o qual menciona que um instrumento mostra-se fidedigno se repetidas mensurações são obtidas em condições constantes e dão o mesmo resultado.

Outro método utilizado é o das formas paralelas ou formas alternativas, no qual os sujeitos respondem a duas formas paralelas do mesmo instrumento e a correlação entre as duas distribuições de escores constitui o coeficiente de precisão. Para que este tipo de verificação seja válido, é necessário que as amostras de conteúdo dos itens em ambas as formas tenham níveis equivalentes de dificuldade e de discriminação. Sobre o método das metades, conhecido internacionalmente como *split-half*, é utilizado quando uma única forma do instrumento foi aplicada em uma única sessão e o conjunto dos itens é dividido metades metade e são correlacionados. Se a correlação entre as metades for alta, por exemplo, 0,80, significa que o instrumento mostrou-se fidedigno no sentido de consistência em relação à amostragem do conteúdo (Anastasi e Urbina, 2000).

Sobre o coeficiente de consistência interna, existem várias técnicas de estabelecer este tipo de precisão que visa verificar a homogeneidade da amostra de itens do teste. As técnicas mais utilizadas são:

1. Método das duas metades (descrito anteriormente), Kuder-Richardson e o Alfa de Cronbach (Fachel e Camey, 2002; Pasquali, 2001).

    No que se refere ao método de Kuder-Richardson, este se baseia na análise de cada item individual do teste e utiliza uma fórmula que é o coeficiente de precisão do teste, com os números de itens e a variância dos escores totais, sendo a somatória do produto da proporção de sujeitos que passaram e os que não passaram por cada item.

2. Método de Alfa de Cronbach, este constitui uma extensão do método de precisão de Kuder-Richardson e formaliza uma proposta de estimativa de consistência interna a partir das variâncias dos itens e dos totais do teste por sujeito, sendo que o alfa é aplicável quando a resposta ao item é dicotômica (p. ex., certo, errado) ou não, como no caso do uso da escala Likert (p. ex., 1 2 3 4 5), que relaciona quatro ou cinco categorias ordinais (Pasquali, 2001). Os parâmetros esperados nos principais métodos de precisão são apresentados na Tabela 4.3.

TABELA 4.3 – Classificação dos índices obtidos para estimar precisão/confiabilidade.

Métodos	Parâmetro ideal
Teste-reteste	Spearman-Brown > = 0,50
	Guttman > = 0,50
Formas paralelas	Alfa de Cronbach > = 0,70
Coeficiente Alfa de Cronbach	Alfa de Cronbach
	Aceitáveis: entre 0,70 e 0,79 Recomendados: entre 0,80 e 0,90
Método das duas metades	Spearman-Brown > = 0,50
	Guttman > = 0,50
Kuder-Richardson	Entre 0,70 e 0,90
Fidedignidade do avaliador	Cohen Kappa (2 avaliadores)
	Aceitável: > = 0,70

Fonte: Desenvolvida pela autoria do capítulo.

Padronização e normas

Outro fator primordial sobre a adequação dos instrumentos refere-se à padronização, que significa a uniformidade de todos os procedimentos no uso de um teste válido e preciso, que são os fatores que vão desde a uniformidade das condições de testagem até o desenvolvimento de parâmetros para a interpretação dos resultados obtidos. A padronização das condições de aplicação do teste tem como preocupação garantir que a coleta dos dados sobre o sujeito seja de boa qualidade. Alguns requisitos referentes à administração dos instrumentos de medida são importantes e necessários para garantir uma aplicação de qualidade, sendo os principais: o material da testagem; o ambiente; e o aplicador.

No que se refere ao material de testagem, existem duas condições que precisam ser relembradas, sendo estas a qualidade dos testes, que são informações sobre a fidedignidade (ou precisão) e validade, como já mencionado; e a pertinência do teste, segundo a qual nenhum teste serve para todo tipo de avaliação. O aplicador deve saber qual o objetivo de um instrumento e escolher aquele que se aplica ao problema do examinando. Sobre o ambiente da testagem, alguns aspectos são relevantes, sendo uma das condições o ambiente físico, observando-se que a pessoa deve estar em um ambiente sem a presença de distratores, com cadeira e mesa confortáveis, entre outros. Um requisito necessário refere-se ao aplicador, que deve conhecer o material utilizado, mantendo a ordem, o respeito, a orientação do instrumento, sem fazer interferência e interrupções desnecessárias.

Além das informações sobre a importância dos fatores relacionados à psicometria e à padronização de instrumentos, outra observação refere-se à normatização dos instrumentos que são os padrões de como se devem interpretar os dados após a aplicação. As normas de interpretação dos escores são baseadas em algumas verificações. A primeira refere-se a normas de desenvolvimento; neste sentido, são utilizados critérios sobre a idade, a escolaridade, entre outros. A segunda norma é referente ao intragrupo, sendo que um critério de referência dos escores (pontuações) é o grupo ou a população para a qual o teste foi construído, pois por intermédio de amostras com grande representatividade de características individuais, socioeconômicas, entre outras, é que as normas são estabelecidas. Nas normas intragrupo, verifica-se, por meio de cálculo estatístico, a distribuição dos pontos obtidos pela amostra normativa em uma escala de 1 a 100. A partir disso, sabe-se, em termos de porcentagem, quantos indivíduos atingiram determinadas pontuações (ou notas) para inferir classificações aos indivíduos que forem avaliados pelo instrumento, a partir da posição que seu desempenho ou sintomatologia ocupam na distribuição da amostra de padronização (ou referência).

Nesse sentido, Barbosa, Gouveia e Barbosa (2003) explicam a necessidade de normas específicas por grupos, uma vez que não poderia se interpretar a pontuação obtida em uma escala de depressão por uma criança que resida na área rural com normas criadas apenas com crianças da área urbana, sem se saber se estatisticamente haveria diferenças na média de pontos entre os dois grupos. O mesmo vale para testes que avaliam alguns tipos de raciocínios, uma vez que se observam, em boa parte dos estudos, diferenças entre o tipo de escola, sendo as maiores pontuações apresentadas por crianças e adolescentes de escola particular.

Ainda sobre as normas, alguns construtos costumam apresentar uma distribuição normal (curva de Gaus) em função do avanço da idade ou de outra variável relacionada ao desenvolvimento, como a série escolar, apresentando um crescente aumento com posterior declínio, o que garante, muitas vezes, a presença de simetria na distribuição, como representado na Figura 4.2. Um exemplo disso é bastante relatado por pesquisas sobre inteligência, atenção e memória, que demonstram aumento crescente de pontuações em testes que avaliam essas funções até 40 anos aproximadamente, com constante declínio em idades superiores representado por decréscimo nas pontuações.

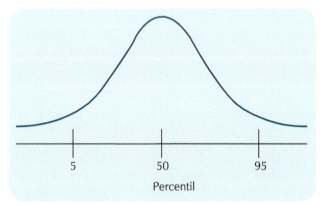

FIGURA 4.2 – Curva normal – distribuição de pontos em percentil.
Fonte: Hutz et al. (2015).

A distribuição normal é obtida a partir do cálculo do valor da média de pontos e o desvio-padrão, logo a classificação da faixa média (ou norma) de pontos, se dá a partir do cálculo da média menos um desvio-padrão (M – 1 DP) e da média mais um desvio-padrão (M + 1 DP). As classificações como inferior e muito inferior são decorrentes da subtração de 2 ou mais desvios, assim como as classificações superior e muito superior são decorrentes da soma de 2 ou mais desvios. Esse modelo de distribuição normal pode ser adotado em amostras paramétricas, no qual o construto avaliado apresenta maior concentração de pontos em cerca de 50% dos avaliados, estando os outros 50% distribuídos de forma semelhantes pelos melhores (25%) e os piores (25%) no traço avaliado.

Erros de medida

Esse ponto deve ser considerado principalmente pelo clínico, uma vez que, ao pautarem um diagnóstico na utilização de um instrumento de medida devidamente validado e padronizado, com normas adequadas, devem considerar o erro de medida como um dado relevante para a sua análise, visto que este pode estar presente em qualquer medida e sua presença, quando não assumida, constitui uma ameaça à tomada de decisões. Por isso é necessário conhecer sua magnitude, para saber a margem de erro que a medida oferece, isso equivale a dizer que diagnósticos com base apenas em resultados de instrumentos de medida são arriscados e constituem um mau uso da técnica.

Segundo Pasquali et al. (2010), os erros de medida sempre existiram, mas ao saber o quanto estão presentes em cada medida, o profissional pode ter maior ou menor liberdade em considerar os resultados como respaldo de sua avaliação. Esse psicometrista explica que erros de medida são produzidos por:

a) Erros instrumentais decorrentes de inadequações do instrumento.

b) Erros pessoais decorrentes de diferenças no modo de reação de cada sujeito.

c) Erros sistemáticos da avaliação como mensurar um construto em condições inadequadas (p. ex., aplicação de um teste de raciocínio numérico e aritmético em uma criança pouco motivada a fazê-lo).

d) Erros aleatórios sem causa conhecida. A informação dada pelo erro-padrão da medida esclarece que a medida verdadeira de um atributo se situa entre o valor médio das medidas efetuadas e um erro-padrão (EPM) em torno dele (isto é, mais um erro-padrão e menos um erro-padrão). Logo, assume-se que a medida pode não ser tão exata e, se existe variabilidade, pontuações limites entre duas classificações devem ser consideradas com cautela.

Teoria da resposta ao item

A "teoria da resposta ao item" (TRI) se refere a uma ampla e crescente variedade de modelos que podem ser usados para delinear ou desenvolver novos testes e para avaliar instrumentos já existentes. Os modelos da TRI diferem nas fórmulas matemáticas que empregam, no número de características de item que podem explicar e no número de dimensões de traços ou habilidades que especificam como objetivos de mensuração. Além disso, diferentes métodos são usados, dependendo se os itens são dicotômicos (certo-errado, verdadeiro-falso) ou politômicos (isto é, consistindo em múltiplas categorias de respostas). Os procedimentos englobados pela TRI são extensos e complexos e, até muito recentemente, as apresentações publicadas desses métodos eram de muito difícil compreensão sem sólidos conhecimentos em matemática e estatística. Felizmente, nos últimos anos, vem sendo publicado um grande número de materiais mais acessíveis e de qualidade sobre técnicas da TRI (Hutz et al., 2015).

Teoria clássica dos testes versus teoria da resposta ao item

O termo "teoria clássica dos testes" (TCT) é usado, em contraste com a TRI, em relação a todos os métodos psicométricos tradicionais de desenvolvimento e avaliação de testes que a antecedem. Os princípios e procedimentos psicométricos da TCT têm sido, de forma contínua, refinados e expandidos; ainda são amplamente usados e continuarão a ser. A maioria dos livros sobre a testagem psicológica trata em grande parte da TCT. Os métodos da TRI são empregados em uma gama mais limitada de instrumentos do que os métodos tradicionais da TCT. Isso resulta, em parte, das premissas significativas que a TRI requer – em relação a respostas a itens, traços latentes e suas relações – e em parte dos esforços mais extensos de coleta de dados necessários para calibrar itens com os modelos da TRI. Além disso, em contraste com as técnicas bem-estabelecidas da TCT, comparativamente simples e muito usadas, os métodos da TRI ainda estão em evolução, são mais sofisticados, de forma significativa, do ponto de vista matemático e ainda são desconhecidos para muitos profissionais da testagem.

Uma das diferenças mais básicas entre a TCT e a TRI se origina no fato de que, na TCT, o interesse está centrado principalmente no escore total do examinando no teste, que representa a soma dos escores nos itens, enquanto na TRI – como o nome já sugere –, o foco principal está em seu desempenho nos itens individuais. Na TRI, o desenvolvimento e a calibração cuidadosa dos itens em termos das informações que eles fornecem a respeito de um construto psicológico específico são uma preocupação primária. Para realizar essa calibração, a TRI se vale de modelos matemáticos das relações entre habilidades – ou outros construtos não observáveis (isto é, traços latentes) que o teste deve avaliar – e respostas a itens individuais. Definidos de modo amplo, os objetivos da TRI são:

a) Gerar itens que forneçam o máximo de informações possíveis sobre os níveis de habilidade ou traço dos examinandos que respondem a eles de uma forma ou de outra.

b) Propiciar aos examinandos itens sob medida para seus níveis de habilidade ou traço.

c) Reduzir o número de itens necessários para identificar a posição de qualquer testando na habilidade ou traço latente, ao mesmo tempo em que se minimiza o erro de mensuração.

Reduzir o número de itens de um teste selecionando aqueles mais apropriados ao nível de habilidade do testando – sem perda de fidedignidade – é uma meta importante na testagem em grupo (Urbina, 2007).

Considerações finais

As informações até aqui apresentadas são de grande importância para se obter coerência no processo de avaliação. Entretanto, há muitos recursos estatísticos disponíveis para estimar a qualidade de instrumentos de medida e não expomos mais porque nossa intenção era apenas apresentar os principais e mais comuns procedimentos utilizados, e outras informações podem ser obtidas a partir da bibliografia deste capítulo. Esperamos que essas informações propiciem a reflexão acerca de pontos que devem ser observados pelos profissionais que se utilizam de instrumentos de medida em pesquisas e na clínica, para que aspectos importantes sobre a construção e a utilização desses instrumentos sejam cada vez mais considerados, a fim de se garantir, como auxílio de diversas ferramentas, a prática baseada em evidências, tanto em processos diagnósticos como nos processos de reabilitação. Também se espera com isso contribuir com profissionais que se interessam pela saúde mental de crianças e adolescentes e buscam conhecer ou reconhecer transtornos, tratá-los ou preveni-los, esclarecendo suas causas e manifestações à luz da observação e da experiência que estudos com instrumentos de medida em diversas populações oferecem.

Referências bibliográficas

1. American Educational Research Association – AERA, American Psychological Association – APA, Nacional Concil on Measurement in Education – NCME. Standards for Educational and Psychological Testing. Washington DC: American Educational Research Association, 1999.
2. Anastasi A; Urbina S. Testagem psicológica. Porto Alegre: Artes Médicas, 2000.
3. Artes R; Barroso LP. Aspectos estatísticos da análise fatorial de escalas de avaliação. *In:* Goreinstein C; Andrade LHSG; Zuardi AW (Org.) Escalas de avaliação clínica em psiquiatria e psicofarmacologia. (p. 35-41). São Paulo: Lemos-Editorial, 2000.
4. Assumpção Jr. FB; Resch CR. Escala de avaliação da ansiedade – traço infantil – um estudo de sensibilidade e especificidade. Arquivos Brasileiros de Psiquiatria, Neurologia e Medicina Legal, 100 (1), p. 19-25, 2006.
5. Barbosa GA; Gouveia VV; Barbosa AG. Escalas de avaliação em psiquiatria da infância; da adolescência. *In:* Assumpção Jr. FB; Kuczynski E. Tratado de psiquiatria da infância; adolescência (p. 121-129). Rio de Janeiro: Atheneu, 2003.
6. Cronbach LJ. Fundamentos da testagem psicológica. 5. ed. Porto Alegre: Artes Médicas, 1996.
7. Cunha JA. Psicodiagnóstico-V. Porto Alegre: Artmed, 2002.
8. Dancey CP; Reidy J. Estatística sem matemática para psicologia. 7. ed. Porto Alegre: Penso, 2019.
9. Duarte PS, Miyazaki MCOS, Ciconelli RM et al. Tradução, adaptação cultural do instrumento de avaliação de qualidade de vida para pacientes renais crônicos (KDQOL-SF). Revista da Associação Médica Brasileira, 49 (4), 375-81, 2003.
10. Fachel JM; Camey S. Avaliação psicométrica: a qualidade das medidas; o entendimento dos dados. *In:* Cunha JA (Org.). Psicodiagnóstico-V. Porto Alegre: Artmed, 2002.
11. Guamá J. Métricas de avaliação de classificadores. Disponível em: https://medium.com/pyladiesbh/m%C3%A9tricas-de-avalia%C3%A7%C3%A3o-de-classificadores-6aadc3dacd51. Acesso em: 25 de setembro de 2021.
12. Guillemim F; Bombardier C; Beaton D. Cross-cultural adaptation of health related quality of life measures: literature review and proposed guidelines. Journal of Clinical Epidemiology, 46 (12), 1417-32, 1993.
13. Guillemim F. Cross-cultural adaptation and validation of health status measures. Scandinavian Journal of Rheumatology, 24 (2): 61-63, 1995.
14. Hambleton RK; Patsula L. Increasing the validity of adapted tests: myths to be avoided and guidelines for improving test adaptation practices. Journal of Applied Testing Technology, (1). Disponível em: http://www.testpublishers.org/documents/journal0114.pdf. Acesso em: 13 de janeiro de 2010.
15. Hasselmann MH; Reichenheim ME. Adaptação transcultural da versão em português da Conflict Tactics Scales Form R (CTS-1), usada para aferir violência no casal: equivalência semântica de mensuração. Cadernos de Saúde Pública, 19, 1083-1093, 2003.

16. Herdman M; Fox-Hushby J; Badia X. "Equivalence" and the translation and adaptation of health-related quality of life questionnaires. Quality of life Research, 6 (3), 323-335, 1997.
17. Holmbeck GN; Holmbeck GN; Thill AW et al. Evidence-Based Assessment in Pediatric Psychology: Measure of Psychosocial Adjustment and Psychopathology. Journal of Pediatric Psychology, 33(9), 958-980, 2008.
18. Hutz CS; Bandeira DR; Trentini CM. Psicometria. Porto Alegre: Artmed, 2015.
19. Huxley J, Mash EJ. Evidence Based Assessment. Annual Review of Clinical Psychology, 2, 29-51, 2007.
20. Lima RMF; Laros JA. Revista Psicologia: Teoria; Prática. 19(1), p. 107-120. São Paulo, SP. Universidade Presbiteriana Mackenzie, 2017.
21. Moraes CL; Hasselman MH; Reichenheim ME. Adaptação transcultural para o português do instrumento Revised Conflict Tactics Scales (CTS2), utilizado para identificar violência entre casais. Cadernos de Saúde Pública, 18, 163-176, 2002.
22. Noronha AP; Vendramini CMM; Canguçu C et al. Propriedades psicométricas apresentadas em manuais de testes de inteligência. Psicologia em Estudo, 8 (1), 93-99.
23. Pasquali L. (Org.) Apresentação psicológica: fundamentos; práticas. Porto Alegre: Artmed, 2010.
24. Pasquali L. Técnicas de Exame Psicológico – TEP. Volume 1: Fundamentos das Técnicas Psicológicas. São Paulo: Casa do Psicólogo, 2001.
25. Reichenheim ME; Moraes CL. Operacionalização de adaptação transcultural de instrumentos de aferição usados em epidemiologia. Revista de Saúde Pública, 41(4), 665-673, 2007.
26. Urbina S. Fundamentos da testagem psicológica. Porto Alegre: Artmed, 2007.
27. Vijver FV; Hambleton RK. Translating Tests: some practical guidelines. European Psychologist, 1 (2), 89-99, 1996.
28. Wechsler D. Escala Wechsler de inteligência para crianças. 4. ed. São Paulo: Casa do Psicólogo, 2013.

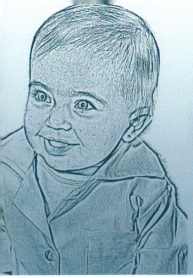

Capítulo 5

Epidemiologia em Psiquiatria da Infância e da Adolescência

Geilson Lima Santana Júnior
Bruno Mendonça Coêlho

Tatiana Malheiros Assumpção

Introdução

O reconhecimento da Psiquiatria da Infância e da Adolescência como especialidade médica é relativamente recente.[1] Entretanto, seus avanços têm sido notáveis, em parte graças às contribuições da Epidemiologia.

Termo derivado do grego antigo ἐπί (epí; sobre), δῆμος (démos; população) e λόγος (lógos; conhecimento) – literalmente, conhecimento sobre o que acomete a população, Epidemiologia é "o estudo da ocorrência e distribuição de eventos, estados e processos relacionados à saúde em determinadas populações, incluindo o estudo dos determinantes que influenciam tais processos e a aplicação desse conhecimento para controlar problemas relevantes de saúde".[2]

A partir da década de 1960, a Epidemiologia em Psiquiatria da Infância e Adolescência experimentou importante desenvolvimento. Os estudos da Ilha de Wight,[3] conduzidos entre 1964 e 1974, estabeleceram os parâmetros das boas práticas metodológicas na epidemiologia dos transtornos mentais na infância e na adolescência; e o trabalho *Deviant children grown up*,[4] de Lee Robins (1966), tornou-se um marco para os estudos longitudinais. Desde então, inovações metodológicas, assim como transformações culturais e sociais têm influenciado a Epidemiologia da Pedopsiquiatria.

Este capítulo tem por objetivo apresentar os principais achados da Epidemiologia em Psiquiatra da Infância e Adolescência, especificamente as estimativas de prevalência dos quadros psicopatológicos, seus principais fatores de risco e de proteção, as frequentes comorbidades, a tendência à cronicidade e os padrões de continuidade ao longo do ciclo de vida. Também serão abordados os impactos pessoais, sociais e econômicos da psicopatologia nessa faixa etária. Por fim, serão discutidas a procura por tratamento, a disponibilidade de serviços e profissionais especializados e as necessidades não atendidas na saúde mental de crianças e adolescentes.

Estimativas de prevalência

Apesar de 85% das crianças e adolescentes do mundo viverem em países de baixa e média renda, a maioria dos estudos sobre a Epidemiologia dos transtornos mentais nessa faixa etária foram conduzidos em países desenvolvidos. Portanto, é preciso ter em mente a desigual representatividade e a limitada cobertura dos dados oriundos de países menos desenvolvidos.[5]

Feita essa ressalva, estima-se que 13,4% das crianças e adolescentes apresentam algum transtorno mental, de acordo com uma metanálise envolvendo 41 estudos conduzidos em 27 países.[6] Entre os jovens, predominam os transtornos de ansiedade (6,5%), seguidos pelos transtornos disruptivos do comportamento (5,7%), pelo transtorno do déficit de atenção/hiperatividade (TDAH) (3,4%) e pelos transtornos depressivos (2,6%) (Tabela 5.1).

TABELA 5.1 – Estimativas mundiais de prevalência de transtornos mentais em crianças e adolescentes.

Transtorno	% (IC 95%)*	Metanálise
Algum transtorno ansioso	6,5% (4,7 a 9,1)	Polanczyk et al., 2015[6]
Algum transtorno depressivo	2,6% (1,7 a 3,9)	
Transtorno depressivo maior	1,3% (0,7 a 2,3)	
TDAH	3,4% (2,6 a 4,5)	
Algum transtorno disruptivo	5,7% (4 a 8,1)	
Transtorno opositivo desafiador	3,6% (2,8 a 4,7)	
Transtorno de conduta	2,1% (1,6 a 2,9)	
Algum transtorno mental	13,4% (11,3 a 15,9)	
Deficiência intelectual	1,8% (1,5 a 2,1)	Maulik et al., 2011[7]
Países de baixa renda	1,6% (1,1 a 2,2)	
Países de média renda	1,6% (1,4 a 1,8)	
Países de alta renda	0,9% (0,8 a 1)	
Transtorno do espectro autista	1 (0,01 a 4,36)	Zeidan et al., 2022[8]

* IC 95%: intervalo de confiança de 95%; TDAH: transtorno de déficit de atenção/hiperatividade.
Fonte: Desenvolvida pela autoria do capítulo.

Entre diferentes estudos, é frequente a observação de uma variabilidade nas estimativas de prevalência. Isso pode ocorrer em virtude de diferenças geográficas, socioculturais e/ou metodológicas (Quadro 5.1).

QUADRO 5.1 – Principais fatores metodológicos que influenciam as estimativas de prevalência.

Amostragem
- Tamanho da amostra
- Representatividade (local, regional, nacional)
- Composição etária
- Composição por sexo
- Base amostral (população geral, escolas, registros de nascimento)
- Amostragem probabilística ou não probabilística

Coleta de dados
- Estágios: único ou em 2 estágios (rastreamento, seguido por confirmação diagnóstica)
- Informante: pais/cuidadores, o próprio jovem, professores
- Instrumento utilizado: escalas, entrevistas diagnósticas
- Taxa de resposta

Diagnóstico
- Processo diagnóstico: avaliação clínica, melhor estimativa
- Critérios diagnósticos: versões do DSM ou da CID
- O diagnóstico exigiu comprometimento funcional?
- Qual definição de comprometimento funcional foi utilizada?

DSM: Manual Diagnóstico e Estatístico de Transtornos Mentais; CID: Classificação Estatística Internacional de Doenças e Problemas Relacionados com a Saúde.
Fonte: Desenvolvido pela autoria do capítulo.

Por intermédio do ajuste dos modelos estatísticos para o controle das diferenças metodológica, a metanálise de Polanczyk et al. (2015) concluiu que a variabilidade nessas estimativas ocorreu em função de aspectos metodológicos, e não de diferenças geográficas, transculturais ou relativas ao ano da coleta dos dados.[6]

Além do transtorno de déficit de atenção/hiperatividade (TDAH), outros transtornos do neurodesenvolvimento também têm sido objeto de revisões sistemáticas e de metanálises. Na comunidade, 1,8% das crianças e adolescentes apresentam deficiência intelectual (DI).[7] A prevalência é quase duas vezes maior em países de baixa e média renda, comparada à de países de alta renda (1,64% e 1,59% *versus* 0,92%) (Tabela 5.1), o que pode ser reflexo das piores condições na atenção materno-infantil e da maior ocorrência de deficiências nutricionais, dentre outros fatores ambientais mais comuns em países de menor renda. Apesar de o estudo não fazer o ajuste das diferenças metodológicas, é provável que esses fatores tenham influenciado essas diferenças. Segundo o estudo, em países em desenvolvimento, houve maior emprego de escalas e avaliações não padronizadas, ao invés de instrumentos diagnósticos e que consideravam o comprometimento funcional para realizar o diagnóstico.

A prevalência do transtorno do espectro autista (TEA) também tem sido amplamente investigada, e a variabilidade nas estimativas dá margem a alegações de uma controversa "epidemia de autismo".[9] De fato, os primeiros estudos, publicados a partir de 1966, indicavam que a prevalência de autismo clássico, ou seja, de casos graves como os descritos por Kanner, era de 4 a 5 por 10 mil (0,05%). Entretanto, as estimativas de prevalência do autismo tornaram-se cada vez mais elevadas e com ampla variabilidade entre os estudos.[10]

Uma revisão sistemática de estudos mais recentes estimou a prevalência média do TEA em cerca de 1%, variando de 0,01% a 4,36% (Tabela 5.1).[8]

Além dos fatores metodológicos citados no Quadro 5.1, outras questões também podem interferir nas estatísticas sobre o autismo: a progressiva ampliação do conceito e das fronteiras diagnósticas; o aumento de casos diagnosticados decorrente de um aumento da procura por serviços de saúde por parte da população, que está cada vez mais informada, assim como um maior reconhecimento dos casos de TEA por profissionais mais atentos a essa condição clínica, o que resulta em uma prevalência crescente do TEA nos serviços de saúde e sobre o TEA; um aumento da proporção de casos diagnosticados em virtude da maior procura pelos serviços, assim como pela realizada por profissionais mais atentos a essa condição clínica, que um maior conhecimento sobre o quadro pela população, o que resulta em aumento da procura por serviços de saúde em um maior conhecimento entre profissionais da saúde, o que, por sua vez, aumenta a proporção de casos diagnosticados e, consequentemente, da prevalência estimada em serviços de saúde; estudos realizados a partir de registros de casos suspeitos (p. ex., registros escolares), nos quais há maior probabilidade ocorrência de casos, elevando a prevalência estimada a partir dessas fontes; e o diagnóstico cada vez mais precoce, com o consequente impacto da composição etária da amostra estudada. Mas também não se pode descartar um possível aumento real da incidência do TEA, em parte por fatores como uso de ácido valproico durante a gestação, doenças metabólicas maternas e hipóxia neonatal;[11,12] alterações imunológicas maternas associadas ao estresse;[13] assim como o papel da epigenética, alterando a expressão de genes de risco para o autismo.[12,14]

Prevalência de transtornos mentais entre jovens brasileiros

No Brasil, estudos conduzidos em diferentes localidades encontraram estimativas de prevalência semelhantes às observadas em amostras internacionais.

O estudo de Taubaté, no estado de São Paulo, avaliou uma amostra predominantemente branca e urbana de 1.251 crianças com idade entre 7 e 14 anos[15] e encontrou uma prevalência de 12,7% de algum transtorno psiquiátrico (Tabela 5.2).

Estimativa semelhante (13,1%) foi observada em um estudo multicêntrico conduzido com uma amostra de 1.623 crianças de 6 a 16 anos residentes nas cidades de Caeté, em Minas Gerais, Goianira, em Goiás, Itaitinga, no Ceará, e Rio Preto da Eva, no Amazonas.[16]

Já o estudo que avaliou 4.448 crianças da coorte de 1993 de Pelotas, no Rio Grande do Sul, estimou a prevalência de algum transtorno mental em 10,8% naquelas com 11 anos de idade.[17]

Entre esses três estudos, a prevalência de transtornos da ansiedade variou de 5,2% a 7,2%. Em Taubaté e no estudo multicêntrico, as categorias específicas mais frequentes foram a ansiedade de separação (1,4 e 1,3%, respectivamente); a fobia específica (1 e 3,8%, respectivamente); e a fobia social (0,7 e 2%).

Já na coorte de Pelotas, os transtornos específicos de ansiedade mais frequentes foram fobia específica (1,4%), TAG (1,4%) e ansiedade de separação (0,7%).

TABELA 5.2 – Prevalência de transtornos psiquiátricos na infância e adolescência segundo alguns estudos epidemiológicos realizados no Brasil.

Diagnósticos segundo o DSM-IV	Taubaté/SP[15] N = 1.251 7 a 14 anos de idade % (IC 95%)	Multicêntrico*[16] N = 1.623 6 a 16 anos de idade % (IC 95%)	Coorte de 1993 de Pelotas/RS[17] N = 4.448 11 anos de idade % (IC 95%)
Algum tratamento psiquiátrico	12,7 (9,8 a 15,5)	13,1 (11,4 a 14,7)	10,8 (7,1 a 14,5)
Algum tratamento de ansiedade	5,2 (3,4 a 7)	7,2 (6 a 8,8)	6 (3,2 a 8,8)
Ansiedade de separação	1,4 (0,6 a 2,2)	1,3 (0,8 a 2)	0,7 (0,3 a 1,7)
Fobia específica	1 (0,3 a 1,8)	3,8 (2,9 a 4,9)	1,4 (0,2 a 2,2)
Fobia social	0,7 (0,1 a 1,3)	2 (1,4 a 2,8)	0,1 (0,3 a 0,5)
TEPT	0,1 (0 a 0,3)	0,3 (0,1 a 0,7)	0,1 (0,3 a 0,5)
TOC	0,1 (0 a 0,2)	0,6 (0,3 a 1,1)	0,1 (0,3 a 0,5)
TAG	0,4 (0 a 0,8)	0,4 (0,1 a 0,8)	1,4 (0,2 a 2,2)
Ansiedade SOE	2,1 (1 a 3,3)	–	2,2 (0,3 a 3,7)
Algum tratamento depressivo	1 (0,2 a 1,9)	0,5 (0,2 a 1)	1,6 (0,4 a 3,6)
Algum TDAH	1,8 (0,7 a 2,8)	4,5 (3,5 a 5,6)	4,1 (1,6 a 6,4)
TOD	3,2 (1,6 a 4,9)	1,7 (1 a 2,7)	2,1 (0,3 a 3,7)
Transtorno de conduta	2,2 (1,2 a 3,2)	0,6 (0,3 a 1,1)	2,2 (0,3 a 3,7)
Transtorno alimentar	–	–	0,1 (0,3 a 0,5)
Transtornos de tique	–	–	1,3 (0,2 a 2,2)

* Caeté/MG, Goianira/GO, Itaitinga/CE e Rio Preto da Eva (AM), % (IC 95%): estimativa de prevalência (intervalo de confiança de 95%); TEPT: transtorno de estresse pós-traumático; TOC: transtorno obsessivo compulsivo; TAG: transtorno de ansiedade generalizada; SOE: sem outra especificação; TDAH: transtorno de déficit de atenção/hiperatividade; TOD: transtorno opositivo desafiador.
Fonte: Adaptada de Fleitlich-Bilyk e Goodman, 2004; Paula et al., 2015; e Anselmi et al., 2010.

Digna de nota é a elevada proporção de transtorno de ansiedade sem outra especificação no estudo de Taubaté (2,1%) e na coorte de Pelotas (2,2%), o que reflete as limitações taxonômicas do DSM-IV (*Manual Diagnóstico e Estatístico de Transtornos Mentais*).[18]

Nos três estudos, a prevalência de algum transtorno depressivo variou de 0,5 a 1,6%; a do TDHA, de 1,8 a 4,5%; a de transtorno opositivo desafiador, de 1,7 a 3,2%; e a do transtorno de conduta, de 0,6 a 2,2% (Tabela 5.2).

Em relação ao consumo de substâncias psicoativas, o III Levantamento Nacional sobre o Uso de Drogas pela População Brasileira[19] estimou em 22,2% a prevalência em 12 meses de consumo de álcool entre jovens de 12 a 17 anos, faixa etária suscetível aos efeitos deletérios da ingestão precoce de etílicos.

Por mês, 5% (3,2 a 6,9) dos adolescentes apresentam *binge drinking*, o que corresponde a beber, em uma única ocasião, cinco ou mais doses, para homens, ou quatro ou mais doses, para mulheres. Esse padrão aumenta o risco de desfechos negativos, como *overdose* alcoólica, acidentes, violência, adoecimento, sexo desprotegido e dificuldades escolares e profissionais.[20]

Outro achado relevante é a idade mediana do primeiro consumo de álcool. Entre os adolescentes, isso tendeu a ocorrer em uma idade inferior à da população total do estudo, que inclui indivíduos de 12 a 65 anos (13,5 *versus* 16,2 anos). Se essa tendência se consolidar, os adolescentes estarão cada vez mais expostos aos riscos do consumo precoce de álcool, como maior chance de *binge drinking*, transtorno por uso de álcool e acidentes.[21]

Quanto ao uso de cigarros industrializados, apesar de a prevalência em 12 meses ser menor do que a da população total (3,8% *versus* 15,4%), os adolescentes começaram a fumar significativamente mais cedo do que o restante da população (12,6 *versus* 15 anos de idade). O mesmo pode ser observado em relação ao uso de medicamentos não prescritos ou consumidos de forma diferente da prescrita (prevalência em 12 meses: 1,3% *versus* 3%; idade do primeiro consumo: 12,6 anos *versus* 22,3 anos).

Não houve diferença significativa entre adolescentes e o restante da população quanto à prevalência em 12 meses do uso de substâncias ilícitas (alucinógenos, cocaína, *crack* e similares, *ecstasy* ou MDMA, heroína, maconha, haxixe ou *skank*, quetamina ou solventes) (2,3% *versus* 3,2%); ao passo que a idade de início de consumo foi significativamente menor entre os adolescentes (13,7 anos *versus* 16,6 anos na população total).

A prevalência de dependência alcoólica entre os adolescentes que consumiram álcool nos 12 meses anteriores foi de 2,6%. Entre os adolescentes que consumiram nesse período, a dependência dessas substâncias foi estimada em 5,4%.

Apesar dessas estimativas, o estudo indicou uma baixa cobertura terapêutica, uma vez que receberam tratamento apenas 0,2% dos adolescentes que haviam consumido alguma substância lícita ou ilícita em algum momento da vida.[19]

Idade de início dos transtornos mentais

Transtornos mentais específicos geralmente se apresentam em períodos característicos do desenvolvimento (Figura 5.1).[22]

Com frequência, os quadros psicopatológicos manifestam-se precocemente. Problemas sociais, emocionais e comportamentais clinicamente relevantes podem ser detectados mesmo entre pré-escolares[23,24] e tendem a persistentes,[25] demandando diagnóstico e intervenções precoces.[26]

Entre crianças com idade de até 7 anos, uma metanálise com estudos realizados em oito países estimou a prevalência agregada de algum transtorno mental em 20,1%. Os três transtornos mais frequentes foram o transtorno opositivo desafiador (4,9%), o TDAH (4,3%) e a fobia específica (3,2%) (Tabela 5.3).[27]

Entre as crianças da coorte de Pelotas de 2004, avaliadas quando tinham 6 anos de idade, a prevalência de algum transtorno psiquiátrico foi de 13,2%, e os quadros mais frequentes foram fobia específica (5,4%), ansiedade de separação (3,2%) e TDAH (2,6%).[28]

Apesar de a metanálise com crianças até 7 anos de idade[27] encontrar uma prevalência de algum transtorno mental superior à da metanálise com crianças e adolescentes[6] (20,1% versus 13,4%), não se pode afirmar categoricamente que a psicopatologia é mais frequente entre aqueles de menor idade, uma vez que são poucos os estudos realizados entre pré-escolares. A metanálise com essas crianças mais jovens encontrou uma ampla heterogeneidade entre os estudos, que pode ser em parte explicada por diferenças metodológicas. Importante ressaltar que o estudo da coorte de Pelotas de 2004 também fez parte dessa metanálise, e as diferenças encontradas em relação às estimativas também são provavelmente decorrentes de aspectos metodológicos.

Outro estudo brasileiro com pré-escolares foi realizado em Embu das Artes, no Estado de São Paulo, com crianças de 4 a 5 anos de idade. A prevalência em 6 meses de transtornos internalizantes foi de 25,4% (IC 95% 24,7 a 26,1); a de transtornos externalizantes, 12,1% (IC 95% 11,5 a 12,6); e a de atrasos no desenvolvimento socioemocional, 30,3% (IC 95% 29,4 a 31,2).[29]

Mais uma vez, diferenças metodológicas podem ser responsáveis pela variabilidade de estimativas nessas diversas pesquisas. Entretanto, pode-se sublinhar um importante achado comum aos estudos com pré-escolares: é elevada a ocorrência de transtornos mentais nessa faixa etária.

Um estudo prospectivo demonstrou a validade de diagnósticos tão precoces.[30] Crianças com algum transtorno psiquiátrico aos 3 anos de idade tiveram uma probabilidade estatisticamente significativa quase cinco vezes maior de apresentar algum diagnóstico aos 6 anos. Os autores concluíram que é moderada a estabilidade da psicopatologia em pré-escolares, com padrões de continuidade homotípica e heterotípica, como explicado a seguir.

Comorbidade ou coocorrência? A inter-relação entre transtornos mentais na infância e adolescência

Com o objetivo de descrever um fenômeno comum entre doenças crônicas somáticas, Feinstein, em 1970, cunhou o termo "comorbidade", descrito como "qualquer entidade clínica distinta adicional que existiu ou que pode ocorrer durante o curso clínico de uma doença de base sob estudo".[31] Esse conceito foi amplamente absorvido pela Psiquiatria para indicar a sobreposição de diversas síndromes psicopatológicas.

Alternativamente, o termo "coocorrência" foi proposto para indicar "a coexistência de dois ou mais transtornos em uma pessoa em um determinado momento".[32] Ao descartar desse conceito a ocorrência de dois ou mais transtornos em diferentes fases da vida, buscam-se uma clareza conceitual e estimativas mais precisas, uma vez que transtornos que ocorrem em diferentes etapas da vida têm uma menor probabilidade de serem factualmente inter-relacionados.

A literatura também emprega outras expressões para esta coocorrência como transtornos concorrentes e diagnóstico dual.

Mesmo entre pré-escolares, a coocorrência entre transtornos mentais é frequente e foi estimada por uma metanálise em 6,4% (5,2% a 7,9%) entre crianças de até 7 anos de idade.[27]

Considerando uma faixa etária mais abrange (4 a 17 anos), uma revisão encontrou que 47% a 68% dos diagnosticados com algum transtorno mental apresentavam dois ou mais diagnósticos coocorrentes.[33]

De acordo com uma metanálise,[34] há fortes associações entre TDAH e transtorno de conduta [razão de chances (RC) 10,7; IC 95% 7,7 a 14,8)]; depressão e ansiedade (RC 8,2; IC 95% 5,8 a 12); transtorno de conduta e depressão (RC 6,6; IC 95% 4,4 a 11); e TDAH e depressão (RC 5,5; IC 95% 3,5 a 8,4).

Também é relevante a comorbidade entre transtornos mentais e por uso de substâncias. Adolescentes com algum transtorno mental têm uma chance significativamente aumentada (RC 3,5 a 18,6) de usarem substâncias ou terem algum transtorno pelo seu uso.[35]

Diversos modelos tentam explicar o fenômeno da coocorrência como resultante:

I. das fronteiras arbitrárias entre as categorias diagnósticas dos manuais vigentes;

II. de associações espúrias decorrentes de um ou mais vieses;

III. de uma diátese comum; ou

IV. do efeito causal de um transtorno sobre outro.[32,36]

De todo modo, são relevantes as implicações clínicas da coocorrência de transtornos, pois está associada a menor adesão ao tratamento, maior recorrência ou refratariedade e pior prognóstico.[37]

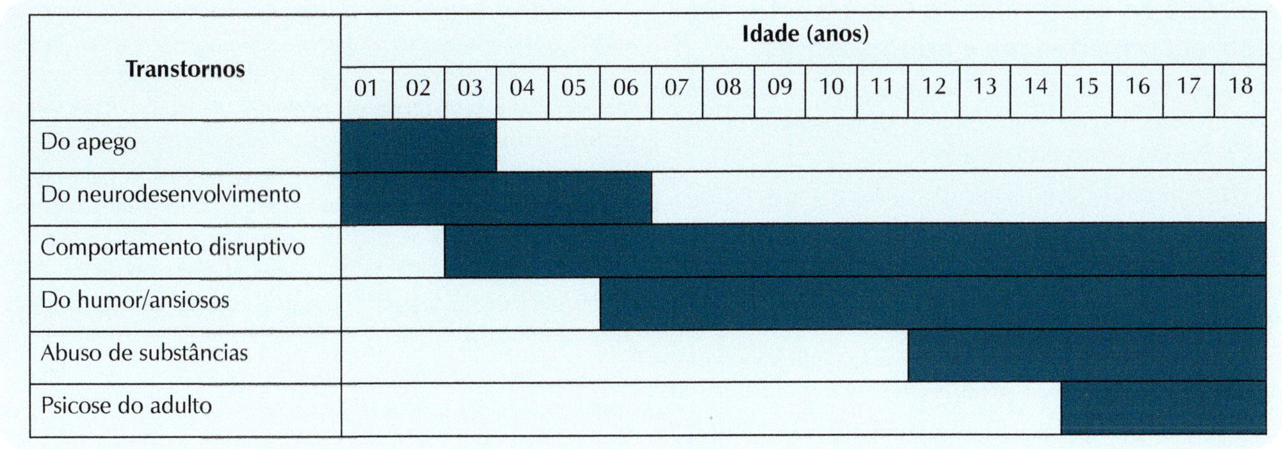

FIGURA 5.1 – Idade típica de apresentação de transtornos mentais específicos.
Fonte: Organização Mundial da Saúde, 2005.

Transtornos	Idade (anos) 01-18
Do apego	01–03
Do neurodesenvolvimento	01–07
Comportamento disruptivo	02–18
Do humor/ansiosos	05–18
Abuso de substâncias	11–18
Psicose do adulto	13–18

TABELA 5.3 – Prevalência de transtornos psiquiátricos entre crianças com até 7 anos de idade.

Diagnósticos segundo o DSM-IV	Metanálise de Vasileva et al., 2021[27] N = 18.282 1 a 7 anos de idade, de oito países % (IC 95%)	Coorte de 2004 de Pelotas/RS[28] N = 3.585 6 anos de idade % (IC 95%)
Algum transtorno psiquiátrico	20,1 (15,7 a 25,4)	13,2 (12,2 a 14,4)
Algum transtorno de ansiedade	8,5 (5,2 a 13,5)	8,8 (7,9 a 9,8)
Ansiedade de separação	1,9 (1,1 a 3,2)	3,2 (2,6 a 3,8)
Fobia específica	3,2 (1,3 a 8)	5,4 (4,7 a 6,2)
Fobia social	0,8 (0,4 a 1,5)	0,1 (0,1 a 0,3)
TAG	–	0,2 (0,1 a 0,4)
Transtorno obsessivo compulsivo	–	0,2 (0,1 a 0,4)
TEPT	0,2 (0,1 a 0,6)	0,8 (0 a 1,1)
Transtorno de apego reativo	0,4 (0,1 a 1,1)	–
Algum transtorno depressivo	1,1 (0,8 a 1,6)	1,3 (0,9 a 1,7)
Algum TDAH	4,3 (2,5 a 7,2)	2,6 (2,1 a 3,2)
Transtorno opositivo desafiador	4,9 (2,5 a 9,5)	2 (1,6 a 2,5)
Transtorno de conduta	0,8 (0,6 a 1,2)	0,6 (3,5 a 8,9)
Transtornos de alimentação	2,9 (1,7 a 4,7)	0,03 (0 a 0,2)
Transtornos do sono	1,7 (0,5 a 4,5)	–
Mutismo seletivo	0,3 (0,2 a 0,6)	–
Transtornos de tique	0,1 (0,6 a 2,4)	0,4 (0,2 a 0,6)
Autismo	–	0,3 (0,1 a 0,5)
Estereotipias	–	0,1 (0 a 0,2)

IC 95%: intervalo de confiança de 95%; TAG: transtorno de ansiedade generalizada; TEPT: transtorno de estresse pós-traumático; TDAH: transtorno de déficit de atenção/hiperatividade.
Fonte: Adaptada de Vasileva et al., 2021; e Petresco et al., 2013.

Padrões de continuidade dos transtornos mentais em crianças e adolescentes

Estudos prospectivos oferecem evidências robustas sobre a continuidade da psicopatologia iniciada na infância ou adolescência ao longo do ciclo de vida.[38]

Basicamente, há dois padrões de continuidade da psicopatologia. A continuidade homotípica refere-se aos transtornos da infância que predizem um transtorno similar na vida adulta, como a persistência de longo prazo do comportamento antissocial,[39] da depressão[40] e da ansiedade.[41]

Já a continuidade heterotípica ocorre quando transtornos da infância e adolescência predizem um quadro diferente na idade adulta. A depressão na infância, por exemplo, aumenta o risco de ansiedade na vida adulta,[41] enquanto problemas externalizantes estão associados a transtornos do humor, ansiosos e esquizofreniformes na idade adulta.[42]

Risco e proteção de desfechos em saúde mental ao longo do desenvolvimento

Variados desfechos em saúde mental são o resultado da inter-relação entre fatores biológicos, psicológicos e sociais ou, em outras palavras, da interação gene-ambiente ao longo do desenvolvimento (Figura 5.2).[43]

Pode-se observar nesse contexto que os transtornos mentais são multideterminados (Figura 5.2).

Entre as características sociodemográficas mais estudadas, estão o sexo e a idade e suas relações com a psicopatologia. De acordo com a literatura, os meninos têm um risco aumentado para psicopatologia, mas isso sofre a influência de uma interação entre sexo e idade, pois esse risco é maior entre meninos mais jovens. Já entre as meninas, os riscos aumentam de acordo com a idade. Além disso, os transtornos comportamentais são mais prevalentes entre os meninos; e os emocionais, entre as meninas.[44]

Entre os fatores que podem influenciar a ocorrência de desfechos ao longo do espectro saúde-doença mental, denomina-se "fator de risco" aquele que causa um aumento no risco de algum transtorno ou problema de saúde. Utiliza-se o termo "marcador de risco" quando uma exposição aumenta a probabilidade do desfecho em uma associação não causal. O termo "indicador de risco" abrange ambos os conceitos, ou seja, independe de o aumento da probabilidade do desfecho ser causal ou não.[2] Já os fatores de proteção diminuem a probabilidade de desfechos negativos ou reduzem o efeito da exposição de risco.[22]

Os fatores de risco e proteção podem ser classificados como biológicos, psicológicos ou sociais (Quadro 5.2).

Epidemiologia da autoagressividade e das cognições e comportamentos suicidas

A autoagressividade abrange diversos comportamentos como cortar-se, evitar a cicatrização de feridas, bater a cabeça propositalmente, morder-se, arranhar-se, bater-se, envenenar-se ou induzir uma *overdose* e queimar-se deliberadamente, em ordem decrescente de frequência, de acordo com uma metanálise de estudos comunitários envolvendo jovens de 12 a 18 anos e publicados entre 1990 e 2015.[45]

A autoagressividade geralmente se inicia e atinge um pico na adolescência, e sua prevalência mundial entre adolescentes na comunidade foi estimada por essa metanálise em 16,9% (IC 95% 15,1 a 18,9). Ademais, entre 1990 e 2015, houve um aumento significativo da sua prevalência entre adolescentes da população geral, especialmente no sexo feminino (risco relativo de 1,72; IC 95% 1,57 a 1,88).

Os principais motivos alegados foram, em ordem descrente, "obter alívio de emoções ou pensamentos aversivos", "punir-se" ou "deixar que outra pessoa saiba do ocorrido ou obter alguma reação".[45]

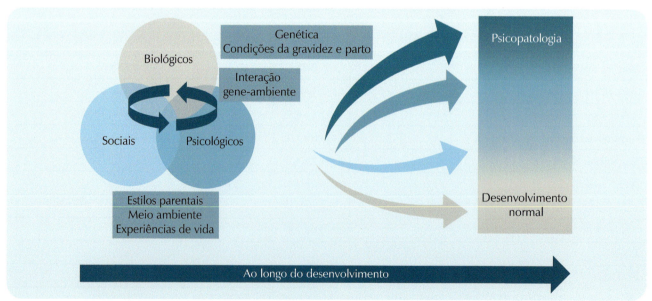

FIGURA 5.2 – Interação gene-ambiente ao longo do desenvolvimento e desfechos em saúde mental.
Fonte: Adaptada de Paris J, 2021.

QUADRO 5.2 – Alguns fatores de risco e proteção que influenciam a saúde mental de crianças e adolescentes.

Domínio	Fatores de risco	Fatores de proteção
Biológico	• Exposição a toxinas (p. ex., álcool e tabaco) durante a gravidez • Predisposição genética • Trauma cranioencefálico • Hipóxia e outras complicações durante o parto • Infecção pelo HIV • Desnutrição	• Desenvolvimento físico adequado à idade • Boa saúde física • Bom desempenho intelectual
Psicológico	• Transtornos da aprendizagem • Traços mal adaptativos de personalidade • Temperamento difícil • Abuso sexual, físico ou emocional ou negligência	• Capacidade de aprender com a experiência • Boa autoestima • Alta capacidade de resolução de problemas • Habilidades sociais
Social		
Família	• Cuidados inconsistentes • Conflitos familiares • Disciplina familiar deficiente • Manejo familiar deficiente • Morte de um membro da família	• Apego familiar • Oportunidades para engajamento positivo na família • Recompensas por engajamento na família
Escola	• Insucesso escolar • Falha da escola em oferecer um ambiente adequado para assegurar a frequência e o aprendizado • Acesso inadequado ou inapropriado à educação	• Oportunidades para envolvimento com a vida escolar • Reforço positivo do desempenho acadêmico • Identificação com uma escola ou necessidade de realização educacional
Comunidade	• Falta de "eficácia comunitária" • Desorganização da comunidade • Discriminação e marginalização • Exposição à violência • Falta de um senso de "lugar" • Transições (p. ex., urbanização)	• Conexão com a comunidade • Oportunidades para uso construtivo do lazer • Experiências culturais positivas • Modelos positivos • Recompensas por engajamento na comunidade • Conexão com organizações da comunidade, incluindo organizações religiosas

Fonte: Organização Mundial da Saúde, 2005.

O comportamento autolesivo deliberado em adolescentes está associado ao gênero feminino, a transtornos mentais, ao uso de álcool e drogas, a eventos vitais negativos, à fragilidade da rede social, à disfunção familiar e ao baixo *status* socioeconômico.[45-47]

Além do aumento de sua prevalência comunitária, também tem aumentado a sua prevalência em serviços de saúde, o que indica uma procura significativamente maior por tratamento, com uma redução progressiva na idade dos pacientes e um aumento do grau de letalidade dos meios empregados.[48-50] Enquanto predominam os cortes autoinduzidos entre os adolescentes da comunidade,[51] nos serviços de saúde, aumentam progressivamente a *overdose* intencional de drogas, as tentativas de enforcamento, os pulos de altura muito elevada, entre outros métodos violentos.[49]

Muito se tem especulado sobre o papel da internet e das redes sociais sobre esse fenômeno. Os dados, entretanto, não são generalizáveis e, muitas vezes, os achados são contraditórios. Na maioria dos estudos, apenas a *cyber* vitimização está associada a pensamentos e comportamentos autolesivos.[52] No entanto, alguns autores também apontam para potenciais benefícios da internet e redes sociais na redução do isolamento, na identificação de jovens sob maior risco, no aumento da procura por ajuda, na abordagem dos jovens em crise e na oferta de psicoterapia online. De fato, muitos jovens parecem usar as redes sociais para comunicar o sofrimento psicológico, especialmente entre pares. Portanto, a internet pode se tornar uma importante aliada na intervenção e na prevenção da autoagressividade.[53]

A despeito dessas controvérsias, os clínicos, a comunidade científica e os gestores de saúde estão em alerta com esse aumento na ocorrência de comportamentos autolesivos na comunidade e com a maior procura por serviços de saúde por pessoas cada vez mais jovens e que têm empregado métodos cada vez mais letais. A autoagressividade é um importante preditor de comportamentos suicidas.[54]

Em 2019, o suicídio foi a quarta causa de morte em pessoas com idade entre 15 e 19 anos. A maioria dessas mortes ocorreu em países de baixa e média renda, onde vivem cerca de 90% dos adolescentes do mundo.[55] No Brasil, a taxa de suicídio nessa faixa etária foi de 6,21/100 mil, sendo 9,25/100 mil no sexo masculino, e 3,06/100 mil no sexo feminino. Entre os 547 países avaliados, o Brasil ocupa o 393º lugar no número de suicídios entre adolescentes.[56]

Entre 2000 e 2019, as taxas globais de suicídio padronizadas pela idade diminuíram 36%. A única região em que essas taxas aumentaram foi a das Américas, alcançando 17% nesse período.[55]

Nos Estados Unidos, entre os anos de 2007 e 2016, houve um aumento nas taxas de suicídio entre os jovens de 10 a 19 anos. Esse crescimento foi mais pronunciado no sexo feminino, reduzindo a "conhecida" desproporção entre homens e mulheres quanto às taxas de suicídio. Essa redução foi especialmente pronunciada entre os indivíduos mais jovens. Um dos possíveis fatores associados é o aumento, entre as meninas e as adolescentes, das taxas de suicídio por enforcamento ou asfixia, ou seja, de métodos mais letais do que os anteriormente tentados por elas. Uma vez que, tradicionalmente, as mulheres tentam suicídio com mais frequência do que os homens, caso essa tendência se mantenha, projeta-se que as taxas de suicídio entre as jovens superem as encontradas entre os adolescentes do sexo masculino. Ainda não estão claros os fatores que influenciam essa mudança na Epidemiologia do suicídio, que são ainda mais pronunciadas entre jovens negros.[57] Por que tem crescido o suicídio entre os jovens? Por que isso acontece com mais intensidade entre crianças e adolescentes do sexo feminino e entre negros? Por que as meninas passaram a usar métodos mais letais? Essas são algumas das perguntas que precisamos responder a fim de traçarmos estratégias efetivas de intervenção e prevenir o cenário que está se delineando.

Impacto, custos e carga de incapacitação dos transtornos mentais na infância e adolescência

Os transtornos mentais na infância e adolescência têm um impacto significativo sobre o funcionamento e o desenvolvimento dos jovens, além de impor um ônus pesado sobre a família e a sociedade.

Os custos decorrentes dos transtornos mentais na infância incluem despesas médicas, necessidades escolares especiais, sobrecarga da justiça criminal e gastos com assistência social.[44] Nos Estados Unidos, os custos totais (diretos e indiretos) dos transtornos psiquiátricos em pessoas com idade inferior a 24 anos foram estimados em US$ 247 bilhões por ano.[58]

No Brasil, os problemas mentais subclínicos e os transtornos psiquiátricos na infância têm um custo total ao longo da vida de, respectivamente, R$ 9,9 bilhões e R$ 11,6 bilhões, calculados a partir da Paridade do Poder de Compra.[59]

Outro indicador das consequências dos transtornos mentais na infância e adolescência é a carga de incapacitação provocada por esses quadros. A série de estudos *The Global Burden of Disease* (GBD) utiliza como medida da carga das doenças o número de anos de vida ajustados à incapacidade (*Disability-Adjusted Life Years* – DALYs), uma combinação do número de anos vividos com incapacidade (*Years Lived with Disability* – YLDs) e do número de anos perdidos por morte prematura (*Years of Life Lost* – YLLs).

No Brasil, os transtornos mentais e por uso de substâncias se tornaram a principal causa de incapacidade entre jovens de 5 a 14 anos.[60] Em 1990, eram responsáveis por 9,36% do total de anos de vida ajustados à incapacidade, ocupando o terceiro lugar no *ranking* de DALYs (Figura 5.3).

Em 2019, os transtornos mentais e relacionados ao uso de substâncias passaram a ocupar o 1º lugar nesse *ranking*, sendo responsáveis por 14,37% do total de DALYs. Isso representa um aumento de 53,5% na carga de incapacitação nessa faixa etária atribuída aos transtornos psiquiátricos.

Entre esses jovens brasileiros, as três principais condições psiquiátricas causadoras de incapacitação são os transtornos de ansiedade, os depressivos e o de conduta, segundo o *Global Burden of Disease* de 2019.[60]

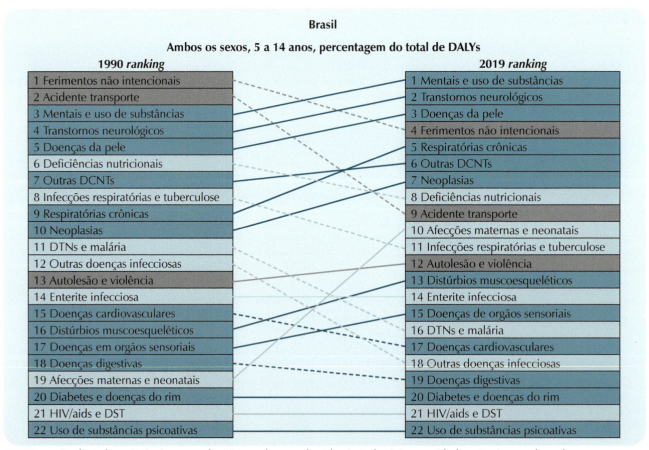

FIGURA 5.3 – *Ranking* das principais causas de número de anos de vida ajustados à incapacidade entre jovens de ambos os sexos com idade de 5 a 14 anos. Brasil, 1990 e 2019.
Fonte: Global Burden of Disease, 2019.

Disponibilidade de recursos terapêuticos, uso de serviços e prevalência de tratamento

Apesar da sua elevada prevalência e persistência, e do impacto, custos e carga associados, uma elevada proporção de crianças e adolescentes com transtornos mentais não recebe tratamento. Outra dificuldade enfrentada é a falta de consistência das intervenções em relação às diretrizes e às recomendações terapêuticas.[61]

De acordo com o Projeto Atlas, da Organização Mundial de Saúde, a disponibilidade de serviços, de profissionais treinados e atualizados e de políticas de saúde apropriadas é ainda menor em países de baixa e média renda.[62]

No Brasil, há uma grande desproporção entre a demanda por atendimento e o número de profissionais capacitados e de serviços adequados para o atendimento dessa população.

Apenas 19,8% dos jovens brasileiros com transtornos psiquiátricos utilizaram algum serviço de saúde mental no ano anterior à coleta de dados do estudo multicêntrico brasileiro. As barreiras de acesso aos serviços foram ser do sexo feminino, ter um adequado escolar, ser filho(a) de uma mãe/cuidador primário que vive com parceiro(a) e ter um *status* socioeconômico inferior.[63]

Soma-se a esses fatores a baixa disponibilidade de profissionais especializados. Em consulta ao Conselho Federal de Medicina, em abril de 2022, encontravam-se ativos com situação regular em todo o território nacional apenas 662 psiquiatras com registro de área de atuação em Psiquiatria da Infância e da Adolescência (PIA).[64] Considerando-se a atual população de crianças e adolescentes do país,[65] temos no Brasil 1,12 PIA por 100 mil crianças e adolescentes. Essa proporção está aquém da recomendada pela Organização Mundial de Saúde (OMS) de 3,3 PIA trabalhando em período integral para cada 100 mil crianças e adolescentes (Figura 5.4).[22]

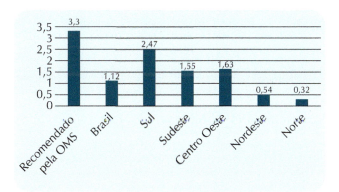

FIGURA 5.4 – Número de psiquiatras da infância e adolescência por 100 mil crianças e adolescentes segundo a recomendação da Organização Mundial de Saúde e a proporção no Brasil e nas regiões do país.
Fonte: Conselho Federal de Medicina, Instituto Brasileiro de Geografia e Estatística e Organização Mundial da Saúde.

Apesar dos esforços para a consolidação da rede de cuidados em saúde mental para crianças e adolescentes, são grandes os desafios a serem enfrentados. Além da falta de profissionais qualificados, um dos principais problemas é o crônico subfinanciamento do Sistema Único de Saúde (SUS).

Conclusões

Os transtornos mentais na infância e adolescência são condições prevalentes, de início precoce e persistentes ao longo do ciclo de vida. Seu impacto sobre o funcionamento e desenvolvimento do sujeito é marcante e acarreta um pesado ônus para as famílias e a sociedade.

Entretanto, são muitas as necessidades não atendidas na saúde mental das crianças e adolescentes. Mesmo em países desenvolvidos, a maioria dos pacientes não recebe tratamento – e, na maioria das vezes, as intervenções não cumprem os critérios de adequação às evidências científicas.

No Brasil, os desafios são ainda maiores. A proporção de pacientes sem acesso aos serviços de saúde é muito grande e é ainda maior entre as populações em situação de vulnerabilidade social, perpetuando um ciclo vicioso. Também são escassos os profissionais especializados, e a rede de atenção à saúde mental dos jovens ainda não está adequadamente implantada.

Faz-se necessária uma articulação das famílias e pacientes, das associações de portadores de transtornos mentais, dos profissionais de saúde e seus órgãos representativos, da sociedade civil organizada, das instituições acadêmicas e educacionais, dos gestores e das agências governamentais, das organizações do terceiro setor e das agências internacionais para influenciar as decisões pertinentes à área. É preciso acolher, cuidar e tratar dos jovens com transtornos mentais. Também é preciso ir além do tratamento e reabilitação, pois são cruciais as ações de promoção da saúde e prevenção. Para isso, precisamos consolidar uma rede articulada de cuidados, intersetorial e multidisciplinar, com adequado financiamento e guiada pelas melhores práticas e evidências de custo-efetividade.

Referências bibliográficas

1. Assumpção Jr. FB. Os precursores. *In:* Assumpção Jr. FB; editor. Psiquiatria infantil brasileira: um esboço histórico. São Paulo: Lemos Editorial; 1995. p. 17.
2. International Epidemiological Association; Porta MS; Greenland S; Hernán M; Silva IS; Last JM; editors. A dictionary of epidemiology 6th ed. Oxford: Oxford University Press; 2014. 343 p.
3. Rutter M; Tizard J; Yule W; Graham P; Whitmore K. Research report: Isle of Wight Studies; 1964-1974. Psychol Med. 1976;6(2):313-32.
4. Robins LN. Deviant children grown up: a sociological and psychiatric study of sociopathic personality. Baltimore: Williams & Wilkins; 1966. xiv; 351 p.
5. Erskine HE; Baxter AJ; Patton G et al. The global coverage of prevalence data for mental disorders in children and adolescents. Epidemiol Psychiatr Sci. 2017;26(4):395-402.
6. Polanczyk GV; Salum GA; Sugaya LS et al. Annual research review: A meta-analysis of the worldwide prevalence of mental disorders in children and adolescents. J Child Psychol Psychiatry. 2015;56(3):345-65.
7. Maulik PK; Mascarenhas MN; Mathers CD et al. Prevalence of intellectual disability: a meta-analysis of population-based studies. Res Dev Disabil. 2011;32(2):419-36.
8. Zeidan J; Fombonne E; Scorah J et al. Global prevalence of autism: A systematic review update. Autism Res. 2022.
9. Fombonne E. Is there an epidemic of autism? Pediatrics. 2001;107(2):411-2.
10. Chiarotti F; Venerosi A. Epidemiology of Autism Spectrum Disorders: A Review of Worldwide Prevalence Estimates Since 2014. Brain Sci. 2020;10(5).
11. Karimi P; Kamali E; Mousavi SM et al. Environmental factors influencing the risk of autism. J Res Med Sci. 2017;22:27.

12. Lord C; Brugha TS; Charman T et al. Autism spectrum disorder. Nat Rev Dis Primers. 2020;6(1):5.
13. Beversdorf DQ; Stevens HE; Jones KL. Prenatal Stress; Maternal Immune Dysregulation; and Their Association With Autism Spectrum Disorders. Curr Psychiatry Rep. 2018;20(9):76.
14. Tordjman S; Somogyi E; Coulon N et al. Gene x Environment interactions in autism spectrum disorders: role of epigenetic mechanisms. Front Psychiatry. 2014;5:53.
15. Fleitlich-Bilyk B; Goodman R. Prevalence of child and adolescent psychiatric disorders in southeast Brazil. J Am Acad Child Adolesc Psychiatry. 2004;43(6):727-34.
16. Paula CS; Coutinho ES; Mari JJ et al. Prevalence of psychiatric disorders among children and adolescents from four Brazilian regions. Braz J Psychiatry. 2015;37(2):178-9.
17. Anselmi L; Fleitlich-Bilyk B; Menezes AM et al. Prevalence of psychiatric disorders in a Brazilian birth cohort of 11-year-olds. Soc Psychiatry Psychiatr Epidemiol. 2010;45(1):135-42.
18. Comer JS; Gallo KP; Korathu-Larson P et al. Specifying child anxiety disorders not otherwise specified in the DSM-IV. Depress Anxiety. 2012;29(12):1004-13.
19. Bastos FIPM; Vasconcellos MTL; De Boni RB et al. III Levantamento Nacional sobre o uso de drogas pela população brasileira. Rio de Janeiro: FIOCRUZ/ICICT; 2017. Disponível em: https://www.arca.fiocruz.br/handle/icict/34614.
20. Silveira CM; Silveira CC; da Silva JG et al. Epidemiologia do beber pesado e beber pesado episódico no Brasil: uma revisão sistemática da literatura. Rev Psiq Clín. 2008;35:31-8.
21. Hingson RH; Zha W. Age of Drinking Onset; Alcohol Use Disorders; Frequent Heavy Drinking; and Unintentionally Injuring Oneself and Others After Drinking. Pediatrics. 2009;123(6):1477-84.
22. World Health Organization. Child and adolescent mental health policies and plans. Geneva: WHO; 2005. 68 p.
23. Egger HL; Angold A. Common emotional and behavioral disorders in preschool children: presentation; nosology; and epidemiology. J Child Psychol Psychiatry. 2006;47(3-4):313-37.
24. Ivanova MY; Achenbach TM; Rescorla LA et al. Preschool psychopathology reported by parents in 23 societies: testing the seven-syndrome model of the child behavior checklist for ages 1.5-5. J Am Acad Child Adolesc Psychiatry. 2010;49(12):1215-24.
25. Briggs-Gowan MJ; Carter AS; Bosson-Heenan J et al. Are infant-toddler social-emotional and behavioral problems transient? J Am Acad Child Adolesc Psychiatry. 2006;45(7):849-58.
26. Carter AS. The field of toddler/preschool mental health has arrived-on a global scale. J Am Acad Child Adolesc Psychiatry. 2010;49(12):1181-2.
27. Vasileva M; Graf RK; Reinelt T et al. Research review: A meta-analysis of the international prevalence and comorbidity of mental disorders in children between 1 and 7 years. J Child Psychol Psychiatry. 2021;62(4):372-81.
28. Petresco S; Anselmi L; Santos IS et al. Prevalence and comorbidity of psychiatric disorders among 6-year-old children: 2004 Pelotas Birth Cohort. Soc Psychiatry Psychiatr Epidemiol. 2014;49(6):975-83.
29. Caetano SC; Ribeiro MVV; Askari MS et al. An epidemiological study of childhood development in an urban setting in Brazil. Braz J Psychiatry. 2020;43(1):43-54.
30. Bufferd SJ; Dougherty LR; Carlson GA et al. Psychiatric disorders in preschoolers: continuity from ages 3 to 6. Am J Psychiatry. 2012;169(11):1157-64.
31. Feinstein AR. The Pre-Therapeutic Classification of Co-Morbidity in Chronic Disease. J Chronic Dis. 1970;23(7):455-68.
32. Starcevic V. Psychiatric comorbidity: concepts; controversies and alternatives. Australas Psychiatry. 2005;13(4):375-8.
33. Waddell C; Offord DR; Shepherd CA et al. Child psychiatric epidemiology and Canadian public policy-making: the state of the science and the art of the possible. Can J Psychiatry. 2002;47(9):825-32.
34. Angold A; Costello EJ; Erkanli A. Comorbidity. J Child Psychol Psychiatry. 1999;40(1):57-87.
35. Armstrong TD; Costello EJ. Community studies on adolescent substance use; abuse; or dependence and psychiatric comorbidity. J Consult Clin Psychol. 2002;70(6):1224-39.
36. Cosgrove VE; Rhee SH; Gelhorn HL et al. Structure and etiology of co-occurring internalizing and externalizing disorders in adolescents. J Abnorm Child Psychol. 2011;39(1):109-23.
37. Torales J; Castaldelli-Maia JM; da Silva AG et al. Even More Complex. When Mental Disorder Meets Addiction in Youth: Dual Pathology. Curr Drug Res Rev. 2019;11(1):40-3.
38. Reef J; van Meurs I; Verhulst FC et al. Children's problems predict adults' DSM-IV disorders across 24 years. J Am Acad Child Adolesc Psychiatry. 2010;49(11):1117-24.
39. Moffitt TE; Caspi A. Childhood predictors differentiate life-course persistent and adolescence-limited antisocial pathways among males and females. Dev Psychopathol. 2001;13(2):355-75.
40. Lewis AJ; Sae-Koew JH; Toumbourou JW et al. Gender differences in trajectories of depressive symptoms across childhood and adolescence: A multi-group growth mixture model. J Affect Disord. 2020;260:463-72.
41. Moffitt TE; Caspi A; Harrington H; Milne BJ; Melchior M; Goldberg D et al. Generalized anxiety disorder and depression: childhood risk factors in a birth cohort followed to age 32. Psychol Med. 2007;37(3):441-52.
42. Kim-Cohen J; Caspi A; Moffitt TE; Harrington H; Milne BJ; Poulton R. Prior juvenile diagnoses in adults with mental disorder: developmental follow-back of a prospective-longitudinal cohort. Arch Gen Psychiatry. 2003;60(7):709-17.
43. Paris J. Nature and nurture in mental disorders: a gene-environment model. 2nd ed. Washington; DC: American Psychiatric Association Publishing 2021. 182 p.
44. Merikangas KR; Nakamura EF; Kessler RC. Epidemiology of mental disorders in children and adolescents. Dialogues Clin Neurosci. 2009;11(1):7-20.
45. Gillies D; Christou MA; Dixon AC; Featherston OJ; Rapti I; Garcia-Anguita A et al. Prevalence and Characteristics of Self-Harm in Adolescents: Meta-Analyses of Community-Based Studies 1990-2015. J Am Acad Child Adolesc Psychiatry. 2018;57(10):733-41.
46. Nixon MK; Cloutier P; Jansson SM. Nonsuicidal self-harm in youth: a population-based survey. CMAJ. 2008;178(3):306-12.
47. Muehlenkamp JJ; Claes L; Havertape L; Plener PL. International prevalence of adolescent non-suicidal self-injury and deliberate self-harm. Child Adolesc Psychiatry Ment Health. 2012;6:10.
48. Griffin E; McMahon E; McNicholas F; Corcoran P; Perry IJ; Arensman E. Increasing rates of self-harm among children; adolescents and young adults: a 10-year national registry study 2007-2016. Soc Psychiatry Psychiatr Epidemiol. 2018;53(7):663-71.
49. Vancayseele N; Portzky G; van Heeringen K. Increase in Self-Injury as a Method of Self-Harm in Ghent; Belgium: 1987-2013. PLoS One. 2016;11(6):e0156711.
50. Carr MJ; Ashcroft DM; Kontopantelis E; Awenat Y; Cooper J; Chew-Graham C et al. The epidemiology of self-harm in a UK-wide primary care patient cohort; 2001-2013. BMC Psychiatry. 2016;16:53.
51. Madge N; Hewitt A; Hawton K; de Wilde EJ; Corcoran P; Fekete S et al. Deliberate self-harm within an international community sample of young people: comparative findings from the Child & Adolescent Self-harm in Europe (CASE) Study. J Child Psychol Psychiatry. 2008;49(6):667-77.
52. Nesi J; Burke TA; Bettis AH; Kudinova AY; Thompson EC; MacPherson HA et al. Social media use and self-injurious thoughts and behaviors: A systematic review and meta-analysis. Clin Psychol Rev. 2021;87:102038.
53. Marchant A; Hawton K; Stewart A; Montgomery P; Singaravelu V; Lloyd K et al. A systematic review of the relationship between internet use; self-harm and suicidal behaviour in young people: The good; the bad and the unknown. PLoS One. 2017;12(8):e0181722.
54. Hawton K; Bergen H; Cooper J; Turnbull P; Waters K; Ness J et al. Suicide following self-harm: findings from the Multicentre Study of self-harm in England; 2000-2012. J Affect Disord. 2015;175:147-51.

55. World Health Organization. Suicide worldwide in 2019: global health estimates. Geneva: World Health Organization; 2021.
56. World Health Organization. The Global Health Observatory: Suicide rates: World Health Organization; 2022. Disponível em: https://www.who.int/data/gho/data/themes/mental-health/suicide-rates.
57. Ruch DA; Sheftall AH; Schlagbaum P; Rausch J; Campo JV; Bridge JA. Trends in Suicide Among Youth Aged 10 to 19 Years in the United States; 1975 to 2016. JAMA Netw Open. 2019;2(5):e193886.
58. Centers for Disease Control and Prevention. Mental Health Surveillance Among Children – United States; 2005-2011. MMWR. 2013;62(Suppl 2):1-35.
59. Fatori D; Salum G; Itria A; Pan P; Alvarenga P; Rohde LA et al. The economic impact of subthreshold and clinical childhood mental disorders. J Ment Health. 2018;27(6):588-94.
60. Institute for Health Metrics and Evaluation at the University of Washington. Global Burden of Disease 2019 Compare. Disponível em: https://vizhub.healthdata.org/gbd-compare/.
61. Sawyer MG; Reece CE; Sawyer AC; Hiscock H; Lawrence D. Adequacy of treatment for child and adolescent mental disorders in Australia: A national study. Aust N Z J Psychiatry. 2019;53(4):326-35.
62. World Health Organization. Mental health atlas 2020. Geneva: World Health Organization; 2021.
63. Paula CS; Bordin IA; Mari JJ; Velasque L; Rohde LA; Coutinho ES. The mental health care gap among children and adolescents: data from an epidemiological survey from four Brazilian regions. PLoS One. 2014;9(2):e88241.
64. Conselho Federal de Medicina. Psiquiatras com registro de área de atuação em Psiquiatra da Infância e da Adolescência que se encontram ativos com situação regular: CFM; 2022. Disponível em: https://portal.cfm.org.br/busca-medicos/.
65. Instituto Brasileiro de Geografia e Estatística. Tabelas 2018. Projeções da População do Brasil e Unidades da Federação por sexo e idade; em 1º de julho - 2010/2060: IBGE; 2018. Disponível em: https://ftp.ibge.gov.br/Projecao_da_Populacao/Projecao_da_Populacao_2018/projecoes_2018_populacao_2010_2060_20200406.xls.

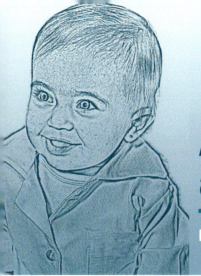

Capítulo 6

Adolescentes em Conflito com a Lei e Morbidade Psiquiátrica

Renata Candido de Andrade Ortega

Introdução

Acompanhamos um decréscimo importante no número de atos infracionais em diversos países na última década e a consequente diminuição do número de instituições correcionais (U.S. Department of Justice, 2020; Souverein et al., 2019; U.S. Department of Justice, 2019; U.S. Department of Justice, 2018; Owen e Wallace, 2020). Essa tendência é reflexo da intensa atividade de pesquisa que se desenvolveu diante do grande aumento estatístico dessas ocorrências, de meados dos anos 1980 até o início dos anos 2000, o que possibilitou um maior entendimento dos fatores associados a esse fenômeno e o desenvolvimento de políticas públicas eficazes. Os dados nacionais não acompanham essa tendência internacional, pelo contrário, assistimos a um aumento dos atos infracionais, assim como do número de unidades socioeducativas em nosso país (Brasil, Ministério da Mulher, da Família e dos Direitos Humanos, 2019; Brasil, Ministério da Mulher, da Família e dos Direitos Humanos, 2020a; Brasil, Conselho Nacional do Ministério Público, 2019; Constantino, 2019).

O comportamento infracional em adolescentes é resultado de uma complexa associação de fatores; a saúde mental é apenas uma das facetas do problema em foco e está intimamente relacionada a questões sociais, culturais e políticas. Pode ser o resultado da manifestação de um transtorno psiquiátrico ou de um desvio dos padrões normais de desenvolvimento, objeto que pertence ao domínio da atuação dos profissionais e pesquisadores da área de saúde mental.

No entanto, apesar da gravidade desse fenômeno, no Brasil há poucos estudos controlados sobre a saúde mental dos adolescentes infratores. Sem dados nacionais, é mais difícil que essas questões sensibilizem o Governo, no sentido de aumentar o investimento destinado às ações preventivas a partir do conhecimento dos fatores de risco ligados ao comportamento antissocial, como também no de prover mais recursos, a fim de permitir maior eficácia na ação do sistema judiciário de reinserção do adolescente na sociedade.

Medidas adotadas em outros países com o objetivo de diminuir o número de atos infracionais cometidos por adolescentes, e as experiências advindas delas, podem ser aproveitadas, porém dificilmente importadas sem adequação às nossas realidade e demanda específicas. É necessário que construamos nossa própria base de dados.

A partir dessas considerações, o presente capítulo aborda o fenômeno de produção de violência praticada por adolescentes sob a perspectiva da Psiquiatria, trazendo dados da literatura científica internacional e nacional.

Adolescente infrator no Brasil

Breve histórico da condição do jovem infrator no Brasil

Os dados estatísticos sobre atos infracionais cometidos por crianças e adolescentes no Brasil são relativamente recentes; os primeiros registros datam do século XIX, quando se passou a elaborar estatísticas criminais em São Paulo. Nessa época, com o fim da economia escravista e a chegada maciça de imigrantes que engrossavam as fileiras daqueles que lutavam por um trabalho, São Paulo sofreu uma profunda transformação social. O crescimento populacional adquiriu um ritmo galopante, passando de 30 mil habitantes, em 1870, para 286 mil habitantes em 1907. Em paralelo à indústria que se desenvolvia, a pobreza se alastrava, cenário que favoreceu o aumento da criminalidade. O "menor de idade" aparecia associado a delitos como desordens, vadiagem, "gatunagem", embriaguez, defloramentos, furto, roubo e homicídio (Passeti, 2002).

Até 1902, era comum na cidade a detenção de garotos, que ficavam presos juntamente com adultos, sem julgamento ou qualquer tipo de registro aplicado pela autoridade local (Santos, 2002).

Foi então fundado o Instituto Disciplinar, destinado a receber, tutelar e reeducar todos os criminosos menores de 21 anos, como também os "pequenos mendigos, vadios, viciosos, abandonados, maiores de nove e menores de 14 anos", que lá deveriam ficar até completarem 21 anos (Santos, 2002).

O ingresso dos jovens no Instituto Disciplinar dava-se sempre por sentença do juiz de direito, que determinava o tempo da permanência dos sentenciados. Na sua entrada, o "menor" era registrado e, depois, sujeito a longo interrogatório (Santos, 2002). Em seguida, passava por um rigoroso exame médico, suas medidas antropométricas eram extraídas e era fotografado (não devemos esquecer que nesse momento o italiano Cesare Lombroso já era uma celebridade na Europa em razão das teorias publicadas em *L'uomo delinquente*, cuja primeira edição data de 1876, segundo as quais as características físicas poderiam diferenciar criminosos de não criminosos).

O jovem era então integrado às frentes de trabalho agrícola. A regeneração por meio do combate ao ócio e a pedagogia do trabalho eram as linhas mestras do Instituto. Tentava-se a todo custo incutir naquelas mentes hábitos de produção e convívio aceitáveis pela sociedade que rejeitava aqueles indivíduos. Por meio de contínuas seções de exercícios físicos, tentava-se doutrinar os jovens para uma vida mais regrada e condizente com os anseios de uma cidade pautada pela lógica da produção.

Em 1964, foi criada a Política Nacional do Bem-estar do Menor (PNBM), que defendia um tratamento "biopsicossocial" (psicólogos, sociólogos, assistentes sociais, médicos, dentistas, enfermeiros, economistas e educadores) para reverter a "cultura da violência". A Fundação do Bem-estar do Menor, FEBEM, seria responsável por formular e implantar a Política Nacional do Bem-estar do Menor em cada Estado, integrando-se a programas nacionais de desenvolvimento econômico e social, dimensionando as necessidades afetivas, nutritivas, sanitárias e educacionais dos internos e racionalizando os métodos de atendimento. É a primeira vez que a saúde mental aparece na legislação como matéria importante na abordagem do adolescente infrator (Santos, 2002).

Em 1990 entrou em vigor o Estatuto da Criança e do Adolescente. O termo "menor" foi abandonado por estar carregado de preconceitos e interdições. Em relação aos infratores, foi feita a recomendação de que, em nenhuma hipótese, fosse aplicada a medida socioeducativa de internação se houvesse a possibilidade de outra medida adequada. Com a vigência do Estatuto da Criança e do Adolescente (ECA), o infrator somente pode perder o direito à liberdade mediante o devido processo legal. Essa medida é da competência das chamadas Varas da Infância e da Juventude.

Como mais uma tentativa de enfrentamento da situação de violência praticada e sofrida pelo adolescente infrator (muitas vezes por meio da violação de direitos no cumprimento de medidas socioeducativas), em 2012, a Lei n. 12.594 instituiu o Sistema Nacional de Atendimento Socioeducativo (Sinase), que regulamenta a execução das medidas socioeducativas. O Sinase prevê normas para padronizar os procedimentos jurídicos envolvendo adolescentes em conflito com a lei, desde a apuração do ato infracional até a aplicação das medidas socioeducativas. Entre as diretrizes, está a priorização das medidas em meio aberto (prestação de serviço à comunidade e liberdade assistida) por meio do processo de municipalização da execução destas, em detrimento das restritivas de liberdade (semiliberdade e internação), como tentativa de reverter a tendência crescente de internação dos adolescentes (Brasil, 2012).

Em 18 de novembro de 2013, a resolução Conanda 160 aprovou o Plano Nacional de Atendimento Socioeducativo, que define expectativas e estratégias de longo prazo, determinando a alocação de recursos públicos e que estabelece três princípios norteadores: presunção da inocência dos adolescentes como sujeitos de direitos; proteção integral dos direitos dos adolescentes em medida socioeducativa; e, finalmente, atendimento socioeducativo territorializado, regionalizado, com participação social e gestão democrática, intersetorialidade e responsabilização, por meio da integração operacional dos órgãos que compõem o sistema (Brasil, 2013).

Medida socioeducativa hoje

Segundo diretrizes do ECA (Brasil, Ministério da Saúde, 1990), quando comete um ato infracional, o adolescente é apreendido pela polícia e encaminhado a uma das delegacias especializadas, denominadas "Delegacias de Proteção à Criança e ao Adolescente" (DPCA), podendo ser, aí, liberado, dependendo da infração. Conforme a resolução do juiz da Vara da Infância e da Juventude de determinada unidade da federação, o adolescente receberá uma das seguintes medidas socioeducativas: advertência; obrigação de reparar dano; prestação de serviço à comunidade; liberdade assistida; semiliberdade; ou internação.

A advertência consiste em admoestação verbal, que é reduzida a termo e assinada. A obrigação de reparar o dano se dá quando o ato infracional tem reflexos patrimoniais; assim, a autoridade determina a restituição do bem, ressarcimento do dano ou compensação do prejuízo da vítima. A prestação de serviços comunitários consiste na realização de tarefas gratuitas de interesse geral, por período não excedente a 6 meses. No caso da medida de liberdade assistida, o adolescente permanece em casa e é acompanhado por um técnico do sistema judiciário, responsável por garantir e apoiar a reinserção familiar, social e escolar do jovem por um período mínimo de 6 meses.

A medida socioeducativa de semiliberdade pode ser determinada desde o início ou como forma de transição para o meio aberto. De acordo com essa modalidade, o adolescente é encaminhado para a unidade mais próxima de seu domicílio e pode realizar atividades externas como frequentar a escola ou cursos profissionalizantes, ir à consulta médica, independentemente de autorização judicial. A escolarização e a profissionalização são obrigatórias. Segundo o ECA, essa medida não comporta prazo determinado, aplicando-se, no que couber, as disposições relativas à medida de internação.

Na medida socioeducativa de internação, o adolescente segue para uma das unidades de internação, onde sabe que permanecerá durante o tempo máximo de 3 anos.

Estatísticas do problema

O Sinase compila informações estatísticas do sistema socioeducativo brasileiro, por meio de formulário de coleta estruturado preenchido pelos gestores de todos os estabelecimentos socioeducativos do país.

A análise dos dados dos levantamentos anuais do Sinase precisa ser efetuada com cuidado em virtude do comprometimento da qualidade destes, tendo em vista dificuldades estruturais e de informação, como a falta de centralização das informações sobre o Sinase em âmbito nacional, informações desatualizadas, falta de informatização e acesso à internet de algumas unidades, assim como a falta de acesso público e facilitado a informações básicas sobre este sistema (Brasil, Ministério da Mulher, da Família e dos Direitos Humanos, 2020a). Um exemplo claro da precariedade dos dados em nosso país pode ser visto no levantamento de dados referente ao ano de 2019, que apontou importante inconsistência em dados importantes, como o número de adolescentes atendidos, que divergiram nas informações fornecidas por gestores estaduais e diretores de unidades (Brasil, Ministério da Mulher, da Família e dos Direitos Humanos, 2020b). Ainda nesse mesmo levantamento, a não participação do Estado de São Paulo excluiu dados do estado com a maior população de adolescentes em medida socioeducativa em 145 unidades, que representam 30% do total de unidades de Atendimento Socioeducativo em âmbito nacional, o que trouxe prejuízo relevante à análise dos dados. Esse fator impede a comparação de dados entre os levantamentos dos anos de 2017 e 2019.

Outro ponto importante consiste em que, na descrição da metodologia da coleta de dados do Levantamento de 2017 (Brasil, Ministério da Mulher, da Família e dos Direitos Humanos, 2019), em relação ao número de adolescentes em medida de restrição de liberdade, considerou-se o número de adolescentes em meio fechado no corte transversal do dia 30 de novembro do ano correspondente. Já os dados do meio aberto referiam-se ao somatório anual de atendimentos realizados, ou seja, dados cumulativos. Essa diferença na coleta dos dados resulta num viés importante na análise comparativa entre o número de adolescentes em medidas restritivas de liberdade e medidas em meio aberto, dando larga vantagem a estes últimos. Em outros levantamentos anteriores, a metodologia seguiu o mesmo princípio, e em outros tantos não foi elucidativa a esse respeito, impossibilitando que se tenha a clareza do significado dos dados.

Sem deixar de levar em conta essas limitações na produção de nossos dados, podemos, considerando que a metodologia de produção destes foi a mesma na série histórica, acompanhar a evolução do quantitativo de adolescentes em medidas socioeducativas de restrição e privação de liberdade (internação, internação provisória e semiliberdade) ao longo dos anos. Como já explicitado antes, o total de adolescentes e jovens (de 12 a 21 anos) em cumprimento dessas medidas se refere ao corte transversal do dia 30 de novembro de cada ano. Em 2008, esse total era de 16.868 mil, já em 2010 foi de 17.703 mil (predomínio da modalidade de internação – 68%) (Brasil, Secretaria de Direitos Humanos, 2011); em 2013, de 23.066 mil (predomínio da modalidade de internação – 65,9%) (Brasil, Secretaria de Direitos Humanos, 2015); e, em 30 de novembro de 2017, 26.109 mil adolescentes e jovens (12 a 21 anos) estavam cumprindo medida socioeducativa de restrição e privação de liberdade no Brasil com predomínio da modalidade de internação (71,8%). Não é possível seguir a série histórica após 2017, tendo em vista a marcante diferença na metodologia da produção dos dados e a incompletude destes (ausência de dados do Estado de São Paulo) no levantamento correspondente ao ano de 2019 (Brasil, Ministério da Mulher, da Família e dos Direitos Humanos, 2020b). A partir desses dados, acompanhamos a tendência em nosso país de priorizar a medida de privação de liberdade (internação) em comparação com a medida de restrição de liberdade (semiliberdade). Ainda, os Levantamentos Nacionais do Sistema Socioeducativo, em que essa informação se encontra, ratificam que a maioria dos atos infracionais cometidos por adolescentes em medida socioeducativa de internação é contra o patrimônio, e não contra a vida (Brasil, Secretaria de Direitos Humanos, 2015; Brasil, Ministério da Mulher, da Família e dos Direitos Humanos, 2019). O fato de esses levantamentos não apresentarem dados sobre reiteração prejudica a análise quanto ao cumprimento do princípio da excepcionalidade, que assegura ao adolescente a inaplicabilidade da medida de internação quando houver a possibilidade de aplicação de outra medida menos onerosa ao seu direito de liberdade estabelecido na Seção VII, artigo 121, do Estatuto da Criança e do Adolescente. Fica igualmente prejudicada a análise da aplicabilidade dessa medida apenas quando tratar-se de ato infracional cometido mediante grave ameaça ou violência à pessoa; por reiteração no cometimento de outras infrações graves ou, ainda, por descumprimento reiterado e injustificável da medida anteriormente imposta (Seção VII, artigo 122) (Brasil, Ministério da Saúde, 1990). Outro dado que pode corroborar a percepção de um possível descumprimento quanto à excepcionalidade da medida de privação de liberdade é a enorme disparidade no Brasil entre o número total de vagas ofertadas de internação e o de semiliberdade, este último representando apenas 12,5%, o que evidencia um maior investimento na medida de internação, em detrimento da semiliberdade. Essa oferta de vagas e de unidades de semiliberdade significativamente menor em relação à medida de internação apresentou-se em todos os estados e no DF (Brasil, Conselho Nacional do Ministério Público, 2019).

Segundo Assis e Constantino (2001), o aumento do número de registros de delitos cometidos por adolescentes infratores não deve ser entendido como reflexo direto da realidade, pois vários fatores podem influenciar os dados oficiais, como mudança nos mecanismos de controle e repressão policial, social e jurídica; menor tolerância social em relação a determinados tipos de delito; alteração da percepção social sobre o jovem infrator, com diminuição da tendência à sua proteção; e maior facilidade em denúncia e punição.

Um dado estatístico conhecido e alarmante é o de que os jovens são as principais vítimas de homicídio por armas de fogo no Brasil (Waiselfisz, 2015). Entre os anos de 2017 e 2018, assistimos ao decréscimo na taxa e no número absoluto de homicídios de jovens, que acompanhou a melhora nos índices gerais de homicídios em nosso país (queda de 12% na taxa geral de homicídios por 100 mil habitantes) (Brasil. Ministério da Economia, 2020).

Adolescente em conflito com a lei sob a perspectiva da Psiquiatria

Neste capítulo, são analisados dados oriundos de pesquisas científicas na área da Medicina, mais especificamente da Psiquiatria, e também da Psicologia. Como já sinalizado anteriormente, trata-se de apenas um aspecto entre os vários presentes nesse complexo fenômeno sobre o qual nos debruçamos. Não compõe o escopo deste capítulo abarcar toda a dimensão transdisciplinar sobre o assunto, mas apresentar dados importantes que podem ajudar na prevenção e no cuidado desses jovens sob a ótica da saúde mental. Restringir o entendimento do fenômeno do comportamento antissocial como campo prioritariamente da Medicina, numa lógica medicalizante, é impossibilitar o entendimento necessário mais amplo e, consequentemente, o desenvolvimento de ações mais eficazes. O reconhecimento da maior prevalência de sofrimento psíquico e de diagnósticos psiquiátricos nessa população é importante, tanto para atuar em fatores de risco e de proteção e na detecção precoce, quanto para prevenir a medicação como única resposta ou como estratégia de contenção química.

As prevalências dos transtornos são elaboradas a partir de instrumentos com base em constructos diagnósticos que tornam possíveis as pesquisas, mas que, de forma alguma, substituem a boa clínica no encontro com o sujeito em sofrimento. Os dados científicos são norteadores, mas devem ser sempre utilizados com espírito crítico.

A hipertrofia de diagnósticos na sociedade e, de forma talvez mais perigosa, nos seres ainda em desenvolvimento é um mal a ser combatido, pois gera não só iatrogenias físicas, como também dita destinos (Kazda et al., 2021). Ao mesmo tempo, o comportamento disruptivo, se avaliado de forma apenas valorativa, pode ter consequências ainda mais nefastas.

Psiquiatria, sociedade e lei – interface

É importante estabelecer distinções entre os termos "delinquência", "comportamento antissocial", "transtorno da conduta", "adolescente infrator" e "adolescente em conflito com a lei", utilizados neste capítulo.

"Delinquência" é um termo legal referente à ofensa contra a lei. "Comportamento antissocial" refere-se a comportamento de hostilidade em relação a princípios e regras da sociedade: neste caso, o comportamento é avaliado sob o ponto de vista da sociedade. "Transtorno da conduta" é um diagnóstico psiquiátrico que envolve critérios que incluem os sintomas mencionados, porém os define sob o ponto de vista psicopatológico (Steiner et al., 1997) e, juntamente com o "transtorno desafiador opositivo", constitui a categoria dos "transtornos disruptivos". Os termos "adolescente infrator" e "adolescente em conflito com a lei", após a vigência do ECA, vieram a substituir o termo "delinquente", abandonado em razão da conotação preconceituosa adstrita a essa designação em nosso país (Brasil, Ministério da Saúde, 1990).

Nem todo comportamento antissocial tem base psicopatológica. O próprio DSM-V (*Manual diagnóstico e estatístico de transtornos mentais – 5ª edição*) faz essa distinção, oferecendo a categoria de comportamento antissocial quando o foco de atenção clínica não decorre de um transtorno mental – como atos antissociais isolados de crianças ou adolescentes (American Psychiatry Association, 2014).

Quando uma amostra de adolescentes em conflito com a lei é estudada, estamos lidando com uma população de adolescentes que apresentou comportamento antissocial e que foi apreendida pelo sistema judiciário num corte vertical, ou seja, um ou mais atos correlacionados temporalmente. O fato de se tratar ou não de um episódio isolado não é critério de inclusão ou exclusão, assim como o ato que gerou a apreensão de determinado adolescente não é referencial para análise da gravidade de outros atos que porventura já tenha cometido. Também a gravidade daquele ato infracional não é diretamente proporcional à periculosidade daquele adolescente se as circunstâncias em que ocorreu não forem cuidadosamente estudadas.

Os atos infracionais podem, muitas vezes, ser sintomas de um transtorno psiquiátrico subjacente não diagnosticado, não sendo necessariamente relacionados com transtorno da conduta. Se esses jovens forem examinados de forma superficial, podem facilmente preencher critérios diagnósticos para transtorno da conduta, já que o próprio ato infracional fornece elementos ao diagnóstico. Entretanto, por um lado, o ato infracional ou mesmo a presença de transtorno da conduta não excluem a possibilidade de outros transtornos, que podem ser tratados adequadamente.

Por outro lado, até mesmo a manifestação clínica desses transtornos em crianças e adolescentes pode ocorrer de forma a ser evidenciada pelo comportamento disruptivo. Isso pode propiciar uma tendência ao reducionismo de não se investigar a psicopatologia além dos sintomas aparentes e de não se diagnosticarem comorbidades psiquiátricas que podem modificar a abordagem de cada situação (Cauffman, 2004; Espelage et al., 2003).

Esses termos – comportamento antissocial, ato infracional, delinquência e transtorno da conduta – aparecerão de forma aproximada em vários momentos no texto, pois os artigos científicos se referem a esse padrão de comportamento de forma muitas vezes indistinta. A dificuldade em categorizá-lo se reflete nas frequentes modificações a que foi submetido o diagnóstico de transtorno da conduta (Felton, 1994; Steiner e Feldman, 2005; Lahey et al., 1998; American Psychiatry Association, 2014). O termo delinquência aparece principalmente nos artigos de língua inglesa, e o termo foi mantido na redação do presente texto.

Fatores de risco

Sob o viés da Psiquiatria, os fatores de risco do comportamento infracional se confundem com aqueles referentes aos comportamentos disruptivos, em que os aspectos ambientais e individuais estão interligados.

Fatores de risco ambientais e individuais para o comportamento antissocial operam em diferentes estágios da vida, e a importância de cada fator varia, dependendo do estágio de desenvolvimento, podendo alguns dos efeitos de fatores de risco ambientais ser mediados por alterações epigenéticas (Fairchild et al., 2019).

Essa realidade torna a proposta de subdividir os fatores de risco em biológicos e ambientais algo artificial, porém ainda válida se a compreensão da complexa interface entre os fatores de risco não for negligenciada.

Fatores biológicos

No entendimento da importância da interação dos fatores biológicos com os fatores ambientais no desenvolvimento do comportamento adaptativo e mal adaptativo, pesquisadores têm atentado para a característica de grupos de indivíduos que apresentam maior sensibilidade ao estresse ambiental e seu papel na etiologia, desenvolvimento e manutenção das patologias. Nesse contexto, estudos têm associado a modulação da atividade do sistema nervoso autônomo, por intermédio de parâmetros como a arritmia sinusal respiratória (sistema nervoso parassimpático) e condutância da pele (sistema nervoso simpático), a fatores ambientais negativos, principalmente familiares (conflito parental, agressividade verbal e física contra os filhos, entre outros), no desenvolvimento do comportamento disruptivo (El-Sheikh et al., 2011; Hinnant et al., 2015).

Vários estudos sugerem ainda o papel importante, na interação gene-ambiente, do genótipo da enzima monoaminoaxidase A, entre outros, em associação a maus-tratos na infância e consequente comportamento antissocial na adolescência, principalmente no sexo masculino. De fato, a correlação entre as variantes genéticas MAOA, que codifica a enzima-chave para a degradação de vários neurotransmissores monoaminérgicos implicados na regulação da agressão, incluindo a serotonina e as catecolaminas norepinefrina e dopamina (genótipo MAOA de baixa atividade) e eventos adversos precoces, é a interação gene-ambiente mais bem documentada na fisiopatologia da agressão e do comportamento antissocial (Goldman e Rosser, 2014; Nilsson et al., 2015; Byrd e Manuck, 2014; Godar et al., 2019; Kolla e Bortolato, 2020).

Quanto à herdabilidade estimada em relação ao transtorno da conduta, acredita-se que seja maior no sexo masculino, assim como mais alta também no transtorno da conduta com traços insensíveis e desprovidos de emoção, em comparação ao transtorno da conduta sem essa característica (Fairchild et al., 2019; Scheepers et al., 2011).

Nesse caminho de tentativa de entendimento do comportamento antissocial sob a perspectiva neurobiológica, muitas pesquisas têm se desenvolvido, por exemplo, os estudos que apontam para a correlação entre baixa frequência cardíaca em repouso e comportamento antissocial em crianças e adolescentes (Ortiz e Raine apud Latvala et al., 2015); presença de hiporreatividade do cortisol a situações de estresse psicossocial em indivíduos com diagnóstico de transtorno da conduta (Fairchild et al., 2008); correlação entre alterações estruturais cerebrais encontradas em populações de adolescentes e desenvolvimento da personalidade antissocial (Ermer et al., 2013) – neste último caso, não se deve negligenciar o fato de que, na adolescência, o cérebro encontra-se ainda em desenvolvimento e, além disso, sua plasticidade e a importância da interação com o meio não podem ser ignoradas e são importantes na adolescência.

Somando-se a esses fatores de risco, encontramos ainda a desnutrição (talvez como predisposição a déficits cognitivos, que, por sua vez, predisporiam a comportamentos "externalizadores" persistentes) (Liu et al., 2004); exposição intraútero à nicotina (Wakschlag et al., 2002; Wakschlag et al., 2006); transtorno do espectro alcoólico fetal (Stene-Larsen et al., 2009; Hughes et al., 2020); exposição intraútero à cocaína, principalmente no primeiro trimestre (Richardson et al., 2015; Lambert et al., 2013; Knaappila et al., 2019).

Fatores ambientais

Os fatores ambientais mais relacionados aos transtornos disruptivos são pobreza, falta de moradia, casas com muitos moradores, desorganização social, baixo nível educacional dos pais, núcleo familiar sem a presença de ambos os genitores, desemprego parental, vizinhança violenta, exposição à violência interpessoal sofrida ou testemunhada, doença mental familiar e pobre funcionamento familiar associado a maus-tratos, como abuso físico, abuso sexual, abuso psicológico, abandono e negligência (Steiner e Feldman, 2005; Woolfenden et al., 2002; Gallo e Williams, 2005; Pesce, 2009; Pacheco e Hutz, 2009; Cisler et al., 2012; Dell'Aglio et al., 2004; Hughes et al., 2020; Nardi et al., 2016).

A influência da estrutura familiar no desenvolvimento do comportamento antissocial se dá de forma que jovens provenientes de núcleos familiares compostos por apenas um genitor apresentam com maior frequência problemas de comportamento, abuso de substâncias, agressividade e gravidez na adolescência. Apesar de os motivos dessa associação não estarem ainda bem compreendidos, alguns fatores podem ser analisados: pais separados geralmente têm condição financeira mais baixa e maior isolamento social. Supervisão deficiente por parte dos pais foi associada a maiores taxas de abuso de substâncias, particularmente em relação ao início precoce de uso, delinquência e agressividade. Pobre comunicação entre pais e filhos também é associada a abuso de substâncias e delinquência (Griffin et al., 2000).

Dados de estudos nacionais com amostras de adolescentes em conflito com a lei revelam predomínio de jovens provenientes de famílias de baixíssima renda – a grande maioria com ganhos de menos de um a dois salários mínimos por família (Pinho et al., 2006; Priuli e Moraes, 2007). Em relação à estrutura familiar, grande parte desses adolescentes pertence a famílias sem a presença de ambos os genitores em seu núcleo, chegando a 78%, em um estudo realizado na cidade do Rio de Janeiro (Andrade, 2004; Priuli e Moraes, 2007).

Assis et al. (1998), em pesquisa realizada nos Estados do Rio de Janeiro e de Pernambuco que enfocou a história de vida de adolescentes infratores, ressaltaram como aspectos importantes: desigualdade social; desigualdade de oportunidades; falta de perspectivas sociais; desestruturação das instituições públicas; e facilidades oriundas do crime organizado. Os autores destacam ainda o viés sociopsicológico que engloba três aspectos principais:

1. Controle social deficiente na presença de problemas na vinculação social do jovem às instituições como família, escola, igrejas.
2. Influência do meio (família, escola, comunidade) como um dos fatores marcantes na construção de uma baixa autoestima no adolescente; e, finalmente.
3. Relevância do grupo social com o qual o jovem convive que, apresentando práticas antissociais, pode influenciar o comportamento do adolescente.

Outro dado importante a ser explorado é o perfil familiar de uso de drogas psicoativas nessa população, já que o do uso dessas substâncias pela família, principalmente genitores, tem grande influência tanto na probabilidade de desenvolvimento de abuso/dependência de substância (Malone et al., 2002; Teplin et al., 2002) como também de comportamento disruptivo em filhos de dependentes (Lynskey et al., 1994; Carbonneau et al., 1998; Blackson et al., 1999; Sher et al., 1991).

O uso de substâncias psicoativas pode ser analisado, entre outros aspectos, sob o viés da relação mãe-bebê, pois o uso de substâncias sabidamente nocivas ao feto pela gestante pode ser um sinal de um vínculo afetivo já deficiente entre os dois. Como também mães que apresentam uso abusivo de substâncias psicoativas tendem a ser mais instáveis, ter menor suporte social, menor capacidade de promover um bom ambiente familiar e mais problemas psiquiátricos.

Um estudo realizado com 116 adolescentes em cumprimento de medida socioeducativa no Estado do Rio de Janeiro encontrou uma prevalência de 75% de genitores com uso abusivo de álcool (Andrade, 2004) – a prevalência encontrada na população adulta brasileira em 2005/2006 era de 9% (Laranjeira et al., 2010). O uso de drogas ilícitas por familiares também foi grande: 45%.

Comportamento disruptivo sob a perspectiva do desenvolvimento e psicopatia

A relação entre o transtorno da personalidade antissocial, o transtorno da conduta e a delinquência há muito tem suscitado interesse, e pesquisas têm demonstrado que adolescentes com comportamento disruptivo costumam apresentar retrospectivamente problemas de comportamento desde a infância. Também é relatada a correlação entre criminalidade adulta e problemas de comportamento disruptivo no início da infância, comportamento antissocial e início precoce ou gravidade do transtorno da conduta, apontando para uma origem, na infância, do transtorno da personalidade antissocial. A partir desses dados, hoje os transtornos de comportamento disruptivo são abordados sob a perspectiva do desenvolvimento, e as idades nas amostras de estudos, principalmente longitudinais, têm sido cada vez menores, com o intuito de se detectar o mais cedo possível qualquer sinal que prediga um comportamento antissocial no futuro e, assim, procurar estratégias de intervenção precoce e efetiva (Nagin, 1999; Côté et al., 2001; Côté et al., 2002; Broidy et al., 2003; Kosson et al., 2002; Keenan, 2007; Wakschlag et al., 2008; Stringaris e Goodman, 2009; Bansal et al., 2020; Pardini et al., 2018).

O transtorno da conduta iniciado na infância (pelo menos um sintoma antes dos 10 anos de idade) denota a tendência a exibir agressividade mais grave na adolescência, relacionamentos mais conturbados com pares, assim como maior risco de comportamento antissocial e criminal na idade adulta. No entanto, apenas uma parcela desse subtipo apresentará um padrão de comportamento antissocial mais grave, persistente e agressivo na adolescência e idade adulta. A maior parte dessas crianças apresenta intensa reação emocional, déficits cognitivos, além de se mostrar aflita com o efeito que seus comportamentos provocam em terceiros, o que não se coaduna com o perfil psicopático. A minoria que apresenta maior gravidade exibe características denominadas, em seu conjunto, "traços insensíveis e desprovidos de emoção" que são: ausência de remorso ou culpa; insensibilidade/falta de empatia; despreocupação com o desempenho; e afeto superficial ou deficiente. A presença desses traços em crianças, inclusive em algumas pesquisas com amostras tão jovens quanto 3 anos de idade, parece designar, de forma independente, um importante subgrupo com padrão de comportamento antissocial mais grave, estável e agressivo, que apresenta numerosas características emocionais, cognitivas e de personalidade que são semelhantes àquelas encontradas no adulto com psicopatia (Frick, 2009). Essas características correspondem intimamente à dimensão afetiva nuclear do constructo de psicopatia no adulto, sendo úteis para designar subgrupos importantes de crianças e adolescentes com graves problemas de conduta. Como resultado, a revisão mais recente do DSM integrou essas alterações aos critérios diagnósticos do transtorno da conduta por intermédio do especificador "com emoções pró-sociais limitadas". Esse especificador é aplicado aos jovens que satisfazem os critérios para transtorno da conduta e que exibem pelo menos duas das características que compõem a designação de traços insensíveis supracitadas. A presença de duas ou mais dessas características na infância mostrou-se capaz de prever o aumento dos resultados antissociais em idade adulta (American Psychiatry Association, 2014; Hawes et al., 2020; Frick et al., 2014).

Apesar disso, esses traços não se mostram imutáveis, havendo um grande número de crianças que apresentam melhora ao longo de seu desenvolvimento, embora apresentem piores prognóstico e resposta ao tratamento, em comparação com aquelas sem traços insensíveis e desprovidos de emoção. Portanto, não se deve entender o transtorno da conduta como pródromo do transtorno da personalidade antissocial e, como tal, sempre seguido desse diagnóstico. Na verdade, o transtorno da conduta pode ou não ser uma etapa da trajetória de desenvolvimento do transtorno de personalidade antissocial do adulto e, na maioria dos casos, não é, embora todos os adultos com esse diagnóstico tenham apresentado problemas de comportamento na infância e/ou adolescência (Frick, 2009; Fairchild et al., 2019).

Um instrumento de pesquisa que tem sido muito utilizado é a *Hare Psychopathy Checklist: Youth Version* (PCL:YV), versão para avaliação de psicopatia em adolescentes de 12 a 18 anos da *Hare Psychopathy Checklist-Revised* (PCL-R). A PCL-R dá ênfase a características afetivoemocionais da personalidade do sujeito, como relações pessoais e afetividade, contando para isso com múltiplas fontes de informação, além da entrevista semiestruturada. Em estudos nos quais o diagnóstico de psicopatia foi feito com base nos critérios do antigo DSM-IV, a prevalência desta na população geral foi em torno de 2% a 3%, ao passo que, quando o diagnóstico teve como base os critérios de Hare (*Psychopathy Checklist-Revised-PCL-R*), esse percentual caiu significativamente para menos que 1% na população geral (Dolan e Park, 2002; Moeller e Hell, 2003; Gretton et al., 2004).

Em estudo longitudinal com amostra de adolescentes infratores do sexo masculino, o valor preditivo do PCL:YV foi particularmente alto em relação a atos infracionais violentos e também ao menor período de latência antes do primeiro ato infracional após a entrevista (Gretton et al., 2004). Outros estudos correlacionaram altos escores na PCL:YV com atos infracionais mais violentos, início mais precoce de comportamentos antissociais, mais sinais de transtorno da conduta, maior incidência de abuso de álcool e drogas e mais agressividade em ataques sexuais. Estudo brasileiro que comparou, utilizando o PCL-R, a presença de traços psicopáticos entre amostra de jovens em cumprimento de medida socioeducativa de internação e de jovens da comunidade de semelhante perfil socioeconômico, encontrou escores significativamente maiores tanto no domínio das características afetivoemocionais como no comportamento antissocial no grupo infrator (Castellana et al., 2014).

Morbidade psiquiátrica no adolescente infrator

Epidemiologia

A alta prevalência de transtornos psiquiátricos nessa população já está bem estabelecida (Beaudry et al., 2021; Hughes et al., 2020; Teplin et al., 2021). Ainda que a literatura científica seja constante a respeito desse dado, há variações na prevalência das patologias entre os estudos. Esse fato pode ser explicado ao se considerarem as diferenças metodológicas destes.

Aqueles que utilizam mais de uma fonte de informação têm uma maior sensibilidade, podendo-se, inclusive, valorizar mais a opinião do responsável em comportamentos observáveis, e do adolescente nas experiências subjetivas. Alguns entre os outros fatores de influência nas prevalências encontradas são a investigação dos sintomas apresentados ao longo da vida ou apenas na atualidade; critérios diagnósticos utilizados; quantidade de categorias diagnósticas investigadas; faixa etária abrangida (mesmo dentro da adolescência); formação do entrevistador.

Também os diferentes momentos do processo da medida socioeducativa em que os dados são coletados devem ser levados em conta na avaliação dos resultados. A percepção subjetiva dos sintomas psíquicos experimentada pelos adolescentes em medida restritiva de liberdade, ou seja, vivenciando uma situação de estresse no momento da entrevista, é diferente em relação àqueles que já progrediram para medida não restritiva de liberdade ou que não tiveram restrição da liberdade em nenhum momento do processo. Ainda, aqueles que receberam medidas restritivas de liberdade tendem a ter cometido atos infracionais mais graves, o que, por sua vez, está relacionado positivamente a um pior perfil psicopatológico.

Teplin et al. (2002), mesmo após a exclusão do transtorno da conduta, acharam uma prevalência de transtornos psiquiátricos, em adolescentes infratores, de aproximadamente 60% na população do sexo masculino, e de 70%, no sexo feminino. Wasserman et al. (2002) encontraram prevalência de 69% de transtornos psiquiátricos no sexo masculino e Cauffman (2004), de 66% em ambos os sexos.

Pinho et al. (2006) realizaram estudo transversal sobre morbidade psiquiátrica em amostra de 290 jovens infratores (idade média de 16,4 anos) em regime de privação de liberdade na cidade de Salvador, BA. A prevalência de transtornos psiquiátricos encontrada na amostra foi de 75,2%.

Andrade et al. (2004) realizaram pesquisa de prevalência de transtornos psiquiátricos em amostra de 116 adolescentes infratores (idade média de 16,5 anos) na cidade do Rio de Janeiro. O instrumento utilizado foi o K-SADS-PL – Versão de Transtornos Afetivos e Esquizofrenia Progressa e no Curso da Vida de Crianças (Ambrosini, 2000), que consiste numa entrevista semiestruturada que aborda transtornos psiquiátricos atuais e pregressos. A prevalência de prováveis transtornos psiquiátricos ao longo da vida foi de 95,7%.

Esses resultados crescem em importância quando comparados com dados sobre prevalência de transtornos psiquiátricos na população geral de adolescentes. Fleitlich-Bilyk e Goodman (2004) encontraram prevalência de 12,7% de transtornos psiquiátricos atuais em amostra de 1.251 crianças e adolescentes entre 7 e 14 anos, na cidade de Taubaté.

Pinheiro et al. (2007) encontraram prevalência de 28,8% de transtornos mentais comuns em amostra de adolescentes entre 15 e 18 anos da cidade de Pelotas. Nos transtornos mentais comuns estão incluídos sintomas depressivos não psicóticos, ansiedade e queixas somáticas que prejudiquem o funcionamento do indivíduo. Transtornos psicóticos, dependência química e transtornos de personalidade não pertencem a essa categoria.

Em estudo realizado em população de baixa renda da cidade de São Paulo, Paula et al. (2007) encontraram prevalência de 24,6% de problemas de saúde mental em crianças e adolescentes, sem considerar o prejuízo funcional global e, quando este foi considerado, a prevalência foi de 7,3%.

Segundo dados do *Nacional Comorbidity Study-Adolescent Supplement* (Merikangas et al., 2010), a prevalência de pelo menos um transtorno ao longo da vida em ampla amostra de adolescentes americanos de 13 a 18 anos seria de 49,5%, seguindo ainda critérios do DSM-IV, sendo que, do total, 27,6% apresentariam comprometimento grave do funcionamento.

Perfil psicopatológico do adolescente em conflito com a lei

Os transtornos mais prevalentes na população de adolescentes infratores, segundo a literatura científica, são: transtorno de déficit de atenção/hiperatividade; transtorno da conduta; transtorno desafiador opositivo; transtornos depressivos; transtornos ansiosos; abuso/dependência de drogas ilícitas; e abuso/dependência de álcool (Steiner et al., 1997; Taylor et al., 2002; Loeber et al., 2000).

O mesmo perfil encontraram Andrade et al. (2004), em que os diagnósticos prováveis mais prevalentes foram: transtorno de déficit de atenção/hiperatividade (TDAH) (54%); transtorno da conduta (77%); transtorno desafiador opositivo (41%); transtornos depressivos (60%); transtornos ansiosos (57%); abuso/dependência de drogas ilícitas (47%); e abuso/dependência de álcool (23%).

Outro estudo nacional, também realizado com amostra de adolescentes em medida socioeducativa de privação de liberdade, encontrou maior prevalência atual dos seguintes diagnósticos: transtorno da conduta (59,44%); abuso/dependência de drogas ilícitas (53,6%); e TDAH (43,5%). A prevalência dos transtornos ansiosos foi de 24,6%, e dos transtornos depressivos, de 5,8% (Dória et al., 2015).

Um artigo de revisão sistemática da literatura, que abrangeu o período de 1966 a 2019, sobre prevalência de transtornos psiquiátricos em adolescentes em medidas socioeducativas de restrição de liberdade, incluiu pesquisas realizadas em 19 países. Apenas incluíram-se os estudos em que a prevalência de morbidade psiquiátrica foi separada por sexo, e os transtornos pesquisados foram: transtorno de déficit de atenção e hiperatividade (prevalência de 17,3% no sexo masculino e 17,5% no sexo feminino); transtorno de estresse pós-traumático (prevalência de 8,6% no sexo masculino e 18,2% no sexo feminino); transtornos psicóticos (prevalência de 2,7% no sexo masculino e 2,9% no sexo feminino); transtorno depressivo maior (prevalência de 10,1% no sexo masculino e 25,8% no sexo feminino) – estes atuais –; e transtorno da conduta ao longo da vida (prevalência de 61,7% no sexo masculino e 59% no sexo feminino). Esses transtornos tiveram prevalências substancialmente maiores, comparados a dados populacionais, no caso, americanos. As meninas apresentaram prevalência significativamente mais alta de transtorno depressivo maior e transtorno de estresse pós-traumático, em comparação com os meninos (Beaudry et al., 2021).

Tomando por base estudos nacionais e, na falta destes, estrangeiros, pode-se comparar a magnitude das prevalências citadas com aquelas encontradas em amostras da população geral. Rodhe et al. (1998) encontraram prevalência de 5,8% de transtorno de déficit de atenção/hiperatividade em amostra de adolescentes na cidade de Porto Alegre. Bahls (2002) encontrou prevalência de 20,3% de sintomas depressivos importantes em amostra de adolescentes em Curitiba. Pinsky et al. (2010) encontraram prevalência de 9,1% de adolescentes brasileiros que bebem frequentemente (pelo menos uma vez por semana).

Dados do *National Comorbidity Study-Adolescent Supplement* (Merikangas et al., 2010) informam as seguintes prevalências ao longo da vida em ampla amostra de adolescentes americanos de 13 a 18 anos: transtorno depressivo maior e distimia, 11,7%; transtornos ansiosos, 31,9%; transtorno de déficit de TDAH, 8,7%; transtorno da conduta, 6,8%, transtorno desafiador opositivo, 12,6%; abuso/dependência de drogas ilícitas, 8,9% e abuso/dependência de álcool, 6,4%.

Diversos estudos nacionais e estrangeiros evidenciaram a correlação positiva entre comportamento antissocial em adolescentes e abuso/dependência de substâncias psicoativas (Kuperman et al., 2001; Teplin et al., 2002; Ferigolo et al., 2004; Martins e Pillon, 2008; Racz et al., 2015; Dias et al., 2014; Schneider et al., 2016). Essa correlação parece ser maior em adolescentes com comportamento infracional de início precoce (antes dos 12 anos) (Taylor et al., 2002). Segundo dados do Conselho Nacional de Justiça coletados entre 2010/2011, 75% dos adolescentes em medida de restrição de liberdade fazia uso de drogas ilícitas antes de serem apreendidos (Brasil, Conselho Nacional de Justiça, 2012).

Embora não esteja no grupo das patologias mais frequentes entre os adolescentes em conflito com a lei, a psicose (incluindo esquizofrenia, transtorno afetivo bipolar, transtorno esquizoafetivo, transtorno delirante, transtorno psicótico orgânico e excluindo sintomas psicóticos secundários a abuso de substâncias) está super-representada nessa população, com prevalência dez vezes maior em relação à população geral (Fazel et al., 2008).

O risco de suicídio é também muito maior nos adolescentes infratores, chegando a ser um dos focos principais na confecção de protocolos de saúde mental do sistema judiciário americano. Os métodos utilizados tendem a ser mais violentos e há associação positiva com episódio depressivo maior e transtorno de ansiedade generalizada, além de episódio prévio de autoagressividade. Os infratores suicidas tendem a pertencer a famílias mais abusivas, negligentes, menos acolhedoras, com pais ausentes, de relações mais conflituosas e com maior prevalência de psicopatologia comparados àqueles não suicidas (Ruchkin, 2003; Penn, 2003; Morgan, 2004; American Academy of Child and Adolescent Psychiatry Official Action, 2005; Abram et al., 2008). Um estudo comparativo entre uma amostra de jovens que cometeram suicídio quando encarcerados e outra de jovens não encarcerados que também cometeram suicídio não encontrou diferença significativa no perfil psicopatológico, sugerindo, assim, a própria experiência de encarceramento como fator de risco para o suicídio (Ruch et al., 2019).

Sem deixar de levar em conta a precariedade dos dados do Levantamento Anual Sinase 2020, o suicídio constituiu 13,33% das causas de óbito de adolescentes e jovens em unidades de internação no Brasil, dado próximo ao do levantamento de 2013 com 14% (Brasil, Ministério da Mulher, da Família e dos Direitos Humanos, 2020a; Brasil, Presidência da República, 2015).

Os estudos comparativos entre os gêneros apontam para um pior perfil psicopatológico nas adolescentes infratoras (Abram et al., 2003; Cauffman, 2004; Espelage et al., 2003; McCabe et al., 2002; Kim e Fendrich, 2002; Vincent et al., 2008). Também Silva et al. (2008) observaram uma tendência nas adolescentes em conflito com a lei a apresentarem maior comprometimento psicopatológico em comparação com os adolescentes do sexo masculino no Estado do Rio de Janeiro.

O comportamento infracional e o transtorno da conduta não são raros nas adolescentes do sexo feminino e, segundo alguns estudos, esse transtorno chega a ser o segundo mais imputado a essa população. Além disso, o início do transtorno de conduta no sexo feminino parece ser mais precoce, antes da adolescência (Keenan et al., 2010; Merikangas et al., 2010; Jennings et al., 2018). Ainda assim, a prevalência na população masculina é muito maior, assim como é muito maior o contato dos adolescentes com o sistema judicial, comparados às adolescentes. Segundo dados do Sinase, a proporção de meninas em cumprimento de medida socioeducativa em nosso país foi de 3,5% em 2014 e, em 2017, de 5% (Brasil, Ministério da Mulher, da Família e dos Direitos Humanos, 2019).

Um estudo realizado no Rio Grande do Sul encontrou maior exposição à violência intra e extrafamiliar em adolescentes do sexo feminino em conflito com a lei (medida socioeducativa de privação de liberdade), em comparação com adolescentes do mesmo sexo que não estavam em conflito com a lei e, também, em comparação com adolescentes do sexo masculino na mesma situação de conflito com a lei (medida socioeducativa de privação de liberdade), confirmando uma maior exposição das jovens infratoras a situações traumáticas (Braga e Dell'Aglio, 2012).

A idade de início da vida sexual das adolescentes infratoras parece ser significativamente menor em relação àquelas da população geral; ocorre também, em relação ao primeiro grupo, um maior número de parceiros ao longo da vida e menor controle de natalidade (Guthrie et al., 2002; Borschmann et al., 2020).

Influência do perfil psicopatológico no perfil infracional

Muitas pesquisas têm chamado a atenção para a associação entre o perfil psicopatológico e o perfil infracional dos adolescentes em conflito com a lei. Aqueles que apresentam sintomatologia relacionada a um nível maior de sofrimento (ansiedade, depressão, baixo bem-estar e baixa autoestima) e maior autocontrole (controle de impulso, supressão de agressão, responsabilidade e consideração) tendem a apresentar um perfil infracional menos grave do que aqueles com menores níveis de autocontrole e sofrimento. Foi também observada a correlação positiva entre comorbidade com transtornos "externalizadores" (transtorno da conduta, transtorno desafiador opositivo, transtorno de hiperatividade com déficit de atenção) e maiores taxas de atos infracionais, uso de álcool e de outras drogas ilícitas, maior associação com jovens com comportamento desviante, maior conformidade com comportamentos antissociais de iguais, baixa coesão familiar e funcionamento escolar pobre (Steiner et al., 1999).

Em um estudo com amostra de adolescentes em medida socioeducativa no Estado do Rio de Janeiro, Andrade (2005) identificou a presença de sintomas ansiosos como um fator de proteção em relação à gravidade dos delitos cometidos. Já um estudo norte-americano com amostra de adolescentes em conflito com a lei, não internados, referidos para tratamento na saúde mental, encontrou correlação positiva entre sintomatologia externalizante, como impulsividade e agressividade, e comportamento delinquente de maior gravidade e violência. Em relação a sintomas internalizantes, estes estiveram presentes em todos os níveis de gravidade de delinquência, e perto da metade da amostra apresentava tanto sintomas externalizantes como internalizantes, mesmo aqueles adolescentes que haviam cometido atos de maior gravidade e violência (Haney-Caron et al., 2019).

O transtorno de déficit de atenção/hiperatividade tem sido correlacionado ao início mais precoce do comportamento delinquente, a maior risco de aplicação de medidas socioeducativas e de apreensão de adolescentes, assim como maior risco de condenações e prisão em adultos com esse diagnóstico. Além disso, diferentemente da população em geral, não se encontrou diferença na prevalência entre os sexos. Uma possível explicação seria, como já mencionado, o fato de as adolescentes infratoras apresentarem um perfil psicopatológico mais grave que o dos adolescentes infratores (Retz et al., 2021).

Uma questão complexa

Quando analisamos os fatores de risco para o comportamento antissocial, reconhecemos a realidade em que grande parte da população brasileira se desenvolve, além da precariedade da proteção oferecida pelo Estado às crianças e aos adolescentes, direito assegurado pelo ECA (Brasil, Ministério da Saúde, 1990). A dimensão psicopatológica é mais um fator na gênese desse fenômeno, e mesmo os fatores de risco biológicos têm sido estudados à luz de sua interação com o meio. Nessa perspectiva, a implicação da saúde não pode se dar apenas por um olhar de escrutínio para o binômio doença/não doença, mas sim deve expandir o entendimento de promoção de saúde, abrangendo condições de alimentação, habitação, educação, renda, meio ambiente, transporte, emprego, lazer, liberdade, acesso aos serviços de saúde, valores e perspectivas de vida (Cunha *apud* Assis, 2001).

A articulação intersetorial, abrangendo os serviços de distintos graus de complexidade e de níveis de intervenção, constitui a diretriz da saúde mental no cuidado da infância e da adolescência. Sem essa articulação, setores da sociedade alheios à saúde mental que atuam diretamente com a população de crianças e adolescentes como educação, assistência social, justiça e direitos têm a tendência a operar de forma isolada, embora todos atuem junto à população dessa faixa etária com transtorno mental. Essa importante atuação da saúde mental é fragilizada por sua precariedade, e isso não acontece apenas no Brasil, já que o atraso na inclusão da saúde mental infantil no campo da saúde pública é uma realidade internacional (Couto et al., 2008). Nesse contexto, o papel, inclusive político, desempenhado pelos Centros de Atenção Psicossocial Infantil (CAPSI) como serviços territoriais, é de grande relevância, pois funciona como porta de acesso à rede assistencial, articulando, capacitando e supervisionando as unidades de atenção básica e psiquiátrica e programas de saúde mental voltados para a infância e a adolescência com impacto, inclusive, na prevenção da medicalização. Infelizmente o número de CAPSI se mantém insuficiente. Em 2014, apenas 60,4% dos municípios brasileiros com critério populacional para sua instalação contavam com o dispositivo, e sua distribuição regional mantinha-se desigual, com apenas 38,5% dos municípios nordestinos habilitados, dispondo do equipamento (Garcia, 2015).

A educação e a saúde básica são os setores que apresentam as maiores taxas de presença em todas as regiões do Brasil, o que faz desses serviços parceiros estratégicos no cuidado da população de crianças e adolescentes (Couto et al., 2008). Assim, a capacitação dos profissionais que aí se encontram é fundamental, a fim de possibilitar a detecção de possíveis casos de transtorno psiquiátrico ou sofrimento psíquico e o compartilhamento destes com serviços especializados. Na falta de esclarecimento desses profissionais e da própria comunidade, os comportamentos externalizadores apresentados pelos jovens são facilmente compreendidos de forma valorativa e podem não ter a chance de outra possível abordagem.

Não apenas a frequência escolar, mas também a vinculação da criança e do adolescente à escola é reconhecidamente um fator de proteção do comportamento infracional e da recidiva (Silva et al., 2016). De fato, estudos nacionais com população de adolescentes em conflito com a lei evidenciam grau de escolaridade mais baixo, em comparação com a população geral da mesma faixa etária, denotando maior abandono escolar (Oliveira e Assis, 1999; Priuli e Moraes, 2007; Bazon et al., 2013; Dória et al., 2015; Costa e Silva, 2017).

Em 2010, segundo dados do IBGE (Brasil, Conselho Nacional do Ministério Público, 2013), o Brasil detinha a maior taxa de evasão escolar no ensino médio, em comparação com os demais países pertencentes ao Mercosul à época. Segundo estudo desenvolvido pelo Fundo das Nações Unidas para a Infância (Unicef) e Centro de Estudos e Pesquisas em Educação, Cultura e Ação Comunitária (Cenpec), de 2016 a 2019, o percentual de crianças de 6 a 17 anos que frequentavam a escola vinha aumentando. Em 2019, havia perto de 1,1 milhão de crianças de 4 a 17 anos fora da escola. Aquelas provenientes das áreas rurais e de famílias em maior fragilidade social (90,1% dessas famílias vivendo com renda *per capita* de até meio salário mínimo) são as mais afetadas historicamente no Brasil. Com o advento da pandemia da covid-19, essa situação agravou-se e, em novembro de 2020, mais de 5 milhões de meninos e meninas não tinham acesso à educação em nosso país, que corre o risco de regredir mais de duas décadas no acesso de crianças e adolescentes à educação. Esse dado é preocupante ao considerarmos que as escolas são instituições privilegiadas para ações de redução de riscos e aumento de fatores protetivos relacionados à saúde mental de crianças e jovens (Unicef, 2021).

Mais importantes do que a detecção de sintomas de sofrimento psíquico no momento em que a trajetória da vida do adolescente cruza a interdição da lei são as ações preventivas. A maioria dos adolescentes que cometem atos infracionais não entra em contato com o sistema judiciário e, como as estatísticas oficiais de que dispomos sobre o comportamento infracional são produzidas a partir da apreensão dos adolescentes, é provável que não tenhamos a real dimensão do problema. A literatura aponta uma associação positiva entre patologia psiquiátrica ao longo da vida e atos infracionais (com ou sem contato com o sistema judiciário), assim como a reiteração, principalmente na presença de comorbidade (mais de um diagnóstico psiquiátrico) (Coker et al., 2014; LoganGreene et al., 2017). Também o comportamento violento em adolescentes parece estar positivamente associado à presença de transtornos psiquiátricos (Elkington et al., 2015). Considerando-se esses dados, fica evidente o atraso da intervenção da saúde mental se esta ocorre apenas vinculada à medida socioeducativa, não somente por não prevenir o comportamento infracional, mas também por acessar um número pequeno desses adolescentes, que já apresentam comprometimento importante do funcionamento e prognóstico consequentemente pior.

Andrade (2005) encontrou uma prevalência muito alta de prováveis transtornos psiquiátricos em duas amostras de adolescentes de ambos os sexos que cumpriam medida socioeducativa no Estado do Rio de Janeiro (97%); apesar da alta prevalência encontrada, apenas 6% desses jovens haviam sido submetidos a qualquer tratamento ou avaliação psiquiátrica previamente à passagem pelo sistema judiciário. Esse dado expressa de forma alarmante a insuficiência do sistema público de saúde mental voltado para a criança e para o adolescente no Estado do Rio de Janeiro.

Manter os adolescentes que apresentam problemas de comportamento e emocionais fora do sistema judiciário deve ser uma prioridade do sistema público de saúde. De qualquer forma, no caso de sintomas preexistentes, a passagem desses jovens pelo sistema judiciário provavelmente exacerba o quadro apresentado. Assim, uma maior integração entre esses dois sistemas pode permitir que adolescentes que apresentem problemas emocionais e de comportamento, e que infrinjam a lei, tenham suas necessidades mais rapidamente identificadas e atendidas no foro adequado (Foster et al., 2004). Um transtorno psiquiátrico ou dificuldades emocionais não diagnosticados podem dificultar a estada do adolescente no sistema judiciário, tornando maiores as suas chances de inadequação ao processo de reabilitação proposto e, consequentemente, o aumento do tempo de permanência e das chances de reincidência (Wasserman et al., 2002).

Apesar da reconhecida alta prevalência de transtornos psiquiátricos na população de adolescentes em conflito com a lei, em nosso país a avaliação da saúde mental dos adolescentes não parece fazer parte ainda de protocolo estabelecido no contato deste com o sistema socioeducativo, acontecendo apenas em casos de transtorno mental aparente ou informação prévia ao judiciário (Vilarins, 2014).

A fim de garantir o acesso dos adolescentes em situação de privação de liberdade às ações de saúde, com o monitoramento e maior vigilância dos principais agravos em saúde relacionados à saúde sexual e saúde reprodutiva, doenças sexualmente transmissíveis (DST)/aids, promoção da saúde, notificação de violências e saúde mental, o Ministério da Saúde implantou a Política Nacional de Atenção Integral à Saúde de Adolescentes em Conflito com a Lei (PNAISARI) em parceria com alguns estados habilitados (Brasil, Presidência da República, 2015). Tendo como conceito norteador da socioeducação a incompletude institucional, a legislação privilegia a articulação e a utilização de serviços da rede comunitária no atendimento aos adolescentes, com o objetivo de favorecer a permeabilidade da instituição socioeducativa à comunidade e facilitar a reinserção social daqueles. Assim, no Brasil, a saúde dos adolescentes em medida socioeducativa de internação deve ser assegurada pelo SUS por meio da Atenção Básica e, mesmo nas unidades socioeducativas que tenham equipe de saúde, esta deve estar articulada com uma equipe da Atenção Básica, inserindo os adolescentes na rede de atenção à saúde.

No caso mais específico da saúde mental, incluindo a própria situação de privação de liberdade como causa geradora de sofrimento psíquico, essa articulação deve acontecer com a Rede de Atenção Psicossocial (RAPS), com a direção de continuidade do cuidado após o desligamento da medida socioeducativa. Os adolescentes com transtornos mentais não devem ser confinados em alas ou espaços especiais e, caso o isolamento seja necessário, as decisões em torno dele devem ser pautadas por critérios clínicos, e nunca punitivos ou administrativos, e com a participação do paciente, seus familiares e equipe multiprofissional, que deverá encaminhar o paciente para a rede hospitalar. A internação psiquiátrica deve se dar por menor tempo possível, sempre priorizando o tratamento extra-hospitalar, obedecendo a um projeto terapêutico desenvolvido para o paciente em questão, levando em conta sua singularidade (Brasil, Ministério da Mulher, da Família e dos Direitos Humanos, 2020a).

A realidade, porém, muitas vezes não se coaduna com as direções legislativas em razão de diferentes fatores, entre eles a falta de engajamento de municípios (responsáveis sanitários por esses adolescentes) à PNAISARI. Assim, a precariedade de infraestrutura, como transporte para garantir o acesso dos adolescentes aos serviços da rede; a própria precarização da rede de saúde; a falta de pessoal para acompanhá-los; a fragilidade das pactuações de cuidado de ambos os lados, seja pela falta de reconhecimento dos direitos dos adolescentes, de um lado, ou pelo estigma e medo que despertam, do outro; como também a institucionalização em entidades religiosas em virtude do uso abusivo de drogas; todos esses fatores tornam raro o acesso dos adolescentes à rede de saúde territorial (Ribeiro et al., 2018).

O cuidado psicossocial dos adolescentes em medida socioeducativa de internação que se dá na comunidade, no território extramuros, em conformidade com as diretrizes da política de saúde mental, e não de forma isolada, dentro das unidades socioeducativas, amplia as estratégias de cuidado, possibilitando outras respostas que não a medicalização. Mesmo em estados onde não está instituída ainda uma cooperação horizontal entre os governos municipais e o sistema socioeducativo, é possível ainda, dentro dessa situação não ideal, privilegiar as intervenções de 1ª linha como psicoterapias e ações de reabilitação, e medicar quando realmente indicado dentro de uma direção clínica, e não como contenção química, que pode, muitas vezes, inclusive, tornar mais difícil a elaboração de um diagnóstico preciso (Costa e Silva, 2017; Silva et al., 2019).

Segundo o levantamento anual do Sinase de 2020, com base em informações fornecidas por gestores, diretores, técnicos e socioeducadores do sistema socioeducativo (com todas as limitações dos dados já relatadas), 89% das unidades pesquisadas indicaram o CAPS como principal referência no tratamento dos adolescentes, mas não a única, parecendo contar com diferentes opções. Os gestores da maioria das unidades referiram ainda haver vinculação dos adolescentes medicados aos CAPS ao término da medida socioeducativa. Entre as medicações psicotrópicas, as mais prescritas no ano de 2019 foram, em primeiro lugar, ansiolíticos e sedativos (31%), em seguida antidepressivos (26%) e, em terceiro lugar, antipsicóticos (22%). Como é possível que um adolescente tenha recebido mais de uma medicação psicotrópica, não é viável, a partir desses dados, quantificar o número de adolescentes medicados e nem avaliar as situações que ocasionaram a prescrição. Esse percentual é menor do que o encontrado em outros artigos cuja informação foi colhida diretamente dos prontuários dos adolescentes internados. Além disso, os dados apresentados não permitem uma análise mais profunda da situação (Brasil, Ministério da Mulher, da Família e dos Direitos Humanos, 2020a; Costa e Silva, 2017; Silva et al., 2019).

A volta à comunidade é um momento de muitos desafios e dificuldades, e os quadros que remitiram em um ambiente controlado podem ressurgir. Um exemplo claro dessa questão são os transtornos relacionados a substâncias. Um estudo prospectivo longitudinal em amostra de adolescentes infratores analisou a presença e a persistência de diagnósticos e comorbidades psiquiátricas nos anos que se seguiram à detenção desses jovens e demonstrou que a prevalência de transtornos psiquiátricos nessa população se manteve mais alta na comparação com a população geral, mesmo apresentando queda ao longo do tempo, como também esperado na população geral. A presença de mais de um diagnóstico predisse pior prognóstico, e os diagnósticos apresentaram tendência a se manter. No sexo feminino, a queda nas prevalências foi maior e, no sexo masculino, os transtornos externalizadores e de abuso de substância mantiveram-se mais altos. Esses dados alertam para a importância da prevenção secundária, pois se sabe que a presença de um ou mais diagnósticos na infância e adolescência prediz pior prognóstico na vida adulta, principalmente se não houver tratamento. O contato com o sistema judiciário deve ser aproveitado para intervenção eficaz a fim de minimizar os estragos futuros da falta de assistência (Teplin et al., 2012; Abram et al., 2015; Teplin et al., 2021). No Brasil, segundo dados do Conselho Nacional do Ministério Público, em março de 2013, mais de 80% das unidades de internação no país não ofereciam nenhum acompanhamento aos egressos e a suas famílias por parte da equipe técnica da unidade, ausência em parte explicada pelo deficiente número de equipes multidisciplinares dentro das unidades. Ainda hoje o acompanhamento de egressos se mantém incipiente (Brasil, Conselho Nacional do Ministério Público, 2013; Brasil, Ministério da Mulher, da Família e dos Direitos Humanos, 2020c).

Importância da pesquisa científica

Apenas quando um problema se torna evidente, ou seja, é sustentado por dados científicos, ele é reconhecido como tal, e as ações preventivas podem então ser instituídas. O monitoramento contínuo da prevalência e da incidência do comportamento antissocial ajuda na avaliação do impacto da introdução de políticas preventivas com ações transdiciplinares que têm como objetivo aumentar os fatores protetores e diminuir os fatores de risco e, também, na avaliação dessas ações. Não só a prevenção, mas também o tratamento é importante, pois este diminui a prevalência do fenômeno, enquanto a prevenção diminui a incidência (Biglan et al., 2003).

Outro fator necessário é a identificação de intervenções que possam ser disseminadas, ou seja, tornar as intervenções preventivas, provenientes de estudos, acessíveis para os profissionais que as colocarão em prática. A adoção de práticas sustentadas pela produção de pesquisa assim como o treinamento e a avaliação contínua das equipes que exercem o trabalho são também de extrema importância para garantir a qualidade da intervenção, diminuindo, assim, a distância entre pesquisadores e aqueles que estão envolvidos diretamente com a prática. Pesquisadores e órgãos ligados à pesquisa precisam ser efetivos em democratizar as informações sobre os benefícios da prevenção dos distúrbios de comportamento para as famílias, escolas e comunidades. Devem ainda se aproximar dos profissionais que lidam com jovens, com o objetivo de colaborar e garantir que as políticas adotadas nas comunidades tenham embasamento científico e promover a constante avaliação destas e de seus efeitos sobre a incidência e prevalência dos comportamentos disruptivos (Biglan et al., 2003). Não é possível uma reformulação do processo socioeducativo sem incluir aqueles que efetivamente colocam em prática as direções de trabalho e sem o investimento necessário na educação continuada e permanente das equipes técnicas e parceiros no cuidado desses jovens.

A aproximação de teoria (representada pelos dados advindos de pesquisa) e prática depende não somente da acessibilidade dos resultados dos estudos, mas também dos recursos de que dispõem os órgãos governamentais para a implantação das novas ideias.

Se as informações com base em estudos científicos não estiverem disponíveis aos técnicos, e mesmo à opinião pública, que pode exercer pressão social, exigindo maior eficácia no acompanhamento dos jovens infratores, de pouco servem a dedicação e o esforço da comunidade científica.

Ou seja, se há uma preocupação em se entender mais profundamente o fenômeno com o qual se trabalha, propostas de intervenção sustentadas pelo conhecimento teórico e estudo científico têm uma probabilidade mais alta de apresentarem maior eficácia. Quando apenas a ação punitiva é oferecida como resposta ao comportamento infracional, nada de diferente das experiências prévias vivenciadas pelo adolescente estará sendo oferecido. Se a importância do meio externo na produção da violência praticada pelo adolescente é conhecida, como perdê-la de vista no encontro da lei com o infrator?

Mais do que isso, se os fatores de risco para o comportamento antissocial são estudados e, entre eles, está a qualidade de sua saúde mental, como não pensar no comportamento infrator como uma das sequelas da ineficácia da rede de saúde mental infantil? Se alguns dos adolescentes detidos tivessem tido a oportunidade de serem avaliados adequadamente e diagnosticados antes do ato infracional, talvez este não se desse. Bem avaliados e com intervenções multidisciplinares apropriadas, alguns talvez não exteriorizassem seus conflitos na forma de comportamentos antissociais. Quanto mais precoce a intervenção, melhor é o prognóstico e menos caro para a sociedade.

Cuidar ou punir?

No enfrentamento da difícil realidade de nosso país, em que se observa a tendência por priorizar as medidas de restrição de liberdade, pesquisas científicas com referencial teórico da criminologia desenvolvimental e da teoria da regulação social e pessoal da conduta na adolescência têm sido realizadas com o intuito de desenvolver metodologias de avaliação e de intervenção juridicossociais. Esse referencial se contrapõe à avaliação determinista e estática entre a etiologia e o indivíduo, na medida em que propõe o entendimento do comportamento delituoso sob a perspectiva longitudinal e dinâmica. Essa perspectiva torna possível o reconhecimento de diferentes trajetórias infracionais e a proposição de estratégias de intervenção adequadas às necessidades, vulnerabilidades e características de cada grupo. O ponto de interesse desloca-se do ato infracional *per se* para a trajetória infracional, considerando-se a importância da interação entre os fatores biológicos, psicológicos e sociais. Estes últimos aspectos são passíveis de modificação, diferentemente do ato infracional já cometido, o que abre a possibilidade de intervenção (Bazon et al., 2011).

Nessa linha de pesquisa, Galinari et al. (2020), ao estudarem uma amostra de adolescentes em medida socioeducativa de internação na cidade de Ribeirão Preto, SP, encontraram grande heterogeneidade em relação ao padrão de conduta delituosa autorrevelada desses jovens. Apesar das diferenças encontradas, todos estavam cumprindo a mesma e mais rigorosa medida socioeducativa, o que denota uma falta de sensibilidade no sistema de justiça juvenil de nosso país em diferenciar esses jovens quanto à gravidade de suas trajetórias de conduta delituosa. Os autores apontam a importância da implementação de melhores práticas avaliativas em nosso sistema de justiça juvenil e a necessidade de maior investimento em intervenções comunitárias intensivas e altamente especializadas para os adolescentes em conflito com a lei, reservando o contexto de internação apenas para casos estritamente necessários e excepcionais.

No início da década de 1990, mais da metade dos estados pertencentes aos Estados Unidos tornou mais fácil o julgamento de adolescentes como adultos, e o sistema judicial adotou uma perspectiva mais punitiva e criminalizante, em detrimento da ressocialização, prevenção secundária e consideração das necessidades e direitos do adolescente. Porém, posteriormente, no mesmo país, foi se percebendo que medidas de privação de liberdade mais longas tendiam a causar mais malefício do que benefício ao adolescente, facilitando o recidivismo, e que intervenções alternativas, fora do sistema socioeducativo, diminuíam a reincidência do ato infracional. E mais, não só a carência de serviços de saúde mental infantil é também uma realidade americana, como também a dificuldade em oferecer um bom sistema judiciário para os adolescentes em conflito com a lei (Underwood e Washington, 2016). Da mesma forma, em nosso país, dados demonstraram a ausência de impacto do maior tempo de internação na reincidência, ou seja, esta última não diminuiu, em resposta a períodos mais longos de privação de liberdade (Brasil, Tribunal de Justiça do Distrito Federal e dos Territórios, 2016). Um estudo realizado em Minas Gerais encontrou, ao contrário da literatura científica internacional, uma associação negativa entre medida socioeducativa de internação (em comparação com semiliberdade) e maior tempo de cumprimento e reiteração (Sapori et al., 2020).

O cenário brasileiro se contrapõe ao estabelecido pelo ECA (Brasil, Ministério da Saúde, 1990) no que dispõe sobre as medidas socioeducativas em relação à excepcionalidade e à brevidade da medida de privação de liberdade, assim como ao respeito à condição peculiar de pessoa em desenvolvimento. Essa indiferença também se reflete na precariedade das unidades de internação e de semiliberdade, que mais se assemelham a presídios superlotados.

Segundo relatório elaborado pelo Conselho Nacional do Ministério Público a partir de inspeções feitas nas unidades de internação e semiliberdade de todo o território brasileiro (Brasil, Conselho Nacional do Ministério Público, 2013), estas últimas carecem de infraestrutura e espaço físico adequados, apresentando excesso de lotação, condições insalubres e ausência de espaços adequados para escolarização, lazer, esporte, profissionalização e saúde; ali viam-se adolescentes ociosos nos alojamentos, sem oportunidade para o estudo, o trabalho e a prática de atividades esportivas. A maior parte das unidades encontrava-se distante das referências familiares dos adolescentes, comprometendo seriamente o acompanhamento e o apoio familiar durante o cumprimento da medida socioeducativa.

A situação das unidades socioeducativas mantém-se muito ruim ainda nos dias atuais, com superlotação, infraestrutura precária, práticas inadequadas, sem o investimento necessário e sem a garantia das condições mínimas para o cumprimento das medidas de internação, num franco desrespeito ao ECA e à Política Nacional de Atenção Integral à Saúde de Adolescentes em Conflito com a Lei (Brasil, Conselho Nacional do Ministério Público, 2019; Brasil, Mecanismo Nacional de Prevenção e Combate à Tortura, 2019; FIO Cruz RJ, 2017). Faz-se, portanto, urgente a implantação efetiva do Sinase, que prevê a formação continuada dos agentes socioeducadores, a priorização das medidas em meio aberto, a reforma das unidades de internação mediante parâmetros pedagógicos e arquitetônicos humanizados, e também da PNAISARI.

O triste retrato das condições de nosso sistema socioeducativo nos remete a alguns questionamentos: a medida socioeducativa é vista por nossa sociedade como um plano individual de atendimento, ajustado às necessidades dos adolescentes a fim promover a responsabilização sobre o ato infracional, a ressocialização e a prevenção do comportamento infracional na idade adulta ou é tratada como punição e proteção da comunidade contra a violência? Estamos oferecendo condições a esses jovens de seguirem um caminho alternativo à infração?

Necessitamos de políticas públicas que promovam fatores de proteção e mitiguem os fatores de risco do comportamento infracional de adolescentes, e não da privação de liberdade na lógica prisional.

Referências bibliográficas

1. Abram KM; Choe JY; Washburn JJ et al. Suicidal Ideation and Behaviors Among Youths in Juvenile Detention. J Am Acad Child Adolesc Psychiatry 2008; 47: 291-300.
2. Abram KM; Teplin LA; McClelland GM et al. Comorbid Psychiatric Disorders in Youth in Juvenile Detention. Arch Gen Psychiatry 2003; 60(11): 1097-1108.
3. Abram KM; Zwecker NA; Welty LJ et al. Comorbidity and Continuity of Psychiatric Disorders in Youth After Detention: A Prospective Longitudinal Study. JAMA Psychiatry 2015; 72(1): 84-93.
4. American Academy of Child and Adolescent Psychiatry Official Action. Practice Parameters for Assessment and Treatment of Youth in Juvenile Detention and Correctional Facilities. J Am Acad Child Adolesc Psychiatry 2005; 44(10): 1085-1098.
5. Ambrosini PJ. Historical Development and Present Status of the Schedule for Affective Disorders and Schizophrenia for School-Age Children (K-SADS). J Am Acad Child Adolesc Psychiatry 2000; 39: 49-58.
6. American Psychiatry Association. Manual Diagnóstico e Estatístico de Transtornos Mentais. Tradução de Maria Inês Corrêa Nascimento et al. 5.ed. Porto Alegre: Artmed; 2014.
7. Andrade RC; Silva VA; Assumpção Jr. FB. Preliminary data on the prevalence of psychiatric disorders in Brazilian male and female juvenile delinquents. Braz J Med Biol Res 2004; 37(8): 1155-1160.
8. Andrade RC. Estudo de prevalência de transtornos psiquiátricos em adolescentes infratores. 2005. Tese (Doutorado em Psiquiatria) – Faculdade de Medicina; Universidade de São Paulo; São Paulo; 2005.
9. Assis SG; Constantino P. Filhas do Mundo: Infração Juvenil Feminina no Rio de Janeiro: Sumário Executivo. Rio de Janeiro: Fiocruz; 2001.
10. Assis SG; Souza ER; Feijó MC et al. Traçando Caminhos numa Sociedade Violenta: A Vida de Jovens Infratores e seus Irmãos não Infratores – Relatório Final de Pesquisa. Rio de Janeiro. 1998; [s.n.].
11. Bahls S. Epidemiology of depressive symptoms in adolescents of a public school in Curitiba; Brazil. Rev bras Psiquiatr 2002; 24(2): 63-67.
12. Bansal PS; Goh PK; Lee CA et al. Conceptualizing Callous-Unemotional Traits in Preschool through Confirmatory Factor and Network Analysis. J Abnorm Child Psychol. 2020; 48(4): 539-550.
13. Bazon MR; Komatsu AV; Panosso IR et al. Adolescentes em Conflito com a Lei; Padrões de Comportamento Infracional e Trajetória da Conduta Delituosa: Um Modelo Explicativo na Perspectiva Desenvolvimental. Rev. Bras. Adolescência e Conflitualidade 2011 (5): 59-87.
14. Bazon MR; Silva JL; Ferrari RM. Trajetórias Escolares de Adolescentes em Conflito com a Lei. Educ rev 2013; 29(2): 175-199.
15. Beaudry G; Yu R; Långström N et al. An Updated Systematic Review and Meta-regression Analysis: Mental Disorders Among Adolescents in Juvenile Detention and Correctional Facilities. J Am Acad Child Adolesc Psychiatry 2021; 60(1): 46-60.
16. Biglan A; Mrazek PJ; Carnine D et al. The Integration of Research and Practice in the Prevention of Youth Problem Behaviors. Am Psychol 2003; 58(6-7): 433-440.
17. Blackson TC; Butler T; Belsky J et al. Individual traits and family contexts predict sons' externalizing behavior and preliminary relative risk ratios for conduct disorder and substance use disorder outcomes. Drug and Alcohol Dependence Journal 1999; 56: 115-131.
18. Borschmann R; Janca E; Carter A et al. The health of adolescents in detention: a global scoping review. The Lancet Public Health 2020; 5(2): e114-e126.
19. Braga LL; Dell'Aglio DD. Exposição à violência em adolescentes de diferentes contextos: família e instituições. Estud. psicol 2012; 17(3) 413-420.
20. Brasil. Conselho Nacional de Justiça. Panorama Nacional – A Execução das Medidas Socioeducativas de Internação. 2012.
21. Brasil. Conselho Nacional do Ministério Público. Relatório da Infância e Juventude – Resolução n. 67/2011: Um olhar mais atento às unidades de internação e semiliberdade para adolescentes. 2013.
22. Brasil. Conselho Nacional do Ministério Público. Panorama da execução dos programas socioeducativos de internação e semiliberdade nos estados brasileiros. Brasília; DF; 2019.
23. Brasil. Mecanismo Nacional de Prevenção e Combate à Tortura. Brasília; DF; 2019. Acessado em: 25/9/2021. Disponível em: http://www.defensoria.es.def.br/site/wp-content/uploads/2020/01/TORTURA-MECANISMOhttp://www.defensoria.es.def.br/site/wp-content/uploads/2020/01/TORTURA-MECANISMO-NACIONAL-RELAT%C3%93RIO_DE_MISS%C3%83O_A_UNIDADES_SOCIOEDUCATIVAS-2018.pdfNACIONAL RELAT%C3%93RIO_DE_MISS%C3%83O_A_UNIDADES_SOCIOEDUCATIVAS-2018.pdf.
24. Brasil. Ministério da Saúde. Estatuto da Criança e do Adolescente. Brasília; DF; 1990.
25. Brasil. Ministério da Mulher; da Família e dos Direitos Humanos. Secretaria Nacional dos Direitos da Criança e do Adolescente. Levantamento Anual SINASE 2017. Brasília; DF; 2019.
26. Brasil. Ministério da Mulher; da Família e dos Direitos Humanos. Secretaria Nacional da Criança e do Adolescente. Pesquisa de Avaliação do SINASE. Levantamento Anual do Sistema de Atendimento Socioeducativo (SINASE) 2020. Eixo 2: Entidades do SINASE. Porto Alegre; RS; 2020a.
27. Brasil. Ministério da Mulher; da Família e dos Direitos Humanos. Secretaria Nacional da Criança e do Adolescente. Pesquisa de Avaliação do SINASE. Levantamento Anual do Sistema de Atendimento Socioeducativo (SINASE) 2020. Eixo 01: Gestão do SINASE. Porto Alegre; RS; 2020b.
28. Brasil. Ministério da Mulher; da Família e dos Direitos Humanos. Secretaria Nacional da Criança e do Adolescente. Pesquisa de Avaliação do SINASE. Levantamento Anual do Sistema de Atendimento Socioeducativo (SINASE) 2020. Eixo 04: Gestão do SINASE. Porto Alegre; RS; 2020c.
29. Brasil. Lei n. 12.594; de 18 de janeiro de 2012. Institui o Sistema Nacional de Atendimento Socioeducativo (Sinase). Brasília. Acessado em: 25/9/2021. Disponível em: http://www.planalto.gov.br/ccivil_03/_ato2011http://www.planalto.gov.br/ccivil_03/_ato2011-2014/2012/lei/l12594.htm2014/2012/lei/l12594.htm.
30. Brasil. Resolução CONANDA n. 160/2013; de 18 de novembro de 2013. Aprova o Plano Nacional de Atendimento Socioeducativo. Brasília. Acessado em: 25/9/2021. Disponível em: https://crianca.mppr.mp.br/pagina-1556.html.
31. Brasil. Secretaria de Direitos Humanos. Levantamento Anual. Atendimento Socioeducativo ao Adolescente em Conflito com a Lei 2010. Brasília; DF; 2011.
32. Brasil. Secretaria de Direitos Humanos. Levantamento Anual SINASE 2013 – Privação e Restrição de Liberdade. Brasília; DF; 2015.
33. Brasil. Ministério da Economia. Instituto de Pesquisa Econômica Aplicada. Atlas da Violência 2020. Brasília; DF; 2020.
34. Brasil. Tribunal de Justiça do Distrito Federal e dos Territórios. O efeito do tempo de internação e do histórico infracional na reincidência em um grupo de egressos da Unidade de Internação do Plano Piloto. 2016.
35. Broidy LM; Nagin DS; Tremblay RE et al. Developmental Trajectories of Childhood Disruptive Behaviors and Adolescent Delinquency: A Six-Site; Cross-National Study. Dev Psychol 2003; 39(2): 222-245.
36. Byrd AL; Manuck SB. MAOA; Childhood Maltreatment; and Antisocial Behavior: Meta-analysis of a GeneEnvironment Interaction. Biol. Psychiatry 2014; 75: 9-17.
37. Carbonneau R; Tremblay RE; Vitaro F et al. Paternal alcoholism; paternal absence and the development of problem behaviors in boys from age six to twelve years. J Stud Alcohol 1998; 59: 387-398.
38. Castellana GB; Barros DM; Serafim AP et al. Psychopathic traits in young offenders vs. nonoffenders in similar socioeconomic condition. Rev Bras Psiquiatr 2014; 36: 241-244.
39. Cauffman E. A Statewide Screening of Mental Health Symptoms Among Juvenile Offenders in Detention. J Am Acad Child Adolesc Psychiatry 2004; 43 (4): 430-439.
40. Cisler JM; Begle AM; Amstadter AB et al. Exposure to Interpersonal Violence and Risk for PTSD; Depression; Delinquency; and Binge Drinking Among Adolescents: Data from the NSA-R. J Trauma Stress 2012; 25(1): 33-40.

41. Coker KL; Smith PH; Westphal A et al. Crime and Psychiatric Disorders Among Youth in the US Population: An Analysis of National Comorbidity Survey – Adolescent Supplement. J Am Acad Child Adolesc Psychiatry 2014; 53(8): 888-898.
42. Constantino P. Adolescentes em conflito com a lei: violadores ou violados? Ciência e Saúde Coletiva 2019; 24 (8): Editorial.
43. Costa NR; Silva PRF. A atenção em saúde mental aos adolescentes em conflito com a lei no Brasil. Ciência e Saúde Coletiva 2017; 22(5): 1467-1478.
44. Côté S; Tremblay R; Nagin D et al. Childhood Behavioral Profiles Leading to Adolescent Conduct Disorder: Risk Trajectories for Boys and Girls. J Am Acad Child Adolesc Psychiatry 2002; 41(9): 1086-1094.
45. Côté S; Zoccolillo M; Tremblay R et al. Predicting Girls' Conduct Disorder in Adolescence From Childhood Trajectories of Disruptive Behaviors. J Am Acad Child Adolesc Psychiatry 2001; 40(6) 678-684.
46. Couto MCV; Duarte CS; Delgado PGG. A saúde mental infantil na Saúde Pública brasileira: situação atual e desafios. Rev Bras Psiquiatr 2008; 30(4): 390-398.
47. Dell'Aglio DD; Santos SS; Lessinger Borges JL. Infração Juvenil Feminina: Uma Trajetória de Abandonos. Interação em Psicologia 2004; 8(2); p. 191-198.
48. Dias AM; Serafi AP; Barros AM. Prevalence of Mental Disorders and Recidivism in Young Offenders. Psicol: Reflex Crít 2014; 27(2): 317-322.
49. Dolan M; Park I. The neuropsychology of antisocial personality disorder. Psychol Med 2002; 32(3): 417-427.
50. Dória GMS; Antoniuk SA; Assumpção Júnior FB; Fajardo DN; Ehlke MN. Delinquency and association with behavioral disorders and substance abuse. Rev Assoc Med Bras 2015; 61(1): 51-57.
51. Elkington KS; Teplin LA; Abram KM et al. Psychiatric Disorders and Violence: A Longitudinal Study of Delinquent Females and Males After Detention. J Am Acad Child Adolesc Psychiatry 2015; 54(4): 302-312.
52. El-Sheikh M; Hinnant JB; Erath S. Developmental Trajectories of Delinquency Symptoms in Childhood: The Role of Marital Conflict and Autonomic Nervous System Activity. J Abnorm Psychol 2011; 120(1): 16-32.
53. Ermer E; Lora M; Cope LM et al. Aberrant Paralimbic Gray Matter in Incarcerated Male Adolescents With Psychopathic Traits RH: Paralimbic Gray Matter and Psychopathy. J Am Acad Child Adolesc Psychiatry 2013; 52(1): 94-103.
54. Espelage D; Cauffman E; Broidy L et al. A Cluster-Analytic Investigation of MMPI Profiles of Serious Male and Female Juvenile Offenders. J Am Acad Child Adolesc Psychiatry 2003; 42(7): 770-777.
55. Fairchild G; Hawes DJ; Frick PJ et al. Conduct disorder. Nat Rev Dis Primers 2019; 5 (43).
56. Fairchild G; van Goozen SH; Stollery SJ et al. Cortisol diurnal rhythm and stress reactivity in male adolescents with early-onset or adolescence-onset conduct disorder. Biol Psychiatry. 2008; 64(7): 599-606.
57. Fazel S; Doll H; Längström N. Mental Disorders Among Adolescents in Juvenile Detention and Correctional Facilities: A Systematic Review and Metaregression Analysis of 25 Surveys. J Am Acad Child Adolesc Psychiatry 2008; 47(9): 1010-1019.
58. Felton E. Childhood or Adolescent Antisocial Behavior. In: Rutter M; Taylor E; Herson L; organizadores. Child and Adolescent Psychiatry: modern Approaches. 3rd ed. Oxford: Blackwell Scientific Publications; 1994. p. 308-29.
59. Ferigolo M; Barbosa FS; Arbo E et al. Prevalência do consumo de drogas na FEBEM; Porto Alegre. Rev bras Psiq 2004; 26(1):10-16.
60. Fleitlich-Bilyk B; Goodman R. Prevalence of Child and Adolescent Psychiatric Disorders in Southeast Brazil. J Am Acad Child Adolesc Psychiatry 2004; 43 (6): 727-734.
61. Foster EM; Qaseem A; Connor T. Can Better Mental Health Services Reduce the Risk of Juvenile Justice System Involvement? Am J Public Health 2004; 94(5): 859-865.
62. Frick PJ. Extending the Construct of Psychopathy to Youth: Implications for Understanding; Diagnosing; and Treating Antisocial Children and Adolescents. Can. J. Psychiatry 2009; 54(12): 803-812.
63. Frick PJ; Ray JV; Thornton LC et al. Can callous-unemotional traits enhance the understanding; diagnosis; and treatment of serious conduct problems in children and adolescents? A comprehensive review. Psychol Bull 2014; 140(1): 1-57.
64. Fundo das Nações Unidas para a Infância – UNICEF. Cenário da Exclusão Escolar no Brasil: Um alerta sobre os impactos da pandemia da COVID-19 na Educação 2021. Acessado em: 19/09/2021. Disponível em: https://www.unicef.org/brazil/media/14026/file/cenario-da-exclusao-escolar-no-brasil.pdf.
65. Galinari LS; Guimarães LC; Bazon MR. A (in)sensibilidade do sistema socioeducativo: caracterização dos padrões de conduta infracional e de exposição a risco de uma amostra de adolescentes internados. Revista Eletrônica do CNJ 2020; 4(2). Acessado em: 21/08/2021. Disponível em: https://www.cnj.jus.br/ojs/index.php/revista-cnj/article/view/171/68.
66. Gallo AE; Williams LCA. Adolescentes em conflito com a lei: uma revisão dos fatores de risco para a conduta infracional. Psicologia: Teoria e Prática 2005; 7(1): 81-95.
67. Garcia GYC. Panorama de assistência em saúde mental infanto-juvenil em Centros de Atenção Psicossocial no Brasil. Dissertação (Mestrado em Saúde Coletiva) – Instituto de Saúde Coletiva; Universidade Federal da Bahia; Salvador; 2015.
68. Godar SC; Mosher LJ; Scheggi S et al. Gene-environment interactions in antisocial behavior are mediated by early-life 5-HT2A receptor activation. Neuropharmacology 2019; 159: 107513.
69. Goldman D; Rosser AA. MAOA – Environment Interactions: Results May Vary. Biol Psychiatry 2014; 75:2-3.
70. Gretton HM; Hare RD; Catchpole REH. Psychopathy and Offending from Adolescence to Adulthood: A 10-Year Follow-Up. J Consult Clin Psychol 2004; 72(4): 636-645.
71. Griffin KW; Botvin GJ; Scheier LM et al. Parenting Practices as Predictors of Substance Use; Delinquency; and Aggression Among Urban Minority Youth: Moderating Effects of Family Structure and Gender. Psychol Addict Behav 2000; 14(2): 174-284.
72. Guthrie BJ; Hoey EMS; Ravoira L et al. Girls in the Juvenile Justice System: Leave No Girl's Health Unaddressed. J Pediatr Nurs 2002; 17(6): 414-423.
73. Haney-Caron E; Esposito-Smythers C; Tolou-Shams M et al. Mental health symptoms and delinquency among court-involved youth referred for treatment; Children and Youth Services Review 2019; 98: 312-318.
74. Hawes DJ; Kimonis ER; Mendoza Diaz A et al. The Clinical Assessment of Prosocial Emotions (CAPE 1.1): A multi-informant validation study. Psychol Assess 2020; 32(4): 348-357.
75. Hinnant JB; Erath S; El-Sheikh M. Harsh Parenting; Parasympathetic Activity; and Development of Delinquency and Substance Use. J Abnorm Psychol 2015; 124(1): 137-151.
76. Hughes N; Ungar M; Fagan A et al. Health determinants of adolescent criminalisation. Lancet Child Adolesc Health. 2020; 4(2): 151-162.
77. Jennings WG; Loeber R; Ahonen L et al. An examination of developmental patterns of chronic offending from self-report records and official data: Evidence from the Pittsburgh Girls Study (PGS); Journal of Criminal Justice 2018; 55: 71-79.
78. Kazda L; Bell K; Thomas R et al. Overdiagnosis of Attention-Deficit/Hyperactivity Disorder in Children and Adolescents: A Systematic Scoping Review. JAMA Netw Open. 2021; 4(4): e215335.
79. Keenan K; Wakschlag LS; Danis B et al. Further Evidence of the Reliability and Validity of DSM-IV ODD and CD in Preschool Children. J Am Acad Child Adolesc Psychiatry 2007; 46(4): 457-468.
80. Keenan K; Wroblewski K; Hipwell A et al. Age of onset; symptom threshold; and expansion of the nosology of conduct disorder for girls. J Abnorm Psychol 2010; 119(4) 689-698.
81. Kim JYS; Fendrich M. Gender Differences in Juvenile Arrestees. Drug Use; Self-Reported Dependence; and Perceived Need for Treatment. Psychiatr Serv 2002; 53: 70-75.
82. Knaappila N; Marttunen M; Fröjd S et al. Changes in delinquency according to socioeconomic status among Finnish adolescents from 2000 to 2015. Scand J Child Adolesc Psychiatr Psychol. 2019; 7: 52-59.
83. Kolla NJ; Bortolato M. The role of monoamine oxidase A in the neurobiology of aggressive; antisocial; and violent behavior: A tale of mice and men. Prog Neurobiol. 2020; 194: 101875.

84. Kosson DS; Cyterski TD; Steuerwald BL et al. The Reliability and Validity of the Psychopathy Checklist: Youth Version (PCL:YV) in Nonincarcerated Adolescent Males. Psychol Assess 2002; 14(1): 97-109.
85. Kuperman S; Schlosser S; Kramer JR et al. Developmental Sequence From Disruptive Behavior Diagnosis to Adolescent Alcohol Dependence. Am J Psychiatry 2001; 158(12): 2022-2026.
86. Lahey BB; Loeber R; Quay HC et al. Validity of DSM-IV Subtypes of Conduct Disorder Based on Age of Onset. J Am Acad Child Adolesc Psychiatry 1998; 37(4): 435-445.
87. Lambert BL; Bann CM; Bauer CR et al. Risk-Taking Behavior among Adolescents with Prenatal Drug Exposure and Extrauterine Environmental Adversity. J Dev Behav Pediatr 2013; 34(9): 669-679.
88. Laranjeira R; Pinsky I; Sanches M et al. Alcohol use patterns among Brazilian adults. Rev. Bras. Psiquiatr 2010; 32(3): 231-241.
89. Latvala A; Kuja-Halkola R; Almqvist C et al. A Longitudinal Study of Resting Heart Rate and Violent Criminality in More Than 700 000 Men. JAMA Psychiatry. 2015; 72(10): 971-8.
90. Liu J; Raine AD; Venables PH et al. Malnutrition at Age 3 Years and Externalizing Behavior Problems at Ages 8; 11; and 17 Years. Am J Psychiatry 2004; 161(11): 2005-2013.
91. Loeber R; Burke JD; Lahey BB et al. Oppositional Defiant and Conduct Disorder: A Review of the Past 10 Years; Part I. J Am Acad Child Adolesc Psychiatry 2000; 39(12): 468-1484.
92. Logan-Greene P; Tennyson RL; Nurius P et al. Adverse Childhood Experiences; Coping Resources; and Mental Health Problems among Court-Involved Youth. Child Youth Care Forum 2017; 46: 923-946.
93. Lynskey MT; Fergusson DM; Horwood LJ. The effect of parental alcohol problems on rates of adolescent psychiatric disorders. Addiction 1994; 89: 1277-1286.
94. Malone SM; Iacono WG; McGue M. Drinks of the Father: Father's Maximum Number of Drinks Consumed Predicts Externalizing Disorders; Substance Use; and Substance Use Disorders in Preadolescent and Adolescent Offspring Alcoholism: Clinical & Experimental Research. 2002; 26(12): 1823-1832.
95. Martins MC; Pillon SC. A relação entre a iniciação do uso de drogas e o primeiro ato infracional entre os adolescentes em conflito com a lei. Cad Saúde Pública 2008; 24(5): 1112-1120.
96. McCabe KM; Lansing AE; Garland A et al. Gender Differences in Psychopathology; Functional Impairment; and Familial Risk Factors Among Adjudicated Delinquents. J Am Acad Child Adolesc Psychiatry 2002; 41(7): 860-867.
97. Merikangas KR; He JP; Burstein M et al. Lifetime prevalence of mental disorders in U.S. adolescents: results from the National Comorbidity Survey Replication-Adolescent Supplement (NCS-A). J Am Acad Child Adolesc Psychiatry 2010; 49(10): 980-9.
98. Moeller AA; Hell D. Affective Disorder and 'Psychopathy' in a Sample of Younger Male Delinquents. Acta Psychiatr Scand 2003; 107(3): 203-207.
99. Morgan J; Hawton K. Self-Reported Suicidal Behavior in Juvenile Offenders in Custody: Prevalence and Associated Factors. Crisis: The Journal of Crisis Intervention and Suicide Prevention 2004; 25(1): 8-11.
100. Nagin DS. Analyzing Developmental Trajectories: A Semiparametric; Group-Based Approach. Psychol Methods 1999; 4(2): 139-157.
101. Nardi FL; Hauck Filho N; Dell'Aglio DD. Preditores do Comportamento Antissocial em Adolescentes. Psic.: Teor. e Pesq. 2016; 32(1): 63-70.
102. Nilsson KW; Comasco E; Hodgins S. Genotypes Do Not Confer Risk For Delinquency ut Rather Alter Susceptibility to Positive and Negative Environmental Factors: Gene-Environment Interactions of BDNF Val66Met; 5-HTTLPR; and MAOA-uVNTR. Int. J. Neuropsychopharmacol 2015; 1-10.
103. Oliveira MB; Assis SG. Os adolescentes infratores do Rio de Janeiro e as instituições que os "ressocializam". A perpetuação do descaso. Cad Saude Pública 1999; 15(4): 831-844.
104. Owen MC; Wallace SB; AAP Committee on Adolescence. Advocacy and Collaborative Health Care for Justice-Involved Youth. Pediatrics 2020; 146(1): e20201755.
105. Pacheco JTB; Hutz CS. Variáveis Familiares Preditoras do Comportamento Anti-Social em Adolescentes Autores de Atos Infracionais. Psicologia: Teoria e Pesquisa 2009; 25(2): 213-219.
106. Passeti E. Crianças Carentes e Políticas Públicas. In: Del Priori M (org.) História das Crianças no Brasil. São Paulo: Contexto; 2002. p. 347-375.
107. Pardini DA; Byrd AL; Hawes SW et al. Unique Dispositional Precursors to Early-Onset Conduct Problems and Criminal Offending in Adulthood. J Am Acad Child Adolesc Psychiatry. 2018; 57(8): 583-592.
108. Paula CS; Duarte CS; Bordin IAS. Prevalence of mental health problems in children and adolescents from the outskirts of Sao Paulo City: treatment needs and service capacity evaluation. Rev. Bras. Psiquiatr. 2007; 29(1): 11-17.
109. Penn JV; Esposito CL; Schaeffer LE et al. Suicide Attempts and Self-Mutilative Behavior in a Juvenile Correctional Facility. J Am Acad Child Adolesc Psychiatry 2003; 42(7): 762-769.
110. Pesce R. Violência familiar e comportamento agressivo e transgressor na infância: uma revisão da literatura. Ciência e Saúde Coletiva 2009; 14(2): 507-518.
111. Pinheiro KAT; Horta BL; Pinheiro RT et al. Common mental disorders in adolescents: a population based cross-sectional study. Rev bras Psiquiatr 2007; 29(3): 241-245.
112. Pinho SR; Dunningham W; Aguiar WM et al. Psychiatric morbidity among adolescents in conflict with the law. J bras Psiquiatr 2006; 55(2): 126-130.
113. Pinsky I; Sanches M; Zaleski M et al. Patterns of alcohol use among Brazilian adolescents. Rev. Bras. Psiquiatr. 2010; 32(3): 242-249.
114. Priuli RMA; Moraes MS. Adolescentes em conflito com a lei. Ciência e Saúde Coletiva 2007; 12(5): 1185-1192.
115. Racz SJ; Saha S; Trent M et al. Cauffman E. Polysubstance Use among Minority Adolescent Males Incarcerated for Serious Offenses. Child Youth Care for 2015; 45(2): 205-220.
116. Retz W; Ginsberg Y; Turner D et al. AttentionDeficit/Hyperactivity Disorder (ADHD); antisociality and delinquent behavior over the lifespan. Neurosci Biobehav Rev 2021; 120: 236-248.
117. Richardson GA; Goldschmidt L; Larkby C et al. Effects of prenatal cocaine exposure on adolescent development. Neurotoxicol Teratol 2015; 49: 41-48.
118. Rodhe LA; Busnello ED; Chachamovich E et al. Transtorno de Déficit de Atenção/Hiperatividade: Revisando Conhecimentos. Revista da Associação Brasileira de Psiquiatria – Associación de Psiquiatria de la America Latina 1998; 20(4): 166-178.
119. Ribeiro DS; Ribeiro FML; Deslandes SF. Saúde mental de adolescentes internados no sistema socioeducativo: relação entre as equipes das unidades e a rede de saúde mental. Cad. Saúde Pública 2018; 34 (3): 1-11.
120. Ruch DA; Heck KM; Sheftall AH et al. Characteristics and Precipitating Circumstances of Suicide Among Children Aged 5 to 11 Years in the United States; 2013-2017. JAMA Netw Open 2021; 4(7): e2115683.
121. Ruchkin VV; Schwab-Stone M; Koposov RA et al. Suicidal ideations and attempts in juvenile delinquents. Journal of Child Psychology and Psychiatry and Allied Disciplines 2003; 44(7): 1058-1066.
122. Santos MAC. Criança e criminalidade no início do século. In: Del Priori M (org.). História das Crianças no Brasil. São Paulo: Contexto; 2002. p. 210-230.
123. Sapori LF; Caetano AJ; Santos RF. A reiteração de atos infracionais no Brasil: o caso de Minas Gerais. Rev. direito GV 2020; 16 (3) Acessado em: 25/05/2021. Disponível em: https://www.scielo.br/j/rdgv/a/wz4Fzfchf6ZxPdbtJ3Sd7HB/abstract/?lang=pt.
124. Scheepers FE; Buitelaar JK; Matthys W. Conduct Disorder and the specifier callous and unemotional traits in the DSM-5. Eur Child Adolesc Psychiatry 2011; 20: 89-93.
125. Schneider JA; Mello LTN; Limberger J et al. Adolescentes usuários de drogas e em conflito com a lei: revisão sistemática da literatura nacional. Psicologia Argumento 2017; 34(85).

126. Sher KJ; Walitzer KS; Wood PK et al. Characteristics of Children of Alcoholics: Putative Risk Factors; Substance Use and Abuse; and Psychopathology. J Abnorm Psychol 1991; 100(4): 427-448.
127. Silva JL; Cianflone ARL; Bazon MR. School Bonding of Adolescent Offenders. Paidéia 2016; 26(63): 91-100.
128. Silva PRF; Gama FL; Costa NR. Atenção em saúde mental para adolescentes femininas em Unidades Socioeducativas: dilemas de governança e medicalização. Saúde debate 2019; 43 (spe7): 62-74.
129. Silva VA; Andrade RC; Assumpção Júnior FB et al. Prevalence of psychiatric disorders in juvenile offenders in Rio de Janeiro (Brazil): comparison between genders and severity of the offense. Ciência e Saúde Coletiva 2008. 16(4): 2179-2188.
130. Souverein F; Dekkers T; Bulanovaite E et al. Overview of European forensic youth care: towards an integrative mission for prevention and intervention strategies for juvenile offenders. Child Adolesc Psychiatry Ment Health 2019; 13: 6.
131. Steiner H; Cauffman E; Duxbury E. Personality Traits in Juvenile Delinquents: Relation to Criminal Behavior and Recidivism. J Am Acad Child Adolesc Psychiatry 1999; 38: 256-262.
132. Steiner H; Feldman S. Disruptive Behavior Disorders. *In:* Sadock B; Sadock VA (org.). Kaplan & Sadock's Comprehensive Textbook of Psychiatry. 8th ed. New York: Lippincott Williams & Wilkins; 2005. cap. 49.7.
133. Steiner H; Garcia IG; Matthews Z. Posttraumatic Stress Disorder in Incarcerated Juvenile Delinquents. J Am Acad Child Adolesc Psychiatry 1997; 36(3): 357-365.
134. Stene-Larsen K; Borge AIH; Vollrath ME. Maternal Smoking in Pregnancy and Externalizing Behavior in 18-Month-Old Children: Results from a Population-Based Prospective Study. J Am Acad Child Adolesc Psychiatry 2009; 48(3): 283-289.
135. Stringaris A; Goodman R. Longitudinal Outcome of Youth Oppositionality: Irritable; Headstrong; and Hurtful Behaviors Have Distinctive Predictions. J Am Acad Child Adolesc Psychiatry 2009; 48(4): 404-412.
136. Taylor J; Malone S; Iacono WG; McGue M. Development of Substance Dependence in Two Delinquency Subgroups and Nondelinquents From a Male Twin Sample. J Am Acad Child Adolesc Psychiatry 2002; 41(4): 386-393.
137. Teplin LA; Abram KM; McClelland GM; Dulcan MK; Mericle AA. Psychiatric Disorders in Youth in Juvenile Detention. Arch Gen Psychiatry 2002; 59(12): 1133-1143.
138. Teplin LA; Potthoff LM; Aaby DA; Welty LJ; Dulcan MK; Abram KM. Prevalence; Comorbidity; and Continuity of Psychiatric Disorders in a 15-Year Longitudinal Study of Youths Involved in the Juvenile Justice System. JAMA Pediatr 2021; 175(7): e205807.
139. Teplin LA; Welty LJ; Abram KM; Washburn JJ; Dulcan MK. Prevalence and Persistence of Psychiatric Disorders in Youth After Detention: A Prospective Longitudinal Study. Arch Gen Psychiatry 2012; 69(10): 1031-1043.
140. Underwood LA; Washington A. Mental Illness and Juvenile Offenders. Int. J. Environ. Res. Public Health 2016; 13: 228-241.
141. U.S. Department of Justice. National Center for Juvenile Justice. Juvenile Court Statistics 2018. Acessado em: 10/6/21. Disponível em: https://ojjdp.ojp.gov/sites/g/files/xyckuh176/files/media/document/juvenile-court-statistics-2018.pdf.
142. U.S. Department of Justice. National Juvenile Court Data Archive. OJJDP Statistical Briefing Book Online 2020. Acessado em: 10/6/21. Disponível em: https://www.ojjdp.gov/ojstatbb/court/qa06301.asp?qaDate=2018.
143. U.S. Department of Justice. Office of Justice Programs Office of Juvenile Justice and Delinquency Prevention. Juvenile Justice Statistics National Report Series Bulletin. Girls in the Juvenile Justice System 2019. Acessado em: 10/6/21. Disponível em: https://ojjdp.ojp.gov/sites/g/files/xyckuh176/files/pubs/251486.pdf.
144. Vilarins NPG. Adolescentes com transtorno mental em cumprimento de medida socioeducativa de internação. Ciência e Saúde Coletiva 2014; 19(3): 891-898.
145. Vincent GM; Grisso T; Terry A; Banks S. Sex and Race Differences in Mental Health Symptoms in Juvenile Justice: The MAYSI-2 National Meta-Analysis. J Am Acad Child Adolesc Psychiatry 2008; 47(3): 282-290.
146. Waiselfisz JJ. Mapa da Violência: Mortes Matadas por Arma de Fogo. Secretaria-Geral da Presidência da República. 2015.
147. Wakschlag LS; Hill C; Carter AS; Danis B; Egger HL; Keenan K et al. Observational Assessment of Preschool Disruptive Behavior; Part I: Reliability of the Disruptive Behavior Diagnostic Observation Schedule (DB-DOS). J Am Acad Child Adolesc Psychiatry 2008; 47(6): 622-631.
148. Wakschlag LS; Pickett KE; Cook EJR; Benowitz NL; Leventhal BL. Maternal Smoking During Pregnancy and Severe Antisocial Behavior in Offspring: A Review. Am J Public Health 2002; 92(6): 966-974.
149. Wakschlag LS; Pickett KE; Kasza KE; Loeber R. Is Prenatal Smoking Associated with a Developmental Pattern of Conduct Problems in Young Boys? J Am Acad Child Adolesc Psychiatry 2006; 45(4): 461-467.
150. Wasserman GA; McReynolds LS; Lucas CP; Fisher P; Santos L. The Voice DISC-IV With Incarcerated Male Youths: Prevalence of Disorder. J Am Acad Child Adolesc Psychiatry 2002; 41(3): 314-321.
151. Woolfenden S; Williams K; Peat J. Family and parenting interventions for conduct disorder and delinquency: a meta-analysis of randomised controlled trials. Arch Dis Child 2002; 86(4): 251-256.

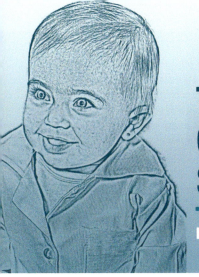

Capítulo 7

Tutela. Curatela. Guarda (Compartilhada?). Síndrome de Alienação Parental

Rafael William Ribeirinho Sturari

Considerações iniciais

A tutela, a curatela, a guarda e a alienação parental são temas que se inserem no Direito de Família, ramo do Direito Civil. Assim, esses temas são regulamentados pelo Código Civil (Lei n. 10.406/2002), em diversos artigos e em leis específicas. Neste trabalho, serão mencionadas três leis em especial: o Estatuto da Criança e do Adolescente (ECA – Lei n. 8.096/90); a Lei de Alienação Parental (Lei n. 12.318/2010; e o Estatuto da Pessoa com Deficiência (Lei n. 13.146/2015).

Serão também feitas menções a julgamentos do Superior Tribunal de Justiça (STJ). O Superior Tribunal de Justiça é o tribunal responsável por uniformizar a interpretação que deve ser dada a leis federais, sendo superior aos tribunais estaduais. Tendo em vista que as quatro leis supracitadas – Código Civil, ECA, Lei n. 12.318/2010 e Lei n. 13.146/2015 – são federais, a última palavra a respeito dos temas nelas tratados é dada pelo STJ. E embora os julgamentos do STJ não sejam vinculantes, têm grande relevância, servindo como parâmetro para os julgamentos de todas as instâncias inferiores, pois se as partes recorrerem até o STJ muito provavelmente serão seguidos os precedentes já estabelecidos.

Por fim, neste trabalho não serão feitas menções a julgados do Supremo Tribunal Federal (STF), última instância do Poder Judiciário brasileiro. O STF tem a função de guarda da Constituição Federal, julgando somente questões que envolvam diretamente normas da Constituição Federal. E questões de Direito de Família são tratadas pela Constituição Federal de forma genérica, em apenas cinco artigos (arts. 226 a 230), de forma que são poucos os julgamentos do STF que tratam de Direito de Família, sendo que nenhum tem especial relevância para este trabalho.

Tutela. Curatela

Considerações gerais

A tutela e a curatela são dois institutos jurídicos que têm idêntica função: proteger os juridicamente incapazes para os atos da vida civil.

A principal diferença entre esses dois institutos é que a tutela se destina à proteção de menores de idade (pessoas com menos de 18 anos de idade) e a curatela às pessoas maiores de idade que não são capazes de exprimir correta ou adequadamente sua vontade.

Os menores são, em regra, protegidos e representados pelos pais. Mas, em caso de falecimento destes ou de sua incapacidade de exercer o poder familiar, esse dever de proteção será transferido a outra pessoa, o tutor, por meio da instituição de uma tutela. Desse modo, "a tutela, assim, é o conjunto de poderes e encargos conferidos pela lei a um terceiro, para que zele pela pessoa de um menor que se encontra fora do pátrio poder, e lhe administre os bens".[1]

Já a curatela tem por objetivo proteger os maiores incapazes, que não têm condições de proteger e defender seus próprios direitos e interesses.[2]

Portanto, a tutela é mais ampla do que a curatela. Enquanto a curatela diz respeito quase exclusivamente à administração de bens, a tutela também engloba a direção da educação e a fiscalização do bem-estar do menor. Mas os dois institutos são semelhantes, sendo que grande parte das normas legais que regulamentam a tutela é também aplicável à curatela.

É necessário ainda salientar que a tutela e a curatela são exceções. Em situações de normalidade, a tutela e a curatela não existem. Apenas em situações específicas, provadas em juízo, é que serão instituídas. E ainda: sua instituição somente ocorre em razão de decisão judicial expressa, proferida após um processo judicial, no qual poderá ocorrer litígio entre as partes.

Por fim, ressalta-se que em razão da semelhança entre esses dois institutos há muitas normas que se aplicam tanto à tutela como à curatela. Há poucas diferenças, que serão mencionadas nos tópicos seguintes.

Hipóteses de instituição de tutela

Como mencionado, a tutela é destinada à proteção de menores de idade, que juridicamente são todas as pessoas que não tenham completado 18 anos de idade. O art. 2º do ECA

---

1 RODRIGUES, Silvio. *Direito civil*. 27. ed. atualizada por Francisco José Cahali, com anotações ao novo Código Civil (Lei n. 10.406 de 10-1-2002). São Paulo: Saraiva, 2002. v. 6. p. 437.

2 DIAS, Maria Berenice. *Manual de direito das famílias*. 9. ed. rev. atual. e ampl. São Paulo: RT, 2013. p. 652.

define como crianças as pessoas que têm até 12 anos de idade incompletos e como adolescentes as pessoas que têm entre 12 e 18 anos de idade.

Há duas hipóteses de instituição da tutela: o falecimento dos pais; ou a suspensão ou destituição do poder familiar (anteriormente denominado pátrio poder) dos pais. Nesses casos, o poder familiar, originalmente dos pais, é concedido ao tutor, uma terceira pessoa que passa a ter a obrigação de zelar pelo menor e de administrar seus bens, sempre buscando o melhor interesse do menor.

O poder familiar é um poder e também um dever dos pais, de cuidar da formação moral, intelectual e física de seus filhos, dirigindo-lhes a educação, cuidando de sua saúde e propiciando condições para que se desenvolvam de forma adequada.[3]

Os poderes e deveres dos pais com relação aos filhos, decorrentes do poder familiar, são descritos, de forma genérica, no art. 1.634 do Código Civil.[4] Em resumo, os filhos devem obediência e respeito aos pais e estes têm o dever de sustentá-los e dar-lhes assistência moral, emocional e educacional.[5]

Havendo extinção ou suspensão do poder familiar, será nomeado um tutor, que tem o dever de guarda e de assistência moral e educacional do menor, assim como de administrar seus bens no melhor interesse do menor.[6]

Salienta-se que o tutor tem poderes menores que os dos pais, não podendo, sem autorização judicial, pagar dívidas do menor, aceitar heranças, legados ou doações, celebrar acordos, vender seus bens e propor ações judiciais em nome do menor ou defendê-lo nos processos contra ele movidos (Código Civil, art. 1.748). Ainda, há condutas que não podem ser praticadas pelo tutor nem mesmo com autorização judicial, como a doação de bens de propriedade do menor.

No mais, considerando que a relação entre pais e filhos é afetiva e a relação com o tutor pode não o ser, a tutela está sujeita à rígida fiscalização judicial,[7] havendo obrigado o tutor de realizar balanços anuais das contas do menor e de prestar contas em juízo a cada 2 anos.

A tutela é, então, um encargo imposto a alguém, em razão de interesse público, motivo pelo qual o tutor tem diversos deveres, deve ser pessoa que possa dispor de seus bens e seja idônea,[8] somente pode recusar a nomeação em hipóteses específicas,[9] tem sua conduta sujeita à fiscalização judicial e responde pelos danos que causar, dolosa ou culposamente, ao patrimônio do menor.

A tutela pode ser instituída de três formas.

A primeira é por meio de documentos. O usual é que a escolha do tutor conste em testamento, no qual o testador indica quem será o tutor de seus filhos em caso de seu falecimento, tanto é que esse tipo de tutela é geralmente chamado de testamentária. Mas é possível que a escolha conste de qualquer documento autêntico, que permita verificar, sem qualquer dúvida, qual realmente foi a escolha dos pais,[10] de forma que é mais adequado referir-se a esse tipo de tutela como documental.

Tendo em vista que o poder familiar pertence aos dois pais, em igualdade de condições,[11] em caso de falecimento de

---

[3] O entendimento de que o poder familiar é um poder e também um dever é atualmente dominante em sede doutrinária. Para Nelson Nery Junior e Rosa Maria de Andrade Nery, o poder familiar é "o conjunto de direitos e deveres que o Estado comete aos pais, como múnus público, de velar pela pessoa e pelos bens de seus filhos menores. Os pais têm de zelar pela formação moral, material e intelectual dos filhos, criando-os em ambiente sadio. O exemplo dos pais é fator preponderante na criação e na educação dos filhos, pois estes seguramente os seguirão. O descumprimento desse poder-dever pode caracterizar os crimes de abandono material, moral e intelectual (CP 244 a CP 246), além de ensejar a suspensão e extinção do poder familiar". NERY JUNIOR, Nelson; NERY, Rosa Maria de Andrade. *Código Civil comentado e legislação extravagante*. 3. ed. rev. e ampl. São Paulo: RT, 2005. p. 773.

[4] "Art. 1.634. Compete a ambos os pais, qualquer que seja a sua situação conjugal, o pleno exercício do poder familiar, que consiste em, quanto aos filhos: I – dirigir-lhes a criação e a educação; II – exercer a guarda unilateral ou compartilhada nos termos do art. 1.584; III – conceder-lhes ou negar-lhes consentimento para casarem; IV – conceder-lhes ou negar-lhes consentimento para viajarem ao exterior; V – conceder-lhes ou negar-lhes consentimento para mudarem sua residência permanente para outro Município; VI – nomear-lhes tutor por testamento ou documento autêntico, se o outro dos pais não lhe sobreviver, ou o sobrevivo não puder exercer o poder familiar; VII – representá-los judicial e extrajudicialmente até os 16 (dezesseis) anos, nos atos da vida civil, e assisti-los, após essa idade, nos atos em que forem partes, suprindo-lhes o consentimento; VIII – reclamá-los de quem ilegalmente os detenha; IX – exigir que lhes prestem obediência, respeito e os serviços próprios de sua idade e condição."

[5] "Visto sob o prisma do menor, o pátrio poder ou poder familiar encerra, sem dúvida, um conteúdo de honra e respeito, sem traduzir modernamente simples ou franca subordinação. Do ponto de vista dos pais, o poder familiar contém muito mais do que singela regra mora trazida ao Direito: o poder paternal, termo que também se adapta a ambos os pais, enfeixa um conjunto de deveres com relação aos filhos que muito se acentuam quando a doutrina conceitua o instituto como um pátrio dever." VENOSA, Silvio de Salvo. *Direito civil: direito de família*. 16. ed. rev. e atual. São Paulo: Atlas, 2016. p. 331-332.

[6] VENOSA, Silvio de Salvo. *Direito civil: direito de família*. 16. ed. rev. e atual. São Paulo: Atlas, 2016. p. 490-491.

[7] "Apenas, como o titular do pátrio poder é o progenitor, que ordinariamente ama o filho e anseio por lhe defender os interesses, as prerrogativas do pátrio poder lhe são mais amplas que as da tutela; pelas mesmas razões, a tutela fica sujeita à fiscalização mais estrita do que o poder paternal. Mas o fim dos dois institutos é igual e consiste não apenas na preservação do patrimônio do menor, mas também no atendimento ao interesse da sociedade, que almeja o aperfeiçoamento das gerações futuras." RODRIGUES, Silvio. *Direito civil*. 27. ed. atualizada por Francisco José Cahali, com anotações ao novo Código Civil (Lei n. 10.406 de 10-1-2002). São Paulo: Saraiva, 2002. v. 6. p. 272.

[8] O rol de pessoas que não podem exercer o papel de tutor consta do art. 1.735 do Código Civil: "I – aqueles que não tiverem a livre administração de seus bens; II – aqueles que, no momento de lhes ser deferida a tutela, se acharem constituídos em obrigação para com o menor, ou tiverem que fazer valer direitos contra este, e aqueles cujos pais, filhos ou cônjuges tiverem demanda contra o menor; III – os inimigos do menor, ou de seus pais, ou que tiverem sido por estes expressamente excluídos da tutela; IV – os condenados por crime de furto, roubo, estelionato, falsidade, contra a família ou os costumes, tenham ou não cumprido pena; V – as pessoas de mau procedimento, ou falhas em probidade, e as culpadas de abuso em tutorias anteriores; VI – aqueles que exercerem função pública incompatível com a boa administração da tutela."

[9] Essas hipóteses constam do art. 1.736 do Código Civil, que estabelece: "Podem escusar-se da tutela: I – mulheres casadas; II – maiores de sessenta anos; III – aqueles que tiverem sob sua autoridade mais de três filhos; IV – os impossibilitados por enfermidade; V – aqueles que habitarem longe do lugar onde se haja de exercer a tutela; VI – aqueles que já exercerem tutela ou curatela; VII – militares em serviço."

[10] CARVALHO FILHO, Milton Paulo de. *Código Civil comentado: doutrina e jurisprudência*. In: Min. Cezar Peluso (coord.). 9. ed. Barueri: Manole, 2015, p. 1.961.

[11] O art. 1.566 do Código Civil estabelece em seu inciso IV: "São deveres de ambos os cônjuges: (...) IV – sustento, guarda e educação dos filhos". No mesmo sentido é o art. 21 do ECA, embora ainda haja menção à superada expressão "pátrio poder", e não ao poder familiar.

um deles, os filhos permanecerão sob a guarda do outro, não havendo nomeação de tutor. Desse modo, para que se possa cogitar de tutela, é necessário que os dois pais tenham falecido ou não possam exercer o poder familiar.

Ainda, como testamento é individual (não pode ser feito um único testamento pelos dois membros do casal), para que a tutela testamentária seja realmente instituída, é necessário que os dois pais tenham falecido e que haja consenso entre os genitores a respeito de quem será o tutor dos filhos, constando a mesma escolha nos testamentos de ambos. Por outro lado, caso a escolha do tutor seja feita em outro documento, que pode ser público ou particular, esse documento poderá ser assinado pelos dois pais.

É também possível que os pais indiquem vários tutores, estabelecendo uma ordem de preferência, para que, na hipótese de um ou mais dos tutores escolhidos não puder assumir o encargo, outro o faça. Embora não haja autorização legal expressa, é possível que haja nomeação de duas ou mais pessoas como tutores do menor, sempre tendo e vista que deve ser buscada a melhor forma de preservar seus direitos e interesses.[12]

E é também possível que os pais prevejam que determinada pessoa (ou determinadas pessoas) não poderão ser tutores de seus filhos. Parte-se do pressuposto de que os pais têm conhecimento de quem poderá atender melhor os interesses de seus filhos e de quem não tem reais condições de atuar em benefício do menor.

Por fim, existe a possibilidade de se estabelecerem condições a serem preenchidas pelo tutor para que a tutela seja instituída e, ainda, estabelecer limites temporais para a tutela. Por exemplo, pode-se nomear uma pessoa como tutora até que o menor atinja determinada idade, a partir da qual o tutor será substituído por outra pessoa.[13]

E é evidente que somente podem nomear tutores os pais que estejam no pleno exercício do poder familiar.

Havendo nomeação de tutor por meio de documentos, o tutor nomeado terá 30 dias, contados do falecimento dos pais, para formular em juízo um pedido de formalização de sua nomeação como tutor (ECA, art. 37).

A segunda forma de instituição da tutela denomina-se "tutela legítima", que é determinada pela lei, e não pela vontade dos pais. Não havendo escolha do tutor pelos pais, serão nomeados tutores os ascendentes do menor, tendo os de grau mais próximo preferência com relação aos de grau mais remoto. Caso os ascendentes do menor sejam falecidos ou não possam assumir o encargo, serão nomeados tutores os parentes colaterais, até o 3º grau, sempre havendo preferência do parente de grau mais próximo e, com relação aos colaterais, havendo preferência do parente mais velho sobre o mais moço.

Contudo, há uma importante ressalva. Havendo instituição da tutela legítima, caberá ao juiz escolher o parente que esteja mais apto a exercer a tutela em benefício do menor. A ideia, sempre, é preservar os direitos e interesses do menor da melhor forma. Tanto é que o art. 28 do ECA estabelece que o menor deverá ser ouvido por uma equipe interprofissional, que avaliará sua manifestação, considerando seu grau de desenvolvimento. E, mais ainda, há previsão legal expressa de que, para um adolescente ser colocado sob tutela, é indispensável o seu consentimento. Por fim, prevê-se expressamente que, para a escolha do tutor, serão levados em consideração não somente o grau de parentesco, mas também a relação de afinidade e afetividade entre o menor e o tutor e os membros de sua família.

Por essas razões, a ordem legal de nomeação de tutores não é absoluta, devendo ser analisada a situação concreta para que seja nomeada como tutor a pessoa que for mais apta a atuar em benefício do menor.[14] É inclusive possível que seja nomeada como tutor uma terceira pessoa, que não seja parente do menor.

A grande dificuldade que se observa na prática é que, por vezes, há disputas entre membros da família a respeito de quem deverá ser o tutor do menor, muitas vezes quando o menor herdou patrimônio elevado. Evidentemente, o juiz considerará todos os argumentos dos interessados para decidir quem é a pessoa mais apta a atuar em benefício do menor e, assim, a exercer a tutela. Todavia, é claro que o julgador não terá conhecimento íntimo e completo da família ou dos desejos dos pais, quando vivos, de forma que sempre haverá risco de ser nomeado como tutor alguém que não era da preferência dos pais.

Por fim, a terceira forma de instituição de tutela é a chamada tutela dativa, ou seja, a determinada por decisão judicial. Esse tipo de tutela somente é instituído se não houver nenhuma pessoa capaz de ser tutor legítimo do menor ou se o juiz considerar que as pessoas que em tese poderiam ser tutores legítimos não estão aptas para exercer o encargo.

Salienta-se que existe, na prática, a chamada tutela irregular, exercida por alguém que não foi nomeado judicialmente como tutor do menor, mas, ainda assim, zela por seu bem-estar e administra seus bens. Entretanto, esse tipo de tutela não gera os efeitos jurídicos previstos em lei para a tutela,[15] podendo ser questionada a qualquer momento.

Em resumo, portanto, se os pais não escolherem o tutor, a escolha caberá ao Poder Judiciário. E considerando que o juiz evidentemente não terá total conhecimento da intimidade da família, haverá o risco de ser nomeada como tutor uma pessoa que na realidade não será a que melhor exerceria a tutela ou alguém que não seria a pessoa escolhida pelos pais.

Esses fatores tornam recomendável que haja previsão expressa em testamento ou outro documento idôneo a respeito de quem será o tutor dos filhos menores em caso de falecimen-

---

12 Ao tratar da nomeação de tutores por meio de documentos, afirma Maria Berenice Dias que "não há qualquer óbice a que sejam nomeadas duas pessoas para o desempenho do encargo. A concepção do ECA faz com que o critério tradicional seja revisto, até porque, em muitos casos, melhor atende aos interesses do tutelado passar a conviver com um casal". DIAS, Maria Berenice. *Manual de direito das famílias*. 9. ed. rev., atual. e ampl. São Paulo: RT, 2013. p. 643.

13 VENOSA, Silvio de Salvo. *Direito civil*: direito de família. 16. ed., rev. e atual. São Paulo: Atlas, 2016. p. 498.

14 Há precedente do STJ nesse sentido: "A ordem de nomeação de tutor, prevista no art. 409, do Código Civil/1916 (art. 1.731 do Código Civil/2002), não inflexível, podendo ser alterada no interesse do menor. – Na falta de tutor nomeado pelos pais, podem os tios serem nomeados tutores do menor, se forem os mais aptos a exercer a tutela em benefício desse". STJ, 3ª Turma, REsp. 710.204-AL, rel. Min. Nancy Andrighi, j. 17.08.2006.

15 VENOSA, Silvio de Salvo. *Direito civil*: direito de família. 16. ed., rev. e atual. São Paulo: Atlas, 2016. p. 498.

to dos pais ou de decaimento do poder familiar. É também recomendável que conste mais de uma pessoa que possa ser nomeada tutora e que sejam estabelecidos encargos e condições para o exercício da tutela, de forma a garantir aos pais que sua vontade será seguida e que a tutela será exercida da forma que consideram a mais correta para seus filhos.

Hipóteses de instituição de curatela

Como mencionado, a curatela tem o objeto de proteger os incapazes maiores de idade, que não estão em condições de administrar seus bens.

Como em regra todas as pessoas maiores de 18 anos de idade estão em totais condições de administrar seus bens, sendo a incapacidade uma exceção, essa incapacidade deve ser demonstrada em um processo judicial específico: uma ação de interdição. E somente ao final do processo, caso seja provado que está presente alguma das hipóteses que autoriza a interdição, é que a curatela será instituída, havendo interdição da pessoa e nomeação de curador para administrar seus bens.

Salienta-se que em caso de urgência – risco de perecimento dos bens da pessoa a ser interditada, por exemplo –, é possível que o juiz nomeie um curador provisório, com poderes para praticar determinados atos, voltados a preservar o patrimônio do interditando. Ao final do processo de interdição, o curador provisório poderá ser nomeado curador definitivo ou substituído por outra pessoa.

As pessoas que podem ser interditadas são divididas em três grupos:

I. aquelas que, por qualquer razão, transitória ou permanente, não puderem exprimir adequadamente sua vontade (p. ex., pessoas em coma, que tenham enfermidades psíquicas ou que não tenham desenvolvimento intelectual completo);

II. "os ébrios habituais e os viciados em tóxicos" (Código Civil, art. 1.767, III), que, em razão dessa condição, não possam exprimir adequadamente sua vontade; e

III. os pródigos, ou seja, a pessoa que "desordenadamente gasta e destrói seus bens",[16] em prejuízo próprio e de sua família, de tal forma que poderá ir à miséria.

Salienta-se que ao longo do tempo houve evolução na terminologia utilizada para determinar as pessoas sujeitas à curatela.

No Código Civil anterior, que vigorou entre 1917 e 2003, utilizava-se a expressão "loucos de todo gênero" para se fazer referência às pessoas com desenvolvimento mental ou intelectual incompleto. Ainda, mencionava-se estarem sujeitos à curatela "os surdos-mudos, sem educação que os habilite a enunciar precisamente a sua vontade". Posteriormente, em 1934, passou-se a adotar a palavra "psicopata" (Decreto 24.559/34, art. 1º).

Por sua vez, no atual Código Civil, que passou a vigorar em 10 de janeiro de 2003, originalmente havia a expressão "deficiência mental", removida pelo Estatuto da Pessoa com Deficiência (Lei n. 13.146/2015), chegando-se à redação atual, na qual se menciona, de forma mais adequada, que estão sujeitos à curatela todos "aqueles que, por causa transitória ou permanente, não puderem exprimir sua vontade".

A ação de interdição pode ser proposta pelos pais, tutores, cônjuge, companheiro, qualquer parente da pessoa a ser interditada e também pelo representante da entidade em que se encontra abrigado o interditando. Ainda, nos casos em que a interdição é fundada em deficiência mental ou intelectual a ação de interdição pode ser proposta pelo Ministério Público, caso não seja proposta por nenhuma das pessoas que têm legitimidade para fazê-lo.

Entretanto, caso a ação não seja proposta pelo Ministério Público este terá a função de defender a pessoa que se pretende interditar,[17] sem prejuízo da nomeação de um defensor pelo próprio interditando, nos casos em que este consegue manifestar sua vontade (casos dos ébrios, toxicômanos, pródigos e os em que, a despeito da propositura de uma ação de interdição, o interditando na realidade tem condições de expressar sua vontade, de forma que a ação será julgada improcedente).

Em muitos casos, a função do Ministério Público é meramente a de fiscal da regularidade do processo de interdição, para evitar que alguém seja indevidamente interditado e, assim, indevidamente privado do controle de seus bens.

Proposta a ação judicial de interdição o interditando será citado para comparecer perante o juiz, que realizará um interrogatório específico, com o intuito de averiguar se o interditando tem ou não capacidade para praticar os atos da vida civil.

Nas hipóteses de interdição fundada em deficiência mental ou intelectual, a avaliação da existência dessa deficiência em regra é realizada por um perito judicial, nomeado pelo juiz. Esse perito elaborará um laudo pericial, no qual descreverá a capacidade e o desenvolvimento mental e intelectual do interditando.

O juiz não está obrigado a seguir o laudo, mas na prática o laudo é seguido pelos julgadores na imensa maioria dos casos, tendo em vista ser comum a necessidade da opinião de um especialista da área de saúde para que seja possível ao julgador entender qual é a real situação da pessoa que se pretende interditar.

Contudo, a produção de uma prova pericial pode até mesmo ser dispensada pelo juiz, caso este considere estar absolutamente convencido da existência ou não da deficiência mental ou intelectual em razão das demais provas existentes no processo.

Já nas hipóteses de interdição de ébrios, toxicômanos e pródigos, é usual que o interditando não aceite a interdição, contestando o pedido de interdição e instaurando-se um litígio entre as partes. Nesse caso, todo tipo de prova será admissível para provar que está presente uma hipótese de interdição.

Ao final, se considerar que está presente alguma das hipóteses de interdição, o juiz a determinará, fazendo constar de sua decisão quais são os limites da curatela.

---

16 VENOSA, Silvio de Salvo. *Direito civil:* direito de família. 16. ed. rev. e atual. São Paulo: Atlas, 2016. p. 522.

17 "É função institucional do Ministério Público a defesa de interesses sociais e individuais indisponíveis (CF 127, *caput*). A ação de interdição é uma das hipóteses de exercício desse dever funcional. A legitimação do Ministério Público, conduto, é subsidiária, só se justificando se os legitimados elencados no CC 1768 I e II não ajuizarem a ação. Se o fizerem, o MP será o defensor do interditando (CC 1770)." NERY JUNIOR, Nelson; NERY, Rosa Maria de Andrade. *Código Civil comentado e legislação extravagante*. 3. ed. rev. e ampl. São Paulo: RT, 2005. p. 810.

Isso porque, ao contrário do que ocorre com a tutela, que tem sempre os mesmos limites, estabelecidos em lei para proteger o menor, a interdição do maior pode ser total, quando o interditando não tem condições de praticar nenhum ato da vida civil, ou as tem apenas parcialmente, sendo obstada a prática de determinados atos. Busca-se preservar a autonomia e a liberdade da pessoa que está sendo interditada, pois a interdição tem o intuito de proteger a pessoa interditada e não são raros os casos em que é proposta uma ação de interdição de uma pessoa que, na realidade, é perfeitamente capaz, com o intuito de assunção da administração de seus bens.[18]

A título de exemplo de uma interdição parcial, tem-se que o pródigo não é considerado incapaz para todos os atos da vida civil, mas apenas relativamente incapaz. Desse modo, sua interdição tem por efeito unicamente impossibilitá-lo de dispor de seus bens, sendo a administração transferida ao curador.[19]

A interdição pode também ser temporária, nos casos em que é possível a recuperação da pessoa interditada. Por exemplo, é perfeitamente possível a interdição de pessoas que estão em coma, sendo que cessará a curatela assim que a pessoa interditada sair do coma e voltar a ter a consciência e o discernimento necessários para a prática dos atos da vida civil. Outras hipóteses de curatela temporária são as de interdição dos ébrios habituais e dos toxicômanos, pois se trata de condições que podem ser curadas e, com a cura, cessará a curatela. Todavia, a curatela somente cessará mediante decisão judicial nesse sentido, sendo necessário provar que desapareceram as causas que levaram à instituição da curatela.

Determinada a interdição por sentença judicial, será reconhecido que o interditando não é capaz de praticar nenhum ato da vida civil e que não o era desde determinada data, quando constatada a causa da interdição. Assim, serão nulos (sem validade, ou seja, considerados como não escritos) todos os contratos eventualmente assinados pelo interditando, mesmo que a outra parte no contrato não tenha conhecimento da interdição. O mesmo vale para todos os outros atos da vida civil. E é também possível anular atos praticados pelo interditando antes de sua interdição, desde que seja provado que, quando os praticou, já não conseguia exprimir adequadamente sua vontade.[20]

Na mesma decisão que determinar a interdição, o juiz nomeará um curador, que será a pessoa responsável por administrar os bens do curatelado.

As regras gerais para a nomeação do curador são as mesmas utilizadas para a nomeação do tutor. A nomeação pode se dar por meio de testamento ou outro documento idôneo, pode ser a legítima ou a dativa, e sempre deve ser nomeada a pessoa que se revelar mais apta para defender os interesses do curatelado, sendo levada também em consideração a relação de afinidade com o interdito, de forma que têm preferência membros da família, mas qualquer pessoa, a princípio, pode ser nomeada curadora.

Mas, evidentemente, a nomeação do curador por meio de testamento ou documento idôneo tem algumas diferenças com relação à nomeação de tutor, tendo em vista que qualquer pessoa maior e capaz poderá prever em testamento quem será seu curador caso seja acometida de alguma enfermidade que não lhe permita exprimir corretamente sua vontade. Por sua vez, assim como ocorre com a tutela, os pais de maiores incapazes poderão nomear curadores a seus filhos por meio de testamento.

Outra diferença é que, tendo em vista que muitas vezes uma pessoa interditada inspira grandes cuidados, a lei autoriza expressamente que seja nomeado mais de um curador para uma pessoa interditada. Mas se reitera que, apesar de não haver autorização legal expressa, também é possível que a tutela seja exercida por mais de uma pessoa.

Em não havendo nomeação do curador por meio de testamento ou documento idôneo, será instituída a curatela legítima, observando-se o previsto na lei. A diferença com relação à tutela é que, em casos de curatela, se a pessoa interditada for casada, o cônjuge será preferencialmente nomeado curador, desde que não esteja separado de fato ou judicialmente do interdito.[21] De todo modo, também se aplica a regra de que será nomeada como curadora a pessoa que se revelar mais apta a proteger os direitos e interesses do maior incapaz.

Instituída a curatela, serão aplicadas as mesmas regras referentes à tutela, ressalvando-se o fato de que a curatela pode ser parcial, e não total.

Poderes e deveres do tutor e do curador

Os poderes e deveres do tutor e do curador são descritos em minúcias ao longo de 33 artigos de lei (arts. 1.740 a 1.762 e 1.774 a 1.783 do Código Civil).

Em síntese, o tutor tem a obrigação de dirigir a educação do menor, de zelar por sua saúde e sua segurança e de administrar seus bens, sempre no melhor interesse do menor. Já as obrigações do curador são muito mais ligadas à administração de bens, tendo em vista que a curatela atinge somente pessoas maiores de idade. E como a curatela pode decorrer de uma enfermidade, o curador tem a obrigação específica de promo-

---

18 "Não devemos esquecer que o pedido de interdição pode mascarar interesse de familiares em tomar posse dos bens do parente. Já enfrentamos, mais de uma vez, situação na qual o interditando, apesar de idade avançada, era perfeitamente lúcido e, inclusive, declinou que os parentes tentavam enganá-lo com o processo. Posteriormente, o exame psiquiátrico confirmou sua lucidez." VENOSA, Silvio de Salvo. *Direito civil*: direito de família. 16. ed. rev. e atual. São Paulo: Atlas, 2016. p. 529-530.

19 "A interdição do pródigo só o privará de, sem curador, emprestar, transigir, dar quitação, alienar, hipotecar, demandar ou ser demandado, e praticar, em geral, os atos que não sejam de mera administração" (Código Civil, art. 1.782).

20 Há diversos precedentes do Superior Tribunal de Justiça nesse sentido, destacando-se o seguinte: "A sentença de interdição tem caráter declaratório e não constitutivo. Assim, o decreto de interdição não cria a incapacidade, pois esta decorre da doença. Desse modo, a incapacidade, mesmo não declarada, pode ser apreciada caso a caso". STJ, 4ª Turma, REsp 1.206.805-PR, rel. Min. Raul Araújo, j. 21.10.2014.

21 "Visto que tanto na tutela quanto na curatela é o interesse do incapaz que deve prevalecer, entendo não ser rígida a ordem mencionada na lei, nem creio só poder o juiz nomear estranho quando faltarem parentes daqueles ali referidos. O juiz deve ordinariamente nomear o cônjuge para o encargo (...). Todavia, se os cônjuges são inimigos, estão separados de fato, o regime de bens é o da separação, não me parece inexorável aquela nomeação. (...) Apenas, a alteração da ordem legal deve estribar-se em razão relevante." RODRIGUES, Silvio. *Direito civil*. 27. ed. atualizada por Francisco José Cahali, com anotações ao novo Código Civil (Lei n. 10.406 de 10-1-2002). São Paulo: Saraiva, 2002. v. 6. p. 455.

ver o tratamento médico do incapaz, especialmente se houver chances de sua recuperação.

Entretanto, como mencionado, o tutor e o curador podem ser pessoas totalmente desconhecidas do tutelado e do curatelado. Podem até mesmo ser pessoas que não têm nenhuma relação com suas famílias. Por essa razão, não têm dever de afeto com o tutelado ou o curatelado.

Com relação à administração de bens do incapaz, o tutor e o curador devem agir com o mesmo zelo que teriam com seus próprios bens. Tanto as decisões referentes ao exercício da tutela como ao exercício da curatela devem, sempre, ter por base o melhor para o incapaz.[22]

O tutor e o curador, como qualquer pessoa que administra bens de terceiros, têm o dever de prestar contas de sua gestão dos bens do menor. A prestação de contas é obrigatória, ainda que os pais a tenham dispensado, e deve ser realizada em regra a cada 2 anos, na forma mercantil, com a indicação de todas as receitas e despesas do período. Saliente-se que se trata de uma regra geral, e o juiz, se considerar necessário, poderá determinar que a prestação de contas ocorra em período inferior.[23]

A ausência de prestação de contas é motivo para que haja destituição do tutor ou do curador de seu encargo e pode gerar a obrigação de indenizar o incapaz. Isso porque o tutor e o curador deverão provar em sua prestação de contas que o patrimônio do incapaz foi utilizado somente em seu benefício e que, ao utilizá-lo, agiram sempre com diligência.

Havendo falhas na prestação de contas – por exemplo, se não há provas de que determinada despesa foi realizada em benefício do incapaz –, o tutor ou curador serão obrigados a restituir ao incapaz o valor gasto.

Ressalte-se apenas que, na prática, não são exigidas comprovações de pequenas despesas, das quais normalmente não se exige recibo, desde que estas sejam consideradas verossímeis e razoáveis, sendo a análise feita caso a caso pelo julgador.[24]

Ainda, a má gestão do patrimônio do incapaz, que o leve a prejuízo ou a não obter o acréscimo patrimonial que obteria em caso de boa administração, pode gerar a responsabilização do tutor ou curador, desde que a má administração tenha decorrido de dolo, negligência ou imperícia.

Já a prestação de contas por parte do cônjuge casado em comunhão universal de bens que é também curador somente será necessária se houver suspeitas de desvio do patrimônio do casal, em prejuízo do incapaz.[25]

---

[22] O entendimento do Superior Tribunal de Justiça é o de que "nos processos de curatela, as medidas devem ser tomadas no interesse da pessoa interditada, o qual deve prevalecer diante de quaisquer outras questões". STJ, 3ª Turma, REsp. 1.137.78MG, rel. Min. Nancy Andrighi, j. 09.11.2010.

[23] RODRIGUES, Silvio. *Direito civil*. 27. ed. atualizada por Francisco José Cahali, com anotações ao novo Código Civil (Lei n. 10.406 de 10-1-2002). São Paulo: Saraiva, 2002. v. 6. p. 446.

[24] NERY JUNIOR, Nelson; NERY, Rosa Maria de Andrade. *Código Civil comentado e legislação extravagante*. 3. ed. rev. e ampl. São Paulo: RT, 2005. p. 808.

[25] NERY JUNIOR, Nelson; NERY, Rosa Maria de Andrade. *Código Civil comentado e legislação extravagante*. 3. ed. rev. e ampl. São Paulo: RT, 2005. p. 813.

A tutela e a curatela são instituídas por 2 anos, em regra, mas esse prazo pode ser prorrogado pelo juiz. Ainda, ao término do período de 2 anos, o tutor ou curador tem prazo de 10 dias para pedir ao juiz a sua exoneração do encargo, sendo que, se esse pedido não for formulado, haverá recondução ao encargo por igual período.

Tendo em vista que a tutela tem o objetivo de proteger as crianças e os adolescentes, sua manutenção somente é justificável enquanto essa proteção for necessária. Assim, a tutela cessa com a maioridade, a emancipação ou caso o menor volte a estar sob poder familiar (hipóteses de adoção e de reconhecimento da filiação). Isso porque em sendo a tutela uma forma de proteger o menor, em substituição ao pátrio poder, sua manutenção é dispensada a partir do momento em que a menoridade deixa de existir ou em que volta a existir o pátrio poder.[26]

Já a curatela cessa com a recuperação da capacidade do curatelado, caso a incapacidade seja transitória (decorrente de enfermidade ou de coma, por exemplo). Mas, caso a incapacidade seja permanente, decorrente, por exemplo, de moléstia incurável, a curatela também será permanente, cessando somente com a morte do curatelado.

Guarda (compartilhada?)

A guarda compartilhada como regra

A guarda dos menores é um dos poderes-deveres de seus pais, decorrentes do poder familiar. Os pais têm o poder-dever de ter os filhos em sua companhia e sob sua guarda (Código Civil, art. 1.634, II).

O art. 1.566, inciso IV, do Código Civil estabelece serem deveres de "ambos os cônjuges" o "sustento, guarda e educação dos filhos". Há também norma legal estabelecendo que a direção da entidade familiar deve ser realizada conjuntamente pelo marido e pela esposa, sempre no interesse do casal e dos filhos (Código Civil, art. 1.567).

Portanto, enquanto os pais vivem sob o mesmo teto, o que, em geral, ocorre durante a vigência do casamento ou da união estável, a guarda dos filhos é exercida conjuntamente, sendo compartilhada entre os membros do casal, que têm poderes e deveres iguais perante os filhos. Nessa situação, não há discussões jurídicas a respeito da guarda.

Os problemas referentes à guarda dos filhos surgem com a separação de fato, ou seja, a separação do casal na prática. Essa separação pode ocorrer amigavelmente (sem ordem judicial), com um dos membros do casal deixando de morar na residência que era do casal, ou de modo forçado (com ordem judicial), em razão de decisão proferida em ação de separação de corpos. E evidentemente esses problemas também existem nas hipóteses em que os pais jamais viveram juntos.

A partir do momento em que os pais deixam de morar juntos, passa a não ser mais possível que exerçam a guarda de seus filhos conjuntamente, de forma que se torna necessário definir a quem caberá a guarda dos filhos e, se o caso, regulamentar o direito de visitas.

---

[26] RODRIGUES, Silvio. *Direito civil*. 27. ed. atualizada por Francisco José Cahali, com anotações ao novo Código Civil (Lei n. 10.406 de 10-1-2002). São Paulo: Saraiva, 2002. v. 6. p. 446-447.

O direito de visitas consiste no direito do pai que não tem a guarda dos filhos de visitá-los e tê-los em sua companhia. Esse direito é estendido também aos avós, a outros parentes e mesmo a pessoas que não tenham relação de parentesco com o menor, mas têm vínculos emocionais e afetivos.[27]

Salienta-se que, tendo em vista que os direitos e deveres dos pais, mesmo estando separados, não se limitam a visitar os filhos, pois não são alterados com a separação do casal, a terminologia "direito de visitas", embora consagrada na prática forense, é criticada, sendo preferível a expressão "direito de convivência". E o direito do filho de conviver com ambos os pais e de ser criado por eles é essencial para seu desenvolvimento adequado.[28] Todavia, tendo em vista que se trata de expressão de uso corrente, neste trabalho será feita menção ao direito de visitas, não ao direito de convivência.

No tocante à definição da guarda e à regulamentação do direito de visitas, há dois pontos centrais que devem ser considerados.

Primeiro, no que toca à definição da guarda, sempre deverá prevalecer o melhor para a criança e para o adolescente.[29] A proteção aos direitos e interesses dos menores também possibilita que o regime de guarda e de visitas seja alterado a qualquer momento, sempre no interesse dos menores.[30]

Segundo, quanto à regulamentação das visitas, é necessário ter em mente que não são apenas os pais que têm direito de conviver com seus filhos, mas também (e principalmente) os filhos que têm direito de conviver com seus pais, mesmo após a separação do casal.[31] Desse modo, assim como ocorre com a guarda, a definição das regras referentes às visitas e a interpretação das normas legais referentes às visitas têm o objetivo de proteger os menores, não os pais, sempre devendo ser interpretadas e aplicadas de forma a proteger os direitos e interesses dos menores, que, em um cenário ideal, não deveriam sofrer nenhum tipo de prejuízo em razão da separação de seus pais.

Posto isso, salienta-se que, na prática, não é imprescindível que haja a regulamentação judicial da guarda dos filhos menores. Há pais separados que conseguem manter o diálogo e uma boa convivência após a separação e, assim, estabelecer de comum acordo a forma de exercício da guarda e das visitas, sem que seja necessária a elaboração de um documento a esse respeito.

Entretanto, é sempre recomendável que sejam definidos por escrito os termos da guarda e, se o caso, das visitas, o que, se qualquer dos filhos for menor de 18 anos, necessariamente deverá ser feito pela via judicial, ainda que os pais estejam de acordo com todos os termos da guarda e das visitas. A regulamentação pode evitar discussões e desgastes entre os pais, facilitando a convivência.

De todo modo, será necessário discutir a quem caberá a guarda dos filhos com a separação, de fato ou judicial, o divórcio, a anulação do casamento ou a dissolução da união estável dos pais, bem como nas hipóteses de os pais nunca terem vivido sob o mesmo teto.

Como regra, há dois tipos de guarda: a unilateral, atribuída a apenas um dos pais ou a um terceiro; e a compartilhada. O conceito de guarda compartilhada é definido pela legislação. O art. 1.583, § 1º, do Código Civil estabelece que se entende "por guarda compartilhada a responsabilização conjunta e o exercício de direitos e deveres do pai e da mãe que não vivam sob o mesmo teto, concernentes ao poder familiar dos filhos comuns".

Existe ainda a possibilidade de fixação de guarda alternada, na qual um dos pais tem a guarda dos filhos durante determinado período e, após o término desse período, há a inversão da guarda e do direito de visitas. Embora se trate de um tipo de guarda visto com ressalvas, tendo em vista que afeta fortemente a rotina dos menores, pode ser uma alternativa viável a depender da situação dos pais.[32]

Historicamente, a guarda dos filhos era sempre atribuída à mãe, sendo, então, unilateral. Partia-se do pressuposto de que a mãe era mais preparada para cuidar dos filhos. E, ainda, era comum a figura da mãe que era exclusivamente dona de casa e do pai que trabalhava fora de casa, de forma que se entendia ser melhor para os filhos permanecer em companhia da mãe durante todo o dia do que na companhia de terceiros, enquanto o pai trabalhava.

Com a evolução das relações sociais, houve alteração da legislação sobre o tema. Na Constituição Federal, promulgada em 1998, reconheceu-se a total igualdade entre homens e mulheres (art. 5º, I) e que "os direitos e deveres referentes à sociedade conjugal são exercidos igualmente pelo homem e pela mulher" (art. 226, § 5º). E com a participação mais ativa dos homens na educação de seus filhos, mudou-se a percepção de que os filhos estariam sempre em melhores condições se estivessem sob a guarda da mãe, havendo consequentes alterações legislativas.

No Código Civil, que, como mencionado, entrou em vigor em 2003, houve uma tentativa de afastar a instituição da guarda unilateral como regra. Em sua redação original, o art. 1.583 previa que seria atendido "o que os cônjuges acordarem sobre a guarda dos filhos". Contudo, também se previa que, se não houvesse acordo entre os cônjuges, a guarda seria instituída pelo juiz em favor daquele que demonstrasse ter melhor condições de exercê-la (art. 1.584). E tendo em vista que, em uma separação, o estado de espírito do ex-casal não costuma ser o

---

27 VENOSA, Silvio de Salvo. *Direito civil*: direito de família. 16. ed. rev. e atual. São Paulo: Atlas, 2016. p. 219.

28 MADALENO, Rolf. *Curso de direito de família*. 6. ed. rev., atual. e ampl. Rio de Janeiro: Forense, 2015. p. 352.

29 Como reiteradamente decidido pelo Superior Tribunal de Justiça, "o princípio orientador das decisões sobre a guarda de filhos é de prestar o interesse da criança, que há de ser criada no ambiente que melhor assegure o seu bem-estar físico e espiritual, seja com a mãe, com o pai ou mesmo com terceiro". STJ, 4ª Turma, REsp. 469.914-RS, rel. Min. Ruy Rosado de Aguiar, j. 04.02.2003.

30 "E nesse espírito de tutela do bem-estar dos filhos é que, como já referido, qualquer decisão quanto à guarda e visitas (homologando acordo ou decidindo o litígio), pode ser revista a qualquer tempo, diante de novos elementos apresentados pelo interessado." RODRIGUES, Silvio. *Direito civil*. 27. ed. atualizada por Francisco José Cahali, com anotações ao novo Código Civil (Lei n. 10.406 de 10-1-2002). São Paulo: Saraiva, 2002. v. 6. p. 273.

31 "O direito de convivência não é assegurado somente ao pai ou à mãe, é direito do próprio filho de com eles conviver, o que reforça os vínculos paterno e materno-filiar. É direito da criança manter contato com o genitor com o qual não convive cotidianamente, haver o dever do pai de concretizar esse direito." DIAS, Maria Berenice. *Manual de direito das famílias*. 9. ed. rev. atual. e ampl. São Paulo: RT, 2013. p. 459.

32 A esse respeito, v. CARVALHO FILHO, Milton Paulo de. *Código Civil comentado*: doutrina e jurisprudência. *In*: Min. Cezar Peluso (coord.). 9. ed. Barueri: Manole, 2015. p. 1.619.

mais propício para a realização de acordos; na prática, a guarda unilateral continuava a ser a regra, sendo a guarda compartilhada a exceção.

Ocorreram avanços em 2008, com a Lei n. 11.698. Passou a haver menção expressa à guarda compartilhada (Código Civil, art. 1.583, § 1º). E em 2011, com base nas alterações introduzidas por essa lei, o Superior Tribunal de Justiça decidiu que "a guarda compartilhada deve ser tida como regra, e a custódia física conjunta – sempre que possível – como sua efetiva expressão". No mesmo julgamento, decidiu-se que não é necessário o consentimento dos pais para que haja implantação da guarda compartilhada, sendo estabelecido relevantíssimo precedente sobre o tema.[33]

Portanto, ao menos desde esse julgamento, pode-se defender que a guarda compartilhada é a regra no Brasil.

Posteriormente, em dezembro de 2014, foram realizadas novas alterações no Código Civil, pela Lei n. 13.058. Essa lei alterou alguns dos artigos do Código Civil que tratam da guarda dos filhos, deixando claro que a guarda compartilhada é a regra e a guarda unilateral, a exceção. Passou a constar do § 2º do art. 1.584 do Código Civil que, mesmo se não houver consenso entre os pais a respeito da guarda, "será aplicada a guarda compartilhada, salvo se um dos genitores declarar ao magistrado que não deseja a guarda do menor" ou se o juiz entender que um dos pais não está apto a exercê-la. Em outras palavras, a guarda compartilhada deverá ser estabelecida, a não ser que um dos pais não a queira ou em situações excepcionais, como a de um dos pais ter praticado violência física contra o filho.

A definição da guarda compartilhada como regra acompanha a evolução do modelo de entidade familiar, garantindo os direitos e deveres de ambos os pais na criação de seus filhos e a existência de um vínculo mais estreito entre pais e filhos, mesmo após a separação dos pais ou que estes nunca tenham vivido juntos.

Desse modo, a guarda compartilhada não tem somente fundamentos constitucionais, em especial a igualdade de direitos e deveres entre homens e mulheres, mas também fundamentos psicológicos. Parte-se do pressuposto de que a guarda compartilhada é a melhor forma de garantir o desenvolvimento adequado dos filhos, pois haverá divisão das responsabilidades por sua criação entre os dois pais, que terão participação ativa no desenvolvimento dos filhos. Além disso, reduz-se o risco de rompimento ou diminuição da força dos laços existentes entre pais e filhos.[34]

Ainda, chegou-se à conclusão de que o regime de guarda unilateral gerava graves prejuízos aos filhos, outra razão pela qual este passou a ser a exceção, e não a regra.

Isso porque era e ainda é comum a confusão entre a guarda dos filhos e o exercício do poder familiar, que, como mencionado, é muito mais amplo que o poder-dever de guarda.

Em teoria, a fixação de uma guarda unilateral dos filhos não significa que o guardião tomará todas as decisões referentes aos filhos unilateralmente. O pai não guardião continua a ter poder familiar, podendo e devendo participar de todas as decisões referentes à educação, saúde, religião e bem-estar de seus filhos.[35]

Ocorre que, na prática, a situação não é tão simples. A confusão entre guarda e poder familiar resulta em que, muitas vezes, o guardião acredite que pode tomar unilateralmente, sem nem mesmo comunicar o outro pai, todas as decisões referentes à educação, saúde e bem-estar de seu filho. E, mais ainda, essa confusão pode fazer com que o pai não guardião aceite essa situação.

Nesses casos, o pai não guardião tende a não exercer seus poderes-deveres familiares, distanciando-se de seus filhos e deixando de ter um papel ativo em sua formação e desenvolvimento. Essa situação teve como consequência mais visível o fenômeno denominado *sunday dads* (pais de domingo), pois, na fixação da guarda unilateral, normalmente era e ainda é atribuída a guarda à mãe e não são poucos os pais que acreditam que sua participação na criação dos filhos se limita às visitas realizadas em finais de semana alternados. No máximo, os pais exerciam um fraco controle de fiscalização das decisões do genitor que detém a guarda, em regra sem nenhum resultado prático.[36]

Desse modo, é a defesa dos interesses e direitos dos menores que justifica o estabelecimento da guarda compartilhada como regra e também é a defesa desses direitos e interesses que autorizará, em casos específicos, que seja estabelecida a guarda unilateral.

E cada vez mais se solidifica a ideia de que guarda compartilhada é o melhor para os filhos, de forma que deve sempre ser implementada, a não ser em hipóteses excepcionais. O Superior Tribunal de Justiça, em julgamento realizado no dia 21 de fevereiro de 2017, decidiu que a guarda compartilhada deve ser adotada mesmo nas hipóteses em que não há consenso a esse respeito entre os pais ou em que haja sérias divergências entre eles, justamente por se tratar de um direito dos filhos.[37]

---

[33] Eis os principais termos da decisão: "2. A guarda compartilhada busca a plena proteção do melhor interesse dos filhos, pois reflete, com muito mais acuidade, a realidade da organização social atual que caminha para o fim das rígidas divisões de papéis sociais definidas pelo gênero dos pais. 3. A guarda compartilhada é o ideal a ser buscado no exercício do Poder Familiar entre pais separados, mesmo que demandem deles reestruturações, concessões e adequações diversas, para que seus filhos possam usufruir, durante sua formação, do ideal psicológico de duplo referencial. 4. Apesar de a separação ou o divórcio usualmente coincidirem com o ápice do distanciamento do antigo casal e com a maior evidenciação das diferenças existentes, o melhor interesse do menor, ainda assim, dita a aplicação da guarda compartilhada como regra, mesmo na hipótese de ausência de consenso. 5. A inviabilidade da guarda compartilhada, por ausência de consenso, faria prevalecer o exercício de uma potestade inexistente por um dos pais. E diz-se inexistente, porque contrária ao escopo do Poder Familiar que existe para a proteção da prole". STJ, 3ª Turma, REsp. 1.251.000-MG, rel. Min. Nancy Andrighi, j. 23.08.2011.

[34] DIAS, Maria Berenice. *Manual de direito das famílias*. 9. ed. rev. atual. e ampl. São Paulo: RT, 2013. p. 454.

[35] CARVALHO FILHO, Milton Paulo de. *Código Civil comentado*: doutrina e jurisprudência. *In*: Min. Cezar Peluso (coord.). 9. ed. Barueri: Manole, 2015. p. 1.619-1.620.

[36] Esses argumentos foram utilizados em julgamento realizado pelo Superior Tribunal de Justiça, no qual também se defendeu que a guarda compartilhada deve ser a regra, e não a exceção. STJ, 3ª Turma, REsp. 1.417.868-MG, rel. Min. João Otávio de Noronha, j. 10.05.2016.

[37] Em termos: "1. A instituição da guarda compartilhada de filho não se sujeita à transigência dos genitores ou à existência de naturais desavenças entre cônjuges separados. 2. A guarda compartilhada é a regra no ordenamento jurídico brasileiro, conforme disposto no art.

Por todos esses motivos, para fins de fixação da guarda compartilhada, é também irrelevante quem seja o culpado da separação ou quais foram as razões que a motivaram – exceção, claro, feita à hipótese de a separação ser motivada por maus-tratos aos filhos, caso em que será instituída a guarda unilateral. Mas, nesse caso, o afastamento da guarda compartilhada e a instituição da guarda unilateral terão por base a proteção aos filhos, não as razões da separação dos pais.

Portanto, parte-se do princípio de que a guarda compartilhada é um direito dos filhos e, salvo situações excepcionais, a melhor forma de resguardar seu direito ao desenvolvimento saudável.[38]

Ademais, as alterações legislativas realizadas em 2014 também tiveram por objetivo deixar claro aos pais que a guarda unilateral não afasta ou reduz os direitos do pai que não tem a guarda. Como mencionado, apesar de teoricamente a fixação da guarda unilateral dos filhos não significar que o guardião tem o direito de tomar unilateralmente todas as decisões referentes aos filhos unilateralmente, na prática essa situação se verificava e ainda se verifica com frequência.

Para tentar alterar esse quadro, passou a existir expressa determinação legal de que o pai que não possui a guarda dos filhos tem a obrigação (e não o direito) de supervisionar os filhos, sendo que para tanto tem o direito de solicitar quaisquer informações a respeito de questões que possam afetar, direta ou indiretamente, a saúde física ou psicológica ou a educação dos filhos (Código Civil, art. 1.583, § 5º), e que os estabelecimentos frequentados pelos filhos são obrigados a fornecer essas informações, sob pena de multa de R$ 200,00 (duzentos reais) a R$ 500,00 (quinhentos reais) para cada dia de atraso em fornecê-las.

O exercício da guarda compartilhada pelos pais

Em questões de família, especialmente no tocante a menores, a intervenção judicial deve ser mínima, apenas para garantir que estão sendo preservados os direitos e interesses dos menores. Por essa razão, na legislação há apenas regras gerais a respeito da guarda e do direito de visitas.

Para a guarda compartilhada, a regra geral é a de que "o tempo de convívio com os filhos deve ser dividido de forma equilibrada com a mãe e com o pai, sempre tendo em vista as condições fáticas e os interesses dos filhos" (Código Civil, art. 1.583, § 2º). Como se nota, os conceitos empregados pela legislação são abertos. Menciona-se que o tempo de convívio com os filhos deve ser dividido de forma equilibrada, mas não se estabelece nenhum parâmetro para esse equilíbrio, que, então, deve ser buscado na prática, de acordo com as peculiaridades de cada família ("as condições fáticas e os interesses dos filhos").

A ideia é permitir que os pais, mesmo separados, conversem e cheguem a um acordo a respeito de como será dividido o tempo de cada um com seus filhos. Em não havendo consenso, a divisão desse tempo será feita por um juiz,[39] que obviamente tem conhecimento limitado a respeito da vida dos pais e dos filhos e, desse modo, não terá condições de proferir uma decisão que atenda em detalhes aos melhores interesses dos pais e dos filhos. Na prática, em não havendo consenso entre os pais, será proferida uma decisão genérica a respeito da guarda, o que tornará necessário que os pais, no dia a dia, conversem a respeito de detalhes.

O usual é que, independentemente do regime de guarda, haja divisão entre os pais dos finais de semana, de forma que cada pai passe finais de semana alternados na companhia de seus filhos. É também comum a divisão dos dias festivos, sendo corriqueira a alternância entre Natal e Ano Novo (a cada ano, um dos pais passa o Natal com seus filhos e o outro, o Ano Novo, invertendo-se a situação no ano seguinte) e Carnaval e Páscoa, mas nada impedindo que outros feriados sejam também divididos. E, por fim, costuma-se dividir o período de férias dos filhos, de forma a permitir que cada pai passe uma parte desse período na companhia de seus filhos.

Mas é claro que a definição dos dias em que cada pai terá os filhos sob sua companhia deve levar em consideração o melhor para os filhos e as possibilidades de cada pai. É por essa razão que a negociação do regime de guarda entre os pais é muito mais adequada e benéfica para os pais e os filhos do que a definição do regime e de suas regras pelo Poder Judiciário.

Ainda, quanto melhores forem o diálogo e a convivência entre os genitores, mais simples será fixar e alterar as datas e quem os filhos estarão sob a guarda dos pais em razão de imprevistos, havendo grande benefício para os menores.

Pais que mantêm um relacionamento ruim após a separação acabam por demandar acordos minuciosos, com menções detalhadas a praticamente todos os feriados, aniversários dos pais, dos avós, parentes próximos, padrinhos e madrinhas e regras a respeito de viagens com os filhos. Evidentemente, o estabelecimento de acordos com tamanha quantidade de regras gera um desgaste ainda maior no relacionamento entre os pais e causa prejuízos aos filhos, devendo ser evitado.

1.584 do Código Civil, em face da redação estabelecida pelas Leis ns. 11.698/2008 e 13.058/2014, ressalvadas eventuais peculiaridades do caso concreto aptas a inviabilizar a sua implementação, porquanto às partes é concedida a possibilidade de demonstrar a existência de impedimento insuperável ao seu exercício, o que não ocorreu na hipótese dos autos". STJ, 3ª Turma, REsp. 1.591.161-SE, rel. Min. Ricardo Villas Bôas Cueva, j. 21.02.2017.

38 "A continuidade do convívio da criança com ambos os pais é indispensável para o saudável desenvolvimento psicoemocional da criança, constituindo-se a guarda responsável em um direito fundamental dos filhos menores e incapazes, que não pode ficar ao livre, insano e injustificado arbítrio de pais disfuncionais. A súbita e indesejada perda do convívio com os filhos não pode depender exclusivamente da decisão ou do conforto psicológico do genitor guardião, lembrando-se que qualquer modalidade de guarda tem como escopo o interesse dos filhos e não o conforto ou a satisfação de um dos pais que fica com este poderoso poder de veto.
Talvez seja o momento de se recolher os bons exemplos de uma guarda compartilhada compulsória, para que se comece a vencer obstáculos e resistências abusivas, muito próprias de alguma preconceituosa pobreza mental e moral, e ao impor judicialmente a custódia compartilhada, talvez a prática jurídica sirva para que pais terminem com suas desavenças afetivas, usando os filhos como instrumento de suas desinteligências, ou que compensem de outra forma suas pobrezas emocionais, podendo ser adotadas medidas judiciais de controle prático do exercício efetivo da custódia compartilhada judicialmente imposta, como por exemplo, a determinação de periódicos estudos sociais, sob pena do descumprimento implicar a reversão da guarda que então se transmuda em unilateral.". MADALENO, Rolf. Curso de direito de família. 4. ed. Rio de Janeiro: Forense, 2011. p. 435.

39 O entendimento do Superior Tribunal de Justiça é exatamente nesse sentido. Exemplificativamente: "Em atenção ao melhor interesse do menor, mesmo na ausência de consenso dos pais, a guarda compartilhada deve ser aplicada, cabendo ao Judiciário a imposição das atribuições de cada um". STJ, 3ª Turma, REsp. 1.417.868-MG, rel. Min. João Otávio de Noronha, j. 10.05.2016.

Portanto, a definição dos termos da guarda compartilhada deverá ter em conta as peculiaridades dos pais e o melhor para os filhos.

Na prática, o que se nota é que o estabelecimento de um regime de guarda exatamente compartilhada, em que cada pai passa tempo praticamente igual com os filhos, é rara, em especial nas grandes cidades, diante das dificuldades práticas de sua implementação. É mais comum que, mesmo em casos de guarda compartilhada, os filhos passem mais tempo com um dos pais.

É também importante salientar que o estabelecimento da guarda compartilhada não significa que os menores deverão ter duas residências, o que poderia inclusive ser prejudicial aos filhos.[40] Guarda compartilhada não significa guarda exatamente compartilhada ou guarda igualitária. Todos os termos da guarda deverão ter por base o melhor para os filhos, inclusive a fixação de sua residência, e não há nenhuma norma legal que determine que os filhos devam residir determinado período com cada um dos pais.

Sendo instituída a guarda compartilhada, teoricamente é desnecessário o estabelecimento de um regime de visitas, pois cada genitor já terá direito de ter o filho sob sua guarda. Todavia, como já mencionado, a instituição da guarda compartilhada não significa que os filhos terão duas residências ou que passarão exatamente metade de seu tempo com cada um dos pais, de forma que pode ser necessária a regulamentação das visitas. E ressalva-se o direito dos avós, demais parentes e pessoas que tenham vínculos afetivos com o menor de visitá-los, e esse direito poderá ser exigido judicialmente caso nenhum dos pais permita consensualmente a realização das visitas por essas pessoas.

O estabelecimento da guarda compartilhada tem também reflexos na fixação da obrigação de prestar alimentos (pagar pensão alimentícia). Em sendo estabelecida a guarda unilateral, o pai que tiver os filhos sob sua guarda terá mais gastos com seus filhos, o que justifica a fixação de um valor a ser pago mensalmente pelo pai não guardião para ajudar a custear esses gastos. Por sua vez, sendo estabelecida a guarda compartilhada é possível que a divisão de gastos dos filhos entre os pais seja praticamente idêntica, o que não justifica a imposição do pagamento da pensão.[41]

Mas evidentemente deverá ser analisada a situação concreta, inclusive a situação financeira de cada um dos pais, pois se um deles tiver rendimentos mensais muito superiores ao do outro será possível a fixação da obrigação de pagar pensão alimentícia. E é relevante mencionar que a pensão alimentícia é um direito dos filhos, não dos pais, devendo ser utilizada em benefício dos filhos.

Outro ponto essencial é que os termos da guarda compartilhada, sejam fixados de comum acordo entre os pais, sejam definidos pelo Poder Judiciário, não são imutáveis. Pelo contrário: podem e devem ser revistos a qualquer tempo, desde que para preservar os melhores interesses dos menores.

Ainda, no dia a dia, não há problema algum em os pais, de comum acordo, adotarem um regime diferente do originalmente previsto, para adequá-lo a situações concretas.

Isso porque o usual é que o regime de guarda e, se o caso, das visitas seja estabelecido logo após a separação dos pais. Mas, com o passar do tempo, a situação dos filhos muda. Há mudanças de escola, introdução ou exclusão de cursos extracurriculares em suas atividades, mudanças de endereços dos pais e mudanças de comportamento dos filhos, que, com o crescimento, passam a ter atividades sociais diferentes das que tinham anteriormente.

Todos esses fatores, normais em uma dinâmica familiar, podem tornar necessário adequar o regime originalmente previsto.

O ideal, evidentemente, é que as alterações dos detalhes do regime de guarda que forem efetuadas na prática pelo casal sejam seguidas de alterações no documento que previu a guarda e submetidas à homologação pelo Poder Judiciário. No entanto, como muitas vezes há alterações frequentes no regime adotado pelos pais, submeter todas essas alterações ao Judiciário pode se revelar inviável.

Na prática, a regra geral é a de que se os pais estiverem de acordo, poderão alterar livremente o regime de guarda e de visitas. Ainda, alterações realizadas em razão de determinadas situações práticas vivenciadas pelos pais, que podem, grosso modo, ser chamadas de "alterações forçadas pelas circunstâncias", também são admitidas. É somente a alteração unilateral e imotivada desse regime, ou seja, a alteração feita sem o consentimento do outro pai e, ainda, sem nenhum motivo que a justifique, é que é considerada ilegal e que poderá gerar sanções ao pai.[42]

Por fim, é necessário salientar que a alteração da situação de fato de qualquer dos pais não afeta seu direito à guarda dos filhos ou ao regime de visitas. São comuns reclamações feitas por um dos pais de que seu ou sua ex-cônjuge está namorando, em união estável ou se casou outra vez e que esse novo relacionamento afeta negativamente o menor. A alteração do regime de guarda ou de visitas somente é possível se, nos termos do art. 1.588 do Código Civil, houver provas de que, com o novo casamento, os filhos deixaram de ser "tratados convenientemente".

Trata-se de um conceito jurídico indeterminado, que confere ao juiz o poder-dever de analisar a situação de fato e definir se o tratamento que está sendo conferido aos filhos é inadequado, prejudicando sua formação ou sua integridade física e psicológica.[43] Apenas nesses casos é que poderá haver alteração do regime de guarda ou de visitas, e somente após uma decisão judicial nesse sentido.

---

[40] CARVALHO FILHO, Milton Paulo de. *Código Civil comentado*: doutrina e jurisprudência. *In*: Min. Cezar Peluso (coord.). 9. ed. Barueri: Manole, 2015. p. 1.631.

[41] "Ressalte-se que a implementação da guarda compartilhada pode não importar a fixação de pensão alimentícia em favor do menor, assumindo cada um dos pais as despesas enquanto tiverem a custódia física dos filhos. Porém, se diversa a situação, serão divididos os gastos entre eles, fixada a pensão devida por um ou outro, sempre de acordo com as necessidades do menor e possibilidades dos pais, considerando-se, ainda, o período de custódia que cada um deles tiver com o filho, caso importe maior dispêndio material." CARVALHO FILHO, Milton Paulo de. *Código Civil comentado*: doutrina e jurisprudência. *In*: Min. Cezar Peluso (coord.). 9. ed. Barueri: Manole, 2015. p. 1.621.

[42] Nos termos do art. 1.583, § 4º, do Código Civil, "a alteração não autorizada ou o descumprimento imotivado de cláusula de guarda unilateral ou compartilhada poderá implicar a redução de prerrogativas atribuídas ao seu detentor".

[43] CARVALHO FILHO, Milton Paulo de. *Código Civil comentado*: doutrina e jurisprudência. *In*: Min. Cezar Peluso (coord.). 9. ed. Barueri: Manole, 2015. p. 1.640.

Outro ponto essencial a salientar é que o direito à guarda ou às visitas não está condicionado ao pagamento da pensão alimentícia. São igualmente comuns, na prática, reclamações nesse sentido: em caso de atraso ou não pagamento dos alimentos por um dos pais, o outro afirma que o proibirá de ter os filhos em sua companhia.

Esse posicionamento, embora muito comum, parte do equivocado princípio de que o direito aos alimentos seria dos pais e também de que o direito de guarda e de visitas pertenceria aos pais. Mas, como exposto, são os filhos que possuem o direito aos alimentos, à guarda e à visitação.

Tendo isso em mente, fica clara a ilegalidade da proibição das visitas por qualquer dos pais. Se isso ocorrer, os filhos serão duplamente punidos por erros de seus pais: primeiro, por não receberem a verba necessária para seu sustento, saúde e educação; e segundo, por perderem o contato com um de seus pais.

A mesma situação costuma ocorrer nos casos de violação imotivada do regime de guarda ou de visitas. O pai que se sente prejudicado (p. ex., que não pode encontrar seus filhos na data ou horário combinado) tenta retaliar, agindo de mesma forma. Contudo, essa conduta acaba por prejudicar os filhos, sendo ilegal.

Portanto, nas hipóteses em que o genitor alimentante deixa de pagar a pensão alimentícia, a solução a ser adotada é a cobrança judicial, sendo que em caso de não pagamento o genitor inadimplente poderá ser até mesmo preso. Mas nunca a proibição do filho de visitá-lo. E, ainda, havendo violações ao regime de guarda ou de visitas, a solução é pedir ao Judiciário a imposição de sanções, que consistirão na redução do tempo do pai com seus filhos.

Síndrome de alienação parental

Como exposto no item anterior, no passado, quando os papéis do pai e da mãe eram bem divididos, era comum que, após a separação, o pai aceitasse que somente teria contato com seus filhos quinzenalmente, durante os finais de semana, e que não participaria de forma ativa de sua formação. Com a evolução das relações familiares, em especial a assunção pelo genitor de um papel mais participativo após a separação, passou a despertar mais interesse a chamada "síndrome de alienação parental".

A Lei n. 12.318/2010 define alienação parental em seu art. 2º, estabelecendo que:

> "Considera-se ato de alienação parental a interferência na formação psicológica da criança ou do adolescente promovida ou induzida por um dos genitores, pelos avós ou pelos que tenham a criança ou adolescente sob a sua autoridade, guarda ou vigilância para que repudie genitor ou que cause prejuízo ao estabelecimento ou à manutenção de vínculos com este."

Portanto, quaisquer atos praticados com o intuito de fazer o menor se afastar de seu genitor podem ser qualificados como atos de alienação parental. A legislação prevê sete condutas que configuram alienação parental,[44] mas se trata de um rol exemplificativo.

Ainda, é importante destacar que atos de alienação parental podem ser praticados por qualquer pessoa que conviva com o menor, não sendo de exclusividade de um dos genitores, e que qualquer pessoa que tenha contato com o menor pode ser alvo de alienação parental.[45] Além disso, é possível que haja alienação parental de maior incapaz, sujeito à curatela.[46]

Na prática, nota-se que, após a separação do casal, quando um ou os dois ex-cônjuges não conseguem lidar adequadamente com a separação, inicia-se um processo de desmoralização e de descrédito do outro ex-cônjuge,[47] mediante abuso do poder parental. O genitor alienante passa a tentar persuadir seus filhos a passar a acreditar em suas opiniões a respeito do outro cônjuge,[48] conduta com a qual os filhos passam a se sentir amedrontados na presença do cônjuge alienado. E, aos poucos, os filhos passam a acreditar na versão dos fatos contada pelo genitor alienante, o que abala o vínculo com o outro genitor e pode até mesmo chegar a destruí-lo.[49]

São considerados vítimas da alienação parental tanto o genitor que tem sua imagem denegrida, denominado "alienado", como os filhos, que têm afetados seus vínculos com o genitor alienado.

Observa-se na prática que a alienação parental é mais comumente praticada pela mãe, em razão de ainda ser usual (a despeito de a guarda compartilhada ser a regra no direito brasileiro) que os filhos fiquem sob a guarda da mãe em caso de separação e, assim, estejam durante maior tempo sob seus cuidados. Todavia, a alienação parental pode ser praticada por

---

[44] Essas hipóteses constam do parágrafo único do art. 2º da Lei n. 12.318/2010 e são as seguintes: "I – realizar campanha de desqualificação da conduta do genitor no exercício da paternidade ou maternidade; II – dificultar o exercício da autoridade parental; III – dificultar contato de criança ou adolescente com genitor; IV – dificultar o exercício do direito regulamentado de convivência familiar; V – omitir deliberadamente a genitor informações pessoais relevantes sobre a criança ou adolescente, inclusive escolares, médicas e alterações de endereço; VI – apresentar falsa denúncia contra genitor, contra familiares deste ou contra avós, para obstar ou dificultar a convivência deles com a criança ou adolescente; VII – mudar o domicílio para local distante, sem justificativa, visando a dificultar a convivência da criança ou adolescente com o outro genitor, com familiares deste ou com avós".

[45] CARVALHO FILHO, Milton Paulo de. Código Civil comentado: doutrina e jurisprudência. In: Min. Cezar Peluso (coord.). 9. ed. Barueri: Manole, 2015. p. 1.621.

[46] "Como a pessoa sujeita à curatela tem alguma limitação, há que se reconhecer sua vulnerabilidade. Assim, pode sujeitar-se à alienação parental por parte do curador ou de pessoa outra que exerça alguma influência sobre ela." DIAS, Maria Berenice. Manual de direito das famílias. 9. ed. rev. atual. e ampl. São Paulo: RT, 2013. p. 654.

[47] DIAS, Maria Berenice. Manual de direito das famílias. 9. ed. rev. atual. e ampl. São Paulo: RT, 2013. p. 473.

[48] "O guardião projeta no menor seus rancores, dúvidas e ressentimentos, dificultando, impedindo o contato e denegrindo a figura do outro ascendente ou mesmo de parentes próximos, como avós, tios e irmãos." VENOSA, Silvio de Salvo. Direito civil: direito de família. 16. ed. rev. e atual. São Paulo: Atlas, 2016. p. 353.

[49] "O filho é utilizado como instrumento da agressividade, sendo induzido a odiar o outro genitor. Trata-se de verdadeira campanha de desmoralização." DIAS, Maria Berenice. Manual de direito das famílias. 9. ed. rev. atual. e ampl. São Paulo: RT, 2013. p. 473.

qualquer dos genitores, mesmo por aquele que não detenha a guarda, e até por outras pessoas.

A apuração da ocorrência de alienação parental será realizada em processo judicial, seja em uma ação específica para esse fim, seja em um processo judicial já em curso, como uma ação proposta para definição da guarda de menores e da regulamentação das visitas.

Talvez a maior dificuldade observada na prática forense seja a de que acusações de alienação parental são comuns e, muitas vezes, irreais. Tendo em vista que, como mencionado, a lei de alienação parental faz uso de conceitos amplos e de um rol exemplificativo das condutas que consistem em atos de alienação. Assim, é razoavelmente simples afirmar que determinada conduta de um genitor consiste em ato de alienação parental.

A consequência é que se nota resistência dos julgadores em acolher alegações de alienação parental, sendo frequente a determinação de realização de prova pericial para a apuração da veracidade dessas alegações.[50] Essa prova pode consistir em um estudo psicossocial da família ou até em uma prova complexa, interdisciplinar, com a participação de profissionais de diversas áreas.

Entretanto, provas periciais costumam demorar tempo – frequentemente se passam meses entre a data em que são determinadas pelo juiz e a em que são realizadas –, o que pode prejudicar a apuração dos fatos. Afinal, o genitor alienante, ciente de que será realizada uma perícia, poderá alterar sua conduta e apenas para prejudicar a apuração dos fatos pelo perito.

E ainda que isso não ocorra, nas perícias são encontradas dificuldades em apurar a efetiva ocorrência de alienação parental pelo fato de o comportamento dos filhos poder ser somente uma reação a condutas inadequadas dos genitores, que são comuns especialmente logo após a separação. A dificuldade de identificação da síndrome de alienação parental é ainda maior em crianças muito pequenas.[51]

Para tentar superar essas dificuldades, são dois os critérios geralmente utilizados para se diferenciarem situações normais de dificuldades de relacionamento entre pais e filhos e situações em que há efetiva alienação parental.

O primeiro é a veracidade das alegações. Em casos de alienação parental, o filho considera reais situações fictícias ou exageradas a respeito do genitor alienado. Já em casos de dificuldades de relacionamento, as situações que embasam os sentimentos do filho são reais.

O segundo critério é o comportamento do filho. Em situações normais de dificuldades de relacionamento, os filhos desejam melhorar o relacionamento com seu genitor. Ao passo que, nos casos de alienação parental o filho, partindo de situações que não são verdadeiras, deseja se afastar ou não ter contato com o genitor alienado.[52]

Ainda, não é apenas um ato isolado que caracteriza a alienação parental. É necessário que haja condutas reiteradas, praticadas com o intuito de fazer o filho rejeitar o outro genitor.

A alienação parental é considerada de tal forma prejudicial ao desenvolvimento da criança e do adolescente, que a Lei n. 12.318/2010 estabeleceu sanções severas ao genitor alienante, a serem impostas de acordo com a gravidade da alienação parental.

Configurada a alienação, o alienador será punido. O art. 6º da Lei n. 12.318/2010 estabelece um rol de punições, que variam desde uma mera advertência, passando pela imposição de acompanhamento psicológico e até, em casos extremos, na perda da autoridade parental sobre o menor.[53]

Referências bibliográficas

1. CARVALHO FILHO, Milton Paulo de. *Código Civil comentado*: doutrina e jurisprudência. *In:* Min. Cezar Peluso (coord.). 9. ed. Barueri: Manole, 2015.
2. DIAS, Maria Berenice. *Manual de direito das famílias*. 9. ed. rev. atual. e ampl. São Paulo: RT, 2013.
3. MADALENO, Rolf. *Curso de direito de família*. 6. ed. rev., atual. e ampl. Rio de Janeiro: Forense, 2015.
4. MOTTA, Maria Antonieta Pisano. A síndrome da alienação parental: aspectos interdisciplinares na teoria e na prática. *Revista do Advogado*, ano XXXI, n. 112, p. 104-127, jul. 2011.
5. NERY JUNIOR, Nelson; NERY, Rosa Maria de Andrade. *Código Civil comentado e legislação extravagante*. 3. ed. rev. e ampl. São Paulo: RT, 2005.
6. RODRIGUES, Silvio. *Direito civil*. 27. ed. atualizada por Francisco José Cahali, com anotações ao novo Código Civil (Lei n. 10.406 de 10-1-2002). São Paulo: Saraiva, 2002. v. 6.
7. VENOSA, Silvio de Salvo. *Direito civil*: direito de família. 16. ed. rev. e atual. São Paulo: Atlas, 2016.

---

50 Afirma Silvio de Salvo Venosa, ao tratar da detecção de alienação parental, que "nem sempre é fácil de ser aferida à primeira vista, e necessitará, então, de acurado exame de prova, principalmente técnica". VENOSA, Silvio de Salvo. *Direito civil*: direito de família. 16. ed. rev. e atual. São Paulo: Atlas, 2016. p. 353.

51 "Não é incomum que crianças muito pequenas estejam sendo rotuladas como vítimas da síndrome numa clara contradição com as capacidades mentais dessas crianças, inclusive no que se refere às possibilidades psíquicas de se tornarem vítimas da SAP." MOTTA, Maria Antonieta Pisano. A síndrome da alienação parental: aspectos interdisciplinares na teoria e na prática. *Revista do Advogado*, ano XXXI, n. 112, p. 104-127, jul. 2011. p. 106-107.

52 MOTTA, Maria Antonieta Pisano. A síndrome da alienação parental: aspectos interdisciplinares na teoria e na prática, p. 107-108.

53 As punições previstas no mencionado art. 6º são as seguintes: I – declarar a ocorrência de alienação parental e advertir o alienador; II – ampliar o regime de convivência familiar em favor do genitor alienado; III – estipular multa ao alienador; IV – determinar acompanhamento psicológico e/ou biopsicossocial; V – determinar a alteração da guarda para guarda compartilhada ou sua inversão; VI – determinar a fixação cautelar do domicílio da criança ou adolescente; VII – declarar a suspensão da autoridade parental.

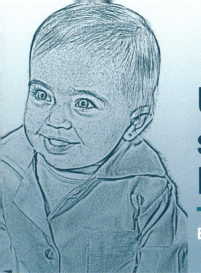

Capítulo 8

Uma Perspectiva Antropológica sobre Comportamentos Infantis Normais, Anormais ou Patológicos

Eunice Nakamura

Este capítulo tratará especificamente dos comportamentos infantis como objeto de saberes e práticas específicos, definidos de acordo com padrões de normalidade e anormalidade, social e culturalmente estabelecidos, diferenciando-os dos comportamentos classificados como patológicos pelo saber médico-científico, aqui ilustrados na análise da depressão infantil e do transtorno de déficit de atenção com hiperatividade (TDAH). Na linha tênue que se estabelece, cada vez mais, no mundo contemporâneo, entre comportamentos infantis anormais e patológicos, indaga-se sobre os problemas de saúde mental na infância, em que valores e padrões de comportamento norteiam a observação de sinais e sintomas – dependendo, nesse caso, daquele que olha – eventualmente confirmados pela clínica e pelo diagnóstico médico.

Ao problematizar a identificação do que se considera normal, anormal ou patológico em relação aos comportamentos infantis, procura-se destacar no texto a importância da perspectiva antropológica ao evidenciar os aspectos socioculturais na maneira como são percebidos, sendo delineados e isolados de fora para dentro; portanto, definidos, reconhecidos ou "tolerados", a partir de "outros". De um lado, pelo olhar leigo dos pais, familiares, de profissionais da educação e de outras áreas não vinculadas diretamente à saúde, que identificam o caráter "normal" ou "anormal" de certos comportamentos infantis; de outro, submetidos aos olhares dos profissionais da saúde, (de)marcados pelo olhar clínico, sendo identificados como patologia e exigindo, assim, estratégias específicas de tratamento. Ao final do texto, atualiza-se o debate sobre as formas de identificação e classificação dos comportamentos infantis, questionando-se o lugar da criança como mero objeto do discurso de adultos, apresentando algumas considerações antropológicas sobre crianças e seus comportamentos, a partir das experiências e das relações que crianças estabelecem entre si e com os adultos, como sujeitos em interação.

O texto é um convite ao leitor para analisar esses problemas da perspectiva da Antropologia, aqui considerada como área do conhecimento que pode contribuir para a reflexão de um fenômeno contemporâneo, o da patologização de certos comportamentos infantis. Ao apresentar a possibilidade de compreensão do processo de classificação dos comportamentos infantis como normais, anormais ou patológicos, espera-se que o olhar antropológico contribua, também, para orientar as práticas de profissionais em Psiquiatria Infantil, tornando-as mais adequadas a contextos sociais e culturais particulares do qual fazem parte as crianças.

Interfaces entre a Psiquiatria e a Antropologia – processos de classificação dos comportamentos infantis

A Epidemiologia Psiquiátrica na Infância é uma área que nos possibilita compreender como certos comportamentos de crianças são percebidos e classificados em categorias de transtornos mentais, evidenciando, nesse processo, quem olha e o que se olha em relação a esses comportamentos. Estudos realizados nessa área têm permitido estimar a prevalência de transtornos mentais mais frequentes em crianças e as características individuais, familiares e socioeconômicas a eles associadas.[1] A característica mais descritiva desses estudos tem suscitado, entretanto, críticas em relação às variações de prevalência para alguns transtornos mentais em crianças, como indicado por Drechsler et al.[2] e Coleman et al.[3] em relação ao TDAH, sendo apontadas como principais causas do problema a imprecisão na conceitualização e avaliação desses transtornos, menos cristalizados do que em adultos, e o fato de que os sintomas são informados, no geral, por adultos, em especial pais e professores.[4] Uma das principais dificuldades desses estudos é, portanto, de ordem conceitual e metodológica, em razão das incertezas quanto aos critérios de diagnóstico de alguns transtornos mentais na infância.[1,4] Além disso, é preciso considerar as variações socioculturais na maneira como certos sintomas são percebidos, ou não, segundo Fleitlich e Goodman,[5] influenciando na própria noção de risco e na delimitação do que é normal, anormal ou patológico.

As questões apontadas por esses autores indicam a necessidade de que estudos de Epidemiologia Psiquiátrica na Infância incorporem uma perspectiva mais ampla, seja em relação à análise e compreensão de certos comportamentos infantis considerados problemáticos, seja quanto aos fatores de proteção ou às diferentes maneiras de lidar com esses comportamentos, que podem não estar relacionadas somente à intervenção médica, mas envolver outras dimensões da vida social. É necessário, portanto, compreender não apenas os comportamentos infantis, mas as próprias crianças, os contextos em que elas estão inseridas, os diferentes atores sociais com quem se relacionam e as instituições que se ocupam de seus cuidados, colocando-se as seguintes perguntas: "quem as identifica como problemáticas? Como se pensa sobre elas e como são descritas? Quais respostas lhes são dadas?"[6]

Duarte ressalta a importância da Epidemiologia como um terreno no diálogo entre a Biomedicina e as ciências sociais, pois trata-se das doenças ou perturbações coletivas, que se difundem em função de certos comportamentos sociais, certas intensidades, tipos de contato e certas práticas.[7] Nas Ciências Sociais, particularmente a Antropologia contribui para uma ampliação do olhar epidemiológico, na medida em que tem "... essa dimensão crucial que é a de lidar com a maneira pela qual se pode facilitar ou propiciar certos comportamentos sociais que permitam reduzir a incidência das doenças ...",[7] fundamentalmente pela compreensão desses comportamentos.

Na perspectiva antropológica, a doença – e no caso particular que nos ocupa, a doença mental – varia segundo os povos não somente na frequência e na gravidade, mas também nas suas manifestações, na percepção de sintomas e nas estratégias de tratamento escolhidas. O modo como determinados sintomas são percebidos em diferentes culturas indica, segundo alguns autores, uma questão a ser enfrentada nos estudos epidemiológicos.[3]

Ao comparar as diferentes formas de manifestação das doenças, da saúde e de suas terapêuticas, fundamentadas em diferentes sistemas de explicação de doenças e de curas, a Antropologia contribui para que sejam desvendados alguns dos mistérios da própria condição humana, como afirmado por Duarte.[7]

A ordenação, sistematização e classificação das perturbações mentais, de acordo com a racionalidade médico-científica, contribuíram para a definição do objetivo prático dos instrumentos de classificação de padronizar a forma de diagnóstico e os tratamentos recomendados. A Antropologia, por sua vez, procura mostrar que essa é uma das maneiras de percepção das doenças, não a definitiva nem a absoluta.

Segundo a perspectiva antropológica, devem ser considerados os idiomas culturais para expressar o sofrimento e a aflição, bem como os parâmetros utilizados para perceber e classificar certos comportamentos. Da mesma maneira, é preciso reconhecer que também a Psiquiatria integra determinada cultura e que certas categorias por ela utilizadas não se ajustam adequadamente e nem abarcam de forma completa todas as dimensões das experiências nas diferentes sociedades.

Em relação à identificação e à classificação de certos comportamentos infantis como normais, anormais ou patológicos, a compreensão de que o diálogo da Epidemiologia Psiquiátrica Infantil com a Antropologia é profícuo parece ser um aspecto considerado por alguns autores da área da Epidemiologia. Ao ressaltarem a complexidade do processo de avaliação de transtornos mentais em crianças, esses autores indicam a importância de se considerar os contextos em que os comportamentos infantis se manifestam,[1] a heterogeneidade das experiências infantis e a particularidade das trajetórias de vida de crianças de grupos específicos da população.[8]

Aspectos socioculturais associados aos comportamentos infantis

Em estudos sobre problemas mentais na infância, noções de doença aparecem vinculadas à maneira particular como as crianças e seus comportamentos são percebidos em diferentes sociedades. Isso permite que elas sejam classificadas segundo parâmetros de normalidade e de anormalidade socialmente aceitos.[9]

Na Antropologia, Helman é um dos autores que discutem a relação entre o normal, o anormal e o patológico, de uma perspectiva ampla acerca dos comportamentos e experiências dos indivíduos em diferentes contextos socioculturais. Segundo o autor, a definição de normalidade não é uniforme dentro de uma mesma sociedade, pois há um amplo espectro de normas sociais apropriadas aos diferentes grupos de idade, gênero, raça, etnia, entre outros, que a integram. Existe um campo de percepção, de graus variáveis, que define o que é normal ou anormal, de acordo com normas vigentes e socialmente aceitas.[10]

Trata-se, portanto, de conceitos multidimensionais e dinâmicos em que não apenas o comportamento individual é relevante, também sua adequação a certos contextos e relações sociais. As normas baseiam-se em crenças compartilhadas dentro de um mesmo grupo e constituem a maneira ideal ou apropriada de as pessoas conduzirem suas vidas em relação aos outros, atuando como parâmetros definidores daquilo que é culturalmente normal ou temporariamente anormal.

O patológico, por sua vez, resultaria, segundo Safatle, "da relação entre o organismo e seu meio ambiente".[11] Considerando-se, como afirma o autor, "que o meio ambiente humano é fundamentalmente mediado por construções e valores sociais",[11] o patológico, em contraposição à relação normativa de ajustamento ao meio a que se refere o normal, evidencia uma transgressão a uma ordem social predeterminada.

Nesse sentido, os sistemas classificatórios psiquiátricos, como tentativa de ordenar e agrupar as doenças mentais, têm uma característica comum a todo pensamento humano: abordar os fenômenos, introduzindo neles alguma ordem racional ou uma lógica capaz de torná-los compreensíveis.[12]

Se há, portanto, uma interface entre a Psiquiatria e a Antropologia na compreensão dos problemas mentais na infância, esta ocorre principalmente na tentativa de observação e de classificação dos comportamentos infantis, diferenciando-se em relação a quem olha e o que se olha.

Para a Psiquiatria, trata-se de identificar nesses comportamentos aqueles que adquirem características de sintomas necessários ao diagnóstico das doenças, em conformidade com parâmetros biomédicos bem definidos. Para a Antropologia, em particular a Antropologia Médica, uma área da disciplina, a questão principal é compreender quais são as possíveis percepções dos sintomas, que podem resultar tanto no reconhecimento da doença, no sentido estritamente biológico, como nas suas diferentes representações, segundo os significados que certas formas de sofrimento adquirem para aqueles que os vivenciam. Essas diferentes perspectivas, entretanto, não se excluem, ao contrário, podem complementar-se numa compreensão mais aprofundada da saúde e dos problemas mentais na infância em diferentes grupos sociais.

Problemas de saúde mental e infância podem, assim, deixar de ser considerados sob uma perspectiva estritamente biologizante, a partir do discurso médico-científico, sendo repensados enquanto categorias social e culturalmente elaboradas, ou seja, como fenômenos socioculturais.

A depressão infantil possibilita essa ampliação por suscitar uma discussão acerca do próprio conceito de doença, da percepção de sintomas e das formas de tratamento, em diferentes sociedades e grupos sociais.[9,13]

Em estudo sobre os diferentes significados atribuídos à depressão infantil, Nakamura aponta como diferentes atores sociais – médicos psiquiatras e familiares de crianças diagnosticadas como deprimidas – elaboram discursos particulares sobre o fenômeno, ao mesmo tempo em que revelam diferentes percepções e significados acerca dos comportamentos infantis e os parâmetros utilizados em sua classificação como normais, anormais ou patológicos.[9]

Se no discurso dos psiquiatras, a noção de depressão infantil aparece como uma doença, sendo classificada a partir de parâmetros biomédicos bem definidos, no discurso dos familiares, destacam-se a incompreensão sobre o que acontece com as crianças e certa confusão sobre os diferentes estados infantis, definida pela utilização de termos como "manhoso", "birrento", "nervoso" ou "mal-educado". Para esses familiares, a depressão infantil surge como uma das explicações possíveis aos dramas por eles vividos, um termo para designar a situação confusa e especial que caracteriza a novidade de uma criança, cujo comportamento consideram estranho.

As diferentes noções de depressão expressas nos discursos de psiquiatras e familiares na pesquisa citada evidenciam aspectos socioculturais da articulação entre problemas de saúde mental e comportamentos infantis. Por meio da categoria depressão infantil, diferentes ordens de problemas são classificados – as disfunções orgânicas, socioeconômicas e culturais –, ao mesmo tempo em que o lugar e os papéis atualmente reservados às crianças em nossa sociedade são evidenciados nos vários discursos.[9]

Em relação ao TDAH, Cottet et al. destacam como o termo "agitação", ideia associada no senso comum à hiperatividade, se refere a percepções de comportamentos infantis tidos como problemáticos, perturbadores e "não conformes".[6] Em estudo sobre conceitos relacionados a categorias classificatórias dos comportamentos infantis e apresentados como demandas de cuidado em serviços de saúde mental infantil, Nakamura e Barbarini apontam que o termo "agitação" é relacionado tanto a conceitos do senso comum, referindo-se a crianças "hiperativas", "turbulentas", "perturbadoras", "inquietas", "que não param", entre outros, como a categorias psiquiátricas (TDAH, transtorno de conduta, déficit de atenção).[14] De acordo com as autoras, o termo se apresenta nos discursos de pais, profissionais da saúde e da educação de maneira inespecífica e imprecisa, indicando, muitas vezes, um borramento entre as ideias de comportamento normal, anormal e patológico.

A "agitação" é apresentada nesses diferentes discursos como uma categoria multidimensional e vaga, indicando "a representação de diferentes comportamentos infantis que são considerados problemas",[14] à semelhança do que parece acontecer com a depressão infantil, como mencionado.

Os estudos apresentados sobre depressão infantil e TDAH evidenciam, na imprecisão e borramento de categorias e noções dos diferentes discursos, como as crianças e seus comportamentos são observados e classificados pelo senso comum e por diferentes áreas do conhecimento que visam à socialização, integração social e adaptação das crianças às expectativas sociais e culturais, segundo os padrões de normalidade definidos em cada cultura.

Compreendem-se, assim, as questões apontadas em alguns estudos epidemiológicos acerca das incertezas e imprecisões dos critérios de diagnóstico de alguns transtornos mentais na infância,[1,4] em função das variações socioculturais, não apenas na maneira como certos sintomas são percebidos, mas por quem são observados, classificados e tratados.

Nesse sentido, indaga-se sobre o processo de disseminação do fenômeno da depressão infantil, do TDAH e de outros problemas de saúde mental associados a certos comportamentos infantis que, definidos e padronizados segundo modelos de normalidade e anormalidade, passam a ser vinculados à noção de doença, como uma espécie de desvio da ordem socialmente aceita, que deve ser prontamente reestabelecida mediante a intervenção médica. Pergunta-se sobre a constituição de crianças-problema, assim definidas pelo estranhamento e incômodo causado por seus comportamentos, da perspectiva de adultos, ou seja, do necessário estabelecimento da normalidade da infância, colocando-se a importância de incluir o olhar das crianças e suas percepções acerca de suas próprias experiências e trajetórias de vida.

Reflexões antropológicas sobre crianças e seus comportamentos

A partir da análise sociocultural dos problemas mentais na infância, alguns conceitos foram aqui tratados sob outra perspectiva, a da Antropologia, indicando, muitas vezes, a necessidade de questionamento às certezas do discurso biomédico em função do surgimento de tantas outras incertezas decorrentes das transformações no mundo contemporâneo. O objetivo final dessa análise é que as questões apresentadas introduzam o leitor em novos debates, iniciando-o nos mais diversos campos do conhecimento, possibilitando, assim, novas perspectivas para suas práticas, em especial no campo da Psiquiatria Infantil e da Adolescência, aproximando-as de abordagens mais recentes da Antropologia da Criança.

A complexidade exigida na compreensão dos problemas de saúde mental na infância torna necessário definir quem fala, o que se fala e sobre quem se fala, conforme já mencionado, pois as categorias, os sujeitos e "objetos" que estruturam ou são estruturados pelos discursos se constituem nas diferentes sociedades e culturas, manifestando-se sob as mais variadas formas, sem jamais se tornarem discursos absolutos.

Ressalta-se que a humanidade é uma variável imponderável, que difere nos seus conteúdos, pensamentos e práticas, nas diversas sociedades e culturas, em maior ou menor grau de conflito. E, nesse sentido, os olhares e as perspectivas sobre os problemas são sempre múltiplos, assim como suas soluções.

Na perspectiva de uma possível negociação dos significados elaborados por profissionais da área da Psiquiatria, da Saúde Mental e diferentes grupos sociais acerca das noções de saúde, doença, infância, percepção de sintomas e estratégias de tratamento, a Antropologia também pode contribuir para uma compressão mais aprofundada dos diferentes contextos socioculturais e das consequências das adversidades socioeconômicas sobre o universo infantil. Essa compreensão é fundamental para o desenvolvimento de intervenções mais apropriadas às situações de sofrimento e aos problemas mentais na infância,[15] sem a redução de certas condições humanas a condições meramente clínicas. Nos estudos da Antropologia da Criança é possível compreender as experiências infantis, como as crianças e as infâncias são pensadas nos diferentes contextos,[16] sobretudo como sujeitos na relação com adultos, e não apenas como reprodutoras do mundo adulto. Identificar o lugar e os papéis atribuídos às crianças nesses contextos pode contribuir para que os profissionais da área da Psiquiatria Infantil compreendam, também, o lugar que essas crianças-sujeitos ocupam na família e na sociedade, numa perspectiva relacional, constituindo-se "ao lado dos adultos, como atores sociais, agentes criadores de suas práticas".[9]

Propõe-se, assim, numa perspectiva crítica e inovadora, a relativização de categorias universais de problemas de saúde mental, de criança e de infância, a favor de concepções mais plurais que considerem, sobretudo, "as perspectivas dos principais implicados nesses problemas: as próprias crianças, no plural, reveladoras de modelos diversos de infância".[9] Uma das possíveis contribuições da Antropologia da Criança é evidenciar a natureza dual do ser social que são as crianças, reprodutoras e produtoras de cultura, como afirma Pires.[17] Consideradas sujeitos atuantes e produtoras de cultura, as crianças e seus comportamentos, intenções, visões e opiniões têm muito a nos dizer e ensinar sobre a complexidade da vida em nossas sociedades.

Referências bibliográficas

1. Piché G; Cournoyer M; Bergeron L et al. Épidémiologie des troubles dépressifs et anxieux chez les enfants et les adolescents québécois. Santé mentale au Québec. 2017;42(1):19-42.
2. Drechsler R; Brem S; Brandeis D et al. ADHD: Current concepts and treatments in children and adolescents. Neuropediatrics. 2020;51:315-335.
3. Coleman D; Walker JS; Lee J et al. Children's beliefs about causes of childhood depression and ADHD: a study of stigmatization. Psychiatric Services. 2009;60(7):950-957.
4. Kessler RC. Psychiatric epidemiology: selected recent advances and future directions. Bulletin of the World Health Organization. 2000; 78(4):464-474.
5. Fleitlich B; Goodman R. Epidemiologia. Rev Bras Psiquiatr 2000;22 (Supl. 1).
6. Cottet P; Béliard A; Nakamura E. Apresentação – Conceitos; trajetórias e perspectivas sobre "agitação" e "crianças não conformes": experiências sociais e culturais no Brasil; Chile e França. Saúde Soc. 2019;28(1):6-11.
7. Duarte LFD. A antropologia médica pede passagem. Colóquio 1998; 13:33-38.
8. Thomson KC, Guhn M, Richardson CG, Ark TK, Shoveller J. Profiles of children's social-emotional health at school entry and associated income, gender and language inequalities: a cross-sectional population-based study in British Columbia, Canada. BMJ Open. 2017;7:e015353.
9. Nakamura E. Depressão na infância: uma abordagem antropológica. São Paulo: Hucitec/Fapesp; 2016.
10. Helman CG. Culture, health and illness. 3rd ed. rev. Oxford: Butterworth-Heinemann; 1994.
11. Safatle V. O que é uma normatividade vital? Saúde e doença a partir de Georges Canguilhem. Scientiae Studia. 2011;9(1):11-27.
12. Lévi-Strauss C. O pensamento selvagem. 3. ed. Campinas: Papirus; 2002.
13. Caponi S. An epistemological analysis of the diagnosis of depression. Interface. Comunic, Saúde Educ 2009; 13(29):327-338.
14. Nakamura E, Barbarini TA. Comportamentos infantis problemáticos, perturbadores e não conformes: conceitos e demandas de cuidado relacionados à agitação em crianças em Santos e Campinas, Brasil. Saúde Soc. 2019;28(1):12-26.
15. Timimi S. Rethinking childhood depression. BMJ 2004; 329:1394-1396.
16. Cohn C. Concepções de infância e infâncias: um estado da arte da antropologia da criança no Brasil. Civitas 2013; 13(2):221-244.
17. Pires F. O que as crianças podem fazer pela antropologia? Horizontes Antropológicos. 2010; 16(4):137-157.

SEÇÃO II
O DIAGNÓSTICO DA CRIANÇA E DO ADOLESCENTE

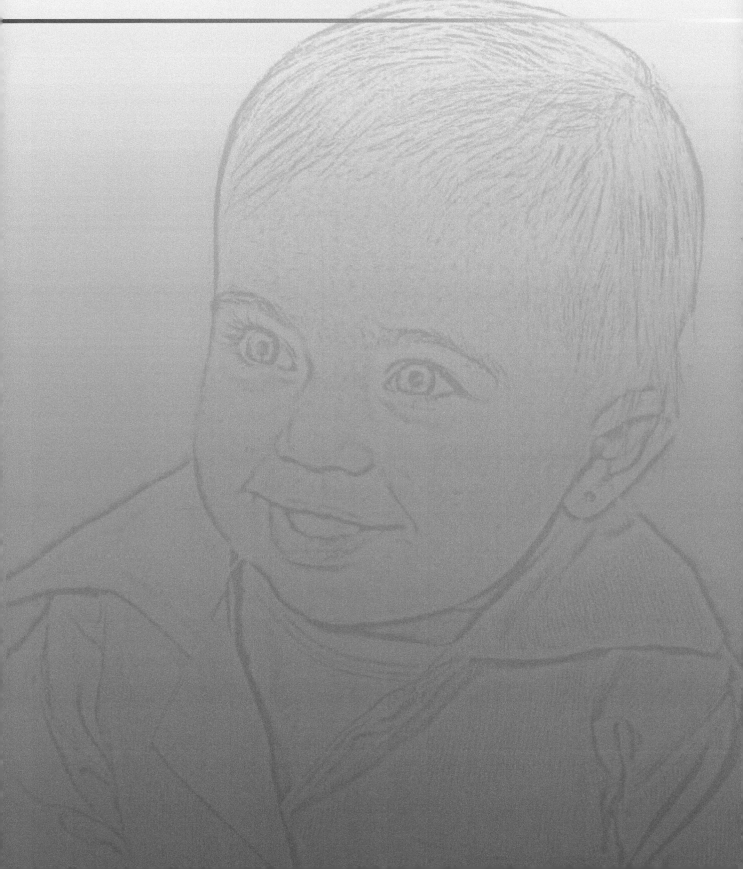

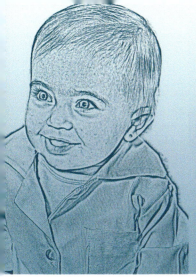

Capítulo 9

Aspectos Etológicos do Desenvolvimento Infantil

Vera Silvia Raad Bussab
César Ades (*in memoriam*)

Quem prestar atenção ao comportamento de crianças, perceberá a sua incrível capacidade de absorver conhecimentos: crianças aprendem tudo, às vezes mesmo o que a gente não gostaria que aprendessem. Mas essa aprendizagem se dá dentro dos limites e da seletividade do próprio crescimento: a cada idade, a sua competência; cada idade se marca por uma maneira intelectual e afetiva de reagir às coisas, há um desenrolar complexo e cheio de vicissitudes que resulta nas competências do adulto. É difícil deixar de pensar que este trajeto não esteja, de alguma maneira, preparado e programado por fatores da natureza do indivíduo, fatores que predispõem e fatores que dificultam o desempenho ao longo do tempo, mas que sempre atuam em função do contexto presente. É essencial levar em conta esta integração da prontidão e da experiência na análise do comportamento e criar uma metodologia e uma lógica que nos permitam representá-la de forma científica.

Esta dupla determinação é, muitas vezes, entendida de forma dicotômica, como se, de um lado, atuassem os fatores que gerenciam o aspecto conservador, repetitivo e inato do comportamento; de outro, de modo independente, a influência modeladora do ambiente físico e social manifestada em ganhos de experiência. Algumas linhas teóricas põem ênfase na aprendizagem e na experiência, conhecer o desenvolvimento seria rastrear as marcas deixadas pelos contextos modeladores; seria dito de forma simplificada, seguir ou reconstituir os condicionamentos da história individual da pessoa. Há algo de cíclico na tendência de a ciência do comportamento privilegiar o aspecto *nature* ou o *nurture*. A questão é entender a relação dialética e estreita entre *nature* e *nurture* (Meaney, 2010; Sameroff, 2010).

Desenvolvimento e evolução

Propomos aqui uma maneira não dicotômica de pensar o desenvolvimento, inspirada numa perspectiva etológica e evolutiva. Essa abordagem se baseia no pressuposto de que as características dos organismos decorrem de sua história evolucionária, uma história cheia de percalços por meio da qual formas mais adaptadas, com maior capacidade reprodutiva, acabam sendo selecionadas e adquirindo prioridade. Estar adaptado significa ter características que dão vantagem num determinado ambiente. A relação pode ser tomada nos dois sentidos: um traço do organismo está adaptado a uma característica do ambiente; *pari passu*, essa característica do ambiente favorece os organismos dotados do traço. Mudanças num dos termos tiram a relação de seu equilíbrio.

A implicação revolucionária do pensamento evolutivo – Darwin já a tinha vislumbrado – é que, além das adaptações morfológicas (asas, penas, guelras, dentes) e fisiológicas, existem "adaptações comportamentais" ao ambiente (Ades, 2009a). O comportamento talvez seja um dos materiais básicos sobre os quais tenha se exercido a seleção natural. Abre-se, a partir disso, uma possibilidade de leitura do comportamento, não apenas em termos causais, isto é, dos fatores imediatos que o influenciam, mas em termos funcionais, ou seja, das funções adaptativas a que atende. A implicação revolucionária vai além disso: concebe como pertinente a aplicação do pensamento funcional, adaptativo, ao ser humano, o que não representa abuso se aceita a inserção do ser humano na árvore das espécies.

Esta abordagem suscita resistências. Sendo evolutiva, ela se apoia na ideia de que os genes gerenciam o comportamento, uma ideia que deixa alguns desconfortáveis, por sugerir fixidez e inevitabilidade. Um estereótipo comum entende a relação gene-comportamento como direta, como se o gene contivesse a prescrição completa, preestabelecida, dos processos que influencia. Na verdade, entre o sistema genético e o comportamento, está o próprio desenvolvimento. No contato constante do organismo com o ambiente, há um interjogo em que cada instância afeta, potencia e limita a ação da outra.

Um dos assuntos que mobilizam bastante a genética de hoje é justamente a epigênese, ou seja, o conjunto de processos por meio dos quais a ação dos genes é modulada, no precioso caminho que vai do genótipo ao fenótipo. Constata-se que a variação fenotípica não depende apenas das sequências genéticas, mas se deixa influenciar pela forma como se dá a interação entre genes e ambiente. Genes podem ser expressos ou silenciados por mecanismos epigenéticos, como a metilação (Brüne, 2008), o que introduz um ingrediente picante à regra de que a experiência não afeta o genoma.

Na medida em que genes são "ligados" ou "desligados" – em geral, como resposta a estímulos ambientais –, produzem-se proteínas que interagem para criar células, reagem a outras proteínas para formar tecidos e assim por diante, de uma forma sempre sensível ao ambiente (Burgess e MacDonald, 2005). O surgimento de novas funções e estruturas pode ser considerado, ao mesmo tempo, produto e instrumento do desenvolvimento, refletindo relações bidirecionais entre os níveis biológicos e comportamentais: cada etapa gera uma condição própria para a ontogênese subsequente. Nada aparece completamente formado: novas estruturas e funções emanam de estruturas e funções anteriores, de um modo probabilístico (Bjorklund e Pellegrini, 2002). O mundo da genética é um mundo de possibilidades, não implica determinismos do tipo destino fatal.

Dizer que um traço é produto da seleção natural não significa dizer que possa ocorrer sem experiência e sem desenvolvimento. O efeito da seleção natural manifesta-se, muitas vezes, na própria modulação da experiência: na modificação de limiares, no aumento de sensibilidade e, de preferência, em relação a diferentes aspectos do ambiente, na adesão a uma ou outra estratégia de desenvolvimento em função das circunstâncias.

Começando do começo

A mais enternecedora e surpreendente demonstração desta integração gene-ambiente talvez se manifeste na mente do recém-nascido. O bebê não vem ao mundo perdido num mar de estimulações, nem reage passivamente diante delas. Tampouco parece chegar desprovido de motivos ou de predisposições. Conta-nos os segredos de sua psicologia por meio de suas reações emocionais e comportamentais, e de suas preferências e inquietações; suas surpresas traem suas expectativas. As pistas fornecidas pelo recém-nascido em pesquisas do tipo "pergunte ao bebê", a partir de uma avaliação de preferências ou de reação às expectativas contrariadas, têm revolucionado nossas teorias.

Assim que nasce, o bebê prefere faces a outros estímulos, busca contato de olhar, tranquiliza-se no colo de sua mãe, chora na separação e exibe competências interacionais intrigantes, como a de igualar suas próprias expressões faciais às exibidas por um modelo, sem ensaio e sem espelho. Nosso pequeno representante, já tão humano, não só exibe preferência por estímulos provenientes do outro, como faces e olhares, mas reage à disponibilidade afetiva manifestada na voz e na pronta interação do outro.

Nasce também imerso em intenso processo de identificação individual. Ainda na 1ª semana de vida, é capaz de reconhecer a voz, o odor e a face da mãe, sabe-se disso pela preferência que manifesta por ela e pela tranquilização que encontra no contato (Bussab et al., 2007; Ribeiro et al., 2004). Isso sugere que o processo de experiência se iniciou na fase pré-natal do processo. Em contraste com a imaturidade motora e perceptual, essas capacidades revelam a existência de uma natureza ultrassocial. O jeito e as predisposições naturais do recém-nascido indicam sua prioridade psicológica fundamental para a vinculação afetiva: pode-se dizer que o bebê chega ao mundo com um encontro marcado.

Vinculação afetiva: natureza e função

Em meados do século passado, o psicanalista inglês John Bowlby (1984), inspirado pela Etologia, atinou com a noção do quanto a vinculação afetiva nos é natural e propôs uma teoria do apego que diz muito sobre a natureza social e afetiva do bebê e que continua relevante. Segundo Bowlby, os laços se formam por meio de trocas interacionais ajustadas, afetuosas e contingentes, não por condicionamento (recompensas convencionais não o garantem, punições não o impedem) nem como impulso secundário associado à satisfação de outras necessidades, como postulavam, respectivamente, as teorias da aprendizagem e a Psicanálise da época. O apego é uma necessidade primária.

Temos uma predisposição para a formação do vínculo afetivo. Ela é universal, aparece em todas as capacidades interacionais de recém-nascidos e em todas as emoções que cercam os encontros e as separações. Encontramos, nos adultos, contrapartidas poderosas desta tendência, no arrebatamento e encanto que podemos sentir pelos bebês e uns pelos outros. Durante a vida toda, emoções intensas, positivas ou negativas, acompanham-nos quando o vínculo é mantido ou perdido.

Estudos comparativos mostram as raízes de um apego que, no caso da evolução humana, ganhou ênfase especial. Ninguém se esquece do medo extremo de filhotes de macaco rhesus criados em isolamento, incapazes de explorar o ambiente e de formar vínculos (Harlow et al., 1965), nem das dificuldades emocionais da fêmea chimpanzé descritas por Jane Goodall (2003) que, pelo estresse sofrido durante o crescimento, dentro do grupo e nas relações com a mãe, teve dificuldades no desmame e na vida sexual adulta, de forma análoga ao apego ansioso, no caso humano.

Comparações interculturais demonstram, nas predisposições identificáveis desde o nascimento, nas emoções a ele associadas, nas suas consequências que se desdobram em níveis funcionais diversos, a generalidade e a prioridade do apego. O reconhecimento do apego como primário, especialmente selecionado, mudou o *status* científico do vínculo afetivo humano e abriu uma agenda nova de investigações.

Sabemos hoje que o período pós-parto tem papel importante no desenvolvimento da integração mãe-bebê. Ocorre uma verdadeira orquestração psicobiológica na qual uma coisa puxa a outra: a visão do bebê, suas vocalizações e choros, bem como o contato físico com ele nas tentativas iniciais de amamentação, liberam a produção de oxitocina, hormônio associado a sensações de prazer e de proximidade (Hrdy, 2001). Estudos comportamentais mostram que um contato maior com a mãe nas primeiras horas e nos primeiros 3 dias de vida facilita a amamentação e melhora as trocas interacionais no final do 1º mês. Nada radical ou irrecuperável: esses efeitos são menos marcados no final do 1º ano (Klaus e Kennel, 2002). Mesmo assim, vê-se quão poderosos são os mecanismos subjacentes. Em algumas condições mais delicadas, de risco, a facilitação do vínculo pode fazer toda a diferença.

Resultados como esses embasam as práticas de alojamento conjunto em maternidades, com resultados positivos para o bem-estar da criança e da mãe e para a criação de vínculos. Numa maternidade colombiana (programa mãe-canguru dos doutores Héctor Martínez e Edgar Rey Sanabria), recém-nascidos de baixo peso foram colocados junto ao corpo das mães, pele a pele, numa posição "canguru", o dia inteiro, com alimentação exclusiva ao seio. As crianças tiveram ganho maior de peso, houve queda no risco de infecção e reduziram-se os casos de abandono da criança pela mãe. A proximidade com a mãe e os estímulos que esta proporciona (voz, carícias, respiração, movimentos) favorecem a autorregulação geral da criança e promovem o apego (Prochnik e Carvalho, 2001).

Bebês têm o "irresistível poder da graciosidade" (Leitão e Castelo-Branco, 2010), será que o contato estreito com eles aumenta a intensidade do vínculo? Certos mamíferos, por simples exposição a filhotes alheios, sensibilizam-se e passam a ter comportamentos parentais (Rosenblatt, 1967). Isso ocorre provavelmente em associação com a secreção de hormônios como a oxitocina, envolvidos na formação do apego (Feldman et al., 2007; Ross e Young, 2009). Efeitos de sensibilização existem em seres humanos (Hrdy, 2005). Num estudo recente, os níveis de oxitocina de mãe e pai eram medidos em 160 casais logo depois do nascimento de uma criança primogênita e 6 meses depois. Verificou-se tanto nas mulheres como nos homens aumento de oxitocina, ao longo do período. Quanto maiores os níveis de hormônio, maior a frequência dos toques e das expressões afetuosas nas mulheres e de contatos proprioceptivos e táteis dos homens dirigidos aos bebês (Gordon et al., 2010). Pai e mãe reagem, portanto, mais prontamente ao recém-nascido em função do contato e, de forma recíproca, aumentam a proximidade em função dessa sensibilização. Efeitos de sensibilização se estendem a pais adotivos, babás e outros adultos que cuidem dos bebês (Hrdy, 2008).

As mudanças que ocorrem na mulher durante a gestação podem ter um efeito sensibilizador sobre o seu companheiro. Os níveis de prolactina e de cortisol aumentam no homem ao longo da gravidez e há uma redução de testosterona (a queda chega a 30%) logo depois do parto. Quanto mais atentos forem os homens aos seus filhos, depois do nascimento, maior a probabilidade de que a testosterona continue decrescendo (Wynne-Edwards e Reburn, 2000). Essa redução poderia ter por função diminuir comportamentos que afastariam o homem de seu filho.

Qual a função dos mecanismos de vinculação? Sua presença no comportamento social humano sugere que tenham tido, na história evolutiva, e que têm hoje um papel adaptativo importante. A presença da figura de apego serve como base de segurança a partir da qual a criança explora com mais liberdade o ambiente. Se surgir algum perigo, a criança ou se refugia perto do adulto ou olha para ele, procurando referenciamento. Além da proteção, consegue informação a respeito da natureza do evento potencialmente ameaçador. Diante de um estranho, bebês muito pequenos voltam o olhar para a mãe, como se buscasse saber se está tudo seguro. Baseiam-se nas expressões emocionais da mãe e tomam-nas como indicadores de como se portar em situações não familiares. O medo de estranhos, embora dependa do tipo de aproximação e da presença da mãe, tem um desenvolvimento típico e universal: ganha força no 2º semestre de vida, assim como a ansiedade de separação. É um programa flexível e aberto à experiência: a seleção natural favoreceu não só a busca de referência, como também uma aprendizagem rápida do perigo (LaFreniere, 2005).

Muitos aspectos dos comportamentos da mãe e do bebê, aparentemente irrelevantes no mundo moderno, ganham sentido quando analisados em termos de seu valor de adaptação num ambiente natural. O medo do escuro, de situações estranhas e da separação em relação à mãe, antes considerado "medos irracionais da infância", ganha sentido se relacionado a situações efetivamente perigosas ou a sinais destas. Há uma integração adaptativa entre apego, medo e exploração. O alarme potencia a angústia – em situações de perigo, buscamos uns aos outros, em especial as figuras de apego – assim como a angústia potencia o alarme – sozinhos, ficamos mais suscetíveis a ameaças potenciais, como ruídos estranhos, escuro, local ou indivíduos desconhecidos. A ansiedade adulta poderia originar-se, segundo Bowlby, em experiências infantis que deixam a criança insegura a respeito do acesso à figura protetora em momentos críticos. A favor dessa hipótese são dados de uma pesquisa em que se perguntava a pacientes com forte ansiedade generalizada como tinham sido seus relacionamentos, na infância. Esses pacientes relatavam, mais do que os de um grupo-controle, rejeição e menor afeto materno (Cassidya et al., 2009).

O sistema de apego transforma-se ao longo do desenvolvimento: as crianças adquirem uma maneira própria de processar seus relacionamentos e de atuar no ambiente, criam "estilos" de apego. Na maioria das crianças, esse estilo pode ser caracterizado como seguro, em outras pode ser inseguro ou distante. O ambiente socioafetivo de criação, o tipo de interação com a mãe e com outros adultos relevantes e a influência do temperamento são fatores diferenciadores (Belsky, 2008). Crianças seguras exploram mais o ambiente, choram menos na separação e acalmam-se mais no reencontro, em contraste com as inseguras, que se comportam como se tivessem o sistema de apego em intensa ativação e que conferem o tempo todo a disponibilidade do outro, brincam menos e levam mais tempo para acalmar-se, depois de uma separação.

Esses estilos, uma vez estabelecidos na infância, às vezes persistem até a idade adulta, com índices que podem chegar a 80%, uma cifra que se deve eventualmente à manutenção das condições geradoras iniciais e à influência "autopreservadora" dos estilos inicialmente estabelecidos, em círculos viciosos ou virtuosos (Grossmann, Grossmann e Waters, 2008; Feeney e Van Vleet, 2010).

Considerar, como se fez muito tempo, que o apego seguro constitui o melhor ajustamento em qualquer circunstância é simplificar as coisas. Em termos evolutivos, os outros tipos de estilo talvez representem estratégias dotadas de funcionalidade própria (Hinde, 2008). Os estilos de apegos seguro e inseguro podem ser entendidos como respostas flexíveis às condições contextuais e de cuidado, que evoluíram a serviço de metas evolucionárias de adaptação às circunstâncias ambientais, e não a serviço estrito da saúde mental relacionada à felicidade e ao bem-estar psicológico (Belsky, 2008).

Focalizar o valor funcional dos estilos de apego não nos leva a rejeitar conclusões de estudos feitos em outras perspectivas, nem a deixar de considerar possíveis sequelas dos relacionamentos, nem muito menos o valor, em última análise, adaptativo, da felicidade e do bem-estar. Muda nossa compreensão geral e propicia um novo reconhecimento da magnitude de influência do sistema. A trama de adaptação que corre pelo desenvolvimento não significa que não existam custos emocionais e desajustamentos. Constitui, ao contrário, um quadro relevante para a análise desses efeitos.

Início afetivo e vida amorosa do adulto

Um desdobramento interessante da análise dos estilos de apego infantil tem a ver com a sua influência sobre o comportamento amoroso e as estratégias reprodutivas na idade adulta. Há indicações de que o ambiente de criação (a ecologia social do desenvolvimento) afeta o modo de relacionamento amoroso do adulto.

Um primeiro conjunto de pesquisas a esse respeito associa os estilos de apego iniciais ao modo como indivíduos consideram e conduzem os seus relacionamentos amorosos (Shaver et al., 1988). Vínculos iniciais – seguros, distantes ou inseguros-ansiosos – refletem-se na maneira como as pessoas se relacionam amorosamente; há permanência dos modelos de interação adquiridos na infância a partir da experiência com pessoas de referência.

Um segundo conjunto de pesquisas, com base no modelo da aceleração reprodutiva de Belsky, Steinberg e Draper (1991), indica que as condições de criação, especialmente o clima psicossocial adverso da família, levam a uma aceleração sexual, inclusive quanto à idade da menarca, um marcador do sucesso reprodutivo total (Kaplan e Gangestad, 2005). Os estilos de apego da criança representam um ajuste comportamental às condições imediatas, mas também têm repercussões a longo prazo. O estilo de apego inseguro-ansioso representa um ajuste a uma condição de baixa disponibilidade do cuidador: a criança fica com o seu sistema de apego ativado, mantém-se atenta verificando a presença da figura de apego, afasta-se menos, teme mais a exploração do ambiente e a separação. Esses comportamentos, adaptativos num ambiente mais hostil, poderiam propiciar a adoção de uma estratégia reprodutiva precoce.

Nem todos os estudos confirmam as previsões do modelo, mas há evidências de que certas perturbações na estrutura familiar induzem puberdade ou experiência sexual precoce. Circunstâncias adversas induzem a adoção de estratégias "quantitativas" (reprodução precoce, muitos filhos, baixo investimento parental) no lugar das estratégias "qualitativas" (reprodução mais tardia, poucos filhos, alto investimento parental e envolvimento afetivo).

Num estudo longitudinal com crianças norte-americanas, Belsky et al. (2007) analisaram o ambiente familiar e o amadurecimento sexual, controlando a idade da menarca da mãe e a sensibilidade da criança à estimulação positiva e negativa. Estilos parentais negativos foram associados a amadurecimento sexual mais precoce, mas apenas entre as meninas, com uma associação mais forte nas que foram avaliadas como altas em reatividade negativa na infância. Ellis e Essex (2007) acompanharam 120 crianças quanto à qualidade do ambiente familiar inicial, aos níveis de hormônios adrenais aos 7 anos e às características sexuais secundárias aos 11, controlando-se a massa corporal, a idade da menarca da mãe e o *status* socioeconômico. Verificaram uma associação significativa entre o alto investimento dos pais e o amadurecimento sexual (menarca) mais tardio.

Num estudo brasileiro, foi usada uma amostra de 600 mulheres, de capitais e cidades pequenas de seis estados diferentes, para verificar a relação entre as condições psicossociais de criação e os marcos da carreira reprodutiva feminina. Os resultados apoiaram parcialmente a teoria de aceleração reprodutiva. Encontrou-se uma tendência à precocidade (idade da mãe quando do nascimento do primeiro filho) nas seguintes condições: mulheres mais jovens, residindo ou criadas em cidades do interior ou cidades pequenas, mais pobres e com menor escolaridade, criadas em ambientes familiares sem a presença dos dois pais (criadas por um dos pais apenas ou pelos avós), e com alto estresse percebido durante a infância (Lordelo et al., no prelo).

Embora ainda esteja longe a compreensão plena de como surgem esses efeitos ontogenéticos, as evidências são desafiadoras. Se, no ser humano, as experiências familiares iniciais determinam o desenvolvimento da estratégia reprodutiva, é essencial investir na compreensão de como se processa esse desenvolvimento, ainda que também dependa de fatores posteriores à infância. Abrem-se, assim, possibilidades de prevenção, de intervenção e de cuidados.

Imitação, neurônios-espelho e empatia

Num estudo clássico, publicado na revista *Science*, em 1977, Meltzoff e Moore demonstraram em bebês de alguns dias de vida a inesperada capacidade de imitar expressões faciais. Se, a uma distância apropriada, o experimentador abrisse bem a boca ou colocasse a língua para fora, aumentava significativamente a frequência com a qual as crianças também abriam a boca ou puxavam a língua para fora. A demonstração de uma imitação neonatal deixou a todos intrigados – como era possível essa integração sensório-motora sem ensaios e erros, sem treino específico, sem espelho que proporcionasse *feedback*? Supunha-se, à época, tendo principalmente como base o trabalho de Piaget (1937), que o surgimento da capacidade de imitar fosse mais tardio durante o desenvolvimento e houve quem criticasse o estudo do ponto de vista metodológico. A dúvida inicial foi boa por incentivar análises aprofundadas. As dezenas de estudos feitos, desde então, garantem a existência dessa competência muito precoce em prestar atenção aos rostos e em igualar as expressões, mesmo quando emocionais (Field et al., 1982).

Houve até um estudo mostrando que bebês são capazes de, no intervalo entre a apresentação de gestos faciais, produzir gestos semelhantes, como se estivessem brincando de imitar e provocar imitação por parte dos adultos (Nagy e Molnar, 2004). Como Meltzoff (2007) afirma, "o reconhecimento das equivalências entre eu e outro não é o produto, mas o fundamento da cognição social" (p. 126). A possibilidade de reconhecer que o outro é "como eu" ou "diferente de mim" estabelece uma base para a interpretação dos atos alheios a partir dos meus próprios, permite que significados comuns possam ser construídos e que ocorram aprendizagens interativas importantes.

Para que a imitação do outro ocorra, é preciso que os bebês representem os movimentos que veem e os que eles próprios executam de acordo com o mesmo código cognitivo (Meltzoff e Moore, 1997). É provável que exista um espaço cognitivo supramodal, em que as informações sobre o *self* e as relativas a outros indivíduos possam ser cotejadas. Descobertas mais recentes a respeito de neurônios-espelho (Di Pellegrino et al., 1992) têm trazido informações sobre um sistema neural capaz de embasar este código comum.

Neurônios-espelho são neurônios que disparam quando um indivíduo executa certo ato "e também quando vê esse ato executado por outro indivíduo". Unificam, de certa maneira, uma informação interoceptiva e uma informação externa em trajetos bidirecionais. Além de estarem envolvidos na imitação e na linguagem, acredita-se que tenham um papel na empatia (Ferrari e Gallese, 2007) e que foram selecionados na evolução dos primatas, como adaptação a uma forma especialmente intensa de vida social. Respostas miméticas podem servir para aumentar o senso de proximidade e de conexão entre os indivíduos e elevar sentimentos de afiliação. Essa afiliação maior pode, por sua vez, facilitar a imitação (Lakin et al., 2003).

Bocejamos mais quando vemos alguém bocejar. É possível que a propensão a ser contagiado com o bocejo visto tenha a ver com a capacidade de sentir empatia (e com neurônios-espelho). Em levantamento longitudinal recente da suscetibilidade ao contágio (Helt et al., 2010), em crianças de 1 a 6 anos, verificaram-se aumentos significativos em torno dos 4 anos, uma indicação que (embora haja imitação muito precoce, Meltzoff e Moore, 1977) a capacidade de mimetizar sofre desenvolvimento, talvez em paralelo com o aumento da capacidade da criança em representar-se a mente de outrem e de estabelecer relações de empatia. Confirmam essa suposição outros resultados da mesma pesquisa: crianças e adolescentes – de 6 a 15 anos –, com transtorno de espectro autístico, demonstravam níveis de contágio significativamente menores do que os de grupos-controle, igualados quanto à idade e ao nível intelectual. É possível que crianças com autismo tenham menor sensibilidade a sinais expressivos sutis e percam, assim, oportunidades de vínculo emocional com outrem.

Comportamentos ligados à empatia – como partilhar sentimentos, oferecer consolo ou cooperação – também aparecem cedo e desenvolvem-se de acordo com a experiência social (Bussab et al., 2007). Num estudo relatado por Zahn-Waxler e Radke-Yarrow (1990), mães de crianças de diferentes idades eram instruídas para simular tristeza, nos gestos, na expressão. Era impressionante ver como crianças muito jovens, ao redor dos 2 anos, prestavam atenção especial, querendo entender, e acabavam tocando ou abraçando a mãe como consolo. Demonstrações como estas são, primeiro, dirigidas aos pais e a outros membros da família; depois, passam a ser emitidas em relação a estranhos. Crianças pequenas prestam atenção ao sofrimento de estranhos mesmo quando não estão propensas a prestar ajuda! A probabilidade de ajudar aumenta com a idade, tanto em situações em que as crianças causaram desconforto como nas em que apenas o testemunham. A empatia constitui um sistema recíproco em que a contribuição da criança importa tanto como a da mãe e de outros adultos (Zahn-Waxler e Radke-Yarrow, 1990; Zahn-Waxler, 2010).

Empatia e ajuda implicam altruísmo e colocam em foco a questão da função evolutiva de comportamentos que possam diminuir ou afetar a aptidão biológica de alguém em favor de outro alguém. Não cabe rejeitar ou generalizar dogmaticamente a existência de altruísmo, mas sim analisar o grau e as condições em que se manifesta. Estudos comparativos (Preston e DeWaal, 2002) mostram a continuidade filogenética e ressaltam os aspectos mais típicos do ser humano (uma espécie de notável capacidade de cooperação, apesar de suas tendências agonísticas). Prestar atenção ao afeto dos outros e construir uma representação de como se sentem e de como pensam provavelmente tenham sido aquisições essenciais na evolução humana.

Autismo e teoria da mente

Saber como percebem, pensam e lembram os outros, quais são suas intenções, crenças e desejos, seus estados mentais compõe a chamada "teoria da mente", expressão um tanto estranha, mas consagrada pelo uso (Premack e Woodruff, 1978). O conceito tem superposição parcial com o de empatia, mas há indicações de que esses processos têm substrato neuronal distinto (Singer, 2006). Crianças ao redor dos 4 anos passam por uma fase revolucionária: começam a ter domínio sobre termos com conteúdo mental e dão indicações de que sabem que os outros têm estados mentais que determinam o seu comportamento. Sabem que os outros sabem e que agem em função do que sabem. As crianças têm, então, para usar o termo popularizado por Premack, uma teoria a respeito de mecanismos mentais (Wellman, 1990).

O autismo é uma patologia intrigante porque se marca justamente por dificuldades nesta área. Descrito inicialmente por Kanner (1943), ele envolve prejuízos graves de comunicação e de interação, afasta o indivíduo do intercâmbio com outros a ponto de criar um estranhamento que a pesquisa tem, com persistência, tentado desvendar. É enorme o número de trabalhos recentes a respeito do comportamento autista, muitos deles centrados na questão dos problemas de interação. Trata-se de um quadro complexo, sujeito tanto a fatores biológicos como comportamentais, com uma diferenciação interna em termos de grau ou de tipo.

É interessante notar que Tinbergen, pioneiro da Etologia, ao interpretar o autismo num enfoque etológico, atribuiu-lhe principalmente causas ambientais. Notando a semelhança entre a esquiva ao contato de crianças autistas e a que crianças normais ocasionalmente têm diante de estranhos, preferiu considerar o comportamento autista como funcional, porém exagerado (Tinbergen, 1974; Silverman, 2010). Sabe-se hoje que causas genéticas contribuem para o quadro. A taxa de concordância em gêmeos monozigóticos vai de 40% a 90% e de 0% a 10% entre dizigóticos dependendo do tipo de diagnóstico (Brüne, 2008). A herança é provavelmente poligenética com envolvimento de pelo menos 10 a 20 diferentes alelos. Têm recebido atenção especial no cromossomo 7q, alelos ligados à produção da fala (FOXP2), bem como alelos que controlam aos receptores de oxitocina e o transporte de serotonina. Dentro dessa visão, ganham relevância estudos que se preocupam em rastrear, desde muito cedo, sinais indicadores com valor preditivo para o surgimento do autismo (Kupfer et al., 2010).

A sensibilidade em relação à face, uma característica pré-programada do comportamento humano (vimos como bebês recém-nascidos imitam caretas e expressões faciais), mostra-se afetada em autistas. Estudos indicam uma fraca memória para faces (Boucher et al. 1998), distúrbios na decodificação de expressões faciais de emoção, atenção reduzida à região dos olhos (Klin et al., 2002), além de outros aspectos discrepantes. Evidências neurofisiológicas confirmam os dados comportamentais: há diferenças na ativação e na anatomia das áreas do giro fusiforme, especializada na percepção de faces, e da amídala (Schultz et al., 2003; Kleihans et al., 2009; Dziobek et al., 2010).

Crianças autistas têm sido testadas em tarefas que avaliam aspectos da presença de uma teoria da mente. Uma tarefa clássica, a da falsa crença, é assim aplicada: uma criança vê o experimentador colocar um objeto num local A, diante de uma testemunha que pode ser outra criança ou uma boneca. Enquanto a testemunha se afasta da sala, o experimentador muda o objeto para o local B e pergunta à criança onde acha que a testemunha, quando voltar, procurará pelo objeto. A resposta "em A" indicaria, na criança, a capacidade de inferir que a testemunha pode ter uma crença "na cabeça" que difere do estado real das coisas. Crianças autistas têm um desempenho inferior na tarefa da falsa crença e em outras provas similares (Baron-Cohen et al., 1985; Colle et al., 2007; Lind e Blower, 2010).

De dois bonecos de Playmobil, um deles, por exemplo, John, abre uma caixa e olha dentro dela; o outro, Fiona, apenas abre a caixa. Qual dos dois sabe o que se encontra dentro da caixa? Lind e Bowler usaram essa tarefa com um grupo de crianças com distúrbio do espectro autístico e com outro grupo equiparado em idade e capacidade verbal, tomando o cuidado de eliminar da amostra crianças que não passassem em tarefas prévias de compreensão. A frequência das crianças autistas que inferiram corretamente o estado de conhecimento dos bonecos (21/29) foi mais baixa do que no grupo-controle (35/37), o que indica um prejuízo seletivo coerente com a hipótese da teoria da mente, mas também aponta para a magnitude relativa do efeito.

Outra tarefa é a de "ler a mente nos olhos": mostram-se fotos da região dos olhos e pergunta-se a respeito do estado mental das pessoas das quais foram tiradas as fotos. Baron-Cohen et al. (1997) verificaram que um grupo de pessoas com síndrome de Asperger e com autismo de alto desempenho tinha níveis significativamente menores de acerto do que os grupos-controle. Em compensação, era perfeitamente capaz de identificar estados mentais em fotos "inteiras" da face, o que significa que a sua deficiência não tinha a ver com alguma incapacidade em compreender categorias emocionais.

Em função de resultados como essas em autistas, fazia sentido interpretar o transtorno, como interpretou Baron-Cohen, como ausência, parcial ou total, de teoria da mente. Essa hipótese de presença/ausência enquadra-se bem no pressuposto de que, por meio da evolução, criam-se processos comportamentais automáticos e modularizados que funcionam como unidades estruturais, independentemente de outros processos (Ades, 2009b). A teoria da mente seria um módulo ou conjunto de módulos dotados da estrutura básica necessária para os cálculos de que depende a inferência a respeito da mente dos outros, um pouco como funcionaria a estrutura chomskiana da gramática universal.

Faz também sentido pensar que a evolução tivesse instalado um mecanismo desses como resposta às pressões seletivas da vida grupal, à necessidade de cooperar ou competir com outros membros do grupo ou de outros grupos. E ainda, de atuar de forma combinada e coordenada, pressões que se resumem no imperativo de conhecer o que o outro pensa, colocando-se virtualmente no lugar dele. É provável que a linguagem tenha desempenhado e desempenhe um papel estruturante e facilitador na aquisição e no funcionamento destas hipóteses operacionais que usamos todos os dias para saber o que está na cabeça dos outros. Não é apenas quando vemos o que o outro vê que temos uma ideia do conteúdo de sua consciência, a teoria se constrói a partir das verbalizações e da maneira como alguém diz como se sente ou o que pensa.

Pesquisas mais recentes têm mostrado ser mais complexo o processo, em autistas, como se dá este cálculo inferencial a respeito da mente de outrem. Sugerem ser possível que "atrasos" de desenvolvimento ou "graus de prejuízo" estejam em jogo, não a simples inexistência de uma teoria da mente tomada em bloco, ressaltam a diversidade de tipos de autismo e chamam atenção para a causalidade múltipla envolvida (Rajendran e Mitchell, 2007). A pesquisa sobre autismo reserva ainda muitas surpresas: contribui para a compreensão dos mecanismos adaptativos básicos – cuja natureza modular ainda está por ser determinada – que subjazem à interação social e que constituem um dos aspectos essenciais do desenvolvimento humano. Ela mostra o quanto pode ser produtiva e geradora de ideias a interface entre a preocupação clínica e a busca de conhecimento a respeito de processos básicos.

Cérebro social

O cérebro humano é provavelmente um dos órgãos mais complexos que tenham sido selecionados, uma base para o gerenciamento de processos cognitivos e emocionais de impressionante flexibilidade. O seu tamanho grande – estamos falando de 100 bilhões de neurônios e de 100 mil quilômetros de fibras conectáveis (Brüne, 2008) – implica gastos metabólicos grandes, em lento desenvolvimento e num maior período de imaturidade e de cuidados parentais. Todo esse investimento sugere que o cérebro humano deva ter tido uma vantagem adaptativa considerável, há bases para crer que essa vantagem possa provir de seu papel na vida em redes sociais complexas.

Explicações iniciais para a evolução de cérebros grandes em primatas baseavam-se na ideia de que ela provém do desafio de conseguir recursos alimentares, num "hábitat" extenso e imprevisível. A hipótese de cérebro social colocou o cerne da seleção na necessidade de conviver em estruturas sociais complexas. Verificou-se, assim, em espécies de primatas, que o tamanho relativo do cérebro, tomado a partir do tamanho do neocórtex, aumentava com o tamanho do grupo, com a prevalência da brincadeira social, com a frequência da aprendizagem social entre outros, isto é, com as condições que requerem esperteza social (Dunbar e Shultz, 2007). Mais interessante é a hipótese derivada que estabelece uma relação entre o cérebro e a existência de laços afiliativos, isto é, dos laços sociais que se criam fora de um contexto reprodutivo e que têm a ver com várias funções importantes envolvendo competição ou cooperação. Os primatas são mestres nesse tipo de relacionamento, especialmente os antropoides, nossos parentes mais próximos (Dunbar e Shultz, 2007).

Na evolução humana, durante milhões de anos, prevaleceu o modo de vida de caça e coleta, que se caracteriza por um aumento da cooperação e pelo desaparecimento da hierarquia, típica do grupo de primatas: não há chefes! Isso não implica instauração de um caos social. Ao contrário, o controle social distribuído flui naturalmente a partir das trocas sociais e pode envolver maior complexidade de funcionamento (Ribeiro et al., 2009).

Os dados comparativos a respeito da relação entre o neocórtex e a vida social indicam que estamos adaptados para viver em grupos com aproximadamente 150 indivíduos, um tamanho que corresponde ao número de indivíduos nos grupos de caçadores coletores contemporâneos. Evolutivamente falando, aumentamos o tamanho do grupo e a importância da interação social. Enveredamos por um modo de vida em que, cada vez mais, foram selecionados ajustamentos finos de compreensão mútua: tornamo-nos leitores de mentes. Compreender as intenções e a disposição do outro e refletir sobre o próprio estado mental foi uma etapa crucial do processo evolutivo de hominização e é uma das tarefas importantes no desenvolvimento humano.

A capacidade para reconhecer e interpretar sinais sociais ocorre cedo no desenvolvimento e é um argumento darwiniano a favor da ideia de um cérebro selecionado para interagir. O experimento de Hamlin et al. (2007) mostra que bebês de 6 e de 10 meses já são capazes de identificar e preferir "colaboradores" potenciais (coisa que nós adultos sabemos fazer muito bem) mesmo numa situação bastante abstrata. As crianças eram expostas a uma cena em que um boneco rudimentar (era um círculo com dois olhos) se deslocava subindo numa ladeira sem conseguir alcançar o topo: toda vez que chegava num certo ponto, escorregava para trás. Na terceira tentativa, entrava em cena um boneco (p. ex., um quadrado azul) que ia embaixo do boneco alpinista e parecia empurrá-lo para cima ajudando-o a alcançar o topo. Ou, então, vinha outro boneco (p. ex., um triângulo amarelo) que prejudicava o boneco alpinista, empurrando-o para baixo. Numa situação posterior de escolha, verificou-se que os bebês preferiam significativamente o boneco colaborador ao boneco atrapalhador.

Aos 10 meses, a sensibilidade social vai ainda mais longe: os bebês não estranhavam uma cena em que o boneco alpinista era visto se aproximando do colaborador, mas tinham sua atenção despertada quando ele se aproximava do atrapalhador, talvez lhes parecesse incongruente. Os autores interpretam esta avaliação social precoce como uma adaptação biológica. Em tarefas coletivas, como a caça ou partilha do alimento, só tem benefício quem souber diferenciar os que ajudam dos que prejudicam. Noutra pesquisa, verificou-se que bebês de 18 meses de idade prontamente ajudam adultos desconhecidos em situações que requerem entendimento do objetivo do outro e motivação altruísta (Warneken e Tomasello, 2006). Empatia, teoria da mente, vínculo e organização de significados estão relacionados de um modo primário e caracterizam a psicologia humana: de onde quer que comecemos a puxar o fio da meada, chegamos a um núcleo que integra todas as nossas características.

Talvez possa ser tomado como traço integrador essencial do desenvolvimento humano, o compartilhamento cognitivo e emocional que pode ser designado como "intersubjetividade". Trocas intersubjetivas envolvem um tipo especial de prazer, intrinsecamente motivado (Bussab et al., 2007); essa motivação social elementar nos acompanha por toda a vida e funciona como uma interface entre a mente humana individual e seu habitat socioafetivo-cultural (Rommetveit, 1998). A capacidade de assumir a perspectiva mental do outro pode ser entendida como a chave sociocognitiva da cultura.

Assim que a humanidade enveredou por um modo de vida essencialmente cultural, há talvez cerca de 2 milhões de anos, começou a se exercer uma pressão seletiva a favor de tudo que aprimorasse o viver cultural (a revolução cultural não se deu pela criação de uma universidade no leste da África!). Nada da nossa psicologia parece ter ficado imune a esse processo: nesse trajeto, intensificamos nossa sexualidade e a união do par, nosso investimento parental direto e indireto, nossa vinculação afetiva, nossa cooperação e nossa capacidade de compartilhamento.

Ao acompanharmos o bebê em crescimento, descobrimos que marcos típicos da ontogênese da criança estão associados a todas essas características peculiarmente humanas, entre as quais a intersubjetividade ocupa um lugar especial, tanto para o desenvolvimento afetivo e emocional como para o cognitivo pleno. A criança humana é capaz de produzir, muito cedo, o gesto simples pelo qual aponta para objetos, chamando a atenção dos outros (Bussab et al., 2007). Esse gesto protodeclarativo reflete a característica humana de compartilhar a atenção. Sua ausência sinaliza percursos ontogenéticos atípicos; pode ser, por exemplo, um diagnóstico para o autismo, assim como a relativa ausência de brincadeiras de faz de conta, ambas as características relacionadas à dificuldade em assumir a perspectiva mental do outro (Tomasello, 2003).

Intercâmbios emocionais

A emoção trai nosso jeito biológico. Poucas são as oportunidades de nossa vida isentas de tonalidade afetiva, sutil ou intensa (Ades, 1996). A emoção prepara e modula o comportamento e não é apenas de quem a sente: transmite-se, suscita reações, e seu compartilhamento promove engajamento e envolvimento interindividual. Serve como um mediador entre a estimulação externa e o comportamento, um passo evolutivo para além do puro automatismo, um modo de motivar o comportamento sem lhe tirar a flexibilidade. A alegria permite à pessoa se orientar a partir de marcos favoráveis, a tristeza permite angariar apoio em situações de desamparo, cada emoção básica tem sua base neural e suas estratégias próprias (LaFreniere, 2005).

Não é por acaso que Darwin, quando escolheu um tema comportamental, optou pela expressão das emoções. Escreveu um livro clássico sobre o assunto (Darwin, 1872/2000, Ades, 2009a), que levou praticamente um século para ter repercussão na pesquisa psicológica (Ekman, 1973). Os grandes argumentos para uma abordagem evolutiva estão todos lá, ainda válidos: a continuidade filogenética; a transculturalidade; e o surgimento precoce das expressões de emoção. As descrições dos movimentos expressivos faciais em chimpanzés revelam homologias com expressões humanas de emoção (Vick et al., 2007). Filhotes chimpanzés sorriem precocemente com o sorriso reflexo que bebês humanos produzem e entram muito pequenos em processos de troca expressiva com a sua mãe, como também ocorre em mães e crianças. E mais: chimpanzés são capazes de inferir o significado de expressões faciais, escolhendo, por exemplo, a alternativa sinalizada por uma expressão de alegria no rosto de uma pessoa e evitando a sinalizada por nojo (Buttelmann et al., 2009).

É seguro afirmar hoje a transculturalidade das emoções básicas. Entre outras evidências, podemos citar a pesquisa de

Matsumoto e Willingham (2006), uma das poucas feitas em condições naturalísticas, em que foram encontradas semelhanças significativas nas expressões faciais espontâneas de atletas de 35 países durante competições dos jogos olímpicos de Atenas em 2004. Atletas cegos e atletas típicos apresentavam rostos de vitória ou decepção semelhantes.

A observação de crianças pequenas revela o quanto vêm prontas para expressar estados emocionais, mas também revela o complexo interjogo entre a prontidão e o aporte da experiência. Indica, sobretudo, a natureza dupla da emoção: de um lado, estado subjetivo, um alerta a respeito das vantagens e dos perigos existentes; de outro, um elemento essencial no processo de comunicação. Bebês têm enorme sensibilidade às expressões faciais, aos movimentos, e à voz de suas mães e são capazes de manter com elas jogos intersubjetivos dos quais a emoção constitui material básico.

Encontramos em Darwin, que tudo observava, registros interessantes a respeito de seus filhos, quando pequenos. Notou a ocorrência de sorrisos precoces que atribuiu a um simples efeito muscular, sem emoção, mas, depois, sorrisos dirigidos: com pouco mais de 4 meses, o bebê sorriu diante de um espelho ("como sabe que seu reflexo é o de um ser humano?"); aos 5, reconhecia e preferia certas faces; aos 6 meses, teve uma clara reação empática ao ver sua babá simular tristeza, segundo Darwin sem que fosse imitação ou aprendizagem. Com 1 ano, beijou-se ao espelho (Darwin, 1839-1856).

Uma questão que se coloca em relação ao desenvolvimento expressivo tem a ver com os processos de maturação envolvidos. As expressões e provavelmente as emoções subjacentes (mas não esqueçamos que emoção e expressão não constituem domínios coincidentes), não aparecem todas, logo de início, escalonam-se durante o crescimento. Além da maturação, deve ser levado em conta o processo de inserção social, esse "sistema delicado e especificamente humano de comunicação pessoa a pessoa" (Trevarthen, 1979), que envolve aprendizagens sutis que se comparam em presteza à aquisição da linguagem. A criança usa os sinais expressivos que lhe são disponíveis, dentro do repertório típico da espécie, como ferramentas num jogo social em que são essenciais a escolha, o *timing*, a sincronização, a igualação e a observância de regras. O ajustamento interacional parte de prontidões, mas também da capacidade para descobrir e conservar, na memória, as estratégias mais eficientes de comunicação.

A precocidade na aquisição de experiência se manifesta em muitos domínios: bebês recém-nascidos preferem a voz de suas mães, escolhem, quando testados, sentenças faladas na língua materna entre outros. Mampe et al. (2010) registraram e analisaram sonograficamente choros de crianças recém-nascidas francesas e alemãs e encontraram diferenças significativas de prosódia "que tinham a ver com o contexto linguístico particular de cada grupo de crianças". No choro dos bebês franceses, predominavam contornos melódicos ascendentes, no dos bebês alemães, contornos descentes. Os picos de intensidade também difeririam. Conclui-se que bebês são capazes de reter entonações captadas no entorno linguístico e de incorporá-las à sua produção vocal. Chorar "em inglês" ou "em francês" talvez tenha por função facilitar a formação de laços afetivos com os pais e com as pessoas com as quais os bebês interagem.

Função adaptativa e plasticidade em relação a ambientes particulares marcam o desenvolvimento emocional das crianças: o desafio é integrá-los no concreto da pesquisa e na teoria e tirar as suas implicações para a compreensão dos processos de interesse para a abordagem clínica. Estamos, assim, de volta às colocações iniciais de nosso texto.

Chave evolucionista para o entendimento das psicopatologias

A compreensão do comportamento se enriquece com a integração das perspectivas de causalidade e de função, inclusive no caso dos desajustamentos. É esse o teor do convite que nos faz Brüne (2008), com base no pressuposto de que as condições psiquiátricas frequentemente representam alterações peculiares de sistemas funcionais de comportamento.

Pode parecer paradoxal que sintomas e quadros clínicos sejam examinados a partir da função presumida que desempenham, como sugere a psicopatologia evolucionista. A tendência é considerá-los "disfunções" e anormalidades. Mas o funcionamento desregrado representa uma das manifestações de um processo básico; a dor e o mal-estar podem ser entendidos como sinais e como partes do esforço adaptativo, mesmo que baldado. O arsenal de defesa natural do organismo inclui, assim, aspectos aparentemente disfuncionais: a febre; antisséptico natural; a dor; mediadora de estratégias comportamentais ajustadas à situação de injúria; e a tosse, que elimina corpos estranhos ou secreções das vias aéreas superiores. Nesse (Brune; Bussab, 2004) sugere, no mesmo sentido, que se deva ir além da dicotomia que opõe as vantagens da afetividade "boa" às desvantagens da afetividade "ruim" e que se leve em conta uma "psicologia em diagonal" considerando, inclusive, os perigos de certos estados positivos e os benefícios de certas emoções negativas.

Sinais de desajustamentos refletem, muitas vezes, o extremo de variação de um sistema funcional. Sugerimos anteriormente ser o medo um traço ancestral, adaptativo na medida em que prepara para o enfrentamento de ameaças. Esta é a posição de Woody e Szchetman (2010), que postulam, a partir de dados comportamentais e de neurociência, a existência de um sistema motivacional de segurança selecionado para a avaliação e o enfrentamento de riscos improváveis mais muito sérios. Faz sentido que um sistema desses proporcione reações fortes (aparentemente desnecessárias ou prejudiciais) diante de indicadores probabilísticos: o escuro (nem sempre traz ameaças); um estranho (que pode ser amigável); e a separação da mãe (às vezes, vantajosa). Em circunstâncias que cabe especificar, são gerados estados extremos: o medo vira fobia; a tristeza vira depressão; a suspeita, paranoia. Desajustamentos ou ajustamentos a situações particulares? Não cabe demorar-se muito na controvérsia, importa considerar a raiz adaptativa do transtorno.

Os medos de crianças podem parecer apenas fruto de um funcionamento irracional. Na verdade, como mostram Boyer e Bergstrom (2010) num artigo de revisão, constituem "... um sistema de alta funcionalidade, finamente calibrado às circunstâncias específicas de vida das crianças (p. 1)", que se desenvolve, ao longo do crescimento, de acordo com os desafios típicos de cada estágio. É essencial, de acordo com esses autores, a perspectiva ontogenética ou de desenvolvimento.

> "Algumas patologias da detecção de ameaças, como o transtorno obsessivo-compulsivo (TOC) ou a ansiedade social, muitas vezes emergem durante a infância e o começo da adolescência, representando, até certo ponto, uma forma exagerada e prejudicial de respostas típicas; pode por isso ser de muita utilidade traçar um quadro integrado do desenvolvimento típico neste setor." (p. 1)

A tristeza pode ser analisada, funcionalmente, enquanto reação por meio da qual a alocação de esforço ou de recursos às oportunidades existentes é reduzida, evitando-se perdas maiores e preparando novos investimentos afetivos (Nesse e Williams, 1997). A própria depressão pode ser relacionada às estratégias que surgem durante o desenvolvimento como forma de adaptação a condições externas desfavoráveis. Bowlby (1984) sugeriu a existência de uma relação entre o desenvolvimento de um apego inseguro ao surgimento de sintomas depressivos, uma hipótese compatível com o que, mesmo sem usar conceitos funcionais, defendem várias linhas psicológicas (Luz e Bussab, 2009). Noutra leitura evolucionista, centrada nos processos de competição social (Price et al., 1994), a depressão representaria uma espécie de subordinação involuntária que afasta o indivíduo das situações de derrota, inibe a agressão a rivais e superiores e favorece a atitude de desistência propícia à aceitação de resultados negativos. Quando intensa e prolongada (cabe evidentemente procurar pelas condições em que isso ocorre), essa estratégia configura-se doença depressiva (Price et al., 1994).

Um processo comportamental pode sair do eixo quando exposto a circunstâncias diferentes do ótimo evolutivo, representado pelo contexto em que, historicamente, tenha sido esse processo selecionado. O gosto por doce e por gordura, adaptado a ambientes ancestrais em que era pouca a oferta de alimentos e grande a solicitação de atividade, pode funcionar como armadilha num contexto como o de nossa civilização, bombardeada de produtos deliciosos e ameaçada cada vez mais pela ocorrência de obesidade.

Voltemos ao apego. É uma necessidade primária que nasce casada com os ajustes da experiência, tem grande resiliência e faz valer uma maternidade mínima. Por meio do apego é que se realiza a tarefa essencial da infância: obter atenção e cuidados e desenvolver as capacidades ligadas à natureza cultural. Mas ele tem limites, depende estreitamente do ambiente de desenvolvimento e não está a salvo de acidentes de percurso. Não estranha que as causas das desordens psicológicas incluam, muitas vezes, experiências adversas na infância (praticamente, todos os fatores considerados de proteção a desordens mentais pela Organização Mundial de Saúde têm relação direta com as experiências de vinculação afetiva precoce; Brüne, 2008).

Estudos sobre o desenvolvimento do apego em sociedades tribais (provavelmente mais próximas da condição em que tenha evoluído a sociabilidade humana) ilustram a importância de uma rede afetiva básica e o valor adaptativo de relacionamentos preferenciais (Konner, 1981). Varia, nessas sociedades, o modo como é dispensado o cuidado às crianças: entre os !Kung, os cuidados paternos são indiretos; entre os Èfé, o pai e outros cuidadores participam de maneira frequente e explícita. Mas há um padrão predominante: a criança convive intensamente com um pequeno grupo estável, tendo, de sobra, acesso direto ao mundo adulto, com oportunidades para a brincadeira exploratória e para o estabelecimento de vínculos.

São muitos os contrastes com as condições de criação na cidade moderna. Nesta, predominam famílias nucleares, o contato com as figuras de apego é mais interrompido, a exposição ao mundo significativo do adulto é truncada, a convivência com outros adultos e inúmeros coetâneos é intensificada na opção por creches e escolinhas. Essa modernização toda pode pôr à prova processos muito antigos de ajustamento e estar na origem da prevalência de certos problemas comportamentais entre crianças e adolescentes (Luz e Bussab, 2008). De qualquer maneira, estão em jogo, como em toda a área do desenvolvimento humano, um aspecto de predisposição e um aspecto de flexibilidade, este provavelmente selecionado como estratégia de resguardo diante da novidade constante do ambiente físico e social.

Encerrando por onde começamos, e pedindo autorização para uma licença poética, diremos que a história humana, pelos caminhos nem sempre retos da filogênese e da ontogênese, centrada como é no aprimoramento da cultura, tem o enredo básico de uma história de vinculação afetiva.

Referências bibliográficas

1. Ades C. De que trata a emoção. Torre de Babel 1996; 3: 7-26.
2. Ades C. Em um futuro não tão distante: Darwin e a ciência do comportamento. *In:* Landim MI; Moreira CR (eds.). Charles Darwin: em um futuro não tão distante. São Paulo: Instituto Sangari; 2009a.
3. Ades C. A expressão da modularidade. Scientiae Studia 2009b; 7: 283-308.
4. Baron-Cohen S; Leslie AM; Frith U. Does the autistic-child have a theory of mind? Cognition 1985; 21: 37-46.
5. Baron-Cohen S; Jolliffe T; Mortimore C et al. Another advanced test of theory of mind: evidence from very high functioning adults with autism or Asperger Syndrome. Journal of Child Psychology and Psychiatry 1997; 38: 813-822.
6. Belsky J. Pesquisa e teoria de apego sob uma perspectiva ecológica. *In:* Grossmann KE; Grossmann K; Waters E (eds.). Apego – da infância à idade adulta: os principais estudos longitudinais. São Paulo: Roca; 2008.
7. Belsky J; Steinberg L; Draper P. Childhood experience, interpersonal development, and reproductive strategy: an evolutionary theory of socialization. Child Development 1991; 62: 647-670.
8. Belsky J; Vandell DL; Burchinal M et al. Are there long-term effects of early child care? Child Development 2007; 78: 681-701.
9. Boucher J; Lewis V; Collis G. Familiar face and voice matching and recognition in children with autism. Journal of Child Psychology and Psychiatry 1998; 39: 171-181.
10. Boyer P; Bergstrom B. Threat-detection in child development: an evolutionary perspective. Neuroscience and Biobehavioral Reviews doi:10.1016/J neubiorev.2010.08.010; 2010.
11. Bowlby J. Apego-separação-perda. São Paulo: Martins Fontes; 1984.
12. Brüne M. Textbook of Evolutionary Psychiatry – The Origins of Psychopathology. Oxford/New York: Oxford University Press; 2008.
13. Burgess R; MacDonald K (eds.). The evolutionary theory of human development. California: Sage Publications; 2005.
14. Bussab VSR; Pedrosa MI; Carvalho AMA. Encontros com outro: empatia e intersubjetividade no primeiro ano de vida. Psicologia USP 2007; 18: 99-133.
15. Buttelmann D; Call J; Tomasello M. Do great apes use emotional expressions to infer desires? Developmental Science 2009; 12: 688-698.

16. Cassidya J; Lichtenstein-Phelpsb J; Sibravab NJ; Thomas Jr CS; Borkovec; TD. Generalized anxiety disorder: connections with self-reported attachment. Behavior Therapy 2009; 40: 23-38.
17. Colle L; Baron-Cohen S; Hill S. Do children with autism have a theory of mind? A non-verbal test of autism vs. specific language impairment. Journal of Autism and Developmental Disorders 2007; 37: 716-723.
18. Darwin C. A expressão das emoções no homem e nos animais. São Paulo: Companhia das Letras; 1872/2000.
19. Darwin C. Notebook of observations on the Darwin children. The complete work of Darwin online; 1839-1856. Acessado em: 18/01/2011. Disponível em: <http://darwin-online.org.uk/content/frameset?itemID=CUL-DAR210.11.37&viewtype=text&pageseq=1>.
20. di Pellegrino G; Fadiga L; Fogassi L et al. Understanding motor events: a neurophysiological study. Experimental Brain Research 1992; 91: 176-80.
21. Dunbar RIM; Shultz S. Evolution in the social brain. Science 2007; 317: 1344-1347.
22. Dziobek I; Bahnemann M; Convit A et al. The role of the fusiform-amygdala system in the pathophysiology of autism. Archives of General Psychiatry 2010; 67: 397-405.
23. Ekman P. Darwin and facial expression: a century of research in review. New York: Academic; 1973.
24. Ellis BJ; Essex MJ. Family environments; adrenarche; and sexual maturation: a longitudinal test of a life history model. Child Development 2007; 78: 1799-1817.
25. Feeney BC; Van Vleet M. Growing through attachment: the interplay of attachment and exploration in adulthood. Journal of Social and Personal Relationships 2010; 27: 226-234.
26. Feldman R; Weller A; Zagoory-Sharon O et al. Evidence for a neuroendocrinological foundation of human affiliation: plasma oxytocin levels across pregnancy and the postpartum period predict mother-infant bonding; Psychological Science 2007; 18: 965-970.
27. Ferrari PF; Gallese V. Mirror neurons and intersubjectivity. In: Braten S (ed.). On being moved: from mirror neurons to empathy. Amsterdam: John Benjamins Publishing Company; 2007.
28. Field TM; Woodson R; Greenberg R et al. Descrimination and imitation of facial expression by neonates. Science 1982; 218: 179-81.
29. Goodall J. Uma janela para a vida: 30 anos com os chimpanzés da Tanzânia. Rio de Janeiro: Jorge Zahar; 2003.
30. Gordon I; Zagoory-Sharon O et al. Oxytocin and the development of parenting in humans. Biological Psychiatry 2010; 68: 377-382.
31. Grossmann KE; Grossmann K; Waters E (ed.). Apego da infância à idade adulta: os principais estudos longitudinais. São Paulo: Roca; 2008.
32. Hamlin JK; Wynn K; Bloom P. Social evaluation by preverbal infants. Nature 2007; 450: 557-560.
33. Harlow HF; Dodsworth RO; Harlow MK. Total social isolation in monkeys. Proceedings of the National Academy of Sciences USA 1965; 54: 90-97.
34. Helt MS; Eigsti IM; Snyder PJ et al. Contagious yawning in autistic and typical development. Child Development 2010; 81: 1620-1631.
35. Hinde R. Etologia e teoria do apego. In: Grossmann KE; Grossmann K; Waters E (eds.). Apego da infância à idade adulta: os principais estudos longitudinais. São Paulo: Roca; 2008.
36. Hrdy SB. Mãe natureza: uma visão feminina da evolução – maternidade; filhos e seleção natural. Rio de Janeiro: Campus; 2001.
37. Hrdy SB. On why it takes a village: cooperative breeders; infant needs and the future. In: Burgess RL; MacDonald K (eds.). Evolutionary perspectives on human development. California: Sage Publications; 2005.
38. Kanner L. Autistic disturbances of affective contact. Nervous Child 1943; 2: 217-250.
39. Kaplan HS; Gangestad SW. Life history theory and evolutionary psychology. In: Buss DM (ed.). The Handbook of Evolutionary Psychology. Hoboken: John Wiley; 2005.
40. Klaus MH; Kennel JH. Pais-bebês: a formação do apego. Porto Alegre: Editora Artmed; 2001.
41. Kleinhans NM; Johnson LC; Richards T; Mahurin R; Greenson J; Dawson G et al. Reduced neural habituation in the amygdala and social impairments in autism spectrum disorders. American Journal of Psychiatry 2009; 166; 467-475.
42. Konner ML. Etologia de um povo que vive da caça e da coleta. In: Blurton-Jones M (ed.). Estudos etológicos do comportamento infantil. São Paulo: Pioneira; 1981.
43. Kupfer MCM; Jerusalinsky A; Bernardino LF et al. Clinical risk indicators for child development: final results of a psychoanalytical theory-based study. Revista Latinoamericana de Psicopatologia Fundamental 2010; 13: 31-52.
44. LaFreniere P. Human emotions as multipurpose adaptations: an evolutionary perspective on the development of fear. In: Burgess R; MacDonald K (eds.). The evolutionary theory of human development. California: Sage Publications; 2005.
45. Lakin JL; Jefferis VE; Cheng CM et al. The chameleon effect as social glue: Evidence for the evolutionary significance of nonconscious mimicry. Journal of Nonverbal Behavior 2003; 27: 145-162.
46. Leitão M; Castelo-Branco R. Bebês: o irresistível poder da graciosidade. Um estudo sobre o significado evolutivo dos traços infantis. Estudos de Psicologia 2010; 15: 71-78.
47. Lind SE; Bowler DM. Impaired performance on see-know tasks amongst children with autism: evidence of specific difficulties with theory of mind or domain-general task factors? Journal of Autism and Developmental Disorders 2010; 40: 479-484.
48. Lordelo ER; Seidl-de-Moura ML; Vieira ML et al. Ambiente de desenvolvimento e início da vida reprodutiva em mulheres brasileiras. Psicologia: reflexão e crítica; no prelo.
49. Luz F; Brüne M; Bussab VSR. Considerações básicas a respeito da psicopatologia evolucionista. Revista de Etologia 2004; 6: 119-129.
50. Luz F; Bussab VSR. Psicopatologia evolucionista. In: Otta E; Yamamoto ME (eds.). Psicologia Evolucionista. Rio de Janeiro: Guanabara Koogan; 2009.
51. Mampe B; Friederici AD; Christophe A et al. Newborns' cry melody Is shaped by their native language. Current Biology 2009; 19: 1994-1997.
52. Matsumoto D; Willingham B. The thrill of victory and the agony of defeat: spontaneous expressions of medal winners at the 2004 Athens Olympic Games. Journal of Personality and Social Psychology 2006; 91: 568-581.
53. Meaney M. Epigenetics and the biological definition of gene environment interactions. Child Development 2010; 81: 41-79.
54. Meltzoff AN. Like me: a foundation for social cognition. Developmental Science 2007; 10: 126-134.
55. Meltzoff AN; Moore MK. Imitation of facial and manual gestures by human neonates. Science 1977; 198: 75-78.
56. Nagy E; Molnar P. Homo imitans or homo provocans? Human imprinting model of neonatal imitation. Infant Behavior & Development 2004; 27: 54-63.
57. Nesse RM. Natural selection and the elusiveness of happiness. Philosophical Transactions of the Royal Society London B 2004; 359: 1333-1347.
58. Nesse RM; Williams GC. Why we get sick: the new science of darwinian medicine. New York: Vintage Books; 1994.
59. Piaget J. La construction du réel chez l'enfant. Paris: Delachaux et Niestlé; 1937.
60. Premack D; Woodruff G. Does the chimpanzee have a theory of mind? Behavioral and Brain Sciences 1978; 1: 515-526.
61. Preston SF; de Waal FBM. Empathy: Its ultimate and proximate bases. Behavioral and Brain Sciences 2002; 25: 1-72.
62. Price J; Sloman L; Gardner Jr R et al. The social competition hypothesis of depression. The British Journal of Psychiatry 1994; 164: 309-315.
63. Prochnik M; Carvalho MR. Método mãe-canguru de atenção ao prematuro. 2001. Disponível em: <http://aleitamento.com/imagens/bndes_social.pdf>.
64. Rajendran G; Mitchell P. Cognitive theories of autism. Developmental Review 2007; 27: 224-260.
65. Ribeiro FJL; Bussab VSR; Otta E. De colo em colo; de berço em berço. In: Moura MLS (ed.). O bebê do século XXI e a psicologia em desenvolvimento. São Paulo: Casa do Psicólogo; 2004.

66. Ribeiro FJL; Bussab VSR; Otta E. Nem alfa nem ômega: anarquia na savana. *In:* Otta E; Yamamoto ME (eds.). Psicologia evolucionista. São Paulo: Guanabara Koogan; 2009.
67. Rommetveit R. Intersubjective attunement and linguistically mediated meaning in discourse. *In:* Bråten S (ed.). Intersubjective communication and emotion in early ontogeny. Cambridge: Cambridge University Press; 1998.
68. Rosenblatt JS. Nonhormonal basis of maternal behavior in the rat. Science 1967; 156: 1512-1514.
69. Ross HE; Young LJ. Oxytocin and the neural mechanisms regulating social cognition and affiliative behavior. Frontiers in Neuroendocrinology 2009; 30: 534-547.
70. Sameroff A. A unified theory of development: a dialectic integration of nature and nurture. Child Development 2010; 81: 6-22.
71. Schultz R; Grelotti D; Klin A et al. The role of the fusiform face area in social cognition: implications for the pathobiology of autism. Philosophical Transactions of the Royal Society of London Series B 2003; 358: 415-427.
72. Shaver P; Hazan C; Bradshaw D. Love as attachment: the integration of three behavioral systems. *In:* Sternberg R; Barnes M (eds.). The psychology of love. New Haven; CT: Yale University Press; 1988.
73. Silverman C. 'Birdwatching and baby-watching': Niko and Elisabeth Tinbergen's ethological approach to autism. History of Psychiatry 2010; 21: 176-189.
74. Singer T. The neuronal basis and ontogeny of empathy and mind reading: review of literature and implications for future research. Neuroscience and Biobehavioral Reviews 2006; 30: 855-863.
75. Tinbergen N. Ethology and stress diseases. Science 1974; 185: 20-27.
76. Tomasello M. Origens culturais da aquisição do conhecimento humano. São Paulo: Martins Fontes; 2003.
77. Trevarthen C. Communication and cooperation in early infancy: a description of primary intersubjectivity. *In:* Bullowa M (eds.). Before speech: the beginning of interpersonal communication; Cambridge: Cambridge University Press; 1979.
78. Vick SJ; Waller BM; Parr LA et al. A cross-species comparison of facial morphology and movement in humans and chimpanzees using the facial action coding system (FACS). Journal of Nonverbal Behavior 2007; 31: 1-20.
79. Warneken F; Tomasello M. Altruistic helping in human infants and young chimpanzees. Science 2006; 311: 1301-1303.
80. Wellman HM. The child's theory of mind. Cambridge: MIT Press; 1990.
81. Woody EZ; Szechtman H. Adaptation to potential threat: the evolution; neurobiology; and psychopathology of the security motivation system; 2010. Neuroscience and Biobehavioral Reviews; doi:10.1016/j.neubiorev.2010.08.003.
82. Wynne-Edwards EK; Reburn CJ. Behavioral endocrinology of mammalian fatherhood. Trends in Ecology and Evolution 2000; 15: 464-468.
83. Zahn-Waxler C. Socialization of emotion: who influences whom and how? *In:* Root AK; Denham S (ed.). The role of gender in the socialization of emotion: key concepts and critical issues. New Directions for Child and Adolescent Development, 128. San Francisco: Jossey-Bass; 2010.
84. Zahn-Waxler C; Radke-Yarrow M. The origins of empathic concern. Motivation and Emotion 1990; 14: 107-130.

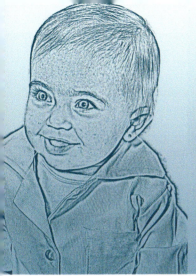

Capítulo 10

Crescimento e Desenvolvimento Físico

Cristina Maria Pozzi

"De um bom começo vem um bom fim."

John Heywood, *Proverbs* (1546)

Introdução

O conhecimento acerca do crescimento e desenvolvimento físico de crianças e adolescentes é um dos pilares na prática pediátrica assim como em todas as suas áreas de atuação. O crescimento é um índice de extrema importância na avaliação da saúde física e mental, bem como da qualidade do ambiente psicossocial do indivíduo.

A criança é um ser em constante mudança e suas habilidades e necessidades modificam-se em cada etapa do desenvolvimento, sob os efeitos da filogenética e da ontogenética. Nos anos iniciais de vida, o cérebro define trilhas biológicas que afetam a saúde física e mental, a capacidade de aprender e o comportamento durante toda a vida. Essas trilhas são delineadas pela história da criança e as experiências vividas em seus primeiros anos de existência. Essas experiências moldam a arquitetura do cérebro que, uma vez ativado, acionará as áreas que correspondem às funções vitais, autonômicas e de controle; em seguida, os processos sensório-motores-cognitivos e perceptuais; e, mais tardiamente, a integração e processos decisórios.[1] O jogo de ação e reação no processo do vínculo, modela os circuitos cerebrais, fortalece e prepara este indivíduo para sua vida de relação. Ainda, o estresse tóxico causa danos na arquitetura do cérebro em desenvolvimento, que pode ocasionar problemas no aprendizado, comportamento, saúde física e mental.

De acordo com Halpern, existem quatro princípios básicos que permitem compreender alguns conceitos do desenvolvimento: sequência; ritmo; diferenciação; e peculiaridade. A sequência ou os padrões de mudança são basicamente os mesmos para todas as crianças – trata-se do desenvolvimento normativo. Esse padrão distribui-se em uma curva de normalidade entre –2 e +2 desvios-padrão. O ritmo e a qualidade do desenvolvimento conferem, a partir da diferenciação, uma característica única peculiar, ou seja, cada criança apresenta um produto no seu desenvolvimento a partir da interface de fatores genéticos, biológicos e ambientais.[2]

São diversos os modelos explicativos para as teorias do desenvolvimento e o modelo ecobiodesenvolvimental, proposto pela Academia Americana de Pediatria em 2012,[3] compreende uma nova visão da Pediatria, combinando a biologia com suas adaptações fisiológicas e disfunções, o papel da ecologia no ambiente social e físico e os processos de saúde e desenvolvimento, já conhecidos em relação aos padrões de comportamento, aprendizado e bem-estar físico e mental (Figura 10.1).

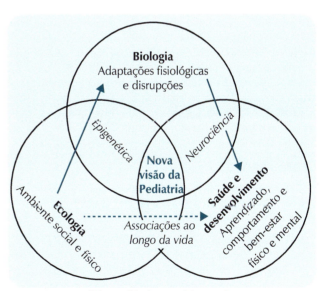

FIGURA 10.1 – Modelo ecobiodesenvolvimental.
Fonte: Adaptada de Shonkoff & Garner, 2012.

"As crianças que vivem em países em desenvolvimento, como o Brasil, estão expostas a vários riscos, entre os quais, o de apresentarem uma alta prevalência de doenças, o de nascerem de gestações desfavoráveis e/ou incompletas e de alto risco e o de viverem em condições socioeconômicas adversas. As crianças são particularmente mais vulneráveis a essa cadeia de eventos negativos porque são menos capazes de selecionar seu ambiente e exposições e também são menos aptas a modificá-las do que os adultos. Essa *morbidade escondida*, que de forma surda acomete um número substancial de crianças, na maioria das vezes, não é identificada precocemente, o que determina prejuízos inequívocos no aprendizado e na competência social."[2]

Fatores de risco e proteção devem ser conhecidos e avaliados para melhor compreensão dos processos de crescimento e desenvolvimento na infância e adolescência. Define-se **fator de risco** a todo elemento que, se presente, determina aumento na probabilidade de surgimento de problemas. Alguns exemplos: criança residente em área de risco; baixo peso ao nascer (inferior a 2.500 g); prematuridade (menos de 37 semanas gestacionais); asfixia grave ou Apgar menor do que 7 no 5º minuto; internações/intercorrências clínicas; mãe com menos de 18 anos de idade; mãe com baixa escolaridade (menos de 8 anos de estudo); história familiar de morte de criança com menos de 5 anos de idade; aleitamento materno ausente ou não exclusivo; gestação gemelar; malformação congênita; mais do que três filhos morando juntos; ausência de pré-natal; problemas familiares e socioeconômicos que interfiram na saúde da criança; problemas específicos da criança que interfiram na sua saúde; não realização de vacinas; identificação de atraso no desenvolvimento e suspeita ou evidência de violência; gravidez de alto risco ou eventos traumáticos para a mãe durante a gestação; presença de rupturas e conflitos do casal quando da descoberta da gravidez; separações e lutos na família; mãe em situação de sofrimento agudo ou diagnóstico de doença mental; parto difícil ou traumático; pais com dificuldades de assumir a parentalidade (tornar-se pai e tornar-se mãe); e famílias com problemas múltiplos (drogadição, alcoolismo, pobreza, condições crônicas).[4]

Entre os **fatores de proteção**, estão os atributos individuais, familiares e externos, sendo o aleitamento materno um dos fatores mais estudados. Resiliência refere-se à capacidade do indivíduo de se adaptar a determinados tipos de estresse. Quando o equilíbrio entre os fatores protetivos e de risco é positivo, uma adaptação positiva é possível e a chance de haver um desenvolvimento adequado é grande. Entretanto, quando a cadeia negativa de eventos se sobrepõe aos fatores protetivos, mesmo as crianças mais resilientes podem apresentar problemas.[2]

Crescimento

Em uma revisão de literatura sobre análise do conceito de crescimento, Monteiro et al., 2016,[5] compilaram 41 artigos e encontraram dez definições sobre crescimento, entre as quais destacam-se:

> "É um processo individual caracterizado pelo episódio não linear que resulta na mudança do tamanho entre idades similares em curto intervalo de tempo. É o maior evento biológico da infância. Morfologicamente reflete a integração de múltiplos sinais em um processo dinâmico, e a flexibilidade e diversidade dos resultados é documentada pela variabilidade no tamanho fenotípico que é característico de toda a população humana. Crescimento engloba espaços no indivíduo: células, tecido e processos de nível orgânico mediados pela inter-relação entre genoma e fisiologia local para determinar caminhos específicos pelos quais o organismo aumenta em tamanho e em idade do sistema imaturo."[6]

> "Crescimento é a divisão celular e o consequente aumento de massa corpórea que podem ser identificados em unidades, tais como g/dia, g/mês, kg/ano, cm/mês, cm/ano, ou seja, aumento da unidade de massa em determinada unidade de tempo. O crescimento configura-se pelo aumento físico do corpo, como um todo ou em suas partes. Isso significa um aumento do tamanho das células (hipertrofia) ou de seu número (hiperplasia)."[7]

> "Domínio físico inclui mudanças no tamanho, forma e características do corpo. O desenvolvimento físico se dá do topo para baixo (padrão céfalo-caudal) e do centro do corpo para fora (padrão proximal-distal). O crescimento do corpo e do cérebro, das capacidades sensoriais e das habilidades motoras é parte do desenvolvimento físico e pode influenciar outros aspectos do desenvolvimento."[8]

O crescimento e o desenvolvimento se iniciam no momento da concepção e ocorrem de maneira contínua desde esse momento até que as epífises se fundam às diáfises ósseas, com o que o incremento da estatura cessa, até que os processos relacionados ao desenvolvimento físico se finalizem. Contudo, se for analisado o crescimento do ponto de vista celular, verificar-se-á continuidade até a vida adulta, em graus variáveis. O ovo fertilizado, por meio de seu conteúdo genético, contém a herança que determinará a qualidade e a quantidade de crescimento, definidas por frequência e velocidade da divisão celular, sensibilidade dos diferentes tecidos a numerosos estímulos, idade da puberdade e época de fechamento das cartilagens de conjugação. Outros fatores orgânicos de fundamental importância são os neuroendócrinos. Paralelamente às causas orgânicas, existem as ambientais, como aqui já exposto, por exemplo, alimentação, estimulação e atividade física, que podem facilitar ou dificultar o crescimento. Causas psicossociais, como a separação mãe-filho, por exemplo, durante uma hospitalização prolongada da criança, também podem ocasionar atraso de crescimento.

Períodos do crescimento

A divisão do crescimento por faixas etárias é útil no sentido de padronizar a nomenclatura utilizada:

- Período neonatal: 0 dia a 28 dias.
- Infância (lactente): 29 dias a 2 anos, exclusive.
- Pré-escolar: 2 anos a 6 anos, exclusive.
- Escolar: 6 anos a 10 anos, exclusive.
- Adolescência: pré-puberal: 10 anos a 12 a 14 anos.
- Puberal: 12 a 14 anos a 14 a 16 anos.
- Pós-puberal: 14 a 16 anos a 18 a 20 anos, exclusive.

Fatores orgânicos

Genéticos

As particularidades individuais de um ser, incluindo o crescimento, determinadas pela herança, denominam-se "constituição". O tipo constitucional ou de causa familiar deve ser considerado na avaliação do crescimento. Outro fato a ser observado é o fenótipo que pode evidenciar dismorfismos faciais, sugestivos de quadros sindrômicos, embora indivíduos fenotipicamente normais possam apresentar uma doença genética. Cerca de 3% a 5% das gestações resultam no nascimento de uma criança com algum tipo de anomalia congênita ou doença genética que comprometerá seu desenvolvimento e sua qualidade de vida.[9]

Um instrumento útil e facilitador para uma melhor compreensão da família no ciclo de vida é o genograma. Além de proporcionar uma visão clara e ampla dos membros da família e de como se relacionam, o genograma retrata graficamente a história e o padrão familiar.[10]

Neuroendócrinos

Os hormônios secretados pelas várias glândulas endócrinas, governam o crescimento puberal e as alterações físicas de diversas formas, resumidas no Quadro 10.1. A glândula pituitária (hipófise) fornece o gatilho para a liberação de hormônios de outras glândulas. A taxa de crescimento infantil é governada em grande parte pelo hormônio tireoidiano (tiroxina) e pelo hormônio de crescimento (GH). Após as alterações hormonais iniciais, que acontecem por volta dos 7 a 8 anos, há uma sequência de outras alterações. A hipófise passa a secretar os hormônios gonadotróficos que estimulam o desenvolvimento de glândulas nos testículos e ovários, resultando na secreção dos hormônios sexuais – testosterona nos meninos e estradiol nas meninas. Além dos hormônios gonadotróficos, a hipófise secreta também outros hormônios que interagem com os hormônios sexuais e afetam o crescimento: ACTH que sinaliza à adrenal para secretar andrógeno adrenal, hormônio estimulador da tireoide (TSH) e hormônio de crescimento (GH).[11]

QUADRO 10.1 – Principais hormônios envolvidos no crescimento e desenvolvimento físico.

Glândula	Hormônios secretados	Aspectos do crescimento influenciados
Tireoide	Tiroxina	Desenvolvimento cerebral normal e taxa de crescimento global
Adrenal	Andrógeno adrenal	Algumas mudanças puberais, bem como o desenvolvimento de maturidade esquelética e muscular
Células de Leydig nos testículos (meninos)	Testosterona	Formação de órgãos genitais masculinos no período pré-natal, ativa a sequência de mudanças de características sexuais primárias e secundárias, estimula a produção aumentada de hormônio de crescimento e afeta ossos e músculos
Ovários (meninas)	Diversos estrógenos, sendo o mais crítico estradiol	Desenvolvimento do ciclo menstrual, mamas e pelos pubianos
Pituitária (hipófise)	Hormônio de crescimento (GH), hormônio estimulador da tireoide (TSH), ACTH e hormônios gonadotróficos	GH governa a taxa de amadurecimento físico, outros hormônios hipofisários sinalizam às respectivas glândulas sexuais para secretarem, hormônios gonadotróficos ajudam a controlar o ciclo menstrual

Fonte: Adaptado de Tanner, 1990 *apud* Bee & Boyd, 2011.

Fatores ambientais

O meio ambiente na vida pós-natal apresenta enorme variabilidade, obrigando o indivíduo a adaptar-se quanto à nutrição, à atividade física e aos estímulos biopsicossociais (afeto, impacto da urbanização e outros). O papel materno tem fundamental importância no crescimento, sendo considerado "fator paragenético" ou "gene não transmitido". Considerar aqui os fatores de risco e proteção enumerados anteriormente.

O Quadro 10.2 aponta as diretrizes sobre atividade física, comportamento sedentário e sono, preconizadas pela Organização Mundial da Saúde (WHO, 2019 e 2020), para crianças e adolescentes.[12,13]

QUADRO 10.2 – Diretrizes da Organização Mundial da Saúde sobre atividade física, comportamento sedentário e sono para crianças de 0 a 5 anos, crianças maiores e adolescentes.

Atividade física

1. Bebês (menos de 1 ano) devem ser fisicamente ativos várias vezes ao dia de várias maneiras, principalmente por meio de brincadeiras/jogos interativas no chão; quanto mais, melhor. Para aqueles que ainda não se deslocam, isso inclui pelo menos 30 minutos na posição prona (rosto e peito para baixo) ao longo do dia enquanto acordados

2. Crianças de 1 a 2 anos de idade devem permanecer pelo menos 180 minutos em uma variedade de atividades físicas em qualquer intensidade, incluindo atividades físicas de intensidade moderada a vigorosa, distribuídas ao longo do dia; quanto mais, melhor

3. Crianças de 3 a 5 anos de idade devem permanecer pelo menos 180 minutos em uma variedade de atividades físicas em qualquer intensidade, das quais pelo menos 60 minutos são atividades físicas de intensidade moderada a vigorosa, distribuídas ao longo do dia; quanto mais, melhor

4. Crianças > 5 anos e adolescentes devem fazer pelo menos uma média de 60 minutos por dia de atividade física de moderada a vigorosa intensidade, ao longo da semana, a maior parte dessa atividade física deve ser aeróbica

Tempo em comportamento sedentário

1. Bebês (menos de 1 ano) não devem ser contidos por mais de 1 hora por vez (p. ex., em carrinhos de bebê, cadeiras de bebê ou amarrados nas costas de um cuidador). O tempo de tela não é recomendado. Quando quietos, o engajamento em leituras e na narração de histórias com um cuidador é encorajado

2. Crianças de 1 a 2 anos de idade não devem ser contidas por mais de 1 hora por vez (p. ex., em carrinhos de bebê, cadeiras de bebê ou amarradas nas costas de um cuidador) ou sentadas por longos períodos. Para crianças de 1 ano, o tempo sedentário em telas (como assistir TV ou vídeos, jogar jogos de computador) não é recomendado. Para aqueles com 2 anos de idade, o tempo sedentário em telas não deve ser superior a 1 hora; quanto menos, melhor. Quando quietos, o engajamento em leituras e na narração de histórias com um cuidador é encorajado

3. Crianças de 3 a 5 anos de idade não devem ser contidas por mais de 1 hora de cada vez (p. ex., em carrinhos de bebê) ou sentadas por longos períodos. O tempo sedentário em telas não deve ser superior a 1 hora; quanto menos, melhor. Quando quietos, o engajamento em leituras e na narração de histórias com um cuidador é encorajado

4. Crianças > 5 anos e adolescentes devem limitar a quantidade de tempo em comportamento sedentário, particularmente a quantidade de atividades recreativas em frente às telas

(continua)

QUADRO 10.2 – Diretrizes da Organização Mundial da Saúde sobre atividade física, comportamento sedentário e sono para crianças de 0 a 5 anos, crianças maiores e adolescentes (continuação).

Tempo de sono em um período de 24 horas
1. Bebês (menos de 1 ano) devem ter 14 a 17 horas (0 a 3 meses de idade) ou 12 a 16 horas (4 a 11 meses de idade) de sono de boa qualidade, incluindo cochilos
2. Crianças de 1 a 2 anos de idade devem ter 11 a 14 horas de sono de boa qualidade, incluindo cochilos, com horários regulares de sono e acordar
3. Crianças de 3 a 5 anos de idade devem ter 10 a 13 horas de sono de boa qualidade, que pode incluir cochilos, com horários regulares de sono e acordar
4. Crianças > 5 anos e adolescentes devem ter 9 a 11 horas de sono de boa qualidade

Fonte: Adaptado de WHO, 2019, 2020.

Crescimento e desenvolvimento físico

O peso e a altura constituem os dois índices mais importantes da avaliação do crescimento. Outras medidas são segmento inferior (sínfise púbica ao chão), superior (altura menos o segmento inferior), perímetro cefálico, torácico e envergadura. Na prática clínica, os índices mais utilizados são o peso, a estatura e o perímetro cefálico. Todo índice mensurável deve ser registrado ao longo do acompanhamento clínico, pois há um padrão normativo com gráficos a serem preenchidos no cartão de saúde da criança.[14]

O acompanhamento sistemático do crescimento e do ganho de peso permite a identificação de crianças com maior risco de morbimortalidade por meio da sinalização precoce da subnutrição e da obesidade.

Aos 2 anos, uma criança tem aproximadamente metade da altura que terá quando adulta! Durante a primeira fase, que cobre aproximadamente os primeiros 2 anos, o lactente cresce muito rapidamente, acrescentando 25 a 30 cm no 1º ano e triplicando seu peso corporal no mesmo período. Em torno dos 2 anos, o pré-escolar se fixa num acréscimo mais lento, porém constante, de 5 a 7 cm/ano e aproximadamente 2,72 kg/ano até a adolescência. Na segunda fase, o crescimento torna-se mais previsível de um ponto de medição para o seguinte. Quando as correlações de percentil para peso e altura da criança se estabilizam, diz-se que estabeleceu sua curva ou taxa de crescimento individual.

A terceira fase engloba o "estirão de crescimento" do adolescente, quando pode acrescentar de 7 a 15 cm/ano por alguns anos, após o qual a taxa de crescimento se lentifica novamente até alcançar o tamanho adulto. Este "estirão" é, em média, maior para meninos, mas, de modo geral, todas as crianças apresentam um período de crescimento mais rápido em algum momento entre 9 e 15 anos.

A forma e as proporções do corpo da criança também se modificam ao longo dos anos, a considerar a proporção da cabeça, das mãos e pés. O perímetro cefálico, que ao nascimento é de 33 a 35 cm, cresce 2 cm/mês, no 1º trimestre; 1 cm/mês, no 2º trimestre; e 0,5 cm/mês, no 2º semestre, chegando ao final do 1º ano de vida com cerca de 47 cm. As mãos e pés de uma criança normalmente alcançam o tamanho adulto total no final do ensino fundamental ou início da adolescência.

Na Figura 10.2, pode-se consultar um roteiro diagnóstico simplificado a respeito da antropometria.

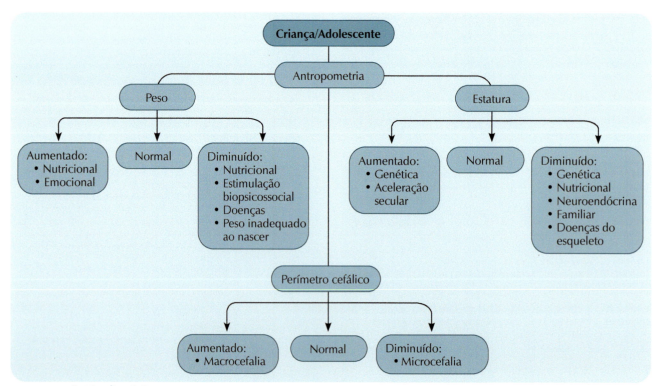

FIGURA 10.2 – Roteiro diagnóstico.
Fonte: Brasil. Ministério da Saúde, 2020.

Crescimento do cérebro

Um dos mais importantes princípios do desenvolvimento neurológico é que o cérebro cresce mais em surtos do que de maneira contínua e relacionam-se aos marcos do desenvolvimento cognitivo.

Dois surtos de crescimento importantes ocorrem no cérebro até a pré-adolescência. O primeiro está ligado aos saltos nas habilidades motoras finas e coordenação olho-mão que surgem, geralmente, entre 6 e 8 anos. Outro surto ocorre entre os 10 e 12 anos, associa-se a funções como lógica, planejamento e memória, funções corticais frontais. Na adolescência, entre 13 e 15 anos, ocorre outro surto de crescimento nas áreas que controlam percepção espacial, funções motoras e executivas, o que lhes confere maior eficiência nos processos decisórios e cognitivos superiores.[11]

Todo este processo maturacional tem na sua base a mielinização, a sinaptogênese e a plasticidade neuronal que serão discutidas mais detalhadamente no Capítulo 11, sobre Desenvolvimento Neurológico.

Tabelas e curvas de crescimento

O melhor método de acompanhamento do crescimento infantil é o registro periódico do perímetro cefálico, do peso, do comprimento ou da estatura e do índice de massa corporal (IMC) da criança nas respectivas curvas de crescimento da Caderneta de Saúde da Criança.[14] A maneira como a criança está crescendo indica o quanto ela está saudável ou o quanto ela se desvia da situação de saúde. As suas medidas de perímetro cefálico (até 2 anos), peso, comprimento ou estatura, e IMC devem ser colocadas nos gráficos da já referida Caderneta, de acordo com a idade e sexo (considerar também os gráficos de peso, altura, perímetro cefálico e IMC para crianças prematuras e com síndrome de Down, disponíveis em www.sbp.com.br/departamentos/endocrinologia/graficos-de-crescimento/).[15] Ressalta-se que para as crianças prematuras, deve-se fazer o cálculo da idade corrigida.

A Organização Mundial da Saúde (OMS) e o Ministério da Saúde recomendam a utilização dos valores de referência para o acompanhamento do crescimento e do ganho de peso das curvas da OMS de 2006 (para crianças menores de 5 anos) e 2007 (para a faixa etária dos 5 aos 19 anos).

Marcar as medidas nos gráficos promove a saúde da criança pela fácil identificação de desvios do crescimento, como exemplo: quaisquer mudanças rápidas que desviem a curva da criança para cima ou para baixo, ou então um traçado horizontal. Estes devem ser investigados, diagnosticados e tratados precocemente, para que se possa evitar o comprometimento da sua saúde atual e da sua qualidade de vida futura. Ao longo do tempo, várias medidas do crescimento colocadas em cada gráfico como pontos, e unidas entre si, formam uma linha que indica como a criança evolui. As crianças menores de 2 anos devem ser medidas deitadas (comprimento). Crianças com 2 anos ou mais devem ser medidas em pé (estatura). Existe uma diferença de 0,7 cm entre a estatura da criança medida deitada e em pé. Assim, se a estatura de uma criança de 2 ou mais anos for aferida com esta deitada, deve-se diminuir 0,7 cm do valor antes de registrá-lo no gráfico de 2 a 5 anos. Do mesmo modo, se a estatura de uma criança menor de 2 anos for medida com esta de pé, deve-se somar 0,7 cm ao valor antes de registrar no gráfico de crianças de 0 a 2 anos.[14,16] Para medir corretamente consulte: https://bvsms.saude.gov.br/bvs/publicacoes/orientacoes_coleta_analise_dados_antropometricos.pdf.

O IMC para idade expressa a relação entre o peso da criança e o quadrado da estatura (comprimento ou altura). É utilizado para identificar o excesso de peso entre crianças e tem a vantagem de ser um índice que será utilizado em outras fases do curso da vida (Figura 10.3A e B). A Tabela 10.1 mostra o diagnóstico nutricional de acordo com a distribuição nos diversos percentis. Para calcular o IMC: peso (em kg) dividido pela estatura (em metro) ao quadrado:

$$IMC = \frac{Peso\ (kg)}{Estatura^2\ (m)}$$

O ganho excessivo de peso e a obesidade são dois dos problemas de saúde pública mais sérios da infância e adolescência, com enorme impacto na saúde das populações, em virtude de sua evolução para doenças crônicas degenerativas não transmissíveis, como diabetes *mellitus* tipo 2, hipertensão arterial, doenças cardiovasculares e em diversos sistemas orgânicos. Causados, na maioria dos casos, por sedentarismo ou erro alimentar, entre as crianças e adolescentes com excesso de peso ou obesidade, existe um subgrupo cuja etiologia envolve alterações em genes relacionados ao metabolismo ou síndromes genéticas.

Especialistas em gerenciamento de peso na infância recomendam que pais de crianças acima do peso e de crianças em risco adotem algumas medidas, entre as quais: encorajar todos na família a beber muita água; ingerir grande quantidade de vegetais, frutas e produtos de grãos integrais; incluir leite e laticínios semidesnatados ou desnatados; preferir carnes magras e grãos como fontes de proteínas; limitar consumo de açúcar e gordura saturada; servir porções de tamanho razoável; limitar o tempo de TV, videogame, computador e celular entre as crianças; envolver toda a família em atividades físicas ao ar livre com regularidade.[17,18]

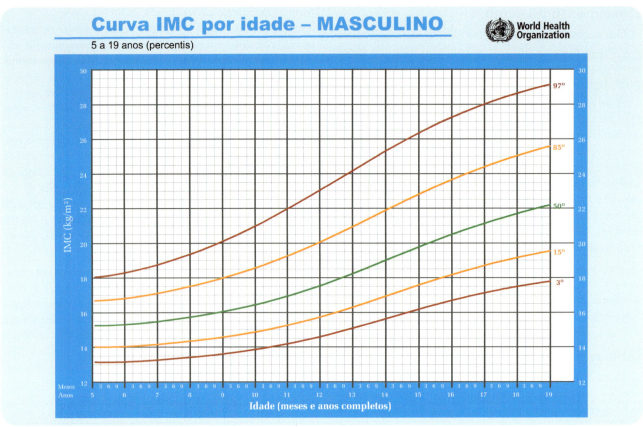

FIGURA 10.3A – Curva IMC sexo masculino entre 5 e 19 anos.
Fonte: WHO Reference 2007, 2019.

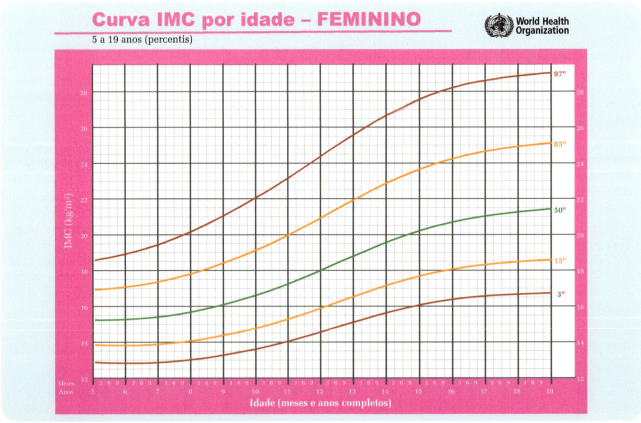

FIGURA 10.3B – Curva IMC sexo feminino entre 5 e 19 anos.
Fonte: WHO Reference 2007, 2019.

TABELA 10.1 – Pontos de corte de IMC por idade para menores de 10 anos.

Valores críticos		Diagnóstico nutricional
Percentil > 99,9	Escore z > +3	Obesidade grave (acima de 5 anos) e obesidade (de 0 a 5 anos)
Percentil > 97 e 99,9	Escore z +2 e +3	Obesidade (acima de 5 anos) e sobrepeso (de 0 a 5 anos)
Percentil > 85 e 97	Escore z > +1 e < +2	Sobrepeso (acima de 5 anos) e risco de sobrepeso (de 0 a 5 anos)
Percentil > 3 e 85	Escore z > –2 e +1	IMC adequado
Percentil > 0,1 e < 3	Escore z > –3 e < –2	Magreza
Percentil < 0,1	Escore z < –3	Magreza acentuada

Fonte: Adaptada de Brasil. Ministério da Saúde, 2008.

Desenvolvimento dentário

O início da erupção dental marca um momento muito importante da vida da criança e traz implicações aos que lidam diretamente com a sua saúde: pais; cirurgiões-dentistas; e médicos pediatras. Além dos cuidados com a higiene oral, também exigem atenção muitas alterações locais ou sistêmicas que ocorrem no mesmo período.

Em relação ao desenvolvimento dentário, a dentição decídua ou de leite tem seu início por volta do 6º mês, com o rompimento dos primeiros dentes, os incisivos centrais inferiores, e seu término aos 24 meses, com aparecimento dos segundos molares superiores, perfazendo o total de 20 dentes. Quando esses dentes estão nascendo, a criança pode apresentar alteração do sono, perda de apetite, pequeno aumento de temperatura, aumento da salivação, coceira nas gengivas e irritabilidade.[14] Por volta de 5 anos e meio, começa a irromper o primeiro dente permanente, o primeiro molar, ocasionando o início do que se denomina "dentição mista". Até os 12 ou 13 anos, praticamente, são trocados todos os dentes decíduos pelos respectivos permanentes, aparecendo, também nesta fase, os segundos molares, totalizando 28 dentes. Apenas aos 18 anos de idade surgem, ou não, mais quatro dentes ao lado do segundo molar, totalizando 32 dentes.

O alcance de um bom estado de saúde bucal de indivíduos em fase de crescimento é resultado de uma ação conjunta de bons hábitos dos mesmos e/ou responsáveis e desenvolvimento familiar, com o suporte paralelo oferecido por profissionais treinados a diagnosticar e implementar medidas preventivas de baixo grau de complexidade.[19]

Maturação sexual

No aspecto maturação sexual dos adolescentes, consideraremos o desenvolvimento das gônadas e características sexuais secundárias.

No sexo feminino, a primeira manifestação de puberdade é constituída pelo aparecimento do broto mamário, seguindo-se, ainda nesse mesmo ano, o início da pilificação pubiana e, posteriormente, axilar. O desenvolvimento mamário e da pilosidade pubiana foi descrito por Tanner (1975), segundo seus estádios evolutivos (Figura 10.4A). A menarca ocorre tipicamente em fase adiantada da maturação sexual e na fase de desaceleração do crescimento estatural. O ganho de altura após a menarca é de aproximadamente 7 cm.

No sexo masculino, a primeira manifestação de puberdade é o crescimento testicular, seguindo-se do aparecimento de pelos pubianos e do crescimento do pênis. O desenvolvimento genital do adolescente pode ser avaliado pela inspeção, segundo os estádios de Tanner (Figura 10.4B).

Em ambos os sexos, existe grande variabilidade quanto à idade em que as alterações pubertárias ocorrem. Em qualquer amostra de adolescentes entre 12 e 13 anos, é possível encontrar alguns que estão no estágio 5 e outros que estão no estágio 1 no que diz respeito ao amadurecimento sexual.[11]

Quanto ao comportamento sexual, a proporção de adolescentes sexualmente experientes aumenta entre as últimas séries do ensino médio, sendo meninos mais ativos do que meninas. À medida que as taxas de experiência sexual aumentam entre adolescentes, muitas vezes com múltiplos parceiros, elevam-se as taxas de doenças sexualmente transmissíveis. É lamentável que muitos adolescentes sejam tão desinformados acerca da educação sexual e, com isso, a taxa de gravidez adolescente também aumente, com todos os seus desdobramentos. A idade na qual um adolescente torna-se pai ou mãe é apenas um aspecto do problema e esse fato agrava os fatores de risco.[11]

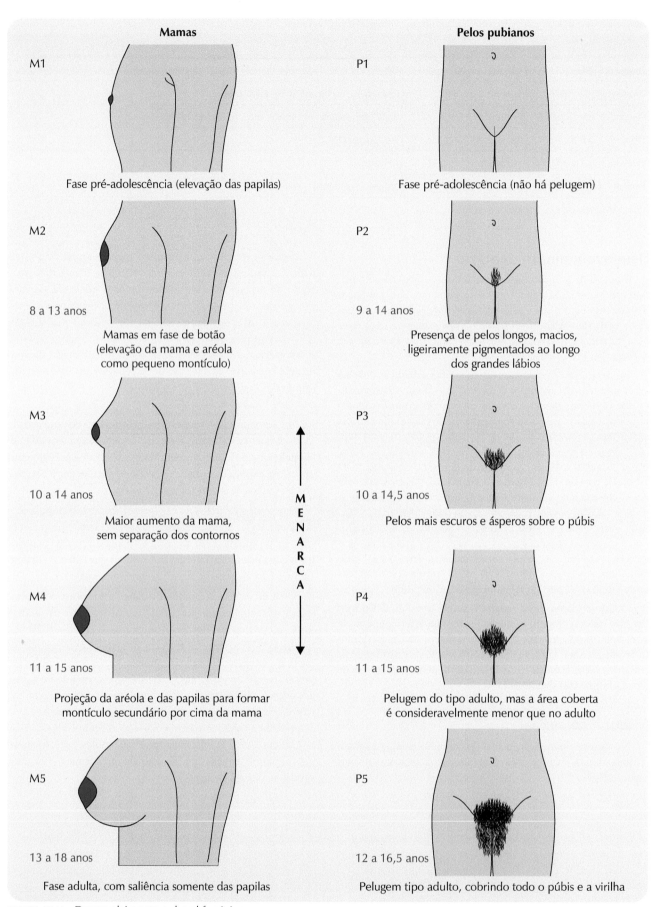

FIGURA 10.4A – Desenvolvimento puberal feminino.
Fonte: Adaptada de Tanner, 1990 *apud* Bee & Boyd, 2011.

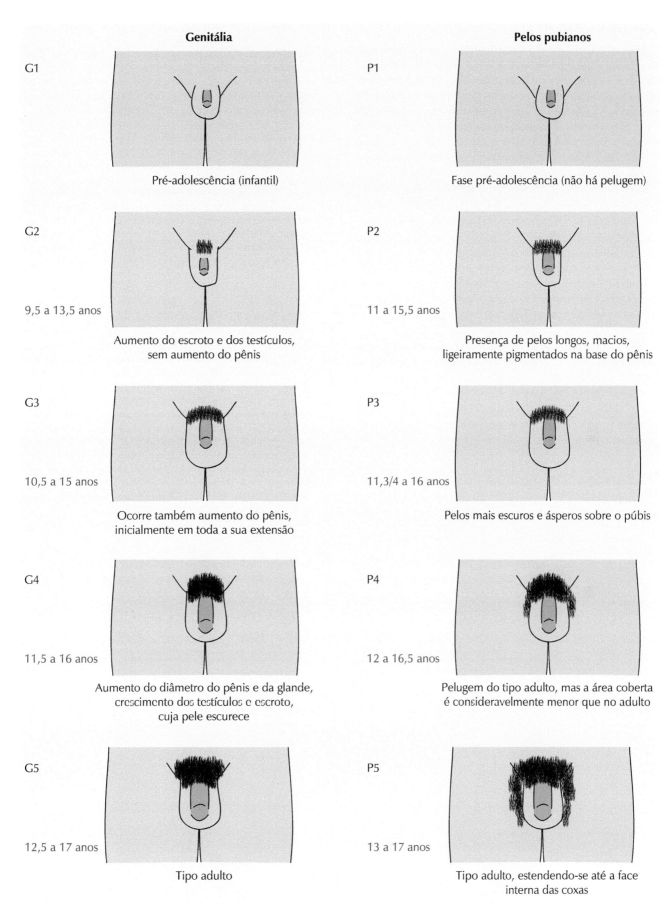

FIGURA 10.4B – Desenvolvimento puberal masculino.
Fonte: Adaptada de Tanner, 1990 *apud* Bee & Boyd, 2011.

Considerações finais

Para monitorização do crescimento e detecção de crianças com risco de problemas nutricionais, no âmbito individual, além da antropometria, deve ser realizada anamnese completa, incluindo pesquisa de fatores de risco ambientais e aqueles que envolvem os cuidados pré-natais, saúde materna, condições do parto, amamentação, vacinação, riscos para comprometimento do estado nutricional, anamnese nutricional, exame clínico e, se necessário, exames laboratoriais. A prevenção é sempre a medida mais poderosa nos cuidados em saúde; para tanto, os testes de triagem neonatal, teste da orelhinha, teste do olhinho e do coração também fazem parte desses cuidados iniciais.

A vigilância do crescimento com base nos gráficos é extremamente prática, facilitando seu uso por todos os profissionais envolvidos, inclusive agentes comunitários de saúde. A avaliação do crescimento deve estar presente em todas as atividades de atenção à criança de modo a se verificar, nas consultas de puericultura e de seguimento clínico, desvios dos padrões normativos e permitir a intervenção precoce.[20]

E aproveitando os avanços tecnológicos nesta era pós-moderna, O WHO Anthro e o WHO Anthro Plus são aplicativos desenvolvidos pela OMS para facilitar a aplicação das curvas de referência de crescimento para crianças de 0 a 5 anos (Anthro) e de 5 a 19 anos (Anthro Plus).[21] Esses dois programas estão disponíveis gratuitamente no site da OMS. São adotados por vários países que apoiaram os novos padrões de crescimento propostos pela OMS desde 2006.

Referências bibliográficas

1. Gerry L; Mualem R; Mughraby SK. The neurological development of the child with the educational enrichment in mind. Psicol Educ. 2015;21:79-96.
2. Halpern R. Manual de Pediatria do Desenvolvimento e Comportamento. Barueri: Manole, 2015.
3. Shonkoff JP; Garner AS. The Lifelong Effects of Early Childhood Adversity and Toxic Stress. Pediatrics. 2012;129(1):e232-e246.
4. Ministério da Saúde. Saúde da Criança: crescimento e desenvolvimento. Brasília, Distrito Federal, Brasil: s.n., 2012.
5. Monteiro FPM et al. Crescimento infantil: análise do conceito. Texto Contexto Enferm. 2016;25(2):e3300014.
6. Lampl M; Thompson AL. Growth chart curves do not describe individual growth biology. Am J Hum Biol. Sep-Oct 2007;19(5):643-653.
7. Marcondes E; Setian N; Carraza FR. Desenvolvimento físico (crescimento) e funcional da criança. In: Marcondes E et al. (ed.). Pediatria básica. 9. ed. São Paulo: Sarvier, 2002, p. 23-35.
8. Boyd D; Bee H. A criança em crescimento. Porto Alegre: Artmed, 2011.
9. Kim CA; Albano LMJ; Bertola DR. Genética na Prática Pediátrica. Barueri: Manole, 2010.
10. Carter B; McGoldrick M (Org.). As mudanças no ciclo de vida familiar: uma estrutura para a terapia familiar. 2. ed. Porto Alegre: Artmed, 2001.
11. Bee H; Boyd D. A criança em desenvolvimento. 12. ed. Porto Alegre: Artmed, 2011.
12. WHO. Guidelines on phisical activity, sedentary behaviour and sleep for children under 5 years of age. World Health Organization. 2019.
13. WHO. Guidelines on Physical Activity and Sedentary Behaviour: at a glance. Genebra: s.n., 2020.
14. Brasil. Ministério da Saúde. Caderneta da Criança. Passaporte da Cidadania. 2. ed. Brasília, Distrito Federal, Brasil: s.n., 2020.
15. Sociedade Brasileira de Pediatria. Departamento de Endocrinologia. Gráficos de Crescimento. São Paulo, SP: s.n.
16. Brasil. Ministério da Saúde. https://bvsms.saude.gov.br/. [Online] 2020. [Citado em: 14 de maio de 2022.] https://bvsms.saude.gov.br/bvs/publicacoes/caderneta_crianca_menina_2ed.pdf.
17. Sociedade Brasileira de Pediatria. Departamento de Nutrologia. Manual de Orientação Obesidade na Infância e Adolescência. [ed.] SBP. 3. ed. São Paulo, SP, Brasil: s.n., 2019.
18. Brasil. Ministério da Saúde. Protocolos do Sistema de Vigilância Alimentar e Nutricional – SISVAN na assistência à saúde. Secretaria de Atenção à Saúde. Departamento de Atenção Básica. Brasília: Editora MS (Série B. Textos Básicos de Saúde), 2008.
19. Noronha JC et al. Saúde bucal na infância e adolescência. Revista Médica de Minas Gerais. 2019;29(Suppl.13):S86-S90.
20. Albini FMN et al. Proposta de Protocolo de atendimento para consultas pediátricas. Residência Pediátrica. no prelo.
21. Sociedade Brasileira de Pediatria. Departamento Científico de Nutrologia. Avaliação do crescimento infantil – Entendendo o WHO Anthro e o WHO Anthro Plus. São Paulo: s.n., 2019. v. 6.

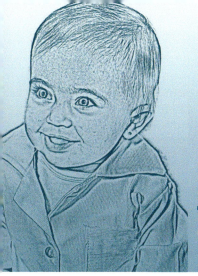

Capítulo 11

Desenvolvimento Neurológico

Cristina Maria Pozzi

> "Os homens deveriam saber que é do cérebro, e somente dele, que nasce a fonte do nosso prazer, alegria, riso e diversão, assim como nosso pesar, dor, ansiedade e lágrimas. É especificamente o órgão que nos habilita a pensar, ver e ouvir, a distinguir o feio do belo, o mau do bom, o prazer do desprazer. É o cérebro também que é a sede da loucura e do delírio, dos medos e sustos que nos tomam, muitas vezes à noite, mas, às vezes, também de dia; é onde jaz a causa da insônia e do sonambulismo, dos pensamentos que não ocorrerão, deveres esquecidos e excentricidades."
>
> Hipócrates (460 a 379 a.C.)

> "É mais fácil construir um menino do que consertar um homem."
>
> Charles Chick Govin

A globalização e suas demandas associadas para a competitividade estão aumentando a pressão de trabalho na sociedade. Somam-se a isso demandas de estruturas familiares em evolução e responsabilidades de cuidados aumentados, para crianças e idosos. Para tanto, países estudam como capitalizar recursos cognitivos nos seus cidadãos e apontam dois aspectos fundamentais para o desenvolvimento mental: o capital mental e o bem-estar mental.

O capital mental abrange recursos cognitivos e emocionais, inclui a capacidade cognitiva das pessoas, sua flexibilidade e eficiência no aprendizado, habilidades sociais e resiliência diante do estresse. O termo aborda uma dimensão fundamental dos elementos que estabelecem o quão bem um indivíduo é capaz de contribuir para a sociedade e experimentar uma alta qualidade de vida. O bem-estar mental, por sua vez, é um estado dinâmico que se refere à capacidade do indivíduo de desenvolver seu potencial, trabalhar de forma produtiva e criativa, construir relações fortes e positivas com os outros e contribuir para sua comunidade.

O desenvolvimento infantil é um dos pilares do *Foresight Project on Mental Capital and Wellbeing*, do Reino Unido,[1] destacando os aspectos que envolvem desde a genética, a programação fetal, o desenvolvimento precoce, até a disposição para o aprendizado, funções executivas, cognição social e as influências positivas e negativas nesta trajetória de desenvolvimento. O estudo salienta que a intervenção precoce é a chave para a prosperidade.

Na realidade brasileira, na qual os fatores de risco sobrepõem os fatores de proteção à infância e adolescência, ocasionando situações de vulnerabilidade, pensar em medidas de intervenção é pensar no futuro, investindo no capital mental dos indivíduos.

Segundo Papalia, Olds e Feldman,[2] o estudo do desenvolvimento traz consigo temas fundamentais e alguns aspectos merecem reflexão:

1. Todos os domínios do desenvolvimento são inter-relacionados, por exemplo, o desenvolvimento motor de um lactente é facilitador na sua exploração do mundo.
2. O desenvolvimento normal inclui uma ampla gama de diferenças individuais. Algumas influências sobre as diferenças individuais são inatas, outras são oriundas da experiência.
3. As pessoas ajudam a moldar seu próprio desenvolvimento e influenciam as reações dos outros em relação a elas. A influência é "bidirecional", por exemplo, quando os bebês balbuciam, os adultos respondem, incentivando o bebê a "falar" mais.
4. Os contextos histórico e cultural influenciam fortemente o desenvolvimento. Cada pessoa se desenvolve dentro de um ambiente ou contexto específico, limitado por tempo e lugar. Ao estudar os seres humanos, é preciso estar ciente dos padrões contextuais que são específicos a uma determinada cultura.
5. A experiência inicial é importante, mas as pessoas podem ser extraordinariamente resilientes.
6. O desenvolvimento continua por toda a vida.

O desenvolvimento é um processo dinâmico e contínuo no qual mudanças físicas, sociais, emocionais e mentais ocorrem em sequência, em que cada estágio é construído a partir dos estágios anteriores. Assim, o desenvolvimento ocorre quando a criança é capaz de dominar de forma satisfatória cada etapa de movimento, fala, nível de pensamento e habilidade de se relacionar com seus pares e outras pessoas.[3] Esse processo possibilita a passagem de um ser francamente dependente e heterônomo para um ser autônomo e independente, que se constitui gradualmente a partir de suas próprias potencialidades e características, bem como das influências ambientais a que se encontra submetido.[4] O sucesso decorrente de um potencial máximo de desenvolvimento integral resultará num adulto funcional, biológica e socialmente apto a resolver seus problemas.

Para início de conversa, o *Homo sapiens* surge há 200 mil anos na África Oriental e há 13 mil anos é a única espécie humana sobrevivente. Em todo esse processo evolutivo, houve uma mudança na conformação do crânio com aumento no volume cerebral, sobretudo frontal, conferindo ao *Homo sapiens* um cérebro extraordinariamente grande e caro. Esse cérebro contém cerca de 10 mil genes, 86 bilhões de neurônios e mais de 100 trilhões de sinapses e divide-se em cérebro instintivo (arqueocórtex), emocional (sistema límbico) e racional (córtex).

De um ponto de vista filosófico, pode-se dizer que a função mais importante do cérebro é servir como estrutura física subjacente da mente. Do ponto de vista biológico, entretanto, a função mais importante do cérebro é gerar comportamentos que promovam o bem-estar de um animal.[5]

Considerações iniciais

O desenvolvimento neurológico envolve um complexo processo de maturação do sistema nervoso central (SNC) e sua rede de conexões. Cada vez mais tem se compreendido o cérebro como um modelo matemático com componentes interconectados que, juntos, exercem determinada função. No âmbito celular, esses componentes seriam os neurônios e suas conexões sinápticas. Em âmbito mais amplo, o cérebro pode ser visto como uma rede de regiões cerebrais interconectadas que, juntas, integram uma vasta quantidade de informações e desempenham funções cognitivas e regulatórias altamente complexas. Assim, o cérebro humano compreende regiões corticais estrutural e funcionalmente conectadas em uma rede conhecida como o conectoma humano.[6,7]

Essas redes neurais modificam-se ao longo da vida e seu contínuo desenvolvimento requer a coordenação de um conjunto extraordinário de eventos. A compreensão das estruturas envolvidas nesta rede neural ao longo da infância e adolescência contribuirá com o conhecimento acerca da maturação e da plasticidade cerebral normal e anormal. Processos elaborados de desenvolvimento iniciados intraútero contribuem na gênese do conectoma que sofrerá alterações dinâmicas na sua arquitetura ao longo da vida de acordo com a maturação, idade e outras regras ou algoritmos biológicos.[6,7]

Desde a criação da doutrina neuronal de Ramón y Cajal e Camillo Golgi, em torno de 1890, e o início da Neurociência moderna, tem-se percorrido um longo caminho no entendimento da natureza do controle do sistema nervoso sobre o comportamento humano. Em termos práticos, princípios básicos foram identificados e sua aplicabilidade reside especialmente nos primeiros 5 anos de vida quando grande parte da responsabilidade pelo desenvolvimento depende dos pais, cuidadores e professores da educação infantil.[8] Segundo Leisman, Mualem & Mughrabi e Leisman & Melillo,[8,9] esses princípios incluem:

1. O cérebro humano desenvolve-se da concepção aos primeiros 20 anos de baixo para cima, inicialmente com as funções vitais, autonômicas e de controle; em seguida, pelos processos sensório-motores-cognitivos e perceptuais e mais tardiamente com integração e processos decisórios.[8] Ou seja, desenvolvem-se inicialmente as funções reflexas de tronco cerebral, seguidas pela ativação das áreas corticais primárias (sensório-motoras) e, num crescente de complexidade, ativam-se as áreas corticais de associação secundárias e terciárias (Figura 11.1). As áreas terciárias ocupam o topo da hierarquia funcional do córtex cerebral, são supramodais, ou seja, recebem e integram as informações sensoriais já elaboradas por todas as áreas secundárias e são responsáveis também pela elaboração das diversas estratégias comportamentais.[10]

2. O cérebro da criança é influenciado pela combinação da genética e experiência.[11] Crianças expostas a riscos provenientes de gestações desfavoráveis e/ou incompletas e de alto risco ou condições socioeconômicas adversas padecem de uma morbidade oculta que determina prejuízos inequívocos no desenvolvimento.[3]

3. A capacidade cerebral para mudança decresce com a idade.[9] Pensando a plasticidade do desenvolvimento, ou ontogenética, que é a capacidade dos neurônios e redes neurais cerebrais de modificarem suas conexões e comportamentos em resposta a novas informações, estimulação sensorial, desenvolvimento, dano ou disfunção, mudanças rápidas ou reorganização das redes celulares cerebrais ou neurais podem se manifestar de diferentes formas e sob diferentes circunstâncias. Apesar de as redes neurais exibirem modularidade e carregarem funções específicas, elas retêm a capacidade de se desviarem das suas funções usuais e reorganizarem-se em velocidades diferentes ao longo da vida.[5]

4. Capacidades cognitivas, emocionais e sociais são inextricavelmente interligadas ao longo do curso vital.[9]

5. Funções motoras e cognitivas interagem com nossos cérebros como resultado direto do bipedalismo.

6. Estresse causa danos na arquitetura do cérebro em desenvolvimento, que pode levar a problemas no aprendizado, comportamento, saúde física e mental.

7. O ambiente afeta diretamente a sinaptogênese e permite a otimização neurológica.[11] Ao nascimento, cada neurônio no córtex cerebral apresenta cerca de 2.500 sinapses. Por volta dos 2 a 3 anos de vida, o número de sinapses cresce para 15 mil por neurônio. Assim, como o cérebro começa a processar informações, algumas destas sinapses se reforçam, outras se enfraquecem. Eventualmente, algumas sinapses não utilizadas

são eliminadas, de forma completa, no fenômeno do *pruning* ou poda neuronal.[12] Se o corpo e o cérebro interagem intensamente entre si, o organismo que eles formam interage de forma não menos intensa com o ambiente que o rodeia. Suas relações são mediadas pelo movimento do organismo e pelos aparelhos sensoriais. Nesse aspecto, o cérebro humano é absolutamente único – os genes conectam os circuitos emocionais e corticais do cérebro em certa medida e depois deixam que o ambiente se encarregue de moldá-lo ao longo da vida, produzindo o indivíduo. Considerando que a habilidade de aprender a conhecer rostos seja inata, ao nascer não se tem conhecimento do rosto da própria mãe ou outrem. As células especializadas no reconhecimento de faces aprendem a conhecer rostos por meio da exposição às pessoas.[13]

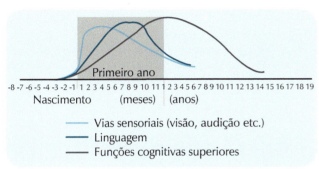

FIGURA 11.1 – Desenvolvimento do cérebro humano. Formação de sinapses dependente de experiências no início da vida.
Fonte: Adaptada de Nelson CA et al., 2000.

Diferentemente do que se pensava, de que o feto estava amplamente protegido no ambiente uterino, há hoje evidências de que o feto responde a fatores ambientais e, como consequência, pode haver mudanças permanentes na estrutura e na fisiologia do seu funcionamento, ocasionando maior risco de doenças crônicas tardiamente. Esse processo é denominado **programação fetal** ou plasticidade relacionada ao desenvolvimento e é um dos assuntos centrais do modelo de Origens Desenvolvimentistas da Saúde e da Doença (DOHaD).[15-17] Em alguns casos, essas alterações são adaptativas; em outras, resultam em restrições físicas ou químicas interrompendo o desenvolvimento.

Em diversas espécies animais, **influências ambientais** atingem o feto através da mãe/placenta ou o neonato através da lactação, promovendo adaptações fisiológicas que aumentam a chance de o indivíduo sobreviver naquele meio. Essas respostas adaptativas predizem a adaptação a longo prazo com objetivo de garantir a sobrevivência, no mínimo, até o período reprodutivo. Por exemplo, o estresse materno sinaliza um ambiente externo adverso para o feto, resultando numa hiper-reatividade crônica do eixo hipotálamo-hipófise-adrenal neste indivíduo, conferindo maior estado de alerta e maiores chances de sobrevivência. As respostas adaptativas preditivas causariam uma alteração persistente do funcionamento do organismo, provavelmente mediante processos epigenéticos, potencialmente transmissíveis por intermédio das gerações. Como aspectos essenciais para a sobrevivência do indivíduo, é de se esperar que a nutrição, o metabolismo, o crescimento, a reprodução e as respostas ao estresse sejam os mais facilmente passíveis de programação.[17] Não menos importantes são as **forças genéticas** poderosas que influenciarão o indivíduo por toda a vida.[18]

O cuidado precoce prevê o desenvolvimento cognitivo e socioemocional das crianças, mesmo dentro de amostras não clínicas.[19] Diferenças no cuidado predizem mudanças no desenvolvimento precoce de regiões neuroanatômicas como o hipocampo e a amígdala, que são influenciadas pela exposição aos hormônios do estresse. Lee et al. estudaram o comportamento materno durante a infância precoce em relação ao desenvolvimento e ao volume do hipocampo e da amígdala entre 4 anos e meio e 6 anos. Os resultados sugerem que a exposição a cuidados insensíveis impacta a neuronatomia, importante para a aprendizagem e a regulação do estresse, isso reforça a necessidade de promover cuidados sensíveis durante a infância.[20]

Trajetória normal do desenvolvimento cerebral

A maturação cerebral segue um padrão organizado e predeterminado que se correlaciona com as funções que o feto e o recém-nascido desempenham ao longo dos vários estágios do desenvolvimento. Enquanto o cérebro passa por mudanças físicas e químicas rápidas e substanciais no útero, outros processos que afetam a estrutura cerebral, incluindo mielinização, refinamento das vias da substância branca, sinaptogênese e poda dendrítica, persistem até a maioridade.[6]

No decurso do desenvolvimento embrionário do SNC, três etapas básicas devem ser consideradas. De modo geral e bastante resumido, pode-se dizer que os diferentes padrões malformativos conhecidos refletem a etapa na qual incidiram os eventos perturbadores da morfogênese.[21]

No **período indutivo**, o ectoderma forma a "placa neural", por volta da 2ª semana de gestação. Na semana seguinte, essa placa neural é sulcada formando a "goteira neural". Por volta do 21º dia, ocorre um fenômeno crucial no desenvolvimento do SNC que é a união das bordas superiores desta goteira para formar o tubo neural "neurulação". Por meio do processo de "neurulação primária", a porção anterior do tubo neural se fecha, entre as 3ª e 4ª semanas; e com a "neurulação secundária", a porção posterior do tubo neural se fecha entre as 4ª e 7ª semanas.

O segundo período crítico da formação do SNC diz respeito à **segmentação**, por volta das 5ª e 6ª semanas de gestação, fenômeno pelo qual se formarão dilatações vesiculares que constituirão o prosencéfalo (que, após nova segmentação longitudinal, dará origem aos hemisférios cerebrais), o metencéfalo (que será o mesencéfalo) e rombencéfalo (origem do tronco cerebral e do cerebelo) (Figura 11.2).

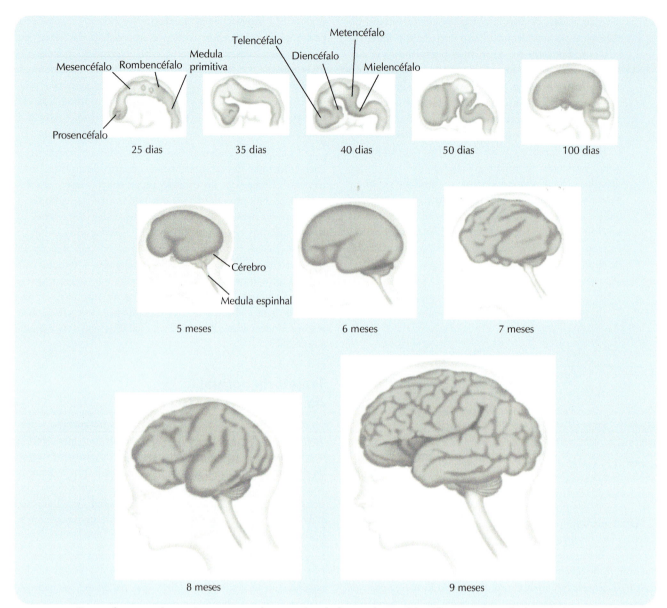

FIGURA 11.2 – Etapas da neurogênese. Logo que o tubo neural se fecha, podem se identificar as três vesículas primitivas que formam o sistema nervoso do embrião. Depois, o tubo vai se retorcendo, as vesículas crescem desigualmente e, no 4º mês, o SNC do embrião começa a se parecer com o do adulto, embora o córtex e o cerebelo ainda não apresentem os giros e sulcos que se formarão mais tarde. Os desenhos da fileira superior estão em uma escala muito ampliada em relação aos da fileira inferior. Se a escala fosse a mesma, o embrião de 25 dias teria a dimensão ilustrada no pequeno quadro à esquerda.
Fonte: Adaptada de Lent, R., 2002.

A terceira etapa fundamental na embriogênese envolve a **proliferação e migração neuronal**. As células primitivas que formam o epitélio pseudoestratificado do tubo neural darão origem a todos os neurônios e células da glia. Essas células se dividem sucessivamente junto à luz do tubo (zona ventricular) e, após certo tempo de proliferação ativa, migram para a superfície onde formarão a placa cortical. O pico do período migratório ocorre entre os 3º e 5º meses de vida intrauterina.[21] Um período de morte celular programada rápida, denominada "apoptose", ocorre após a migração, reduzindo o número de neurônios à metade entre a 24ª semana gestacional até 4 semanas após o nascimento.[6] Eventos ocorrentes após o 5º mês gestacional não mais causarão malformações propriamente ditas, mas influenciarão a mielinização, a maturação neuronal e glial e o desenvolvimento sináptico.[21]

O processo de **organização** das sinapses se inicia por volta da 20ª semana de gestação e a densidade sináptica aumenta rapidamente após o nascimento; por volta de 1 a 2 anos de idade, o número de sinapses é aproximadamente 50% maior do que o observado tipicamente em adultos. Este fenômeno é seguido por uma perda regional específica de conexões sinápticas denominada "poda" (Figura 11.3).[6]

Em um nível macroscópico, a formação dos sulcos cerebrais, ou sulcação, é comumente citada como um indicador de estágio de desenvolvimento. Os primeiros sulcos são visualizados aproximadamente após 15 semanas de concepção e lentamente se desenvolvem de forma ordenada numa sequência que se inicia nas áreas das vias auditivas, sensório-motoras e visuais. Ao nascimento, sulcos e giros de tamanhos maiores e moderados estão presentes; contudo, sulcos menores continuam a se desenvolver após o nascimento, resultando em sulcação de maior complexidade.[6]

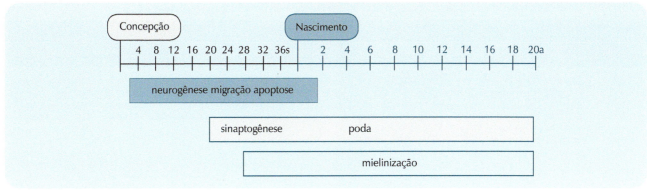

FIGURA 11.3 – Trajetória dos processos-chave no desenvolvimento do cérebro humano.
Fonte: Traduzida de Tymofiyeva et al., 2014.

O segundo indicador importante de estágio de desenvolvimento, sob a perspectiva de imagem, é a **mielinização** que se inicia antes do termo e continua em um padrão mais lento ao longo das 2ª e 3ª décadas de vida. Regionalmente, a mielinização obedece a um padrão caudal-cranial e central-periférico. Assim, conforme já mencionado, a mielinização (e o desenvolvimento cerebral em geral, incluindo a sulcação) progride das funções mais primitivas utilizadas no início da vida como sensoriais e, posteriormente, motoras, àquelas, utilizadas quando a criança está com mais idade como áreas de associação, heteromodais.[6]

Marcos do desenvolvimento

A compreensão e a avaliação do desenvolvimento neurológico normal e seus desvios são essenciais na prática Pediátrica, Neuropediátrica ou da Psiquiatria da Infância e Adolescência por permitir a identificação da normalidade e/ou atrasos, prover uma medida quantitativa do funcionamento global e documentar de forma longitudinal sua progressão ou regressão.

Uma estimativa do nível de funcionamento da criança auxilia na compreensão dos problemas de desenvolvimento e costuma ser precisa. O cálculo do quociente de desenvolvimento (QD) em cada domínio funcional provê uma medida quantitativa do seu funcionamento e sugere como e quando uma nova avaliação será recomendada.[22] Assim, de acordo com Baumer, Barkoudah e Elibol, 2014:

$$\text{Quociente de desenvolvimento} = \frac{\text{Idade de desenvolvimento} \times 100}{\text{Idade cronológica}}$$

Onde:

QD > 85 = triagem rotineira do desenvolvimento

QD 75 – 85 = acompanhamento cuidadoso do desenvolvimento

QD < 75 = avaliação abrangente e minuciosa do desenvolvimento

O Quadro 11.1 organiza os marcos normais do desenvolvimento para fins de avaliação e cálculo do QD.

QUADRO 11.1 – Marcos normais do desenvolvimento de acordo com a idade de apresentação.

Idade (meses)	Social/emocional	Linguagem/comunicação	Cognitivo (aprendizado, pensamento, resolução de problemas)	Movimento/ desenvolvimento físico
2	• Começa a sorrir para as pessoas • Consegue se acalmar rapidamente (pode levar as mãos à boca e chupar a mão) • Tenta olhar para os pais	• Começa a fazer barulhos e gorgolejar • Vira a cabeça em direção aos sons	• Presta atenção a rostos • Começa a seguir objetos com os olhos e reconhece as pessoas de longe • Começa a ficar entediado se a atividade não muda	• Consegue manter a cabeça elevada e começa a erguer o tronco quando está de bruços • Faz movimentos mais suaves com os braços e as pernas
4	• Sorri de forma espontânea, especialmente para as pessoas • Gosta de brincar com as pessoas e pode chorar se a brincadeira acaba • Imita alguns movimentos e expressões faciais, como sorrir ou franzir a testa	• Começa a balbuciar • Balbucia com expressões e imita os sons que ouve • Chora de maneira diferente para mostrar fome, dor ou cansaço	• Mostra a você se está feliz ou triste • Responde ao afeto • Tenta pegar um brinquedo com uma mão • Usa as mãos e olhos juntos, como ao ver um brinquedo e tentar pegá-lo • Segue coisas em movimento com os olhos • Observa os rostos atentamente • Reconhece pessoas e coisas familiares de longe	• Mantém a cabeça erguida firmemente, sem apoio • Empurra as pernas quando os pés estão encostados em uma superfície dura • Consegue rolar de barriga para cima quando está de bruços • Consegue segurar um brinquedo e chacoalhá-lo • Leva as mãos à boca • Quando está de bruços, se apoia sobre os cotovelos

(continua)

QUADRO 11.1 – Marcos normais do desenvolvimento de acordo com idade de apresentação (continuação).

Idade (meses)	Social/emocional	Linguagem/comunicação	Cognitivo (aprendizado, pensamento, resolução de problemas)	Movimento/ desenvolvimento físico
6	• Reconhece rostos familiares e começa a perceber se alguém é estranho • Gosta de brincar com outros • Responde a emoções alheias e normalmente parece feliz • Gosta de se ver no espelho	• Responde aos sons emitindo sons • Une as vogais ao balbuciar ("ah", "eh", "oh") e gosta de revezar com os pais enquanto emite sons • Responde ao próprio nome • Emite sons para mostrar alegria e descontentamento • Começa a falar sons consoantes	• Observa as coisas ao seu redor • Leva objetos à boca • Mostra curiosidade sobre as coisas e procura alcançar objetos que estão fora do alcance • Passa objetos de uma mão para a outra	• Rola do decúbito ventral para o dorsal e vice-versa • Começa a sentar-se sem apoio • Quando está de pé, apoia o peso sobre as pernas e pode tentar saltar • Balança para frente e para trás, às vezes engatinhando para atrás antes de seguir para frente
9	• Pode ter medo de estranhos • Pode ser grudado nos adultos familiares • Possui brinquedos favoritos	• Compreende "não" • Emite sons diferentes como "mamama" e "bababa" • Imita sons e gestos dos outros • Usa os dedos para apontar as coisas	• Observa o caminho de alguma coisa quando ela cai • Procura objetos que vê você esconder • Brinca de esconder e achar o rosto • Coloca objetos na boca	• Fica de pé com apoio • Consegue se sentar • Senta-se sem apoio • Engatinha • Preensão tipo pinça
12	• É tímido ou nervoso com estranhos • Chora quando a mãe ou pai vai embora • Possui pessoas e objetos preferidos • Demonstra medo em algumas situações • Entrega um livro para você quando quer ouvir uma história • Repete sons ou reações para conseguir atenção • Levanta os braços e as pernas para ajudar na hora de se vestir • Brinca de "esconder e achar o rosto" e "ciranda"	• Responde a pedidos simples verbais • Usa gestos simples, como balançar a cabeça [simbolizando] "não" ou acenar "tchau" • Emite sons com alterações no tom (soa mais parecido com a fala) • Diz "mama" e "papa" e exclamações como "uh-oh!" • Tenta dizer as palavras que você fala	• Explora as coisas de formas diferentes, como chacoalhando, batendo ou arremessando • Acha objetos escondidos com facilidade, coloca e tira objetos de uma caixa • Olha para uma imagem ou objeto certo quando se diz o nome de tal objeto • Imita gestos • Começa a usar as coisas corretamente; por exemplo, bebe de um copo, escova o cabelo • Cutuca com o dedo indicador • Segue instruções simples como "pegue o brinquedo"	• Senta-se sem ajuda • Apoia-se para se levantar, anda segurando nos móveis • Pode dar alguns passos sem apoio • Pode ficar de pé sozinho
18	• Gosta de dar coisas aos outros como forma de brincadeira • Pode ter ataques de birra • Pode ter medo de estranhos • Mostra afeto para as pessoas com quem está familiarizado • Aponta para mostrar às pessoas algo interessante • Explora sozinho, mas com um dos pais por perto	• Fala diversas palavras simples • Diz "não" balançando a cabeça • Aponta para mostrar a alguém o que ele quer	• Sabe para que servem coisas comuns, por exemplo, telefone, escova, colher • Aponta para conseguir a atenção de outras pessoas • Mostra interesse em uma boneca ou animal de pelúcia fingindo alimentá-lo • Aponta para uma parte do corpo • Consegue seguir comandos verbais de 1 passo sem gestos	• Anda sozinho • Pode conseguir subir degraus e correr • Puxa brinquedos enquanto anda • Ajuda a se despir • Bebe de um copo • Come com uma colher • Faz rabiscos sozinho
24	• Imita os outros, especialmente adultos e crianças mais velhas • Fica empolgado quando está com outras crianças • Mostra cada vez mais independência • Mostra um comportamento desafiador (faz o que lhe foi pedido para não fazer) • Brinca principalmente ao lado de outras crianças, mas começa a incluir outras crianças, como em brincadeiras de pega-pega	• Aponta para objetos ou imagens quando ouve seus nomes • Conhece os nomes de pessoas familiares e partes do corpo • Formula frases com 2 a 4 palavras • Segue instruções simples • Repete palavras que ouviu em uma conversa • Aponta para coisas em um livro	• Encontra objetos mesmo quando escondidos debaixo de duas ou três camadas • Começa a separar formas e cores • Completa frases e rimas em livros familiares • Brinca de brincadeiras simples de faz de conta • Constrói torres de 4 ou mais blocos • Pode usar uma mão mais do que a outra • Segue instruções de dois passos, como "pegue seus sapatos e coloque-os no armário" • Nomeia itens em um livro de imagens	• Fica na ponta do pé • Chuta uma bola • Começa a correr • Escala e desce de móveis sem ajuda • Sobe e desce escadas se segurando • Arremessa uma bola com as mãos • Desenha ou copia linhas retas e círculos

(continua)

QUADRO 11.1 – Marcos normais do desenvolvimento de acordo com idade de apresentação (continuação).

Idade (meses)	Social/emocional	Linguagem/comunicação	Cognitivo (aprendizado, pensamento, resolução de problemas)	Movimento/desenvolvimento físico
36	• Imita adultos e amigos • Mostra afeto por amigos sem ser incentivado • Reveza em brincadeiras • Mostra preocupação por um amigo que está chorando • Entende a ideia de "meu" e "seu" ou "sua" • Mostra uma série de emoções • Separa com facilidade da mãe e do pai • Pode ficar aborrecido com mudanças grandes na rotina • Coloca e tira a roupa sozinho	• Segue instruções de 2 ou 3 passos • Consegue falar o nome das coisas mais comuns • Entende palavras como "dentro", "em cima" e "embaixo" • Fala seu primeiro nome, idade e sexo • Fala o nome de um amigo • Fala palavras como "eu", "mim", "nós" e "você" e alguns plurais (carros, cachorros, gatos) • Fala bem o suficiente para pessoas estranhas entenderem a maior parte do tempo • Engaja em uma conversa usando 2 a 3 frases	• Pode manusear brinquedos com botões, alavancas e partes móveis • Brinca de faz de conta • Monta quebra-cabeças com 3 ou 4 peças • Entende o que "dois" significa • Copia um círculo com um lápis ou giz de cera • Vira uma página de um livro por vez • Constrói torres de mais de 6 blocos • Abre e fecha tampas de jarras ou vira a maçaneta da porta	• Escala bem • Corre com facilidade • Pedala um triciclo (bicicleta de 3 rodas) • Sobe e desce escadas, um pé em cada degrau
48	• Gosta de fazer coisas novas • Brinca de "mamãe" e "papai" • Está cada vez mais criativo com brincadeiras de faz de conta • Prefere brincar com outras crianças a brincar sozinho • Coopera com outras crianças • Com frequência, não consegue separar o real do imaginário • Fala sobre o que gosta e no que está interessado	• Sabe algumas regras básicas de gramática, como o uso correto de "ele" e "ela" • Canta uma música ou recita um poema de cabeça • Conta histórias • Consegue dizer seu nome e sobrenome	• Fala os nomes de cores e alguns números • Entende a ideia de contar • Começa a entender o tempo • Lembra-se de partes de uma história • Entende a ideia de "igual" e "diferente" • Começa a copiar algumas letras de forma • Brinca de jogos de tabuleiro ou de cartas • Diz a você o que acha que acontecerá em seguida em um livro	• Pula e fica sobre um pé só por até 2 segundos • Consegue pegar uma bola quicando na maior parte das vezes • Coloca líquidos [em um copo], corta com supervisão e amassa seu próprio alimento • Usa tesouras • Desenha uma pessoa com 2 a 4 partes do corpo
60	• Quer agradar os amigos • Quer ser como os amigos • Mais propenso a cumprir as regras • Gosta de cantar, dançar e atuar • Tem consciência do gênero sexual • Consegue separar o real do imaginário • Mostra mais independência • Às vezes é exigente e bastante cooperativo	• Fala com clareza • Conta uma história simples usando frases completas • Usa o tempo futuro, por exemplo, "a vovó vai chegar". • Diz o nome e o endereço	• Conta 10 ou mais coisas • Consegue desenhar uma pessoa com pelo menos 6 partes do corpo • Consegue escrever algumas letras ou números • Copia um triângulo e outras formas geométricas • Sabe de coisas usadas diariamente, como dinheiro e comida	• Fica em pé sobre um pé só por 10 segundos ou mais • Pula; talvez consiga saltar • Consegue dar cambalhota • Usa garfo e colher e, às vezes, faca • Consegue ir ao banheiro sozinho • Balança e escala

Fonte: Adaptado de SBNI, 2019.

A evolução no 1º ano de vida representa uma grande transição na evolução da espécie, de atitudes passivas em decúbito dorsal, para posição ortostática, ocorrendo importantes modificações e maiores saltos evolutivos em curtos períodos. O progresso no desenvolvimento neuromuscular da criança se processa segundo a "lei da direção craniocaudal", inversamente ao modo de ativação das áreas cerebrais e processo da mielinização, conforme aqui exposto.

As manifestações (principalmente motoras) da criança podem ser divididas em três grupos:

1. **Manifestações permanentes** com as quais a criança nasce e que permanecem constantes, não sofrendo modificações ao longo da evolução: reflexos miotáticos e sensibilidades primitivas.

2. **Manifestações reflexas transitórias** normais no recém-nascido e durante algum tempo de vida do lactente, desaparecem com a evolução, reaparecendo em condições patológicas, mediante agressão do SNC: reflexo de Moro, reflexo tônico cervical assimétrico.

3. **Manifestações evolutivas** com as quais a criança nasce, inicialmente são reflexas, desaparecem com a evolução, mas darão lugar às mesmas atividades, porém com caráter voluntário ou, posteriormente, constituir-se-ão em automatismo secundário: sucção, marcha reflexa.[23]

O recém-nascido é parte de um processo social e recíproco de afiliação e formação de relação com a mãe e outros cuidadores – um processo no qual substâncias neuroquímicas como oxitocina e vasopressina desempenham importante papel. A interação mãe-bebê não é marcada meramente pela contingência, mas pela mutualidade – este é o mais forte *feedback* com sinais emocionalmente reforçadores entre dois agentes sociais. Postula-se que a conexão entre a mãe e o bebê seja posteriormente a maior fonte de desenvolvimento socioemocional.[24] A plataforma para o desenvolvimento do **cérebro social** é o engajamento social.

Recomenda-se também a avaliação concomitante do **desenvolvimento neurocomportamental** e das **habilidades adaptativas**. Habilidades adaptativas, incluindo habilidades no autocuidado, requerem competência motora e cognitiva no nível de desenvolvimento relacionado à idade. Distúrbios neurocomportamentais são comuns nas deficiências do desenvolvimento, podendo variar desde comportamentos atípicos, anormais ou mal adaptativos. Falência na aquisição de determinadas habilidades são importantes sinais de alerta indicativos de risco (Quadro 11.2).

QUADRO 11.2 – Sinais de alerta para desvios no desenvolvimento conforme idade.

Idade	Sinais de alerta
1 mês	Falência no estado de alerta, irritabilidade constante
2 meses	Rola antes dos 3 meses
3 meses	Ausência do sorriso social
4 a 5 meses	Controle cefálico pobre, sem riso, sem direção do olhar
6 meses	Não rola, atraso no sustento cefálico, poucas expressões faciais, baixo contato ocular, pouco engajamento sociocomunicativo
9 meses	Senta-se em W, membros em tesoura, persistência de reflexos primitivos, balbucio ausente, não olha quando chamado, não olha para onde o adulto aponta, pouca ou ausência de imitação
12 meses	Ausência de reflexos de proteção, não localiza o som, pobre uso de gestos, não compartilha atenção
15 meses	Não fala palavras isoladas, anda nas pontas dos pés
18 meses	Dominância manual (antes desta idade)
21 meses	Falta de interação social
24 meses	Pais não compreendem a fala
3 anos	Familiares não compreendem a fala, ecolalia
5 anos	Pessoas não familiares não compreendem a fala
Em qualquer idade	Perda de habilidades

Fonte: Adaptado de Baumer, Barkoudah & Elibol, 2014.

Atualmente, com a alta prevalência de transtornos do neurodesenvolvimento, sobretudo o transtorno do espectro do autismo (TEA), cada vez mais identificado, tornando-se uma preocupação em saúde pública haja vista a frequência em torno de 1% na população,[25] a atenção ao desenvolvimento das habilidades sociais tem sido crucial. Evidências apontam que capacidades como contato visual, preferência por movimento biológico, reconhecimento de face e seguimento ocular estão presentes desde o início da vida humana e estas capacidades podem ser compreendidas como os primeiros sinais das habilidades sociais que mais tardiamente estarão envolvidas com estímulos mais complexos e com interações sociais (p. ex., discriminação entre rostos familiares e desconhecidos, atenção compartilhada etc.).[24,26-28]

Cabe lembrar, a importância do **brincar** e seus efeitos no neurodesenvolvimento. O brincar exploratório e sensorial facilita o desenvolvimento motor e cognitivo e o brincar no contexto da interação social facilita o desenvolvimento socioemocional.

Avaliação neurológica

Na prática médica, a avaliação por meio da história clínica detalhada e o exame físico minucioso permanecem indispensáveis, nortearão o raciocínio clínico para uma orientação diagnóstica segura, tanto para a investigação etiológica como para a abordagem terapêutica.

No que diz respeito à **anamnese**, deverão ser levantadas informações relativas à queixa atual, história mórbida pregressa e atual, condições de gestação, nascimento e parto, marcos do desenvolvimento, antecedentes familiares e pessoais de forma a identificar algum fator de risco: intercorrências pré, peri e pós-natais; prematuridade; gemelaridade; baixo peso; icterícia grave; anóxia perinatal; internação neonatal prolongada; hipotonia; atrasos nos marcos do desenvolvimento (verificar competência nas atividades de vida diária, checar perda ou regressão de linguagem ou outra habilidade, como uso das mãos, analisar quando o atraso é limitado a apenas um domínio); dificuldades alimentares; consanguinidade; doenças como meningite; convulsões ou traumatismo craniano; déficits ou alterações sensoriais; distúrbios do sono; comportamentos disruptivos ou estereotipados; doença familiar; risco ambiental como violência doméstica; depressão materna; uso de drogas; entre outros.

A presença de anormalidades no **exame físico geral** como desvios fenotípicos (alterações oculares, auriculares, faciais, entre outras), presença de alterações cutâneas (manchas café-com-leite, manchas hipocrômicas, hemangiomas, adenoma sebáceo, neurofibromas, ictiose, telangectasias etc.), desvio ponderoestatural, visceromegalias, sopro cardíaco, alterações articulares, endócrinas ou reumatológicas poderão sugerir possíveis etiologias para distúrbios do desenvolvimento e, muitas vezes, constituir o próprio diagnóstico. Deve-se sempre proceder ao exame do crânio incluindo medida do perímetro cefálico (PC), proporção craniofacial, percussão e ausculta, assim como exame do pescoço, coluna vertebral, incluindo a pesquisa de gibosidades, desvios e estados disráficos ocultos, e extremidades distais, na busca de assimetrias, edema, atrofias e/ou deformidades. O exame segmentar dos diversos aparelhos deve ser incluído.

O **exame neurológico** é fundamental na avaliação do desenvolvimento e consiste, em grande medida, na observação da criança e de suas reações aos diferentes estímulos (aspectos relacionados ao comportamento, atividade motora e interação social). Sinais-chave, próprios do exame neuropediátrico, incluem a medida do PC, tônus e reflexos arcaicos (Quadro 11.3).[22] O exame deve ser realizado de forma lúdica, atraindo o interesse da criança para executar determinadas tarefas. Nas crianças maiores, é possível contar com sua cooperação e execução de ordens verbais simples. Considerar que o medo, cansaço, estado de sono ou vigília, fome, agitação são alguns fatores que podem modificar o padrão de respostas aos estímulos provocados pelo examinador, motivo pelo qual frequentemente é necessário que se repita o exame mais de uma vez para se obter uma ideia correta do real estado neurológico do paciente.[21,23]

QUADRO 11.3 – Reflexos arcaicos e de proteção.

Reflexo	Início	Desaparecimento
Moro	Nascimento	3 meses
Marcha reflexa	Nascimento	6 semanas
Pontos cardeais	Nascimento	2 meses
Tônico cervical assimétrico	1 mês	4 meses
Galant	Nascimento	4 a 6 meses
Preensão palmar	Nascimento	5 a 6 meses
Preensão plantar	Nascimento	11 meses
Defesa lateral	6 a 7 meses	Persiste
Paraquedista	7 meses	Torna-se voluntário

Fonte: Adaptado de Baumer NT, Barkoudah E e Elibol MZ, 2014.

A dificuldade no exame neurológico é inversamente proporcional à idade da criança em virtude do caráter estereotipado e pouco informativo das reações neurológicas nas primeiras semanas de vida, muitas vezes com pobre valor indicativo de ausência ou presença de lesão neurológica efetiva. Também por esse motivo é importante que o exame neurológico seja analisado, para fins prognósticos ou preditivos, à luz do histórico clínico do paciente.[21] O caráter evolutivo das avaliações deve ser levado em consideração e, nesse sentido, na criança, o exame neurológico em secção transversa deve ser completado com o exame em secção longitudinal, o que significa que se devem interpretar os achados conforme sua idade.

Após as medidas objetivas de sinais vitais, peso, estatura, PC e avaliação física geral e segmentar, o exame neurológico segue um roteiro que varia conforme idade (Quadro 11.4), mas inclui):[21,22]

1. Avaliação do estado mental: lactentes e crianças pequenas – com base na observação da atenção visual e da atenção ao meio, se segue e fixa com olhar, sorriso, interação social, resposta ao estímulo sonoro, linguagem expressiva, compreensão de comandos e execução de tarefas. Crianças maiores – avaliar de acordo com idade – nomeação de cores ou objetos, uso de pronomes ou preposições, cópia de formas geométricas, pintura, escrita ou leitura e compreensão.

2. Motricidade ampla: observação da atividade de base e durante brincadeira, movimentação espontânea, postura em repouso, avaliar tônus, trofismo e força muscu-

QUADRO 11.4 – Roteiro do exame neurológico.

	Criança maior	Lactente	Recém-nascido
Medida	PC	PC	PC
Contato	Consciência, percepção, expressão	Estímulo sonoro, visual, lalação, sorriso	Estado de consciência – sono quieto, sono ativo, despertar quieto, despertar ativo, choro
Atitude		Simétrica	Assimétrica
Equilíbrio	Estático e dinâmico	Controle cervical, de tronco, engatinhar	
Praxias	Habilidades manuais, encaixes, torres com blocos	Reflexo de defesa lateral e paraquedista, lateralização da cabeça, posição prono	
Motricidade voluntária ativa (força muscular e coordenação)	Força muscular por meio de provas deficitárias ou força de oposição	Manobras do rechaço ou à beira do leito, prova mão-lenço no rosto	Espontânea e por estimulação – prova do rechaço e à beira do leito
Motricidade voluntária passiva	Palpação, balanço passivo, movimentação passiva, tônus, sinais meningorradiculares	Idem	Idem
Motricidade involuntária	Espontânea (movimentos anormais), pesquisa de reflexos estiramento/exteroceptivos	Idem Reflexos arcaicos	Tremores, trepidações, reflexos arcaicos, estiramento e exteroceptivos
Sensibilidade	Superficial (tátil, térmica, dolorosa) e profunda (vibratória, artrestésica e esterognósica)	Percepção de estímulo tátil e doloroso	Idem
Nervos cranianos	I-XII	Motricidade ocular extrínseca e intrínseca, mímica facial, reflexo cocleopalpebral, nauseoso, vestíbulo-ocular	Mímica facial, reflexo "olhos de boneca", motricidade ocular intrínseca, reflexos corneopalpebral, cocleopalpebral, nauseoso, sucção

Fonte: Adaptado de Rosemberg, 2010; e Baumer; Barkoudah; Elibol, 2014.

DESENVOLVIMENTO NEUROLÓGICO

lares. Observar presença de distonia, tremor, coreoatetose ou outros movimentos anormais e assimetrias motoras e/ou tróficas.

3. Motricidade fina: avaliar preensão palmar ou tipo pinça, uso de lápis ou giz de cera, habilidade de apertar botões e manipular pequenos objetos.
4. Sensibilidade: exame detalhado é, geralmente, difícil; mas devem-se documentar assimetrias de resposta na pesquisa de sensibilidade superficial (tátil, térmica e dolorosa) e sensibilidade profunda (vibratória, artrestésica e estereognósica).
5. Coordenação: observação durante brincadeira (empilhar blocos, jogar, chutar e agarrar bola, pular num pé só), coordenação mão-objeto.
6. Reflexos: pesquisa de reflexos de estiramento/exteroceptivos e reflexos arcaicos (Quadro 11.4). Desvios do padrão de normalidade devem levantar suspeitas.
7. Marcha: observação de assimetrias de membros durante a marcha ou corrida; claudicação, ataxia, marcha anserina ou escarvante indicam anormalidade.
8. Nervos cranianos: é possível testá-los de maneira completa quando a criança é cooperativa. Lactentes e crianças menores – observação da atividade espontânea, mímica facial, qualidade e força do choro, sucção e deglutição, movimentos oculares espontâneos ou ao seguir faces ou objetos, resposta à luz e ao som, reflexo vestíbulo-ocular, cocleopalpebral, nauseoso.

A identificação de um distúrbio do desenvolvimento não significa necessariamente que haja uma enfermidade neurológica subjacente, mas indica que existe um desvio da normalidade que merece ou uma investigação específica ou seguimento mais detalhado. O objetivo é esclarecer se é secundário à patologia neurológica, variação da normalidade ou decorrente de problemas ambientais. As escalas de desenvolvimento deveriam ser validadas para a população na qual serão aplicadas, haja vista que existem diferenças no desenvolvimento normal de crianças provenientes de variadas culturas, grupos étnicos e geográficos.

Triagem e vigilância do desenvolvimento na infância

Busca a identificação de crianças com maiores chances de apresentar atrasos no desenvolvimento. Trata-se de uma função integral dos cuidados básicos em saúde e de responsabilidade dos profissionais que cuidam da saúde da criança. Utiliza-se do conhecimento do processo normal de maturação do SNC da criança e sua relação com o meio ambiente.

A Academia Americana de Pediatria recomenda desde 2006 e é referendado pela Sociedade Brasileira de Pediatria que seja realizado teste de triagem padronizado de rotina aos 9, 18 e 30 meses, momentos do desenvolvimento que apresentam pontos determinantes na área motora e habilidades social-adaptativas: aos 9 meses, linguagem e social; aos 18 meses, importantes para sinais do transtorno do espectro do autismo; e linguagem expressiva e compreensiva aos 30 meses.[30] Existem na prática dezenas de instrumentos disponíveis para uso em triagem de desenvolvimento, com características específicas, vantagens e desvantagens (Quadro 11.5). De acordo com Halpern, 2015, os pontos principais a serem considerados na escolha dos instrumentos devem ser: validação – são poucos os instrumentos validados e traduzidos para o português; idade; tempo de aplicação; custo e necessidade de treinamento.[3]

Tendo em vista as particularidades de cada instrumento de triagem apresentado, a dificuldade de utilização em larga escala em âmbito nacional e a importância do rastreio do desenvolvimento em atenção primária, Figueiras et al., 2005, sistematizaram o atendimento de crianças de 0 a 3 anos de idade e criaram um algoritmo para facilitar aos profissionais de saúde a identificação de problemas de desenvolvimento que podem ser visualizados no Quadro 11.6.[31]

QUADRO 11.5 – Alguns instrumentos de triagem utilizados na prática clínica.

Instrumento	Característica principal	Idade de aplicação	Vantagens/desvantagens	Tempo de aplicação
Denver II	Avalia linguagem, social-pessoal, motor fino e motor amplo	0 a 6 anos	Valor preditivo alto/necessita de treinamento adequado	15 a 40 minutos
PEDS (*Parent's Evaluation of Development Status*)	Realizado com pais, aborda desenvolvimento e comportamento em 10 questões	0 a 8 anos	Custo muito baixo, não necessita da participação da criança, abordagem genérica	Em torno de 10 minutos
ASQ (*Ages and Stages Questionaires*)	Questionário estruturado com cuidadores	4 a 60 meses	Baixo custo, avalia propriedade psicométricas/abordagem mais genérica	10 a 15 minutos
PSC (*Pediatric Symptom Checklist*)	Questionário para cuidadores, autoaplicável, específico para disfunção psicossocial	4 a 18 anos	Já validado para o português, baixo custo, não necessita da participação da criança/resultado inespecífico	10 a 20 minutos
M-CHAT	Rastreamento específico para transtornos do espectro autista	16 a 30 meses	Já validado para o português, não necessita participação da criança	10 a 15 minutos
Escala Vineland de Comportamento Adaptativo	Avalia comunicação, autonomia, socialização e motor	0 a 18 anos ou mais	Custo baixo, não necessita da participação da criança, necessita de treinamento	Em torno de 20 minutos

Fonte: Adaptado de Halpern, 2015.

QUADRO 11.6 – Orientação para classificação da relação do desenvolvimento de 0 a 3 anos e conduta.

Achado	Interpretação	Conduta
PC < p10 ou > p90 ou presença de 3 ou mais alterações fenotípicas ou ausência de um ou mais marcos para a faixa etária anterior	Provável atraso no desenvolvimento	Referir para avaliação neuropsicomotora
Ausência de um ou mais marcos para a sua faixa etária	Alerta para o desenvolvimento	Orientação sobre estimulação. Reavaliar em 30 dias
Todos os marcos para sua faixa etária presentes, mas um ou mais fatores de risco	Desenvolvimento normal com fatores de risco	
Todos os marcos para faixa etária estão presentes	Desenvolvimento normal	Elogiar e orientar para manter estimulação. Retornar para acompanhamento de rotina

Fonte: Adaptado de Figueiras et al., 2005.

Nas crianças abaixo de 6 anos, considera-se atraso global no desenvolvimento (AGD) quando se apresentam 2 desvios-padrão abaixo dos seus pares de mesma idade em dois ou mais aspectos do desenvolvimento. AGD afeta cerca de 1% a 3% das crianças, muitas delas demonstrarão deficiência intelectual.[32]

Considerações finais

A realidade brasileira traz altos índices de insegurança alimentar, pobreza, desemprego, analfabetismo, prematuridade, gestação em adolescentes, maus-tratos, dificuldade no acesso aos serviços em saúde e educação, fatores de risco que constituem uma "morbidade oculta" e interferem contínua e silenciosamente no desenvolvimento infantil. Apesar das limitações socioeconômicas e metodológicas existentes e da diversidade de perspectivas disciplinares e modelos de programas praticados, há que se implementarem diretrizes eficazes de cuidados não só à primeira infância, mas à sociedade como um todo.

Assim, preconiza-se que toda criança deve ter um acompanhamento médico assíduo, com preenchimento adequado da respectiva carteira de saúde, no intuito de dar assistência em três níveis de cuidado: vigilância/monitorização; rastreio; e avaliação/diagnóstico.

A compreensão da estrutura, do desempenho e da plasticidade da rede cerebral humana e da sua evolução ao longo da vida contribui para a identificação de pacientes de risco para anormalidades cognitivas e de desenvolvimento.[6]

Tem sido sugerido que a variabilidade da rede de conectividade cerebral de larga escala está sob controle genético, assim, a herdabilidade está entre 40% e 60% e fatores ambientais ou epigenéticos, como educação e aprendizado, seriam responsáveis por cerca de 50% da variabilidade individual da conectividade funcional cerebral.[33] Considerando-se a interação entre natureza e criação, a avaliação de uma criança em desenvolvimento, sob o ponto de vista neurológico, deve incluir o conhecimento dos elementos biológicos, da morfogênese, do ambiente fetal, dos cuidados pré e perinatais e do ambiente no qual a criança está inserida, sob os aspectos afetivo, social e cultural. A estimulação da atividade neural para a ocorrência de toda cascata de eventos programada, e possível de acontecer, deve suceder de forma a otimizar seu desenvolvimento. Da mesma forma, a observação e a identificação dos desvios do desenvolvimento devem ocorrer precocemente de modo a possibilitar a intervenção também precoce, por meio de modificações no ambiente, intervenção parental e escolar ou no funcionamento cerebral, modelagem de comportamentos, treino de habilidades ou farmacoterapia, permitindo a reorganização ou minimizando os déficits de desenvolvimento.

Para finalizar, mas não encerrar o assunto, pois o tempo segue e continua afetando o cérebro e a mente humana e muito há por se descobrir, fica um registro de Mia Couto: "A **infância** não é um tempo, não é uma idade, uma coleção de memórias. A infância é quando ainda não é demasiado tarde. É quando estamos disponíveis para nos surpreendermos, para nos deixarmos encantar. Quase tudo se adquire nesse tempo em que aprendemos o próprio sentimento do Tempo".

Referências bibliográficas

1. Beddington J; Cooper C; Field J et al. The mental wealth of nations. Nature. 2008, v.455, p. 1057-1060.
2. Papalia DE; Olds SW; Feldman RD. Desenvolvimento Humano. 8. ed. Porto Alegre: Artmed, 2006.
3. Halpern R. Manual de Pediatria do Desenvolvimento de Comportamento. Barueri-SP: Manole, 2015.
4. Assumpção Jr FB. Psicopatologia evolutiva. Porto Alegre: Artmed, 2008.
5. Lent R. Cem bilhões de neurônios? Conceitos fundamentais de Neurociência. 2. ed. São Paulo: Atheneu, 2002.
6. Tymofiyeva O et al. Structural MRI connectome in development: challenges of the changing brain. Br J Radiol. 2014, v.87.
7. Collin G; van der Heuvel MP. The ontogeny of the human connectome: development and dynamic changes of brain connectivity across the life span. Neuroscientist. Dec de 2013, v.19(6), p. 616-628.
8. Leisman G; Mualem R; Mughrabi SK. The neurological development of the child with the educational enrichment in mind. Psicol Educ. 2015, v.21, p. 79-96.
9. Leisman G; Melillo R. The Plasticity of Brain Networks as a Basis for a Science of Nervous System Rehabilitation. Int J Neurorehabilitation. 2015, v.2:155.
10. Machado A; Haertel LM. Neuroanatomia Funcional. 3. ed. São Paulo: Atheneu, 2014.
11. Leisman G; Melillo R. The development of the frontal lobes in infancy and childhood: asymmetry and the nature of temperament and adjustment. In: AE Cavanna. Frontal Lobe: anatomy, functions and injuries. Hauppauge, NY: Nova Scientific Publishers, 2012.
12. Lent R. Neurociência da Mente e do Comportamento. Rio de Janeiro: Guanabara Koogan, 2008.
13. Ramachandran VS. O que o cérebro tem para contar: desvendando os mistérios da natureza humana. Rio de Janeiro: Zahar, 2014.
14. National Research Council (US) and Institute of Medicine (US) Committee on Integrating the Science of Early Childhood Development. Shonkoff JP, Phillips DA (editors). From Neurons to Neighborhoods: The Science of Early Childhood Development. Washington (DC): National Academies Press (US), 2000. p. 188.

15. Barker DJ; Eriksson JG; Forsen T et al. Fetal origins of adult disease: strength of effects and biological basis. Int J Epidemiol. 2002, v.31, p. 1235-1239.
16. Schlotz W; Phillips DIW. Fetal origins of mental health: Evidence and mechanisms. Brain, Behav Immun. 2009, v.23, p. 905-916.
17. Silveira PP et al. Developmental origins of health and disease (DOHaD). J Pediatr. 2007, v.83(6), p. 494-504.
18. Bee H; Boyd D. A criança em desenvolvimento. 12. ed. Porto Alegre: Artmed, 2011.
19. Deans CL. Maternal sensitivity, its relationship with child outcomes, and interventions that address it: a systematic literature review. Early Child Dev. Care. 2018, v.190:2, p. 252-275.
20. Lee et al. Maternal care in infancy and the course of limbic development. Dev Cog Neurosci. 2019, v.40, p. 100714.
21. Rosemberg S. Neuropediatria. 2.ed. São Paulo: Sarvier, 2010.
22. Baumer NT, Barkoudah E; Elibol MZ. Neurodevelopment and Neurologic Examination. In: Sims KB et al. Handbook of Pediatric Neurology. Philadelphia: Lippincott Williams & Wilkins, 2014, p. 1-18.
23. Diament A. Introdução à Semiologia Neurológica Infantil. In: Diament A; Cypel S; Reed UC. Neurologia Infantil. 5. ed. São Paulo: Atheneu, 2010, p. 3-6.
24. Happé F; Frith U. Annual research review: towards a developmental neuroscience of atypical social cognition. J Child Psychol Psychiatry. 2014, v.55, p. 553-577.
25. Center for Disease Control and Prevention (CDC). Prevalence of Autism Spectrum Disorders – Autism and Developmental Disabilities Monitoring Network, 14 sites, United States, 2008. MMWR Surveillance Summaries. 2012, v.61(3), p. 1-19.
26. Soto-Icaza P; Aboitiz F; Billeke P. Development of social skills in children: neural and behavioral evidence for the elaboration of cognitive models. Front Neurosci. September de 2015, v.29.
27. Jones W; Klin A. Attention to eyes is present but in decline in 2-6 month-olds later diagnosed with Autism. Nature. Dec de 2013, v.504(7480), p. 427-431.
28. Mundy P. A review of joint attention and social-cognitive brain systems in typical development and autism spectrum disorder. Eur J Neurosci. 2018, v.47, p. 497-514.
29. SBNI. Aprenda os sinais. Aja cedo. [https://sbni.org.br/wp-content/uploads/2019/09/1568137484_livreto_alta.pdf] São Paulo: Sociedade Brasileira de Neurologia Infantil, 2019.
30. American Academy of Pediatrics (AAP). Identifying Infants and Young Children With Developmental Disorders in the Medical Home: An Algorithm for Developmental Surveillance and Screening. Pediatrics. 2006, v.118, p. 405-420.
31. Figueiras AC et al. Manual para Vigilância do Desenvolvimento Infantil no Contexto da AIDPI. Washington: OPAS, 2005.
32. Michelson DJ et al. Evidence Report: Genetic and metabolic testing on children with global development delay. Report of the Quality Standards Subcomittee of the Academy of Neurology and the Practice Committee of the Child Neurology Society. Neurology. 2011, v.77, p. 1629-1635.
33. Mevel K; Fransson P. The funcional brain connectome of the child and autism spectrum disorders. Acta Paediatr. 2016, v.105, p. 1024-1035.

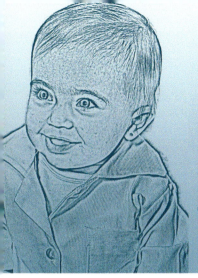

Capítulo 12

Desenvolvimento Cognitivo

Patricia Lorena Gonçalves

> "De outro modo, o regresso a Piaget pode ser de facto uma condição para se ir realmente além dele. Que seria a maneira mais elegante de o honrar."
>
> Lourenço, 1984

O objetivo deste capítulo é discutir o desenvolvimento cognitivo da criança e do adolescente, tomando por base a epistemologia de Jean Piaget, a qual, mesmo centralizada no desenvolvimento cognitivo típico, pode lançar luz sobre a compreensão do desenvolvimento cognitivo atípico, sobre a qual, de certa forma, apoia-se esta obra.

Em primeiro lugar, far-se-á um panorama da compreensão piagetiana sobre a noção de desenvolvimento, a qual procura estabelecer uma comparação entre as bases do desenvolvimento biológico e do desenvolvimento psicológico, por meio da questão central que permeou uma vida inteira de pesquisa sobre como o ser humano constrói o conhecimento, utilizando, para isso, o estudo da cognição infantil e do adolescente.

Em segundo lugar, procurar-se-á esclarecer ao leitor a psicogênese do desenvolvimento cognitivo. Quando a Epistemologia Genética busca a gênese do desenvolvimento cognitivo, afasta a ideia de começos absolutos. Portanto, a gênese do desenvolvimento cognitivo comporta um sistema de transformações que parte de um estado A a um estado B, sendo este mais estável que o estado inicial, e constituindo seu prolongamento.

Retornar o estudo desta teoria clássica do desenvolvimento, que pode ser definida como atemporal, permite uma série de questionamentos a respeito da comparação da ontogênese estabelecida dentro das normas e daquela que se afasta destas também, como as psicopatologias.

Conceito de desenvolvimento na Epistemologia Genética

A Epistemologia é um ramo da Filosofia que busca examinar as condições necessárias para a aquisição de saberes, ou seja, como a mente humana produz conhecimentos. Jean Piaget, biólogo de formação, é considerado um dos fundadores da Psicologia do Desenvolvimento, embora se autodenominasse epistemólogo. Pesquisador precoce, Piaget aos 11 anos catalogou, no Museu de História Natural de Neuchâtel, coleções de fósseis, aves e conchas. Aos 16 anos publicou seu primeiro artigo científico sobre moluscos e aos 22 anos doutorou-se em Ciências Naturais. A partir da evolução na pesquisa biológica, o jovem Piaget se interessou pela evolução da inteligência humana e, no laboratório de Alfred Binet, em vez de se concentrar nos acertos de crianças testadas, buscava compreender o caminho pelo qual o raciocínio destas chegara ao erro, desenvolvendo um método clínico de observação.[1]

Classificou sua epistemologia com o termo "genética" porque buscava a gênese do conhecimento, assim como a Ontologia, outro ramo da Filosofia que busca compreender a evolução biológica do ser humano, a partir do seu nascimento até a sua morte. Para tanto, Piaget definiu que o desenvolvimento da cognição humana não tem um começo absoluto, ao contrário, pode ser definido como a passagem de um patamar de menor equilíbrio para outro patamar mais estável, em que as estruturas que regiam o raciocínio ou as ações do sujeito, naquele momento, tornam-se subestruturas do novo patamar. Portanto, para Piaget, a gênese do conhecimento é um sistema de transformação que parte de um determinado estado A rumo a um estado B, mais estável que o estado inicial, o qual constitui o seu prolongamento.[1,2]

Além do paralelo entre a similaridade da gênese da evolução ontológica e da evolução epistemológica, uma contradição interessante apontada pelo epistemólogo de Genebra é o fato de que o desenvolvimento orgânico, ao atingir a forma final de equilíbrio por meio de evolução ascendente, começa, logo em seguida, uma evolução regressiva até a velhice, como a evolução da acuidade visual e auditiva. Ao contrário, o desenvolvimento cognitivo tende a um equilíbrio móvel, uma vez que as cognições sadias tendem ao progresso ininterrupto. Dessa forma, o desenvolvimento mental é uma construção contínua que, à medida que se acrescente mais elementos, torna-se mais estável e adaptado.[2]

Em termos de adaptação, a teoria piagetiana a classifica como a equilibração entre a assimilação, que é a estruturação por incorporação da realidade exterior, e a acomodação, modificação constante do organismo para se ajustar aos novos dados incorporados.[3]

Piaget toma o cuidado de precisar que sua teoria não compreende o equilíbrio psicológico como um balanceamento de forças em estado de repouso, ao contrário, define o processo de equilibração pela compensação proveniente das ações do sujeito, em resposta às perturbações exteriores. Portanto, a equilibração é uma noção de sistema aberto, uma vez que a perturbação exterior só poderia ser compensada por outra ação, ou seja, quanto mais o sujeito age sobre seu meio, maior a possibilidade de compensação das perturbações atuais e, por outro lado, das perturbações virtuais.[2]

As formas sucessivas de equilíbrio marcam as diferenças ou oposições de um nível de conduta para o outro, desde os comportamentos elementares do lactente até a adolescência. As construções sucessivas permanecem nos estágios ulteriores, como substruturas sobre as quais se edificam as novas características. A cada estágio, correspondem características momentâneas e secundárias modificadas pelo desenvolvimento ulterior em função da necessidade de melhor organização. Portanto, cada estágio é constituído, então, pelas estruturas que definem uma forma particular de equilíbrio, efetuando-se a evolução mental no sentido de uma equilibração sempre mais completa.[2]

Portanto, a criança ou o adulto só executam uma ação exterior ou mesmo inteiramente interior, quando impulsionadas por um motivo e esse motivo se traduz por uma necessidade, que pode ser afetiva, intelectual ou orgânica. Uma necessidade sempre é um processo de desequilíbrio. Ela existe quando qualquer coisa fora de nós ou em nós se modificou. Dessa forma, a equilibração se refere a um reajustamento da conduta em função desta mudança.[2]

Por exemplo, do ponto de vista biológico, a fome desencadeará um motivo para a busca do alimento. Da mesma forma em relação à cognição, o encontro com o objeto exterior poderá desencadear a necessidade de o manipular e sua utilização para os fins práticos, para suscitar uma pergunta ou um problema teórico. Uma palavra de alguém excitará a necessidade de imitar, de simpatizar ou ocasionará a reserva e a oposição quando entra em conflito com as nossas tendências. Inversamente, a ação se finda desde que haja satisfação das necessidades, isto é, logo que o equilíbrio entre o fato novo que desencadeou a necessidade e a nossa organização mental, tal como se apresentava anteriormente, seja restabelecido.[2]

A cada instante, pode-se dizer que a ação do sujeito é desequilibrada pelas transformações que aparecem no mundo, exterior ou interior, e cada nova conduta funcionará não só para restabelecer o equilíbrio, como também para tender a um equilíbrio mais estável que o do estágio anterior a esta perturbação. Portanto, a ação humana consiste neste movimento contínuo e perpétuo do reajustamento ou da equilibração.[2]

Além disso, Piaget afirma que toda a necessidade tende a duas ações: 1) incorporar as coisas e pessoas à atividade própria do sujeito, isto é, assinalar o mundo exterior as estruturas já construídas; e 2) reajustar estas últimas em função das transformações ocorridas, ou seja, acomodá-las aos objetos exteriores. Portanto, tanto a cognição como o corpo orgânico tendem a assimilar progressivamente o meio ambiente conforme as estruturas ou órgãos cujo raio de ação se torna cada vez mais amplo.[2]

Dessa forma, nas fases iniciais da construção da cognição, podem-se considerar as estruturas mentais sucessivas que produzem o desenvolvimento como formas de equilíbrio, e cada uma constitui um progresso sobre as precedentes. Por exemplo, a visão de um objeto suscitará diferentes perguntas em uma criança ainda incapaz de classificação e em uma criança de maior idade, cujas ideias são mais amplas e mais sistemáticas. Os interesses de uma criança dependem, portanto, a cada momento, do conjunto de suas noções adquiridas e de suas disposições afetivas, já que estas tendem a completá-los em sentido de melhor equilíbrio.[2]

A dialética entre a cognição e o mundo exterior é indissociável, apontando para duas invariantes funcionais da adaptação e da organização, ou seja, à medida que o sujeito se adapta ao mundo exterior, por meio do equilíbrio entre a assimilação e a acomodação, sua cognição se organiza e à medida que sua cognição se organiza, também o mundo externo é organizado dentro de si mesmo.[3]

Do ponto de vista piagetiano, existe continuidade entre o desenvolvimento biológico do sujeito, a partir de seu nascimento e a construção da cognição. No início da vida fora do útero, a adaptação intelectual é bem mais restrita do que a adaptação biológica, mas à medida que esta se prolonga, aquela a supera infinitamente.[3]

Em cada um dos estágios o espírito desempenha a mesma função, isto é, incorporar o universo a si próprio. A estrutura de assimilação, no entanto, variará desde as formas de incorporação sucessivas da percepção e do movimento até as operações superiores.[2]

No próximo item, abordar-se-á a noção piagetiana de desenvolvimento em estágios.

Desenvolvimento dos estágios

Uma das críticas ao pensamento piagetiano é que sua teoria do desenvolvimento em estágio estabelece normas de idades desmentidas pelos fatos. No entanto, para Piaget, a idade cronológica nunca foi um critério de desenvolvimento e, além disso, este considerou que é muito mais importante compreender o que se desenvolve e transforma as competências na ontogênese do que perscrutar em que idade ocorrem essas transformações.[4]

Portanto, para se criticar uma teoria, é necessário escrutiná-la bem de perto, evitando conclusões apressadas ou mesmo vieses emocionais. Ao contrário do que a crítica à Epistemologia Genética defende, Piaget argumenta que existe continuidade entre os processos cognitivos e os processos puramente biológicos de morfogênese e de adaptação ao meio. Para este autor, a cognição mais desenvolvida, ou seja, aquela que é refletida, baseia-se no desenvolvimento da cognição prática ou sensório-motora. Esta, por sua vez, se baseia nos hábitos, que pressupõem a existência de um sistema de reflexos inatos.[3]

O período sensório-motor divide-se em seis fases: a primeira fase é a do exercício dos reflexos; a segunda fase é a das primeiras adaptações e dos hábitos adquiridos; a terceira fase, a qual inaugura o estágio da inteligência prática, é a das adaptações sensório-motoras intencionais; a quarta fase é a da coordenação dos esquemas; a quinta fase é da descoberta de novos meios por meio de experimentação ativa e a sexta fase é a da invenção de novos meios por meio de combinações mentais. Dessa forma, o período sensório-motor engloba três estágios: estágio dos reflexos; estágio dos primeiros hábitos; e estágio da inteligência prática, o qual inclui as terceira, quarta, quinta e sexta fases.

Durante as primeiras semanas de vida, observam-se uma série de comportamentos do recém-nascido, os quais denunciam reflexos de ordens diferentes do sistema nervoso, afetando medula, bulbo, camadas ópticas e o próprio córtex. Dessa forma, a evolução psicológica do bebê passa a existir, não apenas pelas relações internas do organismo, mas pelas relações deste organismo com os eventos externos: cheiros; luz; temperatura; sons; entre outros.[3]

O funcionamento do organismo recém-chegado ao mundo ultrapassa o automatismo, passando a sistematizar internamente as experiências com o meio externo de maneira impressionante. As manifestações sucessivas dos reflexos constituem um desenvolvimento de forma que cada episódio depende dos precedentes e condiciona os seguintes numa evolução orgânica.[3]

No entanto, por mais que um reflexo hereditário esteja bem montado, necessitará de exercícios contínuos para aperfeiçoar seu funcionamento, como é o caso da sucção. Assim, mesmo que hereditário, o reflexo, ao entrar em contato com o objeto externo, iniciará um movimento de adaptação no sentido de assimilação e de acomodação. Por este motivo, a modificação do reflexo por meio da necessidade que a relação entre o organismo e o objeto elicia, denuncia a acomodação daquele ao ambiente externo. A adaptação progressiva dos esquemas reflexos pressupõe, portanto, a organização dos mesmos. Este é o primeiro estágio dentro do período sensório motor: o estágio do exercício dos reflexos.[3]

Em vista de cada novo estágio do desenvolvimento cognitivo, existe uma tendência à repetição de comportamentos e uma tendência a utilização dos objetos. Pouco a pouco, as adaptações hereditárias se subordinam às adaptações não inatas, integrando os processos reflexos progressivamente nas atividades corticais. As primeiras adaptações não hereditárias inauguram o segundo estágio da fase do período sensório-motor e seu limite superior pode ser definido pelos movimentos intencionais. Nesta segunda fase (por volta de 1 mês de vida), a tendência à repetição e à relação com os objetos proporcionará, por meio de exercícios funcionais adquiridos, a manutenção ou a redescoberta de um novo resultado interessante. A esses exercícios funcionais adquiridos que, por um lado, prolongam o exercício reflexo e, por outro, fortificam um conjunto de esquemas sensório-motores de novos resultados, os quais foram procurados apenas com esta finalidade, Piaget deu o nome de "reações circulares".[3]

Neste segundo estágio do desenvolvimento do período sensório-motor, as reações circulares são denominadas primárias, uma vez que os novos resultados buscados pelo organismo estão relacionados intrinsicamente às experiências do próprio corpo.[3]

Para que se compreenda a construção da função semiótica, a qual inaugura um novo patamar de equilíbrio, levando a criança do estágio sensório-motor, em que a cognição depende das experiências do aqui e do agora para coordenar seu universo ao estágio pré-operatório, em que a criança manipula mentalmente o universo, é necessário que se discorra sobre importantes elementos da cognição humana na óptica piagetiana: a imitação e a aquisição da noção do objeto.[3]

Em relação à imitação, neste segundo estágio do período sensório-motor, Piaget defende que os mecanismos reflexos não eliciam imitação alguma, porém seu funcionamento, por meio da repetição, propiciará uma assimilação funcional, por meio de condicionamentos. Por exemplo, o choro dos bebês na companhia de outros. A confusão entre o que é de si e o que é do outro, por indiferenciação, reforça o próprio choro, o que proporcionará a incorporação de elementos exteriores ao próprio esquema reflexo.[5]

É importante salientar que, durante os primeiros meses de existência, a criança não se diferencia do universo externo e percebe os objetos como se fossem comandados pelos próprios desejos e pelos próprios esforços. É o que Piaget denominou de egocentrismo radical. Portanto, durante estes primeiros meses a assimilação se mantém concentrada no próprio organismo da criança e o universo não tem objetos permanentes, nem espaços objetivos, nem tempo que interligue os acontecimentos, tampouco causalidade exterior.[5]

Dessa forma, um universo descaracterizado de objetos permanentes, os quais se submetem às leis de causalidade, que se ordenam em um espaço e que conservam suas características imutáveis, independentemente da percepção da criança, pode aparecer e desaparecer caprichosamente na forma de quadros perceptivos. Nesta segunda fase ou estágio do período sensório-motor, não há nenhuma evidência de que a criança suspeita de um universo externo coordenado independentemente de suas ações. A este segundo estágio do período sensório-motor, Piaget deu o nome de Primeiros Hábitos Motores.[3,5,6]

À medida que a criança avança no exercício funcional dos esquemas adquiridos, processualmente, a fonação, a visão e a preensão também vão se desenvolvendo até chegar a várias coordenações, inclusive a coordenação da visão com as mãos. Nesta, inicialmente, o olhar procura seguir o que as mãos fazem, mas o contrário ainda não é possível, uma vez que as mãos não conseguem sequer se manter no campo visual ainda. Aos poucos, as mãos se regularão pela visão, e vice-versa. Dessa forma, os movimentos das mãos não serão comandados, unicamente, pelos reflexos e pelos impulsos, ao contrário, por meio de reações circulares adquiridas, permitirão que a criança leve os objetos manipulados ao campo da visão.[3]

A coordenação da visão e da preensão inaugura a intencionalidade, ou seja, a criança já não age no meio por meio dos reflexos hereditários. Mas como distinguir a adaptação intencional das simples reações circulares primárias, próprias dos hábitos sensório-motores? Piaget afirma que somente pelo número de intermediários que se interpõem entre o estímulo do ato e seus resultados. Portanto, uma criança que chupa o dedo aos 2 meses de vida, por meio de reação circular, satisfaz sua necessidade para que este comportamento se torne um hábito. Ao contrário, uma criança de 8 meses, ao procurar um objeto escondido, sua necessidade só poderá ser satisfeita depois de uma série de atos intermediários, como afastar um anteparo que a separa do objeto que quer agarrar.[3]

Quando a criança ultrapassa o nível das atividades corporais simples, por meio da reação circular primária (chupar, agarrar, ouvir, emitir sons, olhar) e passa a agir intencionalmente sobre os objetos, desenvolve as reações circulares secundárias (aplicação de um esquema aos objetos). Sendo assim, à medida que a criança utiliza os esquemas coordenados para assimilar, em si, o conjunto do seu universo, as múltiplas combinações oportunizadas acarretam as hierarquias momentâneas de meios e fins, permitindo a intencionalidade.[3]

No que tange à imitação, a intencionalidade permite que esta se torne cada vez mais sistemática. Além disso, novos modelos se tornam, assim, suscetíveis de assimilação aos esquemas do sujeito na medida em que se multiplicam as atividades visíveis para ele próprio.[5]

No entanto, a imitação da terceira fase, embora se torne mais sistemática, continua ainda limitada pelas próprias condições da reação circular secundária, ou seja, por não existir coordenação dos esquemas secundários, nem acomodação precedendo a assimilação. A criança dessa fase aprende a imitar os movimentos de outrem que sejam análogos aos seus próprios movimentos conhecidos e visíveis. Imita assim, todos os gestos, com exclusão dos gestos novos para ela ou dos gestos, cujo equivalente próprio permanece fora do campo da sua percepção visual. Por exemplo, a criança dessa fase ainda não consegue imitar o gesto de colocar a língua para fora porque este ato está fora do seu campo visual.[5]

Em termos da construção do real, a coordenação entre a visão e a mão caminhará, progressivamente, por meio de várias aquisições intermediárias, rumo à busca ativa do objeto desaparecido, primeiramente por meio da ação de afastar possíveis anteparos que separem a criança do objeto, o que oportuniza a permanência do objeto, que ainda depende da inteligência sensório motora. No entanto, somente mais à frente do desenvolvimento é que a criança construirá a noção do objeto, a qual anunciará a construção da representação mental.[6]

As aquisições intermediárias que propiciarão a criança chegar à permanência do objeto são:

1. a acomodação visual aos movimentos rápidos do objeto;
2. a reação diante da queda e do desaparecimento do objeto;
3. a preensão interrompida, em que a criança tateia para encontrar o que desapareceu;
4. a reconstituição de um todo invisível a partir de uma fração visível;
5. a supressão dos obstáculos que impedem a percepção.[6]

Ao estágio do período sensório motor em que, por meio da intencionalidade, a criança age sobre os objetos, utilizando percepções e movimentos organizados em esquemas de ações, em vez de palavras e conceitos, Piaget deu o nome de "estágio da inteligência prática". Dentro deste estágio, o início da intencionalidade, as reações circulares secundárias, a imitação sistemática e a preparação para a permanência do objeto fazem parte da terceira fase.[2,3]

As condutas da terceira fase já são relativas ao meio externo, ao contrário das fases precedentes que se centravam no próprio corpo da criança. No entanto, ainda conserva apenas a generalização dos esquemas adquiridos, ou seja, a criança exercita os esquemas para fazer durar o espetáculo apenas. Ainda não há as relações entre os esquemas adquiridos, portanto meio e fim ainda não são distintos.[3]

Para que a criança coordene os esquemas adquiridos em um único ato, é preciso que se proponha atingir um fim não acessível e coloque em ação para isso mais de um esquema coordenado. Assim a ação deixa de funcionar apenas por condicionamento e passa a admitir uma série longa de esquemas para se chegar ao fim desejado.[3]

À medida que a criança consiga coordenar apenas dois esquemas anteriormente adquiridos, ou seja, unir duas ações até então independentes uma da outra, ela se torna capaz de procurar o objeto escondido e a lhe atribuir um começo de continuidade, independentemente de seu eu.[3]

Na quarta fase, por meio da coordenação dos esquemas e do prolongamento dos movimentos de acomodação, a criança passa a procurar objetos fora de seu campo perceptivo, porém ainda não leva em conta seus sucessivos deslocamentos. Assim, colocando-se determinando objeto escondido em posição A e mostrando-se para a criança seus deslocamentos para uma posição B, ela continuará buscando o objeto no primeiro lugar em que viu, ou seja, na posição A. Trata-se de uma fase de transição entre o fato de o objeto na fase precedente ser considerado uma "coisa à disposição" e o objeto quase dotado de características de imutabilidade independente da percepção da criança, ou seja, da quarta e quinta fases.[6]

É importante ressaltar que a coordenação dos esquemas é uma operação complexa, em comparação às condutas anteriores, a qual necessita de indícios, os quais eliciarão a aplicação de esquemas anteriormente adquiridos e coordenados a novas circunstâncias, dando lugar a previsões da ação em curso.[3]

Portanto, a coordenação dos esquemas e a previsão da ação em curso (indícios) permitirão que a criança assimile os gestos de outrem aos de seu próprio corpo, mesmo quando esses gestos lhe permaneçam invisíveis. Dessa forma, na quarta fase, a criança se torna capaz de imitar gestos faciais e começa, gradualmente, a imitar gestos novos na presença do modelo.[3]

A criança da quarta fase se limita a coordenar os esquemas já conhecidos e somente a coordenação é nova. No entanto, processualmente, a criança construirá novos esquemas em busca da novidade em si, e não mais somente para reproduzir resultados interessantes. Dessa forma, a partir da quinta fase, a coordenação será guiada pela busca de novos meios, por meio de experimentação ativa.[3]

Importante destacar, que as reações circulares primárias são originadas pela diferenciação entre os esquemas reflexos e as secundárias são provenientes da diferenciação dos esquemas primários, sob a pressão do meio externo. A partir da quinta fase, surgem por diferenciação entre as reações circulares secundárias, as reações circulares terciárias, que são a aplicação de vários esquemas coordenados em um único objeto, o que oportunizará a construção do real, portanto da noção do objeto. Esta última, diferentemente das anteriores, surge não mais por pressão do meio externo, mas pela aceitação e desejo, por meio de uma investigação da própria criança.[3]

A partir das reações circulares terciárias, a criança se torna capaz de explorar novas propriedades dos objetos, por meio da experimentação. Por esse motivo, a criança conseguirá considerar os deslocamentos sucessivos dos objetos escondidos e passará a imitar gestos novos na presença do modelo.[3]

O acabamento da inteligência prática, ou seja, do período sensório-motor, na sexta fase, se resume a uma série de condutas: combinação mental dos esquemas com possibilidade de dedução independente da experimentação ativa; invenção; evocação representativa por meio de imagens símbolos. Essas condutas permitirão que a criança imite um gesto novo na ausência de um modelo após um certo tempo decorrido e que construa a noção que o objeto apresenta características de imutabilidade, ou seja, é conservado independentemente de sua percepção.[3]

Dessa forma, pode-se afirmar que, a partir da sexta fase, uma nova estrutura conduzirá as ações da criança: a função semiótica, cujas expressões são a linguagem, o desenho representativo, a imagem mental, os jogos simbólicos e a imitação diferida, inaugurando o estágio representativo ou pré-operatório.[5]

Piaget e Inhelder explicam que a imitação até a quinta fase é uma espécie de representação em ato, a qual, por meio da virtuosidade adquirida e da generalização da própria imitação, desprende-se das exigências da inteligência sensório-motora (cópia perceptiva direta) para alcançar um nível intermediário em que o ato se torna significante diferenciado e passa a ser representação em pensamento.[7]

Por esse motivo, Piaget conclui que a imitação diferida não se concretiza porque surge a estrutura da representação, e sim o contrário, o produto da imitação diferida é o início da representação em pensamento. Dessa forma, conclui-se que, somente a partir da sexta fase, a imitação torna-se significante diferenciado do modelo que é o significado, ou seja, substitui ou dubla a realidade, quer por símbolos, estes de caráter individual e motivado; quer por signos, estes arbitrários e convencionais.[2]

Na visão piagetiana, a representação em pensamento apresenta duas acepções relacionadas entre si: uma mais ampla, que se confunde com o próprio pensamento, com base num sistema de conceitos; e uma acepção mais restrita, que se reduz à imagem mental, ou seja, baseada na evocação simbólica das realidades ausentes. Sendo assim, a representação comporta o conceito que é um esquema abstrato e a imagem, que é um símbolo concreto, logo, embora o pensamento não seja reduzido à evocação de imagens, é acompanhado por elas e, se o pensamento é uma interligação de significações, o conceito é um significado e a imagem, um significante.[2]

Por meio do aparecimento da linguagem, as condutas infantis são profundamente alteradas. A criança se torna capaz de reconstituir experiências passadas e anunciar ações futuras. A partir disso, começa a ocorrer a socialização da ação, por meio da interiorização da palavra, ou seja, a gênese efetiva do pensamento e a interiorização da ação que era puramente perceptiva e, de agora em diante, reconstituir-se-á no plano intuitivo das imagens.[2]

Da mesma forma que o bebê construiu gradativamente, a partir do egocentrismo radical, sua descentração física de um universo objetivado, a partir da linguagem, a criança reagirá, a princípio, ao mundo social com um egocentrismo intelectual inconsciente, repetindo em um novo plano a evolução do lactente.[2]

Da gênese do pensamento, a partir das condutas representativas, existem todas as transições entre duas formas extremas do pensamento: o pensamento não dirigido; e o pensamento lógico. A primeira destas formas de pensamento é a do pensamento por assimilação pura, em que o egocentrismo intelectual afasta toda a objetividade; e a segunda é a do pensamento adaptado ao real que prepara, assim, o pensamento lógico.[2,8]

Para a Epistemologia Genética, a lógica se desenvolve a partir da socialização. Por conta da indiferenciação inconsciente entre o psíquico e o físico, ou seja, do egocentrismo intelectual, a criança acredita que todos pensam exatamente como ela e, por esse motivo, não procura convencer ou se adaptar às verdades comuns, tampouco demonstrar o que diz.

No entanto, o raciocínio dedutivo, próprio do pensamento lógico, chega às conclusões por meio da análise geral de premissas para a particular, utilizando o silogismo em que duas premissas originam uma terceira logicamente decorrente. O pensamento lógico busca, de forma constante, a comprovação empírica do que se afirma.[2]

Mas para a criança do estágio pré-operatório, na ausência da reversibilidade de pensamento, seu raciocínio é limitado ao pensamento intuitivo ou egocêntrico, o qual não necessita de provas para suas constantes afirmações baseadas no simbolismo e na imagem mental. Justamente pela ausência da operação (reversibilidade), a criança apresenta raciocínio transdutivo, ou seja, partindo do particular para o particular; raciocínio formado por justaposições, ou seja, associa objetos e situações sem conexão lógica e raciocínio sincrético, ou seja, conceitos de referenciais diferentes.[2,9]

O raciocínio transdutivo permanece a meio caminho entre as coordenações simbólicas ou imitativas e o próprio raciocínio dedutivo. A partir das coordenações simbólicas, as quais reforçam a diferenciação entre significados (objetos, experiências) e os significantes (representam o significado), a representação cognitiva passa pelo pré-conceito, pelo pensamento intuitivo e por todas as formas intermediárias de pensamentos, chegando, enfim, ao conceito.[2,9]

Assim, os esquemas verbais, próprios das coordenações simbólicas, guardam do período sensório-motor a ação generalizável, que pode ser atribuída a objetos distintos, cada vez mais numerosos e prenuncia o conceito pelo elemento da comunicação para se ajustar a uma convenção em relação a outrem.[2,9]

Já o conceito inclui sistemas de classes com encaixes hierárquicos, ou seja, agrupamentos de objetos de acordo com parte e todo e sistemas de relações particulares agrupadas segundo sua natureza assimétrica e simétrica. Além disso, o conceito reivindica uma definição fixa, a qual ela própria corresponde a uma convenção estável, ou seja, não se modifica cotidianamente o significado das palavras. As classes e as relações designadas pelas definições também comportam uma designação convencionada pelo grupo social. Há inclusão ou pertença de um objeto numa classe, dependendo das relações estabelecidas.[2,9]

Já o pensamento intuitivo se aproxima mais e mais do pensamento lógico, por ser uma forma mais adaptada ao real. Em certo sentido, esse tipo de pensamento é análogo às coordenações sensório-motoras, no entanto reconstituído e antecipado graças à função semiótica. Participam deste tipo de pensamento o animismo infantil, que é a tendência a conceber as coisas como vivas e dotadas de intenção, e o artificialismo, que é a crença que as coisas foram construídas pelo homem ou por uma entidade divina. Ainda assim, a rigidez e a irreversibilidade são características inerentes da intuição, assim como os esquemas perceptivos e o hábito.[2,10]

De maneira bastante simplificada, para se chegar à operação, a qual inaugura o pensamento lógico, há necessidade do prolongamento das ações no intuito de tornar as intuições estáveis. A partir do momento em que as intuições se constituem em sistemas de conjuntos e, ao mesmo tempo, estes sejam passíveis de composição ou revisão, a operação é construída alterando-se o pensamento de forma a torná-lo dedutivo gradativamente. Dessa forma, as ações se tornam operatórias à medida que duas ações de mesmo gênero deem origem a uma terceira de mesmo gênero. Por exemplo, pai e irmão fazem parte de um sistema de conjunto familiar, assim como a família pode ser composta de pai e irmão.[2]

Piaget define a operação como uma ação reversível, ou seja, faz parte das coordenações mais genéricas das ações e consiste em ordená-las ou hierarquizá-las, de acordo com sistemas que permitem, precisamente, os retornos ao ponto de partida (reversibilidade) e os afastamentos (associatividade), bem como a composição de duas em duas (transitividade). A operação, portanto, pode ser considerada, de acordo com a Epistemologia Genética, um instrumento de descentração intelectual do eu, libertando o indivíduo de seu egocentrismo. Da mesma forma, a operação é uma ação interiorizada dentro de uma estrutura de conjuntos com encaixes hierárquicos, a qual comporta leis de totalidade.[2,9]

Por meio da descentração intelectual do eu, a criança se torna capaz de cooperar porque não confunde mais seu próprio ponto de vista com o ponto de vista do outro. Dessa forma, duas evoluções ocorrem: a concentração durante o trabalho individual; e a colaboração efetiva do ponto de vista social. Com a decadência do egocentrismo, observa-se a evolução do ponto de vista da linguagem, que, neste período, pela própria estrutura gramatical, reivindica a conexão entre as ideias, cooperando com o avanço do pensamento dedutivo, ou seja, lógico.[2]

Os progressos da socialização oportunizarão mudanças significativas na conduta infantil: os jogos, anteriormente ancorados no simbolismo, passam a se constituir com base na interiorização das regras e na cooperação com o outro; a criança passa a pensar antes de agir, tornando-se suscetível a construção gradual da reflexão; a criança se torna capaz de construir explicações atomísticas, conservando massa, peso e volume e o todo é composto pela soma das partes.[2]

Em suma, as operações, próprias do pensamento lógico, só se constituem por meio da organização e da construção de conjuntos e de agrupamentos. Dessa forma, a criança se liberta da centração em seu próprio ponto de vista, para agrupar as relações, atingindo a coerência em que o eu é submetido às leis de reciprocidade.[2]

Em um primeiro momento, as operações são subordinadas àquilo que é concreto, ou seja, referem-se, somente, aos objetos tangíveis e manipuláveis. Em um segundo momento, as operações lógicas começam a ser transportadas do plano da manipulação concreta para o das ideias. Esse segundo momento permite que o sujeito construa hipóteses sobre as hipóteses, sendo denominado "hipotético dedutivo".[2]

A construção da capacidade cognitiva de levantar hipótese sobre outra hipótese permite que o sujeito construa sistemas e associe as soluções frente aos problemas que decorrem da relação com o meio às teorias gerais, destacando princípios. A construção gradual da capacidade da operação formal ou hipotética dedutiva ocorre pelo prolongamento das reflexões que parte da aplicação das operações sobre os objetos para a reflexão independente da presença do concreto, substituindo a representação de ações possíveis para a representação de uma representação de ações possíveis.[2]

A capacidade de destacar do real a reflexão que neste momento constrói as teorias ao seu modo, por um lado, traz uma grande evolução na cognição e, por outro lado, influencia a vida mental ao incorporar o mundo a uma nova assimilação egocêntrica, assim como o egocentrismo radical, próprio do estágio sensório-motor, e do egocentrismo intelectual, próprio do estágio pré-operatório. O pensamento hipotético dedutivo, construído a partir da adolescência, exibe a onipotência da reflexão, submetendo o mundo à construção dos sistemas, e não o contrário.[2]

O egocentrismo metafísico do pensamento formal aos poucos se dissipa quando a reflexão compreende que sua função é antecipar e interpretar a experiência, e não apenas contradizer. Da mesma forma, a organização dos esquemas de ação reduz progressivamente o egocentrismo radical e a operação reduz o egocentrismo intelectual.[2]

Para Piaget, a verdadeira superação do egocentrismo metafísico ocorre quando o adolescente passa de reformador para realizador, por meio do trabalho efetivo e constante, reconciliando o pensamento formal com a realidade.

Buscou-se discorrer, neste capítulo sobre o desenvolvimento cognitivo na ótica piagetiana de forma contínua, ao contrário do que se encontra em várias de suas obras, que assim o faz para fins didáticos. Dessa forma, pretendeu-se ilustrar que a psicogênese, além de não ter um começo absoluto, é contínua, permitindo a transformação de um patamar de menor equilíbrio para outro de maior, em que a estrutura anterior se torna substrutura do novo patamar.

Referências bibliográficas

1. Troadec B; Martinot C. O desenvolvimento cognitivo: teorias actuais do pensamento em contextos. Lisboa: Instituto Piaget, 2003. p. 17-46.
2. Piaget J. Seis estudos de psicologia. Rio de Janeiro: Forense, 1985. p. 133-146. Originalmente publicado em 1964.
3. Piaget J. O nascimento da inteligência. Rio de Janeiro: Guanabara, 1987. p. 13-15. Originalmente publicado em 1935.
4. Lourenço OM. Além de Piaget? Sim, mas devagar!... Coimbra: Almedina.
5. Piaget J. A formação do símbolo na criança: imitação, jogo e sonho imagem e representação. 3. ed. Rio de Janeiro: LTC, 1964. p. 17-114. Originalmente publicado em 1945.
6. Piaget J. A construção do real na criança. 2. ed. Rio de Janeiro: Zahar, p. 12-334. Originalmente publicado em 1937.
7. Piaget J; Inhelder B. A psicologia da criança. [tradução de Octávio Mendes Cajado]. 16. ed. Rio de Janeiro: Bertrand Brasil, 1999. Originalmente publicado em Paris, 1913.
8. Piaget J. El pensamiento simbólico y el pensamiento del ninõ. [tradução do francés por Silvia Pasternac]. Genebra, Archives de Psychologie. 1923;18:273-304.
9. Piaget J. A linguagem e o pensamento da criança. Rio de Janeiro: Fundo de Cultura, 1956. Originalmente publicado em 1923.
10. Piaget J. A representação do mundo na criança: com o concurso de onze colaboradores. [tradução Adail Ubirajara Sobral (colaboração de Maria Stela Gonçalves)]. Aparecida, SP: Idéias e Letras, 2005. Originalmente publicado em Paris, 1947.

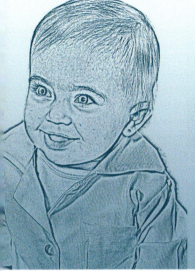

Capítulo 13

Desenvolvimento Afetivo

Paola Ribas Gonzalez da Rocha

Introdução

O desenvolvimento afetivo refere-se ao surgimento da capacidade emocional de experimentar, reconhecer e expressar uma variedade de emoções e de responder adequadamente aos sinais emocionais de outras pessoas.

Assim podemos definir afeto como um conjunto de atribuições psíquicas que se movimentam por intermédio de sentimentos, emoções e paixões.

Dessa forma, para compreender como um recém-nascido, totalmente dependente, transforma-se num adulto autônomo, precisamos entender esse mecanismo de desenvolvimento. Enquanto as formas estruturais da vida psíquica organizam-se no decorrer do desenvolvimento ontogênico, de tal modo que suas estruturas fundamentais, integradas pela evolução e organização do sistema nervoso, atingem a maturidade, as estruturas superiores e lábeis mantêm sua organização funcional, dinâmica e integrativa ao longo de toda e existência.

Emoções como felicidade ou medo são definidas como reações subjetivas à experiência que estão associadas a mudanças fisiológicas e comportamentais.

O desenvolvimento afetivo está entrelaçado com o desenvolvimento de habilidades sociais, e essa combinação psicossocial reflete a personalidade e as tendências distintas de uma pessoa ao responder aos outros, envolver-se em interações sociais e adaptar-se ao mundo interpessoal.[1]

Afetividade

Ao pensarmos em desenvolvimento infantil, precisamos considerar duas funções básicas: a inteligência; e a afetividade.

Assim, ao pensarmos em afetividade, precisamos entender que o impacto de um determinado evento particular é determinado por:[2]

- Limiar e excitabilidade do sistema neural em pauta.
- Experiências individuais de aprendizado associadas ao estímulo.

Dessa forma, inicialmente temos um sistema que envolve alterações corporais que se ligam à homeostase e à adaptação do organismo, às mudanças externas ou internas visando um estado de equilíbrio. Na sequência, com a progressão do desenvolvimento, passamos a ter o próximo sistema, que envolve respostas que se processam por intermédio de mecanismos sensoriais correspondendo a trocas químicas (algumas vezes perceptíveis olfativamente de maneira consciente ou inconsciente), expressões faciais (que devem ser decodificadas de forma simbólica), movimentos corporais, posturas, gestos, vocalizações e comportamentos que podem ser percebidos pelos aparelhos visual, tátil e olfativo. E finalmente chegamos ao sistema que envolve diretamente a questão do relacionamento entre a emoção e a cognição, com a presença de estados subjetivos e esquemas motivacionais, identificados e analisados, muitas vezes, a partir de estímulos provenientes dos dois sistemas anteriores.

Afeto e desenvolvimento (histórico conceitual)

O estudo da emoção e do desenvolvimento emocional tem uma rica história no campo da ciência psicológica, e décadas de pesquisa produziram uma série de perspectivas teóricas sobre a natureza e a fenomenologia da emoção.

Embora uma definição única e unificadora da emoção continue a ser contestada, as emoções podem ser amplamente entendidas como experiências multimodais, focadas e fundamentalmente afetivas que variam ao longo das dimensões de valência (ou seja, agradável/positiva a desagradável/negativa) e intensidade.

Modelos estruturais de emoção organizam experiências emocionais distintas em dois fatores: afeto positivo e afeto negativo.[3]

Afeto, nesse contexto, é usado para se referir a estados de sentimento que, ao persistirem ao longo do tempo, constituem o núcleo da experiência subjetiva e difusa de humor de um indivíduo.[4]

As teorias do desenvolvimento emocional durante a infância e a adolescência enfatizam a inserção contextual dos sistemas afetivos e destacam o papel da evolução das entradas e demandas fisiológicas, cognitivas e ambientais na formação da experiência afetiva.[5]

As teorias funcionalistas da emoção, situam a experiência emocional dentro de uma estrutura relacional em que as emoções facilitam os processos de alcance de metas e da adaptação situacional mais ampla.[6]

Essas teorias convergem para sugerir que as transições do desenvolvimento, particularmente as transições caracterizadas por mudanças rápidas em diversos aspectos do funcionamento psicofisiológico e social, podem representar um período crítico e sensível para o desenvolvimento de experiências afetivas positivas e negativas.

Modelos de desenvolvimento infantil

Os modelos teóricos construídos tentam entender o funcionamento mental. Para o desenvolvimento infantil, se por um lado as experiências satisfatórias, prazerosas, são favorecedoras, por outro lado, a possibilidade de conviver com espera, frustrações, limites, obstáculos e dor é fundamental, porém está na contramão da busca frenética pelo prazer, de satisfações concretas e imediatas, impostas pela contemporaneidade.

Assim, tentaremos entender o desenvolvimento afetivo a partir do ponto de vista psicanalítico em associação com as fases do desenvolvimento infantil do nascimento à adolescência.

Noções psicanalíticas

A Psicanálise se atém em valorizar o funcionamento psicológico, a importância do inconsciente e sobretudo a das pulsões (pulsões sexuais em particular), estabelecendo uma nova teoria do aparelho psíquico, sob o ponto de vista inicialmente dinâmico, isto é, em termos de conflito, interações e oposições de forças em presença (p. ex., pulsões sexuais e instintivas e contrapulsões de origem social); sob o ponto de vista econômico, isto é, segundo o aspecto quantitativo dessas forças e finalmente sob o ponto de vista tópico, em função dos problemas que se situam nas estruturas do aparelho psíquico, seja no que se refere à oposição consciente × inconsciente ou às instâncias da personalidade (o Id, o Superego e o Ego).[7]

Inconsciente

A característica do método psicanalítico é a de evidenciar certo número de linhas dinâmicas inconscientes que organizam o psiquismo. Segundo a doutrina freudiana, o inconsciente constituiu a base de toda a vida psíquica, sendo os fenômenos conscientes apenas suas manifestações. O inconsciente pode ser considerado um espaço psíquico, sendo um sistema que tem um conteúdo, seus mecanismos e, talvez, uma energia específica. Entre o consciente e o inconsciente, situa-se uma barreira energética que Freud chama de "censura".[7] Freud distingue duas espécies de representações que não são conscientes: as pré-conscientes, isto é, as que podem tornar-se conscientes sem dificuldades; e as inconscientes, isto é, as que são reprimidas ativamente, mas que permanecem eficazes, determinando, por exemplo, a elaboração de sonhos, de atos falhos e de sintomas neuróticos ou psicóticos.[7] Durante muito tempo, identificou-se o inconsciente ao reprimido, embora Freud tenha admitido a existência de conteúdos não adquiridos pelo indivíduo, que seriam filogenéticos e que constituiriam o núcleo do inconsciente. O reprimido nos leva ao representante psíquico da pulsão, atuando não no sentido de eliminar esta representação proveniente da pulsão, mas no de mantê-la em estado de representação inconsciente. A manutenção da repressão requer, pois, um gasto energético permanente. O material reprimido exerce uma pressão contínua na direção do consciente e esta deve manter o equilíbrio por intermédio de uma contrapressão equivalente. É a repressão que comanda, por exemplo, o fenômeno da amnésia infantil (o obscurecimento das recordações do 1º ano de idade não seria devido à falta ou abolição de fixação das lembranças, mas à repressão, ou à passagem para o inconsciente de determinadas pulsões da libido, cuja realização seja proibida, ou cuja angústia provocada por elas seria de uma intensidade insuportável). A partir de 1920, Freud definiu um segundo conceito do aparelho psíquico, designando sob o nome de "segundo tópico" (o primeiro compreendendo os sistemas inconscientes, pré-consciente e consciente; o segundo englobando as instâncias do Id, Ego e Superego).[7]

Pulsões instintivas e instinto

Utiliza-se o termo "instinto" para qualificar um comportamento animal transmitido pela hereditariedade, característico da espécie, pré-formado em seu desenvolvimento e adaptado ao seu objeto. A "pulsão instintiva" designa uma carga energética que não provém do mundo exterior, mas sim do interior do organismo, representante psíquico de uma fonte de estímulo endossomática permanente, as pressões violentas que pertencem aos organismos vivos e lhes são inerentes, como as ligadas à sexualidade, à fome ou à conservação do indivíduo. As pulsões são definidas pelas suas fontes, isto é, um estado de excitação no interior do corpo, pela sua finalidade, que é a de ser satisfeita pela supressão do estado de tensão, pelo objeto da pulsão, fator variável que nada tem a ver com a pulsão a não ser quanto à sua capacidade de permitir a satisfação, podendo o objeto ser externo ou interno. A teoria das pulsões, segundo Freud, foi sempre dualista. Assim, se as condutas instintivas, no sentido biológico do termo, se caracterizam por sua rigidez e parecem ser pouco modificáveis no tempo, as condutas pulsionais (que são, como a instintiva, relativamente independentes das ações externas), são, em certas condições, mais adaptáveis e, em particular amadurecem por um desenvolvimento interno e seguem até determinado ponto o destino de certa determinação biológica. A teoria psicanalítica descreve a cronologia deste desenvolvimento, pela descrição dos estádios instintivos (oral, anal e fálico) associados às zonas erógenas.[8]

Três instâncias ou sistemas de personalidade

Freud descreve três sistemas de funcionamento psíquico, três instâncias que não devem ser consideradas isoladas, mas que apresentam certa configuração própria. São elas: o sistema do Id; o sistema do Ego; e o sistema do Superego.[7]

a) Sistema do Id: corresponderia à camada mais antiga, ao polo das pulsões da personalidade, que se confunde com os sistemas inconscientes da primeira teoria do aparelho psíquico. O Id não é, entretanto, um simples reservatório de pulsões herdadas e inatas, mas apresenta conteúdos adquiridos, isto é, reprimidos. Freud disse que o Id é a parte do inconsciente dos instintos primários, estando livre das formas e dos princípios que constituem o indivíduo social consciente. Ele não é atingido pelo tempo, nem afetado pelas contradições, ignorando os juízos de valor e a moral. Ele procura apenas a satisfação de suas necessidades instintivas, de acordo com o princípio do prazer.[7]

b) **Sistema do Ego:** pode ser identificado com o consciente ou com o pré-consciente. A atividade do Ego é consciente enquanto representa a percepção externa, a percepção interna e o processo intelectual, desempenhando um papel nos interesses e nos sentimentos morais e estéticos. Mas também precisamos admitir que a atividade do Ego pode ser pré-consciente, podendo ser trazida ao campo da consciência, em caso de necessidade, e pode ser também inconsciente, a partir de experiências e sentimentos que foram reprimidos, e até dos seus mecanismos de defesa. O Ego assume a tarefa de autoconservação, cumpre a função de tomada de consciência dos estímulos externos, evitando as estimulações excessivas e, por sua ação, impõe ao mundo externo as modificações que lhe são vantajosas. Entre as funções do Ego temos: a escolha dos meios adequados para se atingir um fim; a procura das soluções; o controle; e a execução. Desempenha o papel de mediador entre o Id e o mundo exterior, entre o Id e o Superego. Assim, podemos diferenciar o Ego fraco do Ego forte: o Ego fraco mostra-se temeroso diante das pulsões do inconsciente elementar, e o Ego forte deixa que as pulsões compatíveis com o princípio da realidade se expandam livremente e adapta as outras pulsões aos seus interesses. Dessa forma, não se pode compreender a noção do Ego sem considerar os mecanismos de defesa que ele utiliza, isto é, todas as técnicas das quais ele se vale para se proteger das exigências das pulsões. Freud considera a produção das reações de angústia como uma das mais importantes funções do Ego. Com efeito, a angústia surge todas as vezes que o Ego sente sua integridade ameaçada por perigos tanto internos quanto externos. A repressão é um dos mecanismos de defesa do Ego, assim como a negação, a formação reativa, a anulação retroativa, entre outros. Assim, consideramos que a estrutura psíquica do Ego é oriunda de uma diferenciação progressiva a partir do Id, ou seja, como se o Ego fosse o resultado de um processo de diferenciação na qual ele se tornaria uma organização altamente estruturada e oposta ao Id.[7] Segundo Hartmann,[9] o desenvolvimento do Ego aparece como resultado de três fatores: as características do Ego hereditário; as influências das pulsões instintivas; e as influências da realidade externa.

c) **Sistema do Superego:** classicamente, o Superego é uma modificação do Ego pela interiorização de forças repressivas que o indivíduo encontrou durante seu desenvolvimento. O papel do Superego é comparável ao de um juiz ou censor do Ego. Sua ação se manifesta pela consciência moral, atitudes de autocrítica e de proibição e funciona seja opondo-se às gratificações das pulsões, seja colocando-se em contradição com as defesas que o Ego opõe a essas pulsões. O Superego se forma pela identificação da criança com os pais idealizados e, posteriormente, com a lei ou com a autoridade de que é depositário. Segundo Freud, a formação do Superego é correlativa ao declínio do complexo de Édipo. A criança, renunciando à satisfação de seus desejos edipianos, admitidos como proibidos, transforma sua carga afetiva sobre os pais em uma identificação com eles, interiorizando a proibição. O pai torna-se o guia moral e qualquer ordem toma por modelo essa proibição original. Assim podemos ter: Superego proibidor, que se opõe às aspirações do Id que é exigente, duro e punitivo, sendo seu protótipo a figura parental odiada (principalmente o pai) que proíbe e que é ricamente carregado de uma energia agressiva; e o Superego benigno, que se aproxima do ideal do Ego, é derivado de imagens de pais amorosos e confortadores (principalmente a mãe), é dotado de energia, havendo pouca ou nenhuma associação com pulsões agressivas e está ligado ao Ego com amor.[7]

Evolução funcional

A descrição da evolução funcional da criança recoloca em evidência, sobre o plano dinâmico e estrutural, as noções clássicas de libido e de Ego. Podemos nos perguntar até que ponto o desenvolvimento funcional e o aumento do campo perceptivo-motor dependem das necessidades pulsionais ou das características congênitas. Os mecanismos da percepção, da motricidade que servem de base para as funções do Ego, parecem ser, na criança, ativados pelas necessidades pulsionais, mas eles não são criados por essas necessidades, são parcialmente inatos, fazem parte das características congênitas do Ego. Assim sendo, a formação das relações de objeto pode ser encarada sob o ângulo das necessidades libidinosas, ao passo que, sob o ângulo do Ego, se encontrará a parte cognitiva e perceptiva do processo. A libido se manifesta pelo comportamento que ela orienta e do qual não é necessário se isolar. Para o recém-nato, o comportamento libidinoso reduz-se ao exercício da atividade oral, a única possível naquele momento. A possibilidade de deslocamento aumenta o seu campo de ação e cria novos investimentos, lábeis e variáveis de início e que, a seguir, se fortalecem. Não acreditamos que o Ego possa ser concebido como um aparelho de síntese, que surge no momento da maturação, nem como uma soma de simples mecanismos animados por uma determinada quantidade de energia. Segundo Freud, o Ego é a própria forma de organização das forças pulsionais e contrapulsionais na relação de objeto. Trata-se de uma estrutura temporal, que toma forma à medida que se organiza, surgindo na maturação da relação.[10] Para Szasz,[11] o prazer é também um estado do Ego e pode ter, igualmente, um significado comunicativo, uma demanda de não mudar ou tendência a conservar uma relação. O prazer pode existir enquanto sinal e pode fazer parte da função antecipadora dos afetos. Da mesma forma para o sofrimento (dor), podemos formular, segundo Szasz, uma conceituação a três diferentes níveis hierárquicos: no primeiro, o conceito de dor é um sinal de ameaça à integridade estrutural e funcional, podendo, então, este fenômeno ser considerado uma mensagem do corpo enviada ao Ego; no segundo, a dor se refere a uma situação na qual há várias pessoas presentes, sendo a expressão de um pedido de ajuda; no terceiro nível, trata-se de uma comunicação entre o Ego e uma pessoa o exterior, não há mais referência ao corpo e o aspecto comunicativo predomina, podendo a dor ser uma função do Ego contra o perigo de perder o objeto. Joffe e Sandler[12] consideram que o sofrimento é o reflexo da diferença entre um estado real do eu e um estado ideal desejado, admitindo-se que ele pode estar baseado na lembrança de um estado de satisfação anterior ou sobre fantasias. Assim, admitindo-se que quando um objeto amado é perdido, não temos somente a perda do objeto em si, mas, também, a perda do aspecto do eu, que é complementar ao objeto e ao estado afetivo de bem-estar que está intimamente ligado a ele. Aquilo que é perdido pela criança por ocasião do afastamento da mãe não é apenas a mãe, mas, também, o bem-estar implicado em sua relação com ela.

Estádios da evolução da libido

As noções de estádios pré-genitais segundo Freud:[8]

a) Fase oral: corresponde ao prazer que sente a criança quando da excitação da cavidade bucal e dos lábios durante a alimentação. O prazer oral não está apenas ligado à função nutricional, mas, também, à excitação da mucosa oral, que é um tecido erógeno. Se a finalidade inicial do erotismo oral é a excitação autoerótica da mucosa oral, mais tarde a meta torna-se a incorporação dos objetos. Podem-se descrever dois estádios nessa fase: um estádio precoce de sucção pré-ambivalente, durante o qual o indivíduo procura unicamente o prazer de sugar; e outro estádio que surge após o aparecimento dos dentes e cuja finalidade é de morder o objeto.[13] Este último estádio, denominado "sádico-oral", corresponde a uma atividade de morder e devorar, que implica uma destruição do objeto.

b) Fase anal: ocorre aproximadamente entre os 2º e o 4º anos de vida e caracteriza-se por uma organização da libido à evacuação e à excitação da mucosa anal. As primeiras pulsões anais são, autoeróticas, mas o prazer de eliminar, como mais tarde o prazer de reter, será impregnado de significação ligada à função de defecação, expulsão-retenção e ao valor simbólico das fezes. Abraham[13] também distingue duas fases durante este estádio: na primeira, o erotismo anal está ligado à evacuação, à pulsão sádica para destruição do objeto; na segunda, o erotismo anal está ligado à retenção e à pulsão sádica ao controle possessivo.[10]

c) Fase fálica: situa-se entre 3 e 5 anos, quando os órgãos genitais tornam-se a zona erógena dominante. As tensões se descarregam principalmente pela masturbação genital acompanhada de fantasias. É durante essa fase que é vivido ao máximo o complexo de Édipo. O complexo de Édipo é um ponto central na teoria psicanalítica, situação conflitiva por excelência, envolvendo intensos sentimentos amorosos e hostis dirigidos a figuras significativas do nosso mundo mental. Este complexo é formado pela união dos desejos amorosos e hostis da criança pelos seus pais. Assim, apresenta-se para o menino, sob a forma positiva, como um conflito existente entre suas tendências libidinosas de possuir sua mãe com exclusividade e a culpabilidade que ele sente por desejar, para tanto, a desaparição do seu rival, o pai. A angústia da castração o convence a renunciar à possessão exclusiva da mãe. Já a forma negativa do complexo de Édipo implica uma ligação com o genitor do mesmo sexo e ao ódio ciumento pelo genitor do sexo oposto. Com relação à menina, a evolução em direção ao pai, mais complexa, é motivada pelas decepções em suas relações com a mãe, principalmente pela ausência do pênis. A inveja do pênis é substituída pelo desejo de ter um filho do pai. Fica evidente que Freud elaborou uma teoria "falocêntrica", pois ele sugere que, nos meninos, haveria a angústia de castração e, nas meninas, que já seriam castradas por natureza, haveria a inveja do pênis.[14] Posteriormente, Freud ampliou o conceito de "castração", ressaltando que, o que de fato angustia é a ameaça da perda do amor do objeto, tanto para os meninos como para as meninas.[8] Segundo Freud, ao renunciar ao amor pelo progenitor do sexo oposto, mas também à hostilidade pelo do mesmo sexo, esses investimentos afetivos, transformados em identificações (pais interiorizados), habilitariam a criança como ser social. O declínio do complexo de Édipo marca a entrada no período de latência, quando o desenvolvimento sexual apresenta um período de interrupção ou de regressão. Esse declínio corresponde à impossibilidade para a criança de realizar seu duplo desejo amoroso e criminoso.[10] Durante a resolução do complexo de Édipo, produzem-se modificações importantes, a repressão se mostrará particularmente ativa durante o período de latência, os mecanismos de identificação também se mostram mais ativos. A grande vantagem evolutiva desses processos de identificação é que a criança suporta que a realização de seus desejos seja diferente. Ocorre, então, todo um jogo de deslocamentos sucessivos de afetos sobre os objetos novos, ao mesmo tempo em que todo um jogo de defesas contra esses mesmos afetos positivos ou negativos, o ato mais evoluído desses deslocamentos e dessas defesas, constitui-se pelas formações reativas, dando lugar a posições contrárias e a uma verdadeira redistribuição das energias pulsionais. A repressão das pulsões sexuais prepara para um terreno "neutro", "não conflituoso", que favorece as aquisições educativas e desenvolve os interesses cognitivos. Assim, por volta dos 5 a 6 anos, até o início da puberdade, 11 e 12 anos, teríamos o período de latência, com menor turbulência emocional, em que a criança estaria mais livre e apta para o aprendizado social e pedagógico.

d) Fase genital: a pulsão sexual, até então essencialmente autoerótica, agora descobrirá o objeto sexual para para a sua realização, todas as pulsões parciais cooperam com as zonas erógenas subordinando-se à área genital. Durante esse período, o Ego deve lutar contra as tentativas pulsionais, as tendências reprimidas tendendo a reaparecer, a luta se trava contra os antigos investimentos, contra os objetos de amor paterno, a fim de sair do estado de dependência. Durante esse período e a adolescência, segundo Freud, o ser humano se encontra diante de uma grande tarefa, que consiste em se separar dos pais, e é apenas depois de ter cumprido essa tarefa que ele poderá deixar de ser uma criança para tornar-se membro da coletividade social. Isso implica uma destruição cuja saída depende das soluções trazidas ao conflito por ocasião do declínio do complexo de Édipo.[8,15]

Simplificando, podemos dizer que a resolução do complexo de Édipo se assenta sobre a possibilidade de suportar conviver com sentimentos depressivos (angústia de perder ou machucar o objeto) e viabiliza a passagem da relação dual para relações triangulares, fortalecendo os processos de simbolização e desenvolvendo o exercício de conviver com sentimentos de culpa, ciúme, inveja e exclusão. O sentimento de exclusão, apesar de depreciativo, é sua tolerância, que permite o convívio com as diferenças. Já o sentimento de culpa estimula a empatia e as possibilidades de reparação. Assim, o que chamamos de resolução do complexo de Édipo, trata-se do desenvolvimento de uma melhor condição no enfrentamento da angústia e dos conflitos, seja modificando, contendo ou adiando os desejos infantis.

Estruturação mental precoce segundo Mèlanie Klein

Diferentemente de Freud, Mèlanie Klein considera que haveria um Ego desde o nascimento, o qual seria rudimentar e não integrado; ela focaliza as relações objetais e o que se "posições".[16] Assim, em vez de falar de estádio, fala de "posição", mistura de angústia e de defesa, que, iniciando de forma precoce, surgem e reaparecem durante os primeiros anos da infância e em determinadas circunstâncias na vida posterior. Descreve as posições esquizoparanoide e depressiva.

Posição esquizoparanoide

Durante a posição esquizoparanoide, isto é, nos primeiros meses de vida, a criança não se relaciona com os demais como pessoas humanas, mas somente como objetos parciais. Isso quer dizer que as experiências são apreendidas de modo parcial; o seio não é percebido como um todo: ou é o seio que frustra, demora a aparecer e apavora, ou é o seio que gratifica, nutre, tranquiliza. Resulta que a mãe não é percebida como uma pessoa, mas sim como mãos, seio, voz, olhar, os quais são sentidos como bons ou maus. Em presença da angústia provocada pelos instintos de morte (impulsos destrutivos dirigidos ao ego ou aos objetos, visando a inércia, a morte (Freud, 1920)), o Ego desvia essa angústia e a transforma em agressão. Por um processo de clivagem, essa agressão é projetada sobre o seio materno, tornando-se este seio perseguidor, objeto mau que parece ameaçar a criança. Entretanto, uma parte dessa agressão permanece favorável à criança, que a dirige contra o perseguidor. Essa angústia persecutória é característica da posição esquizoparanoide.[17]

Posição depressiva

Essa posição é mais tardia, na fase em que a criança é capaz de reconhecer o objeto como inteiro e não mais parcialmente. Aos poucos é possível distinguir fantasia de realidade, mundo interno de externo, objeto interno de externo e ao mesmo tempo ocorre a integração entre amor (pulsão libidinal) e ódio (pulsão de morte). Até que, em torno dos 4 ou 5 meses, o bebê percebe a si e ao objeto como objetos totais. A angústia persecutória da posição paranoide é substituída aqui por uma angústia inteiramente centrada sobre o temor de que as pulsões destrutivas poderiam destruir o objeto que ele ama e do qual depende totalmente. Klein sugere que a forma como essa posição é superada é fundamental, pois todas as situações de luto ao longo da vida seriam reativações desta experiência.[16]

Modelo de desenvolvimento infantil segundo W. Winnicott

Durante toda a primeira fase do desenvolvimento da criança, Winnicott[18] descreve, quanto à mãe, uma condição psicológica que ele denomina de "preocupação maternal primária", que se desenvolve gradualmente, até atingir um grau de sensibilidade aumentando durante a gravidez e, em especial, no seu final, e que dura ainda algumas semanas após o nascimento da criança. Assim, o autor diz, que é preciso que a mãe seja capaz de atingir este grau de hipersensibilidade, como uma "doença normal", para se restabelecer em seguida. Isto é, uma mulher deve ter condições saudáveis para atingir este estado e para curar-se quando a criança nasce. A mãe que atingiu a "preocupação maternal primária" favorece para a criança condições nas quais a sua constituição poderá começar a se manifestar, sua tendência à evolução se desenvolver e de modo que a criança poderá experimentar o movimento espontâneo e viver ela própria as sensações particulares a esse período primitivo da vida. Assim, a "preocupação maternal primária" tem em sua base a forma como a mãe experimenta a fusão com o bebê e como ela elabora o luto pela separação. Dessa forma, as depressões pós-parto, que podem ser entendidas como uma falha no processo, resultando em exacerbação dos sintomas.

Desenvolvimento afetivo ao longo do crescimento

Do nascimento aos 6 meses

Nessa fase inicial, os bebês estão aprendendo a regular suas emoções e comportamento. Parte da regulação inclui a formulação de padrões de comportamento regulares nas áreas de comer e dormir, uma vez que esses comportamentos também podem impactar o nível de excitação emocional do bebê e o grau de regulação do afeto. A gama de emoção do bebê aumenta durante esse período, desde estados dicotômicos de prazer (relaxamento) ou dor (desconforto) para a diferenciação de vários estados de sentimento dentro dessas categorias amplas. A expressão emocional torna-se mais variada, organizada e específica para o ambiente externo do bebê e ou estado de sentimento interno. Também nesse período, esse bebê começa a corresponder aos sentimentos do cuidador durante as interações face a face. Frustação e o estado de raiva, intimamente relacionados, tornam-se mais distinguíveis por cerca do 6º mês, ponto em que o distinto estado de tristeza também emerge. Os bebês normalmente se retraem quando se sentem tristes, embora o choro e seus padrões distintos possam acompanhar uma série de estados emocionais negativos. Nessa fase da comunicação emocional, do período pré-natal até 6 semanas, percebe-se as reações valiosas iniciais do bebê aos sinais emocionais. Já a fase seguinte, de 6 semanas até 7 meses, cobre o período de desenvolvimento anterior ao advento da referencialidade (ou seja, a compreensão de um sinal comunicativo pode referir-se a algum aspecto externo do ambiente) e denomina-se "comunicação pré-referencial".

7 meses a 1 ano

Os marcos mais aparentes nesse período são o desenvolvimento da relação do apego, ou vínculo emocional do bebê com o cuidador principal.[19] A força desse vínculo indica até que ponto o bebê pode usar o cuidador como uma base segura, a partir da qual pode explorar o mundo, retornar em momentos de angústia e usá-lo como uma estrutura para o desenvolvimento socioemocional.

O apego seguro se refere a bebês que choram quando o cuidador principal está ausente, mas se permitem ser confortados com o retorno do cuidador; esses bebês também usam seu cuidador como base segura com a qual eles "checam" de vez em quando, andando fisicamente de volta ou olhando de modo claro para o cuidador, durante a exploração de novos ambientes ou situações.

Bebês com apego inseguro se enquadram em várias categorias, todas refletindo rupturas no vínculo bebê-cuidador. Apego esquivo caracteriza bebês que não ficam angustiados quando o cuidador sai do ambiente e reagem tanto a estranhos como ao cuidador de forma também indiferente. Bebês que exibem afeto resistente, hesitam em explorar o ambiente enquanto o cuidador está presente, ficam chateados com a saída do cuidador e irritadiços e até agressivos com o retorno, mostrando alguma resistência para ser confortado. O apego desorganizado representa bebês que são contraditórios ou emocionalmente instáveis, com alguns desses bebês mostrando sinais de dissociação (expressão facial congelada e total insensibilidade) refletindo a forma mais severa do apego inseguro.

Embora um vínculo relacional bebê-cuidador saudável seja importante, a relação do apego e sua influência no desenvolvimento posterior dependem de múltiplos fatores individuais (sensibilidade e capacidade de resposta materna, temperamento infantil, ambiente familiar, *status* socioeconômico, origem racial/étnica).[20] Além disso, os padrões da relação do apego nem sempre são estáveis ao longo do tempo e podem mudar de acordo com mudanças no funcionamento do bebê, na vida familiar e no contexto ambiental.[21]

Nessa fase da comunicação emocional, dos 9 aos 18 meses, concentra-se no desenvolvimento da comunicação emocional referencial, regulação comportamental (ou seja, quando os comportamentos expressivos e instrumentais da criança são afetados pelas expressões emocionais do outro) e retenção dos sinais emocionais.

13 meses a 18 meses

Durante esse estágio, sinais mais concretos de autoconsciência se desenvolvem. Os bebês passam a estar cientes de que seu corpo, emoções e comportamento são entidades separadas do eu/cuidador principal. Começam a se reconhecer, uma etapa extremamente importante no desenvolvimento, podendo ser exemplificada quando esse bebê se olha pela primeira vez no espelho. As mudanças durante esse período também demonstram avanços no desenvolvimento afetivo já que agora os bebês são capazes de brincar por meio de imitações ou tarefas mútuas lúdicas, além da possibilidade de demonstrarem empatia para com os outros. Nesse estágio, os bebês continuam a diferenciar suas experiências emocionais de outros à medida que seu senso de autoconsciência aumenta, mas também mostram sinais de comportamento pró-social. Durante esse período, o bebê também se torna capaz de chamar a atenção de outra pessoa para eventos significativos para ela (ou seja, o bebê mostra compartilhamento afetivo).

19 meses a 2 anos

À medida que se aproxima da infância, o bebê toma conhecimento de vários estados emocionais e começa a usar a linguagem e outros comportamentos para regular sua experiência emocional. Consistente com a crescente consciência a respeito de outras pessoas, durante esses estágios finais, as emoções mais complexas emergem nesse momento, como constrangimento, culpa e vergonha, todas as quais são repostas emocionais às perspectivas dos outros sobre o comportamento da criança. Os comportamentos lúdicos nesse período giram em torno da imitação; embora a linguagem também seja introduzida para descrever ou direcionar a brincadeira, os bebês começam a fazer escolhas sobre itens de brincadeiras com base nos estereótipos de gênero.

A comunicação emocional, nessa fase, dos 18 meses aos 2 anos, é marcada pelo desenvolvimento do que a literatura denomina "emoções autoconscientes", mas que, segundo Watson,[3] denominamos "emoções conscientes do outro" porque dependem do fato de a criança detectar as reações expressivas e instrumentais dos outros aos seus próprios comportamentos. As emoções autoconscientes requerem o desenvolvimento de um *self* objetivo: as crianças podem referir-se a si mesmas e ter consciência de si mesmas como distintas dos outros.[22] Mais ou menos na época em que as crianças adquirem autoconsciência objetiva (15 a 24 meses, medido pelo comportamento autorreferencial), elas também se tornam cientes dos padrões de comportamento dos pais.[23] As crianças aprendem esses padrões por meio de práticas disciplinares de suas famílias e, ao longo dos próximos anos, sua sofisticação cognitiva crescente lhes permite avaliar o grau em que cumpriram os padrões.

Pré-escolar (2 a 5 anos)

Embora as crianças mais novas possam atender às demandas ou solicitações dos pais, nesse estágio, as crianças têm maior probabilidade de resistir, pois equilibram seus desejos simultâneos de suporte parental e maior autonomia. Transitam por um período de aumento e, depois, de diminuição da agressão e de acessos de raiva, além da obtenção de ganhos gerais em sua compreensão das emoções – tanto em sua própria expressão emocional como na de outras pessoas. Aos 2 anos, há um aumento universal do comportamento fisicamente agressivo, que pode incluir morder, bater, entre outros. Os acessos de raiva também são normativos no final da infância. Essas intensas explosões emocionais geralmente se originam com a resistência da criança aos pedidos dos pais, frustação com eventos externos ou sensação de cansaço ou fome. Os acessos de raiva aparecem entre 1 e 3 anos, quando as crianças ainda estão adquirindo habilidades de linguagem para descrever suas emoções e desejos; eles devem diminuir significativamente junto com o comportamento fisicamente agressivo por volta dos 4 a 5 anos, quando as crianças aumentam sua capacidade emocional, vocabulário, habilidades de autorregulação e conhecimento da manifestação emocional socialmente apropriada. Embora o comportamento fisicamente agressivo diminua ao longo desse período, a agressão verbal e outros subtipos de agressão, como a agressão instrumental, começam a aumentar. Assim, por um lado, enquanto numa criança de 2 anos o comportamento agressivo é reativo por natureza (em resposta a um evento externo); à medida que ela cresce, esse comportamento pode se tornar instrumental ou calculado e orientado para um objetivo.[24] Por outro lado, nesse momento, as crianças também podem se tornar solucionadoras de problemas sociais, especialmente com a modelagem apropriada. Nas crianças pequenas (2 e 3 anos), a consciência das emoções está atrelada a um alvo ou objetivo; assim, saber o que sentem esclarece o que querem, elas interpretam suas emoções como direcionadas a algo ou a alguém, em oposição ao que provocou ou causou a resposta emocional (p. ex., raiva de alguém, medo de cobras, felicidade com uma festa).[25] Crianças pequenas podem acreditar que fazem as coisas acontecerem – que estão no controle dos eventos, quando não estão, em virtude de seu egocentrismo cognitivo que se confunde com o desejo e a realidade.[26]

Nesse período, também observamos desenvolvimento de expressão de comportamento e linguísticas de emoção mais complexas, incluindo empatia e simpatia. Assim, ao longo desse período, as crianças começam a confiar mais nas palavras do que no comportamento para expressar como se sentem e compreender os sentimentos dos outros. É também nesse período que as crianças desenvolvem as primeiras amizades, que aumentam de importância à medida que as crianças atingem a idade escolar. A compreensão das normas culturais para a expressão emocional, ou regras de exibição emocional, torna-se mais enraizada e as crianças adquirem mais consciência de quando exibir certas emoções. Tanto as regras de exibição emocional como as crenças morais, que também começam a emergir nesse momento, são amplamente influenciadas por pares, cuidadores e pelo contexto cultural mais amplo da criança. A capacidade das crianças de descrever os estados mentais e as características dos outros também cresce de acordo com o aumento da autoconsciência e das habilidades de linguagem. Nesse período, também há o reconhecimento das diferenças culturais e raciais entre os grupos.

Finalmente, as crianças alcançam o marco da constância de gênero ou a ideia de que o gênero não pode ser mudado e também se tornam mais conscientes do comportamento estereotipado de gênero, por volta dos 5 ou 6 anos, aderindo com mais frequência às expectativas de jogo e de comportamento social baseadas no gênero, que podem variar entre culturas e contextos ambientais. A constância de gênero também pode impactar a maneira como as crianças pensam sobre seus papéis futuros no mundo de trabalho, embora isso varie entre as culturas. Certas mudanças comportamentais relacionadas à maturação física também são importantes para se reconhecer, no campo de desenvolvimento comportamental durante a infância e a idade pré-escolar, como a competência em se alimentar e a independência ao usar o banheiro. Para muitas culturas, a conclusão bem-sucedida dos marcos da criança e da pré-escola indica prontidão para o aprendizado educacional formal ou escolaridade, que geralmente se inicia por volta dos 6 aos 7 anos de idade.

A eficácia social das crianças está intimamente ligada à sua avaliação precisa dos estados emocionais de outras pessoas. Crianças em idade pré-escolar podem antecipar que repostas emocionais atípicas podem ser experimentadas se elas forem fornecidas com pistas bastante explícitas. Pesquisas sobre diferenças individuais indicam que maus-tratos às crianças comprometem ou distorcem o desenvolvimento das habilidades sociocognitivas.[27]

Escolar (6 a 11 anos)

Nesse período, observamos o desenvolvimento do domínio de si mesmo e dos outros, incluindo autoestima, regulação emocional, tomada de perspectiva, desenvolvimento moral e relação com os pares. A autoestima nesse período é cada vez mais baseada na competência autopercebida da criança ou no *status* do grupo de pares, ou por meio da identificação com cuidadores primários, professores ou outros jovens.[28] A necessidade de autocontrole aumenta durante esse estágio de desenvolvimento à medida que as crianças se envolvem em ações intencionais, as quais costumam ocorrer em grupos maiores como o da escolaridade formal. Esse envolvimento requer duas habilidades importantes de autocontrole: adiamento da gratificação; e controle de impulso. O autocontrole também varia de acordo com a individualidade, segundo a qual algumas crianças são mais capazes de controlar desejos e impulsos do que outras, independentemente do que os colegas façam ou das estruturas de recompensa específicas.

A capacidade de compreender o que os outros estão experimentando emocionalmente não se desenvolve de forma isolada de outros aspectos do desenvolvimento emocional e cognitivo. A percepção emergente das emoções dos outros se desenvolve em interação com o aumento da consciência da própria experiência emocional de um indivíduo, com a capacidade de empatia de conceituar as causas das emoções e suas consequências comportamentais.[29]

A exploração dos papéis de gênero ocorre durante esse período, com jovens cada vez mais se identificando com modelos de papéis do mesmo sexo, sejam colegas, cuidadores, familiares, professores ou celebridades. Esse senso de identidade de gênero em desenvolvimento, também pode impactar o autoconceito e facilitar a socialização de gênero.

A partir dos 8 anos, as crianças começam a perceber que podem experimentar mais de uma emoção ao mesmo tempo e também se tornam mais hábeis em avaliar a extensão e as combinações de emoção nos outros. Embora crianças tomem consciência de emoção como orgulho, vergonha, culpa e constrangimento durante os anos pré-escolares, a consciência dessas emoções mais complexas se tornam mais sofisticadas com o desenvolvimento e as crianças mudam suas respostas comportamentais. É durante esse período, que as crianças aprendem a regular e gerenciar suas emoções e respostas comportamentais por meio de duas estratégias de enfrentamento adaptativas, isso acontece por volta de 10 anos. O enfrentamento focado no problema ocorre quando as crianças identificam se o problema que estão enfrentando é mutável ou não, pensam em soluções possíveis e, em seguida, realizam a solução escolhida. Quando esse tipo de estratégia de enfrentamento focada no problema não funciona ou não é aplicável, as crianças normalmente se envolvem em enfrentamento centrado na emoção, ou seja, elas trabalham para gerenciar ou controlar respostas angustiantes por meio de diferentes estratégias, como buscar apoio social quando o problema não pode ser imediatamente resolvido.

Empatia é outro estado emocional complexo que continua a se desenvolver, assim as crianças tornam-se mais sofisticadas em sua capacidade de pensar sobre os pensamentos ou emoções dos outros, mostrando maior tomada de perspectiva que também informa sua capacidade de demonstrar empatia. Empatia e seu derivado, simpatia, são essenciais para a comunicação emocional, na verdade a capacidade de resposta às emoções dos outros é crítica para a evolução humana.[30] E, assim, a partir dos 10 anos, as crianças começam a reconhecer opiniões de uma terceira parte (teoria de terceira ordem).

O desenvolvimento moral durante esse período também se relaciona ao desenvolvimento da empatia, na medida em que os jovens são cada vez mais capazes de integrar as perspectivas dos outros em sua visão de mundo e senso de moralidade. Os pontos de vista morais das crianças, ou senso "errado" *versus* "certo", durante esse estágio são normalmente governados por regras, refletindo maior consciência das normas, leis e costumes sociais ou culturais. No entanto, o desenvolvimento moral das crianças, também depende dos contextos ambientais imediatos e das interações dentro da dinâmica familiar e ao redor.

As crenças normativas ou as crenças da criança sobre os limites do comportamento apropriado podem variar substancialmente com base na exposição das crianças a comportamento agressivo ou desviante, prevendo a extensão do comportamento agressivo dos jovens durante a infância.[31]

Durante esse período, as crianças estabelecem amizades com base na confiança mútua, na bondade, no apoio e no prazer mútuo de atividades. Crianças nessa idade, que se comportam de maneira pró-social e não agressiva, são geralmente populares ou socialmente aceitas do que aquelas que são agressivas ou socialmente retraídas ou desajeitadas.

O *bullying* também começa a ocorrer com mais frequência durante esse período. Assim como se pode também observar que os interesses sexuais ou românticos começam a se desenvolver, embora se tornem mais evidentes com início da puberdade, na adolescência.

A capacidade de uma pessoa de manobrar o comportamento expressivo-emocional de acordo com contextos interpessoais e respostas emocionais dá a ela um rico repertório de comportamento comunicativo. A mistura de experiência emocional e interação social também é evidente na aquisição de estratégias de dissimulação emocional (discrepâncias entre o estado emocional interno e a expressão emocional externa) e gerenciamento de emoções pelas crianças. Existem razões altamente adaptativas e funcionais para os seres humanos serem capazes de dissociar seu comportamento expressivo de sua experiência emocional subjetiva sentida internamente: um é serem capazes de ter relacionamentos razoavelmente satisfatórios uns com os outros; outra é serem capazes de fazer os outros lhes fornecerem apoio e validação; outra ainda é exercerem a própria influência sobre os outros – como no gerenciamento de impressões, comunicação persuasiva e assim por diante. Isso ajuda as crianças a evitarem problemas, além de fortalecerem e protegerem o eu, em vez de miná-lo. Lidar eficazmente com o conflito interpessoal e com outros estressores situacionais tem muita relação com a maneira como regulamos tanto nossa experiência subjetiva de emoção como o que comunicamos expressivamente aos outros.[32,33]

O fim desse período é marcado com a preparação dessas crianças para a transição para a adolescência e para o desenvolvimento da identidade pessoal.

Adolescência (12 a 18 anos)

O desenvolvimento socioemocional neste período é caracterizado por uma luta para afirmar a própria identidade e autonomia, embora muitas vezes num contexto de dependência de cuidadores para as necessidades básicas (alimentação, educação, transporte e vestuário). Com maiores autoconsciência e autodescoberta, a adolescência chega com marcada flutuação na autoestima, na regulação emocional e na formulação da identidade. A intensidade dessas experiências emocionais com altos e baixos está ligada às mudanças hormonais, ao seu crescimento em metacognição e ao aumento da dimensionalidade da autoestima, que agora inclui desempenho acadêmico ou profissional, competências sociais, relacionamento com pares e românticos.

Em termos de relacionamento entre pares, os adolescentes tendem a se classificar em grupos seletivos ou "panelinhas", e cada grupo desses exibe diferentes normas, atitudes e sistema de valores. A importância da conformidade do grupo de pares também emerge durante o início da adolescência; assim, o desejo de se enquadrar ou adaptar aos padrões do seu grupo é mais aparente.

Déficits nas habilidades de tomada de decisão racional dos adolescentes e aumentos na impulsividade podem ocasionar maior experimentação de comportamentos problemáticos (evasão escolar, uso e abuso de álcool e drogas, comportamentos sexuais de risco, atos de violência ou agressão). Os adolescentes são mais autoconscientes, podendo se envolver em comportamentos de risco ou experimentação mais frequentes, especialmente quando incentivados por colegas a fazê-lo.[34]

O *bullying* também permanece na adolescência, embora seja de maneira menos física quando comparado ao escolar, e muitas vezes associada ao *cyberbullying*.[35]

À medida que os adolescentes trabalham para desenvolver sua identidade, podem alcançar maior compreensão de suas próprias crenças morais e melhorar suas habilidades de assumir perspectivas. Os adolescentes também se comportarão mais de acordo com seu sistema de valores pessoais ao longo do tempo, o que pode incluir influências religiosas, culturais, sociais e outras, além das do grupo de pares.

Embora, a identidade e os papéis sociais não se solidifiquem durante esse estágio, os marcos que ocorrem na adolescência informam muito sobre o funcionamento adulto posterior.

Considerações finais

Como na Ciência o progresso é medido não tanto por quantas perguntas foram respondidas, mas por quantas novas foram levantadas, o objetivo deste capítulo foi trazer conceitos psicanalíticos já estabelecidos e também perspectivas funcionalistas sobre o desenvolvimento afetivo. Entender afeto, emoção, comunicação emocional, cognição e seu desenvolvimento na infância e adolescência, além de suas repercussões sociais, psicológicas, sempre será um grande desafio. As experiências emocionais precoces interferem em todo o desenvolvimento posterior do ser humano, dessa forma, é fundamental que os profissionais de saúde estejam atentos aos aspectos do desenvolvimento afetivo, não somente no sentido de prevenção precoce, mas também na intervenção ao atendimento especializado ao bebê, à criança e ao adolescente.

Referências bibliográficas

1. Saarni C; Campos JJ; Camras LA et al. Emotional development: Action; communication; and understanding. 2006.
2. Buck-Morss S; Piaget J. Adorno and dialectical operations. Critical theories of psychological development: Springer; 1987. p. 245-74.
3. Watson D. Mood and temperament: Guilford Press; 2000.
4. Fox AS; Lapate RC; Shackman AJ et al. The nature of emotion: Fundamental questions: Oxford University Press; 2018.
5. Buss KA; Cole PM; Zhou AM. Theories of emotional development: Where have we been and where are we now? Handbook of emotional development: Springer; 2019. p. 7-25.
6. Witherington DC; Crichton JA. Frameworks for understanding emotions and their development: Functionalist and dynamic systems approaches. Emotion. 2007;7(3):628.
7. Freud S. O ego e o id uma neurose demoníaca do século XVII e outros trabalhos (J. Salomão; Trad.) Edição Standard Brasileira das Obras Completas de Sigmund Freud (Vol. XIX; p. 15-80). Rio de Janeiro: Imago; 1976. (Original publicado em 1923).
8. Freud S; Salomão J. Três ensaios sobre a teoria da sexualidade. Edição 'Livros do Brasil'; 1997.
9. Hartmann H; Lœwenstein R. Notes sur le Surmoi. Revue française de psychanalyse. 1964;28(5-6):639-78.
10. Freud S. Sobre transformações dos instintos; em particular no erotismo anal. In: Freud S. Obras completas: história de uma neurose infantil ("o homem dos lobos"); além do princípio do prazer e outros textos (1917-1920). 2010:252-62.
11. Szasz T. Pain and pleasure: A study of bodily feelings: Syracuse University Press; 1988.
12. Joffe WG; Sandler J. Notes on pain; depression; and individuation. The psychoanalytic study of the child. 1965;20(1):394-424.
13. Abraham K. A short study of the development of the libido viewed in the light of mental disorders. Selected papers on psychoanalysis. 1942.
14. Freud S. Obras Completas. Madrid. España: Editorial Biblioteca Nueva. 1928:9-16.
15. Freud S. Três ensaios da Teoria da Sexualidade (1905). Vol VII. Obras completas. Rio de Janeiro: Imago; 1996.
16. Klein M. Uma contribuição à psicogênese dos estados maníaco-depressivos. In: Klein M. Amor; culpa e reparação e outros trabalhos (1921-1945). 1996:301-29.
17. Freud S. Além do princípio do prazer (Edição Standard Brasileira das Obras Completas de Sigmund Freud; Vol. 18). Rio de Janeiro: Imago; 1976. (Originalmente publicado em 1920).
18. Winnicott DW. Desenvolvimento emocional primitivo. Da pediatria à psicanálise. 2000:218-32.
19. Ainsworth MDS. Object relations; dependency; and attachment: A theoretical review of the infant-mother relationship. Child development. 1969:969-1025.
20. Seifer R; Schiller M; Sameroff AJ; Resnick S; Riordan K. Attachment; maternal sensitivity; and infant temperament during the first year of life. Developmental Psychology. 1996;32(1):12.
21. Wong MS; Mangelsdorf SC; Brown GL; Neff C; Schoppe-Sullivan SJ. Parental beliefs; infant temperament; and marital quality: Associations with infant-mother and infant-father attachment. Journal of Family Psychology. 2009;23(6):828.
22. Lewis M. Self-conscious emotions: Embarrassment; pride; shame; and guilt. 2008.
23. Lewis M; Brooks-Gunn J. Toward a theory of social cognition: The development of self. New directions for child and adolescent development. 1979;1979(4):1-20.
24. Berk LE; Mann TD; Ogan AT. Make-Believe Play: Wellspring for Development of Self-Regulation. 2006.
25. Harris P. Children's awareness and lack of awareness of mind and emotion. Rochester symposium on developmental psychopathology; 1995.
26. Harris PL; Lipian MS. Understanding emotion and experiencing emotion. Children's understanding of emotion. 1989:241-58.
27. Pollak SD; Cicchetti D; Hornung K; Reed A. Recognizing emotion in faces: developmental effects of child abuse and neglect. Developmental psychology. 2000;36(5):679.
28. Shaffer D; Kipp K. Developmental psychology: Childhood and adolescence 7th ed. Wadsworth/Cengage Learning. 2010.
29. Harris PL; de Rosnay M; Pons F. Language and children's understanding of mental states. Current directions in psychological science. 2005;14(2):69-73.
30. Cosmides L; Tooby J. Evolutionary psychology and the emotions. Handbook of emotions. 2000;2(2):91-115.
31. Huesmann LR; Guerra NG. Children's normative beliefs about aggression and aggressive behavior. Journal of personality and social psychology. 1997;72(2):408.
32. Saarni C. The development of emotional competence: Guilford press; 1999.
33. Josephs IE. Display rule behavior and understanding in preschool children. Journal of Nonverbal behavior. 1994;18(4):301-26.
34. Guerra NG; Bradshaw CP. Linking the prevention of problem behaviors and positive youth development: Core competencies for positive youth development and risk prevention. New directions for child and adolescent development. 2008;2008(122):1-17.
35. Williams KR; Guerra NG. Prevalence and predictors of internet bullying. Journal of adolescent health. 2007;41(6):S14-S21.

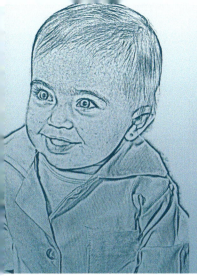

Capítulo 14

Desenvolvimento da Sexualidade e da Moral

Francisco Baptista Assumpção Jr.
Renata Runavicius Toledo

Introdução

Antes de começarmos a falar do desenvolvimento moral da criança, cabe-nos uma questão fundamental. O que é moral? Como podemos pensá-la?

Antes de responder tais questionamentos no capítulo, é de grande importância científica apresentarmos uma reflexão da sexualidade e da moralidade na modernidade.

O ser humano da modernidade adotou novos padrões culturais que sugeriram uma experiência inédita da sexualidade. Houve transformações radicais nos padrões morais da sociedade. Essa transformação implica modificações no *modus vivendi* da sexualidade. Assim, um relativismo moral se instala tendo sua matriz no individualismo. Portanto, novas manifestações comportamentais sexuais são ligadas por um narcisismo anunciado pela revolução sexual.

A revolução sexual foi acompanhada de algumas transformações que ocorreram no quesito qualitativo na cultura sexual. Essas alterações influenciaram a Psicologia e a Psiquiatria, afinal pessoas estão experimentando sua sexualidade de maneiras diversas. Entre as transformações ocorridas com a modernidade, a proposta de uma sexualidade mais liberta de todos tabus permite maior liberdade na manifestação da libido. Houve uma desconfiguração dos mitos culturais. A libertação sexual demandou revisão de mitos ligados à sexualidade. No século passado, as aventuras sexuais aconteciam às escondidas. O silêncio refletia a dificuldade de se falar sobre elas. A revolução sexual também colaborou para a liberação do discurso sexual. Historicamente, houve períodos de muito maior promiscuidade do que hoje, portanto é possível constatar uma banalização das relações sexuais ao desconsiderarem uma transgressão que acontece no âmbito privado quando passaram a serem expostas publicamente.

Em função do desenvolvimento do capítulo, temos de considerar que diferentes abordagens da moral e sexualidade foram realizadas e obtiveram grande repercussão entre os estudiosos do desenvolvimento do homem. Conforme La Taille (2006), para Durkheim e Freud, o desenvolvimento da sexualidade compreende, principalmente, uma dimensão afetiva e não são definidos com precisão sendo que, para o primeiro, ser moral corresponde à obediência a regras instituídas por um "ser coletivo" que é temido e desejável. Estabelece-se, assim, uma heteronomia que corresponde à obediência a um sistema social "pronto" e que, diante do qual, devemos adaptarmo-nos.

Para o segundo, consciência moral seria a expressão das regras provenientes de uma instância superior do psiquismo humano, inconsciente (o superego) sendo a ação moral decorrente de um jogo de forças afetivas instintuais (provenientes do Id) e sociais (provenientes do superego). Dessa forma, a heteronomia seria decorrente da obediência a uma "vontade boa" presente no próprio psiquismo individual e fruto de todo o seu processo de socialização.

Em contrapartida, Piaget e Kohlberg valorizam, predominantemente, uma dimensão racional assimilando-a a princípios gerais de igualdade, reciprocidade e justiça.

Dessa maneira, Piaget refere que o indivíduo passa, isso se as condições ambientais forem favoráveis, da anomia (pré-moral) para a heteronomia para chegar a uma autonomia na qual ele mesmo legitima regras sem referência às figuras de autoridade. Assim, a moral autônoma supera a moral de obediência pela necessidade de reciprocidade nas relações sociais legitimando-a pela avaliação intelectual e privilegiando a interação social. Tratar-se-ia, assim, da evolução do próprio psiquismo individual em julgar bem e mal.

Finalmente Kohlberg aprofunda a visão de Piaget acentuando a ênfase na razão e estudando a complexidade da visão moral do adulto, decorrente não somente do desenvolvimento do pensamento abstrato, mas também de seu próprio desenvolvimento.

Dessa maneira, se as duas primeiras visões são relativistas, com o conceito de moral variando no tempo e no espaço, as duas últimas são de caráter universalista com a autonomia composta por comportamentos morais definidos a partir de princípios e regras inspirados pela reciprocidade, igualdade, equidade e respeito mútuo, com Kohlberg seguindo em direção a ideais de justiça a ser pensada em termos universais.

Assim sendo, para começarmos nossa exposição, podemos dizer que moral se refere aos princípios e regras que devem, obrigatoriamente, ser respeitados, acarretando a questão: "Como se deve agir?"

Considerando-se esses aspectos, é que desenvolveremos o tema a partir de então.

Desenvolvimento moral

A criança nasce como um ser indiferenciado.

Isto é, a criança, de início, não faz nenhuma distinção entre o "eu" e os objetos externos (o "não eu"). É como se tudo – ela, e o que está à sua volta – formassem um bloco indissociável. Piaget (1967) denomina esse estado de "egocentrismo inconsciente integral", no qual a criança percebe o mundo como uma extensão de si mesma. Gradativamente, no entanto, sua movimentação no sentido de explorar o ambiente permitirá que ocorra, por parte da criança, a diferenciação entre sujeito e objeto.

Dessa maneira, com o nascimento, ela inicia um longo percurso em busca de uma compreensão de si e de uma diferenciação entre mundo interno e externo. Esse percurso permite a construção gradual da identidade bem como o mapeamento de si mesma para que possa se diferenciar do outro.

Entretanto, esse processo de socialização é gradativo e cumulativo e manifesta-se ao longo do desenvolvimento, devendo-se considerar que, na contemporaneidade, constata-se, há tempo, uma crise de valores e relações sociais.

Exatamente por isso, o ser humano está constantemente focando em seus debates a importância da manutenção de valores universais como solidariedade, justiça e equidade. Assim, a revisão e a busca da compreensão do funcionamento e da orientação da conduta humana tornam-se imprescindíveis nas sociedades que têm na manutenção da ordem a possibilidade de sobrevivência e subsistência.

Surpreendentemente, é somente na década de 1970 (século XX) que surgem vários estudos sobre moralidade, em que as abordagens predominantes a respeito do desenvolvimento moral foram: (a) a psicanalítica; (b) a comportamental; e (c) a construtivista (Biaggio, 2006; Lourenço, 1992).

A abordagem psicanalítica elegeu o componente emocional da moralidade como foco, considerando que esta é fruto da identificação da criança com as figuras originárias (instância parental). Para Biaggio (2006), esse processo inclui a identificação com valores e normas morais veiculados pelos pais, sendo que a culpa do sujeito resultaria da transgressão de normas e valores introjetados (Freitas, 2007; La Taille, 2007).

Em contrapartida, na abordagem comportamental, o comportamento moral resultaria da influência direta exercida pelo meio ambiente (Lourenço; 1992) e, na perspectiva construtivista do desenvolvimento moral, valoriza-se a interação do sujeito com o meio, portanto aquele que estabelece relações sociais, que são cruciais no desenvolvimento moral.

Nessa última perspectiva, a moralidade humana tem como destaque os teóricos Jean Piaget e Lawrence Kohlberg, que buscavam a compreensão da trajetória dos juízos e decisões morais.

A obra piagetiana e a kolhberiana são marcadas por uma influência kantiana (da ideia de justiça) permeada por princípios que se organizam hierarquicamente e se relativizam com a idade, estabelecendo ligação entre o desenvolvimento intelectual e o raciocínio moral, embora Gilligan (1977) tenha se destacado nesse campo ao questionar a teoria de Kohlberg e, indiretamente, a de Piaget, no que diz respeito à soberania da justiça, alegando existir a ética do cuidado.

Concepção de Kohlberg

Kohlberg (1969) estruturou sua teoria do desenvolvimento moral levando em consideração a aplicabilidade do enfoque cognitivo à socialização.

Tomou por base os estágios do julgamento moral propostos por Piaget (1932) e propôs-se a estabelecer estágios morais claramente delimitados relacionando-os aos estágios do desenvolvimento intelectual. Dessa maneira, construiu estágios do desenvolvimento do julgamento moral que atenderam aos critérios das teorias cognitivas evolutivas.

Assim, os estágios de raciocínio moral, por ele propostos, não avaliam emoções e ações, e sim o raciocínio de justiça.

Sua definição de moralidade procede das definições de Hare (1982) que considera a justiça um dos aspectos centrais na moralidade. Esses aspectos são identificados no trabalho de Piaget (1932) a respeito do desenvolvimento do julgamento moral, sendo a moralidade apresentada como uma atitude de respeito pelas pessoas e pelas regras.

Kohlberg propõe, então, estágios do desenvolvimento moral que contrariaram a idade, apresentada por Piaget, naquilo que se refere ao término do desenvolvimento da autonomia moral, ou seja, o advento do pensamento formal. Ao constatar as mudanças estruturais sofridas pelo adolescente, ele postergou para a idade adulta os últimos estágios de raciocínio moral, sendo este definido como uma habilidade dinâmica que se expressa nas justificativas verbais dadas pelos indivíduos em resposta a dilemas.

Para poder compreender o desenvolvimento moral, o autor realizou pesquisa com crianças e jovens de diversos países, e a sua análise das respostas e dos raciocínios apresentados pelos sujeitos permitiu a estruturação de estágios do desenvolvimento moral.

Os diferentes estágios foram definidos com base no modo como as crianças se posicionavam frente aos dilemas em relação aos aspectos de julgamento moral.

A partir disso, o autor, valendo-se do método clínico, apresentou a cada sujeito um dilema por vez solicitando, em seguida, o julgamento pedindo ao colaborador que apresentasse justificativas das escolhas ou que apresentasse soluções.

O mais conhecido dilema apresentado pelo autor era o seguinte:

> "A esposa de um homem estava morrendo. Havia remédio que a salvaria, mas era muito caro e o farmacêutico que o inventara não vendia por preço mais baixo. Um homem deveria roubá-lo para salvar a esposa?"

Assim, frente a diversos dilemas como o exposto, Kohlberg (1971) concluiu que há uma sequência universal de estágios no desenvolvimento moral. A partir disso, enfatiza a universalidade do desenvolvimento do julgamento moral sem privilegiar as diferenças, considerando, entretanto, que as condições para o desenvolvimento sociomoral fossem ideais para todos os indivíduos em todas as culturas.

Por meio de dilemas assim, nas suas pesquisas buscava estabelecer uma relação entre as perspectivas de nível social e as perspectivas de nível moral. A esse respeito afirmou:

> "Os estágios do juízo moral são estruturas de pensamento sobre a prescrição das regras e dos princípios que obrigam os indivíduos a agir por formas consideradas moralmente corretas." (Kohlberg, 1981/1992, p. 571)

Sousa e Vasconcelos (2009), a esse respeito, afirmam que Kohlberg foi fiel à vertente estruturalista no campo da Psicologia da Moralidade e, como Piaget, estava interessado no estudo do juízo moral de estrutura, e não de conteúdo. O juízo moral de conteúdo é revelado a partir da escolha da resposta ao dilema, enquanto estrutura se refere à argumentação ou à justificativa para a escolha realizada.

Dessa forma, Kohlberg retrata o desenvolvimento moral em três níveis, subdivididos em seis estágios (Quadro 14.1).

Os três níveis "pré-convencional" (estágios 1/2), "convencional" (estágios 3/4) e o "pós-convencional" (estágio 5/6) apresentam, respectivamente, orientações específicas atreladas ao momento do desenvolvimento moral. Inicialmente nos dois primeiros estágios (1 e 2), há uma inclinação para as consequências imediatas; nos estágios seguintes (3 e 4) para as expectativas dos demais; e, nos últimos estágios (5 e 6), aparece uma inclinação à construção de princípios morais autônomos que se encaminham na direção de uma sociedade ideal.

Ao considerar a moralidade como justiça, o autor denuncia a dicotomia entre razão e subjetividade, e a necessidade de sua separação para produzir conhecimento e para possibilitar a universalização da concepção de moralidade. Dessa maneira, em seu modelo de desenvolvimento moral, os níveis considerados mais avançados do desenvolvimento são aqueles em que os indivíduos utilizam os princípios universais de justiça para realizar julgamentos morais.

Concepção de J. Piaget

Para Piaget, é de grande importância a interação do sujeito com o meio na construção do conhecimento e, portanto, no processo de aprendizagem. Assim, ele considera quatro períodos no processo evolutivo da espécie humana que são caracterizados "por aquilo que o indivíduo consegue fazer melhor" no decorrer das diversas faixas etárias ao longo do seu processo de desenvolvimento (Furtado et al., 1999), como sintetizado no Quadro 14.2.

Quanto ao desenvolvimento inicial da moral, conforme refere La Taille (2005), é em torno dos 4 e 5 anos que a criança se dá conta de que algumas coisas se fazem e outras não devem ser feitas, e essa distinção de regras indica o despertar do senso moral. Para o autor, a realidade moral não é herdada, mas adquirida, e nenhuma realidade moral é completamente inata, havendo a necessidade de uma disciplina normativa proveniente do estabelecimento de relações.

QUADRO 14.1 – Fases do desenvolvimento moral segundo Kohlberg.

Pré-convencional Por volta dos 2 aos 6 anos de idade	Convencional Por volta dos 7 aos 11 anos de idade	Pós-convencional Estágios iniciados na adolescência e que podem ser atingidos no adulto
Estágio 1: Moralidade heterônoma Orientação moral direcionada pelo medo da punição e para a obediência • Evitar a punição, pura e simplesmente • Aplicação e interpretação da regra no sentido literal • Ausência de flexibilidade quanto aos julgamentos morais • Ausência do critério de intencionalidade ao julgar uma ação moral • Obediência cega às figuras de autoridade	**Estágio 3: Moralidade da normativa interpessoal** Orientação moral direcionada às expectativas interpessoais e à consequente aprovação social • Evitar a aprovação dos outros • Moralidade do "bom moço", da "boa moça" • Motivação de agradar outrem e de obter aprovação social e confiança • Perspectiva de assumir atitudes altruístas e pró-sociais	**Estágio 5: Moralidade dos direitos humanos** Orientação moral direcionada ao bem estar social • As leis não são mais válidas pelo mero fato de serem leis • Admite-se que as leis podem ser injustas e que devem ser mudadas, desde que haja um consenso social • A validade das leis se justifica somente se forem para proteger os direitos humanos fundamentais • Perspectiva de "criar uma sociedade justa"
Estágio 2: Moralidade do individualismo Orientação moral direcionada pelo individualismo e pela troca (barganha) • Obter uma recompensa • Perspectiva individualista e hedonista • Consciência de que cada pessoa possui seus próprios interesses e que estes interesses podem entrar em conflito com os interesses dos outros • Respeito pela legitimidade moral de perseguir os próprios interesses • Intercâmbio de interesses com outros indivíduos	**Estágio 4: Moralidade do sistema social** Orientação moral direcionada ao sistema social e sua manutenção • Respeito pela autoridade e pela manutenção da ordem social • Reconhecimento de que as normas sociais promovem uma organização que evita a desordem • Perseguir interesses pessoais só é legítimo quando for de encontro com a manutenção do sistema social • O sistema de regras é reconhecido como necessário para resolver os conflitos oriundos dos interesses pessoais diferenciados • Perspectiva de "manter a sociedade"	**Estágio 6: Moralidade autônoma** Orientação moral pelos princípios éticos universais • Alcançar uma estrutura autoconsciente para tomar decisões morais • Cuidado com as pessoas como fim em si mesmas, e nunca como um meio • Perspectiva de se assegurar a justiça e a imparcialidade, respeitando a dignidade e o princípio da equidade • O respeito pela dignidade humana pode implicar na quebra de regras socialmente reconhecidas • O bem se define em função dos direitos humanos e princípios universais • É a "moralidade de desobediência"

Fonte: Kohlberg L, 1989.

QUADRO 14.2 – Fases do desenvolvimento.

Estágio	Idade aproximada	Capacidades
Sensório-motor	0 a 2 anos	Conhecimento do mundo baseado nos sentidos e habilidades motoras. No final do período, emprega representações mentais
Pensamento pré-operatório	2 a 6 anos	Uso de símbolos, palavras, números para representar aspectos do mundo. Relaciona-se apenas por meio de sua perspectiva individual. O mundo é fruto da percepção imediata
Pensamento operatório-concreto	7 a 11 anos	Aplicação de operações lógicas e experiências centradas no aqui agora. Início da verificação das operações mentais, revertendo-as e atendendo a mais de um aspecto
Pensamento operatório-formal	Adolescência em diante	Pensamento abstrato, especulação sobre situações hipotéticas, raciocínio dedutivo. Planejamento, imaginação

Fonte: Piaget J, 1967.

La Taille (2002) refere que o senso moral é adquirido no momento em que as relações tornam-se assimétricas e na presença da autoridade do adulto. Piaget constrói uma teoria científica do desenvolvimento moral a partir da compreensão dos indivíduos com relação ao entendimento que estes têm da regra de acordo com a idade e o desenvolvimento mental. Para isso, buscou, na compreensão dos jogos, estudar as dimensões do desenvolvimento moral. Dessa maneira, a respeito da moralidade afirma:

> "... toda moral consiste num sistema de regras e a essência de toda a moralidade deve ser procurada no respeito que o indivíduo adquire por essas regras." (Piaget, 1994, p. 23)

Para Piaget (1967, p. 9), as normas morais se manifestam nas relações interindividuais que são estabelecidas entre a criança e o adulto e entre a criança e seus iguais, levando-a a adquirir a consciência do dever e a colocar acima de seu eu esta realidade normativa. Dessa maneira, Piaget concebeu o processo evolutivo da heteronomia em direção à autonomia (Biaggio, 2006).

A respeito da importância da constituição das regras no desenvolvimento moral, Piaget (1932-1994) considerou três estágios progressivos: anomia; heteronomia; e autonomia (Figura 14.1).

Para Piaget (1969), o desenvolvimento infantil inicial, período caracterizado por um egocentrismo (anomia intelectualmente afetiva), sofre alterações com a tomada de consciência e a aquisição de normas (pré-moralidade).

Na fase pré-moral, a criança vivencia o estágio de anomia que perdura até ao redor dos 5 anos, no qual a regra ainda não é coercitiva e a criança não tem consciência dela, sendo o respectivo cumprimento um ritual motor.

Na fase de heteronomia moral que perdura até por volta dos 8 anos, a criança, por ter consciência da regra, passa a compreender e, portanto, cumprir, essas regras morais. Assim, entende que uma pessoa é punida por ter feito algo de errado, assumindo, assim, uma conexão absoluta entre punição e erro.

Neste momento, o adulto exerce controle sobre o juízo moral da criança, vendo esta acatar as regras de seu grupo social em função da sua coação e dos aspectos controladores externos.

A respeito deste momento do desenvolvimento, Piaget ressalta:

> "... a regra é considerada como sagrada, intangível, de origem adulta e de essência eterna; toda a modificação proposta é considerada pela criança como uma transgressão." (Piaget, 1994, p. 34)

Finalmente, a fase de autonomia moral (entre 8 e 12 anos) é a meta do desenvolvimento moral. A criança já é caracterizada pela moral da igualdade ou de reciprocidade, começando a refletir sobre o sentido dos mandamentos e proibições e passando a atribuir maior valor à justiça.

Nesta fase, ela tem compreensão dos sistemas de regras no qual está inserida e atribui um sentido interno para essas regras. Por ter capacidade de raciocínio lógico irreversível, é notória a tomada de consciência sobre a forma como as regras são construídas e sobre a possibilidade de modificá-las.

A respeito deste momento do desenvolvimento da moral, Piaget conclui: "ora, a crítica nasce da discussão, e a discussão só é possível

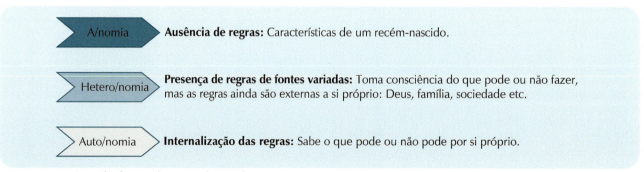

FIGURA 14.1 – Estágios do desenvolvimento da moral.
Fonte: Piaget J, 1992.

entre iguais: portanto, só a cooperação realizará o que a coação intelectual é incapaz de realizar" (Piaget, 1932/1994, p. 298-299).

Há uma constatação de respeito mútuo, cooperação e reciprocidade e, segundo La Taille (2000, p. 85), "o sentimento de obrigatoriedade é uma espécie de interiorização de limites anteriormente colocados por forças exteriores ao sujeito" (Figura 14.2).

Concepção de Carol Gilligan

Carol Gilligan, precursora do debate sobre cuidado e gênero, teve como enfoque em sua teoria do desenvolvimento da moralidade a compreensão da responsabilidade e dos relacionamentos apresentando uma ética do cuidado que a diferencia de Piaget e de Kohlberg, ambos preocupados com uma ética da justiça. Para a autora, Piaget e Kohlberg, ao enfatizarem o ideal de justiça, se ativeram à ótica da moralidade masculina deixando de lado as questões afetivas, ou melhor, a moral feminina baseada, segundo ela, na ética do cuidado. Assim, a ética feminina está acima de tudo ligada aos vínculos pessoais que tomam por base a "simpatia", a "compaixão", a sensibilidade em determinadas situações (Gilligan, 1997, p. 15-43).

Em seu artigo "Juízo e ação moral: desafios teóricos em psicologia", Vasconcelos e Sousa (2010) acrescentam que a moralidade para Gilligan é fortemente influenciada pela cultura que, ao estabelecer modelos de relações de gêneros, atuaria na produção da representação de valores e de julgamentos com base em princípios diferenciados entre homens e mulheres fato corroborado por ela quando em, "Uma voz diferente" (1892), a autora afirma existir nos homens preponderância da voz de "justiça" e, nas mulheres, de "cuidado".

Ao criticar a concepção de desenvolvimento moral de Kohlberg, no artigo *"In a different voice: womens's conceptions of self and of morality"*, Gilligan (1977) ressalta a dificuldade de uma teoria com predisposições masculinas conseguir apresentar coerentemente as experiências de moralidade feminina.

A sua "ética do cuidado" é, então, baseada em vínculos entre as pessoas, diferindo do "sujeito separado" *separate self* encontrado nas éticas da Justiça de Piaget e Kohlberg, em que "a separação em si mesma se torna o modelo e a medida do crescimento" (Gilligan, 1977, p. 509). A autora apresenta um conflito que segundo ela mesma pode ser resolvido, pois "para as mulheres, identidade tem a ver tanto com conexão quanto com separação" (Gilligan, 1977, p. 509).

Dessa maneira, o princípio moral feminino se distinguiria do masculino, uma vez que as mulheres priorizariam o outro em suas ações morais, indo, assim, além do princípio de justiça.

Concepção de Freud

Em carta a Fliess (1897), Freud conta de um pressentimento de que muito em breve descobriria a fonte da moralidade. Posteriormente, no texto "Três ensaios sobre a teoria da sexualidade" (1905), ressalta a relação inversa da cultura com o livre desenvolvimento da sexualidade.

Em 1907, Freud apresentou importante reflexão no texto nomeado "Atos obsessivos e práticas religiosas", no qual afirma que uma parcela da repressão instintual é efetuada pelas religiões que exigem do indivíduo um sacrifício à divindade de seu prazer instintual (Freud, 1907/1996, p. 116-117).

Para ele, a consciência moral e a culpa estão presentes no psiquismo de cada indivíduo, apresentando uma origem ontogenética.

A investigação científica de diferentes linhas como Antropologia, Biologia e Arqueologia inspiraram Freud na construção teórica a respeito do conceito de consciência moral.

Assim, a herança do estudo do naturalista britânico Charles Darwin foi a compreensão de que seres humanos originalmente viviam em pequenas hordas sob o governo despótico de um macho mais velho que se apropriava e castigava as fêmeas se livrando dos machos mais novos, inclusive os próprios filhos.

A partir das ideias de Atkinson (2002), ele ressaltou que um sistema patriarcal termina com uma rebelião por parte dos filhos reunidos contra o pai, derrotando-o e devorando-o.

Consequente à teoria totêmica de R. Smith (referência), compreendeu que a horda paterna ocupa o lugar do clã fraterno totêmico e, que para obter a paz na convivência, os irmãos vitoriosos renunciavam às mulheres pelas quais haviam tomado a decisão de matar o pai, instituindo a exogamia (Freud, 1939/1996, p. 145).

Para Freud, a mais antiga proibição e, portanto o fundamento da vida em sociedade, é baseada na proibição do incesto. Para ele, estabelecido um contrato social entre os filhos cria-se o tabu do incesto evitando assim a rivalidade entre os irmãos e permitindo a ordem social e a moralidade (1939/1996, p. 134).

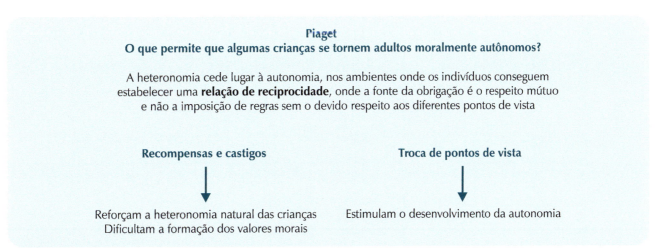

FIGURA 14.2 – Condições para o desenvolvimento da moral autônoma.
Fonte: Adaptada de La Taille, 2007.

Sobre o totem, animal específico, recaía uma atitude emocional ambivalente dos irmãos em relação ao pai. O totem era considerado um ancestral espírito protetor e, assim, não poderia ser ferido ou morto. No entanto, uma vez por ano ocorria um ritual no qual os homens tinham como refeição o animal totêmico que constituía uma repetição da cerimônia de morte do pai. Esse ritual tornou-se de extrema importância para a ordem social, as leis morais e a religião.

Freud (1930) considerou, no desenvolvimento moral, como importantes constituintes da moralidade: as leis externas; o tabu incestuoso; e o parricídio. É importante destacar a importância, para o autor, da proibição dos desejos incestuosos e parricidas existentes no inconsciente, sendo que o processo civilizatório leva a um sentimento crônico de culpa. Tema importante na obra freudiana é o complexo de Édipo, complexo nuclear das neuroses, no qual os filhos desejam um dos genitores do sexo oposto e rivalizam com os genitores do mesmo sexo (Quadro 14.3 e Figura 14.3).

No mito de Édipo, o pai é de fato assassinado; já no complexo de Édipo, ocorre um assassinato em fantasia para consequente internalização de imagos no ego. O resultado disso é uma identificação de uma parte do ego com os pais, dando-se, assim, o nascimento do superego, impelindo à renúncia instintual por meio da proibição incestuosa. Freud (1940), então, afirmou: "O Superego é um herdeiro do complexo de Édipo" (Figura 14.4).

Assim, em sua constituição, o indivíduo teria, com a formação do superego, a herança de pais originários internalizados reunidos aos desejos eróticos e agressivos de cada um, o que daria origem à moralidade na teoria freudiana.

A raiz da lei internalizada seria o resultado da resolução do complexo de Édipo que, a princípio, é estimulada pelas leis externas ao indivíduo que seguidamente as introjeta de acordo com a suas possibilidades de desenvolvimento psíquico. Reunidas a esses fatores constituintes estariam a proibição do incesto e a ameaça de uma castração.

A moralidade ou lei moral seriam, assim, frutos do impedimento da sexualidade perversa polimorfa infantil e do impulso agressivo.

Observa-se em Freud a ideia de que o superego demasiadamente sádico origina um sentimento inconsciente de culpa verificado com frequência nos neuróticos.

Para Cardoso (2000), a dimensão persecutória do superego, dimensão central no funcionamento dessa instância, está nitidamente indicada por Freud. Na apresentação formal do superego, este será concebido como uma instância de observação,

QUADRO 14.3 – Fases do desenvolvimento sexual segundo o modelo psicanalítico.

Idade	Fase	Fonte de prazer	Significação para o desenvolvimento da personalidade
1º ano	Oral	Prazer derivado dos lábios e da boca – sugar, comer, chupar e, posteriormente, morder	Base para a dependência de outros. "Incorporação oral" como fator de identificação
2º ano	Anal	Prazer derivado da retenção e expulsão das fezes, bem como do controle muscular	Caráter retentivo: obstinação, avareza, compulsividade. Caráter expulsivo: crueldade, destrutividade
3º a 5º ano	Fálica Edipiana	Prazer derivado da estimulação genital e fantasias associadas. Complexo de Édipo	Identificação com os pais emerge na medida da resolução do complexo de Édipo. Desenvolve-se o superego. Consequências importantes para a aceitação de papéis adequados no que se refere à idade e sexo
6º a 12º ano	Latência	Repressão temporária dos interesses sexuais. Prazer derivado da exploração do mundo externo	Desenvolvimento social, aquisição de conhecimentos e habilidades necessárias para o ajustamento no cotidiano
Após 12º ano	Genital	Prazer derivado das relações sexuais com o companheiro do sexo oposto	Narcisismo converte-se no amor ao outro com significados próprios e altruístas. Emancipação da dependência dos pais

Fonte: Desenvolvido pela autoria do capítulo.

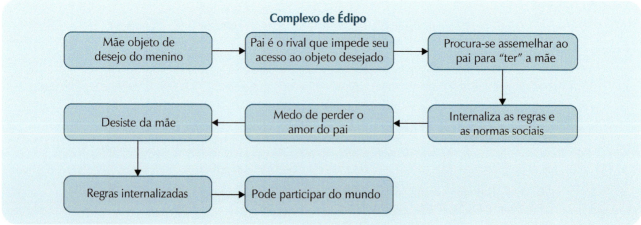

FIGURA 14.3 – Desenvolvimento do complexo de Édipo segundo o modelo psicanalítico.
Fonte: Adaptada de Freud, 1940.

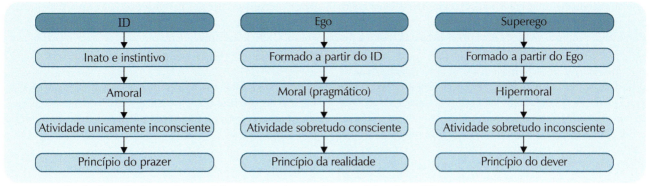

FIGURA 14.4 – Instâncias psíquicas e desenvolvimento moral segundo o modelo psicanalítico.
Fonte: Adaptada de Freud, 1940.

como uma parte separada do ego, que exerce vigilância sobre a outra. A consciência moral em Freud, então, se manifesta em função do nascimento do superego que determinará o correto e o incorreto, levando-se em consideração as leis. Portanto, inicialmente a moralidade está fora da criança, é externa a ela, e os seus objetos externos seriam os interditores dos impulsos sexuais e agressivos. Com o desenvolvimento psíquico, essas leis que até então eram externas ao indivíduo são introjetadas dando origem à consciência moral.

Dessa maneira, o psiquismo freudiano está em uma luta constante por satisfação pulsional, sendo o id, por definição amoral, portanto, a moralidade vindo de fora para, então, ser internalizada.

Concepção de Winnicott

Em 1963, Winnicott afirmou que a educação moral segue naturalmente a chegada da moralidade na criança nos processos de desenvolvimento natural, o que é favorecido pelo cuidado adequado e pressupõe ambiente adequado e mãe suficientemente boa. O autor refere a característica ferrenha crua e incapacitante da moralidade pessoal do latente ressaltando a importância do código moral adulto para humanizar o desumano na criança.

Para ele, as origens da moralidade estão nas primeiras relações estabelecidas entre a mãe e o bebê em um ambiente facilitador desse desenvolvimento.

Visto que sua teoria do desenvolvimento atribui importância ao amadurecimento pessoal, o indivíduo evolui de uma dependência absoluta que se torna, com o desenvolvimento, relativa para, então, atingir uma independência, identificando-se, ainda na dependência absoluta e relativa, a constante reação do bebê ao tipo de cuidados que recebe.

O bebê winnicottiano depende da disponibilidade de um adulto genuinamente preocupado com os seus cuidados e que, assim, consiga oferecer adaptação ativa e sensível às suas necessidades, a princípio absolutas.

A experiência de um ambiente suficientemente bom permite a experiência do *self* e o encontro com um objeto subjetivo. A respeito disso Winnicott afirma que "o encontro com o objeto é uma potencialidade, como vimos anteriormente, que dará um sentido ao gesto espontâneo do bebê e validará (ou não) o ser verdadeiro em potência" (Winnicott, 1971/1975).

Winnicott (1945) afirmou que a única base autêntica para as relações de uma criança com os pais, com outras crianças e com a sociedade é a primeira relação bem-sucedida entre a mãe e o bebê sem que uma regra de alimentação regular se interponha entre a díade, nem mesmo uma sentença que afirme que um bebê deve ser amamentado ao peito materno.

O autor conclui afirmando que, em assuntos humanos, "os mais complexos só podem evoluir a partir dos mais simples" (Winnicott, 1945, p. 36).

Winnicott (1984) considera o estado de unidade a conquista básica para a saúde no desenvolvimento emocional de todo ser humano. Para ele, ao atingir esse estado, a personalidade unitária pode permitir a identificação com unidades mais amplas como a família, o lar ou a casa (Winnicott 1984/1999, p. 47).

No artigo "Aspectos diferenciais da noção de ego e de *self* na obra de Winnicott" (2014), a respeito da afirmação anterior, Fulgêncio conclui que "pode-se acrescentar que essa afirmação é válida também para outros agrupamentos sociais até a pertinência mais ampla de sentir-se um cidadão do mundo."

A respeito desse estado Winnicott refere:

> "... se eu sou, então o caso é que consegui agrupar isto e aquilo e reivindiquei que isto sou eu, e que repudiei todo o resto; ao repudiar o não eu, insultei o mundo, por assim dizer, e posso aguardar um ataque." (Winnicott, 1984/1999, p. 43)

Dessa maneira, a aquisição da moralidade é própria da herança da concepção de aparelho psíquico em Winnicott. Sabe-se de possibilidades de manifestação da personalidade nesta teoria que são: verdadeiro; e falso *self*. Essa divisão se dá também em relação ao superego, que pode ser verdadeiro ou de manifestação falsa, ocasionando, portanto, uma moralidade verdadeira e uma falsa.

Assim, para ele, há uma necessidade de leis externas para, afinal, a criança se dar conta dos erros que cometeu, independentemente de ser alertada quanto a isso. O autor pensa que a culpa advém da capacidade de se importar com a mãe, sendo que esta mãe deve ser capaz de sobreviver ao impulso destrutivo da criança.

Diferentemente de Freud, a culpa não teria ligação com a satisfação pulsional, mas com a impossibilidade de reparação do dano causado ao objeto amado.

Pode se afirmar que, em Winnicott, a moralidade da criança depende de uma maternagem bem-sucedida, sendo que a moralidade não pode advir de uma obediência da criança a um código moral externo.

A moralidade nesta teoria tem a ver com a possibilidade de incentivar o "ser criativo" na criança que não está submetida ao *self* materno. A criatividade estaria ligada à ilusão de ter criado um mundo, ocorrendo, no estabelecimento da relação com a mãe, ambiente que permitiria à criança ter uma experiência com a bondade do cuidado materno. Caso essa condição não se estabeleça, fica impossibilitado o "bom", gerando também a necessidade de buscar esse bom fora dela, pois não identificaria essa experiência na sua constituição.

O psiquismo de Winnicott é criativo e integrador, possibilitando a vivência da ilusão e cria a possibilidade de integrar-se à experiência pessoal do indivíduo. Assim, a moralidade se manifestaria naturalmente de acordo com o desenvolvimento, lembrando que isso aconteceria em face de um ambiente facilitador que ofereça os cuidados que possibilitem maturidade. Winnicott (1963) afirma a respeito: "a chegada da moralidade na criança pelo desenvolvimento natural que é favorecido pelo cuidado adequado" (1983, p. 94).

Assim, para ele, a culpa, em função das falhas ambientais, seria resultante da impossibilidade de se suportarem impulsos ou fantasias sem a possibilidade de reparação criativa. Ao contrário de Freud, o processo civilizatório não se relacionaria à culpa, e sim à possibilidade de desenvolvimento da criatividade.

Concepção da Filosofia moral no behaviorismo radical (Skinner)

Para se compreender a visão behaviorista radical, deve-se partir da premissa segundo a qual os valores não estão em nossas mentes. Assim, são considerados consequências do nosso comportamento e, para Skinner (1971, p. 105), podem ser classificados em termos de seus efeitos reforçadores.

Para Skinner, não existe forma de se justificar a adoção de um valor nem mesmo justificativa para elegê-lo como primordial; afinal, a justificativa da adoção de um valor é de ordem histórica; portanto, para defender qualquer valor, deve-se recorrer à história individual de reforçamento comportamental.

O autor explica a concepção de indivíduo definindo-o como uma pessoa original que se caracteriza pela excepcionalidade oriunda de uma história idiossincrática.

Para ele, o controle existe para tornar possível a vida em sociedade e a ideia de controle comportamental tem duas vertentes, ou melhor, se divide em dois tipos: aquela baseada em reforçamento positivo, que é não aversivo; e o controle aversivo que mantém a ordem por meio de reforçamento negativo e punição. Este último é mais comum na sociedade, pois produz resultados imediatos; porém, não duradouros além de apresentar diversos efeitos colaterais como o contracontrole. Esse conceito pode ser compreendido quando o indivíduo faz alguma coisa para burlar o "sistema" e esquiva-se de regras muito rígidas.

Skinner (1968, 1974) afirma que, para formar indivíduos criativos, faz-se necessário programar condições de aprendizagem que aumentem a probabilidade de ocorrência de comportamentos originais. Assim (Skinner; 1971), os valores defendidos por nós podem ser justificados na história filogenética, ontogenética e cultural. A partir do valor de sobrevivência das culturas, adota definitivamente o ponto de vista moral evitando reduzir a moralidade à prudência ou o bem moral ao bem prudencial.

Para Frankena (1963), o ponto de vista prudencial está associado ao egoísmo ético (aquele no qual as pessoas colocam os interesses privados acima dos públicos) e está em conflito com a moralidade.

Skinner (1971) denomina "justiça" o equilíbrio entre os interesses privados e os interesses públicos.

Skinner (1971) *apud* Ditrich (2004) evita o pior tipo de egoísmo ético (aquele que nem sequer respeita o interesse público) e condena as consequências resultantes do desequilíbrio entre os interesses públicos e privados. Acrescenta que as agências de controle desequilibram, além dos limites suportáveis e a seu favor, a relação entre os bens pessoais obtidos e recebidos pela pessoa buscando refúgio em reforçadores imediatos, tornando-se amoral. Como consequência, verifica-se o individualismo tão condenável quanto o sistema explorador que conduziu o indivíduo a essa condição.

Portanto, o significado de justiça na visão de Skinner é o mesmo que evitar o egoísmo ético alienado do interesse público bem como o individualismo e o sistema explorador implicando o ponto de vista prudencial; afinal, evitar os sistemas opressivos coloca-nos na contramão da moralidade.

Para ele (Skinner; 1953, 1968, 1974), as agências de controle e os agentes controladores são os que ensinam os controles necessários para o desenvolvimento de valores, permitindo a crianças e jovens a aquisição de autocontrole, tornando-os preparados para enfrentamento das tarefas relacionadas à sobrevivência das culturas.

Considerações finais

Ao pensarmos a hipótese inicial que teve como proposta tecer reflexões acerca do desenvolvimento moral, torna-se fundamental compreender a contribuição de cada uma das teorias abordadas brevemente aqui (psicanalítica, comportamental e construtivista) na aquisição da moralidade.

Isto posto, vale relembrar que, enquanto os estudos de enfoque comportamental consideram a influência das variáveis ambientais, as perspectivas construtivistas ressaltam as relações sociais, provenientes da interação do sujeito com o meio, cruciais, portanto, para o desenvolvimento moral.

E, por fim, e em contrapartida, a abordagem psicanalítica que enfoca o componente emocional como primordial na aquisição da moralidade considerando esta última resultante de identificações infantis com as figuras parentais originárias.

Apesar do interesse de diversas ramificações na área "psi", que ousaram anunciar proposições ao redor de um tema tão complexo como a aquisição da moralidade, há um recorrente interesse pelo enfoque no desenvolvimento e julgamento moral abordados anteriormente, porém, pontualmente na obra de Piaget e que foram aprofundados por Kohlberg ao longo de sua obra.

Como nenhuma teoria tem estatuto de verdade absoluta, não seria oportuno propor princípios unificadores e/ou reveladores acerca de um tema tão complexo e imprescindível para a compreensão do desenvolvimento global como o desenvolvimento da moral.

Assim, as diferentes lupas das teorias podem oferecer ricas explorações e contribuições para este recorte tão significativo do desenvolvimento humano.

Referências bibliográficas

1. Atkinson RL et al. Introdução à psicologia de Hilgard. Porto Alegre: Artmed, 2002.
2. Biaggio AMB; Lawrence K. Ética e educação moral. 2. ed. São Paulo: Moderna, 2006.
3. Cardoso MR. O superego: em busca de uma nova abordagem. Trad.: Pedro Henrique Bernardes Rondon (SPCRJ). Rev. Latinoam. Psicopat. Fund., III, 2, 26-41, 2000.
4. Dittrich A. A ética como elemento explicativo do comportamento no Behaviorismo Radical. *In:* Brandão MZS; Conte FCS et al. (org.). Sobre comportamento e cognição (p. 21-26). Santo André: ESETec, 2004.
5. Frankena WL. Ethics. Englewood Cliffs: Prentice-Hall, 1963.
6. Freitas LBL. Psicologia moral: Perspectivas e controvérsias. *In:* Feldman RS. Introdução à psicologia (6. ed.) (p. 563-565). São Paulo: McGraw-Hill, 2007.
7. Freitas LBL. A moral na obra de Jean Piaget: um projeto inacabado. São Paulo, Brasil: Cortez, 2003.
8. Freud S. Três ensaios sobre a teoria da sexualidade. Obras completas da Standard Edition (v. 7, p. 119-228). Rio de Janeiro: Imago, 1996. (Trabalho original publicado em 1905).
9. Freud S. Atos obsessivos e práticas religiosas. Obras completas da Standard Edition (v. 9, p. 107-129). Rio de Janeiro: Imago, 1996. (Trabalho original publicado em 1907).
10. Freud S. O mal-estar na civilização. Obras completas da Standard Edition (v. 21, p. 67-148). Rio de Janeiro: Imago, 1996. (Trabalho original publicado em 1930).
11. Freud S. Moisés e o monoteísmo: três ensaios. Obras completas da Standard Edition (v. 23, p. 15-150). Rio de Janeiro: Imago, 1996. (Trabalho original publicado em 1939).
12. Freud S. Esboço de psicanálise. Obras completas da Standard Edition (v. 23, p. 153-221). Rio de Janeiro: Imago, 1996. (Trabalho original publicado em 1940).
13. Furtado O; Bock AMB; Teixeira MLT. Psicologias: uma introdução ao estudo de psicologia. 13. ed. São Paulo: Saraiva, 1999.
14. Gilligan C. In a Different Voice: Womens's Conceptions of self and of Morality. Harvard Educational Review, 47(4), 1977.
15. Gilligan C. Uma voz diferente. Rio de Janeiro: Rosa dos Tempos, 1982.
16. Kohlberg L. Stage and sequence: The cognitive developmental approach to socialization. *In:* Goslin D (org.). Handbook of Socialization Theory and Research, (325-480). Chicago: Rand McNally, 1969.
17. Kohlberg L. From is to ought: How to commit the naturalistic fallacy and get away within the study of moral development. *In:* Mischel T (org.). Cognitive Development and Genetic Epistemology. New York: Academic Press, 151-235, 1971.
18. Kohlberg L. Moral stage and moralization: The cognitive developmental approach to socialization. *In:* Goslin DA (org.). Handbook of Socialization Theory and Research (p. 325-480), Chicago: Rand McNally, 1976.
19. Kohlberg L. Essays on Moral Development: The Psychology of Moral Development, (Vol.II). New York: Harper & Row, 1981.
20. Kohlberg L; Higgins A; Power FC, 1989. Kohlberg's Approach to Moral Education. New York: University Press, 1984.
21. Kohlberg L. Estádios Morales y Moralización. El Enfoque Cognitivo-evolutivo. *In:* Elliot T; Ileana E; Josetxu L (orgs.). El Mundo Social en la Mente Infantil. Madrid: Alianza Editorial, 1989.
22. Kohlberg L. Psicologia del desarrollo mental. Bilbao: De Desclée, 1992.
23. Koller SH. Diferenças no nível de julgamento, 1988.
24. La Taille Y de. Vergonha, a ferida moral. Petrópolis: Vozes, 2002.
25. La Taille Y de (2002b). O sentimento de vergonha e suas relações com a moralidade. Psicologia: Reflexão e Crítica, 15, 13-25. 2002.
26. La Taille Y de. Moral e ética: dimensões intelectuais e afetivas. Porto Alegre: Artmed, 2006.
27. La Taille Y de. Desenvolvimento humano: contribuições da psicologia moral. Psicologia USP, 18, 11-36, 2007.
28. Lourenço OM. Psicologia do desenvolvimento moral: Teoria, dados e implicações. Coimbra: Almedina, 1992.
29. Masson JM. The complete letters of Sigmund Freud to Wilhem Fliess 1887-1904. Harvard: The Belknap Press of Harvard University Press, 1985.
30. Piaget J. The moral judgment of the child. Glencoe: Free Press, 1965. (Original publicado em 1932).
31. Piaget J. Seis estudos de Psicologia. Rio de Janeiro: Forense, 1967.
32. Piaget J. O juízo moral na criança. São Paulo: Summus, 1994. (Original publicado em 1932).
33. Piaget J. Os procedimentos da educação moral. *In:* Macedo L (org.). Cinco estudos de educação moral. São Paulo: Casa do Psicólogo, 1996 (1930).
34. Skinner BF. Science and human behavior. New York: The Macmillan Company, 1953.
35. Skinner BF. The technology of teaching. New York: Meredith Corporation, 1968.
36. Skinner BF. Beyond freedom and dignity. New York: Alfred. A Knopf, 1971.
37. Skinner BF. About behaviorism. New York: Alfred A. Knopf, 1974.
38. Vasconcelos MS; Lemos-de-Souza L; Arantes VA et al. C. Juízos e valores morais: a perspectiva de investigação da teoria dos modelos organizadores do pensamento. Paideia. USP, 2010.
39. Winnicott DW. O ambiente e os processos de maturação. Porto Alegre: Artmed, 1983. (Trabalho original publicado em 1965b).
40. Winnicott DW. A distorção do ego em termos de falso e verdadeiro self. *In:* Winnicott DW (1983/1965b). O ambiente e os processos de maturação. Porto Alegre: Artmed, 1983. (Trabalho original publicado em 1965m[1960]).
41. Winnicott DW. Moral e educação. *In:* Winnicott DW (1983/1965b). O ambiente e os processos de maturação. Porto Alegre: Artmed, 1983. (Trabalho original publicado em 1963).

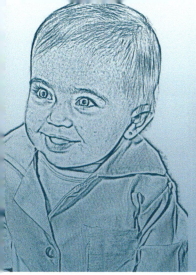

Capítulo 15

As Primeiras Relações Sociais e Sua Associação com Transtornos Mentais

Makilim Nunes Baptista
Nelson Hauck Filho

Evandro Morais Peixoto
Hugo Ferrari Cardoso

"E aqueles que foram vistos dançando foram julgados insanos por aqueles que não podiam escutar a música."

Friedrich Nietzsche

Introdução

De 10% a 20% de crianças e adolescentes, no mundo, sofrem de transtornos mentais e a maioria dessa população (90%) é proveniente de países de baixa e média renda (Kieling et al., 2011). Há indícios de que os problemas internalizantes (p. ex., depressão, ansiedade, retraimento/isolamento, medo) em adolescentes vêm crescendo no decorrer do último século até os dias atuais. Adversidades na infância associadas ao desajustamento familiar são importantes preditores de transtornos mentais (Kessler et al., 2010). Crianças e adolescentes com transtornos mentais tendem a manter essa condição na vida adulta e a reproduzirem esses padrões ao formarem outras famílias. De forma geral, os transtornos mentais representam fenótipos complexos compostos por fatores multifacetados e diversas variáveis devem ser compreendidas em conjunto a fim de se ter uma noção mais ampla desses fenômenos (Collishaw, 2014). Este capítulo versará a respeito de algumas das muitas variáveis psicossociais que fazem parte deste quebra cabeça chamado "saúde mental". Assim, temáticas como traços de personalidade e apego, além das relações sociais e familiares serão abordadas neste capítulo, no sentido de relacionar essas variáveis ao desenvolvimento e à manutenção de transtornos mentais.

Desenvolvimento da personalidade e as primeiras relações sociais em crianças e adolescentes

O desenvolvimento da personalidade tem sido objeto de estudo de pesquisadores desde os primórdios da Psicologia e da Psiquiatria. A pesquisa contemporânea tem estabelecido o modelo dos Cinco Grandes Fatores (CGF) como aquele mais amplamente amparado pelas evidências enquanto uma adequada taxonomia dos traços da personalidade (John et al., 2008). Esse modelo tem sido replicado em dezenas de diferentes culturas, o que sugere a compreensão de características universais da personalidade. Essas características foram, possivelmente, fixadas na espécie humana por terem ajudado os indivíduos a vencer problemas adaptativos, como aqueles relacionados à sobrevivência e à reprodução.

O Quadro 15.1 apresenta um panorama conceitual dos CGF, com base na estrutura proposta para um dos principais instrumentos psicométricos disponíveis, o *Big Five Inventory-2* (Soto e John, 2017). O modelo é, ao mesmo tempo, simples e compreensível, dado que contempla fatores amplos e facetas, que são traços hierarquicamente inferiores, com conteúdo específico, aninhados dentro de cada fator. Enquanto o fator Extroversão (E) descreve a quantidade de interações sociais com a qual um indivíduo se sente confortável, o fator Amabilidade/Agradabilidade (A) descreve a qualidade ou profundidade desses relacionamentos. O fator Conscienciosidade (C) caracteriza a capacidade de autogestão e a preferência pelo planejamento de longo prazo em oposição à gratificação imediata. A Afetividade Negativa/Neuroticismo (N) representa uma tendência à vulnerabilidade e a reagir negativamente aos estímulos sociais e situações de vida. A Abertura mental (O) indica a tendência a buscar saber como as coisas funcionam, bem como a tolerância com relação a diferentes modos de pensar sobre o mundo.

Tanto os fatores como as facetas descritas no Quadro 15.1 são características psicológicas que ocorrem em níveis. Isso significa que as pessoas variam de acordo com o quanto manifestam esses atributos. Enquanto as facetas dentro de cada fator são altamente correlacionadas, os fatores entre si são relativamente independentes. Na prática, isso significa que são infinitas as combinações possíveis de escores, o que torna o perfil de cada pessoa muito específico e (ao menos em tese) único.

Um entendimento bastante claro na literatura é que os CGF manifestam uma curva de desenvolvimento ao longo do ciclo vital, com particularidades para cada sexo. Embora esses domínios de comportamento, afeto e pensamento sejam relativamente estáveis, existem evidências documentadas em diversas culturas de que seus níveis se modificam de modo previsível com o passar do tempo. O maior estudo já conduzido sobre o assunto investigou os níveis nos CGF em uma amostra de 1.267.218 de crianças, adolescentes e adultos, dos 10 aos 65, de países do mundo inteiro (Soto et al., 2011). Os achados revelaram um padrão específico de mudanças em cada fator, descrito no Quadro 15.2.

QUADRO 15.1 – Síntese da estrutura de fatores e facetas dos cinco grandes fatores.

Fatores	Facetas	Conteúdo
Extroversão (E) • Tendência a interagir com outras pessoas, manifestar dominância e afetos positivos	Sociabilidade	Carisma, necessidade de interações sociais, habilidades sociais
	Assertividade	Potência social, liderança, assertividade
	Energia	Disposição, nível de atividade, afetos positivos
Agradabilidade (A) • Tendência a manifestar respeito aos direitos e necessidades dos outros, empatia e confiança nas pessoas	Respeito	Respeito, inibição da agressividade, cordialidade
	Compaixão	Preocupação pelo bem-estar dos outros, contágio emocional, entendimento das emoções alheias
	Confiança nos outros	Reciprocidade, crenças positivas na humanidade, receptividade
Conscienciosidade (C) • Tendência à ordem, persistência e comprometimento com regras e metas pessoais	Organização	Gosto pela ordem, perfeccionismo
	Produtividade	Disciplina, busca e manutenção de objetivos
	Responsabilidade	Engajamento, cumprimento de compromissos
Afetividade negativa (N) • Tendência a experienciar nervosismo e afetos negativos, além de elevada reatividade emocional	Ansiedade	Tendência à preocupação, ruminação e nervosismo
	Depressão	Tendência a experienciar afetos negativos, humor deprimido
	Volatilidade	Incapacidade de regular emoções, volatilidade, mudanças abruptas de humor
Abertura mental (O) • Tendência a manifestar curiosidade e necessidade de conhecimento, preferência por atividades intelectuais e apreciação pelo belo	Curiosidade intelectual	Interesses em como as coisas funcionam, gosto por aprender
	Imaginação criativa	Gosto por ideias novas e perspectivas diferentes de ver as coisas
	Sensibilidade estética	Gosto pelas artes, pelo belo

Fonte: Adaptado de Soto e John, 2017.

QUADRO 15.2 – Resumo desenvolvimental da personalidade dos 10 aos 65 anos.

Fator	Padrão observado
Extroversão	Manifesta-se em níveis mais elevados durante a infância e, então, cai a um nível que permanece relativamente estável da adolescência até a 3ª idade. Mulheres tendem a pontuar mais alto do que homens da adolescência à 3ª idade
Agradabilidade	Diminui da infância até a adolescência. Da adolescência ao início da fase adulta, aumenta até os patamares de antes da adolescência. A partir de então, aumenta gradualmente até a 3ª idade. Mulheres tendem a pontuar mais alto do que homens ao longo de todo o ciclo vital
Conscienciosidade	Diminui, acentuadamente, da infância até a adolescência. Da adolescência ao início da fase adulta, aumenta acentuadamente até os patamares de antes da adolescência. A partir de então, aumenta gradualmente até a 3ª idade (de forma mais acentuada que o fator A). Mulheres tendem a pontuar mais alto do que homens, exceto na adolescência, quando os dois sexos apresentam níveis igualmente baixos
Neuroticismo	Em mulheres, os níveis aumentam da infância à adolescência e, depois, caem gradativamente até a 3ª idade. Em homens, os níveis caem gradativamente da infância à 3ª idade. Mulheres tendem a pontuar mais alto do que homens do final da infância à terceira idade
Abertura	Diminui da infância até a adolescência. Da adolescência ao início da fase adulta, aumenta até os patamares de antes da adolescência. A partir de então, aumenta gradualmente até a 3ª idade. Homens tendem a pontuar mais alto do que mulheres a partir do início da fase adulta

Fonte: Adaptado de Soto et al., 2011.

Observe que, apesar de os CGF serem relativamente estáveis, isso não significa que não mudem ao longo do ciclo vital. A personalidade apresenta um padrão maturacional. Em todos os CGF, observa-se uma curva de desenvolvimento, que reflete mudanças esperadas para os indivíduos independentemente do seu contexto cultural.

As mudanças mais acentuadas são observadas na adolescência. Nessa etapa, os fatores Agradabilidade e Conscienciosidade atingem os seus menores níveis, o que indica que homens e mulheres adolescentes manifestarão uma tendência a serem mais insensíveis, egocêntricos, imediatistas e impulsivos. Não obstante, os níveis nesses fatores sobem acentuadamente dos 15 aos 20 anos. Isso é coerente com a constatação de que, embora a maioria do comportamento antissocial seja de jovens, a maioria dos quais deixa de ser antissocial na fase adulta (Moffitt, 1993). Os fatores A e C apresentam seus níveis mais altos na terceira idade, o que significa que as pessoas em tal faixa etária tendem a ser mais amáveis, empáticas e responsáveis do que em qualquer outro momento de suas vidas.

Outro aspecto digno de nota é que o fator Neuroticismo apresenta uma tendência bastante distinta entre homens e mulheres. Enquanto meninos e meninas, aos 10 anos, não apresentam diferenças nesse fator; aos 15 anos, os escores das meninas tendem a aumentar a ponto de as diferenças entre os sexos atingirem seu ponto máximo. Isso indica que é uma tendência universal o fato de adolescentes do sexo feminino estarem mais predispostas a problemas de ansiedade, depressão e desregulação emocional. Os menores escores no fator N ocorrem na 3ª idade para ambos os sexos, o que significa que as pessoas, nessa faixa etária, tendem a ser mais calmas e menos pessimistas do que em outros momentos de suas vidas.

Em suma, a personalidade apresenta uma curva de desenvolvimento. Cada faixa etária e cada sexo apresenta um perfil específico esperado de escores. Os níveis de escores de cada momento do ciclo vital ajudam a entender as forças e as dificuldades que os indivíduos apresentam, tipicamente, ao tentar lidar com as diferentes situações sociais e os eventos de vida.

Apego e suas relações com saúde mental

A teoria do apego foi proposta por John Bowlby (1969) e expandida por Mary Ainsworth et al. (1978). A ideia central da teoria é que a qualidade do apego desenvolvido entre a criança e seus primeiros cuidadores estabelece padrões de expectativas sobre as pessoas e o mundo de maneira geral. Esses padrões podem moldar as interações em etapas subsequentes da vida. O apego seria um mecanismo elementar da espécie humana, com uma origem biológica. Portanto, trata-se de um aspecto também relacionado ao desenvolvimento da personalidade.

O método clássico de avaliar o apego em crianças é denominado "situação estranha", de autoria de Ainsworth. Trata-se de um experimento feito em laboratório em que a criança e seu cuidador (p. ex., pai ou mãe) permanecem em uma sala com brinquedos. Uma pessoa estranha entra na sala, interage com a criança e, enquanto isso, o cuidador deixa a sala discretamente. O protocolo envolve o retorno do cuidador e sua saída outras vezes. O comportamento da criança é filmado durante toda a interação e pontuado com relação a alguns aspectos: exploração do ambiente pela criança; reação à saída do cuidador; nível de ansiedade experienciado; e reação ao retorno do cuidador.

Crianças com apego seguro tendem a experienciar ansiedade na ausência do cuidador, mas se sentem confiantes para interagir com o estranho e explorar os brinquedos e a sala quando o cuidador está por perto. Crianças com apego inseguro e ambivalente não exploram muito a sala e sentem-se desconfortáveis com a presença do estranho, mesmo diante do cuidador. Elas experienciam muita ansiedade ao ficarem sozinhas e manifestam ressentimento com o cuidador quando do seu retorno. Crianças com apego inseguro de tipo evitativo manifestam indiferença tanto em relação ao cuidador como ao estranho, ignorando a saída ou o retorno do cuidador. Uma quarta categoria, o apego desorganizado, foi descoberta em pesquisas subsequentes (Van Ijzendoorn et al., 1999). Crianças com esse tipo de apego não apresentam uma estratégia consistente e organizada de responder a eventos de estresse como aqueles da situação estranha.

Outros procedimentos como protocolos de observação, entrevistas e instrumentos de medidas foram desenvolvidos para a avaliação do apego em adolescentes e adultos (ver Baptista, Tartaro e Peixoto, 2021), e esses investimentos contribuíram para melhor compreensão e redefinições desse construto. Assim, as classificações de Ainsworth, passaram a compreender três expressões principais dos estilos de apego: seguro, ansioso e evitativo. Por fim, um novo modelo foi proposto Bartholomew e Horowitz (1991), que compreendiam o estilo de apego por meio dos modelos internos desenvolvidos a partir da combinação entre a autoimagem da pessoa (positiva ou negativa) e a percepção de imagem dos outros (positiva ou negativa), as quais podem resultar em quatro estilos – seguro, temeroso, preocupado e desinvestido –, os quais são brevemente descritos no Quadro 15.3.

QUADRO 15.3 – Quatro estilos de apego.

Estilos de apego	Principais características
Seguro	Autoimagem positiva e imagem positiva do outro. Pessoas confortáveis em seus relacionamentos íntimos e autônomas
Preocupado	Autoimagem negativa e imagem positiva do outro. Pessoas preocupadas com seus relacionamentos. Percepção de indignidade, falta de amor de outras pessoas, inclinação à busca pelo reconhecimento e aceitação dos outros
Temeroso	Autoimagem negativa e imagem negativa do outro. A pessoa tem medo de relações íntimas, evita contatos sociais e experiencia níveis elevados de ansiedade diante de relacionamentos
Desinvestido	Autoimagem positiva e imagem negativa do outro. A pessoa não se interessa por relacionamentos próximos, pouco investimento no outro

Fonte: Adaptado de Bartholomew e Horowitz, 1991.

O desafio de desenvolver e estabelecer os modelos teóricos sobre o apego foi acompanhado pela criação de métodos e técnicas de avaliação deste construto com o objetivo de testar suas relações com outras variáveis psicológicas e, com isso, atribuir evidências de validade a esses modelos. Nessa direção, destacam-se os próprios esforços de Bartholomew e Horowitz (1991) que propuseram entrevista semiestruturada para avaliação dos relacionamentos com amigos e relacionamentos românticos, bem como sobre a importância dos relacionamentos íntimos. O conteúdo dessas entrevistas cobria temas como solidão, timidez, grau de confiança nos outros, percepção sobre as avaliações que as outras pessoas faziam de si e expectativas de mudanças em suas vidas sociais. A partir do conteúdo das entrevistas registrado em vídeo, juízes independentes (com conhecimento no modelo teórico) indicavam, por meio de quatro escalas de nove pontos, o nível de correspondência com os quatro estilos de apego. Os resultados indicaram bom nível de acordo entre os juízes e possibilitaram associação desses indicadores com variáveis psicológicas como autoestima, sociabilidade e problemas interpessoais, por exemplo.

Em relação aos instrumentos psicométricos, vale destacar o Questionário de Estruturas Relacionais (ECR-RS) (Fraley et al., 2011), que tem por objetivo avaliar os estilos de vínculo em relacionamentos com o pai, mãe, companheiro(a) e amigo(a). O instrumento composto por nove itens, e sua estrutura compreende dois fatores (apego ansioso e apego evitativo) correspondentes ao modelo Ainsworth, o instrumento tem mostrado propriedades psicométricas que sustentam a avaliação do modelo com bons níveis de precisão. Para acesso ao estudo de evidências da validade da versão brasileira do ECR, ver Rocha et al. (2017).

O desenvolvimento de proposta de mensuração do apego tem possibilitado maior conhecimento do impacto desta variável nas diferentes etapas do ciclo vital. Nesta direção, evidências sustentam uma conexão entre o padrão de apego desenvolvido pelos indivíduos e a expressão de transtornos mentais na fase adulta (Levy et al., 2015). A ansiedade, a insegurança e a ambivalência nos relacionamentos foram associadas aos transtornos da personalidade *borderline*, histriônica, dependente e evitativa. A evitação estava relacionada aos transtornos da personalidade paranoide, narcisista, antissocial e esquizoide. A desorganização ou falta de resolução foi associada à personalidade *borderline*. Indivíduos que vivenciaram maus-tratos, abuso ou negligência tendem a desenvolver formas de apego não seguro (ansiedade, ambivalência ou irresolução).

Em suma, a qualidade do apego desenvolvido entre o indivíduo e seus cuidadores durante a infância pode influenciar no desenvolvimento da personalidade e de transtornos mentais. O conforto recebido e o sentimento de segurança experienciado durante momentos de estresse mediam o surgimento de esquemas internos, representativos do *self* e dos outros. Esses esquemas poderão impactar o quão um indivíduo experiencia segurança, ansiedade, ambivalência ou medo em seus relacionamentos adultos, sendo considerados fatores protetivos/risco para o desenvolvimento de transtornos mentais.

Suporte social e sua função no desenvolvimento da criança e do adolescente

O desenvolvimento humano é moldado, em grande parte, por meio de interações entre as pessoas com os ambientes sociais de que participam. Essas relações sociais desempenham um importante papel na promoção de saúde (física e mental) e, quando percebidas de forma positiva, tendem a gerar qualidade de vida e bem-estar que minimizam os riscos de adoecimento (Uchino et al., 2018).

É cada vez mais comum encontrar estudos científicos que indicam o crescente aumento de transtornos mentais e problemas de comportamentos internalizantes e externalizantes em crianças e adolescentes (Exner-Cortens et al., 2021). Parte significativa desses pesquisadores corrobora a ideia de que as relações sociais, quando percebidas de forma positiva, são consideradas variáveis protetivas frente ao adoecimento psíquico.

As relações humanas e, consequentemente, o suporte percebido a partir delas compõem relevantes fatores ligados ao bem-estar dos indivíduos (Uchino et al., 2018). Estudos longitudinais e de revisão sistemática com amostras de crianças e adolescentes sobre o suporte social sinalizaram a importância desse construto como agente associado à redução do risco de desenvolvimento de características associadas aos transtornos mentais e comportamentos saudáveis, como sintomatologia de depressão (Gariépy et al., 2016; Rueger et al., 2016), problemas de comportamento internalizantes e externalizantes (Exner-Cortens et al., 2021) e maior envolvimento em atividades físicas (Laird et al., 2016; Sheridan et al., 2014).

O suporte social tem sido conceituado como um construto multidimensional e percebido por intermédio dos laços sociais com outras pessoas, grupos e comunidade em geral (Laird et al., 2016). Porém, uma vez que sua avaliação é subjetiva, por vezes, a percepção do apoio oferecido e recebido pelo indivíduo pode ser discrepante. Com base em Nurullah (2012), um dos primeiros estudiosos destacados na literatura que buscaram sistematizar o construto suporte social foi Sidney Cobb, que, em 1976, o definiu como um conjunto de informações percebidas por intermédio das relações sociais, que levam o indivíduo a acreditar que é amado, cuidado e que pertence a uma rede de apoio. Após uma década, Thoits ampliou o conceito de suporte social, concebendo-o em seu aspecto emocional, como proposto por Cobb, e também em termos práticos, ou instrumentais, como a assistência prestada por outras pessoas na execução de tarefas cotidianas. Ao final do século XX, uma terceira fonte de suporte social passou a ser constantemente avaliada nas pesquisas científicas, a informacional, ou seja, o quanto o indivíduo possui uma rede que lhe oferece informações fundamentais para resolução de seus problemas e tomada de decisões na vida.

De acordo com Nurullah (2012), o formato mais encontrado na literatura científica de avaliação do suporte social é por meio de suas fontes, as quais serão mais bem descritas a seguir. A fonte de suporte emocional está associada à informação que leva o indivíduo a acreditar que é apreciado e tem valor; e à informação que conduz o sujeito a acreditar que pertence a uma rede de comunicação e de obrigações mútuas. Está associada à provisão de carinho, amor e empatia. Laird et al. (2016) destacaram que, em crianças e adolescentes, alguns comportamentos estão associados ao suporte emocional, como o incentivo e o elogio às atividades executadas no cotidiano.

A segunda fonte de suporte social, instrumental, tende a proporcionar segurança aos indivíduos, uma vez que se refere à percepção de auxílios de forma prática, ou seja, relaciona-se a recursos de ordem financeira, como emprestar dinheiro ou pagar contas, e também é expresso por meio de comportamentos como levar o indivíduo ou alguém de sua família ao médico, preparar refeições em caso de impossibilidade por parte do indivíduo, entre outros comportamentos (Nurullah, 2012). Por parte de crianças e adolescentes, essa fonte de suporte tende a ser mais percebida por intermédio de comportamentos dos membros da família (Laird et al., 2016).

A última fonte de suporte, a informacional, diz respeito a receber, de outras pessoas, informações pertinentes em determinadas circunstâncias, geralmente ligadas a ocasiões de vida que remetem à tomada de decisões (Nurullah, 2012). Em crianças e adolescentes, esse tipo de suporte é percebido sob forma de aconselhamento, podendo ser recebido de diversas pessoas, como familiares, vizinhos, amigos, professores, entre outros (Laird et al., 2016).

Ainda sobre categorizações, o suporte social pode ser analisado em quantitativo e qualitativo. No primeiro caso, a análise realizada se refere à amplitude de rede de apoio, ou seja, o número de pessoas percebidas como suportivas pelos indivíduos. Já nos aspectos qualitativos consideram-se as fontes de suporte e o grau de satisfação dos indivíduos para com a sua rede de apoio (Uchino et al., 2018).

Entre a infância e a adolescência são esperadas tanto a ampliação da rede de apoio social como a percepção de forma mais clara em relação às fontes de suporte. Crianças entre 6 e 8 anos frequentemente consideram os familiares figuras quase exclusivas de oferecimento de suporte. A partir do momento em que atingem idade escolar e, consequentemente, passam a interagir em novos contextos, novas figuras de suporte surgem, como no caso de professores, funcionários da instituição educacional e amigos da escola. Com a chegada da adolescência, há uma tendência para nova expansão da rede de suporte, incluindo aqui os parceiros íntimos e outros grupos sociais além do contexto escolar. Além disso, a partir da adolescência é possível constatar que se torna mais nítida a avaliação qualitativa, em termos de fontes emocional, instrumental e informacional (Gariépy et al., 2016; Rueger et al., 2016).

Estudos sobre o suporte social em crianças e adolescentes são menos frequentes, quando esses grupos são comparados às pesquisas desenvolvidas com adultos. Além disso, grande parte das investigações publicadas avalia o suporte social a partir de um corte transversal, não sendo visualizadas as possíveis modificações em termos de percepção de fontes e ampliação ou diminuição de rede de apoio ao longo da vida (Nurullah, 2012).

No que tange às informações quanto à saúde mental, Gariépy et al. (2016) conduziram um estudo de revisão sistemática da literatura em que investigaram a importância do suporte social como variável protetiva em relação à depressão em diferentes fases do desenvolvimento humano (desde crianças até idosos). Como resultados, foram analisados 99 artigos, publicados entre 1988 e 2015, tendo estes um total amostral de 504.966 indivíduos. Especificamente nos estudos com crianças e adolescentes, em 84% destes foram observadas evidências de forte associação entre a percepção de suporte social e a ausência/baixa presença de indicadores de depressão.

Nessa mesma direção, Rueger et al. (2016) realizaram um estudo de metanálise em que avaliaram a associação entre suporte social e depressão em crianças e adolescentes, tendo o tamanho amostral total de 273.149 pessoas (crianças e adolescentes). Quanto aos principais resultados, os autores destacaram que a adequada percepção de suporte social tende a proporcionar efeitos positivos em crianças e adolescentes, amortecendo possíveis impactos causados pelos sintomas de depressão, bem como por contextos em que há a presença de estímulos estressores.

Quanto à análise por sexo, há evidências das diferenças em termos de percepções entre meninos e meninas, em que parece haver uma tendência para o fato de que meninas apresentariam níveis mais elevados de suporte, principalmente em relação aos grupos de amigos (Rueger et al., 2016). Especificamente no que tange ao grupo masculino, Exner-Cortens et al. (2021) realizaram um estudo de revisão sistemática em que buscaram verificar as associações entre a adesão de normas estereotipadas do papel do gênero masculino (p. ex., o discurso construído socialmente de que homem não se emociona, deve ser forte e evitar buscar ajuda especializada quando apresentam dificuldades, entre outros) e suporte social, em uma amostra total de 24.795 meninos. Quanto aos resultados, crianças e adolescentes que apresentaram menos características estereotipadas quanto ao papel masculino, ou seja, traços mais assertivos e empáticos, em geral foram associados a menos problemas de comportamento internalizante e maior apoio social.

Por fim, algumas informações que sintetizam os parágrafos anteriores podem ser retomadas. A primeira é que parece haver consenso de que o suporte social é um importante construto a ser considerado no cuidado de crianças e adolescentes. Se analisado de forma qualitativa, por intermédio de diferentes fontes (emocional, instrumental e informacional), apresentará maior probabilidade de reflexão acerca da promoção de interações sociais mais adequadas e enfrentamento de situações consideradas difíceis para esse grupo.

Também foi visto que família, contexto escolar (professores e funcionários) e amigos são importantes figuras no que se refere ao oferecimento de suporte social para crianças e adolescentes. Recomenda-se aos familiares, em especial pais, que se atentem para essa influência exercida nas vidas de seus filhos (sejam estes crianças ou adolescentes) e busquem fornecer-lhes suporte, visando o desenvolvimento de estratégias de enfrentamento de problemas e regulação emocional. Quanto à escola, geralmente crianças e adolescentes passam um período significativo do dia nesse contexto; sendo assim, os professores, demais funcionários, coordenação e direção escolar devem proporcionar um clima acolhedor, em que haja a complementação do apoio já fornecido pela família. É esperado, principalmente por parte dos professores, que sejam facilitadores e mediadores no processo de interação entre os alunos, de forma que estes possam se apoiar uns aos outros. Também é recomendado que professores ligados às práticas esportivas ou de lazer possibilitem ambientes em que haja o respeito entre pares e abertura para o oferecimento e recebimento de apoio social (Sheridan et al., 2014).

Em termos de acolhimentos profissionais, crianças e adolescentes podem ser beneficiados por intervenções que promovam gradativamente maior autoestima e autoeficácia para que possam lidar com os estressores e dificuldades. Além disso, intervenções grupais também podem ser favoráveis na medida em que crianças e adolescentes poderão ter suas dificuldades acolhidas e trabalhadas, aumentando a percepção do suporte social por meio da interação com o grupo.

Suporte familiar como fator protetivo ou de risco nos transtornos mentais

Para grande parte das sociedades ocidentais contemporâneas, a família é um grupo social fundamental para o desenvolvimento de novos membros. Os primeiros relacionamentos familiares geralmente funcionam como modelos de cuidado, atenção, provisão financeira, educação, socialização e afeto. Além disso, a família geralmente está ligada a desfechos positivos de saúde quando há adequada comunicação, supervisão e conectividade, ausência de conflitos constantes, tensões e estresse (WHO, 2013).

Segundo Tillman e Nam (2008), a família é uma unidade social crítica, do ponto de vista de sua definição geográfica, econômica e social, mesmo porque sua definição pode variar entre grupos e sociedades diferentes. Uma definição mais padronizada compreende a família como membros relacionados por sangue, casamento e adoção vivendo em um mesmo local físico (residência). As definições de família podem apresentar limitações, já que, com os meios eletrônicos, parentes distantes fisicamente podem estar bastante presentes ou, por exemplo, pode haver parentes que moram muito próximos e fazem o papel de cuidadores dos filhos mais do que aqueles que convivem juntos em uma mesma residência (e trabalham o dia todo). Além dessas questões, alguns países podem considerar como família, por exemplo, casais homossexuais, inclusive com todos os direitos de casamento entre heterossexuais, mas outros não; logo, uma definição única parece não arrebanhar todos os prismas do que pode ser considerado família.

Já o Instituto Brasileiro de Geografia e Estatística (IBGE, 2010) considera família o conjunto de pessoas ligadas por laço de parentesco em uma unidade doméstica, observando-se vários tipos de constituições familiares, como casais com ou sem filhos, convivendo ou não com parentes; mulheres ou homens vivendo sem cônjuge, com ou sem filhos, com ou sem parentes, entre outras possibilidades. As diversas estruturas familiares citadas não necessariamente oferecem um adequado suporte familiar; sendo, portanto, conceitos diferentes. Um adolescente que vive em uma mesma unidade familiar com seu pai, mãe e dois irmãos (uma família tradicional) pode não perceber carinho, atenção e boa comunicação com seus consanguíneos, sendo que outro, que mora com a mãe e um avô, pode se perceber amado. Assim, mais importante do que a composição ou a estrutura familiar, os suportes percebido e ofertado são conceitos fundamentais que funcionam como fatores de proteção e/ou risco para diversos problemas emocionais, psicológicos e transtornos psiquiátricos.

Além da noção de família ser de difícil definição, o suporte familiar também o é. Bray (1995) já havia demonstrado que a composição do que chamamos de suporte familiar é bem ampla. Baptista (2009), ao pesquisar diversas teorias e escalas que avaliavam o suporte familiar também, cunhou várias dimensões teóricas complementares que faziam parte deste construto como: comunicação; conflito; resolução de problemas; vínculo/coesão; afeto/emoção; intimidade; diferenciação/individuação; regras; afiliação/pertencimento; papéis/funções familiares; familiaridade/funcionamento geral; aceitação; apoio familiar; entre outros.

Nas últimas décadas, um vasto corpo de evidências científicas vem demonstrando que a família influencia sobremaneira a saúde mental de seus membros. Além das características dos relacionamentos entre as famílias, aspectos biológicos e ambientais estão associados com desfechos negativos na saúde mental das crianças e/ou adolescentes. A literatura aponta, de forma bastante convincente, por intermédio de resultados de revisões narrativas/integrativas e sistemáticas, que condições socioeconômicas desfavoráveis, por exemplo, aumentam, de duas a três vezes, as chances de crianças e adolescentes virem a desenvolver mais problemas mentais quando comparados a famílias mais abastadas (Reiss, 2013), assim como processos depressivos pré e pós-gravídicos tendem a gerar atrasos cognitivos e emocionais nos filhos. Sendo assim, as primeiras experiências, pobreza, abuso de substância parental, prematuridade do bebê, depressão pré-parto e puerperal, experiências de violência sofridas na família e negligência são algumas das variáveis relacionadas à maior probabilidade dos membros familiares virem a desenvolver diversos transtornos mentais (Zeanah, 2019).

Ambientes adversos logo nos primeiros anos de desenvolvimento de uma criança podem criar condições negativas do ponto de vista desenvolvimental. Um ambiente com muitos estímulos estressantes no início da vida pode criar condições cumulativas e nefastas na estrutura e funções cerebrais da criança, principalmente a depender do período de desenvolvimento que essas condições ocorrem e a quantidade de tempo de exposição a elas. Essas situações (pobreza, violência parental, condições mentais da mãe) podem afetar, por exemplo, o desenvolvimento do temperamento e inteligência, autorregulação emocional, capacidade de adaptação aos diversos ambientes (Zeanah, 2019).

Malhi et al. (2018) apontam que diversos transtornos mentais e fenômenos (p. ex., suicídio) podem ser explicados por um conjunto de fatores proximais e distais. Os proximais são aqueles que ocorrem temporalmente próximos ao desenvolvimento de um transtorno mental, por exemplo, um fator estressante importante como perda de emprego ou perda de um ente querido. De forma geral, esses fatores proximais são os que geram um efeito cascata até o início ou reincidência de um transtorno mental. Já, os fatores distais seriam aqueles que foram se acumulando com o passar do tempo e tendem a se comportar de maneira latente, até serem ativados pelos fatores proximais, incluindo a percepção de suporte familiar e suas consequências nos fatores psicológicos (autoestima, estratégias de enfrentamento, empatia, crenças, entre outras). As relações sociais, segundo Calati et al. (2019), teriam consequências tanto a curto como a longo prazo na saúde, já que tendem a ter uma atuação direta na redução do impacto de eventos estressantes e aumento no sentimento de significado e propósito de vida, minimizando o isolamento social e a solidão, que seriam fatores de risco importantes para diversos transtornos mentais, entre a depressão, além de ideação, tentativa e suicídio no decorrer da vida.

Apesar de não necessariamente haver uma relação direta e causal entre estrutura e suporte familiar, há indícios de em que famílias monoparentais, em comparação com crianças que vivem com os dois pais biológicos, há maiores níveis de exposição para vários tipos de vitimização, como maus-tratos, agressões físicas, testemunho de violência familiar e comunitária, além de violência sexual. A separação dos pais, principalmente se ocorrer de forma traumática, pode gerar consequências a longo prazo, como uma maior probabilidade dos filhos vierem a desenvolver depressão e de apresentarem baixos níveis de coesividade/solidariedade familiar, mesmo depois de décadas do ocorrido (Uphold-Carrier e Utz, 2012).

Interessante notar que os modelos, estabelecidos desde a infância, de suporte e estrutura familiares também podem gerar influências nos indivíduos e supostamente nas suas famílias constituídas, denominado esse fenômeno "intergeracionalidade familiar". Assim, um modelo de família desadaptativo pode gerar aprendizados de que esse modo de relacionamento (p. ex., violência verbal, física, desrespeito) entre os membros da família é padrão aceitável e pode ser repetido nas futuras famílias constituídas. Obviamente, não é apenas o modelo de aprendizagem social o único responsável por esse fenômeno, devendo-se levar em consideração outras dezenas de variáveis genético-biológicas, características pessoais (p. ex., personalidade) e aspectos sociais (p. ex., religiosidade) (Cardoso e Baptista, 2020).

Os membros da família são, na maioria das vezes, o primeiro, principal e inicial meio de suporte de indivíduos que desenvolvem transtornos mentais severos. Pacientes com transtornos mentais ainda podem ter diferenças em algumas características de suporte social. Por exemplo, homens, em comparação com as mulheres, tendem a ter redes sociais menos diversificadas e contam mais com o apoio dos familiares diretos, além de demonstrarem maiores níveis de satisfação relacional com a família, principalmente se o número de pessoas da família for maior e houver a convivência com filhos. De forma geral, a família pode gerar, por intermédio das relações sociais (apoio familiar e reciprocidade), aumento de autoestima, autoeficácia, autonomia e independência de pacientes com transtornos mentais mais sérios (p. ex., esquizofrenia). Ainda, pode-se depreender daí que pacientes que se sentem mais acolhidos no meio familiar também teriam maior probabilidade de adesão (a partir de incentivos) a serviços de intervenções psicossociais (Pernice-Duca, 2010).

Famílias com presença de pessoas com transtornos mentais também podem ter maior probabilidade de apresentarem multiproblemas em diversas áreas; no entanto, não necessariamente membros com transtornos mentais são condição para a existência de multiproblemas. Assim, essas famílias podem ter a presença de problemas psiquiátricos e psicossociais em seu núcleo, comportamentos desviantes, condições psicossomáticas, deficiências físicas, uso de drogas em alguns membros. Pode haver também maior quantidade de agressão entre os membros, sub ou super-regulação/controle, falta de afeto, baixas habilidades de enfrentamento de problemas do cotidiano, problemas maritais (p. ex., divórcio, relações instáveis), conflitos familiares e problemas de comunicação, baixa resiliência, sentimentos de desamparo, maior percepção de estresse e impotência, problemas com organização de rotinas diárias, baixo sentimento de inclusão e intimidade entre os membros. Ainda podem ser observados habitação precária e problemas financeiros (pobreza), ou seja, baixa condição socioeconômica e também educacional, ausência de rede social e isolamento dos membros da família e/ou do núcleo familiar como um todo, conflitos com vizinhos e comunidade em geral. Essas condições observadas em famílias com multiproblemas geram maior probabilidade dos filhos apresentarem sintomas psicopatológicos internalizantes e externalizantes e menor qualidade de vida, assim como os pais (Bodden e Dekovic, 2016).

Fatores de risco pré e perinatais, genéticos, ambientais e familiares são diversos e estão associados com a maior probabilidade de desenvolvimento de transtornos mentais em crianças e adolescentes. De forma geral, divórcio, morte de parentes, mães jovens, baixa educação dos pais, famílias que recebem apoio de programas sociais (p. ex., baixa renda) e/ou com parentes que estejam recebendo cuidados psiquiátricos são variáveis importantes e que predizem piora na saúde mental dos filhos (Paananen et al., 2013).

Intervenções com familiares podem ser bastante funcionais, desde aquelas baseadas em prevenção, passando por programas que focam problemas específicos, finalizando com programas de manutenção de modificações. A motivação para que famílias possam trabalhar por um objetivo em comum na busca de melhores condições psicossociais para as crianças e adolescentes, até programas específicos que dizem respeito a treinamentos em enfrentamento de problemas podem ser bastante úteis para a modificação de dinâmicas familiares. No entanto, intervenções com famílias, principalmente com as de menores níveis socioeconômicos, necessitam de planejamento específico e atuação em várias áreas simultaneamente, já que os níveis de desistência e baixa adesão são bastante significativos, ocorrendo por diversos motivos, desde expectativas irreais sobre resultados, falta de verba para comparecer a locais específicos, agenda, rotatividade e baixo preparo das equipes de saúde, até motivação para modificar uma cultura familiar estabelecida (Ingoldsby, 2010).

Ainda, como afirmam Ennis e Bunting (2013), em condições específicas, o desencadeamento de um transtorno mental na família pode também dar indícios de que os membros têm pouca habilidade de lidar com situações estressantes. Ainda, sexo, estado civil, renda familiar, entre outras variáveis, também auxiliam na predição na vulnerabilidade do desenvolvimento de problemas de saúde mental dos membros familiares. Talvez por isso, programas de auxílio de renda, alimentação e suporte psicossocial sejam fundamentais como preventivos na saúde mental dos membros familiares. Como afirma Laird e Kuhn (2014), programas de suporte familiares têm o objetivo de aumentar o bem-estar nos relacionamentos e prevenir uma escalada de problemas que ocorrem quando, por exemplo, um membro adolescente, apresenta diagnóstico de transtorno mental. Obviamente, existem diversos formatos de programas que auxiliam as famílias neste sentido e podem ter diversas características, como focados em informação, instrução, suporte emocional e/ou instrumental.

Conclusão

Como apontam Viner et al. (2012), a saúde mental e física de crianças e adolescentes são o produto de diversas variáveis que incidem diretamente nessas faixas etárias. Assim, fatores sociais em níveis pessoal, familiar, comunitário, econômico e cultural podem ser importantes balizadores na saúde mental. Como consequência, a saúde e seus desfechos nestes futuros adultos acabam por ter importantes desfechos nas sociedades em que vivem, sendo uma via de mão dupla. Fatores mais amplos como riqueza cultural, acesso à renda e à educação parecem ser aspectos ecológicos importantes; no entanto, devem ser somados a outras variáveis também fundamentais no desenvolvimento saudável, como famílias, escolas e amigos afetivos, seguros e solidários. Sendo assim, o desenvolvimento de programas interventivos em todos os níveis pessoais e sociais parece ser fundamental para o bom desenvolvimento de crianças e adolescentes e, consequentemente, da sociedade como um todo.

Referências bibliográficas

1. Ainsworth MS; Blehar MC; Waters & Wall S. (1978). Patterns of Attachment: A Psychological Study of the Strange Situation. New York: Lawrence Erlbaum.
2. Baptista MN. Inventário de Percepção de Suporte Familiar – IPSF – Manual. São Paulo: Vetor, 2009.
3. Baptista MN; Tartaro, GK; Peixoto EMP. Teoria do apego: conceituação, pesquisas e avaliação na infância e adolescência. In: M Mansur-Alves; M Muniz; DS Zanini et al. (org.). Avaliação Psicológica na Infância e Adolescência. Rio de Janeiro: Vozes, 2021. p. 55-68.
4. Bartholomew K; Horowitz LM. Attachment styles among young adults: A test of a four-category model. Journal of Personality and Social Psychology, 61(2) https://psycnet.apa.org/buy/1991-33075-001, 1991.

5. Bodden DHM; Deković M. Multiproblem families referred to youth mental health: what's in a name? Family Process, 55(1), 31-47. doi:10.1111/famp.12144. 2015.
6. Bowlby J. Attachment and Loss. Hogarth Press/Institute of Psychoanalysis, 1969. vol. 1.
7. Bray JH. Family assessment: current issues in evaluating families. Family Relations, 44(4), 469. doi:10.2307/585001, 1995.
8. Calati R; Ferrari C; Brittner M et al. Suicidal thoughts and behaviors and social isolation: a narrative review of the literature. Journal of Affective Disorders. doi:10.1016/j.jad.2018.11.022, 2018.
9. Cardoso HF; Baptista MN. Família e intergeracionalidade. In: MLM Teodoro; MN Baptista (org.). Psicologia de família: teoria, avaliação e intervenção. Porto Alegre: Artmed, p. 4-14, 2020.
10. Collishaw S. Annual Research Review: Secular trends in child and adolescent mental health. Journal of Child Psychology and Psychiatry, 56(3), 370-393. doi:10.1111/jcpp.12372, 2014.
11. Ennis E; Bunting BP. Family burden, family health and personal mental health. BMC Public Health, 13(1). doi:10.1186/1471-2458-13-255, 2013.
12. Exner-Cortens D; Wright A; Claussen C et al. A systematic review of adolescent masculinities and associations with internalizing behavior problems and social support. American journal of community psychology, 8(1), 1-17. doi: 10.1002/ajcp.12492, 2021.
13. Fraley RC; Heffernan ME; Vicary et al. The experiences in close relationships – relationship structures questionnaire: a method for assessing attachment orientations across relationships. Psychological Assessment, 23(3), 615-625, 2011.
14. Gariépy G; Honkaniemi H; Vallée. Social support and protection from depression: systematic review of current findings in Western countries. The British Journal of Psychiatry, 209(4), 284-293. doi: 10.1192/bjp.bp.115.169094, 2016.
15. Ingoldsby EM. Review of interventions to improve family engagement and retention in parent and child mental health programs. Journal of Child and Family Studies, 19(5), 629-645. doi:10.1007/s10826-009-9350-2, 2010.
16. Instituto Brasileiro de Geografia e Estatística (IBGE, 2010). Censo Demográfico 2010 – famílias e domicílios: resultados da amostra. Disponível em: https://biblioteca.ibge.gov.br/visualizacao/periodicos/97/cd_2010_familias_domicilios_amostra.pdf.
17. John O; Naumann LP; Soto CJ. Paradigm shift to the integrative Big-Five trait taxonomy: History, measurement, and conceptual issues. In: O. John RW; LA Pervin (eds.). Handbook of personality: Theory and research. Guilford Press, 2008. p. 114-158.
18. Kessler RC; McLaughlin KA; Green et al. Childhood adversities and adult psychopathology in the WHO World Mental Health Surveys. British Journal of Psychiatry, 197(05), 378-385. doi:10.1192/bjp.bp.110.080499. 2010.
19. Kieling C; Baker-Henningham H; Belfer M et al. Child and adolescent mental health worldwide: evidence for action. The Lancet, 378(9801), 1515-1525. doi:10.1016/s0140-6736(11)60827-1, 2011.
20. Laird R; Kuhn E. Family support programs and adolescent mental health: review of evidence. Adolescent Health, Medicine and Therapeutics, 127. doi:10.2147/ahmt.s48057, 2014.
21. Laird Y; Fawkner S; Kelly P et al. The role of social support on physical activity behaviour in adolescent girls: a systematic review and meta-analysis. International Journal of Behavioral Nutrition and Physical Activity, 13(79), 1-14. doi: 10.1186/s12966-016-0405-7, 2016.
22. Levy KN; Johnson BN; Clouthier TL et al. An attachment theoretical framework for personality disorders. Canadian Psychology/Psychologie Canadienne, 56(2), 197-207. Disponível em: https://doi.org/10.1037/cap0000025. 2015.
23. Malhi GS; Outhred T et al. Modeling suicide in bipolar disorders. Bipolar Disorders, 20(4), 334-348. doi:10.1111/bdi.12622, 2016.
24. Moffitt TE. Adolescence-limited and life-course-persistent antisocial behavior: a developmental taxonomy. Psychological Review, 100(4), 674-701. Disponível em: http://www.ncbi.nlm.nih.gov/pubmed/8255953, 2019.
25. Nurullah AS. Received and provided social support: a review of current evidence and future directions. American Journal of Health Studies: 27(3), 173-188, 2012. Disponível em: https://papers.ssrn.com/sol3/papers.cfm?abstract_id=2158458. Acessado em: 14 de abril de 2021.
26. Paananen R; Ristikari T; Merikukka M et al. Social determinants of mental health: a Finnish nationwide follow-up study on mental disorders. Journal of Epidemiology and Community Health, 67(12), 1025-1031. doi:10.1136/jech-2013-202768, 2013.
27. Pernice-Duca F. Family Network Support and Mental Health Recovery. Journal of Marital and Family Therapy, 36(1), 13-27. doi:10.1111/j.1752-0606.2009.00182.x, 2010.
28. Reiss F. Socioeconomic inequalities and mental health problems in children and adolescents: A systematic review. Social Science Medicine, 90, 24-31. doi:10.1016/j.socscimed.2013.04.026, 2013.
29. Rocha GMA; Peixoto EM; Nakano TC et al. The Experiences in Close Relationships – Relationship Structures Questionnaire (ECR-RS): validity evidence and reliability. Psico-USF, 22(1), 121-132. Disponível em: https://doi.org/10.1590/1413-82712017220111, 2017.
30. Rueger SY; Malecki CK; Pyun Y et al. A metanalytic review of the association between perceived social support and depression in childhood and adolescence. Psychological Bulletin, 142(10), 1017-1067. doi: 10.1037/bul0000058, 2016.
31. Sheridan D; Coffee P; Lavallee D. A systematic review of social support in youth sport. International Review of Sport and Exercise Psychology, 7(1), 198-228. doi: 10.1080/1750984X.2014.931999, 2014.
32. Soto CJ; John OP. The next Big Five Inventory (BFI-2): Developing and assessing a hierarchical model with 15 facets to enhance bandwidth, fidelity, and predictive power. Journal of Personality and Social Psychology, 113(1), 117-143. Disponível em: https://doi.org/10.1037/pspp0000096. 2017.
33. Soto CJ; John OP; Gosling SD et al. Age differences in personality traits from 10 to 65: Big Five domains and facets in a large cross-sectional sample. Journal of Personality and Social Psychology, 100(2), 330-348. Disponível em: https://doi.org/10.1037/a0021717, 2011.
34. Tillman KH; Nam CB. Family Structure Outcomes of Alternative Family Definitions. Popul Res Policy Rev 27, 367-384. Disponível em: https://doi.org/10.1007/s11113-007-9067-0, 2008.
35. Uchino BN; Bowen K; Kent R et al. Social support and physical health: Models, mechanisms, and opportunities. In: Fisher LE; Cameron A; Christensen U et al. (eds.) Principles and concepts of behavioral medicine: a global handbook. New York: Springer, p. 192-211.
36. Umberson D; Karas Montez J. Social Relationships and Health: A Flashpoint for Health Policy. Journal of Health and Social Behavior, 51(1_suppl), S54-S66. doi:10.1177/0022146510383501, 2010.
37. Uphold-Carrier H; Utz R. Parental Divorce Among Young and Adult Children: A Long-Term Quantitative Analysis of Mental Health and Family Solidarity. Journal of Divorce Remarriage, 53(4), 247-266. doi: 10.1080/10502556.2012.663272, 2012.
38. van Ijzendoorn MH; Schuengel C; Bakermans-Kranenburg MJ. Disorganized attachment in early childhood: Meta-analysis of precursors, concomitants, and sequelae. Development and Psychopathology, 11(2), S0954579499002035. Disponível em: https://doi.org/10.1017/S0954579499002035, 1999.
39. Viner RM; Ozer EM; Denny S et al. Adolescence and the social determinants of health. The Lancet, 379(9826), 1641-1652. doi:10.1016/s0140-6736(12)60149-4, 2012.
40. World Health Organization. Family as Centre of Health Development. Disponível em: https://apps.who.int/iris/bitstream/handle/10665/205062/B4972.pdf?sequence=1. WHO, 2013.
41. Zeanah CH. Handbook of infant mental health. New York: The Guilford Press, 2019.

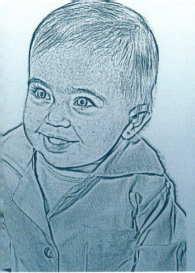

Capítulo 16

A Família e os Ciclos Vitais

Maria Helena Siqueira Sprovieri

"A capacidade humana para amar é nossa maior dádiva."
(Tarrant, 1982)

Todo comportamento humano é influenciado por mecanismos sociológicos, psicológicos, filosóficos e religiosos; portanto, existem várias formas de entendermos a família e suas fases. De acordo com Gillis (1999), "... se a história tem algo a nos ensinar é que nenhuma forma de família jamais foi capaz de satisfazer as necessidades humanas de amor, conforto e segurança". Devemos manter nossa cultura familiar diversificada, fluida, não resolvida, aberta para a entrada de todos os que tenham uma influência em seu futuro. Nossos rituais, mitos e imagens devem, então, estar abertos à revisão constante, sem nunca permitirmos que sejam submetidos a quaisquer pensamentos ortodoxos ou sirvam aos interesses de qualquer classe, gênero ou geração. Devemos reconhecer que famílias são mundos que nós mesmos fabricamos e devemos aceitar a responsabilidade por nossas criações (Carter e McGoldrick, 1999).

A família é um espaço para crescer, renunciar e condicionar-se, amadurecer. Rilke coloca assim a questão:

> "Que um ser humano ame outro, esta talvez seja a mais difícil de nossas tarefas, o ponto culminante, a última prova e teste, o trabalho para o qual todos os demais são apenas preparação. O amor, nos diz ele, é um sublime estímulo para o indivíduo amadurecer..., é uma grande, inexorável reivindicação que sobre ele pesa, algo que o escolhe e o convoca para coisas grandiosas." (Jaksch, 2005)

Assim, o ser humano passa por fases evolutivas previsíveis: o casamento é o primeiro ritual de passagem da vida dos adultos. Os filhos adultos manifestam o desejo de percorrer novos caminhos. Assim, separam-se das famílias de origem para formar um casal. Tornar-se um casal é tarefa difícil e complexa que envolve aspectos emocionais e implica a realização de inúmeras escolhas e renúncias dos parceiros. No vínculo amoroso, há possibilidades de interação e de equilíbrio entre autonomia e fusão, individualidade e pertencimento (Marum, 2006).

Os ciclos de vida familiar apresentam-se de diferentes maneiras, ou seja, a família passa por ciclos, nos quais busca manter um equilíbrio ou um desequilíbrio. A ideia importante com relação aos ciclos vitais é de que cada ciclo traz uma aprendizagem específica, algo que precisa ser conquistado ou algo que precisa ser deixado de lado. A compreensão vista dessa forma leva-nos a compreender a entrada e saída nas fases de desenvolvimento realmente como etapas de aprendizagem, como níveis a serem alcançados. Há outra ideia:

> "As famílias e seus elementos estão em constante transformação, pelas suas características e porque sempre teremos pessoas em fases diferentes; portanto a família é o espaço especial para as aprendizagens necessárias em cada etapa." (Rosset, 2007)

É importante pensar em ciclos vitais para identificá-los e facilitar às pessoas envolvidas a compreensão da fase e o aprendizado correspondente. Essa forma de olhar ajuda a, partindo do que é comum, adaptar cada família e indivíduo de acordo com suas vivências em situações específicas, ajudando-os na realização das aprendizagens e acomodações necessárias, de modo mais funcional. Esse é o papel da terapia familiar.

As crises familiares devem ser entendidas como oportunidade de crescimento de cada um dos elementos da família e desta como um todo. O primeiro momento do ciclo evolutivo da família é a formação do casal, que compreende os primeiros tempos da vida em comum, na qual o papel conjugal é mais evidenciado. Nessa fase, surgem as primeiras dificuldades quando se passa do princípio do prazer para o princípio da realidade.

O envolvimento dos pares da relação, em geral, por lealdades aos pais e ao modelo por eles escolhido pode resultar em desentendimentos no início do matrimônio, pois cada cônjuge é fruto de um modelo familiar e tenderá a permanecer atrelado a ele. Nessa fase, é importante que ambos estejam atentos a essas diferenças e se disponham a ceder em favor de um modelo que seja comum e novo, construído por eles. É necessário, também nessa fase, fazer a ligação entre passado, presente e futuro. Essa função é vivenciada toda vez que alguém traz algo da história da família e fatos do passado.

Em famílias funcionais saudáveis, as funções circularão entre as pessoas, negociações explícitas ocorrerão, permitindo que o sistema se adapte às mudanças e deixe as relações se desenvolverem. A mudança nas funções complementares gera crescimento e reorganização contínua no sistema familiar mediante seu ciclo vital iniciado ou ainda intermediário, enquanto, numa família disfuncional, há uma rigidez na determinação de quem desempenha essas funções e como estas se desempenham. Os elementos da família ficam muito rígidos em seus papéis, isto é, não há movimento e flexibilidade.

É também nessa fase que se entra em contato com o cônjuge real, que é diferente das idealizações criadas a seu respeito, diferente na sua forma de amar e suprir as necessidades do parceiro. Em outras palavras, caem as idealizações.

Nascimento do primeiro filho

O segundo momento evolutivo previsível é o nascimento do primeiro filho. Nessa fase, são emoções contraditórias que se misturam: alegria, medo, curiosidade, incapacidade e preocupações diversas acerca de tudo que acarreta a chegada de um novo elemento pequeno, frágil e dependente.

Os cônjuges precisam abrir espaço e este é mais do que físico: é um espaço na relação do casal, nas prioridades no tempo, nos lazeres, na intimidade conjugal, nos projetos. O sistema conjugal muda porque um novo ser passou a existir. E solicita-os.

É um momento em que o recém-nascido exige muitos cuidados e a atenção é toda voltada para ele, o que pode gerar certo desconforto para o parceiro. O vínculo mãe e filho nessa fase é intenso e forte. A nova mãe também enfrenta as mudanças no seu ritmo de vida, pessoal, conjugal e social. Às vezes, a mulher sente-se excluída dos compromissos sociais, pois as necessidades do bebê são colocadas em primeiro plano. As mudanças físicas ocorridas no corpo da mulher levam algum tempo para se suavizarem e a relação com seu cônjuge não será como antes, embora possa melhorar com o tempo.

A função parental assumida pelo casal exige competência para educar. A fase compõe-se de grande aprendizado para as crianças e os pais. Estes precisam estar afinados para educar de maneira uniforme, sendo necessário manter a hierarquia, não se desautorizando frente aos filhos, pois isso pode tornar a autoridade frágil e desorganizar a criança. Mitos, crenças e rituais entram no processo de mudança para que um acordo entre os envolvidos possa decidir sobre a tradição a ser mantida ou modificada (Andres, 2010). Agora é a hora de inventar uma nova dança nas relações do casal.

> "Esta é a hora de se estabelecerem as características e os limites dos novos papéis a serem desempenhados por cada um dos membros da família, e muitas são as demandas da nova situação." (Cerveny, 1994)

As mudanças nos ciclos evolutivos da família vão acontecendo gradualmente, mas, muitas vezes, são sentidas por ela como acontecimentos intensos, pois há a necessidade de se construírem novas habilidades para o enfrentamento. Os planos têm de ser revistos e o funcionamento da família, atualizado.

A chegada dos outros filhos é tão importante quanto a do primeiro e, embora a base estrutural esteja mais firmada, cada elemento que chega é único e exigirá da família uma reestruturação. Nesse momento, o casal está envolto em novos papéis, e a tríade tem de se preparar para abrir novos espaços. O sistema familiar passa por transformações intensas com alguma dose de ansiedade e sofrimento em função de um crescimento exigido dos envolvidos. As dificuldades centrais nessa fase se referem à disposição das responsabilidades. É importante, nessa fase, trabalhar com os casais as questões de gênero e com o impacto do funcionamento do papel sexual, que ainda é considerado a norma pela maioria dos homens e mulheres. Essa fase é de conflitos; portanto, percebe-se um índice elevado de divórcios em virtude da não compreensão do vivido.

Família adolescente

Essa etapa de desenvolvimento do ciclo vital da família é importante para que apareçam novos critérios de negociação e novos formatos de relação. Esse é um momento crítico para os pais e para os filhos, pois ambos se questionam na busca de nova identidade. A irreverência e o confronto estão presentes e os pais devem agir com firmeza, mas com uma proposta discreta.

Um processo necessário aos pais é o de conseguir uma aprendizagem gradual de relações com os filhos como adultos; enquanto aprendem, ensinam. Permitem novas possibilidades de construção para suas atitudes, o que implica mudanças. Em outras palavras, a família vive períodos de equilíbrio e desequilíbrio simultâneos para continuar seu processo de crescimento e amadurecimento.

> "Eu dormi e sonhei que a vida era alegria.
> Acordei e vi que a vida era dever.
> Eu cumpri o dever e vi
> Que o dever era alegria."
> (Rabindranath Tagore)

Os pais devem procurar o diálogo e ser "aliados" dos filhos nos conflitos próprios da fase: drogas; álcool; imagem corporal comprometida; introdução à vida sexual. Interessante pensar como um só membro da família cria a necessidade de uma nova estrutura. Quando o filho ou filhos chegam à idade adulta, novas fronteiras devem ser estabelecidas.

Os filhos já são capazes de pensar de forma diferente e preparam-se para adquirir sua independência financeira. É a fase de realização e conquistas deles, e o declínio dos pais. O processo evolutivo da família consiste num avanço progressivo até novos estágios de desenvolvimento e crescimento. Isso se dá na recuperação do tempo na integração do novo com o velho, do horizonte futuro com o presente e a experiência passada.

Dessa forma, as etapas do ciclo vital estão marcadas por eventos significativos: casamento; nascimento do primeiro filho; o primeiro irmão deste; o nascimento dos filhos na evolução da relação conjugal e parental; a adolescência; e a passagem à idade adulta dos filhos; a desvinculação progressiva entre pais e filhos; o casal conjugal e parental na maturidade e no envelhecimento; outros acontecimentos; tornam-se avós. Há separação pela morte de um dos membros do casal.

Paralelamente, a família vive o impacto de eventos imprevisíveis como divórcio, mortes, doenças graves, desempregos, mudanças de cidade ou de país (existem perdas importantes inerentes ao processo migratório), que atuam nas modificações da estrutura relacional e dificultam as tarefas de superação e coesão próprias de sua natureza.

Assim, a visão temporal da família por meio de seu ciclo evolutivo contribui para atribuir um significado positivo à palavra "crise". Esta e a desorganização que dela decorre indicarão os momentos criativos de decisão e de separação de um estado precedente para outro, como um filho adolescente que deixa a infância ao mesmo tempo em que os pais se separam com um filho pequeno. Os padrões transmitidos pelas famílias de origem estão nos momentos de crise e é a experiência criativa do novo que construirá a nova cultura familiar. A superação da crise dependerá da maior ou menor flexibilidade da família para interagir.

Nesse sentido, o estresse vivido nas fases evolutivas do ciclo vital se cruza com os legados transgeracionais e com as causas externas. Esse processo que se desenvolve numa dinâmica temporal é de grande complexidade, pois quando uma geração está chegando à velhice, a outra está vivendo o ninho vazio; a terceira, o ser adulto e a escolha de seus pares; e a quarta, o inédito de ser o novo membro da família.

A terapia, nessas situações, precisa ajudar as famílias a modificarem sua visão de si mesmas, para facilitar a crescente independência da nova geração. O evento importante no relacionamento conjugal nessa fase é a "crise do meio da vida" de um ou ambos os cônjuges, com uma exploração das satisfações e insatisfações pessoais conjugais, parentais e profissionais.

Essas dificuldades podem mascarar problemas mais comuns com adolescentes, como abuso de drogas, gravidez adolescente, delinquência, que devem ser cuidadosamente manejados (Williamson, 2007).

Famílias no meio da vida, seguindo em frente

É a mais nova e mais problemática fase da vida familiar, pois, hoje, reduzido o número de filhos, os pais os lançam quase 20 anos antes de se aposentar e devem criar outras atividades. A entrada e a saída dos membros da família é um aspecto significativo dessa fase. Começa com o lançamento dos filhos adultos e prossegue com a entrada de seus cônjuges e filhos.

Existe uma mudança no *status* da vida familiar à medida que seus membros dão espaço para a nova geração. Para algumas famílias, esse estágio é visto como um momento de conclusão e como uma segunda oportunidade de consolidar ou expandir novas possibilidades e novos papéis. Em outras famílias, conduz ao rompimento, ao sentimento de vazio e perda. Precisam estas passar por uma reestruturação do relacionamento conjugal.

Solomon (1981) observou que, se a solidificação do casamento não ocorreu e não é possível um novo investimento, a família se mobiliza para o filho caçula ou para o divórcio. O sistema familiar, nesse ciclo da vida, parece acentuar a necessidade de dar um novo foco, revisar e estabelecer um novo arranjo no casamento. Não cuidar mais dos filhos deixa tempo livre para a autorreflexão do casal (Baines, 2003).

"Mais importante que a ciência é o seu resultado. Uma resposta provoca uma centena de perguntas. Mais importante do que a poesia é o seu resultado, um poema invoca uma centena de atos heroicos. Mais importante que o reconhecimento é o seu resultado." (Moreno, 1975)

Para muitos indivíduos, a mudança é gradual, ou não parece haver uma grande urgência em mudar; para outros, parece haver um súbito despertar para algum aspecto esquecido da vida, ou um impulso para tomar uma direção diferente. Nessa altura, o casamento já sofreu mudanças da ênfase mais romântica, idealista e ou sexual até a época mais prosaica, de criação dos filhos, de companheiros de equipe.

O último ciclo da vida familiar é um período de revisão e avaliação; regeneração e experimentação; visualização e autorização. Viver essa fase da vida é um desafio, pois o importante é manter uma conexão com a vida, com o amor e com o que lhes foi legado. Novos caminhos serão abertos para os casais de idosos no futuro, suas descobertas oferecerão oportunidades de enriquecer o conteúdo e a textura dos relacionamentos na idade avançada, tornando a transição para esse último estágio da vida, significativa e rica (Mohr, 2002).

Tudo depende da força, da visão, com a descoberta daquilo que nos faz sentir vivos, felizes, apaixonados. Tudo começa no instante em que decidimos pôr detalhes e cor naquilo que mais sonhamos conseguir. Para se ter um caminho com resultados construtivos, são fundamentais a confiança e a convicção de que podemos realizar nossos sonhos ao longo dos ciclos da vida familiar.

Vale lembrar que, mesmo de experiências não tão gratas, e até de impedimentos extremos, pode surgir algo bom. O que vale é viver as experiências, isto é, tudo que se cultiva com amor, crescerá sem que nada o detenha, depende do nosso querer. A árvore só cresce da semente que nós mesmos semeamos, adubamos e cuidamos.

Reflexões sobre os momentos evolutivos da vida familiar

"Amar-se de olhos fechados é amar-se cegamente. Seria uma loucura ...Que será eu que me amassem com loucura uma loucura..." (Yourcenar, 2010)

Pesquisas atuais sobre família tratam dos aspectos relacionais do casal, seja como as inter-relações proporcionam a união, seja o desenvolvimento desse casal em suas fases evolutivas e também como esse par lida com a separação. Os conflitos conjugais, além de reeditarem os conflitos pessoais e com a família de origem, suscitam questões como as comunicacionais, sociais, profissionais, relacionais, familiares, sexuais, entre outras.

Segundo Castillejo (1997), existem três razões principais que impedem o encontro. A primeira é que, às vezes, tentamos nos comunicar quando estamos em diferentes níveis de consciência. Existem duas maneiras de estar no mundo: com a consciência focalizada; e a outra, difusa e globalizada. A primeira tem a ver com a lógica e o olhar analítico; a segunda, com a percepção holística do mundo, ou seja, vê-lo como um todo, e inclui as emoções e vivências: é o olhar da experiência.

Quando duas pessoas tentam se comunicar, uma falando da perspectiva lógica e, a outra, da perspectiva dos fatos, o encontro é impossível. Assim, temos uma questão que aparece com frequência como tema em nossa clínica. Certas famílias impedem incessantemente a emancipação dos filhos e, numa nova relação, seja de namoro, seja de casamento, instala-se um dilema no qual o novo só pode existir se não colocar em risco a rígida lógica familiar, uma tendência de manter a família nuclear sem mudanças.

Assim, ao longo do processo evolutivo da família, aparecem fases premiadas por sentimentos ambíguos de desamparo e que podem acabar com a constituição da necessária cumplicidade do casal. Assim, após a fase da paixão, da elaboração das perdas de suas famílias de origem, é que os indivíduos poderão ter o novo relacionamento estabelecido de forma consistente. Portanto, localizar para a família sua fase evolutiva favorece, em nosso processo terapêutico, a preocupação das dificuldades e a visualização dos limites.

Essa fase de aprendizado de conjugalidade demanda alguns ingredientes básicos dos casais, como amor, carinho, companheirismo, projetos em comum, que auxiliam de forma positiva o investimento do casal. Nesse processo evolutivo, se os cônjuges vivem com intimidade, mostrando-se como são verdadeiramente, fortalecem a cumplicidade e focam-se como uma unidade, adquirindo força para crescer, desenvolver-se e amadurecer.

Acho que, felizmente, hoje há uma pequena mudança: as mulheres estão empenhadas em desenvolver seu lado prático e objetivo e os homens, seu lado mais subjetivo. Assim, se o indivíduo A aceita e respeita o olhar do indivíduo B e oferece o próprio olhar, isso é um crescimento para ambos. Se o indivíduo A reflete o olhar do indivíduo B tentando convencê-lo a pensar como ele, indivíduo A estará sozinho e igual a si mesmo. No entanto, isto é o que fazemos: tentar convencer o outro a agir como consideramos adequado, sem parar e pensar que o outro pode nos dar uma opção melhor, diferente, nova. (BUCAY e Salinas, 2010).

Temos de pensar que tudo muda naturalmente. Se percebemos isso, entregamo-nos sem medo porque sabemos que não ficaremos parados, pois a vida flui constantemente. Estar vivo é estar em constante movimento: o que não podemos fazer é querermos direcionar essa mudança. Em suma, se juntarmos duas questões (a falta de aceitação e o apego às nossas crianças), teremos o mapa dos problemas da maioria dos casos. Sendo assim, um dos sintomas mais frequentes nos relacionamentos familiares é a falta de flexibilidade (Zinken, 2001).

As mudanças não podem ocorrer, isto é, os papéis serão extremamente definidos. A terapia familiar ajuda o casal no sentido de deparar-se com suas crenças, mitos, verdades e histórias, abrindo-se possibilidades (Prado, 2004). Buscamos pensar a família nos seus aspectos de desenvolvimento individual em cada fase, pois os padrões de casamento e familiar tradicional não funcionam mais, segundo nos revelam a insatisfação dos envolvidos e os novos padrões familiares.

Em nossa opinião, estamos buscando um novo equilíbrio, colocando, assim, mais dificuldades práticas para os indivíduos e para as suas famílias. Cabe ao terapeuta familiar o processo de ajudá-los a perceber os novos papéis determinados pelo gênero, que são parte do estresse entre o casal, que deve perceber que as escolhas nesse processo de mudanças sociais podem dar certo e valorizar o grupo familiar ou não. A valorização do grupo familiar na sociedade competitiva exige muito dos envolvidos. Dessa forma, é necessário intensificar o relacionamento íntimo do casal, auxiliando homens e mulheres a realizarem seu potencial criador em conjunto e numa relação de iguais.

A maioria das famílias ao longo de seu ciclo evolutivo e após lidar com suas crises, é capaz de mudar normas, regras, papéis e funções e reorganizar-se para favorecer a autonomia e a independência de seus elementos. Em nosso trabalho, ao pensar sobre família, surgiram novas preocupações teóricas e clínicas e, então, digamos, no estudo do ciclo de vida familiar, questões de transmissão e seus processos têm sido importantes no trabalho por permitir compreendê-las no decorrer do tempo. Entre os ciclos vitais especiais, temos de pensar no divórcio, evento que traz dificuldades em seus desafios e possibilidades de grandes aprendizados.

Pack e Mansochirion (2001) entendem que o divórcio é um ciclo de vida especial e o maior rompimento no processo de vida familiar, pois ele potencializa as dificuldades que a família atravessa naquela fase e deixa resíduos em qualquer fase do ciclo vital em que ocorra. Sempre afeta os membros da família, em todos os níveis geracionais (família ampliada, nuclear e cada indivíduo, em particular e, na maioria das vezes, gera perdas múltiplas) e crises na vida de vários membros. Além disso, há uma diferença entre o elemento que pensou primeiro na decisão, que inclui aceitação da incapacidade de solucionar tensões conjugais e a forma de poder manter o relacionamento e aceitar a própria participação no fracasso do casamento. Esse elemento teoricamente está mais preparado para viver o processo, pois pensou nele muito tempo antes.

É importante pensar que o divórcio não é uma anomalia. Portanto, deve ser visto como um ato de coragem, pois as famílias estão travando uma luta para sobreviver e manter uma evolução quanto aos desafios da existência no que tange às questões na vida dos afetos.

Atualmente, a família se apresenta numa combinação multiforme, isto é, que retrata a diversidade de paradigmas e expõe a complexidade da ausência de uma verdade única que a oriente. É a família que um de nós cria, vive, constrói, desfruta e, às vezes, padece. (Brun, 2011).

É verdade que o conceito de ciclo vital da família ajuda a organizar teoricamente as tarefas que devem ser cumpridas, mas culturas diferentes têm visões diferentes quanto ao caminho que a família deve fazer, ou seja, os papéis de cada elemento, as funções das famílias e as tarefas a serem cumpridas em cada etapa evolutiva.

A fase pós-divórcio traz, para o cônjuge que fica com a custódia dos filhos, várias tarefas e aprendizados:

- Manter responsabilidade financeira.
- Manter contato com o ex-cônjuge, percebendo e valorizando os filhos e a família desse cônjuge.
- Ser flexível para facilitar a visita dos filhos ao ex-cônjuge e sua família.
- Reconstruir os próprios recursos financeiros.
- Reconstruir a própria rede social.

Para o cônjuge que não fica com a custódia dos filhos, as tarefas de aprendizado são:

- Continuar com disposição para manter o contato com o ex-cônjuge e apoiar o relacionamento dos filhos com o genitor que tem a custódia.
- Descobrir maneiras de ter uma paternidade efetiva.
- Manter as responsabilidades financeiras com o ex-cônjuge e os filhos.
- Reconstruir a própria rede social (Rosset, 2021).

Podemos pensar que cada transição do ciclo de vida é uma oportunidade para expor os rompimentos e reforçar as continuidades da família. Assim, devemos motivá-las a fazer suas transições de ciclo de vida para fortalecerem as identidades individuais, familiares e culturais.

Aprender a atacar os problemas sem atacar as pessoas é a base da inteligência emocional e de relacionamentos saudáveis. Entender isso e tentar separar o que é o problema do que é a pessoa é certamente um bom começo para alterar as crenças negativas do ciclo vital.

Portanto, tendo em conta todas as novas formas de família e as alterações sociais que têm tido impacto nelas ao longo das últimas décadas, importa questionar até que ponto uma perspectiva de ciclo vital faz sentido para explicar o desenvolvimento familiar. O próprio conceito de família sofreu alterações e as famílias são hoje mais diversas, mais complexas em sua estrutura e organização.

No entanto, é verdade que o conceito de ciclo vital da família ajuda a organizar teoricamente as tarefas que devem ser cumpridas, mas culturas diferentes têm visões diferentes quanto ao caminho que a família deve fazer, os papéis de cada elemento, as funções da família a serem cumpridas em cada etapa (Martins, 2018).

"Vivemos imersos em nossas circunstâncias, fruto da história individual das permanentes surpresas do acaso. Essa circunstância define continuamente a única e inalienável base sobre a qual podemos caminhar, edificando nossas pequenas construções." (Gilberto Dupas)

Referências bibliográficas

1. Andolfi M. Manual de Psicologia Relacional: la dimensión familiar. Bogotá: Ediciones Colombia, 2003.
2. Aitken R. Taking the Path of Zen. New York: North Press; 1982.
3. Andres V; Andres F. Autoconfiança. São Paulo: Acadêmica de inteligência, 2010.
4. Baines L. How to get a life. Atlanta: Humanas, 2003.
5. Brun G. Constituição de um terapeuta – um processo sem ponto final in-construção pela vivência. In: Marcos NP (coord.). Terapia Familiar. São Paulo: Roca, 2011.
6. Bucay J; Salinas S. Amar de olhos abertos. São Paulo: Sextante, 2010.
7. Carter E; McGoldrick M. As Mudanças no Ciclo de Vida Familiar: uma estrutura para a Terapia Familiar. Porto Alegre: Artes Médicas, 1995.
8. Carter E; McGoldrick M. The expanded family life cycle: individual family and social perspectives. Boston: Allyn and Bacon, 1999.
9. Castilley JC. Knowing Woman. Boston: Shambhala Publications, 1997.
10. Cerveny CMO. A família como modelo. Campinas: Psy II, 1944.
11. Cerveny CMO; Berthoud CM et al. Família e ciclo vital. São Paulo: Casa do Psicólogo, 1967.
12. Elluck P. Expresar emociones positivas alarga Ia vida. Buenos Aires: LaNation, 2001.
13. Jaksch M. Aprenda a amar. São Paulo: Publifolha, 2005.
14. Lemos JT. Assuntos de Família. Revista Shalom Maná. São Paulo: Shalom, 1987.
15. Martins AR. Revisão sistemática do ciclo vital. 2009. Dissertação (Mestre em Psicologia Clínica) – Universidade de Coimbra, 2018.
16. Minucchin S. Famílias: Funcionamento & Tratamento. Porto Alegre: Artes Médicas, 1982.
17. Mohr R. Reflexões na Lagoa Dourada. In: Papp P. Casais em Perigo. Porto Alegre: Artmed, 2002.
18. Moreno FL. Psicopatologia das relações interpessoais. In: Psicodrama. São Paulo: Cultrix, 1975.
19. Peck JS; Manochercian J. O divórcio. In: Carter B; McGoldrick M (ed.). As mudanças no ciclo de vida familiar. Uma estrutura para a terapia familiar. Porto Alegre: Artes Médicas, 1995.
20. Prado LC. Amor e violência nos casais e nas famílias. Porto Alegre: UFRGS, 2004.
21. Rosset SM. Pais e Filhos em relação delicada. 3. ed. Curitiba: Sol, 2007.
22. Rosset SM. Brigas na família e no casal: aprendendo a brigar de forma elegante. Curitiba: Artesã, 2016.
23. Rosset SM. O terapeuta de família e de casal: competências teóricas, técnicas e pessoais. Belo Horizonte: Artesã, 2021.
24. Roudinesco E. A família em desordem. Rio de Janeiro: Zahar, 2003.
25. Salomon M. Desenvolvendo conceitos e premissas de terapia familiar. In: Meyer L. Família, dinâmica e terapia: uma abordagem psicoanalítica. São Paulo: Brasiliense, 1983.
26. Williamson M. Volver al amor. Barcelona: Books 4 Pocket, 2007.
27. Yourcenar M. Poesia. In: Bucay J; Salinas S. Amar de olhos abertos. São Paulo: Sextante, 2010.
28. Zinken JC. A busca da elegância em psicoterapia: uma abordagem gestáltica com casais, famílias e sistemas íntimos. São Paulo: Summus, 2001.

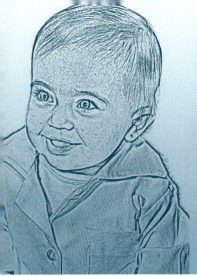

Capítulo 17

Entrevista Clínica

Francisco Baptista Assumpção Jr.

Na observação da criança, estão subentendidos o exame do doente e a descrição dos dados colhidos da maneira mais fidedigna e objetiva possível, embora a finalidade do examinador altere, de maneira substancial, a organização de seu exame.

Assim, se seu objetivo for a compreensão e a interpretação do quadro do paciente, visando o *insight* e uma provável determinação etiológica dentro de um modelo teórico determinado, o exame por ele realizado será diferente caso seu objetivo seja descritivo e clínico, visando um diagnóstico sindrômico.

Acreditamos que ambos os modelos possam ser realizados concomitantemente, embora a questão sindrômica, ao ser privilegiada, exija um exame que só tem valor quando realizado detalhadamente, a partir de uma semiologia definida e com a observação se constituindo em um conjunto harmonioso dos dados colhidos, de modo a possibilitar uma sequência lógica dos sintomas e sinais, previamente pesquisados pelo examinador com uma finalidade clara.

A entrevista clínica é, portanto, muito mais do que um mero relato das atividades ou do diálogo com o paciente, constituindo-se em uma visão compreensiva do mesmo e da instalação e desenvolvimento da patologia pesquisada.

A partir dessa observação, realizada de maneira compreensiva, ajuíza-se a capacidade do técnico envolvido em captar o ser-no-mundo do paciente em questão, enquanto sistema de relações consigo mesmo, com as demais pessoas e com o mundo das coisas circunjacentes. Isso porque um diagnóstico sindrômico, no nível de Eixo I, não exclui necessariamente a concepção de mecanismos (conscientes ou inconscientes) que caracterizam seu existir e que demandam mais do que somente o modelo descritivo.

Trata-se do apreender o próprio "existir" da criança considerando-se que o existir consiste, principalmente, no interrogar-se sobre si mesmo uma vez que a vida passa através dela e não por ela como ocorre nas demais espécies da natureza. Dessa forma ela corresponde a uma manifestação do ser enquanto possibilidade, uma expressão possível em meio a uma infinidade de outras com a sua experiência ultrapassando suas possibilidades de ver e avaliar, partindo de uma experiência mundana, uma experiência de pertencimento a uma totalidade da qual, gradualmente, faz um distanciamento. Essa experiência se faz em um espaço determinado e em uma duração de tempo que permite que o indivíduo se constitua por intermédio da proximidade com o outro. Define-se, assim, uma mediação com o mundo, resultante de seu contato objetivo com ele enquanto uma experiência judicativa, estética e pática da qual se destaca um vivido que permite que ele se situe (Charboneau, 2010).

O exame do doente mental é, portanto, um exame realizado de maneira peculiar, originado pela natureza predominantemente funcional dos sintomas psicopatológicos, mais do que pela pesquisa etiológica que fornece, dentro da visão médica, condições de um diagnóstico mais preciso. Não corresponde, assim, a um exame médico típico, embora exija do profissional uma técnica precisa, para que possa captar, por meio dos sinais observados e das palavras do paciente, os elementos necessários a fim de que o diagnóstico (sindrômico ou nosológico) seja estabelecido. Isso porque não conhecemos os fatores etiológicos da maior parte dos transtornos mentais e, embora tenhamos identificado alguns fatores biológicos ou psicológicos, estes não são ainda suficientes para que se estabeleçam relações de causalidade direta ou diagnósticos etiológicos. Compreende, portanto, a visão do ser na sua relação com seu mundo dentro de um corte espaço-temporal significativo sendo, consequentemente, muito mais do que a mera descrição sintomatológica, mecanicista ou operacional posto que busca a compreensão desse ser em seu mundo.

Podemos pensar, então, conforme Charboneau (2010), aplicando à forma de relacionamento com a criança durante o exame (Quadro 17.1).

Considerando-se esses aspectos, os diagnósticos são realizados em função de critérios predominantemente clínicos, mais do que de patologias determinadas, mas também visando compreender a relação da criança com seu mundo, relação esta expressa pela forma como interage com as coisas e as pessoas com as quais se relaciona.

O exame implica, a princípio, uma entrevista dirigida, que tenta estabelecer os transtornos psicopatológicos e o grau de desenvolvimento do paciente, em uma situação de escuta e, teoricamente, neutralidade, fundamentada sobre a observação e o contato verbal.

Implica, portanto, uma relação dual (médico-paciente) delimitada por aspectos transferenciais que influenciarão diretamente a elaboração do diagnóstico e, consequentemente, da

QUADRO 17.1 – Diferenças das formas de avaliação ao exame psiquiátrico da criança.

Significação (semiótica)	Sentido antropológico (do existir humano)
Não considera a subjetividade nem a totalidade	É sempre aquela do indivíduo diante de uma totalidade (um mundo)
Corresponde a uma relação parcial	É da ordem de uma relação existencial com o seu mundo
Organiza-se semanticamente e transmite-se da mesma forma	Não se realiza semanticamente, mas diretamente por intermédio da vivência
Supõe uma mediação simbólica	Não exige uma mediação simbólica
Supõe uma experiência fechada	É inerente à experiência gratificada, ou não, em si mesma

Fonte: Adaptado de Charboneau, 2010.

terapêutica. Assim, quando tentamos compreender um comportamento, tentamos compreender mais do que um objeto (uma vez que a criança doente não é uma coisa), pois reportamo-nos a um sujeito e, assim, seu comportamento deve ser compreendido enquanto exprime uma intenção.

Compreender um comportamento é percebê-lo do ponto de vista da intenção, do interior do sujeito, o que o torna algo humano e não puramente físico. Assim, a compreensão (de outrem e própria) deve levar em conta que o sentido aparente de um comportamento dissimula um sentido mais profundo e que uma clareza de intenção pode ser enganosa, pois homens não são puros e intemporais e a vida psíquica antecede e excede uma reflexão consciente. Dessa forma, o mundo é constituído e recebe sentido numa consciência que o próprio sujeito constitui, que ele conquista pela reflexão sobre a sua própria vida irrefletida. Nesse compreender, dá-se o encontro de duas intencionalidades, ou seja, a do que quer conhecer (o psiquiatra) e a daquele que deve se tornar objeto do conhecimento (o paciente), com a compreensão se estabelecendo após numerosas observações, comparações e experiências que não dependem da primeira compreensão e que se interpõe antes de uma fase explicativa sem a qual a compreensão do comportamento patológico não aparecerá (Dartigues, 1992).

Na criança, esse exame é ainda mais complexo, uma vez que envolve um organismo em desenvolvimento, sobre o qual se instala o quadro mórbido que terá uma patoplastia bastante diversa, dependendo do momento evolutivo da criança e do ambiente familiar em que ela se insere. Além disso, devemos considerar que a relação com a criança não é simplesmente dual, uma vez que incorpora um terceiro elemento de fundamental importância, não somente na estruturação diagnóstica, mas também no estabelecimento e na aderência do projeto terapêutico: a mãe. Isso porque a maior parte da coleta de dados naquilo que se refere à psicopatologia infantil é realizada por meio da mãe que, por questões próprias, pode, de maneira consciente ou inconsciente, omitir, exagerar ou atenuar informações (Marcondes, 1970).

Dessa maneira, avaliar a criança é, indiretamente, avaliar também a informante e sua relação com a criança, objeto de nosso estudo, para que possamos perceber a fidedignidade ou o viés por ela apresentados. Marcondes e Krynski (1970) sugerem que, nessa observação da genitora, sejam levados em consideração:

- Fisionomia extremamente expressiva, inquietação, agitação.
- Pessimismo em relação à criança.
- Conduta em relação à atividade constante da criança, com ordens inúteis e sucessivas.
- Tolerância para a constante intervenção de terceiros.
- Perguntar a outrem sobre o próprio filho.
- Enganar a criança para alguma atividade específica.
- Ameaçá-la para obter sossego.
- Fazer promessas para obter determinados comportamentos da criança.
- Ser incapaz de contê-la com firmeza para determinados procedimentos.
- Ignorar o exame ou as orientações realizadas pelo profissional.
- Permitir excesso de mimos para a criança.

Embora possa parecer óbvio, parece-nos fundamental ressaltar a necessidade de o observador colocar a criança à vontade quando chega a si, e esse fato já determina uma série de comportamentos do psiquiatra de infância, que não pode pautar-se no modelo do psiquiatra geral, uma vez que sua própria aparência pode ser motivo de proximidade ou afastamento da criança, que o identificará com figuras de autoridade, nem sempre agradáveis e acolhedoras. Assim, embora ele possa ter se apresentado aos pais, a criança é o objeto da consulta e, por isso, entre outros motivos, ele também deve apresentar-se a ela.

Isso porque, para compreender o outro, se demanda estar "aberto ao outro", distinguindo-me dele, com uma simpatia que pressupõe distância fenomenológica entre os eus, distância que é abolida pela fusão ou identificação, uma vez que só compreendo o outro se não sou ele uma, pois a intersubjetividade não pode ser totalmente subjetivada (objeto único) nem objetivada (lei, coisa), com a criança não sendo nem um só um em-si (cientificismo) nem só um para-si (idealismo). Para conhecê-la, demanda-se do psiquiatra infantil que se comunique com uma maneira de ser, compreendendo seu meio, sua situação histórica, sua história individual, encontrando-se assim seu pensar (e existir) (Dartigues, 1992).

Também é interessante que o examinador consiga reconhecer os sinais que a criança fornece no decorrer de sua entrevista e de seu exame. Isso o obriga a conhecer o seu universo, não somente familiar e afetivo, mas também cultural. Torna-se impossível, portanto, examinar a criança sem conhecer aquilo que a interessa naquele momento. Assim, "viver" o universo infantil é de fundamental importância, uma vez que esse conhecimento é que permitirá que o examinador responda de maneira adequada e confiável à demanda da criança. Sem isso, as relações carecerão de confiança e as informações serão, muitas vezes, pouco precisas.

Finalmente, a despeito de parecer desnecessário que se diga, cabe ao examinador identificar o sofrimento da criança que o procura e que lhe é levada, muitas vezes, a contragosto. Mesmo as queixas sendo, no mais das vezes, realizadas pelos pais, que contam o seu próprio sofrimento, cabe lembrar que a criança sofre não por aquilo que sente, mas pelas próprias reações que o ambiente ocasiona, desvalorizando-a, agredindo-a e colocando-a como fonte básica dos problemas apresentados. Nessas situações, cabe lembrar que ela é, muitas vezes, aquele paciente identificado que carrega consigo os conflitos e os problemas familiares. O mostrar-se interessado e capaz de compreender esse sofrimento já abre, em princípio, um canal de comunicação.

Após a percepção do sofrimento infantil, criar empatia com a criança e mostrar-se capaz de compreender o sofrimento é o passo seguinte (Othmer, 2003), infelizmente muitas vezes deixado de lado nesta pós-modernidade de escalas e questionários.

A simples afirmação "você deve estar se sentindo muito triste com isso que está acontecendo" pode facilitar, sobremaneira, a aproximação com a criança, que, na maior parte das vezes, se encontra amedrontada por ter sido levada a alguém que tem por finalidade resolver os problemas que ela, aparentemente, causa. Cabe lembrar, portanto, que a finalidade do psiquiatra da infância é cuidar da criança e não "consertá-la" dos problemas que, eventualmente, os familiares demandam. Dessa maneira, ele se coloca como um "aliado" da criança, e não dos pais. Convém recordarmos que a competência é fundamental na abordagem do paciente, e, por isso, o profissional em questão deve saber o que está procurando e em que direção se encaminha.

Uma vez verificada a fidedignidade dos dados obtidos por meio da mãe e da própria criança, que não deve ser subestimada nem ignorada, podemos, então, tentar sistematizar a anamnese propriamente dita da seguinte maneira, conforme o modelo médico clássico, que preferimos não ignorar.

Queixa e duração

Observam-se, aqui, os sintomas em função dos quais a criança é levada à consulta, em termos de sua descrição e início. Esses sintomas podem ser manifestamente psiquiátricos e assim se apresentarem sob a forma de um distúrbio psíquico, ou sob a forma de um distúrbio somático.

São reconhecidos pela família na maioria das vezes e, eventualmente, pela própria criança, ambas engajadas na sua cura. Em outras ocasiões, entretanto, os sintomas não são reconhecidos ou são negados.

Cabe verificar, então, se a criança, como ser predominantemente heterônomo, é levada, em muitas ocasiões, a uma consulta sem que apresente nenhuma sintomatologia, constituindo-se, única e exclusivamente, em motivo de entrada em um serviço médico por parte de uma família muitas vezes patológica e angustiada que a elege como paciente identificado, conforme já falamos.

A verificação do início da sintomatologia observará a data de aparecimento dos sintomas, bem como sua forma e evolução, caracterizada como aguda, subaguda ou de início insidioso. Toda essa caracterização é de extrema importância para o desenvolvimento do pensamento diagnóstico, uma vez que orienta de maneira sistemática a busca heurística da categoria em questão.

Cabe lembrar que mecanismos psicológicos e de defesa podem estar presentes para que alguns tipos de conduta possam ser apresentados. Esses mecanismos podem ser tanto da criança como dos familiares e podem se constituir em comportamentos também observáveis, em impulsos inaceitáveis que se constituem em geradores de estresse ou ligações entre o sintoma e a intenção.

Muitas vezes, um período de anamnese conjunta, presentes pais e criança, traz à tona alguns desses mecanismos.

História da doença atual

Cabem aqui a descrição e o detalhamento do início e da evolução dos sintomas observados, bem como o aparecimento de novos sinais, a frequência de ocorrências, as alterações gradativas da semiologia, os tratamentos recebidos, as atitudes parentais e familiares diante das alterações comportamentais, bem como as atitudes do paciente diante dos problemas provocados por sua conduta e diante dos cuidados a que foi submetido.

Dessa maneira, também se verifica aqui seu início, se agudo ou lento, de forma sorrateira e insidiosa. Igualmente, essa manifestação deve ser percebida em detalhes, se como distúrbio de desenvolvimento, alterações de pensamento ou de humor, alterações vegetativas, mudanças de conduta ou demais alterações de qualquer outro tipo.

Importante também é a percepção de como essa sintomatologia inicial evoluiu, se de forma rápida e destrutiva, se de maneira lenta ou mesmo estacionária, por surtos, fases ou crises com remissão posterior, de forma espontânea ou após determinado tipo de cuidado.

Antecedentes familiares

Em Psiquiatria Infantil, são de extrema importância, uma vez que boa parte dos quadros nosográficos tem diagnósticos diferenciais de base biológica, inclusive com ocorrência familiar, embora deva se considerar sempre que genética não significa destino, bem como possibilidades não significam determinações.

A estruturação de heredograma, que corresponde a um método simplificado de se classificarem as ocorrências clínicas para uma pronta referência, pode ter importância. Seus símbolos são usualmente apresentados conforme mostra a Figura 17.1.

Verificam-se, ainda, estados de sanidade física e mental, bem como traços patológicos de conduta do propósito e de cada um de seus familiares, sendo mais fidedigno o heredograma quanto maiores as informações obtidas de várias gerações anteriores. É interessante também poder se verificarem idade dos pais, número de pessoas que vivem na casa, caracterização das condições socioeconômicas e culturais da família, bem como métodos educacionais e de punição, uma vez que todos esses fatores interferem de maneira marcante no desenvolvimento da criança, na constituição de sua identidade e no aparecimento e na patoplastia da doença estudada.

Destaque-se a necessidade de verificação de doenças psiquiátricas na família, uma vez que elas representam não somente a possibilidade de patologias recorrentes, como também alterações na própria dinâmica familiar, decorrentes de patologia parental.

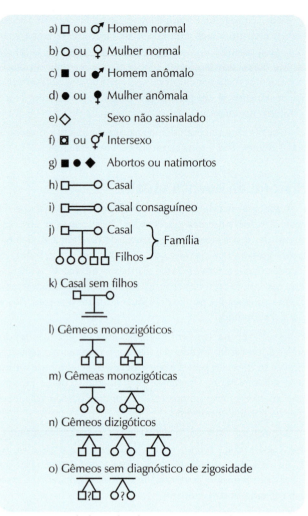

FIGURA 17.1 – Símbolos utilizados na construção de um heredograma.

Fonte: Desenvolvida pela autoria do capítulo.

Antecedentes mórbidos

Considerando-se a criança um ser em evolução, torna-se de fundamental importância a pesquisa de seu desenvolvimento.

Dessa maneira, observamos:

- Gestação e parto: verifica-se, aqui, a existência ou não de pré-natal, se a gestação foi ou não de termo, apresentação (cefálica, pélvica ou córmica), presença ou não de hipóxia (em nosso meio, principalmente, pelo índice de Apgar abaixo de 6 após o 5º minuto), presença ou não de circulares de cordão, peso ao nascimento, manobras de reanimação, icterícia, vômitos, cianose, edemas, sangramentos, sonolência, convulsões, paralisias, distúrbios respiratórios ou alimentares.
- Desenvolvimento neuropsicomotor: embora não deva ser avaliado de maneira rígida, deve estar de acordo com os parâmetros esperados.

Teremos assim:

- 1º sorriso: ao redor de 16 semanas.
- Sentar-se sem apoio: entre 28 e 40 semanas.
- Andar: entre 12 e 18 meses.
- Falar as primeiras palavras: entre 40 semanas e 12 meses.
- Construir frases: 2 anos.
- Controle esfincteriano anal: 3 anos.
- Controle esfincteriano vesical: 4 a 5 anos.

A pesquisa do desenvolvimento no meio familiar, social e educacional, com seu respectivo desempenho, possibilita a verificação da capacidade acadêmica e adaptativa, uma vez que escola e família correspondem aos pontos básicos do desenvolvimento infantil, propiciando a detecção, muitas vezes, dos primeiros sinais de distúrbios comportamentais, pois a escola se constitui no primeiro ambiente no qual é observado o desenvolvimento infantil de maneira a que seja comparado com um padrão médio de evolução.

O estudo dos antecedentes mórbidos, principalmente doenças infectocontagiosas com acometimento cerebral e a presença de síndrome convulsiva, é de fundamental importância, uma vez que eles podem servir de indícios para o diagnóstico etiológico ou de fatores associados a quadros comportamentais ou cognitivos.

É interessante lembrar que, pelo atual déficit na formação em Psiquiatria da Infância e da Adolescência, a questão do desenvolvimento tornou-se pouco considerada, em benefício da utilização de escalas e questionários para identificação dos transtornos mentais. Isso resulta em que dados como controle esfincteriano ou alterações de sono deixem de ser perguntados, como tivemos a oportunidade de observar em uma arguição recente, na qual um serviço de Pedopsiquiatria não apresentava em seus prontuários dados desse tipo.

Conduta expressa

A criança é avaliada psiquiatricamente a partir das formas como se comunica e interage com o mundo, ou seja, a partir da linguagem e da conduta expressa. Lembrando que quanto menor a criança, menos ela se valerá da linguagem oral estruturada, mas será a partir dessas condutas que poderemos observar sua evolução, bem como a da doença em questão, a partir de uma organização que, ao se estabelecer, possibilita maior adaptação ao cotidiano.

Cabe lembrar mais uma vez que, na criança, essas condutas não são estáticas e que devem ser visualizadas dentro de um modelo desenvolvimentista. Podemos separar as áreas de observação da seguinte maneira:

- Aparência e higiene corporal: aqui verificamos não somente sexo, idade, raça, estado nutricional, maneira de se vestir, cuidados próprios e independência nas atividades de vida diária. Muitos desses elementos falam mais sobre a família do que sobre a própria criança, mostrando mais como a família se relaciona com a criança. Da mesma maneira, apontam para a infantilização ou não da criança, para os cuidados que lhe são dedicados e para seu nível de independência e autonomia. Todos esses dados devem ser considerados em relação à idade real da criança e ao que se espera considerando seu momento de desenvolvimento.
- Alimentação: se a criança apresenta seleção alimentar, pica, mericismo, coprofagia, anorexia, hiperfagia. Os

transtornos qualitativos podem, em princípio, ser considerados mais preocupantes, uma vez que pica, mericismo ou coprofagia são frequentemente associados a quadros graves como retardo mental ou alguns transtornos invasivos de desenvolvimento.

- Sono: insônia, hipersonia, pesadelos, terror noturno, sonambulismo.
- Sexualidade: manipulação corporal, masturbação, interesse sexual, tipificação e definição de papel sexual, curiosidade, bestialismo, jogos sexuais. É importante que se considere que a tipificação sexual e os papéis sexuais só podem ser considerados a partir de determinada idade de desenvolvimento (ver Capítulo 14 – Desenvolvimento da Sexualidade e da Moral). Assim, algumas preocupações muito precoces relacionadas a essa sintomatologia devem ser consideradas mais como preocupação parental fruto de suas próprias fantasias do que, necessariamente, um problema da própria criança.
- Sociabilidade: birras, timidez e inibição, isolamento, agressividade (**autoagressividade e heteroagressividade** – socializada ou não socializada). Mais uma vez, temos de lembrar que alguns desses sinais fazem parte do desenvolvimento infantil normal e, por isso, devem ser cuidadosamente avaliados. Alguns outros (p. ex., as birras) podem ser decorrentes também de questões educacionais e devem ser verificados com bastante cuidado para que não se mediquem problemas de caráter puramente pedagógico. Isso porque, muitas vezes, diagnósticos de transtorno de déficit de atenção com hiperatividade (TDAH) são dados a crianças com problemas pedagógicos puros.
- Manipulações corporais: hábitos (onicofagia, tricotilomania, sucção de polegar), tiques (motores e/ou verbais), movimentos estereotipados. Aqui também é importante a diferenciação desses movimentos não somente por seu aspecto patológico, mas se caracterizam aspectos comunicacionais caso sejam dirigidos a um objetivo ou se caracterizam expressões ou símbolos.
- Linguagem: oral e escrita, observando-se trocas, omissões e repetições em nível fonemático ou de letras, distúrbios de ritmo.
- Atividades domésticas, lúdicas e sociais: relacionamento com membros da família, ciúmes, rivalidade fraterna, tipos de brinquedos preferenciais, relacionamento com outras crianças. Cabe lembrar que essas características são encontradas em qualquer criança, dependendo de sua faixa etária e momento de desenvolvimento. Os brinquedos também caracterizam etapas de desenvolvimento. Assim, crianças em período de operações concretas usam mais jogos de regras e de construção do que crianças de pré-operatório que brincam por meio de jogos simbólicos. Esses interesses já servem para que o observador se localize e oriente-se no mundo daquela criança em questão.
- Controle esfincteriano: enurese (primária ou secundária), encoprese (primária ou secundária), incontinência.

Exame físico

Ainda que costume valorizar primordialmente as alterações psicopatológicas, o psiquiatra da infância não pode negligenciar o exame físico, uma vez que uma psiquiatria do desenvolvimento engloba um sem-número de patologias de origem orgânica, que estarão ligadas a síndromes psiquiátricas variáveis, desde retardo mental até quadros autísticos.

Assim, paralelamente ao exame físico clássico, cabe dedicar uma maior atenção aos seguintes itens:

- Crescimento e desenvolvimento: curvas de peso e de altura, curvas de desenvolvimento puberal.
- Perímetro cefálico.
- Distância intercantal.
- Estigmas disgenéticos: de fundamental importância, uma vez que, segundo Newell (1987), a detecção de três ou mais sinais físicos associados a retardo mental possibilita aventar a suspeita de quadros genéticos associados, passíveis de serem pesquisados a partir de exames laboratoriais específicos.

De maneira geral, poderíamos, *grosso modo*, sugerir a pesquisa de sinais físicos e neurológicos (Quadros 17.2 e 17.3), embora outros possam ser acrescentados gradativamente.

As formas de pesquisa e os significados das alterações dos reflexos citados devem ser buscados em livro específico de Semiologia Neurológica. Sugerimos também o estudo e a pesquisa do Exame Neurológico Evolutivo, sistematizado por Lefévre (1972), com 123 tópicos, distribuídos da seguinte maneira:

Identificação

- Fala: 6 tópicos.
- Equilíbrio estático: 19 tópicos.
- Equilíbrio dinâmico: 7 tópicos.
- Subir e descer: 7 tópicos.
- Corrida: 2 tópicos.
- Saltar: 10 tópicos.
- Coordenação apendicular: 29 tópicos.
- Coordenação tronco-membros: 3 tópicos.
- Sincinesias: 6 tópicos.
- Apraxia.
- Espasticidade.
- Paralisia facial.
- Liberação piramidal.
- Deficiência auditiva.
- Hipotonia.
- Persistência motora: 7 tópicos.
- Bônus muscular: 1 tópico.
- Movimentação reflexa: 8 tópicos.
- Sensibilidade: 18 tópicos.

Essa avaliação permite a elaboração do desenvolvimento motor de uma criança de maneira extremamente simples e acessível.

QUADRO 17.2 – Sinais físicos a serem observados por ocasião da avaliação da criança.

Sistema	Anomalia
Cabeça	Adenomas sebáceos, macrocefalia, microcefalia, hidrocefalia, fácies alongada, fronte alta, orelhas grandes, nariz pequeno, narinas antevertidas, base nasal achatada, dentes displásicos, microftalmia, retinopatia, glaucoma, íris estrelada, fendas palpebrais curtas, amaurose precoce, coriorretinite, catarata
Pele	Manchas "café com leite", hipopigmentação, pele clara, sinofre, cílios alongados, hirsutismo
Órgãos internos	Hepatomegalia, esplenomegalia, transtornos respiratórios e cardíacos
Esqueleto	Cifose, pescoço curto, platispondilia, irregularidades epifisárias, achatamento vertebral, *genu valgum*, curvatura de ossos longos, costelas alargadas, diminuição de ossos das mãos
Sistemas diversos	• Problemas motores • Problemas sensoriais • Problemas endócrinos

Fonte: Desenvolvido pela autoria do capítulo.

QUADRO 17.3 – Sinais neurológicos a serem observados por ocasião da avaliação da criança.

Sinais	Características
	Calcificações
	Neurofibromas
Convulsões	Início focal • Com ou sem alteração de consciência, com início motor ou não motor Início generalizado • Motor ou não motor (ausência) Início desconhecido • Motor, não motor, não classificável
	Ataxia
Reflexos do recém-nascido	• Retificação corporal: quando se roda a face para um lado, o tronco acompanha a rotação • Moro: os quatro membros entram em extensão-abdução, seguida de flexão-adução • Preensão: a colocação de um pequeno bastão na extremidade de mãos ou dos pés é acompanhada da respectiva preensão • Sucção: estimulação tátil de lábios ou língua com um bastão, seguida por movimentos de sucção • Retificação de marcha: colocado em pé e seguro pelas axilas, o RN mantém-se ereto e inicia movimentos alternantes de marcha • Cutaneoplantar: estimulação tátil da borda lateral da planta do pé determina a extensão lenta do grande artelho, acompanhada ou não da extensão dos demais artelhos • Magnus-De Kleijn: quando o rosto do bebê for voltado para um lado, os membros se posicionarão, do lado facial, em extensão e, do lado oposto, em flexão
Reflexos profundos	Reflexos profundos de face • profundo do orbicular das pálpebras • orbicular dos lábios • mandibular Reflexos profundos de membros superiores • bicipital • tricipital • braquirradial • de pronadores de mão • de flexores de dedos	Reflexos profundos de tronco • abdominal profundo Reflexos profundos de membros inferiores • dos adutores da coxa • patelar ou rotuliano • semitendíneo • aquileu • plantar profundo

Fonte: Desenvolvido pela autoria do capítulo.

Exame neurológico

Conforme pode se perceber, para a avaliação da criança, também é de fundamental importância o exame neurológico, uma vez que muitas das síndromes psiquiátricas ocorrem concomitantemente a alterações neurológicas, sobretudo se pensarmos o paradigma de que, quanto menor a idade cronológica, mais a expressão da doença psiquiátrica será sensório-motora. Dessa forma, ainda que o pedopsiquiatra não seja um especialista no campo, é inimaginável que não tenha condições de avaliar neurologicamente uma criança.

Em resumo, podemos pensar nessa avaliação da forma apresentada no Quadro 17.4.

QUADRO 17.4 – Exame neurológico por ocasião da avaliação da criança.

Exame	Objetivo
Crânio	Observação de malformações, bem como a mensuração do perímetro cefálico por meio dos diâmetros anteroposterior e biauricular. A palpação pode ainda mostrar o afastamento dos ossos em algumas malformações
Coluna vertebral	Observação de desvios e malformações
Neurológico propriamente dito	Observação da atitude, da movimentação estimulada, do tônus muscular e dos reflexos profundos, característicos no recém-nascido e semelhantes aos do adulto na criança de mais idade

Fonte: Desenvolvido pela autoria do capítulo.

Exame psíquico

O exame psíquico é o ponto capital da exploração do paciente psiquiátrico, uma vez que é ele, quando realizado de modo acurado, que permite a elaboração de um diagnóstico preciso. Procurando evitar as dificuldades inerentes à presença dos pais, o que altera o comportamento usual da criança, bem como tentando evitar o viés decorrente da supervalorização da informação parental, procuro avaliar a criança antes mesmo de ver os pais e colher a história. Dispensam-se, assim, o diagnóstico a partir da queixa e, mais ainda, aquele decorrente somente das informações obtidas junto à família.

Um psiquiatra de crianças, primeiramente DEVE EXAMINAR a criança e não se ater às informações que um adulto lhe dá sobre ela. Claro que para essa atitude, fazem-se necessárias a concordância dos adultos e a disponibilidade da criança (que muitas vezes tem medo) em acompanhar o avaliador até sua sala. Assim, uma atitude afável, afetiva e adequada ao desenvolvimento daquela criança é fundamental para o estabelecimento de uma boa relação médico-paciente. A forma de o avaliador se comportar bem como sua própria maneira de se vestir ou falar (um psiquiatra de crianças que examina crianças de branco assusta, e alguém com terno e gravata traz desconfiança a um adolescente) têm influência marcada no processo de avaliação.

A análise do psiquismo infantil não é uma análise estática, levando em consideração os sintomas apresentados no momento em que se realiza a avaliação, dentro de um ponto de vista desenvolvimentista. Por isso, ainda que o psiquismo infantil seja avaliado de maneira objetiva, leva-se em consideração toda a subjetividade do paciente em questão, permitindo que este adentre em seu mundo, de modo a conhecê-lo, para que assim o examinador também possa compreendê-lo.

Nessa compreensão, passamos a poder ver a doença não somente como uma entidade mórbida, mas também como um processo que interfere no ser-no-mundo daquele indivíduo, alterando seu sistema de relações com as coisas e com as demais pessoas. Essa compreensão é que permitirá, após a realização de um diagnóstico multiaxial, o estabelecimento de um prognóstico mais preciso e, principalmente, de uma abordagem terapêutica mais eficaz, menos simplista e, sobretudo, mais realista.

Cabe lembrar, conforme falamos anteriormente, que, quanto menor a criança, menos condições ela apresenta de ser avaliada por meio da conversação. Assim, diferentes recursos devem poder ser utilizados pelo pedopsiquiatra para que ele possa ter acesso ao mundo infantil, uma vez que é absurdo considerarmos que seu diagnóstico e sua estruturação de projeto terapêutico possam ser realizados somente a partir das observações com familiares, embora, infelizmente, tenhamos tido contato com diversos casos avaliados somente por meio dos familiares, o que nos parece constituir um erro crasso.

Assim, quando a criança, por sua idade, nível de desenvolvimento ou problema apresentado, não consegue responder de maneira satisfatória, algumas estratégias podem ser utilizadas. O grafismo surge na criança já a partir dos 2 anos de idade, constituindo-se, inicialmente, em garatujas que evoluem de forma gradativa para badamecos, badamecos girinos e, depois, se estruturam figuras antropomórficas. Esses desenhos refletem o "como" a criança vê o mundo e podem ser utilizados para a sua exploração. Isso porque essa mesma criança se vale de jogo simbólico no qual os limites real-imaginário são frustros e, portanto, essas estratégias favorecem a abordagem.

Semelhantemente, crianças em período pré-operatório desenvolvem jogos simbólicos e, dessa maneira, material lúdico pode representar e apresentar situações nas quais a criança é inquirida e, habitualmente, responde às questões que lhe são feitas pelo psiquiatra por meio dos brinquedos utilizados.

Com pré-adolescentes, tivemos a oportunidade de utilizar a construção de histórias em quadrinhos com caráter interativo (Assumpção, 1997) que permitiam que fossem apresentadas, em situações lúdicas, perguntas e respostas que, desse modo, venciam alguns dos mecanismos de defesa do paciente.

Estabelecer-se-á, assim, aquilo que é estabelecido como descrição eidética que prevê depuração prévia do que nos é facultado captar na atitude natural. A isso se denomina "redução" (*époché*), com a finalidade de se evidenciar, nas singularizações e variações possíveis e imagináveis, o que existe de estável, geral, permanente e característico. É aqui que fazemos a descrição pura e simples do fenômeno observado sem interpretações ou teorias prévias, pois, para se atingir a essência do fenômeno, é necessário adotar uma postura especial – atitude fenomenológica –, graças à qual se coloca o mundo natural "entre parênteses" sem a dúvida cartesiana.

Uma vez estabelecidos os meios pelos quais se abordará a criança, sistematizaremos o exame psíquico propriamente dito a partir dos tópicos a serem pesquisados (Quadro 17.5), e que devem ser bem estudados e compreendidos.

QUADRO 17.5 – Exame psíquico com as funções a serem pesquisadas por ocasião da avaliação da criança.

A ser observado	Conceito
Atitude do paciente	• Fisionomia triste/alegre; móvel/rígida • Cuidados e vestimenta: descuidada, maneirosa ou excêntrica Na criança, esse item é de menor importância, possibilitando muito mais a observação dos cuidados a que ela é submetida pelos pais, diferentemente do que podemos verificar com o adolescente, que já expressa seu ser-no-mundo, inclusive a partir de seu vestuário
Reação ao exame	Compreensão, oposição ativa, oposição com mutismo ou reticência, indiferença
Consciência	Descrita por Ey (1975) como a "organização da experiência sensível atual", corresponde a uma espécie de diafragma que, das suas experiências e sentimentos vividos, faz um momento de tempo, o presente. Jaspers (1973) a conceitua como "o todo momentâneo da vida psíquica" Suas alterações nos encaminham para pensar em síndromes mentais orgânicas, principalmente quando se instalam de maneira aguda
Atenção	"Orientação de nossa atividade psíquica para algo que se experimenta, permitindo, assim, a apreensão do evento e sua vivência" (tida aqui como a experiência interiorizada), ou então como o "direcionamento, ativo ou passivo, da consciência para uma experiência". Sua alteração, na criança, não deve remeter exclusivamente aos quadros de TDAH, uma vez que pode ser verificada em alterações de humor, quadros mentais orgânicos ou mesmo de ansiedade
Memória	Atividade psíquica da fixação, conservação e reprodução (ou evocação), no nível consciente, das percepções já experimentadas pelo indivíduo sob a forma de imagens representativas ou mnêmicas. Suas alterações na criança são mais raras, e aquilo que usualmente chega ao psiquiatra como problema de memória, na criança, é, no mais das vezes, alteração atencional
Sensopercepção	Processo complexo que envolve a impressão, caracterizada pela modificação especial, originada no estímulo externo do órgão atingido; a sensação correspondendo à projeção da impressão sobre estruturas cerebrais onde será elaborada e a percepção correspondendo à identificação, à discriminação e ao reconhecimento da sensação. Na criança, alterações sensoperceptivas devem ser avaliadas cuidadosamente, já que, na maioria das vezes, nos remetem a questões mais de caráter neurológico do que de caráter psicopatológico. Isso porque as distorções perceptivas como alucinações dependem da estruturação de juízo de realidade, adquirido somente após o aparecimento das operações concretas. Isso nos leva a considerar, mais uma vez, a importância do conhecimento relativo ao desenvolvimento infantil
Pensamento	Processo simbólico de integração conceitual e significativo de percepções, representações, evocações e afetos constituídos sob a energização dos estímulos timoafetivos, e fortemente marcados pelo caráter de intencionalidade Mais uma vez temos de lembrar que o pensamento infantil se altera conforme a idade da criança e que juízo de realidade é fruto do período de operações concretas. Assim, falseamentos de realidade como o que observamos nos quadros delirantes devem nos remeter à possibilidade (ou não) de a criança estabelecer essa avaliação
Inteligência	Para Jaspers (1945), corresponde ao total de todos os dons mentais, talentos e perícias úteis nas adaptações às tarefas da vida. Sua avaliação é de fundamental importância, uma vez que pode se encontrar alterada em quadros de transtornos invasivos de desenvolvimento e é a característica fundamental dos quadros de retardo mental
Linguagem	Conjunto de signos de intenso valor, uma vez que pode ser vista como expressão de pensamento e juízo, por meio principalmente de seu estilo e sintaxe, compreendendo essencialmente a comunicação inter-humana
Orientação temporoespacial	Estruturação e conhecimento das categorias tempo cronológico e tempo vivido, diferentes e analisados de forma distinta também a partir do desenvolvimento cognitivo da criança. É interessante pensarmos que sua alteração se dá de maneira diversa quando consideramos cada uma das duas categorias, com a primeira sendo mais afetada em processos de base mais deficitária (p. ex., retardo mental) e a segunda em processos psicopatológicos mais característicos
Afetividade	É a nossa atitude subjetiva adiante de uma realidade externa e interna e mediante a qual aceitamos ou rejeitamos, amamos ou odiamos, tememos ou almejamos alguma coisa
Vontade	Forma de esforço e direcionamento do psiquismo, pela antecipação consciente do fim e dos meios. Seu funcionamento se inicia por meio de um ato pessoal. A queixa de "falta de vontade" na criança, embora frequente da parte dos pais, é pouco frequente sob o ponto de vista psicopatológico
Pragmatismo	Engloba as ações reativas (reflexos ou instintos), automáticas (correspondem a hábitos desenvolvidos pela repetição de determinadas ações), afetivas (manifestações decorrentes de estado afetivo), impulsivas (atitudes que não passam pela reflexão) e voluntárias

TDAH: transtorno de déficit de atenção com hiperatividade.

Fonte: Desenvolvido pela autoria do capítulo.

Exames complementares

Dentro das atuais concepções psiquiátricas, é praticamente impossível dispensarmos os exames complementares, em que pese o fato de que continuamos a acreditar que eles servem para melhor esclarecer ou corroborar o diagnóstico clínico, e não substituí-lo, como podemos observar muitas vezes em nosso cotidiano, quando a avaliação clínica cede seu lugar a uma série de protocolos dispendiosos (sob o ponto de vista econômico) e que não possibilitam a visão clínica compreensiva indispensável para o médico (e aqui consideramos médico o clínico responsável pelo atendimento de crianças, e não o pesquisador vinculado a projetos de pesquisa, que não necessita ser, obrigatoriamente, um clínico).

Assim sendo, e pensando principalmente em aspectos de diagnóstico etiológico ou funcional dos pacientes afetados por síndromes psiquiátricas, podemos nos valer de exames paraclínicos, psicológicos e escalas de avaliação (Quadro 17.6).

QUADRO 17.6 – Outros exames que podem complementar a avaliação do estado mental da criança e do adolescente.

Tipo de avaliação	Especificação
Exames paraclínicos envolvem todo o arsenal laboratorial e radiológico	Fundo de olho; hemograma completo; radiografia de crânio; tomografia computadorizada de crânio; ressonância magnética de crânio; eletroencefalograma (inclusive com privação de sono); exame do líquido cefalorraquidiano, idade óssea; *screening* metabólico para erros inatos de metabolismo, cariótipo simples e com bandeamento, bem como específico para pesquisa de fra-X, e, quando possível, estudo de DNA; exames sorológicos para toxoplasmose, rubéola, sífilis, herpes e citomegalovírus; HIV (em casos específicos); dosagens metabólicas de cálcio, fósforo, potássio, magnésio, ácido úrico, pensando sempre na possibilidade de quadros metabólicos com repercussões neurológicas; respostas evocadas; exames toxicológicos (inalantes, maconha) Cabe lembrar que esses exames, caso não seja estruturado um protocolo de pesquisa, devem ser solicitados dentro de um espírito de pesquisa clínica, em que os exames somático, neurológico e psíquico justifiquem sua indicação. O pedido de exames laboratoriais não implica rotinas de triagem, em que o clínico somente suspeitará de uma patologia definida após resultados positivos observados nos exames paraclínicos. Pelo contrário, estes servem exatamente para confirmar suspeitas, aventadas antes com bases eminentemente clínicas
Exames psicológicos Cabem aqui diferentes tipos de avaliação, quer no nível intelectual, quer no nível de personalidade, quer no nível de provas destinadas ao estudo de funções específicas. A interpretação dos resultados depende da capacidade do profissional envolvido, e seu pedido deve ter indicações precisas, lembrando-se que o diagnóstico é sempre clínico e a avaliação é psicológica, bem como os exames laboratoriais, importantes na confirmação ou na refutação da hipótese diagnóstica. Deve-se, assim, evitar o pedido de exames aleatoriamente, sem um objetivo ou uma função definida	• Inteligência: Terman-Merril; WISC; WAIS; Wisconsin • Organização espacial: Bender; Figura de Rey • Organização temporal: teste de Mira-Stamback • Lateralidade: Piaget-Head • Atenção: D2; Trail-Making Test; Stroop • Prosopagnosia: teste de Benton • Personalidade: Rorschach; CAT; Pfister; Zulliger
Escalas	• De desenvolvimento: Vineland (social); Gesell; Portage; Uszgiris • De rastreio diagnóstico: CARS; ATA; Scared; CDI; Conners • Outras: AUQEI

Fonte: Desenvolvido pela autoria do capítulo.

Cabe lembrar que, sabendo-se que a Psiquiatria da Infância e da Adolescência é uma especialidade eminentemente multidisciplinar, cabe ao especialista o conhecimento dessas provas psicológicas, uma vez que terá de defrontar-se com elas muitas vezes para melhoria e aprofundamento de seu processo diagnóstico. Entretanto, sua escolha, bem como sua aplicação, é específica de profissionais da área da Psicologia, uma vez que são treinados e têm o embasamento necessário para sua aplicação e avaliação quantitativa e qualitativa.

Na avaliação da criança, valemo-nos, portanto, de todos os objetos materiais do mundo obtidos por meio da experiência sensível e de tudo aquilo que existe nele, inclusive o próprio Eu, visando-se apreender os conteúdos fenomênicos em sua pureza originária. Não se deve perder de vista, entretanto, que o psiquiatra, diferentemente do neurologista, trabalha com o que originalmente denominamos "contemplação ou visão das essências" para, depois, voltando-se àquilo que, durante a avaliação, foi colocado entre parênteses e proceda-se à "redução eidética".

Essa direção permite a investigação das estruturas e modos de organização da realidade psíquica normal e mórbida, direção isenta de pressupostos, ateorética, compreensiva e descritiva captando e analisando os fenômenos psíquicos em sua essência com o esclarecimento filosófico da existência (não empírico), interpretando-se os seus modos individuais. Trata-se, portanto, de uma abordagem predominantemente empática, acessível, inclusive, por intermédio da identificação.

Dessa maneira, acercando-se do paciente sem nenhuma ideia pré-concebida, sem apriorismos ideológicos ou compromissos teóricos de nenhuma espécie, o psiquiatra infantil tem por objetivo maior ajudar a criança a se libertar do estrangulamento, do aprisionamento ou do aniquilamento de sua existência, oferecendo-lhe uma abertura (em qualquer das possibilidades e não somente psicofarmacologicamente) apropriada que a leve a construir seu projeto de mundo em consonância com as coordenadas de seu ser e, assim, buscar sua autenticidade possibilitando que, em lugar de ela se voltar para o passado, preocupe-se com compreender seu modo de existir projetando-o no futuro.

Referências bibliográficas

1. Assumpção FB. Psychoterapy and Comic Strip. I World Congress of Psychoterapy. Viena, 1996.
2. Charboneau G. Introduction à La Psychopathologie. Tome I. Paris: Fédition, 2010.
3. Dartigues A. O Que é Fenomenologia. São Paulo: Moraes, 1992.
4. Ey H. Tratado de Psiquiatria. Barcelona: Toray-Masson,1975.
5. Jaspers K. Estudios psicopatológicos. Madrid: Gredos, 1977.
6. Jaspers K. Psicopatologia Geral. Rio de Janeiro: Atheneu, 1973.
7. Lefévre AB. Exame Neurológico Evolutivo. São Paulo: Sarvier, 1972.
8. Marcondes E; Krynski S. Observação clínica em Pediatria. *In:* Alcântara P; Marcondes E. Pediatria Básica. São Paulo: Sarvier, 1970.
9. Newell SJ; Green SH. Diagnostic classification of the aetiology of mental retardation in children. Brit Med Journal 1987;294: 163-166.
10. Othmer E; Othmer SC. A entrevista clínica utilizando o DSM IV-TR. Porto Alegre: Artmed, 2003.

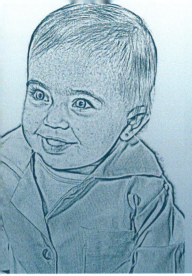

Capítulo 18

Entrevista Familiar

Maria Helena Siqueira Sprovieri

"Aquilo que uma Pessoa pensa de si mesma é o que determina ou indica seu destino."

(Henry David Thoredu)

Os estudos contemporâneos sobre a saúde mental destacam, cada vez mais, a importância da família na produção e manutenção dos problemas psiquiátricos da criança e do adolescente, assim como do jovem adulto. A mudança paradigmática imprimida pelo pensamento sistêmico-cibernético à terapia familiar, desde os seus primórdios, introduziu uma orientação para o presente nas práticas de terapia sistêmica, enfatizando a importância do contexto para a compreensão dos dilemas humanos e considerando o indivíduo um ser em interação com os outros. Nesse sentido, a terapia sistêmica, na sua explicação do comportamento sistêmico, difere radicalmente tanto do modelo médico como do modelo psicodinâmico.

Em ambos esses modelos, os *loci* do sistema era o indivíduo, seja pelo seu funcionamento bioquímico ou por sua genética, seja pelo seu desenvolvimento intrapsíquico (Hoffman, 1981). Para isso, tinha-se de atentar para as comunicações e os comportamentos de todos os membros familiares presentes, nos seus elos circulares de recursividade entre todos os membros, um dos quais era o paciente identificado. Isso significou uma mudança epistemológica, organizada em torno do conceito de causalidade circular, que trouxe consigo outros dois conceitos; o de "informação" e o de "relação" (Bateson, 1986).

Desse modo, o terapeuta não tentará explicar um comportamento isolado do indivíduo no seu meio social, mas sim o observará em suas relações com os membros da família e com os demais sistemas com os quais estará envolvido (Silva, 2008). Esta abordagem também mostra uma mudança de leitura e de postura em relação às famílias, visto que, em vez de uma visão negativa na qual o ambiente familiar teria como matriz principal desajustes, conflitos, déficit e fracasso, passa a focar, pesquisar, compreender os recursos e o sucesso da família, como base nos estudos sobre percepções de elementos das experiências de vida, aspectos biológicos e interações pessoais com o contexto, compreendido sistematicamente de forma contextualizada e intersubjetiva (Black e Harrari, 2007; Boing, Crepalde e More, 2008.

A entrevista familiar constitui, portanto, um recurso nas diversas fases do tratamento, pois, da primeira entrevista, temos de recolher dados importantes e significativos da relação familiar, dando um bom acolhimento à família. A fase de diagnóstico tem aspectos fundamentais quanto aos dados importantes para verificar o sintoma e para se planejar o tratamento em conjunto com a família. A criança é importante como ponto de entrada no sistema familiar, e adianto que poderia considerá-la reguladora de todo o processo terapêutico, uma espécie de "fio de Ariadne", que nos permite entrar no labirinto sem nos arriscarmos a atingir um impasse ou, pior ainda, não poder encontrar sua saída (Andolfi, 1985; 1981). A tese de que a criança "não é o problema", mas, acima de tudo, um sinal de alarme, indica que cada elemento da família tem uma enfermidade de ordem profunda.

Os sintomas que a criança apresenta diminuem a tensão familiar, que concentra sua atenção sobre a criança problemática, e não sobre um casamento infeliz, uma insatisfação profissional ou um problema de identidade. Todas essas hipóteses interessantes são formuladas no decorrer da primeira ou segunda entrevista com a família, sendo fruto de pesquisas feitas pelos terapeutas familiares como Andolfi (1982) e Minuchin (1981). Esse modo de redefinir o problema apresentava, à época, restrições por parte de instituições psiquiátricas em que a criança era tratada (com grandes custos) como paciente. Nesta fase, pensamos que havia limites em nosso trabalho de entrevistar. O terapeuta via todos os sintomas como partes de um mesmo problema inespecífico que apresentava algo de genérico — e cabia a ele descobrir isso. A criança reagia a esse trabalho que buscava harmonizar a família, e isso concentrava a atenção sobre si mesma. Periodicamente, voltaremos à nossa pesquisa sobre entrevistas para estudo dos sintomas apresentados pela criança, como atendimento a uma função específica.

Assim, a partir da ideia de que a função de cada um de seus elementos constitui o ponto específico de conexão entre o indivíduo e sua família, começamos a prestar maior atenção às complexas interações entre as tarefas e os papéis que o sistema familiar estabelece para cada um de seus elementos (Ângelo, 1991).

Quando começamos a observar uma família em movimento, entendemos que estamos diante de uma organização social, com padrões, regras e políticas internas. As regras familiares estão frequentemente encobertas, desarticuladas, "não são conscientes", mas, apesar disso, são pontes. As famílias saudáveis, de um lado, têm suas regras como diretrizes, que estão a serviço dos esforços de crescimento, individuação e favorecem a flexibilidade dos elementos do grupo. Portanto, de outro lado, nas famílias patológicas, as regras são usadas para inibir a mudança, sendo construídas até para a manutenção da homeostase. Não favorecem o crescimento, impedindo a individuação e a flexibilidade. As diferenças são claras entre o saudável e o patológico.

A estrutura familiar de bom funcionamento tem uma definição hierárquica clara. Precisamos pensar que os pais e os filhos não são iguais. Aos pais, cabe cuidar com responsabilidade e autoridade. Aos filhos, cabe viver como dependentes da segurança e afetividade dos pais, expressas na continência diária ao longo do processo de educar (Berentein, 1981). A separação entre gerações é saudável, mas não deve ser confundida como uma hierarquia rígida. Estamos falando da força que prevê segurança e proteção. Esta deve ser sentida, mas não expressa abertamente. A estrutura tem de ser clara e definida entre os grupos conjugal e filial.

A família, quando saudável, cria situações que incluem experimentação e troca de papéis. O grupo familiar pode viver numa estrutura na qual todos são livres para trocar de papéis e funções, mas dentro de uma unidade sólida e segura. A flexibilidade de papéis não corrói uma estrutura sólida, podendo, no entanto, fortificá-la. A experiência saudável oferece a cada elemento da família a estrutura de um conjunto seguro e acolhedor, que também encoraja a independência e a autoexpressão. Nestas famílias, há espaço para saídas e entradas, possibilidade de ser livre, de partir e, então, de reunir-se ou separar-se novamente. "O afeto não se condiciona."

O bem-querer é parte do sistema familiar e faz as pessoas se sentirem mais completas. As novas vivências são vistas como oportunidade de crescimento; o medo só é vivido circunstancialmente; já o comportamento não significa uma ameaça e o crescimento é afeto, e não distanciamento. Os conflitos são inevitáveis, existem e podem surgir por qualquer motivo. Como há grande intimidade entre os elementos do grupo, eles dividem um número maior de vivências e, assim, surgem mais conflitos. A resolução destes é vivida sem alterar o vínculo de afeto e seus cuidados subjacentes. As situações vividas são: a família elege um "bode expiatório rotativo" e essa situação é vista como saudável, pois não vivem de forma estéril. A fertilidade está presente até nas situações difíceis. O problema do "bode expiatório" só se torna patológico quando o papel é rígido e imutável, havendo uma fusão na estrutura familiar.

A família saudável usa a crise para provocar crescimento, em vez de quebras. Nesse sentido, a flexibilidade é a diferença. Portanto, consideramos importante determinar os indicadores de saúde familiar: espaço para a intimidade do amor, bem como para o transtorno do ódio, pois a relação é de troca. Segundo Lewis (1979), os pontos-chave de uma boa relação são a comunicação direta e a tolerância a várias opiniões. A coesão é grande e as emoções são expressas integralmente. O poder está bem distribuído e os conflitos se resolvem pela negociação, e não por ameaças ou autoritarismo. A disciplina é clara e consistente e os adultos procuram não envolver os filhos nos conflitos do casal, protegendo-os das discussões que não lhe dizem respeito.

Há outro modelo da análise da família saudável que propõe, cada vez mais, a ideia de "resiliência" para descrever o casal que tem habilidade de enfrentar as dificuldades, de forma adequada e flexível conforme as circunstâncias, que a vida traz.

"Resiliência" é um conceito emprestado da física, que significava a capacidade de um material voltar ao estado inicial depois de sofrer pressões e deformações. Analogicamente, todas as famílias têm de lidar com situações de doenças, desemprego, divórcio e aposentadoria, entre outras. Alguns estudos têm procurado identificar as características dos processos internos que, ao longo do tempo, permitem aos casais fortalecer a resiliência grupal e sair das crises com um mínimo de desgaste, ou até fortalecidos. Para isso, temos um primeiro grupo de valores autoafirmativos, que incluem iniciativa, independência, criatividade, humor e flexibilidade. De outro lado, um segundo grupo de valores que incluem as necessidades integradoras, como visão de mundo compartilhada, cooperação, altruísmo e espiritualidade. O casal "resiliente", isto é, que funciona bem, mantém um equilíbrio dinâmico entre essas características, conforme as circunstâncias do ciclo vital.

Para experimentarmos os padrões comunicacionais disfuncionais, dentro de uma abordagem sistemática, é preciso enfatizar as interações desses mesmos padrões. É eficiente em "problemáticas", "multiproblemáticas", nas quais não é prático focalizar as questões específicas. Os temas principais envolvem a questão do poder; quem manda; qual o grau de intimidade desejável.

Como podemos verificar, a família saudável é um organismo social aberto, ao invés de fechado. O funcionamento emocional equilibrado é fator que, ou colabora, ou é requisito prévio para o funcionamento e para condutas equilibradas (Wallen, 1972). Os não elementos são incorporados à vida familiar, em vez de excluídos. Nesse grupo, há espaço para tudo (casal, filhos, trabalho, lazer, amigos).

Em suma, é importante lembrar que todos os caminhos ou mecanismos que consideramos patológicos e que "são", portanto, indicadores de famílias não saudáveis encontram-se também nas chamadas "famílias normais". O que as diferencia é a intensidade, a rigidez e o momento do aparecimento desses problemas, embora seja importante lembrar que todas as relações têm problemas, o que as diferencia é a forma de lidar com eles.

A entrevista familiar é um instrumento de trabalho do terapeuta que, num primeiro momento, deve estabelecer um clima de confiança e intimidade que permita às pessoas envolvidas revelarem suas preocupações, seus problemas e segredos, mostrando suas formas peculiares de interagir. É importante estabelecer, já nesta entrevista, um bom vínculo com o grupo de trabalho. E em segundo plano, está a condição de levar uma hipótese diagnóstica do problema que, uma vez compartilhado com a família, permite combinar um plano terapêutico (Falceto, 1988). Esse encontro, em geral, redefine o problema, que era visto como de um elemento do grupo, passando a ser percebido como influenciado por todos. Quando há segredos familiares, nesta entrevista podem aparecer com uma sombra, dificultando a compreensão do sistema; diante disso, podemos convocar entrevistas individuais. Quando o terapeuta familiar entende como necessários outros exames, deve encaminhar a família a outros especialistas, antes do início do tratamento (neurologista, psiquiatra, psicopedagogo, fonoaudiólogo e terapeuta ocupacional).

O diagnóstico familiar é um processo dinâmico e longitudinal (Minunchin, 1982; 1984). É muito importante evitar rótulos definitivos, pois, uma vez definida a crise, a situação pode ser modificada e novas oportunidades surgem, caso não se tenham criado rótulos. Segundo Falceto (1988), são aspectos importantes a considerar para a entrevista de diagnóstico familiar:

- Nível socioeconômico e características étnico-culturais.
- Crise vital ou crise situacional? Estágio de desenvolvimento da vida familiar.
- Compreender os sistemas em relação à crise existencial que a família vive.
- Estrutura familiar: alianças, hierarquia, estilo de funcionamento, poder, liderança.
- Capacidade de resolver problemas, comunicação e expressão do afeto.
- Função do sintoma e presença, ou não, de diagnóstico psiquiátrico positivo.
- Classificação do funcionamento familiar.
- Motivação para o tratamento.

A avaliação familiar é considerada, por Riviére (1982), o primeiro passo para o tratamento. Busca-se o conhecimento "daquela família", seu conflito grupal, mecanismo e procedimentos habituais, falhas de comunicação e distúrbios no diálogo, regras de funcionamento, problemas psiquiátricos confirmados em um dos elementos.

Essa entrevista de avaliação que tem finalidade diagnóstica deve responder, ainda que parcialmente, a três questões:

- Quem é essa família?
- O que está acontecendo com ela nesse momento? Por quê?
- Qual a finalidade de tudo isso?

O diagnóstico deve concentrar-se no sistema, dando atenção à função do paciente identificado (Gomes, 1987) na situação indicada e dando também importância a aspectos cooperantes e interatuantes. Nathan Ackerman (1975), um dos pioneiros da terapia familiar, focaliza o diagnóstico como uma tentativa para se estabelecer o grau de êxito ou de fracasso nas relações familiares. Classifica as famílias, quanto à sua estabilidade, em quatro grupos, tomando como ponto de referência o relacionamento presente entre seus elementos. Daremos, a seguir, essa classificação, que muito nos auxiliou no trabalho com famílias, na medida em que ela respeita alguns aspectos culturais, o que facilita sua adaptação à nossa realidade de trabalho. É, também, outra forma de inserir informações prévias e coerentes com os pressupostos teóricos por possibilitar uma visão ampliada do sistema familiar e a construção de uma hipótese sobre a estrutura e o funcionamento da família, permitindo que, nas sessões, os entrevistados possam estar mais atentos ao processo de comunicação que ocorre.

Na entrevista propriamente dita, Lopez e Escudeiro (2003) destacam que podemos diferenciar dois tipos de habilidades técnicas que se relacionam com a manutenção de uma comunicação adequada para o desenvolvimento da conversa.

As habilidades gerais para entrevistas são: empatia; conexão emocional; autenticidade; credibilidade; clareza na comunicação; ritmo adaptado ao cliente; estímulo para que o cliente fale, pois precisamos que ele expresse seus pontos de vista. Muito importante também criar aliança com a família.

Nesse sentido, Nichols e Schwartz (2007) acrescentam que o "desafio da primeira entrevista é desenvolver uma aliança sem aceitar cegamente a descrição que a família faz dessa pessoa como problema".

Cabe ressaltar que a compreensão do funcionamento sistêmico fará uma profunda diferença nas relações entre pais e filhos. Na medida em que acreditarem que não existem certo e errado pré-definidos, treinarão isso no dia a dia e não definirão as regras *a priori*, mas redefinir caminhos a cada passo e, portanto, estarem disponíveis para rever suas verdades e decisões (Rosset, 2008).

Relação satisfatória estável

Neste tipo de relacionamento, as partes chegam a um acordo explícito e o diálogo é possível. Esse acordo deixa a relação entre os elementos claramente definida, sobre quem controla a relação, ou certas áreas do relacionamento. Os jogos familiares são claros e cada um conhece e respeita o papel do outro na relação. Os limites são claros e demarcados, sendo essa família saudável e harmônica, sua estabilidade a torna equilibrada, por ser satisfatória. A estabilidade é mantida graças à estabilidade quando houver algum desacordo. O grupo é capaz de flexibilizar em todas as situações.

Relação satisfatória instável

Os períodos de instabilidade são maiores. A estabilidade é mantida com dificuldade, e esse tipo de família entra em desequilíbrio quando é obrigada a definir um relacionamento, seja por pressão interna, seja por pressão externa. A questão é verificar quem controla a relação, quem determina e faz cumprir as normas, quem respeita as determinações. Precisa-se localizar o desequilíbrio decorrente de uma pressão interna no sistema – outra situação pode nos mostrar as pressões externas. A funcionalidade desse tipo de relacionamento depende do estabelecimento de um acordo explícito, com limites claros e determinados sobre o permitido e o não permitido. É como um contrato, proveniente de muito diálogo, mas não autoritário, apenas instrumento para a resolução de problemas.

Relação insatisfatória instável

Esta família não chega a um denominador comum sobre quem controla a relação e sofre por não conseguir definir quem manda. Os períodos de estabilidade, raros, se ocorrem, são de curta duração. Os elementos estão quase permanentemente em desarmonia. Vivem em luta pelo controle do sistema de relações, mas não chegam a conversar sobre o aspecto. É a família mais doente que existe. Nela, desenvolvem-se os piores vínculos duplos, as piores enfermidades e, principalmente, as psicoses esquizofrênicas, entre outras. A homeostase, neste tipo de família, faz os indivíduos se levantarem contra qualquer ameaça de ajuda. Interrompem o tratamento repentinamente quando percebem que este pode trazer alguma mudança para o sistema familiar.

Relação insatisfatória estável

Nessas famílias, não se fala das insatisfações do relacionamento de forma clara, e elas não conseguem sair de sua atitude de frieza e distanciamento afetivo grupal. Sobrevivem geralmente à custa do sofrimento de um de seus elementos. Costumam ser marcadas por traços de obsessão, impulsividade e inflexibilidade. Não conseguem definir o que sentem pelos elementos do sistema, nem expressar claramente suas emoções. Essas famílias insatisfatórias estáveis se encontram acomodadas na insatisfação e não conseguem mudança.

Para chegar a esse diagnóstico, segundo os critérios de Ackerman (1975), a avaliação é feita por meio da anamnese, utilizando-se um roteiro detalhado, com dados sobre a história familiar. Ele visa levantar informações, não só das famílias de origem, como também da família atual, a partir do nascimento da própria família, desenvolvimento anterior ao problema, e do seu momento atual frente ao desenvolvimento e o problema. Esse roteiro deve ser construído com critérios básicos de cada terapeuta, inclusive, no que diz respeito aos aspectos dinâmicos.

Esta proposta (Ackerman, 1975) faz parte de um momento em que a doença mental deixa de ser encarada como atributo individual e passa a ser vista dentro de um contexto de comunicações pedagógicas no grupo familiar. Aqui, passa-se a trabalhar com os pares, em abordagem dialética, ou seja, trabalhar com a comunicação patológica entre dois indivíduos com papéis complementares (esposo-esposa, ou mãe-filho). A compreensão e a avaliação das diversas variáveis tornam-se complexas. Nessa nova postura, o diagnóstico torna-se dinâmico, não sendo mais uma verdade definitiva, mas sempre uma hipótese de trabalho para o terapeuta.

As famílias procuram tratamento pelos mais diversos motivos, mas nem sempre estão motivadas para isso. São muitas vezes obrigadas, pela rotina, a passar pelo terapeuta de família. Quando são funcionais, com bons vínculos emocionais e regras bem estabelecidas e flexíveis, apresentando sintomas no decorrer de uma grave crise situacional, essas famílias são mais fáceis de tratar e sua adesão é quase sempre espontânea. Nas famílias disfuncionais, com uma estrutura estereotipada, que resiste às tentativas de mudança, seus membros sofrem de problemas estruturados e crônicos, caracterizados por transtornos de personalidade, neuroses graves, drogadições e psicoses. Essas são famílias difíceis de tratar e não buscam ajuda; mesmo quando encaminhadas, demoram a vir. Existe uma grande gama intermediária de disfunções que seria penoso citar, com o que já foi exposto, parecendo suficiente para os aspectos didáticos deste capítulo.

A atuação terapêutica parte da avaliação diagnóstica, das motivações do grupo familiar e do momento evolutivo do ciclo vital dos indivíduos e da sua família. O plano terapêutico também é dinâmico, pois precisamos lembrar que a família e seus membros mudam com a retirada dos obstáculos ao desenvolvimento e que, portanto, o diagnóstico é um processo dinâmico continuado, que requer contínua reavaliação. É importante lembrar que o plano terapêutico é construído em conjunto com a família, sob a liderança do terapeuta. Para sua elaboração, levamos em conta que a família é um sistema único, mas que os elementos do grupo familiar têm experiências pessoais transferíveis. O objetivo da terapia, em princípio, é a superação dos bloqueios ao desenvolvimento dos indivíduos e do grupo familiar como um todo. É preciso criar condições para a individuação. As regras familiares entre gerações, às vezes, impedem o crescimento.

Para compreendermos melhor as necessidades do diagnóstico e da terapia, diversos autores têm feito suas pesquisas para facilitar essa difícil tarefa. Não existe um caminho perfeito ou específico para a elaboração de um diagnóstico e tratamento. A terapia começa, segundo Haley (1970), quando o problema é colocado. A própria presença do terapeuta já é transformadora da realidade da família. É bom lembrar que todos os comportamentos são únicos e não existem duas famílias iguais.

Outro ponto de partida para avaliarmos e entrevistarmos as famílias é a Entrevista Familiar Estruturada (EFE), de Carneiro (1983). Esse instrumento é fruto do trabalho de doutorado da autora, que é professora do Programa de Pós-graduação em Psicologia Clínica da Pontifícia Universidade Católica do Rio de Janeiro (PUC-RJ) e tem sua validade por ser fruto das nossas realidade e cultura. É utilizada com o objetivo de trazer à tona os dinamismos da família, possibilitando uma avaliação em espaço relativamente curto de tempo, uma única entrevista sendo útil também para trabalhos institucionais. A entrevista é composta por seis tarefas, sendo cinco verbais e uma não verbal, das quais duas tarefas (1 e 4) são propostas à família como um grupo, e as outras, a cada elemento individualmente.

De um lado, cada tarefa pretende, de forma específica e explícita, verificar determinadas dimensões da dinâmica familiar e individual. Por outro lado, todas elas pretendem avaliar os padrões de funcionamento da família. As dimensões individuais desses padrões são consideradas sobretudo no contexto de suas repercussões na dinâmica das relações familiares.

As tarefas são as seguintes:

1. Vamos imaginar que vocês teriam de mudar da casa onde moram no prazo de 1 mês. Gostaria que vocês planejassem agora, em conjunto, como seria a mudança.

    O objetivo desta tarefa é verificar o funcionamento da família quando precisa realizar tarefas em conjunto, qualquer coisa que seja solicitada com certa pressão externa. O mais importante é a forma como a família lida com a proposta que lhe é feita, atuando como grupo em comunicação, em que cada elemento assume um papel.

    O que interessa é verificar se os elementos estão sujeitos ou não às normas criadas pelo sistema:

    a) normas que eliminam as particularidades individuais;

    b) diferenças pessoais;

    c) integração grupal;

    d) capacidade de consenso;

    e) jogo de poder do grupo.

2. Quando cada um está fazendo uma coisa qualquer, mas fica difícil para um dos elementos terminar a tarefa sozinho, o que ele faz?

    Com a presente tarefa, pretende-se avaliar em que medida os membros da família são capazes de buscar, soluções das situações problema sem desmerecer seus próprios recursos e, a partir daí, fornecer dados sobre a autoestima de cada um deles. O importante nesta tarefa não é saber superficialmente se os membros pedem ou não ajuda, mas verificar com que postura o fazem e conhecer as regras familiares, o modelo de interpretação familiar que ajuda a resolver seus problemas, como são desempenhados os papéis familiares e, sobretudo, os papéis de pai e mãe.

3. Diga de que coisas você mais gosta em si mesmo?

   Quando propomos esta tarefa na EFE, pretendemos obter indicações sobre a autoestima dos elementos da família, na medida em que cada um consiga (ou não) encontrar aspectos positivos de si próprio.

4. Como é um dia de feriado na família?

   Um dos objetivos deste item é fazer uma avaliação da relação conjugal. Pretende-se averiguar se os cônjuges se relacionam como marido e mulher, se o subsistema conjugal está presente na família, se no referido subsistema os elementos se individualizam e funcionam como um modelo de relação homem-mulher gratificante. Permite-nos, também, colecionar dados importantes sobre as regras familiares relacionadas a lazer, tomada de decisões, manejo de semelhanças e diferenças e maneiras como cada elemento consegue individualizar-se no grupo.

5. Imagine que esteja em sua casa, discutindo com uma pessoa qualquer de sua família, quando, de repente, alguém bate à porta. Quando vai atender, a pessoa com a qual estava discutindo lhe dá um empurrão. O que é feito?

   Podemos observar se as regras familiares permitem a expressão dos sentimentos agressivos e se a agressividade pode ser livremente expressa com relação a qualquer membro do grupo. É importante verificar se há espaço na família para que seus elementos possam vivenciar o sentimento de raiva sem ameaça de destrutividade, utilizando construtivamente sua agressividade. Possibilita, ainda, uma avaliação da interação conjugal e do grupo familiar, por meio de dados importantes relacionados ao manejo das distâncias e dos conflitos e as regras sobre autoridade e poder familiar.

6. Cada um dos membros escolherá uma ou várias pessoas da família, podendo ser qualquer pessoa, e fará alguma coisa para mostrar a esta pessoa o quanto gosta dela, sem dizer nenhuma palavra.

   Esta tarefa pretende verificar, principalmente, se as regras familiares permitem o contato físico como manifestação da afeição. É importante observarmos se ocorrem contatos físicos entre o casal, entre os pais e os filhos e entre irmãos. Também possibilita uma avaliação sobre as trocas afetivas entre os membros da família, fornecendo dados significativos sobre a comunicação não verbal, e os processos de individualização e integração do grupo familiar.

A entrevista familiar estruturada é aplicada em conjunto, sessão única, a todos os elementos da família. Sua aplicação deve ser inserida no contexto da queixa trazida pela família ou por alguns de seus componentes. A EFE pode ser, ainda, aplicada no primeiro contato com a família, depois de o profissional ter ouvido o motivo da procura do atendimento e introduzido a ideia da importância da avaliação familiar conjunta, a partir da queixa explicitada. O diagnóstico familiar tem, além disso, outros recursos que devem ser mencionados, na medida em que são instrumentos que compõem o processo de avaliação e tratamento. A entrevista do sistema familiar tem também um caráter de intervenção, criando possibilidades para mudanças no sistema, de modo que o comportamento problemático tanto da família quanto do paciente, não seja mais uma função necessária àquele grupo.

Esse trabalho não é simples e exige do terapeuta alguns princípios metodológicos fundamentais que favoreçam o trabalho dentro da postura sistemática. Após a entrevista, faz-se a avaliação dos pontos e classifica-se a família como:

- que promove o bom desenvolvimento da saúde emocional dos elementos do grupo familiar;
- que dificulta o bom desenvolvimento da saúde emocional dos elementos do grupo familiar.

Há vários caminhos para um diagnóstico familiar, assim como muitos recursos para realizar uma avaliação das famílias. Cada terapeuta, dentro da sua abordagem sistemática, pode utilizar vários recursos de acordo com sua experiência, sua identificação como método e sua habilidade em conduzir a sessão.

A entrevista de avaliação tem estágios comuns que devem nortear a conduta do terapeuta, mas sua exposição nesta ordem tem uma finalidade didática:

- *estratégia social*: em que a família é recebida, posta à vontade, acolhida, qualificada;
- *estágio focalização do problema*: focalização que pode ser realizada com a habilidade do terapeuta, passando de uma investigação geral para uma investigação mais direta do problema que levou à consulta;
- *estágio final*: aquele em que é acordado o objetivo da terapia. Só pode ser definido após a ativação das informações;
- *formulação do contrato terapêutico*: com todas as regras do mesmo (horário, definição de quem vai à consulta, periodicidade etc.) e definição de um objetivo para a terapia.

Os objetivos terapêuticos poderão ser aplicados no decurso do processo; no entanto, deve-se acordar quanto à duração do tratamento. Desde o início, deve ser estabelecido o número de sessões, para que todos sintam maior empenho e responsabilidade mútua. Este é um recurso prático de reforço positivo, quer para o terapeuta, quer para a família.

As famílias desequilibram-se não só pela sua organização, mas também por problemas pessoais graves dos membros da família. É preciso mudar o sistema familiar e compreendê-lo a fim de auxiliar no diagnóstico e no tratamento, mas é preciso, também, pensar nos aspectos fenomenológicos dos desequilíbrios. Assim, o desequilíbrio e os sintomas de uma pessoa refletem-se no desequilíbrio dessa pessoa e das suas relações (Nichols, 1987). Portanto, precisamos pensar que, em casos mais difíceis, há a necessidade de ampliação da unidade de observação, e essa necessidade é apresentada à família de forma concreta, explicando que, para formular o diagnóstico, precisamos trazer elementos tanto da família extensa como de não familiares importantes, profissionais de outras áreas, pessoas da rede de relações. Algumas vezes, precisamos dividir o sistema em conjugal e filial. Os pacientes são colocados em sua dimensão atual, em condições de viver a própria relação com os pais e modificá-la sem incompreensões, pois a possibilidade de reequilibrar as dinâmicas interacionais constitui a condição da maturidade psicológica e da autonomia e autoridade pessoal.

Todos os elementos devem ser usados para contribuir e construir uma nova história da família, na qual se estabeleça, após a avaliação diagnóstica, mais um espaço para escolher e redescobrir seu ajuste, uma vitalidade não mais marcada pela impotência do sistema disfuncional. A partir das nossas constatações é que podemos criar aquelas associações férteis de que lhes falei no texto sobre entrevista, cuja aplicação nos pode levar ao terreno fértil do objetivo terapêutico das mudanças e da criatividade necessárias à obra de arte, que é um trabalho de terapia do sistema familiar. "Arte [...] é a combinação de vários níveis do espírito: inconsciente, consciente e externo (...) para comentar acerca das suas combinações" (Bateson, 1972). Além disso, "*Insight* [...] refere-se à profundidade da compreensão que se consegue colocando experiências, sua e minha, familiar e exótica, nova e velha, lado a lado [...] (e) deixando-as falarem umas com as outras" (Bateson, 1986).

Fechando essas leituras sobre entrevista familiar, hoje, tenho certeza de que, além de toda técnica, de toda teoria, de toda compreensão, o que realmente me torna terapeuta eficiente é a minha forma de relação com os entrevistados. É a minha possibilidade de ser firme quando a situação exige e, acima de tudo, de ter compaixão pela dor, pela dificuldade, pela resistência e pelo sofrimento das famílias que nos procuram para terapia (Rosset, 2005).

Assim, consideramos que esse embasamento teórico e as intervenções propostas como perguntas lineares e circulares, redefinições, conotações positivas e metáforas são outra forma de entrevistar a família que podem ser aplicadas a outros contextos, não se restringindo à terapia familiar sistêmica.

"Nós construímos a realidade e nunca poderemos encontrar um lugar de onde observá-la." (Maturana, 1977, p. 72)

Referências bibliográficas

1. Ackerman N; Vancreste M; Andolfi M et al. Histórias de Famílias: Escenas de Famílias Vinculadas. Buenos Aires: Nueva Visón, 1975.
2. Andolfi M. A terapia familiar. Lisboa: Veja Universidade, 1981.
3. Andolfi M. Terapia familiar. Lisboa: Veja, 1982.
4. Andolfi M. La thérapie avec la Famille. Paris: EFS, 1985.
5. Angelo C. Tre generazione in terapia. *In:* Malagoli Togliatti MDl; Trlfeener U. (eds.) Dali individuo ai sistema. Milano: Bollati Boringheri, 1991.
6. Bateson G. Steps to an ecology of mind. Nova York: Ballantine, 1972.
7. Bateson G. Menate E. Natureza: a unidade necessária. Rio de Janeiro: Editora Francisco Alves, 1986.
8. Berentein I. Psicanalisis de la estructura familiar. Buenos Aires: Paidós, 1981.
9. Block S; Harari E. Terapia familiar. *In:* Gabbard G; Beck J; Holmes J. Compêndio de psicoterapia de Oxford. Porto Alegre: Artmed, 2007.
10. Boing E; Crepald MA: More CLCS. Pesquisa com famílias: aspectos teóricos metodológicos. Paidéia: Cadernos de Psicologia e Educação, v. 18, n. 40, 2008. p. 251-266. Disponível em: https://www.scielo.br/j/paideia/a/ZXVJbVjd6cZ3k8ZkDjybqXj/?lang=pt&format=pdf. Acesso em: 05 dez. 2021.
11. Carneiro TE. Família: diagnóstico e terapia. Rio de Janeiro: Zahar, 1983.
12. Falceto O. O futuro da terapia familiar. Revista Psiq RGS, v. 9, n. 1, 1987. p. 37-38.
13. Falceto O. A terapia familiar. *In:* Cordioli AV. Psicoterapias. 2. ed. Porto Alegre: Artes Médicas, 1998.
14. Gomes JCV. Manual de psicoterapia familiar. Petrópolis: Vozes, 1987.
15. Haley M. Family therapy. International Journal of Psychiatry, v. 9, 1970. p. 233-242.
16. Hoffman L. Foundations of family therapy. New York: Basic Books, 1981.
17. Lewis J. The long stuggle: well functioning working class black families. New York: Brenner Mazel, 1979.
18. Lopes S; Escudeiro V. Familia avaliación e intervención. Madrid: C.C.S, 2003.
19. Minuchin S. Famílias: funcionamento e tratamento. Porto Alegre: Artes Médicas, 1982.
20. Minuchin S. Families and family therapy. Cambridge (Mass.): Harvard Univertity Press, 1984.
21. Minuchin S; Fishman C. Técnicas de terapia familiar. Barcelona/Buenos Aires: Paidós, 1981.
22. Nichols M; Schwartz RC. Modelos iniciais e técnicas básicas: Processo de grupo e análise das comunicações. *In:* Nichols M; Schwartz RC. Terapia familiar: conceitos e métodos. Porto Alegre: Artmed, 2007. p. 65-99.
23. Nichols WC; Everett C. Systemic family therapy. An integrative approach. Nova York: Guilford, 1978.
24. Riviére P. Teoria do vínculo. Porto Alegre: Artes Médicas, 1982.
25. Rosset SM. Relações de casal: tempo, mudança e práticas terapêuticas. Curitiba: Sol, 2005.
26. Rosset SM. Terapia de família relacional sistêmica. Revista Brasileira de Terapia Familiar, v. 1, n. 1, 2008. p. 67-73.
27. Walen G; Wessler R. If you meet here Buddha on the road. Palo Alto, California: Science and Behavior Books, Inc., 1972.

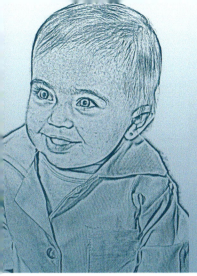

Capítulo 19

Escalas de Avaliação

Monica Gonçalves de Melo Teixeira

Introdução

Os instrumentos de avaliação para fenômenos subjetivos da experiência humana são de uso dos diversos campos das ciências, desde as pesquisas de mercado até o diagnóstico clínico das áreas biológicas. A avaliação em Psiquiatria integra sinais, comportamentos observáveis e relatos individuais e familiares, para compor uma compreensão do funcionamento subjetivo e objetivo do indivíduo, suas capacidades e limitações.

A descrição de quadros comportamentais e emocionais característicos de determinada situação funcional ou disfuncional caracteriza as escalas, os inventários e os questionários utilizados para compor a avaliação em Psiquiatria. Dado o carácter cultural e individual da experiência humana, quanto mais próximo um indivíduo estiver da vivência de outro indivíduo, maior a chance de haver identificação com uma descrição comportamental e emocional da vivência e experiência pessoal. Assim, é importante haver instrumentos desenvolvidos e adaptados para a população que se pretende avaliar.

No Brasil, a prática de adaptação de instrumentos desenvolvidos em língua inglesa é mais frequente, não apenas pela proximidade cultural, mas sobretudo pelo baixo investimento do país em pesquisas para desenvolvimento de instrumentos.

As questões de saúde mental na infância e na adolescência são inúmeras e multifatoriais. Os transtornos psiquiátricos presentes na infância e na adolescência, em sua maioria, tendem a persistir ao longo da vida de um indivíduo, considerando as expectativas de incidência populacional. Portanto, é de grande importância o esforço no sentido da avaliação diagnóstica, com fins prognósticos para compor propostas de intervenção.

Procuramos informar sobre a prática diagnóstica dos transtornos psiquiátricos na infância e na adolescência, escalas, questionários, entre outros instrumentos de avaliação psiquiátrica desenvolvidos e/ou adaptados no Brasil para esse público.

Transtornos psiquiátricos na infância e na adolescência

A saúde mental atualmente é compreendida como componente fundamental da qualidade de vida e saúde geral. De acordo com a Organização Mundial da Saúde (OMS),[1] 10% das crianças e adolescentes no mundo todo sofrem de algum transtorno mental e, em sua maioria, não buscam ou recebem atendimento adequado. Os dados disponíveis no Brasil sugerem que 13% da população de crianças e adolescentes apresentam algum tipo de problema em saúde mental, destes, 37,5% dos casos graves e crônicos recebem algum tratamento.[2]

Segundo a OMS,[1] metade das questões em saúde mental tem início por volta dos 14 anos de idade, sendo o suicídio a terceira causa de morte mais frequente entre adolescentes e jovens de 15 a 19 anos. Essas informações suportam a premissa de que cuidados em saúde mental na infância e na adolescência contribuem para o desenvolvimento psicossocial do indivíduo saudável e com maiores possibilidades de satisfação na vida.

> "Os determinantes da saúde mental e dos transtornos mentais incluem não apenas atributos individuais, como a capacidade de gerenciar seus pensamentos, emoções, comportamentos e interações com os outros, mas também sociais, culturais, econômicos, políticos e fatores ambientais, como políticas nacionais, proteção social, padrões de vida, condições de trabalho e suportes comunitários e sociais." (p. 2)[1]

Os fatores psicossociais e econômicos envolvidos na promoção e prevenção em saúde mental na infância e adolescência são evidentes e previstos nas orientações de políticas de saúde. O direcionamento para promoção e prevenção em saúde orientado pela OMS vai da saúde da mulher, cuidados infantis pré e pós-natais até o acompanhamento de todo o desenvolvimento de crianças e adolescentes.[1]

Tendo em vista que a maior parte dos problemas em saúde mental tem início na infância e adolescência, são necessárias ações de promoção, prevenção e atenção a essas demandas. Os transtornos mentais na infância e adolescência devem ser observados nesse período do desenvolvimento, que, dadas suas peculiaridades e especificidades, portanto, ocorrem de modo diferente do trabalho realizado com indivíduos adultos. Considerados todos os aspectos envolvidos e particularidades sintomatológicas e funcionais de curto, médio e longo prazos.[1,2]

O olhar mais específico da Medicina para a doença mental na infância e adolescência data do século XIX; porém, só ganhou maior ênfase científica e volume de trabalhos a partir da segunda metade do século XX. Com esforço de unificação nosológica e comunicativa, os trabalhos foram apresentados em dois sistemas ditos a-teóricos, descritivos-fenomenológicos, amplamente divulgados e aceitos nas comunidades científicas no mundo todo. São eles o *Manual diagnóstico e estatístico de transtornos mentais*, da Associação Psiquiátrica Americana (DSM-5) e a *Classificação internacional de doenças da OMS* (CID 11, *online* desde 2018), manuais hegemônicos e semelhantes em sua estrutura e classificação diagnóstica sintomatológica.[3]

Esses manuais se propõem a sucessivas revisões e constante desenvolvimento, com mudanças a cada edição, objetivando o aprimoramento da ciência, testando suas premissas e critérios. Além disso, os transtornos mentais têm um fator ambiental importante, atuando na prevalência e descrição comportamental, os aspectos históricos e sociais em contínuo movimento.[4]

Os manuais de classificação desde sua origem, ainda que descritos como a-teóricos, são constituídos e imbuídos das demandas sociais, políticas e históricas. Neste cenário, há críticas de que os manuais, por serem instrumentos para muitas finalidades, correm o risco de perder-se do foco principal que seria a comunicação científica e profissional sobre as doenças mentais e como um auxiliar no processo diagnóstico clínico.[5]

No Brasil, são esses os manuais que pautam toda a comunicação em saúde, utilizados nas mais diversas instituições e instâncias políticas. A recente tradução do sistema de *Classificação francesa dos transtornos mentais da criança e adolescente* (CFTMEA) pode ampliar as discussões e práticas diagnósticas da Psiquiatria brasileira no que tange às psicopatologias da infância e adolescência, ao propor uma compreensão diferente para alguns quadros específicos desse período do desenvolvimento humano, de base psicanalítica quanto ao conteúdo e texto.[3]

Ainda que os manuais citados apresentem conceitos, critérios, definições e foco de abordagem diferente para alguns transtornos psiquiátricos da infância e adolescência, claramente foram desenvolvidos para auxiliar o clínico na avaliação diagnóstica, e não servir de lista de sintomas que, se observados, indicam determinada psicopatologia. As diversas críticas aos manuais são importantes e necessárias. Os três manuais citados são criticados e entendidos como insuficientes para avaliação diagnóstica, até porque não é esse seu objetivo.[5]

A prática clínica diagnóstica em Psiquiatria, Psicologia e em quaisquer outras que observem fenômenos subjetivos, não será atividade simples. A complexidade está em sua própria natureza porque todo fenômeno humano é complexo, interativo e individualizado. Nesse sentido, a observação do histórico social, familiar e de saúde é de suma importância para melhor compreensão daquilo que é relatado ou observado como sintomas de qualquer transtorno psiquiátrico, para que indicadores de doença não se tornem a doença em si.[5,6]

Na infância e na adolescência, as especificidades desses períodos do desenvolvimento humano tornam a atividade diagnóstica ainda mais complexa, já que existem diversas questões que não ocorrem em outro momento da vida adulta. As práticas válidas na avaliação de adultos não necessariamente se aplicam para crianças e adolescentes. Assim, a doença mental é compreendida conforme o contexto sociocultural, histórico e do curso do desenvolvimento de cada indivíduo.[6]

Avaliação dos transtornos psiquiátricos na infância e na adolescência

A noção de avaliação quanto aos transtornos psiquiátricos na infância e na adolescência difere em forma, conforme o objetivo. Quando a avaliação serve ao propósito de levantamento de dados epidemiológicos, essas informações estão a serviço de fornecer dados populacionais para a construção de programas e de políticas de saúde. Quando essa avaliação ocorre com função clínica para o atendimento de um indivíduo, os dados observados por instrumentos não podem ser tomados apenas pela sua pontuação. Esses cuidados se fazem necessários porque podem não refletir a intensidade e a importância de alguns sintomas, que devem fazer parte de um processo de avaliação mais amplo.[7]

A avaliação diagnóstica é geralmente composta por procedimentos estruturados e não estruturados. As escalas, os questionários, as entrevistas e a observação clínica juntos auxiliam o clínico a definir o diagnóstico de um indivíduo, levantar dados populacionais, entre outras finalidades. Esses instrumentos observam sintomas e comportamentos que apresentam risco para a confirmação do diagnóstico, podem avaliar populações não clínicas (assintomática) e populações que já apresentam atrasos de desenvolvimento (sintomáticas e suspeitas).[8]

Para uma avaliação clínica adequada, são necessários o conhecimento do fenômeno avaliado, dos instrumentos e dos dados obtidos; a observação direta; e a compreensão do histórico psicossocial da criança e/ou adolescente e da sua família. Resultados individuais de instrumentos não são adequados para o diagnóstico clínico de transtornos mentais em um indivíduo. Idealmente, esses instrumentos devem ser utilizados como apoio na construção diagnóstica e de plano de intervenção adequado.[9,10]

Assim, os instrumentos de avaliação auxiliam o clínico a identificar os sintomas e sinais da psicopatologia, mas sobretudo devem contribuir para a compreensão da experiência do indivíduo com o mundo.[5]

Escalas de avaliação dos transtornos psiquiátricos na infância e na adolescência

Os instrumentos de avaliação padronizados auxiliam a identificar, classificar e mensurar comportamentos humanos, de modo a contribuir na comunicação entre técnicos e pesquisadores. Facilitam a comunicação e compreensão diagnóstica entre profissionais e paciente. Podem contribuir no monitoramento e na adequação de tratamentos e procedimentos.[7]

Segundo Gorenstein et al.,[7] foram os avanços na Farmacologia, a partir de 1970, e a necessidade de mensurar a eficácia de tratamento com psicotrópicos que impulsionaram o desenvolvimento de instrumentos. Sendo assim, foi possível monitorar os sintomas dos pacientes, "estimar a intensidade, a frequência ou mudanças de sintomas, porém não servem para fazer um diagnóstico clínico, que é função das entrevistas diagnósticas" (p. 33).[7]

A fundamentação teórica dos instrumentos, ainda que diversificada, busca trabalhar com os critérios diagnósticos do DMS e CID, utilizando a versão corrente na época de construção de cada instrumento. Há instrumentos com diversas revisões e edições, cujas atualizações são feitas também para os adequar aos critérios dos manuais vigentes.

Os instrumentos de avaliação no Brasil provêm de esforços em tradução e validação de instrumentos estrangeiros, sobretudo de língua inglesa, e construções originais. O processo de construção ou adaptação cultural de um instrumento de avaliação é feito em etapas específicas, para que o instrumento seja uma forma válida e confiável de medir determinado fenômeno. Os instrumentos apresentados nesta sessão se mostraram válidos e confiáveis nos processos realizados, mas pouco apresentam em termos de normas, menos ainda, que considerem a diversidade da população brasileira.[11]

Nesta revisão, foram utilizados os bancos de dados *online* disponíveis na plataforma Google (https://scholar.google.com.br/), periódicos CAPES, entre outros livros e espaços de divulgação científica.[7] São apresentados, a seguir, instrumentos indicados e utilizados para compor a avaliação diagnóstica dos transtornos psiquiátricos na infância e adolescência.

Inventário de comportamento da criança autista (ABC)

Traduzido como *Inventário de comportamentos autísticos* (ICA), uma lista de comportamentos presentes no transtorno do espectro autista (TEA), ABC ou ICA é uma escala que avalia 57 comportamentos atípicos que se organizam em cinco áreas – sensorial, relacional, conceito corporal e objeto, linguagem, social e autocuidado –, pontuados em escala Likert de 4 pontos. No estudo de desenvolvimento do instrumento, as pontuações totais abaixo de 47 indicam desenvolvimento típico, 47 a 53 indicam uma leve probabilidade para um diagnóstico de TEA, entre 54 e 67 indicam probabilidade moderada para um diagnóstico de TEA, enquanto pontuações superiores a 68 são indicativos de crianças com TEA. Marteleto e Predromônico (2005) sugerem suspeita de autismo a partir de 49 pontos para a população brasileira, pontuação sugestiva de maiores sensibilidade e especificidade do inventário ao TEA.[12]

Autism classification system of functioning: social communication *(ACSF:SC)*

O instrumento de origem canadense tem por objetivo classificar a habilidade de comunicação social de crianças com TEA. Composto de 48 itens que devem ser respondidos pelos pais e profissionais que conhecem a criança, pode esclarecer sobre as habilidades de comunicação social. A avaliação é feita apenas pelo profissional aplicador. O ACSF:SC, no estudo inicial de validação para uso no Brasil, apresentou 90% de correlação com o original. Os autores acreditam que o instrumento possa facilitar a identificação dos níveis das habilidades de comunicação das crianças com TEA de modo a enfocar as necessidades específicas de cada uma.[13]

Autism diagnostic interview – revised *(ADI-R)*

A Entrevista para Diagnóstico de Autismo Revisada (ADI-R), utilizada na avaliação diagnóstica do TEA em crianças e adolescentes, é um instrumento adaptado para o Brasil por Le Couteur et at.,[14] em 1989. Nos estudos de validade, apresentou boa consistência interna e validade de critério, com sensibilidade e especificidade adequadas ao discriminar uma amostra de indivíduos com TEA de retardo mental sem autismo. O instrumento é citado como frequente na composição de diagnóstico diferencial entre crianças com TEA de crianças com transtornos de linguagem. O ADI-R é composto por 93 itens em formato de entrevista semiestruturada aos pais, responsáveis ou cuidadores de indivíduos com suspeita de TEA, de modo a relatarem memórias de acontecimentos com a criança, sobre marcos do desenvolvimento e esclarecendo a presença ou não de comportamentos característicos do autismo, a serem observados pelo aplicador. As respostas são colocadas num protocolo de entrevista. O instrumento apresenta resultados em três níveis: com autismo; sinais autistas sem a forma clássica da doença; paciente sem autismo.[14]

Autism diagnostic observation schedule *(ADOS)*

A ADOS é uma proposta para a avaliação específica de diferentes habilidades relacionadas à comunicação verbal e não verbal, linguagem, interação social, cognição social e padrões de comportamento. Composta por quatro módulos que avaliam especificamente as áreas de comunicação, interação social e padrões de comportamento presentes no TEA (repetitivos e restritos), realizados em entrevista e observação. A pontuação da ADOS ocorre em escala Likert de 4 pontos (0 = não há evidência de comportamento anormal; 1 = presença de comportamentos ou habilidades ligeiramente incomuns; 2 = comportamentos ou habilidades anormais; e 3 = a presença expressiva de comportamentos anormais). O aplicador e o indivíduo avaliado interagem de 45 a 60 minutos para observação e pontuação do instrumento. A versão brasileira do instrumento apresentou adequação e validade de critério.

As várias versões do instrumento buscaram especificar os itens para diferentes idades, indivíduos verbais e não verbais, sensibilizar para deficiência intelectual leve, entre outras mudanças ao longo do tempo. A versão ADOS-2, mais recente, mantém os quatro módulos de questionamentos, um único módulo pode ser utilizado para compor a avaliação. Na literatura, com frequência, a ADOS-2 é aplicada junto ao *Autism Diagnostic Interview-Revised* (ADI-R), considerados padrão-ouro para compor avaliação diagnóstica do TEA.[15] No Brasil, só existe certificação da WPS para aplicação da primeira versão da ADOS.[16]

Exame do estado mental do autismo (AMSE)

O AMSE objetiva ser um instrumento de fácil e rápida aplicação para compor processos de avaliação e acompanhamento de crianças e adolescentes com TEA. Composto por oito itens, pontuados em 0 e 2, o AMSE avalia aspectos comportamentais, interação social e comunicação. Alguns itens são relatados pelo responsável e outros pelo profissional por observação, maiores pontuações indicam gravidade do TEA. O instrumento apresentou boas propriedades psicométricas.[17]

Achenbach system of empirically based assessment *(ASEBA)*

A versão brasileira do Sistema de Avaliação de Base Empírica de Achenbach para crianças e adolescentes é composto de três instrumentos (CBCL; YSR e TRF) que possibilitam rastreamento de problemas em saúde mental, avaliando questões emocionais, comportamentais e competências sociais. A categorização dos instrumentos indica crianças e adolescentes com perfil clínico (baixa pontuação para competência social, alta pontuação em problemas emocionais e/ou comportamentais), os limítrofes (intervalo intermediário, necessita acompanhamento e observação) e não clínicos (alta pontuação para competência social, baixa pontuação em problemas emocionais e/ou comportamentais), para problemas internalizantes (humor, ansiedade, entre outros), externalizantes (dificuldades comportamentais desde opositivas a habilidades sociais) e total. A última versão do instrumento autorizada no Brasil é utilizada com finalidade clínica, epidemiológica e pesquisa, com bons resultados nos estudos de validação para cada um dos três inventários, utilizados separadamente ou em conjunto.[18]

Inventário de comportamentos para crianças e adolescentes entre 6 e 18 anos (CBCL)

Child Behavior Checklist é um instrumento adequado para rastreio de TDAH. O CBCL é respondido por pais e/ou responsáveis que possam informar sobre o comportamento da criança e do adolescente nos últimos meses e é composto por 138 itens: 20 avaliam competência social e 118 avaliam problemas emocionais e de comportamento, divididos em: atividades; social; escola; e competências totais. Há também uma versão do CBCL para crianças menores de 5 anos com 99 itens.[18,19]

Youth self – report (YSR)

É um questionário autopreenchido que objetiva o rastreio de indicadores psicopatológicos em adolescentes de 12 a 18 anos. Composto por sete questões sobre situações cotidianas, hábitos e atividades, e mais 112 itens divididos em oito escalas: isolamento; queixas somáticas; ansiedade/depressão; problemas sociais; problemas de pensamento; problemas de atenção; comportamento delinquente; e comportamento agressivo.[18]

Teacher's report form (TRF)

É uma escala com 118 itens a ser respondida por professores. Avalia o funcionamento adaptativo de crianças e adolescentes de 6 a 18 anos no ambiente escolar, que indica possibilidade de oito síndromes: ansiedade; retraimento; queixas somáticas; comportamento agressivo; violação de regras; problemas com o pensamento; problemas sociais e com a atenção (desatenção e hiperatividade/impulsividade).[18,19]

Autism screening questionnaire (ASQ) ou Social communication questionnaire (SQC)

O Questionário para Avaliação do Autismo (ASQ) ou Questionário de Comunicação Social (SQC), validado no Brasil para avaliação de transtornos invasivos do desenvolvimento, apresentou excelentes sensibilidade e especificidade para discriminar casos de indivíduos com TEA, de outros transtornos psiquiátricos ou deficiência mental a partir de 15 pontos. O questionário se compõe de 40 itens avaliados em "sim" ou "não", divididos em três domínios: linguagem e comunicação; comportamentos; socialidade. Deve ser respondido por pais e responsáveis. Apresenta uma versão para crianças menores de 6 anos, e outra para maiores de 6 anos.[20]

Escala de traços autísticos (ATA)

A versão brasileira da ATA tinha como objetivo ser um instrumento para triagem de crianças a partir de 2 anos de idade,[21] a escala manteve 23 subescalas iniciais, pontuados de 0 a 2 quanto à presença dos comportamentos, a soma da pontuação das subescalas resulta no total da escala, consideradas sugestivas de TEA pontuações acima de 15 pontos. A escala é preenchida por qualquer profissional com conhecimento do quadro, a partir de informantes próximos da criança. O instrumento foi baseado nos critérios diagnósticos de DSM III e DSM III-R e CID-10. Em pesquisa com pais e responsáveis por indivíduos com TEA, a ATA foi considerada adequada, esclarecedora, objetiva e específica em virtude das perguntas referentes ao dia a dia, e vocabulário que permite boa compreensão por diversos profissionais. Estudos posteriores indicam presença de TEA a partir de 22 pontos da escala total.[22]

Escala de avaliação de qualidade de vida (AUQEI)

A AUQEI para crianças e adolescentes de 4 a 12 anos apresenta boa consistência interna para avaliar a sensação subjetiva de bem-estar do indivíduo. A partir de 48 pontos, indica alguma problemática. A qualidade de vida subjetiva é fator importante na saúde global. Segundo os autores, a escala é genérica e possível de ser utilizada em crianças com e sem diversos quadros clínicos. Composta de 26 questões que "exploram relações familiares, sociais, atividades, saúde, funções corporais e separação". Para cada item da escala, são apresentadas quatro imagens de faces representando emoções (muito infeliz, infeliz, feliz e muito feliz), com as quais a criança pode se identificar ao avaliar como se sente. O instrumento permite uma compreensão da vivência pela perspectiva da criança. A AUQEI é frequentemente utilizada em estudos e pesquisas que preveem a identificação de qualidade percebida por amostras de crianças e adolescentes.[23]

Echelle d'évaluation de la réact-retrait prolongé du jeune enfant (BADS) ou (the baby alarm distress scale)

A Escala de Avaliação da Reação de Retração no Bebê é aplicada a crianças de 0 a 2 anos, considerando o momento de desenvolvimento e contexto psicopatológico, visa contribuir na triagem para essa população. A escala se baseia no conceito de reação de retração infantil como precursor de psicopatologias, sobretudo a depressão. A escala pode ser utilizada em rotinas de consulta pediátrica. Os itens se referem à interação do profissional com o bebê, não há necessidade de maior formação ou treinamento, pontuada de 0 a 4 em cada um dos oito itens que a compõem. O estudo de validação apresenta boa consistência do instrumento, indicado para rastreio precoce de quadros psicopatológicos.[24]

Bulimic investigatory test (BITE)

O Teste de Avaliação Bulímica de Edimburgo é uma versão brasileira do Edingburg BITE, um instrumento para auxiliar no rastreio e diagnóstico clínico de transtorno alimentar e bulimia nervosa específico para crianças e adolescentes, criado também para estudos epidemiológicos e as diversas fases de tratamento de transtornos alimentares (TA). O BITE é composto por duas escalas: uma com 30 itens versando sobre sintomas, com pontuação total de 0 a 30, pontua "sim" ou "não" sobre a presença do sintoma (comportamentais e cognitivos), pontuações a partir de 10 indicam alguma problemática; quanto maior a pontuação, maior a gravidade. A segunda escala trata da gravidade do sintoma, dividido em três dimensões, as pontuações acima de 5 são consideradas significativas. No estudo de validade e sensibilidade, o instrumento se mostrou adequado, sobretudo para quadros de bulimia nervosa. Pontuações a partir de 20 indicam comportamento alimentar compulsivo, com grande possibilidade de bulimia.[25]

Disordered eating attitude scale (DEAS)

A DEAS é um questionário que avalia as atitudes alimentares, de modo a rastrear indivíduos em estado de risco para TA. Composto por 25 itens divididos em cinco subescalas:

1. relação com alimentos;
2. preocupações sobre alimentação e ganho de peso corporal;
3. práticas restritivas e compensatórias;
4. sentimentos sobre o comer; e
5. conceitos de normalidade no comer.

A pontuação do instrumento é por meio de escala tipo Likert. Pontuações mais altas indicam possibilidade de distúrbio alimentar. Nos estudos de validação com adolescentes de 12 a 18 anos, são descritas boas propriedades psicométricas da versão para adolescentes, com boa consistência interna e validade convergente com escalas semelhantes, sendo capaz de discriminar adolescentes com transtornos alimentares.[26]

Questionário sobre padrões de peso e alimentação para adolescentes (QEWP-A)

O QEWP-A foi adaptado da versão para adultos original do inglês e busca identificar comportamentos de risco ao transtorno de compulsão alimentar periódica (TCAP) em adolescentes. O questionário é autoaplicável com 13 itens que abordam comportamentos específicos de transtornos alimentares, sua duração e frequência. O questionário é de rápida aplicação e classifica os indivíduos com TCAP e TA. Os estudos de validação brasileiros se baseiam em amostras de crianças e adolescentes (10 a 19 anos).[27]

Childhood autism rating scale (CARS)

A escala de avaliação de autismo na infância foi construída a partir dos critérios diagnósticos de Kanner. Busca diferenciar crianças com TEA de outros transtornos do desenvolvimento e diferenciar a gravidade do TEA. A escala é utilizada na avaliação de crianças a partir de 2 anos de idade. Composta de 15 itens, avaliados de 1 a 4, sendo 1 o comportamento adequado para o período de desenvolvimento e 4, grave alteração do comportamento típico. Com pontuação de 15 a 60; a partir de 30, consideram-se traços de autismo.[28]

A escala foi traduzida e é utilizada em muitos países no mundo. Em estudo de revisão sistemática,[29] foram observados 24 estudos de validade da escala, o que indica que a escala tem boa consistência interna, mantendo ponto de corte em 30 (autismo leve a moderado: 30 a 36,5 pontos; ou autismo grave: 37 a 60 pontos), mais sensível do que específica para o autismo, portanto é sugerido o uso de outras medidas em conjunto para conclusão diagnóstica. A escala é considerada adequada e consonante aos critérios do DSM-5, com recente evidência de validade para avaliação de crianças com 2 anos, passa a ser compreendida em quatro domínios: comunicação social; comportamentos estereotipados; sensibilidade sensorial; e reatividade emocional.[30]

Children anxiety sensitivity index (CASI)

A escala desenvolvida em inglês, em 1999, avalia o índice de sensibilidade à ansiedade na infância (CASI), os medos relacionados às sensações físicas e as crenças de resultados negativos relativos aos sintomas de ansiedade. Os altos índices na escala são associados à amplificação de respostas de medo e aversão frente aos próprios sintomas de ansiedade, sendo estes os dois domínios avaliados na escala (físicos e cognitivos). A escala é composta por 18 itens autoinformados sobre o medo dos sintomas de ansiedade, avaliados e pontuados 1 a 3 (0 = não verdadeiro a 2 = muito verdadeiro; total de 18 a 54 pontos); quanto maior a pontuação, maior a sensibilidade à ansiedade. O estudo de validade do instrumento na versão brasileira apresentou bons índices de validade (crianças e adolescentes de 8 a 18 anos), em amostras clínicas e não clínicas. A identificação de crianças e adolescentes com maior sensibilidade à ansiedade pode favorecer a intervenção junto ao grupo antes que se estabeleçam quadros de ansiedade patológica.[31] Estudos posteriores da CASI indicam a presença de três fatores: preocupações físicas; preocupações sobre incapacitação mental e preocupações sobre sintomas publicamente observáveis, considerada com boa validade preditiva e discriminante. A versão revisada em inglês da escala (CASI-R, 2002) contém 31 itens, sendo oito do original.[32]

Inventário de depressão infantil (CDI)

O instrumento foi adaptado do Inventário de Depressão de Beck (BDI) para adultos por Kovacs, em 1985, e serve ao rastreio de sintomas depressivos, da presença e do grau de severidade, em crianças e adolescentes de 7 a 17 anos. A versão brasileira de Gouveia et al., em 1995 continha 27 itens da versão original. Posteriormente, outros estudos chegaram a uma escala composta de 20 itens versando entre sintomas afetivos, cognitivos, somáticos e de conduta, distribuídos em três fatores: afetivo-somático; relação com o outro; e desempenho. O instrumento é autoaplicável, individualmente ou em grupo, pontuado de 1 a 3 para a presença do sintoma (0 – ausência de sintomas; 1 – presença de sintomas; e 2 – gravidade dos sintomas), são considerados resultados clinicamente significativos, a partir do percentil 85 (14 a 18 pontos, conforme idade e sexo). O instrumento brasileiro teve bons índices de confiabilidade entre outras características psicométricas na normatização para a região Sul do país. A distribuição fatorial do instrumento é ainda discutida, há uma versão reduzida com 10 itens (CDI S), avaliada com boa confiabilidade em um único fator. Embora com indicação de desenvolvimento e pesquisas, o CDI é um dos instrumentos mais utilizados no rastreio de sintomas depressivos em crianças e adolescentes com crescentes dados de pesquisas em diferentes regiões do país.[33]

Escala para avaliação de depressão em crianças – revisada (CDRS-R)

Este é um instrumento de rastreio que consiste em uma entrevista estruturada com 17 itens, os aspectos afetivos informados pela criança e aspectos comportamentais observados pelo entrevistador. O instrumento foi elaborado por Posznanski, em 1979, com base na Escala de Depressão de Hamilton, para crianças de 6 a 12 anos, que avalia quatro domínios: estado de humor; sintomas somáticos; depressivos; e comportamentais. A pontuação vai de 0 a 7, sendo 0 indicativo de impossibilidade de avaliar, e de 1 a 7 indicando a gravidade dos sintomas. A pontuação por item superior ou igual a 4 indica presença de depressão; a partir de 40 pontos, é sugestivo de algum grau de depressão. A escala validada no Brasil por Barbosa et al., em 1997, apresentou bons índices de validade interna e para discriminar os níveis de depressão infantil. O instrumento é um dos mais utilizados mundialmente para avaliar depressão infantil, com evidências de maior sensibilidade do que o CDI, embora ambos os instrumentos apresentem boas propriedades psicométricas e podem ser complementares.[34]

Escala de rastreamento populacional para depressão do centro de estudos epidemiológicos (CES-D) – Center for epidemiologic studies

A escala para rastreio de sintomas depressivos foi desenvolvida como instrumento para estudos populacionais. A versão validada no Brasil, utilizada com adolescentes, é autoaplicável, composta de 20 itens avaliados entre raramente e nunca, em escala Likert de 4 pontos, para a frequência dos sentimentos e comportamentos depressivos que ocorreram na última semana. O estudo de validade de Silveira e Jorge, em 1998, sugere humor deprimido a partir de 15 pontos. O estudo com adolescentes de 15 a 17 anos, Huack e Teixeira,[35] indica presença de sintomas depressivos em pontuação total igual ou maior que 17. A pontuação total da escala pode ir de 0 a 60 pontos, a gravidade da sintomatologia corresponde a maiores pontuações.

Questionário brasileiro de avaliação da saúde da criança (CHAQ)

O instrumento é respondido por pais e/ou responsáveis sobre o comportamento da criança na última semana. Compreende oito domínios da vida diária – vestir-se, levantar-se, comer, caminhar, alcance, aderência, higiene e atividades –, avaliados em escala tipo Likert de 4 pontos (0 – sem dificuldade; 1 – alguma dificuldade; 2 – muita dificuldade e 3 – incapaz de fazer). A versão brasileira do CHAQ foi validada para avaliação de crianças e adolescentes com artrite idiopática.[36] O instrumento conta com duas escalas visuais analógicas para avaliação de dor e avaliação geral do bem-estar em 99 itens. O questionário tem sido utilizado em pesquisas clínicas com outras patologias musculoesqueléticas e paralisia cerebral.

Questionário de saúde infantil (CHQ-PF50)

O instrumento avalia a qualidade de vida relacionada à saúde, nos aspectos físico e psicossociais, a ser respondido por pais e/ou responsáveis de crianças e adolescentes de 5 a 18 anos. O CHQ-PF50 é composto de 50 itens, em quatro escalas e 11 domínios, com pontuação total de 0 a 100. Pontuações altas indicam melhor desempenho nas funções avaliadas. As propriedades do questionário são adequadas e confiáveis na avaliação da percepção geral de qualidade de vida de crianças e adolescentes com paralisia cerebral, segundo informação do responsável.[37]

Conners' rating scales revised (CRS-R)

A escala Conners é uma de amplo espectro, embora desenvolvida com foco no rastreio transtorno de déficit de atenção com hiperatividade (TDAH), permite também observar comportamentos de oposição, problemas cognitivos, comportamento ansioso/tímido, perfeccionismo, problemas sociais e instabilidade emocional. A versão brasileira abreviada da escala Conners para pais e mestres foi desenvolvida por Barbosa e Gouveia, em 1993. O questionário é autoaplicável, a versão para pais contém 13 itens, a versão para professores tem 17 itens. Cada item descreve comportamentos referentes à hipercinesia e os pais e professores avaliam se a criança apresenta o comportamento descrito em escala tipo Likert de quatro pontos (0 = nunca; 1 = às vezes; 2 = frequentemente e 3 = sempre).[38]

Inventário de comportamentos sexuais da criança (CSBI)

O Inventário de Comportamentos Sexuais da Criança (CSBI) foi desenvolvido a partir do CBCL, objetivando investigar especificamente indicadores de abuso sexual contra crianças, de modo a mobilizar avaliação e recursos para intervenção em situações com suspeita de abuso sexual, reduzindo fatores de risco e possíveis psicopatologias decorrentes. A versão brasileira do instrumento foi validada para crianças de 2 a 12 anos de idade, com 38 itens, preenchidos pelos pais/responsáveis segundo comportamentos da criança observados nas últimas semanas, em escala tipo Likert de 4 pontos (0 = nunca a 3 = pelo menos uma vez por semana). O instrumento abarca nove domínios: limites interpessoais; ansiedade sexual; exibicionismo; intromissão sexual; representação de papéis sexuais; conhecimento sexual; autoestimulação; comportamento voyeurístico; interesse sexual. A avaliação do instrumento apresenta uma escala total e duas subescalas, uma subescala sobre "Comportamento Sexual Relacionado ao Estágio do Desenvolvimento" (*Developmentally Related Sexual Behavior* – DRSB) apresenta o nível dos comportamentos sexuais apresentados pela criança considerados normais para a idade e o gênero. Outra subescala sobre os "Itens Específicos do Abuso Sexual" (*Sexual Abuse Specific Items* – SASI), que descreve comportamentos sexuais relativamente atípicos para a idade e o gênero da criança. A pontuação total do instrumento relaciona-se a outros tipos de comportamentos informados pelos pais no CBCL, com sensibilidade aos sintomas internalizantes e externalizantes avaliados pelo CBCL.[39]

Development and well-being assessment (DAWBA)

A Escala de Desenvolvimento e Bem-Estar de Crianças e Adolescentes – versão para pais é um instrumento para rastreio de diversas alterações em saúde mental na infância e adolescência (de 5 a 17 anos) respondido por pais e responsáveis de crianças até 10 anos, autoinformado por crianças e adolescentes a partir de 11 anos. Composto por 15 sessões de perguntas estruturadas e abertas, abarca diversas problemáticas: "desenvolvimento, ansiedade de separação, fobia específica, fobia social, pânico e agorafobia, estresse pós-traumático, transtorno obsessivo-compulsivo, ansiedade generalizada, depressão, transtorno de déficit de atenção e hiperatividade – TDAH, transtorno desafiador de oposição – TOD, transtorno de conduta, TA, transtornos de tiques e outras preocupações". O protocolo de avaliação tem como base os critérios diagnósticos do DSM-IV e da CID-10, com indicação de número de sintomas e frequência orientando o diagnóstico. O instrumento considera o prejuízo e sofrimento que os sintomas trazem ao indivíduo e à sua família.[40]

Teste de conhecimento emocional (EMT)

O instrumento foi adaptado para o Brasil por Andrade et al.[41] Consiste na avaliação de fotografias coloridas com faces de crianças de diferentes etnias, com expressão facial de emoções básicas (alegria, tristeza, medo, raiva, surpresa e neutra), apresenta quatro tarefas de 12 itens cada, enfocando a diferenciação, o reconhecimento, a nomeação de emoções e a avaliação das emoções esperadas em determinada situação. O teste é destinado a crianças de 3 a 6 anos.

Escala de sintomatologia depressiva para professores (ESDM)

A escala investiga sintomas depressivos em crianças e adolescentes na observação de professores. Composta de 12 itens comportamentais possíveis no espaço da escola, referentes a quatro aspectos da depressão infantil – disfóricos, cognitivos psicomotores e sociais –, avaliados em escala Likert de 3 pontos (quase sempre = 3, às vezes = 1 e quase nunca = 0); quanto maior a pontuação, maior a probabilidade de indicar depressão infantil. Foi observado como indicativo de depressão infantil a partir de 15 pontos na escala. Entendida como uma escala de informações complementares e não diagnósticas para depressão infantil. A escala inicialmente contava com 16 itens para aplicação em crianças e adolescentes de 6 a 12 anos; contudo, há estudos iniciando o uso de 7 a 17 anos.[42,43]

Escala de avaliação de ansiedade – traço infantil (EAI)

O instrumento adaptado no Brasil para avaliar reação de ansiedade em crianças e adolescentes (10 a 17 anos), sem necessariamente indicar um transtorno, contém 34 itens. O instrumento indica ansiedade infantil a partir de 41 pontos, apresentando bons índices de confiabilidade, sensibilidade e especificidade ao rastrear comportamentos ansiosos.[43] A escala tem sido utilizada para caracterização de amostra em pesquisas.

Inventário para avaliação de depressão infantil (DI)

Instrumento de construção brasileira, com 62 itens pautados nos critérios do DSM-5, avaliado em escala Likert de 5 pontos (0 a 4, entre ausência e forte presença do sintoma), indicando sintomatologia depressiva a partir de 57 pontos. O IDI apresentou bons índices de confiabilidade no estudo de construção, referido como instrumento de avaliação psicológica para uso de profissionais da saúde para o rastreio de depressão infantil, que pode apresentar maior abrangência e clareza dos sintomas depressivos em crianças.[44]

Inventário para identificação de sinais disléxicos em pré-escolares (ISD-P)

Um instrumento para uso de professores na identificação de sinais de dislexia foi desenvolvido com base nas indicações da British Dyslexia Association, por Minervino, em 1999. Indicado para crianças pré-escolares de 4 a 6 anos de idade, em aplicação individual, composto de 30 itens avaliados em escala tipo Likert de 5 pontos, com pontuação de zero até 120, sendo sinalizada a possibilidade de dislexia a partir de 54 pontos. O instrumento apresentou boas propriedades psicométricas.[45]

Inventário de sintomas de estresse infantil ISS-I (ESI)

O instrumento validado no Brasil,[46] objetiva o rastreio de reações ao estresse em crianças e adolescentes de 6 a 14 anos. Composto de 35 itens cuja avaliação é registrada pelas frequência e intensidade em que os sintomas ocorrem, assinalando em escala tipo Likert de 5 pontos (0 = nunca aconteceu e 5 = sempre acontece). Para cada ponto da escala de avaliação, há uma figura circular dividida em quatro áreas iguais, que preenchidas com cor conforme a intensidade do sintoma: menor intensidade, um quadrante preenchido; alta intensidade, todos os quadrantes são preenchidos. O total das respostas é apresentado em dois grupos – as reações físicas e reações psicológicas –; o grupo de maior pontuação direciona o olhar técnico para intervenções e maiores investigações. O inventário avalia quatro dimensões que compõem o construto de reações ao estresse (físicas, psicológicas, psicológicas com componente depressivo e psicofisiológicas), apresenta boas propriedades psicométricas, frequentemente utilizado em pesquisas na temática.

Kidscreen-52

O questionário visa levantamento epidemiológico em saúde pública sobre o bem-estar e saúde subjetiva, componentes da qualidade de vida relacionados à saúde para crianças e adolescentes com doenças crônicas e saudáveis de 8 a 18 anos. A versão brasileira do Kidscreen-52 é composta por 52 questões que abordam 10 dimensões – saúde e atividade física, sentimentos, estado emocional, autopercepção, autonomia e tempo livre, família/ambiente familiar, aspecto financeiro, amigos e apoio social, ambiente escolar e provocações/bullying –, avaliados em escala do tipo Likert de 5 pontos quanto à intensidade e à frequência de ocorrência, com diferente escala nominal a depender do item. A versão abreviada do Kidscreen-27 tem cinco dimensões: bem-estar físico; bem-estar psicológico; autonomia; suporte social/grupo de pares; e ambiente escolar. As versões do instrumento apresentaram validade e confiabilidade em estudos psicométricos. Há ainda o Kidscreen-10, com dez questões que compõem um escore global da qualidade de vida. O instrumento tem versão adaptada para vários países, é frequentemente utilizado em pesquisas por diversos campos científicos.[47]

Schedule for affective disorders and schizophrenia for school-age children (K-SADS-PL)

Trata-se de uma entrevista semiestruturada para avaliação diagnóstica de transtornos mentais em crianças e adolescentes de 6 a 18 anos, observando a gravidade da psicopatologia. Na adaptação brasileira do instrumento atualmente disponível,[48] são entrevistados os pais/responsáveis, crianças e adolescentes, e individualmente o adolescente. Desenvolvido por J. Puig-Antich e W. Chambers, em 1978, o instrumento foi sendo revisado para se adequar às mudanças de critérios nas publicações do DSM. O K-SADS-PL é a forma mais ampla do instrumento; em muitos países, já existe uma versão atualizada com os critérios do DSM-5. No Brasil, Caye et al.[49] relatam a intenção de realizar a adaptação da última versão.

Escala de rastreio para transtorno do espectro autista (ETEA)

A escala foi desenvolvida, no Brasil, para o rastreio de comportamentos característicos do TEA e da deficiência intelectual (DI) em meninos de 11 a 25 anos. No estudo de construção, o instrumento demonstrou boas eficácia, especificidade e sensibilidade para diferenciar entre grupos com TEA e DI de grupos sem TEA. Organizado em quatro escalas de avaliação: uma escala com 46 perguntas sensíveis à presença ou não de TEA(A); uma escala com 38 perguntas sensíveis à presença ou não de deficiência intelectual(B); uma escala com 13 itens sensíveis para diferenciar TEA e DI(C). A escala geral para rastreio de TEA é composta de 50 perguntas, pontuação igual ou menor que 12 não é sugestiva de TEA ou DI(D); na escala A, pontuação igual ou maior de 12 é sugestivo de TEA; na escala B, pontuação igual ou maior que 9 é sugestivo de DI e, na escala C, pontuação igual ou menor que 5 é sugestiva de DI e pontuação igual ou maior que 6 é sugestiva de TEA. Nesta última, se a pontuação ficar próxima entre as duas, sugere verificar a presença de TEA e DI.[50]

Escala de afeto positivo e negativo para crianças

A Escala de Afeto Positivo e Negativo para Crianças, desenvolvida no Brasil, é um instrumento para investigar o bem-estar subjetivo no aspecto afetivo. Considera como afeto positivo o quanto o indivíduo se percebe bem, ativo, entusiasmado; e afeto negativo, aspectos gerais de insatisfação e angústia, e os vários estados emocionais e de humor aversivos. A escala permite observar a presença de desajustamento emocional em crianças de 8 a 12 anos. Composta por 34 itens, divididos igualmente em duas subescalas de afeto – positivo e negativo –; os itens são avaliados em escala do tipo Likert de 5 pontos (de 1 = nenhum pouco a 5 = muitíssimo) sobre a intensidade de sentimentos. O estudo de construção indicou boas propriedades psicométricas.[51]

Escala de afeto positivo e negativo para adolescentes

A Escala de Afeto Positivo e Negativo para Adolescentes foi adaptada da versão infantil,[52] para adolescentes entre 14 e 19 anos, com objetivo de avaliar a dimensão afetiva do bem-estar subjetivo de adolescentes. É composta por 32 itens descritores de estados afetivos e o adolescente indica como tem se sentido ultimamente em escala tipo Likert de 5 pontos (0 = nem um pouco até 5 = muitíssimo). O instrumento apresentou boa confiabilidade; segundo os autores, "as correlações positivas de afeto positivo com autoestima e satisfação de vida, e negativas de afeto negativo com essas variáveis".

Labirinto

O Labirinto é um instrumento para rastreio precoce do TEA, capaz de discriminar crianças com desenvolvimento típico de sinais do TEA em pacientes de 2 a 4 anos e 11 meses, indicando as dimensões mais sintomáticas. O instrumento apresenta grupos de diferentes atividades e questões para diferentes idades, considerando o período de desenvolvimento. Com 15 itens, dividido em quatro domínios – interação social, comunicação verbal, comunicação não verbal e comportamentos restritos e repetitivos –; avaliados em escala do tipo Likert com 5 pontos, em que 1 sinaliza desenvolvimento típico e 5, grave comprometimento. Indica possibilidade de TEA a partir de 12 pontos no total. O instrumento de construção nacional, segundo os autores, apresenta validade e confiabilidade para discriminar sinais precoces de autismo.[53]

Liebowitz social anxiety scale for children and adolescents (LSAS-SR)

A versão revisada da Escala de Avaliação para Ansiedade Social (AS) em Crianças e Adolescentes de Liebowitz (LSAS-SR) é o primeiro instrumento para rastreio de AS. Composto por 24 itens quanto ao medo e evitação de diversas situações sociais vividas na última semana, pontuados em uma escala do tipo Likert de 4 pontos (0 e 3 pontos: nenhum/nunca a grave/geralmente). A versão brasileira foi validada para grupo de jovens maiores de 18 anos, com pontuação total sugestiva de ansiedade social a partir de 32 pontos.[54]

Escala multidimensional de ansiedade para crianças (MASC)

A escala tem por objetivo avaliar os sintomas ansiosos em crianças e adolescentes de 8 a 19 anos, avaliando as dimensões: afetivo; físico; cognitivo; e comportamental. O instrumento apresenta 39 itens autoaplicáveis, individualmente ou em grupo, avaliados em escala do tipo Likert de 4 pontos (0 = nunca a 3 = frequentemente é verdade sobre mim), é indicado para uma rápida avaliação visto possibilidade de ser respondida em 25 minutos.[55]

Modified checklist for autism in toddlers (M-CHAT)

A escala busca identificar precocemente sinais de TEA. Construída para aplicação em crianças de 18 a 24 meses, a escala é composta por 23 itens respondidos em "sim" e "não" quanto à ocorrência de comportamento na observação dos pais e/ou responsáveis, é autoaplicável e utilizada em diversas situações de avaliação. O instrumento é valorizado por demandar pouco tempo na sua aplicação, pelo baixo custo financeiro e por menor desconforto aos pais e crianças, pelo volume de estudos nacionais e pelos critérios de validade observados.[56]

Childhood trauma questionnaire (QUESI)

O Questionário sobre Traumas na Infância (QUESI) é uma versão brasileira do *Childhood Trauma Questionnaire*, traduzida e adaptada por Grassi-Oliveira et al.[57] O instrumento investiga situações de abuso e negligência nos âmbitos físico e emocional ocorridas na infância e pode ser respondido por adolescentes e adultos a partir dos 12 anos. O instrumento original continha 70 itens, a QUESI é mais utilizada na versão reduzida com 28 itens, avaliados em escala nominal tipo Likert de 5 pontos (nunca, poucas vezes, às vezes, muitas vezes e sempre). É uma escala comum nos estudos que abordam as temáticas de abuso e negligência durante a infância.

Pediatric quality of life inventory TM (PedsQL)

A versão brasileira do questionário genérico *Pediatric Quality of Life Inventory*TM – PedsQL 4.0[58] busca avaliar a qualidade de vida de crianças e adolescentes saudáveis e de pacientes com doenças reumáticas. A versão original do inglês é utilizada como medida de qualidade de vida para crianças e adolescentes com doenças crônicas e saudáveis. Composto de 23 itens divididos em quatro dimensões: física (8 itens); emocional (5 itens); social (5 itens); e escolar (5 itens). O instrumento original era autoavaliado para crianças e adolescentes de 5 a 18 anos, ou respondido pelos pais de crianças e adolescentes de 2 a 18 anos. A versão brasileira foi construída para aplicação em entrevista profissional aos pais e/ou responsáveis e às respectivas crianças e/ou aos adolescentes de 2 a 18 anos. O instrumento é indicado como válido e de fácil e rápida aplicação. Em 2018, Garcia et al.[59] publicaram uma nova versão do instrumento com características semelhantes, a PedsQLTM 3.0 Módulo Diabetes, para crianças e adolescentes de 2 a 18 anos portadoras da diabetes *mellitus* tipo 1 e para seus pais e/ou responsáveis. A PedsQLTM 3.0 é composta de 28 itens, avaliados em escala tipo Likert de 5 pontos (0 = nunca foi um problema até 4 = sempre é um problema). Esta versão do instrumento apresentou bons índices de confiabilidade e validade.

Perfil psicoeducacional revisado (PEP-R)

O Perfil Psicoeducacional Revisado é a versão brasileira do *Psychoeducational Profile Revised – PEP-R*, que avalia a idade de desenvolvimento em crianças com autismo ou com transtornos correlatos da comunicação. O instrumento é composto por 131 itens com material padronizado que envolve "encaixes de madeira coloridos, livro de imagens, fantoches, objetos com suas respectivas fotografias, instrumentos musicais e massinha de modelar". A PEP-R é dividida em duas escalas – desenvolvimento e comportamento – e investiga sete áreas – coordenação motora ampla, coordenação motora fina, coordenação visuo-motora, percepção, imitação, performance cognitiva e cognição verbal – para ponderar seus resultados e identificar padrões de aprendizagem irregulares e impróprios. O examinador observa a criança e assinala a avaliação dos itens em escala tipo Likert de 3 pontos (passou = a criança realizou a tarefa com sucesso; reprovado = a criança não conseguiu realizar a tarefa; e emergente = a criança conseguiu realizar a tarefa com a ajuda do profissional). No estudo de validação nacional, o instrumento se mostrou válido para avaliação de crianças com TEA.[60]

Protocolo de avaliação comportamental para crianças com suspeita de transtorno do espectro autista (PRO-TEA)

O PRO-TEA foi desenvolvido com o intuito de suprir a necessidade de instrumentos de fácil aplicação para avaliação de crianças com suspeita de TEA, sobretudo em serviços de saúde, sem necessitar de treino de profissional, e desenvolvido na realidade brasileira. A aplicação parte da observação direta da criança em interação com um adulto (pais e/ou profissional). O instrumento segue as observações de desenvolvimento infantil, com 26 itens avaliados em escala tipo Likert de 3 pontos (1 = melhor habilidade a 3 = pior habilidade), referentes a três dimensões: 1) interação social, linguagem e comunicação; 2) relação com os objetos e brincadeiras; e 3) comportamento estereotipado e autolesivo, considerando a frequência, a intensidade e a especificidade dos sintomas, em observação qualitativa. São utilizados brinquedos genéricos para observação de três categorias de brincadeira: exploratória; funcional; e simbólica. Segundo os autores, o instrumento complementa outros como questionários e entrevistas, que têm os pais/cuidadores como informantes.[61]

Questionário de morbidade psiquiátrica infantil (QMPI)

O QMPI é um questionário genérico para rastreio de transtornos mentais na infância desenvolvido para uso com pais e responsáveis de crianças e adolescentes de 5 a 14 anos, sobretudo para subsidiar informações epidemiológicas e clínicas, em ambiente ambulatorial e hospitalar. O instrumento aborda cinco domínios: transtornos do desenvolvimento; distúrbios de comportamento; distúrbios psicossomáticos; alterações neurológicas; e deficiência mental. Composto de 35 itens respondidos em dois tipos de escala Likert: tipo A em quatro pontos sobre frequência e intensidade (0 = não/nunca até 4 = muito/sempre); e tipo B em "não" e "sim". Segundo o autor, há várias limitações no instrumento; entre elas, a de não ser adequado ao rastreio de patologias menos comuns.[62]

Revised children's manifest anxiety scale (RCMAS)

A versão brasileira da Escala Revista de Ansiedade para Criança (RCMAS) é utilizada na avaliação de ansiedade crônica para crianças e adolescentes de 8 a 13 anos. Composta de 37 itens divididos em duas escalas: avaliação de ansiedade; e "escala de mentira". A segunda subescala avalia a validade das respostas sobre as assertivas de ansiedade e desejabilidade social, em termos de "sim" ou "não" (0 e 1), maiores pontuações indicam possível cronicidade dos sintomas ansiosos.[63]

Brasil (SCAS) – Spence children's anxiety scale (SCAS)

A escala avalia sintomas de ansiedade em crianças, composta por 44 itens, sendo 38 deles específicos sobre sintomas de ansiedade, divididos em seis domínios: ansiedade de separação; fobia social; problemas obsessivos-compulsivos; pânico; agorafobia; ansiedade generalizada; e medo de lesões físicas. Os itens são avaliados de acordo com a presença e frequência em escala tipo Likert de 4 pontos (nunca, às vezes, frequentemente, sempre). Disponível e indicada para avaliação clínica e pesquisa, a escala também é indicada ao rastreio de risco de transtornos de ansiedade de modo a subsidiar intervenções preventivas.[64]

Screen for child anxiety-related emotional disorders (SCARED) ou Questionário para triagem de ansiedade infantil (QTAI)

O *Screen for Child Anxiety-Related Emotional Disorders* (SCARED), na adaptação brasileira denominada "Questionário para Triagem de Ansiedade Infantil" (QTAI), apresentado em duas escalas, há uma versão para pais (QTAI-P) e outra para crianças/ou adolescentes (QTAI-C). O instrumento é indicado no rastreio das muitas manifestações do transtorno de ansiedade em crianças e adolescentes de 7 a 17 anos; cada escala composta por 48 itens, avaliados em escala do tipo Likert de 4 pontos (0 = nunca; 1 = às vezes; 2 = frequentemente; 3 = sempre). No QTAI-P, a pontuação total a partir de 37 pontos demanda atenção clínica; enquanto no QTAI-C, a partir de 34 pontos no total de respostas da criança e/ou adolescente, demanda atenção clínica.[65]

Social competence and behavior evaluation scale (SCBE)

O SCBE é uma escala que observa comportamentos infantis e competência social, avalia a adaptação social em ambientes pré-escolares. A escala adaptada no Brasil para professores foi nomeada "Perfil Socioafetivo de Crianças Pré-Escolares" (PSA-30). Composta de 30 itens divididos em três subescalas: raiva/agressão; competência social; e ansiedade/retraimento.

O estudo de validação foi realizado com crianças de 4 a 6 anos, apresentou validade e confiabilidade.[66]

Questionário de capacidades e dificuldades (SDQ)

O SDQ para rastreio de problemas em saúde mental em crianças e adolescentes de 4 a 16 anos é composto por 25 itens sobre sintomas emocionais, problemas de conduta, hiperatividade, problemas de relacionamento com pares e comportamento pró-social, avaliados em escala de três pontos (0 = falso; 1 = mais ou menos verdadeiro; 2 = verdadeiro). O instrumento pode ser respondido por pais/responsáveis, professores e crianças a partir de 11 anos e utilizado na avaliação clínica e em pesquisas.[67]

Multimodal treatment study (MTA-SNAP-IV)

O MTA-SNAP-IV (*Multimodal Treatment Study*, versão de Swanson, Nolan e Pelham, versão IV – SNAP-IV) é um instrumento para avaliação de sintomas do TDAH e transtorno desafiador de oposição (TOD) e permite estimar a gravidade dos sintomas. O questionário contempla a descrição de 18 sintomas do TDAH, e sua versão curta compreende 26 itens versando sobre três fatores – comportamentos de desatenção/hiperatividade, impulsividade e desafio –, avaliados em escala Likert de 4 pontos (0 = nem um pouco até 3 = demais), considerando intensidade e frequência, e três escalas de avaliação para as duas dimensões avaliadas (TDAH e TOD). Na adaptação brasileira realizada por Mattos et al.,[68] o instrumento foi respondido por professores. No estudo de propriedades psicométricas desenvolvido por Costa et al.,[69] o instrumento foi respondido pelos pais de crianças de 4 a 16 anos com diagnóstico clínico de TOD e TDAH. O instrumento respondido pelos pais apresentou boas propriedades psicométricas, consistentes com dados de outros países. O SNAP-IV é considerado confiável e válido em amostra clínica. Os autores indicam que respostas de pais e professores podem aferir maior consistência à avaliação com o instrumento.

Vanderbilt assessment scales

A *Vanderbilt Assessment Scales* do Instituto Nacional para Qualidade de Saúde Infantil (NICHQ) tem por objetivo contribuir no estabelecimento de padrões nacionais para medir o progresso na saúde das crianças. A escala é indicada como um bom instrumento de diagnóstico de TDAH em crianças. É composta por quatro questionários, sendo um questionário inicial para pais e outro para o professor da criança, com 55 e 43 itens respectivamente; e outros dois questionários de acompanhamento para pais e professor com 26 itens cada um. O comportamento é avaliado pela frequência utilizando uma escala Likert de 4 pontos (0 = nunca até 4 = muito frequentemente). A escala ainda não foi submetida aos estudos de evidências de validade e fidedignidade.[70]

Yough quality of life instrument research version (YQOL-R)

O YQOL-R é um instrumento genérico, desenvolvido a partir da fala de adolescentes sobre o que percebem como qualidade de vida. Considerado de rápido entendimento e aplicação, deve ser autopreenchido por indivíduos de 11 a 18 anos de idade. O instrumento contém quatro domínios – pessoal, relacional, ambiental e qualidade de vida geral –, avaliados em escala tipo Likert de 11 pontos (0 = "de maneira nenhuma" até 10 = "em grande parte ou completamente"). Segundo os autores, o YQOL-R é válido e confiável e adequado para discriminar situações de *bullying* e ansiedade.[71]

Vineland adaptive behavior scales

A Escala de Comportamento Adaptativo de Vineland objetiva a avaliação de comportamentos adaptativos e funcionalidade dos indivíduos em quatro domínios – socialização, comunicação, atividades diárias e habilidades motoras – e 11 subescalas. Algumas subescalas podem ser aplicadas a partir de idades específicas conforme o período de desenvolvimento, com pontuações individual e total. A pontuação total é avaliada como níveis de adaptação e funcionalidade: "alto"; "moderadamente alto"; "adequado"; "moderadamente baixo"; e "baixo". O instrumento pode ser aplicado dos 0 aos 90 anos de um indivíduo e utilizado na avaliação de crianças e adolescentes com diferentes transtornos do desenvolvimento e deficiências, sobretudo no TEA. A escala está na terceira versão, os autores enfatizam a importância de cuidar da versão utilizada, visto que a escala pode ser utilizada ao longo da vida de um indivíduo para monitorar seu desenvolvimento, sobretudo a segunda e terceira versão da escala, ainda que correlacionadas apresentem medidas diferentes, portanto é necessário cautela ao comparar os resultados de ambas.[72]

Considerações finais

Os instrumentos de avaliação disponíveis para uso no Brasil ainda não atendem a todas as necessidades. Poucos apresentam normas populacionais e regionais, o que, por um lado, permite lacunas e torna-os menos confiáveis; por outro lado, favorece a dúvida, discussão e a ampliação da avaliação diagnóstica, de modo que esta não chegue a se dar apenas por um instrumental.

O especialista que realiza avaliação em saúde mental na infância e adolescência tende a encontrar cada vez mais instrumentos desenvolvidos para compor esse processo. Cabendo ao técnico fazer a seleção do material que melhor atenda às necessidades e especificidades do paciente e/ou objetivos de pesquisa.

O refinamento dos instrumentos pode contribuir com a consistência dos dados populacionais em saúde mental da infância e adolescência. Estes são a base para propostas e protocolos em saúde no âmbito nacional e subsidiam a avaliação psicopatológica clínica individual para um fenômeno com impacto funcional e adaptativo de longo prazo na vida de uma importante percentagem de crianças e adolescentes.

Referências bibliográficas

1. World Health Organization. Comprehensive mental health action plan. 2021; 2013-2030.
2. Fatori D; Brentani A; Grisi SJFE et al. Prevalência de problemas de saúde mental na infância na atenção primária. Ciência & Saúde Coletiva. 2018; 23: 3013-3020.
3. Lima RC. Classificação e psicopatologia da infância e adolescência: a contribuição francesa chega ao Brasil. 2019: 173-177. Disponível em: http://pepsic.bvsalud.org/scielo.php?script=sci_arttext&pid=S1415-71282019000100017 (10 set. 2021).

4. Manfro AG. Classificação diagnóstica em psiquiatria da infância e adolescência: limitações vigentes e modelos alternativos guiados pelos dados [dissertação]. Programa de Pós-Graduação em Psiquiatria e Ciências do Comportamento. Faculdade de Medicina da Universidade Federal do Rio Grande do Sul. 2020.
5. Pondé MP. A crise do diagnóstico em psiquiatria e os manuais diagnósticos. Revista Latinoamericana de Psicopatologia Fundamental. 2018; 21: 145-166. Disponível em: https://www.scielo.br/j/rlpf/a/SV74csXV9QSjS9VmCHSpKyc/?lang=pt&format=pdf (10 set. 2021).
6. Assumpção Jr. FB. Psicopatologia evolutiva. Porto Alegre: Artmed Editora. 2009.
7. Gorenstein C; Wang Yuan-Pang, Hungerbühler I. Instrumentos de Avaliação em Saúde Mental. Porto Alegre: Artmed Editora. 2016.
8. Eaves LC; Wingert H; Ho HH. Screening for autism: Agreement with diagnosis. Autism. 2006; 10(3), 229-242.
9. Fernandes CS; Tomazelli J; Girianelli VR. Diagnóstico de autismo no século XXI: evolução dos domínios nas categorizações nosológicas. Psicologia USP. 2020; 31.
10. Le Couteur A; Rutter M; Lord C et al. Autism Diagnostic Interview: A standardized investigator-based instrument. Journal of Autism and Developmental Disorders. 1989; 19(3): 363-387.
11. Duarte CS; Bordin IA. Instrumentos de avaliação. Brazilian Journal of Psychiatry. 2000; 22: 55-58.
12. Marteleto MRF; Pedromônico MRM. Validity of autism behavior checklist (ABC): preliminary study. Brazilian Journal of Psychiatry. 2005; 27: 295-301.
13. Eloi DS; Mareco DS; Queiroz AG et al. Adaptação transcultural do instrumento Autism Classification System of Functioning: Social Communication (ACSF: SC) para uso no Brasil. Cadernos Brasileiros de Terapia Ocupacional. 2019; 27: 293-301.
14. Becker MM; Wagner MB; Bosa CA et al. Translation and validation of Autism Diagnostic Interview-Revised (ADI-R) for autism diagnosis in Brazil. Arquivos de Neuro-Psiquiatria. 2012; 70(3): 185-190.
15. Adamou M; Jones SL; Wetherhill S. Predicting diagnostic outcome in adult autism spectrum disorder using the autism diagnostic observation schedule. BMC psychiatry. 2021; 21(1): 1-8.
16. Pacífico MC; de Paula CS; Namur VS et al. Preliminary evidence of the validity process of the Autism Diagnostic Observation Schedule (ADOS): translation, cross-cultural adaptation and semantic equivalence of the Brazilian Portuguese version. Trends in psychiatry and psychotherapy. 2019; 41: 218-226.
17. Galdino MP; Pegoraro LFL; Saad LO et al. Evidence of validity of the Autism Mental Status Examination (AMSE) in a Brazilian sample. Journal of autism and developmental disorders. 2020; 50(7): 2320-2325.
18. Bordin IA; Rocha MM; Paula CS et al. Child Behavior Checklist (CBCL), Youth Self-Report (YSR) and Teacher's Report Form (TRF): an overview of the development of the original and Brazilian versions. Cadernos de saúde pública. 2013; 29: 13-28.
19. Gomez R; Vance A; Gomez RM. Analysis of the convergent and discriminant validity of the CBCL, TRF, and YSR in a clinic referred sample. Journal of abnormal child psychology. 2014; 42(8): 1413-1425.
20. Sato FP; Paula CS; Lowenthal R et al. Instrument to screen cases of pervasive developmental disorder: a preliminary indication of validity. Brazilian Journal of Psychiatry. 2009; 31: 30-33
21. Kuczynski E; Gabriel MR; Rocca CC. Escala de avaliação de traços autísticos (ATA): validade e confiabilidade de uma escala para a detecção de condutas artísticas. Arquivos de Neuro-Psiquiatria. 1999; 57: 23-29.
22. Santos ALM; Moraes F; Rondini CA. Escalas de traços autistas: instrumentos adequados, receptividade familiar e intervenção precoce. São Paulo, s/a. Disponível em: http://www.ts.ucr.ac.cr/binarios/congresos/nac/cl/cic/cic-03-sb-14.pdf (28 set. 2021).
23. Kuczynski E; Sprovieri MH; Aranha EM. Escala de avaliação de qualidade de vida: (AUQEI-Autoquestionnaire Qualité de Vie Enfant Imagé) validade e confiabilidade de uma escala para qualidade de vida em crianças de 4 a 12 anos. Arquivos de Neuro-Psiquiatria. 2000; 58: 119-127.
24. Assumpção Jr. FB; Kuczynski E; Rego MGDS; Rocca CCDA. Escala de avaliação da reação de retração no bebê: um estudo de validade. Arquivos de Neuro-Psiquiatria. 2002; 60: 56-60
25. Ximenes RCC; Colares V; Bertulino T; Couto GBL; Sougey EB. Versión brasileña de lo BITE para su uso en adolescentes. Arquivos Brasileiros de Psicologia. 2011; 63(1): 52-63.
26. Alvarenga MS; Koritar P; Pinzon VD; Figueiredo M; Fleitlich-Bilyk B; Philippi ST; Scagliusi FB. Validation of the disordered eating attitude scale for adolescents. Jornal Brasileiro de Psiquiatria. 2016; 65: 36-43.
27. Siqueira TF; Colares V; Ximenes R. Questionário sobre padrões de peso e alimentação para adolescentes (QEWP-A): avaliação transcultural e adaptação para o português. Adolescência e Saúde. 2015; 12(2): 29-41. Disponível em: https://silo.tips/download/questionario-sobre-padroes-de-peso-e-alimentaao-para-adolescentes-qewp-a--avaliaa (28 set. 2021).
28. Pereira A; Riesgo RS; Wagner MB. Autismo infantil: tradução e validação da Childhood Autism Rating Scale para uso no Brasil. Jornal de Pediatria. 2008; 84: 487-494.
29. Moon SJ; Hwang JS; Shin AL et al. Accuracy of the Childhood Autism Rating Scale: A systematic review and meta-analysis. Developmental Medicine & Child Neurology. 2019; 61(9): 1030-1038.
30. Moulton E; Bradbury K; Barton M et al. Factor analysis of the childhood autism rating scale in a sample of two year olds with an autism spectrum disorder. Journal of autism and developmental disorders. 2019; 49(7): 2733-2746.
31. Isolan L; Salum G; Flores SM et al. Reliability and convergent validity of the Childhood Anxiety Sensitivity Index in children and adolescents. Jornal Brasileiro de Psiquiatria. 2012; 61: 193-198.
32. Francis SE; Manley S; Doyle S. A Psychometric Evaluation of the Revised Childhood Anxiety Sensitivity Index (CASI-R) in a Child and Adolescent Sample. Journal of Psychopathology and Behavioral Assessment. 2019; 41(4): 677-691.
33. Gomes LP; Baron É; Albornoz ACG et al. Inventário de depressão infantil (CDI): uma revisão de artigos científicos brasileiros. Contextos Clínicos. 2013; 6(2): 95-105.
34. Barbosa GA; Dias MD; Gaião ADA et al. Escala para avaliação de depressão em crianças – revisada (CDRS-R): uma análise exploratória. Rev Neuropsiquiatr Infanc Adolesc.1997; 5(1): 15-8.
35. Hauck Filho N; Teixeira MAP. A estrutura fatorial da Escala CES-D em estudantes universitários brasileiros. Avaliação psicológica. 2011; 10(1): 91-97.
36. Morales NM; Funayama CA; Rangel VO et al. Psychometric properties of the Child Health Assessment Questionnaire (CHAQ) applied to children and adolescents with cerebral palsy. Health and quality of life outcomes. 2008; 6(1): 1-10.
37. Morales N; Silva CH; Frontarolli AC et al. Psychometric properties of the initial Brazilian version of the CHQ-PF50 applied to the caregivers of children and adolescents with cerebral palsy. Quality of Life Research. 2007; 16(3): 437-444.
38. Barbosa GA; Dias MR; Gaião AA. Validación factorial de los indices de hiperactividad del cuestionário de Conners en escolares de João Pessoa. Infanto. 1997; 5(3): 118-25.
39. Rossetti MDO; Assumpção Jr. FB. Inventário de comportamentos sexuais da criança: Normatização brasileira e novas evidências de validade. Novas Edições Acadêmicas. 2018.
40. Goodman R, Ford T, Richards H, Gatward R, Meltzer H. The Development and Well-Being Assessment: description and initial validation of an integrated assessment of child and adolescent psychopathology. The Journal of Child Psychology and Psychiatry and Allied Disciplines. 2000; 41(5): 645-655.
41. Andrade NC; Abreu N; Menezes I et al. Adaptação transcultural do Teste de Conhecimento Emocional: avaliação neuropsicológica das emoções. Psico-USF. 2014; 19: 297-306.
42. Dias MR; Barbosa GA; Gaião ADA et al. Parâmetros psicométricos da ESDM. Infanto Revista de Neuropsiquiatria da Infância e Adolescência. 1997; 5(1): 19-25.

43. Assumpção Jr. FB; Resch CR. Escala de avaliação da ansiedade – traço infantil: um estudo de sensibilidade e especificidade. Arq Bras. Psiquiatr, Neuro Med Leg. 2006;100(1):19-25.
44. Sá LAD. Depressão infantil: elaboração de um instrumento para avaliação e tomada de decisão em saúde [dissertação]. Centro de Ciências Exatas e da Natureza (CCEN) - Programa de Pós-Graduação em Modelos de Decisão e Saúde. Universidade Federal da Paraíba. 2017.
45. Minervino CAM. Identificação de sinais disléxicos em pré-escolares: percepção do professor. Temas desenvolv. 2002; 33-42.
46. Lucarelli MDM; Lipp MEN. Validação do inventário de sintomas de stress infantil-ISS-I. Psicologia: Reflexão e Crítica.1999; 12: 71-88.
47. Alves MAR. Propriedades psicométricas da versão brasileira do instrumento kidscreen-27 para avaliação da qualidade de vida de crianças [dissertação]. Programa de Pós-Graduação em Ciências da Saúde. Universidade Estadual de Ponta Grossa. 2018; 83.
48. Brasil. HHA. Desenvolvimento da versão brasileira da K-SADS-PL (Schudule for Affective Disorders and Schizophrenia for Scholl Aged Children Present and Lifetime Version) e estudo de suas propriedades psicométricas [dissertação]. Universidade Federal de São Paulo. 2003.
49. Caye A; Kieling RR; Rocha TB et al. Schedule for Affective Disorders and schizophrenia for school-age children-present and lifetime version (K-SADS-PL), DSM-5 update: translation into Brazilian Portuguese. Brazilian Journal of Psychiatry. 2017; 39: 384-386.
50. Maia KS. Escala de rastreio para transtorno do espectro autista: um estudo de validade para adolescentes e adultos [dissertação]. Instituto de Psicologia da Universidade de São Paulo. 2019.
51. Giacomoni CH; Hutz CS. Escala de afeto positivo e negativo para crianças: Estudos de construção e validação. Psicologia escolar e educacional. 2006;10: 235-245.
52. Segabinazi JD; Zortea M; Zanon C et al. Escala de afetos positivos e negativos para adolescentes: adaptação, normatização e evidências de validade. Avaliação Psicológica. 2012; 11(1): 1-12.
53. Pondé MP; Wanderley DDB; Menezes LDD et al. A validation study of the LABIRINTO scale for the evaluation of autism spectrum disorder in children aged 2 to 4 years. Trends in Psychiatry and Psychotherapy. 2021. Disponível em: https://www.scielo.br/j/trends/a/Jvn9qBNdmXtXX4G8gBqQVDk/?lang=en (10 set. 2021).
54. Forni dos Santos L; Loureiro SR; Crippa JADS et al. Psychometric validation study of the liebowitz social anxiety scale-Self-reported version for Brazilian Portuguese. PloS one. 2013; 8(7): e70235.
55. Nunes MM. Validade e confiabilidade da escala multidimensional de ansiedade para crianças MASC [dissertação] Faculdade de Medicina da Universidade de São Paulo. 2004.
56. Losapio MF; Pondé MP. Tradução para o português da escala M-CHAT para rastreamento precoce de autismo. Revista de Psiquiatria do Rio Grande do Sul. 2008; 30: 221-229.
57. Grassi-Oliveira R; Stein LM; Pezzi JC. Tradução e validação de conteúdo da versão em português do Childhood Trauma Questionnaire. Revista de Saúde Pública. 2006; 40: 249-255.
58. Klatchoian DA; Len CA; Terreri MTR et al. Qualidade de vida de crianças e adolescentes de São Paulo: confiabilidade e validade da versão brasileira do questionário genérico Pediatric Quality of Life Inventory TM versão 4.0. Jornal de Pediatria. 2008; 84: 308-315.
59. Garcia LFDS; Manna TD; Passone CDGB et al. Tradução e validação do Pediatric Quality of Life InventoryTM 3.0 Diabetes Module (PedsQLTM 3.0 Diabetes Module) para a língua portuguesa do Brasil. Jornal de Pediatria. 2018; 94: 680-688.
60. León V; Bosa C; Hugo C et al. Propriedades psicométricas do perfil psicoeducacional revisado: PEP-R. Avaliação Psicológica: Interamerican Journal of Psychological Assessment. 2004; 3(1): 39-52.
61. Marques DF; Bosa CA. Protocolo de avaliação de crianças com autismo: evidências de validade de critério. Psicologia: Teoria e Pesquisa. 2015; 31: 43-51.
62. Almeida Filho ND. Epidemiologia das desordens mentais da infância no Brasil. In: Epidemiologia das desordens mentais da infância no Brasil. 1985; 112-112.
63. Gorayeb MAM; Gorayeb R. "O que penso e sinto" – Adaptação da Revised Children's Manifest Anxiety Scale (RCMAS) para o português. Temas em Psicologia. 2008; 16(1): 27-37.
64. De Sousa DA; Petersen CS; Behs R et al. Versão em português brasileira da Escala Spence de Ansiedade Infantil (SCAS-Brasil). Trends in Psychiatry and Psychotherapy. 2012; 34(3): 147-153.
65. Barbosa GA; Barbosa AG; Gouveia VV. Transtorno de Ansiedade na infância e adolescência: um estudo de prevalência e validação de um instrumento (SCARED) de triagem. Infanto Revista Neuropsiquiatria da Infância e Adolescência. 2002; 1(10): 34-47. Disponível em: https://www.researchgate.net/profile/Valdiney_Gouveia/publication/279193421_Transtorno_de_ansiedade_na_infancia_e_adolescencia_um_estudo_de_prevalencia_e_validacao_de_um_instrumento_SCARED_de_triagem/links/558db00a08ae15962d8947ed/Transtorno-de-ansiedade-na-infancia-e-adolescencia-um-estudo-de-prevalencia-e-validacao-de-um-instrumento-SCARED-de-triagem.pdf (29 set. 2021).
66. Bigras M; Dessen AM. Social competence and behavior evaluation in Brazilian preschoolers. Early education and development. 2002; 13(2): 139-152.
67. Fleitlich B; Cortázar PG; Goodman R. Questionário de capacidades e dificuldades (SDQ). Infanto Rev. Neuropsiquiatr. Infant. Adolesc. 2000; 44-50.
68. Mattos P; Serra-Pinheiro MA; Rohde LA et al. Apresentação de uma versão em português para uso no Brasil do instrumento MTA-SNAP-IV de avaliação de sintomas de transtorno do déficit de atenção/hiperatividade e sintomas de transtorno desafiador e de oposição. Revista de psiquiatria do Rio Grande do Sul. 2006; 28: 290-297.
69. Costa DS; Paula JJD; Malloy-Diniz et al. Avaliação do instrumento SNAP-IV pelos pais no transtorno de déficit de atenção/hiperatividade: acurácia em uma amostra clínica de TDAH, validade e confiabilidade em uma amostra brasileira. Jornal de Pediatria. 2019; 95: 736-743.
70. Silva FG; Gonzaga AV; Silva M et al. Adaptação transcultural da escala Vanderbilt para português – uma proposta de entrevista de rastreio de TDAH. Brazilian Journal of Development. 2021; 7(5): 45079-45085.
71. Salum GA; Patrick DL; Isolan LR et al. Youth Quality of Life Instrument-Research version (YQOL-R): psychometric properties in a community sample. Jornal de pediatria. 2012; 88(5): 443-448.
72. Farmer C; Adedipe D; Bal V et al. Concordance of the Vineland Adaptive Behavior Scales, Second and Third Editions. Journal of intellectual disability research: JIDR. 2020; 64(1): 18. Disponível em: https://www.ncbi.nlm.nih.gov/pmc/articles/PMC6941197/pdf/nihms-1060752.pdf (10 out.2021).

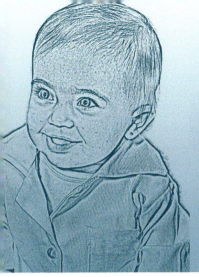

Capítulo 20

Testes Psicológicos e Sua Interpretação Neuropsicológica

Carolina Rabello Padovani

A profusão de exames complementares solicitados pelos clínicos expande-se não sem boas doses de controversa. Nesse cenário, a avaliação neuropsicológica vem ganhando *status* quase protocolar: a maioria das pessoas conhece a Neuropsicologia quando é apresentada a uma avaliação neuropsicológica.

A cada momento sendo mais demandada, é sobremaneira necessário que se pesem considerações acerca de seus alcances tanto como de seus limites. A ânsia pela métrica pode nos atrapalhar o julgamento, mesmo que o tempo todo estejamos nos perguntando: essa conduta é normal ou não?

Por correlacionar cérebro e comportamento, supõe-se que a envergadura das Neurociências sirva melhor aos modelos atuais de homem e de mundo, mas é uma roupagem nova para os problemas de sempre: discriminar saúde e doença, ou seja, saber o que tratar e o que não tratar.

Neste capítulo, ao falar dos testes psicológicos e de sua interpretação neuropsicológica, pretendo mitigar a ideia simplista de nossa época em que rebentam diagnósticos por *checklists* de que um resultado alterado em determinada tarefa (teste) é capaz de fornecer, por si só, o diagnóstico. Espero que seja útil.

Testes psicológicos

A melhor maneira de definir um conceito é dizer o que ele *é* e o que ele *não é*. Os "testes psicológicos" são "ferramentas" usadas pelo profissional psicólogo[1] para avaliar indivíduos a respeito do seu funcionamento cognitivo e/ou afetivo mediante procedimento sistemático e padronizado, características que definirei mais adiante.

Em primeiro lugar, destaco o termo "ferramenta". Os testes psicológicos são como termômetros,[2] em certo momento aferem uma determinada amostra de comportamento que denominamos "constructo psicológico". O resultado de um teste psicológico não é um dado que leva a uma verdade permanente ou imutável, pois está tão sujeito à variabilidade quanto à nossa temperatura corporal. Por isso, toda análise de um teste deve ser cuidadosa e circunscrita às contingências da ocasião em que foi administrado.

Os testes psicológicos são ditos "padronizados" em virtude da uniformidade de procedimentos e do uso de padrões para a avaliação dos resultados. A uniformidade de procedimentos refere-se a condições de administração, avaliação e interpretação que devem ser observadas em seus respectivos manuais. Quando falamos em padrões para a avaliação dos resultados, estamos nos reportando à "amostra normativa", isto é, à parcela de uma dada população que foi selecionada e avaliada durante a normatização do instrumento com objetivo de "inferir" – esta palavra é importante – como a população de referência performa.

A inferência, como o próprio nome deveria deixar claro, é uma "estimativa" e, assim, corre-se invariavelmente o risco de "erro" porque uma amostra de uma população pode ser ou não ser representativa desta população. Por isso, contamos com recursos estatísticos a fim de minimizar (e não de esquecer) nossa chance de erro. O "intervalo de confiança" presente nas Escalas Wechsler de Inteligência, por exemplo, fornece uma estimativa intervalar para a média da amostra normativa, como um raio de valores em torno da média amostral do grupo de padronização dentro do qual se pode constatar, com determinada confiança, se ele contém a média da população.[1]

Além das fontes de erros comuns, como o contexto de aplicação e a própria atitude do testado, o potencial de erro de uma medida também se encontra vinculado às propriedades de cada instrumento e que são muito variáveis. Essas propriedades são descritas em termos de sua fidedignidade e de sua validade.

A "fidedignidade" é a consistência e a precisão da ferramenta, ou seja, o quanto ela é confiável. Essa qualidade pertence aos *scores*, e não ao teste em si.[2] A "validade" é resguardada pelo grau de evidências acumuladas de que o instrumento mede o que pretendem medir, ou seja, o quão precisas podem ser as inferências feitas a partir de seus resultados, conferindo ao teste relevância e representatividade.[2]

A mensuração promovida pelos testes psicológicos envolve regras para a atribuição de números a comportamentos. Os "escores" são os resultados do teste. A pontuação bruta obtida pela somatória das respostas corretas é "inócua" para a posterior interpretação, por isso a pontuação deve ser convertida em

---

1 Instrumentos de caráter privativo, os testes psicológicos são ferramentas de trabalho restritas a psicólogas(os) como definido no art. 13 na Lei n. 4.119/1962.

2 Igualmente são produtos que são comercializados.

"resultados padronizados", pois a pontuação bruta não reflete a posição do sujeito na amostra de padronização. Após a conversão do resultado bruto (total) em resultado padronizado é que se torna possível a classificação da performance do indivíduo como, de forma geral, acima ou abaixo da média.

Os testes psicológicos tendem a ser categorizados conforme o tipo de resposta que fornecem. Algumas respostas são avaliadas como certas ou erradas e, em alguns casos, podemos contar com graduações de valor (como pontuações 0, 1 ou 2), conforme a qualidade da resposta – essas pontuações são somadas e fornecem o resultado bruto mencionado anteriormente. Testes com esse tipo de resposta são denominados "testes psicométricos" e falarei mais deles.

Os testes que não fornecem resultados em termos de pontuações são conhecidos como **testes projetivos**. Alguns autores condenam o termo "testes" e preferem o termo "técnicas", pois de fato são ferramentas menos objetivas do que seus parentes psicométricos. As técnicas projetivas costumam ser bem mais complexas e mais dependentes de quem aplica e corrige quando comparadas às tarefas mais estruturadas para exame de funções corticais superiores, como memória, atenção e inteligência.

Testes psicométricos

Todos os comportamentos que são objetivamente aferidos e convertidos em termos numéricos, isto é, todas as medições de constructos psicológicos referem-se à área conhecida como "Psicometria". Por essa razão é muito comum falarmos em "testes psicométricos", inclusive como jeito de distingui-los de instrumentos que avaliam comportamentos de forma mais descritiva, e não numérica, como é o caso das técnicas projetivas.

Costumamos dizer que os testes psicométricos nos permitem ter um parâmetro mais objetivo possível de como "em média" as pessoas se comportam em relação a uma determinada tarefa. Em Psicopatologia, importante lembrar, o conceito de normal é um "estatístico", e não valorativo.

Portanto, entre as denominadas "medidas de tendência central", a "média" é uma das informações mais relevantes dentro de toda a medição que se faz em Psicologia. A média é calculada por meio da soma de todos os valores da amostra e, em então, dividindo-se pelo número total de valores.

Sua simplicidade teórica e prática pode ser traiçoeira. Por exemplo, posso ter cinco pratos de ração e cinco cachorros. Em média, podemos dizer que há um prato de ração para cada cachorro. Acontece que um desses cachorros é mais veloz e voraz, comendo quatro pratos de ração sozinho. Isso não altera a média em termos estatísticos, mas certamente o cenário não é igualitário ao grupo canino como a razão 1:1 faz parecer. Assim, a média é uma medida relevante, porém não suficiente.

Outro conceito valioso é o "desvio-padrão". Refere-se à variação da distribuição de amostragem contabilizada como possibilidade de erro, o que nos permitir obter uma faixa de variabilidade em torno da média, para baixo e para cima, que leva em consideração certa dose de imprevisibilidade inerente aos procedimentos de medição. O conceito é muito usado em pesquisas eleitorais, quando falamos que há uma determinada porcentagem de intenções de voto a um candidato, "+ ou – 2" (esse "+ ou – 2" é exatamente o desvio-padrão).

A partir da média como "divisor de águas", os dados de como uma amostragem se distribui são representados graficamente. A "curva normal" é um modelo de distribuição ideal, portanto, teórica, ou seja, não existe apesar de, muitas vezes, a distribuição real se aproximar de uma distribuição normal, como a variação de altura das pessoas. A curva normal, em formato de sino, é bilateralmente simétrica e é útil para estimar parâmetros populacionais e para testar hipóteses a respeito de diferenças. É frequentemente observada em testes de inteligência.

Por falar em testes de inteligência, um adendo é oportuno. O termo "quociente intelectual" (QI) não é mais usado como um "QI-razão" (idade mental/idade cronológica × 100). Já há algum tempo, o termo é usado para um escore conhecido como "QI de desvio", obtido somando-se os escores que o testando obtém em vários testes na escala e localizando esta soma na tabela normativa apropriada.[2]

Outra expressão estatística muito encontrada em avaliações psicológicas é o "percentil". Os escores de percentil são números ordinais dispostos em uma escala de 100, como um *ranking*. Suas posições indicam o percentual de indivíduos de um grupo enquadrados por certo nível de desempenho ou abaixo dele. Por exemplo, o escore de percentil 60 indica um nível de desempenho igual ou superior ao de 60% dos sujeitos do grupo em questão. É válido destacar que "cada instrumento tem sua própria relação entre percentil e classificação", e por isso é possível encontrar variação.

Técnicas projetivas

Um ponto comum das técnicas projetivas está em seu material ser concreto e ambíguo e funcionar como mediador do campo relacional entre o sujeito e o psicólogo. Apesar de a maioria dessas técnicas valer-se de um modelo psicanalítico em seu domínio prático, elas não têm um modelo teórico específico.[3] Alguns instrumentos, inclusive, podem ser analisados sob uma perspectiva fenomenológica ou mesmo descritiva.

As técnicas projetivas partem do princípio de que sejam capazes de expressar, por meio das operações mentais utilizadas nas provas, as modalidades do funcionamento psíquico, bem como as articulações singulares de cada sujeito em sua especificidade, demarcando, assim, as condutas psíquicas por elas mobilizadas.[3]

Cada técnica projetiva, seja verbal ou gráfica, é capaz de fornecer contribuições. Todavia, não devem ser esquecidas as limitações de cada instrumento. Apesar da excessiva controvérsia acerca da validade das técnicas projetivas, fundamentalmente porque costumam se valer de interpretações qualitativas tanto ou mais do que escores numéricos, as técnicas projetivas são uma parte significativa do repertório de muitos clínicos.[3]

Uma das razões, a meu ver, para o uso das técnicas projetivas em uma avaliação psicológica é sua contribuição para o "diagnóstico diferencial". Descrições acerca de prejuízos cognitivos encontram-se invariavelmente presentes nos quadros psicopatológicos – o que pesa muito em favor do uso de testes psicométricos.

Todavia, a própria natureza do que convencionamos abarcar sob a insígnia de "Psicopatologia" pressupõe que alterações no funcionamento normal (padrão) são parte essencial para a configuração de um quadro (diagnóstico) a partir de suas "peças" (sintomas e sinais). Essas alterações de impacto sobremaneira adaptativo, que dificultam ao indivíduo estar no mundo de maneira evolutivamente eficaz, podem ser entendidas como a interface, o resultado da interação entre prejuízos cognitivos e "a experiência desses prejuízos", sejam eles observados externamente no ambiente social, sejam eles internalizados na própria percepção que o indivíduo faz de si mesmo e do mundo. Assim, pode-se entender o sentido de administrar técnicas que forneceram informações sobre o funcionamento emocional do sujeito.

Ainda com relação ao diagnóstico diferencial, a discriminação de quadros de alteração de "personalidade" é uma tarefa desafiadora para os profissionais de saúde mental. Além disso, desembocamos em discussões acerca da coexistência, em um mesmo indivíduo, de duas ou mais condições clínicas distintas. Nesse sentido, informações sobre o que é "estrutural" no sujeito e aquilo que é "dinâmico" (situacional, transitório) podem ser essenciais e são o tipo de informações que as técnicas projetivas nos oferecem.

Finalmente, e não menos importante, é preciso deixar claro que uma queda no rendimento em determinado teste psicométrico pode ser derivado de um problema de base emocional, como estresse, ansiedade, preocupação com o desempenho, e não necessariamente de base "puramente" neurológica. Na verdade, é muito limitante tomar o homem como mera ligação neuronal – e uma visão muito perigosa na psicopatologia.

Testes computadorizados

Os testes computadorizados referem-se a qualquer instrumento que utilize um computador, *tablet*, dispositivo de mão ou outra interface digital em vez de um examinador humano na administração, pontuação ou interpretação de funções cerebrais.[4]

Os testes computadorizados têm se tornado populares e um número cada vez maior de instrumentos tem sido especialmente desenvolvido para administração computadorizada[5] especialmente nas três últimas décadas,[6] mas ainda há divergências se uma testagem computadorizada equivalha a uma testagem tradicional.[7]

No geral, uma das vantagens no uso de testes computadorizados é a redução da possibilidade de erros na administração. Ademais, encontram-se a relativa uniformidade na apresentação dos materiais de teste e a precisão com que o tempo das respostas pode ser controlado e estas serem registradas e avaliadas.[2]

Outro ponto é que um treinamento extensivo não é necessariamente requerido. Bauer et al.[4] (2012) listaram uma série de outras vantagens potenciais na testagem computadorizada, como a capacidade de testar um maior número de indivíduos mais rapidamente, diminuição do tempo de avaliação com protocolos adaptados, redução dos custos relacionados à administração e correção dos testes e facilidade de administração em diferentes línguas.

Há, todavia, desvantagens. Os testes com administração computadorizada não absolutamente promovem resultados idênticos ou similares ao mesmo teste administrado por um examinador humano e "alguns testes não são passíveis de automatização".[5] Outro risco é que testes computadorizados podem afetar a capacidade do clínico no julgamento dos resultados por valorizar mais a "quantidade" do que a qualidade dos resultados.

Outros instrumentos

Podemos contar com uma série de outros instrumentos em uma avaliação psicológica/neuropsicológica. É o caso, por exemplo, das escalas de rastreio, escalas de desenvolvimento, questionários de sinais e sintomas.

Como não é o escopo deste capítulo (cujo assunto são os "testes psicológicos"), apenas cito para destacar que a avaliação pode, e normalmente "deve", abarcar uma mescla de instrumentos uma vez que nela se entrelaçam diferentes técnicas que, associadas ao histórico do sujeito, pretendem fornecer informações sobre comportamentos (como a inteligência) e sobre aspectos do domínio afetivo-emocional (a personalidade, dizendo de maneira ampla).

Neuropsicologia

A "Neuropsicologia" tem sido definida como ramo das neurociências que estuda as relações entre cérebro-comportamento e cuja prática engloba o uso de testes psicométricos para quantificar e, consequentemente, caracterizar a performance de diferentes funções cognitivas vinculadas ao funcionamento adaptativo de nossa espécie.

As descobertas com o estudo do cérebro e com o estudo do comportamento humano forneceram os elementos necessários para a estruturação da "avaliação neuropsicológica" da maneira como ela se popularizou enquanto prática clínica da Neuropsicologia. De fato, na clínica, sua crescente extensão graças ao seu potencial como recurso no auxílio do diagnóstico psicopatológico e na estruturação de intervenções terapêuticas, aproveitando-se de elementos presentes nas tradicionais avaliações psicológicas, só que aliados aos mais recentes conhecimentos das neurociências.

Em outras palavras, a Neuropsicologia clínica é um ponto de encontro entre as ciências do cérebro e o estudo do comportamento humano, embora possamos esbarrar em muitas avaliações que supervalorizam a "cognição", e muitas vezes até se limitam, ao exame das ditas funções cognitivas.

Por isso, apesar de a avaliação neuropsicológica ter se expandido nos últimos anos, inclusive no panorama nacional,[8] ainda hoje são poucos os neuropsicólogos[3] que avaliam tanto as funções cognitivas como as afetivas/emocionais. O grande problema é que assim é posto de lado o fundamento das informações cerebrais que, como escreve Damásio, é a emoção. Toda percepção gera sentimentos e estes funcionam como

---

[3] No Brasil, um neuropsicólogo é, antes de qualquer coisa, um psicólogo, dado que a neuropsicologia é reconhecida como uma especialidade da psicologia desde 2004 e a aplicação de testes psicológicos é (por enquanto) função privativa do profissional psicólogo, conforme Resolução do CFP n. 09/2018 que revogou a Resolução n. 025/2001.

marcadores, pois a representação do mundo externo ao corpo só pode entrar no cérebro por intermédio do corpo, o que nos faz destacar que, para entender o comportamento humano, a emoção tem de ser inserida no estudo, sua importância deve ser reconhecida.[9]

Interpretação neuropsicológica

É importante enfatizar que "a investigação antecede a interpretação". Para uma boa interpretação, portanto, é preciso fazer uma boa investigação. Como é feita a investigação em Neuropsicologia Clínica?

A avaliação neuropsicológica é um procedimento sistemático com objetivos claros e definidos. De maneira geral, configura-se mediante a realização de entrevistas, exame psíquico, aplicação de questionários e/ou escalas, escolha de instrumentos, computação dos escores e interpretação dos resultados.

A interpretação neuropsicológica dos testes administrados requer conhecimento dos passos de uma avaliação neuropsicológica, então vamos a eles.

Entrevistas e exame psíquico

Alguns profissionais podem divergir quanto à ordem em que são tomadas as informações: primeiro a criança ou primeiro os pais/cuidadores? Acredito que, salvo situações muito específicas, o importante é sempre estar com o paciente primeiro. Ao ter contato direto com o examinando, podemos conhecê-lo sem direcionamentos prévios, o que nos permite observar como ele reage à situação de exame, como interage com o examinador e como percebe o mundo entorno, além de minimizar a ansiedade despertada pela ocasião em si[4] (denominamos isso *rapport*).[10]

O exame psíquico, ou seja, o exame das funções psíquicas é um rico norteador para a escolha de instrumentos que comporão uma bateria de avaliação neuropsicológica.

O "exame psíquico" é também considerado uma entrevista e seus propósitos são o conhecimento e a compreensão do paciente,[11] e realiza-se por meio de uma verificação detalhada do estado de consciência do paciente, de sua atenção, seu aspecto geral, sua atitude com relação ao entrevistador, seus comportamentos e psicomotricidade, sua linguagem, sua capacidade de orientação (consciência do eu, tempo e espaço), sua afetividade de maneira geral (estabilidade, humor e equilíbrio afetivo), sua vontade e pragmatismo, aspectos de seu pensamento (conteúdo, forma e curso), sensopercepção, memória e inteligência.

Na "entrevista" com os pais/cuidadores, buscamos informações sobre a queixa (início, duração, frequência), os dados de história, gestação, parto, desenvolvimento neuropsicomotor, escolarização, socialização, sono, alimentação, hábitos, atividades de vida diária, motricidade, sexualidade, comportamentos disruptivos, antecedentes médicos, antecedentes familiares, medicamentos, exames anteriores, acompanhamentos em curso ou ocorridos.

Escolha e aplicação dos instrumentos

A questão da escolha dos instrumentos de uma bateria de avaliação neuropsicológica passa, no meu entender enquanto clínica, pela "questão do diagnóstico". E quando falamos em diagnóstico, a palavra-chave é "prejuízo".

O termo "diagnóstico" significa "reconhecer". De forma mais complexa do que em Medicina, ao falarmos de transtornos mentais (campo da Psiquiatria e da Psicologia), não falamos somente de um conglomerado de sintomas e sinais que se agrupam em uma entidade mórbida, mas, principalmente, no prejuízo e no sofrimento do indivíduo afetado.[12]

Assim, a estruturação de um diagnóstico faz sentido apenas quando os limites da normalidade estiverem ultrapassados de maneira a configurar um impacto significativo na vida do indivíduo a ponto de acarretar prejuízos em sua adaptação. Fica claro, dessa maneira, espero eu, o motivo pelo qual o uso de testes psicológicos tem tanta validade na investigação psicopatológica.

Para escolhermos os instrumentos de avaliação neuropsicológica, precisamos elencar perguntas norteadoras que definirão as funções cognitivas e emocionais a serem examinadas. Essas perguntas são pautadas na definição de "hipóteses diagnósticas" (HD) e possíveis comorbidades.

Isto posto, a avaliação neuropsicológica precisa ser ampla o suficiente para cobrir as perguntas das HD, das possíveis comorbidades e do diagnóstico diferencial; e, melhor dizendo, deve ser ampla o suficiente sem ser exaustiva e/ou por demais onerosa.

A estruturação de uma bateria de avaliação deve contar com duas frentes de ação a fim de fornecer dados de diferentes esferas de funcionamento e que, posteriormente, serão comparadas:

1. Exame das funções corticais superiores: eficiência intelectual, processos atencionais, funções executivas, funções visoespaciais; linguagem; processos mnésicos, habilidades acadêmicas.

2. Exame dos aspectos de desenvolvimento emocional: afetividade; personalidade e/ou traços; dinâmica da relação com o ambiente; percepção de si mesmo; principais mecanismos de defesa.

Após a aplicação dos instrumentos, o neuropsicólogo afere os resultados e os analisa com os dados de histórico. A interpretação dos achados de uma avaliação neuropsicológica depende da contraposição das informações oriundas do exame:

1. Comparação entre dados quantitativos *versus* qualitativos.
2. Esquadrinhamento de dissociações entre funções e tarefas.
3. Consideração das habilidades preservadas *versus* deficitárias.
4. Histórico do paciente.

Nesse momento, são levados em consideração ainda os resultados de avaliações e/ou exames anteriores, medicamentos em uso (que podem ter sido suspendidos durante a avaliação apenas mediante autorização médica, pois esta depende do tipo de medicamento) e as condições em que foi realizada a avaliação (p. ex., como estava o humor do paciente).

Não só a Neuropsicologia, mas a intepretação neuropsicológica é também um fazer híbrido: em parte, é um processo objetivo, calcado na sistematização do "raciocínio clínico"; em

---

4   Qualquer situação de avaliação, dizia Anastasi, é uma ameaça ao prestígio do sujeito. A avaliação é uma entrada em uma esfera íntima do sujeito.

parte, é um processo subjetivo porque leva em conta a "experiência do examinador" e sua habilidade no manejo de diferentes saberes e técnicas.

No Quadro 20.1, retomamos cada etapa e suas características.

QUADRO 20.1 – Etapas e características do processo de avaliação neuropsicológica.

Etapa	Características
Entrevista e exame clínico	• Coleta de informações sobre o funcionamento do paciente, as queixas e os dados de histórico
Escolha dos instrumentos	• Busca por testes, escalas, questionários que responderão às perguntas aventadas na entrevista e no exame psíquico
Resultado bruto	• Pontuação que o examinando obteve. O examinador pontua as respostas segundo os critérios de cada instrumento psicométrico
Resultado padronizado	• Os resultados brutos são convertidos em escores padronizados, que representam a posição do examinando na amostra normativa
Classificação	• O resultado padronizado é classificado conforme curva de distribuição normal
Cruzamento de informações	• Quais informações o resultado do teste A contraposto ao teste B fornece? De que maneira os achados na avaliação dos aspectos emocionais influenciam ou são influenciados pelo perfil cognitivo encontrado?
Exames anteriores/ informações complementares	• Associação de informações obtidas com outros exames
Raciocínio clínico	• Os limites da normalidade foram ultrapassados? Há prejuízo adaptativo? Há um perfil neuropsicológico compatível com algum quadro psicopatológico? Há comorbidades?
Interpretação	• Final de todo o processo de avaliação

Fonte: Desenvolvido pela autoria do capítulo.

Considerações finais

Testes psicológicos são um meio para um fim

Há muitas críticas à testagem psicológica. Por mais que sejam amplamente mistificados e por vezes menosprezados, os testes psicológicos existem e persistem por sua utilidade. Configuram-se como ferramentas "na tomada de decisões que envolvem pessoas"[2] e, portanto, fazem diferença na vida delas. A escolha e a forma de aplicação dessa ferramenta requerem conhecimento do examinador. Seu mau uso não é um bom argumento para o seu não uso. Pegar uma tesoura de jardinagem para cortar a cutícula não é falha da tesoura. Outro ponto: nem tudo que usamos para avaliar um comportamento é um teste psicológico, da mesma maneira que posso colocar um prego na parede com a sola de um tamanco (o que não faz do tamanco um martelo).

É preciso estarmos "atentos ao que um teste psicológico pode medir e o que ele não pode medir". Por exemplo, um teste de inteligência pode fornecer uma medida da inteligência, expressa em termos de QI, mas não pode fornecer dados sobre o sucesso ou fracasso do sujeito no futuro. Uma criança pode ter inteligência normal e, mesmo assim, enfrentar sérias dificuldades escolares ou ser socialmente inábil ou ainda motoramente desajeitada.

A Neuropsicologia Clínica é uma área multidisciplinar. Quando as áreas se tocam, devemos ser mais cautelosos, é o terreno onde os fundamentos conceituais são mais necessários do que nunca. Inclusive porque psicopatologias diversas dividem "sintomas-gêmeos". O que isso quer dizer? Transtornos de neurodesenvolvimento, por exemplo, impactam o funcionamento escolar, social e pessoal. A discriminação, o diagnóstico diferencial, como costumamos dizer, é capital ao tratamento. "Toda psicopatologia afeta o comportamento, mas nem todo comportamento alterado é patológico."

Como sói acontecer em casos de interdisciplinaridade, a delimitação do que se estuda passa a ser muito mais facilmente elucidada pela descrição de sua prática e dos assuntos que abrange, como reitera Lefèvre (1984)[13] ao definir a Neuropsicologia. Assim, neste capítulo, estendemos o assunto da avaliação neuropsicológica como forma de elucidar a avaliação neuropsicológica clínica e o uso de testes psicológicos no exame de comportamentos.

Comportamentos vistos superficialmente não discriminam o indivíduo. Ter dois olhos, uma boca e um nariz são informações que não dizem quem é diferente de quem. Por isso, o diagnóstico por listagem de sinais e de sintomas é tão problemático. Além disso, "o comportamento é fruto da interação de uma série de processos em cascata"; assim, uma alteração em qualquer etapa afeta as etapas subsequentes e altera o final. Por exemplo, uma dificuldade no controle de impulsos pode acarretar dificuldades de aprendizado acadêmico bem como na gerência da vida cotidiana, social e pessoal.

Novamente a respeito dos testes psicológicos: "uma má performance não revela a patologia" e o escore isolado é inócuo. Uma avaliação psicológica ou neuropsicológica, no campo clínico, que se estrutura apenas em dados quantitativos, sempre será limitada. Talvez valha informar o leitor que não existem testes neuropsicológicos, a nossa interpretação é que é "neuropsicológica" (no fundo, o neuropsicólogo usa testes psicológicos).

As Neurociências são realmente fascinantes. Por isso, "muito cuidado para não deixar o entusiasmo tomar a vez da competência". No caso de crianças e adolescentes, os achados de exame direcionaram a escolha do modelo psicoterápico, as intervenções pedagógicas, educacionais e, inclusive, sociais. Sob essa perspectiva, a discussão da interpretação dos achados de uma avaliação neuropsicológica a partir do "raciocínio clínico" associado ao conhecimento da Psicopatologia seja uma contribuição fundamental facilitando e permitindo uma prática clínica mais pertinente e, inclusive, mais humanitária.

Referências bibliográficas

1. Dancey CP; Reidy J. Estatística sem matemática para psicologia usando SPSS para Windows. Porto Alegre: Artmed, 2006.
2. Urbina S. Fundamentos da testagem psicológica. Porto Alegre: Artmed, 2007.
3. Chabert C. Psicanálise e métodos projetivos. São Paulo: Vetor, 2004.
4. Bauer RM; Iverson GL; Cernich NA et al. Computerized Neuropsychological Assessment Devices: Joint Position Paper of the American Academy of Clinical Neuropsychology and the National

Academy of Neuropsychology. From the American Academy of Clinical Neuropsychology (AACN) and the National Academy of Neuropsychology (NAN). 2012, p. 177-196.
5. Strauss E; Sherman SEM; Spreen O. A compendium of neuropsychological tests. 3. ed. Oxford: University Press, 2006.
6. Smith PJ; Need AC; Cirulli ET et al. A comparison of the Cambridge Automated Neuropsychological Test Battery (CANTAB) with "traditional" neuropsychological testing instruments. Journal of Clinical and Experimental Neuropsychology, 35:3, 2013. p. 319-328.
7. Noyes JM; Kate J; Garland KJ. Computer vs. paper-based tasks: Are they equivalent? Ergonomics, 51:9, 2008. 1352-1375.
8. Ramos AA; Hamdan AC. O crescimento da avaliação neuropsicológica no Brasil: uma revisão sistemática. Psicologia: Ciência e Profissão Abr/Jun. 2016, v. 36, n. 2, p. 471-485.
9. Damasio AR. E o cérebro criou o Homem. São Paulo: Companhia das Letras, 2011.
10. Anastasi A. Testes psicológicos. São Paulo: EPU, 1977.
11. Bastos CL. Manual do exame psíquico: uma introdução prática à psicopatologia. Rio de Janeiro: Revinter, 2000.
12. Assumpção Jr. FB (org). Psicopatologia: aspectos clínicos. Rio de Janeiro: Guanabara Koogan, 2009.
13. Lefèvre BH. Neuropsicologia infantil. São Paulo: Sarvier, 1989.

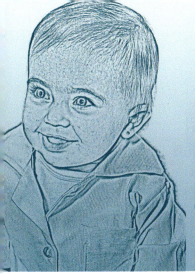

Capítulo 21

Avaliação Laboratorial

Maria Sigride Thomé de Souza

A busca por uma melhor compreensão do funcionamento do sistema nervoso e a correlação com as diferentes patologias neuropsiquiátricas têm motivado estudos ímpares, gerando, assim, importantes avanços nessa área. Os exames utilizados no auxílio diagnóstico se tornaram instrumentos fundamentais na investigação, na avaliação da abrangência da patologia e na terapêutica das doenças neuropsiquiátricas.

Ao longo da vida, o sistema nervoso passa por inúmeras transformações, desde o nascimento até o envelhecimento, com peculiaridades em cada período evolutivo. Frente ao conhecimento dessa dinâmica, vem o desafio de diagnósticos mais precisos com ajuda dos exames laboratoriais e disponibilização de novos instrumentos.

O clínico dispõe, na atualidade, de uma gama enorme de instrumentos diagnósticos, capazes de mapear todo o sistema nervoso central (SNC), nos aspectos neurofuncional, neuroestrutural, neurofisiológico e metabólico, sem esquecer os avanços no campo da genética, mas devemos ter em mente que nada substitui a avaliação clínica, para que se formulem hipóteses diagnósticas. A solicitação de exames necessita de um direcionamento prévio, para posterior associação com o raciocínio clínico e melhor condução na patologia do paciente, sem esquecer que a maioria dos exames é dispendiosa e nem sempre disponível, além de alguns serem invasivos e desnecessários em certas condições.

Introdução

O cérebro é o responsável por todos os aspectos da cognição, pensamentos, emoções, sonhos, memória e comportamento. Além de coordenar movimentos e todas as habilidades relacionadas aos sentidos, tomadas de decisões, entre tantas outras funções; como exemplo, a simples capacidade de apreciar uma música.

O cérebro humano tem mais de dez bilhões de neurônios, com transmissão de informações através de sinais elétricos, em junções especializadas, denominadas "sinapses". Com o advento de novas descobertas na área da Neurociência foi possível entender a provável base do aprendizado e da memória, denominada "plasticidade neuronal", em que a informação é armazenada na forma de estrutura modificada e química das sinapses e/ou por formação de novas sinapses e eliminação de antigas. Assim, uma perda inapropriada da estabilidade sináptica pode causar o rompimento de circuitos neuronais e doenças cerebrais. Devemos, então, considerar a genética, o uso de drogas, infecções virais e outras inúmeras causas.[1] A disfunção nessa comunicação é quase certamente a causa de base para muitas doenças neuropsiquiátricas, por exemplo, retardo mental, esquizofrenia, doença de Parkinson, autismo, doença de Alzheimer, transtornos compulsivos e drogadição. Nesse cenário, temos as pesquisas envolvendo as disfunções sinápticas, que vêm como um novo caminho que se abre e possibilita uma nova visão dos fenótipos neuropsiquiátricos existentes.

Estudos demonstram que muitas doenças neuropsiquiátricas têm como base anormalidades na sinapse, incluindo densidade anormal e morfológica dos dendritos, perda de sinapse, além de plasticidade e sinalização sináptica aberrante.[2] Entre as patologias em que essa teoria é aventada, tomamos como exemplo, no grupo infantil, os transtornos do espectro autista e a síndrome do X frágil, como veremos a seguir.

Transtornos do espectro autista

Os transtornos do espectro autista (TEA), incluindo autismo, síndrome de Asperger e transtorno desintegrativo da infância, sem outras especificações, baseiam-se em três pontos comportamentais (déficit de comunicação social, ausência ou atraso na linguagem e estereotipias), em geral antes do 2º ou 3º ano de vida, no momento de pico das formações sinápticas e maturação.

Os TEA têm uma forte base genética e hereditariedade de aproximadamente 80%, sugerindo que essa patologia é muito mais determinada por genes do que pelo meio ambiente, mas com alto grau de heterogeneidade, que dificulta sua melhor caracterização. Especula-se que as alterações nesta população se deem no nível sináptico, tornando esses indivíduos mais suscetíveis em desenvolver a doença. Essa teoria foi confirmada pela identificação de mutações que afetam as células sinápticas de adesão molecular NRXN e NLGN, que é um complexo pós-sináptico estável por arcabouço de proteínas.[3]

As análises do sequenciamento completo do exoma e cromossômica por microarray tem permitido a identificação de

6% a 37% das causas genéticas de TEA, com mais de 700 genes identificados até o momento,[4] mas vale ressaltar que casos sem etiologia definida ainda permanecem altos. Um instrumento de pesquisa no formato de base de dados também está disponível para consulta, por intermédio do qual é possível a verificação do nível de evidência em estudos experimentais e humanos de genes envolvidos no TEA, no SFARI gene (https://gene.sfari.org).

Síndrome do X frágil

A síndrome do X frágil é o tipo de retardo mental hereditário mais comum, afetando 1 em 4 mil homens e 1 em 8 mil mulheres. Trinta por cento apresentam autismo e 2% a 5% dos autistas têm síndrome do X frágil.[5] Manifestações clínicas são sutis em lactentes e crianças menores, que incluem hipoplasia do terço médio da face com olhos encovados, palato alto, macro-orquidia e orelhas grandes com cartilagem mole. O estado de plena mutação é definido como mais de 200 repetições CGG na região 5' não traduzida do gene FMR1. A mutação completa do CGG e a metilação das bases de citosina definem a base molecular, o que resulta no silenciamento da transcrição e na deficiência ou mesmo na ausência da proteína codificada. A principal proteína reguladora de tradução dos mRNA envolvidos na plasticidade sináptica é a proteína do retardo mental X frágil (FMRP),[6] ressalte-se ainda que a falta dessa proteína na síndrome do X frágil pode causar considerável déficit intelectual.

É importante ponderar que uma alteração num mesmo gene pode apresentar diferentes fenótipos em diferentes pessoas. Uma alteração genética pode causar psicose em um indivíduo, transtorno obsessivo-compulsivo em outro e ainda autismo em outro. É lógico que esses fenótipos dependem da genética individual e das experiências no decorrer da vida. Além disso, diferentes mutações podem apresentar síndromes semelhantes.[7]

Exames de neuroimagem

A Psiquiatria mantém estreita relação com a Neurologia, Neurocirurgia e a Psicologia, no que diz respeito à Psicobiologia. Pesquisadores têm aperfeiçoado seus atuais instrumentos diagnósticos na procura incessante de substratos para doenças psiquiátricas. Nesse contexto, a genética e a neuroimagem têm avançado igualmente na procura por respostas na área neuropsiquiátrica.

A busca por explicações e a etiologia de doenças neuropsiquiátricas têm impelido grandes avanços nos exames de neuroimagem, que tradicionalmente se dividem em estudos estruturais e funcionais, embora uma nova modalidade de estudos forneça uma mistura das duas modalidades. Essas ferramentas permitem uma melhor compressão do chamado funcionamento cerebral.

A Figura 21.1 exemplifica alguns exames e seus principais alvos.

Neuroimagem estrutural

A tomografia computadorizada (TC) de crânio e a ressonância nuclear magnética (RNM) de encéfalo são técnicas com excelente resolução espacial e por contraste muito utilizadas para avaliar patologias cerebrais em doenças neuropsiquiátricas. Ambas são importantes e cada vez mais disponíveis e acessíveis.[8]

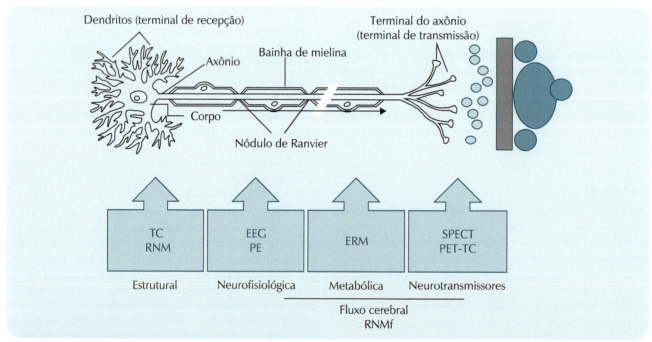

FIGURA 21.1 – Tomografia computadorizada de crânio (TC).
RNM: ressonância nuclear magnética de encéfalo; EEG: eletroencefalograma; PE: potencial evocado; ERM: espectroscopia por ressonância nuclear magnética; SPECT: tomografia computadorizada por emissão de fóton único; PET-TC: tomografia por emissão de pósitron; RNMf: ressonância nuclear magnética funcional.
Fonte: Modificada de Malhi GS e Lagopoulos J, 2008.

Tomografia computadorizada de crânio

A TC é um feixe calibrado de raios X usado para irradiar toda a cabeça. Esse feixe atravessa os tecidos com diferentes propriedades e de acordo com o grau de atenuação dos raios X incidem através de cérebro em uma cintilação cristalina, age como receptor de imagem e faz o registro. Depois, essas imagens são recolhidas por um programa de computador que reconstrói as medidas individuais em uma imagem 2D (Quadro 21.1).

QUADRO 21.1 – Aparência do tecido cerebral nas imagens de TC.

Tecido escaneado	Aparência na imagem de TC
Ar	Preto intenso
Gordura/lipídios	Preto
Água/líquido cerebroespinhal	Cinza-preto
Substância branca	Cinza
Substância cinzenta	Cinza-branco
Sangue (sangramento agudo)	Branco
Calcificação	Branco
Osso	Branco intenso

Fonte: Desenvolvido pela autoria do capítulo.

Ressonância nuclear magnética de encéfalo

A RNM é outro instrumento diagnóstico disponível que tem como vantagem a capacidade de alinhar seus átomos com o campo magnético do equipamento utilizando a variação do conteúdo de átomos de hidrogênio nos diferentes tecidos. Depois, esse padrão de alinhamento é previsivelmente interrompido por radiofrequência, que, então, é ativada e desativada de forma sistemática para a produção de pulsos de energia, sendo realizada a medição e, posteriormente, transformada em imagem, conforme o Quadro 21.2.

QUADRO 21.2 – Aparência do tecido cerebral nas imagens de RNM.

Tecido escaneado	Aparência na imagem de RNM	
	Sequência T1	Sequência T2
Ar	Preto intenso	Preto intenso
Gordura/lipídios	Branco	Preto
Água/líquido cerebroespinhal	Preto	Branco
Substância branca x cinzenta	Mais claro	Mais escuro
Sangramento agudo–subagudo–crônico	Claro–escuro–mais escuro	
Osso e calcificação	Preto intenso	Preto intenso

Fonte: Desenvolvido pela autoria do capítulo.

O contraste do tecido se baseia nos seguintes componentes.
1. Água, gordura, conteúdo proteico.
2. Componentes metabólicos (p. ex., creatinina, Ringer-lactato, N-acetilaspartato).
3. Propriedades magnéticas de moléculas específicas (hemoglobina).
4. Densidade de prótons.
5. Difusão de água.
6. Perfusão (fluxo sanguíneo capilar).
7. Fluxo em massa (grandes vasos, cefaloraquidiano).

A RNM é extremamente útil para estudo de tecidos moles, pois permite alta qualidade de imagem do cérebro com melhores sensibilidade e especificidade do que outras modalidades de exames, nos diferentes tipos de patologias neurológicas. Além disso, permite o uso de contrastes e combinações de diferentes tipos de sequências.

Na análise da RNM, é possível a segmentação da imagem para visualização e mensuração de estruturas anatômicas, análise de mudanças no tecido cerebral e delineamento de patologias. O uso terapêutico, como na radioterapia guiada por ressonância nuclear magnética é frequentemente usada nos tumores cerebrais. Além disso, é utilizada em planejamentos neurocirúrgicos e procedimentos radiológicos neurointervencionais.

Tomografia computadorizada versus ressonância nuclear magnética

O alto grau de resolução da RNM tem inúmeras vantagens sobre outros métodos em avaliar alterações do cérebro, como necrose, hemorragia, cistos e tumores da substância branca, principalmente quando a comparamos à TC, que, em razão de sua técnica, não consegue visualizar estruturas do tronco cerebral e cerebelo. Entretanto, a TC é mais sensível do que a RNM em identificar hemorragias agudas, calcificações e a anatomia óssea. Apesar de a TC não apresentar a resolução da RNM para tecidos moles, ainda continua sendo de escolha para traumas agudos e suspeita de hemorragia subaracnóidea, além de ser mais disponível do que a RNM por ser menos cara e ter menos contraindicações.

É importante lembrar que pessoas com implantes metálicos e eletrônicos antigos, que incluem marca-passos cardíacos, clipes de aneurismas, implantes cocleares e neuroestimuladores, têm contraindicação à realização de RNM, mas com os avanços da engenharia, atualmente temos disponíveis materiais compatíveis com a realização da RNM.

Neuroimagem funcional
Ressonância nuclear magnética funcional

A RNMf utiliza o mesmo equipamento da RNM e tem como capacidade primordial a exploração de propriedades paramagnéticas e da deoxi-hemoglobina. O método tem como objetivo principal a identificação e a demonstração de regiões do cérebro ativadas por uma atividade específica, como atividades cerebrais durante cálculos, intenção de movimentos ou quando se escuta uma música, sendo esses somente alguns dos exemplos. Contudo, não se constitui numa detecção real da neurotransmissão neuronal por depender de fatores outros, como um acoplamento presumido das respostas neuronais para o fluxo sanguíneo local.

É utilizada para avaliação de processos neurocognitivos, assim como a aquisição simultânea estrutural pela RNM, permitindo que essas imagens sejam mapeadas com precisão em imagens cerebrais. Uma das principais vantagens é se tratar de um método não invasivo, sem a necessidade de injeção de radiofármacos ou utilização de radiação ionizante, que são utilizadas em outros métodos, como a tomografia por emissão de pósitrons (PET-CT) e tomografia computadorizada por emissão de fóton único (SPECT).

Desde o seu aparecimento nos anos 1980, os aparelhos de ressonância nuclear magnética apresentaram melhora do seu campo de aquisição, de < 0,5 para 3 Tesla. Atualmente é possível aquisição de RNM de 7 Tesla para casos clínicos específicos. A principal vantagem está relacionada a melhor resolução da imagem cerebral, como a imagem funcional do *blood oxigenation level-dependent* (BOLD) e técnicas que exploram suscetibilidade que induzem contrastes. Entre os maiores benefícios, temos supercampo de força e redução de artefatos cerebrais, assim como a alta qualidade anatômica nas sequências de imagens pesadas em T1/T2, *fluid-attenuated inversion recovery* (FLAIR) e angiografia por ressonância nuclear magnética combinada ao aumento da relação do sinal-ruído/contraste-ruído.[9]

Um dos fatores limitantes a esse método está relacionado ao movimento do paciente no aparelho, pois como se trata de um exame de duração prolongada, aproximadamente 40 minutos, pacientes com alguns transtornos psiquiátricos não conseguem realizá-lo, como na fobia e no pânico.[10]

Tomografia por emissão

As duas técnicas existentes são SPECT e PET-TC. Ambos utilizam imagem nuclear latente, envolvendo a injeção de radiofármacos de meia-vida curta que têm sua radiação emitida e detectada por câmeras de cintilação. O SPECT utiliza a radiação ionizante dos raios gama. Em seguida, uma gamacâmera gira ao redor do paciente e gera imagens a partir de vários ângulos diferentes. As imagens são, então, criadas em 3D nas regiões do cérebro.

O PET-TC detecta os raios gama que são emitidos na sequência de colisão de pósitrons e elétrons. Ele é capaz de rastrear uma série de marcadores de atividade cerebral a mais que os rastreadores do SPECT. Porém, esses marcadores têm uma meia-vida mais curta e necessitam de um ciclotron (equipamento no qual um feixe de partículas sofre a ação de um campo elétrico com uma frequência alta e constante e um campo magnético perpendicular estático) local, o que torna o PET muito mais caro, sendo esta uma limitação significativa.

Estudo de perfusão cerebral por ressonância nuclear magnética

O método tem se tornado popular, pois permite medir a taxa de sangue no nível microscópico e como este é entregue ao tecido, possibilitando a avaliação da microcirculação cerebral realizada por meio de contraste, como o gadolíneo ou sem injeção de contraste paramagnético. Essa técnica é muito utilizada em tumores cerebrais, pois permite avaliar a composição microvascular do tumor o que é crucial para determinação prognóstica e com a vantagem de ser um método não invasivo. Essa técnica tem excelente resolução espacial e temporal, o que a torna a técnica de escolha nas doenças cerebrovasculares.

Recentemente, tem sido usado na Psiquiatria, por se tratar de um excelente instrumento no estudo de eventos fisiológicos que acompanham a ativação neuronal.

Espectroscopia por ressonância nuclear magnética

A ERM faz uma leitura de informações químicas e metabólicas, permitindo uma amostragem da composição química do cérebro. Essa técnica permite a quantificação relativa de metabólitos, em regiões específicas do cérebro (*voxel* único), assim como de uma fatia de todo o cérebro (imagem de deslocamento químico).

Diferente de outras técnicas, não é obtida imagem, mas um espectro, a partir da determinação prévia das áreas de interesse e dos metabólitos a serem estudados, sendo estes: lactato; N-acetilaspartato; colina; creatina; mioinositol; citrato; glutamato; glutamina; adenosina trifosfato; e ácido gaba-aminobutírico (GABA).

Na ERM, os ímãs apresentam campos com maior resistência, o que é vantajoso no que diz respeito à sensibilidade, ao sinal, ao ruído e à resolução espacial. Essas características de campo são vantajosas para a Psiquiatria, em que há interesse no estudo de alteração desses metabólitos em relação a algumas patologias como a esquizofrenia, o transtorno afetivo bipolar, a depressão maior, os transtornos ansiosos, o estresse pós-traumático e o transtorno obsessivo-compulsivo, assim como no autismo.[11]

Imageamento por tensor de difusão por ressonância nuclear magnética

Essa nova técnica surgiu a partir de avanços com a RNM. Quando analisamos a RNM convencional, observamos detalhes anatômicos globais, a RNMf vai além, pois fornece informações sobre a atividade cerebral da substância cinzenta. A imagem obtida por tensor de difusão (ITD) nos permite estimar os caminhos seguidos pela água que se difunde ao longo de uma região anatômica. Isso permite a visualização dos tratos da substância branca com relação à orientação e localização. Ela tem como base o fenômeno de transporte que resulta no movimento molecular, assim a distância percorrida depende da massa das moléculas, viscosidade do meio e da temperatura; a relação entre esses três fatores é conhecida como difusão. A difusão aumenta quando a membrana apresenta algum defeito na permeabilidade seletiva e diminui quando a membrana se encontra em perfeitas condições. Assim, a ITD tem a capacidade de construir de maneira não invasiva as trajetórias dos tratos neurais em 3D *in vivo*.[12]

Neuroimagem multimodal

A ideia da neuroimagem multimodal vem da combinação de diferentes modalidades de neuroimagem, reduzindo, assim, a limitação de cada técnica separadamente e permitindo melhor compressão do cérebro de diferentes perspectivas. Isso é possível mediante a utilização de aparelhos híbridos, como:

1. PET-TC.
2. PET-TC/RM.
3. PET-TC/RNM/EEG e podem ser obtidos de duas maneiras, por mensuração simultânea de imagens (EEG/RNM funcional, PET-TC) ou pela integração

de diferentes medidas [PET-TC/RNM estrutural, RNM estrutural/ITD, RNM funcional/ITD].[13]

O avanço nessa área tem estreita relação com avanços computacionais, com foco na análise computacional dos dados da neuroimagem multimodal, incluindo o pré-processamento, extração de dados, fusão de imagem, aprendizado da máquina, visualização e pós-processamento. Essas etapas viabilizam melhor resolução visuoespacial, assim como a fusão de informações biofísicas/bioquímicas das imagens adquiridas.

A aplicação da neuroimagem multimodal é abrangente e envolvem aplicações clínicas ou não, como o desenvolvimento da interface cérebro-máquina, informações de circuitaria neural, mapeamento de certas áreas do cérebro envolvidas no comportamento e na mente. Além disso, pode ser utilizada para avaliação de tratamento clínico e terapia imagem-guiada.

A abordagem da neuroimagem multimodal permite diferentes combinações:

1. Estrutural-estrutural.
2. Funcional-funcional.
3. Estrutural-funcional.

Podemos citar o uso de RNM estrutural e ITD (estrutural-estrutural), empregada para extração e fusão de várias características morfológicas e a transtornos que afetam tanto a substância branca como a cinzenta, por exemplo, o traumatismo cranioencefálico e o acidente vascular cerebral (AVE).

Na doença de Alzheimer, foi possível integrar, as mudanças no volume da substância cinzenta, os tratos das fibras da substância branca e o metabolismo cerebral, permitindo, assim, a observação de biomarcadores envolvidos em cada fase da doença. Outros pesquisadores estenderam o estudo a outras formas de doenças neurodegenerativas.

Outra técnica que utiliza a combinação de diferentes modalidades de neuroimagem é o SISCOM, em que se realiza a subtração do SPECT ictal e interictal corregistrada à RNM de encéfalo. Essa técnica é utilizada em pacientes portadores de epilepsia, em geral com refratariedade medicamentosa, nos quais a cirurgia pode ser uma opção, mas o sucesso da cirurgia depende diretamente da precisa identificação da zona epileptogênica. Nesse contexto, o SISCOM tem demonstrado aumento da sensibilidade e especificidade na definição da zona de início ictal das crises epilépticas.

Neuroimagem na clínica psiquiátrica

A ciência da Neuropsiquiatria Cognitiva relaciona a Psicobiologia a construções neuropsicológicas, que são em última análise ligadas a fatores estruturais e funcionais do cérebro. Os transtornos psiquiátricos que estão sendo estudados e têm sido instrumentos de investigação no campo da neuroimagem são os transtornos de estresse pós-traumático, transtornos de humor, esquizofrenia, doença de Alzheimer e comprometimento cognitivo leve.

Entre as anormalidades estruturais do cérebro, temos as alterações do hipocampo, que apresenta papel fundamental na memória e, mais recentemente, com reconhecida associação ao autismo,[14] com a RNM apresentando papel primordial nessa assertiva. Achados cada vez mais precisos nos levam a considerar a importância do hipocampo nas patologias do de-

senvolvimento. As anormalidades do hipocampo são descritas em algumas patologias, como nas síndromes de Opitz e de Muenke, na displasia septo-óptica ou nas mutações do gene $FGFR_3$,[15,16] além de ser amplamente conhecida nas epilepsias de lobo temporal.

No intuito de correlacionar os transtornos linguagem a esse tipo de malformação, foi realizado um estudo retrospectivo, em que se analisaram 2.208 RNM de encéfalo de indivíduos com idade abaixo de 18 anos e, destes, 96 (4,3%) apresentavam alteração na formação hipocampal, sendo 49% com retardo mental.[17]

Entre os achados de neuroimagem, foram consideradas a forma e a orientação do hipocampo. As anormalidades associadas a essa alteração foi a atrofia hipocampal seguida de alterações do corpo caloso e dos cornos frontais dos ventrículos laterais. Quando se consideraram malformações hipocampais isoladas, o número se reduziu a 14 indivíduos, que também estavam associadas a transtornos de comportamento, traços autísticos, epilepsia e transtornos de linguagem, em especial foco para a expressão fonológica, e do comprometimento da memória visual maior do que da memória fonológica.

O hipocampo é pivô de diversas regiões associativas, pois, além do papel nas funções mnésicas, também tem inúmeras aferências e eferências nas suas formações e mesmo entre suas estruturas neocorticais. Esse papel também se amplia a outros mais ou menos relacionados, como orientação espacial[18] ou no envolvimento de emoções e memórias de evocação.[19]

Exames laboratoriais nas comorbidades psiquiátricas

O avanço de novas tecnologias, em especial no campo da neuroimagem funcional, além de fornecer melhor entendimento das bases neurobiológicas dos transtornos psiquiátricos, também tem se tornado uma importante fonte de conhecimento das comorbidades observadas nesse campo. Em razão de alta prevalência, a epilepsia tem apresentado importante crescimento em pesquisas, concernente a seus aspectos neurobiológicos. Atualmente é conhecido o fato de existir uma relação bidirecional entre epilepsia e transtornos depressivos, ou seja, pessoas com transtornos depressivos têm maior chance de apresentar crises epilépticas do que na população geral, assim como o inverso. Isso tem dado grande impulso a pesquisas que sugerem um mecanismo patogênico comum em ambos os transtornos.[20,21]

Em modelos animais, por exemplo, os neurotransmissores serotonina (5-HT) e noradrenalina foram implicados na fisiopatologia de ambas as condições. Em transtornos de humor, é clara a deficiência de ambos os neurotransmissores e o tratamento se baseia nesse princípio.[22] Estudos realizados com pacientes com epilepsia de lobo temporal e depressão maior reforçam esses dados. Por exemplo, estudos com PET-TC tendo como alvo o receptor 5-HT1A conseguiram identificar diminuição no receptor de ligação na região temporal medial e no núcleo da rafe de pacientes com transtorno depressivo. Ao passo que, em pacientes com epilepsia do lobo temporal, observou-se um déficit de ligação de 5-HT1A em estruturas do lobo temporal medial, o neocórtex temporal, o cíngulo anterior e o núcleo da rafe localizados ipsilateralmente ao foco de epilepsia.[23,24]

Em outro estudo realizado com animais, procedeu-se ao abrasamento da amígdala, causando sintomas ansiosos e comprometimento da memória.[25] A partir dessas observações, levanta-se a premissa de que uma situação de hiperexcitabilidade é capaz de gerar crises epilépticas e alterações emocionais, assim como crises epilépticas recorrentes afetariam o sistema límbico, resultando em alterações funcionais e microestruturais, que clinicamente se expressam como sintomas depressivo-ansiosos.[26]

Transtornos psicóticos e epilepsia são outro tema objeto de estudo, com crescentes descobertas em relação a correlações anatômico-funcionais. Muitos estudos com pacientes psicóticos sem epilepsia têm demonstrado alterações estruturais e funcionais em regiões frontais e pré-frontais.[27] Outros acreditam que o lobo temporal está implicado nesses sintomas.[28]

O diagnóstico dessas comorbidades tem sérias implicações em virtude da alta taxa de morbidade e de mortalidade causada pela alta taxa de suicídio associada aos transtornos psiquiátricos [5:1].[28] Devemos lembrar que os transtornos psiquiátricos são muito frequentes em epilepsia e que podem preceder o início das crises, daí a importância do diagnóstico precoce e do manejo adequado, além da melhora na qualidade de vida desses indivíduos.[29]

O autismo é outra patologia em que a epilepsia é bem documentada. A prevalência de epilepsia em crianças com transtorno desintegrativo da infância é estimada em 7% a 32%. Em estudo realizado com 130 indivíduos com diagnóstico de autismo ou autismo atípico, acompanhados durante dez anos, os autores concluíram que não existiam fatores de risco para o desenvolvimento de epilepsia, a não ser quando havia paroxismos epileptiformes ao eletroencefalograma, tornando-se forte fator preditivo.[30]

Geralmente, em crianças, a suspeita de autismo ocorre quando existe um atraso na aquisição da linguagem, quando, então, são encaminhadas para avaliação diagnóstica. O quadro é semelhante ao se compararem autismo e síndrome de Landau-Kleffner, uma reconhecida síndrome epiléptica que apresenta em seu quadro regressão da habilidade da fala, crises epilépticas e transtornos de comportamento. Em virtude das similaridades do quadro clínico, é primordial a realização do eletroencefalograma, em especial durante o sono, quando se observam alterações eletrográficas patognomônicas dessa síndrome.

É importante lembrar que a epilepsia no autismo apresenta características variáveis, de acordo com três fatores principais: idade; grau de comprometimento cognitivo; e tipo de transtorno de linguagem, com grande variabilidade na apresentação clínica da epilepsia. Evidências atuais sugerem que existem mecanismos fisiopatológicos comuns envolvendo o autismo e a epilepsia. Então, torna-se premente tentar identificar subgrupos biológicos específicos no quadro mais amplo do espectro autista, englobando maior entendimento dos aspectos genéticos e de alguns componentes comportamentais dessa população, no intuito de tentar correlacionar achados específicos do eletroencefalograma e do tipo de epilepsia ao autismo com e sem regressão.

Outro instrumento diagnóstico fundamental de que os clínicos dispõem é o videoeletroencefalograma, principalmente em comorbidades que podem mimetizar crises epilépticas, as denominadas "crises não epilépticas psicogênicas", em geral associadas a um transtorno psiquiátrico. Crise não epiléptica psicogênica (CNEP) é um diagnóstico quando há mudanças no comportamento, pensamento ou nas emoções estão presentes, sem alteração eletrográfica. Erroneamente é diagnosticada como epilepsia em decorrência de sua semelhança com crises epilépticas reais. Em geral, as CNEP podem estar associadas a transtornos psiquiátricos como transtornos dissociativos, história de abuso sexual ou psíquico, transtorno de estresse pós-traumático, transtornos de personalidade, entre outros.[31,32]

Acredita-se que a CNEP seja uma entidade psiquiátrica heterogênea. Estudo realizado por D'Allesio et al., em 43 pacientes com CNEP submetidos à videoeletroencefalograma e avaliação psiquiátrica, observou que existe uma diversidade de diagnósticos psiquiátricos e de CNEP, sugerindo o envolvimento de múltiplos mecanismos.[32] Por essa razão, muitos desses indivíduos são submetidos a esquemas terapêuticos de polifarmácia, muitas vezes com efeitos adversos das medicações, internações desnecessárias, inclusive em unidade de terapia intensiva, por falta de diagnóstico acertado e de acompanhamento adequado. O videoeletroencefalograma é mais um instrumento de que a Psiquiatria deve lançar mão frente a dúvidas diagnósticas em qualquer distúrbio paroxístico não epileptiforme, para esclarecer dúvidas diagnósticas e adotar melhor condução e acompanhamento do paciente.

Referências bibliográficas

1. van Spronsen M; Hoogenraad CC. Synapse pathology in psychiatric and neurologic disease. Curr Neurol Neurosci Rep. 2010;10(3):207-14.
2. Blanpied TA; Ehlers MD. Microanatomy of dendritic spines: emerging principles of synaptic pathology in psychiatric and neurological disease. Biol Psychiatry. 2004;55(12):1121-7.
3. Abrahams BS; Geschwind DH. Advances in autism genetics: on the threshold of a new neurobiology. Nat Rev Genet. 2008;9(5):341-55.
4. Yin J; Schaaf CP. Autism genetics – an overview. Prenat Diagn. 2016.
5. Hagerman RJ; Ono MY; Hagerman PJ. Recent advances in fragile X: a model for autism and neurodegeneration. Curr Opin Psychiatry. 2005;18(5):490-6.
6. Darnell JC; Richter JD. Cytoplasmic RNA-binding proteins and the control of complex brain function. Cold Spring Harb Perspect Biol. 2012;4(8):a012344.
7. Jacob TC; Moss SJ; Jurd R. GABA(A) receptor trafficking and its role in the dynamic modulation of neuronal inhibition. Nat Rev Neurosci. 2008;9(5):331-43.
8. Malhi GS; Lagopoulos J. Making sense of neuroimaging in psychiatry. Acta Psychiatr Scand. 2008;117(2):100-17.
9. van der Kolk AG; Hendrikse J; Zwanenburg JJ et al. Clinical applications of 7 T MRI in the brain. Eur J Radiol. 2013;82(5):708-18.
10. Chang L; Cloak CC; Ernst T. Magnetic resonance spectroscopy studies of GABA in neuropsychiatric disorders. J Clin Psychiatry. 2003;64 Suppl 3:7-14.
11. Maddock RJ; Buonocore MH. MR spectroscopic studies of the brain in psychiatric disorders. Curr Top Behav Neurosci. 2012;11:199-251.
12. Basser PJ; Pajevic S; Pierpaoli C; Duda J; Aldroubi A. In vivo fiber tractography using DT-MRI data. Magn Reson Med. 2000;44(4):625-32.
13. Liu S; Cai W; Zhang F; Fulham M; Feng D; Pujol S et al. Multimodal neuroimaging computing: a review of the applications in neuropsychiatric disorders. Brain Inform. 2015;2(3):167-80.
14. Hrdlicka M; Dudova I; Beranova I et al. Subtypes of autism by cluster analysis based on structural MRI data. Eur Child Adolesc Psychiatry. 2005;14(3):138-44.
15. Grosso S; Farnetani MA; Berardi R et al. Medial temporal lobe dysgenesis in Muenke syndrome and hypochondroplasia. Am J Med Genet A. 2003;120A(1):88-91.

16. Hevner RF. The cerebral cortex malformation in thanatophoric dysplasia: neuropathology and pathogenesis. Acta Neuropathol. 2005;110(3):208-21.
17. Agostini G; Mancini J; Chabrol B et al. [Language disorders in children with morphologic abnormalities of the hippocampus]. Arch Pediatr. 2010;17(7):1008-16.
18. Dupret D; Revest JM; Koehl M et al. Spatial relational memory requires hippocampal adult neurogenesis. PLoS One. 2008;3(4):e1959.
19. Sutherland RJ; O'Brien J; Lehmann H. Absence of systems consolidation of fear memories after dorsal; ventral; or complete hippocampal damage. Hippocampus. 2008;18(7):710-8.
20. Kanner AM. Depression and epilepsy: a new perspective on two closely related disorders. Epilepsy Curr. 2006;6(5):141-6.
21. Hesdorffer DC; Hauser WA; Olafsson E et al. Depression and suicide attempt as risk factors for incident unprovoked seizures. Ann Neurol. 2006;59(1):35-41.
22. Jobe PC; Dailey JW; Wernicke JF. A noradrenergic and serotonergic hypothesis of the linkage between epilepsy and affective disorders. Crit Rev Neurobiol. 1999;13(4):317-56.
23. Giovacchini G; Toczek MT; Bonwetsch R; Bagic A; Lang L; Fraser C et al. 5-HT 1A receptors are reduced in temporal lobe epilepsy after partial-volume correction. J Nucl Med. 2005;46(7):1128-35.
24. Toczek MT; Carson RE; Lang L et al. PET imaging of 5-HT1A receptor binding in patients with temporal lobe epilepsy. Neurology. 2003;60(5):749-56.
25. Schubert M; Siegmund H; Pape HC et al. Kindling-induced changes in plasticity of the rat amygdala and hippocampus. Learn Mem. 2005;12(5):520-6.
26. Hughes CR; Keele NB. Phenytoin normalizes exaggerated fear behavior in p-chlorophenylalanine (PCPA)-treated rats. Epilepsy Behav. 2006;9(4):557-63.
27. Wolkin A; Choi SJ; Szilagyi S; Sanfilipo M; Rotrosen JP; Lim KO. Inferior frontal white matter anisotropy and negative symptoms of schizophrenia: a diffusion tensor imaging study. Am J Psychiatry. 2003;160(3):572-4.
28. Briellmann RS; Kalnins RM; Hopwood MJ; Ward C; Berkovic SF; Jackson GD. TLE patients with postictal psychosis: mesial dysplasia and anterior hippocampal preservation. Neurology. 2000;55(7):1027-30.
29. García-Morales I; de la Peña Mayor P; Kanner AM. Psychiatric comorbidities in epilepsy: identification and treatment. Neurologist. 2008;14(6 Suppl 1):S15-25.
30. Hara H. Autism and epilepsy: a retrospective follow-up study. Brain Dev. 2007;29(8):486-90.
31. Reuber M; Pukrop R; Bauer J; Helmstaedter C; Tessendorf N; Elger CE. Outcome in psychogenic nonepileptic seizures: 1 to 10-year follow-up in 164 patients. Ann Neurol. 2003;53(3):305-11.
32. D'Alessio L; Giagante B; Oddo S; Silva WW; Solís P; Consalvo D et al. Psychiatric disorders in patients with psychogenic non-epileptic seizures; with and without comorbid epilepsy. Seizure. 2006;15(5):333-9.

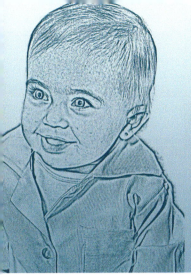

Capítulo 22

Eletroencefalografia

Maria Sigride Thomé de Souza
Lia Arno Fiore

Definição e histórico

O eletroencefalograma (EEG) é um método diagnóstico não invasivo e de baixo custo, amplamente utilizado na avaliação da atividade funcional cortical cerebral, mediante registro da atividade elétrica cerebral do córtex, no tempo, com a colocação de eletrodos sobre o couro cabeludo do paciente.

O EEG é essencial no estudo da epilepsia para diagnóstico de alterações de natureza epileptiforme interictais (no período entre crises epilépticas) e ictais (durante as crises), mas também é útil para avaliar a função cerebral em quadros de alterações de comportamento e do nível de consciência, auxiliando no diagnóstico de possíveis causas de natureza orgânica e eventualmente na definição da distribuição da alteração, se de causa focal (localizada) ou difusa.

Como o exame é funcional, deve ser realizado por um período mínimo de 30 minutos, em todos os estados e situações possíveis (vigília, sono e mediante métodos de sensibilização como fotoestimulação intermitente).

O primeiro EEG em humanos foi registrado por Hans Berger em 1924,[1] quando demonstrou que existe um ritmo dominante posterior na faixa alfa, associado ao fechamento palpebral. Os padrões descritos como complexo espícula onda generalizada, na epilepsia ausência da infância, e ondas agudas focais nas epilepsias focais foram definidos como marcadores de epilepsia na década de 1930 por Gibbs, Lennox e Jaspers.[2] Desde então, os estudos com EEG têm sido essenciais no diagnóstico de epilepsia e de orientação das melhores opções de tratamento.

O EEG era o método mais utilizado na monitorização clínica da função cerebral, até a década de 1970, quando houve a introdução de técnicas de imagem como a tomografia computadorizada (TC), ressonância nuclear magnética (RNM) e, posteriormente, tomografia por emissão de pósitrons (PET-TC), tomografia computadorizada por emissão de fóton único (SPECT) e a RNM funcional (RNMf). O EEG foi substituído por essas técnicas, porém elas têm uma resolução para detalhes anatômicos, são relativamente limitadas na sua resolução temporal quando se trata de medir a atividade cerebral na faixa de milissegundos. Assim, embora o EEG tenha pouca resolução espacial quando comparado ao PET-TC e à RNMf, ele tem uma boa resolução temporal, o que permite o estudo dos mecanismos de sincronização dos neurônios corticais piramidais, ou seja, a observação da atividade elétrica cerebral em frequências que variam nas faixas delta (< 4 Hz), teta (4 a 7 Hz), alfa (8 a 13 Hz), beta (13 a 30 Hz) e gama (> 30 Hz). Cada uma dessas frequências fornece informações fisiológicas sobre o estado funcional do córtex durante os estados de sono e vigília.

Por muitos anos, o EEG era registrado com métodos analógicos e com registro em papel, por meio de equipamentos nos quais os amplificadores e a frequência de resposta das penas inscritoras limitavam o registro de frequências mais altas. Porém, atualmente os registros são feitos de maneira digital, o que possibilita o registro de altas frequências, cuja diferenciação não é possível pela análise visual, mas possível com o uso de programas de computador/*software*. Além disso, a coleta digital dos dados permite a modificação de parâmetros, após a realização do exame (coleta de dados), como sensibilidade, filtros de frequência, montagens, intervalos de tempo.

A coleta digital do EEG também permite técnicas mais avançadas, como o EEG quantitativo (qEEG) ou EEG de alta resolução, que realiza o processamento matemático do EEG digital, possibilitando a análise de frequências e a detecção de um eventual excesso de atividade lenta no EEG, bem como sua tradução em índices numéricos, que poderiam refletir processos neurodegenerativos durante as fases pré-clínica e clínica de doenças progressivas, como a doença de Alzheimer.

Também nas últimas décadas, com a possibilidade técnica de se sincronizar o registro do EEG com imagens de vídeo, desenvolveu-se o vídeo EEG (vEEG), isto é, o registro do EEG contínuo associado a registro simultâneo em vídeo das imagens das manifestações clínicas apresentadas pelo paciente. Essa correlação entre o comportamento registrado e as eventuais alterações concomitantes da atividade elétrica cerebral possibilita o diagnóstico da natureza da maior parte dos eventos clínicos registrados e é utilizada principalmente:

1. No diagnóstico diferencial de crises epilépticas e não epilépticas.
2. Na definição e classificação do tipo de crise epiléptica.
3. Na localização do eventual início focal das crises, como parte de protocolos de avaliação pré-cirúrgica, em casos de epilepsia sintomática.

Bases do eletroencefalograma

O EEG mensura as flutuações de voltagem resultantes das correntes iônicas que ocorrem entre os neurônios cerebrais, isto é, a atividade elétrica espontânea do córtex ao longo de um período de tempo. A aplicação diagnóstica do método está focada no tipo de oscilações neurais (ondas cerebrais) observadas nos sinais do EEG.

O sinal do EEG é produzido pelo fluxo de corrente levado pelo movimento de íons através da membrana dos neurônios e glia.[1] Porém, como o potencial elétrico gerado por um neurônio é pequeno demais para ser captado pelo EEG, a atividade registrada corresponde à soma da atividade sincrônica de milhares de neurônios de orientação espacial semelhante, cujos íons se alinham criando ondas cerebrais que podem ser registradas. Por isso, os neurônios piramidais do córtex devem ser a principal fonte dos sinais do EEG, por serem bem alinhados e dispararem juntos. Como os campos de voltagem são inversos ao quadrado da distância, a atividade elétrica gerada em locais mais profundos seria mais difícil de se observar do que correntes mais próximas dos eletrodos sobre o couro cabeludo. Assim, uma área de pelo menos 6 cm² de córtex é necessária para produzir uma espícula ou onda aguda no couro cabeludo[3] e, portanto, a ausência de atividade epileptiforme no EEG não exclui o diagnóstico de epilepsia.

A colocação de eletrodos no couro cabeludo do paciente é realizada por um método reconhecido internacionalmente, denominado "sistema 10-20",[2] desenvolvido para obter um padrão reprodutível, de modo que os exames de um mesmo indivíduo pudessem ser comparados ao longo do tempo assim como comparados com exames de outros pacientes. O sistema está baseado na relação entre a localização do eletrodo e o córtex cerebral subjacente. Os algarismos "10" e "20" fazem referência às distâncias entre os eletrodos que são 10% ou 20% de três medidas do crânio (anteroposterior, transversa e coronal). Cada local medido dessa forma é designado com a letra que corresponde à provável localização cerebral. Assim a letra F corresponde ao córtex frontal; Fp, ao frontopolar; C, ao central; T, ao temporal; P, ao parietal; e O, ao occipital. Números pares correspondem ao hemisfério direito; os ímpares, ao hemisfério esquerdo; e z (zero), à linha mediana (Figura 22.1).

O sinal de voltagem de um EEG representa a diferença de voltagem entre dois eletrodos e, portanto, a disposição do EEG pode ser montada de várias maneiras pelo eletroencefalografista. A maneira de apresentação de uma dupla de eletrodos em cada um dos canais do EEG denomina-se "montagem". Estas podem ser:

- Montagem sequencial: cada canal com sua onda resultante representa a diferença entre dois eletrodos adjacentes, que, por sua vez, também tem uma sequência de eletrodos adjacentes (p. ex., montagem tipo "dupla banana").
- Montagem referencial: cada canal com sua onda resultante representa a diferença entre um eletrodo específico e um eletrodo designado como referência ou "neutro".
- Montagem referencial *average* (referência média comum): a saída (*output*) de todos os amplificadores é somada e é calculada uma média (*average*) do sinal, que é, então, utilizada como a referência comum de cada canal.

Quando se usa um aparelho de EEG analógico (transcrição direta no papel), devem-se escolher e ajustar as montagens e parâmetros durante o exame. Já com aparelhos digitais, os sinais obtidos são digitalizados e armazenados numa determinada montagem e segundo determinados parâmetros, que podem ser depois modificados conforme necessário, pois podem ser reconstruídos matematicamente.

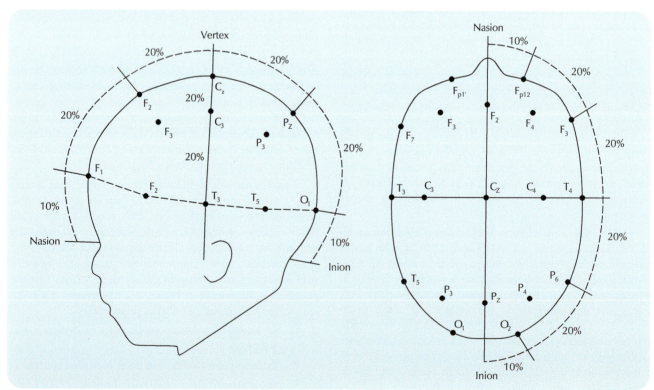

FIGURA 22.1 – Sistema internacional 10-20 de colocação de eletrodos.
Fonte: Adaptada de Klem et al., 1999.

O eletroencefalografista, então, faz uma análise visual das ondas que constituem o EEG, denominadas "grafoelementos".

O EEG é tipicamente descrito em termos de transientes ou paroxismos e atividade ritmada:

- Transientes: elementos gráficos (ondas ou complexos) que se destacam da atividade de fundo, podendo ser interpretados como elementos de padrão epileptiforme (p. ex., ondas agudas associadas à epilepsia focal) ou não (p. ex., ondas agudas do vértex no sono normal).
- Atividade ritmada: dividida em faixas de frequência alfa, beta, teta e delta, e seu valor diagnóstico depende da sua localização e das situações em que é observada, como descrito na Tabela 22.1.

O EEG normal varia conforme a idade do paciente (frequências mais lentas em crianças do que em adultos) e conforme o estado de sono ou vigília. No sono fase I ou sonolência, ocorre um desaparecimento do ritmo dominante posterior (ritmo alfa em repouso de olhos fechados). Na fase II do sono, ocorrem fusos do sono (surtos transitórios de atividade ritmada na faixa de 12 a 14 Hz de predomínio frontal). No sono de ondas lentas (fases III e IV), predominam ondas lentas na faixa delta. Essas fases se referem ao sono NREM (não REM). Já no sono REM (com movimentos rápidos dos olhos), o EEG é semelhante à vigília (embora sem o ritmo dominante posterior da vigília com olhos fechados).

Após análise dos achados de EEG e a interpretação de que se trata de uma atividade anormal, esta pode ser classificada como epileptiforme e não epileptiforme e também como focal ou generalizada.

A atividade epileptiforme focal representa potenciais rápidos e síncronos de um grupo de neurônios numa determinada região do cérebro, enquanto a atividade difusa ou generalizada é observada de maneira sincronizada sobre todo o encéfalo.

A localização de atividade epileptiforme interictal focal pode ser definida pelo EEG, com o uso de montagens. Nas montagens bipolares sequenciais (cada canal do EEG registra a diferença de potencial entre dois eletrodos colocados em sequência), a localização do foco ocorre quando há uma reversão de fase associada com um eletrodo.

Já a atividade generalizada envolve circuitos neuronais extensos que traduzem a relação da sincronização anormal do tálamo e do córtex cerebral e, portanto, a projeção desta atividade ocorre em todos os canais do EEG, geralmente de maneira bilateral, síncrona e simétrica.

A obtenção de achados anormais no EEG pode ser sensibilizada por meio de manobras clínicas denominadas "métodos de ativação eletrográfica", como a fotoestimulação intermitente, a hiperpneia e a privação de sono.

Fotoestimulação intermitente

É um método útil para ativar descargas epileptiformes, principalmente em pacientes com epilepsias generalizadas idiopáticas, mas também em algumas focais. Trata-se de submeter o paciente a estímulos luminosos em frequências crescentes (de 01 a 60 Hz), com duração de 7 segundos, e intervalos de 10 segundos, associados ao fechamento palpebral.[4]

A resposta fotoparoxística (ou fotoconvulsiva) que consiste em complexos espícula onda lenta ou multiespículas onda, em geral de projeção generalizada, podem ter predomínio anterior ou posterior e é uma resposta anormal, principalmente quando sua duração ultrapassa o estímulo, podendo ou não apresentar correlato clínico (perda de consciência ou mioclonia).[5] Essa resposta é mais frequentemente vista em epilepsias generalizadas como síndrome de Jeavons, epilepsia mioclônica juvenil e raramente em pessoas sem epilepsia.

O arrastamento fótico do ritmo dominante posterior (a frequência do ritmo dominante entra em ressonância com a frequência do fotoestímulo) é uma resposta normal e a resposta fotomiogênica (atividade muscular repetida nos eletrodos anteriores que aumentam com a frequência do estímulo e que cessam com seu término) também é uma variante normal.

Hiperpneia

Manobra na qual o paciente realiza respirações profundas (entre 20 e 30/minuto) durante 3 a 5 minutos contínuos é outro procedimento que pode ativar a atividade epileptiforme. Tipicamente, as crises de ausência são provocadas pela hiperpneia, mas a atividade focal também pode ser ativada. Essa manobra deve ser evitada em pacientes com comorbidades cardiorrespiratórias.[6]

Privação de sono

Restringir o sono até 3 a 4 horas/noite aumenta a ativação do EEG em 52% dos pacientes com EEG inicialmente normal, sobretudo nas epilepsias generalizadas idiopáticas.[7]

TABELA 22.1 – Faixas de frequência observadas no EEG, distribuição e situações em que são observadas.

Faixa	Frequência	Localização	Normal	Patológico
Alfa	= ou > 8 e < 13 Hz	Regiões posteriores bilateralmente	Olhos fechados em repouso, suprimido pela abertura ocular	Coma alfa (sem reatividade)
Beta	= ou > 13 Hz	Baixa amplitude, bilateral predominando nas regiões frontais	Vigília (ritmo de preenchimento)	Excesso no uso de barbitúricos e benzodiazepínicos
Teta	= ou > 4 e < 8 Hz	Variável	Crianças pequenas; sonolência em jovens e adultos	Lesões focais corticais ou subcorticais; encefalopatia metabólica
Delta	< 4 Hz	Variável	Bebês, sono lento em adultos	Lesões focais corticais ou subcorticais; lesões difusas; encefalopatia metabólica

Fonte: Desenvolvida pela autoria do capítulo.

Implicações clínicas do eletroencefalograma

Quando um padrão epileptiforme é observado ao EEG, após a ocorrência de uma crise única, pode-se prever a recorrência de crises de 30% a 70% no 1º ano. Portanto, quando houver alterações eletroencefalográficas após uma primeira crise, o uso de medicação antiepiléptica deve ser aventada.[8]

A sensibilidade do EEG pode variar, mas cerca de um terço dos EEG iniciais tem alguma anormalidade[9] e os resultados aumentam em até 90% com a repetição dos exames ao longo do tempo.

Pacientes com epilepsia podem ter EEG normais, mas a especificidade do exame para o diagnóstico de epilepsia é considerado alto. Cerca de 3% de crianças e adultos normais pode apresentar descargas epileptiformes interictais,[10] assim como, em indivíduos sem epilepsia, familiares de 1º grau de pacientes com epilepsias generalizadas de origem genética (idiopáticas) pode-se encontrar atividade epileptiforme generalizada.

O EEG nem sempre é totalmente específico para uma determinada síndrome epiléptica, de modo que descargas focais podem ser observadas em pacientes com epilepsias generalizadas, bem como atividade generalizada em epilepsias focais (p. ex., descargas de espícula onda em crianças com epilepsia rolândica), podendo levar a diagnósticos equivocados. Além disso, descargas epileptiformes podem resultar do uso de algumas drogas como cefepime, bupropiona, lítio, tramadol e clozapina, entre outras.

A atividade epileptiforme focal, multifocal e generalizada também é relatada em distúrbios metabólicos como uremia, tireotoxicose e encefalopatias autoimunes. Assim, a presença de anormalidades epileptiformes nem sempre significa epilepsia e os achados de EEG devem ser interpretados dentro do contexto clínico.

EEG anormal
Padrões epileptiformes

Padrões eletroencefalográficos interpretados como epileptiformes são constituídos por espículas ou ondas agudas, que, dependendo da epilepsia, podem ser focais, multifocais ou generalizados, associados ou não a anormalidades da atividade de fundo.

Espículas focais ou ondas agudas focais

São, em geral, assimétricas e ocasionalmente bilaterais e síncronas, quase sempre seguidas de onda lenta. Espículas são definidas pela duração menor do que 70 mseg (Figura 22.2A) e ondas agudas pela duração entre 80 e 500 mseg (Figura 22.2B). A atividade focal geralmente tem um dipolo radial (fluxo de corrente perpendicular ao couro cabeludo), a não ser nos casos de dipolo horizontal ou tangencial observados na epilepsia rolândica.

O campo de distribuição no registro de superfície depende da localização da zona cortical de hiperatividade e hipersincronicidade. Geralmente as descargas focais são únicas, mas podem ocorrer multiespículas focais.

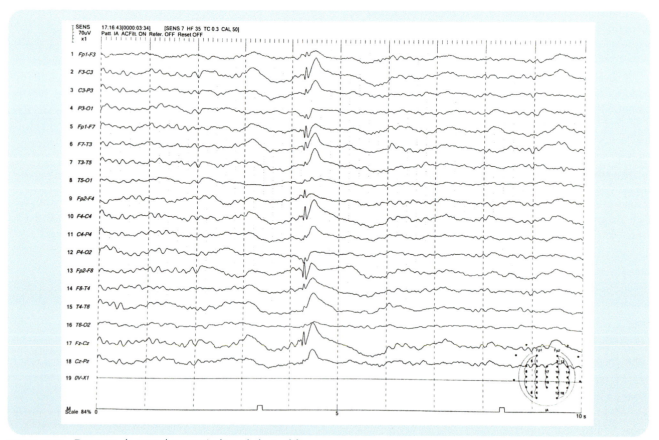

FIGURA 22.2A – Descarga de complexo espícula onda lenta difusa.
Fonte: Acervo da autoria do capítulo – Enfermaria de vEEG do Instituto de Psiquiatria – HC-FMUSP.

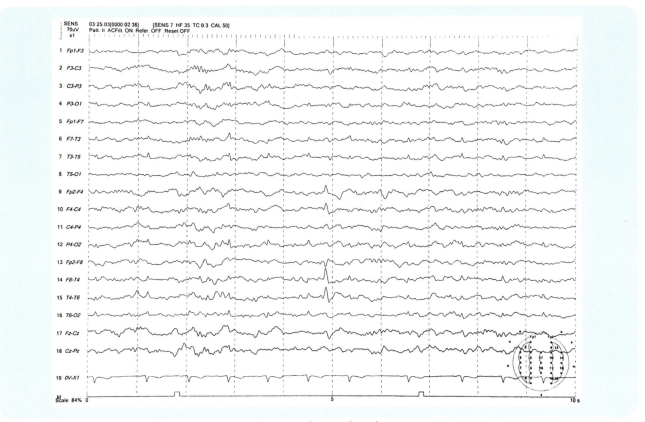

FIGURA 22.2B – Onda aguda focal de projeção temporal anterior direita (eletrodo F8).
Fonte: Acervo da autoria do capítulo – Enfermaria de vEEG do Instituto de Psiquiatria – HC-FMUSP.

Os estados de sono e de vigília nos quais as descargas ocorrem também podem variar de acordo com a síndrome epiléptica como na epilepsia rolândica, com ocorrência muito frequente de descargas, geralmente apenas durante o sono (Figura 22.3).

Espículas multifocais se apresentam como focos múltiplos independentes, com reversão de fase em regiões diferentes em momentos diferentes.

A atividade delta rítmica intermitente temporal (TIRDA, do inglês *temporal interictal rhythmic delta activity*) pode ser observada em pacientes com epilepsia do lobo temporal, com especificidade alta e valor preditivo positivo para epilepsia do lobo temporal (Figura 22.4).[11]

Complexos espícula onda e multiespículas onda generalizados

Descargas de complexos espícula onda lenta têm distribuição e amplitude simétricos, com morfologia constante no mesmo registro, que podem se repetir em intervalos regulares, em geral com predomínio anterior e ocasionalmente posterior.

Complexos espícula onda lenta, ritmados a 3 Hz, são observados na epilepsia ausência (Figura 22.5), espículas e multiespículas de predomínio anterior com frequência de 4 a 6 Hz na epilepsia mioclônica juvenil (Figura 22.6) e, espículas generalizadas com frequência de 2 a 2,5 Hz nas ausências atípicas (Figura 22.7). As ausências atípicas diferem das típicas porque ocorrem em crianças com atraso do desenvolvimento neuropsicomotor são geralmente mais longas do que as típicas, têm início e final gradual, e podem estar associadas com atonia. Além disto, observa-se alentecimento da atividade elétrica cerebral de base.

Deve-se levar em consideração que, em registros de atividade generalizada, também podem ser observados espículas de projeção focal.[12]

Os complexos espícula onda ritmados a 3 Hz, próprios da epilepsia ausência da infância, também podem estar associadas à atividade intermitente delta occipital (OIRDA, do inglês *occipital intermittent rhythmic delta activity*).[5]

Padrões não epileptiformes

Existem padrões de EEG que não são epileptiformes, mas que podem ser observados em epilepsia:

1. Atividade lenta focal: em epilepsia focal, lesões cerebrais transitórias ou duradouras, isquemia, e estado pós-ictal.
2. Atenuação de voltagem focal ou assimetria.
3. Atividade lenta difusa: nas encefalopatias tóxicas ou metabólicas, encefalopatias epilépticas crônicas como síndromes de West e Lennox-Gastaut e estado pós-ictal.
4. Atividade delta rítmica intermitente frontal (FIRDA, do inglês *frontal intermittent rhythmic delta activity*): durante hiperpneia, sono, anormalidades metabólicas, aumento da pressão intracraniana, estado pós-ictal, entre outros (Figura 22.8).
5. Ondas com morfologia trifásica: nas encefalopatias metabólicas, quadros tóxicos e encefalites difusas.

Destas alterações, a mais comum e menos específica é a atividade lenta difusa.

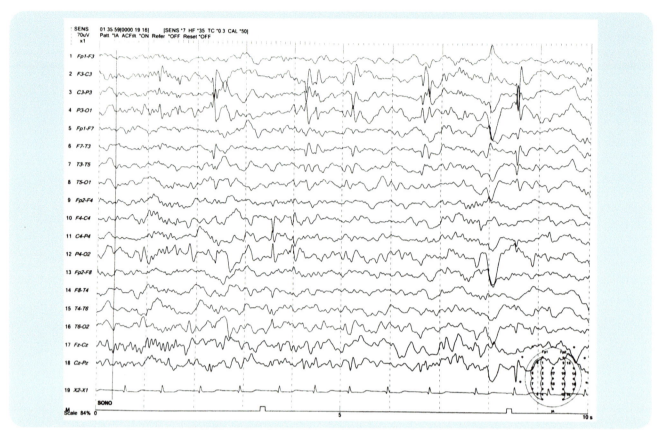

FIGURA 22.3 – Epilepsia rolândica caracterizada por ondas agudas muito frequentes de projeção nas regiões centrais durante o sono.
Fonte: Acervo da autoria do capítulo – Enfermaria de vEEG do Instituto de Psiquiatria – HC-FMUSP.

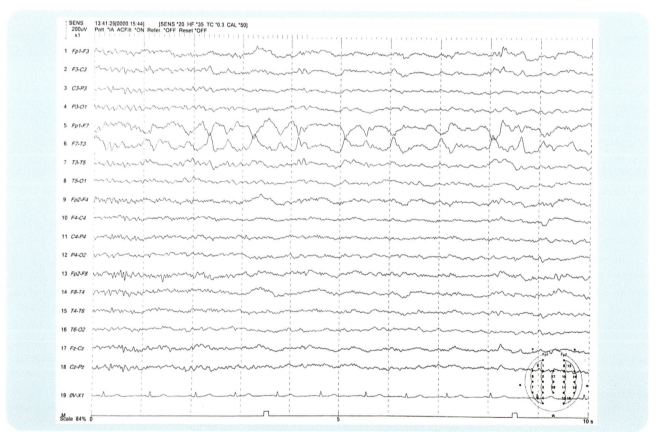

FIGURA 22.4 – Atividade delta rítmica intermitente temporal (TIRDA na região temporal esquerda).
Fonte: Acervo da autoria do capítulo – Enfermaria de vEEG do Instituto de Psiquiatria – HC-FMUSP.

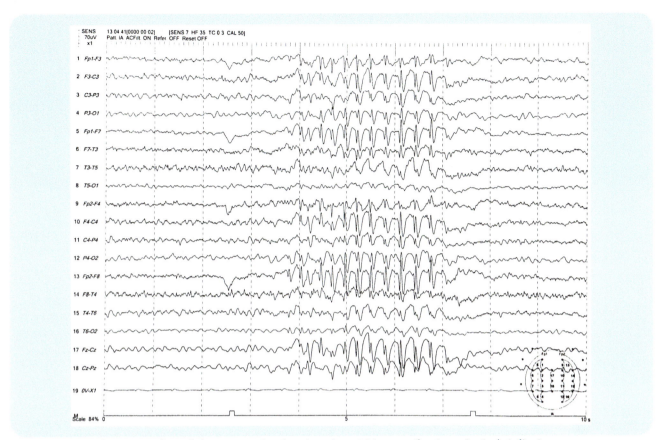

FIGURA 22.5 – Complexos espícula onda lenta generalizados, ritmados a 3 Hz, na epilepsia ausência da infância.
Fonte: Acervo da autoria do capítulo – Enfermaria de vEEG do Instituto de Psiquiatria – HC-FMUSP.

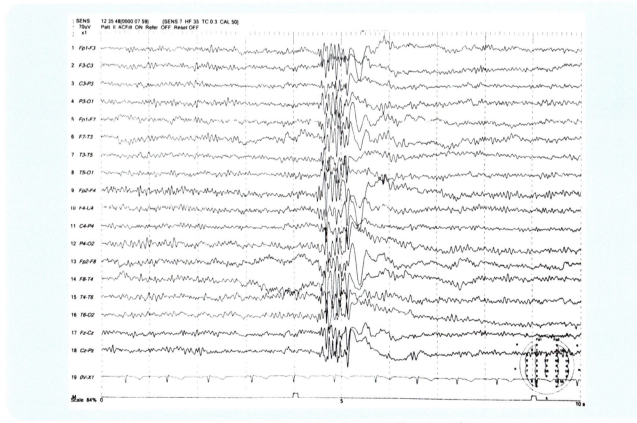

FIGURA 22.6 – Complexo multiespícula onda lenta generalizado na epilepsia mioclônica juvenil.
Fonte: Acervo da autoria do capítulo – Enfermaria de vEEG do Instituto de Psiquiatria – HC-FMUSP.

ELETROENCEFALOGRAFIA

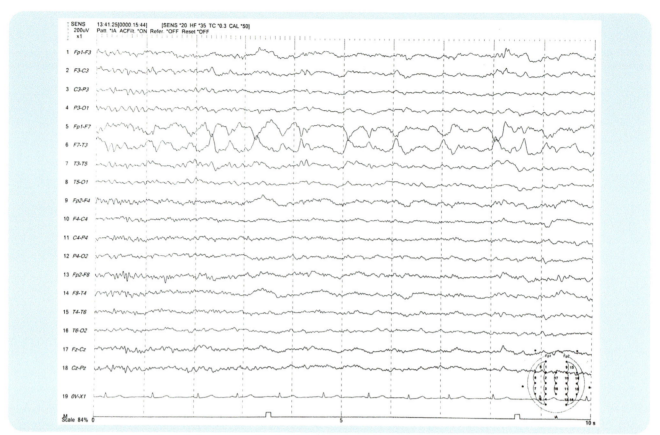

FIGURA 22.7 – Complexos espícula onda lenta generalizados ritmados de 2 a 2,5 Hz nas ausências atípicas.
Fonte: Acervo da autoria do capítulo – Enfermaria de vEEG do Instituto de Psiquiatria – HC-FMUSP.

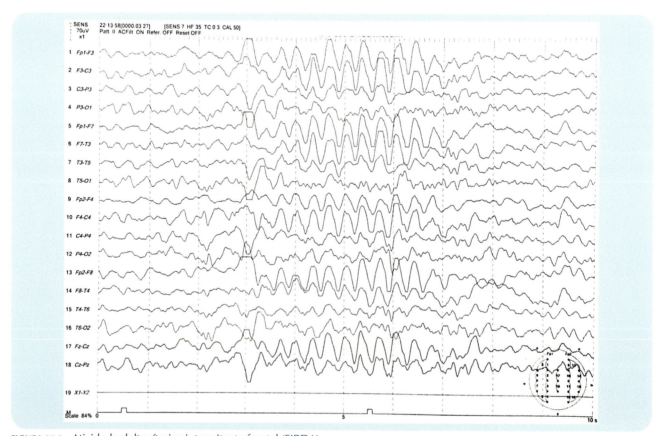

FIGURA 22.8 – Atividade delta rítmica intermitente frontal (FIRDA).
Fonte: Acervo da autoria do capítulo – Enfermaria de vEEG do Instituto de Psiquiatria – HC-FMUSP.

EEG ictal (durante as crises)

O EEG no início de uma crise epiléptica pode se apresentar de pelo menos cinco formas ou padrões diferentes, podendo ter projeção focal ou generalizada:[13]

1. Padrão de frequência ritmada nas faixas teta, delta, ou alfa, com graus variáveis de agudeza (não necessariamente ondas agudas ou espículas) (Figura 22.9).
2. Espículas ritmadas (ritmo rápido) (Figura 22.10).
3. Padrão espícula onda lenta (generalizado nas crises de ausência), veja a Figura 22.5.
4. Padrão eletrodecremental (achatamento dos ritmos cerebrais), por exemplo, espasmo epiléptico (Figura 22.11).
5. Sem alteração no EEG de superfície por origem das crises em áreas corticais que não se projetam no couro cabeludo.

Essas alterações devem ser correlacionadas com as manifestações clínicas subjetivas e objetivas apresentadas pelo paciente.

Padrões de EEG no estado de mal epiléptico dependem do tipo de estado de mal, se convulsivo ou não convulsivo. O estado de mal não convulsivo pode ser do tipo focal (com comprometimento da consciência), do tipo estado de mal de ausência (generalizado), ou estado de mal não convulsivo em paciente em coma em uma unidade de terapia intensiva (UTI).

Padrões de EEG nas encefalopatias epilépticas que merecem ser citadas[14] estão na Tabela 22.2.

Padrões benignos com aspecto epileptiforme

Existem muitas variantes da normalidade ou padrões benignos (variantes epileptiformes benignos) que morfologicamente são epileptiformes, mas considerados não epilépticos, que, quando confundidos com atividade epileptiforme, podem resultar em diagnósticos equivocados.[15] As mais frequentes são[1] teta rítmico temporal médio da sonolência e[2] *wicket spikes*, caracterizados por surtos rítmicos de ondas agudas arciformes ritmadas de 6 a 11 Hz de projeção nas regiões temporais, durante sonolência e sono leve (Figura 22.12).

Outras variantes da normalidade menos comuns são: *small sharp spikes* (SSS), *subclinical rythmic electrographic discharges of adults* (SREDA), espícula onda a 6 Hz, e espículas positivas 14 e 6.[16]

Padrões associados com distúrbios de consciência

Em pacientes com distúrbios da consciência, os padrões de EEG são mais complexos ou controversos, apresentando padrões periódicos claramente ictais ou não, com padrões diversos que podem ser observados em momentos diferentes do mesmo paciente, durante um EEG contínuo ou em EEG consecutivos.

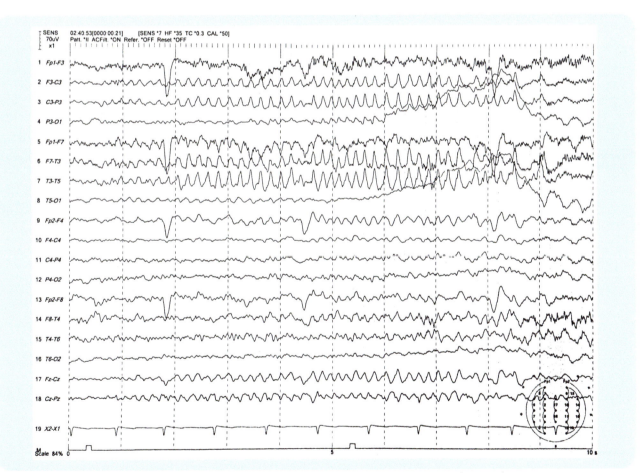

FIGURA 22.9 – Crise focal caracterizada por frequência ritmada na faixa teta de projeção temporal esquerda.
Fonte: Acervo da autoria do capítulo – Enfermaria de vEEG do Instituto de Psiquiatria – HC-FMUSP.

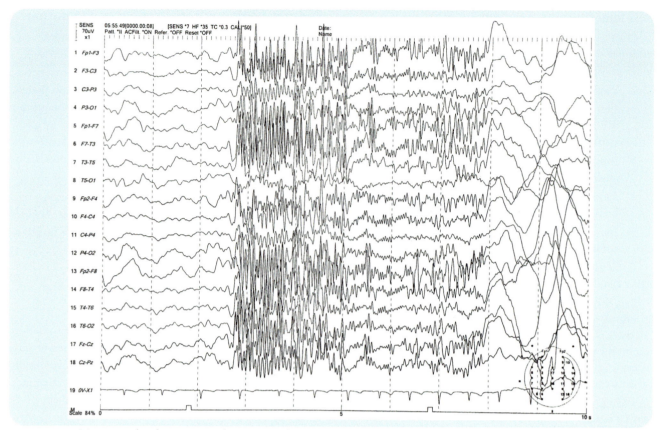

FIGURA 22.10 – Crise generalizada caracterizada por espículas ritmadas (ritmo rápido).
Fonte: Acervo da autoria do capítulo – Enfermaria de vEEG do Instituto de Psiquiatria – HC-FMUSP.

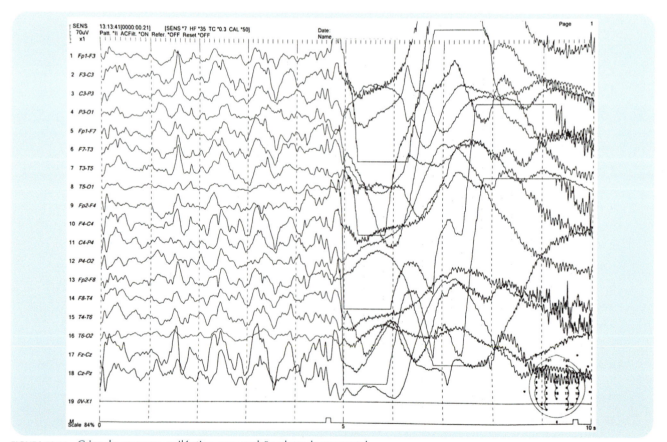

FIGURA 22.11 – Crise de espasmo epiléptico com padrão eletrodecremental.
Fonte: Acervo da autoria do capítulo – Enfermaria de vEEG do Instituto de Psiquiatria – HC-FMUSP.

TABELA 22.2 – Encefalopatias epilépticas.

Síndrome	Idade prevalente	Clínica	EEG
Ohtahara	Primeiro trimestre	Espasmos tônicos	Padrão surto-supressão
West	4 a 8 meses	Espasmos epilépticos	Hipsarritmia
Dravet	1 a 3 anos	Convulsões febris, crises mioclônicas, ausência atípicas e crises focais com comprometimento da consciência	Alentecimento da atividade de base, espícula onda lenta generalizadas e multifocais, fotossensibilidade
Lennox-Gastaut	3 a 5 anos	Crises tônicas, atônicas e ausência atípicas	Onda aguda, onda lenta generalizada e surtos de atividade rápida
Landau-Kleffner	5 a 7 anos	Afasia adquirida, alterações de comportamento e crises raras	Descargas temporais contínuas em sono
Epilepsias mioclônicas progressivas	5 a 20 anos	Mioclonias, demência e ataxia	Multiespículas generalizadas 3 a 6 Hz, fotossensibilidade e atividade elétrica cerebral de base lenta

Fonte: Desenvolvida pela autoria do capítulo.

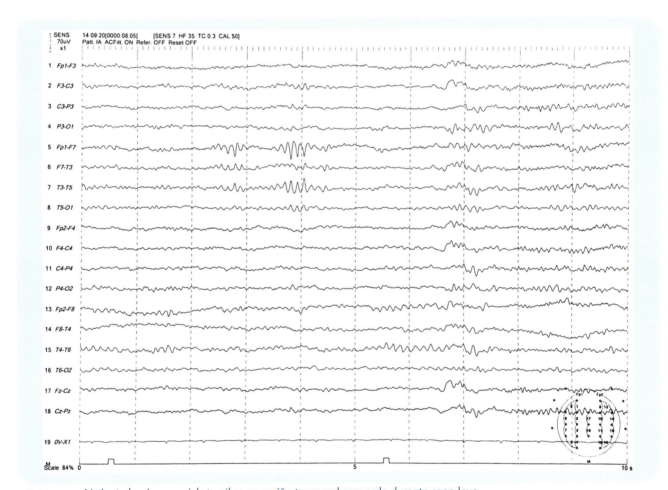

FIGURA 22.12 – Variante benigna – wicket spikes na região temporal esquerda durante sono leve.
Fonte: Acervo da autoria do capítulo – Enfermaria de vEEG do Instituto de Psiquiatria – HC-FMUSP.

Os padrões periódicos mais comuns são: atividade delta rítmica; ondas com morfologia trifásica generalizadas; descargas periódicas lateralizadas (PLD); descargas periódicas generalizadas (GPD) (Figura 22.13); descargas periódicas lateralizadas bilaterais e independentes (BIPLD); e descargas periódicas rítmicas ou ictais induzidas por estímulo (SIRPID);[17] como apresentados na Tabela 22.3.

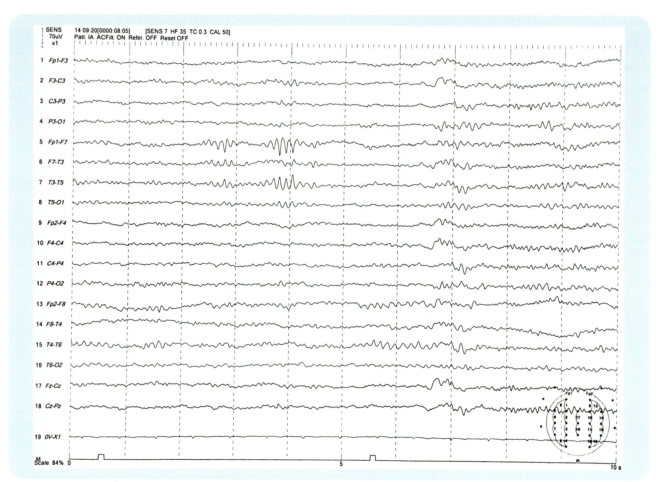

FIGURA 22.13 – GPD – descargas periódicas generalizadas em idoso com crises subentrantes.
Fonte: Acervo da autoria do capítulo – Enfermaria de vEEG do Instituto de Psiquiatria – HC-FMUSP.

TABELA 22.3 – Padrões periódicos no EEG do paciente em coma.

Padrão	Etiologia	EEG
Descargas periódicas lateralizadas (PLD)	Encefalite herpética, lesões focais, hiperglicemia não cetótica, abstinência alcoólica	Complexos onda aguda, onda lenta unilaterais ocorrendo de 1 a 2 Hz; associação alta com crises
Descargas periódicas lateralizadas bilaterais e independentes (BIPLD)	Anóxia cerebral, infecções do SNC, epilepsia	Descargas epileptiformes bilaterais e assíncronas; mortalidade elevada
Descargas periódicas generalizadas (GPD)	Anóxia cerebral, panencefalite subaguda esclerosante, doença de Creutzfeldt Jakob, epilepsia e insultos neurológicos agudos	Descargas epileptiformes bilaterais e síncronas; associação alta com crises
Descargas periódicas rítmicas ou ictais induzidas por estímulo (SIRPID)	Pacientes graves com ou sem insulto neurológico	Descargas periódicas ou ritmadas induzidas por estímulos
Ondas com morfologia trifásicas	Encefalopatias metabólicas; estado de mal epiléptico não convulsivo	Ondas trifásicas, bilaterais, síncronas e simétricas em salvas ritmadas de 1,5 a 2,5 Hz
Padrão surto-supressão	Anóxia cerebral, encefalopatia grave, drogas (propofol, barbitúricos)	Períodos alternados de ondas lentas elevadas e EEG achatado

EEG: eletroencefalograma; SNC: sistema nervoso central; PLD: descargas periódicas lateralizadas; GPD: descargas periódicas generalizadas; BIPLD: descargas periódicas lateralizadas bilaterais e independentes; SIRPID: descargas periódicas rítmicas ou ictais induzidas por estímulo.
Fonte: Adaptada de Hirsch LJ, 2011.

Fontes de erro

O EEG sempre deve ser correlacionado com a história clínica e estudos de imagem, mas erros podem ocorrer em:

1. EEG normal em pacientes com desmaios de etiologia incerta.
2. Alterações focais em pacientes com transtornos neurológicos.
3. Variantes benignas interpretadas como atividade epileptiforme.
4. Atividade epileptiforme causada por distúrbios metabólicos.

5. Atividade epileptiforme causada por drogas de uso clínico, principalmente psicotrópicos como os antipsicóticos e antidepressivos.[18]

Exame de videoeletrencefalograma prolongado

O vEEG é utilizado para os diagnósticos de:

1. Epilepsia e diagnósticos diferenciais como eventos de natureza não epiléptica com causas cardíaca, autonômica (síncopes), distúrbios do sono, distúrbios de movimento de origem subcortical, variação de enxaquecas, ou mesmo comportamentos próprios da idade (p. ex., perda de fôlego).
2. Localização da zona de início das crises como parte de investigação para cirurgia de epilepsia.
3. Classificação do tipo de crises e sua quantificação para planejamento de tratamento medicamentoso ou cirúrgico.
4. Avaliação da resposta medicamentosa às drogas antiepilépticas em algumas síndromes epilépticas, como epilepsias generalizadas idiopáticas.
5. Diferenciação de encefalopatias "orgânicas" (ou *delirium*) de quadros psiquiátricos primários (p. ex., catatonia).
6. Auxílio no prognóstico clínico de pacientes em coma.
7. Pode ser utilizado como parte de protocolo de morte cerebral.
8. Diagnósticos de crises não epilépticas de origem psicogênica.

Em unidades de vídeo EEG até 25% dos pacientes podem ter crises não epilépticas psicogênicas (CNEP), enquanto 9% a 15% têm CNEP e crises epilépticas associadas.[19] O diferencial é feito pelo traçado, pois, durante uma CNEP, o EEG mostra-se normal no transcorrer do evento, com artefatos de movimento e ritmo dominante posterior preservado durante o evento, assim como no período pós-ictal imediato. No entanto, pacientes com crises gelásticas ou do lobo temporal podem não apresentar correlato no EEG de superfície, propiciando diagnóstico errôneo de CNEP. Clinicamente, CNEP são distintas das crises por não serem estereotipadas, ter duração prolongada (acima de 5 minutos), apresentar início e final insidiosos, frequentemente com olhos fechados, postura em opistótono e pausas durante os eventos.

Conclusão

O EEG é uma ferramenta importante no diagnóstico de disfunções cerebrais corticais como epilepsia, na classificação de crises e de síndromes epilépticas, na localização da zona de início ictal em casos cirúrgicos, bem como no diagnóstico de eventos não epilépticos de origem fisiogênica e psicogênica e na avaliação de quadros de comprometimento de consciência ou de alterações do comportamento que possam ter causa orgânica (lesional ou toxicometabólicas). Devem-se sempre considerar os achados de EEG em relação ao quadro clínico atual do paciente, histórico clínico, exames laboratoriais e achados de neuroimagem, pois o exame em si não é diagnóstico, mas faz parte da investigação global do paciente.

Referências bibliográficas

1. Gloor P. Hans Berger and the discovery of the electroencephalogram. Electroencephalogr Clin Neurophysiol. 1969;Suppl 28:1-36.
2. Klem GH; Lüders HO; Jasper HH; Elger C. The ten-twenty electrode system of the International Federation. The International Federation of Clinical Neurophysiology. Electroencephalogr Clin Neurophysiol Suppl. 1999;52:3-6.
3. Tao JX; Ray A; Hawes-Ebersole S et al. Intracranial EEG substrates of scalp EEG interictal spikes. Epilepsia. 2005;46(5):669-76.
4. Kasteleijn-Nolst Trenité D; Rubboli G; Hirsch E et al. Methodology of photic stimulation revisited: updated European algorithm for visual stimulation in the EEG laboratory. Epilepsia. 2012;53(1):16-24.
5. Seneviratne U; Cook M; D'Souza W. The electroencephalogram of idiopathic generalized epilepsy. Epilepsia. 2012;53(2):234-48.
6. Kane N; Grocott L; Kandler R et al. Hyperventilation during electroencephalography: safety and efficacy. Seizure. 2014;23(2):129-34.
7. Fountain NB; Kim JS; Lee SI. Sleep deprivation activates epileptiform discharges independent of the activating effects of sleep. J Clin Neurophysiol. 1998;15(1):69-75.
8. Krumholz A; Wiebe S; Gronseth G et al. Practice Parameter: evaluating an apparent unprovoked first seizure in adults (an evidence-based review): report of the Quality Standards Subcommittee of the American Academy of Neurology and the American Epilepsy Society. Neurology. 2007;69(21):1996-2007.
9. Pillai J; Sperling MR. Interictal EEG and the diagnosis of epilepsy. Epilepsia. 2006;47 Suppl 1:14-22.
10. Cavazzuti GB; Cappella L; Nalin A. Longitudinal study of epileptiform EEG patterns in normal children. Epilepsia. 1980;21(1):43-55.
11. Brigo F. Intermittent rhythmic delta activity patterns. Epilepsy Behav. 2011;20(2):254-6.
12. Aliberti V; Grünewald RA; Panayiotopoulos CP et al. Focal electroencephalographic abnormalities in juvenile myoclonic epilepsy. Epilepsia. 1994;35(2):297-301.
13. Fisher RS; Scharfman HE; de Curtis M. How can we identify ictal and interictal abnormal activity? Adv Exp Med Biol. 2014;813:3-23.
14. Maganti RK; Rutecki P. EEG and epilepsy monitoring. Continuum (Minneap Minn). 2013;19(3 Epilepsy):598-622.
15. Benbadis SR; Lin K. Errors in EEG interpretation and misdiagnosis of epilepsy. Which EEG patterns are overread? Eur Neurol. 2008;59(5):267-71.
16. Santoshkumar B; Chong JJ; Blume WT; McLachlan RS; Young GB; Diosy DC et al. Prevalence of benign epileptiform variants. Clin Neurophysiol. 2009;120(5):856-61.
17. Hirsch LJ. Classification of EEG patterns in patients with impaired consciousness. Epilepsia. 2011;52 Suppl 8:21-4.
18. Spatz R; Kugler J. Abnormal EEG activities induced by psychotropic drugs. Electroencephalogr Clin Neurophysiol Suppl. 1982;36:549-58.
19. Lobello K; Morgenlander JC; Radtke RA; Bushnell CD. Video/EEG monitoring in the evaluation of paroxysmal behavioral events: duration; effectiveness; and limitations. Epilepsy Behav. 2006;8(1):261-6.

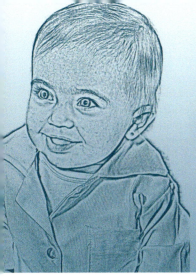

Capítulo 23

Radioisótopos

Carla Rachel Ono
Carlos Alberto Buchpiguel

Introdução

Nas últimas décadas, tem-se observado uma rápida evolução nos métodos de diagnóstico por imagem, principalmente no que concerne à avaliação funcional, neste capítulo, especificamente em Neurologia e Psiquiatria. Um dos aspectos mais controversos na área de neuroimagem funcional é estabelecer e definir claramente os princípios básicos que regem a formação de imagens funcionais. Embora em Neurologia seja possível empregar os métodos funcionais para diagnosticar distúrbios diversos, principalmente por estarem associados a substratos orgânicos bem esclarecidos, em Psiquiatria e Neuropsicologia isso pode não estar bem definido sob bases científicas.

Toda a problemática começa com a simples definição de função neuropsicológica. O conceito de que determinadas funções cerebrais estão intimamente relacionadas a certas estruturas cerebrais é reconhecido pela maioria dos neurofisiologistas, psicólogos e neurologistas. Alguns, entretanto, distinguem funções fisiológicas das chamadas psicológicas.[1] Outros, contudo, consideram o espaço entre função e estrutura tão distante que não se preocupam em explicar ou reconhecer uma localização para a relevância de uma determinada função neuropsicológica.[2] Portanto, a definição de funções complexas cerebrais não é única e comum entre clínicos, psicólogos e neurofisiologistas. Contudo, por meio de estudos clássicos realizados por anatomistas, reconhece-se que, estimulando-se[3] ou extirpando-se determinadas estruturas cerebrais,[1] ocorrem modificações funcionais facilmente detectáveis.

Alguns aspectos importantes devem ser sempre discutidos antes de se recomendar um determinado método de avaliação funcional com finalidades científicas e clínicas. O primeiro deles seriam como as diferentes funções se relacionam entre si e quais os aspectos fisiológicos caracterizam esse circuito de integração. Muitos modelos de circuitos funcionais, envolvendo ou não a participação de diferentes neurotransmissores, são propostos para explicar grande número de desordens neuropsiquiátricas, porém muitos deles têm como base modelos teóricos e carecem de comprovação experimental. Existem outros que apresentam alguma evidência por meio de trabalhos experimentais, mas a extensão e diversidade de interação com os diferentes tipos de receptores e estímulos (excitatórios e inibitórios) podem não estar completamente estabelecidas.

Seria importante estabelecer para cada tipo de doença quais as suas características bioquímicas e biológicas do ponto de vista fisiopatológico. Outro aspecto, não menos importante, é determinar quais seriam realmente os limites de localização de uma determinada função cerebral por meio de específica técnica de diagnóstico por imagem.

Aqui não comentamos apenas as limitações de conhecimentos biológicos de função cerebral existentes até o presente momento, mas também a real capacidade do avanço tecnológico atual de mensurar uma determinada interação funcional cerebral. Por exemplo, a simples medida do fluxo sanguíneo cerebral pode tornar implícito que apenas certos limites de variação de fluxo podem ser detectados com as técnicas atualmente disponíveis.

Contudo, considerando-se a sensibilidade e a resolução das técnicas disponíveis, é possível subentender que variações muito sutis de fluxo, eventualmente presentes em certos distúrbios psiquiátricos discretos e em fase inicial, poderiam não ser detectadas pelo estado da arte da neuroimagem funcional. O mesmo poderia ser dito quanto às técnicas que quantificam níveis de receptores cerebrais e mesmo consumo regional de determinados substratos metabólicos. Por isso, é muito importante que se reconheçam os limites de localização de uma determinada função cerebral, para que não se proponha indicar determinada metodologia sem que haja suficiente fundamentação científica para comprovar tal hipótese.

Métodos de diagnóstico de neuroimagem funcional com radioisótopos

Os métodos funcionais que empregam o uso de radioisótopos podem ser divididos conforme o princípio de detecção e tipo de emissão específica. Basicamente, podemos dividi-los em tomografia por emissão de pósitrons (PET-TC) e tomografia por emissão de fóton único (SPECT).

Inicialmente, poderíamos diferenciar essas duas técnicas pela duração da atividade do radioisótopo empregado. PET-TC caracteriza-se por empregar isótopos de meia-vida ultracurta, como o flúor-18 (T½: 110 minutos), carbono-11 (T½: 20 minutos), nitrogênio-13 (T½: 10 minutos) e oxigênio-15 (T½: 2 minutos). SPECT emprega comumente isótopos de meia-vida física mais longa, como o tecnécio-99m (6,04 horas) e o iodo-123 (13 horas).

PET-TC caracteriza-se por fornecer imagens de melhor resolução temporal e anatômica, importante nos estudos de ativação e na avaliação de pequenas estruturas cerebrais, ao mesmo tempo que permite, com o uso de determinados tipos de radiofármacos, uma avaliação quantitativa em mg/100 mL de tecido/min. Porém, a necessidade de se ter disponíveis um acelerador de partículas próximo ao equipamento (tomógrafo) e uma equipe altamente especializada torna esse tipo de modalidade, pelo alto custo, limitado a um pequeno número de centros médicos.

SPECT apresenta maior limitação quanto à resolução espacial e ao mesmo tempo não permite fornecer dados quantitativos, e sim apenas resultados semiquantitativos, normalizando-se as atividades corticais para áreas que teoricamente seriam menos comprometidas em processos patológicos, como o cerebelo e a ponte.

Tomografia por emissão de pósitrons (PET-TC)

A tomografia por emissão de pósitrons constitui-se no método de imagem padrão-ouro de avaliação funcional em neuropsiquiatria. O princípio baseia-se na utilização de isótopos de meia-vida física ultracurta, produzidos em aceleradores de partículas, que se caracterizam pela emissão de partículas positivas denominadas "pósitrons". Esses pósitrons emitidos em um determinado órgão, após incorporação interna por meio de injeção intravenosa, colidirão com elétrons situados na eletrosfera de átomos adjacentes, provocando um processo de aniquilação. Esse processo de aniquilação possibilita a liberação energética na forma de dois fótons que se deslocam em sentidos opostos. Por meio de detectores situados ao redor do paciente, é possível situar exatamente o local em que essa aniquilação se originou, permitindo, por meio de processos matemáticos, definir por imagem o órgão ou a estrutura funcional que concentrou determinado marcador.

Com os sistemas atuais de detecção, é possível obter resoluções espaciais da ordem de 3 a 3,5 mm. Porém, um dos fatores mais atraentes é que se empregam isótopos de átomos que normalmente participam da composição de diversas moléculas orgânicas utilizadas em processos fisiológicos. Entre os mais importantes, destacam-se o oxigênio-15, o carbono-11, o nitrogênio-13 e o flúor-18. Com esses isótopos, podem-se utilizar marcadores de fluxo sanguíneo (H_2O marcada com oxigênio-15, CO_2 marcado com carbono-11, amônia (NH_4) marcada com nitrogênio-13), marcadores de metabolismo da glicose (flúor-2-desoxiglicose marcada com flúor-18), do oxigênio ($^{15}O_2$), metabolismo oxidativo (acetato marcado com carbono-11) e atividade de neurotransmissores por meio da quantificação de receptores dopaminérgicos, muscarínicos, opiáceos e serotoninérgicos.

As imagens obtidas podem ser quantificadas e, portanto, os resultados apresentados em mg/100 mL tecido/minuto. As análises das diversas interações funcionais podem ser realizadas com marcadores metabólicos e, preferencialmente, marcadores de fluxo.

Marcadores metabólicos

A glicose marcada constitui-se no marcador metabólico mais utilizado em estudos funcionais do cérebro. Uma vez administrada por via intravenosa, a flúor-2-desoxiglicose é transportada para o meio intracelular de forma análoga à glicose propriamente dita, por meio das proteínas transportadoras de glicose (GLUT). Contudo, após a fosforilação pela enzima hexoquinase, a sequência metabólica é interrompida e a flúor-desoxiglicose-6-fosfato permanece no meio intracelular por tempo suficiente para que sejam adquiridas imagens tomográficas. Porém, há necessidade de aguardar pelo menos 40 minutos após a administração da glicose marcada para que a atividade intracerebral entre em equilíbrio, tempo este que limita de maneira substancial estudos de ativação cerebral. Alguns autores relataram resultados satisfatórios com ativação utilizando esse elemento marcado.[5]

Alterações metabólicas ocorrem geralmente em áreas que apresentam lesão estrutural ou anatômica. Porém, podem-se observar déficits funcionais em áreas anatomicamente normais. É o que se conhece como "efeito remoto" ou "efeito à distância de distúrbios anatômicos focais". Alterações funcionais à distância podem resultar de comprometimento direto de neurônios, glia e dendritos, que promovem a comunicação de áreas cerebrais adjacentes, ou por alteração de sinais ou impulsos, de características inibitórias ou excitatórias. Mettler et al.[6] já demonstraram déficit de metabolismo em lobo frontal em paciente que apresentava apenas lesão estrutural de cápsula interna ipsilateral à ressonância nuclear magnética (RNM), reforçando o conceito de desconexão.[6]

Pacientes com afasia podem apresentar, conforme o tipo de distúrbio (Wernicke, broca ou de condução), alterações funcionais em localizações específicas. Por exemplo, pacientes com afasia de compreensão apresentam déficits metabólicos mais significativos em região temporal e parietal esquerda. Pacientes com afasia de expressão podem mostrar comprometimento temporoparietal; contudo, envolvimento acentuado do lobo frontal esquerdo também pode ser observado. Outros distúrbios neuropsicológicos podem demonstrar déficits metabólicos regionais, como déficit temporal em pacientes com distúrbio de memória, déficit metabólico em córtex visual primário em pacientes com hemianopsias e outros distúrbios de visão.[7] Portanto, pode-se, em condições basais, na avaliação de certos distúrbios funcionais, verificar redução do consumo regional de glicose em grau suficiente para ser detectado por imagem.

Estudos de estimulação auditiva têm igualmente demonstrado resultados interessantes. O emprego de um estímulo auditivo consistente de uma história em inglês transmitida de forma monoauditiva através do ouvido direito induz um estímulo metabólico do lobo temporal superior esquerdo, com aumentos ocasionais de atividade da área pré-fontal inferior esquerda (área de Broca). Estímulos auditivos, porém, sem componente de linguagem, e sim musical, promovem ativação de estruturas corticais de hemisfério cerebral direito, preferencialmente lobos frontal inferior, parietal e temporal superior.[8] Estudos de ativação em população pediátrica, no entanto, têm sido bastante limitados, dada a necessidade de intensa cooperação em manobras e testes específicos empregados.

Marcadores de fluxo

Os marcadores de fluxo podem ser empregados para se obter uma estimativa indireta de metabolismo cerebral, sabendo-se que normalmente existe um acoplamento entre fluxo e metabolismo em condição fisiológica e em grande parte das situações patológicas. Para que um processo de ativação seja mensurado com PET-TC, manobras complexas e processamentos elaborados devem ser empregados.

Por definição, sabe-se que um processo de ativação cerebral implica diretamente uma solicitação funcional diferencial, que, por sua vez, se acompanha de um aumento proporcional de fluxo sanguíneo cerebral regional.[9] Após uma ativação cerebral, nota-se, quase de imediato, aumento do consumo regional de glicose, acompanhado de aumento do fluxo sanguíneo, embora a exata relação entre essas duas respostas não esteja totalmente definida. Outro aspecto interessante é que o aumento de fluxo sanguíneo pode ocorrer à custa de ativação de neurônios ora excitatórios, ora inibitórios. Essa exata caracterização funcional pode ser mais complexa do que os modelos propostos de maneira simplista e menos complexa.

Os estudos com PET-TC empregando oxigênio-15, seja administrado por via intravenosa na forma de H_2O, seja inalado como CO_2, possibilitam estimar de forma quantitativa o fluxo sanguíneo cerebral regional. O oxigênio se difunde na circulação sanguínea, e a sua concentração cerebral é diretamente proporcional à taxa de fluxo regional. Uma das grandes vantagens de se empregar o oxigênio-15 é a sua meia-vida física bastante curta ($T^{1/2}$ = 2 minutos). Isso permite repetir ativações de uma forma sequencial no mesmo indivíduo, sem acarretar altas exposições à radiação ionizante. Contudo, é necessário estabelecer um padrão funcional representativo do estado basal sem estímulo, para posterior comparação com os diferentes estados de ativação cerebral. O aspecto mais interessante que atrai a maioria dos neuropsicólogos é o fato de essa tecnologia permitir avaliar os processos neuropsicológicos em condições fisiológicas, sem que seja necessária a presença de lesões anatomicamente reconhecíveis pelos métodos convencionais de imagem, como a TC e a RNM.

Apesar da sofisticação imposta por essa metodologia, alguns resultados conflitantes ou pouco reprodutíveis podem ser explicados por vários fatores, entre os quais:

- Embora possa ocorrer significativo aumento de fluxo com a ativação funcional de córtex visual e sensorial,[10] a ativação de funções cognitivas mais complexas pode ocasionar graus de estímulo tão baixos como 5%. Esse grau, muitas vezes, é insuficiente para a obtenção de imagens com relação sinal/ruído suficiente para permitir a detecção de modificações regionais de fluxo.
- A elaboração de processos de subtração digital no sentido de aumentar a relação sinal/ruído permitiu em parte solucionar esse problema. Contudo, vários aspectos técnicos e fisiológicos podem limitar a confiabilidade dessa técnica de manipulação de imagem.
- A baixa resolução temporal para processos neurológicos cognitivos (t = 2 minutos) obriga a que se mantenha um estímulo de maneira repetitiva e adicional pelo período de 1 minuto, permitindo, assim, que o oxigênio administrado atinja o tecido cerebral e entre em equilíbrio com o espaço intracelular.
- A necessidade de estabelecer um banco de dados quantitativo no sentido de minimizar variações interindividuais é outro fator limitante da PET-TC com oxigênio-15.

Apesar dessa limitação, vários estudos têm demonstrado e comprovado modelos clássicos de ativação. Estimulação auditiva com palavras induzindo ativação de ambos os giros temporais superiores,[11] ativação do córtex somatossensório contralateral adiante de estimulação tátil da mão e testes de atenção com ativação do giro cingulado anterior[12] têm sido relatados na literatura.

Contudo, resultados conflitantes como ativação do giro frontal inferior esquerdo em processos semânticos contrariam modelos clássicos até então propostos. Identificações visuais de determinados objetos estão relacionadas à ativação predominante do lobo temporal e orientação visuoespacial, bem como localização do estímulo visual à ativação do lobo parietal.[13]

O processo de atenção para aspectos particulares de um determinado estímulo está, muitas vezes, associado à estimulação conjunta de córtices occipital, parietal e temporal superior. Entretanto, estudos de atenção têm demonstrado igualmente ativação do giro cingulado anterior, justificando a elaboração de um modelo caracterizado por dois sistemas: sistema de atenção anterior; e sistema de atenção posterior.[14]

Tomografia por emissão de fóton único (SPECT)

A informação fundamental fornecida por esse método está relacionada essencialmente ao fluxo sanguíneo cerebral regional. Como existe frequentemente um acoplamento entre fluxo e metabolismo no nível cerebral, as informações qualitativa e semiquantitativa da distribuição regional do fluxo sanguíneo poderiam indiretamente refletir o estado funcional e metabólico. O estudo do fluxo sanguíneo cerebral teve início após a Segunda Guerra Mundial, com os trabalhos de Kety e Schmidt, em 1948,[15] utilizando inalação de óxido nítrico com coleta de amostragens arteriais e venosas.[15] Na essência, esse método fornecia apenas uma estimativa global do fluxo sanguíneo. Este foi sucedido por métodos baseados no uso de gases radioativos; entre estes, destaca-se o xenônio-133 (Xe-133), com o qual se pode estimar o fluxo sanguíneo cerebral regional.

Inicialmente empregava-se a administração intra-arterial do Xe-133,[16] porém, com o desenvolvimento de sistemas de detecção mais modernos, foi possível o uso de vias inalatórias de administração. Contudo, existe uma série de desvantagens no uso desse gás, apesar de ele fornecer essencialmente dados quantitativos. A primeira desvantagem é que, por ser um gás que se difunde livremente no tecido cerebral, há a necessidade de sistemas ultrarrápidos de detecção que permitam registrar a curva de clareamento destes nas diferentes regiões do cérebro. Os tomógrafos são, portanto, de alto custo e de uso exclusivo para essa finalidade. Igualmente, como o tempo de aquisição é limitado, isso compromete de certa forma a densidade de informação e, consequentemente, a resolução espacial das imagens obtidas.

Outro fator a ser mencionado é que o coeficiente de partição do Xe-133 utilizado para cálculo do fluxo regional não é o mesmo para tecidos normais e patológicos. Essas limitações têm sido em parte superadas pelo advento de radiofármacos lipossolúveis e com princípios distintos de retenção celular. Destes, o primeiro a ser clinicamente testado foi a p-iodo-N-isopropiliodoanfetamina marcada com iodo-123. A administração desse radioindicador se faz por via intravenosa, e a sua distribuição é proporcional ao fluxo sanguíneo cerebral regional. A fração de extração inicial é da ordem de 45% na 1ª hora e, com o decorrer do tempo, tem lugar um processo de redistribuição que pode variar conforme o grau de integridade metabólica e de viabilidade da célula nervosa.[17] Uma das limitações de utilização desse marcador é o alto custo do iodo-123, pois ele deve ser produzido em aceleradores de partículas.

Outro fármaco que trouxe avanços significativos no estudo funcional cerebral foi a hexametil-propilenoaminaoxima (HM-PAO) marcada com o isótopo tecnécio-99m.[18] Ele funciona basicamente como uma microesfera química, da qual, após administração intravenosa, 95% são extraídos em uma primeira passagem, sendo que o fármaco não sofre redistribuição e fica retido no cérebro por período de tempo prolongado. Portanto, mesmo que a imagem seja adquirida 1 a 2 horas após a administração intravenosa do radiofármaco, ela representa o estado funcional cerebral do paciente no momento da injeção.

A HM-PAO é uma amina lipofílica que entra e sai livremente da célula nervosa. Contudo, ocorre em uma primeira interação, por meio de uma reação com a glutationa intraneuronal e possivelmente com outras substâncias, uma transformação da mesma em complexo hidrofílico secundário, não permitindo que ela entre e saia mais livremente da célula nervosa. Portanto, embora o mecanismo de concentração seja passivo e mediado por carreador, deve existir um grau de integridade de membrana para que ocorram concentração e fixação em nível neuronal.

Além da HM-PAO, outros fármacos têm sido desenvolvidos, como é o caso do dímero de etilcisteinato marcado com tecnécio-99m (ECD-Tc99m). Embora os mecanismos de concentração sejam distintos, a distribuição regional em proporção ao fluxo sanguíneo cerebral regional é comparável e semelhante. Porém, este último pode apresentar menor concentração em regiões límbicas e maior concentração em córtex visual comparativamente à HM-PAO.

Uma aplicação adicional das técnicas de SPECT consiste no mapeamento da distribuição e atividade de receptores, transportadores sinápticos e enzimas envolvidas na síntese proteica de diferentes sistemas de neurotransmissão cerebral, por meio da administração de "ligantes" específicos marcados com isótopos radioativos.[19,20] Antagonistas muscarínicos colinérgicos têm sido empregados em controles normais e em pacientes com doença de Alzheimer. Antagonistas de receptores dopaminérgicos têm sido igualmente aplicados para o estudo de pacientes com desordens do movimento e mesmo da esquizofrenia, porém, apesar das perspectivas de aplicação clínica, esses agentes ainda permanecem como exclusivos instrumentos de pesquisa aplicada, principalmente no campo da Pediatria.

Aliada ao aspecto de desenvolvimento de novos radiofármacos, observa-se paralelamente uma sofisticação dos instrumentos de detecção. As imagens cerebrais podem ser obtidas em câmaras de cintilação tomográfica de um detector, porém, preferencialmente, utilizam-se múltiplos detectores ou mesmo equipamentos dedicados aos estudos do cérebro, que permitem atingir resolução espacial da ordem de 6 a 7 mm, resolução bem próxima dos tomógrafos de emissão de pósitrons de 1ª e 2ª gerações, discutidos na seção anterior.

Maturação normal do sistema nervoso central (SNC)

Para que se compreenda como os métodos funcionais podem ser aplicados em Psiquiatria Pediátrica, é mandatório que se reconheça como o tecido neuronal evolui do ponto de vista funcional nas diversas faixas etárias. A maturação estrutural do cérebro normal foi, em grande parte, elucidada por meio de métodos estruturais de avaliação do sistema nervoso central (SNC), como a RNM, especificamente em relação aos componentes de mielina e substância branca.[21,22]

A substância cinzenta cortical diminui com a idade, enquanto a substância branca e o volume do líquido cefalorraquidiano (em menor grau) gradualmente aumentam com a idade. Os ventrículos laterais, o corpo caloso, os gânglios da base, as amígdalas e os hipocampos também aumentam de tamanho com a idade. Apesar de o volume total do cérebro na idade escolar ser semelhante ao volume do cérebro do adulto, acredita-se que ocorra um balanço dinâmico ativo e específico para o sexo, entre crescimento e regressão de certas estruturas cerebrais durante a infância e a adolescência.[23]

O cérebro do neonato tem relativamente mais água. A mielinização é avançada apenas em algumas localizações, que incluem: ponte (região dorsal); pedúnculo cerebelar; região lateral do tálamo; braço posterior da cápsula interna; e giro paracentral. A distribuição do padrão de fluxo sanguíneo cerebral regional e a taxa de metabolismo cerebral regional de glicose são geralmente interligadas, e imagens de fluxo sanguíneo cerebral regional e taxa de metabolismo cerebral regional de glicose obtidas com a mesma resolução espacial são de difícil diferenciação entre si.[24] No desenvolvimento normal do cérebro em recém-nascidos, quatro regiões são caracterizadas por utilização proeminente de glicose, revelada pelas imagens de PET-TC utilizando a ^{18}F-FDG: córtex sensório-motor primário; núcleo talâmico; tronco cerebral; e verme cerebelar,[24-27] sendo todas relativamente estruturas antigas na escala filogenética. Essa atividade predominantemente subcortical reflete o comportamento limitado dos neonatos.

Durante o 1º ano de vida, os padrões ontogenéticos do metabolismo de glicose refletem a ordem filogenética, com maturação funcional das estruturas anatômicas mais velhas ocorrendo antes da ativação do neocórtex. A sequência de ativação metabólica corresponde à maturação dos eventos comportamentais, neurofisiológicos e neuroanatômicos. As funções integrativas visuoespacial e visuossensório-motora desenvolvem-se nos 2º e 3º meses de vida, e os reflexos primitivos tornam-se reorganizados, aumentando a utilização de glicose pelas regiões parietal, temporal, córtex visual primário, gânglios da base e hemisférios cerebelares. A atividade metabólica de glicose no córtex occipital dorsolateral permanece baixa durante esse período, e uma observação consistente com estudos anatômicos mostrou maturação tardia da região occipital dorsolateral comparada ao córtex calcarino.[22] A utilização de glicose permanece pequena na maior parte do lobo frontal entre os 2 e os 4 meses de vida.

A última região que aumenta a utilização de glicose é a frontal, na qual a maturação da porção lateral ocorre entre os 6 e os 8 meses de idade, seguida pela maturação da região dorsal pré-frontal filogeneticamente mais nova, que ocorre entre os 8 e os 12 meses de idade. A maturação funcional dessas regiões frontais coincide com o desenvolvimento das habilidades cognitivas e corticais mais elevadas.[21,22,24] Estudos de Neuroanatomia em crianças revelam uma expansão dos campos de dendritos e um aumento na densidade de capilares no córtex frontal durante esse estágio de desenvolvimento.[25]

Com 1 ano de idade, a criança apresenta um padrão de utilização de glicose que se assemelha ao padrão do adulto jovem. Medidas absolutas da utilização de glicose indicam que os níveis metabólicos estão longe dos níveis metabólicos do adulto jovem. Valores tipicamente baixos de taxa de metabolismo cerebral regional de glicose em neonatos, que são cerca de 30% mais baixos do que nos adultos, rapidamente aumentam no nascimento até atingir, aos 2 anos de vida, os níveis dos adultos. Então, as taxas continuam a aumentar e começam a exceder os valores das taxas dos adultos durante o 3º ano de vida. Do 3º ao 4º ano de vida, é atingido um platô da utilização absoluta de glicose, que se estende até o 9º ano de vida, seguido por um declínio gradual da taxa do metabolismo cerebral regional de glicose, atingindo os valores dos adultos no final da 2ª década de vida.

Os níveis relativamente maiores da taxa de metabolismo cerebral regional de glicose da criança, comparados aos valores dos adultos, são mais pronunciados nas regiões neocorticais, que, no seu pico, são cerca de duas vezes mais altos que os valores do adulto. Estruturas filogeneticamente mais velhas (p. ex., tronco cerebral e cerebelo) não apresentam níveis significativamente altos da taxa de metabolismo cerebral regional de glicose, comparados aos valores dos adultos, e são metabolicamente maduros ao nascimento. Valores intermediários de taxa de metabolismo cerebral regional de glicose ocorrem nas estruturas subcorticais, como os gânglios da base e tálamo.

Grande parte da utilização de glicose fornece energia para o restabelecimento dos potenciais de membrana de repouso, e acredita-se que, no estado de repouso, há uma relação direta entre a utilização cerebral de energia, isto é, taxa de metabolismo cerebral regional de glicose, e áreas de superfície de membrana. Acredita-se que a interpretação da taxa de metabolismo cerebral regional de glicose, nas várias regiões do cérebro durante o desenvolvimento, reflete o tempo de curso da proliferação sináptica e eliminação. O rápido aumento na taxa correlaciona-se com o período de rápida superprodução de sinapses e terminais nervosos que ocorre no desenvolvimento do cérebro humano. O período de platô, no qual a taxa de metabolismo cerebral regional de glicose excede os valores das taxas do adulto, corresponde ao período de aumento de energia necessário para o grande número de conexões sinápticas transitórias, e a queda subsequente da taxa de metabolismo cerebral regional de glicose reflete o período de eliminação seletiva dos excessos de conexões.

O período compreendido entre os 8 e os 10 anos de idade, quando a taxa de metabolismo cerebral regional de glicose para muitas regiões corticais começa a cair, é o período durante o qual há diminuição abrupta da plasticidade cerebral nas crianças. Nessa faixa etária, há menor recuperação da função cerebral após dano.[25]

Aplicações clínicas em Psiquiatria da Infância e Adolescência

Apesar de as pesquisas em neuroimagem durante o período da infância e adolescência estarem em um crescente, os achados frequentemente são inconsistentes e não são reprodutíveis entre os vários centros de pesquisa.[23] A maior dificuldade e limitação da aplicação dos métodos que empregam radioisótopos e radiação ionizante é a dificuldade de se estabelecer grupos-controle ou de normalidade. Sob uma perspectiva ética, é complexo justificar a realização de um procedimento que emprega radiação ionizante (mesmo que em pequena quantidade) em uma criança em formação, sem que o método traga benefícios reais mensuráveis para essa criança. Isso tem limitado substancialmente a aplicabilidade clínica desses métodos em Psiquiatria da Infância e Adolescência.

Doença da hiperatividade com déficit de atenção

Acredita-se em um comprometimento do circuito pré-frontal-*striatum*-tálamo-córtex, com uma predominância do lado direito, especialmente mo nível dos gânglios da base.[23] Estudos com SPECT e Xe-133 sugeriram um padrão de hipoperfusão do *striatum* e das estruturas periventriculares, com hiperperfusão do córtex sensório-motor. Esse padrão é consistente com alguns modelos neurofisiológicos da doença.[26]

Em outro estudo, verificou-se que em adolescentes com hiperatividade e déficit de atenção e em adultos com início da doença na infância, a taxa de metabolismo cerebral regional de glicose está diminuída em muitas áreas cerebrais. Nos adultos, a redução da taxa foi notada no córtex pré-motor e na região superior do córtex pré-frontal, que são áreas consideradas controladoras da atenção e da atividade motora.[25] Nos adolescentes, a diminuição do metabolismo no lobo frontal anterior esquerdo estava mais correlacionada à severidade dos sintomas.[24,25]

Autismo

Apesar das várias pesquisas na tentativa de se isolar a região ou a via especificamente comprometida nessa doença, a literatura continua inconclusiva.[23,26] Demonstraram-se, em algumas crianças com autismo, anormalidades de migração neuronal (paquigiria focal) associadas a hipometabolismo focal, sendo que, em alguns casos, as alterações à RNM só foram identificadas após a localização do hipometabolismo focal de glicose observado na PET.[24]

Outro estudo demonstrou múltiplas áreas de redução do fluxo sanguíneo cerebral regional, sem definição de padrão. Foram estudadas 18 crianças, com idade de 28 a 29 meses, nas quais foram observados hipofluxo em verme cerebelar, hemisfério cerebelar, tálamo, gânglios da base e região parietal posterior. Outro estudo demonstrou redução significativa da perfusão na região temporal, associada à severidade da doença.[26]

Utilizando imagens de PET-TC e como traçador o α-[11]-C-metil-L-triptofano, demonstrou-se uma capacidade de síntese de serotonina aumentada, e foi aventada a hipótese da relação do descontrole do padrão normal de desenvolvimento do cérebro na síntese de serotonina.[23]

Síndrome de Gilles de la Tourette

Essa síndrome ocorre tanto em adultos como em crianças. Estudo de fluxo sanguíneo cerebral regional com 99mTc-HM-

-PAO em adultos demonstrou atividade cortical relativamente maior no córtex frontal direito em comparação ao grupo-controle, porém estudo similar realizado em crianças não demonstrou nenhuma alteração consistente no fluxo sanguíneo cerebral regional.[26] Um estudo de SPECT com 123-I-IBZM demonstrou aumento do transporte disponível de dopamina no caudado.[23]

Anorexia nervosa

Um estudo de fluxo sanguíneo cerebral regional realizado com 15 crianças com anorexia nervosa severa, com idades variando de 8 a 16 anos, demonstrou que 13 apresentaram hipofluxo unilateral no lobo temporal; em nove, o hipofluxo ocorreu no lado esquerdo, e nas demais, no lado direito. O hipofluxo persistiu em três meninas, que realizaram um novo estudo do fluxo sanguíneo cerebral regional no seguimento, após a recuperação do peso.[26]

Doença obsessivo-compulsiva

Nessa doença, têm-se encontrado achados mais consistentes, ao contrário das demais doenças psiquiátricas, quando se analisa o valor dos métodos de neuroimagem. Muitos estudos foram realizados, e mostrou-se que, ao repouso, se observa um hipermetabolismo cerebral de glicose nas regiões orbitofrontal e do cíngulo anterior. O sucesso da diminuição dos sintomas tem sido demonstrado com a diminuição do hipermetabolismo de glicose pelo córtex orbitofrontal, núcleo caudado e córtex do cíngulo anterior, independentemente se o tratamento foi medicamentoso ou por terapia comportamental.[23] Em nosso meio, foram avaliadas, por meio do estudo de perfusão cerebral com SPECT e por meio de análise semiquantitativa, modificações que podem ocorrer no fluxo sanguíneo cortical cerebral em pacientes com transtorno obsessivo-compulsivo avaliados pré e pós-tratamento medicamentoso. O estudo permitiu detectar discretas modificações de fluxo em córtex orbitofrontal, que poderiam estar correlacionadas a modelos de alteração de determinados circuitos funcionais cerebrais, especificamente nesse tipo de desordem psiquiátrica, talvez também na criança.[28]

Esquizofrenia

Estudos de perfusão cerebral regional, incluindo adultos e adolescentes, mostraram um achado consistente na avaliação de fluxo sanguíneo cerebral regional com SPECT e na avaliação de metabolismo de glicose com 18-F-FDG e PET, de hipofrontalidade, com hipofluxo e hipometabolismo de glicose nessa região.[29]

Um estudo de PET com receptores cerebrais de dopamina do tipo D1 em pacientes com esquizofrenia demonstrou uma associação de risco genético para esquizofrenia e alterações na ligação de receptores corticais de dopamina tipo D1.[30]

Depressão

Há poucos estudos de crianças com depressão e avaliação de perfusão cerebral com SPECT ou PET-TC. Provavelmente os adolescentes podem apresentar algumas alterações perfusionais na cintilografia, já demonstradas nos estudos preliminares realizados em adultos, correspondentes a uma hipoperfusão em região frontal inferior e lobo temporal em doença unipolar, e menos dramaticamente em depressão bipolar.[29]

Bonte et al., em 2001, descreveram déficits perfusionais em estudos com SPECT no córtex occipital em crianças com depressão maior.[31] Nos adultos, muitas alterações biológicas na depressão maior persistem durante os episódios de remissão, incluindo alterações nos neurotransmissores como a serotonina, que podem se refletir na fisiopatologia. Estudos com PET-TC e receptores de serotonina marcados com carbono-11 (^{11}C) demonstraram que mesmo pacientes em remissão da depressão apresentaram maior ligação com os receptores de serotonina quando comparados a voluntários normais. Mais estudos são necessários para melhor avaliação desse tipo de traçador, mas pode ser uma ferramenta útil na compreensão da fisiopatologia da depressão, incluindo crianças e adolescentes.[32,33]

Referências bibliográficas

1. Bullock TH. Physiological bases of behavior. *In:* Moore JA (ed.). Ideas in Modern Biology. New York: Natural History Press; 1965. p. 32-56.
2. Mehler J; Morton J; Jusczyk PW. On reducing language to biology. Cognitive Neuropsychology 1984; 1: 1.
3. Fritsch GT; Hitzig E. Uber die elektrische Erregbarkeit des Grosshirns. Leipzig: Archiv fuer die Anatomie und Physiologie; 1870. p. 300-22.
4. Munk H. Ueber die Funktionen der Grosshirnrinde. Gesammelte Mitteilungen aus den Jahren. Berlin: Hirschwald; 1881. p. 1877-80.
5. Mazziotta JC; Phelps ME. Human sensory stimulation and deprivation: Positron emission tomographic results and strategies. Neurology 1984; 14: 40-60.
6. Mettler EJ; Jackson CA; Mazziotta JC et al. Relationship of temporoparietal lesions and distal glucose metabolic changes in the head of the caudate nucleus in aphasic patients. Journal of Cerebral Blood Flow and Metabolism 1985; 5: [Suppl. 1] S43-S44.
7. Fox PT; Mintun M; Raichle ME. Mapping human visual cortex with positron emission tomography. Nature 1986; 323: 806-9.
8. Mazziotta JC; Phelps ME; Carson RE et al. Tomographic mapping of human cerebral metabolism. Auditory stimulation. Neurology 1982; 32: 921-28.
9. Fox PT; Raichle ME. Focal physiological uncoupling of cerebral blood flow and oxidative metabolism during somatosensory stimulation in human subjects. Proceedings of the National Academy of Sciences of the United States of America 1986; 83: 1140-4.
10. Fox PT; Mintun M. Noninvasive functional brain mapping by change distribution analysis of averaged PET images of H2150 tissue activity. Journal of Nuclear Medicine 1989; 30: 141-9.
11. Zatorre RJ; Evans AC; Meyer E et al. Lateralization of phonetic and pitch discrimination in speech processing. Science 1992; 256: 846-9.
12. Posner MI; Petersen SE. The attention system of the human brain. Annual Review of Neuroscience 1990; 13: 25-42.
13. Corbetta M; Miezin FM; Dobmeyer S et al. Selective and divided attention during visual discriminations of shape; color and speed: functional anatomy by positron emission tomography. J Neuroscience 1991; 11: 2383-402.
14. Posner MI; Petersen SE; Fox PT et al. Lozalization of cognitive operations in the human brain. Science 1988; 240: 1627-31.
15. Kety S; Schmidt C. The nitrous oxide method for quantitative determination of cerebral blood flow in man: theory; procedure; and normal values. J Clin Invest 1948; 27: 475-83.
16. Lassen N; Ingvar D. Regional cerebral blood flow measurement in man: a review. Arch Neurol 1963; 9: 615-22.
17. Kuhl DE; Barrio JL; Huang SC et al. Quantifying local cerebral blood flow by N-isopropyl-p-123I-iodoanphetamine (IMP) tomography. J Nucl Med 1982; 23: 196-203.
18. Neirinckx RD; Canning LR; Piper IM et al. Technetium-99m d,l HM-PAO: a new radiopharmaceutical for SPECT imaging of regional cerebral blood perfusion. J Nucl Med 1987; 28: 191-202.

19. Kennedy SH; Javanmard M; Vaccarino FJ. A review of functional neuroimaging in mood disorders: positron emission tomography and depression. Can J Psychiatry 1997; 42: 467-75.
20. Bussato Filho G; Almeida OP; Mello EAM et al. O futuro da neuropsiquiatria: os novos métodos de investigação e suas implicações no conhecimento do funcionamento cerebral. Rev Psiq Clin 1998; 25: 16-21.
21. Barkovich AJ; Kjos BO; Jackson DE Jr. et al. Normal maturation of the neonatal and infant brain: MR imaging at 1.5 T. Radiology 1988; 166: 173-80.
22. Dietrich RB; Bradely WG; Zaragoza EJIV et al. MR evaluation of early myelination patterns in normal and developmentally delayed infants. AJR Am J Roentgenol 1988; 150: 889-96.
23. Santosh PJ. Neuroimaging in child and adolescent psychiatric disorders. Arch Dis Child 2000; 82: 412-19.
24. Gelfand MJ; Delbeke D; Lawrence SK. Pediatric brain imaging. *In:* Sandler MP; Patton JA; Coleman RE; Gottschalk A; Wackers FJTH; Hoffer PB. Diagnostic Nuclear Medicine; 3rd ed. Baltimore: Williams & Wilkins; 1995. p. 1465.
25. Chugani HT. The developing brain. *In:* Wagner Jr HN; Szabo ZS; Buchanan JW (ed.). Principles of Nuclear Medicine. 2nd ed. Philadelphia: WB Saunders Company; 1995. p. 483.
26. Gordon I. Cerebral imaging in paediatrics. Q J Nucl Med 1998; 42:126-32.
27. George MS; Ring HA; Costa DC et al. Neuroactivation and neuroimaging with SPET. New York: Springer-Verlag; 1991.
28. Busatto GF; Zamignani DR; Buchpiguel CA et al. A voxel-based investigation of regional cerebral blood flow abnormalities in obsessive-compulsive disorder using single photon emission computed tomography (SPECT). Psychiatry Res 2000 Jul 10; 99(1): 15-27.
29. O'Tuama LA; Treves ST. Brain single-photon emission computed tomography for behavior disorders in children. Sem Nucl Med 1993; 23: 255-64.
30. Hirvonen J; van Erp TG; Huttunen J et al. Brain dopamine d1 receptors in twins discordant for schizophrenia. Am J Psychiatry 2006; 163: 1747-53.
31. Bonte FJ; Trivedi MH; Devous SR et al. Occipital brain perfusion deficits in children with major depressive disorder. J Nucl Med 2001; 42: 1059-61.
32. Miller JM; Brennan KG; Ogden TR et al. Elevated serotonin 1A binding in remitted major depressive disorder: evidence for a trait biological abnormality. Neuropsychopharmacology 2009; 34: 2275-84.
33. Meyer JH. Imaging the serotonin transporter during major depressive disorder and antidepressant treatment. J Psychiatry Neurosci 2007; 32: 86-102.

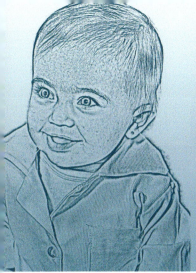

Capítulo 24

Aspectos Genéticos das Doenças Psiquiátricas

Rita de Cássia Stocco
Rodrigo Franco de Carvalho
Diego Grando Módolo
Rodrigo Pinheiro Araldi

Jacqueline Mazzuchelli de Souza
Suely Lucia Muro Rais Assaf
Nadia Jorge Berriel

O conhecimento adquirido pela compreensão das contribuições genéticas ao risco do desenvolvimento de doenças representa uma base sólida no entendimento dos estudos que tenham por objetivo desvendar a complexa relação entre as mudanças comportamentais, decorrentes da alteração da função cerebral, envolvidas nas doenças neuropsiquiátricas. A prática da Psiquiatria, que por muito tempo enfrentou as limitações da informação disponível sobre as bases biológicas das doenças mentais, recebeu, nas últimas décadas, a contribuição de avanços tecnológicos que possibilitaram a identificação de genes, processos bioquímicos e fatores atuantes no desenvolvimento de alterações do funcionamento do sistema nervoso. Essas alterações acarretam distúrbios funcionais, comportamentais e cognitivos e podem resultar de eventos ocorridos durante a vida intrauterina ou perinatal, como consequência de traumas físicos, exposição a agentes químicos e infecciosos. Por sua vez, modificações genéticas, transmitidas ou adquiridas, podem também provocar danos no sistema nervoso. É reconhecido que disfunções do sistema nervoso podem estar associadas a diferentes padrões de herança, destacando-se particularmente a autossômica, a multifatorial, ligada ao cromossomo X, relacionada à presença de aberrações cromossômicas, bem como alterações epigenéticas. O objetivo do presente texto é discutir a grande variabilidade de processos relacionados à etiologia dos distúrbios mentais e os avanços que estão sendo logrados no sentido de compreender onde os produtos gênicos agem no desenvolvimento do sistema nervoso central, incluindo-se nesse universo eventuais possibilidades de novas ações terapêuticas. Chamamos a atenção também para as recentes descobertas sobre o papel de novos agentes infecciosos, transmitidos via vetores e que se encontram amplamente dispersos no ambiente, na produção de novas doenças neurológicas, trazendo, portanto, relevantes complicadores.

Introdução

As doenças psiquiátricas apresentam uma patogênese complexa, podendo ser decorrentes de alterações genéticas como mutações ou, ainda, oriundas da interação genética com fatores ambientais (fenocópias). Considerando os diferentes padrões de herança genética (Quadro 24.1), alterações na sequência de um ou mais genes, ou ainda o remodelamento da cromatina por meio de alterações epigenéticas, podem resultar em alterações comportamentais com diferentes níveis de comprometimento.

Se por um lado a variabilidade genética é fundamental à sobrevivência das espécies, incluindo a humana; por outro, ela pode resultar em diferentes doenças. Nesse sentido, diariamente, estamos expostos a uma série de agentes mutagênicos (mutágenos), sejam eles de natureza endógena, como os erros inatos do processo de replicação do DNA, sejam eles os efeitos nocivos da oxidação de nucleotídeos decorrente do metabolismo, ou, ainda, exógenos, como a exposição a radiações, poluentes ambientais, drogas e agentes infecciosos (Figura 24.1). Consequentemente, a exposição aos mutágenos pode resultar em mudanças estruturais na molécula de DNA, como mutações e polimorfismos, incluindo SNP (*single nucleotide polimorphisms*), bem como promover alterações na estrutura da cromatina sem que haja, contudo, mudanças na sequência nucleotídica em si (epimutações). Assim, as mudanças genéticas e/ou epigenéticas podem, ocasionalmente, ser transmitidas por via hereditária ao longo das gerações.

Centenas de *loci* gênicos que aumentam o risco de doenças neuropsiquiátricas já foram identificadas. Nesse sentido, a natureza pleiotrópica e poligênica de algumas dessas doenças representa um importante desafio, tanto para a compreensão das bases biológicas das doenças psiquiátricas como para a sua terapia, levando-se em conta que avanços da Biologia Molecular e Psicobiologia têm trazido novas perspectivas clínicas. Por exemplo: com o advento da tecnologia de sequenciamento de nova geração (*next generation sequencing*), tornou-se mais fácil identificar alterações genéticas. Porém, estabelecer a correlação entre essas alterações e o fenótipo observado ainda permanece um desafio, já que algumas doenças são produto da interação de diferentes genes, bem como destes com fatores ambientais. Somada a isso, a tênue linha que separa as diferentes doenças psiquiátricas pode favorecer erros diagnósticos, já que alguns sintomas são compartilhados por diferentes doenças. Sob essa perspectiva, observa-se o aumento das possibilidades terapêuticas relacionadas ao tratamento de certos transtornos psiquiátricos, como aqueles ligados aos transtornos do espectro do autismo (TEA), de acordo com os estudos genéticos associados ao seu entendimento. Geneticamente heterogêneos e com alta herdabilidade, os TEA podem estar relacionados a genes que são também responsáveis pelo surgimento de outras doenças psiquiátricas como a esquizofrenia, caracterizando mecanismos genéticos complexos.

QUADRO 24.1 – Modificações genéticas e epigenéticas com possíveis repercussões psiquiátricas.

	Alterações genéticas
Autossômica • dominante • recessiva	Afetam genes situados em cromossomos autossômicos, acometendo homens e mulheres nas mesmas proporções • Geralmente afetam a produção ou a qualidade de proteínas estruturais ou receptores de membrana. Quando em homozigose, tendem a apresentar um fenótipo mais grave • Geralmente afetam atividade enzimática. O fenótipo não é observado em todas as gerações
Ligadas ao sexo • dominantes ligadas ao X • recessivas ligadas ao X	Afetam genes situados em cromossomos sexuais (X ou Y) • Acometem 100% (penetrância completa) das filhas de homens afetados e 50% dos filhos de mulheres afetadas • Expressam-se em todos os indivíduos do sexo masculino por apresentarem apenas um cromossomo X
Pleiotropismo	Alterações genéticas atribuídas a um único par de alelos, mas que apresentam manifestações distintas, resultando em diferentes fenótipos
Epistasia	Interação gênica na qual um gene epistático "encobre" a ação de outro gene hipostático, resultando em um determinado fenótipo
	Alterações citogenéticas

Anomalias numéricas
• poliploidias
• aneuploidias
1. monossomias
2. nulissomia
3. trissomia
	Afetam o número de cromossomos, representando 50% das causas de abortos espontâneos
	• Presença de mais de dois conjuntos de cromossomos homólogos (3n, 4n etc.), sendo incompatível com a vida
	• Ganho ou perda de cromossomos:
	  • Perda de um cromossomo homólogo (2n – 1)
	  • Perda de um par de cromossomo homólogo (2n – 2), sendo incompatível com a vida
	  • Ganho de um cromossomo homólogo (2n + 1) como verificado na síndrome de Down

Alterações estruturais	Alterações que afetam a estrutura física dos cromossomos, incluindo translocações, inversões, inserções e deleções (InDel), cromossomos em anel, cromossomos dicêntricos e isocromossomos
	Alterações epigenéticas
Metilação	Adição de grupo metil (-CH$_3$) no carbono de número cinco de citosinas presentes em ilhas CpG, regiões ricas em citosina e guanina, ocasionando repressão transcricional
Acetilação	Adição de grupo acetil em resíduos de lisina promovida por enzimas como histona acetiltransferase, resultando na neutralização da carga positiva das histonas e, portanto, no relaxamento da cromatina, permitindo a expressão gênica

Fonte: Desenvolvido pela autoria do capíulo.

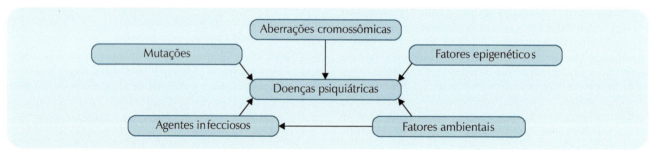

FIGURA 24.1 – Diferentes fatores relacionados a doenças psiquiátricas.
Fonte: Desenvolvida pela autoria do capítulo.

Em estudos de caso-controle associados a transtornos psiquiátricos, torna-se fundamental a avaliação conjunta das peculiaridades de cada paciente, incluindo-se os fatores genéticos, psicossociais, neurológicos e comportamentais envolvidos. Uma vez que fatores de risco genético e alterações em vias metabólicas se correlacionam, é possível indagar sobre o impacto do ambiente na interação com a genética. Essa abordagem tem sido bem-sucedida no que diz respeito à elucidação do papel de fatores comportamentais, como o uso abusivo da maconha na elevação do risco de manifestação de esquizofrenia em indivíduos que apresentem predisposição genética.

Espera-se que a sociedade destine recursos relevantes para atendimento de pacientes com alterações de desenvolvimento neuropsicomotor e/ou distúrbios psiquiátricos. Quando esses pacientes são crianças, independentemente da gravidade da afecção ou da relação entre a etiologia da doença e seu nível de expressão, os cuidados devem ser redobrados. Porém, em países em desenvolvimento, cuja realidade econômica frequentemente inviabiliza recursos suficientes até mesmo para a mitigação de problemas de saúde básica, incluindo-se o saneamento básico e ações de Medicina Preventiva, o atendimento adequado aos pacientes com tais alterações e distúrbios tende a ser falho, acarretando o agravamento do quadro clínico. Desse modo, há uma notória necessidade de se identificar a etiologia das doenças psiquiátricas, sobretudo na criança e no adolescente, uma vez que o correto estabelecimento das bases moleculares dessas alterações abre a possibilidade de um tratamento adequado, diminuindo, assim, o sofrimento humano e os custos sociais relacionados, bem como pode vir a auxiliar na busca de novos alvos terapêuticos, por meio do desenho de drogas que possam vir a minimizar os impactos da doença.

O desenvolvimento do córtex cerebral requer a migração de células neuronais, provenientes das áreas de proliferação para as áreas de diferenciação, sendo essa migração também afetada por alterações genéticas. Assim, a identificação dos genes responsáveis por algumas dessas alterações tem trazido informações importantes para a compreensão dos mecanismos que regulam esse processo, relacionando-o à etiologia das doenças associadas.

Embora muitas doenças de base neurológica, como a epilepsia e diferentes formas de retardo mental, resultem da associação de fatores ambientais e múltiplos fatores genéticos, algumas outras são causadas exclusivamente pela mutação de um único gene. Como exemplo, encontram-se descritas mutações em pacientes apresentando encefalopatias epiléticas de aparecimento precoce, que devem, consequentemente, ser consideradas nas avaliações diagnósticas (p. ex., mutações no gene STXBP1, que codifica a proteína de ligação sintaxina 1).

A diversidade das alterações gênicas tem reflexo na variabilidade de expressão fenotípica e nas dificuldades inerentes ao diagnóstico e ao prognóstico, gerando desafios em relação à avaliação dos dados referentes à morbidade, às diferenças entre os sexos e a variações na expressão patológica. Mais recentemente, avanços nesse campo têm contribuído de maneira significativa para uma melhor compreensão acerca dos mecanismos fisiopatológicos aqui elencados, possibilitando, para além da correta condução clínica dos casos, a orientação voltada para as famílias dos pacientes, por meio do aconselhamento genético. Como exemplo de resultados, esses avanços tecnológicos propiciaram o desenvolvimento de métodos acurados e eficazes de diagnóstico para portadores de mutações, assintomáticos ou não, no que tange a uma série de doenças relacionadas ao desenvolvimento neuropsicomotor.

A perspectiva da disponibilização de métodos precisos de diagnóstico em Biologia Molecular tem estimulado estudos sobre alterações comportamentais como o transtorno de déficit de atenção com hiperatividade (TDAH), quadros obsessivo-compulsivos, depressão, transtorno afetivo bipolar, esquizofrenia, transtornos de ansiedade e alimentares, autismo, alterações psicomotoras e doenças neurodegenerativas. Os resultados alcançados têm correlacionado, cada vez mais, esses e outros distúrbios com afecções de etiologia genética.

Analisando o perfil do paciente com distúrbios psiquiátricos, comportamentais e/ou atrasos no desenvolvimento neuropsicomotor e a forma primária de encaminhamento para o tratamento médico, é possível encontrar, *a priori*, controvérsias sobre a classificação adotada pelos profissionais, uma vez que os distúrbios podem ser etiologicamente heterogêneos, resultado da interação de vários genes e fatores ambientais, incluindo aqueles de natureza psicossocial.

Os estudos mais recentes indicam que os mecanismos etiológicos referentes às alterações mentais incluem vários níveis de interação com o genoma, relacionando-se, nesse universo, mutações pontuais, alterações cromossômicas, expansão de sequências repetitivas de DNA e fenômenos epigenéticos. Quanto ao seu mapeamento, uma série de genes relacionados a disfunções neurológicas tem sido localizada em diferentes cromossomos, dando-se destaque particular ao cromossomo X.

Os avanços tecnológicos na área de genômica têm contribuído de maneira relevante para a ampliação do conhecimento referente ao desenvolvimento, função, evolução e plasticidade do cérebro. Da mesma forma, essa contribuição também alcança a patogênese das doenças neurológicas, incluindo-se a elucidação dos mecanismos de regeneração neuronal. Complementarmente, diversos estudos de neuroimagem na área da Psiquiatria têm demonstrado que as doenças neurológicas e psiquiátricas evoluem de diversas maneiras, inclusive, por meio da degeneração progressiva do tecido cerebral.

Tendo em vista as constantes modificações relacionadas ao tema, reflexo dos rápidos avanços técnico-científicos da área, que, inclusive, podem vir a acarretar mudanças relativas à nomenclatura de determinadas síndromes, elaboramos uma lista de doenças, relacionadas neste capítulo, que incluem desde alterações comportamentais, deficiências do desenvolvimento cognitivo, até processos degenerativos neuromusculares. O texto a seguir procura exemplificar esse panorama complexo, apresentando alguns dos recentes avanços na área, visando, deste modo, permitir melhor compreensão do tema. Por último, cabe ainda salientar que outra fonte importante de variação clínica diz respeito à idade em que se dá a manifestação das afecções, levando-se em conta, inclusive, a fase pré-natal.

Retardo mental

O retardo mental (RM) está associado a um déficit no desenvolvimento neuropsicomotor durante a infância, resultando em adultos com função mental significativamente reduzida quando comparada à da média geral. É classificado de leve a profundo. Uma vez que o potencial intelectual de um indivíduo é determinado por um conjunto de genes, sendo modificado durante seu desenvolvimento por vários fatores, no RM leve, em geral, o cérebro apresenta características histológicas e dimensões normais de acordo com o seu estágio de desenvolvimento.

O RM de etiologia genética pode estar associado a diferentes tipos de herança genética como autossômica, mitocondrial e ligada ao cromossomo X. Das alterações genéticas ligadas ao RM, a mais frequente é a síndrome de Down, ligada à trissomia do cromossomo 21, com uma frequência de 1/800 nascimentos; a segunda causa mais comum é a síndrome do X frágil.

Retardo mental ligado ao cromossomo X

Desde que se verificou a prevalência de indivíduos do sexo masculino entre os pacientes afetados por distúrbios psiquiátricos, várias doenças ligadas a distúrbios no cromossomo X têm sido descritas. Estima-se que de 25% a 50% de todos os casos de RM são de origem genética ligada ao cromossomo X, tendo sido já descritos mais de 100 genes desse cromossomo envolvidos no surgimento de diversas anomalias neuropsíquicas como o transtorno de déficit de atenção com hiperatividade, quadros obsessivo-compulsivos, depressão, esquizofrenia, transtorno afetivo bipolar, autismo e transtornos de ansiedade e alimentares.

As síndromes de RM de herança ligada ao cromossomo X são classificadas em dois tipos: inespecífico (*X chromosome non-specific Mental Retardation* – MRX) e específico (*X chromosome Specific Mental Retardation* – MRXS). As MRX são descritas, por um lado, em genealogias nas quais a distinção entre os genes envolvidos é possível apenas por meio do mapeamento gênico e apresentam várias características fenotípicas em comum, com alterações que envolvem distúrbios psíquicos e/ou comportamentais e/ou cognitivos. Por outro lado, as MRXS apresentam o RM associado a características específicas, incluindo diversas malformações, que provocam, nos pacientes acometidos, alterações ósseas e musculares. Em ambas as situações – MRX e MRXS –, mudanças no padrão de inativação de um dos cromossomos X nas mulheres portadoras têm repercussão clínica, influenciando o nível de expressão das síndromes. Em algumas das doenças, as portadoras podem apresentar sinais discretos, passíveis de serem manifestações subclínicas, como verificado na síndrome do X frágil (FRAXA), o que dificulta o estabelecimento de correlações entre o fenótipo observado e as alterações gênicas.

Comparação entre duas síndromes de herança ligada ao cromossomo X – síndrome de Rett e síndrome do sítio frágil do cromossomo X (fraxa) ou síndrome do X frágil

O destaque dado a seguir às duas síndromes (Figura 24.2) explica-se por sua ocorrência, dificuldades para diagnóstico, formas de manifestação, muitas vezes mais tardia e variável, bem como pelos mecanismos etiológicos a elas associados.

Síndrome de Rett

A síndrome de Rett é uma doença relacionada ao desenvolvimento nervoso, afetando ambos os sexos, com possível letalidade para o sexo masculino e ocorrência descrita entre 1:10.000 e 1:15.000 nascimentos de sexo feminino. A síndrome foi descrita pela primeira vez por Andreas Rett, em 1966, a partir da observação de 22 meninas que apresentavam um quadro neurológico de degeneração progressiva, com atraso no desenvolvimento psicomotor, ataxia, estereotipias das mãos e convulsões. Mas a literatura é escassa em relação à ocorrência da síndrome no sexo masculino, com poucos registros, sendo que, em um dos dois pacientes descritos, demonstrou-se cariótipo 47, XXY.

Relatos clínicos sobre pacientes afetadas pela síndrome de Rett descrevem normalidade nos períodos pré e perinatal, evoluindo, entretanto, para retardo psicomotor, estereotipias de mãos, desaceleração do crescimento craniano, anomalias de marcha, convulsões e perda progressiva das habilidades cognitivas.

A etiologia da síndrome de Rett está associada a mutações descritas em cerca de 70% a 80% dos casos no gene MECP2, mapeado na região terminal do braço longo do cromossomo X, região q28, com alterações no padrão de inativação desse cromossomo. O gene relacionado à etiologia da síndrome de Rett foi identificado como codificador de uma proteína de ligação, a *Methyl-CPG-binding protein* 2, ou MECP2, apresentando mutações descritas como relacionadas à recombinação ilegítima em uma frequência similar à encontrada para as expansões FRAXA. Normalmente, a proteína MECP2 tem como papel reprimir a transcrição gênica ao se ligar a dinucleotídios CpG metilados ao longo do genoma.

Apesar do estabelecimento da relação entre o surgimento de mutações no gene MECP2 com a síndrome de Rett, várias

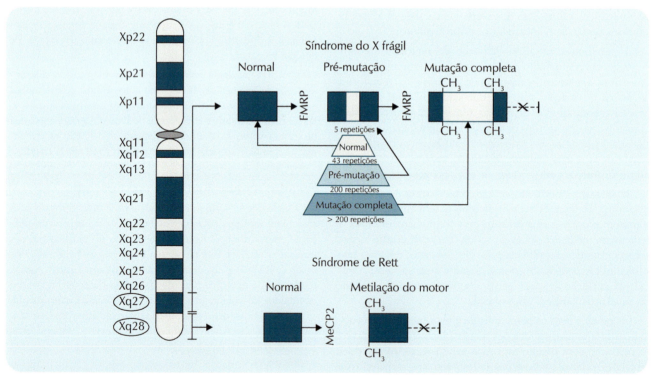

FIGURA 24.2 – Síndromes ligadas ao cromossomo X.
A síndrome do X frágil ocorre na região Xq27 em decorrência da expansão de repetições CGG na porção não traduzida do gene FMR1, considerando-se uma pré-mutação quando há a presença de 43 a 200 repetições, em que ainda ocorre a expressão da proteína FMRP. Por sua vez, uma mutação completa (> 200 repetições) está associada também ao aumento da metilação, ocasionando a inativação da atividade gênica, relacionada ao retardo mental. Já no caso da síndrome de Rett, a alteração ocorre na região Xq28, onde a metilação do promotor do gene MECP2 impede a expressão da proteína MeCP2.

Fonte: Desenvolvida pela autoria do capítulo.

descrições têm sido realizadas relacionando a síndrome de Rett a outros possíveis *loci* gênicos, incluindo genes mitocondriais e genes ribossomais, especificamente da fração 16S, o que indica a complexidade dos mecanismos fisiopatogênicos envolvidos, bem como a possível sobreposição a outras entidades patológicas.

Síndrome do X frágil

Em 1943, Martin e Bell descreveram, em uma família, um tipo de retardo mental de herança ligada ao sexo, sem características dismórficas marcantes, na qual tanto homens como mulheres eram afetados. Posteriormente, em 1969, Lubs, por meio de estudos citogenéticos feitos em culturas temporárias de linfócitos periféricos obtidas de homens mentalmente afetados e com características fenotípicas similares, descreveu um marcador no cromossomo X: uma falha cromossômica ou cromatídica na região terminal do braço longo, região Xq27.3, sendo essa condição cromossômica posteriormente denominada "X frágil".

O gene envolvido na síndrome do X frágil (*Fragile X Mental Retardation 1*, FMR1) foi identificado em 1991, com a caracterização da expansão da repetição trinucleotídica CGG como a mutação relacionada à doença. O diagnóstico foi desenvolvido a partir da identificação e da clonagem do gene FMR1, com a descrição dos aspectos moleculares envolvidos na gênese dessa patologia, especificamente relacionados com a amplificação e a metilação da repetição CGG presente no éxon 1, em uma região não traduzida do gene FMR1.

Levando-se em conta o tamanho da expansão da repetição CGG e seu efeito sobre a expressão proteica e fenotípica, dois tipos de mutações dentro da expansão da repetição CGG podem ser caracterizados:

1. Pré-mutação (43 a 200 repetições), aparentemente sem efeitos clínicos.
2. Mutação completa (> 200 repetições) que, quando totalmente metilada, está associada ao surgimento de RM em todos os pacientes homens e em 50% a 70% das mulheres. Entretanto, em indivíduos apresentando mosaicismo, populações celulares contendo alelos com pré-mutações e mutações completas podem coexistir, dificultando a identificação de indivíduos afetados.

A caracterização da síndrome do X frágil representa um marco na Genética Humana por seu tipo especial de herança. Causando estranheza nos primórdios de sua descoberta por causa de sua transmissão peculiar para homens, ela foi descrita como herança dominante ligada ao X, com penetrância incompleta, sendo a primeira doença genética associada à amplificação da repetição de um trinucleotídio com herança ligada ao cromossomo X, com características de "antecipação genética", fenômeno definido como aumento incremental da gravidade da doença ou decréscimo da idade para o seu surgimento. Análises de segregação em genealogias com pacientes afetados revelaram vários aspectos não mendelianos da herança da síndrome do X frágil: a maioria dos homens com a mutação completa é mentalmente retardada e apresenta o marcador citogenético; 20% dos portadores do sexo masculino são pré-mutantes, considerados fenotípica e citogeneticamente normais, sendo denominados "transmissores normais"; cerca de 50% das mulheres portadoras são heterozigotas, clinicamente afetadas, porém o retardo mental somente ocorre nessas mulheres se a mutação for herdada de suas mães (e não quando é herdada de um pai transmissor normal). Quando uma mulher transmite um cromossomo X com expansão da região de repetição (pré-mutações ou mutações completas), geralmente há um incremento no tamanho da expansão. Por sua vez, quando os homens transmitem pré-mutações, estas normalmente permanecem sem alteração de tamanho, sendo que mutações completas, quando transmitidas, revertem para pré-mutações. Várias são as explicações para esse fato, como o "*imprinting* genômico" ou a eliminação preferencial de células germinativas com repetições expandidas, o que pode estar associado às diferenças no mecanismo de meiose entre homens e mulheres: a pré-mutação e a mutação completa são instáveis na meiose, o que poderia gerar diferenças no pareamento entre cromossomos homólogos, com aumento no número de repetições CGG, ocasionando um *crossing-over* desigual. Por sua vez, a análise de células somáticas indicou que as pré-mutações se comportam de maneira estável, enquanto as mutações completas são instáveis. Entretanto, também já foi observado que, em fibroblastos em proliferação, as mutações completas de repetições CGG (presentes na síndrome do X frágil) eram estáveis, enquanto repetições CTG (presentes na distrofia miotônica) não o eram. Esse fenômeno pode estar relacionado ao nível de metilação da mutação, pois a repetição CGG apresenta dinucleotídios CpG, que são reconhecidos e metilados por uma metiltransferase, não estando, porém, presentes na repetição CTG. Deste modo, somente a repetição CGG pode ser metilada, o que conferiria a sua estabilidade estrutural. A maneira pela qual a metilação age na manutenção da estabilidade da repetição pode ocorrer tanto por meio da redução ou prevenção de erros na replicação como pela prevenção de mutações depois que erros foram cometidos durante replicação do DNA. Há uma tendência de amplificação do número de repetições nas gerações sucessivas. Assim, a penetrância da síndrome, ou o risco das manifestações clínicas, parece aumentar ao longo de sua transmissão ("antecipação genética"). Esse aspecto da síndrome do X frágil ficou conhecido como o "paradoxo de Sherman".

O desenvolvimento da síndrome relaciona-se à deficiência do produto da expressão do gene FMR1, a proteína FMRP. O gene FMR1 tem o sítio de início de tradução distante da repetição CGG e resulta em uma proteína de 70-80 kDa. Em linfoblastos, os alelos do gene FMR1 normal e pré-mutado são transcritos igualmente, resultando em transcritos de FMR1 com uma meia-vida de 12 horas e níveis idênticos de expressão da proteína FMRP. Em vários tecidos humanos, ocorre o *splicing* alternativo do gene FMR1, produzindo 24 tipos distintos de transcritos. Porém, não está claro se esses transcritos dão origem a proteínas funcionais. A localização da FMRP é predominantemente citoplasmática. A FMRP é encontrada em praticamente todos os neurônios estudados em cérebro de pessoas normais, mas está ausente ou reduzida em células não neuronais. Em testes com pessoas normais, tanto as células germinativas primordiais como espermatogônias apresentam altos níveis de expressão da FMRP, enquanto as células de Sertoli e de Leydig apresentam baixos níveis de FMRP. No caso de pacientes com a síndrome do X frágil, uma porcentagem das células germinativas primordiais e todas as espermatogônias apresenta a expressão da FMRP, assim como ocorre como os espermatozoides de portadores de pré-mutações. Altos níveis de expressão da FMRP também foram encontrados em outros tecidos, não diretamente envolvidos no fenótipo X frágil, como tecidos pulmonar, hepático e renal.

Amplificação de repetições de nucleotídeos – mecanismo molecular relacionado às alterações do desenvolvimento do sistema nervoso

O gene da FRAXA, apresentando a expansão da repetição de trinucleotídios CGG, presente no éxon 1, na porção não traduzida do gene FMR1, concomitantemente à sua metilação, foi o primeiro a ser descrito como tendo esse processo etiológico molecular. Porém, outros exemplos de disfunções genéticas similares já foram encontrados, entre os quais se ressalta a síndrome de Huntington. A síndrome de Huntington é uma doença neurodegenerativa hereditária que apresenta alterações motoras, cognitivas e psiquiátricas. Em média, a idade para o aparecimento dos sintomas é próxima aos 40 anos, embora formas juvenis ou senis estejam também descritas. O gene, denominado HTT, foi mapeado no cromossomo 4 (4p16.3), e sua análise revelou a presença de repetições do trinucleotídio CAG, passíveis de expansão.

O gene HTT codifica uma proteína, a "huntingtina". A alteração do funcionamento normal da proteína "huntingtina" é, sem dúvida, um importante componente na patogênese da doença de Huntington. A função normal parece ser a de uma proteína de diferentes ações em vários processos biológicos, como transmissão sináptica, transporte intracelular e transcrição neuronal. Neste caso, a expansão das repetições altera a expressão proteica e, consequentemente, suas funções.

O gene HTT em indivíduos normais apresenta 36 repetições do trinucleotídio CAG. Quando essas repetições atingem níveis acima de 40, a doença se instala, enquanto indivíduos com 36 a 39 repetições apresentam um grau intermediário de afecção. O gene HTT tem 67 éxons e sua proteína, 3144 aminoácidos. A doença tem herança autossômica dominante, e o número de repetições é inversamente proporcional à idade de aparecimento da doença.

As duas doenças, síndromes do X frágil e de Huntington, podem ser avaliadas sob alguns aspectos interessantes. Em ambos os casos, a origem da expansão das repetições está na recombinação dos alelos durante o pareamento dos homólogos. Entretanto, embora ambas tenham mecanismos similares, a localização dos genes envolvidos altera sua expressão e forma de transmissão. Como o próprio nome já indica, FRAXA localiza-se no cromossomo X, com as diferenças de expressão entre homens e mulheres inerentes aos cromossomos sexuais e também pelas consequências da inativação de um cromossomo X nas mulheres, incluindo-se os padrões de metilação e sua transmissão por meio das vias das gônadas. Na doença de Huntington, a localização do gene em um autossomo resulta no padrão de herança autossômica, sem diferenças entre os sexos e sem a variação de expressão relacionada à inativação.

Efeitos epigenéticos

A compreensão dos princípios epigenéticos ocasionou a identificação e a caracterização de elementos moleculares relacionados à latência, ao aparecimento e à progressão de doenças, assim como à possibilidade de reprogramar células-tronco, visando a eventuais processos terapêuticos.

"Epigenética" é o termo que se refere ao estudo de mudanças hereditárias mitóticas e/ou meióticas que não se constituem em alterações de sequências do DNA. Os mecanismos epigenéticos mais importantes incluem metilação do DNA, modificações das histonas, alterações na modelagem da cromatina, *imprinting* genômico e RNA não codificante. Os mecanismos epigenéticos agindo em células-tronco neuronais podem estar relacionados ao desenvolvimento do sistema nervoso e à origem de processos patológicos.

As modificações epigenéticas têm um papel preponderante na regulação da expressão gênica por meio da modelagem estrutural da cromatina, permitindo a regulação gênica tecido-específica, por meio de modificações tanto nas histonas como na metilação da sequência de DNA, estando relacionada ao desenvolvimento embrionário, bem como ao *imprinting* genômico. Desse modo, os mecanismos epigenéticos fornecem um nível adicional de controle transcricional. Variações na regulação epigenética colaboram para explicar a diversidade gênica, mas também podem causar doenças, sendo que a compreensão desses mecanismos poderá conduzir a novas opções terapêuticas.

Células-tronco e células-mãe multipotentes têm seu desenvolvimento totalmente ligado ao equilíbrio entre a estabilidade e a plasticidade. Sua capacidade de autorrenovação requer a manutenção de um programa de expressão gênica que precisa ser estável perante novos fatores no processo de diferenciação. Dados recentes têm descrito que mecanismos epigenéticos podem tanto conferir estabilidade na expressão gênica como dirigi-la a um caminho final de diferenciação. Desse modo, novos modelos têm sido revistos no sentido de compreender como mudanças na cromatina e na metilação do DNA são reguladas durante a diferenciação celular.

Alterações cromossômicas

As aberrações cromossômicas têm sido amplamente relacionadas a alterações do sistema nervoso, especialmente aquelas que apresentam retardo mental. Exemplos de síndromes e os cromossomos envolvidos incluem a síndrome de Down e o cromossomo 21, síndrome de Turner e o cromossomo X, síndrome *cri-du-chat* e o cromossomo 5, síndrome de Patau e o cromossomo 13 e a síndrome de Edwards e o cromossomo 18. A descrição de síndromes envolvendo microdeleções e microduplicações tem origem no uso de novas técnicas no processo diagnóstico. Na presente discussão, buscamos exemplificar alterações cromossômicas e alterações do desenvolvimento neuropsicomotor.

O Quadro 24.2 apresenta as síndromes descritas com retardo mental inespecífico ligado ao cromossomo X (MRX). O Quadro 24.3 mostra as descrições de síndromes de herança ligada ao cromossomo X apresentando retardo mental associado a outras anomalias clínicas, com os mapeamentos já estabelecidos (MRXS). Entre as síndromes apresentadas, enfatizaremos como exemplo de dificuldades diagnósticas duas em especial.

QUADRO 24.2 – Retardo mental inespecífico ligado ao cromossomo X.

Genes	Localização	Características fenotípicas	Genes	Localização	Características fenotípicas
MRX2	Xp22.2-p21.3	Macrocefalia, fácies quadrada, *macro-orquidia*, baixa estatura	MRX30	Xq21.33-q23	–
MRX4	Xp11.22-q21.3	Atraso de linguagem, dificuldade de aprendizagem	MRX31	Xp11.23-q13	–
MRX5	Xp11.4-q21.2	Atraso de linguagem, hiperatividade	MRX32	Xp22.2-p21.3	–
MRX6	Xq27	Baixa estatura, fácies grosseira, *mãos e pés curtos e largos*, manifestação heterozigótica	MRX33	Xp22.12-p11.4	–
MRX10	Xp21.3-11.4	Hipotelorismo, orelhas grandes, manifestação heterozigótica	MRX34	Xp22.1-21.3	–
MRX11	Xp21.1-p11.4	Hipotelorismo, orelhas grandes, manifestação heterozigótica	MRX35	Xq22-q26	Manifestação heterozigótica
MRX12	Xp21.2-p11.21	Hipotelorismo, orelhas grandes, baixo peso ao nascimento, baixa estatura	MRX36	Xp22.1-p22.31	–
MRX13	Xp22.3q22.3	Orelhas grandes	MRX37	Xp22.32-p22.31	–
MRX14	Xp21.1-11.2	–	MRX38	Xp22.12-p21.1	Macrocefalia, convulsões
MRX15	Xp21.1-p11.2	Hipotonia congênita, atraso de linguagem, corpo delicado e longilíneo, escoliose	MRX39	Xp11	–
MRX1	Xp11.3-q12	–	MRX40	Xq2	–
MRX3	Xq28	–	MRX41	Xq24-q25	–
MRX7	Xp11.23-q12	–	MRX42	Xq24-q25	–
MRX8	Xp11.2-q13	–	MRX43	Xp22-p21	–
MRX9	Xp21.2-q12	–	MRX44	Xp11.3-p11.2	–
MRX14	Xp21.1-11.2	–	MRX45	Xp11.3-p11.2	–
MRX16	Xq28	–	MRX46	Xq26.1-q27.1	–
MRX17	Xp11.q12	–	MRX47	Xq23	–
MRX18	Xp21.1-p11	–	MRX48		–
MRX19	Xp22.3-p22.1	–	MRX49	Xp22.3-p22.2	–
MRX20	Xp11.4-q21.2	–	MRX50	Xp11.3-p11.21	–
MRX21	Xp22.3-p21.1	Manifestação heterozigótica	MRX51	Xp11.3-p11.23	–
MRX22	Xp22.1-q21.31	Hipotonia, incontinência, atrofia muscular generalizada grave	MRX52	Xp11.22-q21.1	–
MRX23	Xq23-q24	–	MRX53	Xq22.2-q24	–
MRX24	Xp22.32-p22.2	Fácies levemente grosseira, perímetro cefálico reduzido	MRX54	Xp22.1-p11.21	–
MRX25	Xq27.3-qter	Manifestação heterozigótica	MRX55	Não disponível	–
MRX26	Xp11.3-q21.33	–	MRX56	Xp21.1-p11.21	–
MRX27	Xq23-q26.3	Déficit de crescimento, mutismo, convulsões, braquicefalia, fácies quadrada	MRX57	Xq24.q25	–
MRX28	Xq28	–	MRX58	Xp11.3-q13.1	–
MRX29	Xp22.12-p11.4	–	MRX59	Xp22.2-p21.2	–

Em itálico: sinais e/ou sintomas não característicos das doenças e com mais rara ocorrência.
Fonte: Desenvolvido pela autoria do capítulo.

QUADRO 24.3 – Síndromes de herança ligada ao cromossomo X e características fenotípicas associadas ao retardo mental.

Comprometimento intelectual associado à macrocefalia		
Gene	**Outras características clínicas associadas**	**Mapeamento**
FG	Macrocefalia, agenesia parcial do corpo caloso, convulsões, surdez, estrabismo, camptodactilia, criptorquidia, hipospadia, ânus imperfurado, hipotonia congênita	Xq12-q21.3
Síndrome de Simpson-Golabi-Behmel (GPC3)	Hipertelorismo, macrostomia, polidactilia pós-axial, criptorquidia, hipotonia, visceromegalia, idade óssea avançada, macrossomia	Xq26
Hidrocefalia ligada ao X	Ausência de pirâmides medulares *polegares aductos*	Xq28
Comprometimento intelectual com características marfanoides (Lujan-Fryns)	Fácies longa, palato alto, mandíbula hipoplásica, *macro-orquidia*	–
Síndrome de Martin-Bell FRAXA	Fácies longa, prognatismo, orelhas displásicas, macro-orquidia, occipúcio achatado, *malformação de Dandy-Walker*	Xq27.3
Síndrome de Atkin-Flaitz	Crista supraorbital proeminente, hipertelorismo, orelhas displásicas, *macro-orquidia*, obesidade, baixa estatura	–
Comprometimento intelectual com displasia esquelética	Falanges medianas encurtadas, fusão de vértebras, escoliose	Xq27.q28
Comprometimento intelectual com alteração de gânglios basais	Convulsões, alteração extrapiramidal de ocorrência precoce, estrabismo, *palato alto e ogival*	Xq27-qter

Comprometimento intelectual associado à microcefalia		
Gene	**Outras características clínicas associadas**	**Mapeamento**
Síndrome GMS	Anomalia ocular de Rigger, hipodontia, baixa estatura	Os autores discutem possível herança ligada ao X, sem descartar hipótese de possível herança autossômica dominante
Síndrome de Borjenson-Forsman-Lehman	Convulsões, ptose, nistagmo, cristas supraorbitais proeminentes, ginecomastia, microgenitália, hipogonadismo hipogonadotrófico, hipotonia, cifoescoliose, atraso de idade óssea, obesidade	Xq.26-q27
Síndrome de Aicardi	Convulsão, agenesia de corpo caloso, coriorretinopatia bilateral, coloboma do nervo óptico, papila e íris, microftalmia, fusão de vértebras, hemivértebras	Xp.22.3
Incontinência pigmentar 1	Convulsão, estrabismo, catarata, anodontia parcial, atrofia hemifacial/alopecia, espasmos, displasia ectodérmica	Xp.11.21.cen
Incontinência pigmentar 2	Convulsões, espasmos, alopecia, anodontia parcial, catarata, estrabismo, perda da visão, displasia ectodérmica	Xp.27.q.28
Síndrome de Renpenning	*Micro-orquidia*, baixa estatura	Xp11.4-p11.2
Comprometimento intelectual tipo Smith-Fineman-Meyers	Convulsões, ptose, fácies estreita, micrognatia, hipotonia, baixa estatura	–
Síndrome de Rett	Convulsão, hiperventilaçao com apneia, ataxia, autismo, movimentos distônicos	Xq28
Síndrome de comprometimento intelectual de Chudley-Lowry	Estreitamento bitemporal, palato alto, criptorquidia, microrquidia, baixa estatura, obesidade moderada	–
Doença de Morrie	Surdez, catarata, orelhas grandes, hipotelorismo, *criptorquidia*	Xp.11.4
Síndrome de Porteus	Hipotonia, criptorquidia, pênis pequeno	Xp11.3-q21.1
Síndrome do arco branquial	Orelhas protrusas de baixa implantação, palato ogival alto, pescoço alado, baixa estatura, surdez	–
MRXS$_3$	Microrquidia, *diplegia espástica*, baixa estatura	Xp11-Xq.21.3
Síndrome de Paine-Seemanova	*Diplegia espástica*, crises mioclônicas, atrofia óptica	–

(continua)

QUADRO 24.3 – Síndromes de herança ligada ao cromossomo X e características fenotípicas associadas ao retardo mental (continuação).

Comprometimento intelectual associado à microcefalia

Gene	Outras características clínicas associadas	Mapeamento
Síndrome de Holmes-Gang	Hipotonia, fraqueza, fontanela anterior alargada, nariz curto com narinas antevertidas	–
Síndrome de MESD	Convulsões, espasmos, surdez	–
Síndrome de Seemanova	Tetraplegia espástica, convulsões clônicas	–
Síndrome de comprometimento intelectual com ceratose folicular	Alopecia, nanismo proporcional	–
Atraso intrauterino	–	–
Síndrome de Schimke	Hipotonia, coreoatetose com espasmos tardios, surdez	–
Comprometimento intelectual com contratura	Hipermobilidade de articulações	Xq.21.2.22.1
Síndrome de Otto-Proud	Agenesia do corpo caloso, artrogripose, *displasia renal, hipospadia*	Xp11.3-p21.3

Comprometimento intelectual com hipogonadismo

Gene	Outras características clínicas associadas	Mapeamento
Síndrome de Aarskog	Ptose, hipertelorismo, clinobraquidactilia, pectus excavatum, alargamento de dedos, criptorquidia, escroto em cachecol, idade óssea, atrasada, baixa estatura, *convulsões, bossa frontal*, catarata,	Xq2.1
Síndrome de Lowe (OCRL1)	Glaucoma, buftalmos, acidose tubular renal, cifoescoliose, atrofia muscular difusa, criptorquidia, hipotonia, baixa estatura	Xq.25-q26.1
Síndrome de Juberg-Marsidi	Ponte nasal achatada, surdez, unhas displásicas, criptorquidia, micropênis, escroto rudimentar, atraso de idade óssea, baixa estatura	Xq13
Síndrome de RUD	Retinite pigmentosa, surdez, dentes hipoplásicos, unhas hipoplásicas, hipogonadismo hipo ou hipergonadotrófico, ictiose, baixa estatura	Xp22.1
Síndrome de Vasquez (uma única família)	Anomalias variadas nas mãos, ginecomastia, testa estreita, microgenitália, obesidade, baixa estatura	–
Disqueratose congênita	Leucoplasia da mucosa oral, distrofia de unhas, pigmentação da pele	Xq28
Síndrome de Young-Hughes (uma única família)	Microgenitália, hipogonadismo primário, baixa estatura, obesidade	–

Comprometimento intelectual com alterações de pele

Gene	Outras características clínicas associadas	Mapeamento
Síndrome de Fitzsimmons	Hiperqueratose plantopalmar, paraplegia espástica	–
Comprometimento intelectual com psoríase Tranebjaerg I	Ataxia, hipotonia, convulsão	Xq22.1

Comprometimento intelectual com comprometimento neurológico

Gene	Outras características clínicas associadas	Mapeamento
Comprometimento intelectual com agenesia parcial do corpo caloso	Convulsões	Xq1.3
Síndrome "MASA"	Afasia, polegares aductos, camptodactilia, lordose lombar, baixa estatura, paraplegia espástica	Xq.28
Tranebjaerg II	Ataxia, convulsões, dispraxia, *macro-orquidia*, pés equinovaros	–
Arena	Paraplegia espástica, ataxia, depósitos de ferro nos gânglios basais	Xq22-q25
Comprometimento Intelectual associado a disfunção cerebelar	Ataxia, hipotonia, nistagmo, reflexos normais	–

(continua)

QUADRO 24.3 – Síndromes de herança ligada ao cromossomo X e características fenotípicas associadas ao retardo mental (continuação).

Comprometimento intelectual com comprometimento neurológico

Gene	Outras características clínicas associadas	Mapeamento
Síndrome de Allan-Herndon-Dudley	Ataxia, disartria, atetose, crise mioclônica, orelhas grandes, fácies estreita e alongada, paraplegia espástica, hipoplasia muscular	Xq.21
Neuropatia motossensorial – II	Fraqueza grave, arreflexia, surdez	Xpter-Xq.22.1
Síndrome de ataxia ligada à surdez	Esotropias, disfunção cerebelar progressiva, problemas bulbares graves, atrofia óptica, surdez	–
Comprometimento intelectual com paraplegia espástica	Quadriparesia espástica lentamente progressiva	–
Paraplegia espástica tipo Barr e Gabriel	Paraplegia espástica de início na infância, atetose, nistagmo	–
Paraplegia espástica tipo Goldblatt	Ataxia de membros superiores, nistagmo, atrofia óptica	Xq.13-q21.1
Distrofia muscular de Duchenne	Distrofia muscular pseudo-hipertrófica	Xp21.2
Síndrome de Mohr-Tranebjaerg	Disfunção visual, perda de audição, ataxia, paraplegia	Xq22.1-3.3
Síndrome de Wieacker-Wolff	Contraturas de pés e outras articulações, atrofia muscular distal progressiva, apraxia oculomotora e facial	Xq.11-q.22
Síndrome de Partington (MRXS$_2$)	Disartria, distonias episódicas das mãos, ataxia, convulsões	Xp.21.1-pter
Comprometimento intelectual com distrofia escapuloperoneal e cardiomiopatia letal	–	–
Síndrome de Plott	Paralisia de adutor laríngeo	–

Comprometimento intelectual com características dismórficas

Gene	Outras características clínicas associadas	Mapeamento
Síndrome de Coffin-Lowry	Inclinação antimongoloide ocular, hipertelorismo, crista hipotenar, supercílio proeminente, nariz alargado, surdez, hipodontia, dedos afilados, mãos alargadas, cifoescoliose, frouxidão ligamentar, idade óssea atrasada, baixa estatura	Xp.22.2-22.1
Síndrome de Tariverdian	Acromegalia, distúrbio do sistema nervoso central, *macro-orquidia*	–
Síndrome de Zollino	Disgenesia de corpo caloso, falha na orientação, convulsão, hipotonia, fácies peculiar	–
Síndrome de microftalmia de Lenz	Deslocamento de retina, deslocamento de cristalino, microcórnea, microftalmia, anoftalmia, dentes sobrepostos, palato fendido, orelhas dismórficas, ombros inclinados, tórax longo, duplicação de polegares, polidactilia, sindactilia, clinodactilia, *anomalias urogenitais*	–
Síndrome de OFD-I	Aplasia de alas nasais, fenda em linha mediana de lábios, palato, língua e mandíbula, nódulo na língua, sindactilia em níveis ósseo e cutâneo, polidactilia assimétrica, braquidactilia de artelhos, cabelo esparso	Xp22.2-3
Comprometimento intelectual com malformação de Dandy-Walker	Alterações de gânglios basais, espasticidade	Xq25-q27
Comprometimento intelectual com obesidade e puberdade precoce	Obesidade, puberdade precoce, *cardiomiopatia*	–
Síndrome de Oosterwijk	Deficiência auditiva, imunodeficiência, anomalias distais de membros	Xp11.4-Xq2.4
Comprometimento intelectual associado à ginecomastia e obesidade (MRXS$_6$)	Problemas de linguagem, labilidade emocional, dedos afilados, ginecomastia, *pés pequenos*, obesidade	Xp.11.3-q.2
Comprometimento intelectual associado à baixa estatura e ao hipertelorismo	Testa proeminente, hipertelorismo, bossa frontal, narinas antevertidas, nariz alargado, *hipoplasia malar*, baixa estatura	–

(continua)

QUADRO 24.3 – Síndromes de herança ligada ao cromossomo X e características fenotípicas associadas ao retardo mental (continuação).

| Comprometimento intelectual associado a anomalias esqueléticas |||
Gene	Outras características clínicas associadas	Mapeamento
Síndrome de Pallister	Camptodactilia, subluxação de cotovelo	–
Síndrome de Golabi-Ito-Hall	Deficiência de crescimento pós-natal, surdez	–
Comprometimento intelectual com dimorfismo (MRXS$_2$)	Subluxação de patela, deformação dos membros inferiores	Xq11-q21
Carpenter	Fácies peculiar, braquidactilia, baixa estatura	Xq11-q22
Stocco dos Santos	Luxação bilateral de quadris, hirsutismo, baixa estatura, estrabismo, convulsões	Xq2.1

Em itálico: sinais e/ou sintomas não característicos das doenças e com mais rara ocorrência.
Fonte: Desenvolvido pela autoria do capítulo.

Adendo – alterações neurológicas causadas por agentes infecciosos – o zikavírus (ZIKV) como agente etiológico de uma nova síndrome congênita

Em 2016, iniciou-se no Brasil o agravamento de surtos epidêmicos de três espécies distintas de arbovírus – dengue (DENV), zikavírus (ZIKV) e chikungunya (CHIKV). Excetuando-se o CHIKV, um togavírus, tanto o DENV como o ZIKV pertencem à família Flaviviridae, gênero Flavivirus. Apesar das peculiaridades associadas aos processos infecciosos relacionados a cada uma dessas espécies virais (p. ex., microcefalia ligada ao ZIKV), o caráter difuso e sobreposto da resposta primária do hospedeiro ao vírus implica o surgimento de uma ampla gama de sinais clínicos, causando dificuldades para o estabelecimento do diagnóstico clínico.

Especificamente em relação ao ZIKV, tem-se agora a convicção científica de que esse patógeno é um dos possíveis agentes causais da microcefalia em recém-nascidos. Entretanto, apesar de não ser o único causador dessa grave anomalia, o ZIKV tornou-se objeto de extrema preocupação, tanto para a comunidade de profissionais da saúde e autoridades como para a população de modo geral, uma vez que o seu principal vetor, o mosquito *Aedes aegypti*, se encontra disseminado por todo o território nacional, estando totalmente adaptado ao ambiente urbano.

O reconhecimento do nexo causal entre casos de microcefalia e o ZIKV – correlação inicialmente feita pela comunidade científica brasileira – acabou por transpor as fronteiras nacionais, tornando-se uma fonte de insegurança mundial, o que fez a Organização Mundial da Saúde (OMS) declarar a epidemia como uma "Situação Internacional de Emergência em Saúde Pública". O ZIKV tornou-se uma "ameaça de proporções alarmantes", uma vez que "não é pelo zikavírus em si, mas por sua associação com a microcefalia e outros transtornos neurológicos, como a síndrome de Guillain-Barré".

O consenso científico de que o ZIKV seria o agente causador do surto de microcefalia – ou má formação craniana de recém-nascidos – ocorrido no Brasil, a partir do segundo semestre de 2015, resultou no pedido, por parte de pesquisadores e autoridades brasileiras, para que o vírus fosse incluído na lista de agentes infecciosos que podem ser transmitidos das gestantes aos fetos, gerando, portanto, anomalias congênitas. Nesse sentido, o potencial risco associado a esse vírus pode ser dimensionado pelo número de países nos quais o ZIKV já foi detectado, perfazendo mais de 70, a maioria deles nas Américas, segundo a OMS.

Desde então, trabalhos de pesquisa têm indicado que os danos ligados à infecção por ZIKV apresentam uma grande variação clínica, denotando, entre outros fatores, o tempo de exposição ao agente infeccioso, bem como o nível da resposta inflamatória imunomediada. Deste modo, o comprometimento neurofuncional associado ao processo infeccioso congênito não se resumiria apenas ao efeito citotóxico causado pela ação direta do vírus, mas contemplaria também uma série de sinalizações anômalas decorrentes da infecção, contextualizadas em diferentes momentos do desenvolvimento do córtex cerebral. Assim, para além da microcefalia, outros tipos de anomalias, menos evidentes do ponto de vista patológico, passaram a ser associadas à infecção congênita por ZIKV, indicando, assim, um risco ainda maior de dano, além do que as estimativas preliminares haviam sugerido.

Em recente estudo, o risco de microcefalia, após a infecção da mãe durante o 1º trimestre da gravidez, foi estimado entre 1% e 13%, considerando-se que apenas 10% a 20% dos fetos infectados pelo ZIKV sejam afetados pelo vírus. Nesse universo de casos, a microcefalia é apenas uma das resultantes possíveis da infecção intrauterina, uma vez que o vírus pode desestabilizar o desenvolvimento normal do cérebro, matando as células-tronco neurais, e produzir mudanças no padrão de migração celular durante a formação do córtex. Está comprovado que o ZIKV ataca as células progenitoras neurais, provocando, inclusive, a má formação craniana, uma vez que estudos *in vitro* evidenciaram que o vírus infecta as células da crista neural, não apenas resultando na morte celular, mas também modificando a sinalização molecular advinda dessas células, que desempenham um papel crítico para a formação tecidual. Sob essa perspectiva, o nível de acometimento do tecido cerebral pode ser suficientemente extenso para causar a morte do feto, provocando abortos espontâneos, ou o nascimento de bebês que acabam por vir a óbito em poucos dias. Ademais, são relatados danos graves nos sobreviventes, incluindo a calcificação de partes do cérebro, além de alterações no tronco cefálico e no cerebelo, evidenciados por transtornos psicomotores e/ou cognitivos. Convulsões, cegueira, surdez e dificuldades exacerbadas para a deglutição já foram implicadas como resultantes da ação do ZIKV durante a gestação.

Os primeiros casos de microcefalia no Brasil diagnosticados positivamente para o ZIKV foram registrados no 2º semestre de 2015, na região Nordeste do país. Os acompanhamentos clínicos feitos a partir de então têm demonstrado, além dos sintomas anteriormente descritos, alterações comportamentais limitantes, como agitação ou hiperatividade, choro frequente e, muito comumente, disfagia, que dificulta em grande medida a alimentação. De todo modo, não se sabe ainda como os agravos decorrentes da infecção intrauterina pelo ZIKV refletirão na expectativa de vida das crianças afetadas, visto que se trata de uma doença de descrição recente e que ainda está em processo de caracterização. Todavia, estudos em modelos animais mostraram que o ZIKV pode afetar o cérebro de indivíduos adultos, sugerindo a produção de impactos na memória de longo prazo e comportamento depressivo.

Outro aspecto a ser considerado em relação à diversidade ou ao espectro de alterações causadas pelo ZIKV relaciona-se às infecções tardias, já no último trimestre da gestação, que ocasionariam menor dano ao sistema nervoso. Por conseguinte, muitos pacientes não acusariam mudanças morfológicas que pudessem ser detectáveis por meio dos exames de imagem, levantando-se, assim, a suspeita de que o percentual de casos de infecção congênita por ZIKV esteja, ainda, subestimado. Deste modo, torna-se plausível supor que muitas crianças nascidas a partir do surto epidêmico de 2015 poderão vir a desenvolver alterações cognitivas importantes, incluindo dificuldades de aprendizagem e de interação social, aparentemente sem causa definida, mas derivadas da ação viral na primeira infância. Extensivamente, a elaboração de um cenário futuro delineado pelas consequências dessa grave epidemia tornou-se objeto de intensa especulação e incerteza. No entanto, um levantamento preliminar baseado em 158 casos de jovens, com idades de 1 mês a 17 anos, com diagnóstico de ZIKV, indicou que, pelo menos após o nascimento, o organismo infantil parece reagir à infecção como o de um adulto, havendo, na maioria das vezes, apenas o surgimento de sintomas leves, como febre, eritema, prurido e dores nas articulações. Entretanto, o estudo não descartou a possibilidade de que a infecção em crianças com menos de 1 ano possa atingir o cérebro e produzir alterações neuropsíquicas importantes, justamente em um momento de rápido desenvolvimento do córtex e de intensa atividade metabólica.

Conclusões

Avanços importantes em inúmeras áreas do conhecimento têm sido obtidos nas últimas décadas, possibilitando compreensão do desenvolvimento e funcionamento do sistema nervoso. Esse progresso tem ocasionado possibilidades concretas no desenvolvimento de processos terapêuticos.

Referências bibliográficas

1. Abitbol M; Menini C; Delezoide AL et al. Nucleus basalis magnocellularis and hippocampus are the major sites of FMR-1 expression in the human fetal brain. Nat Genet 1993; 4(2): 147-53.
2. Armstrong J; Pineda M; Aibar E et al. Classic Rett syndrome in a boy as a result of somatic mosaicism for a MECP2 mutation. Ann Neurol 2001; 50(5): 692.
3. Ashley CT Jr; Wikinson KD; Reines D et al. FMR1 protein: conserved RNP family domains and selective RNA binding. Science 1993; 262(5133): 563-6.
4. Basset AS; Scherer SW; Brzustowicz LM. Copy number variations in schizophrenia: critical review and new perspectives on concepts of genetics and disease. Am J Psychiatry 2010; 167(8): 899-914.
5. Bayless NL; Greenberg RS; Swigut T et al. Zika virus infection induces cranial neural crest cells to produce cytokines at levels detrimental for neuro-genesis. Cell Host Microbe. 2016; 20 (4):423-428.
6. Bedoyan JK; Kumar RA; Sudi J et al. Duplication 16p11.2 in a child with infantile seizure disorder. Am J Med Genet A 2010; 152A(6): 1567-74.
7. Benke T; Gasse T; Hittmair-Delazer M et al. Lyme encephalopathy: long-term neuropsychological deficits years after acute neuroborreliosis. Acta Neurol Scand 1995; 91(5): 353-7.
8. Bruck I; Antoniuk SA; Spessatto A et al. Epilepsy in children with cerebral palsy. Arq Neuropsiquiatr 2001; 59(1): 35-9.
9. Calvet G; Aguiar RS; Melo AS et al. Detection and sequencing of Zika virus from amniotic fluid of fetuses with microcephaly in Brazil: a case study. Lancet Infect Dis. 2016; 16(6): 653-660.
10. Castro NHC; Stocco dos Santos RC; Retecher N et al. Shashi XLMR syndrome: report of second family. Am J Med Genet 2003; 118A: 49-51.
11. Cowan WM; Kandel ER. Prospects for neurology and psychiatry. JAMA 2001; 285(5): 594-600.
12. Cunniff C. Molecular mechanism in neurology disorders. Semin Pediatr Neurol 2001; 8(3): 128-34.
13. de Araújo TV; Rodrigues LC; de Alencar-Ximenes RA et al. Association between Zika virus infection and microcephaly in Brazil; January to May 2016: preliminary report of a case-control study. Lancet Infect Dis. 2016; 16(12): 1356-63.
14. de Vries LB; Buivenvoorden HJ; Tibben A et al. A large-scale diagnostic program for the X-syndrome among the mentally retarded II. Implications for the parents and family. Ned Tijdschr Geneeskd 1998; 142(29): 1672-9.
15. Deprez L; Weckhuysen S; Holmgren P et al. Clinical spectrum of early-onset epileptic encephalopathies associated with STXBP1 mutations. Neurology 2010; 75(13): 1159-65.
16. Devys D; Lutz Y; Rouyer N et al. The FMR-1 protein is cytoplasmic; most abundant in neurons and appears normal in carriers of a fragile X pre-maturation. Nat Genet 1993; 4(4): 335-40.
17. Faria NR; Azevedo RD; Kraemer MU et al. Zika virus in the Americas: Early epidemiological and genetic findings. Science. 2016 Mar 24.
18. Feng Y; Zhang F; Lokey LK et al. Translational suppression by trinucleotide repeat expansion at FMR1. Science 1995; 268(5211): 731-4.
19. Fryns JP; Borghgraef M; Brown TW et al. 9th International Workshop on Fragile X Syndrome and X-linked Mental Retardation. Am J Med Genet 2000; 94(5): 345-60.
20. Fu YH; Kuhl DP; Pizzutti M et al. Variation of the CGG repeat at the fragile X site results in genetic instability: resolution of the Sherman paradox. Cell 1991; 67(6): 1047-58.
21. Goodman AB; Dziuban EJ; Powell K et al. Characteristics of children aged <18 years with Zika virus disease acquired postnatally. MMWR Morb Mortal Wkly Rep 2016;65 (39):1082-1085.
22. Gottesman II; Hanson DR. Human development: biological and genetic process. Ann Rev Psychol 2005; 56: 263-86.
23. Hagens O; Dubos A; Abidi F et al. Disruptions of the novel KIAA1202 gene are associated with X-linked mental retardation. Hum Genet 2006; 118(5): 578-90.
24. Hinds HL; Ashley CT; Sutcliffe JS et al. Tissue specific expression of FMR-1 provides evidence for a functional role in fragile X syndrome. Nat Genet 1993; 3(1): 36-43.
25. Katzaki E; Morin G; Pollazzon M et al. Syndromic mental retardation with thrombocytopenia due to 21q22.11q22.12 deletion: report of three patients. Am J Med Genet A 2010; 152A(7): 1711-7.
26. Kleefstra T; Smidt M; Banning MJ et al. Disruption of the gene euchromatin histone methyl transferase 1 (Eu-HMTase1) is associated with the 9q34 subtelomeric deletion syndrome. J Med Genet 2005; 42(4): 299-306.
27. Kremer EJ; Yu S; Pritchard M et al. Isolation of human DNA sequence which spans the fragile X. Am J Hum Genet 1991; 49(3): 656-61.
28. Kumar P; Kalonia H; Kumar A. Huntington's disease: pathogenesis to animal models. Pharmacological Reports 2010; 3(1): 36-43.

29. Lazear HM; Diamond MS. Zika virus: New clinical syndromes and its emergence in the Western Hemisphere. J Virol. 2016; in press.
30. Leonard H; Silbertein J; Falk R et al. Occurrence of Rett syndrome in boys. J Child Neurol 2001; 16(5): 333-8.
31. Li H; Saucedo-Cuevas L; Regla-Nava JA et al. Zika virus infects neural progenitors in adult mouse brain and alters proliferation. Cell Stem Cell 2016;19 (5):593-598.
32. Lubs HA. A marker X chromosome. Am J Hum Genet 1969; 21(3): 231-44.
33. Marcora E; Kennedy MB. The Huntington's disease mutation impairs Huntington's role in the transport of NF-γB from the synapse to the nucleus. Hum Mol Genet 2010; 19(22): 4373-84.
34. Mehler MF. Epigenetics and the nervous system. Ann Neurol 2008; 64(6): 602-17.
35. Melo AS; Aguiar RS; Amorim MM et al. Congenital Zika virus infection: Beyond neonatal microcephaly. JAMA Neurol. 2016.
36. Messing RO; Rubenstein JH; Nestler EJ. Biologia dos transtornos psiquiátricos. In: Hauser S; Josephson S. Neurologia Clínica de Harrison. 3th ed. 720 p. AMGH; 2015.
37. Modrich P. Mechanisms and biological effects of mismatch repair. Annu Rev Genet 199; 25: 229-53.
38. Modrich P. Mismatch repair; genetic stability; and cancer. Science 1994; 266(5193): 1959-60.
39. Mohn F; Schübeler D. Genetics and epigenetics: stability and plasticity during cellular differentiation. Trends Genet 2009; 25(3): 129-36.
40. Oberle I; Rousseau F; heitz D et al. Instability of a 550-base pair DNA segment and abnormal methylation in fragile X syndrome. Science 1991; 252(5009): 1097-102.
41. Reyniers E; Vits I; De Boulle K et al. The full mutation in the FMR' gene of male fragile X patients is absent in their sperm. Nat Genet 1993; 4(2): 143-6.
42. Richards RI; Sutherland GR. Heritable unstable DNA sequences. Nat Genet 1992; 1(1): 7-9.
43. Rutter M; Sroufe LA. Developmental psychopathology: concepts and challenges. Dev Psycopathol 2000; 12(3): 265-96.
44. Schwartz PH. The potential of stem cell therapies for neurological diseases. Expert Rev Neurother 2006; 6(2): 153-61.
45. Seitz RJ. Concepts on neurological disease evolution. Pharmacopsychiatry 2004; 37(2): S120-5.
46. Shahbazian MD; Zogbhbi HY. Molecular genetics of Rett syndrome and clinical spectrum of MECP2 mutations. Curr Opin Neurol 2001; 14(2): 171-6.
47. Shashi V; Berry MN; Shoaf S et al. A unique form of mental retardation with a distinctive phenotype maps to Xq26-q27. Am J Hum Gent 2000; 66(2): 469-79.
48. Sherman SL. Genetic epidemiology of the fragile X syndrome with special reference to genetic counseling. Prog Clin Biol Res 1991; 368: 79-99.
49. Shevell MI; Majnemer A; Rosenbaum P et al. Etiologic yield of autistic spectrum disorders: a prospective study. J Child Neurol 2001; 16(7): 509-12.
50. Sittler A; Devys D; Weber C et al. Alternative splicing of exon 14 determines nuclear or cytoplasmic localization of FMR1 protein isoforms. Hum Mol Genet 1996; 5(1): 95-102.
51. Stocco dos Santos RC; Barretto OC; Nonoyama K et al. X-linked syndrome: mental retardation; hip luxation; and G6PD variant. Am J Med Genet 1991; 39: 133-36.
52. Stocco dos Santos RC; Castro NH; Holmes LA et al. Stocco dos Santos X-linked mental retardation syndrome: clinical elucidation and localization to Xp11.3-Xq21.3. Am J Med Gent 2003; 118a: 255-59.
53. Tamanini F; Willemsen R; van Unen U; Bontekoe C; Gajaard H; Oostra BA et al. Differential expression of FMR1; FXR1 and FXR2 proteins in human brain and testis. Hum Mol Genet 1997; 6(8): 1315-22.
54. Tang HL; Zhu JH. Epigenetics and neural stem cell commitment. Neurosci Bull 2007; 23(4): 241-8.
55. Tassone F; Hagerman RJ; Iklé DN et al. FMRP expression as a potential prognostic indicator in fragile X syndrome. Am J Med Genet 1999; 84(3): 250-61.
56. Taylor AK; Tassone F; Dyer PN et al. Tissue heterogeneity of the FMR1 mutation in the high-functioning male with fragile X syndrome. Am J Med Genet 1999; 84(3): 233-9.
57. Tuszynski MH. Gene therapy for neurological disease. Expert Opin Biol Ther 2003; 3(5):815-28.
58. Verheij C; Bakker CE; de Graaff E et al. Characterization and localization of the FMR1 gene product associated with fragile X syndrome. Nature 1993; 363(6431): 722-4.
59. Verkerk AJ; de Graaff E; de Boulle K et al. Alternative splicing in the fragile X gene FRM1. Hum Mol Genet 1993; 2(8): 1348.
60. Verkerk AJ; Pieretti M; Sutcliffe JS et al. Identification of gene (FMR-1) containing a CGG repeat coincident with a breakpoint cluster region exhibiting length variation in fragile X syndrome. Cell 1991; 65(5): 905-14.
61. Villar L; Lèvy N; Xiang F et al. Segregation of a totally skewed pattern of X chromosome inactivation in four familial case of Rett syndrome without MECP2 mutation: implications for the disease. J Med Gent 2001; 38(7): 435-42.
62. Waggoner D. Mechanisms of disease: epigenesist. Semin Pediatr Neurol 2007; 14(1): 7-14.
63. Wöhrle D; Kennerknecht I; Wolf M et al. Heterogeneity of DM kinase repeat expansion in different fetal tissues and further expansion during cell proliferation in vitro: evidence for a casual involvement of methyl-directed DNA mismatch repair in triplet repeat stability. Hum Mol Genet 1995; 4(7): 1147-53.
64. Yu S; Pritchard M; Kremer E et al. Fragile X genotype characterized by an unstable region of DNA. Science 1991; 252(5009): 1179-81.
65. Zanluca C; Melo VC; Mosimann AL et al. First report of autochthonous transmission of Zika virus in Brazil. Mem Inst Oswaldo Cruz. 2015;110 (4):569-72.

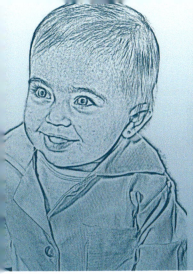

Capítulo 25

Diagnóstico em Psiquiatria da Infância e da Adolescência

Paulo Verlaine Borges e Azevêdo
Marcelo Ferreira Caixeta
Daniela Londe Rabelo Taveira

Ciro Mendes Vargas
Ana Caroline Marques Vilela
Leonardo Caixeta

Introdução

O diagnóstico é a base de toda a Medicina. É a partir dele que se estruturam o prognóstico e o tratamento para qualquer condição médica. Igualmente, possibilita a comunicação médica e ordenação de dados válidos para pesquisa e estudos epidemiológicos.[1-4] Em um mundo ideal, a mesma classificação deveria servir a todos esses propósitos, mas isso nem sempre ocorre na realidade. Uma categoria diagnóstica é útil se os indivíduos enquadrados nela diferirem de outras categorias diagnósticas.[5,6]

A nosografia psiquiátrica é mais complexa do que a média geral. Esta última baseia-se na nosologia exclusivamente organicista de Willis e Sydenham, referenciados na sistemática classificatória da Botânica que Lineu desenvolveu. Historicamente, a Psiquiatria tem adotado classificações diagnósticas divididas em dois grandes paradigmas: categorial e dimensional. Cada qual com vantagens e limitações, faltando consenso quanto à superioridade de cada abordagem entre diferentes escolas psiquiátricas no tempo.

Se a nosologia psiquiátrica de adultos já é difícil e desafiadora, a da infância e adolescência é ainda mais complexa. Esta é mais fluida e instável pelas características mutáveis e efêmeras do processo de desenvolvimento biopsicossocial em crianças e adolescentes. A classificação diagnóstica na Psiquiatria da Infância e Adolescência foca nas características dos transtornos, em detrimento da etiologia e da patogênese hipotéticas.[7]

Na infância, a maioria dos transtornos psiquiátricos é definida fenomenologicamente. Alguns aspectos da psicopatologia na criança são extremos de um *continuum* comum à maioria delas. Assim, classificações ou abordagens dimensionais podem se figurar mais úteis em vários cenários clínicos distintos.[4-6,8]

As classificações diagnósticas usadas atualmente são a da Organização Mundial de Saúde (OMS) e a da Associação Psiquiátrica Americana (APA). A primeira, *Classificação internacional de doenças*, está na 11ª edição, em vigor desde 1º de janeiro de 2022.[9] A segunda, *Manual diagnóstico e estatístico*, está na 5ª edição (DSM-5), em vigor desde 2013.[10] Há grande similitude entre elas.[11,12]

O diagnóstico psiquiátrico, fruto da interação de fatores biológicos, psicológicos e sociais, é bastante complexo.[13-15] Na infância, a complexidade acentua-se pelo organismo dinâmico sujeito às adversidades da mudança contínua e fatores agressores endógenos e exógenos.[15] Tentativas simplificadoras seriam desastrosas, a ponto de sermos entusiastas do aforismo francês de "antes um ignorante do que um meio-sábio". Cantwell[16] descreveu a conceituação do processo diagnóstico respondendo às questões no fluxograma da Figura 25.1.

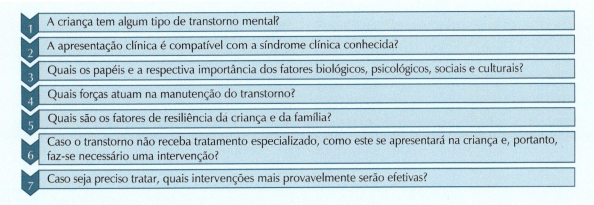

FIGURA 25.1 – Processo diagnóstico.
Fonte: Adaptada de Cantwell, 1988.

Para ilustrar essa complexidade, iniciamos descrevendo dois casos clínicos em que esses fatores estão claros e delimitados de forma simplificada. Ilustram a imbricação entre os fatores biológicos, psicológicos e sociais, determinando um quadro psiquiátrico, elementos considerados no momento do diagnóstico.

Casos clínicos

Caso clínico 1

Gerson, 16 anos de idade, estudante do 9º ano do ensino fundamental, acompanhado pelos tios maternos após fugir de casa. Vinha apresentando comportamentos delinquenciais, como uso constante de bebidas alcoólicas, cigarros de nicotina e maconha. Desobedecia muito, brigando e fugindo da escola e de casa. Apresentava anomia, falta de pragmatismo e falta de interesse por "coisas sérias", como estudar, ajudar nos afazeres domésticos e ir à igreja.

A família de classe média era estruturada, mas Gerson estava enturmado com gangue "barra-pesada", abandonando os estudos e vivendo na "vagabundagem". O pai abandonou-o ao "Deus dará", alegando a sua incorrigibilidade, desesperando mais ainda a família materna. O mesmo psiquiatra infantil acompanhou o paciente por 8 anos.

O diagnóstico, principalmente de crianças e adolescentes, é bastante dinâmico e mutável, assim como são as fases do desenvolvimento humano. Depende das avaliações transversal (momento atual) e longitudinal (longo do tempo), fundamentais para analisar e compreender a complexidade do diagnóstico psiquiátrico.

Caso clínico 2

Marcos era um garoto de 13 anos de idade à época do primeiro atendimento psiquiátrico, encaminhado por uma médica neuropediatra. Quinze dias antes, levara "uma bronca e duas chineladas" da mãe porque, "mais uma vez", não fizera as tarefas escolares. Desde então, apresenta "crises de desfalecimento", durante as quais, cai no chão com o corpo "mole", várias vezes no dia. Por isso, o adolescente não conseguiu mais ir à escola.

Durante essas crises, Marcos sentia "aperto no coração, uma bola na garganta e visão embaralhada". Passava os dias muito triste, com o sono e o apetite reduzidos, tendo "emagrecido bastante". Referia sentir diariamente dor de cabeça contínua, pulsátil, intensa, na região temporal esquerda, com náuseas e vômitos sem alívio algum.

Foi avaliado por uma médica neuropediatra e realizou tomografia computadorizada (TC) e ressonância nuclear magnética (RNM) do crânio, eletroencefalograma (EEG) e exames laboratoriais, com resultados normais. Foi medicado com carbamazepina 200 mg, a cada 12 horas e clonazepam 0,5 mg, a cada 12 horas, além de derivado da ergotamina para a enxaqueca. Não melhorou e, 3 dias depois, foi internado em unidade de terapia intensiva (UTI) e medicado com fenitoína endovenosa (EV), persistindo com "incontáveis" crises diárias. Encaminhado para avaliação psiquiátrica infantil.

Tivera desenvolvimento neuropsicomotor (DNPM) normal. Cursava o 7º ano do ensino fundamental, com bom comportamento, mas apresentou dificuldades na aprendizagem geral. Negaram trauma cranioencefálico (TCE), infecções do sistema nervoso central (SNC), crises epilépticas e quaisquer doenças. Não fazia uso de bebidas alcoólicas, tabaco ou drogas ilícitas.

Ele sempre foi tímido e muito sensível ao sofrimento alheio. Tinha uma banda de música ("Os anjos"), da qual era vocalista e "transformava-se noutra pessoa", bem diferente daquele garoto "vergonhoso". Também, tinha muito medo do escuro e de dormir sozinho.

Os pais dele sempre foram excessivamente ansiosos, com preocupações exageradas e incontroláveis a respeito de tudo na vida, além de temperamento anancástico. Uma tia materna teve vários episódios depressivos, inclusive no pós-parto, e tentou suicídio várias vezes. O avô materno fora alcoolista e tabagista, "trabalhador demais, incansável" e "muito mão aberta, por isso endividando-se muitas vezes".

Enquanto aguardava na sala de espera, o paciente apresentava-se entrando e saindo das "crises", em estado de mutismo e estupor. Os pais e as secretárias da clínica o colocaram no consultório médico e ficaram ao seu redor em total rebuliço. Sempre que era colocado sentado, logo caía ao chão mansamente.

O psiquiatra infantil, assim que chegou, solicitou, antes de qualquer coisa, que todos se retirassem do consultório, ficando a sós com o paciente. Então, o psiquiatra se manteve fora do campo visual do paciente, que se restabeleceu em poucos minutos. O paciente referiu sentimentos de "vazio", "tristeza" e perda do prazer com tudo na vida (até mesmo com a banda). Não conseguia entender "as crises" que só estavam atrapalhado a vida dele e chorava copiosamente. Ao exame físico, ele apresentava taquicardia, sudorese e tremores nas palmas das mãos e respiração suspirosa, sem nenhuma outra alteração.

O paciente foi inicialmente diagnosticado com transtornos conversivo e de adaptação, com sintomas mistos depressivos e ansiosos e enxaqueca comum. Foi medicado com antidepressivo de ação mais ansiolítica e sedativa (mirtazapina, 15 mg à noite). Na consulta seguinte, 30 dias depois, o paciente e os pais referiram melhora quase "total". Não aconteceram mais "crises", o quadro depressivo-ansioso e as cefaleias haviam remitido quase integralmente.

Os pais mudaram-no da escola que exigia média 7, para outra "flexível" com "formas alternativas de avaliação" e média 5. Reduziram afazeres para "apenas" escola, tênis, informática, coral da igreja e "projeto escola com tartarugas". Abandonou o curso de inglês e a banda "Os anjos". Marcos persistia "medroso" e "tímido". Examinado psiquicamente, apresentava desatenção moderada.

Na terceira consulta, 2 meses depois, havia melhorado plenamente dos "medos". Então, pais e paciente se queixaram que Marcos sempre era muito "desatento", com baixo rendimento escolar, "mesmo sendo muito inteligente". Para que o filho não fosse reprovado, optaram pela mudança de uma escola mais exigente para uma de "nível inferior".

Foi diagnosticado com transtorno de déficit de atenção com hiperatividade (TDAH), segundo os critérios do DSM-IV-TM (2002). Os critérios, similares no DSM-5,[10] apontaram 8/9 de sintomas de desatenção e nenhum para hiperatividade/

impulsividade. Foi prescrito o fármaco psicoestimulante metilfenidato e mantido o antidepressivo.

Na quarta consulta, 6 meses depois, estava plenamente recuperado, com melhora "espetacular" na escola, deixando pais e paciente "muito felizes". Não apresentava mais nenhum sintoma do TDAH, na opinião dos pais e do próprio paciente. A conduta médica foi mantida e orientado retorno anual, já que a família mudaria para outra região do país.

Dois anos depois da primeira consulta, sem sintomas depressivos, ansiosos ou enxaqueca, o paciente recebeu alta do uso do antidepressivo. Mais 2 anos depois, e Marcos finalizou o 3º ano do ensino médio e preparou-se para o vestibular de Medicina. Foi orientado a manter 40 mg/dia do psicoestimulante (metilfenidato) e retornar anualmente caso a melhora continuasse.

Um ano depois, Marcos estava com 19 anos e completara o 1º semestre do curso de medicina com ótimo desempenho. Mas, no 2º período começou a ficar noites seguidas sem dormir e estudando sem cansar. Tornou-se arrogante, irritadiço, "intolerante com a ignorância dos colegas e dos professores" e fez todos se afastarem dele. A irmã, com quem sempre teve um ótimo relacionamento, dizia que não "reconhecia o irmão".

Ele ficava se gabando de ser "o melhor" e a humilhava dizendo que ela "não sabia nada e era tola". Estranhamente, ele estava bem no curso de Medicina e ficou de prova final em várias disciplinas do 2º semestre. O paciente vinha se apresentando indiscreto na esfera sexual, gabando-se de ser um "grande conquistador". A família se espantava, preocupada com o fato de Marcos "levar tudo na brincadeira e dizer que nada estava errado".

Dois anos após o primeiro atendimento psiquiátrico de Marcos, uma tia materna fora diagnosticada como portadora do transtorno bipolar (TBH). A irmã, 1 ano antes do atual atendimento de Marcos, também procurou atendimento médico psiquiátrico. Ela tinha queixas de extrema irritabilidade, pensamentos rápidos e angústia, atribuídas ao estresse de vestibulanda. No ano anterior, a irmã tentara suicídio depois de ficar "um bom tempo só deitada, comendo e engordando muito". Assim como o paciente, a irmã também era "muito tímida". O paciente, diagnosticado com transtorno bipolar e medicado com estabilizador de humor (divalproato 1.000 mg/dia), melhorou ao longo de 6 meses. Mantidos tratamentos para TBH e TDAH, Marcos continuou assintomático até finalizar o curso de Medicina.

Discussão dos casos clínicos
Caso 1

Sem fatores orgânicos, sociais ou psicológicos relevantes aparentes, o diagnóstico pelos sistemas classificatórios atuais seria de "transtorno de conduta socializado". Porém, a observação clínica aprofundada, considerando a fenomenologia e os aspectos psicodinâmicos, revela outra história.

Desde pequeno, Gerson sentia-se "inquieto e insatisfeito", sempre buscando novidades, que o faziam mudar constantemente de *setting*, tornando-o muito instável. Realizando uma observação clínica mais apurada, percebeu-se sua grande dificuldade para manter a atenção fixa pelo tempo necessário para atividades diárias. Também inquietação motora extrapolada para o desenvolvimento normal naquela idade. Esta última poderia ser pela ansiedade momentânea numa consulta compulsória, mas esta hipótese foi afastada.

Gerson estava bem à vontade e não apresentou nenhuma alteração neurovegetativa no exame físico, sugestiva de ansiedade, como taquicardia sinusal. Os aspectos detectáveis no exame físico geralmente são bastante fidedignos para indicar estados de ansiedade. Portanto, a inquietação era fruto da hiperatividade, e não ansiedade.

Explorando psicodinamicamente, constatou-se que Gerson era muito ligado ao pai. Este, por sua vez, depositara no filho um ideal de ego perfeito, bem-sucedido, que ele mesmo não havia conseguido. O entusiasmo do pai pelo filho (alterego) transformou-se em cobranças progressivamente maiores ao perceber que Gerson não correspondia às expectativas.

O garoto não conseguia satisfazer as expectativas porque era hiperativo/hipoproséxico. Consequentemente, Gerson tinha grandes dificuldades escolares e sentia-se "esmagado" por exigências que não conseguia satisfazer. A ligação profunda com o pai transformou-se em ódio e repulsa por qualquer autoridade, gerando condutas desviantes cada vez piores. Gerson, inconscientemente, passou a entender que o amor do pai era "condicionado", o que o fez desejar desvincular-se e odiar.

A mãe, apesar de sempre carinhosa, era passiva e conivente com a severidade do pai. Gerson, ressentido, passou a ver a mãe como conformada e, assim, também sujeita à rejeição. Dessa maneira, Gerson passou a rejeitar todo tipo de autoridade como uma reação transferencial sub-reptícia.

A mãe, de família tradicional rígida, preocupava-se com o estado de "anomia" juvenil do filho. Ela não entendia seus hábitos, mesmo quando inscritos no repertório comportamental comum dos jovens atuais. Ouvir e compor *raps*, só andar de bermudão, boné e chinelões, recusando usar calças compridas.

Havia um nítido problema sociológico de conflito entre gerações (intergeracional). A família de Gerson era originária de um ambiente rural, com valores opostos àqueles de uma cidade "libertária" como Brasília. Este caso mostra bem que:

1. O diagnóstico fenomenológico considera sentimentos internos, vivência dos problemas, empatia, *feeling* e sentimentos que o paciente desperta no examinador. Diferencia-se da semiologia externa de critérios simples dos dois principais eixos diagnósticos (DSM e CID). Neste caso, portanto, o diagnóstico de transtorno de personalidade antissocial só considera os comportamentos externos. Não valoriza sentimentos ou vivências internas do paciente ou do examinador.

2. O diagnóstico psicodinâmico importa. A conduta desviante torna-se a luta contra a imagem paterna massacrante, ativando os desejos de independência, onipotência e emancipação infantil. Torna-se virulento e obstinado para expulsar o "pai bom", que carregava internamente e ao qual se ligava. Dessa forma, ele expulsa o pai pelos atos delinquenciais, fazendo exatamente o oposto do que este sempre foi e desejou. O jovem tenta ser independente e, simultaneamente, punir o amor interesseiro do pai, que condiciona o afeto a resultados ótimos. Sofre não correspondendo ao desejo paterno,

pelo transtorno de hiperatividade, negando tudo que o pai representa, "banindo-o da face da Terra". Bani-lo para viver em paz, sem clivar as imagens do pai simultaneamente odiado e amado. Sentir o amor ideal que perdeu cede lugar ao ódio agressivo, insustentável para Gerson viver. Assim, transforma-se num "garoto mau e bastardo", não sofrendo mais por um pai infantil e idealizado que carrega morto intimamente. Seria como se ele não precisasse mais carregar um "cadáver". Atentar à psicodinâmica não significa aludir tão somente à psicanálise. Importa a atenção psicológica, independente da linha de interpretação (psicanalítica, fenomenológica, sistêmica, cognitiva, comportamental etc.). O diagnóstico psicodinâmico deve sempre ser acompanhado pelos aspectos biológicos. Os extremos biológico e psicológico devem ser evitados ao máximo. Assim, a Classificação Francesa dos Transtornos Mentais da Infância e Adolescência ilustra o puramente psicanalítico. O DSM e a CID exemplificam o extremo do sintomatológico, desconsiderando a fenomenologia e a psicologia relacional de cada indivíduo.

3. Eixo sociológico é importante. No caso avaliado, o comportamento abominado e incompreendido do adolescente pelos pais conservadores e tradicionalistas. São aspectos culturais em que comportamentos devem ser contextualizados, sem preconceitos. Isso é fundamental para não se diagnosticar como patológico o que não é, mesmo que anormal. Os aspectos culturais sempre devem ser contextualizados caso a caso. Nos países do hemisfério norte, existem transtornos de causas psicossociais. Alguns exemplos são aqueles por divórcio, abandono afetivo, segregação radical, falta de apoio social, materialismo e competitividade extremos e egocentrismo. Como consequências, citam-se aumento de problemas com drogas e sexuais em função do hedonismo puro.

No Brasil, essas situações são menos comuns, mesmo com ocidentalização. Coesão e afeto sociais atuam como fatores protetivos para transtornos psicossociais. Assim, no Brasil predominam transtornos de ascendência orgânica, embora acompanhados dos aspectos psicológicos e sociais. Estes atuam principalmente para deflagrar e agravar os problemas mentais. Exemplificam casos de neurocisticercose resultantes da criação inadequada de suínos. A dimensão patogênica sociológica, salvo pela miséria no Brasil, é mais importante nos países desenvolvidos. Com 50 anos de atraso, eclode no Brasil corrente de patogenia social da antipsiquiatria (rebatizada aqui como "antimanicomial") e psicanalítica. Na contramão da ciência ocidental.

4. Somente com auxílio do diagnóstico biopsicossocial compreendem-se as interações complexas presentes nos transtornos psiquiátricos. Um problema biológico, aparentemente "banal", de atenção e psicomotricidade não é uma simples "lesão cerebral". É a visão do conjunto que diferencia notavelmente o psiquiatra do neurologista e psicofarmacologista, organicista, que negam aspectos psicológicos, e do psicanalista, psicólogo ou sociólogo, que negam o componente cerebral.

Caso 2

Não se observam fatores orgânicos, ou mesmo sociais, de peso. Observam-se apenas fatores ambientais ("as broncas e chineladas") neste caso. Os diagnósticos de transtornos de ajustamento com alterações emocionais (depressão) e comportamentais (abandono da escola) e dissociativo (conversivo) seriam razoáveis. Com antecedentes familiares sugestivos da presença de transtornos de ansiedade, humor, personalidade e etilismo, o paciente foi medicado com antidepressivo. Os anticonvulsivantes foram suspensos e a família recebeu orientações para manejar as "crises", sem reforçá-las.

Logo na segunda consulta, o paciente e os familiares relataram uma melhora quase total do que motivara a primeira consulta. Assim, a conduta foi mantida até a terceira avaliação, 3 meses após o primeiro atendimento. Solucionado o problema causador de sofrimento agudo no paciente, evidenciam-se queixas sobre dificuldades compatíveis com um transtorno de déficit atencional. Analisando-se detidamente, faz sentido com as informações colhidas de um adolescente com dificuldades no desempenho escolar, mesmo inteligente e querendo estudar simultaneamente com dificuldades em se planejar e organizar-se em razão das inúmeras atividades iniciadas e não concluídas.

Junto à limitação neurodesenvolvimental (transtorno de atenção), aspectos psicoambientais pelos pais pouco flexíveis e muito exigentes quanto ao desempenho acadêmico, os personagens envolvidos, paciente, família e escola, não pensaram na possibilidade de um componente médico biológico que pudesse estar limitando o paciente. Ocorre reação materna agressiva desesperada a um jovem "consciente" das suas limitações para corresponder ao desejado desempenho escolar. Consequentemente, desencadeiam-se os quadros clínicos de transtornos de ajustamento com humor depressivo e crises conversivas.

Conhecidos os fatores geradores dos sintomas e sendo esclarecidos paciente, família e escola, logrou-se melhora acentuada logo no 1º mês. Persistindo dificuldades atencionais, formulou-se diagnóstico de transtorno de déficit de atenção, só então tratado devidamente com medicação e terapia comportamental.

Assim, a vida de Marcos fluiu como esperado para um adolescente da sua idade e nível social, econômico e cultural.

Oito anos depois, a família preocupou-se com mudanças significativas de comportamento e humor no paciente. Apresentava-se com hipertimia, autoestima inflada, aumento de energia, redução da necessidade de horas de sono e agitação culminando com disforia. Tornou-se inadequado socialmente, comprometendo o funcionamento social, familiar e acadêmico.

Ao mesmo tempo, foram detectados casos claramente sugestivos de transtorno de humor bipolar na parentela consanguínea materna. O avô era etilista, mulherengo, pródigo em gastos, endividando-se, mentiroso e contador de vantagens, embora "um homem bom de coração". A tia e a irmã do paciente haviam sido diagnosticadas como portadoras de TBH no ano anterior àquela consulta dele. A introdução do estabilizador de humor auxiliou o paciente a se livrar dos sintomas que vinham ocorrendo no último semestre.

Este caso ilustra a importância de considerar, para diagnosticar, os aspectos biológicos, psicológicos e socioculturais. Da mesma forma, devem-se considerar as avaliações transversal e longitudinal do paciente. Por fim, a imprescindibilidade de acompanhar a evolução do paciente, eminentemente tratando-se de criança ou adolescente, indivíduos, por óbvio, em plena evolução. A psicopatologia deve ser contextualizada em relação ao estágio de desenvolvimento do sujeito, não surpreendendo que ocorra o ilustrado no caso.

Plasticidade do diagnóstico em Psiquiatria

O diagnóstico psiquiátrico, pela sua natureza intrínseca, é um corte transversal na biografia do sujeito, em determinados tempo e espaço. Deve ser assim, uma vez que uma das funções mais salientes e pragmáticas do diagnóstico é a programação do tratamento. O tratamento, derivação pragmática do processo diagnóstico, beneficiará mais o paciente quanto mais preciso, rápido e certo for este último.

Paradoxos surgem aprofundando o tema. Primeiro e fundamentalmente, o diagnóstico deve ser formulado com rapidez para se programar com presteza o tratamento. Entretanto, precisão diagnóstica é diretamente proporcional ao tempo de acompanhamento. Relembramos as epígrafes de Aristóteles – "só se conhece bem aquilo que se viu crescer" – e de Krynski – "o diagnóstico é o conhecimento integral do paciente".

Diante desse dilema, questiona-se qual seria a postura mais adequada. Acreditamos ser a convivência serena e constante entre hipóteses diagnósticas principal e outras, tantas quantas a mente do psiquiatra permitir. Kant dizia que tanto mais inteligente é uma pessoa quanto mais dúvidas simultâneas consegue suportar.

Entendemos, portanto, o processo diagnóstico como um organismo vivo ou uma espécie de "metamorfose ambulante", que está sempre receptivo a:

- Complementos quando algo falta, pois o diagnóstico é muito restritivo e não dá conta de explicar a totalidade do quadro clínico.
- Mutilações quando algo sobra, pois o diagnóstico é muito amplo e contém aspectos não observados.
- Atualizações, porque classificações mudam, pacientes mudam e nós também mudamos.

Por motivos práticos, o diagnóstico deve ser um corte transversal na biografia do sujeito. Por outro lado, também deve ser "longitudinalizado" ao máximo, para contemplar a infinidade de dados constantes da (pato)biografia do paciente. Embora a maioria das crianças encaminhadas tenha algum transtorno psiquiátrico, a presença deste raramente é a única causa da consulta. Fosse esse o caso, toda criança com transtorno deveria frequentar uma clínica e numerosos estudos mostram que não é assim.[17]

A consulta é influenciada por inúmeros fatores, ressaltando-se alerta quanto à existência de algum problema. Porém, comumente adolescentes experimentam sentimento de estresse imperceptível aos adultos.[18] Estes podem achar simplesmente que a criança é "levada", "não está tentando suficientemente" ou "quando crescer, passa" se "deixar quieta". Visões e atitudes variando de um momento a outro, influenciadas por eventos ou crises particulares,[18] como nos casos clínicos aqui descritos.

Não se nota uma criança desesperadamente infeliz até que ela fuja de casa ou tome as pílulas da sua mãe. Uma criança agressiva é tolerada até agredir ou ameaçar professores. Então, o que era problema pequeno torna-se um problema "real", requerendo consulta psiquiátrica e, consequentemente, a realização de um diagnóstico.

Princípios que delineiam a avaliação

O processo diagnóstico baseia-se no conhecimento sobre o desenvolvimento da criança e seus transtornos psiquiátricos. A avaliação diagnóstica necessita o seguinte entendimento por algumas razões distintas:[19,20]

- Primeiro: o clínico deve saber a variação do comportamento esperada para cada idade da criança, para julgá-lo normal ou não.

- Segundo: para classificar a severidade do transtorno, é importante considerar quanto tempo ele tem interferido no desenvolvimento psicológico natural.[21,22] Assim como se sentar, ficar em pé e andar servem de parâmetros do desenvolvimento motor, há indícios comparativos do desenvolvimento psicossocial. As crianças iniciam relacionamentos afetivos socializadores, transitando de brincadeiras solitárias e paralelas a cooperativas, desenvolvendo amizades aprofundadas e persistentes com maturidade crescente.[23,24] O desenvolvimento psicossexual também passa por estágios diferenciados de desenvolvimento.[25]

- Terceiro: fases diferentes de desenvolvimento associam-se a suscetibilidades e estresses distintos, que devem ser considerados.[21,26] Exemplificando, na infância há maior suscetibilidade a adversidades como internações hospitalares ou experiências envolvendo separação. Na adolescência, as oscilações de humor depressivas são mais comuns.[27,28]

- Quarto: para compreender como os problemas se iniciam, devem-se compreender os processos delineadores do comportamento normal e anormal, suas semelhanças e diferenças.[29] Devem-se entender princípios e conceitos de desenvolvimento normal e psicopatológico.[30] Compreensão determina dados relevantes, fontes de obtenção e como interpretar:

  - Que, como seres sociáveis, os seres humanos sujeitam-se às consequências das interações no ambiente social. São importantes as capacidades do indivíduo, bem como o contexto das emoções e relações sociais.
  - O momento das experiências influencia no impacto sobre o indivíduo, dependendo do desenvolvimento neuropsíquico. Igualmente, a relevância dos acontecimentos, experiências em contextos específicos, incluindo as reações de outras pessoas.
  - Fatores intrínsecos e extrínsecos interferem, ambos, de maneira crucial:
    - Pode haver tanto continuidade como descontinuidade no comportamento observado.

- Para que entendamos esses fatores, devemos buscar evidências de continuidade e de descontinuidade dos fatores essenciais, no sujeito e no ambiente.
- Comportamentos particulares podem refletir processos psicológicos distintos pelas idades.
- Comportamentos podem transmutar, mantendo o processo básico, pois a estabilidade do processo psicológico supera a estabilidade das manifestações explícitas.
- Os processos psicológicos podem ser incidentais ou secundários, sendo relevante para a prática clínica.[31]

- Quinto: é insuficiente saber dos eventos maiores na vida do sujeito, como entrar na escola ou sair de casa. Tanto o contexto como o que foi experimentado são necessários. É de suma importância entender as individualidades no contexto das transições e as reações ocorridas.
- Sexto: devem-se avaliar os fatores de proteção e de risco. Deve-se separar entre efeitos diretos e indiretos, a sucessão deles, das capacidades e dos comportamentos. Experiências "ruins" poderiam aumentar o risco de outras experiências ruins, diretamente por alterar as oportunidades. indiretamente por alterar a autopercepção, as atitudes e os comportamentos. O resultado seria provocado ou sensibilizado por fatores concomitantes ou antecessores.[32] Coleta e interpretação de informações na consulta devem ser influenciadas por esses princípios e conceitos.

Permanecer no comportamento pode "depender fragilmente da constância do ambiente". Um comportamento particular refletiria processo psicológico distinto em idades distintas.[28] Já contrariamente, o comportamento pode mudar de apresentação, continuando como manifestação do mesmo processo básico. Processos psicológicos podem demonstrar estabilidade maior do que comportamentos explícitos. Um princípio relevante para a prática clínica é o da combinação de ações, ocasionando processos psicológicos incidentais ou secundários.[31]

Problema da comorbidade no diagnóstico psiquiátrico

Comorbidade é a presença de mais de um transtorno mental em um mesmo paciente, conforme os critérios de alguma classificação.[10] Estudos encontraram alta prevalência de comorbidade nos distúrbios mentais da infância. Observou-se concomitância de transtornos do neurodesenvolvimento intelectual e autismo, hiperatividade e opositor desafiante ou conduta e personalidade antissocial, ansiedade e depressão entre outros.

As classificações atualmente empregadas são bons inventários sintomatológicos e sindrômicos. Representam grande avanço na Psiquiatria, que até então apresentava frouxidão extrema nos conceitos, mutantes entre autores, escolas e países distintos. Mas um simples inventário sindrômico correria o "risco de Kleist". O psiquiatra germânico, do início do século XX, individualizou até mil entidades psiquiátricas baseando-se na apresentação semiológica de cada paciente.

Para poder realizar um bom diagnóstico, são necessários, mas insuficiente, o inventário de sintomas e sua aglomeração em *clusters* sindrômicos. Ilustrativamente, analisemos um paciente diagnosticado com transtorno de personalidade antissocial e inúmeros outros comportamentos desviantes. Na grande maioria dos casos, esse transtorno associa-se com impulsividade, impetuosidade, instabilidade psicomotora e busca de novidades intensa *novelty seeking*. Pelo DSM ou CID, pensaríamos em comorbidade com TDAH. Essas entidades restariam distintas e o simples diagnóstico não explicaria as relações entre os sintomas.

Aplicando o método do "diagnóstico estrutural" de Birnbahum, Kretschmer,[33,34] Minkowski, Ey e outros, o panorama explicativo é outro bem diferente. Compõem a estrutura da "psicopatia" a hiperatividade, a impulsividade, a hipertimia, a hipoprosexia, a instabilidade e o *novelty seeking*. Assim, não pensaríamos em dois diagnósticos diferentes, mas um mesmo transtorno submetido a patogenias diferentes. Os psicopatas teriam tido um contexto familiar mais desfavorável do que os hiperativos "não psicopatas". Isso explicaria por que estudos geneticomoleculares têm encontrado uma base comum para os dois transtornos, a "síndrome de dependência dopaminérgica".

Pela compreensibilidade jasperiana, um hiperativo ávido por novidades acabaria na rua, delinquindo e usando drogas, como fontes instáveis de novidades. Se a família ou a sociedade não conseguem canalizar esse transtorno, carência de referenciais éticos pode transmutar-se em psicopatia, como com Gerson. Por sua vez, uma família presente, mas obsessiva, pode deflagrar sintomatologia depressiva-ansiosa, como ocorreu com Marcos, também portador de TDAH. Essa compreensibilidade simples escapa aos mais perfeitos sistemas diagnósticos atuais.

Hoje, predominantemente, os clínicos concentram-se em listar e enquadrar sintomas, não questionando uma estruturação coesa. Compromete-se o ideal médico de "melhor compreender para melhor tratar". Processo diagnóstico acrítico acolhe mais comorbidades do que realmente existem. Múltiplos diagnósticos geram múltiplos tratamentos, aumentando os riscos de iatrogenia e descrédito do diagnóstico psiquiátrico. Assim, o psiquiatra infantil deve buscar o sintoma fundamental para explicar ambas as apresentações clínicas. Ou seja, deve proceder a uma "redução etiopatogênica" pela compreensibilidade biopsicossocial, num todo organicofuncional, implementando uma terapêutica pontual e intensiva.

Crítica ao diagnóstico psiquiátrico atual

Os sistemas diagnósticos atuais, premidos pelo pragmatismo americano e *Managed Care*, optaram por um sistema logarítmico e normotético de diagnóstico. Da lista de sintomas coligidos epidemiologicamente, sairia o "conhecimento" do comportamento clínico de uma doença. Assim, descrever sintomas encontrados em uma doença equivaleria a conhecê-la. Porém, a história da Medicina mostra outra coisa bem diferente.

Vejamos o caso da tuberculose, uma doença com etiologia, patogenia, clínica e terapêutica bem estabelecidas. Se aplicássemos critérios normotéticos às várias apresentações clínicas da tuberculose, jamais a reconheceríamos como doença. Tosse (pulmonar cavitária), diarreia (intestinal), massa abdominal (ganglionar), hematúria (renal), esterilidade (salpíngica), delírios (meningítica) são bastante distintas quanto aos sintomas. Não foram estes que ajudaram na compreensão da patogenia e no diagnóstico acurado da tuberculose, mas, fundamentalmente, a análise atenta da transformação de quadros, sintomas e sinais relacionados em outros. Foi a dinâmica, e não a estática do processo, que consolidou todos esses quadros disparatados como tendo a mesma etiologia. A filosofia prototípica de diagnóstico advoga o conhecimento do "âmago" da doença, do processo fundamental do qual surgem todos os outros. Na tuberculose, a infecção bacilar.

Na Psiquiatria, o entendimento e a prática, corroborados por uma série de estudos empíricos, exemplificam o método prototípico de diagnosticar. A hipocondria, dismorfofobia, compra, os jogos e outros atos compulsivos. os transtornos alimentares do tipo anorexia restritiva, a tricotilomania, alguns atos estereotipados (tiques) e obsessões – todos eles são entrelaçados pelo mesmo processo fundamental obsessivo, biologicamente, à baixa serotonina e ao funcionamento reverberante de circuitos frontoestriatais.

Só após muitos pacientes com sintomas mesclados, respostas terapêuticas idênticas, acompanhamento longitudinal e análise fenomenológica, percebemos o "processo fundamental" propriamente. Assim como um tisiologista compreende, nos mais disparatados quadros sintomáticos, a "alma" da tuberculose nas diferentes etapas de seu desenvolvimento. Novamente, o aforisma hipocrático que "só se consegue entender bem o que se viu crescer". Um epidemiologista, estatístico, cientista de grandes números, dificilmente perceberia esse processo.

O filósofo Henri Bergson considerava o tempo a medida do espírito. e o espaço estático e transversal, a morada da matéria, sem *elán* vital. Só quem conhece o processo temporal consegue entendê-lo e ver a causalidade onde o "sintomatologista" só vê descontinuidade e caos. Assim, o clínico que lida com doentes, e não com doenças, é capaz de diagnosticar adequadamente. Os critérios sintomatológicos são um bom inventário de sintomas e síndromes, mas não um estatuto sólido de doenças bem estabelecidas. É o clínico que verá, atônito, o desfile de pretensas "doenças" transformando-se umas nas outras. O entendimento do "processo fundamental" proporciona uma visão panorâmica, estrutural e unificadora de cada doença.

A esquizofrenia, por exemplo, é uma doença cujos sintomas variam de graves (como na hebefrenia) a sutis (como na paranoia) Como sintomas tão díspares podem compor a mesma doença?

Vamos à resposta:

- Nas ciências médicas, vige o princípio da localização, extensão e gravidade de uma lesão. No caso da esquizofrenia, a localização frontal gera a hebefrenia e a temporal, a paranoia.
- Existe uma espécie de "marcador semiológico externo" da patogenia neurobiológica fundamental, que são a desconfiança, hostilidade e até a agressividade. Dirigem-se aos que "controlam", pretensamente, o Eu cindido do esquizofrênico. O Eu, localizado no lobo frontal, desconhece partes do psiquismo, como os sentimentos ou emoções localizadas no sistema límbico temporal. Esta é a teoria da desconexão entre os lobos frontal e temporal proposta por Weinberger.[35]

- Outros transtornos psiquiátricos apresentam este núcleo delirante egodissociativo, assim como a hemoptise associa-se com doenças pulmonares além da tuberculose. Entretanto, esse sintoma insere-se numa estrutura consolidada por elementos de início insidioso na adolescência (personalidade esquizoide prévia, apragmatismo, atimormia, abulia).
- O sintoma fundamental não pode ser considerado patognomônico, mas sim o núcleo prototípico, gravitacional e unificador dos diferentes sintomas. Ao seu redor, os demais sintomas se organizam e dão sentido e continuidade ao transtorno, nas diferentes fases de desenvolvimento. Na tuberculose, seriam febre vespertina e síndrome consumptiva, comuns em todas as formas, ligadas à etiologia do bacilo de Koch. Nos transtornos de humor, as apresentações clínicas depressivas, maníacas, mistas, catatônicas e delirantes têm os descarrilamentos tímicos como núcleo fundamental.
- Este seria, portanto, o sintoma fundamental ou núcleo semiológico de cada doença, que os critérios diagnósticos prototípicos tentam captar. Exemplificando, a Classificação Diagnóstica de Viena é uma amostra de um sistema com base neste princípio.
- Muitos sintomas que não são listados, ou são listados em outros transtornos, podem ser compreendidos pelo método estrutural prototípico. Daí a praticidade para o clínico que trabalha com estruturas vivas, complexas, em constante evolução. Por um lado, os critérios sintomatológicos normotéticos ensinam a observar os detalhes de uma obra de arte, fragmentados. Por outro lado, compreensão prototípica permite entrever o espírito com o qual o pintor atuou.
- Por um lado, o pensamento "processual" e sintético permite estabelecer pontes entre diferentes sintomas e fatores biopsicossociais. Por outro lado, o pensamento estático e rígido dos critérios diagnósticos, impossibilita estabelecer essas relações.
- Finalmente, pensamos os critérios normotéticos como o início do longo processo de elaboração diagnóstica, e não o seu fim.

Observamos que o DSM-5[10] ensaia avançar no sentido do diagnóstico dimensional, considerando mais a causa subjacente do que a sintomatologia. Porém, devemos enfatizar que ele apenas ensaia, e eminentemente no capítulo dos transtornos de personalidade, mudanças no sentido de agrupar os transtornos, baseando-se na provável circuitaria neuronal causal subjacente. Por exemplo, o TDAH saiu dos transtornos disruptivos e foi para os transtornos do neurodesenvolvimento. Estava no capítulo dos transtornos disruptivos, como o próprio termo demonstra, por compartilhar sintomas externalizantes. Nos transtornos do neurodesenvolvimento, está por compartilhar a causa primária, um atraso ou desequilíbrio no desenvolvimento do SNC.

Diagnóstico médico geral *versus* diagnóstico médico psiquiátrico

A formulação do diagnóstico é uma etapa fundamental entre o exame e o tratamento clínicos.[36] Trata-se de um sistema lógico muito complexo, sobretudo em psiquiatria. Heuyer (1952) o considerava uma espécie de "florescência da Medicina". Krynski (1977) dizia ser o conhecimento integral do paciente. Para conhecer integralmente o doente, necessitamos muito tempo e disposição. Isso porque o diagnóstico psiquiátrico envolve exame e coleta de dados, com métodos particulares das áreas biológica, psicológica e social. Consequentemente, ele requer articular setores aparentemente distintos para ser elaborado, diferentemente da Medicina geral que se vale diretamente da semiologia (Figura 25.2).

É indispensável, em Psiquiatria Infantil, pela plasticidade inerente à criança. Por exemplo, esta pode estar alucinando por uma intoxicação, encefalite, ansiedade de separação ou mesmo crise de pânico extremos etc. O pleomorfismo etiopatogênico proíbe todo reducionismo, exigindo de ambos psicologistas e organicistas um exame biopsicossocial. Em outro exemplo, duas crianças com "transtorno de conduta" podem ter diferentes desenvolvimentos da personalidade. Uma, tendo sido educada em meio sociofamiliar adequado, pode ter mais fatores "constitucionais" de perversidade, evoluindo para uma personalidade antissocial. Outra, abandonada pela família e sociedade, sendo forçada a viver nas ruas, praticamente terá uma estrutura de personalidade limítrofe (*borderline*).

Tarefa complexa que exige mudança de atitude do clínico, do papel mecânico no exame físico para psicológico no exame mental. Existem regras e métodos próprios. Abordagem sociofamiliar deve ser "interacional", dos membros da família entre eles e com a criança. Cada exame tem suas subespecificações. Exemplificando, no psicológico englobam-se o exame psíquico, desempenho intelectual, linguístico e psicomotor, além da personalidade. Sintomatologia psiquiátrica é ímpar, compreendida num *continuum*, iniciando com sintomas que isolados não justificam diagnóstico.[37] Exemplificando, medos isolados, pesadelos, explosões de fúria ou "birra" entre outros. Quanto mais sintomas, maior probabilidade de transtorno psiquiátrico importante clinicamente. Quanto mais severo e frequente um sintoma for, maior será a chance de transtorno psiquiátrico.[37]

Um sintoma psiquiátrico diferencia-se qualitativamente do normal, pela sua severidade, persistência e pelo impacto psicossocial. Variações menores do mesmo comportamento são encontradas em crianças normais. Em medicina geral febre sempre será febre e, até provar-se o contrário, indicadora de infecção. O diagnóstico independe dela ser leve, moderada ou alta, causar ou não sofrimento e disfunção.

Rutter[38] enfatiza a importância da gravidade, propondo quatro critérios úteis para fazer diagnóstico psiquiátrico infantil:

1. Quantidade de sofrimento pessoal.
2. O quão extensas são as restrições de atividades sociais.
3. O grau de interferência sobre o desenvolvimento psicológico normal.
4. Os efeitos do comportamento da criança em outras pessoas.

Shepherd et al.[37] adicionam como importantes para diagnosticar transtorno psiquiátrico:

- Frequência ou intensidade do problema.
- Normalidade do comportamento quanto à idade e ao sexo.
- O número de outros comportamentos anormais também presentes.
- Duração e tipo de transtorno.
- Atitudes frente ao problema.
- Circunstâncias nas quais o problema ocorre.

Finalmente, o diagnóstico psiquiátrico de crianças e adolescentes se diferencia bastante do médico geral por exigir informações de várias fontes. Geralmente família, escola e adolescente. Achado epidemiológico expressivo é baixa concordância entre informantes da mesma criança.[37,39-42] Criança e adolescente referem mais sintomas internalizantes (p. ex., ansiedade e depressão), enquanto pais (responsáveis) mais externalizantes (p. ex., impulsividade e agressividade).[43] As pessoas podem diferir nas percepções e avaliações (p. ex., a hiperatividade pode ser patológica para umas e normal para outras). Daí a importância de descrições detalhadas oriundas de várias fontes.

A criança pode, ainda, apresentar comportamentos diferentes em situações específicas. Ela pode ser agressiva em casa, mas não na escola. Demonstrar medo e ansiedade quando está longe dos pais e nunca quando na presença deles. Além do mais, não são só diferenças entre observadores, pois uma mesma fonte pode descrever diferentes comportamentos em situações diferentes. São três as implicações importantes:

- Primeiro: deve-se pesquisar informações em diferentes fontes, incluindo pelo menos a criança, família e escola.[44] Isso, para determinar quais situações estariam eliciando os distúrbios comportamentais. Segue-se delineando particularidades das situações protetoras e predisponentes do transtorno. A observação em diferentes momentos, com a criança sozinha, junto à família e através de questionários estruturados, enriquece a avaliação. Oportuniza-se a comparação entre comportamentos em vários ambientes e momentos.
- Segundo: a avaliação psicológica é mais confiável aplicando-se vários métodos. Estudar a constância do compor-

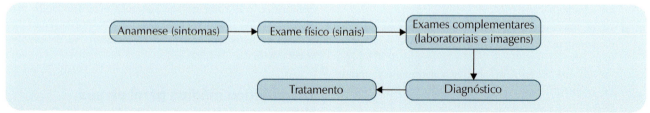

FIGURA 25.2 – Diagnóstico médico geral, com a participação geralmente só do paciente (salvo para crianças pequenas, com presença do responsável).

Fonte: Adaptada de Krynski, 1977.

tamento no tempo, exige instrumentos que avaliem respostas nas situações vivenciadas. Geralmente, transtornos pervasivos persistem durante longo tempo em situações distintas.[45] Diferenciar dos problemas situacionais tem implicações diagnósticas, terapêuticas e prognósticas.

- Terceiro: havendo situações específicas, o transtorno decorre das interações da criança com o meio, com implicações no diagnóstico e tratamento. Na maioria das vezes, o transtorno inclui estado de doença e conflito interno com as interações interpessoais e contexto social.

Equipe diagnóstica e fluxograma do diagnóstico

O modelo multiprofissional deve solucionar a complexidade e extensão do processo diagnóstico em psiquiatria infanto-juvenil. Cada técnico realiza sua avaliação específica e depois o grupo ou coordenador emite parecer final. Krynski (1977) e Heuyer (1952) colocam o psiquiatra necessariamente como coordenador. Apesar das inegáveis vantagens, existem dificuldades na elaboração diagnóstica neste modelo:

- Modelo "linha de montagem": cada técnico é "supe-respecialista", faltando articulador. Este, quando está presente (muitas vezes não psiquiatra), não domina as diversas etapas do exame. Acaba-se dando um "diagnóstico funcional" (Figura 25.3).
- Instituições públicas e pacientes de baixo nível econômico: criança é examinada inicialmente pelo psiquiatra e encaminhada, se necessário, para outros profissionais (Figura 25.4).

Partindo-se destes pressupostos, poderíamos estabelecer uma "lógica diagnóstica" (Figura 25.5).

O diagnóstico psiquiátrico infantil não envolveria, obrigatoriamente, todas aquelas etapas. Exemplificando, uma criança com suposto problema psicomotor, no exame físico apresentando doença motorcerebral anoxicoisquêmica, por gestação pré-termo diplegicaespástica de Little. No exemplo, a resposta quanto à etiopatogenia do atraso psicomotor surge no exame físico, sem necessidade de outras etapas diagnósticas.

Hipótese diagnóstica

O diagnóstico psiquiátrico deve conciliar o exame e dada classificação. As inferências dos exames clínico e laboratorial devem ser captadas por uma "rede lógica", cujo continente é a classificação adotada. O exame corrobora ou não as hipóteses diagnósticas, enquanto a classificação pode direcionar o exame. Formulam-se hipóteses com base na anamnese e no exame físico (Figura 25.6).

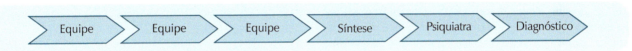

FIGURA 25.3 – Modelo diagnóstico em linha de montagem.
Fonte: Adaptada de Krynski, 1977.

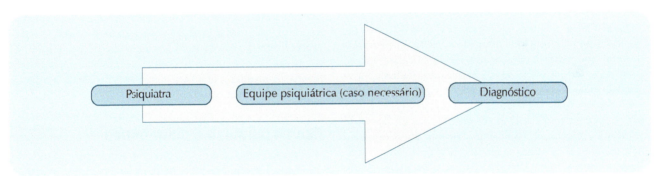

FIGURA 25.4 – Modelo simplificado iniciando-se com o psiquiatra e, caso necessário, encaminhando-se para avaliações complementares (Ideal?).
Fonte: Desenvolvida pela autoria do capítulo.

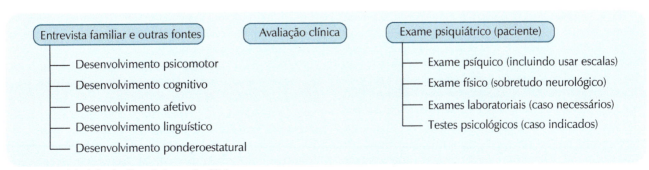

FIGURA 25.5 – Modelo de diagnóstico psiquiátrico.
Fonte: Desenvolvida pela autoria do capítulo.

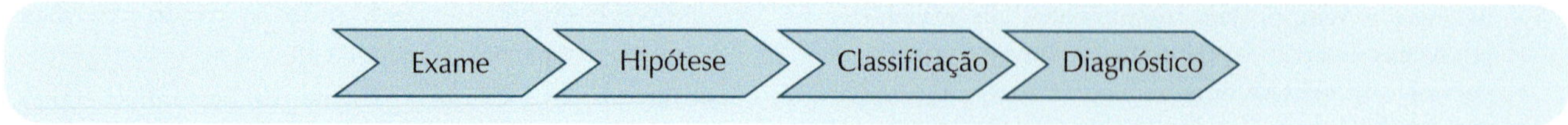

> Exame > Hipótese > Classificação > Diagnóstico

FIGURA 25.6 – Hipóteses diagnósticas.
Fonte: Desenvolvida pela autoria do capítulo.

A hipótese inicial é aceita ou refutada, conforme convirjam ou não os dados recolhidos, respectivamente. Assim, uma criança isolada socialmente pode ter um transtorno depressivo, ansioso ou psicótico, entre outras possibilidades. Na avaliação, não existindo hipotimia ou anedonia, a hipótese de depressão torna-se improvável. Em seguida, não havendo quebra com a realidade, enfraquece-se a hipótese de um transtorno psicótico. Passamos a considerar como mais provável um transtorno ansioso, aprofundando a investigação nesse sentido.

O processo diagnóstico exige discernir o ponto-chave de um transtorno. A classificação agrupa ou categoriza os transtornos segundo denominadores comuns.[38] Ela permite afunilar o campo de causas, os tratamentos e os prognósticos, além de prover uma linguagem comum entre os profissionais. Porém, não identifica as especificidades da criança e exige aprofundamento quanto às qualidades distintivas entre esta e a sua família.

A formulação diagnóstica inclui hipóteses dos mecanismos biológicos, fatores causais, predisponentes, precipitantes, mantenedores e das alternativas de tratamento do transtorno. Fatores ligados à criança e ao ambiente devem ser distinguidos.[46] Exemplificando, a baixa inteligência (criança) predisporia, eventos específicos (ambiente) precipitariam e a interação familiar (ambiente) manteria dado transtorno (mecanismo biológico). O processo também deve oferecer um guia para a intervenção e um trabalho aprofundado por informações de vários informantes, afetando formulação de hipóteses, intervenções a curto e longo prazo e prognóstico.

Desde o início do processo, devem-se formular e testar hipóteses, sendo inapropriado colher informações disparatadas esperando que juntas façam sentido. Exemplificando, recusa escolar pode ser por medo de ir à escola, ansiedade de separação, isolamento social por depressão ou psicose. A fonte encaminhadora (pais, professores, órgãos de proteção) indica quem se importa com a ausência da criança e sugere linhas de investigação. Informações do comportamento doméstico e na escola auxiliam a determinar a presença de retraimento social. A criança estando, além de isolada, triste e desinteressada, é razoável a hipótese de depressão. Se a criança estiver feliz e ativa, a hipótese de depressão não explica a ausência escolar, devendo-se investigar outros motivos.

Se a recusa varia com a situação curricular, pode ser em virtude de acontecimentos na escola. Se for decorrente de acontecimentos em casa (p. ex., quando o pai viaja ou a mãe adoece), ligar-se-á a fatores familiares. A ansiedade de separação é pesquisada com informações de contextos extraescolares (p. ex., quando os pais saem a passeio ou a trabalho). Assim, a entrevista e a observação devem ser adaptadas ao que é relevante para a criança, cobrindo sistematicamente as possíveis dificuldades.

É fundamental compreender o significado dos comportamentos, analisando os fatores na criança e no ambiente que os aumentam ou diminuem. Comportamentos aparentemente iguais podem ter significados e funções bastante distintos. Por exemplo, o comportamento explosivo pode representar descontrole emocional normal em crianças pequenas, assim como crise agressivo-destrutiva súbita ou ataques de pânico. Diferenciam-se pelos comportamentos associados, circunstâncias, estado físico e psicoemocional, precipitantes e contingências de cada comportamento-chave.

As circunstâncias primordiais duram por mais tempo e impactam no comportamento, como a inabilidade de comunicação que frustra crianças com transtornos de linguagem. Aqui enfatiza-se a necessidade de avaliar a cognição e o desenvolvimento da linguagem da criança. Outro exemplo poderia ser a depressão materna gerando insegurança e causando interação mãe-criança mal adaptada.

Os precipitantes são acontecimentos imediatamente anteriores e deflagradores do problema comportamental, devendo ser compreendidos no respectivo contexto. Por exemplo, uma criança que encontra inesperadamente um cão e tem crises de pânico porque tem fobia grave de cachorros. Contingências são consequências imediatas ao comportamento, em circunstâncias nas quais, aparentemente, tem-se uma resposta previsível (p. ex., atenção parental à explosão). A revisão diagnóstica deve focar e estabelecer informações suficientes do problema-chave, seu significado e função.

O processo diagnóstico deve colher sistemática e detalhadamente informações factuais da genética constitucional, cognição, comportamento da criança, família e relacionamentos. Cognição, sentimentos, atitudes e emoções devem ser relatadas e observadas. Como normalmente ocasiona o tratamento, devem-se estabelecer relações com a criança e família, determinando um *modus operandi* para intervenções posteriores. O psiquiatra deve estabelecer confiança, providenciar retroalimentação, auxiliar a família a enxergar o problema e assumir seu papel no tratamento.

Exame psíquico e diagnóstico

O diagnóstico serve para prever o curso e prognóstico do problema, determinando o melhor tratamento. A entrevista psiquiátrica bem conduzida deve resultar na compreensão multidimensional dos elementos biopsicossociais do transtorno. Com a colaboração do paciente, o psiquiatra pode estabelecer um plano terapêutico centrado na pessoa. A entrevista, por si só, já constitui importante elemento terapêutico. A ligação estabelecida entre psiquiatra e paciente determinará adesão ao tratamento e seu sucesso, ou não.

A Psiquiatria preocupa-se com a confiabilidade diagnóstica, com a probabilidade do mesmo diagnóstico ser feito por outros médicos nas mesmas condições de exame. Pelos critérios diagnósticos operacionais para pesquisa *Research and Diagnostic Criteria* (RDC), erigiram-se o DSM-III, o DSM-IV e o DSM-5, da Associação Psiquiátrica Americana (APA). A grande objetividade para coletar dados clínicos (anamnese e exame) menosprezou a importância da subjetividade. O Código Internacional de Doenças – 10ª Edição (CID-10) da

Organização Mundial de Saúde (OMS) tem o mesmo escopo de objetividade. Exigiu-se o aprimoramento do exame para destacar somente o observável e o reproduzível por outros examinadores. Assim, surgiu a corrida por questionários, escalas e marcadores biológicos que possam tornar ainda mais objetiva a prática clínica psiquiátrica. O exame psiquiátrico, no entanto, deve aproximar-se muito mais do "modelo médico", com o exame físico, principalmente neurológico, sendo indispensável. O exame psíquico tornou-se o mais objetivo possível, usando-se escalas como C-GAS, CAS, K-SADS.

O exame realizado deve remeter a um sistema nosológico coerente, aconselhando-se para psiquiatras iniciantes seguir apenas um (CID-11 ou DSM-5). Formulada uma hipótese, checam-se os demais critérios diagnósticos da classificação escolhida, verificando-se a sua procedência. Caso incompatível, volta-se ao exame e à coleta de dados para formular outra hipótese que corresponda aos fatos observados (Figura 25.6). A retroalimentação entre exame e classificação direciona o primeiro, para ele não se prolongar indefinidamente. As informações colhidas na família e na escola também direcionam o exame, devendo ser testadas constantemente pela discrepância comum entre informantes. Essas diferenças ocorrem principalmente entre o paciente (sobretudo quando é adolescente) e os demais informantes.

Exame psíquico é aspecto frágil do processo diagnóstico, sendo subjetivo e há escassa literatura sobre avaliação psicopatológica de crianças e adolescentes. O examinador deve se familiarizar e ater-se a um corpo coerente de conceitos psicopatológicos, evitando a conotação doutrinária. Há bons estudos nacionais sobre o assunto (Paim, 1974, 1989. Sá-Jr., 1980, 1983. Cabral, 1984). Para o exame da criança (assim como no adulto), o modelo "clássico" da fenomenologia parece ser ainda o mais adequado. Nesta área, um grande avanço foi dado pela confecção de questionários ou escalas estruturados ou semiestruturados (C-GAS, CAS, K-SADS etc.). Eles aumentam bastante a confiabilidade e a validade (poder de discriminação do método para captar o que propõe) do exame. Pesquisam sistematicamente muitos itens que, caso contrário, passariam facilmente despercebidos. Esses instrumentos são úteis, sobretudo, para os iniciantes com dificuldades para abranger o vasto campo da psicopatologia numa só consulta.

Outra vantagem das "escalas" são os itens preenchidos pelos pais, que eliminam a variação natural de determinados transtornos pelo ambiente. Por exemplo, é notória a capacidade de certas crianças hiperativas permanecerem quietas durante o início ou mesmo toda a consulta. No exame psicopatológico fenomenológico, o examinador promove uma "redução fenomenológica". Despe-se do arcabouço teórico e apodera-se do "fenômeno psicopatológico" direto à consciência, sem se referir a nenhuma causalidade ou explicação. Um exame livre de concepções teóricas etiopatogênicas é exigido pelas classificações "enxutas" do DSM e da CID, preocupados em ser "ateóricos".

Diagnóstico pelas classificações DSM e CID

No DSM-IV, ocorreu a introdução do diagnóstico multiaxial, com os eixos:

I. Transtorno psiquiátrico.

II. Transtornos do desenvolvimento e de personalidade.

III. Condições médicas gerais.

IV. Estressores psicossociais e ambientais.

V. Nível de adaptação no último ano.

Com esses cinco eixos, ter-se-ia maior clareza do caso examinado. Continuou, entretanto, o problema da ligação entre os eixos para se apreender a ideia da estrutura do quadro no todo. Essa compreensão exige a referência a sistemas teóricos que não são unânimes, como a Psicanálise, o comportamentalismo, construtivismo, existencialismo entre outros. "Sistemas teóricos" dependem de "correntes de pensamento", pois muitos distúrbios psiquiátricos permanecem sem etiopatogenia clara. Mesmo sem aceitação universal, são importantes para as estratégias terapêuticas. Assim, para um distúrbio específico da linguagem expressiva (Eixo I) e estressor familiar como morte materna (Eixo IV), poderíamos indicar:

- Psicoterapia individual numa referência psicanalítica.
- Terapia centrada na família, com referência à teoria sistêmica.
- Abordagem pedagógica, levando-se em conta a concepção orgânica do distúrbio.

As classificações atuais apresentam um avanço por conseguirem alguma confiabilidade (unanimidade) quanto aos vários eixos. Porém, a única categorização realmente baseada em validações rigorosas é a que divide os transtornos psiquiátricos infantis em grandes distúrbios:

- Emocionais.
- Conduta.
- Desenvolvimento.
- Ajustamento, alimentação, tiques e eliminação (estes, para os menos rigorosos).

No DSM-5 (2013),[10] ocorreram alterações em virtude da não necessidade dos eixos, presentes no DSM-IV, para fazer diagnóstico de transtorno mental. Adotou uma documentação não axial do diagnóstico, combinando os antigos Eixos I, II e III. Conceitualmente, não justificava a separação, cujo objetivo primordial era estimular a avaliação completa do paciente. O Eixo IV abrangia problemas psicossociais e ambientais e, embora oferecesse informações úteis ao diagnóstico, tratamento e prognóstico, foi suprimido.

A força-tarefa do DSM-5 recomendou usar as diretrizes da CID-10CM. Estas remetem aos Fatores que Influenciam o Estado de Saúde e o Contato com os Serviços de Saúde (Códigos Z00-Z99).[10] Por fim, a Escala de Avaliação Global do Funcionamento, compondo o Eixo V, foi retirada. Isso, pelos conceitos não claros e psicometria questionável na clínica, não transmitindo informações adequadas para a visão global do paciente.[10]

A APA recomenda aplicar diversas escalas contribuindo para cada caso, apresentando algumas medidas de avaliação na Seção III do DSM-5.[10] Entre elas, a Escala de Avaliação de Incapacidade da OMS (WHODAS). Baseia-se na Classificação Internacional de Funcionamento, Incapacidade e Saúde (CIF). A WHODAS (2.0) é uma versão para crianças, adolescentes e pais, feita pelo Grupo de Estudo de Deficiência e Incapacidade.[47]

A partir do dia **1º de janeiro de 2022**, adotou-se a 11ª edição da *Classificação internacional de doenças da organização mundial da saúde* (CID-11).[48] No que tange à classificação diagnóstica em Psiquiatria Infantil, aproxima-se ainda mais da DSM-5 (APA).[10] Fundamentalmente, deixam de existir, de modo separado, os distúrbios comportamentais e emocionais com início geralmente ocorrendo na infância e adolescência da CID-10.[9]

A CID-11 inclui o TDAH no grupo dos transtornos neurodesenvolvimentais. Nesse grupo, encontram-se os transtornos do desenvolvimento intelectual, da linguagem, da aprendizagem, da coordenação motora e movimentos estereotipados e do espectro autista. Retardo mental passa a ser denominado "transtorno do desenvolvimento intelectual". O transtorno obsessivo-compulsivo sai do grupo dos transtornos de ansiedade para formar um grupo independente, juntamente com transtornos relacionados. Introduz, entre os transtornos resultantes de comportamentos de dependência o transtorno de jogo, dividido em predominantemente *online* e predominantemente *offline*.[48]

Diagnóstico e classificação

A classificação está para a identificação de doenças da mesma forma que o diagnóstico está para o entendimento dos doentes. O diagnóstico implica perguntar sobre o que é a doença psiquiátrica na infância e qual o objetivo da Psiquiatria Infantil. Essas questões são práticas para considerar se uma criança com enurese secundária ao ciúme na irmandade é doente ou não. Poucos distúrbios psiquiátricos diferem qualitativamente do normal, sendo mais desvios estatísticos ou do ideal da criança. Ao psiquiatra importa se o tratamento biopsicossocial ajudará a criança e circunstantes, independente de classificação. O conceito de "doenças" deve ser mais funcional, assim como no resto da prática médica.

Caso um bebê tenha um dedo supranumerário, não será considerado "doente", mesmo o sendo estatisticamente. Mas se ele tiver um dedo ectópico na laringe, será submetido à cirurgia urgente, tratamento médico mesmo sem estar "doente". Assim, do ponto de vista psiquiátrico, seriam as personalidades "desviantes" estatística e idealmente, sem doença "biológica", beneficiadas pelo tratamento medicamentoso, reduzindo agressividade e hiperatividade.

Quanto a diagnosticar uma criança como paciente psiquiátrico, estudos mostram que grande parte dos casos decorrem mais dos pais. Caso as crianças sejam rotuladas com qualquer diagnóstico, várias outras na comunidade deveriam ser consideradas doentes psiquiátricas também. Daí a necessidade de consultar várias fontes (família, escola etc.). Igualmente, deve-se evitar diagnosticar uma criança com hiperatividade normal aos 4 anos como "doente", já devendo-se fazê-lo para outra com 9. Para que se possa analisar se realmente é um problema "psiquiátrico", Rutter[49] propõe alguns itens práticos:

- Traz sofrimento pessoal significativo.
- Acompanha-se por sérias dificuldades na vida, como desempenho escolar.
- A desordem tende a continuar na vida adulta, eventualmente.
- Observar a frequência e intensidade de ocorrência do problema.
- Relacionar se adequado comportamento à idade e ao sexo.
- Observar as circunstâncias nas quais o comportamento se apresenta.
- Verificar qual a extensão da restrição das atividades sociais.
- O grau de interferência sobre o desenvolvimento psicológico normal.
- Efeitos dos problemas da criança no comportamento dos circundantes.

Tempos do raciocínio diagnóstico

O raciocínio diagnóstico em Psiquiatria Infantil divide-se nos tempos semiológico e estrutural, como ciência psicopatológica.

Tempo semiológico

São coletados os sinais que se apresentam e sintomas relatados. São realizados os exames físico, sobertudo neurológico e psíquico, que classicamente exige conhecimentos psicopatológicos gerais.[50] Em seguida, reporta-se a um sistema classificatório amplamente aceito, como o DSM-5 (APA, 2013) e a CID-11 (WHO, 2022).

Tempo estrutural

O momento de se obter uma "rede lógica" referente a:

- Como sinais e sintomas relacionam-se. Por exemplo, diante de um distúrbio de atenção concomitante a uma alteração de consciência, pressupõe-se que esta resultou na primeira.
- Relação com possíveis alterações físicas. Exemplificando, na concomitância de um déficit de atenção com hiper-reflexia patelar esquerda, pressupõe-se uma lesão cerebral direita relacionada com ambos.
- Relação com possíveis causas psicossociais. Por exemplo, hipotimia à época da separação dos pais pressupõe que esta condiciona a primeira.
- Relação com possíveis mecanismos ao mesmo tempo físicos e psicossociais. Exemplificando, uma criança epiléptica abandonada pelos pais, com distúrbios de conduta, agressividade e abandono escolar.

Rótulo e uso do diagnóstico

Deve-se fugir do "rótulo", entretanto não significa fugir do "diagnóstico". O diagnóstico psiquiátrico, muitas vezes, finda estigmatizando o paciente (p. ex., esquizofrênico), por isso aconselha-se que este não ouça qualquer palavra "terrível". Se realizado precocemente, a partir de um sintoma isolado, torna-se laborioso esclarecer à família e ao paciente que ele é mutável. Assim, é o que ocorre com o "rótulo" de esquizofrênico ao paciente com sintomas psicóticos isolados e diagnosticado como tal. No entanto, o diagnóstico deve ser comunicado à família ou aos responsáveis, que buscaram o psiquiatra para esclarecimentos e tratamento e que, evidentemente, após explicações claras, podem fazer perguntas e mesmo discordar. Essa estratégia exige tempo e paciência, ingredientes sem os quais é impossível exercer a Psiquiatria adequadamente.

Infelizmente, muitas escolas não entendem o diagnóstico como instrumento de auxílio ao paciente e a seus familiares. Assim, mesmo que o diagnóstico seja um simples "distúrbio lexicográfico", poderá gerar discriminação do aluno. Finalmente, encontram um argumento para dispensá-lo, alegando incapacidade para ajudá-lo. A Psiquiatria Infantil constantemente confunde-se, por ela mesma e pela incompreensão dos responsáveis pela criança. Assim, sugere-se que uma cópia do prontuário seja fornecida para, oportunamente, ser usado na escola, no posto de saúde entre outros. Esse prontuário entregue deverá conter anamnese, exame, diagnóstico e conduta. É uma boa política que, antes de tudo, é direito do paciente e dos responsáveis, evitando a sobreposição de condutas.

Linhas gerais práticas para o diagnóstico em Psiquiatria Infanto-Juvenil

Existem aspectos práticos para o diagnóstico em Psiquiatria Infanto-Juvenil que, na nossa experiência de 30 anos, poderíamos destacar como importantes. São perguntas fundamentais para:

Pesquisa básica de fatores orgânicos

Condições de gestação:
- Tentativas de abortamento.
- Pré-eclâmpsia e eclampsia.
- Trabalho de parto prematuro.
- Uso de álcool, drogas.
- Doenças gestacionais.

Condições de parto:
- Anóxia ou hipóxia.
- Prematuridade.
- Pequeno para a idade gestacional (menos de 1,5 kg).
- Distocia.
- Reanimação neonatal.

Condições de desenvolvimento:
- Convulsões antes dos 6 meses de vida.
- Idade de andar e falar (com ponto de corte por volta de 1 ano).
- Desnutrição.
- Aprendizado lexicográfico (ponto de corte próximo de 6 anos).
- Infecções ou outras patologias agudas graves.

Marcadores de organicidade:
- Patologias crônicas (p. ex., mucoviscidose).
- Convulsões.
- Traumatismos cranioencefálicos (TCE).
- Infecções do SNC. Muitos pais de nível cultural baixo associam febre, convulsão e alterações sensoriais a organicidade e infecções do SNC, até então despercebidas.
- Involução das aquisições psicomotoras, que geralmente indicam uma encefalopatia evolutiva metabólica, parainfecciosa, genética etc.
- "Estigmas" físicos (p. ex., orelhas de implantação baixa, fácies típica, displasias em outras localizações etc.).
- Distúrbios sensoriais.
- Paralisias ou paresias.
- Transtornos hipertônico-cerebelares-extrapiramidais.

Marcadores "genéticos":
- Pais consanguíneos.
- Familiares com problemas mentais. Deve-se esclarecer aos familiares ou responsáveis que alcoolismo, drogas, depressão, hiperatividade, "possessão demoníaca", surtos psicóticos breves etc., são transtornos mentais.

Pesquisa básica de fatores psicológicos

- Pais divorciados.
- Pais pouco disponíveis (permanência longa na creche, pais ocupados demais com trabalho ou outros afazeres).
- Padrastos ou madrastas hostis.
- Falta de um dos pais.
- Pai e/ou mãe exigentes, rejeitadores, frios, indiferentes ou "operativos".
- Abusos físicos ou sexuais.
- Abandono ou negligência.

Pesquisa básica de fatores sociológicos

- Miséria socioeconômica.
- Desenraizamento sociocultural da família (migração).
- Múltiplas colocações familiares ou institucionais.
- Distância ou grande conflito de gerações.
- Ambiente de promiscuidade social.
- Desrespeito legal.
- Violência.
- Más condições de escolaridade.

Além desses itens, específicos da Psiquiatria Infantil, existem outros importantes para o diagnóstico, descritos a seguir.

Diagnóstico do nível de inteligência e das funções instrumentais

O psiquiatra infantil, ou médico que atua na área, deve familiarizar-se com aspectos clínicos do diagnóstico do desenvolvimento, como:

- Tabelas de desenvolvimento neurológico, psicológico, motor e linguístico (Amatruda, Gesell, Brunet-Lezine, Binet, outros simplificados).
- Como fazer um levantamento básico para transtornos de linguagem. Ou seja, o psiquiatra infantil deve e estar familiarizado com o desenvolvimento da linguagem na criança da linguagem da criança.
- Elementos para diagnóstico do desenvolvimento psicomotor, como testes de Lefèvre, Ozeretski, motricidade facial etc. A psicomotricidade é uma dimensão do diagnóstico psiquiátrico infantil geralmente desconhecida, intestada no nosso meio. No Brasil, pela tendência de

os neuropediatras e mesmo de os psiquiatras infantis não a avaliarem, relevam-se transtornos sérios como a instabilidade psicomotora.

- Elementos para diagnóstico de gnosopraxias: Bender, Bergès, exame neuropsicológico.
- Elementos para diagnosticar inteligência. Por exemplo, o teste de Goodenough ou do desenho da figura humana, medida clínica básica da inteligência de desempenho motor.
- Outros testes práticos para a pesquisa de inteligência logicogramatical:
  - A interpretação de provérbios.
  - Quebra-cabeças gramaticais, como "Se Maria é mais loira que Joana, qual das duas é a menos morena?"

O diagnóstico dessas funções reveste-se de importância pelos seguintes motivos:

- Valor nosológico e localizatório (p. ex., patologia parietal levando a dispraxias).
- Não confundir o desenvolvimento normal com o patológico.
- Orientação médica para eventual necessidade de se fazer tratamento psicopedagógico.
- Acompanhamento da evolução ou da involução de um transtorno.
- Poder separar entre deficiência intelectual, distúrbio específico do desenvolvimento (disfasia, dislexia, discalculia, distúrbio psicomotor) e transtorno do espectro autista.

Referências bibliográficas

1. Azevêdo PVB; Caixeta LF; Taveira DLR; Giglio MRP; do Rosario MC; Rohde LA. Suggestive diagnosis of attention-deficit/hyperactivity disorder in indigenous children and adolescents from the Brazilian Amazon. Eur Child Adolesc Psychiatry. 2020.29(3):373-84.
2. Azevêdo PVB; Caixeta LF; Mendes GM. Estudos epidemiológicos em neuropsiquiatria infantil com ênfase no transtorno de déficit de atenção e hiperatividade. Rev Bras Neurol. 2009.45(4):35-40.
3. Fleitlich-Bilyk B; Goodman R. Prevalence of child and adolescent psychiatric disorders in Southeast Brazil. Journal of the American Academy of Child and Adolescent Psychiatry. 2004.43(6):727-34.
4. Stringaris A; Maughan B; Goodman R. What's in a disruptive disorder? Temperamental antecedents of oppositional defiant disorder: findings from the Avon longitudinal study. J Am Acad Child Adolesc Psychiatry. 2010.49(5):474-83.
5. Goodman A; Goodman R. Strengths and difficulties questionnaire as a dimensional measure of child mental health. J Am Acad Child Adolesc Psychiatry. 2009.48(4):400-3.
6. Stringaris A; Goodman R. Longitudinal outcome of youth oppositionality: irritable; headstrong; and hurtful behaviors have distinctive predictions. J Am Acad Child Adolesc Psychiatry. 2009.48(4):404-12.
7. Stewart SE; Rosario MC; Baer L; Carter AS; Brown TA; Scharf JM et al. Four-factor structure of obsessive-compulsive disorder symptoms in children; adolescents; and adults. J Am Acad Child Adolesc Psychiatry. 2008.47(7):763-72.
8. Uher R; Heyman I; Mortimore C; Frampton I; Goodman R. Screening young people for obsessive compulsive disorder. The British journal of psychiatry : the journal of mental science. 2007.191:353-4.
9. WHO. Classificação das doenças mentais da CID 10. Porto Alegre: Artes Médicas. 1993.
10. Association AP. Manual diagnóstico e Estatístico de Transtornos Mentais: DSM-5. Artmed Editora. 2014.
11. Eddy KT; Le Grange D; Crosby RD; Hoste RR; Doyle AC; Smyth A et al. Diagnostic classification of eating disorders in children and adolescents: how does DSM-IV-TR compare to empirically-derived categories? J Am Acad Child Adolesc Psychiatry. 2010.49(3):277-87. quiz 93.
12. Ramtekkar UP; Reiersen AM; Todorov AA; Todd RD. Sex and age differences in attention-deficit/hyperactivity disorder symptoms and diagnoses: implications for DSM-V and ICD-11. J Am Acad Child Adolesc Psychiatry. 2010.49(3):217-28 e1-3.
13. Rutter M. How the environment affects mental health. The British journal of psychiatry : the journal of mental science. 2005.186:4-6.
14. Henderson M; Hotopf M; Leon DA. Childhood temperament and long-term sickness absence in adult life. The British journal of psychiatry : the journal of mental science. 2009.194(3):220-3.
15. Thapar A; Rutter M. Do prenatal risk factors cause psychiatric disorder? Be wary of causal claims. The British journal of psychiatry : the journal of mental science. 2009.195(2):100-1.
16. Cantwell D. DSM-III studies. Assessment and diagnosis in child psychopathology. 1988:3-36.
17. Garralda ME; Bailey D. Children with psychiatric disorders in primary care. Journal of child psychology and psychiatry; and allied disciplines. 1986.27(5):611-24.
18. Angold A; Erkanli A; Costello EJ; Rutter M. Precision; reliability and accuracy in the dating of symptom onsets in child and adolescent psychopathology. J Child Psychol Psychiatry. 1996.37(6):657-64.
19. Rutter ML. Child psychiatry: the interface between clinical and developmental research. Psychol Med. 1986.16(1):151-69.
20. Rutter M; Kim-Cohen J; Maughan B. Continuities and discontinuities in psychopathology between childhood and adult life. Journal of child psychology and psychiatry; and allied disciplines. 2006.47(3-4):276-95.
21. Rutter M; Uher R. Classification issues and challenges in child and adolescent psychopathology. Int Rev Psychiatry. 2012.24(6):514-29.
22. Achenbach TM. Advancing assessment of children and adolescents: commentary on evidence-based assessment of child and adolescent disorders. J Clin Child Adolesc Psychol. 2005.34(3):541-7.
23. Hartup WW. Peer interaction: what causes what? J Abnorm Child Psychol. 2005.33(3):387-94.
24. Dunn J; McGuire S. Sibling and peer relationships in childhood. Journal of child psychology and psychiatry; and allied disciplines. 1992.33(1):67-105.
25. Rutter M. Normal psychosexual development. Journal of child psychology and psychiatry; and allied disciplines. 1970.11(4):259-83.
26. Rutter ML. Psychosocial adversity and child psychopathology. The British journal of psychiatry : the journal of mental science. 1999.174:480-93.
27. Kolvin I; Barrett ML; Bhate SR; Berney TP; Famuyiwa OO; Fundudis T et al. The Newcastle Child Depression Project. Diagnosis and classification of depression. The British journal of psychiatry Supplement. 1991(11):9-21.
28. Rutter M; Sandberg S. Psychosocial stressors: Concepts; causes and effects. Eur Child Adolesc Psychiatry. 1992.1(1):3-13.
29. Canino G; Alegria M. Psychiatric diagnosis – is it universal or relative to culture? J Child Psychol Psychiatry. 2008.49(3):237-50.
30. Rutter M; Pickles A. Annual Research Review: Threats to the validity of child psychiatry and psychology. Journal of child psychology and psychiatry; and allied disciplines. 2016.57(3):398-416.
31. Hinde RA. Relations between levels of complexity in the behavioral sciences. J Nerv Ment Dis. 1989.177(11):655-67.
32. Silbereisen RK; Walper S; Albrecht HT. Family income loss and economic hardship: antecedents of adolescents' problem behavior. New Dir Child Dev. 1990(46):27-47.
33. Hoehne K. Ernst Kretschmer. (1888-1964). Am J Psychiatry. 1964. 121:206-8.
34. Crow TJ. From Kraepelin to Kretschmer leavened by Schneider: thetransition from categories of psychosis to dimensions of variation intrinsic to homo sapiens. Archives of general psychiatry. 1998.55(6):502-4.
35. Weinberger DR; Suddath RL; Casanova MF; Torrey EF; Kleinman JE. Crow's 'lateralization hypothesis' for schizophrenia. Archives of general psychiatry. 1991.48(1):85-7.

36. Kanner L. Follow-up study of eleven autistic children originally reported in 1943. J Autism Child Schizophr. 1971.1(2):119-45.
37. Shepherd M; Oppenheim B; Mitchell S. Childhood behaviour and mental health. 1971.
38. Rutter M. Helping troubled children: Plenum. 1975.
39. Achenbach TM. Commentary: Definitely more than measurement error: but how should we understand and deal with informant discrepancies? J Clin Child Adolesc Psychol. 2011.40(1):80-6.
40. Achenbach TM. Multicultural evidence-based assessment of child and adolescent psychopathology. Transcult Psychiatry. 2010.47(5):707-26.
41. Verhulst FC; Achenbach TM; van der Ende J; Erol N; Lambert MC; Leung PW et al. Comparisons of problems reported by youths from seven countries. Am J Psychiatry. 2003.160(8):1479-85.
42. Verhulst FC; Achenbach TM. Empirically based assessment and taxonomy of psychopathology: cross-cultural applications. A review. Eur Child Adolesc Psychiatry. 1995.4(2):61-76.
43. Achenbach TM. International findings with the Achenbach System of Empirically Based Assessment (ASEBA): applications to clinical services; research; and training. Child Adolesc Psychiatry Ment Health. 2019.13:30.
44. Achenbach TM; Ivanova MY; Rescorla LA. Empirically based assessment and taxonomy of psychopathology for ages 1(1/2)-90+ years: Developmental; multi-informant; and multicultural findings. Compr Psychiatry. 2017.79:4-18.
45. Rutter M. Commentary: What is the meaning and utility of the psychopathy concept? J Abnorm Child Psychol. 2005.33(4):499-503.
46. Kendler KS; Gallagher TJ; Abelson JM; Kessler RC. Lifetime prevalence; demographic risk factors; and diagnostic validity of nonaffective psychosis as assessed in a US community sample. The National Comorbidity Survey. Archives of general psychiatry. 1996.53(11):1022-31.
47. Araújo ÁC; Lotufo Neto F. A nova classificação americana para os transtornos mentais: o DSM-5. Revista brasileira de terapia comportamental e cognitiva. 2014.16(1):67-82.
48. WHO. International Classification of Diseases 11th Revision online: World Health Organization. 2021. Disponível em: https://icd.who.int/en.
49. Rutter M; Graham PJ; Yule W. A neuropsychiatric study in childhood. Heinemann Educational Books. 1970.
50. Zwirs BW; Burger H; Schulpen TW; Buitelaar JK. Developing a brief cross-culturally validated screening tool for externalizing disorders in children. J Am Acad Child Adolesc Psychiatry. 2008.47(3):309-16.

SEÇÃO III
PSICOPATOLOGIA

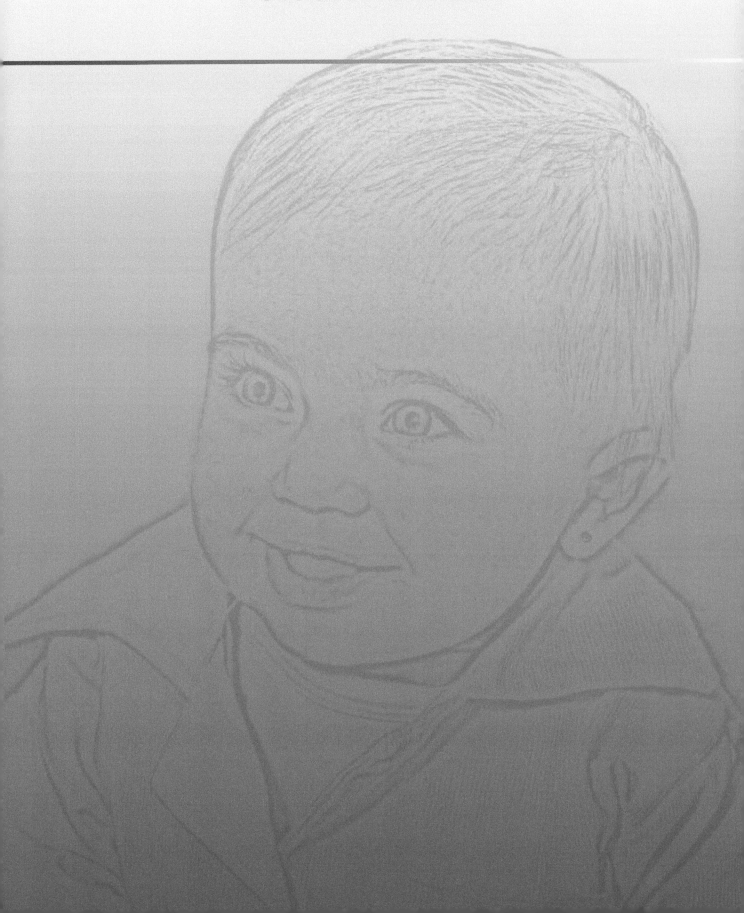

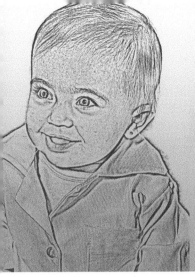

Capítulo 26

Deficiência Intelectual

Francisco Baptista Assumpção Jr.
Evelyn Kuczynski

Conceito

O conceito de deficiência intelectual (DI) é muito amplo e sofre as influências do meio no qual foi estruturado, sendo, portanto, uma entidade clínica de difícil precisão. Continuamos utilizando o termo "retardo mental" em detrimento do politicamente correto "deficiência intelectual" por ser a terminologia utilizada ainda pela CID 10ª revisão e, portanto, aquela que ainda consta nos documentos oficiais em nosso país.

A grande variedade de ideias existente se estende desde aquela desenvolvida por Kraepelin, citada por Weitbrecht (1970), segundo a qual "...os débeis mentais são pessoas em cujo cérebro não ocorrem muitas coisas", até a proposta em 1959 pela Associação Americana de Deficiência Mental, que define que "...o retardamento mental refere-se ao funcionamento intelectual geral abaixo da média, que se origina durante o período de desenvolvimento e está associado a prejuízo no comportamento adaptativo" (Robinson, 1975; OMS, 1985).

Dessa maneira, o indivíduo afetado é incapaz de competir, em termos de igualdade, com os companheiros normais, dentro de seu grupamento social.

A escola soviética (Gindis, 1988) traz o conceito de déficit primário, correspondente ao déficit orgânico resultante de fatores biológicos endógenos, e ao déficit secundário, referente à distorção das funções psicológicas superiores em função de fatores sociais.

Ao tentar delimitar melhor esses conceitos, a Organização Mundial da Saúde (OMS) propõe, de acordo com Anderson (1981), o quadro da Figura 26.1, que corresponde ao processo do retardo mental caracterizado principalmente a partir das consequências que o problema apresenta no âmbito da pessoa, da família e da sociedade, sempre decorrentes de uma deficiência no nível biológico que acarreta uma incapacidade no nível funcional, evitando que o indivíduo apresente o desempenho esperado de acordo com sua idade, sexo e grupamento social e, em decorrência, apresente um *handicap* negativo, que o faz sofrer socialmente condutas de exclusão da parte de seu ambiente social.

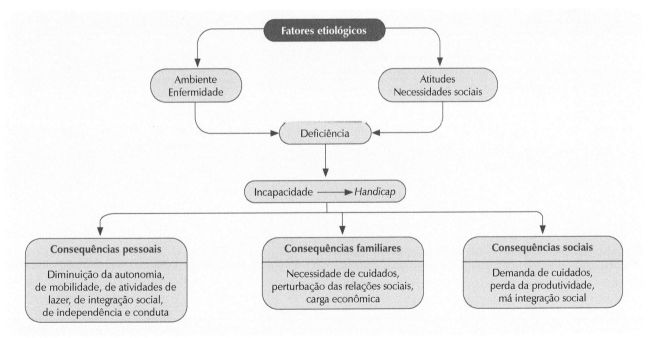

FIGURA 26.1 – O processo da deficiência mental.
Fonte: Adaptada de Anderson, 1981.

Assim sendo, temos:

1. Deficiência: diz respeito a uma anomalia de estrutura ou a uma anomalia de aparência do corpo humano e do funcionamento de um órgão ou sistema, independentemente de sua causa, tratando-se, em princípio, de uma perturbação de tipo orgânico.
2. Incapacidade: reflete as consequências de uma deficiência no âmbito do rendimento funcional e da atividade do indivíduo, representando, desse modo, uma perturbação no plano pessoal.
3. Prejuízo: refere-se às limitações experimentadas pelo indivíduo em virtude da deficiência e da incapacidade, refletindo-se, portanto, nas relações do indivíduo com o meio, bem como em sua adaptação a ele.

Observamos, então, além das perturbações orgânicas, dificuldades na realização de atividades esperadas socialmente, bem como as consequentes alterações no relacionamento com o mundo.

O retardo mental, portanto, "...não corresponde a uma moléstia única, mas a um complexo de síndromes que têm como única característica comum a insuficiência intelectual" (Krynski, 1969). Desse modo, sua abordagem tem de ser realizada dentro de uma proposta multidimensional, que inclui dimensões biológicas, psicológicas e sociais.

No *Manual diagnóstico e estatístico de transtorno mentais 5* (DSM-5), da Associação Americana de Pediatria (APA, 2013), é considerado um transtorno do desenvolvimento intelectual com início no período do desenvolvimento que inclui déficits funcionais, tanto intelectuais como adaptativos, nos domínios conceitual, social e prático, devendo os critérios a seguir ser preenchidos. Suas características fundamentais são:

a) Déficits em funções intelectuais como raciocínio, solução de problemas, planejamento, pensamento abstrato, juízo, aprendizagem acadêmica e aprendizagem pela experiência, confirmados tanto pela avaliação clínica como por testes de inteligência padronizados e individualizados.
b) Déficits em funções adaptativas que resultam em fracasso para atingir padrões de desenvolvimento e socioculturais em relação à independência pessoal e à responsabilidade social. Sem apoio continuado, os déficits de adaptação limitam o funcionamento em uma ou mais atividades diárias, como comunicação, participação social e vida independente, e em múltiplos ambientes como em casa, na escola, no local de trabalho e na comunidade.
c) Início dos déficits intelectuais e adaptativos durante o período de desenvolvimento.

Para a AAMR (1992), no diagnóstico do retardo mental, é de fundamental importância considerarmos os padrões culturais e linguísticos, bem como as diferenças comportamentais e culturais envolvidas; a existência de limitações em determinados padrões adaptativos, consequentes ao meio cultural em questão; limitações adaptativas específicas e, principalmente, que com mecanismos de suporte adequados a melhora no funcionamento da pessoa deficiente é consideravelmente aumentada.

A DI é então caracterizada como uma limitação substancial no funcionamento presente, com desempenho intelectual médio diminuído (com escores de QI – quociente intelectual – abaixo de 70 a 75) limitando a adaptação em áreas como comunicação, autocuidado, vida independente, sociabilidade, inserção na comunidade, autonomia, educação acadêmica, lazer e trabalho.

Esse diagnóstico é realizado independentemente de se verificar ou não a coexistência de um transtorno físico ou outro transtorno mental. A Deficiência Intelectual se constituirá, então, numa complexa e multifacetada estrutura que envolve esses aspectos, sempre levando em conta que eles podem estar individualmente presentes sem, no entanto, constituírem o complexo sindrômico que caracteriza a deficiência intelectual.

A revisão de 2002 (AAMR, 2006) conceitua o retardo mental como "uma incapacidade caracterizada por importantes limitações, tanto no funcionamento intelectual como no comportamento adaptativo, expresso por habilidades adaptativas conceituais, sociais e práticas, todas com início antes dos 18 anos de idade".

Essas limitações sempre devem ser consideradas em um contexto ambiental e relativas a indivíduos de mesmas idade e cultura.

Comparativamente ao sistema de 1992, podemos observar as mudanças no Quadro 26.1.

O modelo novo tenta, assim, refletir o entendimento da multidimensionalidade do retardo mental e o papel que as estruturas de suporte desempenham no próprio funcionamento individual.

QUADRO 26.1 – Comparativo entre os sistemas diagnósticos referentes ao retardo mental.

Dimensões	Sistema de 1992	Sistema de 2002
Dimensão I	Funcionamento intelectual e habilidades adaptativas	Habilidades intelectuais
Dimensão II	Considerações psicológicas e emocionais	Comportamento adaptativo (habilidades conceituais, sociais e práticas)
Dimensão III	Saúde e considerações físicas	Participação, interações e papéis sociais
Dimensão IV	Considerações ambientais	Saúde (saúde física, saúde mental e etiologia)
Dimensão V	–	Contexto (ambiente e cultura)

Fonte: Adaptado de AAMR, 2006.

Epidemiologia

Como na maioria dos problemas psiquiátricos, em nosso meio, não temos estudos que definam sua frequência populacional. Por isso, temos de nos ater a dados projetivos, organizados e coletados em outras realidades e sem que, a nosso ver, possam ser projetados de forma adequada para nosso meio.

Isso não se refere somente ao nosso ambiente, uma vez que Munir (2016) refere a sistemática exclusão do retardo mental e dos transtornos do desenvolvimento dos estudos epidemiológicos em Psiquiatria da Infância e da Adolescência.

As melhores estimativas de retardo mental, com quociente intelectual abaixo de 50, realizadas em países desenvolvidos, sugerem uma prevalência ao redor de 3 a 4:1.000 pessoas. Usualmente, estima-se que o retardo mental leve (QI entre 50 e 70) ocorra em 2% a 3% das pessoas, mas todos esses dados só devem ser levados em consideração ao se observarem as características da região estudada e o respectivo meio socioeconômico (OMS, 1985).

Estudos diferentes realizados em momentos e locais diversos mostram dados de certa maneira semelhantes no que diz respeito ao retardo mental grave (Tabela 26.1) e leve (Tabela 26.2).

Para o DSM-5 (APA, 2013), sua prevalência na população geral como um todo é de aproximadamente 1%, sendo a do retardo mental de nível grave de 6 por 1.000.

TABELA 26.1 – Estudos de prevalência por idade e retardo mental grave.

Local	Referência	Ano	Idade	Prevalência (por 1.000) Homens	Prevalência (por 1.000) Mulheres
Inglaterra	Lewis	1925 a 1927	7 a 14	4,39	3,13
Middlesex	Goodman	1960	0 a 14		3,61
Salford	Susser	1961	15 a 19		3,62
Oregon	Taylor	1962	12 a 14		3,3
Suécia Or.	Akesson	1964	10 a 20		3,5
Wessex	Kushkick	1964	15 a 19		3,2
I. Wight	Rutter	1964	5 a 15		3,4
Polônia	Wald	1964 a 1965	7 a 13		3,4
Maryland	Imre	1966	10 a 14	4,6	4,8
Londres	Wing	1967	10 a 14	3,81	3,51
Amsterdam	Sorel	1968 a 1969	10 a 13		7,25
Edinburgh	Drillien	1962 a 1964	8 a 14		5
Aberdeen	Birch	1960 a 1964	8 a 10		3,7
Quebec	McDonald	1973	10		3,8
Holanda	Stein	1968 a 1973	19		3,7
Uppsala	Gustavson	1975	11 a 16		2,8
Vasterbotten	Gustavson	1976	1 a 16	4,7	3,5
Karnataka	Narayan	1970	Todas		3,4
Karachi	Hasan	1970	11 a 15		24,3

Fonte: Adaptada de Butler, 1984.

TABELA 26.2 – Prevalência estimada de retardo mental leve.

Local	Referência	Ano	Idade	Prevalência
Oregon	Taylor	1962	12 a 14	30,3
I. Wight	Rutter	1964	9 a 14	25,3
Aberdeen	Birch	1970	8 a 10	23,7
Riverside	Mercer	1973	0 a 50	15,29
Holanda	Stein	1968 a 1973	19	31
Suécia Or.	Hagberg	1978	8 a 12	3,5
Suécia N.	Blomquist	1979	8 a 19	3,8

Fonte: Adaptada de Butler, 1984.

Etiologia

A partir das novas visões proporcionadas pela AAMR (2006), a etiologia do retardo mental consiste em um constructo multifatorial composto por categorias de risco biomédicos, sociais, comportamentais e educacionais que interagem durante toda a vida do indivíduo e intergeneracionalmente. Isso vem a substituir a ideia de etiologias de origem biológica e em virtude da privação psicossocial que, por muito tempo, dificultaram a concepção do quadro. Assim, esse modelo de múltiplos fatores de risco parece ser mais abrangente no que se refere às diferentes causas que interagem e ocasionam esse funcionamento deficitário. Temos então o Quadro 26.2.

Desse modo, pensar a etiologia da deficiência mental é muito difícil, e seus aspectos biomédicos podem, de modo geral, ser subdivididos conforme descrito a seguir, ainda segundo a OMS (1968).

Fatores que atuam antes da concepção

Os fatores que atuam antes da concepção envolvem causas genéticas e ambientais, consistindo nos aspectos mais importantes na gênese da deficiência mental, a exemplo do que cita Kuo-Tai (1988), com cifras da ordem de 50% da população estudada por esse autor.

Sua importância é grande, pois, embora o cérebro da criança sobreviva ao efeito de diversos agentes nocivos (infecções, traumatismos, radiação etc.), seus efeitos nem sempre são inócuos (Grossman, 1983).

Fatores genéticos

Entre os fatores genéticos, há os que estão relacionados a um único gene e os que se decorrem de vários genes. Aqueles oriundos de alteração ou mutação de um único gene afetam cerca de 1% a 2% dos nascidos vivos e correspondem a 3 a 4 mil doenças já descritas (Cunha, 1992).

- **Patologias de herança dominante:** correspondem a síndromes caracterizadas por deficiência mental associada a malformações ectodérmicas, mesodérmicas, musculares ou ósseas.

Neuroectodermatoses ou facomatoses

- **Esclerose tuberosa ou epiloia:** descrita por Bourneville em 1880, caracteriza-se por lesões hamartomatosas em grande variedade de tecidos, principalmente pele e cérebro. Assim, podemos observar a presença de lesões fibroangiomatosas localizadas principalmente na região facial, calcificações intracranianas, retardo mental e quadros convulsivos, em especial a hipsarritmia. Menos frequentemente, podemos observar alterações ósseas, renais e localização dos hamartomas em outras regiões.

- **Neurofibromatose:** descrita por Von Recklinghausen em 1882, apresenta uma incidência de cerca de 1:3.000 habitantes (Smith, 1989), caracteriza-se por áreas de hipo e hiperpigmentação, manchas *café-au-lait* em número de seis ou mais, com mais de 1,5 cm de diâmetro, associadas a tumores displásicos localizados ao longo dos nervos. Menos frequentemente, podem também ser encontradas alterações ósseas e endócrinas.

- **Angiomatoses cerebrais (Sturge-Weber e V. Hippel-Lindau):** a sequência de Sturge-Weber corresponde à combinação de malformações na pele do rosto, olhos e meninges, com o aparecimento de hemangiomas planos e avinhados, podendo simultaneamente ocorrer convulsões. A síndrome de Von Hippel-Lindau, descrita em 1926, combina a angiomatose de retina com tumores angiomatosos de cerebelo e outras partes do sistema nervoso central (SNC) (Smith, 1989).

Deficiências mentais com alterações ósseas

Disostose craniofacial

1. Com acrocefalossindactilla (Apert): descrita em 1906, caracteriza-se pela diminuição do diâmetro fronto--occipital, fronte alta e abaulada, associada (ou não) a retardo mental. Observam-se ainda fácies achatada, órbitas rasas, hipertelorismo, estrabismo, prega antimon-

QUADRO 26.2 – Fatores de risco para o retardo mental.

Ocorrência	Biomédicos	Social	Comportamental	Educacional
Pré-natal	• Distúrbios cromossômicos • Distúrbios de gene único • Síndromes • Distúrbios metabólicos • Disgênese cerebral • Doenças maternas • Idade dos pais	• Pobreza • Má nutrição materna • Violência doméstica • Falta de acesso ao cuidado pré-natal	• Uso de drogas pelos pais • Uso de álcool pelos pais • Hábito de fumar por parte dos pais • Imaturidade dos pais	• Deficiência cognitiva dos pais sem apoios • Falta de preparação para ser pais
Perinatal	• Prematuridade • Lesão no nascimento • Distúrbios neonatais	• Falta de acesso aos cuidados ao nascimento	• Rejeição dos pais ao cuidado da criança • Abandono da criança pelos pais	• Falta de encaminhamento médico para serviços de intervenção na alta hospitalar
Pós-natal	• Lesão cerebral traumática • Má nutrição • Meningoencefalite • Distúrbios convulsivos • Distúrbios degenerativos	• Cuidador da criança incapacitado • Falta de estimulação adequada • Pobreza familiar • Doença crônica na família • Institucionalização	• Abuso e negligência da criança • Violência doméstica • Medidas de segurança inadequadas • Privação social • Comportamentos difíceis da criança	• Incapacidade dos pais • Diagnóstico retardado • Serviços de intervenção precoce inadequados • Serviços educacionais especiais inadequados • Apoio familiar inadequado

Fonte: Adaptado de AAMR, 2006.

gólica de olhos, nariz pequeno, hipoplasia de maxilares (Smith, 1989).
2. Com aracnodactllia (Marfan): apresenta tendência à estatura alta e a membros longos e delicados, com escassez de panículo adiposo e hipotonia muscular. Observam-se ainda frouxidão articular, tórax em quilha, subluxação de cristalino e miopia.
3. Com discondroplasia (Porot).

Patologias de herança recessiva

- Distúrbios do metabolismo lipídico.
- Idiotia amaurótica (doença de Tay-Sachs).
- Doença de Bielschowsky-Jansky.
- Doença de Spielmeyr-Vogt.
- Doença de Kufs.
- Doença de Normann-Wood.
- Síndrome de Niemann-Pick.
- Doença de Gaucher.

Distúrbios do metabolismo de mucopolissacarídeos

- Doença de Hurler: identificada em 1919, apresenta diminuição no ritmo de crescimento, atraso no desenvolvimento neuropsicomotor, macrocefalia, fronte abaulada, traços fisionômicos grosseiros, lábios grossos, nariz em sela, dentes pequenos e irregulares, alterações ósseas (cifose, dilatação de caixa torácica, alargamento de diáfises).
- Doença de Mórquio: descrita em 1929, apresenta crescimento diminuído, traços fisionômicos grosseiros, turvação de córnea, dilatação de caixa torácica, ossos longos e arqueados, flacidez articular, dentes espaçados com coloração acinzentada.
- Doença de Scheie: caracterizada por boca larga com lábios grossos, prognatismo, opacificação de córnea, limitação de mobilidade articular, hirsutismo, pigmentação de retina (Smith, 1989).
- Doença de Sanfillipo: identificada em 1963, apresenta crescimento normal ou acelerado, retardo no desempenho intelectual, hepatomegalia, dentina irregular.
- Doença de Maroteaux: com manifestações observadas a partir dos 3 anos de idade, caracterizadas por déficit estatural, opacificação de córnea, rigidez articular, vértebras achatadas, costelas largas, cifose, hepatoesplenomegalia.

Distúrbios do metabolismo glicídico

- Glicogenose (doença de Von Gierke).
- Galactosemia.

Distúrbios do metabolismo protídico

- Fenilcetonúria: com prevalência ao redor de 1:15.000, apresenta quadro caracterizado por retardo mental, pele e pelos claros, presença frequente de síndrome convulsiva associada.
- Doença do xarope de bordo.
- Cistationúria.
- Doença de Wilson.
- Doença de Hartnup.

Outras formas

- Microcefalia familiar: em trabalho de Rump (2015) com 35 famílias, foram achadas alterações genéticas com mutações nos genes ASPM, RAB3GAP1, RNASEH2B, KIF11, ERCC8, CASK, DYRK1A, RTTN e BRCA2, todos os achados parecendo confirmar que um quadro de herança autossômica recessiva é muito prevalente em pacientes com microcefalia, embora quadros de retardo mental associados à microcefalia sejam extremamente heterogêneos.
- Doença de Sjögren-Larson: descrita em 1957, caracteriza-se por ictiose associada com espasticidade e retardo mental.
- Síndrome de Laurence Moon: caracterizada por obesidade, retardo mental, polidactilia, sindactilia, hipoplasia de genitais e retinite pigmentosa.

Patologias de herança ligada ao sexo

- Doença de Hunter: apresenta fácies grosseira com atraso de crescimento, rigidez articular, córneas transparentes, macrocefalia, dilatação óssea e hepatoesplenomegalia.
- Doença de Pelizaeus Merzbacher.

Os fatores ligados a vários genes dizem respeito a um dos mais importantes modelos, correspondendo a um conjunto de genes que somam seus efeitos e características, produzindo uma enfermidade. A enfermidade é dita, então, multifatorial, resultante da interação de diversos genes associados ao fator ambiental (Cunha, 1992).

Com relação aos fatores cromossômicos, as alterações quantitativas ou qualitativas dos cromossomos afetam o material genético, ocorrendo, na maioria das vezes, em pais normais. Cerca de 50% dos abortos espontâneos resultam de aberrações cromossômicas estabelecidas no zigoto em decorrência de falhas na produção dos gametas. Dessa maneira, a frequência de aberrações cromossômicas é reduzida para aproximadamente 0,06% dos nascidos vivos.

Anomalias do número de cromossomos somáticos

- Trissomia do 21 (síndrome de Down): é a mais importante das síndromes genéticas que causam retardo mental. Sua frequência é de 1 para 600 nascimentos, aumentando de acordo com o aumento da idade materna. Seu grau de deficiência situa-se entre o retardo mental moderado e o grave (Assumpção Jr., 1985), e seu diagnóstico clínico é feito por meio de sinais físicos característicos, embora seja importante sua confirmação laboratorial, objetivando-se um possível aconselhamento genético. Clausen (1968) refere comprometimento na estruturação de habilidades sensoriais, motoras e perceptivas; Morris e Henderson (1981) citam dificuldades quanto à composição de movimentos. Tudo torna a trissomia do 21 uma síndrome de características muito peculiares.
- Trissomia do 18 (síndrome de Edwards): descrita em 1960, com frequência de 0,3 por 1.000 recém-nascidos, com predomínio no sexo feminino e caracterizada por movimentos fetais fracos, retardo de crescimento, retar-

do mental, hipertonia muscular, abaulamento de região occipital, malformação de orelhas, fendas palpebrais curtas e micrognatia (Smith, 1989).
- Trissomia do 13 a 15 ou síndrome de Patau: também descrita em 1960, com malformações de SNC, abalos motores, crises de apneia, retardo mental, surdez, microcefalia, microftalmia, displasia de retina, alterações de pavilhões auriculares, hemangiomas capilares.

Anomalias do número de cromossomos sexuais
- Síndrome de Klinefelter: displasia testicular tubular, cariótipo XXY, caracterizada por hipogonadismo e membros compridos, com predomínio de segmento inferior.
- Microcefalia com malformações múltiplas e criptorquidia: cariótipo XXXY, caracterizada por hipogonadismo, diminuição das cristas papilares nas pontas dos dedos e alterações articulares (Smith, 1989).
- Disgenesia gonádica e oligofrenia (síndrome de Turner): cariótipo XO, apresentando baixa estatura, caixa torácica larga, disgenesia de ovários, linfedema congênito transitório e malformações ósseas.
- Superfêmea: cariótipo XXX, com retardo mental, hipoplasia de terço médio da face e amenorreia inconstante.

Fatores ambientais

1. Infecções: temos de considerar aqui a toxoplasmose congênita, causada pela infestação pré-natal pelo *Toxoplasma gondii*, que se caracteriza pela tétrade de Sabin (deficiência mental, microcefalia, calcificações intracranianas e coriorretinite), e a rubéola congênita, que ocasiona, além do déficit cognitivo, deficiência sensorial, principalmente no nível das esferas auditiva e visual. Ainda importante em nosso meio, é a lues congênita, caracterizada por malformações físicas, como tíbia em sabre, nariz em sela, fronte olímpica e dentes de Hutchinson. Entre as viroses, cabe-nos citar o citomegalovírus.
2. Fatores nutricionais: é indiscutível que a desnutrição materna ocasiona fetos pouco desenvolvidos e, com maior frequência, apresentando comprometimento intelectual.
3. Fatores físicos: representados aqui, principalmente, pela exposição à radiação.
4. Fatores imunológicos: incompatibilidade de grupo sanguíneo.
5. Intoxicações pré-natais: representadas especialmente pela síndrome alcoólica fetal, caracterizada por deficiência mental, deficiência no crescimento pré- e pós-natal quanto à altura e ao peso, alterações de SNC (pode ocorrer microcefalia) e anomalias craniofaciais: epicanto, ponte nasal baixa, filtro hipoplásico e fácies achatada (Pytkowics, 1986). Estudos a respeito da utilização da cocaína por gestantes parecem apontar a toxicidade do agente químico sobre o feto (Chasnoff, 1991). Estudos em animais mostram alterações no nível de crescimento e de morfogênese, bem como alterações hipotalâmicas. Os recém-nascidos apresentam clinicamente aumento de tônus, hiper-reflexia, hiperatividade e diminuição da capacidade de aprendizagem, além de maior ocorrência de prematuridade, hemorragias intracranianas, anomalias de trato urinário e alterações de membros (Jones, 1991). Estudos com maconha mostram também déficit no crescimento fetal e subnutrição, embora com poucos relatos de alterações na morfogênese (Hutchings, 1991; Day, 1991). Outros fatores podem ser citados, como gases anestésicos, busulfan, DDT, hexaclorobenzeno, reagentes laboratoriais (benzeno e xileno), metotrexate, cádmio entre outros (Stellman, 1986). Entretanto, como drogas de maior interesse, cabe-nos citar um estudo referente a anticonvulsivantes (Vorhees, 1986), conforme a Tabela 26.3.
6. Transtornos endocrinológicos maternos: sob o ponto de vista clínico, os transtornos endócrinos mais importantes são o diabetes materno e as alterações tireoidianas. Estudos realizados na década de 1960 (*apud* Stern, 1972) referem presença aumentada de malformações congênitas em nascidos de mães diabéticas num percentual maior do que na população comum, embora sem poder caracterizar um padrão definido de malformações.

   Do mesmo modo, alterações tireoidianas maternas refletem-se nos fetos, com o aparecimento de alterações morfológicas (Stern, 1972).
7. Hipóxia intrauterina: na prática clínica, a anóxia fetal pode ser causada por hemorragia uterina, insuficiência placentária, anemia grave, administração de anestésicos e envenenamento com dióxido de carbono.

Fatores perinatais

Os fatores perinatais envolvem toda a problemática decorrente do atendimento materno-infantil, representada principalmente pela anóxia neonatal. Em nosso meio, esses são provavelmente os fatores mais importantes de retardo mental, obviamente decorrentes de uma estrutura de saúde carente e que não é privilegiada.

Anoxia

A anoxia é considerada um fator causal pouco importante em países de primeiro mundo; a nosso ver, entretanto, é de extrema importância em nosso meio, uma vez que, nos serviços especializados em retardo mental, podemos observar altos índices de anóxia neonatal, conforme trabalhos anteriores (Assumpção Jr., 1987). Esses dados contrastam com os encontrados por outros autores, como McQuen (1986), que refere cifras ao redor de 1% da amostra institucional como decorrente de anóxia neonatal, contrariamente à cifra de 20,29% observada por nós, também em amostra institucional.

Para Peterson (1992), crianças com índices de Apgar baixo aos 5 minutos de nascimento apresentam, com maior frequência, diminuição de reflexos e síndrome convulsiva ao redor de 48 horas após o nascimento, sendo frequente paralisia cerebral espástica ou atetoide associada a retardo mental consequente a essa encefalopatia hipoxicoisquêmica.

A anóxia envolve, portanto, não apenas problemas específicos da gestante, por exemplo, o fumo durante a gestação, mas toda uma problemática socioeconômica representada pela desnutrição materna e pelo mau atendimento materno-infantil, bem como anemia da gestante, eclâmpsia e hemorragias intracranianas durante o período perinatal.

TABELA 26.3 – Síndrome do anticonvulsivante fetal. Tabulação dos sintomas clínicos.

Sintoma	Hidantoína	Trimetadiona	Barbital	Primidona
Retardo mental	+	+	+	+
Retardo no crescimento	+	+	+	+
Ponte nasal baixa	+		+	
Hipotelorismo	+		+	
Ptose	+		+	
Epicanto	+	+	+	
Palato fendido	+	+		+
Lábio leporino	+	+		+
Anomalias auditivas		+	+	+

Fonte: Adaptada de Vorhees, 1986.

Traumatismo obstétrico

O traumatismo obstétrico é representado principalmente pelas distocias de parto e as consequentes lesões físicas fetais por elas provocadas.

Prematuridade

A prematuridade favorece a ocorrência de anóxia em virtude da imaturidade fetal, o que também favorece a hemorragia cerebral. Para Peterson (1992), a prematuridade corresponde à mais importante associação com o retardo mental, sendo que 50% de crianças com até 32 semanas de gestação que demandaram suporte respiratório apresentaram hemorragias intraventriculares e, embora nenhuma delas tivesse apresentado retardo mental posterior, algumas apresentaram hidrocefalia e paralisia cerebral (fortemente associadas com DM) decorrentes da hemorragia interventricular. A leucomalácia periventricular é também consequência comum da prematuridade, sendo relacionada à hipóxia.

Fatores pós-natais

Infecções

Cabe aqui considerarmos as meningoencefalites bacterianas e as virais, principalmente por herpesvírus, diagnosticadas a partir de reações sorológicas e alterações radiológicas características.

Meningites bacterianas, principalmente decorrentes de *Haemophilus influenzae* e *Diplococcus pneumoniae*, podem ser responsáveis pela deficiência intelectual. As encefalites virais são incomuns enquanto causa, exceção feita às herpéticas (Peterson, 1992). Abscessos cerebrais são raros.

Fatores químicos

Traumatismos cranioencefálicos

Os fatores químicos são representados principalmente pela ação de fatores tóxicos que provocam lesão cerebral na criança. O próprio oxigênio, usado frequentemente na reanimação de crianças recém-nascidas, está relacionado à fibroplasia retrolental, causadora de intenso déficit visual. Do mesmo modo, são descritas intoxicações por chumbo pós-ingestão de alimentos que os contenham (Stern, 1972). Insultos metabólicos também são capazes de causar deficiência mental, principalmente decorrente de hipoglicemia e de hiponatremia.

Fatores nutricionais

Privações diversas

Privações diversas (sensoriais, familiares, sociais etc.), descritas durante muito tempo como possíveis causas de retardamento mental, devem ser vistas com bastante cuidado, uma vez que são de difícil diagnóstico, pois se sobrepõem a diversos outros fatores causais, tornando-se quase impossível a sua separação.

Causas desconhecidas

Em serviços especializados no diagnóstico de retardo mental que contam com todos os recursos possíveis, os índices de causas desconhecidas representam atualmente 28% a 30% dos casos.

Em 4% dos casos de DM, desconhece-se a importância relativa dos fatores ambientais e genéticos. Provavelmente uma parte dos retardos mentais resulte da conjunção de fatores poligênicos e ambientais.

Diagnóstico

As crianças com retardo mental devem ser submetidas a uma bateria de avaliações que possibilite o esclarecimento da provável etiologia do quadro. Essa pesquisa, entretanto, é extensa e trabalhosa, partindo de uma cuidadosa anamnese e exame físico que visam ao detalhamento da história gestacional e obstétrica. Detalhes sobre abortos maternos prévios, idade dos pais, saúde dos demais membros da família, incluindo demais afetados, que podem ser encontrados em cerca de 10% dos casos, devem ser incluídos na avaliação (Newell, 1987). Para Kernebeek (2005), as investigações diagnósticas correspondem a:

- Exame dismorfológico: exame físico focado na detecção de sinais dismórficos, anormalidades menores e malformações.
- Exame neurológico: focado na detecção de anormalidades neurológicas.
- Estudos metabólicos: com *screening* de urina de 24 horas para aminoácidos, ácidos orgânicos, oligossacarídeos, mucopolissacarídeos e ácido úrico.
- Citogenética: com cariótipo de alta resolução para banda G, *screening* para anormalidades cromossômicas numéricas e estruturais (qualidade mínima de 350 a 400 bandas) e *screening* de análise para rearranjos subteloméricos.
- *Screening:* para X frágil para sítio frágil na região xq27.3 ou *screening* molecular do gene *fmr-1* para expansões CGG.

- Estudos neurorradiológicos: para anomalias intracranianas por meio de ressonância nuclear magnética (RNM), tomografia computadorizada (TC) e ultrassonografia (USG) transfontanela. Como se percebe, um diagnóstico etiológico é extremamente custoso e trabalhoso.

Posteriormente ao exame físico, cabe a tentativa de caracterização de três ou mais sinais físicos significativamente comuns em indivíduos com deficiência mental, assim como malformações primárias de SNC, segundo Newell (1987). A pesquisa de infecções congênitas é de fundamental importância, uma vez que, segundo o mesmo autor, cerca de 2% dos casos são por elas provocados.

Doenças progressivas, embora não frequentes, também são passíveis de pesquisas, assim como disfunções de SNC e sinais de lesão cerebral (Newell, 1987).

Assim, algumas estratégias podem ser possíveis, ainda conforme a AAMR (APA, 2006), para melhor elucidação das prováveis etiologias (Quadro 26.3).

Dessa maneira, com finalidade diagnóstica, podemos utilizar o algoritmo apresentado na Figura 26.2.

QUADRO 26.3 – Hipóteses e estratégias para avaliação dos fatores de risco etiológicos.

Início	Hipótese	Estratégias
Pré-natal	Alteração cromossômica	1. Exame físico 2. Encaminhamento a geneticista clínico 3. Análise cromossômica e de DNA
	Síndrome	1. História familiar 2. Exame de familiares 3. Exame físico 4. Encaminhamento a geneticista clínico
	Erro inato de metabolismo	1. Exame do RN 2. Análise de aminoácidos em sangue e urina 3. Análise de ácidos orgânicos na urina 4. Níveis sanguíneos de lactato, piruvato, ácidos graxos, carnitina e acilcarnitinas 5. Ensaios de enzimas específicos 6. Biópsias de tecidos específicos
	Disgenesias cerebrais	Neuroimagem (TC ou RNM)
	Fatores de risco sociais, comportamentais e ambientais	1. Crescimento intrauterino e pós-natal 2. Patologia placentária 3. História social dos pais 4. História médica e exame da mãe 5. Exame toxicológico da mãe (pré-natal) e da criança (ao nascimento) 6. Encaminhamento a geneticista clínico
Perinatal	Transtornos intraparto e neonatais	1. Exame dos registros maternos, durante o trabalho de parto e no parto 2. Registro de parto e neonatais
Pós-natal	Lesão craniana	1. História médica 2. Radiografia e neuroimagem de crânio
	Infecção cerebral	1. História médica 2. Análise de LCR
	Transtornos desmielinizantes	1. Neuroimagem 2. Análise de LCR
	Transtornos degenerativos	1. Neuroimagem 2. Estudos específicos de DNA 3. Ensaios de enzimas específicas 4. Biópsias de tecido específicas 5. Encaminhamento a geneticista clínico ou neuropediatra
	Transtornos convulsivos	1. EEG 2. Encaminhamento a neuropediatra
	Transtornos tóxico-metabólicos	1. Ver erros inatos de metabolismo 2. Estudos toxicológicos 3. Estudos com chumbo e outros metais pesados
	Má-nutrição	1. Medidas corporais 2. História nutricional 3. História nutricional familiar
	Prejuízo ambiental e social	1. História social 2. História de abuso e de negligência 3. Avaliação psicológica 4. Observação em ambiente novo
	Inadequação educacional	1. Encaminhamento e registros iniciais de intervenção 2. Exame de registros educacionais

RN: recém-nascido; TC: tomografia computadorizada; RNM: ressonância nuclear magnética; EEG: eletroencefalograma; LCR: líquido cefalorraquidiano.
Fonte: Adaptado de AAMR, 2006.

Classificação

A classificação do retardo mental também é ampla, uma vez que ela não corresponde a uma ruptura no desenvolvimento intelectual do indivíduo, estabelecendo, assim, um conceito de patologia. Ela é, ao contrário, um *continuum* que se estende do próximo ao normal ao francamente anormal, de acordo com o potencial adaptativo do indivíduo em questão, potencial esse representado pela sua capacidade intelectual. Salientamos aqui, no entanto, que definir inteligência já é, a princípio, bastante difícil. Assim sendo, sua avaliação apresenta dificuldades ainda maiores.

De acordo com o citado por Kanner (1982), podemos tentar conceber a noção de inteligência de diferentes maneiras:

1. Capacidade do organismo para se adaptar convenientemente a situações novas (Stern, 1914).
2. Conjunto de processos de pensamento que constituem a adaptação mental (Binet, 1916).
3. Propriedade de combinar de outro modo normas de conduta para poder atuar melhor em situações novas (Wells, 1917).
4. Faculdade de produzir reações satisfatórias sob o ponto de vista da verdade ou da realidade (Thorndike, 1921).
5. Capacidade de realizar atividades caracterizadas por serem: a) difíceis; b) complexas; c) abstratas; d) econômicas; e) adaptáveis a um certo objetivo; f) de valor social e g) carentes de modelos e para mantê-las em circunstâncias que requeiram concentração de energias e resistência às forças afetivas (Stoddar, 1943).
6. O grau de eficácia que tem nossa experiência para solucionar nossos problemas presentes e prevenir futuros (Goddard, 1945).
7. O total de todos os dons mentais, talentos e perícias úteis nas adaptações às tarefas da vida (Jaspers, 1945).

Ou, ainda, conforme o levantamento de Bayley (1976):

1. Capacidade agregada ou global "... para agir intencionalmente, para pensar racionalmente e para lidar de modo eficaz com o meio ambiente" (Wechsler, 1958).
2. Acumulação de fatos e habilidades aprendidos "... o potencial intelectual inato consiste em tendências para se engajar em atividades que conduzem à aprendizagem, mais do que a capacidades hereditárias como tais" (Hayes, 1962).

No entanto, por mais variadas que sejam as definições de inteligência, elas têm, em geral, um ponto em comum: todas elas falam em se adaptar ou agir de modo satisfatório diante de situações novas, para que, assim, possa se lidar com o meio ambiente. Para tanto, faz-se necessário que o invidivíduo consiga resolver de forma satisfatória os problemas que se lhe apresentem.

É óbvio que essa capacidade de solucionar problemas será profundamente influenciada pelo aprendizado, que pode ser pensado como

> "... a mudança do comportamento diante de uma situação dada, incorrida por suas experiências repetidas naquela situação, desde que essa mudança de comportamento não possa ser explicada com base em tendências de respostas nativas, maturação ou estados temporários do paciente" (Rich, 1988).

Para que as questões que lhe são apresentadas sejam resolvidas a contento, faz-se necessário que o indivíduo:

a) Defina o problema com precisão: incluindo especificações precisas do que é a situação inicial e de quais situações finais se constituem em situações aceitáveis: isso é difícil no indivíduo deficiente mental, uma vez que pressupõe a percepção mais detalhada e real possível, bem como a possibilidade de antecipar prováveis soluções adequadas.

b) Analise o problema: tal fato envolve a possibilidade de construir soluções, no mais das vezes abstratas, envolvendo variáveis diferentes e numerosas. No deficiente mental, essa capacidade também é restrita, impossibilitando-lhe a melhor solução.

c) Escolha a melhor técnica para aplicá-la: essa escolha vai considerar a economia de energia utilizada, bem como as possíveis consequências, novamente pressupondo, em muitos momentos, mecanismos abstratos de difícil utilização pela pessoa deficiente.

Essa questão relativa ao pensar-se a inteligência enquanto um processo adaptativo passa a ter extrema importância ao pensarmos a questão da deficiência mental, uma vez que essa função, decorrente de modificações cerebrais ocorridas durante o desenvolvimento filogenético da espécie, proporcionou nela mesma o aparecimento de comportamentos cada vez mais específicos que poderiam ser considerados (Zwang, 2000):

- Comportamentos individuais propriamente ditos.
- Comportamentos desenvolvidos diante de um ambiente específico.
- Comportamentos similares aos congêneres e ligados à reprodução e à sociabilidade (visto sermos uma espécie predominantemente gregária).

A partir disso, temos de considerar que, embora a sobrevivência biológica tenha se resolvido há alguns milhares de anos, a questão adaptativa passa a ser, no homem moderno, eminentemente social, posto que, para tanto, habilidades cognitivas específicas passam a ser exigidas do indivíduo de forma que ele consiga perceber e reagir adequadamente em relação ao outro. Essas características, frutos de um substrato biológico, desenvolvem-se a partir da relação do indivíduo com o ambiente e constituem-se em programas individuais. Desse modo, o conhecimento dessas habilidades passa a ser fundamental para que possamos pensar as questões adaptativas e, posteriormente, os sistemas de suporte.

Essa dificuldade no processamento de informações reflete-se nas alterações comportamentais a partir das dificuldades no reconhecimento das próprias emoções, quer seja no reconhecimento e na identificação de sensações desagradáveis (p. ex., dor ou mal-estar), quer seja na dificuldade em compreender o contexto no qual a própria emoção se situa (Davies, 2015).

Assim, quando estabelecemos um teste de avaliação, procuramos estabelecer o padrão de conduta em comunidades diferentes, em populações de nível socioeconômico diverso, e grupos raciais também diferentes, da mesma maneira que se procura evitar a utilização de conceitos ou imagens que depen-

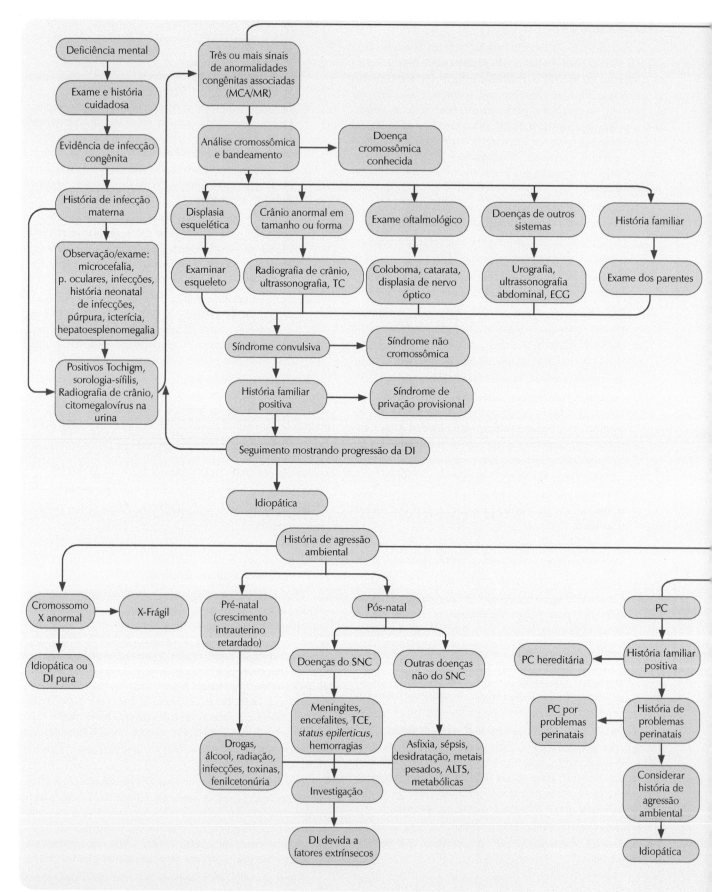

FIGURA 26.2 – Algoritmo diagnóstico para deficiência mental.
TCE: trauma cranioencefálico; SNC: sistema nervoso central; ECG: eletrocardiograma; EEG: eletroencefalograma; PC: paralisia cerebral; MF: multifocal.
Fonte: Adaptada de Newell, 1987.

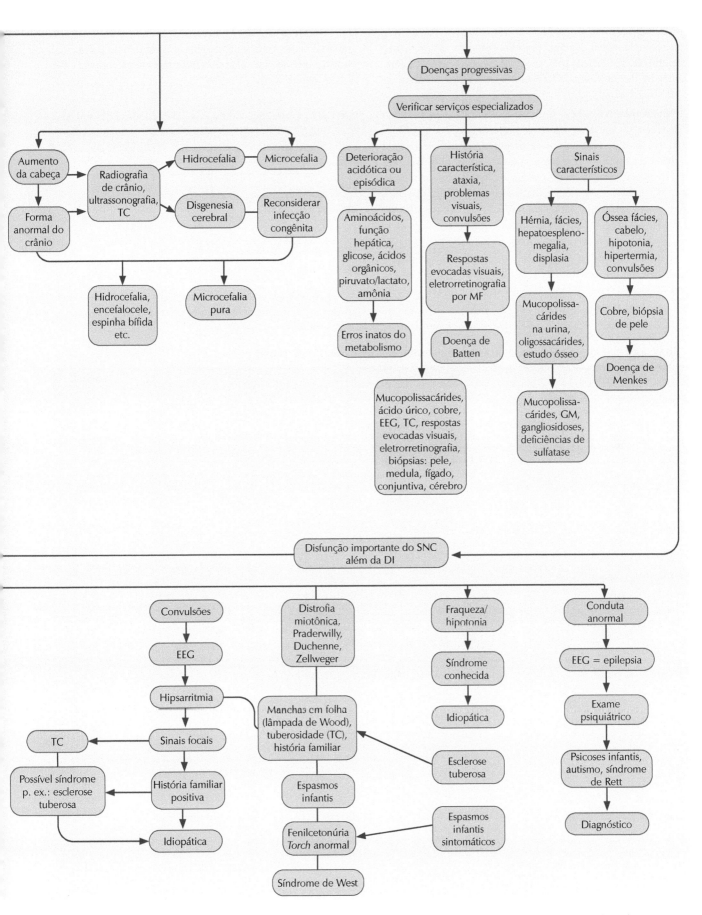

DI: deficiência intelectual; GM: glicoesfingolipidio; MCA-MR: múltiplas malformações congênitas associadas a deficiência intelectual;

DEFICIÊNCIA INTELECTUAL

dem de variações de moda ou de acontecimentos. Entretanto, a questão adaptativa continua presente como forma de reação ao ambiente, reação esta que, quanto mais adaptada, mais possibilidades de autonomia e independência e, consequentemente, de sobrevivência, oferecem-se ao indivíduo afetado.

Independentemente de uma análise individual de cada teste, parece clara a relação dos testes com habilidades específicas, características de uma sociedade pragmática, que vive em um regime de produção de bens e que cataloga o indivíduo em função dessa capacidade de produção. Assim, uma avaliação dessas habilidades permite classificá-lo como deficiente com uma incapacidade pessoal na realização de atividades que lhe proporciona um prejuízo social.

Avaliações padronizadas permitem, desse modo, o estabelecimento de um índice que expressa "teoricamente" o nível de habilidade de um indivíduo de acordo com as "normas de sua idade", prevendo um desempenho futuro.

Apesar de todas as considerações ao esquema de normatização e de avaliação da inteligência, teremos obrigatoriamente de utilizar o critério estatístico de norma com finalidade eminentemente prática de classificação da deficiência mental, usando para isso o estabelecido internacionalmente pela OMS (1985) (Tabela 26.4).

TABELA 26.4 – Classificação e distribuição das deficiências mentais.

Grupo	QI	Proporção na população DI (%)
Profunda	0 a 20	5
Grave	20 a 35	20
Moderada	36 a 50	
Leve	50 a 70	75

DI: deficiência intelectual.
Fonte: Comitê de *Experts* em Saúde Mental da OMS, 1968.

Ao considerarmos o desenvolvimento, bem como os déficits dessa população, temos também as seguintes características descritas no Quadro 26.4.

QUADRO 26.4 – Classificação do retardo mental segundo a Organização Mundial da Saúde.

Gravidade	Domínio conceitual	Domínio social	Domínio prático
Leve	Pode não haver diferenças óbvias em pré-escolares. Em escolares e adultos, dificuldades em habilidades acadêmicas, sendo necessário apoio. Em adultos, prejuízo de função executiva, memória de curto prazo e uso funcional de habilidades acadêmicas. Abordagem concreta aos problemas e soluções	Imaturidade nas relações sociais. Dificuldade na percepção de pistas sociais. Comunicação, conversação e linguagem concretas e imaturas. Dificuldades na regulação de emoções e comportamento. Compreensão limitada do risco em situações sociais, julgamento social imaturo, risco de manipulação	Necessita de apoio em tarefas de vida diária mais complexas. Juízo relativo a bem-estar, e organização de recreação demanda apoio. Pode ter uma profissão cujas atividades não requeiram habilidades conceituais. Demandam cuidados para a tomada de decisões legais e de cuidados de saúde, bem como para desempenho de profissão de forma competente. Criação de família demanda apoio
Moderada	Em pré-escolares, linguagem e habilidades pré-acadêmicas têm desenvolvimento lento. Em escolares, progresso lento na leitura, escrita, matemática, compreensão do tempo e dinheiro. Em adultos, as habilidades acadêmicas ficam em níveis elementares, demandando apoio na vida profissional e na vida pessoal. Assistência contínua é necessária para as tarefas conceituais cotidianas. Outras pessoas podem assumir a responsabilidade total sobre o indivíduo	Diferenças marcadas no comportamento social e comunicação. Linguagem falada com pouca complexidade. Pode não perceber ou interpretar com exatidão as pistas sociais. Julgamento social e capacidade de decisão limitados. Amizades costumam ser afetadas pelas limitações sociais e de comunicação. Necessidade de apoio social e de comunicação no trabalho	Período prolongado de ensino para independência em atividades de vida diária e atividades domésticas, muitas vezes demandando apoio. Trabalhar depende do apoio de colegas, supervisores e demais pessoas. Podem ser desenvolvidas várias habilidades recreacionais, porém que demandam apoio. Comportamento mal-adaptativo presente numa minoria, ocasionando problemas sociais
Grave	Alcance limitado de habilidades conceituais. Pouca compreensão de linguagem escrita e conceitos que envolvam números, quantidade, tempo, dinheiro. Cuidadores desempenham importante fator de apoio	Linguagem falada limitada em termos de gramática e vocabulário. Fala pode ser composta de palavras ou expressões isoladas, podendo ser suplementada por meios alternativos. Foco nos eventos diários e no aqui e agora. Entendem discursos e comunicação gestual simples	Demanda apoio para todas as atividades cotidianas, inclusive vestir-se e alimentar-se. Demanda supervisão constante. Não é capaz de tomar decisões responsáveis referentes a seu bem-estar e dos demais. Demanda apoio constante na vida adulta para tarefas domésticas, recreativas e profissionais. Habilidades adquiridas envolvem ensino e apoio prolongados. Comportamento mal-adaptativo, incluindo autolesão, presente em minoria significativa
Profunda	Habilidades conceituais envolvem mais mundo físico que simbólico. Pode usar objetos de maneira direcionada para autocuidado, trabalho e recreação. Algumas habilidades visuoespaciais podem ser adquiridas. Prejuízos motores e sensoriais podem prejudicar o uso funcional de objetos	Compreensão limitada da comunicação simbólica em fala e gestos. Pode entender comunicação e gestos simples. Expressão de desejos e emoções por meio de comunicação não verbal e não simbólica. Inicia interações pessoais por meio de pistas gestuais e emocionais. Prejuízos sensoriais e físicos podem impedir atividades sociais	Depende de outros para cuidado físico diário, saúde, segurança. Pode aprender a ajudar em algumas tarefas diárias. Ocorrência de prejuízos físicos e sensoriais é barreira para a participação. Comportamento mal-adaptativo é presente em minoria significativa

Fonte: Adaptado de APA, 2013.

Temos assim:

- **Retardos mentais profundos:** correspondem a uma pequena minoria, com um déficit intelectual refletido nos QI inferiores a 20 e com um nível de desenvolvimento correspondendo a uma idade de desenvolvimento abaixo de 2 anos, em geral com déficits motores acentuados.
- **Retardos mentais graves e moderados:** abrangem cerca de 0,3% de todas as crianças que alcançam alguma independência durante a infância e a adolescência. Seu nível de independência nas atividades cotidianas depende basicamente de treinamento; de modo geral, podemos pensar seu padrão de desempenho no nível de pensamento pré-operatório, de acordo com a teoria piagetiana, caracterizado, então, pelo egocentrismo, irreversibilidade de funções e pensamento com caráter predominantemente pré-lógico, com o consequente desenvolvimento de uma moral heterônoma.
- **Retardos mentais leves:** são o grupo mais amplo, com cerca de 2% a 3% das crianças em idade escolar. Sua adaptação social é muito influenciada por fatores econômicos, históricos e sociais, também dependendo dos processos de treinamento e de adequação. Seu padrão de pensamento permanece, a princípio, no nível das operações concretas dentro do modelo piagetiano, o que nos permite imaginar sua conduta como basicamente dependente das análises realizadas sobre experiências e fatos concretos, incapaz, portanto, de projetar sua própria experiência no tempo e no espaço.

Em função dessa estrutura, e principalmente das consequências sociais, familiares e pessoais, os modelos de atendimento estruturam-se de formas variadas, tendo-se de considerar os aspectos socioeconômicos e políticos da sociedade em que são inseridos.

Outro modelo classificatório, também utilizado pela OMS é a *International Classification of Impairments* (CIF), *Disabilities and Handicaps* (AAMR, 2006). A CIF vai além da perspectiva puramente biomédica, incluindo aspectos sociais e ambientais. Complementa, assim, a própria CID-10 Ela proporciona, em consequência, uma estrutura conceitual que permite melhor compreensão do funcionamento e da deficiência propriamente dita, assim como um sistema classificatório e codificado, bem como uma linguagem comum que engloba a questão das habilidades da pessoa deficiente. Desse modo, a noção de funcionamento passa a ser utilizada, indicando estados neutros e não problemáticos, enquanto o termo "deficiência" passa a ser usado para problemas no funcionamento. Não é, entretanto, um modelo de avaliação, mas sim um instrumento conceitual geral.

Cabe, assim, vermos não somente a questão psicométrica, mas também a questão da funcionalidade, embora esta também deva ser verificada por meio de instrumentos estabelecidos e padronizados, conforme podemos observar no Quadro 26.5.

Aspectos psiquiátricos

Primitivamente, a criança é um ser indiferenciado, uma vez que não estabelece noções claras de Eu, assim como de espaço e tempo. Com o passar do tempo, por meio do seu desenvolvimento cognitivo, vai estabelecendo categorias que a constituirão enquanto ser, de forma cada vez mais complexa, até que o processo de desenvolvimento culmine no indivíduo adulto, com consciência de si próprio e do meio que o rodeia.

Durante esse período de desenvolvimento, as categorias de Eu, de espaço e tempo vão se organizando, embora de forma primitiva, permitindo ao indivíduo perceber pouco a pouco, e de forma cada vez mais elaborada, quem ele é, onde e como se relaciona.

No indivíduo com retardo mental, essas categorias desenvolvem-se de maneira mais lentificada, e seu processo de desenvolvimento termina mais cedo sob o ponto de vista cognitivo (Assumpção Jr., 1985). Esses fatos puderam ser observados em nosso trabalho anterior (Assumpção Jr., 1985) com crianças portadoras da síndrome de Down: há uma parada no desenvolvimento intelectual ao redor dos 8 anos de idade, com um grau de deficiência médio correspondendo aos níveis moderado e severo.

A compreensão desse fato permite-nos ver o retardo mental como uma problemática adaptativa decorrente dessa dificuldade cognitiva que impede o indivíduo de perceber e reagir aos estímulos externos e internos de forma adequada e adaptada ao ambiente que o rodeia. Entretanto, embora seu sistema valorativo esteja prejudicado, permanecendo, na maioria das vezes, em um momento de moral heterônoma, em que os modelos são buscados nas figuras parentais, grande parte de suas alterações de conduta pode ser controlada a partir dos processos educacional e de habilitação, que procuram adaptá-lo e integrá-lo em seu meio.

Assim, a prevalência de alterações de comportamento associadas ao retardo mental se situa entre 10% e 15%, sendo os problemas emocionais identificados como três a quatro vezes mais prevalentes nessa população do que na população geral, e encontradas dificuldades em quaisquer aspectos da saúde mental entre 20% e 39% dessa população (Davies, 2015), embora, em função de diferentes metodologias utilizadas, essas estimativas possam variar de 10% a 60% (Munir, 2016).

QUADRO 26.5 – Avaliação de comportamento adaptativo.

Instrumento	Habilidades sociais	Habilidades conceituais	Habilidades práticas
Escala de comportamento adaptativo	Autossuficiência	Responsabilidade pessoal-social	Autossuficiência pessoal
Vineland	Comunicação	Socialização	Hábitos de vida diária
Escala de comportamento independente	AVC	Interação social e habilidades comunicacionais	Hábitos de vida pessoal
Teste abrangente de comportamento adaptativo	Habilidades acadêmicas	Habilidades sociais	Hábitos de autoajuda e vida doméstica

AVC: acidente vascular cerebral.
Fonte: Adaptado de AAMR, 2002.

Crianças com idades entre 11 e 16 anos são mais frequentemente identificadas como apresentando transtornos emocionais, ao passo que aquelas com idades entre 5 e 10 anos são mais frequentemente identificadas com hiperatividade. Transtornos obsessivo-compulsivos são mais verificados entre os 13 e os 20 anos, sendo essas comorbidades mais frequentemente observadas no sexo masculino e relacionadas a nível socioeconômico pela exposição maior a riscos (Munir, 2016).

Trabalho realizado durante o período de 1 ano na Holanda (Oeseburg, 2010) apresenta como os cinco quadros mais prevalentes o TDAH (21,1%), os transtornos do espectro do autismo (TEA) não especificados (14%), dislexia (13,9%), cefaleia crônica (12,7%) e autismo (10,9%). Estudo de comorbidade em TDAH realizado por Tai (2009), em 18.321 jovens com menos de 18 anos de idade, observou a associação com transtornos ansiosos, retardo mental leve e autismo, concluindo a importância de sua pesquisa na associação com esses quadros clínicos.

Entretanto, Serrano (2010), ao citar crianças diagnosticadas com retardo mental e sintomas de TDAH, principalmente hiperatividade, com alterações de linguagem e *delirium*, sugere a pesquisa de amônia e níveis plasmáticos do aminoácido, uma vez que alterações no ciclo da ureia podem ser responsabilizadas por quadros desse tipo.

Entretanto, consideramos que condutas hiperativas são comumente observadas, sendo caracterizadas não apenas pelo aumento de atividade motora, mas também pela extrema dificuldade em fixar a atenção em situações adequadas. Sua prevalência em portadores de deficiência mental também varia consideravelmente com os critérios diagnósticos utilizados, estendendo-se entre 4% e 11% (Feinstein, 1996). Os modelos etiológicos são baseados em anormalidades de neurotransmissores cerebrais, talvez com evidência de catecolaminas (Schroeder, 1991). Seu tratamento é farmacológico, com o uso de medicações estimulantes (metilfenidato, dextroanfetamina e pemolina).

São frequentes, em nossa opinião, as alterações de conduta que, embora não se constituindo em um diagnóstico de transtorno de conduta conforme refere o DSM-5 (2013), se manifestam a partir do próprio conceito de retardo mental, que já engloba as dificuldades no âmbito de conduta adaptativa, que portanto, do nosso ponto de vista, não podem ser consideradas dentro da concepção de problemas psicopatológicos significativos, pois fazem parte do próprio ser-no-mundo do deficiente. A nosso ver, na maioria das vezes, as alterações significativas de conduta são decorrentes mais das dificuldades ambientais do que de problemas inerentes à própria deficiência mental. Isso é perceptível desde há muito.

Kohen (1993), estudando indivíduos portadores de retardo mental em Londres, observou 17% referindo quadros que caracterizavam emergências psiquiátricas, caracterizadas principalmente como distúrbios de conduta, embora quadros convulsivos também tenham sido observados, demonstrando uma relação interessante e forte entre os quadros de base neurológica e psiquiátrica. Assim, Goldberg-Stern (2010), estudando epilepsias benignas com espículas centrotemporais, observou déficits na capacidade de processamento de informações verbais não dependente da lateralidade do foco, do número de convulsões ou do tipo de tratamento antiepiléptico a que o indivíduo tenha sido submetido.

Também são encontrados, com frequência, quadros diagnosticados como síndrome de Lennox Gastaut. Herranz (2010), estudando 331 pacientes em 50 hospitais espanhóis, encontrou uma distribuição de 89% coapresentando crises tônicas axiais, ausências atípicas em 84% e crises atônicas em 69%, sendo todos eles tratados com politerapia (ácido valproico, lamotrigina e topiramato), sempre com alto índice de associação com o retardo mental.

Em trabalho referente à observação de população com retardo mental atendida em instituição especializada (Assumpção Jr., 1992), observamos um percentual irrisório de transtornos alimentares; quando ocorriam, eram decorrentes do próprio déficit cognitivo, que dava ao paciente condições muito primitivas de relacionamento com o ambiente circunjacente, efetuado de modo predominantemente sensorial, buscando quase exclusivamente a sua satisfação.

Assim, observamos presença de pica e mericismo, predominantemente em portadores de deficiência mental profunda e grave. A abordagem dessa problemática é de predominância comportamental, com pequenas possibilidades de atuação medicamentosa, pois esses transtornos observados com mais frequência não são acessíveis a esses tipos de tratamento.

Com relação ao controle esfincteriano, foram observadas enurese e encoprese, também decorrentes do próprio atraso cognitivo que impedia a possibilidade de treinamento no momento considerado normal. Os quadros de enurese secundária, decorrentes de quadros de tipo conflitual, não foram por nós observados. Sua abordagem, embora possa ser realizada a partir de terapêutica medicamentosa (a imipramina é a droga em geral utilizada no controle da enurese), deve ser pensada muito mais em função de técnicas de treinamento, uma vez que a maior frequência de enurese e encoprese na população com retardo mental é de quadros primários e, portanto, ligados à própria deficiência, sem nenhuma das características encontradas nas enureses e encopreses secundárias.

Tiques e hábitos também foram observados em um pequeno número de pacientes. A maior frequência de transtornos de conduta foi na área da sociabilidade, refletindo exatamente as dificuldades adaptativas da população estudada. Pudemos observar, então, dois fenômenos: o primeiro representado pelas dificuldades de relacionamento social, definindo condutas como timidez e isolamento, fruto da baixa autoestima e de percepção das reais dificuldades no relacionamento; o segundo, a nosso ver decorrente de dificuldades na instrumentalização e controle dos impulsos e a consequente inadequação ao ambiente social. São, assim, problemas comuns, com prevalência de 5,5%, 8,5%, 13,9% e 17,3% para deficientes mentais em graus leve, moderado, severo e profundo, respectivamente (Jacobson *apud* Feinstein, 1996).

Cabe aqui a caracterização das condutas de tipo automutilação. Elas referem-se diretamente a atos dirigidos ao próprio corpo que resultam em dano. Dificilmente resultam em quadros de morte, embora sua ocorrência seja comum em quadros graves de deficiência mental. São mais frequentes, portanto, quanto maior o grau de retardo, bem como quando associadas a transtornos comunicacionais, problemas neurológicos, anomalias genéticas e outros transtornos de comportamento adaptativo (Schroeder, 1991).

Sua etiologia é diversa, sendo encontradas como características em síndromes genéticas, como a síndrome de Lesch-Nyhan ou de Cornélia de Lange. Estudos neurobiológicos sugerem que a depleção de dopamina em gânglios da base ou alterações no balanço de dopamina cerebral decorrentes de desenvolvimento perinatal alterado podem ser os responsáveis pelos mecanismos de autoagressividade nessas populações (Schroeder, 1991). Sugere-se, também, que poderiam ser encontrados padrões anormais de opioides com aumento de níveis de betaendorfina. Concomitantemente, existem ainda interpretações psicodinâmicas relacionando o comportamento a tendências suicidas ou masoquistas desencadeadas por rejeição parental (Schroeder, 1991). O tratamento é medicamentoso, sendo descrito o uso de neurolépticos (mais frequentemente), assim como lítio, antidepressivos, ansiolíticos, naltrexona e carbamazepina.

Dentro dessa ideia de fenótipo comportamental, podemos citar o trabalho de Verhoeven (2010), que estabelece um perfil psiquiátrico de portadores da síndrome de Rubinstein-Taybi apresentando diferentes graus de retardo mental acompanhados de impulsividade, distraibilidade, instabilidade de humor e estereotipias, com alguns casos tendo apresentado sinais que permitiam o diagnóstico de depressão atípica.

Ainda de extrema importância são os comportamentos antissociais e a agressividade. Ambos podem ser pensados a partir de fatores biológicos e decorrentes do aprendizado social associado aos fatores cognitivos. Dessa maneira, a abordagem terapêutica será diferente de acordo com a problemática observada, podendo-se utilizar desde drogas como neurolépticos até programas educacionais com base principalmente em modelos comportamentais.

Trabalho de Chang (2006) explorando características criminológicas de portadores de retardo mental, estudando população de 83 indivíduos, observou maior ocorrência de portadores de retardo mental leve entre os indivíduos que reportaram premeditação e objetivo para o crime, em relação aos portadores de retardo mental moderado ou grave, o que podemos pensar como decorrente do próprio desenvolvimento cognitivo capaz de avaliar as implicações do ato. A própria distribuição geral mostrou predomínio de retardo mental leve (62,7%) comparado a portadores de retardo mental moderado ou grave (22,9%).

O tipo de comportamento observado foi de ofensa sexual em 37,3%, homicídio involuntário em 34,7% e ofensas à propriedade em 28% dos casos. Concomitantemente, 96,1% deles tinham motivos definidos para o ato criminal, e história criminal foi estabelecida em 34,7% dos casos.

As alterações referentes à sexualidade não se mostram importantes nessa população, a despeito das ideias correntes de que o deficiente mental se constitui em uma ameaça potencial. As condutas observadas foram a masturbação em pacientes portadores de deficiência mental profunda, decorrente da própria limitação cognitiva, representando uma exploração corporal em nível puramente sensorial. Outras condutas de caráter delitivo não foram observadas, ficando as queixas familiares referentes à inadequação do desempenho das condutas usuais do desenvolvimento sexual. Fegan (1993) refere tratar-se de pura mitologia considerar que o homem portador de deficiência mental apresenta aumento de libido e pobre controle de impulsos, verificando-se, na grande maioria dos casos nos quais o ofensor é uma pessoa com deficiência mental, que o fato resulta mais de uma educação insuficiente ou inapropriada.

Finalmente, considerando-se as patologias psiquiátricas, temos de levar em conta a sua coexistência com quadros de deficiência mental como uma associação não frequente.

Estudo realizado por Myers (1991) em pacientes portadores de síndrome de Down, a mais importante patologia genética causadora de retardo mental, apresenta dados que referem menores proporções de problemas psiquiátricos do que os demais portadores do mesmo quadro, sendo comparáveis aos estados obtidos em populações infantis. Gath (1986) observa maior índice de autismo infantil em pacientes portadores de retardo mental, fato este compatível com as atuais concepções da síndrome autística, vista como um déficit cognitivo que os torna incapazes de estabelecer relacionamentos sociais de forma adequada.

O autismo, aliás, proporciona uma situação característica, pois, se primitivamente foi descrito como um transtorno psiquiátrico característico, da linha da esquizofrenia, é visto atualmente dentro do grupo dos transtornos abrangentes de desenvolvimento e, como tal, bastante próximo às deficiências mentais. Assim, se no início foi descrito como independente delas, hoje é encontrado (a partir desse seu novo conceito) associado a grande número de deficiências mentais, comumente na faixa de deficiência mental moderada ($35 < QI < 49$), segundo o DSM-V (1994).

Constitui-se, então, um chamado *continuum* autístico vinculado ao déficit intelectual e que se estende desde aqueles mais comprometidos, com sintomatologia caracterizada primordialmente por ausência de linguagem, estereotipias gestuais e atividade ritualística, até aqueles menos comprometidos, nos quais o isolamento é menos intenso, a linguagem, bizarra, e as estereotipias gestuais, pouco frequentes, constituindo-se naquilo descrito com o nome de "autismo de alto funcionamento".

Entretanto, traços extremos de autismo parecem ser geneticamente independentes do retardo mental, conforme refere Hoekstra (2009), parecendo que genes específicos e diversos nos fazem pensar a existência de padrões biológicos definidos em algumas alterações de desenvolvimento como o retardo mental, o autismo e a própria esquizofrenia (Guikmatre, 2009).

Finalmente, temos de pensar também que quadros autismossímile, caracterizados por retardo mental moderado ou grave, resultante de piora gradual, perda linguística, ansiedade e, esporadicamente, quadro de tipo alucinatório, podem nos fazer pensar no diagnóstico de transtornos desintegrativos, conforme refere Bussing (2010).

Dessa maneira, a abordagem do autismo, conforme veremos no capítulo correspondente, passa a ser semelhante à das deficiências mentais puras, com a medicação (neurolépticos, naltrexona, fenfluramina) utilizada somente com a finalidade de redução de sintomas-alvo, para que mais tarde programas de tipo educativo, com base em modelos comportamentais, possam ser estruturados.

Quadros de depressão também são descritos como raros, estando alguns casos esporádicos descritos na literatura especializada; o tratamento é similar ao das depressões em indivíduos de inteligência normal.

Nos portadores da síndrome de Down, é descrita ainda a maior frequência de quadros demenciais tipo síndrome de Alzheimer, aventando-se a hipótese de *gene* localizado no cromossoma 21 como responsável pelas alterações cerebrais.

Os problemas emocionais no retardo mental são em geral mal reconhecidos: primeiro, porque habitualmente pensamos que os portadores da síndrome de Down são imunes a eles em virtude de seus déficits intelectivos; segundo, porque partimos de outra premissa errada, a de que o indivíduo pode ser somente deficiente mental ou apresentar outras patologias mentais, esquecendo que as duas categorias podem ser superponíveis; em terceiro lugar, porque muitas vezes os sintomas psiquiátricos são interpretados como decorrentes do próprio retardo mental (McNally, 1991).

Alguns autores referem que quadros ansiosos são mais comuns no retardo mental do que em populações sem ele (McNally, 1991), com base no fato de que o déficit intelectual aumenta as dificuldades educacionais e sociais, com experiências emocionais aversivas, a partir das quais se observa a ansiedade. Richardson (*apud* Feinstein, 1996) refere que 26% dos retardos mentais leves apresentam quadros ansiosos associados, o que caracteriza, de maneira marcante, a importância desses quadros.

Craft (McNally, 1991) refere 33% de problemas emocionais em 319 pacientes estudados e 10,8% de quadros ansiosos em outra amostra de 119 pacientes. São, assim, consideradas relativamente comuns fobias simples – 57,5%, segundo Novosel (McNally, 1991) – e seu tratamento é similar ao daqueles indivíduos sem retardo mental com associação de estímulos de reforço. As fobias sociais também são observadas, podendo ser compreendidas ainda em função de sua rejeição social. Craft (*apud* McNally, 1991) refere também transtornos de pânico na população com retardo mental num percentual de 10,8%, não havendo dados referentes ao tratamento desse quadro nessa população.

Transtorno obsessivo-compulsivo também é relatado, com aparecimento de condutas de tipo ritualístico. Esses quadros, entretanto, são considerados raros, e seu tratamento segue as mesmas normas do tratamento em indivíduos sem retardo. Podem ser observados ainda estresse pós-traumático e quadros de ansiedade generalizada, cujos tratamentos também seguem as mesmas diretrizes dos utilizados em outras populações. Na população portadora de deficiência mental, os distúrbios de estresse pós-traumático parecem ser bem mais frequentes, uma vez que o déficit intelectual não oferece proteção contra os eventos estressores (Feinstein, 1996). Também doenças afetivas, incluindo o transtorno bipolar, são descritos, embora com taxas de prevalência extremamente baixas. Ao contrário, quadros esquizofrênicos podem ocorrer em portadores de retardo mental, como refere Menolascino (*apud* Feinstein, 1996), encontrando que 20,4% dos transtornos psiquiátricos nessa população preenchem os critérios para esquizofrenia.

A avaliação de uma amostra de crianças australianas com idades entre 4 e 19 anos, a partir da utilização do *Developmental Behavior Checklist* (DBC), evidenciou as seguintes características psicopatológicas (Tonge, 1999) (Tabela 26.5).

TABELA 26.5 – Porcentual de alterações de conduta em amostra de crianças com idades entre 4 e 19 anos, por meio do DBC.

Subescala Escores positivos na subescala	Porcentagem (%)
1. Disruptivos	22,7
2. Introversão (*self-absorbed*)	13,4
3. T. linguagem	6,7
4. Ansiedade	23,2
5. T. sociabilidade	10,8
6. Antissocial	3,6
Escores positivos em: • uma subescala • duas subescalas • três subescalas • escores negativos	80,4 14,4 3,1 2,1

Obs.: n = 194 de um n total de 450.
Fonte: Adaptada de Tonge, 1999.

Estudo recente, realizado por Martorelli (2009), refere que as experiências traumáticas em portadores de retardo mental têm um importante papel no estudo de sua psicopatologia, assim como Oeseburg cita que doenças crônicas em portadores de retardo mental aumentam a frequência de problemas emocionais e comportamentais.

Cabe frisar que falar dos transtornos psiquiátricos no retardo mental é falar dos mesmos transtornos observados em populações com inteligência normal, embora sua dificuldade diagnóstica decorra da sintomatologia deficitária. Assim sendo, parece-nos longo e repetitivo descrever todas as possibilidades e suas abordagens terapêuticas, uma vez que as elas são descritas em outros capítulos desta obra. Entretanto, salientamos que o maior problema em nível de retardo mental é sua relação com outros quadros psiquiátricos e o desconhecimento do psiquiatra em relação a ela, o que o impede de reconhecê-la de forma adequada, limitando a sintomatologia decorrente do próprio déficit cognitivo para que possa identificar outros sinais que a ela se sobreponham.

Processo de habilitação

Se pensarmos, a partir das ideias de evolução, que não existem dois indivíduos iguais em uma mesma população e que isso possibilita afirmar que não existem, nessa mesma população, dois indivíduos com as mesmas probabilidades de sobrevivência, podemos pensar que os comportamentos cooperativos entre indivíduos aumentam as possibilidades de sobrevivência em grupo.

Os primeiros comportamentos de cooperação são observados nos grupos parentais, uma vez que podemos pensar que são selecionadas características que favorecem a sobrevivência de parentes próximos, que têm genótipos semelhantes. Assim, poderíamos vê-los como os primeiros relacionados à evolução do altruísmo visando a sobrevivência e a permanência de determinados padrões genéticos. Isso porque qualquer comportamento que implica uma vantagem evolutiva é reforçado pela seleção de determinantes genéticos desse comportamento.

Assim, é muito fácil pensarmos em encontrar na nossa espécie um padrão de altruísmo em benefício da própria prole, uma vez que esse altruísmo favorece a seleção natural em prol do aumento do bem-estar e das chances de sobrevivência da prole e do próprio genótipo.

Também é simples imaginarmos um tratamento preferencial dos parentes próximos (seleção de parentesco), uma vez que este favorece, também, a seleção natural, também por favorecer genótipos similares e a própria inclusão adaptativa.

Mais raro, porém também compreensível sob o ponto de vista filogenético, é o altruísmo entre membros de um mesmo grupo social como família extensa e alguns membros "imigrantes", pois parecem também favorecidos pela seleção natural, já que a especialização e o desenvolvimento de habilidades específicas entre membros de um mesmo grupo favorecem os mecanismos de sobrevivência quando pensamos evolutivamente. Não podemos saber, entretanto, se os sentimentos de amizade e de cooperação são diretamente proporcionais ao grau de parentesco. Assim, a ajuda mútua reforça a coesão grupal por meio da retribuição de favores, sendo observada entre o mesmo grupo e grupos diferentes.

Entretanto, os comportamentos em relação aos estranhos ou diferentes, quando observamos outras espécies ou pensamos em termos evolutivos, raramente são comportamentos altruístas, uma vez que grupos distintos competem. Têm de ser considerados, então, comportamentos éticos, característicos do homem civilizado, provavelmente não naturais nem produzidos automaticamente pela evolução. Poderíamos pensar que aquele altruísmo inato é direcionado, culturalmente, para os estranhos. Exatamente por isso ele é frágil e é uma escolha ética e voluntária.

Dentro dessa concepção é que pensamos os sistemas de suporte para a população deficiente mental, como uma escolha ética, permeada por valores morais e defensável dentro de um processo civilizatório, e não como uma questão óbvia e indiscutível.

Por esse raciocínio, ao considerarmos que a população portadora de deficiência mental é numericamente significativa, fazem-se necessários programas de atenção que se estendam da sua prevenção aos métodos de habilitação, que serão mais complexos quanto mais comprometida for a população.

Esse processo de habilitação define as necessidades básicas e os serviços necessários para a implantação do atendimento que determinará, de certa forma, o prognóstico da população envolvida, uma vez que quanto maior o investimento desse processo de habilitação, maiores as possibilidades de adaptação e de integração dessa população no nível social, tornando as estruturas de tipo hospitalar e asilar, tão em voga em nosso ambiente, desnecessárias. Esse processo envolve ainda questões referentes à qualidade de vida e à dignidade dessa população, questões estas também dignas de consideração sob o ponto de vista ético.

Os elementos-chave para esse processo podem ser delimitados (AAMR, 1992) como um triângulo equilátero, em que um dos lados estão as capacidades adaptativas e intelectuais, decorrentes de todos os processos biológicos envolvidos (Figura 26.3). O outro lado envolve os ambientes familiar, escolar, social e comunitário. Da confluência dos dois lados, estabelece-se a base da reabilitação com a construção dos suportes adequados.

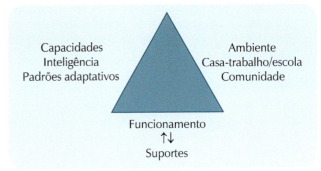

FIGURA 26.3 – O processo de habilitação.
Fonte: Adaptada de AAMR, 1992.

Isso caracteriza o impacto da carga biológica sobre a autonomia do deficiente, o peso do *handicap* intelectual inicial e a necessidade dos meios de suporte na constituição da autonomia (Duplant, 1979).

A noção de apoio consistirá, então, "nos recursos e estratégias que visam promover o desenvolvimento, a educação, os interesses e o bem-estar de uma pessoa e que melhoram o funcionamento individual" (APA, 2006). Suas funções são ensino, auxílio de amigos, planejamento financeiro, auxílio a empregado, apoio comportamental, assistência doméstica em casa, acesso e uso da comunidade e assistência à saúde. Sua intensidade varia entre intermitente (quando realizado de forma episódica e com base na necessidade ocasional), limitado (caracterizado pela consistência ao longo do tempo, porém limitado), extensivo (envolvimento regular em pelo menos alguns ambientes e sem tempo limitado) e abrangente (caracterizado por constância, alta intensidade, provisão nos locais e com finalidade de manutenção da própria vida).

Para avaliação e instalação desses apoios, estabelecem-se os seguintes passos (AAMR, 2006):

a) Identificação das áreas de apoio importantes.
b) Identificação das atividades de apoio importantes para a área em questão.
c) Avaliação do nível e da intensidade do apoio requerido.
d) Estabelecimento de um perfil de necessidades de apoio.

Esses apoios deverão, posteriormente, ser avaliados a partir da verificação de seus resultados por meio de medidas objetivas e funcionais que permitam que se observem os ganhos obtidos em independência, relacionamentos pessoais e sociais, participação no próprio ambiente, contribuições do próprio indivíduo e bem-estar.

Muitas vezes, serviços específicos tornam-se necessários para que esses modelos de suporte tenham efetividade. Em função disso, podemos esquematizá-los da seguinte maneira, de acordo com diversos autores (Comissão Conjunta em Aspectos Internacionais da Deficiência Mental, 1981; Krynski, 1985; OMS, 1985):

Atenção primária
Medidas pré-natais

- Planejamento familiar.

- Aconselhamento genético.
- Pré-natal: diagnóstico pré-natal, feito a partir de amniocentese (12ª semana de gestação) ou pelo estudo de vilosidade coriônica (8ª semana de gestação). A partir do diagnóstico pré-natal, pode-se propor a alternativa do abortamento terapêutico, infelizmente ainda proibido em nosso meio.

Medidas perinatais

- Atendimento ao parto e ao recém-nato.
- *Screening* neonatal, representado hoje pelo estudo de erros inatos de metabolismo, como a fenilcetonúria, com ocorrência de 1:15.000 nascimentos, ou o hipotireoidismo congênito, com frequência de 1:5.000 nascimentos.
- O diagnóstico precoce dessas doenças permite-nos a instalação de tratamento consistente de dieta sem fenilalanina, no primeiro caso, e administração de hormônio tireoidiano, no segundo. Com essa abordagem precoce, evita-se o advento da deficiência mental.
- Diagnóstico precoce, visando o chamado diagnóstico multiaxial, que tem em vista o grau da deficiência, a etiologia provável e o quadro clínico que a caracteriza, sempre dentro de um contexto sociofamiliar. Somente um diagnóstico dessa magnitude possibilita a estruturação de um projeto de trabalho.
- Embora não existam terapêuticas medicamentosas específicas para o retardo mental, o diagnóstico precoce permite a elaboração de planos de trabalho visando a compensação dos déficits percebidos na tentativa de facilitar o desenvolvimento e, em consequência, a integração da pessoa deficiente.

Medidas pós-natais

a) Serviços de puericultura.
b) Diagnóstico precoce decorrente do conhecimento do médico sobre o quadro em questão (fato este não usual em nosso meio) e dos recursos de propedêutica armada a sua disposição.
c) Serviços de estimulação sensório-motora, tendo em vista proporcionar à criança deficiente melhores condições de desenvolvimento dentro de sua limitação. Assim, eles atuam sobre o desenvolvimento das capacidades sensório-motoras da criança de modo a que sejam um passo básico ao desenvolvimento de outras capacidades, facilitando a exploração do mundo circundante e sua reação a ele. Assim esses serviços procuram, entre outras coisas, o desenvolvimento do controle adequado dos movimentos e posturas necessárias para satisfação das necessidades básicas do indivíduo, bem como o desenvolvimento de possibilidades cognitivas a partir do seu conhecimento e exploração do ambiente e de sua capacidade comunicacional e emocional, permitindo que o indivíduo estruture hábitos básicos no cuidado de si mesmo e adquira novos conhecimentos e experiências.

Assim, aborda-se a criança a partir de estímulos visuais que permitam a identificação, o estabelecimento de constância de formas, de figura e de fundo. Estímulos linguísticos serão responsáveis pelo desenvolvimento da compreensão, formulação e integração de ideias, bem como de estocagem de informações e de aquisição de vocabulário.

A estimulação psicomotora permite o melhor controle tonicopostural, de equilíbrio, de lateralidade e da melhor percepção do próprio corpo no espaço. Finalmente, considerando-se a importância da sociabilidade em nossa espécie, sua estimulação facilita a atividade lúdica com o desenvolvimento da atenção seletiva e uma melhor participação social.

Atenção secundária

- Diagnóstico.
- Tratamento biomédico e cirúrgico.
- Serviços de apoio às famílias.
- Serviços de estimulação centradas principalmente no desenvolvimento sensório-motor.
- Esses serviços de atenção secundária decorrem daqueles estabelecidos em nível de atenção primária.

Atenção terciária

- Diagnóstico.
- Tratamento biomédico e cirúrgico.
- Serviços pré-escolares.
- Educação especial: estes serviços, dentro de uma proposta de inclusão como a apresentada atualmente em nossa política educacional, passam a ser dispensáveis. Entretanto, temos de lembrar que os modelos de educação são bastante característicos dos países que os utilizam, e mesmo países com bom nível e desenvolvimento têm dificuldades em estabelecer modelos educacionais com inclusão total.

Dessa maneira, ao menos com a finalidade de reflexão sobre o tema, apresentamos uma proposta de encaminhamento que pode ser adaptada conforme o meio social adequado. Lembramos que essa proposta é sugerida por alguns países desenvolvidos (Figura 26.4).

Embora os graves retardos mentais sejam associados a menor expectativa de vida (Eyman, 1990), esse dado é agravado quando as pessoas com deficiência intelectual não se submetem a nenhum tipo de atividade, sejam elas mais simples como o mero cuidado pessoal, sejam elas atividades um pouco mais elaboradas, principalmente quando esse quadro de inatividade encontra-se ligado a padrões de imobilidade naqueles pacientes com problemas motores associados e que, por isso, são mais suscetíveis a infecções respiratórias. Assim, quanto mais grave o retardo mental, mais frequentemente ele se encontra associado a limitações motoras e, consequentemente, maior é o risco de quadros respiratórios, muitas vezes com desenlace fatal (Eyman, 1990). Pensando nas características próprias dessa população específica, algumas programações são importantes para a população adulta, que deve ter sua autonomia e independência estimuladas, possibilitando que ela avalie sua própria situação enquanto agente autônomo. Isso significa percepção das próprias dificuldades, acesso a informações e assistência apropriada (Bjornsdóttir, 2014).

Programas profissionalizantes: da mesma forma a questão profissional, ainda que garantida pela nossa legislação por meio de cotas específicas, deve ser considerada, sob o ponto de vista teórico, a partir de um modelo social capitalista que privilegia a produção. Assim, não é igual falarmos de colocação profissional para pessoas portadoras de deficiência física e portadoras de retardo mental. Em função disso, apresentamos o Quadro 26.6, visando, também, uma reflexão a respeito.

QUADRO 26.6 – Tipo de programa profissionalizante em função do retardo mental avaliado psicometricamente.

Nível do retardo mental	Tipo de programa
Inteligência limítrofe	Programa profissionalizante
Retardo mental leve	Programa protegido
Retardo mental moderado	Programa ocupacional
Retardo mental grave	Programa ocupacional
Retardo mental profundo	Programa ocupacional

Fonte: Desenvolvido pela autoria do capítulo.

Programas residenciais: extremamente importantes quando pensamos na questão da autonomia e do próprio envelhecimento familiar. Apesar de muito comentados, têm pouca penetração em nosso meio, onde não são prioridade nem no contexto de programas de Saúde Mental definidos por meio de políticas governamentais, nem no contexto de programas acadêmicos que não privilegiam a questão da reabilitação e do acompanhamento da criança deficiente que cresce e, consequentemente, demanda novos modelos de atendimento. Cabe lembrar que o foco desses programas pode ser muito diverso, estendendo-se desde a busca de maior autonomia até a simples solução da questão da moradia para pacientes adultos.

Entretanto, dentro de uma contextualização teórica, esses projetos se embasam na questão da autonomia, da independência e dos direitos civis da população deficiente mental.

Em função de nossa experiência clínica e de trabalho realizado (Assumpção, 1988), propomos a possibilidade descrita no Quadro 26.7.

Essa proposta, extremamente complexa, tem por alicerce os pontos (Cenesp – Centro Nacional de Educação Especial – 1985) de participação social, integração das diversas áreas envolvidas, sempre tendo em conta o processo de normalização da pessoa com retardo mental.

Entretanto, temos de pensar que a implantação desse modelo envolve diferentes instâncias, conforme podemos visualizar na Figura 26.5.

Assim, devem ser considerados, sempre, os diferentes níveis de atuação, de modo que a eficácia de uma proposta de intervenção seja considerada conforme a Figura 26.6 (Lindsey, 1999).

Terapêutica medicamentosa

Conforme refere Elliot (2009), crianças que apresentam retardo mental são, frequentemente, avaliadas e medicadas por pediatras, que nem sempre estão devidamente treinados para isso. Podemos dizer que mesmo psiquiatras treinados no atendimento de adultos portadores de transtornos mentais têm dificuldades marcantes na abordagem de pacientes que apresentam retardo mental, valorizando como psicopatológicos sintomas que, muitas vezes, são decorrentes meramente do atraso no desenvolvimento.

QUADRO 26.7 – Tipos de projetos residenciais considerando-se o nível de comprometimento da população envolvida.

	Retardo grupais	Retardo cuidados	Retardo adotivas	Retardo satélites
Psiquiatra	Tratamento	X	X	X
Atividades de vida diária	Profissional	Atendentes	Pais e filhos	X
Cuidados parciais	Staff	Visitas domiciliares	Visitas domiciliares	Supervisão
Foco	Reabilitação e suporte	Manutenção	Família	Vida independente
Grau	Retardo mental leve e moderado	Retardo mental leve e moderado	Retardo mental leve e moderado	Retardo mental leve e moderado
População	8 a 10	Variável	1 a 4	1 a 4

Fonte: Adaptado de Assumpção, 1988.

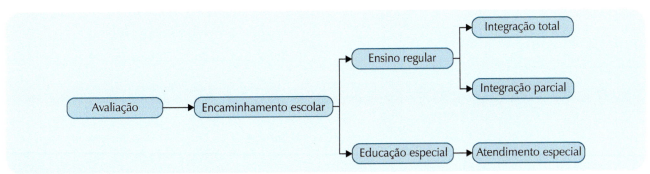

FIGURA 26.4 – Encaminhamento escolar para pessoas portadoras de RM.
Fonte: Adaptada de Cenesp, 1985.

DEFICIÊNCIA INTELECTUAL

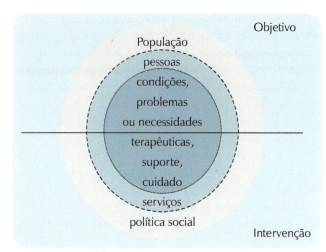

FIGURA 26.5 – Modelo de relacionamento entre objetivo e intervenção.
Fonte: Adaptada de Lindsey, 1999.

O maior problema a ser medicado, conforme citação feita anteriormente, seria o TDAH, que, conforme vimos neste mesmo capítulo, tem de ser avaliado de maneira cuidadosa e criteriosa, uma vez que essa associação entre DI e TDAH ainda é motivo de estudo.

Entretanto, conforme o trabalho de Bygdnes (2007), cerca de 44% dessa população encontra-se medicada por drogas psicotrópicas, o que nos faz pensar na questão das comorbidades, mas, mais ainda, na questão das demandas sociais, uma vez que o mesmo trabalho refere um aumento dessa prescrição quando se observam mudanças de instituição por parte dos pacientes. Assim, temos de considerar que a pessoa portadora de retardo mental deve ser avaliada cuidadosamente, e o próprio retardo mental deve ser levado em consideração quando da iniciativa de medicá-lo posto que, da mesma maneira que diversas outras patologias, trabalhamos predominantemente com sintomas-alvo, que devem ser cuidadosamente selecionados e localizados considerando-se a questão custo-benefício.

Alterações de conduta são em geral associadas ao retardo mental pelo próprio conceito de déficit adaptativo que elas implicam. Assim, a utilização da psicofarmacologia é frequente e de extrema importância. Sua utilização segue, no entanto, as mesmas normas do uso das drogas em Psiquiatria.

Algumas drogas específicas foram tentadas no decorrer do tempo, pensando-se especificamente em sua relação direta sobre o metabolismo cerebral, com o intuito de melhorar o rendimento cognitivo (Assumpção Jr., 1991).

É muito difícil a avaliação da eficácia desses medicamentos em razão da própria deficiência mental em si, com todo seu polimorfismo, bem como da dificuldade de avaliação específica de vários fatores que interferem no processo. Acreditamos que nenhuma dessas drogas apresenta eficácia reconhecida; entretanto, cabe-nos citá-las para esclarecermos quanto à sua utilização, pois até hoje elas são empregadas em alguns serviços.

O ácido glutâmico é utilizado na terapêutica da deficiência mental desde meados de 1945, em doses de 1 a 2 g diários. Nossa prática clínica não mostrou, contudo, resultados no que tange à melhora no desempenho da população atendida. Da mesma forma, utilizaram-se o ácido clorofenoxiacético, a piridoxina e o piracetam, sempre sem a observação de resultados satisfatórios.

Mais recentemente, algumas drogas específicas vêm sendo estudadas no tratamento específico da síndrome do X frágil. Assim, os antagonistas de mGluR (5 receptor metabotrópico de glutamato) vêm sendo estudados e mostrando-se bem tolerados, embora ainda com dúvidas quanto à sua eficácia.

Da mesma maneira, são sugeridos os moduladores do ácido gama-aminobutírico (GABA), que parecem mostrar resultados na restauração da excitabilidade neuronal da amígdala, diminuindo hiperatividade e ansiedade. A minociclina, antibiótico do grupo das tetraciclinas, parece induzir, em ratos, maturação das espinhas dendríticas, com resultados positivos no comportamento. Os ISRSe também têm sido estudados pela ação na hiperatividade e nos comportamentos agressivos e destrutivos, da mesma maneira que a lovastatina (inibidor redutase da HMG-CoA). Entretanto, a despeito de todas as pesquisas, os resultados encontrados até agora ainda são em âmbito experimental, devendo ser realizados novos estudos (Ligsay, 2016).

Mais recentemente, na pós-utilização dos neurolépticos (as drogas mais utilizadas no controle das alterações de comportamento), foram tentadas alternativas, objetivando-se evitar, com o seu uso, os problemas descritos pela bibliografia especializada (Gualtieri, 1991). São citadas, então, para o controle das alterações de comportamento como a auto e a heteroagressividade, a irritabilidade, a hiperatividade, o isolamento e os déficits de atenção, drogas como os betabloqueadores, drogas anticonvulsivantes, antagonistas opioides, amantadina e fluoxetina (Ratey, 1991; Sovner, 1991; Harman, 1991; Chandler, 1991; King, 1991; Arnold, 1991; Bass, 1991).

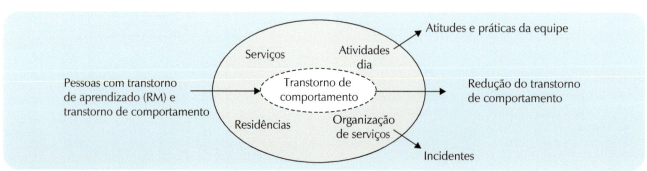

FIGURA 26.6 – Modelo de intervenção.
Fonte: Adaptada de Lindsey, 1999.

Dessa maneira, todas as drogas utilizadas em Psiquiatria podem ser utilizadas em quadros associados ao retardo mental, embora resultados discrepantes tenham sido observados por diferentes autores em diferentes circunstâncias (Quadro 26.8). Apresentamos, assim, alguns estudos referentes especificamente aos transtornos de comportamento social, os mais frequentemente associados ao retardo mental, conforme referimos anteriormente.

Finalmente, embora relegado a um segundo plano pela maioria dos trabalhadores de saúde mental, o retardo mental se constitui num universo vasto e multifacetado, que, pelas suas implicações populacionais e pelas interfaces que estabelece com diversas áreas do conhecimento humano, tem importância fundamental no campo da Psiquiatria.

QUADRO 26.8 – Tratamento dos comportamentos disruptivos.

	Medicação	Achados
Estudos controlados (crianças, adolescentes e adultos)		
Milhichamp (1987)	Clorpromazina	Aumento dos sintomas
Tyrer (1984)	Lítio	Aumento dos sintomas
Vanden Borre (1993)	Risperidona	Sintomas significativamente aumentados
Estudos controlados (adultos)		
Helstad (1979)	Tioridazina	Sintomas diminuídos
Aman (1988)	Tioridazina	Sintomas diminuídos
Singh (1992)	Tioxantenos	Sintomas aumentados
Cratt (1987)	Lítio	Sintomas aumentados
Estudos adultos		
Cratt (1980)	Flufenazina	Sintomas significativamente aumentados
Mikkelson (1986)	Haloperidol	Sintomas significativamente aumentados
Ratey (1986)	Propanolol	Sintomas reduzidos
Willians (1982)	Propanolol	Sintomas reduzidos
Ratey (1989)	Buspirona	Sintomas reduzidos
Tee (1992)	Carbamazepina	Sintomas reduzidos
Spreat (1989)	Lítio	Sintomas significativamente reduzidos
Sovner (1981)	Lítio	Sintomas significativamente reduzidos
Elliot (1986)	Lítio	Sintomas aumentados
Amin (1987)	Lítio	Sintomas reduzidos

Fonte: Adaptado de Bregman, 1996.

Referências bibliográficas

1. AAMR. Mental retardation: Definition, classification, and systems of supports. 9th ed. Washington: AAMR, 1992.
2. AAMR. Retardo Mental: definição, classificação e sistemas de apoio. Porto Alegre: Artmed, 2006.
3. Aman MG. Beta blockers in mental retardation and developmental disorders. Journal of Child and Adolescent Psychopharmacology 1988; 1(5): 361-373.
4. Anderson A. Simplemente otro ser humano. Salud Mundial, 1981enero: 6-7.
5. APA. Manual de Diagnóstico e Estatística de Distúrbios Mentais (DSM-5). Porto Alegre: Artes Médicas, 2013.
6. Assumpção Jr. FB. Desenvolvimento intelectual de portadores de síndrome de Down submetidos ou não à estimulação (Dissertação de Mestrado). São Paulo: Pontifícia Universidade Católica, 1985.
7. Assumpção Jr. FB. Residências para deficientes mentais (Tese de Doutorado). São Paulo: Pontifícia Universidade Católica, 1988.
8. Assumpção Jr. FB. Aspectos psiquiátricos. *In:* Assumpção Jr. FB; Sprovieri MHS. Introdução ao estudo da deficiência mental. São Paulo: Mennon Eds., 1992.
9. Assumpção Jr. FB; Sprovieri, MHS. Los aspectos epidemiológicos de la deficiencia mental. Acta Psiquiát Psicol Amér Lat 1987, 33. 296-304.
10. Assumpção Jr. FB. Oligofrenias. *In:* Prado FC; Ramos J; Valle JR. Atualização terapêutica. 15. ed. Porto Alegre: Artes Médicas, 1991.
11. Assumpção Jr. FB; Sprovieri MHS; Simi JC et al. Hipoxia neonatal: Correlação com padrões populacionais na cidade de São Paulo. Temas sobre Desenvolvimento, maio-jun 1992; 6: 14-17.
12. Bass JN; Beltis J. Therapeutic effect of fluoxetine on naltrexone-resistant self-lnjurious behavior in an adolescent with mental retardation. Journal of Child and Adolescent Psychopharmachology, 1988;1(5): 331-40.
13. Bailey N. O desenvolvimento das capacidades mentais. *In:* Carmichael. Manual de Psicologia da Criança. São Paulo: Edusp, 1976.
14. Bjornsdóttir K; Stefándóttir GV; Stefándóttir A. It's my life: Autonomy and people with intellectual disabilities. Journal of Intellectual Disabilities 2015; 19(1):5-21.
15. Bygdnes AM; Krystiansen A. Psychotropic medicines to patients with mental retardation. Tidsskr Nor Laegeforen 2007;127(8):1028-1030.
16. Bochenski IM. A filosofia contemporânea ocidental. São Paulo: Herder, 1962.

17. Braddock D. From Roosevelt to Reagan: Federal spending for mental retardation and development disabilities. American Journal of Mental Deficiency, 1986;90(5): 479-89.
18. Bregman JD. Pharmacologic interventions. Child and Adolescent Psychiatric Clinics of North America, 1996;5(4): 853-880.
19. Bussing R; Siddqi S; Janicke DM et al. Late onset autistic symptoms and other fluctuating behaviours. J Dev Behav Pediatr 2010;31(3 Suppl):538-541.
20. Butler NR; Corner BD. Stress and Disability in Childhood. Bristol: Wright Eds., 1982.
21. Canguilhen G. O normal e o patológico. Rio de Janeiro: Forense Universitária, 1966.
22. Cenesp Educação Especial no Brasil – Síntese Estatística. Brasília: MEC, 1984.
23. Chandler M; Barnhill LJ; Gualtieri T. Amantadine – profile of use in the developmentally disabled. In: Ratey JJ. Mental Retardation: Developing Pharmacotherapies. Washington: American Psychiatric Press Inc., 1991.
24. Chasnoff IJ. Cocaine and pregnancy: Clinical and methodologic issues. Clinics in Perinatology, 1991;18(1): 113-24.
25. Clausen J. Behavioral characteristics of Down syndrome subjects. Am J Ment Def, 1963;37: 118-126.
26. Comissão Conjunta em Aspectos Internacionais da Deficiência Mental. Deficiência Mental: Prevenção, Melhoria e Prestação de Serviços. São Paulo, 1981.
27. Cunha AB. O diagnóstico pré-natal das enfermidades genéticas. Consultório Médico, jun. 1992; 10: 14-15.
28. Davies B; Frude N; Jenkins R. The relationship between emotional recognition ability and challenging behavior in adults with an intellectual disability: A systematic review. Journal of Intellectual Disabilities, 2015;19(4):393-406.
29. Day NL; Richardson G. A. Prenatal marijuana use: Epidemiology, methodologic issues and infant outcome. Clinics in Perinatology, 1991;18(1): 77-92.
30. Duplant N; Deniaud JM; Salbreux R. Deficience mentale et autonomie. Neuropsychiatrie de l'Enfance et l'Adolescence,1979; 27(1-2): 75-90.
31. Eyman RK; Grossman,HJ; Chaney RH et al. The life spectancy of profoundly handicapped people with mental retardation. The New England Journal of Medicine 1990;333(9):585-89.
32. Elliot SJ; Haider BB. Precribing of psychotropic medication to the intellectually disabled by community paediatricians – a survey. Child Care Health Dev 2009;35(6):826-831.
33. Fegan L; Rauch A; McCarthy W. Sexuality and people with intellectual disability. Sydney: MacLennan & Petty, 1993.
34. Feinstein C; Reiss AL. Psychiatric disorder in mentally retarded children and adolescents. Child and Adolescent Psychiatric Clinics of North America, 1996;5(4): 827-852.
35. Gath A; Gumley D. Behaviour problems in a retarded children with special reference to Down syndrome. Br J Psychiatry, 1986;149: 156-161.
36. Gindis B. Children with mental retardation in the Soviet Union. Mental Retardation, 1988;26(6): 381-84.
37. Goldberg-Stern H; Gonem OM; Sadeh M et al. Neuropsychological aspects of benign childhood epilepsy with centrotemporal spikes. Seizure, 2010;19(1):12-16.
38. Guilmatre A; Dubourg C; Mosca AL et al. Recurrent rearrangements in synaptic and neurodevelopmental genes and shared biologic pathways in schizophrenia, autism and mental retardation. Arch Gen Psychiatry 2009;66(9):947-956.
39. Henderson SE; Morris J. The motor deficit in Down's syndrome children: A problem of timing? J Child Psychol Psychiatry, 1981;22(3): 233-245.
40. Herranz Jl; Casas-Fernandez C; Campistol J et al. Lennox-Gastaut syndrome in Spain: a descriptive retrospective epidemiological study. Rev Neurol 2010;50(12):711-17.
41. Herman BH. Effects of opioid receptor antagonists in the treatment of autism and self-injurious behavior. In: Ratey JJ. Mental Retardation: Developing Pharmacotherapies. Washington: American Psychiatric Press Inc., 1991.
42. Hoekstra RA; Happé F; Baron-Cohen S et al. Association between extreme autistic traits and intellectual disability: insights from a general population twin study. Br J Psychiatry 2009;195(6):531-536.
43. Karnebeek CDM; Janasweijer MCE; Leenders AGE et al. Diagnostic investigations in individuals with mental retardation: a systematic literature review of their usefulness. European Journal of Human Genetics, 2005;13:6-25.
44. Kanner L. Psiquiatria Infantil. Buenos Aires: Siglo Veinte, 1972.
45. King BH. Fluoxetine reduced self-Injurious behaviour in an adolescent with mental retardation. J Child Adolesc Psychopharmachology, 1991;1(5): 321-29.
46. Kohen D. Psychiatric emergencies in people with a mental handicap. Psychiatric Bulletin, 1993;17: 587-89.
47. Krynski S. Deficiência mental. Rio de Janeiro: Atheneu, 1969.
48. Krynski S; Assumpção Jr. FB. Manual de orientação para o atendimento a deficientes mentais (oligofrênicos) em unidades básicas e ambulatoriais de saúde mental. Arquivos da Coordenadoria de Saúde Mental do Estado de São Paulo, XLV(2), 1985.
49. Kuo-Tai T. Mentally retarded persons in the People's Republic of China: Review of epidemiological studies and services. American Journal of Mental Retardation, 1988;93(2): 193-99.
50. Ligsay A; Hagerman RJ. Review of targeted treatments in fragile X syndrome. Intractable & Rare Research, 2016;5(3):158-167.
51. Lindsey M; Galton E. Measuring the outcomes of services. In: Bouras N. Psychiatric and Behavioral Disorders in Developmental Disabilities and Mental Retardation. Cambridge: Cambridge University Press, 1999.
52. Martorelli A; Tsanikos E; Pereda A et al. Mental health in adults with mild and moderate intellectual disabilities: the role of recent life events and traumatic experiences across the life spam. J Nerv Ment Dis 2009;197(3):182-86.
53. McQuenn PC. closet al. Causal origins of major mental handicap in the Canadian maritime provinces. Develop Med Child Neurology, 1986;28: 697-707.
54. McNally RJ. Anxiety and phobias. In: Matson, J. L. Handbook of Mental Retardation. New York: Pergamon Press, 1991.
55. Mulick JA; Hammer D; Dura JR. Assessment and management of antisocial and hyperactive behaviour. In: Matson JL. Handbook of Mental Retardation. New York: Pergamon Press, 1991.
56. Munir, KM. The co-occurrence of mental disorders in children and adolescents with intellectual disability/intellectual developmental disorder. Curr Opin Psychiatry 2016;29(2): 95-102.
57. Myers BA; Pueschei SM. Psychiatric disorders in persons with Down syndrome. The Journal of Nervous and Mental Disease, 1991;179(10): 609-13.
58. Newell SJ; Green SH. Diagnostic classification of the aetiology of mental retardation in children. British Medical Journal, 1987;294: 163-66.
59. Oeseburg B; Jansen DE; Grothoof JW et al. Emotional and behavioural problems in adolescents with intellectual disability with and without chronic diseases. J Intellect Disabil Res 2010;54(1):81-9.
60. Oesburg B; Jansen DE; Dijkstra GJ et al. Prevalence of chronic diseases in adolescents with intellectual disability. Rev Dev Disabil 2010;31(3):698-704.
61. Organização Mundial da Saúde. Mental retardation: Meeting the Challenge. Geneve, 1985.
62. Peterson, H. Mental retardation. In: Kaufman DM; Solomon GE; Pfeffer CR. Child and Adolescent Neurology for Psychiatrists. Baltimore: Williams & Wilkins, 1992.
63. Pytkowicz A; Sampson I; Barr HM; Storling et al. Studying alcohol teratogenesis from the perspective of the fetal alcohol syndrome: Methodological and statistical issues. In: Wisniewski HM; Snider DA. Mental Retardation: Research, Education and Technology Transfer. New York: The New York Academy of Sciences, 1986.
64. Ratey JJ; Lindem KJ. Betablockers as primary treatment for aggression and self-injury in the developmentally disabled. In: Ratey JJ. Mental Retardation: Developing Pharmacotherapies. Washington: American Psychiatric Press, 1991.
65. Rich E. Inteligência artificial. São Paulo: McGraw-Hill, 1988.

66. Robinson, H. B; Robinson, N. M. Retardamento mental. *In:* Carmichael. Manual de Psicologia da Criança. São Paulo: Edusp, 1975.
67. Rump P; Jazayeri O; Dijik-Bos, KK et al. Whole-exome sequencing is a powerful approach for establishing the etiological diagnosis in patients with intellectual disability and microcephaly. BMC Med Genomics 2015;9:7.
68. Serrano M; Martins C; Pérez-Dueñas B et al. Neuropsychiatric manifestations in late-onset urea cycle disorder patients. J Child Neurol 2010;25(3):352-58.
69. Shang QJ; Hu ZQ; Cai WX et al. The criminological characteristics of mental retardation. Fa Yi Za Zhi 2006;22(1):58-60.
70. Smith DW. Síndromes de malformações congênitas. São Paulo: Manole, 1989.
71. Sovner R. Use of anticonvulsivant agents for treatment of neuropsychiatric disorders in the developmentally disabled. *In:* Ratey JJ. Mental Retardation: Developing Pharmacotherapies. Washington: American Psychiatric Press Inc., 1991.
72. Stein Z; Susser M. The epidemiology of mental retardation. *In:* Butler NR; Corner BD. Stress and Disability in Childhood. Bristol: Wright Eds., 1982.
73. Stellman JM. Environmental agents and birth outcomes. *In:* Wisniewski HM; Snider DA. Mental Retardation: Research, Education and Technology Transfer. New York: The New York Academy of Sciences, 1986.
74. Stern J; Crome L. Patología del retraso mental. Barcelona: Científico Médica, 1972.
75. Tai YM; Chiu HW. Comorbidity study of ADHD applying association rule mining to National Health Insurance Database of Taiwan. Int J Med Inform 2009;78(12):75-83.
76. Tonge BJ. Psychopathology of children with developmental disabilities. *In:* Bouras N. Psychiatric and Behavioral Disorders in Developmental Disabilities and Mental Retardation. Cambridge: Cambridge University Press, 1999.
77. Unesco. Algumas definições práticas. O Correio, 1981; 9(3): 32-3.
78. Verhoeven WM; Tuinier S; Kuijpers HJ et al. Psychiatric profile in Rubinstein-Taiby syndrome. A review and case report. Psychopathology 2010; 43(1): 63-8.
79. Vorhees CV. Fetal anticonvulsivant exposure: effects on behavioral and physical development. *In:* Wisniewski HM; Snider D. Mental Retardation: Research, Education, and Technology Transfer. New York: The New York Academy of Sciences, 1986.
80. Weiz J; Yeales K. O. Cognitive development in retarded and nonretarded persons: piagetian tests of the similar structure hypothesis. Psychological Bulletin, 1981;90(1): 153-78.
81. Weitbrecht E. Manual de psiquiatría. Madrid: Gredos, 1970.

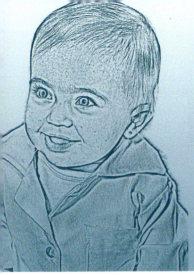

Capítulo 27

Transtornos do Espectro Autista

Francisco Baptista Assumpção Jr.
Evelyn Kuczynski

Questão histórica e desenvolvimento do conceito

Autismo é um transtorno complexo do desenvolvimento que envolve atrasos e comprometimentos nas áreas de interação social e linguagem, incluindo uma ampla gama de sintomas emocionais, cognitivos, motores e sensoriais (Greenspan; Wieder, 2006).

O termo "autismo" foi utilizado pela primeira vez por Eugene Bleuler, em 1911, para designar a perda de contato com a realidade e dificuldade ou impossibilidade de comunicação, comportamento este por ele observado em pacientes diagnosticados com quadro de esquizofrenia (Ajuriaguerra, 1977).

Em 1943, Leo Kanner descreveu, em artigo intitulado "Autistic disturbances of affective contact" (Kanner, 1943), uma doença específica em 11 crianças, com quadro que ele caracterizou como apresentando isolamento extremo, obsessividade, estereotipias e ecolalia, definindo, assim, o transtorno que conhecemos hoje e para o qual utilizou o termo empregado por Bleuler, em 1911, para um sintoma da esquizofrenia, embora considerando que esse conjunto de sinais caracterizava uma doença específica relacionada a fenômenos da linha esquizofrênica.

Em 1944, em Viena, Hans Asperger publicou tese de doutorado descrevendo quatro crianças com características semelhantes às descritas por Kanner empregando o mesmo termo – autista – para a descrição dos sintomas. Embora ambos os trabalhos tenham sido publicados em anos próximos, as descrições só foram comparadas em 1981, quando Lorna Wing traduziu o artigo de Hans Asperger e o publicou em revista de língua inglesa (Lyon; Fitzgerald, 2007; Sanders, 2009).

Kanner e Asperger descrevem crianças com habilidades cognitivas irregulares, habilidades extraordinárias, particularmente no campo da memória e das habilidades visuais, que coexistiam com profundos déficits de senso comum e julgamento (Tuchman; Rapin, 2009).

Em 1956, Kanner referia que todos os exames clínicos e laboratoriais eram incapazes de fornecer dados consistentes naquilo que se relacionava à sua etiologia, insistindo em diferenciá-lo dos quadros deficitários sensoriais como a afasia congênita e dos quadros ligados às oligofrenias, considerando-o "uma verdadeira psicose" (Kanner, 1956).

Alterações desse conceito só surgem a partir de Ritvo (1976), que passa a considerá-lo uma síndrome relacionada a um déficit cognitivo, e não uma psicose, justificando-se, assim, pensá-lo como um transtorno do desenvolvimento. A relação entre autismo e retardo mental passa a ser cada vez mais considerada, resultando em uma situação que podemos considerar conflitante, por exemplo, entre as classificações francesa, da Associação Americana de Psiquiatria (APA) e da Organização Mundial da Saúde (OMS).

Assim, se as duas últimas (APA, 1995; WHO, 1993) enquadraram o autismo na categoria "Transtornos Abrangentes de Desenvolvimento", enfatizando a relação entre autismo e cognição, conforme os trabalhos de Baron Cohen (1988, 1991) em oposição flagrante aos conceitos apresentados pela CID-9; a primeira (Misés, 1990) remete-nos ao conceito de "defeito de organização ou desorganização da personalidade" (Housel, 1991), caracterizando o conceito de "psicose" em sua expressão tradicional.

Anteriormente, o *Manual diagnóstico e estatístico de transtornos mentais III* (DSM-IIIR) (1989), para diagnosticar autismo, estabelecia a necessidade de se observarem ao menos oito dos 16 itens seguintes, incluindo pelo menos dois itens do grupo A (Incapacidade Qualitativa na Integração Social Recíproca), um do grupo B (Incapacidade Qualitativa na Comunicação Verbal e Não Verbal e na Atividade Imaginativa) e um do C (Repertório de Atividades e Interesses Acentuadamente Restritos), especificando se o início do quadro se deu na primeira infância (após os 36 meses de vida).

Essa inespecificidade o fez bastante criticado, uma vez que não permitia o diagnóstico diferencial com entidades distintas não só quanto à sintomatologia, mas principalmente quanto ao curso e ao prognóstico.

Burack (1992) também reforçou a ideia do déficit cognitivo, frisando que o autismo era visto sob uma ótica desenvolvimentista, sendo relacionado à deficiência mental, uma vez que cerca de 70% a 86% dos autistas são deficientes mentais, essa ideia contrapondo-se a do GAP de maneira marcante àquilo que o Grupo de Apoio Psiquiátrico (GAP) (1966), ao final dos anos 1960, apresentava quando incluía o autismo no grupo das psicoses da primeira e segunda infâncias, caracterizando-o como um problema primário, a ser distinguido do autismo secundário em virtude de dano cerebral ou de retardo mental; dos distúrbios simbióticos interacionais, que englobariam as chamadas psicoses simbióticas, com dependência incomum em relação à mãe, na forma de um prolongamento da ligação e das outras psicoses que corresponderiam às crianças com desenvolvimento atípico, com alguns comportamentos autísticos e indiferença emocional.

Desse modo, com o gradual predomínio de uma visão eminentemente descritiva, a partir de critérios operacionais e pouco conceituais, pela penetração, abrangência e aceitação dos conceitos, hoje nos remetemos ao autismo a partir de sua constelação comportamental.

Mesmo a escola francesa, com sua tradição compreensiva, prefere vê-lo vinculado à questão cognitiva (Lellord, 1991). Lebovici (1991), com toda a sua tradição psicanalítica, é textual quando diz que, "para os clínicos, é uma síndrome relativamente precisa. A referência histórica a Kanner faz da síndrome autística uma maneira mais ou menos específica de estar no mundo e aí formar relações atípicas".

Leboyer (Lebovici, 1991) também é textual quando diz que "a confrontação das observações clínicas e dos dados obtidos por meio da análise dos processos cognitivos e emocionais permite considerar a descrição de um modelo cognitivo anormal sustentando a patologia dos autistas". Assim, hoje a ideia predominante é de se estudar autismo a partir de uma abordagem cognitiva.

Gillberg (1990) refere que "é altamente improvável que existam casos de autismo não orgânico" e dessa maneira se estabelece que "o autismo é uma disfunção orgânica – e não um problema dos pais – isso não é matéria para discussão. O novo modo de ver o autismo é biológico". Essas afirmações ocasionam uma radical mudança na maneira de se diagnosticar e, principalmente, de se abordar a questão sob o ponto de vista terapêutico.

Considera-se o autismo uma síndrome comportamental definida, com etiologias orgânicas também definidas, e sobre esse conceito se estruturam características sintomatológicas, etiologias e diagnóstico diferencial, bem como os aspectos terapêuticos.

Desse modo, autismo passa a se constituir como um conceito heterogêneo que inclui múltiplos sintomas, com variedades de manifestações clínicas e uma ampla gama de níveis de desenvolvimento e funcionamento (Kamp-Becker et al., 2010). A partir do DSM-5, os transtornos do espectro autista (TEA) incluem os diagnósticos de autismo, síndrome de Asperger e transtornos invasivos do desenvolvimento não especificados, com seus critérios diagnósticos comportamentais (Newshaffer et al., 2007; Rutter, 2005).

O TEA passa, então, a ser visto como uma síndrome que afeta indivíduos de todas as raças e culturas; com ampla gama de funcionamento e de caráter permanente, que pode se manifestar sob diversas formas ao longo dos anos (Plimley, 2007), com variação notável na expressão dos sintomas e características comportamentais que se alteram durante seu curso e desenvolvimento (Klin, 2006), o que lhe permite diferentes apresentações e combinações sintomatológicas (Greenspan e Wieder, 2006). Isso nos permite visualizar, como fato frequente, a presença de déficits motores (citados desde a época das descrições) presentes nos indivíduos com funcionamento tanto elevado como baixo (Larson; Mostofosky, 2009).

Autismo é, então, considerado uma síndrome comportamental com etiologias biológicas múltiplas e evolução de um distúrbio do desenvolvimento, caracterizada por déficit na interação social e no relacionamento com os outros, associada a alterações de linguagem e de comportamento (Gillberg, 1990).

Considerando a Classificação Internacional das Doenças 10 (CID-10, 1993), encontramos o conceito de transtornos globais do desenvolvimento descrito como:

> "Grupo de transtornos caracterizados anormalidades qualitativas em interações sociais recíprocas e em padrões de comunicação e por um repertório de interesses e atividades restrito, estereotipado e repetitivo. Estas anomalias qualitativas constituem uma característica global do funcionamento do sujeito, em todas as ocasiões". (CID 10ª ed., p. 46)

Estabelecem-se, então, subgrupos específicos caracterizando diferentes quadros clínicos, evoluções e prognósticos; e o diagnóstico diferencial dos quadros intragrupo de "Transtornos Abrangentes do Desenvolvimento" inclui (ao DSM IV-TR) quadros como síndrome de Asperger, síndrome de Rett, transtornos desintegrativos e quadros não especificados. Esse diagnóstico diferencial entre os diferentes grupos torna-se de fundamental importância e passa a ser uma das grandes dificuldades do clínico.

Estabelece-se, então:

- Autismo infantil: transtorno global do desenvolvimento caracterizado por:
  a) Um desenvolvimento anormal ou alterado, manifestado antes da idade de 3 anos.
  b) Apresentação de uma perturbação característica do funcionamento em cada um dos três domínios seguintes: interações sociais; comunicação; comportamento focalizado e repetitivo. É acompanhado ainda por numerosas outras manifestações inespecíficas, por exemplo fobias, perturbações do sono ou da alimentação, crises de birra ou agressividade (autoagressividade).

- Síndrome de Asperger: com maior ocorrência no sexo masculino, inteligência próxima da normalidade, déficit na sociabilidade, interesses específicos e circunscritos, com história familiar de problemas similares e baixa associação com quadros convulsivos.

- Síndrome de Rett: ocorrência no sexo feminino, sendo reconhecida entre 5 e 30 meses. Apresenta marcado déficit no desenvolvimento, com desaceleração do crescimento craniano, retardo intelectual importante e forte associação com quadros convulsivos.

- Transtornos desintegrativos: usualmente já diagnosticados a partir dos 24 meses, com predomínio no sexo masculino, padrões de sociabilidade e comunicação pobres, alta frequência de síndrome convulsiva e prognóstico pobre.

- Transtornos abrangentes não especificados: com idade de início variável, predomínio no sexo masculino, comprometimento discrepante na área da sociabilidade, bom padrão comunicacional e pequeno comprometimento cognitivo.

Estas características podem ser mais bem observadas, de maneira aproximada, no Quadro 27.1.

QUADRO 27.1 – Principais características dos diferentes quadros englobados pelo grupo Transtornos Abrangentes do Desenvolvimento.

	Transtorno autista	Transtorno desintegrativo	Transtorno Rett	Transtorno Asperger	TID SOE
Características	Padrão	Grave	Grave	Alto funcionamento	Atípico
Inteligência	Deficiência Intelectual grave	Deficiência Intelectual grave	Deficiência Intelectual grave	Deficiência Intelectual leve a normal	Deficiência Intelectual leve a normal
Idade	0 a 3 anos	Maior que 2 anos	6 meses a 2 anos	5 a 7 anos	Variável
Habilidades comunicacionais	Pobres	Pobres	Pobres	Boas	Variáveis
Habilidades sociais	Limitadas	Limitadas	Limitadas	Regulares a boas	Variáveis
Perda de habilidades	Não	Sim	Sim	Não	Não
Interesses restritos	Sim	Não	Não	Variáveis	Variáveis
Epilepsia	Frequente	Frequente	Frequente	Raro	Raro
Curso de vida adulta	Estável	Declina	Declina	Estável	Estável
Sexo	M > F	M > F	F	M > F	M > F
Prognóstico	Pobre	Muito pobre	Muito pobre	Regular	Regular

Fonte: APA, 2013 (DSM-5).

Com a publicação do DSM-5, outras alterações, menos expressivas do que se esperava, de uma nova classificação, foram estabelecidas. Temos, então:

- DSM-5: transtorno do espectro do autismo.

Deve preencher os seguintes critérios 1, 2 e 3:

1. Déficits clinicamente significativos e persistentes na comunicação social e nas interações sociais, manifestados de todas as maneiras seguintes:
   a) Déficits expressivos na comunicação não verbal e verbal usada para interação social.
   b) Falta de reciprocidade social.
   c) Incapacidade para desenvolver e manter relacionamentos de amizade apropriados para o estágio de desenvolvimento.

2. Padrões restritos e repetitivos de comportamento, interesses e atividades, manifestados por pelo menos duas das seguintes maneiras:
   a) Comportamentos motores ou verbais estereotipados, ou comportamentos sensoriais incomuns.
   b) Excessiva adesão/aderência a rotinas e padrões ritualizados de comportamento.
   c) Interesses restritos, fixos e intensos.

3. Os sintomas devem estar presentes no início da infância, mas podem não se manifestar completamente até que as demandas sociais excedam o limite de suas capacidades.

Estabelece-se, assim, um novo nome para a categoria "Transtorno do Espectro do Autismo", que inclui transtorno autístico (autismo), transtorno de Asperger, transtorno desintegrativo da infância e transtorno global ou invasivo do desenvolvimento, sem outra especificação, retirando do grupo a síndrome de Rett, já com etiologia claramente definida. A diferenciação entre transtorno do espectro do autismo, desenvolvimento típico/normal e outros transtornos "fora do espectro" parece passar a ser feita com maior segurança e validade. As distinções entre os transtornos intragrupo mostraram-se inconsistentes com o passar do tempo e por isso foram abolidas, ao passo que variáveis dependentes do ambiente, e frequentemente associadas à gravidade, nível de linguagem ou inteligência, parecem contribuir mais do que as características do transtorno.

Autismo é hoje definido por um conjunto comum de sintomas, admitindo-se que ele seja mais bem representado por uma única categoria diagnóstica, adaptável conforme apresentação clínica individual, o que permite incluir especificidades clínicas como transtornos genéticos conhecidos, epilepsia, deficiência intelectual e outros.

Passa-se a se considerar que déficits na comunicação e comportamentos sociais são inseparáveis e podem ser avaliados mais acuradamente quando observados como um único conjunto de sintomas com especificidades contextuais e ambientais. Considera-se ainda que atrasos de linguagem não são características exclusivas dos transtornos do espectro do autismo e nem são universais dentro dele, podendo ser definidos apropriadamente como fatores que influenciam nos sintomas clínicos de TEA, e não como critérios do diagnóstico. A exigência de que esses dois critérios sejam completamente preenchidos parece melhorar a especificidade do diagnóstico de autismo sem prejudicar sua sensibilidade.

Os comportamentos sensoriais incomuns, explicitamente incluídos em um subdomínio de comportamentos motores e verbais estereotipados, parecem aumentar a especificação daqueles que podem ser codificados dentro desse domínio, parecendo ser particularmente relevantes para crianças mais novas.

Importante ainda é o fato de que a sintomatologia deve estar presente desde o nascimento ou começo da infância, mas pode não ser detectada antes, em função das demandas sociais mínimas na infância precoce e do intenso apoio dos pais ou cuidadores nos primeiros anos de vida.

Dessa maneira, os três domínios característicos no DSM-IV-TR tornaram-se dois, a saber:

1. Deficiências sociais e de comunicação.
2. Interesses restritos, fixos e intensos e comportamentos repetitivos.

Finalmente, a caracterização de gravidade dos quadros clínicos, expressa por meio do Quadro 27.2, parece ser de grande utilidade.

Se observarmos as transformações que o conceito, a abordagem clínica e a terapêutica do autismo sofreram desde o momento de sua descrição por Kanner, verificaremos:

1. Mudanças conceituais: de doença a síndrome, de ser considerado como apresentando um comprometimento afetivo para um déficit cognitivo e de etiologia de base psicogênica a uma etiologia biológica que essas mudanças acarretam.
2. Mudanças terapêuticas: passa-se do tratamento com antipsicóticos, a partir da consideração do quadro como uma forma precoce de psicose infantil, para o tratamento de sintomas-alvo a partir de sua conceituação enquanto síndrome de etiologias múltiplas.

Passa-se ainda da psicoterapia de base analítica, quando se pensava o autismo decorria de dificuldades nas primeiras relações objetais, para abordagens pedagógicas com base cognitivo-comportamental em função da consideração sobre as dificuldades cognitivas implícitas no quadro clínico do autismo.

Epidemiologia

Hoje, em função dessas alterações conceituais e da própria maior eficácia diagnóstica, passa-se a considerá-lo fenômeno raro, descrito esporadicamente, para aproximadamente 1 a 5 casos em cada 10 mil crianças, em uma proporção de 2 a 3 homens para 1 mulher (Volkmar, 1996), ou mesmo uma proporção de 2:1.000 (Bryson *apud* Cohen, 1985).

Observa-se predominância do sexo masculino, conforme citado por Frith (1989) ou pelo próprio DSM-IV (1995), embora, quando analisamos as etiologias prováveis, não encontremos grande número de patologias vinculadas especificamente ao cromossomo X, o que justificaria essa diversidade.

Fombonne (2005, 2009), analisando as publicações sobre epidemiologia dos TEA, encontra em 2005 uma estimativa de 60:10.000 para os TEA e, em 2009, de 60 a 70:10.000, o que mostra um aumento significativo.

Rutter (2005) refere a dificuldade em se obterem valores exatos da incidência de autismo em virtude da incerteza sobre a síndrome, no entanto, considerando estudos epidemiológicos sobre o transtorno, afirma que, possivelmente, esses dados estejam entre 30 e 60:10.000, enfatizando que seria pouco provável que a realidade da incidência estivesse abaixo desse valor. Ressalta ainda (2005) que há aumento na prevalência com relação aos dados dos primeiros estudos, e os dados aumentam conforme os anos de publicação, com aumentos significativos nos últimos 15 a 20 anos (Fombone, 2009).

Esse aumento na prevalência não significa realmente que a incidência geral de autismo esteja aumentando, pois essas mudanças de valores, provavelmente, se relacionam a uma combinação de fatores, como mudanças conceituais, diagnóstico precoce, estudos mais aprofundados sobre os TEA, maior disponibilidade de serviços específicos e melhoria nas avaliações, bem como maior sensibilização do público (Fombonne, 2005 e 2009; Gernsbacher; Dawson; Goldsmith, 2005; Rutter, 2005; Klin, 2006; Assumpção, 2003).

Observa-se também maior incidência em meninos do que em meninas, com uma média de 4,2 meninos para cada menina (Fombone, 2009).

Quando diferentes faixas de QI são examinadas, observa-se predomínio maior de indivíduos do sexo masculino, chegando-se a razões de 15:1, contrariamente a quando são avaliadas populações com QI superior a 50.

A idade usual de diagnóstico confirma o descrito por Baron-Cohen (1992), de que a idade média para sua detecção é ao redor de 3 anos, embora o autor sugira que o diagnóstico já possa ser bem estabelecido ao redor dos 18 meses de idade.

Estudos realizados com grandes amostras de portadores das chamadas psicoses infantis referem uma distribuição bimodal, com um grupo de crianças apresentando graves problemas já nos primeiros anos de vida, enquanto o outro grupo apresenta essas dificuldades somente após um período de desenvolvimento aparentemente normal (Volkmar, 1966).

QUADRO 27.2 – Níveis de gravidade dos Transtornos do Espectro Autístico.

Gravidade do TEA	Comunicação social	Comportamentos repetitivos e interesses restritos
Nível 3 – Requer suporte intenso	Graves déficits em comunicação verbal e não verbal ocasionando graves prejuízos no funcionamento social; interações sociais muito limitadas e mínima resposta social ao contato com outras pessoas	Preocupações, rituais imutáveis e comportamentos repetitivos que interferem muito com o funcionamento em todas as esferas. Intenso desconforto quando rituais ou rotinas são interrompidos, com grande dificuldade no redirecionamento dos interesses ou de se dirigir para outros rapidamente
Nível 2 – Requer suporte grande	Graves déficits em comunicação social verbal e não verbal que aparecem sempre, mesmo com suportes, em locais limitados. Observam-se respostas reduzidas ou anormais ao contato social com outras pessoas	Preocupações ou interesses fixos frequentes, óbvios a um observador casual, e que interferem em vários contextos Desconforto e frustração visíveis quando rotinas são interrompidas, o que dificulta o redirecionamento dos interesses restritos
Nível 1 – Requer suporte	Sem suporte local o déficit social ocasiona prejuízos Dificuldades em iniciar relações sociais e claros exemplos de respostas atípicas e sem sucesso no relacionamento social Observa-se interesse diminuído pelas relações sociais	Rituais e comportamentos repetitivos interferem, significativamente, no funcionamento em vários contextos Resiste às tentativas de interrupção dos rituais e ao redirecionamento de seus interesses fixos

Fonte: APA, 2013 (DSM-5).

Considerando-se o desenvolvimento cognitivo, mesmo levando-se em conta as dificuldades de avaliação (em que pese o sugerido pela literatura internacional – Barthelémy, 1991), observa-se pequeno número de portadores de inteligência normal.

Esse fato é categoricamente enfatizado, considerando-se real a ligação entre autismo e deficiência mental, estabelecendo-se a noção de um "*continuum* autístico" ou de um "espectro autístico", conceito este utilizado na construção da categoria no DSM-5 (APA, 2013) em função exatamente da variação de inteligência, com características sintomatológicas decorrentes desse perfil de desempenho.

Aspectos cognitivos dos transtornos do espectro autístico

Os déficits autísticos, conforme relatados até o presente, são relacionados a um déficit crônico nas relações sociais, descritos em todos os trabalhos de Kanner (1943, 1949, 1954, 1955, 1956, 1968 e 1973), bem como no de Ritvo (1976) e mesmo nas atuais classificações do DSM-III-R (APA, 1989), DSM-IV (APA, 1992), francesa de distúrbios mentais de Misés (1990), na CID-10 (WHO, 1993) e no DSM-5 (APA, 2013).

Alguns autores, citados por Baron-Cohen (1988), relacionam o falar autístico a déficits pragmáticos na linguagem. Esse dado, embora não apareça nos sistemas classificatórios, é importante na compreensão do quadro em si.

Contrapondo-se a uma teoria afetiva, Baron-Cohen (1988, 1990, 1991) e Frith (1988) propõem uma teoria cognitiva para o autismo que tem como ponto central a dificuldade da criança autística em compreender estados mentais de outras pessoas.

Teoria da mente

A inabilidade na compreensão dos estados mentais tem sido denominada "teoria da mente", uma vez que envolve o conceito da existência de estados mentais utilizados para explicar ou prever o comportamento de outras pessoas.

A base dessa visão poderia ser resumida da seguinte maneira:

I. Nossas crenças sobre conceitos referentes ao mundo físico podem ser denominadas "representações primárias".
II. Nossas crenças sobre o estado mental das pessoas (p. ex., seus desejos) são representações de representações. Podem, então, ser denominadas "representações secundárias" ou metarrepresentações.

Assim, sugere-se que, no autismo, a capacidade de metarrepresentações se encontra alterada, o que provoca alterações nos padrões de interação social. Dessa maneira, teríamos que:

- O autismo é causado por um déficit cognitivo central.
- Um desses déficits é referente à capacidade para metarrepresentação.
- Essa metarrepresentação é requerida nos padrões sociais que envolvem a necessidade de atribuir estados mentais ao outro. Assim, padrões que não requerem essa capacidade metarrepresentacional (p. ex., o reconhecimento de gênero, permanência do objeto ou autorreconhecimento no espelho) podem estar intactos no autismo, conforme esclarece Baron-Cohen (1991).
- A capacidade metarrepresentacional é obrigatória em padrões simbólicos (como nos jogos).
- Os padrões pragmáticos também requerem a presença dessa metarrepresentação, razão pela qual se encontram alterados no autismo.

Assim, considerando-se a questão da teoria da mente, acredita-se na dificuldade desse indivíduo autista em perceber crenças, intenções, emoções e conceitos de outras pessoas elaborando estados mentais a respeito delas. Paralelamente, sugere-se um déficit em suas funções executivas que lhe dificultariam a flexibilidade mental, a atenção dirigida, o planejamento estratégico e o raciocínio, bem como um déficit na integração contextualizada dos elementos, ocasionando apreensão de detalhes de um fenômeno em lugar de sua totalidade.

Teoria da coerência central

As diferenças observadas no sistema de processamento da informação em crianças com autismo é também a base de outra teoria em autismo (Frith, 1989). A falta da tendência natural em juntar partes de informações para formar um "todo" provido de significado (coerência central) é uma das características mais marcantes no autismo, que implica a dificuldade na contextualização da informação. A tendência em ver partes, em vez de uma figura inteira, e em preferir uma sequência randômica a uma sequência provida de significado (contexto), pode explicar a performance superior de crianças com autismo: nas escalas de Wechsler, que envolvem reunião e classificação de imagens por séries, em especial no subteste de Cubos (Happé, 1994).

Teoria da disfunção executiva

A hipótese de comprometimento da função executiva como déficit subjacente ao autismo aparece em função da semelhança entre o comportamento de indivíduos com disfunção cortical pré-frontal e o daqueles com autismo, comportamentos estes caracterizados por inflexibilidade, perseveração, primazia do detalhe e dificuldade de inibição de respostas.

Essas características foram subsequentemente comprovadas pelos resultados do desempenho de indivíduos com autismo em testes destinados a medir funções executivas, por exemplo, o Wisconsin Card Sorting Test (Heaton, 1981).

Teoria da sistematização-empatia

O conceito de empatia engloba uma modalidade da resposta comportamental e está presente em um modelo cognitivo para o autismo propondo dois traços, duas habilidades envolvidas na compreensão de causalidades – empatia e sistematização – ambos presentes em toda a população e explicando a variação em desempenho, dependendo da natureza da tarefa, na população normal. Essa teoria utiliza uma das características marcantes dos TEA, a dos interesses restritos, que, em muitos casos, se tornam "ilhas de habilidades": de maneira simples, essa teoria refere que indivíduos com autismo mantêm intactas as habilidades de sistematização, apresentando, em contrapartida, deficiências em empatia.

Sistematização é definida como "um impulso de compreender e construir um sistema" – este definido "como tudo o que possa ser governado por regras que especificam a relação entre dado de entrada-operação-resultado". Esse modelo explica as falhas em empatia, uma vez que esta segunda preconiza a resposta emocional adequada em relação ao outro, por isso os autores a consideram mais abrangente.

O modelo também visa explicar algumas diferenças cognitivas encontradas entre os sexos, uma vez que mulheres atingiriam melhor desempenho em tarefas que exigem empatia, como reconhecimento de emoções, ao passo que homens seriam mais sistematizadores, com maiores habilidades em tarefas visuomotoras e raciocínio espacial, com os TEA apresentando uma diferença de grau em relação à média da população do sexo masculino; por isso esse modelo também é denominado cérebro "extremamente masculino" (*extreme male brain*).

Dessa maneira, pensar o autismo dentro de uma visão cognitiva é a possibilidade que, neste momento histórico, nos permite a compreensão do fenômeno dentro de um modelo teórico.

Vários estudos (Schopler, 1988; Happé, 1994; Jarrold, 1994) enfatizam a questão cognitiva, embora procurando funções mais especificamente comprometidas como as responsáveis pela constelação sintomatológica.

Podemos considerar, a partir do até aqui exposto, que a síndrome autística é uma entidade clínica, com características definidas, principalmente no nível cognitivo, o que possibilita a avaliação da dinâmica familiar dos pais de seus portadores, uma vez que a sua educação e o processo de socialização cabem à família, independentemente de processos de habilitação e tratamento. Por ser uma doença crônica, o autismo exige da família uma série de transformações para absorver em sua dinâmica um elemento com essa deficiência em seu processo de desenvolvimento.

Diagnóstico e fatores biológicos associados

Considerando-se a questão etiológica, no DSM-IV (1995), em seu eixo III, correspondente a "Distúrbios e Condições Físicas", observamos grandes dificuldades relativas ao seu estabelecimento, levando-se em conta que, mesmo com acurada pesquisa diagnóstica, a inespecificidade dos dados obtidos, quanto à etiologia, é marcante, embora a associação com fatores biológicos seja indiscutível (Steffemberg, 1991). O DSM-5 (APA, 2014), mesmo abolindo os eixos diagnósticos, considera de fundamental importância o diagnóstico dos quadros associados ao autismo.

Considerando que diversos autores apresentam o conceito de autismo como um aspecto sintomatológico, dependente do comprometimento cognitivo, reforça-se a tendência de se pensar o autismo não como uma entidade única, mas como um sintoma comum a um grupo variado de doenças, com a gravidade da sintomatologia relacionada primariamente a déficits cognitivos. Torna-se de extrema dificuldade a compreensão do fenômeno autismo, uma vez que ele engloba um grande número de patologias diferentes, bem como uma concepção teórica de grande influência, nesse pensar.

Hoje, portanto, conforme falamos, o autismo é considerado uma síndrome comportamental com etiologias múltiplas em consequência de um distúrbio de desenvolvimento (Gilberg, 1990), caracterizando-se por um déficit na interação social visualizado pela inabilidade em se relacionar com o outro, usualmente combinado com déficits de linguagem e alterações de comportamento.

Seu rastreamento pode ser realizado por meio de escalas diagnósticas passíveis de serem aplicadas por professores especializados ou outros profissionais, visando uma suspeita diagnóstica que, posteriormente, pode ser, ou não, confirmada por um especialista. Inúmeros são os instrumentos utilizados para isso.

Considerando-se essa questão etiológica, passível de muitas discussões e controvérsias, vários quadros são descritos associados aos transtornos do espectro autístico, privilegiando-se, conforme já falamos, quadros de base biológica, de acordo com as propostas mais recentes.

Podem-se observar, assim, altos níveis periféricos de serotonina, que ocorrem em aproximadamente um terço dos casos, bem como maior frequência de alterações eletroencefalográficas, com quadros convulsivos associados e evidências sugestivas da importância dos fatores genéticos, embora, como na maioria dos transtornos mentais, seja preciso levar em conta a provável multifatorialidade etiológica (Volkmar, 1996).

Assim, os transtornos do espectro autístico correspondem a quadros de extrema complexidade e variabilidade, com prognóstico importante e que, portanto, exigem, em sua realização, abordagens multidisciplinares que visam não somente uma questão médica para que se possam estabelecer etiologias e quadros clínicos bem definidos, passíveis de prognósticos precisos e abordagens psicofarmacoterápicas eficazes, mas também avaliações de muitos outros tipos e características que propiciam a melhora desse prognóstico e, principalmente, o estabelecimento de modelos de reabilitação (e, por conseguinte, de sua avaliação) mais eficazes.

Deve-se, assim, estabelecer protocolos diagnósticos para maior fidedignidade, embora sempre devam ser considerados seus objetivos, ou seja, se com finalidade puramente clínica ou se com intuito de pesquisa. Isso porque, em função desses objetivos, serão considerados os recursos necessários. Um protocolo geral, passível de adaptação se considerado um interesse puramente clínico, pode ser assim estabelecido:

1. História cuidadosa com antecedentes gestacionais, pré, peri e pós-natais.
2. Estudo neuropsiquiátrico envolvendo aspectos de desenvolvimento, avaliação física (na busca e identificação de sinais dismórficos), neurológico e psiquiátrico.
3. Testes auditivos.
4. Avaliação oftalmológica.
5. Estudo genético com análise cromossômica ou estudo de DNA visando ao estudo de fenótipos comportamentais, a partir de características comportamentais típicas de determinadas síndromes (Lesch-Nyhan, Angelman, Cornelia de Lange). Estudo das patologias ligadas ao X (Gillberg; 2000).
6. Neuroimagem:
   a) Tomografia computadorizada (TC): assimetria de lobos cerebrais e dilatação ventricular.
   b) Ressonância nuclear magnética (RNM): diminuição de volumes de lobos VI e VII do verme cerebelar, agenesia de corpo caloso (síndrome de Aicardi).

c) TC com ingestão intravenosa de xenônio 23: hipo-débito de hemisférios no nível frontal.
7. Eletroencefalograma (EEG): esclarecimento diagnóstico (síndromes de Lennox, de West e de Landau-Kleffner):
    - Correlação direta entre QI e anormalidades de EEG.
    - Correlação direta entre linguagem e anormalidades eletroencefalográficas.
8. Potenciais evocados:
    - Auditivos de tronco cerebral: com latências prolongadas como na esquizofrenia ou breves como no transtorno de déficit de atenção e hiperatividade (TDAH).
    - Auditivos corticais: inconsistentes, com amplitude pequena, latência curta e variabilidade morfológica na RNM.
9. Testes específicos de metabolismo visando à detecção de erros inatos.
10. Outros exames laboratoriais:
    - Endócrinos: tireoide (T3, T4, TSH) – depressão e mania.
    - Suprarrenal (cortisol): transtorno de humor, ansiedade, *delirium*.
    - Hormônio antidiurético: diabetes *insipidus* (lítio).
    - Hemograma completo.
    - Eletrólitos (alterações de consciência).
    - Sorologia para doenças infecciosas (sífilis, HIV).
    - Toxicologia.
    - Dosagens séricas (Rosse; 1989).

Cabe pensar que o pedido desses exames deve atender a uma necessidade clínica, uma vez que representam custo físico e econômico para o paciente e seus familiares. Assim, não devem ser pedidos e/ou realizados de maneira mecânica e sem significado. Isso porque, embora em desuso, a frase que refere que "a clínica é sempre soberana" continua tendo valor importante em nossa atividade.

11. Psicometria: curiosamente, em nosso país é pouco utilizada em função da importância dada aos modelos psicanalíticos. Consideramo-la, porém, indispensável para a detecção da etapa de desenvolvimento em que a criança se encontra, para o estabelecimento de projetos terapêuticos, uma vez que permite a avaliação do prejuízo específico em diferentes funções cognitivas, e para o estabelecimento de estratégias de atendimento clínico, bem como de sua avaliação. Salienta-se que os instrumentos de avaliação variam conforme o ambiente em que são aplicados e que devem ser sistematicamente atualizados e validados. Por essa razão, o Conselho Federal de Psicologia (CFP) tem tentado estabelecer e indicar aqueles considerados válidos em nosso meio e que não necessariamente se encontram na listagem de testes descritos a seguir. Do item "a" ao "c" que foi realizada de maneira mais genérica:
    a) Avaliações de desenvolvimento:
        - Motor: Brunet-Lézine.
        - Mental não verbal: Borel-Maisonny.
        - Cognição sensório-motora: Uzgiris, Gesell; Portage.
    b) Eficiência intelectual: WISC, WAIS.
    c) Sociabilidade: Vineland.

    Essas três áreas citadas são de fundamental importância para esse estabelecimento diagnóstico e terapêutico.

    d) Avaliações de personalidade: pouco utilizadas nos TEA, com alguns trabalhos feitos com portadores da anteriormente denominada "síndrome de Asperger" (Araújo, 2011) e que observaram a existência de uma relativa integridade do processamento perceptivo-cognitivo, sendo positivo o índice do déficit relacional que pareceu demonstrar dificuldades em enfrentar as demandas comuns do meio social, dado compatível com a descrição clínica do quadro. Quanto às variáveis selecionadas para observação, encontrou-se grande variabilidade, o que parece indicar que não se pode afirmar que façam parte de um perfil específico para os transtornos do espectro autístico.
    e) CAT, TAT, Pfister, Rorschach.
    f) Instrumentos específicos: *Trail Making Test, Stroop, Rey, Visual Retention Test* (atenção); *Rey Auditory, Rey Visual* (memória).

Com a maior acurácia das pesquisas clínicas, um grande número de subsíndromes ligadas ao complexo "autismo" deve ser identificado nos próximos anos, de forma que os conhecimentos sobre a área aumentarão de modo significativo em um futuro próximo. Neste momento, trabalhamos com um complexo sindrômico que, à maneira do conceito de retardo mental, engloba um número imenso de quadros clínicos que têm, entre outras, uma característica comportamental comum a que denominamos "autismo". Encontramos um quadro relacionado a:

1. Infecções pré-natais:
    a) Rubéola congênita.
    b) Sífilis congênita.
    c) Toxoplasmose.
    d) Citomegaloviroses.
2. Hipóxia neonatal.
3. Infecções pós-natais: herpes simples.
4. Déficits sensoriais.
5. Espasmos infantis: Síndrome de West.
6. Doença de Tay-Sachs.
7. Fenilcetonúria: herança recessiva ligada ao cromossomo 12.
8. Síndrome de Angelman: ocorrência esporádica, deleção proximal do braço longo do cromossomo 15.
9. Síndrome de Prader-Willy: ocorrência esporádica, deleção proximal do braço longo do cromossomo 15.
10. Esclerose tuberosa.
11. Neurofibromatose.
12. Síndrome de Cornelia de Lange: ocorrência esporádica, braço longo do cromossomo 3.
13. Síndrome de Williams.

14. Síndrome de Moebius.
15. Mucopolissacaridoses.
16. Síndrome de Down.
17. Síndrome de Turner.
18. Síndrome do X frágil.
19. Hipomelanose de Ito.
20. Síndrome de Zunich.
21. Síndrome de Aarskog.
22. Outras alterações estruturais:
    - Cromossomo 1 (Murayama; 1992): 3 crianças.
    - Cromossomo 2 (Saliba; 1990): 1 criança.
    - Cromossomo 5 (Barber; 1994): mulher de 45 anos.
    - Cromossomo 8 (Burd; 1985): criança de 5 anos.
    - Cromossomo 13 (Assumpção; 2000).
    - Cromossomo 15 (Kerbeshian; 1990): mulher de 33 anos.
        - (Gillberg; 1991): 6 crianças.
        - (Schoffield; 1991): menina de 11 anos.
        - (Bundey; 1994): menino de 10 anos.
        - (Baker; 1994): menina de 10 anos.
    - Cromossomo 16 (Hebebrand; 1994): menino de 14 anos.
    - Cromossomo 17 (Almeida; 1989): criança de 3 anos.
    - Cromossomo 18 (Wilson; 1989): menino de 3 anos.
        - (Fryns; 1992): menino de 2 anos.
        - (Ghaziuddin; 1993): menina de 14 anos.
        - (Seshadri; 1992): menino de 2 anos.
    - Cromossomo 22 (Assumpção; 1999).
        - XXY (Mallin; 1972): menino de 9 anos (Gillberg; 1984).
        - (Blackman; 1991): menino de 3 anos.
        - XXX (Assumpção; 1997): menina de 16 anos.
23. Intoxicações.

Considerando-se essa multiplicidade de quadros que podem estar associados aos TEA, o diagnóstico em todos os seus eixos (pensando-se em diagnóstico sindrômico e descritivo, diagnóstico do desenvolvimento e seus prejuízos, diagnóstico etiológico ou de quadros médicos associados, diagnóstico familiar e diagnóstico funcional, todos de fundamental importância para o estabelecimento de prognóstico e projeto terapêutico eficaz), torna-se importante o estabelecimento de linhas que orientem esse pensamento.

Essa ideia corresponde à proposta de Skuse (2004) quando refere que autismo é um diagnóstico que abrange um grande espectro, com muitas comorbidades, propondo um procedimento de tipo computacional que gera perfis diagnósticos para condições de autismo, chegando à conclusão de que há boas perspectivas e possibilidades no instrumento por ele proposto.

Assim, diagnosticar significa reconhecer e, em Medicina (e também em Psiquiatria da Infância e da Adolescência), diagnosticar algo é reconhecer uma patologia ou um indivíduo enfermo com um propósito clínico (terapêutica), de comunicação, de investigação (anatomopatológico ou epidemiológico) ou outro (perícia laboral ou forense) (Miranda-Sá, 1992).

Assim, para seu estabelecimento, buscam-se todos os elementos conseguidos por meio da anamnese e dos exames para se chegar a uma conclusão a partir da qual podem ser visualizadas a situação atual do paciente e as respostas e repercussões futuras. Não é um mero rótulo e tem características que, segundo Almeida Filho (1989), podem ser assim descritas:

a) É um processo mental dedutivo produzindo conclusões sobre casos particulares a partir de regras gerais.

b) É realizado em casos individuais "considerados em sua singularidade" e integrados posteriormente a uma casuística. A seleção dos casos é feita em busca de uma homogeneidade.

c) A necessidade de integração de conhecimentos sobre cada caso determina maior necessidade de detalhamento, resultando em critérios subjetivos e, assim, diminuindo seu grau de reprodutibilidade.

d) Os dados semiológicos em Psiquiatria toleram atribuições simbólicas com diferentes graus de imprecisão, ambiguidade e incoerência.

Referências bibliográficas

1. American Psychiatric Association – Diagnostic and Statistical Manual of Mental Disorders (DSM IV), Washington, APA, 1995.
2. American Psychiatric Association – Manual de Diagnóstico e Estatística dos Transtornos Mentais (DSM 5), Porto Alegre: Artmed, 2014.
3. Araújo CA; Nascimento RSGF; Assumpção Jr. FB. Autismo e psicodiagnóstico de Rorschach. Psico, Porto Alegre, PUC-RS, v. 42, n. 4, p. 434-441, out./dez. 2011.
4. Assumpção Jr. FB. Autismo Infantil: um algoritmo clínico. São Paulo. Tese (Livre-Docência) – Faculdade de Medicina da Universidade de São Paulo, 1991.
5. Ballabriga MCJ; Escudé RMC; Llaberia ED. Escala d'avaluació dels trests autistes (ATA.). Validez y fiabilidad de una escala para el examen de las conductas autistas. Revista de Psiquiatria Infanto-Juvenil, 1994;4: 254-263.
6. Baron-Cohen S. Social and pragmatic deficits in autism: cognitive or affective? J Autism Develop Disord,1988;18(3):379-401.
7. Baron-Cohen S. Autism, a specific cognitive disorder "mind-blindness". Int Rev Psychiat 1990;2:81-90.
8. Baron-Cohen S. The development of a theory of mind in autism: deviance an delay? Psychiat Clin North Amer 1991;14(1): 33-52.
9. Baron-Cohen S; Allen J; Gillberg C. Can autism be detected at 18 months? British J Psychiat, 1992;161:839-43.
10. Burack JA. Debate and argument: clarifying developmental issues in the study of autism. J Child Psychol Psychiat 1992;33(3):617-621.
11. Cucolicchio S; Di Matteo JD; Paicheco R et al. Correlação entre as escalas CARS e ATA no diagnóstico de Autismo. Med Reabil; 2010;29(1): 6-8.
12. Frith U. Autism: possible clues to the underlyng pathology. Psychological facts. *In:* Wing L. Aspects of autism: biological research, London, Gaskel Eds. & Royal College of Psychiatrists & The National Autistic Society, 1988.
13. Frith U. Autism, explaining the enigma. Oxford, Blackwell Pub., 1989.
14. Gillberg C. Infantile Autism: diagnosis and treatment. Acta Psychiatr Scand 81: 209-215, 1990.
15. Happé FGE. Wechsler IQ Profile and Theory of Mind in Autism: a Research Note. J Child Psychiat 35(8):1461-1471,1994.
16. Hobson RP. Autism and the development of mind. Essays in developmental psychology. United Kingdon; Psychology Press; 1997.
17. Houzel D. Reflexões sobre a definição e a nosografia das psicoses. *In:* Mazet P; Lebovici S. Autismo e Psicose na Criança. Porto Alegre: Artes Médicas, 1991.

18. Jarrold C; Boucher J; Smith PK. Executive function deficits and the pretend play of children with autism: a research note. J Child Psychiat 1994;35(8):1473-82.
19. Kanner L. Autistic disturbances of affective contact. Nerv Child 1942;2:217-50.
20. Kanner L. Early infantile autism, 1943-1955. J Orthopsychiat, 1956;26:55-65.
21. Lebovici S; Duché DJ. Os conceitos de autismo e psicose na criança. *In:* Mazet P; Lebovici S. Autismo e psicoses na criança. Porto Alegre: Artes Médicas, 1991.
22. Lellord G; Sauvage D. L'autisme de l'enfant. Paris: Masson Eds.,1991.
23. Misés R. Classification française des troubles mentaux de l'enfant e de l'adolescent. Neuropsychiatrie de l'enfance, 1990;38(10-11):523-39.
24. Ritvo ER; Ornitz EM. Autism: diagnosis, current research and management. New York: Spectrum, 1976.
25. Scadding JG. Essentialism and nominalism in Medicine: logic of diagnosis in disease terminology. Lancet 1996;348:594-96.
26. Schopler E; Mesibov GB. Diagnosis and Assessment in Autism. New York: Plenum Publishing Corp., 1988.
27. Skuse D; Warrington R; Bishop D; Chowdhury U; Lau J; Mandy W; Place M. The developmental, dimensional and diagnostic interview (3di): a novel computerized assessment for autism spectrum disorders. J Am Acad Adolesc Psychiatry 2004;43(5):548-58.
28. Steffemberg S. Neuropsychiatric assessments of children with autism: a population-based study. Develop Med Child Neurol 1991;33:495-511.
29. Volkmar FR; Klin A; Marans WD et al. Autistic disorder. *In:* Volkmar FR. Psychoses and Pervasive Developmental Disorders in Childhood and Adolescence. Washington: American Psychiatric Press, 1996.
30. WHO. Classificação das doenças mentais da CID 10. Porto Alegre: Artes Médicas, 1993.

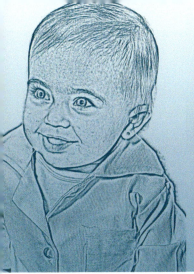

Capítulo 28

Transtornos do Desenvolvimento da Linguagem

Andréa Regina Nunes Misquiatti
Ana Gabriela Olivati
Simone Gomes Ghedini

Introdução

As dificuldades de linguagem da criança são motivos de frequentes consultas, sejam nos atendimentos médicos, fonoaudiológicos, psicológicos, sejam nos de outro profissional da saúde. Em algumas ocasiões, apresentam-se como um único problema; em outras, são um sintoma dentro de um quadro mais amplo.

O presente capítulo teve como objetivo descrever os transtornos do desenvolvimento da linguagem, suas definições atuais, suas diferentes categorias, manifestações, causas, bem como sua relação com outras condições, que apresentam como manifestação secundária um transtorno de linguagem. Dessa forma, buscou-se contribuir para a melhor compreensão dos transtornos da linguagem na criança, bem como sua relação com as patologias associadas e, assim, auxiliar o diagnóstico precoce e uma intervenção mais adequada.

Inicialmente, é importante ter em vista que o processo de aquisição e desenvolvimento da linguagem acontece como resultado das interações entre a Biologia e as experiências do indivíduo no meio (Von Tetzchner; Brekke; Sjothun et al., 2005). Dessa forma, são considerados pré-requisitos para o desenvolvimento normal da linguagem o trato vocal, a maturação neuromotora, o sistema auditivo, a capacidade intelectual, o desenvolvimento cognitivo, a saúde emocional e física adequadas e um ambiente instigante e encorajador (Emerick e Haynes, 1986).

Isto posto, cabe explicar o que é linguagem, a fim de esclarecer aos profissionais que atuam em diferentes contextos como o clínico, institucional ou escolar, que esse termo não se refere estritamente à comunicação oral ou à fala.

A linguagem pode ser compreendida como um sistema de sinais de duas faces – significante e significado. O significante refere-se ao aspecto formal da linguagem e é constituído pela combinação hierárquica dos elementos – fonemas, palavras, orações e discurso. Os fonemas integram palavras, que se combinam em orações, que se encadeiam no discurso. O significado, por sua vez, refere-se aos aspectos pragmáticos, ou seja, ao uso funcional da linguagem, considerado o responsável pela comunicação no meio social (Luque e Villa, 1995). A pragmática relaciona os aspectos fonológicos, semânticos e sintáticos da fala com o contexto no qual esta ocorre, explicando seus diferentes usos (Borges e Salomão, 2003).

Por meio da linguagem, podemos regular o comportamento de outra pessoa, informar, relatar fatos, narrar acontecimentos e argumentar. A criança aprende a expressar seus sentimentos, comentar suas reações e compreender as reações dos outros, conhecer diferentes pontos de vista sobre um mesmo fato e incorporar valores e normas sociais (Valmaseda, 2004). As alterações/transtornos de linguagem, por sua vez, referem-se aos desvios nos padrões de desenvolvimento esperados para uma determinada faixa etária e são classificadas de acordo com sua etiologia e manifestações.

Transtornos da linguagem

Para se referir ao padrão atrasado de aquisição e desenvolvimento da linguagem, utilizamos o termo "transtorno de linguagem" e, quando essa alteração ocorre no âmbito da oralidade, denominamo-la "transtornos da linguagem falada".

Os transtornos de linguagem falada (TLF), também conhecidos como "distúrbios da linguagem oral" e como "transtornos específicos do desenvolvimento da fala e da linguagem" (CID-10), são caracterizados por um prejuízo significativo na aquisição e no uso da linguagem falada, gestual ou ambas, em decorrência de déficits de compreensão e/ou produção em pelo menos um dos cinco domínios da linguagem (fonológico, morfológico, sintático, semântico e pragmático). Esses transtornos, entre os quais se enquadram o transtorno de linguagem (TL) e o distúrbio específico de linguagem (DEL), podem persistir ao longo da vida e os sintomas se modificarem com o passar do tempo (ASHA, 2017).

Os sinais e sintomas dos TLF variam de um indivíduo para outro dependendo do(s) domínio(s) de linguagem afetado(s), da severidade e do nível de ruptura da comunicação, da idade do indivíduo e do estágio do desenvolvimento linguístico. A seguir estão listados os sinais e sintomas entre crianças monolíngues falantes de inglês com dificuldades na linguagem falada. Esses sinais e sintomas estão agrupados por domínios e em ordem crescente, do básico para as mais complexas habilidades. Embora esses domínios estejam classificados separadamente, é importante destacar que essas habilidades não são descontínuas e que existe uma relação interativa entre elas.

Portanto, as habilidades de forma (fonológica, sintática e morfológica), função (semântica) e uso (pragmática) da linguagem interagem para formar um todo integrativo e dinâmico (Berko Gleason, 2005).

No entanto, quando a alteração de linguagem apresenta uma origem primária, ou seja, não derivada de outras condições, refere-se ao distúrbio específico de linguagem (DEL), com os subtipos fonológico/articulatório e/ou morfossintático; semântico-lexical e/ou pragmático. Já o TL, que é uma alteração secundária a outras condições ou síndromes, pressupõe que os quatro domínios estejam prejudicados.

A seguir, serão apresentados os subsistemas da linguagem e os déficits observados em cada domínio.

Fonologia (ASHA, 2017)

Os déficits fonológicos incluem:

- Atraso na aquisição de habilidades fonológicas, incluindo erros semelhantes aos de crianças mais novas, com desenvolvimento típico, porém com maior variabilidade na produção, em relação ao mesmo estágio de desenvolvimento fonológico.
- Tendência a vocalizar menos e usar estruturas de sílabas menos variadas/menos maduras do que as crianças da mesma idade, geralmente no desenvolvimento dos bebês.
- Problemas com sons de fala precoce que afetam a inteligibilidade, geralmente, se resolvem ao longo do tempo.
- Dificuldade em aprender o sistema de sons da fala, resultando em uma pobre repetição de não palavras simples e multissilábicas.
- Consciência fonológica limitada (p. ex., rima, exclusão de som/sílaba e segmentação).

Morfologia e sintaxe (ASHA, 2017)

Os déficits de morfologia e sintaxe incluem:

- Aquisição tardia de combinações de palavras.
- Dificuldade com o uso de morfemas para crianças mais jovens (embora a ordem do desenvolvimento da aquisição de morfemas possa ser semelhante ao das crianças com desenvolvimento típico) e enunciados mais curtos em palavras para crianças e adolescentes em idade escolar.
- Erros que ocorrem com maior frequência em verbos (especialmente terminações verbais, verbos auxiliares e marcação do tempo), palavras de função (p. ex., artigos e preposições) e pronomes.
- Erros de omissão ocorrem com mais frequência do que erros por uso incorreto, embora a ocorrência de ambos os tipos de erros possa ser inconsistente.
- Uso de formas de palavras mais maduras e menos maduras.
- Dificuldade em compreender os morfemas gramaticais, em particular as unidades de curta duração (foneticamente menos salientes).
- Déficits na consciência morfológica (p. ex., morfemas derivativos, como prefixos e sufixos, incluindo a morfologia inflexiva, como o plural, o gerúndio e os marcadores do tempo passado).
- Dificuldade em presumir a gramática.
- Dificuldade em identificar e corrigir erros gramaticais.
- Dificuldade em identificar partes do discurso.
- Problemas de compreensão e utilização de estruturas sintáticas complexas.
- Uso extensivo de enunciados simples e não subordinados em narrativas.
- Uso de orações subordinadas, quando orações coordenadas são mais adequadas.
- Dificuldade com a produção de discurso expositivo acadêmico.
- Dificuldade em compreender palavras morfologicamente complexas que são comuns em vários assuntos acadêmicos.

Semântica (ASHA, 2017)

Os déficits na semântica incluem:

- Menor taxa de desenvolvimento de vocabulário em relação às crianças com desenvolvimento típico (não atribuída à aquisição de segunda língua).
- Atraso na aquisição das primeiras palavras e combinações de palavras.
- Atrasos na aquisição de verbo, especialmente em línguas em que os verbos são muito flexíveis morfologicamente.
- Falha no acesso semântico-lexical rápido (após uma exposição breve ou única) de uma palavra nova para o seu significado.
- Dificuldade em entender palavras novas, especialmente palavras de ação.
- Dificuldades em evocar palavras.
- Lentidão ao nomear.
- Uso de palavras de preenchimento, como "um", para ganhar tempo enquanto a criança está buscando uma palavra ou formulando pensamentos.
- Dificuldade em monitorar a compreensão.
- Dificuldade em solicitar esclarecimentos.
- Dificuldade em entender as perguntas e seguir as instruções ouvidas.
- Dificuldade em parafrasear informações.
- Problemas ao compreender e usar sinônimos e antônimos, palavras de múltiplos significados e linguagem figurativa (p. ex., expressões idiomáticas, metáforas, provérbios, humor, linguagem poética).
- Falha na organização das narrativas e do discurso expositivo (interfere na capacidade de transmitir o significado pretendido).
- Compreensão pobre do texto narrativo ou expositivo, particularmente quando é necessário extrair inferências do conteúdo literal ou quando o texto expositivo está associado a diferentes conteúdos acadêmicos.

Pragmáticos (ASHA, 2017)

Os déficits em pragmática incluem:

- Dificuldade em iniciar o jogo com colegas, pode brincar sozinho.
- Dificuldade para compreender as demais pessoas.
- Imaturidade de percepção em relação aos pares da mesma idade.
- Dificuldade em expressar ideias, sentimentos e experiências pessoais.
- Uso das mesmas funções pragmáticas utilizadas por crianças com desenvolvimento típico, porém pode expressá-las de forma diferente e menos efetiva.
- Dificuldade em iniciar e manter conversações.
- Menos eficaz para garantir turnos conversacionais do que pares com desenvolvimento típico.
- Linguagem menos flexível ao tentar organizar mensagens para ouvinte ou ao remover falhas comunicativas.
- Habilidades discursivas limitadas ao ambiente da sala de aula.
- Dificuldade em fazer contribuições relevantes para discussões em sala de aula.
- Incerteza sobre o que dizer e o que não quer dizer.
- Incerteza sobre quando falar e quando não falar.
- Dificuldade em usar a linguagem para sequenciar eventos de uma história – as narrativas não têm coesão.
- Tendência a omitir alguns componentes da história.

Considerações comportamentais/emocionais/sociais

Crianças com TLF podem enfrentar problemas sociais/emocionais e/ou comportamentais secundários ao transtorno. Essas dificuldades podem afetar a autopercepção e a consciência, o desempenho acadêmico, os relacionamentos entre pares e as interações sociais. Outrossim, o impacto dos TLF pode resultar em percepções errôneas e desajustes do comportamento da criança (Cohen; Davine; Horodesky et al., 1993).

Crianças com TLF podem:

- Apresentar alterações comportamentais, incluindo hiperatividade e déficits de atenção (Dockrell; Lindsay et al., 2007).
- Demonstrar discrição comportamental (afastamento, cautela, timidez) que podem afetar a iniciação de relacionamentos íntimos na adolescência (Fujiki; Spackman; Brinton et al., 2004).
- Ter dificuldade em inferir reações emocionais de outros (Ford e Miloski, 2003).
- Ter dificuldade em julgar quando é apropriado esconder emoções/sentimentos (Brinton; Spackman, Fujiki et al., 2007).
- Ter dificuldade em regular as emoções (p. ex., monitorando, avaliando e modificando reações emocionais, Fujiki; Brinton e Clarke, 2002).
- Ter baixa autoestima social (Marton; Abramoff e Rosenzweig, 2005).
- Ter dificuldade em formar e manter relacionamentos sociais próximos – como adolescentes, podem estar menos envolvidos emocionalmente em seus relacionamentos íntimos (Wadman; Durkin e Conti-Ramsden, 2011).
- Estar em risco de sofrer *bullying* e outras formas de abuso (Blood, 2014; Brownlie; Jabbar; Beitchman et al., 2007).

Incidência e prevalência

Em relação aos transtornos psiquiátricos, os dados referentes às crianças com idade entre 7 e 14 anos revelam uma comorbidade de 40% com o transtorno de linguagem (Cohen; Barwick; Horodezky et al., 1998). Os dados dos Estados Unidos apontam de 40% a 50% de crianças e adolescentes com TL (Toppelberg; Medrano; Morgens et al., 2002).

Os dados de incidência referentes ao DEL para crianças com faixa etária pré-escolar são de 8,04% no Canadá (Beitchman; Nair; Clegg et al., 1986). Na região Norte dos Estados Unidos, a prevalência de DEL para pré-escolares é estimada em 7,4%, sendo 6% para meninas e 8% para meninos (Tomblin et al., 1997).

Causas

Um TLF pode ser um déficit primário (DEL) ou pode existir em conjunto com outros transtornos e deficiências (p. ex., TEA, TDAH etc.). Quando um transtorno de linguagem ocorre de forma simultânea a outros transtornos ou deficiências, as causas são tipicamente definidas de acordo com as especificidades dessas condições. No caso do DEL, as causas ainda não foram determinadas; entretanto, um número de fatores tem sido proposto, incluindo déficits de processamento cognitivo (p. ex., Miller; Kail; Leonard et al., 2001; Ellis Weismer e Evans, 2002), diferenças biológicas (p. ex., Ellis Weismer; Plante et al., 2005; Galaburda, 1989) e variações genéticas (p. ex., Rice, 2012, 2013). Cabe mencionar, entretanto, que esses fatores podem não ser independentes uns dos outros. Por exemplo, uma variação genética pode levar a uma diferença na morfologia ou função cerebral que, por sua vez, pode ocasionar uma diferença no processamento cognitivo (Reed, 2012).

Os TL, que são os de origem secundária a outros diagnósticos, geralmente ocorrem na presença de outras condições psiquiátricas, como:

- Transtornos do espectro do autismo (TEA).
- Deficiência intelectual (DI).
- Síndromes genéticas.
- Mutismo seletivo.
- Entre outras condições.

A seguir, serão descritos esses quadros clínicos, que apresentam como manifestação secundária um TL e que podem auxiliar no diagnóstico diferencial de várias condições.

Transtornos do espectro do autismo

É importante retomar que, nos manuais diagnósticos clínicos, até o ano de 2012, o autismo era definido pelo *Manual diagnóstico e estatístico de transtornos mentais IV* (DSM-IV-TR)[1] como um conceito "guarda-chuva" denominado "Transtornos Invasivos do Desenvolvimento", que englobavam cinco diagnósticos separados (autismo, síndrome de Asperger, síndrome de Rett, transtorno desintegrativo da infância e transtornos invasivos do desenvolvimento sem outra especificação). Esses diagnósticos se referiam a uma mesma condição caracterizada por alterações qualitativas das interações sociais recíprocas e modalidades de comunicação e por um repertório de interesses e atividades restrito, estereotipado e repetitivo. Então, em 2013, após ampla revisão da terminologia, os TEA foram descritos pelo DSM-5 (Associação Americana de Psiquiatria (APA), 2013) em um modelo de *continuum* (transtorno do espectro do autismo (TEA)), de modo que esses diagnósticos, anteriormente separados, foram eliminados. A ideia de *continuum*, já descrita por Wing em 1988, refere-se ao fato de que esses indivíduos podem apresentar vários níveis de prejuízos e em diferentes dimensões do funcionamento psicológico, mas que necessariamente devem apresentar alterações no âmbito da interação social.

Para a definição de TEA, portanto, a manifestação sintomática foi reduzida e os critérios para o diagnóstico foram fixados para todo o espectro. As diferenças entre os indivíduos com TEA passaram, então, a ser expressas pelos níveis de severidade classificados (Faroy; Meiri; Arbelle, 2016).

Nos critérios diagnósticos do DSM-5, são observadas três classificações de severidade, em função da necessidade de apoio, que pode variar de acordo com o contexto ou oscilar com o tempo: nível 1 (exige apoio); nível 2 (exige apoio substancial); e nível 3 (exige apoio muito substancial). Essas classificações são examinadas em duas áreas, Comunicação Social (CS) e Comportamentos Restritos e Repetitivos (CRR), caracterizando os principais sintomas dos TEA (Weitlalf et al., 2014). É conveniente mencionar que, nessa classificação, o estágio em que o prejuízo funcional fica evidente pode variar de acordo com características do indivíduo e de seu ambiente (APA, 2013).

Na literatura, os TEA são definidos como uma desordem neurológica caracterizada por prejuízos sociocomunicativos (Leung; Vogan; Powell; Anagnostou; Taylor, 2015) e pela presença de comportamentos repetitivos e/ou de interesses restritos, os quais podem incluir alterações sensoriais (Lloyd et al., 2013). É referida ainda como característica desses quadros, uma série de déficits em comorbidade, as quais incluem atrasos cognitivos/deficiências intelectuais, atrasos motores, déficits em habilidades adaptativas, ansiedade e comportamento agressivo/destrutivo (Moulton, Bradbury, Barton et al., 2016).

Dados recentes sobre a epidemiologia dos TEA apontam uma estimativa de que 14,6/1.000 crianças (uma a cada 68) são diagnosticadas com TEA. Para meninos, a estimativa foi de 23,6/1.000 (um a cada 42) enquanto para meninas foi de 5,3/1.000 (uma a cada 188). Portanto, o TEA é cinco vezes mais frequente em meninos do que em meninas (Christensen et al., 2016).

No que concerne à comunicação, são observadas, principalmente, três funções comunicativas básicas desviantes já no desenvolvimento de crianças pequenas: 1) funções regulatórias –utilizadas para conseguir que as outras pessoas façam ou não façam alguma coisa (solicitações); 2) funções de interação social –referem-se aos cumprimentos, a chamar atenção para suas ações ou ações de outras pessoas; (3) funções de atenção compartilhada –usadas para direcionar a atenção dos adultos a objetos ou a eventos com o objetivo de compartilhar o foco. Dessa forma, os primeiros sinais de TEA em crianças com 9 e 10 meses referem-se às lacunas comunicativas, que podem ser percebidas de acordo com as seguintes manifestações:

- Não perceber os deslocamentos do olhar do adulto.
- Ausência de sorriso compartilhado.
- Não responder ao nome quando chamado.
- Ausência de interesse em ganhar a atenção dos adultos.

Por volta dos 13 meses de idade, as alterações aparecem na regulação do comportamento: observa-se o uso do contato visual, de sons e do engajamento com adultos.

Portanto, os primeiros déficits comunicativos a serem identificados precocemente nos TEA referem-se à atenção compartilhada. A atenção compartilhada refere-se ao processo de compartilhar uma experiência (como observar um objeto ou evento), por meio do uso de contato visual ou do gesto de apontar. É uma habilidade essencial ao desenvolvimento social, à aquisição de linguagem e ao desenvolvimento cognitivo. Em outras palavras, atenção compartilhada é a forma utilizada por uma criança para mostrar algo com o intuito de compartilhar (Dawson et al., 2004).

A descrição a seguir apresenta resumidamente alguns sinais e sintomas que podem servir de alerta para o risco de TEA.

Sinais e sintomas

- Não responder ao nome aos 12 meses de idade.
- Não apontar objetos para demonstrar interesse aos 14 meses.
- Não brincar de forma simbólica aos 18 meses.
- Evitar o contato visual e preferir isolamento.
- Dificuldades para compreender os sentimentos das outras pessoas ou conversar sobre seus próprios sentimentos.
- Atraso nas habilidades de fala e linguagem.
- Repetir palavras ou frases (ecolalia).
- Respostas desconexas às perguntas.
- Resistência com mudanças.
- Interesses restritos.
- Apresentar movimentos de *flapping*, balanceio e girar em círculos.
- Apresentar reações incomuns a sons, cheiros, sabores, aparência ou sensações.

O reconhecimento da interligação entre habilidades sociais e habilidades comunicativas pelo DSM-5 (APA, 2013) oficializa o que é observado na prática clínica e apontado por outros autores (Buxbaum; Baron-Cohen, 2013), um dos pontos positivos dessa nova versão.

As habilidades de comunicação social incluem uma série de comportamentos verbais e não verbais utilizados na interação social recíproca (Wetherby et al., 2007). Os déficits na comunicação social têm sido relacionados às deficiências cognitivas na aquisição da teoria da mente, uma vez que, para a comunicação eficiente, é necessária a compreensão de que a linguagem é um meio para o compartilhamento de informações, crenças e sentimentos com outras pessoas (Tager-Flusberg, 1993).

Portanto, a presença da linguagem falada é vista como um importante fator preditor de habilidades sociais e funções adaptativas futuras, enfatizando seu valor prognóstico (Volkmar; Paul, 2003).

Os indivíduos com TEA apresentam prejuízos no uso eficaz do discurso para a interação social. As habilidades de teoria da mente e do discurso contingente estão simultaneamente interligadas, o que indica a interação entre cognição social e comunicação social nesses indivíduos (Hale; Tager-Flusberg, 2005).

O entendimento da interligação entre as habilidades comunicativas e as habilidades sociais indica que a investigação dos aspectos funcionais da linguagem é de extrema importância para a avaliação dessa população.

Diversas pesquisas têm apontado a funcionalidade da linguagem como questão fundamental tanto para a compreensão como para a intervenção terapêutica em crianças com TEA; vários estudos (Fernandes, 1996; Misquiatti, 2006; Misquiatti; Fernandes, 2010; Misquiatti; Brito, 2011; Armonia; Misquiatti, 2011) fazem, com base na teoria pragmática, referência ao uso da linguagem.

Partindo dos pressupostos das teorias linguísticas, pode-se definir que a pragmática é o estudo do uso de estruturas linguísticas (Melo, 2005), incluindo a relação entre linguagem e contexto (Misquiatti e Fernandes, 2010). A pragmática envolve o conhecimento da estrutura da língua, das normas que governam um comportamento social em um contexto, do conhecimento de mundo compartilhado com os demais e da habilidade para compreender a linguagem e o comportamento social dos outros (Wittek; Tomasello, 2005).

Uma das habilidades linguísticas alteradas na fala de crianças diagnosticadas com TEA refere-se ao padrão desviante de prosódia em comparação ao de crianças com desenvolvimento típico. No que se refere à produção da fala, a prosódia pode ser vista como um suprassegmento composto por três parâmetros clássicos: duração (diferença entre dois eventos); frequência fundamental (timbre da voz: aguda ou grave); e intensidade (altura da voz: forte ou fraca). Um estudo realizado por Olivati, Assumpção Junior e Misquiatti (2017) identificou que indivíduos diagnosticados com TEA apresentam um padrão de fala lentificado (maior duração dos enunciados) e com maior variação de intensidade (pobre controle de volume da voz) quando comparados a indivíduos com desenvolvimento típico. Além disso, foi encontrada uma variação no controle da frequência fundamental; o que pode ser um indicativo do padrão peculiar de voz apresentado por indivíduos com TEA – padrão este mencionado desde a descrição inicial desses quadros (Kanner, 1943).

Em seguida, destaca-se outra condição muito comum, que apresenta como manifestação secundária um transtorno de linguagem falada, a deficiência intelectual (DI). Serão abordadas a definição, a classificação quanto aos domínios, as manifestações e as síndromes associadas.

Deficiência intelectual

A DI é definida como uma limitação significativa, tanto no funcionamento intelectual (raciocínio, aprendizagem e resolução de problemas), como no comportamento adaptativo (habilidades conceituais, sociais e práticas), originando-se na infância, antes dos 18 anos de idade (AAIDD, 2010).

A definição da AAIDD (American Association on Intellectual and Developmental Disabilities) é consistente com os critérios diagnósticos para deficiência intelectual do DSM-5 (APA, 2013). De acordo com o DSM-5, a deficiência intelectual ou transtorno do desenvolvimento intelectual caracteriza-se por déficits em capacidades mentais genéricas, como raciocínio, solução de problemas, planejamento, pensamento abstrato, juízo, aprendizagem acadêmica e aprendizagem pela experiência. Os déficits resultam em prejuízos no funcionamento adaptativo, de modo que o indivíduo não consegue atingir padrões de independência pessoal e responsabilidade social em um ou mais aspectos da vida diária, incluindo comunicação, participação social, funcionamento acadêmico ou profissional e independência pessoal em casa ou na comunidade.

Os níveis de gravidade (leve, moderada, grave e profunda), conforme definidos no manual, são baseados no funcionamento adaptativo e nos domínios conceitual, social e prático. Na deficiência intelectual leve, a linguagem é mais concreta e imatura em relação ao esperado para a idade; na deficiência intelectual moderada, a fala apresenta-se como um recurso primário de comunicação, embora com menos complexidade que a de seus pares; na deficiência intelectual grave, a linguagem sofre prejuízo nos domínios sintático e semântico que podem ser suplementados por meios alternativos de comunicação, a fala tem foco no aqui e agora dos eventos diários e os indivíduos entendem discursos e comunicação gestual simples; na deficiência intelectual profunda, o indivíduo apresenta compreensão muito limitada da comunicação simbólica, na fala ou nos gestos, entende algumas instruções ou gestos simples e expressa seus desejos e emoções pela comunicação não verbal e não simbólica (APA, 2013).

As limitações no funcionamento adaptativo em áreas específicas de habilidades constituem um critério necessário para o diagnóstico de acordo com as definições da AAIDD e do DSM-5. A Classificação Internacional de Funcionalidade, Incapacidade e Saúde (CIF) da Organização Mundial de Saúde (WHO, 2001) reconhece as limitações de atividade e participação, além de deficiências nas funções e estruturas corporais.

Os indivíduos com DI formam um grupo heterogêneo e as habilidades de comunicação podem variar em decorrência de fatores como gravidade, condições de comorbidade e outros fatores comportamentais, emocionais e sociais. As condições que comumente são comórbidas com DI incluem, mas não estão limitadas ao TEA, paralisia cerebral, síndrome de Down, síndrome de álcool fetal e síndrome do cromossomo X frágil. Outras condições que também podem coocorrer com DI incluem transtorno de ansiedade, transtorno de déficit de atenção e hiperatividade, transtorno depressivo e bipolar, transtorno de controle de impulso e transtorno depressivo maior (APA, 2013).

As pessoas com DI e transtornos relacionados à linguagem e à comunicação podem demonstrar sinais e sintomas de transtornos de linguagem falada e escrita, nos domínios da fonologia, morfologia e sintaxe, semântica e pragmática. Nesses indivíduos, as habilidades de comunicação variam e podem ser não simbólicas (gestos, vocalizações e comportamentos atípicos) ou simbólicas (palavras, sinais e imagens).

A ASHA (2017) sintetizou os principais achados relacionados aos transtornos de linguagem presentes em pessoas com síndrome de Down, síndrome alcoólica fetal e síndrome do X frágil, conforme exposto a seguir.

Síndrome de Down

Síndrome genética associada à deficiência intelectual, a limitações em habilidades adaptativas e a características fenotípicas específicas. A linguagem na síndrome de Down caracteriza-se por prejuízos mais significativos em sua produção, especificamente na sintaxe, do que em sua compreensão geral (Roberts; Price; Malkin, 2007). A inteligibilidade da fala pode ser resultante de dificuldades articulatórias, de fluência ou ressonância (Berglund; Eriksson; Johansson, 2001; Kumin, 2012). O domínio morfossintático é mais difícil do que o semântico, com variabilidade no desenvolvimento do vocabulário (Fidler; Most; Philofsky, 2009). Os aspectos que se destacam referem-se às habilidades sociais e pragmáticas, entretanto, estas últimas, quando mais complexas, como linguagem figurativa e abstrata, discurso narrativo e metalinguística, apresentam-se mais comprometidas (Kumin, 2010).

Síndrome alcoólica fetal

Síndrome congênita resultante da exposição ao álcool durante o período intrauterino que resulta em comprometimentos físicos, intelectuais, comportamentais e de aprendizagem. Church e Katelbach (1997) sugerem que a síndrome pode ser uma das principais causas de problemas de audição, fala e linguagem em crianças. Caracteriza-se por atraso significativo na aquisição da linguagem e da fala, problemas de linguagem receptiva e expressiva (Wyper e Rasmussen, 2011), especificamente, déficits em articulação e compreensão de palavras, capacidade de nomeação (Mattson e Riley, 1998) e dificuldades com o discurso narrativo e com a comunicação social (Coggins; Timler; Olswang, 2007).

Síndrome do X frágil

É a forma hereditária mais comum de deficiência intelectual de moderada a grave (Nussbaum; McInnes; Willard, 2002) e os sintomas são mais graves para meninos do que para meninas. Apresenta atraso de fala e de linguagem, particularmente no domínio sintático (Roberts; Chapman; Warren, 2008), dificuldades em articulação, fluência e habilidades motoras orais. As dificuldades pragmáticas e de interação social assemelham-se às do TEA, permanecendo em tópicos, ecolalia e perseveração (Abbeduto e Sterling, 2011).

A seguir, será abordado o distúrbio específico de linguagem (DEL), sua definição, manifestação e possíveis fatores etiológicos.

Distúrbio específico de linguagem

Quando o transtorno de linguagem falada (TLF) ocorre como um déficit primário – não acompanhado por outra deficiência intelectual, atraso global do desenvolvimento, perda auditiva, disfunções motoras ou sensoriais ou outro transtorno e condição médica –, é considerado distúrbio específico de linguagem (DEL).

Esse quadro (DEL) é caracterizado por uma dificuldade na linguagem que não é causada por déficits neurológicos, sensoriais, intelectuais ou emocionais conhecidos. Pode afetar o desenvolvimento de habilidades de vocabulário, gramática e discurso, com especial dificuldade na aquisição de determinados morfemas e conjugações verbais. Crianças com DEL podem ser inteligentes e saudáveis em todos os aspectos, exceto pela dificuldade que têm com a linguagem. Elas podem ser extraordinariamente brilhantes e ter altos QI não verbais.

Crianças com DEL geralmente aprendem a falar tardiamente e é frequente encontrar uma criança com DEL aos 3 ou 4 anos com um vocabulário limitado e produção de enunciados curtos de tal modo que apresente dificuldades para se fazer compreender pelos adultos. Posteriormente, é provável que seja a criança que os pais e professores referem como inteligentes, porém desmotivada, e que só precisa se esforçar mais. O DEL é uma desordem com impacto a longo prazo, diferenciando-se, portanto, de uma aquisição de linguagem tardia (atraso de linguagem). O DEL persiste até a idade adulta (ASHA, 2017).

A causa dos DEL é desconhecida, porém estudos recentes sugerem uma importante relação genética. Crianças com DEL apresentam maiores chances de ter pais e irmãos que também apresentam dificuldades e atrasos na fala do que as crianças com desenvolvimento típico. Os números indicam que 50% a 70% das crianças com DEL têm pelo menos outro membro da família com o distúrbio (NIDCD, 2017).

As manifestações do DEL envolvem simplificações fonológicas, frequentemente desviantes (simplificações não observadas no processo normal de aquisição de linguagem), vocabulário restrito, dificuldade em adquirir novas palavras, estruturação gramatical simplificada e pouco variada, ordenação de palavras de forma não usual. Essas manifestações de linguagem são variadas, estando na dependência do nível de gravidade do quadro, podendo ser mutáveis durante o desenvolvimento (Hage e Guerreiro, 2004). Quando há comprometimento da recepção, observam-se dificuldades em entender sentenças ou palavras específicas como marcadores espaciais ou temporais, realização de comandos linguísticos de forma incorreta, respostas incorretas sob questionamento e dificuldade em manter o tópico de conversação pelas dificuldades de compreensão (Hage e Guerreiro, 2004; Befi-Lopes et al., 2007).

É importante destacar que o distúrbio específico de linguagem afeta aproximadamente 7% da população, sendo os meninos geralmente mais afetados que as meninas (Tomblin, 2009), é uma patologia duradoura que acompanha o indivíduo durante toda a vida, acarretando dificuldades escolares, sociais, comportamentais e de adaptação (Bishop e Edmundson, 1987). Estudos longitudinais confirmam que a maioria das crianças com DEL terão dificuldade no âmbito escolar em graus variados (Conti-Ramsden et al., 2001).

Outra importante condição que não é pertencente à categoria dos transtornos, mas que se refere a uma alteração no desenvolvimento típico de linguagem, é o atraso de linguagem.

Atraso de linguagem

O atraso de linguagem (AL) se refere ao surgimento tardio do início da linguagem sem outras deficiências diagnosticadas ou atrasos no desenvolvimento neuropsicomotor. O AL é diagnosticado quando as trajetórias do desenvolvimento da linguagem estão abaixo das expectativas para a mesma faixa etária. Crianças com atraso de linguagem podem apresentar atrasos de linguagem expressivos ou mistos (expressivos e receptivos). Nos casos de crianças com atraso na expressão da linguagem, os déficits estão centrados na aquisição do vocabulário e frequentemente na estruturação de frases e articulação. O atraso misto refere-se aos atrasos na compreensão da linguagem e na produção oral (ASHA, 2017).

A incidência do atraso de linguagem receptivo, em crianças com até 7 anos de idade no Reino Unido, de acordo com a ASHA, apresenta valores médios entre 2,63% e 3,59%. Para o atraso de linguagem expressivo, a média de valores é de 2,81% a 3,16% e, para os atrasos mistos, os valores encontram-se entre 2,02 e 3,01% (Law et al., 2000).

São utilizados como critérios para a identificação do atraso de linguagem um vocabulário expressivo com menos de 50 palavras e a ausência de combinações de duas palavras até 24 meses de idade (Paul, 1991; Rescorla, 1989).

Dessa forma, quando comparadas com crianças da mesma idade e com desenvolvimento típico de linguagem, crianças com atraso de linguagem podem apresentar:

- Diferenças fonológicas na produção das primeiras palavras, incluindo estruturas silábicas mais simples, menor porcentagem de consoantes corretas e repertório reduzido de consoantes e vogais (Mirak; Rescorla, 1998; Paul e Jennings, 1992; Rescorla e Ratner, 1996).
- Atraso na compreensão e uso de comunicação gestual (Thal; Marchman; Tomblin, 2013).
- Uso de enunciados mais curtos e simples – principalmente em crianças com atraso expressivo e receptivo (Thal et al., 2013).
- Compreensão de poucas palavras (Thal et al., 1991; Thal et al., 2013).

Considerando-se que crianças com atraso de linguagem apresentam maiores riscos para problemas futuros com a alfabetização e linguagem, a avaliação precoce e o monitoramento periódico são essenciais. Para as crianças que apresentam sinais e sintomas de atraso, o diagnóstico é realizado com base em uma ampla verificação do desenvolvimento da fala e da linguagem, incluindo um monitoramento periódico por meio de triagens – que envolvem questionamentos aos pais, testes auditivos e questionários, associados a observações sistemáticas da criança. Se esse monitoramento indicar a persistência do atraso com o tempo e/ou o surgimento de complicações adicionais do desenvolvimento, justifica-se a realização de uma avaliação completa. Nesses casos, as perspectivas parentais sobre as habilidades da criança em relação às crenças e aos valores da família e à sua cultura são aspectos relevantes a serem considerados. Portanto, os resultados do monitoramento e da avaliação são interpretados de acordo com o contexto de desenvolvimento geral de uma criança e em colaboração com membros da família e com outros profissionais. A interpretação contextualizada é importante, pois a comunicação é apenas um aspecto da interação da criança com o ambiente (ASHA, 2017).

Cabe ressaltar que uma intervenção precoce e de curto prazo, envolvendo orientação familiar e terapia de linguagem individual ou em grupo/oficina, contribui enormemente para a adequação mais rápida da etapa de desenvolvimento da linguagem na qual a criança está. Além disso, a inclusão da criança pequena na escola também promove experiências linguísticas extremamente ricas com seus pares.

Sendo assim, o diagnóstico diferencial entre atraso e transtorno de linguagem é de suma importância e deve ser ter como base aspectos evolutivos, a fim de se buscar caracterizar a gravidade do transtorno, o ritmo de evolução do sujeito em cada componente da linguagem e as alterações associadas (Misquiatti e Brito, 2011).

Por fim, cabe comentar neste capítulo o quadro de mutismo seletivo, um transtorno psiquiátrico que apresenta queixa específica relacionada à linguagem.

Mutismo seletivo

O mutismo seletivo (anteriormente conhecido como "mutismo eletivo"), geralmente, acontece durante a infância. Uma criança com mutismo seletivo não fala em determinadas situações, como na escola, por exemplo, porém conversa em outras ocasiões, como em casa ou com amigos. O mutismo seletivo frequentemente aparece antes de a criança ter 5 anos de idade e, em geral, é percebido quando a criança começa a frequentar a escola. De acordo com o DSM-5, o mutismo seletivo é um transtorno aparentemente raro que afeta menos de 1% dos indivíduos compreendidos na classificação de saúde mental (ASHA, 2017).

São sintomas do mutismo seletivo:

- Falha consistente para falar em situações sociais específicas (em que há uma expectativa de falar, como na escola), apesar de falar em outras situações.
- Não falar interfere na escola ou no trabalho, ou na comunicação social.
- Dura pelo menos 1 mês (não limitado ao 1º mês da escola).
- O fracasso em falar não é devido à falta de conhecimento ou de conforto com a linguagem falada envolvida na situação social.
- Não é decorrente de um transtorno de comunicação (p. ex., gagueira). Não ocorre exclusivamente durante o curso de um transtorno do espectro do autismo, esquizofrenia ou outro transtorno psicótico.
- O mutismo seletivo é descrito na entre as páginas 195 e 197 do DSM-5.

Além disso, crianças com mutismo seletivo também podem apresentar:

- Transtorno de ansiedade (p. ex., fobia social).
- Timidez excessiva.
- Medo do constrangimento social.

Isolamento social

O diagnóstico de uma criança com mutismo seletivo deve ser realizado por uma equipe multidisciplinar composta por fonoaudiólogo, pediatra e um psicólogo ou psiquiatra. É importante que seja realizada uma anamnese detalhada, bem como uma análise dos aspectos educacionais, triagem auditiva, exame articulatório, entrevista com os pais/cuidadores e uma avaliação da fala e da linguagem.

Tratamento dos transtornos da linguagem

O fonoaudiólogo desempenha um papel importante na triagem, avaliação, diagnóstico e tratamento de crianças pré-escolares e em idade escolar com transtornos da linguagem falada (TLF). Os papéis e as atividades profissionais na Fonoaudiologia incluem serviços clínicos/terapêuticos (diagnóstico, avaliação, planejamento e tratamento), prevenção, educação, administração e pesquisa.

Logo, assim que identificado o quadro que compõe o transtorno de linguagem, deve-se dar início ao processo terapêutico o mais breve possível e realizar os encaminhamentos necessários para um melhor delineamento do diagnóstico e de possíveis patologias associadas. Existem diversas abordagens e estratégias que podem ser utilizadas para o tratamento dos TLF; no entanto, seria necessário um capítulo específico para discutir esse assunto.

Cabe destacar que os TLF são heterogêneos em sua natureza e a severidade do transtorno pode variar consideravelmente. Cada indivíduo com dificuldades de linguagem tem um perfil único, fundamentado em seu nível atual de funcionamento da linguagem, bem como no funcionamento de áreas relacionadas à linguagem, incluindo as habilidades de audição, nível de cognição e produção da fala. Além de apresentarem um perfil único de potencial e necessidades, cada indivíduo traz diferentes habilidades para a configuração do tratamento. Dessa forma, o objetivo do tratamento terapêutico é promover o desenvolvimento da linguagem e habilidades linguísticas de forma integrada e contextualizada, visando melhorar a comunicação diária e garantir o acesso aos conteúdos escolares. Os objetivos são selecionados de acordo com a etapa de desenvolvimento linguístico e cognitivo da criança e com o potencial para melhorar a eficácia da comunicação e o sucesso escolar e o social.

Do mesmo modo, deve-se considerar a importância de programas de orientação relativos à aquisição da linguagem e seus transtornos, além de outros temas fonoaudiológicos para familiares, equipes escolares e profissionais de saúde, a fim de prevenir e intervir precocemente nos transtornos do desenvolvimento da linguagem.

Essas ações, além de prevenirem grande parte dos transtornos de linguagem, podem auxiliar na detecção precoce de patologias da linguagem e da audição, minimizar os possíveis comprometimentos decorrentes desses transtornos e também possibilitar o amparo à equipe escolar e terapêutica no manejo dessas crianças. Essas ações são menos onerosas, mais eficientes e tendem a proporcionar maior rapidez ao atendimento fonoaudiológico (Misquiatti e Brito, 2010).

Considerações finais

Em síntese, o objetivo deste capítulo foi apresentar a complexidade de fatores e condições que envolvem os transtornos da linguagem falada e que podem estar associados a diversos distúrbios psiquiátricos na infância e que, consequentemente, prejudicarão o desenvolvimento global da criança. A compreensão desses transtornos é de suma importância para que possamos identificar, a partir de procedimentos de avaliação, o tipo de alteração apresentado pela criança, suas características e gravidade.

Assim, como apontado ao longo do texto, destaca-se que os desvios relativos à linguagem surgem na primeira infância e poderiam ser notados principalmente nas consultas médicas de rotina. No entanto, questões relacionadas ao desenvolvimento das habilidades cognitivas, sociais e de linguagem são pouco exploradas, prejudicando o diagnóstico precoce e uma intervenção imediata.

Além disso, deve-se ressaltar que a assistência especializada à criança com transtorno do desenvolvimento da linguagem, à sua família e à comunidade escolar é fundamental, a fim de que possam ser proporcionados os meios facilitadores adequados ao seu pleno desenvolvimento.

Referências bibliográficas

1. AAIDD American Association on Intellectual and Developmental Disabilities. Definition on intellectual disability 2010. Disponível em: https://aaidd.org/intellectual-disability/definition#.WWKleRUrJdg. Acesso em: 09 jul 2017.
2. Abbeduto L; Sterling A. Language development and Fragile X syndrome. Perspectives on Language Learning and Education 2011; 18(3):87-97.
3. APA American Psychiatric Association. Manual diagnóstico e estatístico de transtornos mentais – DSM-V 2013. Disponível em: http://blogdapsicologia.com.br/unimar/wp-content/uploads/2015/12/248320024-Manual-Diagnosico-e-Estatistico-de-Transtornos-Mentais-DSM-5-1-pdf.pdf. Acesso em: 09 jul 2017.
4. ASHA American Speech-Language-Hearing Association. Intellectual disability (Practice Portal) 2017. Disponível em: http://www.asha.org/PRPSpecificTopic.aspx?folderid=8589942540&section=References. Acesso em: 08 jul 2017.
5. ASHA American Speech-Language-Hearing Association. Spoken Language Disorders. (Practice Portal) 2017. Disponível em: http://www.Practice-Portal/Clinical-Topics/Spoken-Language-Disorders.
6. ASHA American Speech-Language-Hearing Association. Selective Mutism. (Practice Portal) 2017.
7. Armonia AC; Misquiatti ARN. Caracterização do perfil comunicativo de crianças com distúrbios do espectro autístico com diferentes interlocutores. Rev CEFAC. 2011;13(5):831-37.
8. Befi-Lopes DM; Puglisi ML; Rodrigues A et al. Perfil comunicativo de crianças com alterações específicas no desenvolvimento da linguagem: caracterização longitudinal das habilidades pragmáticas. Rev Soc Bras Fonoaudiol [online] 2007; 12(4):265-73.
9. Berglund E; Eriksson M; Johansson I. Parental reports of spoken language skills in children with Down syndrome. Journal of Speech Language and Hearing Research 2001; 44:179-91.
10. Berko Gleason J. The development of language. Boston: Pearson Education; 2005.
11. Borges LC; Salomão NMR. Aquisição da linguagem: considerações da perspectiva da interação social. Psicol Reflex Crit 2003; 16(2):327-336.
12. Blood G. Bullying be gone. The ASHA Leader 2014; 19:36-42.
13. Brinton B; Spackman MP; Fujiki M et al. What should Chris say? The ability of children with specific language impairment to recognize the need to dissemble emotions in social situations. Journal of Speech Language and Hearing Research 2007; 50(3):798-811.
14. Brownlie EB; Jabbar A; Beitchman J et al. Language impairment and sexual assault of girls and women: Findings from a community sample. Journal of Abnormal Psychology 2007; 35:618-26.
15. Buxbaum J; Baron-Cohen S. DSM V: The debate continues. Molecular Autism 2013; 4(11):1-2.
16. By Dawson G; Toth K; Abbott R et al. Early Social Attention Impairments in Autism: Social Orienting; Joint Attentinon and Attention to Distress. Developmental Psychology 2004; 40(2):271-83.
17. Coggins TE; Timler GR; Olswang LB. A state of double jeopardy: Impact of prenatal alcohol exposure and adverse environments on the social communicative abilities of school-age children with

Fetal Alcohol Spectrum disorder. Lang Speech Hear Serv Sch 2007; 38:117-27.
18. Cohen NJ; Davine M; Horodesky N et al. Unsuspected language impairment in psychiatrically disturbed children: Prevalence and language and behavioral characteristics. Journal of the American Academy of Child and Adolescent Psychiatry 1993; 32:595-603.
19. Conti-Ramsden G; Botting N; Simkin Z et al. Follow-up of children attending infant language units: outcomes at 11 years of age. Int J Lang Commun Disord 2001; 36(2):207-19.
20. Christensen DL; Baio J; Braun KV et al. Prevalence and Characteristics of Autism Spectrum Disorder Among Children Aged 8 years – Autism and Developmental Disabilities Monitoring Network; 11 sites; United States; 2012. MMWR Surveill Summ 2016; 65(SS-3):1-23.
21. Church MW; Kaltenbach JA. Hearing; speech; language; and vestibular disorders in the Fetal Alcohol Syndrome: A literature review. Alcohol Clin Exp Res 1997; 21:495-512.
22. Crespo-Eguílaz N; Narbona J. Clinical profiles and transitions in the spectrum of specific language impairment in childhood]. Rev Neurol 2003; 3(36):29-35.
23. Dockrell J; Lindsay G; Palikara O et al. Raising the achievements of children and young people with specific speech and language difficulties and other special educational needs through school to work and college. London: Department for Education and Skills/Institute of Education; University of London; 2007.
24. Ellis Weismer S; Plante E; Jones M et al. A functional magnetic resonance imaging investigation of verbal working memory in adolescents with specific language impairment. Journal of Speech; Language; and Hearing Research 2005; 48(2):405-25.
25. Ellis Weismer S; Evans JL. The role of processing limitations in early identification of specific language impairment. Topics in Language Disorders 2002; 22(3):15-29.
26. Emerick LL; Haynes WO. Diagnosis and evaluation in speech pathology. Englewood Cliffs; New Jersey: Prentice-Hall Inc; 1986.
27. Faroy M; Meiri G; Arbelle S. DSM-5 and autism: diagnostic changes and clinical implications in early childhood. Harefuah 2016; 155(5):291-5.
28. Fernandes FDM. Autismo Infantil: repensando o enfoque fonoaudiológico. São Paulo: Lovise. 1996.
29. Fidler D; Most D; Philofsky A. The Down syndrome behavioral phenotype: Taking a developmental approach. Down Syndrome Research and Practice 2009; 12:37-44.
30. Ford JA; Milosky LM. Inferring emotional reactions in social situations: Differences in children with language impairment. Journal of Speech Language & Hearing Research 2003; 46(1):21-30.
31. Fujiki M; Spackman MP; Brinton B et al. The relationship of language and emotion regulation skills to reticence in children with specific language impairment. Journal of Speech; Language; and Hearing Research 2004; 47(3): 637-46.
32. Galaburda AM. Ordinary and extraordinary brain development: Anatomical variation in developmental dyslexia. Annals of Dyslexia 1989; 39(1):65-80.
33. Hage SRV; Guerreiro MM. Distúrbio específico de linguagem: aspectos linguísticos e neurobiológicos. In: Ferreira LP; Befi-Lopes DM; Limongi SCO (eds.). Tratado de Fonoaudiologia. São Paulo: Roca; 2004.
34. Hale CM; Tager-Flusberg H. Social communication in children with autism: The relationship between theory of mind and discourse development. Autism 2005; 9:157-78.
35. http://www.asha.org/public/speech/disorders/SelectiveMutism/.
36. Kanner L. Autistic disturbances of affective contact. Nervous Child 1943; 2:217-50.
37. Kumin L. Social communication skills. Down Syndrome. News 2010; 33:86-9.
38. Kumin L. Early communication skills for children with Down syndrome: A guide for parents and professionals. Bethesda: Woodbine House; 2012.
39. Law J; Boyle J; Harris F et al. (2000). Prevalence and natural history of primary speech and language delay: Findings from a systematic review of the literature. International Journal of Language and Communication Disorders 2000; 35(2):165-88.
40. Luque A; Villa I. Aquisição da linguagem. In: Cool C; Palacios J; Marchesi A. (org.). Desenvolvimento psicológico e educação. Porto Alegre: Artes Médicas; 1995.
41. Mattson SN; Riley EP. A review of the neurobehavioral deficits in children with Fetal Alcohol Syndrome or prenatal exposure to alcohol. Alcohol Clin Exp Res 1998; 22:279-94.
42. Marton K; Abramoff B; Rosenzweig S. Social cognition and language in children with specific language impairment (SLI). Journal of Communication Disorders 2005; 38(2):143-62.
43. Melo LE. Principais teorias/abordagens da aquisição de linguagem. In: Melo LE (org.). Tópicos de Psicolinguística Aplicada. São Paulo: Associação Editorial Humanitas. 3. ed., 2005. p. 25-53.
44. Miller CA; Kail R; Leonard LB et al. Speed of processing in children with specific language impairment. Journal of Speech; Language; and Hearing Research 2001; 44:416-33.
45. Mirak J; Rescorla L. Phonetic skills and vocabulary size in late talkers: Concurrent and predictive relationships. Applied Psycholinguistics 1998; 19(1):1-17.
46. Misquiatti ARN; Brito MC. Terapia de linguagem de irmãos com transtornos invasivos do desenvolvimento: estudo longitudinal. Revista da Sociedade Brasileira de Fonoaudiologia 2010; 15:134-39.
47. Misquiatti ARN; Brito MC. Alterações da Linguagem na infância: algumas implicações do ambiente escolar. In: Capellini AS; Silva C; Pinheiro FH (org.). Tópicos em Transtornos de Aprendizagem. São José dos Campos: Pulso Editorial; 2011.
48. Misquiatti ARN. A interferência do contexto ambiental no desempenho funcional na comunicação de crianças com Transtornos do Espectro Autístico. Dissertação; Faculdade de Medicina da Universidade de São Paulo; SP; Brasil; 2006.
49. Misquiatti ARN; Fernandes FDM. Terapia de linguagem no espectro autístico: a interferência do ambiente terapêutico. Rev Soc Bras Fonoaudiol 2011; 6(2):204-209.
50. Misquiatti ARN. A estruturação de ambientes de terapia fonoaudiológica. In: Brito MC; Misquiatti ARN (org.). Transtornos do espectro do Autismo e Fonoaudiologia: atualização multiprofissional em saúde e educação. Curitiba: Editora CRV; 2013.
51. NIDCD. Specific Language Impairment 2017. Disponível em: https://www.nidcd.nih.gov/health/specific-language-impairment. Acesso em: 14 jun 2017.
52. Nussbaum RL; McInnes RR; Willard HE. Thompson & Thompson Genética Médica. Rio de Janeiro: Guanabara-Koogan; 2002.
53. Olivati AG; Assumpção Junior FB; Misquiatti ARN. Acoustic analysis of speech intonation pattern of individuals with Autism Spectrum Disorders. Codas 2017; 29(2):e20160081.
54. Paul R. Profiles of toddlers with slow expressive language development. Topics in Language Disorders 1991; 11(4):1-13.
55. Paul R; Jennings P. Phonological behavior in toddlers with slow expressive language development. Journal of Speech Language and Hearing Research 1992; 35(1):99-107.
56. Rescorla LA. The Language Development Survey: A screening tool for delayed language in toddlers. Journal of Speech and Hearing Disorders 1989; 54:587-99.
57. Rescorla LA; Ratner NB. Phonetic profiles of toddlers with specific expressive language impairment (SLI-E). Journal of Speech; Language; and Hearing Research 1996; 39(1):153-165.
58. Rice ML. Toward epigenetic and gene regulation models of specific language impairment: Looking for links among growth; genes and impairments. Journal of Neurodevelopmental Disorders 2012; 4(27):3-14.
59. Rice ML. Language growth and genetics of specific language impairment. International Journal of Speech-Language Pathology; Early Online 2013; 1-11.
60. Roberts JE; Chapman R; Warren S. Speech and language development and intervention in Down syndrome and Fragile X syndrome. Baltimore: Brookes; 2008.
61. Roberts JE; Price J; Malkin C. Language and communication development in Down syndrome. Mental Retardation and Developmental Disabilities Research Reviews 2007; 13(1):26-35.

62. Tager-Flusberg H. What language reveals about the understanding of minds in children with autism. *In:* Cohen H; Tager-Flusberg H; Cohen DJ. Undestanding Other Minds. Perspectives from Autism. Oxford: University Press; 1993.
63. Thal DJ; Marchman VA; Tomblin JB. Late-talking toddlers: Characterization and prediction of continued delay. *In:* Rescorla LA; Dale PS (ed). Late talkers: Language development; interventions; and outcomes. Baltimore: Brookes; 2013.
64. Thal DJ; Tobias S. Communicative gestures in children with delayed onset of oral expressive vocabulary. Journal of Speech; Language; and Hearing Research 1992; 35(6):1281-89.
65. Thal DJ; Tobias S; Morrison D. Language and gesture in late talkers: A one year follow-up. Journal of Speech; Language; and Hearing Research 1991; 34(3): 604-12.
66. Tomblin JB. Genetics of child language disorders. *In:* Schwartz RG. Handbook of child language disorders. New York: Psychology Press; 2009.
67. Valmaseda M. Os problemas de linguagem na escola. *In:* Cool C; Marchesi A Palacios J (org.). Desenvolvimento psicológico e educação. Porto Alegre: Artes Médicas; 2004.
68. Volkmar FR; Paul D. Autism. Lancet 2003; 362:1133-41.
69. Von Tetzchner S; Brekke KM; Sjothun B et al. Inclusão de crianças em educação pré-escolar regular utilizando comunicação suplementar e alternativa. Rev Bras Edição especial 2005; 11(2):151-84.
70. Wadman R; Durkin K; Conti-Ramsden G. Close relationships in adolescents with and without a history of specific language impairment. Language; Speech; and Hearing Services in Schools 2011: 42(1):41-51.
71. Weitlauf AS; Gotham KO; Vehorn AC et al. Brief report: DSM-5 "Levels of support:" A comment on discrepant conceptualizations of severity in ASD. J Autism Dev Disord 2013; 44(2):471-6.
72. Wetherby AM; Walt N; Morgan L et al. Social Communication Profiles of children with autism spectrum disorders late in the second year of life. J Autism Dev Disord 2007; 37:960-75.
73. Wittek A; Tomasello M. Young children´s sensitivity to listener knowledgeand perceptual context in choosing referring expressions. Appl Psycholinguist 2005; 26:541-58.
74. World Health Organization. ICF: International classification of functioning; disability and health. Geneva; 2001.
75. Wyper KR; Rasmussen CR. Language impairments in children with fetal alcohol spectrum disorder. Journal of Population Therapeutics and Clinical Pharmacology 2011; 18(2):e364-76.

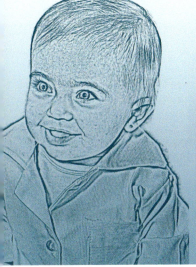

Capítulo 29
Transtornos Específicos do Desenvolvimento da Aprendizagem

Patrícia Gouveia Ferraz
Renata Costa Junqueira

Introdução

Transtornos específicos do desenvolvimento se referem a um grupo de alterações mentais, funcionais e adaptativas que se manifestam no decorrer do desenvolvimento infantil e que afetam diretamente a aprendizagem acadêmica, a alfabetização, a leitura, a escrita e os cálculos matemáticos, acarretando mau desempenho escolar, uma das razões mais comuns para o encaminhamento de escolares ao especialista (Associação Internacional de Psiquiatria da Infância e Adolescência e Profissões Afins (IACAPAP, do inglês International Association for Child and Adolescent Psychiatry and Allied Professions)).

São distintos dos transtornos da linguagem, transtornos do pensamento, transtornos globais do desenvolvimento e da deficiência mental.

Trata-se de um grupo de transtornos do neurodesenvolvimento cuja causa provavelmente tem uma origem "biológica". Origem esta pouco conhecida em termos fisiopatológicos, porém considerada a base das anormalidades cognitivas e que têm manifestações comportamentais. A origem biológica inclui uma interação de fatores genéticos, epigenéticos e ambientais que influenciam a capacidade do cérebro para perceber ou processar informações verbais ou não verbais com eficiência e exatidão (*Manual diagnóstico e estatístico de transtornos mentais V*, da Associação Americana de Psiquiatria (DSM-V, APA, 2014)).

Uma característica essencial do transtorno específico da aprendizagem são dificuldades persistentes para aprender habilidades acadêmicas fundamentais, com início durante os anos de escolarização formal (i.e., o período do desenvolvimento). Habilidades acadêmicas básicas incluem leitura exata e fluente de palavras isoladas, compreensão da leitura, expressão escrita e ortografia, cálculos aritméticos e raciocínio matemático (solução de problemas matemáticos). Diferentemente de andar ou falar, que são marcos adquiridos do desenvolvimento que emergem com a maturação cerebral, as habilidades acadêmicas (p. ex., leitura, ortografia, escrita, matemática) precisam ser ensinadas e aprendidas de forma explícita (DSM-V, APA, 2014).

Transtornos específicos da aprendizagem perturbam o padrão normal de aprendizagem de habilidades acadêmicas; não constituem, simplesmente, uma consequência de falta de oportunidade de aprendizagem ou educação escolar inadequada. As dificuldades em dominar essas habilidades acadêmicas básicas, como leitura e escrita, podem também ser impedimento para aprendizagem de outras matérias acadêmicas (p. ex., história, ciências, estudos sociais), mas esses problemas são atribuíveis a dificuldades de aprendizagem de habilidades acadêmicas subjacentes. Dificuldade de aprender a correlacionar letras a sons do próprio idioma – a ler palavras impressas (frequentemente chamada de dislexia) – é uma das manifestações mais comuns do transtorno específico da aprendizagem. As dificuldades de aprendizagem manifestam-se como uma gama de comportamentos ou sintomas descritivos e observáveis (DSM-V, APA, 2014).

Os mais antigos relatos na literatura descrevem alterações específicas que aparecem predominantemente durante o início da fase escolar, mas os primeiros indícios são notados precocemente no desenvolvimento da criança. Essas alterações não podem ser explicadas por outras condições que se manifestam também ao longo do desenvolvimento e a compreensão etiopatogênica abrange vários modelos teóricos (Rourke e Dotto, 1992; Ferraz, 2003).

Historicamente, o termo já recebeu vários sinônimos, como lesão cerebral mínima, disfunção cerebral mínima, transtornos das habilidades escolares, transtornos da aprendizagem e transtornos específicos do desenvolvimento da aprendizagem. Os avanços tecnológicos e da neurociência trouxeram mais subsídios para a compreensão sintomática e a patogênese desse grupo de transtornos, cujo diagnóstico deve contemplar uma avaliação global e integral da criança ou adolescente e a intervenção deve privilegiar a instituição de estratégias adaptativas.

Em decorrência da heterogeneidade das denominações utilizadas, os termos "transtorno específico do desenvolvimento das habilidades escolares", "transtorno da aprendizagem", "dificuldade de aprendizagem (*learning disabilities* – LD)" e "dificuldade escolar" são tratados neste capítulo como sinônimos e representam uma síndrome, cuja manifestação principal é a pobre aquisição de conhecimento acadêmico e que está relacionada a um perfil neuropsicológico distinto. Ao nos referirmos ao termo "dificuldade de aprendizagem", estamos tratando de uma manifestação apenas sintomática, que pode ter várias causas e estar presente em diversas condições que afetam o desenvolvimento infantil. A seguir, apresentamos uma revisão da história dos conceitos que antecederam as classificações atuais.

As observações iniciais sobre as anormalidades da leitura e escrita datam de 1887, quando Berlin, médico oftalmologista alemão, descreveu em adultos lesionados o termo "dislexia" (Cypel, 1994). Em 1925, Samuel T. Orton (Cypel, 1994) reuniu 65 crianças com várias dificuldades de leitura, escrita e soletração, dificuldades estas que atribuiu ao fato de a maioria ser de canhotos, ambidestros ou apresentar lateralidade cruzada (Cypel, 1994). Na mesma época, Dupré descreveu um grupo de crianças que apresentavam dificuldades na aprendizagem escolar, cujo comportamento se caracterizava pela inquietude, curta fixação da atenção e atitude desajeitada (Dupré, 1925). Em 1947, o tema foi retomado por Strauss e Lethinen (Strauss e Lehtinen, 1947), que se referiram a essas crianças como portadoras de "lesão cerebral mínima", termo largamente utilizado, porém sem maiores comprovações por meio de exames que demonstrassem estas "lesões". Em 1962, em Oxford, Inglaterra, o termo "lesão" foi substituído por "disfunção cerebral mínima" (Ferraz, 2004). A partir de então, surgiram várias publicações sobre essa "disfunção", cuja principal manifestação era a dificuldade escolar, fazendo esses dois conceitos ter o mesmo significado (Cypel, 1994).

Essa "disfunção" nunca foi devidamente caracterizada, e outros fatores que influenciam o aprendizado escolar começaram a ser notados e mais bem estudados, fazendo esse termo cair em desuso. O termo "dislexia" é amplamente utilizado na denominação das anormalidades do desenvolvimento das habilidades escolares, principalmente leitura e escrita, e cuja definição é imprecisa (Stanovich, 1994). O conceito de "dificuldade de aprendizagem" (*learning disabilities* – LD) passou por várias etapas, no entanto ainda hoje não há um consenso sobre sua definição. Hammill (1990) publicou uma síntese da sucessão histórica desses conceitos, com base na literatura anglo-saxônica.

A primeira definição de que se tem relato é a proposta por Kirk, apresentada em 1962, afirmando que:

> "Uma dificuldade de aprendizagem (LD) refere-se a um retardamento, transtorno, ou desenvolvimento lento em um ou mais processos da fala, linguagem, leitura, escrita, aritmética ou outras áreas escolares, resultantes de uma deficiência causada por uma possível disfunção cerebral e/ou alteração emocional ou de conduta. Não é o resultado de retardamento mental, de privação sensorial ou fatores culturais e instrucionais."

Essa definição foi reestudada e reapresentada mais tarde no National Advisory Committee on Handicapped Children (1968) e no United States Office of Education (1977). Em 1968, o que hoje denominamos "transtorno da aprendizagem" (*learning disabilities*), nos Estados Unidos foi considerado uma condição de *handicap*, ou seja, uma condição de "deficiência" que necessita de atendimento especializado e diferenciado. Foram criados vários comitês para estudar e deliberar nacionalmente sobre o assunto (Cypel, 1994). A partir de então, foram promulgadas várias leis que definem o que deve ser considerado dificuldade de aprendizagem e que promovem assistência adequada, principalmente no ambiente escolar. Em 1977, foi sancionada a Lei Pública Americana, P.L. 94-142 (Ferraz, 2003), que apresenta a seguinte definição:

> "Dificuldade de aprendizagem específica significa uma perturbação em um ou mais processos psicológicos básicos envolvidos na compreensão ou utilização da linguagem falada ou escrita, que pode manifestar-se por uma aptidão imperfeita de escutar, pensar, ler, escrever, soletrar ou fazer cálculos matemáticos. O termo inclui condições como deficiências perceptivas, lesão cerebral, disfunção cerebral mínima, dislexia e afasia de desenvolvimento. O termo não engloba as crianças que têm problemas de aprendizagem resultantes principalmente de deficiência visual, auditiva ou motora, de deficiência mental, de perturbação emocional ou de desvantagens ambientais, culturais ou econômicas."

Garcia (1998), com base na definição do National Joint Committee on Learning Disabilities de 1988, define dificuldade de aprendizagem (LD) como um termo geral que se refere a um grupo heterogêneo de transtornos que se manifestam por dificuldades significativas na aquisição e no uso da escuta, fala, leitura, escrita, raciocínio ou habilidades matemáticas. Esses transtornos são intrínsecos ao indivíduo, supondo que decorram de disfunção do sistema nervoso central (SNC) e podem aparecer ao longo do ciclo vital. Podem existir com as dificuldades de aprendizagem problemas nas condutas de autorregulação, percepção e interação social, mas que não constituem, por si próprios, uma dificuldade de aprendizagem (LD). Ainda que estas possam ocorrer concomitante a outras condições incapacitantes (p. ex., deficiência sensorial, retardo mental, transtornos emocionais graves) ou por influências extrínsecas (diferenças culturais, instrução inapropriada ou insuficiente), não resultam dessas condições ou influências.

A Organização Mundial de Saúde (OMS), na Classificação Internacional de Doenças (CID-10) (WHO, 1992), classifica este grupo de problemas relacionados à aprendizagem como transtornos específicos do desenvolvimento das habilidades escolares – F81, e coloca-os no bloco dos transtornos do desenvolvimento psicológico – F80.

A APA, no seu DSM (APA, 1995), apresenta definições também descritivas, no sentido de que não propõe causas nem teorias na base dessas definições. Até o DSM-IIIR (APA, 1989), os transtornos da aprendizagem eram denominados "transtornos das habilidades escolares" e estavam relacionados sob o diagnóstico do eixo II de transtornos específicos do desenvolvimento. No DSM-IV (APA, 1995), estão numa seção separada, a dos transtornos geralmente diagnosticados pela primeira vez na infância ou adolescência.

A definição desses transtornos, conforme o DSM-IV-TR (APA, 2002), descreve um funcionamento acadêmico substancialmente abaixo do esperado, tendo em vista a idade cronológica e medidas de inteligência e educação apropriadas à idade. Estão incluídos nessa seção os transtornos de leitura, transtornos de matemática, transtornos da expressão escrita e transtornos da aprendizagem sem outra especificação. As características diagnósticas serão descritas no tópico referente ao quadro clínico destes transtornos. Como em outros transtornos do desenvolvimento, essas condições são substancialmente mais comuns em meninos do que em meninas, numa razão que varia de 3:1 a 5:1 (Lewis, 1995; Ackerman et al., 1983; Finucci e Childs, 1981; Rutter et al., 1976).

A última edição do DSM-V (APA, 2014) define que:

> "Um transtorno específico da aprendizagem, como o nome implica, é diagnosticado diante de déficits específicos na capacidade individual para perceber ou processar informações com eficiência e precisão. Esse transtorno do neurodesenvolvimento manifesta-se, inicialmente, durante os anos de escolaridade formal, caracterizando-se por dificuldades persistentes e prejudiciais nas habilidades básicas acadêmicas de leitura, escrita e/ou matemática. O desempenho individual nas habilidades acadêmicas afetadas está bastante abaixo da média para a idade, ou níveis de desempenho aceitáveis são atingidos somente com esforço extraordinário. O transtorno específico da aprendizagem pode ocorrer em pessoas identificadas como apresentando altas habilidades intelectuais e manifestar-se apenas quando as demandas de aprendizagem ou procedimentos de avaliação (p. ex., testes cronometrados) impõem barreiras que não podem ser vencidas pela inteligência inata ou por estratégias compensatórias. Para todas as pessoas, o transtorno específico da aprendizagem pode acarretar prejuízos duradouros em atividades que dependam das habilidades, inclusive no desempenho profissional."

Ao longo das últimas décadas era comum apontar dificuldades de aprendizagem específicas utilizando critérios de "discrepância", ou seja, baseava-se na comparação do desempenho da criança avaliada com a média geral esperada para crianças daquela idade naquele contexto. Esta abordagem vem sendo substituída por outra de "resposta à intervenção", que permite maior clareza de prognóstico e condutas, não perdendo confiabilidade quando aplicada a países de baixa e média renda.

História da escrita

A compreensão da dificuldade de aprendizagem pressupõe o conhecimento histórico da necessidade da habilidade de leitura e de escrita. Formas orais de transmissão de conhecimento imperaram por milênios e obras ilustres da civilização ocidental como a *Ilíada*, a *Odisseia* e a *Bíblia* existiram e foram transmitidas por poetas e sacerdotes durante muito tempo antes dos papiros e pergaminhos (Figura 29.1). Escritos romanceados atribuem à necessidade de fixar a memória e de afugentar o esquecimento o surgimento da impressão escrita (Karnal, 2004). A ideia de que a palavra é etérea na boca e eterna no papel consagrou a escrita do conhecimento entre as mais diversas civilizações na história da humanidade. O acesso a este universo, porém, exige que o interessado seja capaz de decodificar, assimilar e utilizar os símbolos da linguagem documentada (escrita), sejam eles quais forem (ícones, logos, letras).

Tanto a capacidade de decodificação como a de utilização do repertório da linguagem escrita dependem de habilidades ou funções mentais adquiridas ao longo da história da espécie, conforme teorias evolucionistas (Assumpção, 2008). As habilidades para aquisição da linguagem oral são anteriores na espécie humana, e não serão abordadas neste capítulo, apesar de sua importância inegável para a aquisição da leitura e da escrita.

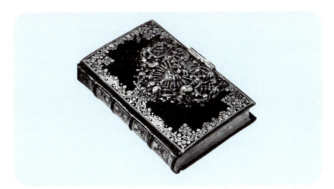

FIGURA 29.1 – O registro da escrita – a *Bíblia* foi o primeiro livro impresso, século XVIII.
Fonte: Karnal, 2004.

As funções mentais necessárias para aquisição de leitura e escrita, também denominadas "funções cognitivas", têm características individuais inatas (neurológicas e psicológicas), vão se aperfeiçoando ao longo do desenvolvimento infantil, dependem de estimulação específica e treinamento e são marcadamente influenciadas por fatores ambientais.

Outro fato relevante da história da escrita é que esta é muito recente se considerarmos o aparecimento do homem e, neste curto espaço de tempo, registraram-se formas de grande complexidade, que exigem habilidades cada vez mais aperfeiçoadas da mente humana. Sociedades sem escrita, como algumas indígenas, são consideradas primitivas e, na sociedade contemporânea, indivíduos sem a capacidade de leitura e escrita, por vezes, são marginalizados e considerados "deficientes".

Estudiosos do assunto descrevem quatro métodos documentados historicamente para o registro da escrita: os pictogramas; a escrita analítica; os sinais silábicos; e o alfabeto (Karnal, 2004) (Figuras 29.2 a 29.4). São métodos que podem aparecer juntos, não podem ser analisados de forma hierárquica, seus graus de complexidade são variáveis e a informação contida em cada um não pode ser aproximada da informação contida em outro. Podem ser agrupados em dois grupos de escrita: a ideográfica; e a fonográfica. No primeiro, temos as escritas egípcia, chinesa, mesoamericanas e mesopotâmica. No segundo grupo estão as escritas alfabéticas: consonantais (hebraico, árabe e aramaico); vocálicas (grego, latim e etrusco); e silábicas (etíope e indiana). Todos os métodos de escrita têm riquezas e limitações, foram empregados historicamente com propósitos diferentes em cada sociedade e constituem, na sociedade contemporânea, um desafio global e heterogêneo para os novos indivíduos que nascem imersos em uma ou outra cultura.

Por exemplo, ideogramas não permitem a expressão de ideias abstratas, de nome próprio e nem mesmo de formas gramaticais. Já nos fonogramas, há construção abstrata e abundância de relações e sentidos, o que dificulta a compreensão de determinada palavra ou conceito. Na escrita ideográfica, há uma unidade significativa: ideia, palavra ou objeto expresso num único sinal gráfico. Na escrita fonográfica, há a decomposição da mensagem por meio de um som, representado por uma unidade fonética, a sílaba, sendo necessárias várias palavras para explicar um conceito.

Na atualidade, identificamos várias formas de escrita já citadas e, independentemente do país, da cultura ou do tipo de sociedade, os meios globalizados de informação (internet, TV etc.) são responsáveis pela disseminação de uma nova forma de registro do conhecimento e dos feitos da humanidade (Figura 29.5). O que por um lado oferece uma nova possibilidade para aqueles cujas ferramentas mentais são insuficientes para aquisição da leitura e escrita convencionais; por outro, distancia os interessados do universo incomensurável de conhecimento registrado em papel.

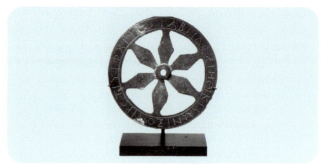

FIGURA 29.2 – Exemplo de escrita alfabética – a roda bizantina votiva em bronze com alfabeto grego, séculos V-VII d.C.
Fonte: Karnal, 2004.

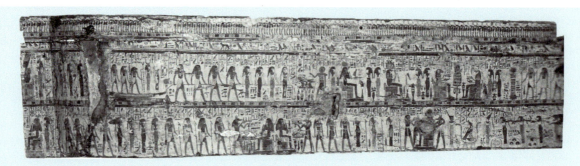

FIGURA 29.3 – Exemplo de escrita logográfica – um fragmento de sarcófago egípcio (1069-945 a.C.).
Fonte: Karnal, 2004.

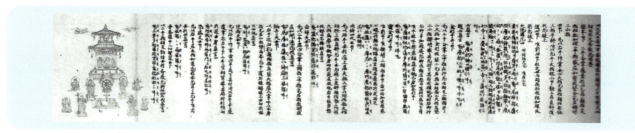

FIGURA 29.4 – Exemplo de escrita iconográfica – texto e iconografia Zuzôshô, uma das mais antigas peças do budismo japonês, reúne texto e imagem, fragmento de uma coleção de sutras (sentença moral breve), século XIII.
Fonte: Karnal, 2004.

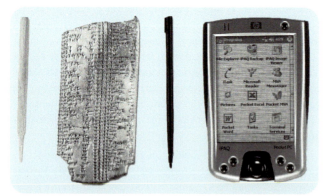

FIGURA 29.5 – Evolução da escrita: do tablete em argila cuneiforme (Babilônia, 1900-1700 a.C.) aos *palmtops*.
Fonte: Karnal, 2004.

Psicopatologia geral do desenvolvimento: requisitos para a leitura e a escrita

Da perspectiva do desenvolvimento infantil, podemos considerar alguns aspectos fundamentais para o sucesso da intervenção pedagógica na aquisição da leitura e da escrita. Elegemos Piaget (Kirk, 1962; Garcia, 1998) como autor do pensamento que contempla noções elementares do desenvolvimento das funções cognitivas. Esse conhecimento é de extrema relevância para a compreensão do processo de aprendizagem acadêmica e permite maior adequação ao estudo das crianças que apresentam alterações específicas do desenvolvimento.

A teoria de Piaget, aqui descrita de forma muito simplificada, busca a compreensão das estruturas e dos domínios da totalidade da função cognitiva, da organização horizontal das fases do desenvolvimento cognitivo e da gênese da inteligência da criança (Inhelder, 1998; Fonseca, 2008; Piaget, 1999). Fala em assimilação do mundo exterior pela criança e sua contrapartida como a acomodação no mundo exterior. A aprendizagem se dá quando, em face de uma nova situação, a criança se transforma, evocando funções de inteligência já assimiladas e adaptadas. A criança, diferentemente do adulto, apresenta vários níveis de organização qualitativa da inteligência, entendidos como fases. Estas refletem mudanças, transições e transformações e implicam um processo de reorganização passo a passo de cada propriedade de uma nova fase emergente. Esse movimento se verifica durante a aprendizagem escolar e é essencial para o seu sucesso.

Para ler, escrever e contar, a criança deverá utilizar o conhecimento prévio assimilado, conservado e consolidado das experiências não verbais (desenhos, músicas, danças, jogos, entre outros), em que as transformações devem se assentar. A partir dessas experiências prévias, serão incluídos novos elementos e variáveis, permitindo novas adaptações integradas e, consequentemente, novas aprendizagens. A não observação desses requisitos pode ser a causa da dificuldade e dos transtornos específicos.

A aprendizagem da leitura e da escrita depende da relação íntima e constante entre a criança e os símbolos (fonemas e grafemas), para que haja sua assimilação. O início dessa assimilação simbólica acontece com a aprendizagem sensório-motora sob as mais diversas formas: visual; tátil; auditiva; e cenestésica. É por intermédio da experiência sensório-motora nos primeiros anos de vida que a criança, manipulando e sentindo letras e números do seu corpo e do universo a sua volta, construirá imagens, esquemas e formas de pensamento. Contar seus próprios dedos, manipular material gráfico e imitar o ato de escrever das crianças maiores fazem parte de experiências necessárias para assimilação simbólica, que propicia o aprendizado da escrita (Fonseca, 2008).

Em relação à aprendizagem da leitura, é necessária a assimilação dos pormenores e dos atributos sensório-motores dos símbolos. A noção de letra não é inata. Há necessidade de uma construção operacional e figurativa dos símbolos da escrita, que se dá pela percepção e assimilação do conceito pelo indivíduo e pela acomodação e ação em relação ao meio exterior.

Em síntese, Piaget afirma que os aspectos do pensamento, assimilação e acomodação são indissociáveis, e é adaptando-se aos objetos e símbolos que o pensamento se organiza e, ao se organizar, estrutura as coisas, constituindo o que denominamos "processo de aprendizagem". A totalidade funcional da aprendizagem é o resultado da relação recíproca dos processos interiores e exteriores do indivíduo com o meio (Inhelder, 1998; Fonseca, 2008; Piaget, 1999; Rourke e Fuerst, 1991; Assumpção, 2008).

O mesmo autor descreve duas formas de aquisição de conhecimento: uma empírica (percepção e aprendizagem), garantida pela experiência; outra, lógico-matemática (diretamente relacionada à linguagem), baseada na coordenação das ações. Disso, podemos sugerir que a ação é o alicerce da linguagem e do conhecimento, e é por meio dela que a criança aperfeiçoa suas percepções do real, dos objetos, dos símbolos e ao mesmo tempo estrutura seu comportamento e sua aprendizagem.

Ainda sob a perspectiva do desenvolvimento, vários teóricos apontam o corpo como o instrumento que a criança utiliza para captação, elaboração e construção do conhecimento que resulta no desenvolvimento da sua personalidade única, total e evolutiva (Rourke e Fuerst, 1991; Assumpção, 2008). A Neuropsicologia busca a relação entre o desenvolvimento do cérebro e todo o sistema nervoso com as funções cognitivas e mentais, distinguindo melhor ou pior desempenho destas de acordo com fatores genéticos, nutricionais e funcionais. Influências ambientais, sociais e econômicas também são citadas como de significativa importância para o sucesso da aprendizagem escolar (Fonseca, 2008).

Da perspectiva da Psiquiatria do Desenvolvimento, na qual a criança deve ser compreendida em sua totalidade, fatores genéticos que determinam seu potencial inato, tipo de gestação e de parto, o crescimento nos primeiros anos de vida, eventuais doenças com comprometimento nervoso central, estado nutricional e emocional, ambiente estimulador e regulador, rotinas definidas, oportunidade para experiências ricas e criativas são requisitos essenciais para o sucesso da intervenção pedagógica e a inserção da criança no universo de conhecimento escrito. A dificuldade para aprender pode ser deflagrada por deficiências, carências ou privações em qualquer um dos aspectos citados, e cabe ao profissional da saúde mental coletar essas informações e determinar os pontos de intervenção.

A cultura local em que o indivíduo está inserido é fator importante a ser considerado, particularmente a alfabetização; diferentes condições socioeconômicas podem acarretar diferentes desfechos desse processo. Para compreender as dificuldades, é imprescindível considerar os diferentes caminhos que levam à alfabetização; algumas crianças serão alfabetizadas em sua língua materna; outras, em idioma estrangeiro que pode ser igual ao idioma falado em casa ou diferente dele; outras ainda serão alfabetizadas em mais de uma língua ao mesmo tempo. Distinguir dificuldades impostas pelo ambiente de transtornos mentais é imprescindível não apenas no nível epidemiológico, evitando o sobrediagnóstico, mas principalmente no desfecho de vida da criança avaliada.

Quadro clínico

A definição dos critérios para o diagnóstico dos transtornos da aprendizagem esbarra na dificuldade conceitual e na grande variedade de denominações sinônimas. A definição proposta por Garcia (1998), por exemplo, fala de "dificuldade de aprendizagem" e "transtornos da aprendizagem" como a mesma entidade. Sabe-se empiricamente que a "dificuldade" aparece em várias situações intrínsecas aos indivíduos e relacionadas ao ambiente externo, e por definição os transtornos da aprendizagem não podem ser explicados por essas condições.

De acordo com a Classificação Internacional de Doenças 10 (CID-10, WHO, 1992), encontramos outros cinco tipos de dificuldades para esse diagnóstico. Primeiro, é necessário diferenciar os transtornos das variações normais durante o processo escolar. Segundo, é necessário avaliar o curso do desenvolvimento, considerando gravidade e mudança no padrão. Terceiro, há dificuldade de se estabelecer o que é ensinado e aprendido, já que as habilidades de uma criança dependem das circunstâncias familiares e escolares, bem como de características e interesses pessoais. Quarto, há dificuldade de se diferenciar, em uma criança, anormalidades do processo cognitivo que causam dificuldades de leitura daquelas que derivam ou estão associadas à pobreza das habilidades de leitura, lembrando que transtornos de leitura podem ser decorrentes de mais de um tipo de anormalidade cognitiva. Quinto, há incertezas sobre a melhor forma de subdividir os transtornos específicos do desenvolvimento das habilidades escolares.

As características de cada país em relação ao ensino formal variam, sendo este mais um fator complicador para se estabelecerem definições operacionais de transtornos de habilidades escolares, com validade internacional.

O DSM-V (APA, 2014) apresenta critérios diagnósticos mais detalhados e específicos do que o proposto na edição anterior, mesmo assim, se trata de uma condição que oferece desafios na prática clínica em virtude das inúmeras variáveis envolvidas no processo de aprendizagem acadêmica assim como as condições conjunturais nas quais a criança desenvolve essa habilidade e o acesso a uma equipe multiprofissional treinada e habilitada na identificação e diferenciação das dificuldades naturais ou não, a existência e a disponibilidade de testes padronizados e escalas validadas para detecção e compreensão das dificuldades. A dificuldade acadêmica deve ser avaliada em relação aos domínios: leitura; escrita e cálculo matemático; e sub-habilidades.

Os quatro critérios diagnósticos devem ser preenchidos com base em uma síntese clínica da história do indivíduo (do desenvolvimento, médica, familiar, educacional), em material e relatórios escolares, em avaliação psicoeducacional, e recomenda-se uma avaliação cognitiva global, neuropsicológica.

Os critérios diagnósticos, conforme o DSM-V (APA, 2014), são:

1. Dificuldades na aprendizagem e no uso de habilidades acadêmicas, conforme indicado pela presença de ao menos um dos sintomas a seguir que tenha persistido por pelo menos 6 meses, apesar da provisão de intervenções dirigidas a essas dificuldades:

    a) Leitura de palavras de forma imprecisa ou lenta e com esforço (p. ex., lê palavras isoladas em voz alta, de forma incorreta ou lenta e hesitante, frequentemente adivinha palavras, tem dificuldade de soletrá-las).

    b) Dificuldade para compreender o sentido do que é lido (p. ex., pode ler o texto com precisão, mas não compreende a sequência, as relações, as inferências ou os sentidos mais profundos do que é lido).

    c) Dificuldades para ortografar (ou escrever ortograficamente) (p. ex., pode adicionar, omitir ou substituir vogais e consoantes).

    d) Dificuldades com a expressão escrita (p. ex., comete múltiplos erros de gramática ou pontuação nas frases; emprega organização inadequada de parágrafos; expressão escrita das ideias sem clareza).

    e) Dificuldades para dominar o senso numérico, fatos numéricos ou cálculo (p. ex., entende números, sua magnitude e relações de forma insatisfatória; conta com os dedos para adicionar números de um dígito em vez de lembrar o fato aritmético, como fazem os colegas; perde-se no meio de cálculos aritméticos e pode trocar as operações).

    f) Dificuldades no raciocínio (p. ex., tem grave dificuldade em aplicar conceitos, fatos ou operações matemáticas para solucionar problemas quantitativos).

2. As habilidades acadêmicas afetadas estão substancial e quantitativamente abaixo do esperado para a idade cronológica do indivíduo, causando interferência significativa no desempenho acadêmico ou profissional ou nas atividades cotidianas, confirmada por meio de medidas de desempenho, padronizadas administradas individualmente e por avaliação clínica abrangente. Para indivíduos com 17 anos ou mais, história documentada das dificuldades de aprendizagem com prejuízo pode ser substituída por uma avaliação padronizada.

3. As dificuldades de aprendizagem iniciam-se durante os anos escolares, mas podem não se manifestar completamente até que as exigências pelas habilidades acadêmicas afetadas excedam as capacidades limitadas do indivíduo (p. ex., em testes cronometrados, em leitura ou escrita de textos complexos longos e com prazo curto, em alta sobrecarga de exigências acadêmicas).

4. As dificuldades de aprendizagem não podem ser explicadas por deficiências intelectuais, acuidade visual ou auditiva não corrigida, outros transtornos mentais ou neurológicos, adversidade psicossocial, falta de proficiência na língua de instrução acadêmica ou instrução educacional inadequada.

Transtorno da leitura

Caracteriza-se por um comprometimento do reconhecimento de palavras, leitura fraca e inexata e baixa compreensão da leitura na ausência de déficits de inteligência ou de memória significativos (Sadock e Sadock, 2007). O termo "dislexia", amplamente usado no passado para transtorno de leitura, caiu em desuso, e foi reutilizado pelo DSM-V (APA, 2014) como um termo alternativo usado em referência a um padrão de dificuldades de aprendizagem caracterizado por problemas no reconhecimento preciso ou fluente de palavras, problemas de decodificação e dificuldades de ortografia. Se o termo "dislexia" for usado para especificar esse padrão particular de dificuldades, é importante também especificar quaisquer dificuldades adicionais que estejam presentes, como dificuldades na compreensão da leitura ou no raciocínio matemático. O termo "dislexia" pode ser utilizado como descrição sintomatológica associada a outros transtornos do neurodesenvolvimento por deficiências em outras aptidões acadêmicas, sendo assim, mais adequado usar termos mais gerais como "transtorno específico de aprendizagem com prejuízo na leitura", classificado pela CID-10 como F81.0 (WHO, 1992) (Quadro 29.1).

QUADRO 29.1 – Transtorno específico da aprendizagem com prejuízo na leitura.

Precisão na leitura de palavras
Velocidade ou fluência da leitura
Compreensão da leitura

Fonte: Adaptado de DSM-V, APA, 2014.

Conforme a CID-10 (WHO, 1992), as crianças com transtornos específicos de leitura, frequentemente, têm história de comprometimento da fala, linguagem e ortografia. Estudos epidemiológicos estimam que 2% a 8% de crianças na idade escolar nos Estados Unidos tenham transtorno de leitura (Sadock e Sadock, 2007).

Esse transtorno provavelmente tem etiologia multifatorial; várias causas são inferidas, a partir de estudos realizados nos países desenvolvidos. Pode ser uma manifestação de atraso evolutivo ou maturativo. Um transtorno de leitura severo pode estar associado a problemas psiquiátricos, podendo resultar destes ou ser a causa de transtornos emocionais e comportamentais (Silver, 1995). Hoje sabemos que habilidades de leitura são herdáveis; portanto, uma vez diagnosticada a dislexia, a probabilidade de ser encontrada em membros da mesma família aumenta (Pennington e Olson, 2005). Estudos de base molecular vêm sendo desenvolvidos. Até o momento, apontam para um local no braço curto do cromossomo 6, ainda sem chegar à identificação de genes precisos. Apesar dos avanços nesta área, é importante lembrar a Epigenética, do efeito combinado de múltiplos genes e principalmente as influências ambientais.

O transtorno de leitura, em geral, torna-se notável aos 7 anos, durante a 1ª série do ensino fundamental, podendo ser evidente antes ou depois, até os 9 anos. As crianças com esse transtorno cometem muitos erros de leitura oral, como omissões, adições e distorções de palavras. Essas crianças têm dificuldade para distinguir os caracteres e os tamanhos de letras impressas, especialmente as que diferem apenas na orientação espacial e no comprimento do traço (Shephered et al., 1989).

O ritmo de leitura é lento, frequentemente com compreensão mínima, e soletrar é quase sempre muito difícil. A maioria das crianças com esse transtorno não gosta de ler nem de escrever e evita fazê-lo, demonstrando grande ansiedade quando chamadas à leitura. A identificação dos grafemas (letras), dos fonemas (sílabas) e das palavras é pobre ou muito alterada. A compreensão do sentido é pobre, a interpretação do que é lido é ruim e discrepante do potencial cognitivo global do indivíduo.

Os critérios a serem levados em consideração no monitoramento de dificuldades de alfabetização devem mudar ao longo dos anos escolares. O *Tratado de saúde mental da criança e do adolescente*, da Associação Internacional de Psiquiatria da Infância e Adolescência e Profissões Afins (IACAPAP, do inglês International Association for Child and Adolescent Psychiatry and Allied Professions), apontou para a realização de uma pesquisa de colaboração transnacional entre as décadas de 1990 e 2000 por um grupo de países da África (Botswana, Quênia, Lesoto, Malawi, Ilhas Maurício, Moçambique, Namíbia, Ilhas Seychelles, África do Sul, Suazilândia, Tanzânia, Uganda, Zâmbia e Zimbábue), o Southern and Eastern Africa Consortium for Monitoring Educational Quality (SACMEQ), que visa monitorar as diferentes capacidades de leitura no decorrer dos anos escolares, nomeia diferentes habilidades da alfabetização:

- Nível 1 – pré-leitura: combina palavras e imagens que envolvem conceitos concretos e objetos do dia a dia.
- Nível 2 – leitura emergente: combina palavras e imagens que envolvem preposições e conceitos abstratos; utiliza sistemas de dicas para interpretar frases por intermédio da leitura do que está adiante.
- Nível 3 – leitura básica: interpreta o significado (por palavras e frases que, combinadas, determinam uma sentença) em um texto curto e simples.
- Nível 4 – leitura de significado: lê para frente e para trás para ligar e interpretar informações localizadas em várias partes de um texto.
- Nível 5 – leitura interpretativa: lê para frente e para trás, para combinar e interpretar informações de várias partes de um texto em associação com (relembrando) informações externas que completam e contextualizam um significado.
- Nível 6 – leitura inferencial: lê textos mais longos (narrativos, expositivos) para combinar informações de várias partes de um texto para inferir o objetivo do escritor.
- Nível 7 – leitura analítica: lê textos mais longos (narrativos, expositivos) para combinar informações para inferir as crenças pessoais do escritor (sistemas de valores, preconceitos, vieses).
- Nível 8 – leitura crítica: localiza informações em textos mais longos (narrativos, expositivos) para inferir e avaliar o que o escritor assumiu, tanto sobre o tema como as características do leitor (p. ex., idade, conhecimentos, crenças pessoais, valores).

Transtorno da matemática

Consiste essencialmente numa deficiência na execução das habilidades aritméticas esperadas para a aptidão intelectual e nível educacional do indivíduo (Sadock e Sadock, 2007). Essas habilidades são medidas por testes padronizados aplicados individualmente, e as dificuldades excedem os prejuízos associados a quaisquer déficits neurológicos ou sensoriais existentes.

O transtorno da matemática, ou discalculia, só foi considerado transtorno psiquiátrico a partir de 1980, com a 3ª edição do DSM. A partir do DSM-IV (APA, 1995), foi integrado aos "Transtornos da Aprendizagem".

Discalculia é um termo alternativo usado em referência a um padrão de dificuldades caracterizado por problemas no processamento de informações numéricas, aprendizagem de fatos aritméticos e realização de cálculos precisos ou fluentes. Se o termo "discalculia" for usado para especificar esse padrão particular de dificuldades matemáticas, é importante também especificar quaisquer dificuldades adicionais que estejam presentes, como dificuldades no raciocínio matemático ou na precisão na leitura de palavras, conforme o DSM-V (APA, 2014).

Os critérios diagnósticos são muito parecidos com aqueles usados para o transtorno de leitura (Quadro 29.2). Foram identificados quatro grupos de habilidades comprometidas nesse transtorno: habilidades linguísticas, aquelas relacionadas ao entendimento dos termos matemáticos; habilidades perceptivas, que se refletem na capacidade de reconhecer e compreender símbolos; habilidades matemáticas, que implicam o conhecimento das quatro operações; e habilidades de atenção, relacionadas à cópia e à observação corretas de símbolos operacionais.

Entre o grupo de crianças em idade escolar que não apresentam retardo mental, cerca de 6% apresentam o transtorno da aprendizagem. A etiologia é desconhecida, provavelmente multifatorial. Pode-se detectar esse problema já por volta da 2ª ou 3ª série do ensino fundamental (em torno de 8 a 9 anos), e alguns pesquisadores subdividem esse transtorno em subcategorias de acordo com as habilidades acometidas (Sadock e Sadock, 2007).

QUADRO 29.2 – Transtorno específico da aprendizagem com prejuízo na matemática.

Senso numérico
Memorização de fatos aritméticos
Precisão ou fluência de cálculo
Precisão no raciocínio matemático

Fonte: Adaptado de DSM-V, APA, 2014.

O transtorno de matemática frequentemente coexiste com outros transtornos específicos do desenvolvimento, problemas de ortografia, déficits de memória ou atenção e problemas emocionais e comportamentais podem estar presentes. Não há uma relação evidente entre os transtornos de linguagem e o transtorno de matemática, mas essas condições coexistem (Silver, 1995).

Transtorno da expressão escrita

Baseia-se em um desempenho consistentemente fraco do indivíduo na composição de textos (Sadock e Sadock, 2007). O desempenho na escrita é muito inferior ao esperado para a aptidão intelectual e escolaridade. É também denominado "disgrafia". Os critérios diagnósticos devem considerar um desenvolvimento neuropsicomotor dentro do esperado, ausência de alterações motoras específicas e estimulação adequada (Quadro 29.3).

QUADRO 29.3 – Transtorno específico da aprendizagem com prejuízo na expressão escrita.

Precisão na ortografia
Precisão na gramática e na pontuação
Clareza ou organização da expressão escrita

Fonte: Adaptado de DSM-V, APA, 2014.

As crianças apresentam muito cedo as inaptidões para grafia na escola. Tanto nas frases faladas como nas escritas, apresentam um grande número de erros gramaticais e de organização de parágrafos. À medida que crescem, apresentam frases cada vez mais curtas, primitivas e irregulares, incompatíveis com o avanço da escolaridade (Sadock e Sadock, 2007). Crianças que fazem uso exagerado e precoce de equipamentos tecnológicos, computadores, *tablets* e celulares tendem a ter maior dificuldade no desenvolvimento das habilidades de escrita.

Nota-se nas crianças com transtorno de aprendizagem com prejuízo na escrita um progressivo desinteresse para frequentar a escola e realizar as tarefas, culminando, por vezes, em transtornos de conduta. Adultos que não receberam intervenção reparadora sofrem na adaptação social, bem como de um desconfortável senso de incompetência, inferioridade e afastamento (Silver, 1995).

Transtornos específicos da aprendizagem – níveis de gravidade

A classificação proposta pelo DSM-V (APA, 2014) sugere a identificação dos níveis de gravidade dos transtornos específicos da aprendizagem, nos seus domínios (leitura, expressão escrita e matemática) e sub-habilidades:

- Leve: alguma dificuldade em aprender habilidades em um ou dois domínios acadêmicos, mas com gravidade suficientemente leve que permita ao indivíduo ser capaz de compensar ou funcionar bem quando lhe são propiciados adaptações ou serviços de apoio adequados, especialmente durante os anos escolares.
- Moderada: dificuldades acentuadas em aprender habilidades em um ou mais domínios acadêmicos, de modo que é improvável que o indivíduo se torne proficiente sem alguns intervalos de ensino intensivo e especializado durante os anos escolares. Algumas adaptações ou serviços de apoio por pelo menos parte do dia na escola, no trabalho ou em casa podem ser necessários para completar as atividades de forma precisa e eficiente.
- Grave: dificuldades graves em aprender habilidades afetando vários domínios acadêmicos, de modo que é improvável que o indivíduo aprenda essas habilidades sem um ensino individualizado e especializado contínuo durante a maior parte dos anos escolares. Mesmo com um conjunto de adaptações ou serviços de apoio adequados em casa, na escola ou no trabalho, o indivíduo pode não ser capaz de completar todas as atividades de forma eficiente.

Outros critérios diagnósticos

Os critérios de diagnóstico do DSM-IV (APA, 1995) eram muito abrangentes e pouco descritivos. O DSM-V apresenta uma proposta mais detalhada e descritiva, porém de pouca abrangência compreensiva. Outros autores sugerem, com base nas teorias e observações clínicas sobre o desenvolvimento e aquisições neuropsicomotoras, critérios mais específicos que complementam a avaliação clínica de crianças e adolescentes com suspeita de transtornos específicos da aprendizagem com prejuízo na leitura, na matemática e na expressão escrita. Nos Quadros 29.4 e 29.5 estão listados os critérios diagnósticos de Sacristán para os transtornos da leitura (Sacristán, 1995).

As dificuldades de cálculo são definidas a partir do não cumprimento dos requisitos esperados para a idade e para a condição maturacional. Esses requisitos têm como base a teoria de evolução de Piaget (Garcia, 1998), que estabelece que se espere o seguinte de crianças de 3 a 6 anos:

- Capacidade para compreender igual e diferente, ordenar objetos pelo tamanho, cor e forma, classificar objetos por suas características.
- Compreender conceitos de longo, curto, pequeno e grande.
- Fazer a correspondência de um a um.
- Usar objetos para soma simples.
- Contar até dez.
- Nomear formas e figuras complexas.

QUADRO 29.4 – Critérios diagnósticos para transtorno de leitura.

- Dificuldade para discriminar as letras do alfabeto
- Dificuldade no aprendizado da leitura, escrita e soletração
- Dificuldade para separar e sequenciar sons (p. ex., m – e – n – i – n – o)
- Dificuldade para discriminar fonema-grafema (som-letra) (p. ex., p-b, t-d, f-v, k-g, x-j, s-z)
- Inversões de sílabas ou palavras (sol-los)
- Adição/omissão de fonemas ou sílabas (maca – macaco)
- Leitura silabada, vagarosa e com muitos erros
- Uso excessivo de palavras substitutas para nomeação de objetos
- Nível de leitura baixo para a faixa etária e para o nível de escolaridade
- Dificuldade para recontar uma história
- Dificuldade para compreender os enunciados dos problemas de matemática
- Dificuldade para compreender textos

Fonte: Adaptado segundo Sacristán, 1995.

QUADRO 29.5 – Critérios diagnósticos para transtorno de escrita.

- Letra com características disgráficas
- Dificuldade no planejamento motor da escrita e uso de letra cursiva
- Dificuldade na preensão do lápis (sem outras alterações motoras)
- Dificuldade para copiar a lição da lousa
- Dificuldade para expressão por meio da escrita, elaboração de textos escritos, planejamento e execução de redações
- Escrita com erros significativos: omissões, trocas, aglutinações, adições e omissões fonêmicas e silábicas

Fonte: Adaptado segundo Sacristán, 1995.

Entre 6 e 12 anos, a criança deve:
- Agrupar objetos de dez em dez.
- Dizer as horas, reconhecer dinheiro, medir objetos, medir volume.
- Somar e subtrair, resolver problemas simples mentalmente.
- Contar a cada 2, 5 e 10; julgar lapsos de tempo; estimar soluções.

A Associação Brasileira de Dislexia (ABD, 2010) lista os sintomas que devem ser observados de acordo com frequência e faixa do desenvolvimento, pois são sugestivos de transtorno da aprendizagem (Quadros 29.6 e 29.7).

QUADRO 29.6 – Sintomas indicativos de transtorno específico do desenvolvimento segundo a frequência.

Sempre
- Dificuldades com a linguagem
- Problemas com a escrita
- Dificuldades com a ortografia
- Lentidão na aprendizagem da leitura

Normalmente
- Disgrafia (letra feia)
- Discalculia, dificuldade com a matemática, sobretudo na assimilação de símbolos e de decorar tabuada

(continua)

QUADRO 29.6 – Sintomas indicativos de transtorno específico do desenvolvimento segundo a frequência (continuação).

Normalmente
- Dificuldades com a memória de curto prazo e com a organização
- Dificuldades em seguir indicações de caminhos e em executar sequências de tarefas complexas
- Dificuldades para compreender textos escritos
- Dificuldades em aprender uma segunda língua

Algumas vezes
- Dificuldades com a linguagem falada
- Dificuldade com a percepção espacial
- Confusão entre direita e esquerda

Fonte: Adaptado da Associação Brasileira de Dislexia (ABD), 2010.

QUADRO 29.7 – Sintomas indicativos de transtorno de aprendizagem segundo a fase do desenvolvimento.

Fase pré-escolar
- Dispersão
- Fraco desenvolvimento da atenção
- Atraso no desenvolvimento da fala e da linguagem
- Dificuldade em aprender rimas e canções
- Fraco desenvolvimento da coordenação motora
- Dificuldade com quebra-cabeças
- Falta de interesse por livros impressos

Fase escolar
- Dificuldade na aquisição e automação da leitura e escrita
- Pobre conhecimento de rima (sons iguais no final das palavras) e aliteração (sons iguais no início das palavras)
- Desatenção e dispersão
- Dificuldade em copiar de livros e da lousa
- Dificuldade na coordenação motora fina (desenhos, pintura) e/ou grossa (ginástica, dança etc.)
- Desorganização geral, como constantes atrasos na entrega de trabalhos escolares e perda de materiais escolares
- Confusão entre esquerda e direita
- Dificuldade em manusear mapas, dicionários, listas telefônicas etc.
- Vocabulário pobre, com sentenças curtas e imaturas ou sentenças longas e vagas
- Dificuldade na memória de curto prazo, como instruções e recados
- Dificuldades em decorar sequências, como meses do ano, alfabeto e tabuada
- Dificuldade na matemática e desenho geométrico
- Dificuldade em nomear objetos e pessoas (disnomias)
- Troca de letras na escrita
- Dificuldade na aprendizagem de uma segunda língua
- Problemas de conduta como: depressão, timidez excessiva ou o "palhaço" da turma
- Bom desempenho em provas orais

A falta de acompanhamento adequado nesta fase escolar pode acarretar prejuízos emocionais, sociais e profissionais.

Fonte: Adaptado da Associação Brasileira de Dislexia (ABD), 2010.

Aspectos neurobiológicos

Entre os aspectos neurobiológicos envolvidos, estudos têm demonstrado alguns padrões de alteração cerebral, como alguns na região perissilviana do hemisfério esquerdo e na assimetria do plano temporal esquerdo, especialmente na área de Wernicke, que é relacionada ao processamento fonológico e à compreensão da fala e da escrita (Capovilla, 2002).

Vale ressaltar que a maioria desses estudos envolve um grupo heterogêneo de sujeitos com dificuldade predominantemente de leitura. Alguns estudos *post mortem* apontam uma assimetria cerebral e anormalidades neuronais em hemisfério esquerdo como "marcadores" no cérebro do adulto disléxico (Galaburda, 1989; Galaburda et at., 1985; Humphreys et al., 1990). Estudos com tomografia por emissão de pósitron (PET-TC) de crânio mostram simetria atípica nas regiões posteriores cerebrais desses indivíduos, com diminuição e até ausência de atividade nessas áreas em relação aos sujeitos-controle (Horwitz et al., 1998; Rumsey et al., 1992, 1994, 1997, 1999).

Estudos com ressonância nuclear magnética funcional (RNMf) da morfologia cerebral apontam uma assimetria nos lobos temporais, no corpo caloso e nas áreas da linguagem e atividade celular reduzida ou ausente nas regiões temporal esquerda e frontal, durante atividades relacionadas à linguagem. A maioria dos estudos é realizada em adultos com diagnóstico de dislexia e indica um funcionamento deficitário nos sistemas visuoperceptivos (Demb et al., 1997, 1998; Eden et al., 1996). As alterações observadas no eletroencefalograma (EEG) são pouco específicas e podem estar presentes desde os primórdios do desenvolvimento (Lovrich et al., 1997; Molfese, 2000; Sobkta, 1977; Taylor, 1990).

Outros modelos e teorias

As classificações correntes (CID-10 e DSM-IV-TR) descrevem tipos de transtornos segundo a sintomatologia predominante, por exemplo, transtorno da leitura, cujo diagnóstico se faz diante de um paciente que tenha dificuldade de ler e preencha os critérios necessários. Entretanto, alguns autores, mediante observação clínica minuciosa, constataram que indivíduos com os mesmos graus de prejuízos no aprendizado, isto é, mesmo sintoma, podem ter diferenças claras nos padrões cognitivos ativos e dificitários. Uma hipótese foi criada: a de que um mesmo sintoma pode ter diferentes "etiologias" ou, pelo menos, perfis neuropsicológicos subjacentes distintos, configurando, assim, subtipos.

Rourke et al. (Dupré, 1925; Rourke e Fuerst, 1991) afirmam que as dificuldades na aprendizagem são manifestações de déficits básicos do tipo neuropsicológico e propõem dois grupos principais:

1. Dificuldades de processamento fonológico básico (BPPD, do inglês *basic phonologic processing disabilities*): os indivíduos desse grupo exibem muitas inabilidades psicolinguísticas, associadas a habilidades visuoespacial-organizacional, tátil-perceptuais, psicomotoras e de resolução não verbal de problemas. Eles apresentam inabilidades para leitura e soletração, mas, embora ainda prejudicadas, competências aritméticas mecânicas muito mais desenvolvidas.

2. Dificuldades de aprendizagem não verbal (NLD, do inglês *nonverbal learning disabilities*): exibem problemas significativos nas competências visuoespacial-organizacional, tátil-perceptuais, psicomotoras e de solução não verbal de problemas. Entretanto, apresentam claras habilidades psicolinguísticas, como aprendizado verbal, casamento de fonema-grafema, quantidade de débito verbal e classificação verbal. As crianças que exibem essa síndrome experimentam suas principais dificuldades de aprendizagem acadêmica na aritmética, enquanto mostram níveis avançados de reconhecimento de palavras e soletração.

As Figuras 29.6 e 29.7 mostram quais elementos são ativos e quais são deficitários em cada um desses grupos. Os elementos ativos e deficitários, dentro de cada subtipo, devem ser vistos de forma evolutiva. Assim, os elementos neuropsicológicos primários precedem os elementos neuropsicológicos secundários, e assim sucessivamente, da perspectiva do desenvolvimento.

Avaliação diagnóstica

O diagnóstico dos transtornos específicos da aprendizagem é geralmente feito quando a criança está na escola, pois eles não se tornam evidentes até o momento em que surge a demanda do trabalho acadêmico. A entrada na escola nos países ocidentais se dá por volta dos 7 anos (Selikowitz, 1998). Crianças na fase pré-escolar podem apresentar extensa variação em suas habilidades e potencial cognitivo e não devem ser consideradas portadoras dos transtornos da aprendizagem, uma vez que os testes padronizados para essa fase do desenvolvimento não são bons preditores de habilidades futuras (Selikowitz, 1998; Batshaw, 1997).

A avaliação deve ser multidisciplinar, considerando todos os aspectos intrínsecos e extrínsecos ao sujeito (Figura 29.8). Deve contar com profissionais médicos (pediatra, neurologistas, psiquiatras da infância), psicólogos, pedagogos, educadores, fonoaudiólogos, especialistas em linguagem, entre outros. Todos os profissionais, segundo suas habilidades técnicas, devem avaliar o sujeito em seu momento do desenvolvimento neuropsicomotor, emocional e social e buscar causas e comorbidades. O sucesso da intervenção e da reabilitação está intimamente ligado ao diagnóstico correto e completo do sujeito com dificuldade para aprender.

A idade do aparecimento dos sintomas dos transtornos da aprendizagem está ligada ao potencial cognitivo, à inteligência do indivíduo e a quadros associados, como transtornos hipercinéticos, baixa autoestima e distúrbios de conduta, que podem mascarar a dificuldade específica. Crianças com inteligência preservada podem desenvolver mecanismos compensatórios e ocultar suas dificuldades por vários anos (Dupré, 1925). As dificuldades de aprendizagem transitórias tendem a desaparecer com o amadurecimento neuropsíquico do indivíduo.

Existem vários fatores de risco associados aos transtornos específicos da aprendizagem, como prematuridade e muito baixo peso ao nascer e exposição pré-natal à nicotina. Há fatores genéticos e fisiológicos, visto que o transtorno específico da aprendizagem parece se agregar em famílias, particularmente quando afeta a leitura, a matemática e a ortografia. O risco relativo de transtorno específico da aprendizagem da leitura

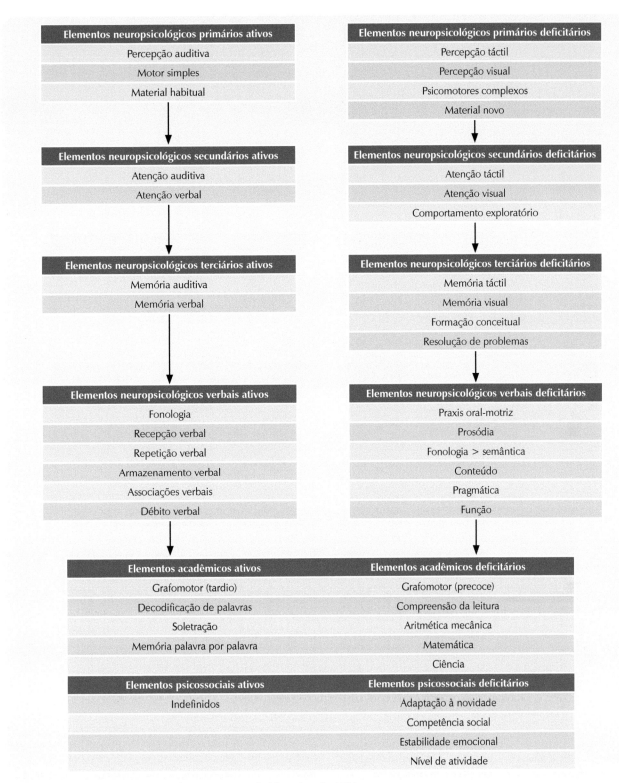

FIGURA 29.6 – Elementos e dinâmica do grupo *nonverbal learning disabilities*.
Fonte: Adaptada de Dupré, 1925; Rourke e Fuerst, 1991.

ou da matemática é substancialmente maior (p. ex., quatro a oito vezes e cinco a dez vezes mais alto, respectivamente) em parentes de 1º grau de indivíduos com essas dificuldades de aprendizagem na comparação com aqueles que não as apresentam. História familiar de dificuldades de leitura (dislexia) e de alfabetização prediz problemas de alfabetização ou transtorno específico da aprendizagem na prole, indicando o papel combinado de fatores genéticos e ambientais. Existe elevada herdabilidade na capacidade e na incapacidade de leitura, nos idiomas alfabéticos e não alfabéticos, incluindo alta herdabilidade para a maioria das manifestações de capacidades e incapacidades de aprendizagem (p. ex., estimativas de herdabilidade maiores do que 0,6) (DSM-V, APA 2014).

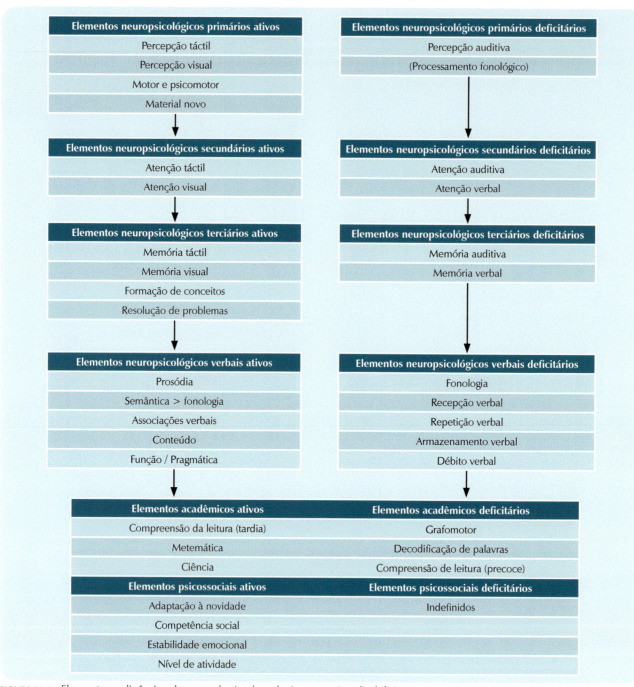

FIGURA 29.7 – Elementos e dinâmica do grupo *basic phonologic processing disabilities*.
Fonte: Adaptada de Dupré, 1925; Rourke e Fuerst, 1991.

A covariação entre as várias manifestações de dificuldades de aprendizagem é alta, sugerindo que genes relacionados a uma apresentação estão altamente correlacionados com genes relacionados a outra manifestação.

Modificadores do curso

Problemas acentuados com comportamento de desatenção nos anos pré-escolares predizem dificuldades posteriores em leitura e matemática (mas não necessariamente transtorno específico da aprendizagem) e não resposta a intervenções acadêmicas efetivas. Atraso ou transtornos na fala ou na linguagem, ou processamento cognitivo prejudicado (p. ex., consciência fonológica, memória de trabalho capacidade de nomear rapidamente em série) nos anos pré-escolares predizem transtorno específico da aprendizagem posterior em leitura e expressão escrita. A comorbidade desses problemas com transtorno de déficit de atenção e hiperatividade (TDAH) é preditora de pior evolução da saúde mental quando comparada àquela associada a um transtorno específico da aprendizagem sem TDAH. Instrução sistemática, intensiva e individualizada, utilizando intervenções baseadas em evidências, pode melhorar ou diminuir as dificuldades de aprendizagem em alguns indivíduos ou promover o uso de estratégias compensatórias em outros, mitigando, dessa forma, evoluções de outro modo negativas (DSM-V, APA 2014).

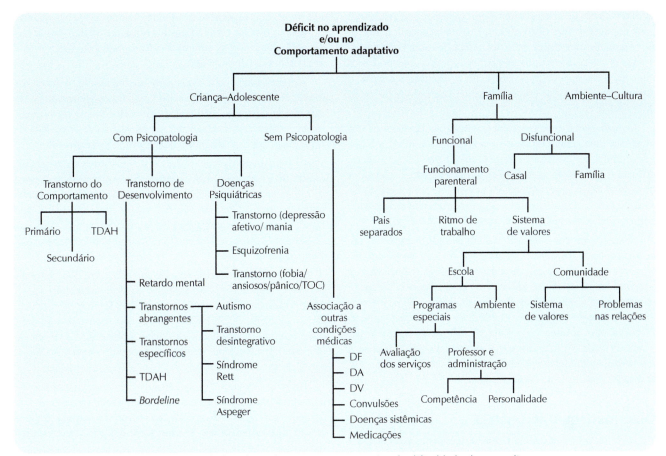

FIGURA 29.8 – Elementos da avaliação multidisciplinar do paciente com queixa de dificuldade de aprendizagem.
Fonte: Adaptada de Ferraz, 2003; Ostrander, 1993.

A avaliação compreensiva dessas crianças deve partir da queixa e seguir com um rastreamento das condições biológicas de nascimento, genéticas e de crescimento. Deve contemplar uma extensa avaliação neurológica, uma vez que alterações morfofuncionais são abundantemente descritas. Cabe ao psiquiatra investigar as condições do desenvolvimento da percepção tátil, visual e auditiva relacionadas com linguagem, raciocínio, formação de conceitos abstratos e capacidade de resolução de problemas. Coletadas essas informações, prossegue-se à exclusão de outras condições psicopatológicas responsáveis pela dificuldade de aprendizagem.

A avaliação clínica dispõe de métodos de inferência, que apontam indícios de déficits, mas para a elaboração de um plano terapêutico eficaz, é necessário a discriminação dos potenciais "ativos" no indivíduo (Rourke e Fuerst, 1991).

Testes padronizados

Os problemas de aprendizagem interferem significativamente no rendimento escolar ou nas atividades da vida diária que exigem habilidades de leitura, matemática ou escrita. Variados enfoques estatísticos podem ser usados para estabelecer que uma discrepância é significativa. "Substancialmente abaixo da média", em geral, define uma discrepância de mais de 2 desvios-padrão (DP) entre rendimento e quociente de inteligência (QI). Uma discrepância menor entre rendimento e QI (isto é, entre 1 e 2 desvios-padrão) ocasionalmente é usada, especialmente em casos nos quais o desempenho de um indivíduo em um teste de QI foi comprometido por um transtorno associado no processamento cognitivo, por um transtorno mental comórbido, por uma condição médica geral ou pela diferença étnica ou cultural do indivíduo. Em presença de um déficit sensorial, as dificuldades de aprendizagem podem exceder aquelas habitualmente associadas ao déficit (Dupré, 1925; Strauss e Lehtinen, 1947; Sadock e Sadock, 2007; Batshaw, 1997).

Evidências psicométricas resultantes de teste de desempenho acadêmico administrado individualmente, apropriado do ponto de vista psicométrico e adequado do ponto de vista cultural, padronizado ou referenciado a critérios. As habilidades acadêmicas distribuem-se ao longo de um *continuum*; assim, não há ponto de corte natural que possa ser usado para diferenciar indivíduos com ou sem transtorno específico da aprendizagem. Portanto, qualquer limiar usado para especificar o que constitui desempenho acadêmico significativamente baixo (p. ex., habilidades acadêmicas muito abaixo o esperado para a idade) é, em grande parte, arbitrário. Baixos escores acadêmicos em um ou mais testes padronizados ou em subtestes em um domínio acadêmico (i.e., no mínimo 1,5 desvio-padrão [DP] abaixo da média populacional para a idade, o que se traduz por um escore-padrão de 78 ou menos, abaixo do percentil 7) são necessários para maior certeza diagnóstica (DSM-V, APA, 2014).

Escores exatos, entretanto, variarão de acordo com os testes padronizados específicos empregados. Com base em juízos clínicos, pode ser usado um limiar mais tolerante (p. ex., 1 a 2,5 DP abaixo da média populacional para a idade) quando as dificuldades de aprendizagem são apoiadas por evidências convergentes de avaliação clínica, história acadêmica, relatórios escolares ou escores de testes. Além do mais, considerando que testes padronizados não estão disponíveis em todos os idiomas, o diagnóstico pode, então, ter como base, em parte, o julgamento clínico dos escores de testes disponíveis (DSM-V, APA, 2014).

O profissional deve assegurar que os procedimentos de testagem da inteligência reflitam uma atenção adequada à bagagem cultural do indivíduo. Isso geralmente pode ser conseguido com o uso de testes nos quais as características relevantes do indivíduo são representadas na amostra de padronização do teste ou pelo emprego de um examinador familiarizado com o contexto sociocultural do paciente (DSM-V, APA, 2014).

A avaliação cuidadosa e individualizada sempre é necessária para fazer um diagnóstico preciso de transtorno da aprendizagem. No Brasil, os únicos testes neuropsicológicos padronizados e validados são a escala de inteligência Wechsler para crianças *Wechsler intelligence scale for children* (WISC) (Cruz, 2010; Nascimento e Figueiredo, 2002) e a escala de inteligência Wechsler para adultos – revisada *Wechsler adult intelligence scale – revised* (WAIS-R) (Nascimento e Figueiredo, 2002). Existem testes fonoaudiológicos de compreensão verbal e que são encontrados em literatura especializada.

Diagnósticos diferenciais

Uma vez que a escola é um dos lugares de manifestação de perturbações do sujeito em desenvolvimento, várias condições podem se apresentar sob a forma de dificuldade de aprendizagem, sem que necessariamente seja um transtorno específico do desenvolvimento.

Os transtornos da aprendizagem devem ser diferenciados das variações normais na realização acadêmica e das dificuldades escolares em virtude da falta de oportunidade, do ensino fraco ou de fatores culturais. A escolarização inadequada pode resultar em desempenho insuficiente nos testes padronizados de rendimento escolar (APA, 1995). Crianças pertencentes a minorias étnico-culturais ou cuja língua materna não é a língua do país onde moram, bem como as crianças que frequentam escolas com ensino inadequado, podem ter fraca pontuação nesses testes. Crianças expostas a ambientes domésticos empobrecidos ou caóticos, também.

Um prejuízo visual ou auditivo pode afetar a capacidade de aprendizagem e deve ser investigado por meio de testes de triagem visual ou audiométrica. Um transtorno da aprendizagem pode ser diagnosticado na presença desses déficits sensoriais apenas quando as dificuldades de aprendizagem excedem aquelas habitualmente associadas a eles. As condições médicas gerais ou neurológicas concomitantes devem ser codificadas no eixo III da avaliação global do paciente (APA, 1995).

Na deficiência intelectual, as dificuldades de aprendizagem são proporcionais ao prejuízo geral no funcionamento intelectual. Entretanto, em alguns casos de deficiência intelectual leve, o nível de realização na leitura, na matemática ou na expressão escrita está significativamente abaixo dos níveis esperados, dadas as condições de escolarização do indivíduo. Nesses casos, aplica-se o diagnóstico adicional de transtorno da aprendizagem. Esse diagnóstico adicional deve ser feito no contexto de um transtorno específico do desenvolvimento apenas quando o prejuízo escolar estiver significativamente abaixo dos níveis esperados, levando-se em conta o funcionamento intelectual e a escolarização do indivíduo.

Em indivíduos com transtornos da linguagem, o funcionamento intelectual deve ser avaliado por testes padronizados da capacidade intelectual não verbal. Em casos nos quais o rendimento escolar estiver significativamente abaixo dessa medida de capacidade, aplica-se diagnóstico de transtorno da aprendizagem.

O transtorno da matemática e o transtorno da expressão escrita ocorrem, com maior frequência, em combinação com o transtorno da leitura. Características e transtornos frequentemente associados, mas que não são a causa da dificuldade escolar como desmoralização, baixa autoestima e déficits nas habilidades sociais podem estar associados com os transtornos da aprendizagem.

Os adultos com transtornos da aprendizagem podem ter dificuldades significativas no trabalho ou no ajustamento social. Muitos indivíduos (10% a 25%) (Dupré, 1925; Sadock e Sadock, 2007; Capovilla, 2002; DSM-V, 2014) com transtorno da conduta, transtorno desafiador opositor, transtorno de déficit de atenção/hiperatividade, transtorno depressivo maior ou transtorno distímico também têm dificuldade da aprendizagem.

Existem evidências de que atrasos no desenvolvimento da linguagem podem ocorrer em associação com os transtornos da aprendizagem (particularmente transtorno da leitura), embora esses atrasos possam não ser suficientemente severos para indicarem o diagnóstico adicional de transtorno da comunicação.

Os transtornos da aprendizagem também podem estar associados com uma taxa superior de transtorno do desenvolvimento da coordenação. Anormalidades subjacentes do processamento cognitivo (p. ex., déficits na percepção visual, nos processos linguísticos, na atenção, na memória ou uma combinação destes) frequentemente precedem ou estão associadas com os transtornos da aprendizagem.

O transtorno específico da aprendizagem é precedido, frequentemente, embora não de forma invariável, nos anos pré-escolares, por atrasos na atenção, na linguagem ou nas habilidades motoras, capazes de persistir e de ser comórbidos com transtorno específico da aprendizagem. Um perfil irregular de capacidades é comum, como capacidades acima da média para desenhar, para *design* e outras capacidades visuoespaciais, mas leitura lenta, trabalhosa e imprecisa, bem como dificuldades na compreensão da leitura e na expressão escrita. Indivíduos com transtorno específico da aprendizagem tipicamente (mas não invariavelmente) exibem baixo desempenho em testes psicológicos de processamento cognitivo. Ainda não está claro, entretanto, se essas anormalidades cognitivas são causa, correlatas ou consequências das dificuldades de aprendizagem. Além disso, embora déficits cognitivos associados com dificuldades em aprender a ler palavras estejam bem documentados, aqueles associados com outras manifestações do transtorno específico da aprendizagem (p. ex., compreensão da leitura, cálculo aritmético, expressão escrita) são pouco conhecidos ou especificados. Ademais, indivíduos com sintomas comportamentais ou escores de testes comparáveis apresentam uma variedade de déficits cognitivos, e muitos desses déficits de processamento também são encontrados em outros transtornos do neurodesenvolvimento (p. ex., TDAH, transtorno do espectro autista, transtornos da comunicação, transtorno do desenvolvimento da coordenação) (DSM-V, APA, 2014).

Os testes padronizados para a medição desses processos, em geral, são menos confiáveis e válidos do que outros testes psicopedagógicos. Embora predisposição genética, danos perinatais e várias condições neurológicas ou outras condições médicas gerais possam estar associados com o desenvolvimento dos transtornos da aprendizagem, a presença dessas condições não o prediz, e existem muitos indivíduos com transtornos da aprendizagem sem essa história (DSM-V, APA, 2014).

Finalmente, esses transtornos podem frequentemente ser encontrados em associação com uma variedade de condições médicas gerais (p. ex., envenenamento por chumbo, síndrome alcoólica fetal ou síndrome do X frágil).

Manejo e tratamento

Ao se fazer o diagnóstico de qualquer transtorno específico do desenvolvimento, o profissional de saúde deve encaminhar o paciente para intervenção de equipe multiprofissional capacitada. Essa equipe deverá ser composta minimamente por fonoaudiólogos, psicólogos, incluindo os habilitados em Neuropsicologia e psicopedagogos. Os especialistas médicos (pediatra, neurologista, psiquiatra), além de participarem ativamente do processo de diagnóstico, serão responsáveis pelo tratamento clínico medicamentoso das comorbidades.

As intervenções para os transtornos de aprendizagem variam de acordo com a faixa etária. Em crianças mais jovens, o foco se dá na percepção fonêmica, fluência verbal, vocabulário e compreensão e têm por objetivo auxiliar a criança a melhorar suas capacidades de percepção fonológica e de identificação de palavras. Em idades mais avançadas, além desse enfoque, medicações podem ser utilizadas, embora suas indicações e posologias sejam controversas.

O manejo inclui estratégias de reabilitação e remediação, fonoterapia, psicoterapia cognitivo-comportamental, além do suporte psicopedagógico específico e adaptação curricular no ambiente escolar (Galanter e Jensen, 2009). A Figura 29.9 ilustra passos gerais para o manejo dos pacientes.

Conclusões

Os transtornos da aprendizagem acometem um número significativo de crianças na fase escolar. Trazem importante sofrimento e desgaste para os indivíduos, suas famílias e para as escolas. São uma condição que perdura por toda a vida e que requer apoio diferenciado ao longo do tempo. Em alguns contextos, essa condição não é vista como um problema médico, e sim educacional, o que, muitas vezes, retarda o diagnóstico e causa prejuízo na condução terapêutica adequada.

O diagnóstico desses transtornos ainda é um grande desafio para o clínico e para os demais profissionais envolvidos com a criança. Não há consenso em relação ao conceito e aos critérios diagnósticos. Sabe-se, contudo, que os aspectos intrínsecos de funcionamento cerebral e de processamento de linguagem estão relacionados a esses transtornos.

O diagnóstico diferencial, que envolve a análise global do indivíduo, deve considerar eventos psicopatológicos, atrasos do desenvolvimento, patologias orgânicas, perturbações emocionais (psicodinâmicas) e eventos externos ao paciente. A avaliação diagnóstica deve ser multidisciplinar, global e a mais acurada possível, permitindo, assim, estabelecer uma proposta eficaz de reabilitação do problema específico e o tratamento das comorbidades.

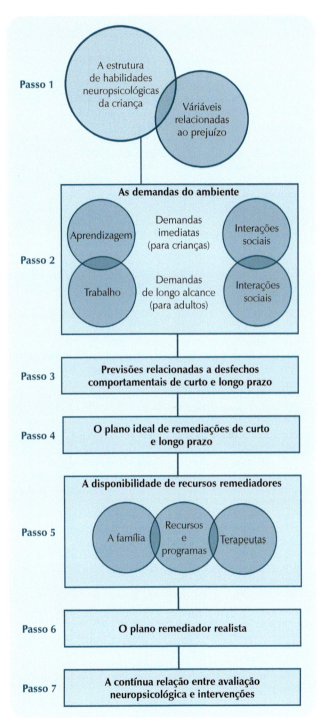

FIGURA 29.9 – Passos gerais para avaliação e manejo dos pacientes com transtornos da aprendizagem.
Fonte: Adaptada de Dupré, 1925; Rourke e Fuerst, 1991.

Referências bibliográficas

1. Ackerman P; Dykman R; Oglesby D. Sex and group differences in reading and attention disordered children with and without hyperkinesis. J Learning Disabilities 1983; 16: 407-415.
2. American Psychiatric Association. Manual Diagnóstico e Estatístico de Transtornos Mentais – IV. Porto Alegre: Artes Médicas; 1995.
3. American Psychiatric Association. Manual Diagnóstico e Estatístico de Transtornos Mentais – III – Revisado. Porto Alegre: Artes Médicas; 1989.
4. American Psychiatric Association. Manual Diagnóstico e Estatístico de Transtornos Mentais – IV – Texto Revisado. 4. ed. Porto Alegre: Artmed; 2002.
5. American Psychiatric Association. Manual Diagnóstico e Estatístico de Transtornos Mentais – DSM-5 [recurso eletrônico]; tradução: Maria Inês Corrêa Nascimento et al.] – 5. ed. – Dados eletrônicos. – Porto Alegre: Artmed; 2014.
6. Associação Brasileira de Dislexia. Sintomas sugestivos de dislexia. Disponível em: http://www.dislexia.org.br. Acessado em: 15/10/2010.
7. Assumpção Jr. FB. Filogênese. In: Assumpção Jr. FB. Psicopatologia evolutiva. Porto Alegre: Artmed; 2008.
8. Assumpção Jr. FB. Psicopatologia evolutiva. Porto Alegre: Artmed; 2008.
9. Batshaw ML. Children with disabilities. 4th ed. Maryland: PHBrooks Publishing Co.; 1997.
10. Capovilla AGS. Compreendendo a dislexia: definição; avaliação e intervenção. Cadernos de Psicopedagogia 2002; 1: 36-59.
11. Cruz MBZ. WISC III: escala de inteligência Wechsler para crianças: Manual. Aval Psicol 2005; 4: 2. Disponível em: http://pepsic.bvsa-lud.org/scielo.php?pid=S1677-04712005000200011. Acessado em: 15/10/2010.
12. Cypel S. Reflexões sobre alguns aspectos neurológicos do aprendizado escolar: isto se apreende com o ciclo básico. Projeto Ipê. Secretaria de Estados da Educação-SP. Coordenadoria de Estados e Normas Pedagógicas. São Paulo; 1994.
13. da Fonseca V. Da embriologia motora à embriologia mental: introdução à obra de Piaget. In: da Fonseca V. Desenvolvimento psicomotor e aprendizagem. Porto Alegre: Artmed; 2008.
14. Demb JB; Boynton GM; Heeger DJ. Brain activity in isual cortex predicts individual differences in reading performance. Proc Natl Acad Sci 1997; 94: 13363-13366.
15. Demb JB; Boynton GM; Heeger DJ. Functional magnetic ressonance imaging o early visual pathways in dyslexia. J Neurosci 1998; 18: 6939-6951.
16. Dupré E. Pathologie de l'imagination et de l'emotivé. Paris: Payot; 1925.
17. Eden GF et al. Abnormal processing of visual motion in dyslexia revealed by functional brain imaging. Nature 1996; 382: 66-69.
18. Ferraz PG. Transtornos da aprendizagem: conceito; quadro clínico e avaliação diagnóstica. Educare 2004; 1: 52-65.
19. Ferraz PG. Transtornos específicos do desenvolvimento. In: Assumpção Jr. FB; Kuczynski E. Tratado de psiquiatria da infância e adolescência. São Paulo: Atheneu; 2003.
20. Finucci JM; Childs B. Are there really more dyslexic boys than girls? In: Ansara A et al. Sex differences in dyslexia. Orton Dyslexia Society 1981; p. 1-9.
21. Galaburda AM et al. Developmental dyslexia: four consecutive patients with cortical anormalities. Ann Neurol 1985; 18: 222-233.
22. Galaburda AM. Ordinary and extraordinary brain development: anatomical variation in deelopmental dyslexia. Ann Dyslexia 1989.; 39: 67-80.
23. Galanter CA; Jensen PS. DSM-IV-TR® Casebook and Treatment Guide for Child Mental Health. Londres: American Psychiatric Publishing Inc; 2009.
24. Garcia JN. Manual de dificuldades de aprendizagem: linguagem; leitura; escrita e matemática. Porto Alegre: Artmed; 1998.
25. Hammill J. A time definition of learning disabilities; family and community health. J Learning Disabilities 1990; 23: 74-84.
26. Horwitz B; Rumsey JM; Donohue BC. Functional connectivity of the angular gyrus in normal reading and dyslexia. Proc Natl Acad Sci 1998; 95: 8939-8944.
27. Humphreys P; Kaufman WE; Galaburda AM. Developmental dyslexia in women: neuropathological indings in three patients. Ann Neurol 1990; 28: 727-738.
28. https://iacapap.org/IACAPAP-Textbook-of-child-and-adolescent-mental-health/ em https://iacapap.org/.
29. Inhelder B; Piaget J. A psicologia da criança. 15 ed. Rio de Janeiro: Bertrand Brasil; 1998.
30. Karnal L. A escrita da memória – The Writing of Memory. São Paulo: Instituto Cultural Banco Santos; 2004.
31. Kirk SA. Educating exceptional children. Boston: Houghton Mifflin; 1962.
32. Lewis M. Tratado de Psiquiatria da Infância e Adolescência. Porto Alegre: Artes Médicas; 1995.
33. Lovrich D et al. Auditory ERPs during rhyme and semantic processing: effects of reading ability in college students. J Clin Exp Neuropsychol 1997; 19: 313-330.
34. Molfese DL. Predicting dyslexia at 8 years of age using neonatal brain responses. Brain Lang 2000; 72: 238-245.
35. Nascimento E; Figueiredo VLM. WISC-III e WAIS-III: alterações nas versões originais americanas decorrentes das adaptações para uso no Brasil. Psicol Reflex 2002; 15: 3.
36. Ostrander R. Clinical observations suggesting a learning disability. Child and adolescent Psychiatric Clinic of North America 1993; 2: 249-263.
37. Piaget J. A linguagem e o pensamento da criança. São Paulo: Martins Fontes; 1999.
38. Rourke BP; Fuerst DR. Learning disabilities and psychosocial functioning: a neuropsychological perspective. New York: Guilford Publications Inc.; 1991.
39. Rourke BPP; del Dotto JE. Learning disabilities: a neuropsychological perspective. In: Walker CE; Roberts MC. Handbook of clinical child psychology. New York: John Wiley; 1992. p. 511-536.
40. Rumsey JM et al. A functional lesion in developmental dyslexia: left angular gyrus blood low predicts severity. Brain Lang 1999; 70: 187-204.
41. Rumsey JM et al. A positron emission tomographic study of impaired word recognition and phonological processing in dyslexic men. Arch Neurol 1997; 54: 562-573.
42. Rumsey JM et al. Failure to activate the left temporoparietal cortex in dyslexia: an oxygen 15 positron emission tomography study. Arch Neurol 1992; 49: 527-534.
43. Rumsey JM et al. Normal actiationi o rontotemporal language cortex in dyslexia; as measured with oxygen 15 positron emission tomography. Arch Neurol 1994; 51: 27-38.
44. Rutter M et al. Research report: Isle of Wight studies; 1964-1974. Psychol Med 1976; 6: 313-332.
45. Sacristán JR. Psicopatologia del niño y del adolescente. Sevilla: Univerdidad de Sevilla; 1995.
46. Sadock VA; Sadock BJ. Compêndio de psiquiatria: ciência do comportamento e psiquiatria clínica. 9. ed. Porto Alegre: Artmed; 2007.
47. Selikowitz M. Dyslexia and other learning difficulties: the facts. 2nd ed. Oxford: Oxford University Press; 1998.
48. Shephered MJ; Charnow DA; Silver LB. Developmental expressive writing disorder. In: Kaplan H; Sadock B. Comprehensive Textbook of Psychiatry 5th ed. Baltimore: Williams & Wilkins; 1989. p. 1796-1800.
49. Silver LB. Transtornos do Desenvolvimento do Aprendizado. In: Lewis M. Tratado de Psiquiatria da Infância e Adolescência. Porto Alegre: Artes Médicas; 1995.
50. Sobkta KR; May JG. Visual evoked potentials and reation time in normal and dyslexic children. Psychophysiology 1977; 14: 18-24.
51. Stanovich KE. Annotation: Does dyslexia exist? J. Child. Psychol. Psychiat 1994; 35(4): 579-595.
52. Strauss AAG; Lehtinen LE. Psycopathology and education of the brain-injured child. New York: Grune e Stratton; 1947.
53. Taylor MJ; Keenan NK. Event-related potentials to visual and language stimuli in normal and dyslexic children. Psychophysiology 1990; 27: 318-327.
54. World Health Organization. Classificação de Transtornos Mentais e de Comportamento da CID-10. Porto Alegre: Artes Médicas; 1992.

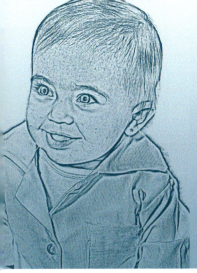

Capítulo 30

Esquizofrenia Infantil

Raymond Rosemberg

Introdução

O início da esquizofrenia na infância e na adolescência é raro, mas, desde o tempo em que ela (demência precoce) foi pela primeira vez delineada, no início do século passado, foi observado que um número muito pequeno desses transtornos tinha sua origem nos anos pré-puberais (Kraepelin, 1919). Enquanto a maioria dos casos de esquizofrenia tem seu início no fim da adolescência e no início da fase adulta (Hafner, 1993), alguns casos desse transtorno têm sido identificados em crianças desde o início do século XX (Asarnow, 1994).

O estudo de crianças com esquizofrenia foi negligenciado por longo período, em parte pelas dificuldades nosológicas para descrevê-la, em parte pela raridade do transtorno na população. Além disso, a nosológica da esquizofrenia em crianças tem apresentado controvérsias há muitos anos. No *Manual de diagnóstico e estatística dos transtornos mentais* 2 (DSM-II), a categoria "esquizofrenia infantil" incluía todos os transtornos psicóticos em crianças, inclusive o transtorno autista (American Psychiatric Association, 1968). Contudo, estudos de Kolvin et al. (Kolvin, 1971) diferenciaram a esquizofrenia de início na infância e o transtorno autístico. No DSM-IV, assim como na *Classificação internacional das doenças-10* (CID-10), não existe uma categoria "esquizofrenia infantil" ou "esquizofrenia do adolescente". Quando o quadro clínico surge nessas idades, o paciente é simplesmente diagnosticado de acordo com os critérios de esquizofrenia dessas classificações.

Histórico

Como primeira referência, a observação de um quadro de psicose endógena em crianças, relatado por Willis (1683) no seu livro *Da estupidez ou morosidade*, referindo-se a uma mudança em jovens que "... antes de espírito vivo e alerta na infância caem, na adolescência, na obtusão e na estupidez" (*apud* Sedler, 1991). Em 1896, Kraepelin propõe, na 5ª edição de seu tratado, o conceito de demência precoce; embora tenha havido algumas modificações e ampliações do conceito nos anos seguintes, este permaneceu constante nas edições subsequentes. Nelas, Kraepelin descreveu que 3,5% dos pacientes já apresentavam sintomas de início da infância, porém não descreveu um quadro clínico específico para aquela idade.

Sancta de Sanctis (1905), inspirado nas ideias de Kraepelin, descreveu, sob o nome de "demência precocíssima", casos de crianças cujo quadro clínico muito se aproximava daquele descrito em pacientes adultos. Identificou manifestações de sintomas a partir dos 3 anos, como maneirismos, negativismo, sintomas catatônicos e acessos de raiva imotivada. Em 1908, o educador austríaco Heller relatou o estudo de seis crianças que tinham as mesmas características e cujo quadro apresentava o mesmo curso, descrevendo a respectiva patologia com a denominação de "demência infantil", conhecida depois como "demência infantil" de Heller. Esses quadros evoluíam rapidamente para um estado mental de regressão profunda (Heuyer, 1952).

Na demência infantil de Heller, o início situava-se entre o 3º e o 4º anos de vida, em crianças até então física e mentalmente sadias. O início era lento, com distúrbios da linguagem, mutilação de palavras, ecolalia e perda completa da capacidade de articulação. Finalmente, tornavam-se demenciadas por completo, sem que se pudesse demonstrar a existência de quaisquer alterações físicas associadas (*apud* Heuyer, 1952). Para Heller, a conservação da afetividade diferenciava esse transtorno mental da demência precocíssima de Sancte de Sanctis: no entanto, uma leitura cuidadosa das observações nos faz pensar que a maioria dos casos de demência de Heller é de demência precocíssima, ou de sequelas de encefalites da infância, que são frequentemente mal conhecidas e corresponderiam atualmente às "psicoses desintegrativas" (Heuyer, 1952).

Podemos observar que Bleuler ressaltava que a esquizofrenia não ocorria obrigatoriamente no período pubertário, embora, na maioria dos casos, seu início fosse naquela fase. Bleuler observou que, em 5% dos casos, poder-se-ia identificar o início da psicose já na infância ou, ainda, durante o 1º ano de vida. Foram necessárias mais de duas décadas, após o estudo da esquizofrenia por Bleuler em pacientes adultos, para que o conceito de esquizofrenia infantil se desenvolvesse.

Em 1933, Potter apresentou um trabalho que se tornou, a partir de então, uma das referências históricas mais importantes no estudo da Psiquiatria Infantil. Diz ele:

> "As crianças não podem apresentar uma psicopatologia tão complicada como a que se encontra nos adultos. Não devemos esquecer que o desenvolvimento

intelectual e a experiência das crianças são menores que os alcançados pelos adultos. A complexidade da linguagem é própria da inteligência madura. As crianças não possuem a facilidade de traduzir amplamente seus sentimentos em palavras, nem têm capacidade para formular complicadas abstrações" (Potter, 1933).

Por conseguinte, os delírios que se observam na infância, quando existem, são simples e ingênuos. Os sintomas principais encontram-se na conduta e em uma permanente falta de conexões afetivas. De fato, a ausência de sintomas acessórios de Bleuler, como alucinações e delírios, resulta da imaturidade do pensamento da criança e, no conceito de Potter, são os sintomas fundamentais de Bleuler que estão mais presentes (Goldfarb, 1974).

Em 1942, Lauretta Bender e seu grupo do Bellevue Hospital definiram a esquizofrenia infantil como "uma entidade clínica que aparece em crianças antes dos 11 anos de idade e que provoca uma patologia em todas as áreas de integração do sistema nervoso central nas áreas vegetativa, motora, perceptiva, intelectual, emocional e social" (Bender, 1947).

Bender sustentava que, nos casos em que se iniciava precocemente a esquizofrenia, essa afecção era um transtorno da totalidade do organismo e persistia durante toda a vida do indivíduo.

A contribuição de Kanner para o esclarecimento e a definição do autismo infantil precoce representou um dos mais importantes avanços em termos de diagnóstico na Psiquiatria Infantil. Em seu primeiro estudo, publicado em 1943, no qual descreveu suas observações em 11 crianças, mostrou as características comuns do autismo infantil precoce, conservando a noção de perturbações primárias e secundárias. Descreveu como perturbação primária o autismo no sentido da "organização de um modo pessoal associado à elaboração de rituais obsessivos, por onde a criança tende a manter ou estabelecer, com seus objetos, relações mais seguras e imutáveis".

Das perturbações primárias, derivavam as diversas manifestações do quadro clínico, como indiferença aparente, perturbação da comunicação verbal, estereotipias entre outras. Kanner sustentava a opinião de que o autismo infantil precoce estaria, provavelmente, relacionado com a esquizofrenia infantil das crianças maiores (Kanner, 1954).

Asperger (1944, *apud* Lutz, 1968) diferenciou do autismo infantil a chamada psicopatia autística. Essa doença ocorre predominantemente no sexo masculino, entre 2 e 4 anos de idade. Seu quadro clínico inclui perda do contato afetivo, movimentos estereotipados, obsessão em manter uma certa organização ao seu redor, preocupação com movimentos rotatórios e linguagem de frases estereotipadas. Asperger considerou que essas crianças têm uma especial habilidade em áreas da lógica e abstrações, o que as situa entre as diagnosticadas como autistas e esquizofrênicas.

Rutter (1968) restringiu o diagnóstico de esquizofrenia para crianças com início dos sintomas depois dos 8 anos de idade e observou que aquelas com início precoce de psicose raramente apresentavam sintomas como alucinações, delírios e reações paranoides elaboradas. Eggers (1978) tentou fazer uma distinção entre a esquizofrenia do adulto e a da criança. Segundo Eggers, no quadro clínico das crianças menores de 10 anos, haveria predomínio de sintomas negativos, já salientados por Potter quando iniciou os primeiros estudos sobre esquizofrenia infantil.

Definição

A definição de esquizofrenia na infância tem sido um tópico de considerável debate. Os sintomas são semelhantes na esquizofrenia na infância e no adulto.

No presente, esquizofrenia é definida na criança como no adulto, à base de sintomas psicóticos, déficit na função adaptativa e duração de no mínimo 6 meses (American Psychiatric Association, 1987). Características de sintomas psicóticos incluem alucinações, perda de associação ou incoerência, catatonia, afeto inapropriado. Esses sintomas devem estar presentes por no mínimo 1 semana. Déficit da função adaptativa na esquizofrenia que ocorre na infância é manifestado por fracasso para alcançar níveis esperados de desenvolvimento social e alguns pacientes têm perda do que já apresentavam. Sinais do distúrbio devem estar presentes no mínimo por 6 meses, embora esse período seja definido incluindo-se a fase prodrômica e a fase residual.

O conceito de psicose na infância é problemático em vários aspectos. No trabalho de Piaget (1973), o conceito de realidade da criança muda seu curso durante o desenvolvimento normal e a conceituação de realidade do adulto só é obtida na adolescência. Muitas crianças acreditam em suas fantasias e não podemos considerá-las psicóticas (Piaget, 1973).

Prevalência e epidemiologia

A prevalência da esquizofrenia com início na infância é relatada como 2% da prevalência da esquizofrenia com início na idade adulta (Beitchman, 1985). Outros estudos têm indicado que a prevalência de esquizofrenia na infância é menor que 1 por 1 mil habitantes (Burd, 1987) e que a prevalência da esquizofrenia em crianças menores de 15 anos é 0,14 por 1 mil habitantes, quase 50 vezes menor do que as amostras de início entre 15 e 54 anos (Beitchman, 1985; Volkmar, 1988). Rapoport (1997) acredita que, nos anos pré-puberais, o transtorno seja mais raro do que o autismo infantil, que, para a maioria dos pesquisadores, tem uma prevalência da ordem de 4 casos por 10 mil crianças.

Etiopatogenia

A esquizofrenia é causada por fatores complexos (Carpenter, 1987; Meltzer, 1987). Fatores biológicos são primários, mas o transtorno é influenciado por fatores psicossociais.

Fatores genéticos

Fatores genéticos têm um papel significante na patogênese da esquizofrenia (Kendler; Diehl, 1993) e a noção de que fatores genéticos podem estar presentes nas esquizofrenias de início precoce foi observada em dois estudos clássicos (Kallman, 1956; Kolvin, 1971).

Neuroquímica

A principal afirmação é referente à hipótese dopaminérgica, que é derivada da observação de que drogas antipsicóticas eficazes são bloqueadoras dopaminérgicas. Essa teoria focaliza a maior atividade dopaminérgica no sistema mesolímbico, o qual tem importante função reguladora na cognição, motivação e emoção. Contudo, outras substâncias neurotransmissoras, como noradrenalina (Brier, 1990), neuropeptídeos e a serotonina (Meltzer, 1987), também estão implicadas na esquizofrenia.

Neurodesenvolvimento

Weimberger (1995) observou que

> "durante a maior parte deste século, apesar de algumas evidências que apontavam para alterações do desenvolvimento precoce, o ponto de vista dominante era o de que a esquizofrenia seria o resultado de um processo cujos primeiros sinais aparecem no início da vida adulta. Quebrando de forma dramática esta formulação tradicional, os pesquisadores hoje afirmam que a maioria dos casos de esquizofrenia é causada por um defeito do desenvolvimento precoce do cérebro. Deste ponto de vista, a esquizofrenia é entendida como uma encefalopatia do neurodesenvolvimento".

Weimberger (1995) listou as evidências que favorecem os argumentos a favor da hipótese do neurodesenvolvimento:
- Aumento da frequência de pequenas anomalias físicas.
- Aumento de exposição a vírus no período pré-natal.
- Aumento de complicações obstétricas.
- Alterações cognitivas e neuromotoras pré-mórbidas.
- Alterações citoarquitetônicas em estudos histológicos.
- Alterações morfológicas cerebrais não progressivas em estudos de neuroimagem.
- Alterações morfométricas cerebrais sem gliose em autópsias.

Aumento da frequência de pequenas anomalias físicas

Para testar a "hipótese do neurodesenvolvimento" da esquizofrenia, pesquisadores têm procurado verificar anormalidades do desenvolvimento. Por exemplo, pequenas anormalidades físicas são frequentemente consideradas sinais de mau desenvolvimento fetal. Embora haja controvérsias, vários estudos sugerem que essas anormalidades são mais prevalentes na população esquizofrênica (Weimberger, 1995).

Aumento de exposição a vírus no período pré-natal

Recentes estudos, com mães de pacientes esquizofrênicos, mostraram um aumento de exposição a vírus no 2º trimestre do período gestacional. Na epidemia de gripe asiática, em 1957, identificou-se em alguns países um excesso de pacientes com diagnóstico de esquizofrenia, cuja gestação ocorrera durante o pico daquela epidemia (Weimberger, 1995).

Aumento de complicações obstétricas

Estudos têm mostrado que anormalidades obstétricas são mais frequentes em pacientes com diagnóstico de esquizofrenia do que nos controles normais ou com outros transtornos psiquiátricos (Weimberger, 1995).

Alterações cognitivas e neuromotoras pré-mórbidas

Vários estudos compararam os testes neuropsicológicos executados pelos pacientes e seus irmãos saudáveis, durante a infância e a vida escolar. Em geral, o irmão que mais tarde se tornou doente teve pior desempenho (Ayward, 1984). Os estudos que avaliam ajustamento social da criança e o progresso educacional indicam que pacientes com esquizofrenia apresentam piores desempenhos nesses parâmetros do que os controles (Weimberger, 1995).

Alterações citoarquitetônicas em estudos histológicos

A evidência de que a esquizofrenia é associada a desenvolvimento precoce anormal do cérebro vem dos estudos da citoarquitetura cortical que implicam um defeito na formação do manto cortical. Esses estudos da citoarquitetura descrevem um defeito na organização cortical que sugere uma alteração no processo da migração neuronal durante o estágio do desenvolvimento (Weimberger, 1995).

Neuropatologia

Contrariando os achados de Stevens (1982) e Gilles e Green (1985), estudos neuropatológicos mais recentes mostraram não haver gliose no cérebro dos esquizofrênicos (Roberts, 1991). Acredita-se, portanto, que as anomalias do desenvolvimento, que provocam mudanças estruturais no cérebro dos esquizofrênicos, devem ser provavelmente de origem genética na maioria dos casos, sendo que fatores ambientais, como complicações do nascimento e outras doenças orgânicas, ocorreriam em pequena porcentagem. A lesão que afeta o cérebro pode permanecer silenciosa, durante a maturação do sistema nervoso (Weimberger, 1987). O período crítico da vulnerabilidade para a psicose ocorre geralmente no final da adolescência e no início da idade adulta, podendo ser originado a partir de influências hormonais ou fisiológicas do sistema nervoso central (SNC).

Acredita-se que o sistema dopaminérgico do córtex tem um papel nas mudanças fisiológicas e neuroquímicas que ocorrem nesse período crítico, interagindo com a lesão preexistente do cérebro e produzindo, assim, a psicose esquizofrênica (Weimberger, 1987). Nesse mesmo trabalho, Weimberger (1987) sugere que uma lesão precoce comprometeria a estrutura dopaminérgica no córtex préfrontal, mantendo essa região pouco ativa até a mielinização completa, que ocorre no final da adolescência. De acordo com essa teoria, a partir do déficit do funcionamento do córtex pré-frontal, surgem os sintomas negativos da esquizofrenia, como alogia, apatia ou embotamento afetivo. A falta de ativação do córtex pré-frontal interferiria na inibição do sistema límbico, determinando, assim, uma hiperatividade desse sistema, com o aparecimento dos sintomas positivos da esquizofrenia, como alucinações e delírios (King, 1994).

Neuroimagem – alterações cerebrais não progressivas

Roberts (1991) afirmava que as mudanças estruturais do cérebro dos esquizofrênicos não seriam o resultado de um processo degenerativo, mas de um distúrbio do cérebro em desenvolvimento, que precederia o início dos sintomas clínicos, sendo constante e não progressivo. Weimberger (1987) foi o primeiro a observar que o tamanho ventricular não se correlacionava com a duração da doença, como seria esperado, se o processo neuropatológico responsável pelo alargamento ventricular fosse progressivo. Também Illowsky e Bigelow (1988), em um estudo prospectivo de 15 pacientes que repetiram a tomografia depois de 8 anos de doença, não verificaram nenhuma progressão em comparação com os achados das tomografias anteriormente realizadas.

O'Callaghan (1988), em um estudo com dois adolescentes que realizaram tomografia craniana precedendo os sintomas psicóticos, verificou uma dilatação ventricular que não progrediu mesmo após o aparecimento da sintomatologia esquizofrênica. Portanto, a esquizofrenia, atualmente, é considerada um transtorno do neurodesenvolvimento, na qual o insulto primário do cérebro, ou processo patológico, ocorre durante a fase do desenvolvimento cerebral, antes de a doença se manifestar clinicamente (Weimberger, 1987; Lewis, 1990; Waddington, 1991; Borgets, 1993; Bloom, 1993; Murray, 1994).

História pré-mórbida

Pacientes com esquizofrenia apresentam pior desenvolvimento pré-mórbido (Cannon; Spoor, 1982), particularmente nas áreas da linguagem e desenvolvimento social (Done, 1994; Jones, 1994), e pacientes com início precoce da esquizofrenia mostram semelhantes anormalidades, porém mais acentuadas (Alaghband, 1995; Hollis, 1995). Hollis (1995) relatou que pacientes com início precoce da esquizofrenia antes da idade dos 13 anos tinham mais atrasos no desenvolvimento e dificuldades pré-mórbidas nas áreas sociais, da linguagem e motora do que os pacientes com início mais tardio da esquizofrenia.

Os pacientes com esquizofrenia de início na infância avaliados por Russel (1994) apresentaram, na grande maioria (75%), história de alteração do comportamento antes do aparecimento dos sintomas psicóticos. Mackenna et al. (1994) observaram que o pródromo de pacientes com diagnóstico de esquizofrenia de início na infância caracterizava-se por deterioração da performance escolar e das atividades cotidianas, distanciamento social e comportamento desorganizado.

Sintomatologia

Apesar de limitados e poucos, os estudos sobre a sintomatologia da esquizofrenia de início na infância têm apresentado resultados surpreendentemente semelhantes entre si. As alucinações auditivas parecem estar presentes em cerca de 80% dos casos (Volkmar, 1991). No trabalho de Kolvin, foi verificada alta prevalência de alucinações em crianças psicóticas de início mais tardio (5 a 15 anos) e a ausência de alucinações em psicoses de início precoce (antes da idade de 3 anos). Ferrari (1998) observou que as alucinações auditivas apareceram em 73,3% na amostra de 6 a 17 anos, com maior incidência entre os adolescentes, 88% (12 a 17 anos).

Com relação às alucinações visuais, geralmente ocorrem em crianças que também apresentam alucinações auditivas (Caplan, 1994). Essas alucinações ocorrem menos frequentemente do que as auditivas. Na amostra examinada por Kolvin (1971), 30% dos pacientes apresentaram alucinações visuais. Na examinada por Green e Padron-Gayol (1985), 50% e 37% na estudada por Russell et al., (1989). As alucinações táteis são descritas em uma pequena porcentagem de crianças esquizofrênicas (Green, 1984 e 1985; Russel, 1989), e as visuais, gustativas e olfativas ocorrem com menor frequência (Beitchman, 1985).

Jordan e Prugh (1971) deram descrições detalhadas de psicoses esquizofreniformes na infância. Seus estudos de 19 meninos e três meninas entre 5 e 13 anos revelaram fantasias bizarras, com ideias paranoides e persecutórias, incluindo ideias de referência, identificação com animais, delírios somáticos e uma inabilidade para diferenciar sonhos da realidade. Kolvin et al. (1971b) relataram transtornos do pensamento, como inserção do pensamento, retirada do pensamento e transmissão do pensamento em 20% das crianças, e 50% das crianças mostraram delírio persecutório. Na amostra de Russel (1994), havia ideação delirante em 63% das crianças. O conteúdo e a complexidade dos delírios variavam de acordo com a idade da criança. Naquelas mais novas, os delírios eram mais simples e fixos.

Em crianças abaixo de 10 anos, é preciso verificar os efeitos do desenvolvimento cognitivo, pois encontramos distúrbios do pensamento mesmo em crianças normais (Arboleda, 1985). No trabalho de Kolvin (1971), 60% dos casos apresentaram distúrbios nas associações do pensamento no grupo com início tardio da esquizofrenia (5 a 15 anos) e 14% no grupo com início precoce (antes de 3 anos). O distúrbio do pensamento apareceu mais frequentemente no grupo de início tardio.

Ferrari (1998), em estudo com esquizofrênicos com início da doença entre 6 e 17 anos, encontrou resultados que diferem, no entanto, do trabalho realizado por Kolvin (1971), pois, no grupo das crianças, a grande maioria apresentou incoerência e alteração significativa nas associações do pensamento (70%), enquanto os adolescentes quase não apresentaram incoerência ou grave perda de associações. A grande maioria dos adolescentes apresentou uma incoerência moderada (60%) e perda de associações moderada (56%).

Caplan (1994), em um estudo comparativo entre crianças de 5 a 12 anos esquizofrênicas, esquizotípicas e normais, verificou que nas esquizofrênicas e esquizotípicas predomina o pensamento ilógico e que elas têm maior grau de perda de associações do que as crianças normais; e que nas crianças mais jovens esquizofrênicas predominam pensamentos ilógicos e perda de associações em comparação às crianças mais velhas. Para esse autor, as alterações do pensamento, particularmente a capacidade de associação de ideias, parecem estar relacionadas com déficits cognitivos globais, enquanto a presença de pensamento ilógico parece estar associada ao nível de maturidade mental da criança.

Para Beitchman (1985), o pensamento da criança esquizofrênica apresenta uma pobreza de conteúdo do discurso, que é quantitativamente adequado, mas transmite poucas informações porque é vago, repetitivo e estereotipado. Arsanow (1994), em um trabalho com 21 crianças com esquizofrenia de início entre 7 e 14 anos, observou o transtorno do pensamento em 48% da amostra. Quanto à linguagem, Bernard (1970) considera que a maturação do sistema nervoso, a integração no grupo social e a motivação afetiva são condições necessárias ao desenvolvimento e à aquisição da linguagem. Na criança esquizofrênica, pela perturbação que a doença acarreta no processo de desenvolvimento, bem como pelo aparecimento precoce dos sintomas psicóticos, todas as três condições essenciais para o aparecimento de uma linguagem normal resultam, pois, intensamente prejudicadas.

Para Potter (1933), o discurso "através da incoerência e diminuição da linguagem, às vezes se estendendo ao mutismo", é particularmente importante na esquizofrenia infantil, como um evidente distúrbio de pensamento, assim como Bellak (1962) considera que a confabulação, o neologismo, a verbigeração e a ecolalia se apresentam, em geral, quando a doença ocorre na infância. Normalmente, as crianças expressam suas emoções por meio de atividades motoras, de maneira mais livre do que os adultos; assim, distúrbios da atividade motora são esperados em crianças com esquizofrenia (Bradley, 1941).

Creak (1963) propôs que um dos critérios para o diagnóstico de esquizofrenia nas crianças fosse a presença de distorção da motilidade. Leonhard (1986), *apud* Remschimidt (1993), por sua vez, considerava a catatonia a forma mais importante e frequente da esquizofrenia na criança. Segundo Moreira (1986), as manifestações comportamentais das crianças esquizofrênicas são estranhas porque exprimem um processo de pensamento ao qual não temos acesso. No ambiente familiar e social, seus contatos são geralmente superficiais, sua atitude para com os pais, muitas vezes, é agressiva, embora essas crianças mantenham grande dependência em relação aos pais (Ajuriaguerra, 1973). Para Philip Barker (1983), a criança esquizofrênica pode apresentar uma conduta impulsiva e hiperativa, bem como isolamento e inatividade. A conduta pode ser inadequada: expor seus órgãos sexuais; masturbar-se em público; gritar de maneira imprópria; ou ter condutas regressivas, como enurese e encoprese, são comportamentos habituais.

Despert (1942) relata masturbação em muitos casos, o que é mais frequente nas crianças do que nos adultos com esquizofrenia; descreve também crianças esquizofrênicas que chegam a formas primitivas de conduta, como evacuar nas vestes, urinar e manipular as fezes, chegando às vezes a comê-las. Nas formas francas de esquizofrenia, a "deterioração emocional" ocupa o primeiro plano do quadro clínico e, nos casos leves, observam-se também "defeitos" na vida emocional (Bleuler, 1960). Em crianças e adolescentes esquizofrênicos, as emoções podem estar exacerbadas, com sensibilidade emocional exagerada, risos e choros inadequados. As reações de afeto, na maioria dos casos, estão embotadas, e os pacientes apresentam "incapacidade para amar e compreender o amor" (Goldfarb, 1974). Para Fish (1977), a incongruência afetiva e o embotamento eram considerados sintomas necessários para o diagnóstico da esquizofrenia. Beitchman (1985) encontrou alta prevalência de embotamento afetivo entre seus pacientes (60%). Green et al. (1984) descreveram distúrbios afetivos em 83% de seus pacientes, Russell (1989), em 74%, e Volkmar (1988), em 71%.

As crianças, no início da esquizofrenia, vão perdendo o interesse, rompem o relacionamento com os amigos, isolam-se cada vez mais, permanecendo maior período em seu quarto; recusam-se a sair e param suas atividades esportivas e culturais. O isolamento afetivo que aparece nessas crianças resulta em indiferença e frieza no contato social. Em alguns casos, a criança apresenta, por algum tempo, uma adaptação social superficial, mas observamos certas modificações no comportamento, como uma fuga imotivada, crises de agressividade e recusa alimentar (Ajuriaguerra, 1991).

Potter (1933), Bradley (1941) e Lutz (1968) dão grande valor à sintomatologia da recusa social no diagnóstico da esquizofrenia infantil, sintoma, porém, não muito valorizado pelos estudos mais recentes (Volkmar, 1988; Cantor, 1988; Werry, 1994; Spencer, 1994; Caplan, 1994). Potter (1933) mencionava "uma generalizada retração do interesse social"; e Tramer (1949), *apud* Lutz (1968), considerava que as crianças se excluem do contato com outras pessoas desde cedo. Lutz (1968) considera que o sintoma de maior peso e que nunca falta é o "transtorno nas relações". É como se a criança se retirasse de seu relacionamento com o mundo, que até então havia cultivado, e esse processo de retraimento tem um caráter intensamente desintegrador. Para o desenvolvimento do psíquico normal, essa perda de relações tem um efeito fatal, porque todo o aprendizado baseia-se nas relações com o mundo exterior.

Kanner (1954), Rutter (1972), Bettes e Walker (1987) e King (1994) mostram uma relação entre as idades na manifestação dos sintomas positivos, negativos e de desorganização. Sintomas positivos aumentam linearmente com a idade, enquanto os sintomas negativos e de desorganização ocorrem mais frequentemente no início da infância.

Estudos de neuroimagem

As diferenças na morfologia ventricular entre pacientes esquizofrênicos e controles normais têm sido descritas na literatura (Johnstone, 1976; Weimberger, 1987). Ferrari (1998) verificou que os valores de VBR (*ventricle brain ratio*) dos pacientes esquizofrênicos com início na infância eram significativamente maiores. Schulz et al. (1983) observaram alargamento ventricular em adolescentes, sem correlação com a duração da doença, e Reiss et al. (1983) também verificaram um aumento dos ventrículos laterais em crianças esquizofrênicas, comparadas com controles.

Usando ressonância nuclear magnética (RNM), Rapoport et al., (1997) observaram, em 21 pacientes esquizofrênicos com início na infância, menor volume cerebral e maiores ventrículos laterais do que em controles. Nesse mesmo trabalho, Rapoport et al. encontraram também maior predominância de um menor volume cerebral no grupo de pacientes esquizofrênicos com início na infância do que nos esquizofrênicos com início na idade adulta.

Evolução

A esquizofrenia, quando aparece na infância, é um quadro grave, com mau prognóstico, na maioria dos casos (Grünspun, 1987). Incide em uma personalidade que ainda não está completamente desenvolvida e bloqueia o processo do desenvolvimento dessa personalidade. Por isso, considera-se que a gravidade é menor quanto mais "velha" está a criança, pelas defesas que já tem estruturadas (Grünspun, 1987). Os quadros de início agudo, quando surgem perto da adolescência, têm prognóstico mais favorável, especialmente quando a personalidade se desenvolveu de forma satisfatória.

A presença de sintomas positivos (delírios, alucinações e evolução do pensamento) está relacionada com melhor desenvolvimento cognitivo e prognóstico, diferentemente de quando há um predomínio dos sintomas negativos (embotamento afetivo, anergia e lentificação do pensamento), associados geralmente à lesão cerebral (McKenna, 1994). Eggers (1978), em um trabalho com 25 meninos e 32 meninas com esquizofrenia infantil entre 7 e 13 anos de idade, que foram acompanhados por 15 anos, verificou que 20% tiveram remissão completa, 50% somente remissão moderada e as 11 crianças, que se tornaram psicóticas antes da idade dos 10 anos, tiveram pior prognóstico. Kydd e Werry (1982) seguiram 15 crianças com esquizofrenia infantil e concluíram que o início mais precoce era um fator desfavorável do prognóstico.

Howells et al. (1984) acompanharam 20 pacientes diagnosticados de esquizofrenia infantil por um período maior de 20 anos e mostraram que os pacientes que atingiram a fase adulta continuavam com os sintomas cardinais da esquizofrenia infantil. Asarnow (1994) considera a hipótese de que a esquizofrenia com início na infância representa uma variante biológica grave, evoluindo para uma forma sempre crônica da doença.

Diagnóstico diferencial

Uma grande variedade de transtornos deve ser levada em conta no diagnóstico diferencial, pois vários quadros na infância podem apresentar sintomas psicóticos. Diversos estudos demonstraram que crianças pré-púberes com transtorno depressivo podem vivenciar alucinações de diversos tipos em cerca de até 48% dos casos (Chambers, 1982; Russel, 1994). A esquizofrenia de início na infância é mais difícil de ser diferenciada do transtorno bipolar do que a iniciada na idade adulta. Werry et al. (1994), em estudo de jovens pacientes psicóticos, notaram que cerca de metade dos pacientes com mania havia sido inicialmente diagnosticada como esquizofrênica. A diferenciação entre esquizofrenia e transtorno obsessivo-compulsivo (TOC) é, às vezes, difícil de ser feita. A relação entre essas duas entidades nosológicas tem sido observada por clínicos e pesquisadores desde o início do século. Há relatos de que cerca de 1% a 16% dos pacientes com TOC desenvolvem esquizofrenia (Kruger, 2000). Além disso, cerca de 7,8% a 25% dos pacientes com esquizofrenia apresentam TOC (Eisen, 1997).

O diagnóstico diferencial da esquizofrenia na infância também é feito com as síndromes de autismo (autismo de Kanner, síndrome de Asperger). Outro diagnóstico diferencial é feito com o grupo das psicoses de causa orgânica, que podem aparecer na infância após uma série de doenças agudas. Nas psicoses de origem orgânica, aparece frequentemente uma alteração do nível de consciência e uma rápida progressão da sintomatologia, que não são típicas das psicoses esquizofrênicas. Os transtornos dissociativos podem apresentar dificuldades no diagnóstico, porém sua fenomenologia e evolução mostram a diferença nosológica.

Tratamento

Por ser uma enfermidade crônica, recidivante, que afeta gradualmente o desenvolvimento de seu portador, a esquizofrenia requer acompanhamento e tratamento constantes. Faz-se necessária a combinação do tratamento medicamentoso com abordagens psicossociais para que melhores resultados sejam obtidos.

Tratamento medicamentoso

A descoberta dos efeitos antipsicóticos e sedativos da clorpromazina na década de 1950 revolucionou o tratamento medicamentoso da esquizofrenia. Desde então, diversos tipos de medicamentos antipsicóticos vêm sendo desenvolvidos e são hoje considerados importantes no tratamento da esquizofrenia. Os antipsicóticos são utilizados tanto na fase aguda da doença, para controle dos sintomas, como na fase de manutenção, para prevenir recaídas.

A potência dos neurolépticos em reduzir os sintomas psicóticos está mais correlacionada com a afinidade dessas medicações pelo receptor de dopamina tipo 2 (D2). Os mecanismos de ação terapêutica para as drogas antipsicóticas consistem em serem antagonistas do receptor D2, evitando que a dopamina endógena se ligue aos receptores dopaminérgicos. A maioria dos efeitos adversos neurológicos e endocrinológicos dos antipsicóticos pode também ser explicada pelo bloqueio dos receptores da dopamina. Entretanto, vários antipsicóticos também bloqueiam receptores noradrenérgicos, colinérgicos e histaminérgicos, explicando, portanto, a variação no perfil de efeitos adversos vistos entre as várias drogas (Kaplan, 1995).

Recentemente, foram identificados e clonados os receptores D3, D4 e D5. A clozapina, por exemplo, que difere dos neurolépticos clássicos por ser praticamente destituída de efeitos extrapiramidais, além de bloquear relativamente pouco os receptores D2, tem importante afinidade pelos receptores D1, 5HT2, alfa 1 e H1. Portanto, os efeitos terapêuticos, bem como os efeitos adversos dos neurolépticos, dependem em grande parte de sua atuação em outros sistemas de neurotransmissores, além do desempenho da dopamina, como as ações anticolinérgicas, bloqueadora alfa-adrenérgica e bloqueadora dos receptores serotoninérgicos (Kaplan, 1995).

O bloqueio do receptor H1 da histamina causa sedação, ganho de peso e hipotensão. O bloqueio do receptor alfa-1-adrenérgico produz hipotensão postural, tontura e taquicardia. O bloqueio do receptor muscarínico acarreta visão turva, boca seca, taquicardia, constipação, retenção urinária e disfunção de memória (Whitaker, 1992). A tioridazina e a clozapina têm as maiores afinidades pelos receptores muscarínicos; a clorpromazina, pelos alfa-adrenérgicos, e o haloperidol, tiotixeno e flufenazine, pelos dopaminérgicos.

A fase aguda deve ser medicada com doses que variam de 10 a 20 mg de haloperidol, ou 400 mg de clorpromazina diários, consistindo no tratamento adequado para a maioria dos pacientes. É aconselhável usar doses divididas quando se inicia o tratamento. Essa prática reduz a incidência e a gravidade dos efeitos adversos, ajudando a sedar os pacientes. No tratamento de manutenção, o paciente com esquizofrenia deve continuar a receber uma dose eficaz de antipsicótico, que dependerá da evolução.

A escolha da droga está associada ao tipo de sintoma predominante e à prática com o manejo da substância. Basicamente, há dois extremos de ação: os neurolépticos de alta potência; e os de baixa potência. Os primeiros, mais incisivos, como o haloperidol e a trifluoperazina, têm pouca ação anticolinérgica, bem como reduzida ação bloqueadora alfa-adrenérgica. Produzem menos efeitos colaterais, como boca seca e hipotensão postural e são menos sedativos do que os neurolépticos de baixa potência, como a clorpromazina. Apresentam, no entanto, outros efeitos decorrentes do potente bloqueio dopaminérgico, como o parkinsonismo. O mesmo não ocorre com os neurolépticos de baixa potência que, por sua ação anticolinérgica e bloqueadora alfa-adrenérgica concomitantes, tendem a apresentar boca seca, midríase e hipotensão postural (Irismar, 1997).

Em razão de alguns pacientes com esquizofrenia não aderirem ao tratamento com antipsicóticos orais, pode ser razoável tratá-los com as preparações de ação a longo prazo (*depot*). Essas preparações são usualmente administradas por via intramuscular (IM), uma vez a cada 1 a 4 semanas. As preparações *depot* que se encontram no Brasil são o enantato de flufenazina e o decanoato de haloperidol.

Abordagens psicossociais

A esquizofrenia é uma doença que evolui, tipicamente, por surtos e com recuperação parcial do paciente. Os medicamentos diminuem os sintomas, porém não são capazes, por si só, de promover sua reintegração familiar e social. Para isso, abordagens psicossociais são utilizadas simultaneamente ao tratamento medicamentoso.

Durante a fase aguda, esteja o paciente hospitalizado ou não, há pouco benefício na utilização de abordagens psicossociais. Após o primeiro surto, inicia-se um trabalho junto aos familiares, para esclarecimento a respeito da doença e, em casos de recidiva, pesquisam-se os possíveis fatores desencadeantes do surto, para que possam ser abordados. A orientação do paciente e dos familiares é o foco principal desse período.

Diversos modelos de compreensão da esquizofrenia consideram que a predisposição biológica torna o indivíduo vulnerável a fatores ambientais diversos, biológicos e psicossociais. Abuso de álcool e/ou drogas ilícitas está associado a recaídas. Essa comorbidade está frequentemente presente na esquizofrenia e é um fator de piora do prognóstico. Crianças e adolescentes submetidos pelos pais a críticas excessivas e envolvimento emocional intenso, também têm maior probabilidade de apresentar recaídas. É alta a porcentagem de crianças e principalmente de adolescentes com episódio depressivo no curso da doença. O risco de suicídio desses pacientes é particularmente alto. O tratamento segue os moldes do tratamento da depressão, utilizando-se antidepressivos, sendo mantida a medicação antipsicótica (Louzã Neto, 1993).

Com relação à psicoterapia em pacientes esquizofrênicos, a experiência tem mostrado que muitos pacientes podem melhorar com uma interação de suporte combinada com elementos interpretativos. O terapeuta assume uma atitude mais ativa, direta e assertiva, mostrando-se flexível quanto à abordagem das questões trazidas pelo paciente (Louzã Neto, 1999). Quanto à reabilitação de crianças e adolescentes esquizofrênicos, vários recursos podem estar indicados na esquizofrenia. Em virtude do quadro residual, os pacientes precisam de um ambiente em que possam ser acompanhados e treinados nas atividades diárias. Hospitais-dia e centros de convivência são locais nos quais o paciente desenvolve diferentes tipos de atividades, sob supervisão profissional. As atividades incluem terapia ocupacional, oficinas diversas e atividades grupais orientadas. O acompanhante terapêutico contribui tanto para a observação de seu funcionamento cotidiano, em seu ambiente, como para auxiliar o paciente no desenvolvimento de metas e projetos pessoais (Louzã Neto, 1999).

A reabilitação vocacional é muito importante, pois, na maioria das vezes, os pacientes não poderão ou não conseguirão desenvolver a atividade para a qual se preparavam ou em que estavam formados. Auxiliar o paciente na escolha de uma atividade ou na mudança para outra é tarefa importante, pois, muitas vezes, os pacientes não conseguem ter uma ideia precisa de suas limitações.

Conclusão

Os estudos da esquizofrenia com início na infância e adolescência têm mostrado uma continuidade clínica e biológica entre as formas de início muito precoce da doença e as que ocorrem na fase adulta do indivíduo, com as variações esperadas para cada etapa do desenvolvimento. As investigações têm mostrado que o que ocasiona o aparecimento mais precoce da doença seria maior frequência de anormalidades pré-mórbidas do indivíduo, maior frequência de anormalidades citogenéticas e também maior frequência de história de esquizofrenia nos parentes de 1º grau (Rapoport, 2000).

Nas crianças esquizofrênicas, é observada maior dilatação dos ventrículos cerebrais (Ferrari, 1998); essas evidências nos faz supor que a dilatação dos ventrículos esteja presente desde o início do processo, reforçando, assim, os argumentos a favor da teoria do neurodesenvolvimento na gênese da esquizofrenia. Como esperado, esse grupo de pacientes também é mais refratário à terapêutica, assemelhando-se aos pacientes adultos crônicos refratários ao tratamento (Rapoport, 2000).

Referências bibliográficas

1. Ajuriaguerra J. Manual de psiquiatria infantil. Tradução de Alfredo Rego, 2 ed. Barcelona: Toray Masson, 1973.
2. Ajuriaguerra J de Marcellli D. Manual de psicopatologia infantil. Tradução de Alceu Edir Filman. 2. ed. Porto Alegre/São Paulo: Artes Médicas/Masson, 1991.
3. Alaghband-RAD I; McKenna K; Gordon CT et al. Childhood – onset schizophrenia: the severity of premorbid course. J Am Acad Child Adolescent Psychiat 1995; 34(10): 1273-1283.
4. American Psychiatric Association. Diagnostic and statistical manual of mental disorders (DSM-II). 2. ed. Washington: APA, 1968.
5. American Psychiatric Association. Diagnostic and statistical manual of mental disorders (DSM-III-R). 3 ed. Revised. Washington: APA, 1987.
6. American Psychiatric Association. Diagnostic and statistical manual of mental disorders (DSM-4). 4 ed. Washington: APA; 1994.
7. Arboleda C; Holzman P. Thought disorder in children at risk for psychosis. Arch Gen Psychiat 1985; 42: 1004-1013.
8. Asarnow JR. Annotation: Childhood-onset schizophrenia. J Child Psychol Psychiat 1994; 35(8): 1345-1371.
9. Asarnow JR; Tompson MC; Goldstein MJ. Childhood – onset schizophrenia: a follow up study. Schizophr Bull 1994; 20(4): 599-617.

10. Asarnow RF. Cognitive neuropsychological studies of children with schizophrenic disorders. Sclzizophr Bull 1994; 20(4): 647-669.
11. Asperger H. Heilpadagogik. 2. ed. Viena: Springer; 1944 apud Lutz J. Psiquiatria infantil. Tradução de Carlota Romero. Madrid: Gredos; 1968.
12. Ayward E; Walker E; Bittes B. Inteligence in schizophrenia. Schizophr Buli 1984; 10: 430-459.
13. Barker P. Psychotic disorders. Basic Child Psychiatry. 4. ed. Oxford: Blackwell Scientific, 1983. cap. 6, p. 94-120.
14. Beitchman JH. Childhood schizophrenia: a review and comparison with adult – onset schizophrenia. Psychiat Clin North Am 1985, 8(4): 793-814.
15. Bellak L. Esquizofrenia: revisión del síndrome. Barcelona: Herder, 1962.
16. Bender L. Childhood schizophrenia: a clinical study of 100 schizophrenic children. Am J Orthopsychiat 1947, 17: 40-56.
17. Bernard P. Le dévelopment de la personalité. Paris: Masson, 1970.
18. Bettes BA; Walker E. Positive and negative symptoms in psychotic and other psychiatrically disturbed children. J Child Psychol Psychiat 1987, 28(4): 555-568.
19. Bleuler E. Demencia precoz: el grupo de las esquizofrenias. Tradução de Daniel R. Wagner. Buenos Aires: Hormé, 1960.
20. Bleuler M. Sindromes psíquicas agudas en las enfermedades somaticas. Madrid: Morata; 1968.
21. Bloom FE. Advancing a neurodevelopmental origin for schizophrenia. Arch Gen Psychiat 1993, 50 (3): 224-227.
22. Borgets B. Recent advances in the neuropathology of schizophrenia. Schizophr Bull 1993, 19(2): 431-445.
23. Bradley L. Schizophrenia in childhood. New York: MacMillan, 1941.
24. Brier A; Wolkowitz OM; Roy A et al. Plasma norepinephrine in chronic schizophrenia. Am J Psychiatry 1990, 147: 1467-1470.
25. Burd L; Kerbeshian J. A North Dakota prevalence study of schizophrenia presenting in childhood. J Am Acad Child Adol Psychiat 1987. 26(3): 347-350.
26. Cannon-Spoor HE; Potkin SG; Wyatt RJ. Measurement of premorbid adjustment in chronic schizophrenia. Schizophr Bull 1982. 8: 470-484.
27. Cantor S. Childhood schizophrenia. New York: Goldfard, 1988.
28. Caplan R. Communication deficits in childhood schizophrenia spectrum disorders. Schizophr Bull 1994; 20(4): 671-683.
29. Caplan R. Childhood schizophrenia assessment and treatment: a developmental approach. Child Adolesc Psychiat Clin North Am 1994, 3(1): 15-30.
30. Caplan R; Guthrie D. Blink rate in childhood schizophrenia spectrum disorder. Biol Psyclziat 1994, 35(4): 228-234.
31. Carpenter WT. Approaches to knowledge and understanding of schizophrenia. Schizophr Bull 1987; 13: 17-24.
32. Chambers WI; Puig-Antich I; Tabrizi MA et al. Psychotic symptoms in pre-pubertal major depressive disorder. Arch Gen Psychiat 1982, 39: 921-927.
33. Creak ME. Childhood psychosis: a review of 100 cases. Brit J Psychiat 1963, 109(458): 84-89.
34. Despert JL. The early recognition of childhood schizophrenia. Med Clin North Am 1942, 31: 680-687.
35. Despert JL. Thinking and mobility disorders in schizophrenic children. Psychiat Quart 1942, 15: 522-536.
36. Done DJ; Crow TJ; Johnstone EC et al. Childhood antecedents of schizophrenia and affective illness: social adjustment at ages 7 and 11. BMJ 1994, 309: 699-703.
37. Eggers C. Course and prognosis of childhood schizophrenia. J Autism Clzild Schizophr 1978, 8(1): 21-36.
38. Eisen JL; Beer DA; Pato MT et al. Obsessive-compulsive disorder in patients with schizophrenia or schizoaffective disorder. Am J Psychiat 1997, 154: 271-273.
39. Ferrari MCL. Esquizofrenia com início na infância e na adolescência: estudo comparativo com relação à psicopatologia; neuroimagem e evolução (Tese). Faculdade de Medicina da Universidade de São Paulo. São Paulo: 1998.
40. Fish B. Neurobiologic antecedents of schizophrenia in children. Arch Gen Psychiat 1977, 34(11): 1297-1313.
41. Gilles FH; Green BE. Neuropathologic indicators of abnormal development. In: Freeman JM (ed.). Prenatal and perinatal factors associated with brain disorders. N/H Publication 85-1149. Bethesda: NIH, 1985.
42. Goldfarb W. Distinguishing and classifying the individual schizophrenic child. In: Arieti S (ed.). Child and adolescent psychiatry: sociocultural and community psychiatry. 2 ed. New York: Basic Books; 1974, p. 85-106. (American Handbook of Psychiatry; V. 2.)
43. Green W; Campbell M; Hardesty A; Padron Gayol M; Shell A. A comparison of schizophrenic and autistic children. J Am Acad Child Psychiat 1984, 23: 399-409.
44. Green WH; Padron Gayol M. Schizophrenic disorder in childhood: its relationship to DSM – III criteria. In: Shagass C; Josiassen RC; Bridger W (eds.). Biological Psychiatry. New York: Elsevier; 1985, p. 1484-1486.
45. Green WH; Padron Gayol M; Hardesty A; Bassiri M. Schizophrenia with childhood onset: a phenomenological study of 38 cases. J Am Acad Child Adolesc 1992, 31: 968-976.
46. Grünspun H. Distúrbios psiquiátricos da criança. 3 ed. Rio de Janeiro: Atheneu, 1987.
47. Hafner H; Riecher-Rossler A; Heidenwan; Maurer K; Fatkenheuer B; Loffler W. Generating and testing a causal explanation of the gender difference in age at first onset of schizophrenia. Psychol Med 1993, 23: 925-940.
48. Heuyer G. Introduction a la psychiatrie infantile. Paris: Universitaires de France, 1952.
49. Hollis C. Child and adolescent (juvenile onset) schizophrenia: a case control study of premorbid developmental impairments. Brit J Psychiat 1995, 166: 489-495.
50. Howells JG; Guirguis WR. Childhood schizophrenia 20 years later. Arch Gen Psychiat 1984, 41: 123-128.
51. Illowsky BN; Juliano DM; Bigelow LB et al. Stability of 8 year CT scan findings in schizophrenia: results of follow-up study. J Neurol Neurosurg Psychiat 1988, 51: 209-213.
52. Irismar O. Manual de psicofarmacologia clínica. São Paulo: Medsi, 1997.
53. Johnstone EC; Grow TJ; Frith CD. Cerebral ventricular size and cognitive impairment in chronic schizophrenia. Lancet 1976, 2: 924-926.
54. Jones P; Rodgers B; Murray R et al. Child development risk factors for schizophrenia in the British 1946 Birth Cohort. Lancet 1994, 344: 1398-1402.
55. Jordan K; Prugh DG. Schizophreniform psychosis of childhood. Am J Psychiat 1971, 128(3): 323-331.
56. Kallman FJ; Roth B. Genetic aspects of preadolescent schizophrenia. Am J Psychiat 1956; 112: 599-606.
57. Kanner L. Childhood schizophrenia. Round table 1953 discussion. Am J Orthopsychiat 1954, 24: 526-528.
58. Kaplan HI; Sadock B. Comprehensive Textbook of Psychiatry. 6 ed. Baltimore: Williams & Wilkins, 1995.
59. Kaplan HI; Sadock B. Manual de farmacologia psiquiátrica. Porto Alegre: Artes Médicas; 1995.
60. Kendler KS; Diehl SR. The genetics of schizophrenia: a current genetic-epidemiologic perspective. Schizophr Bull 1993, 19: 261-285.
61. King RA. Childhood – onset schizophrenia: development and pathogenesis. Child Adolesc Psychiat Clin North Am 1994, 3 (1): 1-12.
62. Kolvin I. Studies in the childhood psychosis. Part 1. Diagnostic criteria and classification. Brit J Psychiat 1971a; 118(545): 381-384.
63. Kolvin I; Berney TP. Childhood schizophrenia. In: Tonge BJ; Burrows GD; Werry JS (eds.). Handbook of studies on child psychiatry. Amsterdam: Elsevier, 1990. p. 123-135.
64. Kolvin I; Ounsted C; Humphrey M; McNay A. Studies in the childhood psychoses. Part 2. The phenomenology of childhood psychosis. Brit J Psychiat 1971b, 118(545): 385-395.
65. Kolvin I; Ounsted C; Richardson LM; Garside RF. Studies in the childhood psychosis. Part 3. The family and social background in childhood psychosis. Brit J Psychiat 1971c, 118(545): 396-402.
66. Kolvin I; Graside RF; Kidd JSH. Studies in the childhood psychosis. Part 4. Parental personality and attitude and childhood psychosis. Brit J Psychiat 1971d, 118(545): 403-406.

67. Kolvin I; Ounsted C; Roth M. Studies in the childhood psychosis. Part 5. Cerebral dysfunction and childhood psychosis. Brit J Psychiat 1971e, 118(545): 407-414.
68. Kolvin I; Humphrey M; McNay A. Studies in the childhood psychosis. Part 6. Cognitive factors in childhood psychosis. Brit J Psychiat 1971f, 118(545): 415-419.
69. Kraepelin E. (1907) Clinical psychiatry. 7. ed. New York: Scholars Facsimiles, 1981.
70. Kraepelin E. Dementia praecox. Transl.: R. Mary Baclay. Edinburg: E.& S. Livingstone, 1919.
71. Krüger S; Braunig P; Hofflre J et al. Prevalence of obsessive compulsive disorder in schizophrenia and significance of motor symptoms. J Neuropsychiatry Clin Neurosci 2000; 12: 16-24.
72. Kydd RR; Werry JS. Schizophrenia in children under 16 years. J Autism Develop Disor 1982, 12(4): 343.
73. Leonhard K. Aufteilung der endogenen psychosen und thre differenzierte aetiologie. 2. ed. Berlin: Akademic-Verlag; 1986 apud Remschmidt H. Schizophrenic psychosis in children and adolescents. Triangle 1993, 32(1): 15-24.
74. Lewis SW. Computerized tomography in schizophrenia 15 years on. Brit J Psychiat 1990, 157(Suppl. 9): p. 16-24.
75. Louzã Neto MR; Elkis H. Esquizofrenia: abordagem atual. São Paulo: Lemos, 1999.
76. Louzã Neto M; Moreno RA. Diagnóstico diferencial e tratamento da depressão em esquizofrenia. J Bras Psiquiatria 1993, 42(Supl. 1): 475-575.
77. McKenna K; Gordon CT; Rapoport JL. Childhood onset schizophrenia: timely neurobiological research. J Am Acad Child Adolesc Psychiat 1994, 33(6): 771-781.
78. MacKenna PJ. Schizophrenia and related syndromes. Oxford: Oxford University; 1994.
79. Meltzer HY. Biological studies in schizophrenia. Schizophr Bull 1987, 13: 93-128.
80. Meltzer HY. Psychopharmacology: the third generation of progress. New York: Raven Press, 1987.
81. Meltzer HY; Rabinowitz J; Lee MA et al. Age at onset and gender of schizophrenic patients in relation to neuroleptic resistance. Am J Psychiat 1997, 154(4): 475-482.
82. Moreau de Tours P. La folie chez les enfants. Paris: Bailliere; 1888 apud Moreira MS. Histórico e definição. Esquizofrenia infantil. Rio de Janeiro: EPME, 1986. p. 29-37.
83. Murray RM. Neurodevelopmental schizophrenia: the rediscovery of dementia praecox. Brit J Psychiat 1994, 165 (Suppl. 25): 6-12.
84. O'Ccaliaghan E; larkin E; Remond C et al. Early onset schizophrenia after teenage head injury. A case report with magnetic resonance imaging. Brit J Psychiat 1988, 153: 394396.
85. Organização Mundial da Saúde. Classificação de transtornos mentais e de comportamento da CID-10: Descrições clínicas e diretrizes diagnósticas. Tradução de Dorgival Caetano. Porto Alegre: Artes Médicas, 1993. p. 85-107.
86. Piaget J. Seis estudos de psicologia. 6 ed. Rio de Janeiro: Forense Universitária, 1973.
87. Potter HW. Schizophrenia in children. Am J Psychiat 1933, 12(6): 1253-1270.
88. Rapoport JL; Giedd J; Jacobsen L et al. Childhood – onset schizophrenia: progressive ventricular change during adolescence. Arch Gen Psychiat 1997, 54(10): 897-903.
89. Rapoport JL. Childhood onset of adult schizophrenia. Washington: American Psychiatric Press Inc.; 2000.
90. Reiss D; Feinstein C; Weinberger DR et al. Ventricular enlargement in child psychiatric patients: a controlled study with planimetric measurements. Am J Psychiat 1983; 140(4): 453-456.
91. Remschmidt HH; Schultz E; Martin M; Trott GE. Childhood onset schizophrenia: history of the concept and recent studies. Schizophr Bull 1994, 20(4): 727-745.
92. Roberts GW. Schizophrenia: a neuropathological perspective. Brit I Psychiat 1991, 158: 8-17.
93. Russel LAT. The clinical presentation of childhood – onset schizophrenia. Schizophr Bull 1994, 20(4): 631-646.
94. Russel LAT; Bott L; Sammons C. The phenomenology of schizophrenia ocurring in childhood. I Am Acad Child Adolesc Psychiat 1989, 28(3): 399-407.
95. Rutter M. Childhood schizophrenia reconsidered. J.Autism Child Schizophr 1972; 2: 315-337.
96. Rutter M. Infantile psychosis. Brit I Psychiat 1968, 114(510): 648649.
97. Sanctis S. Neuropsichiatria infantile. Roma: Stoek; 1905 apud Moreira MS. Quadro clínico. Esquizofrenia infantil. Rio de Janeiro: EPME; 1986, p. 75-103.
98. Schultz SC; Koller MM; Kishore PR et al. Ventricular enlargement in teenage patients with schizophrenia spectrum disorder. Am J Psychiat 1983, 140(12): 1592-1595.
99. Spencer EK; Campbell M. Children with schizophrenia: diagnosis; phenomenology; and pharmacotherapy. Schizophr Bull 1994, 20(4): 713-725.
100. Stevens JR. Neuropathology of schizophrenia. Arch Gen Psychiat 1982; 39: 1131-1139.
101. Volkmar FR; Cohen DJ. Comorbid association of autism and sehizophrenia. Am J Psychiat 1991, 148(12): 1705-1707.
102. Volkmar FR; Cohen DJ; Hoshino Y et al. Phenomenology and classification of the childhood psychosis. Psychol Med 1988, 18: 191-201.
103. Waddington JL; Torrey F; Crow TJ et al. Schizophrenia; neurodevelopment and disease. Arch Gen Psychiat 1991, 48(3): 271-273.
104. Weimberger DR. From neuropathology to neurodevelopment. Lancet 1995, 346: 552-557.
105. Weimberger DR. Implication of normal brain development for the pathogenesis of schizophrenia. Arch Gen Psychiat 1987, 44: 660-669.
106. Weimberger DR. Schizophrenia as a neurodevelopmental disorder. In: Schizophrenia. Oxford: Blackwell, 1995. cap.16, p. 293-323.
107. Werry JS; McClellan JM; Andrews LK et al. Clinical features and outcome of child and adolescent sehizophrenia. Schizophr Buli 1994, 20(4): 619-630.
108. Whitaker A; Rao U. Neuroleptics in pediatric psychiatry. Psychiat Clin North Am 1992, 15: 243-276.
109. Willis T. Two discourses concerning the soul of brutes. Translated by Bordage S. London: Peter Cole; 1863 apud Sendler MJ Concepts of schizophrenia: 1600-1860. In: Howells JG (ed.). Concept of schizophrenia: historical perspectives. Washington: APA; 1991, p. 47-57.

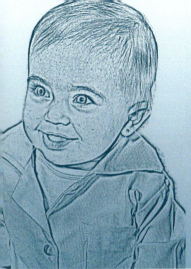

Capítulo 31

Transtornos do Humor

Francisco Baptista Assumpção Jr.
Evelyn Kuczynski

"Trouble in mind, yes I´m blue
But I won´t be blue always
Sun is gonna shine in my back door someday (...)
I have almost lost my mind (...)
Never had so much trouble in my young life before (...)"

"Problemas em mente, sim, estou 'mal' (triste)
Mas não ficarei sempre 'mal' (triste)
Qualquer dia destes o Sol vai brilhar no meu quintal (...)
Quase perdi a cabeça (...)
Nunca antes tive tantos problemas na minha curta vida (...)"

(Richard M. Jones, 1924, livre tradução do original)

Introdução

Os transtornos do humor (denominados "depressão" e "transtorno bipolar", entre outras entidades menos veiculadas) são condições psiquiátricas que se manifestam basicamente por meio de recorrentes períodos (as chamadas "fases") de polarização do humor, acompanhados de outros sintomas (secundários a essa polarização). Apesar de até muito recentemente serem refutados entre crianças e adolescentes (em função das teorias então vigentes), ainda hoje seu diagnóstico é um desafio para os psiquiatras infantis (considerando-se a juventude de sua descrição na faixa pediátrica). Diferentemente do adulto, a criança (e o adolescente) se encontram em pleno processo de desenvolvimento e inúmeras atitudes e comportamentos (sendo muitos do rol da normalidade) podem gerar grandes dificuldades no diagnóstico diferencial (inclusive com outros transtornos mentais), o que ainda gera muita discussão em torno do tema (Birmaher, 2009).

Um indivíduo pode apresentar apenas episódios depressivos ao longo do curso de sua doença (o assim chamado "transtorno depressivo recorrente"), mas a presença em seu histórico de um episódio maníaco (mesmo na ausência de um único episódio depressivo) caracteriza o diagnóstico do denominado "transtorno bipolar".

Depressão

O termo "depressão" não se refere a uma patologia caracterizada obrigatoriamente por humor deprimido, mas a uma síndrome caracterizada por alterações de humor e de psicomotricidade, bem como por uma variedade de distúrbios somáticos e neurovegetativos. Embora todas essas alterações possam estar presentes, nenhuma delas, nem mesmo o humor deprimido, pode ser considerada essencial (Willner, 1985).

Como no adulto, ela tem sido descrita na criança (e no adolescente) desde o século XVII, embora com dúvidas quanto à sua existência, em função da crença de que o Superego imaturo da criança não comportaria o surgimento da depressão. Abraham (1968) a associou à perda do objeto amado, resultando em sentimentos de culpa e melancolia. Freud (1957) a relacionou com sentimentos ambivalentes pelo objeto. É clássica ainda a descrição de Spitz (1946) de "depressão analítica", fruto da separação de crianças institucionalizadas de suas mães, a nosso ver muito mais próxima dos quadros de transtorno de estresse pós-traumático do que dos quadros depressivos (propriamente ditos).

Sua compreensão sofreu profundas alterações a partir dos anos 1970, quando se percebeu a importância da depressão na psicopatologia da infância e da adolescência para a avaliação da criança (Weller, 1991).

Diagnóstico

Ao exame da criança, nem sempre a encontramos referindo sintomas que descrevam seu estado interno. Com frequência, relata somente tristeza ou solidão de modo vago e inespecífico, isso em função da dependência do seu desenvolvimento cognitivo para identificar seus próprios sentimentos.

Consequentemente, grande variedade de termos deve ser utilizada para que seja maximizada a possibilidade de a criança com menor idade ter seus sentimentos e vivências compreendidos. Em muitos casos, observamos somente maior sensibilidade, choro fácil e irritabilidade. Segundo Poznanski (*apud* Pataki; Carlson, 1990), as expressões não verbais (em lugar de somente as verbais) devem ser observadas com acurácia, caracterizando diferenças fundamentais entre as depressões da criança e do adulto, ainda que pese a tendência atual de se considerarem aquelas como expressão minorada dos quadros existentes na população adulta.

As súbitas mudanças de conduta da criança são de extrema importância pelo caráter episódico, tendo de ser consideradas, principalmente, quando são abruptas, e se ocorrem de modo inexplicável. Crianças antes adequadas e adaptadas socialmente passam a apresentar irritabilidade e agressividade, com violação de regras sociais anteriormente aceitas. Esse comportamento pode decorrer de alterações de humor tipo disfórico e aparenta ser um dos sinais mais importantes para o diagnóstico, uma vez que, pela sua heteronomia, a criança é levada ao psiquiatra da infância muito mais por suas condutas do que por seu próprio sofrimento.

As disforias podem ser descritas pelos pacientes como ansiedade, irritabilidade, tristeza ou mesmo como uma combinação desses afetos. Nas disforias encontradas no cotidiano, sem uma conotação psiquiátrica e fruto de uma resposta afetiva aos eventos diários, observamos a brevidade do quadro e o não comprometimento das condutas adaptativas, diversamente do que encontramos nos quadros depressivos. Podemos, então, tentar estabelecer do seguinte modo o diagnóstico diferencial dessas disforias (Figura 31.1).

Um grande número de critérios de diagnóstico tem sido utilizado nas últimas décadas, buscando-se maior confiabilidade. Na atualidade, os mais importantes (em função da ampla utilização, o que não necessariamente implica alta sensibilidade e/ou especificidade) podem ser considerados a 5ª edição do *Manual diagnóstico e estatístico de transtornos mentais* (DSM-5) (American Psychiatric Association (APA), 2013) e a 10ª edição da *Classificação internacional de doenças* (CID-10) (Organização Mundial de Saúde (OMS), 1993).

Suas características, muito semelhantes (Quadro 31.1), estruturam o diagnóstico sobre bases predominantemente clínicas e descritivas, dentro de um conceito sindrômico inespecífico e nosográfico, utilizando-se os critérios para depressão maior de forma similar ao realizado para o adulto, desconsiderando os dados decorrentes da idade do paciente em questão, o que (obrigatoriamente) altera a patoplastia do quadro.

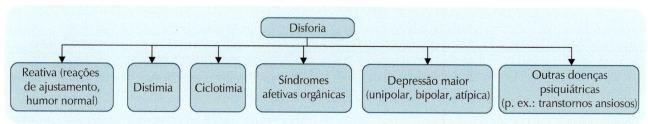

FIGURA 31.1 – Diagnóstico diferencial das disforias.
Fonte: Adaptada de Rush, 1990.

QUADRO 31.1 – CID-11 (*Classificação internacional de doenças*, 11ª edição).

Código	Nome	Descrição
6A70.3	Transtorno depressivo de episódio único, grave, sem sintomas psicóticos	• O transtorno depressivo de episódio único, grave, sem sintomas psicóticos é diagnosticado quando os requisitos de definição para transtorno depressivo de episódio único são atendidos e o episódio atual é grave e não há delírios ou alucinações durante o episódio. Um episódio depressivo é caracterizado por um período de humor deprimido ou diminuição do interesse em atividades que ocorrem na maior parte do dia, quase todos os dias durante um período de pelo menos 2 semanas, acompanhado por outros sintomas como dificuldade de concentração, sentimentos de inutilidade ou culpa excessiva ou inadequada, desesperança, pensamentos recorrentes de morte ou suicídio, alterações no apetite ou no sono, agitação ou retardo psicomotor e redução da energia ou fadiga. Em um episódio depressivo grave, muitos ou a maioria dos sintomas de um episódio depressivo estão presentes em um grau acentuado, ou um número menor de sintomas está presente e manifesta-se em um grau intenso. O indivíduo tem sérias dificuldades para continuar a funcionar na maioria dos domínios (pessoal, familiar, social, educacional, ocupacional ou outros domínios importantes)
6A71.Z	Transtorno depressivo recorrente, não especificado	
6A72	Transtorno distímico	• O transtorno distímico é caracterizado por um humor depressivo persistente (ou seja, com duração de 2 anos ou mais), durante a maior parte do dia, por mais dias com essa manifestação do que dias sem ela. Em crianças e adolescentes, o humor deprimido pode se manifestar como irritabilidade generalizada. O humor deprimido é acompanhado por sintomas adicionais, como diminuição acentuada do interesse ou prazer nas atividades, redução da concentração e atenção ou indecisão, baixa autoestima ou culpa excessiva ou inadequada, desesperança quanto ao futuro, sono perturbado ou aumento do sono, diminuição ou aumento do apetite, ou baixa energia ou fadiga. Durante os primeiros 2 anos do transtorno, nunca houve um período de 2 semanas durante o qual o número e a duração dos sintomas fossem suficientes para atender aos requisitos diagnósticos para um episódio depressivo. Não há história de episódios maníacos, mistos ou hipomaníacos

Fonte: WHO, 2022, CID 11ª.

Para a CID 11ª (OMS, 2021), um episódio depressivo é caracterizado por um período de humor deprimido ou diminuição do interesse em atividades que ocorrem na maior parte do dia, quase todos os dias durante um período de pelo menos 2 semanas, acompanhado por outros sintomas como dificuldade de concentração, sentimentos de inutilidade ou culpa excessiva ou inadequada, desesperança, pensamentos recorrentes de morte ou suicídio, alterações no apetite ou no sono, agitação ou retardo psicomotor e redução da energia ou fadiga. O indivíduo afetado normalmente tem dificuldade considerável de funcionar em vários domínios (pessoal, familiar, social, educacional, ocupacional ou outros domínios importantes).

Os atuais critérios utilizados para o diagnóstico e classificação dos estados depressivos encontrados no DSM-5 (APA, 2013) para o transtorno depressivo maior (TDM) são os que se seguem, cabendo, entretanto, lembrar que esses critérios não devem ser seguidos de maneira mecânica e unidirecional, mas considerados para se pensar um diagnóstico com todas as suas características:

a) Cinco ou mais dos sintomas seguintes presentes por pelo menos 2 semanas e que representam mudanças no funcionamento prévio do indivíduo; pelo menos um dos sintomas 1) ou 2):

1. Humor deprimido na maioria dos dias, quase todos os dias (p. ex., sente-se triste, vazio ou sem esperança) por observação subjetiva ou realizada por terceiros (Nota: em crianças e adolescentes pode ser humor irritável).
2. Acentuada diminuição do prazer ou de interesse em todas ou quase todas as atividades na maior parte do dia, quase todos os dias (indicado por relato subjetivo ou observação feita por terceiros).
3. Perda ou ganho de peso acentuado sem estar em dieta (p. ex., alteração de mais de 5% do peso corporal em 1 mês) ou aumento ou diminuição de apetite quase todos os dias. (Nota: em crianças, considerar incapacidade de apresentar os ganhos de peso esperado).
4. Insônia ou hipersônia quase todos os dias.
5. Agitação ou retardo psicomotor quase todos os dias (observável por outros, não apenas sensações subjetivas de inquietação ou de estar mais lento).
6. Fadiga e perda de energia quase todos os dias.
7. Sentimento de inutilidade ou culpa excessiva ou inadequada (que pode ser delirante), quase todos os dias (não meramente autorrecriminação ou culpa por estar doente).
8. Capacidade diminuída de pensar ou concentrar-se ou indecisão, quase todos os dias (por relato subjetivo ou observação feita por outros).
9. Pensamentos de morte recorrentes (não apenas medo de morrer), ideação suicida recorrente sem um plano específico, ou tentativa de suicídio ou plano específico de cometer suicídio.

b) Os sintomas causam sofrimento clinicamente significativo ou prejuízo no funcionamento social, ocupacional ou em outras áreas importantes da vida do indivíduo.

c) Os sintomas não se devem aos efeitos fisiológicos diretos de uma substância (p. ex., droga) ou outra condição médica (Notas: 1. Os critérios de A-C representam um episódio depressivo maior; 2. Respostas a uma perda significativa [luto, perda financeira, perda por um desastre natural, uma grave doença médica ou invalidez] podem incluir sentimentos de tristeza intensa, reflexão excessiva sobre a perda, insônia, falta de apetite e perda de peso observado no critério A, que pode assemelhar-se a um episódio depressivo. Embora esses sintomas possam ser compreensíveis ou considerados apropriados para a perda, a presença de um episódio depressivo maior em adição a uma resposta normal a uma perda significativa deve também ser considerada cuidadosamente. Essa decisão, inevitavelmente, requer o exercício de julgamento clínico baseado na história do indivíduo e as normas culturais para a expressão de angústia no contexto de perda).

d) A ocorrência de episódio depressivo maior não é mais bem explicada por transtorno esquizoafetivo, esquizofrenia, transtorno delirante ou outro transtorno especificado ou não do espectro esquizofrênico e outros transtornos psicóticos.

e) Não houve nenhum episódio de mania ou hipomania anterior (Nota: essa exclusão não se aplica se todos os episódios tipo maníaco ou hipomaníaco forem induzidos por substância ou atribuíveis aos efeitos fisiológicos de outra condição médica).

Como complementação diagnóstica, existem especificadores, extremamente úteis para melhor caracterização do quadro, seu acompanhamento e prognóstico:

I. Com características ansiosas

a) Exige a presença de pelo menos dois dos seguintes sintomas durante a maioria dos dias do TDM:

1. Sentir-se tenso.
2. Sentir-se inquieto.
3. Dificuldade de concentração devido a preocupações.
4. Medo que algo terrível aconteça.
5. Sensação de que pode perder o controle sobre si mesmo.

Especificadores de gravidade:

- Leve: dois sintomas.
- Moderado: três sintomas.
- Moderado a grave: quatro ou cinco sintomas.
- Grave: quatro ou cinco sintomas com agitação motora.

II. Com características mistas

a) Pelo menos três dos sintomas seguintes de mania e hipomania devem estar presentes quase todos os dias durante um episódio de transtorno depressivo maior:

1. Humor elevado, expansivo.
2. Autoestima elevada ou grandiosidade.
3. Mais "falador" do que o usual ou maior pressão de discurso.
4. Fuga de ideias ou experiência subjetiva de que os pensamentos estão acelerados.

5. Aumento da energia para uma atividade específica (social, no trabalho, na escola ou sexualmente).
6. Envolvimento maior ou excessivo em atividades que têm um alto potencial para consequências prejudiciais (p. ex., compras excessivas, indiscrição sexual, investimento não planejados).
7. Menor necessidade de dormir (ao contrário da insônia, sente-se bem, apesar de diminuição do padrão do sono).

b) Os sintomas mistos são observados por outras pessoas e representam uma mudança no comportamento usual do indivíduo.

c) Para indivíduos que se encontram em todos os critérios para mania e hipomania, o diagnóstico pode ser transtorno bipolar I ou II.

d) Os sintomas mistos não são atribuídos a sintomas fisiológicos de uma substância (p. ex., abuso de drogas ilícitas ou tratamento medicamentoso).

III. Com características melancólicas

a) Um dos seguintes sintomas está presente durante o período mais grave do episódio atual:
   1. Perda de prazer em todas ou quase todas as atividades.
   2. Falta de reação a atividades usualmente agradáveis.

b) Três (ou mais) dos seguintes sintomas:
   1. Humor deprimido caracterizado por desânimo profundo e/ou morosidade e humor vazio.
   2. Piora dos sintomas pela manhã.
   3. Insônia terminal (despertar precoce, com diminuição de 2 horas ou mais do sono habitual).
   4. Agitação ou retardo psicomotor.
   5. Significante perda do apetite ou anorexia.
   6. Culpa excessiva ou inapropriada.

IV. Com características atípicas

a) Reatividade do humor (melhora com estímulos positivos).

b) Dois (ou mais) dos seguintes:
   1. Aumento do apetite significativo ou ganho de peso.
   2. Hipersônia.
   3. Sensação de peso nas pernas e nos braços, além de falta de energia.
   4. Um padrão duradouro de sensibilidade a rejeição social (não limitado a episódios de perturbação do humor) que resulta em prejuízo social ou ocupacional significativo.

c) Não preenche critérios para "com características melancólicas" ou "catatonia" durante o mesmo episódio.

Cabe lembrar que o DSM-5 foi construído a partir de um "Projeto Espectros" que considera a psicopatologia um contínuo com a normalidade adotando um enfoque dimensional para a medida dentro dos parâmetros do DSM-IV, naquilo que se refere aos estados de ânimo. Dessa maneira, considera os sintomas ocorridos durante a vida, bem como os mais recentes, as tendências condutuais e as características temperamentais relacionadas com a categoria, independentemente da forma como se agrupem com o tempo. Escapa, assim, da dicotomia monopolar-bipolar podendo se observar transtornos concomitantes, bem como quadros "floridos" ou mais leves dentro do mesmo espectro.

A ideia de domínio do espectro de estado de ânimo inclui os estados de ânimo maníaco e depressivo, energia maníaca, energia depressiva, cognição maníaca, cognição depressiva e periodicidade (Frank, 2013). Embora tenhamos descrito o quadro clínico das depressões, frise-se que é evidente que muitas vezes estas são mal diagnosticadas ou despercebidas. Esse fato ocorre pela sua pequena especificidade na criança e pelo fato de seu diagnóstico diferencial incluir problemas orgânicos vários, assim como outros quadros psiquiátricos (Rush, 1990).

Vários estudos tentaram caracterizar a prevalência de doença mental, inclusive a depressão, na faixa etária pediátrica.

Na avaliação psiquiátrica de pacientes com questões de ordem clínica, instrumentos de avaliação validados em populações saudáveis não são adequados em virtude de uma sobreposição entre sintomas físicos e sintomas depressivos (Glazer, 1996).

No já clássico levantamento epidemiológico da Ilha de Wight, Rutter (1976), encontrou-se, entre 2.193 escolares, uma prevalência de 7% de condições psiquiátricas, com uma relação masculino/feminino de 2:1. O risco relativo de transtorno psiquiátrico em crianças com condições afetando o sistema nervoso central (SNC) era de 3,6, enquanto o de outras condições crônicas era de 1,3. Em torno de 17% dos cronicamente doentes eram portadores de transtornos psiquiátricos contra os já citados 7% fisicamente saudáveis.

Muito divulgado, o *Ontario Child Health Study* (Cadman, 1987) avaliou, por meio de um interrogatório (baseado no DSM-III), crianças de quatro regiões administrativas e geográficas de Ontario (Canadá). Detectou que crianças com doenças crônicas incapacitantes apresentam taxas significativamente maiores de diagnósticos psiquiátricos, assim como isolamento e baixa competência em atividades recreacionais. Nos últimos 6 meses antes do levantamento, 27,5% do grupo com diagnóstico psiquiátrico utilizou-se de serviços de saúde mental, contra 7,6% do que não apresentava transtorno mental. Sublinharam também os autores do estudo que, apesar de ser uma amostra que visita frequentemente seus médicos em razão de suas condições clínicas, apenas um quarto dos com incapacitação por sintomas psíquicos fazia uso de serviços de saúde mental, o que surpreendeu os pesquisadores.

Garralda e Bailey (1989) avaliaram pacientes pediátricos, entre 7 e 12 anos de idade, seguidos em regime ambulatorial entre 1986 e 1987, detectando, por meio de questionários respondidos pelos pais à primeira consulta na clínica, 28% de transtornos psiquiátricos. É importante ressaltar que se caracterizam como prevalentes, nessa amostra, quadros de enxaqueca, asma, dores abdominais, enurese, cefaleias e encoprese, entre outros diagnósticos pediátricos, frequentemente associados a bases psicossomáticas. Canning (1992) preocupou-se especificamente com a dificuldade de detecção de sintomas, se apenas um informante for valorizado, sendo que os escores dos médicos concordaram de modo significativo com os das crianças, mas não com os dos pais, talvez por subestimação das informações que estes forneceram.

A OMS (1993) na 10ª revisão da sua Classificação Internacional de Doenças, considera, sob o código F32, episódios depressivos que são episódios típicos de cada um dos três graus:

- **F32: episódios depressivos:** nos episódios típicos de cada um dos três graus de depressão (leve, moderado ou grave), o paciente apresenta um rebaixamento do humor, redução da energia e diminuição da atividade. Existe alteração da capacidade de experimentar o prazer, perda de interesse, diminuição da capacidade de concentração, associadas, em geral, à fadiga importante, mesmo após um esforço mínimo. Observam-se, em geral, problemas do sono e diminuição do apetite. Há, quase sempre, diminuição da autoestima e da autoconfiança e, frequentemente, ideias de culpabilidade e/ou de indignidade, mesmo nas formas leves. O humor depressivo varia pouco de dia para dia ou segundo as circunstâncias e pode se acompanhar de sintomas ditos "somáticos", por exemplo, perda de interesse ou prazer, despertar matinal precoce, várias horas antes da hora habitual de despertar, agravamento matinal da depressão, lentidão psicomotora importante, agitação, perda de apetite, perda de peso e perda da libido. O número e a gravidade dos sintomas permitem determinar três graus de um episódio depressivo – leve; moderado; e grave:

- **F32.0: episódio depressivo leve:** geralmente estão presentes ao menos dois ou três dos sintomas citados anteriormente. O paciente, via de regra, sofre com a presença desses sintomas, mas provavelmente será capaz de desempenhar a maior parte das atividades.

- **F32.1: episódio depressivo moderado:** geralmente estão presentes quatro ou mais dos sintomas já aqui citados e o paciente aparenta ter muita dificuldade para continuar a desempenhar as atividades de rotina.

- **F32.2: episódio depressivo grave sem sintomas psicóticos:** episódio depressivo em que vários dos sintomas são marcantes e angustiantes, tipicamente a perda da autoestima e a presença de ideias de desvalia ou culpa. As ideias e os atos suicidas são comuns e observa-se, em geral, uma série de sintomas "somáticos".

- **F32.3: episódio depressivo grave com sintomas psicóticos:** episódio depressivo correspondente à descrição de um episódio depressivo grave, mas acompanhado de alucinações, ideias delirantes, de uma lentidão psicomotora ou de estupor de uma gravidade tal que todas as atividades sociais normais tornam-se impossíveis; pode existir o risco de morrer por suicídio, de desidratação ou de desnutrição. As alucinações e os delírios podem não corresponder ao caráter dominante do distúrbio afetivo.

- **F32.8:** Outros episódios depressivos.

- **F32.9:** Episódio depressivo não especificado.

Adolescentes do sexo feminino apresentam maior prevalência em relação aos do sexo masculino (Reinherz, 1993). O NCS-A (*National Comorbidity Study-Adolescent Supplement* apud Hankin, 2015) refere maior aumento na adolescência e, preferencialmente, no sexo feminino, sendo frequentes as comorbidades (71,9%), e a ansiedade se destaca entre elas.

Em nosso meio, poucos trabalhos relatam a prevalência de quadros depressivos na população de crianças e adolescentes. Salle (1999), em estudo de sintomatologia depressiva em escolares de Porto Alegre (RS), encontrou índice da ordem de 32,2% da amostra total, com maior ocorrência no sexo feminino, apresentando como sintomatologia mais frequente a alteração de peso, sintomas somáticos e de desvalia, tristeza, fatigabilidade, irritabilidade, desinteresse e ideias de morte sem que, entretanto, algum deles se caracterizasse como sintoma principal.

Mais especificamente, Belisário Filho (1998), ao analisar pacientes agudos internados em enfermaria pediátrica, encontrou prevalência de 19,3% de sintomatologia depressiva. Essa discrepância de dados obtida por diferentes autores (a nosso ver) reflete a inespecificidade dos instrumentos diagnósticos utilizados, bem como a própria confusão conceitual, uma vez que o conceito de sintomatologia depressiva é extremamente amplo e vago, possibilitando índices muito mais elevados e, em nossa opinião, não condizentes com a realidade.

O conceito de neurose depressiva, embora de uso expressivo em países europeus, passa a não mais ser utilizado (a partir do DSM III-R), sendo substituído pelo de distimia, decorrente de fatores próprios da personalidade e, portanto, bem mais difícil de ser verificado na população infantil. Assim, no DSM-IV-TR, a distimia é definida como um humor deprimido persistente (também irritável, em crianças e adolescentes), presente por um período longo (período mínimo de 2 anos, em adultos, e 1 ano, em crianças e adolescentes), associado a sintomas como diminuição de apetite (ou hiperfagia), insônia (ou hipersonia), baixa de energia (ou fadiga), baixa autoestima, prejuízo da concentração e dificuldade em tomar decisões, com sentimentos de desesperança (American Psychiatric Association, 2002). Esse quadro já foi descrito anteriormente pela Psiquiatria europeia, em especial por Kurt Schneider (Kutcher, 1997), como as personalidades depressivas, classificadas no grande grupo das personalidades psicopáticas. Bandim (1995), em trabalho realizado na cidade de Recife (Pernambuco), também encontrou um porcentual significativamente maior de quadros distímicos.

A falta de interesse pelas atividades rotineiras é também, muitas vezes, presente, embora esse quadro dependa da intensidade da depressão. Queda no rendimento escolar pode refletir essa diminuição da motivação, assim como da atenção e a hipersensibilidade. Surgem, ainda, preocupações sérias a respeito dos pais e outras pessoas próximas, presentes como um medo da separação e da morte, sempre acompanhados de grande ansiedade.

Bernstein e Garfinkel (1986, *apud* Pataki; Carlson, 1990) acreditam que os quadros descritos como fobia escolar refletem altos índices de ansiedade e sintomas depressivos, incluindo a disforia, baixa autoestima, anedonia e, muitas vezes, crianças, mas não com os dos pais, provavelmente por subestimação das informações que estes forneceram. Em outro trabalho (Canning, 1994), o mesmo autor percebeu que pais e filhos discordaram em 68% dos casos quanto à presença de um diagnóstico psiquiátrico, enquanto os médicos diagnosticavam apenas 41% dos casos. A amostra era composta de 114 pacientes portadores de fibrose cística, diabetes, doença inflamatória intestinal e câncer (metade destes com leucemia).

Da mesma maneira, o uso de determinados fármacos, utilizados no tratamento de algumas condições clínicas, pode mimetizar quadros semelhantes. Outras afecções clínicas, bem como o uso de medicações, podem ocorrer em associação com a depressão, mas não há estudos consistentes caracterizando esses quadros na faixa etária pediátrica (Quadro 31.2).

QUADRO 31.2 – Condições que mimetizam a depressão na criança e no adolescente.

- **Infecções:** mononucleose, *influenza*, encefalites, endocardite, pneumonia, tuberculose, hepatite, neurolues, aids
- **Problemas neurológicos:** epilepsia, traumatismo cranioencefálico, hemorragia subaracnóidea, acidente vascular encefálico, esclerose múltipla
- **Problemas endócrinos:** diabetes, doença de Cushing, mal de Addison, hipotireoidismo, hipertireoidismo, hiperparatireoidismo, hipopituitarismo
- **Medicação:** anti-hipertensivos, barbitúricos, benzodiazepínicos, corticosteroides, contraceptivos orais, cimetidina, aminofilina, anticonvulsivantes, clonidina, digitálicos, diuréticos
- **Outros:** álcool, substâncias (cocaína, anfetamina, opiáceos), distúrbios hidroeletrolíticos (hipocalemia, hiponatremia), anemia, lúpus, doença de Wilson, porfiria, uremia

Fonte: Adaptado de Weller, 1991.

Ansiedade, depressão, delírio e embotamento afetivo são mais intensos em pacientes pediátricos hospitalizados (em unidades de terapia intensiva (UTI)) do que nos internados em enfermaria. Esses comportamentos são fortemente influenciados pela gravidade da doença, duração da hospitalização, número de internações prévias e (logicamente) a presença de distúrbios de humor preexistentes (Baldini, 1997).

A acurácia diagnóstica, entretanto, pode ser aperfeiçoada quando:

1. A anamnese e a avaliação dos sintomas podem ser feitas com diferentes pessoas.
2. O paciente permanece sem uso de medicação (quando possível) durante o processo diagnóstico.
3. O paciente pode ser avaliado em ocasiões diferentes. Com esses cuidados, a possibilidade de reconhecimento dos quadros depressivos é maior, permitindo-se maior eficácia na terapêutica e no prognóstico.

Vários índices de prevalência vêm sendo estabelecidos para a depressão, em função da diversidade dos locais onde os estudos foram realizados (comunidade, ambulatórios psiquiátricos, hospitais) e das populações por eles observadas. No entanto, estudos norte-americanos revelam uma incidência de depressão de 1% a 2% entre os pré-púberes e de 3% a 8% entre adolescentes, com uma prevalência ao longo da vida de cerca ideação suicida. A falta de expectativa ou expectativas negativas são também encontradas no pré-púbere, embora muitos questionem na criança a sua própria condição de expressar os aspectos negativos de sua vida ou de seu mundo, para que se possa caracterizar a doença.

Os sintomas de tipo vegetativo também ocorrem na criança depressiva, embora de modo não tão intenso como no adulto, com cerca de um terço dos pacientes apresentando diminuição (e 25% referindo aumento) de apetite. Insônia inicial foi descrita entre 30% e 60% dos casos hospitalizados, e a clássica insônia (terminal), em cerca de 25% do grupo (Pataki; Carlson,

1990). Sintomas psicóticos também podem ser reconhecidos, com o aparecimento de ideias delirantes e alucinações predominantemente auditivas, de caráter persecutório ou religioso. As alucinações visuais ou táteis, embora mais raras, também podem estar presentes.

Poderíamos (grosso modo) verificar nas crianças em fase pré-puberal a preponderância de sintomatologia caracterizada por aspecto deprimido, agitação e queixas somáticas, ao passo que, entre os adolescentes, observamos a sensação de infelicidade, mudanças de peso e hipersonia, sem nos esquecermos, no entanto, da maior frequência de ideação suicida.

Ideias suicidas não são raras, embora dificilmente ocorram antes dos 10 anos de idade, em função do próprio desenvolvimento cognitivo que, nessas idades, ainda gera um instrumental muito pobre para o planejamento e avaliação dos próprios atos. Nem toda ideação ou comportamento suicida é diretamente atribuível à depressão (Apter; King, 2006).

No adolescente, a relação depressão-suicídio é significativa. Mattunen (1991) aponta que a grande maioria dos adolescentes suicidas (94%) apresenta problemas psiquiátricos, sendo a depressão o mais importante deles (51%). Em nosso meio, Friedrich (1989) observa a importância de alterações mentais passíveis de tratamento médico em dois terços da população estudada, embora sem relações diretas com nível intelectual. Concomitantemente, descreve a tentativa familiar de negação do fato, dificultando o atendimento e o seguimento do paciente em questão. Bandim (1995) também encontra como sintomas mais frequentes o humor deprimido e a irritabilidade.

Essa variabilidade na sintomatologia observada, bem como sua inespecificidade e dificuldade diagnóstica, reforça mais uma vez a necessidade de um diagnóstico fidedigno da depressão na criança e no adolescente.

Formas clínicas

Diante da dificuldade em classificar os quadros depressivos já no paciente adulto, torna-se mais difícil ainda pensar a criança uma vez que ela ainda não pode ser avaliada considerando-se atributos e características de sua própria personalidade (ainda em desenvolvimento e em formação).

McCraken (1992) propõe um modelo específico na gênese dos quadros depressivos na infância (Figura 31.2). Dessa maneira, diferentes fatores parecem contribuir, de maneira significativa, para a gênese do quadro.

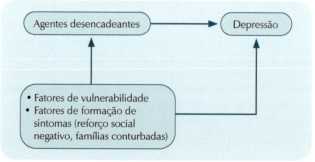

FIGURA 31.2 – Modelo genético de depressão infantil.
Fonte: Adaptada de McCracken, 1992b.

Lubke (2015), estudando grande número de gêmeos, refere que o grau de herança observado em sua amostra era similar no que se refere a sexo, com influência similar dos aspectos genéticos (moderados), independentemente da variabilidade da idade da população por ele estudada. Isso aponta na direção da interação entre aspectos genéticos e ambientais na determinação desse fenótipo, o que parece se confirmar a partir de trabalhos que referem que mudanças epigenéticas em genes determinados (ID3, GRN1 e TPPP), quando combinados com algumas experiências, como maus-tratos, aumentam o risco de quadros depressivos na criança (Weder, 2014). Assim, a metilação de genes determinados enquanto um mecanismo epigenético poderia esclarecer como as influências ambientais durante os períodos de desenvolvimento seriam capazes de afetar o risco de ocorrência dos quadros depressivos. Esses eventos ambientais poderiam, assim, estar relacionados a abuso, doença mental nos pais, criminalidade, divórcios e violência intrafamiliar (Hankin, 2015), todos relacionados a mecanismos estressores (Pizzagalli, 2014) e a padrões temperamentais. Dessa maneira, faremos apenas algumas considerações de ordem prática.

Unipolar-bipolar

As depressões ocorrem a intervalos mais ou menos frequentes da vida do indivíduo afetado. Em uma porcentagem dos casos, esses episódios intercalam-se a episódios de hipomania. Assim, depressões unipolares são descritas pela ausência de episódios hipomaníacos ou maníacos que requeiram tratamento e/ou hospitalização.

Perry (1966, *apud* Willner, 1985) estudou dois grupos que diferiam quanto à história familiar, em relação à bipolaridade e unipolaridade, com maior predomínio de bipolaridade em casos de recorrência familiar. Horton (1991) refere que, para se caracterizar um distúrbio como bipolar, faz-se necessária a ocorrência de episódios maníacos e depressivos, com remissão completa de cada um deles. Do mesmo modo, estudos terapêuticos mostram maior eficácia do lítio em pacientes bipolares, embora a utilização dessa alternativa terapêutica não seja usual antes dos 12 anos de idade.

Primária-secundária

Da mesma maneira como com a distinção unipolar-bipolar, fazemos considerações de ordem técnica sobre a distinção primária-secundária para podermos compreender esses quadros clínicos. Assim, o diagnóstico de depressão primária é realizado quando não existe história concomitante de outras doenças psiquiátricas ou somáticas.

Da mesma forma, o termo "depressão secundária" entra no contexto, frequentemente, de doenças não afetivas. Entretanto, o conceito de depressão maior no DSM III, via de regra, corresponde ao conceito de depressão primária. Essas diferenciações não têm, portanto, base na sintomatologia clínica, mas em padrões causais compreensivos.

Endógeno-reativo

Encontramo-nos aqui no centro da dicotomia psicogênico-orgânico, com os quadros psicogênicos caracterizando-se por origem reativa, psicologicamente compreensível. As tentativas de compreensão dessa questão mental-biológico são bastante antigas. Leibinitz (*apud* Goodman, 1991) refere que o mental e o orgânico são diferentes formas de existir harmonicamente. Descartes (*apud* Goodman, 1991) reitera o dualismo, com a concepção de que mente e corpo são duas formas diferentes de existência que podem, porém, interagir.

Hobbes (*apud* Goodman, 1991) advoga que a realidade é física e que a realidade não física não existe. Com essa concepção, tenta-se compreender o fenômeno mental de forma a poder ser reduzido ao físico, ou como um epifenômeno secundário a processos físicos ou emergentes deles. A concepção de Spinoza (*apud* Goodman, 1991) via os processos cerebrais e mentais como a mesma coisa, ou diferentes formas de se compreender a mesma coisa. O modelo biopsicossocial propõe que a natureza é ordenada como um *continuum*, arranjado hierarquicamente, com as unidades mais complexas organizadas por pequenas unidades menos complexas. Cada nível dessa hierarquia representa uma totalidade dinâmica, ou sistema, que implica qualidades e relações distintas em cada nível organizacional.

Assim, cada sistema requer critérios diferentes de estudo e explanação. Esse modelo dá origem a uma teoria unitária (Goodman, 1991), que refere que a experiência é um conceito mental representando direta e primeiramente o conhecimento confirmável de modo subjetivo, enquanto o comportamento é um conceito físico descrito e confirmável, intersubjetivamente. Essa abordagem teórica pode ser visualizada na Figura 31.3, representando o diagrama de Engels, citado por Goodman (1991).

Essa visão unificada traz implicações à prática clínica por meio de uma abordagem mais globalizante, em que o diagnóstico é realizado de acordo com uma rede conceitual física (objetiva), mental (subjetiva), ou ambas. Sob o ponto de vista terapêutico, também se concebe uma abordagem dual, física e mental. Podemos pensar, assim, que muitas das depressões ditas de caráter reativo, embora desencadeadas por fatores compreensíveis psicologicamente, podem ser decorrentes de alterações próprias do indivíduo, funcionando o evento como gatilho do quadro em questão. Esse fato, longe de minimizar a questão psicogenética, simplesmente reforça a necessidade de vermos o homem em sua globalidade física e psíquica, observada por meio de sua expressão social.

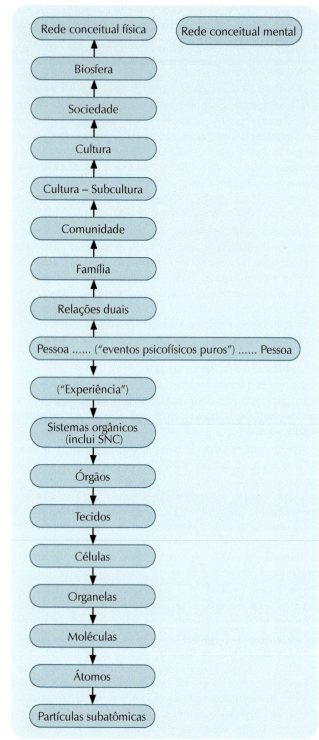

FIGURA 31.3 – Diagrama da teoria da unidade orgânica.
Fonte: Adaptada por Goodman (1991) de Sistemas hierárquicos de Engels.

Mecanismo compreensivo

A criança é um ser singular que, de forma gradativa, constrói um mundo a partir de seu desenvolvimento afetivo, diretamente relacionado com a interação que estabelece com os outros indivíduos e pessoas e de seu desenvolvimento cognitivo, que lhe fornece um instrumental adequado para essas inter-relações.

Dessa maneira, constrói gradativamente as noções de Eu, realidade, espaço e tempo, pilares fundamentais da existência. Entretanto, somente com o advento do pensamento formal, na adolescência, é que inicia a construção de projetos existenciais que, embora ainda incipientes, já são passíveis de orientar seu existir.

Na experiência depressiva, podemos observar uma retração do Eu, independentemente do momento de vida em que ela ocorre, devendo-se somente levar em consideração o momento evolutivo, que delineará a patoplastia e, em consequência, a compreensibilidade da sintomatologia. Com essa retração, diminui-se o contato com o ambiente, manifesto por meio do desinteresse, da falta de reatividade, da anedonia e da fadiga constantes. Privado o indivíduo da comunhão com os outros, essa experiência já não pode mais se ampliar, refazendo dia a dia seus horizontes, que, assim, permanecem estreitos e limitados.

No caso da criança, essa limitação é acentuada, uma vez que seu instrumental cognitivo lhe permite um horizonte já limitado, sem a possibilidade de projetos futuros que caracterizam a transcendência. Assim, seu mundo restrito basicamente à família e ao ambiente escolar perde o sentido, caracterizando o pessimismo e a visão pessimista de um futuro que, já por dificuldades instrumentais, é impreciso. Entretanto, diferentes são as possibilidades de compreensão dos quadros depressivos na criança (Quadro 31.3), de acordo com o modelo de desenvolvimento proposto (Dwivedi, 1997).

Dessa maneira, caracteriza-se aquilo que Camus (1942) tão bem define no *Mito de Sísifo*, "... Um mundo que se pode explicar, mesmo com más razões, é um mundo familiar, mas, pelo contrário, num universo subitamente privado de ilusões e de luzes, o homem sente-se um estrangeiro" (Camus, 1942).

Essa falta de cores e de perspectivas desemboca em um caminho sem volta, caracterizado pela ideação suicida. No entanto, essa ideia, em razão também de fatores instrumentais, manifesta-se na criança de modo diverso daquele que caracteriza o adulto. Isso porque (inicialmente) a criança não apresenta noção de morte; em consequência, não tem medo dela. As ideias de morte, provenientes do ambiente que a circunda, lhe serão transmitidas progressivamente e, assim, constituirão a base de sua ideação. Desse modo, durante o período pré-operatório (piagetiano), iniciam-se as concepções de tempo, como sequencialidade de eventos, mas sem a cronologia que caracteriza as etapas posteriores. Ao redor dos 5 anos, começa o interesse pela vida e morte, esta considerada uma perda ou desaparecimento reversível porque a concepção de futuro ainda se mostra dificultado pelo próprio desenvolvimento cognitivo da criança.

Durante o período de operações concretas, já se estrutura a concepção de morte como algo concreto, irreversível e universal. Passa-se, assim, de conceitos mágicos e pré-lógicos que a caracterizam como outra forma de vida (muitas vezes, melhor que a atual) para o de sua personificação e, finalmente, análise lógica, com todas as suas consequências. Entretanto, é somente com o pensamento formal que se estabelecem a morte e o morrer como o apanágio do homem que, entre todos os animais, é o único que pode conceber seu próprio fim, dando a este um significado. Assim, a morte constitui-se como o fim último da existência, garantindo-lhe um significado próprio ou uma experiência de *nadificação*.

Na criança, entretanto, a morte corresponderá somente à separação e mudança de uma vida não agradável na busca de uma existência melhorada.

Se considerarmos essa questão do desenvolvimento para pensarmos a sintomatologia do quadro, podemos estabelecer o que está sumarizado no Quadro 31.4.

QUADRO 31.3 – Modelo compreensivo de desenvolvimento da depressão.

Estágio de desenvolvimento	1ª Infância	2ª Infância	Escolar	Escolar tardia	Adolescência
Equivalente freudiano	Oral	Anal	Edípica	Latência	Adolescência
Equivalente erikssoriano	Confiança × Desconfiança	Autonomia × Vergonha	Iniciativa × Culpa	Iniciativa × Inferioridade	Identidade × Difusão de identidade
Desenvolvimento do ego	Simbiótico-pré-social	Impulsivo Oportunista Autoprotetor	Conformista Superficial Envergonhado e culpado por quebrar regras	Autocuidado em relação ao grupo; consciente/necessitando ajuda; conformista	Autoavaliação de padrões Objetivos a longo prazo Culpa pelas consequências
Psicodinâmica	Falta de segurança/senso de bem-estar e de estimulação	Necessidade de aprovação	Sentimentos de rejeição e necessidade de atividades gratificantes	Inabilidade em lidar com os relacionamentos familiares e internalizar os ideais parentais	Inabilidade em se separar da família e em cumprir os ideais parentais
Tipo de disforia	Ausência da necessidade de estímulo	Inibição do sentido de vigência da gratificação	Gritos transitórios, mau humor relacionado a situações de frustração e privação	Depressão resultante de deduções cognitivas sobre os fatos	Depressão acentuada por distorções cognitivas sobre a finalidade dos fatos
Sintomas	Protestos Gritos Afastamento Desespero	Apego/Inibição	Mau humor automático em resposta a uma situação imediata	Baixa autoestima e depressão	Depressão com impulsividade consequente à distorção temporal, sendo exagerado de urgência

Fonte: Adaptado de Dwivedi, 1997.

QUADRO 31.4 – Sintomatologia depressiva e período de desenvolvimento.

Sintomatologia			
Sensório motor	**Pré-operatório**	**Operações concretas**	**Operações formais**
• Atonia psíquica com falta do tônus vital do bebê, resultando na falta de curiosidade e interesse pelos estímulos • Ausência de engajamento no estabelecimento de relações interpessoais (retração) • Lentificação psicomotora com movimentos repetitivos e parciais que se interrompem antes do objetivo atingido • Alterações corporais • Ausência de reação de desagrado diante de pessoas estranhas	• Dores abdominais • Falhas em adquirir peso esperado para a idade • Fisionomia triste e/ou lamentação • Irritabilidade • Diminuição de apetite • Agitação psicomotora ou hiperatividade • Transtornos de sono/ansiedade • Balanceios, estereotipias ou outros movimentos repetitivos • Heteroagressividade e autoagressividade • Atitudes parassuicidas • Perda de habilidades previamente adquiridas (regressão de linguagem; ecolalia; enurese) • 2 a 5 anos: dependência excessiva; ansiedade de separação; controle precário dos impulsos; desmodulação afetivoemocional	• Tristeza; choram à toa • Apatia e escassez de manifestações emocionais • Lentos, voz monótona • Desesperançado e sofrido, com baixa autoestima • Pensamentos suicidas ou de morte • Humor irritadiço e instável • Perda de interesses e absenteísmo escolar, com descenso acadêmico • Cefaleia, dor abdominal • Disforia e anedonia • Ansiedade e distúrbios da conduta	• Sintomatologia similar à do adulto • Sentimentos depressivos • Desesperança • Dificuldade de concentração • Tentativas de suicídio • Alterações de sono/apetite • Anergia/anedonia • Uso/abuso de psicotrópicos ilícitos

Fonte: Desenvolvido pela autoria do capítulo.

Tratamento

A abordagem da depressão na criança e no adolescente é múltipla, visando uma compreensão do quadro e uma intervenção sob o ponto de vista biológico, psicológico e social. O plano de tratamento será, então, determinado pelas condições do paciente que, em presença de risco de suicídio, deverá ser submetido à hospitalização.

Nessa visão dos quadros depressivos na infância e na adolescência, podemos subdividir a abordagem terapêutica.

Medicamentoso

Estudos focalizando o tratamento da depressão na faixa etária pediátrica desapontam (Moreno, 2006; Fennig, 1995). A eficácia dos antidepressivos tricíclicos (ADT) nas depressões do adulto é amplamente divulgada, mas a resposta clínica dependerá do nível plasmático do fármaco. As evidências disponíveis sugerem que os ADT, como grupo, não têm utilidade clínica no tratamento do transtorno depressivo maior na criança, havendo vários estudos em que alguns fármacos desse grupo não demonstraram eficácia superior ao placebo, apesar de uma metanálise identificar melhor resposta entre adolescentes deprimidos quando comparados às crianças (Hazell, 2004).

Os poucos estudos disponíveis envolvendo inibidores irreversíveis da monoamino-oxidase (IMAO-I) não consolidam sua eficácia como antidepressivo de escolha para adolescentes, principalmente frente à impossibilidade de se obter uma adesão eficaz desta faixa etária à dieta indispensável (livre de alimentos ricos em tiramina) pertinente ao tratamento com IMAO-I (Kutcher, 1997). Não há estudos consistentes abarcando os resultados do uso da moclobemida (inibidor reversível da monoamino-oxidase) nesse grupo.

Atualmente, a maior evidência de tolerabilidade na adolescência envolve os inibidores seletivos da recaptação de serotonina (ISRS), seja em primeiro episódio, seja em depressões de difícil controle. Fluoxetina (Emslie, 2002; March, 2004), paroxetina (Keller, 2001), sertralina (Wagner, 2003) e citalopram (Wagner, 2004) foram testados em estudos controlados e randomizados. Contudo, os ISRS seguem considerados ineficazes para cerca de um terço dos jovens tratados e, em diversos trabalhos, dificilmente apresentam resultados superiores ao uso de placebo (Martin, 2006).

Em relação aos novos antidepressivos, só há resultados publicados quanto ao uso de venlafaxina (Mandoki, 1997). Permanece o debate a respeito dos resultados dos poucos ensaios controlados randomizados realizados até o momento visto que problemas metodológicos, assim como a ausência de uma homogeneidade dos ensaios, dificultam sua comparação na tentativa de se obterem dados significativos a serem generalizados (Ryan, 2005; Emslie, 2005; Courtney, 2004). Muitos ensaios não foram estruturados para identificar a relação entre grupo etário e eficácia, lançando mão de grupos que abarcam crianças e adolescentes, com a consequente subestimação de possíveis diferenças consideráveis entre os dois grupos etários.

Apesar do consenso envolvendo a eficácia da fluoxetina, ainda não há provas expressivas da eficácia dos demais ISRS e novos antidepressivos contra a depressão pediátrica (Moreno, 2006). Mais recentemente, agências reguladoras britânicas e norte-americanas alertaram para o risco de utilização de ISRS e os novos antidepressivos em crianças e adolescentes deprimidos em função de uma possível associação com o surgimento (ou piora) de ideação e tentativa de suicídio (Moreno, 2006).

Também é maior o risco de virada maníaca após uso de antidepressivos nos pré-puberes entre 10 e 14 anos (Martin, 2004), sendo mais associado ao uso de ISRS do que o de ADT, entre indivíduos de 5 a 14 anos (Baldessarini, 2005).

Craig (2004), em trabalho de revisão comparando artigos publicados e não publicados, refere que parece haver riscos maiores do que benefícios na utilização desses fármacos (exceção feita à fluoxetina), não havendo dados efetivos sobre a segurança e a própria eficácia de seu uso em crianças. Essas considerações devem ser levadas em consideração quando observamos os dados de Lu (2014) que referem que, após as considerações sobre a relação uso de antidepressivos ISRS e ideias ou tentativas de suicídios em crianças e adolescentes, sua utilização foi diminuída.

Alguns autores apontam para a decrescente eficácia dos esquemas antidepressivos, à medida que são mais leves os sintomas. Quadros psicóticos associados também implicam pior resposta a esses fármacos (Wilson, 1995). É importante ressaltar que a presença na história prévia de ciclotimia, sintomas maníacos ou hipomaníacos, além de sintomas atuais ou prévios psicóticos, devem alertar o clínico para a possível presença de uma fase depressiva de um transtorno bipolar, sugerindo a necessidade de associação de estabilizadores do humor e/ou antipsicóticos, quando pertinente. Deve também haver maior cuidado com o risco de ciclagem para fase maníaca com o uso de antidepressivos, sendo ideal a introdução do antipsicótico ou estabilizador do humor 5 a 7 dias antes do antidepressivo, com monitorização frequente (Kutcher, 1997). Nunca se deve esquecer da história clínica e psiquiátrica minuciosa, além de investigação laboratorial rotineira, com o intuito de identificar doenças clínicas concomitantes e avaliar os parâmetros físicos que podem ser alterados pela medicação. Um teste de gravidez nas pacientes do sexo feminino é recomendável antes do início da medicação, além de controle da pressão arterial e da frequência cardíaca previamente ao início e durante o seguimento com medicação (Kutcher, 1997).

Há evidências de que uma considerável parcela das crianças e adolescentes diagnosticados apresentará (dentro de 5 anos) recaída após um primeiro episódio depressivo, além de mais da metade dos casos de início na infância persistir na adultícia. Contudo, ainda não há dados suficientes para se estabelecer um consenso na condução de um tratamento de manutenção nessa população específica (Moreno, 2006).

Tratamentos biológicos

Quanto ao uso de eletroconvulsoterapia (ECT) e de estimulação magnética transcraniana (EMT) nessa faixa etária, pouco se publica a respeito (principalmente com dados de aplicação em adolescentes). A EMT (apesar de associada à ideia de maior segurança e menor frequência de efeitos adversos), aparentemente, é menos eficaz do que a ECT (mas vem sendo mais utilizada em pré-puberes). Contudo, não há estudos sistemáticos avaliando possíveis efeitos cognitivos a longo prazo após sua utilização e ainda não há também dados suficientes para se estabelecer um consenso a respeito da utilização dessas técnicas nessa faixa etária específica (STEIN, 2006).

Psicoterapia

São documentadas, nas depressões infantis, alterações no relacionamento da criança com seus familiares e amigos durante e após o período depressivo. Dessa maneira, a atuação sobre os distúrbios da interação social é de extrema importância, assim como um suporte no nível educacional e social, visando readaptar a criança ao seu meio.

As intervenções psicoterápicas, das mais diversas correntes teóricas (psicanalíticas, cognitivas, comportamentais), também favorecem a melhoria do quadro e a adaptação da criança e do adolescente; este deve ser visto como uma totalidade, inserido no seu contexto familiar e social.

Terapia cognitiva e terapia interpessoal (as baseadas em evidências) tiveram sua eficácia comprovada para jovens em curso de quadros depressivos de moderada intensidade, por meio de estudos controlados randomizados (Asarnow, 2005; Mufson, 2004). De acordo com os parâmetros estabelecidos para a abordagem de quadros depressivos (American Academy of Child and Adolescent Psychiatry, 2007), a primeira indicação para depressões de leve intensidade e não complicadas é a instituição de atendimento psicoeducacional e psicoterapia de apoio. No entanto, há que se levar em consideração que a psicoterapia em adolescentes deprimidos é insuficiente, mas necessária como componente do tratamento. A evolução desses tratamentos deve ser avaliada em estudos de maior escala.

Mecanismos potenciais de alterações em crianças deprimidas tratadas com terapia cognitivo-comportamental continuam pouco explorados (Kaplan, 1995b). No entanto, alguns preconizam iniciar a terapêutica com psicoterapia por 4 a 6 semanas, seguida de associação com medicação, caso não haja melhora do humor após esse período, além da presença de fatores de risco, como ideação suicida (Wilson, 1995).

Tratamentos alternativos

São citados, embora sem dados que, ainda, justifiquem sua utilização (Quadro 31.5).

QUADRO 31.5 – Tratamentos alternativos para depressão na infância e na adolescência.

Forma	Dosagem	Riscos
Ácidos graxos	Não estipulada	• Sem trabalhos com crianças e adolescentes. Não há regulamentação dos produtos vendidos nem de seus efeitos colaterais. Odor e gosto de peixe. Eructações. Ganho de peso. Possível risco aumentado de câncer de próstata
Fototerapia	10.000 lux/ 30 min/dia	• Cefaleia • Tensão intraocular • Indução de mania/hipomania
Estimulação magnética		• Pouco estudada • Efeitos colaterais imprevisíveis e de curta duração • Podem ser necessários outros fármacos • Cefaleia • Convulsões

Fonte: Stein D; Weizman A; Bloch Y, 2007.

Mania

Histórico

Os primeiros relatos históricos nos remetem aos egípcios e sumerianos que, por volta de 2.600 a.C., procuram estabelecer um quadro diferencial entre a melancolia e a histeria (Busse, 1996). Mais tarde, Hipócrates (460 a 377 a.C.) apresentou uma classificação para transtornos mentais incluindo, entre elas, a melancolia e a mania, subdividindo-as em seis tipos (Carlson; Glovinsky, 2009). As frenites (transtornos mentais agudos acompanhados de febre) talvez correspondessem às denominadas atualmente "síndromes mentais orgânicas". Já a mania seria um transtorno mental agudo na ausência de febre. A melancolia correspondia a vários tipos de transtornos mentais com caráter de cronicidade. A epilepsia e a histeria, em sua descrição, apresentavam sintomatologia física caracterizada por dispneia paroxística, dor e convulsões. Finalmente descrevia a doença dos cíticos caracterizada por travestismo. De acordo com a teoria humoral vigente na época, os humores (sangue, linfa, bile negra e bile amarela) ligavam-se aos temperamentos associando os coléricos a hostilidade, os sanguíneos à alegria, os melancólicos e biliosos à depressão e os fleumáticos à apatia e indiferença. A ocorrência desses quadros em crianças, entretanto, não é citada até 1621, quando Robert Burton descreve crianças melancólicas, caracterizadas por tristeza, desesperança, ausência de prazer, relacionando-as a pais de má índole, madrastas, tutores, professores muito rigorosos e severos, ou omissos e indulgentes.

Esquirol, em 1845, descreve algumas crianças com quadro maniforme, mas Kraepelin (Kraepelin, 1989) considerava muita rara a mania em idades precoces, observando ainda que cerca de 0,5% dos pacientes adultos haviam tido um primeiro episódio na infância. Bleuler relata também observações na infância (Busse, 1996).

Com a sucessiva mudança conceitual e de critérios diagnósticos, passou-se a ter uma visão menos restritiva, com a consequente observação de que muitos adolescentes e adultos jovens (até então diagnosticados como esquizofrênicos) correspondiam, na verdade, a portadores de transtornos afetivos. Entretanto, a dificuldade diagnóstica constituía-se em fator de importância, em função das dificuldades observadas, principalmente, nas faixas etárias menores.

Assim, Weinberg (Weinberg, 1973), baseando-se nos critérios de Feighner (Feighner, 1972), elabora critérios adaptados à criança, a partir da necessidade de se criar critérios e escalas adequadas, voltadas ao diagnóstico dos transtornos bipolares em crianças e adolescentes, adaptados aos diferentes níveis de amadurecimento. A partir desse modelo, vários autores realizaram revisões de relatórios disponíveis de casos de crianças diagnosticadas como psicóticas graves, observando que 50% das crianças diagnosticadas como portadoras de distúrbios de conduta, transtorno do déficit de atenção-hiperatividade, esquizofrenia, distúrbios de conduta, transtorno do déficit de atenção-hiperatividade ou esquizofrenia perfaziam os critérios de diagnóstico do DSM-III para mania.

No início dos anos 1990, passam a ser utilizadas escalas de avaliação para transtornos bipolares em crianças e adolescentes, visando maior acurácia diagnóstica.

Conceitos diagnósticos

O transtorno maníaco na criança é um quadro grave que afeta seu relacionamento na família, produzindo, habitualmente, queda acentuada no rendimento escolar. Seus critérios diagnósticos e, por consequência, prevalência são controversos (Mason, 2016) e seu diagnóstico refere episódios de humor maníaco ou deprimido (Mason, 2016), não sendo estabelecido se são diagnosticados delírios ou alucinações sem perturbação do afeto com duração de 2 semanas, bem como se é feito diagnóstico de esquizofrenia, transtorno esquizofreniforme, transtorno delirante ou transtorno psicótico sem outra especificação, assim como o uso associado de drogas ilícitas. Esses episódios maníacos podem ser classificados em leves, moderados ou graves, devendo-se especificar presença ou ausência de sintomas psicóticos.

Sob o ponto de vista formal, podemos ainda pensar em (Cantwell, 1992):

- Transtorno bipolar, episódio misto: em que encontramos uma mistura de mania e depressão, constatando-se presença de depressão por pelo menos 1 dia, alternado rapidamente com mania.
- Transtorno bipolar, tipo depressivo: em que o episódio atual é depressivo, havendo relato de um ou mais episódios anteriores de mania.
- Ciclotimia: em que observamos inúmeros episódios de hipomania que ocorrem em períodos de, ao menos, 1 ano, podendo encontrar-se nela vários episódios de humor deprimido ou perda de interesse ou de prazer, que não reúnem todos os critérios para um episódio depressivo maior ao longo do mesmo período de tempo.
- Transtorno bipolar sem outra especificação: diagnostica transtornos com características maníacas ou hipomaníacas, que não satisfazem os critérios para qualquer outro transtorno bipolar específico.

Outras classificações, não oficiais, são também encontradas, como os conceitos de bipolar I e II, sendo este segundo caracterizado por hipomania e depressão. Da mesma maneira, o "termo bipolar III" é utilizado para descrever aquilo que o DSM-III chama de ciclotimia, e bipolar IV, quando mania ou hipomania são precipitadas por medicamentos antidepressivos. Bipolar V descreve aqueles indivíduos que têm somente um único episódio depressivo, porém com história familiar de transtorno bipolar e bipolar VI, descrevendo manias unipolares (Cantwell, 1992).

Alguns fatores importantes encontram-se associados ao transtorno bipolar, como predomínio no sexo masculino, em meninos de 10 anos ou mais, sendo comum história familiar de transtorno bipolar, bem como alto grau de insatisfação conjugal entre os pais e com episódios de estresse sendo, muitas vezes, os fatores desencadeantes do episódio maníaco, embora não se consiga estabelecer uma relação direta entre os eventos (Fristad, 1992).

Entretanto, em crianças e adolescentes, seu diagnóstico é difícil, com Carlson (1984) discriminando inúmeras razões para que esses pacientes sejam mal diagnosticados, por exemplo:

- Episódios de depressão e/ou hipomania leves atribuídos a transtornos de ajustamento.
- Episódios precoces de transtornos de humor confundidos com ansiedade de separação, recusa escolar, anorexia ou transtornos de conduta, incluindo transtornos de déficit de atenção e hiperatividade.
- Episódios graves confundidos com esquizofrenia em função de sintomatologia, como fuga de ideias, pensamento incoerente, bem como ideias de conteúdo paranoide, irritabilidade, alucinações e delírios secundários ao humor.

Apesar de os achados variarem entre os diversos grupos de pesquisa, algumas características têm sido sistematicamente apresentadas como distintas na fenomenologia e curso do transtorno bipolar pediátrico (sala, 2009):

1. Alta frequência de elação do humor, bem como humor expansivo ou elevado.
2. Irritabilidade proeminente.
3. Episódios prolongados de humor caracterizados por períodos significativos de sintomatologia subsindrômica.
4. Sintomas depressivos entremeados por sintomas maníacos ou hipomaníacos.
5. Alta prevalência das chamadas "comorbidades", especialmente transtorno do déficit de atenção e hiperatividade, outros transtornos de conduta disruptivos e transtornos ansiosos.
6. Elevadas taxas de transtornos por uso de substâncias psicoativas entre os adolescentes mais velhos.
7. Grande prevalência de sintomas psicóticos e tentativas de suicídio, com prejuízo funcional significativo.

Nunca é demais lembrar que (da mesma maneira que se faz em relação à sintomatologia depressiva) algumas condições clínicas (como o hipertireoidismo) e o uso de algumas medicações (entre elas antidepressivos, estimulantes e esteroides) podem desencadear sintomas maniformes em indivíduos suscetíveis, quadros muitas vezes indistinguíveis de uma fase maníaca (ou hipomaníaca) de origem endógena (Martin, 2004). Apenas uma anamnese apurada (associada ao exame clínico e psíquico detalhado) pode prevenir essas incorreções diagnósticas que parecem ser bastante frequentes quando se estuda a estabilidade diagnóstica do transtorno bipolar em populações infantis (Kessing, 2015), mais uma vez, em se considerando os critérios descritos pelo DSM-5-TR (American Psychiatric Association, 2013) e pela CID-10 (OMS, 1993), sintetizados nos Quadros 31.6 e 31.7.

Epidemiologia

A ocorrência de transtornos bipolares na criança foi documentada por Kraepelin, em 1921, que referia que 0,4% dos adultos por ele estudados haviam tido o primeiro episódio maníaco depressivo antes dos 10 anos de idade (Kraepelin, 1989).

Em crianças (pré-púberes), a clássica mania-depressão é rara, apesar de ainda não ser claro quão rara é (Carlson; Glovinsky, 2009). Contudo, sintomas maníacos e graves instabilidades das emoções são bem mais comuns e têm causado grande preocupação (Brotman, 2006; Langlois, 2004). Esse grupo específico é heterogêneo, com sintomatologia maníaca surgindo após o início de outras condições clínicas, neurológicas e psiquiátricas, ou que reagem com sintomas maníacos a drogas (ilícitas ou prescritas), além das que apresentam um atraso ou prejuízo no desenvolvimento da regulação das emoções (Carlson; Glovinsky, 2009).

Em crianças, poucos são os estudos prospectivos de transtorno bipolar, embora De Long (apud McCracken, 1992a) acredite que possam se apresentar como transtornos comportamentais crônicos, com hostilidade, agressividade e distratibilidade.

Até 1994, não eram muitos os médicos que consideravam a entidade bipolar em crianças. De uma incidência de 25 diagnósticos precoces para cada 100 mil crianças, os dados saltaram para 1.003 diagnósticos para cada 100 mil em 2003 (Blader; Carlson, 2007). Levantamento realizado pelo National Institute for Mental Health identificou duplicação do número de crianças e adolescentes atendidos por transtorno bipolar em diversos países, e esse aumento chega a 40 vezes em algumas localidades dos Estados Unidos (Youngstrom, 2008; Blader; Carlson, 2007). Trabalho brasileiro (Rolim-Neto, 2014) refere aumento de 34,2% de transtorno bipolar na região Nordeste do Brasil contra 12,4% da população geral. O possível exage-

QUADRO 31.6 – Critérios do DSM-5 para episódio maníaco.

A) Um período distinto de humor anormal e persistentemente elevado, expansivo ou irritável e aumento anormal e persistente da atividade dirigida a objetivos ou de muita energia, com duração mínima de 1 semana e presente na maior parte do dia, quase todos os dias (ou qualquer duração, se a hospitalização se fizer necessária)

B) Durante o período de perturbação do humor e aumento de energia ou atividade, três (ou mais) dos seguintes sintomas persistiram (quatro, se o humor é apenas irritável) estão presentes em grau significativo e representam uma mudança notável do comportamento habitual:
1. autoestima inflada ou grandiosidade
2. redução da necessidade de sono (p. ex., sente-se descansado com apenas 3 horas de sono)
3. mais loquaz do que o habitual ou pressão por continuar falando
4. fuga de ideias ou experiência subjetiva de que os pensamentos estão acelerados
5. distratibilidade (isto é, a atenção é desviada muito facilmente por estímulos externos insignificantes ou irrelevantes), conforme o relatado ou observado
6. aumento da atividade dirigida a objetivos (seja social, no trabalho ou escola, seja sexualmente) ou agitação psicomotora (isto é, atividade sem propósito não dirigida a objetivos)
7. envolvimento excessivo em atividades com elevado potencial para consequências dolorosas (p. ex., envolvimento em surtos desenfreados de compras, indiscrições sexuais ou investimentos financeiros insensatos)

C) A perturbação de humor é suficientemente grave a ponto de causar prejuízo acentuado no funcionamento social ou profissional ou para necessitar de hospitalização a fim de prevenir dano a si mesmo ou a outras pessoas, ou existem características psicóticas

D) O episódio não é atribuível aos efeitos fisiológicos de uma substância (p. ex., uma droga de abuso, um medicamento ou outro tratamento) ou a outra condição médica geral (p. ex., hipertireoidismo)

Notas:
- Um episódio maníaco completo que surge durante tratamento antidepressivo (p. ex., medicamento, eletroconvulsoterapia), mas que persiste em um nível de sinais e sintomas além do efeito fisiológico desse tratamento, é evidência suficiente para um episódio maníaco e, portanto, para o diagnóstico de transtorno bipolar tipo I.
- Os critérios A-D representam um episódio maníaco. Pelo menos um episódio maníaco na vida é necessário para o diagnóstico de transtorno bipolar tipo I.

Fonte: American Psychiatric Association, 2013.

QUADRO 31.7 – CID-10.

F30: Episódio maníaco
Todas as subdivisões desta categoria se aplicam exclusivamente a um episódio isolado. Um episódio hipomaníaco ou maníaco em indivíduo que já tenha apresentado um ou mais episódios afetivos prévios (depressivo, hipomaníaco, maníaco ou misto) deve conduzir a um diagnóstico de transtorno afetivo bipolar (F31)

F30.0: Hipomania
Transtorno caracterizado pela presença de uma elevação ligeira, mas persistente do humor, da energia e da atividade, associada, em geral, a um sentimento intenso de bem-estar e de eficácia física e psíquica. Existe, frequentemente, um aumento da sociabilidade, do desejo de falar, da familiaridade e da energia sexual e uma redução da necessidade de sono; esses sintomas não são, entretanto, tão graves de modo a entravar o funcionamento profissional ou resultar em rejeição social. A euforia e a sociabilidade são, por vezes, substituídas por irritabilidade, atitude pretensiosa ou comportamento grosseiro. As perturbações do humor e do comportamento não são acompanhadas de alucinações ou de ideias delirantes

F30.1: Mania sem sintomas psicóticos
Presença de uma elevação do humor fora de proporção com a situação do sujeito, podendo variar de uma jovialidade descuidada a uma agitação praticamente incontrolável. Essa elevação se acompanha de um aumento da energia, gerando hiperatividade, desejo de falar e redução da necessidade de sono. A atenção não pode ser mantida e existe, frequentemente, uma grande distração. O sujeito apresenta, quase sempre, aumento da autoestima com ideias de grandeza e superestimativa de suas capacidades. A perda das inibições sociais pode levar a condutas imprudentes, irrazoáveis, inapropriadas ou deslocadas

F30.2: Mania com sintomas psicóticos
Presença, além do quadro clínico descrito em F30.1, de ideias delirantes (em geral, de grandeza) ou de alucinações (em geral, do tipo de voz que fala diretamente ao sujeito) ou de agitação, de atividade motora excessiva e de fuga de ideias de uma gravidade tal que o sujeito se torna incompreensível ou inacessível por toda a comunicação normal

F30.8: Outros episódios maníacos

F30.9: Episódio maníaco não especificado
Mania SOE

Fonte: Organização Mundial da Saúde, 1993.

ro embutido neste *boom* diagnóstico da última década sugere despreparo dos clínicos em campo, ainda distantes de identificar corretamente sintomas e sinais do transtorno bipolar nessa faixa etária, o que pode estar resultando na atribuição desse rótulo a todo e qualquer caso de difícil caracterização diagnóstica ou que se mostre refratário às opções terapêuticas (Leibenluft; Ricg, 2008). Birmaher (2013) refere esses exageros diagnósticos citando prevalência aproximada de 1% a 3% para crianças e adolescentes, porém considerando todo o espectro do transtorno bipolar e as dificuldades na distinção dos sintomas maníacos que podem ser mimetizados por comportamentos próprios do desenvolvimento da própria criança.

Na criança, poderíamos estruturar a seguinte divisão, buscando-se melhor delimitação dos quadros clínicos:

- **Tipo bem definido:** satisfaz totalmente os critérios referidos pelo DSM-IV para transtorno bipolar tipo I (depressão associada à mania).
- **Tipo intermediário I:** observam-se euforia, exaltação, grandiosidade e outros sintomas maníacos, porém com duração menor do que o referido no DSM-4 para (hipo)mania.
- **Tipo intermediário II:** sem euforia nem grandiosidade, porém com irritabilidade, hiperatividade e outros sintomas (hipo)maníacos persistentes.
- **Desregulação grave de humor:** mau humor ou entristecimento constantes, com reações exageradas aos estímulos (Leibenluft, 2013).

Esse transtorno disruptivo da desregulação de humor apresentaria uma ocorrência em crianças com idade até 12 anos e caracteriza-se, primordialmente, pela irritabilidade crônica grave.

Sugere-se uma prevalência ao redor de 2% a 5% e seu início deve dar-se antes dos 10 anos de idade, não devendo ser aplicado o diagnóstico antes dos 6 anos. Suas características estão listadas no Quadro 31.8.

Cabe lembrar que o diagnóstico na criança deve ser realizado de maneira a se considerar seu desenvolvimento balizando a sintomatologia observada uma vez que esta pode estar presente, de forma similar, em diferentes quadros clínicos (Quadro 31.9).

Evolução

Estudos retrospectivos (Werry, 1991) e longitudinais de evolução natural (Geller, 2004; Birmaher, 2004; Jairam, 2004) relatam que 40% a 100% das crianças e adolescentes com transtorno bipolar se recuperam em um período de 1 a 2 anos, mas 60% a 70% apresentarão recorrência do quadro, em média 10 a 12 meses após (Pavuluri, 2005). Entretanto, prejuízos cognitivos podem ser observados, entre os quais verificam-se alterações em funções executivas, memória de trabalho, memória verbal e visual (Frias, 2014; Lera-Miguel, 2015).

Tratamento

Os transtornos de humor são, por definição, um complexo clínico multifatorial e, sendo assim, sua terapêutica deve ser orientada por essa característica. No caso do transtorno bipolar, esse tratamento tem sido menos abordado, com a maioria das indicações terapêuticas sendo extrapolada das do adulto. Dessa maneira, as abordagens psicofarmacológicas têm sido privilegiadas (apesar de frequentemente instituídas a partir dos

QUADRO 31.8 – Transtorno disruptivo de desregulação de humor (296.99 – F34.8).

	Critérios
A	Explosões de raiva recorrentes e graves manifestadas pela linguagem ou pelo comportamento, desproporcionadas em intensidade ou duração
B	Explosões de raiva inconsistentes com o nível de desenvolvimento
C	Ocorrem, em média, três ou mais vezes por semana
D	O humor entre as explosões de raiva é irritável ou zangado na maior parte do tempo, quase todos os dias, observável por outras pessoas
E	Critérios A-D presentes por 12 meses ou mais
F	Critérios A-D presentes em pelo menos dois ambientes
G	Diagnóstico não deve ser feito antes dos 6 nem após 18 anos de idade
H	Por relato ou observação, a idade do início dos critérios A-E é antes dos 10 anos
I	Nunca houve período distinto durante mais de 1 dia durante o qual foram satisfeitos todos os critérios de sintomas, para duração de episódio maníaco ou hipomaníaco
J	Comportamentos não ocorrem somente durante episódio depressivo maior e não se explicam por outro transtorno mental
K	Sintomas não são efeito psicológico de uma substância ou de outra condição médica ou psicológica

Fonte: APA, 2013.

QUADRO 31.9 – Sintomatologia semelhante em diferentes quadros psiquiátricos na infância e na adolescência.

	TDAH	Ansiedade	Bipolar	Depressão	TOD
Inquietude	X	X			
Concentração diminuída	X	X		X	
Atividade lentificada	X	X	X		
Distração	X	X	X	X	
Irritabilidade		X	X	X	X

TDAH: transtorno de déficit de atenção e hiperatividade.
Fonte: Desenvolvido pela autoria do capítulo.

resultados de estudos abertos e relatos de caso). Exceção seja feita à eficácia e à segurança do uso de lítio em adolescentes, constatada em estudo duplo-cego controlado com placebo (Geller, 1998), assim como do uso de divalproato *extended release*, a formulação de liberação prolongada (Wagner, 2009), mais efetiva do que placebo.

Ainda há poucos dados quanto à eficácia e à segurança de outros agentes antiepiléticos para o tratamento da mania bipolar em jovens (Nandagopal, 2009).

As únicas medicações aprovadas pela U.S. Food and Drugs Administration (FDA) para tratar um episódio agudo de mania são o lítio (para maiores de 12 anos), a risperidona ou o aripiprazol (para crianças abaixo de 10 anos de idade). Estudos em populações infantis não obedecem aos mesmos modelos daqueles do adulto, justificando a cautela em seu uso, monitoração laboratorial e o ajuste da dose baseado na resposta clínica, com a remissão dos sintomas maníacos e psicóticos. Ainda se fazem necessários estudos prospectivos e controlados avaliando a segurança a longo prazo e a eficácia das medicações psicotrópicas e o tratamento das condições comórbidas na infância e na adolescência (Nandagopal, 2009).

De acordo com as diretrizes de consenso da Child and Adolescent Bipolar Foundation (CABF), a monoterapia com estabilizadores do humor tradicionais ou antipsicóticos atípicos deve ser a 1ª escolha no tratamento de transtorno bipolar tipo I (maníaco ou misto) na ausência de psicose associada (Kowatch, 2005). A associação de um segundo estabilizador do humor ou antipsicótico atípico deve suceder uma resposta parcial à monoterapia, assim como para casos com presença de sintomas psicóticos (Kafantaris, 2001). O CABF não estabeleceu nenhum algoritmo de tratamento para a depressão bipolar, uma vez que não há dados suficientes para embasar esse consenso na faixa etária pediátrica (Kowatch, 2005). As diretrizes da CABF e da American Academy of Child and Adolescent Psychiatry (AACAP) preconizam (como terapêutica de manutenção) a instituição das medicações e respectivas doses utilizadas quando da estabilização do quadro por um período de 12 a 24 meses (Kowatch, 2005; McClellan, 2007), apesar de ainda não haver informação suficiente nesse sentido (Nandagopal, 2009).

Conclusões

"... Deus não é compatível com as máquinas, a medicina científica e a felicidade universal. Deve-se optar. Nossa civilização escolheu a máquina, a medicina e a felicidade. Eis porque é preciso guardar esses livros trancados no cofre. Eles são indecentes.[1]"

Diante do exposto, parece evidente que ainda há um longo caminho a ser trilhado na pesquisa e no desenvolvimento de esquemas terapêuticos apropriados para os transtornos do humor cujos sintomas se iniciam na infância, visto que a mera utilização de esquemas consagrados como eficazes entre pacientes adultos não surtem o efeito esperado em crianças e adolescentes, seja por particularidades de uma condição clínica deflagrada tão precocemente no curso da vida, seja por particularidades dos mecanismos de metabolização, seja por ação terapêutica em organismos ainda em desenvolvimento, hipóteses a serem mais bem investigadas. Questões éticas, metodológicas e epidemiológicas tornam essa busca ainda mais complexa, com repercussões sobre as possibilidades de oferecer aos nossos jovens uma melhor resolução e evolução. Cabe, portanto, dedicar maiores atenção e empenho ao estudo deste tema, sob risco de negar aos jovens um desenvolvimento satisfatório face às consequências que a depressão ou transtorno bipolar mal-conduzidos na infância podem acarretar.

Em suma, os transtornos do humor na infância e na adolescência não são raros, mas extremamente importantes, não somente pela orientação terapêutica, como também pelo diagnóstico diferencial e consequente prognóstico. A abordagem psicofarmacológica é de fundamental importância, ainda que coadjuvada por outras formas de abordagem (psicoterápicas, familiares e sociais), visando-se a melhor solução para o problema.

Referências bibliográficas

1. Abraham K. Notes on the psycho-analytical investigation and treatment of manic-depressive insanity and allied conditions. *In:* Gaylin W (ed.). The meaning of despair: psychoanalytic contribution to understanding of depression. New York: NY Science House, 1968.
2. American Academy of Child and Adolescent Psychiatry. Practice parameter for the assessment and treatment of children and adolescents with depressive disorders. J Am Acad Child Adolesc Psychiatry 2007, 46(11):1503-26.
3. American Psychiatric Association (APA). DSM-4-TRtm – Manual diagnóstico e estatístico de transtornos mentais. Trad.: Cláudia Dornelles. 4 ed. rev. Porto Alegre: Artmed, 2002.
4. American Psychiatric Association (APA). DSM-5 – Manual diagnóstico e estatístico de transtornos mentais. 5 ed. rev. Porto Alegre: Artmed, 2013.
5. Apter A; King RA. Management of the depressed; suicidal child or adolescent. Child Adolesc Psychiatric Clin N Am 2006, 15:999-1013.
6. Asarnow JR; Jaycox LH; Duan N et al. Effectiveness of a quality improvement intervention for adolescent depression in primary care clinics: a randomized controlled trial. JAMA 2005, 293(3):311-9.
7. Baldessarini RJ; Faedda GL; Hennen J. Risk of mania with antidepressants. Arch Pediatr Adolesc Med 2005, 159(3):298 [author reply:298-9].
8. Baldini SM. Avaliação das técnicas de apoio psicológico a crianças internadas em Unidades de Terapia Intensiva Pediátrica e a seus pais [Dissertação]. São Paulo: Faculdade de Medicina da Universidade de São Paulo, 1997.
9. Bandim JM; Sougey EB; Carvalho TFR. Depressão em crianças: características demográficas e sintomatologia. J Bras Psiq 1995, 44(1):27-32.
10. Belisário Filho JF. Prevalência de sintomatologia depressiva em pacientes recém-admitidos em unidades de internação geral de clínica pediátrica [Dissertação]. Belo Horizonte: Universidade Federal de Minas Gerais, 1998.
11. Birmaher B. Crianças e adolescentes com transtorno bipolar. Trad.: Daniel Bueno. Porto Alegre: Artmed, 2009.
12. Birmaher B; Williamson DE; Dahl RE et al. Clinical presentation and course of depression in youth: does onset in childhood differ from onset in adolescence? J Am Acad Child Adolesc Psychiatry 2004, 43(1):63-70.
13. Birmaher B; Ryan ND; Williamson DE et al. Childhood and adolescent depression: a review of the past 10 years. Part I. J Am Acad Child Adolesc Psychiatry 1996, 35(11):1427-39.
14. Birmaher; B. Bipolar disorder in children and adolescents. Child and Adolescent Mental Health, 18(3):140-148, 2013.
15. Blader JC; Carlson GA. Increased rates of bipolar disorder diagnoses among U.S. child; adolescent; and adult inpatients, 1996-2004. Biol Psychiatry 2007, 62(2):107-14.

---

1 Huxley A. *Admirável mundo novo*. São Paulo: Edibolso, 1972.

16. Brotman MA; Schmajuk M; Rich BA et al. Prevalence; clinical correlates; and longitudinal course of severe mood dysregulation in children. Biol Psychiatry 2006, 60(9):991-7.
17. Busse SR. Histórico e conceito dos transtornos na infância e na adolescência. In: Assumpção Jr. FB. Transtornos afetivos na infância e na adolescência. São Paulo: Lemos, 1996.
18. Cadman D; Boyle M; Szatmari P et al. Chronic illness; disability; and mental and social well-being: Findings of the Ontario Child Health Study. Pediatrics 1987, 79(5):805-13.
19. Camus A. Le mythe de Sisyphe. Paris: Gallimard, 1942.
20. Canning EH; Hanser SB; Shade KA et al. Mental disorders in chronically ill children: Parent-child discrepancy and physician identification. Pediatrics 1992, 90(5):692-6.
21. Canning EH. Mental disorderrs in chronically ill children: case identification and parent-child discrepancy. Psychosom Med 1994, 56(2):104-8.
22. Cantwell DP. Clinical phenomenology and nosology. Child and Adolescent Psychiatric Clinics of North America 1992, 1(1):1-12.
23. Carlson GA. Classification issues of bipolar disorders in childhood. Psychiatr Dev 1984, 4:273-85.
24. Carlson GA; Glovinsky I. The concept of bipolar disorder in children: a history of the bipolar controversy. Child Adolesc Psychiatric Clin N Am 2009, 18:257-71.
25. Costello EJ; Mustillo S; Erkanli A et al. Prevalence and development of psychiatric disorders in childhood and adolescence. Arch Gen Psychiatry 2003, 60(8):837-44.
26. Courtney DB. Selective serotonin reuptake inhibitor and venlafaxine use in children and adolescents with major depressive disorder: a systematic review of published randomized controlled trials. Can J Psychiatry 2004, 49(8):557-63.
27. Dwivedi KN; Varma VP. Depression in children and adolescents. London: Whurr, 1997.
28. Emslie GJ; Heiligenstein JH; Wagner KD et al. Fluoxetine for acute treatment of depression in children and adolescents: a placebo-controlled; randomized clinical trial. J Am Acad Child Adolesc Psychiatry 2002, 41(10):1205-15.
29. Emslie GJ; Ryan ND; Wagner KD. Major depressive disorder in children and adolescents: clinical trial design and antidepressant efficacy. J Clin Psychiatry 2005, 66(Suppl 7):14-20.
30. Feighner JP; Robins E; Guze SB et al. Diagnostic criteria for use in psychiatric research. Arch Gen Psychiat 1972, 26:57-63.
31. Fennig S; Carlson GA. Advances in the study of mood disorders in childhood and adolescence. Curr Opin Pediat 1995, 7:401-4.
32. Freud S. Mourning and Melancholy. London: Hogarth Press, 1957.
33. Frias A; Palma C; Farriols N. Neurocognitive impairments among youth with pediatric bipolar disorder: A systematic review of neuropsychological research. Journal of Affective Disorders, 166:297-306, 2014.
34. Friedrich S. Tentativas de suicídio na infância [Tese]. São Paulo: Faculdade de Medicina da Universidade de São Paulo, 1989.
35. Garralda ME; Bailey D. Psychiatric disorders in general paediatric referrals. Arch Dis Child 1989, 64:1727-33.
36. Geller B; Tillman R; Craney JL et al. Four-year prospective outcome and natural history of mania in children with a prepubertal and early adolescent bipolar disorder phenotype. Arch Gen Psychiatry 2004, 61(5):459-67.
37. Geller B; Cooper TB; Sun K et al. Double-blind and placebo-controlled study of lithium for adolescent bipolar disorders with secondary substance dependency. J Am Acad Child Adolesc Psychiatry 1998, 37(2):171-8.
38. Glazer JP; Ivan TM. Psychiatric aspects of cancer in childhood and adolescence. In: Lewis M (ed.). Child and adolescent psychiatry: a comprehensive textbook. 2. ed. Baltimore: Williams & Wilkins, 1996; p. 956-68.
39. Goodman A. Organic unity theory: the mind-body problem revisited. American Journal of Psychiatry 1991, 148(5):553-63.
40. Hankin BL. Depression from childhood through adolescence: risk mechanisms across multiple systems and levels of analysis. Current Opinion in Psychology 4:13-20, 2015.
41. Hazell P; O'Connell D; Heathcote D et al. Tricyclic drugs for depression in children and adolescents (Cochrane review). The Cochrane Library. Chichester: John Wiley and Sons, 2004.
42. Horton RW; KatonA CLE. Biological aspects of affective disorders. London: Academic Press, 1991.
43. Jairam R; Srinath S; Girimaji SC et al. A prospective 4-5 year follow-up of juvenile onset bipolar disorder. Bipolar Disord 2004, 6(5):386-94.
44. Kafantaris V; Coletti DJ; Dicker R et al. Adjunctive antipsychotic treatment of adolescents with bipolar psychosis. J Am Acad Child Adolesc Psychiatry 2001, 40:1448-56.
45. Kaplan AC; Thompson AE; Searson SM. Cognitive behaviour therapy in children and adolescents. Arch Dis Child 1995, 73:472-5.
46. Keller MB; Ryan ND; Strober M et al. Efficacy of paroxetine in the treatment of adolescent major depression: a randomized; controlled trial. J Am Acad Child Adolesc Psychiatry 2001, 40(7):762-72.
47. Kessing LV; Vradi E; Andersen PK. Diagnostic stability in pediatric bipolar disorder. Journal of Affective Disorders, 172:417-421, 2015.
48. Kowatch RA; Fristad M; Birmaher B et al. The Workgroup Members. The child psychiatric workgroup on bipolar disorder. Treatment guidelines for children and adolescents with bipolar disorder. J Am Acad Child Adolesc Psychiatry 2005, 44:213-35.
49. Kraepelin E. Dementia praecox; manic depressive insanity and paranoia (1921). Translated by Barclay RM. In: Robertson GM (ed.). Birmingham: The Classics of Medicine Library. Edinburgh: E & S Livingstone, 1989.
50. Kutcher S. Practitioner review: the pharmacotherapy of adolescent depression. J Child Psychol Psychiat 1997, 18(7):755-67.
51. Langlois JH. Emotion and emotion regulation: from another perspective. Child Dev 2004, 75(2):315-6.
52. Leibenluft E; Rich BA. Pediatric bipolar disorder. Annu Rev Clin Psychol 2008, 4:163-87.
53. Lera-Miguyel S; Andrès-Perpiña S; Fatjó-Vilas M et al. Two-year follow-up of treated adolescentes with early-onset bipolar disorder: changes in neurocognition. Journal of Affective Disorders, 172:48-54, 2015.
54. Lu CY; Zhang F; Lakoma MD et al. Changes in antidepressant use by young people and suicidal behavior after FDA warnings and media coverage: quasi-experimental study. BMJ, 2014, 348:g3596.
55. Lubke GH; Miller PJ; Verhuslt B et al. A powerfull phenotype for gene-finding studies Derived From Trajectory Analysis of Symptoms of Ansiety and Depression Between Age Seven and 18. American Journal of Medical Genetics Part B 171B:948-957, 2015.
56. Mandoki MW; Tapia MR; Tapia MA et al. Venlafaxine in the treatment of children and adolescents with major depression. Psychopharmacol Bull 1997, 33(1):149-54.
57. March J; Silva S; Petrycki S et al. Fluoxetine; cognitive-behavioral therapy; and their combination for adolescents with depression: treatment for adolescents with depression study (TADS) randomized controlled trial. JAMA 2004, 292(7):807-20.
58. Martin A; Young C; Leckman JF et al. Age effects on antidepressant-induced manic conversion. Arch Pediatr Adolesc Med 2004, 158(8):773-80.
59. Mason BL; Brown ES; Croarkin PE. Historical underpinnings of bipolar disorder diagnostic criteria. Behav. Sci. 6(14):1-19, 2016.
60. McClellan J; Kowatch R; Findling RL. Work Group on Quality Issues. Practice parameter for the assessment and treatment of children and adolescents with bipolar disorder. J Am Acad Child Adolesc Psychiatry 2007, 46:107-25.
61. McCracken JT. The epidemiology of child and adolescent mood disorders. Child and Adolescent Psychiatric Clinics of North America 1992a, 1(1):53-72.
62. McCracken JT. Etiologic aspects of child and adolescent mood disorders. Child and Adolescent Psychiatric Clinics of North America 1992b, 1(1):89-109.
63. Martin A. Blues' clues [Foreword]. Child Adolesc Psychiatric Clin N Am 2006, 15:xiii-xv.
64. Martin A; Young C; Leckman JF; Mukonoweshuro C; Rosenheck R; Leslie D. Age effects on antidepressant-induced manic conversion. Arch Pediatr Adolesc Med 2004, 158(8):773-80.

65. Mattunen MJ; Aro HM; Henriksson MM et al. Mental disorders in adolescent suicide. Arch Gen Psychiatry 1991, 48:834-9.
66. Moreno C; Roche AM; Greenhill LL. Pharmacotherapy of child and adolescent depression. Child Adolesc Psychiatric Clin N Am 2006, 15:977-98.
67. Mufson L; Dorta KP; Wickramaratne P et al. A randomized effectiveness trial of interpersonal psychotherapy for depressed adolescents. Arch Gen Psychiatry 2004, 61(6):577-84.
68. Nandagopal JJ; DelBello MP; Kowatch R. Pharmacologic treatment of pediatric bipolar disorder. Child Adolesc Psychiatric Clin N Am 2009, 18:455-69.
69. Organização Mundial de Saúde (OMS). Classificação de transtornos mentais e de comportamento da CID-10: descrições clínicas e diretrizes diagnósticas. Trad.: Dorgival Caetano. Porto Alegre: Artes Médicas, 1993.
70. Pataki CS; Carlson GA. Affective disorders in children and adolescents. *In:* Tonge B. Studies on Child Psychiatry. Amsterdam: Elsevier Eds., 1990; p. 137-60.
71. Pavuluri MN; Birmaher B; Naylor M. Pediatric bipolar disorder: a review of the past 10 years. J Am Acad Child Adolesc Psychiatry 2005, 44(9):846-71.
72. Pizzagalli DA. Depression; stress and anhedonia: toward a synthesis and integrated model. Annu Rev Clin Psychol 28(10):393-423, 2014.
73. Reinherz HZ; Giaconia RM; Pakiz B et al. Psychosocial risks for major depression in late adolescence: a longitudinal community study. J Am Acad Child Psychiatry 1993, 32:1155-63.
74. Rolim-Neto M; Silva EA; Teixeira JR AG et al. Bipolar disorder incidence between children and adolescentes: a brief communication. Journal of Affective Disorders, 172:171-174, 2015.
75. Rush J. Problems associated with the diagnosis of depression. J Clin Psychiatry 1990, 51(Suppl 6):15-22.
76. Rutter M; Tizard J; Yule M et al. Research report: Isle of Wight studies, 1964 -1974. Psychological Medicine 1976, 6:313-32.
77. Ryan ND. Treatment of depression in children and adolescents. Lancet 2005, 366(9489):933-40.
78. Sala R; Axelson D; Birmaher B. Phenomenology; longitudinal course; and outcome of children and adolescents with bipolar spectrum disorders. Child Adolesc Psychiatric Clin N Am 2009, 18:273-289.
79. Salle E. Estudo da sintomatologia depressiva em adolescentes de 15 a 17 anos de II Grau de Porto Alegre; através de escalas auto-aplicáveis BDI; CRS e CES-D [Dissertação]. Porto Alegre: Universidade Federal do Rio Grande do Sul, 1999.
80. Spitz R; Wolf KM. Anaclitic depression: an inquiry into the genesis of psychiatric conditions in early childhood. Psychoanal Study Child 1946, 2:313-41.
81. Stein D; Weizman A; Bloch Y. Electroconvulsive therapy and transcranial magnetic stimulation: can they be considered valid modalities in the treatment of pediatric mood disorders? Child Adolesc Psychiatric Clin N Am 2006, 15:1035-56.
82. Wagner KD; Redden L; Kowatch RA et al. A double-blind; randomized; placebo-controlled trial of divalproex extended-release in the treatment of bipolar disorder in children and adolescents. J Am Acad Child Adolesc Psychiatry 2009, 48(5):519-32.
83. Wagner KD; Ambrosini P; Rynn M et al. Efficacy of sertraline in the treatment of children and adolescents with major depressive disorder: two randomized controlled trials. JAMA 2003, 290(8):1033-41.
84. Wagner KD; Robb AS; Findling RL et al. A randomized; placebo-controlled trial of citalopram for the treatment of major depression in children and adolescents. Am J Psychiatry 2004, 161(6):1079-83.
85. Weder N; Zhang H; Jensen K et al. Child abuse; depression and methylation in genes involved with stress; neural plasticity; and brain circuitry. J Child of the American of Child & Adolescent Psychiatry, 53(4):395-397, 2014.
86. Weinberg W; Rutman J; Sullivan L et al. Depression in children referred to an educational diagnostic center: Diagnosis and treatment. [Preliminary report.] J Pediatr 1973, 83:1065-72.
87. Weller EB; Weller RA. Mood disorders. *In:* Lewis M. Child and adolescent psychiatry. Baltimore: Willians & Wilkins (eds.), 1991; p. 646-64.
88. Werry JS; McClellan JM; Chard L. Childhood and adolescent schizophrenic; bipolar; and schizoaffective disorders: a clinical and outcome study. J Am Acad Child Adolesc Psychiatry 1991, 30(3):457-65.
89. Whittington CJ; Kendall T; Fonagy P et al. Selective serotonin reuptake inhibitors in childhood depression: systematic review of published versus unpublished data. The Lancet, 363:1341-1345, 2004.
90. WHO. Disponível em: https://icd.who.int/ct11/icd11_mms/en/release. Acesso em: 24/09/2021.
91. Willner P. Depression: a psychobiological synthesis. New York: John Willy & Sons, 1985.
92. Wilson JT; Parish RC; Mundo AD et al. Pharmacotherapy of depression in children. Curr Opin Pediat 1995, 7:199-207.
93. Youngstrom EA; Birmaher B; Findling RL. Pediatric bipolar disorder: validity; phenomenology; and recommendations for diagnosis. Bipolar Disord 2008, 10(2):194-214.

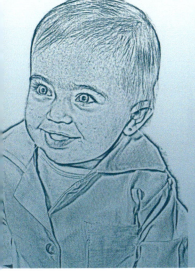

Capítulo 32

Síndromes Mentais Orgânicas

Francisco Baptista Assumpção Jr.

Introdução

As síndromes mentais orgânicas talvez estejam no ponto de encontro entre dois conceitos básicos na Psiquiatria, ou seja, na relação mente-cérebro, na qual, linguisticamente, "cérebro" parece estar relacionado a um órgão físico, enquanto "mente" parece se referir a um conceito abstrato. Embora o elo entre ambos seja reconhecido há muito tempo, considerando-se hoje que o conceito "mente" seja um produto da atividade cerebral nos âmbitos molecular, celular e – por que não dizer? – também anatômico. Entretanto, a mente autoconsciente não está presa aos eventos imediatos que ocorrem no cérebro, mas ela a todo momento os julga e pensa neles relacionando-os aos eventos passados e antecipando os eventos futuros (Popper e Eccles; 1992). Assim, com relação aos eventos que pretendemos estudar neste capítulo, temos de considerar que ações físicas sobre o cérebro ocasionam, ou podem ocasionar, alterações mentais significativas que devem ser consideradas.

O próprio Hipócrates (*Tratados hipocráticos*) reconhece isso quando diz que:

> "... é preciso que os homens saibam que não é senão do cérebro que nos vêm as satisfações, as alegrias, os sorrisos, as hilaridades, bem como as dores, as aflições, as tristezas e os prantos. É com ele sobretudo que compreendemos e pensamos, vemos e ouvimos, e distinguimos entre as coisas belas e as feias, más e boas, agradáveis e desagradáveis, distinguindo algumas segundo o costume, outras sentindo-as segundo o que é útil, e discernindo com isso os prazeres e os desprazeres conforme os momentos, não gostamos sempre das mesmas coisas. É com ele que enlouquecemos e deliramos e nos defrontamos com terrores e medos, alguns de noite, outros mesmo de dia, e insônias e enganos importunos e preocupações inconvenientes, e perda do conhecimento do estado ordinário das coisas e esquecimento ..."

Entretanto, é essa dicotomia que nos faz considerar, de maneira arbitrária, doenças físicas de doenças mentais (Andreasen, 2005).

A diferenciação entre quadros mentais agudos e crônicos decorrentes de doenças sistêmicas ou localizadas no próprio cérebro já é encontrada na Grécia clássica com o nome de *phrenesis*, separando-se, entretanto, das doenças crônicas gerais, nas quais se incluía a melancolia. Classificavam-se, assim, as doenças mentais, *lato sensu*, em frenites, letargia e melancolia, cada uma das quais dependendo de um humor com formas de intensidade diferente. Considera-se, então, a melancolia como a mais complexa, "parecendo não ser dependente de só um humor, afetando órgãos diferentes".

As frenites são, então, conceituadas como uma loucura aguda, oposta à mania (com agitação e delírio) e melancolia (crônica).

> "O doente atingido por ela fica acamado desde o primeiro dia, apresenta vômitos abundantes de material escuro e aguado, febre acompanhada por tremores muito fortes, sudorese contínua e generalizada, cabeça e pescoço pesados e dolorosos, nuvens de matéria em suspensão pequenas e dispersas, grande quantidade de evacuações, alucinações e sonolência.

> No segundo dia, pela manhã, ele apresenta perda de fala, febre aguda e suor com batimento por todo o corpo e à noite apresenta convulsões. Ao terceiro dia, o quadro se agrava e o paciente morre." (*Tratados hipocráticos*, 1990)

Diferentemente, a letargia, mais grave que a frenite, acarretaria perda da visão e da produção de palavras com obnubilação dos sentidos, estado estuporoso, febre aguda contínua e renitente, pulso largo e lento. Teria sua sede no cérebro, sendo causada pela fleugma. Assim, comportava um delírio agitado, febre intensa e contínua, alterações de pulso (pequeno e rápido), insônia ou sono agitado, tremores ou espasmos, secura de boca, sudorese, cefaleia, dores abdominais. A construção dessa categoria diagnóstica mostrava a importância do diafragma no pensamento médico grego, caracterizando uma doença aguda e febril que resulta na demência, apresentando um período prodrômico caracterizado por sono agitado e pesadelos, um período ativo com todos os sinais clínicos presentes e um período de cronificação no qual diminuíam todos os sintomas e sinais.

O filho de Erastolaus sofreu uma disenteria. Ficou insone, parou de se alimentar e caiu em um estado letárgico. Assim, ele tinha um tipo de amnésia e se alguma coisa era dita a ele, se lhe perguntassem algo, depois de um período ele repetia o que lhe fora dito e protestava alegando que não lhe haviam dito nada. "Colocado em uma cadeira, ele se esquecia de quem o havia feito a menos que lhe lembrassem. Ele mesmo tinha consciência dessa falha de memória que não lhe passava despercebida" (*Tratados hipocráticos,* 1990).

Na Modernidade, o estudo psiquiátrico das síndromes mentais orgânicas foi estabelecido (*Tratados hipocráticos,* 1990) no começo do século XX, norteado pelos trabalhos de Bonhoffer, que descreveu a "reação tipo exógena aguda", em quadros agudos, de psicopatologia exuberante, geralmente com rebaixamento de consciência. Igualmente Bleuler, que descreveu a "psicossíndrome orgânica", que abrangia quadros crônicos, de evolução deficitária (Alonso-Fernandez, 1979).

Na nosografia atual, fortemente influenciada pelo pragmatismo norte-americano, a polaridade "agudo-crônico" tem em um polo – o *delirium* –, que define quadros agudos com prejuízo da atenção voluntária, pensamento e funções cognitivas (APA, 1995; Lipowski, 1990); e, no outro, os quadros demenciais, apontando para quadros crônicos, insidiosos, com prejuízo mnésico e deterioração progressiva das capacidades intelectuais e da resposta afetiva (Horvath, 1989), na mais pura tradição das síndromes psico-orgânicas agudas (com prejuízo de consciência) e crônicas (com prejuízo de memória).

Na Psiquiatria Infantil, essa bipartição é mais difícil de ser estruturada estudando-se os quadros crônicos, que podem ser aproximados, por sua evolução deficitária, com as demências, bastante estudadas no começo do século (Chabert, 1929), e que são hoje classificadas na categoria de distúrbios do desenvolvimento. Englobam o retardo mental, os distúrbios abrangentes de desenvolvimento e os distúrbios específicos, incluindo-se, nos dois últimos, os quadros autísticos e os transtornos de aprendizado da aritmética, leitura, escrita, linguagem e discurso e de coordenação motora (APA, 1995). Os quadros mentais orgânicos agudos são vistos, predominantemente, pelos pediatras e neurologistas, embora essa tendência deva mudar com a estruturação da Psiquiatria de Consultoria/Ligação e a introdução do psiquiatra no hospital geral (Lewis, 1991).

As síndromes mentais orgânicas agudas mais comuns são representadas pelo *delirium*, embora possam se apresentar como síndromes delirantes, alucinatórias, do humor ou ansiosas orgânicas (Horvath, 1989). Na Psiquiatria Infantil, definir uma síndrome delirante, alucinatória ou diagnosticar *delirium,* nas suas fases iniciais e prévias a um rebaixamento mais grosseiro do nível de vigilância, é difícil. Tentaremos, assim, a partir dos conceitos psicopatológicos básicos, estabelecer um padrão possível de pensamento.

Consciência

A palavra "consciência", incorporada a todas as línguas romanas, é derivada do latim *cum scientia* (traduzido do grego *syneidesis*), significando primitivamente o conhecimento da própria culpa e correspondendo ao conceito de consciência moral, em seu sentido ético (Ey, 1969). Ela corresponde à capacidade de tomar ciência dos deveres éticos, assumindo as responsabilidades, os direitos e os deveres concernentes a essa ética, sendo um atributo, portanto, do homem civilizado, engajado em uma sociedade e uma cultura (Dalgalarrondo, 2000).

No entanto, "psiquiatricamente", utilizamos o termo como manifestação estritamente psicológica, caracterizando a tomada de conhecimento da realidade em um dado momento. Ela é a dimensão subjetiva da atividade psíquica do sujeito que se volta para a realidade, na relação do Eu com o ambiente, fazendo-o entrar em contato com a realidade, percebendo e conhecendo seus objetos (Dalgalarrondo, 2000). Em idiomas anglo-saxões, temos vocábulos diversos para ambas as categorias (ger. *gewissen* e *bewusstsein*; ing. *conciousnness* e *conscience*).

Assim, poderíamos, a princípio, imaginar a consciência como um movimento, em um corte espaçotemporal dentro do psiquismo, pois a consciência é exatamente o movimento do Eu para o Outro, de modo pré-reflexivo, em um dado momento. O conceito de consciência psicológica aparece bem mais tarde do que o de consciência moral, representando uma extensão do conhecimento e englobando-o, portanto (Alonso-Fernandez, 1979).

Para Moglif (*apud* Ey, 1969), ela corresponde aos "... processos psíquicos elementares ou complicados, afetivos ou intelectivos, que se apresentam na unidade de tempo e permitem o conhecimento do próprio Eu e da vida externa". Henri Ey (1969) a define como uma espécie de atividade basal do cérebro e do pensamento na forma de organização da experiência sensível atual, em que teríamos:

- Organização: visto a atividade ser um sistema em que a ordem temporoespacial integra as três instâncias que a compõem (presença no mundo das representações do espaço vivido, organização temporal do sentido do presente e desejo).
- Organização da experiência sensível: pois se constitui na forma perceptiva ou representativa da vivência atual, sendo o vivido um acontecimento que recebe qualidades tanto da situação exterior como da interior.
- Organização da experiência sensível atual: pois ela é uma espécie de diafragma que, de suas experiências e sentimentos vividos, faz um momento de tempo, o presente.

Nesse aspecto, temos, então, de maneira implícita, uma conceituação neuropsicológica, no sentido de estado vigil, de claridade de sensório, de estar desperto, condição básica para a captação de si mesmo e do mundo circunjacente. Sob o ponto de vista evolutivo, o aparecimento de uma consciência reflexiva em nossa espécie permitiu melhor interação entre os instintos e impulsos e a própria inteligência, visando um melhoramento adaptativo de forma a escapar dos programas mentais predeterminados para estratégias qualitativamente mais especializadas e específicas (Zwang, 2000).

Jaspers (1973) conceitua consciência como "... o todo momentâneo da vida psíquica ..." e, para Nobre de Melo (1979), esse critério envolve a caracterização de um "estado de consciência"; como um corte transversal da vida anímica, na unidade de tempo.

Assim, didaticamente, podemos tentar compará-la com uma hipotética máquina fotográfica, em que temos:

- Luminosidade, representada pela "claridade" nas experiências psíquicas, correspondente à intensidade com que os processos psíquicos se manifestam.
- Profundidade de campo, imaginada por nós como comparável à extensão do "campo psíquico" ou à amplitude do cenário onde se produzem os fenômenos.
- Sequência das imagens ou sucessão ordenada na vida psíquica.

Considerando-se a questão da consciência como central nesses quadros que nos dispomos a estudar, podemos, então, tentar caracterizar a noção de *delirium* da forma seguinte, conforme os critérios apresentados pela 4ª edição do *Manual diagnóstico e estatístico de transtornos mentais*, da Associação Americana de Psiquiatria (DSM-4, APA, 1995):

- Perturbação da consciência (isto é, redução da clareza de consciência em relação ao ambiente), com redução da capacidade de direcionar, focalizar, manter ou deslocar a atenção.
- Uma alteração na cognição (p. ex., como déficit de memória, desorientação, perturbação da linguagem) ou desenvolvimento de uma perturbação da percepção que não é mais bem explicada por uma demência preexistente, estabelecida ou em evolução.
- A perturbação desenvolve-se ao longo de um curto período de tempo (em geral, de horas a dias), com tendência a flutuações no decorrer do dia.
- Existem evidências, a partir da história, do exame físico ou de achados laboratoriais, de que a perturbação é causada por consequências fisiológicas diretas de uma condição médica geral.

Lipowski (1990) e Horvath et al. (1989) discriminam as bases metabólicas para a manutenção do nível de consciência: apropriados gradientes de íons entre as membranas celulares para boa comunicação entre as células; e síntese e liberação adequada de neuro-hormônios.

O suprimento energético que mantém esses processos é fornecido por oxigênio e glicose. As alterações metabólicas interferirão de alguma forma nesse suprimento energético, nos gradientes iônicos ou na atividade neuro-humoral, quando não afetar os três processos simultaneamente. O que Lipowski (1990) ressalta é que a alteração homeostática que causará encefalopatia, geralmente, é importante em termos de tempo de instalação, na maioria das vezes abrupto, e magnitude da lesão, que costuma ser grave.

Pensando-se semiologicamente, podemos circunscrever o conceito de nível de consciência ao de vigilância (ou classicamente, de claridade de consciência) segundo uma ordem que tem como polos a vigília e o coma. Com o advento da Psiquiatria Pragmática, fundamentada basicamente em uma psicopatologia descritiva, o estudo quantitativo das alterações de nível de consciência passou da nomeação subjetiva para as escalas, em particular a escala de Glasgow (Lockman, 1991). Nela, a vigilância é acessada por avaliação de abertura ocular (entre espontânea até nenhuma), resposta verbal (entre orientada e adequada até nenhuma) e respostas motoras (entre obedecer a ordens simples até não obedecer), embora consideremos que isso se caracteriza por uma "neurologização" da especialidade cada vez maior. Trauner e James (*apud* Lockman, 1991) adaptaram essa escala para uso em pediatria (Tabela 32.1).

TABELA 32.1 – Escala de Glasgow.

Resposta	Forma de ocorrência	Pontuação
Abertura ocular	Espontâneo	4
	Pela fala	3
	Pela dor	2
	Nenhuma	1
Verbal	Vocalizações, balbucios	5
	Choro irritável	4
	Choro à dor	3
	Gemidos à dor	2
	Nenhuma	1
Motora	Movimentos normais espontâneos	6
	Retirada ao toque	5
	Retirada à dor	4
	Flexão anormal	3
	Extensão anormal	2
	Nenhuma	1

Fonte: Adaptada de Trauner J. *In:* Perkin JA (*apud* Lockman, 1991).

Lipowski (1990) também aponta, além desses critérios, achados psicopatológicos de perda conativa, isto é, de capacidade de iniciar ou manter tarefas dirigidas, com sensação de apatia e fadiga; alterações afetivas, disforia, ansiedade, depressão e alterações no curso dos afetos, sendo o principal achado a labilidade afetiva. Os critérios do DSM-4 (APA, 1995), enquanto perturbações de consciência, são visualizados primordialmente por meio das alterações de atenção voluntária, bem como de pensamento, memória e orientação, funções estas que, na criança, são de difícil avaliação em razão do próprio processo de desenvolvimento.

Questão do desenvolvimento

Todos os comportamentos evoluem em três etapas, sendo a primeira uma ativação dinâmica que corresponde à energia necessária para a sua instalação e que depende de aspectos de origem endógena decorrentes de mecanismos neurológicos e humorais; e outros, de origem exógena, provenientes do ambiente. Uma segunda etapa, localizada entre o início da ativação e o ato final, corresponde a uma série de sequências motoras, pré-consumatórias relacionadas a reações de orientação automáticas diante das fontes de estímulos provenientes do sensório, bem como a comportamentos de apetência do próprio indivíduo. Finalmente, o ato consumatório resulta de padrões comportamentais dependentes das ações preliminares com um objetivo sensorial específico, ou seja, da gratificação e da adaptação ao ambiente. Assim, a saciedade do objetivo diminui a própria receptividade ao estímulo (Zwang, 2000).

Na criança, esses padrões comportamentais variam conforme seu nível de desenvolvimento, uma vez que a adequação desejo-possibilidade se torna, com finalidade adaptativa tanto biológica como social, cada vez mais necessária. A partir do nascimento, podemos pensar em rudimentos da consciência que aumentam gradativamente com a idade em claridade e extensão, bem como em significado, na medida em que os centros corticais se desenvolvem.

Segundo Piaget, durante o primeiro estádio (estádio reflexo – 1º mês), os "exercícios reflexos" são o ponto de partida do desenvolvimento, predominando a assimilação de novos objetos, a partir da qual o bebê incorpora os estímulos do meio. O exame do nível de consciência dependerá, portanto, de parâmetros neurológicos, como flutuação de resposta reflexa e do comportamento motor e afetivo (Piaget, 1974).

Durante o segundo estágio, entre 1 e 3 meses, observamos os primeiros hábitos de assimilação e acomodação, com a criança controlando visualmente os movimentos das próprias mãos e acompanhando-as, quando em movimento. Sua linguagem expressiva e receptiva permite o reconhecimento da voz materna, bem como a imitação de sons circundantes e a produção de novos (Lefèvre, 1990), com o início da vocalização (Chess *apud* Greenspan, 1989). Por volta dos 3 primeiros meses de vida, a criança manifesta as primeiras formas de orientação referentes ao mundo que a cerca (sorrisos e raiva, correspondendo à alegria e angústia), constituindo o que Spitz (1968) chamou de "fasto de objeto intermediário".

Durante o terceiro estágio, entre 6 e 8 ou 9 meses, formam-se intenções, com a criança começando, por exemplo, a preocupar-se com um objeto que caiu ou saiu do seu campo visual (Lefèvre, 1990) a partir da estruturação de um esquema de persistência de objeto (Piaget, 1974). Pega ativamente brinquedos, balança chocalhos e transfere objetos também em função da estruturação de um esquema de causalidade (Chess *apud* Greenspan, 1989). Imita a fala dos adultos e vocaliza sílabas, entendendo quando chamada pelo próprio nome (Chess *apud* Greenspan, 1989) e repete palavras como "papá" e "mamã" sem, entretanto, saber seu significado, embora o "sinalizador" ("não") já seja percebido de maneira adequada. Esses parâmetros se organizam e definem-se melhor em relação ao objeto entre os 6 e os 9 meses, com a criança sedimentando suas manifestações em função de suas necessidades elementares, cuidados físicos e, sobretudo, demonstrações de afeto por parte daqueles que a rodeiam. Esse momento é denominado "fase objetal", por Spitz, posição depressiva, por M. Klein, ou período do espelho, por Lacan, todos caracterizados pela percepção e delimitação do outro em relação a si próprio. Isso simplesmente referenda a posição sartreana (Sartre, 1985) em que a consciência, enquanto movimento, antecede a própria consciência do Eu, que é dela decorrente.

No quarto estágio, entre 8 e 12 meses, a criança começa a perceber os meios e os fins, coordenando esquemas secundários para situações novas (Lefèvre, 1990), antecipando e planificando. A fala começa a se desenvolver, com experimentação de sons que combinem com os modelos já adquiridos, e começando a compreensão de ordens simples, como "vem", "dá", "tchau" (Lefèvre, 1990).

Com o final do 1º ano de vida, a criança adquire deambulação e fala, entrando no processo de socialização familiar; ocorre uma transformação no mundo infantil com uma transformação da vivência de espaço, sendo a ação uma estimuladora da própria atividade mental. É esse movimento que Wallon (*apud* Ajuriaguerra, 1980) refere como o início da estruturação real da consciência.

Durante o quinto e o sexto estágios, entre 12 e 24 meses, ela descobre novas formas de fazer experiências, com o aparecimento da reversibilidade (Lefèvre, 1990), desenvolvendo atitudes dirigidas a metas sem a distração de outras fases, com um broto de atenção voluntária. Aos 16 meses, estabelece as organizações causais e espaciais e as relações continente-conteúdo. Essas atividades de construção, eminentemente práticas, podem ser consideradas o início da inteligência pré-lógica em uma forma ainda não mediada pela linguagem. Na fala, observamos a experimentação ativa com a incorporação progressiva de novos significados; amplia-se o vocabulário, com a possibilidade de obediência a ordens simples e nomeação de figuras familiares a partir dos 18 meses (Lefèvre, 1990). Com o aparecimento da função semiótica e da capacidade de representação, essa criança passa para um início de representação conceitual denominada "pré-operatória".

A partir dos 2 anos e meio, a criança é capaz de ter uma imagem de si, chegando, assim, a uma consciência de Eu e evoluindo para chegar à consciência da própria personalidade até que, por volta dos 6 anos, já em início do período operatório, ela se individualiza claramente.

Temos, nesse momento, a plenitude da "presença no mundo da representação do espaço vivido; organização temporal do sentido do presente equilibrado entre a angústia e o desejo". Essa elaboração será cada vez mais sofisticada até o indivíduo atingir o pensamento formal e, a partir dele, criar um mundo próprio e um projeto existencial, que se reflete em todos os domínios comportamentais e sociais, o qual procura realizar, valendo-se para tanto de todos os meios à sua disposição (Zwang, 2000).

Assim, considerando que o conceito de consciência é fundamental para a concepção da categoria diagnóstica que estudamos, a apreensão grosseira de seu nível pode ser realizada a partir da utilização da escala de Glasgow adaptada por Trauner e James, conforme citamos anteriormente, sobretudo nos primeiros meses de vida. Para a apreensão mais fina, podemos nos valer da continuidade entre vigilância/tono cortical (1ª Unidade de Luria), com a capacidade de percepção, síntese e processamento de informação (2ª Unidade de Luria), e a capacidade de planejamento, execução e crítica dos atos realizados (3ª Unidade de Luria). Nesse período sensório-motor, podemos notar que se dá o estabelecimento progressivo das faculdades da 2ª Unidade, com a capacidade de percepção-síntese conceitual e processamento, abordadas no território da cognição como a capacidade de atenção mantida ao meio, o estabelecimento de praxias, conceitos de espacialidade e desenvolvimento da fala receptiva e expressiva. Essas faculdades podem ser usadas como parâmetros no diagnóstico de quadros mentais orgânicos crônicos (cursando com retardo) ou agudos (cursando com flutuações ou involuções de características já adquiridas). As faculdades de 3ª Unidade, por sua vez, começam apenas a se insinuar nessa fase.

Quando pensamos sensopercepção, pensâmo-la ligada à memória e atenção, embora a primeira não esteja ligada exclusivamente a engramas sensoperceptivos. Quando do início da Psicologia Experimental, tentou-se considerá-la mero resultado do somatório das sensações, com colorido diverso (qualidade da percepção) e diferente luminosidade (intensidade da percepção). Entretanto, temos, obrigatoriamente, ao considerá-las, de pensar as sensações enquanto primárias (provenientes de estímulos exteriores) ou secundárias (provenientes da vida subjetiva, sem estarem ligadas a um estímulo externo), bem como as qualidades temporais e espaciais, que caracterizam todo o processo perceptivo em sua localização e significado.

Considerando-se esses dois aspectos, temos de tentar diferenciar:

- Impressão: caracterizada pela modificação especial, originada no estímulo externo do órgão atingido. Por exemplo, em um estímulo visual, a impressão corresponde à estimulação dos cones e bastonetes da retina. Em um estímulo auditivo, são envolvidas as células de Golgi; em sensações cutâneas, os corpúsculos de Krauss-Pacini etc.
- Sensação: correspondendo à projeção da impressão sobre estruturas cerebrais onde será elaborada. No exemplo anterior, corresponde à recepção do estímulo visual no nível de lobo occipital.
- Percepção: correspondendo à identificação, à discriminação e ao reconhecimento da sensação. No exemplo anterior, implica o reconhecimento do estímulo visual, dentro de um contexto espacial, temporal e situacional.

Assim sendo, podemos dizer que a percepção é a vivência em que, enquanto sujeitos, estamos dirigidos a um objeto ao qual somos contrapostos e do qual pensamos algo; ou, então, podemos considerá-la uma construção psíquica em que se fundem conteúdos da experiência sensível e conteúdos representativos correlatos, sendo dotada de vivacidade, extensão, realidade e significação.

Dessa maneira, as motivações afetivas influem de maneira decisiva na configuração das percepções, nunca se constituindo em uma representação perfeita do objeto exterior, mas resultando do encontro entre a objetividade e a subjetividade. Em análise existencial, consideramos que o ser-no-mundo é característico de cada indivíduo, não sendo um processo meramente intelectual, mas vivencial. Sendo assim, sua construção é inseparável dos processos perceptivos.

Desse modo, além das sensações e das qualidades temporoespaciais, temos de considerar os atos como uma postura do Eu diante do objeto, pois este não é percebido somente como uma somatória de sensações, mas também como algo único, com características próprias. Os atos, entretanto, não são obrigatoriamente consequentes a percepções, podendo ser também decorrentes de outros fatos (p. ex., pensamentos que ocorrem, nem sempre no nível consciente).

A percepção obedece a algumas leis. A primeira delas propõe que "o todo é mais que a mera soma das partes", caracterizando que o conjunto percebido é maior do que a soma dos elementos que o compõem. Da mesma maneira, existe uma tendência à estruturação, de forma que os elementos perceptivos têm a tendência espontânea de se organizarem como formas. Existe ainda uma tendência à generalização perceptiva, de maneira que, quando percebemos uma forma, percebemos quase simultaneamente um significado.

Também podemos observar uma tendência à pregnância, correspondendo à facilidade com que um objeto é percebido como figura em relação a um fundo; um princípio de constância, pelo qual as figuras tendem a ser percebidas como simétricas e completas, ainda que não o sejam, e a evolução de pré-formas a formas pregnantes diferenciadas que resulta em que, com o desenvolvimento, a percepção atualize formas pregnantes diferenciadas mais determinadas pelos objetos do que por condicionamentos perceptivos *a priori*.

Assim, para a realização dos atos perceptivos (fundamentais no estudo dos quadros psicopatológicos que fazemos neste capítulo), é necessário:

- Que o objeto esteja presente, proporcionando uma experiência sensível, pertencente à ordem espacial. Temos de considerar tanto objetos presentes como a consciência do eu físico (cenestesia) e a sensibilidade geral e profunda referente aos sistemas osteomuscular e labiríntico.
- Integridade anatomofisiológica do aparelho sensorial e das áreas sensoriais, para que a ação de fatores fisiológicos e patológicos que afetam determinadas regiões do encéfalo evite que o indivíduo acometido por eles receba as impressões sensoriais (agnosias).

Todas essas categorias se organizam de maneira diferente quando pensamos a criança durante seu processo de desenvolvimento. Assim, durante os primeiros dois estágios do período sensório-motor, a função sensitiva ainda não foi bem estudada, embora saibamos que gradualmente os olhos iniciam a fixar objetos mesmo com a criança não tendo consciência do seu corpo e não pegando objetos pela acomodação tátil. Seu comportamento motor expressa coordenações reflexas, as mãos permanecendo fechadas e a boca sugando aquilo que entra em contato (Lefèvre, 1990).

Durante o terceiro estágio, começa a haver coordenação entre visão e movimentos de mão, começando o reconhecimento tátil e a preensão diferenciada dos objetos. Visualmente, observamos a percepção em profundidade, não mais restritiva aos objetos próximos (Lefèvre, 1990). Formam-se novos esquemas motores e novos hábitos a partir dos próprios reflexos, integrando-se apreensão-sucção, preensão comandada pela visão e a preensão fora do campo visual (Lefèvre, 1990).

No quarto estágio (dos 8 ou 9 aos 11 ou 12 meses), a exploração tátil torna-se muito mais ativa, aprendendo a utilizar os objetos. A acomodação auditiva amplia-se e a criança já imita ativamente os sons circundantes. A função visual começa a perceber funções espaciais, possibilitando à criança imitar novos modelos, como o de contar (Lefèvre, 1990). No comportamento motor, desaparecem as reações circulares e começa a haver intencionalidade, isto é, desaparecem as sequências descobertas ao acaso e começa a ser introduzida uma finalidade para as ações. Os movimentos exploratórios se amplificam e relacionam-se com o objeto (Lefèvre, 1990).

No quinto estágio (dos 11 ou 12 aos 18 ou 24 meses), quando surgem os primeiros atos inteligentes, a criança começa a ter a noção da permanência dos objetos. Na organização acústica, começa a imitar qualquer som e a reconhecer a linguagem e, na função visual, categoriza os objetos (Lefèvre, 1990). Com o início da função simbólica, ela é capaz de inventar brincadeiras com os objetos, e a inteligência começa a coordenar e direcionar os movimentos (Lefèvre, 1990).

No sexto estágio (até o 2º ano de vida), a criança começa a utilizar objetos e o espaço é elaborado, procurando objetos perdidos, por exemplo. Na organização acústica, a criança começa a reproduzir mesmo palavras não familiares, tentando inseri-las em contextos específicos, começando a representação conceitual e os esquemas abstratos. Sheridan (*apud* Lefèvre, 1990) aponta, no comportamento motor dessa fase, as atividades como desembrulhar uma bala, construir torres ou rabiscar círculos. Consegue virar páginas e pegar pequenos objetos com precisão de movimentos.

Durante o primeiro e o segundo estágios (até os 4 meses), a resposta afetiva da criança evolui desde uma resposta impassível, até o 1º mês, chegando ao reconhecimento de faces e vozes, com o início do sorriso social por volta do 3º mês, quando começa a reconhecer o rosto humano. Nesse período, o acesso à ansiedade ou à flutuação afetiva dar-se-á progressivamente pela tonalidade e frequência do choro. A resposta afetiva da criança nessa fase é basicamente homeostática, determinada pelas sensações de prazer-desprazer corpóreo.

Nos critérios da escala de Trauner e James, a característica do choro da criança que muda nos estágios iniciais de rebaixamento de consciência é a irritabilidade, muitas vezes relatada pela mãe, que, com o aprofundamento do processo orgânico de base, pode evoluir para a apatia, em que há pouca resposta a estímulos externos, diminuindo, igualmente, o choro (Trauner *apud* Lockman, 1991).

Nos terceiro e quarto estágios, a criança adquire progressivamente consciência da própria existência em relação ao mundo exterior, reconhecendo, assim, de maneira progressiva, os rostos conhecidos em oposição aos estranhos, com resposta de ansiedade quando em contato com estranhos aos 8 meses, participando de brincadeiras e começando a expressar verbalmente seu estado afetivo e sua vontade. Esse período tem como característica o início da vinculação com o mundo externo, com investimento rico no mundo animado, especialmente nas pessoas que cuidam da criança (Greenspan, 1989).

A partir do 1º ano de vida, o estado afetivo da criança é variável e diretamente relacionado com sensações internas, como a fome. Assim, quando está internamente confortável, prevalece uma sensação de interesse e prazer no mundo externo, com resposta afetiva com a presença de pessoas conhecidas. Desse modo, a resposta afetiva vai se organizando, com os padrões emocionais tornando-se mais integrados e mais propositados em padrões causa-efeito (Greenspan, 1989). Dessa maneira, perceber e aprender a controlar e moderar o comportamento e as próprias reações afetivas, inibindo ou suavizando-as, é uma habilidade adaptativa de fundamental importância (Ekman; 2011).

Entre os 2 e 4 anos de idade, dá-se a diferenciação da capacidade representacional da criança com o estabelecimento da linguagem, que, a partir do seu desenvolvimento, servirá como matriz organizadora de várias outras funções. Luria (1987) dá a correta dimensão desse papel. Como já vimos, a partir dos 12 e 18 meses, já há a compreensão de ordens simples, propondo-se que, a partir dessas alocuções verbais simples, a mãe coordene e dirija os atos voluntários da criança. No momento em que a criança passa a desenvolver um sistema próprio de linguagem, passa a dar ordens para si própria, formando, progressivamente, uma linguagem interior. Nesse momento, ela adquire uma função organizadora de processos psíquicos, como a atenção/concentração, atos motores voluntários e percepção, que se apresentarão de forma cada vez mais diferenciada (Luria, 1987). Essa fase tem como principal característica a capacidade de representação, com a introdução de ideias que orientam os jogos e o estabelecimento do pensamento e do planejamento (Greenspan, 1989).

Com relação à capacidade de manter a concentração, Luria (*apud* Lefèvre, 1990) aponta, nessa fase, uma alta distração da criança por estímulos acessórios, bem como a tendência inercial das praxias até os 3 anos e meio, quando a criança consegue usar a linguagem para superar essa característica inercial. Por exemplo, após pegar cinco vezes uma xícara, obedecendo a um contato verbal, conseguir inibir a tendência inercial de continuar pegando-a quando o comando pede "moeda" (Luria, 1987).

Nesse período, a memória começa a se desenvolver e a criança lembra fatos ou coisas. A inteligência ou a capacidade de conexões/generalizações abstratas ainda não se desenvolveu, o que se reflete nos testes com figuras temáticas, quando alguns pormenores são entendidos, mas o sentido global da figura, não. A linguagem permite evocar objetos ausentes, caracterizando um segundo sistema de sinalização – o sinal do sinal, segundo Piaget (*apud* Lefèvre, 1990). A estrutura sintática do pensamento começa a se estabelecer, evoluindo da palavra-frase, quando uma palavra indica um objeto e o dedo aponta uma ação (Luria, 1987 a), para frase de duas palavras, quando adquire uma estrutura gramatical de sujeito-verbo-predicado.

Com esse aparato cognitivo mais complexo, o diagnóstico de alterações mais finas de claridade de consciência é mais prontamente diagnosticado, sobretudo quando elas são abruptas e flutuantes. Ainda nesse período, segundo Piaget (*apud* Lefèvre, 1990), ocorre o reconhecimento de objetos familiares que evolui para o reconhecimento de formas topológicas, isto é, a diferença de formas geométricas elementares, como o retilíneo do curvilíneo. Assim, ao final do período, a criança já conseguirá realizar atividades construcionais visuais, unindo partes de um círculo, por exemplo.

Nas funções motoras, entretanto, não há ainda perfeito controle sobre os atos, pois as ações motoras mais complexas e planejadas só se iniciam na fase seguinte. Ela consegue, entretanto, imitar gestos simétricos simples (Lefèvre, 1990). Começa ainda a haver uma estabilização do afeto na forma de um humor mais linear, e não tão reativo a estímulos imediatos ou a sensações de prazer-desprazer internas, sendo bastante conhecida a tendência egocêntrica, que se reflete no padrão de resposta afetiva centrada em si mesmo e em suas necessidades. As relações de apego e negativismo são direcionadas às pessoas mais próximas. Com o passar do tempo, o humor se estabiliza, com respostas à frustração menos explosivas e interesse exploratório do mundo circundante. O negativismo, a dependência extremada e a passividade diminuem ao final desse período (Greenspan, 1989).

Assim, nos quadros mentais orgânicos nessa fase, podemos observar que os rebaixamentos de consciência podem ser diagnosticados mais precocemente, por meio de alterações na capacidade de organizar atos dirigidos de forma voluntária e obedecer a ordens simples. Observam-se distúrbios na memória de fixação (a criança não se lembra de fatos que ocorreram recentemente), o pensamento torna-se mais lacônico, com predomínio de respostas simples, tipo sim-não, as alterações perceptuais já podem originar falsos reconhecimentos de pessoas e objetos conhecidos. As alterações motoras podem variar desde a agitação, permeada ou não de ansiedade, até a inibição com extrema diminuição do comportamento curioso e exploratório. Seu afeto pode flutuar, com baixa tolerância à frustração, choro fácil e perda da estabilidade de humor esperada para essa fase.

Entre 4 e 6 anos, segundo Luria (1987b), ocorre uma modificação fundamental na linguagem, que se reflete em todas as outras funções e que se refere à capacidade de simbolização, com as brincadeiras tomando-se mais complexas e significativas. A linguagem desprende-se do contexto ativo/concreto (linguagem simpráxica), tornando-se mais funcional e ultrapassando os limites da situação imediata. Nessa fase é que se preparam, segundo Piaget (*apud* Lefèvre, 1990), as noções técnicas que serão usadas na próxima fase. Sua inteligência, porém, é pré-lógica, usando a intuição como mecanismo para substituir a lógica (Lefèvre, 1990).

A fala começa a desempenhar seu papel regulador de forma mais estável e a criança consegue manter-se atenta às atividades, uma vez que as conexões da fala são menos lábeis, e ela se distrai menos (Lefèvre, 1990), embora ainda sujeita ao contexto e ao suporte externo (Greenspan, 1989). Ela ainda é incapaz de perceber relações lógico-gramaticais, mas consegue bom desempenho na identificação de figuras familiares e no estabelecimento das funções dos objetos e suas definições. A memória se aperfeiçoa e, com 6 anos, a criança já reproduz frases com 16 sílabas (Lefèvre, 1990). Aos 4 anos, ainda se observam simplificações e distorções em testes de memória visual, o que evolui até a perfeição, aos 6 anos.

O nível de consciência pode ser avaliado nessa fase por meio de testes de atenção voluntária mais precisos, como a capacidade de manter a concentração em uma atividade sob estímulo, manter uma conversação, responder às perguntas e esperar a réplica do interlocutor. A capacidade de ajuizar a realidade está mais estruturada, com maior capacidade de discernir entre o real e a fantasia, embora o estabelecimento das ordens de causalidade permaneça ainda prejudicado devido ao pensamento pré-lógico. Alterações de memória podem ser mais bem determinadas pela maior capacidade de significação do pensamento infantil.

As sínteses espaciais se estabelecem e a criança já reconhece o sentido das figuras temáticas, a noção direita-esquerda e as relações no espaço. A organização acústica permite-lhe distinguir ritmos e repeti-los (Lefèvre, 1990). O processamento sensitivo torna-se mais acurado e os movimentos, mais finos (Greenspan, 1989). A função motora já lhe capacita a fazer movimentos compostos e desempenhar praxias complexas (Lefèvre, 1990).

Seu humor se estabiliza mais profundamente e a criança organiza sentimentos complexos, tendo maior tolerância à frustração. O interesse e a resposta afetiva ao meio circundante tornam-se mais organizados, com aproximações mais ordenadas (Greenspan, 1989). O egocentrismo cede lugar a um contato afetivo mais vivo, com menor tendência ao negativismo e à impulsividade. Organizam-se sentimentos de autoestima, e os medos e a ansiedade estruturam-se em função da aprovação da pessoa amada, lesões corporais ou medo de abandono. Sentimentos mais complexos, como a culpa, encontram expressão.

O diagnóstico das alterações do nível de consciência, cada vez mais, se aproxima ao dos adultos, com a organização da atenção, orientação temporoespacial e memória. O comportamento motor já pode ser polarizado em agitação/inibição, existindo uma organização e um direcionamento dos atos motores. O conceito de falsos reconhecimentos pode começar a ser usado, na medida em que as gnoses se tornam mais amplas e a distinção entre o real e a fantasia permitem a avaliação do real, ainda que de forma intuitiva. O conceito de delírio, problemático em Psiquiatria Infantil, ainda não pode ser formulado, já que o encadeamento lógico dos conceitos não está estruturado e, portanto, o conceito de juízo/julgamento, ligado à capacidade de atribuição de significado e checagem ativa de hipóteses, ainda é bastante precário nessa população. A distinção entre representações sensoriais/alucinações, feitas pelos clássicos (Alonso-Fernandez, 1979), também não é possível, pelo mesmo motivo.

Um destaque merece ser feito ao conceito de pensamento desorganizado, que o DSM-IIIR define como um discurso vago, irrelevante e incoerente. As psicoses infantis têm nas alterações de pensamento seus mais sólidos parâmetros (Ajuriaguerra, 1986). Nessa fase, em que as estruturas sintáticas se estabelecem no discurso, as perdas associativas e a desorganização podem ser mais precocemente determinadas e devem receber atenção dos psiquiatras infantis.

No que se refere ao ciclo sono-vigília, Reimão et al. (1990) sustentam, em sua revisão sobre o tema, que o sono do recém-nascido ocupa cerca de 17 horas do seu dia, divididas em sono calmo e ativo, sendo que o segundo começa a ter as primeiras características do sono REM (*rapid eyes movement*, ou "movimentos rápidos dos olhos") do adulto. A alternância entre vigília diurna e o sono noturno se estabelece a partir da 15ª semana, com diminuição dos períodos de sono após o 8º mês, porém o sono da criança só se aproxima da conformação do adulto por volta dos 10 anos de idade. Em neonatos com condições como asfixia, hemorragias intracranianas, baixo peso para a idade gestacional, convulsões ou infecções que afetem o sistema nervoso central (SNC), podem-se observar alterações dos ciclos de sono, da mesma forma que em crianças maiores (Okawa, 1987).

As demais síndromes mentais orgânicas, como as síndromes delirante, alucinatória, ansiosa e do humor orgânica só poderão ser conceitualizadas a partir da fase das operações concretas, quando, aí, sim, o exame psíquico se aproxima ao do adulto. Exatamente por essas características é que se torna de suma importância pensar a criança enquanto um ser em desenvolvimento mais do que em uma mera reprodução do indivíduo adulto, conforme vem sendo feito em nosso meio nos últimos tempos, uma vez que essa visão distorcida e pobre ocasiona erros, no mais das vezes, grosseiros e facilmente reconhecíveis.

Fatores predisponentes e etiológicos

Considerando-se que, ao falarmos de síndromes mentais orgânicas neste capítulo, estamos falando preferencialmente em *delirium*, vamos descrevê-lo como uma síndrome clínica, de início abrupto, caracterizada por alteração de consciência (segundo vimos até agora, variável conforme a idade da criança) e de cognição (pensamento, atenção), com sintomas flutuantes e origem sistêmica, com comprometimento cerebral (Harris, 2007). Constitui-se, assim, em um problema psiquiátrico comum, embora, na criança, acabe sendo muito mais reconhecido pelo pediatra do que pelo psiquiatra, que a vê em muito poucas ocasiões, em função das características de seu atendimento em nosso país (ausência de serviços de Psiquiatria de Ligação e Hospitalar). Cabe lembrar ainda que um prejuízo cognitivo preexistente (retardo mental) é fator de vulnerabilidade para eventuais quadros desse tipo, bem como prejuízos sensoriais e/ou isolamento social e ambiental (privação).

Assim, nas faixas etárias até os 7 anos, podemos observar como principais fatores as lesões prévias do SNC, encefalopatias toxicometabólicas, uso de fármacos, como antipsicóticos, antidepressivos, anticonvulsivantes ou outras substâncias psiquiátricas, como benzodiazepínicos, convulsões (Kauffman, 1995), distúrbios do desenvolvimento e retardo mental. Rubinstein (1985) aponta como fatores importantes para pesquisa a história prévia de trauma craniano seguida de perda da consciência, doenças perinatais, infecções bacterianas e virais e tumores do SNC, desnutrição, erros inatos do metabolismo e tratamento polifarmacológico.

Em Psiquiatria e Neurologia pediátricas, não encontramos referências a esses fatores em relação ao *delirium*, mas há vários estudos correlacionando lesões orgânicas com morbidade psiquiátrica. Um dos estudos mais famosos citados é o da Ilha de Wight (Williams, 1991; Rubinstein, 1985), que correlaciona com precisão a maior prevalência de distúrbios psiquiátricos em crianças com patologias do SNC, comparadas com crianças com outras doenças orgânicas. Williams (1991) aponta também a pouca quantidade de estudos, mas um consenso na literatura sobre a vulnerabilidade das crianças ao *delirium*, sendo que outros estudos (Horvath, 1989) a apontam como uma das faixas etárias mais afetadas aquela abaixo de 6 anos.

Podemos nos valer, para fins didáticos, da classificação de Lipowski (1990), que divide os quadros em:

1. Uso de drogas.
2. Causas que afetam o SNC.
3. Causas sistêmicas com repercussão secundária no SNC.

Da mesma forma, é estruturada a tabela de Lockman (1991), acrescida de dados de outras fontes bibliográficas (Lipowski, 1990; Schwartsman, 1990), para a classificação das causas mais frequentes de *delirium* na infância (Quadro 32.1).

Na síndrome anticolinérgica, o *delirium* é seguido de sintomatologia exuberante, com pele quente e seca, hipertermia, rubor de face, mucosas secas, midríase bilateral, taquicardia e retenção urinária (Schwartsman, 1990). Vários medicamentos (como a atropina e derivados, anti-histamínicos, antidepressivos, tricíclicos, antidepressivos, neurolépticos e anticonvulsivantes) podem causar essa síndrome, principalmente nas faixas etárias mais jovens (Lipowski, 1990; Kauffman, 1995). Esses quadros podem cursar com sinais neurológicos de ataxia, disfagia, fibrilações musculares e convulsões, chegando a evoluir para o coma (Lipowski, 1990). O excesso de atividade colinérgica, em contrapartida, também gera quadros de *delirium*,

cursando com hiperatividade parassimpática, sudorese, salivação, lacrimejamento, náuseas, vômitos, cefaleia, hipersecreção brônquica, bradicardia e cólicas abdominais, sendo a causa mais frequente desses quadros as intoxicações por inseticidas organofosforados. As síndromes extrapiramidais cursam com sedação, distonias, parkinsonismo e acatisia, como efeito dos neurolépticos e antieméticos, como a metoclopramida.

QUADRO 32.1 – Causas de *delirium*.

Substâncias/intoxicações
1. Medicamentos
• Polifarmacoterapia • ACTH e glicocorticosteroides • Aminofilina • Anti-histamínicos • Atropina e beladona • Propranolol • Salicilatos • Barbitúricos • Cimetidina • Benzodiazepínicos • Digitálicos • Álcool • Opiáceos, especialmente codeína • Anfetaminas • Cocaína e derivados • Inalantes • Anticolinérgicos • Monóxido de carbono • Organofosforados • Chumbo e metais pesados • Nitritos
2. SNC
• Trauma – TCE • Epilepsia • **Causas infecciosas:** meningites, encefalites • **Causas tumorais:** neoplasias, abscessos, hematoma subdural • **Causas vasculares:** tromboses arteriais, de seios venosos, embolias, hemorragia meníngea, coreia reumática
3. Sistêmicas
• **Infecciosas:** erisipelas, faringites, estreptococcias, pneumonias, pielonefrites, influenza • **Insuficiência de órgãos:** insuficiência hepática, renal, respiratória, cardíaca • **Metabólicas:** alterações hidroeletrolíticas (hipoglicemias, endocrinopatias) e acidobásicas

SNC: sistema nervoso central; TCE: trauma cranioencefálico.
Fonte: Adaptado de Lockman, 1991; Lipowski, 1990; Schwartsman, 1990.

Além dessas síndromes citadas, Lipowski (1990) aponta outros medicamentos importantes nessa faixa etária, como os sedativos-hipnóticos (barbitúricos e benzodiazepínicos), cuja ingestão acidental pode provocar quadros de rebaixamento de consciência com agitação psicomotora intensa, podendo evoluir para o coma. Medicações cardíacas, como os digitálicos, deflagram sintomatologia neurológica em cerca de 50% dos casos e cursam com manifestações que vão da inquietude às convulsões; o propranolol induz depressão, sonhos vívidos e alucinações visuais e táteis. Os corticosteroides (mais frequentemente cortisona e dexametasona) produzem sintomas psíquicos, sobretudo com variações abruptas de nível sérico e lesões cerebrais prévias. As intoxicações por salicilatos cursam com sintomas mediados pelas alterações metabólicas (alcalose respiratória e acidose metabólica).

Uma das intoxicações frequentes na infância é a intoxicação por álcool, com quadros que evoluem rapidamente para formas comatosas (Ajuriaguerra, 1980). Nas intoxicações exógenas, destacam-se ainda as que provocam alterações na hemoglobina, como os nitritos e o monóxido de carbono, e as por chumbo, presentes em tintas, que se iniciam com hipoatividade e evoluem para hipertensão intracraniana e coma (Ajuriaguerra, 1980).

De maneira geral, poderíamos, então, pensar em quadros neuropsiquiátricos, síndromes psiquiátricas em crianças com problemas neurológicos ou síndromes pseudoneuropsiquiátricas como as mais importantes dentro da perspectiva até agora exposta. Temos, então o Quadro 32.2.

Síndromes neuropsiquiátricas (Krener, 1994)

Manifestam-se com alterações de consciência, irritabilidade, movimentos desordenados e déficits cognitivos. Assim, em consequência das alterações de humor, dos movimentos físicos, das alterações na comunicação verbal e gestual e mesmo na interação social, há reflexos no relacionamento interpessoal. Isso porque a capacidade de ajustamento da resposta da criança envolve, em seu desenvolvimento, seus padrões comunicativos e autorreguladores. Desse modo, seu comportamento é mais vulnerável do que o do adulto em condições semelhantes, sendo mais afetado quanto menor sua idade.

Síndromes psiquiátricas em crianças com problemas neurológicos (Krener, 1994)

As doenças neurológicas são, na infância, frequentemente acompanhadas de problemas comportamentais. Grahan (1967) refere somente 11,5% de crianças com deficiências físicas, mas sem comprometimento de SNC, tendo distúrbios comportamentais, contra 37,5% de crianças com lesões cerebrais, porém sem epilepsia, e 58,3%, com epilepsia. Assim, os traumatismos cranioencefálicos têm, segundo Ribas et al. (1990), vários mecanismos de lesão, como impacto direto, contragolpe, impacto interno entre as estruturas intracranianas e cisalhamento de fibras nervosas, bem como hipertensão intracraniana

Os quadros clínicos principais decorrentes podem ser concussões, descritas por Tosman (1990), com alterações transitórias do nível de consciência que ocorrem imediatamente após o TCE, com recuperação rápida e sem sequelas, podendo se estender a quadros com alterações psíquicas discretas, como déficits de memória, até algumas horas após o acidente; contusões, com laceração de tecido nervoso, geralmente como prejuízo mais prolongado, conforme o lugar da lesão (Rosman, 1990); e característica evolutiva, se acompanhada de edema (Ribas, 1990), com os hematomas intracranianos sendo raros em crianças e de característica clínica semelhante à das contusões (Ribas, 1990). Complicação frequente é a hipertensão intracraniana, geralmente secundária a *swelling* difuso e caracterizada por rebaixamento progressivo de consciência, náuseas, vômitos, hipertensão arterial, bradicardia e alterações respiratórias com papiledema.

Da mesma maneira, as síndromes epilépticas, divididas em dois grandes grupos, parciais e generalizadas, no que concerne ao *delirium*, apresentam como maior área de interesse as crises parciais complexas, parciais, secundariamente generalizadas e generalizadas, que cursam com alterações do nível de consciência. As crises parciais complexas se caracterizam por fenômenos localizados de automatismos motores precedidos ou sucedidos por rebaixamento de consciência (Diament, 1990), enquanto as crises parciais secundariamente generalizadas caracterizam-se com crises parciais ou parciais complexas que evoluem para generalização tonicoclônica. Nas crises generalizadas, geralmente persiste quadro confusional por intervalo de horas, usualmente após o seu final (Diament, 1990).

Concomitantemente, são descritos quadros associados de hiperatividade, impulsividade, déficits atencionais, bem como sintomatologia caracterizada por impulsividade, labilidade de humor e, muitas vezes, violência não dirigida e estereotipada (violência ictal). A associação entre a epilepsia e a violência não ictal é controversa, sendo encontrada mais frequentemente em pacientes com retardo mental ou quadros psicóticos, associada às crises convulsivas, não sendo preditoras dessas condutas violentas.

Sintomas psicóticos também têm sido relatados em crianças e adolescentes, sendo relacionados a disfunções cognitivas globais e quadros "esquizofrenia-like". Também quadros depressivos e ansiosos são encontrados associados, com prevalência entre 20% e 60% (Thiele, 1999). Dessa maneira, seu diagnóstico diferencial é de fundamental importância, uma vez que determinará a conduta mais adequada e seu prognóstico.

QUADRO 32.2 – Síndromes neuropsiquiátricas e pseudoneuropsiquiátricas.

	Dados clínicos	Diagnóstico	Intervenção
Transtornos psiquiátricos	Déficit ou incapacidade global ou seletiva, variabilidade de função, pobre modulação de humor	Avaliação psiquiátrica para verificação do perfil das capacidades da criança	Utilização desses resultados para planejamento educacional e assistência familiar no manejo dos comportamentos
Transtornos neurológicos com sintomas psiquiátricos	Sintomas comportamentais e emocionais	Testagem neuropsicológica Observação dos pais e crianças Avaliação psiquiátrica	Esclarecimento dos pais sobre os resultados da testagem para auxiliá-los no manuseio da criança
Transtornos pseudoneuropsiquiátricos	Sintomas neurológicos aparentes sem causa fisiológica	Observação do comportamento por meio de propedêutica armada	Explicar aos pais que os sintomas não são associados a mudanças fisiológicas

Fonte: Adaptado de Krener, 1994.

SÍNDROMES MENTAIS ORGÂNICAS

As encefalites, de extrema importância em Psiquiatria da Infância e da Adolescência, geralmente se instalam após pródromos de febre, mal-estar, cefaleia e náuseas, podendo ser seguidos de *delirium* com ou sem sinais motores focais. Em suas formas clínicas instaladas, podem evoluir aguda, subaguda ou cronicamente, sendo que as agudas, que mais nos interessam, evoluem de forma sindrômica como meningite asséptica, encefalite e poliomielite paralítica; as primeiras com quadros meníngeos benignos, as últimas com paralisias flácidas ou espásticas. As encefalíticas propriamente ditas evoluem com alterações de comportamento e personalidade, tremores, ataxia e graus diversos de rebaixamento de consciência (Diament, 1990).

As meningites bacterianas, muito importantes em Pediatria, mudam suas etiologias de acordo com a faixa etária, predominando os bacilos entéricos Gram-negativos, principalmente a *E. coli* e o estreptococo do grupo B de Lancefield, do nascimento até os 2 meses; o *H. influenzae*, a *N. meningitidis* (meningococo), diplococo Gram-negativo, e o pneumococo, diplococo Gram-positivo, na faixa dos 2 meses aos 3 anos; e, a partir dos 3 a 4 anos, predominam as infecções por meningococo e pneumococo (Bresolin, 1990). O quadro clínico nas crianças menores é de diminuição de sucção, alteração de consciência e febre; enquanto, nas crianças maiores, somam-se os sinais de irritação meníngea (Bresolin, 1990), o que dá uma ideia da importância do diagnóstico precoce das alterações de consciência.

Nos quadros de HIV-1, podem ser observados déficit de memória, atenção e sensopercepção, muitas vezes também se observando déficit cognitivo. Há também a presença de quadro depressivo, resultado do quadro crônico e da perspectiva, teoricamente sombria, que acompanha a doença (Pontrelli, 1999).

Os tumores cerebrais na criança costumam cursar com alteração do nível de consciência quando produzem algum grau de hipertensão intracraniana. Assim, os de crescimento lento produzem quadro mais crônico, de retardo de desenvolvimento psicomotor (Ajuriaguerra, 1986), sendo os processos expansivos mais comuns nessa faixa etária os hematomas agudos e crônicos (Sirosman, 1990). Os hematomas subdurais agudos são caracteristicamente de origem venosa, têm maior incidência (em relação aos extradurais) até os 6 meses. O curso bifásico visto em adultos (rebaixamento de consciência-intervalo lúcido-coma) não é visto nas crianças, em que, geralmente, o rebaixamento de consciência evolui muito mais rapidamente, tanto nos subdurais como nos extradurais (Rosman, 1990). Podem ser encontrados quadros de depressão, da mesma maneira que em grande parte das doenças crônicas, assim como transtornos comportamentais com déficit cognitivo e mudanças de personalidade, nos tumores frontais (Siffert, 1999).

As afecções vasculares na infância são raras, quando comparadas com as dos adultos, caracterizando-se por malformações vasculares, tromboses e embolias. Os quadros isquêmicos são, geralmente, secundários a cardiopatias, com êmbolos por doenças congênitas e adquiridas, como a doença reumática e a endocardite, caracterizando-se o quadro pela instalação abrupta de déficit neurológico focal, cursando ou não com alteração de consciência (Saraiva, 1990). As tromboses predominam como oclusões do sistema carotídeo ou vertebrobasilar, secundárias a processos infecciosos virais e bacterianos. Essas alterações são também dependentes do local da obstrução, cursando com rebaixamento de consciência proporcional à gravidade do quadro (Saraiva, 1990).

Alterações hidroeletrolíticas para o desenvolvimento de *delirium* são as hiponatremias, que podem ser dilucionais – por aumento de aporte hídrico (iatrogênico, psicogênico, secreção inapropriada da ADH), perda excessiva (diarreia, vômitos, hiperaldosteronismo) e excreção deficiente de água (insuficiência renal). O *delirium* deriva da perda de fluido para o intracelular, edemaciando as células nervosas, mas podem surgir apenas quando a tentativa de correção é muito brusca (Berman, 1989). Elas cursam, geralmente, com rebaixamentos grosseiros de consciência e coma. As alterações de potássio, cloro e magnésio, ao contrário, cursam usualmente com sintomas psíquicos de lassidão e lentificação cognitiva, sendo, quando muito, cofatores na etiologia do *delirium*.

Das alterações acidobásicas, as mais importantes são as respiratórias, principalmente nos quadros de insuficiência, em que se correlacionam com os níveis de pressão parcial de CO_2 (Lipowski, 1990). Além delas, destacam-se na produção de *delirium* na infância as insuficiências hepáticas e renais.

A encefalopatia hepática pode aparecer no curso de qualquer doença do fígado, geralmente a partir das cirroses desencadeadas por hemorragia gastrointestinal, infecção, cirurgia, ingestão de álcool e drogas. Esses quadros se iniciam com irritabilidade e sintomas cognitivos discretos, evoluindo para *delirium* com sinais de movimentos característicos (*flapping*) e outros sinais neurológicos (Lipowski, 1990). Na Pediatria, é de importância a síndrome de Reye, caracterizada por encefalopatia aguda com alterações de função hepática após pródromos de infecção viral (Huttenlocher, 1989).

A encefalopatia renal cursa, em insuficiências agudas e crônicas, com quadros de *delirium* com asterixe, mioclonias, convulsões e espasmos musculares (Kok, 1990). Podem também ser observadas encefalopatias dialíticas, que aparecem durante ou 24 horas após a diálise, com *delirium* e convulsões, evoluindo em muitas ocasiões com demência dialítica (Lipowski, 1990).

Encefalopatia hipoglicêmica cursa com sintomas de descarga adrenérgica e neuroglicopênicos, os primeiros com tremores, ansiedade, sudorese, taquicardia e fome, os segundos com cefaleia, fraqueza, alteração de comportamento e consciência, convulsões e coma. Em pacientes hospitalizados, esses quadros são vistos no curso do diabetes, doenças, hepáticas e renais, infecção, neoplasias e queimaduras (Lipowski, 1990). Os quadros de *delirium* secundários a infecções sistêmicas são mais importantes nos extremos de idade, podendo ser um parâmetro precoce de sepse as alterações do nível de consciência (Horvath, 1989), ao passo que, na faixa pediátrica, destacam-se as infecções de vias aéreas, pulmonares e de trato urinário (Lockman, 1989).

Finalmente, as hipoxias também são fatores de importância. Elas podem ocorrer por alterações da quantidade de oxigênio, alterações de pressão de O_2, anemias e histotoxicidade. As primeiras, mais comuns, surgem no curso de insuficiências cardíacas e respiratórias, e as últimas, no curso de alterações na oferta de hemoglobina, como nas anemias graves e nas grandes hemorragias. Esses quadros cursam com achados semelhantes aos descritos nas acidoses respiratórias, com alteração de consciência, correlacionando-se com a diminuição de PO_2 e aumento da pressão de CO_2 (Lipowski, 1990).

Concluindo, é importante frisar que a etiologia do *delirium* é, na maior parte das vezes, multifatorial, coexistindo vários desses fatores citados, como uso de medicamentos, lesões do SNC e distúrbios metabólicos nos mesmos quadros clínicos. Essa divisão tem, portanto, uma mera finalidade didática, mas o psiquiatra interconsultor deve pensar sempre do ponto de vista desenvolvimentista e multidimensional nesses quadros, sob pena de perder diagnósticos etiológicos importantes.

Síndromes pseudoneuropsiquiátricas (Krener, 1994)

As experiências pessoais e culturais influenciam de maneira marcante os sintomas, mimetizando, algumas vezes, doenças neurológicas, uma vez que crianças normais e com problemas neurológicos são, com frequência, afetadas pelos eventos provenientes do ambiente. Assim, normalmente, esses quadros ocorrem em indivíduos com disfunções neurológicas prévias, que fazem a criança perceber que essas condutas provocam medo no adulto, com a consequente reação de cuidado. A partir daí, desenvolvem-se condutas que mimetizam o quadro neurológico e que têm, por finalidade, a expressão das suas necessidades emocionais. Essa expressão é, usualmente, mais profunda do que uma simples imitação consciente ou uma resposta condicionada pelo estímulo ambiental.

Entretanto, esses dados não podem ser visualizados somente em função da problemática neurológica, mas também das alterações familiares decorrentes, como a menor coesão e as dificuldades relacionais decorrentes do problema. Entretanto, a separação desses fatores torna-se de fundamental importância no manejo da criança.

Tratamento

Para que o tratamento seja realizado de maneira efetiva e correta, um diagnóstico acurado deve ser feito anteriormente e, para isso, deve-se levar em consideração a avaliação clínica e psiquiátrica da criança em questão, privilegiando-se o início agudo e a flutuação dos sintomas observados, as alterações de consciência com as consequentes perdas de atenção, memória e orientação (conforme o padrão de desenvolvimento da criança em questão, não se esquecendo de que todos esses parâmetros são vastamente conhecidos e descritos), alterações de pensamento (considerando-se a evolução deste por meio das idades) bem como as mudanças nos padrões de sono-vigília e de motricidade (com aumento ou lentificação).

Provas padronizadas para avaliação quantitativa dessas funções psíquicas também existem, embora raramente validadas em nosso meio e poucas construídas para crianças com idades baixas. Assim sendo, considerando-se sua escassez, sua pequena validade em nosso meio e, principalmente, sua difícil aplicabilidade conforme a idade da criança, devem ser utilizadas com cautela. Dessa maneira, a avaliação clínica tradicional continua a ser o ponto de partida para o clínico. Depois da identificação do quadro, o tratamento orientado classicamente é o da correção da causa de base, com manutenção das funções vitais e do estado nutricional, concomitantemente. O psiquiatra consultor pode recomendar o uso moderado de fármacos com ação no SNC, sobretudo as de ação sedativa, no sentido de proteger um parâmetro clínico importantíssimo, que é o nível de consciência (especial atenção para os benzodiazepínicos com metabólitos ativos, como o diazepam, por exemplo).

O uso de medicação psicotrópica deve ser evitado sempre que possível, restringindo-se aos casos cursando com agitação psicomotora grave e ameaçadora ao paciente. Nesses casos, uma medida eficaz é a restrição mecânica ao leito e o uso do haloperidol intramuscular, em doses adequadas ao peso do paciente, de 30 em 30 minutos, até a melhora da agitação (Horvath, 1989). O haloperidol é o escolhido por interferir menos no nível de consciência e ter menos efeitos vasomotores. Outra recomendação da literatura é o cuidado com os quadros de hipoglicemia que, quando não corrigidos, podem evoluir com sequelas graves, o que pode ser feito com a administração de glicose endovenosa. Embora alguns estudos recentes refiram o uso de risperidona em quadros de *delirium*, este é predominantemente realizado com populações adultas e, assim, embora esse fármaco já seja liberado para o uso infantil, outros também citados mais modernamente ainda não o são nas populações de baixa idade (Breitbar, 2009; Wacker, 2005). A dor é também fator de extrema importância a ser considerado, havendo fármacos representativos na sua abordagem (Tabela 32.2).

TABELA 32.2 – Psicofarmacologia no tratamento da dor.

Transtorno	Medicação	Dosagem	Comentários
Dor no câncer	Amitriptilina	0,5 a 1,5 mg/kg	Tumores nervosos invasivos
	Doxepina	25 a 75 mg/dia	
	Imipramina	0,2 a 0,4 mg/kg	
Dor pós-operatório	Lorazepan	0,25 mg	Pós-salpingo-ooforeetomia
	Diazepan	2 mg	
Cefaleia	Amitriptilina	25 a 50 mg/dia	Enxaqueca
Fibromialgia	Amitriptilina	25 mg	
Membro fantasma	Amitriptilina	25 a 100 mg/dia	
Neuropatias	Amitriptilina	0,1 mg/kg/dia	Neuropatia diabética
	Doxepina	0,1 mg/kg/dia	

Fonte: Adaptada de Green, 1994.

O atendimento ao paciente com sintomas psiquiátricos em patologias não psiquiátricas traz à tona a questão da Psiquiatria de Ligação na Infância e na Adolescência, com características próprias, iniciada pelo próprio Leo Kanner no John Hopkins Hospital, em 1930 (Lewis, 1994), e que cresceu muito no decorrer dos últimos 70 anos, embora em nosso meio esse crescimento ainda seja incipiente. Esse atendimento abrange pacientes, pais, familiares e outros profissionais envolvidos, usualmente no ambiente pediátrico, muitas vezes não preparado para essas abordagens. Dessa maneira, torna-se de fundamental importância a abordagem dos princípios gerais desses acometimentos.

Referências bibliográficas

1. Ajuriaguerra J. Alterações psíquicas causadas por afecções cerebrais conhecidas. *In:* Ajuriaguerra J. Manual da psiquiatria infantil. São Paulo: Masson do Brasil, 1980. p. 473-563.

2. Ajuriaguerra J. Psicoses Infantis. *In:* Ajuriaguerra J. Manual de Psicopatologia Infantil. Porto Alegre: Artes Médicas, 1986. p. 240-67.
3. Alonso-Fernandez F. Psicoses sintomáticas. *In:* Alonso-Fernandez F. Fundamentos de la psiquiatría actual. 4. ed. Espanha: E. Paz Montalvo, 1979. p. 597-606.
4. American Psychiatric Association. DSM-IV Diagnostic and Statistical Manual of Mental Disorders. 4. ed. Revised. USA: American Psychiatric Association, 1993.
5. Baker L, Cantwell DP. The development of speech and language. *In:* Lewis M. Child and Adolescent Psychiatry. USA: Williams & Wilkins, 1991, p. 169-74.
6. Berman P. Electrolyte abnormalities and immature brain function. *In:* Swaiman KF. Pediatric neurology: principles and practice. St Louis: CV Mosby, 1989. p. 567-71.
7. Birmaher B, Williams DT. Acquired brain disorders. *In:* Lewis M. Child and adolescent psychiatry. USA: Williams & Wilkins, 1991. p. 363-76.
8. Breibart W; Lawlor P; Friedlander M. Delirium in the terminally ill. *In:* Chochinow HM, Breibart W (eds.). Handbook of psychiatry in palliative medicine. New York: Oxford University Press, 2009.
9. Bresolin A. Meningites bacterianas agudas. *In:* Diament A, Cypel S. Neurologia Infantil – Lefèvre. 2 ed. Rio de Janeiro: Atheneu, 1990. p. 829-870.
10. Bringuier J. Conversando com Jean Piaget. São Paulo: Difel, 1978. p. 39-55.
11. Chabert J. Étude clinique des demences infantiles. Paris: Vigot Fréres Ed., 1934.
12. Dalgalarrondo P. Psicopatologia e semiologia dos transtornos mentais. Porto Alegre: Artes Médicas, 2000.
13. Diament A. Neurovirose. *In:* Diament A, Cypel S. Neurologia infantil- Lefèvre. 2 ed. Rio de Janeiro: Atheneu, 1990. p. 889-920.
14. Eckman P. Linguagem das emoções. São Paulo: Lua de Papel, 2011.
15. Ey H. Tratado de psiquiatria. Barcelona: Toray-Masson, 1975.
16. Green WH, Kowalik SC. Psychopharmacologic treatment of pain and anxiety in the pediatric patient. Child Adolesc Psychiat Clin N Am 1994; 3(3): 465-83.
17. Greenspan S. Normal child development. *In:* Kaplan H, Sadock B. Comprehensive Textbook of Psychiatry/V. 5. ed. USA.: Williams & Wilkins, 1989. p. 1695-710.
18. Horvath TB, Siever LJ, Mohs RC, Davis K. Organic mental syndromes and disorders. *In:* Kaplan H, Sadock B. Comprehensive Textbook of Psychiatry/V 5 ed. USA: Williams & Wilkins, 1989. p. 599-641.
19. Huttenlocher P. Reye's syndrome. *In:* Swaiman KF. Pediatric neurology: principles and practice. St Louis: CV Mosby, 1989. p. 965-7.
20. Jaspers K. Psicopatologia geral. Rio de Janeiro: Atheneu, 1973.
21. Kauffman DM. Clinical neurology for psychiatrists. Philadelphia: W. B. Saunders Co., 1995.
22. Kok F. Manifestações neurológicas de doenças sistêmicas. *In:* Diament A, Cypel S. Neurologia infantil – Lefèvre. 2. ed. Rio de Janeiro: Atheneu, 1990. p. 1317-25.
23. Krener PKG, Wasserman AL. Diagnostic dilemmas in pediatric consultation. Child and Adolescent Psychiatric Clinics of North America 1994; 3(3): 485-511.
24. Lefèvre B. Avaliação neuropsicológica da criança. *In:* Diament A, Cypel S. Neurologia infantil – Lefèvre. 2 ed. Rio de Janeiro: Atheneu, 1990. p. 111-42.
25. Lester ML, Fishbein DH. Nutrition and childhood neuropsychological disorders. *In:* Tarter et al. Medical neuropsychology: the impact of disease on behavior. USA: Plennum Press, 1988.
26. Lewis M. Introduction to hospital child and adolescent psychiatry consultation-liaison in Pediatrics. *In:* Lewis M. Child and adolescent psychiatry. USA: Williams & Wilkins, 1991. p. 941-8.
27. Lewis M, KIing RA. Preface. Child Adolesc Psychiat Clin N Am 1994; 3(3): XI-XII.
28. Lipowski Z. Delirium: acute confusional states. USA: Oxford University Press, 1990.
29. Lockman L. Impairment of consciousness. *In:* Swaiman KF. Pediatric neurology: principles and practice. St Louis: CV Mosby, 1989. p. 157-67.
30. Luria AR. Princípios de neuropsicologia. São Paulo: EDUSP, 11 Q reimpressão, 1980.
31. Luria AR. Pensamento e linguagem. Porto Alegre: Artes Médicas, 1987a.
32. Luria AR. Linguagem e desenvolvimento intelectual da criança. 2 ed. Porto Alegre: Artes Médicas, 1987b.
33. Melo N. Psiquiatria. Rio de Janeiro: Civilização Brasileira, 1979.
34. Okawa M; Sasaki H. Sleep disorders in mentally retarded and brain-impaired children. *In:* Guilleminaut C. Sleep and its disorders in children. New York: Raven, 1987.
35. Parry-Jones W. Annotation: historical research in child and adolescent psychiatry. Scope, methods and application. J Child Psychol Psychiat 1992; 33(5): 803-11.
36. Piaget J. Seis Estudos de psicologia. Portugal: Publicações Dom Quixote, 1983.
37. Piaget J; Inhelder B. A psicologia da criança. São Paulo: Difel, 1974.
38. Pontrelli L; Paviakis S; Krilov LR. Neurobehavioural manifestations in sequelae of HIV and other infections. Child Adolesc Psychiat Clin N Am 1999; 8(4): 869-78.
39. Popper KR; Eccles JC. O cérebro e o pensamento. São Paulo, Papirus, 1992.
40. Reimão R. Sono: aspectos atuais. Rio de Janeiro: Atheneu, 1990.
41. Ribas G. Traumatismo cranioencefálico. *In:* Diament A, Cypel S. Neurologia infantil – Lefèvre. 2 ed. Rio de Janeiro: Atheneu, 1990, p. 1283-304.
42. Rosman P. Acute brain injury. *In:* Swaiman K. Pediatric neurology. The USA CV: Mosby Company, 1989. p. 715-33.
43. Rubinstein B; Shaffer D. Organicity in child psychiatry. Signs, symptoms, and syndromes. Psychiatr Clin North America 1985; 8(4): 755-78.
44. Saraiva S et al. Afecções vasculares cerebrais. *In:* Diament A, Cypel S. Neurologia Infantil – Lefèvre. 2 ed. Rio de Janeiro: Atheneu, 1990. Cap. 72, p. 1305-1325.
45. Sartre JP. La Transcendance de L'Ego. Paris: Lib. Philosophique, 1985.
46. Schvartsman JS. Intoxicações do sistema nervoso na criança. *In:* Diament A, Cypel S. Neurologia infantil – Lefèvre. 2. ed. Rio de Janeiro: Atheneu, 1990. p. 1239-59.
47. Siffert L, Greenleaf M, Mannis R. Pediatric brain tumors. Child and Adolescent Psychiatric Clinics of North America 1994; 8(4): 879-904.
48. Spitz R. El primer ano de vida del nino. Madrid: Aguillar, 1966.
49. Thiele EA, Heydrich JG, Riviello JJ. Epilepsy in children and adolescents. Child and Adolescent Psychiatric Clinics of North America 1990; 8(4): 671-94.
50. Tratados Hipocráticos. Enfermedades. Madrid: Gredos, 1990.
51. Wacker P, Nunes PV, Cabrita H, Forlenza OV. Post-operative delirium is associated with poor cognitive outcome and dementia. Dement Geriatr Cogn Disord 2006; 21: 221-227.
52. Williams D. Neuropsychiatric signs, symptoms, and syndromes. *In:* Lewis M. Child and adolescent psychiatry. USA: Williams & Wilkins, 1991. p. 340-7.
53. Zwang G. Les comportements humains. Paris: Masson, 2000.

Capítulo 33

TDAH

Arthur Caye
Guilherme Polanczyk

Luis Augusto Paim Rohde

Introdução

O transtorno de déficit de atenção/hiperatividade (TDAH) é um transtorno mental definido pelo aparecimento da tríade sintomatológica de desatenção, hiperatividade e impulsividade. Essas características devem se manifestar em um padrão comportamental mais frequente e grave do que aquele tipicamente observado em indivíduos de nível equivalente de desenvolvimento. De acordo com os critérios diagnósticos atuais da 5ª edição do *Manual diagnóstico e estatístico de transtornos mentais* da Associação Americana de Psiquiatria (DSM-5, APA), alguns dos sintomas devem estar presentes em dois ou mais contextos e ter início antes dos 12 anos de idade (APA, 2013). Deve, ainda, haver evidência clara de interferência no funcionamento social, acadêmico ou ocupacional do indivíduo.

Sintomas de TDAH podem estar aparentes já na primeira infância, porém geralmente costumam ser observados quando o indivíduo enfrenta as demandas inerentes à idade escolar. Em cada estágio do desenvolvimento, o TDAH está associado a uma gama de desfechos negativos, o que pode ser exacerbado na presença de comorbidades (Faraone et al., 2015). Problemas associados ao TDAH incluem, entre crianças, um risco aumentado para acidentes domésticos, pior desempenho escolar, além de repetências, suspensões e expulsões. Entre adolescentes, pode haver dificuldades nas relações familiares ou com pares, bem como ansiedade, depressão, uso precoce de substâncias psicoativas, agressão e problemas de conduta (Barkley, 1997; Mannuzza et al., 1993; Birnmaum et al., 2005). Recentemente, Østergaard SD et al. (2017) demonstraram maior taxa de gravidezes na adolescência em meninas com TDAH. O mesmo grupo, utilizando-se os registros médicos da Dinamarca, demonstrou aumento da mortalidade nos indivíduos acometidos por TDAH em comparação àqueles sem o transtorno (Dalsgaard et al., 2015).

Epidemiologia

Apesar de uma controvérsia inicial na literatura em relação às diferentes prevalências de TDAH encontradas nos diversos países, sabe-se atualmente que, quando critérios operacionais padronizados são utilizados, as diferenças nas estimativas em distintas populações são mínimas. Estudos que investigaram o construto TDAH em vários países evidenciaram a validade do diagnóstico em contextos distintos (Rohde, 2002; Rohde et al., 2005). Uma revisão sistemática da literatura buscou avaliar a prevalência do transtorno em todas as regiões do mundo, encontrando 102 estudos de base comunitária. A prevalência agregada encontrada foi de 5,3%, sendo de 6,5% em crianças e de 2,7% em adolescentes (Polanczyk et al., 2007). Uma atualização dessa revisão demonstrou que a prevalência tem se mantido estável ao longo das últimas 3 décadas em amostras populacionais ou escolares, sugerindo que o aumento dos diagnósticos observados na população resulta de maior reconhecimento clínico (Polanczyk et al., 2014).

É importante ressaltar, contudo, que a frequência da apresentação na prática clínica, muitas vezes, difere das prevalências medidas em estudos de base populacional. Isso deriva, sobretudo, de fatores relacionados ao processo de referência e encaminhamento para atendimento clínico. Desse modo, a razão entre meninos e meninas varia de 2,5:1 em estudos comunitários até 9:1 em amostras referidas para tratamento (Gaub e Carlson, 1997). Esse achado sugere que a maior prevalência de TDAH entre meninos em estudos epidemiológicos é secundária a barreiras no reconhecimento, diagnóstico e encaminhamento do transtorno no sexo feminino – o que pode estar associado, por sua vez, a diferenças na intensidade de sintomas ou no perfil de comorbidades entre os grupos.

Sabe-se que o diagnóstico de TDAH é mais frequente em crianças de famílias com baixo nível socioeconômico. Um estudo quase experimental utilizou-se dos registros médicos da Suécia para avaliar essa associação de forma longitudinal e com grupos controles de primos e irmãos diferentemente expostos, concluindo que parece haver uma relação entre baixo nível socioeconômico prévio e o desenvolvimento de TDAH em crianças (Larsson et al., 2014).

Etiologia

O TDAH é uma síndrome heterogênea com uma etiologia multifatorial (Faraone et al., 2015). Um número cada vez maior de estudos aponta para um modelo no qual múltiplos fatores de risco genéticos e ambientais de efeito reduzido contribuem e interagem para o desenvolvimento do transtorno (Thapar et al., 2007; Nigg et al., 2010).

Fatores genéticos

Estudos iniciais evidenciaram que o risco de TDAH entre pais de crianças com TDAH é duas a oito vezes maior do que o da população em geral (Faraone et al., 2015). O fato de que um transtorno ocorre com mais frequência entre pessoas de uma mesma família, entretanto, não acarreta necessariamente uma base genética. Por meio de estudos de adoção e de gêmeos, contudo, é possível identificar o papel de origens genéticas e ambientais individualmente na transmissão ocorrida em famílias (Sprich et al., 2000). Desse modo, os estudos que demonstraram que familiares biológicos de indivíduos com TDAH apresentam um risco aumentado para o transtorno, se comparados com familiares adotivos, indicam a presença de um componente genético na transmissão do risco para o desenvolvimento de TDAH (Thapar e Cooper, 2016).

Além disso, estudos que compararam a concordância entre gêmeos monozigóticos em relação a gêmeos dizigóticos indicam que mais de 70% a 80% da variabilidade encontrada na presença do diagnóstico se deve a fatores genéticos (Geschwind e Flint, 2015). Essa estimativa é chamada de herdabilidade, sendo que esse valor coloca o TDAH entre os transtornos mentais mais herdáveis.

Apesar da noção clara de que o componente genético do TDAH era substancial, nas últimas 2 décadas os pesquisadores dedicados a identificar os genes envolvidos com o transtorno tiveram poucas respostas satisfatórias. As tentativas com polimorfismo de um nucleotídeo foram, em sua maioria, frustras. O advento de técnicas de escaneamento de todo o genoma (*Genome-wide association study*, GWAS) possibilitaram o desenvolvimento de escores poligênicos que demonstraram ter uma associação de pequeno tamanho de efeito com o transtorno, sugerindo que variantes comuns têm importância. Estudos sobre variações no número de cópias (CNV) demonstraram que variantes raras também têm um papel na etiologia do TDAH (Thapar e Cooper, 2016). Nesse ano, uma metanálise de GWAS incluindo 20.183 casos e 35.191 controles identificou, pela primeira vez, 12 variantes localizados em *loci* independentes significativamente associados com TDAH. O escore poligênico resultante aumenta o risco de TDAH em até cinco vezes e se correlaciona com sintomas de forma linear, sendo mais uma evidência de que o TDAH é o extremo de um espectro biológico (Demontis et al., 2017).

Fatores ambientais e psicossociais

Diversos fatores de risco ambientais para o TDAH foram estudados nas últimas décadas (Thapar e Cooper, 2016). Sugere-se que adversidades nos períodos pré (tabagismo, estresse materno), peri (baixo peso ao nascer, prematuridade) e pós-natal (chumbo, dieta, adversidades familiares e maus-tratos) possam aumentar o risco para o desenvolvimento do transtorno. Por exemplo, uma metanálise recente identificou que baixo peso ao nascer estava associado a uma chance em torno de três vezes maior para TDAH, e extremo baixo peso até quatro vezes maior (Franz et al., 2017). Limitações metodológicas, entretanto, impedem a identificação de um fator de risco independente. Até mesmo a relação causal entre tabagismo na gestação e TDAH, provavelmente um mais bem estudado entre os fatores de risco ambientais até o momento, vem sendo questionada, pela alta correlação entre tabagismo e TDAH materno (Gustavson et al., 2017). Acredita-se que uma melhor compreensão dos fatores etiológicos do TDAH somente será possível por meio do estudo conjunto de fatores de risco genéticos e ambientais, bem como de sua possível interação (Nigg et al., 2010).

Substrato neurobiológico

Evidências de diferentes fontes corroboram a hipótese de que o TDAH seja resultado de alterações no neurodesenvolvimento (Castellanos e Tannock, 2002). Estudos pioneiros de neuroimagem sugeriram que indivíduos com TDAH apresentam um cérebro menor do que controles sem o transtorno, fato decorrente sobretudo de volumes reduzidos em regiões como corpo caloso, núcleo caudado e córtex frontal direito (Hynd et al., 1990). De modo geral, estudos subsequentes realizados nas duas últimas décadas confirmaram esses achados iniciais, sendo atualmente consensual o fato de que crianças com TDAH têm, em média, volumes cerebrais menores do que os controles saudáveis (Castellanos et al., 2002; Durston, 2010; Hoogman et al., 2017).

Utilizando técnicas computacionais automatizadas, pesquisadores do Instituto Nacional de Saúde Mental dos Estados Unidos (NIMH) examinaram as relações entre medidas de espessura cortical, diagnóstico de TDAH e desfecho clínico em uma coorte de crianças e adolescentes com TDAH (Shaw et al., 2006). Os resultados confirmaram os achados prévios de alterações corticais, de modo mais proeminente nas regiões pré-frontais mediais superiores e pré-centrais, que são importantes para os controles atencional e motor. Um córtex medial pré-frontal mais fino na avaliação inicial foi capaz de discriminar pacientes que teriam um desfecho melhor daqueles que teriam um desfecho ruim. Além disso, a manutenção de uma espessura cortical mais fina foi observada nas crianças com um desfecho clínico pior (definido por uma avaliação clínica global ou pela persistência do diagnóstico de TDAH, conforme os critérios do DSM-IV). A trajetória desenvolvimental da espessura cortical também diferiu conforme os grupos de desfecho; apenas aqueles no grupo com bom desfecho clínico apresentaram uma normalização da espessura cortical parietal direita, uma região potencialmente envolvida em mudanças compensatórias no sistema atencional posterior durante a adolescência.

Um estudo subsequente inovador, integrando informações genéticas, clínicas e neuroanatômicas (Shaw et al., 2007), identificou que diferentes trajetórias no desenvolvimento cortical estavam associadas com o diagnóstico de TDAH e com variações (polimorfismos) no gene DRD4. Houve um incremento na espessura cortical conforme a definição diagnóstica e o genótipo DRD4: indivíduos com TDAH e com um alelo de sete repetições do DRD4 apresentaram o córtex mais fino, seguidos por aqueles com TDAH e sem o alelo, aqueles sem TDAH e com o alelo e, finalmente, por aqueles sem TDAH e sem o alelo de risco. De modo interessante, a presença do alelo 7 também esteve associada a uma normalização longitudinal da espessura cortical e com um melhor prognóstico clínico. Em outro estudo (Shaw et al., 2007), o mesmo grupo do NIMH apresentou outra comparação de seguimento entre 223 crianças com TDAH e 223 controles. Foi demonstrado que, em vez de um desvio no desenvolvimento típico cerebral, indivíduos com TDAH apresentaram um atraso marcado no tempo até atingir o pico de espessura cortical na maioria das regiões cerebrais (média de idade de 10,5 e 7,5 anos para os grupos TDAH e controle, respectivamente).

Nos últimos anos, tornou-se evidente que não somente as estruturas corticais estão alteradas no TDAH, mas também estruturas subcorticais. Um estudo multicêntrico reuniu imagens de 1.713 participantes com TDAH e 1.529 controles demonstrando volumes menores na amígdala, núcleo accumbens, caudado, hipocampo e putâmen. Em surpreendentes análises secundárias, os investigadores demonstraram que as diferenças eram maiores em crianças do que em adultos (sugerindo uma normalização ao longo do desenvolvimento), não eram influenciadas por comorbidades (sugerindo especificidade das alterações) ou uso de psicoestimulantes (Hoogman et al., 2017). Assim, apesar das evidências convergentes advindas de estudos de farmacologia, genética, neuropsicologia e neuroimagem sugerirem um comprometimento principalmente de circuitos frontoestriatais, entende-se hoje que o transtorno provavelmente resulte de alterações mais difusas, incluindo, além do córtex frontal e dos núcleos da base, estruturas como o córtex parietal e os hemisférios e *vermis* cerebelares (Faraone et al., 2015; Thapar e Cooper, 2016).

Novas técnicas de neuroimagem possibilitaram o entendimento de que existem alterações no cérebro de pacientes com TDAH para além de reduções volumétricas (Thapar e Cooper, 2016). Uma metanálise de estudos de neuroimagem funcional identificou alterações de conectividade cerebral em diversas áreas em pacientes com TDAH, em especial nas redes envolvidas com atenção e função executiva (Cortese et al., 2012). Outra metanálise, avaliando estudos com neuroimagem de difusão, demonstrou alterações generalizadas na microestrutura da substância branca de pacientes com TDAH (van Ewijk, 2012). Em suma, entende-se hoje que existem claras alterações cerebrais no volume de estruturas corticais e subcorticais, na conectividade e na substância branca, que em conjunto compõem a neurofisiologia do TDAH.

Quadro clínico

A tríade sintomatológica clássica da síndrome caracteriza-se por desatenção, hiperatividade e impulsividade. Conforme o DSM-5, a partir da distribuição de sintomas entre os diferentes domínios, pode-se definir uma das três apresentações do TDAH: predominantemente desatento (seis ou mais sintomas de desatenção e menos de seis sintomas de hiperatividade/impulsividade); predominantemente hiperativo/impulsivo (seis ou mais sintomas de hiperatividade/impulsividade e menos de seis sintomas de desatenção); ou combinado (seis ou mais sintomas em ambas as dimensões). Em adolescentes mais velhos e adultos (a partir dos 17 anos), apenas cinco sintomas por domínio são suficientes. Contrastando com as diretrizes do DSM-5, a definição de transtorno hipercinético (TH) da 10ª revisão da *Classificação estatística internacional de doenças e problemas relacionados à saúde* (CID-10) requer a presença de sintomas nas três dimensões (*i. e.*, desatenção, hiperatividade e impulsividade) e que os sintomas necessários para o diagnóstico ocorram todos em pelo menos dois ambientes.

Outra diferença importante entre os dois sistemas classificatórios é a possibilidade de diagnóstico simultâneo de comorbidades. Enquanto o DSM-5 exige apenas que os sintomas de TDAH não sejam mais bem explicados por outro transtorno mental, a CID-10 não permite o diagnóstico de TH na vigência de transtornos de ansiedade, bem como durante episódios maníacos ou depressivos (WHO, 1996).

A desatenção pode ser identificada por dificuldades em prestar atenção a detalhes ou errar por descuido em atividades escolares ou de trabalho; dificuldades para manter a atenção em tarefas ou atividades lúdicas; parecer não escutar quando lhe dirigem a palavra; não seguir instruções e não terminar tarefas escolares, domésticas ou deveres profissionais; dificuldade em organizar tarefas e atividades; evitar, ou relutar, o envolvimento em tarefas que exijam um esforço mental continuado; perder coisas necessárias para tarefas ou atividades; ser facilmente distraído por estímulos alheios à tarefa; e apresentar esquecimentos em atividades diárias.

A hiperatividade distingue-se pela presença frequente das seguintes características: agitar mãos ou pés ou se remexer na cadeira; abandonar a cadeira em sala de aula ou em outras situações nas quais se espera que permaneça sentado; correr ou escalar em demasia, em situações nas quais isso é inapropriado; dificuldade em brincar ou envolver-se de forma silenciosa em atividades de lazer; estar constantemente "a mil" ou, muitas vezes, agir como se estivesse "a todo vapor"; falar em demasia. Os sintomas de impulsividade são, geralmente, dar respostas precipitadas antes de as perguntas terem sido concluídas; com frequência ter dificuldade em esperar sua vez e interromper ou intrometer-se em assuntos de outros.

É fundamental salientar que desatenção, hiperatividade e impulsividade como sintomas isolados ou ocasionais podem resultar de muitos problemas na vida de relação de crianças ou adolescentes (p. ex., com pais, amigos ou colegas), de sistemas educacionais inadequados, ou mesmo associar-se a outros transtornos comumente encontrados na infância e na adolescência. Portanto, para o diagnóstico de TDAH, é sempre necessário contextualizar os sintomas na história de vida da criança. Algumas pistas que indicam a presença do transtorno são as seguintes:

- Duração dos sintomas de desatenção e/ou de hiperatividade/impulsividade: normalmente, crianças e adolescentes com TDAH apresentam uma história de vida com presença dos sintomas desde a idade pré-escolar ou, pelo menos, um período de vários meses de sintomatologia intensa. A presença de sintomas compatíveis com TDAH por curtos períodos (poucos meses) que se iniciam claramente após um desencadeante psicossocial (p. ex., a separação dos pais) deve alertar o clínico para a possibilidade de que a desatenção, a hiperatividade ou a impulsividade não sejam parte de um quadro de TDAH.
- Frequência e intensidade de sintomas: o principal diagnóstico diferencial do TDAH é com o desenvolvimento normal. As pesquisas têm demonstrado que sintomas de desatenção, hiperatividade e impulsividade acontecem de modo dimensional na população. Isso quer dizer que encontraremos essas características, em maior ou menor medida, mesmo em crianças e adolescentes sem TDAH. Portanto, para o diagnóstico de TDAH, é fundamental que pelo menos seis dos sintomas de desatenção e/ou seis sintomas de hiperatividade/im-

pulsividade estejam presentes frequentemente na vida da criança. Apesar dessa especificação, nenhum manual diagnóstico operacionalizou, até o momento, o que significa presença frequente de um sintoma, o que muitas vezes pode gerar interpretações discordantes por parte de pais ou professores.

- Persistência dos sintomas em vários ambientes e ao longo do tempo: os sintomas de TDAH precisam ocorrer em vários ambientes da vida da criança (p. ex., escola e casa) e manter-se constantes ao longo do período avaliado. Sintomas que ocorrem apenas em casa ou somente na escola devem alertar o clínico para a possibilidade de que a desatenção, a hiperatividade e a impulsividade possam ser apenas sintomas de uma situação familiar prejudicada ou de um sistema de ensino pouco apropriado. Da mesma forma, flutuações de sintomatologia com períodos assintomáticos não são características do TDAH.
- Prejuízo clinicamente significativo na vida da criança ou do adolescente: sintomas de hiperatividade ou impulsividade sem prejuízo na vida diária podem traduzir muito mais estilos de funcionamento ou temperamento do que um transtorno psiquiátrico.
- Entendimento do significado do sintoma: para o diagnóstico de TDAH, é necessária uma avaliação cuidadosa de cada sintoma, e não somente a listagem de sintomas em escalas de triagem. Por exemplo, uma criança pode ter dificuldades para seguir instruções por um comportamento de oposição e desafio aos pais e professores, caracterizando muito mais um transtorno opositor desafiante do que TDAH. É fundamental verificar se a criança não segue as instruções por não conseguir manter a atenção durante a explicação destas. Em outras palavras, é necessário verificar se o sintoma supostamente presente decorre dos construtos básicos do transtorno, ou seja, reduzida capacidade atencional e/ou dificuldade de controle inibitório.

É importante salientar que a apresentação clínica pode variar de acordo com o estágio do desenvolvimento; logo, a sintomatologia do pré-escolar pode ser diferente daquela apresentada pelo adolescente. A literatura tem sugerido que, na adolescência, os sintomas de hiperatividade diminuem, restando, de forma mais acentuada, os sintomas de desatenção, disfunção executiva e de impulsividade – dados que foram corroborados por estudos brasileiros (Matte et al., 2015; Rohde et al., 1999).

Comorbidades

A presença de comorbidades torna o processo diagnóstico mais complexo, com significativo impacto na história natural, no prognóstico e no manejo dos transtornos psiquiátricos. A coocorrência de outros diagnósticos psiquiátricos em crianças e adolescentes com TDAH é bastante frequente em populações clínicas e comunitárias – chegando a 80% em amostras referidas (Biederman e Faraone, 2005) e em torno de 50% em amostras comunitárias (Jensen e Steinhausen, 2015). Desse modo, torna-se imprescindível uma avaliação psicopatológica abrangente na abordagem de pacientes com TDAH. Estudos americanos, europeus e brasileiros apontam um perfil constante de comorbidades para o TDAH, no qual se destaca a coocorrência de outros transtornos disruptivos, de transtornos de humor e ansiedade, bem como de transtornos de aprendizagem (MTA Group, 1999; Souza et al., 2004; Steinhausen et al., 2006). Além disso, muitas crianças com TDAH podem apresentar duas ou mais comorbidades, o que pode dificultar ainda mais a avaliação diagnóstica e o manejo terapêutico.

A sobreposição entre TDAH e outros transtornos externalizantes é provavelmente a mais estudada na literatura. Estudos clínicos e epidemiológicos indicam que a comorbidade entre TDAH e outros transtornos disruptivos (transtorno opositor desafiante e transtorno de conduta) pode chegar a proporções entre 50% e 80%. A coocorrência do TDAH com transtornos depressivos e de ansiedade é menos frequente, ficando entre 10% e 30%. Uma das hipóteses para a coocorrência de TDAH e depressão sugere que baixa autoestima e insegurança podem decorrer de desfechos negativos associados ao TDAH e que isso serviria como gatilho para aqueles com vulnerabilidade biológica para depressão. Outra comorbidade menos frequente, porém merecedora de atenção, é com o transtorno de humor bipolar (THB). A relação entre TDAH e THB ainda não é completamente entendida, sobretudo pela sobreposição de alguns sintomas diagnósticos (Galanter e Leibenluft, 2008). Nesse sentido, acredita-se que o detalhamento acerca da evolução temporal dos sintomas possa ser indispensável para a definição diagnóstica (sendo a episodicidade necessária para a definição de um quadro de humor).

Transtornos de aprendizagem também são encontrados entre pacientes com TDAH em uma proporção acima da esperada na população em geral (chegando a 25% de comorbidade), o que é de extrema relevância do ponto de vista de desenvolvimento escolar. Não há exclusão formal para o diagnóstico de TDAH em casos de deficiência intelectual, sendo que sintomas de desatenção e hiperatividade ocorrem em crianças com baixos escores de QI com mais frequência do que seria esperado, mesmo levando-se em consideração outros fatores emocionais ou cognitivos (Simonoff et al., 2007). Além disso, existem evidências de que o diagnóstico de TDAH entre crianças com inabilidade intelectual acrescenta mais prejuízo de forma independente, corroborando a validade do diagnóstico nesses casos (Ahuja et al., 2013).

O TDAH parece ser um fator de risco para o uso problemático de substâncias, acarretando tanto um uso mais precoce na adolescência como uma maior prevalência na idade adulta (Harstad et al., 2014). Apesar de o TDAH coocorrer em até 50% dos casos de transtornos de tiques, incluindo síndrome de Tourette, a maioria dos indivíduos com TDAH não apresenta tiques associados (El Malhany, 2015). Sintomas de TDAH e de transtornos do espectro autista, muitas vezes, coexistem (Reiersen et al., 2008) e verifica-se resposta com o uso de psicoestimulantes nesses casos (Rohde, 2008). Desse modo, o DSM-5 possibilitou o diagnóstico de TDAH em crianças com autismo.

Diagnóstico

O diagnóstico do TDAH é, fundamentalmente, clínico, baseando-se em critérios diagnósticos operacionais claros e bem definidos, provenientes de sistemas classificatórios como o DSM-5 ou a CID-10, não exigindo exames ou avaliações complementares de rotina (NICE, 2016; CADDRA, 2011;

AAP, 2011). Diretrizes da Academia Americana de Psiquiatria de Infância e Adolescência recomendam que uma triagem para sintomas de TDAH seja realizada em toda a consulta de saúde mental na infância e na adolescência, independentemente da queixa principal (Plizka e Issues, 2007).

Existe um grande número de escalas de sintomas de TDAH, algumas delas disponíveis em língua portuguesa (Mattos et al., 2006). É importante ressaltar que, apesar de não fazerem diagnóstico, esses instrumentos são uma maneira prática e objetiva de avaliação de sintomas em diferentes ambientes (p. ex., em casa e na escola). Desse modo, podem ser bastante úteis no estabelecimento de um nível basal de sintomatologia para posterior acompanhamento após o início do tratamento.

A avaliação clínica com os pais deve ser cuidadosa e abrangente, contextualizando a ocorrência dos sintomas (onde, quando, com quem e em que intensidade acontecem). Dados de pesquisa cada vez mais confirmam a concepção de que as manifestações clínicas do TDAH refletem o extremo de características presentes de forma dimensional na população. Entretanto, a inclusão de escores dimensionais nos critérios diagnósticos operacionais ainda é um desafio, pois apresenta limitações para a prática clínica. Desse modo, a presença de prejuízo funcional associada a sintomas subsindrômicos pode ser vista como um validador do diagnóstico e justificar a indicação de intervenção. Espera-se que, no futuro, nomogramas padronizados de acordo com idade, sexo e cultura sejam desenvolvidos (Rohde, 2008).

Tanto o DSM-5 como a CID-10 apresentam, atualmente, um critério de idade de início de sintomas causando prejuízo (antes dos 12 ou dos 6 anos, respectivamente). Entretanto, a introdução desse critério nos manuais diagnósticos foi consequência de uma decisão de comitê, carecendo de embasamento empírico. Uma revisão sistemática incluindo 31 estudos que avaliaram a validade do ponto de corte de 7 anos demonstrou o baixo valor preditivo do critério, que não discrimina grupos em termos de comorbidade, perfil neuropsicológico, prejuízo funcional e resposta ao tratamento medicamentoso (Kieling et al., 2010). Além disso, avaliações prospectivas revelaram que adolescentes e adultos jovens podem não recordar de sintomas relatados durante a infância e que, sob essa perspectiva, o impacto da extensão do critério para os 12 anos de idade sobre a prevalência do TDAH é mínimo (Polanczyk et al., 2010). De forma surpreendente, quatro estudos de coorte populacionais verificaram que a minoria dos adultos que se apresentavam com sintomas de TDAH, pervasividade e prejuízo tinha de fato uma história prévia de TDAH na infância, prospectivamente coletada (Moffitt et al., 2015; Caye et al., 2016; Agnew-Blais et al., 2016; Riglin et al., 2016). Esses estudos sugeriram a existência de outra trajetória para o transtorno, o "TDAH de início tardio". Entretanto, o campo científico ainda está debatendo a validade desses achados e adaptando o entendimento do curso do TDAH. Por ora, a recomendação mais adequada parece ser de que a ênfase na idade de início deva ser reduzida durante a avaliação de um adulto com sintomatologia e prejuízo claros por TDAH (Faraone e Biederman, 2016).

A avaliação de sintomas de outros transtornos também deve ser conduzida de maneira cuidadosa, de modo a permitir o diagnóstico diferencial e a identificação de comorbidades (NICE, 2016; CADDRA, 2011; AAP, 2011). Recomenda-se a avaliação sistematizada de comportamento opositor, problemas de conduta, depressão, ansiedade e tiques. Em crianças acima dos 10 anos de idade, perguntas sobre uso de substâncias também devem ser feitas. A presença de disforia intermitente não é infrequente entre crianças e adolescentes com TDAH, porém um quadro depressivo pervasivo, com sintomas neurovegetativos ou ideação suicida sugere fortemente a presença de um quadro de humor. Caso os sintomas de desatenção tenham começado apenas após a instalação do quadro de humor, deve-se considerar que as dificuldades de concentração estejam associadas aos sintomas depressivos. Como mencionado anteriormente, quadros de mania ou hipomania, geralmente, têm uma episodicidade definida, além de sintomas associados como redução da necessidade de sono, grandiosidade, hipersexualidade e minimização de riscos (Marangoni et al., 2015).

Sabe-se que, na avaliação de problemas de saúde mental em crianças e adolescentes, existe uma reduzida concordância entre dados obtidos de diferentes informantes (paciente, familiares e professores). No que diz respeito ao TDAH, observa-se que as crianças normalmente subinformam sintomas e apresentam baixa confiabilidade teste-reteste; os pais parecem ser bons informantes para os critérios diagnósticos do transtorno; já os professores, por sua vez, tendem a superinformar os sintomas de TDAH, sobretudo quando há comorbidade com outro transtorno disruptivo do comportamento (Martel et al., 2015). Com adolescentes, a utilidade das informações obtidas com professores fica um pouco reduzida na medida em que, geralmente, há um profissional por disciplina (permanecendo menos tempo com o adolescente).

Entretanto, cabe ressaltar que os professores têm grande capacidade de identificar comportamentos desviantes da normalidade dado que convivem diariamente com muitos indivíduos da mesma faixa etária. Essa informação pode ser essencial, sobretudo em famílias cada vez mais reduzidas, em que os pais, muitas vezes, não têm parâmetros de comparação para avaliar o comportamento de seus filhos. Além disso, um estudo de base comunitária que avaliou a utilidade do relato dos pais sobre sintomas em ambiente escolar revelou baixo valor preditivo em relação ao relato dos professores, sugerindo que a melhor fonte de informação para sintomas na escola são os professores (Sayal, 2009).

Como em qualquer avaliação em Psiquiatria da Infância e da Adolescência, a história do desenvolvimento, médica, escolar, social e psiquiátrica deve ser colhida com os pais. História psiquiátrica familiar e avaliação do funcionamento familiar devem ser realizadas. Dado que o TDAH tem grande agregação familiar, indivíduos da mesma família (p. ex., pais ou irmãos) tendem a apresentar prevalência aumentada do transtorno. Além disso, a história familiar de outros transtornos mentais (humor, ansiedade, tiques) também pode ser bastante informativa para auxiliar na identificação de diagnósticos diferenciais ou presença de comorbidades. Dados sobre o ambiente social em que a criança passa seus dias também são extremamente relevantes posto que crianças com TDAH tendem a apresentar desempenho melhor em ambientes estruturados (NICE, 2016; CADDRA, 2011; AAP, 2011).

Em crianças pré-púberes, as quais, muitas vezes, apresentam dificuldades para expressar verbalmente seus sintomas, a entrevista com os pais é ainda mais relevante. Com a criança ou o adolescente, uma entrevista adequada ao nível de desenvolvimento deve ser realizada, avaliando-se a visão da criança sobre a presença dos sintomas do transtorno. É fundamental a lembrança de que a ausência de sintomas no consultório médico não exclui o diagnóstico. As crianças podem ser capazes de controlar os sintomas com esforço voluntário ou em atividades de grande interesse. Por isso, muitas vezes conseguem passar horas na frente do computador ou do videogame, mas não mais do que alguns minutos na frente de um livro em sala de aula ou em casa. Tanto na entrevista com os pais como naquela com a criança ou com o adolescente, é essencial a pesquisa de sintomas relacionados com as comorbidades psiquiátricas mais prevalentes. Ao final da entrevista, deve-se ter uma ideia do funcionamento global da criança ou do adolescente.

Testes de inteligência ou medidas neuropsicológicas não precisam ser realizados de rotina na avaliação diagnóstica do TDAH, porém podem fornecer informações adicionais sobre o funcionamento e potencial cognitivo da criança ou do adolescente. A presença de dificuldades de aprendizagem que não possam ser explicadas pelo quadro de TDAH pode ser uma indicação de avaliação neuropsicológica e/ou psicopedagógica para a estimativa de processos específicos. Até o momento, exames de neuroimagem (tomografia computadorizada (TC), ressonância nuclear magnética (RNM), TC por emissão de fóton único (SPECT), TC por emissão de pósitrons (PET-TC)) não têm papel definido na avaliação de pacientes com TDAH, devendo ser reservados para ambientes de pesquisa ou investigação diferencial de quadros neurológicos (Thome, 2012).

Recentemente, o órgão americano Food and Drug Administration (FDA) aprovou o uso do eletroencefalograma (EEG) como auxiliar diagnóstico facultativo para TDAH (FDA, 2013). Essa decisão baseou-se em diversos estudos demonstrando que existe uma relação de ondas *theta/beta* aumentada em crianças com TDAH. Um estudo clínico demonstrou que a acurácia diagnóstica aumenta de 61% para 88% utilizando-se dessa ferramenta (Snyder et al., 2015). Da mesma forma, também foi aprovado um módulo de avaliação neuropsicológica com testes de performance contínua – o *QBtest*, que demonstrou discriminação moderada de pacientes com TDAH (Hult et al., 2015). Entretanto, autoridades como a Academia Americana de Neurologia recomendaram cautela, afirmando que esse tipo de avaliação deveria seguir restrita à pesquisa (Nuwer, 2016).

Além dos sintomas comportamentais, muitas alterações neurológicas menores inespecíficas, bem como alterações específicas no exame neurológico evolutivo (ENE), foram descritas em associação com a síndrome (Lefèvre, 1972). No ENE, a alteração mais significativa encontrada nessas crianças é o prejuízo na prova de persistência motora. Além disso, uma avaliação neurológica pode ser fundamental para a exclusão de patologias que possam mimetizar o TDAH. Raramente, um quadro fenomenológico semelhante ao TDAH pode ser confundido com traumatismos cranioencefálicos, exposição a chumbo ou síndrome alcoólica fetal. A investigação de quadro de hipertireoidismo deve ser considerada quando outros sintomas de funcionamento glandular aumentado, além da hiperatividade, estiverem presentes (Plizka e Issues, 2007). Por fim, vale sempre lembrar que no processo diagnóstico é fundamental uma avaliação cuidadosa das capacidades auditivas e visuais da criança, bem como da qualidade do sono.

Evolução

Antigamente, acreditava-se que todas as crianças com o transtorno superavam-no ao "amadurecer", com a chegada da puberdade. Sabe-se que sintomas de hiperatividade, de fato, diminuem durante a adolescência, mas que sintomas de desatenção tendem a permanecer, enquanto sintomas de impulsividade, muitas vezes, modificam sua apresentação clínica. Estudos de coorte de seguimento mais recentes demonstram que, na verdade, há uma persistência tanto dos sintomas como dos prejuízos associados ao quadro clínico. As proporções dependem da definição do quadro, variando de 15% para o diagnóstico pleno a 65% para uma remissão parcial com prejuízo associado (Faraone, 2006). Diversos fatores metodológicos afetam as estimativas de persistência entre os estudos, que variam de 5% a 76% (Caye et al., 2016).

Um conjunto crescente de evidências deixa cada vez mais claro que o TDAH é um transtorno que persiste, tendo um estudo de metanálise estimado uma prevalência de 2,5% do transtorno entre adultos (Simon et al., 2009). Os fatores de risco para a persistência do diagnóstico de TDAH na idade adulta ainda não são muito claros, mas sugere-se que história familiar, adversidades familiares, intensidade de sintomas e presença de comorbidades possam contribuir para a manutenção do quadro. Uma metanálise identificou que gravidade do TDAH, comorbidade com transtornos disruptivos e depressão estavam significativamente associadas à persistência até a idade adulta (Caye et al., 2016).

Em termos de funcionamento social, estudos sobre dificuldades de relacionamento dos adultos com TDAH mostram taxas significativamente mais elevadas de insatisfação com o casamento e de problemas conjugais, além de maiores taxas de divórcio e de dificuldades na criação de seus filhos (Barkley e Murphy, 2010). Problemas no trabalho também podem afetar negativamente adultos com TDAH, que mais frequentemente apresentam baixo desempenho, pedem demissão ou são demitidos, além de ocuparem posições de trabalho aquém de suas potencialidades (Barkley e Fischer, 2010; Stein, 2008). Um estudo populacional com bases de registros médicos dinamarqueses documentou uma maior mortalidade em crianças, adolescentes e especialmente adultos com TDAH em decorrência de causas externas (Dalsgaard et al., 2015). De fato, está bem documentada a associação de TDAH com eventos que propiciam esse tipo de mortalidade, como acidentes de trânsito, acidentes domésticos, criminalidade e abuso de substâncias (Chang et al., 2014; Dalsgaard et al., 2015; Lichtenstein et al., 2012; Dalsgaard et al., 2014).

Tratamento

O tratamento do TDAH envolve uma abordagem múltipla, englobando intervenções psicofarmacológicas e psicossociais. Cabe ressaltar novamente a importância de uma avaliação abrangente, incluindo comorbidades clínicas e psiquiátricas, que guiarão o tratamento da criança ou do adolescente como um todo, não focando apenas nos sintomas do TDAH. Antes de se iniciar o tratamento, recomenda-se a identificação (e quantificação, quando possível) dos desfechos a serem alcançados, de modo a guiar as principais estratégias terapêuticas a serem empregadas. O plano terapêutico deve levar em consideração que o TDAH é um transtorno de curso crônico em grande parte dos casos, devendo a escolha da estratégia ser norteada pelas mais consistentes da literatura, bem como pelas preferências do paciente e de sua família (NICE, 2016; CADDRA, 2011; AAP, 2011).

No âmbito das intervenções psicossociais, o primeiro passo deve ser a psicoeducação, realizada por meio de informações claras e precisas à família a respeito do transtorno (Antshel e Barkley, 2008). Um ensaio clínico randomizado comprovou o papel da psicoeducação no tratamento do TDAH (Ferrin et al., 2014). Atualmente, há consenso sobre o emprego de estratégias que:

- Busquem o desenvolvimento de uma boa relação terapêutica com paciente e familiares.
- Procurem identificar quais as crenças existentes sobre o TDAH e seu tratamento.
- Forneçam informações baseadas em evidências sobre o transtorno, procurando adaptar a linguagem para o grau de desenvolvimento da criança ou do adolescente.
- Busquem uma definição em conjunto sobre os objetivos e planos terapêuticos.

Muitas vezes, é necessário um programa de treinamento para os pais, a fim de que aprendam a manejar os sintomas dos filhos. É importante que eles conheçam as melhores estratégias para o auxílio de seus filhos na organização e no planejamento das atividades. Por exemplo, crianças com TDAH beneficiam-se de um ambiente silencioso, consistente e sem maiores estímulos externos para estudarem em casa. Apesar de algumas diferenças em termos de organização ou implementação, programas de treinamento parental estão entre as intervenções psicossociais mais eficazes para o tratamento do TDAH. Entre seus principais componentes estão:

- A identificação de situações e comportamentos-problema.
- O treinamento de métodos efetivos de comunicação de comandos e estabelecimento de regras.
- O uso estratégias de recompensa para reforçar positivamente o comportamento adequado.
- O desenvolvimento de consequências negativas apropriadas e especificamente vinculadas ao comportamento-problema (Fabiano, 2009).

Intervenções no âmbito escolar também são importantes. Aliás, convém novamente frisar que, no diagnóstico ou no manejo do TDAH, o trabalho conjunto com a escola é fundamental. As intervenções escolares devem ter como foco o desempenho escolar. Nesse sentido, idealmente, os professores deveriam receber orientações sobre uma sala de aula bem estruturada, com poucos alunos. Rotinas consistentes e ambientes escolares previsíveis ajudam crianças e adolescentes com TDAH a manterem o controle comportamental e emocional. As tarefas propostas não devem ser demasiadamente longas e necessitam ser explicadas passo a passo. É importante que o aluno com TDAH receba atendimento individualizado na medida do possível. Ele deve ser colocado na primeira fila da sala de aula, próximo à professora e longe da janela, ou seja, em um local onde ele tenha menor probabilidade de se distrair.

Muitas vezes, as crianças e, principalmente, os adolescentes com TDAH precisam de reforço de conteúdo em determinadas disciplinas. Isso acontece porque, no momento do diagnóstico, eles já apresentam lacunas no aprendizado, em função do TDAH ou de alguma comorbidade. Outras vezes, é necessário um acompanhamento psicopedagógico centrado na forma do aprendizado, como nos aspectos ligados à organização e ao planejamento do tempo e de atividades.

Resultados do estudo *Multimodal treatment study of ADHD* (MTA, um ensaio clínico randomizado multicêntrico, elegantemente desenhado, que acompanhou 579 crianças com TDAH alocadas em quatro grupos: tratamento medicamentoso com metilfenidato apenas; tratamento psicoterápico comportamental para crianças e orientações para pais apenas; abordagem combinada; e referência para tratamento conforme disponível na comunidade) demonstraram, na avaliação realizada aos 14 meses de tratamento, clara superioridade do tratamento medicamentoso na redução dos sintomas centrais do TDAH em comparação com os tratamentos comportamental e comunitário. A abordagem combinada não resultou em eficácia maior na redução de sintomas nucleares do TDAH, quando comparada ao tratamento apenas medicamentoso. Esse achado está de acordo com mais de duas dezenas de outros trabalhos que avaliaram o papel do tratamento combinado (estimulante mais intervenção psicossocial) e não encontraram evidências de efeito aditivo (The MTA Cooperative Group, 1999).

A análise de subgrupos específicos, porém, sugere que pacientes com TDAH e transtornos comórbidos podem apresentar uma melhor resposta ao tratamento combinado, sobretudo na presença de transtornos de ansiedade (March, 2000) e de outros transtornos disruptivos (Jensen et al., 2001). O tratamento comportamental ainda pode ser recomendado como abordagem inicial se os sintomas do TDAH são leves e com prejuízo mínimo, se o diagnóstico de TDAH não é claro, se o paciente ou sua família rejeitam o uso de medicação ou nos casos em que há considerável discordância diagnóstica entre as informações obtidas com pais e professores (NICE, 2016; CADDRA, 2011; AAP, 2011).

Os achados de seguimento de 3, 8 e 16 anos do MTA mostraram que, no longo prazo, os quatro grupos de tratamento tendem a convergir em termos de desfecho clínico. Entretanto, cabe ressaltar que, durante este acompanhamento mais prolongado, o estudo perdeu seu delineamento aleatório, sendo a escolha do tratamento livre para pais e crianças. Em razão dessa modificação metodológica, diversas interpretações são possíveis, entre elas a perda de eficácia de intervenções intensivas no longo prazo ou a autosseleção por parte dos pacientes (muitas crianças em tratamento comportamental passaram a utilizar medicações; uma parcela significativa das crianças em uso de medicação interrompeu o tratamento nos seguimentos) (Jensen et al., 2007; Molina et al., 2009; Swanson et al., 2017). Em termos de desfechos funcionais – como anos de instrução, renda, empregabilidade, comportamento sexual de risco – com 16 anos de seguimento, os pesquisadores encontraram um padrão gradual entre controles (melhores desfechos), casos que remitiram (desfechos intermediários) e casos que persistiram até a idade adulta com o transtorno (piores desfechos). Os grupos de tratamento originalmente designados não tiveram influência sobre esses achados (Hechtman et al., 2016). Entretanto, uma revisão sistemática da literatura avaliou estudos clínicos de longa duração (2 anos ou mais) concluindo que o tratamento tem efeito benéfico em diversos aspectos a longo prazo, embora não normalize os sintomas aos níveis dos controles (Shaw et al., 2012).

Diversas intervenções não farmacológicas vêm sendo propostas como tratamento para o TDAH. Modificações dietéticas como suplementação com ômega 3 e restrição de aditivos corantes alimentares parecem ter efeito pequeno a moderado, porém estatisticamente significativo.

É importante salientar que intervenções comportamentais, treinamento cognitivo e *neurofeedback* tiveram resultados promissores em vários estudos; entretanto, o efeito desaparece ou diminui substancialmente se considerarmos apenas estudos com avaliadores cegados para o tipo de tratamento realizado (Sonuga-Barke et al., 2013).

No que diz respeito ao tratamento psicofarmacológico, aqui serão comentados os principais medicamentos disponíveis, bem como questões controversas. Diversas revisões recentes apresentam diretrizes mais aprofundadas para o manejo farmacológico do TDAH em diversas situações (Victor et al., 2015). O uso de estimulantes, em particular do metilfenidato (MFD), para o tratamento do TDAH está bem estabelecido e é recomendado por diretrizes americanas e europeias mais recentes como 1ª escolha no tratamento do transtorno (NICE, 2016; CADDRA, 2011; AAP, 2011). Os tamanhos de efeito observados em ensaios clínicos chegam a valores entre 0,8 e 1,1, ocorrendo uma resposta clínica em 65% a 75% dos casos (em comparação com 5% a 30% para o uso de placebo) (Faraone e Glatt, 2010). A lisdexanfetamina foi aprovada mais recentemente para o tratamento do TDAH em crianças e adultos (Mattingly, 2010). Trata-se de um estimulante de longa ação, com efeitos observáveis ao longo do dia e com um potencial de abuso reduzido, se comparado a quantidades equivalentes de d-anfetamina. Isso ocorre porque o fármaco, uma pró-droga, é um composto inativo, que necessita ser convertido *in vivo* para se tornar uma substância farmacologicamente ativa. Após ser ingerida por via oral, a lisdexanfetamina depende do metabolismo de primeira passagem para ser convertida em l-lisina, um aminoácido; e, na forma ativa d-anfetamina, está responsável pelos efeitos terapêuticos da medicação (Domnitei, 2010). Metanálises sugerem que a lisdexanfetamina possa, inclusive, ser mais eficaz que o metilfenidato e com padrão de segurança similar. Atualmente, figura como uma opção de 1ª linha para o transtorno em diversos países, embora, na Comunidade Europeia, siga como medicação de 2ª escolha (Joseph et al., 2017).

Além da redução sintomática, que pode ser mensurada e acompanhada por meio de escalas específicas, é importante observar que outros desfechos indiretos são influenciados beneficamente pelo uso de medicação. Por exemplo, observou-se que o tratamento com estimulantes também promove uma melhora das relações sociais, reduz a agressividade e aumenta a adesão (Dalsgaard et al., 2014). Um estudo prospectivo populacional estimou que 22,1% dos acidentes de trânsito graves (que resultam na morte ou ao encaminhamento a atendimento de emergência) em pacientes com TDAH poderiam ser prevenidos com uso de medicação (Chang et al., 2017). Outro estudo, envolvendo registros médicos da Suécia, identificou que o uso de medicação em adultos com TDAH reduziu o envolvimento com criminalidade em 30% a 40% (Lichtenstein et al., 2013). Em crianças, o uso de medicação reduziu o risco de acidentes domésticos a um ponto comparável ao de controles (Dalsgaard et al., 2015). Estudos surpreendentes demonstraram que os psicoestimulantes têm efeito direto sobre o sistema nervoso central (SNC), promovendo maturação cortical mais acelerada (Shaw et al., 2009) e maior conectividade cerebral (Cary et al., 2016).

Uma metanálise Cochrane recente lançou uma polêmica acirrada entre especialistas ao sugerir que as evidências para o uso do metilfenidato seriam insuficientes (Storebø et al., 2016). Os autores revisaram a literatura e concluíram que, apesar de um tamanho de efeito bem documentado para sintomas e qualidade de vida, todos os estudos avaliados tinham baixa qualidade metodológica. Diversos pesquisadores criticaram a metodologia de avaliação de qualidade de evidência desta metanálise (Shaw, 2016; Banachewski et al., 2016; Hoekstra e Buitelaar, 2016). Por exemplo, os autores classificaram como de baixa qualidade metodológica qualquer estudo em que algum autor tivesse relação com a indústria farmacêutica, mesmo que o estudo em questão fosse inteiramente financiado por órgãos públicos. Além disso, os autores propuseram que não haveria cegamento verdadeiro nos ensaios clínicos randomizados já que os professores (que eram os avaliadores utilizados na metanálise) poderiam tomar conhecimento do tratamento recebido pela criança por meio dos efeitos colaterais – sugerindo, então, a condução de ensaios controlados por *nocebo*. Em geral, os editoriais e comentários a respeito da metanálise parecem expressar um consenso de que a preocupação dos autores é desmedida e em descompasso com as evidências disponíveis em todas as áreas da Medicina.

Além do acompanhamento da redução de sintomas, recomenda-se a monitoração de eventos adversos que, apesar de frequentes, geralmente são leves e transitórios (Cortese et al., 2013). Entre os pontos mais controversos em relação ao uso de estimulantes, estão os seguintes:

- Potencial de abuso: dado que os estimulantes são uma classe de fármacos com potencial de abuso, há uma preocupação especial com sua prescrição para pacientes com TDAH. Diferenças, sobretudo na via de administração, distinguem o uso terapêutico do não terapêutico, estando o primeiro associado a um aumento lento e gradual nos níveis de dopamina, e o segundo, possivelmente relacionado a um rápido aumento nos níveis de dopamina. Cabe ressaltar que, do ponto de vista epidemiológico, estudos naturalísticos prospectivos não evidenciam que o tratamento com estimulantes aumente o risco para abuso de substâncias (Mannuzza et al., 2008). De fato, estudos recentes de base populacional documentaram o oposto: pacientes com TDAH tinham menor evidência de abuso de substância nos períodos em que usavam medicação comparado ao período em que não a utilizavam (Chang et al., 2014; Quinn et al., 2017). Cuidado deve ser tomado, entretanto, com o uso inapropriado de medicações prescritas para o tratamento do TDAH, sobretudo com preparações de curta ação (formulações de longa ação dificilmente se prestam para uso inalatório ou injetável, e tomadas únicas diárias facilitam a supervisão por parte dos pais) (Poulin, 2007; Wilens et al., 2008).

- Interferência no crescimento: o tratamento com estimulantes parece estar associado a uma redução dose-

-dependente no apetite e nas expectativas de peso e altura; entretanto, alguns estudos sugerem que essas alterações de crescimento, mais do que uma consequência do tratamento, possam ser um epifenômeno do TDAH (Faraone et al., 2008). Contudo, um relatório recente do MTA demonstrou que o uso consistente de estimulantes ao longo da infância, adolescência até a idade adulta estava associado a uma redução de aproximadamente 2 cm na altura final (Swanson et al., 2017). De modo geral, a literatura sugere que esss reduções são, em média, pequenas, geralmente atenuadas com o passar do tempo, sendo, de todo modo, essencial que o clínico monitore esses parâmetros durante o tratamento com estimulantes (Plizka e Issues, 2007; NICE, 2016; CADDRA, 2011; AAP, 2011).

- **Efeitos cardiovasculares graves:** além de um aumento pequeno e clinicamente pouco significativo nos níveis de pressão arterial (< 5 mmHg) e na frequência cardíaca (< 5 bpm), houve o relato de ocorrência de morte súbita em pacientes na vigência de tratamento para TDAH. Em nenhum dos casos havia alguma evidência de ligação direta com o uso de estimulantes, sendo que a conclusão final do levantamento foi de que a ocorrência de eventos era mais baixa do que as taxas disponíveis para a população em geral (Vitiello, 2008). Desse modo, a recomendação atual é de uma avaliação clínica para alterações incluindo medida de pressão arterial, frequência cardíaca e ausculta cardíaca, história prévia e familiar de eventos cardiovasculares. Quaisquer alterações indicam uma avaliação complementar com exames específicos e consulta com cardiologista.

- **Tiques e epilepsia:** inicialmente considerada uma contraindicação formal para o tratamento com estimulantes, sabe-se hoje que o tratamento com estimulantes não necessariamente piora tiques ou quadros de síndrome de Tourette, cabendo apenas uma monitoração clínica atenta (NICE, 2016). Do mesmo modo, apesar da reduzida literatura disponível, os dados sugerem que fármacos como metilfenidato podem ser utilizados em pacientes com epilepsia sob controle (Palmini, 2004; Torres, 2008; Caddra, 2011).

- **Tempo de manutenção do tratamento:** pausas no tratamento com estimulantes podem ser consideradas naquelas crianças em que os sintomas causam prejuízos mais intensos apenas na escola ou naqueles adolescentes em que o controle do uso de álcool ou outras drogas é particularmente difícil nos finais de semana (Martins et al., 2004). A indicação de suspensão do tratamento ocorre quando o paciente apresenta um período longo assintomático ou quando há uma redução muito importante na sintomatologia. Suspende-se a medicação para se avaliar a necessidade de continuidade de sua utilização.

A Tabela 33.1 apresenta informações sobre as principais medicações utilizadas no tratamento do TDAH. Como regra geral, recomenda-se que, após escolher a dose inicial, de acordo com o peso, o clínico deve proceder a aumentos de dose a cada 1 a 3 semanas até que uma das três situações ocorra: os sintomas do TDAH remitam; sintomas adversos apareçam; ou a dose máxima do estimulante seja atingida (Biederman e Spencer, 2008). Formulações de liberação prolongada têm a vantagem de única tomada diária, facilitando a adesão ao tratamento, embora tenham um custo significativamente mais elevado (Cortese et al., 2017). Há estudos com menores de 6 anos de idade (Greenhill et al., 2006), mas essa indicação permanece controversa, sendo, muitas vezes, o tratamento não farmacológico a 1ª escolha nesses casos (Tandom e Pergjika, 2017).

A atomoxetina é um potente inibidor seletivo da recaptação de noradrenalina que apresenta algum agonismo indireto sobre a dopamina. Tem se mostrado eficaz no tratamento do TDAH, reduzindo sintomas de hiperatividade, impulsividade e de desatenção, porém apresenta um tamanho de efeito menor do que os estimulantes (estimado em aproximadamente 0,7) (Faraone et al., 2006; Faraone, 2009). O tratamento pode ser clinicamente observado na 1ª semana, porém, em alguns pacientes, seu efeito terapêutico completo pode não aparecer até 1 mês após o início do uso (Michelson et al., 2002). A atomoxetina tem demonstrado reduzir sintomas de ansiedade comórbidos com TDAH; também pode ser uma escolha na presença de tiques, já que pode até mesmo reduzi-los. Dado seu baixo potencial de abuso, também tem sido recomendada nos casos em que há uso problemático de substâncias. Eventos adversos associados ao uso de atomoxetina incluem sintomas gastrointestinais transitórios e aumento na frequência cardíaca e na pressão arterial. Entre os eventos graves, muito raramente foi relatada ocorrência de hepatotoxicidade, com aumento de enzimas hepáticas, bilirrubinas e icterícia; também há descrição de comportamento suicida (tentativas e ideação) associado ao uso de atomoxetina. Está aprovada pela FDA para uso nos Estados Unidos desde 2003, porém segue proscrita no Brasil pela Agência Nacional de Vigilância Sanitária (Anvisa).

Os antidepressivos, principalmente os tricíclicos imipramina e nortriptilina, são eficazes no tratamento do TDAH, embora não sejam medicações de 1ª linha (Pliszka et al., 2006). Clinicamente são indicados nos casos em que não há resposta ao tratamento de 1ª linha ou na presença de tiques ou enurese (na presença de um episódio depressivo em comorbidade com

TABELA 33.1 – Fármacos aprovados pela FDA para o tratamento do TDAH disponíveis no Brasil.

Nome genérico (comercial)	Formulações disponíveis	Dose inicial usual	Dose máxima (conforme FDA)	Dose máxima (off-label)
Metilfenidato de liberação imediata (ritalina)	10 mg	5 mg, 2 vezes ao dia	60 mg	> 50 kg: 100 mg
Metilfenidato de ação prolongada (ritalina LA)	10, 20, 30, 40 mg	20 mg, 1 vez ao dia	60 mg	> 50 kg: 100 mg
Metilfenidato de ação prolongada (concerta)	18, 36, 54 mg	18 mg, 1 vez ao dia	72 mg	108 mg
Lisdexanfetamina (venvanse)	30, 50, 70 mg	30 mg, 1 vez ao dia	70 mg	Desconhecida

Fonte: Desenvolvida pela autoria do capítulo.

TDAH, de modo geral, a indicação é uma associação entre inibidores seletivos da recaptação da serotonina e estimulantes) (Hughes et al., 2007). A bupropiona também demonstrou eficácia superior à do placebo, mas inferior à dos estimulantes (Casat et al., 1989).

Os agonistas dos receptores alfa-2 clonidina e guanfacina apresentam diversos efeitos sobre a função noradrenérgica (Scahill, 2009). A guanfacina é um agonista mais seletivo que a clonidina, atuando predominantemente no córtex pré-frontal. Sua eficácia foi demonstrada em todos os sintomas do TDAH em crianças e adolescentes e um preparado de longa ação foi recentemente aprovado nos Estados Unidos. Diversos ensaios clínicos randomizados foram consistentes demonstrando uma eficácia considerável da guanfacina de liberação prolongada (Newcorn et al., 2013; Stein et al., 2015). A guanfacina estabeleceu-se atualmente como uma alternativa segura e com boa eficácia (Joseph et al., 2017). É uma opção sugerida para casos de baixa resposta ou intolerabilidade aos psicoestimulantes, ou com comorbidades com tiques e transtornos disruptivos (Huss et al., 2016). Estudos também sugerem a utilidade clínica em uso combinado com estimulantes para pacientes com sintomas rebote ao fim da tarde pelo uso de estimulantes (Wilens et al., 2017).

Além desses agentes, a modafinila, um agente utilizado em narcolepsia que é estrutural e farmacologicamente distinto dos estimulantes, também tem sido proposto no tratamento do TDAH (Kahbazi et al., 2009). Cinco ensaios clínicos randomizados de curta duração demonstraram eficácia desse fármaco para o TDAH (Wang et al., 2017), que está aprovado somente para uso na narcolepsia no Brasil. Uma das preocupações é com o grave, apesar de raro, risco da síndrome de Stevens-Johnson.

Referências bibliográficas

1. Agnew-Blais JC; Polanczyk GV; Danese A et al. Evaluation of the persistence; remission; and emergence of attention-deficit/hyperactivity disorder in young adulthood. JAMA Psychiatry, 2016, 73:713-20.
2. Ahuja A; Martin J; Langley K et al. Intellectual disability in children with attention deficit hyperactivity disorder. J Pediatr, 2013, 163:890-5.
3. American Academy of Pediatrics; Subcomittee on Attention-Deficit/Hyperactivity Disorder. ADHD: Clinical Practice Guideline for the Diagnosis; Evaluation; and Treatment of Attention-Deficit/Hyperactivity Disorder in Children and Adolescents. Pediatrics, 2011, 108:1033.
4. American Psychiatric Association. Diagnostic and statistical manual of mental disorders. 5. ed. Arlington; VA: American Psychiatric Publishing, 2013.
5. Antshel K; Barkley R. Psychosocial interventions in attention deficit hyperactivity disorder. Child Adolesc Psychiatr Clin N Am, 2008, 17:421-37.
6. Banaschewski T; Gerlach M; Becker K et al. Trust: but verify. The errors and misinterpretations in the Cochrane analysis by OJ. Storebo and colleagues on the efficacy and safety of methylphenidate for the treatment of children and adolescents with ADHD. Z Kinder Jugendpsychiatr Psychother, 2016, 44:307-14.
7. Barkley R; Murphy K. Deficient emotional self-regulation in adults with attention-deficit/hyperactivity disorder (ADHD): the relative contributions of emotional impulsiveness and ADHD symptoms to adaptive impairments in major life activities. Journal of ADHD & Related Disorders, 2010:5-28.
8. Barkley R. Behavioral inhibition; sustained attention; and executive functions: constructing a unifying theory of ADHD. Psychol Bull, 1997, 121:65-94.
9. Barkley RA; Cox D. A review of driving risks and impairments associated with attention-deficit/hyperactivity disorder and the effects of stimulant medication on driving performance. Journal of Safety Research, 2007, 38:113-28.
10. Barkley RA; Fischer M. The unique contribution of emotional impulsiveness to impairment in major life activities in hyperactive children as adults. Journal of the American Academy of Child and Adolescent Psychiatry, 2010, 49:503-13.
11. Biederman J; Faraone SV. Attention-deficit hyperactivity disorder. Lancet, 2005, 366:237-48.
12. Biederman J; Spencer T. Psychopharmacological interventions. Child Adolesc Psychiatr Clin N Am, 2008, 17:439-58.
13. Birnbaum H; Kessler R; Lowe S et al. Costs of attention deficit hyperactivity disorder (ADHD) in the US:excess costs of persons with ADHD and their family members in, 2000. Curr Med Res Opin, 2005, 21:195-206.
14. Bush G. Neuroimaging of attention deficit hyperactivity disorder:can new imaging findings be integrated in clinical practice? Child Adolesc Psychiatr Clin N Am, 2008, 17:385-404.
15. Canadian Attention Deficit Hyperactivity Disorder Resource Alliance (Caddra): Canadian ADHD Practice Guidelines; Third Edition; Toronto ON; Caddra, 2011.
16. Cary RP; Ray S; Grayson DS et al. Network structure among brain systems in adult ADHD is uniquely modified by stimulant administration. Cereb Cortex, 2016; in press.
17. Casat C; Pleasants D; Schroeder D et al. Bupropion in children with attention deficit disorder. Psychopharmacol Bull, 1989, 25:198-201.
18. Castellanos F; Lee P; Sharp W et al. Developmental trajectories of brain volume abnormalities in children and adolescents with attention-deficit/hyperactivity disorder. JAMA, 2002, 288:1740-8.
19. Castellanos F; Tannock R. Neuroscience of attention-deficit/hyperactivity disorder:the search for endophenotypes. Nat Rev Neurosci, 2002, 3:617-28.
20. Caye A; Rocha TB; Anselmi L et al. Attention-deficit/hyperactivity disorder trajectories from childhood to young adulthood: evidence from a birth cohort supporting a late-onset syndrome. JAMA Psychiatry, 2016, 73:705-12.
21. Caye A; Swanson J; Thapar A et al. Life span studies of ADHD-conceptual challenges and predictors of persistence and outcome. Curr Psychiatry Rep, 2016, 18:111.
22. Chang Z; Lichtenstein P; D'Onofrio BM et al. Serious transport accidents in adults with attention-deficit/hyperactivity disorder and the effect of medication:a population-based study. JAMA Psychiatry, 2014, 71:319-25.
23. Chang Z; Quinn PD; Hur K et al. Association between medication use for attention-deficit/hyperactivity disorder and risk of motor vehicle crashes. JAMA Psychiatry, 2017, 74:597-603.
24. Coghill D. Neurofeedback training improves ADHD symptoms more than attention skills training. Evid Based Ment Health, 2010, 13:21.
25. Connor D; Fletcher K; Swanson J. A meta-analysis of clonidine for symptoms of attention-deficit hyperactivity disorder. J Am Acad Child Adolesc Psychiatry, 1999, 38:1551-9.
26. Cortese S; Kelly C; Chabernaud C et al. Toward systems neuroscience of ADHD:a meta-analysis of 55 fMRI studies. Am J Psychiatry, 2012, 169:1038-55.
27. Cortese S; Holtmann M; Banaschewski T et al. Practitioner review: current best practice in the management of adverse events during treatment with ADHD medications in children and adolescents. J Child Psychol Psychiatry, 2013, 54:227-46.
28. Cortese S; D'Acunto G; Konofal E et al. New formulations of methylphenidate for the treatment of attention-deficit/hyperactivity disorder:pharmacokinetics; efficacy; and tolerability. CNS Drugs, 2017, 31:149-60.
29. Dalsgaard S; Mortensen PB; Frydenberg M et al. ADHD; stimulant treatment in childhood and subsequent substance abuse in adulthood - a naturalistic long-term follow-up study. Addict Behav, 2014, 39:325-8.

30. Dalsgaard S; Østergaard SD; Leckman JF et al. Mortality in children; adolescents; and adults with attention deficit hyperactivity disorder:a nationwide cohort study. Lancet, 2015, 385:2190-6.
31. Demontis D; Walters RK; Martin J et al. Discovery of the first genome-wide significant risk loci for ADHD. Previous version available online at http://www.biorxiv.org/content/early/2017/06/03/145581. Acessado em 8 de Julho, 2017.
32. Domnitei D; Madaan V. New and extended-action treatments in the management of ADHD: a critical appraisal of lisdexamfetamine in adults and children. Neuropsychiatric Disease and Treatment, 2010, 6:273-9.
33. Durston S. Imaging genetics in ADHD. Neuroimage, 2010, 53:832-8.
34. El Malhany N1; Gulisano M; Rizzo R et al. Tourette syndrome and comorbid ADHD: causes and consequences. Eur J Pediatr, 2015, 174:279-88.
35. Fabiano G; Pelham WJ; Coles E et al. A meta-analysis of behavioral treatments for attention-deficit/hyperactivity disorder. Clin Psychol Rev, 2009, 29:129-40.
36. Faraone SV; Asherson P; Banaschewski T et al. Attention-deficit/hyperactivity disorder. Nat Rev Dis Primers, 2015, 1:15020.
37. Faraone S; Biederman J; Mick E. The age-dependent decline of attention deficit hyperactivity disorder:a meta-analysis of follow-up studies. Psychol Med, 2006, 36:159-65.
38. Faraone S; Biederman J; Morley C et al. Effect of stimulants on height and weight:a review of the literature. J Am Acad Child Adolesc Psychiatry, 2008, 47:994-1009.
39. Faraone S; Biederman J; Spencer T et al. Comparing the efficacy of medications for ADHD using meta-analysis. MedGenMed, 2006, 8:4.
40. Faraone S; Glatt S. A comparison of the efficacy of medications for adult attention-deficit/hyperactivity disorder using meta-analysis of effect sizes. J Clin Psychiatry, 2010, 71:754-63.
41. Faraone S. Using meta-analysis to compare the efficacy of medications for attention-deficit/hyperactivity disorder in youths. P T, 2009, 34:678-94.
42. Faraone SV; Biederman J. Can attention-deficit/hyperactivity disorder onset occur in adulthood? JAMA Psychiatry, 2016, 73:655-6.
43. FDA. 2013. Device classification under section 513(a) (1) (de novo). Neuropsychiatric interpretative electro encephalo graphassessment aid. NEBA system. DEN110019. Disponível em:<http://www.accessdata.fda.gov/scripts/cdrh/cfdocs/cfpmn/denovo.cfm?ID=DEN110019>.
44. Ferrin M; Moreno-Granados JM; Salcedo-Marin MD et al. Evaluation of a psychoeducation programme for parents of children and adolescents with ADHD: immediate and long-term effects using a blind randomized controlled trial. Eur Child Adolesc Psychiatry, 2014, 23:637-47.
45. Franz A; Bolat GU; Bolat H et al. Attention-deficit/hyperactivity disorder and very preterm/very low birth weight:a meta-analysis. Pediatrics, 2017; Accepted manuscript.
46. Galanter C; Leibenluft E. Frontiers between attention deficit hyperactivity disorder and bipolar disorder. Child Adolesc Psychiatr Clin N Am, 2008, 17:325-46, viii-ix.
47. Gaub M; Carlson C. Gender differences in ADHD: a meta-analysis and critical review. J Am Acad Child Adolesc Psychiatry, 1997, 36:1036-45.
48. Geschwind DH; Flint J. Genetics and genomics of psychiatric disease. Science, 2015, 349:1489-94
49. Gevensleben H; Holl B; Albrecht B et al. Neurofeedback training in children with ADHD:6-month follow-up of a randomised controlled trial. Eur Child Adolesc Psychiatry, 2010.
50. Gizer I; Ficks C; Waldman I. Candidate gene studies of ADHD: a meta-analytic review. Hum Genet, 2009, 126:51-90.
51. Graham J; Coghill D. Adverse effects of pharmacotherapies for attention-deficit hyperactivity disorder: epidemiology; prevention and management. CNS Drugs, 2008, 22:213-37.
52. Greenhill L; Kollins S; Abikoff H et al. Efficacy and safety of immediate-release methylphenidate treatment for preschoolers with ADHD. J Am Acad Child Adolesc Psychiatry, 2006, 45:1284-93.
53. Grevet EH; Victor M; Rohde LA. Transtorno de déficit de atenção/hiperatividade. In: Cordioli AV (ed.). Psicofármacos. 5. ed. Porto Alegre: Artmed, 2015.
54. Group TMC. A 14-month randomized clinical trial of treatment strategies for attention-deficit/hyperactivity disorder. Multimodal treatment study of children with ADHD. Arch Gen Psychiatry, 1999, 56:1073-86.
55. Group TsSS. Treatment of ADHD in children with tics:a randomized controlled trial. Neurology, 2002, 58:527-36.
56. Gustavson K; Ystrom E; Stoltenberg C et al. Smoking in pregnancy and child ADHD. Pediatrics, 2017, 139:pii:e20162509.
57. Harstad E; Levy S. Committee on substance abuse. Attention-deficit/hyperactivity disorder and substance abuse. Pediatrics, 2014, 134:e294-301.
58. Hechtman L; Swanson JM; Sibley MH et al. Functional adult outcomes 16 years after childhood diagnosis of attention-deficit/hyperactivity disorder:MTA results. J Am Acad Child Adolesc Psychiatry, 2016, 55:945-52.
59. Hoekstra PJ; Buitelaar JK. Is the evidence base of methylphenidate for children and adolescents with attention-deficit/hyperactivity disorder flawed? Eur Child Adolesc Psychiatry, 2016, 25:339-40.
60. Hoogman M; Bralten J; Hibar DP et al. Subcortical brain volume differences in participants with attention deficit hyperactivity disorder in children and adults:a cross-sectional mega-analysis. Lancet Psychiatry, 2017, 4:310-319.
61. Hughes C; Emslie G; Crismon M et al. Texas children's medication algorithm project:update from Texas consensus conference panel on medication treatment of childhood major depressive disorder. J Am Acad Child Adolesc Psychiatry, 2007, 46:667-86.
62. Hult N; Kadesjö J; Kadesjö B et al. ADHD and the QbTest:diagnostic validity of QbTest. J Atten Disord, 2015, in press.
63. Huss M; Chen W; Ludolph AG. Guanfacine extended release:a new pharmacological treatment option in Europe. Clin Drug Investig, 2016, 36:1-25.
64. Hynd G; Semrud-Clikeman M; Lorys A et al. Brain morphology in developmental dyslexia and attention deficit disorder/hyperactivity. Arch Neurol, 1990, 47:919-26.
65. Jensen CM; Steinhausen HC. Comorbid mental disorders in children and adolescents with attention-deficit/hyperactivity disorder in a large nationwide study. Atten Defic Hyperact Disord, 2015, 7:27-38.
66. Jensen P; Arnold L; Swanson J et al. 3-year follow-up of the NIMH MTA study. J Am Acad Child Adolesc Psychiatry, 2007, 46:989-1002.
67. Jensen P; Hinshaw S; Kraemer H et al. ADHD comorbidity findings from the MTA study:comparing comorbid subgroups. J Am Acad Child Adolesc Psychiatry, 2001, 40:147-58.
68. Joseph A; Ayyagari R; Xie M et al. Comparative efficacy and safety of attention-deficit/hyperactivity disorder pharmacotherapies; including guanfacine extended release:a mixed treatment comparison. Eur Child Adolesc Psychiatry, 2017, in press.
69. Kahbazi M; Ghoreishi A; Rahiminejad F et al. A randomized: double-blind and placebo-controlled trial of modafinil in children and adolescents with attention deficit and hyperactivity disorder. Psychiatry Res, 2009, 168:234-7.
70. Kieling C; Kieling RR; Rohde LA et al. The age at onset of attention deficit hyperactivity disorder. American Journal of Psychiatry, 2010, 167:14-6.
71. Kieling RR; Szobot CM; Matte B et al. Mental disorders and delivery motorcycle drivers (motoboys):a dangerous association. European Psychiatry, 2010, in press.
72. Larsson H; Sariaslan A; Långström N et al. Family income in early childhood and subsequent attention deficit/hyperactivity disorder:a quasi-experimental study. J Child Psychol Psychiatry, 2014, 55:428-35.
73. Lefèvre AB. Exame neurológico evolutivo. São Paulo: Sarvier, 1972.
74. Lichtenstein P; Halldner L; Zetterqvist J et al. Medication for attention deficit-hyperactivity disorder and criminality. N Engl J Med, 2012, 22:2006-14.
75. Mannuzza S; Klein R; Bessler A et al. Adult outcome of hyperactive boys. Educational achievement; occupational rank; and psychiatric status. Arch Gen Psychiatry, 1993, 50:565-76.

76. Mannuzza S; Klein R; Truong N et al. Age of methylphenidate treatment initiation in children with ADHD and later substance abuse: prospective follow-up into adulthood. Am J Psychiatry, 2008, 165:604-9.
77. Marangoni C; De Chiara L; Faedda GL. Bipolar disorder and ADHD: comorbidity and diagnostic distinctions. Curr Psychiatry Rep, 2015, 17:604.
78. March J; Swanson J; Arnold L et al. Anxiety as a predictor and outcome variable in the multimodal treatment study of children with ADHD (MTA). J Abnorm Child Psychol, 2000, 28:527-41.
79. Martel MM; Schimmack U; Nikolas M et al. Integration of symptom ratings from multiple informants in ADHD diagnosis:a psychometric model with clinical utility. Psychol Assess, 2015, 27:1060-71.
80. Martins S; Tramontina S; Polanczyk G et al. Weekend holidays during methylphenidate use in ADHD children:a randomized clinical trial. J Child Adolesc Psychopharmacol, 2004, 14:195-206.
81. Matte B; Anselmi L; Salum GA et al. ADHD in DSM-5:a field trial in a large; representative sample of 18- to, 19-year-old adults. Psychol Med, 2015, 45:361-73.
82. Mattingly G. Lisdexamfetamine dimesylate:a prodrug stimulant for the treatment of ADHD in children and adults. Cns Spectrums, 2010, 15:315-25.
83. Mattos P; Serra-Pinheiro MA; Rohde LA et al. Apresentação de uma versão em português para uso no Brasil do instrumento MTA-SNAP-IV de avaliação de sintomas de transtorno do déficit de atenção/hiperatividade e sintomas de transtorno desafiador e de oposição. Revista de Psiquiatria do Rio Grande do Sul, 2006, 28:290-7.
84. Michelson D; Allen A; Busner J et al. Once-daily atomoxetine treatment for children and adolescents with attention deficit hyperactivity disorder:a randomized; placebo-controlled study. Am J Psychiatry, 2002, 159:1896-901.
85. Mick E; Faraone S. Genetics of attention deficit hyperactivity disorder. Child Adolesc Psychiatr Clin N Am, 2008, 17:261-84, vii-viii.
86. Moffitt TE; Houts R; Asherson P et al. Is adult ADHD a childhood onset neurodevelopmental disorder? Evidence from a four-decade longitudinal cohort study. Am J Psychiatry, 2015, 172: 967-77.
87. Molina BS; Hinshaw SP; Swanson JM et al. The MTA at 8 years: prospective follow-up of children treated for combined-type ADHD in a multisite study. J Am Acad Child Adolesc Psychiatry, 2009, 484-500.
88. MTA Cooperative Group. A 14-month randomized clinical trial of treatment strategies for attention-deficit/hyperactivity disorder. The MTA Cooperative Group. Multimodal Treatment Study of Children with ADHD. Arch Gen Psychiatry, 1999, 56: 1073-86.
89. National Institute for Health and Care Excellence (NICE). Attention deficit hyperactivity disorder: diagnosis and management. 2011; Updated on, 2016. Available at nice.org.uk/guidance/cg72.
90. Nigg J; Nikolas M; Burt SA. Measured gene-by-environment interaction in relation to attention-deficit/hyperactivity disorder. Journal of the American Academy of Child & Adolescent Psychiatry, 2010.
91. Nuwer MR; Buchhalter J; Shepard KM. Quantitative EEG in attention-deficit/hyperactivity disorder: a companion payment policy review for clinicians and payers. Neurol Clin Pract, 2016, 6: 543-48.
92. Østergaard SD; Dalsgaard S; Faraone SV et al. Teenage parenthood and birth rates for individuals with and without attention-deficit/hyperactivity disorder: a nationwide cohort study. J Am Acad Child Adolesc Psychiatry, 2017, 56: 578-84.
93. Palmini A. Transtorno de hiperatividade/déficit de atenção; descargas epileptiformes ao EEG; crises epilépticas e epilepsia: abordagem prática de intrigantes associações. Journal of Epilepsy and Clinical Neurophysiology, 2004, 10: 53-8.
94. Pavuluri M; Yang S; Kamineni K et al. Diffusion tensor imaging study of white matter fiber tracts in pediatric bipolar disorder and attention deficit/hyperactivity disorder. Biol Psychiatry, 2009, 65: 586-93.
95. Pliszka S; Crismon M; Hughes C et al. The Texas children's medication algorithm project: revision of the algorithm for pharmacotherapy of attention-deficit/hyperactivity disorder. J Am Acad Child Adolesc Psychiatry, 2006, 45: 642-57.
96. Pliszka S; Issues AWGoQ. Practice parameter for the assessment and treatment of children and adolescents with attention-deficit/hyperactivity disorder. J Am Acad Child Adolesc Psychiatry, 2007, 46: 894-921.
97. Polanczyk GV; Willcutt EG; Salum GA; Kieling C; Rohde LA. ADHD prevalence estimates across three decades: an updated systematic review and meta-regression analysis. Int J Epidemiol, 2014, 43: 434-42.
98. Polanczyk G; Caspi A; Houts R; Kollins S; Rohde L; Moffitt T. Implications of extending the ADHD age-of-onset criterion to age 12: results from a prospectively studied birth cohort. J Am Acad Child Adolesc Psychiatry, 2010, 49: 210-6.
99. Polanczyk G; de Lima M; Horta B; Biederman J; Rohde L. The worldwide prevalence of ADHD: a systematic review and metaregression analysis. Am J Psychiatry, 2007, 164: 942-8.
100. Poulin C. From attention-deficit/hyperactivity disorder to medical stimulant use to the diversion of prescribed stimulants to non-medical stimulant use: connecting the dots. Addiction, 2007, 102: 740-51.
101. Reiersen A; Constantino J; Todd R. Co-occurrence of motor problems and autistic symptoms in attention-deficit/hyperactivity disorder. J Am Acad Child Adolesc Psychiatry, 2008, 47: 662-72.
102. Riglin L; Collishaw S; Thapar A et al. Association of genetic risk variants with attention-deficit/hyperactivity disorder trajectories in the general population. JAMA Psychiatry, 2016, 73: 1285-1292.
103. Rohde L; Biederman J; Busnello E et al. ADHD in a school sample of Brazilian adolescents: a study of prevalence; comorbid conditions; and impairments. J Am Acad Child Adolesc Psychiatry, 1999, 38: 716-22.
104. Rohde L; Szobot C; Polanczyk G; Schmitz M; Martins S; Tramontina S. Attention-deficit/hyperactivity disorder in a diverse culture: do research and clinical findings support the notion of a cultural construct for the disorder? Biol Psychiatry, 2005, 57: 1436-41.
105. Rohde L. ADHD in Brazil: the DSM-IV criteria in a culturally different population. J Am Acad Child Adolesc Psychiatry, 2002, 41: 1131-3.
106. Rohde L. Is there a need to reformulate attention deficit hyperactivity disorder criteria in future nosologic classifications? Child Adolesc Psychiatr Clin N Am, 2008, 17: 405-20.
107. Ross B; Seguin J; Sieswerda L. Omega-3 fatty acids as treatments for mental illness: which disorder and which fatty acid? Lipids Health Dis, 2007, 6: 21.
108. Sayal K; Goodman R. Do parental reports of child hyperkinetic disorder symptoms at school predict teacher ratings? European Child & Adolescent Psychiatry, 2009, 18: 336-44.
109. Scahill L. Alpha-2 adrenergic agonists in children with inattention; hyperactivity and impulsiveness. CNS Drugs, 2009, 23(Suppl. 1): 43-9.
110. Shaw P; Eckstrand K; Sharp W et al. Attention-deficit/hyperactivity disorder is characterized by a delay in cortical maturation. Proc Natl Acad Sci USA, 2007, 104:19649-54.
111. Shaw P; Sharp WS; Morrison M et al. Psychostimulant treatment and the developing cortex in attention deficit hyperactivity disorder. Am J Psychiatry, 2009, 166: 58-63.
112. Shaw P; Gornick M; Lerch J et al. Polymorphisms of the dopamine D4 receptor; clinical outcome; and cortical structure in attention-deficit/hyperactivity disorder. Arch Gen Psychiatry, 2007, 64: 921-31.
113. Shaw P; Lerch J; Greenstein D et al. Longitudinal mapping of cortical thickness and clinical outcome in children and adolescents with attention-deficit/hyperactivity disorder. Arch Gen Psychiatry, 2006, 63: 540-9.
114. Shaw M; Hodgkins P; Caci H et al. A systematic review and analysis of long-term outcomes in attention deficit hyperactivity disorder: effects of treatment and non-treatment. BMC Med, 2012, 4: 10-99.
115. Silk T; Vance A; Rinehart N; Bradshaw J; Cunnington R. Structural development of the basal ganglia in attention deficit hyperactivity disorder: a diffusion tensor imaging study. Psychiatry Res, 2009, 172: 220-5.
116. Simon V; Czobor P; Balint S; Meszaros A; Bitter I. Prevalence and correlates of adult attention-deficit hyperactivity disorder: metaanalysis. British Journal of Psychiatry, 2009, 194:, 204-11.
117. Simonoff E; Pickles A; Wood N; Gringras P; Chadwick O. ADHD symptoms in children with mild intellectual disability. J Am Acad Child Adolesc Psychiatry, 2007, 46: 591-600.

118. Snyder SM; Rugino TA; Hornig M; Stein MA. Integration of an EEG biomarker with a clinician's ADHD evaluation. Brain Behav, 2015, 5: e00330.
119. Sonuga-Barke EJ; Brandeis D; Cortese S et al. Nonpharmacological interventions for ADHD: systematic review and meta-analyses of randomized controlled trials of dietary and psychological treatments. Am J Psychiatry, 2013, 170: 275-89.
120. Souza I; Pinheiro M; Denardin D; Mattos P; Rohde L. Attention-deficit/hyperactivity disorder and comorbidity in Brazil: comparisons between two referred samples. Eur Child Adolesc Psychiatry, 2004, 13: 243-8.
121. Sprich S; Biederman J; Crawford M; Mundy E; Faraone S. Adoptive and biological families of children and adolescents with ADHD. J Am Acad Child Adolesc Psychiatry, 2000, 39: 1432-7.
122. Stein MA. Impairment associated with adult ADHD. CNS Spectrums, 2008, 13: 9-11.
123. Stein MA; Sikirica V; Weiss MD; Robertson B; Lyne A; Newcorn JH. Does guanfacine extended release impact functional impairment in children with attention-deficit/hyperactivity disorder? Results from a randomized controlled trial. CNS Drugs, 2015, 29: 953-62.
124. Steinhausen H; Nøvik T; Baldursson G et al. Co-existing psychiatric problems in ADHD in the ADORE cohort. Eur Child Adolesc Psychiatry, 2006, 15(Suppl. 1): I25-9.
125. Storebø OJ; Simonsen E; Gluud C. Methylphenidate for attention-deficit/hyperactivity disorder in children and adolescents. JAMA, 2016, 2009-10.
126. Swanson J; Hinshaw S; Arnold L et al. Secondary evaluations of MTA 36-month outcomes: propensity score and growth mixture model analyses. J Am Acad Child Adolesc Psychiatry, 2007, 46: 1003-14.
127. Swanson JM; Arnold LE; Molina BSG et al. Young adult outcomes in the follow-up of the multimodal treatment study of attention-deficit/hyperactivity disorder: symptom persistence; source discrepancy; and height suppression. J Child Psychol Psychiatry, 2017, 58: 663-678.
128. Tandon M; Pergjika A. Attention deficit hyperactivity disorder in preschool-age children. Child Adolesc Psychiatr Clin N Am, 2017, 26: 523-38.
129. Taylor E; Döpfner M; Sergeant J et al. European clinical guidelines for hyperkinetic disorder – first upgrade. Eur Child Adolesc Psychiatry, 2004, 13 (Suppl. 1): I7-30.
130. Thapar A; Langley K; Asherson P; Gill M. Gene-environment interplay in attention-deficit hyperactivity disorder and the importance of a developmental perspective. Br J Psychiatry, 2007, 190: 1-3.
131. Thapar A; Cooper M. Attention deficit hyperactivity disorder. Lancet, 2016, 387: 1240-50.
132. Thome J1; Ehlis AC; Fallgatter AJ et al. Biomarkers for attention-deficit/hyperactivity disorder (ADHD). A consensus report of the WFSBP task force on biological markers and the World Federation of ADHD. World J Biol Psychiatry, 2012, 13: 379-400.
133. Torres A; Whitney J; Gonzalez-Heydrich J. Attention-deficit/hyperactivity disorder in pediatric patients with epilepsy: review of pharmacological treatment. Epilepsy Behav, 2008, 12: 217-33.
134. Van Ewijk H; Heslenfeld DJ; Zwiers MP; Buitelaar JK; Oosterlaan J. Diffusion tensor imaging in attention deficit/hyperactivity disorder: a systematic review and meta-analysis. Neurosci Biobehav Rev, 2012, 36: 1093-106.
135. Vitiello B. Understanding the risk of using medications for attention deficit hyperactivity disorder with respect to physical growth and cardiovascular function. Child Adolesc Psychiatr Clin N Am, 2008, 17: 459-74; xi.
136. Wang SM; Han C; Lee SJ et al. Modafinil for the treatment of attention-deficit/hyperactivity disorder: A meta-analysis. J Psychiatr Res, 2017, 84: 292-300.
137. Wilens T; Adler L; Adams J et al. Misuse and diversion of stimulants prescribed for ADHD: a systematic review of the literature. J Am Acad Child Adolesc Psychiatry, 2008, 47: 21-31.
138. Wilens TE; McBurnett K; Turnbow J; Rugino T; White C; Youcha S. Morning and evening effects of guanfacine extended release adjunctive to psychostimulants in pediatric ADHD. J Atten Disord, 2017, 21: 110-119.
139. World Health Organization. Multiaxial classification of child and adolescent psychiatric disorders: the ICD-10 classification of mental and behavioural disorders in children and adolescents. Cambridge; New York: Cambridge University Press, 1996.

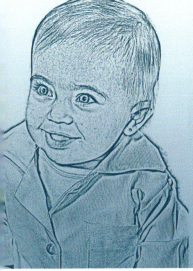

Capítulo 34

Transtornos de Conduta

Bruno Mendonça Coêlho
Geilson Lima Santana Júnior
Tatiana Malheiros Assumpção

Introdução

Uma das características marcantes na evolução da espécie humana é sua capacidade de viver em sociedade, dado que nossa espécie depende fortemente da cooperação entre indivíduos para sobreviver e prosperar. Embora seja difícil pensar em uma espécie na qual a regulação de comportamentos sociais não seja importante (e comportamentos ditos "social" são encontrados mesmo em espécies sem um sistema nervoso,[1] o grau de complexidade envolvido nas interações humanas certamente se destaca mesmo quando comparado com mamíferos mais evoluídos como chimpanzés.[2]

Embora nossa capacidade única de engajamento social tenha propiciado grande êxito evolutivo ao longo dos milênios, esse sucesso é, em grande parte, decorrente da competência no estabelecimento e no cumprimento de normas sociais (muitas vezes via punição daqueles que as violem).[3] Neste sentido, o chamado "cérebro social" permite ao indivíduo transitar de maneira apropriada às normas do grupo no qual está inserido. Vários processos psicológicos participam dessa cognição social permitindo-nos, por exemplo, inferir sobre o estado psicológico dos demais indivíduos do grupo – teoria da mente – a fim de minimizar o risco de sanções.[2] Essa ação que ocorre de acordo com as normas vigentes demanda uma base cognitiva que permita, por exemplo, aprender as normas do grupo, antever resultados relacionados à tomada de decisões tendo essas regras em consideração, avaliar o estado mental de outros indivíduos no contexto dessas normas, entre outras habilidades.[3]

Apesar de o respeito a normas pelo medo de consequências danosas e punições certamente ser dissuasor de comportamentos considerados antissociais, alguns indivíduos apresentam um padrão sistemático de violações das leis da comunidade. É justamente esse atributo comportamental que é a principal marca do transtorno de conduta. Este caracteriza-se por um padrão repetido e persistente de comportamentos que violam os direitos dos demais componentes do grupo social, podendo colocá-los também em conflito frequente com essas normas sociais estabelecidas ou com aqueles responsáveis por as fazer cumprir (figuras de autoridade).[4] Crianças e adolescentes com esse transtorno têm grande dificuldade em seguir regras, respeitar os direitos dos outros, demonstrar empatia e comportar-se de forma socialmente aceitável. Eles são frequentemente vistos pelos outros como "maus" ou delinquentes em vez de portadores de um transtorno mental. O transtorno de conduta está entre as maiores causas de procura por tratamento psiquiátrico na infância e adolescência.[5,6]

Diagnóstico e características clínicas

Critérios diagnósticos e sistemas de classificação

Segundo o *Manual diagnóstico e estatístico de transtornos mentais* (DSM-5),[4] o transtorno de conduta está no grupo de condições relacionadas a problemas com o controle de emoções e de comportamentos. Esses problemas implicam, necessariamente, transgressões aos direitos alheios (p. ex., incluindo agressões, roubos ou depredação) associados ou não a importantes conflitos com as normas sociais relevantes ou com figuras de autoridade. Essa condição compõe um espectro nos quais comportamentos externalizantes são peça-chave. Nesse subgrupo de condições, estão incluídos também os transtornos por uso de substâncias, o transtorno de personalidade antissocial, o transtorno desafiador-opositor e o transtorno de déficit de atenção e hiperatividade.[7] Nesse sentido, muitos estudos optam por agrupar indivíduos com diferentes transtornos externalizantes ou mesmo por investigar os sintomas de externalização como uma construção dimensional.

Embora não seja necessariamente grave a ponto de acarretar crimes violentos ou problemas legais, esse transtorno é bastante relacionado a atos criminosos e suas repercussões vão além, podendo envolver diversas repercussões emocionais, acadêmicas e sociais.[8] O manual indica que esse desprezo por outras pessoas ou pelas regras sociais pode ser verificado por meio da presença de três critérios entre os 15 elencados. Os critérios incluem agressões a pessoas ou animais, destruição de propriedades, falsidade ou furto e violações graves de regras (Quadro 34.1). Na 11ª *Classificação internacional de doenças* (CID-11),[9] com lançamento previsto para 2022, as mesmas descrições gerais das características definidoras estarão presentes.

Como ocorre com outros transtornos elencados nesses manuais diagnósticos, o fato de eles não considerarem os processos emocionais ou cognitivos envolvidos nos sintomas estão entre as principais críticas aos critérios diagnósticos disponíveis, já que esses manuais se baseiam totalmente nos com-

QUADRO 34.1 – Critérios diagnósticos do DSM-5 para transtornos de conduta.

a) Padrão repetitivo e persistente de comportamento em que os direitos básicos das pessoas e da sociedade são violados, manifestando-se pela presença de, pelo menos, três dos 15 critérios seguintes, de qualquer uma das categorias, nos últimos 12 meses, com, ao menos, um critério presente nos últimos 6 meses

Agressão a pessoas e animais:
1. Frequentemente, comete abusos, maus-tratos ou intimidações a outros
2. Frequentemente, inicia brigas com violência física
3. Já usou arma que possa causar sérios danos físicos a terceiros (faca, arma de fogo, pedaço de vidro etc.)
4. Já agiu com crueldade física com animais
5. Já agiu com crueldade física com pessoas
6. Já praticou roubo
7. Já forçou alguém a praticar ato sexual

Destruição de propriedade:
8. Já praticou ato incendiário com o intuito de causar sérios prejuízos
9. Já destruiu propriedade alheia (por outro modo que não incendiando)

Receptação ou roubo:
10. Já invadiu casa, carro ou outra propriedade de terceiros
11. Mente com frequência para obter gratificações e benefícios ou para evitar obrigações
12. Já praticou furtos

Violações graves de regras:
13. Frequentemente, sai à noite sem permissão dos pais (início antes dos 13 anos de idade)
14. Já saiu sem autorização dos pais ou cuidadores e passou a noite toda ou um período maior fora de casa
15. Com frequência, cabula aulas (início antes dos 13 anos)

b) O distúrbio de comportamento causa prejuízos significativos no desempenho social, escolar ou laboral

c) Se o indivíduo tem 18 anos ou mais e não preenche os critérios para transtorno de personalidade antissocial

Especificar:
- Subtipo com início na infância: indivíduo mostra, pelo menos, um sintoma característico de transtorno de conduta antes dos 10 anos de idade
- Subtipo com início na adolescência: indivíduo não mostra sintoma característico de transtorno de conduta antes dos 10 anos de idade
- Subtipo com início não especificado: há critérios para o diagnóstico de transtorno de conduta, mas não há informações suficientes para determinar se o primeiro sintoma foi antes ou após os 10 anos de idade

Especificar se há:
- Traços de frieza importantes: para entrar nesta especificação, o indivíduo precisa ter apresentado, pelo menos, duas das seguintes características, com frequência, nos últimos 12 meses, em diversos tipos de relações e em cenários diferentes. Essas características refletem um padrão típico do indivíduo nas relações interpessoais e no funcionamento emocional nesse período todo, e não apenas em algumas situações. Além disso, para o critério ser preenchido, várias fontes de informação são necessárias. Além do relato do próprio indivíduo, é preciso considerar informações obtidas de pessoas que convivem com ele por um período extenso de tempo (pais, professores, colegas, entre outros):
  - Ausência de remorso ou de culpa: não se sente mal ou culpado quando faz alguma coisa errada (excluir remorso que se manifesta somente quando o indivíduo é pego e/ou punido). O indivíduo mostra uma falta de preocupação generalizada com as consequências negativas de seus atos. Por exemplo, ele não sente remorso após agredir fisicamente alguém ou não se importa com as consequências de violações de regras
  - Ausência de empatia: desprezo e despreocupação com os sentimentos dos outros. O indivíduo é descrito como frio e despreocupado. Ele parece estar mais preocupado com as consequências que os atos cometidos podem trazer a ele próprio do que aos outros, mesmo quando o resultado de sua ação causa danos significativos a terceiros
  - Despreocupação quanto ao desempenho: não mostra preocupação com o desempenho na escola, no trabalho ou em outra atividade importante. O indivíduo não se esforça o necessário para se sair bem, mesmo quando há expectativas claras, e costuma culpar os outros pelo seu fracasso
  - Afeto superficial ou deficiente: não expressa sentimentos ou emoções pelas outras pessoas, ou então o faz de maneira claramente falsa, superficial ou com a expectativa de obter ganhos

Especificar gravidade atual:
- Leve: há poucos problemas de comportamento (além do número mínimo para se chegar ao diagnóstico de transtorno de conduta) e eles causam, relativamente, poucos problemas aos outros
- Moderado: o número de problemas de comportamento é intermediário em relação aos níveis leve e grave
- Grave: apresenta muitos problemas de comportamento (além do número mínimo para se chegar ao diagnóstico de transtorno de conduta) OU esses problemas de comportamento causam danos consideráveis aos outros (p. ex., crueldade física, estupro, assalto à mão armada)

Fonte: DSM-5, 2013.

portamentos disruptivos apresentados pelo paciente.[10] Além disso, esses critérios permitem mais de 30 mil possíveis combinações de sintomas que podem levar a um diagnóstico. Essas diferentes combinações podem apresentar gravidade, etiologia e desenvolvimento longitudinal distintos, principalmente se os sintomas não relacionados à agressividade forem comparados àqueles sintomas agressivos.[11] Por isso, como as definições das classificações geram grupos de indivíduos muito heterogêneos, tanto o DSM-5 como a CID-11 definem subtipos relacionados à idade de início da apresentação clínica. Os subtipos concordam com achados de pesquisas que mostraram que quanto mais precoce o início dos sintomas, mais graves e crônicos os comportamentos e mais marcadas as influências do neurodesenvolvimento nos comportamentos.[12]

Um primeiro subtipo refere-se àquele que um ou mais sintomas começam antes dos 10 anos de idade e o outro está relacionado àqueles cujos sintomas iniciam-se na adolescência (todos os sintomas surgem após os 10 anos de idade). A partir do DSM-5, um especificador foi introduzido: "com traços de frieza importantes". A presença ou ausência de emoções pró-sociais limitadas reflete um tipo de funcionamento interpessoal e emocional generalizado e seus portadores demonstram, por exemplo, falta de empatia com os outros, falta de remorso e de sentimento de culpa, falta de preocupação com o desempenho na escola ou trabalho e, finamente, afeto deficitário ou superficial com demonstração superficiais ou falsas de sentimentos e emoções.[13]

Ainda com relação à distinção entre os subgrupos, os pacientes que apresentam transtornos de conduta associados a traços de insensibilidade e afetividade restrita (traços de frieza emocional) apresentam, ao menos em parte, fatores de risco genéticos e ambientais diferentes daquele com transtornos de conduta sem esses traços. Isso sugere processos fisiopatológicos distintos nos dois grupos. Esses traços foram encontrados em 10% a 32% das crianças e dos adolescentes diagnosticados com transtorno de conduta e de 2% a 7% daqueles sem diagnóstico.[14] Ademais, aqueles que apresentam insensibilidade e afetividade restrita associadas ao transtorno têm problemas comportamentais mais permanentes, agressividade mais grave e respostas ao tratamento mais pobres do que aqueles sem essas características.[15] A única diferença entre os dois sistemas de classificação (CID e DSM) com relação aos critérios é que a CID-11 inclui um sintoma adicional relacionado à indiferença à punição. Outro especificador inclui um relacionado à gravidade do quadro (leve, moderado e grave) com base no número de sintomas presentes e no grau de dano que eles causam aos outros.[4,9] Esses especificadores auxiliam na descrição clínica e na avaliação de prognóstico.

Avaliação diagnóstica

Embora o uso de escalas de avaliação possa ser empregado em alguns contextos, o diagnóstico do transtorno de conduta é eminentemente clínico e requer anamnese pormenorizada, de preferência com múltiplos informantes.[16] No exame médico, sinais de maus-tratos e problemas clínicos não tratados devem ser avaliados e, além de ao jovem acometido, ênfase deve ser dada à sua rede social (família, escola e comunidade). Exames laboratoriais e de imagem ajudam a descartar causas orgânicas e o exame do estado mental é mandatório. Os mais diversos problemas de conduta e o nível de agressividade devem ser mensurados além dos danos em outros indivíduos decorrentes desses comportamentos.

Problemas jurídicos, questões sociais, dificuldades educacionais, modelo familiar de educação, busca de sensações, dificuldades de regulação emocional, transtornos mentais associados, idade de início dos sintomas, presença de traços de frieza emocional, entre outros fatores são parte da avaliação.[17,18] Esses fatores permitem determinar o tratamento apropriado para cada caso, entre outras coisas, a fim de garantir a segurança de terceiros. Quando o comportamento disruptivo ocorre fora de casa, a gravidade do caso tende a ser maior.[19,20]

Rastreamento

Como em tantos outros transtornos psiquiátrico, a identificação precoce de pacientes com risco de graves problemas comportamentais é essencial para o início do tratamento. Quanto mais precocemente ele é instituído, mais eficaz é, visto que quanto mais jovem o indivíduo, mais maleáveis são os comportamentos.[21] Idealmente, o melhor momento para essa identificação é quando a criança passa a ter problemas decorrentes de comportamentos disfuncionais, ainda antes de todos os critérios para o transtorno serem preenchidos. Escalas de avaliação preenchidas por pais, professores ou ambos, por vezes, ajudam a determinar se um comportamento é esperado em dado momento do desenvolvimento.

Como crianças pequenas que apresentam problemas de comportamento na escola geralmente os têm também em casa (mesmo que o oposto não seja válido), os estudos de triagem devem sempre incluir a avaliação dos professores. No caso de indivíduos mais velho, os comportamentos autorrelatados e que ocorrem distante de cuidadores e entre pares têm maior importância.[19,20] As escalas de avaliação usadas precisam avaliar se os comportamentos causam problemas em mais de um contexto ou ambiente. Elas não devem se restringir a uma exaustiva classificação de comportamentos problemáticos.

Prevenção

Os resultados das medidas preventivas são dependentes do público-alvo e, apesar de todo o avanço da Psiquiatria nas últimas décadas, não são animadores. Os programas de prevenção universal, que focam na população em geral e na seletiva, indicados para crianças expostas a fatores de risco, ambos com foco na redução de agressividade, têm efeito pequeno ou nulo. Já com relação à prevenção indicada (centrados em indivíduos com problemas de conduta subsindrômicos), os programas disponíveis tiveram tamanho de efeito entre pequeno e médio.[22] Uma metanálise encontrou um efeito pequeno (d = 0,24) para comportamentos delinquentes que sofreram intervenções seletiva e indicada. Isso significa uma redução de aproximadamente 13% desses atos por parte daqueles indivíduos que foram expostos a essas intervenções.[23] Os níveis de agressão pré-teste e o envolvimento dos pais no programa foram os moderadores dos efeitos encontrados.

Epidemiologia

No mundo, entre 2% e 2,5% dos jovens têm o diagnóstico de transtorno de conduta. Ele é mais frequente em meninos (3% a 4%) do que em meninas (1% a 2%)[24] com evidências escassas de que a prevalência seja diferente entre países.[25] Uma metanálise de estudos epidemiológicos estimou que a prevalência mundial entre crianças e adolescentes (entre 6 e 18 anos) é de 3,2%.[26] No Brasil, a prevalência de transtorno de conduta e/ou de transtorno opositivo-desafiador foi estimada em 4,1%, apenas um pouco mais que a média mundial sem distinção por grupos étnicos ou situação socioeconômica.[26,27] O crescimento do número de casos tem sido motivo de discussão. Alguns trabalhos apontam para um aumento da prevalência ao longo do tempo, mas outros não encontraram o mesmo resultado.[25]

Geralmente, o transtorno começa a ser observado no meio da infância e no início da adolescência.[28] Os poucos diagnósticos em crianças menores de 5 anos podem ser decorrentes de questões culturais, estigma, critérios diagnósticos inapropriados para faixa etária ou mesmo pelo fato de os comportamentos agressivos serem mais frequentes em crianças menores do que em adolescentes.[29] Nos menores de 5 anos, a diferença de gênero é menor ou mesmo inexistente.[30] Em adultos, os estudos disponíveis são raros. Os poucos disponíveis sugerem uma prevalência de aproximadamente 1%, embora isso possa refletir, como no caso das crianças muito pequenas, uma inadequação dos critérios diagnósticos para esse grupo etário.[28]

Outro debate na área é a maior prevalência de diversos transtornos relacionados a controle de comportamentos em meninos. Questiona-se se os critérios diagnósticos são adequados o suficiente para o tipo de agressividade perpetrado pelas meninas. Neste, em vez de agressividade física, a violência emocional é mais comum e o "cancelamento" ou exclusão de pares das redes sociais e o *cyberbullying* têm um papel de destaque.[31]

Apesar da estabilidade da prevalência ao longo do desenvolvimento, o padrão de sintomas modifica-se entre a infância e a adolescência. Pacientes mais velhos exibem menos sintomas agressivos e mais sintomas não agressivos quando comparados com seus congêneres mais novos.[32] Por fim, ainda que não haja muitas pesquisas avaliando a prevalência dos transtornos de conduta com traços de frieza, estima-se que eles estejam presentes em 30% e 40% dos casos.[33]

Etiopatologia

Os fatores de risco para o transtorno de conduta variam de acordo com o estágio de desenvolvimento. Enquanto a influência dos pares e do ambiente é mais relevante na adolescência, um estilo disciplinar rígido e inconsistente e a influência do temperamento são fatores de risco mais importantes na infância.[34] Já traços de personalidade e fatores genéticos influenciam durante todo o desenvolvimento. Ademais, estes últimos são mais importantes nos indivíduos com traços de frieza emocional e de comportamento antissocial[34] cujo fenótipo é muito pouco influenciado pelo ambiente compartilhado. No fenótipo sem frieza emocional, o ambiente compartilhado e a genética são fatores de risco igualmente relevantes.[35]

Fatores de risco ambientais

Em estudos com gêmeos, os fatores de risco ambientais foram responsáveis por aproximadamente 50% da variância do transtorno de conduta e, entre eles, fatores pré e perinatais, familiares e área de residência.[36,37]

De maneira geral, quaisquer condições adversas durante o parto que aumentem o risco de lesões cerebrais, mesmo discretas, podem ocasionar alterações no desenvolvimento normal do cérebro. Entre os fatores de risco do período perinatal, destacam-se complicações obstétricas, doença mental da mãe, desnutrição e exposição intrauterina a metais pesados.[38-41]

Complicações no parto combinadas com rejeição materna ao nascer aumentam o risco de violência grave no início da vida.[41] Desnutrição também pode ocasionar perda neuronal, alterações em neurotransmissores e neurotoxicidade com consequentes alterações de função cerebral que aumentam o risco desse transtorno.[42]

Tabagismo, uso de álcool ou de drogas na gestação estão entre os mais importantes fatores de risco, junto com o estresse ou ansiedade materno durante a gestação.[43-46] Crianças expostas ao álcool na vida intrauterina apresentam maiores prejuízos cognitivos, prejuízos psicossocial, sintomas de hostilidade, de impulsividade, de labilidade emocional e maior chance de envolvimento em delinquência.[47] Já com a cocaína, a correlação ocorre tanto com sintomas internalizantes como com externalizantes.[48] No caso do tabaco, o montante consumido no 3º trimestre da gestação está associado ao risco futuro de prisão por crimes violentos e não violentos.[49]

Ainda no contexto ambiental, é importante salientar o papel da família (ambiente compartilhado). Uma parentagem agressiva, ríspida, coerciva e inconsistente em que a violência física e a psicológica são frequentemente empregadas são fatores de risco bem estabelecidos para transtornos de conduta.[37] Esse maus-tratos parentais são ainda mais relevantes em crianças que têm um parente de 1º grau com comportamentos antissociais (ou seja, crianças geneticamente vulneráveis).[50]

No ambiente social não compartilhado (o ambiente extrafamiliar), baixo *status* socioeconômico, pobreza e violência familiar e na vizinhança, além da influência de pares/colegas/amigos com desvio de conduta, estão associados a transtornos de conduta. Isso reflete tanto seleção social como causalidade.[51-54] Felizmente, uma parentagem eficaz reduz os efeitos do envolvimento com pares indicando caminhos para medidas preventivas.[34] Sofrer *bullying*, passar por abuso físico e ter uma família disfuncional ou violenta (principalmente no caso de meninas) também foram associados a maior risco de transtorno de conduta.[55-57] Entre outros fatores ambientais, viver situações de estresse crônico está relacionado a esses transtornos.

Fatores de risco biológicos

Neurocognição

Nos indivíduos com transtorno de conduta, quando comparados a controles normais, foram observados déficits no reconhecimento de emoções (expressões faciais e tom de voz), na empatia afetiva, na tomada de decisões e no aprendizado por reforço.[58-61] Indivíduos com transtorno de conduta respondem mais a recompensas potenciais e menos à punição do que controles.[62,63] A presença de empatia e a percepção de sofrimento por meio de expressões de medo e tristeza estão ainda mais prejudicadas naqueles pacientes que têm traços de frieza emocional.[64,65]

Achados de neuroimagem

As pesquisas disponíveis indicam que há evidências de alterações cerebrais funcionais, estruturais e conectivas tanto no transtorno de conduta de forma geral como no subtipo com traço de frieza emocional. Como em outros transtornos, diversos circuitos estão envolvidos em vez de áreas específicas.[66] Entre as anormalidades estruturais, a diminuição no volume de substância cinzenta (quando comparados com controles saudáveis) foi encontrada na amígdala, na ínsula anterior, no caudado e no putâmen. Essas regiões estão envolvidas no condicionamento do medo e na resposta a ameaças, na habituação via estímulo-resposta e no controle cognitivo na tomada de decisões, na detecção de saliência e na empatia afetiva.[67-72]

Na região temporal, importante para cognição social e tomada de decisões em virtude de seu envolvimento na memória autobiográfica, no processamento verbal e na percepção de saliência biológica, foram descritas reduções de tamanho dos giros corticais medial e temporal superior. Reduções de volume também foram descritos no córtex pré-frontal ventromedial, pré-frontal ventrolateral, orbitofrontal e no giro fusiforme, responsáveis respectivamente pela regulação emocional e aprendizado por reforçamento, inibição de respostas, tomada de decisões e reconhecimento facial.

Várias áreas responsáveis pelo processamento emocional e processamento da dor estão frequentemente hipoativadas em crianças e adolescentes com transtorno de conduta, como amígdala, ínsula anterior, córtex cingulado anterior, giros frontal superior, fusiforme e temporal superior, além do corpo estriado.[64,65] Essas alterações seriam o substrato estrutural do reconhecimento e regulação emocionais, da empatia e da teoria da mente, do processamento de recompensa, da inibição de resposta, do processamento facial entre outras funções neurocognitivas.[73]

Outros circuitos com atividades reduzidas relacionadas aos transtornos de conduta também foram descritos, como estriado ventral, córtex pré-frontal ventromedial, córtex cingulado anterodorsal, ínsula e área motor suplementar, os quais estão relacionados à tomada de decisões, aprendizagem por reforço, processamento de recompensas e perdas, entre outros processos.[67,74] Uma menor atividade em repouso da amígdala também foi descrita, o que implicaria menor conectividade funcional da rede de modo padrão *default mode network*, responsável pelo pensamento autocentrado com o qual imaginamos consequências futuras de uma ação.[75]

Fatores genéticos e biologia molecular

Embora tratada como um construto único, a influência genética para o transtorno de conduta é complexa e alguns comportamentos, como a agressividade franca e a tendência a quebrar regras, apresentam influência genética distinta.[76] Ademais, diferentes genes influenciam mais em determinadas fases do desenvolvimento.[77] Por isso, modelos dimensionais seriam mais confiáveis do que modelos categoriais para avaliação genética.

Os estudos de herdabilidade sugerem uma disposição genética multifatorial com o efeito combinado de vários genes de pequeno efeito. Nas pesquisas com gêmeos, estimou-se que a herdabilidade do transtorno de conduta varia entre 40% e 50%,[50] sendo essa influência mais relevante nos meninos[78] e a herdabilidade de comportamentos agressivos é maior do que a de comportamentos não agressivos[79]. A herdabilidade do traço de frieza emocional está entre 45% e 67%, sendo, portanto, maior do que a do transtorno de conduta puro.[80]

Com relação a genes específicos, apesar das limitações e da inespecificidade dos achados, alguns genes foram relacionados a um risco aumentado de comportamentos disruptivos e/ou a transtornos de conduta. Os principais foram os genes codificadores dos transportadores de serotonina (SLC6A4) e de dopamina (SLC6A3) sódio-dependentes, dos receptores de oxitocina (OXTR) e vasopressina (AVPR1A), das enzimas catecol-O-metiltransferase (COMT) e monoaminaoxidase A (MAOA) e das proteínas RBFOX1 (neurorregulação) e C1QTNF7 (metabolismo energético).[81-84] Adicionalmente, um estudo demonstrou *loci* discordantes por sexo, sugerindo que há uma sobreposição incompleta nos mecanismos biológicos subjacentes ao comportamento antissocial em homens e mulheres.[85]

Alguns estudos indicaram uma relação entre comportamentos agressivos e alterações na orientação axonal, nas vias sinalizadoras do receptor acoplado à proteína G, na sinalização de relina em neurônios e na cadeia de sinalização ERK/MAPK (proteínas transmitem sinal de um receptor da membrana celular para o DNA).[86,87]

Interação gene-ambiente

Os mecanismos envolvidos na interação gene-ambiente não estão claros. As hipóteses atuais dão conta de que experiências ambientais atuariam por intermédio de modificações epigenéticas via metilação dos genes.[88] Um dos resultados mais consistentes implica o gene regulador da enzima MAOA (monoamina oxidase A) no desenvolvimento de comportamentos antissociais em crianças que sofrem maus-tratos. Os meninos portadores da variante genética que codifica uma MAOA de baixa atividade são mais vulneráveis aos efeitos negativos dos maus-tratos precoces.[89] Outros achados indicam que, em ambientes permissivos nos quais há menor controle social, menos supervisão dos pais ou maior número de pares com comportamentos disruptivos, a contribuição do fator genético nos comportamentos disruptivos é maior, enquanto em ambientes mais estáveis e suportivos a contribuição genética é atenuada.[82]

Em um estudo com adotados, mais alguns dados que indicam caminhos para prevenção. No primeiro deles, viver com um dos pais adotivos que seja criminoso aumenta a chance de criminalidade de indivíduos geneticamente vulneráveis (que tinham um genitor biológico criminoso) quando comparados com aqueles sem predisposição genética (sem um genitor biológico criminoso). Contudo, pais adotivos com uma parentagem adequada reduziram o risco genético de frieza emocional (herdada de pais biológicos).[90] No segundo, o comportamento antissocial nas mães biológicas predisse comportamentos iniciais de frieza emocional na prole, contudo uma maternagem positiva das mães adotivas protegeu contra esse comportamento de frieza emocional nos filhos.[91]

Comorbidades

A comorbidade entre o transtorno de conduta e os outros transtornos é bastante frequente,[92] atingindo 39% das garotas e 46% dos garotos.[32] Ela é mais comumente encontrada com os demais transtornos do seu grupo, como o transtorno desafiador-opositor que está presente em até 90% dos casos[93,94] e com outros transtornos nos quais o controle dos impulsos seja um sintoma relevante, como o TDAH.[92] Até 40% das crianças com transtorno de conduta apresentam TDAH.[95] Essa comorbidade com TDAH implica início dos quadros mais precoces, sintomas mais graves, pior prognóstico, curso mais persistente e taxas mais altas de déficit intelectual e de leitura do que aqueles com transtorno de conduta isolado.[96]

Os transtornos do humor (principalmente depressão em meninas) e os transtornos de ansiedade[92] também são comumente encontrados em pacientes com transtornos de conduta, estando presentes em mais de 50% dos casos.[97] Esse percentual é similar ao de adolescentes do sexo masculino com transtorno de conduta dependentes de álcool (40,7%) e quase o dobro do percentual das adolescentes meninas (29,3%), sendo um indicador de pior prognóstico.[98] Na adolescência, ele é frequentemente associado ao uso indevido de substâncias.[93] O uso de álcool e de maconha foi associado ao posterior desenvolvimento de sintomas de transtorno de conduta no final da adolescência e tem sido considerado um possível critério diagnóstico do transtorno de conduta.[29,99]

Curso e padrão da doença

Transtorno de conduta (TC) é um problema de saúde grave associado a implicações também graves tanto presentes como futuras. Seu diagnóstico na infância pode ser preditor de problemas diversos na adolescência e na idade adulta. Problemas estes de ordem legal (p. ex., encarceramento e criminalidade), educacional (abandono de estudos) e ocupacional (performance ruim nas atividades laborais).[100]

Evidências atuais sugerem que é possível que o transtorno de conduta com início na infância predisponha essas crianças ao desenvolvimento de transtorno de personalidade antissocial. A taxa de conversão do TC para o transtorno de personalidade antissocial varia entre 40% e 70%.[101] Ademais, os diferentes subtipos de transtorno de conduta, com base, principalmente, na presença ou não de traços de frieza importantes, apresentam prognósticos diferentes. Outros fatores que predispõem os indivíduos a apresentações mais graves e a piores prognósticos envolvem comorbidades, deficiência intelectual ou inteligência reduzida e uma estrutura familiar deficitária.[102]

Tratamento

Como em diversos outros quadros psiquiátricos, o manejo dos transtornos de conduta inclui necessariamente intervenções psicossociais focadas nos cuidadores primários dos pacientes. Essas intervenções psicossociais focadas na família são o ponto central de todas as intervenções para o manejo dessa patologia. A presença do traço de frieza emocional e de comorbidades, além da gravidade dos comportamentos agressivos e impulsivos, é o marcador indicativo das condutas a serem adotadas.

Um tratamento correto busca atuar em diversas frentes a fim de atingir resultados amplos. Isso implica uma atuação centrada desde na redução dos sintomas principais do transtorno e de eventuais comorbidades, passando pelo desenvolvimento de habilidades sociais e de consciência moral, envolvendo treinamentos para garantir uma regulação emocional apropriada (principalmente em casos que cursam com agressividade) e finalizando na atenção aos aspectos educacionais e laborais, úteis para minorar comportamentos criminosos.[103]

Com reação às mudanças de comportamento, sua efetividade e seu efeito no longo prazo são maiores quando as intervenções comportamentais são direcionadas ao ambiente proximal e adaptadas à idade do paciente. Neste sentido, o foco nos comportamentos de pais e cuidadores, no manejo familiar e no seu grupo de amigos e colegas apresenta resultados mais robustos. Importante lembrar que, na presença de comorbidades, estas devem ser tratadas primeiramente, pois seu manejo pode contribuir para reduzir frequência e intensidade de comportamento-problema.[104]

Caso os comportamentos disruptivos gerarem risco para o paciente ou para terceiros, a internação hospitalar deve ser sempre considerada como uma opção e não deve ser preterida do rol de procedimentos por questões morais ou por preconceito. Essas decisões são eminentemente técnicas e pretendem resguardar a integridade física de todos os envolvidos.[105] Neste sentido, um dos maiores desafios de tratar crianças e adolescentes com transtorno de conduta é a aderência ao tratamento. Como os comportamentos do paciente causam pouco desconforto a eles e esses comportamentos são mais relevantes para terceiros, motivá-lo a engajar-se nos programas é desafiador.

Antes de iniciar a terapêutica, é importante conhecer quais os fatores relacionados ao sucesso dos tratamentos. Enquanto os fatores sociodemográficos como gênero, raça ou nível socioeconômico são pouco ou quase nada preditivos dos resultados de intervenções, as intervenções focadas na família são aquelas que mostraram resultados mais consistentes mesmo em diferentes culturas.[106] Essas intervenções têm sua efetividade mediada por mudanças na parentalidade (modelos de aprendizagem social) seja por aumento de uma parentalidade positiva, seja por diminuição da negativa, seja por ambos.[107] Essas mudanças dos modelos de parentalidade são fundamentais inclusive nos resultados de intervenções com pacientes adolescentes nos quais boa parte das medidas é centrada nos paciente, e não nos cuidadores.[108]

Características dos pais, como transtornos mentais parentais, e dos pacientes – como comorbidades ou traços de frieza emocional –, são preditores e também moderadores dos desfechos dos tratamentos usados.[109] Embora a presença de frieza emocional geralmente tenha sido relacionado a piores prognósticos,[15] as intervenções dirigidas à família podem ter resultados melhores se essas técnicas envolverem o manejo pais-filhos dos déficits no processamento emocional.[110]

Além disso, algumas intervenções são consideradas ineficazes ou mesmo prejudiciais aos pacientes. Entre elas, estão os chamados "campo de treinamento" de estilo militar e com disciplina muito rígida ou programas que levam indivíduos delinquentes para visitar prisões. Exceção feita aos programas que envolvem o contato com pares desviantes que podem gerar resultados positivos, caso envolvam treinamento de habilidades sociais, com uma ótima supervisão e um apoio efetivo.[111]

No caso da psicoterapia em grupo, por exemplo, o ambiente terapêutico pode resultar em que indivíduos com transtorno de conduta aprendam, uns com os outros, comportamentos desviantes ou reforcem os comportamentos disfuncionais ente si.[112,113] Ainda nesse sentido, psicoterapias psicodinâmicas, terapias com base na relação terapêutica e ludoterapia são contraindicadas nesses casos. Além de pouco ou nada eficazes, podem piorar o quadro clínico, pois os pacientes passam a conhecer melhor seus limites.[114,115]

Intervenções não farmacológicas

Como já mencionado, os tratamentos mais custo-efetivos e com evidências mais robustas foram os que se centraram na qualidade da parentagem entre o início e a metade da infância. Resultados positivos foram obtidos mesmo com intervenções breves de até dez semanas e aplicadas a casos de pacientes tão jovens quanto menores de 3 anos de idade.[116] Isso é de relevância, dado que os casos mais graves costumam ser os de início mais precoce. O treinamento comportamental dos pais, também conhecido como "treinamento de gerenciamento dos pais", com base na teoria da aprendizagem social, foi considerado uma abordagem de 1ª linha para o tratamento de problemas de conduta entre os 3 e os 11 anos de idade. Ele é mais eficaz quanto mais precoce for empregado.[117,118] Entre os programas com maiores evidências de eficácia em múltiplos contextos nas faixas etárias mais jovens, destacam-se o *Incredible Years*,[119] o *Parent Management Training Oregon Model*,[120] e o *Triple P-Positive Parenting Program*[121] cujas similaridades são o foco no aumento de comportamentos acolhedores dos pais, no reforçamento dos comportamentos adequados e desejáveis, além de reforço na consistência e na assertividade dos pais ao disciplinar os menores, que devem estabelecer limites sem ser agressivos eles próprios.

Já entre crianças mais velhas e adolescentes, o Tratamento de Adoção Oregon (TFCO, do inglês *Treatment Foster Care Oregon*), a terapia multissistêmica (TMS), a psicoeducação familiar e a institucionalização dos jovens em centros de bem-estar ou de detenção juvenil estão entre os programas terapêuticos mais consolidados.[122,123]

Principalmente nos casos mais graves, o tratamento combinado de pais e filhos é o mais recomendado. Em paralelo ao tratamento focado nos pais, o treinamento de habilidades cognitivo-comportamentais dos pacientes permite que eles aprendam a manejar situações sociais que considerem um problema, bem como a se autorregular.

O benefício do tratamento diretamente com a criança aumenta com a idade e com as habilidades cognitivas dos indivíduos.[124] Para potencializar os efeitos dos tratamentos em pacientes com traços de frieza emocional associados, pode ser acrescentado o treinamento de processamento de emoções tanto para os pacientes como para os cuidadores.[110] O efeito do tratamento de pais (tamanho de efeito médio) é maior do que o de crianças menores (tamanho pequeno) o qual, por sua vez, é maior do que o de adolescentes (tamanho muito pequeno).[117] No caso de crianças mais velhas e adolescentes, os tratamentos que integram múltiplas estratégias (paciente, pais, família etc.) são mais efetivos.[125-128]

Os objetivos de vários tratamentos variam e envolvem melhorar o funcionamento familiar, aumentar as habilidades parentais, aumentar o vínculo do paciente com seus pares a fim de aprimorar suas habilidades de resolução de problemas sociais, melhorar a expressão de raiva, ajustar o planejamento educacional ou vocacional e fazer o incremento do apoio comunitário. A intensidade e a estruturação das medidas empregadas dependem do programa usado e os melhores resultados dependem da intensidade das medidas de manejo e de monitoramento empregadas.[126-128]

Tratamento medicamentoso

Como mencionado anteriormente, o tratamento primordial para os transtornos de conduta são as intervenções psicossociais. Não há um tratamento medicamentoso específico para esse transtorno. Contudo, o manejo medicamentoso é especialmente importante nos casos que apresentam comorbidades, altos níveis de agressividade ou ainda desregulação emocional importante. Entre as medicações mais usadas nos diversos casos, destacam-se os antipsicóticos e os estimulantes.

Os estimulantes são particularmente eficientes para controle da agressividade nos casos com comorbidade e TDAH com um tamanho de efeito grande.[129,130] Entre os antipsicóticos, a risperidona é o mais estudado e demonstrou grandes efeitos no curto prazo sobre a irritabilidade e a agressividade em paciente com transtornos de conduta.[131,132] Importante salientar que, com exceção do TDAH, o tratamento do transtorno de conduta com comorbidades envolve tratamentos psicossociais cujo alvo é o transtorno de conduta. As intervenções nos transtornos comórbido são secundárias e realizadas caso os sintomas não melhorem após o tratamento do primeiro. Em terceiro lugar, com ação na redução dos sintomas de agressividade, estão os estabilizadores de humor – que podem diminuir agressividade (efeito moderado)[132] – e os agonistas alfa-2 adrenérgicos (clonidina e guanfacina).[133,134]

Conclusão

O transtorno de conduta é uma doença grave, que causa frequentes prejuízos significativos ao paciente, família e a terceiros. A identificação de casos e o manejo precoce são essenciais para reduzir o impacto dessa patologia.

Referências bibliográficas

1. Gibbs KA; Urbanowski ML; Greenberg EP. Genetic determinants of self identity and social recognition in bacteria. Science, 2008, 321(5886):256-9.
2. Young SN. The neurobiology of human social behaviour: an important but neglected topic. Journal of psychiatry & neuroscience: JPN, 2008, 33(5):391-2.
3. Buckholtz JW; Marois R. The roots of modern justice: cognitive and neural foundations of social norms and their enforcement. Nat Neurosci, 2012, 15(5):655-61.
4. American Psychiatric Association A. Diagnostic and Statistical Manual of Mental Disorders – DSM-5. 5th ed. Washington; DC: American Psychiatric Association, 2013.
5. Encarnacao R; Moura M; Gomes F et al. [Characterization of the cases referred and consulted in a child and adolescent psychiatry clinic. A retrospective study]. Acta medica portuguesa, 2011, 24(6):925-34.
6. Bachmann M; Bachmann C; Rief W et al. Efficacy of psychiatric and psychotherapeutic interventions in children and adolescents with psychiatric disorders – a systematic evaluation of meta-analyses and reviews. Part II: ADHD and conduct disorders. Z Kinder Jugendpsychiatr Psychother, 2008, 36(5):321-33.
7. Krueger RF; Markon KE; Patrick CJ et al. Externalizing psychopathology in adulthood: a dimensional-spectrum conceptualization and its implications for DSM-V. J Abnorm Psychol, 2005, 114(4):537-50.
8. Frick PJ; Stickle TR; Dandreaux DM et al. Callous-unemotional traits in predicting the severity and stability of conduct problems and delinquency. Journal of Abnormal Child Psychology, 2005, 33:471-87.
9. World Health Organization W. International Classification of Diseases and Related Health Problems 11th ed. Geneve: WHO, 2018.
10. Blair RJR; Mitchell DGV; Blair KS. The Psychopath: Emotion and the Brain. Oxford: Blackwell Publishing, 2005.
11. Burt SA. Are there meaningful etiological differences within antisocial behavior? Results of a meta-analysis. Clin Psychol Rev, 2009, 29(2):163-78.
12. Fairchild G; van Goozen SH; Calder AJ et al. Research review: evaluating and reformulating the developmental taxonomic theory of antisocial behaviour. J Child Psychol Psychiatry, 2013, 54(9):924-40.
13. Frick PJ; Ray JV. Evaluating Callous-Unemotional Traits as a Personality Construct. J Pers, 2015, 83(6):710-22.
14. Kahn RE; Frick PJ; Youngstrom E et al. The effects of including a callous-unemotional specifier for the diagnosis of conduct disorder. J Child Psychol Psychiatry, 2012, 53(3):271-82.
15. Frick PJ; Ray JV; Thornton LC et al. Can callous-unemotional traits enhance the understanding; diagnosis; and treatment of serious conduct problems in children and adolescents? A comprehensive review. Psychol Bull, 2014, 140(1):1-57.
16. Loeber R; Green SM; Lahey B et al. Differences and similarities between children; mothers; and teachers as informants on disruptive child behavior. J Abnorm Child Psychol, 1991, 19(1):75-95.

17. Frick PJ. Developmental pathways to conduct disorder: implications for future directions in research; assessment; and treatment. J Clin Child Adolesc Psychol, 2012, 41(3):378-89.
18. Frick PJ; Viding E. Antisocial behavior from a developmental psychopathology perspective. Dev Psychopathol, 2009, 21(4):1111-31.
19. Kuhn C; Aebi M; Jakobsen H et al. Effective Mental Health Screening in Adolescents: Should We Collect Data from Youth; Parents or Both? Child Psychiatry Hum Dev, 2017, 48(3):385-92.
20. Frick PJ; Nigg JT. Current issues in the diagnosis of attention deficit hyperactivity disorder; oppositional defiant disorder; and conduct disorder. Annu Rev Clin Psychol, 2012, 8:77-107.
21. Franke B; Buitelaar JK. Oxford Textbook of Attention Deficit Hyperactivity Disorder. Banaschewski T; Coghill D; Zudas A (eds.) Oxford Univ. Press, 2018.
22. Hendriks AM; Bartels M; Colins OF et al. Childhood aggression: A synthesis of reviews and meta-analyses to reveal patterns and opportunities for prevention and intervention strategies. Neurosci Biobehav Rev, 2018, 91:278-91.
23. de Vries SL; Hoeve M; Assink M et al. Practitioner review: Effective ingredients of prevention programs for youth at risk of persistent juvenile delinquency – recommendations for clinical practice. J Child Psychol Psychiatry, 2015, 56(2):108-21.
24. Polanczyk GV; Salum GA; Sugaya LS et al. Annual research review: A meta-analysis of the worldwide prevalence of mental disorders in children and adolescents. J Child Psychol Psychiatry, 2015, 56(3):345-65.
25. Erskine HE; Ferrari AJ; Nelson P et al. Epidemiological modelling of attention-deficit/hyperactivity disorder and conduct disorder for the Global Burden of Disease Study 2010. J Child Psychol Psychiatry, 2013, 54(12):1263-74.
26. Canino G; Polanczyk G; Bauermeister JJ et al. Does the prevalence of CD and ODD vary across cultures? Soc Psychiatry Psychiatr Epidemiol, 2010, 45(7):695-704.
27. Merikangas KR; He JP; Burstein M et al. Lifetime prevalence of mental disorders in U.S. adolescents: results from the National Comorbidity Survey Replication – Adolescent Supplement (NCS-A). J Am Acad Child Adolesc Psychiatry, 2010, 49(10):980-9.
28. Nock MK; Kazdin AE; Hiripi E et al. Prevalence; subtypes; and correlates of DSM-IV conduct disorder in the National Comorbidity Survey Replication. Psychol Med, 2006, 36(5):699-710.
29. Moffitt TE; Arseneault L; Jaffee SR et al. Research review: DSM-V conduct disorder: research needs for an evidence base. J Child Psychol Psychiatry, 2008, 49(1):3-33.
30. Maughan B; Rowe R; Messer J et al. Conduct disorder and oppositional defiant disorder in a national sample: Developmental epidemiology. Journal of Child Psychology and Psychiatry, 2004, 45(609-621).
31. Hawkins S; Miller S; Steiner H. Aggression; psychopathology and delinquency: Influences of gender and maturation. Where did the good girls go? In: Hayward C (ed.). Gender Differences at Puberty. London; UK: Cambridge University Press, 2003.
32. Maughan B; Rowe R; Messer J. Conduct disorder and oppositional defiant disorder in a national sample: developmental epidemiology. J Child Psychol Psychiatry, 2004, 45(3):609-21.
33. Regier DA; Narrow WE; Clarke DE et al. DSM-5 field trials in the United States and Canada; Part II: test-retest reliability of selected categorical diagnoses. Am J Psychiatry, 2013, 170(1):59-70.
34. Trudeau L; Mason WA; Randall GK et al. Effects of parenting and deviant peers on early to mid-adolescent conduct problems. J Abnorm Child Psychol, 2012, 40(8):1249-64.
35. Viding E; Blair RJ; Moffitt TE et al. Evidence for substantial genetic risk for psychopathy in 7-year-olds. J Child Psychol Psychiatry, 2005, 46(6):592-7.
36. Latimer K; Wilson P; Kemp J et al. Disruptive behaviour disorders: a systematic review of environmental antenatal and early years risk factors. Child Care Health Dev, 2012, 38(5):611-28.
37. Jaffee SR; Strait LB; Odgers CL. From correlates to causes: can quasi-experimental studies and statistical innovations bring us closer to identifying the causes of antisocial behavior? Psychol Bull, 2012, 138(2):272-95.
38. Lukkari S; Hakko H; Herva A et al. Exposure to obstetric complications in relation to subsequent psychiatric disorders of adolescent inpatients: specific focus on gender differences. Psychopathology, 2012, 45(5):317-26.
39. Barker ED; Copeland W; Maughan B et al. Relative impact of maternal depression and associated risk factors on offspring psychopathology. Br J Psychiatry, 2012, 200(2):124-9.
40. Liu J. Early Health Risk Factors for Violence: Conceptualization; Review of the Evidence; and Implications. Aggress Violent Behav, 2011, 16(1):63-73.
41. Raine A; Brennan P; Mednick SA. Interaction between birth complications and early maternal rejection in predisposing individuals to adult violence: specificity to serious; early-onset violence. Am J Psychiatry, 1997, 154(9):1265-71.
42. Liu J; Raine A; Wuerker A et al. The Association of Birth Complications and Externalizing Behavior in Early Adolescents: Direct and Mediating Effects. J Res Adolesc, 2009, 19(1):93-111.
43. Ruisch IH; Dietrich A; Glennon JC et al. Maternal substance use during pregnancy and offspring conduct problems: A meta-analysis. Neurosci Biobehav Rev, 2018, 84:325-36.
44. Popova S; Lange S; Shield K et al. Comorbidity of fetal alcohol spectrum disorder: a systematic review and meta-analysis. Lancet, 2016, 387(10022):978-87.
45. Gaysina D; Fergusson DM; Leve LD et al. Maternal smoking during pregnancy and offspring conduct problems: evidence from 3 independent genetically sensitive research designs. JAMA Psychiatry, 2013, 70(9):956-63.
46. MacKinnon N; Kingsbury M; Mahedy L et al. The Association Between Prenatal Stress and Externalizing Symptoms in Childhood: Evidence From the Avon Longitudinal Study of Parents and Children. Biol Psychiatry, 2018, 83(2):100-8.
47. Roebuck TM; Mattson SN; Riley EP. Behavioral and psychosocial profiles of alcohol-exposed children. Alcohol Clin Exp Res, 1999, 23(6):1070-6.
48. Delaney-Black V; Covington C; Templin T et al. Teacher-assessed behavior of children prenatally exposed to cocaine. Pediatrics, 2000, 106(4):782-91.
49. Brennan PA; Grekin ER; Mednick SA. Maternal smoking during pregnancy and adult male criminal outcomes. Arch Gen Psychiatry, 1999, 56(3):215-9.
50. Jaffee SR; Caspi A; Moffitt TE et al. Nature X nurture: genetic vulnerabilities interact with physical maltreatment to promote conduct problems. Dev Psychopathol, 2005, 17(1):67-84.
51. Boden JM; Fergusson DM; Horwood LJ. Risk factors for conduct disorder and oppositional/defiant disorder: evidence from a New Zealand birth cohort. J Am Acad Child Adolesc Psychiatry, 2010, 49(11):1125-33.
52. Jennings WG; Perez NM; Reingle Gonzalez JM. Conduct Disorder and Neighborhood Effects. Annu Rev Clin Psychol, 2018, 14:317-41.
53. Kersten L; Vriends N; Steppan M et al. Community Violence Exposure and Conduct Problems in Children and Adolescents with Conduct Disorder and Healthy Controls. Front Behav Neurosci, 2017, 11:219.
54. Piotrowska PJ; Stride CB; Croft SE et al. Socioeconomic status and antisocial behaviour among children and adolescents: a systematic review and meta-analysis. Clin Psychol Rev, 2015, 35:47-55.
55. Nansel TR; Craig W; Overpeck MD et al. Health Behaviour in School-aged Children Bullying Analyses Working G. Cross-national consistency in the relationship between bullying behaviors and psychosocial adjustment. Arch Pediatr Adolesc Med, 2004, 158(8):730-6.
56. Cruzeiro AL; Silva RA; Horta BL et al. [Prevalence and factors associated with behavioral disorders in adolescents: a population-based study]. Cadernos de Saúde Pública, 2008, 24(9):2013-20.
57. Ilomaki E; Viilo K; Hakko H et al. Familial risks; conduct disorder and violence: A Finnish study of 278 adolescent boys and girls. Eur Child Adolesc Psychiatry, 2006, 15(1):46-51.
58. Martin-Key N; Brown T; Fairchild G. Empathic Accuracy in Male Adolescents with Conduct Disorder and Higher versus Lower Levels of Callous-Unemotional Traits. J Abnorm Child Psychol, 2017, 45(7):1385-97.

59. Fanti KA; Kimonis ER; Hadjicharalambous MZ et al. Do neurocognitive deficits in decision making differentiate conduct disorder subtypes? Eur Child Adolesc Psychiatry, 2016, 25(9):989-96.
60. Fairchild G; Van Goozen SH; Calder AJ et al. Deficits in facial expression recognition in male adolescents with early-onset or adolescence-onset conduct disorder. J Child Psychol Psychiatry, 2009, 50(5):627-36.
61. Stevens D; Charman T; Blair RJ. Recognition of emotion in facial expressions and vocal tones in children with psychopathic tendencies. J Genet Psychol, 2001, 162(2):201-11.
62. Sidlauskaite J; Gonzalez-Madruga K; Smaragdi A et al. Sex differences in risk-based decision making in adolescents with conduct disorder. Eur Child Adolesc Psychiatry, 2018, 27(9):1133-42.
63. Sonuga-Barke EJ; Cortese S; Fairchild G et al. Annual Research Review: Transdiagnostic neuroscience of child and adolescent mental disorders – differentiating decision making in attention-deficit/hyperactivity disorder; conduct disorder; depression; and anxiety. J Child Psychol Psychiatry, 2016, 57(3):321-49.
64. Dawel A; O'Kearney R; McKone E; Palermo R. Not just fear and sadness: meta-analytic evidence of pervasive emotion recognition deficits for facial and vocal expressions in psychopathy. Neurosci Biobehav Rev, 2012, 36(10):2288-304.
65. Schwenck C; Mergenthaler J; Keller K et al. Empathy in children with autism and conduct disorder: group-specific profiles and developmental aspects. J Child Psychol Psychiatry, 2012, 53(6):651-9.
66. Insel T; Cuthbert B; Garvey M et al. Research domain criteria (RDoC): toward a new classification framework for research on mental disorders. Am J Psychiatry, 2010, 167(7):748-51.
67. Rogers JC; De Brito SA. Cortical and Subcortical Gray Matter Volume in Youths With Conduct Problems: A Meta-analysis. JAMA Psychiatry, 2016, 73(1):64-72.
68. Waller R; Dotterer HL; Murray L et al. White-matter tract abnormalities and antisocial behavior: A systematic review of diffusion tensor imaging studies across development. Neuroimage Clin, 2017, 14:201-15.
69. Sebastian CL; De Brito SA; McCrory EJ et al. Grey Matter Volumes in Children with Conduct Problems and Varying Levels of Callous-Unemotional Traits. J Abnorm Child Psychol, 2016, 44(4):639-49.
70. Raschle NM; Menks WM; Fehlbaum LV et al. Structural and Functional Alterations in Right Dorsomedial Prefrontal and Left Insular Cortex Co-Localize in Adolescents with Aggressive Behaviour: An ALE Meta-Analysis. PLoS One, 2015, 10(9):e0136553.
71. Jiang Y; Guo X; Zhang J et al. Abnormalities of cortical structures in adolescent-onset conduct disorder. Psychol Med, 2015, 45(16):3467-79.
72. Wallace GL; White SF; Robustelli B et al. Cortical and subcortical abnormalities in youths with conduct disorder and elevated callous unemotional traits. J Am Acad Child Adolesc Psychiatry, 2014, 53(4):456-65 e1.
73. Ewbank MP; Passamonti L; Hagan CC et al. Psychopathic traits influence amygdala-anterior cingulate cortex connectivity during facial emotion processing. Soc Cogn Affect Neurosci, 2018, 13(5):525-34.
74. Blair RJR; Veroude K; Buitelaar JK. Neuro-cognitive system dysfunction and symptom sets: A review of fMRI studies in youth with conduct problems. Neurosci Biobehav Rev, 2018, 91:69-90.
75. Broulidakis MJ; Fairchild G; Sully K et al. Reduced Default Mode Connectivity in Adolescents With Conduct Disorder. J Am Acad Child Adolesc Psychiatry, 2016, 55(9):800-8 e1.
76. Kendler KS; Aggen SH; Patrick CJ. Familial influences on conduct disorder reflect 2 genetic factors and 1 shared environmental factor. JAMA Psychiatry, 2013, 70(1):78-86.
77. Wesseldijk LW; Bartels M; Vink JM et al. Genetic and environmental influences on conduct and antisocial personality problems in childhood; adolescence; and adulthood. Eur Child Adolesc Psychiatry, 2018, 27(9):1123-32.
78. Gelhorn H; Stallings M; Young S et al. Common and specific genetic influences on aggressive and nonaggressive conduct disorder domains. J Am Acad Child Adolesc Psychiatry, 2006, 45(5):570-7.
79. Van Hulle CA; Waldman I; Lahey BB. Sex Differences in the Genetic and Environmental Influences on Self-Reported Non-aggressive and Aggressive Conduct Disorder Symptoms in Early and Middle Adolescence. Behavior genetics, 2018, 48(4):271-82.
80. Moore AA; Carney D; Moroney E et al. The Inventory of Callous-Unemotional Traits (ICU) in Children: Reliability and Heritability. Behavior genetics, 2017, 47(2):141-51.
81. Fernandez-Castillo N; Gan G; van Donkelaar MMJ et al. RBFOX1; encoding a splicing regulator; is a candidate gene for aggressive behavior. Eur Neuropsychopharmacol, 2020, 30:44-55.
82. Salvatore JE; Dick DM. Genetic influences on conduct disorder. Neurosci Biobehav Rev, 2018, 91:91-101.
83. Veroude K; Zhang-James Y; Fernandez-Castillo N et al. Genetics of aggressive behavior: An overview. Am J Med Genet B Neuropsychiatr Genet, 2016, 171B(1):3-43.
84. Dick DM; Aliev F; Krueger RF et al. Genome-wide association study of conduct disorder symptomatology. Mol Psychiatry, 2011, 16(8):800-8.
85. Tielbeek JJ; Johansson A; Polderman TJC et al. Genome-Wide Association Studies of a Broad Spectrum of Antisocial Behavior. JAMA Psychiatry, 2017, 74(12):1242-50.
86. Zhang-James Y; Fernandez-Castillo N; Hess JL et al. An integrated analysis of genes and functional pathways for aggression in human and rodent models. Mol Psychiatry, 2019, 24(11):1655-67.
87. Fernandez-Castillo N; Cormand B. Aggressive behavior in humans: Genes and pathways identified through association studies. Am J Med Genet B Neuropsychiatr Genet, 2016, 171(5):676-96.
88. Psych EC; Akbarian S; Liu C et al. The PsychENCODE project. Nat Neurosci, 2015, 18(12):1707-12.
89. Caspi A; McClay J; Moffitt TE et al. Role of genotype in the cycle of violence in maltreated children. Science, 2002, 297(5582):851-4.
90. Cloninger CR; Sigvardsson S; Bohman M et al. Predisposition to petty criminality in Swedish adoptees. II. Cross-fostering analysis of geneenvironment interaction. Arch Gen Psychiatry, 1982, 39(11):1242-7.
91. Hyde LW; Waller R; Trentacosta CJ et al. Heritable and Nonheritable Pathways to Early Callous-Unemotional Behaviors. Am J Psychiatry, 2016, 173(9):903-10.
92. Angold A; Costello EJ; Erkanli A. Comorbidity. J Child Psychol Psychiatry, 1999, 40(1):57-87.
93. Copeland WE; Shanahan L; Erkanli A et al. Indirect comorbidity in childhood and adolescence. Front Psychiatry, 2013, 4:144.
94. Karnik NS; Steiner H. Disruptive Behavior Disorders. In: Klykylo WM; Kay JL; editors. Clinical Child Psychiatry. 2. ed. Chichester; England: John Wiley & Sons Ltd, 2005.
95. Iglesias S; Zenil G; Belmonte-de-Abreu P. Transtorno de oposição e desafio e transtorno de conduta: os desfechos no TDAH em adultos. Jornal Brasileiro de Psiquiatria, 2007, 56(Supl 1):34-8.
96. Thapar A; Harrington R; McGuffin P. Examining the comorbidity of ADHD-related behaviours and conduct problems using a twin study design. Br J Psychiatry, 2001, 179:224-9.
97. Marmorstein NR; Iacono WG. Major depression and conduct disorder in a twin sample: gender; functioning; and risk for future psychopathology. J Am Acad Child Adolesc Psychiatry, 2003, 42(2):225-33.
98. Ilomaki E; Rasanen P; Viilo KWorkgroup S. Suicidal behavior among adolescents with conduct disorder – the role of alcohol dependence. Psychiatry Res, 2007, 150(3):305-11.
99. Wymbs BT; McCarty CA; Mason WA et al. Early adolescent substance use as a risk factor for developing conduct disorder and depression symptoms. J Stud Alcohol Drugs, 2014, 75(2):279-89.
100. Odgers CL; Caspi A; Broadbent JM et al. Prediction of differential adult health burden by conduct problem subtypes in males. Arch Gen Psychiatry, 2007, 64(4):476-84.
101. NICE NIfHaCEG. Antisocial Personality Disorder: Treatment; Management and Prevention. In: (UK). NCCfMH; editor. NICE Clinical Guidelines; n. 77. Leicester (UK): National Collaborating Centre for Mental Health (UK), 2010.
102. Bordin IAS; Offord DR. Transtorno da conduta e comportamento anti-social. Rev Bras Psiquiatr, 2000, 22(Supl II):12-5.
103. Fairchild G; Hawes DJ; Frick PJ; Copeland WE; Odgers CL; Franke B et al. Conduct disorder. Nat Rev Dis Primers, 2019, 5(1):43.

104. Buitelaar JK; Smeets KC; Herpers P; Scheepers F; Glennon J; Rommelse NN. Conduct disorders. Eur Child Adolesc Psychiatry, 2013, 22 Suppl 1:S49-54.
105. Kazdin AE; Whitley MK. Treatment of parental stress to enhance therapeutic change among children referred for aggressive and antisocial behavior. J Consult Clin Psychol, 2003, 71(3):504-15.
106. Gardner F; Montgomery P; Knerr W. Transporting Evidence-Based Parenting Programs for Child Problem Behavior (Age 3-10) Between Countries: Systematic Review and Meta-Analysis. J Clin Child Adolesc Psychol, 2016, 45(6):749-62.
107. Forehand R; Lafko N; Parent J; Burt KB. Is parenting the mediator of change in behavioral parent training for externalizing problems of youth? Clin Psychol Rev, 2014, 34(8):608-19.
108. Dekovic M; Asscher JJ; Manders WA; Prins PJ; van der Laan P. Within-intervention change: mediators of intervention effects during multisystemic therapy. J Consult Clin Psychol, 2012, 80(4):574-87.
109. Gardner F; Hutchings J; Bywater T; Whitaker C. Who benefits and how does it work? Moderators and mediators of outcome in an effectiveness trial of a parenting intervention. J Clin Child Adolesc Psychol, 2010, 39(4):568-80.
110. Dadds MR; Cauchi AJ; Wimalaweera S; Hawes DJ; Brennan J. Outcomes; moderators; and mediators of empathic-emotion recognition training for complex conduct problems in childhood. Psychiatry Res, 2012, 199(3):201-7.
111. Jolliffe D; Farrington DP; Howard P. How long did it last? A 10-year reconviction follow-up study of high intensity training for young offenders. J Exp Criminol, 2013, 9:515-31.
112. Dishion TJ; McCord J; Poulin F. When interventions harm. Peer groups and problem behavior. The American psychologist, 1999, 54(9):755-64.
113. Nitkowski D; Petermann F; Buttner P; Krause-Leipoldt C; Petermann U. [Behaviour therapy and child welfare – results of an approach to improve mental health care of aggressive children]. Z Kinder Jugendpsychiatr Psychother, 2009, 37(5):461-8.
114. Kazdin AE. Psychosocial Treatments for Conduct Disorder in Children and Adolescents. In: Nathan PE; Gorman JM; editors. A guide to treatments that work. 2. ed. New York: Oxford University Press, 2002.
115. Fonagy P; Target M. The efficacy of psychoanalysis for children with disruptive disorders. J Am Acad Child Adolesc Psychiatry, 1994, 33(1):45-55.
116. Comer JS; Chow C; Chan PT; Cooper-Vince C; Wilson LA. Psychosocial treatment efficacy for disruptive behavior problems in very young children: a meta-analytic examination. J Am Acad Child Adolesc Psychiatry, 2013, 52(1):26-36.
117. National Institute for Health and Care Excellence N. Antisocial behaviour and conduct disorders in children and young people: recognition and management, 2017. Disponível em: http://guidance.nice.org.uk/CG158.
118. Michelson D; Davenport C; Dretzke J; Barlow J; Day C. Do evidence-based interventions work when tested in the "real world?" A systematic review and meta-analysis of parent management training for the treatment of child disruptive behavior. Clin Child Fam Psychol Rev, 2013, 16(1):18-34.
119. Leijten P; Gardner F; Landau S; Harris V; Mann J; Hutchings J et al. Research Review: Harnessing the power of individual participant data in a meta-analysis of the benefits and harms of the Incredible Years parenting program. J Child Psychol Psychiatry, 2018, 59(2):99-109.
120. Forgatch MS; Gewirtz AH. The Evolution of the Oregon Model of Parent Management Training: An Intervention for Antisocial Behavior in Children and Adolescents. In: Weisz JR; Kadzin AE; editors. Evidence-Based Psychotherapies for Children and Adolescents. NY Guilford Press, 2017. p. 85-102.
121. Sanders MR. Development; evaluation; and multinational dissemination of the triple P-Positive Parenting Program. Annu Rev Clin Psychol, 2012, 8:345-79.
122. Henggeler SW; Sheidow AJ. Empirically supported family-based treatments for conduct disorder and delinquency in adolescents. J Marital Fam Ther, 2012, 38(1):30-58.
123. Chamberlain P. The Oregon multidimensional treatment foster care model: features; outcomes; and progress in dissemination. Cogn Behav Pract 2003, 10:303-12
124. Kaminski JW; Claussen AH. Evidence Base Update for Psychosocial Treatments for Disruptive Behaviors in Children. J Clin Child Adolesc Psychol, 2017, 46(4):477-99.
125. Garland AF; Hawley KM; Brookman-Frazee L; Hurlburt MS. Identifying common elements of evidence-based psychosocial treatments for children's disruptive behavior problems. J Am Acad Child Adolesc Psychiatry, 2008, 47(5):505-14.
126. Fonagy P; Butler S; Cottrell D; Scott S; Pilling S; Eisler I et al. Multisystemic therapy versus management as usual in the treatment of adolescent antisocial behaviour (START): a pragmatic; randomised controlled; superiority trial. Lancet Psychiatry, 2018, 5(2):119-33.
127. Sinclair I; Parry E; Biehal N; Fresen J; Kay C; Scott S et al. Multi-dimensional Treatment Foster Care in England: differential effects by level of initial antisocial behaviour. Eur Child Adolesc Psychiatry, 2016, 25(8):843-52.
128. van der Stouwe T; Asscher JJ; Stams GJ; Dekovic M; van der Laan PH. The effectiveness of Multisystemic Therapy (MST): a metaanalysis. Clin Psychol Rev, 2014, 34(6):468-81.
129. Pringsheim T; Hirsch L; Gardner D; Gorman DA. The pharmacological management of oppositional behaviour; conduct problems; and aggression in children and adolescents with attention-deficit hyperactivity disorder; oppositional defiant disorder; and conduct disorder: a systematic review and meta-analysis. Part 2: antipsychotics and traditional mood stabilizers. Can J Psychiatry, 2015, 60(2):52-61.
130. Pilling S; Gould N; Whittington C; Taylor C; Scott S; Guideline Development G. Recognition; intervention; and management of antisocial behaviour and conduct disorders in children and young people: summary of NICE-SCIE guidance. BMJ, 2013, 346:f1298.
131. Loy JH; Merry SN; Hetrick SE; Stasiak K. Atypical antipsychotics for disruptive behaviour disorders in children and youths. Cochrane Database Syst Rev, 2017, 8:CD008559.
132. Pappadopulos E; Woolston S; Chait A; Perkins M; Connor DF; Jensen PS. Pharmacotherapy of aggression in children and adolescents: efficacy and effect size. J Can Acad Child Adolesc Psychiatry, 2006, 15(1):27-39.
133. Jaselskis CA; Cook EH Jr.; Fletcher KE; Leventhal BL. Clonidine treatment of hyperactive and impulsive children with autistic disorder. Journal of clinical psychopharmacology, 1992, 12(5):322-7.
134. Scahill L; Chappell PB; Kim YS; Schultz RT; Katsovich L; Shepherd E et al. A placebo-controlled study of guanfacine in the treatment of children with tic disorders and attention deficit hyperactivity disorder. Am J Psychiatry, 2001, 158(7):1067-74.

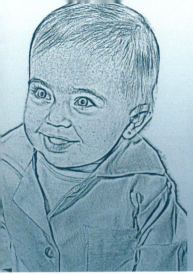

Capítulo 35

Transtorno Obsessivo-Compulsivo

Fernando Ramos Asbahr
Julio Sawada
Renata Teixeira da Silva
Márcia Morikawa

Introdução

Os comportamentos obsessivos são conhecidos da humanidade há milênios, embora só tenham sido mais bem estudados a partir do século XV, quando o conceito era bastante confundido com "melancolia" ou com características pessoais, como "pessoas excessivamente indecisas". Foi somente a partir do século XIX que os sintomas ansiosos e obsessivo-compulsivos começaram a ser estudados de forma mais cautelosa. Jean-Etienne Esquirol (1772 a 1840) e Henri le Grand du Saulle (1830 a 1886) descreveram com detalhes pacientes com sintomas que seriam caracterizados, atualmente, como sintomas do transtorno obsessivo-compulsivo (TOC). Em 1877, Karl Westphal, pela primeira vez unindo os conceitos de "ideia" e "apresentação", cunhou o termo *Zwangsvorstellung* ("ideia forçada", ao pé da letra) para descrever sintomas obsessivos – em alemão, até hoje o nome do transtorno é *Zwangserkrankung*. Sigmund Freud, ao final daquele século, descreveu o que chamou de "neurose ansiosa", enfatizando mais profundamente o elemento subjetivo em sintomas obsessivo-compulsivos. Emil Kraepelin também descreveu sintomas obsessivos em pacientes com sintomas do que chamava de *dementia praecox*. Ao contrário de Freud, ele acreditava em causas biológicas ou tóxicas para os transtornos mentais que descreveu e foi o primeiro a tentar classificá-los em categorias (Stone, 2009; Berrios, 1996).

Entretanto, até o início do século XX nenhuma das definições nosológicas formuladas era aprovada por todos. Havia grande debate e pouco consenso nas definições, que muitas vezes eram excessivamente vagas. A questão de se os sintomas envolviam afeto e se alguns desses "fenômenos obsessivos" eram ou não de natureza "compulsiva" (impossíveis de serem resistidos pelo indivíduo afetado) era motivo de grande controvérsia. Isso resultou na proposição simultânea de conceitos etiopatogênicos muito inconsistentes (Oberbeck et al., 2013).

A partir dos anos 1950, estudiosos americanos iniciaram um esforço de organização de categorias diagnósticas – o *Manual diagnóstico e estatístico de transtornos mentais* (DSM), que está atualmente em sua 5ª edição, cada edição refletindo avanços de pesquisas em instrumentos psicométricos e em terapêutica de sua época. Nas duas primeiras edições, os sintomas obsessivos e compulsivos eram atribuídos ao grupo de "neuroses obsessivas". A partir do DSM-III, o termo "neurose", incluindo a chamada "neurose obsessivo-compulsiva", foi removido, gradualmente passando à denominação atual de "transtorno obsessivo-compulsivo" (TOC) (Kawa, Giordano, 2012). O DSM-5 conta com um capítulo novo inteiro para o transtorno obsessivo-compulsivo e transtornos relacionados, separado pela primeira vez do grupo dos transtornos ansiosos.

Na faixa etária da infância e adolescência, o TOC pode causar prejuízo nos funcionamentos familiar, acadêmico, social (o que inclui o *bullying*) e vocacional (Leonard et al., 1993; Storch et al., 2006). Apesar disso, o TOC pediátrico, com frequência, é subdiagnosticado ou tratado inadequadamente, ocasionando morbidade e comorbidade consideráveis, que se estendem ao longo da vida adulta. Este capítulo revisa a extensa literatura relativa às manifestações clínicas, ao diagnóstico, à fenomenologia e à história natural, aos aspectos etiológicos e ao tratamento de jovens com TOC.

Epidemiologia

O TOC é um transtorno relativamente comum na população geral, tendo prevalência ao longo da vida de 1% a 3% (Kessler et al., 2005). Dados epidemiológicos sugerem que o TOC é o quarto transtorno mental mais comum, com morbidade psicossocial relevante (Nymberg; van Noppen, 1994). Entre 30% e 50% dos adultos com TOC têm início da doença na infância ou na adolescência (Valleni-Basile et al., 1994).

Infelizmente, em virtude da heterogeneidade, jovens com TOC frequentemente são pouco diagnosticados. Em um estudo epidemiológico realizado por Flament et al. (1988), somente quatro das 18 crianças diagnosticadas com TOC estavam sob cuidado profissional. Além disso, nenhuma das 18 crianças havia sido corretamente identificada como portadora de TOC, incluindo as quatro crianças sob tratamento em serviço de saúde mental. Razões que contribuem para que o TOC seja subdiagnosticado e inadequadamente tratado incluem fatores específicos associados a esse transtorno (falta de *insight*, vergonha em ter/relatar os sintomas), fatores associados aos profissionais de saúde (diagnóstico incorreto, falta de conhecimento sobre a doença, relutância em utilizar tratamentos baseados em evidências científicas), além de fatores gerais (falta de acesso a tratamento médico adequado) (Flament et al., 1988; Lewin; Piacentini, 2010).

Diagnóstico

O DSM-5 apresenta um capítulo referente a transtorno obsessivo-compulsivo e transtornos relacionados, o qual inclui os transtornos mencionados no Quadro 35.1.

QUADRO 35.1 – Transtorno obsessivo-compulsivo e transtornos relacionados.

Transtorno obsessivo-compulsivo
Transtorno dismórfico corporal
Transtorno de acumulação
Tricotilomania (transtorno de arrancar o cabelo)
Transtorno de escoriação (*skin-picking*)
Transtorno obsessivo-compulsivo e transtorno relacionado induzido por substância/medicamento
Transtorno obsessivo-compulsivo e transtorno relacionado em virtude de outra condição médica
Outro transtorno obsessivo-compulsivo e transtorno relacionado especificado
Transtorno obsessivo-compulsivo e transtorno relacionado não especificado

Fonte: DSM-5.

O TOC tem como principal característica a presença de obsessões, compulsões ou ambas, as quais demandam tempo (mais de 1 hora por dia), causam sofrimento clinicamente significativo ao indivíduo ou trazem prejuízo ao seu funcionamento social, profissional ou em outras áreas importantes. Obsessões são pensamentos, imagens ou impulsos que ocorrem de maneira recorrente e persistente e que são percebidos pelo indivíduo como intrusivos ou indesejados, causando ansiedade ou sofrimento na maioria das pessoas. O indivíduo tenta ignorar ou suprimir essas obsessões ou neutralizá-las com outro pensamento ou ação. Compulsões são comportamentos (como lavagem de mãos) ou atos mentais (como contagem mental) repetitivos que a pessoa se sente obrigada a executar de acordo com regras que devem ser aplicadas rigidamente ou, na maioria dos casos, em resposta a uma obsessão. Têm como objetivo prevenir ou reduzir a ansiedade ou sofrimento decorrente de uma obsessão ou evitar alguma situação temida. Porém, não têm uma conexão realista com a situação temida (como organizar objetos de maneira simétrica para evitar danos a uma pessoa querida) ou são executadas de maneira nitidamente excessiva (como tomar banhos diários durante horas).

De acordo com o DSM-5, deve-se especificar o grau de *insight* apresentado pelo indivíduo com relação às crenças referentes aos seus sintomas obsessivo-compulsivos. O *insight* pode ser descrito como bom ou razoável (reconhecimento das crenças como definitiva ou provavelmente não verdadeiras), pobre (crenças são vistas como provavelmente verdadeiras) ou *i* ausente/crenças delirantes (crenças são vistas como verdadeiras – p. ex., o indivíduo está certo de que haverá um incêndio na casa se não verificar o fogão 30 vezes). Outra especificação que deve ser feita é a presença de história atual ou pregressa de um transtorno de tique (American Psychiatric Association, 2014).

Características clínicas

Dependendo da fase de desenvolvimento em que a criança se encontra, a presença de certos pensamentos obsessivos e comportamentos ritualísticos pode ser considerada normal. Repetição de determinados comportamentos e atividades, seguimento de um conjunto de regras e alguns rituais são, inclusive, importantes para o desenvolvimento. A repetição de comportamentos observada no 1º ano de vida, como soltar um brinquedo de uma determinada altura várias vezes, é de grande importância para a aquisição e a integração de funções perceptivas e motoras. É comum pré-escolares apresentarem certo senso de simetria e alguns comportamentos rígidos relacionados a rotinas, como rituais para tomar banho, nas refeições ou para deitar-se à noite que, se desrespeitados, causam acessos de raiva. Provavelmente esses comportamentos têm uma função de aprendizado e controle sobre o meio ambiente. Na escola, rituais relacionados a jogos e à coleção de objetos são muito frequentes e propiciam um aumento da competência nos relacionamentos interpessoais (Evans et al., 1997). O critério de gravidade, ou seja, a presença de sofrimento significativo ou de importante comprometimento funcional ajuda na diferenciação entre o TOC e os comportamentos que fazem parte do desenvolvimento normal.

É bastante comum que crianças com TOC mantenham seus sintomas em segredo e se esforcem por escondê-los, uma vez que se sentem envergonhadas e os reconhecem como algo sem sentido. Assim, em muitos casos podem se passar meses até que os pais percebam o problema apresentado pela criança (Rapoport; Shaw, 2015).

O repertório dos sintomas obsessivo-compulsivos em crianças frequentemente varia ao longo do desenvolvimento. Além disso, crianças com TOC podem apresentar rituais menos típicos (como rituais relacionados à respiração ou ao piscar de olhos) e compulsões que não estejam associadas a quadros obsessivos muito claros. É também bastante comum a presença de múltiplas obsessões e compulsões em pacientes jovens com TOC.

Os quadros obsessivos nessa faixa etária comumente giram em torno de temas relacionados ao medo de ocorrência de eventos catastróficos na família, por exemplo, a morte de um dos pais. As obsessões relatadas com mais frequência são de temáticas de contaminação, sexuais e somáticas, além de culpa e escrúpulo excessivos. Já as compulsões mais relatadas são de lavagem, repetição, checagem e ordenação (Geller et al., 2012).

Comorbidades

Os estudos epidemiológicos e clínicos indicam que mais de 50% dos jovens com TOC apresentam outro diagnóstico psiquiátrico comórbido, sendo os mais comuns: transtornos de tique; transtorno de déficit de atenção/hiperatividade (TDAH); transtorno de oposição desafiante; transtornos específicos do desenvolvimento; transtorno depressivo maior; transtorno de ansiedade de separação; fobias específicas (Rapoport; Shaw, 2015; AACAP, 2012; Boileau, 2011).

Um estudo realizado com 2.512 crianças brasileiras com idades entre 6 e 12 anos dividiu a amostra de pacientes em três grupos:

1. Crianças com TOC.
2. Crianças com ao menos um sintoma obsessivo-compulsivo (SOC), mas que não preenchiam critérios para TOC.
3. Crianças sem qualquer SOC.

Os resultados demonstraram que o grupo de crianças com TOC apresentou maiores prevalências de transtorno depressivo maior, transtorno de ansiedade de separação, transtorno de ansiedade generalizada e TDAH em relação aos outros dois grupos. Além disso, os grupos de crianças com TOC e SOC apresentaram prevalências semelhantes de transtorno de ansiedade social, transtorno de oposição desafiante, transtornos de tiques e transtornos alimentares, sendo estas maiores que as encontradas no grupo de crianças assintomáticas. Não houve diferenças entre os três grupos com relação às prevalências de transtorno de estresse pós-traumático, transtorno de pânico e agorafobia, fobia específica e transtornos do desenvolvimento (Alvarenga et al., 2016).

Diagnóstico diferencial

O diagnóstico diferencial do TOC leva em conta os diversos transtornos que apresentam características obsessivas e comportamentos repetitivos. Entre eles, destacam-se os transtornos de ansiedade, transtorno depressivo maior, outros transtornos obsessivo-compulsivos e transtornos relacionados, transtornos alimentares, transtornos psicóticos e transtornos de tique.

No transtorno de ansiedade generalizada, os pensamentos recorrentes geralmente se referem a preocupações da vida real, diferentemente do TOC. Nas fobias específicas, o objeto temido está muito mais circunscrito e o indivíduo apresenta desconforto apenas quando é confrontado com esse objeto. As ruminações depressivas apresentam um conteúdo negativo e são congruentes com o humor. No transtorno dismórfico corporal, as preocupações obsessivas estão limitadas às distorções de imagem relacionadas à aparência física. Na tricotilomania, o comportamento compulsivo se limita a arrancar os cabelos, sem a presença de obsessões. Nos transtornos alimentares, os pensamentos obsessivos limitam-se a questões referentes à comida ou ao peso. Nos transtornos psicóticos, além de ausência de *insight*, o indivíduo costuma apresentar outras características presentes em quadros como esquizofrenia ou transtorno esquizoafetivo. (Rapoport; Shaw, 2015; American Psychiatric Association, 2014).

Muitas vezes pode não ser possível realizar a distinção entre um tique complexo motor e um ritual compulsivo, especialmente em pacientes com diagnósticos de TOC e síndrome de Tourette (ST) concomitantes. Deve-se, entretanto, buscar sempre fazer essa distinção, uma vez que os dois quadros clínicos são tratados de modo diferente (Leckman; Peterson, 1993). Em geral, uma ação é considerada um ritual compulsivo quando precedida por um pensamento específico, enquanto o tique frequentemente é precedido por um impulso sensorial premonitório (American Psychiatric Association, 2014).

História natural

Parece haver dois picos de incidência para o TOC, sendo que um ocorre antes da puberdade (TOC pediátrico) e outro, no início da vida adulta (idade média: 21 anos) (AACAP, 2012). A idade média de início do TOC pediátrico situa-se entre 7,5 e 12,5 anos de idade (Geller, 2006). O início é mais precoce em meninos do que em meninas, havendo relatos de início aos 2 anos de idade (Swedo et al., 1989). A proporção entre os sexos no TOC pediátrico é de três meninos para duas meninas, enquanto na população com TOC de início na vida adulta observa-se uma proporção semelhante entre homens e mulheres, com um número discretamente maior de mulheres (Geller, 2006).

Uma metanálise analisou os desfechos relacionados ao TOC pediátrico. Foi encontrada uma taxa de remissão de 39%. Todavia, encontrou-se uma taxa de persistência de 41% para TOC e de 19% para TOC subclínico na idade adulta. Os fatores relacionados à persistência de sintomas foram: a maior duração do quadro; a necessidade de hospitalização; e idade de início precoce. Além disso, a presença de um ou mais transtornos psiquiátricos comórbidos e uma resposta inicial precária ao tratamento também mostraram-se fatores prognósticos de persistência do sintoma (Stewart et al., 2004).

Fatores etiológicos

Atualmente, o TOC é considerado um exemplo de transtorno neuropsiquiátrico (March et al., 1998). Estudos com tratamentos medicamentosos, genéticos, imunológicos, com doenças neurológicas e de neuroimagem têm colocado em evidência os aspectos neurobiológicos envolvidos no TOC.

A hipótese serotoninérgica do TOC baseou-se, inicialmente, na eficácia dos inibidores seletivos da recaptação de serotonina (ISRS) no tratamento desse transtorno (Rauch; Jenike, 1993). É pouco provável que somente um sistema de neurotransmissores possa explicar os achados complexos no TOC. Causas neurobiológicas incluem aspectos neuroanatômicos, neuroimunológicos e genéticos (Saxena; Rauch, 2000).

Aspectos neuroanatômicos

Estudos sobre atividade ou metabolismo regional cerebral, por meio de neuroimagem, na população adulta com TOC, têm levado ao desenvolvimento de teorias a respeito de circuitos alterados envolvidos com a manifestação dos SOC. Evidencia-se, nesses pacientes, o aumento de atividade/metabolismo (fluxo sanguíneo) em região orbitofrontal e em núcleos da base (em particular, o núcleo caudado), relacionado ao estado sintomático do TOC (Insel, 1992; Baxter, 1994; Saxena et al., 1998). A seguir, será apresentado o modelo neuroanatômico proposto por Saxena et al. (1998) como base para as manifestações dos sintomas de TOC (extensão de modelos previamente propostos).

Circuitos frontossubcorticais são descritos, classicamente, com duas alças, uma "direta" e uma "indireta". A alça direta projeta do córtex ao *striatum* e deste ao segmento interno do globo pálido/substância *nigra* (*pars reticulata*) — a principal estação de saída dos núcleos da base —, daí ao tálamo e de volta ao córtex. Projeções do córtex ao *striatum* e do tálamo ao córtex frontal são excitatórias, enquanto projeções do *striatum* ao globo pálido/substância *nigra* e destes ao tálamo são inibitórias, fazendo dessa alça uma rede de retroalimentação positiva.

A alça indireta tem uma origem similar do córtex ao *striatum*, mas daí envia projeções inibitórias para o segmento externo do globo pálido. Deste, projeções inibitórias vão ao núcleo subtalâmico, que, por sua vez, envia projeções excitatórias ao segmento interno do globo pálido/substância *nigra* (*pars reticulata*), retornando, via comum, para o tálamo (inibitória) e para o córtex (excitatória). Essas três conexões inibitórias da via indireta tornam-na uma alça de retroalimentação negativa.

De maneira simplificada (na realidade, as interações são mais complexas), impulsos na via direta "desinibem" o tálamo e ativam o sistema de uma forma autoperpetuadora, enquanto impulsos na via indireta "inibem" o tálamo, diminuindo a ativação no circuito. Essas vias parecem estar envolvidas em um balanço de facilitação e de supressão de programas motores complexos, por meio de seus efeitos opostos sobre a ativação talamocortical. Desse modo, a ativação na via indireta teria a função de suprimir comportamentos sob comando da via direta, quando fosse o momento de mudar o comportamento – dificuldade encontrada nos pacientes com TOC.

Os autores sugerem que os indivíduos com TOC têm uma resposta tendenciosa, neurologicamente mediada, acerca de estímulos relacionados a questões socioterritoriais (violência, higiene, ordem, sexo etc.). Há evidências de que o córtex orbitofrontal esteja envolvido na mediação de respostas emocionais a estímulos biologicamente significativos. Essa resposta tendenciosa teria como substrato o baixo limiar do sistema para esses estímulos em decorrência de um tônus aumentado da via direta em relação à indireta, no circuito já descrito. Esse desequilíbrio produziria o circuito hiperativo referido nos estudos de neuroimagem, associado à sintomatologia obsessivo-compulsiva.

Até o momento, não se conhece uma localidade primária disfuncional que seria responsável pelos sintomas do TOC. Os autores sugerem que a porção ventromedial do núcleo caudado poderia ser tal localidade, com o TOC como resultado de desenvolvimento anormal, perda ou disfunção de estriossomas nessa estrutura cerebral, uma vez que, para essa região, convergem as fibras do córtex orbitofrontal "paralímbico" e do cíngulo anterior, onde talvez se inicie o *feedback* negativo da atividade nesse circuito.

Aspectos genéticos

Estudos sistemáticos reforçam uma transmissão genética para muitos pacientes com TOC. Como exemplo, Lenane et al. (1990) descreveram uma taxa aumentada no diagnóstico do TOC (20%) entre os parentes de 1º grau de 46 crianças com TOC. De fato, o TOC é uma doença com características altamente hereditárias, particularmente quando tem seu início na infância. Estudos que comparam gêmeos monozigóticos e dizigóticos encontraram fatores genéticos responsáveis por cerca de 45% a 65% da variância nos sintomas obsessivo-compulsivos em crianças, comparados a estudos de adultos com TOC, com estimativas de 27% a 47% para sintomas de início em idade adulta (Van Grootheest et al., 2005). Do mesmo modo, estudos de famílias encontraram um aumento de dez vezes nas taxas de TOC entre parentes de crianças com TOC, em comparação com um aumento de duas vezes nas taxas de TOC entre parentes de pessoas com TOC de início em idade adulta (Pauls et al., 2014). Em um estudo populacional, Mataix-Cols et al. (2013) mostraram, de forma semelhante, uma diminuição gradual no risco de ter TOC entre parentes de sujeitos com TOC à medida que o grau de parentesco diminuía. Assim, enquanto os parentes de 1º grau tiveram um aumento de quatro a cinco vezes no risco, esse risco caía para cerca de duas vezes em parentes de 2º grau, e era ainda menor em parentes de 3º grau.

A contribuição genética para o TOC é aumentada quando há comorbidade com tiques, resultando em sugestões de que essa combinação pode representar um subtipo genético distinto (Hanna et al., 2005). De fato, pacientes com TOC apresentam uma taxa aumentada de tiques (Pauls; Leckman, 1986; Pauls et al., 1991; 1995; Leonard et al., 1992). Estudos de famílias levaram Pauls e Leckman (1986) a criar a hipótese de que algumas formas de TOC podem representar expressões alternativas dos genes responsáveis pela ST. Esses autores descreveram um aumento na taxa de TOC entre parentes de 1º grau de pacientes com ST em relação a grupo-controle (crianças de pais adotivos), independentemente da presença ou não de TOC entre os sujeitos com ST (Pauls; Leckman, 1986; Pauls et al., 1991; 1995).

A pesquisa de potenciais genes associados às causas do TOC foca em variantes genéticas (ou polimorfismos) dentro da codificação de genes para neurotransmissores implicados no TOC. Uma metanálise de mais de cem desses estudos confirmou uma associação entre TOC e polimorfismos em genes serotoninérgicos (o transportador de serotonina e um dos subtipos de receptores) e uma tendência para associação com variantes no gene transportador de glutamato (Taylor, 2012).

Aspectos neuroimunológicos

Há uma clara associação entre TOC e várias doenças que afetam os núcleos da base, particularmente a ST, a doença de Parkinson pós-encefalítica, a coreia de Huntington e a coreia de Sydenham (CS) (síndrome neurológica associada à febre reumática) (Swedo et al., 1993; Rauch; Jenike, 1993).

No primeiro estudo a investigar, sistematicamente, o SOC na CS, Swedo et al. (1993) realizaram uma avaliação retrospectiva de SOC em 23 crianças e adolescentes com história de CS e em 14 com história de febre reumática (FR) sem coreia. O grupo de coreicos apresentou, de modo mais significativo, mais pensamentos obsessivos e maior número de comportamentos compulsivos quando comparados aos pacientes do grupo de portadores de FR sem coreia. Subsequentemente, outros estudos de pacientes com CS confirmaram essa associação.

No primeiro estudo a avaliar, prospectivamente, o curso e a incidência de SOC em pacientes com FR com e sem CS durante a fase aguda da doença, Asbahr et al. (1998) observaram o desenvolvimento de SOC concomitantemente à CS em 70% (21/30) dos pacientes coreicos durante os 2 primeiros meses, em média, após o início dos movimentos. Desses, cinco (17%) preencheram critérios diagnósticos para o TOC. Nenhum SOC foi observado entre os pacientes reumáticos não coreicos. Ao longo de 6 meses de seguimento, a sintomatologia obsessivo-compulsiva havia desaparecido em todos os pacientes que agudamente a desenvolveram.

Swedo et al. (1993; 1994) sugerem que a CS pode ser um modelo médico de transtornos neuropsiquiátricos mediados por anticorpos antineuronais. A partir de uma infecção estreptocócica, esses anticorpos estariam relacionados ao aparecimento ou à piora de transtornos neuropsiquiátricos, como tiques, movimentos coreiformes, hiperatividade/déficit de atenção ou sintomas obsessivo-compulsivos. Essa disfunção autoimune do SNC pode estar localizada nos núcleos da base, particularmente no putâmen e no núcleo caudado e em suas vias de associação (região límbica, lobo frontal e tálamo). Alguns tipos de TOC podem resultar dessas alterações cerebrais, mediadas por anticorpos antineuronais, de forma semelhante à que ocorre na CS.

Essa hipótese foi ampliada a partir do acompanhamento longitudinal de um grupo de crianças e adolescentes com TOC. O seguimento revelou um subgrupo de crianças que apresentava um curso episódico, caracterizado por exacerbação abrupta de SOC entremeada com períodos de melhora, semelhante ao observado com os movimentos coreicos em pacientes com CS. A piora sintomática, com frequência, era subsequente a infecções causadas pelo estreptococo β-hemolítico do grupo A (EBHGA). Em face dessas observações, propôs-se que, em crianças e adolescentes, infecções estreptocócicas causadas por EBHGA poderiam desencadear o início abrupto ou pioras episódicas de TOC ou transtornos de tiques (incluindo a ST) por meio de um processo autoimune análogo àquele presente na CS (Swedo, 1994; Swedo et al., 1994). A partir dessas observações, Swedo et al. propõem um único subgrupo de pacientes com transtornos neuropsiquiátricos que poderiam ser identificados pelas seguintes características:

1. Presença de TOC ou de um transtorno de tique.
2. Início dos sintomas anterior à puberdade.
3. Exacerbação ou início abrupto de sintomas associados a infecções causadas por EBHGA.
4. Associação com anormalidades neurológicas (hiperatividade motora, outros movimentos adventícios – diferentes de coreia, que sugeriria o diagnóstico de CS).

Esse subgrupo foi designado pelo acrônimo PANDAS (transtornos neuropsiquiátricos pediátricos autoimunes associados a infecções estreptocócicas – *pediatric autoimmune neuropsychiatric disorders associated with streptococcal infections*). A partir dessas observações, o grupo de Swedo (1994) desenvolveu o seguinte modelo de patogênese para esses casos:

Patógeno + hospedeiro suscetível → resposta imune
→ coreia de Sydenham ou PANDAS

Somando-se às pesquisas neuroimunológicas supracitadas, estudos neuroanatômicos e de imagem, além de pesquisas relacionadas à psicocirurgia do TOC, reforçam o envolvimento dos núcleos da base na etiopatogenia do TOC (Saxena; Rauch, 2000).

Tratamento

Ao planejar o tratamento do paciente, é importante saber o histórico médico, o histórico do desenvolvimento, avaliar o funcionamento familiar e o desempenho escolar do jovem. É importante também avaliar a gravidade do TOC, as possíveis comorbidades psiquiátricas e o prejuízo do funcionamento global do paciente.

Os parâmetros práticos para o TOC da Academia Americana de Psiquiatria da Infância e Adolescência (AACAP) (Geller et al., 2012) consideram a terapia cognitivo-comportamental (TCC), especificamente a exposição associada à prevenção de resposta (E/PR), uma intervenção terapêutica de grande importância. Recomendam o início do tratamento com a TCC (exclusivamente) ou a TCC associada a um inibidor seletivo da recaptação de serotonina (ISRS), dependendo da gravidade dos sintomas e da comorbidade.

Para o TOC de intensidades leve e moderada, recomenda-se como 1ª linha de tratamento a TCC, se disponível. Quando se trata de TOC de intensidade moderada a grave, recomenda-se iniciar com combinação de TCC com medicamentos ISRS. A combinação de medicações só é indicada para casos refratários, definidos por pelo menos 10 semanas de tratamento adequado com TCC e/ou falha terapêutica de pelo menos dois ISRS (usados em doses adequadas com máximo de tolerabilidade, por pelo menos 12 semanas), ou falha terapêutica de um ISRS e da clomipramina (usados em doses adequadas com máximo de tolerabilidade, por pelo menos 12 semanas). Deve-se sempre que possível priorizar a monoterapia.

A seguir são descritas, detalhadamente, as modalidades terapêuticas mais eficazes que encontram respaldo na literatura científica.

Terapia cognitivo-comportamental (TCC)

Com ou sem a utilização concomitante de medicações, a exposição e a prevenção de resposta (rituais) são os ingredientes principais da TCC para crianças e adolescentes com TOC. O princípio das exposições baseia-se sobre o fato de que a ansiedade, geralmente, diminui após a duração suficiente de contato com o estímulo temido (Foa; Kozak, 1986). Desse modo, uma criança com medo de micróbios deve ser encorajada a confrontar situações temidas relevantes até que sua ansiedade diminua. Exposições repetidas estão associadas à diminuição de ansiedade ao longo dessas repetições, até que a criança não tenha mais medo de entrar em contato com os estímulos fóbicos especificamente alvejados (March et al., 1994).

Exposições adequadas dependem do bloqueio sobre o efeito do reforço negativo dos rituais ou comportamentos de evitação, processo denominado "prevenção de resposta". Por exemplo, uma criança com preocupações sobre micróbios não só deve tocar "coisas contaminadas pelos germes", mas deve também evitar a lavagem das mãos (ritualização) até que sua ansiedade diminua substancialmente. A exposição/prevenção de resposta (E/PR) deve ser implementada de maneira gradual, com os alvos das exposições sob o controle do paciente (ou do terapeuta – forma menos desejada) (March; Mulle, 1998).

March e Mulle (1998) desenvolveram um protocolo de tratamento tipicamente centralizado em exposições e prevenções de resposta (incluído no manual de tratamento *OCD in children and adolescents: a cognitive-behavioral treatment manual*; March et al.). O protocolo consiste em 14 sessões ao longo de 12 semanas, incluindo cinco fases:

1. Informações psicoeducacionais.
2. Treinamento cognitivo.
3. Mapeamento do TOC.
4. Exposição e prevenção de resposta (E/PR).

5. Prevenção de recaídas e treinamento de generalização.

Além disso, três sessões com familiares são inseridas ao longo do tratamento (Quadro 35.2). Excetuando-se as semanas 1 e 2, em que há duas sessões semanais, todas as visitas ocorrem uma vez por semana e duram 60 minutos. Cada sessão inclui a verificação de tarefas de casa, a revisão cuidadosa das tarefas da semana anterior, a introdução de novas informações, o planejamento de novas tarefas de casa e os procedimentos de monitoramento. Ao longo das 12 semanas, três sessões incluem parentes (pais e irmãos) e concentram-se nos papéis exercidos dentro da família e em suas associações com o TOC – por exemplo, a participação dos pais na execução dos rituais do(a) filho(a).

QUADRO 35.2 – Protocolo de terapia cognitivo-comportamental.

Semana do tratamento	Objetivos
Semanas 1 e 2	• Psicoeducação • Treinamento cognitivo
Semana 2	• Mapeamento do TOC • Treinamento cognitivo
Semanas 3 a 12	• Exposição e prevenção de respostas
Semanas 11 e 12	• Prevenção de recaídas
Sessões 1, 7 e 12	• Sessões com pais (e outros familiares)

Fonte: Adaptado de March e Mulle, 1998.

No maior estudo controlado realizado até o presente para o TOC pediátrico (*Pediatric OCD treatment study team*, 2004), March et al. compararam 112 jovens com TOC divididos aleatoriamente em quatro grupos: o primeiro grupo foi tratado com TCC individual; o segundo, com sertralina; o terceiro, com a combinação TCC/sertralina; e, finalmente, o quarto, com placebo. Todos os três tratamentos ativos foram significativamente superior ao placebo. Além disso, o tratamento combinado (TCC/sertralina) mostrou-se superior tanto à TCC como à medicação, que não se diferenciaram um do outro. No entanto, um exame dos pacientes que responderam aos tratamentos de forma excelente – a partir dos escores da escala de obsessões e compulsões de Yale-Brown (versão para crianças – CY-BOCS) – revelou uma vantagem significativa das condições de tratamento que incluíram a TCC. Cinquenta e quatro por cento dos pacientes que receberam o tratamento combinado apresentaram resposta "excelente", comparados a 39% que receberam somente a TCC. Em contraste, somente 21% dos pacientes que receberam sertralina e 3% dos que receberam placebo apresentaram resposta "excelente". Os autores concluem que crianças com TOC devem iniciar o tratamento com a TCC isoladamente ou com a combinação da TCC e um ISRS.

Utilizando o mesmo protocolo de tratamento do estudo supracitado (*Pediatric OCD treatment study team*, 1994), porém adaptado para o uso em grupo, Asbahr et al. (2005) compararam a eficácia da TCC em grupo (TCCG) à de uma medicação (sertralina) em crianças e adolescentes com TOC que nunca tivessem sido submetidos a nenhum tipo de tratamento. Quarenta crianças e adolescentes entre 9 e 17 anos de idade foram randomizados e tratados com TCCG (n = 20) ou com sertralina (n = 20) por 12 semanas (com sessões de 90 minutos de duração). Os pacientes foram avaliados antes, durante ou após o final do tratamento agudo, e 1, 3, 6 e 9 meses após sua finalização (período de seguimento). Melhoras significativas em medidas para o TOC e para condições todas foram observadas ao longo do tratamento agudo de 12 semanas e durante o período de seguimento nas duas condições de tratamento. Não houve diferenças significativas na gravidade de sintomas obsessivo-compulsivos entre os grupos. Os ganhos terapêuticos se mantiveram ao longo do seguimento de 9 meses. No entanto, o grupo tratado com TCCG apresentou um grau significativamente menor de recaída do que o grupo medicado com sertralina. O tratamento com TCCG mostrou-se eficaz na redução de sintomas obsessivo-compulsivos e deve, desse modo, ser considerado uma alternativa à TCC individual ou ao tratamento farmacológico para o TOC pediátrico.

Finalmente, Barrett et al. (2004), utilizando o protocolo desenvolvido por March e Mulle (1998) adaptado para famílias, demonstraram que a terapia familiar cognitivo-comportamental em grupo (TCCFG) é eficaz e comparável à TCC individual na redução de sintomas do TOC. Coletivamente, os resultados desses estudos controlados reforçam a eficácia da TCC como tratamento único (individual ou em grupo) ou em combinação com medicação para o tratamento do TOC de início na infância e na adolescência.

Uma vez que o número de terapeutas cognitivo-comportamentais é escasso e os custos com tratamentos individuais são altos (o que ganha, certamente, importância em países como o Brasil, onde poucos recursos são destinados ao tratamento de transtornos mentais), a utilização da TCC em grupo propicia uma forma de se lidar com ambos os problemas, o que reduz o custo do tratamento e propicia economia de tempo, permitindo tratar um maior número de pacientes.

Comparando-se o tratamento medicamentoso à TCC (individual ou em grupo), esta apresenta vantagens em relação à farmacoterapia, tanto em adultos como em crianças, no que se refere à recaída de sintomas. Enquanto em pacientes submetidos à farmacoterapia a sintomatologia rapidamente retorna quando a medicação é suspensa, ensaios clínicos com TCC mostram melhora na sintomatologia obsessivo-compulsiva que podem durar até 6 anos (Mawson et al., 1982; O'Sullivan et al., 1991; Asbahr et al., 2005).

É importante lembrar que quando o TOC está associado a comorbidades psiquiátricas também podem ser feitos protocolos de TCC para o TOC, se necessário. Em geral, esses pacientes têm taxa de recaída muito maior. Histórico familiar de um ou mais familiares de 1º grau com TOC ou grande acomodação familiar, quando presentes, em geral se relacionam a menor resposta à TCC. Os preditores de boa resposta à TCC são: menor gravidade de sintomas; menor prejuízo funcional; menor número de sintomas externalizantes comórbidos; maior *insight* sobre sintomas; e menor grau de acomodação familiar (Geller et al., 2012).

Terapia farmacológica

Até meados da década de 1980, o tratamento medicamentoso para o TOC era considerado ineficaz. Os efeitos positivos obtidos eram atribuídos à melhora de sintomas depressivos ou à redução global da ansiedade. No presente, entretanto, está claro que o tratamento farmacológico pode beneficiar boa parte dos pacientes pediátricos com TOC. A clomipramina foi a primeira medicação a ser estudada no tratamento do TOC pediátrico (Leonard et al., 1989), tendo sido o primeiro composto a ser aprovado pela FDA (Food and Drug Administration, dos Estados Unidos) para o tratamento do TOC em crianças e adolescentes a partir dos 8 anos de idade, em 1989.

Além da clomipramina (composto tricíclico inibidor não seletivo da recaptação de serotonina), os ISRS – fluvoxamina, fluoxetina, sertralina, paroxetina, citalopram e escitalopram – também são tratamentos potencialmente eficazes para o TOC em jovens. Estudos controlados recentes reforçam a eficácia de todos os compostos supracitados, exceto o citalopram e o escitalopram, no tratamento de crianças e adolescentes com TOC (Riddle et al., 1992; 2001; March et al., 1998; Geller et al., 2004). Com base nos resultados de grandes ensaios multicêntricos, a fluvoxamina, a sertralina e a fluoxetina receberam a aprovação recente da FDA para o tratamento do TOC pediátrico. De acordo com as recomendações da AACAP, os ISRS são os medicamentos de 1ª linha para tratamento de casos moderados a severos de TOC na infância e na adolescência. Sua eficácia é particularmente aumentada quando associados à TCC (Geller et al., 2012, Ivarsson et al., 2015). A clomipramina é considerada atualmente medicação de 2ª linha para crianças e adolescentes em virtude de seu perfil de efeitos colaterais.

Questões clinicamente relevantes surgiram a partir dos ensaios multicêntricos supracitados que utilizaram grandes amostras de probandos:

1. Pacientes com TOC apresentam pequeno ou nenhum efeito placebo, em contraste com pacientes depressivos tratados com medicações.
2. Efeitos clínicos iniciam-se após 3 semanas, atingindo máxima eficácia em 10 a 12 semanas.
3. Os ISRS produzem redução de 30% nos sintomas do TOC, o que corresponde a uma taxa de "melhora moderada" ou "melhora acentuada" em inventários que medem a satisfação dos pacientes. Desse modo, a resposta parcial ao tratamento é a regra, e não a exceção.
4. Os ISRS não podem ser considerados uma panaceia para todos os pacientes, uma vez que os sujeitos, em média, permaneceram "discretamente doentes" ou "moderadamente doentes" (de acordo com medidas em inventários) ao final dos ensaios clínicos.

Efeitos colaterais e o grau de melhora nos ensaios pediátricos são comparáveis àqueles observados em estudos com adultos. A ausência de efeitos colaterais típicos dos compostos tricíclicos (incluindo toxicidade cardíaca) dá aos ISRS vantagens sobre a clomipramina, que, geralmente, é prescrita após dois ou três ISRS não terem demonstrado eficácia terapêutica. Apesar de muitos pacientes responderem, precocemente, a um dos ISRS, uma minoria substancial não responde antes de 8 ou até 12 semanas de tratamento em doses terapêuticas. Desse modo, é importante esperar por pelo menos 8 semanas de tratamento (estando o paciente sob doses terapêuticas) antes de mudar a medicação (March et al., 1997).

Quando se decidir pelo uso da clomipramina, é preciso atenção aos níveis de pressão arterial e à frequência cardíaca e realizar eletrocardiograma (ECG) antes e durante a terapia. Alterações consideradas perigosas para pacientes em uso desse tricíclico incluem frequência cardíaca > 130 bpm em repouso, pressão arterial (PA) sistólica > 140 mmHg ou PA diastólica > 90 mmHg e os seguintes eletrocardiográficas: espaço PR > 20, QRS > 120 ou aumento de 30% em relação ao basal, e QTC > 450 (Geller et al., 2012).

O paciente só deve ser submetido a alguma terapêutica medicamentosa potencializadora (i.e., associação de medicamentos) se preencher critérios para TOC refratário, conforme já mencionamos anteriormente neste capítulo. A combinação mais comum usada nesses casos é associar ao ISRS um neuroléptico atípico, especialmente se o paciente apresentar comorbidades como tiques, sintomas de transtorno do espectro autístico (TEA) ou instabilidade de humor. Nessas situações, é um consenso de especialistas que a associação seja benéfica, embora as melhores evidências empíricas sejam em população adulta (Geller et al., 2012). Também é possível associar a fluvoxamina à clomipramina em razão do perfil sinérgico dessas duas medicações. Isso não deve ser feito com outros ISRS como a fluoxetina ou a paroxetina, inibidores da CYP-450 2D6, que aumentam os efeitos tóxicos da clomipramina. Recomenda-se evitar associação com clonazepam, especialmente em crianças menores. Pacientes refratários também podem se beneficiar da troca de ISRS por antidepressivos duais como a venlafaxina ou duloxetina, de acordo com a opinião de alguns especialistas, embora não haja ainda evidência empírica de qualidade disponível (Geller et al., 2012).

Quando o paciente apresenta comorbidades psiquiátricas, o cuidado requerido é maior. A terapia farmacológica oferece maiores desafios, particularmente nos casos de TOC com transtorno bipolar associado, em que as medicações antiobsessivas causarão piora do quadro de humor associado, podendo precipitar quadro de hipomania ou mania. Em comorbidades como TDAH, tiques e TOD, mais comuns em associação com o TOC, a resposta a ISRS é bem menor do que em pacientes apenas com TOC e as chances de recaída são maiores. Em geral, deve-se tentar tratar primeiro o TOC, pois estimulantes ou alfa-agonistas usados no tratamento dessas comorbidades podem piorar os sintomas obsessivos e aumentar a ansiedade basal dos pacientes. Além disso, é necessário monitorar tensão arterial, frequência cardíaca e ter ECG de base de pacientes em uso dessas medicações (Geller et al., 2012).

Tratamento neurocirúrgico

Existe uma parcela de pacientes resistentes aos tratamentos usuais, que apresentam grave prejuízo psicossocial. Para eles, a neurocirurgia pode ser indicada. Cabe ressaltar, no entanto, a falta de ensaios clínicos randomizados que comprovem a eficácia e investiguem os eventos adversos ou as complicações desses procedimentos (Lopes et al., 2009).

Direções futuras e conclusões

Apesar da recomendação de que a TCC seja utilizada como o tratamento de escolha para o TOC na população pediátrica, individualmente ou em associação a um inibidor da recaptação de serotonina (March et al., 1997), a eficácia dessas modalidades de tratamento necessita ser testada em novos estudos comparativos. Nessa direção, completou-se, em 2004, o estudo multicêntrico *Pediatric OCD treatment study* (Pediatric

OCD Treatment Study Team, 2004), primeiro grande estudo a comparar a eficácia de tratamentos específicos para o TOC pediátrico.

Algumas importantes questões necessitam ser exploradas mais profundamente em novas pesquisas: quais são a eficácia relativa e a duração do efeito dos tratamentos disponíveis a longo prazo? Quais são os efeitos diferenciais dos tratamentos sobre aspectos específicos do TOC (incluindo os prejuízos causados nas diversas áreas da vida dos pacientes)? Quais são os fatores que predizem resposta aos tratamentos? Em caso de não resposta ou resposta parcial ao tratamento, quais são as melhores estratégias de potencialização?

O TOC é um transtorno do sistema frontal-subcortical. Uma característica desse grupo é uma complexa interação entre estímulos exógenos e endógenos, e os sistemas neurais que ligam estímulos a respostas cognitivas e comportamentais. Apesar de disfunções corticais não poderem ser excluídas como base da sintomatologia obsessivo-compulsiva, há evidências suficientes de que disfunções dos núcleos da base, provavelmente, têm um papel majoritário na fisiopatologia do TOC.

Mesmo com as limitações metodológicas observadas nas pesquisas com TOC, há consenso de que esse transtorno em crianças e adolescentes é similar ou contínuo à forma observada em adultos, embora fatores etiopatogênicos possam diferir. A terapia cognitivo-comportamental, como a intervenção terapêutica única ou em combinação com a farmacoterapia, é o tratamento de escolha para o TOC em crianças e adolescentes. Em caso de não haver resposta terapêutica, faz-se a associação de medicação inibidora da recaptação de serotonina. Além disso, uma vez que a TCC (incluindo sessões de reforço durante a descontinuação de medicações) pode melhorar, tanto a curto como a longo prazo, o resultado terapêutico em pacientes tratados com medicação, todos os pacientes que recebem tratamento medicamentoso também devem submeter-se concomitantemente à TCC.

Referências bibliográficas

1. Alvarenga PG; do Rosario MC; Cesar RC et al. Obsessive-compulsive symptoms are associated with psychiatric comorbidities; behavioral and clinical problems: a population-based study of Brazilian school children. Eur Child Adolesc Psychiatry. 2016, 25: 175-82.
2. American Psychiatric Association. Manual Diagnóstico e Estatístico de Transtornos Mentais: DSM-5. 5. ed. Porto Alegre: Artmed, 2014.
3. Asbahr FR et al. Group cognitive-behavioral therapy versus sertraline for the treatment of children and adolescents with obsessive-compulsive disorder. Journal of the American Academy of Child and Adolescent Psychiatry 2005, 44(11): 1128-36.
4. Asbahr FR et al. Obsessive-compulsive and related symptoms in patients with rheumatic fever with and without chorea: a prospective 6-month study. The American Journal of Psychiatry 1998; (155): 1122-24.
5. Barrett P et al. Cognitive-behavioral family treatment of childhood obsessive-compulsive disorder: a controlled trial. Journal of the American Academy of Child and Adolescent Psychiatry 2004, 43: 46-62.
6. Baxter Jr. LR. Positron emission tomography studies of cerebral glucose metabolism in obsessive compulsive disorder. The Journal of Clinical Psychiatry 1994, 55(suppl.): 54-59.
7. Berrios GE. Obsessions and compulsions. In: Berrios G. The History of Mental Symptoms: descriptive psychopathology since the nineteenth century. Cambridge: Cambridge University Press, 1996.
8. Boileau B. A review of obsessive-compulsive disorder in children and adolescents. Dialogues Clin Neurosci. 2011, 13: 401-11.
9. Evans DW et al. Rituals; habit; and perfectionism: the prevalence and development of compulsive-like behavior in normal young children. Child Development 1997, 68: 58-68.
10. Flament MF et al. Obsessive-compulsive disorder in adolescence: an epidemiological study. Journal of the American Academy of Child and Adolescent Psychiatry 1988, 27: 764-71.
11. Foa EB; Kozak MJ. Emotional processing of fear: exposure to corrective information. Psychol Bull. 1986 Jan;99(1):20-35.
12. Geller DA et al. Paroxetine treatment in children and adolescents with obsessive- compulsive disorder: a randomized; multicenter; double-blind; placebo-controlled trial. Journal of the American Academy of Child and Adolescent Psychiatry 2004, 43(11): 1387-96.
13. Geller DA. Obsessive-compulsive and spectrum disorders in children and adolescents. Psychiatr Clin North Am. 2006, 29: 353-70.
14. Geller et al. Practice parameter for the assessment and treatment of children and adolescents with obsessive-compulsive disorder. J Am Acad Child Adolesc Psychiatry. 2012, 51: 98-113.
15. Hanna GL et al. A family study of obsessive-compulsive disorder with pediatric probands. American Journal of Medical Genetics Part B: Neuropsychiatric Genetics 2005;134, 13-19.
16. Insel TR. Toward a neuroanatomy of obsessive-compulsive disorder. Archives of General Psychiatry 1992, 49: 739-44.
17. Ivarsson T; Skarphedinsson G; Kornør H et al. Accreditation Task Force of The Canadian Institute for Obsessive Compulsive Disorders. The place of and evidence for serotonin reuptake inhibitors (SRIs) for obsessive compulsive disorder (OCD) in children and adolescents: Views based on a systematic review and meta-analysis. Psychiatry Res. 2015 May 30;227(1):93-103.
18. Kawa S; Giordano J. A brief history of the Diagnostic and Statistical Manual of Mental Disorders: issues and implications for the future of psychiatric canon and practice. Philosophy; Ethics and Humanities in Medicine 2012, 7:2.
19. Kessler RC; Berglund P; Demler O et al. Lifetime prevalence and age-of-onset distributions of DSM-IV disorders in the National Comorbidity survey Replication. Archives of General Psychiatry, 2005: 62:593-602.
20. Leckman JF; Peterson BS. The Pathogenesis of Tourette's syndrome: epigenetic factors active in early CNS development. Biol Psychiatry. 1993, 34: 425-27.
21. Lenane MC et al. Psychiatric disorders in first degree relatives of children and adolescents with obsessive-compulsive disorder. Journal of the American Academy of Child and Adolescent Psychiatry 1990, 29: 407-12.
22. Leonard HL et al. A 2 to 7 year follow-up of 54 obsessive-compulsive children and adolescents. Archives of General Psychiatry 1993, 50: 429-39.
23. Leonard HL et al. Tics and Tourette's syndrome: a 2- to 7-year followup of 54 obsessive- compulsive children. The American Journal of Psychiatry 1992, 149: 1244-51.
24. Leonard HL et al. Treatment of obsessive-compulsive disorder with clomipramine and desipramine in children and adolescents. A double-blind crossover comparison. Archives of General Psychiatry 1989, 46(12): 1088-92.
25. Lewin AB; Piacentini J. Evidence-based assessment of child obsessive compulsive disorder: recommendations for clinical practice and treatment research. Child Youth Care Forum 2010, 39: 73-89.
26. Lopes AC et al. Treatment of resistant obsessive-compulsive disorder with ventral capsular/ventral striatal gamma capsulotomy: a pilot prospective study. Neuropsychiatry 2009, 21(4): 381-92.
27. March JS; Biederman J; Wolkow R et al (Pediatric OCD Treatment Study Team). Cognitive-behavior therapy; sertraline; and their combination for children and adolescents with obsessive-compulsive disorder. The Journal of the American Medical Association 1998, 292: 1969-76.
28. March JS; Mulle K. OCD in Children and Adolescents: a cognitive-behavioral treatment manual. New York: Guilford Press, 1998.
29. March JS et al. Behavioral psychotherapy for children and adolescents with obsessive-compulsive disorder: an open trial of a new protocol-driven treatment package. Journal of the American Academy of Child and Adolescent Psychiatry 1994, 33(3): 333-41.

30. March JS et al. Expert consensus guidelines: treatment of obsessive-compulsive disorder. The Journal of Clinical Psychiatry 1997, 58 (suppl.): 2-72.
31. Mataix-Cols D et al. Population-based; multigenerational family clustering study of obsessive-compulsive disorder. JAMA Psychiatry 2013;70, 1-9.
32. Mawson D et al. Clomipramine and exposure for chronic obsessive compulsive rituals: two year follow-ups and further findings. The British Journal of Psychiatry 1982, 140: 11-18.
33. Nymberg JH; van Noppen B. Obsessive-compulsive disorder: a concealed diagnosis. American Family Physician 1994, 49: 1129-37.
34. Oberbeck A; Stengler K; Steinberg H. On the history of obsessive compulsive disorders: their place in the nosological classifications up to the beginning of the 20th century. (Die Geschichte der Zwangserkrankung: IhreStellungimWandel der psychiatrischenFormenlehrebisAnfangdes 20. Jahrhunderts). Fortschritte der Neurologie Psychiatrie 2013, 81(12): 706-714.
35. O'Sullivan G et al. Six-year follow-up after exposure and clomipramine therapy for obsessive compulsive disorder. The Journal of Clinical Psychiatry 1991, 52: 150-55.
36. Pauls DL et al. A family study of Gilles de la Tourette syndrome. Human Genetics 1991, 48: 154-63.
37. Pauls DL et al. A family study of obsessive-compulsive disorder. The American Journal of Psychiatry 1995, 152: 76-84.
38. Pauls DL; Abramovitch A; Rauch SL; Geller DA. Obsessive-compulsive disorder: an integrative genetic and neurobiological perspective. Nat Rev Neurosci. 2014 Jun;15(6):410-24.
39. Pauls DL; Leckman JF. The inheritance of Gilles de la Tourette's syndrome and associated behaviors: evidence for autossomal dominant transmission. The New England Journal of Medicine 1986, 315: 993-97.
40. Rapoport JL; Shaw P. Obsessive compulsive disorder. In: Thapar A; Pine DS; Leckman JF; Scott S; Snowling MJ (eds.). Rutter's Child and Adolescent Psychiatry. 6th ed. West Sussex: John Wiley & Sons, 2015.
41. Rauch SL; Jenike MA. Neurobiological models of obsessive-compulsive disorder. Psychosomatics 1993, 34: 20-32.
42. Riddle MA et al. Double-blind; crossover trial of fluoxetine and placebo in children and adolescents with obsessive-compulsive disorder. Journal of the American Academy of Child and Adolescent Psychiatry 1992, 31: 1062-69.
43. Riddle MA et al. Fluvoxamine for children and adolescents with obsessive-compulsive disorder: a randomized; controlled; multicenter trial. Journal of the American Academy of Child and Adolescent Psychiatry 2001, 40(2): 222-29.
44. Saxena S; Rauch SL et al. Neuroimaging and frontal-subcortical circuitry in obsessive-compulsive disorder. The British Journal of Psychiatry 1998, 173 (suppl.): 26-37.
45. Saxena S; Rauch SL. Functional neuroimaging and the neuroanatomy of obsessive-compulsive disorder. Psychiatric Clinics of North America 2000, 23: 563-86.
46. Stewart SE; Geller DA; Jenike M et al. Long-term outcome of pediatric obsessive-compulsive disorder: a meta-analysis and qualitative review of the literature. Acta Psychiatr Scand. 2004, 110: 4-13.
47. Stone MH. History of anxiety disorders. In: Stein DJ; Hollander E; Rothbaum BO. Textbook of Anxiety Disorders. American Psychiatric Publishing, 2009.
48. Storch EA et al. Peer victimization in children with obsessive-compulsive disorder: relations with symptoms of psychopathology. Journal Child Adolesc Psychology 2006 Sep, 35(3): 446-55.
49. Swedo SE et al. Speculation on antineuronal antibody-mediated neuropsychiatric disorders in childhood. Pediatrics 1994, 93: 323-26.
50. Swedo SE et al. Sydenham's chorea: a model for childhood autoimmune neuropsychiatric disorders. The Journal of the American Medical Association 1994, 272: 1788-91.
51. Swedo SE et al. Sydenham's chorea: physical and psychological symptoms of St. Vitus dance. Pediatrics 1993, 91: 706-13.
52. Swedo SE; Rapoport JL; Leonard H et al. Obsessive-compulsive disorder in children and adolescents. Clinical phenomenology of 70 consecutive cases. Arch Gen Psychiatry.1989, 46: 335-41.
53. Taylor; S. Molecular genetics of obsessive-compulsive disorder: a comprehensive meta-analysis of genetic association studies. Molecular Psychiatry 2012;18, 799-805.
54. Valleni-Basile LA et al. Frequency of obsessive-compulsive disorder in a community sample of young adolescents. Journal of the American Academy of Child and Adolescent Psychiatry 1994, 33: 782-91.
55. Van Grootheest DLS et al. Twin studies on obsessive-compulsive disorder: a review. Twin Research and Human Genetics 2005;8, 450-458.

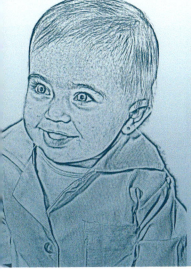

Capítulo 36

Transtornos Ansiosos

Ana Margareth Siqueira Bassols
Luciano Isolan
Victor Mardini

Introdução

Os transtornos de ansiedade representam uma das formas mais comuns de psicopatologia em crianças e adolescentes, porém, muitas vezes, essas condições permanecem subdiagnosticadas e subtratadas.

Medos, timidez e preocupações são comuns em crianças e adolescentes normais, mas os clínicos precisam verificar se tais sintomas estão apropriados a um nível de desenvolvimento normal ou se apresentam intensidade, frequência e prejuízos que justifiquem um diagnóstico de transtorno de ansiedade. Geralmente, crianças pequenas expressam medo de barulhos, de serem assustadas e, depois, medo de estranhos. Na idade pré-escolar, são comuns os medos de criaturas imaginárias, da escuridão e alguma ansiedade de separação dos adultos de sua confiança. Crianças em idade escolar normalmente têm preocupações com lesões e eventos da natureza (p. ex., tempestades), além das preocupações e temores relacionados ao desempenho escolar. Na adolescência, preocupam-se com sua competência social, rendimento escolar e problemas de saúde.

Medos transitórios fazem parte do desenvolvimento normal e podem surgir em resposta aos riscos percebidos, mas tornam-se problemáticos se eles não desaparecem com o tempo e caso comprometam o funcionamento geral da criança. Em crianças de idade pré-escolar (3 aos 6 anos) existem evidências de que alguns tipos de ansiedade podem mostrar-se menos diferenciados do que nas crianças em idade escolar (6 aos 12 anos). O impacto clínico desses sintomas de ansiedade pode ser significativo mesmo se eles não preenchem todos os critérios diagnósticos.

Nas crianças com transtornos de ansiedade (TA), é frequente que não consigam reconhecer o medo como desproporcional à realidade. Geralmente têm queixas somáticas de dor de cabeça e de estômago. Sintomas como choro, irritabilidade e explosões de raiva, que muitas vezes acompanham os TA em jovens, podem ser vistos como comportamentos de oposição ou desobediência, quando na verdade podem representar expressões de medo ou esforços da criança para evitar a qualquer custo o estímulo que desencadeia ansiedade.

A determinação de quanto o medo ou a ansiedade é excessiva ou fora de proporção é feita pelo clínico levando em conta fatores culturais.[1] A identificação precoce assim como o tratamento eficaz podem diminuir o impacto da ansiedade sobre o funcionamento acadêmico e social em jovens e a persistência dos TA na vida adulta. Intervenções terapêuticas baseadas em evidências surgiram tanto com tratamentos psicoterápicos como com tratamentos medicamentosos nos transtornos de ansiedade na infância e na adolescência e podem orientar os médicos a obter melhores resultados nessa população. As prevalências para apresentar pelo menos um transtorno de ansiedade (TA) variam entre 6% e 20%.[2] A maioria dos TA ocorre com mais frequência em indivíduos do sexo feminino do que no masculino (aproximadamente 2:1).[1] As diferentes prevalências encontradas nos estudos provavelmente resultam dos diferentes critérios diagnósticos utilizados, da metodologia dos estudos, das fontes de informação e dos critérios utilizados para determinar significância clínica. A exigência restrita ao preenchimento dos critérios diagnósticos e a presença de prejuízo funcional, em vez de apenas a presença de sintomas de ansiedade, fazem essas prevalências parecerem menores.

Com o lançamento da 5ª edição do *Manual diagnóstico e estatístico de transtornos mentais* (DSM-5) em 2013, a seção dos transtornos de ansiedade foi modificada e os diagnósticos de transtorno obsessivo-compulsivo, transtorno de estresse agudo e transtorno de estresse pós-traumático foram realocados em novas seções. O diagnóstico de quadros fóbicos (agorafobia, fobia específica e transtorno de ansiedade social) deixou de exigir que o indivíduo com mais de 18 anos reconheça seu medo como excessivo ou irracional, visto que muitos pacientes tendem a superestimar o perigo oferecido pelo objeto ou evento fóbico em questão. A duração mínima para o diagnóstico desses transtornos passa a ser de 6 meses para todas as idades. O transtorno de pânico e a agorafobia foram separados como diagnósticos independentes, reconhecendo a existência de casos nos quais a agorafobia ocorre sem a presença de sintomas de pânico. Tendo em vista que o ataque de pânico pode ocorrer como comorbidade em outros transtornos mentais, o DSM-5 incluiu o ataque de pânico como especificador para todos os demais transtornos. Levando em conta que uma abordagem mais orientada ao desenvolvimento foi adotada no DSM-5, todos os diagnósticos são conceituados em uma perspectiva ao longo do ciclo vital. Assim, a seção do DSM-IV intitulada "Transtornos Geralmente Diagnosticados pela Primeira Vez na Infância ou Adolescência" não está mais no DSM-5, e tanto o transtorno de ansiedade de separação como o mutismo seletivo passaram a fazer parte da seção dos transtornos de ansiedade do DSM-5.[1,3]

A partir do lançamento da 11ª edição da *Classificação internacional de doenças* (CID-11)[4] em janeiro de 2022 os transtornos de ansiedade na infância são:

- 6B00: transtorno de ansiedade generalizada.
- 6B01: transtorno de pânico.
- 6B02: agorafobia.
- 6B03: fobia específica.
- 6B04: fobia social.
- 6B05: transtornos de ansiedade de separação.
- 6B06: mutismo seletivo.
- 6B0Y: outros tanstornos de ansiedade não especificados.
- 6B0Z: *anxiety or fear-related disorders, unspecified*.

O presente capítulo abordará as principais características dos transtornos de ansiedade de separação (TAS), mutismo seletivo (MS), fobia social (FS), transtorno de pânico (TP), agorafobia e transtorno de ansiedade generalizada (TAG). Intervenções preventivas e tratamento (psicoterápico e farmacológico) desses quadros serão vistos em conjunto ao final do capítulo.

Transtorno de ansiedade de separação

A etiologia do TAS inclui fatores biológicos e ambientais. O TAS é um dos transtornos de ansiedade mais frequentes na infância antes dos 12 anos.[5] Com uma prevalência de cerca de 5% em crianças, e é associada a altos níveis de prejuízos. O principal sintoma é a ansiedade inapropriada ou excessiva em situações nas quais a criança necessita afastar-se de casa ou de figuras de apego importantes.[2] A criança afetada mostra-se insegura, antecipando a situação de separação ou quando esta ocorre. Em outros momentos, investiga e questiona sobre o paradeiro das figuras de apego ou mesmo apresenta sintomas físicos quando fora de casa (p. ex., dores de estômago, náuseas, cefaleia etc.). É comum que se apresente temerosa sobre o que pode ocorrer consigo ou com seus cuidadores quando estiverem separados dela, têm medo irreal de se perder ou de ser raptada, com consequente impedimento de visitar amigos ou, até mesmo, de ir à escola. São descritas como crianças "grudentas" ou "pegajosas", sempre atrás dos pais. Apresentam dificuldade de ficar sós e para dormir, com pesadelos relacionados a separação.[5] TAS é a causa mais frequente de recusa escolar em crianças pequenas, enquanto a ansiedade generalizada e fobia social são mais frequentemente a causa nos mais velhos (Quadro 36.1).

O TAS foi descrito pela primeira vez no DSM-III[6] em 1980 e classificado como um diagnóstico específico da infância e da adolescência. Desde a sua introdução, alguns critérios diagnósticos foram modificados. Um critério adicionado ao DSM-IV[7] foi a necessidade da presença de prejuízo ou de sofrimento significativo associado aos sintomas de TAS. Os critérios de sofrimento recorrente relacionado à separação atual ou à separação antecipada de figuras de apego foram unificados no DSM-IV.[7] A exigência de duração mínima dos sintomas aumentou de 2 semanas no DSM-III para 4 semanas no DSM-IV-TR.[8]

QUADRO 36.1 – CID 11.

> O **transtorno de ansiedade de separação** é caracterizado por medo ou ansiedade acentuados e excessivos sobre a separação de figuras de apego específicas. Em crianças e adolescentes, a ansiedade de separação geralmente se concentra em cuidadores, pais ou outros membros da família e o medo ou a ansiedade estão além do que seria considerado normativo do desenvolvimento. Em adultos, o foco é tipicamente um parceiro romântico ou filhos. As manifestações de ansiedade de separação podem incluir pensamentos de danos ou eventos desagradáveis sobre a figura de apego, relutância em ir à escola ou trabalho, angústia excessiva recorrente após a separação, relutância ou recusa em dormir longe da figura de apego e pesadelos recorrentes sobre a separação. Os sintomas persistem por pelo menos vários meses e são suficientemente graves para resultar em sofrimento significativo ou prejuízo significativo no funcionamento pessoal, familiar, social, educacional, ocupacional ou em outras áreas importantes do funcionamento
> Exclusões
> - 6A60-6A8Z: transtornos do humor (afetivos)
> - 6B06: mutismo seletivo
> - 6B04: transtorno de ansiedade social

Fonte: 11ª edição da *Classificação internacional de doenças* (CID-11).

No DSM-5[1] há a exigência de que os sintomas tenham uma duração maior do que 4 semanas em crianças e adolescentes com menos de 18 anos de idade e causem importante sofrimento e prejuízo nas áreas sociais, acadêmicas ou em outras áreas significativas da vida do indivíduo. Um aspecto importante é avaliar que o nível de ansiedade apresentado deve ser maior do que o esperado para o estágio do desenvolvimento do indivíduo (Critério A).

Epidemiologia

No Brasil, um estudo epidemiológico[9] que avaliou 1.251 crianças e adolescentes, entre 7 e 14 anos, verificou que os transtornos de ansiedade estavam em segundo lugar (5%) entre os mais prevalentes, depois dos transtornos de conduta/oposição (7%), mas antes de depressão (1%).

Em vários locais do mundo, estudos epidemiológicos indicam que a taxa de prevalência do TAS varia de 3% a 7% em crianças e adolescentes.[10-13] Em adolescentes, os estudos referem uma prevalência menor (2% a 4%) do que em crianças, que segue diminuindo até o final da adolescência.[14-17] O pico da incidência ocorre entre os 7 e os 9 anos de idade. Francis et al.[18] consideram que a expressão dos sintomas depende da fase do desenvolvimento em que o paciente se encontra. Em seu estudo, crianças menores relataram mais sintomas de ansiedade de separação e mais frequentemente apresentaram pesadelos envolvendo esse aspecto do que crianças maiores e adolescentes. Crianças também apresentam extremo sofrimento, um sintoma pouco frequente em adolescentes. Entretanto, todos os adolescentes com TAS apresentaram queixas físicas em dias de aula.[18]

Por causa desses sintomas físicos, TAS é uma causa frequente de abstinência escolar e de múltiplas visitas ao médico da família ou pediatra para descartar um problema clínico. Os sintomas aparecem apenas em dias de escola e usualmente desaparecem assim que os pais decidem que a criança ficará em casa.[19]

TAS é o transtorno de ansiedade mais comum na população pediátrica. Aproximadamente 50% das crianças com 8 anos de idade sofreram de sintomas de ansiedade de separação que não causaram comprometimento significativo. O pico de início é entre os 7 e 9 anos de idade. Pelo fato de a ansiedade de separação ser parte do desenvolvimento normal antes dos 5 anos, um diagnóstico de TAS é raramente justificado antes disso. Muitos estudos indicaram que o TAS é mais comum no sexo feminino do que no masculino,[10,12,20] enquanto outros encontraram prevalências iguais entre os gêneros.[18,21] Quanto à questão racial, estudos avaliando amostras de crianças encaminhadas para clínicas de transtornos de ansiedade não encontraram diferenças de prevalências entre crianças brancas, afro-americanas ou hispânicas.[22,23] Entretanto, em amostras populacionais, crianças afro-americanas relataram mais sintomas de TAS do que crianças brancas.[24,25] Alguns estudos também demonstraram uma associação entre prejuízos socioeconômicos e TAS.[20,23]

Etiologia

A etiologia de TAS é complexa e parcialmente desconhecida. Estudos demonstram que ambos os fatores biológicos e ambientais exercem algum papel, fatores ambientais podem ter uma influência mais forte em TAS do que em outros transtornos de ansiedade infantis. A maioria dos fatores etiológicos propostos está mais associada com transtornos de ansiedade em geral do que com TAS especificamente. Dick-Niederauer e Silverman[26] consideram que a pesquisa sobre a etiologia do TAS ainda é esparsa. Fatores biológicos, genéticos e o temperamento têm sido investigados como possíveis colaboradores na sua etiologia.

Por exemplo, a interação entre uma mãe com pouca tolerância à ansiedade e uma criança com inibição comportamental aumenta a probabilidade de resultar em ansiedade na criança. Apego, ansiedade e depressão nos pais e presença de estressores no ambiente familiar, como perdas, conflito conjugal, ausência paterna etc. Em jovens adultos, outros exemplos de crise vital incluem sair da casa dos pais, iniciar uma relação romântica e tornar-se pai.[1]

TAS é um fator de risco para outros transtornos de ansiedade e psiquiátricos. Aproximadamente um terço dos casos de TAS na infância persiste na vida adulta se não tratados.[19]

O TAS em crianças pode ser herdado. A contribuição dos estudos genéticos ocorreu por meio dos estudos de agregação familiar dos TA, estudos de gêmeos e de crianças e adultos com o transtorno. Sua herdabilidade foi estimada em 73% em uma amostra da comunidade de gêmeos de 6 anos, com taxas mais altas entre as meninas.[1] Os estudos genéticos consideram que o papel dos genes e do meio ambiente é misto e o melhor modelo em mulheres gêmeas consiste na soma das influências genéticas com o ambiente não compartilhado.[27] Topolski et al.,[28] usando a mesma amostra, relataram que a variação genética não parecia contribuir para as diferenças individuais dos sintomas de TAS apresentados; nesse estudo, a estimativa de herdabilidade foi de 4%, enquanto o ambiente compartilhado, incluindo fatores familiares, foi de 40%. De forma contrária, um estudo de Cronk et al.[29] encontrou herdabilidade moderada para ansiedade de separação. A ausência do pai foi considerada uma importante influência na vulnerabilidade ao transtorno, enquanto o efeito da desvantagem socioeconômica foi menor. Esses resultados sugerem que a diátese para ansiedade em geral é herdada, mais do que a vulnerabilidade a um tipo específico de transtorno de ansiedade. Além disso, a variabilidade dos resultados pode refletir contribuições genéticas e ambientais diversas, de acordo com a idade, o gênero e o tipo de ansiedade.

Diagnóstico e apresentação clínica

O TAS é comum na infância, mas incomum na adolescência. Os critérios para o TAS encontram-se no Quadro 36.2.

QUADRO 36.2 – Critérios diagnósticos do DSM-5 para transtorno de ansiedade de separação.

a) Medo ou ansiedade impróprio e excessivo em relação ao estágio de desenvolvimento, envolvendo a separação daqueles com quem o indivíduo tem apego, evidenciados por três (ou mais) dos seguintes aspectos:
  1. Sofrimento excessivo e recorrente adiante da ocorrência ou previsão de afastamento de casa ou de figuras importantes de apego
  2. Preocupação persistente e excessiva acerca da possível perda ou perigos envolvendo figuras importantes de apego, como doenças, ferimentos, desastres ou morte
  3. Preocupação persistente e excessiva de que um evento indesejado cause a separação de figuras importantes de apego (p. ex., perder-se, ser sequestrado, sofrer um acidente, ficar doente)
  4. Relutância persistente ou recusa a sair, afastar-se de casa, ir para a escola, o trabalho ou qualquer outro lugar, em virtude do medo da separação
  5. Temor persistente e excessivo ou relutância em ficar sozinho ou sem as figuras importantes de apego em casa ou em outros contextos
  6. Relutância ou recusa persistente em dormir longe de casa ou a dormir sem estar próximo a uma figura importante de apego
  7. Pesadelos repetidos envolvendo o tema da separação
  8. Repetidas queixas de sintomas somáticos (p. ex., cefaleias, dores abdominais, náusea ou vômitos) quando a separação de figuras importantes de apego ocorre ou é prevista

b) O medo, a ansiedade ou a esquiva é persistente, durando pelo menos 4 semanas em crianças e adolescentes e geralmente 6 meses ou mais em adultos

c) A perturbação causa sofrimento clinicamente significativo ou prejuízo no funcionamento social, acadêmico, profissional ou em outras áreas importantes da vida do indivíduo

d) A perturbação não é mais bem explicada por outro transtorno mental, como a recusa em sair de casa em virtude de resistência excessiva à mudança no transtorno do espectro autista; delírios ou alucinações envolvendo a separação em transtornos psicóticos; recusa em sair de casa sem um acompanhante confiável na agorafobia; preocupações com doença ou outros danos afetando pessoas significativas no transtorno de ansiedade generalizada; ou preocupações envolvendo ter uma doença no transtorno de ansiedade de doença

Fonte: DSM-5.

Diagnóstico diferencial

O TAS deve ser diferenciado, em primeiro lugar, da ansiedade de separação que faz parte do desenvolvimento normal da criança. A maneira prática de se diferenciar ansiedade normal de ansiedade patológica é basicamente avaliar se a reação ansiosa é de curta duração, autolimitada e relacionada ao estímulo do momento ou não.[30] O início do TAS ou o aumento da sua gravidade ocorrerá na idade escolar, com maior duração dos sintomas e comprometimento do funcionamento da criança. Também deve ser diferenciado de outros tipos de transtornos de ansiedade. Às vezes é difícil discriminar sintomas de TAS dos de transtorno de ansiedade generalizada (TAG), pois ambos os transtornos podem envolver preocupações com a segurança própria ou de figuras de apego importantes.[5,31]

Crianças com TAS, TAG e transtorno obsessivo-compulsivo (TOC) são preocupadas com possíveis danos que podem sofrer, mas no TAS a preocupação maior é o temor de separar-se de suas figuras de apego, principalmente da mãe. No TAG as fontes do temor são múltiplas, o temor é mais real, pode ocorrer mais medo de ser atacado por algum animal ou de adoecer do que de separar-se dos pais. Nas crianças com TOC o que chama a atenção é a presença de rituais que ela emprega para lidar com a ansiedade, por exemplo, lavar as mãos para sentir-se protegida de doenças ou da morte.

Sintomas de ansiedade de separação também podem ocorrer em quadros de transtornos invasivos do desenvolvimento ou nos pródromos de esquizofrenia, mas nesses casos observa-se a existência de outros sintomas característicos.[32] Em situações em que ocorrem sintomas físicos (dor abdominal, cefaleia, tremor etc.), é importante realizar uma avaliação clínica para afastar causa orgânica. O padrão específico dos sintomas (p. ex., só antes da ida para a escola) pode reforçar a hipótese de transtorno de ansiedade.[32]

Curso e prognóstico

São variáveis. Casos mais leves e de início precoce podem remitir de forma espontânea. Em casos com início mais tardio e com maior gravidade, a evolução pode ser pior, mais prolongada ou mesmo culminar em outros tipos de TA ou depressão. Cerca de metade dos indivíduos pode vir a experimentar ansiedade e dificuldades crônicas para ir à escola.[33]

Mutismo seletivo (MS)

O mutismo seletivo (MS) se caracteriza por um fracasso persistente de falar em situações sociais específicas (p. ex., na escola, situação social) apesar de falar normalmente em outras (p. ex., em casa), ver Quadro 36.3.

QUADRO 36.3 – CID 11.

O **mutismo seletivo** é caracterizado por uma seletividade consistente na fala, de tal forma que uma criança demonstra competência linguística adequada em situações sociais específicas, quase sempre em casa, mas falha consistentemente em falar com outras pessoas, com mais frequência na escola. A perturbação dura pelo menos 1 mês, não se limita ao 1º mês de escola e é de gravidade suficiente para interferir no desempenho educacional ou na comunicação social. A falta de fala não advém da falta de conhecimento ou da falta de conforto com a língua falada exigida na situação social (p. ex., uma língua diferente falada na escola e em casa)
Exclusões
- 6A20: esquizofrenia
- 6B05: mutismo transitório como parte da ansiedade de separação em crianças pequenas
- 6A02: transtorno do espectro do autismo

Fonte: 11ª edição da *Classificação internacional de doenças* (CID-11).

Ao se encontrarem com outros indivíduos em interações sociais, as crianças com MS não iniciam a conversa ou não respondem reciprocamente quando os outros falam com elas.

O fracasso na fala ocorre em interações sociais com crianças ou adultos. As crianças com MS (MS) falarão na sua casa na presença de membros da família imediata, mas com frequência não o farão nem mesmo diante de amigos próximos ou parentes de 2º grau, como avós ou primos. A perturbação é, com frequência, marcada por intensa ansiedade social. As crianças com MS comumente se recusam a falar na escola, o que causa prejuízos acadêmicos ou educacionais, uma vez que os professores têm dificuldade para avaliar habilidades como a leitura. O fracasso na fala pode interferir na comunicação social, embora as crianças com esse transtorno ocasionalmente usem meios não verbais (p. ex., grunhidos, gestos para apontar, escrever) para se comunicar e podem desejar ou ansiar pela participação em encontros em que a fala não é exigida (p. ex., papéis não verbais em peças teatrais na escola).[1] Alguns autores[34,35] têm sugerido que o MS é uma forma precoce e mais grave de FS, em vez de ser um transtorno distinto. Dados que evidenciam essa associação provêm de estudos que avaliam taxas de comorbidades de 90% a 100% entre os dois transtornos.[34-36] Em contextos clínicos, as crianças com mutismo seletivo quase sempre recebem um diagnóstico adicional de outro transtorno de ansiedade (fobia social). Condições comórbidas são prevalentes, especialmente outros transtornos de ansiedade e transtornos do neurodesenvolvimento, e é importante avaliá-las na criança.

Os critérios do DSM-5 para o MS[1] encontram-se no Quadro 36.4.

QUADRO 36.4 – Critérios diagnósticos do DSM-5 para mutismo seletivo (MS).

a) Fracasso permanente para falar em situações sociais específicas nas quais exista a expectativa para a comunicação oral (p. ex., na escola) apesar de falar em outras situações

b) A perturbação interfere na realização educacional ou profissional ou na comunicação social

c) A duração mínima é de 1 mês (não limitada ao 1º mês de escola)

d) O fracasso para falar não resulta de desconhecimento quanto ao idioma exigido pela situação social ou de desconforto com ele

e) A perturbação não é mais bem explicada por um transtorno da comunicação (p. ex., transtorno da fluência com início na infância) nem ocorre exclusivamente durante o curso de transtorno do espectro autista, esquizofrenia ou outro transtorno psicótico

Fonte: DSM-5.

Diagnóstico

A avaliação requer experiência, sensibilidade e informações detalhadas de pais e professores bem como a avaliação da criança. Os critérios diagnósticos têm como base essencialmente a história de vida da criança e podem ser obtidos em observações e registros sistemáticos dos seus comportamentos verbais e comunicativos com pessoas dentro e fora do seu círculo de confiança ou ambiente próximo. No entanto, o diagnóstico de um quadro de MS raramente se revela objetivo, uma vez que ele surge normalmente associado a outros comportamentos característicos de outras patologias.

Epidemiologia

É um transtorno relativamente raro, com prevalências pontuais que variam entre 0,03% e 1% dependendo do contexto (clínica × escola × população geral). Não parece variar por sexo ou raça/etnia e é mais frequente em crianças menores do que em adolescentes e adultos.[1]

Diagnóstico diferencial

O MS deve ser diferenciado das perturbações da fala mais bem explicadas por um transtorno de comunicação (da linguagem, da fala, da comunicação pragmática), que, nessas condições, não está restrito a uma situação social específica. Também deve ser diferenciado de transtornos do neurodesenvolvimento, esquizofrenia e outros transtornos psicóticos. A ansiedade social e a esquiva no TAS podem estar associadas ao MS. Nesse caso, os dois diagnósticos devem ser estabelecidos.

Prognóstico

Steinhausen, Wachter e Metzke[37] analisaram resultados a longo prazo em uma amostra clínica de jovens e adultos com MS. Identificaram dois tipos de MS, um em que os sintomas não mudam, mas desaparecem subitamente na adolescência ou no início da idade adulta, e outro em que os sintomas diminuíram de forma gradativa até desaparecer. Esse estudo demonstrou, ainda, que cerca de metade dos participantes apresentava ansiedade ou fobia, o que significa que continuaram a vivenciar dificuldades a longo prazo. O prognóstico é mais reservado em adolescentes em razão das dificuldades de autoconfiança, independência e comunicação social.

Transtorno de ansiedade social (fobia social)

O transtorno de ansiedade social, também conhecido como fobia social (FS), é um transtorno de ansiedade caracterizado por medo ou ansiedade acentuados ou intensos de situações sociais nas quais o indivíduo é exposto a possível avaliação pelos outros. Exemplos incluem interações sociais (p. ex., manter uma conversa, encontrar pessoas que não são familiares), ser observado (p. ex., comendo ou bebendo) e situações de desempenho diante de outros (p. ex., apresentar trabalho/tarefa na frente da turma na sala de aula), conhecer novas crianças, falar com figuras de autoridade como professores, ser o centro das atenções sob qualquer forma. As crianças ou adolescentes ao enfrentar essas situações podem não falar muito ou falar muito baixo, podem apresentar pouco contacto visual, ou comunicar de uma forma hesitante ou insegura. Nos adolescentes, como exemplo, também é o medo de frequentar resenhas, ficar ou namorar.[38] Em crianças, a ansiedade deve ocorrer em contextos que envolvam seus pares, e não apenas em interações com adultos (Critério A). Nessas situações, a criança ou o adolescente apresenta como caraterísticas principais o medo e a evitação de interações sociais ou de desempenho social em virtude de crenças de que serão avaliados negativamente pelos outros. Podem ter preocupações que os outros podem considerá-los pouco atraentes, estúpidos, desagradáveis ou estranhos.[38] Em virtude desses pensamentos, acabam tendo um número limitado de amigos ou dificuldades em fazer novos amigos. Portanto, o comportamento evitativo decorre da expectativa de alguma forma de ameaça e pode se manifestar por preocupação, ruminação, antecipação ansiosa, ou pensamentos negativos. Algumas crianças, especialmente as mais novas, podem ter dificuldade em verbalizar essas emoções.[38] Como em outros quadros de ansiedade, as crianças podem expressar sua ansiedade por sintomas físicos como cefaleia, dor/desconforto abdominal, náuseas, vômitos, diarreia, tensão muscular e problemas de sono. Para o diagnóstico, a duração do transtorno é de pelo menos 6 meses.

Epidemiologia

A FS é um dos transtornos de ansiedade mais prevalentes na infância e na adolescência. A estimativa de prevalência de 12 meses de FS é de 7% nos Estados Unidos; na Europa, a média é de 2,3%. Taxas mais altas são encontradas em indivíduos do sexo feminino em relação aos do sexo masculino na população em geral. A média de idade do início da FS costuma ocorrer durante a adolescência (11 e 13 anos),[38-40] porém podem ocorrer casos com início mais precoce (aos 7 ou 8 anos), o que parece estar associado a um pior prognóstico.[41]

Etiologia

Assim como em outros transtornos de ansiedade da infância e adolescência, a etiologia da FS é multifatorial e engloba fatores neurobiológicos, genéticos/familiares, do temperamento, ambientais e viés cognitivo.[38,42] A neurobiologia da FS ainda é pouco conhecida, embora alguns estudos, principalmente em adultos, tenham sugerido possíveis anormalidades nas vias serotoninérgicas, noradrenérgicas, GABAérgicas e dopaminérgicas. A principal evidência da disfunção dos neurotransmissores foi demonstrada a partir do efeito dos psicofármacos, como os inibidores selectivos da recaptação da serotonina (ISRS), os β-bloqueadores, os benzodiazepínicos e os inibidores da monoaminoxidase no tratamento do TAS.[43] Estudos de neuroimagem funcional utilizando ressonância nuclear magnética (RNM) cerebral ou a tomografia por emissão de pósitrons (PET-TC) demonstraram uma hiperestimulação de estruturas temporais (amígdala, córtex pré-frontal, hipocampo e núcleo estriado) em resposta a imagens aleatórias de faces humanas. Esse achado sugere que o sistema límbico nos indivíduos acometidos com FS não é sensível somente a efeitos nocivos, mas também a estímulos aparentemente neutros.[44]

A ansiedade circula dentro das famílias. Familiares de 1º grau de pessoas com perturbações de ansiedade têm risco aumentado de também ter ansiedade, bem como de ter perturbações do humor.[45] De maneira semelhante, crianças ansiosas têm consideravelmente maior probabilidade de ter pais com perturbações de ansiedade e adultos com perturbações de ansiedade têm maior probabilidade de ter filhos ansiosos.[46] Na transmissão familiar, parece existir alguma especificidade, isto é, vários estudos mostraram que pessoas com uma perturbação de ansiedade específica (p. ex., fobia social) apresentam maior probabilidade de ter familiares de 1º grau com a mesma perturbação de ansiedade (fobia social).

Estudos com gêmeos que mostram taxas de concordância mais altas para gêmeos monozigóticos do que para dizigóticos, estudos avaliando familiares de indivíduos com FS e estudos em pais de crianças com FS demonstrando uma transmissão familiar evidenciam o papel dos fatores genético-familiares na etiologia do FS.[42]

O risco temperamental para a ansiedade é provavelmente o fator de risco mais bem estudado e mais claramente estabelecido.[40,45] Uma variedade de temperamentos semelhantes foi associada com a ansiedade infantil, que inclui: inibição comportamental; retração; timidez; e medos. Investigação extensa mostrou que crianças muito novas com níveis altos de inibição estão em maior risco para mais tarde apresentarem perturbações de ansiedade.[45] Características comuns da inibição incluem:

- Retração face à novidade.
- "Difíceis de aquecer" no contacto com estranhos ou pares.
- Escasso sorriso.
- Procura de proximidade a uma figura de vinculação.
- Escassa fala.
- Contacto visual limitado ou "olhar tímido".
- Relutância em explorar novas situações.

Isolan et al.[47] realizaram um estudo avaliando 50 pacientes adultos com FS, 50 pacientes adultos com transtorno de pânico (TP) e 50 controles. Nesse estudo, observaram que pacientes com FS apresentavam prevalências de transtornos de ansiedade e de escores de inibição comportamental na infância significativamente mais elevados do que controles e do que pacientes com transtorno de pânico.[47]

Fatores ambientais como a presença de pais intrusivos e controladores ou com apego inseguro também têm um papel no desenvolvimento da FS.[42] Porém, em virtude dos delineamentos utilizados pela maior parte dos estudos, não se pode afirmar se os comportamentos parentais influenciam o desenvolvimento da timidez e da FS ou se crianças e adolescentes com FS influenciam determinados comportamentos nos seus pais ou se ambos esses fatores interagem na gênese da FS na infância e na adolescência. Em crianças mais velhas, demonstrou-se que informação sobre perigo transmitida verbalmente pode aumentar o medo de situações particulares. Por exemplo, quando se apresenta a uma criança informação sobre uma situação nova, sugerindo que essa situação é perigosa, ela mostra aumento do medo, ativação fisiológica, crenças ameaçadoras e evitamento da situação, que pode durar por vários meses.[48]

Outro aspecto é que eventos de vida dependentes, ou seja, que resultam do comportamento da criança podem gerar mais eventos de vida negativos. Como em uma apresentação oral de um trabalho escolar na qual a criança não teve um bom desempenho pode ter sido secundário à criança não ter se preparado adequadamente, por preocupação e evitamento associados à ansiedade.[38]

Com relação ao viés cognitivo, as crianças ansiosas reportam crenças e expectativas de ameaça aumentadas. Como demonstrado nos adultos, as crianças ansiosas têm tanto um viés na atenção dirigida à ameaça como um viés na interpretação de informação ambígua, que interpretam consistentemente como ameaçadora. Isto é, crianças com fobia social têm maior probabilidade de ter expectativas aumentadas de ameaças sociais (p. ex., "as outras crianças não vão gostar de mim").[49]

Diagnóstico e apresentação clínica

Os critérios utilizados para crianças e adolescentes para o diagnóstico de FS são os mesmos critérios utilizados para adultos, porém com algumas especificações (Quadros 36.5 e 36.6). O diagnóstico é clínico e o avaliador pode utlizar, na entrevista, alguns instrumentos como auxiliares no diagnóstico (disponíveis em língua portuguesa), por exemplo:

- *Schedule for Affective Disorders and Schizophrenia for School-Age Children Present and Lifetime Version* (K-SADS-PL).[50]
- Autorrelato para Transtornos Relacionados à Ansiedade na Infância (SCARED).[51]
- *Development and Wellbeing Assessment* (DAWBA).[52]

QUADRO 36.5 – Critérios diagnósticos do DSM-5 para transtorno de ansiedade social ou fobia social.

a) Medo ou ansiedade acentuada acerca de uma ou mais situações sociais em que o indivíduo é exposto a possível avaliação por outras pessoas. Exemplos incluem interações sociais (p. ex., manter uma conversa, encontrar pessoas que não são familiares), ser observado (p. ex., comendo ou bebendo) e situações de desempenho diante de outros (p. ex., proferir palestras). Nota: em crianças a ansiedade deve ocorrer em contextos que envolvam seus pares, e não apenas em interações com adultos

b) O indivíduo tende a agir de forma a demonstrar sintomas de ansiedade, que serão avaliados negativamente (p. ex., será humilhante ou constrangedor; provocará rejeição ou ofenderá a outros)

c) As situações sociais quase sempre provocam medo ou ansiedade. Nota: em crianças, o medo ou a ansiedade pode ser expresso chorando, com ataques de raiva, imobilidade, comportamento de agarrar-se, encolhendo-se ou fracassando em falar em situações sociais

d) As situações sociais são evitadas ou suportadas com intenso medo e ansiedade

e) O medo e a ansiedade são desproporcionais à ameaça real apresentada pela situação social e o contexto sociocultural

f) O medo, a ansiedade ou esquiva é persistente, geralmente durando mais de 6 meses

g) O medo, a ansiedade ou a esquiva causa sofrimento clinicamente significativo ou prejuízo no funcionamento social, profissional ou em outras áreas importantes da vida do indivíduo

h) O medo, a ansiedade ou a esquiva não é consequência dos efeitos fisiológicos de uma substância (p. ex., droga de abuso, medicamento) ou de outra condição médica

i) O medo, a ansiedade ou a esquiva não é mais bem explicado pelos sintomas de outro transtorno mental, como transtorno do pânico, transtorno dismórfico corporal ou transtorno do espectro autista

j) Se outra condição médica (p. ex., doença de Parkinson, obesidade, desfigurado por queimaduras ou ferimentos) está presente, o medo, a ansiedade ou a esquiva é claramente não relacionado ou é excessivo

Fonte: DSM-5.

QUADRO 36.6 – CID 11 – 6B04 – transtorno de ansiedade social.

O **transtorno de ansiedade social** é caracterizado por medo ou ansiedade acentuados e excessivos que ocorrem consistentemente em uma ou mais situações sociais, como interações sociais (p. ex., conversar), fazer algo enquanto se sente observado (p. ex., comer ou beber na presença de outras pessoas) ou apresentando-se na frente de outros (p. ex., dando um discurso). O indivíduo está preocupado se agirá de uma forma ou apresentará sintomas de ansiedade que serão avaliados de forma negativa pelos outros. Situações sociais relevantes são constantemente evitadas ou suportadas com intenso medo ou ansiedade. Os sintomas persistem por pelo menos vários meses e são suficientemente graves para resultar em sofrimento significativo ou prejuízo significativo no funcionamento pessoal, familiar, social, educacional, ocupacional ou em outras áreas importantes do funcionamento

Fonte: 11ª edição da *Classificação internacional de doenças* (CID-11).

Crianças e adolescentes com FS frequentemente apresentam ansiedade em falar, ler, escrever ou comer em público. Essa ansiedade surge em uma ampla variedade de situações sociais, que incluem, por exemplo, participação em sala de aula, ida a aniversários e resenhas, participação em atividades esportivas, uso de banheiros na escola e falar com pessoas em posição de autoridade, como professores.[53] A exposição às situações temidas pode desencadear sintomas físicos de ansiedade como tonturas, ruborização, palpitação, tremores, sudorese, dores de estômago e, às vezes, esses sintomas podem chegar a um ataque de pânico completo.[54]

Crianças pequenas podem mostrar-se excessivamente tímidas em contextos sociais estranhos, retraindo-se do contato, recusando-se a participar em brincadeiras de grupo, permanecendo, via de regra, na periferia das atividades sociais e tentando permanecer próximas a adultos conhecidos. Ao contrário dos adultos, as crianças, em geral, não têm a opção de evitar completamente as situações temidas e podem ser incapazes de identificar a natureza de sua ansiedade. Embora adolescentes e adultos com esse diagnóstico reconheçam que seu medo é excessivo ou irracional, isso pode não ocorrer com crianças.[8] Para Rapee,[38] as características principais da FS são o medo e o evitamento de interações sociais ou de desempenho social em razão de crenças de que os outros avaliar negativamente a criança. Descreve como características associadas:

- Evitamento de uma variedade de atividades ou situações sociais que incluem falar ou atuar na frente de terceiros, conhecer novas crianças, falar com figuras de autoridade como professores, ser o centro das atenções sob qualquer forma e, nos adolescentes, o medo de namorar.
- Preocupações sobre avaliações negativas dos outros, incluindo aqueles que os possam considerar pouco atraentes, estúpidos, desagradáveis, demasiado confiantes ou estranhos.
- Número limitado de amigos ou dificuldade em fazer novos amigos.
- Níveis elevados de autoconsciência ou de atenção autocentrada.

Pode ser difícil distinguir o diagnóstico possível. É fundamental determinar a motivação base de um comportamento particular para identificar o diagnóstico mais relevante. Um exemplo seria de uma criança pequena que tem uma crise de birra quando os pais comunicam que se ausentarão. Ela pode comportar-se dessa maneira, manifestando birra, para chamar a atenção dos pais e ter um benefício disso ou pelo medo de algum evento negativo que possa ocorrer após a separação dos pais. Quando a criança ou o adolescente tem critérios claramente definidos para dois transtornos distintos, será útil definir qual das perturbações é a principal, ou seja, normalmente a que apresenta o maior impacto e a interferência na sua vida.

Assim como nos adultos, a FS na infância e na adolescência está associada a uma alta taxa de comorbidades com outros transtornos psiquiátricos, principalmente com transtornos de humor e com transtornos de ansiedade.[42] Beidel et al.,[53] avaliando 50 crianças e adolescentes, entre 7 e 13 anos, verificaram que 60,1% tinham comorbidade com outro transtorno psiquiátrico; destes, 36% apresentavam comorbidade com outro transtorno de ansiedade. Pode haver uso de substâncias psicoativas como automedicação para medos sociais. A forma mais generalizada de ansiedade social do tipo somente desempenho é com frequência comórbida com transtorno de personalidade evitativa. O clínico deve estar atento em determinar qual a perturbação que parece ser o problema causal. Por exemplo, uma criança que sofre de depressão, solidão e vitimização pela sua ansiedade social pode responder melhor se a ansiedade social for tratada primeiro, independentemente se esta é a condição primária.[38]

O profissional que assiste crianças e adolescentes deve prestar particular atenção a situações de *bullying* e provocações. Existem evidências consideráveis de que crianças ansiosas têm maior probabilidade de que zombem dela e de sofrer *bullying* do que crianças nã-ansiosas e de que são frequentemente negligenciadas ou até rejeitadas pelos seus pares.[55]

Diagnóstico diferencial

Timidez e ansiedade social transitória são comuns em vários estágios do desenvolvimento normal. Crianças pequenas geralmente experimentam uma ansiedade diante de estranhos, enquanto uma preocupação com a avaliação social é típica da adolescência. Apesar de ser aceito que uma ansiedade patológica deva ser uma condição persistente e que cause um prejuízo clinicamente significativo ou sofrimento acentuado, a distinção entre ansiedade social típica do desenvolvimento normal e uma ansiedade clinicamente significativa, muitas vezes, torna-se uma tarefa difícil.[8]

Na avaliação diagnóstica, sempre se deve considerar o sintoma cardinal da FS, que é o medo acentuado e persistente de uma ou mais situações sociais ou de desempenho em que o indivíduo é exposto a possível avaliação por outros. A FS apresenta-se de forma diferente do transtorno de pânico (em que o foco do medo é o ataque de pânico), do transtorno de ansiedade generalizada (no qual há múltiplas preocupações e pode haver preocupações excessivas quanto ao desempenho mesmo quando não se está sendo avaliado), da fobia específica (o foco do medo não é a interação social) e do transtorno de ansiedade de separação (o foco do medo é a separação dos cuidadores primários).[8]

Em um transtorno invasivo do desenvolvimento, as situações sociais são evitadas em razão da falta de interesse em se relacionar com outros indivíduos. Muitas crianças e adolescentes com FS também podem ser percebidas como opositores em virtude da recusa em participar de interações sociais que seriam adequadas à idade. Os sintomas de ansiedade social podem ser características associadas a muitos outros transtornos (p. ex., distimia, transtorno depressivo maior, transtorno dismórfico corporal). Se esses sintomas ocorrem apenas durante o curso de outro transtorno e não forem explicados por esse transtorno, então não se faz o diagnóstico de FS.[8]

Curso e prognóstico

A FS tipicamente inicia-se na infância ou na adolescência, com uma média de idade de início de 11 e 13 anos.[38] O curso frequentemente é crônico, com apenas uma minoria dos indivíduos alcançando remissão espontânea.[37,38] Está associada a taxas elevadas de evasão escolar e prejuízo no bem-estar, no emprego, na produtividade, no ambiente de trabalho, no *status* socioeconômico e na qualidade de vida. A FS costuma persistir até a idade adulta, frequentemente permanece não tratada e está associada à baixa escolaridade, baixa autoestima e solidão.[1,56,57]

Estudos longitudinais com amostras clínicas e comunitárias sugerem que FS na infância e na adolescência está associada com o desenvolvimento posterior de transtorno de ansiedade, de transtornos de humor, abuso de substância e aumento nas tentativas de suicídio.[58,59]

Estudos prospectivos demonstraram que cerca de 90% dos casos de TA na idade adulta já preenchiam critérios na infância e na adolescência.[60] Alguns autores associam características de inibição do comportamento já aos 4 meses de idade a sintomas de ansiedade na infância, indicando que as manifestações clínicas podem ser realmente muito precoces.[45] Há que se considerar ainda que tanto uma continuidade homotípica (p. ex., um transtorno ansioso na infância preceder um transtorno ansioso na vida adulta) como uma comorbidade sequencial (p. ex., um transtorno ansioso na infância preceder depressão ou abuso de álcool na vida adulta) são frequentes nos casos de ansiedade na infância.[61]

Transtorno do pânico

O transtorno do pânico (TP) tem como característica principal a presença de ataques de pânico recorrentes e inesperados acerca dos quais o indivíduo se sente persistentemente preocupado.[8] Até certo tempo, era considerado um diagnóstico controverso na infância e na adolescência, já que se questionava a capacidade cognitiva das crianças de exagerar as sensações físicas características do ataque de pânico.[62] Porém, estudos posteriores comprovaram que crianças e adolescentes também podiam apresentar esse diagnóstico.[63]

O diagnóstico do TP, como uma entidade nosológica individual, surgiu em 1980 a partir do DSM-III.[6] Desde então, esse diagnóstico sofreu diversas alterações. No DSM-IV,[7] por exemplo, em relação ao DSM-III-R,[64] que exigia a presença de quatro ataques de pânico nas últimas 4 semanas, passou-se a valorizar mais a ansiedade antecipatória quanto a novos ataques, a preocupação acerca das implicações do ataque ou suas consequências e a alteração comportamental relacionada aos ataques de pânico. Em 1994, a Associação Americana de Psiquiatria (APA) incluiu o transtorno de pânico com agorafobia e o transtorno de pânico sem agorafobia no DSM-IV-TR.[8] No DSM-5, o transtorno de pânico e a agorafobia são dois transtornos separados e distintos.[1] Os critérios para o diagnóstico do TP segundo o DSM-5 em crianças e adolescentes são os mesmos utilizados para adultos, e não há especificações para idade.

Epidemiologia

Embora se pensasse inicialmente que o transtorno do pânico ocorresse somente entre os adultos, a evidência mais recente sugere que as crianças experimentam o transtorno de pânico.[65,66] A prevalência da doença em uma amostra comunitária de 1.035 adolescentes em Bremen, Alemanha, foi de 1%;[57] as adolescentes tinham mais probabilidade de ter a doença do que os adolescentes do sexo masculino.[65]

Na população em geral, a estimativa de prevalência de 12 meses para o transtorno de pânico nos Estados Unidos e em vários países europeus é de 2% a 3% em adultos e adolescentes. Indivíduos do sexo feminino são afetados mais frequentemente do que os do masculino, em uma razão em torno de 2:1. A diferenciação de gênero ocorre na adolescência e já é observável antes dos 14 anos de idade. Embora ocorram ataques de pânico em crianças, a prevalência geral do transtorno é baixa antes dos 14 anos (< 0,4%). As taxas do transtorno apresentam aumento gradual durante a adolescência, em particular no sexo feminino, e possivelmente após o início da puberdade, e alcançam seu pico durante a idade adulta (jovem adulto 20 a 24 anos).[1,38]

Estudos avaliando amostras comunitárias têm encontrado prevalências que variam entre 0,5% e 5% para TP na infância e na adolescência.[67] Em estudos com amostras clínicas, têm se observado prevalências entre 0,2% e 10%.[67] Embora o TP ocorra de uma forma menos frequente quando comparado aos outros transtornos de ansiedade, a presença de sintomas do TP é muito comum. Em amostras comunitárias, 20% ou mais das crianças e dos adolescentes demonstram a presença de ataques de pânico em algum momento ao longo da vida.[68,69] Estudos retrospectivos em adultos relatam que cerca de 40% dos pacientes adultos com transtorno de pânico apresentam o diagnóstico antes dos 20 anos.[63]

Ataques de pânico costumam ocorrer igualmente em ambos os gêneros, porém o TP está mais associado ao gênero feminino.[67] Em estudos utilizando amostras de crianças e adolescentes e em estudos retrospectivos de pacientes adultos, a média de início dos sintomas costuma ocorrer entre os 15 e os 19 anos e entre 10% e 18% apresentaram o primeiro ataque de pânico antes dos 10 anos de idade.[69,70]

O transtorno de pânico comumente começa a se manifestar no final da adolescência ou no início da idade adulta.[71-73] Entretanto, em alguns casos podem surgir ataques de pânico tão precocemente quanto 12 anos ou mesmo antes.[74] Tanto o transtorno de pânico como a agorafobia têm a idade média de início na idade adulta.[3]

Etiologia

Há uma escassez de estudos avaliando a etiologia do TP em comparação aos outros transtornos de ansiedade na infância e na adolescência. De qualquer forma, estudos realizados, principalmente com adultos, evidenciam que diversos fatores, tanto psicológicos quanto biológicos, vêm sendo atribuídos à gênese do TP.

A patogênese do transtorno de pânico envolve a combinação de uma predisposição do indivíduo interagindo ou sendo desencadeada por estresses da vida. Os fatores de vulnerabilidade incluem fatores genéticos, adversidades na infância e vários traços de personalidade, incluindo sensibilidade à ansiedade e ao neuroticismo (ou afetividade negativa – tendência a experimentar facilmente emoções negativas ante eventos comuns da vida). Eventos de vida estressantes, em associação com um ou mais desses fatores de vulnerabilidade, muitas vezes, precipitam o desenvolvimento de ataques de pânico.[75-77]

As teorias biológicas que visam explicar o TP baseiam-se na evidência de que determinados agentes farmacológicos específicos são eficazes no tratamento dos ataques de pânico e do TP e de que certos compostos (lactato de sódio, dióxido de carbono, ioimbina, flumazenil, cafeína etc), inversamente, desencadeiam crises em pessoas predispostas. Esses achados apoiam a hipótese de que o pânico não é uma reação inespecífica a agentes estressantes. As principais hipóteses neuroquímicas envolvidas na etiologia do TP incluem uma hiperatividade adrenérgica, envolvendo o *locus ceruleus*, uma disfunção serotoninérgica, uma hipersensibilidade dos receptores CO_2 no tronco cerebral, uma função anormal dos receptores GABAérgicos.[63]

A investigação sobre os fatores neurobiológicos tem gradualmente mudado do foco nos neurotransmissores (serotonina, noradrenalina e ácido gama-aminobutírico – GABA) para uma proposta envolvendo o circuito neural relacionado com modelos animais básicos de desenvolvimento do medo.[78]

Esse modelo neuroanatômico proposto para o transtorno de pânico está focado em áreas específicas na amígdala ou no hipotálamo como o local potencial de gatilhos neurais para os ataques de pânico, sugerindo que os pacientes podem herdar áreas específicas do cérebro que são hiperexcitáveis, tornando o paciente suscetível a sintomas de pânico não provocados.[79]

Pesquisadores cognitivos têm sugerido que pensamentos catastróficos podem também contribuir para essa suscetibilidade por meio dos mesmos mecanismos neurais.[80] Nesse modelo, a amígdala é uma "estação intermediária" que integra a informação sensorial por meio do tálamo e do córtex sensorial com a experiência armazenada por meio do hipocampo e do córtex frontal e, em seguida, gera a resposta de pânico por meio de vias de saída para o *locus ceruleus*, hipotálamo, substância cinzenta periaquedutal e núcleo parabraquial.[78,81] Segundo o modelo cognitivo de Clark,[82] os ataques de pânico derivam de interpretações catastróficas disfuncionais de certas manifestações corporais. A suposição é centralizada no processamento inadequado de informações vindas de um estímulo externo ou interno. A interpretação é de perigo iminente, o que dispara ou intensifica as sensações corporais, confirmando o "perigo" e gerando, então, mais interpretações catastróficas e ansiedade, em uma espiral crescente e rápida. Uma das críticas a esse modelo na infância é que as crianças ainda não teriam aparato mental para essas cognições. O modelo de Barlow[83] amplia esse conceito. Conforme esse modelo, o ataque de pânico inicial é um alarme falso que pode ser ativado quando ocorre um aumento momentâneo de estresse na vida de indivíduos com vulnerabilidades biológicas e/ou psicológicas. Após o primeiro ataque, a pessoa torna-se apreensiva em relação a ataques futuros. Segundo esse modelo, a preocupação principal do TP é o medo das sensações físicas, particularmente as associadas à ativação autonômica.

Várias linhas de pesquisa indicam um componente genético para o transtorno. Parentes de 1º grau de pacientes com transtorno do pânico têm maiores taxas de transtorno de pânico do que familiares de pacientes com depressão e parentes dos controles saudáveis,[84,85] e as taxas são ainda maiores se o paciente teve o início do transtorno do pânico antes da idade de 20 anos.[85]

Estudos de famílias com TP demonstram um padrão familiar, no qual o risco de TP em parentes de 1º grau dos pacientes com esse transtorno é cerca de oito vezes maior do que o do grupo controle.[86] Os estudos de gêmeos têm mostrado maior concordância para gêmeos monozigóticos em comparação com os gêmeos dizigóticos (31% e 0%, respectivamente, em um estudo).[87] A herdabilidade para o desenvolvimento do TP situa-se entre 32% e 46%.[68]

Acredita-se que os genes tenham algum papel mais ligado à determinação de fenótipos intermediários, isto é, características que são comuns, em maior ou menor grau, a todos os indivíduos, e que estão associadas a um ou mais transtornos psiquiátricos de forma específica ou inespecífica. Entre os fenótipos intermediários dos transtornos de ansiedade na infância, e especificamente do TP, podem-se citar as características do temperamento.

Um temperamento ansioso, com altos escores de neuroticismo[88] e sensibilidade à ansiedade,[89] demonstrou ser fator de risco para o desenvolvimento do transtorno de pânico, ou mesmo pode constituir manifestação precoce da doença.

O neuroticismo é um traço de personalidade que está associado à baixa resiliência ao estresse e muitas vezes se manifesta em maior reatividade a situações de estresse da vida.[88]

A sensibilidade à ansiedade é um medo exagerado dos sintomas de ansiedade e pensamentos catastróficos sobre as sensações corporais (p. ex., taquicardia pode ser interpretada como um ataque cardíaco). A sensibilidade à ansiedade na infância parece ser um fenótipo específico do TP, no entanto ela é responsável pela explicação de apenas uma pequena parte dos casos.[90]

O transtorno do pânico também tem sido associado à inibição comportamental (IC), outro traço do temperamento.[91] Embora alguns estudos tenham demonstrado que o comportamento inibido na infância estaria ligado ao TP na vida, essa associação é ainda controversa, e esse fenótipo intermediário parece estar associado consistentemente ao transtorno de ansiedade social.[90,92] É provável que esses vários temperamentos ansiosos acabem por mediar fatores que aumentam a vulnerabilidade a eventos estressantes da vida.

Estudos têm demonstrado que a adversidade na infância, como uma história de abuso físico ou sexual, aumenta o risco de transtorno do pânico em adultos.[93] Os ataques de pânico ocorrem, com frequência, em momentos de vida significativamente estressantes. Estudos controlados descobriram que os indivíduos que experimentam ataques de pânico têm maior frequência de eventos estressantes ocorrendo nos últimos 12 meses e, especialmente, no último mês do que os controles. Eventos envolvendo perdas, ameaças ou doença são particularmente importantes.[94]

Diagnóstico e apresentação clínica

Jovens com transtorno do pânico descreverão ter experimentado inicialmente ataques de pânico seguidos de medo de ter outro ataque, o que contribuirá para a angústia, comportamento de esquiva e/ou prejuízo. As descrições concentram-se, muitas vezes, no desconforto dos sintomas físicos e nos temores de que esses sintomas podem significar (p. ex., "sinto que estou tendo um ataque cardíaco, sinto que estou ficando louco, eu me preocupo que vou perder o controle e que algo de ruim vai acontecer"). Muitas vezes, a sensação de descontrole gira na incerteza de não se saber quando pode ocorrer um novo ataque. Os adolescentes frequentemente relatam evitar uma variedade de situações por medo de se desencadear um ataque de pânico.

O adolescente descreve medo de sofrer ataques de pânico inesperados, o que comumente envolve vários sintomas e medo de morrer ou de ficar louco. Vários sintomas somáticos alcançam sua intensidade máxima com relativa rapidez e têm duração específica. Os sintomas normalmente incluem palpitações, falta de ar, tonturas, tremores e dor precordial (dor no peito). Ao menos alguns dos ataques acontecem inesperadamente ou "do nada".[3]

A frequência e a gravidade dos ataques de pânico variam de forma considerável. Em termos de frequência, pode haver ataques moderadamente frequentes (p. ex., um por semana), mais frequentes (p. ex., todos os dias) ou menos frequentes (p. ex., dois por mês) durante muitos anos.

Uma das características essenciais no TP é a ocorrência do ataque de pânico, o qual se caracteriza por ser um período distinto de intenso temor e desconforto, no qual quatro ou mais sintomas de uma lista de 13 desenvolvem-se abruptamente e alcançam um pico em menos de 10 minutos.[8] Durante esses ataques, estão presentes sintomas como palpitações, sudorese, tremores, sensação de falta de ar ou sufocamento, desconforto torácico, desconforto abdominal, parestesias, calafrios, sensação de tontura, medo de perder o controle, de enlouquecer ou de morrer.[8] As preocupações acerca do próximo ataque ou de suas implicações frequentemente estão associadas ao desenvolvimento de um comportamento de esquiva que pode ou não satisfazer os critérios para agorafobia, a qual se caracteriza por uma ansiedade acerca de estar em locais ou em situações das quais possa ser difícil escapar ou onde o auxílio pode não estar disponível na eventualidade de ter um ataque de pânico.[8]

Os critérios do DSM-5 utilizados para crianças e adolescentes tanto para o ataque de pânico como para o diagnóstico do TP são os mesmos utilizados para adultos (ver Quadro 36.7).

Crianças e adolescentes com TP apresentam sintomas físicos similares aos encontrados em populações adultas (palpitações, dificuldade de respirar, náusea, ondas de frio e calor, tontura e sudorese).[94-96] Esses estudos também evidenciaram que crianças e adolescentes apresentavam cognições catastróficas como medo de morrer ou medo de enlouquecer em resposta aos sintomas físicos do ataque de pânico. Os mesmos estudos demonstraram que sintomas físicos foram mais frequentes do que sintomas cognitivos tanto em crianças como em adolescentes (Quadro 36.8).[94-96]

O TP nessa faixa etária apresenta uma elevada taxa de comorbidades com outros transtornos psiquiátricos, principalmente com outros transtornos de ansiedade.[94-96] Um estudo[97] que avaliou 280 crianças atendidas em um ambulatório de psicofarmacologia verificou que 13% apresentavam diagnóstico de TP. Esses pacientes apresentavam diversas comorbidades, sendo as mais frequentes transtorno de ansiedade de separação (89%), transtorno de ansiedade generalizada (86%), agorafobia (45%), fobia específica (43%) e depressão maior (40%). Esse estudo também verificou taxas elevadas de comorbidades com transtorno de déficit de atenção e hiperatividade (81%) e com transtorno de oposição e desafio (57%).

QUADRO 36.7 – Critérios diagnósticos do DSM-5 para transtorno de pânico (TP).

a) Ataques de pânico recorrentes e inesperados. Um ataque de pânico é um surto abrupto de medo intenso ou desconforto intenso que alcança um pico em minutos e durante o qual ocorrem quatro (ou mais) dos seguintes sintomas:
(Nota: o surto abrupto pode ocorrer a partir de um estado calmo ou de um estado ansioso)
1. Palpitações, coração acelerado, taquicardia
2. Sudorese
3. Tremores ou abalos
4. Sensações de falta de ar ou sufocamento
5. Sensações de asfixia
6. Dor ou desconforto torácico
7. Náusea ou desconforto abdominal
8. Sensação de tontura, instabilidade, vertigem ou desmaio
9. Calafrios ou ondas de calor
10. Parestesias (anestesia ou sensações de formigamento)
11. Desrealização (sensações de irrealidade) ou despersonalização (sensação de estar distanciado de si mesmo)
12. Medo de perder o controle ou de "enlouquecer"
13. Medo de morrer
Nota: podem ser vistos sintomas específicos da cultura (p. ex., tinido, dor na nuca, cefaleia, gritos ou choro incontrolável). Esses sintomas não devem contar como um dos quatro sintomas exigidos

b) Pelo menos um dos ataques foi seguido de 1 mês (ou mais) de uma ou de ambas as seguintes características:
1. Apreensão ou preocupação persistente acerca de ataques de pânico adicionais ou sobre suas consequências (p. ex., perder o controle, ter um ataque cardíaco, "enlouquecer")
2. Uma mudança desadaptativa significativa no comportamento relacionado aos ataques (p. ex., comportamentos que têm por finalidade evitar ter ataques de pânico, como a esquiva de exercícios ou de situações desconhecidas)

c) A perturbação não é consequência dos efeitos psicológicos de uma substância (p. ex., droga de abuso, medicamento) ou de outra condição médica (p. ex., hipertireoidismo, doenças cardiopulmonares)

d) A perturbação não é mais bem explicada por outro transtorno mental (p. ex., os ataques de pânico não ocorrem apenas em resposta a situações sociais temidas, como no transtorno de ansiedade social; em resposta a objetos ou situações fóbicas circunscritas, como na fobia específica; em resposta a obsessões, como no transtorno obsessivo-compulsivo; em resposta à evocação de eventos traumáticos, como no transtorno de estresse pós-traumático; ou em resposta à separação de figuras de apego, como no transtorno de ansiedade de separação)

Fonte: DSM-5.

QUADRO 36.8 – CID 11 – 6B01 – transtorno do pânico.

O **transtorno do pânico** é caracterizado por ataques de pânico inesperados recorrentes, que não se restringem a estímulos ou situações particulares. Os ataques de pânico são episódios discretos de medo ou apreensão intensos acompanhados pelo aparecimento rápido e simultâneo de vários sintomas característicos (p. ex., palpitações ou aumento da frequência cardíaca, sudorese, tremores, falta de ar, dor no peito, tontura ou vertigem, calafrios, ondas de calor, medo de morte iminente). Além disso, o transtorno do pânico é caracterizado pela preocupação persistente com a recorrência ou significado dos ataques de pânico, ou comportamentos destinados a evitar sua recorrência, que resulta em prejuízo significativo no funcionamento pessoal, familiar, social, educacional, ocupacional ou em outras áreas importantes do funcionamento. Os sintomas não são uma manifestação de outra condição médica e não decorrem de efeitos de uma substância ou medicamento no sistema nervoso central
Exclusão:
• MB23.H – Ataque de pânico

Fonte: 11ª edição da *Classificação internacional de doenças* (CID-11).

Diagnóstico diferencial

O TP deve ser diferenciado de outros transtornos psiquiátricos que têm ataques de pânico como uma característica associada. Por definição, o TP caracteriza-se por ataques de pânico recorrentes e inesperados (espontâneos, não evocados, "vindos do nada"). Em contraste, os ataques de pânico que ocorrem no contexto de outros transtornos de ansiedade são ligados a situações ou predispostos por situações.[8] Por exemplo, se uma criança com transtorno de ansiedade de separação apresenta ataques de pânico em situações nas quais ela tem que ir para a escola e, portanto, separar-se da mãe, o diagnóstico de TP não deve ser realizado.

O diagnóstico de TP não deve ser feito se os ataques de pânico supostamente são uma consequência fisiológica direta de uma condição médica geral. Crianças e adolescentes com doenças como hipertireoidismo, feocromocitoma, asma, transtornos convulsivos, distúrbios cardíacos podem apresentar sintomas sugestivos de ataques de pânico que podem ser diagnosticados erroneamente como TP.[8] Do mesmo modo, visto que a presença de sintomas físicos é muito comum no TP, crianças e adolescentes podem ser diagnosticados equivocadamente com doenças clínicas.[8] Assim, é de fundamental importância, no diagnóstico do TP, o conhecimento dessas peculiaridades. O diagnóstico de TP não é realizado se os ataques de pânico são considerados uma consequência fisiológica direta de uma substância (droga de abuso ou medicamento). Esse diagnóstico apenas deve ser realizado se os ataques de pânico eram anteriores à utilização da substância ou se persistiram tempo suficiente após cessado seu uso.[8]

Os ataques de pânico podem ser mais bem explicados por outro transtorno de ansiedade, podendo requerer o diagnóstico de outro transtorno de ansiedade (p. ex., os ataques de pânico não ocorrem apenas em resposta a situações sociais temidas, como no transtorno de ansiedade social). A apresentação de transtorno de pânico pode sobrepor-se a manifestações de outros distúrbios psiquiátricos e mimetizar outras condições médicas gerais. Alguns diagnósticos que merecem diferenciação são: transtorno de sintomas somáticos; transtorno de ansiedade de doença; abuso de substância; e condições médicas gerais.

Curso e prognóstico

Ao longo do desenvolvimento, o transtorno de pânico tem uma idade de início típico no final da adolescência e início da vida adulta.[98] A idade média de início do transtorno de pânico nos Estados Unidos é de 20 a 24 anos. Um pequeno número de casos começa na infância.[1]

Mais estudos longitudinais são necessários para explicar claramente as implicações dos transtornos de ansiedade específicos na infância e os transtornos de ansiedade nos adultos. No entanto, as evidências sugerem que a presença de um transtorno de ansiedade durante a infância, e particularmente na adolescência, é um forte indicador de um diagnóstico de transtorno de ansiedade ou transtorno depressivo na idade adulta.[99,100]

O curso habitual, se o transtorno não é tratado, é crônico, mas com oscilações. Alguns indivíduos podem ter surtos episódicos com anos de remissão entre eles, e outros podem ter sintomatologia grave contínua. Apenas uma minoria dos indivíduos tem remissão completa sem recaída subsequente no espaço de poucos anos.[1] O curso do transtorno de pânico geralmente é complicado por uma variedade de outros transtornos, em particular outros de ansiedade, depressivos e por uso de substâncias. Até o momento, não foram encontradas diferenças na apresentação clínica entre adolescentes e adultos. No entanto, os adolescentes podem ser menos preocupados acerca de ataques de pânico adicionais do que os adultos jovens.[1] Embora a baixa taxa de transtorno de pânico em crianças possa estar relacionada a dificuldades no relato dos sintomas, isso parece improvável, já que as crianças são capazes de relatar medo intenso ou pânico em relação à separação ou a objetos ou situações fóbicas.[1]

Os adolescentes podem ser menos dispostos do que os adultos a discutir abertamente os ataques de pânico. Portanto, os clínicos devem estar cientes de que ataques de pânico inesperados ocorrem em adolescentes, assim como em adultos, e devem estar atentos a essa possibilidade quando encontrarem adolescentes que apresentam episódios de medo ou sofrimento intenso.[1]

Há carência de estudos avaliando o curso do TP em crianças e adolescentes. Um estudo[101] que avaliou 472 indivíduos entre 4 e 18 anos consecutivamente encaminhados para tratamento observou uma prevalência de 6% para TP. Esses pacientes apresentavam sintomas havia cerca de 3 anos e meio, o que é sugestivo de uma sintomatologia mais crônica. Porém, os resultados desse estudo tiveram como base apenas dados retrospectivos. Um estudo longitudinal de 5 anos verificou que a presença de ataques de pânico em adolescentes e adultos jovens é um fator de risco para o desenvolvimento de transtornos de ansiedade, transtornos de humor e transtornos por uso de substância e álcool.

Estudos em adultos com TP evidenciam que, embora uma proporção considerável de pacientes apresentem remissão dos sintomas, as taxas de recorrências são altas.[101] Esses achados, associados ao fato de que muitos adultos já apresentam sintomas desde a adolescência, sugerem a cronicidade desse transtorno.

Agorafobia

A agorafobia é definida no DSM-5 como medo ou ansiedade sobre e/ou o comportamento evitativo de situações em que a ajuda pode não estar disponível ou em que pode ser difícil deixar a situação no caso de surgirem sintomas tipo pânico ou outros sintomas incapacitantes ou embaraçosos.[1]

Padrões de evitação agorafóbica podem variar de apenas algumas situações (dirigir um automóvel e permanecer em meio a uma multidão) para várias situações. Em casos graves, o indivíduo torna-se confinado em casa, raramente deixando sua residência.[1]

Embora a probabilidade de agorafobia seja aumentada quando os sintomas de pânico estão presentes, agorafobia pode ocorrer isolada ou concomitantemente a transtorno do pânico.[93-95] Com a transição da DSM-IV-TR para a DSM-5, a agorafobia foi reclassificada como um distúrbio separado, diagnosticado independentemente do transtorno de pânico.

A característica essencial da agorafobia é o medo ou ansiedade acentuado ou intenso desencadeado pela exposição real ou prevista a diversas situações.[1]

Epidemiologia

A cada ano, 1,7% dos adolescentes e adultos têm um diagnóstico de agorafobia. Pessoas do sexo feminino têm uma probabilidade de apresentar o transtorno duas vezes maior do que as do masculino.[1] A agorafobia na ausência de ataques de pânico tem sido assunto controvertido em especial em crianças e adolescentes. Mais recentemente, algumas evidências sugerem que a agorafobia (sem transtorno de pânico) é uma situação clínica significativa em adolescentes e adultos jovens.[102] Estimativas da prevalência de agorafobia sugerem que o transtorno é raro (1% ou menos) na infância, mas alcança valores de 3% a 4% na adolescência.[102]

Entretanto, a incidência atinge o pico no fim da adolescência e início da idade adulta.[1] A baixa prevalência de agorafobia em crianças pode refletir as dificuldades em relatar os sintomas e, assim, avaliações em crianças pequenas podem requerer a solicitação de informações de múltiplas fontes, incluindo os pais e os professores. Os adolescentes, particularmente do sexo masculino, podem estar menos dispostos do que os adultos a discutir de forma aberta os medos agorafóbicos e a esquiva.[1]

Etiologia

A etiologia da agorafobia não é conhecida, no entanto, um corpo crescente de investigação resultou em modelos conceituais que sugerem alguns fatores de risco envolvidos na etiologia da doença.[1]

A inibição comportamental, a afetividade negativa (neuroticismo) e a sensibilidade à ansiedade são características temperamentais intimamente associadas à agorafobia.[103-105]

Em termos ambientais, os eventos negativos na infância (separação, morte de um dos pais) e outros eventos estressantes, como ser atacado ou assaltado, estão associados ao início da agorafobia. Além disso, indivíduos com agorafobia descrevem o clima familiar e a criação dos filhos como caracterizados por afeto reduzido e superproteção.[1]

Aspectos genéticos evidenciam que a herdabilidade para agorafobia é de 61%.[106-118] Das várias fobias, a agorafobia é a que tem associação mais forte e mais específica com o fator genético que representa a predisposição a fobias.[1]

Diagnóstico e apresentação clínica

A agorafobia é marcada pela sensação de medo em ambientes ou situações particulares, como os grandes espaços abertos (estacionamentos, pontes), lugares lotados (*shoppings*, teatro, ginásios/estádios), pequenas áreas fechadas (elevador), transportes públicos (aviões, trens, carros) ou, em geral, estando fora de casa, e especialmente sozinho. O foco do medo desses lugares ou dessas situações e o comportamento evitativo posterior estão relacionados a pensamentos de ser incapaz de escapar dos sintomas físicos (como um ataque de pânico) ou outros sintomas debilitantes ou potencialmente humilhantes ou ser incapaz de lidar com eles. Nas crianças e nos adolescentes, existe uma frequente dependência de uma figura de apego que fornece segurança para enfrentar as situações temidas.[3]

Os critérios utilizados para crianças e adolescentes para agorafobia são os mesmos utilizados para adultos (ver Quadros 36.9 e 36.10).

QUADRO 36.9 – Critérios diagnósticos do DSM-5 para agorafobia.

a) Medo ou ansiedade marcante acerca de duas (ou mais) das cinco situações seguintes
  1. Uso de transporte público (p. ex., automóveis, ônibus, trens, navios, aviões)
  2. Permanecer em espaços abertos (p. ex., áreas de estacionamentos, mercados, pontes)
  3. Permanecer em locais fechados (p. ex., lojas, teatros, cinemas)
  4. Permanecer em uma fila ou ficar em meio a uma multidão
  5. Sair de casa sozinho

b) O indivíduo tem medo ou evita essas situações em virtude de pensamentos de que pode ser difícil escapar ou de que o auxílio pode não estar disponível no caso de surgirem sintomas do tipo pânico ou outros sintomas incapacitantes ou constrangedores (p. ex., medo de cair nos idosos; medo de incontinência)

c) As situações agorafóbicas quase sempre provocam medo ou ansiedade

d) As situações agorafóbicas são ativamente evitadas, requerem a presença de uma companhia ou são suportadas com intenso medo ou ansiedade

e) O medo ou ansiedade é desproporcional ao perigo real apresentado pelas situações agorafóbicas e ao contexto sociocultural

f) O medo, ansiedade ou esquiva é persistente, geralmente durando mais de 6 meses

g) O medo, a ansiedade ou a esquiva causa sofrimento clinicamente significativo ou prejuízo no funcionamento social, profissional ou em outras áreas importantes da vida do indivíduo

h) Se outra condição médica (p. ex., doença inflamatória intestinal, doença de Parkinson) está presente, o medo, a ansiedade ou a esquiva são claramente excessivos

i) O medo, a ansiedade ou a esquiva não são mais bem explicados pelos sintomas de outro transtorno mental – por exemplo, os sintomas não estão restritos à fobia específica, tipo situacional; não envolvem apenas situações sociais (como no transtorno de ansiedade social); e não estão relacionados exclusivamente a obsessões (como no transtorno obsessivo-compulsivo), percepção de defeitos ou falhas na aparência física (como no transtorno dismórfico corporal) ou medo de separação (como no transtorno de ansiedade de separação)

Nota: a agorafobia é diagnosticada independentemente da presença de transtorno do pânico. Se a apresentação de um indivíduo satisfaz os critérios para transtorno do pânico e agorafobia, ambos os diagnósticos devem ser dados

Fonte: DSM-5.

QUADRO 36.10 – CID 11 – 6B02 – agorafobia.

A **agorafobia** é caracterizada por medo ou ansiedade acentuados e excessivos que ocorrem em resposta a múltiplas situações em que a fuga pode ser difícil ou a ajuda pode não estar disponível, como usar transporte público, estar em multidões, estar sozinho fora de casa (p. ex., em lojas, teatros, aguardando na fila). O indivíduo está constantemente ansioso com essas situações em virtude do medo de resultados negativos específicos (p. ex., ataques de pânico, outros sintomas físicos incapacitantes ou embaraçosos). As situações são evitadas ativamente, enfrentadas apenas em circunstâncias específicas, como na presença de um companheiro de confiança, ou suportadas com intenso medo ou ansiedade. Os sintomas persistem por pelo menos vários meses e são suficientemente graves para resultar em sofrimento significativo ou prejuízo significativo no funcionamento pessoal, familiar, social, educacional, ocupacional ou em outras áreas importantes do funcionamento

Fonte: 11ª edição da *Classificação internacional de doenças* (CID-11).

As características clínicas da agorafobia são relativamente consistentes ao longo da vida, embora o tipo de situações agorafóbicas que desencadeiam medo, ansiedade ou esquiva, assim como o tipo de cognição, possa variar. Na criança, estar fora de casa sozinha (medo de se perder) é a situação temida mais frequente.[1]

Os medos e o comportamento evitativo situacional característicos da agorafobia podem sobrepor-se a uma série de transtornos, entre eles: transtorno de ansiedade social; fobia específica de tipo situacional; transtorno de estresse agudo e transtorno de estresse pós-traumático (TEPT); transtorno obsessivo-compulsivo; transtorno de ansiedade de separação; transtorno de pânico; transtorno depressivo maior; e outras condições médicas gerais.[1]

Curso e prognóstico

A presença de agorafobia está associada a prejuízo significativo no funcionamento e no nível de desemprego.[109] A busca de atendimento em saúde para indivíduos com agorafobia sem transtorno de pânico é muito mais baixa do que para indivíduos com transtorno de pânico com ou sem agorafobia.[110]

O início da agorafobia pode ser súbito, depois de o adolescente experimentar um ataque de pânico inesperado, ou pode se desenvolver gradualmente ao longo do tempo. A idade média de início é 20 anos.[111] O início precoce da agorafobia foi associado a uma história familiar de transtorno de ansiedade, mas não a gravidade da doença.[112]

Tanto o transtorno de pânico como a agorafobia têm uma idade média de início na faixa etária adulta e, portanto, são pouco frequentes na infância. Somente em situações ocasionais ocorrem antes dos 15 anos, e uma quantidade reduzida começa entre os 15 a 18 anos.[3] Em adultos, o curso da agorafobia é frequentemente crônico e não remite sem tratamento. Ao longo de um período de acompanhamento de 10 anos, agorafobia sem ataques de pânico mostrou estar entre os distúrbios mais persistentes, raramente evoluindo para remissão completa.[108,113] Em muitos estudos que avaliam os resultados a longo prazo no transtorno de pânico, o indicador mais consistente de pior prognóstico é a presença de agorafobia grave, que tem sido associada a uma taxa reduzida de remissão, maior risco de recaída e aumento da cronicidade.[102,114,115]

Adolescentes com agorafobia evitarão situações importantes no seu desenvolvimento, como a escola ou experiências sociais comuns decorrentes desse medo, ou exigirão a presença de uma pessoa "segura", como um pai ou amigo próximo, a fim de participar delas.[102]

A maioria dos indivíduos com agorafobia também tem outros transtornos mentais. Os diagnósticos adicionais mais frequentes são outros transtornos de ansiedade (p. ex., fobias específicas, transtorno de pânico, transtorno de ansiedade social), depressivos (transtorno depressivo maior), TEPT e transtorno por uso de álcool. Enquanto outros transtornos de ansiedade (p. ex., de ansiedade de separação, fobias específicas e de pânico) com frequência precedem o início da agorafobia, os transtornos depressivos e aqueles por uso de substâncias geralmente ocorrem secundários à agorafobia.[1]

Transtorno de ansiedade generalizada

O transtorno de ansiedade generalizada (TAG) é caracterizado pela preocupação crônica e excessiva em várias áreas, como atividades escolares, interações sociais, família, saúde, segurança, acontecimentos mundiais e catástrofes naturais, com pelo menos um sintoma somático associado.[8] Crianças com TAG têm dificuldade para controlar suas preocupações. Essas crianças, em geral, são perfeccionistas, buscam intensamente tranquilidade e podem ter um sofrimento emocional maior do que é evidente para os pais ou professores. As preocupações que ocorrem no TAG não se limitam a um objeto ou situação específica, e a preocupação está presente na maior parte do tempo.[96]

A primeira referência com relação à experiência de preocupações excessivas ou infundadas na infância foi como reação de ansiedade excessiva no DSM-II.[116] A síndrome sofreu revisões por meio do DSM-III[6] e DSM-III-R,[73] quando o transtorno ficou conhecido como "transtorno de ansiedade excessiva" (TAE). Consequentemente à pobre confiabilidade e da validade desta categoria diagnóstica e à sobreposição dos sintomas e à continuidade com o TAG de adultos, o TAE foi incorporado no diagnóstico de TAG no DSM-IV,[7] mantendo-se assim no DSM IV-TR.[8] A partir do DSM-IV, o TAE foi omitido e a restrição de idade foi retirada dos critérios diagnósticos do TAG. Portanto, o TAG é um diagnóstico relativamente recente em crianças e adolescentes. Pesquisas comparando os casos diagnosticados pelos critérios do DSM-III-R[64] e do DSM-IV[7] observaram que a terminologia não afetava as características dos casos. Não houve mudanças significativas nos critérios diagnósticos do DSM-5 em relação à edição anterior.

Epidemiologia

Em virtude de o TAG ser uma categoria mais recente, existem dados limitados sobre sua prevalência. A taxa de prevalência da TAG em crianças e adolescentes foi estimada em uma variação de 0,5% a 7,1%.[98] A prevalência do TAG em um estudo de 1.015 pré-adolescentes norte-americanos (ou seja, 9 a 13 anos de idade) foi de 1,7%. As meninas apresentaram uma maior taxa de TAG (2,4%) do que os meninos (1%).[117]

Diagnóstico e apresentação clínica

As crianças podem apresentar uma grande variedade de sintomas ou comportamentos que podem significar um transtorno de ansiedade. As crianças, bem como as pessoas que convivem com elas, podem relatar:

- Comportamento evitativo de atividades acadêmicas e sociais, como a escola, festas, acampamento, festas do pijama ("dormidão"), ou falar com pessoas que não são familiares.
- Sintomas somáticos, como dores de cabeça, dores de estômago ou queixas de dores intensas.
- Problemas de sono, como dificuldade em adormecer ou acordar no meio da noite.
- Necessidade excessiva de reasseguramento. A criança pode buscar tranquilidade excessiva ou repetitiva na hora de dormir, durante tempestades, tempo de duração da escola, ou geralmente relacionada a medos de que seus pensamentos ruins se tornem realidade.
- Baixo rendimento escolar, demonstrando falta de atenção em sala de aula ou dificuldades em completar os testes dentro do tempo previsto.

- Comportamento explosivo ou de oposição, quando essas explosões são acionadas por um estímulo provocador de ansiedade.
- Problemas alimentares, como comer pouco ou em excesso, para lidar com a ansiedade. Estudos sugerem uma proporção significativa de crianças com uma alimentação seletiva ou com preocupação com o peso, indicando comportamento ansioso.[118]

A criança com TAG apresenta uma série de preocupações que tem dificuldade de parar ou controlar. Muitas crianças com esse diagnóstico demonstram preocupação com o desempenho acadêmico. As preocupações muitas vezes se manifestam em perfeccionismo em uma forma de pensar com um viés cognitivo de "tudo ou nada", em que elas percebem que devem executar tarefas perfeitamente, mas se não atingem essa perfeição elas sentem serem muito ruins. Essas crianças e adolescentes tendem a se concentrar em erros e fracassos em vez de nos sucessos. Outras crianças com TAG evidenciam uma série de preocupações com sua segurança ou com sua saúde pessoal e, muitas vezes, estendem essas apreensões a familiares ou pessoas próximas. Elas podem ter dificuldade para dormir em razão do medo de que alguém possa invadir a casa, ou relatam um receio de contrair uma doença temida.

Os critérios do DSM-5 para TAG são semelhantes para os jovens, quando comparados aos adultos, com a exceção de que é necessário apresentar apenas um sintoma associado (p. ex., inquietação, fadiga, dificuldade de concentração, irritabilidade, dores musculares ou tensão, ou dificuldades para dormir), enquanto para um diagnóstico de TAG em adultos são necessários três sintomas associados (ver Quadros 36.11 e 36.12).[1]

Crianças com TAG tendem a exibir preocupação excessiva e persistente em múltiplas áreas, eventos e/ou atividades. São preocupadas com sua competência ou com a qualidade de seu desempenho na escola ou em eventos esportivos, mesmo quando não estão sendo avaliadas por outros.[8] Crianças com TAG podem evitar fazer trabalhos escolares ou praticar esportes por medo de cometer erros. Além disso, podem fazer inúmeras perguntas e expressam preocupações repetitivas em eventos programados. Pode haver preocupação excessiva com a pontualidade e com eventos catastróficos como terremotos ou guerra nuclear. Outro foco de preocupação é a saúde das pessoas com vínculo significativo com elas e questões familiares. Durante o curso do transtorno, o foco da preocupação pode mudar de uma preocupação para outra.[8]

Os estudos têm evidenciado que os jovens com diagnóstico de TAG frequentemente apresentam mais de um sintoma associado, incluindo sintomas fisiológicos como incapacidade de se sentar ou de relaxar, dificuldade de atenção e de concentração, irritabilidade, cansaço, dores musculares e distúrbios do sono.[3,99]

As crianças e adolescentes com TAG demonstram tendência a se preocupar com a possibilidade de que algo ruim aconteça. Eles apresentam preocupações repetidas e excessivas em várias áreas, como as finanças familiares, as amizades, as tarefas escolares, rendimento esportivo, a própria saúde, da família, assim como questões cotidianas e de menor importância. Apresentam tendência a buscar repetidamente a proteção dos pais ou de outras pessoas em razão de seus medos. Evitam a novidade, as notícias negativas, situações incertas e cometer erros.[3]

QUADRO 36.11 – Critérios diagnósticos do DSM-5 para transtorno de ansiedade generalizada (TAG).

a) Ansiedade e preocupação excessivas (expectativa apreensiva), ocorrendo na maioria dos dias por pelo menos 6 meses, com diversos eventos ou atividades (p. ex., desempenho escolar ou profissional)

b) O indivíduo considera difícil controlar a preocupação

c) A ansiedade e a preocupação estão associadas a três (ou mais) dos seguintes seis sintomas (com pelo menos alguns deles presentes na maioria dos dias nos últimos 6 meses)
Nota: apenas um item é exigido para crianças
1. Inquietação ou sensação de estar com os nervos à flor da pele
2. Fadiga
3. Dificuldade em concentrar-se ou sensações de "branco" na mente
4. Irritabilidade
5. Tensão muscular
6. Perturbação do sono (dificuldade em conciliar ou manter o sono, ou sono insatisfatório e inquieto)

d) A ansiedade, a preocupação ou os sintomas físicos causam sofrimento clinicamente significativo ou prejuízo no funcionamento social, profissional ou em outras áreas importantes da vida do indivíduo

e) A perturbação não se deve aos efeitos fisiológicos de uma substância (p. ex., droga de abuso, medicamento) ou a outra condição médica (p. ex., hipertireoidismo)

f) A perturbação não é mais bem explicada por outro transtorno mental (p. ex., ansiedade ou preocupação quanto a ter ataques de pânico no transtorno de pânico, avaliação negativa no transtorno de ansiedade social (fobia social), contaminação ou outras obsessões no transtorno obsessivo-compulsivo, separação das figuras de apego no transtorno de ansiedade de separação, lembranças de eventos traumáticos no transtorno de estresse pós-traumático, ganho de peso na anorexia nervosa, queixas físicas no transtorno de sintomas somáticos, percepção de problemas na aparência no transtorno dismórfico corporal, ter uma doença séria no transtorno de ansiedade de doença ou o conteúdo de crenças delirantes na esquizofrenia ou transtorno delirante)

Fonte: DSM-5.

QUADRO 36.12 – CID 11 – 6B00 – transtorno de ansiedade generalizada.

O **transtorno de ansiedade generalizada** é caracterizado por sintomas marcantes de ansiedade que persistem por pelo menos vários meses, por mais dias com a presença dos sintomas do que dias sem, manifestados por apreensão geral (ou seja, "ansiedade flutuante") ou preocupação excessiva focada em vários eventos cotidianos, mais frequentemente relacionados com família, saúde, finanças e escola ou trabalho, juntamente com sintomas adicionais, como tensão muscular ou inquietação motora, hiperatividade autonômica simpática, experiência subjetiva de nervosismo, dificuldade em manter a concentração, irritabilidade ou distúrbios do sono. Os sintomas resultam em sofrimento significativo ou prejuízo significativo no funcionamento pessoal, familiar, social, educacional, ocupacional ou em outras áreas importantes do funcionamento. Os sintomas não são uma manifestação de outra condição de saúde e não resultam dos efeitos de uma substância ou medicamento no sistema nervoso central

Fonte: 11ª edição da *Classificação internacional de doenças* (CID-11).

Crianças com um transtorno de ansiedade têm maior probabilidade de serem diagnosticadas com um segundo transtorno de ansiedade ou transtornos múltiplos.[119] Um estudo de 488 crianças e adolescentes ansiosos na faixa etária entre 7 e 17 anos, participantes de um ensaio clínico, evidenciou que o transtorno de ansiedade social, o transtorno de ansiedade generalizada e o transtorno de ansiedade de separação estiveram comórbidos em quase 60% dos pacientes.[120] O TAG é frequentemente comórbido com outros transtornos psiquiátricos. Estudos demonstram que o TAG e a ansiedade social são os transtornos de ansiedade na infância que estão mais associados à depressão.[121]

Masi et al.[122] constataram que 93% dos jovens clinicamente encaminhados com o diagnóstico de TAG tinham pelo menos um transtorno comórbido. Uma taxa semelhante (86%) foi encontrada em uma amostra não clínica de 49 jovens diagnosticados com TAG.[123] Victor e Bernstein,[124] comparando os dois estudos, verificaram que houve diferenças no padrão de comorbidade entre as amostras clínicas e não clínicas. Depressão foi diagnosticada em 56% da amostra clínica e foi a comorbidade mais comum. Em contrapartida, a depressão só esteve presente em 4% da amostra não clínica, e outros transtornos de ansiedade foram os transtornos comórbidos mais comuns. Outros transtornos de ansiedade também foram comuns na amostra clínica: fobia específica (42%); TAS (31,8%); FS (28%); TOC (19,7%); e TP (16,6%). Transtornos de externalização ocorreram em 21% da amostra clínica com diagnóstico de TAG.[124]

Em consequência da alta comorbidade entre TAG e da depressão, há especulações se estas são duas doenças distintas. Pesquisadores[118] têm sugerido que o TAG possa ser uma subsíndrome do transtorno depressivo maior (TDM) em razão da "comorbidade sequencial", visto que o TAG normalmente precede o TDM. Moffitt et al.[125] realizaram um estudo prospectivo seguindo 1.037 participantes com idades variando entre 3 e 32 anos. Os resultados mostraram uma forte comorbidade cumulativa dos 11 aos 32 anos de idade. Quarenta e oito por cento dos participantes com TDM tinham uma história de um transtorno de ansiedade, e 72% dos participantes com ansiedade tinham um histórico de TDM. Os achados não fornecem fortes evidências de comorbidade sequencial porque o TAG foi diagnosticado antes em 42% dos participantes, ao passo que o TDM foi inicialmente diagnosticado em 32% dos participantes. Esses resultados mostram uma forte relação entre o TAG e o TDM, porém são necessários mais estudos longitudinais para entender melhor essa associação.

Algumas diferenças significativas na frequência e no padrão das comorbidades em função da idade e do gênero têm sido identificadas: crianças menores têm maior probabilidade do que adolescentes de apresentar ansiedade de separação como um diagnóstico comórbido e os meninos apresentam maior probabilidade do que as meninas de ter um transtorno de externalização.[124]

Diagnóstico diferencial

Preocupações associadas com o TAG têm múltiplos desencadeantes que incluem preocupações a respeito de experiências de vida diária. Portanto, pode ser difícil diferenciar ansiedade generalizada de uma ansiedade normal. No TAG, ocorrem maiores frequência e intensidade de ansiedade e falta de alívio mesmo com apropriada tranquilização e apoio.

O TAG pode ser diferenciado de outros transtornos de ansiedade (TA) com base na grande variedade de estímulos para desencadear ansiedade e na natureza específica das preocupações. Crianças com TAG podem evitar ir para a escola, não em virtude de preocupações de separação ou ansiedade social, mas de seu desempenho acadêmico.[8]

Habitualmente, jovens com TAG têm preocupações no domínio social, mas estas diferem de várias maneiras das preocupações associadas com a ansiedade social. Eles se preocupam mais com a qualidade de seus relacionamentos do que com o constrangimento ou humilhação experimentado em situações sociais. A ansiedade associada com a fobia social geralmente desaparece com a evasão ou fuga da situação social.[8]

Crianças e adolescentes com TAG são perfeccionistas e se assemelham aos indivíduos com transtorno obsessivo-compulsivo (TOC). Porém crianças com TAG podem insistentemente conferir suas tarefas escolares para melhorar seu rendimento ou buscar um desempenho perfeito. Já os jovens com TOC sabem se um trabalho realizado está bom ou perfeito, mas experimentam dúvidas se sua percepção está adequada e consequentemente conferem pelo propósito de verificação. Merecem uma avaliação para estabelecer um diagnóstico diferencial os transtornos depressivo, de pânico, de adaptação e o TOC, além da hipocondria.

Curso e prognóstico

A idade de início do TAG tem uma distribuição bimodal, com um início precoce ocorrendo durante a infância e a adolescência e um início mais tardio na idade adulta.[124] A maioria dos pacientes diagnosticados na idade adulta apresenta um quadro com início na infância, sendo incomum o início após os 20 anos. Na criança, o TAG geralmente se inicia na idade escolar, com uma idade típica de início por volta dos 7 anos.

Quando o transtorno começa na infância, é geralmente associado a maior grau de psicopatologia e a um curso crônico, com flutuações na severidade dos sintomas. Crianças com TAG e depressão, muitas vezes, têm um pior prognóstico, maior gravidade e duração dos sintomas do que crianças sem comorbidade com depressão.[124]

Os transtornos de ansiedade de início precoce, quando não tratados, apresentam uma evolução crônica, embora a natureza dos sintomas possa mudar com o desenvolvimento do indivíduo. Os transtornos de ansiedade na infância estão associados com insucesso escolar,[126] aumento do risco de depressão,[58] abuso de substâncias e/ou dependência[127] e suicídio,[128] bem como com outras deficiências funcionais significativas que podem se estender até a idade adulta.[129,130]

Nos adultos, o TAG é considerado uma doença potencialmente crônica, flutuando na severidade dos sintomas ao longo do tempo. A história de um transtorno de ansiedade na adolescência e na infância confere um risco duas a três vezes maior de apresentar um transtorno de ansiedade ou transtorno depressivo na idade adulta.[58] Mais estudos longitudinais são necessários para explicar claramente as implicações dos transtornos de ansiedade específicos na infância e a evolução para transtornos de ansiedade na idade adulta; No entanto, as evidências sugerem que a presença de um transtorno de ansiedade durante a infância, e particularmente na adolescência, é um forte indicador de um diagnóstico de perturbação de ansiedade na idade adulta.[58,100]

Em adultos, o TAG tem sido associado a um grau significativo de comprometimento funcional, semelhante ao que ocorre com a depressão maior.[71,131] O TAG tem sido associado à saúde cardiovascular pobre e à doença coronariana (aumento da frequência cardíaca e da pressão sanguínea).[131]

Etiologia

As pesquisas têm identificado vários fatores de risco para os transtornos de ansiedade, incluindo o estilo de apego, temperamento da criança, ansiedade dos pais e certas características de parentalidade.[132] Poucas pesquisas têm sido focadas no TAG especificamente.

Bowlby[133] sugeriu que a ansiedade na vida adulta poderia estar relacionada a um apego inseguro na infância. De acordo com ele, o comportamento de apego é uma tentativa da criança de garantir proteção e segurança em seu mundo. Se a figura de apego é percebida como indisponível, a criança pode sentir o ambiente como perigoso e ameaçador. Os indivíduos com TAG superestimam a possibilidade e as consequências de eventos perigosos, ao mesmo tempo em que subestimam sua habilidade de lidar com esses eventos. Warren et al.[134] encontraram que um estilo de apego ansioso-resistente aos 12 meses de idade estava associado a maior incidência de transtorno de ansiedade aos 17 anos e meio. Cassidy et al.[135] observaram que pacientes adultos com TAG relataram maior rejeição, inversão de papéis, comportamento simbiótico na infância e maior raiva de suas mães na vida adulta do que os participantes não ansiosos. Estudos futuros são necessários para elucidar as conexões entre estilos de apego seguro ou inseguro na infância e TAG.

Certas características de temperamento parecem aumentar o risco para o desenvolvimento de ansiedade na infância. Mães de crianças ansiosas relatam que seus filhos apresentam mais crises de choro, dificuldades de sono, dor, cólicas, expressam mais medo e apresentam mais dificuldade em acalmar-se do que o relatado por mães de crianças sem ansiedade.[136]

O TAG na vida adulta está associado a um número maior de experiências traumáticas e outros eventos de vida indesejáveis na infância, em comparação com indivíduos sem TAG.[137] O TAG é mais provável de ocorrer em pessoas com "inibição comportamental", que é a tendência a serem tímidas e envergonhadas em situações novas.[138] O traço de personalidade de "neuroticismo" (ou afetividade negativa) está associado com comorbidade entre TAG e depressão maior.[139,140]

Têm sido propostas muitas explicações sobre a origem e a persistência da preocupação excessiva e generalizada que caracteriza o TAG. Como exemplo, os indivíduos afetados podem:

- Analisar constantemente o ambiente para pistas de ameaça.[141]
- Desenvolver preocupações numa tentativa de resolver problemas.[142]
- Usar precauções para evitar a resposta de medo.[143]
- Ter a intolerância da incerteza ou da ambiguidade.[144]
- Preocupar-se com a falta de controle e presumir consequências perigosas das preocupações.[145]

Características de parentalidade como reforço de comportamento evitativo, modelagem da interação social e superproteção dos pais têm sido associadas à ansiedade na infância. Consequentemente, parece que pais de crianças ansiosas podem reforçar e/ou concordar com comportamentos evitativos.[146]

Os fatores genéticos parecem predispor os indivíduos ao desenvolvimento de TAG, embora os dados de estudos de gêmeos tenham sido inconsistentes. O TAG compartilha uma herdabilidade comum com depressão maior[146] e com o traço de personalidade de "neuroticismo".[147,148] Demonstrou-se que o genótipo SS (curto/curto) da região polimórfica do gene ligado ao transportador de serotonina é mais frequente em pacientes com TAG.[149] Variações em gene ácido glutâmico descarboxilase podem aumentar a suscetibilidade individual a transtornos de ansiedade, incluindo TAG.[150,151]

Estima-se que a herdabilidade tem papel menor no TAG (aproximadamente 30%) em relação aos outros transtornos de ansiedade, sugerindo que os fatores ambientais, tanto os compartilhados (p. ex., ambiente uterino no caso de gêmeos, exposição aos mesmos pais no caso de irmãos) como os não compartilhados (p. ex., experiências traumáticas pessoais, relação com os colegas), podem ter um papel etiológico mais proeminente.[31]

A sensibilidade à ansiedade é um traço do temperamento que pode ser considerado um fator de risco para ansiedade em geral. É caracterizado por uma tendência a interpretar sintomas fisiológicos como um sinal de que algo prejudicial poderá ocorrer.[31] Esses fatores, embora não específicos de ansiedade, podem predispor crianças em certos ambientes a se tornarem sintomaticamente mais ansiosas. Da mesma maneira, um viés de maior atenção em relação a possíveis sinais ameaçadores e uma tendência a interpretar situações ambíguas como ameaçadoras são mais frequentes em crianças com transtornos de ansiedade.[31] Embora essa relação não possa ser considerada causal, é possível que esse viés conjugado a variáveis ambientais como influências parentais (p. ex., informações ouvidas a partir dos pais sobre o potencial perigo de uma situação) contribua para desencadear comportamentos e crenças relacionados com ansiedade.[31]

Intervenções preventivas

Mais recentemente, tem havido um interesse crescente em intervenções preventivas para o desenvolvimento de transtornos de ansiedade em crianças e adolescentes. Programas com um enfoque universal são as formas mais abrangentes de prevenção, pois adotam uma ampla abordagem, visando ao público em geral ou a toda uma população que ainda não foram identificados com base no risco individual. Programas do tipo universal – ao contrário dos programas do tipo seletivo e indicado que visam, respectivamente, a ações destinadas a populações em risco para desenvolver problemas comportamentais e a ações destinadas a populações que já apresentam alguma dificuldade comportamental, podem ser implementados em grupos mais amplos, como a comunidade nacional, local ou escolar. Um exemplo de intervenções do tipo seletivo consistiria na identificação precoce de crianças com risco maior de desenvolvimento de transtornos de ansiedade (p. ex., altos níveis de inibição comportamental, apego inseguro, pais com transtornos de ansiedade) e no acompanhamento e na orientação dos pais para o estabelecimento de um bom vínculo pais-filho, na promoção de uma parentalidade adequada e de estratégias positivas de cuidados. Pode ser feita uma orientação aos pais visando à busca de soluções assertivas e não evitativas, com o objetivo de encorajar as oportunidades de interação e de melhorar as habilidades sociais.

Diversos programas de prevenção, incluindo estratégias do tipo universal, seletivo e indicado, vêm sendo desenvolvidos e têm demonstrado bons resultados. Esses programas tipicamente incluem competências similares às encontradas em programas clínicos com intervenções cognitivo-comportamentais, incluindo psicoeducação, relaxamento, reestruturação cognitiva e exposição *in vivo* e, muitas vezes, incluem ainda competências adicionais como habilidades de comunicação e resolução de problemas.[152] Os resultados têm demonstrado reduções da ansiedade, embora geralmente com tamanhos de efeito pequeno.[153] Tendo em vista que, por exemplo, os programas com abordagens universais não estão direcionados para grupos de alto risco, mesmo tamanhos de efeito pequenos em uma população mais ampla são extremamente relevantes. Uma revisão sistemática[154] avaliando 27 estudos com abordagens preventivas e de intervenção precoce nos três níveis de prevenção (universal, seletivo e indicado) demonstrou que essas abordagens eram eficazes na redução dos sintomas de ansiedade em crianças e adolescentes. Esse estudo sugeriu também que abordagens do tipo universal eram mais eficazes do que abordagens do tipo seletivo ou indicado.

Tratamento dos transtornos de ansiedade

O tratamento dos TA na infância e na adolescência tem como objetivo reduzir a ansiedade e seus sintomas a um ponto em que não interfiram mais no funcionamento social ou escolar, no funcionamento familiar ou no desenvolvimento normal da criança. Possibilitam aumentar a capacidade da criança e da família de identificarem e lidarem com as preocupações improdutivas e prejudiciais e aumentam a capacidade da criança de sentir ansiedade sem ter de expressá-la de maneiras disfuncionais.[87]

O tratamento de crianças e adolescentes com TA requer um somatório de estratégias terapêuticas.[88] Deve-se investir na educação dos pais a respeito dos sintomas, do curso clínico, das opções de tratamento e do prognóstico o que ajuda muito na formação da aliança terapêutica. As crianças devem ser informadas sobre sua doença de modo apropriado para o seu nível de desenvolvimento. É importante ensinar aos familiares técnicas específicas para ajudar no tratamento dos sintomas da criança. Eles e a criança devem entender o transtorno e os fatores que predispõem, precipitam e perpetuam os sintomas. Finalmente, como as crianças ansiosas costumam ter pais ansiosos, todos devem ser instruídos com relação à natureza familiar destes transtornos. Os familiares devem estar seguros de que as intervenções adequadas podem gerar resultados favoráveis para todos.[87] Também se deve prestar consultoria para os professores do paciente e para outros profissionais de saúde que prestam atendimento primário a ele.

A seleção de uma modalidade específica de tratamento para uma determinada criança ou família envolve considerações sobre estressores psicossociais, fatores de risco, severidade e prejuízos do transtorno de ansiedade e transtornos comórbidos, idade e nível de funcionamento da criança e da família.[33]

Abordagens psicoterápicas

Diversas abordagens psicoterápicas são utilizadas no tratamento dos transtornos de ansiedade na infância e na adolescência. Essas abordagens incluem a psicanálise, a psicoterapia de orientação analítica, a terapia cognitivo-comportamental, a terapia familiar e diversas outras formas de psicoterapia.[155,156]

O tratamento psicoterápico de orientação analítica enfoca o conflito por intermédio da terapia do brinquedo e das entrevistas individuais, trabalha as defesas e as identificações patológicas, avalia os estressores e visa modificar a dinâmica intrapsíquica e familiar.[88] Os terapeutas psicodinâmicos entendem a ansiedade como decorrente do conflito psíquico entre poderosas forças inconscientes que buscam expressão e forças opostas que impedem seu surgimento. O conflito produz uma ansiedade de alarme ou ansiedade-sinal, inconsciente, que colocam em ação os mecanismos de defesa do ego. Assim, o conflito produz ansiedade, que, por sua vez, resulta em defesa, resultando em um compromisso entre o id e o ego. A partir do conflito, surge o sintoma, constituindo uma formação de compromisso que, ao mesmo tempo, defende contra o surgimento do desejo proveniente do id e gratifica esse desejo de forma simbólica.[89] O objetivo da psicoterapia psicodinâmica é trazer a ansiedade para níveis funcionais, com a utilização de defesas mais maduras[87] para a criança retomar a sua trajetória saudável de desenvolvimento.[90] Numerosos estudos de caso indicam benefícios da psicoterapia psicodinâmica, entretanto há escassez de ensaios clínicos robustos sobre a eficácia e efetividade da psicoterapia psicodinâmica isoladamente, em tratamentos combinados ou comparada com outras modalidades.[90]

Entre os tratamentos psicoterápicos para crianças e adolescentes com ansiedade, a terapia cognitivo-comportamental (TCC) é a que apresenta as maiores evidências na literatura.[155,156] Programas manualizados de TCC consistem geralmente de 10 a 20 sessões de 1 hora direcionadas individualmente à criança, à família ou em formato de grupo.[87,90] As terapias cognitivo-comportamentais abordam os comportamentos explícitos do paciente e enfatizam o tratamento no contexto da família e da escola, em vez de focarem conflitos intrapsíquicos ou etiológicos. A TCC envolve uma abordagem de controle do comportamento com ênfase em mudar as cognições relacionadas à ansiedade do paciente[87.] Baseia-se em princípios clássicos operantes e de aprendizado social[90] e enfatiza a informação corretiva sobre a natureza da ansiedade e do estímulo que causa medo (psicoeducação e orienta técnicas de manejo somático, identificação de sentimentos, respiração diafragmática, e progressivo relaxamento muscular). Auxilia na identificação de pensamentos mal adaptativos, estimulando o pensamento focalizado (reestruturação cognitiva). Ensina técnicas como a exposição gradual, sistemática e controlada para situações e estímulos que provoquem medo. O ritmo em que a criança e o terapeuta progridem no enfrentamento dos estímulos mais temidos depende do sucesso alcançado em sobrepor o medo dos estímulos provocadores de intensidade mais leve. A exposição, seja ela imaginária, seja ela real, objetiva oferecer ao paciente a oportunidade para praticar novas técnicas de enfrentamento em um ambiente seguro e controlado[91] e capacitar a criança e o adolescente a aplicarem a técnica a outras situações geradoras de ansiedade ao longo do tempo. Entre as técnicas cognitivo-comportamentais, a exposição ao estímulo ansiogênico parece ser um dos principais componentes associados a um melhor desfecho. Até hoje, mais de 20 ensaios clínicos randomizados demonstraram a eficácia da TCC para jovens com TAS, TAG e FS com tamanhos de efeito variando entre 0,31 e 0,44.[155] Uma metanálise usando ensaios clínicos controlados e randomizados de TCC para TA em crianças e adolescentes encontrou evidências de eficácia tanto no tratamento agudo como em períodos de seguimento variando de 3 a 24 meses.[94] Kendal et al. conduziram dois ensaios clínicos controlados e randomizados demonstrando a eficácia de TCC individual para crianças com fobia social, TAG e TAS.[93,94] Os ganhos do tratamento foram mantidos por 1,3[95] e 7 anos após o tratamento.[96] A TCC se mostrou eficaz por diferentes abordagens como individual, familiar e em grupo.

Abordagens farmacológicas

O papel do tratamento farmacológico nos transtornos de ansiedade tem sido bem estabelecido. Visto que o TAG, a FS e o TAS têm elevadas taxas de comorbidades entre si e são tratados com classes medicamentosas similares, vários ensaios clínicos avaliam esses transtornos em conjunto. Estudos com antidepressivos tricíclicos (ADTS), ISRS, inibidores da recaptação de serotonina e noradrenalina (IRSN), benzodiazepínicos e com outras classes medicamentosas têm sido utilizados no tratamento dos transtornos de ansiedade na infância e na adolescência.[97,155,156]

Os estudos avaliando o uso dos ADT em crianças e adolescentes com transtornos de ansiedade têm demonstrado resultados conflitantes. Além disso, desde a introdução dos ISRS, essas medicações vêm sendo cada vez menos utilizadas em virtude de seu perfil de tolerabilidade, necessidade de monitorização cardíaca e letalidade em overdose.[155,156]

Os ISRS têm sido a classe medicamentosa mais utilizada no tratamento dos transtornos de ansiedade. Recentes metanálises e diversos ensaios clínicos randomizados com sertralina, fluoxetina, paroxetina, escitalopram e fluvoxamina demonstram a superioridade dessas medicações em relação ao placebo tanto em crianças como em adolescentes com transtornos de ansiedade.[155,156]

Um dos primeiros e mais robustos estudos multicêntricos com crianças e adolescentes com transtornos de ansiedade foi *The Research Unit on Pediatric Psychopharmacology Anxiety Study Group*, que avaliou o uso da fluvoxamina por 8 semanas com um diagnóstico principal de TAG, TAS ou FS.[98] Após uma avaliação basal, os pacientes foram submetidos a uma terapia de apoio psicoeducacional de 3 semanas. Os 128 pacientes não respondedores a essa intervenção foram, então, randomizados para o grupo da fluvoxamina (50 a 300 mg/dia) (n = 63) ou para o grupo placebo (n = 65). Após 8 semanas de tratamento, os pacientes do grupo da fluvoxamina apresentavam melhoras significativas nas duas medidas de desfecho primário. Os pacientes do grupo da fluvoxamina tinham uma diminuição média (± DP (desvio-padrão)) de 9,7 ± 6,9 pontos nos sintomas de ansiedade na *Pediatric Anxiety Rating Scale* (PARS), comparada com uma diminuição média de 3,1 ± 4,8 dos pacientes do grupo placebo (p < 0,001). De acordo com a impressão clínica global de melhora (CGI-M), 48 dos 63 pacientes do grupo da fluvoxamina (76%) apresentaram CGI < 4, comparados com 19 dos 65 pacientes (29%) do grupo placebo (p < 0,001). Os eventos adversos costumam ser leves e transitórios e incluem principalmente sintomas gastrointestinais, cefaleia, alterações de sono e agitação.

O maior estudo de intervenção terapêutica em crianças e adolescentes com transtornos de ansiedade foi o *Child/Adolescent Anxiety Multimodal Study* (CAMS), um ensaio clínico randomizado, multicêntrico, com 12 semanas de duração, que avaliou a eficácia da sertralina, da TCC, da sertralina com TCC e do placebo em 488 crianças e adolescentes com transtornos de ansiedade.[99] Nesse estudo, a sertralina foi iniciada com uma dose de 25 mg/dia podendo ser aumentada para até 200 mg/dia com uma dose média de 134 ± 60 mg/dia no grupo combinado e 146 ± 61 mg/dia no grupo da sertralina. Ao final do estudo, de acordo com os critérios da CGI-M, o grupo combinado apresentou resposta (80,7%) significativamente superior à dos grupos da TCC (59,7%) e da sertralina (54,9%). Não houve diferenças significativas entre o grupo da TCC e o grupo da sertralina e todos os tratamentos ativos foram superiores em relação ao grupo placebo (23,7%). Os efeitos colaterais mais comuns associados à sertralina foram cefaleia, desconforto gástrico e insônia.[99]

Ensaios clínicos randomizados com IRSN vêm sendo realizados em crianças e adolescentes com transtornos de ansiedade. A venlafaxina demonstrou eficácia em estudos avaliando pacientes com TAS e com TAG. De forma geral, foi uma medicação bem tolerada e os efeitos colaterais mais comuns foram astenia, anorexia, dor e sonolência. A duloxetina é uma medicação aprovada pela FDA para o tratamento de TAG em crianças e adolescentes. Um ensaio clínico randomizado, controlado por placebo, avaliou pacientes entre 7 e 17 anos tratados com doses flexíveis de duloxetina (30 a 120 mg/dia) ao longo de 10 semanas. Comparados aos pacientes que receberam placebo, os pacientes que receberam duloxetina apresentaram reduções na gravidade dos sintomas de ansiedade e taxas mais altas de remissão.[157] A atomoxetina demonstrou eficácia na diminuição dos sintomas ansiosos em crianças e adolescentes com TDAH com comorbidade e transtornos de ansiedade.[158] A atomoxetina foi associada a um tamanho de efeito menor do que o observado com os IRSR, o que corrobora estudos prévios demonstrando que medicações com perfil mais serotoninérgico estão associadas a maiores tamanhos de efeito nessa população.

Os benzodiazepínicos têm sido utilizados no tratamento dos transtornos de ansiedade na infância, principalmente no início do tratamento, por curtos períodos e associados com outras medicações. Porém, os estudos com esses medicamentos, muitas vezes, têm demonstrado resultados controversos. Além disso, os benzodiazepínicos podem estar associados a diversos eventos adversos como déficit cognitivo, sedação, desinibição comportamental, abuso e dependência.[97]

O TP tem sido estudado geralmente de forma separada. Há escassez de estudos abordando o tratamento farmacológico do TP em crianças e adolescentes. Alguns relatos de caso e ensaios abertos sugerem a eficácia de antidepressivos, principalmente os ISRS, e de benzodiazepínicos no tratamento desse transtorno. Não há até o momento nenhum ensaio clínico randomizado no tratamento do transtorno do pânico nessa faixa etária.[99]

De forma geral, os ISRS e os IRSN são medicamentos muito bem tolerados em crianças e adolescentes com transtornos de ansiedade. Os eventos adversos costumam ser leves e transitórios, ocorrem principalmente no início do tratamento e podem incluir boca seca, náusea, diarreia, disfunção sexual, cefaleia, insônia, sonolência, insônia, tontura, sonhos vividos, mudanças no apetite, fadiga, nervosismo, tremor e bruxismo. Eventos adversos potencialmente mais graves incluem pensamento e comportamento suicida, ativação comportamental/agitação, mania/hipomania, convulsões, distúrbios hemorrágicos e síndrome serotoninérgica.[156] Uma recente metanálise com 18 ensaios clínicos[159] avaliou a tolerabilidade de medicações antidepressivas em crianças e adolescentes com transtornos de ansiedade e com TOC e verificou que os ISRS, em comparação com placebo, estiveram associados ao desenvolvimento de sintomas de descontinuação, ativação comportamental, sedação, insônia, dor abdominal e cefaleia. Ativação comportamental/agitação foi mais comum com os ISRS do que com os IRSN.

Outra preocupação é a questão do potencial aumento da suicidalidade (comportamento e ideação suicida) associado ao uso de antidepressivos em crianças e adolescentes.[99,100] O uso dos ISRS e de outros antidepressivos pode ser prescrito nessa faixa etária, porém, apesar do baixo risco, o médico deve estar ciente dos riscos e da suicidalidade associados a essa classe de medicações, principalmente no início do tratamento. Os pais dos pacientes também devem ser instruídos desse potencial evento adverso e devem ser ensinados a identificar sintomas associados à suicidalidade[99,100,156] (Walter et al., 2020).

A monitorização da utilização dos antidepressivos no tratamento dos transtornos de ansiedade pode incluir a avaliação do peso e da altura. Nenhum exame laboratorial específico é recomendado. Ainda não se sabe quanto tempo se deve tratar a criança para diminuir ao máximo a chance de recidiva com a interrupção da medicação.[96] A manutenção do tratamento com a mesma dose eficaz/tolerada após a remissão dos sintomas por aproximadamente 12 meses pode aumentar os benefícios e reduzir a chance de recaídas após a suspensão da medicação. A descontinuação da medicação deve ocorrer em um período mais tranquilo na vida do paciente. Alguns pacientes com quadros clínicos mais graves e crônicos necessitarão de tratamentos mais prolongados.[156]

Não há recomendação definitiva com base em evidências sobre a troca de um antidepressivo para outro ou o sobre o manejo de casos refratários nos transtornos de ansiedade na infância e na adolescência. Costuma-se aumentar a dose até o limite superior de acordo com a resposta e tolerabilidade. Se não há resposta em 4 a 6 semanas de tratamento após aumento da dose, podem-se mudar as medicações dentro de uma mesma classe (p. ex., fluoxetina para sertralina) ou mudar para uma classe diferente (fluoxetina para duloxetina).[155,156]

O tratamento de crianças com TA leve deve se iniciar com psicoterapia. Razões para combinar medicações com a psicoterapia incluem necessidade de reduzir a sintomatologia com rapidez em crianças gravemente ansiosas, transtornos comórbidos que requerem tratamento concomitante, resposta parcial a psicoterapia e potencial de resposta melhor com tratamento combinado. Sintomas residuais do transtorno de ansiedade podem aumentar o risco para a manutenção ou sua recidiva do ou o risco de um transtorno de ansiedade comórbido. Recomenda-se que o prejuízo funcional, e não apenas a redução dos sintomas de ansiedade, seja monitorizado durante o processo de tratamento.

Considerações finais

Antes dos anos 1980, os medos e a preocupações infantis eram vistos como transitórios e benignos, fazendo parte do desenvolvimento normal. Atualmente, sabe-se que podem constituir transtornos bastante frequentes, em geral com transtornos psiquiátricos comórbidos, causando sofrimento e disfunção à criança, ao adolescente e a suas famílias. Existem atualmente recursos terapêuticos, com boa eficácia terapêutica. As abordagens variam desde a psicoeducação da criança e do adolescente, orientações aos pais, psicoterapia, psicanálise, TCC, até tratamento medicamentoso. A identificação e o tratamento precoces desses transtornos colaboram para que se evitem repercussões negativas da patologia na vida da criança e para diminuir índices de absenteísmo e de evasão escolar, bem como o uso desnecessário e excessivo de serviços de saúde por queixas somáticas associadas à ansiedade. Além disso, possivelmente contribuem para diminuir a ocorrência de problemas psiquiátricos e evitar a continuidade do sofrimento emocional na vida adulta.

Referências bibliográficas

1. American Psychiatric Association. Diagnostic and Statistical Manual of Mental Disorders; Fifth Edition (DSM-5); American Psychiatric Association; Arlington; VA 2013.
2. Costello EJ; Egger HL; Angold A. The developmental epidemiology of anxiety disorders: phenomenology; prevalence; and comorbidity. Child Adolesc Psychiatr Clin N Am 2005, 14, 631-48.
3. Rapee RM. Trastornos de Ansiedad en Niños y Adolescentes: Naturaleza; Desarrollo; Tratamiento y Prevención (Irarrázaval M; Stefan MT; trad.). In: Rey JM (ed.). Libro electrónico de IACAPAP de Salud Mental en Niños y Adolescentes. Geneva: Asociación Internacional de Psiquiatría y Profesiones Aliadas de Niños y Adolescentes, 2016.
4. ICD-11 International Classification of Diseases for Mortality and morbidity Statistics – Eleven Revision – Word health Organization. Acesso em: 04/03/2022. Disponível em: https://icd.who.int/browse11/l-m/en#/http%3a%2f%2fid.who.int%2ficd%2fentity%2f264310751.
5. Suveg C; Aschenbrand SG; and Kendall PC. Separation anxiety disorder; panic disorder and school refusal. Child Adolesc Psychiatr Clin N Am. Oct. 2005, 14.4:773-95.
6. American Psychiatric Association. Diagnostic and Statistical Manual of Mental Disorders. 3th. Washington; DC. American Psychiatric Association, 1980.
7. American Psychiatric Association.Diagnostic and Statistical Manual of Mental Disorders. 4th. Washington; DC. American Psychiatric Association, 1994.
8. American Psychiatric Association. Diagnostic and Statistical Manual of Mental Disorders. 4th. Text Revision. Washington; DC. American Psychiatric Association, 2000.
9. Bilyc-Fleitilich; Goodman R. Prevalence of child and adolescent psychiatric disorders in southeast Brazil. J Am Acad Child Adolesc Psychiatry 2004, 43:727-34.
10. Anderson JC; Williams S; McGee R et al. DSM-III disorders in preadolescent children: prevalence in a large sample from the general population. Arch Gen Psychiatry 1987, 44:69-76.
11. Bird HR; Canino G; Rubio-Stipec M et al. Estimates of the prevalence of childhood maladjustment in a community survey in Puerto Rico: the use of combined measures. Arch Gen Psychiatry 1988, 45(12):1120-6.
12. Costello EJ. Child psychiatric disorders and their correlates: a primary care pediatric sample. J Am Acad Child Adolesc Psychiatry 1989, 28:851-5.
13. Prior M; Sanson A; Smart D et al. Psychological disorders and their correlates in an Australian community sample of preadolescent children. J Child Psychol Psychiatry 1999, 40:563-80.

14. Cohen P; Cohen J; Kasen S et al. An epidemiological study of disorders in late childhood and adolescence. I. age and gender-specific prevalence. J Child Psychol Psychiatry 1993, 34:851-67.
15. Costello EJ; Costello AJ; Edelbrock C et al. Psychiatric disorders in pediatric primary care: prevalence and risk factors. Arch Gen Psychiatry 1988, 45:1107-16.
16. Lewinsohn PM; Hops H; Roberts RE et al. Adolescent psychopathology: prevalence and incidence of depression and other DSM-III-R disorders in high school students. J Abnorm Psychol 1993, 102:133-44.
17. McGee R; Feehan M; Williams S et al. DSM-III disorders in a large sample of adolescents. J Am Acad Child Adolesc Psychiatry 1990, 29:611-9.
18. Francis G; Last CG; Strauss CC. Expression of separation anxiety disorder: the roles of gender and age. Child Psychiatry Hum Dev 1987, 18:82-9.
19. Figueroa A; Soutullo C; Ono Y et al. Ansiedade de separação. In: Rey JM (ed.). IACAPAP e-Textbook of Child and Adolescent Mental Health. (edição em português; Dias Silva F). Genebra: International Association for Child and Adolescent Psychiatry and Allied Professions 2015.
20. Last CG; Francis G; Hersen M et al. Separation anxiety and school phobia: a comparison using DSM-III criteria. Am J Psychiatry 1987, 144:653-7.
21. Last CG; Perrin S; Hersen M et al. DSM-III-R anxiety disorders in children: sociodemographic and clinical characteristics. J Am Acad Child Adolesc Psychiatry 1992, 31:1070-6.
22. Ginsburg GS; Silverman WK. Phobic and anxiety disorders in Hispanic and Caucasian youth. J Anxiety Disord 1996, 10:517-28.
23. Last CG; Perrin S. Anxiety disorders in African-American and white children. J Abnorm Child Psychol 1993, 21:153-64.
24. Compton SN; Nelson AH; March JS. Social phobia and separation anxiety symptoms in community and clinical samples of children and adolescents. J Am Acad Child Adolesc Psychiatry 2000, 39:1040-6.
25. Velez CN; Johnson J; Cohen PA. A longitudinal analysis of selected risk factors for childhood psychopathology. J Am Acad Child Adolesc Psychiatry 1989, 28:861-4.
26. Dick-Niederauer A; Silverman WK. Separation anxiety disorder. In: JE Fisher & WT O'Donahue (ed.). Practioner's Guide to Evidence-Based Psychotherapy. New York: Springer, 2006.
27. Eaves LJ; Silberg JL; Meyer JM et al. Genetics and developmental psychopathology: the main effects of genes and environment on behavioral problems in the Virginia Twin Study of Adolescent Behavioral Development. J Child Psychol Psychiatry 1997, 38:965-80.
28. Topolski TD; Hewitt JK; Eaves LJ et al. Genetic and environmental influences on child reports of manifest anxiety and symptoms of separation anxiety and overanxious disorder: a community-based twin study. Behav Genet 1997, 27:15-28.
29. Cronk NJ; Slutske WS; Madden PAF et al. Risk for separation anxiety disorder among girls: paternal absence; socioeconomic disadvantage; and genetic vulnerability. J Abnorm Psychol 2004, 113:237-47.
30. Castillo ARGL; Recondo R; Asbahr FR; Manfro GG. Transtornos de ansiedade. Rev Bras Psiquiatr 2000, 22(2):20-3.
31. Keeton CP; Walkup JT. Separation anxiety; generalized anxiety; and social phobia. In: Sadock BJ; Sadock VA; Ruiz P (ed.). Kaplan & Sadock's Comprehensive Textbook of Psychiatry, 9th ed. Philadelphia: Wolters Kluwer/Lippincott Williams & Wilkins. 2008. p. 3684-93.
32. Lewin AD; Piacentini J. Anxiety disorders in children. In: Sadock BJ; Sadock VA; Ruiz P (ed.). Comprehensive Textbook of Psychiatry. 9th ed. Philadelphia: Lippincott Williams & Wilkins, 2009. p. 3671-78.
33. American Academy of Child and Adolescent Psychiatry: AACAP Official Action Practice Parameter for the Assessment and Treatment of Children and Adolescents With Anxiety Disorders. Practice Parameter for the Assessment and Treatment of Children and Adolescents With Anxiety Disorders J AmAcad Child Adolesc Psychiatry, 46:2; February 2007; p. 267-83.
34. Black B; Uhde TW. Case study: elective mutism as a variant of social phobia. J Am Acad Child Adolesc Psychiatry 1992, 31:1090-4.
35. Anstendig KD. Is selective mutism an anxiety disorder? Rethinking its DSM-IV classifications. J Anxiety Disord 1999, 13:417-34.
36. Kristensen H. Selective mutism and comorbidity with developmental disorder/delay; anxiety disorder; and elimination disorder. J Am Acad Child Adolesc Psychiatry 2000, 39:249-56.
37. Steinhausen HC; Wachter M; Laimböck K et al. A long term outcome study of selective mutism in childhood.
38. Rapee RM. Perturbações de Ansiedade em Crianças e Adolescentes. Natureza; desenvolvimento; tratamento e prevenção. In: Rey JM; Martin A (ed.). IACAPAP e-Textbook of Child and Adolescent Mental Health (edição em português; Dias Silva F). Genebra: International Association for Child and Adolescent Psychiatry and Allied Professions 2020.
39. Child Psychol Psychiatry. 2006 Jul, 47(7):751-6. 36. Turner SM; Beidel DC; Dancu CV; Keys DJ. Psychopathology of social phobia and comparison to avoidant personality disorder. J Abnorm Psychol 1986, 95:389-94.
40. Grant BF; Hasin DS; Blanco C et al. The epidemiology of social anxiety disorder in the United States: results from the National Epidemiologic Survey on alcohol and related conditions. J Clin Psychiatry 2005, 66:1351-61.
41. Schneier FR; Johnson J; Hornig CD et al. Social phobia: comorbidity and morbidity in an epidemiological study. Arch Gen Psychiatry 1992, 49:282-8.
42. Chavira D; Stein M. Childhood anxiety disorder: from understanding to treatment. Child Adolesc Psychiatric Clin N Am 2005, 14:797-818.
43. Mathew SJ; Coplan JD; Gorman JM. Neurobiological mechanisms of social anxiety disorder. Am J Psychiatry 2001, 158:1558-67.
44. Mathew SJ; Ho S. Etiology and neurobiology of social anxiety disorder. J Clin Psychiatr 2006, 67:9-13.
45. Rapee RM; Schniering CA; Hudson JL (2009). Anxiety disorders during childhood and adolescence: Origins and treatment. Annual Review of Clinical Psychology 5:311-341.
46. Rosenbaum JF; Biederman J; Bolduc-Murphy BA et al. Behavioral inhibition in childhood: A risk factor for anxiety disorders. Harvard Review of Psychiatry 1993, 1:2-16.
47. Isolan LR; Zeni CP; Mezzomo K et al. Rev Bras Psiquiatr 2005, 27:97-100.
48. Field AP. Is conditioning a useful framework for understanding the development and treatment of phobias? Clinical Psychology Review 2006, 26:857-875.
49. Muris P; Field A. Information processing biases. In: Essau CA; Ollendick TH (ed.). The Wiley-Blackwell Handbook of The Treatment of Childhood and Adolescent anxiety. WileyBlackwell, 2013. p. 141-156.
50. Brasil HHA. Desenvolvimento da versão brasileira da K-SADS-PL (Schudule for Affective Disorders and Schizophrenia for Scholl Aged Children Present and Lifetime Version) e estudo de suas propriedades psicométricas. 2003. 301 f. [138v.1 e 163 v.2]. Tese (Doutorado em Ciências) – Escola Paulista de Medicina; Universidade Federal de São Paulo. São Paulo, 2003.
51. Desousa D; Salum GA; Isolan LR et al. Sensitivity Specificity of the screen for child anxiety related emotional disorders (SCARED). Child Psychiatry Hum Dev. 2013, 44:391-99.
52. DAWBA. As entrevistas DAWBA on-line no dawba.net. In: Youthinmind. 2009. Disponível em: https://dawba.info/py/dawbainfo/f1pob.py – acessado em fev/2022.
53. Beidel DC; Turner SM; Morris TL. Psychopathology of childhood social phobia. J Am Acad Child Adolesc Psychiatry 1999, 38:643-50.
54. Beidel DC; Christ MAG; Long PJ. Somatic complaints in anxious children. J Abnorm Child Psychol 1991, 19:659-70.
55. Juvonen J; Graham S. Bullying in schools: The power of bullies and the plight of victims. Annual Review of Psychology 2014, 65:159-185.
56. Fordhan K; Stevenson-Hinde J. Shyness; friendship quality; and adjustment during middle childhood. J Child Psychol Psychiatry 1999, 40:757-68.
57. Woodward LJ; Fergusson DM. Life course outcomes of young people with anxiety disorders in adolescence. J Am Acad Child Adolesc Psychiatry 2001, 40:1086-93.
58. Pine DS; Cohen P; Gurley D et al. The risk for early-adulthood anxiety and depressive disorders in adolescents with anxiety and depressive disorders. Arch Gen Psychiatry 1998, 55:56-64.
59. Stein MB; Fuetcsch M; Muller N et al. Social anxiety disorder and the risk of depression: a prospective community study of adolescents and young adults. Arch Gen Psychiatry 2001, 58:251-6.

60. Kim-Cohen J; Caspi A; Moffitt et al. Prior juvenile diagnoses in adults with mental disorder: developmental follow-back of a prospective-longitudinal cohort. Arch Gen Psychiatry. 2003 Jul, 60(7):709-17.
61. Kagan J; Snidman N; Zentner MR et al. Infant temperament and anxious symptoms in school age children. Development and Psychopathology 1999, 11:209-24.
62. Nelles WB; Barlow DH. Do children panic? Clin Psychol Rev 1988, 8:359-72.
63. Moreau D; Weismann MM. Panic disorder in children and adolescents: a review. Am J Psychiatry 1992, 38(10):1306-14.
64. American Psychiatric Association. Diagnostic and Statistical Manual of Mental Disorders. 3th revised. Washington; DC. American Psychiatric Association, 1987.
65. Birmaher B; Ollendick TH. Childhood-onset panic disorder. In: Ollendick TH; March JS (ed.). Phobic and Anxiety Disorders in Children and Adolescents. New York: Oxford University Press, 2004.
66. Ollendick TH. Panic disorder in children and adolescents:new developments; new directions. J Clin Child Psychol 1998, 27:234.
67. Diler RA. Panic disorder in children and adolescents. Yonsei Med J 2003, 44:174-179.
68. Essau C; Conradt J; Petermann F. Frequency; comorbidity; and psychosocial impairment of anxiety disorders in German adolescents. J Anxiety Disord 2000, 14:263-279.
69. Hayward C; Killen JD; Kraemer HC et al. Predictors of panic attacks in adolescents. J Am Acad Child Adol Psychiatry 2000, 39 (2):207-14.
70. Thyer BA; Parrish RT; Curtis GC et al. Ages of onset of DSM-III anxiety disorders. Compr Psychiatry 1985, 26:113-22.
71. Kessler RC; Berglund P; Demler O et al. Lifetime prevalence and age-of-onset distributions of DSM-IV disorders in the National Comorbidity Survey Replication. Arch Gen Psychiatry 2005, 62:593-602. [PubMed:15939837].
72. Beesdo K; Pine DS; Lieb R et al. Similarities and differences in incidence and risk patterns of anxiety and depressive disorders:the position of generalized anxiety disorder. Arch Gen Psychiatry. in press.
73. De Graaf R; Bijl R; Spijker J et al. Temporal sequencing of lifetime mood disorders in relation to comorbid anxiety and substance use disorders. Soc Psychiatry Psychiatr Epidemiol 2003, 38:1-11. [PubMed:12563553].
74. Wittchen HU; Nocon A; Beesdo K et al. Agoraphobia and panic: prospective-longitudinal relations suggest a rethinking of diagnostic concepts. Psychother Psychosom 2008, 77:147-57. [PubMed:18277061].
75. Finlay-Jones R; Brown GW. Tipos de evento de vida estressante e o aparecimento de ansiedade e transtornos depressivos. Psychol Med 1981, 11:803.
76. Roy-Byrne PP; Geraci M; Uhde TW. Eventos de vida e o início do transtorno do pânico. Am J Psychiatry 1986, 143:1424.
77. Faravelli C. Life events preceding the onset of panic disorder. J Affect Disord. 1985, 9(1):103-5.
78. Roy-Byrne PP; Craske MG; Stein MB. Panic disorder. Lancet 2006, 368:1023.
79. Gorman JM; Kent JM; Sullivan GM et al. Neuroanatomical hypothesis of panic disorder; revised. Am J Psychiatry 2000, 157:493.
80. Etkin A. Functional neuroanatomy of anxiety:a neural circuit perspective. Curr Top Behav Neurosci 2010, 2:251.
81. Graeff FG; Del-Ben CM. Neurobiology of panic disorder:from animal models to brain neuroimaging. Neurosci Biobehav Rev 2008, 32:1326.
82. Clark DM. A cognitive approach to panic. Behav Res Ther. 1986, 24(4):461-7030.
83. Barlow DH. Anxiety and its disorders:The nature and treatment of anxiety and panic. New York:Guilford Press, 1988.
84. Goldstein RB; Weissman MM; Adams PB et al. Psychiatric disorders in relatives of probands with panic disorder and/or major depression. Arch Gen Psychiatry 1994, 51:383.
85. Goldstein RB; Wickramaratne PJ; Horwath E et al. Familial aggregation and phenomenology of 'early'-onset (at or before age 20 years) panic disorder. Arch Gen Psychiatry 1997, 54:271.
86. Crowe RR; Noyes R; Pauls DL et al. A family study of panic disorder. Arch Gen Psychiatry. 1983, 40(10):1065-9.
87. Torgersen S. Genetic factors in anxiety disorders. Arch Gen Psychiatry 1983, 40:1085.
88. Hettema JM; Neale MC; Myers JM et al. A population-based twin study of the relationship between neuroticism and internalizing disorders. Am J Psychiatry 2006, 163:857.
89. Watt; M; Stewart; S. The role of anxiety sensitivity components in mediating the relationship between childhood exposure to parental dyscontrol and adult anxiety symptoms. J Psychopathol Behav Assess 2003, 25:167.
90. Salum G; Blaya C; Manfro GG. Transtorno do pânico. Rev Psiquiatr Rio G. do Sul 2009, 31(2):86-94.
91. Warren SL; Gunnar MR; Kagan J et al. Maternal panic disorder: infant temperament; neurophysiology; and parenting behaviors. J Am Acad Child Adolesc Psychiatry 2003, 42:814.
92. Hirshfeld-Becker DR; Biederman J; Henin A et al. Behavioral inhibition in preschool children at risk is a specific predictor of middle childhood social anxiety:a five-year follow-up. J Dev Behav Pediatr 2007, 28:225.
93. Kessler RC; Davis CG; Kendler KS. Childhood adversity and adult psychiatric disorder in the US National Comorbidity Survey. Psychol Med 1997, 27:1101.
94. Klauke B; Deckert J; Reif A et al. Life events in panic disorder-an update on "candidate stressors". Depress Anxiety 2010, 27:716.
95. Biederman J; Faraone SV; Marrs A et al. Panic disorder and agoraphobia in consecutively referred children and adolescents. J Am Acad Child Adolesc Psychiatry 1997, 36(2):214-23.
96. Masi G; Favilla L; Mucci M; Millepiedi S. Panic disorder in clinically referred children and adolescents. Child Psychiatr Hum Dev 2000, 131:139-51.
97. Doerfler LA; Connor DF; Volungis AM et al. Panic disorder in clinically referred children and adolescents. Child Psychiatry Hum Dev 2007, 38:57-71.
98. Rapee RM; Schniering CA; Hudson JL. Anxiety disorders during childhood and adolescence:origins and treatment. Annu Rev Clin Psychol 2009, 5:311.
99. Pine DS; Cohen P; Gurley D et al. The risk for early-adulthood anxiety and depressive disorders in adolescents with anxiety and depressive disorders. Arch Gen Psychiatry 1998, 55:56.
100. Bittner A; Egger HL; Erkanli A et al. What do childhood anxiety disorders predict? J Child Psychol Psychiatry 2007, 48:1174.
101. Lewin AD; Piacentini J. Anxiety Disorders in Children. In: Sadock BJ; Sadock VA; Ruiz P (ed.). Comprehensive Textbook of Psychiatry. 9th ed. Philadelphia:Lippincott Williams & Wilkins, 2009. p. 3671-78.
102. Wittchen HU; Nocon A; Beesdo K et al. Agoraphobia and panic. Prospective-longitudinal relations suggest a rethinking of diagnostic concepts. Psychother Psychosom 2008, 77:147.
103. Rosellini AJ; Lawrence AE; Meyer JF; Brown TA. The effects of extraverted temperament on agoraphobia in panic disorder. J Abnorm Psychol 2010, 119:420.
104. Hirshfeld-Becker DR; Micco JA; Simoes NA et al. High risk studies and developmental antecedents of anxiety disorders. Am J Med Genet C Semin Med Genet 2008, 148C:99.
105. Hayward C; Wilson KA. Anxiety sensitivity:a missing piece to the agoraphobia-without-panic puzzle. Behav Modif 2007, 31.162.
106. Kendler KS; Karkowski LM; Prescott CA. Fears and phobias: reliability and heritability. Psychol Med 1999, 29:539.
107. Mosing MA; Gordon SD; Medland SE et al. Genetic and environmental influences on the co-morbidity between depression; panic disorder; agoraphobia; and social phobia:a twin study. Depress Anxiety 2009, 26:1004.
108. Torgersen S. Genetic factors in anxiety disorders. Arch Gen Psychiatry 1983, 40:1085.
109. Wittchen HU; Gloster AT; Beesdo-Baum K et al. Agoraphobia:a review of the diagnostic classificatory position and criteria. Depress Anxiety 2010, 27:113.
110. Goisman RM; Goldenberg I; Vasile RG. Comorbidity of anxiety disorders in a multicenter anxiety study. Compr Psychiatry 1995, 36:303.
111. Kessler RC; Berglund P; Demler O et al. Lifetime prevalence and age-of-onset distributions of DSM-IV disorders in the National Comorbidity Survey Replication. Arch Gen Psychiatry 2005, 62:593.
112. Tibi L; van Oppen P; Aderka IM et al. An admixture analysis of age of onset in agoraphobia. J Affect Disord 2015, 180:112.

113. Emmelkamp PMG; Wittchen HU. Specific phobias. *In:* Andrews G; Charney DS; Sirovatka PJ; Regie DA (ed.). Stress-Induced and Fear Circuitry Disorders: Refining the Research Agenda for DSM-V. Arlington: APA, 2009. p. 77.
114. Porter E; Chambless DL. A systematic review of predictors and moderators of improvement in cognitive-behavioral therapy for panic disorder and agoraphobia. Clin Psychol Rev 2015, 42:179.
115. Hoffart A; Hedley LM; Svanøe K et al. Agoraphobia with and without panic disorder:a 20-year follow-up of integrated exposure and psychodynamic therapy. J Nerv Ment Dis 2016, 204:100.
116. American Psychiatric Association. Diagnostic and Statistical Manual of Mental Disorders (Second Edition). DSM II. Washington:APA, 1968.
117. Costello EJ; Angold A; Burns BJ et al. The Great Smoky Mountains Study of Youth. Goals; design; methods; and the prevalence of DSM-III-R disorders. Arch Gen Psychiatry 1996, 53:1129.
118. Equit M; Pälmke M; Becker N et al. Eating problems in young children a population-based study. Acta Paediatr 2013, 102:149.
119. Compton SN; Walkup JT; Albano AM et al. Child/Adolescent Anxiety Multimodal Study (CAMS):rationale; design; and methods. Child Adolesc Psychiatry Ment Health 2010, 4:1.
120. Mohatt J; Bennett SM; Walkup JT. Treatment of separation; generalized; and social anxiety disorders in youths. Am J Psychiatry, 2014, 171(7):741-8.
121. Costello EJ; Mustillo S; Erkanli A et al. Prevalence and development of psychiatric disorders in childhood and adolescence. Arch Gen Psychiatry 2003, 60:837.
122. Masi G; Millepiedi S; Mucci M et al. Generalized anxiety disorder in referred children and adolescents. J Am Acad Child Adolesc Psychiatry 2004, 43(6):752-60.
123. Layne AE; Bernat DH; Victor AM et al. Generalized anxiety disorder in a nonclinical sample of children:symptom presentation and predictors of impairment. J Anxiety Disord. 2009, 23(2):283-89.
124. Victor AM; Bernstein GA. Anxiety disorders and posttraumatic stress disorder update. Psychiatr Clin N Am. 2009, 32(1):57-69.
125. Moffitt TE; Harrington H; Caspi A et al. Depression and generalized anxiety disorder:cumulative and sequential comorbidity in a birth cohort followed prospectively to age 32 years. Arch Gen Psychiatry 2007, 64(6):651-60.
126. Woodward LJ; Fergusson DM. Life course outcomes of young people with anxiety disorders in adolescence. J Am Acad Child Adolesc Psychiatry 2001, 40:1086.
127. Kaplow JB; Curran PJ; Angold A et al. The prospective relation between dimensions of anxiety and the initiation of adolescent alcohol use. J Clin Child Psychol 2001, 30:316.
128. Boden JM; Fergusson DM; Horwood LJ. Anxiety disorders and suicidal behaviours in adolescence and young adulthood:findings from a longitudinal study. Psychol Med 2007, 37:431.
129. Kendall PC; Compton SN; Walkup JT et al. Clinical characteristics of anxiety disordered youth. J Anxiety Disord 2010, 24:360.
130. Ramsawh HJ; Chavira DA; Stein MB. Burden of anxiety disorders in pediatric medical settings:prevalence; phenomenology; and a research agenda. Arch Pediatr Adolesc Med 2010, 164:965.
131. Wittchen HU; Carter RM; Pfister H et al. Disabilities and quality of life in pure and comorbid generalized anxiety disorderand major depression in a national survey. Int Clin Psychopharmacol 2000, 15:319.
132. Flannery-Schroeder EC. Generalized anxiety disorder. *In:* Morris TL; March JS (ed.). Anxiety Disorders in Children and Adolescents. 2. ed. New York:The Guilford Press, 2004. p. 146-61.
133. Bowlby J. Attachment and Loss. New York:Basic Books, 1982.
134. Warren SL; Huston L; Egeland B et al. Child and adolescent anxiety disorders and early attachment. J Am Acad Child Adolesc Psychiatry. 1997, 36(5):637-644.
135. Cassidy J. Attachment and generalized anxiety disorder. *In:* Cicchetti D; Toth SL (ed.). Emotion; Cognition; and Representation. Rochester; New York:University of Rochester Press, 1995. p. 343-70.
136. Rapee R. The development and modification of temperamental risk for anxiety disorders:prevention of a lifetime of anxiety? Biological Psychiatry. 2002, 52(10):947-957.
137. Safren SA; Gershuny BS; Marzol P et al. History of childhood abuse in panic disorder; social phobia; and generalized anxiety disorder. J Nerv Ment Dis 2002, 190:453.
138. Rosenbaum JF; Biederman J; Bolduc-Murphy EA et al. Behavioral inhibition in childhood:a risk factor for anxiety disorders. Harv Rev Psychiatry 1993, 1:2.
139. Tyrer P; Seivewright H; Johnson T. The core elements of neurosis: mixed anxiety-depression (cothymia) and personality disorder. J Pers Disord 2003, 17:129.
140. Khan AA; Jacobson KC; Gardner CO et al. Personality and comorbidity of common psychiatric disorders. Br J Psychiatry 2005, 186:190.
141. Beck AT; Emery G; Greenberg RL. Anxiety Disorders and Phobias: A Cognitive Perspective. New York: Basic Books, 1985.
142. Barlow DH. Anxiety and Its Disorders: The Nature and Treatment of Anxiety and Panic. New York: Guilford Press, 1988.
143. Borkovec TD; Alcaine O; Behar E. Avoidance theory of worry and generalized anxiety disorder. *In:* Heimberg RG; Turk CL; Mennin DS (ed.). Generalized Anxiety Disorder: Advances in Research and Practice. New York: Guilford Press, 2004. p. 77.
144. Dugas MJ; Marchand A; Ladouceur R. Further validation of a cognitive-behavioral model of generalized anxiety disorder: diagnostic and symptom specificity. J Anxiety Disord 2005, 19:329.
145. Wells A; King P. Metacognitive therapy for generalized anxiety disorder: an open trial. J Behav Ther Exp Psychiatry 2006, 37:206.
146. Dadds MR; Barrett PM; Rapee RM et al. Family process and child anxiety and aggression: An observational analysis of the FEAR effect. Journal of Abnormal Child Psychology 1996, 24:715-734.
147. Hettema JM; Prescott CA; Kendler KS. Genetic and environmental sources of covariation between generalized anxiety disorder and neuroticism. Am J Psychiatry 2004, 161:1581.
148. Mackintosh MA; Gatz M; Wetherell JL et al. A twin study of lifetime Generalized Anxiety Disorder (GAD) in older adults: genetic and environmental influences shared by neuroticism and GAD. Twin Res Hum Genet 2006, 9:30.
149. You JS; Hu SY; Chen B et al. Serotonin transporter and tryptophan hydroxylase gene polymorphisms in Chinese patients with generalized anxiety disorder. Psychiatr Genet 2005, 15:7.
150. Donner J; Sipilä T; Ripatti S et al. Support for involvement of glutamate decarboxylase 1 and neuropeptide Y in anxiety susceptibility. Am J Med Genet B Neuropsychiatr Genet 2012, 159B:316.
151. Unschuld PG; Ising M; Specht M et al. Polymorphisms in the GAD2 gene-region are associated with susceptibility for unipolar depression and with a risk factor for anxiety disorders. Am J Med Genet B Neuropsychiatr Genet 2009, 150B:1100.
152. Rapee RM. Perturbações de ansiedade em crianças e adolescente. Tratado de Saúde Mental da Infância e Adolescência da IACAPAP, 2018. (p. 1-21).
153. Werner-Seidler A; Perry Y et al. School-based depression and anxiety prevention programs for young people: A systematic review and meta-analysis. Clinical Psychology Review 2017, 51:30-47.
154. Neil AL; Christensen H. Efficacy and effectiveness of school-based prevention and early intervention programs for anxiety. Clin Psychol Rev 2009, 29(3):208-215.
155. Strawn JR; Lu L; Peris TS et al. Research Review: What have we learnt in the last 10 years? J Child Psychol Psychiatry. 2021, 62(2):114-139.
156. Walter HJ; Bukstein OG; Abright AR et al. Clinical Practice Guideline for the assessment and treatment of children and adolescents with anxiety disorder. J Am Acad Child Adolesc Psychiatry. 2020, 59(10):1107-1124.
157. Strawn JR; Prakash A; Zhang Q et al. A randomized; placebo-controlled study of duloxetine for the treatment of children and adolescents with generalized anxiety disorder. J Am Acad Child Adolesc Psychiatry 2015, 54(4):289-293.
158. Geller D; Donelly C; Lopez F et al. Atomoxetine treatment for pediatric patients with attention-deficit/hyperactivity disorder with comorbid anxiety disorder. J Am Acad Child Adolesc Psychiatry 2007, 46(9):1119-1127.
159. Mills JA; Strawn JR. Antidepressant tolerability in pediatric anxiety and obsessive-compulsive disorders: a bayesan hierarchical modeling meta-analysis. J Am Acad Child Adolesc Psychiatry. 2020, 59(11):1240-1251.

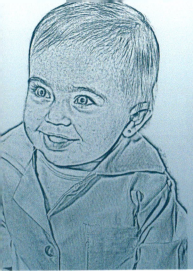

Capítulo 37

Transtorno de Estresse Pós-Traumático

Francisco Baptista Assumpção Jr.
Tatiana Malheiros Assumpção

Questão da angústia

Definição

"Angústia" é a associação de um sentimento de desprazer com a vivência de tensão interna ou a espera de um perigo ameaçador. As palavras "ansiedade" e "angústia" relacionam-se etimologicamente com o termo latino *angor*, que se refere a uma sensação de aperto no peito, com "angústia" significando "estreitamento".[1-4] A palavra "ansiedade" seria empregada para as sensações psíquicas desse estado e "angústia", para suas sensações físicas.

Na criança, segundo Sacristán,[5] a ansiedade pode ser considerada

> "... reação do organismo infantil diante de situações de ameaça, que se caracteriza por vivências desagradáveis, com formas de expressão diversas, através de sintomas e sinais somáticos ou comportamentos variados, com valor defensivo, dinamizante, organizador e evolutivo, que se aprende e se constitui na infância".

Considerações teóricas

Ao longo do tempo, diversos autores e correntes de pensamento debruçaram-se sobre esta questão, contribuindo para sua melhor compreensão.

Para os existencialistas, a existência em si corresponde, em realidade, a uma oscilação contínua entre a precária alegria das coisas boas e o cotidiano. Assim, a felicidade é simplesmente um fenômeno fugaz, enquanto a realidade é a angustiante constatação do si-mesmo. Dessa maneira, no cotidiano, a felicidade é o "encontro" do objetivo procurado e a angústia, o "encontro" do "eu-mesmo", no momento da perda do objetivo e o mergulho do Eu naquilo que "sempre fomos" e em nossa limitação.

Heidegger sugere que o motivo real da angústia é o "estar-no-mundo". Para sua compreensão, porém, deve-se perceber que ela é contrastada pelo medo de que deve ter um "do que" ou um "pelo que". Ela é, portanto, sempre um ataque lesivo à possibilidade de "ser-no-mundo", com temor da extinção deste. Assim, esse temor é decorrente do próprio "estar-no-mundo".

Primitivamente, ela é observada em situações de privação do sentimento de segurança dos animais em relação a seu lar ou, em lactentes humanos, quando é rodeado por indiferença e rejeição em seu ambiente.

Em situações posteriores, temo-la, em última instância, como o medo de destruição e de não mais poder ser. Considerando a angústia como esse medo de destruição, temos no ser humano a certeza da morte como corolário. A angústia se torna, então, inerente à situação existencial de nossa espécie.

No cotidiano, a angústia da morte é ocultada, não sendo passível de experimentação e sendo vivenciada por intermédio de sentimentos de finitude e limitação que irrompem quando da perda dos ideais e o consequente confronto com o Nada. Vive-se a "falta de algo", com o tédio que aborrece e estagna permeando a existência. O tempo vivencial se altera e se lentifica, o espaço se reduz e essas transformações são acompanhadas por sentimentos de culpa, opressão e falta de iniciativa decorrentes da ausência de um projeto existencial e, consequentemente, da perda da individualidade do ser em seu cotidiano.

Essa concepção, embora simplista, permite uma visão existencial compreensiva (e não explicativa) da ansiedade como fenômeno.

Sintomatologicamente, ela pode ter diversas etiologias, entre elas a conflitiva (desencadeada por sentimentos de culpa), a vital (psicótica, observada no início do processo esquizofrênico), a "orgânica" (que aparece no curso de patologias sistêmicas como infarto agudo do miocárdio ou *angina pectoris*) e a existencial (decorrente da consciência de se estar no mundo e ser para a morte).

A distinção teórica entre ansiedade (entendida como a reação ansiosa ocorrendo na ausência de um estímulo objetivo imediato que represente algum perigo real) e o medo (reação ansiosa frente a um perigo real) é pouco utilizável na prática,[3,6] com muitos autores não diferenciando os dois termos ou se referindo a eles de forma intercambiável.

A ansiedade é um fenômeno universal na vida diária,[7] apresentando diversos aspectos adaptativos importantes para a necessidade de respostas suscitadas pelas exigências cotidianas.[3] Assim, estados excessivos de ansiedade podem estar presentes em todos os distúrbios emocionais,[7] bem como em diversas doenças somáticas.[4] Isso a torna uma das comorbidades mais importantes.

Na experiência ansiosa, entram em jogo diferentes fatores que devem ser considerados e que se estendem desde os aspectos biológicos até os cognitivos e afetivos, passando pelos aspectos familiares. Na criança, a totalidade desses fatores determina a vulnerabilidade maior ou menor do indivíduo, dependendo também de seu desenvolvimento.

Neste capítulo, tentaremos apenas uma diferenciação entre quadros clínicos nos quais a ansiedade se apresenta na criança como principal sintoma. Além disso, mostraremos as diversas situações ansiogênicas que ocorrem ao longo do desenvolvimento, com suas manifestações específicas. Na prática, esses elementos dificilmente podem ser considerados de forma isolada, devendo ser avaliados dentro de uma visão que procure abranger o complexo de relações em que está envolvida a criança. Isso, com o objetivo de caracterizar aquilo que se mostra como sintoma passível de intervenção terapêutica, uma vez que nem sempre a ansiedade observada constitui uma psicopatologia específica.

Ansiedade e desenvolvimento

Após 9 meses de total segurança, com seus mecanismos termorreguladores funcionando em sintonia com o organismo materno, sem que seja necessário nenhum esforço para alimentar-se, respirar ou excretar resíduos, a criança sente as primeiras sensações físicas de dor. Elas são provocadas pelo mecanismo de prensa uterina que visa expulsá-la daquilo a que Ajuriaguerra[8] poeticamente compara ao paraíso. Tem início assim, logo após o nascimento, a luta pela sobrevivência biopsicológica que permeará até a morte – angústia final – todo um processo existencial.

O desenvolvimento psíquico iniciado no nascimento é concomitante ao crescimento orgânico, ambos se orientando para uma equilibração progressiva, ou seja, uma passagem contínua de um estado de menor equilíbrio para um estado de equilíbrio superior.

Nesse processo de adaptação, temos de considerar dois aspectos opostos e complementares a um só tempo: a assimilação ou integração dos estímulos externos às próprias estruturas das pessoas; e a acomodação ou transformação das estruturas em função das trocas com o meio exterior.[9]

Há, também, um estreito paralelismo entre o desenvolvimento da afetividade e o das funções intelectuais, uma vez que são indissociáveis. Em toda conduta, as motivações provêm da afetividade, enquanto as estratégias se constituem a partir da cognição. Assim, não há ação puramente intelectual, nem puramente afetiva. Os dois elementos participam de todas as realizações humanas.

Dessa forma, um primeiro período é marcado por um extraordinário desenvolvimento mental, sendo decisivo para todo o curso da evolução psíquica. Representa a conquista, por meio da percepção e dos movimentos, do universo prático que cerca a criança. Inicialmente, encontramos os impulsos instintivos elementares ligados à alimentação. Em seguida, temos uma série de sentimentos ou afetos perceptivos, ligados às modalidades de atividade, como prazer e dor, agradável e desagradável entre outros, bem como os primeiros sentimentos de sucesso e fracasso. O lactente começa, então, a se interessar por seu corpo, seu movimento e pelo resultado de suas ações. Posteriormente, a afetividade se caracteriza pela escolha de objeto, isto é, pela projeção dos sentimentos sobre outras atividades que não apenas as do Eu. Essa escolha de objeto refere-se, primeiramente, à pessoa da mãe, depois à pessoa do pai e, por fim, às outras pessoas próximas.

O recém-nascido não vivencia experiência de dia ou noite, nem de objetos, nem de pessoas. Ele se acha, por inteiro, na experiência original do prazer, encerrado na busca de sua satisfação (narcisismo primário, autoerotismo). Reflexos e emoções são tentativas até o primeiro objeto parcial, o seio materno. Essa é a primeira relação do recém-nascido com o mundo e é vivida como boa ou má segundo sua necessidade oral encontre, ou não, satisfação. Caracteriza-se, então, a fase oral, sendo a mucosa dessa região considerada uma zona erógena.

Melanie Klein[10,11] admite a existência, desde esse período, de um ego primitivo com alguns elementos de integração, considerando que se produz o conflito antes que esteja muito avançado seu desenvolvimento e que se tenha firmemente formada a faculdade de integração do processo psíquico. Dessa forma, não se poderia compreender a raiz do ego, instrumento de sua formação, senão por intermédio dos mecanismos precoces de projeção e introjeção, sendo que o Eu está exposto à angústia provocada pela dualidade de impulsos. Evidentemente, o ego não começa a existir como entidade perfeitamente estabelecida, mas desenvolve-se gradualmente por repetição de experiências.

Ainda segundo Melanie Klein, o instinto de morte é o primeiro fator determinante da angústia, persistindo durante toda a vida na dialética instinto de vida/instinto de morte. Quando a criança se encontra frente à angústia produzida pelo instinto de morte, o ego desvia essa angústia e a transforma em agressão ao seio materno, primeiro objeto exterior que encontra. Em decorrência disso, esse objeto se transforma em um seio persecutório. Além disso, a libido também se projeta para criar um objeto ideal, um seio bom, estabelecendo-se uma relação entre esses dois objetos resultantes da experiência com o objeto-seio materno. Esse processo como um todo caracteriza o que a autora denominou "posição esquizoparanoide".

Um pouco mais tarde no desenvolvimento, segundo ela, conquista-se a chamada "posição depressiva", na qual a criança já reconhece o objeto em sua totalidade. A angústia persecutória da posição paranoide dá lugar a outra, totalmente centrada nos termos de que os impulsos destruidores do ego possam aniquilar o objeto amado, do qual depende de maneira absoluta.

No que se refere à socialização e ao desenvolvimento da moral, após o surgimento da função semiótica, emergem os sentimentos interindividuais espontâneos e as relações sociais de submissão ao adulto. Surgem, dessa forma, sentimentos morais intuitivos, provenientes das relações entre os adultos e a criança. Desenvolve-se, então, um jogo de simpatias e antipatias que completam e diferenciam os sentimentos elementares já observados anteriormente. Surge, também, um sentimento especial reservado àqueles que a criança julga superiores a si, misturando-se a afeição e o temor na constituição do respeito. Os valores morais, portanto, ficam submetidos a uma vontade exterior (a dos seres respeitados) e são moldados de acordo com a regra recebida (moral heterônoma).

Segundo outro autor, René Spitz,[12] o desenvolvimento infantil até os 2 meses de idade caracteriza-se pela ausência da percepção de objeto e da relação com ele. Nesse estágio, denominado "pré-objetal", observam-se apenas fenômenos de descarga relacionados com o desprazer, sendo a quietude uma sinalização do contrário. O bebê só percebe o sinal do alimento quando tem fome, não reconhecendo o seio ou a mamadeira se não os introduz na boca. Sua única resposta a estímulos externos é, portanto, função da percepção interoceptiva. Observa-se, também, um rudimentar início de ego, que representa a transição da passividade à atividade dirigida para formar a premissa das posteriores relações sociais. Nessa época, ao redor de 6 meses de vida, a criança passa a reagir à presença ou ausência de seu acompanhante. Surgem, então, reações ansiosas decorrentes do próprio reconhecimento de seus familiares e cuidadores e da estranheza causada por pessoas desconhecidas.[13]

O estágio do desenvolvimento libidinal, dos 8 aos 10 meses de idade, caracteriza-se pelo aparecimento da angústia típica dos 8 meses, vivida pela criança quando a mãe se afasta dela ou se aproxima de um estranho. Nesse momento, já está constituído e identificado o objeto de sua libido – a mãe. As reações de ansiedade ligam-se aos momentos de separação.

Por volta dos 2 anos de idade inicia-se a fase sádico-anal, que se encerra ao redor dos 4 anos. Sua característica é a concentração do prazer na região da mucosa anal. O fenômeno da defecação se converte no "fundamento" da existência. Todo objeto é assimilado a este objeto fecal que pode ser retido ou expulso, com prazer ou dor. Dentro dessa nova relação afetiva de agressividade e de satisfação é que, mais tarde, se ligarão ao sujeito aqueles que lhe pertencem ou escapam. Por volta dos 3 anos, as angústias e as reações de ansiedade relacionam-se também às questões de morte e lesões corporais.[13]

Abraham (apud Ajuriaguerra)[8] distingue, nesta fase, dois períodos. No primeiro, o erotismo anal se manifesta na evacuação, e o impulso sádico na destruição do complexo de Édipo, aparecendo entre os 3 e 5 anos de idade.

Ao chegar o momento em que a criança aprende a dizer "eu", dá-se a identificação de si própria, que se estabelece mediante uma tragédia que é a da própria origem da humanidade. O Eu deve se constituir como pessoa sexuada e este é o problema das relações objetais com os pais, que representam ambos os sexos. A sexualidade do corpo, isto é, o problema do pênis, é vivido no interior de um conflito de identificação ou fixação à imagem paterna ou materna (falta de pênis na menina, temor de perdê-lo no menino, imagem fálica da mãe, medo de castração pelo pai). Ocorre, então, uma identificação com o progenitor do mesmo sexo, observando-se a eleição do progenitor do sexo oposto como objeto libidinal. Desenvolve-se, então, a angústia edipiana. A ansiedade em relação à aprovação/desaprovação surge nesta época, ao redor dos 4 ou 5 anos.[13]

Mais tarde, por volta dos 7 anos, com o surgimento das operações concretas no campo cognitivo, dá-se uma organização da vontade que leva a uma melhor integração do eu e a uma regulação da vida afetiva. Aparece o sentimento de mútuo respeito, que conduzirá a formas novas de sentimentos morais, sendo o mais importante o sentimento de justiça. Essa fase, denominada "latência", é assinalada pela final do complexo de Édipo. As tendências instintivo-afetivas se detêm ou sofrem regressão temporal, sendo essa diminuição de intensidade dos impulsos mais uma influência cultural. A criança "esquece" a perversão polimorfa dos anos anteriores e, contra os impulsos, desenvolve a ética da moral social. Pode-se dizer que aí se dá a formação do superego. Cabe ressaltar, contudo, que Melanie Klein[10] afirma que a formação dessa instância psíquica se dá mais cedo, não na forma estruturada de consciência moral, mas como dimensão inconsciente e fantasmática da função proibitiva ou destruidora dos pais. Nesta época estabelece-se o fato de que o desenvolvimento da ansiedade não indica nem impede a ocorrência de fatos ruins. Essas experiências, bem como as vividas em períodos anteriores, auxiliam o enfrentamento de vivências ansiosas futuras e atividades. Assim, diálogos, atividades e brincadeiras podem ser utilizados para controlar ou elaborar os eventos geradores de ansiedade.[13]

Em oposição ao período prévio, com o forte impulso da puberdade, os problemas afetivos da eleição objetal definitiva retornam ao primeiro plano. É também nesta época que o desenvolvimento cognitivo alcança o estágio das operações formais. A vida do adolescente afirma-se por meio de uma maior organização da personalidade e de sua progressiva inserção na vida adulta. No entanto, o indivíduo ainda é incapaz de conter todas as contradições do mundo adulto, razão pela qual seu plano de vida pessoal torna-se causa de grande conflito, resultando em perturbações afetivas. As vacilações ou regressões da eleição objetal (homossexualismo, angústia sexual, reviscência da situação edipiana) constituem a ansiedade típica dessa idade. A agressividade contra o meio social, familiar e escolar se manifesta como a expressão desse momento.

No que se refere às manifestações recorrentes de ansiedade, desde as inespecíficas e pouco diferenciadas observadas em recém-nascidos, passando pelas reações de separação da mãe e à entrada de outras pessoas na relação mãe-bebê e os medos (fobias) infantis (de dormir, de estranhos, de palhaços, de animais etc.), até a regressão a comportamentos imaturos, tentativas de manipulação emocional, manifestações de tensão e preocupação e queixas físicas sem causa aparente devem ser entendidas segundo uma ótica que leve em conta o contexto individual de cada criança, uma vez que cada uma dessas manifestações pode estar ligada a diferentes conteúdo para crianças diferentes. Assim, durante o processo de desenvolvimento infantil, esses mecanismos defensivos voltados para o mundo externo são considerados normais, assumindo um caráter patológico apenas quando persistem após determinadas etapas desse desenvolvimento ou quando sua intensidade é tal que chega a interferir nesse mesmo processo.

Por fim, cabe ressaltar que, no caso das manifestações ansiosas patológicas, diversos fatores podem se configurar como seus precipitantes. Sacristán[5] enuncia uma série deles, incluindo doenças e cirurgias, falecimento de entes queridos, dificuldades escolares, ataques ou experiências sexuais, problemas intrafamiliares, situações de estresse e medo, preocupações diante de perigos imaginários, acidentes ou experiências traumáticas específicas, entre outros.

Questão do estresse

Em 1936, um médico canadense de origem austríaca, Hans Selye, utilizou pela primeira vez a palavra "estresse" para designar um conjunto de reações que observava em alguns pacientes, na forma de uma resposta inespecífica a uma solicitação.[14] Com base nas teorias de Selye, Holmes e Rahe (*apud* Gadzella),[15] sugeriram que mudanças no relacionamento interpessoal, trabalho, finanças e outras atividades cotidianas poderiam funcionar como estressores, assim como eventos bem-sucedidos.

As alterações, assim provocadas, abrangem as três funções da emoção, a saber: adaptação corporal; comunicação social; e experiência subjetiva.[16]

Em um primeiro e mais primitivo processo, denominado "emoção I", a meta é o corpo, e a função é a de regulação do meio corporal interno. Envolve a homeostase e a adaptação do organismo às mudanças externas, visando a manutenção de condições mais ou menos homogêneas. Todas as partes do cérebro são envolvidas no evento traumático, alterando-se sua atividade criando diferentes tipos de memória, que refletem o estado de equilíbrio alterado pelo evento.[17]

Um segundo sistema (emoção II), mais evoluído filogeneticamente, envolve um sistema de códigos com características pré-linguísticas que, quando acionado, permite que se percebam, de maneira não consciente, os estados mentais envolvidos no estímulo.

Finalmente, um sistema tipicamente humano, com uma interface cognitiva marcada, pode ser representado pelo chamado "terceiro sistema" (emoção III), que permite que as emoções sejam identificadas antes que cheguem a pontos incontroláveis, possibilitando que soluções sejam encontradas, de forma adaptada, conforme a situação do organismo em pauta.

Com relação ao estresse propriamente dito, Selye (*apud* Buck et al.)[16] distinguiu três estágios de resposta:

- Reação de alarme: corresponde ao estado inicial em que o organismo diminui sua resistência ao estresse e passa a mobilizar suas defesas; aqui estão envolvidas as reações de luta ou fuga, incluindo-se descargas de adrenalina e noradrenalina na corrente sanguínea. Essa resposta tem por objetivo preservar a integridade do organismo, enquanto este elabora mecanismos de defesa mais específicos. Na criança, essa fase é caracterizada pelo uso de um repertório comportamental limitado para atrair atenção e cuidado. Esses comportamentos incluem mudanças na expressão facial, movimentos corporais e vocalizações (p. ex., choro).[17]
- Estágio de resistência: durante o qual se organiza uma melhor forma de resistência ao fator estressor. A resposta geral ao estresse não é mais necessária, sendo que os sistemas nervoso autônomo e endócrino retornam a seus níveis normais de funcionamento. A resposta localizada pode ou não eliminar o fator estressor. Podem, ainda, surgir novos mecanismos estressores. Nessas circunstâncias, são descritos mecanismos dissociativos que afastam a criança dos estímulos estressores. Esses comportamentos envolvem distraibilidade, devaneios, fugas, fantasias, despersonalização e, em casos extremos, catatonia.[17]
- Estágio de exaustão: o corpo como um todo reage de modo característico, especialmente os sistemas endócrino e nervoso autônomo. Sua resistência se reduz gradualmente, o que pode culminar na morte. Podem ser observados diversos sinais físicos. A eles, Selye denominou "doenças de adaptação".

Epidemiologia

Violência e acidentes constituem as principais causas de morte em crianças e adolescentes no Brasil e podem desencadear ou potencializar problemas de saúde mental. O transtorno de estresse pós-traumático (TEPT) é descrito como um possível resultado da exposição à violência. A incidência e a prevalência de sintomas de TEPT, bem como do transtorno em sua forma completa, mostram-se variáveis nos diversos estudos realizados na população pediátrica.[18,19] Cabe ressaltar, ainda, que a associação entre violência e transtornos de comportamento é bidirecional, ou seja, os problemas de comportamento podem ser tanto preditores para a exposição à violência como consequência dessa exposição.

Em revisão realizada por Stoddard,[18] ressalta-se que a verdadeira prevalência da ocorrência de trauma e de suas consequências é desconhecida, com uma estimativa em torno de 16% de ocorrência de TEPT ao longo da vida. Além disso, quando se observam as crianças e os adolescentes expostos a desastres, a ocorrência do transtorno pode chegar a 60% dos indivíduos, a depender, ao menos em parte, do tipo de desastre, da proximidade da exposição e do grau e extensão do impacto do mesmo.

Uma revisão de estudos de prevalência de transtornos ansiosos, depressivos e de estresse pós-traumático em crianças e adolescentes de amostras não clínicas em países de baixa e média renda sugere prevalências de TEPT que variam entre 0,2% e 87% dos indivíduos expostos. Esse último dado refere-se a países que vivem situações de conflito armado.[20]

No Brasil, há escassez de estudos relacionados ao tema. Um trabalho realizado pela Fiocruz,[21] contando com a avaliação completa de 287 crianças de 1ª série do Ensino Fundamental do município de São Gonçalo-RJ, teve os seguintes achados: prevalência de sintomas de TEPT de 10,8% (incluindo nervosismo, tensão, pesadelos, irritabilidade, mau humor e mudanças repentinas de humor) e de TEPT em nível clínico de 6,5%; associação estatisticamente significativa da ocorrência de TEPT com raça negra (em virtude de maior discriminação e/ou de pior nível socioeconômico); situações de roubo na escola ou comunidade; notícias ruins inesperadas sobre doença ou morte de entes queridos; agressão verbal e violência grave por parte da mãe ou entre os irmãos; doença grave de criança; situações de risco à vida da criança ou familiar; maus funcionamento e relacionamento familiar; uso de álcool e substâncias na família; e reduzido suporte social. Há alguns achados curiosos nesse estudo, como a associação de maior QI de execução e de maior envolvimento dos pais na educação dos filhos com maiores taxas de TEPT.

No que se refere a fatores de risco geralmente relacionados a desenvolvimento de TEPT após a exposição a eventos traumáticos, podemos encontrar:

- Tipo de trauma.
- Nível de exposição, sendo que aparentemente há uma relação dose-resposta entre esse nível e a gravidade dos sintomas de TEPT posteriormente observados.

- Idade, sendo que crianças mais jovens tendem a apresentar índices mais altos de TEPT após exposição a trauma.
- Gênero feminino.
- Funcionamento pré-mórbido com altos níveis de ansiedade.

Outro estudo do mesmo grupo examina a relação entre violência comunitária no município de São Gonçalo – RJ e ocorrência de TEPT. Os resultados demonstram que 86,2% das crianças e adolescentes avaliados foram expostos a algum tipo de violência comunitária (as situações mais frequentes foram ouvir tiros próximos, ver gangues ou bandidos, ver pessoas mortas nas redondezas e ver pessoas serem presas ou espancadas). Desses, 9,5% apresentaram sintomas de TEPT, com uma ocorrência maior entre as meninas (12,6%) e entre as crianças mais jovens (11%). Os autores destacam que crianças menores de 10 anos têm uma chance duas vezes maior de desenvolver sintomas do que as mais velhas e que, quanto maior a intensidade da exposição, maior o risco de surgimento de sintomas.[19]

Classificação e diagnóstico

Os dois maiores sistemas de classificação dos transtornos psiquiátricos atuais, a *Classificação internacional de doenças* (CID)[22,23] e a 5ª edição do *Manual diagnóstico e estatístico de transtornos mentais* (DSM-5)[24] incluem em seus capítulos quadros diretamente ligados à ansiedade e ao medo na infância.

Na CID-10, a categoria F93, "Transtornos Emocionais com Início Específico na Infância", é composta pelos transtornos relacionados com ansiedade de separação, ansiedade fóbica, ansiedade social e rivalidade entre irmãos. Essa categoria foi criada para abranger aqueles quadros ligados a momentos específicos do desenvolvimento infantil, que têm características de exagero de tendências normais relativamente transitórios. Não são, portanto, superponíveis aos quadros encontrados no adulto. Aqueles que o são, como agorafobia, transtorno de pânico e transtorno de ansiedade generalizada, por exemplo, são classificados em outra parte.

O DSM-5 traz uma categoria denominada "Transtornos Relacionados a Trauma e a Estressores", que inclui o transtorno de apego reativo, transtorno de interação social desinibida, TEPT, transtorno de estresse agudo, além de subcategorias com finalidade de compreender aqueles transtornos relacionados a estressores menos bem definidos.[24]

Os critérios diagnósticos atuais para o TEPT da CID-10 esclarecem que essa condição surge como uma resposta "atrasada" à exposição a um evento ou a uma situação traumáticos que causariam uma resposta de estresse generalizada em quase qualquer pessoa e que ocorrem dentro de 6 meses após o trauma. Os sintomas típicos incluem o reviver continuado do trauma na forma de memórias intrusivas (*flashbacks*) ou sonhos, sobre um pano de fundo de apatia e achatamento emocional, afastamento de outras pessoas, falta de resposta a estímulos externos, anedonia e evitação de atividades e situações relacionadas ao trauma. Comumente, há medo e evitação de pistas que lembrem o trauma original. Também há, usualmente, um estado de hiperexcitação autonômica, com hipervigilância, resposta de sobressalto aumentada e insônia. Ressalte-se que os sintomas essenciais para o diagnóstico são a evidência de trauma, o tempo de desenvolvimento dos sintomas e as vivências repetidas do evento estressor, sendo que os outros sintomas não são suficientes para se fechar o diagnóstico de TEPT.[22]

Já na CID-11, o TEPT encontra-se no capítulo intitulado "Transtornos Especificamente Relacionados ao Estresse", que inclui também o TEPT complexo, o transtorno de luto prolongado, o transtorno de ajustamento, o transtorno de apego reativo e o transtorno de envolvimento social desinibido. O diagnóstico de TEPT pode desenvolver-se após a exposição a um ou mais eventos traumáticos e é caracterizado por todos os seguintes:

1. Vivência repetida dos eventos traumáticos na forma de memórias vívidas e intrusivas, *flashbacks* ou pesadelos. Ela pode ocorrer mediante uma ou mais modalidades sensoriais e costuma ser acompanhada por emoções intensas (geralmente medo ou horror) e sensações físicas.
2. Evitação de memórias ou pensamento sobre os eventos, ou então evitação de situações, atividades ou pessoas relacionadas a eles.
3. Sensação persistente de ameaça atual, indicadas por hipervigilância ou reações exageradas de sobressalto a pequenos estímulos.

Os sintomas persistem por várias semanas e causam prejuízo significativo em diversas áreas da vida. O TEPT complexo segue os mesmos critérios, acrescidos de problemas relacionados à regulação afetiva, autoestima diminuída relacionada ao evento traumático e dificuldades na manutenção de relacionamentos interpessoais satisfatórios.[23]

De forma similar, o DSM-5 requer que a pessoa tenha experienciado, presenciado ou sido confrontada com um ou mais eventos que envolveram morte ou ferimentos graves, ou então com a ameaça desses desfechos, ou ameaça à integridade física de si própria ou de outros, e que essa experiência tenha envolvido medo intenso, horror ou sensação de desamparo (critério A). Além disso, a duração do transtorno deve ser de, no mínimo, 1 mês e deve causar prejuízo significativo na vida do indivíduo. Devem estar presentes sintomas dos três *clusters* detalhados no Quadro 37.1.[24]

Cabe ressaltar, contudo, que esses critérios foram desenvolvidos a partir de populações adultas e diversos autores já questionaram sua validade para a população pediátrica.[25] Dessa forma, foram propostas algumas adaptações dos critérios existentes para sua melhor adequação às características do desenvolvimento infantil. Assim, o próprio DSM 5 traz critérios diagnósticos específicos para crianças menores de 6 anos (Quadro 37.2).

Além disso, há autores que sustentam a inclusão de um novo diagnóstico relacionado ao trauma, o chamado "transtorno traumático de desenvolvimento",[1] alegando que a exposição a um evento traumático agudo e público (p. ex., desastres naturais) ocasiona quadros típicos de TEPT, enquanto a exposição a traumas crônicos e recorrentes (p. ex., maus-tratos) resulta em uma sintomatologia mais heterogênea e, não necessariamente, compatível com o diagnóstico de TEPT.[25] Esse transtorno compreenderia sintomas pertencentes a três grandes *clusters*: sintomas de desregulação/dissociação emocional e fisiológica; problemas de conduta e regulação atencional; e dificuldades de regulação de autoestima e manejo de relações sociais.[25]

---

1 No original: *developmental trauma disorder*.

QUADRO 37.1 – Critérios diagnósticos do DSM-5 para transtorno de estresse pós-traumático em indivíduos maiores de 6 anos.

Critério B: presença de um (ou mais) dos seguintes sintomas intrusivos associados ao evento traumático, começando depois de sua ocorrência
- Lembranças intrusivas angustiantes, recorrentes e involuntárias do evento (*em crianças, pode ocorrer brincar repetitivo expressando temas ou aspectos do trauma*)
- Sonhos angustiantes e recorrentes sobre o evento (*em crianças, podem ocorrer sonhos assustadores sem conteúdo reconhecível*)
- Reações dissociativas (p. ex., *flashbacks*), nas quais o indivíduo sente ou age como se o evento traumático estivesse acontecendo novamente (*em crianças, atuação repetida do trauma pode ocorrer na brincadeira*)
- Desconforto psicológico intenso quando da exposição a pistas internas ou externas que simbolizem ou evoquem um aspecto do evento traumático
- Reatividade fisiológica à exposição a pistas internas ou externas que simbolizem ou evoquem um aspecto do evento traumático

Critério C: evitação persistente de estímulos associados com o trauma, começando após a ocorrência do evento, como indicado por um ou ambos dos seguintes aspectos
- Evitação ou esforços para evitar recordações, pensamentos ou sentimentos angustiantes acerca de ou associados de perto ao evento traumático
- Evitação ou esforços para evitar lembranças externas (pessoas, lugares, conversas, atividades, objetos, situações) que despertem recordações, pensamentos ou sentimentos angustiantes acerca de ou associados de perto ao evento

Critério D: alterações negativas em cognições e no humor associadas ao evento traumático começando ou piorando depois da ocorrência desse evento, conforme evidenciado por dois (ou mais) dos seguintes aspectos
- Incapacidade de recordar algum aspecto importante do evento traumático
- Crenças ou expectativas negativas persistentes e exageradas a respeito de si mesmo, dos outros e do mundo
- Cognições distorcidas persistentes a respeito da causa ou das consequências do evento traumático que fazem o indivíduo culpar a si mesmo ou aos outros
- Estado emocional negativo persistente
- Interesse ou participação bastante diminuída em atividades significativas
- Sentimentos de distanciamento e alienação em relação aos outros
- Incapacidade persistente de sentir emoções positivas

Critério E: alterações marcantes na excitação e na reatividade associadas ao evento traumático, começando ou piorando após o evento, conforme evidenciado por dois (ou mais) dos seguintes
- Comportamento irritadiço e surtos de raiva
- Comportamento imprudente ou autodestrutivo
- Hipervigilância
- Resposta de sobressalto exagerada
- Problemas de concentração
- Pertubação do sono

Nota: os textos em itálico representam variações na expressão dos sintomas em crianças reconhecidos pelo DSM.
Fonte: DSM-5, 2014.

QUADRO 37.2 – Critérios diagnósticos do DSM-5 para transtorno de estresse pós-traumático em indivíduos menores de 6 anos.

Critério B: presença de um (ou mais) dos sintomas intrusivos associados ao evento traumático, começando depois de sua ocorrência
- Lembranças angustiantes do evento, recorrentes e intrusivas (as lembranças intrusivas nem sempre são angustiantes e podem aparecer como reencenação em brincadeiras)
- Sonhos angustiantes recorrentes nos quais o conteúdo e/ou a emoção do sonho relacionam-se ao evento traumático (pode não ser possível determinar que o conteúdo assustador está relacionado ao evento traumático)
- Reações dissociativas (p. ex., *flashbacks*) nas quais a criança sente ou age como se o evento traumático estivesse acontecendo novamente. Essa reencenação específica do trauma pode ocorrer na brincadeira)
- Sofrimento psicológico intenso ou prolongado ante a exposição a sinais internos ou externos que simbolizem ou se assemelhem a algum aspecto do evento traumático
- Reações fisiológicas intensas a lembranças do evento traumático

Critério C: um (ou mais) dos seguintes sintomas, começando depois do evento ou piorando após sua ocorrência
- Evitação persistente de estímulos
- Atividades, lugares ou lembranças físicas
- Pessoas, conversas ou situações interpessoais
- Alterações negativas em cognições
- Frequência substancialmente maior de estados emocionais negativos
- Interesse ou participação bastante diminuídos em atividades significativas, incluindo redução no brincar
- Comportamento socialmente retraído
- Redução persistente na expressão de emoções positivas

Critério D: alterações na excitação e na reatividade associadas ao evento traumático, começando ou piorando após sua ocorrência, conforme evidenciado por dois (ou mais) dos seguintes
- Comportamento irritadiço ou surtos de raiva
- Hipervigilância
- Respostas de sobressalto exageradas
- Problemas de concentração
- Perturbação do sono

Fonte: DSM-5, 2014.

Apesar de o diagnóstico, atualmente, basear-se nos critérios anteriormente descritos, resta ainda a questão do rastreamento, entre os indivíduos expostos a situações traumáticas, daqueles mais suscetíveis a desenvolverem TEPT. Um estudo australiano demonstrou que os critérios diagnósticos para transtorno de estresse agudo do DSM-5 têm uma melhor capacidade de identificar pessoas que desenvolverão TEPT em relação aos critérios do DSM-IV. No entanto, a capacidade de previsão é modesta e o estudo foi realizado com pacientes adultos.[24] Assim, a existência de fatores preditivos para TEPT logo após situações traumáticas permanece em aberto para futuras investigações.

Alterações biológicas relacionadas ao trauma

A ocorrência de trauma precoce está associada a alterações nos sistemas biológicos de resposta ao estresse e a diversas manifestações psicopatológicas, como o TEPT. Sabe-se que a reação biológica ao estresse de crianças que foram expostas a traumas tem características diferentes daquela de crianças que cresceram sem essa condição.[27] A presente seção resume os principais achados nessa área até o momento.

A exposição a um ou mais eventos traumáticos (p. ex., maus-tratos) ativa os sistemas biológicos de resposta ao estresse do organismo. Os estressores relacionados ao evento traumático são processados pelos sistemas sensoriais por intermédio do tálamo, que, então, ativa a amígdala, um componente central dos sistemas de detecção de medo e ansiedade do cérebro. Os níveis de cortisol se elevam pela transmissão desses sinais através de neurônios no córtex pré-frontal, hipotálamo e hipocampo e aumenta a atividade no *locus ceruleus* e no sistema nervosos simpático. Mudanças subsequentes nos níveis de catecolaminas geram alterações na frequência cardíaca, taxa metabólica, pressão arterial e estado de alerta, além de causar a ativação de outros sistemas biológicos relacionados ao estresse.[25]

O eixo sistema límbico-hipotálamo-hipófise-adrenal representa um papel central na resposta biológica ao estresse e, possivelmente, no desenvolvimento de psicopatologia após a exposição a situações traumáticas. Embora a exposição precoce a trauma e estresse grave provocar a desorganização e alteração do funcionamento dos processos regulatórios desse eixo, os achados em estudos são ainda contraditórios. Essas discrepâncias podem estar relacionadas a diversos mecanismos mediadores e moderadores.[27]

Assim, sabe-se que o trauma com início na infância causa mudanças permanentes nos níveis de hormônio liberador de corticotrofina (CRH) e na expressão de receptores de CRH no sistema nervoso central (SNC) e que refaz a regulação dos sistemas biológicos relacionados ao estresse, com menor secreção de hormônio adrenocorticotrófico e de cortisol nas 24 horas, em comparação a indivíduos não traumatizados. Além disso, pode propiciar a ocorrência de *priming* ou sensibilização, o que significa que o sistema responde excessivamente durante novo estresse agudo ou durante ocorrências de lembranças do trauma.[27]

Deve-se ressaltar, também, que o momento e a duração do trauma influenciam a resposta dos sistemas biológicos ao estresse, sendo que crianças pré-púberes parecem ser mais sensíveis aos mecanismos de *feedback* negativo do controle do cortisol do que crianças mais velhas, apresentando maior redução nos níveis de cortisol nas 24 horas em relação às últimas. O tipo e a gravidade do trauma também influenciam a resposta ao estresse, sendo que quanto mais grave o trauma, maior a possibilidade de desregulação no eixo sistema límbico-hipotálamo-hipófise-adrenal.[27]

As diferenças individuais na resposta ao trauma infantil relacionam-se a diferentes tipos de regulação biológica dos sistemas de estresse, determinadas por fatores genéticos, epigenéticos e diferenças de gênero, com maior associação entre trauma e elevação dos níveis de CRH em homens do que em mulheres. Além disso, a presença de suporte social "amortece" a desregulação nos sistemas biológicos do estresse e, portanto, seus efeitos negativos emocionais e comportamentais.[27]

A desregulação dos sistemas biológicos do estresse em resposta ao trauma infantil e os genes associados ao funcionamento desses mesmos sistemas influenciam outros sistemas biológicos durante o desenvolvimento e contribuem para a psicopatologia. Isso ocorre, por exemplo, por meio da modulação do sistema *locus ceruleus*-norepinefrina no SNC e do sistema imunológico pelo eixo sistema límbico-hipotálamo-hipófise-adrenal. Assim sendo, o trauma infantil pode afetar negativamente o desenvolvimento e o funcionamento do SNC, tanto na ocorrência de supressão como de elevação dos níveis de glicocorticoides.[25]

Além do eixo sistema límbico-hipotálamo-hipófise-adrenal, outras alterações já foram observadas em crianças e adultos expostos a situações traumáticas.

Assim, o aumento dos níveis plasmáticos e urinários de 24 horas de catecolaminas (epinefrina, dopamina e norepinefrina) em crianças submetidas a traumas e com grande presença de sintomas ansiosos e dissociativos sugere uma alteração no funcionamento do sistema *locus ceruleus*-sistema nervoso simpático-catecolaminas e associa-se com aumentos duradouros na sensibilidade do sistema noradrenérgico.[27]

O sistema serotoninérgico, essencial na regulação do funcionamento do eixo sistema límbico-hipotálamo-hipófise-adrenal, também sofre alterações em pessoas expostas a traumas, havendo achados controversos em relação aos polimorfismos para a proteína transportadora de serotonina que causariam maior susceptibilidade para quadros ansiosos e depressivos na presença de trauma.[27]

O sistema da ocitocina também participa da regulação da resposta ao estresse, sendo que estudos já observaram menores níveis de ocitocina em mulheres expostas a trauma precoce. Isso poderia implicar alterações nos padrões de apego dessas mulheres com sua prole, embora ainda sejam necessários mais estudos para investigar essa possibilidade.[27]

Todo esse conjunto de achados sugere que a plasticidade neuronal de estruturas-chave do sistema neural existente no período pós-natal pode "programar" a resposta biológica de um organismo a estímulos estressores e que as alterações neurobiológicas induzidas pelo estresse subjazem ao desenvolvimento de sintomas psiquiátricos.

A neurobiologia do TEPT tem três áreas gerais de impacto no desenvolvimento: na maturação de estruturas cerebrais específicas em idades particulares; nas respostas neurofisiológicas e neuroendócrinas; e na capacidade de coordenar cognição, regulação emocional e comportamento. Uma vez que a amígdala começa a funcionar quase que imediatamente após o nascimento, as crianças estão rapidamente aptas a experienciar medo e avaliar o perigo.

Mas também, como o hipocampo, necessário para colocar o perigo em um contexto espacial, amadurece apenas gradualmente ao longo dos 5 primeiros anos, as crianças adquirem a capacidade de identificar e organizar a natureza da ameaça apenas lentamente. Há fortes evidências de que abuso e negligência precoces afetam significativamente a maturação do hipocampo, do córtex cerebral esquerdo e do vérmis cerebelar, além de alterar a capacidade de integração dos *inputs* sensoriais. Ao proverem cuidados nos momentos apropriados, os adultos responsáveis não apenas protegem as crianças dos efeitos de situações estressantes, mas também desempenham um papel crítico como reguladores psiconeurobiológicos dos estados afetivos da criança, permitindo que ela desenvolva as estruturas biológicas necessárias para lidar com experiências estressantes futuras. Se uma criança é exposta a estresse que excede sua capacidade de manejo e seus cuidadores não a auxiliam ativamente a modular sua estimulação, elas tornam-se incapazes de organizar e categorizar suas experiências de uma forma coerente.[28]

Quadro clínico

O estado de ansiedade caracteriza-se por diversas sensações psíquicas acompanhadas por manifestações orgânicas. Do ponto de vista psíquico, a principal manifestação da ansiedade é descrita como uma sensação inespecífica, vaga, da existência de algum tipo de ameaça ao bem-estar próprio. O inquietante pressentimento de que "algo está para acontecer" pode relacionar-se tanto a situações vivenciadas no dia a dia (p. ex., véspera de provas, novos empregos etc.) como surgir sem nenhuma causa aparente.

Uma série de manifestações físicas surge associada: palidez; palpitações; sensação de falta de ar; boca seca; olhos arregalados; tremores; sudorese nas mãos e nos pés; "frio na espinha"; formigamentos; desconforto abdominal, entre outras. Praticamente todos os sistemas de nosso organismo reagem, em uma resposta ampla e generalizada disparada pelos mais variados estímulos (intra ou extrapsíquicos). Essa resposta ficou, ao longo do tempo, conhecida como "reação de luta ou fuga".

Durante o atendimento de crianças, muitas vezes fica impossível a obtenção de uma verbalização clara das sensações psíquicas vividas, e a observação do comportamento e o relato de suas reações por parte dos familiares tornam-se os únicos meios para inferir a existência de ansiedade em uma delas.

De forma geral, pode-se usar como modelo psicopatológico das reações ao estresse na criança aquele proposto por Pynoos em 1998, observado na Figura 37.1.[29]

No caso específico do TEPT, deve-se considerar que a idade em que a criança é primeiramente traumatizada, a frequência das experiências traumáticas e o grau em que os cuidadores contribuem para o evento ser traumático têm um profundo impacto na extensão dos danos psicológicos.[27] A reação de ansiedade é considerada patológica quando sua gravidade é excessiva ou quando é acompanhada por transtornos adaptativos. O TEPT pode aparecer nos meses seguintes ao trauma, e a criança apresenta crises de intensa angústia associadas à lembrança do trauma, pesadelos nos quais revive a situação traumática e, às vezes, alucinações. No plano afetivo, além de crises de cólera ou de lágrimas, banais nos transtornos de ansiedade em geral, há crianças que não se permitem viver momentos de ternura.[30]

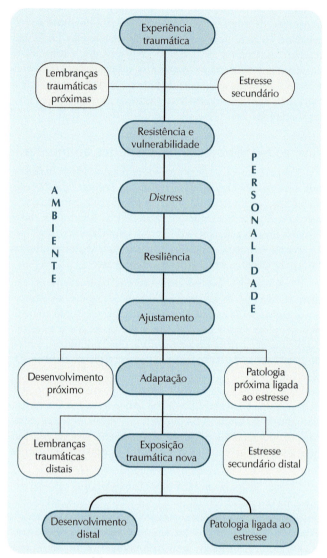

FIGURA 37.1 – Modelo psicopatológico de reações ao estresse na criança.
Fonte: Modificada de Pynoos, 1998.

O diagnóstico diferencial do TEPT é extremamente importante, tanto pela questão do prognóstico como pela do tratamento. Dessa forma, deve-se considerar a existência de outros transtornos, sejam comorbidades, sejam explicações alternativas para os sintomas apresentados, especialmente na ausência de um estressor bem delimitado. Fazem parte desse grupo os outros transtornos ansiosos, a depressão, o transtorno de déficit de atenção e hiperatividade, o uso nocivo de substâncias (abuso ou dependência), o transtorno obsessivo-compulsivo (em função dos pensamentos intrusivos), os transtornos psicóticos (pela possível confusão entre *flashbacks* e quadros delirante-alucinatórios) e os transtornos de conduta (AACAP, 1998).

Deve-se ressaltar que, para a Psiquiatria francesa, dentro de suas características desenvolvimentistas, aquilo que é frequentemente denominado "comorbidade", na literatura anglo-

-saxônica, apenas traduz a transformação psíquica da angústia ao longo do desenvolvimento, explicando o aparecimento de "complicações" como sintomas depressivos, transtornos de comportamento, transtornos de atenção, transtornos de adaptação social e, na adolescência, transtornos de conduta e relacionados a substâncias.[30]

O curso do TEPT em crianças pode ser bastante variável. Os casos de pior desfecho podem ter sintomas iniciais graves, seguidos por prejuízos pós-traumáticos episódicos ou persistentes (TEPT crônico) e reações iniciais leves ou moderadas seguidas por comprometimento grave.[31] Há, ainda, evidências de que pessoas com TEPT ou com sintomas subclínicos podem estar sob risco substancial para o desenvolvimento de diversos problemas adicionais, que vão desde outras psicopatologias a dificuldades acadêmicas e interpessoais. Uma das explicações possíveis para esse fato é a de que o trauma não termina com o fim do evento em si, mas pode ser composto e, muitas vezes, agravado pelos estressores que continuam a partir do momento inicial (p. ex., mudanças de casa, emprego, situação financeira, separações etc.). Além disso, os próprios sintomas podem se tornar uma fonte de estresse adicional e contribuir para o surgimento de novos sintomas.

Tratamento

Hodiamont,[3] discutindo o quão normais são a ansiedade e o medo, sugere que, antes de iniciar um tratamento, o psiquiatra deve responder a si mesmo se a queixa trazida preenche os critérios necessários de sofrimento, irrealidade e perda de autonomia. Se a resposta for "não", ele deve enfatizar para o paciente e seus familiares os aspectos positivos do fenômeno, argumentando que, a princípio, a ansiedade é um sinal de alerta, um estímulo à mobilização e ao direcionamento de todas as energias disponíveis para suas habilidades de resolver problemas e de incorporar novas aquisições. Ele pode também instar o paciente não apenas a encarar suas ansiedades, mas também a encará-las ativamente. Se a resposta, ao contrário, for "sim", deve ser elaborado um projeto terapêutico.

Graham[6] sintetiza três objetivos no tratamento de estados ansiosos: reduzir ou remover estresses desnecessários; aumentar a compreensão acerca da natureza da ansiedade, tanto por parte da criança como por sua família; e fortalecer mecanismos de apoio, utilizando técnicas de relaxamento e, mais raramente, com medicações.

O plano de tratamento deve levar em conta os vários fatores envolvidos, principalmente o ritmo de desenvolvimento de cada criança em particular e a necessidade de respeitar esse ritmo. Assim, o momento do trauma (recente ou tardio), o número de eventos (único ou múltiplo), a presença de sintomas comórbidos, a idade da criança e as questões relativas à manutenção (ou provisão) de sua segurança afetam significativamente as escolhas terapêuticas.[32]

O passo inicial no tratamento específico do TEPT é a orientação (psicoeducação) da criança, dos pais e dos outros cuidadores a respeito da condição.

A psicoterapia (individual e familiar) também tem sido considerada o tratamento inicial por envolver menos riscos e existirem dados que a apoiam. A gravidade dos sintomas e a resposta ausente ou parcial às intervenções psicoterápicas são indicadoras de necessidade de tratamento farmacológico. Atualmente, há diversos estudos que apontam que todas as terapias que têm base em evidências científicas para o tratamento de crianças traumatizadas dividem os seguintes princípios:[32]

1. Garantia de segurança contra a continuidade do trauma.
2. Provimento de psicoeducação sobre os potenciais efeitos e respostas ao trauma.
3. Provimento de estratégias de *coping* e manejo de comportamento efetivas.
4. Assistência para que a crianças manejem os comportamentos evitativos, tipicamente por meio de narrativas sobre o trauma e/ou atividades de exposição.
5. Envolvimento dos pais e cuidadores no tratamento e melhora da relação pais-criança.

A opção por tratamento inicial com medicações pode ser feita nos casos de agitação grave, agressividade, automutilação, desorganização e sintomas incapacitantes de insônia, depressão ou ansiedade.[33] No entanto, deve-se ressaltar que há poucos ensaios clínicos randomizados nessa área e que o desenvolvimento das intervenções farmacológicas para TEPT na infância e adolescência foi feito a partir de ensaios realizados com pacientes adultos.[32] O National Institute for Health and Care Excellence (NICE), de Londres, indica como 1ª linha para o tratamento de TEPT em crianças e adolescentes as terapias focadas no trauma. No caso de não engajamento da criança, ou falta de resposta à terapia de 1ª linha, recomenda o reprocessamento e dessensibilização do movimento ocular.[2] A terapia farmacológica não é recomendada pelo NICE, ao contrário da abordagem menos restritiva da AACAP.[34]

Dessa forma, a farmacoterapia desempenha duas funções no tratamento de crianças com TEPT: visa sintomas prejudiciais de forma que a criança traumatizada possa alcançar um crescimento e uma trajetória de desenvolvimento normais; auxílio para a criança tolerar material emocionalmente incômodo, permitindo que este seja trabalhado em psicoterapia e a criança melhore seu funcionamento na vida.

O uso apropriado de medicações para tratar crianças com TEPT envolve a observação e a seleção de diagnósticos e sintomas-alvo específicos. Além disso, a simples extrapolação de dados da literatura sobre adultos para a população pediátrica é arriscada, tendo-se em vista as diferenças de eficácia, tolerabilidade e dosagem existentes. O tratamento medicamentoso precoce pode contribuir para impedir o desenvolvimento de novos sintomas e de condições comórbidas decorrentes da exposição prolongada ao transtorno primário.[33]

A probabilidade aumentada de comorbidade ou de sintomas comórbidos nos quadros de TEPT frequentemente influenciam a escolha da medicação. Além disso, das três categorias sintomáticas classicamente descritas como características do TEPT (ou seja, hipervigilância, evitação e reexperiência), a hipervigilância parece ser a mais manejável do ponto de vista farmacológico.[33]

Idealmente, a medicação deve reduzir pensamentos intrusivos, comportamentos de evitação, hipervigilância ansiosa e impulsividade, além de melhorar o sono, tratar transtornos secundários, facilitar as abordagens psicoterápicas e melhorar o

---

2 *Eye movement desensitization and reprocessing.*

funcionamento na vida diária. A escolha da droga deve seguir uma lógica em que agentes de largo espectro são utilizados antes de outros, mais focados em sintomas específicos.[33]

As classes farmacológicas utilizadas no tratamento do TEPT são os antidepressivos, os antiadrenérgicos, os antipsicóticos de 2ª geração e os estabilizadores de humor.[32]

Uma vez que a resposta tenha sido alcançada, a questão do tempo de manutenção do tratamento farmacológico permanece incerta, mas aparentemente a continuidade a longo prazo previne a ocorrência de recaídas de diversos transtornos psiquiátricos.[33]

Finalmente, deve-se considerar a questão de que, por ser um dos poucos transtornos mentais cujo agente etiológico é claramente definido, a possibilidade de prevenção deve ser aventada. No entanto, a escassez de estudos na população pediátrica ainda não permite afirmações categóricas. Atualmente, as intervenções que parecem mais promissoras são as que utilizam múltiplas sessões de intervenção precoce nas crianças que apresentem sintomas significativos.[34]

Referências bibliográficas

1. Neilson W; Knott T; Carhart P. Webster's New Dictionary of the English Language. 2. ed. Un. Springfield: G&C Meriam Company Publishers, 1944.
2. Ferreira A. Dicionário da Língua Portuguesa. São Paulo, 1980.
3. Hodiamont P. How normal are anxiety and fear? Int J Soc Psychiatry [Internet]. 1991;37(1):43-50. Disponível em: http://www.ncbi.nlm.nih.gov/pubmed/2045241.
4. Hollister L. Clinical pharmacology of psychotherapeutic drugs. New York: Longman Inc., 1978.
5. Sacristán J; Massa J; Menéndez F et al. La salud mental en la infancia. In: Sacristán J (ed.). Psicopatología del Niño y del Adolescente. Sevilla.: Universidad de Sevilla, 1995.
6. Graham P. Child Psychiatry – a developmental approach. 2nd ed. Oxford: Oxford University Press, 1991.
7. Hersov L. Emotional Disorders. In: Rutter M; Hersov L (ed.). Child and Adolescent Psychiatry – modern approaches. London: Blackwell, 1985.
8. Ajuriaguerra J. Psiquiatria Infantil. Barcelona: Toray-Masson, 1977.
9. Piaget J; Inhelder B. A Psicologia da Criança. São Paulo: Difel, 1974.
10. Klein M; Heimann P; Money-Kyrle P. Novas tendências em psicanálise. 2. ed. Rio de Janeiro: Guanabara Koogan, 1986.
11. Klein M; Heimann P; Isaacs S et al. Os progressos da psicanálise. 2. ed. Rio de janeiro: Guanabara Koogan, 1952.
12. Spitz R. O Primeiro Ano de Vida. São Paulo: Martins Fontes, 1996.
13. Gemelli R. Normal child and adolescent development. Washington: American Psychiatric Press, 1996.
14. Pierrotti J. Entendendo o estresse. Psiconews. 1997;2(6):7.
15. Gadzella BM. Student-Life Stress Inventory: identification of and reactions to stressors. Psychol Rep [Internet]. 1994 Apr;74(2):395-402. Disponível em: http://www.ncbi.nlm.nih.gov/pubmed/8197278.
16. Buck R; Boyle M; Offord D; Hoffman H; Ctlin G; Byles J et al. The Psychology of Emotion. In: Mind and Brain. Cambridge: Cambridge University Press, 1987.
17. Perry BD; Pollard R. Homeostasis; stress; trauma; and adaptation. A neurodevelopmental view of childhood trauma. Child Adolesc Psychiatr Clin N Am [Internet]. 1998 Jan;7(1):33-51; viii. Disponível em: http://www.ncbi.nlm.nih.gov/pubmed/9894078.
18. Stoddard Jr FJ; Stoddard FJ. Outcomes of Traumatic Exposure. Child Adolesc Psychiatr Clin N Am [Internet]. 2014;23(2):243-56. Disponível em: http://dx.doi.org/10.1016/j.chc.2014.01.004.
19. Avanci JQ; Pires T O; Assis SG et al. Violência comunitária e transtorno de estresse pós-traumático em crianças e adolescentes. Psicol Reflexão e Crítica (UFRGS Impresso). 2013;26:443-50.
20. Yatham S; Sivathasan S; Yoon R; da Silva TL; Ravindran AV. Depression; anxiety; and post-traumatic stress disorder among youth in low and middle income countries: A review of prevalence and treatment interventions. Asian J Psychiatr [Internet]. 2018 Dec;38:78-91. Disponível em: https://linkinghub.elsevier.com/retrieve/pii/S1876201817305452.
21. Ximenes LF; de Oliveira RVC; de Assis SG. [Violence and post-traumatic stress disorder in childhood]. Ciência & saúde coletiva [Internet]. 14(2):417-33. Disponível em: http://www.ncbi.nlm.nih.gov/pubmed/19197417.
22. WHO. The ICD-10 Classification of Mental and Behavioural Disorders: clinical descriptions and diagnostic guidelines [Internet]. Geneva: World Health Organization, 1990 [2017 Aug 28]. Disponível em: http://www.who.int/classifications/icd/en/bluebook.pdf.
23. WHO. ICD-11: International Classification of Disease.
24. American Psychiatric Association. DSM-5: Manual diagnóstico e estatístico de transtornos mentais. 5. ed. Porto Alegre: Artmed, 2014.
25. Schmid M; Petermann F; Fegert JM. Developmental trauma disorder: pros and cons of including formal criteria in the psychiatric diagnostic systems. BMC Psychiatry. 2013;13:3.
26. Bryant RA; Creamer M; O'Donnell M et al. A Comparison of the Capacity of DSM-IV and DSM-5 Acute Stress Disorder Definitions to Predict Posttraumatic Stress Disorder and Related Disorders. J Clin Psychiatry [Internet]. 2015 Apr;76(4):391-7. Disponível em: http://www.psychiatrist.com/jcp/article/pages/2015/v76n04/v76n0401.aspx.
27. De Bellis MD; Zisk A. The Biological Effects of Childhood Trauma. Child Adolesc Psychiatr Clin N Am [Internet]. 2014;23(2):185-222. Disponível em: http://dx.doi.org/10.1016/j.chc.2014.01.002.
28. van der Kolk BA. The neurobiology of childhood trauma and abuse. Child Adolesc Psychiatr Clin N Am [Internet]. 2003 Apr;12(2):293-317; ix. Disponível em: http://www.ncbi.nlm.nih.gov/pubmed/12725013.
29. Pynoos RS; Goenjian AK; Steinberg AM. A public mental health approach to the postdisaster treatment of children and adolescents. Child Adolesc Psychiatr Clin N Am [Internet]. 1998 Jan;7(1):195-210; x. Disponível em: http://www.ncbi.nlm.nih.gov/pubmed/9894088.
30. Marcelli D; Cohen D. Transtornos de ansiedade; sintomas e organização de aparência neurótica. In: Infância e Psicopatologia. 7. ed. Porto Alegre: Artmed, 2009.
31. Connor DF; Ford JD; Arnsten AFT et al. An Update on Posttraumatic Stress Disorder in Children and Adolescents. Clin Pediatr (Phila) [Internet]. 2015 Jun;54(6):517-28. Disponível em: http://cpj.sagepub.com/cgi/doi/10.1177/0009922814540793.
32. Keeshin BR; Strawn JR. Psychological and Pharmacologic Treatment of Youth with Posttraumatic Stress Disorder: An Evidence-based Review. Child Adolesc Psychiatr Clin N Am [Internet]. 2014 Apr;23(2):339-411. Disponível em: http://dx.doi.org/10.1016/j.chc.2013.12.002.
33. Donnelly CL. Pharmacologic treatment approaches for children and adolescents with posttraumatic stress disorder. Child Adolesc Psychiatr Clin N Am [Internet]. 2003 Apr;12(2):251-69. Disponível em: http://www.ncbi.nlm.nih.gov/pubmed/12725011.
34. Smith P; Dalgleish T; Meiser-Stedman R. Practitioner Review: Posttraumatic stress disorder and its treatment in children and adolescents. J Child Psychol Psychiatry [Internet]. 2019 May 23;60(5):500-15. Disponível em: https://onlinelibrary.wiley.com/doi/10.1111/jcpp.12983.

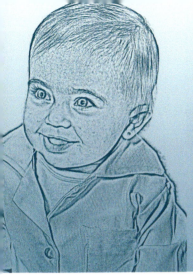

Capítulo 38

Transtornos Limítrofes de Personalidade

Emílio Salle
Renato B. Piltcher

Mariana La-Bella Costa

Introdução

Decorridos cerca de 10 anos desde a publicação da última edição deste tratado, o que mudou quanto ao transtorno *borderline* de personalidade em crianças e adolescentes?

O transtorno *borderline* de personalidade (TBP) continua sendo um desafio quanto à sua compreensão e ao tratamento na clínica atual. Ele é um dos transtornos mais prevalentes em indivíduos que buscam atendimento emocional, tanto em clínicas psiquiátricas como em hospitais e, por isso, continua de extrema importância uma atualização em relação a esse assunto. Ao buscar o que mudou quanto ao TBP em crianças e adolescentes, além da melhor compreensão de alguns mecanismos neurobiológicos, seguimos constatando a importância das psicoterapias de orientação psicanalítica, além de outras mais recentes como a *dialectical behavior therapy*[1] e a *mentalization-based treatment*.[2]

Persiste o debate quanto ao explícito reconhecimento de um *continuum* saúde-doença, especialmente no que tange à personalidade.[3]

Mas o aspecto mais chamativo ao repensarmos essa década é outro. O impressionante avanço tecnológico e o incremento da virtualidade trouxeram uma inédita redução nas fronteiras geográficas e temporais. Novas possibilidades terapêuticas fizeram a Medicina evoluir intensamente. Porém, esses mesmos ingredientes e o fenômeno da globalização parecem ter ocasionado um aumento em certos fatores que contribuem para o TBP.[4]

A relevância, para alguns evidente em sua experiência clínica, dos efeitos ambientais sobre a ocorrência ou não de doença mental na prole tem sido "recuperada" do ponto de vista científico mais rigoroso.[5] Assim, uma maneira interessante de apresentar essa clássica questão (nature *versus* nurture) pode ser: "alguns riscos ambientais têm pequena ou nenhuma associação com o surgimento de transtornos mentais na ausência de risco genético, como também pode ser igualmente afirmado que um risco genético detectável tem pequeno ou nenhum impacto negativo na ausência de risco ambiental relevante". Os mecanismos que provavelmente operam na variável *nurture* (ambiente) dessa equação parecem ter se tornado mais presentes para todos nesses últimos 10 anos. Por exemplo, traumas variados, incluindo exposição à violência severa, problemas parentais graves, como prisão e dependência de álcool ou drogas. Também os problemas educacionais ou de criação dos filhos, como negligência, abuso, falta de monitoramento/supervisão adequados, historicamente mais associados a famílias de nível socioeconômico (NES) baixo, parecem ser mais comuns em todas as classes e faixas socioeconômicas.

A onipresença dos aparelhos telefônicos computadorizados de bolso (*smartphones*) merece atenção como um dos principais exemplos de como algo revolucionário, que trouxe inegáveis avanços em várias áreas, pode também trazer novos e desafiadores problemas. A era da informação, também conhecida como "revolução tecnológica", observada nos tempos atuais, tornou esses aparelhos visíveis em todos os espaços, públicos e privados. Podem facilitar uma fantasia de hipercomunicação e inexistência de limites, mas algumas vezes entregam apenas um rastro de solidão e desencontros, podendo acentuar dificuldades para a formação de um imaginário e de uma subjetividade. Transpor limites apenas com um toque pode dar uma ideia de se poder ter tudo. Mas o provérbio "quem tudo quer, tudo perde", nos remete ao suplício de Tântalo, filho de Zeus, que, na fantasia de poder ter tudo, chega ao extremo de matar seu próprio filho e servi-lo aos deuses em um banquete. Como punição, acaba se tornando prisioneiro no Tártaro, passando sede e fome eternas, ainda que mergulhado num lago de águas frescas, cercado de árvores carregadas dos mais belos frutos.

Em paralelo ao aumento do uso de *smartphone* e mídias sociais entre crianças e adolescentes, observa-se um aumento na busca de tratamento e no relato de sofrimento mental, como indicam estudos realizados entre os jovens na América do Norte na última década.[4] É possível encontrar evidências investigando impactos no senso de *self* e na autoimagem dessa população, assim como interferência na qualidade do sono e uma possível correlação entre *cyberbullyng* e risco de suicídio.[4] Apesar disso, a maior parte dos dados existentes é observacional e a causalidade é difícil de ser comprovada. Adicionalmente, é importante avaliar se há indivíduos mais suscetíveis e quais formas de uso dessas redes e aparelhos podem ser mais prejudiciais para possibilitar um melhor manejo.

A vivência de múltiplos eventos moderadamente estressantes na vida, ainda que não traga a magnitude e a duração de efeito negativo que um trauma severo muitas vezes traz, poderá, ainda assim, resultar em um aumento temporário de sintomas psiquiátricos. A ocorrência desses eventos é costumeiramente maior entre os mais pobres,[6] mas vêm sendo mais equitativamente distribuída em toda a população. Convém pensar que a evidência já existente de que os transtornos de personalidade (TP) trazem um efeito negativo para se conseguir educação superior, *status* ocupacional e renda, o que pode fazer do TP uma espécie de avenida de duas mãos, ou seja, uma pessoa em condições sociais mais desfavorecidas teria mais TP e o TP, por sua vez, tornaria a pessoa cada vez mais excluída socialmente.

A relevância dos traumas mais severos, como negligência, abuso e/ou perda parental na gênese dos TBP tem sido referendada por diferentes pesquisas.[5-11] Daí poderão resultar distorções duradouras na capacidade do indivíduo entender o mundo ao seu redor, bem como em suas expectativas sobre a vida, com o desenvolvimento de padrões mal adaptados de comportamento. Como didaticamente descrevem Eizirik e Fonagy,[2]

> "a capacidade de compreender o comportamento dos outros em termos de seus prováveis pensamentos e sentimentos é uma enorme conquista desenvolvimental, e é facilitada por vínculos estabelecidos através de relacionamentos seguros. Nossa compreensão dos demais dependerá de termos sido compreendidos ou não, quando bebês e crianças, por nossos cuidadores. Por consequência, o processo de desenvolvimento é de alguma maneira vulnerável de ser perturbado pela adversidade social, particularmente por negligência precoce" (p. 2).

Considerando os transtornos de personalidade (TP) antes da idade adulta, Paulina Kernberg[12-14] entende que as crianças mostram traços como egocentrismo, inibição, cautela, autoconfiança, sociabilidade, atividade, oposição e muitos outros, em combinações individualizadas que permanecem ao longo do tempo e de situações, sendo normalmente expressos de maneira adaptativa e flexível. Quando esses traços tornam-se inflexíveis, mal adaptativos e crônicos, causando dificuldades significativas de funcionamento, mudanças abruptas e imprevisíveis, estresse e sofrimento para a criança, então, o diagnóstico de TP pode ser feito, independentemente da idade. Em relação à formação da identidade, afirma que mesmo crianças pré-púberes já têm uma noção de "eu mesmo", ou seja, elas sabem quem são, a que sexo pertencem, o que podem ou não fazer, do que gostam e com o que se parecem. Embora não negue que a formação da identidade é uma das tarefas da adolescência, Paulina Kernberg acredita que, com esses aspectos de identidade já desenvolvidos, é possível falar-se em personalidade e, portanto, em TP, mesmo em crianças. Há indícios de que padrões perturbados de apego, distúrbios nas relações de crianças em idades precoces e aspectos envolvidos com o temperamento possam encaminhar-se para o estabelecimento de extrema rigidez nos mecanismos de adaptação e relacionamento interpessoal no decorrer da vida.[15] Zelkowitz et al.[16] têm um estudo avaliando adolescentes que haviam recebido o diagnóstico de TBP ainda quando crianças (entre 5 e 7 anos antes). Constataram índices maiores de problemas na conduta e no funcionamento geral desses indivíduos se comparados a outros adolescentes que também tinham estado em tratamento no mesmo hospital-dia para crianças, mas com outros diagnósticos.

Um estudo americano[17] investigou longitudinalmente o curso e as associações singulares entre funcionamento familiar mal adaptado, diagnóstico psiquiátrico parental, diagnóstico psiquiátrico precoce no indivíduo e sintomas de TBP quando adultos. Constataram que disfunção na relação mãe-filho, TBP da mãe, abuso de substâncias psicoativas (SPA) no pai, suicidalidade, depressão e abuso de SPA no próprio indivíduo ficavam associados com sintomas de TBP mais tarde na vida.

Abordando o tema do TBP na atualidade, possivelmente precisemos ainda esclarecer importante elemento causador de confusão; trata-se da frequente utilização do termo "limítrofe", ou de seu sinônimo, "fronteiriço" e, principalmente, da expressão original *borderline*, sem deixar claro ao que se está referindo – à categoria diagnóstica (TBP) dos manuais psiquiátricos como a 5ª edição do *Manual diagnóstico e estatístico de transtornos mentais* (DSM-5)[3] (descrição fenomenológica, ateórica) ou a uma das três possibilidades de compreensão da organização estrutural da mente propostas por Otto Kernberg.[18,19] Certamente, um paciente com TBP terá também uma "organização *borderline* de personalidade", como descrito por Kernberg, mas o inverso muitas vezes não é verdadeiro. Na realidade, em diversos outros transtornos mentais catalogados no DSM-5, e com destacada prevalência nos transtornos de personalidade do grupo B desse Manual, como do tipo narcisista, histriônico e antisocial, poderá ser constatada esta estruturação de personalidade do tipo *borderline* de Kernberg.

Um grupo de pesquisadores canadenses[16] refere ter decidido manter o termo (BPC) *borderline pathology of childhood* (BPC) para descrever esse quadro clínico que se assemelha ao TPB em adultos. Justificam esse posicionamento por apresentarem ambos tanto um padrão de sintomas como de fatores de risco muito similares, caracterizados por impulsividade, instabilidade emocional, episódios psicóticos transitórios ou breves e prejuízo cognitivo. Argumentam que, sendo a BPC distinta de outras categorias diagnósticas, como as dos transtornos do espectro autista (TEA) e esquizofrenia infantil, seria mais valioso conceitualizá-lo como um construto de personalidade, ou como um pródromo de transtorno de personalidade que afeta o comportamento, pensamento e emoção de uma criança. Os mesmos autores sugeriam que o uso de traços e de categorias dimensionais com respeito à personalidade (p. ex., impulsividade) poderia ser um novo e útil direcionamento para o diagnóstico em Psiquiatria Infantil.

Parece-nos salutar que o próprio DSM-5[3] caminhe nessa direção, trazendo um apêndice centrado em modelos dimensionais para avaliar a personalidade. Salientam a importância da continuidade e mesmo o incremento das pesquisas que utilizem o referencial aqui descrito também para a Psiquiatria geral. Esperamos que essa proposição avance, recuperando, assim, terreno para uma compreensão e tratamento mais apropriada das pessoas.

Uma abrangente revisão da literatura desde 1940 até 2006, publicada em 2007 por Sharp e Romero,[20] comparou achados de fenômenos relacionados ao diagnóstico de TBP em amostras de crianças e adolescentes, com os encontrados em adultos, buscando estabelecer a utilidade ou não do *BPD construct*, ou do conceito de TBP na infância e na adolescência. Concluíram que, embora pareçam existir significativas diferenças entre jovens e adultos quanto a fenômenos associados ao diagnóstico de TBP, estes poderiam ser explicados pelo princípio da continuidade heterotípica do desenvolvimento. Enfatizam terem observado, em sua revisão, suficiente superposição entre TBP em jovens e adultos para dar suporte à realização de mais pesquisas empíricas sobre o construto de uma TBP juvenil.[20,21]

Epidemiologia

Embora sigam existindo poucos estudos sobre a prevalência e incidência do TPB na infância e na adolescência, muitos clínicos acreditam que ele seja bem mais frequente do que os casos de psicoses infantis. Em termos gerais, a última edição do DSM,[3] o DSM-5, estima em 1,6% a prevalência média do TPB na população, mas cita que também podem ser encontradas taxas de até 5,9%. A prevalência seria em torno de 6% em contextos de atenção primária e 10% em pacientes ambulatoriais de saúde mental. Esse diagnóstico abarcaria até 20% dos pacientes psiquiátricos internados em unidades psiquiátricas.

Segundo o NESARC (*National Epidemiologic Survey on Alcohol and Related Conditions*), estudo realizado nos Estados Unidos, a prevalência durante a vida é de 5,9%.[22] Além disso, esse transtorno pode ser diagnosticado na infância com estabilidade, validade e confiabilidade similares às do diagnóstico na idade adulta.[21,23]

Poucos são os estudos epidemiológicos especificamente sobre TBP na infância e na adolescência.[5,6,24] Bernstein et al. publicaram em 1996 um trabalho que é possivelmente o primeiro estudo longitudinal realizado em uma amostra da comunidade.[25] A pesquisa envolveu a avaliação de uma seleção randomizada de 641 indivíduos na infância e sua posterior reavaliação 8 e 10 anos após. Uma limitação desse estudo foi o uso apenas de informações dadas pelas mães na avaliação inicial. Os resultados apoiam a hipótese de que transtornos de personalidade na adolescência estão relacionados a distúrbios emocionais e comportamentais mais precoces e sugerem que problemas de comportamento na infância têm relação geral e específica com disfunções da personalidade na adolescência. Bradley et al.[26] procuraram verificar diferenças relacionadas ao gênero entre adolescentes com diagnóstico de TBP. Sua constatação mais robusta aponta para uma similaridade mais pronunciada entre jovens do sexo feminino em relação a mulheres adultas, quanto à fenomenologia da TBP, do que entre indivíduos do sexo masculino.

Em busca de reduzir a escassez de dados sobre pacientes do sexo masculino com TBP, Goodman et al.[27] fizeram estudo retrospectivo com pais de pacientes com TBP que tivessem outro(s) filho(s) sem diagnóstico de TBP. Todos os pacientes dessa amostra eram homens. Os pais descreveram surgimento precoce de vários sintomas nos filhos com TPB, incluindo ansiedade de separação nos bebês, preocupação elevada com a imagem corporal na infância, além de impulsividade, vazio e pensamentos bizarros na adolescência.

Em amostras da comunidade, a prevalência de TBP é relativamente similar entre homens e mulheres, em contraste com a proporção de 3:1 encontrada em cenários clínicos citados no DSM V.[28] Segundo revisão recente, em ambientes clínicos a prevalência é maior em mulheres e, nos estudos em comunidade, encontra-se variação nos resultados.[28]

Etiologia

Algumas linhas de pesquisa têm desenvolvido modelos ou isolado variáveis relacionadas ao TBP, desde as descrições clínicas com entendimento psicanalítico, até os mais recentes estudos em psicobiologia. Paris[29] e Rutter[30] afirmam que as evidências existentes reforçam a hipótese de que tanto fatores de risco oriundos da genética, a exemplo do temperamento, como os fatores ambientais, a exemplo da organização familiar, desempenham um papel no desenvolvimento dos padrões de perturbação observados.

Fatores psicodinâmicos

Segundo a teoria psicanalítica, a criança *borderline* teria uma fixação nos níveis pré-edípicos do desenvolvimento psicossexual, não diferenciando totalmente o *self* do objeto, e não conseguindo evoluir plenamente do ego prazeroso (narcisismo) para o ego realidade, que envolve o reconhecimento de um mundo objetal diferente de si mesmo. Ao contrário das crianças psicóticas, porém, as com TBP fazem uma transição, mesmo que parcial, do narcisismo primário, apresentando um teste de realidade mais adequado. Em função de falhas no processo de separação-individuação, com pouca autonomia, essa criança acabaria sentindo uma dose muito alta de frustração toda vez que as figuras primárias (particularmente a mãe) se separassem ou não a gratificassem como desejaria. Em consequência desse amor e ódio intensos sentidos pela mesma pessoa, a criança faria uma clivagem da sua relação com o mundo em duas unidades separadas. Uma representaria a mãe malévola que abandona, com um componente afetivo de raiva e ressentimento, e presentificar-se-ia quando a criança fosse frustrada. Outra, quando a criança se sentisse gratificada, simbolizaria a mãe idealizada que pode tudo e é capaz de abandonar a sua própria autonomia para manter um cuidado maternal total. Esse "clichê" acaba sendo aplicado sucessivamente para as demais relações que a criança estabelece, tornando-a incapaz de reconhecer e tolerar que a mesma pessoa possa amá-la e frustrá-la em tempos diferentes. Esse mecanismo resultaria na passagem de uma idealização exacerbada para uma desvalorização total em poucos instantes, dependendo do nível de gratificação oferecido pelo outro. Em um referencial mahleriano,[31] esse indivíduo não conseguiria estabelecer uma constância objetal, restando fixações importantes na fase de reaproximação do processo de separação-individuação. Segundo Melanie Klein,[32] ele não atingiria plenamente a posição depressiva.

O alto nível de agressão, em razão de fatores inatos e de falhas na repressão, gera mecanismos de defesa mais primitivos para o controle de ansiedades do tipo aniquilamento e fragmentação. Predominam a cisão, a onipotência, a identificação projetiva maciça, a negação e a desmentida. Todos esses mecanismos geram falhas importantes da capacidade do bebê fazer uma integração de partes do *self* e objeto, bem como demais aspectos de sua personalidade que, então, ficam clivadas, negadas, ou simplesmente desmentidas, esvaziando partes do ego e enfraquecendo a diferenciação *self*-objeto.[33]

O excessivo uso da negação e da identificação projetiva acaba resultando em uma interpretação do mundo externo como hostil e ameaçador. Dificulta também o dar-se conta da sua responsabilidade no surgimento e no enfrentamento de seus problemas, incrementando a tendência a atribuí-los às outras pessoas que o cercam (sentimentos paranoides). Da mesma forma, o superego permanece em um nível pré-autônomo, frequentemente intolerante, autodepreciativo e hipercrítico, sugerindo que a agressão retorna ao *self*.

Otto Kernberg[18] refere que a raiz das relações objetais dos adultos e dos adolescentes limítrofes situa-se nos anos pré-edípicos, em uma falha em integrar as representações positivas e negativas do *self* e dos outros e, consequentemente, em atingir a constância objetal libidinal, que é a capacidade de amar alguém que não esteja constantemente gratificando aquele que o ama. O autor desenvolveu também uma teoria envolvendo a organização *borderline* de personalidade, sob o ponto de vista estrutural, de grande valor clínico. Paulina Kernberg, mais tarde, ampliou esses estudos, adaptando-os para crianças e adolescentes. Em resumo, uma criança *borderline* seria aquela com uma perturbação no senso de identidade, que utiliza mecanismos de defesa muito primitivos, mas com um teste de realidade preservado, ao contrário dos pacientes psicóticos.

Independentemente das explicações teóricas, a experiência clínica consistentemente revela que a história desses pacientes inclui uma ou mais vivências claramente traumáticas. Abordando a mesma questão desde o ângulo contrário, é muito raro encontrar um paciente a quem se cogite dar o diagnóstico de TBP, em qualquer idade, que não tenha como elemento em sua história uma ou mais vivências nos primeiros anos de vida dentro de um lar disfuncional, com um ou mais cuidadores inadequados e intrusivos.

Um interessante estudo japonês[9] aborda a "depressão pós-parto", mostrando melhora progressiva nos casos de depressão/ansiedade, mas não nos casos de TBP, cujas pacientes em geral tinham história de vínculo parental frágil e de terem recebido pouco cuidado materno. Nesses casos, conforme os bebês crescem e individuam-se, prováveis sentimentos de intensa ambivalência acentuam ou reativam a depressão nas mães. A consequência para os bebês não fez parte desse estudo, mas podemos imaginar qual tenderia a ser.

Uma das questões fundamentais que seguem necessitando de mais pesquisas é a que Frank e Kupfer[34] assim descrevem: "como pode um mesmo trauma, como abuso sexual na infância, por exemplo, levar a diferentes patologias mais tarde?". Eles citam explicitamente as categorias de abuso de substâncias, depressão maior, transtorno de somatização e transtorno do pânico, mas poderíamos facilmente acrescentar o estresse pós-traumático, o TBP e os transtornos de conduta a essa lista.[35-37] O termo "resiliência", que passou a ser cada vez mais utilizado em Psiquiatria, certamente guarda relação com as respostas que poderão surgir. Um exemplo dos caminhos que as pesquisas mais recentes têm tomado é o artigo de Paris, publicado em 2014,[11] investigando pares de irmãs que sofreram abuso, havendo uma delas desenvolvido TBP, e a outra, não. Ao questioná-las sobre fatores individuais, externos e familiares, encontrou como possíveis elementos de proteção a habilidade de regular as emoções, de visualizar o futuro como mais positivo, a capacidade de encontrar apoio em outras pessoas e de estabelecer limites entre os membros da família com comportamentos mais abusivos. Esse conjunto de aptidões pode ter contribuído de maneira significativa para a resiliência e para o não desenvolvimento do TBP.

Outros fatores associados

A relevância dos aspectos ambientais que tem sido comprovada, especialmente aqueles familiares e da comunidade, em termos de contribuição para os TBP, faz pensar que estes mereceriam um subtítulo próprio, e não mais o de fatores associados. Uma história de negligência, maus-tratos, abuso e outras exposições a eventos traumáticos é um achado frequente na vida desses pacientes. Nigg et al.[38] sugerem que as representações malévolas, característica dessa patologia, estão associadas com uma história de abuso sexual. Bemporad et al.[39] encontraram um transtorno familiar em 22 das 24 crianças com TBP e abuso físico em 10. Separações da mãe em estágios precoces do desenvolvimento também são um achado frequente, assim como ter lembrança dos pais como menos cuidadosos e mais controladores.[40] Ludolph et al.[41] observaram que as variáveis que melhor predizem o diagnóstico de TBP são uma história de ruptura de vínculo, negligência e rejeição materna, comportamento parental grosseiramente inapropriado, pais substitutos e abusos físico e sexual. Al-Alem e Omar[42] encontraram a presença de abuso sexual na infância em um quarto dos pacientes diagnosticados como TBP.

Uma abrangente revisão feita por Guzder et al.,[7] em cerca de 20 estudos retrospectivos sobre as experiências infantis de adultos com TBP, apresenta uma imagem consistente dos fatores de risco psicológicos para esse transtorno. Destacam-se experiências traumáticas como abuso sexual, abuso físico, negligência emocional, história de perda ou separação precoce. Além de confirmar esses achados, pesquisas empíricas utilizando critérios diagnósticos de TBP oriundos do DSM-III-R[43,44] e do DSM-IV[17] concluíram que os pais dessas crianças são mais provavelmente portadores de psicopatologia grave, em especial de patologias do espectro impulsivo (abuso de substâncias, personalidade antissocial, TBP) ou depressão.[5,6,17]

Fatores genéticos

A herdabilidade mede a fração da variabilidade do fenótipo que pode ser atribuída à variação genética e, no caso do TBP, é cerca de 0,70,[45] considerada alta. Porém, isso não significa que 70% da personalidade *borderline* é herdada dos pais e que 30% venham do ambiente, pois a herdabilidade oscila conforme a contribuição do ambiente. Por exemplo, a herdabilidade pode aumentar caso a variação ambiental diminua, pois há menos variação fenotípica. Como já discutido na introdução do artigo, os fatores de risco ambientais parecem ter se tornado mais presentes no geral.

Os genes ligados ao TBP não são específicos para esse transtorno: há uma sobreposição genética com transtorno de humor bipolar, esquizofrenia e depressão maior. Isso levanta a questão se esses genes em comum estão ligados a sintomas clínicos transdiagnósticos ou se refletem um aumento do risco de doença psiquiátrica em geral.

Disfunção neuropsicológica

Estudos de neuroimagem têm encontrado alterações em estruturas cerebrais, como amígdala, hipocampo e lobo temporal medial em pacientes adultos com transtorno de personalidade *borderline*. Esses pacientes atribuem mais emoções negativas a faces neutras comparados aos controles, e também é objeto de investigação o quanto o tratamento impacta essas alterações.[46]

Os indivíduos com TBP tendem a hipermentalizar, ou seja, atribuir de maneira exagerada intenções e emoções, interpretar excessivamente os estados mentais e apresentar representações menos estáveis do outro. Essas funções parecem ligadas a um aumento da conectividade entre amígdala e estruturas cerebrais de linha média.[47]

Essas estruturas cerebrais, situadas na linha média (córtex pré-frontal medial, junção temporoparietal, córtex cingular posterior e precuneus) têm um papel importante na compreensão do estado mental de outros e de si mesmo. Isso encontra suporte no modelo de Fonagy, segundo o qual o desenvolvimento do *self* se origina da continência ressonante, da mentalização, particularmente dos cuidadores iniciais (como da mãe, que entende o afeto do filho e consegue contê-lo e dar-lhe significado).[48]

Apesar dessas dificuldades, os pacientes apresentam alto nível de empatia, com uma percepção do outro fundamentada mais em afeto do que em cognição, o que os torna vulneráveis à contaminação de angústias, ou a sensações estressantes – na empatia mais madura, o indivíduo não confunde seus sentimentos com os do outro; mas no caso desses pacientes, essa distinção está falha.[49]

Outros estudos de neuroimagem demonstraram anormalidades no processamento de baixo para cima e de cima para baixo (*bottom-up* e *top-down processes*) em pacientes com TBP. Os processos ascendentes originam-se dos estímulos percebidos do mundo externo e são importantes para detectar saliência, enquanto os descendentes envolvem áreas de controle cognitivo, que têm um papel na busca de metas e na tomada de decisões.[46]

O processamento emocional de baixo para cima envolve a amígdala, o hipocampo, a ínsula e o córtex cingulado anterior rostral, enquanto processamento emocional de cima para baixo envolve áreas pré-frontais, como o córtex cingulado anterior dorsal e orbitofrontal, córtex prefrontal ventrolateral e dorsolateral.[46] Os pacientes são vulneráveis a mudanças rápidas de afeto e apresentam hipersensibilidade emocional, ou seja, um viés de atenção ou hipervigilância em relação a estímulos ambientais negativos, como um olhar leve ou crítico de um amigo ou de um parente, além de falha em recrutar estratégias adaptativas de regulação desse afeto. Há estudos que sugerem uma normalização dos processos de baixo para cima em indivíduos com remissão do TBP.[46]

Os pacientes tendem a se esforçar para regular suas emoções, mas muitas vezes não são bem-sucedidos, o que sugere baixa conectividade pré-frontolímbica, dentro do circuito de regulação do afeto, o que parece normalizar após psicoterapia bem-sucedida.[46]

Também a disfunção de neurotransmissores tem sido estudada. A ocitocina tem um papel na regulação de vias de recompensa social e empatia, e a desregulação serotonérgica ligada ao receptor 5HT-1A pode contribuir para o TBP e outros transtornos de personalidade.[46]

Anormalidades semelhantes da função cerebral e estrutura – conforme descrito nesta seção até agora – também têm sido relatadas em transtornos de ansiedade, personalidade evitativa e depressão. Disfunção pré-frontoamígdaliana pode se manifestar como um mecanismo transdiagnóstico, associado à afetividade negativa.[47]

Quadro clínico

A descrição do quadro clínico do transtorno *borderline* de personalidade na infância e na adolescência é muito rica e variada e, em essência, não se modificou nas últimas décadas. Se fosse necessário caracterizar esse transtorno em duas palavras, provavelmente as melhores seriam "instabilidade estável".[50] Isso porque uma das características fundamentais das crianças e dos adolescentes *borderline* é a mudança abrupta e frequente do nível de funcionamento, que aparece por intermédio de um padrão de relacionamentos interpessoais intenso e instável, marcado por mudanças de atitude, com variações rápidas de humor normal para depressão, irritabilidade ou ansiedade.

A caracterização de Marilyn Monroe, atribuída a Elton John no livro *Lost in the mirror: an inside look at borderline personality disorder*,[51] captura poeticamente a essência da personalidade *borderline*. Ela seria como uma "chama de vela ao vento" (*a candle in the wind*). Uma personalidade elusiva, com falhas na identidade, oprimida por uma barragem de emoções dolorosas, consumida por fome de amor e aceitação.

Sharp et al.[52] destacam a evitação do reconhecimento de estados internos, ou seja, a dificuldade de pensar reflexivamente e de forma clara e de entender os próprios estados mentais, remetendo-se a Fonagy.[2,53] Eles estudaram 730 adolescentes e concluíram que a "evitação experiencial", proposta conceitual elaborada pelos autores, contribui muito para os sintomas de TBP.

Falar em um paciente com TBP faz pensar em múltiplos comportamentos de risco, incluindo impulsividade, tentativas de suicídio (TS) e autoagressões. Além disso, muitos desses pacientes não conseguem ter um desenvolvimento pessoal (egoico) harmônico, podendo apresentar áreas hipertrofiadas, como a da inteligência, enquanto outras, como a do desenvolvimento psicoemocional, podem encontrar-se atrasadas, e isso também facilita mudanças abruptas do nível de funcionamento.

Estudo publicado em 2015 por Winsper et al.[54] concluiu pela importante utilidade clínica dessa categoria diagnóstica. Isso após minuciosa revisão sistemática da literatura existente, concernente à validade preditiva do diagnóstico realizado na infância e/ou na adolescência para os achados clínicos e psicossociais na idade adulta.

O contato com a realidade, embora presente nessas crianças e nesses adolescentes, pode ser perdido em alguns momentos. Não é incomum que façam episódios psicóticos breves, cuja duração varia desde horas até alguns dias, geralmente associados a fator ambiental desencadeante.

Uma adolescente de 17 anos, há 1 ano e meio em tratamento psicoterápico de orientação analítica nos moldes sugeridos por Kernberg,[18] frente à possibilidade de uma viagem de 1 mês de sua mãe, com quem morava desde a separação dos pais, começou a apresentar delírios de perseguição relacionados a uma artista de cinema famosa, com quem tinha habitualmente fantasias de cunho sexual. Voltou a chegar às sessões em agitação psicomotora (gritos, crises de choro intensas), o que não era mais o seu habitual. Com a suspensão da viagem da mãe, por motivos financeiros, e com a interpretação de suas importantes ansiedades de abandono e rechaço novamente revividas, houve um rápido desaparecimento dos delírios e da agitação nas consultas.

Parece haver importante distúrbio no senso de identidade, o que contribui para a falta de um senso de "eu mesmo", para uma imprecisão na identidade de gênero, e para a incapacidade de ficarem sozinhos.[12]

Comumente, essas crianças e esses adolescentes têm importantes dificuldades de relacionamento interpessoal. Muitas vezes interagem melhor com adultos do que com crianças ou adolescentes de mesma idade, já que os primeiros são mais tolerantes com sua maneira primitiva de se relacionar. As crianças limítrofes tendem a não ter objetos transicionais ou a tê-los com qualidades bizarras. Permanecem, com frequência, grudadas à mãe, possivelmente procurando por experiências simbióticas.[12,55] As vivências de rechaço por seus pares aumentam os sentimentos de desvalia e desesperança habitualmente encontrados nesses pacientes.

Eizirik e Fonagy[2] descrevem modos de pensamento primitivos e precários que esses pacientes tendem a apresentar, considerando-os modos "desmentalizados" de pensar. Além desses, outros mecanismos de defesa bastante utilizados são a retirada para a fantasia, negação, idealização e desvalorizações primitivas. Outro aspecto bastante descrito na literatura é a presença de sintomatologia múltipla,[50,55] com obsessões, fobias, compulsões e sintomas histéricos, lembrando uma "pan-neurose". Entretanto, parece que o que é característico desses pacientes é a reemergência de sintomas que deveriam ter desaparecido com o desenvolvimento, e não a presença pura e simples de vários sintomas.[56]

A natureza e a extensão da ansiedade parecem estar alteradas, e existe uma deficiência do controle de impulsos. A ansiedade é intensa, difusa, chegando ao pânico em algumas situações e não apresenta a função de sinal encontrada em pacientes neuróticos. A agressão pode atingir proporções perigosas, e as mudanças súbitas do humor tendem a ocorrer com uma qualidade de "tudo ou nada". Existe uma dificuldade em postergar gratificações, em tolerar frustrações e conter a "vida interna", de forma que a ansiedade gera imediatamente uma ação.

O conteúdo e o processo do pensamento estão alterados, conforme já descrito. Assim, existe uma pobre diferenciação entre a fantasia e a realidade. Alguns pacientes ficam muito vulneráveis à intrusão de temas assustadores, com o consequente desenvolvimento de grande ansiedade. Defendem-se disso evitando situações ameaçadoras, com distorções no teste de realidade, ou restringindo suas atividades cognitivas a áreas que lhes pareçam "seguras". Como resultado dessas manobras defensivas inadequadas, o pensamento e o brinquedo ficam marcadamente restritos, resultando em aprendizado e desempenho escolares aquém de suas potencialidades. Frequentemente esses pacientes mostram-se grandes conhecedores de temas não usuais para sua idade e desconhecem aspectos banais do cotidiano.

Um menino de 9 anos era capaz de descrever em detalhes as partes do corpo humano e alguns procedimentos médicos, mas não tomava banho sozinho e ainda não sabia identificar o dia da semana e do mês.

Crianças e adolescentes *borderline* apresentam com frequência algum sinal indicativo de organicidade. Na maioria das vezes, são sinais neurológicos finos e inespecíficos.[50] Somado a isso, é comum a comorbidade entre TBP na infância e na adolescência e transtorno de déficit de atenção com hiperatividade (TDAH), transtorno de conduta e, em menor grau, com transtorno de ansiedade de separação, transtorno esquizoide da infância, mutismo eletivo, transtorno de identidade, transtornos da alimentação e transtornos específicos do desenvolvimento.[14] É importante o conhecimento da possibilidade de comorbidades para um adequado planejamento terapêutico.

Diagnóstico diferencial

Considerando-se as dificuldades encontradas para se fazer um diagnóstico preciso de TBP na infância e adolescência, é evidente que uma diferenciação segura e nítida de outras entidades diagnósticas é tarefa árdua.

As patologias que mais frequentemente confundem-se com esse diagnóstico são: transtorno de identidade, transtorno do desenvolvimento; quadros psicóticos; transtorno de conduta; transtorno do humor; TDAH; e outros transtornos de personalidade.

O aspecto essencial do transtorno de identidade é uma angústia subjetiva severa, com significativa inabilidade para integrar diferentes aspectos em um razoável e coerente senso de *self*. Ocorrem incertezas a respeito da identidade, objetivos, relacionamentos, escolha profissional, valores morais, mas os sintomas tendem a ser menos difusos e persistentes do que no TBP. Algumas vezes, podem ser uma manifestação prodrômica de um TBP em formação.[50]

Os transtornos do desenvolvimento raramente serão confundidos com o TBP na latência ou na adolescência. Podem gerar alguma dúvida em crianças menores com sintomas autistas menos proeminentes, que apresentam baixa tolerância à frustração, pouco controle de impulsos e falhas no relacionamento interpessoal. As crianças com TBP diferenciam-se destas por terem maior habilidade em demonstrar afeto, lidando melhor com as mudanças no ambiente, não apresentando sintomas importantes de comunicação (atraso ou ausência de linguagem) nem prejuízo severo da capacidade criativa. Também nos transtornos alimentares encontramos sintomas de TBP. Estudo espanhol indicou 33% de transtornos de personalidade, o mais alto sendo TBP em bulímicos.[57]

Em virtude do prejuízo na percepção da realidade, algumas vezes o TBP pode ser confundido com quadros psicóticos, esquizofrenia, transtorno delirante, transtorno do humor com sintomas psicóticos e psicose reativa. No entanto, a ausência de alucinações ou de delírios proeminentes, assim como um comportamento menos caótico, facilita a discriminação dessas síndromes. Além disso, os sintomas psicóticos nas crianças e adolescentes com TBP tendem a ser mais breves e em períodos de maior estresse.

O período de intensa angústia e de agitação que caracteriza a etapa adolescente do ciclo vital pode gerar sintomas semelhantes aos do TBP. A crise de identidade enfrentada por esses jovens, com uma série de dúvidas a respeito de sua sexualidade, vida acadêmica, relacionamento familiar e social, pode torná-los impulsivos, isolados e com muita labilidade afetiva. Distinguem-se do TBP por apresentarem esses sintomas de forma muito menos duradoura, persistente e incapacitante.[58]

Muitos sintomas do transtorno de conduta na infância e na adolescência podem ser confundidos, ou mesmo causados pelo TBP. Impulsividade, baixo rendimento acadêmico, uso de substâncias e agressividade são sintomas comuns de ambas as patologias. Embora possam coexistir no mesmo indivíduo, o transtorno de conduta tende a causar um prejuízo menos global na personalidade. Neste último, o senso de identidade está mantido, e a instabilidade afetiva e os comportamentos suicidas não são tão proeminentes. No entanto, os riscos e prejuízos para a sociedade são, com frequência, muito maiores.

A diferenciação entre TBP e os transtornos de humor é uma tarefa especialmente difícil, tendo em vista que em muitos pacientes ambas as patologias estão sobrepostas. Yen et al.[59] acompanharam 271 pacientes por aproximadamente 93 meses. Destacam a desregulação afetiva, a dissociação e a ideação paranoide quando sob estresse, a impulsividade e a instabilidade afetiva características do TBP como fortemente relacionadas com pior curso do transtorno bipolar (mais crônico e mais severo). Esse é um estudo de revisão abrangente, buscando investigar a validade preditiva desses sintomas. Incluiu todos os estudos empíricos que investigaram as consequências clínicas e psicológicas em pacientes com TBP diagnosticados antes dos 19 anos. De maneira similar aos adultos, a estabilidade do diagnóstico foi de baixa a moderada, mas os pacientes com sintomas de TBP apresentaram significativos prejuízos educacionais, sociais, laborais e financeiros posteriormente.

Preditores de abandono do tratamento incluem um maior número de internações psiquiátricas, tentativas de suicídio, sintomas mais severos prévios ao tratamento e sintomas dissociativos.[60]

MacManus et al.,[61] em uma amostra de 48 adolescentes hospitalizados, encontraram doença afetiva em 25% dos pacientes com TBP. Gunderson,[62] em um estudo de seguimento, observou que 50% dos pacientes adolescentes com TBP também apresentavam doença afetiva associada, principalmente depressão maior. Os quadros afetivos bipolares, embora presentes, não são frequentes em pacientes pré-púberes. Benazzi[63] depõe contra essa dificuldade no diagnóstico diferencial, afirmando que não teve maiores problemas em diferenciar pacientes com transtorno bipolar tipo II de pacientes com TBP avaliando 113 pacientes de sua prática privada na Itália. Ainda que esses resultados digam respeito predominantemente a pacientes adultos, ele apresenta uma interessante hipótese para novas pesquisas. Teriam os pacientes de consultório menor comorbidade do que os vinculados a serviços universitários, facilitando as elaborações diagnósticas?

A ideia habitualmente elicitada quando um colega faz contato para encaminhar a tratamento um "paciente *borderline*" (de que será um caso difícil, grave, muito trabalhoso) é apoiada pelo artigo supracitado, independentemente da categoria diagnóstica se manter ao longo do crescimento do paciente. Essa revisão oferece certa evidência em favor da utilização clínica do diagnóstico de TBP na infância e na adolescência.

Constata-se a necessidade de investimento em mais pesquisas sobre a relação entre TBP e TDAH, que é muito comentada, mas pouco estudada. Por vezes, temos a impressão de que um menino perturbado será inicialmente visto como "hiperativo", e uma menina será referida como *borderline*.

Podem-se ver muitas similaridades entre o ambiente dos pacientes com TDAH e, posteriormente, TBP. O dinamarquês Storebo[64] revisou a literatura de forma meticulosa e chegou à conclusão já citada, referindo que os dados dão suporte para a hipótese de que os dois transtornos compartilhem uma etiologia genética e ambiental. Os dois transtornos teriam efeito sinérgico, complicando e/ou reforçando um ao outro.

Tanto o TDAH como o TBP apresentam impulsividade como uma característica marcante. Indivíduos com TBP apresentam maiores problemas em ler nas entrelinhas das situações em que se encontram e utilizar essas pistas para inibir respostas. A sua impulsividade é mais ligada ao nível de estresse, enquanto pacientes com TDAH têm maior impulsividade motora e dificuldade de interromper respostas em curso. Pacientes com ambos os diagnósticos comórbidos apresentam maior intensidade de problemas de regulação emocional. Experiências traumáticas estão ligadas à impulsividade independentemente do diagnóstico e precisam ser pesquisadas nos dois grupos. Existe sobreposição genética do TBP com o TDAH, assim como com outros transtornos (THB e esquizofrenia).[65]

Petti e Vela[66] sugerem a ideia de uma subclassificação do TBP em vários grupos heterogêneos. Postulam que o espectro esquizoide ou esquizotípico de personalidade possa coexistir com o TBP. Esses transtornos caracterizam-se essencialmente por uma vida solitária, com comportamentos excêntricos, e uma dificuldade na modulação dos afetos. Na personalidade paranoide, o paciente reage muito mal às críticas dos outros, isolando-se em suas fantasias persecutórias. Embora o paciente com TBP e o com transtorno narcisista de personalidade apresentem muitos sintomas em comum, este último é conscientemente manipulador, grandioso e pseudo autossuficiente. O paciente com TBP, ao contrário, frequentemente pede ajuda aos outros, demonstrando dependência regressiva.[50] A constatação de uma história prévia sistematicamente povoada de traumas chegou a fazer alguns autores questionarem a possibilidade de o transtorno *borderline* na infância ser, na realidade, uma forma crônica de transtorno estresse pós-traumático, algo que merece ser mais estudado.

Tratamento

Em geral, o tratamento do TBP pode ser dividido em quatro grupos: as psicoterapias individuais (incluindo a própria psicanálise); as terapias familiares; os psicofármacos; e as terapias institucionais (hospital-dia, internação integral e ambientoterapia). *Guidelines* com base em evidências concordam que a principal forma de tratamento é a psicoterapia, mas ainda são raros os estudos comparativos entre os tratamentos psicológicos específicos.[21,67] A escolha do tipo de intervenção ainda se orienta mais pela experiência e pelo treinamento do terapeuta do que por uma real avaliação de eficácia. Em alguns casos, a associação de intervenções, por exemplo, psicoterapia e medicação, pode trazer melhores resultados.

Diversas formas de psicoterapia demonstraram eficácia para TBP, a terapia comportamental dialética (DBT) e o tratamento com base em mentalização são os mais estudados. As psicoterapias de orientação psicanalítica e a terapia do esquema também são tratamentos bem-estabelecidos.[21,68]

A DBT é um tratamento que usa um modelo cognitivo comportamental, estruturado, que enfatiza a construção de habilidades para lidar com a impulsividade, comportamentos autolesivos e regulação emocional. Já o tratamento com base em mentalização busca integrar aspectos psicodinâmicos, cognitivo-comportamentais, sistêmicos e ecológicos. Usa um modelo de desenvolvimento e dá ênfase à avaliação pelo paciente de como ele afeta os outros e vice-versa, além de buscar uma maior consciência dos sentimentos.[47]

O tratamento psicanalítico, partindo do princípio de que a estrutura *borderline* provém de conflitos intrapsíquicos inconscientes, predominantemente pré-genitais, procura tornar esses conflitos mais conscientes, diminuindo a necessidade do uso de defesas muito primitivas. Esse tratamento envolve uma inerente regressão analítica e o uso de interpretações transferenciais. Vários trabalhos[50,55] descrevem bons resultados, referindo mudanças profundas e duradouras na personalidade dessas crianças e adolescentes.

A psicoterapia psicodinâmica de *insight* continua sendo a abordagem tradicional no tratamento de transtornos de personalidade. Essas técnicas variam desde a psicoterapia breve de tempo limitado até as psicoterapias de longa duração. Otto Kernberg[18] propôs para esses pacientes uma técnica derivada da Psicanálise, com algumas modificações, que ele denominou "psicoterapia expressiva". Continua sendo uma técnica compreensiva, porém com mais elementos centrados na realidade, uso de combinações e maior flexibilidade. A técnica usa a clarificação e a confrontação como pré-requisitos para a interpretação. A preocupação central na fase inicial do tratamento é a detecção da representação *self*-objeto emergente na transferência e/ou na vida cotidiana do paciente. Não tem na análise da transferência o principal objetivo do tratamento e mantém a neutralidade técnica apenas quando possível, podendo ser perdida pelo *acting out* do paciente. A avaliação estrutural de Otto Kernberg pode, de modo útil, ser aplicada às crianças. Paulina Kernberg[12] utilizou a psicoterapia expressiva com crianças e adolescentes, obtendo resultados bastante satisfatórios, procurando diminuir a inflexibilidade dos traços mal adaptativos e reduzir suas interferências no funcionamento cotidiano e nas relações significativas. Nas psicoterapias de apoio, o processo interpretativo é substituído por apoio cognitivo, afetivo e intervenção ambiental. O elogio, o estímulo, a persuasão e o conselho podem ser usados livremente. Outras técnicas, como as psicoterapias comportamentais, cognitivas e interpessoais, têm demonstrado bons resultados. Nos últimos anos, têm sido propostas abordagens criadas especificamente para pacientes com TBP.[1,2]

A abordagem de família tem sido um recurso terapêutico bastante utilizado no tratamento de crianças e adolescentes limítrofes. Com base no princípio de que a interação entre o *self* e objeto está constantemente sendo regulada dentro da própria família e de que a disfunção individual é inseparável do contexto familiar em que está inserida, os terapeutas de família preconizam que alterações na estrutura familiar acarretarão mudanças na personalidade desses pacientes. Segundo Robson,[69] as técnicas envolvendo intervenções orientadas à família são superiores às psicoterapias individuais por apresentarem melhor custo-benefício.

O uso ou não de medicação para crianças e adolescentes com TBP continua uma questão duvidosa, considerando-se basicamente a heterogeneidade dos sintomas e a fase do desenvolvimento em que esses pacientes se encontram.

Apesar de bem prevalente, o uso de psicofármacos, nesses casos, ainda não apresenta suporte em evidências mais robustas. Não há uma classe medicamentosa que demonstre grande efetividade, mas elas podem ser úteis no tratamento de comorbidades e uma abordagem cuidadosa empírica é possível e, muitas vezes, desejável.[70]

Qualquer droga utilizada deverá apresentar uma boa relação entre os possíveis benefícios e os efeitos colaterais.[42] O combate de sintomas-alvo é a estratégia mais recomendada quando se considera o uso de psicofármacos. Crises agudas de ansiedade severa, especialmente quando acompanhadas por comportamento violento ou sintomas psicóticos, poderão responder bem a baixas doses de antipsicóticos que tenham perfil mais sedativo, como a olanzapina ou mesmo fenotiazínicos. Deve-se ter cautela para os efeitos colaterais indesejáveis, como aumento de peso e hiperlipidemia. Os antidepressivos e os estabilizadores de humor podem ser de alguma utilidade para reduzir as flutuações graves de humor, depressão e impulsividade.

A hospitalização, em regime integral ou parcial, também é um recurso utilizado, principalmente nas situações de crise que envolvam riscos graves para o paciente ou para terceiros e para acelerar uma avaliação diagnóstica e/ou terapêutica. Uma observação mais prolongada permitirá também maior certeza quanto à inexistência de problemas médicos ou relacionados à intoxicação ou à abstinência de álcool e drogas, algo muito frequente, especialmente em adolescentes com TBP. A ambientoterapia, quando embasada em um programa estruturado e com múltiplas abordagens terapêuticas, ajuda a atenuar padrões de conduta mais inadequados, em um clima continente e confrontador. Nesses casos, é fundamental que a equipe busque funcionar integrada, evitando contraidentificar-se com aspectos excindidos e projetados pelos pacientes, que muitas vezes causam importantes dissociações.

Considerações finais

Quase 10 anos após a última edição deste Tratado, o fulcro da questão não mais reside em discutir se existe ou não patologia de personalidade na infância e na adolescência. Entendemos como muito mais relevante a observação da "forma *borderline*" como a sociedade vem funcionando. As características clássicas da fenomenologia fronteiriça podem ser vistas no próprio *modus operandi* que hoje predomina (a ênfase no narcisismo prazeroso, a intolerância com as diferenças, a incapacidade de suportar a espera e a frustração, vínculos mais frágeis, entre outras).

A intimidade parece cada vez mais escassa em tempos de redes sociais, novamente salientando que essas ferramentas também podem ser úteis. Mas observamos que predomina a preocupação com estar em evidência, com o número e não a profundidade das relações. Na tradução literal, *Facebook* seria o "livro das caras" ou "o livro dos rostos". Uma evidente ênfase nas aparências em detrimento do conteúdo. Lembrando que a escassez de profundidade reflexiva é uma das características centrais dos pacientes limítrofes.

Em artigo de Cohen et al., da Columbia University, essa questão fica bastante aprofundada.[6] Punições severas, disciplina inconsistente, pouca supervisão, abuso verbal, NSE (nível socioeconômico) baixo, controle por indução de culpa, hostilidade/raiva, continência/cuidados precários e pouca comunicação são definidos pelos autores como maternagem precária nos relatos e avaliações obtidas em sua amostra. Cuidado paterno precário era considerado quando havia muito pouco contato com a criança, pouca disponibilidade afetiva, comunicação escassa, conflitos conjugais e não ser visto com admiração como pai pelos filhos. Os efeitos constatados do *status* socioeconômico nos sintomas de transtorno de personalidade foram robustos e consistentes em magnitude dentro dessa ampla faixa de acompanhamento, mesmo quando sintomas de comorbidade com outros transtornos de personalidade e depressão foram considerados.

A forma como algumas características de personalidade são transmitidas de geração em geração é um tema que segue requerendo mais estudos. Kancyper cunhou o termo "identificação alienante" para designar uma invariante, que seria transmitida de forma inconsciente, exercendo um efeito atávico no indivíduo, que se veria vítima dessas repetições familiares.

"Nuestro desafio técnico consiste em intentar poner em representacón de palavra estas identificaciones patógenas e historizar los traumas repetitivos para que alcancen a ser resignadas... el otro desafio consiste em lograr que el analizando tome distancia de estas identificaciones alienantes, com el fin de efectuar um reordenamento identificatório"[1,71]

Ainda não houve tempo suficiente para avaliar, com pesquisas extensas e profundas, o impacto que as novas tecnologias virtuais de uso individual vêm tendo sobre o desenvolvimento da personalidade, e esse é um dos principais caminhos de investigação científica. Devemos refletir e pesquisar mais no sentido de uma maior integração entre os recentes achados neurobiológicos e o conhecimento psicanalítico.

Vale questionar se os humanos de hoje estariam mais autocentrados, egoístas ou mesmo narcisistas (no polo negativo dos termos) do que outrora, e que efeitos essas características estariam gerando nas crianças e nos adolescentes.

Referências bibliográficas

1. Germán M; Smith HL; Rivera-Morales C et al. Dialectical behavior therapy for suicidal latina adolescents: supplemental dialectical corollaries and treatment targets. Am J Psychother, 2015;69(2):179-97.
2. Eizirik M; Fonagy P. Mentalization-based treatment for patients with borderline personality disorder: an overview. Rev Bras Psiquiatr, 2009;31(1):72-5.
3. Manual diagnóstico e estatístico de transtornos mentais: DSM-5/American Psychiatric Association; 5. ed. Nascimento MCI (trad.). Porto Alegre: Artmed, 2014. p. 665.

---

1 "Nosso desafio técnico consiste em tentar colocar em representação-palavra estas identificações patogênicas, e historicizar os traumas repetitivos para que consigam ser ressignificados... O outro desafio é conseguir que o paciente se distancie destas identificações alienantes, com a finalidade de realizar um reordenamento identificatório" (tradução livre dos autores).

4. Abi-Jaoude E; Naylor KT; Pignatiello A. Smartphones; social media use and youth mental health. Canadian Medical Association Journal, 2020; 192(6); E136-E141.
5. Belsky DW; Caspi A; Arseneault L et al. Etiological features of borderline personality related characteristics in a birth cohort of 12-year-old children. Dev Psychopatol, 2012;24(1):251-65.
6. Cohen P; Chen H; Gordon K et al. Socioeconomic background and the developmental course of schizotypal and borderline personality disorder symptoms Dev Psychopathol, 2008;20(2):633-50.
7. Guzder J; Paris J; Zelkowitz P et al. Risk factors for borderline pathology in children. J Am Acad Child Adolesc Psychiatry. 1996;35(1):26-33.
8. Gunderson JG. Borderline personality disorder: ontogeny of a diagnosis. American Journal of Psychiatry, 2009;166:530-5.
9. Choi H; Yamashita T; Wada Y et al. Predictors for exacerbation/improvement of postpartum depression – a focus on anxiety; the mothers' experiences of being cared for by their parents in childhood and borderline personality: a perspective study in Japan. J Affect Disord, 2013;150(2):507-12.
10. Ferraz L; Portella MJ; Vállez M et al. Hostility and childhood sexual abuse as predictors of suicidal behaviour in Borderline Personality Disorder. Psychiatry Res, 2013;210(3):980-5.
11. Paris J; Perlin J; Laporte L et al. Exploring resilience and borderline personality disorder: a qualitative study of pairs of sisters. Personal Ment Health, 2014;8(3):199-208.
12. Kernberg PF. Personality disorders. *In:* Wiener JM. Textbook of Chid and Adolescent Psychiatry. Washington: American Psychiatric Press, 1992.
13. Kernberg PF; Chazan S. Crianças com Transtornos de comportamento: manual de psicoterapia. Porto Alegre: Artes Médicas, 1993.
14. Kernberg PF; Shapiro T. Debate forum: resolved; borderline personality exists in children under twelve. J. Am Child Adolesc. Psychiatry, 1990;29(3):478-83.
15. Kaplan B; Sadock V. Comprehensive textbook of psychiatry. 7th edition. New York: Lippincott-Williams & Wilkins, 2000. p. 2922-32.
16. Zelkowitz P; Guzder J; Paris J et al. Borderline pathology of childhood: implications of early axis II diagnoses. Can Child Adolesc Psychiatr Rev, 2004;13(3):58-61.
17. Stepp SD; Olino TM; Klein DN et al. Unique influences of adolescent antecedents on adult borderline personality disorder features. Personal Disord, 2013;4(3):223-9.
18. Kernberg O. Psicoterapia psicodinâmica de pacientes borderline. Porto Alegre: Artes Médicas; 1991.
19. Kernberg O. Transtornos graves de personalidade – estratégias psicoterapêuticas. Porto Alegre: Artes Médicas; 1995.
20. Sharp C; Romero C. Borderline personality disorder: a comparison between children and adults Bull Menninger Clin. Spring, 2007;71(2):85-114.
21. Bohus M; Stoffers-Winterling J; Sharp C et al. Borderline personality disorder. The Lancet, 2021; 398(10310): 1528-40.
22. Grant BF et al. Prevalence; correlates; disability; and comorbidity of DSMIV borderline personality disorder: results from the Wave 2 National Epidemiologic Survey on Alcohol and Related Conditions. J. Clin. Psychiatry, 2008; 69: 533-45.
23. Kaess M. Brunner R; Chanen A. Borderline personality disorder in adolescence. Pediatrics, 2014; 134: 782-93.
24. Chabrol H; Montovany A; Chouicha K et al. Frequency of borderline personality disorder in a sample of French high school students. Canadian Journal of Psychiatry, 2001;46:847-9.
25. Bernstein DP; Cohen P; Skodol A et al. Childhood antecedents of adolescent personality disorders. Am J Psychiatry. 1996 Jul;153(7):907-13.
26. Bradley R; Zittel Conklin C; Westen D. The borderline personality diagnosis in adolescents: gender differences and subtypes. J Child Psychol Psychiatry, 2005;46(9):1006-19.
27. Goodman M; Patel U; Oakes A et al. Developmental trajectories to male borderline personality disorder. J Pers Disord, 2013 Dec;27(6):764-82.

28. Tomko RL; Trull TJ; Wood PK et al. Characteristics of borderline personality disorder in a community sample: comorbidity; treatment utilization; and general functioning. J. Pers. Disord, 2014; 28; 734-50.
29. Paris J. The development of impulsivity and suicidality in borderline personality disorder. Dev Psychopathol. Fall, 2005;17(4):1091-104.
30. Rutter M. Environmentally mediated risks for psychopathology: research strategies and findings. J Am Acad Child Adolesc Psychiatry 2005;44(1):3-18.
31. Shapiro ER. The psychodynamics and developmental psychology of the borderline patient: a review of the literature. Am. J. Psychiatric, 1978;135(11):1305-15.
32. Segal H. Introdução à obra de Melanie Klein. Rio de Janeiro: Imago, 1975.
33. Winnicott DW. A integração do ego no desenvolvimento da criança. In: O ambiente e os processos de maturação. Porto Alegre: Artes Médicas, 1990. p. 55-61.
34. Frank E; Kupfer D. Peeking through the door to the 21st Century. Arch Gen Psychiatry, 2000;57(1):83-5.
35. Golier JA; Yehuda R; Bierer LM; Mitropoulou V; New AS; Schmeidler J et al. The relationship of borderline personality disorder to post-traumatic stress disorder and traumatic events. Am J Psychiatry, 2003;160(11):2018-24.
36. McLean LM; Gallop R. Implications of childhood sexual abuse for adult borderline personality disorder and complex posttraumatic stress disorder. Am J Psychiatry, 2003;160(2):369-71.
37. Bandelow B; Krause J; Wedekind D; Broocks A; Hajak G; Rüther E. Early traumatic life events; parental attitudes; family history; and birth risk factors in patients with borderline personality disorder and healthy controls. Psychiatry Res, 2005;134(2):169-79.
38. Nigg JT; Silk KR; Westen D et al. Object representations in the early memories of sexually abused borderline patients. Am. J. Psychiatry. 1991;148(7):864-9.
39. Bemporad JR; Smith HF; Hanson G et al. Borderline syndromes in childhood: criteria for diagnosis. Am J Psychiatry. 1982;139(5):596-602.
40. Zweig HZ; Paris J. Parent's emotional neglect and overprotection according to the recollection of patients with borderline personality disorders. Am. J. Psychiatry. 1991;148(5):648-51.
41. Ludolph PS; Westen D; Misle B et al. The borderline diagnosis in adolescents: symptoms and developmental history. Am. J. Psychiatry. 1990;147(4):470-6.
42. Al-Amen L; Omar H. Borderline personality disorder: an overview of history; diagnosis and treatment in adolescents. Int J Adolesc Med Health, 2008;20(4):395-404.
43. Goldman SJ; D'Angelo EJ; DeMaso DR; Mezzacappa E. Physical and sexual abuse histories among children with borderline personality disorder. Am J Psychiatry. 1992;149(12):1723-6.
44. Goldman SJ; D'Angelo EJ; DeMaso DR. Psychopathology in the families of chldren and adolescents with borderline personality disorders. Am J Psychiatry. 1993;150(12):1832-5.
45. Torgersen S et al. A twin study of personality disorders. Compr. Psychiatry, 2000; 41: 416-25.
46. Chapman J; Jamil RT; Fleisher C. Borderline Personality Disorder. [Updated 2021 May 4]. In: StatPearls [Internet]. Treasure Island (FL): StatPearls Publishing; 2021 Jan. Disponível em: https://www.ncbi.nlm.nih.gov/books/NBK430883/.
47. Gunderson JG; Herpertz SC; Skodol AE et al. Borderline personality disorder. Nat Rev Dis Primers, 2018 May 24;4:18029.
48. Fonagy P; Luyten P; Allison E. Epistemic Petrification and the Restoration of Epistemic Trust: A New Conceptualization of Borderline Personality Disorder and Its Psychosocial Treatment. Journal of Personality Disorders, 2015; 29(5): 575-609.
49. Herpertz SC. Bertsch K; Jeung H. Neurobiology of Criterion A: self and interpersonal personality functioning. Curr. Opin. Psychol, 2017; 21: 23-27.
50. Egan J. Identity and borderline disorders in children and adolescents. In: Kaplan HI; Sadock BJ. Comprehensive textbook of psychiatry. 5. ed. Baltimore: Williams & Wilkins; 1989. p. 1889-94.
51. Moskowitz RA. Lost in the mirror: an inside look at borderline personality disorder. 2nd ed. Lanham; Maryland: Taylor Trade Publishing; 2001.
52. Sharp C; Kalpakci A; Mellick W et al. First evidence of a prospective relation between avoidance of internal states and borderline personality disorder features in adolescents. Eur Child Adolesc Psychiatry, 2015;24(3):283-90.
53. Fonagy P; Target M. Attachment and reflective function: their role in self-organization. Dev Psychopathol. 1997;9(4):679-700.
54. Winsper C; Marwaha S; Lereya ST et al. Clinical and psychosocial outcomes of borderline personality disorder in childhood and adolescence: a systematic review. Psychol Med, 2015;45(11):2237-51.
55. Chethik M. The borderline child. In: Noshpitz JD. The Basic Handbook of Child Psychiatry. vol.2. New York: Basic Books; 1979. p. 304-21.
56. Andrulonis PA; Glueck BC; Stroebel CF et al. Organic brain dysfunction and the borderline syndrome. Psychiat. Clin. North Amer. 1981;4(1):47-66.
57. Magallón-Neri E; González E; Canalda G et al. Prevalence and severity of categorical and dimensional personality disorders in adolescents with eating disorders. Eur Eat Disord Rev, 2014;22(3):176-84.
58. Osório LC. Abordagens psicoterápicas do adolescente. Porto Alegre:Editora Movimento; 1986.
59. Yen S; Frazier E; Hower H et al. Borderline personality disorder in transition age youth with bipolar disorder. Acta Psychiatr Scand, 2015;132(4):270-80.
60. Pec O; Bob P; Pec J et al. Psychodynamic day treatment program for borderline personality disorder: factors that predict outcome and dropout: An observational study. Medicine (Baltimore), 2021 Mar 19;100(11):e25186.
61. McManus M; Lerner H; Robbins D et al. Assessment of borderline symptomatology in hospitalized adolescents. J. Am. Acad. Child Adolesc. Psychiatry. 1984;23(6):685-94.
62. Gunderson JG; Kobb KE. Discriminating features of borderline patients. Am. J. Psychiatry. 1978;135:792-6.
63. Benazzi F. Borderline personality disorder and bipolar II disorder in private practice depressed outpatients. Comprehensive Psychiatry, 2000;41(2):106-10.
64. Storebo OJ; Simonsen E. Is ADHD an early stage in the development of borderline personality disorder? Nord J Psychiatry, 2014;68(5):289-95.
65. Ditrich I; Philipsen A; Matthies S. Borderline personality disorder (BPD) and attention deficit hyperactivity disorder (ADHD) revisited – a review-update on common grounds and subtle distinctions. Borderline Personal Disord Emot Dysregul, 2021 Jul 6;8(1):22.
66. Petti TA; Vela RM. Borderline disorders of childhood: an overview. J. Am. Acad. Child Adolesc. Psychiatry, 1990;29(3):327-37.
67. Bateman A; Fonagy P. 8-Year follow-up of patients treated for borderline personality disorder: mentalization-based treatment versus treatment as usual. The American Journal of Psychiatry, 2008; 165(5):631-8.
68. Cristea IA; Gentili C; Cotet CD et al. Efficacy of Psychotherapies for Borderline Personality Disorder: A Systematic Review and Meta-analysis. JAMA Psychiatry, 2017 Apr 1;74(4):319-328.
69. Robson KS. Borderline disorders. In: Lewis M. Child and Adolescent Psychiatry: A Comprehensive Textbook. Baltimore: Williams & Wilkins, 1991. p. 731-5.
70. Stoffers-Winterling J; Storebø OJ; Lieb K. Pharmacotherapy for Borderline Personality Disorder: an Update of Published; Unpublished and Ongoing Studies. Curr Psychiatry Rep, 2020 Jun 5;22(8):37.
71. Kancyper L. Resentimiento terminable e interminable: psicoanálisis y literatura. Buenos Aires: Lumen, 2010.

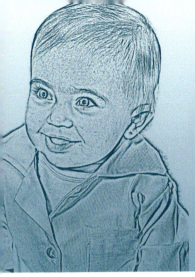

Capítulo 39

Reações de Ajustamento

Paulo Berél Sukiennik
Ana Lúcia Dieder
Ana Margareth Siqueira Bassols
Marília Pithan Pereira

Introdução

O desenvolvimento psicológico de uma criança ou de um adolescente é um processo dinâmico e contínuo. "Crescer" pode vir acompanhado de crises, desajustes e sofrimentos, além das conquistas e avanços de cada etapa evolutiva. No processo de avaliação da saúde mental de uma criança ou adolescente, deve-se ter domínio sobre as características e particularidades de cada fase do desenvolvimento.

Ao mesmo tempo, a associação entre a presença de estresse e psicopatologia é conhecida em Psiquiatria, sendo descrita pela nosologia como quadros psiquiátricos daí resultantes. As reações de um indivíduo submetido a um trauma variam, e o estágio do desenvolvimento em que ele se encontra dá características especiais ao quadro apresentado.

> "... É no decorrer de processos críticos, traumáticos, que muitas patologias latentes emergem ou se instalam em consequência da ruptura da capacidade psíquica de continência das emoções. Nas crianças e adolescentes, pelas características de vulnerabilidade egoica, inerentes ao seu desenvolvimento, os riscos de ruptura desse equilíbrio se acentuam."[1]

Nessa faixa etária, os transtornos de adaptação associados ao estresse ocorrem com frequência. Já foram considerados como um diagnóstico "saco de gatos" (*wastebasket*) para qualquer grupo de sintomas clínicos associados a estressores ou trauma.[2,3] Atualmente, a 5ª edição do *Manual diagnóstico e estatístico de transtornos mentais* (DSM-5)[4] procurou especificar os critérios diagnósticos, especialmente quanto às características do evento estressor que deve ser identificado para a presença do diagnóstico. O estressor pode ser um único evento ou pode haver múltiplos estressores, que podem ser recorrentes ou contínuos, afetando um único indivíduo, uma família e até uma comunidade. Alguns estressores podem acompanhar eventos específicos do desenvolvimento, como ir para a escola, deixar a casa dos pais, casar-se, tornar-se pai/mãe, entre outros. Nessas circunstâncias, espera-se um padrão de reações sociais e culturalmente adaptadas. No entanto, ocorrem comumente eventos que rompem a capacidade de determinados indivíduos de responder ao estresse, sendo deflagrado um quadro sintomático fora do esperado para a normalidade.[5]

Nem todo evento estressor gera transtorno de adaptação. Deve-se atentar para a magnitude do sofrimento causado, que deve exceder o que se esperaria normalmente ou quando houver prejuízo funcional decorrente deste. A natureza, o significado e a vivência dos estressores podem variar entre as diferentes culturas. Sua utilização não deve desconsiderar outros diagnósticos mais precisos e específicos, a fim de possibilitar a escolha do tratamento mais adequado para cada caso.[4,6]

Por definição, a perturbação nos transtornos de adaptação começa em até 3 meses do início de um estressor e e não dura mais do que 6 meses depois que o estressor e suas consequências cederam. Se o estressor e suas consequências persistirem, o transtorno de adaptação pode manter-se presente e evoluir para a forma persistente. Quando os sintomas apresentados contemplam os critérios para outro transtorno específico de Eixo I, este deve ser apontado como diagnóstico. No entanto, quando um estressor desencadeante é identificado, o diagnóstico de transtorno de adaptação pode ser mais apropriado do que os demais.[4]

Considerações gerais

O transtorno de adaptação pertence a um grupo diagnóstico caracterizado pelo surgimento de um sintoma de ordem emocional ou comportamental como resposta a um estressor identificável. Na faixa etária estudada, os eventos estressores mais comumente associados a transtorno de adaptação são: problemas acadêmicos; morte dos pais, de amigos, de colegas ou de companheiros; desastres naturais; novas organizações familiares; gravidez na adolescência; violência urbana; participação em guerras; trabalho infantil; abuso psicológico; *bullying*; acidente de trânsito; mudança de escola; nascimento de irmãos; troca de babá; crises financeiras; crianças perdidas; perdas recentes ou antecipadas; doenças terminais na própria pessoa ou em pais ou companheiros.[4]

O diagnóstico de transtorno de ajustamento historicamente foi considerado uma "categoria marginal ou transitória",[7] além de vaga e inespecífica. Evoluiu desde o DSM-I (1952), quando era considerado um transtorno de personalidade situacional transitório, para o DSM-II (1968), como um transtorno situacional transitório. No DSM-III (1980), foi introduzido o termo "transtorno de ajustamento" e, desde então, o conceito vem sendo refinado ao longo dos anos. Juntamente com o transtorno de estresse agudo e com o transtorno de estresse pós-traumático, o transtorno de adaptação requer a ocorrência de um evento estressor prévio ao estabelecimento do quadro clínico para que seja firmado o diagnóstico.[5]

A partir do DSM-5,[4] foi incluído sob a denominação "transtorno de adaptação nos transtornos relacionados a trauma e estressores", junto com transtorno de apego reativo, transtorno de interação social desinibida, transtorno de estresse pós-traumático, transtorno de estresse agudo.

Epidemiologia

Os estudos sobre o estresse emocional no Brasil têm se multiplicado com grande rapidez. Entre eles, encontram-se principalmente: pesquisas realizadas dentro de instituições de ensino; pesquisas implementadas por organizações não universitárias; ações empresariais que envolvem levantamento do índice de estresse entre funcionários; pesquisas de populações não clínicas; pesquisas com populações clínicas; e atendimentos clínicos.

Essas fontes principais de informações podem ser acessadas por meio de publicações em anais de congresso, artigos publicados em revistas científicas, livros, comunicações em congressos e trabalhos de metanálise. Esses trabalhos têm possibilitado entender de modo mais profundo as consequências do estresse emocional na população brasileira. O índice de estresse em São Paulo era, em 1996, de 32% conforme demonstrado em uma pesquisa com 1.818 pessoas que transitavam pelo aeroporto de Cumbica e no Conjunto Nacional e que se prontificaram a responder ao Inventário de Sintomas informatizado.[9]

Da amostra com estresse encontrada (32% dos entrevistados), 13% eram homens e 19% mulheres. Essa pesquisa foi a primeira em nosso meio a indicar que mulheres apresentam mais estresse do que homens. Esse índice foi encontrado também, no mesmo ano, no Rio de Janeiro, Rio Grande do Sul, Paraíba e em Mato Grosso do Sul.

Em 2001, pesquisas também não clínicas com 619 pessoas, na cidade de São Paulo, demonstram um índice de 21% de estresse entre os homens e 41% entre as mulheres, mais uma vez mostrando maior índice para o sexo feminino. Esse índice de estresse em ambos os sexos sofreu um acréscimo comparado com os índices dos anos anteriores conforme mostrou uma pesquisa realizada pelo Centro Psicológico de Controle do Stress, em janeiro de 2004, com 917 adultos (601 homens e 314 mulheres), funcionários de escritório de várias empresas da cidade de São Paulo, que não ocupavam cargos de chefia e que aceitaram passar por uma avaliação. Verificou-se que 40% do total dos entrevistados tinham sintomas de estresse, sendo 228 homens (38%) e 145 mulheres (46%).

A área em que o estresse emocional tem sido mais estudado no Brasil é a que tenta averiguar a contribuição do fator estresse para o adoecer, buscando alternativas para o tratamento e a prevenção do estresse excessivo como uma estratégia para redução do risco envolvido em uma série de doenças.[10]

Dados de prevalência norte-americanos sugerem que o transtorno de ajustamento é aparentemente comum em crianças e adolescentes, supondo-se que 34,4% dos adolescentes admitidos em internações psiquiátricas sejam acometidos por esse transtorno.[3,4] Um estudo com 92 crianças que receberam o diagnóstico de diabetes *mellitus* insulino-dependente apontou que 36% delas desenvolveram transtorno de adaptação durante o período de 6 meses em que receberam acompanhamento médico.[3]

Atribui-se a escassez dos dados de prevalência encontrados atualmente à ausência de instrumentos de avaliação acurados para a detecção do transtorno de adaptação nessa população. Desse modo, as informações epidemiológicas ainda são limitadas, sendo provável que ocorra mais comumente entre crianças oriundas de lares desorganizados e violentos e de comunidades periféricas das grandes cidades.[8,11]

Etiologia

O transtorno de adaptação já foi alvo de críticas na literatura, por esta considerar, em seus critérios diagnósticos, um fator estressor identificável como implicado na etiologia do quadro clínico e, em especial, por estabelecer a necessidade de uma relação linear de causalidade entre esse fator estressor e o desenvolvimento de um complexo de sintomas.

É necessário ter-se em mente que o significado do evento estressor para um mesmo indivíduo pode se modificar ao longo do tempo de exposição deste àquele. Todas essas considerações tornam variável a avaliação clínica do que é ou não esperado e adequado perante determinada experiência.

Apesar da heterogeneidade desse transtorno, em que a definição está vinculada à presença de um evento estressor e não somente aos sintomas apresentados, sabe-se que ocorre aparentemente com mais frequência nos indivíduos portadores de risco para outras psicopatologias. Características neurobiológicas que promovem a ativação do sistema noradrenérgico e do eixo hipotálamo-hipófise-adrenal, com elevação dos níveis de cortisol plasmático diante do estresse, foram associadas ao desenvolvimento do transtorno de adaptação, assim como de transtorno de estresse pós-traumático e de transtorno de ansiedade.[3,5]

Os fatores de risco para o desenvolvimento desse transtorno incluem a exposição precoce a experiências traumáticas. São descritas como fatores predisponentes as rupturas na unidade familiar e a necessidade de contínua adaptação das crianças às novas constituições familiares (p. ex., convívio com padrastos, madrastas, meios-irmãos). A incidência desse transtorno é maior em crianças filhas de pais divorciados, que vivem experiência estressante subsequente ao divórcio, independentemente do tipo de estressor. A morte de um dos pais ou irmãos também predispõe as crianças ao transtorno de ajustamento, e altas taxas de risco de suicídio foram descritas após o falecimento de um dos pais. Doenças clínicas graves em si mesmo ou em familiar próximo, assim como hospitalizações frequentes ou prolongadas, constituem outro fator a ser considerado desencadeante, muito mais que predisponente, para o desenvolvimento do transtorno.

Outro aspecto relevante e atual diz respeito à questão do convívio com as diferenças, como variações da sexualidade, peso, cor, classe social, religião, entre outras. Na sociedade contemporânea, faz-se necessário considerar a perda da individualidade e da privacidade em prol de uma exigência de "viver" como um grupo. Por exemplo, ter bens de consumo, fazer viagens, participar de *sites* de relacionamento, gostar de futebol, fazer parte da mesma "tribo".

As crianças e os adolescentes pertencentes a populações de imigrantes[12] podem estar sob maior risco de desenvolver o transtorno de adaptação. Esse grupo é especialmente suscetível, pois experimentam diversas mudanças simultaneamente em suas vidas: estão longe de sua família extensiva em um contexto cultural distinto, sob novas expectativas de desempenho, outra linguagem e novos padrões sociais e cognitivos.[5] Ainda devem ser citados os desastres naturais como determinantes de risco para a eclosão desse transtorno.[5]

O tipo de trauma sofrido pela criança ou adolescente é, sem dúvida, de fundamental importância para o aparecimento dessa psicopatologia. Contudo, cada indivíduo tem uma vulnerabilidade específica e reage de maneira distinta quando exposto a determinado fator estressante. Quanto mais grave, mais provável será o aparecimento do distúrbio. Por vezes, determinada situação pode parecer de menor importância, tomando, entretanto, proporções traumáticas para a criança. O meio mais ou menos acolhedor pode atenuar ou incrementar a vivência da situação traumática, vindo a modificar sua evolução. Além disso, quanto mais crônico ou recorrente o estressor, maior a probabilidade de se desenvolver esse quadro.

O estudo da vulnerabilidade de cada criança e adolescente é fundamental e inclui a interação de fatores intrínsecos e extrínsecos. Os primeiros referem-se ao grau de maturação, idade, sexo, saúde mental ou presença de comorbidades psiquiátricas,[6] desenvolvimento egoico e capacidade intelectual. Já os fatores extrínsecos dizem respeito à estrutura social e familiar em que vivem os indivíduos (nível de instrução, características culturais e religiosas, qualidade do vínculo com os cuidadores primários e apoio emocional). Quanto mais desfavorável é a combinação desses fatores, e quanto mais grave o fator desencadeante, maior a probabilidade da eclosão dessa psicopatologia.[12] Além disso, é relevante considerar que um mesmo fator (intrínseco ou extrínseco) pode, em determinado contexto, aumentar a suscetibilidade da criança para desenvolver esse transtorno, assim como pode diminuí-la em ocasião distinta.[5]

A compreensão da dinâmica que embasa esses processos obedece à equação etiológica de Freud, em *Teoria geral das neuroses* (1917), segundo a qual vários ingredientes contribuem para o desenvolvimento infantil e acabam por determinar a saúde ou a doença mental do indivíduo.[13] Os psicanalistas são unânimes em afirmar que a qualidade do desenvolvimento é determinante para que se configure uma doença. As causas das "neuroses" estão relacionadas às experiências prévias do indivíduo, constituídas de sua disposição inata somada às "pulsões", que, por sua vez, são despertadas e postas em atividade pelas vivências externas primitivas, aliadas a um fator desencadeante – a experiência causal traumática. O trauma a que se refere poderá ser externo ou resultante de vivências repetitivas que, insidiosamente, formarão um padrão de relacionamento patológico.

Fatores desencadeantes

O desenvolvimento da criança e do adolescente deve ser encarado sob diversos aspectos como o biológico, o afetivo, o intelectual, o sexual, e o social, segundo Assumpção Junior e Kuczynski (2019).[14] Os autores concluem que a forma que a criança responde aos estímulos ambientais se processa de maneira global e indiferenciada. Quanto menor a idade cronológica, maiores as possibilidades de influência biológica, sendo sua resposta dependente da idade, caracterizando-se a patoplastia, e seu prognóstico será pior conforme a precocidade da ocorrência do problema. Considerando-se, então, a doença mental na infância e na adolescência, somos obrigados a pensar em fatores predisponentes (vulnerabilidade biológica, características da personalidade, primeiras experiências vividas, resposta individual ao estresse e influências socioculturais); fatores precipitantes (acontecimentos estressantes e os estímulos que ocasionam respostas emocionais desagradáveis); fatores perpetuadores (estressores permanentes); e fatores protetores (atributos de cada um relativos à adaptabilidade, além de apoio do meio).

Apesar de um conhecimento extenso e divulgado pelas mídias sobre as medidas protetivas dos menores, a sociedade continua a ter dificuldades em construir fatores de proteção.[14]

Os cuidadores desempenham um papel fundamental tanto na percepção dos eventos traumáticos, estressores ou desencadeantes, como na sua solução.[14]

O estresse caracteriza-se como um conjunto de reações que se observa em alguns pacientes na forma de resposta inespecífica a uma solicitação ambiental. Portanto, podemos pensar a criança exposta a traumas ligada a falhas ambientais pelo não suprimento de suas necessidades físicas e afetivas. A reação pode caracterizar-se por ansiedade e depressão além de resposta somática. Portanto, a questão da ansiedade em função dos fatores estressantes deve ser diferenciada da ansiedade normal de desenvolvimento.[14]

Uma vez que os fatores potencialmente desencadeantes dos eventos adaptativos são presentes, em geral, na vida de qualquer ser humano, podemos estabelecer que a vivência cotidiana desses fatores pela criança se relaciona também ao grau de resiliência de cada criança. Entretanto, alguns fatores precipitantes podem ser extremamente marcantes, de forma que reações não passíveis de serem solucionadas e absorvidas pela criança sem danos, caracterizam o trauma e o estresse como enfermidades gritantes.[14]

Frequentemente, o conceito de estresse é confundido com o de ansiedade ou depressão. Entretanto, a ideia de eventos estressores vem ganhando cada vez mais importância e são relacionados a agentes externos. Estudos a partir da década de 1980 vêm procurando estabelecer relação entre doenças somáticas e a presença de fatores desencadeantes agudos ou crônicos, além de propor que uma série de fatores de cunho genético e comportamental estejam envolvidos em sua expressão.[15]

Desde 2020, lidamos com vários fatores estressores ligados à pandemia da covid-19. A angústia gerada com as limitações impostas pela pandemia e o risco de morte geraram um grande esforço mental de todas as faixas etárias, enfrentando um trauma coletivo. As mudanças de paradigmas sociais, escolares e de comunicação podem ser vividas como estressores desencadeantes de transtornos emocionais nos quais a fronteira diagnóstica pode ser mal definida. A pandemia adoeceu mentalmente a sociedade, apesar de ter revelado o melhor e o pior do ser humano e da sua capacidade de resolver problemas, resgatando a resiliência de cada um.

Os transtornos de ajustamento também podem acometer profissionais de saúde pela avalanche de fatores reais externos vividos como traumáticos. O importar-se com o outro, em uma postura altruísta tão almejada e necessária também pode abrir caminho para a fragilização pelo sofrimento gerado pela empatia com a dor alheia.

Quadro clínico

As descrições do transtorno de adaptação nos sistemas classificatórios do DSM-5 e a 11ª edição da *Classificação internacional das doenças* (CID-11) permitem que o diagnóstico englobe uma grande variedade de sintomas, na medida em que são excessivos quanto à reação esperada ao estresse ou resultam em um funcionamento prejudicado.[16,17] Em um mesmo paciente, a apresentação pode mudar ao longo do tempo ou mesmo representar um exagero de traços prévios da personalidade. Crianças com esse diagnóstico podem ter uma vulnerabilidade maior para doenças psiquiátricas na vida tardia.[18]

Andreasen e Hoenk ressaltam que a presença desse diagnóstico pode ocasionar um pior prognóstico para crianças e adolescentes. Seu estudo sobre o valor preditivo do transtorno de ajustamento encontrou, após 5 anos de *follow-up* de pacientes inicialmente diagnosticados com esse transtorno, que somente 44% dos adolescentes estavam bem do ponto de vista psiquiátrico e 50% já tinham recebido outro diagnóstico; ao passo que 71% dos pacientes adultos estavam bem após o tempo total do estudo.[19]

Portzky et al., em um estudo retrospectivo de uma pequena amostra de adolescentes vítimas de suicídio, publicado em 2005, evidenciaram que a progressão do processo de suicídio (desde a ideação suicida, o planejamento, a comunicação a outras pessoas até a tentativa de suicídio em si) foi significativamente mais curta e rápida entre os adolescentes com diagnóstico de transtorno de adaptação quando comparada a outros casos com diagnósticos diferentes.[20]

Os sintomas depressivos são os mais frequentemente associados ao curso desse transtorno, sendo, então, denominado "transtorno de adaptação com humor deprimido". Em relação aos adolescentes, as comorbidades psiquiátricas mais frequentes são os transtornos depressivos, de conduta e o de abuso de álcool e outras substâncias psicoativas, estando os quadros que cursam com sintomas depressivos mais associados a risco de suicídio.[5]

No DSM-5, os critérios diagnósticos para o transtorno de adaptação são os seguintes:

a) Desenvolvimento de sintomas emocionais ou comportamentais em resposta a um estressor (ou múltiplos estressores), ocorrendo dentro de 3 meses após o início do estressor (ou estressores).
b) Esses sintomas ou comportamentos são clinicamente significativos, conforme evidenciado por um ou mais dos seguintes aspectos:
   1. Sofrimento intenso, desproporcional à gravidade ou intensidade de estressor, considerando-se o contexto cultural e os fatores culturais que poderiam influenciar a gravidade e a apresentação dos sintomas.
   2. Prejuízo significativo no funcionamento social, profissional ou em outras áreas da vida do indivíduo.
c) A perturbação relacionada ao estresse não satisfaz os critérios de outro transtorno mental e não é meramente uma exacerbação de um transtorno mental preexistente.
d) Os sintomas não representam luto normal.
e) Uma vez que o estressor ou suas consequências tenham cedido, os sintomas não persistem por mais de 6 meses.

Atualmente, são descritos nesse sistema classificatório seis subtipos de transtornos de adaptação: com humor deprimido; com ansiedade; com misto de ansiedade e depressão; com perturbação da conduta; com perturbação mista das emoções e da conduta; e não especificado.[4]

A CID-10[17] subdivide os transtornos de ajustamento (CID F43.2) em sete categorias: reação mista com ansiedade e depressão; com perturbação predominante de outras emoções; com perturbação predominante de conduta; com perturbação mista de emoções e conduta; e com outros sintomas predominantes especificados, reação depressiva leve (F43.20) e reação depressiva prolongada (F43.21). Embora esta categoria dos Transtornos de Ajustamento seja utilizada independentemente da idade do paciente, devem-se seguir algumas rotinas quando se utiliza o diagnóstico na infância. Por exemplo: a subcategoria "com perturbação predominante de outras emoções" deve ser utilizada para crianças regressivas, que voltam a urinar na cama ou a chupar o dedo.

Cabe ressaltar que esse transtorno também pode ser diagnosticado nas crianças de 0 a 3 anos, de acordo com o DC:0-3R, que apresenta critérios diagnósticos semelhantes aos dos demais sistemas classificatórios, diferindo apenas no que se refere ao tempo de apresentação dos sintomas a partir da ocorrência do agente estressor (1 mês) e o tempo de persistência dos sintomas (mais de 2 semanas).[21]

Na CID-11, esse transtorno trata-se de uma reação desadaptativa a um estressor psicossocial identificável ou vários estressores (p. ex., divórcio, doença ou deficiência, problemas socioeconômicos, conflitos em casa ou no trabalho) que geralmente surge dentro de 1 mês após o estressor. O transtorno é caracterizado pela preocupação com o estressor ou suas consequências, incluindo preocupação excessiva, pensamentos recorrentes e angustiantes sobre o estressor, ou ruminação constante sobre suas implicações, bem como pela incapacidade de adaptação ao estressor que causa prejuízo significativo no âmbito pessoal, familiar, social, educacional, ocupacional ou outras áreas importantes do funcionamento. Os sintomas não são de especificidade ou de gravidade suficiente para justificar o diagnóstico de outro transtorno mental e comportamental e geralmente desaparecem em 6 meses, a menos que o estressor persista por um período mais longo. Devem ser excluídos os transtornos de ansiedade de separação da infância, depressivo recorrente, depressivo de episódio único, de luto prolongado, de luto descomplicado, além do *burn-out* e da reação de estresse agudo.[8]

Tratamento e prevenção

O tratamento dessa condição requer olhar atento para a natureza e a severidade dos sintomas apresentados, com a devida consideração aos fatores de risco associados ao pior prognóstico, como um funcionamento pré-mórbido prejudicado e a persistência dos estressores. É essencial considerar o tipo de trauma sofrido pelo paciente, compreendendo o significado do estressor para cada indivíduo e sua associação ao quadro clínico atual.[3]

Deve-se prestar atenção aos vários subtipos do transtorno de adaptação citados no DSM-5 para planejar a estratégia terapêutica. O tratamento pode concentrar-se, ao menos inicialmente, em um foco, dependendo do quadro apresentado por cada paciente. Nos casos acompanhados de depressão, por exemplo, são tratados os sentimentos ligados à sensação de impotência, desvalia, tendência ao choro e o humor deprimido.

Nos casos associados à ansiedade, o foco posiciona-se em nervosismo, preocupação, inquietude e/ou medo da separação das figuras de vinculação. Nos casos em que há uma combinação de depressão e ansiedade, ou nos casos associados a uma perturbação da conduta, o foco inicial do tratamento se altera para lidar com o ponto de urgência de cada caso e para a proteção do paciente.

Outro aspecto importante a ser ressaltado é que, somado às várias formas como os jovens podem reagir a determinados traumas, o contexto da bagagem cultural do indivíduo deve ser levado em conta, no momento de se fazer um julgamento clínico para se decidir se a resposta do indivíduo ao estressor é desadaptada ou se o sofrimento associado excede aquele que poderia ser esperado. A natureza, o significado e o modo de vivenciar os estressores e de avaliar a resposta a eles podem variar entre as culturas.

Há uma infinita variedade de traumas que a pessoa pode sofrer para se ajustar.[22] Woolston ressalta a dificuldade resultante de entender essa experiência, já que não se sabe ao certo por que o mesmo trauma pode afetar minimamente uma pessoa e ser tão devastador para outra. Em seu estudo, Woolston enfatiza a importância da visão teórica com base em um modelo de sequência de desenvolvimento da pessoa atingida, diferente de um modelo estático. Ou seja, devem-se averiguar o estado pré-traumático e o ambiente social, além da natureza do trauma e do estado pós-traumático e do episódio traumático em si.[22]

O sucesso da intervenção terapêutica requer triagem e avaliação dos pacientes de risco. As estratégias de intervenção focalizam o paciente e sua família, bem como a diminuição das influências adversas sobre a recuperação. Os objetivos a curto prazo incluem a prevenção de comportamento pós-traumático de risco (imprudência, violência, atos autodestrutivos). O objetivo a longo prazo inclui a prevenção da interferência traumática no desenvolvimento normal da criança e o tratamento de quaisquer desajustamentos resultantes.[23]

As intervenções terapêuticas possíveis para o transtorno de ajustamento são: psicoterapia psicodinâmica; psicoterapia cognitivo-comportamental; interpessoal; ou de apoio.[3,5] Dessas modalidades, uma das mais utilizadas é a psicoterapia de orientação analítica. Ela pode ser breve e focal ou sistemática, conforme o caso. Em muitas situações, o paciente ou os familiares inicialmente procuram ajuda para resolver determinada situação (existe um foco), mas ao longo do tratamento dão-se conta de que têm muitos outros aspectos a tratar, como traços pré-mórbidos ou o funcionamento neurótico. Nesses casos, opta-se pela psicoterapia sistemática que não prevê data provável de término. Raramente são indicados tratamentos institucionais, como ambientoterapia ou internação psiquiátrica, a não ser que outras comorbidades ou situações graves acompanhem essa condição.

Não há indicação mandatória para o uso de psicofármacos nesse transtorno. Entretanto, a experiência clínica mostra que é possível a prescrição de medicamentos específicos na presença de algum sintoma-alvo de significativa relevância ou que esteja impondo limitações e acentuado sofrimento ao paciente (ansiedade e depressão).[3,5,24]

Ilustração clínica
Primeiro caso

M, 6 anos, apresenta quadro de agressividade e recusa escolar há 4 meses. Desde então, apresenta-se regressiva (passou a dormir na cama com os pais, falar como bebê e querer chupar "bico"), com quadro de agressividade dirigida, principalmente ao sobrinho de 3 anos (arranhou com as unhas as costas do menino até estas sangrarem), e recusa escolar, após já ter frequentado a pré-escola por 1 ano sem problemas.

Aos 2 anos e meio, M recebeu o diagnóstico de leucemia linfocítica aguda, tendo sido submetida a várias hospitalizações e sessões de quimioterapia. Há 6 meses, o tratamento foi concluído e a equipe médica encontrava-se muito otimista quanto ao bom prognóstico clínico, informando à família que a menina poderia ter uma vida normal, sem limitações.

A avaliação psiquiátrica indicou tratamento psicoterápico de orientação analítica, com o objetivo de auxiliar a paciente e sua família a lidarem com a ansiedade que surgiu no momento do diagnóstico e que possivelmente fora mantida reprimida como forma de enfrentamento no momento do estresse agudo. A nova realidade da cura da doença clínica foi vivenciada como um estressor atual e parece ter contribuído para que os mecanismos de defesa até então utilizados fossem modificados, permitindo o surgimento de ansiedade expressa por meio dos sintomas. Assim, nesse momento, foi considerado o diagnóstico de transtorno de ajustamento. Cabe ressaltar a dificuldade diagnóstica, tendo sido pensadas também ansiedade de separação, fobia específica e depressão, que foram excluídas com a evolução do atendimento.

Nas sessões, a menina relatava sonhos com "bruxas enormes e pretas" que vinham no telhado de sua casa para pegá-la e levá-la para um local muito distante, assim como "diabos horrorosos" com quem travava lutas homéricas. O material foi interpretado como relacionado ao seu medo da morte por uma doença tão grave (a leucemia aos 2 anos de idade) e sua sensação de incapacidade diante da vida. Foi trabalhado no tratamento que teria todas as condições para viver uma vida normal, o que se expressou na possibilidade de trazer, para as sessões, material de cunho edípico e no seu comportamento mais feminino, podendo agora enfrentar as questões da rivalidade com a mãe-bruxa que a ameaçava. Assim como a filha, a mãe também se encontrava muito incapacitada para a vida pela doença da filha caçula e a culpa que isso lhe ocasionava. Os sintomas cederam lentamente e, após 9 meses de tratamento, M estava frequentando com sucesso a 1ª série do ensino fundamental, retomando o desenvolvimento de acordo com o esperado para a sua faixa etária, atingindo os objetivos propostos.

Segundo caso[25]

K, de 10 anos, é trazido por sua mãe para uma avaliação psiquiátrica, que tem recebido queixas da escola quanto ao comportamento desatento do filho. A mãe observou que ele vem apresentando crises de choro sem razão aparente, perda de apetite, assim como tem estado mais irritável e agressivo diante de frustrações. Ultimamente também tem desafiado os limites impostos pelos adultos, o que não costumava ocorrer.

K e sua irmã gêmea nasceram em um país do Oriente Médio e mudaram-se para o Brasil aos 3 anos de idade, juntamente com seus pais. A família passou a morar no estado A, na casa dos avós paternos, que já residiam no Brasil. No mesmo condomínio, moravam os tios paternos, com suas famílias, em condições socioeconômicas razoáveis.

A família habitava um bairro caracterizado pela grande concentração de descendentes de imigrantes, com os quais mantinha estreito contato social e religioso. As crianças frequentavam uma escola particular para descendentes daqueles países.

O pai do menino era portador de uma doença cardíaca grave e limitante, que se agravou ao longo dos anos, culminando na necessidade de realizar um transplante de coração. Em função disso, o pai de K foi encaminhado para um serviço de referência em transplante cardíaco no estado B. Desse modo, os pais do menino mudaram-se abruptamente para esse estado, deixando os filhos sob os cuidados dos avós paternos por 8 meses. Durante esse período, as crianças referiam sentir saudade dos pais, mas mantiveram o bom aproveitamento escolar prévio e continuaram inseridas em suas atividades religiosas e sociais dentro da comunidade.

Após esse período, os avós paternos e as crianças mudaram-se para o estado B, com o objetivo de reunir a família e proporcionar a manutenção do adequado acompanhamento médico para o pai do menino. Marcantes modificações na rotina de vida das crianças foram novamente introduzidas: elas iniciaram o ano letivo em uma escola pública, passaram a residir em um apartamento de um dormitório, junto aos pais e avós, estavam distantes de sua família extensiva e sem contato com sua cultura de origem, além de passarem por problemas financeiros.

Diante desse quadro, o menino passou a apresentar dificuldades crescentes e piora no seu desempenho escolar, estando desatento e pouco participativo em sala de aula. Também apresentou problemas no relacionamento com a família, não aceitando limites e desafiando com desrespeito a mãe e os avós. A avaliação psiquiátrica indicou o tratamento de psicoterapia de orientação psicanalítica para o menino a fim de auxiliá-lo a lidar com seus conflitos, fantasias e ansiedades diante da doença e da ameaça de perda do pai, assim como com as inúmeras modificações em seu estilo de vida, ambiente e contexto cultural. Com essa modalidade, a família da criança também foi orientada e acolhida, sentindo-se amparada e mais capaz de compreender e lidar com o menino durante esse período.

Terceiro caso

I, 14 anos, reside com o pai que tem 62 anos. Os pais são separados e a mãe reside na mesma cidade, mas tem pouca participação na vida de I. A avó materna mora próximo à casa de I e é muito participativa no dia a dia de I. Com a pandemia de covid-19, I não pôde mais ir à escola e nem ter contato com a avó. Passou a ficar muito isolada em seu quarto, assistindo às aulas *online* enquanto seu pai ficava isolado no escritório da casa, trabalhando. Gradativamente, I perdeu contato com os colegas e com a avó e também não se encontrou mais com a mãe. O pai preocupava-se muito com a possibilidade de contaminar-se pelo vírus e adoecer gravemente, o mesmo podendo acontecer com a avó. O medo passou a nortear os dias desta família.

Quando houve a possibilidade de retornar para as aulas presenciais, I não conseguiu ir ao colégio. Estava com a rotina muito alterada, dormindo muito tarde e acordando também tarde, perdendo muitas aulas. Preocupava-se muito com sua aparência, com as mudanças que sofrera neste período de isolamento e porque não poderia voltar tão diferente para o convívio da escola.

Houve a evolução para a obrigatoriedade do retorno e I não conseguiu retornar para escola. Tinha medo de tudo e muita ansiedade, ficando paralisada. Apesar de ser muito inteligente, existia a possibilidade de reprovação.

I iniciou psicoterapia de forma *online* e foi adotado o ensino domiciliar, pelo qual recebia tarefas para fazer em casa e, posteriormente, encaminhava-as à escola para avaliação.

I continua em psicoterapia e o objetivo é que possa voltar para aulas presenciais no início do próximo ano letivo.

Considerações finais

O transtorno de adaptação na infância e na adolescência é determinado por inúmeras variáveis, nem sempre valorizadas ao se utilizarem os critérios diagnósticos nosográficos atuais. Múltiplos são os avanços no conhecimento dos fatores interacionais e transacionais complexos envolvidos. Assim como para adultos, para o diagnóstico foi necessária a identificação de um evento percebido como estressante. No entanto, aos critérios aplicados, deve-se sempre observar as características inerentes à fase do desenvolvimento em que aquela criança ou adolescente se encontram.

Os autores ressaltam que o diagnóstico de transtorno de adaptação na infância e na adolescência deve valorizar a contextualização dos sintomas dentro de um espectro que considere o trauma, a vivência do trauma, a família, o ambiente, a cultura e o grau de adaptação. A compreensão desses fatores propiciará uma maior efetividade no diagnóstico e na abordagem terapêutica.

Referências bibliográficas

1. Levisky DL. Violência e transtorno de estresse pós-traumático em crianças e adolescentes. *In:* Fichtner N (ed.). Transtornos mentais da infância e da adolescência. Porto Alegre: Artes Médicas, 1997. p. 152.
2. Strain JJ; Newcorn J; Wolf D et al. Considering changes in adjustment disorder. Hosp Community Psychiatry 1993; 44:13.
3. Katzman JW; Tomori O. Adjustment disorder. *In:* Kaplan & Sadock. Comprehensive Textbook of Psychiatry. 8. ed., v. 2. Philadelphia: Lippincott Williams & Wilkins; 2009. p. 2055-62.
4. American Psychiatric Association. Diagnostic and Statistical Manual of Mental Disorders (DSM-5). Washington. American Psychiatric Press, 2012-13.
5. Ebert MH; Loosen PT; Nurcombe B et al. Current diagnosis and treatment: Psychiatry. 2. ed. New York: McGraw-Hill, 2008. Cap. 29.

6. Kaplow JB; Layne CM; Pynoos RS et al. DSM-5 diagnostic criteria for bereavement-related disorders in children and adolescents: developmental considerations. Psychiatry 2012;75(3):243-66.
7. Carta MG; Balestrieri M; Murru A et al. Adjustment disorder: epidemiology; diagnosis and treatment – Review. Clinical Practice and Epidemiology in Mental Health 2009; 5:15.
8. WHO. 6B44 Reactive attachment disorder *In:* ICD-11 International Classification of Diseases for Mortality and morbidity Statistics – Eleven Revision – World Health Organization. Acesso em: 19/01/2022. Disponível em: https://icd.who.int/browse11/l-m/en#/http%3a%2f%2fid.who.int%2ficd%2fentity%2f264310751.
9. Lipp MEN; Pereira IC; Floksztrumpf C et al. Diferenças em nível de stress entre homens e mulheres na Cidade de São Paulo. *In:* Anais do I Simpósio sobre Stress e suas Implicações. PUC-Campinas, 1996.
10. Lipp MEN. Transtorno de adaptação. Bol. Acad. Paul. Psicol. 2007 jun.; 27(1):72-82.
11. Fabrega H; Mezzich JE; Mezzich AC. Adjustment disorder as a marginal or transitional illness category in DSM-III. Arch Gen Psychiatry 1987; 44:576.
12. Sleijpen M; Boeije HR; Kleber RJ et al. Between power and powerlessness:a meta-ethnography of sources of resilience in young refugees. Ethn Health 2016;21(2):158-80.
13. Freud S. Teoria Geral das Neuroses. Standard Brasileira. v. 16. Rio de Janeiro: Imago, 1976.
14. Assumpção Jr. FB et al. Situações Psicossociais na Infância e Adolescência. 2. ed. Rio de Janeiro: Atheneu, 2019.
15. McEwen BS. Stressful experience; brain; and emotions: developmental; genetic; and hormonal influences. *In:* Gazzaniga MS (ed.). The Cognitive Neurosciences. Cambridge; MA: MIT Press, 1995. p. 1117-1135.
16. American Psychiatric Association. Diagnostic and Statistical Manual of Mental Disorders (DSM-IV). 4. ed. Washington: American Psychiatric Press, 2003.
17. Organização Mundial da Saúde. Classificação dos Transtornos Mentais e do Comportamento da CID-10: Descrições Clínicas e Diretrizes Diagnósticas. Porto Alegre: Artes Médicas, 1993.
18. Kovács M et al. Criterion and predictive validity of the diagnosis of adjustment disorder: A prospective study of youths with new-onset insulin-dependent diabetes mellitus. Am J Psychiatry 1995; 152:4.
19. Andreasen NC; Hoenk PR. The predictive value of adjustment disorders: a follow-up study. Am J Psychiatry 1982; 139:584.
20. Portzky G; Audenaert K; van Heeringen K. Adjustment disorder and the course of the suicidal process in adolescents. J Affective Disord 2005; 265-70.
21. Zero to Three. Diagnostic Classification of Mental Health and Developmental Disorders of Infancy and Early Childhood:Revised Edition (DC:0-3R). Washington; DC: Zero to Three Press; 2005.
22. Woolston JL. Theoretical considerations of the adjustment disorders Am Acad Child Adolesc Psychiatry 1988, 27:280-87.
23. Pynnos RS. Transtorno de estresse pós-traumático em crianças e adolescentes. *In:* Garfinkel B; Carlson G. Transtornos psiquiátricos na infância e adolescência. Porto Alegre: Artes Médicas; 1992.
24. Bottero K; Geller B. Disorders; symptoms and their pharmacotherapy. *In:* Werry JS; Aman MG (ed.). Practitioner's Guide to Psychoactive Drugs for Children and Adolescents. New York and London: Plennum Medical Book Company, 1999. p. 183-2009.
25. Sukiennik PB; Bassols AMS; Dieder AL et al. Reações de ajustamento. *In:* Assumpção Jr. FB; Kuczynski E. (org.). Tratado de psiquiatria da infância e adolescência. 2. ed. Rio de Janeiro: Atheneu, 2012. p. 1029.

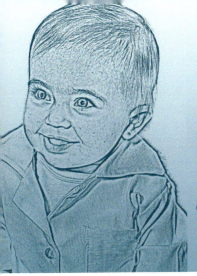

Capítulo 40

Suicídio e Tentativa de Suicídio na Infância e na Adolescência

Paola Ribas Gonzalez da Rocha

Introdução

Ao se avaliar o comportamento suicida, deve-se levar em consideração qualquer ação por meio da qual o indivíduo cause lesão a si mesmo, independentemente do método escolhido, do grau de conhecimento do verdadeiro motivo que tenha resultado no ato ou do grau de risco de letalidade que este pode apresentar. Desse modo, deve-se analisar a presença desse comportamento além do ato consumado, dentro de um espectro mais amplo, que envolva desde pensamentos autodestrutivos, ameaças até tentativas que precedem o ato final.[1]

A ocorrência de suicídio (ou tentativa) sem a associação a algum transtorno mental é rara, mas pode ocorrer.[2] Crianças e adolescentes que cometem ou tentam (sem êxito) o suicídio apresentam algumas características em comum: um terço dos que atingem seu intento apresenta histórico de tentativas anteriores, e quem tenta é de um grupo de maior risco para suicídio bem-sucedido em ocasião *a posteriori*. O suicídio na infância e na adolescência é menos frequente em todos os países e grupos culturais antes dos 15 anos de idade, havendo um aumento de sua incidência no final da adolescência e no início da terceira década de vida.[3]

O suicídio de jovens é um grande problema de saúde pública nos Estados Unidos e em outros países.[4] Na verdade, as taxas de suicídio entre jovens têm aumentado de forma tão substancial que os jovens são agora o grupo de maior risco de suicídio em um terço de todos os países do mundo.[4]

Nos Estados Unidos, embora o suicídio tenha sido a décima principal causa de morte entre todos os americanos em 2016, foi a segunda principal causa de morte (atrás de lesões não intencionais) entre jovens de 10 a 14 anos e adolescentes e adultos jovens de 15 a 24 anos. Além disso, de 1999 a 2014, a taxa de suicídio dos Estados Unidos entre homens e mulheres aumentou 24% em todas as faixas etárias, incluindo crianças e adolescentes, com um aumento particularmente notável na taxa de suicídio entre meninas de 10 a 14 anos.[5]

O suicídio entre crianças pré-adolescentes ocorre com menos frequência do que em adolescentes ou adultos e tem recebido consideravelmente menos atenção do que na literatura profissional.[6] Por exemplo, há uma crença comum de que crianças pré-adolescentes não podem ou não morrerão por suicídio porque não entendem adequadamente o conceito de morte.[7]

Da mesma forma, Joiner[8] sugeriu que grande parte da cobertura da mídia sobre o suicídio levanta a possibilidade de que as crianças pequenas não possam saber o que estão fazendo quando tentam ou morrem por suicídio. A triste realidade é que crianças pequenas podem e envolvem-se em várias formas de comportamento suicida, incluindo pensamentos suicidas, envolvimento em ameaças e/ou planos de suicídio, tentativas de suicídio e morte por suicídio.[9,10]

O interesse por estudar o suicídio em crianças menores de 14 anos no Brasil tem várias justificativas:

1. Apesar de ser um tema relevante, tem recebido pouca atenção, não apenas no Brasil, mas no mundo inteiro.
2. Aumento preocupante das taxas de suicídio na infância de 2,8 em 1980 para 4,1, em 2013 no país.[11]
3. Evidência obtida por estudos internacionais de que a criança tem consciência do desejo de morrer, o que exige cuidados para promover seu bem-estar e sua saúde psíquica;[12,13] conhecer os fatores que predispõem uma criança a efetivar o suicídio. A partir dessa perspectiva, inúmeras questões emergem. Entre elas, duas se destacam: quais os fatores envolvidos na efetivação do ato suicida na infância e se diferença nos fatores predisponentes do risco de suicídio em crianças para outras faixas etárias.

Dados de um relatório de 2014 da Organização Mundial da Saúde (OMS) sobre suicídio global mostraram que, em 2012, o suicídio de jovens foi responsável por 8,5% de todas as mortes na faixa etária de 15 a 29 anos e foi a segunda maior causa de morte nessa faixa etária. As estatísticas são piores em países de renda mais alta, com suicídio de jovens sendo responsável por 17,6% das mortes nesse grupo e, em países do Sudeste Asiático, é responsável por 16,6% das mortes. Em escala global, o suicídio de jovens é uma questão complexa com muitos fatores de risco.[4]

Quando analisamos o cenário nacional, percebemos que o Brasil está entre os 10 países com maior número de suicídio.[14]

Discutir o tema sem alarmismo e enfrentando os estigmas, bem como conscientizar e estimular sua prevenção pode contribuir para o enfrentamento desse problema.

Cumpre ressaltar que, quando dados brasileiros sobre suicídio são analisados, devem-se considerar, por um lado, as altas taxas de subnotificação decorrentes de diversos fatores, que vão desde o pedido da família para que a *causa mortis* seja adulterada na certidão de óbito até a existência de cemitérios clandestinos.[15]

Por outro lado, a constatação de taxas amplamente variáveis de incidência de tentativas de suicídio pode refletir, em boa parte dos casos, a menor procura por atendimento e, inclusive, a provável ausência de um diagnóstico adequado.[16] De acordo com estudo epidemiológico de suicídio no Brasil entre 1980 e 2000,[17] é praticamente nulo o conhecimento sobre as taxas de tentativas de suicídio ocorridas no Brasil, o que de fato ocorre em muitos outros países. Estima-se que, na maioria dos países europeus, o número de tentativas seja de 10 a 40 vezes maior em relação às mortes por suicídio.

Histórico e definições

Casper teria sido o primeiro a descrever suicídios de crianças e jovens na Prússia, entre 1788 e 1797,[18] mas o fenômeno é universal, sem distinção de raça ou estrato social. Epidemias episódicas de comportamentos suicidas em crianças e adolescentes têm estimulado que se estudem em profundidade as características do comportamento suicida na juventude, com vistas a desenvolver abordagens preventivas que reduzam a morbidade e a mortalidade. O mais famoso e clássico episódio se passou no século XIX, quando da publicação de *Os sofrimentos do jovem Werther*, de Goethe, seguida de uma epidemia de suicídio de jovens, atribuída à identificação com o protagonista e imitação de sua atitude, ao se matar após um rompimento amoroso. Essa situação ocasionou o banimento do livro na Europa.[19]

O conceito de comportamento suicida em crianças e adolescentes envolve[19] pensamentos sobre provocar intencionalmente danos ou a morte autoinfligidos (ideação suicida) e atos que causem danos (tentativa de suicídio) ou a morte (suicídio). Suicídio seria a morte provocada ou deliberada, por si mesmo, com clara intenção de cessação da vida. A tentativa de suicídio (com intuito claro de morte ou como instrumento de manipulação dos demais) seria definida pela prática de um ato com a crença de ser capaz de se matar, sem sucesso fatal.[18] Já o parassuicídio é definido por Kreitman[20] como "... ato deliberado que mimetiza o suicídio, mas não resulta em desenlace fatal, independentemente da gravidade médica ou da intencionalidade psicológica". Tendo em vista essas definições, como avaliar a ideia suicida na criança e no adolescente? Quando podemos constatar que um jovem está desejoso da morte e cônscio da repercussão desse desejo? Considerar em sua totalidade o evento da morte implica reconhecer como suas três características fundamentais:[21]

1. A irreversibilidade (refere-se à compreensão de que o corpo físico não pode viver depois da morte, implicando o reconhecimento da impossibilidade de mudar o curso biológico ou de retornar a um estado prévio).
2. A não funcionalidade (refere-se à compreensão de que todas as funções definidoras da vida cessam com a morte; também denominada "disfuncionalidade").
3. A universalidade (refere-se à compreensão de que tudo que é vivo morre).

Assim, sendo a morte um tema complexo e abstrato, sua compreensão envolve capacidades e entendimento de outros conceitos são adquiridos de acordo com o nível de desenvolvimento cognitivo geral e, mais amplamente, do próprio desenvolvimento global da criança, como a distinção entre seres animados e inanimados e conceitos como tempo e casualidade.[22,23]

Podemos responder à questão da morte remetendo-nos a vários autores que se dedicaram a estudar, ao longo da história, a estruturação do conceito de morte durante o desenvolvimento infantil. Resumindo as principais características de cada fase do desenvolvimento infantil, Gesell[24,25] descreve:

- Até os 4 anos: ideia de morte limitada, geralmente escassa ou nula, sem emoção especial.
- Aos 5 anos: mais realista, mas ainda um processo reversível.
- Após os 6 anos: reações afetivas à morte e o temor da morte da genitora, sem crer em sua própria morte.
- Após os 7 anos: pensa na morte como algo humano, mas só vagamente que um dia morrerá.
- Após os 8 anos: aceita que todos morrerão um dia, inclusive ela mesma.
- Após os 9 anos: aceita que morrerá um dia, com realismo.
- Dos 10 aos 11 anos: compreende a morte como um processo de deterioração do corpo.
- Após os 11 anos: teoriza sobre o que acontece depois da morte, dando início à especulação metafísica.
- Aos 12 anos: maior preocupação com a natureza de outra vida.
- Aos 13 anos: a morte é vista como distante de um futuro imediato.
- Aos 14 anos: a vida é mais importante do que a morte e revela o desejo de vivê-la intensamente antes de morrer.
- Aos 15 anos: ceticismo em relação à imortalidade.
- Aos 16 anos: apesar de pensar pouco na morte, é grandemente afetado ao passar por uma experiência com ela.

No mesmo sentido, de acordo com a revisão crítica sobre a compreensão do conceito da morte pelas crianças, realizada por Kenyon,[26] o reconhecimento das características essenciais da morte (universalidade, irreversibilidade, não funcionalidade) e inclusive da própria morte seria mais comumente atingido após os 10 anos de idade, quando especificamente as duas primeiras seriam afetadas pelas habilidades verbais, sendo a não funcionalidade (e a casualidade) decorrente de experiências pessoais.

Mais especificamente, a evolução do conceito de morte em crianças com doenças crônicas (em relação a crianças sadias de mesmo nível cognitivo e socioeconômico) foi analisada por Torres.[27] O estudo com 167 crianças portadoras de doenças crônicas e 142 sadias demonstrou que, apesar de a doença crônica ter um efeito desestruturante na aquisição do conceito de morte (fase pré-operacional), posteriormente (fase operacional concreta) demonstrou ser um fator relevante no amadurecimento da compreensão do tema.

As pesquisas com relação à estruturação do conceito de morte em crianças suicidas são escassas.[21] McIntire[28] constatou (em um estudo envolvendo mais de 500 indivíduos entre 5 e 16 anos de idade), que 40% da amostra total ocasionalmente desejavam estar mortos, e 3% desejavam frequentemente estar mortos. Ambos os grupos foram considerados portadores de uma possível ideação suicida. Os que apresentavam um desejo constante de morte, consequentemente com maior ideação suicida, eram maiores de 10 anos, em geral protestantes, oriundos de famílias constituídas, e frequentavam algum culto religioso ao menos semanalmente, com uma conceituação de morte menos realista, com imagens de fantasias, sobretudo reencarnação, e mais probabilidade de acreditar na reversibilidade; conclui-se que a ideação suicida resulta em uma maior crença na reversibilidade da morte e na reencarnação.

Orbach e Glaubman,[29] avaliando 21 crianças (de 10 a 12 anos de idade), divididas em três grupos, segundo o comportamento no ambiente escolar (suicidas, sadias e agressivas), encontraram que os grupos diferiam principalmente quanto ao conceito de morte pessoal. As crianças suicidas consideravam o suicídio a causa da morte e referiam-se a uma vida depois da morte e à ressurreição com maior frequência que os demais, que enfatizaram principalmente a finitude e a irreversibilidade da morte, concluindo que a percepção de morte da criança suicida pode facilitar o comportamento suicida.

Em outro trabalho com grupos semelhantes, Orbach[30] não encontrou correlação significativa entre a aptidão para o pensamento abstrato e a distorção do conceito de morte, mas uma correlação positiva significativa entre a aptidão para o pensamento abstrato e os escores do conceito de vida. As crianças suicidas revelaram uma distorção do conceito de morte mais frequentemente do que os outros grupos, apesar de não apresentarem nenhuma inferioridade quanto à aptidão para o pensamento abstrato, favorecendo a hipótese de distorções do conceito de morte como específicas e, desse modo, atribuíveis a processos defensivos.

Rosenthal e Rosenthal[31] encontraram, entre pré-escolares, a percepção da morte como um evento reversível, associada ao desejo de se encontrar com uma figura protetora significativa já morta, ou o desejo de reformular uma situação insuportável na vida. Assim como Shaffer e Fisher,[3] afirmam que, entre os fatores causais, a crença na irreversibilidade deve contribuir em muito para o comportamento suicida na infância.

Assim, podemos perceber que, dentro de cada estágio cognitivo, o desejo de morte pode variar quanto à caracterização de suas repercussões e irreversibilidade. Contudo, sofre sempre a influência de pressões e estressores ambientais, o que acentua a importância da necessidade de atenção para a existência de possíveis fatores de risco cognitivos para uma primeira tentativa ou para a recorrência do comportamento suicida Piacent:[2]

- Desesperança.
- Menor potencial de geração de soluções alternativas para situações problemáticas interpessoais e menor flexibilidade para enfrentar situações problemáticas.
- Estilo de atribuição disfuncional, considerando eventos negativos como de sua responsabilidade (internalizando-os), duradouros (estáveis) e de impacto sobre todos os aspectos de sua vida (global), frequentemente associados a quadros depressivos de longa evolução.
- Impulsividade.

Nos dias atuais, voltamos a lidar com o processo de imitação e indução deste tipo de comportamento em jovens por meio da mídia, como à época de Werther, uma vez que os casos de *bullying* (sendo o *cyberbullying* uma variante digital dessa violência)[32] vêm gerando uma ascensão vertiginosa no número de suicídios entre as vítimas desse tipo de assédio, segundo a National Association of Scholl Psychologists (NASP, 2012).[33]

Modelos de compreensão do suicídio

O comportamento suicida é um fenômeno complexo, e vários modelos teóricos de ideação e tentativas suicidas foram postulados para descrever a etiologia e o curso do suicídio.

Os primeiros modelos sugeriram que uma única motivação motriz ou um domínio específico de risco explica o desenvolvimento de ideação e tentativas suicidas.[34]

Alguns desses modelos anteriores focavam na falta de integração social,[35] dor psicológica[36] e desesperança.[37]

Em contraste, os modelos mais recentes reconhecem a complexidade do suicídio e os vários níveis de fatores psicológicos e biológicos que contribuem para o risco de suicídio. O modelo biopsicossocial de Turecki incorpora diferentes tipos de fatores distais (p. ex., adversidade no início da vida, genética), de desenvolvimento (por ex., traços de personalidade, déficits cognitivos) e proximais (por ex., abuso agudo de substâncias, inibição comportamental) como fatores de risco para tentativa de suicídio.[38]

Klonsky e May propuseram um quadro teórico denominado "quadro de ideação-ação". Modelos formatados por essa estrutura estipulam que o desenvolvimento de ideação suicida e a escalada de pensamentos suicidas para agir sobre pensamentos suicidas são fenômenos distintos e envolvem diferentes preditores e explicações.[39]

Dentro dessa estrutura de ideação para ação, quatro teorias descrevem processos distintos subjacentes ao desenvolvimento da ideação suicida e a escalada da ideação para as tentativas.

Essas teorias compartilham a perspectiva comum de que fatores adicionais, além da ideação suicida, como a capacidade adquirida, explicam a progressão da ideação para as tentativas.

No entanto, os fatores de risco propostos para a progressão da ideação para a tentativa variam entre os modelos, e os resultados dos estudos empíricos que testaram esses modelos são mistos.[40]

Em primeiro lugar, a teoria interpessoal-psicológica do comportamento social (IPTS)[41-43] postula que uma combinação de peso percebido e pertencimento frustrado provoca o desejo de suicídio. De acordo com o IPTS, apenas aqueles que desenvolveram a capacidade de tolerar a dor física e o medo associado à automutilação letal têm a capacidade de seguir em frente e tirar a própria vida.[42]

Em segundo lugar, estendendo a teoria de Joiner, o Modelo Integrado Motivacional-Volicional de Comportamento Suicida (IMV)[34] conceitua pensamentos e comportamentos suicidas em três fases (pré-motivacional, motivacional e volicional); na fase volitiva, a progressão de pensamentos suicidas para tentativas é conceituada para ocorrer quando fatores de risco específicos adicionais, como acesso a meios letais e impulsividade, estão presentes.[34]

A terceira, a teoria da vulnerabilidade aos fluidos (FVT),[44] se sobrepõe aos modelos IPTS e IMV e descreve a vulnerabilidade de um indivíduo ao suicídio como fluida por natureza e duração. O FVT postula que características incluindo o sistema de crenças suicidas do indivíduo, sintomas fisiológicos afetivos e comportamentos associados influenciam os comportamentos suicidas.[44]

Por fim, o modelo de suicídio em três etapas (3ST)[39] postula que a culminação de fatores disposicionais, adquiridos e práticos resulta em uma capacidade de tentativa de suicídio. Em contraste com outros modelos dessa estrutura, a conectividade é pensada para desempenhar um papel protetor no 3ST,[39] impedindo a escalada da ideação suicida para as tentativas.

Epidemiologia

Há inúmeros levantamentos nos mais diversos países caracterizando o "perfil" do jovem suicida. Torna-se difícil generalizar esses resultados por várias questões:

- Apesar de a prevalência de transtornos mentais ter uma distribuição relativamente estável na população, independentemente do país ou do contexto cultural avaliado (desde que com base na utilização de instrumentos diagnósticos padronizados), isso não implica uma mesma frequência de comportamento suicida como resultado dessa condição. Algumas culturas privilegiam as queixas somáticas como equivalente depressivo, enquanto outros grupos culturais que priorizam, por exemplo, a competitividade e o desempenho (acadêmico e/ou profissional) podem detonar, pela pressão imposta a um jovem deprimido e que não corresponda às expectativas, o suicídio como "solução".

- Entre os jovens, diferentemente dos adultos, há muita subnotificação de suicídios ou tentativas, seja associada ao *modus operandi* (uma morte por acidente automobilístico ou atropelamento não necessariamente conseguirá ser caracterizada como suicídio quando do boletim de ocorrência caso não haja algum relato confirmando essa hipótese), seja decorrente da ocultação de que os responsáveis promovem (motivados pela dor e pela vergonha, principalmente quando esse tipo de ato é execrado dentro da comunidade a que se pertence), seja decorrente de eventual menor gravidade das tentativas nessa faixa etária, que acaba por não demandar atenção médica. Além disso, há uma maior frequência de comportamentos parassuicidas (não há uma tentativa declarada de suicídio, mas um comportamento de risco que explicitamente "persegue" um êxito fatal, como uso de drogas, atividade sexual promíscua, marginalidade etc.).

- O profissional médico nem sempre notifica com rigor a tentativa de suicídio, ora por negar o fato evidente para si mesmo, ora por entender (por falta de informações) que essa notificação possa lhe trazer problemas (quer junto à família, quer junto à Justiça).

Tendo em mente os fatores descritos, serão apresentados a seguir alguns trabalhos com informações que suscitam questionamentos importantes sobre a atuação dos profissionais da saúde frente ao comportamento suicida.

Segundo Nasser e Overholser,[45] a gravidade do método utilizado não pode ser um elemento de avaliação de adolescentes suicidas. Baixa letalidade não implica baixo risco das tentativas, pois mesmo tentativas não letais podem aumentar a probabilidade de comportamentos posteriores e por meio de métodos mais letais. Os adolescentes tenderem a superestimar a letalidade de suas tentativas e a gravidade do método utilizado não é um indicativo do grau de sofrimento experimentado pelo adolescente.

O comportamento suicida deve ser analisado como um pedido de ajuda e, independentemente do grau de letalidade da tentativa, é importante tomar medidas que defendam o paciente do risco gerado pela letalidade de tentativas futuras.[46] Em crianças pequenas, as tentativas estão comumente relacionadas a uma situação familiar intolerável para o paciente, como negligência e abuso físico (ou sexual). A evidência de comportamento suicida em adolescentes apresenta aspectos importantes a serem investigados e avaliados: presença de transtorno de humor e abuso de substâncias; ocorrência de um evento estressor (conflitos escolares e/ou com a lei, perdas, separação, suicídio na família); mudança aguda de humor (ansiedade, raiva, desesperança); e presença de elementos facilitadores da ideação suicida, como traços da própria personalidade do adolescente (impulsividade, agressividade), do seu estado mental (agitação) ou oriundos do meio social próximo (exemplos recentes, disponibilidade de conhecimento ou acesso a métodos, pouco suporte familiar).

McFadyen[47] encontrou, em um estudo retrospectivo em um hospital londrino, entre 1984 e 1987, uma idade média de 9,28 anos entre 34 crianças avaliadas por envenenamento ou agressão autoinfligidos, de um total de 159 avaliações (21,3%). Se é difícil considerar que um jovem opte pelo suicídio como solução para seus conflitos, o que se pode esperar de um pré-púbere, que nem cônscio de todas as suas potencialidades ainda está? A ausência de dados que sugiram a coexistência de um transtorno associado a esse evento fatal prejudica a análise desses dados com a perspectiva de uma prevenção eficaz, mas, ainda que não haja uma doença psiquiátrica envolvida, há a desesperança, ou ao menos a incontinência da angústia, a intolerância à frustração, a inviabilidade de outras propostas e da espera, o não ter com quem contar (objetiva ou subjetivamente).

Sheftal et al.[48] analisaram dados do National Violent Death Reporting System (NVDRS) para crianças (idades de 5 a 11) e adolescentes iniciais (idades de 12 a 14) que morreram por suicídio de 2003 a 2012 em 17 estados dos Estados Unidos. Eles descobriram que, em comparação com os primeiros adolescentes que morreram por suicídio, as crianças que morreram por suicídio eram mais comumente do sexo masculino, afro-americanos, morreram por enforcamento/estrangulamento e em casa. Além disso, descobriu-se que as crianças que morreram por suicídio tiveram maiores problemas de relacionamento com parentes e/ou amigos e tiveram menos problemas com namorado/namorada e deixaram um bilhete de suicídio. Entre os falecidos com problemas de saúde mental conhecidos, as crianças que morreram por suicídio exibiram mais frequentemente transtorno de déficit de atenção com ou sem hiperatividade e menos depressão/distimia experimentadas em comparação com adolescentes iniciais.[48]

Sob o argumento de haver poucos dados estatísticos quanto ao suicídio na infância, identificado por alguns pesquisadores, foi realizado um estudo epidemiológico que buscou apurar durante o período de 2000 a 2009 e em mais de 100 países informações sobre esse panorama. Assim, foi verificado que mais de 14% dos casos ocorreram em pessoas com idade ente 10 e 14 anos. No Brasil, aproximadamente no mesmo período (2002 a 2012), o mapa da violência organizado pelo Ministério da Saúde (MS), com enfoque em armas de fogo, aponta crescimento por volta de 40% dos casos de suicídio em faixa idêntica à analisada pelo estudo global (10 a 14 anos), ou seja, crianças e adolescentes.[49]

De acordo com os dados de um estudo descritivo do perfil epidemiológico dos indivíduos na faixa etária de 15 a 29 anos, no Brasil, com notificação de violência autoprovocada no Sistema de Informação de Agravos de Notificação (Sinan), no período de 2011 a 2018, bem como daqueles com registro de óbito por suicídio no Sistema de Informação sobre Mortalidade (SIM) entre 2011 e 2017, podemos observar alguns pontos relevantes. Primeiro, violências autoprovocadas/autoinfligidas compreendem ideação suicida, automutilações, tentativas de suicídio e suicídios. É importante ainda apontar que nem toda violência autoprovocada caracteriza uma tentativa de suicídio, pois podem ser uma forma de aliviar sofrimentos, sem que haja o objetivo de pôr fim à vida. A notificação de violências interpessoais e autoprovocadas integra a lista de doenças e agravos de notificação compulsória no Sinan desde 2010, em serviços sentinelas, e foi ampliada a partir de 2011, quando a notificação passou a ser universal para todos. No caso das tentativas de suicídio, a notificação adquiriu caráter imediato a partir da Portaria MS n. 1.271/2014, de modo que a notificação para a autoridade sanitária deve ser feita em até 24 horas, com vistas a agilizar o atendimento da pessoa e garantir atenção integral à saúde das vítimas, articulando ações intra e intersetoriais.[50] Segundo, foi encontrado que os óbitos entre a faixa de 15 a 29 anos, no período de 2011 a 2017, correspondia a 27,3% do total de casos notificados nesse período na população a partir dos 10 anos, sendo 79% no sexo masculino e 21% no sexo feminino. Além disso, foi observado um aumento, nesse mesmo período, do número de óbitos por suicídio nessa faixa, sendo 8,7% entre homens e 7,3% entre mulheres. Terceiro, em relação ao meio utilizado, o enforcamento foi o meio mais frequentemente utilizado para o suicídio, com maior percentual no sexo masculino (70,3%) do que no feminino (53,8%), seguido da intoxicação exógena que foi duas vezes mais frequente no sexo feminino (28,0%) do que no masculino (11,9%). A arma de fogo foi mais utilizada pelos homens (8,7%) do que pelas mulheres (4,6%). Quarto, quanto à região de residência, um terço (36,5%) das pessoas que cometeram suicídio residia na região Sudeste do país e um quarto (25,3%) na Nordeste.

Ainda no Brasil, entre 2015 e 2019, foi feito um total de 3.059 notificações acerca de internações não letais realizadas em caráter de urgência para sujeitos menores de 1 ano até 14 anos de idade. Entre essas internações, o motivo lesão autoprovocada teve por média anual 612 casos (80%).[51]

Analisando separadamente por região, é possível verificar que a região Sudeste aparece em primeiro lugar, com 56,9% do volume de casos registrados em seus quatro estados; a região Nordeste, segunda em número de registros, composta por nove estados e com 15,23% do volume analisado.[51] Na sequência temos as regiões Sul, Centro-Oeste e Norte. No entanto, não é possível traçar uma relação de causa-efeito entre os aspectos populacionais ou territoriais aos casos de suicídio, reforçando a robusta ideia de que o suicídio é uma questão considerada multifatorial.

Segundo informações em saúde do Ministério da Saúde, dois tipos de registros se destacam quando se trata de mortes intencionais na ampla faixa dos menores de 1 ano até 14 anos:

1. envenenamento, intoxicação ou exposição à substância nociva e;
2. lesões autoprovocadas voluntariamente.

O período adotado foi de 2011 a 2017 porque em 2011 houve uma alteração no conteúdo da Declaração de Óbito, permitindo maior detalhamento das informações coletadas.[51] Outra mudança foi a possibilidade de notificar casos de lesão autoprovocada realizadas por crianças, o que se deu em 2015 e está presente no Instrutivo Ficha de Notificação de Violência Interpessoal e Autoprovocada.[52]

Tentativas de suicídio na infância – possíveis causas

Estabelecer as causas para as tentativas de suicídio não é uma tarefa fácil pelos inúmeros intrincados com o fenômeno. É importante pensar que, na infância e até mesmo na adolescência, o comportamento suicida envolve desde pensamentos para se autoinfligir danos ou a morte (a ideação suicida).

Fatores infantis, fatores familiares e outros fatores podem, cada um, independentemente ou em combinação, aumentar o possível risco de suicídio.[6]

Talvez o fator de risco mais robusto para o suicídio seja uma história de tentativas anteriores de suicídio.[6] Crianças pré-adolescentes com histórico de ideação suicida, planos suicidas e/ou tentativas de suicídio têm maior risco de morrer por suicídio.[53,54]

A ligação entre a ideação suicida e os sintomas de depressão, como tristeza e desesperança, está bem estabelecida.[55-58]

Embora seja possível que a depressão também esteja associada a tentativas de suicídio, os resultados de trabalhos anteriores e modelos dentro da estrutura de ideação para ação indicam que a depressão prediz a formação de pensamentos suicidas, mas não a progressão para tentativas.[59,60]

Deve-se notar, entretanto, que a maioria das crianças com transtornos de humor não é suicida, e muitas crianças suicidas não são deprimidas.[61] Por exemplo, Vinas et al.[62] descobriram que um terço de sua amostra de crianças suicidas jovens não exibia sintomas significativos associados à depressão. Embora a depressão seja um preditor de comportamento suicida, eles são dois construtos diferentes e devem ser avaliados separadamente.[63]

Da mesma forma, experiências de vitimização, incluindo agressão física/sexual e *bullying*, estão associadas a um risco aumentado de ideação suicida.[64-66]

Além da depressão, percepções e sentimentos de inutilidade, processos de pensamento automático negativo e desesperança foram considerados fatores de risco para comportamento suicida em crianças.[6] Liu et al.[67] examinaram várias características específicas de humor e comportamento em sua amostra de crianças deprimidas e suicidas e descobriram que a falta de valor percebida era o único sintoma que predizia de forma independente ideação suicida, planejamento de suicídio e tentativas de suicídio.

Embora a desesperança tenha se correlacionado significativamente com o risco de suicídio em algumas amostras clínicas de crianças,[62,68] há indicações de que pode ser específico para ideação suicida, em vez de formas mais graves de comportamento suicida.[69]

Em estudos que examinaram crianças com transtornos mentais específicos que morreram por suicídio, Trigylidas et al.[70] descobriram que a depressão estava presente em 40,8%, transtorno desafiador de oposição (TDO)/transtorno de conduta em 20,1%, transtorno de déficit de atenção/hiperatividade em 20,6% e transtorno bipolar em 16,3%. Tomados em conjunto, como em outros estudos,[38] 90% dos que morreram por suicídio tiveram um diagnóstico. Embora esses diagnósticos sejam díspares, os déficits na regulação emocional afetam todos eles.

Verificou-se que a desregulação emocional, em geral, tem altas correlações transversais com medidas de variabilidade na ideação suicida[38] e associações prospectivas com comportamento suicida,[71,72] confundindo a clareza diagnóstica para os médicos e dificultando o desenvolvimento de alvos terapêuticos para pesquisadores.

Diversas variáveis familiares podem ser fatores de risco proeminentes para comportamento suicida em crianças.

Variáveis como coesão familiar, relações pais-filhos, psicopatologia parental e abuso infantil foram considerados fatores contextuais relevantes no suicídio de crianças.[73]

Por exemplo, Sarkar et al.,[74] descobriram que 22% de sua amostra de crianças menores de 12 anos com ideação suicida vivenciaram conflitos familiares em casa antes da hospitalização.

Nesse mesmo estudo, os pesquisadores descobriram que uma história familiar de depressão estava presente em 36,8% das crianças menores de 12 anos internadas em uma sala de emergência por comportamento suicida.[74]

As crianças que sofreram alguma forma de abuso (p. ex., físico, sexual) apresentam risco elevado de comportamento suicida.[75-77]

Os fatores de risco familiares podem frequentemente funcionar como variáveis moderadoras para aumentar a probabilidade de comportamento suicida entre as crianças.

Por exemplo, crianças deprimidas parecem ser mais vulneráveis ao impacto da dinâmica familiar.[62,78]

Finalmente, embora o suicídio por enforcamento/sufocamento seja mais predominante em pré-adolescentes do que o suicídio por arma de fogo, o fácil acesso de crianças a armas é um fator de risco para essa população.[79,80]

Embora a maior parte da literatura profissional se concentre na relação interpessoal entre filhos suicidas e seus pais, algumas pesquisas examinaram a relação entre jovens suicidas e seus pares.

Em geral, a pesquisa limitada até o momento sugere que os relacionamentos com os pares não são tão proeminentes para as crianças mais novas como são para os adolescentes.[6]

A qualidade das relações das crianças com os pares parece ser menos importante para o seu funcionamento social e emocional em comparação com os adolescentes,[81] embora os resultados tenham sido mistos. Por exemplo, a pesquisa sugere que os pré-adolescentes que vivenciam o isolamento/alienação social de seus pares e/ou falta de apoio social estão em maior risco de comportamento suicida.[82]

O assédio no ambiente escolar, o conhecido *bullying*, foi apontado como motivador do suicídio.[83] Nesse sentido, o sofrimento causado pelos episódios de *bullying* é corroborado pelo ambiente social, sendo vivenciado pelo indivíduo como uma humilhação ou episódios de exclusão e que pode acabar ampliando a ideia de um potencial suicídio.

Revisão sistemática apontou que serem extremamente inteligentes, desconfiadas, raivosas, sensíveis à críticas e isolamento social foram características marcantes em crianças que morreram por suicídio.[84]

Para tentativa de suicídio, desinibição, uso de substâncias e comportamentos que contribuem para a habituação à dor, como comportamento violento e automutilação, foram conceituados como preditores da escalada da ideação suicida para a tentativa[85] (Figura 40.1).

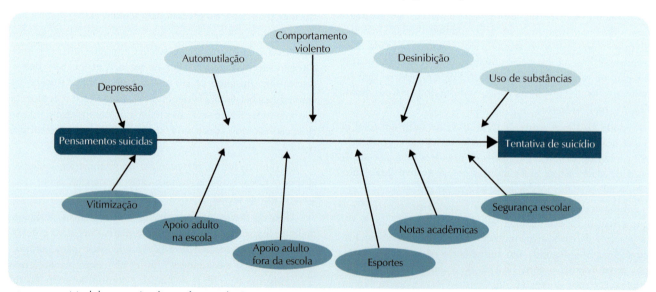

FIGURA 40.1 – Modelo conceitual com fatores de risco e proteção para pensamentos suicidas e tentativas de suicídio.
Fonte: Adaptada de Okado et al., 2021.

A evidência empírica sugere que níveis mais elevados de desinibição comportamental e uso de substâncias duras estão associados a riscos elevados para tentativas de suicídio (por exemplo).[34,86,87]

As associações entre o uso de substâncias duras como cocaína e heroína e risco de tentativa de suicídio estão bem documentadas (por exemplo).[88-90]

Além disso, uma história de autolesão deliberada e não suicida e comportamento violento são vistos como precursores dos quais os indivíduos adquirem a capacidade de morrer por suicídio porque se habituam à dor e ao medo relacionados à morte.[41,91-94]

A pesquisa empírica também demonstrou consistentemente a ligação entre tentativas de suicídio, agressão e perpetração de violência (por exemplo).[95-99]

Estudo teórico sobre suicídio na infância descreve que o desenvolvimento cognitivo da criança não deve ser subestimado, pois as crianças demonstram ter dificuldades em julgar e gerir as circunstâncias estressantes em virtude da imaturidade do córtex anterior e posterior.[13,19] Nesse sentido, alterações neurocomportamentais desencadeadas na puberdade, como os impulsos e as mudanças emocionais, podem estar relacionados ao suicídio nessa faixa etária.[13]

A orientação sexual desses jovens também tem sido considerada um fator de risco,[100,101] tendo em vista o aumento da suicidalidade entre as minorias sexuais, provavelmente fruto de conflitos com a família e consigo mesmos, em uma fase do desenvolvimento em que a autopercepção e a autoaceitação do indivíduo passam necessariamente pelo olhar do outro, e pela sensação de pertencer a um grupo que o acolha e promova uma sensação de segurança. Também há maior associação desse tipo de evento com o uso de substâncias psicoativas.[102]

Apesar de não haver necessariamente um desejo suicida explícito relacionado às mortes de adolescentes, é imperioso ressaltar que o envolvimento em condutas de risco define, antes de mais nada, atitudes parassuicidas aliadas ao descaso e à desvalorização da vida, quer pela concomitância de transtornos do humor (principalmente a depressão e a distimia), não necessariamente diagnosticados, quer pela existência de estressores ambientais associados a uma ausência (objetiva ou subjetiva) de perspectivas de futuro. São exemplos: praticar esportes "radicais" (sem técnica e equipamento adequados); participar de "rituais de iniciação" adolescentes (envolvendo riscos); dirigir embriagado; envolvimento com drogas ilícitas; guerras entre "gangues" e a associação com a marginalidade; atividade sexual promíscua e inconsequente (com risco de infecção pelo HIV); gravidez na adolescência (com alta incidência de tentativas mal planejadas de aborto e alta morbimortalidade) etc.

Abordagem da criança e do adolescente suicida

O quadro de emergência psiquiátrica mais comum entre adolescentes é o comportamento suicida. Do conjunto de crianças e adolescentes que recorrem aos serviços de pronto atendimento por motivos psiquiátricos, mais de 75% estão acima de 13 anos, com predomínio do sexo feminino, sendo que 50% envolvem tentativa de suicídio ou alterações do comportamento.[46]

Os aspectos práticos da abordagem do paciente com comportamento suicida diferem quanto ao contexto em que este se apresenta. Pode ser necessário o atendimento a um adolescente suicida levado ao serviço de emergência após uma tentativa de suicídio, ou fazer a abordagem de uma ideação suicida que surge no curso de um tratamento de uma criança com transtorno depressivo. Em ambos os casos, cabe ao médico avaliar o risco e as medidas a serem tomadas para garantir a segurança do paciente, analisar o quadro psiquiátrico presente, entender o contexto familiar e social envolvido no ato suicida e captar a possibilidade de recursos interpessoais e clínicos que possam ser disponibilizados para um plano de tratamento emergencial e de longo prazo.[103] Contudo, pode-se considerar que a maioria dos pacientes que se apresentam aos cuidados médicos o fará, pela primeira vez, em um setor de pronto atendimento hospitalar. Nesse caso, algumas particularidades do atendimento devem ser consideradas:

- Raramente o jovem suicida busca auxílio ao tentar se suicidar (e, se busca, já é algum indício de que esta tentativa possa ter ocorrido com outro intuito que não o suicídio; p. ex., atitude manipuladora em relação aos pais ou a outros acompanhantes). Ele é, geralmente, trazido[104] por alguém com quem tem algum tipo de vínculo (pais, professor, assistente social etc.), ou, se tiver se arrependido no meio da tentativa, pode estar muito apavorado (ou confuso pelas consequências da tentativa) para fornecer informações fidedignas. É de suma importância que, ao mesmo tempo em que se avalia a gravidade do paciente para um atendimento rápido e eficiente, outro membro da equipe obtenha o máximo de informações possíveis do acompanhante sobre distúrbios mentais e tratamentos prévios, uso de álcool e drogas psicoativas, provável método utilizado, tentativas prévias etc. Caso o paciente esteja comatoso, deve-se obter com presteza algum documento ou endereço entre seus pertences para a obtenção urgente de um informante que forneça dados importantes do caso à equipe.

- Na abordagem direta, durante a realização das perguntas, é importante perceber o entendimento do estágio de desenvolvimento do paciente sobre o conceito de morte, avaliando-se a gravidade, a motivação e o grau de consciência da intenção suicida, as crenças sobre a letalidade dos meios utilizados, a intensidade e a persistência da ideação suicida, bem como as medidas que o paciente utilizou para a preparação da tentativa suicida a fim de assegurar que esta fosse evitada e que um possível resgate fosse efetuado antes da atual tentativa. A letalidade da situação final pode ou não corresponder à seriedade das intenções do paciente. Contudo, a história de várias tentativas, ideação persistente e elevada intenção suicida envolvem não somente repetidas tentativas de suicídio, mas também uma conclusão bem-sucedida.[103]

- Devem-se evitar ativamente atitudes de censura ou julgamentos precipitados, instituindo-se uma abordagem continente e de cuidado,[105] o que demonstra sensatez e proporciona maior probabilidade de uma evolução satisfatória, tanto quanto a busca de um tratamento psiquiátrico posterior, maior taxa de adesão e menor incidência de tentativas posteriores de suicídio. A função da equipe não é julgar ou obter um abandono das atitudes suicidas por parte do paciente ao incutir neste remorso pelo sofrimento familiar ou temor da punição divina. O jovem que assim se apresenta, em geral, não consegue sequer se preocupar com o seu bem-estar, muito menos com a dor que causa aos outros. Uma abordagem pouco produtiva denota, antes de tudo, a dificuldade do profissional para lidar com seus próprios sentimentos diante de uma situação tão limítrofe, agindo por projeção e assumindo ares "maternais" ou "professorais" e, portanto, nada técnicos.

- Manter uma atitude tranquila e empática facilita a coleta de dados, além de ser interessante que se permita ao paciente que fale com liberdade, pois dados importantes referentes a alterações de ordem psíquica podem surgir desse tipo de relato. O desempenho intelectual do paciente pode ser avaliado com esse tipo de observação.
- É mandatório certificar-se das condições de segurança da sala em que o paciente for recebido ou mantido em observação "à prova de suicídio". Caso se prove necessário, não dispensar a contenção física e/ou química para garantir a segurança do paciente, até que ele possa ser removido para um local mais seguro.
- Todas as informações obtidas pela observação inicial são valiosas: a atitude do paciente e dos acompanhantes; o grau de tensão emocional no ambiente etc. A atenção deve ser redobrada para sinais de instabilidade autonômica ou descompensação clínica.
- Informações que não surjam do relato espontâneo devem ser obtidas com perguntas claras, emitidas de maneira tranquila, com uma atitude informal, de modo a não incrementar a ansiedade já presente, evitando termos técnicos e policialescos. Caso não surjam informações sobre o desempenho intelectual a partir do discurso livre, perguntas devem ser formuladas com esse intuito. Também é importante analisar qual o grau de *insight* do acompanhante a respeito da gravidade do ato e a natureza do vínculo que estabelece com o paciente.
- Podem-se utilizar escalas estruturadas para avaliar a ideação suicida, com base em autorrelato, em auxílio aos dados obtidos na entrevista clínica. Por exemplo, o *Suicide Ideation Questionnaire*[106,107] e a *Beck Scale for Suicide Ideation*.[107,108] A atitude em relação à morte e a razão para viver podem ser analisadas por escalas padronizadas, como *The Multi-Attitude Suicide Tendency Scale for Adolescents*[109] e *The Brief Reasons for Living Inventory for Adolescents*.[110]
- A entrevista não deve ser encerrada antes que se obtenham dados conclusivos a respeito dos seguintes itens:[104]
  - sanidade mental (e diagnósticos ou tratamentos prévios);
  - tentativas anteriores;
  - letalidade da tentativa (atual e/ou prévias);
  - planejamento (suicida) e planos quanto ao futuro (acadêmico, profissional, conjugal etc.);
  - comportamentos de risco;
  - uso de álcool e/ou drogas psicoativas;
  - conflitos (pessoais e familiares);
  - traumas (psicológicos, físicos, sexuais etc.);
  - impulsividade;
  - recursos existentes na comunidade;
  - exposição (a eventos semelhantes, no âmbito familiar ou na mídia).

A decisão mais difícil envolve a liberação do paciente do ambiente hospitalar. Diante de situações em que é observada a minimização do risco da ocorrência de novos episódios por parte da família, incluindo comportamentos de resistência e não colaboração quanto aos cuidados que a situação exige, deve-se considerar a necessidade de uma manutenção da internação no sentido de proteção do paciente. Devem ser também avaliados a dinâmica familiar, o grau de coesão e o relacionamento do paciente com os outros membros da família. É importante detectar a presença de transtornos psiquiátricos nos pais, principalmente depressão, transtorno bipolar, comportamento suicida, bem como abuso de substâncias psicoativas.[1] A alta só deve ser processada quando a situação do caso atender aos seguintes critérios:[111]

- Não deve haver risco iminente de suicídio.
- Não há mais instabilidade clínica.
- O menor e os familiares se comprometem a retornar à emergência do hospital se ocorrer nova tentativa.
- O paciente não está intoxicado, mentalmente desequilibrado ou em *delirium*.
- Os meios potencialmente letais foram eliminados.
- Haverá um encaminhamento para tratamento psiquiátrico.
- Eventos precipitantes foram discriminados, e tentativas de resolvê-los, iniciadas.
- O médico se sente seguro de que as recomendações serão seguidas pela família e pelo paciente.
- Há uma proposta de recursos sociais e de suporte quando da alta.

Comorbidades na infância e na adolescência que envolvem risco de comportamento suicida

É importante ressaltar que, tendo em vista ser este um tratado voltado para a Psiquiatria da Infância e da Adolescência, especificidades das possíveis (e frequentes) comorbidades psiquiátricas relacionadas ao comportamento suicida estão detalhadas e discutidas em maior profundidade pelos demais autores, em seus respectivos capítulos.

Sabe-se que a coexistência de transtornos psiquiátricos está presente em 70% dos casos de tentativas e de suicídios bem-sucedidos entre jovens, havendo uma relação direta entre o número de comorbidades e o risco de tentativas suicidas.[112] Apesar da elevada relação entre a cronicidade de quadros depressivos e o risco de suicídio, a avaliação de uma criança ou de um adolescente com comportamento suicida exige uma visão mais ampla da presença de transtornos psicopatológicos. Esquizofrenia, transtornos alimentares e transtorno de personalidade *borderline* também são associados a um aumento significativo do risco de comportamento suicida.[103] Os mesmos autores relatam que, em sua prática clínica, detectaram quatro conjuntos de comorbidades altamente relacionadas ao suicídio em adolescentes, apresentados a seguir pela ordem decrescente de importância:[103]

- (1ª) presença concomitante de esquizofrenia, depressão e abuso de substâncias;
- (2ª) abuso de substâncias, transtorno de conduta e depressão;
- (3ª) transtorno afetivo, transtorno alimentar e transtorno de ansiedade;
- (4ª) transtorno afetivo, transtorno de personalidade e transtorno dissociativo.

O reconhecimento do paciente em risco por parte dos médicos responsáveis pelo atendimento periódico (no caso, o pediatra) pode ser um fator poderoso para a prevenção do suicídio em crianças e adolescentes, por meio do tratamento do transtorno psiquiátrico subjacente.[103]

Transtornos mentais com elevada frequência de ideação e comportamento suicida em adultos podem também estar presentes em fases anteriores do desenvolvimento e, portanto, desde a infância. Nos transtornos bipolares e na depressão unipolar, essa condição é observada, sobretudo nos casos não diagnosticados, submetidos a tratamentos inadequados ou com baixa adesão à proposta terapêutica. Com alta prevalência em ambos os casos, inclusive nas crianças, os estudos sobre o comportamento suicida nesses dois transtornos não detectam diferenças na letalidade do método escolhido. No entanto, na depressão unipolar o comportamento suicida está ligado à desesperança e à falta de razão para continuar vivendo, e nos transtornos bipolares está mais associado à impulsividade e à agressividade.[1]

Crianças e adolescentes com transtorno bipolar apresentam mais frequentemente tentativas de suicídio quando o transtorno teve início antes de 12 anos de idade, sendo observadas associações mais significativas quando há ocorrência de hospitalizações psiquiátricas, sintomas psicóticos, autoagressividade, história de abuso físico e sexual, bem como a presença de maior gravidade do quadro depressivo e comprometimento do funcionamento global do paciente.[113] Abuso de substâncias e presença de transtorno de pânico aumentam a probabilidade de tentativas de suicídio em pacientes pediátricos com diagnóstico de transtorno bipolar, especialmente entre os pacientes do sexo masculino.[112,113] Adolescentes com transtorno bipolar associado à agressividade e à agitação motora são frequentemente foco da hostilidade familiar e responsabilizados por todos os problemas da família, o que faz o adolescente acreditar sua morte possibilitaria livrar a família de todo o mal que esta enfrenta.[1]

Há preocupação por parte dos especialistas para com a segurança do tratamento com antidepressivos (para crianças e adolescentes com transtorno bipolar), dadas as evidências empíricas do agravamento do comportamento suicida. Desse modo, para a abordagem dessas faixas etárias são recomendáveis um acompanhamento com menores intervalos de tempo por parte da equipe da saúde e a instrução da família, dos cuidadores, professores e pessoas próximas quanto à necessidade de uma observação diária do paciente, em relação ao seu estado de humor, às suas atitudes e ao monitoramento do adequado uso da medicação, particularmente no início do tratamento. Nos casos de pacientes na faixa etária pediátrica e de adolescentes com evidência do risco de suicídio, as famílias devem ser orientadas sobre os cuidados, com o afastamento de possíveis fatores letais presentes na residência e a responsabilização de um adulto pela medicação do paciente.[1]

Covid-19 e suicídio

As medidas recentes impostas às famílias na atual pandemia de covid-19 não têm precedentes. Uma questão importante é se e como elas afetam as taxas de suicídio em crianças e adolescentes. Um risco maior de exposição à violência física e/ou sexual em casa e aos prejuízos econômicos causados pela crise podem aumentar as taxas de suicídio. No entanto, ainda faltam dados empíricos sobre as consequências da crise da covid-19 em crianças com transtornos mentais. Um estudo anterior na China mostrou que os comportamentos de crianças com transtorno de déficit de atenção e hiperatividade (TDAH) pioraram relacionados à diminuição do humor das crianças e de seus pais.[114]

Outro estudo encontrou taxas duplicadas de ansiedade e depressão em adultos da população em geral afetados pela quarentena.[115] Por um lado, menor renda familiar, menor escolaridade, maior preocupação em se infectar, falta de apoio psicológico e menos autopercepção de saúde estiveram significativamente associados a maiores níveis de ansiedade e depressão.

Por outro lado, pode-se argumentar que o fechamento de escolas gerou menos pressão acadêmica e social e menos conflito entre colegas e intimidação. Isso pode ter um impacto positivo substancial no bem-estar de algumas crianças vulneráveis e talvez propiciar menores taxas de suicídio. Ainda é muito cedo para dizer como as taxas de suicídio se desenvolveram durante as medidas de bloqueio, mas alguns países relataram diminuições (Japão, Holanda, Alemanha e Nova Zelândia).[116]

O impacto da crise da covid-19 na prática médica com crianças e adolescentes também foi substancial, com muitas avaliações e tratamentos ambulatoriais agora realizados por videoconferência. Para algumas famílias, isso pode diminuir a barreira de procura ao tratamento, especialmente para aquelas com membros que apresentem tendências suicidas, depressão e ansiedade.[117] Assim, o melhor uso dos efeitos da telemedicina pode ter um efeito positivo duradouro no alcance de famílias vulneráveis e na prestação de serviços mais eficazes.

Conclusões

A necessidade de contínua pesquisa para o avanço do entendimento do comportamento suicida e de estratégias terapêuticas e sociais efetivas de prevenção e tratamento de tentativas de suicídio não pode deixar de vislumbrar as crianças e os adolescentes, pois estes vêm se apresentando como integrantes desse grupo de risco de maneira cada vez mais significativa. Nesse sentido, um diagnóstico precoce e preciso de comorbidades psiquiátricas para essa faixa etária é um grande recurso de prevenção e garantia da segurança desses pacientes.

A morte não é um tema que suscite apreço na maioria de nós, mas falar de suicídio é muito mais contundente. Quando o sujeito dessa ação é uma criança ou adolescente, movido pelas mais variadas causas ou intenções, suspeitar e questionar essa possibilidade pode ser tão difícil que possivelmente tentaremos evitá-la o mais que pudermos. Esse "efeito de halo", por mais que responda a mecanismos de negação que todos nós, natural e saudavelmente, temos, propicia que mais e mais vidas em flor ceifem sua história e seus projetos ainda em botão, sem que nem sequer tenham obtido a atenção e a ajuda necessárias e pertinentes. Cabe a nós (ocupados com a Saúde Mental Infantil) mostrar a esses jovens que, se for para seu bem e para que seus sonhos possam florescer, nós também enfrentaremos nossos medos para estarmos ao seu lado.

A ideia de morte amedronta muito mais ao médico do que ao jovem. Somos preparados para salvar e curar; lutamos contra a morte. O jovem sente na carne o luto pela perda do seu corpo infantil. O mundo lhes parece muito grande e assustador (e assim o é, muitas vezes). O caminho a ser trilhado em busca de um lugar para si sob o sol é visto como infinito e tortuoso. A vida é usufruída com uma vivência de imediatismo e finitude que muitos de nós já nem se lembram mais de ter vivido. Muitas vezes, cabe apenas ao profissional que pergunte, que se mostre presente e disponível, para que seja inundado pela enxurrada de ansiedades e angústias que povoam essas mentes, que, muitas vezes, precisam, mais do que tudo, mais do que remédios e internações, de uma escuta atenta e sem preconceitos, de tornar a palavra uma ação, de tornar palpável o fantasma que os ronda, para enfim suspirarem aliviados e sentirem-se acolhidos.

Referências bibliográficas

1. Fu L. Transtorno Bipolar na infância e adolescência: Aspectos Clínicos e Comorbidades. Porto Alegre: Artmed, 2010.
2. Piacentini J; Rotheram-Borus MJ; Gillis JR et al. Demographic predictors of treatment attendance among adolescent suicide attempters. Journal of consulting and clinical psychology, 1995;63(3):469.
3. Shaffer D; Fisher P. The epidemiology of suicide in children and young adolescents. Journal of the American Academy of Child Psychiatry, 1981;20(3):545-65.
4. Organization WH. Preventing suicide: A global imperative: World Health Organization, 2014.
5. Curtin SC; Warner M; Hedegaard H. Increase in suicide in the United States, 1999-2014: US Department of Health and Human Services; Centers for Disease Control and…, 2016.
6. Ridge Anderson A; Keyes GM; Jobes DA. Understanding and treating suicidal risk in young children. Practice Innovations, 2016;1(1):3.
7. Wise AJ; Spengler PM. Suicide in children younger than age fourteen: Clinical judgment and assessment issues. Journal of Mental Health Counseling, 1997;19(4):318.
8. Joiner TE. Myths about suicide. Harvard University Press, 2010.
9. Bridge JA; Asti L; Horowitz LM et al. Suicide trends among elementary school-aged children in the United States from 1993 to 2012. JAMA pediatrics, 2015;169(7):673-7.
10. Tishler CL; Reiss NS; Rhodes AR. Suicidal behavior in children younger than twelve: a diagnostic challenge for emergency department personnel. Academic Emergency Medicine, 2007;14(9):810-8.
11. Organization WH. Global health estimates summary tables: projection of deaths by cause; age and sex. Geneva; Switzerland: World Health Organization, 2013.
12. Weller EB; Young KM; Rohrbaugh AH et al. Overview and assessment of the suicidal child. Depression and anxiety, 2001;14(3):157-63.
13. Dervic K; Brent DA; Oquendo MA. Completed suicide in childhood. Psychiatric Clinics of North America, 2008;31(2):271-91.
14. Botega NJ. Comportamento suicida: epidemiologia. Psicologia USP, 2014;25:231-6.
15. Lovisi GM; Santos SA; Legay L et al. Análise epidemiológica do suicídio no Brasil entre 1980 e 2006. Brazilian Journal of Psychiatry, 2009;31:S86-S93.
16. McIntire MS; Angle CR. Psychological biopsy in self-poisoning of children and adolescents. American Journal of Diseases of Children, 1973;126(1):42-6.
17. Mello-Santos Cd; Bertolote JM; Wang Y-P. Epidemiology of suicide in Brazil (1980-2000): characterization of age and gender rates of suicide. Brazilian Journal of Psychiatry, 2005;27:131-4.
18. Friedrich S. Tentativas de suicídio na infância. Psiquiatria da infância e da adolescência 1994. p. 469-76.
19. Pfeffer CR. Childhood suicidal behavior: a developmental perspective. Psychiatric Clinics of North America, 1997;20(3):551-62.
20. Kreitman N; Casey P. Repetition of parasiticide: an epidemiological and clinical study. The British Journal of Psychiatry, 1988;153(6):792-800.
21. Torres WdC. A criança diante da morte. Arq. Bras. Psicologia (Rio de Janeiro, 1979), 1996:31-42.
22. Torres VdC. O conceito de morte em diferentes níveis de desenvolvimento cognitivo: uma abordagem preliminar, 1978.
23. Torres WdC. O desenvolvimento cognitivo e a aquisição do conceito de morte em crianças de diferentes condições sócio-experienciais, 1996.
24. Gessell A. Niño de 5 a 10 años: Paidós, 1963.
25. Gesell A; Ilg FL; Ames LB. El adolescente de 10 a 16 años. 1971. p. 540.
26. Kenyon BL. Current research in children's conceptions of death: A critical review. OMEGA-Journal of Death and Dying, 2001;43(1):63-91.
27. Torres WdC. O conceito de morte em crianças portadoras de doenças crônicas. Psicologia: Teoria e Pesquisa, 2002;18:221-9.
28. McIntire MS; Angle CR; Struempler LJ. The concept of death in midwestern children and youth. American Journal of Diseases of Children, 1972;123(6):527-32.
29. Orbach I; Glaubman H. Suicidal; aggressive; and normal children's perception of personal and impersonal death. Journal of Clinical Psychology, 1978;34(4):850-7.
30. Orbach I; Glaubman H. Children's perception of death as a defensive process. Journal of Abnormal Psychology, 1979;88(6):671.
31. Rosenthal PA; Rosenthal S. Suicidal behavior by preschool children. The American journal of psychiatry, 1984.
32. Kuczynski E. Suicídio na infância e adolescência. Psicologia USP, 2014;25:246-52.
33. Psychologists NAoS; Psychologists NAoS. Bullying prevention and intervention in schools [Position statement]. Author Bethesda; MD, 2012.
34. O'Connor RC. Towards an integrated motivational-volitional model of suicidal behaviour. International handbook of suicide prevention: Research; policy and practice, 2011;1:181-98.
35. Durkeim E. O suícidio: estudo de sociologia. Trad. Mônica Stanel, São Paulo, 2000.
36. Shneidman ES. Some Controversies in Suicidology: Toward a Mentalistic Discipline. Suicide and Life-Threatening Behavior, 1993;23(4):292-8.
37. Beck AT. Beyond belief: A theory of modes; personality; and psychopathology, 1996.
38. Turecki G; Brent DA; Gunnell D et al. Suicide and suicide risk. Nature reviews Disease primers, 2019;5(1):1-22.
39. Klonsky ED; May AM. The three-step theory (3ST): A new theory of suicide rooted in the "ideation-to-action" framework. International Journal of Cognitive Therapy, 2015;8(2):114-29.
40. Marie L; Poindexter EK; Fadoir NA et al. Understanding the transition from suicidal desire to planning and preparation: correlates of suicide risk within a psychiatric inpatient sample of ideators and attempters. Journal of affective disorders, 2020;274:159-66.
41. Joiner TE. Why people die by suicide: Harvard University Press, 2005.
42. Joiner Jr TE; Van Orden KA; Witte TK et al. Main predictions of the interpersonal-psychological theory of suicidal behavior: Empirical tests in two samples of young adults. Journal of abnormal psychology, 2009;118(3):634.
43. You S; Van Orden KA; Conner KR. Social connections and suicidal thoughts and behavior. Psychology of addictive behaviors, 2011;25(1):180.

44. Rudd MD. Suicide warning signs in clinical practice. Current psychiatry reports, 2008;10(1):87-90.
45. Nasser E; Overholser J. Assessing varying degrees of lethality in depressed adolescent suicide attempters. Acta Psychiatrica Scandinavica, 1999;99(6):423-31.
46. Schmitt R; Tramontina S; Quevedo J et al. Emergências psiquiátricas em crianças e adolescentes. In: Quevedo J; Schmitt R; Kapczinski F. Emergências Psiquiátricas 2. ed., Porto Alegre: Artmed, 2008. p. 265-267.
47. McFadyen A; Broster G; Black D. The impact of a child psychiatry liaison service on patterns of referral. The British Journal of Psychiatry, 1991;158(1):93-6.
48. Sheftall AH; Asti L; Horowitz LM et al. Suicide in elementary school-aged children and early adolescents. Pediatrics, 2016;138(4).
49. Sousa GSd; Santos MSPd; Silva ATPd; Perrelli JGA; Sougey EB. Suicide in childhood: a literatura review. Ciência & Saúde Coletiva, 2017;22:3099-110.
50. Brasil. Portaria 1.271 ddjd. Define a Lista Nacional de Notificação Compulsória de doenças; agravos e eventos de saúde pública nos serviços de saúde públicos e privados em todo o território nacional; nos termos do anexo; e dá outras providências. Ministério da Saúde Brasília; DF, 2014.
51. Brasil. Datasus. Informações de saúde (Tabnet), 2019.
52. Ministério da Saúde. Secretaria da Vigilância em Saúde. Departamento de Vigilância de Doenças e Agravos não Transmissíveis e Promoção da Saúde. Viva: instrutivo notificação de violência interpessoal e autoprovocada. Brasília, 2016.
53. Barrio CA. Assessing suicide risk in children: Guidelines for developmentally appropriate interviewing. Journal of Mental Health Counseling, 2007;29(1):50-66.
54. Renaud J; Berlim MT; McGirr A; Tousignant M; Turecki G. Current psychiatric morbidity; aggression/impulsivity; and personality dimensions in child and adolescent suicide: a case-control study. Journal of affective disorders, 2008;105(1-3):221-8.
55. Beck AT. Hopelessness as a predictor of eventual suicide. Annals of the New York Academy of sciences, 1986;487(1):90-6.
56. Kessler RC; Borges G; Walters EE. Prevalence of and risk factors for lifetime suicide attempts in the National Comorbidity Survey. Archives of general psychiatry, 1999;56(7):617-26.
57. O'Connor RC; Fraser L; Whyte M-C et al. Self-regulation of unattainable goals in suicide attempters: The relationship between goal disengagement; goal reengagement and suicidal ideation. Behaviour research and therapy, 2009;47(2):164-9.
58. Shahar G; Bareket L; Rudd MD et al. In severely suicidal young adults; hopelessness; depressive symptoms; and suicidal ideation constitute a single syndrome. Psychological Medicine, 2006;36(7):913-22.
59. Klonsky ED; Qiu T; Saffer BY. Recent advances in differentiating suicide attempters from suicide ideators. Current Opinion in Psychiatry, 2017;30(1):15-20.
60. Nock MK; Borges G; Bromet EJ et al. Suicide and suicidal behavior. Epidemiologic reviews, 2008;30(1):133-54.
61. Miller DN. Child and Adolescent Suicidal Behavior: School-Based Prevention; Assessment; and Intervention. Practical Intervention in the Schools Series. Guilford Publications, 2011.
62. Viñas F; Canals J; Gras ME et al. Psychological and family factors associated with suicidal ideation in pre-adolescents. The Spanish journal of psychology, 2002;5(1):20-8.
63. Mazza JJ; Reynolds WM. An investigation of psychopathology in nonreferred suicidal and nonsuicidal adolescents. Suicide and Life-Threatening Behavior, 2001;31(3):282-302.
64. Forte A; Orri M; Turecki G et al. Identifying environmental pathways between irritability during childhood and suicidal ideation and attempt in adolescence: findings from a 20-year population-based study. Journal of Child Psychology and Psychiatry, 2021.
65. Klomek AB; Marrocco F; Kleinman M et al. Peer victimization; depression; and suicidiality in adolescents. Suicide and Life-Threatening Behavior, 2008;38(2):166-80.
66. Silverman AB; Reinherz HZ; Giaconia RM. The long-term sequelae of child and adolescent abuse: A longitudinal community study. Child abuse & neglect, 1996;20(8):709-23.
67. Liu X; Gentzler AL; Tepper P et al. Clinical features of depressed children and adolescents with various forms of suicidality. Journal of Clinical Psychiatry, 2006;67(9):1442.
68. Weinstein SM; Van Meter A; Katz AC et al. Cognitive and family correlates of current suicidal ideation in children with bipolar disorder. Journal of affective disorders, 2015;173:15-21.
69. Nock MK; Kazdin AE. Examination of affective; cognitive; and behavioral factors and suicide-related outcomes in children and young adolescents. Journal of clinical child and adolescent psychology, 2002;31(1):48-58.
70. Trigylidas TE; Reynolds EM; Teshome G et al. Paediatric suicide in the USA: analysis of the National Child Death Case Reporting System. Injury prevention, 2016;22(4):268-73.
71. Yen S; Shea MT; Sanislow CA et al. Personality traits as prospective predictors of suicide attempts. Acta Psychiatrica Scandinavica, 2009;120(3):222-9.
72. Yen S; Shea MT; Sanislow CA et al. Borderline personality disorder criteria associated with prospectively observed suicidal behavior. American Journal of Psychiatry, 2004;161(7):1296-8.
73. Wagner BM; Silverman MAC; Martin CE. Family factors in youth suicidal behaviors. American Behavioral Scientist, 2003;46(9):1171-91.
74. Sarkar M; Byrne P; Power L et al. Are suicidal phenomena in children different to suicidal phenomena in adolescents? A six-year review. Child and Adolescent Mental Health, 2010;15(4):197-203.
75. Greening L; Stoppelbein L; Fite P et al. Pathways to suicidal behaviors in childhood. Suicide and life-threatening behavior, 2008;38(1):35-45.
76. Salzinger S; Rosario M; Feldman RS et al. Adolescent suicidal behavior: Associations with preadolescent physical abuse and selected risk and protective factors. Journal of the American Academy of Child & Adolescent Psychiatry, 2007;46(7):859-66.
77. Taussig HN; Harpin SB; Maguire SA. Suicidality among preadolescent maltreated children in foster care. Child maltreatment, 2014;19(1):17-26.
78. Lin F-G; Lin J-D; Hsieh Y-H et al. Quarrelsome family environment as an enhanced factor on child suicidal ideation. Research in developmental disabilities, 2014;35(12):3245-53.
79. Pfeffer CR. Youth suicide: prevention through risk management. Clinical neuroscience research, 2001;1(5):362-5.
80. Shaffer D; Craft L. Methods of adolescent suicide prevention. Journal of Clinical Psychiatry, 1999;60(SUPPL. 2):70-6.
81. Buhrmester D. Intimacy of friendship; interpersonal competence; and adjustment during preadolescence and adolescence. Child development, 1990;61(4):1101-11.
82. Westefeld JS; Bell A; Bermingham C et al. Suicide among preadolescents: A call to action. Journal of Loss and Trauma, 2010;15(5):381-407.
83. Silva B; de Oliveira FAF. Suicídio entre adolescentes: qual a relação com o bullying? Revista Uningá, 2019;56(S1):208-17.
84. Soole R; Kõlves K; De Leo D. Suicide in children: a systematic review. Archives of Suicide Research, 2015;19(3):285-304.
85. Okado I; Floyd FJ; Goebert D et al. Applying ideation-to-action theories to predict suicidal behavior among adolescents. Journal of Affective Disorders, 2021.
86. Mann JJ; Waternaux C; Haas GL et al. Toward a clinical model of suicidal behavior in psychiatric patients. American journal of Psychiatry, 1999;156(2):181-9.
87. Witte TK; Merrill KA; Stellrecht NE et al. "Impulsive" youth suicide attempters are not necessarily all that impulsive. Journal of affective disorders, 2008;107(1-3):107-16.
88. Ammerman BA; Steinberg L; McCloskey MS. Risk-taking behavior and suicidality: The unique role of adolescent drug use. Journal of Clinical Child & Adolescent Psychology, 2018;47(1):131-41.
89. Esposito-Smythers C; Spirito A. Adolescent substance use and suicidal behavior: A review with implications for treatment research. Alcoholism: Clinical and Experimental Research, 2004;28:77S-88S.
90. Wong SS; Zhou B; Goebert D et al. The risk of adolescent suicide across patterns of drug use: a nationally representative study of high school students in the United States from 1999 to 2009. Social psychiatry and psychiatric epidemiology, 2013;48(10):1611-20.

91. Van Orden KA; Merrill KA; Joiner Jr TE. Interpersonal-psychological precursors to suicidal behavior: A theory of attempted and completed suicide. Current Psychiatry Reviews, 2005;1(2):187-96.
92. Andover MS; Morris BW; Wren A et al. The co-occurrence of non-suicidal self-injury and attempted suicide among adolescents: distinguishing risk factors and psychosocial correlates. Child and adolescent psychiatry and mental health, 2012;6(1):1-7.
93. Asarnow JR; Miranda J. Improving care for depression and suicide risk in adolescents: Innovative strategies for bringing treatments to community settings. Annual Review of Clinical Psychology, 2014;10:275-303.
94. Wilkinson P; Kelvin R; Roberts C et al. Clinical and psychosocial predictors of suicide attempts and nonsuicidal self-injury in the Adolescent Depression Antidepressants and Psychotherapy Trial (ADAPT). American journal of psychiatry, 2011;168(5):495-501.
95. Borowsky IW; Ireland M; Resnick MD. Adolescent suicide attempts: risks and protectors. Pediatrics, 2001;107(3):485-93.
96. Conner KR; Duberstein PR; Conwell Y et al (ed.). Psychological vulnerability to completed suicide: a review of empirical studies. Suicide and Life-Threatening Behavior, 2001;31(4):367-85.
97. Dumais A; Lesage AD; Lalovic A et al. Is violent method of suicide a behavioral marker of lifetime aggression? American Journal of Psychiatry, 2005;162(7):1375-8.
98. Garrison CZ; McKeown RE; Valois RF et al. Aggression; substance use; and suicidal behaviors in high school students. American Journal of Public Health, 1993;83(2):179-84.
99. Simon NM; Zalta AK; Otto MW et al. The association of comorbid anxiety disorders with suicide attempts and suicidal ideation in outpatients with bipolar disorder. Journal of psychiatric research, 2007;41(3-4):255-64.
100. Russell ST; Joyner K. Adolescent sexual orientation and suicide risk: Evidence from a national study. American Journal of public health, 2001;91(8):1276-81.
101. Bagley C; Tremblay P. Elevated rates of suicidal behavior in gay; lesbian; and bisexual youth. Crisis: The Journal of Crisis Intervention and Suicide Prevention, 2000;21(3):111.
102. Noell JW; Ochs LM. Relationship of sexual orientation to substance use; suicidal ideation; suicide attempts; and other factors in a population of homeless adolescents. Journal of adolescent health, 2001;29(1):31-6.
103. Apter A; King RA. Management of the depressed; suicidal child or adolescent. Child and Adolescent Psychiatric Clinics, 2006; 15(4):999-1013.
104. Press BR; Khan SA. Management of the suicidal child or adolescent in the emergency department. Current opinion in pediatrics, 1997;9(3):237-41.
105. Rotheram-Borus MJ; Piacentini J; Van Rossem R et al. Enhancing treatment adherence with a specialized emergency room program for adolescent suicide attempters. Journal of the American Academy of Child & Adolescent Psychiatry, 1996;35(5):654-63.
106. Reynolds WM. Suicidal ideation questionnaire (SIQ). Odessa; FL: Psychological Assessment Resources, 1987.
107. Spirito A; Overholser J. The suicidal child: assessment and management of adolescents after a suicide attempt. Child and Adolescent Psychiatric Clinics, 2003;12(4):649-65.
108. Beck AT; Steer RA. Beck Scale for Suscide Ideation: Manual: Psychological Corporation, 1993.
109. Orbach I; Milstein I; Har-Even D et al. A Multi-Attitude Suicide Tendency Scale for adolescents. Psychological Assessment: A Journal of Consulting and Clinical Psychology, 1991;3(3):398.
110. Osman A; Kopper BA; Barrios FX et al. The brief reasons for living inventory for adolescents (BRFL-A). Journal of Abnormal Child Psychology, 1996;24(4):433-43.
111. Buzan RD; Weissberg MP. Suicide: risk factors and therapeutic considerations in the emergency department. The Journal of emergency medicine, 1992;10(3):335-43.
112. Goldstein TR. Suicidality in pediatric bipolar disorder. Child and adolescent psychiatric clinics of North America, 2009;18(2):339-52.
113. Goldstein TR; Birmaher B; Axelson D et al. History of suicide attempts in pediatric bipolar disorder: factors associated with increased risk. Bipolar disorders, 2005;7(6):525-35.
114. Zhang J; Shuai L; Yu H et al. Acute stress; behavioural symptoms and mood states among school-age children with attention-deficit/hyperactive disorder during the COVID-19 outbreak. Asian journal of psychiatry, 2020;51:102077.
115. Lei L; Huang X; Zhang S et al. Comparison of prevalence and associated factors of anxiety and depression among people affected by versus people unaffected by quarantine during the COVID-19 epidemic in Southwestern China. Medical science monitor: international medical journal of experimental and clinical research, 2020;26:e924609-1.
116. Hoekstra PJ. Suicidality in children and adolescents: lessons to be learned from the COVID-19 crisis. Springer, 2020.
117. Fairchild RM; Ferng-Kuo S-F; Rahmouni H et al. Telehealth increases access to care for children dealing with suicidality; depression; and anxiety in rural emergency departments. Telemedicine and e-Health, 2020;26(11):1353-62.

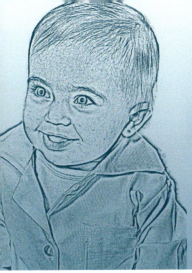

Capítulo 41

Transtornos Alimentares na Infância e na Adolescência

Ana Paola Robatto Nunes
Mônica Leila Portela de Santana
Luiza Amélia Cabus Moreira

Introdução

Os transtornos alimentares (TA) são doenças psiquiátricas que habitualmente têm início na adolescência ou no início da idade adulta. Geram complicações tanto físicas como psicológicas e comprometimento na qualidade de vida do indivíduo, assim como de seus familiares.

São incluídos como transtornos alimentares na 5ª edição do *Manual diagnóstico e estatístico de transtornos mentais* (DSM-5): anorexia nervosa (AN); bulimia nervosa (BN); transtorno de compulsão alimentar (TCA); transtorno restritivo-evitativo (Tare); pica; e transtorno de ruminação (DSM-5, 2014).

Pessoas acometidas por AN e BN apresentam preocupação excessiva com o peso e a forma de seus corpos, podem adotar medidas que visam o controle de peso causadoras tanto de danos como psicológicos, apresentam uma psicopatologia central que é comum às patologias e associação frequente com outras doenças psiquiátricas como depressão e ansiedade, assim como transtornos de personalidade (Hornberger et al., 2020).

Apesar de muitas críticas, o DSM-5 tornou mais claras algumas situações que antes impossibilitavam o diagnóstico em uma categoria de TA como explicitou que o foco não é somente o peso, e sim o comportamento, haja vista que essas patologias podem acometer indivíduos com qualquer peso, inclusive aqueles que são obesos (Sawyer et al., 2016). O peso é critério de gravidade no caso da AN de acordo com o DSM-5, e não de diagnóstico. A exclusão do critério de amenorreia para o diagnóstico da AN foi outra alteração que possibilitou o diagnóstico em pacientes que desenvolvem a doença antes da puberdade, estejam em uso de contraceptivos ou sejam do gênero masculino. A frequência de vômitos autoinduzidos passou a ser de um episódio semanal por 3 meses no caso da BN, e os episódios de compulsão alimentar estão mais direcionados para a sensação de culpa do que efetivamente para o valor de calorias ingerido.

Evidências sugerem que o diagnóstico precoce dos TA pode propiciar maior chance de recuperação (Schaumberg et al., 2017), menores risco de desenvolver comorbidades psiquiátricas e de comprometimento da qualidade de vida.

É importante estar atento que o evento adverso mais grave nos TA é o aumento do risco de suicídio principalmente em pacientes com AN em que há uma estimativa de que este seja responsável por uma em cada cinco mortes.

Apesar de não tão frequente quanto na AN, pessoas com bulimia apresentam um risco de se matar que chega a ser perto de duas vezes o risco de indivíduos sem a doença.

Epidemiologia

A prevalência dos TA varia de acordo com a população estudada (na comunidade ou em serviços especializados). Atualmente se estima que haja uma prevalência combinada de todos os TA em torno de 13% (Rodrigues et al., 2018).

Em 2011 (publicado em 2016), um estudo de corte transversal realizado em 10 mil adolescentes, nos Estados unidos, entre 13 e 18 anos, estimou uma prevalência de AN, BN e TCA respectivamente de 0,3%, 0,9% e 1,6% (Lindvall et al., 2016).

É provável que o TA com maior prevalência seja o TCA com estimativas de 2% a 4% (Hornberger et al., 2020).

A prevalência do Tare é desconhecida, porém estimada em torno de 3% (Rodrigues et al., 2018).

Em homens, a procura pelo atendimento é menor muitas vezes em virtude do fato de existir um senso comum de que os TA sejam doenças "de mulheres", em razão de evidências sugerirem maior prevalência em homossexuais e os serviços de atendimento também serem, de certa forma, um aspecto constrangedor para um adolescente, por estar entre uma clientela com predominância do gênero feminino. No gênero masculino, há dois focos principais: o ganho de massa muscular; e a perda de gordura (Hornberger et al., 2020). Isso os coloca sob risco da prática de exercícios físicos em excesso (podendo haver maior risco de lesões) e abuso de substâncias; entre elas, anabolizantes que podem causar graves consequências médicas. O aumento dos TA em lésbicas também parece estar aumentado e, em relação aos transgêneros, mais estudos são necessários, ainda que existam algumas evidências de que estes também apresentam um risco aumentado.

Patologias preexistentes como a doença diabetes *mellitus* tipo I (DMID) e aquelas cujo tratamento provoca mudanças no aspecto físico, como a necessidade de uso de corticosteroides, podem ser o gatilho para o desenvolvimento de uma patologia alimentar em uma época da vida em que, mais do que nenhuma outra, o julgamento pelos pares é fundamental. Pacientes com DMID podem aprender que a omissão do uso de insulina causa perda de peso. Contudo, esse comportamento pode resultar na progressão rápida para a cegueira e para inúmeros internamentos por descompensação do quadro, cetoacidose e, consequentemente, inúmeros internamentos e risco de morte (Young et al., 2013).

Transtornos alimentares podem ocorrer em qualquer etnia ou nível socioeconômico.

Etiologia

É provável que todos os TA apresentem uma etiologia multifatorial na qual interagem aspectos genéticos, psicológicos, biológicos, sociofamiliares e culturais (Rodrigues et al., 2018). Existem alguns traços na personalidade que se associam com anorexia como o perfeccionismo, o baixo limiar à frustração, baixa autoestima e impulsividade.

É comum que pacientes com BN também apresentem baixa autoestima, impulsividade e dificuldade nas relações interpessoais.

A comorbidade com transtornos de personalidade torna o tratamento mais difícil e pode piorar o prognóstico (Rodrigues et al., 2018).

No caso da AN, estudos em gêmeos monozigóticos evidenciam uma concordância em torno de 50% a 60% (Mitchell et al., 2020). É fato que influências sociais desempenham papel no desenvolvimento dos TA, porém é necessário haver uma conjunção de fatores e principalmente vulnerabilidade individual.

Anorexia nervosa

A AN é uma doença psiquiátrica caracterizada pela restrição na ingestão calórica resulta em um peso inadequado quando se leva em conta a idade, o sexo, a curva de crescimento e o comprometimento físico. Associado à desnutrição, surgem medo intenso em se ganhar peso e comprometimento na forma como o indivíduo avalia a forma de seu corpo e seu peso atual.

É classificada em subtipo restritivo quando nos últimos 3 meses não houve comportamentos purgativos (indução de vômitos, abuso de laxantes/diuréticos) ou subtipo purgativo quando esses comportamentos ocorrem (DSM-5, 2014)), conforme o Quadro 41.1.

QUADRO 41.1 – DSM-5.

Anorexia nervosa	Bulimia nervosa	Transtorno da compulsão alimentar	Transtorno alimentar restritivo-evitativo

• Restrição da ingestão de energia causando um significante baixo peso corporal no contexto de idade, sexo, trajetória de desenvolvimento e saúde física. Significante baixo peso é definido como menor do que o minimamente normal ou, para crianças e adolescentes, menor do que minimamente esperado
• Medo intenso do ganho de peso ou de se tornar gordo, ou comportamento persistente que interfere no ganho de peso mesmo com peso inferior
• Perturbação no modo de vivenciar o peso, tamanho ou forma corporais; excessiva influência do peso ou da forma corporais na autoavaliação; ou persistente falta de reconhecimento da seriedade do atual baixo peso corporal
Subtipos
• Restritivo: durante os últimos 3 meses, o indivíduo não teve episódios recorrentes de comportamentos compulsivos ou purgativos Nesse subtipo, a perda de peso é alcançada mediante dietas, jejuns e/ou atividades físicas para perder peso
• Compulsivo-purgativo: durante os últimos 3 meses, o indivíduo teve episódios recorrentes de comportamentos compulsivos ou purgativos (vômitos, abuso de laxantes e diuréticos ou enemas)
	a) Episódios recorrentes de compulsão alimentar. Um episódio de compulsão alimentar é caracterizado por ambos os seguintes critérios
	  1. Ingestão, em um período limitado de tempo (p. ex., em 2 horas), de uma quantidade de alimentos definitivamente maior do que a maioria das pessoas consumiria em um período similar, sob circunstâncias similares
	  2. Um sentimento de falta de controle sobre o episódio (p. ex., um sentimento de não conseguir parar ou controlar o que ou quanto se come)
	b) Comportamentos compensatórios inapropriados para prevenir ganho de peso, como vômito autoinduzido; abuso de laxantes, diuréticos ou outras medicações; jejum; ou excesso de exercício físico
	c) A compulsão e o comportamento compensatório inapropriado devem ocorrer, no mínimo, pelo menos uma vez por semana, por 3 meses
	d) Autoavaliação indevidamente influenciada pelo peso e forma corporal
	e) O transtorno não ocorre exclusivamente durante episódios de anorexia nervosa
		a) Episódios recorrentes de compulsão alimentar. Um episódio de compulsão alimentar é caracterizado por ambos os seguintes critérios
		  1. Ingestão, em um período limitado de tempo (p. ex., em 2 horas), de uma quantidade de alimentos definitivamente maior do que a maioria das pessoas consumiria em um período similar, sob circunstâncias similares
		  2. Um sentimento de falta de controle sobre o episódio (p. ex., um sentimento de não conseguir parar ou de não controlar o que ou quanto se come)
		b) Os episódios de compulsão alimentar estão associados a três (ou mais) dos seguintes critérios
		  1. comer muito e mais rapidamente do que o normal
		  2. comer até sentir-se incomodamente repleto
		  3. comer grandes quantidades de alimentos, quando não está fisicamente faminto
		  4. comer sozinho por embaraço em virtude da quantidade de alimentos que consome
		  5. sentir repulsa por si mesmo, depressão ou demasiada culpa após comer excessivamente
		c) Acentuada angústia relativa à compulsão alimentar
		d) A compulsão alimentar ocorre, em média, 1 dia por semana, durante 3 meses
		e) A compulsão alimentar não é associada com o recorrente uso de comportamentos compensatórios inapropriados como na bulimia nervosa e não ocorre exclusivamente durante o curso da bulimia nervosa ou anorexia nervosa
			a) Uma perturbação alimentar (p. ex., falta aparente de interesse na alimentação ou em alimentos; esquiva baseada nas características sensoriais do alimento; preocupação acerca de consequências aversivas alimentar) manifestada por fracasso persistente em satisfazer as necessidades nutricionais e/ou energéticas apropriadas associada a um (ou mais) dos seguintes aspectos
			  1. Perda de peso significativa (ou insucesso em obter o ganho de peso esperado ou atraso de crescimento em crianças)
			  2. Deficiência nutricional significativa
			  3. Dependência de alimentação enteral ou suplementos nutricionais orais
			  4. Interferência marcante no funcionamento psicossocial
			b) A perturbação não é mais bem explicada por indisponibilidade de alimento ou por uma prática culturalmente aceita
			c) A perturbação alimentar não ocorre exclusivamente durante o curso de anorexia nervosa ou bulimia nervosa, e não há evidência de perturbação na maneira como o peso ou a forma corporal é vivenciada
			d) A perturbação alimentar não é atribuível a uma condição médica concomitante ou mais bem explicada por outro transtorno mental. Quando a perturbação alimentar ocorre no contexto de outra condição ou de outro transtorno, sua gravidade excede a habitualmente associada à condição ou ao transtorno e justifica atenção clínica adicional

(continua)

QUADRO 41.1 – DSM-5 (continuação).

Anorexia nervosa	Bulimia nervosa	Transtorno da compulsão alimentar	Transtorno alimentar restritivo-evitativo
Gravidade Leve: IMC ≥ 17 kg/m² Moderada: IMC 16 a 16,99 kg/m² Grave: IMC 15 a 15,00 kg/m² Extrema: IMC < 15 kg/m²	**Gravidade** • Leve: média de 1 a 3 episódios de comporta mentos compensatórios por semana • Moderada: média de 4 a 7 episódios de comportamentos compensatórios por semana • Grave: média de 8 a 13 episódios de comportamentos compensatórios por semana • Extrema: média de 14 ou mais episódios de comportamentos compensatórios por semana	**Gravidade** • Leve: média de 1 a 3 episódios de compulsão alimentar por semana • Moderada: média de 4 a 7 episódios de compulsão alimentar por semana • Grave: média de 8 a 13 episódios de compulsão alimentar por semana • Extrema: média de 14 ou mais episódios de compulsão alimentar por semana	–

Pica	Transtorno de ruminação	Outro transtorno alimentar especificado	Transtorno alimentar não especificado
a) Ingestão persistente de substâncias não nutritivas, não alimentares, durante no mínimo 1 mês b) A ingestão de substâncias não nutritivas, não alimentares, é inapropriada ao estágio de desenvolvimento do indivíduo c) O comportamento alimentar não faz parte de uma prática culturalmente aceita d) Se o comportamento alimentar ocorrer no contexto de outro transtorno mental (p. ex., deficiência intelectual (transtorno do desenvolvimento intelectual), transtorno do espectro autista, esquizofrenia) ou condição médica (incluindo gestação), é suficientemente grave a ponto de necessitar de atenção clínica adicional	a) Regurgitação repetida de alimento durante no mínimo 1 mês. O alimento regurgitado pode ser remastigado, novamente deglutido ou cuspido b) A regurgitação repetida não é atribuível a uma condição gastrioinstestinal ou a outra condição médica (p. ex., refluxo gastroesofágico, estenose do piloro) c) A perturbação alimentar não ocorre exclusivamente durante o curso de anorexia nervosa, bulimia nervosa, transtorno de compulsão alimentar ou transtorno alimentar restritivo-evitativo d) Se os sintomas ocorrerem no contexto de outro transtorno mental (p. ex., deficiência intelectual (transtorno do desenvolvimento intelectual) ou outro transtorno do neurodesenvolvimento), eles são suficientemente graves para justificar atenção clínica adicional	1. Anorexia nervosa atípica: todos os critérios para anorexia nervosa são preenchidos, exceto que, apesar da perda de peso significativa, o peso do indivíduo está dentro ou acima da faixa normal 2. Bulimia nervosa (de baixa frequência e/ou duração limitada): todos os critérios para bulimia nervosa são atendidos, exceto que a compulsão alimentar e comportamentos compensatórios indevidos ocorrem, em média, menos de uma vez por semana e/ou por menos de 3 meses 3. Transtorno de compulsão alimentar (de baixa frequência e/ou duração limitada): todos os critérios para transtorno de compulsão alimentar são preenchidos, exceto que a hiperfagia ocorre, em média, menos de uma vez por semana e/ou por menos de 3 meses 4. Transtorno de purgação: comportamento de purgação recorrente para influenciar o peso ou a forma do corpo (p. ex., vômitos autoinduzidos; uso indevido de laxantes, diuréticos ou outros medicamentos) na ausência de compulsão alimentar 5. Síndrome do comer noturno: episódios recorrentes de ingestão noturna, manifestados pela ingestão ao despertar do sono noturno ou pelo consumo excessivo de alimentos depois de uma refeição noturna. Há consciência e recordação da ingesta. A ingestão noturna não é mais bem explicada por influências externas, como mudanças no ciclo de sono-vigília do indivíduo, ou por normas sociais locais. A ingestão noturna causa sofrimento significativo e/ou prejuízo no funcionamento. O padrão desordenado de ingestão não é mais bem explicado por transtorno de compulsão alimentar ou outro transtorno mental, incluindo uso de substâncias, e não é atribuível a outro distúrbio médico ou ao efeito de uma medicação	Apresentações em que sintomas característicos de um transtorno alimentar que causam sofrimento clinicamente significativo ou prejuízo no funcionamento social, profissional ou em outras áreas importantes da vida do indivíduo predominam, mas não satisfazem todos os critérios para nenhum transtorno na classe diagnóstica de transtornos alimentares A categoria é usada nas situações em que o clínico opta por não especificar a razão pela qual os critérios para um transtorno alimentar específico não são satisfeitos e inclui apresentações para as quais não há informações suficientes para que seja feito um diagnóstico mais específico (p. ex., em salas de emergência)

Fonte: Desenvolvido pela autoria do capítulo.

Um paciente pode iniciar o quadro como subtipo restritivo e, depois, migrar para o purgativo e vice-versa.

A falsa impressão de que exames normais e peso adequado não permeiam um TA pode retardar o diagnóstico. É sabido que adolescentes com AN podem alegar que estão apenas procurando uma "alimentação sadia", que se tornaram vegetarianos por suas convicções e cabe, então, ao médico atentar para o fato de pode se tratar de uma estratégia para evitar o consumo de alimentos com maior densidade calórica.

Conceitos já enraizados no imaginário das pessoas e até nos profissionais de saúde podem atrasar o diagnóstico. Entre estes, a ideia de que os TA ocorrem apenas em mulheres, com alto nível socioeconômico, caucasianas e na adolescência. Apesar de a AN tipicamente ter início na adolescência ou em um adulto jovem, crianças mesmo antes dos 7 anos podem já apresentar aspectos que permitem o diagnóstico – é o que se denomina "AN de início precoce" (Schaumberg et al., 2017).

O DSM-5, de 2014, inclui o que se denomina "anorexia atípica", ou seja, pessoas que apresentam índice de massa corporal (IMC) dentro da normalidade, mas que perderam peso (habitualmente eram obesos ou com sobrepeso) e que demonstram todo o comportamento de uma paciente anoréxica com IMC extremamente baixo. Nesses casos, o que se sabe é que, mesmo com peso normal, esses pacientes podem apresentar complicações físicas tão ou mais graves como aqueles com desnutrição (DSM-5, 2014; Sawyer et al., 2016).

A AN está frequentemente associada a comorbidades psiquiátricas como depressão, ansiedade, transtorno obsessivo-compulsivo e abuso de substâncias (principalmente no subtipo purgativo) (Mitchell et al., 2020). A mortalidade é alta e decorre de complicações médicas ou suicídio (18 vezes maior que a população em geral). A mortalidade estimada é de 5,6% por década do início da doença (Mitchell et al., 2020). O curso, em estudos longitudinais de até 20 anos, sugere remissão completa em 30% a 60% dos pacientes, cronicidade em 20% e sintomas residuais nos restantes. A incidência de recaídas após tratamento é comum, com estimativas que variam de 9% a 52% e com uma média de 25% (Mitchell et al., 2020). É importante ressaltar que a recuperação é lenta, que sintomas residuais podem persistir por anos; porém, a cura é possível mesmo após décadas de doença (Quadro 41.2).

QUADRO 41.2 – Comportamentos, atitudes e crenças de pacientes com transtornos alimentares relacionados à alimentação e ao comer.

Anorexia nervosa	Bulimia nervosa	Transtorno de compulsão alimentar	Transtorno alimentar restritivo-evitativo
Conhecimento sobre a composição dos alimentos, em especial a quantidade de calorias. Costumam calcular a ingestão diária. Aversão a gordura e carboidrato porque engordam	Muitos podem conhecer a composição dos alimentos	Pensamentos negativos e obsessão pela comida	Preferência por alimentos ultra processados, com alto teor de carboidratos e alto índice glicêmico
Classifica os alimentos bons e ruins/proibidos e seguros. Ideias errôneas sobre o que é uma alimentação saudável	Classifica os alimentos seguros e proibidos	Compra excessiva de itens alimentares, com maior ingestão de alimentos com alta densidade calórica, de gordura e de carboidrato. Presença de monotonia alimentar	Restrição na quantidade e variedade de alimentos. Baixo ou nenhum consumo de carnes, legumes, verduras e frutas
Poucas refeições ao dia, alternadas com jejuns e horários irregulares	Padrão alimentar cíclico (fases restritivas ou compensatórias) e de fome e saciedade anormais. Sempre está iniciando dieta nova	Ausência de planejamento de horários, rotinas, local de refeições – padrão alimentar caótico	Restrição e evitação alimentar pós-trauma, por exemplo engasgo
Cortam os alimentos em pedaços muito pequenos e levam muito tempo para comer. Não mastigam, nem saboreiam os alimentos	Medo de não conseguirem controlar a alimentação. Perda de controle seguida de ingestão rápida de grandes quantidades de alimentos, mas com menor frequência nos mais jovens. Raiva por sentir fome, pois significa perda de controle	Comem rápido grandes quantidades de alimentos até se sentir desconfortavelmente "cheio". A sensação de falta de controle ao comer é mais importante do que a quantidade em pacientes mais jovens	Restrição e evitação alimentar em virtude das características sensoriais dos alimentos (textura, cor, cheiro, sabor)
Deixam sobras de alimentos no prato e hábito de descartar alimentos nos armários, banheiro, roupas	Dificuldade em selecionar o que comer	Procuram comida ou come excessivamente sem sentir fome e como recompensa como resposta ao estresse e/ou sentimentos desconfortáveis	Dificuldades diante de grandes mudanças na ingestão alimentar
"Comer social" prejudicado e geralmente comem sozinho	Ritualizam e escolhem os horários das refeições para comerem sozinhos ("comer social" prejudicado) e compulsivamente	Comer sozinho ("comer social" prejudicado) por vergonha dos seus hábitos alimentares	"Comer social" prejudicado

(continua)

QUADRO 41.2 – Comportamentos, atitudes e crenças de pacientes com transtornos alimentares relacionados à alimentação e ao comer (continuação).

Anorexia nervosa	Bulimia nervosa	Transtorno de compulsão alimentar	Transtorno alimentar restritivo-evitativo
Restrição alimentar grave. Acreditam que alimentos ingeridos se transformam imediatamente em gordura e que creme dental, medicação, água têm calorias. Alguns fazem restrição de água e outros ingerem em excesso para mascarar o peso	Restrição alimentar e alimentação irregular (p. ex., pular refeições)	Restrição alimentar com menor intensidade e frequência. Dieta crônica com ou sem perda de peso	–
Em alguns casos, desenvolve-se um comportamento compensatório, como purgação, mas geralmente ocorre mais tarde no curso do distúrbio em pacientes mais jovens	Episódios de compulsão alimentar que ocorrem à tarde e à noite em resposta à restrição da ingestão alimentar, seguida de comportamentos purgativos	Comportamento mordiscador e maior frequência de episódios de compulsão alimentar que ocorrem à tarde e à noite no contexto de padrões alimentares caóticos e desregulados. Ausência de comportamentos purgativos	–
Refeições acompanhadas por líquidos e hábito de ir ao banheiro após as refeições. Podem deixar a água corrente caindo para abafar o som do vômito (tipo purgativo)	Refeições acompanhadas por líquidos para facilitar a indução do vômito. Hábito de ir ao banheiro após as refeições, às vezes usando a água corrente para abafar o som do vômito	–	–
Gostam de preparar alimentos para os outros sem nada provar. Interesse por culinária e dietas	Hábito de estocar alimentos para esconder dos outros familiares	Hábito de estocar alimentos para esconder dos outros familiares	–
Crenças, mitos e medos rígidos – "não comer muito tarde", "calorias podem passar durante uma conversa"	Crenças, mitos e medos – "arroz com feijão engorda"	–	–
Consumo de cafeína como supressor do apetite e uso de suplementos alimentares, *shakes* e podem desejar se tornar vegetariano	–	–	–
Pacientes jovens negam preocupações com a imagem corporal ou o peso e insistem que simplesmente "não estão com fome" ou reclamam de desconforto abdominal	–	–	–
Podem cozinhar para a família e dizer que não gostam mais de alimentos que antes apreciavam bastante	–	–	–

Fonte: Lock e La Via, 2015; Guidebook Nutrition, 2020; ADA, 2011; Peebles, Sieke, 2019; Hornnerger e Lane, 2021.

Bulimia nervosa

A BN é uma doença psiquiátrica que habitualmente tem início na adolescência ou no início da idade adulta (Rodrigues et al., 2018) caracterizada por episódios recorrentes de ingestão de uma grande quantidade de alimentos e, mais importante, por uma sensação de perda de controle (DSM-5, 2014). Após esses episódios, o paciente exibe comportamentos compensatórios, que visam não ganhar peso, como a indução de vômitos, abuso de diuréticos/laxantes, podem praticar exercício em excesso e jejuar. Habitualmente, o comer compulsivo e os mecanismos compensatórios ocorrem às escondidas decorrendo dos sentimentos de culpa e de vergonha que os acompanha. Para o DSM-5 (2014), é preciso que haja pelo menos um episódio de comer compulsivo/comportamento compensatório, pelo menos uma vez por semana, nos últimos 3 meses. Diferente de pacientes com AN, indivíduos com BN apresentam peso normal ou sobrepeso/obesidade.

A BN tem início, em geral, na adolescência (em torno dos 12 anos), mas dada a natureza dos sintomas de ocorrerem às escondidas, o diagnóstico é feito em torno dos 18 anos, os pacientes apresentam peso normal ou sobrepeso e é mais frequente em mulheres (3:1) (Rodrigues et al., 2018).

Quantificar um episódio de comer compulsivo é subjetivo a não ser que seja algo extremamente fora do habitual. O que mais deve ser enfatizado é a sensação de perda de controle que o indivíduo percebe e a vergonha que sente após a alimentação. É valido perguntar ao paciente como o episódio se deu: se a ingesta foi rápida; escondida de familiares; com a mistura de diversos tipos de alimentos geralmente de alta densidade calórica; com a presença do sentimento de perda de controle e da sensação urgente de purgar.

Comorbidades psiquiátricas na BN são comuns e incluem transtornos do humor (63%), transtornos de ansiedade (36%) e transtorno obsessivo-compulsivo (Rodrigues et al., 2018). Transtornos de personalidade são frequentes, assim como impulsividade, tentativas de suicídio ou ideação, automutilação, abuso de substâncias, cleptomania, promiscuidade sexual e adição pela internet (Rodrigues et al., 2018).

A doença é classificada em leve (1 a 3 episódios de comer compulsivo/purgação por semana), moderada (4 a 7 episódios/semana), grave (8 a 13 episódios/semana) e extrema (≥ 14 episódios/semana). Essa avaliação de gravidade geralmente reflete o comprometimento funcional do indivíduo.

O médico não deve se esquecer do diagnóstico diferencial entre BN e AN subtipo purgativo, ficando atento aos critérios para cada patologia.

As complicações médicas da BN serão descritas posteriormente neste capítulo.

Transtorno da compulsão alimentar

O DSM-5 (2014) define o TCA como episódios de comer compulsivo caracterizados por uma grande ingestão de alimentos (claramente superior à que uma pessoa habitualmente consumiria na mesma situação), geralmente em curto espaço de tempo (em geral 2 horas), associados à sensação de falta de controle. Indivíduos com TCA devem apresentar pelo menos três dos critérios a seguir (DSM-5, 2014; Bohon C, 2019): comer mais rápido do que o normal, comer até sentir-se fisicamente mal, comer mesmo sem fome, comer sozinho em razão da vergonha do episódio compulsivo, sentir-se mal consigo mesmo em razão da vergonha, tristeza e sensação de culpa.

A gravidade dos episódios é classificada de acordo com a frequência com a qual ocorrem (DSM-5, 2014): leve (1 a 3 vezes/semana), moderada (4 a 7 vezes/semana), grave (8 a 13 vezes/semana) ou extrema (≥ 14 vezes/semana).

O TCA é mais comum em mulheres e a média de idade ao diagnóstico é de 23 anos, porém acredita-se que seu início seja na adolescência (Bohon C, 2019). Parece ser o TA mais comum, com prevalência em torno de 1% a 3% (Bohon C, 2019).

Cerca de 50% dos pacientes acometidos apresentam sobrepeso e obesidade acompanhados de hipertensão, diabetes e dislipidemias (Bohon C, 2019).

O TCA também apresenta comorbidades psiquiátricas como fobia social, depressão, abuso de álcool e drogas (Rodrigues et al., 2018). É importante ressaltar, que o TCA, apesar de menos comum em homens quando comparado a mulheres, é o TA mais comum em homens (Rodrigues et al., 2018).

Transtorno alimentar restritivo-evitativo

No DSM-5 (2014), a inclusão do Tare (do original em inglês *avoidant restrictive food intake disorder* (ARFID) permite o diagnóstico de indivíduos, mesmo aqueles em idade muito precoce, que restringem a ingestão por causas principalmente neurossensoriais. Apesar de não apresentarem intenção de emagrecer, esses pacientes podem necessitar de acompanhamento médico em virtude do extremo baixo peso, deficiências nutricionais específicas e comprometimento na vida social. O Tare é um transtorno alimentar caracterizado pelo fracasso persistente em satisfazer as necessidades nutricionais e/ou energéticas associadas a um ou mais dos quatro itens a seguir (DSM-5, 2014): perda de peso significativa (ou insucesso em obter o ganho de peso esperado ou atraso do crescimento em crianças); deficiência nutricional significativa; dependência de alimentação enteral ou suplementos nutricionais; interferência marcante no funcionamento psicossocial. Os critérios de exclusão incluem o TA não ser explicado por indisponibilidade de alimento ou por uma prática culturalmente aceita, não ocorrer durante o curso de AN ou BN e não haver alterações na imagem corporal, assim como não ser explicado por doença psiquiátrica ou patologia orgânica de base. Entre os aspectos mais marcantes da doença, destaca-se a interferência no funcionamento psicossocial. Os pacientes têm consciência do baixo peso e, em muitos casos, há, ainda, o desejo de ganho de peso corporal. Três subgrupos com características distintas são relatados:

- Grupo I: recusa alimentar por pouco apetite ou desinteresse por alimento.
- Grupo II: recusa alimentar em razão das propriedades sensoriais do alimento.
- Grupo III: recusa alimentar por medo das consequências negativas de se alimentar.

O Tare é mais frequente em homens e, em alguns casos, pode haver história pregressa de condições médicas patológicas relacionadas ao trato gastrointestinal, a exemplo de doença do refluxo gastroesofágico, que por dor, náusea ou vômitos, pode vir a desencadear a aversão alimentar.

Diagnóstico diferencial e complicações médicas

O diagnóstico diferencial dos TA inclui (Rodrigues et al., 2018; Gibson et al., 2019; DerMarderosian et al., 2018): hipotireoidismo; diabetes *mellitus*; hipopituitarismo; doença de Addison; doença inflamatória intestinal; doença celíaca; doenças crônicas (p. ex., tuberculose, HIV); outras doenças psiquiátricas como transtorno obsessivo-compulsivo, transtorno de ansiedade generalizada, depressão e abuso de substâncias.

Praticamente todos os órgãos e sistemas podem ser afetados pelos TA. Como já foi referido, a maior mortalidade entre essas patologias está associada à desnutrição, que está em torno de 6% a cada década (Gibson et al., 2019; DerMarderosian et al., 2018). As complicações médicas na AN decorrem da desnutrição, comportamento purgativo, abuso de laxantes e diuréticos e da síndrome de realimentação.

Em especial, deve-se atentar para (Rodrigues et al., 2018; Gibson et al., 2019; DerMarderosian et al., 2018):

- Alterações na pele: xerose, lanugo, perda de cabelo, fragilidade das unhas, acrocianose e hipotermia. Pacientes que vomitam podem apresentar a pele engrossada na superfície dorsal dos dedos (Sinal de Russell).

- **Alterações nos dentes:** erosões dentárias e comprometimento do esmalte naqueles que vomitam.
- **Alterações cardíacas:** morte súbita por atrofia da musculatura cardíaca e arritmias.

   O prolongamento do intervalo QT está associado ao uso de medicamentos como antipsicóticos e à concomitância de distúrbios hidroeletrolíticos.

   Outras manifestações comuns são o prolapso da válvula mitral (em virtude de redução nas dimensões do ventrículo esquerdo) e a efusão pericárdica.

   Os achados clínicos mais comuns são a bradicardia e a hipotensão. Arritmias são mais comuns em pacientes que induzem vômitos e abusam de diuréticos. Pacientes que usam xarope de ipeca para vomitar podem apresentar cardiomiopatia e esta pode também ser decorrente da desnutrição.

- **Alterações gastrointestinais e hepáticas:** distensão, saciedade precoce, desconforto abdominal e constipação são as mais comuns.

   A maior parte desses sintomas é atribuída à dismotilidade intestinal. Podem ocorrer também pancreatite e a síndrome da artéria mesentérica superior (quando a perda da massa de gordura ocasiona o deslocamento medial do vaso e sua compressão entre o duodeno e a aorta), o que predispõe à dilatação gástrica. Vômitos induzidos podem causar esofagite erosiva, hemorragia digestiva alta e perfuração do esôfago. Abuso de laxantes pode lesar o plexo mioentérico (*melanosi coli*), o que resulta em peristalse ineficaz e constipação.

   Aumento de transaminases pode ocorrer tanto por desnutrição como por síndrome de realimentação.

- **Alterações hematológicas e imunológicas:** são comuns anemia, leucopenia e trombocitopenia. Podem ocorrer infecções por desnutrição, mas de uma forma que não se sabe o motivo e a frequência é menor do que a vista em outras situações decorrentes da inanição.
- **Alterações endocrinológicas:** hipoglicemia é comum e é uma das causas de morte súbita na AN. O nível sérico de estrógenos pode estar diminuído. A desnutrição pode causar osteopenia e osteoporose.
- **Alterações renais:** hipocalemia secundária a abuso de diuréticos pode acarretar o desenvolvimento de nefropatia hipocalêmica.

As complicações médicas e o comprometimento da qualidade de vida na BN dependem em grande parte da frequência dos comportamentos purgativos e abuso de diuréticos e laxantes, assim como da associação com transtornos de personalidade e depressão (Rodrigues et al., 2018). A indução de vômitos pode provocar erosões da mucosa oral, alterações no esmalte dentário, hipertrofia de parótidas, doença do refluxo gastroesofágico, hematêmese e rotura do esôfago. O abuso de laxantes pode causar destruição dos plexos de Auerbach, resultando em dismotilidade e dilatação colônica. As alterações hidroeletrolíticas e do equilíbrio ácido-básico estão diretamente relacionadas com indução de vômitos, abuso de diuréticos e laxantes, destacando-se a hipocalemia, a hipocloremia e a alcalose metabólica. Podem prolongar o intervalo QT e predispor a arritmias, principalmente em pacientes tratados com antipsicóticos (Gibson et al., 2019; DerMarderosian et al., 2018).

Abordagem

É comum que os pacientes com TA não procurem por vontade própria o atendimento médico. No caso da AN, o tratamento vai de encontro ao objetivo de se manterem com o peso baixo. Pacientes muito jovens nem sequer reconhecem que têm um problema sério.

Pacientes bulímicas, assim como as que apresentam TCA, têm um sentimento de vergonha e de menos valia e, especificamente as bulímicas, acreditam que se não vomitassem "ficariam mais gordas".

Pacientes com Tare geralmente são muito jovens e não percebem as consequências da desnutrição assim como das limitações sociais decorrentes da pouca variação na dieta.

É preciso que o profissional de saúde entenda a psicopatologia central desses transtornos, as crenças e os medos do paciente.

A abordagem dos TA deve sempre envolver a família nessa faixa etária. O médico pode, na primeira consulta, entrevistar o paciente e, depois, os pais ou cuidadores para ouvir os dois lados da história.

É necessário observar que o cuidador, geralmente a mãe, traz, muitas vezes, um sentimento de culpa "por não ter percebido" a instalação do transtorno piorado pela opinião generalizada de que esse tipo de patologia ocorre em famílias que não exercem controle sobre os filhos. É preciso deixar claro a etiologia multifatorial dos TA, o papel da psicoeducação, a questão da perda de autonomia muitas vezes ligada ao tratamento por si.

É importante esclarecer sobre a gravidade da doença, o risco médico e a dificuldade de lidar com crianças e adolescentes com TA.

Esclarecer que o tratamento é longo, cansativo e que podem ocorrer recaídas, mas que a cura é possível.

Na primeira consulta, é muito útil ter em mãos a curva de crescimento do paciente e estabelecer uma linha do tempo. Pode acontecer que uma paciente com AN não perca peso, mas se estabilize na curva, ou seja, em 1 a 2 anos, período no qual deveria ganhar 5 a 6 kg, manter o peso anterior.

Deve se perguntar ao paciente o peso máximo (quando ocorreu), o peso mínimo e, ainda, que peso deseja alcançar. Questionar sobre exercícios físicos (tipo, frequência, tempo gasto por dia), abuso de laxantes, diuréticos, chás emagrecedores, drogas inibidoras de apetite. Investigar se o paciente sabe sobre calorias dos alimentos, se as conta, quanto tempo por dia pensa sobre o peso ou a forma do corpo.

Nunca se deve esquecer questões sobre consumo de álcool e de drogas ilícitas. Avaliar quantas vezes por dia ocorre a indução de vômitos, quais são os sentimentos após o fato, o que desencadeia um episódio de comer compulsivo e os sentimentos após um episódio julgado "excessivo".

Perguntar ao adolescente como se sente. Para meninas com AN, há perguntas como: "você hoje está mais feliz do que era quando se achava gorda?". Uma pergunta simples como essa pode levar a um *insight* e ao espanto quando o médico diz à paciente: "você não acha estranho estar 20 kg mais magra e ainda se sentir gorda?". Questionar sobre mudanças na rotina e no comportamento: "você está sentindo que seu comportamento mudou?", "você deixou de sair com suas amigas?", "seu rendimento na escola mudou?", "sua capacidade de concentração está menor?", "as coisas em casa estão mais difíceis?".

Explicar para a adolescente que os pais têm razão em estarem preocupados, que os ganhos são maiores do que as perdas, aliás, deve-se pedir à paciente que enumere o que perdeu e o que ganhou. Não falar em "engordar", e sim "alcançar um peso que assegure a manutenção da saúde". Esclarecer que a obesidade pode causar problemas de saúde de modo semelhante a AN. Explicar que não há tratamento de AN sem ganho de peso, mas que o objetivo não é "torná-la gorda". Reafirmar que ninguém escolhe ter um TA, como ninguém decide ter hipertensão. Falar em peso sempre é algo estressante para os pacientes com TA e isso pode deixá-los irritados, mas a abordagem deve ser persistente, esclarecendo sobre os riscos do transtorno, as consequências e reafirmando o objetivo de recuperação.

As pacientes bulímicas sentem vergonha e acreditam que se não vomitarem ficarão "gordas". Deve-se esclarecer a elas que vomitar após um episódio de comer compulsivo não é eficaz, que jejuar resulta em compulsão alimentar e que esse ciclo deve ser quebrado.

Pacientes com TCA referem envergonha e culpa por não terem controle sobre o que comem, a rapidez com que o fazem e como se sentem após os episódios que, geralmente, ocorrem às escondidas.

Tratamento – linhas gerais

O tratamento dos TA tem como objetivo que o paciente alcance parâmetros saudáveis no que se refere ao peso, à trajetória de crescimento e à relação com a alimentação e a imagem corporal, a partir do reestabelecimento de padrões e comportamentos alimentares adequados (Hornberger et al., 2021). Para esse fim, devem-se utilizar vários recursos (psicoedução, psicoterapia, terapia nutricional, seguimentos médicos clínico e psiquiátrico) e necessita-se da participação de uma equipe interdisciplinar.

A literatura com base em evidências demonstra que a intervenção especializada, quando precocemente instituída, contribui para a ocorrência de melhores desfechos (Couturier et al., 2020; Treasure et al., 2020).

O passo inicial deve ser a determinação de uma meta individualizada de peso aproximado a ser conquistada pelo paciente, com base na idade, na altura, no desenvolvimento pré-mórbido e no estágio puberal e que será reavaliada a cada 3 a 6 meses. Uma meta de peso inadequada pode prejudicar o sucesso do tratamento (Hornberger et al., 2021).

Nos casos diagnosticados como leves ou moderados, a primeira etapa do tratamento compreende a abordagem psicológica ambulatorial envolvendo o paciente e os membros da família. Diante do agravamento dos sintomas (p. ex., perda de peso rápida maior que 1 kg/semana ao longo de 6 semanas, síncope, hipotermia com temperatura abaixo de 35 °C, arritmias, alteração eletrolítica, estresse familiar relacionado ao transtorno alimentar com impacto negativo no funcionamento da família, autolesão não suicida, suicidalidade) (Queensland Health Guideline, 2020) ou ausência de resposta ao tratamento ambulatorial, uma abordagem mais intensiva é indicada, inclusive com a possibilidade de admissão hospitalar.

Estudos do Serviço Nacional de Saúde do Reino Unido sugerem que 20% a 30% dos pacientes precisarão dessa abordagem mais intensiva (Treasure et al., 2020).

Durante a admissão hospitalar, intervenções educacional, psicossocial, psicológica e psicofarmacológica são utilizadas a fim de proporcionar o melhor desfecho possível, com uma hospitalização curta (até a estabilização clínica do quadro) sempre buscando as alternativas de tratamento menos restritivas e mais seguras para o paciente (Queensland Health Guideline, 2020; Treasure et al., 2020).

Ensaios clínicos randomizados conduzidos por Herpertz-Dahlmann et al. (2014) e Madden et al. (2015) concluíram que hospitalizações mais curtas de adolescentes com anorexia nervosa, acompanhados por tratamento com base na família (TBF) em internamento integral ou em hospital-dia, produziram desfechos semelhantes quando comparadas à hospitalizações mais longas (até a aquisição da meta de peso programada para aquele paciente) (Treasure et al., 2020).

Psicoterapia

O tratamento baseado na família (TBF), no qual os pais detêm a responsabilidade de alimentar o paciente, vem sendo aplicado nas duas últimas décadas e aparece na literatura, entre todas as formas de psicoterapia avaliadas, como a abordagem de maior evidência para crianças e adolescentes com anorexia nervosa (Hornberger e Lane, 2021).

Uma metanálise e três ensaios clínicos de qualidade demonstraram maiores níveis de remissão de sintomas e ganho de peso nos pacientes submetidos à TBF quando comparados àqueles que receberam tratamento individual, especialmente após seguimento de 1 ano (Couturier et al., 2020).

Segundo o Consenso do National Institute for Health and Care Excellenece (NICE), de 2017, o TBF:

- Consiste em 18 a 20 sessões ao longo de 1 ano e contempla o atendimento ao paciente separada e conjuntamente com familiares e/ou cuidadores.
- Avalia a evolução do paciente 4 semanas após o início da abordagem e a cada 3 meses a fim de estabelecer a regularidade das sessões e duração total do tratamento.
- Enfatiza o papel de apoio da família na recuperação do paciente.
- Não culpa o paciente ou a família pelo desenvolvimento do transtorno.
- Inclui psicoeducação acerca de nutrição e consequências da desnutrição.
- Precocemente estimula a família a assumir, de modo temporário, um papel central de manejo da alimentação do paciente.
- Ocorre em três fases: a primeira para o estabelecimento de uma boa aliança terapêutica com o paciente e seus familiares; a segunda para estimular o paciente a desenvolver autonomia adequada no nível de desenvolvimento; e a terceira para programar o fim do tratamento.

De acordo com Treasure et al. (2020), os consensos internacionais baseados em evidências recomendam a intervenção na família, focada nos transtornos alimentares, como a abordagem de 1ª linha possível também no transtorno alimentar restritivo-evitativo.

O National Institute for Health and Care Excellence (NICE, 2017) recomenda o TBF como um dos tratamentos de 1ª escolha para os adolescentes com BN.

O TBF nos casos de BN:

- Consiste em 18 a 20 sessões ao longo de 6 meses.
- Procura estabelecer uma boa relação terapêutica com o paciente, familiares e cuidadores.
- Encoraja e apoia a família a participar na recuperação do paciente.
- Não culpa o paciente ou familiares pelo transtorno.
- Informa sobre regulação do peso corporal e prejuízos de medidas compensatórias incluindo vômitos induzidos e uso de laxantes e/ou diuréticos.
- Estimula a cooperação entre paciente e familiares na adoção de padrões alimentares regulares minimizando comportamentos compensatórios.
- Estimula o automonitoramento de comportamentos bulímicos e a discussão dos eventos com a família.
- Apoia o paciente na obtenção de autonomia na alimentação, numa fase final do tratamento, além de planejar estratégias na prevenção de recaídas.

No caso do transtorno de compulsão alimentar, a terapia cognitivo comportamental (TCC) oferecida no formato de programa de autoajuda resulta na melhora mais rápida das compulsões. Essa modalidade de intervenção:

- Usa materiais de autoajuda da TCC.
- Foca na adesão ao programa.
- Complementa o programa com sessões breves de apoio (p. ex., 4 a 9 sessões, com duração de 20 minutos, ao longo de 16 semanas, inicialmente uma vez por semana).

Ainda segundo o NICE, a terapia cognitivo-comportamental individual focada nos transtornos alimentares aparece como recurso para tratamento nos casos em que as abordagens de base familiar não podem ser a 1ª escolha.

Farmacoterapia

A intervenção farmacológica tem sido cada vez mais aplicada no tratamento dos transtornos alimentares em crianças e adolescentes. A despeito das fracas evidências de eficácia desse recurso na abordagem dos sintomas centrais dos transtornos alimentares, os psicotrópicos são, muitas vezes, usados na tentativa de tratar comorbidades como ansiedade e depressão (Couturier et al., 2019; Hornberger et al., 2021).

Monge et al. (2015) relatam que, de 635 adolescentes em tratamento para transtornos alimentares restritivos, 57,8% mantinham o uso de psicofármacos após seguimento de 1 ano, sendo os inibidores seletivos da recaptação de serotonina (ISRS) os medicamentos de escolha. As prescrições estavam associadas ao aumento nos níveis de cuidados dispensados aos pacientes, como também ao aumento das taxas de comorbidades (62,6%).

Couturier et al. (2019) apontam para um maior número de evidências para o uso da olanzapina no tratamento dos transtornos alimentares, com alguns estudos mostrando efeitos positivos sobre os sintomas, índice de massa corporal (IMC) e funcionamento geral do paciente. No entanto, enfatizam limitações desses estudos – desenhos de baixa qualidade, amostras pequenas, ausência de grupos controles adequados –, impedindo a obtenção de conclusões mais definitivas sobre a utilidade da olanzapina.

Ao se prescreverem medicamentos no tratamento dos transtornos alimentares, alguns aspectos fundamentais precisam ser considerados (NICE, 2017):

- Comorbidades físicas e mentais.
- O impacto que a desnutrição e comportamentos compensatórios podem causar na efetividade e na segurança do fármaco escolhido.
- Adesão ao tratamento, principalmente aos medicamentos que podem afetar o peso corporal.
- Complicações clínicas ao longo do tratamento principalmente se prescritos medicamentos que podem alterar a função cardíaca e eletrólitos (bradicardia, aumento do intervalo QT, hipocalemia).

Farmacoterapia da anorexia nervosa

Segundo Couturier et al. (2020) olanzapina ou aripiprazol pode ser uma escolha razoável como adjuvante no tratamento de alguns pacientes com AN quando monitorados cuidadosamente. Apesar das fracas evidências na literatura embasando o uso desses medicamentos, a opinião de *experts* sugere um potencial benefício em pacientes com baixo peso cuidadosamente selecionados. Em decorrência da propensão a efeitos adversos, é recomendado que o uso desses medicamentos seja monitorado pelo especialista. As doses iniciais devem ser baixas (0,625 a 1,25 mg de olanzapina ou 0,5 a 1 mg de aripiprazol) e ajustadas com cautela.

Os ISRS têm sido usados no tratamento de pacientes com AN; contudo, não se mostraram eficazes em pacientes desnutridos, na fase aguda do transtorno, nem na prevenção de recaída nos pacientes em remissão (Hornberger et al., 2021).

Alguns medicamentos promissores que vêm sendo estudados são risperidona, quetiapina e mirtazapina (Couturier et al., 2020).

Farmacoterapia da bulimia nervosa

Os ISRS são os medicamentos mais promissores para crianças e adolescentes com BN, apesar de as evidências na literatura ainda serem escassas (Couturier et al., 2019).

Kotler et al. (2003) realizaram um ensaio aberto de 8 semanas com fluoxetina (dose máxima de 60 mg/dia), associada à psicoterapia, que envolveu 10 pacientes com idades entre 12 e 18 anos, com diagnóstico de BN. Segundo esse estudo, houve decréscimo nos episódios de compulsão alimentar de uma média de 4.1 para 0 episódio por semana. A purgação semanal também decaiu de 6,4 episódios para 0,4. Setenta por cento dos pacientes tiveram seus quadros clínicos considerados melhorados ou muito melhorados na Escala de Impressão Clínica Global e não foram observados efeitos adversos importantes. A manutenção da melhora em longo prazo ainda é desconhecida.

Apesar de não ser liberada para o tratamento da BN em crianças e adolescentes, a fluoxetina é aprovada pela agência americana Food and Drug Administration (FDA) para depressão e transtorno obsessivo-compulsivo (TOC). Sendo assim, pode ser considerada opção de tratamento também nos casos de bulimia nervosa nessa faixa etária.

Farmacoterapia do transtorno de compulsão alimentar

A lisdexanfetamina é indicada e liberada para tratamento do TCA em adultos, inclusive no Brasil. Apesar de essa substância ser aprovada para tratamento do transtorno do déficit de atenção e hiperatividade (TDAH) em crianças e adolescentes, até o momento não existem dados que sustentem o uso desse medicamento na faixa etária pediátrica no tratamento do TCA (Couturier et al., 2019).

Farmacoterapia do transtorno alimentar restritivo-evitativo

Nenhum medicamento aparece indicado especificamente para o tratamento do Tare, a não ser para comorbidades (p. ex., ansiedade), quando necessário; entretanto, alguns estudos preliminares apontam a olanzapina como um medicamento promissor na abordagem farmacológica dessa condição (Hornberger et al., 2021; Couturier et al., 2019).

Quando o Tare ocorre após um evento como um engasgo, os ISRS têm aparecido em alguns estudos como uma alternativa de tratamento segura e eficaz (Couturier et al., 2019).

Avaliação do estado nutricional

Na avaliação do estado nutricional, é preciso considerar o estágio da doença, os comportamentos/atitudes disfuncionais inerentes aos transtornos alimentares, o ambiente de tratamento, associados aos diferentes componentes que incluem a história alimentar, do crescimento e desenvolvimento da criança e adolescente, o exame sistemático de sinais e sintomas nutricionais e os dados laboratoriais (Figura 41.1). Nesse contexto, é importante destacar que a avaliação do conjunto desses componentes auxiliará no processo do cuidado nutricional; no entanto, requer cautela quanto ao seu uso e à sua interpretação, em especial pela diversidade de tipos de TA, pela intensidade e pelo potencial de anormalidades encontrados nessas síndromes (ADA, 2011; Guide book nutrition, 2020), bem como em razão da falta de percepção, da minimização e da negação dos sintomas por parte da criança/adolescente. Por exemplo, em pacientes mais jovens, que não têm acesso aos alimentos ou controle sobre estes, o comportamento de compulsão alimentar pode ocorrer em menor frequência ou a sensação de estar fora de controle ao comer pode ser mais importante do que quantidade de alimentos consumida. Diante disso e quanto mais jovem for a criança, a entrevista com os pais e/ou cuidadores será necessária para auxiliar a completa avaliação do estado nutricional do paciente (Lock et al., 2015). Quanto à desnutrição nos TA, deve-se adotar avaliação abrangente com a classificação do grau dessa condição (Medical Care AED, 2021; Golden et al., 2015) e intervenção imediata, porque o déficit nutricional pode ocorrer independente do estado de peso ou da presença dos comportamentos (restritivos, de compulsão alimentar ou purgação) em que eles estão envolvidos.

Para avaliar a taxa de perda ou de ganho ponderal na primeira consulta, bem como definir tratamento, deve-se levar em consideração, nas curvas de crescimento, o peso corporal e o índice de massa corporal atuais, as trajetórias do peso antes da doença (Guidebook Nutrition, 2020; Golden et al., 2015; Gaete et al., 2020), bem como a idade de início da puberdade e o estágio puberal atual (Golden et al., 2015; Gaete et al., 2020). As curvas de crescimento, como as recomendadas

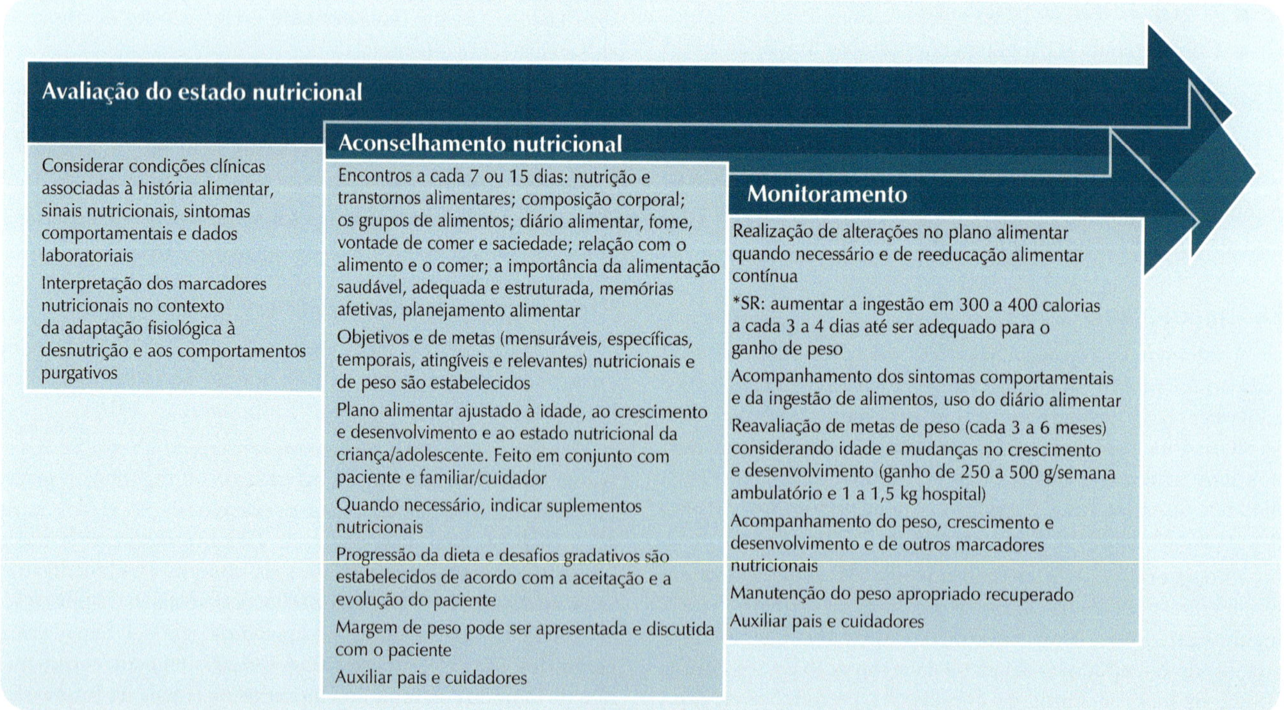

FIGURA 41.1 – Avaliação, aconselhamento e monitoramento nutricionais de pacientes com transtornos alimentares.
*Síndrome de Realimentação.

Fonte: Adaptada de AED, 2012; Gómez-Candela et al., 2018; Hornberger e Lane, 2021; Golden et al., 2015.

pela Organização Mundial da Saúde (OMS), são apropriadas para avaliar o estado nutricional anterior ao diagnóstico e atual, assim como para acompanhar sua evolução ao longo do tratamento (Brasil, 2011, Hornnerger et al., 2021). Essas curvas correspondem ao padrão adequado para avaliar os indicadores de peso por idade (P/I), comprimento/altura por idade (A/I), peso por comprimento/altura (P/A) e índice de massa corporal/idade (IMC/I) de acordo com o sexo e expressas em categorias de percentis e escore Z. Independentemente do percentil/escore Z, o traçado da linha das curvas de crescimento para criança/adolescente deve ser ascendente. A desnutrição será estabelecida se as linhas das curvas forem descendentes ou se mantiverem estagnadas (Golden et al., 2015; Gaete et al., 2020, Hornberger et al., 2021).

É importante observar que, durante o tratamento, pacientes com perda extrema de peso geralmente têm discretas mudanças corporais; assim, pequeno erro de medida pode ser significativo na avaliação do estado nutricional. Diante da importância de diminuir imprecisões na obtenção do peso corporal atual, alguns fatores inerentes ao instrumento e outros ao paciente devem ser considerados (Quadro 41.3) (Guidebook Nutrition, 2020; Golden et al., 2015; Hornberger et al., 2021). As orientações para coleta e análise de dados antropométricos estão descritas no documento da Norma Técnica do Sistema de Vigilância Alimentar e Nutricional – SISVAN (Brasil, 2011).

QUADRO 41.3 – Fatores referentes ao instrumento e ao paciente na verificação do peso corporal atual.

1. A balança deve estar posicionada em local plano e firme e ser regularmente calibrada
2. Recomendado que o paciente não se pese em outro ambiente que não seja o da consulta
3. Verificar presença de edema nos membros inferiores
4. Confirmar presença de objetos pesados (chaves, celulares, cinto) ou de comportamentos (uso de várias roupas para ocultar a magreza, beber bastante água antes da pesagem) que possam aumentar artificialmente o peso

Fonte: Guidebook N, 2020; Hornnerger e Lane, 2021; Golden et al., 2015.

Preferencialmente, o mesmo profissional, em todas as consultas, realizará as medidas antropométricas e o peso poderá ser informado ao paciente seguindo uma das três abordagens descritas no Quadro 41.4 (Guidebook Nutrition, 2020). Independentemente da abordagem adotada, a medida do peso é essencial para o monitoramento de pacientes com TA e, durante o tratamento, será necessário ajustar a meta do peso, pois tanto a altura como o peso estão mudando como parte do desenvolvimento normal da criança/adolescente (Gaete et al., 2020). É importante esclarecer o paciente/família que a realização dessa medida ao longo do tratamento tem o objetivo de monitorar o estado nutricional como parâmetro de avaliação da saúde, como a estabilização dos parâmetros físicos, melhora no humor, melhora na capacidade de pensar e retorno da menstruação em garotas pós-púberes, entre outros. Em virtude do medo do paciente de não parar de ganhar peso, será prudente explicar e discutir o significado do aumento de peso mostrando que o incremento será gradual na direção de um peso adequado e esperado, buscando adotar abordagens baseadas nos princípios da positividade corporal (Guidebook Nutrition, 2020; Golden et al., 2015).

QUADRO 41.4 – Abordagens para informar o peso corporal atual ao paciente/família/cuidador.

1. Paciente é pesado de costas para o visor da balança ("às cegas"), porém os valores podem ser informados e discutidos pontualmente ao longo do acompanhamento
2. Durante a verificação da medida, o paciente pode ver o seu peso; contudo, durante a consulta, discussões terapêuticas sobre o peso e as resoluções de equívocos serão realizadas
3. Na intenção de gerar menos sofrimento, após a verificação do peso, paciente e família são informados do aumento valor do IMC, expresso em quilogramas por metro ao quadrado, e não do peso, expresso em quilograma

Fonte: Guidebook N, 2020; Miranda-Sánchez, 2010.

Outras medidas antropométricas, a exemplo das pregas cutâneas, podem ser mensuradas em crianças maiores e adolescentes; no entanto, apesar de terem a vantagem de não sofrerem influência da hidratação em pacientes com AN e servir de ferramenta educacional para explicar a massa magra e a massa gorda, podem trazer algumas limitações, a saber: presença de baixa sensibilidade às mudanças nutricionais em curto prazo; dificuldade para detectar mudanças na distribuição da gordura corporal; e grande variabilidade da medida entre os avaliadores (Guidebook Nutrition, 2020).

A história alimentar do paciente refere-se ao relato extenso dos hábitos alimentares atuais e passados. Em pacientes com TA, é imprescindível obter essas informações antes do início da doença porque, muitas vezes, eles esqueceram o que é comer "normal". Informações sobre aleitamento materno, introdução de novos alimentos na dieta da criança, itens alimentares consumidos, sua quantidade (em medidas caseiras) e qualidade nutricional (macro e micronutrientes), os métodos de preparação dos alimentos, o número, local e com quem o paciente faz as refeições, bem como se estas são realizadas com acompanhante ou solitariamente serão investigados (Guidebook Nutrition, 2020; Waterhous et al., 2011). Também, é importante perguntar como feriados e reuniões de famílias afetam o comer; quem planeja, compra os alimentos e prepara as refeições da casa e se existe algum problema de conduta que possa interferir na ingestão alimentar em relação à intervenção planejada. Além dessas informações, serão exploradas aquelas sobre o apetite, sentimentos relacionados ao se alimentar, as preferências, aversões e evitações alimentares, assim como os sistemas de crença, rituais e normas alimentares e padrões de desinibição associados com sintomas negativos (Guidebook Nutrition, 2020; Gomez-Candela et al., 2018a, 2018b). Para pacientes com transtorno alimentar restritivo-evitativo, uma lista de alimentos preferidos e menos preferidos de acordo com as características sensoriais (texturas, cheiro, sabor e cor) deve ser elaborada. Embora outras ferramentas também possam ser utilizadas para investigação do consumo alimentar, o diário alimentar é a mais indicada para a avaliação nutricional e automonitorização no processo de cuidado de pessoas com TA, pois contém as informações sobre a ingestão alimentar, como também sobre os sentimentos e percepções em relação à alimentação e ao comer (Coglan et al., 2019).

Mesmo diante de uma desnutrição significativa, pacientes com TA podem ter sinais e sintomas físicos e resultados de exames laboratoriais sem alterações. A ausência de parâmetros alterados pode gerar a ilusão de que o paciente tem estado de saúde adequado, assim é importante que a normalidade dos marcadores laboratoriais não indica ausência ou menor nível de gravidade do TA (Golden et al., 2015). Alterações quando identificadas são motivo de grande preocupação e suas causas devem ser exploradas. No geral, entende-se que essas anormalidades decorrem de comportamentos compulsivos, restritivos e purgativos; de comorbidades clínicas ou psiquiátricas; dos efeitos colaterais dos medicamentos; além do comprometimento do estado nutricional que pode ocorrer em paciente com TA independentemente do peso corporal (Guidebook Nutition, 2020; Guide Medical, 2021). Por exemplo, em virtude do déficit nutricional, a pele frequentemente tem aspecto seco, os cabelos são opacos, secos e quebradiços e alterações hematológicas, que incluem anemia e leucopenia, podem ocorrer. A presença de vômitos e o uso abusivo de diuréticos e de laxantes justificam as anormalidades eletrolíticas (baixos valores de sódio, potássio e cloro) e o jejum pode explicar a deficiência de tiamina e ter como consequência complicações neurológicas. Níveis altos de triglicérides podem ser explicados pela ingestão elevada de alimentos com alta concentração de gorduras e carboidratos e uso de álcool abusivamente em pacientes com BN ou TCA. Outras anormalidades estão descritas em "Diagnóstico diferencial e complicações médicas", deste capítulo.

A influência de medicamentos sobre o estado nutricional pode acontecer com o uso de drogas sem orientação médica ou para fins terapêuticos do TA (especificamente BN e TCA) quando são prescritas para uma condição coexistente ou para aliviar o sofrimento/angústia, a exemplo dos antidepressivos tetracíclicos que podem aumentar o apetite, favorecer ganho de peso e constipação (Guidebook Nutrition, 2020). A lista completa de medicamentos e possíveis efeitos nutricionais adversos pode ser consultada no website: <https://higherlogicdownload.s3.amazonaws.com/AEDWEB/27a3b69a-8aae-45b2-a04c-2ª078d02145d/UploadedImages/Publications_Slider/FINAL_AED_Purple_Nutrition_Book.pdf>.

Aconselhamento nutricional

Após a conclusão da avaliação, seguida do diagnóstico nutricional, será dado início ao aconselhamento nutricional, abordagem que contribui para o processo do cuidado nos TA e que envolve muitos aspectos da mudança de comportamento em torno do corpo e da alimentação (Figura 41.1). É importante que os objetivos (Figura 41.2) e metas sejam individualizados, relevantes, realistas e reavaliados a cada consulta (Gaete et al., 2020; Hornberger et al., 2021; Gómez-Candela et al., 2018a, 2018b) para garantir estado nutricional adequado, assim como, por meio da educação do paciente, proporcionar ao longo do tratamento a cessação dos comportamentos, atitudes, estrutura e ingestão alimentares disfuncionais e normalização das interações sociais (Gómez-Candela et al., 2018; 2020). Se pacientes tem comorbidades, como colesterol ou triglicérides altos, que requerem alterações alimentares, o tratamento nutricional mantém o foco na melhoria dos comportamentos disfuncionais e, caso não seja resolvido com essas alterações, será necessário discutir com a equipe multiprofissional (Guidebook Nutrition, 2020).

Para a população infanto-juvenil, ressalte-se a necessidade de que os atuem como suporte importante ao tratamento, vislumbrando auxiliar o seu filho a superar a doença (Hornberger et al., 2021), também dos cuidadores se requer esse suporte. O cuidado nutricional será um *continuum* e os desafios gradativamente serão estabelecidos observando-se as evidências científicas e a experiência da equipe adaptadas ao contexto de cada transtorno alimentar e à situação clínica em que o paciente se encontra. No entanto, em geral o plano alimentar e nutricional deve ser simples de entender e flexível para a evolução do

Todos os transtornos alimentares
1. Prover educação em relação à alimentação; 2. Normalizar atitudes e comportamentos em relação ao comer e estabelecer hábitos saudáveis; 3. Estabelecer metas para restaurar as necessidades nutricionias e padrões de alimentação que promovam ampliação do repertório alimentar, saúde e interações sociais; 4. Restabelecer a percepções normais de fome e saciedade; 5. Atingir e manter peso individual saudável para o indivíduo; 6. Motivar e dar suporte ao paciente/família; 7. Prevenir recaídas

Anorexia nervosa
- Reabilitar nutricionalmente pacientes com muito baixo peso e corrigir sequelas biológicas e psicológicas da desnutrição para manutenção da saúde
- Prevenir as complicações da realimentação
- Promover anabolismo para atingir um peso mínimo e reiniciar o crescimento e o desenvolvimento físico
- Retomar a menstruação espontânea em meninas pós-púbere
- Cessar a restrição alimentar
- Estabelecer relação saudável com o corpo e alimentação

Bulimia nervosa
- Interromper a compulsão alimentar, restrição alimentar e comportamentos de purgação
- Esclarecer sobre mitos e equívocos a respeito da alimentação originários de fontes inadequadas de informações
- Estabelecer relação saudável com o corpo e a alimentação

Transtornos de compulsão alimentar
- Cessar o comportamento compulsivo e de restrição alimentar
- Estabelecer relação saudável com o peso, forma e tamanho corporais
- Estabelecer relação saudável com a alimentação e o comer

Transtorno alimentar restritivo-evitativo
- Corrigir inadequações nutricionais com o uso de suplementos energéticos e multivitamínico
- Ampliar o repertório alimentar e o equilíbrio de macronutrientes pela redução da frequência e da extensão da restrição/evitação de alimentos
- Supervisionar e monitorar a ingestão de alimentos

FIGURA 41.2 – Objetivos do tratamento nutricional nos transtornos alimentares.
Fonte: Adaptada de AED (2011); Gómez-Candela et al., 2018; AN et al., 2021; Bryant-Waugh et al., 2021.

paciente, para alcançar as metas e auxiliar o paciente a restabelecer hábitos saudáveis, normalizando o padrão alimentar com refeições e lanches estruturados, planejados e com horários regulares, além de proporcionar motivação da inclusão de variedade de alimentos a serem consumidos e o desenvolvimento de habilidades sociais para que o paciente melhore sua relação com o alimento e o corpo (Hornberger et al., 2021; Gaete et al., 2020; Guidebook Nutrition, 2020).

No geral, durante o processo de aconselhamento nutricional, temáticas podem ser propostas e discutidos nas consultas (Figura 41.1). Para avaliar e discutir os desafios e progressos da semana anterior à consulta, o diário alimentar é sempre revisto e a abordagem deve ser positiva, valorizando as conquistas da paciente. Refeições e lanches são reintroduzidos ou melhorados e as metas de peso e das necessidades calóricas são ajustadas em função do aumento da altura (Hornberger et al., 2021). A Figura 41.3 traz a abordagem nutricional geral (avaliação, aconselhamento e monitoramento nutricionais) para pacientes com TA.

A educação alimentar e nutricional é uma ferramenta recomendada e útil no tratamento de TA; no entanto, segundo Loria Kohen et al. (2021), o paciente deve cumprir os seguintes requisitos para a sua adoção no plano de tratamento: ter um estado nutricional mínimo para garantir aproveitamento dessa abordagem; estar motivado e preparado para a mudança; e compreender a utilização da educação alimentar e nutricional e estar de acordo com ela. Essa abordagem tem o papel de contribuir para mudanças das atitudes em relação à alimentação, na estrutura e rotina das refeições, na perda de medo e no restabelecimento do padrão alimentar saudável para o restabelecimento de comportamentos saudáveis autossustentáveis. É importante desmistificar os preconceitos em relação a alguns alimentos e a contagem de calorias deve ser desencorajada, além conscientizar o paciente sobre as consequências dos métodos purgativos (Loria Kohen et al., 2021).

Ainda, nesse contexto, tem sido sugerida a estratégia de exposição de forma supervisionada aos alimentos que são temidos/evitados e gerem medo no indivíduo, na tentativa de diminuir a ansiedade e de aumentar a ingestão de alimentos em pacientes com AN, BN e Tare (Loria Kohen et al., 2021).

Anorexia nervosa

Na anorexia nervosa, o foco inicial do cuidado nutricional é atender as necessidades calóricas, ofertando pequenas quantidades de alimentos que conduzirão para ganho rápido de peso (Guidebook Nutrition, 2020; Gomez-Candela et al., 2018a).

A alimentação oral deve ser a 1ª escolha; contudo, quando existe gravidade clínica, nutricional e comportamental, podendo comprometer a vida do paciente e houver necessidade de hospitalização, a terapia nutricional enteral (Medical Care AED, 2021), supervisionada e associada ou não à alimentação via oral, pode ser indicada. Para pacientes com desnutrição, as necessidades calóricas iniciais são calculadas tomando como base a faixa de 20 a 25 kcal/kg/dia (Guidebook Nutrition, 2020) com aumentos gradativos até alcançar em torno de 3.500 a 4.000 calorias/dia (Gomez-Candela et al., 2018a) para alcançar taxas de ganho de peso entre 1 kg e 1,5 kg/semana. O uso de suplementos vitamínicos e minerais pode ser necessário para alguns pacientes no período de restauração do peso (Gomez-Candela et al., 2018). O Quadro 41.5 descreve as orientações e diretrizes planejadas para realimentação de paciente com desnutrição e hospitalizada. O aumento da ingestão que foi iniciado com a paciente internada, após sua estabilização clínica, pode ser continuado no tratamento ambulatorial com a reava-

---

Anorexia nervosa
- No início da restauração de peso, o aumento de calorias precisa ocorrer várias vezes por semana de forma gradativa
- Evitar a ingestão de alimentos *light* ou vegetarianismo
- Ingerir líquidos nos intervalos entre as refeições. Ir ao banheiro antes das refeições
- Quando necessário, incluir suplementos nutricionais
- Melhorar a ingestão e a variedade de alimentos para desafiar os medos
- Realizar três refeições e dois a três lanches em horários e quantidades estabelecidas para alcançar a adequação nutricional diária. Comer em companhia de um familiar
- Comer toda a comida colocada no prato. Duração da refeição entre 30 min e 60 min

Bulimia nervosa
- Realizar três refeições e dois a três lanches em horários e quantidades estabelecidos para alcançar a adequação nutricional diária, destacando adequada seleção dos alimentos
- Após terminar a refeição, levantar-se da mesa e realizar possíveis distrações ativas, agradáveis e realistas para se envolver (p. ex., ouvir música favorita)
- Evitar a ingestão de líquidos durante às refeições. Ir ao banheiro antes das refeições
- Orientar para que elabore e utilize lista de compras de alimentos, bem como a preparação destes
- Utilizar estratégias para diminuir a velocidade da ingestão alimentar (p. ex., comer em companhia de outras pessoas, evitar distrações durante as refeições)

Transtornos de compulsão alimentar
- Realizar três refeições e dois a três lanches com horários e quantidades estabelecidas para alcançar a adequação nutricional diária, destacando adequada seleção dos alimentos
- Após terminar a refeição, levantar-se da mesa e realizar possíveis distrações ativas, agradáveis e realistas para se envolver ao longo do dia (p. ex., ouvir música favorita, ligar para um amigo)
- Orientar para que elabore e utilize lista de compras de alimentos, bem como a preparação destes
- Utilizar estratégias para diminuir a velocidade da ingestão alimentar (p. ex., comer em companhia de outras pessoas, evitar distrações durante as refeições). Restaurar o processo de aprendizagem de mastigação

Transtorno alimentar restritivo-evitativo
- No início, quando necessário restaurar o peso, o aumento de calorias precisa ser gradativo
- Inicialmente, aumentar a ingestão de variedade de alimentos aceitos sem expectativa de inclusão de alimentos novos/evitados
- Quando necessário, incluir suplementos nutricionais e, à medida que melhoram os comportamentos, substituir os suplementos pela alimentação oral
- Orientar a perceber a **aparência** do alimento, sua **sensação**, seu **cheiro**, seu **sabor** e como é sua **textura**
- **Explorar gradativamente alimentos novos/evitados até se tornarem aceitáveis para ingestão**

FIGURA 41.3 – Orientações nutricionais nos transtornos alimentares.
Fonte: Adaptada de AED, 2011; GuideBook nutrition, Gómez-Candela et al., 2018a e 2018b; Hornberger e Lane, 2021; Bryant-Waugh et al., 2021.

liação das necessidades nutricionais para restauração completa do peso (Medical Care AED, 2021).

QUADRO 41.5 – Orientações e diretrizes planejadas para realimentação de paciente desnutrido e com sintomas graves.

Quando necessário, usar sonda enteral em posição gástrica. Informar o paciente que a sonda é "uma ajuda" e que, quando ele estiver comendo por via oral quantidade estabelecida, será retirada. Usar uma fórmula polimérica que tenha uma osmolalidade entre 300 a 400 mOsm/kg
Iniciar com 1.000 a 1.200 calorias/dia e aumentar 200 calorias a cada 2 dias ou 500 calorias a cada 4 dias, até o máximo de 3.500 a 4.000 calorias/dia. Monitorar o paciente quanto ao risco da síndrome de realimentação
Simultaneamente ao início da alimentação por sonda, começar com 800 calorias/dia por via oral. É comum que nos primeiros dias o paciente não passe de 500 calorias por via oral no máximo
Antes de se iniciar e durante a realimentação, considerar uso de suplemento multivitamínico diariamente. Considerar a suplementação de tiamina em pacientes gravemente desnutridos em decorrência do risco de encefalopatia de Wernicke
No caso de pacientes mulheres, a meta é alcançar o peso da última menstruação acrescido de 20%, no entanto, não se fala em peso ou calorias para a paciente
Não são permitidos alimentos *light* ou vegetarianismo. Frases como "não gosto de doces, não gosto de massas, não gosto de gorduras" serão ditas pela paciente. Deve-se responder que doce, desde que não ingeridos em excesso, podem fazer parte da alimentação saudável
A paciente será pesada duas vezes por semana, em jejum e no mesmo horário. Nos primeiros dias, é comum que tenha perda de peso. Observar edema. Fazer balanço hídrico

Fonte: Adaptado de Guidebook Nutrition, Gomez-Candela et al., 2018 (AN); Lock e La Via, 2015.

Em ambiente ambulatorial, as necessidades calóricas são calculadas inicialmente com base em 20 kcal/kg/dia e aumentar 300 a 400 calorias a cada 3 a 4 dias (Guidebook Nutrition, 2020) ou 500 kcal após 7 dias (Gomez-Candela et al., 2018a) com distribuições normais de carboidratos (50% a 60%), proteínas (15% a 20%) e gorduras (25% a 35%). O aumento calórico gradativo permitirá melhorar tanto a ingestão alimentar como o ganho de peso (aumento de 500 g/semana) (Guidebook Nutrition, 2020).

O plano alimentar inclui três refeições e dois a três lanches contendo alimentos e bebidas em pequenos volumes, mas com alta densidade calórica para maximizar a ingestão de calorias diárias (Hornberger et al., 2021; Gomez-Candela et al., 2018a). À medida que o paciente tenha sintomas menos intensos e prossiga o ganho peso, novas metas de peso e calorias são definidas com base no crescimento e no desenvolvimento da criança ou do adolescente, constituição física e histórico do peso (Medical Care AED, 2021). Alimentos que foram evitados ou restritos em virtude da aversão ao ganho de peso e do medo disso serão reintroduzidos gradativamente, melhorando o tamanho da porção e a variedade dos alimentos ingeridos (Guidebook Nutrition, 2020).

Bulimia nervosa

O tratamento nutricional em pacientes com BN visa substituir a alimentação disfuncional por padrões de refeições regulares e flexíveis. Inclui aconselhamento sobre a importância da alimentação habitual ao longo do dia e em quantidades adequadas para prevenir o desejo por comida e promover a saciedade (Guidebook Nutrition, 2020). Além de as refeições regulares e os lanches fornecerem calorias e nutrientes adequados, contribuem para a redução de oscilações na fome e na saciedade e, como consequência, evitam períodos de restrição alimentar e impulsos para comer compulsivamente e/ou purgar. Também técnicas de enfrentamento e alternativas de distração após a refeição (p. ex., ouvir música favorita, caminhar, nadar) para resistir aos impulsos dos comportamentos podem ser aplicadas (Guidebook Nutrition, 2020).

É importante discutir com os pacientes e seus pais/cuidadores os alimentos e os nutrientes, a organização das refeições, incluindo lista de compras, bem como dietas, crenças, tabus e restrições alimentares e os prejuízos para a saúde ocasionados pelas práticas não saudáveis. Além desses aspectos, compreender o que pode estar desencadeando a compulsão e os comportamentos compensatórios, quais os alimentos são consumidos durante os episódios de compulsão e o que a pessoa identifica como sendo episódio de compulsão alimentar é primordial (Gómez-Candela et al., 2018b). Com a melhora dos comportamentos alimentares disfuncionais, ao longo do processo de tratamento, será possível reintroduzir, de forma cuidadosa e gradual, no plano alimentar, aqueles alimentos considerados "gatilho" (Guidebook Nutrition, 2020; Gómez-Candela et al., 2018b).

Transtorno de compulsão alimentar

No transtorno de compulsão alimentar, o tratamento nutricional se concentra em restabelecer os padrões regulares de alimentação consumidos ao longo do dia associados à normalização da percepção de fome e da saciedade e a manutenção ou o alcance de peso compatível com a saúde. Tem foco inicial de educar os pacientes sobre a natureza perpetuante do ciclo de restrição-compulsão-purga, buscando cessar, a longo prazo, a quantidade e a frequência desses comportamentos e, assim, diminuir a culpa, a vergonha e a autoavaliação negativa (Hornberger et al., 2021).

Plano alimentar estruturado e regular de refeições e lanches diários que se concentre na adequada seleção de alimentos com menor densidade calórica e que promova maior saciedade deve ser proposto (Gómez-Candela et al., 2018b). Além dessas estratégias, pode-se adotar exposição planejada aos alimentos consumidos nos impulsos compulsivos. Ao longo do tratamento, os pacientes com TCA podem se beneficiar do uso de técnicas, como *Mindful Eating* e *Intuitive Eating*, que podem ajudar a reduzir a velocidade de ingestão alimentar e melhorar a relação com a comida evitando qualquer restrição alimentar específica e permitindo que o paciente desfrute da comida (Guidebook Nutrition, 2020). Estratégias que favoreçam a motivação, que ajudem o paciente a realizar as refeições à mesa e em companhia de familiar ou amigo e que orientem os pais/cuidadores como realizar as compras dos alimentos (uso de lista de compras), sua preparação e porção podem ser úteis para a implementação do plano alimentar (Waterhous et al., 2011; Gómez-Candela et al., 2018b). Ainda, é aconselhável que o paciente se levante da mesa após as refeições e faça uma lista com alternativas ativas, agradáveis e realistas (p. ex., andar de bicicleta, caminhar, ligar para um amigo, ouvir música, ler um livro) com as quais se envolver e que o impeçam de o comer (mordiscar).

O monitoramento da alimentação é importante para compreender como certos alimentos afetam o apetite e o comportamento do paciente com TCA. Assim, será possível identificar os alimentos associados aos episódios compulsivos e que devem ser evitados. No entanto, à medida que o tratamento progride com melhora dos impulsos compulsivos, é possível reintroduzi-los gradualmente às refeições (Gómez-Candela et al., 2018b).

Transtorno alimentar restritivo-evitativo

Até o momento, os resultados de estudos sobre tratamento para transtorno alimentar restritivo-evitativo são limitados; no entanto, é clara a necessidade de adotar abordagem multidisciplinar e multimodal, observando-se a variabilidade nas características dos subtipos da doença (Mammel et al., 2017; Bryant et al., 2021). Nessa direção, é importante considerar possíveis fatores de mantenedores dos comportamentos, explorar a relação da família com a alimentação, a resposta do paciente a alimentos específicos, além de adotar a observação direta ou por vídeos (com autorização dos pais) do momento de refeições (Bryant et al., 2021).

Ao mesmo tempo em que o paciente está no processo de mudança para promover interações mais positivas durante as refeições e melhorar a relação com a comida, pais/cuidadores devem ser instrumentalizados para que adquiram habilidades em apoiar e encorajar seus filhos doença (Mammel et al., 2017; Bryant et al., 2021). O nutricionista constrói, em parceria com o paciente e a família, plano alimentar com foco na melhoria dos tipos e da variedade de alimentos ingeridos e o alcance de mudanças duradouras no comportamento alimentar doença (Bryant et al., 2021). Inicialmente, para evitar perda de peso, necessidades calóricas adequadas ao paciente devem ser fornecidas de forma gradual, com a inclusão de quantidades de alimentos mais aceitos/preferidos, distribuídos em refeições e lanches ao longo do dia com a intenção de restabelecer os sinais da fome e reduzir a ansiedade em relação ao conteúdo e momento da próxima refeição doença (Coglan et al., 2019; Mammel et al., 2017).

A abordagem para aceitação mais ampla de alimentos é conduzida em um contexto em que as crianças possam considerar as sensações com curiosidade lúdica, buscando compreender o significado das sensações para orientar ações adaptativas (Coglan et al., 2019; Mammel et al., 2017). Uma lista de alimentos de preferência do paciente é usada, com a inclusão inicialmente no plano alimentar daqueles alimentos com características semelhantes e que talvez permitam a possibilidade para ampliar o repertório de alimentos aceitos durante o tratamento. A seguir, à medida que os alimentos se tornam mais aceitáveis, aqueles menos preferidos serão progressivamente incorporados à alimentação (Coglan et al., 2017; Mammel et al., 2019).

O paciente pode ser submetido a pequenas exposições repetidas a um ou dois alimentos específicos para explorar as sensações visão, olfato, tato (mãos), paladar, tato (boca), por meio de aproximações (jogos ou colorir alimentos) ou exposição ao vivo (brincar com alimentos, cozinhar, fazer compras) até aceitar comer esse alimento e incorporá-lo ao seu contexto alimentar. Se o paciente tem dificuldade em aumentar a quantidade de alimentos que consome, então suplemento nutricional oral e, em algumas situações, alimentação via sonda enteral também poderão ser indicados (Coglan et al., 2019).

Referências bibliográficas

1. Academy for Eating Disorders. Medical Care Standards Committee. Eating Disorders: a guide to medical care. AED Report 2021. 4. ed., 21p.
2. Academy for Eating Disorders. Nutrition Working Group. Guidebook for Nutrition Treatment for Eating disorders. 2020, 59p.
3. American Dietetic Association. Position of the American Dietetic Association: Nutrition intervention in the treatment of eating disorders. J Am Diet Asso. 111, 1236-1241, 201.
4. Bohon C. Binge Eating Disorder in Children and Adolescents. Child Adolesc Psychiatr Clin N Am 2019, 28(4): 549-555.
5. Brasil. Ministério da Saúde. Secretaria de Atenção à Saúde. Departamento de Atenção Básica. Orientações para a coleta e análise de dados antropométricos em serviços de saúde: Norma Técnica do Sistema de Vigilância Alimentar e Nutricional – SISVAN/Ministério da Saúde; Secretaria de Atenção à Saúde; Departamento de Atenção Básica. – Brasília: Ministério da Saúde, 2011. 76 p.: il. – (Série G. Estatística e Informação em Saúde).
6. Bryant-Waugh R; Loomes R; Munuve A et al. Towards an evidence-based out-patient care pathway for children and young people with avoidant restrictive food intake disorder. Journal of Behavioral and Cognitive Therapy 2021, 31(1):15-26.
7. Coglan L; Otasowie J. Avoidant/restrictive food intake disorder: What do we know so far? BJPsych. Adv, 25 (2019); pp. 90-98.
8. Couturier J; Isserlin L; Norris et al. Canadian practice guidelines for the treatment of children and adolescents with eating disorders. Journal of Eating Disorders, 2020, 8(1), 1-80. https://doi.org/10.1186/s40337-020-0277-8.
9. Couturier J; Isserlin L; Spettigue W. Psychotropic Medication for Children and Adolescents with Eating Disorders. Child and Adolescent Psychiatric Clinics of North America, 2019, 28(4), 583-592. https://doi.org/10.1016/j.chc.2019.05.005
10. DerMarderosian D; Chapman HA; Tortolani et al. Medical Considerations in Children and Adolescents with Eating Disorders. Child Adolesc Psychiatr Clin N Am. 2018 Jan;27(1):1-14. doi: 10.1016/j.chc.2017.08.002. PMID: 29157496.
11. Gaete PV; López CC. Trastornos de la conducta alimentaria en adolescentes. Una mirada integral. Rev. chil. pediatr. [Internet]. 2020 Oct [citado 2022 Ene19], 91(5):784-793. Disponible en: http://www.scielo.cl/scielo.php?script=sci_arttext&pid=S0370410620200005007 84&lng=es. http://dx.doi.org/10.32641/rchped.vi91i5.1534.
12. Gibson D; Workman C; Mehler PS. Medical Complications of Anorexia Nervosa and Bulimia Nervosa. Psychiatr Clin North Am. 2019 Jun;42(2):263-274. doi: 10.1016/j.psc.2019.01.009. PMID: 31046928.
13. Gómez-Candela C; Palma Milla S; Miján de la Torre A et al. Consenso sobre la evaluación y el tratamiento nutricional de los trastornos de la conducta alimentaria: anorexia nerviosa. Nutr. Hosp. [Internet]. 2018a [citado 2022 Ene 19], 35(spe1):11-48. Disponible en: http://scielo.isciii.es/scielo.php?script=sci_arttext&pid=S0212161120180 0 0400002&lng=es. Epub 21-Sep 2020. https://dx.doi.org/10.20960/nh.1561.
14. Gómez-Candela C; Palma Milla S; Miján de la Torre A et al. Consenso sobre la evaluación y el tratamiento nutricional de los trastornos de la conducta alimentaria: bulimia nerviosa; trastorno por atracón y otros. Nutr. Hosp. [Internet]. 2018b [citado 2022 Ene 19], 35(spe1): 49-97. Disponible en: http://scielo.isciii.es/scielo.php?script=sci_arttext&pid=S0212161120180 00400003&lng=es. Epub 21-Sep-2020. https://dx.doi.org/10.20960/nh.1562.
15. Golden NH; Katzman DK; Sawyer SM et al. Society for Adolescent Health and Medicine. Position paper of the Society for Adolescent Health and Medicine: medical management of restrictive eating disorders in adolescents and young adults. J Adolesc Health 2015, 56(1):121-5.

16. Hornberger LL; Lane MA; Comitee on Adolescence. Identification and Management of Eating Disorders in Children and Adolescents. Pediatrics. 2021 Jan;147(1): e2020040279. doi: 10.1542/peds.2020-040279. Epub 2020 Dec 21. PMID: 33386343.
17. Kotler LA; Devlin MJ; Davies M et al. An open trial of fluoxetine for adolescents with bulimia nervosa. J Child Adolesc Psychopharmacol 2003;13(3):329-35.
18. Lindvall Dahlgren C; Wisting L. Transitioning from DSM-IV to DSM-5: a systematic review of eating disorder prevalence assessment. Int J Eat Disord. 2016, 49(11): 975-997.
19. Lock J; La Via MC. American Academy of Child and Adolescent Psychiatry (AACAP) Committee on Quality Issues (CQI). Practice parameter for the assessment and treatment of children and adolescents with eating disorders. J Am Acad Child Adolesc Psychiatry. 2015 May, 54(5): 412-25. doi: 10.1016/j.jaac.2015.01.018. PMID: 25901778.
20. Loria Kohen V; Campos del Portillo R; Valero Pérez M et al. Protocolo de educación nutricional en el tratamiento de los trastornos de la conducta alimentaria en el ámbito clínico y asistencial. Nutr. Hosp. [Internet]. 2021 Ago [citado 2022 Ene 19], 38(4):857-870. Disponible en: http://scielo.isciii.es/scielo.php?script=sci_arttext&pid=S02121611 2021000400857&lng=es. Epub 20-Sep-2021. https://dx.doi.org/10.20960/nh.03617.
21. Mammel KA; Ornstein RM. Avoidant/restrictive food intake disorder: a new eating disorder diagnosis in the diagnostic and statistical manual 5. Curr Opin Pediatr. 2017 Aug, 29(4): 407-413. doi: 10.1097/MOP.0000000000000507. PMID: 28537947.
22. Manual Diagnóstico e Estatístico de Transtornos Mentais – DSM-5/American Psychiatric Association. Maria Inês Corrêa Nascimento et al. (trad.); revisão técnica de Aristides Volpato Cordioli et al. Porto Alegre: Artmed, 2014. xliv.
23. Mitchell JE; Peterson CB. Anorexia Nervosa. N Engl J Med 2020, 382:1343-51.
24. Monge MC; Forman SF; McKenzie NM et al. Use of psychopharmacologic medications in adolescents with restrictive eating disorders: analysis of data from the National Eating Disorder Quality Improvement Collaborative. J Adolesc Health 2015;57(1): 66-72.
25. National Institute for Health and Care Excellence, 2017. Eating disorders: recognition and treatment. NICE Guid; (NICE guid (May 2017), 1-42. www.nice.org.uk/guidance/ng69.
26. Queensland Health Guideline. Assessment and treatment of children and adolescents with eating disorders in Queensland, 2020, 1-22.
27. Rodrigues Ortega P; Palma Milla S; Gomez-Candela C et al. Consenso sobre La evaluation y el tratamiento nutricional de los transtornos de La conducta alimentaria: bulimia nerviosa; transtorno por atracón y otros. Nutr Hosp 2018, 35 (N Extra1): 49-97.
28. Sawyer SM; Whitelaw M; Le Grange D et al. Physical and Psychological Morbidity in Adolescents with Atypical Anorexia Nervosa. Pediatrics. 2016 Apr, 137(4): e20154080. doi: 10.1542/peds.2015-4080. Epub 2016 Mar 29. PMID: 27025958.
29. Schaumberg K; Welch E; Breithaupt L et al. The Science Behind the Academy for Eating Disorders' Nine Truths About Eating Disorders. Eur Eat Disord Rev. 2017 Nov, 25(6): 432-450. doi: 10.1002/erv.2553. Epub 2017 Oct 2. PMID: 28967161; PMCID: PMC5711426.
30. Treasure, J; Duarte TA; Schmidt U. Eating disorders. 2020, The Lancet, 395(10227), 899-911. https://doi.org/10.1016/S0140-6736(20)30059-3.
31. Waterhous T; Jacob M. 2011. Nutrition intervention in the treatment of eating disorders. Practice paper of the American Dietetic Association Retrieved from: https://www.willamettenutritionsource.com/img/nutrition_intervention.pdf.
32. Young V; Eiser C; Johnson B et al. Eating problems in adolescents with Type 1 diabetes: a systematic review with meta-analysis. Diabet Med. 2013;30(2): 189-198).

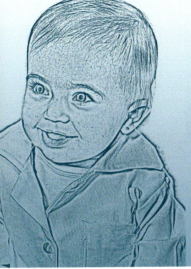

Capítulo 42

Obesidade

Mauro Fisberg
Eliana Pereira Vellozo
Maria Aparecida Zanetti Passos

Gerson Ferrari
Irina Kovalskys

Conceito e etiologia

A obesidade é uma doença crônica, complexa, de etiologia multifatorial e resulta de balanço energético positivo. O seu desenvolvimento pode ocorrer pela associação de fatores genéticos, ambientais e comportamentais:

1. Fatores genéticos podem modificar várias moléculas sinalizadoras e receptores usados por partes do hipotálamo e do trato gastrointestinal para regular a ingestão de alimentos, podem ser herdados ou resultar de condições no útero (*imprinting* genético).[1]

2. Fatores ambientais, quando o consumo de calorias excede as necessidades de energia. Determinantes importantes do consumo de energia são os tamanhos das porções, a densidade enérgica do alimento, o consumo de alimentos processados, dietas ricas em carboidratos refinados, consumo de refrigerantes, álcool e estilo de vida sedentário promovem ganho de peso.[1]

3. Determinantes reguladores como a obesidade materna pré-natal, tabagismo materno pré-natal e restrição do crescimento intrauterino podem perturbar a regulação de peso e contribuir para o ganho de peso durante a infância e posteriormente. A obesidade na fase lactente ou na infância se converte em perda ponderal mais difícil posteriormente; a obesidade aumenta ainda o risco de desenvolver puberdade precoce e irregularidades menstruais em meninas adolescentes.[1]

4. A composição do microbiota intestinal também parece ser um fator importante; o uso precoce de antibióticos e outros fatores que alteram a composição do microbioma podem promover ganho ponderal e obesidade mais tarde na vida.[1]

5. A exposição precoce a obesogênicos ou disruptores endócrinos; substâncias químicas que provocam desequilíbrio endócrino podendo alterar os pontos de ajuste metabólicos por ativação epigenética ou nuclear, aumentando a propensão à obesidade.[2]

6. Eventos adversos ou abuso na infância podem aumentar o risco de várias doenças emocionais, incluindo obesidade. O estudo sobre eventos adversos na infância do Centers for Disease Control and Prevention demonstrou que a história infantil de abuso verbal, físico ou sexual considerou um aumento de 8% no risco de índice de massa corporal (IMC) ≥ 30% e de 17,3% de IMC ≥ 40%. Certos tipos de abuso apresentaram o maior risco. Por exemplo, abuso verbal frequente apresentou o maior aumento de risco (88%) para IMC > 40%. Ser vítima frequente de espancamento e lesões aumentou o risco de IMC > 30% em 71%. Os mecanismos citados para a associação entre abuso e obesidade incluem fenômenos neurobiológicos e epigenéticos.[3,4]

7. Sono insuficiente (geralmente considerado < 6 a 8 horas/noite) pode resultar em ganho de peso alterando os níveis dos hormônios da saciedade que promovem a fome.[3,4]

8. Alguns fármacos, como corticosteroides, anticonvulsivantes, antipsicóticos, entre outros, podem promover o ganho de peso.[4]

Há evidências epidemiológicas crescentes que indicam que a obesidade na infância e na adolescência é um fator de risco independente para câncer e mortalidade prematura na idade adulta.[5] A obesidade é definida como adiposidade corporal excessiva, uma doença crônica, complexa, de etiologia multifatorial, definida como acúmulo de tecido gorduroso, localizado ou generalizado. Ela se desenvolve a partir de um balanço energético positivo crônico sob a influência de vários fatores genéticos, metabólicos, nutricionais, psicossociais e ambientais, e as mudanças no estilo de vida parecem estar envolvidas na sua gênese. Embora a obesidade seja um problema de saúde pública que afeta diversas faixas etárias, é entre crianças e adolescentes que ela desempenha um papel mais importante em virtude da complexidade do tratamento, da alta probabilidade de persistência na vida adulta e da associação com outras doenças não transmissíveis com início precoce.[6]

A obesidade é reconhecida pela Organização Mundial da Saúde (OMS) como a maior epidemia de saúde pública mundial, com elevação de sua prevalência tanto em países desenvolvidos como nos países em desenvolvimento estando associada às doenças crônicas não transmissíveis que vêm afetando mais precocemente crianças e adolescentes.

Um aumento do IMC na infância pode estar associado a um risco aumentado de desenvolver câncer na idade adulta.[7] No entanto, o *status* do IMC na infância, por si só, não é um preditor útil do risco independente de morbidade na idade adulta. A obesidade na infância e na adolescência é concomitante a um estado de inflamação crônica de baixo grau, ocorrendo alterações no tecido adiposo, incluindo hipertrofia e hiperplasia em crianças de 6 a 18 anos com obesidade.[8] O tecido adiposo se expande para conter estoques de gordura, a microcirculação é interrompida, causando hipóxia do tecido adiposo e morte celular.[9] A necrose do tecido adiposo atrai células inflamatórias e resulta na secreção de citocinas pró-inflamatórias, como o TNF-α.[10] Ocorre aumento da circulação sistêmica da proteína C-reativa (PCR), que marca a inflamação de baixo grau como uma característica na obesidade infantil.[8-10]

Uma revisão recente descreveu como a inflamação de baixo grau e a redução da funcionalidade das células *natural-killer* na obesidade podem promover malignidade e, portanto, constituírem-se em um possível mecanismo causador para o aumento do risco de câncer mais tarde na vida. A inflamação crônica pode ter efeitos prejudiciais na integridade e na estabilidade do DNA, e a instabilidade genômica resultante de disfunções do ciclo celular ou eventos que afetam a integridade do DNA, é uma característica habilitadora para o complexo processo de múltiplas etapas da tumorigênese.[11-15]

A obesidade na infância e na adolescência também pode estar associada a um estado de deficiência de micronutrientes, incluindo ferro, selênio, folato, zinco e vitaminas A, D e E. A deficiência é de todos micronutrientes e é identificada cada vez mais em crianças e adolescentes obesos.[16-19]

Além da saúde física, a obesidade é complexa e delicada, impactando o comportamento emocional podendo causar baixa autoestima, irritabilidade, isolamento, tristeza, ausência de autoconfiança, ansiedade, depressão, os indivíduos sofrem discriminação, preconceito e exclusão.

Epidemiologia

O sobrepeso e a obesidade têm se apresentado como um dos maiores problemas de saúde pública enfrentados em todo o mundo, principalmente em virtude do aumento de sua prevalência observado nos últimos anos em diferentes faixas etárias. Na faixa etária de 5 a 19 anos, de 1975 a 2016, observou-se aumento de mais de quatro vezes (de 4% para 18%) na prevalência de obesidade.[20] Em 2020, ao Fundação das Nações Unidas para a Infância (Unicef), a Organização Mundial da Saúde (OMS) e o Banco Mundial estimaram que, na América Latina e no Caribe, 7,5% das crianças menores de 5 anos, representando cerca de 4 milhões de crianças, viviam com excesso de peso. Essa taxa é maior do que a taxa média global de 5,7%.[21]

As principais causas do sobrepeso e da obesidade na infância são a falta de atividade física e o consumo de alimentos ricos em gorduras, açúcares, sódio e bebidas açucaradas, de fácil acesso, baixo custo e divulgados na mídia. Durante a pandemia, o problema foi ampliado pelo acesso limitado a alimentos saudáveis e pela redução do poder de compra de parte da população que se voltou para alimentos mais baratos, grupo no quais se encontram aqueles pouco saudáveis considerando que alimentos saudáveis são mais caros. Observa-se que o tratamento da obesidade na idade adulta tem sido oneroso, e o problema torna-se ainda mais preocupante, pois crianças com obesidade têm cinco vezes mais chances de permanecer com essa condição na idade adulta quando comparadas às crianças que não apresentam obesidade.[22]

No Brasil, dados da Pesquisa de Orçamentos Familiares (POF), de 2008 a 2009, mostraram que o sobrepeso foi diagnosticado em 33,5% e a obesidade, em 14,3% das crianças brasileiras entre 5 e 9 anos de idade. A prevalência de excesso de peso em adolescentes foi de 21,7% e 19,4% nos sexos masculino e feminino, respectivamente, valores preocupantes em decorrência dos grandes problemas associados ao excesso de adiposidade.[23] Outros estudos nacionais indicam prevalência de excesso de peso em crianças e adolescentes variando entre 11,6% e 38,5%.[24]

O excesso de peso em crianças e adolescentes ocorre em todo o mundo. Em 2025, a estimativa é de que 2,3 bilhões de adultos ao redor do mundo estejam acima do peso, sendo 700 milhões de indivíduos com obesidade, isto é, com um índice de massa corporal (IMC) acima de 30%.[25] No Brasil, essa doença crônica aumentou 67,8% nos últimos 13 anos, saindo de 11,8%, em 2006, para 19,8%m em 2018. Diante dessa prevalência, vale chamar a atenção que, de acordo com a Pesquisa de Vigilância de Fatores de Risco e Proteção para Doenças Crônicas por Inquérito Telefônico (VIGITEL), realizada pelo Ministério da Saúde, a obesidade, entre 2015 e 2017, se manteve estável em 18,9%.[26]

Já em relação à obesidade infantil, o Ministério da Saúde e a Organização Panamericana da Saúde (OPAS) apontam que 12,9% das crianças brasileiras entre 5 e 9 anos de idade têm obesidade, assim como 7% dos adolescentes na faixa etária de 12 a 17 anos.[25]

Com base nos dados de prevalência do Vigitel, levando em consideração os anos de 2006 a 2019, as maiores prevalências de obesidade nas cinco regiões brasileiras foram: Região Norte contemplou as duas capitais com as maiores prevalências de obesidade no país – Manaus e Rio Branco, com 27,2% da população em 2015 e 23,8% em 2016, respectivamente; no Centro-Oeste, Campo Grande com 23,4%, em 2017 e Cuiabá 23%, em 2018; no Nordeste, Natal com 22,5% de obesos, em 2019 e Recife com 21,9% em 2018; no Sudeste, Rio de Janeiro com 22,4% da população, em 2018 e São Paulo com 21,2%, em 2015; e no Sul, Porto Alegre 20,9% de obesos, em 2015 e Curitiba 19,4%, em 2019. Sendo assim, a região Norte lidera a prevalência de obesidade, enquanto a região Sul tem os menores percentuais.[26]

No ano de 2015, a Pesquisa Nacional de Saúde do Escolar (PeNSE) identificou que 23,7% de escolares de 13 a 17 anos apresentaram sobrepeso e obesidade, em adolescentes, caracterizando-se como uma preocupação em Saúde Pública.[27]

Dados publicados em 2016, oriundos do Estudo de Riscos Cardiovasculares em Adolescentes (Erica), coletados entre 2013 e 2014, revelaram uma prevalência de obesidade de 8,4% em adolescentes brasileiros de 12 a 17 anos, com a região Sul do país apresentando as maiores prevalências e região Norte, as mais baixas.[28]

Fisiopatologia

A herança genética na determinação da obesidade é de natureza poligênica, ou seja, as características fenotípicas do indivíduo com obesidade são resultantes da interação de vários genes. Estudos realizados em gêmeos e adotados e seus pais mostram clara influência genética no índice de massa corporal, na distribuição anatômica da gordura, no gasto energético e na suscetibilidade ao ganho de peso. Porém, o aumento crescente do número de obesos no mundo indica a grande participação do ambiente no programa genético. Mudanças no estilo de vida e nos hábitos alimentares, com o aumento do sedentarismo e o maior consumo de alimentos de alta densidade energética, podem explicar esse fato.[29]

Mais de 400 genes que codificam componentes que participam da regulação do peso corporal já foram isolados. Entre esses componentes, alguns agem preferencialmente na ingestão alimentar, outros no gasto energético e ainda existem aqueles que atuam nos dois mecanismos ou modulam essas ações.[29]

Hipotálamo e a regulação do apetite

Existe uma arquitetura complexa neural e hormonal de controle regulatório, o eixo intestino-cérebro, que desempenha um papel significativo na fome e saciedade. Estimulação sensorial (olfato, visão e paladar), sinais gastrointestinais (peptídeos, sinais neurais) e os hormônios circulantes que contribuem ainda mais para a ingestão alimentar.[30-32]

O hipotálamo é a região crucial do cérebro que regula o apetite e é controlado por hormônios essenciais. A grelina é um peptídeo, produzido predominantemente no estômago, que age na regulação da ingestão alimentar. As concentrações plasmáticas de grelina aumentam de forma gradual antes das refeições e diminuem logo após estas.

Grelina, neuropeptídeos angiotensinogênio plasmático, a atividade da renina plasmática e a expressão do angiotensinogênio no tecido adiposo são positivamente correlacionados com a adiposidade em seres humanos. A variação genética nos componentes do sistema renina-angiotensina tem sido associada com obesidade em alguns estudos populacionais.[36-42]

Recentemente, a microbiota intestinal foi reconhecida como um fator ambiental fundamental para doenças metabólicas. Na verdade, a microbiota intestinal é até mesmo vista como um órgão endócrino separado, que está envolvido, por meio de um *crosstalk* molecular com o hospedeiro, na manutenção da homeostase energética do hospedeiro e na estimulação da imunidade do hospedeiro.[43] Mudanças na composição microbiana intestinal causadas por fatores externos podem resultar em uma alteração dramática da relação simbiótica entre as bactérias intestinais e o hospedeiro, o que promove o desenvolvimento de doenças metabólicas. Em particular, acredita-se que a microbiota intestinal contribua para doenças metabólicas por meio da estimulação da inflamação de baixo grau.[44]

A microbiota intestinal é única para cada indivíduo e desempenha um papel específico na manutenção da integridade estrutural, da barreira da mucosa do intestino, nutriente metabolismo, resposta imune e proteção contra patógenos.[45-49] A microbiota fermenta os alimentos indigestos e sintetiza outros micronutrientes essenciais, bem como ácidos graxos de cadeia curta.[50] Os estudos têm demonstrado que a disbiose ou desequilíbrio da microbiota intestinal, em particular o papel dos ácidos graxos de cadeia curta (SCFA), apresentam associação com a fisiopatologia da obesidade.[51-53]

A microbiota intestinal também tem uma interação bidirecional com o fígado e vários fatores adicionais, como dieta, genética e o meio ambiente que desempenham um papel fundamental nessa relação. O eixo intestino-fígado está interconectado em vários níveis que incluem a barreira de muco, barreira epitelial e microbioma intestinal e são essenciais para manter a homeostase normal.[54-56]

O aumento da permeabilidade da mucosa intestinal pode interromper o eixo intestino-fígado, que libera vários marcadores inflamatórios, ativando uma resposta imunológica no fígado e resultando em um espectro de doenças hepáticas que incluem esteatose hepática, não alcoólica esteato-hepática (NASH), cirrose e carcinoma hepatocelular (HCC). Outras doenças, incluindo diabetes *mellitus* tipo 2, síndrome metabólica, transtornos alimentares e problemas psicológicos como ansiedade e depressão, estão associadas ao microbioma intestinal.[57-60]

Diagnóstico

A avaliação nutricional é condição obrigatória para que possamos estimar a saúde do indivíduo e também de uma população. Compreende a visão global da criança, somando-se os dados encontrados na anamnese clínica, alimentar, exame físico, antropometria e exames laboratoriais. Outros métodos propedêuticos complementares podem ser utilizados, como medidas de composição corporal (pregas cutâneas e da circunferência do braço, do pescoço, impedância bioelétrica e absorciometria por dupla emissão de feixes de RX – DXA – *Dual Energy X-ray Absorptiometry*), podem ser úteis para a determinação mais precisa da composição corporal, permitindo a identificação do percentual de gordura e de massa magra. O percentual de gordura corporal pode ser avaliado de acordo com o preconizado por McCarthy (2006)[61] ou por Buchman (2002).[62] Os dados antropométricos são comparados com os padrões de referência (curvas de crescimento da OMS) e idealmente interpretados em uma visão longitudinal da criança.[63,64]

Em termos populacionais, indicadores de saúde com base na avaliação antropométrica são imprescindíveis para se estimarem a saúde e a qualidade de vida de uma população.[65]

Anamnese

Além dos dados comumente coletados, os seguintes fatores são imprescindíveis:

- História da obesidade: idade de início, relação com fatores desencadeantes, tentativas anteriores de tratamento e percepção da família sobre o problema.

- Antecedentes pessoais: alto ou baixo peso ao nascer, ganho de peso acentuado no 1º ano de vida e uso de medicamentos, como anti-histamínicos, corticosteroides e imunossupressores, psicotrópicos, entre outros.

- Antecedentes familiares: dados relacionados à obesidade e à doença cardiovascular precoce. Considera-se risco cardiovascular familiar se houver, em pais, avós, tios e tias, história de doença cardiovascular antes dos 55 anos nos homens e dos 65 anos nas mulheres. Também devem ser incluídas informações sobre hipertensão arterial, dislipidemias, diabetes e tabagismo.

- Uso de drogas, álcool (1 g = 7 kcal) e tabaco: para que essa informação seja obtida de forma fidedigna, é importante que o adolescente esteja confiante e à vontade no momento da consulta, sem a presença de familiares.

- Antecedentes alimentares: tempo de aleitamento materno (cada período de 3,7 meses no tempo total de aleitamento materno reduz em 6% o risco de desenvolvimento de obesidade) e introdução da alimentação complementar e seus aspectos quantitativos e qualitativos.
- Hábitos alimentares: esses dados são obtidos com base em informações sobre o dia alimentar habitual e/ou pelo recordatório de 24 horas, além da frequência de consumo dos alimentos com maior densidade energética. Deve-se investigar também a dinâmica da refeição: onde é realizada, se ocorre com ou sem a presença de pais e irmãos, em que ambiente, horários, intervalos, o tempo gasto, se ocorre repetição, se há ingestão concomitante de líquidos, como é a mastigação.
- Comportamento e estilo de vida: comportamento com familiares e colegas da escola, rendimento escolar. Investigar a presença de ansiedade, depressão e compulsão alimentar. Pesquisar como a criança ou o adolescente vai para a escola, a periodicidade e a duração das atividades físicas curriculares e extracurriculares realizadas por eles, o tempo gasto com televisão, videogames e computador e quais são as brincadeiras e atividades que eles preferem.
- Avaliação do estado emocional: do indivíduo, da família, as condições do entorno e as relações com o ambiente micro e macro, desde o assédio ou perseguição interna na própria família até o *bullying* social escolar ou em outros ambientes sociais.

Sobre os diversos aparelhos

- Respiração oral, roncos, paradas respiratórias durante o sono, sibilância, fadiga aos esforços.
- Alterações na pele.
- Resposta vacinal.
- Dor ou edema em articulações dos membros inferiores.
- Dor abdominal, retroesternal e hábito intestinal.
- Alterações menstruais.
- Sono agitado.
- Alterações comportamentais.

Exame físico

Além da pesquisa de dados gerais do exame físico, são importantes os sinais clínicos específicos relacionados a algumas doenças que ocorrem com mais frequência em indivíduos com excesso de peso (Quadro 42.1).[66]

Atualmente no Brasil são utilizadas as curvas para crianças e adolescentes de 0 a 19 anos de idade. Foram adotadas pelo Ministério da Saúde e estão disponíveis no site da Coordenação Geral da Política de Alimentação e Nutrição (CGPAN).[67]

QUADRO 42.1 – Sinais clínicos mais frequentes em crianças e adolescentes obesos.

Aparelho/local	Manifestações
Cardiovascular	• Hipertensão arterial sistêmica • Dislipidemia • Arteriosclerose • Coagulopatias
Gastrointestinal, hepático e nutricional	• Refluxo gastroesofágico • Constipação intestinal • Colelitíase • Doença gordurosa não alcoólica do fígado • Deficiência de vitamina D
Respiratório	• Síndrome da apneia obstrutiva do sono • Asma
Geniturinário	• Hiperfiltração glomerular • Glomerulopatia • Incontinência urinária
Sistema nervoso	• Pseudotumor cerebral • Problemas psicossociais
Endócrino	• Resistência insulínica • Síndrome dos ovários policísticos • Avanço na puberdade
Ortopédico	• Joelho valgo (*genu valgum*) • Epifisiólise da cabeça do fêmur • Osteocondrites • Artrites degenerativas • Pés planos
Pele	• *Acanthosis nigricans* • Estrias • Celulite • Acne • Hirsutismo • Furunculose • Infecção fúngica

Fonte: Adaptado de Han JC et al., 2010; Lancet, 2010; Sociedade Brasileira de Pediatria, 2019.

Apesar de se tratar de um procedimento simples, as medidas antropométricas devem ser realizadas cuidadosamente, seguindo-se uma padronização, e os instrumentos utilizados para sua aferição devem ser frequentemente calibrados para a obtenção de medidas precisas. As medidas antropométricas mais utilizadas na faixa etária pediátrica são o peso, a estatura (altura/comprimento) e a circunferência abdominal. Outras medidas também podem ser úteis, como a circunferência do braço e as pregas cutâneas tricipital e subescapular. Após aferição dos dados antropométricos, o estado nutricional deve ser classificado pelo IMC, utilizando-se os referenciais da OMS, 2006 e 2007.

Classificação dos pontos de cortes

Ver Tabelas 42.1 a 42.6.

TABELA 42.1 – Pontos de corte de peso por idade para crianças.

Crianças (< 10 anos de idade)		
Valores críticos		Diagnóstico nutricional
< Percentil 0,1	< Escore-z –3	Peso muito baixo para a idade
> Percentil 0,1 e < Percentil 3	> Escore-z –3 e < Escore-z –2	Peso baixo para a idade
> Percentil 3 e < Percentil 97	> Escore-z –2 e < Escore-z +2	Peso adequado ou eutrófico
> Percentil 3 e < Percentil 97	> Escore-z +2	Peso elevado para a idade

Fonte: Adaptada de WHO, 2006.

TABELA 42.2 – Pontos de corte de estatura por idade para crianças.

Crianças (< 10 anos de idade)		
Valores críticos		Diagnóstico nutricional
< Percentil 3	< Escore-z –2	Baixa estatura para a idade
> Percentil 3	> Escore-z –2	Estatura adequada para a idade

Fonte: Adaptada de WHO, 2006.

TABELA 42.3 – Pontos de corte de peso por estatura por idade para crianças.

Crianças (< 10 anos de idade)		
Valores críticos		Diagnóstico nutricional
< Percentil 3	< Escore-z –2	Peso baixo para a estatura
> Percentil 3 e < Percentil 97	> Escore-z –2 e < Escore-z +2	Peso adequado ou eutrófico
> Percentil 97	> Escore-z +2	Peso elevado para a estatura

Fonte: Adaptada de WHO, 2006.

TABELA 42.4 – Pontos de corte de IMC para crianças.

Crianças (< 10 anos de idade)		
Valores críticos		Diagnóstico nutricional
< Percentil 3	< Escore-z –2	Baixo IMC para a idade
> Percentil 3 e < Percentil 85	> Escore-z –2 e < Escore-z +1	IMC adequado ou eutrófico
> Percentil 85 e < Percentil 97	> Escore-z +1 e < Escore-z +2	Sobrepeso
> Percentil 97	> Escore-z +2	Obesidade

Fonte: Adaptada de WHO, 2006.

TABELA 42.5 – Pontos de corte de IMC por idade, estabelecidos para adolescentes.

Adolescentes (> 10 anos e < 20 anos de idade)		
Valores críticos		Diagnóstico nutricional
< Percentil 3	< Escore-z –2	Baixo IMC para a idade
> Percentil 3 e < Percentil 85	> Escore-z –2 e < Escore-z +1	IMC adequado ou eutrófico
> Percentil 85 e < Percentil 97	> Escore-z +1 e < Escore-z +2	Sobrepeso
> Percentil 97	> Escore-z +2	Obesidade

Fonte: Adaptada de WHO, 2006.

TABELA 42.6 – Pontos de corte de altura por idade, estabelecidos para adolescentes.

Adolescentes (> 10 anos e < 20 anos de idade)		
Valores críticos		Diagnóstico nutricional
< Percentil 3	< Escore-z –2	Altura baixa para a idade
> Percentil 3	> Escore-z –2	Altura adequada para a idade

Fonte: Adaptada de WHO, 2006.

OBESIDADE

Sendo assim, a partir de dados antropométricos (peso [P], estatura [E], circunferências e dobras), conferidos com rigor metodológico, obtêm-se os índices P/I, E/I, IMC/I, de acordo com a idade [I] e sexo. O IMC/I é tão acurado quanto as dobras cutâneas, sendo mais difícil de ser avaliado, além de ser reconhecido como preditor de risco metabólico, entre crianças e adolescentes, cujo aumento na infância está associado com hiperlipidemia, resistência à insulina e hipertensão arterial; bem como preditor de doença cardiovascular na vida adulta.

A circunferência abdominal (CC), a relação circunferência abdominal/estatura (CC/E) é considerada adequada menor ou igual a 0,5, sendo considerada, quando alterada, risco de adiposidade central. Indicativa de adiposidade abdominal ou central, também é um importante preditor de risco para doença cardiovascular, dislipidemia e hipertensão arterial, mas não há consenso sobre pontos anatômicos e de corte para classificação dessa medida em criança, o que limita o seu uso na pediatria. Rotineiramente, utiliza-se como adequado a CC, o percentil 85 proposto por McCarthy et al.,[68] para estudos populacionais ou o percentil 90 para idade e sexo, proposto por Freedman et al.,[69,70] para uso clínico e ambulatorial.

A pressão arterial sistêmica deve ser aferida em todas as consultas, utilizando-se manguitos apropriados. A classificação se dá por meio de tabelas específicas, considerando-se hipertensão arterial quando são obtidas três medidas (pressão arterial sistólica e/ou diastólica) acima do percentil 95, levando-se em conta o sexo, a idade e a estatura. Cerca de 30% das crianças e dos adolescentes obesos são hipertensos. Vale ressaltar que toda criança sadia, independentemente da condição nutricional, deve ter a pressão arterial aferida na consulta pediátrica.[72]

Na adolescência, para se avaliar o estado nutricional, bem como as modificações antropométricas e de composição corporal, é de extrema importância a consideração não somente da idade cronológica, mas também do estágio de maturação sexual, que deve ser verificado em crianças e adolescentes por meio da prática clínica em consultórios e em estudos populacionais, utilizando-se a figura de Tanner.[73]

Importante monitorar todos esses índices, pois podem ser uma estratégia potencial para identificar crianças e adolescentes com maior risco cardiometabólico.

Exames laboratoriais

Importante ressaltar que, mesmo que não haja obesidade grave, várias comorbidades já podem estar presentes, pois outros fatores (genéticos, padrão alimentar, atividade física) colaboram de forma importante para o desenvolvimento de complicações.

O Departamento Científico de Nutrologia da Sociedade Brasileira de Pediatria[65] sugere a realização dos exames subsidiários, como triagem universal para crianças e adolescentes com excesso de peso (colesterol, triglicerídeos, glicemia e insulina), ver Quadro 42.2.

QUADRO 42.2 – Exames complementares para avaliação laboratorial de crianças e adolescentes obesos.

Exame		Valores de referência	Interpretação de valores
Glicemia de jejum (feita com mínimo de 8 horas e máximo de 12 horas de jejum)		< 100 mg/dL 100 a 126 mg/dL ≥ 126 mg/dL	Adequado Alterada (ampliar a investigação com teste de tolerância oral à glicose) Diabetes *melittus*
Teste de tolerância oral à glicose (TTOG) 2 horas após 75 g de glicose		< 140 ≥ 140 a < 200 ≥ 200	Adequado Diminuída – intolerância à glicose Diabetes *melittus*
Glicemia casual*		≥ 200	Diabetes *melittus*
Perfil lipídico (jejum de 12 horas)	Colesterol total	< 150 mg/dL	Desejável
		150 a 169 mg/dL	Limítrofe
		≥ 170 mg/dL	Aumentado
	LDL-c	< 100 mg/dL	Desejável
		100 a 129 mg/dL	Limítrofe
		≥ 130 mg/dL	Aumentado
	HDL-c	≥ 45 mg/dL	Desejável
	Triglicerídeos	< 100 mg/dL	Desejável
		100 a 129 mg/dL	Limítrofe
		≥ 130 mg/dL	Aumentado
Alanina aminotransferase (ALT ou TGP)		< 40 U/L	Alguns estudos propõem valores inferiores, especialmente para crianças, sendo importante o acompanhamento longitudinal desses valores

*Glicemia plasmática casual é aquela realizada a qualquer hora do dia sem se observar o intervalo desde a última refeição, devendo ser confirmada.
Fonte: Adaptado da Sociedade Brasileira de Pediatria, 2019.

Diagnóstico das principais comorbidades

Muitas são as comorbidades da obesidade infanto-juvenil; entre elas, destacam-se as anormalidades endócrinas, cardiovasculares, gastrointestinais, pulmonares, ortopédicas, neurológicas, dermatológicas, renais e psicológicas. Certas comorbidades como diabetes *melittus* (DM) tipo 2 e esteatose hepática, que, até então, eram consideradas doenças de adulto, estão cada vez mais sendo diagnosticas na população pediátrica em decorrência de grande aumento da obesidade nessa população.[73,74]

Aspectos psiquiátricos

Sobre as complexas relações entre saúde mental e obesidade, ambas potencializam a gravidade e a interdependência de cada uma. As complicações psicossociais incluem alienação, baixo desempenho acadêmico, insatisfação corporal, sintomas de depressão, perda de controle na alimentação, comportamentos não saudáveis e extremos de controle de peso, relacionamentos sociais prejudicados e diminuição da qualidade de vida relacionada à saúde.[75] As crianças e adolescentes podem apresentar ainda, baixa autoestima, depressão clinicamente significativa (de gravidade diagnóstica, associada a sofrimento significativo e/ou prejuízo ou, inclusive, de sintomatologia grave),[76] tentativas de suicídio e transtornos alimentares com síndrome completa.[77] Complicações adicionais manifestadas mais tarde na vida incluem diminuição do nível educacional e financeiro. Entrevistas motivacionais, pontos de discussão do paciente, medidas breves de triagem e recursos de referência são ferramentas importantes nesse processo.[78]

O risco das morbidades psicológicas aumenta com a idade e é maior nas meninas.[79]

Em 2006, a pesquisadora Dianne Neumark-Sztainer[80] realizou uma linha de estudos longitudinais em adolescentes investigando a relação entre diferentes comportamentos alimentares e sua relação com a obesidade. O Projeto *Eating Among Teens* (EAT), em um acompanhamento de 5 anos, descobriu que adolescentes que usavam comportamentos não saudáveis de controle de peso aumentaram seu índice de massa corporal cerca de três vezes, em comparação com adolescentes que não usavam nenhum comportamento de controle de peso, e tinham cerca de três vezes o risco de ficar com excesso de peso. Os adolescentes que usavam comportamentos pouco saudáveis de controle de peso também apresentavam um risco maior de comer demais e comportamentos extremos de controle de peso como vômitos autoinduzidos e o uso de pílulas dietéticas, laxantes e diuréticos, 5 anos depois, em comparação aos adolescentes que não usavam nenhum comportamento de controle de peso.[81]

Entretanto, alguns pesquisadores e especialistas têm argumentado contra essa pesquisa, especialmente porque os ensaios randomizados de tratamento da obesidade provam que as intervenções de modificação do comportamento, com base na família, que fornecem prescrições dietéticas de baixa caloria que enfatizam as escolhas alimentares ricas em nutrientes melhoram muito o peso. No entanto, mostram pouca ou nenhuma mudança na patologia alimentar das crianças.

Além disso, eles apontam que o tratamento adequado da obesidade em crianças e adolescentes previne o aparecimento de distúrbios alimentares, permitindo a detecção e o tratamento precoce.

O que é certo é que o comportamento de restrição alimentar extrema tem sido associado, na adolescência, com maior peso e maior patologia alimentar, enquanto os tratamentos multidisciplinares com intervenções dietéticas orientadas e monitoradas para cobrir as necessidades, que não induzem à fome e são enquadrados em mudanças no estilo de vida, não parecem favorecer comportamentos alimentares extremos.[82]

Schachter et al. realizaram uma revisão de estudos mais recentes que sugerem a existência de uma ligação entre obesidade, microbiota intestinal e depressão, enfocando os mecanismos subjacentes aos efeitos de uma dieta rica em gordura na inflamação crônica e na fisiologia do cérebro. Alguns estudos indicam que a neuroinflamação crônica pode afetar a fisiologia do cérebro e alterar o humor e o comportamento. O consumo de uma dieta rica em gordura causa obesidade e inflamação sistêmica crônica. A microbiota intestinal pode mediar muitos efeitos de uma dieta rica em gordura na fisiologia humana e também pode influenciar o humor e o comportamento do hospedeiro.[83,84]

Intervenção clínica e tratamento na obesidade infantil

O plano terapêutico deve ser traçado de forma individualizada e instituído de maneira gradativa, em conjunto com o paciente e a sua família, evitando-se a imposição de dietas rígidas e extremamente restritivas. O tratamento nutricional deve contemplar uma dieta balanceada, com distribuição adequada de macro e micronutrientes, e orientação alimentar que permita a escolha de alimentos de ingestão habitual ou de mais fácil aceitação.

A educação nutricional é de extrema importância e visa habilitar o indivíduo para organizar e controlar a alimentação, mantendo sua rotina diária, estimulando novos hábitos e mudanças no comportamento alimentar de forma lenta e gradual. Tanto o paciente como sua família têm grande responsabilidade nesse processo. As negociações com a criança ou com o adolescente, juntamente com suas famílias, são fundamentais para manter a confiança no profissional e dar continuidade ao tratamento. Devemos levar em conta a ansiedade, sensibilidade emocional e, principalmente, capacidade de compreensão e de execução das novas propostas alimentares para o paciente, porém, limites devem ser colocados.

As recomendações gerais que orientam a escolha de alimentos para compor uma alimentação nutricionalmente balanceada, saborosa e culturalmente apropriada e, ao mesmo tempo, promotora de sistemas alimentares social e ambientalmente sustentáveis, visam maximizar a saúde e o bem-estar, de acordo com o *Guia alimentar para a população brasileira*,[85] como alimentos *in natura*, obtidos diretamente de plantas ou de animais (como folhas e frutos ou ovos e leite) e adquiridos para consumo sem que tenham sofrido nenhuma alteração após deixarem a natureza, e os alimentos minimamente processados são alimentos *in natura* que, antes de sua aquisição, foram submetidos a alterações mínimas, como os grãos secos, polidos e empacotados ou moídos na forma de farinhas; raízes e tubérculos, lavados; cortes de carne, resfriados ou congelados; e leite, pasteurizado.

Podemos ainda utilizar a pirâmide alimentar, instrumento frequentemente utilizado na educação nutricional, enfatizando os conceitos de variedade, moderação e proporcionalidade da alimentação (Figura 42.1). Também auxilia o paciente a quantificar as porções de alimentos e a fazer substituições entre aqueles que pertencem a um mesmo grupo e que têm valor energético similar, ver Quadro 42.3.

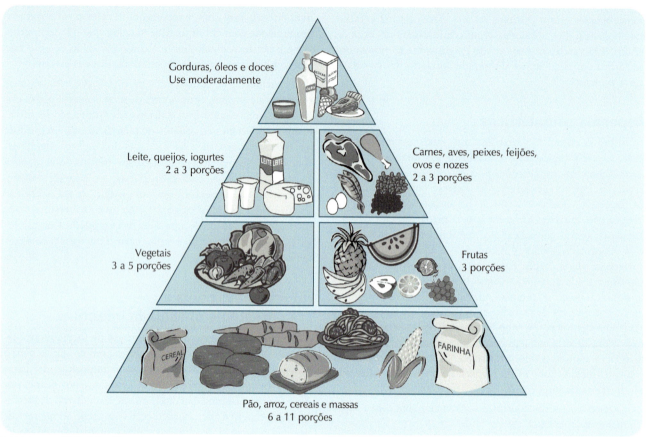

FIGURA 42.1 – Pirâmide alimentar.
Fonte: Adaptada da Sociedade Brasileira de Pediatria, 2019.

Mesmo quando o excesso de peso é discreto, em crianças ou adolescentes com histórico familiar positivo de doenças cardiovasculares, recomenda-se a prevenção dessas doenças:

a) Consumo diário de até 30% do valor energético total (VET) em gorduras, sendo de 10% a 7% em gorduras saturadas, percentagens para prevenção e tratamento das dislipidemias, respectivamente. O consumo de gordura trans deve limitar-se a 1% do VET.
b) Restringir o consumo de sódio a 1,5 g/dia (ou 5 g/dia de sal).
c) Orientar a redução do consumo de alimentos e bebidas ricos em carboidratos simples, assim como de bebidas alcoólicas.
d) Estimular o consumo de aves e carnes vermelhas magras e de peixes, pelo menos duas vezes por semana.
e) Estimular o consumo de mais de cinco porções por dia de frutas e hortaliças.

É muito importante orientar a criança ou o adolescente, desmitificando os conceitos inadequados e bastante difundidos relacionados às dietas de emagrecimento. Explicar os conceitos segundo os quais não há alimentos proibidos e mesmo aqueles que apresentam maior densidade energética podem ser consumidos com moderação, em menor quantidade e esporadicamente. Também é essencial estimular o conhecimento sobre alimentação saudável, sempre com enfoque positivo.

É fundamental avaliar o comportamento e estilo de vida do indivíduo antes de se iniciar qualquer mudança, identificando algumas atitudes comuns entre crianças e adolescentes obesos, como mastigação rápida, comer na frente da TV, ausência de horários de rotina para alimentar-se e a não realização do café da manhã ou até mesmo de algumas refeições, substituindo de forma rotineira o jantar por lanches calóricos. Essas inadequações devem ser corrigidas paulatinamente, iniciando-se, de preferência, com aquelas que a criança e sua família consideram mais simples e progredir para as de maior grau de dificuldade, até atingir a meta da realização das seis refeições por dia (café da manhã, lanche da manhã, almoço, lanche da tarde, jantar e ceia); com intervalo entre elas de cerca de 3 horas; que a duração da refeição seja adequada, em especial as principais, e que aconteça em local apropriado e agradável (sentado à mesa, em ambiente tranquilo e na companhia dos familiares).

Em relação à quantidade dos alimentos, devemos propor uma redução gradativa da quantidade dos alimentos consumidos em excesso (especialmente os ricos em carboidratos simples e gorduras), redução das porções e do número de repetições, percebendo os limites de cada paciente, pois a redução abrupta pode não saciá-lo e, consequentemente, não haverá adesão ao tratamento nem sua evolução.

QUADRO 42.3 – Número diário de porções recomendado para cada grupo da pirâmide alimentar, de acordo com a faixa etária.

Nível na pirâmide	Grupo alimentar	6 a 11 meses	1 a 2 anos	Pré-escolar e escolar	Adolescente
1	Cereais, pães, tubérculos e raízes	3	5	5	5 a 9
2	Verduras e legumes	3	3	3	4 a 5
	Frutas	4	3	3	4 a 5
3	Leites, queijos e iogurtes	Leite materno	3	3	3
	Carnes e ovos	2	2	2	1 a 2
	Feijões	1	1	1	1
4	Óleos e gorduras	2	2	2	1 a 2
	Açúcar e doces	0	1	1	1 a 2

Fonte: Adaptado da Sociedade Brasileira de Pediatria, 2019.

Procurar enfatizar a melhoria da qualidade da dieta, incentivando o consumo crescente de alimentos de grande valor nutricional que não fazem parte do hábito alimentar da criança ou do adolescente, como as frutas, verduras, legumes, cereais integrais. E, na fase de manutenção, espera-se que o paciente e sua famíli, estejam utilizando todas as informações e os aprendizados adquiridos nas fases anteriores para se adaptarem às diversas situações (festas, viagens, cotidiano), controlando os excessos, realizando substituições, buscando atingir a alimentação equilibrada.

Metas para atividade física devem ser determinadas de acordo com a idade da criança ou do adolescente, com as preferências pessoais pelo tipo de atividade física e com a tolerância ao exercício. É recomendado que crianças maiores de 6 anos façam ao menos 60 minutos de atividade física por dia. O tempo na frente de televisão, *tablets* e computadores não deve ultrapassar 2 horas por dia para maiores de 2 anos. Em virtude do aumento de evidências que suportam a associação entre obesidade e diminuição no tempo de sono noturno, boas qualidade e quantidade de sono no período noturno (10 a 13 horas durante a noite para pré-escolares e 8 a 10 horas para adolescentes) devem ser recomendadas.

Referências bibliográficas

1. Ajslev TA; Andersen CS; Gamborg M et al. Childhood overweight after establishment of the gut microbiota: The role of delivery mode; pre-pregnancy weight and early administration of antibiotics. Int J Obes 35 (4): 522-529, 2011. doi: 10.1038/ijo.2011.27.
2. Heindel JJ; Newbold R; Schug TT. Endocrine disruptors and obesity. Nat Rev Endocrinol 11 (11):653-661, 2015. doi: 10.1038/nrendo.2015.163.
3. Williamson DF; Thompson TJ; Anda RF et al. Body weight and obesity in adults and self-reported abuse in childhood. Int J Obes Relat Metab Disord 26(8):1075-82, 2002. doi: 10.1038/sj.ijo.0802038.
4. Anda RF; Felitti VJ; Bremner JD et al. The enduring effects of abuse and related adverse experiences in childhood. A convergence of evidence from neurobiology and epidemiology. Eur Arch Psychiatry Clin Neurosci 256(3):174-86, 2006. doi: 10.1007/s00406-005-0624-4.
5. Park MH; Falconer C; Viner RM et al. The impact of childhood obesity on morbidity and mortality in adulthood: a systematic review. Obes Rev. 2012;13:985-1000.
6. Simmonds M; Llewellyn A; Owen CG et al. Predicting adult obesity from childhood obesity: a systematic review and meta-analysis. Obes Rev. 2016;17:95-107.
7. Simmonds M; Burch J; Llewellyn A et al. The use of measures of obesity in childhood for predicting obesity and the development of obesity-related diseases in adulthood: a systematic review and metaanalysis. Heal Technol Assess. 2015;19:1-336.
8. Landgraf K; Rockstroh D; Wagner IV et al. Evidence of early alterations in adipose tissue biology and function and its association with obesity-related inflammation and insulin resistance in children. Diabetes. 2015;64:1249-61.
9. Barbarroja N; López-Pedrera R; Mayas MD et al. The obese healthy paradox: is inflammation the answer? Biochem J. 2010;430:141-9.
10. Bhattacharya I; Domínguez AP; Drägert K et al. Hypoxia potentiates tumor necrosis factor-α induced expression of inducible nitric oxide synthase and cyclooxygenase-2 in white and brown adipocytes. Biochem Biophys Res Commun. 2015;461:287-92.
11. Schipper HS; Nuboer R; Prop S et al. Systemic inflammation in childhood obesity: circulating inflammatory mediators and activated CD14++ monocytes. Diabetologia. 2012;55:2800-10.
12. Nishide R; Ando M; Funabashi H et al. Association of serum hsCRP and lipids with obesity in school children in a 12-month follow-up study in Japan. Environ Health Prev Med. 2015;20:116-22.
13. Rowicka G; Dylag H; Ambroszkiewicz J et al. Total oxidant and antioxidant status in prepubertal children with obesity. Oxid Med Cell Longev. 2017;2017:5621989.
14. Weihe P; Spielmann J; Kielstein H et al. Childhood obesity and cancer risk in adulthood. Curr Obes Rep. 2020;9:204-12.
15. Hanahan D; Weinberg RA. Hallmarks of cancer: the next generation. Cell. 2016;144:646-74.
16. García OP; Ronquillo D; del Carmen Caamaño M et al. Zinc; iron and vitamins A; C and e are associated with obesity; inflammation; lipid profile and insulin resistance in Mexican school-aged children. Nutrients. 2013;5:5012-30.
17. Manios Y; Moschonis G; Chrousos GP et al. The double burden of obesity and iron deficiency on children and adolescents in Greece: the Healthy Growth Study. J Hum Nutr Diet. 2013;26:470-8.
18. Rodriguez-Rodriguez E; Aparicio A; Andres P et al. Moderate vitamin D deficiency and inflammation related markers in overweight/obese schoolchildren. Int J Vitam Nutr Res. 2014;84:98-107.
19. Ortega M; Rodríguez-Rodríguez Aparicio; Jiménez-Ortega I et al. Young children with excess of weight show an impaired selenium status. Int J Vitam Nutr Res. 2012;82:121-9.
20. Abarca-Gómez L; Abdeen ZA; Hamid ZA et al. Worldwide trendsin body mass index; underweight; overweight; and obesity from 1975 to 2016: a pooled analysis of 2416 population-based measurement studies in 1289 million children; adolescents; and adults. Lancet 2017;390(10113):2627-42.
21. https://www.unicef.org/brazil//tres-em-cada-dez-criancas-e-adolescentes-na-america-latina-e-no-caribe-tem-excesso-de-peso. Acesso em: 26.09.2021.

22. Simmonds M; Llewellyn A; Owen CG et al. Predicting adult obesity from childhood obesity: a systematic review and meta-analysis. Obes Rev 2016;17(2):95-107. http://dx.doi.org/10.1111/obr.12334 PMid:26696565.
23. Instituto Brasileiro de Geografia e Estatística (IBGE). Pesquisa de orçamentos familiares 2008-2009: antropometria e análise do estado nutricional de crianças e adolescentes no Brasil. Rio de Janeiro: IBGE, 2010.
24. Sociedade Brasileira de Pediatria. Departamento de Nutrologia: Obesidade na infância e adolescência – Manual de Orientação/Sociedade Brasileira de Pediatria. Departamento Científico de Nutrologia. 3. ed. São Paulo: SBP, 2019. 236 p.
25. https://abeso.org.br/obesidade-e-sindrome-metabolica/mapa-da-obesidade. Acesso em: 02 de jun. de 2021.
26. Vigitel Brasil 2016. Vigilância de fatores de risco e proteção para doenças crônicas por inquérito telefônico. Brasília; Ministério da Saúde, 2017. Acesso em: 15 jul. 2021.
27. Instituto Brasileiro de Geografia e Estatística (IBGE). Pesquisa Nacional de Saúde do Escolar – PeNSE 2015. Rio de Janeiro: IBGE 2015.
28. Bloch KV et al. Erica: prevalências de hipertensão arterial e obesidade em adolescentes brasileiros. Revista de Saúde Pública; v. 50(Supl 1), 2016.
29. Gurnani M; Birken C; Hamilton. J. Childhood obesity: causes; consequences; and management. Pediatr Clin North Am. (2015) 62:821-40. doi: 10.1016/j.pcl.2015.04.001.
30. Chaudhri OB; Salem V; Murphy KG et al. Gastrointestinal satiety signals. Annu Rev Physiol. (2008) 70:239-55. doi: 10.1146/annurev.physiol.70.113006.100506.
31. Scaglioni S; De Cosmi V; Ciappolino V et al. Factors influencing children's eating behaviours. Nutrients. (2018) 10:706. doi: 10.3390/nu10060706.
32. Ahima RS; Antwi DA. Brain regulation of appetite and satiety. Endocrinol Metab Clin North Am. (2008) 37:811-23. doi: 10.1016/j.ecl.2008.08.005.
33. Niswender KD; Baskin DG; Schwartz MW. Review insulin and its evolving partnership with leptin in the hypothalamic control of energy homeostasis. Trends Endocrinol Metab. (2004) 15:362-9. doi: 10.1016/j.tem.2004.07.009.
34. Niswender KD; Schwartz MW. Review insulin and leptin revisited: adiposity signals with overlapping physiological and intracellular signaling capabilities. Front Neuroendocrinol. (2003) 24:1-10. doi: 10.1016/S0091-3022(02)00105-X
35. Amitani M; Asakawa A; Amitani H et al. The role of leptin in the control of insulin-glucose axis. Front Neurosci. (2013) 7:51. doi: 10.3389/fnins.2013.00051.
36. Dallner OS; Marinis JM; Lu YH et al. Dysregulation of a long noncoding RNA reduces leptin leading to a leptin-responsive form of obesity. Nature Med 25, 507-516 (2019). https://doi.org/10.1038/s41591-019-0370-1.
37. Escrivão MAMS. Fisiopatologia; p. 22-29. Sociedade Brasileira de Pediatria – Departamento de Nutrologia. Obesidade na infância e adolescência – Manual de Orientação/SBP. Departamento Científico de Nutrologia. 3. ed. São Paulo: SBP, 2019, 236 p.
38. Diez JJ; Iglesias P. The role of the novel adipocyte-derived hormone adiponectin in human disease. Eur J Endocrinol 2003;148:293-300.
39. Engeli S; Sching P; Gorzelniak K et al. The adipose-tissue renin-angiotensin-aldosterone system: role in the metabolic syndrome? Int J Biochem Cell Biol 2003;35:807-25.
40. Fain JN; Madan AK; Hiler ML et al. Comparison of the release of adipokines by adipose tissue; adipose tissue matrix; and adipocytes from visceral and subcutaneous abdominal adipose tissues of obese humans. Endocrinology 2004, 145:2273-82.
41. Fan W; Boston B; Kesterson R et al. Role of melanocortinergic neurons in feeding and the agouti obesity syndrome. Nature 1997,385: 165-68.
42. Gehlert DR. Role of hypothalamic neuropeptide Y in feeding and obesity. Neuropeptides 1999,33 (5): 329-38.
43. Boulangé CL; Neves AL; Chilloux J et al. Impact of the gut microbiota on inflammation; obesity; and metabolic disease. Genome Med 8, 42 (2016). https://doi.org/10.1186/s13073-016-0303-2.
44. Marchesi JR; Adams DH; Fava F et al. The gut microbiota and host health: a new clinical frontier. Gut. 2016;65:330-9. doi:10.1136/gutjnl-2015-309990.
45. Rinninella E; Raoul P; Cintoni M et al. What is the healthy gut microbiota composition? a changing ecosystem across age; environment; diet; and diseases. Microorganisms. (2019) 7:14. doi: 10.3390/microorganisms7010014.
46. Gérard P. Gut microbiota and obesity. Cell Mol Life Sci. (2016) 73:147-62. doi: 10.1007/s00018-015-2061-5.
47. Derrien M; Alvarez AS; de Vos WM. The gut microbiota in the first decade of life. Trends Microbiol. (2019) 27:997-1010.40. doi: 10.1016/j.tim.2019.08.001.
48. Dao; MC; and Clément K. Gut microbiota and obesity: concepts relevant to clinical care. Eur J Intern Med. (2018) 48:18-24.41. doi: 10.1016/j.ejim.2017.10.005.
49. Torres-Fuentes C; Schellekens H; Dinan TG; Cryan JF. The microbiotagut-brain axis in obesity. Lancet Gastroenterol Hepatol. (2017) 2:747-56. doi: 10.1016/S2468-1253(17)30147-4.
50. Kim KN; Yao,Y; Ju SY. Short chain fatty acids and fecal microbiota abundance in humans with obesity: a systematic review and metaanalysis. Nutrients. (2019) 11:2512. doi: 10.3390/nu11102512.
51. Hills RD Jr.; Pontefract BA; Mishcon HR et al. Gut microbiome: profound implications for diet and disease. Nutrients. (2019) 11:1613. doi: 10.3390/nu11071613.
52. Castaner O; Goday A; Park YM et al. The gut microbiome profile in obesity: a systematic review. Int J Endocrinol. (2018) 2018:4095789. doi: 10.1155/2018/4095789.
53. Payne NA; Chassard C; Banz Y et al. The composition and metabolic activity of child gut microbiota demonstrate differential adaptation to varied nutrient loads in an in vitro model of colonic fermentation. FEMS Microbiology Ecology. 2012;80(3):608-623.
54. Albillos A; de Gottardi A; Rescigno M. The gut-liver axis in liver disease: Pathophysiological basis for therapy. J Hepatol. (2020) 72:558-77. doi: 10.1016/j.jhep.2019.10.003.
55. Yu EL; Golshan S; Harlow KE et al. Prevalence of nonalcoholic fatty liver disease in children with obesity. J Pediatr. (2019) 207:64-70. doi: 10.1016/j.jpeds.2018.11.021.
56. Ranucci G; Spagnuolo MI; Iorio R. Obese children with fatty liver: Between reality and disease mongering. World J Gastroenterol. (2017) 23:8277-82. doi: 10.3748/wjg.v23.i47.8277.
57. Cox AJ; West NP; Cripps et al. Obesity; inflammation; and the gut microbiota. Lancet Diabet Endocrinol. (2015) 3:207-15. doi: 10.1016/S2213-8587(14)70134-2.
58. Seitz J; Trinh S; Herpertz-Dahlmann B. The microbiome and eating disorders. Psychiatr Clin North Am. (2019) 42:93-103. doi: 10.1016/j.psc.2018.10.004.
59. Deans E. Microbiome and mental health in the modern environment. J Physiol Anthropol. (2016) 36:1. doi: 10.1186/s40101-016-0101-y.
60. Peirce JM; Alviña K. The role of inflammation and the gut microbiome in depression and anxiety. J Neurosci Res. (2019) 97:1223-41. doi: 10.1002/jnr.24476.
61. McCarthy HD; Cole TJ; Fry T et al. Body fat reference curves for children. International Journal of Obesity (2006) 30, 598-602.
62. Buchman AL. Avaliação da composição corporal. In: Lopes FA; Singulem DM; Taddei JAAC. Fundamentos da terapia nutricional em pediatria. São Paulo: Sarvier, 2002.
63. Organização Pan-Americana da Saúde (OPAS). Indicadores de Saúde – Elementos Conceituais e Práticos. 2018. p. 84.
64. Sociedade Brasileira de Pediatria. Manual de avaliação Nutricional. 2. ed., 2021/ Sociedade Brasileira de Pediatria. Departamento Científico de Nutrologia. São Paulo: SBP. 2021. 120 p. Disponível em: https://www.sbp.com.br/fileadmin/user_upload/_22962eManAval_Nutricional_-_2Ed_Atualizada_SITE.pdf Acessado em agosto 2021.
65. Weffort VRS; Oliveira FLC et al. Diagnóstico; p. 30-36. Sociedade Brasileira de Pediatria – Departamento de Nutrologia. Obesidade na infância e adolescência – Manual de Orientação /Sociedade Brasileira

de Pediatria. Departamento Científico de Nutrologia. 3. ed. São Paulo: SBP. 2019. 236 p.
66. ABESO. Associação Brasileira para o estudo da Obesidade e da Síndrome Metabólica. Diretrizes Brasileiras de Obesidade. SP. 3. edição. 2009/2010. Disponível em: www.abeso.org.br/pdf/direrizes_brasileiras_obesidade. Acesso em: agosto 2020.
67. Coordenação Geral da Política de Alimentação Nutrição. www.saude.gov.br/nutrição. Acesso em: outubro/2021. http://www.who.int/childgrowthref/en/.
68. McCarthy HD; Jarrett KV; Crawley HF. The development of waist circum-ference percentiles in British children aged 5.0-16.9y. Eur J Clin Nutr. 2001;55:902-7. doi: 10.1038/sj.ejcn.1601240.
69. Freedman DS; Patel DA; Srinivasan SR et al. The contribution of childhood obesity to adult carotid intima-media thickness: the Bogalusa Heart Study. Int J Obes (Lond). 2008;32:749-56. doi: 10.1038/sj.ijo.0803798.
70. Freedman DS; Katzmarzyk PT; Dietz WH et al. Relation of body mass index and skinfold thicknesses to cardiovascular disease risk factors in children: the Bogalusa Heart Study. Am J Clin Nutr. 2009;90:210-6.doi: 10.3945/ajcn.2009.27525.
71. Ben-Noun L; Sohar E; Laor A. Neck circumference as a simple screening measure for identifying over weight and obese patients. Obes Res. 2001;9(8):470-477. doi: 10.1038/oby.2001.61.
72. ABESO. Associação Brasileira para o estudo da Obesidade e da Síndrome Metabólica. Diretrizes Brasileiras de Obesidade. SP. 3. ed. 2009/2010. Disponível em: www.abeso.org.br/pdf/direrizes_brasileiras_ obesidade. Acesso em: junho 2020.
73. Marshall WA; Tanner JM. Variations in the pattern of pubertal changes in girls. Arch Dis Child 1969, 44: 291- 303.
74. Shah AS; Gao Z; Urbina EM et al. Prediabetes: the effects on arterial thickness and stiffness in obese youth. J Clin Endocrinol Metab 2014, 99:1037.
75. Steinberger J; Daniels SR; Eckel RH et al. Progress and challenges in metabolic syndrome in children and adolescents: a scientific statement from the American Heart Association Atherosclerosis; Hypertension; and Obesity in the Young Committee of the Council on Cardiovascular Disease in the Young; Council on Cardiovascular Nursing; and Council on Nutrition; Physical Activity; and Metabolism. Circulation 2009, 119:628.
76. Vander Wal JS; Mitchell ER. Complicações psicológicas da obesidade pediátrica. Pediatr Clin North Am. 2011, 58: 1393-1401.
77. Maloney AE. Obesidade pediátrica: uma revisão para o psiquiatra infantil. Child Adolesc Psychiatr Clin N Am. 2010, 19: 353-370.
78. Hebebrand J; Herpertz-Dahlmann B. Aspectos psicológicos e psiquiátricos da obesidade pediátrica. Child Adolesc Psychiatr Clin N Am. 2009, 18: 49-65.
79. Wardle J; Cooke L. O impacto da obesidade no bem-estar psicológico. Best Pract Res Clin Endocrinol Metab. 2005, 19: 421-440.
80. Neumark-Sztainer D; Wall M; Guo J et al. Obesity; disordered eating; and eating disorders in a longitudinal study of adolescents: how do dieters fare 5 years later? J Am Diet Assoc. 2006;106(4):559-568.
81. Spear BA Does dieting increase the risk for obesity and eating disorders? J Am Diet Assoc. 2006 Apr;106(4):523-5.
82. Lister NB; Baur LA; Paxton SJ et al. Contextualising Eating Disorder Concerns for Paediatric Obesity Treatment. Curr Obes Rep. 2021;10(3):322-331.
83. Yuca SL (ed.). Childhood obesity. Croácia: InTech, 2012.
84. Schachter J; Martel J; Lin CS et al. Effects of obesity on depression: A role for inflammation and the gut microbiota. Brain Behav Immun. 2018 Mar; 69:1-8. doi: 10.1016/j.bbi.2017.08.026. Epub 2017 Sep 6.
85. Brasil. Ministério da Saúde. Secretaria de Atenção à Saúde. Departamento de Atenção Básica. Guia alimentar para a população brasileira /Ministério da Saúde; Secretaria de Atenção à Saúde; Departamento de Atenção Básica. 2. ed., 1. reimpr. Brasília: Ministério da Saúde, 2014. 156 p.

SEÇÃO IV
DISTÚRBIOS SOMÁTICOS

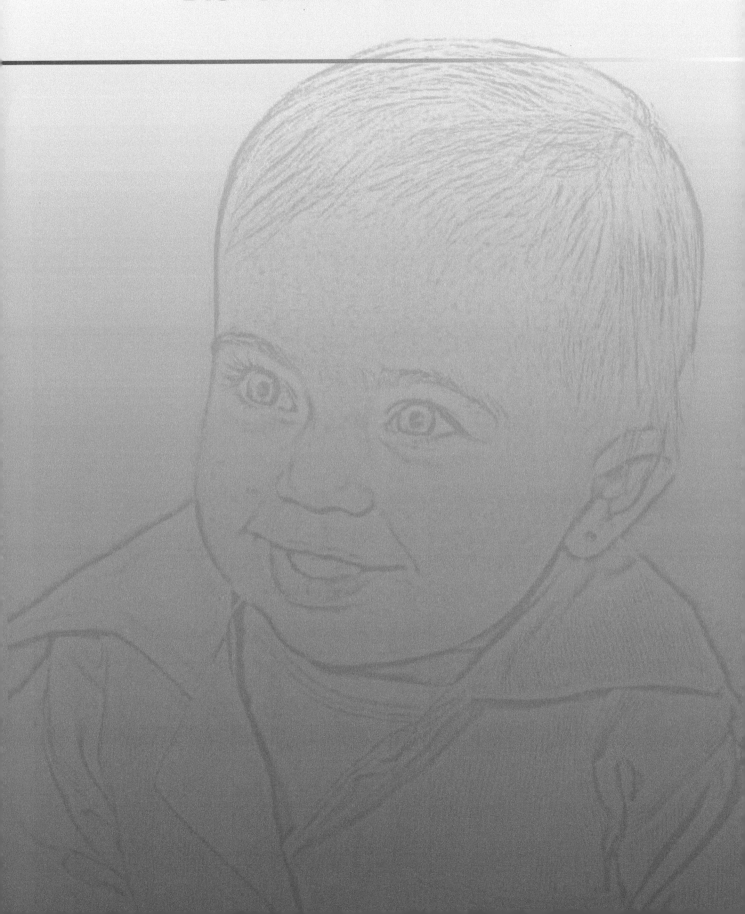

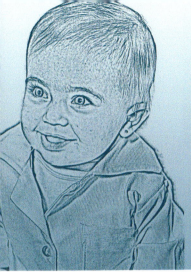

Capítulo 43

Sono e Seus Transtornos

Álvaro Pentagna

Introdução

Apesar de ser um fenômeno fisiológico diário, o sono e seus transtornos estão entre os conhecimentos médicos mais negligenciados na formação dos profissionais de saúde. Assim, é importante que este texto dê algumas referências básicas sobre fisiologia e métodos diagnósticos antes de discutir as estratégias de tratamento. Saber do que se trata o sono e como estudá-lo são conhecimentos fundamentais para evitar diagnósticos inadequados, exposição a métodos investigativos desnecessários e poupar pacientes de tratamentos ineficazes ou danosos.

Conceitos básicos da fisiologia do sono

Hoje o sono é considerado uma adaptação das espécies para poupar energia, otimizar o gasto energético e permitir que um mesmo tecido ou órgão possa realizar processos metabólicos diferentes ou mesmo antagônicos, alguns na vigília, alguns em sono REM e outros em sono não REM.[1]

Pode-se definir o sono de forma comportamental como a situação na qual ocorrem as três condições seguintes:[1]

- Redução do movimento em um local específico e sob uma postura específica.
- Reversão rápida sob estímulos internos ou externos.
- Presença de um rebote homeostático, ou seja, pressão cada vez maior caso o organismo seja privado do sono.

Com essas características comportamentais, pode-se estudar o sono em diferentes animais como cnidários, planárias, moluscos, nematódeos, insetos e peixes. Recentemente, pesquisadores brasileiros descreveram em polvos a presença de comportamentos cíclicos de sono ativo e quieto,[2] termos comumente utilizados na neurofisiologia clínica em terapia intensiva neonatal de bebês humanos prematuros.

Neurofisiologicamente, o sono corresponde a duas das três formas nas quais funciona o encéfalo: vigília; sono REM; e sono não REM (NREM). A sigla REM vem do termo inglês *rapid eye movements* (movimento rápido dos olhos), importante característica que determina esse estágio de sono e que foi convencionado como a referência do sono após sua descrição por Azerinsky e Kleitman em 1953.[3]

Conhecer o que determina o sono REM e NREM é de grande importância, pois explica melhor esse conceito de "formas nas quais funciona o encéfalo".

O encéfalo é o órgão que controla a ocorrência da vigília e dos estágios de sono, tudo determinado sobre a predominância do tônus de neurotransmissores. Durante a vigília, predomina o tônus de neurotransmissão glutamatérgica cortical e subcortical, resultado da atividade monoaminérgica (noradrenalina, serotonina e histamina) e acetilcolinérgica, vindas do sistema ativador reticular ascendente (SARA), e hipocretinérgica a partir do hipotálamo lateral. Durante o sono NREM, predomina a atividade gabaérgica determinada pelo hipotálamo ventrolateral. Essa atividade gabaérgica inibe as estruturas do SARA e tem seu zênite durante o estágio 3 do sono NREM, estágio N3. Já em REM, esse predomínio gabaérgico é acompanhado por uma ativação cortical acetilcolinérgica a partir do SARA.[4,5]

A central de comando desse processo está no núcleo supraquiasmático (NSQ) do hipotálamo. São aproximadamente 20 mil a 40 mil células que recebem aferências sinápticas diretas e indiretas de diversas estruturas do organismo e, a partir do NSQ, projetam-se eferências para 15 áreas encefálicas diferentes. Assim, o supraquiasmático recebe informações como luminosidade, fome, frio e movimento que determinam se é hora de dormir ou ficar acordado e repassa esse comando às outras áreas regendo esse funcionamento.[4,5]

Processos S e C

A determinação do ciclo vigília e sono é resultado da interação entre dois processos diferentes: o processo S, ou homeostase do sono; e o processo C, ou circadiano.

O processo S é resultado do metabolismo neuronal que gera principalmente acúmulo de adenosina na região do prosencéfalo basal. O acúmulo desta substância determina o famoso cansaço do fim do dia e é o principal determinante do início de sono. Dessa forma, se a criança não brinca, não se diverte, não se cansa, o processo S estará reduzido e sua pressão homeostática de sono, menor. Consequência dessa condição está em horários de início tardio de sono. Por sua vez, a privação de sono ou a fragmentação do sono gerarão cansaço, maior pressão homeostática de sono e, consequentemente, sonolência diurna.

O estágio N3 do sono NREM, muitas vezes referido como "sono de ondas lentas", "sono delta" ou "sono profundo", está diretamente relacionado à pressão homeostática de sono. A homeostase do sono é o primeiro processo que o encéfalo buscará recuperar e isso resulta em que o sono N3 predomine na primeira metade da noite. Quanto mais privado de sono e cansado, maior a homeostase de sono e mais N3 deve ocorrer durante a noite.[4,5] A cafeína e os alimentos ricos em xantina são importantes antagonistas da adenosina, interferindo na pressão homeostática de sono.

O processo C é resultado da expressão dos *clock genes*, genes de expressão ritmada que alinham os horários de sono e de vigília com o dia solar. Em roedores, os *clock genes* determinam um padrão polifásico e, em humanos, um padrão diurno de atividade e noturno de sono; o oposto ocorre entre os animais de comportamento noturno. Nos humanos, a expressão dos *clock genes* é variável entre os indivíduos e o ajuste da expressão gênica com o dia solar ocorre pelos marcadores do tempo, ou *zeitgebers*. Como já foi descrito sobre o NSQ, estes são os determinantes dos sinais que chegam ao NSQ e que reforçam ou inibem a determinação de vigília e de sono. O principal *zeitgeber* é a luminosidade, sendo a atividade física e a alimentação outros marcadores muito importantes. É no processo C que se encontram as explicações para o desejo da sesta, a concentração do sono humano durante a noite e os padrões de preferência de matutinidade e vespertinidade.[4,5]

Estágios de sono

O início do sono humano se dá em NREM. O estágio de sono N1 é a transição entre a vigília e o sono, ocorrendo ondas eletrográficas, conhecidas como "agudas do vértice", surgindo movimento oculares lentos. O estágio e sono N2 são conhecidos como o sono consolidado e são determinados por elementos gráficos como complexos K e fusos de sono. O estágio de sono N3 já teve parte de sua importância descrita. É o estágio de sono com maior propriedade restauradora e apresenta-se com ondas delta (lentas) e de elevada amplitude. À medida que se avança de N1 a N3, o limiar de despertar também aumenta.

Se N3 predomina na primeira metade da noite, REM domina a segunda parte da noite de sono. Esse estágio é determinado por três aspectos eletrofisiológicos:

- os movimentos oculares rápidos (REM);
- atonia muscular (exceto a respiração e o movimento ocular);
- e atividade elétrica cerebral de baixa amplitude, algo parecido com a vigília, mas ainda assim mais lenta e com ondas conhecidas como "em dente de serra".

Durante REM, ocorrem os sonhos vívidos e complexos. Enquanto o sonho é gerado, um sinal motor de interação com o que está acontecendo chega até o neurônio motor inferior, mas não há movimento em virtude da atonia de REM, resultado de uma atividade glicinérgica descendente a partir do núcleo mesial bulbar.[4,5]

Os estágios de sono se alternam de forma hierárquica, mas geralmente se transiciona da vigília para N1 e de N2 para N3 ou REM. Com a maturidade encefálica, em uma noite de sono normal, N1 será até 10% do tempo total de sono, N2 entre 45% e 50%, N3 de 20% a 25% e REM aproximadamente 20%. No recém-nascido prematuro e de termo, o sono se inicia no chamado sono ativo, que também é predominante e pode ser definido como um correspondente do sono REM. No entanto, logo nas primeiras semanas após o termo, o sono quieto, correspondente do NREM, passa a predominar tanto no início quanto no tempo total de sono.

Particularidades do sono na infância

A maturidade da circuitaria que promove o ciclo sono-vigília no sistema nervoso central (SNC) é que determina as características do sono nas diferentes fases da infância. Além disso, as características genéticas e os hábitos do ambiente de vida são fatores fundamentais de determinação deste ciclo.

Recém-nascidos apresentam vários ciclos de sono e vigília ao longo das 24 horas. Estes ciclos têm duração entre duas e quatros horas, sendo o tempo de sono mais longo que o de vigília. Como avanço da idade, o tempo de vigília aumenta e os cochilos diurnos vão se reduzindo. As meninas apresentam a consolidação do sono noturno por volta dos 8 a 10 meses e os meninos, entre 10 e 12 meses,[6] obviamente com variações individuais.

Na idade pré-escolar, as crianças apresentam um comportamento mais matutino e, na idade escolar, passam a demonstrar seus padrões de cronotipo, ou seja, preferência de horários para dormir e despertar. Indivíduos com maior preferência para deitar tarde e acordar tarde são chamados de vespertinos. Aqueles que preferem deitar e acordar cedo, são chamados matutinos. No entanto, predominam os indivíduos de cronotipo intermediário, que têm fácil adaptação para os diversos padrões de horário de sono, mas podem apresentar tendências de vespertinidade ou matutinidade. Na adolescência, surge um comportamento de vespertinidade fisiológica, comumente interpretada de forma errônea como preguiça ou desleixo do jovem. A busca por horários mais fisiológicos de atividades acadêmicas para os jovens é um dos alvos da militância das entidades profissionais do sono. Com a idade adulta, esta vespertinidade fisiológica regride nos indivíduos que não têm um cronotipo vespertino.[6]

Quanto ao tempo de sono, há uma variabilidade na população geral, existindo indivíduos que são dormidores longos, ou seja, que precisam de mais que 10 horas de sono por noite e dormidores curtos, que necessitam menos que 6 horas de sono. No entanto, estes são indivíduos raros. A grande maioria da população depende de um tempo de sono entre 7 e 8,5 horas de sono. Nas crianças, os tempos de sono são maiores e reduzem com o avanço da idade. Até um ano de vida, os bebês dormem entre 12 e 16 horas de sono por dia, reduzindo para 11 a 14 horas no segundo ano de vida e 10 a 13 horas até os cinco anos de idade. Entre 6 e 12 anos de idade, o tempo de sono varia entre 9 e 12 horas e, na adolescência, geralmente são 8 a 10 horas de sono por dia.[6]

Avaliação clínica do sono

Propedêutica

Quase todo paciente com alguma queixa relacionada ao sono provavelmente vai apresentar pelo menos uma das três seguintes queixas, podendo referir até mesmo todas elas:

- dificuldade para dormir;
- sonolência excessiva;

- e sono inquieto ou agitado.

Determinada a queixa principal e sua duração, os dados fornecidos pelo paciente, seus responsáveis e companheiros de quarto serão fundamentais para se determinar o que realmente está acontecendo com o paciente. Na medicina do sono costuma-se dividir a anamnese entre sintomas noturnos, que ocorrem durante a noite de sono ou não-sono, e diurnos, geralmente consequências de uma noite de sono mal dormida.

Alguns detalhes do exame físico estão principalmente relacionados à apneia obstrutiva do sono, onde peso, altura, exame orofacial e características morfológicas craniofaciais e cervicais são fundamentais. O exame da cavidade oral com a análise do tamanho da língua, marcas de dentes sobre ela indicando um tamanho desproporcional, hipertrofia de tonsilas e presença de secreção. Além disso, utilizam-se a classificação de Mallampati modificada (realizada com a língua em repouso dentro da cavidade oral) e a classificação de Friedman, para o tamanho das tonsilas.

Uma técnica que pode ser útil na investigação de transtornos do sono é o uso de diários de sono. Pacientes adolescentes podem preenchê-los sozinhos e os pais de crianças menores também podem fazê-lo, anotando todos os dias, geralmente no início da manhã, os horários de deitar, adormecer, acordar e levantar da cama, bem como períodos de vigília durante a noite, cochilos diurnos e uso de medicamentos ou atividades que possam interferir no sono. Costuma-se solicitar o preenchimento de um diário por cerca de 2 semanas.

Também existem questionários de sono, geralmente usados em pesquisa que podem ser úteis no quotidiano do profissional. Os mais conhecidos são:

- *Pittsburgh Sleep Quality Index* (PSQI): quantifica a qualidade de sono.
- *Sleep Disorders Inventory for Students – Children and Adolescent form* e *Sleep Disturbance Scale for Children*: avaliam os padrões sono-vigília e hábitos de sono na infância.
- *Epworth Sleepiness Scale* (ESS): quantifica a sonolência diurna subjetiva.
- *Insomnia Severity Index* (ISI): quantifica a gravidade da insônia.
- *Morningness-Eveningness Questionnaire* (MEQ) e *Munich Chronotype Questionnaire* (MCQ): classificam o padrão de comportamento circadiano entre vespertino e matutino.
- *Berlin Questionnaire* e *STOP-Bang*: estratificam o risco para apresentar apneia do sono.

Polissonografia e actigrafia

Como o próprio nome diz, a polissonografia é a expressão gráfica de vários parâmetros fisiológicos monitorados durante o sono. O estadiamento do sono é realizado por meio de eletroencefalograma (EEG), eletro-oculograma (principalmente para se observarem os movimentos oculares rápidos de REM) e eletromiograma de mento (para visualizar a atonia de REM). Os parâmetros ventilatórios são determinados por uma cânula de pressão e um sensor de temperatura do fluxo aéreo, cintas que medem o esforço respiratório torácico e abdominal e um oxímetro de pulso. A frequência cardíaca também é analisada pelo próprio oxímetro de pulso, mas também por meio de um canal simples eletrocardiográfico. Além disso, eletromiogramas de membros inferiores são utilizados para se evidenciar o movimento. Sensores de posição, microfone de ronco e câmera de vídeo melhoram ainda mais a qualidade do exame, pois aumentam sua sensibilidade e especificidade. Conforme a necessidade, é possível complementar o estudo com eletromiogramas musculares de extremidades para o diagnóstico de sono REM sem atonia, de masseteres para bruxismo ou EEG estendido com 18 ou 21 canais para pesquisa de atividade epileptiforme.[7]

Basicamente, ela analisa os estágios de sono e a atividade elétrica cerebral, parâmetros ventilatórios, ritmo cardíaco, movimentação do corpo e comportamentos. Hoje, o diagnóstico polissonográfico é dividido da seguinte forma:[8]

- Tipo I: polissonografia completa em laboratório.
- Tipo II: polissonografia completa desacompanhada por um técnico, característica de alguns exames domiciliares.
- Tipo III: mensura os parâmetros cardiopulmonares com pelo menos dois medidores respiratórios, como esforço ventilatório e fluxo aéreo, saturação de O_2 e uma variável cardíaca, como eletrocardiograma ou frequência cardíaca.
- Tipo IV: mensura apenas um ou dois parâmetros, geralmente a saturação de O_2 e a frequência cardíaca, ou ainda apenas o fluxo aéreo.

A actigrafia analisa o sono por intermédio de um sensor de movimento colocado no pulso como um relógio. Podem-se estimar o tempo total de sono e os horários habituais de sono, além do tempo de vigília após o início de sono e a eficiência de sono. Seu principal uso está na análise do ritmo circadiano ou em condições nas quais estimar o tempo total de sono seja o objetivo, como na suspeita de tempo de sono insuficiente. Alguns modelos de actígrafo captam sinais da intensidade de exposição à luminosidade e à temperatura corporal, melhorando a sensibilidade e a especificidade do registro. Geralmente, 2 semanas costumam ser um tempo de registro mínimo para análise.[9]

Distúrbios do sono na infância e na adolescência

Os critérios diagnósticos dos distúrbios do sono são atualmente determinados pela 3ª edição da *Classificação internacional dos distúrbios do sono* (ICSD-3),[10] promovido pela American Academy of Sleep Medicine. Uma classificação alternativa, mas muito próxima a esta, é a do DSM-V.

Tratar não é o principal desafio, mas diagnosticar, esse é o mais difícil, principalmente nos dias atuais em que as relações entre pais e filhos e as entre crianças e escolas são tão bombardeadas por desinformação e um "desejo" incontrolável de poder dar um código de doença e um medicamento em vez de se perceber, em muitos casos, que os convívios estão disfuncionais e que mudanças de hábitos e atitudes seriam a medida ideal.

Insônia

A insônia é definida como dificuldade para adormecer, manter-se dormindo e (ou) um despertar antes do desejado.

Devem ocorrer pelo menos três noites mal dormidas por semana. Se os episódios ocorrerem há menos de 3 meses, a insônia é considerada aguda; se durar mais de 3 meses, passa a ser denominada "insônia crônica". Obviamente, deve haver um impacto físico ou de desempenho social sobre o indivíduo em relação às noites mal dormidas.[10,11] Entre crianças e adolescentes, destacam-se os sintomas diurnos de comprometimento na atenção, concentração, convívio, desempenho acadêmico, irritabilidade, sonolência diurna, desmotivação, alteração do humor, problemas de comportamento como hiperatividade, impulsividade e agressividade.

Para adequar situações comuns na população infantil, a ICSD-3 incluiu dois novos critérios para insônia: 1) oposição para ir dormir num horário apropriado; e 2) dificuldade para dormir de forma espontânea, sem que haja a intervenção dos pais ou de um cuidador.[10] Esses dois novos critérios de insônia, antigamente referidos como "insônia comportamental", resultam em um aumento no diagnóstico da insônia entre as crianças, podendo chegar a prevalências entre 10% e 30%.[12]

É fundamental que existam oportunidade e circunstâncias adequadas para o sono. À criança, deve-se dar tempo suficiente e em horário adequado para que durma, em um ambiente conveniente e confortável. Atividades físicas e sociais intensas até tarde, tempo de tela prolongado, alta exposição à luminosidade de ambientes externos e desejo dos pais de conviverem com seus filhos em horários inadequados são fatores que comumente geram circunstâncias promotoras da insônia. Limpeza, arrumação, temperatura agradável, baixa luminosidade e silêncio podem ser os pontos determinantes para a circunstância adequada de sono.

O tratamento farmacológico deve ser restrito aos profissionais especialistas e, mesmo assim, em raríssimos casos. Geralmente a estratégia terapêutica contemplará a mudança de rotinas e atitudes da família. A criação de hábitos saudáveis de sono, quase ritualísticos, é o pilar fundamental desse cuidado e, muitas vezes, suficiente para o tratamento.[13]

A terapia cognitivo-comportamental para a insônia (TCC-I) é a opção terapêutica principal em casos nos quais não se obteve sucesso nas mudanças de hábito e de comportamento da família. Ela é geralmente indicada quando o profissional de saúde não se sente capacitado para determinar e acompanhar essas mudanças de rotina ou nas condições refratárias ao tratamento.[13]

Apneia obstrutiva do sono

A apneia obstrutiva do sono (AOS) na infância tem critérios diagnósticos diferentes dos da população adulta. Os critérios de sintomas são ronco, respiração ruidosa ou desconfortável, sonolência diurna, hiperatividade, comprometimento de aprendizado ou comportamento. Um desses sintomas deve ser acompanhado por uma ou mais pausas por hora em polissonografia. Outra opção diagnóstica é a presença de hipercapnia acompanhada por ronco, achatamento da curva de pressão aérea nasal ou movimentação toracoabdominal paradoxal.[10]

As principais causas da AOS na infância são:

- Hipertrofia adenotonsilar: correspondendo à principal causa nessa faixa etária e com elevado índice de repostas terapêutica, chegando a até 83% após procedimento cirúrgico.[14]

- Obesidade: juntamente com o ronco, o principal determinante de risco.[15]

- Má formação craniofacial: sendo que muitas vezes ela pode ser consequência da AOS, não causa.[15]

- Doenças neuromusculares: provocando redução do tônus da parede da via aérea e, muitas vezes, associada a alterações craniofaciais, como observado na síndrome de Down.[16] Algumas doenças neuromusculares também podem causar disfunção da caixa torácica, resultando na condição de hipoventilação.

Saber reconhecer a AOS é essencial para que o profissional de saúde mental pondere a respectiva possibilidade em crianças e realize um diagnóstico diferencial importantíssimo com sintomas que podem simular uma doença mental. O conhecimento das principais anomalias craniofaciais em pacientes com respiração predominantemente bucal pode ajudar: rosto alongado; má oclusão dentária com proeminência dos incisivos superiores em decorrência do palato ogival; maxilas pouco proeminentes secundárias à hipoplasia dos seios paranasais; e boca constantemente entreaberta por hipotonia da musculatura perioral.[17]

Além da estratégia de tratamento cirúrgico, o uso de aparelho de pressão aérea positiva contínua (CPAP tradicional) ou automático (APAP ou CPAP *Autoset*) são as opções de tratamento. É importante que o profissional esteja familiarizado com os equipamentos e que peça que seu paciente sempre traga o aparelho para verificar se o uso está correto. Sistemas mais modernos geram relatórios que podem ser acessados à distância, pela internet.

Narcolepsia, hipersonia idiopática e síndrome do sono insuficiente

A narcolepsia é a principal hipersonia de origem central e tem como diagnóstico diferencial outras duas condições: a hipersonia idiopática; e a síndrome do sono insuficiente.

Narcolepsia

Com uma incidência anual de 7,6 casos por 100 mil habitantes,[18] a narcolepsia é hoje considerada uma doença rara pelo Sistema Único de Saúde (SUS). Seu pico de incidência está entre a idade escolar e a adolescência.

Trata-se de uma provável doença autoimune relacionada ao HLA DQB1*0602.[19] Na narcolepsia, há uma destruição das células hipocretinérgicas do hipotálamo lateral, instabilizando o controle do sistema ativador reticular ascendente (SARA).[20]

Essa lesão do sistema neurotransmissor que controla o SARA ocasiona uma instabilidade entre a vigília, o sono REM e o NREM, ocorrendo transição rápida entre eles ou sobreposição de características de cada um. O principal sintoma é a sonolência excessiva diurna (SED), marcada como um desejo intenso e incontrolável de dormir.[10]

Sintomas que não são critérios diagnósticos, mas que podem reforçar a determinação da doença são a paralisia do sono, as alucinações hipnagógicas (da vigília para o sono) ou hinopômpicas (do sono para a vigília). Elas podem ser interpretadas como a intrusão da vigília em um indivíduo na atonia de REM e manutenção dos sonhos em um indivíduo desperto.[21]

Além da SED, a cataplexia é o sintoma mais conhecido, mas talvez de reconhecimento errôneo pelos profissionais. Trata-se da ocorrência súbita da atonia de REM em um indivíduo desperto, geralmente desencadeada por situações de susto, medo ou gargalhadas.[21] A cataplexia é determinante do diferencial entre a narcolepsia tipo 1, com cataplexia; e tipo 2, sem cataplexia. Além disso, a narcolepsia tipo 1 também pode ser determinada pelo baixo nível de hipocretina no líquido cefalorraquidiano (LCR), ou seja, nível menor que 110 pg/mL.[10]

O diagnóstico é realizado por meio de uma polissonografia seguida pelo teste das múltiplas latências do sono (TMLS). Esse teste é constituído por cinco oportunidades de cochilos diurnos a cada 2 horas. Calcula-se a média de tempo que o paciente leva para adormecer em cada cochilo (latência média de sono). Isso demonstra objetivamente a SED. A instabilidade entre estágios de sono é determinada pela ocorrência de sono REM precoce, ou seja, que ocorre dentro dos 20 minutos de cada cochilo. Na narcolepsia, a latência média será ≤ 8 min e devem ocorrer pelo menos dois episódios de sono REM precoce.[7,10]

O tratamento não farmacológico é feito por intermédio de medidas comportamentais que ensinam o paciente a ter regras de horários de sono, criar bons hábitos de sono e conseguir realizar cochilos programados ao longo do dia. Na narcolepsia, cochilos breves de 20 a 30 minutos são altamente restauradores.[22]

Sobre o tratamento farmacológico, ele é dividido entre estratégia para a SED e aquela usada para a cataplexia. Para a SED, o tratamento é feito com psicoestimulantes, sendo a modafinila a primeira opção e o metilfenidato a segunda escolha. Outros fármacos ainda não estão disponíveis ou ainda estão em processo de entrada no Brasil, como a armodafinila, o pitolisant e o solriamfetol. Uma limitação no uso da modafinila está na carência de estudos para crianças na idade escolar. Também há pouca evidência quanto ao uso da lisdexanfetamina, apesar de muitos médicos, principalmente psiquiatras, optarem por seu uso em virtude da experiência que já possuem de seu manejo para o tratamento do transtorno de déficit de atenção e hiperatividade (TDAH). As crises cataplécticas são tratadas com o uso de antidepressivos de ação preferencialmente noradrenérgica e serotoninérgica, sendo os antidepressivos tricíclicos e os inibidores seletivos da recaptação de serotonina e noradrenalina as alternativas de tratamento.[23]

Hipersonia idiopática

Trata-se de um importante diagnóstico diferencial da narcolepsia e cabe discorrer sobre as características que diferem as duas doenças:[10]

- Período de sono: a hipersonia idiopática demanda períodos longos de sono, geralmente maiores do que 11 horas, com eficiência de sono elevada (> 90%), o que não ocorre com a narcolepsia, na qual o sono tem duração normal, mas costuma ser um pouco fragmentado pela instabilidade que o determina.
- Cochilos: na hipersonia são longos, durando mais do que horas e não são restauradores; na narcolepsia são breves e altamente restauradores.
- Baixo nível de hipocretina no LCR: não está associado à hipersonia idiopática, mas é importante marcador da narcolepsia.
- REM precoce: não ocorre na hipersonia idiopática, mas é fator diagnóstico na narcolepsia.

Apesar das diferenças, a estratégia de tratamento é semelhante quanto aos psicoestimulantes.

Síndrome do sono insuficiente

Cada vez mais frequente, sempre deve ser citada quando se fala em SED, uma vez que é muito mais frequente e pouco reconhecida. Cerca de 16% dos alunos norte-americanos do 6º ano referem dormir menos do que 8 horas por noite, comparados a 75% dos alunos do último ano do ensino médio.[24] Como citado anteriormente, muitos médicos, pacientes familiares e instituições preferem tratar como uma doença a mudar seus hábitos e rotinas inadequadas e esse é o grande desafio médico na SED.

Comumente é confundida como TDAH, narcolepsia ou hipersonia idiopática.

Talvez a melhor estratégia seja o uso de diários de sono, ou ainda melhor e mais objetiva, actigrafia. Vale ressaltar que a actigrafia vem ganhando espaço como um adjuvante no diagnóstico de SED, pois comumente denuncia a existência de sono insuficiente. A informação inadequada pelas redes sociais vem aumentando consideravelmente os números de pacientes que procuram um especialista já com discurso montado para receber o diagnóstico que eles acreditam ser o correto. Assim, uma anamnese minuciosa e o correto uso dos recursos diagnósticos podem poupar muitos indivíduos de se exporem ao uso prolongado, muitas vezes de dependência e abuso, de psicoestimulantes.

Parassonias

As parassonias são definidas como comportamento, sensação ou experiência indesejável durante o sono ou transição entre o sono e a vigília.[10] São divididas conforme o estágio de sono que ocorrem, REM ou NREM. Trata-se de um conhecimento importante, pois comumente confundem-se parassonias NREM como terror noturno com transtorno do pesadelo, quando são distúrbios muito diferentes do ponto de vista patofisiológico.

As parassonias NREM também são conhecidas como "parassonias do despertar". Isso resulta do fato de o gatilho dos eventos está em um despertar durante o sono NREM, principalmente durante o N3. Isso ocasiona um despertar parcial, em que estruturas da consciência continuam dormindo enquanto aquelas relacionadas ao movimento, especialmente engramas motores despertam.[25,26] O elevado tônus gabaérgico de N3 promove uma inércia de sono, que facilita essa dissociação da atividade elétrica cerebral. No entanto, não é qualquer indivíduo que apresenta uma parassonia NREM, é preciso uma propensão genética. Além disso, quanto menor a maturidade cerebral, mais fácil de ocorrer. Por predominarem em N3, é comum observar a ocorrência dessas parassonias na primeira metade da noite.

São classificadas conforme o comportamento apresentado:[10]

- Terror noturno: desespero inconsolável com ativação adrenérgica (taquicardia, sudorese e midríase). A criança não responde aos chamados e pedidos, sendo muito angustiante para os pais. No entanto, trata-se de condição benigna e a criança não se lembrará do ocorrido na manhã seguinte.[10]

- Sonambulismo: comportamento de deambular e(ou) atuar parcialmente com o ambiente.
- Despertar confusional: observa-se agitação psicomotora.
- Transtorno alimentar relacionado ao sono: o paciente busca alimento e come de forma não seletiva, podendo haver perversões alimentares.
- Parassonia sexual: com comportamento sexualizado desde uma gemência até mesmo praticando ato sexualizado sobre outros indivíduos presentes no mesmo cômodo.

É comum um padrão de evolução das parassonias NREM. Crianças em idade pré-escolar apresentam terror noturno evoluem para os outros tipos de parassonia NREM nas idades escolares e na adolescência. Há redução do risco de episódios com o avanço da idade e geralmente não há lembrança dos eventos, quando muito, se houver, sendo vaga e breve.

A opção pelo tratamento farmacológico é determinada pela complexidade do comportamento executado, conforme ela exponha, ou não, o indivíduo ao risco de acidentes. O tratamento farmacológico é realizado com medicamentos que aumentam o limiar de despertar para diminuir a fragmentação do sono durante N3, como antidepressivos hipnóticos. No entanto, é fundamental adotar medidas de higiene do sono, obter tempo de sono suficiente para que ele seja restaurador e evitar rebotes de N3, além de cuidar possíveis condições que gerem interrupções do sono.

Comumente diz-se que não se deve acordar alguém em sonambulismo e, em parte, é uma verdade, pois aumenta o risco de um evento de despertar confusional. Assim, uma abordagem suave, sem afobamento e fala tranquila, reconduzindo o indivíduo à sua cama, é a melhor opção. Além disso, no caso do terror noturno, deve-se orientar os pais a estarem calmos e fazê-los compreender que se trata de um evento autolimitado. Quanto mais tentam consolar a criança, mais podem intensificar o episódio e sua duração.[27]

Sobre as parassonias REM na infância, destaca-se o transtorno de pesadelo. Ao contrário das parassonias NREM, elas predominam na segunda metade da noite e a lembrança dos eventos e dos sonhos são bem relatadas.

O transtorno do pesadelo é a recorrência de sonhos prolongados, extremamente disfóricos e bem recordados com temática de ameaça à sobrevivência, segurança e integridade física. O indivíduo desperta rapidamente, alerta e orientado sobre o ocorrido. É importante notar que pode haver um impacto emocional, ocupacional, social ou em outras áreas do seu funcionamento.[10]

As estratégias de tratamento na infância são mais voltadas a técnicas psicológicas, comportamentais, de busca pela compreensão dos pesadelos e de reforço quanto à sensação de segurança da criança. Quando os pesadelos demandam uma estratégia terapêutica, é necessário que se avaliem sintomas de humor e ansiedade.[27] A maior parte dos estudos é voltada a situações de transtorno do estresse pós-traumático e o uso do prazosin, um bloqueador adrenérgico α_1, está bem indicado nesses casos. Alguns fármacos são frequentemente relacionados à etiologia dos pesadelos, sendo mais descritos os β-bloqueadores, os antidepressivos e os agonistas do receptor dopaminérgico.

Transtornos do ritmo circadiano

São divididos entre extrínsecos (*jet lag* e trabalhador de turno) e intrínsecos (atraso da fase de sono, avanço da fase de sono, ritmo irregular e não 24 horas).[10]

Entre os adolescentes, como já foi dito, ocorre um atraso fisiológico da fase de sono. Eles tendem a se deitar mais tarde para dormir e levantar-se mais tarde. Isso gera grande desconforto nessa população, geralmente com horários muito cedo para começar as aulas. Além disso, causa estigmas sociais frequentes, sendo rotulados como preguiçosos.

Entre os indivíduos com deficiência intelectual, principalmente aqueles com autismo associado, predomina o ritmo de sono irregular. Esses pacientes não concentram as horas de sono no período noturno, que se apresentam fragmentadas ao longo das 24 horas. Possivelmente isso decorre de comprometimento das estruturas neuronais que determinam o circadianismo.

O uso de melatonina e a manutenção de atividades que reforcem os processos S e C do ciclo sono-vigília são as estratégias mais utilizadas para tratar esta condição.[28] Fármacos de propriedade hipnótica bem como alguns antipsicóticos costumam ser utilizados.

O transtorno do ritmo circadiano não 24 horas é predominante entre os indivíduos com amaurose. A luminosidade não é percebida e a perda desse importante *zeitgeber* pode fazer o paciente ciclar quase apenas pelos seus *clock genes*, comumente pouco mais de 24 horas. Ocorre, assim um pequeno deslocamento para mais tarde da fase de sono que se acentua a cada dia.

Melatonina e medidas comportamentais, às vezes o uso de hipnóticos são as opções terapêuticas. Ainda não está disponível no Brasil o tasimelteon, agonista seletivo melatoninérgico de predomínio MT_2 já aprovado para esses pacientes.[28]

Transtornos do movimento relacionado ao sono

Destaca-se a síndrome de Willis-Ekbom, também conhecida como "síndrome das pernas inquietas" (SPI). É determinada por quatro critérios diagnósticos:

- Desconforto ou urgência em movimentar as pernas.
- Ocorre no período noturno.
- Melhora com a movimentação ou massagem dos membros.
- Piora com o repouso.

Crianças têm muita dificuldade em descrever com clareza esses sintomas e o profissional de saúde precisa saber interpretar de forma correta o que a criança refere e ajudá-la no relato.

A SPI é comumente confundida com dores do crescimento. São afetados a qualidade do sono, o humor, o desempenho nas atividades diárias e a vitalidade, sendo o comprometimento do desempenho escolar um sintoma frequente.

Existem uma carga genética e outra relacionada a condições sistêmicas de saúde que podem causar a doença em crianças: deficiência de ferro; uso de antidepressivos; polineuropatias; diabetes *mellitus*; e insuficiência renal. Há geralmente uma associação descrita com o transtorno do déficit de atenção e hiperatividade.[29]

O tratamento das causas sistêmicas é a principal estratégia de cuidado. Suspender o antidepressivo, controlar a glicemia, tratar a disfunção renal, tratar a polineuropatia. A reposição de ferro para níveis acima de 75 mcg/L e da saturação da transferrina acima de 25% é recomendada.

Medidas comportamentais são fundamentais, com bons hábitos de sono, evitar alimentos cafeínados e fazer uso de massagem nas pernas.

Gabapentina e clonidina são opções com segurança mais comprovada em crianças e os agonistas dopaminérgicos podem ser ponderados para casos refratários.[30]

Comumente associado à síndrome das pernas inquietas, os movimentos periódicos de membros (MPM) são movimentos ritmados dos membros inferiores que ocorrem entre a transição da vigília para o sono e durante o próprio sono.[10] Nada mais são que a expressão da resposta de tríplice flexão do membro inferior, podendo ocorrer parcialmente ou por completo. É um fenômeno benigno, comum entre as crianças, não significa um diagnóstico de SPI e nem tem valor patológico absoluto.

Outros fenômenos motores típicos da transição entre a vigília e o sono podem ocorrer com certa frequência na infância e só terão um valor patológico caso estejam causando a fragmentação do sono (como no caso de MPM) ou apresentem risco de trauma. Além disso, alguns desses eventos podem ser identificados de forma errônea como crises epilépticas. Os mais comuns são:[10]

- Movimentos rítmicos relacionados ao sono: comportamentos repetitivos, estereotipados e rítmicos envolvendo grandes grupamentos musculares, como balançar o corpo ou a cabeça que ocorrem logo antes de adormecer ou no início do sono da criança.
- Mioclonias benignas do sono: são movimento mioclônicos de tronco e(ou) extremidades comuns até o 6º mês de vida que ocorrem exclusivamente durante o sono e desaparecem por completo após o despertar.
- Mioclonias propriospinais do adormecer: os movimentos mioclônicos predominam no tronco e desaparecem quando a criança está acordada ou já está em sono consolidado.
- *Sleep starts*: contrações geralmente segmentares do corpo espontâneas ou induzidas por estímulos durante o adormecer.

Conclusão

Ressalte-se que os distúrbios do sono fazem parte dos sintomas que contribuem para o diagnóstico de transtornos psiquiátricos, podendo estar presentes nas suas mais diversas apresentações. Assim, compreender o que acomete o sono dos pacientes é de fundamental importância no atendimento psiquiátrico e na elaboração de diagnósticos diferenciais e comorbidades importantes.

Referências bibliográficas

1. Anafi RC; Kayser MS; Raizen DM. Exploring phylogeny to find the function of sleep. Nat Rev Neurosci [Internet], 2019, 20(2):109-16.
2. Medeiros SL de S; Paiva MMM de; Lopes PH et al. Cyclic alternation of quiet and active sleep states in the octopus. iScience, 2021, 24(4).
3. Aserinsky E. Regularly Occurring Periods of Eye Motility, and Concomitant Phenomena, During Sleep. J Neuropsychiatr [Internet], 2003, 15(4):454-5.
4. Scammell TE; Arrigoni E; Lipton JO. Neural Circuitry of Wakefulness and Sleep. Neuron [Internet], 2017, 93(4):747-65.
5. Moszczynski A; Murray BJ. Neurobiological Aspects of Sleep Physiology. Neurol Clin, 2012, 30(4):963-85.
6. Paruthi S; Brooks LJ; D'Ambrosio C et al. Consensus Statement of the American Academy of Sleep Medicine on the Recommended Amount of Sleep for Healthy Children: Methodology and Discussion. J Clin Sleep Med, 2016, 12(11):1549-61.
7. Berry RB; Brooks R; Gamaldo CE et al. The AASM Manual for the Scoring of Sleep and Associated Events. Am Acad Sleep Med, 2013;
8. Kapur VK; Auckley DH; Chowdhuri S et al. Clinical Practice Guideline for Diagnostic Testing for Adult Obstructive Sleep Apnea: An American Academy of Sleep Medicine Clinical Practice Guideline. Sleep, 2017, 13(3):479-504.
9. Morgenthaler T; Alessi C; Friedman L et al. Practice parameters for the use of actigraphy in the assessment of sleep and sleep disorders: An update for 2007. Sleep, 2007, 30(4):519-29.
10. ISCD-3. International classification of sleep disorders. Third Edit. Darien, IL: American Academy of Sleep Medicine; 2014.
11. American Psychiatric Association. Diagnostic and Statistical Manual of Mental Disorders [Internet]. American Psychiatric Association; 2013.
12. Fricke-Oerkermann L; Plück J; Schredl M et al. Prevalence and course of sleep problems in childhood. Sleep [Internet], 2007 Oct, 30(10):1371-7.
13. Kapur VK; Lee-chiong T; Pancer J et al. PP_NightWakingsChildren.
14. Marcus CL; Moore RH; Rosen CL et al. A Randomized Trial of Adenotonsillectomy for Childhood Sleep Apnea. N Engl J Med [Internet], 2013 Jun 20, 368(25):2366-76.
15. Spilsbury JC; Storfer-Isser A; Rosen CL et al. Remission and Incidence of Obstructive Sleep Apnea from Middle Childhood to Late Adolescence. Sleep [Internet], 2015 Jan, 38(1):23-9.
16. Savini S; Ciorba A; Bianchini C et al. Assessment of obstructive sleep apnoea (OSA) in children: An update. Acta Otorhinolaryngol Ital, 2019, 39(5):289-97.
17. Francesco RC Di; Passerotii G; Paulucci B et al. Mouth breathing in children: different repercussions according to the diagnosis, 2004, 70(5):665-70.
18. Scheer D; Schwartz SW; Parr M et al. Prevalence and incidence of narcolepsy in a US health care claims database, 2008-2010. Sleep, 2019, 42(7):1-13.
19. Kornum BR. Narcolepsy type 1: what have we learned from immunology? Sleep, 2020;(March):1-5.
20. Thannickal TC, Moore RY, Nienhuis R, Ramanathan L, Gulyani S, Aldrich M et al. Reduced number of hypocretin neurons in human narcolepsy. Neuron [Internet], 2000 Sep, 27(3):469-74.
21. Fraigne JJ; Torontali ZA; Snow MB et al. REM Sleep at its Core – Circuits, Neurotransmitters, and Pathophysiology. Front Neurol [Internet], 2015 Jan 29 [cited 2016 Oct 17], 6:123.
22. Associação Brasileira do Sono; Bacelar A; Sóster L (ed.). Narcolepsia do diagnóstico ao tratamento. São Caetano do Sul: Difusão Editora; 2021. 21p.
23. Morgenthaler TI; Kapur VK; Brown T et al. Treatment of narcolepsy and other hypersomnias of central origin. Sleep [Internet], 2007, 30(12):1705.
24. Owens J; Au R; Carskadon M et al. Insufficient sleep in adolescents and young adults: An update on causes and consequences. Pediatrics, 2014, 134(3):e921-32.
25. Terzaghi M; Sartori I; Tassi L et al. Evidence of dissociated arousal states during NREM parasomnia from an intracerebral neurophysiological study. Sleep [Internet], 2009, 32(3):409-12.
26. Bassetti C; Vella S; Donati F et al. SPECT during sleepwalking For personal use only. Not to be reproduced without permission of The Lancet. Incidence of childhood precursor B-cell acute lymphoblastic leukaemia in north-west England For personal use only. Not to be reproduced without perm. Lancet, 2000, 356:484-5.
27. Ophoff D; Slaats MA; Boudewyns A et al. Sleep disorders during childhood: a practical review. Eur J Pediatr [Internet], 2018 May 3, 177(5):641-8.
28. Task Force (TF) Members: R. Robert Auger, MD, Mayo Center for Sleep Medicine, Rochester, MN; Helen J. Burgess, PhD, Rush University Medical Center, Chicago, IL; Jonathan S. Emens, MD, Portland VA Medical Center, Portland, OR; Ludmila V. Deriy, PhD, Americ R. Clinical practice guideline for the treatment of intrinsic circadian rhythm sleep-wake disorders An update for 2015, 2015, 11(10).
29. Trenkwalder C; Allen R; Paulus W et al. Restless legs syndrome associated with major diseases A systematic review and new concept, 2016.
30. Pereira Jr. JC; Pradella-Hallinan M; Alves RC. Childhood restless legs syndrome. Med Express, 2014, 1(3):116-22.

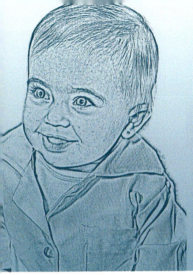

Capítulo 44

Transtornos Motores, Tiques, Estereotipias e Hábitos

Paola Ribas Gonzalez da Rocha

Desenvolvimento motor

O desenvolvimento motor passa por diversas fases. Esquematicamente, podemos dividi-lo em 3 fases principais:

- A primeira fase compreende a organização da constituição motora, a organização tônica, a organização proprioceptiva e o desaparecimento das reações primitivas.
- A segunda fase é a organização do plano motor, quando ocorre a passagem da integração sucessiva para a simultânea.
- A terceira fase é a automatização do adquirido.

Assim, o aspecto motor dependerá do modo de maturação motora (no sentido neurológico do termo), bem como do modo de desenvolvimento dos sistemas de referência, representados pelo plano construtivo espacial (formado pela sensório-motricidade e no qual a motricidade se configura) e pela evolução dos planos perceptivo-gnósico, gnosoconstrutivo e corporal.

É pela motricidade e pela visão que a criança descobre o mundo dos objetos, e é manipulando-os que ela redescobre o mundo. Porém, essa descoberta a partir dos objetos só será verdadeiramente frutífera quando a criança for capaz de segurar e de largar, quando ela tiver adquirido a noção de distância entre si mesma e o objeto que manipula e quando o objeto não mais fizer parte de sua simples atividade corporal indiferenciada.[1]

Distúrbios do movimento

Os distúrbios do movimento são síndromes neurológicas que envolvem o desempenho prejudicado de movimentos voluntários, a disfunção da postura, a presença de movimentos involuntários anormais ou o desempenho de movimentos de aparência normal em momentos inadequados ou não intencionais. Esquematicamente, podem ser divididos em duas categorias principais:

- Distúrbios do movimento hipercinéticos, que se referem a movimentos involuntários anormais e repetitivos e que incluem a maioria dos distúrbios de movimento na infância, como tiques, estereotipias, coreia, distonia, mioclonia e tremor.
- Distúrbios do movimento hipocinéticos, incomuns na criança e que incluem o parkinsonismo.

Diante de um distúrbio do movimento, o primeiro passo consiste em caracterizar os fenômenos do movimento. Seu padrão é normal ou anormal? Há movimentos excessivos ou escassez? Há decomposição ou desordem nas trajetórias de movimentos involuntários? O movimento é paroxístico (início e deslocamentos repentinos), contínuo (repetido várias vezes) ou sem interrupção? Muda com o tempo? Estímulos ambientais ou emocionais modulam os distúrbios do movimento? Eles são suprimidos voluntariamente? O movimento anormal é anunciado por uma sensação ou desejo premonitório? Existem achados que sugerem déficit neurológico focal ou doença sistêmica? Existe história familiar de condição semelhante ou relacionada? O distúrbio do movimento diminui com o sono?

Este capítulo abordará os principais distúrbios do movimento na infância e na adolescência.

Tiques

Definição

O tique é um movimento motor, involuntário, rápido, recorrente e não rítmico (tique motor), ou uma produção vocal de início súbito e sem propósito aparente (tique vocal). Usualmente, envolve vários grupos musculares circunscritos.[2]

Epidemiologia

Estima-se que 4% a 12% de todas as crianças sofram de tiques em algum momento de seu desenvolvimento. Aproximadamente 3% a 4% delas são afetadas por um transtorno de tique crônico, e 1% tem síndrome de Tourette.[3] Crianças e adolescentes têm 10 vezes mais probabilidade de sofrer de tiques do que adultos.[4] Essa condição pode decorrer da alta taxa de remissão espontânea em pacientes mais jovens. Meninos são afetados 3 a 4 vezes mais frequentemente que meninas,[5] e uma predisposição familiar foi estabelecida.[6] Os tiques ocorrem em todas as culturas, raças e classes sociais.[7] A prevalência da síndrome de Tourette é de cerca de 1% em todo o mundo.[8] As diferenças na prevalência entre vários países parecem refletir em parte o fato de que nem todos seguem o mesmo sistema de classificação. Em contraste, uma revisão transcultural de Staley (1997)[9] concluiu que a demografia, a história familiar, as características clínicas, as condições associadas, as comorbidades e o resultado do tratamento eram basicamente os mesmos entre as culturas.

Idade de início e curso

Os tiques geralmente ocorrem pela primeira vez entre as idades de 2 e 15 anos, no entanto o início de pico é observado entre 6 e 8 anos. Normalmente o primeiro sintoma é um tique motor simples no rosto, como piscar os olhos ou fazer caretas, espalhando-se para ombros, extremidades e dorso. Frequentemente os tiques vocais aparecem 2 a 4 anos após o início dos tiques motores.[10] Na maioria dos casos, os tiques variam em sua localização, complexidade, tipo, intensidade e frequência, o que gera confusão e frustração para pais e crianças afetadas. As flutuações geralmente ocorrem em intervalos irregulares, aproximadamente a cada 6 a 12 semanas, sem qualquer razão aparente.[11] Essa mudança de curso é uma das principais características distintas na diferenciação entre a síndrome de Tourette e os movimentos anormais encontrados em outras doenças, como distonia ou coreia, os quais normalmente não mudam ou apresentam flutuações menos acentuadas. Geralmente o pico dos sintomas ocorre durante a entrada na adolescência, e há remissão à medida que as crianças progridem para idade adulta.[12] Com o aumento da idade, os pacientes também ganham maior controle sobre seus tiques, sendo capazes de suprimi-los por horas. Porém, após o período de supressão, os pacientes muitas vezes apresentam necessidade de exibir seus tiques com mais intensidade.[13] A gravidade do tique durante a infância tem valor preditivo limitado em relação à doença na idade adulta. Um mau prognóstico geralmente está associado à história familiar, à existência de tiques vocais complexos, ao transtorno de déficit de atenção e hiperatividade (TDAH) comórbido, a sintomas obsessivo-compulsivos e a comportamento agressivo contra si mesmo ou os outros. A remissão espontânea de tiques simples ou múltiplos crônicos ocorre em 50% a 70% dos casos, e em 3% a 40% para síndrome de Tourette.[14]

Etiologia e fatores de risco

Embora a causa dos tiques não tenha sido conclusivamente determinada, é amplamente assumida como resultado de uma interação entre fatores genéticos e neurobiológicos, bem como influências ambientais.

Acredita-se que uma desregulação nos circuitos córtico-estriado-tálamo-corticais, com desvios nos sistemas dopaminérgicos e serotonérgico nos gânglios da base, provoque inibição subcortical deficiente e ao controle automático do movimento, que então se apresenta clinicamente como tiques motores ou vocais.[10,15]

A predisposição familiar é um fator de risco. A herdabilidade foi estimada em cerca de 50% dos casos.[15] Fatores pré-natais, perinatais e pós-natais são considerados possíveis causas de aumento do risco, incluindo prematuridade, hipóxia neonatal, baixo peso ao nascer, assim como o consumo excessivo de nicotina e cafeína pela mãe durante a gestação.

A entidade clínica Pandas (*pediatric autoimmune neuropsychiatric disorder associated with streptococcal infection*) tem levado alguns autores a propor que a etiologia dos tiques pode estar associada a um processo autoimune pós-infeccioso.[16]

Em raras ocasiões, os tiques podem se desenvolver como sintoma secundário de tumores, envenenamento, infecções, traumatismo cranioencefálico ou doença vascular.[17,18]

Influências ambientais, principalmente o estresse psicossocial, modulam a gravidade do tique. Experiências que causam medo, trauma emocional e pressão social geralmente resultam em uma exacerbação dessa condição.

Apresentação clínica

Os tiques podem variar de um discreto estremecimento quase imperceptível do olho a um fenômeno doloroso, socialmente incapacitante e subjetivamente vergonhoso envolvendo vários grupos musculares. São breves mas repetitivos, embora não rítmicos, e geralmente aparecem em rajadas curtas ou mesmo em séries.

Podem ser classificados, de acordo com o grau de complexidade, em simples, complexos; segundo a qualidade, podem ser motores ou vocais.[3]

Os tiques motores variam de movimentos simples e repentinos, como piscar de olhos ou caretas, a padrões comportamentais complexos, como agachar-se, pular ou cheirar objetos. Em casos extremos, os tiques motores complexos podem se apresentar como gestos obscenos (p. ex., copropraxia — puxar a calça para baixo) ou até mesmo conter um elemento de automutilação (bater na própria cabeça). Em alguns casos, o paciente repete ou imita um movimento observado em outra pessoa (ecopraxia). É raro que as crianças caiam, deixem cair objetos ou se machuquem inadvertidamente em decorrência de tiques; no entanto, podem ocorrer tiques autolesivos.

Os tiques vocais ou fônicos são emissões involuntárias de sons, ruídos, palavras ou frases e ocorrem em decorrência do movimento do ar pelo nariz, boca e garganta. Um tique vocal simples pode ser uma leve tosse, um pigarro, respiração ofegante, guinchos ou gritos altos. Os tiques vocais mais complexos envolvem sílabas, palavras ou frases. Coprolalia é a expressão de palavras ou frases obscenas ou agressivas, e ocorre raramente, em menos de 20% das pessoas afetadas pela síndrome de Tourette.[3] Em alguns casos, os pacientes se sentem compelidos a repetir suas próprias palavras faladas anteriormente (palilalia) e palavras faladas por outras pessoas (ecolalia). Por volta dos 10 ou 11 anos, as crianças começam a relatar um desejo premonitório, descrito como uma sensação de cócegas, coceira ou formigamento na área dos grupos musculares envolvidos, anunciando a iminência de um tique.[19] Essa sensação premonitória é aliviada ao realizar o movimento do tique.

Classificação

Transtornos de tique primário

São os transtornos caracterizados fundamentalmente pela presença de tiques que não estão associados ao uso de medicamentos ou outros fatores clínicos. Ocorrem antes dos 18 anos. Segundo a Organização Mundial da Saúde (OMS),[2] os transtornos de tiques são classificados em 5 categorias diferentes:

1. Transtorno de tique transitório: o tique motor ou o vocal, ou ambos, simples e únicos, ocorrem muitas vezes ao dia, na maioria dos dias, por um período de pelo

menos 4 semanas. A duração do transtorno é de no máximo 12 meses.

2. Transtorno crônico do tique motor ou vocal: tiques motores ou vocais, mas não ambos, ocorrem muitas vezes ao dia, na maioria dos dias, por um período maior que 12 meses. Nenhum período de remissão durante esse ano dura mais de 12 meses.
3. Transtorno de tiques vocais e motores múltiplos combinados (síndrome de Gilles de la Tourette): tiques motores múltiplos e um ou mais tiques vocais têm estado presentes por algum tempo do transtorno, mas não necessariamente de maneira simultânea. A frequência dos tiques deve ser de muitas vezes ao dia, quase todos os dias, por mais de um ano, sem períodos de remissão que durem mais do que dois meses.
4. Transtorno de tique, não especificado: categoria residual, que não preenche os critérios gerais para um dos transtornos de tiques descritos anteriormente.
5. Outros transtornos de tique.

Transtornos de tique secundário

Quando acompanhados de outros movimentos involuntários ou de outras anormalidades neurológicas, uma causa secundária dos tiques deve ser considerada.[20] Uma ampla variedade de doenças genéticas ou neurodegenerativas pode causar tiques, a exemplo da doença de Huntigton.[21] O mesmo ocorre com relação a doenças autoimunes ou infecciosas do sistema nervoso central.[22,23] Os tiques também podem ser manifestações associadas ao uso de drogas neurolépticas, a discinesia tardia ou a abstinência de medicamento antipsicótico.

Síndrome de Tourette

A síndrome de Gilles de la Tourette é um transtorno neuropsiquiátrico caracterizado por tiques motores e fônicos múltiplos.[24] A maioria dos pacientes adultos com essa síndrome relata impulsos premonitórios precedendo tiques,[25] que normalmente se tornam atenuados após a execução destes,[26] sugerindo que a interação entre os processos perceptuais e motores desempenha um importante papel nessa síndrome. Outras características incluem hipersensibilidade a estímulos externos,[27] provavelmente refletindo alterações no processamento perceptivo,[28] interação sensório-motora anormal[29] e mudanças na composição estrutural das áreas sensoriais corticais.[30] Além disso, os tiques são fortemente influenciados pela atenção[31,32] e podem, pelo menos parcialmente, ser controlados.[33] Assim, tem-se um transtorno complexo no qual, além dos processos motores, também a integração percepção-ação e os processos de controle cognitivo desempenham um papel.[34-37]

Transtornos psiquiátricos associados à síndrome de Tourette são mais a regra do que a exceção. As comorbidades incluem o transtorno obsessivo-compulsivo (TOC), o TDAH, os transtornos do humor, os transtornos disruptivos, os transtornos de personalidade, além de comportamentos automutilatórios.[38]

Diagnóstico

Anamnese detalhada, exame físico e neurológico completo são métodos suficientes para realizar o diagnóstico.[20] O principal objetivo é excluir outras doenças que possam cursar com esses sintomas. É importante verificar a severidade, a frequência, a localização e o curso dos tiques, além do impacto dos sintomas no dia a dia da criança afetada. História familiar de tique, transtornos psiquiátricos e estressores sociais devem ser questionados. Um aspecto central na avaliação é a determinação dos sintomas que têm gerado maior impacto negativo na vida das crianças afetadas. Observar a criança em uma situação de estresse pode ser útil, apesar de muitas conseguirem suprimir os tiques por determinado período. Exames de imagem e eletroencefalograma (EEG) são necessários nos casos que necessitem de um diagnóstico diferencial.

Diagnóstico diferencial e comorbidades

Situações específicas podem causar variações dos tiques. Assim, estados emocionais como medo, alegria ou tensão frequentemente ocasionam aumento, enquanto distrações, tarefas que exijam alta concentração e consumo de *cannabis* ou álcool podem ocasionar diminuição. Os tiques dificilmente interferem nos movimentos intencionais, como andar de bicicleta. É possível que apareçam durante qualquer fase do sono, embora com frequência, intensidade e complexidade reduzidas.

Aproximadamente 65% das crianças e adolescentes com transtorno motor crônico ou tique vocal apresentam comorbidades;[39] cerca de 90% dos pacientes com síndrome de Tourette desenvolvem um ou mais transtornos psiquiátricos.[5] A probabilidade de um transtorno comórbido aumenta com a gravidade dos tiques, o início precoce e a sobrecarga familiar. O Quadro 44.1 diferencia os sintomas de tiques de outros distúrbios do movimento.

QUADRO 44.1 – Diagnóstico diferencial de tiques motores.

Aspectos dos tiques	Desordem – diagnóstico diferencial
Preocupação com o controle dos tiques	Problema de atenção
Repetição de tiques	Fenômenos obsessivo-compulsivos
Tique "exagerado"*	Origem psicológica
Tique monótono	Estereotipia
Revirar os olhos	Ausência
Embaralhamento rápido dos passos	Acatisia, Parkinson juvenil, compulsão
Distorções e similares**	Distonia/discinesia
Careta convulsiva	Blefaroespasmos
Tiques "espasmódicos"	Coreia
Tiques "estremecidos"	Mioclonia
Tiques durante o sono	Pernas inquietas

* Pode ser um movimento ou som executado de maneira superenfatizada, sem a rapidez ou a incontratibilidade de um tique típico.
** Isso envolveria movimentos de natureza mais enrolada ou contorcida.
Fonte: Metzger H; Wanderer S; Roessner, 2010.

Tratamento

A decisão de tratar os tiques depende de uma série de variáveis, que incluem o grau de severidade e o comprometimento funcional, além da presença ou não de comorbidades psiquiátricas. Importante sempre definir o sintoma alvo gerador de maior impacto funcional. Em alguns casos o foco do tratamento é o tique; em outros, o foco é a comorbidade ou mesmo os fatores de estresse ambiental.

Psicoeducação

Educar pais, professores e colegas é fundamental para o sucesso do tratamento. Informar sobre a natural variação na severidade dos sintomas, sobre a capacidade dos indivíduos de suprimir os tiques por determinado tempo, e explicar que não é interessante "apontar" para eles, ou mesmo pedir que os pacientes os suprimam, é útil a todos que cercam os pacientes afetados. Saber que os tiques não são voluntários, que não visam chamar a atenção e não são equivalentes a sintomas disruptivos também é importante para um bom acolhimento escolar e doméstico.

Psicoterapia

O método cognitivo-comportamental constitui a intervenção psicoterapêutica mais eficaz. Para pacientes bem motivados, o treinamento de reversão de hábitos tem sido o mais estudado, e com melhores respostas. Esse treinamento compreende um conjunto de técnicas destinadas a ajudar os pacientes a se conscientizar dos tiques praticando uma resposta competitiva para inibi-los ou interrompê-los. Trata-se de uma terapia com vários componentes: automonitoramento, treino de relaxamento e consciência, gerenciamento de contingências e desenvolvimento de respostas concorrentes.[40]

Outras abordagens cognitivo-comportamentais, como a exposição e a prevenção de respostas, têm demonstrado bons resultados. Terapias de relaxamento também são úteis, principalmente se combinadas com outras propostas de tratamento.[41]

Farmacologia

O tratamento farmacológico é indicado quando os tiques resultam em desconforto significativo, como dor muscular ou lesão física, problemas sociais contínuos (isolamento ou intimidação), problemas emocionais ou prejuízo funcional significativo, normalmente no desempenho acadêmico.[42] O objetivo é alcançar o equilíbrio entre benefícios e efeitos colaterais mínimos. Não é de esperar que os tiques desapareçam completamente com a medicação; na melhor das hipóteses, os sintomas são aliviados.

Os medicamentos de primeira escolha, considerados intervenção de segunda linha no tratamento, são a clonidina (agonista α-2, faixa terapêutica de 0,025 a 0,3 mg/dia) e a sulpirida (antagonista dopaminérgico, do grupo das benzamidas, faixa terapêutica de 50 a 200 mg/dia). Como intervenção de terceira linha, destacam-se o baclofeno (agonista gabaérgico, faixa terapêutica 10 a 60 mg/dia) e o topiramato (anticonvulsivante, faixa terapêutica de 1 a 9 mg/kg/dia; em geral doses acima de 200 mg não são bem toleradas).

São fármacos de quarta linha os antipsicóticos típicos e atípicos. No primeiro grupo há o haloperidol (faixa terapêutica de 0,5 a 3 mg/dia), a pimozida (0,5 a 4 mg/dia) e a flufenazina (0,25 a 3 mg/dia). No segundo grupo, a escolha inicial é pela risperidona (faixa terapêutica de 0,25 a 3 mg/dia) ou pelo aripiprazol (2 a 15 mg/dia), porém outras opções são olanzapina (2,5 a 10 mg/dia), quetiapina (50 a 250 mg/dia) e ziprasidona (20 a 40 mg/dia).[43,44]

Destaca-se que há outros medicamentos dos grupos citados que também são indicados, porém não estão disponíveis no Brasil neste momento. Por exemplo, existem a guanfacina (agonista α-2, segunda linha) e a tetrabenazina (inibidor VMAT 2, terceira linha).[44]

A clonidina e a guanfacina são particularmente úteis quando há comorbidade entre um transtorno de tique e o TDAH, visto que há estudos que demonstram a eficácia desses medicamentos em ambos os transtornos.

O perfil de efeitos colaterais dos fármacos e o monitoramento devem ser considerados para uma prescrição adequada. Em relação à clonidina, reações frequentes são hipotensão ortostática, sedação e sonolência. Recomendam-se controle pressórico e eletrocardiograma. No que se refere aos antipsicóticos, deve-se atentar para efeitos extrapiramidais, sedação, aumento de apetite, agitação, acatisia e hipotensão ortostática.[42]

Para o uso de topiramato, sugere-se monitorar efeitos colaterais cognitivos, alteração de humor e perda de peso.[43]

Ainda, entre as opções de tratamento farmacológico estão o ropinirole[45] e os benzodiazepínicos,[46] que podem ser úteis quando as medicações de primeira linha não são eficazes.

O tratamento medicamentoso reduz em média em 25% a 50% a ocorrência de tiques. Alguns pacientes, no entanto, podem alcançar um controle completo ou quase completo dos sintomas.[43]

Estimulação magnética transcraniana, canabinoides, dietas especiais e suplementos vitamínicos não são recomendados para crianças e adolescentes no tratamento dos transtornos de tique por falta de evidência científica.[47,48]

A aplicação de toxina botulínica é uma intervenção que vem sendo estudada, porém hoje somente é recomendada de maneira individualizada.[43]

O tratamento de estimulação cerebral profunda (ou DBS, *deep brain stimulation*) também não é indicado como protocolo inicial de tratamento,[48] porém pode ser considerado em casos refratários de Tourette, com sintomas graves, sem resposta à terapia medicamentosa e comportamental. Se considerado para pacientes abaixo de 18 anos, a recomendação atual é que haja uma avaliação por equipe multidisciplinar e por um comitê de ética ou comitê hospitalar.[49]

Os principais alvos da DBS no Tourette são os núcleos talâmicos e o globo pálido interno. Outros alvos, menos frequentes, são o núcleo subtalâmico, o globo pálido externo, a cápsula interna e o núcleo *accumbens*.[50] Uma metanálise de 57 estudos e 156 casos encontrou uma taxa de melhora de 52,86% na *Yale Global Tic Severity Scale* (YGTSS)[51] após o tratamento com DBS. Não houve diferença estatisticamente significativa entre diferentes locais de estimulação no que se refere à melhora.[52]

Outro estudo recente, que analisou uma base de registro internacional de 171 pacientes com Tourette submetidos a DBS, encontrou que o escore total na YGTSS melhorou em 45,1% após um ano da implantação. A prevalência de eventos adversos foi de 35,4%, sendo os mais comuns a disartria (6,3%) e a parestesia (8,2%). Foram relatados eventos graves, como hemorragia intracraniana (1,3%), infecção (3,2%) e deslocamento do implante (0,6%).[53]

Estereotipias motoras

Definição

O termo "estereotipia" é aplicado a uma série de movimentos involuntários, rítmicos, bizarros, padronizados, coordenados, repetitivos, sem propósito e que desaparecem durante o sono.[54] As estereotipias são movimentos rítmicos simples, como acenar ou agitar as mãos ou os braços, mas podem consistir em sequências ou fragmentos de movimentos mais complexos. São exemplos de estereotipias motoras o balanço do tronco para a frente e para trás, o girar das mãos em torno do próprio eixo, o balançar dos braços como se estivesse batendo asas, o chacoalhar dos dedos e/ou da cabeça e o cutucar da pele.

As estereotipias motoras são comumente observadas em crianças com desenvolvimento normal e típico e, com maior frequência, em indivíduos com retardo mental, autismo infantil e privações sensoriais.

Epidemiologia

Tan et al. (1997)[55] relatam que as estereotipias ocorrem em 7% das crianças saudáveis, mas sua frequência diminui significativamente a partir dos 6 anos. Contudo, podem persistir em alguns indivíduos com desenvolvimento normal, ocorrendo quando eles enfrentam situações de estresse ou tédio.[56]

Estudos mostram a prevalência de indivíduos com estereotipias associadas ao diagnóstico de autismo infantil. Apesar disso, o número de estereotipias apresentadas não se associa à gravidade do quadro clínico do autismo.[57] Também é comum uma associação de estereotipias motoras com outras condições psiquiátricas.[16] Vários estudos relatam maior prevalência desses comportamentos em meninos do que em meninas, em uma proporção de 3:2.[16]

Fisiopatologia

O mecanismo fisiopatológico subjacente para estereotipias ainda permanece desconhecido, porém as hipóteses variam de aspectos psicológicos a anormalidades neurobiológicas.

Os proponentes de um mecanismo psicogênico tendem a sugerir as seguintes possibilidades:

- Um modo de autoestimulação sensorial ou reforço automático (ou seja, o reforçador e o comportamento são o mesmo) em que a estimulação é projetada para compensar o déficit de excitação externa, p. ex., cegueira congênita, surdez, autismo ou retardo mental,[58,59] ou aqueles que se desenvolvem quando um animal é enjaulado ou um humano é colocado em confinamento solitário.
- Uma tentativa de esgotar os estímulos aversivos, usar o excesso de capacidade de atenção ou reduzir as distrações ou demandas externas, canalizando pensamentos e ações em movimentos.[60]
- Comportamentos de substituição de atividades imaginativas.[61]
- Um componente do TOC,[62-64] do transtorno de ansiedade,[65] do perfeccionismo ou do descontrole de impulso.[62]

Várias linhas de evidências apoiam uma base neurobiológica para estereotipias, incluindo sua correlação com a gravidade do autismo e o comprometimento cognitivo,[57] associação com distúrbios como a síndrome de Rett,[66] indução farmacológica em modelos animais e humanos e achados anormais em neuroimagem. Pesquisadores sugeriram que esses comportamentos podem envolver circuitos neurais que interconectam o neocórtex com o corpo estriado e áreas dos gânglios da base.[67]

Estudos realizados com base em ressonância magnética de crânio têm associado as estereotipias com alterações volumétricas na substância branca das regiões frontais e temporais, bem como no tamanho do núcleo caudado e nos lóbulos VI e VII do cerebelo.[68,69]

Características clínicas e curso

As estereotipias motoras costumam iniciar-se nos primeiros anos de vida, mais comumente antes dos 3 anos de idade. Movimentos estereotipados simples são comuns na infância e podem estar envolvidos na aquisição do domínio motor. Entre as crianças que desenvolvem estereotipais motoras complexas, cerca de 80% exibem sintomas antes dos 24 meses de vida. Na maioria das crianças com desenvolvimento típico, esses movimentos desaparecem com o tempo ou podem ser suprimidos. Entre os indivíduos com retardo mental, comportamentos estereotipados e autolesivos podem persistir durante anos.[70]

Os movimentos são paroxísticos, duram de segundos a minutos, aparecem várias vezes ao dia e têm um padrão fixo. Cada criança tem seu repertório distinto, que se repete sempre da mesma maneira e pode evoluir com o tempo. No entanto, vários movimentos primários, como agitar ou girar as mãos bilateralmente, agitar os dedos na frente da face, agitar os braços e acenar com a cabeça, tendem a predominar. Essas atividades frequentemente ocorrem em conjunto com outros movimentos, como abrir a boca, esticar o pescoço ou até mesmo produzir uma vocalização.

As estereotipias podem ser facilmente suprimidas por um estímulo sensorial ou uma distração, especialmente em crianças com cognição normal. Ocasionalmente, os pacientes relatam que gostam de realizar o movimento, embora a maioria deles não perceba sua presença.

As estereotipias geralmente incomodam os pais por causa de preocupações com a estigmatização social, no entanto geralmente são pouco preocupantes para a criança, cuja rotina diária raramente é afetada. As estereotipias frequentemente ocorrem quando a criança está absorta em atividades estimulantes, excitada, estressada ou cansada. Um achado clássico é o fato de que os movimentos cessam abruptamente quando a criança é orientada ou distraída. Ela não tem um desejo premonitório de realizar a atividade, embora ocasionalmente possa relatar uma sensação de prazer. Ao contrário dos tiques, não há aumento da "tensão interna" ao tentar suprimir as estereotipias.

Diagnóstico

O transtorno do movimento estereotipado deve ser diagnosticado quando movimentos voluntários, repetitivos, não funcionais, ocorrem à parte de alguma condição neurológica ou psiquiátrica reconhecida. Quando tais movimentos se apresentam como sintoma de algum outro transtorno, o transtorno do movimento estereotipado não deve ser diagnosticado. Roer unhas, chupar o dedo e enfiar o dedo no nariz não devem ser incluídos, pois não são bons indicadores de psicopatologia e têm pouca relevância em saúde pública para justificar a classificação.

Para que se realize o diagnóstico, a criança deve exibir os movimentos estereotipados com tal severidade que gere lesão física ou interfira marcadamente nas atividades normais. A duração dos sintomas deve ser de pelo menos um mês. A criança não pode ter nenhum outro transtorno mental ou de comportamento, exceto retardo mental. Ainda é possível se caracterizar como não auto lesivo, autolesivo e misto. Sinais de lesões teciduais crônicas podem estar presentes (marcas de mordidas, corpos estranhos em orifícios, fissura retal, comprometimento visual ocasionado por lesões traumáticas, deformações ou fraturas ósseas). Em casos menos severos, pode haver irritação crônica da pele ou calosidades.

Diagnóstico diferencial

As estereotipias são comumente confundidas com os tiques motores complexos. Há uma série de aspectos clínicos que favorecem essa diferenciação:

- As estereotipias têm início mais precoce, antes dos 3 anos de idade; os tiques costumam se iniciar mais tarde, entre 6 e 8 anos.
- As estereotipias apresentam modelos fixos e consistentes de evolução; os tiques mostram variações na severidade.
- Com relação à localização no corpo, as estereotipias frequentemente envolvem as mãos, os braços ou o corpo todo; os tiques costumam ocorrer em olhos, face, cabeça e ombros.
- As estereotipias são rítmicas e mais prolongadas; os tiques são breves, rápidos e flutuantes.
- As estereotipias e os tiques se reduzem em situações de distração, mas nas estereotipias essa redução ocorre de forma mais abrupta.

Segundo a Associação Americana de Psiquiatria (2014), além do diagnóstico diferencial em relação aos transtornos de tique, deve-se também verificar a diferenciação entre os transtornos do movimento estereotipado e os seguintes transtornos:[70]

- TOC e transtornos relacionados: a estereotipia é diferente do TOC pela ausência de obsessões, bem como pela natureza dos comportamentos repetitivos. As compulsões são mais complexas e ritualísticas e ocorrem em resposta a ideias obsessivas ou regras que devem ser aplicadas rigorosamente. No movimento estereotipado, os comportamentos são, aparentemente, dirigidos, mas sem propósito. A tricotilomania (transtorno de arrancar os cabelos) e o transtorno de escoriação (*skin-picking*) caracterizam-se por comportamentos repetitivos limitados ao corpo (arrancar os cabelos e beliscar a pele), que podem aparentemente ser dirigidos, mas não parecem sem propósito e podem não ter padrão ou ritmo. Além disso, esses transtornos não costumam aparecer precocemente e sim por volta da puberdade.
- Transtorno do espectro autista (TEA): movimentos estereotipados podem ser um sintoma de apresentação do TEA e devem ser considerados quando movimentos e comportamentos repetitivos estão sendo avaliados. Déficits na comunicação social e na reciprocidade, que se manifestam no TEA, costumam estar ausentes no transtorno do movimento estereotipado. Quando o TEA está presente, o transtorno do movimento estereotipado somente é diagnosticado quando há autolesão, ou quando os movimentos estereotipados são suficientemente graves para tornar-se foco do tratamento.
- Outras condições neurológicas e médicas: o diagnóstico de movimento estereotipado exige a exclusão de hábitos, maneirismos, discinesias paroxísticas e coreia hereditária benigna. Movimentos involuntários associados a uma condição neurológica podem ser diferenciados por seus sinais e sintomas. Por exemplo, movimentos estereotipados e repetitivos na discinesia tardia podem ser diferenciados por uma história de uso crônico de neurolépticos e por discinesia facial ou oral característica, e esses movimentos não resultam em autolesão.

Tratamento

Como as estereotipias geralmente não causam problemas psicossociais ou físicos na população, a terapia específica pode não ser necessária.[71]

Mas, quando há necessidade de tratá-las, os recursos terapêuticos são poucos. Singer (2009)[72] sugere que faltam terapias que demostrem evidências de melhora das estereotipias motoras e que a resposta aos tratamentos medicamentosos é amplamente inconsistente.

Intervenções comportamentais têm sido utilizadas, com uma eficácia variável.[73] A reversão de hábitos e do reforço positivo de outros comportamentos demonstrou ser benéfica na redução de estereotipias motoras.[74]

Hábitos

Os hábitos não são muito estudados na psiquiatria infantil, pois têm pouca relevância clínica, em função de sua boa evolução e da ausência de um impacto maior sobre o desenvolvimento infantil.

São conceituados como rotinas comportamentais que ocorrem regularmente, sem que o indivíduo que as realiza tenha absoluta consciência do ato. Os principais hábitos apresentados pelas crianças são chupar o dedo, roer as unhas e colocar o dedo no nariz. São características importantes a falta de consciência, a dificuldade de controle e a falta de intencionalidade.

Apesar de poderem ser vistos como um modo de aliviar a tensão, muitas crianças realizam seus hábitos quando estão relaxadas, como antes de dormir ou quando estão assistindo TV.

Um hábito deixa de ser um hábito quando afeta o relacionamento social, interfere no funcionamento diário ou gera problemas físicos e psicológicos. Quando o hábito de chupar o dedo causa problemas dentários ou infecção no dedo, passa a ser considerado patológico. São situações raras, pois na maioria das vezes os hábitos não geram problemas e tendem a melhorar à medida que a criança cresce.

Referências bibliográficas

1. Ajuriaguerra JD; Marcelli D. Manual de psicopatologia infantil. 1986. p. 454.
2. Caetano D. Classificação de transtornos mentais e de comportamento da CID-10: descrições clínicas e diretrizes diagnósticas. Classificação de Transtornos Mentais e de Comportamento da CID-10: Descrições clínicas e diretrizes diagnósticas: Artes Médicas; 1993.
3. Rothenberger A; Roessner V; Banaschewski T et al. Co-existence of tic disorders and attention-deficit/hyperactivity disorder-recent advances in understanding and treatment. European child & adolescent psychiatry, 2007;16(1):1-4.
4. Kerbeshian J; Burd L. Epidemiology and comorbidity: the North Dakota prevalence studies of Tourette syndrome and other developmental disorders. Advances in neurology, 1992;58:67-74.
5. Freeman RD. Tic disorders and ADHD: answers from a world-wide clinical dataset on Tourette syndrome. European child & adolescent psychiatry, 2007;16(1):15-23.
6. O'Rourke JA; Scharf JM; Platko J et al. The familial association of tourette's disorder and ADHD: the impact of OCD symptoms. American Journal of Medical Genetics Part B: Neuropsychiatric Genetics, 2011;156(5):553-60.
7. Swain JE; Scahill L; Lombroso PJ et al. Tourette syndrome and tic disorders: a decade of progress. Journal of the American Academy of Child & Adolescent Psychiatry, 2007;46(8):947-68.
8. Robertson MM; Eapen V; Cavanna AE. The international prevalence, epidemiology, and clinical phenomenology of Tourette syndrome: a cross-cultural perspective. Journal of psychosomatic research, 2009.
9. Staley D; Wand R; Shady G. Tourette disorder: a cross-cultural review. Comprehensive psychiatry, 1997;38(1):6-16.
10. Leckman JF; Peterson BS; Anderson GM et al. Pathogenesis of Tourette's syndrome. Journal of Child Psychology and Psychiatry, 1997;38(1):119-42.
11. Roessner V; Banaschewski T; Rothenberger A. Therapie der Tic-Störungen. Zeitschrift für Kinder-und Jugendpsychiatrie und Psychotherapie, 2004;32(4):245-63.
12. Sandor P.; Musisi S; Moldofsky H et al. Tourette Syndrome: A Follow-up Study. Journal of Clinical Psychopharmacology, 1990;10(3):197-9.
13. Banaschewski T; Woerner W; Rothenberger A. Premonitory sensory phenomena and suppressibility of tics in Tourette syndrome: developmental aspects in children and adolescents. Developmental medicine and child neurology, 2003;45(10):700-3.
14. Erenberg G; Cruse RP; David Rothner A. The natural history of Tourette syndrome: A follow-up study. Annals of Neurology: Official Journal of the American Neurological Association and the Child Neurology Society, 1987;22(3):383-5.
15. Singer HS; Walkup JT. Tourette syndrome and other tic disorders. Diagnosis, pathophysiology, and treatment. Medicine, 1991;70(1):15-32.
16. Harris KM; Mahone EM; Singer HS. Nonautistic motor stereotypies: clinical features and longitudinal follow-up. Pediatric neurology, 2008;38(4):267-72.
17. Burd L; Severud R; Klug M et al. Prenatal and perinatal risk factors for Tourette disorder, 1999.
18. Mathews CA; Bimson B; Lowe TL et al. Association between maternal smoking and increased symptom severity in Tourette's syndrome. American Journal of Psychiatry, 2006;163(6):1066-73.
19. Steinberg T; Baruch SS; Harush A et al. Tic disorders and the premonitory urge. Journal of neural transmission, 2010;117(2):277-84.
20. Shprecher D; Kurlan R. The management of tics. Movement Disorders, 2009;24(1):15-24.
21. Angelini L; Erba A; Nardocci N et al. Tourettism as clinical presentation of Huntington's disease with onset in childhood. The Italian Journal of Neurological Sciences, 1998;19(6):383-5.
22. Moore DP. Neuropsychiatric aspects of Sydenham's chorea: a comprehensive review. The Journal of clinical psychiatry, 1996;57(9):407-14.
23. Dale RC; Church AJ; Heyman I. Striatal encephalitis after varicella zoster infection complicated by Tourettism. Movement disorders: official journal of the Movement Disorder Society, 2003;18(12):1554-6.
24. Association AP. Diagnostic and statistical manual of mental disorders: DSM-5. United States, 2013.
25. Leckman JF; Walker DE; Cohen DJ. Premonitory urges in Tourette's syndrome. The American journal of psychiatry, 1993.
26. Leckman JF. Tourette's syndrome. The Lancet, 2002;360(9345):1577-86.
27. Belluscio BA; Jin L; Watters V et al. Sensory sensitivity to external stimuli in Tourette syndrome patients. Movement disorders, 2011;26(14):2538-43.
28. Biermann-Ruben K; Miller A; Franzkowiak S et al. Increased sensory feedback in Tourette syndrome. Neuroimage, 2012;63(1):119-25.
29. Orth M. Transcranial magnetic stimulation in Gilles de la Tourette syndrome. Journal of psychosomatic research, 2009;67(6):591-8.
30. Draper A; Jackson GM; Morgan PS et al. Premonitory urges are associated with decreased grey matter thickness within the insula and sensorimotor cortex in young people with Tourette syndrome. Journal of Neuropsychology, 2016;10(1):143-53.
31. Brandt V; Lynn M; Obst M et al. Visual feedback of own tics increases tic frequency in patients with Tourette's syndrome. Cognitive neuroscience, 2015;6(1):1-7.
32. Herrmann K; Sprenger A; Baumung L et al. Help or hurt? How attention modulates tics under different conditions. Cortex, 2019;120:471-82.
33. Ganos C; Martino D. Tics and Tourette syndrome. Neurologic clinics, 2015;33(1):115-36.
34. Kim S; Jackson GM; Dyke K et al. Impaired forward model updating in young adults with Tourette syndrome. Brain, 2019;142(1):209-19.
35. Kleimaker A; Kleimaker M; Bäumer T et al. Gilles de la Tourette Syndrome – A Disorder of Action-Perception Integration. Frontiers in Neurology, 2020;11.
36. Kleimaker M; Kleimaker A; Weissbach A et al. Non-invasive brain stimulation for the treatment of gilles de la tourette syndrome. Frontiers in Neurology, 2020;11:1539.
37. Kleimaker M; Takacs A; Conte G et al. Increased perception-action binding in Tourette syndrome. Brain, 2020;143(6):1934-45.
38. Robertson MM; Stern JS. Gilles de la Tourette syndrome: symptomatic treatment based on evidence. European child & adolescent psychiatry, 2000;9(1):S60-S75.
39. Conelea CA; Woods DW. The influence of contextual factors on tic expression in Tourette's syndrome: a review. Journal of psychosomatic research, 2008;65(5):487-96.
40. Himle MB; Woods DW; Piacentini JC et al. Brief review of habit reversal training for Tourette syndrome. Journal of child Neurology, 2006;21(8):719-25.
41. Woods DW; Twohig MP; Flessner CA et al. Treatment of vocal tics in children with Tourette syndrome: Investigating the efficacy of habit reversal. Journal of Applied Behavior Analysis, 2003;36(1):109-12.
42. Roessner V; Plessen KJ; Rothenberger A et al. European clinical guidelines for Tourette syndrome and other tic disorders. Part II: pharmacological treatment. European child & adolescent psychiatry, 2011;20(4):173-96.
43. Ganos C; Martino D; Pringsheim T. Tics in the pediatric population: pragmatic management. Movement disorders clinical practice, 2017;4(2):160-72.
44. Quezada J; Coffman KA. Current approaches and new developments in the pharmacological management of Tourette syndrome. CNS drugs, 2018;32(1):33-45.
45. Anca MH; Giladi N; Korczyn AD. Ropinirole in Gilles de la Tourette syndrome. Neurology, 2004;62(9):1626-7.
46. Steingard RJ; Goldberg M; Lee D et al. Adjunctive clonazepam treatment of tic symptoms in children with comorbid tic disorders and ADHD. Journal of the American Academy of Child & Adolescent Psychiatry, 1994;33(3):394-9.
47. Ganos C; Bongert J; Asmuss L et al. The somatotopy of tic inhibition: where and how much? Movement Disorders, 2015;30(9):1184-9.
48. Murphy TK; Lewin AB; Storch EA et al. Practice parameter for the assessment and treatment of children and adolescents with tic disorders. Journal of the American Academy of Child & Adolescent Psychiatry, 2013;52(12):1341-59.
49. Schrock LE; Mink JW; Woods DW et al. Tourette syndrome deep brain stimulation: a review and updated recommendations. Movement Disorders, 2015;30(4):448-71.

50. Akbarian-Tefaghi L, Zrinzo L, Foltynie T. The use of deep brain stimulation in Tourette syndrome. Brain sciences, 2016;6(3):35.
51. Martino D; Pringsheim TM; Cavanna AE et al. Systematic review of severity scales and screening instruments for tics: critique and recommendations. Movement Disorders, 2017;32(3):467-73.
52. Baldermann JC, Schueller T, Huys D, Becker I, Timmermann L, Jessen F et al. Deep brain stimulation for Tourette-syndrome: a systematic review and meta-analysis. Brain stimulation, 2016;9(2):296-304.
53. Martinez-Ramirez D; Jimenez-Shahed J; Leckman JF et al. Efficacy and safety of deep brain stimulation in Tourette syndrome: the international Tourette syndrome deep brain stimulation public database and registry. JAMA neurology, 2018;75(3):353-9.
54. Jankovic J; Madisetty J; Vuong KD. Essential tremor among children. Pediatrics, 2004;114(5):1203-5.
55. Tan A; Salgado M; Fahn S. The characterization and outcome of stereotypic movements in nonautistic children. Movement disorders: official journal of the Movement Disorder Society, 1997;12(1):47-52.
56. Schlaggar BL; Mink JW. Movement disorders in children. Pediatrics in Review, 2003;24(2):39-51.
57. Goldman S; Wang C; Salgado MW et al. Motor stereotypies in children with autism and other developmental disorders. Developmental Medicine & Child Neurology, 2009;51(1):30-8.
58. Cunningham AB; Schreibman L. Stereotypy in autism: The importance of function. Research in autism spectrum disorders, 2008;2(3):469-79.
59. Zentall SS; Zentall TR. Optimal stimulation: a model of disordered activity and performance in normal and deviant children. Psychological bulletin, 1983;94(3):446.
60. Hutt C. Specific and diversive exploration. Advances in child development and behavior, 1970;5:119-80.
61. Honey E; Leekam S; Turner M et al. Repetitive behaviour and play in typically developing children and children with autism spectrum disorders. Journal of autism and developmental disorders, 2007;37(6):1107-15.
62. Niehaus DJ; Emsley RA; Brink P et al. Stereotypies: prevalence and association with compulsive and impulsive symptoms in college students. Psychopathology, 2000;33(1):31-5.
63. Castellanos FX; Ritchie GF; Marsh WL et al. DSM-IV stereotypic movement disorder: persistence of stereotypies of infancy in intellectually normal adolescents and adults. The Journal of clinical psychiatry, 1996.
64. Hansen DJ; Tishelmian AC; Hawkins RP et al. Habits with potential as disorders: Prevalence, severity, and other characteristics among college students. Behavior Modification, 1990;14(1):66-80.
65. Rafaeli-Mor N; Foster L; Berkson G. Self-reported body-rocking and other habits in college students. American Journal on Mental Retardation, 1999;104(1):1-10.
66. Temudo T; Maciel P; Sequeiros J. Abnormal movements in Rett syndrome are present before the regression period: A case study. Movement disorders: official journal of the Movement Disorder Society, 2007;22(15):2284-7.
67. Graybiel AM. Habits, rituals, and the evaluative brain. Annu Rev Neurosci, 2008;31:359-87.
68. Kates WR; Lanham DC; Singer HS. Frontal white matter reductions in healthy males with complex stereotypies. Pediatric neurology, 2005;32(2):109-12.
69. Pierce K; Courchesne E. Evidence for a cerebellar role in reduced exploration and stereotyped behavior in autism. Biological psychiatry, 2001;49(8):655-64.
70. Association AP. DSM-5: Manual diagnóstico e estatístico de transtornos mentais: Artmed Editora; 2014.
71. Muthugovindan D; Singer H. Motor stereotypy disorders. Current opinion in neurology, 2009;22(2):131-6.
72. Singer HS. Motor stereotypies. Seminars in pediatric neurology; 2009: Elsevier.
73. Rapp JT; Vollmer TR. Stereotypy I: A review of behavioral assessment and treatment. Research in developmental disabilities, 2005;26(6):527-47.
74. Miller JM; Singer HS; Bridges DD et al. Behavioral therapy for treatment of stereotypic movements in nonautistic children. Journal of child neurology, 2006;21(2):119-25.
75. Metzger H; Wanderer S; Roessner V. Tic disorders, Chapter H.2. *In:* IACAPAP; Textbook of Child and Adolescent Mental Health; e-book; https://iacapap.org/english.html, 2010.

Capítulo 45

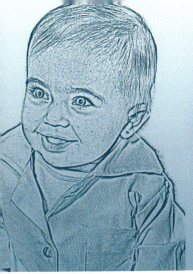

Transtornos de Controle Esfincteriano

Cristina Maria Pozzi

Os transtornos de controle esfincteriano ou transtornos da eliminação envolvem a eliminação repetida de urina (enurese) ou fezes (encoprese) em locais inapropriados. Enurese e encoprese são condições comumente observadas nos serviços primários, assim como nos consultórios de pediatria (nefropediatria, gastropediatria, neuropediatria) e psiquiatria da infância. Apesar disso, muitos pais subestimam o problema, atrasando por vezes o diagnóstico e o tratamento. Muitos acreditam que a condição melhora com o tempo e não requer intervenção.[1] Pode se tornar um desafio identificar e tratar essas desordens, que também provocam importante estresse na família e criança.

Para a maioria das crianças, a sequência pela qual se obtém o completo controle fecal e vesical é muito semelhante: inicialmente o controle fecal é adquirido durante o sono, seguido pelo controle fecal e vesical durante a vigília e, finalmente, o controle vesical durante o sono.[2] As meninas em geral alcançam esses marcos antes dos meninos.

Quando há alguma dificuldade nessas tarefas, é importante realizar uma avaliação cuidadosa a fim de identificar possíveis etiologias de ordem urológica, gastrointestinal, endocrinológica, psicossocial, do desenvolvimento ou relacionada ao sono. Em geral, acredita-se que a causa seja multifatorial e envolva uma complexa inter-relação entre fatores genéticos, ambientais, biológicos, neurológicos e psicológicos.[3]

O tratamento inclui programas comportamentais e/ou farmacoterapia. Frequentemente o pediatra aborda com sucesso essas desordens, porém o psiquiatra da infância e adolescência deverá ser consultado nas situações em que o sintoma é secundário a um problema psicossocial, o impacto psicossocial é significativo ou quando existem suspeitas de comorbidades psiquiátricas.[4]

Enurese

Controle esfincteriano vesical

A continência urinária é obtida em uma sequência de três etapas: aumento da capacidade vesical, controle voluntário da musculatura esfincteriana e controle voluntário do reflexo de micção. Nos dois primeiros anos de vida a eliminação ocorre em um modelo reflexo: a distensão vesical resulta na contração do músculo detrusor e no relaxamento esfincteriano via arco reflexo medular. A sensação de plenitude vesical desenvolve-se no segundo ano, e o controle voluntário da musculatura esfincteriana ocorre por volta dos 3 anos. A etapa final é a habilidade de inibir o reflexo de micção, após o que se adquire a continência urinária.[5]

O treinamento do controle dos esfíncteres refere-se à aquisição das capacidades necessárias para urinar e defecar em um vaso sanitário no tempo e idade socialmente aceitáveis. É um processo heterogêneo, influenciado por fatores como capacidade intelectual, maturidade social, determinantes culturais e interações com os pais.[6] Considera-se que a criança precisa estar neurológica e psicologicamente pronta para iniciar o treino esfincteriano. Isso ocorre quando ela exibe algum grau de controle vesical e do intestino, com maturidade neurológica para cooperar e participar voluntária e ativamente do treinamento. Esses componentes maturacionais estarão desenvolvidos a partir dos 18 meses. Normalmente há uma variação no tempo em que a criança terá capacidade atencional, motivacional e habilidades fisiológicas para o controle esfincteriano.[6]

O controle pleno dos esfíncteres é considerado um marco importante do desenvolvimento, por estabelecer o término da maturação da coordenação sensorial e muscular e também por estar associado a padrões sociais e culturais. O não controle dos esfíncteres após a idade variável entre 4 e 6 anos é considerado um distúrbio do desenvolvimento infantil.[7]

Fisiologia

A bexiga é um órgão musculomembranoso de três camadas imbricadas entre si. A camada externa é composta de fibras longitudinais, e nela se encontra o esfíncter externo; na média, de fibras circulares, é formado o esfíncter interno, e a camada interna é organizada no sentido longitudinal.

Recebe dupla inervação bilateral, simpática e parassimpática, com a última ativando sua contração. Quando há contração, ocorre um alongamento do colo, que, por consequência, "abre" o esfíncter interno. A contração do esfíncter externo é realizada pelo nervo pudendo, e a do interno, basicamente, pelas vias alfa-adrenérgicas.

O processo de aquisição do controle vesical é composto pelas seguintes etapas:

- Não há percepção da eliminação (18 meses).
- Há percepção de repleção, mas não há controle.
- Há percepção de repleção vesical e necessidade urgente de eliminação, ocorrendo então um brevíssimo controle, sempre no período diurno (entre 18 e 24 meses).
- Há controle total, por meio da coordenação da musculatura abdominal e diafragmática (próximo aos 4 anos).

A capacidade da bexiga do recém-nascido é de 30 a 60 mL e cresce 30 a 40 mL ao ano (10 mL/kg peso) até atingir 350 a 500 mL no adulto. Uma equação para o cálculo da capacidade vesical esperada é: (idade em anos + 2) × 30 mL.[8]

Conceito e classificação

Enurese é um sintoma comum de múltiplas etiologias que se apresenta isolado ou em conjunto com outras desordens em crianças e adolescentes.[5]

Define-se como a perda repetida de urina na cama ou roupa, voluntária ou involuntária, em locais inapropriados, em uma frequência de no mínimo 2 vezes por semana durante pelo menos 3 meses consecutivos, ou pela presença de sofrimento clinicamente significativo ou prejuízo no funcionamento adaptativo, após a idade cronológica mínima de 5 anos (ou nível de desenvolvimento equivalente), não sendo atribuível aos efeitos fisiológicos de uma substância ou outra condição médica.[9]

Com relação à classificação, são previstos subtipos para diferenciar a micção noturna da diurna. O subtipo exclusivamente noturno da enurese, às vezes chamado enurese monossintomática (no caso da enurese sem sintomas do trato urinário inferior ou disfunção vesical), é o mais comum e envolve a incontinência urinária apenas durante o sono noturno, geralmente durante o primeiro terço da noite.[1]

O subtipo exclusivamente diurno ocorre na ausência de enurese noturna e pode ser chamado de incontinência urinária (divide-se em dois grupos: "incontinência de urgência", com sintomas de urgência miccional e instabilidade do detrusor, e "adiamento da micção", com adiamento consciente da micção até resultar em incontinência). A enurese diurna parece estar mais associada aos distúrbios da urodinâmica, havendo com frequência instabilidade vesical ou distúrbio na coordenação dos esfíncteres.

Por fim, o subtipo noturno e diurno, com combinação dos dois subtipos anteriores, também conhecido como enurese não monossintomática (estão presentes sintomas do trato urinário inferior, como aumento ou redução na frequência da perda urinária, incontinência diurna, urgência miccional, sensação de esvaziamento incompleto, desconforto abdominal baixo ou genital).[4,9,10]

A enurese também pode ser classificada como primária ou secundária. A enurese primária corresponde a 80% dos casos e ocorre em crianças que nunca conseguiram se manter consistentemente secas por um período superior a seis meses. Já a enurese secundária refere-se à retomada da enurese após um período de pelo menos seis meses de controle dos esfíncteres.[5]

A condição mais comum é a enurese noturna monossintomática primária.[1]

Epidemiologia

A prevalência da enurese varia entre os diferentes grupos etários. Isso decorre em parte da remissão espontânea em 14% a 16% das crianças a cada ano após a idade de 5 anos. Crianças abaixo dessa idade apresentam uma taxa anual de remissão espontânea acima de 30%.[2]

A prevalência de enurese é de 10% a 25% entre crianças de 5 anos. Essa taxa reduz para 10% aos 7 anos, 3% a 5% entre crianças de 10 anos e fica em torno de 1% entre indivíduos de 15 anos ou mais.[9,11]

A enurese primária é duas vezes mais comum que a secundária. Também é mais comum em todas as idades de grupos socioeconômicos mais baixos e entre crianças institucionalizadas, relacionando-se a fatores de estresse psicossocial.[5]

A frequência entre meninos e meninas é de 3:1, respectivamente. A enurese noturna é mais comum em meninos, e a incontinência diurna é mais comum entre meninas.[9,11] De todas as crianças que experienciam a enurese noturna, aproximadamente 2% levarão esse sintoma para a idade adulta.[11]

Etiologia e patogênese

A enurese é considerada uma condição multifatorial. Fatores biológicos, genéticos e comportamentais que afetam hábitos normais de micção e inibem a maturação do controle voluntário normal estão envolvidos.

A enurese noturna primária é causada pela disparidade entre a capacidade vesical, a produção noturna de urina e a ausência do despertar da criança em resposta ao enchimento vesical. Fatores associados com a enurese incluem a poliúria noturna, a instabilidade do músculo detrusor e uma anormalidade no padrão de sono profundo.[12] Um pequeno número de crianças com enurese noturna primária tem pouco ou nenhum despertar com a distensão vesical e exibe contrações vesicais antes da perda urinária.[10] Tem sido estabelecida uma relação entre infecção urinária e obstrução do trato urinário e enurese; o ritmo circadiano, juntamente com seu papel na habilidade para criança concentrar urina, também parece estar implicado. Observou-se nível diminuído de arginina vasopressina plasmática (AGP) em crianças com enurese, e isso pode explicar o papel da desmopressina no tratamento.[2]

As influências genéticas na enurese noturna são heterogêneas e complexas. O antecedente de enurese nos pais aumenta o risco. Quando um dos pais ou ambos apresentam história de enurese, a incidência em crianças é de 44% e 77%, respectivamente, em comparação com 15% em crianças cujos pais não tiveram essa condição.[5,11] Se um gêmeo tem enurese, usualmente o outro também será afetado. Um modo de herança autossômico dominante com alta penetrância está presente em algumas famílias, e foram identificados possíveis genes responsáveis nos cromossomos 8, 12, 13 e 22.[13,14] É possível que o atraso no desenvolvimento e talvez até mesmo alterações no padrão de sono de crianças com enurese sejam manifestação da mesma predisposição genética.[5]

Sinais neurológicos leves, atraso nos marcos do desenvolvimento, limitações da percepção visomotora e espacial, bem como problemas de leitura associados à enurese noturna, apontam para um complexo déficit maturacional do sistema nervoso central.[3] O atraso no desenvolvimento, incluindo marcos motores e de linguagem, tem relevância na etiologia da enurese em algumas crianças, considerando que o controle é dependente do treinamento, no entanto o mecanismo permanece desconhecido.[5]

Uma variedade de desordens médicas e psicológicas está associada à enurese secundária, como infecção urinária, apneia obstrutiva do sono, diabetes *insipidus*, diabetes *mellitus*, hipotiroidismo e doenças renais ou estresse psicológico.[11] Alguns exemplos estão listados no Quadro 45.1, juntamente com sintomas associados e fatores clínicos.

QUADRO 45.1 – Causas de enurese secundária.

Causa secundária de enurese	Sintomas associados/ fatores clínicos	Sintomas diários
Constipação	Encoprese, fezes duras, incontinência	Sim
Infecção do trato urinário	Frequência urinária, febre, urgência	Sim
Disfunção/malformação do trato urinário	Frequentes infecções do trato urinário	Sim
Bexiga hiperativa	Frequência, urgência, esvaziamento incompleto da bexiga	Sim
Bexiga neurogênica	Esvaziamento incompleto da bexiga, dificuldade de iniciar o fluxo	Sim
Diabetes *mellitus*	Poliúria, polidipsia	Sim
Apneia obstrutiva do sono	Sonolência diurna, ronco	Não

Fonte: Walker, 2019.

Fatores estressores subjacentes são considerados quando uma criança que não tem enurese desenvolve-a em resposta ao estresse ou a um trauma (divórcio, abuso sexual, trauma na escola, hospitalização, nascimento de um irmão, morte na família).[10]

O tratamento farmacológico de outros transtornos pode resultar em enurese como efeito colateral. Medicações como lítio, ácido valproico e clozapina foram associadas à enurese secundária.[5]

Começar o treinamento para uso do banheiro depois dos 20 meses está associado a maior taxa de enurese subsequente. O treinamento rígido não é desejável, já que provoca mais aborrecimento à criança, mas não existem evidências de que aumente a incidência de enurese.[15]

Avaliação e diagnóstico

A avaliação da criança ou adolescente com enurese noturna primária requer uma história clínica detalhada, que enfatize o sintoma em si e envolva tanto o paciente como os pais em entrevista individual. A história deve incluir início, duração, frequência e gravidade da enurese; hábitos de ingesta hídrica diurna e noturna, presença de perda urinária diurna, constipação (no mínimo 2 sintomas seguintes, por 4 semanas: 2 ou menos defecações por semana; história de retenção excessiva de fezes, história de movimentos intestinais dolorosos ou difíceis; história de fezes de grande diâmetro, capazes de obstruir o encanamento do banheiro; incontinência fecal pelo menos uma vez por semana; presença de grande massa fecal no reto ao exame físico), sintomas geniturinários e neurológicos; história familiar de enurese; histórico médico e psicossocial do paciente; uso de medicamentos e detalhes de tratamentos prévios. Um registro-base de duas semanas do padrão de enurese auxiliará na avaliação da gravidade da enurese e na subsequente resposta terapêutica.[10,16]

A história do desenvolvimento deve ser obtida em detalhes para descartar a possibilidade de atraso no desenvolvimento em outras áreas, bem como sintomas neurológicos sutis. Acordar durante a noite, roncar e apresentar obstrução das vias aéreas superiores são sintomas importantes da apneia do sono e devem ser especificamente avaliados. Atenção à possibilidade de contato sexual inapropriado no passado ou atualmente.[5] O Quadro 45.2 traz alguns sinais de alerta a serem verificados no atendimento inicial da criança com enurese.

QUADRO 45.2 – Sinais de alerta no atendimento inicial da criança com enurese.

Sinal de alerta	Ação
Perda de peso, retardo no crescimento e/ou náusea	Verifique a creatinina e a glicose da urina. Exame físico
Sede excessiva, com a necessidade de beber à noite	Verifique a glicose da urina Complete uma lista de ingestão de fluidos Considere creatinina e osmolalidade de urina matinal Exame físico
Dificuldade de esvaziamento vesical, fluxo fraco, precisa se esforçar para esvaziar	Verifique o fluxo urinário e a urina residual. Exame físico
Enurese noturna secundária com início recente	Verifique a glicose da urina Exame físico
Ronco pesado ou apneia do sono	Contate o otorrinolaringologista Exame físico

Fonte: Nevéus et al., 2020.

Um exame físico minucioso deve enfatizar os seguintes aspectos: avaliação das vias aéreas superiores, padrão e qualidade vocal (hipertrofia adenoidiana), exame de orofaringe (hipertrofia amigdaliana), palpação abdominal (distensão vesical, impactação fecal), exame da genitália (anormalidades de meato uretral, hipo ou epispádia, fimose), exame da coluna vertebral, sobretudo região lombossacra (*dimple* sacral, lipoma ou outro achado sugestivo de anomalia vertebral ou na medula espinhal).[5] Proceder a exame neurológico cuidadoso a fim de avaliar o desenvolvimento neuropsicomotor, verificando comportamento adaptativo, cognição, alterações de força e sensibilidade.

Embora a enurese não implique limitações físicas ou cognitivas, pode acarretar diversos comprometimentos do ponto de vista social, como baixa autoestima, isolamento, alto nível de estresse relacionado ao medo de ser "descoberto" e ridicularizado por companheiros, culpa, vergonha, prejuízo na autonomia, problemas de comportamento, perda de confiança e retraimento.[17]

Nenhum achado laboratorial é específico de enurese, mas o médico deve pesquisar e excluir fatores orgânicos. Exame de urina e urocultura auxiliam no diagnóstico de infecção urinária, e outros testes laboratoriais específicos podem ser úteis no diagnóstico de causas de enurese secundária. Estudos de imagem e urodinâmica reservam-se à investigação de anormalidades renais estruturais, infecções urinárias de repetição ou casos refratários.[10]

Doenças do trato geniturinário, como infecções, obstruções ou outras condições anatômicas, ocorrem mais frequentemente em crianças com enurese noturna e diurna associada ao aumento da frequência e da urgência urinária.

Pensando no diagnóstico diferencial, outras doenças que podem causar enurese são diabetes *mellitus* e *insipidus*, espinha bífida oculta, além de alterações da consciência e do sono, como convulsões, intoxicação e sonambulismo.[5,6] O diagnóstico de enurese não é feito na presença de efeitos fisiológicos de uma substância (p. ex., diurético, antipsicóticos), na presença de bexiga neurogênica ou de outra condição médica que cause poliúria ou urgência miccional ou ainda durante infecção aguda do trato urinário. No entanto, o diagnóstico será compatível com tais condições se a incontinência urinária estiver regularmente presente antes do desenvolvimento de outra condição médica ou se persistir depois da instituição de adequado tratamento da condição médica.[9]

Comorbidades

A prevalência de sintoma comportamental comórbido é maior em crianças com enurese do que naquelas sem a doença. Atrasos no desenvolvimento, incluindo as habilidades de fala, linguagem, aprendizagem e motoras, também estão presentes em uma parcela de crianças com enurese. Constipação, encoprese, narcolepsia, apneia do sono, sonambulismo e terror noturno podem igualmente estar presentes. Infecções do trato urinário são mais comuns em crianças com enurese, especialmente do subtipo diurno, do que em crianças continentes.[9]

Há também forte associação entre transtorno do déficit de atenção com hiperatividade (TDAH) e enurese. Crianças com enurese tiveram 2,88 vezes maiores chances de ter TDAH em comparação com aquelas sem enurese em um estudo populacional nos Estados Unidos.[18] Por outro lado, crianças com TDAH também têm mostrado risco 2,1 vezes maior de enurese.[1]

Fatores psicossociais

A maioria das crianças com enurese não apresenta sinais de distúrbios emocionais ou comportamentais. Entre aquelas que os apresentam, frequentemente é difícil determinar se a relação entre a enurese e o problema psicológico tem relevância etiológica ou é apenas coincidência ou, então, se ocorre em resposta ao sintoma de enurese. Estresse e/ou ansiedade durante períodos críticos do desenvolvimento podem atrasar a obtenção do controle esfincteriano, como ocorre com outros marcos do desenvolvimento. Embora não haja estudos prospectivos disponíveis, tanto o treinamento esfincteriano coercitivo como o prematuro e a complacência exagerada foram relacionados à enurese.[5]

Fatores psicossociais podem ser vistos como etiologicamente centrais nos casos de famílias negligentes e desorganizadas, orfanatos e abrigos, provavelmente em virtude da maneira como ocorre o treinamento do controle esfincteriano e do ambiente em que a criança se encontra.[5,9]

O grau de prejuízo associado à enurese está relacionado às limitações nas atividades sociais da criança, aos efeitos na autoestima, ao nível de rejeição pelos pares, além da punição e rejeição por parte dos cuidadores.[9]

Tratamento

Medidas gerais

Uma vez que a enurese descomplicada é mais bem-vista como um transtorno de desenvolvimento do que como um transtorno mental, é adequado que a ajuda profissional venha normalmente de profissionais da rede de atenção primária e de pediatras do que de profissionais da saúde mental. De qualquer forma, se a criança tiver menos de 5 ou 6 anos de idade, muitas vezes é suficiente tranquilizar os pais explicando que a enurese noturna é comum e normalmente superada.[15] Estratégias comumente recomendadas aos pais para auxiliar a criança na aquisição do controle incluem:

- Esclarecer o motivo de levantar à noite e usar o banheiro.
- Assegurar o acesso da criança ao banheiro, acordando-a.
- Evitar alimentos com cafeína e excesso de líquidos antes de dormir.
- Esvaziar a bexiga antes de dormir.
- Incluir a criança na troca da roupa de cama e na limpeza matinal de maneira não punitiva.
- Preservar a autoestima da criança.[19]

A avaliação detalhada identificará uma etiologia específica ou uma desordem associada, implicando tratamento específico e definitivo para cerca de um terço das crianças com enurese. A maioria dos pacientes, no entanto, não exibirá causa específica, requerendo tratamento genérico, a ser escolhido individualmente a depender do interesse, motivação e inteligência da criança e sua família. Importante notar que nem toda criança com o sintoma de enurese receberá tratamento. Muitos pais, após a confirmação de que não há nenhuma condição médica associada (urológica, neurológica, otorrinolaringológica etc.) ou problemas psicológicos, não solicitam tratamento ou não estão dispostos a aceitar os riscos ou inconvenientes relacionados ao tratamento.[5]

Dados positivos de história, exame físico e/ou laboratorial são indicativos de tratamento específico. Assim, história de infecção urinária, evidência de infecção nos exames laboratoriais ou anomalias genitais são indicativas de avaliação nefrológica ou urológica. História de constipação, encoprese ou impactação de fezes palpáveis sugere pressão mecânica sobre a bexiga. Tratamento que leva a hábitos intestinais saudáveis frequentemente elimina a enurese. Hipertrofia adenoamigdaliana e ronco noturno podem sugerir apneia do sono e indicam tratamento específico. Neste último caso, a correção cirúrgica da obstrução de vias aéreas superiores poderá solucionar a enurese.[4]

Quando a história, o exame físico, a análise e a cultura da urina não sugerem uma etiologia específica, então a enurese primária noturna monossintomática é tratada com medidas de suporte, que sempre incluirão psicoeducação, desmistificação do problema e orientação aos pais para não punirem a criança por episódios enuréticos. A ênfase deve estar no elogio, na atenção e em outras recompensas pelas noites secas, e não na crítica e no castigo pelas noites molhadas. Um placar das noites secas e molhadas durante um mês em que a criança marca cada noite seca com uma estrela pode ser uma estratégia resolutiva.[5,15]

Deve-se explicar à criança, de maneira simples e confiável, o mecanismo da enurese, o que se pretende fazer, o que se espera dela, questionar se realmente quer participar da proposta terapêutica de modo efetivo, demonstrar que ela pode confiar no profissional, inclusive fazendo contato com ele quando sentir necessidade. Deve-se dar atenção à família, por sua importância na participação do tratamento da criança, de modo a não provocar conflitos desnecessários, não causar embaraços, não aceitar ser manipulada, e a impor os "limites" necessários, estimulando a criança a superar o momento.[20]

Pode-se fazer uma Folha de Registro ou uma Folha de Observação Diária das Eliminações, na qual serão marcados os horários em que a criança teve enurese. Os responsáveis perceberão que há coincidência de horários nos diversos dias, devendo, então, ser orientados a levar a criança ao banheiro nesses horários. Tal método, além de simples, é eficaz para as disfunções leves e ensina aos adultos a importância das rotinas na vida da criança. É indicado nos casos em que não há uma organização de rotinas na casa.[20]

Medidas específicas

O tratamento comportamental tem se mostrado altamente eficaz. O condicionamento é realizado por um alarme portátil que funciona a pilha e é acoplado ao colchão da criança. Os responsáveis recebem esse dispositivo juntamente com um contrato por escrito e instruções minuciosas, e têm monitoramento frequente pelo médico.[5] Dispositivos modernos usam um pequeno protetor no pijama, cueca ou calcinha da criança, e o alarme é carregado em um bolso ou no pulso, como um bracelete. Quando o alarme dispara, a criança deve levantar da cama, ir ao banheiro e trocar o pijama e os lençóis se necessário (com ajuda dos pais caso seja preciso). São relatados índices de cura de 50% a 100% nos quais as crianças tipicamente conseguem ficar 14 noites consecutivas sem molhar a cama no segundo mês de tratamento (embora crianças com retardo mental possam levar até seis meses). A probabilidade de cura não é afetada se a enurese é primária ou secundária ou por antecedente familiar de enurese. A taxa de cura é mais baixa quando há alto grau de estresse na família, quando a criança se molha durante o dia, apresenta transtorno psiquiátrico ou não se preocupa com a enurese. Por volta de um terço das crianças tem uma recaída após o término do tratamento.[15] O sucesso dependerá da motivação e disponibilidade do paciente e sua família. Costuma ser mais efetivo em crianças acima de 7 ou 8 anos.[19] Esse é o tratamento de primeira linha recomendado para crianças e famílias motivadas e colaborativas nas quais as medidas gerais tenham sido infrutíferas.[5,19]

Em revisão recente na Cochrane Database, Caldwell et al. apontam que a terapia de alarme pode ser mais efetiva do que qualquer outro tratamento e que adicioná-la à desmopressina pode ser mais eficaz do que a desmopressina sozinha.[21]

A terapia farmacológica com eficácia comprovada no tratamento da enurese inclui o acetato de desmopressina (DDAVP), a oxibutinina e a imipramina.

O DDAVP é um análogo sintético do hormônio antidiurético que diminui a produção de urina durante a noite, quando administrado ao paciente por cerca de uma hora antes de dormir. Está disponível em comprimidos de 0,1 e 0,2 mg para uso oral ou *spray* intranasal na concentração de 0,1 mg/mL. A dosagem via oral é de 0,2 a 0,6 mg à noite, e a dose intranasal é de 10 a 40 mg (1 a 4 pulverizações) também à noite, uma hora antes de dormir. Utiliza-se a menor dose efetiva com incrementos se a dose mais baixa foi ineficaz. O efeito da droga é de 10 a 12 horas, e há poliúria compensatória no dia seguinte. Intoxicação hídrica levando a crises convulsivas é um efeito colateral potencial raro, porém suficientemente grave para exigir monitoramento de eletrólitos, no caso de intercorrências clínicas. Considera-se razoável um tempo de tratamento de 3 a 6 meses, podendo ser prescrito por períodos curtos, quando a criança vai para um acampamento, por exemplo. A taxa de sucesso relatada variou entre 10% e 65%, mas com recidiva de até 80% após o tratamento.[1,5,11,16,19]

Ma, Shen e Liu estudaram 383 pacientes entre 5 e 15 anos com enurese noturna primária, livres de tratamento nos últimos seis meses, e verificaram que a presença de constipação afeta negativamente a resposta à desmopressina em pacientes com enurese noturna, especialmente nos casos de enurese grave e com prescrição de baixa dose de desmopressina.[22]

A utilização de um agente anticolinérgico, como a oxibutinina, é uma alternativa farmacológica. Sua ação se dá por meio da redução da contração desinibida do detrusor, aumentando a capacidade funcional da bexiga. Apresentação oral em comprimidos de 5 mg e xarope de 1 mg/mL. Utilizada na dose de 2,5 a 5 mg até 2 vezes ao dia, mas pode ser administrada somente ao deitar-se no caso da enurese noturna. A combinação do DDAVP com um agente anticolinérgico pode ser mais eficaz que o DDAVP sozinho.[4]

A imipramina é um antidepressivo tricíclico e tem sido largamente utilizada para enurese noturna, apesar de o mecanismo de ação preciso ainda não ser compreendido. Nem o efeito anticolinérgico nem mudanças na arquitetura do sono explicam seu efeito de maneira adequada. Disponível em comprimidos de 10 e 25 mg, administrada em dose oral única, entre 1 e 2,5 mg/kg, 1 a 2 horas antes de deitar-se. Quando eficaz, o tratamento deve ser continuado por um período de 4 a 6 meses. Estudos revelam eficácia em torno de 40% a 60%, embora a taxa de recidiva também seja alta, de cerca de 50%. Importante monitorar a labilidade emocional, a irritabilidade e a ansiedade. Outros efeitos incluem alterações no padrão de sono, cefaleia e mudanças no apetite. Considerando o risco de arritmias cardíacas associadas ao uso de antidepressivos tricíclicos, recomenda-se a realização de eletrocardiograma pré-tratamento para avaliar alterações de ritmo subjacentes. Há também um risco associado ao uso da imipramina, que é sua ingestão acidental por crianças pequenas.[5,19]

Indica-se psicoterapia nos casos de enurese secundária, quando há associação entre um evento psicológico específico e o início dos sintomas ou quando é identificada uma condição entre os pais e a criança que mantenha o sintoma. Desordens associadas à enurese que podem se beneficiar com a psicoterapia incluem desordem reativa com sintomas regressivos prolongados, estresse pós-traumático e desordens de controle do impulso em adolescentes.[5]

Encoprese

Controle esfincteriano fecal e fisiologia

A evacuação é um processo complexo que envolve a musculatura abdominal e pélvica e o esfíncter anal. É ativada pela distensão do reto em decorrência da presença de fezes em seu interior. Após a aquisição da continência, as evacuações podem ser inibidas voluntariamente pela contração do esfíncter anal, de acordo com o desejo da criança.[23]

Durante o treinamento esfincteriano, 1 em cada 5 crianças vai passar por um período de recusa a ir ao banheiro. Esse comportamento está associado com consequências negativas, tais como aquisição mais tardia do controle esfincteriano, manobras de retenção de fezes e risco aumentado de encoprese primária, necessitando, muitas vezes, de intervenção médica.[24]

Assim como na disfunção miccional, a contração constante do assoalho pélvico resulta na contração do esfíncter anal, gerando esvaziamento intestinal incompleto, constipação e perda fecal. O esvaziamento incompleto provoca o ressecamento das fezes, que, por sua vez, se tornam volumosas, causando dor à evacuação. A dor desencadeia uma inibição do relaxamento esfincteriano, aumentando a retenção de fezes. Estabelece-se um ciclo vicioso no qual, na realidade, o fator inicial ainda permanece obscuro.[24,25]

A conotação cultural negativa relacionada a esse assunto pode levar as crianças a terem vergonha de suas fezes, escondendo-se para eliminá-las, sem a presença de um adulto.[24]

A dificuldade em relaxar o esfíncter anal externo durante a evacuação evidencia-se como um dos principais fatores da constipação, mas pode ser tratada com recondicionamento dos hábitos intestinais – aplicação das técnicas de controle. Por exemplo, ir ao banheiro de 5 a 15 minutos após cada refeição beneficia o reflexo gastrocólico e recondiciona o intestino a um novo padrão de funcionamento.[26]

Conceito e classificação

Define-se a encoprese como a eliminação intestinal repetida de fezes em locais inapropriados (p. ex., na roupa ou no chão), voluntária ou involuntária, em uma frequência mínima de 1 vez ao mês durante pelo menos 3 meses em crianças com idade cronológica mínima de 4 anos (ou nível de desenvolvimento equivalente) e cujo comportamento não é atribuído a efeitos fisiológicos de uma substância ou outra condição médica, exceto por um mecanismo envolvendo constipação.[9]

Dois subtipos são determinados:

1. Com constipação e incontinência por extravasamento, com evidência de constipação no exame físico ou história.
2. Sem constipação e incontinência por extravasamento, sem evidência de constipação no exame físico ou história.

No primeiro subtipo, as fezes são caracteristicamente, mas não invariavelmente, malformadas e o extravasamento pode ser infrequente a contínuo, ocorrendo principalmente durante o dia. No subtipo sem constipação é provável que as fezes tenham forma e consistência normais e a defecação é intermitente.[9]

A encoprese também foi descrita como primária quando há persistência anormal da incontinência fecal, ou seja, nunca houve continência fecal; e como secundária quando há perda da continência após a aquisição do controle fecal.[9,27] A CID-10 determina que a encoprese pode constituir um transtorno isolado, monossintomático ou fazer parte de outro transtorno, em particular um transtorno emocional ou de conduta. E, por fim, diferencia ainda a encoprese funcional e a psicogênica.[27]

Epidemiologia

As taxas de incidência de encoprese diminuem com a idade, com frequência em torno de 2,2% nas crianças de 5 anos e de 0,75% naquelas entre 10 e 12 anos; aos 16 anos a prevalência é praticamente zero.[4,15] Na cultura ocidental, o controle intestinal é estabelecido em mais de 95% das crianças por volta do quarto aniversário e em 99% no quinto. Em todas as séries estudadas, meninos são mais comumente afetados que meninas. Na maioria dessas séries, aproximadamente 80% das crianças afetadas são meninos.[6,9,15]

Etiologia e patogenia

A encoprese pode ocorrer por uma série de fatores biopsicossociais: constipação com fluxo excessivo, insucesso no treinamento para uso do banheiro, fobia de banheiro, perda de controle induzida por estresse e incontinência provocativa. Essas formas de apresentação nem sempre ocorrem isoladamente, podendo haver apresentações híbridas; cada uma dessas razões tem implicações específicas para o tratamento.[15]

Aproximadamente 80% a 95% das crianças têm história de constipação ou dor à defecação.[28] A constipação pode se desenvolver por razões psicológicas, fazendo a criança evitar a defecação. Predisposições fisiológicas à constipação incluem força de defecação ineficaz ou dinâmica de defecação paradoxal, com contração em vez de relaxamento do esfíncter externo ou do assoalho pélvico durante o esforço para defecar. Situações clínicas como desidratação, hipotireoidismo ou efeito colateral de medicação também podem ocasionar a constipação. Importante levar em conta hábitos alimentares da criança, como uma dieta pobre em fibras e pouca ingestão de água. Uma vez desenvolvida, a constipação pode ser complicada por fissura anal, defecação dolorosa e mais retenção fecal. Em outros casos, a constipação pode se iniciar por uma "luta de vontades" sobre o treinamento para uso do banheiro e, assim, perpetuar-se. A consistência das fezes pode variar, desde normal ou quase normal a líquida, como nos casos em que há incontinência por extravasamento secundário à retenção fecal.[9,15]

A encoprese primária, embora em alguns casos atribuída a quadros neurológicos ou retardo mental profundo, muitas vezes parece refletir um treinamento inconsistente, insensível ou negligente para o uso do banheiro, geralmente no contexto de múltiplas desvantagens sociais e familiares. O treinamento insatisfatório pode ter um impacto especialmente marcante caso a criança seja exposta a estresse psicológico crônico nos primeiros anos de vida, período no qual o controle esfincteriano é alcançado. É comum que crianças com encoprese sofram rejeição social por seus pares e pelos cuidadores, resultando em consequências socioemocionais que podem ser implicadas no desenvolvimento de outros transtornos psiquiátricos.[9,15]

Algumas crianças exibem a encoprese secundária após estresse significativo como uma internação traumática em hospital ou abuso sexual.[15] Por outro lado, quando a encoprese é claramente deliberada, aspectos do transtorno de oposição desafiante ou do transtorno de conduta podem também estar presentes.[9]

Avaliação e diagnóstico

A avaliação deve incluir anamnese detalhada a fim de verificar hábitos alimentares, treinamento do esfíncter, hábito intestinal, características das fezes e o nível de desenvolvimento da criança, sobretudo no que diz respeito à autonomia e cognição. Importante verificar antecedentes pessoais e patológicos relacionados a internações, procedimentos cirúrgicos prévios e uso de medicamentos que possam estar implicados na constipação e/ou incontinência fecal. Exame físico e neurológico completo com o objetivo de avaliar crescimento, desvios fenotípicos, sinais de disrafismo espinhal oculto (espinha bífida), alterações de força, trofismo e tônus muscular, reflexos osteotendíneos, rebaixamento intelectual, presença de massas fecais endurecidas à palpação abdominal, em região de cólon e reto e exame retal.

Abordagem da dinâmica familiar e do nível de apoio e orientação parental também auxilia na compreensão do quadro.[25]

Importante determinar se a apresentação clínica ocorre com ou sem constipação crônica e incontinência por extravasamento, e se a continência fecal nunca foi adquirida ou se perdeu após período de controle. Investigar fatores predisponentes para encoprese secundária.

Algumas crianças que apresentam constipação crônica podem desenvolver megacólon psicogênico secundário à distensão retal crônica resultante de impactação fecal, que causa perda do tônus da parede retal e dessensibilização à pressão. Outra complicação frequente é a fissura anal.[6]

Diagnóstico diferencial deve ser feito com doença estrutural do cólon, reto e ânus; falha nutricional, efeitos adversos de medicamentos, distúrbios endocrinológicos ou neurológicos. Entre as doenças gastrointestinais a serem investigadas, a principal é o megacólon aganglionar ou doença de Hirschsprung, anomalia congênita que tem como característica intrínseca a ausência dos neurônios intramurais dos plexos nervosos parassimpáticos (Meissner e Auerbach), afetando o intestino grosso, em geral nos seus segmentos mais distais, como o reto e o cólon sigmoide. Os principais sinais e sintomas da doença são a distensão abdominal que ocorre logo após o nascimento, presença de vômitos e retardo de mais de 48 horas na passagem do mecônio, sem que haja um fator mecânico obstrutivo reconhecido de imediato.[29]

Exames de imagem gastrointestinais, como radiografia abdominal, podem contribuir para a detecção de fezes retidas e gás no cólon. Testes adicionais como enema opaco e manometria anorretal estão indicados em crianças com sintomas atípicos e avaliação de possíveis desordens orgânicas, como a doença de Hirschsprung.[9,28]

Comorbidades

Infecções do trato urinário se relacionam com constipação e com encoprese, mais comumente em meninas. Encoprese também foi relatada em pacientes que apresentam quadros psicóticos, transtorno bipolar, TDAH, transtorno do espectro autista, retardo mental, entre outros.[20]

Entre as crianças com incontinência fecal, 30% a 50% têm distúrbios emocionais ou comportamentais comórbidos. Pais relatam taxas significativamente maiores de problemas psiquiátricos, incluindo problemas de atenção e hiperatividade, obsessões e compulsões e comportamento opositor. Em estudo recente sobre a utilização da assistência à saúde, crianças com condições crônicas complexas (como transtorno do déficit de atenção e hiperatividade) apresentaram maior prevalência de constipação e responderam por uma quantidade desproporcional de utilização e gastos em saúde.[30,31]

Tratamento

A abordagem inicial contempla o envolvimento da criança e da família, motivando-as para a solução do problema por meio de esclarecimentos e orientações acerca do quadro. Importante transmitir segurança à criança no momento do treinamento esfincteriano, oferecendo adaptações como redutor de vaso, apoio para pés e motivos infantis no banheiro. Os pais também devem estar atentos aos horários em que a criança frequentemente realiza eliminações das fezes, em geral após as refeições, ou quando apresenta uma mudança clara de comportamento e se esconde ou se aquieta. Esse é o momento-chave para direcioná-la ao banheiro, reforçando positivamente cada passo alcançado no treinamento.[20]

Deve-se procurar estabelecer uma atmosfera não punitiva. Via de regra, a encoprese causa repugnância aos que convivem com a criança e vergonha para ela e para a família, portanto devem ser feitos esforços para reduzir a exposição da criança, proporcionando, p. ex., trocas de roupas íntimas com o máximo de discrição no ambiente escolar.[6]

Outro pilar do tratamento envolve os seguintes tópicos: alimentação, desimpactação fecal e manutenção da consistência macia das fezes. Essa criança geralmente tem maus hábitos alimentares, tanto do ponto de vista da quantidade como da qualidade. Sabe-se da existência do reflexo gastrocólico, que estimula os movimentos do colo terminal no sentido de se realizar a evacuação. Os afetados pela encoprese, embora não saibam disso formalmente, evitam-no, talvez pela dor consequente. Para isso utilizam alguns artifícios, diminuindo o volume da dieta ou interrompendo-a, tendem a selecionar a ingestão de alimentos, dando preferência àqueles com menos teor de fibra e de maior aporte calórico, que vão justamente favorecer a impactação das fezes. A dieta deve conter maior quantidade de fibras e grande ingestão de líquidos, como água e sucos não adicionados de açúcar. Oferecer frutas, legumes e verduras ricos em fibras, pães e biscoitos produzidos com farinha de trigo integral e estimular a ingestão de farinhas ricas em fibras, como aveia, e de produtos como granola.[20]

A desimpactação do fecaloma pode ser feita por meio de clisteres de solução fisiológica adicionados de 10% a 15% de glicerina, em um volume de 10 a 20 mL/kg/dose uma vez ao dia. Os clisteres de fosfato (*fleet*-enema) devem ser evitados, pelo risco de hiperfosfatemia. Os clisteres de sorbitol também podem ser utilizados, sendo seu inconveniente o tenesmo e o desconforto ao uso, além do custo mais elevado. Como a eliminação do fecaloma não ocorre em um dia, os clisteres devem ser feitos em até três dias consecutivos, até iniciar a eliminação de fezes moles. O uso de supositórios, além de traumático, é inefetivo. O inconveniente do clister é seu caráter invasivo, principalmente em uma criança já sensibilizada por todo o contexto da encoprese, toques retais em consultas médicas, exames radiológicos ou até mesmo clisteres prévios malconduzidos.[20]

Uma opção para desimpactação do fecaloma é o uso do polietilenoglicol (PEG4000) sem eletrólitos, que constitui um excelente umectante das fezes, na dose de 1,5 g/kg/dia, durante 3 dias ou até a total eliminação do fecaloma. O PEG é agente osmótico, inodoro e insípido em forma de pó e que pode ser misturado em vários líquidos (água, sucos, leite). É um componente presente em vários alimentos industrializados, pouco absorvido pelo organismo (< 0,1%), e age de modo osmótico, não irritativo, levando ao aumento do conteúdo de água das fezes, sem ser degradado pelas bactérias intestinais.[32]

Para a manutenção das fezes macias existem várias opções de tratamento, como o uso de lactulose, óleo mineral, laxantes à base de sena, hidróxido de magnésio e o PEG4000.

A lactulose é um dissacarídio sintético, fermentado pelas bactérias intestinais, que provoca diminuição do pH colônico, resultando no aumento do volume fecal e na aceleração do trânsito, mas apresenta efeitos adversos como distensão abdominal e flatulência. Seu uso em longo prazo ocasiona o desenvolvimento de tolerância. Além disso, o custo é elevado.

O óleo mineral funciona também como umectante, deixando as fezes mais macias. A dose utilizada é de 0,5 a 2 mL/kg/dia, administrados diretamente por meio de colher ou seringa, não devendo ser misturado nos alimentos. Seu custo é baixo, mas apresenta o inconveniente do sabor desagradável, além de ser contraindicado nos lactentes e até 2 anos de idade, nos neuropatas e nos regurgitadores, pelo risco de aspiração pulmonar e de pneumonia lipoídica.

O hidróxido de magnésio é uma arma terapêutica de grande valia, pois é pouco absorvido no intestino e tem efeito secretor sobre a colecistoquinina, aumentando a motilidade colônica. Seu uso não é recomendado em crianças com comprometimento renal, pelo risco de hipermagnesemia e hipofosfatemia. A dose recomendada é de 0,5 a 2 mL/kg/dia, podendo ser administrado junto com as refeições ou não.

O PEG4000 sem eletrólitos é atualmente a melhor opção para o tratamento de manutenção das fezes de consistência macia. A dose utilizada varia de 0,5 a 1,5 g/kg/dia. Deve ser receitado para manipulação em envelopes de uso diário com a dose estimada para cada paciente.[32] O tempo de uso desses medicamentos pode variar de 6 meses a 2 anos, com boa segurança de uso prolongado com o hidróxido de magnésio e o PEG4000 sem eletrólitos. Os pais devem ser informados da possibilidade desse uso prolongado para que não ocorram episódios de descontinuidade e consequentes recaídas no quadro de encoprese.[20]

Além de toda a abordagem pediátrica, existe ainda o suporte emocional, frequentemente necessário a esses pacientes e também aos seus familiares. Há evidências de que a intervenção comportamental associada a terapia laxativa, mais do que esta última individualmente, melhora a continência em crianças com encoprese associada a constipação. Não há evidência de que o treinamento com *biofeedback* traga benefício ao tratamento convencional no manejo da encoprese em criança.[33]

Comorbidades psiquiátricas complicam o prognóstico, sendo importante a avaliação do psiquiatra da infância e da adolescência no sentido de analisar a indicação de tratamento medicamentoso da doença subjacente.[4]

Conclusões

O aprendizado do controle esfincteriano baseia-se em dois processos: treinamento pelos pais, que ensinam à criança onde e como evacuar e urinar, e aprendizado pela criança não sobre exibir o comportamento adequado, mas ainda sobre reconhecer os sinais de seu corpo e poder controlar a liberação ou não dos esfíncteres. Embora o treinamento esfincteriano seja fortemente influenciado por variações culturais, ele universalmente se revela um marco no desenvolvimento infantil, sendo um dos primeiros desafios da criança na aquisição de sua independência. Hábitos urinários e intestinais adequados são importantes para uma vida saudável e uma autoestima adequada. Recomenda-se que o treinamento esfincteriano não seja iniciado em um período estressante da vida da criança. Problemas urinários e intestinais causam desconforto à criança e aos seus familiares, sendo motivo de conflitos, angústias e experiências dolorosas para as famílias, as crianças e também na socialização destas na escola, nos grupos de amigos e nas atividades de lazer.[25]

Os distúrbios de conduta esfincteriana compreendem doenças de causa multifatorial, podendo ter diferentes apresentações clínicas. Em geral, a enurese noturna contém um componente genético forte. A enurese e a encoprese secundárias parecem estar mais ligadas a desencadeantes psicossociais. A encoprese, por sua vez, apresenta altas taxas de comorbidades psiquiátricas. Em todos os casos, a possibilidade de abuso físico ou sexual deve ser levada em consideração. Ansiedade crônica, baixa autoestima e atraso nas outras etapas do desenvolvimento podem ocorrer como problemas secundários, e os danos psicológicos e no desenvolvimento podem ser mais significativos para a criança do que o transtorno em si.[4]

Na prática clínica neuropediátrica da autora, os distúrbios de conduta esfincteriana frequentemente estão relacionados a desordens do neurodesenvolvimento, em que pese o prejuízo cognitivo e o déficit no funcionamento adaptativo, associados a fatores comportamentais e psicossociais que necessitam de investigação e abordagem adequadas. Orientação, esclarecimentos a respeito do quadro, incentivo, treinamento e "combinados" com a criança devem ser as estratégias que irão reger o tratamento inicial. Intervenção comportamental e tratamento farmacológico devem ser considerados nos casos refratários e com comorbidades.

Referências bibliográficas

1. Chan IHY; Wong KKY. Common urological problems in children: primary nocturnal enuresis. Hong Kong Med J. August de 2019, v. 25 (4), p. 305-311.
2. Daughton JM. Elimination Disorders: enuresis and encopresis. *In:* Cheng K; Myers M. Child and adolescent psychiatry: the essentials. 2nd ed. Philadelphia: Lippincott Williams & Wilkins, 2011.
3. Joinson C et al. A United Kingdom population-based study of intellectual capacities in children with and without soiling, daytime wetting and bed-wetting. Pediatrics. 2007, v. 120(2), p. e308-e316.

4. Ritter F; Kruter BC. Transtornos de Eliminação. *In:* Polanczyk GV; Lamberte MTMR. Psiquiatria da Infância e da Adolescência. Barueri: Manole, 2012.
5. Fritz G et al. Practice Parameter for the assessment and treatment of children and adolescents with enuresis. J Am Acad Child Adolesc Psychiatry. 2004, v. 43(12), p. 1540-1550.
6. Sadock BJ; Sadock VA. Manual conciso de psiquiatria da infância e adolescência. Porto Alegre: Artmed, 2011. p. 127-132.
7. Sukiennik R. Problemas de eliminações: enurese e encoprese. *In:* Halpern R. Manual de Pediatria do Desenvolvimento e Comportamento. Barueri: Manole, 2015, p. 323-329.
8. Hoekx L; Vermandel A; Wyndaele JJ. Functional bladder capacity after bladder biofeedback predicts long-term outcome in children with nocturnal enuresis. Scand J Urol Nephrol. 2003, v. 37(2), p. 120-123.
9. American Psychiatric Association. Manual Diagnóstico e Estatístico de Transtornos Mentais DSM-5. Porto Alegre: Artmed, 2014. p. 355-360.
10. Ramakrishnan K. Evaluation and Treatment of Enuresis. Am Fam Physician. August de 2008, v. 78(4), p. 489-496.
11. Walker RA. Nocturnal Enuresis. Prim Care Clin Office Pract. 2019, v. 46, p. 243-248.
12. Hjalmas K et al. Nocturnal enuresis: an international evidence based management strategy. J Urol. 2004, v. 171(6 pt 2), p. 2545-2561.
13. Bayoumi RA et al. The genetic basis of inherited primary nocturnal enuresis: a UAE study. J Psychosom Res. Sep de 2006, v. 61(3), p. 317-320.
14. Von Gontard A et al. The genetics of enuresis: a review. J Urol. Dec de 2011, v. 166(6), p. 2438-2443.
15. Goodman R; Scott S. Psiquiatria Infantil. São Paulo: Roca, 2004. p. 138-145.
16. Nevéus T et al. Management and treatment of nocturnal enuresis – an updated standardization document from the International Children's Continence Society. J Pediatr Urol. 2020, v. 16, p. 10-19.
17. Emerich DR; Sousa CRB; Silvares EFM. Estratégias de enfrentamento parental e perfil clínico e sociodemográfico de crianças e adolescentes com enurese. Rev Bras Crescimento Desenvolv J Hum. 2011, v. 21(2), p. 240-250.
18. Shreeram S; He JP; Kalaydjian A et al. Prevalence of enuresis and its association with attention-deficit/hyperactivity disorder among US children: results from a nationally representative study. J Am Acad Child Adolesc Psychiatry. 2009, v. 48, p. 35-41.
19. Canadian Paediatric Society. Management of primary nocturnal enuresis. Paediatr Child Health. December de 2005, v. 10 (10), p. 611-614.
20. Camargo Jr. W; Mattos FF; Pinheiro MI. Distúrbios da conduta esfincteriana. *In:* Assumpção Jr. FB; Kuczynski E. Tratado de Psiquiatria da Infância e Adolescência. São Paulo: Atheneu, 2012.
21. Caldwell PHY; Codarini M; Stewart F et al. Alarm interventions for nocturnal enuresis in children. Cochrane Database Syst Rev. 2020, v. 5.
22. Ma Y; Shen Y; Liu X. Constipation in nocturnal enuresis may interfere desmopressin management success. J Pediatr Urol. 2019, v. 15, p. 177.e1-177.e6.
23. Catto-Smith AG. Constipation and toileting issues in children. Med J Aust. 2005, v. 182, p. 242-246.
24. Chase JW; Homsy Y; Siggaard C et al. Functional constipation in children. J Urol. 2004, v. 171, p. 2641-2643.
25. Mota DM; Barros AJD. Treinamento esfincteriano: métodos, expectativas dos pais e morbidades associadas. J. Pediatr. Jan/Feb de 2008, v. 84(1), p. 9-17.
26. van der Plas RN; Benninga MA; Taminiau JÁ et al. Treatment of defaecation problems in children: the role of the role of education, demystification and toilet training. Eur J Pediatr. Sep de 1997, v. 156(9), p. 689-692.
27. Organização Mundial de Saúde. CID-10 Classificação Estatística Internacional de Doenças e Problemas Relacionados à Saúde. 10. ed.. São Paulo: Edusp, 2007.
28. Rajindrajith S; Devanarayana NM; Benninga MA. Review article: faecal incontinence in children: epidemiology, pathophysiology, clinical evaluation and management. Aliment Pharmacol Ther. Jan de 2013, v. 37(1), p. 37-48.
29. Santos Jr. JCM. Megacólon – Parte I: Doença de Hirschsprung. Rev Bras Coloproct. 2002, v. 3, p. 196-209.
30. Stephens JR; Steiner MJ; DeJong N et al. Healthcare utilization and spending for constipation in children with and without complex chronic conditions. J Pediatr Gastroenterol Nutr. 2017, v. 64, p. 31-36.
31. Cormier DP; Reilly M; Young A. Encopresis Plus? J Dev Behav Pediatr. 2017, v. 38 (9), p. 772-774.
32. Gomes PB et al. Polietilenoglicol na constipação intestinal crônica funcional em crianças. Rev Paul Pediatr. 2011, v. 29(2), p. 245-250.
33. Brazzelli M et al. Behavioural and cognitive interventions with or without other treatments for the management of faecal incontinence in children. Cochrane Database Syst Rev. Dec de 2011, v. 7(12).

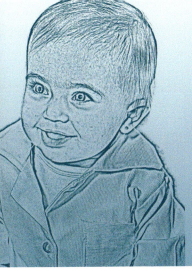

Capítulo 46

Transtorno da Sexualidade

Francisco Baptista Assumpção Jr.

A sexualidade se constitui em uma conduta complexa, que se imbrica com todo o psiquismo do indivíduo, quer consideremos as experiências pessoais ou o mundo social e relacional inserido em determinado tempo e espaço. Envolve, assim, o que poderíamos considerar, segundo Galimberti (2017), um:

- Mundo biológico (UMWELT): ambiental, natural, inclui as necessidades, impulsos e instintos básicos, constituindo-se na esfera mais importante na criança quanto menor for a sua idade; atenua-se essa prioridade em função do próprio desenvolvimento cognitivo. Representa, *a priori*, a finitude e a limitação do local onde o ser humano, em particular a criança, é lançado. Podemos dizer mesmo que pode ser considerado elemento fundamental daquilo que Ajuriaguerra (1970) conceitua como "equipamento" (genético-constitucional). Corresponde a um mundo como contexto perante o qual o adolescente se posiciona de modo tímido e inseguro uma vez que se defronta com suas limitações, tendo que encarar suas reais (e não imaginárias) possibilidades.
- Mundo dos seres (MITWELT): das inter-relações, que se tornam cada vez mais complexas à medida que a criança cresce. Inicia-se no primeiro ano de vida, com o período de socialização elementar e a formação da díade mãe-filho, seguida pela socialização familiar (2 a 3 anos) e da socialização comunal (após os 4 anos). As relações tornam-se cada vez mais complexas, criando se sistemas nos quais a relação de cada indivíduo determina seu significado no grupo. Isso estabelece o coexistir com as pessoas, que, teoricamente, devem ser vistas com significados específicos e não coisificadas com base em relacionamentos. Estabelece-se assim um mundo como estrutura de significação em que, gradualmente, o indivíduo desvela o ser dos entes e lhes dá significado, significado esse cada vez mais descentrado de si-mesmo para que se possam estabelecer relações de cooperação e afeto. Fica, portanto, demasiado simplista pensar em um mundo que aceita o outro independentemente do que este seja ou faça, pois, como refere Sartre, "é o olhar do outro que identifica e aniquila".
- Mundo próprio (EIGENWELT): das relações do indivíduo consigo mesmo, pressupondo a autoconsciência e a autorrelação. Não se constitui somente como experiência interior e subjetiva, mas dá ao real a perspectiva própria. Este, muito mais complexo, determina-se a partir da aquisição de operações formais de pensamento, com a elaboração do projeto existencial e do significado atribuído às coisas e às pessoas em função dele (Reynolds, 2014). Em verdade, ele se constitui a partir de vivências (experiências interiorizadas e significadas), adquiridas por meio da aquisição de operações formais de pensamento, e dependentes da elaboração de um projeto existencial que atribuirá significado às coisas e às pessoas. A partir desse mundo estabelece-se a possibilidade de uma vida própria, independente da visão massificada e imprópria (Reynolds, 2014).

As três instâncias se inter-relacionam, representando aspectos diferentes da mesma realidade desse "ser-no-mundo". Esse "ser-no-mundo" tem a ver com o modo de manusear as coisas; quanto mais eu faço isso, mais primordial fica minha relação com o ente. Assim, significa se envolver na prática e não abstrair teoricamente aquilo que é vivido.

O papel do substrato biológico é grande, principalmente quando consideramos os controles existentes no nível cortical, que fazem a conduta sexual humana se transformar em uma atividade rica e pessoal, repleta de significados e símbolos eminentemente pessoais. Entretanto, independe do sistema teórico com o qual pensamos, se somos um conjunto de forças motoras ou sensoriais, temos que perceber que não somos apenas um objeto para um sistema que pensa e sim um agrupamento de significados que se move em direção ao equilíbrio, tendência primordial do corpo. Assim, corpo é tanto objeto que percebe quanto objeto que é percebido (por si mesmo e pelos outros), é tanto o que olha quanto o que é olhado, lacuna que existe entre nós mesmos enquanto tocamos ou somos tocados (Reynolds, 2014).

Aspectos biológicos

Pensando mecanicisticamente, para sua execução, o ato sexual se inicia a partir de um desejo que, embora latente, depende frequentemente da excitação erótica. Essa excitação pode estar presente de maneira excessiva, caracterizando o que habitualmente se denomina satiríase no homem e ninfomania na mulher, ou ausente (anafrodisia).

Entretanto, se considerarmos o desenrolar do ato sexual como habitualmente ele se desenrola, podemos subdividi-lo em:

a) Fase pré-copulatória: na qual se colocam em ação todos os órgãos corporais necessários para a realização do coito. Essa fase se inicia a partir de influências psíquicas (representações mentais de conteúdo erótico) e sensoriais (estímulos táteis, auditivos, visuais, olfativos etc.) que desencadeiam uma resposta fisiológica caracterizada por reações vasomotoras que ocasionam a ereção peniana ou clitoridiana, e por um aumento da atividade das glândulas uretrais e vaginais.

b) Fase copulatória: durante a qual essa vasocongestão se generaliza, bem como a tensão muscular em todo o corpo. Nesse momento, em uma relação sexual genital dá-se a penetração, facilitada pelas secreções produzidas anteriormente pelas glândulas uretrais e vaginais. Considerando o ponto de vista subjetivo, podemos observar um crescente aumento das sensações de prazer e voluptuosidade.

c) Fase orgástica: marcada no homem pela ejaculação e na mulher por vastos movimentos de musculatura e ligamentos pélvicos, proporciona um paroxismo seguido por uma sensação de relaxamento da vasoconstrição e da tensão muscular. Dessa maneira, a crescente excitação sexual, acompanhada pelas alterações morfológicas da genitália, culmina com um ápice sensorial que é seguido por gradual redução da excitação e pelo aparecimento de uma sensação de relaxamento.

d) Fase de resolução: no homem também denominado período refratário, de duração variada conforme a idade, o indivíduo e a participação do parceiro, constitui-se num período durante o qual é impossível a realização de novo coito. Na mulher não existe tal fase, o que lhe proporciona a possibilidade de novas experiências orgásticas em seguida.

Fisiologicamente, o ato sexual é controlado pelos sistemas nervoso e endócrino, que jogam papéis importantes, sendo o do sistema nervoso exercido por meio de uma série de reflexos integrados nos centros medulares e do tronco cerebral, regulados pelo sistema límbico e pelo hipotálamo. Cabe lembrar que o sistema límbico envolve-se ainda em comportamentos ligados à sexualidade, como a elaboração e a expressão de emoções.

Podemos, assim, considerar dois circuitos:

1. Circuito reflexo longo: responsável pela fase pré-copulatória, surge nos centros cerebrais sob a influência de estímulos psíquicos e sensoriais, dirigindo-se até órgãos genitais através dos fascículos medulares ou vias de sistemas vegetativos, provocando a vasodilatação dos corpos cavernosos e estimulando o nervo pudendo interno e as fibras do gânglio hipogástrico.

2. Circuito reflexo curto: a partir de estímulos nascidos nos órgãos genitais (glande, clítoris), a excitação atinge a medula lombossacra, sendo aqueles responsáveis pela manutenção da fase de ereção e de *plateau*. O centro ejaculatório é estimulado pela distensão uretral, que é máxima ao momento da ejaculação.

Os centros regulatórios superiores são constituídos pelos centros hipotalâmicos, que integram os diferentes estímulos capazes de comandar o ato sexual. Formações localizadas em sistema límbico e a substância reticular controlam e mantêm essas funções hipotalâmicas, porém é o córtex cerebral que integra e seleciona os estímulos erógenos. Assim, a atuação direta em regiões cerebrais altera a conduta sexual com ablações corticais totais ou parciais, produzindo inibições de conduta sexual e lesões límbicas, principalmente de córtex piriforme e intensificando a atividade sexual (Bernard; Trouvé, 1977).

Em função disso, podemos dizer que o aprendizado desempenha papel importante no desenvolvimento das técnicas de acasalamento, principalmente em primatas, embora as respostas básicas estejam presentes independentemente dele.

O sistema endócrino também exerce um papel importante, pois o equilíbrio hormonal é necessário para o exercício da sexualidade. Os hormônios sexuais não somente atuam na transformação de genitália como interferem na organização de condutas sexuais. A hipótese da influência dos hormônios gonadais sobre a identidade de gênero e a orientação sexual embasa-se em experimentos com animais durante os períodos pré-natal e neonatal, aceitando-se a ideia de que se desenvolvem a partir da gônada embrionária sob a influência de uma cascata de genes que se inicia com a expressão do gene SRY, determinante do sexo, no cromossoma Y (Roselli, 2018).

Nesses testes com animais observa-se a diferenciação urogenital, fato esse que ocorre, em humanos, entre a 7ª e a 8ª semanas de gestação.

Processo análogo ocorre no cérebro e no comportamento de mamíferos, uma vez que a exposição pré-natal à testosterona acarreta o típico desenvolvimento masculino, e sua ausência ocasiona um processo de feminização. Esse processo de masculinização envolve mudanças neurais permanentes induzidas por hormônios esteroides que diferem daquelas provocadas pós-puberdade, ocorrendo em um período no qual o cérebro é particularmente sensível aos efeitos da testosterona e do estradiol. Em humanos esse fato parece ocorrer entre 2 a 6 meses de gestação até 1 a 3 meses de vida pós-natal, período no qual os níveis de testosterona circulante são muito maiores nos homens que nas mulheres.

Assim, as diferenças cerebrais seriam resultado de interações entre o desenvolvimento cerebral e os níveis de hormônio circulante, sendo, desse modo, a base para todo o espectro de comportamentos observados no adulto (desde agressividade e padrões cognitivos até identidade de gênero e orientação sexual) (Roselli, 2018).

A área cerebral que organiza os comportamentos reprodutivos de machos e fêmeas é o hipotálamo, e as diferenças cerebrais parecem se refletir nas condutas masculinas e femininas, tais como o aumento da região pré-óptica em ratos machos, pela atuação do androgênio, ou os comportamentos de acasalamento dos roedores machos sendo afetados pela di-hidrotestosterona, que atua diretamente na região da amígdala.

A elevação do estrógeno nas fêmeas de espécies que não menstruam (e apresentam cio) provoca alterações de comportamento que resultam em alterações nas condutas de acasalamento.

Da mesma maneira que estímulos hipotalâmicos atuam sobre o córtex cerebral, o inverso também é verdadeiro, uma vez que estímulos corticais agem sobre o hipotálamo; dessa maneira, a atividade sexual envolve a participação de grandes áreas cerebrais. Nelas, numerosos *inputs* sensoriais são combinados e, conjuntamente com a atividade hormonal, alteram a atividade neuronal em regiões específicas (área pré-óptica e núcleos ventromediais). Seus neurônios emitem sinais que vão, via medula espinhal, influenciados pela atividade cortical, fazer com que se manifeste o comportamento sexual propriamente dito (Le Vay, 1994).

Aspectos psicológicos

Conforme descrito em capítulo anterior, a sexualidade, considerada sob o ponto de vista psicológico, constitui-se de maneira progressiva no curso do desenvolvimento do indivíduo, em que pese a ideia de que ela é somente uma construção social na qual aspectos biológicos e desenvolvimentistas jogam um papel de pequena importância (Butler, 2013).

Essa ideia, a nosso ver totalmente distante das visões que permeiam o pensamento desenvolvimentista com características biológicas e psicológicas, embasa-se em um modelo de pensamento pós-moderno que se caracteriza por um ceticismo radical naquilo que se refere ao conhecimento objetivo e na ideia de que a sociedade é formada por sistemas de poder e de hierarquias que decidem o que deve ou não ser conhecido.

A partir dessas premissas estruturam-se, então, quatro temas fundamentais que questionarão não somente os aspectos desenvolvimentistas que apresentaremos como os próprios aspectos biológicos anteriores. São eles, uma vez que a própria biologia é vista como um modo de "biopoder" (Pluckrose; Lindsay, 2021):

a) A indefinição de fronteiras: caracterizando a suspeição das fronteiras e categorias estabelecidas pela própria cultura ocidental, visualizada como opressora e que não possibilitaria aquilo que hoje se denomina um conhecimento subjetivo.

b) O poder da linguagem: considerando que ela não retrata uma realidade, mas a constrói, com discursos que constroem o saber visando à legitimação de um poder.

c) O relativismo cultural: caracterizando a ideia de que nenhum conhecimento, nem mesmo biológico, pode ser considerado melhor ou mais próximo da realidade que qualquer outro, uma vez que o discurso apresentado, independentemente de sua validação empírica ou não, depende da posição de quem o profere dentro do sistema em questão.

d) A perda do individual e do universal: decorrente das questões anteriores, destaca que o conhecimento deriva de grupos de pessoas posicionadas da mesma maneira (p. ex., por sexo, raça ou classe) e que possuem as mesmas experiências e percepções.

Entretanto, preferimos pensar que o ser humano é um ser complexo que se compõe, conforme falamos anteriormente, de um mundo biológico (UMWELT), de um mundo dos seres (MITWELT) e de um mundo próprio (EIGENWELT), instâncias essas que se inter-relacionam durante todo o desenvolvimento, de maneira cada vez mais sofisticada e complexa, representando aspectos diferentes da mesma realidade desse "ser-no-mundo". Estabelece-se assim o mundo como parte do homem, no qual ele, após a compreensão do ser (quem eu sou), dos entes (o que é o mundo das coisas e das pessoas) e do ser-no-mundo (quem sou eu nesse mundo), escolhe e executa os projetos dentro de suas reais possibilidades, não delegando ao externo suas possibilidades e realizações (decide quem quer ser, assumindo a responsabilidade e as consequências das próprias decisões).

A partir dessas considerações é que temos, obrigatoriamente, que considerar o desenvolvimento sexual da criança, que, dependendo da escola desenvolvimentista em questão, pode ser visualizado de maneiras diferentes.

Assim, o desenvolvimento do indivíduo em nossa espécie se processa por meio da sua integração (de um ser em desenvolvimento, típico da espécie, de maneira integrada, e com grande influência do aprendizado) com o ambiente, integração essa processada por meio das relações interpessoais estabelecidas, muito mais pelo que o adulto faz do que pelo que ele fala e pela segurança biológica e afetiva (tem que se sentir seguro) da criança, segurança essa dependente dos parâmetros que lhe são apresentados e definidos por esse mundo adulto.

O comportamento humano, inclusive o sexual, é dependente de mecanismos de controle ligados ao sistema nervoso central, que, no caso da sexualidade, já descrevemos em tópico anterior; de mecanismos cognitivos gerais, programados por meio de aprendizado e do ambiente (assim, o que lhe é apresentado pelos familiares é de suma importância); e de mecanismos de controle ligados à linguagem e a processos simbólicos (estabelecidos com base em suas vivências que vão enriquecendo e se tornando cada vez mais complexas, principalmente a partir da aquisição de pensamento formal). Desse modo, são envolvidas duas funções básicas para pensarmos esse desenvolvimento: Inteligência e Afetividade.

Conforme falamos, diferentes são as propostas de desenvolvimento que podem ser observadas naquilo que se refere à criança. Considerando somente a questão do comportamento expresso, temos que entre zero e 2 anos podemos observar o exercício dos reflexos biológicos a partir de uma inteligência sem pensamento ou representação, sem linguagem e sem conceitos, eminentemente prática. As construções efetuam-se apoiadas em percepções e movimentos com uma conduta sexual predominantemente ligada à exploração corporal. Inteligência sem pensamento, com expressão que passa, gradualmente, de reflexa para interações cada vez mais complexas que desembocam na função semiótica.

Entre os 2 e os 3 anos e meio de idade dá-se o aparecimento da função simbólica e da representação, e assim a criança, ao redor dos 2 anos, aprende as palavras menino-menina reconhecendo o próprio sexo mas não identificando corretamente o dos outros ao redor dos 2 anos e meio. Aos 3 anos reconhece o sexo do outro com base em características físicas, e aos 4 anos classifica o sexo por critério gerais. Entre 4 e 5 anos e meio observamos o egocentrismo com realismo moral, sem a noção de transformação e raciocínio por configurações, e aos 5 anos a criança já percebe as diferenças sexuais entre adultos e crianças no que se refere a tamanho e forma, embora haja ausência de checagem de realidade e presença de um pensamento dereístico e pré-operatório.

Entre 5 anos e meio e 8 anos observamos a presença de regulações representativas articuladas com a percepção de diferenças sexuais entre adultos quanto a tamanho e forma. Ao redor dos 6 a 7 anos de idade temos constância no conceito de sexo e estabilidade da identidade sexual, e podemos dizer que a ausência de pensamento abstrato e de capacidade de elaboração de projetos existenciais, de avaliação de possibilidades e de probabilidades, com um pensamento concreto e embasado em dados empíricos, dificulta a estruturação da sexualidade, enquanto comportamento extremamente complexo, da maneira como falamos anteriormente.

Temos, então, os seguintes modelos de desenvolvimento sexual, conforme diferentes escolas de desenvolvimento (Hurtig, 1982), ver Quadro 46.1.

QUADRO 46.1 – Modelos de desenvolvimento sexual.

Teoria/escola	Modelo proposto
Teoria psicanalítica (Freud, 1905, 1923 e 1925)	**Meninos** 1. Amor e desejo pela mãe 2. Medo do pai (castração) 3. Identificação com o pai 4. Identidade de sexo **Meninas** 1. Amor da mãe 2. Inveja do pênis/desejo pelo pai 3. Medo da perda do amor da mãe 4. Identificação com a mãe 5. Identidade de sexo
Teoria da identificação (Sears, 1965; Mussen, 1969)	1. Medo da perda do amor dos pais do mesmo sexo e desejo de poder em conformidade com as normas 2. Identificação com o genitor do mesmo sexo: como defesa e desenvolvimento (gratificante) 3. Imitação dos papéis do genitor do mesmo sexo 4. Identidade de sexo
Teoria cognitivo-desenvolvimentista (Kholberg, 1966, 1969, 1979)	1. Consciência cognitiva do sexo (gênero) 2. Estereótipos de sexos baseados em atribuições psíquicas 3. Constância de gênero/identidade de sexo 4. Imitação de modelos do mesmo sexo ("bons modelos") 5. Desejo de conformidade ao genitor do mesmo sexo (poder) 6. Ligação com o genitor do mesmo sexo
Teoria da aprendizagem social (Bandura, 1963; Mischel, 1966, 1970)	1. Ligação com o genitor do mesmo sexo enquanto agente de recompensa e punição, bem como detenção de poder 2. Imitação do genitor do mesmo sexo 3. Generalização (frequentemente por meio de mediação verbal) 4. Adequação dos papéis de sexo por autorregulação
Aquisição de uma identidade andrógina (Block, 1973)	1. Desenvolvimento de identidade de gênero, afirmação do Eu, expressão do Eu, interesse pelo Eu 2. Extensão do Eu 3. Conformidade ao papel exterior, desenvolvimento dos estereótipos de papel de sexo, bifurcação do papel sexual 4. Exame do Eu com relação ao modelo sexual, comparando aos valores interiores 5. Diferenciação do papel sexual, conflito entre conceitos convencionais de masculino e feminino 6. Aceitação do papel definido individualmente, integração dos aspectos do eu convencionalmente considerados, definição andrógina do papel de sexo
Transcendência dos papéis de sexo e androginia psicológica (Pleck, 1975)	1. Conceito do papel sexual amorfo e desorganizado, confusão sobre o gênero 2. Aprendizagem das regras de diferenciação do papel sexual e procura para si e os outros conforme as regras. Rigidez e intolerância ao desvio em contraposição às normas 3. Transcendência das normas e limites do papel sexual e desenvolvimento da androginia psicológica em função dos desejos interiores e temperamento
Transcendência do papel sexual (Hefnier, 1975; Rebecca, 1976)	1. Papéis de sexo indiferenciados: concepção indiferenciada dos comportamentos e ausência de consciência das normas culturais. Diferenciação progressiva dos valores parentais. Dicotomia homem/mulher associada a grande/pequeno 2. Papéis sexuais polarizados. Adoção da percepção e comportamentos convenientes, assegurados pela socialização e aceitos pela criança. Crises forçam a se valer do conhecimento dos dois polos. Conflito com valores sociais 3. Expressão comportamental em função de situações e não de normas. Transcendência dos estereótipos e reorganização pessoal
Mediação bissexual (David, 1975)	1. Identidade sexual nuclear, matriz de identificações posteriores, às vezes bissexuais ou específicas, na indiferenciação pré-objetal 2. Diferenciação objetal: distinção masculinidade/feminilidade. Ambivalência e identificações. Adoção dos papéis sexuais convencionais 3. Resolução do complexo de Édipo, estabilização e integração das identificações, reconhecimento de uma identidade psicossexual. Bissexualidade mediada e organizada pela consciência 4. Mediação bissexual variável ao infinito, equilíbrio dinâmico tensionado entre dois polos, dando acesso à alteridade

Fonte: Hurtig, 1982.

Aspectos sociais

Qualquer comportamento que implique uma vantagem evolutiva é reforçado pela seleção de determinantes genéticos de tal comportamento. Essa característica, denominada Efeito Baldwin, determina o fato de que "o comportamento é o marca-passo da evolução" e, por isso, tem um significado importante quando consideramos a espécie e não somente grupamentos específicos dentro dela.

Consequentemente, não podemos desconsiderar que o comportamento sexual não foge a essa regra. Embora a pós-modernidade, com o desenvolvimento tecnológico, tenha alterado operacionalmente as possibilidades reprodutivas da espécie, alguns comportamentos têm que ser considerados características suas. Desse modo, o investimento parental é consequência marcante da imaturidade do filhote humano, comparativamente com filhotes de primatas não humanos, considerando a baixa eficiência reprodutiva da espécie. Assim, o cuidado paternal é raro entre mamíferos (9% a 10% dos gêneros), constituindo-se em um dos principais fatores que determinam o acasalamento e relacionando-se fortemente com o papel sexual. Pode, assim, ser considerado relacionado à monogamia.

Desse modo, para pensarmos o comportamento sexual como suas características sociais, temos que remontar ao Paleolítico (aproximadamente até 10000 a.C.), no qual podemos observar o homem nômade, caçador e coletor.

No Neolítico (entre 10000 e 4000 a.C.) esse homem se fixa, deixando de ser nômade, dando-se a revolução agrícola.

Se pensarmos a sexualidade nesse momento, podemos imaginá-la como aquilo que os antropólogos culturais denominam promiscuidade primitiva, na qual a regulamentação da sexualidade é inexistente, passando para aquilo que Morgan (*apud* Engels, 1974) define como família punaluana, com a possibilidade de relacionamentos sexuais horizontais (entre irmãos) e já se estabelecendo o tabu dos relacionamentos sexuais verticais entre pais e filhos.

Em aproximadamente 5000 a.C. o homem passa a trabalhar metais, e entre 4000 a.C. e 476 d.C. estabelecem-se as antigas civilizações que culminam com a queda do Império Romano do Ocidente. Caracteriza-se aí aquilo que denominamos Antiguidade. Ao redor do ano 3000 a.C. iniciou-se a Medicina egípcia e ao redor de 500 a.C. a medicina grega, com sua regulamentação e os princípios da ética. No século I, o advento do Cristianismo.

O modelo de regulamentação sexual passa pela chamada família sindiásmica, com vínculos frouxos e sem a possessividade do homem sobre a mulher, com a não exclusividade sexual, até se chegar à família monogâmica tal como a conhecemos, característica da família ateniense, com a exclusão da mulher e a transmissão de bens via paterna (Engels, 1974).

Entre 476 e 1453 d.C., período compreendido entre a queda do Império Romano do Ocidente e a do Oriente (queda de Constantinopla), temos o que denominamos vulgarmente Idade Média. Nela, a partir do Concílio de Niceia, regulamenta-se a sexualidade com a institucionalização do casamento realizado a partir do consentimento e da benção cristã. A Idade dita Moderna compreende o período entre 1453 e 1789 e se caracteriza pelo Renascimento e pela diminuição da influência da Igreja, enquanto o seu final, a Revolução Francesa, passa a questionar as normas rígidas cristãs naquilo que se refere à regulamentação da sexualidade, já a partir do século XVII, com o advento dos enciclopedistas e do Iluminismo. O advento da Idade Contemporânea, que, teoricamente, irá daí até os nossos dias, trará, durante o século XIX, a Revolução Industrial, tendo a mulher como "mão de obra barata" e transformando-se a conduta sexual em uma conduta cada vez mais livre e, por que não dizer, líquida. Assim, temos na década de 1920 o surrealismo e a *belle époque*; nas décadas de 1940 e 1950, em um movimento pendular, a repressão de costumes e o *macarthismo*, seguido, na década de 1960, pelos movimentos de jovens, pela pílula anticoncepcional, pelo movimento feminista, pela liberação sexual e pela "dessublimação repressiva" (Marcuse, 2015), com o início das teorizações sobre o que seria uma pós-modernidade. A década de 1970 aportará os movimentos de igualdade, com a década de 1980 trazendo a Aids, a década de 1990 o movimento *gay* e o "Viagra". Esse é o período que pode ser caracterizado como pós-modernismo dentro de um contexto puramente teórico.

A década de 1980 traz uma visão de sexualidade como fator de consumo com a banalização e a vulgarização do sexo, fato que se iniciará, principalmente após os anos de 1970 do século XX, estruturando algo que denominamos pós-modernismo aplicado e que apresenta certas características que conduzem, quase necessariamente, a outro tipo de pensamento. Este, após o gradual descrédito do modelo marxista, religião acadêmica quase secular e substituta do modelo cristão no Ocidente, teve que procurar outros fundamentos teóricos para seu raciocínio a fim de que uma postura ética fosse preservada, com o agravante de que a mídia passou a vulgarizar a maior parte das questões vinculadas ao comportamento sexual, banalizando-o ou relativizando-o. O século XXI, principalmente a partir de 2010, traz o que Pluckrose e Lindsay (2021) denominam pós-modernismo reificado, que traz em seu bojo o "politicamente correto" juntamente com a "Ideologia de Gênero", dois conceitos característicos de sociedades ocidentalizadas, ricas e pouco preocupadas com a subsistência, embora questionadoras com relação a si mesmas e a todo o processo de desenvolvimento que as originou.

Essa característica de uma sociedade pós-moderna, em contraposição a outra, "dita" moderna, é bem elaborada e esquematizada por Ihab Hassan (*apud* Harvey, 2006), conforme Quadro 46.2.

Características da conduta sexual na pós-modernidade

É dentro dessas características e desse contexto que temos que pensar a conduta sexual hoje, uma vez que, à medida que os grupos sociais se sofisticam, com a possibilidade de simbolizar e atribuir significados cada vez mais personificados, fragmentados e individualizados, podemos dizer que o comportamento sexual torna-se mais complexo a ponto de termos que caracterizá-lo de modo cada vez mais fragmentário, modo esse fundamentado nessas concepções teóricas apresentadas anteriormente e que, sem o conhecimento, tornam a compreensão do fenômeno extremamente superficial.

QUADRO 46.2 – Características diferenciais entre modernismo e pós-modernismo.

Modernismo	Pós-modernismo
Romantismo/simbolismo	Parafísica/dadaísmo (*non sense* ou a falta de sentido que pode ter a linguagem)
Forma (conjuntiva, fechada)	Antiforma (disjuntiva, aberta)
Proposta	Jogo
Design	Chance
Hierarquia	Anarquia
Domínio/conhecimento	Exaustão/silêncio
Arte-objeto/trabalho finalizado	Processo/*performance*/*happening*
Distanciamento	Participação
Criação/totalidade/síntese	Desconstrução/destruição/antítese
Presença	Ausência
Centramento	Dispersão
Gênero/limite	Texto/intertexto
Semântica	Retórica
Paradigma	Sintagma (sequência hierarquizada de elementos linguísticos, que compõem uma unidade na sentença)
Hipostasia (refere-se à natureza de algo, ou a uma instância em particular daquela natureza)	Parataxe (uso preferencial, em linguagem falada ou escrita, de frases curtas e simples, normalmente sem conjunções coordenativas ou subordinativas)
Metáfora (figura de linguagem que produz sentidos figurados por meio de comparações)	Metonímia (emprego de uma palavra fora de seu contexto semântico normal)
Seleção	Combinação
Raiz/profundidade	Rizoma/superfície (problematizar quaisquer formas que delimitem e enquadrem um raciocínio na lógica de uma origem)
Interpretação/leitura	Contrainterpretação/leitura errada
Significado	Significante
Legível (*readerly*) (regras – Barthes)	Escritor (*scriptible*) (não regras)
Narrativa/grande história	Antinarrativa/pequena história
Código-mestre	Idioleto (padrões de escolha de palavras e gramática, ou palavras, frases ou metáforas que são únicas desse indivíduo)
Sintoma	Desejo
Tipo	Mutante
Genital/fálico	Polimorfo/andrógino
Paranoia	Esquizofrenia
Origem/causa	Diferença-diferença/traço
Deus pai	Espírito Santo
Metafísica	Ironia
Determinação	Indeterminação
Transcendência	Imanência

Fonte: Harvey, 2006.

Isso porque a negação do modelo científico como fonte do conhecimento da realidade, influenciado pelos novos conceitos que se fazem presentes, passa a desconsiderar a base biológica do humano, pensando a identidade sexual e a orientação sexual como componentes independentes, embora essas dimensões habitualmente coexistam harmonicamente com o sexo genital, o que nem sempre ocorre. Desse modo, nesta pós-modernidade passamos a dividir essa identidade sexual pessoal em:

a) *Sexo biológico*: determinado ao nascimento (cariótipo XX, XY), imutável e caracterizando os aspectos biológicos anteriormente descritos.
b) *Sex typing*: processo pelo qual o indivíduo desenvolve atributos definidos como apropriados para seu sexo em sua cultura (Mussen, 1969), características essas impossíveis de serem ignoradas uma vez que somos animais gregários.
c) *Papel sexual*: produto da tipificação sexual, designa o conjunto de papéis sexuais produzidos pela tipificação em uma cultura e que favorecem (ou não) a adaptação individual dentro dessa mesma cultura.
d) *Estereótipos*: correspondem a um conjunto de condutas, atributos e atitudes associados ao conceito de masculino e feminino em determinada cultura e cuja mudança depende da alteração de hábitos sociais muito mais do que de determinações legais ou ordens estabelecidas hierarquicamente.
e) *Normas sexuais*: conjuntos de condutas, atributos e atitudes associados aos conceitos de masculino e feminino em dada cultura, uma vez que, na condição de animais gregários, estabelecemos regras destinadas à sobrevivência em grupo da mesma maneira que outras espécies animais.
f) *Standards* sexuais: características aprovadas culturalmente para homens e mulheres (Kagan, 1964).

Entretanto, conforme podemos observar no tópico referente ao desenvolvimento da sexualidade, mesmo nas teorias mais modernas a Identidade Sexual aparece como organizadora e integradora da pessoa em seus aspectos biológicos, cognitivos, afetivos e sociais, uma vez que representa a síntese das forças biológicas e culturais, mediatizadas pelas funções cognitivas e pelas funções do Ego e constituindo-se em um organizador privilegiado da pessoa.

Muitas das questões com as quais nos defrontamos decorrem da relação entre as representações mentais e o comportamento, e englobarão:

1. *Consciência de pertencimento*: o indivíduo deve conhecer o gênero ao qual pertence, fato esse dependente da própria Consciência do Eu jasperiana, segundo a qual sei quem sou, sei que meu corpo se altera com o passar do tempo sem que eu perca minha identidade, sei que tenho uma atividade própria e pessoal, e, além disso, sou um ser único e totalmente diferente daqueles que me rodeiam.

2. *Tipicidade de gênero*: corresponde ao grau de consciência quanto às características do próprio gênero similarmente "às de outras de indivíduos do mesmo gênero", o que caracteriza um juízo de realidade estabelecido a partir do desenvolvimento cognitivo, que permite que se "cheque" aquilo que é apresentado com base no questionamento sensorial, na argumentação embasada em dados mnêmicos e, finalmente, com base em uma intersubjetividade que permite estabelecer o que é real e o que não é, saindo de um pensamento egocêntrico para um pensamento intersubjetivo. Podemos dizer que, de certa maneira, reflete-se naquilo que denominamos "consciência de Realidade". Definida a partir do advento de pensamento concreto, até por similitude, estabelecem-se testes de realidade dada intersubjetivamente que vão caracterizar o que denominamos "Consciência de Realidade". Sei o que os outros acham que sou. Todo esse mecanismo se torna de difícil aceitação, uma vez que para as teorias sociais pós-modernas a realidade é inacessível ao conhecimento objetivo e os argumentos, quer empíricos quer decorrentes de uma análise lógica, devem ser desconsiderados, posto que o conhecimento é criticado, problematizado e depreciado privilegiando-se maneiras alternativas de pensamento derivadas de um conhecimento proveniente da experiência vivida por determinados grupos específicos (Pluckrose; Lindsay, 2021).

3. *Contentamento com o gênero*: consiste no grau de satisfação com o próprio gênero. Tem-se que pensar que, em uma vida autêntica, o indivíduo se conforma à sua situação de modo emancipador, embora sem transcender o ambiente, uma vez que o Alter Ego se constitui em um eu que não se é (inautêntico), não se constituindo somente de um pensar (Dartigues, 1992). Isso porque, para existirmos de maneira autêntica, temos que nos defrontar com a facticidade, aquele aspecto da existência humana definido pelas situações em que nos encontramos, no qual somos forçados a confrontar as condições contingentes que não dependem das nossas escolhas e que incluem todas aquelas minúcias factuais acerca das quais não se tem controle, como é o caso da data do nascimento, dos nossos pais ou dos limites do ser humano enquanto tal, constituindo-se na base necessária de todas as ações do indivíduo. O fato de não se estar contente com o próprio gênero não deveria, ao menos dentro de um padrão de pensamento psicopatológico, impedir que esse alguém soubesse quem, realmente, é ou como é visto intersubjetivamente. Essa questão se constitui no real problema dentro de determinadas categorias psicopatológicas. Isso porque, considerando o meio social circundante, pode haver uma pressão que corresponde à percepção do indivíduo de si mesmo ou de outrem para que aceite as normas do próprio grupo, constituindo-se em um comportamento que podemos denominar discriminatório por parte desse grupo social envolvido. Do mesmo modo, pode haver um prejuízo intergrupo, que corresponde, por convenção, ao fato de que um gênero ou grupo específico é superior a outro, caracterizando assim o que podemos chamar de estigma (Dèttore, 2018).

Considerando essas características tem-se que perceber que o mundo, mesmo aquele individual e característico, recebe sentido não de um único Eu mas da pluralidade de consciências que se realiza através dos encontros e dos intercâmbios através do qual acede à objetividade, o mesmo mundo no qual todas as consciências participam (não se constituindo em um mundo em-si mas em um mundo para-si). Dessa maneira o mundo não é subjetivo e sim intersubjetivo, não sendo nem a minha representação nem o meu desejo, mas a nossa representação que se constitui enquanto um intermundo (Dartigues, 1992).

Desse modo, embora desagradável, existe sempre, e em qualquer momento histórico ou sociedade específica, uma pressão percebida e decorrente das próprias regulamentações sociais características de animais gregários que atuam sobre a percepção do indivíduo sobre si mesmo ou sobre outrem para que aceite as normas do próprio grupo o que ocasiona um prejuízo intergrupo decorrente da convenção de que um gênero ou grupo específico seja superior a outro (Dèttore, 2018).

Assim, temos, nesta pós-modernidade, um problema contemporâneo sério que nos conduz à questão do que estamos querendo e, principalmente, se, com relação à sexualidade, estamos discutindo quadros médicos, direitos ou ética. Ao pensarmos a Teoria Pós-Moderna, temos então "a crença de que o rigor e a integridade resultam, não de um bom ceticismo, metodologia e evidência, mas de 'pontos de vista' baseados em identidades e de 'múltiplas maneiras' de saber. Que tal abordagem tenda a não funcionar (sob o ponto de vista de uma argumentação teórica[1]) é considerado irrelevante porque é julgada a mais justa" (Pluckrose; Lindsay, 2021).

Uma das possibilidades teóricas dessa pós-modernidade é o pós-humanismo, como sinônimo de transumanismo, designando um estado em que a espécie humana seria capaz de superar suas limitações intelectuais e físicas por meio do controle tecnológico de sua própria evolução biológica. Ele é bem característico deste momento histórico e social, posto que evoluiu de mãos dadas com o progresso tecnológico, observando-se um primeiro movimento manifesto por extensões do próprio corpo, extensões essas representadas pelas redes sociais, *smartphones* etc., todas já totalmente incorporadas ao nosso cotidiano.

Um segundo movimento se dispõe a alterar a aparência do corpo por meio de técnicas de *body building* e *body modification*, propondo que se seja o que se quer mais do que aquilo que se é, não de modo a transcender a si mesmo, mas de modo a, inautenticamente, tentar ser o que não se é. Dentro dessa perspectiva, podemos considerar algumas das dificuldades na conduta sexual neste momento histórico.

Finalmente, um terceiro movimento propõe, a partir de implantes ou próteses, a correção ou ampliação de funções orgânicas (Santaella, 2010) o que nos conduz, mais do que a questões vinculadas aos conceitos de normalidade, a aspectos éticos difíceis de serem considerados de maneira superficial, principalmente quando consideramos a temática aqui abordada, referida a crianças e adolescentes.

Temos, nelas, que tentar identificar os fatores que interferem na sua experiência de vida, sejam eles biológicos (fatores cerebrais: bioquímicos e fisiológicos), cognitivos (uma vez que o desenvolvimento cognitivo matiza o vivenciar das situações, repercutindo em diferentes áreas do desenvolvimento, inclusive do desenvolvimento moral) ou familiares (que determinarão maior ou menor vulnerabilidade diante de um ambiente social maior, uma vez que serão os responsáveis pelo desenvolvimento de maior ou menor resiliência da criança e do adolescente).

Exatamente por essas questões é que o desenvolvimento infantil não é (nem deve ser) ideológica ou politicamente correto, uma vez que não tem nada a ver com mudanças sociais nem com padrões puramente valorativos e morais, mas sim com características da própria espécie, que, em confluência com os dados do ambiente (não só familiar como de todo ambiente que circunda a criança e estabelece sua intersubjetividade), construirão esse novo ser, que se refletirá em suas condutas e em sua adaptação futura, bem como em sua resistência à frustração e aos limites. Isso porque pensar que "cada um é aquilo que quer ser" significa ignorar as limitações inevitáveis do existir humano – a facticidade heideggeriana.

Alterações da conduta sexual na infância e na adolescência

Comportamentos sexuais na criança são frequentes, ocorrendo entre 42% e 73% até os 13 anos de idade, embora possam ser modificados por diversos fatores do desenvolvimento normal, estressores ou mudanças familiares e pelo acesso a material de cunho sexual (Kellog, 2010). Esse acesso é obtido principalmente por meio da televisão e da música, que apresentam, em média, oito atos sexuais por hora, taxa aumentada significativamente a partir dos anos 1970 (Brown, 2002). Entretanto, o surgimento de alterações de conduta sexual na criança e no adolescente deve ser bem avaliado, uma vez que podem envolver problemas relacionados a abuso, alterações no desenvolvimento e outras questões psicopatológicas.

Temos ainda que considerar que os habitualmente chamados "jogos sexuais" ou "comportamentos sexualizados" correspondem, no mais das vezes, a comportamentos observados no decorrer do processo de desenvolvimento e que, habitualmente, não se associam a quadros de maior gravidade. Em contrapartida, comportamentos referidos como inadaptados por serem associados a prejuízo próprio ou de outrem, bem como potencialmente de risco físico ou psicológico, devem ser cuidadosamente considerados.

Para que possamos pensar em comportamentos tidos como inadaptados ou com risco de prejuízo próprio ou de outrem, temos que considerar anteriormente aqueles que fazem parte do desenvolvimento normal (Kellogg, 2010), ver Quadro 46.3.

Podemos detalhar melhor esses comportamentos se pensarmos somente na questão do desenvolvimento psicológico da criança (Bernard; Trouvé, 1977).

Condutas do tipo "fetichista", com ligação preferencial a certos objetos, correspondem, na criança, a um investimento libidinal que auxilia o enfrentamento da angústia de separação do cuidador. Desse modo, começa a ser motivo de preocupação e de observação somente a partir da adolescência.

Condutas exibicionistas ou "voyeuristas" são frequentes na infância como comportamentos exploratórios do próprio corpo e do corpo do outro e ligados a esquemas de prazer muito próximos daqueles prazeres orais com conservação e contemplação, a distância do objeto de desejo. Podem ou não ser acompanhadas de masturbação, embora, em nossa cultura, quase sempre envolvam sentimentos de pudor ou de vergonha com ansiedade em função das interdições ambientais.

Entretanto, a visão teórica subjacente à análise do sintoma observado é importante, uma vez que, se consideramos a descoberta da sexualidade infantil processada por Freud, consideraremos também as antigamente chamadas perversões, como fixação das condutas sexuais nos estados infantis do desenvolvimento da personalidade, ocasionando condutas denominadas regressivas e passíveis de cuidado (Lanteri-Laura, 1994).

---

[1] Os parênteses são do autor deste texto e não da citação em questão.

QUADRO 46.3 – Comportamentos que fazem parte do desenvolvimento normal.

Idade (anos)	Gênero	Comportamento
2 a 5 anos	Menino	• 25% a 60%: toca os próprios genitais em casa, toca os seios, fica muito perto de outras pessoas quando nuas, toca os genitais em público • 15% a 20%: muito interessado no sexo oposto, masturba-se manualmente, abraça adultos que não conhece muito, mostra a área anogenital para adultos
	Menina	• 25% a 44%: toca a área anogenital quando em casa, toca os seios, tenta olhar as pessoas quando estão nuas, fica muito perto de outras pessoas • 10% a 16%: masturba-se com as mãos, muito interessada no sexo oposto, toca a área anogenital em público, mostra a área anogenital para adultos, abraça adultos que não conhece bem, fica chateada quando adultos se beijam, veste-se como o sexo oposto
6 a 9 anos	Menino	• 14% a 40%: toca os genitais em casa, tenta olhar as pessoas quando estão nuas, fica muito perto das pessoas, toca os seios, toca os genitais em público • 8,5% a 13%: muito interessado no sexo oposto, masturba-se com as mãos, tenta ver figuras de pessoas nuas, fala sobre atos sexuais
	Menina	• 15% a 21%: toca a área anogenital em casa, tenta olhar as pessoas quando estão nuas, fica muito perto de outras pessoas, toca os seios, conhece mais sobre sexo • 8% a 14%: interesse grande no sexo oposto, tenta olhar figuras de pessoas nuas, veste-se como o sexo oposto, que ver cenas de nudez na TV
10 a 12 anos	Menino	• 9% a 24%: muito interessado no sexo oposto, que olha cenas de nudez na TV, conhece muito sobre sexo, tenta olhar figuras de pessoas nuas, toca a área anogenital em casa • 6% a 8%: fica muito perto de outras pessoas, tenta olhar as pessoas quando nuas
	Menina	• 15% a 29%: muito interessada no sexo oposto, conhece muito sobre sexo, fica muito perto de outras pessoas, quer ver cenas de nudez na TV, toca a área anogenital em casa • 5% a 9%: fala sobre atos sexuais, veste-se como o sexo oposto, masturba-se com as mãos, fica chateada quando adultos se beijam, tenta olhar as pessoas nuas, fala sedutoramente

Fonte: Kellogg, 2010.

Quando pensamos em verdadeiras alterações na conduta sexual na infância e na adolescência, essas, habitualmente, envolvem a presença de outras pessoas e começam a ocorrer em idades precoces, ocasionando problemas para a própria criança ou preocupação frequente para os adultos responsáveis.

Exemplos das alterações de conduta sexual mais frequentemente observadas na infância e na adolescência podem ser observados no Quadro 46.4 (Kellogg, 2010).

QUADRO 46.4 – Alterações de conduta sexual observadas na infância e na adolescência.

Tipos de comportamento	Exemplos
Solitários	1. Condutas que ocasionam *social distress*, ansiedade ou dor física 2. Penetração repetida de ânus ou vagina com dedo ou objetos 3. Comportamentos persistentes com a criança se distraindo ou se irritando diante de sua presença 4. A grande variedade de comportamentos apresentados diariamente
Envolvendo outras pessoas	1. Comportamentos sexuais envolvendo crianças com quatro, ou mais, anos de diferença de idade 2. A criança coage outra a participar de condutas sexuais 3. Pergunta a adulto sobre *performance* em atos sexuais específicos

Fonte: Kellogg, 2010.

Esses comportamentos podem ser associados a diferentes quadros psicopatológicos. No Retardo Mental (ou Deficiência Intelectual) a expressão da conduta será variada conforme o nível de comprometimento intelectual observado. Assim, nos que apresentam uma deficiência grave (aproximadamente $20 < QI < 36$), essa conduta mostra-se indiferenciada de uma simples gratificação sensorial focada na estimulação corporal que pode ocasionar toques genitais em si mesmo ou em outrem. A possibilidade de relações interpessoais do tipo ligações afetivas é habitualmente impossível, assim como é impossível estabelecer relacionamentos com convivência específica e duradoura.

Nos Retardos Mentais (ou Deficiência Intelectual) Moderados (aproximadamente $36 < QI < 50$) observamos masturbação solitária com frustração e, muitas vezes, irritabilidade quando interrompida, com a possibilidade de se observar o estabelecimento de relacionamentos interpessoais não específicos com convivência específica e duradoura difícil e pouco provável. Relacionamentos homo e heterossexuais podem ocorrer, não somente em função de questões de gênero, mas, principalmente, de modo ocasional por oportunidades ou convivência diminuída com indivíduos do sexo oposto.

Finalmente, considerando o Retardo Mental (ou Deficiência Intelectual) Leve ($50 < QI < 70$, aproximadamente), podemos observar uma conduta sexual caracterizada por masturbação mútua com sua frustração ocasionando, eventualmente, irritabilidade e a presença de comportamentos agressivos. A expressão sexual costuma ser direta no homem e indireta na mulher (em função do próprio modelo educacional e dos papéis sociais), com o aparecimento de atitudes de sedução que podem ocasionar episódios de passividade e prostituição. Assim, embora com a possibilidade de relacionamentos interpessoais, existe o risco de abuso e exploração por outrem. Discute-se a possibilidade de convivência específica e duradoura em possíveis relacionamentos, hétero ou homossexuais, com a possibilidade de matrimônio tendo que ser individualizada caso a caso, havendo necessidade de sistemas de suporte tanto para o próprio relacionamento quanto para a criação de eventual prole e podendo-se observar fracasso frequente nos casamentos.

Indivíduos com transtornos do espectro do autismo têm, como todos os demais, desejos sexuais, embora os compreendam menos. Como eles vivem de maneira diferente as relações sociais, sua percepção das relações de conteúdo sexual é problemática, uma vez que seus órgãos sexuais são somente mais uma parte do corpo, sem os conteúdos significativos que lhes atribuímos (Rosseti, 2016).

Observam-se, assim, índices baixos de interesse sexual, apresentados de maneira bastante primitiva e sem manifestações ligadas ao relacionamento social e que implicam os significados e a percepção do outro (Rosseti, 2016). Fica difícil o próprio termo "fazer amor", que, se tomado em sentido literal, é incompreensível, da mesma maneira que as transformações corporais que trazem à tona o que sucederá a seguir ou quando essas transformações cessarão (Peeters, 1996).

Algumas pessoas autistas, com maior grau de comprometimento (nível 3), permanecem em um estádio de desenvolvimento sensório-motor e, consequentemente, não demonstram quase nenhum interesse do ponto de vista sexual, uma vez que seu impulso é pouco desenvolvido (Jordan; Powell, 1995). Pode-se, mesmo assim, observar comportamentos ritualizados e autoestimulatórios, que aumentam quando o indivíduo se encontra ansioso, do mesmo modo que sua proximidade física inadequada e sem crítica pode ocasionar desconforto no ambiente (Trevarthen et al., 1996).

Naqueles com comprometimento moderado (nível 2), podemos observar a presença de masturbação, compreensível dentro das necessidades fisiológicas desses indivíduos biologicamente normais, bem como jogos homo e heterossexuais, com conteúdo de curiosidade e exploração sexual, sem, no entanto, seleção de parceiros ou mesmo de gênero sexual. Jordan e Powell (1995) referem que um grupo mostra interesse sexual, embora não consiga demonstrar claramente suas necessidades, sendo preciso que alguém o ensine a expressá-las, com respeito às regras da privacidade e da sociabilidade, inclusive ensinando-o a esperar quando as condições são menos favoráveis socialmente. A masturbação pode advir como comportamento repetitivo, que proporciona descontração na falta de outras possibilidades, mas sem a percepção muito clara das convenções envolvidas, uma vez que há dificuldade na percepção das normas sociais (Peeters, 1996).

Naqueles indivíduos com comprometimento leve (nível 1) encontramos condutas caracterizadas por masturbação, auto e heterossexualidade com o estabelecimento de relacionamentos interpessoais diferenciados e escolha de parceiros específicos quanto a sexo e características pessoais. Podem-se estabelecer relacionamentos que, embora com grande dificuldade para se manterem estáveis (uma vez que as estratégias cognitivas são de fundamental importância para essa estabilidade), são viáveis em sua ocorrência. É possível, assim, encontrarem interesses quanto à vida sexual propriamente dita, embora esses, muitas vezes, sejam somente a expressão de um desejo de tentarem se mostrar, comportamentalmente, semelhantes aos outros (Jordan; Powell, 1995), na forma de um "comportamento-eco" (Peeters, 1996). Isso porque o desenvolvimento de relacionamentos de tipo afetivo pode nunca ocorrer, mesmo que os ensinemos, e eles aprendam, as regras de convívio social. Embora possam ser percebidas as diferenças entre seu corpo e outro, a compreensão das condutas que tais diferenças demandam pode não ser percebida, e, em consequência, condutas inadequadas podem surgir.

Cita-se também, em indivíduos do grupo dos transtornos do espectro autista, inibição sexual que pode estar associada a disfunções sexuais (Turner et al., 2019), assim como hipersexualidade e comportamentos e condutas parafílicos, como fetichismo e voyeurismo (Schottle, 2017), sexualidade voltada para objetos associadas a sinestesia (Simner et al., 2019) e fantasias sexuais de caráter agressivo (Kolta; Rossi, 2018).

O aumento do impulso erótico, com surgimento de condutas masturbatórias ou mesmo sexuais, sem crítica e exageradas em intensidade e frequência, pode ser encontrado em quadros psicóticos, quer sejam psicoses agudas, quer sejam quadros esquizofrênicos com erotomania (Bernard; Trouvé, 1977), quer sejam quadros decorrentes de lesões frontais.

A hipersexualidade também é descrita em transtornos bipolares, principalmente em pré-escolares (Reddy, 1997), embora atitudes que demonstrem conhecimento sobre sexo sejam comuns também em crianças pequenas vítimas de abuso sexual, mais que um comportamento sexual inadequado (Brillesslijper-Kater et al., 2004). A exploração sexual na infância pode ocasionar o desenvolvimento de uma visão sexualmente degradada de si mesma (Van Brunschot; Brannigan, 2002).

Os quadros ansiosos também interferem nas condutas sexuais, não somente nos adultos como nas crianças e adolescentes, uma vez que são acompanhados por sentimentos de culpabilidade e mecanismos de repressão. Do mesmo modo, condutas sexuais, pelos sentimentos de culpabilidade que as acompanham, aumentam os níveis de ansiedade, embora, em algumas ocasiões, possam, principalmente a masturbação, tanto para crianças quanto para adolescentes, servir de mecanismo de escape de tensões.

Os quadros denominados transgêneros ou transtornos de identidade de gênero referem-se a indivíduos que apresentam marcada incongruência entre o gênero assinalado ao nascimento e sua identidade. Chamados de disforia de gênero no DSM-5, com um código específico (302.6), correspondem a um transtorno de identidade que prevê atenção primária e secundária (prevenção e tratamento). Sua prevalência é de cerca de 1,2% (Lewis, 2017), com baixa persistência na adolescência e presença frequente de sintomas externalizantes e internalizantes. Em pré-púberes sugere-se psicoterapia frequente, sem intervenções endócrinas. Somente entre 14 e 16 anos se passa a pensar na utilização de terapêutica com estrógeno e progesterona, e acima de 18 anos é que pode ser considerada a cirurgia (Lewis, 2017; Dèttore, 2018).

A CID-11 (WHO, 2021) considera transtornos parafílicos como caracterizados por padrões persistentes e intensos de excitação sexual atípica, manifestados por pensamentos, fantasias, impulsos ou comportamentos sexuais cujo foco envolve outras pessoas cuja idade ou *status* as torna indispostas ou incapazes de consentir e a partir desses atos, a pessoa mostra-se profundamente angustiada. Transtornos parafílicos podem incluir padrões de excitação envolvendo comportamentos solitários ou indivíduos consentindo apenas quando tais comportamentos estão associados a um sofrimento acentuado que não é simplesmente resultado da rejeição ou temor de rejeição do padrão de excitação por outros ou com risco significativo de lesão ou morte.

Por outro lado, os transtornos de sofrimento e experiência corporal são caracterizados por distúrbios na experiência que a pessoa tem de seu corpo. O transtorno de angústia corporal envolve sintomas corporais que o indivíduo considera angustiantes e aos quais é dirigida atenção excessiva. A disforia de integridade corporal envolve uma perturbação na experiência corporal da pessoa manifestada pelo desejo persistente de ter uma deficiência física específica acompanhada por um desconforto persistente ou por sentimentos intensos de inadequação com relação à configuração corporal atual, sem deficiência.

Desaparece, assim, um quadro específico relativo ao transtorno de identidade de gênero, embora persistam características nas quais podemos enquadrar esse tipo de sintomatologia.

Essa proposta da CID-11 traz modificações importantes com relação à CID-10 quanto à transexualidade, uma vez que tenta compreendê-la não como doença mental, mas propõe o diagnóstico de incongruência de gênero e sugere a retirada do conceito do capítulo Transtornos Mentais e Comportamentais para ser transferido a um novo capítulo, intitulado Transtornos Sexuais e de Saúde Sexual. Isso reduz o estigma dentro do conceito que citamos anteriormente segundo o qual "sexo, gênero e sexualidade são constructos sociais, não porque seja necessariamente verdade, mas porque será mais fácil politizá-los e exigir mudanças" (Pluckrose; Lindsay, 2021). Propõe ainda mudar a denominação de Transtorno de Identidade de Gênero na Infância para Incongruência de Gênero na Infância (pré-púberes) e de Transexualismo para Incongruência de Gênero na Adolescência e Idade Adulta (Púberes). Isso porque "fazer o gênero significa criar diferenças entre meninas e meninos e mulheres e homens, diferenças que não são naturais, essenciais ou biológicas", afirmando-se que esse processo já é alcançado pela socialização e já está bem encaminhado aos 5 anos de idade (Pluckrose; Lindsay, 2021). Tal afirmação não é compatível com nenhuma das teorias de desenvolvimento que apresentamos anteriormente. A nova nomenclatura enfoca o fenômeno da existência da incongruência entre o sexo designado ao nascimento e o gênero expressado e não a disforia, que aponta para um sofrimento emocional causado por essa incongruência. Tal definição passa a ser uma marcada e persistente incongruência entre o gênero expressado e o sexo atribuído. Tudo isso visa excluir o sofrimento ou prejuízo social, compreendido como um sintoma que pode estar acompanhado ou não da incongruência, bem como exige, no critério de tempo, para adolescentes e adultos (púberes), um período de alguns meses com o intuito de facilitar o acesso aos serviços de saúde e de possibilitar a sobreposição com outro transtorno do desenvolvimento sexual (p. ex., síndrome de insensibilidade aos andrógenos ou hiperplasia adrenal congênita) (Soll, 2016). Interessante observar que desaparece a questão biológica e médica, cedendo espaço para considerações eminentemente pragmáticas e sociais com base em pontos de vista bastante específicos.

Gulgoz et al. (2019) referem que crianças transgêneros e cisgêneros não parecem diferir na forma ou razão sobre esse aspecto e que, quando solicitadas a fazer inferências sobre a preferência de uma criança, tanto as transgêneros quanto as cisgêneros se basearam em informações estereotipadas. Além disso, mesmo não tendo preferências alinhadas com seu sexo ao nascer, pensam que os outros têm maior probabilidade de também não terem, o que pode indicar que elas são cientes de que ser transgênero é muito raro ou refletir uma interpretação diferente dos estímulos, acreditando que se avalia a taxa de gênero e não o sexo.

Esse desconhecimento sobre o fenômeno nos obriga a sermos muito cuidadosos quanto a sua manipulação e cuidado, posto que o estabelecimento de um diagnóstico com algum grau de confiabilidade é de fundamental importância em todas essas manifestações comportamentais. A ausência de marcadores biológicos fará com que a valoração da conduta dependa quase exclusivamente da habilidade clínica do examinador, o que, em assunto tão discutível, é atitude de risco.

Independentemente da escolha do modelo de desenvolvimento adotado (a menos que se considere que o desenvolvimento infantil ocorre "em aberto", o que nos colocaria "fora" das demais espécies), a sexualidade (e seu decorrente papel) é uma aquisição gradual que caminha *pari passu* com o crescimento individual da criança (físico e cognitivo), servindo como organizador de sua personalidade. Isso porque tanto a identidade de gênero como a orientação sexual parecem ser influenciadas significativamente por eventos que ocorrem nos períodos precoces do desenvolvimento sob a influência de hormônios esteroides, genes e fatores maternos (Roselli, 2018), ficando algumas incertezas com as quais temos que lidar como médicos e que são bem sumarizadas no Quadro 46.5 (Bewley, 2019).

QUADRO 46.5 – Incertezas frequentes no diagnóstico de transtornos de identidade de gênero.

Incertezas médicas	Resposta
Quais são as causas da disforia de gênero?	As causas da sensação de desconforto com o sexo biológico não são claras, mas provavelmente são multifatoriais e incluem as expectativas da sociedade quanto às regras de gênero
Existem bases biológicas para o conceito de "ter nascido no corpo errado"?	Humanos são sexualmente dismórficos, com raras condições intersexuais, sendo um desenvolvimento anômalo de classes sexuais dismórficas. Não é possível mudar o sexo biológico. Não existe base científica consensual para uma pessoa ter a mente de alguém do sexo oposto ou nascer no corpo errado
Como a criança ou jovem que questiona sua identidade sexual ou de gênero deve ser apoiado?	Questionar é parte normal do crescimento, como é o desconforto durante a puberdade. Os jovens deveriam ser encorajados sobre suas preocupações, uma vez que podem não ter outras pessoas em quem confiar fora dos grupos de iguais
Como é a tomada de decisão compartilhada na ausência de evidências?	Os generalistas devem se sentir confiantes e apoiados para explorar as ligações potenciais entre o questionamento de gênero, emoções e cognições e o contexto cultural. É provável que ocorram diferenças nas. E essas diferenças de opiniões fornecem base para mudanças no posicionamento anterior em quaisquer das partes
Como devemos aconselhar os pacientes sobre os resultados dos tratamentos médicos, dada a escassez de evidências?	Os médicos devem ser abertos e ter clareza sobre o fato de que sabemos pouco sobre o impacto físico (p. ex., fertilidade), emocional e social de futuros relacionamentos íntimos para os atuais mais jovens e grupos de mulheres

Fonte: Bewley, 2019.

Pensar esse fenômeno somente como atribuição social é um pensar sem a menor base biológica, que desconsidera qualquer aquisição de conhecimento prévio sobre o tema em desenvolvimento, não somente no que se refere à sexualidade mas em todas as suas vertentes. Por outro lado, pensá-lo de maneira absoluta, independentemente da cultura e do momento histórico, é raciocinar de maneira pobre e linear.

Referências bibliográficas

1. Almeida OT. Modernidade, pós-modernidade e outras nublosidades. Cultura: Revista de história e teoria das ideias; v.22:46-69, 2006.
2. Bernard P; Trouvé S. Sémiologie psychiatrique. Paris, 1977.
3. Bewley S (eds.). Gender incongruence in children, adolescents, and adults. Brit Journal of General Practice 69(681):170-171, 2019.
4. Brilleslijper-Katwer S; Friedrich WN; Corwin DL. Sexual knowledge and emotional reaction as indicators of sexual abuse in young children: theory and research challenges. Child Abuse & Neglect 28:1007-1017, 2004.
5. Brown JD; Whiterspoon EM. The Mass media and American adolescent health. J Adolesc Health 31(6 suppl):153-170, 2002.
6. Butler J. Problemas de Gênero. Rio de Janeiro: Civilização Brasileira, 2013.
7. Dartigues A. O que é fenomenologia. São Paulo: Moraes, 1992.
8. Déttore D. Trattato di psicologia e psicopatologia del comportamento sessuale. Firenze: Giunti, 2018.
9. Engels F. A origem da família, da propriedade privada e do estado. Rio de Janeiro: Civilização Brasileira, 1977.
10. Feltrineli. Rio de Janeiro: Civilização Brasileira, 1974.
11. Galimberti U. Psichiatria e fenomenologia. Milano: Universale Economica. 2017.
12. Gulgoz S; DeMeules M; Gelman AS et al. Gender essentialism in transgender and cisgender children. PLoS ONE 14(11):e0224321. https://doi.org/10.1371/journal.pone.0224321.
13. Harvey D. The condition of postmodernism. An enquiry into the origins of cultural change (Oxford:Basil Blackwell, 1989), p. 43. *In:* de Almeida OT. Modernidade, pós-modernidade e outras nublosidades. Cultura: Revista de história e teoria das ideias. v.22:46-69, 2006.
14. Hurtig MC. L'élaboration socialisée de la différence des sexes. Enfance, 4:283-302, 1982.
15. Jordan E; Powell S. Understanding and teaching children with autism. New York: Wiley, 1995.
16. Kagan J; Moss HA. Birth to maturity: a study in psychological development. New York: Willey, 1962.
17. Kellogg ND. Sexual Behaviors in children evaluation and management. Am Fam Physician; 82(10):1233-8, 2010.
18. Kolta B; Rossi G. Paraphilic disorder in a male patient with autism spectrum disorder: incidence or coincidence. Cureus. 2018 May 16;10(5):e2639. doi:10.7759/cureus.2639. PMID:30034961; PMCID:PMC6047840.
19. Lanteri-Laura G. Leitura das perversões. Rio de Janeiro: Zahar, 1994.
20. Le Vay S. The sexual brain. Cambridge: MIT Oress, 1993.
21. Marcuse H. O homem unidimensional: estudos da ideologia da sociedade industrial avançada. Tradução de Robespierre O; Deborah CA; Rafael CS. São Paulo: Edipro, 2015.
22. Mussen PH. Early sex-role development. *In:* Goslin DA. Handbook of socialization theory and research. Chicago: Rand McNally. Nouvelle Revue de Pschanalyse; Paris: Galimard; Bissexualité et différence de sexes (7), 1969.
23. Peeters T. L'Autisme: de la compréhénsion à l'intervention. Paris: Dunod, 1996.
24. Pluckrose H; Lindsay J. Teorias cínicas. Barueri: Avis Rara, 2021.
25. Reynolds J. Existencialismo. Rio de Janeiro: Vozes, 2014.
26. Roselli CE. Neurobiology of gender identity and sexual orientation. J Neuroendocrinol 30(7):1-10, 2018.
27. Rosseti M. Inventário de comportamentos sexuais da criança: normatização brasileira e novas evidências de validade. Tese de Doutorado em Psicologia Clínica no Instituto de Psicologia da Universidade de São Paulo, 2016
28. Schöttle D, Briken P; Tüscher O et al. Sexuality in autism: hypersexual and paraphilic behavior in women and men with high-functioning autism spectrum disorder. Dialogues in clinical neuroscience, 19(4), 381-393, 2017.
29. Simner J, Hughes JEA; Sagiv N. Objectum sexuality: a sexual orientation linked with autism and synaesthesia. Sci Rep 9, 19874 (2019). https://doi.org/10.1038/s41598-019-56449-0.
30. Soll BMB. Incongruência de gênero: um estudo comparativo entre os critérios diagnósticos CID-10, CID-11 e DSM-5. Dissertação para obtenção do grau de Mestre apresentada à Universidade Federal do Rio Grande do Sul. Faculdade de Medicina. Programa de Pós-Graduação em Ciências Médicas – Psiquiatria. Porto Alegre, 2016.
31. Trevarthen C; Aitken K; Papoudi D et al. Children with autism: diagnosis and interventions to meet their needs. London: Jessica Kingsley, 1996.
32. Turner D; Briken P; Schöttle D. Sexual dysfunctions and their association with the dual control model of sexual response in men and women with high-functioning autism. J. Clin. Med., 2019,8, 425-439.
33. Van Brunschot EG; Brannigan A. Childhood maltreatment and subsequent conduct disorders. The case of female street prostitution. International Journal of Law and Psychiatry 25:219-234, 2002.
34. WHO. https://icd.who.int/browse11/lm/en#/http%3a%2f%2fid.who.int%2ficd%2fentity%2f794195577. Acessado em 08/09/2021.

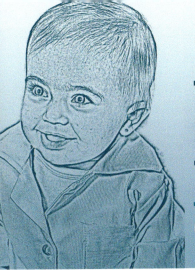

Capítulo 47

Transtornos de Sintomas Somáticos e Transtornos Relacionados

Gustavo Manoel Schier Dória

Apesar dos grandes avanços da ciência que estuda o comportamento, as patologias psiquiátricas ainda precisam ser mais bem esclarecidas em sua etiologia. No tocante aos transtornos de sintomas somáticos, em que existem ligações entre psique e soma, entre o cérebro e a mente, permanece um grande desafio. Embora apresentem características de disfunções fisiológicas e psicológicas, os transtornos de sintomas somáticos estão em várias doenças de um *continuum* orgânico funcional.

Tanto os problemas psicológicos quanto os transtornos psiquiátricos (principalmente os depressivos e ansiosos) podem vir acompanhados de sintomas somáticos, sendo esse um dos meios pelos quais a criança consegue comunicar seu sofrimento.

Os sintomas somáticos podem trazer comprometimento funcional, e os pais terão um papel importante no atendimento dessas manifestações. Aqueles que entendem que a somatização é uma comunicação dos aspectos emocionais, o que a criança não está conseguindo colocar em palavras, poderão acolher o sofrimento e ajudar a criança a buscar uma solução, instrumentalizando seu filho dessa forma.

Observa-se que no DSM-IV a ênfase ficava nos sintomas clinicamente inexplicáveis, reforçando a dicotomia mente-corpo. No DSM-5, a presença de um diagnóstico médico não exclui a possibilidade de um transtorno mental comórbido, incluindo um transtorno de sintomas somáticos e transtornos relacionados, causando mal-estar nos pacientes ao sugerir que os sintomas não fossem "reais".

No DSM-IV foram descritos os transtornos somatoformes, nos quais há evidências mínimas para uma doença orgânica, e a criança e/ou o adolescente não estão tão preocupados como se poderia esperar, porque a doença está apoiada e reforçada pelas necessidades emocionais. Portanto, o aparecimento dos sintomas físicos da criança é a busca de "uma solução" para o conflito emocional. Além disso, muitas crianças apresentam, com transtornos psiquiátricos, também múltiplos sintomas físicos, incluindo dor de cabeça, intolerância a alimentos, dor abdominal, náusea e tonturas.

As características comuns dos transtornos somatoformes, descritas no DSM-IV, são a presença de sintomas físicos que sugerem uma condição médica geral, porém não são completamente explicados por uma condição médica geral, pelos efeitos de uma substância ou por outro transtorno mental (p. ex.,

transtorno de pânico). Os sintomas devem causar sofrimento clinicamente significativo ou prejuízo no funcionamento social ou ocupacional ou em outras áreas importantes.

Entretanto, no DSM-5 os sintomas clinicamente inexplicáveis continuam a ser um aspecto-chave no transtorno conversivo e na pseudociese (outro transtorno de sintomas somáticos e transtorno relacionado especificado) porque é possível demonstrar, de maneira definitiva em tais transtornos, que os sintomas não são compatíveis com uma fisiologia médica.

Há também considerável comorbidade médica entre indivíduos somatizadores. Embora sintomas somáticos estejam com frequência associados a sofrimento psicológico e psicopatologia, alguns transtornos de sintomas somáticos e transtornos relacionados podem surgir de maneira espontânea, e suas causas podem permanecer obscuras. Transtornos de ansiedade e transtornos depressivos podem acompanhar transtornos de sintomas somáticos e transtornos relacionados. O componente somático agrega gravidade e complexidade a transtornos depressivos e de ansiedade e resulta em maior gravidade, prejuízo funcional e até mesmo refratariedade aos tratamentos tradicionais. Em casos raros, o grau de preocupação pode ser grave a ponto de merecer a consideração de um diagnóstico de transtorno delirante.

Aspectos importantes a serem observados em crianças e adolescentes no transtorno de sintomas somáticos e transtornos relacionados são: a vulnerabilidade genética e biológica (p. ex., maior sensibilidade à dor), experiências traumáticas precoces (p. ex., violência, abuso, privação) e a aprendizagem (p. ex., atenção obtida por causa da doença, ausência de reforço de expressões não somáticas de sofrimento), bem como normas culturais/sociais que desvalorizam e estigmatizam o sofrimento psicológico em comparação com o sofrimento físico. Desse modo, apresentações somáticas podem ser vistas como expressões de sofrimento pessoal inseridas em um contexto cultural e social.

A ênfase no DSM-5 para o transtorno de sintomas somáticos é que o diagnóstico é feito com base em sinais e sintomas positivos (sintomas somáticos perturbadores associados a pensamentos, sentimentos e comportamentos anormais em resposta a esses sintomas) em vez da ausência de uma explicação médica para sintomas somáticos, ressaltando que o que irá caracterizar o transtorno é como os sintomas são interpretados.

Para muitos aspectos da interação entre psique e soma, ainda não são conhecidas as questões a interrogar, quais as medidas bioquímicas, comportamentais e psicológicas válidas e confiáveis. Os estudos tendem a ser retrospectivos e concentram-se em pequenos números, em análises multifatoriais. Assim, é o julgamento clínico que diferenciará se se está lidando com um grande:

1. Transtorno psicológico.
2. Doença fisiológica.
3. Aspectos psicológicos de uma doença crônica.
4. Manifestações físico-psicológicas de uma doença que está emergindo (p. ex., dor abdominal em alguém que mais tarde irá desenvolver a doença inflamatória intestinal).
5. Diagnósticos complexos, tais como comportamentalmente envolvidos em transtornos convulsivos (p. ex., crises parciais complexas) ou síndromes dolorosas (p. ex., distrofia simpático-reflexa).

Uma variedade de metodologias, cada qual focando diferentes níveis do sistema mente-corpo, tem sido usada para analisar respostas emocionais humanas à ameaça. Um método recém-desenvolvido para avaliar as respostas emocionais de autoproteção deriva da teoria dinâmica do amadurecimento do apego, uma teoria sobre o desenvolvimento emocional humano ao longo da vida.

Dentro da teoria da dinâmica do amadurecimento do apego, padrões de respostas emocionais defináveis são conhecidos como estratégias de "ligação" ou de "autoproteção". Estes têm duas componentes-chave. Sob uma análise do nível comportamental, eles se referem à organização emocional/comportamental da criança em face de ameaças específicas pelos cuidadores ou outras pessoas significativas. Por conseguinte, os comportamentos de apego que são observados em crianças ameaçadas são:

- Inatos, padrões geneticamente determinados de respostas de defesa sensório-motora.
- O condicionamento e o aperfeiçoamento desses padrões por meio das interações com os cuidadores.
- Padrões aprendidos de comportamento.

Em um nível de análise de processamento de informação, estratégias de apego referem-se ao aprendizado implícito e explícito (alternativamente, memória implícita e explícita ou representação mental) que ocorre no contexto da experiência passada e fornece a base para a organização comportamental.

Estratégias de apego caem em três distintos padrões de organização: o inibitório, o balanceado e as estratégias excitatórias. A estratégia inibitória envolve a inibição sensório-motora: quando angustiada, a criança inibe sinais de emoções negativas (movimentos do corpo, expressão facial e comunicação verbal) para suas figuras de ligação. Comumente, a inibição de emoções inclui medo, raiva, desejo de conforto e dor. Na idade pré-escolar, crianças usando estratégias inibitórias se inibem não só de mostrar as emoções negativas, mas, concomitantemente, de mostrar comportamentos e expressões faciais agradáveis aos pais. Crianças que são expostas a ameaças significativas em suas relações de apego podem também incorporar componentes de resposta de congelamento para esse repertório comportamental.

A estratégia do tipo balanceado abrange aquelas crianças que, quando angustiadas, comunicam direta e abertamente as emoções negativas (via movimentos do corpo, expressões faciais e comunicação verbal) com suas figuras de ligação.

A estratégia tipo excitatória envolve sinalização de emoções negativas alternadas e exageradas (raiva, medo, desejo de conforto ou dor) para as figuras de ligação quando a criança está angustiada. Na construção e elaboração de padrões inatos sensório-motores, as estratégias excitatórias tomam forma a partir dos 18 meses de idade, quando (todas) as crianças começam a usar o apaziguamento para obter o conforto e desarmar agressão parental.

Ainda temos uma literatura escassa versando sobre o transtorno de sintomas somáticos, sendo a maior parte dela realizada em adultos. A revisão recente desse transtorno em crianças e adolescentes, utilizando os critérios do DSM-5, será abordada por meio dos seguintes tópicos: transtorno de sintomas somáticos (TSS), transtorno de ansiedade de doença (TAD), transtorno conversivo (TC) (transtorno de sintomas neurológicos funcionais), fatores psicológicos que afetam outras condições médicas e transtorno factício imposto a outro. A CID-11 categoriza a somatização sob o título de transtornos de sofrimento corporal ou experiência corporal. Isso é descrito como sintomas corporais que o indivíduo acha angustiantes e aos quais é direcionada atenção excessiva. Os transtornos de sofrimento corporal da CID-11 não incluem o transtorno de conversão, que está integrado a uma categoria separada de transtornos de sintomas somáticos neurológicos dissociativos (nos quais há uma interrupção e/ou descontinuidade na integração normal da consciência, memória, identidade, emoção, percepção, representação corporal, controle motor e comportamento).

Transtorno de sintomas somáticos
Critérios diagnósticos

A conceituação de somatização, previamente denominada transtornos somatoformes, mudou substancialmente no DSM-5 em comparação com sistemas de diagnóstico anteriores. Os critérios diagnósticos atuais para transtorno de sintomas somáticos (TSS) exigem a presença de um ou mais sintomas somáticos que causam aflição ou resultam em perturbação significativa da vida diária (Critério A), combinadas a um impacto substancial desses sintomas em pensamentos, emoções e comportamentos (Critério B). Os novos critérios do DSM-5 para TSS já não exigem a ausência de uma explicação médica adequada para um sintoma somático, mas sim definem critérios diagnósticos positivos, com foco no impacto psicológico dos sintomas somáticos, em vez de sua suposta causa (médica). Embora essa nova concepção de distúrbios relacionados com a somatização tenha várias vantagens, pacientes com condições médicas, gravemente doentes, podem muito bem marcar a elevação no Critério B para TSS, com base nisso apenas, e não porque sua resposta psicológica à doença médica é desproporcional ou excessiva. Medidas de morbidade médica, por conseguinte, precisam ser incluídas na interpretação do TSS em indivíduos com condições médicas graves.

Queixas recorrentes de sintomas somáticos são comuns em populações pediátricas, mas o real diagnóstico de TSS não é fácil. Os estudos desse transtorno nessa população, até mesmo sobre sintomas somáticos em pediatria, são difíceis de serem comparados, pelas diferenças e/ou deficiências metodológicas. Por elas pode-se explicar a dificuldade desse diagnóstico em crianças.

Psiquiatras são envolvidos em casos raros e extremos, ficando as queixas somáticas menos severas a cargo de médicos dos serviços primários de saúde, que manejam com graus variados de sucesso.

Queixas físicas tendem a não ter um lugar de destaque no trabalho diário de psiquiatras de crianças e adolescentes e em serviços de saúde mental que atendem essa população. Esses problemas são mais propensos a serem encaminhados aos ambulatórios de pediatria. Como resultado, a especialização para avaliação e manejo dos aspectos psiquiátricos varia consideravelmente e pode ser limitada. Uma exceção são as equipes de ligação de psiquiatria e pediatria, principalmente com as dificuldades na relação entre os problemas de saúde física e mental, que incluem sintomas somáticos, utilizando aqui o termo para o transtorno de sintomas somáticos, visto no DSM-5. No entanto, o envolvimento da família na avaliação e no tratamento pode ser problemático, mesmo para as equipes especializadas em ligação.

As crianças e famílias irão se envolver e se beneficiar com os serviços de psiquiatria, dependendo em grande medida se as famílias concordam com a ligação entre os sintomas físicos e psiquiátricos e se estão dispostas a trabalhar a comorbidade psicopatológica com transtornos de ansiedade ou os problemas psicossociais que contribuem para a comorbidade, como a desestruturação familiar ou dificuldades escolares. O benefício pode também depender da experiência conjunta de pediatras e de equipes de saúde mental de crianças e adolescentes no atendimento a esses tipos de problemas.

Característica diagnóstica

Pelo DSM-5, os indivíduos com TSS geralmente apresentam sintomas somáticos múltiplos e atuais que provocam sofrimento ou perturbação ou resultam em perturbação significativa da vida diária (Critério A), embora às vezes apenas um sintoma grave, mais comumente dor, esteja presente. O sofrimento do indivíduo é autêntico, seja ou não explicado em termos médicos.

Portanto, os sintomas podem ou não estar associados a uma condição médica. O paciente pode apresentar uma incapacidade não congruente com sua patologia clínica, então os pensamentos, sentimentos ou comportamentos excessivos relacionados aos sintomas somáticos se manifestam por meio de pensamentos desproporcionais e persistentes acerca da gravidade dos sintomas, e/ou apresentam um nível de ansiedade persistentemente elevado acerca da saúde e dos sintomas, e/ou consomem tempo e energia excessivos dedicados a esses sintomas ou a preocupações a respeito da saúde (Critério B). Observam-se níveis muito elevados de preocupação a respeito de doença, e os sintomas corporais são avaliados como indevidamente ameaçadores, mesmo quando há evidência do contrário. A qualidade de vida relacionada à saúde é com frequência prejudicada, tanto física quanto mentalmente. Com frequência se utilizam serviços médicos para os mesmos sintomas, o que raramente alivia as preocupações do indivíduo. Com isso se buscam múltiplos serviços médicos para os mesmos sintomas.

Quando os sintomas se tornam marcados e persistentes, não se observando congruência ao exame pediátrico, causam aflições e prejuízos consideráveis. Também pode haver indícios de estresse contínuo ou sintomas psiquiátricos associados; embora estes não sejam evidentes, os pais e os médicos podem não conseguir explicar a gravidade e o prejuízo. Um parecer psiquiátrico é útil para ajudar no diagnóstico e confirmar ou excluir a presença de sintomas somáticos, de um transtorno de sintomas somáticos ou outra comorbidade psiquiátrica, passíveis de intervenção psiquiátrica. Também será útil para identificar os prováveis fatores psicossociais que desempenham um papel na manutenção dos sintomas, mesmo quando um transtorno psiquiátrico definitivo não está presente, e na indicação médica de reabilitação psicossocial.

As manifestações clínicas dependerão da fase do desenvolvimento em que o indivíduo se encontra; crianças menores inicialmente apresentam um único sintoma. Os pré-púberes podem manifestar suas angústias com sensações somáticas, sendo as dores abdominais recorrentes, seguidas das dores de cabeça, as queixas mais proeminentes nessa faixa etária. Também nas crianças em idade escolar e adolescentes, a dor de cabeça e a dor abdominal são os sintomas dolorosos somáticos mais relatados: cerca de 10% a 30% relatam esses sintomas com frequência na semana.

Dores em membros, dores musculares, algumas vezes podendo ser chamadas de "dores do crescimento", assim como fadiga e sintomas neurológicos, aumentam com a idade.

Características específicas da personalidade foram observadas em várias crianças afetadas, tendo sido descritas em relatórios clínicos como: conscienciosas ou obsessivas, inseguras, sensíveis e ansiosas; altas expectativas acadêmicas também foram anotadas. Já foi proposto que o transtorno de somatização é intimamente relacionado com o transtorno de personalidade na idade adulta, por apresentar um curso persistente, com início precoce e longa duração.

Poucos estudos têm explorado as contribuições genéticas no desenvolvimento do TSS. Mas alguns estudos têm demonstrado que contribuições psicossociais são importantes, como as experiências de abuso sexual, sugerindo o aumento do relato de queixas físicas subjetivas em crianças e adolescentes. Nos adultos sobreviventes de abuso sexual na infância, os sintomas somáticos incluem transtornos ginecológicos, do trato respiratório, musculoesqueléticos e do sistema neurológico.

Consideráveis pesquisas apoiam a ligação entre somatização e fatores psicossociais, tais como dificuldades ambientais e psicológicas. No entanto, o consenso atual é de que os sintomas somáticos não necessariamente sugerem uma origem psicológica, mas sim os pensamentos, sentimentos ou comportamentos são considerados um aspecto ao longo de um *continuum* de preocupação com os sintomas somáticos.

Um excesso de acontecimentos estressantes, geralmente envolvendo a atividade escolar, mas também, por vezes, as doenças físicas, foi relatado, como a doença desencadeando o início dos sintomas. As influências familiares foram vistas como importantes, mais especificamente os problemas de saúde na família, a preocupação com doenças e, em alguns casos, os pais se mostrarem ansiosamente sensibilizados para os sintomas físicos e buscarem a reafirmação de serviços médicos. Para um pequeno número de famílias, profunda desorganização familiar e abuso sexual são relevantes. Os clínicos descrevem níveis elevados de aglutinação entre os membros da família e superproteção dos pais. O quadro mais proeminente é o de crianças com características de personalidade vulneráveis, que desenvolveram sintomas somáticos funcionais após eventos traumáticos (físicos ou psicossociais).

Na tentativa de possíveis achados de substratos biológicos para os sintomas físicos inexplicáveis ou exacerbação de sintomas clínicos, por exemplo, motilidade alterada de cólon, sensibilidade gastrointestinal repetida e possíveis mudanças inflamatórias em crianças com sintomas gastrointestinais funcionais, pesquisadores da área têm discutido a possibilidade da implicação da desregulação de neurotransmissores serotoninérgicos, tanto nos sintomas gastrointestinais como nos emocionais. A serotonina é um importante neurotransmissor do trato gastrointestinal e do sistema nervoso entérico, influencia a atividade peristáltica do intestino e os sintomas de náuseas e está implicada também nos transtornos de humor.

A influência de mecanismos biológicos sobre a síndrome da fadiga crônica é identificada como a capacidade de agentes virais, assim como certas infecções, tais como mononucleose infecciosa, precipitarem essa síndrome em crianças. Contudo, poucos indivíduos desenvolvem a síndrome da fadiga crônica após uma doença viral, e os significados das infecções virais necessitam ainda ser clarificados.

Todos esses transtornos são caracterizados pelo foco predominante em preocupações somáticas e por sua apresentação inicial, sobretudo em contextos médicos em vez de nos de saúde mental. O TSS oferece um método clinicamente mais útil para caracterizar indivíduos que podem ter sido considerados no passado como tendo um diagnóstico de transtorno de somatização. Ademais, aproximadamente 75% das pessoas previamente diagnosticadas com hipocondria estão inclusas no diagnóstico de TSS. Entretanto, cerca de 25% daquelas com hipocondria apresentam um alto nível de ansiedade relacionado à saúde na ausência de sintomas somáticos, e muitos dos sintomas dessas pessoas não preencheriam critérios para o diagnóstico de um transtorno de ansiedade. O diagnóstico do DSM-5 de transtorno de ansiedade de doença encaixa-se neste último grupo de indivíduos. O transtorno de ansiedade de doença pode ser considerado tanto nesta seção diagnóstica quanto como um transtorno de ansiedade. Devido à forte ênfase nas preocupações somáticas, e na medida em que o transtorno de ansiedade é encontrado com mais frequência em contextos médicos, por razões de utilidade, ele está listado no grupo do transtorno de sintomas somáticos e transtornos relacionados.

Um dos especificadores trazidos no DSM-5 é ser acompanhado de dor predominante (anteriormente transtorno doloroso). Esse especificador é para indivíduos cujos sintomas somáticos envolvem predominantemente dor.

Síndromes dolorosas

Embora a dor seja uma experiência humana universal, tem-se revelado surpreendentemente difícil de definir. A Associação Internacional para o Estudo da Dor (IASP) a define do seguinte modo: "Dor é uma sensação desagradável, que varia desde desconforto leve a excruciante, associada a um processo destrutivo atual ou potencial dos tecidos, que se expressa por meio de uma reação orgânica e/ou emocional". A definição destaca múltiplos componentes (sensação e reação), a natureza psicológica e a inerente experiência subjetiva da dor. A dor deve ser sempre avaliada, apesar do autorrelato, já que não há nenhuma medida técnica.

Existem esforços para identificar os fatores psicológicos que podem predispor e/ou exacerbar a dor. O modelo biopsicossocial da dor propõe que fatores biológicos, aprendizagem social e fatores psicológicos têm um papel na experiência da dor. Essas pesquisas e reflexões são de fundamental importância, porque os indivíduos com dor também apresentam somatizações, com sintomas somáticos na falta clara de uma causa médica.

Sintomas somáticos que causam sofrimento e que não são congruentes aos exames e ao estado de saúde induzem 5% de crianças e adolescentes a visitas a pediatras e médicos de família. Muitos dos sintomas envolvem dores, com as dores abdominais recorrentes e as dores de cabeça liderando a lista.

A hipótese de que um fator psicológico pode contribuir para a dor e a somatização é a sensibilidade à ansiedade, que se refere ao medo das sensações corporais associadas a excitação ansiosa, em decorrência da crença de que essas sensações causarão prejuízos somáticos, consequências psicológicas ou sociais. A sensibilidade à ansiedade tem sido considerada um componente crítico no desenvolvimento e na manutenção da ansiedade e de outros transtornos emocionais. Em crianças com dor crônica observam-se piora da qualidade de vida e prejuízos no funcionamento global.

A tendência a sentir a dor como uma catástrofe, o significado e as implicações dos sintomas também podem ser um fator comum relacionado à dor e à somatização. Pesquisas têm demonstrado que relacionar a dor à catástrofe leva a sentir mais dor, e tem associação com hipersensibilidade aos estímulos desagradáveis.

Assim, lidar com a dor em lactentes e crianças jovens é especialmente problemático, porque suas habilidades para autorrelatos são limitadas. Dada a complexidade da avaliação e do manejo da dor pediátrica geral, a tarefa de determinar quando a síndrome dolorosa constitui psicopatologia é realmente difícil. O especificador com dor predominante no DSM-5 coloca que em crianças, dentro do transtorno de sintomas somáticos, os sintomas mais comuns são dor abdominal recorrente, cefaleia, fadiga e náusea. A presença de um único sintoma proeminente é mais comum em crianças do que em adultos. As crianças pequenas podem apresentar queixas somáticas, mas raramente se preocupam com uma "doença"; essa preocupação se manifesta mais na adolescência. É colocado que a resposta dos pais ao sintoma é importante, podendo determinar o nível de sofrimento associado. São o pai / a mãe que podem determinar a interpretação dos sintomas e o tempo de ausência da escola e de busca por ajuda médica.

Na revisão realizada por Fritz et al., é apresentada uma perspectiva do desenvolvimento tida como essencial na avaliação de crianças com dor. Crianças menores de 3 meses demonstram respostas à dor em grande parte por meio dos níveis de reflexos; após os 3 meses de idade, tristeza ou raiva acompanham as respostas à dor. Medo, comportamento evitativo à dor e palavras comuns da dor ("bubu") ocorrem em lactentes de 6 a 18 meses de idade. Crianças com 18 meses e mais velhas já localizam a dor falando "machucado" ou "dodói" e já reconhecem a dor no outro. Pré-escolares usam estratégias de enfrentamento, como procurar abraços ou utilizar-se de distrações, para aliviar a dor. No entanto, suas habilidades cognitivas pré-operatórias levam a pensamentos mágicos sobre a dor e proíbem a compreensão de um procedimento doloroso como benéfico. Crianças em idade escolar podem claramente especificar os níveis de intensidade da dor e ligar sentimentos psicológicos a ela. No nível do desenvolvimento de operações formais, surge uma ideia cada vez mais complexa e abstrata sobre a dor, o que a provoca e seu curso.

Estudos clínicos mostram que o limiar da dor aumenta com a idade e que as crianças mais jovens são mais sensíveis à dor e a procedimentos médicos que as crianças com mais de 7 anos de idade. Essas crianças perdem mais dias de aula que outras, e frequentemente renunciam a atividades esportivas e viagens escolares. Algumas crianças adotam o "papel de doente". Estudos consistentemente têm demonstrado que esses jovens têm altas taxas de ansiedade e depressão.

O processo diagnóstico de transtorno de sintomas somáticos frequentemente envolveu a quantificação da dor das crianças. Ainda dentro da perspectiva do desenvolvimento, medidas fisiológicas da dor são inexistentes, e são usadas quatro alternativas para avaliar a resposta à dor. Com lactentes, indicadores associados à aflição são úteis, seja comportamentais (movimentos do corpo, expressões faciais) ou fisiológicos (frequência cardíaca, respiração).

Escalas de observação, respondidas por pais ou profissionais, podem ser medidas confiáveis do desconforto evidente. Técnicas de dimensionamento direto, nas quais as crianças escolhem de uma série graduada de faces a que combina com a dor que sentem, permitem que a dor seja avaliada e comparada ao longo do tempo, e podem ser utilizadas em crianças a partir dos 5 anos de idade. Questionários de avaliação para quantificação da dor têm sido desenvolvidos para crianças em idade escolar e mais velhas. O autorrelato das experiências dolorosas é altamente desejável, sempre que possível, especialmente nos casos em que a objetividade dos pais possa estar comprometida. Adolescentes podem esconder sua dor dos pais; alternativamente, podem exagerá-la na presença dos pais; em nenhum dos casos o relatório dos pais fornece informações precisas. A utilização de escalas ou questionários de maneira repetida é frequentemente útil para julgar a efetividade das intervenções no tempo.

Influências familiares no transtorno doloroso não são bem documentadas a favor ou contra, embora a sabedoria clínica sugira que a incapacidade (redução da atividade) e a desvantagem (prejuízo no papel social) associadas à dor podem agregar-se em famílias. Embora sem utilizar a categorização do DSM-IV, foi relatado que crianças cuja dor era inexplicável e, presumivelmente, mais determinada pela influência psicológica tinham mais membros da família como "modelos de dor" do que crianças cuja dor era apenas relacionada a uma causa orgânica. Adolescentes com síndromes dolorosas levando a faltas escolares podem experienciar mais reforço maternal da doença do que controles pareados que têm dor mas frequentam a escola. Há pouca evidência empírica sobre o impacto da dor dos pais sobre as crianças, os fatores determinantes da desvantagem quando a dor existe e os potenciais mecanismos de transmissão das experiências dolorosas no seio das famílias.

O diagnóstico de transtorno doloroso requer evidência positiva do papel dos fatores psicológicos, não meramente a incapacidade do médico para explicar a dor da criança em uma base puramente orgânica. Esta pode resultar de um trabalho inadequado ou de uma real limitação das ciências médicas. A noção de que a dor "real" pode ser diferenciada da dor "psicogênica" pela resposta ao placebo é inútil, uma vez que todos os tipos de dor frequentemente respondem, e o placebo tem sido mostrado aumentando os níveis de opioide endógeno na circulação. Evidências positivas da importância dos fatores psicológicos podem incluir:

- Início da dor após um trauma ou estresse específico.
- Incapacidade ou deficiência desproporcional à dor relatada.
- Claro ganho secundário com a dor.
- Exacerbação previsivelmente ligada a eventos estressantes.

A causa da dor, o sofrimento afetivo, a incapacidade e a deficiência são todos componentes da dor, e são bem avaliados de maneira independente. Assim, a criança com dor de origem orgânica, mas com deficiência psicologicamente determinada, será encaminhada para o estabelecimento do tratamento necessário.

Dores recorrentes no peito contam com mais de 600 mil visitas em consultórios anualmente nos Estados Unidos, em indivíduos entre 10 e 21 anos de idade. Com frequente apresentação em serviços de emergência pediátrica, a dor no peito é a segunda razão mais comum para encaminhamento ao cardiologista pediátrico. Embora essas crianças muitas vezes passem por eletrocardiograma, ecocardiograma e outros testes, 90% a 99% dos resultados dessas provas são negativos. Mesmo assim, muitos desses jovens continuam a sentir dor no peito durante anos.

Os pais, preocupados, pensando que um problema cardíaco pode ter sido negligenciado, muitas vezes procuram consultas adicionais. Os médicos que ficam na defensiva podem promover dúvida nos pais. Nestes casos, não deve haver hesitação, afirmando de forma inequívoca: "Seu filho está bem". Portanto, dor torácica em crianças e adolescentes é raramente associada a doença cardíaca. Em pesquisa, observou-se que crianças e adolescentes com dor no peito medicamente inexplicável apresentam altas taxas de ansiedade, podendo levar ao aumento de alguns sintomas psicológicos.

Dor abdominal recorrente

Dor abdominal recorrente (DAR) é um problema pediátrico comum e potencialmente incapacitante que ocorre em 10% a 30% das crianças e adolescentes. A DAR é comumente definida como três ou mais episódios severos o suficiente para afetar as atividades da criança, ocorrendo em um período superior a três meses.

O trabalho de Campo et al. documentou cuidados primários de saúde, de consultas médicas pediátricas, de crianças com DAR inexplicada. Esse estudo encontrou queixas frequentes de presença de dor abdominal em 2% dos consultados, queixas menos frequentes em 11%, com um claro predomínio das meninas sobre os meninos (2:1). Cerca da metade dos pais e dos médicos das crianças pensava haver problemas psicossociais concorrentes. Medo de novidade e de separação e preocupações foram as características psicológicas mais comuns relatadas pelos pais. Cerca de metade das crianças com queixas mais frequentes de dor abdominal foi prejudicada de alguma maneira por causa de seus sintomas, aproximadamente um terço fazia uso frequente de serviços médicos e 1 em cada 10 ausentava-se da escola. Esses dados confirmam que a somatização expressa por meio da DAR é uma característica normal dos cuidados primários das consultas pediátricas.

Clínicos e pesquisadores reconhecem que a etiologia mais comum da DAR é desconhecida e provavelmente de origem funcional. Especulou-se que alguns casos de DAR "funcional" previamente identificada podem ser refluxo gastroesofágico, gastrites, dismotilidade intestinal ou má absorção de carboidratos.

Em outros estudos, Campo et al. investigaram comorbidades psiquiátricas entre jovens com DAR atendidos em serviços de cuidados primários, e acharam transtornos de ansiedade presentes em mais de três quartos (transtornos depressivos em cerca de metade), tornando-se altamente conveniente sistematizar o rastreamento para esses transtornos em clínica de crianças.

Crianças com DAR e frequentes sintomas somáticos tendem a relatar um excesso de eventos de vida. Walker et al. compararam diários sobre os estressores e sintomas somático-emocionais em crianças com DAR e controles; diariamente, mais estressores em casa e na escola e fortes associações entre estressores diários e sintomas somáticos foram relatados na amostra com dor. O mesmo grupo de pesquisa estudou estresse, avaliação e enfrentamento da dor em crianças com DAR, também usando diários, e, em consonância com seus resultados anteriores de pacientes com dor, foram menos confiantes em suas capacidades de mudar ou adaptar-se ao estresse e menos propensas a usar estratégias de enfrentamento.

Esses déficits no manejo do estresse podem estar relacionados ao temperamento ou a dificuldades de personalidade. Evidências anteriores são apoiadas por descobertas de que o temperamento da criança (p. ex., a alimentação e o sono irregulares) no primeiro ano de vida já prevê DAR no futuro.

Estudos têm apontado aumento de sintomas de ansiedade e depressão nas crianças com DAR e também a influência dos pais e de fatores familiares; suas mães também têm histórias aumentadas de ansiedade e depressão, comparadas a controles saudáveis. Ansiedade dos pais no primeiro ano de vida prediz DAR em crianças 6 anos mais tarde. Outros estudos têm relatado um aumento de somatização nos pais de pacientes com DAR, e também um aumento de síndromes dolorosas nos membros da família de crianças com DAR.

Em crianças com DAR, avaliações detalhadas dos comportamentos dos pais têm mostrado que dar atenção aos sintomas resulta em duplicação das queixas, especialmente nas meninas, enquanto não dar atenção aos sintomas e distrair a criança reduz os sintomas pela metade. É digno de nota que, enquanto as crianças relatam que a distração faz os sintomas melhorarem, os pais relatam que a distração dos sintomas tem um impacto mais negativo sobre os sintomas do que a atenção. Entender essas atitudes é altamente relevante para o tratamento.

Transtorno de ansiedade de doença (TAD)
Característica diagnóstica

Segundo o DSM-5, a maioria dos indivíduos hipocondríacos é classificada como portadora de sintomas somáticos; em uma minoria de casos, o diagnóstico de transtorno de ansiedade de doença se aplica. Hipocondria refere-se ao medo persistente e preocupante de ter uma doença grave. O medo está baseado na má interpretação de um ou de múltiplos sintomas físicos, e persiste apesar do reasseguramento de um trabalho médico adequado. O TAD envolve uma preocupação com ter ou contrair uma doença médica grave não diagnosticada (Critério A).

Ansiedade de doença é uma área negligenciada na investigação pediátrica. Pouco se sabe sobre a ocorrência de sintomas de ansiedade de doença em uma criança e sua configuração psiquiátrica no adolescente, e não existem critérios de diagnóstico adequados à idade, apenas um número limitado de instrumentos de avaliação. Portanto, é provável que a ansiedade de doença seja vista como parte de outro transtorno.

No TAD, sintomas somáticos não estão presentes ou, caso estejam, são de intensidade apenas leve (Critério B). Uma avaliação completa não consegue identificar uma condição médica que justifique as preocupações do indivíduo, as quais podem ser derivadas de um sinal ou de uma sensação física não patológica, mas seu sofrimento é oriundo não da queixa física em si, e sim de sua ansiedade a respeito do significado, da importância ou da causa da queixa. Se uma condição médica diagnosticável está presente, a ansiedade e a preocupação do indivíduo são nitidamente excessivas e desproporcionais à gravidade da condição. Ainda não é claro até que ponto e quão precisamente se aplica a descrição do diagnóstico de hipocondria dentro do TAD.

A preocupação com a ideia de estar doente é acompanhada por uma ansiedade substancial com relação a saúde e doença (Critério C). O indivíduo mostra-se assustado por doença, como ao saber que alguém ficou doente ou ler algo relacionado a saúde. Quase sempre suas preocupações acerca de doenças não diagnosticadas não respondem a medidas de tranquilização médica apropriadas, exames diagnósticos negativos ou um curso benigno. As preocupações com a saúde assumem uma posição de destaque na vida da pessoa, afetando atividades no dia a dia e até mesmo resultando em invalidez.

No TAD a doença torna-se um aspecto central na identidade e na autoimagem da pessoa, um assunto frequente em conversas sociais e uma resposta característica a eventos estressantes da vida. Indivíduos com o transtorno costumam examinar-se repetidamente (Critério D). Pesquisam a doença de forma excessiva e buscam repetidamente o apoio e a tranquilização.

O diagnóstico de hipocondria do DSM-III e do DSM-IV estava caracterizado por insatisfação a respeito dos cuidados médicos, em que o paciente procura vários médicos, há deterioração das relações interpessoais e risco de complicações iatrogênicas, por excessivos ou repetidos procedimentos diagnósticos, o que também pode ocorrer no TAD. A hipocondria podia ser caracterizada como um transtorno independente (hipocondria primária) ou uma parte de outro transtorno psiquiátrico subjacente (hipocondria secundária).

O DSM-IV define que a característica essencial da hipocondria é a preocupação com o medo de ter ou a ideia de ter uma doença grave, com base na interpretação errônea de um ou mais sinais ou sintomas somáticos. Uma avaliação médica completa não é capaz de identificar uma condição médica geral que responda plenamente pelas preocupações da pessoa acerca de ter uma doença ou pelos sinais e sintomas físicos. O medo ou a ideia inadequada de ter uma doença persistem, apesar de garantias médicas em contrário. A preocupação com os sintomas somáticos causa sofrimento ou prejuízo clinicamente significativo no funcionamento social ou ocupacional ou em outras áreas importantes da vida do indivíduo.

Como os indivíduos com TAD acreditam estar gravemente enfermos, são encontrados com muito mais frequência em contextos de saúde médica do que mental. Estima-se que 12% dos pacientes em cuidado primário relatem persistentes sintomas físicos para os quais não é encontrada uma boa explicação médica. Esses pacientes fazem grandes exigências na hora da consulta médica. Apesar da afirmação do médico de que nada está errado, eles pedem novos testes e procedimentos. Muitos médicos consideram tais pacientes refratários. Eles não estão satisfeitos com seus médicos. Suas dores, fadiga, fraqueza, distúrbios gastrointestinais ou outros sintomas físicos causam sofrimento emocional e frequentemente dificultam sua capacidade para o trabalho, cuidar da família e estar com os amigos. Temem estar com uma doença fatal.

Estimativas de prevalência de TAD baseiam-se em estimativas do diagnóstico de hipocondria do DSM-III e do DSM-IV em levantamentos em comunidades, e amostras populacionais vão de 1,3% a 10%. Em populações médicas ambulatoriais, as taxas de prevalência em 6 meses / 1 ano ficam entre 3% e 8%. Já os estudos epidemiológicos sobre a hipocondria eram muito raros, e não se conhecem ou são menos relatados na literatura os estudos sobre a ocorrência de hipocondria em crianças e adolescentes. Em um estudo de prevalência realizado na Alemanha, que avaliou 1.575 indivíduos, os resultados revelaram uma taxa de 0,4% de prevalência de hipocondria, utilizando-se o DSM-IV. Em contraste, 6% da população alemã sofre de ansiedade grave em relação à saúde.

O desenvolvimento de um raciocínio clínico sobre o TAD nos dias de hoje ainda está calcado no conhecimento de hipocondria na infância. Embora seja razoável supor que a doença seria mais comum em crianças em contextos psiquiátricos (similarmente à predominância de hipocondria em adultos, apresentada em estabelecimento médico), não existem dados sobre a epidemiologia em grupos etários mais jovens. A necessidade de crianças e de adolescentes de envolver os pais na procura de ajuda para problemas médicos pode contribuir para a hipocondria, sendo relatada raramente em jovens.

O TAD pode, às vezes, ser precipitado por um estresse de vida importante ou uma ameaça grave, porém benigna, à saúde do indivíduo. História de abuso infantil ou uma doença grave na infância podem predispor ao desenvolvimento do transtorno na idade adulta. Pelo que foi observado, na hipocondria existem evidências de adversidades ambientais precoces nesses pacientes. As mais frequentes são relatos de eventos traumáticos e abuso de substâncias dos pais desses pacientes. Igualmente, quando a exposição real é assumida, não está claro em que medida o temperamento determinado geneticamente pode ter suscitado resposta negativa dos pais e de outros.

Foi constatado que experiência de doença na infância prediz hipocondria na fase adulta. Uma experiência de doença séria ou prejuízo pode contribuir para a adversidade global precoce do ambiente, mas pode também dar origem a uma sensação de vulnerabilidade física em uma criança. Mais de um terço de pacientes hipocondríacos relatou que uma doença extrema ou um prejuízo antes dos 17 anos de idade foram traumáticos. Sérias doenças ou morte em membros próximos da família ou amigos podem também comprometer a confiança no estado físico de uma criança. Também foram observados como fatores predisponentes a exposição a uma doença crônica em um membro da família, séria doença em um amigo próximo e um dos pais ou membro da família engajado em uma ocupação perigosa.

Em algumas pesquisas em adultos, há considerável debate relacionando a hipocondria a outros transtornos psiquiátricos. Hipocondria e transtorno obsessivo-compulsivo frequentemente compartilham de medos de doenças, de danos ou contaminação intensos e incapacitantes. Contudo, em contraste com hipocondríacos, pacientes com TOC têm uma visão de seus medos como anormais, tentam suprimi-los e evitam a divulgação de seus sintomas, os quais são frequentemente vistos como vergonhosos. Depressão e hipocondria podem se sobrepor, especialmente quando a ideação mórbida depressiva toma a forma de doença fóbica.

Em um estudo, uma criança ou um adolescente que apresente sintomas de ansiedade de doença podem ter suas preocupações vistas como parte do transtorno obsessivo-compulsivo (TOC), devido à construção de sobreposição e à incerteza desse diagnóstico nessa faixa etária. Nesse estudo, a extensão dos sintomas de ansiedade de doença foi investigada em 94 crianças e adolescentes com primário de TOC. As preocupações com doença avaliada pelo médico e transtorno de ansiedade em comorbidade foram associados a sintomas de ansiedade de doença elevados nos autorrelatos. Os resultados contribuem para a compreensão de como a ansiedade de doença e o TOC se sobrepõem conceitualmente em pacientes jovens e chamam a atenção para a necessidade de melhorar o reconhecimento dos pacientes com TOC dominados por preocupações de doença. Mais pesquisas na descrição de ansiedade de doença na infância são importantes, a fim de se entender se a ansiedade de doença é uma doença distinta no início da vida.

Transtorno conversivo (TC)
Transtorno de sintomas neurológicos funcionais

Transtorno conversivo (TC) é ligado historicamente ao conceito de histeria. No final do século XIX, Jean Martin Charcot (1825-1893), um eminente neurologista francês, que empregava a hipnose para estudar a histeria, demonstrou que ideias mórbidas podiam produzir manifestações físicas. Seu aluno, o psicólogo francês Pierre Janet (1859-1947), considerou prioritárias, para o desencadeamento do quadro histérico, muito mais as causas psicológicas do que as físicas. Conceitualizou como um transtorno dissociativo relacionado a um trauma psicológico e o descreveu como sintomas somatoformes os aspectos dessa condição.

Posteriormente, Sigmund Freud (1856-1939), em colaboração com Breuer, começou a pesquisar os mecanismos psíquicos da histeria e postulou em sua teoria que essa neurose era causada por lembranças reprimidas, de grande intensidade emocional. Também considerou a histeria desencadeada por um trauma, conceitualizando os sintomas somatoformes como resultados de mecanismos de defesa.

O TC também já foi chamado de histeria, que é uma psiconeurose cujos conflitos emocionais inconscientes surgem na forma de uma severa dissociação mental ou como sintomas físicos (conversão), independentemente de qualquer patologia orgânica ou estrutural conhecida, quando a ansiedade subjacente é "convertida" em um sintoma físico.

O termo origina-se do grego *hystéra*, que significa útero. Uma antiga teoria sugeria que o útero vagava pelo corpo, e a histeria era considerada uma moléstia especificamente feminina, atribuída a uma disfunção uterina. Na verdade, os sintomas conversivos podem se manifestar tanto em homens como em mulheres, sendo mais comuns entre as mulheres, em indivíduos de classes socioeconômicas baixas e mais comumente observados na adolescência.

Os sintomas sensoriais e motores da histeria são denominados conversão, pois geralmente não seguem as costumeiras inervações do sistema nervoso.

No DSM-5 os critérios diagnósticos são:

a) Um ou mais sintomas de função motora ou sensorial alterada.
b) Achados físicos evidenciam incompatibilidade entre o sintoma e as condições médicas ou neurológicas encontradas.
c) O sintoma ou déficit não é mais bem explicado por outro transtorno mental ou médico.
d) O sintoma ou déficit causa sofrimento clinicamente significativo ou prejuízo no funcionamento social, profissional ou em outras áreas importantes da vida do indivíduo ou requer avaliação médica.

Os distúrbios sensoriais, segundo o DSM-IV, podem:

- Abranger os sentidos da visão, da audição, do paladar e do olfato.
- Variar desde sensações peculiares até a hipersensibilidade ou anestesia total.
- Causar grande sofrimento, com dores agudas, para as quais nenhuma causa orgânica pode ser determinada.

Os distúrbios motores podem incluir uma gama de manifestações, como paralisia total, tremores, tiques, contrações ou convulsões. Afonia, tosse, náusea, vômito e soluços são muitas vezes de origem conversiva. Dois séculos de observação clínica têm sugerido que sintomas conversivos estão associados a fortes emoções ou a situações que ameaçam a integridade física ou psicológica do indivíduo, sugerindo que as reações conversivas podem ter origem filogenética.

Tem sido postulado que reações conversivas são análogas a comportamentos animais de defesa e são as expressões humanas das respostas inatas protetoras. É sugerido que os sintomas conversivos, tais como paralisias de membros e mudanças de percepção de dor e outros estímulos sensoriais, poderiam ser vistos como componentes da "resposta de congelamento". O congelamento animal súbito permite que um animal permaneça completamente imóvel, reduzindo assim a produção de informações e a probabilidade de ele ser notado e atacado por um predador que se aproxima.

Crianças que manifestam o TC normalmente vivem em famílias com altas expectativas, relacionamentos desarticulados e hostilidades às expectativas psicológicas. Crianças em situações intoleráveis, que não podem escapar ou comunicar sem ameaçar o seu sentimento de segurança, controlam seus medos de rejeição parental, de hostilidade, de raiva ou de desgosto. A doença física serve então para obter cuidados parentais e proteção, bem como salvaguardar a criança das expectativas dos pais, da raiva, do desgosto ou da rejeição em face da falha na execução.

Conceituam-se as reações conversivas como duas respostas funcionalmente distintas e implícitas à ameaça ao prejuízo emocional, que têm, desse modo, implicações significativas para o pediatra e na prática clínica de adultos. Em primeiro lugar, o entendimento do quadro de desenvolvimento do sintoma conversivo promove a empatia dos médicos com seus pacientes, e ajuda o clínico a considerar as crianças (ou adultos) em termos de situações difíceis de vida e do contexto do desenvolvimento do sintoma. Em segundo lugar, essa conceitualização sugere que, além da reabilitação física e do manejo de qualquer comorbidade, ansiedade e depressão, as intervenções exigidas pelos dois grupos de crianças serão diferentes.

Nos TC, o sintoma emergente pode parecer ou sugerir uma condição neurológica ou médica, não podendo ser totalmente explicada pelos mecanismos fisiopatológicos. Entretanto, os sintomas devem ser intimamente associados a um estressor psicológico significativo (conflito familiar, perda, trauma e outros), apresentando sintomas que classicamente se assemelham a uma disfunção neurológica (paralisias, paresias e parestesias) por horas a semanas, podendo causar mais sofrimento e preocupação entre os pais ou médicos do que nos pacientes (*la belle indifférence*). Sintomas frequentemente relatados em crianças e adolescentes incluem pseudocrises, aparente paralisia, parestesia e distúrbios da marcha. Os sintomas são usualmente autolimitados, mas podem ser associados a sequelas crônicas, tais como contraturas ou prejuízos iatrogênicos.

Embora o DSM-III e versões subsequentes tenham considerado os transtornos dissociativo e conversivo transtornos de grupos separados, a última versão da Classificação Internacional de Doenças (CID-10) classificou ambas as manifestações em sujeição aos transtornos dissociativos. Existem autores que sugerem a consideração de TC como um transtorno dissociativo na classificação psiquiátrica.

Portanto, a partir da participação da neurose histérica, o seu "componente psíquico" (dissociação) vem ganhando destaque crescente nas investigações sobre trauma emocional e transtorno de estresse pós-traumático (TEPT), e seu "componente físico/neurológico" vem recebendo cada vez mais estudos.

Os transtornos conversivos são causas comuns de incapacidade neurológica, mas o diagnóstico ainda é controverso, bem como os mecanismos pelos quais o estresse psicológico pode resultar em sintomas físicos. Examinando o TC do ponto de vista neurobiológico, as primeiras observações sugerindo um papel para a especialização hemisférica ainda não foram replicadas de forma consistente. Pacientes com sintomas conversivos sensoriais apresentam resposta evocada à estimulação somatossensorial ao córtex primário e secundário normais, mas uma redução no potencial P300 é pensada como reflexo de uma falta de processamento consciente a estímulos sensoriais. O surgimento de estudos por imagem funcional tem apresentado maior oportunidade para se compreender a base neural dos sintomas conversivos. Estudos têm sido limitados, mas os dados disponíveis sugerem uma hipótese geral de ativação do córtex frontal e da região que está associada ao estresse emocional, podendo agir como via inibitória dos circuitos gânglio-basal-talamocortical, produzindo um déficit da consciência sensorial ou do processamento motor.

Frequentemente o transtorno de conversão é um diagnóstico de exclusão ou de que o diagnóstico não pode ser feito até que "tudo tenha sido descartado". Essa é uma visão incorreta. O transtorno de conversão é um diagnóstico que deve ser baseado na história cuidadosa, nos exames físico e neurológico e nos critérios de diagnóstico. O mais importante é que o médico examinador tenha conhecimento suficiente de neuroanatomia e neurofisiologia para determinar quando os sinais e sintomas são inconsistentes com os processos de doença conhecida. Transtornos de conversão e doença neurológica orgânica podem coexistir, mais comumente nas doenças crônicas reincidentes como a epilepsia. No entanto, menos de 10% das crianças com diagnóstico de transtorno de conversão têm uma doença física preexistente.

Características diagnósticas

O DSM-5 apresenta os termos alternativos como "funcional" (referindo-se ao funcionamento anormal do sistema nervoso central) ou "psicogênico" (referindo-se a uma etiologia presumida) para descrever os sintomas do TC (transtorno de sintomas neurológicos funcionais). Os sintomas são observados como alterações motoras e/ou sensoriais voluntárias, e podem ser de diversos tipos.

Os sintomas motores incluem fraqueza ou paralisia; movimentos anormais, como tremor ou movimentos distônicos; anormalidades da marcha; e postura anormal de membro. Sintomas sensoriais incluem sensação cutânea, visão ou audição alterada, reduzida ou ausente. Episódios de tremores generalizados de membros com aparente prejuízo ou perda de consciência podem assemelhar-se a convulsões epilépticas (também denominadas *convulsões psicogênicas* ou *não epilépticas*). Pode haver episódios de ausência de resposta semelhantes a síncope ou coma. Outros sintomas incluem volume da fala reduzido ou ausente (disfonia/afonia), articulação alterada (disartria), uma sensação de "bola" ou caroço na garganta (globo) e diplopia.

No DSM-IV, a característica essencial do TC era a presença de sintomas ou déficits afetando a função motora ou sensorial voluntária, que sugerem uma condição neurológica ou outra condição médica geral. Observava-se que, presumivelmente, os fatores psicológicos são associados ao sintoma ou déficit; esse julgamento fundamentava-se na observação de que o início ou a exacerbação do sintoma ou déficit são precedidos por conflitos ou outros estressores.

O DSM-5 exige para o diagnóstico que o sintoma não seja explicado por doença neurológica, e não deverá ser feito simplesmente porque os resultados das investigações foram normais ou porque o sintoma é "bizarro". É preciso haver achados clínicos que demonstrem claramente incompatibilidade com doença neurológica. A inconsistência interna no exame é uma maneira de demonstrar incompatibilidade (i.e., demonstrando que os sinais físicos provocados por meio de um método de exame deixam de ser positivos quando testados de maneira diferente).

Os sintomas não são intencionalmente produzidos ou simulados. Não é diagnosticado se os sintomas ou déficits são plenamente explicados por uma condição neurológica ou outra condição médica geral, pelos efeitos diretos de uma substância ou como um comportamento ou experiência culturalmente sancionado. O problema deve ser clinicamente significativo, o que é evidenciado por acentuado sofrimento, prejuízo de funcionamento social ou ocupacional ou em outras áreas importantes da vida do indivíduo, ou pelo fato de indicar avaliação médica.

O TC consiste em um ou mais sintomas físicos (usualmente pseudoneurológicos) que não podem ser explicados por um transtorno médico. Sugestivos de alta comorbidade psiquiátrica, os pacientes com TC têm escores de sintomas psiquiátricos próximos dos pacientes psiquiátricos em geral. Depressão, transtorno de ansiedade generalizada e neurastenia são os transtornos psiquiátricos mais prevalentes. Os sintomas conversivos também podem acontecer como parte do transtorno de somatização ou do transtorno dissociativo crônico, ou como transtorno dissociativo de identidade.

Distúrbios neurológicos funcionais em crianças têm muitas semelhanças com os dos adultos, e normalmente afetam meninas na faixa etária de 10 a 14 anos. A apresentação é muitas vezes polissintomática, com dor e letargia que acompanha a perda da função motora. É comum seu aparecimento em criança perfeccionista, com excessiva autoexigência acadêmica, esportiva, cultural e de vida social. Nesse tipo de casa, é importante a maneira como se comunicam à criança e sua família o diagnóstico, o prognóstico e o tratamento. Algumas crianças respondem prontamente ao tratamento, mas outras têm uma doença prolongada.

Prevalência e epidemiologia

Pela necessidade tanto de especificar uma associação psicológica quanto de excluir causas médicas ou culturais, o TC não pode ser diagnosticado de modo exato usando uma entrevista baseada em métodos epidemiológicos. Nenhuma boa estimativa de prevalência populacional desse transtorno em crianças e adolescentes é atualmente avaliada em países ocidentais industrializados. Uma revisão de prontuários de uma população médica de Iowa, nos Estados Unidos, identificou o TC em apenas 11 indivíduos, com idades entre 9 e 20 anos, de 220.306 acompanhamentos ambulatoriais de pacientes de todas as idades, vistos durante um período de 2 anos. Estima-se que 2% a 4% das crianças atendidas em subespecialidades clínicas de distúrbio de movimento tenham transtorno de conversão.

Quadro clínico

A maioria dos transtornos de conversão em crianças não é monossintomática. As crianças pequenas normalmente apresentam sintomas após uma pequena lesão, mas as mais velhas são menos propensas a ter um histórico de lesão focal. Em crianças, as extremidades dominantes são mais suscetíveis de serem envolvidas do que as não dominantes. Normalmente é possível identificar um precipitante para os sintomas. O início destes é geralmente abrupto, ocorrendo muitas vezes durante a noite. O curso de tempo típico para resolução dos sintomas de conversão em crianças é de 3 meses a partir do momento do diagnóstico. A grande maioria das crianças tem resolução completa dos sintomas, e recorrência destes parece ser rara. Uma história antecedente de estresse físico ou emocional é comum. Crianças com transtorno de conversão geralmente têm prejuízo coexistente do humor, especialmente ansiedade, humor deprimido ou irritabilidade.

O TC pode ocorrer em crianças, mas frequentemente está presente em peripuberais e mais velhos. Crianças em idade pré-escolar geralmente apresentam paralisia ou claudicação (mancam) algumas horas ou dias após uma pequena lesão, não se podendo atribuir diretamente a uma lesão tecidual, verificada por um exame médico ou radiológico. O sintoma pode suscitar maior atenção por parte dos pais e outros cuidadores, mantendo assim o comportamento (ganho secundário).

La belle indifference, a falta de preocupação do paciente com seu sintoma primário, não é invariavelmente vista em crianças e adolescentes, e é relatada em apenas 8% dos casos. O curso do TC é normalmente breve. Em muitos dos casos relatados, a resolução ocorreu dentro dos três meses do diagnóstico. O tempo para o diagnóstico é variável, de semanas a ano, e nesse tempo a criança pode ser submetida a numerosos testes diagnósticos e intervenções médicas, sem sucesso. A recorrência dos sintomas é pensada para ser excepcional e pode prognosticar a emergência do transtorno de somatização.

As pistas que aparecem no transcorrer da anamnese para o transtorno de conversão incluem:

1. Início dramático, abrupto, seguido de sintomas de conversão e de doença psicogênica.
2. Remissão espontânea ou inconsistência ao longo do tempo.
3. Litígios pendentes ou compensação.
4. Presença de ganho secundário.

As características clínicas do transtorno de conversão incluem:

1. Caráter inconsistente dos sintomas de momento a momento ou dia a dia.
2. Incapacidade seletiva.
3. Os sintomas paroxísticos se apresentam de maneira inconsistente com um distúrbio de movimento paroxístico conhecido.
4. Aumento da gravidade com a atenção para a parte do corpo afetada.
5. Redução da severidade com distração.
6. Capacidade de desencadear ou aliviar as características com intervenções não usuais ou não fisiológicas.
7. Incompatibilidade com neuroanatomia conhecida e neurofisiologia.
8. Ferimentos autoinfligidos.
9. Deliberada lentidão dos movimentos.
10. Incapacidade funcional fora de proporção com os achados do exame.
11. Dor de destaque fora de proporção com as conclusões objetivas.

Em alguns casos, as respostas terapêuticas também podem fornecer pistas. Estas incluem falta de resposta aos medicamentos apropriados e remissão com psicoterapia.

Crises não epilépticas psicogênicas ou pseudocrises

A diferenciação entre crises não epilépticas psicogênicas (CNEP) e crises epilépticas é um desafio comum em centros de tratamento de epilepsia. Esse problema é de grande importância para a precisão diagnóstica e, consequentemente, para o manejo clínico.

As CNEP são manifestações clínicas súbitas e transitórias nas esferas motora, sensorial, autonômica, cognitiva ou comportamental que se assemelham às crises epilépticas, porém são supostamente mediadas por "fatores psicológicos". São o relato de sintoma conversivo mais comum em crianças e adolescentes na literatura psiquiátrica, isto é, um evento que se assemelha a um súbito evento convulsivo, mas não exibe evidências de crises no eletroencefalograma (EEG) e não segue o padrão típico de uma desordem convulsiva conhecida.

Casuística do TC é relatada na frequência da CNEP entre 15% e 50%. Embora as crises convulsivas da epilepsia possam ser difíceis de distinguir de CNEP, distinções clínicas têm sido propostas. Como a prevalência de CNEP em pacientes epilépticos varia entre 20% e 60%, e a de epilepsia entre pacientes com CNEP foi estimada em 10% a 20%, é sabido que a epilepsia por si só, e não o trauma emocional, é o principal fator de risco para o desenvolvimento de CNEP.

O diagnóstico das CNEP é feito não por parâmetros semiológicos, e sim por meio da exclusão de crises epilépticas por videoeletroencefalograma e outras condições médicas que provocam "eventos não epilépticos fisiogênicos".

Muitos métodos tecnologicamente sofisticados para distinguir crises de CNEP incluem videoeletroencefalograma e medição pós-ictal dos níveis séricos de prolactina. Entretanto, a apresentação de epilepsia no EEG é variável, já que um registro "normal" nesse exame não exclui a presença de um transtorno convulsivo. Similarmente, a presença documentada de transtorno convulsivo não exclui a possibilidade de CNEP.

Os sintomas cardinais das CNEP, em sua maioria, expressam-se por meio de conversão e dissociação, assim como ocorre no TEPT (transtorno de estresse pós-traumático). Portanto, um corpo considerável de pesquisadores sustenta que o trauma emocional, em particular o abuso sexual na infância, é um forte preditor para o desenvolvimento de CNEP. Existem estudos que apontam que o TEPT é mais comum do que a epilepsia refratária em pacientes com CNEP. Diante de um paciente com CNEP, a presença de história de abuso sexual na infância deve fazer o clínico suspeitar de TEPT como o mais provável diagnóstico de base da CNEP.

Interessantemente, altas taxas de abuso sexual têm sido encontradas em CNEP, em transtorno somatoforme e em TC em geral. Tanto o transtorno somatoforme quanto a dissociação estão correlacionados a relatos de trauma na infância. Em um estudo, encontrou-se prevalência de história de abuso na infância significativamente maior em 138 pacientes com CNEP pura (38%), em comparação a 169 pacientes com epilepsia (20%, $p < 0,01$).

Vários estudos de CNEP são associados a trauma psicológico, mas poucos têm analisado as associações aos sistemas neurobiológicos do estresse, como o eixo hipotálamo-pituitário-adrenal (HPA) e o cortisol, seu produto final. Foram testadas várias funções relevantes do eixo HPA em pacientes com CNEP, relacionando-as com história de trauma. Os pacientes com CNEP mostraram aumento significativo nos níveis de cortisol basal diurno, em comparação com controles saudáveis. Esse efeito foi impulsionado principalmente por pacientes com trauma sexual, que mostraram uma tendência para níveis mais altos de cortisol em comparação aos pacientes sem relato de trauma sexual. Importante foi o aumento basal diurno de níveis de cortisol em pacientes que não foram diagnosticados com depressão, medicação ou fumo, ou por crises atuais. Esse foi o primeiro estudo mostrando que o hipercortisolismo basal em pacientes portadores de CNEP é independente da ocorrência de crises agudas. Além disso, o hipercortisolismo basal foi mais pronunciado nos pacientes traumatizados com CNEP, quando comparados a pacientes com CNEP não traumatizados. Esses resultados sugerem que a atividade do eixo HPA fornece um marcador significativo para a neurobiologia da CNEP.

Abuso sexual e dissociação estão independentemente associados a vários indicadores de distúrbios na saúde mental, incluindo comportamento de risco, tal como tendência suicida, automutilação e agressão sexual. Assim, além de uma grande sobreposição entre conversão e transtornos dissociativos, também há relatos de trauma documentados como uma característica comum de ambos os transtornos.

As comorbidades psiquiátricas na CNEP devem ser avaliadas. Em uma pesquisa para avaliar os diagnósticos psiquiátricos e desfechos em crianças com crises não epilépticas psicogênicas (CNEP), das crianças avaliadas o diagnóstico psiquiátrico subjacente foi o transtorno e conversão (77,3%), e transtornos psiquiátricos comórbidos estavam presentes em 50%. As comorbidades mais comuns foram: deficiência intelectual (23,5%), transtorno de aprendizagem específica (14,7%) e depressao (14,7%). A epilepsia comórbida esteve presente em 23,5%, e história familiar de epilepsia esteve presente em 29,4% dos casos. As outras crianças (22,7%) que apresentaram crises não epilépticas receberam o diagnóstico subjacente de transtorno de déficit de atenção/hiperatividade (TDAH), transtorno de gratificação e outras condições fisiológicas.

Fatores psicológicos que afetam outras condições médicas

O aspecto essencial, segundo o DSM-5, para essa condição é a presença de um ou mais fatores psicológicos ou comportamentos clinicamente significativos que afetam adversamente uma condição médica ao aumentarem o risco de sofrimento, morte ou incapacidade. Esses fatores podem afetar de maneira adversa uma condição médica ao influenciar seu curso ou tratamento, ao constituir um fator adicional de risco claro à saúde ou ao influenciar a fisiopatologia subjacente, precipitando ou exacerbando sintomas ou exigindo atenção médica.

O que se percebe é que os fatores psicológicos e comportamentais demonstram afetar o curso de muitas doenças médicas.

Fatores psicológicos ou comportamentais incluem sofrimento psicológico, a maneira como a pessoa faz o enfrentamento nos relacionamentos interpessoais e comportamentos de negação de sintomas ou má adesão às recomendações médicas.

Isso pode ser mais comum em crianças com asma, cujas crises são exacerbadas por ansiedade, ou qualquer quadro clínico que sofra piora ou o paciente se recuse a receber o tratamento adequado para minimização dos sintomas.

Muitos fatores psicológicos demonstram sua influência adversa em condições médicas – por exemplo, sintomas de depressão ou ansiedade, eventos estressores da vida, estilos de relacionamento, traços de personalidade e estilos de enfrentamento.

Esse diagnóstico deverá ser reservado para situações nas quais o efeito do fator psicológico na condição médica seja evidente e o fator psicológico tenha efeitos clinicamente significativos no curso ou no desfecho da condição médica.

Em crianças pequenas, uma história que corrobore os fatos, vinda dos pais ou da escola, pode ajudar na avaliação diagnóstica.

Transtorno factício imposto a outro

A síndrome de Munchausen por procuração (transtorno fictício por procuração ou transtorno factício imposto a outro) constitui uma patologia que provoca grande morbidade.

Um dos pais, geralmente a mãe, simula ou provoca a existência de sintomas na criança com o objetivo de procurar atendimento médico.

Algumas características para suspeitar sobre o transtorno factício imposto a outro:

No perpetrador

- Os sinais e sintomas não acontecem em sua ausência.
- A mãe está menos preocupada do que os médicos.
- Ela se recusa a deixar a criança sozinha no hospital.
- Ela tenta estabelecer relações fechadas com médicos e enfermeiros.
- Ela geralmente tem conhecimento sobre a saúde ou uma história de profissão sanitária, geralmente malsucedida.
- Ela se apresenta com distúrbios psiquiátricos ou comportamentais.
- Ela tem síndrome de Munchausen (transtorno factício).

Na criança

- Os sintomas normalmente não se enquadram tipicamente em um diagnóstico clínico específico.
- Sintomas persistentes e inexplicáveis que levam à elaboração de um diagnóstico desordenado, complexo e inconsistente.
- Histórico familiar de morte inexplicável de criança ou membro da família que supostamente tem várias doenças graves.
- Os exames complementares não se enquadram no estado de saúde da criança.
- Ausência de casos semelhantes.
- Tratamentos ineficientes ou mal recebidos.

Esse diagnóstico deve ser levado em consideração em cada criança que passou por várias consultas médicas, exames e internações e/ou que apresenta patologia que é desconexa, recorrente e que tem má resposta ao tratamento usual. A necessidade de um diagnóstico precoce é muito importante para evitar consequências graves e a realização de explorações desnecessárias, que, ocasionalmente, podem ser invasivas ou envolver um risco para o paciente.

O DSM-5 traz como característica essencial desse transtorno a falsificação de sinais e sintomas médicos ou psicológicos em si mesmo ou em outro associados a fraude identificada. O diagnóstico requer a demonstração de que o indivíduo está agindo de maneira sub-reptícia para falsear, simular ou causar sinais ou sintomas de doença ou lesão na ausência de recompensas externas óbvias. Indivíduos com transtorno factício imposto a outro correm o risco de enfrentar grande sofrimento psicológico ou prejuízo funcional.

As evidências atuais sugerem que os transtornos de sintomas somáticos e factícios estão correlacionados aos cuidadores, com possibilidade de transmissão intergeracional de comportamento anormal do cuidador para a criança. O reconhecimento precoce desse quadro pode evitar o desenvolvimento dessa doença. Em casos de doença fabricada ou induzida totalmente desenvolvida, além da proteção da criança, que precisará de ajuda para compreender a experiência e voltar ao funcionamento saudável, é importante o tratamento do agressor. Este será muito dependente de sua capacidade de reconhecer o comportamento abusivo e colaborar. Se a separação é necessária, a reunificação da mãe e da criança é rara, mas pode ser alcançada em casos selecionados. Mais pesquisa colaborativa é necessária nessa especialidade, sobretudo em relação a um estudo minucioso das características das mulheres com transtornos de sintomas somáticos e transtornos factícios que envolvem seus filhos em comportamento anormal de doença. Recomendamos que os hospitais gerais estabeleçam redes proativas, incluindo a cooperação multidisciplinar entre funcionários designados tanto dos serviços de saúde pediátricos quanto de adultos com problemas mentais.

Tratamento do transtorno de sintomas somáticos e transtornos relacionados

A base do tratamento é o interesse dos médicos pela criança e seu contexto, para realizar as investigações necessárias e discutir com os pais, com muito tato, explicando que a doença orgânica foi excluída ou que a patologia de base não justifica a aflição e a perturbação da vida diária. Devem-se discutir todos os aspectos nocivos no ambiente da criança, tais como excessivas demandas acadêmicas e emocionais (muitas vezes autoimpostas pela criança), para ajudar a família a modificá-los.

Sintomas somáticos perturbadores associados a pensamentos, sentimentos e comportamentos anormais em resposta a esses sintomas, associados a sofrimento e prejuízos significativos, são comuns em ambulatórios pediátricos, embora poucas pesquisas sistemáticas estejam disponíveis para orientar o desenvolvimento e esforços para o tratamento pediátrico da somatização e dos transtornos de sintomas somáticos. Estudos empíricos de intervenção são necessários para examinar a eficácia, bem como a relação entre a melhora sintomática, a melhora funcional e os sintomas comórbidos de ansiedade e depressão.

Queixas físicas, que trazem alterações cognitivas, emocionais e comportamentais, tornam-se problema clínico quando, além de graves, recorrentes e incapacitantes, levam a repetidos contatos com médicos, com expectativas de tratamento. É comum nessa fase que pais e filhos mantenham a crença de que existe algum problema médico e que o médico pode estar falhando. Tal fato leva, por um lado, a excessivas investigações especiais, mais para eliminar todas as dúvidas do que por indicação clínica. Por outro lado, existe certa relutância em procurar ou aceitar um encaminhamento para avaliação psiquiátrica. A rejeição da avaliação psiquiátrica pelas crianças e seus pais pode ser intensa, na medida em que essa necessidade parece evidente para os médicos.

Em seguida será apresentado um guia para tratamento do transtorno de sintomas somáticos, delineado por Campo e Gregory Fritz, no artigo *A management model for pediatric somatization* (Um modelo de manejo na somatização pediátrica), sendo acrescentadas contribuições de outros pesquisadores.

Tratamento psicossocial

Pode ajudar esses jovens e crianças a aprender a monitorar os pensamentos que ocorrem quando sentem a dor. Ao testar o funcionamento das suas habilidades por meio do aparecimento da dor, o tratamento psicossocial permite-lhes ganhar confiança em suas habilidades de enfrentamento. Os clínicos podem instruir os pais a não reforçarem a dor permitindo que as crianças fiquem em casa em vez de irem à escola. O reforço deve ser: "O médico disse que não tem com o que se preocupar. Tenho certeza de que logo se sentirá melhor".

Ser honesto e direto

Enfatizar a natureza colaborativa do processo do tratamento. A importância da parceria terapêutica ou aliança como fundação do sucesso terapêutico deve ser discutida diretamente. Os papéis e responsabilidades do paciente, da família e do profissional devem ser delineados, com ênfase na sólida comunicação e na importância do "trabalho conjunto", a fim de evitar decepções usando placebo ou intervenções falsas. Tais esforços podem contribuir para o paciente e a família se convencerem de que o sintoma é causado por doença física.

Reasseguramento

Garantir que a vida não está em perigo ou que não existe séria doença é necessário, mas esta etapa raramente é suficiente no processo do tratamento. Muitas vezes é essencial que o paciente e a família vejam a apresentação dos sintomas como menos ameaçadores, pois, para que consiga prosseguir, o paciente necessita de uma intervenção para reduzir a ansiedade. Os pais devem ser ajudados a compreender que o sofrimento sentido como real pelo paciente é subjetivo, não estando associado a um dano tecidual real. O reasseguramento excessivo, no entanto, pode revelar-se contraproducente nos casos em que o medo obsessivo de doença e medos hipocondríacos são proeminentes. Nesses casos, o medo de doença deve ser dirigido diretamente e enquadrado como um problema para ser resolvido em conjunto, em vez de se continuar a perpetuar a noção de que essa preocupação pode ser superada por meio apenas de reasseguramento externo.

Intervenções cognitivo-comportamentais

Mostraram ter eficiência convincente no tratamento dos transtornos somatoformes e com certeza o são para o transtorno de sintomas somáticos, tendo-se provado benéficas em pelo menos 11 de 13 ensaios. Técnicas cognitivo-comportamentais envolvendo automonitoramento dos principais sintomas por meio de diários limitam a atenção dada ao sintoma por outros; técnicas de relaxamento são úteis para problemas circunscritos, tais como dores de cabeça, incentivam a participação em atividades de rotina por meio da exposição gradual, explicando a relação entre dor física e psicológica, e abordam as ansiedades dos pais e a relutância da criança em iniciar uma terapia de reabilitação.

A terapia cognitiva tem como objetivo mudanças de pensamentos disfuncionais, substituindo-os por estilos cognitivos adaptados, enquanto resposta à terapia comportamental envolve prolongada e gradativa exposição a situações angustiantes, com a prevenção de respostas compulsivas manifestas e dissimuladas (p. ex., rituais). Componentes da TCC, como automonitoramento de pensamentos, estratégias cognitivas e exercícios comportamentais, treinamentos das habilidades sociais e psicoeducação, podem ser benéficos. Medicação associada a TCC tem provado ser uma intervenção efetiva.

Na dor abdominal recorrente, a melhor evidência de eficácia de tratamento foi encontrada nos programas comportamentais para a família, usando técnicas de TCC. Nos casos mais severos, tem sido sugerido um trabalho multidisciplinar em um local específico para reabilitação. No TC não há experiências clínicas controladas examinando a eficácia da TCC.

Reabilitação

A reabilitação encoraja o paciente a retomar as atividades e responsabilidades anteriores, para alívio sintomático definitivo e desencorajamento de comportamentos relacionados à doença. A abordagem de reabilitação ajuda a reformular o problema de enfrentamento do paciente e da família e a encontrar uma "cura", uma maneira de lidar com a angústia do problema físico e superá-la. Isso ajuda a transferir o ônus da responsabilidade do sucesso terapêutico do médico e dos pais para o paciente, ainda que dentro do contexto de uma rede de apoio e incentivo da família e dos profissionais, servindo também para derrubar a noção de que o paciente somente poderá voltar ao funcionamento normal após o desaparecimento dos sintomas. O paciente é tratado como um agente ativo, com poderes para superar um problema difícil, mas gerenciável. A melhora é entendida como um sucesso pessoal com base na coragem individual, no trabalho árduo, uma realização da qual o paciente poderá se orgulhar.

Sucesso na abordagem de reabilitação é contingente na habilidade do clínico para manejar a ansiedade do paciente e da família em relação ao sintoma, e da mudança da percepção de que o paciente é especialmente vulnerável e incapaz para lidar. É muito importante que pais e cuidadores entendam que a expectativa do paciente de funcionar, a despeito da dificuldade física, não é cruel nas circunstâncias da somatização, mas terapêutica.

Uma aliança entre o médico e o paciente é um componente importante do processo de tratamento. *Insights* sobre as raízes psicológicas do transtorno de conversão poderão exigir a participação de um psiquiatra ou psicólogo. Alguns pacientes, suas famílias ou outros médicos podem ser resistentes à ideia de uma consulta psiquiátrica ou psicológica. Nesse caso, muitas vezes é útil enfatizar a neurobiologia da doença. Pode ser útil recomendar que a avaliação do transtorno ocorra a partir de diferentes especialidades simultaneamente. A identificação do estressor precipitante, que pode incluir conflito psicológico, estresse ambiental ou trauma, e dos fatores perpetuadores é essencial para orientar a estratégia de tratamento.

Intervenção comportamental e operante

Muito tem sido enfatizado sobre o reforço positivo para comportamentos saudáveis, assim como a extinção ou a retirada de reforço nos sintomas somáticos em que o papel de doente está sendo recompensado. Reforço negativo, que aumenta a frequência de resposta desejada, eliminando o estímulo aversivo imediatamente após a resposta desejada, tem sido empregado no manejo da somatização. Em geral, leva em conta as restrições teoricamente impostas pela doença, subordinadas à melhora funcional.

Autogerenciamento e outras estratégias individuais

Resultados encorajadores com autogerenciamento têm sido relatados com técnicas específicas, tais como automonitoramento, enfrentamento e relaxamento, hipnose e o uso de *biofeedback*, descritas como úteis. Psicoterapias interpessoal e expressiva não têm sido sistematicamente estudadas em somatização pediátrica, mas podem ser úteis particularmente na presença de trauma psicológico.

Terapia familiar

Tem sido defendida, mas intervenções familiares específicas ainda não foram estudadas porque os pacientes que apresentam somatizações são vistos como portadores de saúde debilitada e encorajados a adotar o papel de doentes pelos pais. Isso é importante para, respeitosamente, mudar a percepção da vulnerabilidade física do paciente e qualquer encorajamento familiar para o comportamento doentio.

As crianças que apresentam sintomas de conversão no âmbito da inibição do afeto exigirão intervenções psicológicas individuais e familiares, que têm como objetivo:

1. Promover a recognição da família e dos fatores contextuais que ameaçam o bem-estar emocional das crianças.
2. Modificar comportamentos parentais inúteis e as expectativas.
3. Ajudar as crianças a ter melhor percepção de seus estados corporais e maior capacidade de comunicar sentimentos negativos. Em um pequeno subgrupo dessas famílias, em que os pais são muito hostis, questões de proteção da criança devem necessariamente ser abordadas.

Para Kozlowska, pacientes que apresentam sintomas de conversão no âmbito da manifestação do afeto de forma exigirão intervenções diferentes. Na infância, o tratamento deverá incluir intervenções familiares que:

- Aumentem a consistência parental.
- Reduzam o nível de ansiedade e a imprevisibilidade do sistema familiar.
- Tornem a exibição de incompetência não funcional da criança, em termos de suscitar conforto e proteção.

Na adolescência e na idade adulta, as intervenções nesse grupo terão como objetivo:

- Promover a autogestão dos sintomas.
- Facilitar a exploração de afetos omitidos, como "raiva".
- Fomentar uma utilização adequada dos sinais para obter conforto.
- Assegurar respostas adequadas de cuidado das famílias e do sistema médico.

Comunicação

Estabelecer e facilitar a comunicação entre os profissionais envolvidos, incluindo professores e enfermeira da escola, e uma estreita relação de trabalho com o médico da atenção primária ou o especialista. Comunicação pobre é a mais frequente queixa dos pediatras de crianças e adolescentes com problemas psiquiátricos. A melhora da comunicação diminui o risco de os esforços de tratamento serem repetidos, diluídos ou mal interpretados. Faltas ou recusas a ir à escola estão comumente associadas a somatizações pediátricas. Os funcionários da escola podem se beneficiar de uma melhor compreensão das dificuldades do paciente e podem ser uma fonte útil de informações e sugestões sobre intervenções práticas. O clínico pode servir como ponte para ajudar a reunir a escola e a família do paciente, porque frequentemente se desenvolvem tensões sobre as ausências e os pedidos de tratamento especial do paciente.

Consolidar os cuidados

É a tentativa de consolidar a coordenação dos cuidados médicos em um único médico. A regularidade a visitas médicas programadas pode tranquilizar o paciente e seus familiares, quando suas preocupações não foram apaziguadas. Visitas agendadas regularmente permitem que o paciente e sua família vejam o médico sem a exigência de que o paciente esteja doente.

A consolidação é útil em ajudar a definir o que constitui uma legítima dispensa médica, pois, ao deixar claro, para a família e para a escola, quem será o médico responsável para legitimar as dispensas, contribui para evitar a procura de outros médicos. O paciente e os pais precisam entender que a ausência da escola sem a aprovação da equipe de tratamento será vista como absenteísmo, e que a escola tomará as medidas adequadas. Com um plano de tratamento, a cooperação da escola pode se somar aos esforços para alcançar a recuperação do paciente.

Tratamento das comorbidades psiquiátricas

Somatização pediátrica está comumente associada a comorbidade psicopatológica, sobretudo os sintomas e transtornos internalizantes. Necessita de intervenções em comorbidades de ansiedade e depressão.

Intervenções psicofarmacológicas

Antidepressivos parecem ter um benefício significativo. Evidências sugerem que os inibidores seletivos da recaptação de serotonina (ISRS) podem melhorar angústias hipocondríacas em adultos, mas ainda faltam pesquisas clínicas em crianças e adolescentes. Para alguns pacientes com sintomas associados a excitação emocional e ansiedade há a sugestão de que podem se beneficiar por um curto período com benzodiazepínicos tais como clonazepam ou lorazepam.

Há evidências da eficácia do uso de inibidores seletivos da recaptação de serotonina (fluoxetina e fluvoxamina) e tricíclicos (clomipramina) quando há preocupações obsessivas. A associação desses antidepressivos com buspirona mostrou grande eficácia quando comparados a outras drogas, como benzodiazepínicos, neurolépticos ou anticonvulsivantes, que mostraram eficácia mínima. Um estudo mostrou boa eficácia terapêutica com o citalopram, mas a suspensão da medicação levou a recaída em 83,8% dos casos após um período de 38 semanas. A presença de características delirantes aparentemente não é um fator de previsão de uma resposta negativa a serotoninérgicos. Pacientes respondem ao tratamento com redução das preocupações, diminuição do estresse, redução dos comportamentos ritualísticos e significativa melhora nas funções sociais e ocupacionais. O citalopram, um ISRS, também foi apontado como eficaz no tratamento da dor abdominal recorrente pediátrica.

Os antidepressivos podem ser úteis em sintomas físicos, quando há somatização, como também em sintomas complexos, como fibromialgia, transtornos gastrointestinais funcionais e cefaleias. Na síndrome do cólon irritável é sugerido que os antidepressivos também sejam benéficos, tanto os tricíclicos como os ISRS, como a paroxetina e a fluvoxamina. A migrânea, que muitas vezes está associada a ansiedade e depressão, como também pode estar associada a outros sintomas médicos somáticos em crianças e adolescentes, pode se beneficiar de uma variedade de agentes psicofarmacológicos na prevenção, como os antidepressivos amitriptilina e trazodona, os anticonvulsivantes (divalproato de sódio e topiramato) e os bloqueadores beta-adrenérgicos.

Estimulação magnética transcraniana

O transtorno funcional neurológico, também conhecido como transtorno de conversão, é comum e muitas vezes associado a um mau prognóstico. Tem sido relativamente negligenciado pela pesquisa, e, como tal, há uma evidente falta de tratamentos baseados em evidências. Terapias físicas e psicológicas são as principais modalidades de tratamento, para além de tranquilização e explicação sensível do diagnóstico. No entanto, existem dois outros tratamentos históricos que ressurgiram recentemente.

O primeiro é a estimulação elétrica, inicialmente pioneira, com a estimulação direta dos nervos, mas agora utilizada indiretamente (e, por conseguinte, de maneira não invasiva) sob a forma de estimulação magnética transcraniana. A segunda é a sedação (terapêutica), anteriormente conhecida como "abreação", usada principalmente no contexto de investigação e tratamento psicológico (como técnicas de hipnose), mas agora cada vez mais defendida durante a reabilitação como maneira de demonstrar terapeuticamente a reversibilidade dos sintomas.

Existem evidências encorajadoras preliminares para sugerir que tanto a estimulação magnética transcraniana quanto a sedação (abreação) podem ser tratamentos eficazes para o transtorno funcional neurológico.

Referências bibliográficas

1. Allen LA; Woolfolk RL. Cognitive behavioral therapy for somatoform disorders. Psychiatr Clin North Am 2010; 33(3): 579-93.
2. Alper K; Devinsky O; Perrine K et al. Dissociation in epilepsy and conversion nonepileptic seizures. Epilepsia 1997; 38(9): 991-97.
3. American Psychiatric Association. Diagnostic and Statistical Manual of Mental Disorders; Fifth Edition. Arlington; VA; American Psychiatric Association, 2013.
4. Bakvis P; Spinhoven P; Giltay EJ et al. Basal hypercortisolism and trauma in patients with psychogenic nonepileptic seizures. Epilepsia 2010; 51(5): 752-59.
5. Barsky AJ. Assessing the New DSM-5 Diagnosis of somatic of symptom disorder. Psychosomatic Medicine January 2016; 78:2-4.
6. Bass C; Glaser D. Early recognition and management of fabricated or induced illness in children. Lancet 2014 Apr 19;383(9926):1412-21.
7. Battistella PA; Ruffilli R; Cernetti R et al. A placebo-controlled crossover trial using trazodone in pediatric migraine. Headache 1993; 33(1): 36-9.
8. Benito IS. Between the sanitary complacency and the factitious disorder by proxy. Actas Esp Psiquiatr. 2016 May;44(3):113-8.
9. Bleichhardt G; Hiller W. Hypochondriasis and health anxiety in the German population. Br J Health Psychol 2007; 12(Pt 4): 511-23.
10. Bowman ES. Why conversion seizures should be classified as a dissociative disorder. Psychiatr Clin North Am 2006; 29(1): 185-211; x.
11. Broome M; Bortolotti L. What's wrong with 'mental' disorders? Psychol Med 2010; 1-3.
12. Calvert P; Palmer C. Application of the cognitive therapy model to initial crisis assessment. Int J Ment Health Nurs 2003; 12(1): 30-8.
13. Campo JV; Bridge J; Lucas A et al. Physical and emotional health of mothers of youth with functional abdominal pain. Arch Pediatr Adolesc Med 2007; 161(2): 131-37.
14. Campo JV; Dahl RE; Williamson DE et al. Gastrointestinal distress to serotonergic challenge: a risk marker for emotional disorder? J Am Acad Child Adolesc Psychiatry 2003; 42(10): 1221-26.
15. Campo JV; Di Lorenzo C; Chiappetta L et al. Adult outcomes of pediatric recurrent abdominal pain: do they just grow out of it? Pediatrics 2001; 108(1): E1.
16. Campo JV; Fritz G. A management model for pediatric somatization. Psychosomatics 2001; 42(6): 467-76.
17. Campo JV; Negrini BJ. Case study: negative reinforcement and behavioral management of conversion disorder. J Am Acad Child Adolesc Psychiatry 2000; 39(6): 787-90.
18. Campo JV; Perel J; Lucas A et al. Citalopram treatment of pediatric recurrent abdominal pain and comorbid internalizing disorders: an exploratory study. J Am Acad Child Adolesc Psychiatry 2004; 43(10): 1234-42.
19. Couprie W; Wijdicks EF; Rooijmans HG et al. Outcome in conversion disorder: a follow-up study. J Neurol Neurosurg Psychiatry 1995; 58(6): 750-52.
20. Craig TK; Cox AD; Klein K. Intergenerational transmission of somatization behaviour: a study of chronic somatizers and their children. Psychol Med 2002; 32(5): 805-16.
21. Crittenden PM. Attachment; information processing; and psychiatric disorder. World Psychiatry 2002; 1(2): 72-5.
22. D'Alessio L; Giagante B; Oddo S et al. Psychiatric disorders in patients with psychogenic non-epileptic seizures; with and without comorbid epilepsy. Seizure 2006; 15(5): 333-39.
23. Deveci A; Taskin O; Dinc G et al. Prevalence of pseudoneurologic conversion disorder in an urban community. In: Manisa T. Soc Psychiatry Psychiatr Epidemiol 2007; 42(11): 857-64.
24. DSM IV. Manual Diagnóstico e Estatístico de Transtornos Mentais. 4. ed. Porto Alegre: Artes Médicas, 1995.
25. Emmanuel NP; Lydiard RB; Crawford M. Treatment of irritable bowel syndrome with fluvoxamine. Am J Psychiatry 1997; 154(5): 711-12.
26. Ferrara J; Jankovic J. Psychogenic movement disorders in children. Mov Disord 2008; 23: 1875-81.
27. First MB; Wakefield JC. Defining 'mental disorder' in DSM-V. Psychol Med 2010; 1-4.
28. Fiszman A; Alves-Leon SV; Nunes RG et al. Traumatic events and posttraumatic stress disorder in patients with psychogenic nonepileptic seizures: a critical review. Epilepsy Behav 2004; 5(6): 818-25.
29. Fritz GK; Fritsch S; Hagino O. Somatoform disorders in children and adolescents: a review of the past 10 years. J Am Acad Child Adolesc Psychiatry 1997; 36(10): 1329-38.
30. Garber J; Zeman J; Walker LS. Recurrent abdominal pain in children: psychiatric diagnoses and parental psychopathology. J Am Acad Child Adolesc Psychiatry 1990; 29(4): 648-56.
31. Garralda ME. Unexplained physical complaints. Child Adolesc Psychiatr Clin N Am 2010, 19(2): 199-209; vii.
32. Gatchel RJ; Peng YB; Peters ML et al. The biopsychosocial approach to chronic pain: scientific advances and future directions. Psychol Bull 2007; 133(4): 581-624.
33. Gay P. Freud para historiadores. Rio de Janeiro: Paz e Terra, 1989.
34. Grattan-Smith PJ; Dale RC. Pediatric functional neurologic symptoms. Handbook of Clinical Neurology 2017; 139: 489-498.
35. Harvey SB; Stanton BR; David AS. Conversion disorder: towards a neurobiological understanding. Neuropsychiatr Dis Treat 2006; 2(1): 13-20.
36. Hotopf M; Mayou R; Wadsworth M et al. Childhood risk factors for adults with medically unexplained symptoms: results from a national birth cohort study. Am J Psychiatry 1999; 156(11): 1796-800.
37. Jailwala J; Imperiale TF; Kroenke K. Pharmacologic treatment of the irritable bowel syndrome: a systematic review of randomized; controlled trials. Ann Intern Med 2000; 133(2): 136-47.
38. Jellinek M; Herzog D. The Somatoform disorders. In: Textbook of Child and Adolescent Psychiatry. ISBN 1-58562-057-2. Arlington; VA: American Psychiatric Publishing, 1991.
39. Kinzl JF; Traweger C; Biebl W. Family background and sexual abuse associated with somatization. Psychother Psychosom 1995; 64(2): 82-7.
40. Kirsch MA; Louie AK. Paroxetine and irritable bowel syndrome. Am J Psychiatry 2000; 157(9): 1523-24.
41. Kisiel CL; Lyons JS. Dissociation as a mediator of psychopathology among sexually abused children and adolescents. Am J Psychiatry.2001; 158(7): 1034-39.
42. Kozlowska K. The developmental origins of conversion disorders. Clin Child Psychol Psychiatry 2007; 12(4): 487-510.
43. Kozlowska K; Nunn KP; Rose D; Morris A; Ouvrier RA; Varghese J. Conversion disorder in Australian pediatric practice. J Am Acad Child Adolesc Psychiatry 2007; 46(1): 68-75.
44. Kozlowska K; Williams LM. Self-protective organization in children with conversion and somatoform disorders. J Psychosom Res 2009; 67(3): 223-33.
45. Kroenke K. Efficacy of treatment for somatoform disorders: a review of randomized controlled trials. Psychosom Med 2007; 69(9): 881-88.
46. Kuyk J; Swinkels WA; Spinhoven P. Psychopathologies in patients with nonepileptic seizures with and without comorbid epilepsy: how different are they? Epilepsy Behav 2003; 4(1): 13-8.
47. Lamberg L. New mind/body tactics target medically unexplained physical symptoms and fears. JAMA 2005; 294(17): 2152-54.
48. Lewis D; Ashwal S; Hershey A et al. Practice parameter: pharmacological treatment of migraine headache in children and adolescents: report of the American Academy of Neurology Quality Standards Subcommittee and the Practice Committee of the Child Neurology Society. Neurology 2004; 63(12): 2215-24.
49. Lipsitz JD; Masia-Warner C; Apfel H et al. Anxiety and depressive symptoms and anxiety sensitivity in youngsters with noncardiac chest pain and benign heart murmurs. J Pediatr Psychol 2004; 29(8): 607-12.

50. Lombardi VC; Ruscetti FW; Das Gupta J et al. Detection of an infectious retrovirus; XMRV; in blood cells of patients with chronic fatigue syndrome. Science 2009; 326(5952): 585-89.
51. Manne SL; Redd WH; Jacobsen PB et al. Behavioral intervention to reduce child and parent distress during venipuncture. J Consult Clin Psychol 1990; 58(5): 565-72.
52. Mink JW. Conversion disorder and mass psychogenic illness in child neurology. Ann NY Acad Sci. 2013 Nov;1304:40-4.
53. Murphy MS. Management of recurrent abdominal pain. Arch Dis Child 1993; 69(4): 409-11.
54. Nicholson TRJ; Voon V. Transcranial magnetic stimulation and sedation as treatment for functional neurologic disorders. Handbook of Clinical Neurology 2017; 139: 619-29.
55. Noyes R Jr.; Stuart S; Langbehn DR et al. Childhood antecedents of hypochondriasis. Psychosomatics 2002; 43(4): 282-89.
56. O'Malley PG; Jackson JL; Santoro J; Tomkins G et al. Antidepressant therapy for unexplained symptoms and symptom syndromes. J Fam Pract 1999; 48(12): 980-90.
57. Pavan C; Simonato P; Marini M et al. Psychopathologic aspects of body dysmorphic disorder: a literature review. Aesthetic Plast Surg 2008; 32(3): 473-84.
58. Phillips KA; Menard W; Fay C et al. Psychosocial functioning and quality of life in body dysmorphic disorder. Compr Psychiatry 2005; 46(4): 254-60.
59. Phillips KA; Najjar F. An open-label study of citalopram in body dysmorphic disorder. J Clin Psychiatry 2003; 64(6): 715-20.
60. Ramchandani PG; Stein A; Hotopf M et al. Early parental and child predictors of recurrent abdominal pain at school age: results of a large population-based study. J Am Acad Child Adolesc Psychiatry 2006; 45(6): 729-36.
61. Rawat VS; Dhiman V; Sinha S et al. Co-morbidities and outcome of childhood psychogenic non-epileptic seizures – an observational study. Seizure. 2015 Feb;25:95-8.
62. Rosenberg HJ; Rosenberg SD; Williamson PD; Wolford GL. 2nd. A comparative study of trauma and posttraumatic stress disorder prevalence in epilepsy patients and psychogenic nonepileptic seizure patients. Epilepsia 2000; 41(4): 447-52.
63. Roudinesco E; Plon M. Diccionario de psicoanálisis. Buenos Aires: Editorial Paidos SAICF, 1998.
64. Sar V; Akyuz G; Kundakci T et al. Childhood trauma; dissociation; and psychiatric comorbidity in patients with conversion disorder. Am J Psychiatry 2004; 161(12): 2271-76.
65. Sar V; Islam S; Ozturk E. Childhood emotional abuse and dissociation in patients with conversion symptoms. Psychiatry Clin Neurosci 2009; 63(5): 670-77.
66. Sar V; Koyuncu A; Ozturk E et al. Dissociative disorders in the psychiatric emergency ward. Gen Hosp Psychiatry 2007; 29(1): 45-50.
67. Simeon D; Guralnik O; Schmeidler J et al. The role of childhood interpersonal trauma in depersonalization disorder. Am J Psychiatry 2001; 158(7): 1027-33.
68. Solomon GD. The pharmacology of medications used in treating headache. Semin Pediatr Neurol 1995; 2(2): 165-77.
69. Spierings C; Poels PJ; Sijben N et al. Conversion disorders in childhood: a retrospective follow-up study of 84 inpatients. Dev Med Child Neurol 1990; 32(10): 865-71.
70. Stein DJ; Phillips KA; Bolton D et al. Letter to the Editor: Response to the commentaries on 'What is a mental/psychiatric disorder?'. Psychol Med 2010; 1-4.
71. Tomasson K; Kent D; Coryell W. Somatization and conversion disorders: comorbidity and demographics at presentation. Acta Psychiatr Scand 1991; 84(3): 288-93.
72. Tsao JC; Allen LB; Evans S et al. Anxiety sensitivity and catastrophizing: associations with pain and somatization in non-clinical children. J Health Psychol 2009; 14(8): 1085-94.
73. Tsao JC; Meldrum M; Kim SC et al. Anxiety sensitivity and health-related quality of life in children with chronic pain. J Pain 2007; 8(10): 814-23.
74. Van der Kolk BA; van der Hart O. Pierre Janet and the breakdown of adaptation in psychological trauma. Am J Psychiatry 1989; 146(12): 1530-40.
75. Verhaak PF; Kerssens JJ; Dekker J et al. Prevalence of chronic benign pain disorder among adults: a review of the literature. Pain 1998; 77(3): 231-39.
76. Villadsen A; Thorgaard MV; Hybel KA et al. Health anxiety symptoms in children and adolescents diagnosed with OCD. Eur Child Adolesc Psychiatry 2016.
77. Walker LS; Baber KF; Garber J et al. A typology of pain coping strategies in pediatric patients with chronic abdominal pain. Pain 2008; 137(2): 266-75.
78. Walker LS; Garber J; Greene JW. Somatization symptoms in pediatric abdominal pain patients: relation to chronicity of abdominal pain and parent somatization. J Abnorm Child Psychol 1991; 19(4): 379-94.
79. Walker LS; Garber J; Smith CA et al. The relation of daily stressors to somatic and emotional symptoms in children with and without recurrent abdominal pain. J Consult Clin Psychol 2001; 69(1): 85-91.
80. Wilson DR. Health consequences of childhood sexual abuse. Perspect Psychiatr Care 2010; 46(1): 56-64.

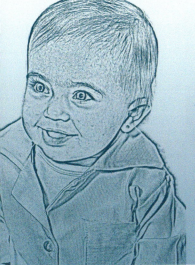

Capítulo 48

A Doença Crônica na Infância e Suas Repercussões sobre o Psiquismo

Nádia Ahmad Faris
Evelyn Kuczynski

Introdução

"De acordo com o que nos conta Cícero em seus escritos, Dâmocles viveu na corte de Dionísio I, tirano de Siracusa (~ 432-367 a.C.). Como é de se esperar entre os que vivem sob o jugo dos tiranos, Dâmocles era pródigo em elogios e atenções para com seu soberano, num claro esforço de garantir sua própria sobrevivência. O tirano resolveu, por fim, mostrar-lhe a real natureza de sua alegria, e convidou-o a participar de um magnífico banquete como convidado de honra, ao qual Dâmocles prontamente acedeu, deliciado não apenas pela deferência que conquistara junto ao seu rei, mas também pela perspectiva de uma maravilhosa experiência. Cercado de toda a luxúria que a riqueza permite, Dâmocles se deu conta, ao erguer o olhar, de que estava acomodado exatamente sob uma espada desembainhada, suspensa sobre sua cabeça por um mísero fio de crina. Isso enfatizou imediatamente a real natureza da felicidade do tirano..." (Koocher, 1981).[1]

Um dos questionamentos relativos à anamnese no atendimento a crianças e adolescentes diz respeito ao desejo e planejamento da gestação pelos genitores.[2] E quando o nascimento da tão sonhada criança (vitimada por uma doença crônica) nos convida a uma jornada vertiginosa e inesperada? De que maneira essa condição (muitas vezes adquirida, ainda que nem sempre ...) atravessa o desenvolvimento do aparelho psíquico dessa criança e, por sua vez, de sua família? Não é surpreendente que crianças com condições crônicas de saúde e necessidades especiais estejam mais sujeitas ao abandono parental.[3] O presente capítulo apresenta um panorama geral das repercussões psiquiátricas de doenças crônicas na infância e adolescência. Crianças e adolescentes que muitas vezes, no curso de seu desenvolvimento, frustram e decepcionam os sonhos e projetos de seus pais.

Doenças crônicas

Alguns autores classificam uma doença como crônica quando se trata de uma condição de saúde que dura mais do que 3 meses em 1 ano, ou que leva à hospitalização contínua por pelo menos 1 mês em 1 ano.[4,5] Já o Ministério da Saúde[6] caracteriza doença crônica por causas múltiplas, início gradual, prognóstico usualmente incerto, com longa (ou indefinida) duração, com curso clínico que muda ao longo do tempo, com possíveis períodos de agudização e podendo causar incapacidades.

Do mesmo modo, pode necessitar de intervenções associadas a mudanças de estilo de vida e um processo de cuidado contínuo (que nem sempre leva à cura). Estudos como o de Krockow[7] classificam doenças crônicas como acometimentos de pelo menos três meses que prejudicam as atividades normais do indivíduo e requerem cuidados médicos extensivos. Elas afetam entre 7% e 18% das crianças, ou seja, pessoas menores de 18 anos.

A Organização Mundial de Saúde (OMS) considera exemplos de doenças crônicas as doenças cardiovasculares (cerebrovasculares, isquêmicas), neoplasias, doenças respiratórias crônicas e o diabetes *mellitus*.[6] Stein[3] separa uma lista conservadora de diagnósticos, que inclui condições geralmente consideradas crônicas (asma, transtorno de déficit de atenção e hiperatividade – TDAH –, aids, autismo, síndrome de Down, diabetes, fibrose cística, retardo mental e outros distúrbios do desenvolvimento, paralisia cerebral e distrofia muscular).

Outra lista (mais liberal) acrescenta outras condições para as quais a cronicidade é possível, mas incerta: cardiopatias, hipertensão, distúrbios hematológicos, enxaquecas e outras cefaleias recorrentes, distúrbios articulares, alterações dentárias, infecções de ouvido recorrentes e dores cervicais e torácicas; depressão, ansiedade ou transtornos alimentares; e "outros problemas de saúde".[3] A abrangência dessa definição nos oferece uma vaga ideia da complexidade de comunicar a um responsável e sua criança um diagnóstico associado à cronicidade.

Segundo o National Center for Health Statistics (2017), 1 em cada 5 crianças americanas é portadora de uma doença crônica que afeta suas atividades diárias. Em números, estima-se que mais de 4 milhões de crianças nos Estados Unidos sofrem de doenças crônicas, incluindo câncer, doença falciforme e diabetes.[8]

---

1 Em livre tradução do original.

Vários fatores contribuíram para o aumento da prevalência de condições crônicas de saúde, incluindo a identificação precoce por meio do uso de tecnologia avançada e ferramentas de triagem para identificar mais prontamente as condições crônicas. Além disso, a terapêutica (aprimorada por dados da ciência básica, translacional e pesquisa clínica) aumentou as taxas de sobrevivência de crianças com doenças congênitas e graves problemas de saúde.[8]

De acordo com levantamento realizado pelo Centro de Controle e Prevenção de Doenças Americano,[9,10] a incidência e a prevalência de várias condições crônicas de saúde aumentaram independentemente da identificação precoce e de tratamentos bem-sucedidos, particularmente as taxas de alguns tipos de cardiopatias congênitas e diabetes. No nível mais amplo, estima-se que cerca de um terço dos 74 milhões de crianças e adolescentes da América convivem com uma condição de saúde crônica.[8]

A asma está entre as doenças crônicas mais prevalentes. Em torno de 5% a 10% das crianças é portadora dessa afecção inflamatória das vias aéreas. Afeta mais o sexo masculino, e o tipo alérgico é o mais comum.[11] No Brasil, a asma também está entre as principais causas de internações das crianças, o que se reflete nas estatísticas nacionais da doença como causa de grande número das internações, sobretudo de crianças na faixa etária até os 6 anos (77,1 mil internações em 2011), além de responsável pela morte de 2,5 mil pessoas por ano.[12]

Entre as crianças brasileiras de até 5 anos, doenças respiratórias, parasitárias e perinatais constituem as principais causas de internações (uma das possíveis consequências de doenças crônicas). Mais precisamente, pneumonias, gastroenterites e asma são as principais causas preveníveis. Especialmente sobre as afecções perinatais e o fato de poderem ser evitadas, elas são responsáveis por grande parcela das internações de crianças menores de 1 ano e a principal causa do óbito infantil no Brasil.[12]

Grandes avanços na identificação e tratamento precoce de uma ampla gama de condições de saúde infantil ocasionaram melhorias notáveis nas taxas de sobrevivência de doenças anteriormente mortais. Como consequência, muitas doenças e condições de saúde que anteriormente eram fatais na primeira infância (incluindo tumores cerebrais pediátricos, leucemia, anemia falciforme e doenças cardíacas congênitas) tornaram-se condições de saúde crônicas na infância e adolescência, gerando repercussões na idade adulta.[8]

Repercussões das doenças crônicas sobre a saúde mental

Koocher e O'Malley,[1] a partir de um estudo retrospectivo com 114 sobreviventes a longo prazo de câncer infantil, cunharam a expressão "síndrome de Dâmocles" (a vivência de participar do banquete da Vida com uma espada afiada sustentada sobre sua cabeça apenas por um fio, que a qualquer momento pode vir a se romper), uma metáfora que bem pode representar o fardo da doença crônica que reverbera na saúde mental do paciente e por vezes até da família.

A Organização Mundial de Saúde[13] define um transtorno de saúde mental como "geralmente caracterizado por uma combinação de pensamentos, percepções, emoções, comportamento e relacionamentos anormais com outras pessoas". Ensaios epidemiológicos mostram que o risco de transtornos mentais, particularmente ansiedade e depressão, é substancialmente aumentado em crianças e adolescentes com problemas físicos de longo prazo.[14]

Os transtornos de ansiedade são comuns, ocorrendo em 2,6% a 5,2% das crianças menores de 12 anos e em 5% a 19% de todas as crianças e adolescentes de maneira geral. A apresentação dos transtornos de ansiedade varia com a idade, desde ansiedade de separação, preocupações indiferenciadas e queixas somáticas em crianças mais novas, até fobias específicas, transtorno do pânico e ansiedade social em crianças mais velhas e adolescentes. Os transtornos de ansiedade na infância com certa frequência persistem na adolescência e no início da idade adulta e, ainda assim, muitas vezes permanecem sem tratamento ou são diagnosticados tardiamente. Transtornos de ansiedade estão associados a baixo desempenho acadêmico e prejuízos em âmbito pessoal e social. Eles também podem estar associados a depressão, abuso de substâncias, TDAH e transtorno de conduta, além de comportamentos suicidas e suicídio. A ansiedade foi identificada em crianças e jovens com condições físicas de longo prazo como uma área de importância clínica, embora dados precisos sobre sua incidência nessa população não estejam disponíveis. O gatilho pode ser o confronto com estímulos perigosos, como sintomas de doenças ameaçadoras, procedimentos angustiantes ou eventos imprevisíveis; aumento do medo da morte em doenças com risco de vida; ter um senso reduzido de controle sobre as próprias circunstâncias; experimentando rejeição de colegas ou superproteção dos pais; sem contar com os sintomas clínicos da doença, como falta de ar na asma. Os fatores de risco para o desenvolvimento de ansiedade em pessoas com condições de longo prazo incluem idade mais jovem, sexo feminino e tipo de doença.[14]

A depressão pode se apresentar associada a características ansiosas em 15,9% a 61,9% das crianças identificadas como ansiosas ou deprimidas, e as medidas de ansiedade e depressão se correlacionam. A depressão também foi identificada como ocorrendo mais comumente em crianças e adolescentes com condições físicas de longo prazo, embora dados precisos sobre sua incidência nessa população não estejam disponíveis. Sintomas depressivos foram relatados em até 40% das crianças com uma condição crônica e problemas de socialização. Considera-se que os fatores de risco para depressão em condições crônicas incluem baixa autoestima e um estilo de atribuição negativo, ou pessimismo.[14]

Adams[15] afirma que, em jovens norte-americanos com condições crônicas de saúde física, o risco de doença mental foi 51% maior, sendo parcialmente explicado por limitações de atividade ou dificuldades em vivenciar situações inerentes à idade (como frequentar a escola ou socializar com amigos). Segundo o estudo, os jovens com doenças crônicas (representando 11% a 27% dessa parcela da população) podem estar em maior risco de desenvolver condições crônicas de saúde mental, como depressão grave e transtorno de ansiedade generalizada. Crianças portadoras de doenças crônicas apresentam alto risco de iatrogenias, bem como de alterações no desenvolvimento psicossocial e familiar. Podem ter limitações funcionais associadas a déficits transitórios ou incapacitação a longo prazo.[16]

A doença crônica atravessa a vida familiar como um todo, o que muitas vezes vai de encontro a uma sensação de culpa do paciente que torna a própria vivência custosa e penosa. Sem perceber, o pequeno paciente se responsabiliza de maneira onipotente por todo e qualquer sofrimento da família. Como se, de modo autorreferente, tudo se devesse a ele e sua doença.

Ter um irmão com doença crônica na família pode resultar em um desequilíbrio de recursos familiares (tempo demandado pelos pais, desafios sociais e um impacto negativo no desempenho educacional dos irmãos). A dinâmica familiar pode ser impactada e resultar regularmente em tensão entre os pais, juntamente com uma restrição social da família.[17]

Por vezes, é extremamente difícil diferenciar o sofrimento decorrente da questão orgânica da questão psíquica (que pode ter se agravado ou iniciado com a anterior). A angústia, quando não denominada, também pode se manifestar como sintoma somático. A vivência de uma criança com doenças e tratamentos físicos (junto ao medo e a má interpretação das sensações físicas) está relacionada a um risco aumentado de desenvolvimento de transtornos somatoformes. À medida que ocorre o aumento no número e na gravidade dos sintomas somáticos, eleva-se a probabilidade de se desenvolver um transtorno somatoforme, ocasionando hospitalização e sintomas persistentes.[18] A Figura 48.1 retrata[4] a complexidade e os caminhos biopsicossociais de uma doença crônica.

Blackwell[19] confirma que crianças portadoras de doenças crônicas têm pior saúde geral relatada pelos pais com relação aos irmãos. O aumento da frequência de internações também é algo que incorre em absenteísmo escolar do paciente, prejuízo laboral (por parte dos responsáveis) e negligência (no cuidado dos irmãos e demais envolvidos). Em um estudo destinado à análise do perfil de crianças com necessidades especiais de saúde (com ao menos uma condição crônica de saúde que necessita de uma variedade de equipamentos médicos, subespecialidades e serviços de saúde), notou-se um atendimento médico fragmentado e de difícil acesso. Essas necessidades especiais criam custos financeiros adicionais e situações de estresse para as famílias e o paciente, indo de encontro a um aumento nas taxas de desemprego e de necessidades não atendidas. As dificuldades familiares podem não se restringir ao contexto financeiro, mas também ao conjugal, mental e de saúde física.[20]

Muitas das características fisiopatológicas das condições crônicas de saúde pediátrica têm efeitos diretos no desenvolvimento do cérebro e no subsequente funcionamento neurocognitivo. A plasticidade neural varia significativamente com o desenvolvimento, e os processos patológicos podem causar mudanças estruturais significativas e duradouras, que danificam e interrompem a organização e o desenvolvimento cerebral. Estes incluem danos aos tecidos do cérebro como resultado de lesões (como em tumores cerebrais e acidente vascular cerebral), fornecimento prejudicado ou interrompido de oxigênio para o cérebro (como a hipoxia na doença falciforme), bem como inflamação crônica e distribuição de glicose ao cérebro prejudicada ou interrompida, como no diabetes.[8]

Abordagem psiquiátrica do portador de doença crônica

É comum que o primeiro contato com o psiquiatra no contexto da doença crônica ocorra na interconsulta para crianças e adolescentes. A função do interconsultor é a avaliação do *status* mental de seu paciente em ambiente hospitalar pediátrico, sendo a natureza da doença de base, o estado nutricional, o estágio do desenvolvimento físico e psicológico, a dor e a

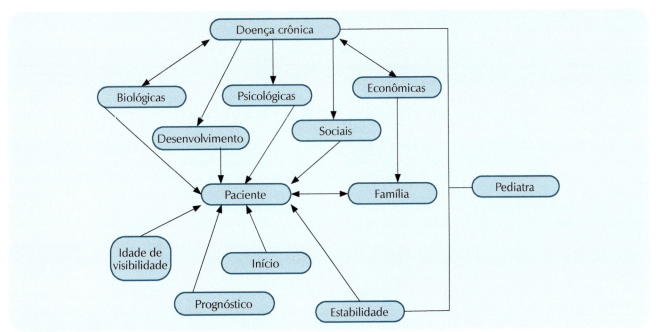

FIGURA 48.1 – Complexidade e aspectos biopsicossociais de uma doença crônica.
Fonte: Adaptada de Stein, 1992.

ansiedade do paciente (e sua família) fatores complicadores dessa avaliação.[21]

Herzog e Stein[22] delinearam cinco principais objetivos para serviços de interconsulta pediátrica:

1. Facilitar o reconhecimento e o tratamento precoce de transtornos mentais em crianças e adolescentes portadores de doenças físicas.
2. Ajudar na diferenciação dos transtornos mentais que se apresentam com sintomas físicos.
3. Ajudar a evitar exames e procedimentos médicos desnecessários.
4. Dar suporte ao paciente e sua família para lidar com a doença e seu tratamento.
5. Ajudar a equipe médica a entender as reações e os comportamentos de crianças e adolescentes doentes e suas famílias.

O principal desafio do psiquiatra interconsultor é integrar as necessidades distintas (da criança, de sua família e da equipe médica) que se sobrepõem no ambiente hospitalar, em benefício do paciente.[21]

O rastreamento de sintomas depressivos é importante para identificar pacientes com ideação suicida, mas não se deve esperar que medidas de prevenção (que não indaguem especificamente sobre pensamentos de morte) identifiquem todos os indivíduos com ideação suicida.[23]

A maneira como cada indivíduo (e, por sua vez, a família) lida com um diagnóstico de uma doença crônica é subjetiva e complexa. O medo do aniquilamento decorrente dessa notícia nem sempre é diretamente proporcional à gravidade real da afecção. O psiquiatra é convidado a lidar com esses "fantasmas". Quando o psiquiatra percebe e aceita esse ponto de partida, alivia a sua própria angústia em torno do paciente e família, que se apavoram diante de algo (muitas vezes) sabida e racionalmente tratável. É o psiquiatra que se torna a ponte entre o núcleo familiar e demais membros da equipe multidisciplinar, no sentido de desarmar a transferência negativa que se estabelece em muitos casos.

Estudos na população geral e em pacientes com câncer comprovaram especificamente a eficácia da terapia cognitivo-comportamental (TCC) no tratamento da ansiedade. Embora a TCC tenha recebido o suporte mais empírico para o tratamento de transtornos de ansiedade, combinar abordagens farmacológicas com técnicas psicoterápicas torna-se ainda mais eficaz. A primeira linha de terapia farmacológica para transtornos de ansiedade na infância e adolescência são os inibidores seletivos da recaptação da serotonina (ISRS). Os inibidores da recaptação da serotonina e da norepinefrina são frequentemente usados após falha ou resposta inadequada a um ISRS. Se essas opções forem ineficazes, outros medicamentos podem ser úteis,[24] ver Quadro 48.1.

Modelos de tomada de decisão compartilhada por crianças e adolescentes acometidos por doenças crônicas têm sido avaliados com o intuito de analisar como se dão as escolhas, considerando a complexa tríade entre paciente pediátrico, os pais e o médico. Isso se dá informando ao paciente as diferentes opções de tratamento em termos acessíveis para leigos e ponderando os benefícios a curto e longo prazo.[7]

QUADRO 48.1 – Ferramentas para lidar com a síndrome da espada de Dâmocles.

Tipo de intervenção	
Intervenções psicológicas	**Terapia cognitivo-comportamental** • Terapia de aceitação e compromisso • Reenquadramento cognitivo • Terapia exposta • Terapia cognitivo-existencial • Terapia em grupo
Intervenções farmacológicas	**Inibidores seletivos da recaptação da serotonina** • Fluoxetina • Sertralina • Citalopram • Escitalopram • Fluvoxamina • Paroxetina
	Inibidores de recaptação de serotonina e norepinefrina • Venlafaxina • Desvenlafaxina • Duloxetina
	Antidepressivos tricíclicos • Amitriptilina • Nortriptilina
	Antiepilépticos • Gabapentina • Pregabalina • Topiramato • Lamotrigina • Valproato
Intervenções complementares e alternativas	**Tratamentos** • Acupuntura • Massagem • Terapia musical
	Práticas • Ioga • Tai chi • Meditação • Religião/Oração

Fonte: Adaptado de Cupit-Link, 2018.

Conclusão

Com base na perspectiva da intervenção preventiva, cabe ao psiquiatra identificar riscos na trajetória do diagnóstico e tratamento, bem como após o tratamento. Este em geral deve acompanhar longitudinalmente o paciente (bem como a família), e não somente avaliar o caso de maneira transversal. O intuito é criar possibilidades de se estabelecerem relações intrapessoais e interpessoais saudáveis e acolhedoras, bem como criar espaços de escuta, nomeação e elaboração de angústias em espaços individuais ou coletivos. Inteirar-se do que se passa e do que aterroriza, no mundo externo e interno.

Mol[25] nos relata que objetos, corpos e doenças não são singulares. A realidade é múltipla e criada com base em intervenções. Inspirados por sua obra, podemos pensar que a vinculação de significados positivos a essas crianças é também uma construção coletiva, na qual estamos diretamente implicados com nossas práticas e discursos. Se a realidade é múltipla, ela é também política, e nos instiga a pensar em como nossas construções cotidianas podem abarcar essa dimensão política no sentido de um engajamento pessoal com a realidade que pretendemos criar.[25,26]

Para crianças com condições para as quais há evidências de déficits cognitivos leves (como diabetes tipo 1 e anemia falciforme), Compas[8] sugere orientar as famílias sobre os riscos associados a esses déficits e usar ferramentas de rastreamento resumidas para identificar aqueles com maior risco. Assim, profissionais de saúde (médicos, enfermeiros e psicólogos) e educadores também demandam educação e treinamento para reconhecer, diagnosticar e tratar essas questões. Também destaca a sobreposição de déficits cognitivos em condições crônicas de saúde, incluindo inteligência geral, inteligência verbal (e não verbal) e aspectos das funções executivas. Dado que milhões de crianças convivem com doenças crônicas, o número de crianças em risco de problemas cognitivos é uma verdadeira epidemia oculta.

Referências bibliográficas

1. Koocher GE; O'Malley JE. The Damocles Syndrome: Psychosocial consequences of surviving childhood cancer. New York: McGrawHill, 1981.
2. Andrade ER. Anamnese psiquiátrica na infância e adolescência. In: Miguel EC. Clínica psiquiátrica: As grandes síndromes psiquiátricas. São Paulo: Barueri, v. 1, p. 308-15, 2021.
3. Stein RE; Hurlburt MS; Heneghan AM et al. Chronic conditions among children investigated by child welfare: A national sample. Pediatrics; 131(3): 455-462. DOI: 10.1542/peds.2012-1774, 2013.
4. Stein REK. Chronic physical disorders. Ped Rev; 13(6): 224-9, 1992.
5. Hobbs N; Perrin JM; Treys H. Chronically ill children and their families. San Francisco: Josey-Bass *apud* Meleiros AMAS, 1994. Aspectos psicológicos nas doenças somáticas infantis. In: Assumpção Jr. FB. Psiquiatria da Infância e da Adolescência. São Paulo: Santos-Maltese, p. 355-66, 1985.
6. Ministério da Saúde/Secretaria de Atenção à Saúde/Departamento de Atenção Básica (2013). Diretrizes para o cuidado das pessoas com doenças crônicas nas redes de atenção à saúde e nas linhas de cuidado prioritárias. Ministério da Saúde; Secretaria de Atenção à Saúde; Departamento de Atenção Básica. – Brasília (DF): Ministério da Saúde. Disponível em: https://bvsms.saude.gov.br/bvs/publicacoes/diretrizes%20_cuidado_pessoas%20_doencas_cronicas.pdf. Acesso em: 21/07/2021.
7. Krockow EM; Riviere E; Caren CA. Improving shared health decision making for children and adolescents with chronic illness: A narrative literature review; Patient Education and Counseling; 102(4): 623-30; ISSN 0738-3991;https://doi.org/10.1016/j.pec.2018.11.017. (https://www.sciencedirect.com/science/article/pii/S0738399118304117), 2019.
8. Compas BE; Jaser SS; Reeslund K; Patel N; Yarboi J. Neurocognitive deficits in children with chronic health conditions. Am Psychol, 72(4): 326-38. doi: 10.1037/amp0000042. PMID: 28481580; PMCID: PMC7212494, 2017.
9. Centers for Disease Control and Prevention. Congenital Heart Defects (CHDs) Data & Statistics. Disponível em: http://www.cdc.gov/ncbddd/heartdefects/data.html, 2015.
10. Centers for Disease Control Prevention. National diabetes statistics report: estimates of diabetes and its burden in the United States, 2014. Atlanta; GA: US Department of health and human services, 2014.
11. Licari A; Ciprandi G; Marseglia GL et al. Asthma in children and adolescents: The ControL'Asma Project. Acta Biomed; 15:91(11-S):e2020002. doi: 10.23750/abm.v91i11-S.10295. PMID: 33004772; PMCID: PMC8023065, 2020.
12. Pedraza DF; Araujo EMN. Internações das crianças brasileiras menores de cinco anos: Revisão sistemática da literatura. Epidemiol Serv Saúde; 26(1): 169-82. Disponível em: http://scielo.iec.gov.br/scielo.php?script=sci_arttext&pid=S1679-49742017000100169&lng=pt, 2017.
13. OMS. Folha de dados: Transtornos mentais. http://www.who.int/mediacentre/factsheets/fs396/en/. Acessado em 22/10/2020, 2017.
14. Thabrew H; Stasiak K; Hetrick SE et al. Intervenções de E-Health para ansiedade e depressão em crianças e adolescentes com problemas físicos de longa duração. Cochrane Database Syst Rev; 8(8): CD012489. doi: 10.1002/14651858.CD012489.pub2. PMID: 30110718; PMCID: PMC6513202, 2018.
15. Adams JS; Chien AT; Wisk LE. Mental Illness Among Youth With Chronic Physical Conditions. Pediatrics; 144(1): e20181819. doi: 10.1542/peds.2018-1819. Epub 2019 Jun 14. PMID: 31201229, 2019.
16. Lozano P; Houtrow A. Supporting self-management in children and adolescents with complex chronic conditions. Pediatrics; 141 (Supplement 3): S233-S241; DOI: https://doi.org/10.1542/peds.2017-1284H, 2018.
17. McKenzie Smith M; Pinto Pereira S; Chan L et al. Impact of well-being interventions for siblings of children and young people with a chronic physical or mental health condition: A systematic review and metaanalysis. Clin Child Fam Psychol Rev; 21(2): 246-65. doi: 10.1007/s10567-018-0253-x. PMID: 29450764; PMCID: PMC5899110, 2018.
18. Casella CB. Somatização e dissociação na infância e adolescência. In: Miguel EC. Clínica psiquiátrica: As grandes síndromes psiquiátricas (volume 2). São Paulo: Manole, p. 140-50, 2021.
19. Blackwell CK; Elliott AJ; Ganiban J et al. General health and life satisfaction in children with chronic illness. Pediatrics; 143(6): e20182988. doi: 10.1542/peds.2018-2988. Epub 2019 May 6. PMID: 31061222; PMCID: PMC6564050, 2019.
20. Kuo DZ; Cohen E; Agrawal R et al. A national profile of caregiver challenges among more medically complex children with special health care needs. Arch Pediatr Adolesc Med; 165(11): 1020-6. doi: 10.1001/archpediatrics.2011.172, 2011.
21. Marciano ARF. Interconsulta em crianças e adolescentes. In: Miguel EC. Clínica psiquiátrica: As grandes síndromes psiquiátricas (volume 2). São Paulo: Barueri, p. 1382-98, 2021.
22. Herzog T; Stein B. Konsiliar-/Liaisonpsychosomatik am Beginn des 21. In: Bern DH (ed.). Jahrhunderts: Chancen einer biopsychosozialen Medizin. Switzerland; Hans Huber, p. 243-51, 2001.
23. Recklite CJ; Diller LR; Li X et al. Suicide ideation in adult survivors of childhood cancer: A report from the Childhood Cancer Survivor Study. J Clin Oncol; 28(4): 655-61. doi: 10.1200/JCO.2009.22.8635, 2010.
24. Cupit-Link M; Syrjala KL; Hashmi SK. Damocles' syndrome revisited: Update on the fear of cancer recurrence in the complex world of today's treatments and survivorship. Hematol Oncol Stem Cell Ther; 11(3): 129-34. doi: 10.1016/j.hemonc.2018.01.005, 2018.
25. Mol A. The body multiple: Ontology in medical practice. Londres: Duke University Press; 2002.
26. Paez ASM; Nunes MC. Dádivas e testemunhos: O compartilhamento de experiências e memórias de mães de crianças com condições complexas de saúde. Cadernos de Saúde Pública [online]; 37(1): e00046820. Disponível em: <https://doi.org/10.1590/0102--311X00046820>, 2021.

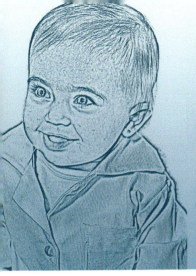

Capítulo 49

Sida

Rodrigo Ferreira Abdo

Introdução

A saúde mental da população pediátrica no espectro da infecção pelo HIV/aids é tema de interesse para todos os profissionais envolvidos com a saúde desses pacientes. O início do século XXI é o marco da mudança do *status* do HIV/aids pediátrico para o grupo das doenças pediátricas crônicas. Deve-se destacar a importância que estão assumindo as afecções psiquiátricas associadas à infecção pelo vírus HIV. A incidência de infecção por HIV em crianças e adolescentes, associada ou não à síndrome da imunodeficiência adquirida (sida), tem sido resultado da transmissão vertical e associada a risco aumentado de transtornos psiquiátricos neurodesenvolvimentais e psicorreativos.

O HIV/aids é um dos mais graves problemas de saúde pública mundial ao longo de quatro décadas. O primeiro caso pediátrico de infecção pelo HIV foi notificado pelo Center for Disease Control and Prevention (CDC), nos Estados Unidos, em 1982, após 18 meses da notificação do primeiro caso em indivíduo adulto.[1] As crianças, na grande maioria das situações, contraem o vírus HIV por via vertical, ou seja, recebem o HIV/aids compulsoriamente da mãe, uma incômoda herança que as acompanha desde o ato do nascimento.[2]

A criança com HIV/aids tem vivido mais e melhor. Mudanças na epidemia de HIV pediátrico são consequência direta do advento da terapia antirretroviral de alta eficácia e de outros avanços no tratamento da infecção pelo HIV. A sobrevida das crianças e adolescentes com HIV/aids tem aumentado.[3] A história da evolução do conhecimento sobre a infecção pelo HIV/aids pediátrico e suas opções terapêuticas possibilitou a parada da progressão da epidemia pediátrica nos países com acesso ao tratamento, por meio de intervenções efetivas e da melhora da qualidade de vida.[4]

Há maior suscetibilidade a transtornos mentais gerada pelas doenças pediátricas crônicas como o espectro HIV/aids. No Brasil, onde o acesso ao tratamento é garantido, as crianças e adolescentes infectados pelo HIV estão se tornando adultos. A abordagem clínica apropriada das alterações psicopatológicas na infância não só é essencial para a melhora da qualidade de vida das crianças infectadas pelo HIV/aids como também é estratégica para garantir boa adesão aos esquemas antirretrovirais na adolescência e na idade adulta, condição primordial para o sucesso terapêutico da infecção pelo HIV/aids.[5]

O aumento do percentual de pacientes com carga viral indetectável mantida ou reduzida pode ter impactado na diminuição de novos casos. A epidemia de HIV/aids no Brasil é considerada estável em nível nacional. Desde 2012, observa-se uma queda da taxa de detecção de HIV/aids no país, possivelmente como consequência da recomendação do tratamento para todos os casos diagnosticados, independentemente de critérios clínicos e imunológicos.[6]

HIV e o sistema nervoso central

Na criança, a infecção pelo HIV acomete um cérebro imaturo, em desenvolvimento. Desde os primeiros relatos da aids pediátrica, na década de 1980, as anormalidades do neurodesenvolvimento constituem uma complicação frequente da infecção pelo HIV pediátrico. A prevalência exata das complicações neurológicas em crianças infectadas com HIV é desconhecida, variando entre 8% e mais de 60%, com destaque para o atraso do neurodesenvolvimento como complicação mais diagnosticada, que aumenta com a progressão da idade da criança. Incluem atrasos cognitivos, na função motora, na fala e na linguagem.[7]

As crianças, ao contrário dos adultos, apresentam mais complicações neurológicas da infecção pelo HIV, uma vez que o cérebro em desenvolvimento está mais propenso à disfunção e a lesões neurológicas desencadeadas pela infecção precoce do HIV. Os mecanismos da neuropatogênese na infecção pelo HIV são complexos. A ação direta do HIV no sistema nervoso central (SNC) como causa de desordens neurológicas ainda é pouco compreendida. Presume-se que as crianças são mais vulneráveis por apresentarem neurônios e glia imaturas, com maior capacidade de replicações e infecção do HIV, e que neurônios imaturos sejam mais lesados por citocinas.[8]

A ativação de macrófagos e células dendríticas, durante infecções sistêmicas virais e bacterianas, câncer, distúrbios autoimunes, doenças coronarianas ou obesidade, produz citocinas pró-inflamatórias. Nesses pacientes, há diminuição de níveis plasmáticos de triptofano induzida por citocinas pró-inflamatórias, decorrentes da maior atividade de enzimas metaboliza-

549

doras desse aminoácido, relacionado à síntese de serotonina. Esses sinais agem no cérebro e exacerbam a doença somática, bem como causam síndrome depressiva em indivíduos vulneráveis. Trata-se do sistema cérebro-citonina, uma resposta adaptativa ao estresse. Resulta, na fase inflamatória crônica, em hipermetabolismo do núcleo acumbente, sede do sistema dopaminérgico de prazer-recompensa cerebral, associado com sintomas de fadiga e anedonia. Essa sintomatologia depressiva tem impacto negativo na qualidade de vida de pacientes com doenças inflamatórias crônicas.[9]

Na encefalopatia pelo HIV em crianças, mecanismos neuroimunes inespecíficos, ativados pelo processo de replicação viral, resultam na produção excessiva de citocinas pró-inflamatórias. A fisiopatologia dos transtornos neuropsiquiátricos em crianças com HIV/aids envolve a circuitaria frontoestriatal e o funcionamento dos núcleos da base. Isso é particularmente comprovado com relação à sintomatologia depressiva associada à encefalopatia pelo HIV, em crianças. Nesses casos, a depressão é uma neuropatologia subcortical.[10]

O HIV invade o SNC e pode causar uma síndrome com distúrbios neurológicos, cognitivos e comportamentais conhecida em crianças como encefalopatia relacionada ao HIV, principalmente uma consequência indireta da infecção pelo HIV. Com o advento da terapia antirretroviral de alta eficácia (*Highly Active Antirretroviral Therapy* – HAART), a encefalopatia progressiva pelo HIV, forma clínica mais grave, caiu nos Estados Unidos de 21% a 35% para menos de 2%. Porém, os antirretrovirais não eliminam as manifestações do SNC associadas ao HIV, persistindo problemas comportamentais, neurológicos, cognitivos e dificuldade de aprendizado.[11]

A encefalopatia pelo HIV em crianças apresenta três formas clínicas:

1. Forma subaguda progressiva: há deterioração neuropsicomotora e regressão cognitiva, afetiva, social e da linguagem. Há sinais neurológicos focais, síndrome piramidal, microcefalia adquirida. No estágio final, apatia, incomunicabilidade, convulsões, coma e morte.
2. Forma de *plateau*: há regressão cognitiva, e a taxa de aquisição de novas aptidões permanece baixa (QI entre 50 e 70, deficiência mental leve).
3. Forma estática: o crescimento cerebral é normal. O déficit cognitivo motor não progride. O desenvolvimento de novas aptidões é adequado. Pode haver hipercinesia.

A introdução da HAART promove redução importante na incidência das alterações do SNC relacionadas ao HIV, principalmente sobre quadros graves e progressivos da encefalopatia pelo HIV (forma subaguda progressiva). Na infância precoce, a encefalopatia pelo HIV tem quadro clínico frustro de expressão comportamental. Pode iniciar-se com achados inespecíficos, como o fracasso na aquisição de habilidades, principalmente motoras e da linguagem. Em crianças maiores de 6 anos, o quadro clínico pode iniciar com desinteresse na escola, queda do rendimento acadêmico ou déficit da atenção.[2]

Além dos efeitos diretos do HIV e da HAART, as crianças podem enfrentar outras comorbidades, como uso materno de drogas durante a gestação, prematuridade, outras infecções congênitas do SNC, desnutrição e baixo nível socioeconômico, que também causam comprometimento do SNC e pioram o prognóstico.[12] A infecção materna pelo HIV está relacionada a aumento de risco de prematuridade e condição com risco aumentado de atraso do desenvolvimento, independentemente da infecção pelo vírus.[13]

A tríade clássica da encefalopatia pelo HIV em crianças inclui atraso do neurodesenvolvimento, em especial motor e da linguagem, microcefalia e alterações do trato piramidal. Entretanto, o HIV pode causar comprometimento cognitivo de amplo espectro e de diferente gravidade nas crianças infectadas, desde deterioração grave das habilidades globais até alterações sutis em áreas específicas. O diagnóstico da encefalopatia pelo HIV é baseado nos critérios desenvolvidos pela Academia Americana de Neurologia, que correlacionam história clínica, exame clínico neurológico, avaliações cognitivas e exames de imagem do SNC.[14] A classificação adaptada dos critérios utilizados pelo HIV and AIDS Malignancy Branchof the National Cancer Institute está resumida no Quadro 49.1.

Considerando que na prática clínica diária as crianças e adolescentes vivendo com HIV/AIDS são verdadeiros encefalopatas, observa-se achados de avaliação cognitiva global limítrofe ou extremamente baixa associada ou não a déficit funcional.

QUADRO 49.1 – Critérios para classificação de doença do SNC relacionada ao HIV.

Classificação	Critérios (um ou mais dos critérios)
Encefalopatia relacionada ao HIV	• Perda de marcos do desenvolvimento • Avaliação cognitiva com resultado limítrofe ou extremamente baixo com déficits funcionais (dificuldade para tarefas cotidianas) • Exame neurológico significativamente alterado com déficits funcionais (isto é, alterações significativas da marcha, reflexos, tônus e movimentos)
Comprometimento do SNC relacionado ao HIV	• Avaliação cognitiva com resultado limítrofe e sem déficits funcionais • Avaliação cognitiva com resultado normal, sem déficits funcionais, porém com alterações moderadas a graves em exames de neuroimagem relacionadas ao HIV • Exame neurológico alterado, mas sem afetar a função de maneira significativa
Comprometimento do SNC não relacionado ao HIV	• Avaliação cognitiva global ou em áreas específicas com resultado extremamente baixo, porém a história médica, familiar e social sugere outro fator que possa explicar os resultados
Sem comprometimento do SNC	• Avaliação cognitiva, exame neurológico e exame de neuroimagem com resultados normais

Fonte: Aibe, 2014.

Adesão à terapia antirretroviral de alta eficácia

Em 2021, o Brasil completa 25 anos de livre acesso à terapia antirretroviral de alta eficácia (HAART), distribuída gratuitamente pelo Sistema Único de Saúde (SUS) para todas as pessoas que vivem com HIV/aids. O tratamento do espectro do HIV/aids no país tem sido amplamente citado como o maior e mais bem-sucedido programa de combate à aids entre os países em desenvolvimento. No entanto, mesmo com a grande disponibilidade desses recursos terapêuticos, a literatura destaca o fato de que, para garantir o sucesso do tratamento com a terapia antirretroviral, um aspecto é essencial: a adesão ao tratamento.[15]

O controle do HIV/aids demanda acompanhamento clínico permanente e o uso contínuo dos antirretrovirais. A efetividade da terapia antirretroviral depende diretamente da adesão do paciente, que deve consumir pelo menos 95% dos medicamentos prescritos, para que a carga viral seja mantida indetectável.[16] Em 2013, o Brasil tornou-se o primeiro país em desenvolvimento e o terceiro do mundo a recomendar o início imediato do tratamento antirretroviral para todas as pessoas portadoras do vírus, atendendo à motivação do paciente para início do tratamento.[17]

Uma boa adesão ao tratamento significa tomar corretamente os medicamentos antirretrovirais, com as doses prescritas pelo tempo preestabelecido, e seguir o acompanhamento médico no serviço de saúde especializado. Muitos fatores podem interferir negativamente na adesão ao tratamento, e entre eles destacam-se: sintomas e/ou transtornos psiquiátricos, aceitação do diagnóstico e nível de conhecimento da infecção pelo HIV/aids.[18] O início precoce da utilização da terapia antirretroviral em pessoas vivendo com HIV/aids tem sido um dos motivos do êxito da política brasileira, com destaque no panorama internacional.

De fato, indivíduos infectados pelo HIV e aderentes à terapia antirretroviral praticamente não transmitem sexualmente o vírus quando estão com níveis de carga viral plasmática (CV) indetectável. Tal medida foi adotada visando tornar-se uma importante ação de saúde pública para o controle da transmissão do vírus. A interação entre as variáveis carga viral e idade surge como preditora para adesão: a cada ano aumentado na idade do paciente com carga viral detectável, temos uma diminuição de 21% em sua chance de apresentar boa adesão.[19]

A adesão ao tratamento é um ato de caráter dinâmico a ser constantemente incentivado, e deve ser avaliada sob três prismas:

1. Contexto da pessoa: entendimento da doença, rede de apoio informal, vida e rotina demonstrando interferência na adesão ao tratamento.
2. Serviço de saúde: atividades oferecidas pelo serviço e aspectos do relacionamento com a equipe.
3. Tratamento medicamentoso: efeitos adversos e quantidade da medicação.[20]

O HIV/aids ainda não tem cura, e a eficácia do tratamento depende necessariamente da adesão à terapia antirretroviral por toda a vida. A adesão a um fármaco envolve sua tomada na dose e frequência prescritas. As crianças e adolescentes que conhecem e compreendem a razão de suas visitas médicas e a necessidade de tomar os medicamentos mostram melhor adesão ao tratamento, pois participam de seu próprio cuidado, com melhora da noção de responsabilidade. No serviço de saúde, a criança ou adolescente que têm seu diagnóstico revelado tendem a comparecer mais às consultas e grupos de apoio.[21]

Ao comparar o HIV com outras doenças, por exemplo, o câncer infantil, existe a necessidade de a criança perceber sua condição como algo normal. Dessa forma, busca-se a aceitação pessoal da doença.[22] A abordagem do cuidador torna-se, assim, de suma importância, pois, quando o paciente não tem autonomia suficiente para gerenciar o próprio tratamento, é o cuidador quem fica responsável por colocar o comportamento do paciente sob controle das contingências relativas ao tratamento.[23]

Variáveis psicológicas também se apresentaram como significativo fator associado à adesão, divididas em variáveis psicológicas positivas, que auxiliam na adesão, e negativas, preditoras de baixa adesão. As variáveis psicológicas positivas incluem autoeficácia, motivação, crenças pessoais, resiliência e qualidade de vida. Entre as variáveis negativas estão o sofrimento psíquico, a angústia, o estresse, o histórico de violência e a presença de transtornos mentais como o transtorno depressivo. A depressão é amplamente associada na literatura a baixa adesão ao tratamento, e diversos estudos caracterizam esse transtorno como um dos principais diagnósticos psiquiátricos concomitantes à infecção pelo HIV.[24]

A detecção preliminar da não adesão permite o estabelecimento de intervenções oportunas, aumentando a qualidade de vida dessa população. A identificação precoce de riscos ou vulnerabilidades para a não adesão ao tratamento é essencial para a prevenção ao desenvolvimento da resistência viral, consequência que pode limitar o acesso das pessoas às possibilidades de tratamento. Uma vez que a adesão é o ponto crucial para o sucesso da terapia antirretroviral, surge o desafio do monitoramento da adesão, medidas que permitirão o desenvolvimento de estratégias e intervenções mais custo-efetivas, a fim de que as políticas públicas tragam impacto efetivo para a população.[25]

Revelação do diagnóstico

A comunicação do estado sorológico às crianças infectadas por meio da transmissão vertical é um dos temas recorrentes entre os cuidadores e profissionais de saúde, muitas vezes adiada, e ainda existe, nos serviços especializados, alta prevalência de crianças que estão chegando à adolescência sem acesso a informações completas sobre seu estado sorológico. Os obstáculos dizem respeito ao receio de que as crianças não guardem segredo e, consequentemente, sejam vítimas de preconceitos e isolamento social.[26] A transição da infância para a adolescência repercutiu em desafios para a clínica como a adesão do tratamento, repercutindo na necessidade de revelação do diagnóstico de HIV.

Desde 1999, a Academia Americana de Pediatria incentivava a divulgação da enfermidade aos escolares, tendo em vista maior autoestima e menor estado depressivo entre pacientes conhecedores de sua enfermidade e benefícios estendidos aos familiares. Para tanto, elaborou recomendação de revelação do diagnóstico para crianças, em que considera idade, grau de maturidade cognitiva, dinâmica familiar e contexto clínico.[27] A revelação do diagnóstico é um processo fundamental da assistência às crianças soropositivas. Os cuidadores tendem a adiar essa revelação às crianças, mesmo diante de indícios de que elas já saibam, desconfiem ou manifestem curiosidade sobre sua condição sorológica nas brincadeiras, nos desenhos e nos jogos.[2]

A revelação diagnóstica apresenta-se como um momento de especial importância na atenção às crianças infectadas pelo HIV, demandando não apenas o preparo dos familiares, mas também o envolvimento e a disponibilidade dos profissionais. As vivências associadas à enfermidade não passam despercebidas no universo infantil, e o segredo sobre a infecção pode trazer danos irreparáveis ao desenvolvimento como um todo. Sem intercâmbio verbal, elas sofrem, sentem-se estranhas e solitárias, potencializando sentimentos que fazem parte da condição humana, mas que seriam menos aflitivos e prejudiciais se fossem compreendidos e traduzidos pelos adultos. Gradativamente, deve-se intervir e garantir a esses pequenos pacientes o acesso ao conhecimento sobre a verdade de suas histórias e sua condição sorológica.[28]

A revelação diagnóstica completa inclui a nomeação do HIV/aids e a comunicação de informações fidedignas sobre a infecção, como os mecanismos de ação do vírus, as formas de transmissão e eventuais questionamentos sobre o estigma, preconceitos e morte. Depende de condições favoráveis:

a) Capacidade de guardar sigilo sobre a infecção.
b) Recursos internos para o enfrentamento do diagnóstico.
c) Curiosidade exacerbada com relação à doença, tratamento e intervenções.
d) Dificuldades de adesão, recusa para tomar medicações ou colaborar com o tratamento.
e) Sintomas e alterações comportamentais associados ao segredo do diagnóstico.
f) Vínculo positivo com o profissional que conduzirá o processo da revelação e acompanhamento.
g) Cuidadores preparados para esclarecer dúvidas e oferecer acolhimento e apoio emocional após o impacto do diagnóstico.

O processo de revelação diagnóstica deve ser iniciado o mais precocemente possível de acordo com as necessidades de cada faixa etária, considerando sua capacidade de compreensão. Diante das primeiras manifestações de curiosidade com relação às consultas médicas, coletas de exames, entre outros procedimentos, a criança deve ser esclarecida a partir das inquietações apresentadas, necessidades e particularidades da criança.[29] Constitui-se um processo gradual, progressivo e contínuo de abordagem individualizada e contextualizada familiar e socialmente. A revelação pode ser dividida em parcial (9 a 11 anos de idade) e completa (13 a 14 anos).

Destacam-se as seguintes etapas interdependentes para tomada de decisão dos profissionais de saúde no processo de revelação diagnóstica de HIV para crianças e adolescentes:

1. Primeira etapa: considerar os questionamentos e curiosidades da criança ou adolescente e familiares demonstrados com perguntas acerca da necessidade de consultas, exames, ingesta de medicações, vindas frequentes ao hospital.
2. Segunda etapa: observar o comportamento, a maturidade cognitiva, a estrutura familiar e social da criança ou adolescente.
3. Terceira etapa: identificar os motivos para a revelação, entre eles adesão ao tratamento antirretroviral, início da vida sexual, idade avançada, morte dos pais/orfandade, adoecimento da criança ou adolescente; dever de informar acerca da doença e da prevenção de riscos.
4. Quarta etapa: conhecer, durante conversas com os familiares e crianças ou adolescentes, quem participará desse processo, a saber, profissional de saúde com maior vínculo, familiares, equipe multiprofissional.
5. Quinta etapa: especificar maneiras de incluir o familiar na revelação, por exemplo, orientar a importância da revelação, o mais precocemente possível, desmistificar medos e dúvidas, apoiar o familiar nesse processo.
6. Sexta etapa: traçar estratégias para revelação, entre elas lúdico para crianças, ferramentas da informática para adolescentes, diálogos para esclarecer as dúvidas, utilizar o conhecimento prévio das crianças e adolescentes sobre HIV/aids.[30]

Comumente os cuidadores ou familiares optam por adiar a revelação e continuar a manter o segredo do diagnóstico do HIV da criança ou adolescente, com medo do impacto do diagnóstico, do estigma social e da produção de sentimentos de culpa ou vergonha. Essa primeira revelação acaba por ser um desafio e acontece com maior frequência no período da adolescência, quando os pais ou cuidadores percebem alguns prejuízos em manter o segredo e não conseguem mais manter o diagnóstico silenciado. Em posse da notícia de seu diagnóstico de HIV, o jovem traz uma nova questão para sua vida: a revelação para outras pessoas. Esse momento interfere em sua vida, inclusive na maneira como ele toma a decisão de revelar seu diagnóstico de HIV ao parceiro amoroso.[31]

A revelação diagnóstica deve respeitar a fase de desenvolvimento cognitivo e socioafetivo da criança ou adolescente quanto ao conteúdo na abordagem do tema e na metodologia utilizada.[21] As estratégias de revelação do diagnóstico do HIV de acordo com faixa etária estão apresentadas no Quadro 49.2.

Psicopatologia e o espectro do HIV/aids

Sintomas, síndromes e enfermidades são construtos cognitivos observáveis que nomeiam estados patológicos. Na medicina, têm sentidos particulares e configuram a estrutura hierárquica das condições patológicas, formada por três termos que expressam conceitos progressivamente mais complexos: os sintomas, as síndromes e as doenças. Sintoma é o dado elementar, menos complexo, de um quadro clínico, o elemento fundamental da psicopatologia. Em medicina, síndrome é o conjunto coerente de sinais e sintomas que costumam apresentar-se correlacionados, elemento intermediário entre o sintoma e a entidade nosológica (ou entidade clínica, enfermidade, doença).

O diagnóstico psiquiátrico, em nível sindrômico, é a base sobre a qual se estrutura o diagnóstico das enfermidades mentais. A enfermidade é um construto que expressa a resposta de um ser vivo à agressão sofrida por um agente patogênico que lhe causa algum dano. A noção de enfermidade inclui a descrição clínica de curso e evolução, etiopatogenia e prognóstico. O conceito genérico de transtorno (*disorder*) mental não permite distinção entre os três níveis de complexidade diagnóstica – sintoma, síndrome, entidade clínica – dos fenômenos psicopatológicos a que se refere, nem sua qualidade como tipo de patologia.[32]

QUADRO 49.2 – Estratégias de revelação do diagnóstico de HIV por faixa etária.

Idade	Recomendações da revelação do diagnóstico de HIV	Conteúdo do tema a ser abordado na revelação	Métodos	Papel do cuidador
Menor de 6 anos	• Não recomendado	• Conhecer a criança: perguntar sobre seu cotidiano, amigos, jogos favoritos etc. • Abordar conceitos gerais de higiene e infecção (p. ex., lavar as mãos)	• Diálogos, brincadeiras, desenhos, vídeos	• Suporte e preparo para revelação no futuro • Suporte para administração e tomada de medicamentos

6 a 8 anos	• Introduzir o tema
	• Evitar nomear o HIV
		• Ressaltar o conceito de promoção da saúde
		• Explicar à criança que:
		  • ela tem um germe ou vírus que está "adormecido" ou "controlado"
		  • tomar os medicamentos mantém o germe sob controle ou adormecido para que ela não fique doente
		  • ela deve coletar sangue para verificar que o germe ou vírus está controlado ou adormecido
			• Diálogos, brincadeiras, desenhos, vídeos
			• Pedagogia problematizadora
			• Acompanhamento pós-revelação
			• Grupos de apoio
				• Suporte e apoio, identificação de barreiras e construção de estratégias em conjunto, desconstrução de tabus
				• Suporte para administração e tomada de medicamentos

8 a 10 anos	• Aprofundar o tema • Nomear o HIV: "o germe ou vírus 'dormente' chama-se HIV"	• Explicar que o vírus ou germe adormecido ou controlado chama-se HIV • Orientar a criança quanto à revelação para os outros • Explicar a transmissão do HIV • Reforçar a importância do uso da medicação para a manutenção da saúde • Incluir a criança nas discussões sobre sua saúde e resultados de exames • Discutir o conceito de doença crônica, processo saúde/doença	• Diálogos, brincadeiras, desenhos, vídeos • Pedagogia problematizadora • Acompanhamento pós-revelação • Grupos de apoio	• Suporte e apoio, identificação de barreiras e construção de estratégias em conjunto, desconstrução de tabus • Suporte para administração e tomada de medicamentos
10 a 14 anos	• Acompanhamento pós-revelação • Nomeação do hospedeiro, mecanismos de infecção, introdução sobre saúde e educação sexual, uso de preservativos e práticas de sexo seguro	• Nomear o HIV • Reforçar o conceito de promoção da saúde, incentivar o adolescente a manter discussões, questionamentos • Encorajar a autonomia gradual, a tomada independente de medicamentos e o autocuidado • Reforçar a adesão • Incluir o adolescente nas discussões sobre sua saúde • Discutir sexualidade e práticas de sexo seguro	• Diálogos, vídeos, internet, aplicativos • Pedagogia problematizadora • Acompanhamento pós-revelação • Grupos de apoio	• Suporte e apoio, identificação de barreiras e construção de estratégias em conjunto para quebra de tabus • Suporte para administração e tomada de medicamentos
Acima de 14 anos	• Acompanhamento pós-revelação • Nomeação do hospedeiro, mecanismos de infecção, introdução sobre saúde e educação sexual, uso de preservativos e práticas de sexo seguro • Preparação para suporte nos relacionamentos	• Nomear o HIV • Reforçar os conceitos de saúde/doença, doença crônica, hospedeiro/parasita • Aprofundar os temas • Identificar práticas sexuais	• Diálogos, vídeos, internet, aplicativos • Pedagogia problematizadora • Acompanhamento pós-revelação • Grupos de apoio	

Fonte: Departamento de Vigilância, Prevenção e Controle das Infecções Sexualmente Transmissíveis, do HIV/Aids e das Hepatites Virais/Secretaria de Vigilância em Saúde/Ministério da Saúde.

Definidas por sua ocorrência preferencial em certo tipo de condição clínica, as síndromes psiquiátricas mais comuns no espectro do HIV/aids infantojuvenil são: síndrome deficitária global ou parcial (que traduzem déficits funcionais revelados por impedimentos), síndrome hipercinética (que se expressam por desvios funcionais da atenção e do controle voluntário da conduta), síndrome deficitária da atenção e síndrome depressiva.

Síndromes do desenvolvimento

1. Síndrome deficitária global ou parcial:
   a) Deficiência mais ou menos global do desenvolvimento psicológico.
   b) Qualquer combinação mais ou menos circunscrita de perturbação do desenvolvimento de:
      I. aptidão de fala e linguagem;
      II. aptidão para aprender a ler ou dominar a ortografia;
      III. aptidão para aprender aritmética;
      IV. aptidões psicomotoras;
      V. outras aptidões específicas.
2. Síndrome hipercinética:
   a) Hipercinesia (da inquietação à agitação psicomotora).
   b) Distraibilidade (hipotenacidade da atenção voluntária).
   c) Agnosias (assimbolia, acalculia, dislexia).
   d) Ataxia e apraxias (escrita em espelho, disgrafia, inabilidade motora, desajeitamento).
3. Síndrome deficitária da atenção:
   a) Distraibilidade (distraem-se com facilidade diante de quaisquer estímulos).
   b) Impulsividade (conduta irrefletida) são os sintomas cardiais.

   Também pode ocorrer, entre outros, os sintomas seguintes: não obedecem a instruções, sobretudo se são mais ou menos numerosas; esquecem com frequência seus deveres e outros compromissos; aparentam não escutar o que lhes é dito e não prestam atenção aos detalhes; muitas perdem ou esquecem objetos necessários a seus compromissos (aulas e outras tarefas); revelam grande desordem na organização do tempo ou de seus bens; agem com muita pressa, buscando terminar rapidamente suas atividades, e geralmente falam e se mexem demais; interrompem seus interlocutores inoportunamente; deixam para realizar as obrigações no último momento.
4. Síndrome depressiva:
   a) Hipotimia, sentimentos de culpabilidade, pessimismo, autodesvalorização; irritabilidade e antecipação negativa; desinteresse social, isolamento social.
   b) Bradipsiquismo, inibição do pensamento; prejuízo da concentração e, principalmente, da constância da atenção; foco do pensamento aderido a conteúdos desagradáveis; diminuição da sagacidade e da produção intelectiva; diminuição global do desempenho cognitivo, tanto nos aspectos formais quanto nos de conteúdo; ideias obsessivas e condutas compulsivas; pode haver ideias, planos ou atos suicidas ou parassuicidas.
   c) Apatia (sob a forma de diminuição da atividade global, especialmente da competitividade) ou ansiedade (principalmente como exagerada preocupação e comportamento subjetivo e objetivo de inquietação).
   d) Inibição das pulsões instintivas; diminuição dos apetites, emagrecimento; despertar precoce e dificuldade para deixar o leito pela manhã; pode haver hiporexia ou hiperalimentação; diminuição do cuidado de si mesmo, até exposição a acidentes e situações perigosas.
   e) Hipobulia, hipocinesia, bradicinesia, diminuição da energia e da atividade global; hipocinesia; mímica triste, de sofrimento; bradilalia; perda da iniciativa, adinamia e astenia; dificuldade para tomar decisões, mesmo sobre problemas comuns e sem importância.
   f) Hiperestesia a estímulos dolorosos ou desagradáveis e hipoestesia para estímulos agradáveis (anedonia); diminuição da vivacidade das sensações; impressão de lentificação do fluxo temporal; dificuldade para perceber o lado bom das coisas e dos acontecimentos.
   g) Distonias neurovegetativas, principalmente crises de sudorese; perda de peso, cefaleia, secura de boca e palpitação; crises vertiginosas; sintomas cardiorrespiratórios; numerosos outros sintomas corporais, tais como constipação intestinal; variadas algias (que geralmente se tornam crônicas); diminuição da eficácia do sistema imune e outras manifestações somáticas de depressão.

Ao estudar a psicopatologia infantil, Zaldo Rocha trouxe sua colaboração à psiquiatria infantil sobretudo do ponto de vista patogênico, procurando concentrar sua classificação não somente em critérios sintomáticos, como as várias síndromes psiquiátricas do desenvolvimento infantil, mas sobretudo em níveis patogênicos. As manifestações pertencentes ao nível somatopsíquico referem-se, em linhas gerais, à "psicossíndrome cerebrolocal" de Bleuler, caracterizada pelas alterações da impulsividade, dos estados de humor e das pulsões instintivas, com preservação relativa das funções intelectuais. Nas crianças há uma deficiente capacidade de concentrar-se, um modo de ser hiperativo, irritabilidade, falta de tato com os companheiros, surgindo às vezes um atraso no desenvolvimento e dificuldades de aprendizado, com inteligência normal.[33]

Transtorno mental

Os transtornos mentais da criança e do adolescente vivendo com HIV dependem de fatores como a idade e a fase do desenvolvimento sociocognitivo, o estágio de evolução do HIV, a situação psicossocial e a vulnerabilidade para transtornos mentais. São comuns em jovens infectados, com taxas aproximadas de 30% para transtornos afetivos e de 25% para transtorno de déficit de atenção e hiperatividade (TDAH) e podem representar grandes implicações para a adesão ao tratamento e o enfrentamento de uma condição crônica como o HIV/aids.[2] Crianças e adolescentes com HIV/aids demonstram níveis mais altos de depressão, ansiedade, problemas de conduta e déficit funcional que crianças e adolescentes sem HIV/aids. Os transtornos mentais infantojuvenis estão associados à presença de depressão materna, déficit cognitivo prévio e risco de dependência química aumentado.[34]

Déficits cognitivos significativos foram documentados em crianças e adolescentes vivendo com HIV/aids, por terem QI total extremamente baixo ou limítrofe, com déficits funcionais. A complicação neuropsiquiátrica diretamente relacionada ao HIV, mais conhecida e estudada, é a encefalopatia pelo HIV. Os grupos de pacientes com HIV/aids têm pior desempenho neuropsicológico nas tarefas que avaliam memória de trabalho, memória episódica, velocidade de processamento de informação, habilidades motoras finas e atenção. Crianças infectadas precocemente, durante período o fetal ou perinatal, apresentam escores médios de desenvolvimento piores do que as crianças não expostas ao vírus, com escores médios motor e cognitivo um a dois desvios-padrão abaixo da média populacional. Crianças com infecção mais tardia pelo HIV tratadas com HAART têm escore neurocognitivo global médio quase normal, com apenas algumas diferenças sutis na linguagem, memória e comportamento.[14]

As manifestações neuropsiquiátricas mais frequentes do HIV/aids em crianças incluem comprometimento cognitivo, déficits de atenção e prejuízo das habilidades adaptativas sociais. Transtornos de déficit de atenção com ou sem hiperatividade também são achados muito comuns. Os primeiros sinais de comprometimento do SNC em crianças em idade escolar podem se manifestar como déficit de atenção, agravamento dos transtornos de déficit de atenção ou perda de interesse no desempenho escolar. Outros sinais incluem retraimento social, labilidade emocional e, em alguns, piora dos transtornos de déficit de atenção com transtornos de conduta. Dificuldades de atenção foram reconhecidas quase universalmente em pacientes pediátricos e adultos com HIV/aids. Contudo, em crianças com HIV/aids não está claro se os problemas de atenção são diretamente atribuíveis à ação do HIV no SNC, relacionados a fatores gestacionais e psicossociais ou a ambos.

Muitas crianças apresentam níveis de hiperatividade e dificuldades de atenção que são desadaptativas, também têm problemas de aprendizagem e de comportamento na escola, dois ou mais anos de atraso escolar. Ainda não está claro se isso se deve à infecção do SNC por HIV e/ou a condições coexistentes decorrentes de fatores relacionados à gestação, condições perinatais, psicossociais. A análise torna-se desafiadora quando se considera a alta prevalência desses transtornos do neurodesenvolvimento na população pediátrica em geral e, especialmente, nas crianças expostas intraútero a álcool e drogas. Embora essas manifestações neurocomportamentais possam ser os primeiros sintomas da encefalopatia pelo HIV, as condições perinatais e psicossociais devem ser consideradas no diagnóstico diferencial. É possível que os estressores psicossociais possam exacerbar as manifestações da "base orgânica" subjacente.

A depressão é amplamente associada na literatura a baixa adesão ao tratamento, e diversos estudos caracterizam esse transtorno como um dos principais diagnósticos psiquiátricos concomitantes à infecção pelo HIV. A confirmação do diagnóstico de depressão evidencia inseguranças relacionadas à saúde e vínculos sociais e afetivos, medo do preconceito, mudança de estilo de vida, visitas mais frequentes ao centro de tratamento e tomada de medicação diária.[24] Brown et al. (2016) demonstraram que pacientes jovens com HIV e depressão, tratados com medicação e psicoterapia associados, apresentaram melhora dos sintomas depressivos comparados àqueles tratados apenas com a medicação.[35]

Na depressão infantil, há heterogeneidade na apresentação clínica, e os sintomas depressivos subclínicos podem surgir como lentidão psicomotora e aumento da fadiga. Além disso, a idade da criança pode determinar algumas das manifestações patoplásticas do isolamento depressivo. Algumas crianças expressam comportamento encontrado nas síndromes autísticas, enquanto os sintomas de depressão ocorrem em crianças mais velhas. É possível que o mesmo comportamento em diferentes idades seja classificado de maneiras diferentes por critérios nosográficos. Consequentemente, comportamentos autísticos observados em crianças pequenas podem ser semelhantes ao que foi definido como depressão em crianças mais velhas. Ou seja, crianças dos dois grupos de diagnóstico podem demonstrar isolamento social, constrição emocional, falta de responsividade social, retraimento social, mutismo e alterações da expressão afetiva.

As reações comportamentais à infecção pelo HIV/aids e problemas da conduta social podem surgir indiretamente do estresse psicológico. O estresse associado ao espectro da infecção por HIV/aids pode ser classificado em três categorias primárias com base na fonte de estresse:

1. *Fatores médicos*: procedimentos médicos e hospitalizações, sintomas somáticos recorrentes, perda de habilidades sociais, cognitivas e motoras, dor e desconforto.

2. *Estressores psicológicos*: sigilo, medo de afastamento, morte, culpa, incertezas do futuro, atividade sexual inibida entre adolescentes, necessidade de alterar as perspectivas futuras.

3. *Estressores sociais*: afastamento da escola, comunidade e família, baixo desempenho acadêmico causado pelas faltas.

Alguns desses estressores são onipresentes, enquanto outros são transitórios ou modulados por condições médicas e psicossociais prevalentes e pelo estado de desenvolvimento da criança.[36]

Tratamento

"Sendo a psiquiatria infantil uma especialidade multidisciplinar", os tratamentos são classificados em três tipos: psicofarmacoterapia, psicoterapias e psicopedagógico.[33] Segundo Ajuriaguerra, "a melhor solução seria aquela que, ao mesmo tempo, recorre tanto ao tratamento medicamentoso quanto aos recursos educativos e psicoterápicos".[37] A escolha do medicamento depende da configuração do quadro clínico, da idade da criança ou adolescente e do esquema antirretroviral vigente. Deve-se considerar a possibilidade de o SNC ser adversamente afetado por complicações tóxico-metabólicas dos antirretrovirais. É indispensável a colaboração do infectopediatra, com o qual o psiquiatra deve atuar. Ao prescrever uma medicação psicotrópica para uma pessoa vivendo com HIV/aids, é fundamental o estudo prévio das interações medicamentosas entre psicofármacos e antirretrovirais.

A infecção pelo HIV tornou-se uma doença pediátrica crônica no Brasil, e a introdução dos antirretrovirais deve ser feita de modo racional nessa população. Para crianças e adolescentes, as opções de medicamentos são restritas. Para uma boa prática clínica assume-se a regra geral de que, nos casos dos pacientes pediátricos que necessitem de instituição de psicofármacos, deve-se começar com doses baixas e fazer aumentos lentos e graduais. Os esquemas antirretrovirais preferenciais prescritos para crianças e adolescentes vivendo com HIV/aids incluem, na prática clínica: abacavir (ABC), tenofovir (TDF), lamivudina (3TC), raltegravir (RAL) e dolutegravir (DTG). Quando utilizados concomitantemente com psicotrópicos, dada a amplitude das interações medicamentosas, recomenda-se que todos os psicofármacos sejam prescritos com cautela e monitorizados permanentemente.[38,39]

A abordagem dos diversos déficits cognitivos de crianças e adolescentes com HIV/aids deve ser psicopedagógica, uma vez estabelecido o diagnóstico neuropsiquiátrico. É recomendável que os pacientes pediátricos sejam submetidos a exame neuropsicológico durante o acompanhamento médico. Dentre as ferramentas para avaliação cognitiva, o WISC IV é um dos métodos mais utilizados internacionalmente e tem validação na população brasileira, indicada para crianças com idade entre 6 anos e 16 anos e 11 meses. A atuação do psicólogo sobre a revelação do diagnóstico do HIV/aids, a adesão à terapia antirretroviral, entre outras vicissitudes da vida dessas crianças e adolescentes, pode fazer necessário o encaminhamento desses pacientes a psicoterapias individuais, além das psicoterapias de grupo, da orientação aos pais e cuidadores e das ações psicossociais.

Conclusão

Em pacientes com infecção transmitida verticalmente, a diferenciação entre a contribuição do HIV, a exposição perinatal e a situação psicossocial para transtornos neuropsiquiátricos é complexa. Crianças infectadas verticalmente terão pais também infectados com HIV. Como a infecção dos pais costuma estar associada a outras condições adversas sobre o ajustamento psicossocial familiar, em muitos casos há prejuízo nos domínios do desenvolvimento infantil. Nos períodos em que as crianças mais velhas e adolescentes vivendo com o HIV/aids estão relativamente livres de sintomas, eles demonstram poucas dificuldades de adaptação, pelo menos no que se refere ao HIV/aids. Há uma tendência a serem reservados e a não querer falar sobre o HIV, mesmo com a família. Em vez disso, se concentram em suas atividades cotidianas. Muitas dessas crianças e adolescentes são resilientes, ativos, extrovertidos, com boa expressão afetiva e adaptação psicossocial, na ausência de graves estressores. Como a infecção pelo HIV se tornou uma doença crônica, alterações cognitivas, mudanças no comportamento, humor ou conduta social também precisam ser tratadas para melhora da qualidade de vida.

Referências bibliográficas

1. Millana-Cuevas LC; Portellano JA; Martinez-Arias R. Neuropsychological impairment in human immunodeficiency virus-positive children. Rev Neurol, 2007 Mar; 44 (6):366-74.
2. Brasil. Ministério da Saúde. Secretaria de Vigilância em Saúde. Programa Nacional de DST e Aids. Manual de Assistência Psiquiátrica em HIV/Aids/Programa Nacional de DST e Aids. 3. ed. Brasília (DF): Ministério da Saúde; 2005. 58 p. (Série Normas e Manuais Técnicos).
3. Das S; Mukherjee A; Lodha R; Vatsa M. Quality of life and psychosocial functioning of HIV infected children. Indian Journal of Pediatrics, 2010 Jun; 77 (6):633-637.
4. Plowfield LA. HIV disease in children 25 years later. Pediatric Nursing Journal, 2007 May/Jun; 33 (3):274-8.
5. Moraes MJ; Oliveira ACP; Tostes MA. AIDS e psiquiatria. In: Botega NJ. Prática psiquiátrica no hospital geral: interconsulta e emergência. 3. ed.Porto Alegre: Artmed; 2011. p. 373-394.
6. Pinto Neto LFS; Perini FB; Aragon MG; Freitas MA; Miranda AE. Protocolo Brasileiro para Infecções Sexualmente Transmissíveis 2020: infecção pelo HIV em adolescentes e adultos. Epidemiol. Serv. Saúde [Internet], 2021 [citado 2021 Jul 31]; 30 (esp1): e2020588. Disponível em: http://scielo.iec.gov.br/scielo.php?script=sci_arttext&pid=S1679-49742021000500013&lng=pt. Epub 28-Fev-2021. http://dx.doi.org/10.1590/s1679-4974202100013.esp1.
7. Capelo AV; Sá CAM; Rubini NP; Kalil RS; Miranda E. Impacto da neuro-AIDS na infância. DST - J Bras Doenças Sex Transm, 2006; 18 (4): 259-262.
8. Albright AV; Soldan SS; González-Scarano F. Pathogenesis of human immunodeficiency virus-induced neurological disease. J Neurovirol, 2003 Apr;9 (2):222-7. doi: 10.1080/13550280390194073. PMID: 12707852.
9. Dantzer R; O'Connor JC; Freund GG; Johnson RW; Kelley KW. From inflammation to sickness and depression: when the immune system subjugates the brain. Nat Rev Neurosci, 2008 Jan;9 (1):46-56. doi: 10.1038/nrn2297. PMID: 18073775; PMCID: PMC2919277.
10. Betcher; K. Virus infection as a cause of inflammation in psychiatric disorders. In: Inflammation in psychiatry. Halaris A; Leonard BE. Basel: Karger; 2013. p. 49-60 (Series Modern trends in pharmacopsychiatry).
11. Chiriboga CA; Fleishman S; Champion S; Gaye-Robinson L; Abrams EJ. Incidence and prevalence of HIV encephalopathy in children with HIV infection receiving highly active anti-retroviral therapy (HAART). J Pediatr, 2005 Mar;146 (3):402-7. doi: 10.1016/j.jpeds.2004.10.021. PMID: 15756229.
12. Govender R; Eley B; Walker K; Petersen R; Wilmshurst JM. Neurologic and neurobehavioral sequelae in children with human immunodeficiency virus (HIV-1) infection. J Child Neurol, 2011;26 (11):1355-64.
13. Le Doaré K; Bland R; Newell ML. Neurodevelopment in children born to HIV-infected mothers by infection and treatment status. Pediatrics, 2012 Nov;130 (5):e1326-44. doi: 10.1542/peds.2012-0405. Epub 2012 Oct 1. PMID: 23118140.
14. Aibe; MS. Alterações neurocognitivas em crianças e adolescentes infectados pelo HIV [dissertação]. Rio de Janeiro: Instituto Nacional de Saúde da Mulher; da Criança e do Adolescente Fernandes Figueira; 2014. Mestrado Pesquisa Clínica Aplicada à Saúde da Criança e da Mulher.
15. Garbin CAS; Gatto RCJ; Garbin AJI. Adesão à terapia antirretroviral em pacientes HIV soropositivos no Brasil: uma revisão da literatura. Arch Health Invest [Internet]. 22 de fevereiro de 2017 [citado 31º de julho de 2021];6 (2). Disponível em: https://www.archhealthinvestigation.com.br/ArcHI/article/view/1787.
16. Jacques IJAA; Santana JM; Moraes DCA; Souza AFM; Abrão FMS; Oliveira RC. Avaliação da adesão à terapia antirretroviral entre pacientes em atendimento ambulatorial. Rev bras cienc saúde, 2014; 18 (4):303-8.
17. Insight Start Study Group; Lundgren JD; Babiker AG; Gordin F; Emery S; Grund B; Sharma S; Avihingsanon A; Cooper DA; Fätkenheuer G; Llibre JM; Molina JM; Munderi P; Schechter M; Wood R; Klingman KL; Collins S; Lane HC; Phillips AN; Neaton JD. Initiation of antiretroviral therapy in early asymptomatic HIV infection. N Engl J Med, 2015 Aug 27;373 (9):795-807. doi: 10.1056/NEJMoa1506816. Epub 2015 Jul 20. PMID: 26192873; PMCID: PMC4569751.
18. Camargo LA; Capitão CG; Filipe EMV. Mental health; family support and treatment adherence: associations in the context of HIV/aids. Psico-USF, 2014 mai/ago;19 (2):221-32.
19. Costa LMCB; Casseb JSR; Gascon MRPolo; Fonseca LAM. Características de personalidade e adesão ao tratamento em pacientes jovens portadores de HIV. Rev. SBPH [Internet], 2018 Jun [citado 2021 Jul 31]; 21 (1): 06-35. Disponível em: http://pepsic.bvsalud.org/scielo.php?script=sci_arttext&pid=S1516-08582018000100002&lng=pt.
20. Knoll RK; Maeyama MA; Schmidlin PC; Branchi TL. Adesão ao tratamento das pessoas vivendo com HIV/aids em um ambulatório de um município da Foz do Rio Itajaí; Santa Catarina - Brasil. Rev Saúde Públ Santa Cat, 2016;9 (3):7-24.
21. Brasil. Ministério da Saúde. Secretaria de Vigilância em Saúde. Departamento de Vigilância; Prevenção e Controle das Infecções

Sexualmente Transmissíveis; do HIV/Aids e das Hepatites Virais. Protocolo Clínico e Diretrizes Terapêuticas para Manejo da Infecção pelo HIV em Crianças e Adolescentes/Ministério da Saúde; Secretaria de Vigilância em Saúde; Departamento de Vigilância; Prevenção e Controle das Infecções Sexualmente Transmissíveis; do HIV/Aids e das Hepatites Virais. - Brasília: Ministério da Saúde; 2018. 218 p.
22. Miziara LAF. Significado da soropositividade para crianças e adolescentes com HIV/AIDS [dissertação]. Campo Grande: Universidade Federal do Mato Grosso do Sul; 2011. Mestrado em Doenças Infecciosas e Parasitárias.
23. Branco Salles CM; Ferreira EAP; Seidl EMF. Adesão ao tratamento por cuidadores de crianças e adolescentes soropositivos para o HIV. Psic.: Teor. e Pesq. [Internet]. 13º de dezembro de 2011 [citado 31º de julho de 2021];27 (4):499-506. Disponível em: https://periodicos.unb.br/index.php/revistaptp/article/view/18337.
24. Silveira MP; Guttier MC; Pinheiro CA; Pereira TV; Cruzeiro AL; Moreira LB. Depressive symptoms in HIV-infected patients treated with highly active antiretroviral therapy. Braz J Psychiatry, 2012 Jun;34 (2):162-7. doi: 10.1590/s1516-44462012000200008. PMID: 22729412.
25. Polejack L; Seidl EMF. Monitoring and evaluation of adherence to ARV treatment for HIV/aids: challenges and possibilities. Ciência & Saúde Coletiva, 2010; 15:1201-1208.
26. Marques HHS et al. A revelação do diagnóstico na perspectiva dos adolescentes vivendo com HIV/AIDS e seus pais e cuidadores. Cad. Saúde Pública, 2006; 22 (3): 619-29.
27. American Academy of Pediatrics. Disclosure of illness status to children and adolescents with HIV infection. Pediatrics, 1999; 103 (1): 164-166.
28. Galano E et al. Revelação diagnóstica do HIV/Aids para crianças: um relato de experiência. Psicologia: Ciência e Profissão [online], 2014; v. 34; n. 2 [Acessado 31 Julho 2021]; p. 500-511. Disponível em: <https://doi.org/10.1590/1982-3703000532013>. Epub 17 Out 2014. ISSN 1982-3703. https://doi.org/10.1590/1982-3703000532013.
29. Enhancing Care Initiative/Brazil - ECI/BR. (2004). Vulnerabilidade e cuidado: a atenção psicossocial na assistência à saúde de adolescentes vivendo com HIV/aids. Recuperado de http://www.fm.usp.br/gdc/docs/preventivaextensao_2_Manual_Adolescentes_HIV.pdf.
30. Zanon BP; Paula CC; Padoin SMM. Revelação do diagnóstico de HIV para crianças e adolescentes: subsídios para prática assistencial. Rev Gaúcha Enferm, 2016;37 (esp):e2016-0040. doi: http://dx.doi.org/10.1590/1983-1447.2016.esp.2016-0040.
31. Castellani MMX; Moretto MLT. A experiência da revelação diagnóstica de HIV: o discurso dos profissionais de saúde e a escuta do psicanalista. Revista da SBPH, 2016; 19 (2):24-43.
32. Miranda-Sá Jr. Compêndio de Psicopatologia e Semiologia Psiquiátrica. Porto Alegre: Artmed; 2001.
33. Rocha Z. Curso de psiquiatria infantil. Petrópolis: Vozes; 1985.
34. Betancourt T; Scorza P; Kanyanganzi F; Fawzi MC; Sezibera V; Cyamatare F; Beardslee W; Stulac S; Bizimana JI; Stevenson A; Kayiteshonga Y. HIV and child mental health: a case-control study in Rwanda. Pediatrics, 2014 Aug;134 (2):e464-72. doi: 10.1542/peds.2013-2734. Erratum In: Pediatrics, 2015 May;135 (5):945-6. PMID: 25049342; PMCID: PMC4187226.
35. Brown LK; Kennard BD; Emslie GJ; Mayes; TL; Whiteley LB; Bethel J et al. Effective treatment of depressive disorders in medical clinics for adolescents and young adults living with HIV: a controlled trial. Journal of acquired immune deficiency syndromes, 2016: 71 (1): 38-46.
36. Belman AL; Brouwers P; Moss H. HIV-1 and the central nervous system. In: Kaufman DM; Solomon GE; Pfeffer CR. Child and adolescente neurology for psychiatrists. Baltimore: Williams & Wilkins; 1992. P. 238-253.
37. Ajuriaguerra J. Manuel de psyquiatrie de l´enfant. Paris: Masson; 1970.
38. Ministério da Saúde. Secretaria de Vigilância em Saúde. Departamento de Doenças de Condições Crônicas e Infecções Sexualmente Transmissíveis. Nota Informativa n. 6/2021-DCCI/SVS/MS.
39. Ministério da Saúde. Secretaria de Vigilância em Saúde. Departamento de Doenças de Condições Crônicas e Infecções Sexualmente Transmissíveis. Coordenação-Geral de Vigilância do HIV/AIDS e das Hepatites Virais. Nota informativa n. 14/2021-CGAHV/DCCI/SVS/MS.

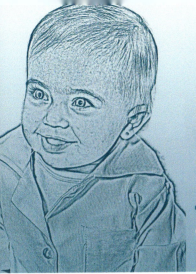

Capítulo 50

Covid e Suas Repercussões na Saúde Mental

César Luís Reichert

Introdução

No final de 2019, a humanidade sofreu um impacto que mudou o curso da história. Um novo coronavírus foi identificado na cidade de Wuhan, na China, propagando-se rapidamente. Em fevereiro de 2020 a Organização Mundial de Saúde (OMS) designou a doença Covid-19 (*coronavírus disease 2019*) e o agente causador, SARS-CoV-2 (*severe acute respiratory syndrome coronavírus 2*),[1] um vírus RNA de cadeia simples.[2]

Em 11 de março de 2020, a OMS declarou a nova doença uma pandemia![3]

A transmissão do SARS-CoV-2, entre seres humanos, ocorre por gotículas do aparelho respiratório e por contato da pele, com período de incubação entre 2 e 14 dias (média de 6 dias). A apresentação clínica é bastante variada, desde assintomática até quadros fatais. Estes ocorrem, principalmente, por complicações respiratórias e tromboembolismo venoso (especialmente, embolia pulmonar). Fibrose tardia pode ocorrer nos pulmões de sobreviventes, com prognóstico incerto.[4]

Primeiros impactos

O enfrentamento de uma pandemia requer amplo planejamento, em vários aspectos: arranjo de suprimentos essenciais, disponibilidade de recursos humanos e adequada estruturação de sistemas de saúde, em todas as fases da situação. Além disso, eventualmente, medidas mais drásticas podem ser adotadas na tentativa de conter o avanço pandêmico. No caso da Covid-19, distanciamento social, restrição na mobilidade das pessoas e fechamento de escolas ocorreram em quase todo o mundo. Há o risco de tais medidas provocarem instabilidades, social e econômica.[5]

A gravidade da Covid-19 pode ser constatada pela diminuição da expectativa de vida ao nascer, nos Estados Unidos, em 2020, em 1,5 ano (78,8 anos em 2019 para 77,3 anos em 2020). Considera-se o SARS-CoV-2 responsável por 73,8% dessa queda.[6]

A doença, em si mesma, mais as medidas adotadas por governos de todo o mundo na tentativa de conter a sua propagação, podem ter afetado a saúde mental das pessoas![7] Parece que as incertezas e a imprevisibilidade que acompanham a pandemia podem agravar o risco de problemas de saúde mental naqueles com transtornos mentais prévios e fazer surgir sintomas em quem não os tinha anteriormente.[8] Por exemplo, adultos brasileiros[9] e norte-americanos[10] têm apresentado sintomas de ansiedade e depressão, dificuldades para dormir e aumento no consumo de álcool e/ou substâncias.

Em alguns grupos específicos a magnitude do problema pode ser ainda maior. Pacientes com transtornos psiquiátricos que estejam institucionalizados[11] e populações carcerárias[12] seriam bastante vulneráveis, por condições inerentes às suas situações (p. ex., espaço físico, aglomeração, dificuldades em implantar medidas que evitem a propagação de agentes virais).

Impactos na saúde mental de crianças e adolescentes

A maioria dos transtornos mentais tem início na infância, sendo importante a identificação e o tratamento precoces. A pandemia de Covid-19 pode exacerbar problemas de saúde mental existentes e trazer novos casos em crianças e adolescentes, pela extraordinária combinação de, entre outros, isolamento social, recessão econômica e crise na saúde pública.[13]

Interações sociais são consideradas básicas aos seres humanos. Sentir-se insuficientemente conectado se associa a profundas e duradouras consequências negativas à saúde, física e mental.[14] O isolamento social prolongado, incluindo o fechamento de escolas, é um potencial precipitador de psicopatologias,[15,16] especialmente em crianças mais vulneráveis (em abril de 2020 as atividades escolares haviam sido suspensas em 188 países, com cerca de 1,5 bilhão de jovens estudantes fora do sistema educacional tradicionalmente vigente). Sintomas depressivos e ansiosos, associados ao impacto socioeconômico nas famílias, contribuem para o comprometimento de habilidades, sociais e acadêmicas.[17,18]

Na pandemia, parece que sintomas psiquiátricos surgem como resultado direto do medo de contrair o vírus ou de alterações na rotina diária (p. ex., ficar em casa, impedido de sair). Assim, o comprometimento da saúde mental de crianças e adolescentes pode ser dividido em dois grupos gerais: um com sintomas ansiosos e transtornos do humor decorrentes do medo do coronavírus, em si, e outro com transtornos do desenvolvimento, em que há exacerbação de sintomas comportamentais atribuíveis à mudança das rotinas da vida cotidiana.[19]

Uma metanálise apontou que sintomas depressivos e ansiosos foram mais prevalentes em estudos cujos dados foram coletados com mais tempo de ocorrência da Covid-19. No geral, a prevalência desses sintomas dobrou, quando comparada a anos anteriores.[20]

Nos períodos de isolamento social, adolescentes com transtorno de déficit de atenção e hiperatividade (TDAH) tiveram piora da capacidade atencional, ficaram mais hiperativos/impulsivos e com mais sintomas opositivo-desafiadores. Terminado o isolamento, houve tendência de melhora em todos os sintomas. Porém, o impacto dessa situação, em longo prazo, é desconhecido![21]

Indivíduos com transtorno do espectro autista (TEA) também enfrentaram dificuldades com o distanciamento social. Muitos dos que recebiam alguma assistência especializada a tiveram suspensa, com consequências difíceis de mensurar. No isolamento, muitos autistas tiveram aumento de estereotipias, de agressividade e diminuição nas horas de sono. Além disso, os níveis de ansiedade de cuidadores de pessoas com TEA foram bem maiores quando comparados com períodos prévios.[22,23]

De maneira semelhante, aqueles com deficiência intelectual são bastante vulneráveis aos efeitos sociais, físicos e mentais da pandemia. A limitação cognitiva pode prejudicar o entendimento de informações sobre proteção, aumentando ainda mais a dependência com relação a terceiros nos seus cuidados. Deve-se ficar atento à possibilidade de exploração de deficientes intelectuais por terceiros, em circunstâncias nas quais o suporte rotineiro não ocorre![24]

Associada à Covid-19, observou-se, em adolescentes suecos, que a prevalência de autolesões corporais sem intenção suicida, que era de cerca de 17% em 2011 e 2014, passou a 27,6% em 2020.[25]

Conclusão

Na pandemia, milhões de crianças e adolescentes tiveram sua saúde mental posta em risco, o que pode trazer graves consequências ao comportamento, às emoções e ao aprendizado. Luto, medo, incertezas e isolamento social podem ter comprometido o suporte familiar e as interações sociais.[26]

Estima-se que o comportamento ou o estado psicológico de quase 80% das crianças tenha sido, negativamente, afetado. Cerca de 1 em cada 5 experimentou medo de adquirir Covid-19. Ansiedade, depressão, irritabilidade e tédio, entre outros, surgiram com a pandemia. Nas crianças com condições preexistentes, como TDAH e TEA, houve alta probabilidade de piora de sintomas comportamentais. Além disso, mais de 50% dos seus cuidadores desenvolveram sintomas ansiosos, e cerca de 25%, sintomas depressivos.[27]

Infelizmente, prever o que nos aguarda é bastante difícil. Quanto devemos nos preocupar com o andamento e os desdobramentos globais da pandemia de Covid-19? Epidemias passadas permitem considerável conhecimento e experiência, mas é necessário conhecer suas histórias e a maneira como elas foram abordadas.[28] Isso permitiria comparar ações adotadas anteriormente com o cenário atual. Um empecilho nesse processo é o fato de que até o segundo semestre de 2021 não havia uma padronização de métodos para a coleta de dados e publicações sobre a Covid-19. Isso pode ser uma das causas para um crescente questionamento, por pesquisadores e profissionais da saúde pública, quanto à qualidade dos dados publicados sobre o assunto.[29] As dúvidas aumentam com relatos de que fatores não vinculados à pesquisa, em si mesma, podem ter interferido em informações divulgadas, mundialmente![30]

Incertezas persistem sobre como será o comportamento futuro do SARS-CoV-2 e se a Covid-19 será uma doença endêmica com eventuais picos epidêmicos.[31] Só o tempo dirá! Porém, as consequências adversas já atingiram tamanha magnitude que as Academias Americanas de Pediatria, de Psiquiatria da Infância e da Adolescência e a Associação de Hospitais da Criança dos Estados Unidos emitiram, em outubro de 2021, nota conjunta declarando "estado de emergência nacional na saúde mental infantil"! As três entidades apelaram para a adoção, urgente, de medidas para lidar com a difícil situação, que atingiu todo o mundo.[32]

Referências bibliográficas

1. McIntosh K; Hirsch M; Bloom A. Covid-19: Epidemiology; virology; and prevention. UpToDate; 2021. Disponível em: https://www.uptodate.com/contents/covid-19-epidemiology-virology-andprevention (27 ago, 2021).
2. Umakanthan S; Sahu P; Ranade A et al. Origin; transmission; diagnosis and management of coronavirus disease 2019 (Covid-19). Postgrad Med J, 2020;96(1142):753-8.
3. World Health Organization. Director-General's opening remarks at the media briefing on Covid-19; 2020. Disponível em: https://www.who.int/director-general/speeches/detail/who-director-general-s-opening-remarks-at-the-media-briefing-on-covid-19---11-march-2020 (22 set, 2021).
4. Gautret P; Million M; Jarrot PA et al. Natural history of Covid-19 and therapeutic options. Expert Rev Clin Immunol, 2020;16(12):1159-84.
5. Khan M; Khan ST. Covid-19: a Global Challenge with Old History; Epidemiology and Progress So Far. Molecules 2021;26 (1):39.
6. Arias E; Tejada-Vera B; Ahmad F et al. Provisional life expectancy estimates for 2020; 2021. Disponível em: https://stacks.cdc.gov/view/cdc/107201 (30 set, 2021).
7. Sonuga-Barke EJS. "School of hard knocks" - what can mental health researchers learn from the Covid-19 crisis? J Child Psychol Psychiatry Allied Discip, 2021;62(1):1-4.
8. Moreno C; Wykes T; Galderisi S et al. How mental health care should change as a consequence of the Covid-19 pandemic. Lancet Psychiatry 2020; 7:813-24.
9. Goularte JF; Serafim SD; Colombo R et al. Covid-19 and mental health in Brazil: Psychiatric symptoms in the general population. J Psychiatr Res 2021;132:32-37
10. KFF (Kaiser Family Foundation). The implications of Covid-19 for mental health and substance use 2021. Disponível em: https://www.kff.org/coronavirus-covid-19/issue-brief/the-implications-of-covid-19-for-mental-health-and-substance-use/ (22 out, 2021).
11. Russ MJ; Parish SJ; Mendelowitz R et al. The interface of Covid-19 and inpatient psychiatry:Our experience and lessons learned. J Psychiatr Pract, 2021;27(3):172-83.
12. Marquez N; Ward JA; Parish K et al. Covid-19 Incidence and Mortality in Federal and State Prisons Compared With the US Population; April 5; 2020; to April 3; 2021. JAMA; 2021. Disponível em: https://jamanetwork.com/journals/jama/fullarticle/2784944 (15 out, 2021).
13. Golberstein E; Wen H; Miller B. Coronavirus Disease 2019 (Covid-19) and Mental Health for Children and Adolescents. JAMA Pediatr, 2020;174(9):819-20.

14. Orben A; Tomova L; Blakemore S. The effects of social deprivation on adolescent development and mental health. Lancet Child Adolesc Heal, 2020;4:634-40.
15. Becker SP; Gregory AM. Editorial Perspective:Perils and promise for child and adolescent sleep and associated psychopathology during the Covid-19 pandemic. J Child Psychol Psychiatry Allied Discip, 2020;61(7):757-9.
16. Lee J. Mental health effects of school closures during Covid-19. Lancet Child Adolesc Heal, 2020;4:421.
17. Raballo A; Poletti M; Valmaggia L et al. Editorial Perspective: Rethinking child and adolescent mental health care after Covid-19. J Child Psychol Psychiatry Allied Discip, 2021;62(9):1.
18. Loades ME; Chatburn E; Higson-Sweeney N et al. Rapid systematic review: the impact of social isolation and loneliness on the mental health of children and adolescents in the contexto of Covid-19. J Am Acad Child Adolesc Psychiatry 2020;59(11):1218-1239.
19. Jefsen OH; Rohde C; Nørremark B et al. Editorial Perspective: Covid-19 pandemic-related psychopathology in children and adolescents with mental illness. J Child Psychol Psychiatry Allied Discip, 2021;62(6):798-800.
20. Racine N; McArthur BA; Cooke JE et al. Global Prevalence of Depressive and Anxiety Symptoms in Children and Adolescents During Covid-19. JAMA Pediatr; 2021. Disponível em: https://jamanetwork.com/journals/jamapediatrics/fullarticle/2782796 (16 out, 2021).
21. Breaux R; Dvorsky MR; Marsch NP et al. Prospective impact of Covid-19 on mental health functioning in adolescentes with and without ADHD: protective role of emotion regulation abilities. Journal of Child Psychology and Psychiatry 2021; 62(9):1132-1139.
22. Mutluer T; Doenyas C; Genc HA. Behavioral Implications of the Covid-19 Process for Autism Spectrum Disorder; and Individuals' Comprehension of and Reactions to the Pandemic Conditions. Front. Psychiatry 2020;11:561882. Disponível em: https://www.ncbi.nlm.nih.gov/pmc/articles/PMC7701051/pdf/fpsyt-11-561882.pdf (16 out, 2021).
23. Colizzi M; Sironi E; Antonini F et al. Psychosocial and Behavioral Impact of Covid-19 in Autism Spectrum Disorder: An Online Parent Survey. Brain Sci, 2020; 10; 341. Disponível em: https://www.ncbi.nlm.nih.gov/pmc/articles/PMC7349059/pdf/brainsci-10-00341.pdf (16 out, 2021).
24. Courtenay K; Perera B. Covid-19 and people with intellectual disability: impacts of a pandemic. Irish Journal of Psychological Medicine 2020; 1-6.
25. Zetterqvist M; Jonsson LS; Landberg A et al. A potential increase in adolescent nonsuicidal self-injury during covid-19:A comparison of data from three different time points during 2011-2021. Psychiatry Research 2021; 305:114208. Disponível em: https://www.ncbi.nlm.nih.gov/pmc/articles/PMC8448460/pdf/main.pdf (16 out, 2021).
26. Unicef. The impact of Covid-19 on children's mental health 2021. Disponível em: https://www.unicef.org/india/impact-covid-19-childrens-mental-health (22 out, 2021).
27. Panda PK; Gupta J; Chowdhury SR et al. Psychological and Behavioral Impact of Lockdown and Quarantine Measures for Covid-19 Pandemic on Children; Adolescents and Caregivers: A Systematic Review and Meta-Analysis. Journal of Tropical Pediatrics; 2020; 00; 1-13.
28. Jones D. History in a Crisis – Lessons for Covid-19. N Engl J Med, 2020;382(18):1681-3.
29. Antwi-Amoabeng D; Beutler BD; Chahal G; Mahboob S; Gullapalli N; Tedja R et al. Ensuring trust in Covid-19 data. A retrospective cohort study. Medicine 2021;100:35 (e26972).
30. Dyer O. Covid-19:China pressured WHO team to dismiss lab leak theory; claims chief investigator. BMJ 2021;374:n2023. Disponível em: https://www.bmj.com/content/374/bmj.n2023 (16 out, 2021).
31. Telenti A; Arvin A; Corey L et al. After the pandemic: perspectives on the future trajectory of Covid-19. Nature 2021;596:495-504.
32. American Academy of Pediatrics. AAP; AACAP; CHA declare national emergency in children's mental health 2021. Disponível em: https://www.aappublications.org/news/2021/10/19/children-mental-health-national-emergency-101921 (21 out, 2021).

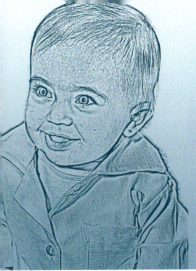

Capítulo 51

Câncer

Evelyn Kuczynski
Lilian Maria Cristófani

Vicente Odone Filho

> "Pode-se dizer uma coisa a propósito de oito meses de tratamento de câncer: é uma experiência altamente educacional. Eu estou aprendendo a sofrer."[1]
>
> (Edson, 2000)

Introdução

A notoriedade do câncer infantojuvenil no cenário epidemiológico brasileiro se deve ao fato de ser a principal causa de morte de indivíduos de até 19 anos de idade (atrás apenas das causas externas em 2010), apesar de sua raridade.[2] Doença frequentemente associada à adultícia (97% das neoplasias surgem em adultos), o câncer também incide na faixa etária pediátrica: são quase 200 casos por milhão por ano nos Estados Unidos. A distribuição segundo os tipos de neoplasias é mais bem visualizada na Tabela 51.1.[3]

O pico de incidência de câncer na infância ocorre no primeiro ano de vida. A média anual de incidência de câncer em crianças e adolescentes (nos Estados Unidos) é de 186,6 por milhão de crianças e adolescentes com até 19 anos. Aproximadamente 1 em cada 530 jovens adultos entre as idades de 20 e 39 anos é um sobrevivente de câncer na infância nos Estados Unidos.[3] Na União Europeia, a média anual de incidência de câncer em crianças e adolescentes é de 146,1 por milhão de crianças e adolescentes de até 14 anos, variando (a depender do país da comunidade investigado) de 103 até mais de 230 casos por milhão. A incidência na maioria dos países dessa comunidade se situa na faixa de 140 a 160 novos casos por milhão de crianças e adolescentes.[4]

Segundo os Registros de Câncer de Base Populacional (RCBP) brasileiros, a taxa média de incidência ajustada por idade variou entre 76 e 231, sendo a menor observada em Belém e a maior, em Goiânia, ocorrendo o mesmo para o sexo masculino (taxas médias entre 80 e 250, respectivamente). Para o sexo feminino, as taxas médias variaram entre 58 e 212, sendo a menor observada na Grande Vitória e a maior, em Goiânia.[5] Calcula-se uma incidência de 154,3 casos/milhão, com as leucemias correspondendo a cifras de 18% a 41%, e estima-se que surjam 5.500 casos novos ao ano entre menores de 15 anos.[6] Dadas as idiossincrasias na distribuição de serviços especializados ao largo do nosso vasto (e heterogêneo) território, as taxas de incidência variam de 76,85 (por milhão) em Belém (PA), a 220,32, em São Paulo (SP), e 230,98, em Goiânia (GO), uma variação que destaca a influência dos problemas de acesso a diagnóstico.[5]

TABELA 51.1 – Estimativa de novos casos de câncer na infância e na adolescência nos Estados Unidos em 2014.

Crianças (0 a 14 anos)	Adolescentes (15 a 19 anos)
Leucemia linfoide aguda 2.670 (26%)	Linfoma de Hodgkin 800 (15%)
Cérebro e sistema nervoso central 2.240 (21%)	Carcinoma de tireoide 570 (11%)
Neuroblastoma* 710 (7%)	Cérebro e sistema nervoso central 540 (10%)
Linfoma não Hodgkin 620 (6%)	Tumores de células germinativas testiculares 430 (8%)
Tumor de Wilms 510 (5%)	Linfoma não Hodgkin 420 (8%)
Leucemia mieloide aguda 500 (5%)	Leucemia linfoide aguda 410 (8%)
Tumores ósseos** 450 (4%)	Tumores ósseos** 370 (7%)
Linfoma de Hodgkin 380 (4%)	Melanoma 310 (6%)
Rabdomiossarcoma 340 (3%)	Leucemia mieloide aguda 240 (4%)
Retinoblastoma 280 (3%)	Tumor de células germinativas ovarianas 110 (2%)
Todas as localizações 10.450	Todas as localizações 5.330

As estimativas são apenas para cancros malignos e são arredondadas para os 10 primeiros. Além disso, 730 crianças e 630 adolescentes receberiam um diagnóstico de tumor cerebral (benigno ou limítrofe) em 2014. * Inclui ganglioneuroblastoma; ** Inclui osteossarcoma e sarcoma de Ewing.

Fonte: Adaptada de Ward E. et al., 2014.

O Registro Hospitalar de Câncer do Estado de São Paulo mostra que, no período 2000-2001, as leucemias corresponderam a 28,5% dos casos de câncer (em pacientes de idade até 18 anos), a maioria dos casos surgindo entre 1 e 4 anos de idade.[7] Em 2016, foram registrados 353 casos novos de câncer infantil no estado de São Paulo.[8] Além disso, preocupa o fato de que, na maioria dos casos, o câncer pediátrico mimetiza situações pediátricas corriqueiras, o que contribui (em parte) para o atraso no diagnóstico.[9]

Apesar de raro com relação às demais afecções que acometem crianças e adolescentes, a característica mais marcante do câncer é o alto índice de mortalidade associado diante de outras patologias.[10] O câncer infantojuvenil corresponde a aproximadamente 3% das neoplasias malignas, o que permite o cálculo estimado de 9.890 casos ao ano de tumores pediátricos em nosso país, se excluídos os tumores cutâneos (não melanoma) do total estimado para a população em geral.[11] Ainda assim, representa uma história de sucesso da oncologia.

Antes de 1970, a sobrevida de portadores de leucemia linfoide aguda (LLA) em 5 anos era de 10%. Hoje, situa-se ao redor de 80%.[12] Os dados são igualmente otimistas para a doença de Hodgkin, o tumor de Wilms (de até 98%) e alguns tipos de osteossarcoma.[13] Neste momento, torna-se progressivamente maior a frequência de sobreviventes dessas afecções.

Se levarmos em conta a imaturidade desses indivíduos afetados, é grande a preocupação com as repercussões psíquicas do muitas vezes longo processo de tratamento para sobreviver ao câncer. O diagnóstico de câncer tem um efeito poderoso sobre a criança/adolescente, sua família e a comunidade imediata, capaz de gerar uma ampla gama de consequências negativas, como sentimentos de ceticismo, negação e desespero, frequentemente seguidos por disforia, ansiedade, irritabilidade e insônia, que podem durar por várias semanas.[14]

Repercussões psíquicas do diagnóstico e tratamento

O termo *câncer* designa um grupo de doenças que parece vir de nenhum lugar, ataca sem avisar e pode potencialmente se localizar em qualquer lugar e em cada lugar dentro do indivíduo. É tido como desgastante, corrupto, traidor, invisível, "uma gravidez demoníaca",[15] dado o crescimento desordenado. Os tratamentos, de alta toxicidade, não raro são apelidados com referências a termos bélicos: guerra química (quimioterapia), guerra de mísseis (radioterapia) etc.

Existem momentos de estresse altamente previsíveis no curso dessas doenças, frequentemente coincidindo com hospitalização (incluindo o diagnóstico), início do tratamento e conclusão do tratamento, bem como (para alguns) a descoberta de uma recorrência, o reinício do tratamento e os cuidados ao fim da vida.[16]

Os principais desafios à adaptação psicológica incluem dor persistente (seja causada pelo câncer ou pelos procedimentos); efeitos colaterais do tratamento persistentes e debilitadores, como náusea, alteração da imagem corporal, absenteísmo escolar, comprometimento da relação com os pares, interferência na habilidade de se envolver com suas atividades favoritas, ou conflitos com os familiares.[17,18] Adolescentes podem se afligir pela sua condição de saúde no futuro, função sexual e capacidade reprodutiva e as opções de futura carreira.[19]

As sequelas psicológicas são distintas, dependendo do estágio de desenvolvimento em que o câncer surgiu.[18] A carga do diagnóstico de um bebê recai primariamente sobre os pais (e outros cuidadores). O risco primário é o de uma potencial falha na ligação entre os pais e a criança. Já entre os pré-escolares, a doença interfere na conquista do ambiente. Há evidências de que eles são menos predispostos a transtorno de estresse pós-traumático (TEPT), mas são mais vulneráveis a danos neuropsicológicos. A doença (e a hospitalização) pode induzir atitudes regredidas, na forma da perda de habilidades recém-adquiridas, como controle esfincteriano, linguagem, alimentação, e hábitos previamente descartados (como chupar o dedo) podem emergir.[20]

Crianças menores aparentemente são mais vulneráveis à ansiedade social e à timidez, mas os adolescentes também podem se tornar isolados e são mais suscetíveis a desenvolver transtornos de ajustamento. Os que se encontram na idade escolar precisam lidar com o isolamento de seus pares e o retorno à escola. Pré-púberes têm uma noção limitada da causa do câncer e frequentemente estão preocupados com o contato e o contágio. No caso dos adolescentes, destacam-se os problemas de desenvolvimento físico e a busca pela identidade. Seu senso de identidade associado ao medo da perda da função sexual (e atratividade física), à perda de autonomia e à ansiedade quanto ao futuro são predominantes. A doença (e o tratamento) gera isolamento, acarretando dificuldades de entrosamento e namoro. Sua imagem corporal (alopecia, alteração de peso, cateteres em vários orifícios, amputações, alterações da cor cutânea, cicatrizes cirúrgicas) gera vergonha, medo e baixa autoestima, além de isolamento social e regressão. Adolescentes do sexo feminino que desenvolvem alopecia temem não serem reconhecidas ou serem confundidas com um rapaz.[20]

O câncer pode ser um fator estressor sobre o paciente e a família em diversas vertentes: a convivência com a doença e seus sintomas; procedimentos diagnósticos e terapêuticos (dolorosos e com efeitos colaterais indesejáveis). As cicatrizes; as deformidades físicas; o atraso puberal e o fantasma da esterilidade[21] geram dificuldades de relacionamento com os colegas na escola, especialmente no caso de adolescentes. As demandas relativas ao tratamento geram sobrecarga no relacionamento com os demais, interferindo na prática de esportes e nas atividades de lazer, com consequente prejuízo à socialização. O absenteísmo escolar pode afetar as perspectivas educacionais e profissionais.[22]

Van Dongen-Melman e Sanders-Woudstra[23] não encontram associação direta entre a incapacidade física e a doença mental no processo de cura, mas ponderam que experiências traumatizantes na infância aumentam a vulnerabilidade a problemas de ajustamento. O nível de estresse experimentado pelos pais desde o diagnóstico pode ter uma influência marcante no ajustamento psicológico dessas crianças em fases mais tardias de seu desenvolvimento.

Lansky e Gendel[24] entrevistaram as famílias de 12 crianças (após sua morte), tentando identificar fatores que predissessem a evolução para padrões de comportamento simbiótico regressivo. Os maiores critérios de inclusão para esse grupo foram ansiedade de separação e regressão marcante da criança.

Perceberam que nada predizia essa evolução interacional patológica, e que o comportamento regressivo era inclusive encorajado pelos pais. Muitos lidavam com a doença dos filhos tratando-os como bebês, sendo a ansiedade de separação frequentemente maior nos pais que nas crianças. Pontuaram, também, que a detecção precoce muitas vezes é difícil, em decorrência dos mecanismos de defesa utilizados com frequência nessas situações, principalmente a superproteção, sendo mais visível o mecanismo simbiótico no período de remissão da doença, quando as famílias teoricamente retornariam ao padrão habitual de funcionamento.

As marcas de um processo como o câncer podem parecer silentes, mas prosseguem tão arraigadas ao cotidiano desses pais que, não raramente, eles se referem ao filho sobrevivente como se fora morto, não se desfazendo do pesadelo que por longos anos atormentou o sono.[21] Muitos pais mantêm sintomas de TEPT mesmo anos após a "alta", e necessitam de atenção especializada para essas questões.[25]

Contudo, há que se considerar que muitos dos estudos presentes na literatura se debruçam sobre o impacto negativo que uma doença tão debilitadora pode gerar sobre os pacientes e suas famílias. Poucos trabalhos exploraram as mudanças positivas que podem ocorrer, uma vez que uma crise pode se transformar em uma oportunidade para todo o núcleo familiar renovar suas relações e criar uma nova perspectiva na vida.[26]

Transtornos mentais

> "Eu não estou em isolamento porque eu tenho câncer... Não. Eu estou em isolamento porque eu estou recebendo um tratamento contra o câncer. É o meu tratamento que ameaça a minha saúde.
>
> Aqui, nós temos um paradoxo... Meus alunos se quedariam perplexos diante disso, porque um paradoxo é muito difícil de ser compreendido. Pensem nele como se fosse um quebra-cabeça, eu lhes diria, um jogo do intelecto."[1]

Ainda que seja um grupo de maior suscetibilidade a síndromes psiquiátricas, os achados na literatura envolvendo transtornos psiquiátricos em crianças e adolescentes com câncer se caracterizam pela inconsistência.[27] Pode-se tentar compreender essa relativa raridade por várias vertentes:[28]

- A percepção de sintoma psiquiátrico é relativamente prejudicada na criança em comparação com o adulto, visto que a apreensão do fenômeno é muitas vezes prejudicada pela capacidade de expressão do paciente, quanto mais precoce sua fase de desenvolvimento.
- O adulto vai ao psiquiatra porque sofre, enquanto a criança frequentemente só é levada quando seu sintoma causa distúrbios no núcleo familiar, o que muitas vezes protela (ou impede) o diagnóstico.
- A interpretação que a família faz da alteração de comportamento da criança nem sempre corresponde à real natureza da alteração, como foi percebido por Canning[29,30] em seus trabalhos. A maior imobilidade e a menor solicitação de atenção por parte de uma criança desenvolvendo uma síndrome depressiva podem ser interpretadas pelos pais como um reflexo do processo mórbido, uma melhora do comportamento ou um sinal de maturidade ("ele(a) está ficando mocinho(a), já entende").

Tumores e metástases em SNC podem afetar a função cerebral diretamente. Efeitos indiretos podem resultar de infecções, febre, medicações e complicações. Irradiação de SNC e injeções intratecais são causas importantes de disfunção cognitiva. Os prejuízos cognitivos são mais comuns nos mais jovens. A avaliação inicial do desempenho cognitivo e avaliações anuais são cruciais, com a introdução de medidas educacionais especializadas o mais precocemente possível.[20]

Futterman e Hoffman[31] descrevem um caso de fobia escolar transitória em uma criança de 7 anos e meio, com leucemia em tratamento há 4 anos e meio, por ocasião de uma recaída assintomática detectada pelo exame hematológico e pelo mielograma, tendo remitido com a resposta medular à medicação. Seis meses depois, novo episódio fóbico escolar parcial, relacionado a uma afecção respiratória que remitiu quando, durante visita à clínica, constatou-se que a criança persistia em remissão.

McIntosh e Aspnes[32] descreveram 33 crianças com LLA que, após remissão hematológica, desenvolveram meningite asséptica de variados graus de severidade com encefalopatia, 2 a 17 meses depois, sendo que 4 precisaram de internação e um morreu em encefalite progressiva. Não há descrição, porém, de alterações psiquiátricas (com grande probabilidade presentes) nesse artigo.

Lansky[33] descreve 11 casos de fobia escolar, caracterizando uma prevalência de 10% (contra 1,7% na população escolar). Os autores chamam a atenção por serem casos distintos dos habitualmente descritos na população, pela alta taxa de recorrência e de comportamento gravemente regressivo, detectados quando da recusa a frequentar o sistema escolar presente no hospital (durante as internações). Seis dos casos, maiores de 10 anos, levaram à hipótese de ser um quadro mais frequente em crianças mais velhas. Quatro casos chegaram a assumir posição fetal, apesar da boa evolução clínica. No entender dos autores, o melhor tratamento é a prevenção, a partir da instituição de um programa de orientação e rastreamento de casos, não tendo nos 18 meses seguintes ocorrido novo caso, exceto três leves em crianças mais velhas, cujos sintomas rapidamente remitiram.

Kellerman[34] discorre sobre a terapia comportamental de uma garota de 3 anos com LLA em remissão e história de terrores noturnos persistentes e recorrentes por 1 mês, considerado interessante pela natureza recorrente (a longo prazo) e pelo diagnóstico de malignidade.

Kashani e Hakani[35] detectaram 17% de depressão em uma amostra de 35 pacientes (60% com LLA) utilizando entrevista semiestruturada com os pais e os pacientes, baseada no DSM-III, para transtorno depressivo maior. Para eles, a depressão não surgira em função do diagnóstico *per se*, mas pelo desconforto e realidade "dolorosa" que a doença causa. Perceberam também que ansiedade de separação, mais frequente em crianças menores, era detectada em maiores de 14 anos, que perfaziam 41% da amostra com esse quadro.

Pfefferbaum-Levine[36] tratou de 8 crianças, entre 4 e 16 anos, com imipramina (ou amitriptilina), por 8 meses, diante de depressão, ansiedade grave, insônia, pesadelos ou perda de apetite, após um inventário de depressão para criança, uma escala de autoavaliação e também uma escala de efeitos colaterais. Houve melhora inicial, com respeito a pelo menos um ou dois sintomas-alvo, sendo mais evidentes a ansiedade e o distúrbio de sono. As doses eram intencionalmente baixas em função das muitas drogas utilizadas e das complicações clínicas que essas crianças apresentavam (menos de 1 mg/kg/dia, em média).

Ducore[37] descreve dois adolescentes com LLA que desenvolveram quadros psicóticos agudos durante indução com prednisona, tentando correlacionar os efeitos psicogênicos da droga com a psicose descrita. No entanto, a descompensação dos pacientes (dois quadros de franco *delirium*) ocorreu alguns dias após desequilíbrios metabólicos: um apresentou síndrome de lise tumoral e hiperglicemia, enquanto o outro desenvolveu diabetes transitório e pancreatite, com hiperglicemia franca. Ambos receberam clorpromazina (o que não seria a escolha mais recomendada num caso de *delirium*), e não voltaram a apresentar sintomas dessa ordem após a fase inicial, mesmo utilizando prednisona no tratamento de manutenção. Harris,[38] por meio de um questionário respondido por pais de pacientes em uso de prednisona 60 mg/m^2/dia em esquema alternado, como tratamento em 13 meninas e 3 meninos com LLA e linfoma, relata a presença de alterações de comportamento (sem descrição específica), de humor e de sono, além de sintomas somáticos.

Kaplan[39] investigou 38 crianças do Long Island Jewish Medical Center (Nova York), maiores de 7 anos de idade, utilizando a Escala de Beck e avaliação de fatos significativos a cada 4 meses durante 1 ano, associadas ao Child Depression Inventory. Um achado inesperado foi o nível modesto de sintomas depressivos nessa população, comparável na amostra de adolescentes ao da população geral; nas crianças, índices menores foram encontrados, mas ainda assim em ambos os grupos relacionados a eventos de vida psicossocial.

Rait[40] descreve a experiência de um grupo de interconsulta psiquiátrica do Departamento de Pediatria do Memorial Sloan Kettering Cancer Center, em Nova York, uma unidade com 42 leitos, 16 leitos-dia, além de unidades adicionais para transplante de medula óssea e unidade de terapia intensiva, entre setembro de 1985 e setembro de 1986, por meio dos casos novos de interconsulta solicitados nesse período. Trinta e oito homens e 20 mulheres entre 2 e 25 anos, com diagnóstico desde 2 dias até há 16 anos, apresentaram diagnóstico de eixo I pelo DSM-III em 98% dos casos, sendo 90% portadores de transtorno de ajustamento, síndrome mental orgânica, ansiedade de separação ou depressão maior. Os 27 casos com depressão maior, distimia ou transtorno de ajustamento com humor depressivo eram significativamente mais velhos que os 16 pacientes com transtorno de ansiedade de separação ou transtorno de ajustamento com humor ansioso, "presença incomum de psicopatologia grave" (?) e dúvidas quanto à possibilidade de ansiedade e depressão serem expressões relacionadas à idade de um mesmo fenômeno ou síndromes distintas, julgando necessário haver avanços na psicopatologia infantil.

Kuttner[41] avalia o desempenho de duas técnicas terapêuticas (hipnose e métodos comportamentais) em uma população de portadores de LLA, com o intuito de reduzir a angústia, a dor e a ansiedade relacionadas à aspiração rotineira de medula óssea. Detectou melhor resposta do grupo mais novo (3 a 6 anos) ao método hipnótico, e de envolvimento imaginativo e redução do sofrimento em crianças mais velhas, com distração e técnicas de envolvimento imaginativo.

Dolgin[42] descreve, por meio de uma amostra de leucêmicos, que nas 24 horas pré-quimioterapia são mais proeminentes sintomas afetivos e alteração de humor em um terço a metade dos pacientes, além de cerca de 20% a 25% de problemas alimentares, queixas somáticas, redução da atividade e resistência ao tratamento. Já nas 24 horas após a quimioterapia surgiram raiva e irritabilidade, redução de atividade e queixas somáticas em cerca de metade da amostra, com dificuldade de sono em um terço a um quarto dos pacientes e aversões adquiridas a certos sabores alimentares. Na maioria das categorias, os adolescentes descreveram maiores níveis de reação pré e pós-quimioterapia.

Stuber[43] aplicou uma versão do Índice de Reação de Estresse Pós-Traumático (inicialmente idealizado para adultos) em 30 famílias de pacientes, entre 8 e 19 anos, tratados de câncer (sem localização cerebral) e há pelo menos 22 meses em remissão. Os dados sugeriram que a avaliação subjetiva que a criança faz da intensidade do sofrimento causado pelo tratamento é significativamente relacionada ao TEPT em crianças que sofreram tratamento agressivo por doença fatal. Em menores de 7 anos, os sintomas se relacionaram mais a aspectos objetivos do tratamento, enquanto nos maiores estiveram relacionados a aspectos subjetivos. A avaliação de risco à vida não se relacionou com sintomas de TEPT, o que surpreendeu os autores.

Roy e Russell[44] descreveram um caso de possível TEPT em um lactente de 5 meses de idade, uma hipótese diagnóstica realmente rara e de difícil elaboração nessa faixa etária. Mordecai[45] descreve um adolescente de 13 anos que desenvolveu sintomas obsessivo-compulsivos e psicóticos na vigência de um germinoma suprasselar envolvendo os gânglios da base bilateralmente.

O oncologista pode muitas vezes não solicitar avaliação especializada de seus pacientes, tentando compreender o quadro comportamental em função do prejuízo físico e psicológico que a presença de uma doença incapacitante e potencialmente fatal traz ao universo dessa criança. No entanto, é importante lembrar que a evolução psicológica de um paciente é muitas vezes surpreendentemente positiva ou negativa, nem sempre dependente do diagnóstico e do prognóstico oncológico, e, excetuando-se sintomas somáticos clara e temporalmente associados à doença ou ao tratamento, não há por que tolerar sintomas persistentes e incapacitantes ou prejudiciais ao funcionamento psicológico basal do indivíduo, justificando-os como sendo apenas resultantes de uma nova condição.

Ao considerarmos todos os sintomas psíquicos que surgem no paciente oncológico como decorrência natural da doença, estamos expondo a parcela dessa população que desenvolveu transtorno mental associado à condição clínica a não se beneficiar e melhorar seu rendimento psíquico por meio de terapêutica adequada.[28]

Consequências tardias

"'Perder um filho é a pior coisa que pode acontecer a uma mãe', diz a mãe de um rapaz de 27 anos, operado 15 anos antes de um tumor maligno e tratado com sucesso, 'porque um filho é coisa que não se substitui.' Estranho o discurso dessa mulher na presença do filho (...)."[21]

O conceito de sobrevivente aplica-se a qualquer pessoa com câncer, desde o seu diagnóstico. De fato, tende-se a restringir esse termo aos que a ele sobrevivem sem intercorrências maiores por tempo prolongado, fora de tratamento e em remissão há muitos anos.[46] Descrevem-se a seguir alguns levantamentos pertinentes.

Estima-se que, hoje, 1 em cada 570 adultos entre 20 e 34 anos de idade seja sobrevivente de câncer pediátrico.[47] Contudo, frequentemente carregam consigo sequelas, que são a consequência do impacto da doença e de seu tratamento. Estudos recentes mostram que 70% dos adultos sobreviventes de câncer infantil (tratados entre 1970 e 1986) relatam pelo menos uma disfunção crônica, sendo ela grave em mais de 40% dos casos. Além disso, a taxa de mortalidade daqueles que sobrevivem mais de 5 anos é maior que a da população geral.[48]

Diversos trabalhos se debruçaram sobre o desenvolvimento psicológico dos sobreviventes de câncer na infância. Os primeiros relatos foram encorajadores, e uma revisão[49] levantou 20 estudos que comparavam sobreviventes a normas populacionais e grupos-controle, evidenciando a ausência de disfunções sociais e emocionais significativas. No entanto, trabalhos mais recentes levantam a preocupação quanto ao seu funcionamento atual.[50] São relatados quadros de TEPT,[51] bem como maior risco de ideação suicida ao longo da vida em sobreviventes de câncer, quando comparados aos próprios irmãos como controles.[52,53]

Um estudo multicêntrico financiado pelo National Cancer Institute[54] constituiu um valioso banco de dados envolvendo a evolução psicossocial de uma coorte de 20.276 sobreviventes e 3.500 irmãos "controles" (o *Childhood Cancer Survivorship Study* – CCSS), com relatórios que identificaram importantes questões psicossociais para essa população. Hudson[55] encontrou prejuízos moderados a graves em alguns aspectos da saúde mental, com níveis significativamente mais elevados de ansiedade associada a câncer entre sobreviventes de doença de Hodgkin, sarcomas e tumores ósseos. Sobreviventes de tumores cerebrais apresentavam maior frequência de *distress* e depressão que seus irmãos.[56] Já sobreviventes de uma variedade de outras neoplasias (entre elas leucemia, linfoma, neuroblastoma e tumores ósseos) apresentam maiores taxas de depressão, somatização e *distress*, quando comparados aos irmãos.[57]

Holmes e Holmes,[58] avaliando 124 sobreviventes com mais de 10 anos de sobrevida e que tinham menos de 15 anos quando do diagnóstico de câncer, detectaram que 50% não apresentavam sequelas, mas 14,5% tinham algum tipo de prejuízo funcional físico ou mental considerável, sem caracterizar uma síndrome psiquiátrica. Apenas 14 pacientes tiveram algum tipo de problema escolar. Trinta e seis dos que não se casaram (eram ao todo 41) valorizaram a doença como causa para tal fato, e, dentre os casados, 34 tinham filhos. Noventa dos 124 pacientes não apontaram o câncer como digno de algum efeito sobre sua vida atual; 12 consideraram-no gerador de efeitos graves, e 13 consideraram-no um fator positivo em suas vidas!

Paine[59] descreve 59% de sintomas psiquiátricos em uma população de sobreviventes, e 10 dentre os 21 seguidos em atendimento psicológico tinham problemas significativos em seu funcionamento. Teta[60] destaca que, apesar do número significativo de nível inferior de graduação e rejeição em empregos entre os homens, não se encontraram diferenças importantes no nível médio de aquisição dessas capacitações ou de obtenção de cargos empregatícios.

Lansky[61] encontrou 15% de depressão, alcoolismo ou suicídio (taxa maior que a da população geral), mas considerou rara a presença de distúrbios de afeto, discurso, maneirismo, memória e funcionamento. Quarenta por cento referiram vida normal 6 meses após o diagnóstico, e 15% precisaram de 2 anos para recompor suas rotinas; 87% apresentaram absenteísmo (ou abandono) escolar, e 46% confessaram que o câncer afetou suas metas acadêmicas.

O St. Jude Children's Research Hospital, em Memphis (Estados Unidos), por meio do DSM-III, detectou 15% de diagnósticos psiquiátricos em uma amostra com remissão da doença de Hodgkin há pelo menos 5 anos, proporção semelhante à da população geral.[62] Mulhern[63] descreve que 17% a 33% dos sobreviventes de câncer há 5 anos apresentaram escores anormais para avaliação pela *Child Behavior Checklist*, contra os 7% esperados na população geral, sendo mais frequentes baixo rendimento escolar e queixas somáticas. Cinquenta e quatro por cento apresentaram escala de competência social anormalmente baixa, dado este significativo. Não houve, no entanto, associação aparente entre deficiência física e irradiação craniana (terapia profilática para redução do risco de recidiva de leucemia em SNC) e problemas comportamentais.

Seitz[64] encontrou incidência de 22,4% de sintomas de TEPT, depressão e ansiedade em sobreviventes de câncer pediátrico, cerca do dobro da população geral. Resultados semelhantes foram detectados por Stuber,[65] quando os sobreviventes de câncer foram comparados aos irmãos sadios.

Greenberg[66] investigou 138 crianças entre 8 e 16 anos que tiveram câncer entre 1970 e 1980 e ao menos 5 anos desde o diagnóstico; os resultados apontaram para a maior vulnerabilidade do grupo que apresentou os efeitos mais visíveis e graves do tratamento. Sawyer[67] investigou o ajustamento psicossocial de pacientes vítimas de leucemia cerca de 5 anos e meio após o diagnóstico, percebendo maior frequência de problemas comportamentais e menor capacidade social, particularmente nas áreas escolares. Quatro anos após, a reavaliação mostrou redução na diferença entre os leucêmicos e o grupo-controle, exceto na área de desempenho escolar.

Prasad,[68] ao avaliar 2.589 sobreviventes de câncer infantil, encontrou altas taxas de depressão, ansiedade, execução de tarefas e memória.

Bagur[69] avaliou 483 sobreviventes de câncer na infância (exceto leucemia), que foram convidados a preencher um questionário avaliando sua saúde e qualidade de vida. Desse *pool*, 130 completaram a pesquisa. Na sequência, uma entrevista semipadronizada (baseada na Minientrevista Neuropsiquiátrica Internacional – MINI) permitiu o diagnóstico de transtornos psiquiátricos do Eixo 1 do DSM-IV. Os dados foram comparados com os da população francesa geral. Setenta e três dos 130 sobreviventes (56,2%) que completaram a entrevista MINI relataram ter sofrido pelo menos um transtorno psiquiátrico desde o diagnóstico de câncer, principalmente ansiedade (39,2%), transtorno de humor (27,7%) ou transtorno depressivo maior (24,6%); 46 relataram pelo menos um distúrbio atual (35,4%). A agorafobia (P = 0,02) e os transtornos psicóticos foram mais comuns (P = 0,003), e a ansiedade generalizada, menos comum (P < 0,001) entre os sobreviventes do que a população geral. A maioria dos distúrbios correlacionou-se significativamente a índices de baixa qualidade de vida entre os sobreviventes. O tabagismo, o tipo de câncer e os tratamentos influenciaram significativamente a prevalência de transtornos psiquiátricos.

Outra maneira de investigar a incidência de quadros psiquiátricos entre os sobreviventes de câncer envolve dados relativos a internações por causa psiquiátrica. Ross[70] investigou se as crianças e adolescentes que sobrevivem ao câncer estavam em maior risco de hospitalização psiquiátrica a partir de um coorte retrospectivo de base populacional nacional, rastreando 3.710 pessoas que sobreviveram pelo menos 3 anos após um diagnóstico de câncer na infância ou adolescência no período de 1943 a 1990 e que estavam vivas em 1º de janeiro de 1970 ou que nasceram após essa data, documentadas no Registro de Câncer dinamarquês. Foram investigadas nessa população hospitalizações psiquiátricas de 1º de janeiro de 1970 até 1993 por análise junto ao Registro Psiquiátrico Central dinamarquês. O número de casos esperados foi baseado nas taxas nacionais de internação por doença psiquiátrica. Houve um total de 88 hospitalizações psiquiátricas. O risco de internação por qualquer doença psiquiátrica foi maior entre os sobreviventes do que na população geral, mas o excesso de risco foi restrito aos sobreviventes de tumor cerebral. A taxa padrão de internações, SHR (correspondente à relação de casos observados a esperados de hospitalização para doença psiquiátrica), foi de 1,8 (intervalo de confiança de 95%, 1,5 a 2,2). Foi observado um risco aumentado de psicoses de causas somáticas e cerebrais (SHR 7,7 com intervalo de confiança de 95%, 4,1 a 13,2), transtornos psiquiátricos em doença somática (SHR 5,1; intervalo de confiança de 95%, 2,5 a 9,1), bem como esquizofrenia e afecções relacionadas (SHR 2,4, intervalo de confiança de 95%, 1,2 a 4,4) entre os sobreviventes de tumor cerebral. Não houve evidência de aumento significativo do risco de depressão maior. O artigo conclui que o risco de hospitalização por um transtorno psiquiátrico não é aumentado entre os sobreviventes de câncer na infância ou adolescência (exceto entre os sobreviventes de tumor cerebral).

O maior número de publicações e pesquisas a respeito de transtornos psiquiátricos e o câncer na infância envolve as alterações cognitivas induzidas pelo tratamento e profilaxia de remissão em SNC, principalmente em pacientes com leucemia. Mais de 50% das crianças tratadas por neoplasia estão sob risco de desenvolver déficits cognitivos.[54,71] A quimioterapia intratecal e a radioterapia craniana (RxT) aumentaram a sobrevida dos pacientes à custa de redução da taxa de recidiva em SNC. No entanto, a longo prazo, essas crianças desenvolvem dificuldades acadêmicas, sendo conhecidas como "distraídas e desatentas".[46]

Soni[72] realizou dois estudos com exames neurológicos e psicológicos estandardizados: um prospectivo, entre portadores de LLA com RxT e outros tumores sólidos, sem RxT (apenas irradiação de outras regiões); o segundo, retrospectivo, avaliou pacientes com LLA randomicamente selecionados para receber (ou não) RxT. Concluíram que não havia prejuízo neurológico ou psicológico, mas aventaram a possibilidade de déficit ainda indetectável pelo curto período de observação (2 anos, no prospectivo, e 3, no retrospectivo).

Eiser e Lansdown[73] compararam crianças com LLA e RxT a controles normais pareados por idade e sexo, sem diferenças significativas no número de dias letivos perdidos. Não encontraram sinais grosseiros de déficit intelectual nos portadores de LLA, mas o grupo mais jovem funcionou um tanto pior que os controles de sua idade, indicando a necessidade de monitoração constante do desenvolvimento de crianças diagnosticadas entre 2 e 5 anos. A mesma autora[74] avaliou três grupos de pacientes com LLA: um, sem RxT; o segundo, com RxT há pelo menos 6 meses do diagnóstico e o terceiro, com RxT há pelo menos 2 meses após o diagnóstico. Concluiu que os resultados sugeriram piora da habilidade intelectual à RxT, com piora dos escores em crianças mais jovens. Mais tarde,[75] avaliou crianças com LLA e RxT, controles normais e com tumores sólidos, encontrando um decréscimo intelectual interpretado como indicativo de alguns aspectos específicos do tratamento ligado à RxT e ao metotrexato intratecal, sugerindo que os níveis toleráveis de radiação para o cérebro adulto seriam excessivos para o cérebro em desenvolvimento.

Meadows[76] avaliou 18 crianças com LLA e RxT e comparou-as a 6 com LLA sem RxT, com avaliação 7 a 13 anos antes, e 6 com tumor de Wilms, logo após o diagnóstico, percebendo declínio do quociente de inteligência (QI) e dificuldade de aprendizado nos que receberam quimioterapia, com queda maior nos mais jovens ao diagnóstico e nos com QI inicial mais alto, após 3 anos de seguimento. Gutjahr e Walther[77] encontraram redução gradativa na velocidade psicomotora e uma refletividade no estilo cognitivo, passível de ser avaliada por testes de velocidade, após 2 anos de fim de terapia, com melhora considerável subsequente, exceto no grupo com tratamento antes dos 4 anos de idade, questionando os dados de Meadows[76] e sugerindo redução da carga de radioterapia com o intuito de reduzir o risco desse tipo de sequela.

Moss[78] detectou que crianças menores ao tratamento sofreram maior prejuízo que as mais velhas, mas deu valor tanto à doença quanto à quimioterapia sistêmica e aos fatores psicológicos e experiências associadas a uma doença potencialmente fatal, ao avaliar leucêmicos (com e sem RxT) e seus irmãos. Tamaroff[79] comparou pacientes com LLA e com rabdomiossarcoma embrionário, concluindo que só o metotrexato intratecal não seria causa da disfunção cognitiva, e que a RxT teria seu papel no quadro, acreditando que, em seus pacientes, a ansiedade poderia ter prejudicado tarefas envolvendo atenção e memória. Duffner[80] avaliou 10 crianças com tumor de fossa posterior (evitando os supratentoriais, pela influência na função intelectual). Todos os pacientes, 1 ano após o diagnóstico (cirurgia, quimioterapia e RxT), apresentaram demência, dificuldade de aprendizado e retardo mental, alegando serem crianças "subnormais" e sugerindo que a RxT e quimioterapia (em combinação) afetaram a inteligência, mas a idade precoce na sua amostra não afetou o prognóstico intelectual.

Para Jannoun,[81] apenas os pacientes tratados após 7 anos de idade tiveram QI comparável ao dos irmãos. Contudo, quanto mais tardia a avaliação após o tratamento, menor a discrepância de QI. Twaddle,[82] em estudo com portadores de

LLA e tumores sólidos, fez estimação de QI prévio por meio de método baseado na avaliação do irmão (sadio) do paciente, e retratou diferença significativa entre o QI estimado antes do tratamento e após, nos portadores de LLA. Rowland[83] avaliou pacientes submetidos a profilaxia de SNC com metotrexato intratecal, metotrexato intratecal e RxT, e um terceiro grupo, com ambos os tratamentos associados a altas doses de metotrexato endovenoso, em uma coorte multicêntrica de sobreviventes a longo prazo, confirmando os déficits cognitivos associados à RxT e o aumento do prejuízo nas crianças mais jovens quando do tratamento.

Robison[84] surpreendeu-se em uma coorte com o sexo feminino sendo o fator mais associado a QI mais baixo, mas reconheceu ser a amostra pequena e heterogênea, provavelmente com viés de encaminhamento por parte dos médicos. Pfefferbaum-Levine[85] encontrou resultado inédito de diferenças em testes de habilidade espacial nos que receberam RxT, além de diferenças significativas em habilidades matemáticas, construtivas e memória para material espacial, surpreendendo a ausência de diferenças significativas em habilidades de leitura e em tarefas de memória verbal. Lansky[86] revisa a literatura a respeito e confirma o potencial lesivo da RxT, e Stehbens e Keskens[87] percebem relação do declínio de QI com tratamento antes dos ~8 anos de idade.

Mais recentemente, Kadan-Lottick[88] encontrou pior desempenho com relação à execução de tarefas simples, memória e equilíbrio emocional em adultos sobreviventes de leucemia, quando comparados a seus irmãos.

Browers[89] comparou pacientes com LLA divididos em três grupos: com atrofia, calcificações e sem alterações à tomografia computadorizada de crânio, havendo aumento da latência de resposta em testes atencionais, além de maior fadiga, com pior desempenho dos pacientes com calcificação, seguido dos com atrofia, sendo pior também a atuação dos mais novos ao diagnóstico. Moehle e Berg[90] não conseguiram comprovar os estudos anteriores de declínio acadêmico em crianças abaixo de 8 anos.

Cousens[91] revisa 31 estudos, com 21 envolvendo RxT em LLA, com informação estatística suficiente para um QI *effect size* a ser calculado, detectando 28 efeitos negativos e dois efeitos positivos nessa metanálise. O achado central é que, por meio de 30 comparações entre 20 diferentes estudos, um QI médio diminuído em cerca de dois terços de um desvio-padrão ou cerca de 10 pontos se segua a quimioterapia. Os irradiados em idade precoce seriam mais afetados, com um divisor de águas em 4 anos de idade (pela menor mielinização ou pelo prejuízo do crescimento neural em fase mais precoce?), com queda de QI mais aparente após 3 anos do diagnóstico. Os autores concluíram que a idade ao diagnóstico, o tempo de tratamento e o tipo de grupo-controle no *effect size* explicam a diversidade de resultados no nível cognitivo de profilaxia de SNC na LLA.

Fletcher e Copeland[92] revisam 41 estudos dos efeitos do tratamento profilático de SNC no desenvolvimento neurocomportamental da criança com câncer, detectando evidências de maior prejuízo em crianças mais novas e alguma sugestão de pior desempenho nas capacidades não verbais com relação às verbais, podendo ser relacionada à lesão de substância branca presente (leucoencefalopatia) em autópsia e tomografias.

Eiser[93] revisa a literatura a respeito da doença crônica e seus efeitos psicológicos, reconhecendo que o tratamento atualmente fornecido à criança com LLA pode estar associado a efeitos iatrogênicos, mas que até o momento nada foi provado.

Rodgers[94] avaliou pacientes com LLA e com tumores sólidos, e os resultados sugeriram que há evidente déficit nos com LLA, mas não nos controles ou nos com tumores sólidos (envolvendo abstração), com a hipótese de que a causa está no prejuízo da parte mais sofisticada do processamento da memória, isto é, a "central executiva", sendo inalterados os resultados com testes de memória menos sofisticados.

Brown[95] relata que, diante das lesões causadas, os protocolos atualizados para LLA não se utilizam de RxT em pacientes de bom prognóstico; detectaram déficits cognitivos específicos na área de desempenho visuomotor, atenção e manipulação simbólica, além de suporem que os déficits de memória de evocação são transtornos transitórios associados à quimioterapia, visto que os pacientes fora de terapia tiveram melhor desempenho dessa função, apesar de trabalharem pior que os outros grupos em percepção e organização do estímulo, memória de curta duração e atenção dirigida, como também em atividades motoras complexas, especificamente visuomotoras.

Sobreviventes de leucemia linfoblástica aguda infantil (LLA) estão em risco de déficits neurocognitivos que afetam o desenvolvimento na adolescência e na idade adulta jovem e podem influenciar o nível de instrução e a autonomia. Jacola[96] avaliou sintomas cognitivos e comportamentais por meio de um questionário padronizado para 1.560 adolescentes sobreviventes de LLA diagnosticados entre 1970 e 1999. Sintomas clinicamente significativos (percentil ≥ 90) e problemas de aprendizagem foram comparados entre os sobreviventes e uma coorte de irmãos. Ajustou-se o modelo para refletir a partir da probabilidade inversa dos pesos de amostragem a subamostragem de todos os sobreviventes na coorte de expansão. Em um subconjunto de sobreviventes com dados longitudinais (n = 925), examinaram-se as associações entre sintomas ou problemas dos adolescentes e o nível de educação dos adultos. Em comparação com os irmãos, os sobreviventes tratados com quimioterapia só foram mais propensos a demonstrar comportamentos desafiadores (19% de 752 sobreviventes × 14% de 610 irmãos, p = 0,10), TDAH (19% × 14%, p < 0,0001), retração social (18% × 12%, p = 0,002) e maiores taxas de problemas de aprendizagem (28% × 14%, p < 0,0001). Em modelos multivariáveis entre sobreviventes, o aumento da dose cumulativa de metotrexato intravenoso (> 4 g/m²) conferiu maior risco de TDAH (RR 1,53, IC 95% 1,13 – 2,08). Os sobreviventes adolescentes com problemas cognitivos ou comportamentais e aqueles com problemas de aprendizagem tinham menos probabilidade de se formarem na faculdade como adultos jovens do que os adolescentes sobreviventes sem problemas cognitivos ou comportamentais. Embora os protocolos mais recentes de terapêutica para a LLA infantil tenham eliminado o uso de radioterapia craniana, ainda assim sobreviventes adolescentes tratados com quimioterapia permanecem em maior risco de problemas cognitivos, comportamentais e acadêmicos que afetam negativamente seu nível de instrução quando adultos.

Apesar de forte evidência de literatura da maior frequência de morbidade psiquiátrica nessa população, não há grande preocupação em classificar esse dado, sugerindo talvez que a não homogeneização desse fator possa ter contribuído para as discrepâncias de resultados dos estudos. Além disso, no estudo de Browers,[89] a atenção se mostrou alterada; como justificar a presença de outros déficits específicos nas demais amostras, sem a garantia de atenção preservada, base para que se caracterizem as demais disfunções psíquicas, do ponto de vista psicopatológico? Urge que esse tipo de déficit de atenção seja mais bem caracterizado, pois a condução e possível terapêutica desses prejuízos não prescindem desse detalhe essencial. A maioria dos estudos ousou, exercitando hipóteses complexas a partir de dados de amostras pequenas, perdendo o sentido valorizar a maioria dos achados, pelo menos por ora.

Apesar de ainda ser considerado um procedimento infrequente comparado a outras intervenções, o transplante de medula óssea e de órgãos sólidos (rim, fígado, coração etc.) vem apresentando crescente êxito (e anuncia-se uma promessa para casos de doenças pulmonares e intestinais avançadas, assim como para sequelas irreversíveis de face e mãos). A psiquiatria infantil tem à sua frente o desafio da consultoria (junto às equipes de transplante) no que envolve a seleção do candidato, o apoio às famílias durante a espera pelo material (ou órgão) compatível, além de contribuir na adesão à terapêutica (pós-transplante), abordando questões de longo prazo, como respostas compatíveis com o TEPT. Será necessária uma profunda compreensão dos aspectos que envolvem a família e o desenvolvimento infantil em face da necessidade progressivamente crescente de drogas imunossupressoras e de procedimentos envolvendo o transplantado.[97]

Conclusão

O câncer assume hoje a face de uma doença potencialmente crônica e certamente marcante para quem a ela sobrevive, sendo exemplar a denominação que Koocher e O'Malley[98] criaram, ao realizarem um estudo retrospectivo com sobreviventes de câncer na infância: síndrome de Dâmocles (participar do banquete da Vida com uma espada afiada sobre a cabeça, segura apenas por um fio de crina, que a qualquer momento pode se romper).

As pesquisas até o momento evidenciam que a população portadora de câncer na infância enfrenta inúmeros desafios para se adaptar e se desenvolver, embora felizmente a maioria dos estudos sugira que os sobreviventes se adaptam bem após o tratamento.[57] As crianças/adolescentes com câncer apresentam maior suscetibilidade para o desenvolvimento de sintomas de ordem psiquiátrica, mas ainda há muitas hipóteses sobre os fatores de risco envolvidos que necessitam ser mais bem elucidadas.[28]

O trabalho psicossocial de que necessitam o paciente e sua família ainda ocorre de maneira incipiente, fruto de esforços isolados e experimentais, além das propostas de voluntariado, geralmente vinculadas a hospitais-escola, dada toda a carência de recursos característica. Com frequência, esses pacientes e seus familiares são "abandonados" à sua fantasia, aterrorizados com os fantasmas que os perseguem, aos quais não propiciamos que haja uma escuta atenta e um atendimento eficaz.[21] Todas essas limitações prejudicam tanto o trabalho de prevenção de possíveis consequências quanto a avaliação dos reais prejuízos e o atendimento às consequências já instaladas.

As consequências psicossociais de ter câncer na infância e de ser um sobrevivente são complexas. Uma considerável proporção dos casos apresenta sérios problemas sociais e psicológicos. No entanto, vários trabalhos não encontraram diferenças da população em geral, e alguns estudos conseguiram inclusive demonstrar maturidade e crescimento pessoal.[99]

Urge que se atente a essas questões, tendo em vista a parcela cada vez mais significativa da população que de algum modo conviveu, convive ou conviverá com essa doença (como portador ou familiar), para que possamos realmente nos orgulhar de havermos combatido e debelado todo o mal que o câncer porventura possa causar, a fim de não acreditarmos, ingenuamente, que manter um paciente fora de terapia é devolvê-lo à sociedade, são e salvo de futuros problemas.

"Oh! Morte, que alguns dizem assombrosa
E forte, não te orgulhes, não és assim;
Mesmo aquele a quem visastes o fim,
Não morre; não te vejo vitoriosa.

Vens em sono e repouso disfarçada,
Prazeres para os que tu surpreendes;
E o bom ao conhecer o que pretendes
Descansa o corpo, a alma libertada.

Serves aos reis, ao azar e às agonias,
A ti, doença e guerra se acasalam;
Também os ópios e magias nos embalam,

Como o sono. De que te vanglorias?
Um breve sono que a vida eterna traz,
Golpeia a morte, Morte morrerás."[1]

Referências bibliográficas

1. Edson M. Jornada de um poema [Wit: a play] (Trad. Almino J.). São Paulo: Peixoto Neto, 2000.
2. Silva FF; Zandonade E; Zouain-Figueiredo GP. Analysis of childhood leukemia mortality trends in Brazil; from 1980 to 2010. J Pediatr (Rio Janeiro) 2014;90(6):587-92.
3. Ward E; DeSantis C; Robbins A; Kohler B; Jemal A. Childhood and adolescent cancer statistics, 2014. CA Cancer J Clin 2014;64:83-103.
4. Kowalczyk JR; Samardakiewicz M; Pritchard-Jones K et al. European Survey on Standards of Care in paediatric oncology centres. European Journal of Cancer 2016;61:11-19.
5. Instituto Nacional de Câncer (INCA). Coordenação de Prevenção e Vigilância de Câncer. Câncer na criança e no adolescente no Brasil. Dados dos registros de base populacional e de mortalidade. Rio de Janeiro: Instituto Nacional de Câncer, 2008. Disponível em: <http://www.inca.gov.br> Acesso em: 30/06/2016.
6. De Camargo B; de Oliveira Santos M; Rebelo MS et al. Cancer incidence among children and adolescents in Brazil: First report of 14 population-based cancer registries. Int J Cancer 2010; 126(3): 715-20.
7. Corrêa MCMMA. Aspectos epidemiológicos do câncer no estado de São Paulo [CD-ROM]. São Paulo: Fundação Oncocentro de São Paulo, 2002.
8. Fundação Oncocentro de São Paulo (FOSP). Registro Hospitalar de Câncer - Tumores infantis. Disponível em: http://200.144.1.68/cgi-bin/tabnet?rhc/rhc-infantil.def.
9. Galvão S. Vitória sobre o câncer infantil. Revista do InCor novembro de 1999; 5(54): 60-1.

10. Melo LL; Valle ERM. Equipe de enfermagem; criança com câncer e sua família: Uma relação possível. Pediatria Moderna 1999; XXXV(12): 970-2.
11. Instituto Nacional de Câncer (INCA). Coordenação de Prevenção e Vigilância de Câncer. Estimativas 2008: Incidência de câncer no Brasil. Rio de Janeiro: Instituto Nacional de Câncer, 2007. Disponível em: <http://www.inca.gov.br> Acesso em: 30/06/2016.
12. Pui CH; Robison LL; Look AT. Acute lymphoblastic leukaemia. Lancet 2008; 371(9617): 1030-43.
13. Glazer JP. Aspectos psiquiátricos do câncer na infância e adolescência. In: Lewis M. Tratado de psiquiatria da infância e adolescência. Porto Alegre: Artes Médicas, 1995. p. 976-89.
14. Slater JA. Psychiatric aspects of cancer in childhood and adolescence. In: Lewis M; editor. Comprehensive Textbook of Child and Adolescent Psychiatry. Baltimore (MD): Williams & Wilkins, 2002. p. 1035-46.
15. Sontag S. A doença como metáfora. Rio de Janeiro: Graal, 1984.
16. Alderfer MA; Long KA; Lown EA et al. Psychosocial adjustment of siblings of children with cancer: a systematic review. Psychooncology 2010;19(8):789-805.
17. Hockenberry MJ et al. Managing painful procedures in children with cancer. Journal of Pediatric Hematology/Oncology 2011; 33(2):119-27.
18. Kurtz BP; Abrams AN. Psychiatric aspects of pediatric cancer. Child Adolesc Psychiat Clin North Am 2010, 19: 401-21.
19. Patenaude AF; Kupst MJ. Psychosocial functioning in pediatric cancer. J Pediatr Psychol 2005;30(1):9-27.
20. Apter A; Farbstein I; Yaniv I. Psychiatric aspects of pediatric cancer. Child Adolesc Psychiat Clin North Am 2003;12(3):473-92.
21. Brun D. A criança dada por morta. Riscos psíquicos da cura. Trad. Pereira Neto J; Werneck JMS. São Paulo: Casa do Psicólogo, 1996.
22. Garralda ME; Bailey D. Psychiatric disorders in general paediatric referrals. Arch Dis Child 1989; 64: 1727-33.
23. Van Dongen-Melman JEWM; Sanders-Woudstra JAR. Psychosocial aspects of childhood cancer: a review of the literature. J Child Psychol Psychiatry 1986; 27(2): 145-80.
24. Lansky S; Gendel M. Symbiotic regressive behavior patterns in childhood malignancy. Clin Pediatr 1978; 17(2): 133-8.
25. Kazak AE. Posttraumatic distress in childhood cancer survivors and their parents. Medical and Pediatric Oncology Supplement 1998;1:60-8.
26. Phipps S; Klosky JL; Long A et al. Posttraumatic stress and psychological growth in children with cancer: has the traumatic impact of cancer been overestimated? J Clin Oncol 32 (7): 641-6, 2014.
27. Bennett DS. Depression among children with chronic medical problems: A meta-analysis. J Pediatr Psychol 1994, 19: 149-69.
28. Kuczynski E; Assumpção Jr. FB. Transtornos psiquiátricos em crianças e adolescentes com câncer. Sinopse de Pediatria 1998; 3: 56-64.
29. Canning EH; Hanse SB; Shade KA et al. Mental disorders in chronically ill children: Parent-child discrepancy and physician identification. Pediatrics 1992;90(5):692-6.
30. Canning EH. Mental disorders in chronically ill children: Case identification and parent-child discrepancy. Psychosom Med 1994;56(2):104-8.
31. Futterman EH; Hoffman I. Transient school phobia in a leukemic child. J Am Acad Child Adolesc Psychiat 1970;9:477-94.
32. McIntosh S; Aspnes GT. Encephalopathy following CNS prophylaxis in childhood lymphoblastic leukemia. Pediatrics 1973;52:612-5.
33. Lansky SB; Lowman JT; Vats T et al. School phobia in children with malignant neoplasms. Am J Dis Child 1975;129:42-6.
34. Kellerman J. Behavioral treatment of night terrors in a child with acute leukemia. J Nerv Ment Dis 1979;167(3):182-5.
35. Kashani J; Hakami N. Depression in children and adolescents with malignancy. Can J Psychiatry 1982;27:474-7.
36. Pfefferbaum-Levine B; Kumor K; Cangir A et al. Tricyclic antidepressants for children with cancer. Am J Psychiatry 1983;140(8):1074-5.
37. Ducore JM; Waller DA; Emslie G et al. Acute psychosis complicating induction therapy for acute lymphoblastic leukemia. J Pediatr 1983;103(3):477-80.
38. Harris JC; Carel CA; Rosenberg LA et al. Intermittent high dose corticosteroid treatment in childhood cancer: behavioral and emotional consequences. J Am Acad Child Adolesc Psychiat 1986; 25(1): 120-4.
39. Kaplan SL; Busner J; Weinhold C et al. Depressive symptoms in children and adolescents with cancer: a longitudinal study. J Am Acad Child Adolesc Psychiat 1987;26(5):782-7.
40. Rait DS; Jacobsen PB; Lederberg MS et al. Characteristics of psychiatric consultations in a pediatric cancer center. Am J Psychiatry 1988;145(3):363-64.
41. Kuttner L; Bowman M; Teasdale M. Psychological treatment of distress; pain and anxiety for young children with cancer. Dev Behav Pediatr 1988;9(6):374-81.
42. Dolgin MJ; Katz ER; Zeltzer LK et al. Behavioral distress in pediatric patients with cancer receiving chemotherapy. Pediatrics 1989;84(1):103-10.
43. Stuber ML; Meeske K; Gonzalez S et al. Post-traumatic stress after childhood cancer I: the role of appraisal. Psycho-oncology 1994; 3: 305-12.
44. Roy CA; Russell RC. Case study: Possible traumatic stress disorder in an infant with cancer. J Am Acad Child Adolesc Psychiatry 2000; 39(2): 257-60.
45. Mordecai D; Shaw RJ; Fisher PG et al. Case study: Suprasellar germinoma presenting with psychotic and obsessive-compulsive symptoms. J Am Acad Child Adolesc Psychiatry 2000; 39(1): 116-9.
46. Picado SBR; Castro CC; Casella EB et al. Avaliação de parâmetros evolutivos e alterações de imagens em 28 crianças sobreviventes de leucemia linfoblástica aguda (LLA) fora de terapia há 5 anos ou mais conforme o tipo de profilaxia em sistema nervoso central (SNC). Pediatria (São Paulo) 1998, 20(3): 179-90.
47. Hewitt M; Weiner SL; Simone JV (eds.) Childhood Cancer Survivorship: improving care and quality of life. Washington: National Academies Press, 2003.
48. Henderson TO; Friedman DL; Meadows AT. Childhood cancer survivors: transition to adult-focused risk-based care. Pediatrics 2010; 126(1): 129-36.
49. Eiser C; Hill JJ; Vance YH. Examining the psychological consequences of surviving childhood cancer: Systematic review as a research method in pediatric psychology. J Pediatr Psychol 2000; 25(6): 449-60.
50. Wallace WHB; Blacklay A; Eiser C et al. on behalf of the Late Effects Committee of the United Kingdom Children's Cancer Study Group (UKCCSG). Developing strategies for long term follow up of survivors of childhood cancer. BMJ 2001; 323: 271-4.
51. Bruce M. A systematic and conceptual review of posttraumatic stress in childhood cancer survivors and their parents. Clin Psychol Rev 2006; 26(3): 233-56.
52. Recklitis CJ; Diller LR; Li X et al. Suicide ideation in adult survivors of childhood cancer: a report from the Childhood Cancer Survivor Study. J Clin Oncol 2010; 28(4): 655-61.
53. Recklitis CJ; Lockwood RA; Rothwell MA et al. Suicidal ideation and attempts in adult survivors of childhood cancer. J Clin Oncol 2006; 24(24): 3852-57.
54. National Cancer Policy Board (U.S.); Weiner SL; Simone JV. Childhood cancer survivorship: improving care and quality of life. Washington; DC: National Academies Press, 2003 apud Kurtz BP; Abrams AN. Psychiatric aspects of pediatric cancer. Child Adolesc Psychiat Clin North Am 2010, 19: 401-21.
55. Hudson MM; Mertens AC; Yasui Y et al. Health status of adult long-term survivors of childhood cancer: A report from the Childhood Cancer Survivor Study. JAMA 2003; 290(12): 1583-92.
56. Zebrack BJ; Gurney JG; Oeffinger K et al. Psychological outcomes in long-term survivors of childhood brain cancer: a report from the Childhood Cancer Survivor Study. J Clin Oncol 2004; 22(6): 999-1006.
57. Zeltzer LK; Lu Q; Leisenring W et al. Psychosocial outcomes and health-related quality of life in adult childhood cancer survivors: a report from the childhood cancer survivor study. Cancer Epidemiol Biomarkers Prev 2008; 17(2): 435-46.
58. Holmes HA; Holmes FF. After ten years; what are the handicaps and lifestyles of children treated for cancer? Clin Pediatr 1975; 14(9): 819-23.
59. Paine PA; Alves E; Tubino P. Adaptação psicológica de crianças com câncer. J Pediatr (Rio de J.) 1984; 56(6): 409-13.

60. Teta MJ; Po MCD; Kasl SV et al. Psychosocial consequences of childhood and adolescent cancer survival. J Chron Dis 1986; 39(9): 751-59.
61. Lansky SB; List MA; Ritter-Sterr C. Psychosocial consequences of cure. Cancer 1986; 58(2 Suppl.): 529-33.
62. Wasserman AL; Thompson EI; Wilimas JA et al. Psychological status of survivors of childhood/adolescent Hodgkin's disease. Am J Dis Child 1987; 141: 626-31.
63. Mulhern RK; Wasserman AL; Friedman AG et al. Social competence and behavioral adjustment of children who are long-term survivors of cancer. Pediatrics 1989; 83: 18-25.
64. Seitz DC; Besier T; Goldbeck L. Psychosocial interventions for adolescent cancer patients: a systematic review of the literature. Psychooncology 2009; 18(7): 683-90.
65. Stuber ML; Meeske KA; Krull KR et al. Prevalence and predictors of posttraumatic stress disorder in adult survivors of childhood cancer. Pediatrics 2010; 125(5): 1124-34.
66. Greenberg HS; Kazak AE; Meadows AT. Psychological functioning in 8- to 16-year-old cancer survivors and their parents. J Pediatr 1989; 114: 488-93.
67. Sawyer MG; Toogood I; Rice M et al. School performance and psychological adjustment of children treated for leukemia. Am J Pediatr Hematol/Oncol 1989; 11(2): 146-52.
68. Prasad PK; Hardy KK; Zhang N et al. Psychosocial and neurocognitive outcomes in adult survivors of adolescent and early young adult cancer: a report from the Childhood Cancer Survivor Study. J Clin Oncol 2015;33 (23): 2545-52.
69. Bagur J; Massoubre C; Casagranda L; Faure-Conter C; Trombert-Paviot B; Berger C. Psychiatric disorders in 130 survivors of childhood cancer: preliminary results of a semi-standardized interview. Pediatr Blood Cancer 2015;62(5):847-53.
70. Ross L; Johansen C; Dalton SO et al. Psychiatric hospitalizations among survivors of cancer in childhood or adolescence. N Engl J Med 2003; 349(7): 650-7.
71. Mullick MSI; Algin S. Emotional and behavioural disorders in children and adolescents with neoplasm. BSMMU J 2010; 3(2): 86-90.
72. Soni SS; Marten GW; Pitner SE et al. Effects of central-nervous-system irradiation on neuropsychological functioning of children with acute lymphocytic leukemia. N Engl J Med 1975; 293(3): 113-8.
73. Eiser C; Lansdown R. Retrospective study of intellectual development in children treated for acute lymphoblastic leukemia. Arch Dis Child 1977; 52: 525-29.
74. Eiser C. Intellectual abilities among survivors of childhood leukaemia as a function of CNS irradiation. Arch Dis Child 1978; 53: 391-95.
75. Eiser C. Effects of chronic illness on intellectual development. A comparison of normal children with those treated for childhood leukaemia and solid tumours. Arch Dis Child 1980; 55: 766-70.
76. Meadows AT; Massari DJ; Fergusson J et al. Declines in IQ scores and cognitive dysfunctions in children with acute lymphocytic leukemia treated with cranial irradiation. Lancet 1981; 2: 1015-18.
77. Gutjahr P; Walther B. IQ and cognitive function in long-term survivors of childhood acute lymphocytic leukaemia (ed.). Lancet 1981; ii: 1278-79.
78. Moss HA; Nannis ED; Poplack DG. The effects of prophylactic treatment of the central nervous system on the intellectual functioning of children with acute lymphocytic leukemia. Am J Med 1981; 71: 47-52.
79. Tamaroff M; Miller DR; Murphy ML et al. Immediate and long-term posttherapy neuropsychological performance in children with acute lymphoblastic leukemia treated without central nervous system irradiation. J Pediatr 1982; 101(4): 524-29.
80. Duffner PK; Cohen ME; Thomas P. Late effects of treatment on the intelligence of children with posterior fossa tumors. Cancer 1983; 51: 233-37.
81. Jannoun L. Are cognitive and educational development affected by age at which prophylactic therapy is given in acute lymphoblastic leukaemia? Arch Dis Child 1983; 58: 953-58.
82. Twaddle V; Britton PG; Craft AC et al. Intellectual function after treatment for leukaemia or solid tumours. Arch Dis Child 1983; 58: 949-52.
83. Rowland JH; Glidewell OJ; Siblley RF et al. Effects of different forms of central nervous system prophylaxis on neuropsychological function in childhood leukemia. J Clin Oncol 1984; 2(12): 1327-35.
84. Robison LL; Nesbit Jr. ME; Sather HN et al. Factors associated with IQ scores in long-term survivors of childhood acute lymphoblastic leukemia. Am J Pediatr Hematol/Oncol 1984; 6(2): 115-21.
85. Pfefferbaum-Levine B; Copeland DR; Fletcher JM et al. Neuropsychologic assessment of long-term survivors of childhood leukemia. Am J Pediatr Hematol/Oncol 1984; 6(2): 123-28.
86. Lansky SB; Cairns NU; Lansky LL et al. Central nervous system prophylaxis. Studies showing impairment in verbal skills and academic achievement. Am J Pediatr Hematol/Oncol 1984; 6(2): 183-90.
87. Stehbens JA; Kisker CT. Intelligence and achievement testing in childhood cancer: three years postdiagnosis. Dev Behav Pediatr 1984; 5(4): 184-88.
88. Kadan-Lottick NS; Zeltzer LK; Liu Q et al. Neurocognitive functioning in adult survivors of childhood non-central nervous system cancers. J Natl Cancer Inst 2010; 102(12): 881-93.
89. Browers P; Riccardi R; Poplack D et al. Attentional deficits in long-term survivors of childhood acute lymphoblastic leukemia (ALL). J Clin Neuropsychol 1984; 6(3): 325-36.
90. Moehle KA; Berg RA. Academic achievement and intelligence test performance in children with cancer at diagnosis and one year later. Dev Behav Pediatr 1985; 6(2): 62-4.
91. Cousens P; Waters B; Said J et al. Cognitive effects of cranial irradiation in leukaemia: A survey and meta-analysis. J Child Psychol Psychiat 1988; 29(6): 839-52.
92. Fletcher JM; Copeland DR. Neurobehavioral effects of central nervous system prophylactic treatment of cancer in children. J Clin Exp Neuropsychol 1988; 10(4): 495-538.
93. Eiser C. Cognitive deficits in children treated for leukaemia. Arch Dis Child 1991; 66(1): 164-68.
94. Rodgers J; Britton PG; Morris RG et al. Memory after treatment for acute lymphoblastic leukaemia. Arch Dis Child 1992; 67(3): 266-68.
95. Brown RT; Madn-Swain A; Pais R et al. Chemotherapy for acute lymphocytic leukemia: Cognitive and academic sequelae. J Pediat 1992; 121(6): 885-89.
96. Jacola LM; Edelstein K; Liu W et al. Cognitive; behaviour; and academic functioning in adolescent and young adult survivors of childhood acute lymphoblastic leukaemia: a report from the Childhood Cancer Survivor Study. The Lancet (Psychiatry) 2016; 3(10): 965-72.
97. Stuber ML. Psychiatric issues in pediatric organ transplantation. Child Adolesc Psychiat Clin North Am 2010, 19: 285-300.
98. Koocher GE; O'Malley JE. The Damocles Syndrome: Psycho-social Consequences of Surviving Childhood Cancer. New York: McGraw-Hill, 1981.
99. Geenen MM; Cardous-Ubbink MC; Kremer LC et al. Medical assessment of adverse health outcomes in long-term survivors of childhood cancer. JAMA 2007; 297(24): 2705-15.

SEÇÃO V
PSICOPATOLOGIA NOS CICLOS DA VIDA

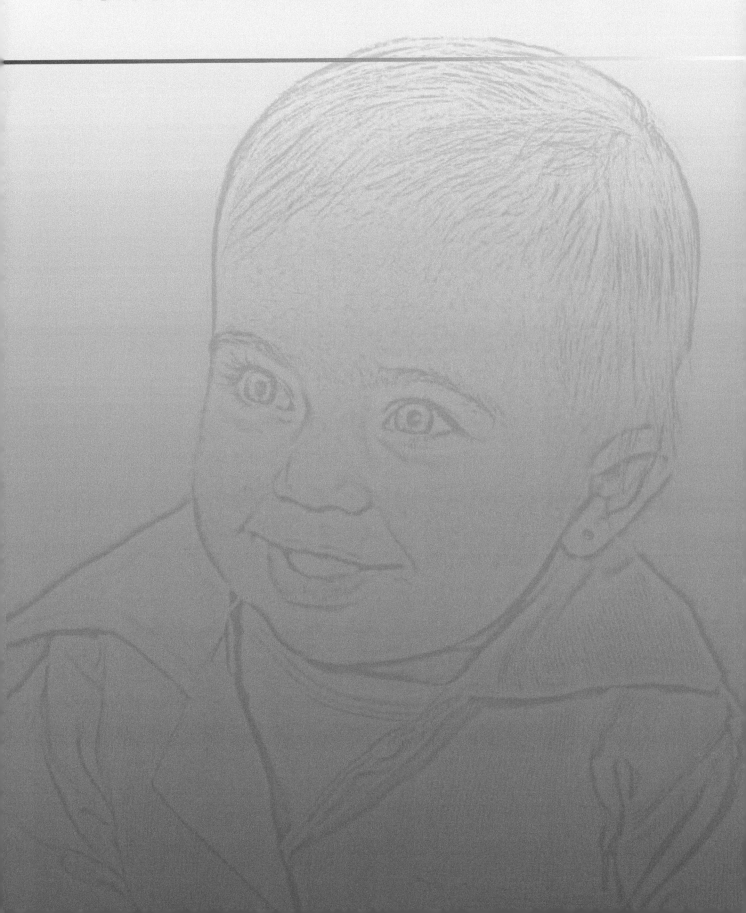

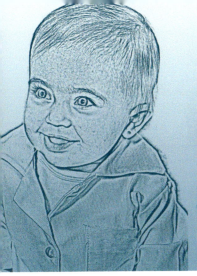

Capítulo 52

Psicopatologia do Bebê e da Criança Pequena

Tatiana Malheiros Assumpção

Saúde mental do bebê e da criança pequena

Embora o senso comum julgue a primeira infância um idílio livre de qualquer preocupação ou sofrimento, cabe aos profissionais que lidam com essas crianças a tarefa de identificar sinais de qualquer tipo de sofrimento, físico ou psíquico, a fim de intervir e proporcionar a cada uma a possibilidade de se desenvolver em seu pleno potencial. Para isso, é necessário lembrar que a saúde física e a psíquica de bebês e crianças pequenas estão intimamente relacionadas e que o contexto em que se dá o desenvolvimento é tão importante quanto as características individuais.

Definição da área

Segundo a World Association for Infant Mental Health,[1] a saúde mental do bebê pode ser definida como "a habilidade para desenvolver-se física, cognitiva e socialmente de uma forma que permita o domínio das tarefas emocionais primárias da infância precoce sem interferências sérias causadas por eventos vitais danosos. [E] porque bebês crescem em um contexto de ambientes acolhedores, a saúde mental do bebê envolve o equilíbrio psicológico do sistema bebê-família".

Zeanah,[2] em seu artigo de apresentação sobre a Psiquiatria do Bebê no *site* oficial da American Academy of Child and Adolescent Psichiatry, ressalta que o termo "saúde mental do bebê" é mais adequado do que o termo "psiquiatria do bebê" e que refere o que se pode ser definido como "a capacidade de o bebê experimentar, regular e expressar emoções, formar relações próximas e seguras e explorar o ambiente e aprender. Todas essas capacidades serão mais bem conquistadas no contexto de um ambiente de cuidados que inclua a família, a comunidade e as expectativas culturais para a criança pequena".

Assim, torna-se claro que o campo da saúde mental do bebê compreende abordagens multidisciplinares para melhorar as competências sociais e emocionais do bebê e que as relações bebê-cuidador são o foco primário dos esforços de avaliação e intervenção. Isso ocorre porque, além de serem absolutamente dependentes de seu contexto, as competências de um bebê podem variar significativamente entre diferentes relacionamentos.[2]

Considerações teóricas

A Psiquiatria da Infância e da Adolescência tem como fontes teóricas uma ampla gama de disciplinas e enfoques, heterogênea em sua natureza, e cujo conhecimento contribui para a excelência de uma visão clínica que compreenda a complexidade da área. Assim como Marcelli,[3] recusamo-nos a reduzir a abordagem psicopatológica de uma criança, especialmente de um bebê, a critérios diagnósticos (de inclusão ou de exclusão). A breve exposição teórica a seguir visa situar o leitor na diversidade de fontes que alimentam a área em questão. Obviamente, trata-se de um apanhado geral e não se pretende nem esgotar o tema, de um lado, nem fazer a articulação, muitas vezes difícil, entre todas as visões abordadas, de outro.

Fontes teóricas
Contribuição das ciências biológicas

Um bebê recém-nascido saudável chega ao mundo com a medula e o mesencéfalo bastante mais desenvolvidos que o córtex cerebral. Ao longo dos primeiros anos de vida, os processos de sinaptogênese e poda neuronal ocorrem de maneira mais acelerada e intensa do que em qualquer outro momento da vida. Isso explica, em conjunto com as experiências propiciadas pelo ambiente de desenvolvimento, as diferenças observadas entre as habilidades e os comportamentos de um recém-nascido e uma criança mais velha.[4]

A integridade e a maturação anatômica e fisiológica do sistema nervoso são condições necessárias para o desenvolvimento adequado. Contudo, não constituem condição suficiente para explicar o comportamento e sua evolução ao longo do crescimento.[5] Assim, hoje já não é mais possível separar artificialmente o desenvolvimento em fatores biológicos e fatores ambientais e tentar saber qual é a participação de cada um deles no resultado final.[1] Ambos caminham inextrincavelmente juntos.

Os achados dos estudos em epigenética sugerem que o epigenoma, aqui compreendido como a instância que programa a expressão do genoma, serve como uma interface entre este último e o ambiente social. As enzimas que esculpem os esta-

---

1 Em língua inglesa, o debate é conhecido como *Nature-Nurture Debates*.

dos da cromatina e os padrões de metilação do DNA seriam responsivas à sinalização celular ativada no cérebro em resposta ao estresse social e à adversidade. Assim, o ambiente social precoce exerceria efeitos de longa duração nas trajetórias de desenvolvimento físico e mental por meio da marcação epigenética de conjuntos específicos de genes.[6] Cabe ressaltar, aqui, que o fato de as alterações epigenéticas serem de longa duração e poderem ser transmitidas entre gerações não significa que elas sejam irreversíveis e, sim, o oposto disso.

Outro conceito importante, provindo inicialmente de estudos com animais, é o de "período sensível". Um período sensível corresponde a um período no desenvolvimento em que a experiência é particularmente efetiva na indução de mudanças neurocomportamentais, em comparação a outros momentos. A maior parte das evidências acumuladas fala a favor de sua ocorrência em períodos precoces do desenvolvimento. Em termos dos processos neurais subjacentes, o período sensível relaciona-se à plasticidade aumentada, em que a experiência tem um efeito máximo sobre o desenvolvimento cerebral e suas consequências são duradouras e estáveis ao longo do tempo. Esses períodos permitem que o indivíduo adquira informações importantes para sua sobrevivência de forma rápida e efetiva. No entanto, a sensibilidade aumentada torna os sistemas neurobiológicos mais vulneráveis. Assim, eventos traumáticos têm o potencial de prejudicar a organização dos circuitos neurais que mediam os comportamentos adaptativos e de resultar em comportamento anormal e psicopatologia.[7]

Contribuição da etologia

Inaugurada por Konrad Lorenz e Nikolaas Tinbergen, a Etologia entrou para o campo de estudos do desenvolvimento humano a partir dos trabalhos de Harry F. Harlow com macacos rhesus e John Bowlby com bebês humanos.

Os trabalhos de Harlow com filhotes de macacos rhesus separados de suas mães fizeram-nos concluir que o apego, aqui entendido como a característica reconfortante do contato com a mãe, é uma variável primordial da ligação dos filhotes com ela, mais até do que o suporte alimentar. A separação da mãe por períodos prolongados (maiores do que 6 meses) resultava em uma incapacidade duradoura de desenvolvimento social desses filhotes, mesmo quando reunificados com ela após aquele período, denotando a existência de um período sensível além do qual a recuperação não era mais possível.[5]

Os trabalhos de Bowlby, a partir dos quais se desenvolveu a teoria do apego, consideram que o apego do bebê à mãe e da mãe ao bebê resulta de alguns sistemas de comportamento característicos da espécie, cujo objetivo seria manter o bebê próximo à mãe (ou a mãe próxima ao bebê).[5] Sob esse ponto de vista, o estabelecimento de um apego seguro, compreendido como um vínculo emocional com o cuidador primário capaz de promover um senso de segurança para o bebê, é essencial para o posterior desenvolvimento e a não ocorrência de psicopatologia.[4]

Contribuição de Piaget e das ciências da cognição

A teoria desenvolvida por Jean Piaget sobre o desenvolvimento do pensamento lógico a partir de suas observações o levou a propor que o mesmo se dá com o objetivo de alcançar a adaptação do indivíduo ao ambiente, por meio dos processos de assimilação, acomodação e equilibração. A assimilação caracteriza a incorporação de elementos do meio à estrutura cognitiva interna (esquema) do indivíduo. A acomodação refere-se às modificações dessa mesma estrutura em função do que foi assimilado e das modificações do meio. A equilibração corresponde ao processo de equilibrar assimilação e acomodação para criar esquemas que se ajustem ao ambiente.[4,5]

A evolução da criança, sob essa óptica, dá-se ao longo de fases caracterizadas por uma ordem de sucessão invariante, sendo que as estruturas (esquemas) construídas em uma determinada idade se tornam parte integrante das estruturas da idade seguinte. Além disso, uma fase é uma estrutura de conjunto não redutível à justaposição das subunidades que a compõem e comporta, ao mesmo tempo, um nível de preparação e um nível de acabamento, sendo necessário distinguir, em toda a sucessão de fases, o processo de formação e as formas de equilíbrio final.[5]

O período do nascimento aos 3 anos abrange as fases conhecidas como período sensório-motor e o início do período pré-operatório.

O período sensório-motor, situado entre 0 e 24 meses, caracteriza-se pela utilização de informações provenientes de seus sentidos e ações motoras para aprender sobre o mundo. Divide-se em seis subestágios:[4,5]

1. 0 a 1 mês: exercícios reflexos inatos. Imitação limitada, incapacidade de integrar informações dos diversos sentidos.

2. 1 a 4 meses: reações circulares primárias. Início da coordenação dos esquemas dos diferentes sentidos. Ainda não relaciona suas ações corporais a resultados fora de seu corpo.

3. 4 a 8 meses: reações circulares secundárias. Imitação de esquemas já existentes no repertório do bebê podem ocorrer.

4. 8 a 12 meses: coordenação de esquemas secundários. Comportamento intencional de meios e fins. Capacidade de combinar dois esquemas para atingir objetivo. Permanência de objeto. Imitação de novos comportamentos.

5. 12 a 18 meses: reações circulares terciárias. Início da "experimentação". Exploração por tentativa e erro.

6. 18 a 24 meses: primórdios da representação mental. Compreensão de que o símbolo é separado do objeto. Imitação diferida.

Durante o estágio pré-operatório, as crianças tornam-se cada vez mais proficientes no uso de símbolos para pensar e comunicar-se, por meio do uso de esquemas figurativos, porém ainda têm dificuldades para pensar de maneira lógica em virtude da relativa insuficiência no desenvolvimento de esquemas operativos nessa faixa etária.[5]

Para além dos trabalhos de Piaget, diversos autores e grupos de pesquisa têm se dedicado a investigar o desenvolvimento e o funcionamento da inteligência. Assim, estudos sobre as competências do recém-nascido e dos bebês, bem como investigações sobre o processamento de informações e a memória, vêm somar-se ao que já se sabe sobre essa faixa etária.

Contribuição das teorias psicanalíticas

Diversos autores, a partir de Sigmund Freud, deitaram seu olhar e suas reflexões sobre o desenvolvimento da criança e seu mundo interno. Os primeiros 3 anos de vida são foco de muitos deles, e as teorias a respeito do desenvolvimento afetivo nessa faixa etária são de extrema importância no trabalho com bebês. As teorias de todos eles foram desenvolvidas a partir de duas metodologias básicas: a reconstrução do desenvolvimento infantil a partir do tratamento psicanalítico de pacientes adultos; e a observação direta de bebês e crianças.[8]

Entre os temas abordados, com importância inegável para o psiquiatra de crianças, estão o estabelecimento das instâncias intrapsíquicas, a questão da gênese do *self* e da relação de objeto, as elaborações sobre a natureza da angústia, a noção de fantasia, a agressividade, o conflito edípico, a importância do brincar e as características dos processos de luto. Para uma introdução ao pensamento dos principais teóricos da área sobre o desenvolvimento afetivo da criança e as possíveis articulações entre suas teorias e as teorias do desenvolvimento cognitivo, remetemos o leitor ao livro de Bernard Golse intitulado *O desenvolvimento afetivo e cognitivo da criança*.[8]

Na articulação entre estudos experimentais sobre as competências do bebê e a teoria psicanalítica, podemos nos referir também aos trabalhos de Theodore Berry Brazelton e Daniel Stern, que colocam o bebê como um verdadeiro parceiro interativo, capaz de iniciar e de controlar, em parte, sua relação com o outro.[8]

Além das citadas há, ainda, uma diversidade de outras fontes teóricas que, cada uma a sua maneira, trazem contribuições e influenciam os olhares possíveis sobre as crianças e os bebês, como o behaviorismo e o neobehaviorismo, as teorias sistêmicas e as teorias da aprendizagem, bem como toda a ampla área de estudos da Psicologia do Desenvolvimento e seus modelos experimentais.

Normal e patológico

Desde o trabalho fundamental de Canguilhem,[9] sabe-se que o normal e o patológico são absolutamente indissociáveis: não se pode definir um sem o outro. Para o campo da saúde mental, essa afirmação torna-se ainda mais verdadeira, uma vez que aquela se estende para além da Fisiologia e da Neurofisiologia e alcança o campo das relações humanas e de todo o seu contexto histórico e social.

As diversas definições possíveis do normal sintetizam-se em quatro pontos de vista:[10]

1. O normal como saúde, em oposição à doença.
2. O normal como média estatística.
3. O normal como ideal a realizar ou aproximar.
4. O normal como processo dinâmico e capacidade de retorno a certo estado de equilíbrio.

Cada uma dessas abordagens traz, em sua essência, implicações quanto ao que pode ser definido como patológico. Para o clínico, isso se traduz em uma escolha prática: que condutas sintomáticas considerar patológicas e, mais que isso, a quem e como tratar?

Segundo Marcelli,[10] os campos do normal e do patológico interpenetram-se grandemente: uma aparente normalidade pode ocultar situações preocupantes, assim como a ocorrência de alguns sintomas pode fazer parte do desenvolvimento sem, contudo, denotar psicopatologia. Para além do raciocínio dicotômico e simplista, ele propõe que a avaliação de uma criança deva levar em conta vários eixos de referência e reportar-se a diversos modelos conceituais, utilizando preferencialmente o modelo ou modelos que pareçam mais pertinentes para a compreensão de cada caso. São eles:

- O modelo lesional.
- O modelo semiológico descritivo.
- O modelo analítico dinâmico.
- O modelo ontogenético.
- O modelo ambiental.

A Figura 52.1 ilustra a articulação possível entre tais modelos.

Aspectos clínicos

Avaliação

Conforme já mencionado anteriormente, a avaliação deve ter como foco primário as relações bebê-cuidador. Além disso, não se deve perder de vista que a avaliação em si já é uma forma de intervenção, visto que pode ter impacto importante tanto no bebê como na família.[2]

Seja qual for o problema que se apresenta no momento da avaliação, o profissional precisa manter em mente que esta deve abranger não apenas os fatores relacionados ao bebê, mas também aqueles pertinentes a seus pais e à família como um todo, bem como levar em consideração o contexto social e cultural em que o desenvolvimento daquele indivíduo ocorre, sendo que as principais características de um bebê psicologicamente saudável são a habilidade de formar relações interpessoais de proximidade e a segurança, a capacidade e a motivação para explorar o ambiente e aprender nesse mesmo contexto e conforme suas expectativas.[11]

Uma avaliação cuidadosa deve, sempre, embasar-se em um conhecimento sólido sobre o curso normal de desenvolvimento para cada faixa etária, sob o risco de serem considerados patológicos comportamentos ou situações que, na verdade, não o são. Se uma classificação errônea já pode ser suficientemente prejudicial para um adulto; no caso de bebês e crianças pequenas, ela pode ter consequências potencialmente desastrosas.

Segundo Mares e Graeff-Martins,[11] o principal objetivo de uma avaliação é identificar e compreender os problemas enfrentados pela família, incluindo suas forças e vulnerabilidades, para que esta possa melhorar sua capacidade de cuidado e, a partir disso, ajudar seu bebê a atingir seu pleno potencial de desenvolvimento. Para isso, são necessárias a entrevista com a família e, algumas vezes, com outros cuidadores; a observação direta das interações com o bebê; e, quando necessário, a realização de avaliações médicas e/ou de desenvolvimento específicas.

Além da história clínica em si, a entrevista com os pais permite a apreensão de outros fatos importantes para a relação que estabelecem com seus filhos. Assim, suas próprias características psicológicas e suas fantasias e expectativas em relação àquele filho são influências importantes em qualquer apresentação de problemas, bem como sua história anterior ao nascimento da criança, inclusive sua experiência com os próprios pais, e suas expectativas em relação a si mesmos como pais.[11]

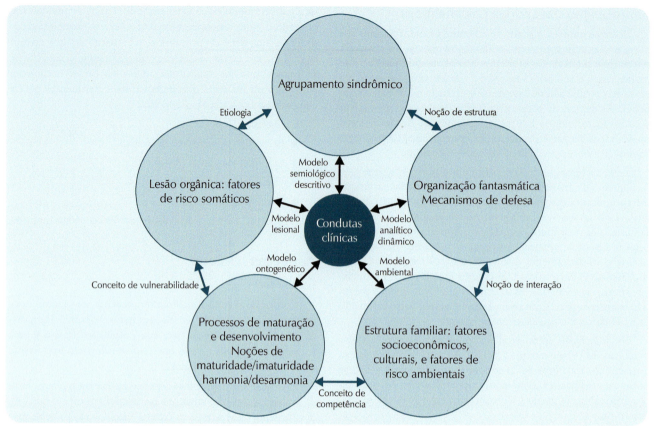

FIGURA 52.1 – Avaliação da criança considerando-se diferentes eixos referenciais.
Fonte: Modificada de Marcelli, 2009.

No que se refere à observação das interações, deve-se lembrar que o comportamento dos pais durante a avaliação é tão importante quanto o que dizem. Desse modo, devem-se obter informações sobre a sensibilidade dos pais aos sinais emocionais e comunicações do bebê, a responsividade deste ao cuidado e à atenção dos pais, a "sintonia" entre pais e bebê,[2] a segurança existente para ambos e a capacidade dos pais trabalharem juntos para cuidar daquele bebê, bem como a qualidade de sua relação. Obviamente, essa interação pode ser afetada por diversos fatores, que incluem o contexto imediato, as características individuais de cada cuidador e da própria criança e a história pregressa, incluída aí a experiência de cuidado que os pais tiveram em sua infância.[11]

Para as mesmas autoras, uma comunicação ideal entre pais e bebê deve ser responsiva às indicações fornecidas pelo último, em contraposição a uma atitude intrusiva e/ou insensível, colaborativa e emocionalmente afinada, com os pais tendo a capacidade de identificarem o estado emocional de seu bebê e regularem o seu próprio em conformidade ao daquele. Para isso, é necessário que os pais tenham boas habilidades de empatia e mentalização, aqui considerada a capacidade de compreender comportamentos em relação a estados mentais.[11]

A avaliação deve também compreender um mapeamento dos fatores de risco e de proteção existentes na situação de cada família. A discussão a respeito do que caracteriza cada um desses fatores, bem como exemplos do que podem comportar-se como fatores de risco e proteção, encontra-se em detalhes no Capítulo 82 – Promoção e Prevenção da Saúde Mental na Infância e na Adolescência.

Formulação diagnóstica

Após todo o processo de avaliação, deve-se proceder a uma formulação diagnóstica sobre o problema que motivou a consulta. Essa formulação pode ou não conter um diagnóstico clínico específico, porém deve sempre buscar elucidar os seguintes fatores:[11]

- Predisposição: o que tornou esta família vulnerável?
- Precipitação: por que buscaram cuidado agora?
- Perpetuação: o que dificulta a melhora?
- Proteção: que forças podem ser identificadas na criança, na família e no contexto sociocultural a partir das quais pode ser elaborada uma intervenção?

Classificações diagnósticas

A realização de diagnósticos psiquiátricos nessa faixa etária é assunto ainda bastante controverso, suscitando discussões, muitas vezes apaixonadas, entre os defensores e os críticos da adoção de classificações para a sistematização dos quadros passíveis de serem observados em crianças muito pequenas.

As preocupações referentes à sistematização de classificações diagnósticas neste contexto específico podem ser resumidas nos seguintes tópicos:[12]

1. O período da primeira infância compreende mudanças tão rápidas nos domínios físico (inclusive neurológico),

---

[2] No original, *the fit between them*.

emocional, cognitivo e comportamental que se torna extremamente difícil identificar sintomas ou grupos de sintomas válidos que possam ser confiavelmente aferidos.

2. A possibilidade de diferenças individuais no desenvolvimento serem erroneamente identificadas com sintomas ou transtornos psiquiátricos que, ao longo do tempo, moldarão as percepções da criança sobre si mesma e dos adultos à sua volta sobre a criança de maneira prejudicial.

3. Os problemas comportamentais em crianças muito jovens relacionam-se mais às relações entre a criança e seus pais e seu ambiente do que à criança em si.

4. As classificações diagnósticas dominantes na Psiquiatria atual, conforme o *Manual diagnóstico e estatístico de transtornos mentais 5* (DSM-5) e a 10ª edição da *Classificação internacional de doenças* (CID-10), não foram elaboradas a partir de uma perspectiva de desenvolvimento, utilizando um "deslizamento", a nosso ver inapropriado, de critérios diagnósticos elaborados a partir da psicopatologia do adulto para idades cada vez mais precoces.

Há atualmente, tentativas de se desenvolverem classificações diagnósticas partindo de um ponto de vista desenvolvimentista a fim de contornarem-se algumas dessas questões. As duas versões da *Diagnostic classification of mental health and developmental disorders of infancy and early childhood* (DC:0-3 e DC:0-3R) são o exemplo mais conhecido desse esforço, feito pela organização Zero to Three: National Center for Infants, Toddlers and Families, sediada em Washington. Essa organização sem fins lucrativos, fundada em 1977, agrega profissionais das áreas médicas, de saúde mental, educação, assistência social, entre outras. Tem um centro de políticas que procura informar a população em geral, bem como as lideranças locais, a respeito do estado de conhecimento para a melhor promoção do desenvolvimento na primeira infância.

A primeira versão da DC:0-3 foi lançada em 1994, e sua revisão surgiu em 2005. Esta propõe uma classificação diagnóstica multiaxial que ajude os profissionais que trabalham com essa população a:[13]

1. Reconhecer desafios para o desenvolvimento e a saúde mental de crianças pequenas.
2. Compreender a contribuição das relações interpessoais e dos fatores ambientais para a saúde mental.
3. Usar os critérios diagnósticos para trabalhar mais efetivamente com pais e outros profissionais na elaboração de planos de intervenção.
4. Facilitar a pesquisa sobre o tema.

Os eixos compreendidos por esse sistema são:[12]

- Eixo I: Transtornos clínicos.
- Eixo II: Classificação das relações interpessoais.
- Eixo III: Transtornos e condições médicas ou de desenvolvimento.
- Eixo IV: Estressores psicossociais.
- Eixo V: Funcionamento emocional e social.

Entre os transtornos clínicos, faz-se distinção entre transtorno de estresse pós-traumático, reação de luto prolongada, transtornos da regulação do processamento sensorial, transtorno de ajustamento, transtornos do afeto, transtornos do relacionamento e comunicação, transtorno relacionado a maus-tratos ou negligência, transtorno do sono e transtorno da alimentação.[14]

As relações interpessoais, com cada cuidador significativo, podem ser consideradas adaptadas, com alguma perturbação transitória ou com características de um transtorno (da relação). Nesse sentido, a relação pode ser caracterizada por envolvimento excessivo ou insuficiente, altos níveis de tensão/ansiedade ou raiva/hostilidade, ou ainda assumir características de uma relação de abuso.[15]

Já do ponto de vista do funcionamento emocional e social, as competências a serem observadas na sua ocorrência e na sua qualidade (em cada relação significativa) incluem atenção e autorregulação, formação de relações e capacidade de engajamento mútuo, comunicação intencional e bidirecional, existência de gestos complexos e capacidade de solução de problemas, uso de símbolos para expressar pensamentos e sentimentos e capacidade de conectar símbolos logicamente e pensamento abstrato.[16] Obviamente, todas essas competências devem ser avaliadas dentro do que a criança deveria ser capaz de alcançar em sua faixa etária específica.

Os próprios autores, contudo, reconhecem a limitação dos conhecimentos até o momento e, portanto, da própria classificação, tendo já sido instituída uma força-tarefa para uma nova revisão da mesma.[3,13]

Sinais clínicos de alarme

As alterações regulatórias em sistemas importantes de desenvolvimento, como a ingesta alimentar, as funções motoras, os padrões de sono e o afeto, geralmente têm múltiplos determinantes. Do lado das crianças, a imaturidade biológica e psíquica, um temperamento difícil e fatores orgânicos podem desempenhar um papel; da parte dos adultos, representações internas problemáticas das crianças também. O que resulta, muitas vezes, é uma perturbação da interação envolvendo os processos de reasseguramento, alimentação e/ou sono. Quanto menor a criança, maior o grau em que as manifestações individuais de transtornos se relacionam a distúrbios da intersubjetividade e das relações interpessoais. Assim, o diagnóstico deve incluir não apenas a patologia do indivíduo, mas também aquela da relação.[17]

Alguns sinais, quando presentes de forma persistente e/ou em intensidade diferente da esperada para a idade, podem ser indicativos de que uma avaliação mais cuidadosa deva tomar lugar, com vistas a uma melhor compreensão do caso e à elaboração de uma intervenção adequada à situação. Esta, por sua vez, objetiva o restabelecimento da melhor trajetória de desenvolvimento possível para cada criança.

Dentre os motivos de alerta, podemos destacar:[11,17,18]

- Crises de birra muito frequentes.
- Irritabilidade e choro excessivo.
- Dificuldades alimentares, notadamente recusa alimentar.
- Alterações no padrão de sono.

---

3 A nova classificação (DC:0-5) amplia a faixa etária estudada até os 5 anos de idade.

- Quietude e complacência excessivas, sem nenhuma ocorrência de crises de birra.
- Retração emocional.
- Reversão de papéis, com uma criança controladora e punitiva ou excessivamente preocupada em prover cuidados a terceiros.
- Necessidade intensa de autoapaziguamento e atividade masturbatória.
- Autoagressão.
- Regressão persistente, perda do treino de toalete, dependência excessiva.
- Precocidade extrema e maturidade excessiva (pequeno adulto).

Contudo, para além da identificação estática de indicadores de problemas, é necessário identificar dificuldades adaptativas ao contexto atual da criança e ao seu momento específico de desenvolvimento. Assim, é imprescindível uma perspectiva longitudinal, ao longo do tempo, na avaliação de cada indivíduo, considerando a capacidade de adaptação e o nível de sofrimento a cada momento. Além disso, deve-se manter em mente que um comportamento considerado normativo para uma determinada idade pode ser considerado aberrante em uma idade subsequente e que um mesmo problema pode manifestar-se de maneiras diversas em cada faixa etária.[19]

Por fim, cabe lembrar que a presença de sinais, por si, não define a existência de transtornos e nem a necessidade de intervenção. É sua significação para o funcionamento do indivíduo, em seu período e contexto específicos de desenvolvimento, que definirá essas questões.[19]

Intervenções

As intervenções na área da saúde mental do bebê e da criança pequena devem sempre incluir esforços no sentido da prevenção, dado que, nessa faixa etária, o desenvolvimento é extremamente rápido e as trajetórias de desenvolvimento devem ser contempladas em adição à adaptação do indivíduo no momento e no contexto da intervenção.[2] Assim, a prática clínica da saúde mental do bebê e da criança pequena deve, via de regra, incluir os pontos fortes da criança e de sua família, um enfoque relacional na avaliação e nas intervenções e uma orientação para a prevenção.[19]

A intervenção precoce, quando bem indicada e administrada, pode alterar as trajetórias de desenvolvimento em um sentido mais positivo, uma vez que a presença de fatores de risco e/ou sinais precoces de sofrimento psíquico podem desencadear cascatas de desenvolvimento que, ao longo do tempo, propiciam a ocorrência de cada vez mais problemas. Podemos citar, a título de exemplo, a situação de uma criança com dificuldades na regulação das emoções, com crises de raiva frequentes, que provoca na família reações igualmente agressivas. Essa família pode não conseguir auxiliar essa criança a desenvolver as habilidades de identificação e controle das emoções necessárias para a entrada na escola. Nessa ocasião, a criança poderá ter dificuldades para relacionar-se com outras crianças, ser isolada socialmente em decorrência dos altos níveis de agressividade e de descontrole emocional, o que, por sua vez, aumentaria seus sentimentos de inadequação e frustração. Obviamente, tudo isso poderia levar a maus resultados escolares, aumentando ainda mais a carga sobre esse indivíduo e sua família. Como se vê, eventos prévios têm, quando não adequadamente identificados e manejados, o potencial de levar o desenvolvimento individual por caminhos menos que ótimos.

Os objetivos das intervenções nessa área são:[19]
- Reduzir ou eliminar o sofrimento.
- Prevenir desfechos adversos (como mau desempenho escolar, delinquência, morbidade psiquiátrica, conflitos ou isolamento interpessoal e atrasos ou alterações de desenvolvimento).
- Promover desfechos positivos por meio do aumento da competência social e da resiliência.

Para que esses objetivos sejam alcançados, é necessário que as intervenções consigam:[19]
1. Melhorar a capacidade de cuidado dos responsáveis.[4]
2. Garantir que as famílias que necessitam de serviços adicionais possam obtê-los.
3. Aumentar a capacidade de cuidadores de fora da família de identificar, manejar e prevenir problemas socioemocionais na primeira infância.

Os focos da intervenção podem ser o comportamento da criança ou dos pais, ou mesmo o contexto social no qual a criança está se desenvolvendo. Contudo, o objetivo principal é sempre o fortalecimento ou a melhora do relacionamento, uma vez que este tem um grande impacto no desenvolvimento e no comportamento da criança pequena. Como esse desenvolvimento se dá em diferentes contextos, muitas vezes há questões biológicas, sociais e relacionais interligadas na gênese e/ou na manutenção dos problemas. Por isso, para manejá-los, são necessários diversos esforços, unificando diferentes serviços.[19]

As intervenções preventivas (universal, seletiva ou indicada) são discutidas em profundidade no Capítulo 82 – Promoção e Prevenção da Saúde Mental na Infância e na Adolescência.

Para aquelas crianças e famílias cujo nível de prejuízo e sofrimento é mais alto, serviços psicoterapêuticos focados no alívio do sofrimento e na melhora do funcionamento, bem como no restabelecimento de uma trajetória de desenvolvimento mais positiva, são necessários. Segundo Stern (apud Zeanah et al.),[19] as formas de intervenção existentes (centradas na criança, nos pais/cuidadores ou na relação em si) usam diferentes estratégias e portas de entrada na díade pais-bebê/criança, porém com o objetivo comum de alterar a relação para que, por meio desta, a experiência e o comportamento da criança sejam alterados.

Por último, cabe relembrar que, embora crianças cada vez mais jovens venham recebendo prescrições de agentes psicofármacos, em decorrência de uma extensão para idades cada vez mais precoces de um modelo psiquiátrico elaborado a partir da clínica de adultos, o uso dessas medicações não contribui para o tratamento de crianças menores de 3 anos e tem um papel restrito no de crianças entre os 3 e os 5 anos, uma vez que não há estudos que examinem o impacto de psicotrópicos no desenvolvimento cerebral de crianças muito pequenas ou que

---

4 *Nurture* no original.

suportem a eficácia desses agentes no tratamento de crianças muito jovens. Além disso, na presença de psicopatologia em um dos pais, o tratamento do adulto, muitas vezes, resulta em melhora dos sintomas da criança.[20,21]

No entanto, para aquelas raras ocasiões em que as intervenções não farmacológicas não alcançam redução significativa do sofrimento e do prejuízo, a prescrição deve ser feita mantendo em mente que ela deve, necessariamente, fazer parte de uma intervenção multimodal consistente,[20] pois o profissional de saúde mental que atende crianças pequenas e suas famílias deve, sobretudo, ter sempre em mente a máxima hipocrática que adverte: *primum non nocere* (antes de tudo, não prejudicar).

Referências bibliográficas

1. World Association for Infant Mental Health [Internet]. [cited 2016 Nov 13]. Disponível em: www.waimh.org.
2. Zeanah CH. Infant psychiatry [Internet]. [cited 2016 Nov 13]. Disponível em: http://www.aacap.org/aacap/medical_students_and_residents/Early_Career_Psychiatrists/Career_Planning_in_Child_and_Adolescent_Psychiatry/Infant_Psychiatry.aspx.
3. Marcelli D; Cohen D. Preâmbulo. *In:* Infância e psicopatologia. 7. ed. Porto Alegre: Artmed, 2009. p. 9-10.
4. Boyd D; Bee H. A criança em crescimento. Porto Alegre: Artmed, 2011.
5. Marcelli D; Cohen D. Principais fontes teóricas da psiquiatria clínica de crianças e adolescentes. *In:* Infância e psicopatologia. 7. ed. Porto Alegre: Artmed, 2009. p. 17-50.
6. Szyf M; McGowan PO; Turecki G et al. The social environment and the epigenome. *In:* Worthman CM; Plotsky PM; Schechter DS et al (eds.). Formative Experiences: the interaction of caregiving; culture; and developmental psychobiology. New York: Cambridge University Press, 2010. p. 53-81.
7. Wiedenmayer C. Sensitive periods in the behavioral development of mammals. *In:* Worthman CM; Plotsky PM; Schechter DS et al (eds.). Formative Experiences: the interaction of caregiving; culture; and developmental psychobiology. New York: Cambridge University Press, 2010. p. 82-105.
8. Golse B. O desenvolvimento afetivo e intelectual da criança. 3. ed. Porto Alegre: Artmed, 1998.
9. Canguilhem G. O normal e o patológico. 6. ed. Rio de Janeiro: Forense Universitária, 2007.
10. Marcelli D; Cohen D. O normal e o patológico. *In:* Infância e psicopatologia. 7. ed. Porto Alegre: Artmed, 2009.
11. Mares S; Graeff-Martins AS. The clinical assessment of infants; preschoolers; and their families. *In:* Rey JM (ed.) IACAPAP e-Textbook of Child and Adolescent Mental Health [Internet]. Internatio. Geneva: and Adolescent Psychiatry and Allied Professions, 2012. Disponível em: http://iacapap.org/wp-content/uploads/A.4.-INFANT-ASSESSMENT-072012.pdf.
12. Egger HL. Psychiatric assessment of young children. Child Adolesc Psychiatr Clin N Am. 2009;18(3):559-80.
13. Force: TD-3R RT; Zeanah CH; Carter A et al. Dc:0-3 to DC:0-3R to DC:0-5 – A New Edition. Zero to Three Perspect. 2015;(January):0-3.
14. Zero to Three. DC: 0-3R Diagnostic Guidelines – Axis I: Clinical Disorders [Internet]. Washington, 2005. p. 2005. Disponível em: https://www.zerotothree.org/resources/111-dc-0-3r-disagnostic-guidelines-axis-i-clinical-disorders.
15. Zero to Three. DC: 0-3R Diagnostic guidelines – AXIS II: Relationship classification [Internet]. Washington, 2005. p. 2005. Disponível em: https://www.zerotothree.org/resources/113-dc-0-3r-diagnostic-guidelines-axis-ii-relationship-classification.
16. Zero to Three. DC: 0-3R Diagnostic Guidelines – Axis V: Emotional and Social Functioning [Internet]. Washington, 2005. p. 2005. Disponível em: https://www.zerotothree.org/resources/112-dc-0-3r-diagnostic-guidelines-axis-v-emotional-and-social-functioning.
17. Von Klitzing K; Döhnert M; Kroll M; Grube M. Mental Disorders in Early Childhood. Dtsch Arztebl Int [Internet]. 2015;112(21-22):375-86; quiz 386. Disponível em: http://www.pubmedcentral.nih.gov/articlerender.fcgi?artid=4496484&tool=pmcentrez&rendertype=abstract.
18. Bolten MI. Infant psychiatric disorders. Eur Child Adolesc Psychiatry. 2013 Feb;22(suppl.1):S69-74.
19. Zeanah CH; Zeanah PD. The scope of infant mental health. *In:* Zeanah CH (ed.). Handbook of Infant Mental Health. New York: Guilford Press, 2009.
20. Gleason MM. Psychopharmacology in early childhood: does it have a role? *In:* Zeanah CH (ed.). Handbook of Infant Mental Health. New York: Guilford Press, 2009.
21. Fanton J; Gleason MM. Psychopharmacology and preschoolers: a critical review of current conditions. Child Adolesc Psychiatr Clin N Am. 2009;18(3):753-71.

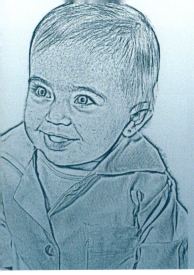

Capítulo 53

Psicopatologia do Pré-Escolar

Gabriela Macedo Dias
Fábio Mello Barbirato Nascimento Silva

"Segundo Thomas Insel, diretor do Instituto Nacional de Saúde Mental (NIMH) norte-americano, os sintomas e transtornos psiquiátricos 'começam cedo na vida e são crônicos'".

Introdução

Ao longo dos últimos anos, o interesse pela psicopatologia na pré-escola vem crescendo. De acordo com a psiquiatra Joan Luby, uma das grandes estudiosas no assunto, esse interesse está vinculado a crescentes evidências da estabilidade longitudinal de muitos distúrbios com início no período pré-escolar. Além disso, a literatura já demonstra mudanças na função neural e no desenvolvimento do cérebro que se mostram associadas à psicopatologia pré-escolar.

Dados provenientes de uma série de estudos, como observado para o autismo, entre outros, indicam que existem períodos críticos em que a avaliação e a intervenção precoce podem melhorar de maneira acentuada as trajetórias de desenvolvimento e, com isso, prevenir ou reduzir a gravidade das sequelas psiquiátricas.

No entanto, ainda há grande resistência na aplicação de diagnósticos psiquiátricos nessa fase. Muitos pesquisadores e clínicos questionam se é possível, e até mesmo desejável, que distúrbios psiquiátricos sejam diagnosticados tão precocemente.

Egger e Angold citam cinco principais motivos para esse questionamento:

1. O rápido desenvolvimento (físico, comportamental, emocional e cognitivo) nesse período, que impossibilitaria a identificação de sintomas válidos e confiáveis para o diagnóstico.
2. A possibilidade de alterações transitórias do comportamento serem classificadas como sintomas patológicos.
3. O fato de que os sistemas classificatórios, como o DSM (*Manual diagnóstico e estatístico de transtornos mentais*) e a CID (*Classificação internacional de doenças*), não consideram as variações do desenvolvimento.
4. O "rótulo" da doença psiquiátrica que poderia alterar a percepção da criança de si mesma e a percepção de seus cuidadores.
5. O conhecimento de que muitas vezes o comportamento problemático da criança pode ser resultado das relações entre pais e filhos e do ambiente geral.

Outra preocupação está na crescente prescrição de medicações psicotrópicas para crianças entre 3 e 6 anos de idade. Zito et al. (2000), em um importante estudo para determinar a prevalência do uso de medicação psicotrópica em pré-escolares, verificaram que 1% das crianças nessa fase estava em tratamento farmacológico. Esse dado é alarmante porque o conhecimento da nosologia dos transtornos mentais nessa fase ainda está se iniciando e ainda não há uma definição para a maioria dos transtornos psiquiátricos no período pré-escolar.

Embora a nossa compreensão da psicopatologia na pré-escola esteja muito distante da nossa compreensão da psicopatologia na idade escolar e na adolescência, os dados sugerem que, para compreender verdadeiramente o "início precoce" dos transtornos psiquiátricos, devemos começar, o mais tardar, no período pré-escolar.

Avaliação

A avaliação de um paciente pré-escolar é abrangente, multidisciplinar, e envolve múltiplas visitas. É impossível uma única consulta para avaliação.

A criança pré-escolar não funciona como um indivíduo psicologicamente autônomo, ela se apresenta bastante ligada ao cuidador primário no que tange à adaptação e ao funcionamento emocional. O cuidado da criança é um fator que contribui para o risco ou para a resiliência. Essa reação de cuidar prevê um conjunto diversificado de resultados, incluindo regulação emocional, relacionamentos entre pares, desenvolvimento cognitivo, comportamentos disruptivos, além de questões físicas como a obesidade. A atenção a esse relacionamento é, portanto, crítica na compreensão da apresentação clínica das crianças e no desenvolvimento de planos de tratamento eficazes.

Por essa razão, a anamnese não deve ser colhida só com os pais, mas com todos aqueles que convivem com a criança (babás, professores). Além disso, a criança pode apresentar comportamentos diferentes em ambiente diferentes, o que também torna necessária a presença de múltiplos informantes.

Sempre que possível, a avaliação do estado mental de uma criança pré-escolar deve ser conduzida com a criança e o cuidador juntos em vez de com a criança individualmente. A observação do pré-escolar com o cuidador presente geralmente é o método mais adequado. A avaliação psiquiátrica deve abordar sintomas emocionais e comportamentais, padrões de relacionamento e história médica e do desenvolvimento. É importante colher a história familiar, observar o comportamento dos pais/cuidadores e avaliar a qualidade do relacionamento entre os pais e o impacto dos sintomas da criança no funcionamento familiar.

A psiquiatra Helen Egger (2001), diretora clínica da Duke Preschool Psychiatric Clinic, propõe alguns pontos que seriam importantes para uma completa avaliação psiquiátrica na pré-escola:

- História atual e passada dos sintomas emocionais e comportamentais, incluindo a frequência, a duração e o início.
- História do desenvolvimento, incluindo a história da gravidez (se houve uso de álcool, tabaco ou drogas), a história neonatal, os marcos e atrasos do desenvolvimento (p. ex., da linguagem, motor).
- Sono, alimentação e controle dos esfíncteres.
- Brincadeiras da criança (conteúdo, prazer, variedade).
- Relação mãe/pai-filho.
- Avaliação cognitiva e do desenvolvimento (habilidade na linguagem expressiva e receptiva, capacidade motora grossa e fina e funcionamento adaptativo).
- História médica, incluindo histórico de infecções estreptocócicas, infecções de ouvido, internações, experiências médicas traumáticas, altos níveis de chumbo, lesões na cabeça e distúrbios no sistema nervoso central (SNC), como epilepsia.
- Exame físico, incluindo peso, altura, índice de massa corporal (IMC) e pressão arterial.
- História de uso de medicação, incluindo medicamentos psicotrópicos e outros, s como antibióticos e medicamentos para a asma (incluindo dosagem, nome, duração do tratamento, efeitos colaterais).
- Exames laboratoriais, incluindo o teste genético, se indicado.
- Histórico de eventos de vida potencialmente estressantes (p. ex., morte na família, abuso, testemunho de violência), estressores "menores" (p. ex., nascimento de um irmão, mudança de escola/creche) e estressores em curso (p. ex., dificuldades financeiras, doença dos pais).
- Estrutura e funcionamento familiar, incluindo práticas de disciplina, como o uso de castigos e punição corporal.
- Relacionamento com irmãos e crianças da mesma idade e de idade diferente.
- Cultura da criança e da família.
- Creche/escola, incluindo a relação com os professores e com outras crianças.
- História familiar (de três gerações) psiquiátrica, abuso de substâncias psicoativas, história criminal, com registro de sintomas/diagnósticos/eventos, idade de início, os tratamentos, psicoterapia e medicamentos (nome, posologia, efeitos adversos), incluindo detalhes sobre os transtornos de ansiedade e depressão.
- História atual de sintomas psiquiátricos parentais, incluindo sintomas de depressão, ansiedade e uso/abuso de substâncias.
- História atual e passada de violência doméstica entre adultos e entre adultos e crianças em casa.
- Avaliação do comprometimento da criança em atividades e relacionamentos pelos sintomas.
- Avaliação dos pontos fortes e competência da criança.
- Impacto dos sintomas da criança sobre o funcionamento da família (p. ex., impossibilidade de deixar a criança com uma babá em razão da ansiedade da criança).
- Grau de estresse parental, tanto em termos globais como em relação à criança que está sendo avaliada.
- Informações demográficas e ambientais, incluindo as condições de vida, emprego dos pais, número de pessoas que vivem na casa, *status* socioeconômico e estresse, participação religiosa e práticas de fé.

A própria criança também pode e deve ser ouvida. Se adequarmos as perguntas ao contexto da criança, podemos obter muitas informações de suma importância para o diagnóstico. Entrevistas semiestruturadas adequadas e validadas para essa população, como o *Preschool Age Psychiatric Assessment* (PAPA) – Avaliação Psiquiátrica na Idade Pré-escolar, também auxiliam no diagnóstico, porém, infelizmente, raros são os instrumentos traduzidos e validados para o nosso idioma.

Transtorno do déficit de atenção/hiperatividade (TDAH)

A validade do diagnóstico do transtorno do déficit de atenção/hiperatividade (TDAH) na pré-escola já é estabelecida, sendo este um dos diagnósticos mais comuns nessa fase. O início do quadro ocorre geralmente entre os 2 e os 4 anos de idade, já apresentando comprometimento significativo na socialização, no desempenho escolar e nos comportamentos gerais.

Estudos apontam para a estabilidade do diagnóstico nos anos pré-escolares, principalmente quando acontece mais tardiamente na fase pré-escolar. Os sintomas de TDAH na pré-escola são estáveis, crônicos e preditivos de dificuldades comportamentais mais tarde, o que confirma a importância do diagnóstico e da intervenção precoces.

Prevalência

A prevalência do TDAH em pré-escolares já está bem determinada, assim como em escolares. Estudos epidemiológicos identificam o transtorno entre 2% e 6% da população pré-escolar.

Em um estudo realizado com 1.073 crianças entre 2 e os 5 anos, pela Universidade de Duke (Estados Unidos), em uma clínica de pediatria, 5,1% da amostra preenchiam critérios para o diagnóstico de TDAH, sendo o subtipo hiperativo-impulsivo o mais comum (2,9%), seguido do combinado (2,1%). O subtipo desatento foi o menos encontrado (0,1%) nesse grupo. Em uma amostra clínica referida, Wilens et al. encontraram a prevalência de TDAH em 86% dos indivíduos.

Dificuldades no diagnóstico

Na fase pré-escolar, as mudanças contínuas do comportamento, a alta incidência de comportamentos de TDAH em crianças "normais" e o fato de que, nessa fase, as crianças estão começando a desenvolver a capacidade de manter a atenção e inibir impulsos configuram importantes dificuldades para se estabelecer o diagnóstico de TDAH.

Outra dificuldade no diagnóstico é a ausência de critérios diagnósticos apropriados para esse grupo, uma vez que os critérios diagnósticos do DSM-5 não foram desenvolvidos para crianças tão pequenas.

Comorbidade

Também na pré-escola a comorbidade é muito comum. No estudo realizado na Universidade de Duke, 64% da amostra apresentava pelo menos mais um transtorno comórbido. O transtorno de conduta e o transtorno de ansiedade generalizada foram os mais comuns, aparecendo cada um em 35% da amostra; 6,8% apresentavam transtorno opositivo desafiador, 5,2%, depressão, 1%, fobia social e 0,9%, ansiedade de separação.

Semelhantemente ao estudo de Duke, no *Preschoolers with Attention-Deficit/Hyperactivity Disorder Treatment Study* (PATS), 70% apresentavam algum transtorno comórbido. O transtorno opositivo desafiador foi o mais comum (52%), seguido pelos distúrbios da comunicação (24,7%) e pelo transtorno de ansiedade (14,5%).

Comprometimento

O comprometimento do TDAH no funcionamento em casa, na escola e nos relacionamentos sociais já é evidente durante o período pré-escolar. Pré-escolares com TDAH são oito vezes mais propensos a prejuízos do que crianças sem o transtorno. Embora todos os subtipos de TDAH estejam associados a comprometimento, há graus de diferença entre eles. As crianças com TDAH do tipo combinado são mais gravemente prejudicadas do que as com o tipo hiperativo-impulsivo, e crianças com TDAH comórbido com outros transtornos psiquiátricos são mais debilitadas do que aquelas com TDAH puro.

O comprometimento não ocorre em apenas uma área. Um estudo com 126 pré-escolares portadores de TDAH e 126 controles pareados demonstrou que crianças com TDAH (todos os subtipos) foram significativamente prejudicadas em uma série de medidas obtidas a partir dos pais e professores. As crianças apresentavam prejuízo no funcionamento global, nas relações sociais, incluindo aquelas com os pares, e no funcionamento acadêmico. No *follow-up* desse mesmo estudo, após 3 anos, constatou-se que crianças com TDAH continuaram comprometidas em seu funcionamento.

Outro estudo também demonstrou prejuízo significativo no relacionamento familiar. Mais da metade dos pais considerou que o filho precisava de ajuda para controlar o comportamento, e uma proporção semelhante disse estar limitada na sua capacidade ou vontade de sair com a criança para uma loja ou um restaurante por causa da dificuldade da criança em se comportar adequadamente.

Pré-escolares com TDAH também são prejudicados na escola/creche. Mais de 40% já tinham sido suspensos da escola ou creche, em comparação com apenas 0,5% das crianças sem TDAH. Quase 16% haviam sido expulsos. Todos aqueles expulsos tinham comorbidade e TDAH do tipo combinado, que se associou a maior gravidade no comprometimento.

Esses resultados destacam a necessidade crítica para avaliação e tratamento precoces, especialmente quando considerados à luz de estudos em crianças mais velhas, que sugerem que o início precoce do TDAH pode estar associado a pior evolução, incluindo maior déficit cognitivo e de linguagem, aumento das taxas de comorbidade psiquiátrica e maior comprometimento psicossocial e acadêmico.

Transtornos do humor

Os transtornos disruptivos, como o TDAH, são amplamente reconhecidos e tratados em crianças na pré-escola. No entanto, ainda há muita resistência com relação aos diagnóstico e tratamento dos transtornos do humor nessa população. Isso pode estar relacionado às expectativas da sociedade de que a infância e principalmente o período pré-escola deveriam ser tempos de despreocupação e felicidade.

Depressão

Em 1940, o pediatra Renee Spitz (1946) observou casos de depressão em crianças muito pequenas institucionalizadas, que ele denominou "depressão anaclítica". Após isso, houve pouca investigação de transtornos de humor em crianças, por várias décadas.

Em meados dos anos 1980, estudos científicos demonstraram que crianças a partir dos 6 anos não só poderiam apresentar sintomas depressivos como também poderiam ser diagnosticadas com o transtorno depressivo maior. Esses estudos promoveram a identificação e o tratamento do transtorno em crianças em idade escolar e adolescentes.

Na última década, começou-se a pesquisar se crianças na pré-escola poderiam apresentar um quadro depressivo. Esses estudos demonstraram que a depressão pode surgir a partir dos 3 anos de idade, que o diagnóstico pode ser feito desde que os sintomas sejam adaptados para esse grupo e que a depressão na pré-escola não é uma condição transitória, mas uma manifestação precoce do mesmo quadro crônico e recidivante que ocorre no final da infância e na adolescência. Além disso, os pré-escolares deprimidos são muito mais propensos a ter depressão na idade escolar do que os pré-escolares com outros transtornos e "saudáveis" (sem qualquer diagnóstico psiquiátrico). A importância da identificação precoce é ter um melhor prognóstico ao longo da vida (prevenção e intervenção precoces no desenvolvimento).

A versão mais atual do DSM, o DSM-5, não faz distinção entre o transtorno depressivo na infância e em adultos. O distúrbio é caracterizado pelos mesmos sintomas ao longo da vida. Os sintomas incluem tristeza/irritabilidade, perda de prazer/anedonia, dificuldade de concentração, culpa, pensamentos recorrentes sobre morte/suicídio, fadiga e alterações no apetite. Até recentemente, os diagnósticos de depressão clínica em pré-escolares historicamente foram encontrados com ceticismo e desconforto. Pesquisas recentes se concentraram na descrição, validação e identificação de critérios diagnósticos específicos, apropriados ao desenvolvimento para aplicação em crianças pré-escolares. Pesquisa realizada por Luby et al. sugere que alguns ajustes aos critérios atuais de depressão podem ser indicados, incluindo o ajuste de acordo com o desenvolvimento para o sintoma referente à preocupação da morte (p. ex., envolvimento persistente em atividades ou temas de jogo com morte ou suicídio), além de diminuir os critérios de duração. Além disso, essa pesquisa identificou que a presença de anedonia em pré-escolares marca um subtipo de depressão mais grave, que diferencia os pré-escolares deprimidos dos grupos de controle psiquiátrico e saudável. O sintoma da anedonia foi o mais específico para a depressão pré-escolar porque os relatos de anedonia não eram observados em outras condições, como transtorno de déficit de atenção/hiperatividade e transtorno opositivo desafiador.

Prevalência

A prevalência populacional da depressão pré-escolar continua sendo pouco estudada, dada a recente aceitação desse fenômeno pela comunidade científica e clínica. Além disso, ainda são poucos os estudos epidemiológicos usando entrevistas diagnósticas apropriadas para o desenvolvimento. Egger e Angold (2006) encontraram taxas de depressão pré-escolar variando de 0% a 2,1%.

Como a investigação da depressão pré-escolar é ainda bastante nova, há pouca informação sobre a estabilidade e o curso da depressão pré-escolar na infância posterior. Evidências sugerem que a depressão pré-escolar também prevê transtornos de ansiedade e TDAH posteriormente na infância. Usando entrevistas clínicas estruturadas ao longo do tempo, um estudo publicado em 2016, por Whalen et al., encontrou diferenças de gênero na gravidade dos sintomas depressivos, desde a pré-escola até o início da adolescência. Especificamente, os meninos com maior gravidade mostraram um aumento nos sintomas da pré-escola até a idade escolar precoce, seguido de um declínio na idade escolar posterior; enquanto as meninas na classe de alta gravidade permaneceram estáveis e com muitos sintomas depressivos ao longo do tempo. Ainda de acordo com o mesmo estudo, a adversidade social da primeira infância, a história familiar de transtorno afetivo, a presença de transtorno opositivo desafiador ou transtorno de conduta no pré-escolar e o comprometimento funcional da idade escolar diferenciaram a trajetória de alto risco entre meninos e meninas.

Quadro clínico

Um dos primeiros relatos de depressão em crianças pequenas foi publicado em 1985, por Kashani e Carlson, apresentando uma menina com 3 anos de idade com irritabilidade como principal queixa. Estudos mostram que, semelhantemente à depressão em crianças mais velhas, a depressão pré-escolar é mais frequentemente caracterizada por sintomas típicos de depressão ajustados à idade do que por queixas somáticas ou agressividade, como pensado anteriormente.

A presença de irritabilidade associada com retraimento social e anedonia e/ou culpa excessiva pode ser um indicativo de depressão. Luby et al. (2006) demonstraram que o sintoma de anedonia pode ser altamente específico como marcador de uma forma mais grave e de um suposto subtipo "melancólico" semelhante ao visto em adultos. Anedonia é descrita na pré-escola como uma incapacidade de aproveitar atividades e jogos comuns nessa fase.

A partir de estudos mais recentes, a culpa patológica e a irritabilidade também surgiram como marcadores-chave da depressão pré-escolar. De acordo com Luby (2009), a culpa patológica é definida como um limiar muito baixo para experimentar a culpa após uma transgressão e pode se manifestar como preocupação e demora para se recuperar da sensação de culpa, mesmo em situações em que a criança não é a responsável. A irritabilidade foi definida como uma baixa tolerância à frustração caracterizada por raiva e reações explosivas.

Alterações no sono e aumento da fadiga também são comumente encontrados na depressão pré-escolar. No entanto, padrões de sono também mostraram ser um fator de risco para depressão e ansiedade pré-escolar. Especificamente, a latência do início do sono relatada pelos pais e a recusa da criança de dormir sozinha foram preditores de forma independente da depressão de início pré-escolar e da gravidade da ansiedade ao longo do tempo, de acordo com Whalen (2017), em uma publicação bastante atual.

Poucos trabalhos avaliaram os pensamentos de morte e ideação suicida na depressão pré-escolar. Em parte, a falta de pesquisa tem sido atribuída à crença de que as crianças pequenas não têm uma conceituação madura e coerente da morte e do morrer.

Em um dos primeiros estudos sobre os sintomas de depressão na pré-escola, 98% das crianças deprimidas eram descritas por seus pais como "frequentemente tristes" ou "frequentemente aborrecidas", 6% tinham problemas de concentração e 78% apresentavam baixa autoestima. Apenas 55% dos pré-escolares deprimidos nesse estudo apresentavam "choro em excesso".

Identificar o transtorno na pré-escola é um desafio. Sintomas comuns, como irritabilidade e tristeza, quando presentes sem outros sintomas depressivos, são inespecíficos e não servem para distinguir de outros transtornos.

Diagnóstico diferencial

Anedonia, culpa excessiva, fadiga extrema e diminuição das habilidades cognitivas são os principais sintomas que diferenciam a depressão de início precoce de outros transtornos nessa fase. Em um estudo com 305 crianças, de idades entre 3 e 6 anos, constatou-se que os principais sintomas para diferenciar depressão de transtorno disruptivo são: alteração do sono; sentimento de culpa; alterações de peso; anedonia; e redução das habilidades cognitivas. Para diferenciar depressão de ansiedade, os principais marcadores foram: sentimento de culpa; redução das habilidades cognitivas; agitação psicomotora; e alteração de peso. Importante ressaltar que fadiga excessiva e culpa foram sintomas altamente específicos do transtorno depressivo, quando os transtornos de ansiedade e disruptivos eram controlados.

Transtorno do humor bipolar

Nas últimas duas décadas, o diagnóstico do transtorno do humor bipolar (THB) em crianças e adolescentes vem recebendo atenção contínua. Embora existam muitas publicações com esse tema, o diagnóstico do THB em crianças ainda é bastante controverso. Na psicopatologia da pré-escola, esse diagnóstico é ainda mais polêmico. Os estudos são escassos e geralmente limitados à publicação de casos clínicos e estudos retrospectivos. Em nosso meio, em 2007, Ferreira-Maia et al. publicaram seis casos clínicos sobre o transtorno nessa idade.

Diferenciar sintomas de humor de comportamentos e emoções compatíveis com a fase de desenvolvimento, ou seja, diferenciar o que é normal e o que é patológico para essa fase, é um dos maiores desafios no diagnóstico do THB na pré-escola.

Sintomas

Segundo Luby e Belden (2006), em 92% dos pacientes pré-escolares, cinco (hipersexualidade, elação de humor, grandiosidade, logorreia e fuga de ideias) dos 13 sintomas de mania do DSM-IV diferenciam THB, TDAH, transtorno opositor desafiador (TOD) e transtorno de conduta (TC). Importante ressaltar que o sintoma de hipersexualidade, quando presente, é bastante significativo, porém é estatisticamente raro em crianças na pré-escola.

Transtornos ansiosos

Os transtornos de ansiedade são a classe mais comum de doenças psiquiátricas em qualquer faixa etária, incluindo a pré-escola. Sintomas de ansiedade são facilmente reconhecidos em crianças pré-escolares. Medos em geral são muito comuns, principalmente de escuro e de animais. Embora alguns medos sejam normais e transitórios, sabe-se que os sintomas de ansiedade podem persistir e tornar-se mais graves. O grau de comprometimento, angústia, incontrolabilidade e persistência podem ajudar a distinguir entre o desenvolvimento normal e a psicopatologia.

Expressões faciais de temor e sinais mais claros de medo, a exemplo de uma criança pequena chorando, servem como um importante meio de comunicação, sinalizando aos cuidadores que a criança está sob ameaça e promovendo comportamentos protetores do cuidador.

As estimativas de herdabilidade para os distúrbios de ansiedade pré-escolar variam amplamente, de 40% a 65%. Essas estimativas são menores do que para outros distúrbios psiquiátricos, como autismo, esquizofrenia, TDAH e transtorno bipolar, sugerindo forte influência da genética e do meio ambiente na determinação do risco de transtornos de ansiedade pré escolar.

Entre os transtornos psiquiátricos na infância, os transtornos ansiosos são os mais comuns. Tratamentos farmacológicos e psicoterápicos para escolares são eficazes e já foram amplamente descritos. Mais recentemente, a ansiedade está sendo investigada na pré-escola, sobretudo por meio de relatos retrospectivos de crianças e adolescentes com diagnóstico de algum transtorno ansioso. Os transtornos de ansiedade podem ser diferenciados dos medos e preocupações típicos dessa fase por meio da intensidade dos sintomas e da presença de comprometimento funcional. Além disso, para pensarmos em ansiedade como um transtorno patológico, temos de levar em consideração o temperamento e o período de desenvolvimento do pré-escolar. Estudos evolutivos têm demonstrado uma forte prevalência dos transtornos ansiosos em crianças com temperamento introspectivo e com "medos" exagerados.

Entre os transtornos de ansiedade, os mais comuns nessa fase são o transtorno de ansiedade generalizada (TAG), o transtorno de ansiedade de separação (TAS), o mutismo seletivo, o transtorno de ansiedade social e as fobias. Poucas são as evidências sobre a presença de pânico nessa população.

Epidemiologia

Acredita-se que até 10% das crianças na pré-escola possam sofrer de ansiedade. Um estudo com 307 crianças de um ambulatório especializado em pré-escolar demonstrou que:

- 2,4% sofriam de ansiedade de separação.
- 2,7%, de ansiedade generalizada.
- 2,2%, de fobia social.
- 2,3%, de fobias específicas.
- 0,6%, de mutismo seletivo.
- 9,4%, de outros transtornos ansiosos.

Em um estudo mais recente, realizado em Pelotas, com crianças de 6 anos, Petresco et al. (2014), utilizando o *Development and Well-Being Assessment* (DAWBA), encontraram 8,8% de crianças com transtornos ansiosos, sendo:

- 3,2% transtorno de ansiedade de separação.
- 0,1% fobia social.
- 0,2% transtorno de ansiedade generalizada.
- 5,4% fobia específica.

Diagnóstico

Para definirmos como transtornos de ansiedade, temos de observar o quanto os sintomas causam sofrimento à criança ou a fazem evitar atividades ou locais associados com ansiedade ou medo. Além disso, o sintoma deve aparecer em duas ou mais atividades diárias, ser incontrolável e estar presente a maior parte do tempo. Deve, ainda, persistir por pelo menos 2 semanas e prejudicar o funcionamento da criança ou da família.

Prejuízos

Os transtornos de ansiedade pré-escolar podem estar associados a comprometimento funcional significativo. Egger et al. (2006) apresentaram um estudo em que foram avaliados 307 pré-escolares. Observou-se uma elevada taxa de prejuízo social com seus pares/irmão/pais e no funcionamento escolar. O transtorno de ansiedade generalizada e o transtorno de ansiedade de separação afetam as relações familiares, enquanto a fobia social resulta em restrição nas atividades.

Transtorno de ansiedade generalizada (TAG)

O transtorno de ansiedade generalizada (TAG) caracteriza-se por preocupação excessiva, comportamento de ansiedade antecipatória e comportamento evitativo. Observam-se, ainda, a presença de sintomas somáticos, preocupação com eventos passados e futuros (ansiedade antecipatória) e grande prejuízo nas interações sociais.

Transtorno de ansiedade de separação

A criança apresenta um medo desproporcional quando separada e/ou diante de uma possível separação de seus pais ou das figuras de proteção. É associada a um prejuízo significativo no funcionamento social, na autonomia e na independência. Os sintomas que merecem atenção são: choros para não ir à escola; preocupação excessiva de perder os pais; e relutância em sair de casa. Há normalmente a presença de sintomas físicos (falta de ar, cefaleias, náuseas e vômitos) no curso da separação, no momento da separação ou precedendo a separação.

Transtorno de ansiedade social (ou fobia social)

Caracteriza-se por medo excessivo de ficar exposto a pessoas que não sejam familiares, grande medo de não agradar o outro. A criança apresenta sintomas de ansiedade (choro, paralisia etc.), com evitação de situações de exposição (ir à frente na sala de aula, falar com a professora, fazer novos amigos no parque etc.), causando prejuízo na adaptabilidade desse indivíduo.

Fobias específicas

São caracterizadas por um medo irracional, excessivo, a um objeto, pessoa ou situações. Ansiedade antecipatória e comportamento evitativo estão presentes.

Há tipos de medos normais encontrados nessa população, por exemplo, entre 2 e 3 anos, medos de insetos e animais de pequeno porte; aos 3 anos, de escuro. A fobia é diferente do medo "normal" que é experimentado diante de uma situação de perigo real e/ou aprendido por meio de processo educacional. Observa-se, ainda, grande prejuízo em áreas de desenvolvimento.

Mutismo seletivo

O mutismo seletivo é definido como um medo excessivo de falar diante de pessoas não familiares. Pode ter início com uma fala por meio da mussitação com os pais e amigos mais próximos, até o não falar por completo com todos. Diferentemente do que ocorre na fobia social, no mutismo seletivo a criança apresenta apenas incômodo de falar, mas utiliza outras formas de linguagem para se comunicar com as pessoas, sem nenhum constrangimento por isso.

Tratamento

O uso de psicofármacos na idade pré-escolar tornou-se um importante foco de atenção ao longo da última década, sobretudo pelo aumento crescente observado nas taxas de prescrições de psicotrópicos para essas crianças. No entanto, pesquisas focadas em intervenções psicofarmacológicas para pré-escolares com transtornos psiquiátricos graves estão atrasadas em relação à prática clínica. Assim, frequentemente médicos e familiares enfrentam o dilema de avaliar riscos e benefícios de intervenções psicofarmacológicas para o tratamento de crianças para as quais a psicoterapia tem se mostrado ineficaz.

Vários fatores influenciam a avaliação e o uso de tratamentos psicofarmacológicos em crianças muito pequenas:

- Rápido desenvolvimento do SNC.
- Absorção, distribuição e metabolismo diferenciados.
- Altas taxas de efeitos adversos.
- Nível de desenvolvimento emocional, cognitivo e da linguagem.
- Importância da relação pais/cuidadores com a criança no desenvolvimento.
- O DSM-5 não ter critérios para crianças muito pequenas.
- Raras medicações aprovadas para uso em menores de 5 anos de idade.
- Poucas evidências sobre o tratamento psicossocial.

Em 2007, a Academia Americana de Psiquiatria da Infância e Adolescência (AACAP) publicou um artigo com recomendações para o uso de psicofármacos em crianças entre 3 e 6 anos de idade. Além das orientações para o tratamento farmacológico, esse artigo também apresentou princípios gerais para avaliação e recomendações para diagnósticos específicos nessa faixa etária. Foi proposto um algoritmo para cada transtorno, com cinco recomendações em comum:

1. Ênfase na importância da avaliação e do diagnóstico correto, incluindo frequentes reavaliações, a cada mudança de plano de tratamento.
2. A 1ª linha de tratamento deve ser a intervenção psicoterapêutica e esta deve ser continuada mesmo quando os medicamentos são indicados posteriormente.
3. Os clínicos devem considerar o nível de evidência científica antes de desenvolver um plano de tratamento.
4. Recomendações para um plano de descontinuação depois de o tratamento ter sido bem-sucedido; reavaliação do diagnóstico, uma vez que sua validade nesse período ainda é limitada; e o desenvolvimento, assim como os efeitos do tratamento, pode modificar a necessidade de medicação.
5. Recomendações para consulta a outros profissionais, quando necessário, ou quando o paciente passou por todos os passos do algoritmo e ainda continua a ter sintomas com prejuízo significativo.

Transtorno de déficit de atenção/hiperatividade

Em virtude do importante aumento no uso de psicoestimulantes nos últimos anos para tratar problemas comportamentais em pré-escolares, um grande estudo sobre TDAH foi realizado nos Estados Unidos, denominado *Preschoolers with Attention-Deficit/Hyperactivity Disorder Treatment Study* (PATS). O objetivo do PATS era verificar a eficácia e a segurança do metilfenidato de curta ação e a eficácia e a tolerabilidade do metilfenidato de longa ação em crianças diagnosticadas com TDAH entre 3 e 5 anos.

Os resultados do PATS demonstraram que o metilfenidato é seguro e eficaz em crianças de 3 a 5 anos e meio de idade. Houve redução do comportamento hiperativo e impulsivo, porém o tamanho do efeito foi menor que o demonstrado no MTA (estudo para avaliar o tratamento de TDAH em crianças na idade escolar). Um dado interessante nesse estudo foi que crianças com TDAH e três ou mais comorbidades não obtiveram melhora com o uso do metilfenidato, assim como no MTA.

Além do tratamento farmacológico, a orientação aos pais (e cuidadores) é essencial. A abordagem comportamental é a mais utilizada, com técnicas diretas de treinamento para os pais. Todos os modelos de treinamento de pais compartilham princípios comportamentais semelhantes, ensinando os pais de maneira consistente a:

1. Implementar reforço positivo para promover comportamentos positivos.
2. Ignorar comportamentos provocativos.
3. Responder de maneira clara, consistente e segura a comportamentos inaceitáveis.

Transtornos do humor

O tratamento da depressão na pré-escola é um campo ainda pouco explorado. Um dos principais motivos é a ausência de uma intervenção comprovadamente eficaz para a depressão em crianças mais velhas, que poderia ser usada como um modelo para um projeto de estudo em crianças pré-escolares.

A recomendação para esse caso, segundo as diretrizes da Academia Americana de Psiquiatria da Criança e do Adolescente, é o tratamento psicoterápico por 3 a 6 meses com foco no reforço da relação entre os pais e a criança e na habilidade para regular as emoções. Se os sintomas e o comprometimento persistirem, a medicação pode ser considerada, desde que a psicoterapia não seja interrompida. A medicação de 1ª linha recomendada é a fluoxetina.

A maior parte da literatura disponível sobre tratamento em transtorno do humor bipolar é composta por relatos de caso e estudos retrospectivos. Um estudo com olanzapina e risperidona realizado em uma amostra de crianças pré-escolares demonstrou que os dois medicamentos reduziram rapidamente os sintomas de mania. Relatos de casos sobre o uso de valproato, lítio, topiramato e carbamazepina também têm descrito redução dos sintomas de mania pré-escolar. Esses estudos apresentam resultados promissores para o uso de antipsicóticos atípicos e estabilizadores de humor para crianças no período pré-escolar; no entanto, a decisão do uso de medicação deve ser feita com cuidado em decorrência do pequeno tamanho das amostras e da necessidade de estudos controlados.

Transtornos ansiosos

Apesar da alta prevalência de transtornos ansiosos na população pré-escolar, poucos são os dados sobre tratamentos psicofarmacológicos e/ou psicoterápicos. Assim como em escolares, a psicoterapia deve ser o tratamento de 1ª linha para os distúrbios de ansiedade na pré-escola. A terapia cognitivo-comportamental (TCC) enfrenta um importante desafio: adaptar a linguagem para o grau de desenvolvimento da criança. Quando a terapia cognitivo-comportamental é modificada de acordo com os níveis de desenvolvimento das crianças pequenas, crianças de até 4 anos podem aprender as habilidades necessárias, incluindo estratégias de relaxamento, nomeando seus sentimentos e aprendendo a avaliar a intensidade dos sentimentos.

Os inibidores seletivos da recaptação de serotonina (ISRS) podem ser considerados no tratamento do transtorno de ansiedade generalizada (TAG), no transtorno de ansiedade de separação (TAS), no mutismo seletivo (MS) e nos casos de fobia específica, desde que não haja resposta ao tratamento inicial com a TCC. Nesses casos, os estudos com crianças mais velhas sugerem o uso de fluoxetina, sertralina e fluvoxamina.

Referências bibliográficas

1. AACAP Task Force on Research Diagnostic Criteria: Infancy Preschool Age, 2003.
2. Angold A; Egger H; Erkanli A et al. (unpublished). Prevalence and comorbidity of psychiatric disorders in preschoolers attending a large pediatric service. Submitted.
3. Angold A; Egger HL. Psychiatric diagnosis in preschool children. In: DelCarmen-Wiggins R & Carter A (eds.). Handbook of Infant; Toddler; and Preschool Mental Health Assessment. New York: Oxford University Press, 2004. p. 123-39.
4. Biederman J; Faraone SV; Wozniak J et al. Clinical correlates of bipolar disorder in a large; referred sample of children and adolescents. J Psychiatr Res 2005; 39: 611-22.
5. Egger HL; Angold A. Common emotional and behavioral disorders in preschool children: presentation; nosology; and epidemiology. J Child Psychol Psychiatry 2006; 47(3-4): 313-37.
6. Egger HL; Angold A. The Preschool Age Psychiatric Assessment (PAPA): A structured parent interview for diagnosing psychiatric disorders in preschool children. In: DelCarmen-Wiggins R & Carter A (eds.). Handbook of Infant; Toddler; and Preschool Mental Assessment. New York: Oxford University Press, 2004. p. 223-43.
7. Egger HL; Erkanli A; Keeler G et al. The test-retest reliability of the preschool age psychiatric assessment. J Am Acad Child Adolesc Psych 2006; 45(5):538-49.
8. Fanton J; Gleason M. Psychopharmacology and preschoolers: a critical review of current conditions. Child Adolesc Psychiatric Clin N Am 2009; 18: 753-71.
9. Gadow KD; Sprafkin J; Nolan EE. DSM-IV symptoms in community and clinic preschool children. J Am Acad Child Adolesc Psychiatry 2001; 40:1383-92.
10. Ghuman JK; Riddle MA; Vitiello B et al. Comorbidity moderates response to methylphenidate in the Preschoolers with Attention-Deficit/Hyperactivity Disorder Treatment Study (PATS). J Child Adolesc Psychopharmacol 2007; 17(5): 563-79.
11. Gleason MM; Egger HL; Emslie GJ et al. Psychopharmacological treatment for very young children: contexts and guidelines. J Am Acad Child Adolesc Psychiatr 2007; 46(12): 1532-72.
12. Gleason MM; Froehlich WO. Preschoolers and psychopharmacological interventions. Child Adolesc Psychopharm News 2008; 13(2): 1-5.
13. Insel TR; Fenton WS. Psychiatric epidemiology: It's not just about counting anymore. Archives of General Psychiatry 2005; 62: 590-92.
14. Kashani JH; Carlson GA. Major depressive disorder in a preschooler. J Am Acad Child Psych 1985; 24: 490-94.
15. Lahey B; Pelham W; Loney J et al. Three-year predictive validity of DSM-IV attention-deficit/hyperactivity disorder in children diagnosed at 4-6 years of age; Am J Psychiatry 2004; 161: 2014-20.
16. Lahey BB; Pelham WE; Stein MA et al. Validity of DSMIV attention-deficit/hyperactivity disorder for younger children. J Am Acad Child Adolesc Psych 1998; 37: 695-702.
17. Lesse S. Masked depression. Curr Psychiatr Ther 1983; 22: 81-7.
18. Luby J et al. Preschool depression: The importance of identification of depression early in development. Current Directions in Psychological Science 2010, 19(2): 91.
19. Luby J; Belden A. Validating and defining bipolar disorder in the preschool period. Development and Psychopathology 2006; 18(4): 971.
20. Luby J (ed.). Handbook of Preschool Mental Health: Development Disorders and Treatment. New York: Guilford Press, 2006.
21. Luby J (ed.). Handbook of Preschool Mental Health: Development Disorders and Treatment. New York: Guilford Press, 2017.
22. Luby J; Tandon M. Assessing the preschool-age child. In: Dulcan MK ed. Textbook of Child and Adolescent Psychiatry. Washington: American Psychiatric Publishing; Inc., 2010:27-46.
23. Luby JL; Belden AC; Pautsch J et al. The clinical significance of preschool depression: Impairment in functioning and clinical markers of the disorder. J Affect Disord 2008.
24. Luby JL; Mrakotsky C; Heffelfinger A et al. Characteristics of depressed preschoolers with and without anhedonia: evidence for a melancholic depressive subtype in young children. Am J Psychiatr 2004a; 161: 1998-2004.

25. Luby JL; Si X; Belden AC et al. Preschool depression: homotypic continuity and course over 24 months. Archives of General Psychiatry 2009; 66(8): 897-905.
26. Luby JL; Tandon M; Belden A. Preschool bipolar disorder. Child and Adolescent Psychiatr Clin North Am 2009b; 18: 391-403.
27. Luby JL. Early childhood depression. Am J Psychiat 2009; 166: 974-79.
28. Luby JL. Preschool depression. Child Adolesc Psychiatr Clin N Am 2006; 15(4):899-917.
29. Luby JL. Psychopharmacology of psychiatric disorders in the preschool period; J Child Adolesc Psychopharmacol 2007; 17(2): 149-52.
30. Luby JL; Belden A; Sullivan J et al. Shame and guilt in preschool depression: evidence for elevations in self-conscious emotions in depression as early as age 3. J Child Psychol Psychiatry. 2009; 50: 1156-66.
31. Maia AP; Boarati MA; Kleinman A et al. Preschool bipolar disorder: Brazilian children case reports. J Affect Disord 2007; 104(1-3): 237-43.
32. Middleton M; Kelley A; Gleason MM. Clinical assessment of young children. Child Adolesc Psychiatric Clin N Am 2017; 26(3): 441-54.
33. Petresco S; Anselmi L; Santos et al. Prevalence and comorbidity of psychiatric disorders among 6-year-old children: 2004 Pelotas Birth Cohort. Social Psychiatry and Psychiatric Epidemiology, 2014.
34. Posner K; Melvin GA; Murray DW et al. Clinical presentation of attention-deficit/hyperactivity disorder in preschool children: the Preschoolers with Attention-Deficit/Hyperactivity Disorder Treatment Study (PATS). J Child Adolesc Psychopharmacol 2007 nov; 17(5): 547-62.
35. Riddle MA. New fundings from preschools with attention-deficit/hyperactivity disorder in preschool children: the Preschoolers with Attention-Deficit/Hyperactivity Disorder Treatment Study (PATS). J Child Adolesc Psychopharm 2007; 17(5): 543-46.
36. Scheeringa MS; Salloum A; Arnberger RA et al. Feasibility and effectiveness of cognitive-behavioral therapy for posttraumatic stress disorder in preschool children: two case reports. J Trauma Stress 2007, 20(4): 631-36.
37. Spitz R. Anaclitic depression: An inquiry into the genesis of psychiatric conditions in early childhood. Psychoanalytic Study of the Child 1946; 1: 47-53.
38. Tandon M; Pergjika A. Attention deficit hyperactivity disorder in preschool-age children. Child Adolesc Psychiatric Clin N Am 2017; 26(3): 523-38.
39. Vitiello B; Abikoff HB; Chuang SZ et al. Effectiveness of methylphenidate in the 10-month continuation phase of the Preschoolers with attention-deficit/hyperactivity disorders treatment study (PATS). J Child Adolesc Psychopharmacol 2007; 17: 593.
40. Whalen DJ; Luby JL; Tilman R et al. Latent class profiles of depressive symptoms from early to middle childhood: predictors; outcomes; and gender effects. J Child Psychol Psychiatry. 2016; 57: 794-804.
41. Whalen DJ; Whalen; Sylvester CM; Luby JL. Depression and anxiety in preschoolers. A review of the past 7 years. Child Adolesc Psychiatric Clin N Am 2017; 26(3): 503-22.
42. Whalen DJ; Gilbert KE; Barch DM et al. Variation in common preschool sleep problems as an early predictor for depression and anxiety symptom severity across time. J Child Psychol Psychiatry. 2017; 58: 151-59.
43. Wilens TE; Biederman J; Brown S et al. Patterns of psychopathology and dysfunction in clinically referred preschoolers. J Dev Behav Pediatr 2002; 23: S31-S36.
44. Willoughby MT; Curran PJ; Costello EJ et al. Implications of early versus late onset of attention-deficit/hyperactivity disorder symptoms. J Am Acad Child Adolesc Psych 2000; 39: 1512-19.
45. Zito JM; Daniel JS; dos Reis S et al. Trends in the prescribing of psychotropic medications to preschoolers. J Am Med Assoc 2000; 283: 1025-30.

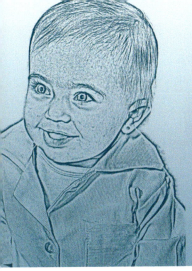

Capítulo 54

Psicopatologia do Escolar

Patrícia Gouveia Ferraz

Introdução

A compreensão da psicopatologia na infância pressupõe o entendimento do sujeito, de suas características biológicas inatas de crescimento e desenvolvimento e de sua relação com o ambiente que o cerca e o mantém, e todas as influências temporais, culturais e ecológicas. Entre as teorias psicopatológicas, encontramos vários modelos com base na compreensão do adulto, que, por muitas vezes, não se aplicam ao funcionamento psíquico durante a infância.

O processo de desenvolvimento possibilita a passagem de um ser francamente dependente e heterônomo para um ser autônomo e independente, que se constitui, de modo gradual, a partir de suas próprias potencialidades e características, bem como das influências ambientais às se encontra submetido.

Neste capítulo, apresentaremos um panorama desse funcionamento psíquico durante o período denominado escolar. Vale mencionar que todas as especialidades médicas de atenção à criança têm como base a compreensão do indivíduo de acordo com sua faixa etária, sabendo-se que diferenças de anos, meses e até semanas são extremamente significativas para as considerações diagnósticas e terapêuticas.

Características da fase escolar

A fase escolar se refere ao período que se estende do 6º ao 10º ano de vida, quando a criança apresenta maturidade neurológica, psicológica e social para aquisição de conhecimento acadêmico. Do ponto de vista biológico, aos 6 anos de vida a criança já goza de uma compleição física que proporciona deambulação autônoma; de um desenvolvimento sensório-motor que lhe permite a exploração do ambiente circunjacente; de controle esfincteriano, de linguagem, da fala e de comunicação que lhe garante autonomia e capacidade de interação.

Psicologicamente, já adquire a possibilidade de estabelecer hipóteses sobre dados empíricos, já consegue avaliar a si mesma e à realidade, estabelecendo de maneira concreta a noção do tempo. Piaget denomina esse período de "fase das operações concretas", pois é quando a criança consegue construir esquemas internos complexos e adquire as noções de reversibilidade, adição, subtração, divisão, seriação e conservação. Ela compreende a regra que, se somar, faz aumentar algo, e se subtrair, faz diminuir. Começa a compreender quais objetos pertencem a uma mesma categoria, e quais categorias têm uma relação lógica. Para Piaget, a mais importante dessas operações é a reversibilidade (ou reciprocidade), por meio da qual a criança começa a entender que tanto as ações físicas como as operações mentais podem ser revertidas. Por exemplo, o cilindro de massinha pode virar uma esfera e depois ser revertido à forma inicial (ação física); se A é maior que B, B é menor do que A (operação mental).

Essas operações, somadas à de generalização, permitem ao sujeito trabalhar com uma lógica indutiva. Se ela somar um brinquedo a um conjunto de brinquedos, terá mais brinquedos. Generalizando esse princípio, percebe que sempre que somar um objeto a um conjunto de objetos, terá mais objetos. Assim, aprende a aplicar estratégias gerais para resolver problemas ou lembrar algo, diferentemente de crianças mais novas.

Prosseguindo na evolução psicológica, o nível de moralidade passa por um estágio no qual aparecem maiores expectativas interpessoais, havendo preocupação em desempenhar um bom papel, preocupação com os sentimentos do outro, lealdade a parceiros e motivação a seguir normas do grupo. Os jogos passam a ter regras e o grafismo se torna realista, copiando a realidade objetiva.

Com a presença dessas características desenvolvidas nos planos biológico, psicológico e social, a criança já está pronta para imersão no universo acadêmico, que, nas sociedades ocidentais, é representado pela escola. A escola pode ser definida genericamente como lugar do saber e do conhecer. Uma escola ou colégio é qualquer estabelecimento ou instituição de educação. Educação engloba os processos de ensinar e aprender. É um fenômeno observado em qualquer sociedade e nos grupos constitutivos destas, responsável pela sua manutenção e perpetuação a partir da transposição, às gerações que se seguem, dos modos culturais de ser, estar e agir necessários à convivência e ao ajustamento de um membro no seu grupo ou sociedade. A ideia da escola surgiu da filosofia dos gregos antigos, que se reuniam em praças públicas para praticar filosofia.

Na sociedade contemporânea, guardadas as peculiaridades sociais, econômicas e culturais, a escola é o ambiente de inserção da criança no mundo fora do seio familiar. No ambiente escolar são formados grupos semelhantes entre si, por faixa etária, por nível de conhecimento e também por outras especificidades. Mesmo que já esteja frequentando desde os primeiros anos de vida creches ou outras instituições de cuidado, a transição para a escola marca significativamente a vida da criança. Nesse contexto, há maior suscetibilidade ao desencadeamento de alterações psicopatológicas e uma forte tendência à exacerbação de alterações que já vinham se desenvolvendo.

Entretanto, além do ambiente escolar, diversos outros elementos que formam o ambiente social imediato e o tecido social local podem também ser geradores de transtornos e desajustes nessa faixa etária (Figura 54.1).

Avanços tecnológicos, desastres naturais, acesso fácil e imediato à informação e mudança do padrão de frequência na escola (presencial e virtual) são fatores que, na sociedade contemporânea, interferem, moldam e deflagram alterações psicopatológicas durante o desenvolvimento e sempre devem ser ponderados durante a avaliação clínica da criança escolar.

Psicopatologia evolutiva

Neste capítulo, consideramos que Psicopatologia é o estudo da unidade corpo-mente em desenvolvimento e suas infinitas variedades e alterações desde o nascimento até a idade adulta. Tem por objetivo a descrição dos fenômenos psíquicos anormais, exatamente como se apresentam à experiência imediata.

Raciocinar em uma dicotomia normal/patológico pode ser uma forma de compreender um desajuste psicoafetivo ou condutas de uma criança. Entretanto, a avaliação do risco de morbidade e do potencial patógeno de determinada organização psicopatológica deve ser sempre mais importante. Esta deve levar em conta vários eixos de referência e reportar-se a diversos modelos conceituais, divididos em cinco grandes grupos: o semiológico-descritivo; o analítico-dinâmico; o ontogenético; o ambiental; e o lesional. Cada um tem seu enfoque específico e todos são incompletos, por isso, complementares. Por isso, diante de uma criança em sua singularidade, o psiquiatra deve utilizar preferencialmente o modelo ou os modelos que lhe pareçam mais pertinentes para sua compreensão (Figura 54.2).

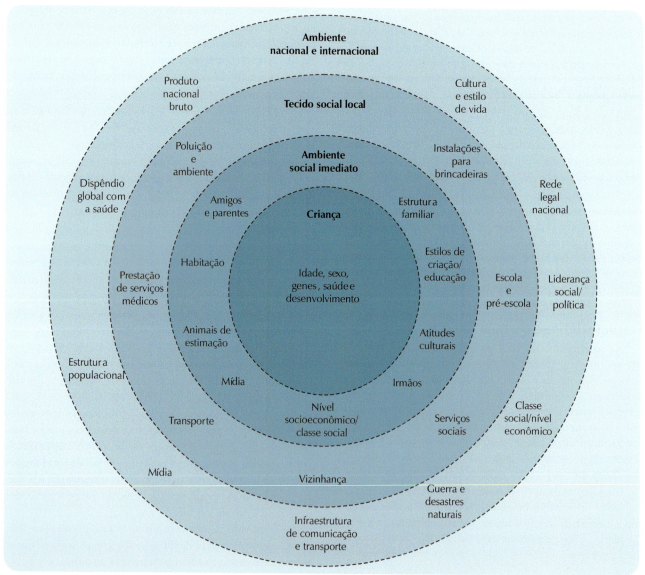

FIGURA 54.1 – Esquema de camadas socioambientais que envolvem o universo da criança.
Fonte: Adaptada de http://pt.wikipedia.org/wiki/Escola.

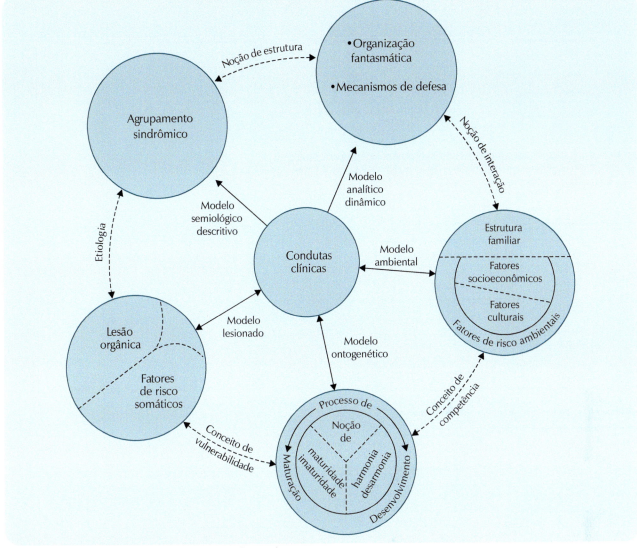

FIGURA 54.2 – Modelos de compreensão psicopatológica da criança.
Fonte: Adaptada de Marcelli, 2010.

Quadros clínicos prevalentes

Na prática, constatamos que, muitas vezes, os quadros clínicos são apenas exacerbações de características normais de determinada idade. Por exemplo, não raro, observamos crianças de 6 anos repetindo excessivamente rituais, brincadeiras, jogos, desenhos e músicas. O agravamento de alguns rituais pode causar comportamentos desajustados, necessitando de intervenção.

Em outros casos, o desajuste apresenta características incomuns ao esperado para a faixa etária. Por exemplo, uma criança de 8 anos que tende ao isolamento e ao embotamento afetivo e apresenta pensamento, desenhos e discurso bizarros.

Esta fase do desenvolvimento também é um momento no qual quadros nosográficos categoriais são identificados pela primeira vez. A seguir, são descritos quadros clínicos com base na classificação da 4ª edição do *Manual diagnóstico e estatístico de transtornos mentais* (DSM-IV-TR), evidenciados no período escolar (Figuras 54.3 a 54.7), seja por manifestações precoces que interferem no desenvolvimento até esta fase, sejam por sintomas deflagrados no momento em que a criança é inserida no novo ambiente, que é a escola. A descrição pormenorizada de cada alteração ou transtorno e os detalhes de seus diagnósticos e tratamentos serão abordados nos capítulos específicos deste Tratado.

O DSM-IV-TR classifica como diagnósticos identificados pela primeira vez na infância aqueles presentes nos grupos de 1 a 4 (Figuras 54.3 a 54.6). Os quadros clínicos do grupo 5 (Figura 54.7) são aqueles cujos sintomas se assemelham às definições classificatórias do adulto.

O DSM-5 (APA, 2014) apresenta um capítulo de transtornos do neurodesenvolvimento. Estes se constituem como um grupo de condições com início no período do desenvolvimento que perduram a vida toda, e não se faz uma distinção entre as várias fases do desenvolvimento.

Esta classificação propõe que este grupo de transtornos se manifesta cedo no desenvolvimento, em geral antes de a criança ingressar na escola, sendo caracterizados por déficits no desenvolvimento que acarretam prejuízos no funcionamento pessoal, social, acadêmico ou profissional.

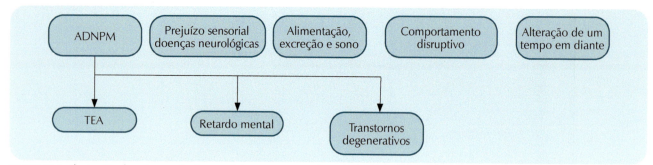

FIGURA 54.3 – Ilustração dos atrasos do desenvolvimento neuropsicomotor.
ADNPM: Atraso no desenvolvimento neuropsicomotor; TEA: transtorno do espectro autista.
Fonte: Adaptada de Marcelli, 1998.

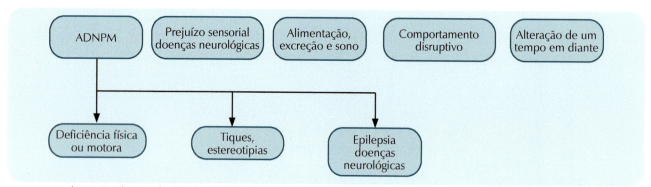

FIGURA 54.4 – Ilustração das condições de prejuízo sensorial e doenças neurológicas.
ADNPM: Atraso no desenvolvimento neuropsicomotor.
Fonte: Adaptada de Marcelli, 1998.

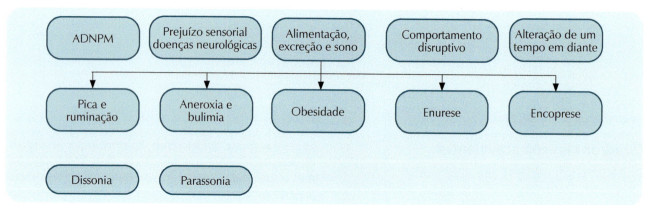

FIGURA 54.5 – Ilustração das alterações em alimentação, eliminações e sono.
ADNPM: Atraso no desenvolvimento neuropsicomotor.
Fonte: Adaptada de Marcelli, 1998.

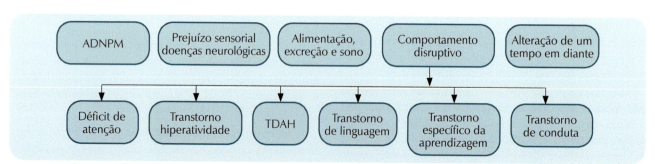

FIGURA 54.6 – Ilustração dos comportamentos disruptivos.
ADNPM: Atraso no desenvolvimento neuropsicomotor; TDAH: transtorno de déficit de atenção e hiperatividade.
Fonte: Adaptada de Marcelli, 1998.

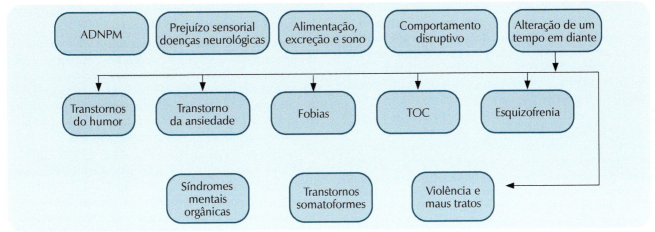

FIGURA 54.7 – Ilustração das alterações de um tempo em diante.
ADNPM: Atraso no desenvolvimento neuropsicomotor; TOC: transtorno obsessivo-compulsivo.
Fonte: Adaptada de Marcelli, 1998.

Os déficits de desenvolvimento variam desde limitações muito específicas na aprendizagem ou no controle de funções executivas até prejuízos globais em habilidades sociais ou inteligência. É frequente a ocorrência de mais de um transtorno do neurodesenvolvimento; por exemplo, indivíduos com transtorno do espectro autista frequentemente apresentam deficiência intelectual (transtorno do desenvolvimento intelectual), e muitas crianças com transtorno de déficit de atenção/hiperatividade (TDAH) apresentam também um transtorno específico da aprendizagem.

No caso de alguns transtornos, a apresentação clínica inclui sintomas tanto de excesso como de déficits e atrasos em atingir os marcos esperados. Por exemplo, o transtorno do espectro autista somente é diagnosticado quando os déficits característicos de comunicação social são acompanhados por comportamentos excessivamente repetitivos, interesses restritos e insistência nas mesmas coisas.

O manual da Associação Americana de Psiquiatria, 2014, apresenta, nos capítulos referentes a estas manifestações no adulto, os quadros psicopatológicos que "aparecem" ao longo da vida. Aqui, propomos um modelo mais didático e próximo da prática clínica, no qual os transtornos mentais/psiquiátricos na infância são "agrupados" e relacionados sob a forma de fluxograma, com base nas áreas e marcos do desenvolvimento humano, conforme Figuras 54.3 a 54.7.

Em um exercício analógico, poderíamos comparar o desenvolvimento infantil como o percurso trilhado por um trem. Nos casos de crianças que pertencem ao grupo 1, o trem, ao partir, já o faz fora do trilho, e o distanciamento do caminho habitual se dá na medida da gravidade do seu prejuízo.

No extremo oposto, no grupo 5, encontramos as classificações que remetem às doenças mentais presentes nos adultos. Nesse caso, o trem desenvolve um percurso no trilho, mas para de funcionar antes de completar a viagem.

Nos grupos 2, 3 e 4, o trem viaja no seu trilho, mas durante o trajeto há desvios e distorções na rota.

Grupo 1 – atraso no desenvolvimento neuropsicomotor

Transtornos globais do desenvolvimento, transtornos do espectro autista

Neste grupo, estão as entidades do espectro autístico, como o autismo de Kanner, o autismo atípico, a síndrome de Asperger e outros quadros com sintomatologia semelhante. Essas crianças, na fase escolar, apresentam notável dificuldade de interação com pares, de comunicação, de linguagem, e o processo acadêmico é um grande desafio, tanto para a própria criança como para as entidades escolares, terapêuticas e familiares. O tratamento dos "sintomas-alvo", nessa faixa etária, seguirá critérios específicos.

Deficiência intelectual

Assim como o autismo, é uma condição que se manifesta precocemente no desenvolvimento, caracterizada por significativo atraso nas aquisições intelectuais, cujo prejuízo na fase escolar estará relacionado ao grau da deficiência, à sua etiologia e a comorbidades. O tratamento deve privilegiar reabilitação e reinserção socioeducativa.

Transtornos degenerativos

Referem-se a um grupo heterogêneo de condições neuropsiquiátricas caracterizadas pela perda de aquisições do desenvolvimento neuropsicomotor. Mais detalhes em outra seção deste Tratado.

Grupo 2 – prejuízo sensorial e doenças neurológicas

Este grupo contempla as condições de significativo prejuízo nas vias sensório-motoras e no sistema nervoso central (SNC).

Estão incluídas surdez, cegueira e deficiência física, que, na criança dessa faixa etária, causarão um grande impacto no processo de desenvolvimento escolar, uma vez que visão e audição são pré-requisitos elementares para a aquisição de linguagem falada e escrita, e a necessidade de métodos alternativos de linguagem é condição básica para o desenvolvimento adaptativo dessas crianças.

Sujeitos dentro dessa condição que não recebem o devido apoio de reabilitação são mais suscetíveis ao desenvolvimento de sintomas psicoafetivos e de condutas desajustadas. A compreensão psicopatológica dessas pessoas deve levar em consideração as peculiaridades da linguagem adquirida, tanto no caso dos cegos como no dos surdos. Para exemplificar, crianças surdas têm dificuldade para compreender conceitos abstratos, normas e valores, uma vez que a linguagem de sinais não contempla todos os símbolos necessários para a construção do sentido abstrato.

Tiques e estereotipias são manifestações de alterações primárias no SNC, que podem se exacerbar na fase escolar, deflagradas, por exemplo, diante de um processo adaptativo emocional. São condições que comprometem o ajustamento da criança, que precisamente nessa fase depende da aceitação do grupo para imersão no universo relacional com os pares.

Restam as condições que acometem o SNC, que são claramente abordadas sob a ótica do modelo lesional de compreensão psicopatológica. É possível constatar alteração morfofuncional do sistema nervoso central e periférico, tanto nas doenças inatas como nas adquiridas (epilepsia, miopatias, malformações). Assume-se, então, que as manifestações comportamentais e psicoafetivas são decorrência das alterações morfofuncionais. Como exemplo, temos o perfil viscoso e impulsivo de algumas crianças epilépticas.

Grupo 3 – alterações na alimentação, eliminações e sono

Alimentação

Os transtornos da alimentação estão classificados no DSM-IV-TR como característicos da primeira infância, porém hiporexia, anorexia, obesidade e ingestão persistente de substâncias não nutrientes (pica) podem aparecer na fase escolar como manifestação de conflitos intrapsíquicos/emocionais de origem endógena ou exógena à criança. É importante salientar que os transtornos alimentares na fase escolar podem estar relacionados a maus hábitos ambientais, erros alimentares ou privação de rotinas adequadas. Como já dito antes, os sintomas da alimentação podem ser simplesmente a exacerbação do desajuste da rotina da criança, mas devem ser avaliados e tratados de forma adequada.

Anorexia na fase escolar tem características psicodinâmicas diferentes da anorexia nervosa no adolescente/adulto jovem. A preocupação com a estética ou com a aparência física não é o foco central do distúrbio nessa fase. Fatores de privação emocional, rejeição velada, entre outros, são preponderantes no psiquismo da criança escolar que apresenta essa manifestação.

Eliminações

Tanto enurese como encoprese aqui consideradas não são de origem fisiológica, ou seja, a criança deve apresentar capacidade adquirida de controle de esfíncteres e bom funcionamento das vias geniturinárias e, mesmo assim, não conseguir reter urina e fezes durante o dia e/ou à noite.

A enurese pode estar relacionada a atraso no desenvolvimento neuropsicomotor, é considerada primária, pois o indivíduo jamais estabeleceu um controle adequado, ou secundária, que acontece de um determinado tempo em diante após os 5 anos de vida. Esta última pode estar relacionada a condições que variam de pequenos desajustes psicoemocionais até intenso sofrimento psíquico (p. ex., depressão reativa).

Encoprese é a eliminação involuntária de fezes, após o controle do esfíncter. Essa condição pode aparecer na faixa escolar por uma causa ambiental (privação global, abuso de violência) ou por uma condição individual (alterações emocionais psicodinâmicas). A enurese e a encoprese devem ser avaliadas por pediatra e psiquiatra. O tratamento prevê o uso de medicações controladas e estratégias de psicoterapia.

Sono

Os transtornos primários do sono são aqueles cujas causas não estão relacionadas a uma condição médica ou a um transtorno mental. São causados por anomalias endógenas nos mecanismos de regulação do sono e da vigília. São divididos em dissonias, que são anormalidades na quantidade, qualidade e tempo de sono; e em parassonias, que são eventos comportamentais anormais em associação ao sono.

Estão entre as dissonias: insônia primária; hipersonia primária; narcolepsia; transtornos da respiração no sono; e transtornos do ritmo circadiano (padrão sono-vigília).

As parassonias incluem pesadelos, terror noturno e sonambulismo. Os transtornos do sono devem ser investigados na fase escolar, pois estão relacionados com dificuldade de aprendizagem, interrupção do crescimento, quadros de hiperatividade, além da perturbação causada no ambiente familiar, na vigência de uma criança que sofra esses transtornos. Cabe ao psiquiatra clínico proceder a uma investigação específica e, se necessário, encaminhar ao especialista para o tratamento adequado.

Grupo 4 – comportamento disruptivo

Pertencem ao grupo dos transtornos disruptivos (ou diruptivos – DSM-IV-TR) os quadros de déficit de atenção, de hiperatividade, transtorno de déficit de atenção e hiperatividade (TDAH), de aprendizagem, de linguagem e de conduta. Recebem essa denominação porque promovem, principalmente na fase escolar, uma ruptura no *continuum* do desenvolvimento normal, na medida em que a criança apresenta comportamentos inadequados e inadaptados, que não correspondem às demandas dessa fase da vida. Há prejuízo na interação com pares, relacionamento interpessoal e desempenho acadêmico, gerando intenso sofrimento para a própria criança, a família, a escola e a sociedade.

A descrição minuciosa desses quadros apresenta-se nos capítulos específicos deste Tratado.

Grupo 5 – alteração de um tempo em diante

As entidades nosográficas nesse grupo se assemelham às descrições feitas para o adulto, dentro do modelo psicopatológico semiológico-descritivo.

Transtornos do humor

De acordo com Ceron-Litvoc, o humor se caracteriza como uma linha-base do psiquismo. Apresenta uma reatividade parcialmente independente dos estímulos externos e internos, funcionando como o filtro pelo qual as experiências passam antes de tocar o psiquismo (p. ex., uma notícia boa só o será se o humor permitir). A criança é dotada dessa função desde tenra idade. Há estudos que apontam indícios de alterações de humor em bebês, filhos de mães deprimidas.

Na criança escolar, o humor está diretamente relacionado a suas características individuais, influenciado pelo entorno e associado a suas funções cognitivas. As doenças do humor na infância têm características clínicas peculiares. A criança escolar apresenta-se em uma variação de sintomas de irritabilidade, inquietação, tristeza, retraimento, choro imotivado, e este sofrimento, quando muito intenso, é rapidamente percebido na escola sob a forma de desatenção e baixo desempenho.

A alteração periódica do humor (transtorno afetivo bipolar), nessa faixa etária, manifesta-se pela ciclagem rápida, por comportamentos bizarros, autodestrutivos, mas a percepção distorcida da realidade nos episódios maníacos só aparece da adolescência em diante.

Mais uma vez, faz-se necessário enfatizar a distinção entre a exacerbação de funções psíquicas características da idade e quadros nosográficos estabelecidos, lembrando que em ambas as condições devemos proceder com intervenções adequadas.

Transtornos da ansiedade

Nesses transtornos estão a ansiedade generalizada, ansiedade de separação, transtorno episódico da ansiedade, transtorno de estresse pós-traumático, estresse agudo, entre outros. O que cabe aqui ressaltar é que a ansiedade é um sintoma vivenciado em muitas fases do desenvolvimento e que, na fase escolar, é visto como um conjunto de respostas somatopsíquicas a estímulos endógenos e exógenos.

A criança ansiosa pode referir dor somática, cefaleia, náuseas e sintomas de pânico que, diferentemente da síndrome do pânico, não são acompanhados da sensação iminente de morte.

Como já visto anteriormente, nessa faixa etária, a compreensão de signos e de sentidos abstratos ainda está em construção, e a vivência subjetiva de mal-estar causado durante o estado de ansiedade não é relatada pelas crianças. Estas buscam explicações concretas para seu desconforto. A ansiedade em grau elevado, persistente e duradoura pode gerar desequilíbrio em funções biológicas (sono, alimentação e eliminações).

Fobias

Por definição, fobia significa medo excessivo e irracional de um objeto, pessoa ou situação, que cursa com manifestações de ansiedade e comportamentos de evitação. No caso da fobia, não se observa nenhuma relação com experiência ou vivência anterior, diferentemente do medo "normal", que é vivido em uma situação de perigo real ou é aprendido.

As fobias têm início precoce e podem desaparecer espontaneamente à medida que a criança cresce. Na fase escolar, medos excessivos podem ser uma forma concreta de a criança reagir ou manifestar algum mal-estar afetivo-emocional.

Durante a investigação clínica, focar na descrição do objeto do medo ou da sensação vivida durante o episódio de medo pode ser extremamente inútil para a compreensão dos eventos psicopatológicos da criança. O foco da avaliação deve ser seu universo intrapsíquico em relação a interesses, inseguranças, traumas e também os ambientes de convívio, pois pode residir aí a causa do sofrimento manifestado por meio do quadro fóbico.

Transtorno obsessivo-compulsivo (TOC)

Na fase escolar, o TOC é mal caracterizado porque, entre outros fatores, nessa época a criança normalmente tende a ritualizar de forma obsessiva, a ter dificuldade para mudança e a apresentar certa rigidez emocional.

O TOC apresenta-se como um agravamento desses comportamentos vivenciados naturalmente, acompanhados de intensa ansiedade e, algumas vezes, de produção alucinatória e alterações biológicas (sono, alimentação e eliminações).

Esquizofrenia

Este grupo seria mais bem denominado de "transtornos psicóticos da fase escolar", uma vez que o termo "esquizofrenia" se aplica a uma entidade nosográfica descrita no adulto e comporta apresentações heterogêneas. Há relatos de esquizofrenia infantil, também denominada "demência precocíssima", que, de acordo com os modelos psicopatológicos atuais, se aplica a algumas crianças com perfil sintomatológico muito específico.

Os quadros psicóticos, nessa faixa etária, se caracterizam primariamente por alterações de pensamento, embotamento afetivo, discurso desconexo e/ou bizarro, cujo conteúdo não é compatível com o universo vivencial da criança, isolamento, solilóquios, alterações do sono, pobre relacionamento interpessoal com pares e, muitas vezes, ideação de morte. Esses sintomas podem ser acompanhados de alucinações visuais, cenestésicas e auditivas, que, com frequência, não são devidamente valorizadas por serem consideradas relatos fantasiosos normais da infância.

Observa-se, nesses quadros, uma incompletude ou ausência das operações mentais esperadas para essa faixa etária. Mesmo tratadas, essas crianças podem apresentar, como sequelas cognitivas, dificuldades relacionadas com abstração, generalização e com a integração de regras, moral e valores que perdurarão ao longo de seu ciclo vital.

Síndromes mentais orgânicas

Assim como os quadros psicóticos, as síndromes mentais orgânicas têm manifestações, muitas vezes, não notadas pelos médicos generalistas. Muitos quadros de agitação, inquietação, sonolência e até mesmo alucinações, na vigência de quadros orgânicos, são pouco valorizados e, às vezes, não tratados, causando significativo prejuízo à vida psíquica da criança.

Consideramos síndrome mental orgânica toda manifestação psíquica cuja causa é evidentemente física, como quadros infecciosos, febre, doenças crônicas, intoxicação aguda, entre outros. Vale enfatizar a necessidade da avaliação completa da criança com alterações comportamentais e/ou psíquicas, ressaltando a importância da avaliação clínica pediátrica e neurológica.

Transtornos somatoformes

A caracterização conceitual desses transtornos é a manifestação no corpo (soma) de conflitos e sofrimentos de ordem psíquica e emocional. Trata-se de uma condição largamente estudada, sobretudo pelos psicólogos, mas interessa ao clínico, uma vez que o tratamento de sintomas psíquicos pode aliviar grandemente o mal-estar físico.

Sob o ponto de vista do desenvolvimento, a somatização é uma experiência natural, já que, no bebê, o corpo ocupa um lugar privilegiado no vasto campo das interações com o entorno. As diversas funções fisiológicas servem de base para comunicação com o exterior. Na fase escolar, a exteriorização do mundo psíquico por intermédio do corpo pode ser uma forma saudável de expressão, desde que não haja um prejuízo inadaptativo.

Violência e maus-tratos

Essas condições são responsáveis por sofrimento psíquico e desajustamento na fase escolar que podem perdurar por toda a vida. Nelas, a criança se torna uma vítima do ambiente, que, em vez de cuidar dela, estimulá-la e protegê-la, põe em risco sua segurança, vida e saúde. Trata-se de um tema atual, porém muito vasto, que não nos compete aqui aprofundar. Ressaltamos apenas que crianças, no período escolar, podem apresentar sequelas psíquicas da ordem afetiva, cognitiva e até mesmo neuropsicológica como resultado da vivência crônica da violência.

Não é incomum observarmos atrasos nas aquisições, manifestações somáticas de dor crônica e comportamentos hipersexualizados nas crianças em circunstâncias de abuso. Essas experiências promovem outros comportamentos inadaptados na puberdade e adolescência, como prostituição, drogadição e transgressão.

Nessa fase específica, existe a chamada "síndrome do valentão" ou, como denominada na literatura anglo-saxônica, *bullying*, que se trata da violência física, verbal e moral dentro do contexto escolar, praticada pelos membros mais poderosos do grupo contra os menos favorecidos. Para assim ser classificado, deve-se tratar de violência sofrida/vivida sistematicamente.

Conclusões

O estudo da Ppsicopatologia na infância ainda carece de modelos teóricos mais robustos, que contemplem o universo intra e extrapsíquico da criança de forma mais consistente. É necessária a formulação de uma nosografia que mais adequada às transformações vivenciadas ao longo do desenvolvimento. Resta ao clínico dispor dos instrumentos de compreensão psicopatológica de forma sensata e individualizada.

A fase escolar é marcada por uma mudança significativa no padrão psíquico da criança, que se apronta para a imersão no universo acadêmico. Essa mudança, aliada às inúmeras influências provenientes do ambiente externo, ao mesmo tempo em que é o reconhecimento de sua saúde psíquica e de suas capacidades, pode colocar a criança em situação de fragilidade de suscetibilidade.

Referências bibliográficas

1. Aded NLO et al. Abuso sexual em crianças e adolescentes: revisão de 100 anos de literatura. Rev Psiquiatr Clín 2006; 33.
2. Ajuriaguerra J. Manual de psiquiatria infantil. 2. ed. São Paulo: Atheneu, 1997.
3. American Association on Mental Retardation. Mental retardation: definition, classification, and systems of support. Washington: American Association on Mental Retardation, 2002.
4. American Psychiatric Association. DSM-IV-TR™ – Manual diagnóstico e estatístico de transtornos mentais. 4. ed. rev. Porto Alegre: Artmed, 2002.
5. American Psychiatric Association. Manual Diagnóstico e Estatístico de Transtornos Mentais – DSM-5 [recurso eletrônico]; tradução de Maria Inês Corrêa Nascimento et al. 5. ed. Porto Alegre: Artmed, 2014.
6. Assumpção Jr. FB. Psicopatologia evolutiva. Porto Alegre: Artmed, 2008.
7. Assumpção Jr. FB. Transtornos abrangentes do desenvolvimento. *In:* Assumpção Jr. FB; Kuczynski E. Tratado de psiquiatria da infância e adolescência. Rio de Janeiro: Atheneu, 2003.
8. Assumpção Jr. FB. Transtornos afetivos da infância e adolescência. São Paulo: Lemos, 1996.
9. Assumpção Jr. FB; Kuczynski E. Autismo infantil: novas tendências e perspectivas. São Paulo: Atheneu, 2007.
10. Assumpção Jr. FB; Kuczynski E. Situações psicossociais na infância e na adolescência. Rio de Janeiro: Atheneu, 2008.
11. Assumpção Jr. FB et al. Autismo infantil. São Paulo: Memnon, 1995.
12. Bandin JM. A criança em situação de pobreza extrema. Assumpção Jr. FB, Kuczynski E. Situações psicossociais na infância e na adolescência. Rio de Janeiro: Atheneu, 2008.
13. Bee H. A criança em desenvolvimento. 9. ed. Porto Alegre: Artmed, 2003.
14. Castillo ARGL, Castillo JCR, Ashbar FR. Transtorno Obsessivo-Compulsivo (TOC). *In:* Assumpção Jr. FB; Kuczynski E. Tratado de psiquiatria da infância e adolescência. São Paulo: Atheneu, 2003.
15. Ceron-Litvoc D. Patologia do humor na infância. *In:* Messas GP. Psicopatologia fenomenológica contemporânea. São Paulo: Roca, 2008.
16. Dalgalarrondo P. Psicopatologia e semiologia dos transtornos mentais. Porto Alegre: Artes Médicas Sul, 2000.
17. Egger HL. Psychiatric assessment of young children. Child Adolesc Psychiatr Clin N Am 2009, 18: 559-80.
18. Expert Consensus Guideline Series. Treatment of psychiatric and behavioral problems in mental retardation. Am J Mental Retardation 2000, 105.
19. Ferraz PG. Transtornos específicos do desenvolvimento. *In:* Assumpção Jr. FB; Kuczynski E. Tratado de psiquiatria da infância e adolescência. São Paulo: Atheneu, 2003.
20. Filho HSM; Costa CRM; Gomes MM. Epilepsia e saúde mental na infância. J Epilepsy Clin Neurophysiol 2006, 12.
21. Galanter CA; Jensen PS. DSM-IV-TR® Casebook and Treatment Guide for Child Mental Health. Londres: American Psychiatric Publishing, 2009.
22. Inhelder B; Piaget J. A psicologia da criança. 15. ed. Rio de Janeiro: Bertrand Brasil, 1998.
23. Lissauer T; Clayden G. Manual ilustrado de pediatria. 2. ed. Rio de Janeiro: Guanabara Koogan, 2003.
24. Marcelli D. Manual de psicopatologia da infância de Ajuriaguerra. 5. ed. Porto Alegre: Artmed, 1998.
25. Marcelli D; Cohen D. Infância e psicopatologia. 8. ed. Porto Alegre: Artmed, 2010.
26. Paim I. Curso de psicopatologia. 9. ed. São Paulo: EPU, 1982.
27. Piaget J. A linguagem e o pensamento da criança. São Paulo: Martins Fontes, 1999.
28. Rohde LA; Roman T; Aronivich V. TDAH. *In:* Assumpção Jr. FB; Kuczynski E. Tratado de psiquiatria da infância e adolescência. Rio de Janeiro: Atheneu, 2003.
29. Schwarz MA; Wiggins OP. Diagnosis and ideal types: a contribution to psychiatric classification. Comprehensive Psychiatry 1987, 28: 277-291.
30. Sims A. Sintomas da mente. 2. ed. Porto Alegre: Artmed, 2001.
31. Sonenreich C; Estevão G. O que os psiquiatras fazem: ensaios. São Paulo: Lemos, 2007.
32. Tengan SK; Maia AK. Psicoses funcionais na infância e adolescência. J Pediatr 2004; 80.
33. Toledo RR. Retração precoce do bebê e humor de gestantes adolescentes de baixa renda. Dissertação (Mestrado) – Instituto de Psicologia, Universidade de São Paulo. São Paulo, 2009.
34. Vigotski LS. A construção do pensamento e da linguagem. São Paulo: Martins Fontes, 2000.
35. Vigotski LS. O desenvolvimento psicológico na infância. São Paulo: Martins Fontes, 1998.
36. Vitolo YLC et al. Crenças e atitudes educativas dos pais e problemas de saúde mental em escolares. Rev Saúde Pública 2005; 39: 716-724.
37. Wikipedia: a enciclopédia livre. Escola. Disponível em: http://pt.wikipedia.org/wiki/Escola. Acessado em: 15/10/2010.

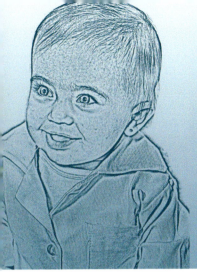

Capítulo 55

Psicopatologia na Adolescência

Wimer Bottura Junior

Introdução

Adolescência, do latim *Ad* (para) e *Olescere* (crescer), significa "para crescer". Até há menos de 1 século a adolescência não era levada em conta. A pessoa passava da infância para a vida adulta diretamente. O casamento para as meninas acontecia, em geral, pouco depois, ou até antes, da menarca. Nos diferentes países, os jovens eram estimulados e treinados para a guerra, ou levados ao trabalho como adultos. Eram tratados como peças de reposição. A morte de adolescentes em acidentes de trabalho e nas guerras era muito frequente. E isso não é algo meramente histórico – em alguns países, ainda hoje, jovens são programados para dar suas vidas em nome de seus líderes. Portanto, o reconhecimento da adolescência é recente em nossa história (Badinter, 1980).

Não só a adolescência é um conceito novo, como a sua definição tem controvérsias. Os aspectos de desenvolvimento físico, como a menarca e o crescimento genital, mesmo sendo alterações concretas, não são suficientes para delimitar com precisão a adolescência. A Organização Mundial da Saúde (OMS), a Sociedade Brasileira de Pediatria (SBP) e o Ministério da Saúde (MS) consideram adolescência o período entre 10 e 19 anos. Já para o Estatuto da Criança e do Adolescente (ECA), é o período entre os 12 anos completos e os 18 anos. Alguns pesquisadores sugerem prorrogar esse período até os 24 anos (Sawyer, 2018).

Existem diferenças significativas entre um adolescente de 10 ou 12 anos e um de 18 ou 20 e, até mesmo, entre um de 13 e outro de 15 anos. A adolescência tem sido vista de forma indiferenciada, desconsiderando-se suas necessidades, habilidades, experiências, características físicas e maturidade cerebral. As relações são muito diferentes entre um jovem quase criança e um jovem quase adulto. Na Psicopatologia, não poderia ser diferente. Manifestações psicopatológicas de alterações do organismo se apresentam de forma diferente, a depender da faixa etária e também de aspectos socioculturais. Certa vez, um casal de brasileiros que vivia na Inglaterra foi chamado à escola do filho porque este dissera a um colega de classe, e este ao professor, que tomava banho todos os dias. Isso causou estranheza. O professor pensou estar diante de um caso de transtorno obsessivo-compulsivo (TOC).

O conhecimento do funcionamento do organismo humano foi desenvolvido a partir da identificação das doenças, de suas manifestações, fatores de risco, evolução e consequências. Partimos do estudo da Patologia, passamos pela Fisiopatologia para chegarmos a compreender a Fisiologia. Assim também ocorre com a Psicopatologia. Partiu-se da observação dos transtornos para se chegar à compreensão da normalidade, a Psicofisiologia. Ciência esta que abriu a possibilidade de se estudar a felicidade e o que dá certo na vida das pessoas.

E hoje, com todos os conhecimentos que temos, não mais podemos restringir a Psicopatologia a transtornos apenas mentais, na medida em que as descobertas dos neuro-hormônios, e de suas funções, deram corpo à mente. A separação corpo-mente já está superada. Os transtornos ditos mentais podem, atualmente, ser considerados transtornos bioquímicos ou expressões comportamentais das alterações bioquímicas. No entanto, essas alterações bioquímicas surgem em decorrência de algo. Não se pode negar a interação corpo-mente com as relações pessoais. A psicopatologia vai além de entender os transtornos mentais como alterações do modo de pensar. Ela precisa considerar o contexto em que o indivíduo está inserido (Bauer, 2002; Kertesz, 2013).

As manifestações da esquizofrenia, por exemplo, vão além dos delírios, das alucinações, dos sintomas negativos. Atingem os movimentos, a marcha, a postura, o modo de olhar, os odores corporais e as relações da pessoa com o universo com o qual ela se relaciona.

Os grandes nomes da Psicopatologia, parte deles do século XIX e início do XX, como Jaspers, Kraepelin, Mayer-Gross e Kurt Schneider, fizeram importantes descrições que persistem até hoje. Concentraram suas observações principalmente em pacientes hospitalizados, que, em grande parte das vezes, apresentavam quadros graves, geralmente psicoses ou histeria. O papel deles na Psicopatologia foi fundamental, pois esses estudiosos descreveram quadros que até hoje estão presentes nos mais modernos manuais diagnósticos. Delírio continua a ser delírio, alucinação continua a ser alucinação, humor depressivo continua a ser humor depressivo. Porém, muitas descobertas nas áreas da Psiquiatria, da Psicologia e do comportamento humano ocorreram ao longo do tempo.

A Psicofarmacologia possibilitou o convívio social e familiar para muitas pessoas que, sem ela, estariam hospitalizadas e institucionalizadas.

A pílula anticoncepcional foi um marco na liberação da mulher e, consequentemente, na melhor compreensão da sexualidade humana. Compreensão esta ainda insuficiente (Bernardi, 1985).

As teorias da comunicação e sistêmicas evoluíram (Satir, 1993). A estrutura e a consequente normalidade familiar sofreram grandes transformações. Normalizou-se a interrupção do casamento, por meio de divórcio. As famílias adquiriram um novo formato. Crianças e adolescentes passam a conviver com a(o) nova(o) companheira(o) do pai, o(a) novo(a) companheiro(a) da mãe e com os meio irmãos.

A nova moralidade, o papel da mulher no mercado de trabalho e, mais recentemente, o casamento *gay*, possibilitam novas formas de encarar a Psicopatologia. Delírio continua a ser delírio, alucinação continua a ser alucinação, humor depressivo continua a ser humor depressivo; porém, outros comportamentos considerados sintomas deixaram de ser sintomas e foram normalizados. Principalmente na esfera da sexualidade, que era vista como uma grande fonte de manifestações consideradas psicopatológicas, tanto pelo comportamento sexual como pelas defesas contra os temores ligados à sexualidade e à sua prática.

As crises histéricas ou conversivas quase desapareceram, enquanto o transtorno de pânico, por exemplo, passou a ser diagnosticado com grande frequência. A anorexia nervosa, antes sinal de santidade, passa a ser um quadro frequente e grave. O pensamento anoréxico, aquela preocupação exagerada em manter-se dentro de padrões da moda, acompanha e tortura grande parte das jovens. E a vigorexia, em que o jovem precisa desenvolver um corpo perfeito, perfeição esta determinada por modismo, são mudanças importantes na Psicopatologia do Adolescente. Os transtornos do aprendizado, que nem sequer faziam parte dos manuais diagnósticos, já que o abandono escolar não era considerado problema, passaram a ser descritos e assumiram grande importância, na medida em que surgem as expectativas de se cursar uma universidade e de se ter êxito profissional.

Há manifestações psicopatológicas que, por serem discretas, não têm sido enfocadas em boa parte das publicações sobre Psicopatologia. O fato de serem discretas não as isenta de gravidade. Comentarei adiante o mimetismo, a super adaptação, a somatização, o perfeccionismo e a autorreferência.

Embora tenhamos mais dúvidas do que certezas na compreensão das psicopatologias, principalmente na infância e na adolescência, existe uma certeza que deve ser considerada de forma absoluta: ninguém pode ser acusado de ser portador de alguma alteração psicopatológica e de algum transtorno identificado por meio dos conhecimentos da Psicopatologia, nem ser estigmatizado por isso.

A grande busca da Psicopatologia consiste em observar, descrever, identificar e compreender as características da alteração psicopatológica. Se possível, associá-la a algum transtorno a ser diagnosticado e levado a tratamento.

Precisamos também contextualizar essas manifestações no tempo, no espaço e na cultura, já que o que consideramos manifestações psicopatológicas não se aplica da mesma forma em diferentes momentos da história, em diferentes populações e em diferentes culturas. E, como já mencionado, devem ser levadas em conta as diferenças entre os próprios adolescentes, pois ter 12 anos não é o mesmo que ter 18 anos.

A margem de erro em diagnóstico em Psiquiatria da Infância e da Adolescência é muito grande. Uma criança com comportamento exemplar, obediente, pode estar com problemas mais graves do que um jovem mal adaptado, irritado, rebelde.

Diferenciar o que é normal e o que é anormal em Psiquiatria é uma tarefa muito complicada. Normal de média estatística, normal de norma, regra etc.? A anormalidade seria desobedecer às regras, mas quem dita a validade delas? Um comportamento é normal por ser comum? Frequente? A elevada frequência de determinados sintomas ou comportamentos empresta uma sensação de normalidade a manifestações absolutamente anormais. Determinar como certo o comportamento da maioria em determinada situação pode ser uma forma cruel de se criarem doenças. Na minha concepção, a normalidade é ser feliz, embora existam oscilações ao longo da vida.

A sociedade tem suas regras, assim como a família e os grupos. As pessoas que não se adaptam a essas regras podem ser consideradas anormais. Como se a família fosse um navio em movimento, de uma frota chamada sociedade. A criança, ao nascer e se desenvolver, deve se adaptar às regras desse navio e dessa frota, como se a família e a frota vivessem em harmonia e felicidade. O problema é que essas regras, embora importantes, nem sempre são justas, nem sempre são aplicáveis nesse momento, como teriam sido no passado. Portanto, a criança ou o jovem que não se adaptam a essas regras familiares, podem não ser portadores de transtornos psiquiátricos ou mentais. Podem ser pessoas sensíveis que percebem as regras do navio e da frota de forma diferente daqueles já habituados e adaptados a viver em uma situação de infelicidade e injustiça. É fato que existem transtornos de ordem hereditária, de ordem genética, de ordem epigenética, que chamo de "transtornos das relações longitudinais na história do indivíduo". Alterações que ainda não conseguimos explicar com clareza inquestionável, embora saibamos que existem. Chamo de "relações transversais" aquelas que acontecem no momento atual da vida da pessoa. Então posso concluir que os transtornos, em sua maioria, são consequências das relações longitudinais e transversais da pessoa com o mundo.

Percepção, no momento de agora

Tudo começa na percepção, que tem diversas vias. Auditiva, gustativa, olfativa, tátil, cinestésica. Todas essas vias oferecem as informações para o cérebro processar. A percepção se dá em três camadas: foco; penumbra; e sombra. Elas estão sempre presentes, e juntas.

Aquilo que está no foco é evidente, possivelmente todos percebem. Na penumbra, estão informações que nem todos percebem, estão nas entrelinhas, na entonação de voz, na pontuação do texto, na concordância, na forma e na ordem como as palavras são colocadas.

Na sombra, estão informações que somente pessoas muito interessadas – ou capacitadas – percebem. Enxergar na penumbra e na sombra é habilidade a ser desenvolvida. A Psicopatologia precisa ir além do foco. A Psiquiatria explora o que ocorre na penumbra e na sombra. Aqui, neste texto, pretendo iluminar o que está na penumbra e na sombra (Bottura, 2016).

Esse conceito de foco, penumbra e sombra deriva dos estudos da Física sobre a percepção que conhecemos como óptica. Refere-se à percepção visual, porém estendo esse conceito para todas as nossas vias sensoriais. Cabe ressaltar que não se trata do mesmo conceito de sombra utilizado por Jung. Apesar de este ser parte importante do significado do termo, o que aqui chamo de sombra tem maior abrangência. Difere também dos conceitos de inconsciente e subconsciente de Freud. Sombra, aqui, consiste em tudo que não vemos quando nos encontramos no foco, que, no entanto, está presente sempre.

Quando um jovem nos é trazido para consulta, neste momento ele está no foco da observação da família ou da escola e, agora, no nosso. No entanto, ao mesmo tempo em que o observamos no foco de nossa percepção, precisamos estar atentos aos fenômenos que ocorrem na penumbra e na sombra.

Por exemplo, jovens com sintomas de oposição à autoridade, nem sempre têm realmente esse transtorno, podem apenas estar reagindo a um sistema familiar cuja autoridade é mal exercida. Os pais o trazem para o psiquiatra ou profissional de saúde mental com a intenção de enquadrá-lo no modelo oferecido pela família. No entanto, a submissão a esse modelo pode ser ainda mais desastrosa para o jovem. Nesse caso, a atitude do jovem é muito mais uma reação ao sistema familiar do que um transtorno mental.

Diversas características de comportamento, postura, cuidados pessoais, linguajar e vestimenta mudaram e continuam mudando muito nos últimos anos, e entre as diferentes idades dentro da fase da adolescência. Esses, entre outros aspectos, tornam a compreensão da Psicopatologia nessa fase bem mais complexa do que na psicopatologia do adulto.

As manifestações da Psicopatologia não são apenas exteriorizações de alterações do modo de pensar, como um erro de julgamento. São principalmente alterações na forma de sentir, identificar o que se sente, informar as diversas áreas do corpo que processam essas informações, pensam, raciocinam e levam à ação. Durante muito tempo, as emoções foram consideradas aspectos secundários da funcionalidade humana, a despeito de importantes pesquisas, desde Pasteur, que expôs galinhas a estresse e mostrou que elas adoeciam mais por antraz do que aquelas não expostas. Em 1940, Harold Wolff e Stewart Wolff, da Universidade de Cornell, publicaram suas observações sobre as mudanças no estômago humano ante diferentes estímulos emocionais. Mostraram como essa situação causa úlceras e que as somatizações são manifestações inerentes à Psicopatologia.

A delimitação da psique e da mente apenas como partes do cérebro já não faz mais sentido. As doenças ou transtornos mentais têm profundas ligações com os neuro-hormônios e outras substâncias. Concluo que a Psicopatologia é como a ponta de um *iceberg*, do qual a parte que está à mostra corresponde a um sétimo do volume total. Temos muito a descobrir ainda.

Os conhecimentos da adolescência, da Psicofisiologia e da Psicopatologia têm aumentado intensamente nos últimos 50 anos. As pesquisas em neurociências e Psicologia, principalmente a Psicologia Positiva, têm trazido muita clareza na compreensão da normalidade e, consequentemente, consolidando a Psicopatologia. Hoje, já temos como diferenciar o que é normal do que é anormal. O normal é ser feliz, embora tenhamos motivos para sentir tristeza, medo, raiva, culpa, revolta, indignação, inveja e outros sentimentos e emoções desagradáveis. Empatia, generosidade, gratidão, desprendimento, espontaneidade, capacidade de se indignar com a injustiça são os sintomas mais comuns nas pessoas felizes.

Psicopatologia na adolescência propriamente dita

Precisamos ter em mente que, hoje, o diagnóstico e o tratamento das doenças mentais são atividades eminentemente interdisciplinares que envolvem diferentes profissionais. Profissionais estes que devem trabalhar de forma integrada e sinérgica. Fazem parte deste contexto de atendimento, psicólogos, pedagogos, neuropsicólogos, psicopedagogos, educadores, nutricionistas fonoaudiólogos, terapeutas ocupacionais, pediatras, neurologistas, psiquiatras, hebiatras, fisioterapeutas, psicomotricistas, entre outros. O exame da psicopatologia pode inicialmente ser feito pela simples entrevista, porém necessita sempre da complementação por meio de testes projetivos de personalidade, do exame neuropsicológico, de uma avaliação fonoaudiológica e exames complementares. Embora muitas vezes os exames não sejam especificamente solicitados para confirmar um diagnóstico, podem ajudar a excluir patologias cujas manifestações se confundem com os transtornos mentais propriamente ditos ou a eles se assemelham.

Primeira consulta

O exame psicopatológico começa no agendamento da consulta. É fundamental saber se a iniciativa da busca por ajuda foi fruto de um movimento espontâneo do paciente, iniciativa de familiar, ou o encaminhamento de outro profissional de saúde, pois isso interfere na qualidade das informações prestadas e na adesão ao tratamento.

Uma vez iniciada a entrevista propriamente dita, é preciso cautela. Muitos pacientes procuram motivos para não se tratar, e uma pergunta feita na hora errada ou de forma inadequada poderá fornecer um argumento para que, de fato, não façam o tratamento. Aqueles que carecem de autocrítica sobre seus comportamentos, suas emoções, sentimentos, pensamentos e atitudes são os mais difíceis. Eles geralmente são trazidos à consulta mais pelos sofrimentos que causam aos outros do que por reconhecerem suas dificuldades. Por isso, há a necessidade de cautela por parte do profissional na obtenção de informações do paciente, apesar de as atitudes e as respostas às questões da anamnese poderem fornecer dados para a interpretação diagnóstica. No entanto, muitas vezes as aparências enganam. Por isso, certas perguntas podem ser feitas de maneira mais segura e assertiva, depois da criação de um bom vínculo com o paciente. Esse é um dos fatores mais importantes e determinantes para a adesão do paciente ao tratamento e de quanto este será eficaz. E nós, na maioria das vezes, temos somente a primeira consulta para isso.

Mais do que melhorar nossa relação com o paciente, que, uma vez vinculado, estará disposto a cooperar com o tratamento, devemos adotar uma abordagem multidisciplinar para a qual ele estará mais motivado e, em função disso, deverá obter melhores resultados.

Muitos pacientes não entram em contato com os seus sofrimentos e temem ser julgados por isso. Existem pessoas que têm vergonha de procurar um psiquiatra, outras que são portadoras da chamada "psicofobia", que é o preconceito contra as doenças mentais. Com esses pacientes, podemos ter uma dificuldade ainda maior na avaliação.

Certas vezes, a busca por ajuda vem acompanhada de conflitos entre os pais: um é favorável à ajuda e o outro, não. Em outras vezes, a iniciativa para buscar ajuda é do próprio paciente. Nesses casos, geralmente obtemos mais respostas às questões da anamnese e estabelecemos um vínculo com maior facilidade. Isso só não se aplica nos casos de simulação e transtorno factício, quando as pessoas podem se apresentar muito solícitas, com respostas planejadas e queixas típicas, como se tivessem consultado e decorado os manuais diagnósticos.

Avaliar o grau de cooperação do paciente, a sua facilidade para estabelecer um contato, a qualidade desse contato e o que ele desperta em nós, durante a conversa, é fundamental. Pacientes com depressão, frequentemente estão pessimistas, acreditam não valer a pena o tratamento ou ser impossível a sua recuperação. Podem tentar conduzir a entrevista para a confirmação da sua teoria pessimista. Parecem procurar razões para justificar suas teorias. Pacientes esquizoides ou com psicoses em estágio inicial podem tentar dissimular em suas informações, transformando a entrevista em um jogo de xadrez, no qual cada movimento do entrevistador pode ser interpretado como uma ameaça. Respondem a uma pergunta preparando a defesa para possíveis próximas questões com as quais desejam evitar entrar em contato. O profissional precisa enxergar lances mais distantes e procurar demonstrar uma aceitação incondicional do paciente que está amedrontado ante a situação.

Citei na introdução a superadaptação como um sintoma menos valorizado e pouco descrito na Psicopatologia. É quando a pessoa tenta adivinhar qual é a expectativa do outro em relação a ela e ajusta seu comportamento em uma tentativa de responder ou se comportar de acordo com essa expectativa. Essas pessoas, muitas vezes, podem ser vistas ou interpretadas como "normais", sem que se perceba que há algo errado acontecendo. Um bom teste projetivo de personalidade pode revelar dissociações, núcleos psicóticos, ou outras características que podem dar indícios disso, embora as pessoas raramente procurem tratamento antes da eclosão de um quadro psicótico grave ou mesmo de uma inesperada e surpreendente tentativa de suicídio. Adolescentes supernormais, adultos precoces, que não demonstram conflitos comuns na adolescência, podem estar nessa situação.

O mimetismo, comportamento animal para sobreviver às ameaças do meio predador em que vive, também se aplica ao ser humano. Isso, para nós, no mundo animal, é evidente, como um camaleão que muda de cor para não ser percebido por predadores (Pontes, 1997). No caso do ser humano, a superadaptação é o meio de se conseguir o mimetismo. São aqueles que a tudo se submetem e aceitam indiscriminadamente aquilo que lhes foi imposto. É o camaleão que, em vez de mudar de cor, muda de comportamento. Imita aquilo que considera aceitável em uma tentativa de fugir dos predadores.

O temor aos julgamentos dos outros – ou, talvez, na realidade, uma projeção dos próprios julgamentos – ou o temor causado pelo convívio em ambientes hostis geram, como defesa, a necessidade de se esconder. Submissão a regras injustas, obediência a ordens inadequadas, sujeição a manipulações, falta de opinião própria, desqualificação dos próprios sentimentos, adiamento ou cancelamentos dos próprios desejos e objetivos são algumas das consequências (Arbiser, 2014).

Se, de um lado, há pessoas com carência de autocrítica que geram comportamentos inadequados, há, do outro, pessoas com excesso de autocrítica, que as impede de viver suas próprias histórias. A inadequação também está presente pessoas com excesso de autocrítica, porém só é percebida por olhares muito atentos. Frequentemente, ocorrem diferentes tipos de somatizações, e esses pacientes podem vir encaminhados por clínicos de outras especialidades.

Apresentação

Muitas mudanças existem na avaliação das manifestações psicopatológicas na apresentação do paciente. Barba por fazer, cabelo despenteado, vestes rasgadas, aspecto desleixado já não são obrigatoriamente situações reveladoras, embora não se possa desprezá-las. O normal, decorrente do modismo, e o patológico se confundem. A marcha, ao adentrar ao consultório, a movimentação dos braços, a fisionomia, a forma de olhar, a postura podem ser reveladoras. É importante identificar a tristeza, a revolta, a hostilidade, a agitação, a impulsividade, a superadaptação, o perfeccionismo, sinais de sudorese, mãos frias porque são informações a serem consideradas.

A avaliação do olhar merece atenção especial. Olhar no vazio, fixo, perplexo, fugidio, cabisbaixo e olheiras e o uso de óculos escuros podem ter significado importante na avaliação. O dito popular "os olhos são a janela da alma" se aplica muito bem nesse contexto.

A presença de adereços, como brincos, tatuagens, *piercings* ou vestimenta muito séria, camisa abotoada até a gola e excesso de normalidade são características que também devem ser consideradas.

Em alguns casos, uma única característica pode ser um sinal patognomônico de algum transtorno, porém precisamos ter o cuidado de examinar nossos preconceitos e deixá-los de lado no momento da avaliação e, é claro, devemos nos adaptar ao contexto. No passado, ou até mesmo em outras culturas, certos comportamentos ou adereços poderiam ser considerados sinais psicopatológicos. Por exemplo, o uso de brincos, *piercings* e tatuagens pode já ter sido considerado anormal.

Contato

Possivelmente o ponto mais importante do exame psíquico é a qualidade do contato. O bom contato fortalece a possibilidade de criarmos um bom vínculo com a pessoa a ser examinada. Lembro que geralmente temos apenas a primeira consulta para vincular o paciente ao tratamento. No entanto, o contato depende de características do paciente, de sua condição psicopatológica e da habilidade do profissional em criar empatia. Existem casos como no autismo e algumas psicoses em que a falta de contato é um sintoma importante do quadro.

Frescobol e tênis

Uso aqui, e pretendo explorar, uma metáfora que li pela primeira vez em uma obra de Rubem Alves (Alves, 2013) e, posteriormente, em uma publicação do Millôr Fernandes, na qual a comunicação entre pessoas é comparada aos jogos de tênis e de frescobol. A comunicação, nessa metáfora, é feita por meio dos saques, que consideramos as perguntas e as respostas. No tênis, quem saca, faz isso para dificultar ou impedir a resposta do outro, que, nessa situação, é um adversário. No frescobol, o saque é feito para que o outro responda. Um desafio realizável. Quanto mais tempo a bolinha continuar no ar, melhor será. O objetivo do jogo é o encontro, o convívio, o diálogo para a solução de um problema. Não interessa quem está mais certo. Ao passo que, no tênis, o objetivo é derrotar o outro. Muitos pacientes vêm prontos para jogar tênis, e cabe ao profissional levá-los ao frescobol e, consequentemente, ao vínculo, ao tratamento. Para isso, nossa capacidade de observação identificando a real necessidade daquela consulta – que pode estar na sombra ou na penumbra – é fundamental.

As pessoas precisam de mais do que um resultado de algoritmo, mais do que a simples resposta a um questionário, a uma escala. Precisam perceber que são percebidas e que o profissional pensa sobre o que elas dizem, que processa suas informações. A resposta não será um chavão, um jargão, uma resposta genérica. Dorothy Briggs (1986) denomina esse comportamento "atenção concentrada". Atenção concentrada consiste em pensar e demonstrar que se pensa sobre o que o outro diz ou manifesta (Briggs, 1986).

Conversar com um adolescente é diferente de conversar com seus pais, com um adulto, com uma criança. O paciente que nos procura, ou nos é trazido, não tem a mínima obrigação de saber o que deve dizer e o que não deve. Seremos informados de acordo com suas possibilidades, e cabe a nós, como profissionais, manter o diálogo para a criação de vínculo e, consequentemente, a identificação do diagnóstico e a proposta de tratamento. Cabe ao profissional trazer o paciente ao jogo de frescobol.

Watzlawalic conta a história de um homem já em altas horas da madrugada procurando alguma coisa embaixo de um poste, dentro da área iluminada. Um policial observa esse homem por muito tempo e, estranhando a situação, dirige-se a ele e pergunta: "Vejo que você está procurando alguma coisa aqui embaixo deste poste há muito tempo. Posso ajudá-lo?". "Sim, pode, é que perdi a chave da minha casa e não posso entrar nela sem a chave". O guarda diz: "Mas você já procurou por todo este espaço iluminado, e eu também não a encontro. Você a perdeu aqui?". "Não sei, mas o senhor quer que eu vá procurar no escuro? Se não encontro aqui no claro, não a encontrarei no escuro" (Watzlawalic, 2006).

A manifestação psicopatológica está no foco, mas precisamos entendê-la olhando na penumbra e na sombra. A avaliação das diferentes funções psíquicas depende fundamentalmente da qualidade do contato estabelecido entre entrevistado e entrevistador. Quando o entrevistado se sente acolhido, terá maior possibilidade de expressar seus pensamentos e a entrevista será mais reveladora. Existe uma grande diferença entre falar "para" alguém e falar "com" alguém. Falar "para" afasta a pessoa, falar "com" traz a pessoa para o vínculo. No frescobol, jogamos com o outro, no tênis, contra o outro. Na avaliação da atenção, por exemplo, a demonstração de interesse do profissional pela pessoa entrevistada poderá repercutir no maior comprometimento desta com as respostas às perguntas feitas. Precisamos entender que quem nos procura ou nos é trazido está sofrendo, possivelmente amedrontado, tendo consciência ou não de seu sofrimento. Com pouca possibilidade de estar pronto para o frescobol.

Atenção

A clássica divisão entre atenção espontânea e voluntária ainda está presente na avaliação da Psicopatologia, porém outros conceitos foram introduzidos, principalmente depois que se passou a conhecer mais a fundo o transtorno do déficit de atenção e hiperatividade (TDAH). O conceito de hiperfoco já está consolidado, embora seja aparentemente contraditório ao do déficit de atenção.

A atenção espontânea corresponde àquela que não obedece a alguma intencionalidade. Não demanda esforço, pode ser mutante, superficial. Enquanto a atenção voluntária é aquela reativa a um estímulo externo, para a qual há uma demanda energética, um esforço do examinado em mantê-la. Ou também atende a uma necessidade da própria pessoa em dedicar algum gasto energético na manutenção da atenção a algo de seu interesse. O comprometimento de um ou de ambos os tipos de forma de atenção precisa ser avaliado em um contexto mais amplo, já que, em quase todos os transtornos, essas alterações podem estar presentes.

Uma jovem paciente uma vez me disse "os psiquiatras estão mais interessados em preencher formulários do que em me entender", ao se referir ao tipo de entrevista a que fora submetida no passado. Nesse caso, o transtorno de atenção diagnosticado inicialmente era o do profissional. O da paciente era um transtorno reativo à inabilidade do profissional. Atenção ao prontuário deve existir, porém secundária em relação à atenção ao paciente.

Consciência

Primeiro, é necessário entender o que procuramos no exame da consciência. Se o estado de vigilância, predominantemente dentro do campo da Neurologia, ou a consciência como um valor moral – "fulano é uma pessoa consciente, pois respeita as outras pessoas e a natureza". A consciência, aqui, é considerada algo relativo à noção de consequência e/ou da noção de parte e do todo, em que toda parte interfere e recebe interferências do todo de forma dinâmica e contínua.

A consciência também pode ser entendida como o reconhecimento de seu problema, como se falássemos de sua autocrítica, ou como consciência do eu, o autoconhecimento. Possivelmente, estamos diante da parte mais complexa do exame psicopatológico.

De forma prática, podemos considerar a avaliação com base em duas coordenadas. Uma de nível ou profundidade de consciência e outra, de campo ou amplitude.

Nível de consciência: avaliação neurofuncional, quantitativa. Partindo da mais grave para a menos grave, temos: coma; torpor; obnubilação. Os dois primeiros níveis mais afetos à Neurologia e esta última com subdivisões consideráveis no campo da Psiquiatria.

A obnubilação, muitas vezes, difícil de ser percebida, é como se fosse um estado inicial de embriaguez no qual a pessoa ainda tem condições de dissimular, o que pode nos induzir, com frequência, a erros de avaliação. Pode haver perda relativa da autocrítica, prejuízos na atenção e na memória, sobretudo de fixação. Está geralmente associada à utilização de substâncias, podendo gerar comportamentos bizarros, liberação inadequada e descuidada da sexualidade, agressividade, comportamentos de risco e antissociais. Eventualmente, euforia e/ou tristeza e depressão temporária.

Também podemos considerar tipos de obnubilação estados aneroides, na transição da vigília e sono. São mais próximos da normalidade, muitas vezes com sensações aterrorizadoras e ou encantadoras. Eventualmente, podem ser manifestações de quadros febris, intoxicações exógenas, epilepsias, esquizofrenias e, principalmente, de quadros dissociativos histriônicos.

Há também alterações qualitativas da consciência, de maior interesse para a Psiquiatria. São alterações da amplitude da consciência, como *delirium*, alucinose, confusão mental e estado crepuscular.

Delirium é uma alteração flutuante da consciência, uma confusão mental que vem e vai. É muito mais comum no caso de idosos e apenas raramente encontrado em adolescentes. Nestes últimos, é preciso descartar causas orgânicas, como epilepsia e psicoses endógenas.

Importante lembrar a diferença entre *delirium* e delírio. Este último com caráter rígido, com absoluta falta de autocrítica, resistente à argumentação lógica que possa convencer a pessoa que ela está enganada. No caso do *delirium*, há a tendência que desaparece na medida em que a questão bioquímica seja resolvida.

As alucinoses são alterações da percepção da realidade, mas o próprio indivíduo acometido por elas pode reconhecê-las como estranhas. É o caso, por exemplo, do uso das drogas alucinógenas, como o LSD. Assim como o *delirium*, as alucinoses são mais frequentes em casos de origem exógena. Raramente presentes em quadros endógenos, não têm o caráter rígido resistente a argumentos convincentes como as alucinações. Podemos afirmar que nas alucinações e delírios, a pessoa acredita piamente em sua realidade; e, nos de *delirium* e alucinoses, existe a possibilidade de as pessoas duvidarem de sua realidade.

Confusão mental e estado crepuscular podem ser formas diferentes de descrever esses quadros, podem se confundir com a descrição de obnubilação. Estamos falando de manifestações muito semelhantes, descritas e batizadas com nomes diferentes, associadas a quadros clínicos muito parecidos, de uma confusão e alteração da percepção da realidade, que podem se manifestar como a sensação de estar tendo um sonho, por exemplo.

Consciência da realidade

Antes de tudo, precisamos saber o que vem a ser a realidade. A realidade que percebo e que vivo pode ser totalmente diferente da realidade que você percebe e que vive, embora vivamos na mesma localidade; passemos pelos mesmos corredores do hospital em que trabalhamos, nos mesmos dias e horários; convivamos com as mesmas pessoas nas mesmas condições; leiamos os mesmos livros; e assim por diante.

Portanto, avaliar a consciência da realidade é uma das tarefas mais complexas. Isso pode acontecer exatamente porque nossas percepções e interpretações são diferentes. Podemos medir a consciência da realidade por parâmetros objetivos, fazendo perguntas como "que dia é hoje?", "onde estamos neste momento?", embora eu possa afirmar que estamos em um hospital e você diga que estamos em uma sala. Ambos estamos certos. Por mais que possamos ser objetivos em nossas avaliações, há uma margem de erro significativa, ainda mais se as pessoas tiverem motivações e afetos diferentes. Eu amo este local porque é aqui que eu desejaria estar neste momento. Eu odeio este local porque eu gostaria de estar em outro local neste momento. O universo interno é diferente por diversos motivos.

Por isso, entendo que o exame da consciência da realidade e da consciência do eu, na verdade, consiste na boa leitura do que ocorre entre meu universo interno e o universo externo. A consciência do eu consiste em saber quem sou, o que sinto, o que desejo e o que rejeito. Glinder e Blander, em *A estrutura da magia*, afirmam que a qualidade do objeto observado é dada pelo olhar do observador (Bandler, 1977). A única realidade efetiva é aquela do universo interior do indivíduo. O mundo é muito mau para um e, para outro, é uma maravilha, embora ambos vivam no mesmo universo. Então, podemos avaliar a consciência da realidade e do eu com aspectos muito específicos de localização, horário, nome da pessoa.

Memória

Na adolescência, com exceção dos quadros de transtornos do desenvolvimento, casos de traumatismo craniano e intoxicações exógenas, os transtornos de memória são pouco marcantes. Os lapsos de memória tendem a ser passageiros e geralmente ocorrem durante quadros psicóticos, em virtude de traumas de origem psicológica, ou por dissociações histriônicas, estas cada vez menos frequentes.

Sensopercepção

A formação da identidade do indivíduo, a sua noção de realidade, sua diferenciação outro-eu, universo externo universo interno, tudo aquilo que o define como um ser em constante relação começa na percepção. É a partir de uma impressão e, em seguida, de uma sensação despertada por essa impressão, que o processo de percepção é concluído.

Segundo Grinder e Bandler, esse processo está sujeito a mudanças constantes (distorções, generalizações, negações), sem as quais não conseguiríamos viver em sociedade. Essas mudanças fazem o total ser visto como algo maior do que a soma de suas partes. Além das nossas percepções, oriundas do nosso universo interno, usamos da imaginação para avaliar o que elas despertam. Lembremo-nos do foco, penumbra e sombra dos quais já falamos. As percepções não fogem a essa regra. Muitas vezes, observamos o foco, mas, mesmo que não tenhamos consciência, a penumbra e a sombra estão sempre presentes.

No caso específico das alterações de sensopercepção, precisamos ser muito cuidadosos ao processar uma informação do tipo "ouço vozes", ou "vejo vultos". Pode parecer alucinação, porém pode ser uma ilusão, ou percepção transitória sem maior significado psicopatológico. Duas ou três perguntas podem fazer grande diferença no diagnóstico. Enquanto as alucinações são acompanhadas de certeza quanto à sua existência, comprometem o senso crítico, parecem não causar sofrimento ao paciente, são irredutíveis às argumentações lógicas e podem fazer parte de graves quadros psicóticos, as ilusões são redutíveis à argumentação lógica, permitem a dúvida sobre a sua existência e podem não ter nenhum significado de gravidade. As ilusões são alterações em que o objeto está presente, porém a percepção sobre ele está alterada. Por exemplo, vejo rapidamente um casaco pendurado e percebo aquilo como um vulto andando. Não é um sintoma psicótico. Alterações da sensopercepção podem estar presentes em todas as nossas vias sensoriais.

Pensamento

Normal

Uma atividade contínua, em equilíbrio dinâmico constante, sujeita a mudanças e aprimoramento a cada nova informação. Tem um processo que se inicia na captação de informações do universo exterior, confrontação com informações oriundas do universo interior e da memória, para, no fim, concluir com um julgamento e uma ação (Raths, 1977).

Alterações de conteúdo e alterações de curso e conteúdo

Quando o julgamento se antecipa a qualquer das fases anteriores, já está presente um distúrbio do pensamento. Os pré-julgamentos, preconceitos, podem ser considerados alterações do pensamento, embora a elevada frequência com que acontecem lhe emprestem um caráter de normalidade. O pensamento, que na criança é binário, tipo sim/não, certo/errado, gosto/não gosto, deveria evoluir para pensamento pluridimensional na adolescência. No entanto, isso ocorre ainda com baixa frequência em nossa sociedade (De Bono, 1995).

Há, na realidade, um universo muito grande de pessoas com idade adulta, porém com predomínio de pensamento binário próprio da infância. Da mesma forma, o pensamento autorreferente, próprio da criança em seus primeiros anos de vida, quando ainda não se diferenciou do universo à sua volta, que deveria acompanhar o processo de diferenciação e construção da identidade, também persiste em muitas pessoas com idade para serem adultas.

O excesso de julgamentos antes do fim do processo do pensar obstrui a capacidade de raciocínio. Denominamos "pensamentos em bloco" aqueles em que o processo de compreensão foi interrompido por julgamentos já no princípio do mecanismo.

Um dos mais graves sintomas do pensamento psicótico, menos valorizado do que o delírio, é a rigidez de pensamento. Sua definição é intuitiva: aquele pensamento rígido, que não é passível de mudança. Ela está presente no delírio, mas também em pensamentos aparentemente não delirantes. Essa rigidez é uma das causas de conflitos e de sua manutenção, na medida em que, quem tem o pensamento em bloco, acredita estar sempre certo. Os conflitos, principalmente entre pais e filhos, na adolescência, são consequência das certezas próprias do pensamento em bloco presente em todos os lados do conflito.

Podemos ler livros e buscar informações para compreender um fenômeno ou para enriquecer nossos argumentos decorrentes dos nossos julgamentos precipitados (Adler, 2010). Compreender um fenômeno pode gerar a resolução de conflitos. Reforçar nossos argumentos pode gerar e manter conflitos. Grande parte dos problemas trazidos pelos nossos pacientes são frutos de conflitos familiares, e culturais com seus desdobramentos (De Bono, 2018).

O foco maior da literatura psiquiátrica tem sido as ideias delirantes, os pensamentos deliroides, o *delirium*, pensamento dereístico.

Delírio é o pensamento rígido, em bloco, com comprometimento do senso crítico e imutável ante a argumentação lógica. Muitas vezes bizarro e desconectado dos fatos do dia a dia. Encontra-se frequentemente em psicoses como a esquizofrenia. Os pensamentos deliroides, geralmente reativos a algum fato ou trauma psicológico, se diferenciam do delírio exatamente por serem removíveis ante argumentações ou ante a resolução da condição psicogênica que os determinou. Estes estão mais presentes em neuroses graves.

O *delirium*, geralmente presente como manifestação de adoecimento por infecção ou intoxicação exógena, pode persistir por algum tempo depois da remissão do quadro orgânico, mas desaparece. Na infância, vemos com frequência relativa ante a estados febris.

O pensamento dereístico, muito semelhante ao pensamento mágico, pode ser sintetizado naquele pensamento das pessoas que confundem o que é com o que elas querem que seja. Muitas vezes, dá certo, então deixa de ser uma alteração do pensamento para ser um exemplo de determinação.

Uma alteração de conteúdo frequente atualmente é o pensamento anoréxico, associado a transtorno alimentar, no qual as pessoas têm tanto medo de estar acima do peso que desenvolvem a anorexia nervosa e ou a bulimia. No meu modo de entender, não estamos diante de um transtorno alimentar, mas sim de um complexo e grave transtorno de sensopercepção e pensamento, que gera uma repercussão corporal.

Curso

Fuga de ideias

Quando no meio de uma frase desaparece uma palavra geralmente de uso cotidiano, que geralmente volta pouco tempo depois

Inibição do pensamento ou pensamento lacônico

Respostas curtas, às vezes pouco conexas, com o fluxo de ideias obstruído. Acontece com frequência em casos de psicoses, principalmente em esquizofrenia.

Perseveração

Insistência em manter um único tema. Conversas cansativas, repetitivas. Comum em estreitamento de consciência, intoxicações exógenas, por álcool, por exemplo.

Prolixidade

Pessoas que explicam detalhadamente o óbvio. Contornam, contornam e contornam o tema e, muitas vezes, não dizem o que desejavam falar. São cansativas e, em minhas observações, pais e professores prolixos têm maior número de filhos e alunos com suspeita de TDAH.

Desagregação

Com frequência encontrada em casos de psicoses, principalmente esquizofrenia, em que o discurso segue com associações de palavras sem o mínimo sentido.

Alterações do pensamento e ou da linguagem

Taquipsiquia ou taquilalia

Aceleração da expressão do pensamento, comumente encontrada em casos de hipomania, mania, intoxicações exógenas.

Bradipsiquia ou bradilalia

Lentificação da expressão de ideias, geralmente associada com fadiga, intoxicação exógena e utilização de medicamentos como fenobarbital e topiramato.

Alteração da altura da fala

Pode estar presente em casos de autismo e de psicoses em estado inicial.

Hiperfonia

Aumento do volume da voz.

Hipofonia

Redução do volume da voz.

Logorreia

Quando a pessoa fala sem interrupções, impossibilitando o diálogo. Presente em casos de mania, hipomania, autismo.

Oligolalia

Presente em casos de depressão, deficiência de desenvolvimento mental, quando ocorre a diminuição da expressão verbal.

Solilóquios

Quando a pessoa fala sozinha ou com suas alucinações auditivas.

Transtornos do humor e dos afetos

Depressão

A pessoa sente-se diminuída, menos capaz, desinteressante, pessimista, com ideias deliroides de pobreza, fraqueza, evitação de contatos e perde o prazer em coisas que antes gostava de fazer. Pode ser estado depressivo, temporário ou transtorno depressivo persistente. Com frequência, manifesta-se sob a forma de irritabilidade e de agressividade. Ideias de autoeliminação podem estar presentes.

Mania

Diferentemente do senso comum segundo o qual mania quer dizer hábitos inadequados, a mania, aqui, consiste em uma expansão do ego. A pessoa pode sentir-se poderosa, com ideias deliroides de grandeza, taquipsiquia, insônia, agitação, aparentemente com uma alegria extraordinária, porém de origem infundada. Pode ter hipersexualidade de risco, exagero de gastos e assumir compromissos impossíveis de cumprir. Pode estar presente em casos de bipolaridade e, eventualmente, em razão de doenças orgânicas cerebrais, como tumores de lobo frontal.

Referências bibliográficas

1. Adler M. Como ler livros. São Paulo: É Realizações, 2010.
2. Alves R. O retorno e terno. 29. ed. Campinas: Papirus, 2013.
3. Arbiser S. O legado de David Liberman. Int J Psychoanal. 2014 Ago;95(4):719-38. doi: 10.1111/1745-8315.12123. 25229544.
4. Badinter E. Um amor conquistado: o mito do amor materno. São Paulo: Círculo do Livro, 1980.
5. Bandler R; Grinder J. A estrutura da magia: um livro sobre linguagem e terapia. São Paulo: Guanabara, 1977.
6. Bauer E. Estresse: como ele abala as defesas do corpo? Ciência hoje. v. 30, n. 179/jan.-fev., 2002.
7. Bernardi M. A deseducação sexual. São Paulo: Summus, 1985.
8. Bottura W. O erro nosso de cada dia. São Paulo: República Literária, 2016.
9. Brasil. Lei n. 8.069, de 13 de julho de 1990. Dispõe sobre o Estatuto da Criança e do Adolescente e dá outras providências. Diário Oficial [da] República Federativa do Brasil, Brasília, DF, 16 jul. 1990. Disponível em: <https://bvsms.saude.gov.br/bvs/publicacoes/estatuto_crianca_adolescente_3ed.pdf>. Acesso em: 14 out. 2021.
10. Briggs D. Criança feliz: o desenvolvimento da autoconfiança. São Paulo: Martins Fontes, 1986.
11. De Bono E. Conflitos: uma maneira melhor de resolvê-los. 11. ed. Londres: Ebury Publishing, 2018.
12. De Bono E. O pensamento lateral. 2. ed. Rio de Janeiro: Record, 1995.
13. Kertesz R. A gestão do estresse psicossocial. Buenos Aires: Universidade das Flores, 2013.
14. Pontes C. Insight e mimetismo humano. Fortaleza: Fundação Demócrito Rocha, 1997.
15. Psicofobia. Disponível em: <https://www.psicofobia.com.br/>. Acesso em: 14 out. 2021.
16. Raths L. Ensinar a pensar – teoria e aplicação. 2. ed. São Paulo: Pedagógica Universitária, 1977.
17. Satir V. Terapia familiar – elos entre as concepções analíticas e sistêmicas, 5. ed. Rio de Janeiro: Francisco Alves, 1993.
18. Sawyer SM; Azzopardi PS; Wickremarathne D et al. A idade da adolescência. Lancet Child Adolesc Health. 2018 Mar;2(3):223-228. doi: 10.1016/S2352-4642(18)30022-1. Epub 2018 jan 30. 30169257.
19. Significado de adolescência. Disponível em: <https://www.significados.com.br/adolescencia/>. Acesso em: 14 out. 2021.
20. Watzlawick P. Sempre pode piorar ou a arte de ser infeliz. São Paulo: Pedagógica Universitária, 2006.
21. Wolf S; Wolff HG. Evidência sobre a gênese da úlcera péptica no homem. 1942;120(9):670-675. doi:10.1001/jama.1942.02830440012003.

SEÇÃO VI
QUADROS NEUROLÓGICOS E GENÉTICOS

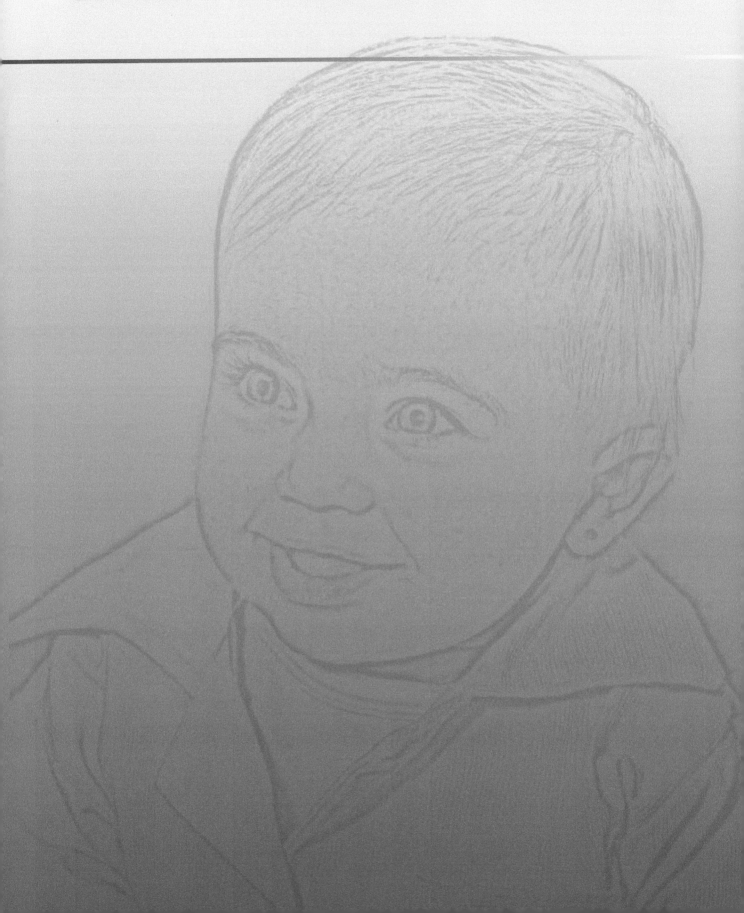

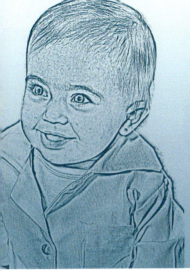

Capítulo 56

Epilepsia

Lia Arno Fiore
Maria Sigride Thomé de Souza

Histórico

A primeira descrição de epilepsia data de 460-377 a.C., feita pelo médico grego Hipócrates, que a descreveu como uma doença que fazia as pessoas caírem ao solo, levando-as a se comportar como se já não tivessem controle do corpo. Além disso, segundo Hipócrates, não havia nenhuma intervenção divina, pois se tratava tão somente de um fenômeno do corpo do indivíduo. Os povos antigos acreditavam que os epilépticos eram tomados ou possuídos por maus espíritos e demônios, o que explica a etimologia do nome "epilepsia", do grego *epilambanein*, que significa tomar, capturar, possuir.

Hipócrates, acompanhado por Arateu, Celso e Plínio, centrou seus estudos na identificação da epilepsia como uma doença do cérebro. Avanços significativos nessa direção se seguiram ao longo do tempo até a segunda metade do século XVIII, quando o médico suíço Samuel Auguste Tissot apontou a epilepsia como fenômeno decorrente de lesões cerebrais, como tumores, acidentes vasculares cerebrais e traumatismos, afirmando que o estudo dessas lesões seria fundamental para a compreensão da doença.

Os escritos bíblicos fazem referência às crises epilépticas como doença demoníaca e atribuída a maus espíritos. A epilepsia está descrita no evangelho de Marcos (9:14-29), assim como no evangelho de Lucas (9:38-42) e no de Mateus (17:14-18). O evangelho de Marcos claramente descreve uma crise tônico-clônico bilateral:

> "Alguém da multidão respondeu-lhe: 'Mestre, eu trouxe a ti o meu filho que tem um espírito mudo. Cada vez que o espírito o agride, joga-o no chão, e ele começa a espumar, range os dentes e fica completamente duro...' Quando o espírito viu Jesus, sacudiu violentamente o menino, que caiu no chão e rolava espumando. Jesus perguntou ao pai: 'Desde quando lhe acontece isso?' O pai respondeu: 'Desde criança. Muitas vezes, o espírito já o lançou no fogo e na água, para matá-lo. Se podes fazer alguma coisa, tem compaixão e ajuda-nos'. Jesus disse: 'Se podes...? Tudo é possível para quem crê...' Vendo Jesus que a multidão se ajuntava ao seu redor, repreendeu o espírito impuro: 'Espírito mudo e surdo, eu te ordeno: sai do menino e nunca mais entres nele'. O espírito saiu, gritando e sacudindo violentamente o menino. Este ficou como morto, tanto que muitos diziam: 'Morreu!' Mas Jesus o tomou pela mão e o levantou; e ele ficou de pé. 'Por que nós não conseguimos expulsá-lo?' Ele respondeu: 'Essa espécie só pode ser expulsa pela oração'".

Definição

A ILAE (International League Against Epilepsy – Liga Internacional Contra Epilepsia) e o IBE (International Bureau for Epilepsy – Bureau Internacional pela Epilepsia) definem epilepsia como "uma desordem do cérebro caracterizada por predisposição duradora em gerar de crises epilépticas com consequências neurobiológica, cognitiva, psicossocial e social".[1] A definição de epilepsia requer a recorrência de pelo menos uma crise epiléptica e a possibilidade de recorrência. Dessa forma, não se trata de uma condição patológica única, mas de uma variedade de síndromes que refletem disfunção cerebral de base, resultante de diferentes causas. A crise epiléptica, *per se*, é definida como a ocorrência transitória de sinais e/ou sintomas causados pela atividade neuronal anormal síncrona e excessiva.[1]

Nessa definição, a crise epiléptica exige alguns elementos, como modo de início e término das crises, manifestações clínicas e intensificação da sincronização anormal.

A epilepsia é definida como um grupo de condições heterogêneas de origem neurológica que se caracteriza por qualquer uma das seguintes condições:

1. Pelo menos duas crises epilépticas "não provocadas" (ou reflexas) ocorrendo com pelo menos 24 horas de intervalo entre elas.
2. Uma crise "não provocada" (ou reflexa), associada à probabilidade de crises posteriores semelhante ao risco de recorrência geral (mais de 60%), depois de duas crises "não provocadas" ocorrendo nos dez anos seguintes.
3. Síndrome epiléptica diagnosticada (p. ex., síndrome de West).

A epilepsia é considerada resolvida em indivíduos com síndrome epiléptica idade-dependente, mas que já ultrapassaram a idade esperada, ou naqueles indivíduos que estão livres de crises por pelo menos dez anos, e sem uso de drogas antiepilépticas (DAE) nos últimos cinco anos.[2]

Epidemiologia

Na população em geral, 3% das pessoas serão portadoras de epilepsia em algum momento de suas vidas.[3] A incidência de crises epilépticas é maior na infância e na adolescência quando comparada com as que ocorrem na vida adulta, conforme demonstrado no estudo de Rochester-Minnesota (Estados Unidos), de 1935 a 1984. Os autores observaram uma incidência de 44 casos por 100 mil ao ano, sendo mais incidente entre homens. Além disso, descreveram dois picos distintos: 1) no primeiro ano de vida; e 2) um segundo ainda maior, nas pessoas com idade igual ou superior a 75 anos.[4]

A incidência de epilepsia na população varia de 0,5% a 1,5%, sendo superior nos países em desenvolvimento.

Estudo realizado no Brasil, nas cidades de Campinas e São José do Rio Preto, observou prevalência de epilepsia ao longo da vida de 9,2/1.000 e de epilepsia ativa em 5,4/1.000 indivíduos. Na população economicamente produtiva (20 a 58 anos), mais de um terço dos portadores de epilepsia ativa não tinham tratamento adequado; quando se extrapolou a população brasileira (170 milhões), sugeriu-se que, em 1 milhão de pessoas portadoras de epilepsia, aproximadamente 380 mil eram desprovidas de tratamento adequado. Não se observou diferença entre classes socioeconômicas quando se relacionou o intervalo entre o início da epilepsia e o tratamento. Por outro lado, houve diferença quando se comparou a epilepsia ativa e a inativa, sendo a taxa de epilepsia ativa mais alta nas classes econômicas mais baixas.[5]

O encargo da epilepsia está muito além do estado físico ou de saúde, pois também engloba estigma e discriminação, o que pode levar a isolamento social, sentimentos de vergonha e desconforto, além do alto risco de doenças psiquiátricas.[6]

Classificação

A ILAE conta com uma comissão responsável pela classificação e terminologia das crises epilépticas e epilepsia que tem como base o conhecimento e observações de especialistas na área. A primeira classificação data de 1960 e tem passado por contínuas atualizações, especialmente em decorrência da constante evolução de tecnologias em áreas como neuroimagem, genética e biologia molecular.

Modo de início

Quanto ao modo de início, as crises podem ser classificadas como crises generalizadas ou focais. As crises generalizadas se originam em algum ponto do cérebro e apresentam rápido espraiamento, com distribuição bilateral. A circuitaria neuronal envolvida pode ser tanto de estruturas corticais como subcorticais e não necessariamente abrange todo o córtex. Além disso, quando se compara uma crise a outra no mesmo indivíduo,[7] elas podem se apresentar de maneira assimétrica e mesmo sem caráter lateralizatório e/ou localizatório.

As crises focais estão, por definição, limitadas a um hemisfério cerebral e podem se originar também de regiões subcorticais. O início ictal em geral é consistente, ou seja, quando se compara uma crise a outra, elas apresentam a mesma localização. Além do mais, apresentam padrões de propagação que podem envolver o hemisfério cerebral contralateral. É preciso lembrar ainda que mais de uma circuitaria neuronal pode estar envolvida, ocasionando consequentemente a apresentação semiológica de mais de um tipo de crise.

No Quadro 56.1 descrevemos os tipos reconhecidos de crises; no Quadro 56.2, a classificação operacional segundo a Liga Internacional Contra a Epilepsia.[8]

QUADRO 56.1 – Classificação das crises.

1. **Crises generalizadas**
   a) Tônico-clônica (em qualquer combinação)
   b) Ausência
      • Típica
      • Atípica
      • Ausência com características específicas
         • Ausência mioclônica
         • Mioclonias palpebrais
   c) Mioclônica
      • Mioclônica atônica
      • Mioclônica tônica
   d) Clônica
   e) Tônica
   f) Atônica

2. **Crise focal**

3. **Desconhecida**
   Espasmo epiléptico

Fonte: Desenvolvido pela autoria do capítulo.

QUADRO 56.2 – Classificação operacional das crises conforme a International League Against Epilepsy (ILAE), 2017.

Início focal		Início generalizado	Início desconhecido
Sem perturbação da consciência	Com perturbação da consciência	**Motor** • Tônico-clônico • Outro motor	**Motor** • Tônico-clônico • Outro motor
Início motor			
Início não motor		**Não motor** • Ausência	**Não motor** • Não classificável
Focal para tônico-clônico bilateral			

Fonte: Fisher et al., 2017.

Alguns dos pontos controversos dessa classificação foram:

a) O termo "espasmo epiléptico", incluindo os espasmos infantis, que foi adotado por englobar uma noção mais geral, visto que espasmos podem persistir ou mesmo iniciar após a infância, os chamados casos **de novo**. Outra dificuldade era classificar os espasmos infantis em focal, generalizado ou ambos, então eles foram alocados em crises desconhecidas.

b) A distinção entre crise parcial simples e complexa foi eliminada; o termo a ser utilizado é "crise focal", com ou sem comprometimento da consciência ou outros quadros discognitivos, atentando à localização e à progressão dos eventos ictais.

Etiologia

De acordo com sua causa de base, a epilepsia pode ser classificada em genética, estrutural/metabólica e de causa desconhecida.

Presume-se que as epilepsias **genéticas** resultem de um defeito genético direto, conhecido ou presumido, e que nesse caso as crises sejam o sintoma central da doença. Tal afirmação se baseia em estudos genéticos moleculares específicos bem replicados ou mesmo quando são a base do teste diagnóstico, por exemplo, o SCN1A na síndrome de Dravet, assim como a evidência do papel central do componente genético oriundo de estudos familiares.

Nas epilepsias **estruturais e/ou metabólicas**, condições ou doenças distintas demonstram importante aumento no risco de desenvolver epilepsia. As lesões estruturais em geral são adquiridas, englobando acidente vascular cerebral (AVC), traumatismo cranioencefálico (TCE), infecções, entre outros. Vale a pena ressaltar que essas lesões também podem ser de origem genética, como a esclerose tuberosa. No caso das metabólicas, podem ser citados os erros inatos do metabolismo.

As epilepsias de origem **desconhecida** devem ser avaliadas de maneira neutra, pois a natureza da causa de base é de origem desconhecida.

Há mais de um século observou-se que algumas formas de epilepsia podem ser de origem autoimune, o que foi reforçado pela observação de resposta ao uso de hormônio adrenocorticotrófico (ACTH) e corticoides. Nas décadas de 1980 e 1990 foram identificados vários antígenos específicos do sistema nervoso central (SNC) em pacientes com síndromes neoplásicas, nos quais ocorre autoimunidade contra proteínas neuronais, causando quadros graves de encefalite. Nessas encefalites imunomediadas a ocorrência de crises epilépticas como um dos principais sintomas levou à inclusão, em 2017, do conceito de "epilepsia de etiologia autoimune" na classificação das crises epilépticas. O anticorpo antirreceptor NMDA foi descoberto em 2007, seguido por outros anticorpos antirreceptores: AMPA, ácido gama aminobutírico – GABA –, glicina, mGluR5 e receptores D2 da dopamina. Apesar do quadro grave, 70% a 80% dos pacientes melhoraram com tratamento adequado – imunoterapia precoce.[9]

As síndromes eletroclínicas e outras epilepsias estão demonstradas no Quadro 56.3.

QUADRO 56.3 – Crises eletroclínicas agrupadas pela idade de início.

Período neonatal	• Epilepsia neonatal familiar benigna • Encefalopatia mioclônica precoce • Síndrome de Ohtahara
Lactente	• Epilepsia da infância com crises focais migratórias • Síndrome de West • Epilepsia mioclônica da infância • Epilepsia benigna da infância • Epilepsia familiar benigna da infância • Encefalopatia mioclônica em transtornos não progressivos
Infância	• Crise febril *plus* – FS+ (pode começar na infância) • Síndrome de Panayiotopoulos • Epilepsia com crises mioclônicas atônicas (antes astáticas) • Epilepsia benigna com descargas centrotemporais • Epilepsia frontal noturna autossômica dominante • Epilepsia occipital da infância de início tardio (tipo Gastaut) • Epilepsia com ausências mioclônicas • Síndrome de Lennox-Gastaut • Encefalopatia epiléptica com espícula-onda contínua durante o sono lento (CSWS) • Síndrome de Landau-Kleffner • Epilepsia ausência da infância
Adolescente-adulto	• Epilepsia ausência juvenil • Epilepsia mioclônica juvenil • Epilepsia com crises tônico-clônicas generalizadas exclusivas • Epilepsia mioclônica progressiva • Epilepsia autossômica dominante com características auditivas • Outras epilepsias familiares do lobo temporal
Menos relacionada a uma idade específica	• Epilepsia focal familiar com variação do foco (infância a adultícia) • Epilepsia reflexa
Constelações distintas	• Epilepsia do lobo temporal com esclerose hipocampal • Síndrome de Rasmussen • Crises gelásticas com hamartoma hipotalâmico • Epilepsia hemiplegia-hemiconvulsão • Epilepsia que não se encaixa em nenhuma das categorias diagnósticas, que pode ser distinguida inicialmente com base na presença ou ausência de uma condição metabólica ou estrutural conhecida (causa presumida) e, portanto, com base no modo primário do início da crise (generalizado *versus* focal)

(continua)

QUADRO 56.3 – Crises eletroclínicas agrupadas pela idade de início (continuação).

Epilepsias atribuídas e organizadas por causa estrutural-metabólica	• Malformação do desenvolvimento cortical (hemimegalencefalia, heterotopias etc.) • Síndromes neurocutâneas (complexo de esclerose tuberosa, Sturge-Weber etc.) • Tumor • Infecção • Trauma • Angioma • Insulto perinatal • Acidente vascular cerebral
Epilepsia de causa desconhecida	–
Condições com crises epilépticas que tradicionalmente não são diagnosticadas como uma forma de epilepsia *per se*	• Crises neonatais benignas • Crises febris

FS: *Febrile seizures* (convulsões febris).
Fonte: Desenvolvido pela autoria do capítulo.

Ao classificar as epilepsias, deve-se levar em conta a idade de início, a cognição, antecedentes, o impacto no desenvolvimento neuropsicomotor, o exame motor e sensorial, achados de eletroencefalograma (EEG), fatores de gatilho e de sensibilização, assim como o padrão das crises relacionadas ao sono.

Um dos conceitos formalmente reconhecidos desde 2006 é o de encefalopatia epiléptica, que consiste em um severo comprometimento cognitivo e comportamental como consequência da atividade epileptiforme *per se*.

Tratamento

Princípios

O princípio fundamental no tratamento da epilepsia tem sido o controle de crises, mas com o passar do tempo se observou que outros fatores também eram extremamente importantes, como um tratamento mais individualizado e focado no paciente.

O uso de drogas no controle de crises epilépticas se iniciou por volta de 1850, quando o brometo começou a ser utilizado, a princípio na chamada epilepsia catamenial. A partir de 1910 se começou a utilizar o fenobarbital, um hipnótico e sedativo que se observou ser eficaz também na redução de crises. O fenobarbital foi usado por muitos anos como droga de escolha, assim como similares desenvolvidos nessa época, como a primidona. A partir de 1940, com base no uso de modelos animais, foi desenvolvida a fenitoína, que se tornou droga de primeira escolha, tanto em crises focais como nas generalizadas. A etossuximida foi desenvolvida em 1958, especificamente para crises do tipo ausência sem crises tônico-clônicas generalizadas. Em 1963 adveio a carbamazepina, droga desenvolvida inicialmente para o tratamento de neuralgia trigeminal, mas também eficaz no controle de crises focais; somente em 1974 seu uso foi liberado nos Estados Unidos para o tratamento de crises epilépticas. O valproato surgiu por volta de 1960 na Europa e mais tarde (1978) nos Estados Unidos, como droga de primeira escolha nas crises primariamente generalizadas, e em meados dos anos 1990 passou a ser empregado nas crises focais. O valproato se tornou mundialmente prescrito nas diferentes formas de epilepsia idiopáticas (genéticas) e sintomáticas (estruturais/metabólicas) generalizadas, que podem estar associadas a diferentes tipos de crises, incluindo crises tônico-clônicas, mioclônicas e crises de ausência.[10]

As medicações antiepilépticas citadas fazem parte das drogas de primeira linha, que, apesar de sua eficácia e espectro de ação, apresentam limitações no uso em função de seus efeitos adversos. Diante dessas e outras limitações, surgiram novas drogas antiepilépticas, de segunda geração, que, do ponto de vista clínico, teriam perspectiva de fármacos com boa eficácia, com menos efeitos tóxicos, melhor tolerabilidade, sem necessidade de monitorização do nível sérico, e que pudessem ser tomados apenas uma ou duas vezes ao dia.

Infelizmente os fármacos antiepilépticos clássicos induzem, ou menos comumente inibem, o sistema do citocromo P450 (carbamazepina, fenobarbital, fenitoína), ou então inibem enzimas envolvidas na glicuronidação (valproato de sódio). Por outro lado, os fármacos mais modernos disponíveis são menos indutores enzimáticos (oxcarbazepina) e não são metabolizados pelo citocromo P450 (gabapentina, lamotrigina, levetiracetam, pregabalina ou topiramato), estando, assim, menos envolvidos em interações medicamentosas – algo primordial, visto que pessoas com epilepsia podem ser tratadas por vários anos e comumente podem desenvolver comorbidades, como diabetes, depressão e ansiedade.[3]

O domínio do conhecimento das estruturas e processos envolvidos no desenvolvimento das crises, como neurônios, canais de íons, receptores, glia e as sinapses excitatórias e inibitórias, é de primordial importância para os profissionais que trabalham com epilepsia, assim como a familiaridade com os mecanismos de ação de cada medicação antiepiléptica dentro desses processos, em favor da inibição sobre a excitação, com o objetivo de abortar ou prevenir crises. Dentre os principais mecanismos de ação das drogas antiepilépticas podemos citar bloqueadores de canais de cálcio, inibidores da corrente de cálcio, intensificadores da ação do GABA, bloqueadores de glutamato, inibidores da anidrase carbônica, ação de hormônios (estrogênio e progesterona), além das drogas com mecanismos de ação desconhecidos. Lembrando ainda que algumas medicações podem apresentar combinação de mecanismos de ação, sendo um deles o principal. Com base nesse conhecimento, advém a terapia racional nos esquemas antiepilépticos, ou seja, a combinação de diferentes tipos de mecanismos provenientes de cada medicação. Pragmaticamente, a escolha da medicação deve ser individualizada, baseada principalmente no perfil do paciente, e deve incluir a eficácia da droga nas crises ou na síndrome epiléptica, tolerabilidade, segurança, facilidade de uso, conhecimento da farmacocinética, necessidade presente ou futura de associação com medicações no tratamento de comorbidades e, finalmente, o custo.

As seguintes medicações antiepilépticas estão liberadas no Brasil: fenobarbital, primidona, carbamazepina, etossuximida, ácido valproico/valproato de sódio, fenitoína, oxcarbazepina, lamotrigina, topiramato, vigabatrina, levetiracetam, gabapentina, pregabalina, lacosamida, nitrazepam, clonazepam e clobazam.

A resposta à medicação antiepiléptica é de 65% em epilepsia de início recente. Logo, um terço dos pacientes podem evoluir com refratariedade, ou seja, quando não apresentam resposta satisfatória das crises a mais de duas medicações antiepilépticas em dose ideal e com indicação correta. Nesse caso deve-se considerar cirurgia de epilepsia e/ou outros tratamentos, como colocação de estimulador vagal, dieta cetogênica e/ou neuromodulação.

Aproximadamente 10% a 20% dos pacientes apresentam crises debilitantes que são refratárias ao tratamento medicamentoso. Nesses casos, a identificação e a ressecção do tecido cerebral anormal, ou seja, da zona epileptogênica, podem melhorar de maneira ímpar o controle de crises, desde que não localizadas em áreas eloquentes (área motora e/ou de linguagem).

Início do tratamento

Para o início do tratamento medicamentoso na epilepsia é necessário o entendimento da história natural das crises epilépticas. Por volta de um terço a metade dos pacientes, após a primeira crise, necessitam de atenção médica. O risco de recorrência após a primeira crise não provocada varia de 27% a 71%, mas, nos estudos que excluíram pessoas com histórico prévio de recorrência, observaram-se taxas de 27% a 57%. A maioria apresenta risco de recorrência precoce, 50% em seis meses após primeira crise e mais de 80% em dois anos após a crise inicial. Por outro lado, recorrência tardia não é comum, mas pode ocorrer até dez anos após a primeira crise.[11]

No risco de recorrência de crises, devem-se levar em consideração alguns outros fatores, como:

- Etiologia: o risco relativo de recorrência em pessoas com histórico pregresso de crises sintomáticas é de 1,8, quando comparado com pessoas com epilepsia de origem desconhecida, que aumenta com a presença de lesão cerebral ou de encefalopatia crônica não progressiva e que por vezes está associada a retardo mental. Por outro lado, pessoas sem aparente comprometimento neurológico com epilepsia de origem desconhecida também apresentam risco aumentado.
- Eletroencefalograma: pessoas com EEG anormal apresentam alto risco de recorrência em relação àquelas com EEG normal, principalmente nas crianças e em casos sem história pregressa de crise sintomática. Padrões eletroencefalográficos anormais, como espícula onda generalizada, espículas focais e alentecimento focal ou generalizado, também aumentam o risco de recorrência. Segundo as diretrizes, o EEG deve ser utilizado não somente para avaliar o risco de recorrência, mas também para ajudar na classificação do tipo de epilepsia e na identificação de síndromes específicas.
- Estado do sono na primeira crise: crises epilépticas que ocorrem no período do sono, em adultos, têm maior risco de recorrência do que as que ocorrem durante a vigília. Nas crianças deve-se considerar o mesmo padrão, incluindo as crises que ocorrem nas sonecas ao longo do dia.
- Tipo de crise: pessoas com a primeira crise do tipo focal em relação a crises generalizadas têm maior risco de recorrência.
- Duração da primeira crise epiléptica: em crianças não se observou diferença com relação à duração da primeira crise e recorrência – diferentemente dos adultos, em que a duração mais prolongada, especialmente com histórico de crise sintomática, sugere alto risco de recorrência.
- Número de crises em 24 horas: não se observou diferença tanto em adultos quanto em crianças que apresentam *clusters* de crises em um dia com relação àqueles que apresentaram uma única crise.

A decisão sobre a prescrição de medicação após a primeira crise epiléptica é muito controversa. Alguns trabalhos descrevem uma redução de até 50% na recorrência de crises, mas sem diferença no desfecho a longo prazo. Com base no risco-benefício do tratamento, a Academia Americana de Neurologia postulou que, após a primeira crise não provocada em crianças e adolescentes, deve-se seguir esta orientação:

1. Tratamento com medicação antiepiléptica não está indicado para prevenção do desenvolvimento de epilepsia.
2. Tratamento com medicação antiepiléptica deve ser considerado em circunstâncias nas quais os benefícios de reduzir o risco de uma segunda crise superem o risco de efeitos adversos farmacológicos e psicossociais.[12]

A recorrência após a segunda crise é de 70% tanto em adultos como em crianças, e esse risco pode aumentar quando se trata de etiologia estrutural/metabólica com crises nos seis meses seguintes. Apesar de o risco de recorrência ser similar em adultos e crianças, o uso de medicação antiepiléptica ainda é muito questionável em crianças, pois estas podem apresentar epilepsias autolimitadas, como na epilepsia rolândica.

Suspensão do tratamento

Outra questão muito controversa é a suspensão da medicação antiepiléptica. Sabe-se que muitos pacientes ficaram livres de crises após alguns anos com o uso de medicação antiepiléptica, mas por outro lado esta pode trazer morbidades associadas. É por isso que a decisão sobre o momento em que se deve suspender a medicação com segurança tem sido muito discutida, principalmente com relação à remissão e à recaída de crises. Uma metanálise mostrou risco de recaída de 25% em um ano e de 29% no segundo ano que se seguiu à suspensão da medicação antiepiléptica.[13]

Observou-se que pacientes com início da epilepsia na infância, crianças e adolescentes, apresentaram uma taxa de 60% a 75% livre de crises por mais de 2 a 4 anos com medicação, permanecendo bem após sua suspensão. Por algum tempo se pensou que adultos com início da epilepsia na infância teriam pior prognóstico, mas alguns estudos mostraram que adultos com 2 anos livres de crises e que suspenderam a medicação por conta própria não voltaram a apresentar crises por muitos anos. O risco de recorrência na população de adultos e crianças ainda é muito controverso; enquanto alguns não observaram diferença, outros observaram um risco de 31% a 40% em crianças e de 35% a 40% em adultos, por isso os critérios aplicados e a população analisada em cada estudo devem ser cuidadosamente observados.

A recorrência de crises após a retirada da medicação é precoce, e em geral, na redução da medicação, ocorre em pelo menos metade dentro dos primeiros 6 meses e de 60% a 90% no primeiro ano da descontinuação. Por outro lado, recorrência tardia é incomum.

A decisão de suspensão deve ser tomada principalmente com relação ao impacto da recorrência de crises na vida da pessoa com epilepsia e não somente em cálculos matemáticos. Por exemplo, em um adulto economicamente ativo que dirige veículos, deve-se discutir quais seriam as consequências de uma crise após um longo período livre de crises.

Comorbidades

A relação entre epilepsia e condições psiquiátricas há muito tempo vem sendo descrita. As comorbidades psiquiátricas em pessoas com epilepsia têm importante impacto clínico, assim como outras implicações terapêuticas. Os transtornos psiquiátricos podem preceder, coocorrer ou se seguir ao diagnóstico de epilepsia, o que faz levantar alguns questionamentos sobre a etiologia e a causa dessas duas condições. Os diagnósticos mais frequentes em pessoas com epilepsia são psicoses, neuroses, transtornos de humor, transtornos de personalidade e problemas de comportamento. Os sintomas psiquiátricos podem ser classificados, de acordo com sua relação temporal com as crises, em ictais (relacionados com a crise em si) e interictais (independentes da presença de crises).[14]

Com base em entrevistas estruturadas e no uso do DSM-IV para o diagnóstico aplicado a pessoas com epilepsia, foram observadas taxas de comorbidades psiquiátricas de 23,5% a 37%, ou seja, mais altas quando comparadas com a população geral. Estudos com populações selecionadas comparando pessoas com epilepsia em geral, epilepsia mioclônica juvenil e diabetes observaram taxas de 88%, 22% e 10%, respectivamente. Dependendo da população estudada, essas taxas podem ser mais elevadas, como no estudo de pacientes em um centro de epilepsia nos Estados Unidos que observou 71% de transtornos psiquiátricos, outro com pacientes candidatos à cirurgia de epilepsia com taxas de 47,3% e ainda outro com pacientes com epilepsia do lobo temporal e epilepsia generalizada com taxas de 57% e 39%, respectivamente. Em pacientes com epilepsia do lobo temporal submetidos à cirurgia, a prevalência de transtornos psiquiátricos foi de 65%, antes e depois da ressecção cirúrgica, enquanto outro estudo observou prevalência de 57% antes da ressecção e de 39% após.

Dentre os transtornos psiquiátricos, os transtornos de humor são comumente associados à epilepsia. A depressão apresenta alta prevalência em pessoas com epilepsia quando comparada à população geral, em especial em pacientes com epilepsia do lobo temporal. As taxas são mais altas em pessoas com epilepsia de difícil controle, por volta de 40% a 60%, enquanto taxas intermediárias, de 20%, são encontradas em pessoas com epilepsia, o que, na população geral, varia de 12% a 16%.[15]

Os transtornos ansiosos e os transtornos de personalidade também apresentam altas taxas em grupos selecionados de epilepsia de difícil controle, chegando a duas vezes mais do que em pessoas do grupo geral de epilepsia. Deve-se ressaltar que as taxas de ansiedade, depressão e de transtornos de personalidade não se modificaram em pacientes submetidos à cirurgia de epilepsia.

As psicoses podem ser observadas em pessoas com epilepsia nos períodos ictal, pós-ictal, ou de maneira crônica no interictal. As taxas de psicose interictal variam de 3,1% a 9%, mas em pessoas com epilepsia do lobo temporal ou com epilepsia refratária a prevalência variou de 10% a 19%. Por outro lado, quando se comparou epilepsia do lobo temporal a epilepsia generalizada, foram observadas taxas de 19% e 10%, respectivamente. Uma preocupação comumente aventada é a incidência de psicose iniciada após a cirurgia para epilepsia, com estudos que observaram taxas variáveis de 1% a 8%.

Alguns autores acreditam que a ocorrência de suicídios seja subestimada em pacientes com epilepsia. Uma metanálise com 29 estudos de coorte observou uma média de 112 ± 172 (0 a 833) por 100 mil em pacientes com epilepsia, comparada a 13,2 ± 6 (0,8 a 25,9) na população geral.[16] Em metanálise de 11 coortes, composta por 2.425 pacientes, em que se compararam pessoas após tratamento cirúrgico de epilepsia e a população geral, observou-se uma ocorrência de 24 suicídios, concluindo-se pela maior taxa de suicídios em pacientes pós-cirurgia de epilepsia quando comparados à população geral.[17]

Conclusão

A epilepsia é uma condição ainda cercada de muitos questionamentos e pontos obscuros a serem esclarecidos. Pela complexidade e abrangência da condição, o acompanhamento ideal dessa população deveria evolver equipes multidisciplinares, com neurologistas, psiquiatras, neurocirurgiões, terapeutas ocupacionais, fisioterapeutas, fonoaudiólogos, psicólogos e assistentes sociais, mas infelizmente esse cenário nem sempre é possível. Independentemente de se contar ou não com um panorama ideal, é importante que todos os profissionais que trabalham com pessoas com epilepsia tenham visão geral ampla e compreensão do impacto dessa condição na vida tanto do paciente quanto dos familiares, entre outros.

Referências bibliográficas

1. Fisher RS; Boas WE; Blume W et al. Epileptic seizures and epilepsy: definitions proposed by the International League Against Epilepsy (ILAE) and the International Bureau for Epilepsy (IBE). Epilepsia. 2005;46(4):470-2.
2. Fisher RS; Acevedo C; Arzimanoglou A et al. ILAE official report: a practical clinical definition of epilepsy. Epilepsia. 2014;55(4):475-82.
3. Elger CE; Schmidt D. Modern management of epilepsy: a practical approach. Epilepsy Behav. 2008;12(4):501-39.
4. Hauser WA; Annegers JF; Kurland LT. Incidence of epilepsy and unprovoked seizures in Rochester; Minnesota: 1935-1984. Epilepsia. 1993;34(3):453-68.
5. Noronha AL; Borges MA; Marques LH; Zanetta DM; Fernandes PT; Boer H et al. Prevalence and pattern of epilepsy treatment in different socioeconomic classes in Brazil. Epilepsia. 2007;48(5):880-5.
6. Linehan C; Berg TA. Epidemiologic aspects of epilepsy. In: Wyllie E (ed.). Wyllie's treatment of epilepsy: principles and practice. 6. ed. Philadelphia (PA): Wolters Kluwer, 2015. p. 2-13.

7. Berg AT; Berkovic SF; Brodie MJ et al. Revised terminology and concepts for organization of seizures and epilepsies: report of the ILAE Commission on Classification and Terminology, 2005-2009. Epilepsia. 2010;51(4):676-85.
8. Fisher R; Cross JH; French JA et al. Operational classification of seizure types by the International League Against Epilepsy: position paper of the ILAE Commission for Classification and Terminology. 2017;58(4):522-30.
9. Geis C; Planagumà J; Carreño M et al. Autoimmune seizures and epilepsy. The Journal of Clinical Investigation. 2019;1(3):926-40.
10. Arzimanoglou A; Ben-Menachem E; Cramer J et al. The evolution of antiepileptic drug development and regulation. Epileptic Disord. 2010;12(1):3-15.
11. Gross-Tsur V; Shinnar RC; Shinnar S. Initiation and discontinuation of antiepileptic drugs. *In:* Wyllie E (ed.). Wyllie's treatment of epilepsy: principles and practice. 6th ed. Philadelphia (PA): Wolters Kluwer, 2015. p. 539-50.
12. Hirtz D; Berg A; Bettis D et al. Practice parameter: treatment of the child with a first unprovoked seizure: report of the Quality Standards Subcommittee of the American Academy of Neurology and the Practice Committee of the Child Neurology Society. Neurology. 2003;60(2):166-75.
13. Berg AT; Shinnar S. Relapse following discontinuation of antiepileptic drugs: a meta-analysis. Neurology. 1994;44(4):601-8.
14. Tellez-Zenteno JF; Wiebe S. Prevalence of psychiatric disorders in patients with epilepsy: what we think we know and what we know. *In:* Kanner AM; Schachter S (ed.). Psychiatric Controversies in Epilepsy. Oxford (UK): Elsevier, 2008. p. 1-18.
15. Kanner AM. Depression in epilepsy: a neurobiologic perspective. Epilepsy Curr. 2005;5(1):21-7.
16. Pompili M; Girardi P; Ruberto A et al. Suicide in the epilepsies: a meta-analytic investigation of 29 cohorts. Epilepsy Behav. 2005;7(2):305-10.
17. Pompili M; Girardi P; Tatarelli G et al. Suicide after surgical treatment in patients with epilepsy: a meta-analytic investigation. Psychol Rep. 2006;98(2):323-38.

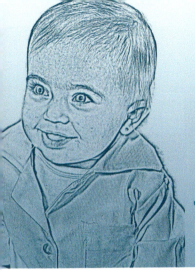

Síndrome de Rett

Fernando Norio Arita

Introdução

A síndrome de Rett (SR) é um distúrbio grave e precoce do neurodesenvolvimento que provoca uma rápida, progressiva e devastadora deterioração psicomotora, comprometendo quase exclusivamente crianças do sexo feminino. Seu quadro clínico é muito particular, apresentando-se com sinais e sintomas muito característicos e sugestivos, que permitem seu reconhecimento na maioria das vezes, quando se pensa nessa possibilidade.

Após um desenvolvimento psicomotor aparentemente normal até 6 a 18 meses, as meninas e os raros meninos com a forma clássica da SR apresentam uma dramática regressão neurológica, desaceleração do crescimento do perímetro cefálico, perda da interação social, da fala e linguagem e das habilidades motoras já adquiridas, e em particular da preensão manual voluntária. Desenvolvem estereotipias manuais típicas, ataxia, irregularidades respiratórias e crises epilépticas de vários tipos. Segue-se um longo período pseudoestacionário, em que fica nítido um quadro de grave retardo mental, mas com uma comunicação visual peculiar, relativamente preservada, frequentemente viva e marcante, ao lado de uma lenta deterioração motora, com escoliose, espasticidade, retrações articulares e perda gradativa da mobilidade.

Estima-se sua incidência em 1:10.000 a 1:15.000 nascidos vivos, com prevalência de 1:10.000 meninas, representando uma das causas genéticas conhecidas mais comuns de deficiência mental profunda no sexo feminino. É uma doença geneticamente determinada, esporádica na grande maioria dos casos, decorrente de mutações no gene MECP2, mapeado no *locus* Xq28, e que codifica a proteína MeCP2. A SR atinge todos os grupos étnicos, e sua distribuição geográfica parece universal.

Histórico

A primeira descrição da SR é relativamente recente. Em 1966, o pediatra vienense Andreas Rett descreveu a síndrome a partir da observação de duas meninas, pertencentes a famílias diferentes, na sala de espera de sua clínica, com um quadro comportamental bizarro e idêntico. Acrescentando mais cinco casos vistos em outras oportunidades, Rett publicou seu trabalho original em periódico local, no idioma alemão, procurando chamar a atenção para essa rara síndrome de atrofia cerebral na criança, acompanhada de hiperamonemia.[1] Voltou a escrever sobre a síndrome em 1977,[2] mas não conseguiu grande repercussão com esses trabalhos; recebeu apenas uma contribuição de Ishikawa et al., em 1978.[3]

A SR alcançou projeção mundial somente após o notável trabalho multicêntrico desenvolvido por Hagberg, Aicardi, Dias e Ramos,[4] publicado em 1983 em periódico de grande circulação, 17 anos após a publicação de Andreas Rett. Os autores reuniram 35 casos e relataram a observação de uma síndrome progressiva caracterizada por autismo, demenciação, ataxia, perda do uso voluntário das mãos, que compromete o sexo feminino, denominando-a SR em homenagem ao autor da descrição original da doença. Nos Estados Unidos, a divulgação da SR ganhou impulso apenas a partir de 1985, após uma Conferência Internacional no Instituto J. F. Kennedy, em Baltimore, organizada pelo Dr. Hugo Moser, com a presença do Dr. Rett, que mereceu uma edição exclusiva de um suplemento do *American Journal of Medical Genetics*, em 1986.[5]

O primeiro caso brasileiro, provavelmente do hemisfério sul, foi publicado em 1986 por Rosemberg et al.,[6] que no ano seguinte publicaram os cinco primeiros casos ocorridos neste país.[7] É incompreensível como uma entidade relacionada com uma deficiência mental, com características clínicas tão especiais, com ocorrência superior à da fenilcetonúria, tenha permanecido oculta tanto tempo. Entretanto, o reconhecimento tardio foi compensado por um enorme interesse da comunidade científica internacional, que, associado à mobilização intensa das famílias portadoras de crianças com SR, produziu um volume extraordinário de trabalhos científicos, oriundos de todas as partes do mundo, que propiciou um rápido e significativo conhecimento da síndrome.

Um grande impulso foi dado com a detecção de um marcador genético presente na grande maioria dos casos clássicos de SR. Essa descoberta abriu caminho para uma compreensão mais clara da natureza e da fisiopatologia da doença e ampliou os recursos para delimitar mais claramente o espectro clínico da SR. Permitiu identificar outros perfis clínicos diferentes da síndrome, assim como o diagnóstico pré-natal, o diagnóstico pré-sintomático e a pesquisa de outros marcadores biológicos que possam determinar o mesmo fenótipo.[8-10]

Quadro clínico

Sabe-se hoje que o espectro de expressão clínica da SR é seguramente mais amplo que o considerado anteriormente.[11,12] A forma clássica é a manifestação clínica mais comum e ocorre em cerca de 90% dos casos. Nos 10% restantes, a SR se manifesta como formas atípicas.[12-16]

O diagnóstico da forma clássica da SR ainda depende muito dos critérios clínicos, que geralmente são suficientes para o reconhecimento da doença. De acordo com seu valor diagnóstico, os sinais e sintomas apresentados na forma clássica da SR foram inicialmente divididos em obrigatórios, de suporte e de exclusão (Quadro 57.1).[17]

QUADRO 57.1 – Critérios diagnósticos clínicos para a forma clássica de síndrome de Rett.

Critérios obrigatórios
1. História pré e perinatal normal
2. Desenvolvimento psicomotor normal até os 6 meses de idade
3. Perímetro cefálico normal ao nascimento
4. Desaceleração pós-natal do crescimento craniano
5. Perda da preensão voluntária entre 6 e 30 meses
6. Estereotipias manuais
7. Perda da interação social e da comunicação, regressão intelectual
8. Regressão motora

Critérios de suporte
1. Irregularidades respiratórias durante a vigília
2. Ranger de dentes diurno
3. Alterações do padrão de sono nos primeiros anos
4. Distúrbios do tônus muscular
5. Distúrbios vasomotores periféricos
6. Escoliose e/ou cifose progressiva(s)
7. Retardo de crescimento
8. Mãos e pés pequenos

Critérios de exclusão
1. Evidências de doença de acúmulo
2. Catarata, retinopatia ou atrofia óptica
3. História de insulto peri ou pós-natal
4. Confirmação de erro inato do metabolismo ou doença degenerativa
5. Doença neurológica adquirida pós-trauma ou infecção

Fonte: Hagberg et al., 2002.

Os **critérios obrigatórios** na forma clássica da SR incluíam:

- Desenvolvimento psicomotor inicial normal: a SR apresenta um intervalo livre em que o desenvolvimento psicomotor transcorre normalmente até pelo menos 6 meses de idade, que pode se estender até 18 meses e é muito importante para o reconhecimento da síndrome.

- Desaceleração do crescimento do perímetro cefálico: pode ser observada a partir do terceiro mês de vida, ocasionando um cruzamento para baixo das linhas de percentis de crescimento do perímetro cefálico, atingindo em alguns anos os limites inferiores da curva e traduzindo um distúrbio do crescimento cerebral.

- Perda da preensão voluntária: ocorre entre 9 meses e 2 anos e meio de idade, e é um dos sinais mais marcantes da SR. Após adquirir normalmente a preensão voluntária, a criança começa a apresentar uma perda progressiva da habilidade de preensão intencional de objetos, utilizando cada vez menos as mãos, para, em alguns meses, terminar com total incapacidade. Embora muito evidente e constituindo um dos sinais mais característicos da SR, curiosamente não é sempre relatada espontaneamente pela família.

- Estereotipias manuais: são a manifestação clínica mais clássica e típica da SR e acompanham a perda da preensão voluntária, surgindo entre 1 e 3 anos de idade. As estereotipias são muito particulares, geralmente na linha média, caracterizadas por movimentos repetitivos das mãos, que podem ser de vários tipos, como esfregar, lavar as mãos, bater uma contra a outra, tricotar. Às vezes são realizadas junto à boca e mais raramente com as mãos separadas ao lado do tronco. São constantes e intensas durante a vigília da criança, com tendência a minimizar sua intensidade com o passar dos anos.

- Regressão psicomotora: geralmente notada entre 9 meses e 2 anos e meio de idade, inicia-se por perda da comunicabilidade, alheamento, dispersividade, indiferença e isolamento afetivo. Há regressão intelectual e perda da linguagem já adquirida.

- Ataxia da postura e da marcha: surge entre 2 e 4 anos e é um elemento fundamental para o diagnóstico, porque traduz de modo indiscutível a presença de um distúrbio neurológico em evolução. É uma ataxia de tipo mioclônica, mais bem observada quando a criança está em pé ou sentada. Quando surge antes da aquisição da marcha, inviabiliza a deambulação independente. Quando surge depois, a marcha pode manter-se por muitos anos.

Os **critérios de suporte** estão presentes na maioria das crianças com forma clássica de SR, mas não em todas, e incluíam:

- Distúrbios respiratórios do tipo apneia e hiperventilação *sine materia*, ou seja, na ausência de doença broncopulmonar, provavelmente decorrente de disfunção neurológica no nível dos centros respiratórios do sistema nervoso central.

- Convulsões: são frequentes e ocorrem em cerca de 75% das pacientes, com idade de aparecimento variável, mas geralmente após os 3 anos e antes dos 10. Podem ser do tipo tônico-clônica generalizada ou parciais complexas, às vezes refratárias ao tratamento convencional. As crianças portadoras de SR apresentam maior suscetibilidade a reações adversas com o uso de anticonvulsivantes, que devem ser usados com cautela.

- Espasticidade, atrofia muscular, contraturas articulares.

- Distúrbios vasomotores periféricos, com extremidades frias, às vezes cianóticas.

- Escoliose: geralmente se desenvolve entre 6 e 10 anos de idade, com maior velocidade de progressão na segunda década de vida. Outras alterações ortopédicas também podem aparecer, como contraturas articulares, luxação e subluxação de quadril, deformidades de pés.

- Retardo do desenvolvimento pôndero-estatural: pode ser notado desde os primeiros anos de vida e atingir níveis significativos em idades mais avançadas. Os pés geralmente são pequenos.

- Diminuição de tecido adiposo e massa muscular.

- Ranger de dentes no período diurno.

Os **critérios de exclusão** da forma clássica eram:

- retardo de crescimento intrauterino;
- microcefalia ao nascimento;
- retinopatia ou microftalmia;
- evidência de doença metabólica ou degenerativa do sistema nervoso central.

A forma clássica da SR segue um perfil clínico evolutivo que foi delineado por Hagberg e Witt-Engerström[18] em quatro estágios:

1. estagnação precoce;
2. rapidamente destrutivo;
3. pseudoestacionário;
4. deterioração motora tardia.

O estágio de **estagnação precoce** ocorre entre 6 e 18 meses de idade, após um período de desenvolvimento psicomotor normal, começando por uma lentificação das aquisições, com diminuição do interesse pelo meio e da qualidade do contato visual, acompanhada por desaceleração do crescimento do perímetro cefálico, que já pode ter sido notada desde os 3 meses de idade. Essa fase dura de semanas a meses, e, nesse período inespecífico, o reconhecimento da SR é mais difícil.

O estágio **rapidamente destrutivo** é o mais dramático. Ocorre entre 1 e 3 anos e a regressão neurológica é brutal e alarmante. Há perda da preensão manual, surgem as estereotipias manuais, fica nítido o comportamento autístico, regride a linguagem expressiva e a deterioração intelectual é evidente. Esse período dura algumas semanas até poucos meses e simula encefalopatias progressivas subagudas, como encefalites e doenças degenerativas do sistema nervoso central. Mas nessa fase a SR já pode e deve ser sempre lembrada, porque nela estão presentes suas principais e mais típicas manifestações.

O estágio **pseudoestacionário** geralmente começa entre 3 e 4 anos, com o quadro de SR já bem definido, e parece não sofrer modificações significativas com o passar do tempo, dando a impressão de uma encefalopatia fixa, sequelar. Na realidade, apesar dessa aparente estabilidade, ocorre uma lenta, mas progressiva, deterioração motora. Crises convulsivas são mais comuns nessa fase e curiosamente há melhora parcial do contato visual. São confundidas com crianças portadoras de paralisia cerebral.

O último estágio é o da **deterioração motora tardia**, que ocorre após a primeira década de vida e pode se estender por várias décadas. Acentuam-se as deficiências motoras com o aparecimento de atrofias e retrações articulares, com perda gradativa da deambulação e imobilidade cada vez maior, até a restrição ao leito. Esses distúrbios motores são resultado da deterioração de neurônios centrais e periféricos. Há melhora mais evidente do contato visual, adquirindo maior expressividade no olhar, e diminuem as crises convulsivas.

A grande maioria dos casos de SR (> 90%) se enquadra nos critérios citados e segue o perfil clínico descrito anteriormente, porém é crescente o número de casos atípicos de SR que vêm sendo descritos na literatura, revelando uma heterogeneidade clínica mais ampla e mostrando a necessidade de modificar os limites de diagnóstico.

Entre as formas atípicas da SR, temos as:

- Atípicas frustras: apresentam um quadro clínico mais suave, incompleto, com preservação parcial das habilidades manuais.
- Com regressão tardia: início entre 2 anos e meio e 3 anos e meio; não há perda da marcha e todas apresentam crises convulsivas.
- Com preservação da linguagem.
- Congênitas: apresentam hipotonia e microcefalia ao nascimento, com início do quadro de SR no final do segundo ano de vida.
- Variantes masculinas: nenhum dos primeiros casos descritos no sexo masculino preenchia os critérios da forma clássica, mostrando apenas algumas das características da SR. Somente com um marcador biológico específico seria possível definir com precisão se poderiam ser reconhecidos como SR. Situações especiais de aberrações cromossômicas ou mosaicismos somáticos poderiam apresentar um fenótipo clássico de SR, como relataram Schwartzman et al.,[19] ao observar um caso de Rett masculino com cariótipo XXY, comprovado com o marcador biológico.

Com a descrição dessas formas atípicas da SR, alguns critérios diagnósticos, originalmente descritos como obrigatórios ou de exclusão, como sexo feminino, perímetro cefálico normal ao nascimento e período de normalidade pelo menos nos seis primeiros meses de vida, não são mais considerados desse modo.

Hagberg et al.,[11] em 1994, diante da impressão de que o espectro da SR era bem mais amplo que o inicialmente imaginado, propuseram um modelo para identificação de variantes atípicas de SR em meninas acima de 10 anos de idade. Em 2010 foi realizada ampla revisão, atualização e simplificação dos critérios diagnósticos e nomenclatura por intermédio do RettSearch Consortium, com a participação de especialistas de 13 países diferentes, que pode ser vista no Quadro 57.2.[20]

Os critérios principais foram reduzidos de oito para quatro. É fundamental para o diagnóstico, tanto de formas típicas como atípicas, a presença de um período de regressão seguido de estabilização ou recuperação. Como atualmente pode ocorrer a detecção de mutações no gene MECP2 antes de um período de regressão evidente em pacientes com características clínicas sugestivas, pode ser dado o diagnóstico de possível SR para aquelas crianças abaixo dos 3 anos de idade. Porém, se a regressão não ocorrer até os 5 anos, o diagnóstico deve ser questionado.[20]

A desaceleração do crescimento do perímetro cefálico deixou de ser critério obrigatório porque nem todos os casos apresentam essa alteração, mas foi mantida como sinal de alerta para o diagnóstico, quando presente.

Para o diagnóstico das formas típicas, bastam os critérios principais e de exclusão; os critérios de suporte não são necessários, mas geralmente estão presentes. Já para as formas atípicas ou variantes nem todos os critérios principais estão presentes, mas são necessários pelo menos dois, e necessitam de uma combinação com critérios de suporte, pelo menos cinco.[20]

QUADRO 57.2 – Revisão dos critérios diagnósticos para síndrome de Rett.

Diagnóstico de formas típicas ou clássicas

1. Período de regressão seguido de recuperação ou estabilização
2. Todos os critérios obrigatórios e de exclusão
3. Critérios de suporte não são necessários, embora geralmente presentes

Diagnóstico de formas variantes ou atípicas de SR

1. Período de regressão seguido de recuperação ou estabilização
2. Pelo menos 2 dos 4 critérios principais
3. Pelo menos 5 dos 11 critérios de suporte

Critérios principais

1. Perda parcial ou completa do uso proposital das mãos
2. Perda parcial ou completa da linguagem verbal adquirida
3. Distúrbios da marcha: prejudicada (dispráxica) ou ausente
4. Movimentos estereotipados das mãos, como esfregar, bater, lavar, torcer, tricotar, espremer

Critérios de exclusão

1. Lesão cerebral secundária a trauma peri ou pós-natal, doença neurometabólica ou infecção grave com prejuízo neurológico
2. Desenvolvimento psicomotor grosseiramente anormal nos primeiros 6 meses de vida

Critérios de suporte para formas atípicas de SR

1. Distúrbios respiratórios na vigília
2. Bruxismo na vigília
3. Padrão alterado de sono
4. Tônus muscular anormal
5. Distúrbios vasomotores periféricos
6. Escoliose/cifose
7. Retardo do crescimento
8. Mãos e pés pequenos e frios
9. Risos inapropriados/*screaming spells*
10. Resposta inapropriada à dor
11. Intensa comunicação visual/*eye-pointing*

Considerar o diagnóstico quando observada uma desaceleração pós-natal do crescimento do perímetro cefálico.
Fonte: Neul et al., 2010.

Etiologia

Embora na maioria das vezes a SR seja de ocorrência esporádica, as evidências de uma base genética sempre foram bem-aceitas, não apenas pelo comprometimento quase exclusivo do sexo feminino, mas também pelos casos familiares, pela concordância genética completa em gêmeas monozigóticas, pela discordância em gêmeas dizigóticas e, mais recentemente, pela descrição de um caso de mãe portadora da SR que deu à luz uma menina com as características da síndrome[21] e de uma família brasileira com três filhas Rett.

O comprometimento preferencial do sexo feminino concentrou as investigações genéticas no cromossomo X, mas os resultados eram insatisfatórios, até que, em 1999, Amir et al.,[22] estudando casos familiares, entre eles os da família brasileira, encontraram mutações no gene MECP2, localizado no cromossomo Xq28, em aproximadamente 40% dos pacientes estudados. Posteriormente, Amir et al.[23] mostraram que pelo menos 76% dos pacientes com SR apresentam mutações do gene, e em estudos mais recentes elas foram demonstradas em até 95% dos casos clássicos de SR.[24] O encontro de mutações no gene MECP2 foi fundamental para definir as bases biológicas da SR, enquadrando-a como um distúrbio do neurodesenvolvimento. O gene MECP2 codifica a metil-CpG-proteína 2 (MeCP2), proteína cromossomal abundante ligada a dinucleotídeos CpG, particularmente abundante no cérebro, que age no processo de ativação e inativação de genes em momentos específicos do desenvolvimento. Atua como repressora transcricional global, permitindo uma atuação gênica por um tempo que, se inadequado, causa desorganização funcional dos neurônios em fases de desenvolvimento cerebral, resultando nos fenótipos da SR.[23] Liga-se a dinucleotídeos CG metilados no genoma, provocando compactação da cromatina e ocasionando o silêncio gênico. Estudos mais recentes têm sugerido também a participação da proteína MeCP2 na organização da arquitetura da cromatina.[25-28]

Ainda hoje, mesmo com técnicas mais modernas de estudo molecular, mutações no gene MECP2 podem ser encontradas em cerca de 95% a 97% dos casos típicos, lembrando, portanto, que 3% a 5% dos casos não mostram mutações. Assim, não é obrigatório o achado para o diagnóstico de SR, permanecendo ainda muito importante o diagnóstico clínico.[29]

Um pequeno grupo de casos atípicos de SR com início precoce de crises epilépticas está associado a mutações no gene CDKL5 (*ciclin-dependent kinase-like* 5).[30] Mutações no gene FOXG1 (*forkhead box protein* G1) têm sido relatadas em alguns casos da variante congênita de SR.[31] A inativação do cromossomo X presente na maioria dos casos clássicos de SR interfere significativamente na variabilidade fenotípica.[16,23] Além dos genes citados relacionados anteriormente como variantes e formas atípicas de SR, outros genes têm sido relatados, atualmente definidos como síndromes Rett-*like*, em que pelo menos um dos critérios principais e um de suporte estão presentes, geralmente relacionados com encefalopatias.[20,32-34]

Embora um marcador biológico seja encontrado na quase totalidade dos casos clássicos de SR e em grande parte dos casos atípicos, não está presente em todos os portadores do fenótipo, indicando que provavelmente a base genética é heterogênea e outros mecanismos devem existir para explicar o padrão de herança.[35-38]

Síndrome de Rett no sexo masculino

Inicialmente considerado um quadro letal para o sexo masculino, com a descoberta das mutações do gene MECP2, vários fenótipos comprovados foram descritos no sexo masculino.[39]

As mutações no gene MECP2 no sexo masculino podem determinar um fenótipo clássico de SR em duas situações:

1. **Síndrome de Klinefelter**, que ocorre em 1/1.000 nascimentos de meninos em que há um cromossomo X extra (XXY). A mutação ocorre somente no gene de um dos cromossomos X e não no outro, levando a um fenótipo clássico, idêntico ao das meninas.

2. **Uma mutação** que não se origina nem do óvulo, nem do espermatozoide, mas em uma fase um pouco mais tardia, como a fase de blástula. Caso uma das células nessa fase sofra uma mutação, todas as células dela derivadas serão mutantes, enquanto as outras continuarão normais, criando uma situação conhecida como mo-

saicismo somático; o fenótipo resultante lembra o da menina com Rett.

Entretanto, quando as mutações no gene MECP2 ocorrem em meninos normais cromossomicamente, sem mosaicismo somático, conduzem a fenótipos neurológicos variados diferentes da SR:

- Encefalopatia congênita grave, com microcefalia, deterioração de padrão metabólico-degenerativo, movimentos involuntários anormais, crises epilépticas, distúrbios respiratórios e morte durante os primeiros dois anos de vida.
- Retardo mental com uma combinação variável de sintomas neurológicos piramidais, extrapiramidais, ataxia, crises epilépticas e hipotonia.
- Retardo mental, sinais piramidais, psicose e macrorquidia (síndrome PM-X).

Fisiopatologia

A fisiopatologia da SR ainda é obscura. Embora ocorra uma indiscutível deterioração neurológica inicial, a evolução clínica posterior e as alterações neurofisiológicas, de imagem e neuropatológicas encontradas não contribuem para a definição de um processo patológico progressivo, como ocorre nas doenças degenerativas e metabólicas do sistema nervoso central. O comprometimento de crescimento geral na SR, tanto somático como cerebral, sugere mais um distúrbio do desenvolvimento que uma doença degenerativa.

Estudos quantitativos do sistema nervoso central de pacientes com SR sugerem que a parada de desenvolvimento cerebral pode ser seletiva, com diminuição não progressiva do lobo frontal, núcleo caudado e mesencéfalo.[40,41] Estudos microscópicos têm revelado uma diminuição da ramificação de neurônios piramidais em áreas seletivas como córtex frontal e *subiculum*, assim como redução de espinhas dendríticas, sugerindo também um distúrbio do neurodesenvolvimento.[42,43]

Estudos relativos aos neurotransmissores, aos fatores tróficos e de crescimento cerebral e somático auxiliam na compreensão da patogênese da SR.[36,44-48] Nomura e Segawa[45,46] acreditam que as manifestações clínicas da SR são idade-dependentes, decorrentes de maturação anormal de sistemas anatômicos sob a influência de neurotransmissores específicos. As manifestações mais precoces, com distúrbios autísticos do comportamento e hipotonia muscular, seriam decorrentes de disfunções noradrenérgicas e serotoninérgicas, enquanto as estereotipias manuais estariam relacionadas a disfunções dopaminérgicas do sistema nigroestriatal, que amadurece mais tardiamente. Admite-se que a SR seja consequência de um distúrbio do desenvolvimento por anomalias congênitas de sistemas neurometabólicos, que teriam expressões diferentes de acordo com a idade.

Neuropatologia

As alterações neuropatológicas são inespecíficas e auxiliam pouco na compreensão da doença. O peso do cérebro é reduzido de 13,8% a 33,8% com relação aos controles de cada idade.[49] Há hipomelanização da substância negra, com redução da melanina por neurônio[49-51] e do *locus coeruleus*,[52] que é sugestiva de retardo de maturação e pode estar relacionada com síntese de dopamina diminuída.

A microscopia fina mostra redução do volume dos neurônios, alterações na arborização dendrítica, com prejuízo das sinapses e consequente insuficiência de desenvolvimento das conexões interneuronais, que podem estar relacionadas com distúrbios de fatores de crescimento e desenvolvimento do sistema nervoso central.[40,41,53]

Exames complementares

Na SR não encontramos distúrbios bioquímicos significativos. A hiperamonemia encontrada por Rett geralmente é discreta e observada somente em alguns casos.

Exames de imagem, como tomografia cerebral e ressonância magnética, têm pouca utilidade prática porque ou são normais, ou mostram discretos sinais de atrofia cerebral inespecífica, que não pioram nitidamente com o tempo.

O eletroencefalograma (EEG) mostra, na maioria dos pacientes com SR, algumas alterações peculiares, não patognomônicas, de acordo com o estágio evolutivo da doença. Na fase pré-sintomática ou no estágio I, o EEG de vigília mostra predominância de atividade alfa e ritmos dominantes occipitais. Com a progressão da doença, no estágio II, aparece uma irregularidade e lentificação do ritmo de base, desaparece o ritmo alfa e aparecem atividades irritativas de vários tipos, geralmente na região centrotemporal. Nos estágios crônicos III e IV, os paroxismos diminuem e aparece uma atividade monorrítmica teta na maioria dos pacientes. No EEG de sono, os paroxismos epilépticos aparecem mais precocemente. Os fusos de sono tendem a desaparecer, para depois reaparecerem na fase mais crônica. Estudos neurofisiológicos como potenciais evocados e de neuroimagem funcional, como tomografia por emissão de pósitrons (PET) e *single photon emission computed tomography* (SPECT), não trazem informações importantes do ponto de vista diagnóstico.

Com o encontro das mutações no gene MECP2, as possibilidades de diagnóstico mais específico aumentaram, principalmente nos casos atípicos, além de permitirem o reconhecimento de irmãs portadoras do gene e o diagnóstico pré-natal.

Williamson e Christodoulou[9] e Christodoulou e Ho[16] propõem uma estratégia para o diagnóstico genético familiar:

- Diagnóstico do propósito: pesquisa das mutações no gene MECP2 usando técnicas de PCR, sequenciando os éxons 3 e 4, seguida da análise de deleções. Se negativa, recomendável rastreamento dos éxons 1 e 2. Pacientes negativos para a pesquisa de mutações no gene MECP2, com fenótipo fortemente sugestivo de SR, particularmente com história de crises epilépticas precoces, devem ser rastreados no gene CDKL5.
- Teste nos portadores: identificada a mutação, esporádica em 99,5% dos casos, por mutação *de novo*, o risco de recorrência é baixo, estimado empiricamente como inferior a 1:300, mas não pode ser descartado mosaicismo gonadal. Contudo, é conveniente oferecer a testagem a todas as mulheres de primeiro grau, independentemente de seu estado clínico e de colaterais masculinos com anormalidades neurológicas ou do neurodesenvolvimento. A mãe com a mutação no gene MECP2, tendo

uma inativação do outro cromossomo X, geralmente não é afetada ou apresenta um comprometimento leve e pode reproduzir. Para os pais de um propósito do sexo masculino: o pai de um menino com SR não terá comprometimento decorrente da mutação, nem será portador da mutação. O teste molecular deverá ser realizado na mãe.

- Situação dos irmãos: o risco dos irmãos depende das características genéticas dos pais. Se a mãe de um propósito tem a mutação identificada no propósito, o risco de receber o alelo com a mutação é de 50%. Se a mutação não é detectada nos pais, o risco de repetição é muito baixo, mas deve ser lembrada a possibilidade de mosaicismo nas células germinativas. Propósito masculino de SR que apresenta a mutação no gene MECP2 não tem fertilidade que permita uma reprodução.

Diagnóstico diferencial

O diagnóstico diferencial na SR varia de acordo com a fase evolutiva da doença em que se encontra a criança. No estágio de estagnação, os sinais são inespecíficos e raramente chamam a atenção para a existência de uma doença em evolução, mas a lentificação do crescimento do perímetro cefálico é um sinal de alerta que deve ser valorizado, embora comum a outras encefalopatias progressivas.

No estágio de deterioração rápida, o diagnóstico diferencial inclui a lipofuscinose ceroide neuronal infantil precoce (doença de Hagberg-Santavuori), encefalite aguda, autismo, acidúria glutárica e distúrbios do ciclo da ureia, como a deficiência de ornitino-transcarbamilase. Nas fases posteriores mais crônicas, pseudoestacionária e de deterioração tardia, o diagnóstico clínico é mais fácil porque as manifestações são típicas e facilmente reconhecíveis, mesmo assim às vezes são confundidas com formas atáxicas e espásticas de paralisia cerebral. Recentemente, Craiu et al. descreveram um caso inicialmente com sinais clínicos de SR e desenvolvimento tardio de um quadro sugestivo de liposcinose ceroide neuronal tipo 7 por mutação heterozigótica composta do gene MFSD8.[54]

Tratamento

Até o momento não há tratamento específico para a SR. As medidas terapêuticas instituídas limitam-se a tratamentos sintomáticos e de suporte e não há um consenso definitivo quanto aos cuidados multidisciplinares a serem dispensados para SR ao longo da vida. Fu et al., em 2020, publicaram um protocolo de consenso para orientação de tratamentos e cuidados com esse objetivo.[55]

As crises convulsivas são tratadas com anticonvulsivantes habituais, lembrando-se apenas da maior suscetibilidade a efeitos colaterais, que parece menor com a carbamazepina e o topiramato.

As tentativas de tratamento dos distúrbios do comportamento e das estereotipias, baseadas nos aspectos clínicos, distúrbios metabólicos, alterações de neurotransmissores no líquor, com medicamentos como haloperidol, pimozide, L-dopa, naltrexona, 5-HTP, folatos/betaína, ácido fólico, lovastatina, ômega-3, L-carnitina/dieta cetogênica, mostraram resultados ainda parciais e pouco expressivos ou inconclusivos.[56,57] A risperidona em baixas doses ou inibidores seletivos de recaptação da serotonina parecem ter melhor efeito. A naltrexona pode ser útil no controle das irregularidades respiratórias.

Distúrbios do sono podem ser melhorados com o uso de melatonina.

Pela suscetibilidade para arritmias cardíacas, não devem ser administradas drogas que aumentam o intervalo QT, como cisaprida, teridazina, imipramina, quinina, amiodarona, fenitoína, succinilcolina, eritromicina, cetoconazol, entre outras.

Avaliações ortopédicas regulares são muito importantes, sobretudo após os 5 anos de idade, para prevenção e correção das complicações musculoesqueléticas, principalmente a cifoescoliose e retrações articulares. Essas alterações provocam perda das reações de correção postural e de equilíbrio, perda da orientação perceptiva espacial, rigidez progressiva, inclinação e curvatura postural. Os procedimentos ortopédicos incluem o uso de *splints*, coletes e órteses, além de procedimentos cirúrgicos.

As diversas deficiências funcionais requerem atendimento multiprofissional de reabilitação que envolve as áreas de fisiatria, fisioterapia, terapia ocupacional, fonoaudiologia, hidroterapia, hipoterapia, psicologia, musicoterapia e nutrição.

A fisioterapia visa intervir na apraxia-ataxia, na redução da espasticidade e das contraturas, na preservação da marcha e na correção de posturas viciosas. A hidroterapia atua reduzindo a espasticidade, aumentando a amplitude dos movimentos, corrigindo posturas viciosas, além de proporcionar prazer e satisfação à criança. A musicoterapia tem se mostrado útil na captação da atenção da criança, estimulando seu interesse e uso funcional das mãos.

Do ponto de vista alimentar e nutricional, os problemas de disfunção motora oral e de deglutição, refluxo gastroesofágico e insuficiência nutricional são responsáveis por um emagrecimento excessivo, principalmente nas fases pseudoestacionária e tardia. Devem ser corrigidos com tratamento fonoaudiológico para correção da sucção, mastigação e deglutição, posicionamento, e dieta hipercalórica balanceada com uso de triglicérides de cadeia média, sais minerais e vitaminas, orientada por profissional da área de nutrição. Para os casos extremos, com caquexia avançada, a utilização de sondas nasogástricas ou enterais e até mesmo de gastrostomia pode ser necessária. Problemas como o ranger de dentes, a protrusão lingual e a sialorreia devem ser abordados e orientados. A obstipação intestinal é comum e frequentemente requer orientação dietética apropriada, associada à utilização de laxativos, supositórios de glicerina e mesmo enteroclisma.

Não há um consenso quanto aos cuidados.

A esperança terapêutica está em estratégias inovadoras baseadas na correção dos distúrbios neurobiológicos provocados pela mutação genética, envolvendo deficiência da proteína MeCP2, diferenciação neuronal, desenvolvimento glial, sinaptogênese, circuitos cerebrais, neurotransmissores. Ensaios clínicos com reguladores sinápticos como cerebrolisina, fingolimod, acetato de glatiramer, IGF-1, trofinotide e moduladores de neurotransmissores como bromocriotina, desipramine e dextrometorfan estão em andamento nessa direção.[56-58] A detecção de marcadores biológicos e o conhecimento dos distúrbios por eles provocados abrem caminho para o desenvolvimento de possibilidades terapêuticas por meio da engenharia genética, que possam atuar na prevenção e no tratamento pré-sintomático no intervalo livre da doença.[59]

Prognóstico

O prognóstico é bastante reservado. Requer assistência contínua por toda a vida, evoluindo para a dependência total, pois 80% dos pacientes ficam restritos à cadeira de rodas, apresentando imobilidade severa na terceira década de vida. Cerca de 10% a 20% dos casos mantêm uma deambulação precária nessa idade. Os óbitos ocorrem por intercorrências respiratórias ou às vezes por morte súbita de origem desconhecida.

Referências bibliográficas

1. Rett A. Uber ein eigenartiges hirnatrophisches syndrom bei hyperammonämie in kindersalter. Wien Med Wochenschr, 1966;116:723-6.
2. Rett A. Cerebral atrophy associated with hyperammonaemia. Handbook of Neurology (Amsterdam; North Holland), 1977;29:305-29.
3. Ishikawa A; Goto T; Narasaki M et al. A new syndrome (?) of progressive psychomotor deterioration with peculiar stereotyped movement and autistic tendency: a report of three cases. Brain Dev; Tokyo, 1978;3:258.
4. Hagberg B; Aicardi J; Dias K et al. A progressive syndrome of autism; dementia; ataxia and loss of purposeful hand use in girls – Rett's syndrome: report of 35 cases. Ann Neurol, 1983;14:471-9.
5. The Rett syndrome. Am J Med Genet, 1986;24(Suppl 1):1-402.
6. Rosemberg S; Arita FN; Campos C. A Brazilian girl with Rett syndrome. Brain Dev; Tokyo, 1986;8:552-3.
7. Rosemberg S; Arita FN; Campos C et al. Síndrome de Rett: análise dos primeiros cinco casos diagnosticados no Brasil. Arq Neuro-Psiquiat; São Paulo, 1987;45:143-52.
8. Tejada MI. Síndrome de Rett: actualización diagnóstica; clínica y molecular. Rev Neurol, 2006;42(Supl 1):S55-9.
9. Williamson SL; Christodoulou J. Rett syndrome: new clinical and molecular insights. Eur J Hum Genet, 2006;14:896-903.
10. Chahrour M; Zoghbi HY. The story of Rett syndrome: from clinic to neurobiology. Neuron, 2007;56:422-37.
11. Hagberg B; Skjedal OH. Rett variants: a suggested model for inclusion criteria. Pediatr Neurol, 1994;11:5-11.
12. Hagberg B. The Rett condition – Broad clinical variability: a case report over three decades. Neuropediatrics, 1995;26:83-4.
13. Goutières F; Aicardi J. Atypical forms of Rett syndrome. Am J Med Genet, 1986;24(Suppl 1):193-4.
14. Hagberg B; Rasmussen P. Forme frustre of Rett syndrome: a case report. Am J Med Genet, 1986;24(Suppl 1):175-81.
15. Schwartzman JS. Síndrome de Rett. Rev Bras Psiquiatr, 2003;25(2):110-3.
16. Christodoulou J; Ho G. MECP2-related disorders. Gene Reviews [Internet]. Seattle (WA): University of Washington, 2009.
17. Hagberg B; Hanefeld F; Percy A et al. An update on clinically applicable diagnostic criteria in Rett syndrome. Eur J Paediatr Neurol, 2002;6:293-7.
18. Hagberg B; Witt-Engerström I. Rett syndrome: a suggested staging system for describing impairment profile with increasing age towards adolescence. Am J Med Genet, 1986;24(Suppl 1):47-59.
19. Schwartzman S; Souza M; Faiwichow G; Hercowitz LH. Rett phenotype in patient with XXY karyotype: case report. Arq Neuropsiquiatr, 1998;56:824-8.
20. Neul JL; Kaufmann WE; Glaze DG et al. Rett syndrome: revised diagnostic criteria and nomenclature. Ann Neurol, 2010;68(6):944-50.
21. Witt-Engerström I. Mother and daughter with Rett syndrome. Dev Med Chil Neurol, 1992;34:1022-3.
22. Amir RE; Veyver IB; Wan M et al. Rett syndrome is caused by mutations in X-linked MECP2; encoding methyl-CpG-binding protein 2. Nat Genet, 1999;23:185-8.
23. Amir RE; Veyver IB; Schultz R et al. Influence of mutation and X chromosome inactivation on Rett syndrome phenotypes. Ann Neurol, 2000;47:670-9.
24. Zoghbi HY. MeCP2 dysfunction in humans and mice. J Child Neurol, 2005;20:736-40.
25. Gonzales ML; Lasalle JM. The role of MeCP2 in brain development and neurodevelopmental disorders. Curr Psychiatry Rep, 2010;12:127-34.
26. Horike SI; Cai S; Miyano M et al. Loss of silent-chromatin looping and impaired imprinting of DLX5 in Rett syndrome. Nat Genet, 2005;37:31-40.
27. Sharifi O; Yasui DH. The molecular functions of MeCP2 in Rett syndrome pathology. Frontiers in Genetics, 2021;12:624290.
28. Liyanage VRB; Rastegar M. Rett syndrome and MeCP2. Neuromolecular Med, 2014;16(2):231-64.
29. Neul JL; Fang P; Barrish J et al. Specific mutatios in methyl-CpG-binding protein 2 confer different severity in Rett syndrome. Neurology, 2008;70:1313-21.
30. Evans JC; Archer HL; Colley JP et al. Early onset seizures and Rett-like features associated with mutations in CDKL5. Eur J Hum Genet, 2005;13:1113-20.
31. Xiang F; Buervenich S; Nicolao P et al. Mutation screening in Rett syndrome patients. J Med Genet, 2000;3:250-5.
32. Lopes F; Barbosa M; Ameur A et al. Identification of novel genetic causes of Rett syndrome-like phenotypes. J Med Genet, 2016;53:190-9.
33. Allou J; Amsallem D; El Chehadeh S et al. Rett-like phenotypes: expanding the genetic heterogeneity to the KCNA2 gene and first familial case of CDKL5-related disease. Clin Genet, 2017;91:431-40.
34. Kyle SM; Vashi N; Justice MJ. Rett syndrome: a neurological disorder with metabolic components. Open Biology, 2018;8:170216. doi: 10.1098/rsob170216.
35. Anvret M; Zhang ZP. Current status of genetic research in Rett syndrome. Neuropediatrics, 1995;26:88-9.
36. Anvret M; Wahlström J. Genetics of the Rett syndrome. Brain Dev; Tokyo, 1992;14(Suppl):101-3.
37. Percy AK. The Rett syndrome: the recent advances in genetic studies in the USA. Brain Dev; Tokyo, 1992;14(Suppl):104-5.
38. Vidal S; Xiol C; Pascual-Alonso A et al. Genetic landscape of Rett syndrome spectrum: improvements and challenges. International Journal of Molecular Sciences, 2019;20:3925. doi: 10.3390/ijms20163925.
39. Moog U; Smeets EE; Roozendaal KE et al. Neurodevelopmental disorders in males related to the gene causing Rett syndrome in females (MECP2). Eur J Paediatr Neurol, 2003;7:5-12.
40. Reiss AL; Faruque F; Naidu S et al. Neuroanatomy of Rett syndrome: a volumetric imaging study. Ann Neurol, 1993;34:227-34.
41. Armstrong DD. The neuropathology of the Rett syndrome: overview 1994. Neuropediatrics, 1995;26:100-4.
42. Bauman ML; Kemper THL; Arin DM. Microscopic observations of the brain in Rett syndrome. Neuropediatrics, 1995;26:105-8.
43. Hanefeld F; Hagberg B; Percy A. Molecular and neurobiologic aspects of Rett syndrome. Neuropediatrics, 1995;26:60-1.
44. Nomura Y; Segawa M; Hasegawa M. Rett syndrome: clinical studies and pathophysiological consideration. Brain Dev; Tokyo, 1984;6:475-86.
45. Nomura Y; Segawa M. Motor symptoms of the Rett syndrome: abnormal muscle tone; posture; locomotion and stereotyped movement. Brain Dev; Tokyo, 1992;14(Suppl):21-8.
46. Nomura Y; Segawa M. Anatomy of Rett syndrome. Am J Med Genet, 1986;24(Suppl):289-303.
47. Johnston MW; Hohmann C; Blue ME. Neurobiology of Rett syndrome. Neuropediatrics, 1995;26:119-22.
48. Wenk GL. Alterations in dopaminergic function in Rett syndrome. Neuropediatrics, 1995;26:123-5.
49. Jellinger K; Seitelberger F. Neuropathology of Rett syndrome. Am J Med Genet, 1986;14(Suppl):259-88.
50. Kitt CA; Troncoso JC; Price DL et al. Pathological changes in substantia nigra and basal forebrain neurons in Rett syndrome. Ann Neurol, 1990;28:416-7.

51. Kitt CA; Wilcox BJ. Preliminary evidence for neurodegenerative changes in substantia nigra of Rett syndrome. Neuropediatrics, 1995;29:114-8.
52. Lekman A; Witt-Engerström I; Gottfries J et al. Rett syndrome: biogenic amines and metabolites in postmorten brain. Pediatr Neurol, 1989;5:357-62.
53. Armstrong D; Dunn JK; Antalffy B et al. Selective dendritic alterations in the cortex of Rett syndrome. J Neuropath Exp Neurol, 1995;54:195-201.
54. Craiu D; Dragostin O; Dica A et al. Rett-like onset in late-infantile neuronal ceroid lipofuscinosis (CLN7) caused by compound heterozygous mutation in the MFSD8 gene and review of the literature data on clinical onset signs. Eur J Paediatr Neurol, 2015;19(1):78-86.
55. Fu C; Armstrong D; Marsh E et al. Consensus guidelines on managing Rett Syndrome across the lifespan. BMJ Paediatrics Open, 2020;4:e000717. doi: 10.1136/bmjpo-2020-000717.
56. Pozzo-Miller L; Pati S; Percy AK. Rett syndrome: reaching for clinical trials. Neurotherapeutics, 2015;12:631-40.
57. Katz DM; Bird A; Coeraads M et al. Rett syndrome: crossing the threshold to clinical translation. Trends Neurosci, 2016;39(2):100-13.
58. Kaufmann WE; Stallworth JL; Everman DB et al. Neurobiologically-based treatments in Rett syndrome: opportunities and challenges. Expert Opinion on Orphan Drugs, 2016;4(10):1043-55.
59. Banerjee A; Miller MT; Li K et al. Towards a better diagnosis and treatment of Rett syndrome: a model synaptic disorder. Brain, 2019;142:239-48.

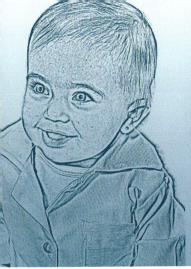

Capítulo 58

Condições Neurológicas que Cursam com Regressão Intelectual na Criança

José Salomão Schwartzman

Para o neurologista infantil, assume particular importância qualquer dado na história de um paciente que dê algum indício de regressão no desenvolvimento. Por regressão devemos entender a perda de habilidades já desenvolvidas, uma desaceleração no ritmo de desenvolvimento apresentado até determinado momento e, até mesmo, a estagnação do desenvolvimento. Quadros progressivos poderão assumir qualquer uma das apresentações aqui descritas, dependendo do tipo de processo e, de modo muito particular, da idade da criança.

Se nos lembrarmos de que a criança é um ser em constante modificação e desenvolvimento, ficará fácil entender por que, em certos casos, mesmo com a presença de um quadro progressivo, ainda assim a criança poderá continuar a adquirir novas habilidades, o que pode nos induzir a afastar a presença de um quadro em evolução.

Os quadros progressivos deverão fazer parte do diagnóstico diferencial de qualquer criança que apresente um distúrbio no desenvolvimento, particularmente quando presentes sinais indicadores de regressão.

Na maioria dos casos em que condições progressivas estão presentes, a deterioração se torna, após certo tempo, bastante óbvia e mesmo indiscutível; entretanto, como já deixamos claro, nas fases mais iniciais da sintomatologia e, de maneira mais particular, em crianças mais novas, o reconhecimento dessa regressão pode ser difícil e, portanto, o início de uma investigação apropriada pode ser postergada.

Mesmo quando podemos identificar bastante precocemente uma criança com atraso no desenvolvimento, nem sempre será possível estabelecer logo se ela apresenta uma condição mórbida fixa ou se a patologia subjacente ao atraso é progressiva. Existem, inclusive, casos em que a evolução é tão lenta e a regressão tão sutil que apenas 10 ou 15 anos após o início da sintomatologia ficará evidente que se trata de uma encefalopatia progressiva.

A diferenciação entre um quadro fixo e um progressivo é crucial na medida em que, nos dois casos, o protocolo de investigação será inteiramente diferente. Definir que o paciente apresenta uma condição que cursa com deterioração é de grande importância, pois, nesses casos, somente com a identificação da condição presente é que teremos condições para o diagnóstico apropriado, um prognóstico adequado, um plano de tratamento racional e com expectativas passíveis de serem preenchidas e a proposição de aconselhamento genético, uma vez que, como veremos a seguir, boa parte dos quadros que cursam com regressão é geneticamente determinada.

Este capítulo foi escrito considerando que o livro se destina a profissionais da área da saúde mental da criança e não para especialistas em neurologia ou genética. Dessa forma, o assunto será tratado de modo a atender a esse tipo de leitor. Levando em conta o público-alvo bem como a limitação de espaço, discutiremos apenas alguns dos quadros que poderiam estar descritos e, mesmo assim, de maneira sucinta. Aos interessados em um estudo mais aprofundado do tema, sugerimos uma consulta aos vários trabalhos que estão listados na bibliografia. Outros aspectos que poderiam ser discutidos, mas que são objeto de capítulos específicos, também não serão aqui abordados, tais como o transtorno do espectro do autismo (TEA) e a síndrome de Rett (SR), nos quais o fenômeno da regressão se faz presente. Como última observação, gostaríamos de deixar claro que não pretendemos cobrir todas as condições neurológicas que cursam com regressão intelectual na criança, mas apenas as mais comuns.

Parece-nos importante assinalar, desde logo, que um número bastante significativo de casos em que está havendo claramente regressão, apesar de todos os esforços e mesmo esgotando-se o arsenal semiológico atualmente existente, ficará sem identificação definitiva.

Nessas circunstâncias, é importante que a criança possa ser acompanhada por um período longo, pois é muito provável que, no decorrer de semanas, meses ou mesmo anos, o quadro se modifique ou surjam novos conhecimentos e técnicas laboratoriais que permitam sua correta identificação.

Aspecto que deve ser exaustivamente discutido com os pais é aquele que diz respeito ao fato de que, mesmo quando os exames laboratoriais não conseguem identificar a causa dos problemas da criança, isso não significa que "a criança, então, não tem nada", mas sim que nós não conseguimos, ainda, identificar a doença ou a condição presente.

Na discussão que segue veremos que as condições que afetam o sistema nervoso e que se acompanham por regressão variam de acordo com a idade de início da sintomatologia. Por essa razão, os leitores poderão ver nos Quadros 58.1 e 58.2, em separado, algumas dessas entidades.

QUADRO 58.1 – Encefalopatias progressivas com início antes dos 2 anos de idade.

Síndrome da imunodeficiência adquirida (aids)

1. Aminoacidúrias
   a) Homocistinúria
      - Leucinose (doença da urina com odor de xarope de bordo), forma intermediária e que responde à tiamina
   b) Fenilcetonúria
2. Hipotireoidismo congênito

Desordens das enzimas lisossomiais

1. Mucopolissacaridoses
   a) Tipo I (síndrome de Hurler)
   b) Tipo III (doença de Sanfilippo)
2. Distúrbios da degradação de glicoproteínas
   a) Manosidose tipo I
   b) Fucosidoses (tipos I e II)
   c) Sialidose (tipos I e II) – forma infantil
3. Mucolipidoses
   a) Tipo II (doença da célula 1, doença de Leroy)
   b) Tipo IV (MLIV) ou sialidose

4. Esfingolipidoses
   a) Doença de Gaucher
      - Tipo II
   b) Gangliosidoses
      - Gangliosidose GM1 tipo I (doença de Landing, forma infantil precoce)
      - Gangliosidose GM1 tipo II (forma juvenil)
      - Gangliosidose GM2
         - Doença de Tay-Sachs
         - Doença de Sandhoff
   c) Leucodistrofia com células globoides (doença de Krabbe)
   d) Leucodistrofia metacromática (lipidose sulfatídea)
   e) Deficiência múltipla em sulfatases (doença de Austin)
   f) Doença de Niemann-Pick tipo A

Desordens mitocondriais

1. Acidose láctica
2. Encefalomielopatia necrotizante subaguda (doença de Leigh)
3. Polidistrofia cerebral progressiva infantil (doença de Alper)
4. Epilepsia mioclônica com *ragged red fibers* (MERRF)
5. Miopatia mitocondrial, encefalopatia, acidose láctica e episódios *stroke-like*/AVC (MELAS)
6. Tricopolidistrofia (doença de Menkes)

Síndromes neurocutâneas (neuroectodermoses, facomatoses)

1. Síndrome de Chediak-Higashi
2. Neurofibromatose tipo I (doença de Von Recklinghausen)
3. Esclerose tuberosa (doença de Bounerville)

Outras desordens genéticas da substância cinzenta

1. Lipofuscinose ceroide
   - Lipofuscinose ceroide infantil precoce (doença de Santavuori-Haltia-Hagberg) e lipidose de ácidos graxos poli-insaturados (PUFAL), (NCL1)
2. Distrofia neuroaxonal infantil (doença de Seitelberg)
3. Doença de Lesch-Nyhan

Outras desordens genéticas da substância branca

1. Doença de Alexander
2. Galactosemia
3. Doença de Pelizaeus-Merzbacher
4. Degeneração cerebral esponjosa da infância (doença de Canavan van Bogaert)
5. Adrenoleucodistrofia neonatal

Outras condições

1. Hiperamonemias congênitas (tipos I e II)
2. Hidrocefalia
3. Síndrome de Rett

Fonte: Adaptado de Fenichel GM, 1993, 2013.

QUADRO 58.2 – Encefalopatias progressivas com início após 2 anos de idade.

Doenças infecciosas
Panencefalite esclerosante subaguda (PEES)

Desordens das enzimas lisossomiais

1. Desordens da degradação das glicoproteínas
    a) Aspartiglicosaminúria
    b) Manosidose tipo II
2. Mucopolissacaridoses
    a) Tipo II (síndrome de Hunter)
    b) Tipo VII (doença de Sly)
	3. Esfingolipidoses
	    a) Doença de Gaucher tipo III
	    b) Gangliosidose GM2 (doença de Tay-Sachs, forma juvenil)
	    c) Leucodistrofia com células globoides (doença de Krabbe, início tardio)
	    d) Leucodistrofia metacromática (início tardio)
	    e) Doença de Niemann-Pick tipo C

Outras desordens genéticas da substância cinzenta

1. Lipofuscinoses ceroides
    a) Tipo infantil tardia (doença de Bielschowsky-Jansky)
    b) Tipo juvenil (doença de Spielmeyer-Vogt-Sjörgren-Batten)
2. Doença de Huntington
	3. Encefalomiopatias mitocondriais
	    a) Polidistrofia de início tardio
	    b) Epilepsia mioclônica com *ragged red fibers*
	    c) Xerodema *pigmentosum*

Outras desordens genéticas da substância branca
1. Adrenoleucodistrofia 2. Xantomatose cerebrotendínea 3. Doença de Alexander

Fonte: Adaptado de Fenichel GM, 1993, 2013.

Encefalopatias progressivas com início antes dos 2 anos de idade

Diante de uma criança com suspeita de apresentar uma condição progressiva do sistema nervoso, o tipo de investigação a ser conduzido dependerá, em parte, dos elementos colhidos por meio da anamnese, exame clínico geral e neurológico. No que se refere aos dados da anamnese, atenção particular será dada ao padrão de desenvolvimento apresentado pela criança, eventuais desvios no desenvolvimento e possíveis modificações notadas. Detalhes como quando os primeiros sinais/sintomas foram notados, qual a sequência de eventos, qual a sua duração e velocidade, eventuais mudanças ambientais ocorridas, períodos de aparente melhora etc. Uma vez que estamos lidando com várias entidades nas quais aspectos genéticos desempenham papel muito importante, dados referentes à possível consanguinidade dos pais e a possíveis doenças neurológicas e psiquiátricas entre os parentes próximos deverão ser investigados de modo particular.

Uma vez comprovado o envolvimento do sistema nervoso, deveremos investigar a possibilidade do comprometimento de outros órgãos e sistemas, e, nesse sentido, a presença de visceromegalia, alterações cutâneas e outras será indício importante de uma alteração multissistêmica. Ainda, no que se refere ao comprometimento do sistema nervoso teremos que obter dados que nos permitam saber se há comprometimento do componente periférico além do central. Há indícios do envolvimento da musculatura estriada também? No que se refere ao envolvimento do sistema nervoso central (SNC), temos dados que nos permitam suspeitar de uma afecção que afeta primariamente a substância cinzenta ou a branca? Mesmo sabendo que na maioria das condições que discutiremos adiante, em estágios mais avançados, os dois componentes costumam ser afetados, devemos levar em conta que, no início do processo mórbido, frequentemente observaremos que um desses componentes é afetado de maneira exclusiva, inicial ou predominante.

Manifestações precoces e habituais no comprometimento da substância cinzenta são alterações da personalidade, manifestações convulsivas e demência, enquanto nas afecções primárias da substância branca encontraremos sinais neurológicos focais e alterações decorrentes do prejuízo dos tratos longos.

Na dependência do tipo de envolvimento encontrado, estabeleceremos o protocolo de investigação a ser desenvolvido.

Discutiremos a seguir uma série de condições que têm em comum o fato de evoluírem com piora gradual dos seus sinais e sintomas. Vamos estudar patologias de vertentes diversas, tais como doenças metabólicas, condições heredodegenerativas e infecciosas.

Síndrome da imunodeficiência adquirida (aids)

A aids é uma moléstia de etiologia viral, relacionada à infecção pelo vírus HIV. Como é sobejamente sabido, é uma condição que se transmite, na espécie humana, pelo contato sexual, agulhas infectadas e transfusões de sangue ou hemoderivados contaminados. A maior parte dos casos descritos em crianças resulta da infecção transplacentária ou, no período perinatal, por mães portadoras. A mãe pode ser ainda, assintomática quando a doença já é manifesta na criança. Estima-se que algo em torno de 30% das crianças nascidas de mães contaminadas têm sinais de infecção durante o primeiro ano de vida.[1] Algumas crianças são infectadas por transfusões de sangue ou derivados.

De modo geral, quanto mais precoce for o início da sintomatologia, mais grave será o prognóstico. Inicialmente, as crianças apresentam dificuldade em ganhar peso e frequentes infecções bacterianas.

Cerca de um quinto das crianças infectadas pela mãe evoluirão rapidamente para um estado imunodeficitário importante, e as restantes evoluirão de maneira muito mais lenta. Nos casos de infecção pré-natal os sintomas neurológicos poderão surgir já por volta do terceiro mês de vida. Após a infecção pré-natal, cerca de 50% das crianças desenvolverão sinais ou sintomas por volta dos 12 meses de idade; 78% por volta do segundo aniversário e 82% no terceiro aniversário.

Infecções do SNC por germens oportunistas ocorrem, embora menos frequentemente do que nos adultos, e as mais frequentes são as infecções por *Pneumocystis carinii*, *Candida albicans*, citomegalovírus, encefalite por herpes simplex e varicela-zoster. Quadros de mielites e de meningites também podem estar presentes.[2]

Pelo que foi mencionado, é claro que, em uma criança que apresente infecções por germes oportunistas, um estado imunodeficiente, entre os quais a aids, deverá ser suspeitado e investigado.

O modo como o vírus causa as disfunções do SNC ainda está sendo esclarecido, mas o que se admite é a ação direta do microrganismo sobre os componentes do SNC, pelos efeitos dos seus produtos sobre os neurônios e outros componentes celulares, por efeitos sobre o SNC do estado imunodeficiente ou por uma combinação desses fatores.

As manifestações neurológicas da aids, em crianças, são bastante variadas e incluem infecções intracranianas por germes comuns, por germes oportunistas e diretas pelo vírus HIV, acarretando um quadro encefalopático subagudo e, eventualmente, infecção medular pelo mesmo vírus, provocando um quadro de mielite transversa.[3,4] Admite-se, atualmente, que todas as crianças afetadas desenvolverão a doença.[5]

A encefalopatia causada pela aids pode ter caráter subagudo ou insidioso e ocorrer na ausência de dificuldades no ganho de peso ou, mesmo, de infecções repetidas. Os sintomas e os sinais podem se manifestar de 2 meses a 5 anos após a contaminação, sendo que 90% das crianças afetadas já são sintomáticas por volta dos 18 meses de idade. O quadro clínico pode se manifestar por perda de aquisições já adquiridas, microcefalia, espasticidade e demência. Ataxia, paralisia pseudobulbar, movimentos involuntários, crises convulsivas e mioclonias podem, também, estar presentes. A sobrevida dessas crianças é bastante limitada, ocorrendo a morte, em geral, alguns meses após o início da sintomatologia. O diagnóstico laboratorial é similar ao do adulto: demonstração de antígenos ou anticorpos HIV no soro ou líquor ou pela cultura do vírus.

Alterações liquóricas são variadas, discretas e inespecíficas.

Uma forma de encefalopatia fixa, não progressiva, também foi descrita na aids.[6] Nesses casos, de patogênese nebulosa, encontraremos apenas um atraso no desenvolvimento global, com crescimento cerebral normal.

Aminoacidúrias

As desordens do metabolismo dos aminoácidos produzem, ao menos no início da sintomatologia, distúrbios decorrentes do envolvimento da substância cinzenta: deficiência intelectual, convulsões, entre outros, e ocasionam, também, profundas alterações no processo de mielinização.

Homocistinúria

Pode ser causada por três diferentes mecanismos genéticos. O defeito associado com deficiência intelectual (DI) é uma deficiência da cistationina-beta-sintase que se transmite de modo autossômico recessivo. Deficiências parciais nessa enzima podem ser comprovadas em heterozigotos. A cistationina-beta-sintase catalisa a condensação de serina e homocisteína para formar a cistationina e, quando deficiente, determina o aumento dos níveis séricos e urinários da homocisteína, homocistina e metionina. A elevação dos níveis séricos da metionina pode ser detectada em programas de *screening* em recém-nascidos.

As crianças parecem normais ao nascimento, porém começam a demonstrar um retardo global no desenvolvimento, crises convulsivas ou acidentes vasculares cerebrais entre os 5 e os 9 meses de idade.

Em indivíduos não tratados, a inteligência vai sendo comprometida com o passar do tempo, entretanto cerca de 20% desses indivíduos apresentam inteligência dentro dos limites considerados normais.

São comuns episódios tromboembólicos que podem determinar sequelas severas. A oclusão das coronárias ou das carótidas pode determinar morte súbita ou graves quadros neurológicos residuais. Os episódios tromboembólicos podem ser a primeira pista para o diagnóstico da condição em cerca de 15% dos casos.[7] Entre 2 e 10 anos de idade surge, em geral, outra manifestação bastante típica dessa condição, que é o deslocamento do cristalino. Cerca de 90% dos pacientes apresentam deslocamento do cristalino, que pode ser observado, em geral, entre 3 e 10 anos já tendo sido observado aos 18 meses (Menkes, 1990).

Osteoporose pode estar presente, ocasionando, por vezes, cifoescolioses severas. Radiografias da coluna podem mostrar uma biconcavidade das regiões posteriores das vértebras. Muitos pacientes são altos, magros e com um fenótipo muito semelhante ao da síndrome de Marfan, porém não apresentam aracnodactilia. *Flush* malar é bastante frequente.

Pelos sinais e sintomas descritos, fica claro por que essa condição tem sido relacionada a um comprometimento do tecido colágeno e, pela mesma razão, poderiam ser explicados, também, os acidentes tromboembólicos que resultariam de anormalidades nas paredes dos grandes vasos, as alterações ósseas e as anormalidades do cristalino. Convulsões não são comuns, mas anormalidades eletroencefalográficas podem ser observadas.

O diagnóstico, suspeitado na base do quadro clínico descrito, pode ser confirmado por aumento da excreção urinária de homocistina, pelos níveis séricos elevados de metionina e pela constatação de níveis baixos ou ausentes da atividade da cistationina-beta-sintase no fígado ou nos fibroblastos. Diagnóstico pré-natal já pode ser feito.

Mulheres heterozigotas apresentam risco aumentado para doença vascular oclusiva tanto cerebral quanto nos vasos periféricos.

A administração de 250 a 1.200 mg de piridoxina por dia reduz ou elimina as anormalidades bioquímicas em cerca de um terço dos casos, e esses pacientes são ditos piridoxinorrespondentes. Uma mesma proporção é piridoxinorresistente, e outro terço demonstra respostas intermediárias. Os pacientes que respondem favoravelmente devem receber também ácido fólico. Restrição em metionina e suplementação com cistina na dieta são recomendáveis, e, quando instituídas precocemente, ainda no período neonatal, a deficiência mental pode ser evitada, bem como o deslocamento do cristalino.

O valor de medicamentos como o ácido acetilsalicílico na prevenção dos acidentes tromboembólicos não foi, ainda, estabelecido.

Já foi descrito caso de um adulto em que essa condição se associou ao ceratocone.[8]

Leucinose (doença da urina com odor de xarope de bordo)

O processo de metabolização dos três maiores aminoácidos com cadeia ramificada, a leucina, a isoleucina e a valina, inclui a transaminação para alfa-cetoácidos e depois a catabolização por descarboxilação oxidativa. Deficiência em descarboxilase oxidativa, que metaboliza os alfa-cetoácidos derivados da leucina, valina e isoleucina, associa-se, ao menos, com três fenótipos diversos: doença com urina com odor de bordo nas formas clássica, intermitente e intermediária.[9,10] A incidência tem sido estimada em 1:220.000 nascimentos.

A forma clássica responde por cerca de 75% dos casos diagnosticados. As formas clássica e intermitente se caracterizam pela ocorrência de quadros encefalopáticos agudos acompanhados por cetoacidoses. A forma intermediária se manifesta por retardo mental progressivo, sem cetoacidose. Os níveis de atividade da enzima deidrogenase nas formas intermediária e intermitente são aproximadamente os mesmos, cerca de 5% a 40% do normal, enquanto na forma clássica são de 0 a 2%.

Na forma clássica, as crianças, após um período aparentemente normal, apresentam inapetência, vômitos repetidos e mal-estar geral, podendo ocorrer o óbito já na primeira semana de vida ou, no caso de a criança sobreviver, sequelas neurológicas severas.

As crianças com a forma intermediária são normais ao nascimento e, com o passar do tempo, vão demonstrando certa lentidão no desenvolvimento e comportamento hiperativo. O retardo mental é, em geral, moderado.

A urina pode ter odor doce comparado ao do xarope de bordo ou ao do açúcar queimado característico da condição já na primeira semana de vida, porém sua presença não é obrigatória e pode variar bastante de caso para caso.

O tratamento consiste em dieta pobre em aminoácidos de cadeia ramificada, podendo-se utilizar um dos produtos comerciais desenvolvidos com essa finalidade. As crianças, tão cedo quanto possível, devem ser colocadas em uma dieta pobre em leucina isoleucina e valina.[6] Os melhores resultados são obtidos quando a dieta é instituída nos primeiros dias de vida da criança e os níveis séricos de aminoácidos, monitorados cuidadosamente.

Moura-Ribeiro e Funayama[11] descreveram essa condição em um caso em neonato que apresentava períodos alternantes com hipertonia e hipotonia, letargia, convulsões e paradas respiratórias.

Tratamento vigoroso e imediato de qualquer quadro infeccioso é fundamental, mesmo daqueles aparentemente banais.

Diálises peritoniais ou exsanguineotransfusões repetidas têm sido utilizadas nos casos de coma ou outras complicações neurológicas agudas.

Uma vez que algumas crianças com a forma intermediária atenuada parecem responder bem à tiamina, deve-se tentar sua administração na dose de 100 mg/dia para verificar a resposta. Dosagens de até 1 g/dia deverão ser utilizadas antes de se considerar o quadro tiamina-resistente.[5]

Fenilcetonúria

É a mais comum das aminoacidopatias, tendo sido descrita em 1943 por Fölling. Trata-se de um distúrbio metabólico da fenilalanina causado pela deficiência parcial ou total da enzima hepática fenilalanina-hidroxilase. Transmitida de modo autossômico recessivo ocorre em cerca de 1:10.000/16.000 nascidos vivos. Na medida em que a fenilalanina não pode ser hidroxilada para tirosina, acumula-se e é transaminada para ácido fenilpirúvico, que por sua vez é transformado em ácido fenilacético, que é excretado pela urina, conferindo-lhe um odor peculiar, que foi comparado ao cheiro do mofo ou "de biotério".

As alterações neuropatológicas observadas em casos de fenilcetonúria envolvem tanto a substância cinzenta quanto a branca e progridem com o avançar da idade da criança. Podem ser observadas alterações no tamanho total do encéfalo, que se mostra reduzido, na conformação das camadas corticais, com alterações da migração neuronal, e na presença de heterotopias da substância cinzenta. Alterações da mielinização podem ser encontradas, bem como anormalidades na pigmentação da *substantia nigra* e do *locus ceruleus*.

Admite-se que os níveis séricos elevados de fenilalanina determinem biossíntese anormal de três neurotransmissores, principalmente serotonina e dopamina, bem como anormalidades no sistema antioxidante.[12]

As crianças afetadas são aparentemente normais ao nascer e, nessa fase, somente podem ser identificadas por testes laboratoriais. Os testes utilizados em programas populacionais de *screening* neonatal assinalam, quando positivos, a presença de hiperfenilalaninemia, que não significa, necessariamente, fenilcetonúria. A concentração sérica de fenilalanina e de tirosina deverá ser determinada em todas as crianças com testes "positivos", e somente desse modo será possível diferenciar o quadro da fenilcetonúria clássica de outras condições que determinam, também, hiperfenilalaninemia. Em crianças com as formas clássicas de fenilcetonúria, a hiperfenilalaninemia se desenvolve cerca de 48 a 72 horas após o início da administração do leite.

Crianças não tratadas podem parecer normais durante os primeiros meses de vida, porém nos dois primeiros meses podem ocorrer vômitos, em geral em jato e irritabilidade. Entre 4 e 9 meses de idade um retardo global no desenvolvimento já pode ser observado. Microcefalia, comportamentos atípicos e prejuízos da linguagem podem ocorrer.[13]

No segundo ano de vida, a regressão torna-se evidente e surgem distúrbios de comportamento, tais como hiperatividade e agressividade. Muitas dessas crianças apresentam o TEA, e manifestações convulsivas ocorrem em cerca de 15% a 25% dos casos, podendo apresentar-se na forma da síndrome de West. Mais tarde as manifestações convulsivas podem continuar presentes, agora em crises tônico-clônicas. Hiperatividade, tremores e hipertonia poderão estar presentes.

Os indivíduos afetados apresentam, em geral, pele clara, cabelos louros e olhos azuis em decorrência da produção inadequada de melanina. Tirosinemia transitória pode ocorrer em cerca de 2% das crianças nascidas de termo e em 25% dos prematuros, e se trata de uma condição benigna, transitória, que deve e pode ser diferenciada da fenilcetonúria por exames de laboratório.

Nos casos de fenilcetonúria não tratados, a deficiência intelectual é, na grande maioria dos casos, severa, com QI abaixo de 50, porém, em cerca de 1% a 4% dos casos, o QI pode chegar a 80.

O tratamento da fenilcetonúria é fundamentalmente dietético e baseado na restrição da ingesta de fenilalanina, que deve ser iniciada o mais precocemente possível em bebês com concentração sérica igual ou superior a 30 mg/dL. O tratamento adequado possibilita um desenvolvimento normal. Muito embora fosse habitual afirmar até há algum tempo que a dieta poderia ser suspensa quando a criança atingisse seu quinto aniversário, atualmente existem muitas dúvidas sobre essa suspensão, e há quem defenda que a dieta deverá ser mantida continuadamente.

Sena et al.[14] mostram que sobrepeso é comum nessa população, motivado principalmente por excesso de ingestão calórica e sedentarismo, mostrando a importância do controle nutricional adequado desses pacientes.

Hipotireoidismo congênito

Hipotireoidismo congênito é a mais comum causa de deficiência intelectual tratável. Quadros de hipotireoidismo congênito, em decorrência de disgenesias da glândula tireoide, ocorrem em cerca de 1:4.000 nascidos vivos. Dessa forma, entende-se por que o "teste do pezinho", realizado como rastreamento em boa parte dos recém-nascidos no Brasil, que se iniciou, na verdade, para a identificação de crianças com fenilcetonúria, uma vez que mede a função tireoideana e que essa condição é bem mais frequente do que aquela, acabou por permitir mais frequentemente o diagnóstico do hipotireoidismo congênito do que o da fenilcetonúria.

A causa básica das disgenesias da tireoide não é de todo conhecida, porém a eventual ocorrência em irmãos sugere a importância de fatores genéticos ao menos em alguns casos. Castanet et al.[15] sugerem que exista uma predisposição genética para essa alteração, que seria dominante com baixa penetrância.

A gestação dessas crianças com frequência ultrapassa as 42 semanas, e o peso de nascimento é não raramente superior a 4 kg.[16]

As manifestações clínicas evoluem de maneira insidiosa durante as primeiras semanas de vida. A fontanela posterior é ampla, e icterícia, obstipação intestinal e dificuldade no controle térmico são comuns. Hérnia umbilical e protrusão da língua, edema das pálpebras, mãos e pés podem estar presentes. As radiografias revelam atraso na maturação óssea, e o diagnóstico definitivo se baseia na presença de níveis baixos de tiroxina (T4) e níveis elevados do hormônio tireoestimulante (TSH).

O diagnóstico precoce é crucial e permite a instituição imediata do tratamento hormonal. O tratamento, iniciado cedo, evita ou minimiza a maioria, senão todas as possíveis sequelas do quadro. Admite-se que a inteligência da criança será tanto mais comprometida quanto maior for a demora na instituição do tratamento específico. Segundo Joseph,[17] mesmo em crianças nas quais o tratamento hormonal foi instituído cedo (< 1 mês de idade) alguns prejuízos podem estar presentes: níveis de QI 10 pontos abaixo do esperado, prejuízos no domínio visuomotor, memória, atenção e postura, alguns destes persistindo até a vida adulta. O mesmo autor cita ainda a possibilidade de problemas de aprendizagem escolar nos primeiros anos da escola.

Hérnia umbilical e protrusão da língua, edema das pálpebras, mãos e pés podem estar presentes. As radiografias revelam atraso na maturação óssea, e o diagnóstico definitivo se baseia, como já mencionado, na presença de níveis baixos de tiroxina (T4) e níveis elevados do hormônio tireoestimulante (TSH).

Mais recentemente, a ultrassonografia da tireoide veio a ser outro método auxiliar do diagnóstico.[18]

Estudo polissonográfico demonstrou a presença de apneia central (leves, moderadas e severas), bem como de hipopneias, principalmente nas crianças com 4 a 8 meses de idade.[19]

Nos casos de hipotireoidismo adquirido após os 3 anos de idade, o comprometimento da inteligência não é tão evidente, mas prejuízos da memória, mau rendimento escolar e lentificação global nas atividades motoras e fala podem ser observados (Menkes, 1995).

Desordens das enzimas lisossomiais

Discutiremos aqui uma série de condições diversas que são determinadas pela deficiência em uma ou várias das enzimas lisossomiais, as hidrolases ácidas. Os lisossomos são vesículas citoplasmáticas que contêm enzimas responsáveis pela degradação de produtos do catabolismo celular. Na eventualidade de deficiência dessas enzimas, pode ocorrer o depósito de certas substâncias em órgãos e sistemas variados. Esse processo recebe o nome genérico de tesaurismose e pode acarretar alterações severas, incluindo a morte celular. Como veremos, os quadros clínicos variam bastante, dependendo da substância depositada e dos sistemas comprometidos. Essas deficiências enzimáticas são geneticamente determinadas e, com algumas poucas exceções, transmitem-se de modo autossômico recessivo.

Mucopolissacaridoses
Tipo I (síndrome de Hurler)

Também conhecida como gargulismo, é condição que decorre da ausência da alfa-L-irudonidase e se transmite de modo autossômico recessivo.[20] A incidência estimada é de 1:144.000 nascimentos e o gene que codifica a alfa-L-irudonidase foi localizado no braço longo do cromossomo 22 (22q11).

O dermatan-sulfato e o heparan-sulfato não são degradados e são encontrados na urina; os mucopolissacarídeos em excesso são depositados na córnea, colágeno e leptomeninges e gangliosídeos são depositados nos neurônios do córtex cerebral.

As alterações viscerais são muito disseminadas e envolvem, praticamente, todos os órgãos do corpo. Grandes células vacuoladas podem ser encontradas nas cartilagens, tendões, endocárdio e paredes dos vasos. A medula óssea é afetada, o fígado está bastante aumentado de volume e alterações difusas são observadas no SNC.

As crianças afetadas, após um período de aparente normalidade, em geral no segundo ano de vida, mostram lentificação no desenvolvimento seguida por regressão. Há dificuldade em ganhar peso e começam a ficar evidentes os prejuízos motores, decorrentes do comprometimento dos tratos corticoespinhais e dos nervos periféricos.

O fenótipo mais comum inclui macrocefalia, a aparência grotesca da face com os olhos bem espaçados e a boca constantemente entreaberta. Hérnia umbilical, opacificação da córnea, disostose *multiplex*, limitação articular, visceromegalia, cifoescoliose e retardo mental estão presentes. Em alguns casos pode ocorrer hidrocefalia em decorrência do espessamento das leptomeninges. Certas alterações radiológicas são comuns: anormalidades nas vértebras, formato em J da sela túrcica e alterações dos metacarpianos.

A doença tem curso progressivo com agravamento dos sinais e sintomas, podendo surgir cegueira (em geral por atrofia óptica), espasticidade e deterioração mental. A morte pode ocorrer por volta dos 10 anos de idade.

O diagnóstico poderá ser suspeitado pelas características fenotípicas, pela presença de linfócitos vacuolados no sangue periférico e de mucopolissacaridúria (dematan e heparan-sulfatos), e deve ser confirmado pela demonstração da deficiência enzimática em leucócitos, fibroblastos, plasma, urina ou lágrimas.

Atualmente essa condição, do mesmo modo que outras do mesmo grupo, já tem sido tratada com terapia de reposição enzimática e/ou transplantes de células-tronco.[21-23]

Tipo III (doença de Sanfilippo)

Sob essa denominação estão desordens pertencentes ao grupo das doenças lisossômicas de depósito dos glicosaminoglicanos.[24]

É a mais comum das mucopolissacaridoses, com incidência estimada em 1:24.000. Nessa condição, apenas o heparan-sulfato é excretado na urina. E os gangliosídeos também são depositados nos neurônios corticais. Quatro tipos diferentes de deficiências enzimáticas já foram identificados nessa condição (GM III, A, B, C e D), sendo todas transmitidas de modo autossômico recessivo.

Nessa condição, o fenótipo tipo Hurler não costuma ser muito evidente, porém a hepatomegalia está presente em cerca de dois terços dos casos. Chama a atenção, na evolução do quadro, a deterioração neurológica, que se torna evidente em torno do final do segundo ano de vida, seguida por ataxia e quadro demencial progressivo. Diarreia está presente em cerca de metade dos casos. Distúrbios do sono e comportamento hiperativo são habituais. Anomalias esqueléticas podem ser observadas, porém, em geral, menos severas do que as observadas em outras mucopolissacaridoses. Nos casos mais típicos, a deficiência intelectual já é severa por volta dos 10 anos de idade e a morte sobrevém antes dos 20 anos. Há, entretanto, grande variabilidade no que se refere à evolução, havendo casos em que o início da regressão intelectual somente se inicia após os 5 anos de idade.

O diagnóstico poderá ser confirmado a partir da identificação da mucopolissacaridúria descrita e pela demonstração da deficiência enzimática em fibroblastos.

Distúrbios da degradação de glicoproteínas

São condições de ocorrência pouco comum que se assemelham, nas suas manifestações clínicas, aos casos leves de mucopolissacaridose.[25]

Manosidose tipo I

Condição autossômica recessiva associada à deficiência em enzima alfa-manosidade A e B no fígado, cérebro, leucócitos e fibroblastos causada por mutação no gene MAN2B1.[26]

O tipo I (infantil) se inicia mais cedo e tem curso mais grave do que a forma juvenil, o tipo II.

Os pacientes apresentam deficiência intelectual, hepatoesplenomegalia, alterações musculoesqueléticas e fácies grotesca (Hurler-*like*). Outras alterações, como surdez, opacificação da córnea e infecções recorrentes, podem estar presentes, bem como fraqueza muscular ocasionando comprometimento articular.[27]

A moléstia tem curso rápido, com a morte ocorrendo entre os 3 e os 10 anos de idade.

O diagnóstico de manosidose tipo I deverá ser lembrado quando nos depararmos com uma criança com fenótipo tipo Hurler sem mucopolissacaridúria. Linfócitos vacuolados estão presentes no sangue periférico, e a demonstração da deficiência enzimática em leucócitos ou fibroblastos permite a confirmação.

Fucosidose (tipos I e II)

São condições associadas com deficiência da enzima lisossomial alfa-L-fucosidase. O gene que codifica a enzima localiza-se na porção distal do braço curto do cromossomo 1 (1p34.1-1.p36.1), no gene alfa-L-fucosidose (FUCA). A incidência estimada é de menos de 1:200 000.

As duas formas, tipos I e II, iniciam-se na infância, e o tipo I progride de maneira mais lenta e com sobrevida maior. A fucosidose tipo I é responsável por cerca de 60% dos casos.

Por volta dos 3 a 18 meses, o tipo I, e entre 1 e 2 anos, no tipo II, inicia-se uma lentificação no desenvolvimento. Nas duas formas mencionadas há deterioração neuromotora, convulsões, disostose *multiplex*, visceromegalia, infecções respiratórias recorrentes e atraso no crescimento.[28] O fenótipo tipo Hurler está presente sem opacificações corneanas, e as anormalidades esqueléticas se restringem à coluna. Nos indivíduos com o tipo I há aumento na transpiração, excesso em sódio no suor e a morte ocorre, em geral, nos dois primeiros anos de vida. Já no tipo II há anidrose e angioqueratoma.

O diagnóstico dessas condições deverá ser considerado em pacientes com fenótipo tipo Hurler sem mucopolissacaridúria. Linfócitos vacuolados estão presentes no sangue periférico, e a confirmação do diagnóstico dependerá da comprovação da deficiência em leucócitos ou fibroblastos.

A ressonância magnética da cabeça pode auxiliar na identificação dessa desordem, mostrando severa hipomielinização envolvendo várias estruturas encefálicas, inclusive gânglios da base e tálamo.[29] Estudo similar realizado em paciente mais velha mostrou atrofia cerebral e cerebelar acentuada, aumento na intensidade do sinal nos lobos frontais e occipitais e intensidade diminuída nos tálamos, *striatum*, substância negra e corpos mamilares.[30] Ainda de acordo com esses autores, a baixas intensidades nos gânglios da base nas imagens T2 parecem ser características da fucosidose.

Têm sido descritas melhoras clínicas após transplantes heterólogos de medula óssea acompanhadas por melhoras em potenciais evocados e resultados de ressonâncias magnéticas.[31]

Sialidose (tipos I e II)

Trata-se de condição bastante rara, associada com deficiência da enzima sialidase. Pode ser classificada em dois tipos; o tipo I, a forma mais branda da moléstia, e o tipo II, que pode ser subdividido em três subtipos: congênito, infantil e juvenil.[32]

Pacientes com a forma I desenvolvem prejuízos visuais, epilepsia mioclônica, mancha cor de cereja no fundo de olho, ataxia e hiper-reflexia. Crianças com a forma II apresentam severo quadro clínico com fenótipo tipo Hurler, deficiência intelectual, hepatoesplenomegalia, opacificações corneanas, disostose múltipla e hidropsia fetal evoluindo rapidamente para a morte.[33,34]

No tipo III, de início bem mais tardio, há discreto retardo no desenvolvimento. Por volta dos 10 anos surge fácies grosseira e pouco mais tarde, na adolescência, deterioração intelectual.

Linfócitos vacuolados estão presentes no sangue periférico, e encontraremos oliogassacarídeos na urina. A deficiência enzimática específica pode ser demonstrada em fibroblastos.

Mucolipidoses

São condições que compartilham as características clínicas tanto das mucopolissacaridoses quanto das lipidoses. Foram identificadas pelo menos quatro formas, todas elas bastante raras, sendo a mais comum a denominada tipo II.

Ludwig et al.[35] descrevem as características genéticas de 32 pacientes diagnosticados em várias regiões do Brasil.

Tipo II (doença da célula 1, doença de Leroy)

Doença de sobrecarga lisossomal autossômica recessiva por deficiência da enzima N-acetilglucosamil-1-fosfotransferase que resulta no endereçamento deficiente de várias enzimas lisossomais.

É caracterizada por severo retardo psicomotor e estatural, anormalidades esqueléticas e fenótipo facial.

Certos aspectos do quadro clínico são semelhantes aos da síndrome de Hurler, porém o início da sintomatologia é mais precoce, podendo estar presente já ao nascimento. Nessa fase as características clínicas mais proeminentes são fácies grosseira, hipotonia muscular, hiperplasia gengival bastante evidente, limitação da mobilidade articular, luxação congênita dos quadris e pele espessa (Menkes, 1995).

O fenótipo tipo Hurler já está presente no primeiro ano de vida, exceto pelas opacificações corneanas, que podem estar ausentes. A deterioração neurológica será observada, e não encontraremos mucopolissacaridúria.

A morte ocorre, em geral, antes dos 5 anos de idade por insuficiência cardíaca.

O diagnóstico de mucolipidose tipo II deverá ser considerado em crianças com fenótipo tipo Hurler, que não apresentam mucopolissacaridúria. O diagnóstico definitivo requer a demonstração da alteração enzimática em fibroblastos.

Foi descrito o achado de diminuição na medida do fêmur em exames ultrassonográficos pré-natais em crianças diagnosticadas posteriormente com essa condição, de modo que o diagnóstico de doença de Leroy deveria fazer parte dos diagnósticos a serem levados em conta em face desse achado.[36]

Tipo IV (MLIV) ou sialidose

É classificada como uma canalopatia causada pela deficiência da atividade da TRPML, um canal não seletivo de cátions que se transmite de modo autossômico recessivo em judeus de origem ashkenazi. A alteração enzimática mais provável é a diminuição da atividade da sialidase. Há deposição de gangliosídeos, fosfolípides e mucopolissacarídeos em vários tecidos.

Os sintomas dessa condição são inespecíficos, e é possível que em vários casos o diagnóstico não seja identificado. Diagnóstico diferencial a ser considerado é, em casos de paralisia cerebral, deterioração neurológica associada a comprometimento visual.[37]

Os sintomas iniciam-se na infância, caracterizando-se principalmente por atraso no desenvolvimento e prejuízo visual causado por opacificação corneana e degeneração retiniana.[38]

A deficiência intelectual é frequente, mas o grau em que está presente varia bastante. Não há alterações faciais típicas nem sequer anormalidades esqueléticas ou visceromegalia. Esse diagnóstico deverá ser lembrado em crianças com ascendência judaica ashkenazi, com retardo ou regressão no desenvolvimento e opacificação corneana. O eletrorretinograma pode mostrar diminuição ou ausência nos potenciais retinianos. O mielograma pode revelar histiócitos com granulações metacromáticas, e alterações ultraestruturais podem ser verificadas em biópsias de pele e conjuntiva. O diagnóstico pode ser confirmado pela **demonstração** do depósito de gangliosídeos em fibroblastos.

Esfingolipidoses

Doença de Gaucher

A doença de Gaucher (DG) é a mais comum das glicoesfingolipidoses e a primeira a ter tratamento específico com terapia de reposição enzimática.[39,40]

É uma doença autossômica recessiva, causada pela atividade deficiente da enzima beta-glicocerebrosidase, codificada pelo gene GBA1, localizado no cromossomo 1p21. As manifestações clínicas mais frequentes incluem comprometimento do sistema hematológico, esquelético e visceral com a presença de hepato e esplenomegalia.

Com essa denominação (DG) encontramos três condições diversas que se caracterizam pelo depósito de cerebrosídeos no sistema reticulo-endotelial e que são classificadas como forma crônica, infantil e juvenil. A forma crônica é a mais comum, e evolui com crescente comprometimento visceral, mas, em geral, sem prejuízos significativos do SNC. A forma juvenil se caracteriza por acentuada esplenomegalia, anemia importante e deterioração neurológica, iniciando-se durante a primeira década de vida. A forma infantil (tipo II) é uma condição rara que se apresenta com grande comprometimento cerebral e curso rapidamente progressivo.

Tipo II

Essa moléstia, causada por uma deficiência em glicocerebrosidase, é transmitida de modo autossômico recessivo. O gene que codifica essa enzima localiza-se no braço longo do cromossomo 1 e já foi isolado e sequenciado.

Crianças com o tipo II são sintomáticas antes dos 6 anos e, frequentemente, dentro dos 3 primeiros meses de vida. O quadro se inicia com anemia, apatia, comprometimento de nervos cranianos e regressão no desenvolvimento. A hipotonia muscular, que está presente nos estágios iniciais, cede lugar à espasticidade. Retração de cabeça é habitual, do mesmo modo que dificuldades para sugar e deglutir. Trisma pode ser observada, bem como paralisia oculomotora. A esplenomegalia costuma ser mais pronunciada do que a hepatomegalia. A deterioração neurológica é rápida e a morte ocorre, em geral, dentro dos 2 primeiros anos de vida.

A presença de células espumosas (células de Gaucher) no sistema reticuloendotelial estabelece o diagnóstico e pode ser pesquisada na medula óssea. O hemograma pode mostrar quadro de anemia microcítica, trombocitopenia e a presença de linfócitos vacuolados. Os indivíduos heterozigotos podem ser identificados por apresentarem uma deficiência enzimática parcial nos leucócitos.

Gangliosidoses

O nome de gangliosidoses foi utilizado para se referir a um grupo de desordens que se caracterizam pelo depósito de lipídios nas células ganglionares do SNC. Sabemos que de fato, esses lipídios podem ser observados preferentemente nas regiões nucleares do SNC e, em quantidades menores, na mielina.

Gangliosidose GM1 tipo I (doença de Landing, forma infantil precoce)

De acordo com suas características clínicas, podemos identificar três formas da GM1: o tipo I, o mais comum, que tem algumas semelhanças com a doença de Hurler; o tipo II, que é semelhante à doença de Tay-Sachs; e o tipo III, condição de evolução lenta e que se apresenta com ataxia e disfunções motoras.

Os tipos I e II da gangliosidose GM1 são associados com a deficiência na enzima lisossomial beta-galactosidade, provocando acúmulo do gangliosídeo GM1 no sistema nervoso e vísceras. Tanto a forma precoce (tipo I) quanto a tardia (tipo II) se transmitem por mecanismo autossômico recessivo.

No tipo 1, as crianças afetadas demonstram, desde o nascimento, dificuldade para se alimentar e falta de ganho pôndero-estatural adequado. Pode haver hipotonia muscular e dificuldade para sugar, bem como edema dos membros. O desenvolvimento é lento, desde o início, deteriorando-se a seguir. Aos poucos se notam hipotonia e letargia. O fenótipo tipo Hurler pode estar presente, porém sem opacificações corneanas. Mancha cor de cereja na retina pode ser observada em cerca de 50% dos casos. Cifoescoliose pode se desenvolver. Os achados anatomopatológicos consistem em depósito neuronal muito semelhante ao que observamos na doença de Tay-Sachs. Os neurônios mostram-se distendidos e cheios de material PAS-positivo. Alterações também são frequentes nos rins e no fígado.

A sintomatologia é rapidamente progressiva, com a morte ocorrendo dentro do primeiro ano de vida. Aqueles que sobrevivem a esse período o fazem em estado vegetativo.

A gangliosidose GM1 infantil pode ser diferenciada da síndrome de Hurler pela ausência de mucopolissacarídeos na urina e pela presença de mancha cor de cereja na retina. Linfócitos vacuolados são frequentemente observados, e alterações ultraestruturais podem ser notadas em biópsias de pele e conjuntiva. O diagnóstico definitivo depende da comprovação da deficiência enzimática típica em leucócitos, fibroblastos ou soro.

Gangliosidose GM1 tipo II (forma juvenil)

Nessa forma, a sintomatologia se inicia, em geral, entre os 7 e os 16 meses de idade. As crianças afetadas desenvolvem-se de maneira normal durante o primeiro ano de vida, surgindo, nessa ocasião, distúrbios motores caracterizados por ataxia, disartria e estrabismo, aos quais seguem regressão intelectual, letargia, espasticidade e crises convulsivas. A presença de hiperacusia intensa é a regra.

Esses pacientes não apresentam fenótipo tipo Hurler. A morte ocorre, em geral, em torno dos 5 anos de idade. O diagnóstico pode ser confirmado pela demonstração da deficiência enzimática em leucócitos, fibroblastos ou soro.

Gangliosidose GM2 (doença de Tay-Sachs)

A doença de Tay-Sachs pode ser considerada o protótipo das condições desse grupo.

É transmitida de modo autossômico recessivo e associada a uma deficiência na enzima hexosaminidase A. O gene tem uma distribuição de 1:30 em judeus ashkenazi e de 1:300 entre não judeus.

A sintomatologia se inicia entre 3 e 10 meses de idade, em geral por irritabilidade e resposta exagerada a estímulos sonoros e luminosos. Essa reação exagerada aos estímulos sonoros, hiperacusia, está presente em cerca de 50% dos casos e se assemelha ao reflexo de Moro. Entre 4 e 6 meses os pais começam a notar uma regressão motora com hipotonia, e ao final do primeiro ano de vida a criança já apresenta severo quadro espástico, opistótono e evidente retardo intelectual. Mancha cor de cereja na mácula é muito comum, embora não seja, como mencionado anteriormente, obrigatória nem patognomônica dessa condição. Durante o segundo ano de vida há macrocrania e surgem manifestações convulsivas. Nos estágios finais a criança está cega e praticamente sem movimentos voluntários.

Os achados neuropatológicos são restritos ao sistema nervoso e representam uma forma fulminante de processo degenerativo cerebrorretiniano. Quase todos os neurônios estão distendidos e cheios de material lípide-solúvel.

Esse diagnóstico deverá ser considerado em uma criança com retardo e/ou regressão no desenvolvimento e com a presença de mancha cor de cereja no fundo do olho. O diagnóstico deverá ser confirmado pela demonstração de níveis diminuídos ou ausência de atividade da hexosaminidase A em leucócitos, lágrimas, urina ou soro. Indivíduos heterozigotos podem ser identificados pelos mesmos exames, e o diagnóstico pré-natal já é possível. Anormalidades ultraestruturais em biópsias de pele e/ou conjuntivas são frequentes e auxiliam no diagnóstico.

Atualmente há possibilidade de identificar portadores dessa condição,[41] e esse procedimento é de particular importância para indivíduos pertencentes a grupos de risco.

Gangliosidose GM2 (doença de Sandhoff)

Está entre as várias condições que podem ser consideradas variantes da GM2 e que correspondem a cerca de 34% dos quadros diagnosticados como GM2. A moléstia de Sandhoff se caracteriza por alterações do sistema nervoso e vísceras. Transmite-

-se de modo autossômico recessivo e se associa com deficiência das hexosaminidase A e B. Ao contrário do que ocorre na doença de Tay-Sachs, esta não demonstra predileção étnica. As manifestações clínicas e a evolução são similares às da doença de Tay-Sachs, porém com a presença do envolvimento de vários órgãos, havendo visceromegalia discreta. Anormalidades ósseas, semelhantes às observadas na gangliosidose infantil GM1, e hepatoesplenomegalia são comuns. Jain et al.[42] descreveram um caso dessa condição na qual havia comprometimento do sistema nervoso periférico na forma de polineuropatia.

Esse diagnóstico deverá ser lembrado em uma criança não judia com quadro similar à da doença de Tay-Sachs. Não encontraremos linfócitos vacuolados no sangue periférico, porém o exame da medula óssea poderá demonstrar a presença de histiócitos espumosos. O diagnóstico dos afetados e o reconhecimento dos heterozigotos poderão ser feitos pela demonstração da deficiência enzimática em leucócitos, fibroblastos e soro. O diagnóstico pré-natal já foi realizado pela detecção de N-acetilglucosamil-oligossacárides no líquido amniótico (Warner et al., 1986).

Já foi desenvolvido um modelo animal dessa desordem em camundongo.[43]

Leucodistrofia com células globoides (doença de Krabbe)

Caracteriza-se por uma rápida desmielinização do cérebro, cerebelo, medula espinhal e fibras de projeção cortical. Há, também, severa perda da olidendroglia. Grandes células globoides e multinucleadas podem ser visualizadas na proximidade dos pequenos vasos sanguíneos. A doença de Krabbe se associa à atividade deficiente da enzima galacto-cerebrosidade-beta-galactosidase, que determina acúmulo do galactocerebrosídeo incompletamente metabolizado, um componente da mielina, o que acarreta a doença progressiva da substância branca.[44]

Além da forma infantil da moléstia, variantes juvenis e adultas foram descritas. Sua transmissão se faz por mecanismo autossômico recessivo.

Na forma clássica, infantil, o início da sintomatologia se faz entre 4 e 7 meses de idade de maneira abrupta, com irritabilidade, respostas exageradas aos estímulos auditivos e visuais e tendência ao opistótono. Espasticidade com arreflexia miotática podem ocorrer, traduzindo esta última o acometimento frequente do sistema nervoso periférico. Atrofia óptica pode estar presente. Febre baixa, sem causa aparente, é comum. No que se refere ao desenvolvimento global, há estagnação seguida por franca regressão. Cerca de 2 a 4 meses após o início da sintomatologia, a criança se encontra permanentemente em opistótono e profundamente retardada. Microcefalia é comum, mioclonias e convulsões ocorrem da mesma maneira que a perda visual importante e 90% dos pacientes morrem antes do final do primeiro ano de vida ou se encontram em estado vegetativo.

Algumas variantes clínicas da moléstia foram identificadas, inclusive uma forma juvenil, que será discutida adiante.

A tomografia computadorizada e, melhor ainda, a ressonância magnética demonstram desmielinização difusa dos hemisférios cerebrais. A velocidade de condução dos nervos periféricos motores está diminuída, e hiperproteinorraquia é achado comum. Biópsia da conjuntiva, pele ou nervo periférico pode revelar inclusões características. O diagnóstico definitivo se faz pela demonstração de atividade diminuída da enzima envolvida em leucócitos ou fibroblastos.

Estudos têm defendido a utilização de células-tronco hematopoiéticas e de origem neural no tratamento dessa doença.[45]

Levando em consideração a possibilidade de tratamento das doenças de depósito lisossomiais e a importância do diagnóstico precoce, Marsden e Levy[46] sugerem programas de rastreamento em larga escala em recém-natos.

Leucodistrofia metacromática (lipidose sulfatídea)

Condição caracterizada por depósito de cerebrosídeo nos lisossomos associada a uma deficiência na enzima arilsulfatase A e a uma alteração da mielina do SNC e periférico. É transmitida de modo autossômico recessivo. Várias formas de apresentação clínica foram identificadas: forma infantil tardia, juvenil e adulta. A incidência das várias formas da leucodistrofia metacromática é de 1:40.000 nascimentos.

A forma infantil tardia se inicia por volta do segundo ano de vida, sendo que boa parte das crianças afetadas chega a andar de maneira independente. Quedas frequentes e instabilidade crescente da marcha são observadas ao lado de evidências de deterioração intelectual. Espasticidade e arreflexia miotática estão frequentemente presentes, esta última uma decorrência do envolvimento do sistema nervoso periférico. Amaurose e convulsões podem ocorrer. A morte se dá, em geral, dentro dos primeiros 4 anos de vida.

Os achados anatomopatológicos incluem, além da desmielinização difusa, a presença de grânulos com propriedades metacromáticas. O gene responsável pela codificação da enzima arilsulfatase A foi localizado no braço longo do cromossomo 22. O diagnóstico deve ser suspeitado pela ataxia, espasticidade e reflexos miotáticos deprimidos ou, mesmo, ausentes.

Outro dado que pode ser utilizado é a redução na velocidade de condução dos nervos motores

A forma juvenil se inicia entre os 4 e os 12 anos e se manifesta, também, por prejuízos progressivos da marcha. Não raramente os primeiros sinais dessa condição dizem respeito a quedas no rendimento escolar e alterações comportamentais. Com o passar do tempo, surgem ataxia, espasticidade e demência. A morte sobrevém, em geral, por volta da adolescência. A forma adulta pode se iniciar em idades variáveis e não será discutida aqui.

Em todas as formas descritas há comprometimento do neurônio motor periférico, e, por essa razão, a velocidade de condução dos nervos estará diminuída. Hiperproteinorraquia é comum, e alterações da substância branca encefálica podem ser visualizadas pela tomografia computadorizada e, melhor ainda, pela ressonância magnética. A comprovação do diagnóstico se fará pelo achado de níveis reduzidos da atividade da arilsulfatase A na urina, lágrima ou leucócitos.

Deficiência de múltiplas sulfatases (doença de Austin)

Condição rara, caracterizada por deficiência em múltiplas sulfatases: arilsulfatase A, arilsulfatase B, arilsulfatase C, iduronate-sulfatase-N-acetilgalactosamina, 6-sulfato-sulfatase e heparan-N-sulfatase e pelo acúmulo de sulfatídeos, glicosaminoglicóis, esfingolipídios e esteroides sulfatados em tecidos e fluidos corporais. O quadro clínico é semelhante ao da leucodistrofia metacromática, associado a certas alterações fenotípicas semelhantes às observadas nas mucopolissacaridoses. Os pacientes apresentam desenvolvimento normal no primeiro ano de vida, porém a partir do segundo há uma estagnação seguida por regressão. Ataxia e distúrbios da fala podem ser observados nessa fase. Como já mencionamos, o aspecto físico dos pacientes lembra o dos portadores de mucopolissacaridoses, como baixa estatura, microcefalia e dismorfismo facial. Poderemos encontrar degeneração retiniana, que poderá conduzir à suspeita de uma lipofuscinose ceroide neuronal.[47]

A atividade da sulfatase é diminuída, porém não ausente, e, nos casos em que apenas a arilsulfatase for avaliada, um diagnóstico errôneo de leucodistrofia metacromática na forma juvenil poderá ser suspeitado. Nesta última, entretanto, o dismorfismo facial não está presente.

Os exames irão revelar mucopolissacaridúria, diminuição na velocidade de condução nervosa e hiperproteinorraquia. O mielograma revela a presença de células anormais.[6]

Busche et al.[48] descreveram o caso de uma menina severamente afetada por essa condição que apresentava microcefalia, ponte nasal deprimida, hipoplasia nasal, narinas antevertidas, *philtrum* pouco marcado, mobilidade articular reduzida no quadril e joelhos, ictiose e hipotonia muscular. Artigalás et al.,[49] por sua vez, chamam a atenção para a importância do diagnóstico diferencial da deficiência de múltiplas sulfatases com as mucopolissacaridoses.

Doença de Niemann-Pick tipo A

Doença de Niemann-Pick foi o epônimo utilizado para um grupo diverso de condições que têm em comum o depósito de esfingomielina e colesterol no sistema nervoso e vísceras. Em todas as variedades identificadas encontramos células espumosas (células de Niemann-Pick) na medula óssea e em outros tecidos. Hepatomegalia é achado constante. Não encontramos na literatura um consenso no que se refere à classificação dessas entidades, mas elas são, em geral, divididas em dois grupos. No grupo I há deficiência de esfingomielinase, uma enzima lisossomial, e no grupo II essa enzima está normal ou presente em quantidades diminuídas.

A doença de Niemann-Pick tipo I ou agudo é transmitida de modo autossômico recessivo, e vários fenótipos bem como várias idades de início, já foram descritos. O tipo I é a forma mais comum, respondendo por cerca de 75% dos casos identificados,[6] e quase metade desses ocorre em judeus ashkenazi.

O quadro pode se manifestar por icterícia neonatal persistente e dificuldade em se alimentar, falta de ganho pôndero-estatural e hepatomegalia. Esplenomegalia pode ocorrer mais tardiamente e não costuma ser muito acentuada. Podemos encontrar a mancha cor de cereja no exame de fundo de olho em cerca de 50% dos casos. Regressão do desenvolvimento com a presença de hipotonia ocorre durante o primeiro ano de vida, e, com o evoluir da moléstia, emaciação, opistótono, hiper-reflexia miotática e cegueira poderão ser encontrados. Manifestações convulsivas, frequentemente sob a forma de crises mioclônicas, são comuns. Opacificações corneanas podem ser observadas. Boa parte dos pacientes apresenta hipotonia muscular e diminuição da velocidade de condução dos nervos diminui. Nas fases finais, a hipotonia pode ser substituída por pronunciada espasticidade. A morte ocorre, em geral, entre os 3 e os 5 anos.

O diagnóstico poderá ser sugerido pelo curso clínico descrito. A presença de células espumosas no mielograma e a presença de linfócitos vacuolados no sangue periférico são a regra. O diagnóstico definitivo será firmado pela demonstração da deficiência em esfingomielinase em leucócitos ou fibroblastos.

Desordens mitocondriais
Acidose láctica

São condições relacionadas a desordens da cadeia respiratória e muito variáveis no que diz respeito às suas manifestações clínicas, laboratoriais e achados anatomopatológicos.[50] Pontos comuns a elas são a presença de fibras musculares com aspecto "rasgado", típico (*ragged red fibers*), e alterações estruturais das mitocôndrias. Deve-se levar em conta que essas alterações podem ser observadas em outras condições diversas também.

No que diz respeito ao quadro clínico, poderemos encontrar acidose láctica com dificuldades no ganho de peso, oftalmoplegia externa progressiva, miopatia, ataxia, demência, disfunções motoras, episódios *stroke-like* tipo acidentes vasculares cerebrais, retinopatia, surdez, cardiomiopatia, disfunção renal e endócrina e diabetes.[50]

No que se refere à forma de apresentação clínica, os quadros podem ser subdivididos em formas que afetam exclusivamente os músculos e aquelas que afetam o organismo de modo muito mais abrangente, incluindo, por vezes, o encéfalo. Neste último grupo, alguns casos apresentam-se como entidades mais ou menos bem definidas, tais como a síndrome de Kearns-Sayre, MELAS, MERRF, NARP, a doença de Leigh e a doença de Alpers.

Algumas dessas condições são hereditárias, com mecanismos de transmissão variável. Inúmeras alterações metabólicas podem ser encontradas, tais como anormalidades no metabolismo da carnitina e do piruvato.

Acidose láctica com elevação do piruvato e do lactato é frequente. Veremos a seguir alguns exemplos desse grupo de condições.

Encefalomielopatia necrotizante subaguda (doença de Leigh)

É uma condição progressiva que afeta neurônios do tronco cerebral, tálamo, gânglios da base e cerebelo. Não vamos observar as *ragged red fibers*.

O aspecto anatomopatológico lembra o da encefalopatia de Wernicke, porém os corpos mamilares estão preservados. Lesões corticais não são habituais. A moléstia pode ser determinada pela deficiência em mais de uma enzima envolvida no metabolismo do piruvato ou por anormalidades nos complexos respiratórios I e IV.[51] O mecanismo de transmissão é, em geral, autossômico recessivo, porém a herança ligada ao sexo pode ocorrer.[52]

Na forma infantil, o início da sintomatologia se dá durante os 2 primeiros anos de vida, não raramente durante o primeiro semestre, com hipotonia muscular, regressão psicomotora, dificuldades de alimentação e vômitos. As manifestações neurológicas incluem ataxia, distonia, rigidez, atrofia óptica e sinais piramidais. Mioclonias, coreoatetose e outras alterações dos movimentos podem estar presentes. Sinais de acometimento de estruturas do tronco cerebral poderão surgir. Fato comum é a recuperação lenta e a deterioração observadas após processos infecciosos, intolerância a exercícios, retardo no crescimento e alterações respiratórias e cardíacas.

Quando a doença tem início precoce, o curso é progressivo e grave, com duração em torno de 1 ano, porém casos de evolução protraída já foram descritos. Os sintomas iniciais são atraso no desenvolvimento, dificuldades na alimentação e vômitos repetidos. Hipotonia muscular e crises convulsivas podem estar presentes. Toda sintomatologia costuma piorar na vigência de infecções intercorrentes ou após a ingestão de grandes quantidades de carboidratos. Distúrbios respiratórios, movimentos oculares anormais e hipotonia são achados frequentes. Os distúrbios respiratórios podem ser episódicos no início, surgindo posteriormente respiração de Cheyene-Stokes, respiração atáxica ou hiperventilação. Os problemas respiratórios podem ser a causa do óbito. No que se refere aos movimentos oculares, poderemos observar nistagmo e oftalmoplegias. A hipotonia dessas crianças resulta da afecção combinada de estruturas cerebelares e periféricas.

Crianças nas quais a sintomatologia se inicia no segundo ano de vida apresentam quadro semelhante, porém com evolução mais lenta, e, nestas, os sintomas podem se apresentar de maneira intermitente, agravando-se quando da presença de quadros infecciosos intercorrentes.

Não se conhecem alterações laboratoriais que possam ser consideradas típicas dessa doença, porém a concentração sanguínea de lactato e piruvato estará, em geral, aumentada. A tomografia computadorizada e a ressonância magnética podem demonstrar a presença de lesões necróticas, envolvendo, simetricamente, os putamens, centro oval e substância cinzenta periaqueductal. Alterações nos potenciais evocados do tronco cerebral podem ser observadas. A velocidade de condução nos nervos periféricos motores está, em geral, diminuída, e pode haver hiperproteinorraquia.

Pacientes com desordens da utilização do piruvato costumam ter menos exacerbações da moléstia quando mantidos em dietas pobres em carboidratos. O aporte calórico deverá ser garantido, de maneira preferencial, por gorduras. Doses elevadas de tiamina podem ser úteis em certos pacientes. Acetazolamida por via oral pode ser utilizada nos casos com herança ligada ao sexo.[53]

Polidistrofia cerebral progressiva infantil (doença de Alper)

É uma condição descrita originalmente como uma degeneração progressiva da substância cinzenta.

Foi identificada deficiência na atividade da piruvato-carboxilase e complexos I e IV das cadeias respiratórias em casos familiares de polidistrofia infantil progressiva associada a miopatia mitocondrial.[51]

O início da sintomatologia se dá, em geral, nos 2 primeiros anos de vida por um atraso no desenvolvimento e, posteriormente, por crises mioclônicas ou tônico-clônicas. Em lactentes, as manifestações epilépticas podem ocorrer sob a forma da síndrome de West. O início da sintomatologia convulsiva pode ser por meio de um *status epilepticus*. Com o passar dos meses, regressão global torna-se evidente e pode ocorrer cegueira. Insuficiência hepática com cirrose pode sobrevir, e a morte ocorre, na maioria dos casos, dentro de 2 anos após o início dos sintomas. Admite-se que a maioria dos casos identificados represente novas mutações, apesar de em algumas famílias ter sido documentada transmissão autossômica recessiva.

A comprovação definitiva do diagnóstico somente pode ser feita pelo exame anatomopatológico, porém uma elevação nos níveis séricos do lactato pode ser indicativa de anormalidade na utilização das enzimas mitocondriais no fígado e músculos esqueléticos.

Dieta pobre em carboidratos deve ser proposta, de modo geral, para crianças com desordens da utilização do piruvato, porém não se comprovou, até hoje, que essa conduta modifique o curso da condição.

Epilepsia mioclônica com ragged red fibers (MERRF)

Trata-se de uma encefalomiopatia que se caracteriza pela presença de crises mioclônicas, ataxia e comprometimento muscular. Outros sinais e sintomas presentes incluem convulsões tônico-clônicas generalizadas, perda auditiva e quadros demenciais.

O quadro costuma iniciar-se entre os 5 e os 13 anos de idade por tremores, ataxia e abalos mioclônicos, frequentemente desencadeados por movimentos voluntários.

A condição é transmitida pela mãe, e o quadro clínico varia muito com relação ao grau de severidade com que afeta diferentes indivíduos.

Os níveis séricos e liquóricos de lactato estão discretamente elevados. O eletroneuromiograma mostra potenciais miopáticos.

Graus importantes de atrofia cerebral e cerebelar podem ser observados com a tomografia computadorizada e/ou ressonância nuclear magnética da cabeça.

As *ragged red fibers* serão visualizadas nas biópsias musculares.

Miopatia mitocondrial, encefalopatia, acidose láctica e episódios stroke-like/AVC (MELAS)

Além do quadro miopático, do evidente envolvimento encefálico, das alterações bioquímicas e dos episódios do tipo AVC, poderemos encontrar também alterações retinianas, problemas cardíacos e hiperproteinorraquia. Em alguns casos, entretanto, o quadro clínico é francamente dominado pelos episódios do tipo AVC que podem ocorrer ou de maneira isolada ou seguindo um quadro caracterizado por vômitos, cefaleia, dores abdominais e crises convulsivas. O quadro miopático é discreto. Problemas comportamentais severos e regressão intelectual ocorrem. Os achados musculares incluem as *ragged red fibers* e alterações mitocondriais.

Os sintomas se iniciam entre os 3 e os 35 anos de idade.

Tricopolidistrofia (doença de Menkes)

É uma síndrome com transmissão ligada ao cromossomo X, neurodegenerativa e que cursa com morte ocorrendo, frequentemente, durante a infância. Deve-se a um defeito da citocromo-C-oxidase que pode ser evidenciada em alguns tecidos e causada por mutações no gene AT7A.[54]

Essa alteração metabólica seria responsável pelos baixos níveis séricos de cobre e ceruplasmina decorrentes de prejuízo na absorção intestinal desse metal A incidência estimada é de 1:50.000 nascimentos, e o gene responsável está localizado no Xq13.3

O quadro clínico seria, em última análise, decorrente da deficiência enzimática, secundária, de enzimas cobre-dependentes, particularmente da citrocromoxidase. Essa deficiência enzimática pode ser demonstrada, em alguns pacientes, nas mitocôndrias de músculos, cérebro e fígado, enquanto em outros a deficiência em cobre somente pode ser demonstrada no cérebro.[55]

Os sintomas iniciam-se dentro dos 3 primeiros meses de idade por estagnação seguida de franca regressão no desenvolvimento. Hipotermia e falta de ganho ponderal costumam ser sinais proeminentes. Manifestações epilépticas são comuns e precoces. Com o evoluir da moléstia, a criança torna-se apática e hiporreativa. Estímulos externos desencadeiam mioclonias, e ao final do primeiro ano a criança já se encontra em estado vegetativo. É frequente o comprometimento de outros setores do organismo, podendo ser observados hidronefrose, hidroureteres, alterações ósseas e arteriais. A morte ocorre, em geral, antes dos 18 meses.

O aspecto dos cabelos e das sobrancelhas é muito característico, sendo o achado que mais frequentemente levanta a possibilidade desse diagnóstico: são escassos, duros, retorcidos, quebradiços e de coloração avermelhada. As bochechas são salientes, o palato ogival e há micrognatia. Radiografias dos ossos longos podem revelar aspecto similar ao encontrado na osteogênese imperfeita.

O diagnóstico é feito pelo aspecto microscópico típico dos cabelos e pela demonstração de concentrações séricas reduzidas em cobre. O diagnóstico pré-natal já é possível.[56]

Um paciente tratado precocemente com injeções intramusculares de histidina cúprica e D-penicilamina por via oral demonstrou um quadro neurológico bastante atenuado com relação a um parente próximo afetado e não tratado.[57]

Síndromes neurocutâneas (neuroectodermoses, facomatoses)

Síndrome de Chediak-Higashi

Condição caracterizada por pigmentação deficiente dos cabelos e pele, transmitida de modo autossômico recessivo. As características básicas incluem albinismo parcial, imunodeficiência deficiências neurológicas e neuropatia periférica. As áreas despigmentadas formam desenhos que se assemelham a grandes impressões digitais. Infecções de repetição são comuns. Os sintomas neurológicos se desenvolvem durante os 2 primeiros anos de vida e incluem atraso no desenvolvimento, crises convulsivas e neuropatia periférica. Distúrbios autonômicos como aumento da perspiração são comuns e podem lembrar o quadro da disautonomia.

O diagnóstico é eminentemente clínico e se baseia na presença das alterações pigmentares e do quadro neurológico descrito. Podem ser encontradas alterações no núcleo dos polimorfonucleares.

Neurofibromatose tipo I (doença de von Recklinghausen)

A neurofibromatose não é, na verdade uma doença única, mas constitui um espectro de desordens com algumas características em comum. Costuma ser dividida em uma forma periférica, o tipo I (doença de von Recklinghausen), e uma forma central, o tipo II (neurofibromatose central).[58] As duas formas são transmitidas de modo autossômico dominante e apresentam expressividade muito variada. Sabe-se que o gene anormal se localiza no cromossomo 17 no tipo I e a transmissão se faz, preferentemente pelo pai, e no cromossomo 22 no tipo II. Admite-se que cerca de 50% dos casos com o tipo I representam mutações novas, e estas, por sua vez, associam-se com idade paterna crescente. A neurofibromatose tipo II apresenta quadro clínico variável, sendo frequentes neurinomas do nervo acústico, bem como outros tumores intracranianos e espinhais.

A neurofibromatose tipo I representa cerca de 85% dos casos de neurofibromatose identificados e afeta cerca de 1:4.000 indivíduos. O quadro clínico inclui a presença de manchas cor de café com leite, neurofibromas subcutâneos, desordens do desenvolvimento e neoplasias do sistema nervoso. Deficiência intelectual é encontrada em aproximadamente 10% desses casos, associada, frequentemente, a crises convulsivas.

O diagnóstico de neurofibromatose deve ser lembrado em toda criança com retardo do desenvolvimento e manchas cor de café com leite. Porém, para uma hipótese mais consistente, é preciso que duas ou mais das seguintes características estejam presentes:

1. Seis manchas café com leite com mais de 5 mm de diâmetro em indivíduos pré-púberes ou maiores de 15 mm em indivíduos após a puberdade.
2. Dois ou mais neurofibromas ou um neurofibroma plexiforme.
3. Placas cutâneas rugosas e de coloração marrom (*peau de chagrin*) nas regiões inguinais ou axilares.
4. Glioma do nervo óptico.
5. Dois ou mais hamartomas da íris.
6. Alterações ósseas como displasia esfenoide ou adelgaçamento dos ossos longos.
7. Um parente em primeiro grau com neurofibromatose.

Manifestação comum é a epilepsia, presente em 25% dos casos, podendo assumir em lactentes a forma da síndrome de West. Manifestações decorrentes do envolvimento renal, cardíaco e de outros órgãos poderão estar presentes.

Esclerose tuberosa (doença de Bourneville)

Moléstia com expressão fenotípica muito variável e transmitida de modo autossômico dominante, sendo muito comuns novas mutações (cerca de 80% dos casos).

A forma de apresentação clínica mais frequente na criança é a epilepsia, muitas vezes como síndrome de West. Eventualmente poderemos ter evidências de comprometimento neurológico anterior ao início das manifestações convulsivas. A sobrevida desses pacientes pode ser reduzida em função de possíveis complicações renais, cardiovasculares, neoplasias e *status epilepticus*.

O diagnóstico deverá ser considerado diante de uma criança com atraso no desenvolvimento e áreas de hipopigmentação cutânea que podem ser visualizadas a olho nu ou, de maneira mais evidente, com a utilização da lâmpada de Wood. Essas áreas apresentam diâmetros variando entre 1 e 2 milímetros e poucos centímetros e podem estar presentes desde o nascimento. Com o passar do tempo, manchas café com leite e áreas ásperas, rugosas e de coloração marrom podem surgir. Angioqueratomas, habitualmente chamados de "adenomas sebáceos", surgem na face na região malar, podendo estar presentes em outras regiões. Outros órgãos podem ser comprometidos de tal maneira que podemos encontrar tumores da retina, rabdomioma do coração, cistos renais, ósseos e pulmonares. As crises convulsivas e o retardo mental são decorrentes de alterações na histogênese cerebral: há redução no número de neurônios, os astrócitos têm tamanhos aumentados e apresentam formatos bizarros.

Tumores gliais são comuns e podem causar hidrocefalia obstrutiva. Distúrbios do comportamento são frequentes na forma de hiperatividade e/ou autismo.

O quadro clínico descrito ao lado de calcificações periventriculares sugere o diagnóstico.

O aconselhamento genético adequado, nessa condição, dependerá, em grande parte, de um cuidadoso exame clínico nos pais, na busca de possíveis estigmas da doença. Somente quando afastada, com alto grau de confiança, a possibilidade de a moléstia estar presente em um dos cônjuges é que se poderá supor estar diante de uma mutação nova.

Outras desordens genéticas da substância cinzenta

Lipofuscinose ceroide (doença de Batten)

Condições caracterizadas pelo depósito de certos lipopigmentos que apresentam alguma similaridade com a ceroide e a lipofuscina. Na verdade, não se trata de uma doença única, mas de um grupo heterogêneo de condições que se associam a genes diferentes, localizados em cromossomos diversos. Cinco subtipos e algumas formas raras e atípicas já foram descritas.[50]

Lipofuscinose neuronal ceroide infantil precoce (doença de Santavuori-Haltia-Hagberg) e lipidose de ácidos graxos poli-insaturados (PUFAL), (NCL1)

Nessa condição, lipopigmentos são depositados nos neurônios e em algumas vísceras. Esse é um exemplo de um grupo de desordens similares, classificadas de acordo com a idade de início da sintomatologia. Esse tipo, infantil precoce, ocorre principalmente na Finlândia e se transmite, possivelmente, de modo autossômico recessivo. A incidência estimada na Finlândia é de 7,7:100.000 nascidos vivos, e encontramos um gene mutante no cromossomo 1 (1p33-p35).

O início dos sintomas costuma ocorrer entre os 6 e os 10 meses de idade de vida por comprometimento visual e com a presença de mioclonias. Por vezes, os familiares notam em torno dos 12 a 18 meses, isolamento, o que faz pensar em autismo infantil. Em meninas, essa condição se confunde frequentemente com a síndrome de Rett, pois segue-se uma rápida deterioração neurológica com a presença de hipotonia, ataxia e microcefalia. Por volta dos 3 anos, a criança está cega, sendo frequente o achado de degeneração macular, atrofia do nervo óptico e hipopigmentação retiniana. O eletrorretinograma mostra ausência de respostas e o eletroencefalograma (EEG) mostra anormalidades progressivas.

Nessa condição encontramos uma atrofia cerebral muito marcada que pode ser evidenciada pela tomografia e/ou ressonância nuclear. Nesses mesmos exames poderemos encontrar anormalidades do tálamo.

O diagnóstico pode ser feito, em vida, por meio do estudo ultraestrutural de leucócitos, pele ou conjuntiva. Inclusões citoplasmáticas podem ser observadas em linfócitos ou monócitos.

As outras formas clínicas dessa classe de moléstias serão discutidas mais ao final deste mesmo capítulo.

Distrofia neuroaxonal infantil (doença de Seitelberg)

É uma rara desordem neurodegenerativa transmitida de modo autossômico recessivo. Tem algumas características semelhantes às da moléstia de Hallervorden-Spatz.

A forma infantil tem início entre 14 e 18 meses de idade com uma estagnação no desenvolvimento seguida, semanas ou meses depois, por franca regressão. No início encontraremos hipotonia com hiporreflexia miotática, que será substituída por quadriparesia espástica, rigidez decorticada, atrofia óptica, nistagmo, movimentos involuntários e regressão mental. Por volta dos 2 anos a criança estará severamente comprometida. A morte ocorre, habitualmente, antes dos 10 anos de idade.

A eletroneuromiografia demonstra um padrão consistente com afecção do corno anterior da medula. Atrofia dos hemisférios cerebelares pode ser observada pela tomografia ou ressonância nuclear. O exame do líquor é, em geral, normal. O diagnóstico definitivo requer a demonstração de esferoides neuroaxonais em nervos periféricos, conjuntiva ou cérebro.

Alguns poucos casos de uma forma juvenil foram identificados, mas não se sabe se se relacionam, realmente, com a forma infantil. Esse quadro se apresenta ao final da infância ou adolescência com epilepsia mioclônica progressiva e degeneração retiniana.

Várias mutações no gene PA2G6 foram descritas.[59]

Doença de Lesch-Nyhan

Moléstia associada com deficiência em hipoxantina-guanina-fosforribosiltransferase, transmitida de modo recessivo ligado ao sexo. As crianças afetadas aparentam ser normais ao nascimento, afora uma eventual e discreta hipotonia muscular. Já durante os primeiros 3 meses de idade algum atraso no desenvolvimento pode estar presente, seguido por rigidez progressiva e torcicolo ou retrocolo. A progressão da moléstia é lenta, e, por essa razão, muitas dessas crianças são diagnosticadas, erroneamente, como portadoras de paralisia cerebral, imaginando se tratar de uma condição fixa e não progressiva. Durante o segundo ano surgem movimentos involuntários da face, sinais de acometimento dos tratos corticoespinais, coreia e, eventualmente, atetose. Epilepsia está presente em cerca de metade dos casos. Em geral, após os 2 anos de idade os pacientes começam a morder os lábios, dedos e bochechas, caracterizando uma automutilação compulsiva, que é frequente, porém não obrigatória. Essas crianças mostram-se felizes quando se utiliza algum tipo de restrição física no intuito de evitar o comportamento autoagressivo. Heteroagressividade pode estar, também, presente, e retardo mental em graus variáveis é frequente.

A concentração de ácido úrico está elevada na urina e sangue, e a criança pode apresentar litíase renal. Não se conhece com certeza o mecanismo que provoca o comprometimento neurológico, mas se acredita que não se relaciona, diretamente, com os níveis de ácido úrico. O gene afetado localiza-se no Xq26-q27, e algumas variantes já foram identificadas.

É preciso lembrar que formas variantes já foram identificadas nas quais o quadro clínico pode se apresentar de maneira bastante atenuada, inclusive sem alguns dos sinais habitualmente descritos nessa condição, por exemplo, o comportamento autoagressivo. O prejuízo motor também pode ser discreto.[60]

O diagnóstico definitivo depende da comprovação laboratorial da deficiência enzimática em eritrócitos e fibroblastos.

Outras desordens genéticas que afetam a substância branca

Doença de Alexander

Moléstia rara em que se admite haver comprometimento dos astrócitos.[61] Característica dessa condição é a presença de fibras de Rosenthal, que podem ser observadas no citoplasma dos astrócitos e que se encontram distribuídas de modo difuso no córtex e na substância branca, predominando nas áreas subpial, subependimária e perivascular. Todos os casos identificados são de ocorrência esporádica.

Foram descritas três formas diversas de apresentação clínica, sendo a mais comum a infantil, que afeta predominantemente meninos. A idade de início varia, podendo ocorrer desde o nascimento até bem mais tarde, inclusive na vida adulta.[62]

Os meninos afetados apresentam estagnação seguida por franca regressão do desenvolvimento, macrocefalia por megaencefalia, espasticidade e crises convulsivas. Pode ocorrer paraparesia espástica, coreoatetose, hidrocefalia e papiledema. A morte ocorre, em geral, no decurso do segundo ou terceiro ano de vida.

A forma juvenil se caracteriza, principalmente, por sintomas bulbares, enquanto a forma adulta tem curso semelhante ao da esclerose múltipla.

O diagnóstico deverá ser considerado diante de uma criança com macrocefalia e quadro de desmielinização difusa, que pode ser bem caracterizada pela tomografia computadorizada e ressonância magnética. O exame do líquor é normal, e o diagnóstico de certeza depende do achado das fibras de Rosenthal.

Já se dispõe de modelo animal dessa doença.[63]

Galactosemia

Sabe-se que pelo menos três diferentes erros inatos do metabolismo da lactose produzem galactosemia no recém-nascido, porém apenas a deficiência em galactose-1-fosfato-uridiltransferase produz deficiência intelectual. Essa condição se transmite de modo autossômico recessivo.

As crianças afetadas aparentam ser normais ao nascimento, exceto por eventual baixo peso e possível presença de cataratas. A sintomatologia inicial depende da ingesta de leite e inclui dificuldades no ganho de peso, vômitos, diarreia, icterícia e hepatomegalia. Quadro de hipertensão intracraniana pode estar presente em decorrência de edema cerebral com tensão da fontanela anterior e vômitos. O diagnóstico de galactosemia deverá ser suspeitado em toda criança com vômitos e hepatomegalia, especialmente se já estiverem presentes as cataratas. Quando houver essa suspeita diagnóstica, deve-se procurar demonstrar a presença de substâncias redutoras na urina, de preferência após alimentação. Os sintomas e sinais podem ser revertidos com a instituição de dieta sem lactose, que deverá ser iniciada o mais precocemente possível, a fim de permitir o melhor desenvolvimento intelectual. Em alguns casos, apesar do tratamento adequado, poderemos encontrar retardo mental significativo.[64] Nessas crianças o retardo global poderá ser notado, dentro do primeiro ano de vida, e por volta dos 5 anos será moderado. Com o passar do tempo pode surgir ataxia do tronco, que piora lentamente e se associa com tremores. Sinais extrapiramidais também podem ocorrer. Dispraxia verbal, pseudotumor cerebral e prejuízos cognitivos progressivos poderão ser observados.

Crianças com galactosemia são mais propensas a desenvolver *sepsis*, sendo um dos microrganismos frequentemente envolvidos a *E. coli*. Verma et al.[65] descreveram um caso com *sepsis* por fungos. *Purpura fulminans* foi diagnosticada em uma criança com essa patologia.[66]

O diagnóstico será comprovado pela ausência de atividade da enzima, enquanto níveis reduzidos da mesma podem servir para a identificação de heterozigotos. O gene mutante localiza-se no cromossomo 9q13, e várias mutações diferentes já foram identificadas.

Doença de Pelizaeus-Merzbacher

É uma encefalopatia desmielinizante transmitida de modo ligado ao sexo que se deve a mutações ou deleções do gene localizado no braço longo do cromossomo X (Xq21.2-q22). Admite-se ser causada por biossíntese defeituosa da proteína proteolipídica, uma proteína estrutural que é integrante da bainha de mielina. Já foram descritas formas neonatais infantis e intermediárias, e ambas podem coexistir numa mesma família.

A forma neonatal pode ser transmitida de modo autossômico recessivo ou recessivo ligado ao sexo (Begleiter e Harris, 1989). Os sintomas iniciais podem sugerir, erroneamente, o diagnóstico de *spasmus nutans*, uma vez que os bebês apresentam movimentos intermitentes de balanceio da cabeça e nistagmo pendular, e fica patente a estagnação do desenvolvimento por volta dos 3 meses de idade. As crianças são hipotônicas e podem apresentar estridor laríngeo. Mais tarde surgem coreia ou atetose. Algum tempo depois, segue-se franca regressão neurológica. Ataxia, espasticidade, atrofia óptica e crises convulsivas podem ocorrer mais tarde. A morte ocorre, regra geral, por volta dos 5 aos 7 anos. Nessa moléstia a quantidade de mielina é muito reduzida, sugerindo um problema na mielinização e não sua destruição.

Nos casos em que a sintomatologia se inicia após o final do primeiro mês de vida, a sintomatologia é similar, porém o curso é mais lento e os pacientes podem chegar à vida adulta.

A ressonância magnética mostra desmielinização difusa com a preservação de pequenas áreas. O diagnóstico definitivo é anatomopatológico. Nos casos estudados por necropsia e que viveram vários anos há ausência total de mielina nos hemisférios cerebrais. Os potenciais evocados visuais, auditivos e somatossensitivos, estão em geral, comprometidos desde o início da sintomatologia.

Degeneração cerebral esponjosa da infância (doença de Canavan van Bogaert)

Condição associada com deficiência em aspartoacilase e transmitida de modo autossômico recessivo. É mais comum entre judeus e árabes. O gene alterado foi localizado no cromossomo 17.

Na forma infantil a criança é aparentemente normal ao nascimento, surgindo entre os 3 e os 6 meses falta de progresso. Regressão do desenvolvimento ocorre dentro dos primeiros 6 meses de vida. A criança passa a responder menos aos estímulos e ao ambiente, surgem dificuldades com alimentação, irritabilidade e hipotonia muscular, que poderá ser substituída, posteriormente, por espasticidade. Quando estimulada, a criança entra em extensão dos membros inferiores, em flexão dos superiores e retração da cabeça. Poderemos encontrar macrocefalia por volta dos 6 meses de idade, e a cabeça continua a crescer até os 3 anos, quando se estabiliza. Atrofia óptica com cegueira pode ocorrer. A morte ocorre, em geral, dentro da primeira década de vida.

Excreção urinária de ácido N-acetil-aspártico pode ser demonstrada da mesma maneira que a atividade enzimática em fibroblastos diminuída. A ressonância magnética pode evidenciar alteração simétrica da substância branca mesmo antes de os achados neurológicos serem muito óbvios ao exame. O sistema nervoso periférico não é comprometido e o exame de líquor é normal.

Outras condições

Hiperamonemias congênitas (tipos I e II)

O tipo I ocorre associado à deficiência na enzima carbamil-fosfato-sintetase, e o tipo II por deficiência parcial na ornitina-carbamil-transferase. O tipo II é o que mais nos interessa no momento, por ser uma causa (bastante rara, na verdade) de deterioração intelectual em crianças.

Os pacientes afetados apresentam hiperamonemia com uremia normal em decorrência da deficiência enzimática presente. As manifestações clínicas decorrem da intoxicação crônica pela amônia e costumam evoluir por crises, em geral de difícil caracterização, durante as quais a criança apresenta-se letárgica, com vômitos e, eventualmente, distúrbios mais evidentes da consciência. Esses episódios, por vezes, podem ser relacionados a uma ingestão maior de proteínas, e algumas crianças demonstram certa intolerância à carne. Os casos descritos têm demonstrado que os meninos afetados apresentam um quadro bem mais severo, com morte ocorrendo nos primeiros dias de vida. Em meninas o quadro pode evoluir por episódios ou crises e vai se instalando, de maneira insidiosa, um quadro de deterioração global, inclusive intelectual. Episódios mais graves, agudos, acompanhados por hipertensão intracraniana decorrente de edema cerebral, podem ocorrer. Esses episódios mais graves ocorrem, em geral, até a idade de 5 a 7 anos. Alguns dos casos descritos foram confundidos com a síndrome de Rett, que, como já vimos, pode ocorrer com hiperamonemia também, mas a história das duas condições permite distingui-las sem maiores dificuldades.

Hidrocefalia

A hidrocefalia, condição caracterizada pela dilatação do sistema ventricular em decorrência do aumento volumétrico do líquor, pode ocorrer como consequência de várias patologias, tais como malformações, tumores, infecções intracranianas, entre outras. Abaulamento da fontanela anterior, vômitos, irritabilidade, opistótono e "olhar em sol poente" podem ser observados. Crises convulsivas, ataxia e espasticidade são frequentes. O quadro, não sendo identificado precocemente, poderá ocasionar uma deterioração gradual global.

Conceito que se discute atualmente é o de hidrocefalia compensada, na qual o aumento ventricular parece estacionário, não há indícios definidos de hipertensão intracraniana e não observamos um quadro clínico que faça supor uma progressão do problema. Nesses casos, em que, em geral, opta-se por um tratamento conservador, pode estar havendo, na verdade, prejuízos sutis nos processos cerebrais. Temos acompanhado alguns casos desse tipo nos quais, após realizada a derivação ventricular, pudemos observar uma evidente melhora no quadro neurológico de base, com melhor *performance* cognitiva, o que refletiu no rendimento escolar. Nesses casos, boa parte das crianças melhorou também no que se refere às habilidades motoras em geral.

Encefalopatias progressivas com início após os 2 anos de idade

Panencefalite esclerosante subaguda (PEES)

Trata-se de uma forma crônica de encefalite causada pela ação lenta do vírus do sarampo ou algum outro vírus a ele relacionado. É de ocorrência mais comum nas crianças que tiveram sarampo nos 2 primeiros anos de vida. A incidência da moléstia tem declinado à medida que a vacinação tem se universalizado. Em crianças não vacinadas, a idade média de início da sintomatologia é de 7 a 8 anos após a infecção aguda, que ocorre, frequentemente, por volta dos 2 a 5 anos de idade. A doença já foi observada em crianças que foram vacinadas e não apresentaram panencefalite esclerosante. O risco estimado de se desenvolver a doença após o sarampo é de 4 para cada 100 mil casos, enquanto nas crianças vacinadas é de 0,4 para 100 mil.

O quadro se inicia por alterações sutis da personalidade e queda no aprendizado. A criança pode se tornar isolada, agressiva, e, nessa fase, frequentemente o quadro é atribuído a causas psicológicas. O exame de fundo de olho pode, já nessa fase, mostrar alterações pigmentares da mácula. Num estágio seguinte surgem manifestações convulsivas, em 25% dos casos, em geral sob a forma de crises generalizadas e de mioclonias periódicas, rítmicas e mais ou menos estereotipadas, que se repetem a intervalos mais ou menos constantes e que somente desaparecem em sono. O EEG, nessa fase, mostra um padrão característico, com surtos periódicos de ondas pontiagudas ocorrendo de modo síncrono com mioclonias. Com o passar do tempo, a regressão global fica patente, podendo surgir espasticidade, demência e movimentos involuntários. Em 1 a 6 anos após o início da sintomatologia a criança se encontra em estado vegetativo, e a duração média é de cerca de 12 meses. Ao lado dessa forma clássica de evolução, alguns casos com curso crônico e períodos de piora alternados com aparente estabilização já foram descritos.

O diagnóstico deve ser lembrado em presença do quadro clínico descrito associado ao padrão eletroencefalográfico bastante sugestivo. Títulos antissarampo elevados podem ser evidenciados no sangue e no líquor, sendo que neste último há, em geral, aumento da fração da gamaglobulina.

Condições similares a essa têm sido observadas em algumas crianças que apresentam embriopatia por rubéola (panencefalite crônica por rubéola), tendo como sintomas principais quadro de ataxia e sinais de comprometimento cerebelar.

Desordens das enzimas lisossomiais
Desordens da degradação das glicoproteínas
Aspartiglicosaminúria

Moléstia rara que tem sido identificada principalmente na Finlândia, que se associa com deficiência em N-aspartil-beta-glucosaminidase e que é transmitida de modo autossômico recessivo. Caracteriza-se por regressão que se inicia ao final da infância ou na adolescência.

Os indivíduos afetados começam a manifestar a moléstia por infecções intercorrentes, diarreia e hérnia inguinal.[25] A fácies assume características grotescas e pode haver hepatomegalia. Opacificação do cristalino surge mais tarde. Pode haver retardo na aquisição da fala, mas a criança é intelectualmente normal até os 5 anos, quando se inicia uma lenta regressão. Com o evoluir do quadro, retardo mental severo e fraqueza muscular generalizada se tornam evidentes.

Linfócitos vacuolados podem ser observados no sangue periférico, e alterações ósseas podem ser encontradas. A urina contém oligossacarídeos, e a deficiência enzimática pode ser demonstrada em leucócitos e fibroblastos.

Manosidose tipo II

As formas de início tardio na manosidose, formas juvenil e adulta, caracterizam-se por desenvolvimento normal, de início, seguido por deterioração cognitiva durante a infância ou adolescência. Deficiência auditiva ocorre em todos os casos.

Linfócitos vacuolados estão presentes no sangue periférico, e a urina contém oligossacarídeos mas não mucopolissacarídeos. O diagnóstico definitivo depende da demonstração da deficiência em beta-manosidase em fibroblastos.

Mucopolissacaridoses

Condições que, como já vimos, resultam de deficiências enzimáticas envolvidas no catabolismo do dermatan-sulfato, heparan-sulfato ou keratan-sulfato. São reconhecidos pelo menos sete tipos, e quatro destes (tipos I, II, III e VII) afetam o sistema nervoso produzindo retardo mental. Os tipos I e III têm início precoce e já foram discutidos. Os tipos II e VII se iniciam após os 2 anos de idade, depois de um desenvolvimento aparentemente normal.

Tipo II (síndrome de Hunter)

Sua transmissão é recessiva, ligada ao cromossomo X, e a enzima deficitária é a iduranato-sulfatase, resultando em depósito de sulfato de heparan e de dermatan nas vísceras e eliminados pela urina. Algumas das crianças afetadas são identificadas inicialmente pela hidrocefalia, que pode estar presente.

Admite-se que podem ser encontradas duas formas clínicas: a severa e a discreta. Na primeira, tanto o curso clínico quanto as alterações fenotípicas são similares às da doença de Hurler (sem opacificações corneanas), enquanto na segunda a evolução é bem mais lenta, tornando-se o quadro completo na adolescência. Nesta segunda forma não há comprometimento intelectual.

Surdez e retinite pigmentosa podem ser observadas. O gene responsável foi localizado no Xq28, e uma deleção pode ser observada em 30% dos casos.

O diagnóstico deverá ser considerado pela excreção urinária dos mucopolissacarídeos descritos anteriormente, e a deficiência enzimática pode ser demonstrada no soro ou nos fibroblastos. É possível o diagnóstico pré-natal pela avaliação da atividade enzimática específica no líquido amniótico.

Tipo VII (doença de Sly)

Desordem rara, associada com deficiência da beta-glucuronidase. Transmite-se de modo autossômico recessivo. O quadro clínico inclui fenótipo tipo Hurler incompleto, hérnia inguinal e disostose *multiplex*. Não há opacificação da córnea. O retardo no desenvolvimento, que não está sempre presente, ocorre após os 2 anos de idade.

Encontraremos na urina o sulfato de dermatan e de heparan. O diagnóstico específico dependerá da comprovação da deficiência enzimática característica em leucócitos ou fibroblastos.

Esfingolipidoses
Doença de Gaucher tipo III

Forma de início tardio da doença de Gaucher que se associa, do mesmo modo que os outros tipos, à deficiência em glicocebrosidase e se transmite de modo autossômico recessivo. Inicia-se em idades que variam da infância à vida adulta. A primeira manifestação é, em geral, a hepatoesplenomegalia, seguida por crises convulsivas e deterioração intelectual. O comprometimento intelectual é variável, podendo chegar à demência. Crises mioclônicas podem estar presentes. Alguns casos se caracterizam pela associação de espasticidade, ataxia e disfunção de nervos cranianos. Apraxia oculomotora vertical, similar à que ocorre na síndrome de Niemann-Pick, pode ser observada.

Células de Gaucher estão presentes na medula óssea, e a deficiência enzimática pode ser demonstrada em hepatócitos e leucócitos.

Gangliosidose GM2 (doença de Tay-Sachs, forma juvenil)

Do mesmo modo que o tipo infantil, associa-se com deficiência na N-acetil-beta-hexosaminidase. Não há predileção étnica nessa forma.

Os pacientes são aparentemente normais até os 3 anos, quando disartria e alterações da marcha se tornam aparentes. A marcha é inicialmente atáxica e depois espástica. Alguns pacientes podem apresentar movimentos involuntários e crises convulsivas. Aos poucos o indivíduo vai se tornando demente, e a morte se dá dentro da primeira década de vida.

A deficiência enzimática pode ser demonstrada em leucócitos e fibroblastos.

Leucodistrofia com células globoides (doença de Krabbe, início tardio)

É uma leucodistrofia ligada à deficiência em galacto-cerebrosidade, transmitida de modo autossômico recessivo. Inicia-

-se na infância ou na adolescência. Na maioria dos casos, entre os 6 e os 8 anos de idade inicia-se o quadro com regressão intelectual, cegueira e espasticidade. Em boa parte dos casos, a espasticidade pode preceder o início da deterioração intelectual. Nessa forma, ao contrário do que ocorre na forma infantil, não há envolvimento do sistema nervoso periférico e o conteúdo proteico do líquor é normal.

A ressonância magnética mostra desmielinização difusa, e o diagnóstico de certeza é feito pela confirmação da deficiência enzimática em leucócitos ou fibroblastos.

Leucodistrofia metacromática (início tardio)

A forma juvenil da lipidose sulfatídea, do mesmo modo que a forma infantil, associa-se com deficiência em arilsulfatase A e se transmite de modo autossômico recessivo.

Os sintomas iniciam-se entre os 5 e os 10 anos, mas pode ocorrer mais cedo ou então na adolescência. Não há envolvimento dos nervos periféricos, a progressão é lenta e o exame de líquor não revela aumento em proteínas. O quadro se inicia com regressão intelectual, distúrbios de fala e da marcha. Ataxia pode ocorrer precocemente. Quadro demencial vai se instalando de maneira insidiosa em cerca de 3 a 5 anos, podendo transcorrer vários anos entre o início da deterioração intelectual e o restante do quadro neurológico. A morte ocorre, geralmente, na segunda década.

A ressonância magnética mostra extensa desmielinização, e a deficiência enzimática pode ser demonstrada em leucócitos e em fibroblastos.

Doença de Niemann-Pick tipo C

Essa forma crônica da doença de Niemann-Pick difere da forma infantil aguda por se iniciar, em geral, após os 2 anos de idade, apresentar progressão mais lenta e ausência de predileção racial. A enzima deficiente em todas as formas dessa doença é a esfingomielinase. A transmissão é autossômica recessiva.

Foram descritos três diferentes fenótipos de acordo com a idade de início e sintomatologia. A forma de início precoce se caracteriza por visceromegalia e quadro de disfunção hepática severa e progressiva durante os primeiros 12 meses de vida. O retardo no desenvolvimento é observado durante o primeiro ano, e deterioração neurológica, com ataxia, apraxia do olhar vertical e demência, ocorrem entre 1 e 3 anos. Um segundo tipo, com início mais tardio, é a forma mais comum e tem um quadro clínico mais estereotipado, caracterizado por desenvolvimento inicial normal, discreto comprometimento intelectual observado por volta dos 2 anos, ataxia aos 3 e apraxia do olhar vertical aos 4. Após os 6 anos de idade poderemos encontrar demência, crises convulsivas, disfagia e distonia. A forma de início tardio inicia-se na adolescência e é similar à forma anterior, mas com um ritmo lento de progressão.

O exame da medula óssea mostra as alterações celulares típicas, com células contendo material granular. O diagnóstico definitivo depende da comprovação laboratorial, em leucócitos ou em fibroblastos da deficiência enzimática. A identificação de heterozigotos já é possível, bem como o diagnóstico pré-natal.

Outras desordens genéticas da substância cinzenta

Lipofuscinoses ceroides

Vários quadros clínicos caracterizados por demência e cegueira são, atualmente, considerados como pertencendo ao grupo das lipofuscinoses ceroides. Quando da sua descrição inicial, cada quadro recebeu epônimo próprio, dependendo da idade de início das manifestações clínicas. A característica patológica comum é o acúmulo de lipopigmentos autofluorescentes, com características tintoriais da ceroide e lipofuscina no cérebro, retina e vísceras. A forma com início na infância parece ser transmitida de modo autossômico recessivo, porém algumas formas com início na vida adulta transmitem-se de maneira dominante. A forma com início precoce já foi descrita anteriormente, e além dela formas infantis tardias, juvenis e adultas já foram identificadas.

Tipo infantil tardia (doença de Bielchowsky-Jansky)

Inicia-se entre os 2 e os 4 anos de idade, em geral com manifestações convulsivas de tipo mioclônico, acinético ou tônico-clônico, que respondem mal aos anticonvulsivantes. Pode haver ataxia severa, movimentos involuntários e demência. Em alguns casos, o quadro demencial precede as manifestações convulsivas. Alterações pigmentares da mácula ao lado de atrofia óptica podem estar presentes. O eletrorretinograma pode mostrar respostas diminuídas, e o EEG revela, com frequência, ondas pontiagudas em resposta à fotoestimulação em baixas frequências ou a *flashes* isolados. O quadro é progressivo, provocando a morte no final da primeira década. Já foi descrita uma forma de início mais tardio e evolução mais lenta, iniciando-se em torno dos 5 aos 7 anos de idade.

O diagnóstico pode ser feito por biópsia de pele ou conjuntiva, que revela alterações ultraestruturais bastante típicas.

Tipo juvenil (doença de Spielmeyer-Vogt-Sjörgren-Batten)

Quadro que se inicia entre 4 e 9 anos de idade, aos 6 em média, com queda na acuidade visual como manifestação precoce. O fundo de olho pode revelar atrofia de retina, atrofia óptica e descoloração da mácula. O quadro de regressão intelectual se inicia por um declínio no aprendizado e alterações do comportamento. Por vários anos, cegueira e demência são as únicas manifestações mais aparentes, sendo que mais tarde a fala se torna lenta e surge rigidez de tipo parkinsoniano. A morte ocorre, em geral, 15 anos após o início da sintomatologia. O eletrorretinograma mostra diminuição dos potenciais retinianos e o eletroencefalograma, como já foi mencionado, mostra alterações bastante sugestivas.

O diagnóstico pode ser feito pelo quadro clínico, alterações retinianas e biópsia de pele ou conjuntiva que revelam alterações ultraestuturais.

Doença de Huntington

Condição crônica que se transmite de modo autossômico recessivo. Ocorre em cerca de 5 a 10:1.000.000, indivíduos e não se conhecem casos comprovados de mutações novas.

A idade de início da sintomatologia é, em geral, entre 35 e 50 anos, mas pode ser tão cedo quanto 2 anos. Admite-se que cerca de 10% dos afetados demonstram sinais antes dos 20 anos e 5% antes dos 5. Quando essa condição se manifesta na infância, o pai é o progenitor afetado em cerca de 80% dos casos e pode ser assintomático quando o diagnóstico é feito na criança. O quadro se inicia com regressão intelectual progressiva e distúrbios de comportamento, sendo a queixa de diminuição do rendimento escolar muito comum. Rigidez, diminuição na mímica facial e dos movimentos associados, bem como coreoatetose, podem ocorrer. Sinais de disfunção cerebelar estão presentes em 20% dos casos. Apraxia dos movimentos oculares e manifestações convulsivas podem estar presentes. O curso é progressivo, provocando a morte em cerca de 8 anos.

O diagnóstico requer a identificação da condição em um dos progenitores. A tomografia e a ressonância magnética podem mostrar atrofia do núcleo caudado e do córtex cerebral.

Encefalomiopatias mitocondriais

Grupo de desordens que cursam com defeitos no metabolismo oxidativo. Descreveremos três condições desse grupo (polidistrofia de início tardio; epilepsia mioclônica com *ragged red fibers* e Xerodema *pigmentosum*).

Polidistrofia de início tardio

As manifestações clínicas são similares às da polidistrofia infantil progressiva, exceto pelo fato de o início do quadro demencial ser, nessa forma, tardio, ocorrendo em torno dos 6 anos de idade.

O quadro de deterioração intelectual pode ser precedido, em alguns anos, por crises intermitentes de vômitos, letargia e cefaleia. Crises convulsivas generalizadas podem preceder o início do declínio intelectual. Espasticidade, cegueira e quadros miopáticos podem estar presentes.

Muitas crianças com defeitos nas enzimas mitocondriais têm aumento nos níveis séricos de lactato, entretanto esses níveis podem variar bastante de acordo com a dieta; um teste de tolerância de glicose pode ser útil. Quando está presente um quadro miopático, a biópsia muscular pode mostrar a presença das *ragged red fibers*.

As crianças afetadas devem ser colocadas em dietas com baixo teor de carboidratos e alto em gorduras.

Epilepsia mioclônica com ragged red fibers

Em uma família com essa condição, foi identificada deficiência na citocromoxidase (complexo IV). Deficiência nos complexos I e IV foi identificada em outra família. O quadro clínico costuma ser heterogêneo mesmo dentro de uma mesma família. O início pode ocorrer entre a infância e a quarta década de vida[67] por regressão intelectual insidiosa, epilepsia com crises mioclônicas ou tônico-clônicas, algumas vezes com evidências de fotossensibilidade. Surge uma mioclonia de ação, ataxia, perda auditiva e quadros de disfunção endócrina. A deterioração neurológica é progressiva e pode se acompanhar por alterações miopáticas.

Poderemos encontrar concentrações elevadas de lactato e piruvato. O EEG mostra-se lento, pouco organizado e com evidências de fotossensibilidade; fibras com aparência típica podem ser observadas em biópsias musculares.

Xerodema pigmentosum

Desordem genética caracterizada por um defeito no reparo do DNA. Pelo menos dez subtipos clínicos já foram identificados, sendo que o chamado grupo A é a forma mais comum e frequentemente se associa com deterioração neurológica.[68] O quadro se caracteriza por uma dermatite fotossensível que surge durante o primeiro ano de vida. Deficiência intelectual e microcefalia podem ocorrer, e esta última é identificada em torno do terceiro ano. Perda auditiva neurossensorial pode ser observada após os 7 anos, e um terço dos casos apresenta baixa estatura. Câncer de pele pode ocorrer.

A manifestação cutânea típica, associada à deterioração neurológica, pode sugerir o diagnóstico, que pode ser confirmado por evidências laboratoriais do defeito de reparo do DNA em fibroblastos. Nesses indivíduos a exposição à radiação deverá ser evitada. Outras desordens que pertencem a esse grupo de condições, nas quais há, também, defeito de reparo do DNA, são a ataxia-telangiectasia e a doença de Cockayne.

Outras desordens genéticas da substância branca
Adrenoleucodistrofia

Quadro que se caracteriza por desmielinização progressiva do sistema nervoso associado a uma deficiência do córtex suprarrenal. A transmissão ocorre por um mecanismo ligado ao sexo, e as crianças afetadas demonstram dificuldade na oxidação de ácidos graxos de cadeias longas, especialmente o ácido hexacosanoico, por uma deficiência enzimática. Esses ácidos, como consequência, acumulam-se em vários tecidos e no plasma. Atualmente se admite que boa parte dos casos identificados antigamente como moléstia de Schilder era, na verdade, a forma juvenil da adrenoleucodistrofia.

A expressão clínica varia de modo considerável, sendo que evidências de comprometimento neurológico precedem, em geral, as manifestações de insuficiência suprarrenal. Melanoderma pode ser observado. O início das manifestações neurológicas pode ocorrer em qualquer idade durante a infância e, mesmo, iniciar-se na vida adulta. A maior parte dos meninos afetados tem idade entre 5 e 10 anos. Os sintomas podem se iniciar por alterações comportamentais, queda no rendimento escolar seguida por deterioração neurológica mais evidente, manifestando-se por alterações da marcha, prejuízo visual e audição e, finalmente, estado vegetativo.

Pode haver hiperproteinorraquia. A tomografia computadorizada revela áreas hipodensas próximo aos trígonos dos ventrículos laterais. A ressonância magnética pode evidenciar aumento de sinal da substância branca periventricular mesmo em indivíduos ainda assintomáticos. A insuficiência suprarrenal pode ser demonstrada por uma resposta deficiente ao ACTH.

Xantomatose cerebrotendínea

Desordem rara, transmitida de modo autossômico recessivo, em que há deficiência em uma enzima mitocondrial hepática, acarretando o bloqueio da oxidação do colesterol e causando o acúmulo de colestanol e outros produtos biliares em vários tecidos, notadamente no SNC. A enzima deficitária seria a 26-hidrolase.

Quadro de demência se inicia cedo, na infância, e tem progressão insidiosa, fazendo com que as crianças pareçam ter comprometimento cognitivo discreto e não progressivo. Por volta dos 15 anos de idade, cataratas estão presentes e formam-se xantomas tendíneos. Espasticidade e ataxia surgem durante a adolescência. Pode estar presente uma neuropatia desmielinizante, alterações da fala e deglutição, e a morte ocorre, em geral, por disfunção do tronco cerebral ou infarto do miocárdio.

A tríade cataratas, xantomas tendíneos e deterioração neurológica sugere fortemente o diagnóstico. A demonstração do aumento de concentração do colestanol plasmático auxilia na identificação dessa entidade. A administração oral do ácido quenodeoxicólico teria alguma ação preventiva, impedindo a progressão da moléstia.[6]

Referências bibliográficas

1. European Collaborative Study. Mother-to-child transmission of HIV infection. Lancet. 1988;2:1039.
2. Oliveira AC; Silva LRM; Silva et al. Leucoencefalopatia progressiva multifocal também já foi descrita como possível complicação. Rev Soc Bras Med Trop. 2021;54.
3. Butler C; Hittleman J; Hauger SB. Approach to neurodevelopment and neurological complications in pediatrics HIV infection. J Pediatr. 1991;119(Suppl):541.
4. Hittleman J. Neurodevelopmental aspects of HIV infection. *In:* Kozlowski P; Vietze P; Wisniewski H (ed.). Pediatric AIDS. Basel (Switzerland): Karger; 1991. p. 64.
5. Fenichel GM. Clinical pediatric neurology: a signs and symptoms approach. 2nd ed. Philadelphia: WB Saunders; 1993.
6. Rosemberg S. Neuropediatria. São Paulo: Sarvier; 1992.
7. Mudd SH; Skouby F; Levy HL et al. The natural history of homocystinuria due to cystathionine beta-synthase deficiency. Am J Hum Genet. 1985:37-1.
8. Gus PI; Pilati NP; Schoenardie BO et al. Arquivos Brasileiros de Oftalmologia. 2018;81(4):336-8.
9. Diament AJ. Erros inatos do metabolismo. *In:* Lefévre AA; Diament AJ (ed.). Neurologia infantil. Sarvier; 1980.
10. Danner DJ; Elsas LJ. Disorders of branched chain amino acid metabolism. *In:* Scriver CR; Beaudet AA; Sly WS et al. (ed.). The metabolic basis of metabolic disorders. 6th ed. New York: McGraw-Hill; 1989. p. 671.
11. Moura-Ribeiro MVL; Funayama CAR. Leucinose: estudo de um caso. Arquivos de Neuro-Psiquiatria. 1985;43(4):403-6.
12. Ormazábal A; Artuch R; Vilaseca MA et al. Mecanismos de patogenia en la fenilcetonuria: alteraciones del metabolismo de los neurotransmisores y del sistema antioxidante. Rev Neurol. 2004;39(10).
13. Mahfoud A; De Lucca M; Domínguez CL et al. Hallazgos clínicos y espectro mutacional en pacientes venezolanos con diagnóstico tardío de fenilcetonuria. Rev Neurol. 2008;47:5-10.
14. Sena BAS; Andrade MIS; Silva APF et al. Overweight and associated factors in children and adolescents with phenylketonuria: a systematic review. Revista Paulista de Pediatria. 2020;38:e2018201.
15. Castanet M; Marinovic D; Polak M et al. Epidemiology of thyroid dysgenesis: the familial component. Horm Res Paediatr. 2010;73(4):231-7.
16. Fisher DA; Foley BL. Early treatment of congenital hypothyroidism. Pediatrics. 1989;83-785.
17. Joseph R. Neuro-developmental deficits in early-treated congenital hypothyroidism. Ann Acad Med Singapore. 2010;37:42-3.
18. Chammas MC. Determination of thyroid volume by ultrasound: a valuable tool for the investigation of congenital hypothyroidism. Radiol Bras. 54(3). doi: 10.1590/0100-3984.2021.54.3e2.
19. Téran-Pérez G; Arana-Lechuga Y; González-Robles RO et al. Polysomnographic features in infants with early diagnosis of congenital hypothyroidism. Brain Dev. 2010;32(4):332-7.
20. Neufeld EF; Muenzer J. The mucopolisaccharidose. *In:* Scriver CR; Beaudet AL; Sly WS et al. (ed.). The metabolic basic of metabolic disorders. 6th ed. New York: McGraw-Hill; 1989. p. 1565.
21. Wraith JE. Enzyme replacement therapy for the management of the mucopolysaccharidoses. Int J Clin Pharmacol Ther. 2009;47(Suppl 1):S63-5.
22. Tylki-Szymanska A; Rozdzynska A; Jurecka AQ et al. Anthropometric data of 14 patients with mucopolysaccharidosis I: retrospective analysis and efficacy of recombinant human alpha-L-iduronidase (laronidase). Mol Genet Metab. 2010;99(1):10-7.
23. Prasad VK; Kurtzberg J. Transplant outcomes in mucopolysaccharidoses. Semin Hematol. 2010;47(1):59-69.
24. Sahao J; Peral J; Cazotto K et al. Síndrome de Sanfilippo IIIA: desvendando o fenótipo clínico em duas irmãs. Rev Ped SOPERJ. 2020;20(3)116-20. doi: 10.31365/issn.2595-1769. v20i3p116-120.
25. Beaudet AL; Thomas GH. Disorders of glycoprotein degradation: mannosidosis; fucosidoses; sialidosis and aspartyglycosaminuria. *In:* Criver CR; Beaudet AL; Sly WS et al. (ed.). The metabolic basis of metabolic disorders. 6th ed. New York: McGraw-Hill; 1989. p. 1603.
26. Matos JRLF. Alfa-manosidose: uma revisão da literatura e interesse na medicina dentária [Dissertação]. Lisboa: Faculdade de Medicina Dentária; Universidade de Lisboa; 2015.
27. Desai AS; Dramis A; Board TN et al. Cemented total hip arthroplaty in a patient with alpha-mannosiodosis: a case report. Hip Int. 2009;19(20):151-4.
28. Galluzzi P; Rufa A; Balestri P et al. MR brain imaging of fucosidosis type I. AJNR Am J Neuroradiol. 2001;22(4):777-80.
29. Prietsch V; Arnold S; Kraegeloh-Mann I et al. Severe hypomyelination as the leading neuroradiological sign in a patient with fusosidosis. Neuropediatrics. 2008;39(1):51-4.
30. Inui K; Agaki M; Nishigaki T et al. A case of chronic infantile type of fucosidosis: clinical and magnetic resonance image findings. Brain Dev. 2000;22(1):47-9.
31. Miano M; Lanino E; Gatti R et al. Four-year follow-up of a case of fucosidosis treated with unrelated donor bone marrow transplantation. Bone Marrow Transplant. 2001;27(7):747-51.
32. Caciotti A; Di Rocco M; Filocamo M et al. Type II sialidosis: review of the clinical spectrum and identification of a new slipicing defect with chitotriosidase assessment in two patients. J Neurol. 2009;256(11):1911-5.
33. Seyrantepe V; Poupetova H; Froissart R et al. Molecular pathology of NEU1 gene in sialidosis. Hum Mutat. 2003;22(5):343-52.
34. Ramachadran N; Girard JM; Turnbull J et al. The autosomal recessively inherited progressive myoclonus epilepsies and their genes. Epilepsia. 2009;50(Suppl)5:29-36.
35. Ludwig NF; Sperb-Ludwig F; Randon DN et al. A decade of molecular diagnosis of mucolipidosis II and III in Brazil: a pooled analysis of 32 patients. Review Journal of Inborn Errors of Metabolism & Screening. 2021;9:e20200029. doi: 10.1590/2326-4594-JIEMS-2020-0029.
36. Yuksel A; Kayserili H; Gungor F. Short femurs detected at 25 and 31 weeks of gestation diagnosed as Leroy l-cell disease in the postnatal period: a report of two cases. Fetal Diagn Ther. 2007;22(3):198-202.
37. Hernández CHM; Méndez CJ; Concha GMJ et al. Mucolipidoses tipo IV en una paciente con ancestros mapuches: caso clínico. Rev Med Chil. 2008;136(7):892-5.
38. Amir N; Zlotogora J; Bach G. Mucolipidosis type IV: clinical spectrum and natural history. Pediatrics. 1987;79:953.
39. Phenix CP; Rempel B; Colobong K et al. Imaging of enzyme replacement therapy using PTE. Proc Natl Acad Sci USA. 2010;107(24):10842-7.
40. Zimran A; Altarescu G; Philips M et al. Phase ½ and extension study of velaglucerase alfa replacement therapy in adults with type 1 Gaucher disease: 48-month experience. Blood. 2010;115.
41. Colaianni A; Chandrasekharan SD; Cook-Deegan R. Impact of gene patents and licensing practices on access to genetic testing and carrier

screening for Tay-Sachs and Canavan disease. Genet Med. 2010;12(4 Suppl):S5-14.
42. Jain A; Kohli A; Sachan D. Infantile Sandhoff's disease with peripheral neuropathy. Pediatr Neurol. 2010;42(6):459-61.
43. Hu L; Sun Y; Villasana LE et al. Early changes in the apparent diffusion coefficient (ADC) in a mouse model of Sandhoff's disease occur prior to disease symptoms and behavioral deficits. Magn Reson Med. 2009;62:1175-84.
44. Pastores GM. Krabbe disease: an overview. Int J Clin Pharmacol Ther. 2009;47(Suppl 1):S75-81.
45. Tunici P; Pellegatta S; Finocchiaro G. The potential of stem cells for the treatment of brain tumors and globoid cell leukodystrophy. Cytotechnology. 2003;41(2-3):93-101.
46. Marsden D; Levy H. Newborn screening of lysosomal storage disease. Clin Chem. 2010;56(7):1071-9.
47. Harbord M; Buncic JR; Chuang SA et al. Multiple sulfatase deficiency with early retinal degeneration. J Clin Neurol. 1991:6-229.
48. Busche A; Hennermann JB; Burger F et al. Neonatal manifestation of multiple sulfatase deficiency. Eur J Pediatr. 2009;168(8):969-73.
49. Artigalás O; Silva LR; Burin M et al. Multiple sulfatase deficiency: clinical report and description of two novel mutations in a Brazilian patient. Metab Brain Dis. 2009;24(3):493-500.
50. Aicardi J. Metabolic disorders of the central nervous system. *In:* Aicardi J (ed.). Diseases of the nervous system in childhood. Cambridge: Mac Keith Press; 1998. p. 241-322.
51. Moraes CT; Schon EA; Di Mauro S. Mitochondrial diseases: toward a rational classification. *In:* Appel SH (ed.). Current neurology. Saint Louis: Mosby-Yearbook; 1991. v. 2; p. 83.
52. Livingstone IR; Gardner-Medwin D; Pennington RJT. Familial intermitent ataxia with possible X-linked recessive inheritance. J Neurol Sci. 1984:64-89.
53. Evans OB; Kilroy AW; Fenichel GM. Acetazolamine in the treatment of pyruvate dysmetabolism syndromes. Arch Neurol. 1978:35-302.
54. Moller LB; Mogensen MG; Horn N. Molecular diagnosis of Menkes disease: genotype-phenotype correlation. Biochimie. 2009;91(10):1273-7.
55. Nooijen JL; De Groot CJ; Hamer CJA et al. Trace element studies in three patients and a fetus with Menke's disease: effect of cooper therapy. Pediatr Res. 1981:15-284.
56. László A; Endreffy E; Horon N et al. Molecular genetic mutation analysis in Menkes-disease with prenatal diagnosis. Ideggyogy. 2010;63(1-2):48-51.
57. Nadal D; Baerlocher K. Menke's disease: long term treatment with cooper and D-penicilamine. Eur J Pediatr. 1988:147-621.
58. United States of America. National Institutes of Health (NIH). National Institutes of Health Consensus Development Conference: neurofibromatosis – Conference statement. Arch Neurol. 1988:45-575.
59. Carrilho I; Santos M; Guimarães A et al. Infantile neuroaxonal dystrophy: what's most important for the diagnosis? Eur Paediatr Neurol. 2008;12(6):491-500.
60. Jinnah HA; Ceballos-Picot I; Torres RJ et al.; Lesh-Nyhan Disease International Study Group. Attenuated variants of Lesh-Nyhan disease. Brain. 2010;133(Pt 3):671-89.
61. Borret D; Becker LE. Alexander's disease: a disease of astrocytes. Brain. 1985:108-367.
62. Ishikawa M; Shimohata T; Ishihara T et al. Sleep apnea associated with floppy epiglottis in adult-onset Alexander disease: a case report. Mov Disord. 2010;25(8):1098-100.
63. Meisingset TW; Risa O; Brenner M et al. Alteration of glial-neuronal metabolic interactions in a mouse model of Alexander disease. Glia. 2010;58(10):1228-34.
64. Lo W; Packman S et al. Curious neurologic sequelae in galactosemia. Pediatrics. 1984:73-309.
65. Verma S; Bharti B; Inusha P. Association of fungal sepsis and galactosemia. Indian J Pediatr. 2010;77(6):695-6.
66. Zenciroglu A; Ipek M; Aydin M et al. Purpura fulminans in a newborn infant with galactosemia. Eur J Pediatr. 2010;169(7):903-6.
67. Silva MTG; Aicardi J; Goutieres JJ et al. The syndrome of mioclonic epilepsy with ragged-red-fibers: report of a case and review of the literature. Neuropediatrics. 1987:18-200.
68. Robbins JH; Brumback RA; Mendiones A et al. Neurological disease in xeroderma pigmentosum: documentation of a late type of the juvenile onset form. Brain. 1991;114-1335.
69. Aicardi J. Heredodegenerative disorders of the central nervous system. *In:* Aicardi J (ed.). Diseases of the nervous system in childhood. Cambridge: Mac Keith Press; 1998. p. 323-69.
70. Fenichel GM. Clinical pediatric neurology: a signs and symptoms approach. 7th ed. Philadelphia: WB Saunders; 2013.
71. Italy. Italian Multicenter Study. Epidemiology; clinical features and prognostic factors of pediatric HIV infection. Lancet. 1988;2:1043.
72. Menkes JH (ed.). Metabolic diseases of the nervous system. *In:* Textbook of child neurology. Baltimore: Williams and Willkins; 1995. p. 29-151.
73. Menkes JH (ed.). Neurologic manifestations of systemic disease. *In:* Textbook of child neurology. Baltimore: Williams and Wilkins; 1995. p. 873-923.
74. Schwartzman JS et al. Rett syndrome in a boy with a 47; XXY karyotype. American Journal of Human Genetics. 1999;64:1781-5.
75. Schwartzman JS; Bernardino A; Gomes RR et al. Rett syndrome in a boy with a 47; XXY karyotype confirmed by a rare mutation in the MECP gene. Neuropediatrics. 2001;32(3)162-4.
76. Begleister ML; Harris DJ. Autosomal recessive formo f connatal Pelizaeus-Merzbacher Disease. Am J Medical Genetics 33(3):311-313; 1989.

Capítulo 59

Principais Síndromes Genéticas Associadas a Transtornos Psiquiátricos

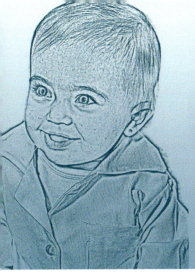

Chong Ae Kim
Débora Romeo Bertola
Leslie Domenici Kulikowski

Flavia Balbo Piazzon
Rachel Sayuri Honjo Kawahira

Introdução

Na prática clínica de um serviço de genética não é tão raro encontrar crianças e adolescentes com transtornos psiquiátricos. Os pacientes apresentam um espectro de grande variabilidade clínica, o que constitui um desafio para a elucidação do diagnóstico etiológico.

As bases genéticas dos traços comportamentais e das doenças psiquiátricas humanas ainda não são completamente entendidas. No entanto, nos últimos anos vimos um enorme progresso no estabelecimento de uma ligação concreta entre o conteúdo, a estrutura do genoma e os fenótipos comportamentais e psiquiátricos.

Estudos envolvendo transtornos psiquiátricos diferentes como a esquizofrenia, a doença bipolar, o transtorno do espectro autista e o transtorno de déficit de atenção e hiperatividade (TDAH), que utilizaram como modelo famílias, gêmeos e crianças enviadas para adoção, mostraram claramente que a genética exerce um papel fundamental na etiologia dessas doenças.[1-4] Porém, a maioria desses estudos também mostrou que o fenótipo psiquiátrico não se segrega como um padrão mendeliano simples, mas se apresenta com um padrão de segregação complexo, no qual múltiplos fatores estão envolvidos e podem influenciar a suscetibilidade ao desenvolvimento e/ou aparecimento dos comportamentos anormais.[5]

De fato, o comportamento humano parece resultar de redes complexas de interação genética, celular, anatômica, funcional e epigenética, que podem modular a relação entre um fator de suscetibilidade e um traço comportamental.[5]

A heterogeneidade genética pode ser substancial. Assim, se para algumas famílias apenas o desequilíbrio cromossômico quantitativo é responsável pelas manifestações comportamentais e clínicas, para outras um único gene ou um variado número de genes pode estar contribuindo para o fenótipo.[6]

Na divisão clássica das doenças genéticas, consideram-se:

- Cromossômicas: causadas por alteração numérica ou estrutural de cromossomos autossomos ou sexuais.
- Monogênicas: causadas predominantemente por alteração em apenas um gene, subdivididas pelo padrão de herança em: autossômicas dominantes, recessivas e ligadas ao cromossomo X.
- Multifatoriais ou complexas: causadas por vários genes em interação com fatores epigenéticos.

Síndromes cromossômicas associadas a transtornos psiquiátricos

As alterações cromossômicas estão presentes em 1 a cada 160 nascidos vivos e constituem uma das causas mais importantes de indivíduos portadores de anomalias congênitas e/ou deficiência intelectual. Essas alterações decorrem da perda ou ganho de cromossomos (aneuploidias), que são mais comuns, ou de rearranjos cromossômicos que causam perda ou ganho do material genético (deleções e duplicações). Os cromossomos mais frequentemente envolvidos nas alterações cromossômicas encontradas em nativivos são os autossomos 21, 18 e 13 e os sexuais X e Y.[7]

As primeiras evidências da relação genótipo-fenótipo dos desequilíbrios comportamentais, psicológicos e psiquiátricos surgiram dos estudos das aneuploidias dos cromossomos sexuais, a maioria dos indivíduos portadores das síndromes de Turner (45, X), da síndrome de Klinefelter (47, XXY), da síndrome do triplo X (47, XXX) ou da síndrome do duplo Y (47, XYY), que apresentam, na idade adulta, em diferentes níveis, uma heterogeneidade de sintomas neuropsicológicos e neuropsiquiátricos.[7,8] O seguimento desses pacientes, quando possível, mostra desde problemas de atenção e da fala até dificuldade de controle dos impulsos e alterações de comportamento, mas o quadro fenotípico comportamental dessas síndromes associado a um perfil genômico específico ainda não foi completamente estabelecido. As alterações de cromossomos autossomos também são responsáveis por deficiência intelectual importante e podem apresentar distúrbios psiquiátricos.[7]

A síndrome de Down é considerada a anomalia cromossômica mais frequente nos seres humanos, com incidência estimada de 1:800 nativivos. Atualmente houve uma melhora na expectativa de vida, principalmente com a correção cirúrgica das cardiopatias e o manejo clínico dos afetados.[7] Os distúrbios de conduta e/ou emocionais, neurose e psicose podem ocorrer em menos de 20% dos pacientes antes de 20 anos, mas aumenta para mais de 30% na fase adulta. A depressão tem sido encontrada em mais de 10% dos adultos aos 29 anos de idade. A doença de Alzheimer é outra complicação que afeta quase todos os pacientes ao redor de 35 a 40 anos.[9,10]

Outras trissomias autossômicas relativamente frequentes são as dos cromossomos 18 (síndrome de Edwards) e 13 (síndrome de Patau). Ambas causam um amplo espectro de malformações dos órgãos internos e têm um prognóstico reservado. A maioria dos pacientes morre antes de 1 ano de idade, mas alguns conseguem ter sobrevida prolongada e apresentam deficiência intelectual grave, com pouca interação com seus familiares.[7]

As monossomias, como a deleção da porção distal do braço curto do cromossomo 4 (síndrome de Wolf-Hirschhorn) e do cromossomo 5 (síndrome de *cri du chat* ou miado do gato), causam déficit de crescimento pré e pós-natal, microcefalia, dismorfismo craniofacial, deficiência intelectual profunda, acompanhada ou não de comportamento agressivo, irritabilidade e labilidade emocional. A linguagem está muito comprometida na grande maioria dos pacientes e tende a melhorar com a idade; mesmo assim, alguns conseguem interagir com seus familiares.[11]

Diagnóstico por citogenética clássica

O estudo citogenético para investigação de anormalidades cromossômicas deve ser sempre indicado para pacientes com transtornos psiquiátricos que apresentem dismorfismo craniofacial associado, presença de outras anomalias congênitas e/ou atraso no desenvolvimento neuropsicomotor.[7]

O procedimento mais habitual utiliza uma amostra de sangue periférico (aproximadamente 3 mL), cujos linfócitos são estimulados para divisão celular e os cromossomos são analisados na metáfase após a coloração específica.

O bandeamento G é a técnica mais utilizada para a identificação dos cromossomos. São visualizadas cerca de 450 a 550 bandas cromossômicas diferentes. Essa técnica é capaz de detectar a maioria das anormalidades cromossômicas, que incluem deleções, duplicações e translocações cromossômicas no limite de 5 a 10 Mb de tamanho, sendo utilizada rotineiramente em muitos serviços como o único exame genético de diagnóstico.[7]

Entretanto, as anormalidades genômicas menores, que constituem alterações sutis em sua sequência e envolvem a substituição de bases, deleções ou a inserção de poucos nucleotídeos, ou de sequências menores do que 5 Mb, necessitam de investigação por meio de técnicas citogenômicas, por exemplo, pelo método de hibridação *in situ* por fluorescência (FISH), pela técnica de MLPA (*multiplex ligation-dependent probe amplification*) ou ainda utilizando *arrays* genômicos.[12,13]

Síndromes de microdeleções associadas a transtornos psiquiátricos

Com o aperfeiçoamento da citogenética molecular, os microrrearranjos estruturais, principalmente as microdeleções, puderam ser identificados, e as correlações genótipo-fenótipo tornaram-se mais bem descritas na literatura.[12]

Síndrome de Williams-Beuren

A síndrome de Williams-Beuren (Figura 59.1), por exemplo, é uma das doenças genéticas de microdeleção frequentemente encontradas entre os pacientes atendidos nos serviços de genética. A síndrome de Williams-Beuren é causada por microdeleções na região 7q11.23 e caracterizada por aspectos faciais peculiares (edema periorbitário, íris estrelada, hipoplasia malar, nariz curto, lábios grossos, dentes pequenos e espaçados, retromicrognatia), deficiência intelectual, déficit cognitivo, personalidade amigável, hipercalcemia na infância e alterações cardiovasculares, principalmente estenose aórtica supravalvar. A maioria dos pacientes apresenta uma deleção de 1,5 Mb de tamanho e, mais raramente, de 1,8 Mb. A deficiência intelectual pode variar entre leve e moderada, e os pacientes possuem habilidades linguísticas preservadas e um vocabulário relativamente fluido. Apresentam boa memória visual e aceitável compreensão gramatical, o que contrasta com os níveis reduzidos de coordenação motora dos membros. Com comportamento extremamente sociável, revelam evidente simpatia e capacidade para relacionar-se com adultos, principalmente com indivíduos não conhecidos, porém suas habilidades sociais não ocorrem com frequência com crianças da mesma idade. Transtornos ansiosos, TDAH e transtornos de comportamento também são características frequentes nos indivíduos afetados.[14-17]

Traços autísticos podem ser detectados em alguns pacientes.[18]

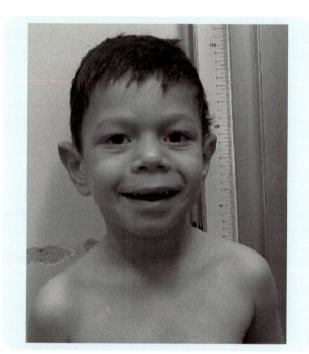

FIGURA 59.1 – Fácies típica de paciente com síndrome de Williams-Beuren.
Fonte: Acervo da autoria do capítulo.

Síndrome da microdeleção 22q11

A síndrome da microdeleção no braço longo do cromossomo 22 (22q11.2), também conhecida como síndrome velocardiofacial ou Di George, é decorrente de uma deleção de cerca de 3 Mb em aproximadamente 90% dos pacientes. As principais características da microdeleção de 22q incluem dismorfismos faciais (fendas palpebrais estreitas, pálpebras "encapuzadas", nariz proeminente), fenda palatina ou submucosa, defeitos cardíacos conotruncais, anomalias de vasos e dedos afilados (Figura 59.2).

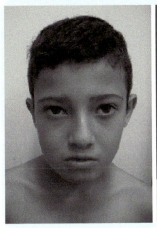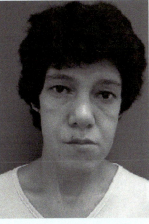

FIGURA 59.2 – Paciente e sua mãe com a síndrome da microdeleção 22q11.
Fonte: Acervo da autoria do capítulo.

Embora a maioria dos casos seja esporádica, após a confirmação diagnóstica do paciente, o estudo dos genitores está indicado para afastar a possibilidade de um deles apresentar uma forma muito discreta da doença sem cardiopatia e sim apenas quadro psiquiátrico (esquizofrenia ou doença bipolar). As alterações psiquiátricas paternas e maternas podem ser subdiagnosticadas ou aparecer tardiamente, portanto é de grande importância seu reconhecimento pelos psiquiatras.[19,20] Alguns afetados podem apresentar hipoplasia/aplasia do timo e das paratireoides, com subsequentes anormalidades das células T e hipocalcemia.[21]

Dificuldade escolar com TDAH, transtorno do espectro autista e outros distúrbios de comportamento são comuns nas crianças e nos adolescentes. Os distúrbios psiquiátricos são comuns nos adultos, e a microdeleção do 22q11 consiste em um fator de risco genético importante para esquizofrenia.[22]

Microdeleção 1p36

Outra síndrome de microdeleção comumente associada a transtornos psiquiátricos, a microdeleção do braço curto do cromossomo 1 (1p36), ou síndrome da monossomia 1p36, apresenta incidência de 1 para 5 mil a 10 mil indivíduos (Figura 59.3).

A história natural dessa síndrome foi delineada por Battaglia et al.,[23] que descreveram distúrbios de comportamento em 47% dos pacientes. Essas alterações englobam o comportamento de morder a si mesmo, *tantrums*, interação social reduzida, estereotipias (segurar as mãos em frente ao rosto, movimento de lavagem de mãos, abanar as mãos freneticamente e balançar a cabeça), tendência a cheirar e girar objetos repetidamente e sem propósito e hiperfagia. Nesses pacientes observa-se principalmente atraso global do desenvolvimento – motor, cognitivo e de linguagem (100%) –, alterações ao eletroencefalograma (EEG) (100%), epilepsia (44%), cardiopatia (71%) e dismorfias faciais características (olhos fundos, sobrancelhas retificadas, base nasal alargada, hipoplasia de face média com filtro longo e queixo proeminente). Vale ressaltar a notável variabilidade clínica, oscilando de quadros de deficiência intelectual profunda, com baixa funcionalidade social (88%), a casos de deficiência intelectual leve a moderada com interação social possivelmente preservada (12%).[23-25]

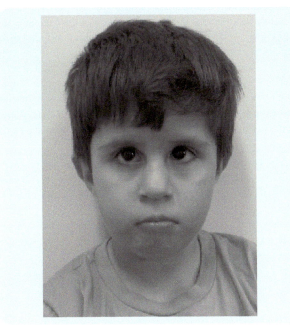

FIGURA 59.3 – Paciente com a síndrome de deleção 1p36.
Fonte: Acervo da autoria do capítulo.

Síndromes de Prader-Willi e Angelman

A síndrome de Prader-Willi é outra doença causada por microdeleção, caracterizada por atividade fetal diminuída, obesidade, hipotonia, deficiência intelectual, baixa estatura, hipogonadismo hipogonadotrófico, estrabismo e mãos e pés pequenos (Figura 59.4). A maioria dos casos da síndrome de Prader-Willi surge em decorrência de uma deleção paterna na região 15q11-q13, que inclui o gene SNRPN (*small nuclear ribonucleoprotein polypeptide* N).[26]

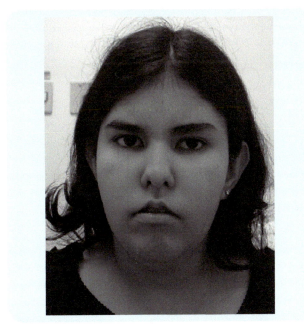

FIGURA 59.4 – Paciente com a síndrome de Prader-Willi.
Fonte: Acervo da autoria do capítulo.

O estudo cromossômico molecular em um grande número de pacientes portadores da deleção 15q12 e mesmo o quadro clínico permitiram o estabelecimento da frequência da deleção nesses indivíduos e mostraram que 70% dos pacientes com a síndrome de Prader-Willi apresentavam a mesma deleção (15q11-q13); o restante dos pacientes apresentava dissomia uniparental materna para o cromossomo 15 e uma minoria apresentava diferenças no padrão de *imprinting* (Stankiewicz e Lupski, 2007; Conrad e Antonarakis, 2007). A dissomia uniparental pode ocorrer quando os dois cromossomos 15 ou partes deles são provenientes do mesmo genitor, sendo a causa genética dessa síndrome a ausência de expressão de alelos paternos da região 15q11-q13.

A ausência de contribuição materna da região no cromossomo 15q11-q13, incluindo o gene UBE3A, resulta na síndrome de Angelman, que é caracterizada por deficiência intelectual grave, comprometimento da fala, ataxia e/ou tremor dos membros, e um comportamento típico que inclui risos frequentes e excitabilidade. Além disso, a microcefalia e a epilepsia também podem estar presentes.[27-29]

Estudos citogenéticos moleculares foram cruciais para a investigação de microdeleções em 15q nas síndromes de Prader-Willi e de Angelman. Aproximadamente 5% dos afetados têm translocações cromossômicas e/ou outras anomalias estruturais do cromossomo 15, que resultam em deleção paterna ou na dissomia uniparental materna. Outros 5% dos pacientes têm mutações em um segmento genômico chamado de centro de *imprinting* (região que controla o processo de *imprinting* em 15q11-q13), resultando em um padrão de expressão gênica anormal. Esses pacientes apresentam herança biparental do cromossomo 15 e alterações no padrão de metilação gênica nessa região, significando que o cromossomo 15 paterno está presente, mas seus genes não se expressam. O silenciamento dos genes nessa região acontece pela modificação funcional do DNA, que se dá pela adição de um grupo químico metil.

A ausência de pacientes com mutações em um único gene da região sugere que a síndrome de Prader-Willi seja uma síndrome de genes contíguos causada pela perda de função de dois ou mais genes com expressão exclusivamente paterna.

Outras síndromes (multifatoriais ou complexas)

Metilação do DNA e distúrbios psiquiátricos

A metilação do DNA tem sido uma importante área de pesquisa no estudo do mecanismo molecular para transtornos psiquiátricos. Evidências recentes sugeriram que anormalidades na metilação global, metilação de genes e vias podem desempenhar um papel na etiologia de muitas formas de doença mental. A metilação do DNA é o processo epigenético pelo qual os grupos metil são adicionados aos nucleotídeos do DNA, principalmente à citosina e à adenina. Acredita-se que a metilação tenha um impacto significativo na estrutura e nas funções do DNA por meio da modificação química covalente, afetando a estrutura do genoma humano, especificamente no que se refere a transtornos psiquiátricos.[30]

A função primária da metilação do DNA é a regulação da expressão do gene, particularmente por meio da supressão da expressão do gene, que provavelmente é realizada por meio da mudança da ligação do fator de transcrição ou da organização da cromatina. Esse fenômeno tem sido observado em células de fibroblastos e cérebro, indicando que a metilação do DNA regula a expressão de acordo com seu contexto genômico.[30]

Muitos transtornos psiquiátricos, como esquizofrenia, transtorno bipolar, transtorno depressivo maior, transtorno do espectro do autismo, transtornos alimentares, incluindo anorexia nervosa e bulimia, transtorno por uso de álcool e TDAH, são caracterizados por sintomas complexos e pelo desenvolvimento de patologia determinada por fatores genéticos e ambientais intrincados e subjacentes.[31]

Embora muitos desses transtornos sejam considerados hereditários, todas as taxas de concordância psiquiátrica estão substancialmente abaixo de 100% para gêmeos monozigóticos, sugerindo que fatores ambientais contribuem significativamente para o desenvolvimento dessas doenças. A metilação do DNA, um produto da interação entre genética e meio ambiente, pode desempenhar um papel significativo no processo.[4]

Em resumo, níveis globais de metilação do DNA anormais, conhecida como regiões do genoma diferentemente metiladas, foram detectados para a maioria dos transtornos psiquiátricos. Em tecidos periféricos e em várias regiões do cérebro, pacientes com transtorno de uso de álcool foram registrados como tendo níveis de metilação mais elevados do que os controles. Para os pacientes com esquizofrenia e transtorno bipolar, o aumento da metilação foi detectado principalmente no cérebro, enquanto a diminuição da metilação foi detectada principalmente nos tecidos periféricos.[32]

Diagnóstico citogenômico

As síndromes anteriormente descritas são decorrentes das microdeleções cujo segmento cromossômico deletado é menor que 5 Mb, portanto não é possível sua detecção pelo cariótipo clássico, sendo necessário o emprego de técnicas de citogenética molecular para a confirmação diagnóstica.

As principais ferramentas para detecção de microdeleções são as técnicas de FISH, marcadores polimórficos, MLPA e *microarray*. Desde o início da utilização de métodos moleculares, a técnica de FISH foi útil e considerada "padrão ouro", por exemplo, para detecção de diversas regiões deletadas ou duplicadas no genoma. As sondas de DNA específicas para a região crítica das síndromes de Williams-Beuren e/ou da síndrome velocardiofacial (VCFS) confirmaram que uma grande porcentagem dos pacientes com o espectro clínico de ambas as síndromes era portadora da deleção correspondente.

Já a técnica de MLPA foi desenhada de forma a permitir a detecção do número de cópias genômicas de regiões de interesse, diagnosticando anormalidades genéticas como aneuploidias, deleções e duplicações em um único ensaio.[27] Esse método permite a triagem genômica quantitativa de sequências alvo-específicas, com base na hibridação simultânea e na amplificação por PCR de mais de 50 sondas diferentes em uma única reação.

A técnica de MLPA pode ser utilizada para a avaliação de pacientes que apresentam características fenotípicas de síndromes de microdeleção, por exemplo, síndrome velocardiofacial, síndrome de Williams, síndromes de Angelman e Prader-Willi, síndrome de Smith-Magenis e síndrome de Miller-Dieker em um único teste, pois permite a avaliação de vários *loci* simultaneamente. Além disso, pode ser utilizada para pacientes com suspeita clínica de microdeleções ou microduplicações subteloméricas de maneira mais simples e rápida, já que permite a avaliação de todos os subtelômeros humanos em uma única reação. Dessa forma, a MLPA surge como alternativa tecnológica às técnicas de análise de marcadores polimórficos ou FISH, também utilizadas para a triagem de microdeleções.[33,34]

Já foram desenvolvidos mais de 400 *kits* diferentes de MLPA (www.mlpa.com), cada um deles com uma combinação de sondas diferente, com o objetivo de identificar alterações em regiões específicas do genoma ou até mesmo em genes específicos.

A investigação de regiões subteloméricas pela citogenética molecular também mostrou que pequenas deleções nessas regiões estão diretamente relacionadas com as causas de deficiência intelectual em muitos pacientes.[35,36]

Esses achados sugerem que a alteração de dosagem, seja a perda ou o ganho de genes, dentro de um intervalo genômico estruturalmente anormal ou rearranjado, pode causar predisposição ao aparecimento de diferentes fenótipos comportamentais, ou de personalidades específicas.

Foram desenvolvidas técnicas de *array* baseadas na hibridação unicamente do teste de DNA em plataformas contendo oligonucleotídeos tanto de regiões com variação do número de cópias (as CNVs, do inglês *copy number variation*) quanto com sequências de polimorfismos de um único nucleotídeo (os SNPs, do inglês *single nucleotide polimorphism*). Esses *arrays* genômicos permitem, além da detecção de regiões com alteração do número de cópias, a detecção de perda de heterozigosidade, de dissomia uniparental e a identificação da origem parental da alteração citogenômica (se exame dos genitores estiver disponível), todos dados importantes para compor um diagnóstico final nos casos das síndromes com fenótipo psiquiátrico.

A investigação do perfil de metilação do genoma completo utilizando a metodologia de *array* também é promissora para a investigação do padrão de metilação subjacente às alterações estruturais do DNA associadas a transtornos comportamentais. Na literatura já existe a ampla associação entre o epigenoma e alterações no perfil de metilação, pistas que podem ser utilizadas na investigação de pacientes com diferentes transtornos psiquiátricos.[4,13]

Dessa forma, a abordagem citogenômica desses transtornos ampliou consideravelmente a capacidade de rastreamento das anormalidades do DNA, no entanto é necessária uma avaliação clínica criteriosa antes de submeter os pacientes a esse tipo de investigação molecular, a fim de permitir um resultado diagnóstico mais eficaz.

Etiologia monogênica

Segundo os dados do OMIM (*online mendelian inheritance in man*, http://www.ncbi.nlm.nih.gov/omim), onde estão catalogadas todas as síndromes monogênicas conhecidas, constam aproximadamente 500 síndromes com manifestações psiquiátricas. Entre essas doenças, vamos discutir de maneira breve alguns erros inatos do metabolismo (EIM), que têm como principal sintoma a alteração do sistema psíquico, ainda que a grande maioria dessas condições seja acompanhada de sintomas neurológicos ou extraneurológicos.

Os EIM são doenças raras decorrentes de um defeito genético que resulta na deficiência de uma proteína (enzimática ou não), originando um desajuste nos mecanismos de síntese, degradação, transporte ou armazenamento de moléculas no organismo. Têm como resultado final um prejuízo metabólico que pode afetar um ou mais órgãos, podendo até mesmo ocasionar a morte.

Os EIM representam causas raras, mas não menos importantes, de distúrbios psiquiátricos na infância, adolescência e vida adulta. Às vezes é possível suspeitar de um EIM pela história familiar informativa, ou ainda por serem os sintomas psiquiátricos parte de um panorama clínico e sistêmico mais complexo, constituído de sinais neurológicos, motores e cognitivos. No entanto, em alguns casos os sinais psiquiátricos podem ser aparentemente a única manifestação dessas doenças, independentemente de seu estágio.[37]

Embora relativamente frequentes em seu conjunto, os EIM são individualmente raros, não permitindo que a maioria dos médicos acumule experiência sobre o assunto. Além disso, muitas dessas doenças se apresentam de modo pouco específico, não raramente como condições agudas, sendo seu diagnóstico preciso um desafio para o médico. Na maioria das vezes, antes mesmo do diagnóstico correto, são necessárias intervenções para prevenir ou diminuir sequelas, tendo como objetivo principal preservar a vida do paciente.

No Brasil, o diagnóstico dessas condições no período neonatal ainda não está disponível para todos os recém-nascidos, uma vez que apenas a triagem neonatal ampliada (disponível em laboratórios privados) possibilita o diagnóstico de várias dessas doenças.[38]

Outro ponto importante sobre os EIM é que eles podem aparecer em qualquer faixa etária, do período neonatal à vida adulta. Dessa forma, os sintomas podem variar de acordo com o período de manifestação da doença. Fatores externos como infecção, jejum prolongado, estresse metabólico, entre outros, podem servir como desencadeantes para a descompensação dessas doenças metabólicas.[39]

Na tentativa de facilitar o entendimento, a investigação e a adoção de condutas nos EIM com manifestações psiquiátricas, Sedel et al.[40] propuseram a seguinte classificação sistemática:

- Grupo 1: doenças com ataques agudos e recorrentes de confusão e alteração de comportamento, geralmente associados a sinais somáticos (sinais gastrointestinais, cefaleia, disautonomia, sinais piramidais, oscilação do nível de consciência). O que há de marcante neste grupo é a presença de emergências – defeitos do ciclo da ureia, defeitos da remetilação de homocisteína e porfirias.

- Grupo 2: doenças com sinais psiquiátricos isolados com início em adolescentes ou adultos previamente hígidos. Inclui: homocistinúrias (deficiência de remetilação de homocisteína e deficiência de cistationa β-sintase), doença de Wilson e as neurolipidoses (leucodistrofia metacromática, gangliosidose GM2, doença de Niemann-Pick tipo C, adrenoleucodistrofia e raros casos de xantomatose cerebrotendínea). Esses pacientes podem inicialmente apresentar surtos psicóticos recorrentes, delírio crônico ou comportamento desorganizado, os quais mimetizam a esquizofrenia. Mudanças de comportamento e/ou personalidade também são comuns.

Em decorrência dos sintomas pouco específicos, o diagnóstico das doenças desse grupo torna-se um desafio, especialmente se as alterações psiquiátricas se mantêm isoladas por vários anos. No entanto, catatonia, alucinações visuais e piora do quadro psíquico com tratamento medicamentoso são características atípicas que devem chamar a atenção para a possibilidade de um EIM (Quadro 59.1).

- Grupo 3: pacientes com deficiência intelectual leve desde a infância, acompanhada de alterações de comportamento ou personalidade sem síndrome psiquiátrica definida. Inclui: homocistinúrias, xantomatose cerebrotendínea, hiperglicinemia não cetótica, deficiência de monoamino-oxidase A, deficiência da desidrogenase succínico semialdeído, deficiência do transportador de creatina e alfa-e beta-manosidoses.

Com base na classificação descrita, os mesmos autores propuseram a seguinte estratégia diagnóstica simplificada para orientar a investigação dessas doenças metabólicas (Figura 59.5).[37,40]

QUADRO 59.1 – Tratamentos usados em psiquiatria que podem agravar algumas doenças metabólicas.

Doença	Drogas	Mecanismo
Defeitos do ciclo da ureia	Valproato	Bloqueia o ciclo da ureia
Porfirias	Imipramina, meprobamato, metilprilona	Porfirogênicos
Doença de Wilson	Neurolépticos	Bloqueio dos receptores dopamina D2
Gangliosidose GM2	Antidepressivos tricíclicos, fenotiazídicos	Parecem aumentar o depósito de lipídios
Defeitos de cadeia respiratória	Valproato	Bloqueia a cadeia respiratória

Observação: em casos de catatonia, é recomendado tratamento sintomático com lorazepam, mas drogas antipsicóticas devem ser evitadas pelo risco de catatonia maligna.

Fonte: Traduzido de Sedel et al., 2007a.

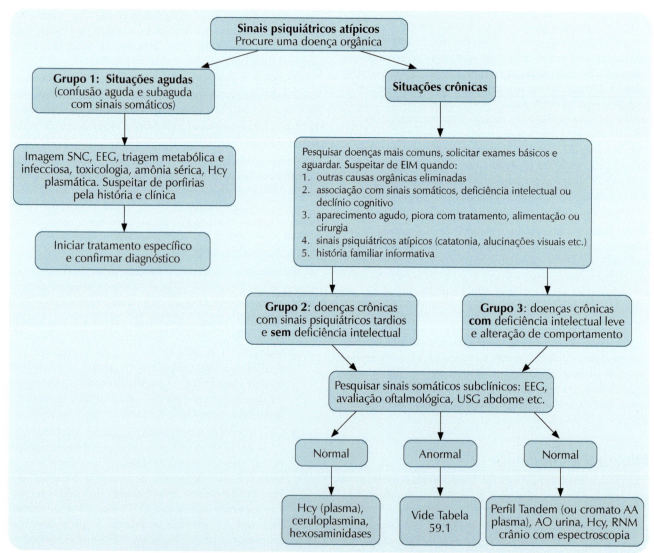

FIGURA 59.5 – Estratégias diagnósticas para auxiliar na investigação dos EIM em um paciente com sinais psiquiátricos atípicos.
AA: aminoácidos; AO: ácidos orgânicos; EEG: eletroencefalograma; EIM: erro inato do metabolismo; SNC: sistema nervoso central; RNM: ressonância nuclear magnética; USG: ultrassonografia.

Fonte: Adaptada de Estrov et al., 2000; Sedel et al., 2007a.

A Tabela 59.1 mostra, de forma sucinta, um resumo dos principais EIM com alterações psiquiátricas, descrevendo também alguns sinais e sintomas neurológicos e sistêmicos, abrangendo o diagnóstico (seja ele através de um teste de triagem ou com exames específicos para a doença) e o tratamento, quando disponível na medicina mundial. Essa tabela tem o objetivo de apresentar um apanhado geral sobre o assunto e jamais a intenção de abordar todos os pontos desses EIM – para tanto recomenda-se literatura específica.[41-55]

Para psiquiatras, neurologistas, geneticistas e pesquisadores envolvidos com o diagnóstico e o manejo dos pacientes com EIM, é imprescindível conhecer a história natural dessas doenças e suas manifestações psiquiátricas, neurológicas e sistêmicas, uma vez que, dependendo da doença em curso, pode haver importante variabilidade clínica. A vasta gama de quadros clínicos chega a abranger desde casos de distúrbios cognitivos episódicos mínimos a encefalopatia grave com edema cerebral. Outras manifestações incluem atraso de desenvolvimento, ataxia, distonia, convulsões, além das alterações psiquiátricas. Algumas vezes os achados clínicos por si sós são quase diagnósticos, de tão específicos, mas comumente existem várias possíveis doenças a serem consideradas. Neste caso, é essencial analisar aqueles EIM passíveis de tratamento antes que se instale dano neurológico permanente. A tarefa desses médicos é fazer um diagnóstico correto e iniciar tratamento específico imediato, podendo reverter o quadro agudo que poderia causar a morte ou evitar sequelas graves.

Embora pediatras e neurologistas pediátricos estejam mais em contato com o tema, considerando entre seus diagnósticos diferenciais essas doenças, o mesmo muitas vezes não ocorre com os psiquiatras. No entanto, após este capítulo consideramos esses médicos aptos a pensar/diagnosticar os EIM e referenciá-los para o correto manejo com o geneticista, tendo assim a possibilidade de alterar o curso dessas doenças.[56]

Sequenciamento genômico

O avanço da tecnologia do sequenciamento humano alterou de maneira significativa a abordagem e a identificação de novas variantes genômicas, possibilitando cada vez mais um diagnóstico conclusivo, principalmente para as doenças monogênicas. Ao longo dos últimos anos, modificações técnicas permitiram criar múltiplos testes diagnósticos, que podem variar do sequenciamento de um único gene, passando por painéis específicos de doenças com diagnósticos diferenciais, por exemplo, painéis de erros inatos tratáveis ou doenças lisossômicas, o sequenciamento completo do exoma, que consiste no sequenciamento direcionado das sequências genômicas codificadoras conhecidas como éxons (regiões que codificam proteínas) dos cerca de 20 mil genes humanos, até o sequenciamento do genoma completo, incluindo os íntrons, regiões antes desprezadas do genoma, mas que hoje sabidamente contribuem para modificar o fenótipo clínico.[57-59]

No sequenciamento o DNA, obtido do sangue, saliva ou tecidos, é amplificado e fragmentado, então suas sequências-alvo são capturadas por outras moléculas, que funcionam como iscas de ácido nucleico complementar e, em seguida são sequenciadas (i.e., a sequência de bases nitrogenadas que compõem o DNA e formam os genes – adenina, guanina, citosina e timina – A/G/C/T, respectivamente, passa a ser conhecida naquela determinada região). Com o auxílio da bioinformática, os milhares de sequências geradas são então alinhados e comparados a um genoma de referência para mapeamento das variantes encontradas. Todas as variantes, agora chamadas de SNVs e antes conhecidas como mutações, são identificadas e filtradas por meio de algoritmos computacionais especialmente criados para essa finalidade. Após essa etapa, as SNVs encontradas são comparadas às variantes já descritas em bancos públicos ou privados como patogênicas ou provavelmente patogênicas e podem ser então analisadas e classificadas individualmente em busca do diagnóstico correto.[60,61]

Considerações finais

Em pacientes que apresentam, além de transtornos psiquiátricos, dismorfismos faciais e anomalias congênitas, a citogenética clássica com banda G é a ferramenta básica inicial para esclarecimento diagnóstico de alterações cromossômicas. No entanto, só é capaz de elucidar os casos de rearranjos cromossômicos maiores que 5 a 10 Mb, e, para os casos em que não se consegue detectar alterações, as novas técnicas de citogenômica podem ser de grande valia. Assim, na suspeita de algumas microdeleções, a citogenética molecular utilizando as técnicas de FISH, marcadores polimórficos ou MLPA são indicadas. As técnicas de *array*, mais acuradas para os microrrearranjos cromossômicos, também podem ser aplicadas.

Os EIM, embora raros, em sua maioria apresentam um padrão de herança autossômica recessiva, e devem ser sempre lembrados em casos de recorrência familiar e na presença de consanguinidade parental. Na ausência de marcadores bioquímicos específicos ou conclusivos, a tecnologia de sequenciamento de nova geração (NGS) tem possibilitado progredir no diagnóstico conclusivo dos EIM e de outras doenças monogênicas com sintomas psiquiátricos.

A capacidade de reconhecer as anormalidades da arquitetura genômica, obtida pelo emprego das novas metodologias, está possibilitando pouco a pouco a elucidação de mecanismos moleculares associados aos fenótipos psiquiátricos e comportamentais. Nesse contexto, até mesmo as doenças psiquiátricas sabidamente monogênicas, quando revisitadas pelas novas tecnologias, revelaram que a relação entre a dosagem gênica e a expressão fenotípica é mais complexa do que se pensava anteriormente.

Acredita-se que as variantes genômicas podem influenciar tanto o fenótipo das doenças mendelianas quanto o das complexas, e que podem conferir uma suscetibilidade diferencial a uma doença ou ser a causa de uma doença de acometimento tardio ou com expressividade variável. No entanto, com o tempo, espera-se que os dados fornecidos por todos esses estudos forneçam pistas para esclarecer a patogênese da maioria dos transtornos neuropsiquiátricos, possibilitando novas terapias.

Um dos pilares dessa abordagem futura é a melhor compreensão da genética das doenças mentais. Na última década, os estudos associando a genética a doenças psiquiátricas conseguiram obter dados cada vez mais conclusivos.[62] Sabemos hoje que nenhum gene contribui muito individualmente para o risco do desenvolvimento das psicopatologias; em vez disso, vários genes ao mesmo tempo exercem um pequeno efeito. Assim, variantes genômicas que incluem tanto as CNVs como as SNVs podem ser responsáveis pelo fenótipo psiquiátrico.[59,63]

A complexidade da genética das doenças psiquiátricas e sua interação com fatores ambientais são um constante desafio para os profissionais envolvidos na pesquisa e no tratamento desses pacientes.

TABELA 59.1 – EIM com sinais psiquiátricos nas diversas faixas etárias, separadas didaticamente entre doenças de intoxicação, em sua grande maioria tratáveis, e doenças do metabolismo de moléculas complexas, as quais geralmente são crônicas, com predominância de sintomas neurológicos tais como a deficiência intelectual.

Doenças de intoxicação	Herança/Idade de aparecimento	Sinais psiquiátricos	Sinais neurológicos	Sinais sistêmicos	Principais alterações laboratoriais	Testes de triagem (testes 1ª linha)	Tratamento
Defeitos do ciclo da ureia	Ligada ao X (OTC, HAR/qualquer idade)	Ataques de confusão, comportamento bizarro, delírios desencadeados por alta ingestão proteica ou situações de catabolismo proteico	Episódios semelhantes a AVC (diplopia, hemiparesia; sinais piramidais, epilepsia, coma)	Náusea, vômito, cefaleia	Hiperamonemia, hiperglutaminemia, alteração de outros AA (depende do bloqueio metabólico)	Amônia sérica, cromatografia de AA ou Tandem, ácido orótico urinário	Restrição proteica, benzoato de sódio, fenilbutirato de sódio, L-arginina, hemodiálise se coma
Def. MTHFR	HAR/qualquer idade	DI leve, confusão, depressão psicose	Coma, sd. piramidal, neuropatia periférica, atrofia óptica	Eventos tromboembólicos	Hiper-homocisteinemia > 100 µmol/L, hipometioninemia, ↓ folatos	Homocisteína no plasma, cromatografia AA ou Tandem, folatos sanguíneos	Ácido folínico, betaína, vitamina B12, riboflavina
Cbls	HAR/qualquer idade	DI leve, confusão, depressão, psicose	Sinais piramidais, neuropatia periférica, atrofia de nervo óptico	Retinite pigmentosa, nefrite glomerular, eventos tromboembólicos	Hiper-homocisteinemia > 100 µmol/L, hipometionemia, acidúria metilmalônica	Homocisteína no plasma, cromatografia AA ou Tandem, AO urina	Hidroxicobalamina, ácido fólico, betaína
Porfirias agudas	HAD/adultos	Episódios de confusão, psicose e depressão	Neuropatia periférica aguda, epilepsia	Problemas intestinais, disautonomia, urina escura, sinais cutâneos	Alta excreção urinária do ácido δ-aminolevulínico, porfibilinogênio e porfirinas	Porfibilinogênio urinário, testes triagem (Teste de Erlich e Watson-Schwartz)	Evitar fatores desencadeantes, infusão de glicose, transfusão de hemoderivados
Doença de Wilson	HAR/qualquer idade	Distúrbios de comportamento e personalidade, depressão, psicose (raro)	Distúrbios de movimento (ataxia, disartria)	Anel de Kayser-Fleischer na córnea, doença hepática crônica	Alta excreção de cobre urinário, ↓ cobre e ceruloplasmina (plasma)	Ceruloplasmina e cobre (plasma e urina)	D-penicilamina, zinco, trientina
Def. cistationa β-sintase (homocistinúria clássica)	HAR/qualquer idade	DI, distúrbios de comportamento e personalidade, psicose (raro)	Epilepsia, AVCs, distonia	Tromboembolismo, hábito marfanoide, luxação de cristalino (inferior)	Hiper-homocisteinemia > 100 µmol/L, hipermetioninemia	Homocisteína no plasma, cromatografia AA ou Tandem	Vitamina B6, dieta restrita em proteínas
Hiperglicinemia não cetótica	HAR/qualquer idade	DI, problemas de comportamento, episódios de confusão	Movimentos paroxísticos desencadeados por febre	Nenhum	Hiperglicinemia, hiperglicinúria, glicina LCR/sg > 0,04	Cromatografia AA (sg e LCR)	Benzoato de sódio, dextrometorfano, ácido folínico
Def. desidrogenase succínico semialdeído	HAR/infância	DI, problemas de comportamento	Convulsão	Nenhum	Alta excreção urinária do ácido γ-hidroxibutírico	Urina	Benzodiazepínicos

(continua)

TABELA 59.1 – EIM com sinais psiquiátricos nas diversas faixas etárias, separadas didaticamente entre doenças de intoxicação, em sua grande maioria tratáveis, e doenças do metabolismo de moléculas complexas, as quais geralmente são crônicas, com predominância de sintomas neurológicos tais como a deficiência intelectual (continuação).

Doenças do metabolismo moléculas complexas	Herança/idade de aparecimento	Sinais psiquiátricos	Sinais neurológicos	Sinais sistêmicos	Principais alterações laboratoriais	Testes de triagem (testes 1ª linha)	Tratamento
Xantomatose cerebrotendinosa	HAR/qualquer idade	Psicose (raro)	Ataxia cerebelar, paraparesia espástica, demência, neuropatia periférica, parkinsonismo	Catarata juvenil, xantomas, diarreia crônica	↑ Colestanol	Esteróis por HPLC	Ácido quenodesoxicólico associado a estatinas
Leucodistrofia metacromática	HAR/qualquer idade	Psicose-like (mimetiza esquizofrenia)	Dificuldades cognitivas, paraparesia espástica, ataxia cerebelar, polineuropatia desmielinizante	Nenhum	↓ Arilsulfatase A, ↑ sulfatídeos urinários	Arilsulfatase A (atividade no sangue)	Não disponível
Gangliosidose GM2	HAR/qualquer idade	Depressão, psicose, mania	Doença neurônio-motora inferior, ataxia cerebelar, sinais piramidais, distonia, neuropatia sensitiva	Disautonomia, mancha vermelho-cereja na retina	↓ Atividade hexosaminidase A ou A+B	Hexosaminidases (atividade no sangue)	Não disponível
Niemann-Pick C	HAR/qualquer idade	Depressão, psicose, mania	Dificuldades cognitivas, ataxia cerebelar, apraxia oculomotora vertical, distonia, mioclonia	Hepatoesplenomegalia	Acúmulo anormal de colesterol não esterificado nos lisossomos	Teste de Filipin (fibroblastos)	Miglustat (Zavesca®)
α-Manosidose	HAR/qualquer idade	DI, psicose, confusão	Ataxia cerebelar, sinais piramidais	Surdez, catarata, opacidade de córnea, infecções bacterianas frequentes, dismorfias	↑ Oligossacárides na urina, ↓ α-manosidase (atividade)	Oligossacárides urina, atividade α-manosidase (sangue)	Não disponível
β-Manosidose	HAR/qualquer idade	DI, hiperatividade, agressividade	Polineuropatia desmielinizante (1 caso)	Angioqueratomas, surdez, infecções bacterianas frequentes	↑ Oligossacárides na urina, ↓ β-manosidase (atividade)	Oligossacárides urina, atividade β-manosidase (sangue)	Não disponível
MPS III (Sanfilippo)	HAR/qualquer idade	DI, comportamento desintegrativo, TID, autismo-like	Demência	Dismorfias leves, retinite pigmentosa	↑ Heparan sulfato (urina); ↓ atividade enzimática (A,B,C,D)	Mucopolissacárides urina, dosagem enzimática específica	Não disponível
Lipofuscinose ceroide neuronal	HAR ou HAD (raro)/qualquer idade	Depressão	Demência, sinais extrapiramidais, epilepsia, ataxia, atrofia óptica	Nenhum	Depósito de lipofuscina nos neurônios, def. palmitoil-proteína tioesterase PPT (raro)	Microscopia eletrônica (biópsia pele, retal, ou cerebral; PPT atividade no sangue)	Não disponível

AA: aminoácidos; AO: ácidos orgânicos; AVC: acidente vascular cerebral; Cbl: distúrbios da cobalamina; def.: deficiência; DI: deficiência intelectual; HAR: herança autossômica recessiva; HAD: herança autossômica dominante; LCR: líquido cefalorraquidiano; MPS III: mucopolissacaridose do tipo III (doença de Sanfilippo); MTHFR: metileno tetra-hidrofolato redutase; sd.: síndrome; TID: transtorno invasivo de desenvolvimento; TRE: terapia de reposição enzimática; OTC: deficiência da ornitina transcarbamilase; PPT: Palmitol proteína tioesterase.

Fonte: Adaptada de Velazquez et al., 2000; Cherin et al., 2006; Sedel et al., 2007a-d; Machado et al., 2008; Wraith e Imrie, 2009; Thurlow et al., 2010.

Referências bibliográficas

1. Freitag CM; Rohde LA; Lempp T et al. Phenotypic, measurement influences on heritability estimates in childhood ADHD. Eur Child Adolesc Psychiatry. 2010;19(3):311-23.
2. Moldin SO. NIMH Human Genetics Initiative: 2003 update. Am J Psychiatry. 2003;160(4):621-2.
3. Moldin SO; Gottesman II. At issue – Genes, experience, chance in schizophrenia: positioning for the 21st century. Schizophr Bull. 1997;23(4):547-61.
4. Schuch V; Utsumi DA; Costa TV et al. Attention deficit hyperactivity disorder in the light of the epigenetic paradigm. Front Psychiatry. 2015;2015;6:126.
5. Inoue K; Lupski JR. Genetics, genomics of behavioral, psychiatric disorders. Curr Opin Genet Dev. 2003;13(3):303-9.
6. Siegel MS; Smith WE. Psychiatric features in children with genetic syndromes: toward functional phenotypes. Child Adolesc Psychiatr Clin N Am. 2010;19(2):229-61.
7. Nussbaum RL; McInnes RR; Willard HF (ed.). Thomson & Thomson genética médica. 7. ed. Rio de Janeiro: Elsevier; 2008.
8. Dutra RL; Piazzon FB; Zanardo EA et al. Rare genomic rearrangement in a boy with Williams-Beuren syndrome associated to XYY syndrome and intriguing behavior. Am J Med Genet A. 2015;167(A 12):3197-203.
9. Carr J. Long-term-outcome for people with Down's syndrome. J Child Psychol Psychiatry. 1994;35(3):425-39.
10. Margallo-Lana M; Morris CM; Gibson AM et al. Influence of the amyloid precursor protein locus on dementia in Down syndrome. Neurology. 2004;62(11):1996-8.
11. Takeno SS; Corbani M; Andrade JA et al. Duplication 4p; deletion 4p (Wolf-Hirschhorn syndrome) due to complementary gametes from a 3: 1 segregation of a maternal balanced t (4;13), (p16;q11) translocation. Am J Med Genet A. 2004;129(A 2):180-3.
12. Trask BJ. Human cytogenetics: 46 chromosomes, 46 years, counting. Nat Rev Genet. 2002;3(10):769-78.
13. Kulikowski LD; Duarte AJS (ed.). Citogenômica aplicada à prática médica. Rio de Janeiro: Atheneu, 2013.
14. Feyder M; Karlsson RM; Mathur P et al. Association of mouse Dlg4 (PSD-95) gene deletion and human DLG4 gene variation with phenotypes relevant to autism spectrum disorders and Williams syndrome. Am J Psychiatry. 2010;167(12):1508-17.
15. Menghini D; Addona F; Costanzo F et al. Executive functions in individuals with Williams syndrome. J Intellect Disabil Res. 2013;54(5):418-32.
16. Trani MD; Casini MP; Capuzzo F et al. Executive; intellectual functions in attention-deficit/hyperactivity disorder with and without comorbidity. Brain Dev. 2011;33(6):462-9.
17. Honjo RS; Dutra RL; Furusawa EA et al. Williams-Beuren syndrome: a clinical study of 55 Brazilian patients and the diagnostic use of MLPA. Biomed Res Int. 2015:903175.
18. Tordjman S; Anderson GM; Botbol M et al. Autistic disorder in patients with Williams-Beuren syndrome: a reconsideration of the Williams-Beuren syndrome phenotype. PLoS One. 2012;7(3):e30778.
19. Adeyinka A; Stockero KJ; Flynn HC et al. Familial 22q11.2 deletions in Di George/velocardiofacial syndrome are predominantly smaller than the commonly observed 3Mb. Genet Med. 2004;6(6):517-20.
20. Brunet A; Gabau E; Perich RM et al. Microdeletion; microduplication 22q11.2 screening in 295 patients with clinical features of Di George/velocardiofacial syndrome. Am J Med Genet A. 2006;140(22):2426-32.
21. Soares DCQ; Dutra RL; Quaio CRDC et al. Role of SNAP29; LZTR1 and P2RXL1 genes on immune regulation in a patient with atypical 0.5 Mb deletion in 22q11.2 region. Clin Immunol. 2012;145(1):55-8.
22. McDonald-McGinn DM; Sullivan KE; Marino B et al. 22q11.2 deletion syndrome. Nat Rev Dis Primers. 2015;1:15071.
23. Battaglia A; Hoyme HE; Dallapiccola B et al. Further delineation of deletion 1p36 syndrome in 60 patients: a recognizable phenotype; common cause of developmental delay; mental retardation. Pediatrics. 2008;121(2):404-10.
24. Saito Y; Kubota M; Kurosawa K et al. Polymicrogyria; infantile spasms in a patient with 1p36 deletion syndrome. Brain Dev. 2011; 33(5):437-41.
25. Zanardo EA; Piazzon FB; Dutra RL et al. Complex structural rearrangement features suggesting chromoanagenesis mechanism in a case of 1p36 deletion syndrome. Mol Genet Genomics. 2014;289(6): 1037-43.
26. Prows CA; Hopkin RJ; Prader Willi. Angelman syndromes: exemplars of genomic imprinting. J Perinat Neonatal Nurs. 1999;13(2):76-89.
27. Schouten JP; McElgunn CJ; Waaijer R et al. Relative quantification of 40 nucleic acid sequences by multiplex ligation-dependent probe amplification. Nucleic Acids Res. 2002;30(12):e57.
28. Williams CA. The behavioral phenotype of the Angelman syndrome. Am J Med Genet C Semin Med Genet. 2010;154(C 4):432-7.
29. Williams CA; Driscoll DJ; Dagli AI. Clinical, genetic aspects of Angelman syndrome. Genet Med. 2010;12(7):385-95.
30. Liu C; Jiao C; Wang K et al. DNA methylation and psychiatric disorders. Prog Mol Biol Transl Sci. 2018;157:175-232.
31. Yeshurun S; Hannan AJ. Transgenerational epigenetic influences of paternal environmental exposures on brain function and predisposition to psychiatric disorders. Mol Psychiatry. 2019;24(4):536-48.
32. Freitas AB; Francisco RPV; Centofanti SF et al. Fetal gastroschisis: maternal and fetal methylation profile. Prenat Diagn. 2021;41(4):449-56.
33. Fernandez L; Lapunzina P; Arjona D et al. Comparative study of three diagnostic approaches (FISH; STRs; MLPA) in 30 patients with 22q11.2 deletion syndrome. Clin Genet. 2005;68(4):373-8.
34. Vorstman JA; Jalali GR; Rappaport EF et al. MLPA: a rapid; reliable; sensitive method for detection; analysis of abnormalities of 22q. Hum Mutat. 2006;27(8):814-21.
35. Ravnan JB; Tepperberg JH; Papenhausen P et al. Subtelomere FISH analysis of 11,688 cases: an evaluation of the frequency; pattern of subtelomere rearrangements in individuals with developmental disabilities. J Med Genet. 2006;43(6):478-89.
36. Novo-Filho GM; Montenegro MM; Zanardo EA et al. Subtelomeric copy number variations: the importance of 4p/4q deletions in patients with congenital anomalies and developmental disability. Cytogenet Genome Res. 2016;149(4):241-6.
37. Estrov Y; Scaglia F; Bodamer OA. Psychiatric symptoms of inherited metabolic disease. J Inherit Metab Dis. 2000;23(1):2-6.
38. Zschocke JH; GF Hoffmann. Vademecum metabolicum: manual of metabolic paediatrics. Heidelberg: Schattauer; 2004.
39. Saudubray JM; Sedel F. Inborn errors of metabolism in adults. Ann Endocrinol; Paris. 2009;70(1):14-24.
40. Sedel F; Baumann N; Turpin JC et al. Psychiatric manifestations revealing inborn errors of metabolism in adolescents; adults. J Inherit Metab Dis. 2007a;30(5):631-41.
41. Bonnot O; Fraidakis MJ; Lucanto R et al. Cerebrotendinous xanthomatosis presenting with severe externalized disorder: improvement after one year of treatment with chenodeoxycholic Acid. CNS Spectr. 2010;15(4):231-6.
42. Cherin P; Sedel F; Mignot C et al. Neurological manifestations of type 1 Gauchers disease: is a revision of disease classification needed? Rev Neurol; Paris. 2006;162(11):1076-83.
43. Cohen AF; Sedel F; Papo T. Cystathionine betasynthase; MTHFR deficiencies in adults. Rev Neurol; Paris. 2007;163(10):904-10.
44. Machado AC; Deguti MM; Caixeta L et al. Mania as the first manifestation of Wilsons disease. Bipolar Disord. 2008;10(3):447-50.
45. Patterson MC; Vecchio D; Jacklin E et al. Long-term miglustat therapy in children with Niemann-Pick disease type C. J Child Neurol. 2010;25(3):300-5.
46. Saudubray JM; Sedel F; Walter JH. Clinical approach to treatable inborn metabolic diseases: an introduction. J Inherit Metab Dis. 2006;29(2-3):261-74.
47. Sedel F. Clinical diagnosis of the adult form of Niemann-Pick type C disease. Arch Pediatr. 2010;17(Suppl 2):S50-3.
48. Sedel F; Friderici K; Nummy K et al. Atypical Gilles de la Tourette syndrome with beta-mannosidase deficiency. Arch Neurol. 2006; 63(1):129-31.

49. Sedel F; Gourfinkel-An I; Lyon-Caen O et al. Epilepsy; inborn errors of metabolism in adults: a diagnostic approach. J Inherit Metab Dis. 2007b;30(6):846-54.
50. Sedel F; Lyon-Caen O; Saudubray JM. Therapy insight – Inborn errors of metabolism in adult neurology: a clinical approach focused on treatable diseases. Nat Clin Pract Neurol. 2007c;3(5):279-90.
51. Sedel F; Lyon-Caen O; Saudubray JM. Treatable hereditary neurometabolic diseases. Rev Neurol; Paris. 2007d;163(10):884-96.
52. Sempere A; Arias A; Farre G et al. Study of inborn errors of metabolism in urine from patients with unexplained mental retardation. J Inherit Metab Dis. 2010;33(1):1-7.
53. Thurlow VR; Asafu-Adjaye M; Agalou S et al. Fatal ammonia toxicity in an adult due to an undiagnosed urea cycle defect: under-recognition of ornithine transcarbamylase deficiency. Ann Clin Biochem. 2010;47(Pt 3):279-81.
54. Velazquez A; Vela-Amieva M; Ciceron-Arellano I et al. Diagnosis of inborn errors of metabolism. Arch Med Res. 2000;31(2):145-50.
55. Wraith JE; Imrie J. New therapies in the management of Niemann-Pick type C disease: clinical utility of miglustat. Ther Clin Risk Manag. 2009;5:877-87.
56. Walter J. IEMs in adults. J Inherit Metab Dis. 2007;30(5):627.
57. Bamshad MJ; Ng SB; Bigham AW et al. Exome sequencing as a tool for Mendelian disease gene discovery. Nat Rev Genet. 2011;12(11):745-55.
58. Majewski J; Schwartzentruber J; Lalonde E et al. What can exome sequencing do for you? J Med Genet. 2011;48(9):580-9.
59. Alçintepe S; Görker I; Demir S et al. Investigation the relationship of autism spectrum disorder and FOXP2, GRIN2B, KATNAL2, GABRA4 genes. Noro Psikiyatr Ars. 2021;58(3):171-5.
60. Gilissen C; Hoischen A; Brunner HG et al. Disease gene identification strategies for exome sequencing. Eur J Hum Genet. 2012;20(5):490-7.
61. Ku CS; Cooper DN; Polychronakos C et al. Exome sequencing: dual role as a discovery and diagnostic tool. Ann Neurol. 2012;71(1):5-14.
62. Pan W; Chen YM; Wei P. Testing for polygenic effects in genome-wide association studies. Genet Epidemiol. 2015;39(4):306-16.
63. Purcell SM; Wray NR; Stone JL; Visscher PM; O'Donovan MC; Sullivan PF et al.; International Schizophrenia Consortium. Common polygenic variation contributes to risk of schizophrenia and bipolar disorder. Nature. 2009;460(7256):748-52.

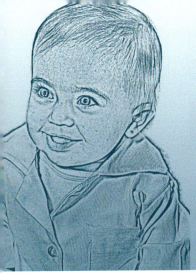

Capítulo 60

Paralisia Cerebral

Cláudio Gomes
Kelly V. da Cruz Gil
Érika Fernanda Lizão P. Lopes

A paralisia cerebral (PC) é uma condição causada por uma lesão no encéfalo imaturo, de caráter não progressivo. Os sinais e sintomas dependem da área lesada do cérebro e da extensão da lesão e expressam-se em padrões anormais e postura de movimentos. Necessariamente, no seu quadro clínico, temos a presença de alterações motoras, como espasticidade, movimentos involuntários, alterações de coordenação e equilíbrio ou outros.

O paciente portador de PC pode ter associadas deficiências sensoriais de linguagem, emocionais ou deficiência mental, o que justifica a visão multidisciplinar e a assistência interdisciplinar no seu tratamento e no acompanhamento. A PC geralmente envolve anormalidades físicas. Esse fator leva a imaginar uma abordagem basicamente motora, mas essa visão simplista limita a evolução do quadro clínico, que precisa de um modo mais amplo de reabilitação.

Essa preocupação com a PC existe desde 1862, quando William John Little descreveu as influências das dificuldades neonatais sobre as condições mental e física da criança, que designou como "rigidez espástica dos membros do recém-nascido". Posteriormente, foi Brissaud quem designou essa afecção como "encefalopatias crônicas da infância", definindo uma série de condições neurológicas da infância decorrentes de lesões durante o período de desenvolvimento do sistema nervoso, com caráter não evolutivo, que se caracterizavam por distúrbios motores, psíquicos e, em geral, episódios convulsivos.

Em 1897, Sigmund Freud criou o termo "paralisia cerebral infantil" (*die infantile cerebral lähmung*), que foi universalmente aceito. Os autores mencionados são algumas das referências mais importantes dessa conceituação; no entanto, outros estudiosos faziam citações isoladas a quadros clínicos semelhantes, como Strümpell.

Em tempos mais recentes, Temple Fay, Phelps e Karel Bobath realizaram contribuições importantes nesse grupo, então denominado paralisia cerebral. O enunciado mais completo foi aprovado por uma comissão de especialistas em Berlim, em 1966:

> "Paralisia cerebral é uma desordem de postura e movimento, persistente, mas não imutável, causada por uma disfunção do cérebro, presente antes de estar completado o seu crescimento e desenvolvimento. Muitos outros aspectos podem fazer parte do quadro".

Nos estatutos da Associação Brasileira de Paralisia Cerebral, encontramos esta definição:

> "Entende-se por paralisia cerebral o conjunto de alterações oriundas de um determinado acontecimento encefálico, caracterizado essencialmente por uma alteração persistente, porém não estável, do tônus, da postura e do movimento que se inicia durante o período de maturação anatomofisiológico do sistema nervoso central".

O fundamental desses conceitos é que a lesão, embora persistente, não é progressiva e atinge o encéfalo imaturo, interferindo ainda na maturação do sistema nervoso central (SNC). Esse fator resulta em consequências específicas para cada tipo de paralisia cerebral, em seu diagnóstico, avaliação e tratamento.

Alguns fatores devem ser considerados em todos os casos, como o tipo, a força e o tônus musculares anormais; a distribuição do quadro, o padrão predominante de postura e de movimento.[1]

Incidência

Há grande dúvida quanto à incidência da PC, tendo em vista não se tratar de uma moléstia de notificação compulsória. Em nosso país, é realmente difícil realizar essa estimativa. Calcula-se que deve ser elevada, considerando a precária situação de saúde geral e, em particular, os cuidados dispensados à gestante e ao recém-nascido.[2]

A União Americana dos Associados de Paralisia Cerebral considera que existem aproximadamente 500 mil americanos com PC e que anualmente 3 mil crianças adquirem essa moléstia. A literatura internacional tem creditado a porcentagem de uma criança com PC para cada mil nascimentos. Dados não oficiais nacionais têm informado haver entre 5 e 10 crianças por mil nascimentos (0,5 a 1 para cada 100 nascimentos).

O último levantamento realizado em Curitiba (PR) pela Associação Brasileira de Paralisia Cerebral, no qual foram utilizados os dados do IBGE de 1990, mostra naquela cidade 30.960 crianças com esse diagnóstico.

No serviço da Associação Brasileira de Paralisia Cerebral, que representa um quarto dos atendimentos dessa cidade, tivemos, no ano de 1990, 30 crianças nascidas com PC, o que dá uma proporção de 1 para 1.012 nascimentos, 39 casos de PC, em uma proporção de 1 para 794.[3]

Etiologia

Consideramos três grupos como fatores etiológicos da PC, a saber:

1. pré-natais;
2. perinatais;
3. pós-natais.

Entre os fatores pré-natais, devem-se excluir as doenças hereditárias, enfim, de causas genéticas em geral, lembrando a exclusão dos erros inatos do metabolismo e considerando o modo progressivo de instalação ou manifestação.[4] Consideramos fatores pré-natais os descritos a seguir.

Infecções congênitas

Viroses como rubéola, citomegalia ou lues e listeriose estão entre os fatores infecciosos da gestante que podem atingir o feto por meio da via placentária, causando lesões graves. A toxoplasmose congênita é consequente a contaminações do feto pelo *Toxoplasma gondii*. A incidência da doença em gestantes é difícil de avaliar pela pobreza de sintomatologia e insuficiência dos métodos diagnósticos. Sua incidência ainda é desconhecida em função do quadro clínico muito variável. Pelas diferenças nos países, existe grande disparidade na estatística: Estados Unidos, 1,3/1.000 nascidos vivos; França, 3/1.000; e Alemanha, 5/1.000. A transmissão ocorre por mecanismo não bem esclarecido. Sabe-se que pombos, galinhas, ratos, porcos, coelhos, cães e gatos funcionam como reservatório, sem manifestações clínicas da doença, sendo apenas hospedeiros.

Hipoxemia

Lesões cerebrais hipoxêmicas podem ocorrer, causadas por anemias da gestante, circular do cordão, deslocamento prematuro da placenta, hemorragias uterinas durante a gestação, eclâmpsia e hipotensão.[5] Devem-se incluir nesse grupo as cardiopatias congênitas. Entre nós, Rosenberg, anatomopatologista, dá destaque à causa circulatória como responsável pela anoxemia, que pode afetar tanto o córtex como a estrutura profunda do cérebro.

Distúrbio metabólico

O diabetes melito materno destaca-se entre os fatores metabólicos pelas consequências que pode determinar. Em nosso país, lembremos que a subnutrição da gestante com a carência vitamínica e calórico-proteica é fator importante. Pesquisas realizadas em animais demonstraram que a subnutrição pode produzir redução no crescimento cerebral, repercutindo no desenvolvimento das funções nervosas, agravadas nos casos em que essa condição persiste no período pós-natal. Entre os fatores metabólicos, devem-se incluir a toxemia gravídica e a eclâmpsia.

Transtorno tóxico

Consideramos esses fatores com cuidado e objetividade. Algumas medicações têm ações teratogênicas comprovadas, como ficou demonstrado com a talidomida.

Quanto à utilização de fármacos no período gestacional, é necessário que se realizem pesquisas mais objetivas e que não estejam fundamentadas em observações retrospectivas. A exposição aos raios X, para fins diagnósticos, também oferece riscos, interferindo no desenvolvimento do parênquima cerebral.

Com relação às causas perinatais, não há integral concordância entre os autores. Alguns dão importância decisiva às hemorragias intracranianas como causas capazes de lesar o cérebro no âmbito cortical ou subcortical, enquanto outros acreditam ser a hipóxia o elemento preponderante.[6]

Já há longos anos, Schwartz (citado na revisão de Joppich e Schuelte) alinha-se entre os defensores da primeira hipótese, sustentando que as hemorragias intracerebrais envolvendo veias terminais ocorrem em recém-nascidos traumatizados durante o parto. Esse autor considera a origem traumática mesmo sabendo que o extravasamento de sangue não decorre de rupturas, mas sim da confluência de micro-hemorragias.

Essas hemorragias intracranianas que podem afetar o recém-nascido resultam de fatores mecânicos. Entre os primeiros, saliente-se o fato de que o sangramento pode ser consequência da ruptura de veias, em virtude da compressão da cabeça no canal do parto. Essa mesma deformação pode causar ruptura da tenda do cérebro, com sangramento de vasos que nela se encontram.

Entre os fatores não mecânicos das hemorragias, deve-se dar destaque à asfixia, que poderia atuar como causa de sangramento. É claro que não se podem menosprezar as hemorragias intracranianas como causa de lesão cerebral, em que pese o fato de que o líquido cefalorraquiano de recém-nascidos pode ser hemorrágico em 1% a 2% dos casos.

Os hematomas subdurais, que devem sempre estar na mente do neonatologista que cuida de um recém-nascido traumatizado, devem ser lembrados como causadores de formas hemiparéticas da PC.

Courville considera a hipóxia a causa mais importante da PC pelas lesões que produz no córtex e no subcórtex cerebral, nos núcleos basais e no cerebelo. Suas observações anatomoclínicas foram descritas em publicação póstuma em que está reunida sua enorme experiência nesse setor. Se houvesse alguma dúvida sobre uma possível responsabilidade da asfixia como argumento incontestável, as experiências feitas no Centro de Fisiologia Perinatal de Porto Rico, em que macacos recém-nascidos são submetidos a asfixia de grau e duração variáveis, os segmentos clínico e psicológico mostrariam ocorrer sequelas de vários tipos, desde função cerebral mínima até vários quadros de PC.[7]

Devem ser também lembrados os fatores de ordem obstétrica que podem ser responsáveis pela prematuridade, como deslocamento prematuro de placenta e incompetência do istmo cervical. A idade materna também é importante, pois, em filhos de gestantes com mais de 40 anos, a incidência de sequelas é o dobro daquelas observadas em bebês de mães jovens.

Ainda relacionando o período perinatal, deve-se mencionar a icterícia grave do recém-nascido, responsável pela encefalopatia bilirrubínica, quando não tratada oportunamente, que pode produzir lesões corticais devastadoras, sendo considerada a principal etiologia da forma atetósica da PC. Esses quadros mostram o quanto é intolerável ainda assistirmos à evolução de encefalopatias que se enquadram naquelas que podem ser seguramente prevenidas. Entre os fatores pós-natais, devem ser citadas as meningoencefalites bacterianas, as encefalopatias desmielinizantes pós-infecciosas e pós-vacinais, os traumatismos cranioencefálicos.

Poder-se-iam incluir nesse item as convulsões de várias etiologias que incidem no período neonatal concorrendo para o agravamento das lesões que as provocam, e não apenas as traumáticas, como também algumas daquelas consequentes à hipocalcemia, conforme demonstrado por Rose Lombroso.

Tipos clínicos da paralisia cerebral

A classificação, de acordo com as alterações motoras,[8] é a seguinte:

- espástica;
- atetósica;
- atáxica;
- mistas.

A forma espástica tem como tipo clínico a tetraparética, a hemiparética e a diparesia crural (impropriamente denominada paraparesia). A tetraparesia é a mais frequente e também a mais grave. As manifestações clínicas podem ser observadas ao nascimento, acentuando-se à medida que a criança se desenvolve.

Anamnese cuidadosa pode fornecer ao médico indícios da época do comprometimento do SNC. Em diversas situações, a espasticidade é precedida por flacidez. Essas crianças não cumprem as etapas do desenvolvimento neuropsicomotor; apresentam atividades limitadas; o contato é pobre; não sustentam a cabeça, não se sentam, não engatinham; não se colocam de pé nos períodos esperados. Têm ainda dificuldade para a deglutição, com intensa sialorreia consequente à incapacidade de fechar a boca e disfagia. A emissão de som vocal é pobre, grande irritabilidade, sono intranquilo. Durante o choro, assumem uma postura de hiperextensão de tronco e membros.[9]

A hipertonia é nítida ao final do primeiro ano de vida, com predomínio nos membros inferiores, nos grupos musculares extensores e adutores, sendo clássica a atitude desses membros inferiores cruzados com X. A espasticidade está presente também nos grupos flexores dos membros superiores. Essas posições viciosas podem acarretar retrações musculotendinosas e dificultar o ato motor voluntário, cabendo aí a intervenção cirúrgica. A mais frequente dessas posições viciosas é a tríplice flexão dos membros inferiores, com flexão das coxas sobre o abdome, das pernas sobre as coxas e os pés equinos, geralmente consequentes à falta de movimentação ou à permanência no leito.

Ao exame, encontram-se persistência de reflexos primitivos, mãos que permanecem fechadas, preensão dos dedos das mãos e dos pés, reflexo de Moro e marcha reflexa. Os reflexos profundos estão exaltados, há clono e trepidação dos membros inferiores. É frequente a presença de estrabismo paralítico. O aspecto do crânio geralmente é deformado, podendo seu perímetro cefálico estar reduzido (microcefalia).

A ocorrência de convulsões está presente em 50% dos pacientes. O desenvolvimento da fala é muito afetado nesses pacientes, sendo rudimentar ou mesmo ausente. A linguagem receptiva também está comprometida. O QI varia em torno de 50.

Em virtude da gravidade de acometimentos motor e mental, a reabilitação é extremamente limitada. Quando esses pacientes recebem boa assistência, podem viver muitos anos, apesar das frequentes infecções de vias respiratórias. Com o transcorrer do tempo, mesmo em pacientes bem atendidos e alimentados, instalam-se atrofia muscular e retração tendinosa.

A forma hemiparética fica evidente na criança quando esta começa a fazer manipulação de objetos (4 a 5 meses), notando os pais a utilização unilateral dos membros superiores, negligenciando o lado afetado ou mesmo utilizando-o de maneira inábil. O déficit motor é mais evidente no segundo semestre, quando a criança começa a utilizar os membros inferiores para ficar em pé, engatinhar e andar. A hemiparesia é quase sempre desproporcionada, afetando predominantemente o membro superior. A hipertonia é em extensão no membro inferior. O pé assume posição viciosa em equinovaro, pela retração do tendão de Aquiles. Essa alteração da marcha acarreta posteriores alterações viciosas na bacia pélvica e na coluna vertebral.[10,11]

A inteligência está menos afetada, bem como também a fala, podendo-se encontrar distúrbios da articulação e do ritmo. As convulsões nessa forma de PC estão menos presentes que na forma tetraparética. A diparesia espástica apresenta-se com os distúrbios motores e do tônus muscular e predomina nos membros inferiores, sendo os superiores pouco atingidos, muitas vezes parecendo estar íntegros.[12]

Ao exame físico, notam-se sinais de liberação piramidal e dificuldade na execução de movimentos mais precisos. Certas formas diparéticas seriam mais bem chamadas de dupla hemiparesia, com comprometimento dos quatros membros, predominando em um dos hemicorpos. As formas diparéticas são menos graves que as tetraparéticas.[13]

O quadro clínico caracteriza-se por maior comprometimento motor dos membros inferiores; há atraso na aquisição do controle da cabeça e do tronco; a deficiência evidencia-se ao final do segundo semestre, quando a criança faz bom uso dos membros superiores, porém não consegue manter-se em pé. Quando colocada nessa posição, estende os membros inferiores, aduzindo as coxas e assumindo posição de tesoura ou em X (reflexo cruzado). A dificuldade de andar é o sinal principal.

Nos casos que recebem atenção adequada, manifesta-se tendência à retração da musculatura adutora da coxa e os pés assumem a posição equinovalgo, dificultando sobremaneira a marcha. As convulsões não são tão frequentes, e o QI é pouco mais baixo que nas formas hemiparéticas.

A forma atetoide da PC tem sua incidência variável de um país para outro em função dos cuidados dispensados ao recém-nascido, pois uma etiologia que está ligada à icterícia grave neonatal geralmente é associada à asfixia. Sua evolução varia dependendo da agressão inicial ao SNC. São frequentes, em nosso meio, casos que não receberão cuidados visando corrigir a icterícia; assim, a encefalopatia bilirrubínica manifesta-se precocemente em hipertonia em extensão, assumindo posição opistótono, com acentuado reflexo tonicocervical.

Nesses casos graves, os pacientes nunca conseguem adquirir etapas motoras que modifiquem sua postura, permanecendo confinados nos leitos. Com o passar do tempo, surgem hipercinesias difusas, com características atetoides e escassa movimentação voluntária, bem como dificuldade para deglutição e mastigação; na maioria das vezes, a mastigação não se desenvolve. A fala, naqueles que conseguem falar, é disártrica e ininteligível. Os estados emocionais acentuam sobremaneira a hipertonia e a hipercinesia. Podem chegar à vida adulta. Nos casos mais leves, essas manifestações estão atenuadas.

As hipercinesias estão distribuídas difusamente, sendo mais evidentes na face, exibindo caretas grotescas, principalmente durante a fala. A atetose pode encontrar-se associada à tetraparesia espástica, agravando o quadro e caracterizando um tipo misto.

O exame físico é dominado por variação do tônus muscular, distonias e hipercinesias. Estrabismo paralítico pode estar presente. A marcha desenvolve-se com posturas e atitudes bizarras, acentuando hipercinesias. Os gestos são desmedidos e inadequados, além de excessivos. É importante o exame audiológico, tendo em vista o frequente comprometimento da audição. A inteligência é pouco ou nada comprometida.

A forma atáxica da PC é mais rara. O quadro clínico predominante é de incoordenação geral e distúrbios de equilíbrio estático e dinâmico. Os pacientes apresentam marcha disbásica, fala escandida e disártrica, tremores de ação e dismetria. O tônus muscular é hipotônico, podendo ser variável. A inteligência pode estar rebaixada, gerando dificuldade para o diagnóstico inicial. As formas mistas de PC podem combinar manifestações já referidas. A mais frequente das combinações é a de atetose com tetraparesia e ainda ataxia. Uma forma não rara é a rigidez, entendida como forma grave de tetraparesia espástica. A forma flácida é branda e pouco frequente, e as mais graves, com comprometimento motor intenso e inteligência bastante rebaixada. Nesses casos, devemos fazer o diagnóstico diferencial com as amiotrofias espinais progressivas.

Diagnóstico

O diagnóstico da PC é primordialmente clínico, baseado nos dados expostos até o momento. Exames complementares são realizados de rotina quando o paciente é inicialmente atendido, visando afastar etiologias infecciosas, principalmente lues, toxoplasmose, rubéola e citomegalovirose.[14]

As manifestações neurológicas precoces no berçário devem ser investigadas, lembrando a importância do eletroencefalograma (EEG), principalmente quando o neonato apresenta convulsões. A ultrassonografia e a tomografia axial computadorizada têm indicação precisa para a investigação e o esclarecimento das más formações ou dos processos patológicos determinantes da PC, como hemorragias peri e intraventriculares, hidrocefalia e porencefalia. A ressonância nuclear magnética pode trazer maior detalhe à nitidez acerca dos processos maturacionais ou patológicos do SNC.[10]

Lembramos ainda que grande número de crianças acometidas por déficits motores apresenta esses exames de neuroimagem totalmente normais, considerando que não houve, nesses casos, alterações estruturais, e sim funcionais.[15]

Esses exames complementares devem ser utilizados no acompanhamento desses pacientes na medida do necessário e das manifestações clínicas durante sua evolução clínica e terapêutica. Contamos ainda com a eletroneuromiografia estática no diagnóstico diferencial e dinâmico, que poderá fornecer mais dados para o prognóstico de funções motoras de determinados segmentos ou mesmo de marcha.

Os exames psicológicos são também muito importantes, pois não somente orientarão a equipe, indicando o potencial da criança, como também a equipe poderá investigar as áreas deficitárias e o nível de aprendizado e, posteriormente, junto com a avaliação pedagógica, estabelecer a metodologia mais apropriada para o caso. Para aprender, a criança com PC necessita, além de nível intelectual compatível, estar emocionalmente equilibrada, ter eficiente organização percepto-visuomotora e raciocínio abstrato, projetando, desse modo, perspectivas para o desenvolvimento de atividades da vida diária e os aspectos necessários para a aprendizagem escolar.[16]

O diagnóstico clínico precoce pode ser aventado levando em consideração as seguintes observações:

- Alterações faciais.
- Alterações de atitudes, tônus muscular, motilidade de troncos e membros.
- Alterações de reflexos de integração: Moro, endireitamento e marcha.
- Convulsões e movimentos involuntários.
- Alteração na sucção e deglutição.[17]
- Sinais de hipertensão endocraniana.
- Sinais oculares.[18]
- Alterações cranianas: macro e microcefalia.
- Alterações sensórias.
- Atraso na aquisição de condutas motoras, adaptativas e sociais nas semanas seguintes ao nascimento.

Anatomia patológica

Destacam-se no exame anatomopatológico as más formações do SNC e as sequelas de anóxias. Algumas indicações podem ser encontradas no trabalho de Christensen e Melchior, que analisaram 69 casos com diversas formas de PC. Nos casos de tetraparesias, lesões principais estão localizadas no córtex cerebral, enquanto nos quadros de rigidez encontram-se lesões mais pronunciadas nos corpos estriados.

Nos casos de hemiparesias puras, como era de esperar, a lesão estava limitada a um hemisfério, enquanto nos casos mistos era difusa. Na forma atetoide são encontradas lesões degenerativas envolvendo os gânglios da base; as degenerações localizadas no *globus palidus* foram encontradas em seis casos.

Rosemberg apresentou estudo de 50 casos anatomoclínicos, que denominou cefalopatias circulatórias perinatais, propondo no título sua sugestão quanto à etiopatogenia. Deu grande ênfase à hipótese de que os variados quadros anatomopatológicos pertencem à mesma categoria, dependendo do mesmo mecanismo fisiopatológico. As lesões situam-se nos territórios irrigados pela carótida interna e são quase sempre bilaterais e simétricas. Ressalta-se o mecanismo isquêmico, que resultaria no colapso sistêmico transitório.

Atribui-se importância menor à hipóxia agindo isoladamente. Em síntese, a anatomia patológica da PC traduz as dúvidas já mencionadas inicialmente quanto à etiopatogenia.

Tratamento

O tratamento da PC constitui-se de um conjunto de atuações terapêuticas desencadeadas de maneira simultânea ou não. A condição do diagnóstico leva ao tratamento ideal.

Tratamento precoce

Conjunto de técnicas de intervenção terapêutica iniciadas em seguida ao diagnóstico, o mais cedo possível, nos primeiros meses de vida do bebê, previamente aos sinais de distúrbios motores; em razão de alterações caracterizadas pela demora na aquisição de etapas motoras, persistência de reflexos posturais primitivos, manutenção de atitudes e posturas próprias do recém-nascido, em criança com meses de vida.

O trabalho do reabilitador, nesses casos, é o de conseguir fazer o desenvolvimento neuropsicomotor retornar ao ritmo e à sequência normais. O objetivo é inibir ou evitar a permanência dos reflexos primitivos, como o reflexo tonicocervical assimétrico (RTCA) e o reflexo de Moro, além da época em que suas atuações devem ser encontradas na criança normal; assim também com relação à fixação da atitude da criança.[19]

O importante é, ao perceber os primeiros sinais de anormalidades do desenvolvimento, tentar antecipar a formação de padrões patológicos, impedindo-os de se formar, e evitar que as condutas da criança os fixem. Atuar sempre de modo a estimular o prosseguimento do desenvolvimento neuropsicomotor e atenuar ou mesmo afastar as condições desfavoráveis, que dificultem ou impeçam o desenvolvimento normal do sistema nervoso.

A importância do estabelecimento precoce do tratamento está em aproveitar as etapas de maturação do sistema nervoso em desenvolvimento, com estimulação e aproveitamento da inervação recíproca, utilizando a potência da plasticidade neuroaxonal da arquitetura cerebral.

As bases do tratamento precoce devem ser formuladas a partir do conceito da PC, da sua fisiopatologia e do desenvolvimento funcional do sistema nervoso central (SNC), em especial do tônus e da motricidade, e também das modernas noções de pedagogia. Deve ser efetuado por equipe multiprofissional atuando de maneira interdisciplinar especializada, contando sobretudo com a colaboração e a participação dos pais.

A habilitação da PC é um processo lento e progressivo, devendo sempre induzir ao desenvolvimento neuropsicomotor normal. O desenvolvimento é feito por etapas; consequentemente, a habilitação deve também ser feita por etapas sucessivas ao longo do tempo.

Durante os exercícios, o terapeuta deve objetivar a aquisição de uma nova etapa de desenvolvimento de modo natural, observando a sequência própria da evolução neuropsicomotora. Uma nova postura pode ser necessária mesmo que a anterior não esteja totalmente estabelecida. Ao terapeuta cabe proporcionar à criança os meios e estímulos, criando condições necessárias para essa aquisição, levando sempre em conta áreas motoras da linguagem e das atividades da vida diária (AVD).[20]

Tratamento de habilitação/reabilitação

O tratamento dos pacientes com PC deve estabelecer um plano terapêutico, utilizando-se concomitantemente de técnicas habilitacionais e reabilitacionais nas várias facetas que compõem o indivíduo, elaborado por equipe multiprofissional composta por médico fisiatra, fisioterapeuta, terapia ocupacional, psicólogo, fonoaudiólogo, psicopedagogo, enfermeira e assistente social. Esse conjunto, com visão e atuação interdisciplinar, deve objetivar a aquisição e/ou o desenvolvimento de funções sensoperceptomotoras e mentais que possibilitem ao paciente meios de integração ao seu meio social.[21,22]

O trabalho clínico nessa área consiste em capacitar funções por meio de práticas terapêuticas ou modificações estruturais (intervenções cirúrgicas), funções estas que tardam a se desenvolver, ou ainda maximizar seus potenciais subjacentes e residuais. A atuação interdisciplinar visa atingir o equilíbrio biopsicossocial da maneira mais ampla possível. O profissional competente da equipe deve desempenhar o papel de incentivador e estimulador do paciente, além de colocar à disposição seu conhecimento científico na sistematização e na execução do seu trabalho, voltando suas expectativas para a evolução clínica e satisfatória do cliente.[23,24]

Por sua vez, o paciente reabilitando e sua família, além do atendimento terapêutico em si, necessitam de suporte psicoafetivo social, para que principalmente os pais atuem como agentes coterapêuticos. Atualmente, incentiva-se o paciente reabilitando a uma atitude menos passiva e mais ativa, não o caracterizando simplesmente como paciente, mas também como indivíduo motivado na exploração de sua própria capacidade, seja ela física, intelectual, emocional ou social.[25]

Trata-se, portanto, de um verdadeiro processo pedagógico, ativo e dinâmico, utilizando-se de maneira ampla e precisa da metodologia terapêutica. Uma criança portadora de PC, para iniciar suas atividades da vida diária mais simples e comuns, tem que reunir condições motrizes e perceptossensoriais adequadas, considerando a necessidade de realização sequencial de atos e atividades.[26]

O tratamento físico da PC é ainda de um campo comprometido, com métodos diferentes, cada um apresentando estatística de bons resultados. Genericamente, os métodos de tratamento têm-se baseado em atuações que utilizam a linha de educação motora global, e não do músculo ou grupos musculares isolados, descritos a seguir.

Método Phelps

A filosofia deste método é baseada no desenvolvimento ontogenético em que a criança é treinada seguindo as atividades próprias da idade. Phelps considerou cinco tipos de envolvimento nos déficits motores: espasticidade e rigidez; 12 tipos de atetose; flacidez; ataxia; e tremor. Descreveu 19 modalidades de atendimento usadas conforme o caso, sendo elas: massagem; movimentação passiva; movimentação ativa assistida; movimentação ativa; movimentação resistida; movimentação condicionada; movimentação sincinética; combinada repouso; relaxamento; movimentação a partir da posição relaxada; equilíbrio; reciprocação; alcançar e agarrar; habilidades; alimentação; abotoar, dar laços; e estabelecimento do hemisfério cerebral dominante. Havia também a combinação das modalidades citadas com aparelhos ortopédicos, de acordo com as indicações para cada criança.

Embora essa programação não seja mais utilizada, devemos destacar em Phelps não só o pioneirismo no atendimento integral do paciente em PC como também o segmento da neuroevolução, cujo modelo era a escala de Gesell.

Método de Kabat e Rood

Os autores partem do princípio segundo o qual a potência motora no corpo humano está mobilizada sob a forma de contrações musculares. As incapacidades motoras são sempre resultado da falta de força muscular. Kabat descreveu cinco técnicas para a facilitação central por meio da propriocepção:

1. Resistência máxima: resistência que pode ser oferecida e que só permitirá o acontecimento de um movimento voluntário de modo ordenado.
2. Retiramento muscular.
3. Padrões de massa.
4. Reflexos.
5. Antagonismo reversível, usando o princípio da indução sucessiva.

Rood insiste nos aspectos sensoriais e motores de movimento. O princípio diretor de seu método de reeducação consiste na ativação dos músculos por intermédio dos receptores sensoriais. Assim, usa estímulos térmicos (gelo e calor), fricção, pressão, batimentos leves sobre a protuberância óssea. Com essa prática, estimula receptores exteroceptivos e proprioceptivos, facilitando, ativando ou inibindo reações motoras.

Método de Temple Fay

Usa padrões progressivos de movimentos baseados em reflexos simples. Afirmava Fay que o sistema nervoso apresenta uma série de níveis evolutivos de desenvolvimento funcional. Quando os altos centros deixam o controle, padrões simples de desenvolvimento vistos na primeira infância devem ser aprendidos antes de se tentar padrões mais complexos de engatinhar e andar. Assim, são praticados inicialmente nos pacientes vistos nas formas mais inferiores de vida, como os anfíbios e os répteis.

Método Petö ou da "educação condutiva"

O professor Andras Petö (neurologista e educador) apresentou um método de educação baseado na regulação do movimento a partir de ordens verbais; ele enfatiza a educação neuromuscular e considera o contato manual o primeiro sinal; a ordem verbal é um reforço.

É o método da "intenção rítmica", em que uma só pessoa faz o tratamento, a instrução e a direção da criança com PC. A encarregada chama-se "regente", pois conduz a criança como maestro na orquestra. A regente conhece os problemas mentais e físicos de cada criança e atua como mãe, professora, fisioterapeuta, terapeuta ocupacional e fonoaudióloga. O tratamento pode ser feito em grupo, sem tocar na criança, estando sua base teórica nos trabalhos de Luria e de Pavlov.

Método de Vojta

De acordo com Vojta, as chamadas reações posturais dão informações acerca da idade evolutiva da criança, do nascimento até a idade total verticalização. Seu significado diminui logo que a deambulação normal é conseguida. Nessas reações posturais, as modificações reflexas da atitude do corpo são provocadas por súbitas mudanças da posição do corpo no espaço. Nesse método, as respostas reflexas provocadas na postura e no movimento são de grande valor diagnóstico, porque permitem reconhecer bem cedo o desenvolvimento normal ou anormal. Sua indicação básica é em crianças de até 4 anos de idade, nas quais, pela plasticidade do SNC, podem-se formar novos engramas.

Método RPG

Reeducação postural global. Trata-se das alterações posturais por meio de posturas específicas com bases nas cadeias musculares, agindo de modo global e simultâneo. Para os pacientes com PC, levamos em consideração o comprometimento cognitivo para a realização desse tratamento.

Método Bobath

Bobath escreveu, em 1954:

> "Os problemas dos pacientes com lesão do SNC são encarados como um problema neurofisiológico, e a causa da deficiência motora é em grande parte causada pela liberação dos padrões reflexos primitivos de postura e movimento e pela perda da inibição, normalmente exercida pelos altos centros do SNC".

Enquanto Fay, Kabat e outros estimulam reflexos primitivos para obter o movimento de partes afetadas, Bobath não usou reflexos patológicos e, ao contrário, tentou inibi-los. As técnicas de Bobath pretendem proporcionar à criança experiência sensorial do tônus normal e do movimento. Nesse particular, é comum aos demais métodos de enfoque neurofisiológico o trabalho feito na aferência (estímulos sensoriais) para conseguir eferências (respostas motoras).

Outras técnicas terapêuticas

- Resfriamento: para o exercício ser eficaz, é necessário reduzir a espasticidade. Um dos modos é esfriar a extremidade envolvida. Tem-se estudado que, por mecanismo neural, o frio reduz a espasticidade; o resfriamento local aumenta a excitabilidade dos motoneurônios alfa, enquanto diminui a dos motoneurônios gama.
- Estimulação vibratória: demonstra que inibe a espasticidade. A vibração excita preferencialmente os fusos musculares, produz contração reflexa do músculo vibrado (reflexo tônico vibratório [RTV]) e inibição recíproca dos motoneurônios que inervam os músculos antagonistas.

- *Biofeedback*: refere-se a um processo pelo qual as informações visuais ou auditivas sobre um espaço do funcionamento do corpo servem para corrigir esse funcionamento. Em medicina física, o tratamento pela retroalimentação (*feedback*) é o modo de treinar os músculos do esqueleto usando os conhecimentos dos resultados, e a ajuda para corrigir a ação desses músculos. A razão para o treinamento de retroalimentação é que um canal sensorial intacto, geralmente a visão ou audição, é usado para calibrar a representação cerebral de uma atividade quando a propriocepção está comprometida.[6]

Tratamento farmacológico

Ao longo do tempo, têm-se utilizado fármacos que passam a diminuir a espasticidade. A formação reticular lateral exerce controle da facilitação sobre os motoneurônios espinais, especialmente os motoneurônios gama. Entre as medicações centrais que deprimem essa ação estão os barbitúricos e os benzodiazepínicos. O seu uso permanente, no entanto, tem a desvantagem de trazer letargia e sonolência ao paciente.

Durante curto período foram tentados, no tratamento da PC, fármacos que atuassem na contração muscular por sua ação sobre o retículo sarcoplasmático das fibras musculares extras e intrafusais. No entanto, as respostas obtidas em ambos os casos não foram satisfatórias na alteração da espasticidade.

A criança com PC, muitas vezes, necessita de tratamento para o quadro convulsivo que a acompanha, sendo necessários a prescrição e o uso de agentes anticonvulsivantes. Há ainda distúrbios comportamentais que necessitam ser avaliados e medicados.

Neurólise química seletiva

Neurólise química seletiva, ou bloqueio nervoso periférico, é um procedimento auxiliar muito importante no tratamento da espasticidade na paralisia cerebral. O método consiste na aplicação de agentes químicos sobre estruturas nervosas, sendo o álcool e o fenol os mais utilizados. A ação dessas substâncias promove bloqueio da condução nervosa por um mecanismo de desidratação. As fibras nervosas ligadas ao controle do tônus são finais e amielínicas, sendo, portanto, mais vulneráveis à ação química do álcool ou do fenol do que as fibras extrafusais mais grossas e mielinizadas. Isso explica o caráter seletivo da neurólise, que atinge preferencialmente as fibras nervosas controladoras do tônus e poupa basicamente as sensitivas e motoras.

A neurólise química com álcool ou fenol promove diminuição da espasticidade sem promover a redução na capacidade motora voluntária ou no déficit sensitivo. Nos últimos anos, a toxina botulínica atenuada (Botox®) tem-se mostrado um agente antiespástico efetivo. A toxina botulínica tem como ação a redução temporária da liberação da acetilcolina nas placas motoras mioneurais. Como é de alto custo, seu uso é restrito aos grupos musculares inervados por nervos com componente sensitivo ou autonômico que poderiam ser lesados por álcool ou fenol e produzir efeitos indesejados, por exemplo, disestesias.

A indicação das neurólises químicas é restrita no controle de espasticidade, devendo ser excluídas as outras formas de hipertonia secundárias a lesões extrapiramidais. Casos selecionados de atetose, balismo e espasmos de torção podem ser beneficiados com a toxina botulínica. As deformidades estruturadas, as luxações e as subluxações articulares também não podem ser tratadas com esse recurso.

As indicações mais frequentes em paralisia cerebral, no membro superior, são o controle na adução do ombro, da flexopronação do cotovelo e da flexão do punho e dedos, produzidos pela espasticidade. A postura em adução associada à rotação interna do ombro é controlada com bloqueios sobre os ramos medial e lateral do nervo peitoral. O nervo musculocutâneo é abordado visando ao controle da espasticidade flexora do cotovelo. No controle da flexão do punho e dos dedos, utilizamos a toxina botulínica nos pontos motores dos músculos espásticos.

Nos membros inferiores, o controle da espasticidade que produz a adução exagerada do quadril e do equinismo do pé são os procedimentos mais frequentes. O ramo anterior do nervo obturador é abordado por via medial próximo à origem dos tendões adutores e ao nervo tibial abaixo do cavo poplíteo.

Quanto à técnica, utilizamos uma agulha especial revestida por teflon, que age como isolamento elétrico deixando a ponta livre, que atuará como um eletrodo. Essa agulha é conectada a um eletroestimulador que, quando se aproxima da estrutura nervosa, promove a despolarização do nervo e a consequente contração muscular. Uma contração mais vigorosa obtida com a mesma intensidade de corrente significa que o bisel da agulha está mais próximo da estrutura nervosa. Nesse ponto ideal, instila-se a substância neurolítica.

Após as neurólises, é indispensável iniciar o programa cinesioterápico com o objetivo de educação motora. Exercícios passivos de alongamento dos grupos musculares que sofreram neurólises químicas e ativos assistidos dos grupos antagonistas devem ser iniciados imediatamente para obtenção de melhores resultados funcionais.

O perfeito entrosamento entre o fisiatra, o fisioterapeuta e o terapeuta ocupacional é essencial para o sucesso desse procedimento. A adequada indicação desses procedimentos, reservando-se aqueles casos em que realmente a espasticidade dificulta a função, associada ao correto programa cinesioterápico, é tão importante quanto a exatidão técnica da execução da neurólise química seletiva nos pacientes com paralisia cerebral.

Assunto polêmico é a duração dos efeitos de redução da espasticidade com o uso de bloqueio químico. A ação da medicação da estrutura nervosa promove a inibição da despolarização das estruturas tônicas por algumas semanas, havendo retorno de sua função depois desse período. Esse conceito é mal interpretado por alguns autores, que o consideram isoladamente e atribuem, assim, aos bloqueios o conceito de um recurso terapêutico de efeito transitório, que serviria apenas como teste para procedimentos cirúrgicos posteriores.

A redução da espasticidade permite a atuação dos grupos antagonistas que estavam inibidos, e essa utilização ativa promove, por mecanismos reflexos fisiológicos, a manutenção da redução do tônus. Logo, consideramos o processo cinesioterápico de redução funcional parte integrante da técnica da neurólise química seletiva, e esse detalhe é certamente o fator do sucesso da utilização desse procedimento no controle da espasticidade da paralisia cerebral.[27]

Cirurgia ortopédica na paralisia cerebral

Na paralisia cerebral, a forma química espástica, por produzir um desequilíbrio entre o músculo motor primário e o antagonista, tem o potencial de produzir deformidades. As deformidades podem produzir incapacidades funcionais, dor, além de dificultarem os cuidadores na execução de atividades indispensáveis como a higiene do paciente.

A equipe de reabilitação deve estar atenta na avaliação global do paciente e analisar a interferência das deformidades na evolução do caso e na oportunidade de suas correções por meio de cirurgia. A orientação da família quanto aos objetivos e às possibilidades da cirurgia é imperiosa, pois é frequente o exagero nas expectativas com relação ao resultado a ser obtido com as operações.

Os procedimentos ortopédicos mais frequentes são as tenotomias, as transferências tendíneas e as osteotomias, reservando-se as artrodeses a situações muito especiais. As deformidades mais frequentes são aquelas indicadas na correção de deformidades nos membros inferiores.

A análise clínica ou por laboratório da marcha pode reconhecer a influência da deformidade na evolução funcional do paciente e determinar a correção de deformidades, pois é frequente uma articulação alterada interferir e produzir alterações em outras articulações; assim, a indicação cirúrgica deve abranger todas as estruturas envolvidas.

A articulação do quadril merece menção especial, pois nela reside uma indicação cirúrgica profilática: a prevenção da luxação coxofemoral. A criança com paralisia cerebral nasce com a articulação do quadril congruente, mas, com o passar dos anos, pela predominância da espasticidade adutora, há uma migração do quadril, ocorrendo subluxação progressiva até a completa luxação. A subluxação e/ou luxação é mais frequente nos pacientes diparéticos e naqueles casos totalmente envolvidos (tetraparéticos graves). No caso desses pacientes, recomenda-se a documentação radiográfica periódica a fim de identificar a subluxação e reconhecer sua evolução.

A indicação da neurólise do nervo obturador com fenol ou da toxina botulínica aplicada nos adutores, associadas a técnicas de cinesioterapia e à indicação de adaptações para o ortostatismo ou mesmo cadeiras de rodas com posicionadores de quadris em abdução, porém, infelizmente, em um grande número de casos, não é suficiente. A subluxação superior a 30 graus da cabeça do fêmur é indicação para tenotomia dos adutores associada, muitas vezes, à tenotomia do psoas.

Nos membros superiores, os alongamentos tendíneos e as transferências musculares podem ser indicados para a correção das deformidades, buscando aprimorar habilidades funcionais ou propiciar melhora cosmética. Os ombros são raramente operados, pois o controle da instalação da deformidade pode ser feito com eficiência pela neurólise química em fenol ou em aplicação muscular da toxina botulínica. A flexão do cotovelo em casos graves pode ser tratada com o alongamento de bíceps e músculo braquial associado à capsulotomia anterior.

A cirurgia da mão só é indicada após uma avaliação do seu potencial funcional, que inclui a adequada condição cognitiva do paciente, a presença de sensibilidade preservada e o domínio da flexoextensão do cotovelo.

Nos membros inferiores, a operação mais indicada é a do alongamento ou do abaixamento da origem dos flexores do punho e dos dedos, associada ao reforço dos extensores, que pode ser obtido pela transposição do pronador redondo para os extensores radiais ou pela transposição do flexor ulnar para os extensores radiais do corpo.

Na deformidade em adução do polegar, é indicada a tenotomia do adutor do polegar do primeiro interósseo dorsal e do flexor longo do polegar. A artrodese trapézio metacarpiana e metacarpofalangiana tem indicação complementar.

O conceito mais importante é o de que a cirurgia ortopédica não é uma alternativa ao tratamento não cirúrgico. Os procedimentos são complementares e devem ser aplicados de modo sinérgico para que os resultados sejam otimizados. Portanto, a equipe de reabilitação deve participar desde a avaliação para a indicação cirúrgica e dar continuidade aos seus procedimentos terapêuticos a partir do pós-operatório imediato.[28]

FES

A estimulação elétrica funcional, conhecida internacionalmente como FES (*funcional electrical simulation*), é uma terapia que produz contrações musculares em músculos privados de controle central. Na paralisia cerebral, a FES é utilizada visando ao condicionamento muscular, redução da espasticidade e auxílio na aprendizagem motora.

Na forma hemiparética espástica, os grupos musculares mais estimulados são os dorsiflexores dos tornozelos. Na forma paraparética ou diparética espástica, os grupos musculares mais estimulados são os dorsiflexores do tornozelo e o glúteo médio na fase da marcha. Na fase de pré-marcha, para a estabilização dos quadris na posição de joelhos é realizado o estímulo do glúteo máximo. O eletroestímulo funcional é considerado, atualmente, modalidade terapêutica neuromotora fundamental nas diversas fases de maturação e evolução da PC.

Equoterapia

A equoterapia, denominada hipoterapia por alguns autores, é a prática da equitação para fins terapêuticos. Essa forma de atuação não se propõe a transformar o paciente em um cavaleiro, na versão espartana dessa modalidade esportiva. É um método de educação motora da PC, que consiste em utilizar o cavalo como um instrumento terapêutico biológico.

A equoterapia desenvolve a confiança do paciente, a noção de espaço, as sensibilidades tátil e proprioceptiva, o relaxamento muscular, principalmente do grupo adutor de membros inferiores, o controle de abdução e o equilíbrio de tronco na posição sentada.

Paramentação reabilitacional com órteses

Dentro do arsenal terapêutico da paramentação reabilitacional na paralisia cerebral, as órteses ocupam um espaço importante, desde que devidamente avaliadas as incapacidades e a prescrição adequada a cada caso, dando ênfase ao tratamento precoce. Sua utilização na prevenção de deformidades osteoarticulares é contraindicada, sendo empregadas, nesses casos, após as correções cirúrgicas, com o objetivo de manter o resultado obtido e como apoio no processo de educação da articulação e do segmento comprometido.[29]

As órteses na paralisia cerebral são predominantemente estáticas, com o objetivo de posicionamento para manter uma articulação em posição funcional, sem o seu uso ativo, ou estabilizando a articulação e permitindo a função do segmento de modo mais apropriado, com a órtese para abdução do polegar.[30]

As órteses dinâmicas do tipo tração elástica são contraindicadas pela hiperestimulação dos fusos neuromusculares, resultando no aumento da espasticidade.

Órteses para membros inferiores

As órteses de maior indicação nos membros inferiores são as suropodálicas (órteses curtas), com a principal finalidade de prevenir o equinismo:

- Órtese de PVC ou de polipropileno, mantendo o tornozelo em 90 graus, com o objetivo de posicionamento.
- Órtese curta metálica, com bloqueio antiequino (flexão dorsal liberada), visando ao uso funcional, com indicação precisa em pacientes no pós-operatório de alongamento do tendão calcâneo, nas formas hemiparéticas espásticas.
- Goteiras de lona, com haste de duralumínio, tipo perneira, utilizadas em fase inicial de posição ortostática, quando o paciente não tem o controle ativo da extensão do joelho.
- Órtese de abdução com o objetivo de posicionamento, com material de espuma – triângulo de abdução e travas de abdução em carrinhos ou cadeiras especiais.

Órteses para membros superiores

As órteses de indicação de membros superiores são as de posicionamento e as funcionais, de material plástico da baixa temperatura. Têm o objetivo principal de evitar deformidades osteartriculares, visando manter o punho em posição funcional, quando a hipertonia dos músculos flexores é leve ou moderada:

- Órtese antebraquiopalmar de PVC ou polipropileno, mantendo o punho em posição funcional e o polegar em oponência, com apoio ventral dos demais quirodáctilos, com finalidade de posicionamento, para o uso no turno e alguns períodos diurnos.
- Órtese antebraquiopalmar para abdução do polegar e estabilizadora do punho, com finalidade funcional, quando o paciente com o punho em posição neutra tem controle voluntário dos músculos extensores dos dedos.
- Órtese para abdução do polegar, de material plástico, para uso funcional, quando a hipertonia do oponente do polegar interfere na preensão ativa.

Adaptações funcionais

As muletas axilares ou canadenses são utilizadas nos casos em que a paresia de membro inferior é acentuada e com presença de déficit de equilíbrio ou nos casos mais raros em que haja a indicação de órteses longas com cinto pélvico, pela incapacidade de estabilização das articulações do quadril.

Adaptações ambientais

Os carrinhos e cadeiras especiais são utilizados para facilitar o deslocamento das crianças com paralisia cerebral grave ou de evolução lenta, tanto no ambiente domiciliar quanto na escola, no trabalho e em atividades externas.[31] Há indicações para crianças que apresentam incapacidade para a marcha, ou para o uso de determinadas situações nas crianças com marcha lentificada ou instabilidade acentuada.

Quando a incapacidade motora impedir as atividades da vida diária, prescrevem-se adaptações com finalidade funcional para alimentação, higiene, vestuário e escrita, como pentear os cabelos, escovar os dentes, barbear-se, cortar alimentos e outros. Diante da complexidade para o diagnóstico da PC, bem podemos avaliar a dimensão do desafio que ela representa para o reabilitador e a equipe, que almejam a inserção social desse paciente na comunidade da maneira mais ampla possível, representada por escolaridade e profissionalização.

Referências bibliográficas

1. United States of America. American Academy of Family Physicians. Information from your family doctor – Cerebral palsy in children: what you should know. Am Fam Physician. 2006;73(1):101-2.
2. Zanini G; Cemin NF; Peralles SN. Paralisia cerebral: causas e prevalências. Fisioter. 2009;3:375-81.
3. Krigger KW. Cerebral palsy: an overview. Am Fam Physician. 2006; 73(1):91-100.
4. Lacerda TTB; Magalhães LC. Análise da validade dos itens do movement assessment of infants (MAI) para crianças pré-termo. Arq Neuro-Psiquiat. 2005;63(3 B).
5. Carvalho MF. Deficiências Neuropsicomotoras em Crianças Acompanhadas no Ambulatório de Seguimento de Recém-nascidos Egressos da UTI de Hospital Terciário; em Fortaleza; Ceará; no período de novembro de 2007 a abril de 2008 [Dissertação de Mestrado].
6. Martins SC; Martins GC; Ramos JGL. Parto: encefalopatia neonatal e paralisia cerebral. Femina. 2009;37(4):223-7.
7. Gomes C; Peres PT. Deficiência física/paralisia cerebral. *In:* Assumpção Jr FB et al. (ed.). Psicologia do excepcional: deficiência física; mental e sensorial. Rio de Janeiro: Guanabara Koogan; 2008. p. 14-22.
8. Pfeifer LI; Silva DBR; Funayama CAR et al. Classification of cerebral palsy: association between gender; age; motor type; topography and gross motor function. Arq Neuro-Psiquiatr. 2009;67(4):1057-61.
9. Araujo PA; Kirkwood RN; Figueiredo EM. Validade e confiabilidade intra e interexaminadores da Escola Observacional de Marcha para crianças com paralisia cerebral espática. Rev Bras Fisioter. 2009;13(3).
10. Nosralla MON; Silva DF; Botelho RV. Valor do ritmo e da base e da onda aguda positiva no eletroencefalograma neonatal como prognóstico da paralisia cerebral. Arq Neuro-Psiquiatr. 2009 Set.;67(3 A):609-15.
11. Zonta MB; Agert F; Muzzolon SRB et al. Crescimento e antropometria em pacientes com paralisia cerebral hemiplégica. Rev Paul Pediatr. 2009;27(4).
12. Marinho APS; Souza MAB; Pimentel AM. Desempenho funcional de crianças com paralisia cerebral diparéticas e hemiparéticas. Rev Ci Méd Biol. 2008;7(1):57-66.
13. Dini PD; David AC. Repetibilidade dos parâmetros espaço-temporais da marcha: comparação entre crianças normais e com paralisia cerebral do tipo hemiplegia espástica. Rev Bras Fisioter. 2009;13(3).
14. Wei S; Su-Juanw; Yuan-Gui L et al. Reliability and validity of the GMFM-66 IN 0 to 3 year-old children with cerebral palsy. Am J Phys Med Rehabil. 2006;85(2):141-7.
15. Vasconcelos RLM; Moura TL; Campos TF et al. Avaliação do desempenho funcional de crianças com paralisia cerebral de acordo com níveis de comprometimento motor. Rev Bras Fisioter. 2009;13(5):390-7.

16. Brasileiro IC; Moreira TMM; Jorge MSB et al. Atividades e participação de crianças com paralisia cerebral conforme a classificação internacional de funcionalidade; incapacidade e saúde. Rev Bras Enferm. 2009;62(4):503-11.
17. Silvério CC; Henrique CS. Indicadores da evolução do paciente com paralisia cerebral e disfagia orofaríngea após intervenção terapêutica. Rev Soc Bras Fonoaudiol. 2009;14(3).
18. Soto CTB; Doussoulin APS. Asociación entre nivel de controle postural grado y función de visual en con niños parálisis cerebral: revisão de la evidencia (Associação entre controle postural e deficiência visual em crianças com paralisia cerebral: uma revisão das evidências). Kinesiologia. 2008;1:33-8.
19. Rosa GKB; Marques I; Papst JM et al. Desenvolvimento motor de criança com paralisia cerebral: avaliação e internação. Rev Bras Educ Espec. 2008;14(2).
20. Moura EW; Silva PAC. Fisioterapia: aspectos clínicos e práticos da reabilitação. São Paulo: Artes Médicas; 2005.
21. Souza BL; Mitre RMA. O brincar na hospitalização de crianças com paralisia cerebral. Psic Teor Pesq. 2009;25(2).
22. Corredeira RMN; Corte-Real NJCA; Dias CSL et al. Como avaliar a percepção de competência e aceitação social de crianças com paralisia cerebral? Estudo inicial para a determinação das propriedades psicométricas da versão portuguesa da duth pictorial scale of perceived competence and social accptance in children with cerebral palsy. Rev Bras Edu Espec. 2007;13(3).
23. Ferreira AMM; Yonamine CY; Fujisawa DS et al. A criança com paralisia cerebral: características clínicas e fisioterapia. Temas Desenvolv. 2008;16(93):113-7.
24. Diniz D. Dilemas éticos da vida humana: a trajetória hospitalar de crianças portadoras de paralisia cerebral grave. Cad Saúde Públ. 1996;12(3).
25. Gomes CA; Duarte E. Jogos materno-infantis: estimulação essencial para a criança com paralisia cerebral. Estud Psicol; Campinas. 2009;26(4).
26. Sameshima FS; Deliberato D. Habilidades expressivas de um grupo de alunos com paralisia cerebral na atividade de jogo. Rev Soc Bras Fonoaudiol. 2009;14(2).
27. Gomes C; Silva JUA; Gil KVC et al. Paralisia cerebral. In: Lianza S (ed.). Medicina de reabilitação. 4. ed. Rio Janeiro: Guanabara Koogan; 2007. p. 309-21.
28. Assumpção RMC; Fucs PMMB; Svartman C. Tratamento cirúrgico na paralisia cerebral: uma revisão sistemática e quantitativa da literatura. Rev Bras Ortop. 2008;43(9).
29. Calcagno NC; Pinto TPS; Vaz DV et al. Análise dos efeitos da utilização da tala seriada em crianças portadoras de paralisia cerebral: uma revisão sistemática da literatura. Rev Bras Saúde Mater Infant. 2006;6(1).
30. Cury VCR; Mancini MC; Melo AP et al. Efeitos do uso de órtese na mobilidade funcional de crianças com paralisia cerebral. Rev Bras Fisioter. 2006;10(1).
31. Braccialli LMP; Oliveira FT; Braccialli AC et al. Influência do assento da cadeira adaptada na execução de uma tarefa de manuseio. Rev Bras Educ Espec. 2008;14(1).

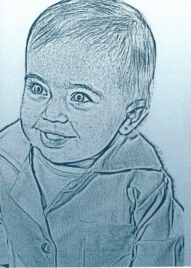

Capítulo 61

A Criança com Deficiência Física

Eliane Aparecida Lemos

"Quero vencer, progredir, ter uma visão diferente do milênio que vem por aí, tão assustador. E que para mim, preso a esta cadeira de rodas, fica mais tenebroso ainda. Ninguém quer namorar com um aleijado."

(E.V.S., 13 anos, paraplégico)

Introdução

Estudo realizado pela Organização Mundial de Saúde (OMS, 1998), juntamente com a Universidade de Saúde Pública de Harvard et al., produziu um perfil das ameaças à saúde do planeta até o ano 2020. De acordo com ele, **infarto, depressão e acidentes de tráfego** serão as três principais doenças do futuro, consumindo vidas e incapacitando pessoas para o trabalho. Esses resultados fazem parte da mais completa investigação já produzida sobre os riscos futuros à saúde da população mundial com a finalidade de orientar governantes, universidades, médicos e educadores (*Global burden of disease*, 1998).

Hoje, quando se desenvolvem tecnologias de ponta (desenvolvimento de equipamentos para diagnósticos precisos, técnicas cirúrgicas não invasivas, aperfeiçoamento da produção alimentícia sem a utilização de agrotóxicos etc.) para que o ser humano tenha uma sobrevida melhor e com mais qualidade, outros fatores ocorrem e interferem nessa possibilidade, principalmente na vida das crianças e adolescentes.

De acordo com o relatório global publicado pela OMS, o número de pessoas que vivem com depressão aumentou 18% entre 2005 e 2015. São 322 milhões de pessoas em todo o mundo, a maioria mulheres. No Brasil, a depressão atinge 11,5 milhões de pessoas (5,8% da população), enquanto distúrbios relacionados à ansiedade afetam mais de 18,6 milhões de brasileiros (9,3% da população). A depressão é a quarta principal causa de incapacitação em todo o mundo e, de acordo com projeções da OMS, em 2030 ela será o mal mais prevalente do planeta, à frente do câncer e de algumas doenças infecciosas.

A presença de comportamento autodestrutivo na adolescência tem sido objeto de pesquisas e investigações cada vez mais frequentes, principalmente apoiados pelos altos índices de mortalidade relacionados a mortes violentas como homicídios, suicídios e acidentes.

Outro dado importante que atinge a saúde dos adolescentes e que foi verificado em levantamento pela OMS cita que, somente nos Estados Unidos, os acidentes automobilísticos são a causa de 56% dos traumatismos da medula espinhal que ocasionam a paraplegia ou a tetraplegia, atingido um número desproporcional de jovens.

No Brasil, os acidentes automobilísticos alcançam o número alarmante de 430 mil/ano, resultando em 30 mil mortes e 400 mil feridos gravemente, segundo pesquisa apresentada pelo *Globo Repórter* realizada no ano de 1989, gerando, assim, pessoas incapacitadas em maior ou menor grau. Segundo dados da OMS, o Brasil é o quinto país do mundo que mais mata no trânsito, com média de 45 mil óbitos anuais. Contamos com uma população de aproximadamente 17 milhões de incapacitados fisicamente, muitos por causa de uma herança deixada pela impunidade da saúde pública, à falta de controle de doenças como a poliomielite, a meningite e a rubéola. Há pessoas com deficiência em todas as partes do mundo e em todos os níveis de cada sociedade. Esse número de pessoas já é grande e está crescendo.

O Instituto Brasileiro dos Direitos da Pessoa com Deficiência afirma que traumas e lesões decorrentes da violência no trânsito são umas das principais causas de deficiência – e de mortes – no Brasil. Em 10 anos, entre 2001 e 2011, o número de vítimas com invalidez permanente aumentou mais de 20 vezes, passando de 11 mil para 239 mil, segundo os dados do DPVAT, seguro obrigatório pago pelos proprietários dos veículos, responsável pela cobertura às vítimas dos acidentes.

O último censo realizado pelo IBGE (Instituto Brasileiro de Geografia e Estatística), em 2010, registrou que 23,9% da população brasileira é composta por pessoas com algum tipo de deficiência, que representam 45 milhões de pessoas. O IBGE distribuiu o número de pessoas com deficiência motora da seguinte forma: não consegue de modo algum (734.421), grande dificuldade (3.698.929) e alguma dificuldade (8.832.249), totalizando 7% da população identificada.

A incidência mundial anual de trauma raquimedular (TRM) é da ordem de 15 a 40 casos por milhão de habitantes. Nos Estados Unidos a incidência é de aproximadamente 12 mil novos casos por ano. Destes, 4 mil vão a óbito antes de chegarem ao hospital e outros mil falecerão durante a hospitalização.

O coeficiente de incidência de lesão medular traumática no Brasil é desconhecido e não existem dados precisos a respeito de sua incidência e prevalência, uma vez que essa condição não é sujeita a notificação. No Brasil a incidência de TRM é de 40 casos novos/ano/milhão de habitantes, ou seja, cerca de 6 a 8 mil casos novos por ano. Destes, 80% das vítimas são homens e 60% se encontram entre os 10 e os 30 anos de idade. Estima-se que ocorram a cada ano no país mais de 10 mil novos casos de lesão medular, sendo o trauma a causa predominante, o que representa uma incidência muito elevada quando comparada com outros países. Trata-se definitivamente de uma patologia de alto impacto socioeconômico em nosso país, e o custo para a sociedade por paciente permanece alto.

Pesquisa realizada pelo Instituto de Ortopedia e Traumatologia do Hospital de Clínicas, publicada pela *Folha de S.Paulo* em 12 de novembro de 1998, traz números alarmantes, mostrando que cerca de 90% das pessoas que sofrem tetraplegia ou paralisia no Brasil em decorrência de mergulho têm entre 10 e 25 anos de idade. O mergulho é responsável por mais de 10% dos cerca de 8 mil casos de fratura na coluna vertebral que ocorrem anualmente no Brasil – perdendo para acidentes de trânsito, perfuração a bala e quedas em geral. Das 800 pessoas que sofrem fratura vertebral durante mergulho por ano no país, dois terços (533) lesionam a medula e ficam paraplégicos ou tetraplégicos – o que resulta nos 10 casos semanais no país.

Somente nos Estados Unidos existem aproximadamente 250 mil americanos lesionados medulares, taxa essa que aumenta na razão de 10 mil por ano. Suas principais causas estão em: acidentes automobilísticos, violência, quedas e esportes (principalmente mergulho). Desses lesionados 82% são homens e 18% mulheres. A maior concentração está na faixa etária dos 16 aos 30 anos de idade, sendo a faixa dos 19 anos a idade mais frequentemente atingida, embora a média de idade dos recém-acidentados seja de 26 anos. Quarenta e cinco por cento têm lesão completa (total ausência de sensibilidade ou movimento abaixo da lesão) e 55% lesão incompleta (presença parcial de sensibilidade ou movimento abaixo da lesão.

> "Mais de um bilhão de pessoas em todo o mundo convivem com alguma forma de deficiência, dentre os quais cerca de 200 milhões experimentam dificuldades funcionais consideráveis. Nos próximos anos, a deficiência será uma preocupação ainda maior porque sua incidência tem aumentado. Isto se deve ao envelhecimento das populações e ao risco maior de deficiência na população de mais idade, bem como ao aumento global de doenças crônicas tais como diabetes, doenças cardiovasculares, câncer e distúrbios mentais".

Diante desses dados estatísticos, observa-se que a fase do desenvolvimento humano mais acometida pela aquisição de deficiências é a adolescência.

> "A adolescência é um período na vida de um indivíduo, caracterizada por muitas mudanças físicas, psicológicas e de posturas sociais. É um período de muitos descobrimentos e desafios, que pode ser extremamente agradável, mas sem deixar de ser dolorosa e por vezes angustiante".

> "Quando a adolescência emerge, quebra-se aquela velha unidade de harmonia com a natureza, a criança é impelida para fora de seu paraíso e deve entrar em uma longa escalada, deve conquistar o reino superior do homem por si mesma, irromper numa nova esfera e desenvolver uma estória mais moderna para a sua natureza psicofísica. Como seu ambiente torna-se cada vez mais complexo, as combinações são menos estáveis e seguras: há mais perigo que o jovem, em seu progresso ascendente, sob a influência deste motivo sempre superior tropece em um ou diversos dos inúmeros caminhos possíveis. Novos perigos atacam de todos os lados. Este é o estágio mais crítico da vida porque um fracasso quase sempre significa regressão, degeneração ou queda. Uma pessoa pode ser, em todos os aspectos, melhor ou pior, mas nunca a mesma. O nível anterior é abandonado para sempre. Talvez o mito de Adão no Paraíso descreva esta época. A consciência das crianças é fugaz e uma consciência nova, maior e melhor deve se desenvolver ou um abandono e vulnerabilidade aumentadas levarão à deterioração".

Kaplan e Sadock afirmam que aproximadamente 15% dos adolescentes que procuram os serviços de hospitais públicos apresentam transtornos de humor de todas as espécies. É um período no qual se iniciam as mudanças fisiológicas da puberdade e que terminará com a obtenção sociológica do *status* pleno de adulto. Ou seja, um indivíduo a meio caminho entre a segurança da infância e o mundo ainda ignorado do adulto (McKinney, 1983).

Por meio de levantamento histórico sobre a evolução da definição de adolescência, Gallatin menciona autores como Rousseau (citado por Body em *The Emile of Jean Jacques Rousseau*, 1955), que se refere à adolescência como a idade da razão, que começa por volta dos 12 anos. Quanto dessa definição deverá ser analisado em de um enfoque psico-histórico, econômico e social? O adolescente será, então, capaz de formar esquemas conceituais abstratos (conceituar termos como amor, fantasia, justiça, esquema, democracia).

Isso proporcionará flexibilidade a seus pensamentos, que se tornam muitas vezes confusos, pois o adolescente ainda não compreende as modificações pelas quais seu corpo está passando, e amar e odiar estão muitos próximos. Amar e odiar um corpo que ele ainda desconhece, mas que para o adolescente normal será modificado e, para um adolescente portador de deficiência física, será diferenciado.

A adolescência é uma etapa crítica do desenvolvimento de cada indivíduo, representada por uma série de processos e transformações de grande importância, tais como a afirmação da personalidade, o exercício pleno da sexualidade e a função reprodutora, o crescimento espiritual, a concretização dos projetos de vida produtiva, a autoestima, entre outras, levando todos eles à estruturação do perfil psíquico do adulto. Primeiro, é um caminho difícil em que se encontram momentos de grande satisfação e outros de frustração e derrota, período cheio de problemas, conflitos que paulatinamente permitem ao jovem apreender a realidade; segundo, entre os problemas mais comuns dos adolescentes se encontram os transtornos afetivos com suas distintas variantes clínicas, predominando entre elas a depressão, em suas variadas formas de apresentação.

A evidência da deficiência, a perda do controle esfincteriano, o temor de tornar-se uma carga para seus familiares e as possíveis restrições sociais lhe provocam um forte sentimento de desamparo e intensa ansiedade, ocasionando nele um estado de depressão. Surgem, assim, novas manifestações psicológicas diretamente relacionadas com o novo corpo.

Maior enfatiza que a falta de controle sobre os movimentos e as funções excretoras conduz a uma situação de dependência imposta. A dependência física é acompanhada pela dependência emocional, fazendo o indivíduo afastar-se, paulatinamente, do processo de resgate de sua integridade psíquica. Ocasiona, assim, uma fase de "depressão reativa", consequente à perda da autoestima, mas que pode, todavia, ser substituída, com o tempo, pela aceitação da realidade.

Essa situação contrasta com o que Erikson propõe aos jovens: que eles se tornem pessoas totais por seu próprio esforço, e isso durante um estágio de desenvolvimento caracterizado por uma diversidade de mudanças no crescimento físico, maturação genital e consciência social. O adolescente busca sua independência, afinal está adentrando no mundo dos adultos. Quando acrescido de uma deficiência, esse adentrar poderá ser diferenciado por questões não somente físicas e sociais como também emocionais.

Barbosa et al., utilizando o *Children depression inventory*, verificaram em João Pessoa (PB) que 22% dos 807 adolescentes avaliados tinham sintomas depressivos. Cassorla (1991) assinala a evidência de que, em função das características dessa fase evolutiva, os conflitos poderão tornar-se mais evidentes, perturbando a elaboração dos lutos e proporcionando o aparecimento de quadros melancólicos ou equivalentes. Em sua análise, estende-se aos aspectos melancólicos da adolescência, representados pelas ideias sobre a morte e a natural impulsividade do adolescente, consideradas fatores suicidas da adolescência. Enfatiza ainda que o suicida quer viver e morrer ao mesmo tempo e que está sempre em conflito. O suicídio como reação do adolescente em face de sua dificuldade em resolver conflitos.

Em estudo realizado no México por Colmenero e Esquivel, aponta-se que a frequência do suicídio e ideação de morte entre as crianças e adolescentes é altamente significativa, devendo o governo se comprometer mais com essa investigação. Eles assinalam que o modo mais utilizado no suicídio e na tentativa de suicídio é a ingestão de doses excessivas de certos medicamentos. O suicídio na infância e na adolescência é parte de um processo depressivo que se manifesta pela fadiga, irritabilidade, dificuldade de concentração, agressividade e raras vezes se encontra associado a um processo psicótico. É da responsabilidade do médico, diante de uma tentativa de suicídio, investigar o ambiente social, fatores antecedentes, história familiar, o estado mental, o método utilizado e o apoio disponível para determinar o tratamento a seguir.

Essa colocação contrasta com a posição da psiquiatria segundo a qual o suicídio é colocado sob a visão psicopatológica, considerando sempre a existência de um quadro de perturbação mental nos adolescentes suicidas, seja esquizofrenia, psicose maníaco-depressiva, psicose tóxica ou personalidade psicótica. Independentemente de a visão clínica ser ou não psicopatológica, a colocação da professora e psicóloga Giordano (*apud* Cassorla, 1991), "crianças matam-se...", resume a urgência e unifica os esforços das mais variadas abordagens em compreender a ação do jovem que busca no suicídio e na tentativa de suicídio a resolução de problemas e conflitos.

Para Angeramim, a pessoa que recorre ao suicídio na maioria das vezes não tem o conceito de morte que implica o desaparecimento real e fatídico. Torna-se muito difícil a asserção de que a pessoa, ao buscar o suicídio, busca a morte. Embora tal colocação pareça revestir-se inclusive de erro semântico, percebemos que a busca do suicídio é muito mais uma tentativa de resolver determinados conflitos, bem como o emaranhado de sofrimentos em que se encontra. A morte surge como consequência e não como busca deliberada.

Uma pesquisa realizada em 1975 no estado de São Paulo constatou que ocorreu apenas 1 suicídio na faixa etária de 5 a 9 anos, 5 na faixa etária de 10 a 14 anos e 25 na faixa etária de 15 a 19 anos, não havendo diferenças em ambos os sexos. Mas, a partir dos 20 anos, os homens matam-se duas vezes mais que as mulheres, e nas faixas etárias mais elevadas a proporção tende a aumentar. No ano de 1983, outra pesquisa apontou que, no estado de São Paulo, ocorreram 17 suicídios até os 15 anos e 331 na faixa de 15 a 24 anos (IBGE).

Waiselfisz, com base nos dados do Ministério da Saúde, elaborou o *Mapa da violência no Brasil*, no qual apresenta os recortes da população em que as taxas de suicídio mais cresceram no Brasil entre 2002 e 2012: dos 10 aos 14 anos (40%) e dos 15 aos 19 anos (33,5%), evidenciando a necessidade de intervenções da saúde com os adolescentes.

Dada a crescente importância dos problemas depressivos e de suicídio em crianças e adolescentes na Costa Rica, um estudo analisou 727 estudantes de 8 a 19 anos de idade e 97 adolescentes previamente diagnosticados como depressivos. Os resultados evidenciaram que 1 entre 10 adolescentes apresenta sintomatologia depressiva.

Soares et al., com base em suas pesquisas, constataram que os sintomas depressivos que mais ocorreram com maior frequência entre os adolescentes foram falta de apetite, insônia, disritmo e irritabilidade. O estudo sugere que a prevalência de sintomatologia depressiva entre os adolescentes é relativamente expressiva e que, em face da carência de pesquisas sobre esse tema em nosso meio, futuros estudos epidemiológicos e antropológicos poderiam avaliar os fatores de proteção e risco, assim como incidência, duração e desfecho clínico desses sintomas.

Os sintomas depressivos podem se desenvolver em todas as fases do desenvolvimento humano. Segundo o DSM-IV (APA, 1995), de 10% a 25% das mulheres podem desenvolver transtorno depressivo maior durante a vida, enquanto para os homens a probabilidade é de 5% a 12%. Em estudo realizado por Carlson e Cantwell referente à população de adolescentes em instituições psiquiátricas, foi relatada uma alta porcentagem da amostra com sintomas depressivos (60%), síndrome depressiva (49%) e desordens afetivas (28%). O risco de depressão na infância é baixo, mas aumenta substancialmente na adolescência. Para o adolescente que tem deficiência física, esses sintomas são mais frequentes do que para o adolescente normal?

Segundo Brooks-Gunn e Petersen, diversos são os fatores influenciadores da depressão na fase da adolescência, e dentre eles podem-se citar fatores biológicos, sociais e cognitivos.

Casebolt refere-se às pessoas com enfermidades físicas como indivíduos que também sofrem, além da dor física, com a depressão. E estende essa afirmação às pessoas cujas vidas são profundamente afetadas pela lesão medular. Como toda experiência de perda, promove profundas transformações, tendo um caráter marcante e mobilizador para a busca de novos significados, de adaptações e de novos referenciais orientadores para a vida do indivíduo.

Acreditava-se que a depressão fosse uma reação universal à aquisição de uma lesão medular, e que pacientes que não eram depressivos negavam a lesão (Craig, 1994). A literatura atual sugere que a resposta psicológica para a lesão medular ou disfunção medular (SCI/D – *spinal cord injury* ou *disfunction*) é uma reação individual. Algumas pessoas vivenciam o sentimento de culpa, o desamparo, episódios de desilusão, agitação, raiva, vergonha e apatia. Muitos lesionados experienciam uma reação depressiva pela perda de suas funções e independência, e isso fica bem evidenciado após o início do processo de reabilitação.

A depressão é frequentemente reportada a um sintoma psicológico e discutida na literatura sobre a lesão medular. O termo "reação depressiva" era usado para descrever uma reação psicológica para estressores psicossociais associados com a aquisição de uma incapacidade. A dor psicológica propicia, assim, a depressão.

Scivoletto et al. citam em seu trabalho que os lesionados medulares frequentemente têm consequências psicológicas e que em primeiro lugar estão a ansiedade e a depressão, que interferirão no processo de reabilitação e na elaboração da perda. Em decorrência disso, retardará seu retorno à vida familiar, social e a seu trabalho. Gorman et al. apontam que a qualidade de vida das pessoas que sofreram lesão medular é baixa com relação ao grupo controle, que não apresentava qualquer comprometimento físico. Segundo esses autores, a presença de sintomas depressivos é significativamente maior. Talvez por isso o descaso com a qualidade de vida. Assim, a lesão medular, em toda a sua extensão, comprometerá outras esferas da vida do adolescente, não apenas sua condição física/corporal.

Vayer e Toulouse enfatizam que, aparentemente, nosso corpo é aquilo que melhor conhecemos; esse conhecimento é imediato, já que podemos movê-lo segundo nossa vontade e podemos nomear seus diversos elementos, um conhecimento confirmado e expresso cientificamente na anatomia e na fisiologia. "Podemos movê-lo segundo nossa vontade…". Essa possibilidade de independência será comprometida pela presença de uma deficiência. Ou seja, além de uma limitação física, muitas vezes ocorre também a limitação do querer, do desejar.

> "O corpo é muito importante na adolescência. Profundas modificações ocorrem nesse período; deixa-se de ter o corpo de criança para adquirir um de adulto; e tudo isso ocorre rapidamente. Algumas modificações provocam orgulho, outras causam vergonha" (OMS, 2017).

Adolescência

> "O adolescente é uma possibilidade de ser."
>
> (Assumpção, 1997)

Para compreender melhor o conceito de adolescência, Gallatin lembra a distinção que Rousseau (citado na obra de Boyd, *The Emile of Jean Jacques Rousseau*, 1955) faz entre infância e maturidade. "A criança difere do adulto por ser incapaz de 'raciocinar', incapaz de pensar em abstrações. É óbvio que elas podem aprender e memorizar, mas antes de atingir 12 anos ou até mais, elas são muito mais prisioneiras de seus sentidos, limitando seu pensamento àquilo que podem realmente ver ou manipular". Rousseau distingue diversos estágios na progressão desde a infância até o que ele chamava de "idade da razão".

> "… quando a memória e a imaginação ainda estão inativas, a criança atende apenas ao que realmente afeta seus sentidos… Ela deseja tocar e manipular tudo. Não se deve colocar obstáculos para seus movimentos inacessíveis. Ela aprende a sentir o calor, o frio, o áspero, o macio, o peso e vem a julgar o tamanho e a forma dos corpos e todas as qualidades sensoriais olhando-os, tocando-os, ouvindo-os e, acima de tudo, comparando sinais e toques" (Boyd).

A infância gradualmente chega a seu término à medida que a criança adquire a habilidade de falar, mas seu pensamento ainda permanece por muito tempo demasiado limitado. A Convenção sobre os Direitos das Crianças, adotada pela Assembleia Geral das Nações Unidas (1989) e ratificada em 1990, em Portugal, define criança como todo ser humano com menos de 18 anos, exceto se a lei nacional conferir a maioridade mais cedo.

> "Antes da idade da razão, a criança recebe imagens, mas não ideias. A diferença entre elas é que as imagens são simplesmente cópias exatas dos objetos, dadas pelos sentidos, enquanto as ideias são noções sobre objetos, determinadas por suas relações. Uma imagem pode existir por si própria, imaginada na mente, mas toda ideia pressupõe outras ideias… É por isso que eu disse que as crianças que são incapazes de julgamento não tinham uma memória verdadeira. Elas retêm sons, formas, sensações, mas raramente ideias e ainda mais raramente estabelecem relações entre elas… Seu conhecimento são apenas sensações; nada que exija compreensão" (Boyd).

Esse segundo estágio da infância, diz Gallatin, marcado pela habilidade de utilizar a linguagem, mas também pela incapacidade de qualquer raciocínio de tipo adulto, é finalmente seguido por um estágio que introduz a verdadeira racionalidade. Com 12 ou 13 anos, a criança torna-se capaz de compreender os conceitos que finalmente a farão tomar seu lugar no mundo do adulto: tanto as leis da natureza quanto as leis da sociedade. Ao enunciar esses estágios de desenvolvimento – e estabelecer uma nítida distinção entre o pensamento da criança e o do adulto –, Rousseau ajuda a sedimentar de uma vez para sempre o conceito de infância na cultura ocidental.

Não obstante, afirma Ariès, o conceito não foi amplamente reconhecido por mais de um século. Apenas os mais ricos (e economicamente dotados para sustentar a educação) estavam interessados em educar seus filhos. Consequentemente, eles permaneciam as únicas pessoas a se preocuparem com as diferenças entre o intelecto da criança e o do adulto. A questão era completamente irrelevante para o filho de um fazendeiro, carpinteiro ou ferreiro, os quais muito provavelmente começavam a trabalhar assim que estivessem fisicamente capazes. Além disso, de acordo com Ariès, o conceito de infância tornou-se universal – aceito pela maior parte dos integrantes de todas as classes da sociedade ocidental – apenas no século passado.

A ideia de que o ser humano jovem tem qualidades que tornam necessário mantê-lo afastado do mundo do trabalho e ser colocado em uma escola até certa idade é, portanto, surpreendentemente recente, segundo Gallatin. Boyd lembra que Rousseau faz uma alusão ao conceito de adolescência, falando que a idade da razão começa por volta dos 12 anos, embora aconselhasse que a educação prosseguisse depois dessa idade e que a idade do casamento fosse adiada para os 25 anos. Também sugere que durante esse longo período, entre o início da idade da razão e a idade adequada para o casamento, o jovem caminha gradualmente para encontrar seu lugar na sociedade, mas o autor não parece considerar que haja algo problemático no que se refere a essa tarefa.

Contudo, Ariès traçou meticulosamente o desenvolvimento do conceito de adolescência, como um período de tempestade e tormenta, um período mais complexo que a infância, que não aparece antes do final do século XVIII e não se difunde amplamente antes do século XX. O autor observa que o prolongamento da escolaridade até os 18 ou 20 anos (novamente para os jovens privilegiados) ajudou a diferenciar da infância e da idade adulta esse estágio recentemente reconhecido. Mas também assinala que tal prática tornou-se amplamente estabelecida, mas a infância e a adolescência continuaram a ser confundidas. "Dentro do mundo escolar, o adolescente era separado do adulto e confundido com a criança, com a qual compartilhava a humilhação do castigo corporal...".

Apenas quando os exércitos do século XVIII começaram a tentar atrair os "jovens gloriosos" para suas fileiras foi que, segundo Ariès, algo semelhante ao moderno conceito de adolescência começou a emergir e, mesmo assim em uma forma rudimentar.

> "Esta noção de adolescência diz respeito a uma das principais transformações da educação: a partir de então os pedagogos passaram a atribuir um valor moral ao uniforme e à disciplina. A correlação do adolescente com o soldado na escola resultou na ênfase em características como virilidade e resistência, as quais tinham sido anteriormente negligenciadas e, desde então, tornaram-se valiosas em si mesmos. Havia aparecido um novo conceito, embora ainda na forma embrionária, um conceito distinto do de infância: o conceito de adolescência" (Ariès).

Além disso, continua Gallatin, a julgar pela escassez de sua preocupação com a adolescência, podemos imaginar que, para Ariès, o conceito ainda permanece em estado embrionário. De qualquer modo, ele descarta o assunto com esta observação: "se as circunstâncias econômicas ou sociais levavam a um relaxamento do controle da família, a infância e juventude puderam escapar do isolamento no qual elas estavam enclausuradas por uma tradição que vem pelo menos até o século XVIII". É isso, analisa Gallatin, que provavelmente ocorre hoje, quando a infância perde algumas de suas características especiais em favor de um novo grupo etário: a adolescência.

Embora esse tipo de **análise psico-histórica** seja relativamente novo (e, pode-se acrescentar, algo controverso), um número crescente de psicólogos parece concordar com Ariès no sentido de que o período de desenvolvimento denominado adolescência é, em larga escala, uma "invenção" da moderna sociedade industrial.

Bakan, Demos e Demos, Keniston, Musgrove e Muuss argumentam que o conceito está intimamente ligado às leis trabalhistas para as crianças e o sistema educacional de massas, os quais mantêm a maioria dos jovens longe da força-trabalho e economicamente dependentes de seus pais até quase os 20 anos de idade. Keniston, em particular, insiste que as mudanças legais e sociais que tornaram possível a adolescência são, em si mesmas, o resultado da "riqueza moderna". "Apenas", aponta ele, "quando uma sociedade produz o suficiente para liberar os moços e moças entre 12 e 18 anos do trabalho é que se pode fazer com que continuem a educação e prossigam em seu desenvolvimento psicológico".

Ele prossegue mostrando que apenas nos últimos tempos a sociedade ocidental se tornou suficientemente próspera para conceder essa prerrogativa à maioria da juventude. Em síntese, o mesmo tipo de mudança que fez a infância se tornar uma experiência mais ou menos universal na cultura do ocidente causou, na opinião de Keniston, a diferenciação de outro estágio ainda do ciclo vital humano, um período de transição entre a infância e a idade adulta. Da mesma forma que a classe média nascente, após o renascimento parece ter-se tornado possível que um número crescente de crianças se mantivesse afastado da força-trabalho e fosse educado. A inédita prosperidade do século XX permitiu, provavelmente, que um grande número de jovens se "mantivesse" sem trabalhar e "continuasse seu desenvolvimento psicológico". Nada na experiência da adolescência é necessariamente tão universal quanto a experiência da infância.

Horrocks contribui com a definição que mais uma vez provoca confusão entre infância e adolescência:

> "A adolescência é tanto um modo de vida quanto um segmento do desenvolvimento físico e psicológico de um indivíduo. Ela representa um período de crescimento e mudanças em quase todos os aspectos da vida física, mental, social e emocional da criança. É uma época de novas experiências, novas responsabilidades e novos relacionamentos com os adultos e companheiros".

Para Friednberg, adolescência é o período durante o qual um jovem aprende quem ele é, e o que realmente sente. É a época durante a qual ele diferencia a si mesmo de sua cultura, embora dentro dos termos da cultura.

Enquanto Erikson, define a adolescência de maneira mais elaborada que Friednberg, fala da época da aquisição de um sentido de identidade pessoal durante o intervalo que marca o fim da infância e precede o atingimento da idade adulta. E afirma que essa aquisição não é tarefa fácil.

> "Os jovens devem tornar-se pessoas totais por seu próprio esforço, e isto durante um estágio de desenvolvimento caracterizado por uma diversidade de mudanças no crescimento físico, maturação genital e consciência social. Eu denominei sentido de identidade interior a totalidade a ser alcançada neste estágio. A fim de experimentar a totalidade, o jovem deve sentir uma continuidade progressiva entre aquilo que ele vem sendo durante os longos anos da infância e o que promete converter-se num futuro antecipado; entre aquilo que ele se concebe ser e o que percebe que os outros veem nele e esperam dele. Individualmente falando, a identidade inclui a soma de todas as sucessivas identificações daqueles primeiros anos quando a criança queria ser, e era frequentemente forçada a tornar-se aquilo que as pessoas de quem dependia queriam que ela fosse. A identidade é um produto único, que encontra agora uma crise a ser resolvida apenas através de novas identificações. Com os companheiros de mesma idade e com as figuras dos líderes, fora da família" (Erikson).

Ou seja, para Erikson, é na adolescência que o jovem de alguma forma integra o que aprendeu a respeito de si mesmo, durante a infância. Nesse período, ele dominou certas habilidades, talvez tenha começado a desenvolver certos talentos e a adquirir certos traços. Mas antes da "idade da razão", antes que possa começar a se perceber com algum grau de objetividade, ele não pode decidir precisamente o que "fazer" com eles (talentos e traços), como integrá-los de forma que seja capaz de realizar algum tipo de existência significativa durante a idade adulta. Por volta do início da adolescência, a criança já adquiriu os instrumentos da idade adulta. Durante a adolescência, aprende a usá-los.

Além disso, Erikson afirma que o sentido de identidade pessoal que cada jovem alcança para si é **único**. Ele depende de contingências como as habilidades com as quais ele nasceu, as emoções pelas quais passou, o tipo de pais que teve e a cultura na qual passou sua infância. Sem dúvida, é por isso que Erikson especifica que a formação de um sentido de identidade se traduz de maneira diferente nos indivíduos, nas sociedades, nas grandes variações na duração, na intensidade e na ritualização da adolescência.

Para Piaget, essa unidade da conduta volta a encontrar-se no período de 11 a 12 e de 14 a 15 anos, o que ele chama de pré-adolescência, em que o sujeito consegue libertar-se do concreto e situar o real em um conjunto de transformações possíveis. Idade dos grandes ideais ou do início das teorias, além das simples adaptações presentes ao real. Mas, se muito se descreveu esse desenvolvimento afetivo e social da adolescência, nem sempre se compreendeu que a condição prévia e necessária é uma transformação do pensamento, que possibilita o manejo das hipóteses e o raciocínio sobre preposições destacadas da constatação concreta e atual. A pré-adolescência caracteriza-se, ao mesmo tempo, por uma aceleração do crescimento fisiológico e somático e por esse abrir-se dos valores às possibilidades novas, para as quais já se prepara o sujeito, porque consegue antecipá-las, pelos novos instrumentos dedutores.

Piaget continua a enfatizar que importa observar que cada nova estrutura mental, ao integrar as precedentes, consegue ao mesmo tempo liberar em parte o indivíduo do passado e inaugurar atividades novas, que, no nível presente, são essencialmente orientadas para o futuro. Em contraposição à psicanálise, o autor afirma que essa fase não é simplesmente uma identificação sucessiva, em que os mais velhos fazem o papel de modelos e em que existe a autonomia moral, que principia no plano individual no nível de 7 a 12 anos, e adquire, de fato, com o pensamento formal, uma dimensão a mais no manejo do que se poderia denominar os valores ideais ou supraindividuais. O que pouco viram foi o papel da autonomia concreta adquirido durante a segunda infância e, sobretudo, o papel das construções cognitivas que permitem a antecipação do futuro e o franquear dos valores novos.

Traçando um paralelo para a compreensão mais atual da definição de seu início e término, surge um questionamento, pois se trata de diferenças individuais. Com que idade se inicia a adolescência? Quando termina? O que é a puberdade? Esse é o questionamento realizado por Ferreira, que inicia seus estudos sobre a psicodinâmica do adolescente trazendo uma definição de adolescência como uma etapa evolutiva do ser humano. A palavra "adolescer", originada do latim *adolescere*, significa crescer, desenvolver-se, engrossar, tornar-se maior, atingir a maioridade.

Para compreender melhor, ela define puberdade como um processo filogenético determinado pela espécie. É um fenômeno puramente biológico, que inclui as transformações corporais, o crescimento em altura, o aparecimento dos caracteres sexuais secundários, o surgimento da menarca nas meninas e a polução nos meninos, portanto a capacidade reprodutiva. A puberdade se inicia aos 11 ou 12 anos e se encerra com a parada do crescimento corporal, aos 15 ou 16 anos. Porém, considera-se geralmente que a adolescência, por sua vez, inicia-se junto com a puberdade.

Blos divide a adolescência em quatro momentos:

1. Pré-adolescência: 11 ou 12 anos.
2. Adolescência inicial ou precoce: 13 ou 14 anos.
3. Adolescência propriamente dita: 15 ou 16 anos.
4. Adolescência tardia: 17 a 19 anos.

Para Blos, a adolescência representa um segundo processo de individuação: "o que na infância significa sair da membrana simbiótica para converter-se em um ser individual que caminha por si, na adolescência implica desprender-se dos laços infantis para passar à sociedade global".

Como a adolescência é diretamente influenciada pelo meio ambiente ou social (vertente ontogenética), pode-se, às vezes, observar alguns sinais do comportamento adolescente já no final da infância; e a identificação e definição do término dessa etapa não são muito simples.

Entretanto, temos como referências possíveis:

- A maioridade aos 18 anos: quando o adolescente passa a ter responsabilidade pelos atos da vida civil.

- A independência socioeconômica: quando o indivíduo torna-se capaz de se manter economicamente por si só, não tendo vínculos econômicos com os pais, padrinhos ou quem quer que seja.
- Finalmente, a independência ou maturidade psicológica: quando o adolescente está psicologicamente preparado, ou seja, quando sua personalidade está mais estruturada e definida, e as definições do próprio eu independem, portanto, das figuras parentais.

Em análise, Ferreira diz que é obrigatório considerar a adolescência sob o ponto de vista biopsicossocial. Para Castellar,

> "... na sociedade atual, a adolescência é conceituada como um período de transição durante o qual o jovem terá que buscar uma identidade ao mesmo tempo em que se adestra para o exercício de funções adultas (reprodução e produção). Na realidade, não existe uma adolescência, mas sim adolescência em função do político, do social, do cultural e do momento (fase) no qual está presente o adolescente".

Imagem corporal do adolescente

Schilder conceitua imagem corporal como uma representação condensada das experiências passadas e presentes, reais ou fantasiadas, do corpo do indivíduo. Inclui aspectos conscientes e inconscientes. A estrutura da imagem corporal é determinada por:

- percepção subjetiva da aparência e habilidade à função;
- fatores psicológicos internalizados;
- fatores sociológicos (a imagem corporal é também função dos papéis que ao corpo são atribuídos pela cultura em dado momento).

Dando continuidade ao conceito de Schilder, Ferreira estabelece a conexão com os aspectos físicos, lembrando que, uma vez iniciada a puberdade, o sistema nervoso central, por meio da estimulação do hipotálamo sobre a hipófise, que por sua vez estimula as gônadas e a glândula suprarrenal, produz hormônios masculino nos meninos (testosterona) e feminino nas meninas (estrógeno e progesterona). A testosterona é responsável pelo aparecimento das características sexuais secundárias, com a produção dos espermatozoides e o aparecimento do desejo sexual. A mudança no tom de voz e a agressividade são atribuídas a esse hormônio. A progesterona e o estrógeno causam as características sexuais secundárias nas meninas.

Esquematicamente:

- Modificação nas meninas: aumento dos seios, aparecimento de pelos pubianos, menstruação, crescimento de pelos no corpo.
- Modificação nos meninos: crescimento dos testículos, aparecimento dos pelos pubianos, aumento do pênis, mudanças iniciais da voz (timbre), primeira ejaculação, pelos no corpo (axilares, inicialmente) e mudança definitiva da voz.

Aos poucos o corpo do adolescente vai se desenvolvendo e adquirindo semelhanças, um contorno similar ao adulto, e gradualmente vai se definindo a imagem corporal definitiva de seu sexo. Havendo uma idealização da forma desse corpo, ocorrerá certamente um conflito entre a imagem da fantasia e a imagem real do corpo. Esse fato é a origem das ansiedades de muitos adolescentes com relação a seus atributos físicos, por exemplo, o tamanho do pênis, a largura dos ombros, a estatura, o tamanho dos seios, e de como esses fatores poderão repercutir ao iniciar o contato com o sexo oposto.

O desenvolvimento dos aspectos sexuais secundários também é um importante foco de conflito, não só porque na adolescência se iniciarão os jogos e relações sexuais, mas também porque em nossa sociedade e cultura há uma valorização e ênfase muito específicas para essas questões. Há outros momentos de ansiedade, quando acontecem os estirões, isto é, os momentos de crescimento, em que é muito frequente observar uma descoordenação motora. Os jovens ficam estabanados, derrubando objetos, batendo o corpo em portas, janelas, mesas, entre outros. Ocorrem, também, mudanças na forma de andar, pois, embora esse processo seja dinâmico, é necessário certo tempo até que o jovem se habitue a suas novas dimensões.

Crise da adolescência

Aberastury introduz a questão da "crise da adolescência" ao conceituar os lutos que o adolescente terá de elaborar pela perda do corpo, da identidade e dos pais (idealizados) infantis. Castellar afirma que a resolução da "crise adolescente" se fará de acordo com as possibilidades elaborativas dessas perdas, que, por seu turno, guardam estreita relação e dependência com os diferentes momentos do desenvolvimento emocional do indivíduo. Dois aspectos são muito importantes: a intensidade do luto, determinada pelo valor afetivo do objeto perdido, e a caracterização do processo de luto como um sentido de tristeza, desinteresse pelo exterior, perda da capacidade de amar e inibição de quase todas as funções.

Ao partirmos do conceito de que cada etapa do desenvolvimento, ao ser ultrapassada, representa um luto, e de que na adolescência há uma reincidência das numerosas perdas ocorridas no processo de crescimento, podemos concluir que a crise adolescente se caracteriza por um processo depressivo de elaboração de lutos. Não se considera a crise adolescente uma doença, embora os estados depressivos sejam comuns nessa fase pela quantidade de lutos a serem elaborados.

Síndrome da adolescência normal

Knobel denomina "síndrome da adolescência normal" o processo de passagem entre a infância e o mundo adulto que o adolescente percorre, caracterizado por:

- Busca de si mesmo e da identidade.
- Tendência grupal (estar em grupos).
- Necessidade de intelectualizar e fantasiar.
- Crises religiosas, que podem ir desde o ateísmo mais intransigente até o misticismo fervoroso.
- Deslocalização temporal, na qual o pensamento adquire as características do pensamento primário.
- Evolução sexual, que vai do autoerotismo até a heterossexualidade geral genital adulta.
- Atitude social reivindicatória, com tendências anti ou associais de intensidade diversa.

- Contradição sucessiva em todas as manifestações da conduta, dominada pela ação, que constitui a forma de expressão conceitual mais típica desse período de vida.
- Separação progressiva dos pais.
- Constantes flutuações do humor e do estado de ânimo.

Por um lado, existe um *continuum* da formação de identidade, pois é na infância que começam a ser elaboradas as ansiedades básicas, o substrato da personalidade que se estrutura. Fundamental ter presente que o caminho da adolescência é a inserção no mundo adulto – uma continuidade natural do crescimento e desenvolvimento de qualquer ser humano –, mas é também fundamental pensar a adolescência como um momento específico, um mundo próprio e peculiar. Portanto, temos a identidade desse momento evolutivo.

O adolescente pode adotar diferentes identidades, por exemplo:

- Identidades transitórias: aquelas adotadas em certo machismo no rapaz ou na precoce sedução histeroide na moça, no adolescente muito sério, muito adulto.
- Identidades ocasionais: aquelas que ocorrem ante situações novas, por exemplo, no primeiro encontro com o parceiro, no primeiro baile, entre outros.
- Identidades circunstanciais: aquelas que conduzem a identificações parciais transitórias, por exemplo, quando o pai vê seu filho adolescente como o vê no colégio, no clube, entre outros, e não como habitualmente o vê em seu lar e em sua relação consigo mesmo.

Esses tipos de identidade estão relacionados com o processo de aquisição da identidade adolescente, daquela que poderá ser a definitiva, a mais estabilizada, e se inclui aqui, como enfatiza Knobel, o processo de separação das figuras parentais (dos pais externos reais e das figuras parentais internalizadas), com a aceitação de uma identidade independente.

O movimento de formação de grupos se estabelece como uma consequência do distanciamento e do movimento de separação das figuras parentais – é o sair de casa, do lar, da família. Mas, ao se ver sozinho, inseguranças, medos, culpas vêm à tona, e a saída é a estruturação de grupos pela procura de outros iguais com os quais o adolescente poderá acalmar seu mundo interno. Nesse momento ocorre a busca dos semelhantes, o processo de se identificar de maneira intensa, maciça. Na medida em que há a formação do grupo, pode ocorrer um processo de quase simbiose com este, sendo muito difícil se separar dele, dos amigos, da turma. As atuações do grupo e de seus integrantes representam a oposição às figuras parentais e uma maneira ativa de determinar uma identidade diferente da do meio familiar.

Como existe o movimento de procurar grupos, turmas, também ocorrerá o momento de se separar, de se distanciar, para maior discriminação interna, e consequente crescimento em busca da identidade adulta. A necessidade de intelectualizar e fantasiar acontece como uma das formas típicas do pensamento do adolescente: são mecanismos de defesa. O adolescente recorre ao pensamento para compensar as perdas que ocorrem dentro de si mesmo, as quais não podem evitar.

A preocupação metafísica emerge com grande intensidade, e as tão frequentes crises religiosas não são mero reflexo caprichoso do místico, como às vezes costuma parecer aos olhos dos adultos, mas tentativas de soluções da angústia que o ego vive, em sua busca de identificações positivas, e do confronto com o fenômeno da morte definitiva de uma parte de seu ego corporal. Soma-se a isso a separação definitiva dos pais e a aceitação da possível morte destes.

Isso pode explicar como os adolescentes chegam a ter tanta necessidade de fazer identificações projetivas com imagens muito idealizadas, que lhes garantam a continuidade da existência de si mesmos e de seus pais infantis. A figura de uma divindade – de qualquer tipo de religião – pode representar para eles uma saída mágica desse tipo.

Poder-se-ia se chamar do eterno viver no presente – tudo é presente, o aqui e agora existencial. As urgências são enormes, e as postergações são aparentemente irracionais. Falar de autoerotismo é falar de masturbação, que é muito frequente na adolescência, desde seu início até se iniciarem as relações sexuais, quando a masturbação diminui. É importante esclarecer que as relações sexuais, ou o "exercício genital", como lembra Knobel, têm mais caráter exploratório e preparatório do que propriamente de reprodução, que só mais tarde se realizará. Ao ir aceitando sua genitalidade, o adolescente inicia a busca do parceiro de maneira tímida, mas intensa.

Ferreira cita que começam a aparecer o "ficar", os beijos, os carinhos mais íntimos que duram minutos ou horas, os "rolos" – que são "ficar" por uma semana – e aí os namoros, que implicam um vínculo com compromisso, regras e limites. Aparecem os amores platônicos e, também, as paixões por figuras idealizadas, que podem ser consideradas amores narcísicos projetados nos outros ou um claro substituto parental ao qual o adolescente se vincula com a fantasia edípica. A passagem do autoerotismo à heterossexualidade, primeiro da masturbação como fase genital prévia depois da atividade lúdica que leva à aprendizagem, desde um simples tocar o outro, bailes, jogos, esportes, curiosidade sexual (interesse pelas revistas pornográficas), até o vínculo sexual. O adolescente costuma passar por períodos de homossexualidade, que podem ser a expressão de uma projeção da bissexualidade perdida e desejada em outro indivíduo do mesmo sexo.

Aqui se pode mudar um pouco o foco de atenção, afirma Ferreira, sem deslocá-la, apenas dando maior definição a dois outros pontos da dinâmica do adolescente: sua família, seus pais e a sociedade. Não é somente o adolescente que irá elaborar lutos, mas seus pais também, luto pela infância perdida, luto pelo descontrole dos filhos, e, na medida em que o jovem ultrapassa os rituais de iniciação sexual e se profissionaliza, terá então de ser tratado como igual, como rival. Portanto, teremos uma reação, não só dos pais, mas da sociedade também.

A sociedade tem suas contradições, poderá ser vista como um lugar protetor, mas, igualmente, como lugar ameaçador ou até um espaço fechado, com muita concorrência, e isso gerará algumas reações no adolescente: de reivindicação, de raiva, de ódio.

A conduta do adolescente está dominada pela ação, que constitui o modo de expressão mais típico nesses momentos da vida, em que até o pensamento precisa tornar-se ação para poder ser controlado. Ele tem uma personalidade permeável, que recebe tudo e também projeta enormemente, ou seja, é uma personalidade na qual os processos de projeção e introjeção são intensos, variáveis e frequentes, portanto não tem uma linha de conduta determinada. A intensidade e a qualidade da angústia com que se dirige a relação com os pais e a separação destes estarão determinadas pela forma como se realizou e elaborou a fase genital prévia de cada indivíduo, à qual se somarão, logicamente, as experiências infantis anteriores e posteriores e a atual do próprio adolescente.

Família do adolescente

A adolescência introduz uma nova época, pois assinala uma nova definição dos filhos dentro da família e dos papéis com relação a seus filhos.

As famílias com adolescentes devem estabelecer fronteiras qualitativamente diferentes das famílias com filhos mais jovens, um trabalho dificultado, em nossa época, pela ausência de rituais que facilitem essa transição.

As fronteiras, agora, devem ser permeáveis. Os pais não podem mais impor uma autoridade completa. Os adolescentes podem e realmente abrem a família para um cortejo completo de novos valores, quando trazem seus amigos e novos ideais para a arena familiar. As famílias que descarrilam nesse estágio podem estar muito fechadas a novos valores e ameaçadas por eles, e com frequência estão fixadas em uma visão anterior de seus filhos.

Para essa fase, o velho adágio dos Alcoólatras Anônimos é particularmente adequado aos pais: "que eu tenha a capacidade de aceitar as coisas que não posso mudar, a força para mudar as coisas que posso mudar, e a sabedoria para perceber a diferença". Fronteiras flexíveis, que permitem aos adolescentes se aproximar e ser dependentes nos momentos em que não conseguirem manejar as coisas sozinhos, e se afastar e experimentar, com graus crescentes de independência, quando estão prontos, exigem esforços especiais de todos os membros da família em seus novos *status* uns com relação aos outros. Esse também é um momento em que os adolescentes começam a estabelecer seus próprios relacionamentos independentes com a família ampliada, e são necessários ajustes especiais entre os pais e os avós para permitir e estimular esses novos padrões.

Papel da família

Sociologicamente, a família é definida como um sistema social pequeno e interdependente, dentro do qual podem ser encontrados subsistemas ainda menores dependendo do tamanho da família e da definição de papéis. Sabe-se que os complexos inter-relacionamentos entre todos os membros da família e entre os subgrupos que se formam dentro desta, e quaisquer modificações que aí ocorrem, exercerão sua influência em cada membro individualmente e no grupo como um todo. Qualquer mudança no comportamento, como uma súbita partida ou um súbito acréscimo à unidade, transformará toda a família.

A maior parte das famílias possui uma estrutura razoavelmente estável, papéis bem definidos, suas próprias regras estabelecidas em comum acordo e seus próprios valores. Em geral, quando esses aspectos são coerentes, verifica-se uma redução dos problemas, da carga da tomada de decisões e da necessidade de modificações básicas na estrutura familiar. Todos os membros da unidade familiar conhecem seus papéis e sabem como devem desempenhá-los.

De acordo com Buscaglia, mesmo em tais famílias saudáveis, uma ocorrência violenta, assim como uma doença séria e prolongada, desastres naturais e dificuldades financeiras imprevistas, exigirão dos membros uma redefinição de seus papéis e o aprendizado de novos valores e padrões de comportamento, a fim de se ajustarem ao novo estilo de vida. A família se reestrutura. A extensão dessa reestruturação será determinada pela força do estímulo causal, o grau de intimidade dos inter-relacionamentos da unidade e a profundidade das reações emocionais envolvidas. Embora seja em si mesma uma unidade social significativa, a família não vive em um vácuo social. Ela é, na verdade, parte de uma unidade social maior, a comunidade imediata e a sociedade total em que existe. Em certa perspectiva, trata-se de uma pequena cultura dentro de outra mais ampla, sobre a qual age e à qual reage.

O preconceito social, por exemplo, de parte da comunidade com relação a um ou todos os membros da família imporá seu peso a cada um. O preconceito pode ser dirigido à raça, cor, religião, condição econômica, ao *status* social e até mesmo às diferenças físicas e mentais, e se constituirá em uma força potente e influente no comportamento da família.

A família serve como um campo de treinamento para seus membros. Ela oferece aos bebês um lugar onde realizar suas experiências com o repertório de atitudes disponíveis, ao mesmo tempo que lhes assegura o preenchimento de suas necessidades físicas de comida, água e abrigo. A família saudável assume um papel a mais: o de apoio, compreensão e aceitação.

Deficiência

"Torna-te aquilo que és. Faze sempre o que quiseres; mas sê desde logo daqueles que podem querer."

(Nietzsche)

Conforme o Artigo 2º da Lei Brasileira de Inclusão n. 13.146 de 06 de julho de 2015, considera-se pessoa com deficiência aquela que tem impedimento de longo prazo de natureza física, mental, intelectual ou sensorial, o qual, em interação com uma ou mais barreiras, pode obstruir sua participação plena e efetiva na sociedade em igualdade de condições com as demais pessoas.

Em 1980, a Organização Mundial de Saúde (OMS) adotou uma classificação internacional de impedimentos (*impaiments*), deficiências (*disabilities*) e incapacidades (*handicaps*), que sugeria uma abordagem mais precisa e ao mesmo tempo mais relativista: Classificação Internacional de Impedimentos, Deficiências e Incapacidades (*International Classification of Impairments, Disabilities and Handicaps: a manual of classification relating to the consequences of disease* ICIDH, World Health Organization – Geneva, 1980).

A terminologia em língua portuguesa, proposta pela OMS, por intermédio do Secretariado Nacional de Reabilitação de Portugal (OMS, 1989), é "Classificação Internacional de Deficiências, Incapacidades e Desvantagens". Um manual de classificação das consequências das doenças (CIDID) foi aceito na Conferência Intergovernamental Iberoamericana sobre Políticas para Pessoas Idosas e Incapacitadas, realizada na Colômbia, em 1992:

- Deficiência: em português significa prejuízo, dano. Definida como qualquer perda ou anormalidade de estrutura ou função psicológica, fisiológica ou anatômica. Mais que uma doença que envolve perdas, Pode ser temporária ou permanente, e inclui a ocorrência de uma anomalia, defeito ou perda de um membro, órgão, tecido ou qualquer outra estrutura do corpo, inclusive as funções mentais. Representa a exteriorização de um estado patológico, refletindo a princípio um distúrbio orgânico, uma perturbação em nível de órgão.

- Incapacidade: em português, significa inabilidade, incapacidade, inaptidão. Foi definida como qualquer restrição de uma habilidade para desempenhar uma atividade considerada normal para o ser humano. Pode surgir como consequência direta ou como resposta do indivíduo a uma deficiência psicológica, sensorial ou outra qualquer. Representa a objetivação de uma deficiência e como tal reflete distúrbios no nível da própria pessoa. Diz respeito a habilidades na forma de atividades e comportamentos que são aceitos como componentes essenciais da vida diária. Exemplos incluem distúrbios no comportamento, nos cuidados pessoais (como controle esfincteriano, tomar banho e alimentar-se por si mesmo), na realização de outras atividades da vida diária (AVD) e nas atividades de locomoção (como andar).

- Desvantagem: em português, significa obstáculo, empecilho. É uma desvantagem para um indivíduo, resultante de uma deficiência ou de uma incapacidade, que limita ou impede o desempenho do papel que é esperado para esse indivíduo na sociedade (dependendo da idade, sexo, fatores sociais e culturais). Caracterizada por uma discordância entre a capacidade individual de realização e as expectativas do próprio indivíduo ou do grupo social a que pertence. Representa a socialização da deficiência ou da incapacidade, no sentido de que reflete as consequências sociais do indivíduo, em decorrência da presença da deficiência ou da incapacidade. Relaciona-se com a dificuldade de realizar habilidades fundamentais para a sobrevivência do indivíduo em determinada sociedade, por meio do desempenho de papéis sociais ou papéis de sobrevivência.

Essas referências foram propostas pela versão para o português realizada pelo Secretariado Nacional de Reabilitação de Portugal (1989), aceita oficialmente em 1992. Na integração desses conceitos, evitou-se usar a mesma palavra para identificar tipos de deficiência, incapacidades ou desvantagens. Assim, para caracterizar uma deficiência, deu-se preferência ao uso de um adjetivo ou substantivo, para a incapacidade um verbo no infinitivo e para a desvantagem um dos "papéis de sobrevivência" no meio físico social (OMS, 1989). Por outro lado, pode-se articular os conceitos de forma longitudinal (Figura 61.1).

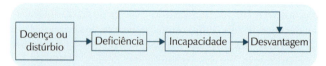

FIGURA 61.1 – Articulação longitudinal dos conceitos de deficiência, incapacidade e desvantagem.
Fonte: Adaptada de Organização Mundial da Saúde (OMS), 1989.

Embora essa representação esquemática sugira uma progressão linear simples ao longo de uma sequência completa, a situação de fato é mais complexa. Segundo a OMS, 10% da população de cada país tem algum tipo de deficiência física, visual, auditiva ou mental. No Brasil, de acordo com o último censo realizado pelo Instituto Brasileiro de Geografia e Estatística (IBGE, 2010), 23,9% da população tem uma deficiência (Figura 61.2).

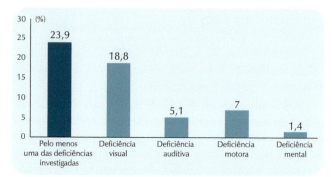

FIGURA 61.2 – Percentual da população com deficiência, segundo o tipo de deficiência investigada, no Brasil, em 2010.
Fonte: Adaptada de Instituto Brasileiro de Geografia e Estatística (IBGE), 2010.

A Rehabilitation Internacional (órgão da ONU, 1983) afirma que existem aproximadamente 500 milhões de portadores de deficiência no mundo e que mais de dois terços deles vivem em países pobres e injustos como ainda é o nosso. Nesses países, a maioria das pessoas com deficiência não conta com serviços de atendimento médico e reabilitação. No entanto, em 1989 a OMS divulgou que, apesar de a incidência (número de casos novos que surgem em determinado período de tempo – geralmente um ano) de deficiências ser mais alta nos países em desenvolvimento do que nos industrializados, a prevalência (número de casos existentes em determinado momento numa população) de deficiências é mais baixa nos primeiros, por causa da menor sobrevida dessas pessoas nesses países. Assim, a OMS acredita que atualmente a prevalência de pessoas com deficiência nos países em desenvolvimento esteja entre 7% e 10% da população, tendendo a valores maiores à medida que as taxas de mortalidade infantil diminuem e a sobrevida das pessoas idosas aumenta.

Para o caso específico do Brasil, fica difícil aceitar essas estimativas, visto que, segundo o *Relatório sobre desenvolvimento humano mundial*, divulgado em 1996 pelo Programa das Nações Unidas para o Desenvolvimento (PNUD), o Brasil, na verdade, é constituído de "três Brasis". Uma região (Sudeste) com índice de desenvolvimento humano (IDH) razoável, outra (Nordeste) com IDH entre os mais baixos do mundo e uma terceira região (Centro-Oeste) em situação intermediária (*Folha de S.Paulo*, 1996).

No Brasil, o UNICEF (*apud* Ribas) afirma que as principais causas de deficiência infantil são:

- nutrição inadequada de mães e crianças;
- ocorrências anormais pré e perinatais;
- doenças infecciosas;
- acidentes.

O Brasil ainda é obrigado a conviver com vários problemas sociais que são responsáveis pela aquisição de deficiências. Entre eles estão a violência urbana e rural, os acidentes de trânsito, os acidentes de trabalho, a pobreza familiar, a falta de maiores esclarecimentos da população sobre a aquisição de deficiências e prevenção, o número relativamente grande de crianças, adolescentes e adultos drogados e a exclusão e o abandono sociais.

A Convenção sobre os Direitos das Pessoas com Deficiência, que representa um tratado internacional, aprovado na Assembleia Geral das Nações Unidas (ONU) em dezembro de 2006, específico para as pessoas com deficiência, assinado pelo Brasil, entre mais de 100 países, em 30 de março de 2007 e ratificado pelo Congresso Nacional em julho de 2008, afirma: "a deficiência é um conceito em evolução e que resulta da interação entre pessoas com deficiência e as barreiras decorrentes das atitudes e do ambiente, que impedem a plena e efetiva participação dessas pessoas na sociedade em igualdade de oportunidades com as demais pessoas".

No contexto em que se afirma que a deficiência é um conceito em evolução, Lemos retrata que se faz necessário pensar e repensar as condições das pessoas com deficiência para ampliar as possibilidades da inclusão, alterando, assim, as barreiras atitudinais e de ambiente que impedem o desenvolvimento pleno de crianças e adolescentes com deficiência.

Deficiência física
Definição

A deficiência física refere-se ao comprometimento do aparelho locomotor, que compreende o sistema osteoarticular, o sistema muscular e o sistema nervoso. As doenças ou lesões que afetam quaisquer desses sistemas, isoladamente ou em conjunto, podem produzir quadros de limitações físicas de grau e gravidade variáveis, segundo o segmento ou segmentos corporais e o tipo de lesão ocorrida. Essa categoria é extremamente heterogênea, pois as causas da deficiência são diversas, apresentando uma variedade de quadros motores. Assim, a deficiência física ou motora é considerada um distúrbio da estrutura anatômica ou da função, que interfere na movimentação e/ou locomoção do indivíduo.

As deficiências podem ser congênitas ou adquiridas como resultado de um acidente ou lesão. Incluídos nessa classificação estão os indivíduos com alterações neurológicas, musculares e orgânicas que afetam as atividades motoras.

Classificação

Quanto à natureza, podemos dividir as deficiências físicas em:

- Distúrbios ortopédicos: referem-se aos problemas nos músculos, ossos e/ou articulações.
- Distúrbios neurológicos: referem-se à deterioração ou lesão do sistema nervoso central.

Quanto à origem:

- congênita;
- adquirida.

Quanto ao tempo de duração:

- progressiva ou não progressiva;
- permanente ou temporária;
- aguda ou crônica.

Tipos

- lesão cerebral (paralisia cerebral, hemiplegias);
- lesão medular (tetraplegias, paraplegias);
- miopatias (distrofias musculares);
- patologias degenerativas do sistema nervoso central (esclerose múltipla, esclerose lateral amiotrófica);
- lesões nervosas periféricas;
- amputações;
- sequelas de politraumatismos;
- malformações congênitas;
- distúrbios posturais da coluna;
- sequelas de patologias da coluna;
- distúrbios dolorosos da coluna vertebral e das articulações dos membros;
- artropatias;
- reumatismos inflamatórios da coluna e das articulações;
- lesões por esforços repetitivos (LER);
- sequelas de queimaduras.

Causas

Muitos problemas apresentados nas mães e que podem causar deficiências no recém-nascidos são: diabetes, idade maternal avançada, toxemia, consumo de tóxicos, uso de certos medicamentos, infecções como rubéola, sífilis, intrauterina, tuberculose, sensitização Rh ou ABO.

Os problemas que ocorrem tanto para o recém-nascido quanto para a mãe, durante o parto, também podem causar deficiências no recém-nascido. Alguns dos problemas relacionados ao trabalho de parto são: hemorragia placental, prolapso do cordão umbilical, dificuldades do parto, lesão intracraniana, lesão de nervo periférico e fraturas. Para complicar e associar-se ao número de fatores que podem causar problemas, a criança também pode ser considerada de alto risco pelas seguintes razões: imaturidade e baixo peso ao nascimento, alto peso ao nascimento, pós-maturidade excedendo 43 semanas, nascimentos múltiplos, meningite, alterações sanguíneas, lesões respiratórias, convulsões, icterícia (Adams, 1985).

Fisiopatologia de algumas doenças e situações que provocam a deficiência física

Dentro dos distúrbios ortopédicos que podem provocar a deficiência física:

- Amputação: definido como ausência congênita ou retirada de um ou mais membros.
- Espinha bífida: definida como alteração do fechamento de um ou mais arcos vertebrais, que pode resultar em distúrbios neurológicos além dos desvios da estrutura óssea. Apresenta vários tipos, como **oculta** (na qual a anomalia só será percebida em exames de raio X. Torna a estrutura da coluna vertebral menos resistente, e o indivíduo fica mais propenso a sofrer deslizamento de vértebras, devendo evitar carregar pesos excessivos ou

executar testes de carga máxima), **meningocele** (na qual se forma um tumor com profusão sacular junto à coluna vertebral, o qual contém líquor, porém a medula e as raízes nervosas permanecem em posição normal, raramente deixando sequelas, se tratada adequadamente) e **mielomeningocele** (na qual se forma uma protusão sacular contendo meninges, líquor, porções medulares e fibras nervosas, causando quase sempre a lesões medulares parciais e/ou totais).

- Nanismo: definido pela baixa estatura com relação à idade cronológica. O indivíduo na idade adulta não atingirá sequer 132 cm de estatura. A patologia mais comum é a acondroplasia (doença autossômica), causada por um gene dominante, que acarreta a desproporção entre o tronco, a cabeça e os membros.
- Distrofia muscular: caracterizada pela deterioração progressiva da musculatura esquelética voluntária, ocasionando incapacitação pela dificuldade ou ausência de contração muscular. Existem diversos tipos, sendo a mais conhecida e a mais incapacitante a Ducchenne.
- Osteogênese imperfeita: caracterizada pela malformação óssea causada por herança genética. Compromete a estrutura óssea, tornando-a quebradiça e com densidade diminuída. Os acometidos por essa patologia sofrem fraturas no nascimento e/ou depois dele, podendo adquirir deformidades como consequência dessas fraturas.
- Artrite: caracterizada por inflamação articular que causa dor intensa na articulação afetada e suas adjacências, com consequente diminuição das funções, podendo chegar até a imobilização. Pode aparecer em qualquer fase da vida, e a respectiva fase pode indicar o tipo de artrite. A mais conhecida é a do tipo reumatoide, caracterizando uma patologia sistêmica, que envolve as articulações e os músculos.

Dentre os distúrbios neurológicos, podemos citar:

- Poliomielite: causada por um vírus que destrói células motoras e geralmente se aloja no corno anterior da medula. Deixa como sequela a paralisia nas áreas motoras correspondentes, mas preserva a sensibilidade.
- Lesão medular: causada por traumas, fraturas das vértebras da coluna, tumores ou malformações arteriovenosas. Uma vez lesadas, as células nervosas não se regeneram, levando as áreas motoras e sensoriais correspondentes à perda parcial (paresia) ou total (plegia) de suas funções. Quando afeta a região cervical, a lesão caracteriza uma tetraplegia ou uma tetraparesia (acometimento dos quatros membros). Quando afeta a região torácica, lombar ou sacral, caracteriza uma paraplegia ou paraparesia (lesão dos membros inferiores e/ou tronco).
- Paralisia cerebral: também conhecida como encefalopatia crônica da infância. Definida como lesão permanente no cérebro, particularmente na área motora, o que causa distúrbios do tônus muscular e consequentemente das funções motoras. Costuma vir acompanhada de lesões em outras áreas, por isso é muitas vezes considerada uma deficiência múltipla. Sua classificação é feita segundo a natureza do tônus muscular apresentado (espático, atetoide, atáxico e flácido), quanto à topografia dos membros afetados (monoplegia, diplegia, triplegia, quadriplegia, hemiplegia e dupla hemiplegia) e quanto à gravidade do acometimento (leve, moderada e grave). Geralmente esses indivíduos apresentam situações particulares que não podem ser generalizadas para outras situações, que acarretam a deficiência motora, necessitando, assim, de uma avaliação mais criteriosa das capacidades e habilidades motoras.
- Acidente vascular cerebral (AVC): definido como uma interrupção na circulação cerebral, acarretando lesão de células de áreas sensoriais e/ou motoras e deixando sequelas correspondentes à área lesada.

Para fazer a identificação

Observação quanto ao atraso no desenvolvimento neuropsicomotor do bebê (não firmar a cabeça, não sentar, não falar no tempo esperado). Atenção para perda ou alterações dos movimentos, da força muscular ou da sensibilidade para membros superiores ou membros inferiores. Identificação de erros inatos do metabolismo, de doenças infectocontagiosas e crônico-degenerativas, controle de gestação de alto risco e identificação precoce pela família, seguida de exame clínico especializado, favorecem a prevenção primária e secundária e o agravamento do quadro de incapacidade.

Exames para ter um diagnóstico correto

- barositometria (lesados medulares);
- avaliações complementares por especialidades afins;
- avaliação isocinética;
- eletroneuromiografia;
- potencial evocado;
- urodinâmica;
- ergoespirometria;
- baropodometria;
- avaliação clínica fisiátrica;
- teste de propriocepção-reator;
- avaliações complementares por equipe multiprofissional;
- laboratório de análise tridimensional do movimento.

Algumas características gerais podem ser destacadas, embora generalizações sejam variáveis, provocando níveis diferentes de ajustes sociais e emocionais:

- pessoa que apresenta dificuldades para se locomover;
- não consegue andar;
- anda, mas com dificuldade (usa muletas ou outros aparelhos);
- não consegue utilizar devidamente as mãos ou braços para pegar objetos, talheres, segurar lápis;
- sofreu perda de algum membro.

Papel da família do deficiente

A partir do momento em que uma criança, adolescente ou adulto com deficiência é trazido para casa, vindo do hospital, o clima emocional da família se transforma. Naturalmente esse fenômeno ocorre mesmo com a chegada de um bebê normal ou com a estada de um visitante ainda que por um breve período de tempo. Os climas emocionais variarão e sofrerão mudanças decorrentes dos estímulos externos. No entanto, em um lar que agora se defronta com um indivíduo com deficiência, os integrantes, que até esse momento estiveram seguros em seus papéis bem definidos, terão de passar por uma mudança.

Pesquisas clínicas têm revelado que a maior influência sobre a aceitação ou rejeição da criança com deficiência pela família é a atitude da mãe. Se ela é capaz de lidar com o fato com aceitação e segurança razoáveis, de forma bem ajustada, a família será capaz de fazer o mesmo. Banish descobriu que as crianças seguem as atitudes dos pais no que se refere à pessoa com deficiência na família. Se a mãe se torna melancólica, chorosa, desapontada, desajeitada e lamentosa, o pai e os irmãos seguirão seu exemplo.

Buscaglia assinala que existem outros fatores que afetarão o papel da família na aceitação ou rejeição de um membro com deficiência. Se essa família enfrentou conflitos anteriores com soluções conjuntas, organizadas e bem executadas, estará mais apta a encontrar alternativas e respostas adequadas aos futuros problemas. Se a família, no passado, sempre funcionou como unidade saudável, é improvável que uma crise única venha a lhe causar grande prejuízo. A maior parte das famílias saudáveis enfrentará os problemas de maneira realista e produtiva, descobrindo que a dinâmica da solução de problemas em grupo tem a função de tornar a família uma unidade mais íntegra e significativa.

A presença de uma pessoa com deficiência na casa continuará a causar problemas que exigirão, de cada membro da família, redefinições de papéis e mudanças, mesmo após a absorção do impacto inicial. Haverá sempre necessidades específicas – de tempo, reestruturação familiar, mudanças de atitudes e valores e novos estilos de vida. A extensão dessas acomodações de papéis e a flexibilidade com que serão efetuadas serão determinadas pelas experiências, aprendizado e personalidade anteriores dos envolvidos. As pressões não são apenas as internas, mas também os fatores externos. Os parentes, amigos e conhecidos bem-intencionados com frequência criam problemas adicionais. A sociedade tem dificuldade para conviver com diferenças, e deixará isso claro de muitas formas sutis, dissimuladas e mesmo inconscientes por meio do modo como isola o deficiente físico e intelectual, olha para ele abertamente em público e evita o contato com ele sempre que possível. Esses sentimentos da sociedade exercem efeitos sobre toda a família e sua relação com o membro que tem uma deficiência. O papel da família do deficiente é extensivo ao contexto sociopsicológico, em que, como no caso de uma família comum, há efeitos recíprocos contínuos entre a família e a criança, e a família, a cultura e a criança, uns sobre os outros.

Qualquer mudança em um integrante da família afeta todos os outros, dependendo do estado psicológico do grupo. A principal diferença no caso da família com uma criança com deficiência é que seus problemas são intensificados pelos muitos pré-requisitos, necessidades e atitudes que lhe são impostos pela deficiência. Essa família pode atuar de forma bastante positiva como mediadora entre a sociedade em que seu filho terá de viver e o ambiente mais consciente e receptivo que ela pode oferecer. Para isso, porém, cada membro da família deve adaptar seus próprios sentimentos com relação à deficiência e à criança com deficiência.

A importância do papel da família não pode ser minimizada, pois é nesse campo de experiências seguro que os indivíduos com deficiência primeiro aprenderão e comprovarão continuamente que, apesar de suas limitações, lhes é permitido serem eles mesmos. Infelizmente, algumas famílias não conseguem a estruturação e organização adequadas e tomam a decisão de abandonar um de seus membros durante a trajetória.

Lesão medular

"Após o acidente que me paralisou, tive que reaprender a ter uma vida normal e conviver com essa deficiência, e com a ajuda da minha família e apoio de alguns amigos cheguei onde estou. O principal problema que me deparei após o acidente não foi a deficiência e sim o meu estado mental para viver assim. Um acidente desse gênero realmente afeta qualquer ser humano."

(F.B., tetraplégico)

A lesão medular é uma das formas mais graves entre as síndromes incapacitantes, constituindo-se em verdadeiro desafio à reabilitação (tanto física quanto psicológica). Tal dificuldade decorre da importância da medula espinhal, que não é apenas uma via de comunicação entre as diversas partes do corpo e o cérebro, como também um centro regulador que controla importantes funções, como respiração, circulação, bexiga, intestino, controle térmico e atividade sexual. Apresenta um comprometimento multissistêmico, e constitui uma das lesões mais catastróficas – social, econômica e fisicamente – que podem ocorrer com o adulto jovem.

Etiologia da lesão medular

Existe a tendência a associar a lesão medular com traumas, porém aproximadamente um terço das lesões pode ser causado por outros agentes, e, dentre esses, pelo menos a metade decorre de processos tumorais (Quadro 61.1).

QUADRO 61.1 – Causas da lesão medular.

Lesões traumáticas	
Fraturas/luxações	Acidentes de trânsito, esportes, quedas, acidentes de trabalho
Ferimentos	Armas de fogo, armas brancas
Lesões não traumáticas	

Tumorais	• Extradurais: tumor ósseo primário ou metástases
	• Intradurais:
	  • Extramedulares: meningioma, neurofibroma
	  • Intramedulares: gliomas, ependimomas, angiomas

Infecciosas	• Inespecíficas: abscessos, mielites • Específicas: TBC, LUES, entre outras
Vasculares	Trombose, embolia
Degenerativas	Esclerose múltipla
Malformações	Por exemplo: mielomeningocele
Outros	Hérnias de disco, estenose canal

TBC: tuberculose cutânea.
Fonte: Desenvolvido pela autoria do capítulo.

Esquemas de distribuição segmentar

Para uma compreensão mais clara dos sinais e sintomas resultantes da lesão da medula espinhal, é necessário descrever o esquema de distribuição segmentar. As regiões da superfície do corpo supridas pelas raízes sensitivas (dorsais) de um segmento da medula espinhal através dos nervos espinhais são chamadas **dermátomos**. A inervação segmentar dos músculos voluntários também foi registrada; a maioria dos grupos musculares é inervada por dois ou mais segmentos da medula espinhal, como demonstrado no quadro abaixo. Para compreender as complicações da lesão espinal e seu prognóstico, a descrição da disfunção baseia-se no nível funcional da perda motora ou sensitiva e não na localização anatômica da lesão na coluna vertebral. Assim, nível completo abaixo de C5 ou tetraplegia sensitivomotora em C5 denota que C5 é o último segmento funcional da medula espinhal. Essa é a terminologia em uso nos principais centros de lesão medular, e é proposta por Michaelis (Tabela 61.1).

A classificação da função neurológica divulgada por Frankel (*apud* Freed) e colegas no Centro Nacional Britânico de Lesões Vertebrais está sendo amplamente adotada. As categorias são classificadas de A a E:

a) Completa: a lesão é completa, sensitiva e motora, abaixo de um nível segmentar.

b) Incompleta: preservada apenas a sensação; implica que há alguma sensação presente abaixo do nível da lesão com paralisia motora completa.

c) Incompleta: função motora preservada, porém sem uso prático para o paciente, portanto inutilidade motora.

d) Incompleta: função motora preservada abaixo do nível da lesão. Indivíduos nesse grupo podem usar os membros inferiores funcionalmente, e muitos podem andar com ou sem auxílio.

e) Recuperação: esses indivíduos estão livres de sintomas neurológicos. Sem fraqueza, sem perda sensitiva, sem distúrbios de esfíncter. Reflexos anormais podem estar presentes.

TABELA 61.1 – Inervação segmentar dos músculos.

Pescoço	Flexão	C1, 2, 3, 4
	Extensão	
	Rotação	
Ombro	Flexão	C5, 6
	Abdução	
	Adução	C5, 6, 7, 8
	Extensão	
Cotovelo	Flexão	C5, 6
	Extensão	C7, 8
Antebraço	Pronação	C6, 7
	Supinação	C5, 6, 7

(continua)

TABELA 61.1 – Inervação segmentar dos músculos (continuação).

Punho	Extensão	C6, 7
	Flexão	C6, 7, T1
Mão	Extensão grosseira dos dedos	C6, 7, 8
	Flexão grosseira dos dedos	C8, T1
	Movimento digital fino	
Coluna	Extensão	C4 a L1
Músculos torácicos para a respiração	–	T2 a T12
Diafragma	–	C2, 3, 4
Músculos abdominais	–	T6 a L1
Quadril	Flexão	L2, 3, 4
	Abdução	L4, 5, S1
	Adução	L2, 3, 4
	Extensão	L4, 5, S1
	Rotação	L4, 5, S1, 2
Joelho	Extensão	L2, 3, 4
	Flexão	L4, 5, S1
Tornozelo	–	L4, 5, S1, 2
Pé	–	L5, S1, 2
Bexiga	–	S2, 3, 4
Intestino	Reto e esfíncter anal	S2, 3, 4
Sistema reprodutor		
Ereção	Medula sacral	S2, 3, 4
Ejaculação	Medula lombar	L1, 2, 3

Fonte: Desenvolvida pela autoria do capítulo.

Essa classificação foi proposta porque fornece um sistema por meio do qual a maioria dos casos recai claramente em uma categoria específica, dando resultados que podem ser analisados (Freed).

Perda motora

É raro um indivíduo sobreviver a uma lesão completa do terceiro ou quarto segmentos cervicais porque surgem dificuldades respiratórias secundárias à perda de função. O dano abaixo do quarto segmento cervical poupa o diafragma para respiração; as outras únicas funções musculoesqueléticas significativas remanescentes são a função muscular do pescoço e a capacidade de encolher os ombros. Estatisticamente, existem níveis críticos de função da medula espinhal, como pode ser visto na Tabela 61.2. Os níveis descritos da função musculoesquelética remanescentes são consistentes com a função intacta do segmento medular específico e em todos aqueles próximos a ele, com perda de função em maior ou menor grau em todos os segmentos distais.

TABELA 61.2 – Níveis críticos da função da medula espinhal.

C4	Diafragma, extensores e flexores da cervical média
C5	Força parcial de todos os movimentos do ombro e flexão do cotovelo
C6	Força normal de todos os movimentos do ombro e flexão do cotovelo; extensão do punho, que indiretamente permite a garra grosseira com os dedos
C7	Extensão do cotovelo, flexão e extensão dos dedos
T1	Braços e mãos totalmente normais
T6	Extensores da coluna torácica, músculos intercostais superiores
T12	Todos os músculos do tórax, abdome e coluna lombar
L4	Flexão do quadril, extensão do joelho
L5	Força parcial de todos os movimentos do quadril com flexão normal, força parcial da flexão do joelho, força parcial do movimento do tornozelo e pé

Fonte: Adaptada de Yoden, 1980.

A perda sensitiva pode ser determinada com o diagrama de dermátomos.

C4 – quarto nível cervical

Pacientes tetraplégicos nos quais o quarto segmento está poupado têm bom uso dos esternomastóideos e trapézios e músculos paravertebrais cervicais superiores. Eles são incapazes de função voluntária nos membros superiores, tronco ou membros inferiores. Os membros superiores completamente paralisados podem ser apoiados em órteses de antebraço equilibradas (suportes de membro superior móveis; alimentadores). O paciente então usa linguagem corporal e mudanças na posição da cabeça para elevar e abaixar a mão. Um bastão na boca pode ser útil para digitar, escrever e virar páginas.

O método mais prático de substituir a função perdida é pelo uso do controle pneumático de aspirar e soprar para a operação da cadeira de rodas, incluindo o encosto reclinável. Esse controle também é apropriado para a operação de uma unidade de controle ambiental (UCA) a fim de lidar com aparelhos como telefones, televisores, computadores, virar páginas e trancar portas. Para aqueles com força ventiladora insuficiente para lidar com o controle pneumático, estão sendo desenvolvidos comandos por pressão e umidade da língua. Mecanismos ativados pela voz são promissores para o futuro.

C5 – quinto nível cervical

O paciente com o quinto segmento cervical funcional pode usar os músculos deltoide e bíceps para realizar as atividades da vida diária. A fraqueza parcial do deltoide e do bíceps pode fazer tornar necessário o uso de uma órtese de antebraço equilibrada para apoio do cotovelo e ombro, especialmente nos estágios iniciais do programa de reabilitação. A suspensão por tipoia acima da cabeça pode ser usada como medida temporária se a órtese permanente aparentemente não for necessária; o paciente precisa de um substituto para a musculatura da mão e do punho sem função. São usados suportes fixos de punho e dedos, e aparelhos então são adaptados à mão do paciente por outra pessoa e mantidos no lugar até que outra atividade seja iniciada. O uso preciso desses aparelhos exige muito treinamento e prática.

Pacientes tetraplégicos cuja lesão está abaixo do quinto segmento cervical podem se alimentar, realizar algumas atividades de higiene pessoal, ajudar a vestir o membro superior, ajudar a colocar a órtese, empurrar sua cadeira de rodas por pequenas distâncias (com projeções especiais nos aros das rodas), virar páginas e usar o teclado de um computador. Para esses pacientes são indicadas cadeiras de rodas motorizadas. Pacientes com lesões nos quarto e quinto segmentos cervicais necessitam de ajuda para erguer-se e ficar em pé. Um elevador hidráulico pode ser necessário para ajudar a família a movimentar o paciente do leito para a cadeira de rodas. As camas de todos os pacientes com lesão medular devem ser ajustadas na altura da cadeira de rodas. Braços removíveis são componentes essenciais de todas as cadeiras de rodas das pessoas com lesão medular.

C6 – sexto nível cervical

No sexto nível cervical de comprometimento, o indivíduo tem virtualmente totalmente inervada a musculatura do ombro, flexão de cotovelo e extensão radial do punho; esta última permite o controle graduado do punho, com a gravidade realizando os movimentos de flexão. A extensão do punho pode ser fixada com talas especiais de tenodese para levar os dedos à flexão; pode-se fazer uma tenodese cirúrgica dos flexores dos dedos com a mesma finalidade. Muitos pacientes preferem simplesmente usar manguitos de couro presos às mãos, nos quais podem ser inseridos implementos como escovas de dentes, garfos e colheres.

O paciente com lesão abaixo do sexto segmento cervical pode realizar todas as atividades do paciente com lesão mais alta e ainda é capaz de cooperar mais no vestir – muitas vezes fazendo isso por si mesmo –, pode impulsionar sua cadeira de rodas por longas distâncias e geralmente pode fazer a transferência do leito para a cadeira usando o trapézio suspenso ou um *push up* modificado com estabilização do cotovelo pela adução do ombro. A partir desse nível, os indivíduos devem ser capazes de dirigir um automóvel com controles manuais e equipamento adaptativo adicional.

C7 – sétimo nível cervical

Os principais acréscimos funcionais no sétimo segmento cervical são o uso do tríceps e dos flexores e extensores extrínsecos dos dedos. Esse paciente é capaz de fazer *push ups* sentado e pode se transferir do leito para a cadeira. Ele é capaz de pegar e soltar e geralmente é capaz de usar a mão sem o uso de *splints*.

O paciente é independente ao nível de cadeira de rodas.

T1 – primeiro nível torácico

O indivíduo tem membros superiores normais com uma forte cadeia de estabilização no tórax, mas não tem musculatura de tronco para total equilíbrio sentado e musculatura intercostal e abdominal para suplementar a respiração diafragmática.

Contudo, essa pessoa, com uma cadeira de rodas, pode ser totalmente independente uma vez que é capaz de se vestir e se alimentar, cuidar da higiene, fazer transferências, dirigir um carro com controles manuais e trabalhar fora, desde que com transporte próprio, do mesmo modo que o indivíduo com tetraplegia em nível mais baixo.

T6 – sexto nível torácico

O indivíduo com paraplegia nesse nível tem função intercostal alta e controle da parte superior da coluna e dispõe de um incremento de reserva respiratória. Deve haver independência em cadeira de rodas para as atividades da vida diária.

Esse indivíduo pode receber órteses para ficar em pé, mas não se deve esperar que ele ande em decorrência do grande aumento de demanda de energia de tal deambulação.

T12 – décimo segundo nível torácico

Nesse nível o indivíduo tem total controle abdominal e virtualmente total controle dorsal, assim como reserva respiratória intacta. O indivíduo com um nível T12 tem membros superiores normais, com uma cadeia de fortes fixadores no tronco normal para dar virtualmente função ilimitada para os membros superiores na posição sentada. Deve haver total independência nas atividades da vida diária. A marcha funcional continua a ser um problema, uma vez que as demandas de energia tornam-se altamente impraticáveis para a grande maioria. Apesar disso, devem ser consideradas órteses para bipedestação e marchas fisiológicas.

L4 – quarto nível lombar

Essa pessoa tem os flexores de quadril e extensores de joelho e pode ficar em pé sem órteses e andar sem apoio externo. Contudo, em virtude da grave fraqueza dos glúteos somada à perda de força do tornozelo, apresenta uma laboriosa marcha bamboleante e arrastada. A deambulação é auxiliada pelo uso de órteses de tornozelo-pé e muletas. O não uso desse suporte resultará em geno recurvado e esforço anormal da coluna lombar.

Esse é um indivíduo, virtualmente, completamente independente. Há dificuldade em subir escadas e nas atividades que exigem o levantar e sentar constantes.

Deve-se esperar menor independência funcional à medida que o paciente envelhece; as reduções da capacidade variam conforme a pessoa, a idade e as habilidades físicas.

Lesões congênitas da medula espinhal

O grupo mais comum de lesões de medula espinhal são os resultantes do fechamento incompleto do canal vertebral. Isso é visto comumente como espinha bífida posterior, na qual há um defeito nas lâminas; embora possa ocorrer em qualquer nível, é mais comum na região lombossacra. Quando está presente apenas o defeito laminar, ele é chamado de espinha bífida oculta. A espinha bífida denota uma bolsa externa de meninges. Aderências entre a medula e o tecido conjuntivo, gliose medular e cavitação resultam em comprometimentos neurológicos.

Tipos

- Meningocele: protusão da bolsa subcutânea contendo principalmente meninges e líquido; pode conter raízes nervosas.
- Mielomeningocele: a bolsa contém tecido nervoso central, o que representa medula espinhal lesada com raízes nervosas; frequentemente há uma massa de gliose fibrosa sem evidência de neurônios intactos.
- Meningomielocistocele: a bolsa meníngea contém medula espinhal gravemente malformada. Geralmente, somente a metade anterior mostra alguma semelhança com a anatomia normal. O tecido nervoso central é principalmente glial.

Ames e Schut observaram que 80% daqueles com meningomielocele têm hidrocefalia e incontinência intestinal e urinária. Stark comenta que ocorre comprometimento do neurônio motor superior e que esse é o problema neurológico fundamental, inexplicado pela mielodisplasia. Ele é **provavelmente adquirido antes, durante ou logo após o nascimento**.

Efeitos fisiopatológicos

Quadro clínico

As manifestações clínicas consequentes à lesão medular dependem dos efeitos fisiopatológicos que essa lesão provocou sobre a medula. Esses efeitos fisiopatológicos devem ser sempre considerados sob os seguintes aspectos:

- nível de lesão medular;
- grau de lesão medular no plano transverso (horizontal);
- grau de lesão medular no plano longitudinal (vertical);
- tempo de instalação da lesão medular.

Nível de lesão medular

As lesões acima do segmento medular T1 causam tetra ou quadriplegia, e as lesões que comprometem os segmentos medulares localizados abaixo de T1 causam paraplegia. O nível de lesão é determinado pelo último segmento sensitivo e/ou motor preservado.

- Paraplegia: é a paralisia dos membros inferiores e de todo ou uma porção do tronco.
- Tetraplegia: quando os membros superiores também estão envolvidos (Tabela 61.3).

Quanto mais alta é a lesão, maior a perda das funções motora, sensitiva e autônoma e maiores as alterações metabólicas do organismo. No entanto, as estatísticas mostram que 60% a 65% dos pacientes com lesão cervical apresentam tetraparesia incompleta e quase 100% dos pacientes com lesão dorsolombar, paraplegia completa.

TABELA 61.3 – Classificação preconizada pela American Spinal Injury Association (ASIA).

Raiz	Músculo-chave
Membros superiores	
C5	Deltoide/bíceps braquial
C6	Extensor radial punho
C7	Tríceps braquial
C8	Flexores com prof. dedos
T1	Intrínsecos da mão
Membros inferiores	
L2	Iliopsoas
L3	Quadríceps
L4	Tibial anterior
L5	Extensores longa hálux
S1	Tríceps sural

Fonte: Adaptada de American Spinal Injury Association (ASIA) e Lianza et al., 1994.

Grau de lesão medular no plano transverso

A lesão no plano transverso pode ser:

- Completa: comprometendo todas as estruturas medulares no plano horizontal e dando lugar ao quadro clínico conhecido como síndrome medular transversa completa.

- Incompleta: lesando somente alguns dos feixes longitudinais e/ou a substância cinzenta. Nesse caso, dependendo das estruturas nervosas comprometidas, teremos uma grande variedade de síndromes nervosas comprometidas, por exemplo, a síndrome de Brown-Séquard ou de hemissecção medular, caracterizada por paralisia motora e alterações da sensibilidade profunda do lado homolateral à lesão e alterações da sensibilidade termoalgésica contralateral à lesão. Nos casos de lesão parcial em que a paralisia motora não é completa, utilizamos o termo "paresia", por exemplo, tetraparesia ou paraparesia.

Grau de lesão medular no plano longitudinal

A lesão parcial ou total no plano transversal pode estender-se também ao plano longitudinal, comprometendo vários segmentos ou todos os segmentos medulares localizados abaixo da lesão. Essa extensão no plano longitudinal geralmente se observa na hematomielia ou nas necroses isquêmicas consequentes à oclusão vascular.

Tempo de instalação da lesão medular

Diante de um mesmo grau de lesão, o quadro clínico inicial será também mais grave quanto mais rápida seja sua instalação. Diante de uma lesão medular aguda, o quadro clínico da fase inicial não traduz fielmente a realidade anatômica. Por exemplo: uma lesão incompleta, quando instalada de forma brusca, pode determinar um quadro clínico de paralisia e anestesia total. Quanto maior o tempo em que transcorre a lesão, sem o aparecimento de sinais de recuperação sensitiva e/ou motora, maior é a probabilidade de ser uma interrupção anatômica completa.

Exemplo de quadro clínico

Segundo Lianza, para compreender melhor o quadro clínico, convém exemplificá-lo por meio do quadro clínico de uma lesão medular aguda.

Instalada a lesão, o paciente passa por três etapas bem definidas:

Primeira etapa – fase de choque medular

Esta fase traduz a depressão reflexa dos segmentos medulares abaixo da lesão. Clinicamente o paciente apresenta características conforme o Quadro 61.2.

QUADRO 61.2 – Primeira etapa: fase de choque medular.

Anestesia: superficial e profunda

Paralisia flácida – da musculatura situada abaixo do nível de lesão
- Atonia muscular
- Arreflexia tendinosa e cutânea

Alterações do sistema nervoso autônomo – por exemplo:
- Vasodilatação paralítica
- Anidrose

Essas alterações vegetativas são observadas nas áreas corporais localizadas abaixo do nível de lesão

Alterações esfincterianas
- Arreflexia
- Atonia intestinal (déficit de peristaltismo)

Alterações sexuais
- Sexo masculino: ausência de ereção e ejaculação
- Sexo feminino: ausência de ereção clitoriana e lubrificação vaginal, amenorreia de 1 a 3 meses de duração

Fonte: Desenvolvido pela autoria do capítulo.

Esse período de choque pode manter-se durante dias ou meses, porém a duração média é de aproximadamente três semanas.

Segunda etapa – retorno da atividade medular reflexa

Superada a etapa de choque medular, inicia-se a reorganização funcional das estruturas medulares localizadas abaixo da lesão. A medula, liberada das influências inibidoras supraespinais, reage de forma excessiva e incoordenada aos estímulos aferentes periféricos (cutâneos, musculares, articulares, viscerais), dando lugar a respostas reflexas localizadas ou em massa. As respostas em massa são denominadas automatismos medulares. Essas respostas reflexas requerem a presença do arco reflexo medular, portanto os reflexos e automatismos somente aparecerão em pacientes portadores de lesão tipo neurônio motor superior. Aqueles pacientes com lesão tipo neurônio motor inferior, por lesões do cone medular, cauda equina ou lesões com comprometimento extenso no plano vertical apresentarão flacidez permanente.

Clinicamente, esta fase se caracteriza da forma apresentada no Quadro 61.3.

QUADRO 61.3 – Segunda etapa: retorno da atividade medular reflexa.

Anestesia e paralisia: quando a lesão foi completa, tanto a anestesia como a paralisia persistem pela interrupção definitiva das conexões com os centros superiores

Atividade do sistema nervoso autônomo: a atividade do sistema nervoso vegetativo, que durante a fase de choque encontra-se intensamente diminuída, reinicia-se gradativamente nesta etapa. Isso clinicamente se manifesta sobretudo no controle vasomotor

Atividades esfincterianas
- Bexiga neurogênica: é durante esta fase que a bexiga manifestará seu comportamento futuro, que dependerá do nível e do tipo de lesão
  - Tipo neurônio motor superior
  - Não inibida
  - Reflexa
  - Tipo neurônio motor inferior
  - Autônoma
- Disfunção intestinal: após a fase de ausência ou depressão do peristaltismo intestinal, a atividade reflexa se reiniciará, provocando evacuação reflexa de fezes em forma intermitente. Esse é o momento de iniciar a reeducação intestinal
- Alterações sexuais: superada a fase do choque, as alterações observadas na área sexual dependerão do nível e do tipo de lesão medular. Os pacientes portadores de lesão tipo neurônio motor superior apresentam maior porcentagem de ereção que aqueles com lesão tipo neurônio motor inferior, enquanto a ejaculação encontra-se mais alterada nos pacientes portadores de lesão alta. Quanto à fertilidade, a capacidade reprodutora do sexo masculino está altamente prejudicada – somente 5% dos pacientes com lesão medular completa são capazes de procriar. No sexo feminino, após o frequente período de amenorreia inicial, os ciclos menstruais se reiniciam geralmente com a mesma periodicidade que na fase prévia à lesão medular. A capacidade conceptiva fica então intacta, e, portanto, apta para uma gravidez

Fonte: Desenvolvido pela autoria do capítulo.

Terceira etapa – fase de ajustamento

Corresponde à fase de ajuste do paciente a sua nova condição de tetra ou paraplégico. Para atingir essa fase o processo de reabilitação é fundamental, já que permitirá a convivência do paciente com sua sequela. É aqui que o paciente consegue um domínio sobre todas as suas funções, mesmo que elas não respondam ao controle voluntário. Isso constitui a condição básica para poder iniciar o desenvolvimento de toda a sua capacidade como ser humano dentro da sociedade.

Depressão

"Gostaria que tivessem mais solidariedade aos deficientes físicos, de não ser tratada como um problema. Observação: eu gostaria de deixar bem claro e nítido que, depois que fiquei paraplégica por consequência de uma cirurgia de escoliose, minha vida se tornou um verdadeiro tormento. Embora eu me esforce para ser uma pessoa agradável e positiva, eu sofro muito, e, além de saber que fui vítima de um erro médico e não ter provas disso, é mais um motivo de ser triste. Eu gostaria de pedir desculpas por estas coisas, normalmente eu não costumo falar disto, mas é diferente escrever de falar pessoalmente. Aproveitando que se trata de uma psicóloga, espero que me entenda."

(R.B., 15 anos, paraplégica)

Episódio depressivo maior

O DSM-IV (1995) define que a característica essencial de um episódio depressivo maior é um período mínimo de duas semanas, durante as quais há humor deprimido ou perda de interesse ou prazer por quase todas as atividades. Em crianças e adolescentes, o humor pode ser irritável em vez de triste. O paciente deve experimentar pelo menos quatro sintomas adicionais entre: alterações do apetite ou peso, sono e atividade psicomotora; diminuição da energia; sentimentos de desvalia ou culpa; dificuldade para pensar, concentrar-se ou tomar decisões, ou pensamentos recorrentes sobre morte ou ideação suicida, planos ou tentativas de suicídio. A presença de um sintoma deve ser recente ou então ter claramente piorada, em comparação com o estado pré-episódico da pessoa. Os sintomas devem persistir na maior parte do dia, praticamente todos os dias, por pelo menos duas semanas consecutivas.

Critérios para episódio depressivo maior – DSM-IV (1995)

- Cinco (ou mais) dos seguintes sintomas estiveram presentes durante o mesmo período de duas semanas e representam uma alteração a partir do funcionamento anterior. Pelo menos um dos sintomas é 1) humor deprimido ou 2) perda do interesse ou prazer.

  Nota: não incluir sintomas nitidamente ocasionados por uma condição médica geral ou por alucinações ou delírios incongruentes com o humor.

1. Humor deprimido na maior parte do dia, quase todos os dias, indicado por relato subjetivo (p. ex., sente-se triste ou vazio) ou observação feita por outros (p. ex., chora muito).

   Nota: em crianças e adolescentes, pode ser humor irritável.

2. Interesse ou prazer acentuadamente diminuídos por todas ou quase todas as atividades na maior parte do dia, quase todos os dias indicado por relato subjetivo ou observação feita por outros.

3. Perda ou ganho significativo de peso sem estar em dieta (p. ex., mais de 5% do peso corporal em um mês), ou diminuição ou aumento do apetite quase todos os dias.

   Nota: em crianças, considerar falha em apresentar os ganhos de peso esperados.

4. Insônia ou hipersonia quase todos os dias.

5. Agitação ou retardo psicomotor quase todos os dias (observáveis por outros, não meramente sensações subjetivas de inquietação ou de estar mais lento).

6. Fadiga ou perda de energia quase todos os dias.

7. Sentimento de inutilidade ou culpa excessiva ou inadequada (que pode ser delirante), quase todos os dias (não meramente autorrecriminação ou culpa por estar doente).

8. Capacidade diminuída de pensar ou concentrar-se, ou indecisão, quase todos os dias (por relato subjetivo ou observação feita por outros).

9. Pensamentos de morte recorrentes (não apenas medo de morrer), ideação suicida recorrente sem um plano específico, tentativa de suicídio ou plano específico para cometer suicídio.

10. Os sintomas não satisfazem os critérios para um episódio misto.

11. Os sintomas causam sofrimento clinicamente significativo ou prejuízo no funcionamento social ou ocupacional ou em outras áreas importantes da vida do indivíduo.

12. Os sintomas não se devem aos efeitos fisiológicos diretos de uma substância (p. ex., droga de abuso ou medicamento) ou de uma condição médica geral (p. ex., hipotireoidismo).
13. Os sintomas não são mais bem explicados por luto, ou seja, após a perda de um ente querido, os sintomas persistem por mais de dois meses ou são caracterizados por acentuado prejuízo funcional, preocupação mórbida com desvalia, ideação suicida, sintomas psicóticos ou retardo psicomotor.

Episódios depressivos conforme a CID-10

De acordo com a classificação de transtornos mentais e de comportamento da CID-10 (1993), em episódios depressivos típicos, de todas as três variedades descritas a seguir [leve (F32.0), moderado (F32.1) e grave (F32.2 e F32.3)], o indivíduo usualmente sofre de humor deprimido, perda de interesse e prazer e energia reduzida, causando fatigabilidade aumentada e atividade diminuída.

Cansaço marcante após esforços apenas leves é comum. Outros sintomas comuns são:

- concentração e atenção reduzidas;
- autoestima e autoconfiança reduzidas;
- ideias de culpa e inutilidade (mesmo em um tipo leve de episódio);
- visões desoladas e pessimistas do futuro;
- ideias ou atos autolesivos ou suicídio;
- sono perturbado;
- apetite diminuído.

Para episódios depressivos de todos os três graus de gravidade, uma duração de pelo menos duas semanas é usualmente requerida para o diagnóstico, mas períodos mais curtos podem ser razoáveis se os sintomas são inusualmente graves e de início rápido. Os exemplos mais típicos desses sintomas "somáticos" (que poderiam também ser chamados de "melancólicos", "vitais", "biológicos" ou "endogenomórficos") são: perda de interesse ou prazer em atividades normalmente agradáveis; falta de reatividade emocional a ambientes e eventos normalmente prazerosos; acordar pela manhã duas ou mais horas antes do horário habitual; depressão pior pela manhã; evidência objetiva de retardo ou agitação psicomotora definitiva (percebida ou relatada por outras pessoas); marcante perda de apetite; perda de peso (frequentemente definida como 5% ou mais do peso corporal no mês anterior); marcante perda da libido. Usualmente essa síndrome somática não é considerada presente a menos que cerca de quatro desses sintomas estejam definitivamente presentes.

As categorias de episódios depressivos leve (F32.0), moderado (F32.1) e grave (F32.2 e F32.3) devem ser usadas somente para um episódio depressivo único (primeiro), que se baseiam em um julgamento clínico complicado que envolve o número, tipo e gravidade dos sintomas presentes. Episódios depressivos posteriores devem ser classificados sob uma das subdivisões de transtorno depressivo recorrente (F33.-).

Etiologia

Barbosa afirma que para explicar a etiologia da depressão infantil (DI) se recorreu aos diversos modelos etiológicos dos adultos. Beck (1982) propõe uma compreensão da DI de inegável interesse conceitual e terapêutico, tentando explicar a etiologia da DI. Para ele, o importante era a estruturação das experiências afetivas. Assim, o foco desse processo de experiência afetiva infantil destacar-se-ia em três pontos, conhecidos como a tríade cognitiva de Beck.[1]

1. a percepção da imagem de si mesmo;
2. a visão do mundo;
3. a visão do futuro.

Esses fatores, quando presentes de forma distorcida nas crianças e nos adolescentes, seriam fundamentais na configuração da DI. Por outro lado, vieram corroborar a ideia de que o modelo psicológico também não pode ser esquecido quando se fala da etiologia da DI.

Os sintomas motivacionais como falta de vontade, desejos de fuga e evitação são considerados decorrentes das cognições negativas, e os desejos suicidas podem ser compreendidos como expressão extrema do desejo de escapar daquilo que parece ser insolúvel ou intolerável. A dependência crescente também se justifica pelas cognições negativistas. Percebendo-se desamparado, já que superestima as dificuldades das tarefas do cotidiano, busca ajuda e segurança nos outros. A apatia e a baixa energia que constituem os sintomas físicos da depressão são o resultado da crença que o cliente tem de estar condenado ao fracasso, bem como seu sentimento de inutilidade.

Organização estrutural do pensamento depressivo

O paciente deprimido mantém sua atitude negativista diante de si próprio, do mundo e do futuro em consequência dos esquemas que designam esses padrões cognitivos. Esses esquemas estáveis separam, diferenciam e codificam os estímulos com os quais o indivíduo se confronta. Categorizam e avaliam suas experiências por meio de uma matriz de esquemas à medida que esses esquemas se tornam mais ativos. O paciente vai perdendo seu controle voluntário sobre os processos de pensamento e se torna incapaz de evocar alternativas mais adequadas em face dos acontecimentos.

Depressão enquanto psicopatologia

Em termos genéricos, pode-se definir a depressão como um humor ou afeto que se manifesta por fenômenos subjetivos como, por exemplo, sentimento de tristeza, desesperança, desamparo, culpa, pensamentos autocríticos e diminuição do interesse nas atividades externas. Paralelamente ao conteúdo mental, as atividades psicomotoras tornam-se mais lentas e os pacientes experienciam o cansaço, a diminuição do desejo sexual, a anorexia ou o excesso de alimentação, insônia ou excesso de sono. As manifestações físicas, consideradas sinais vegetativos da depressão, constituem a base de sustentação para considerar, entre outros, a existência de elemento psicossomático em sua causalidade.

Em termos específicos e de acordo com o DSM-IV, a depressão é considerada um transtorno do humor, e, como o

---

1 Conceito de tríade cognitiva de Aaron Beck (1986) – formada por três padrões cognitivos principais que levam o paciente a encarar a si mesmo, seu futuro e suas experiências idiossincraticamente: visão negativista de si mesmo, interpretação negativa das experiências do presente e visão negativista do futuro.

próprio nome diz, trata-se de alterações psíquicas em que há, fundamentalmente, uma alteração no estado de humor, bem como no nível de energia e interesse, o que faz o deprimido ter as mais diversas queixas físicas (50% dos casos), como cansaço, cefaleias, dores nos membros, lombalgias, falta de ar, "bolo na garganta", entre outras. As dores são difusas, profundas e acompanhadas por imenso sofrimento psíquico. O humor encontra-se polarizado entre tristeza/melancolia ou exaltação/irritabilidade. Podem ocorrer episódios únicos, porém esses podem evoluir em fases e ser recorrentes, podendo ter remissão espontânea, ou podem se cronificar caso não sejam adequadamente tratados. Assim, podemos dizer que os transtornos de humor são fenômenos complexos e de amplitude variável.

De acordo com o DSM-IV (APA, 1995), os transtornos do humor estão divididos em transtornos depressivos ("depressão unipolar"), transtornos bipolares e dois transtornos baseados na etiologia – transtorno do humor por uma condição médica geral e transtornos do humor induzido por substâncias. Os transtornos depressivos (a saber, transtorno depressivo maior, transtorno distímico e transtorno depressivo sem outra especificação) são diferenciados dos transtornos bipolares pelo fato de haver uma história de jamais ter tido um episódio maníaco, misto ou hipomaníaco. Os transtornos bipolares (a saber, transtorno bipolar I, transtorno bipolar II, transtorno ciclotímico e transtorno bipolar sem outra especificação) envolvem a presença (ou história) de episódios maníacos, episódios mistos ou episódios hipomaníacos, geralmente acompanhados pela presença (ou história) de episódios depressivos maiores:

- Transtorno depressivo maior: caracteriza-se por um ou mais episódios depressivos maiores (isto é, pelo menos duas semanas de humor deprimido ou perda de interesse, acompanhadas por pelo menos quatro sintomas adicionais de depressão).
- Transtorno distímico: caracteriza-se por pelo menos dois anos de humor deprimido na maior parte do tempo, acompanhados por sintomas depressivos adicionais que não satisfazem os critérios para um episódio depressivo maior.
- Transtorno depressivo sem outra especificação: é incluído para a codificação de transtornos com características depressivas que não satisfazem os critérios para transtorno depressivo maior, transtorno distímico, transtorno de ajustamento com humor deprimido ou transtorno de ajustamento misto de ansiedade e depressão (ou sintomas depressivos acerca dos quais existem informações inadequadas ou contraditórias).
- Transtorno bipolar I: é caracterizado por um ou mais episódios maníacos ou mistos, geralmente acompanhados por episódios depressivos maiores.
- Transtorno bipolar II: caracteriza-se por um ou mais episódios depressivos maiores, acompanhado por pelo menos um episódio hipomaníaco.
- Transtorno ciclotímico: é caracterizado por pelo menos dois anos com numerosos períodos de sintomas hipomaníacos que não satisfazem os critérios para um episódio maníaco e numerosos períodos de sintomas depressivos que não satisfazem os critérios para um episódio depressivo maior.
- Transtorno bipolar sem outra especificação: é incluído para a codificação de transtornos com aspectos bipolares que não satisfazem os critérios para qualquer dos transtornos bipolares específicos definidos nesta seção (ou sintomas bipolares acerca dos quais há informações inadequadas ou contraditórias).
- Transtorno do humor decorrente de uma condição médica geral: caracterizado por uma perturbação proeminente e persistente do humor, considerada consequência fisiológica direta de uma condição médica geral.
- Transtorno do humor induzido por substância: caracteriza-se por uma perturbação proeminente e persistente do humor, considerada uma consequência fisiológica direta de uma droga de abuso, um medicamento, outro transtorno somático para a depressão ou exposição a uma toxina.
- Transtorno do humor sem outra especificação: incluído para a codificação de transtornos com sintomas de humor que não satisfazem os critérios para qualquer transtorno do humor específico, e nos quais é difícil escolher entre transtorno depressivo sem outra especificação e transtorno bipolar sem outra especificação.

Além da classificação dos transtornos de humor em unipolares e bipolares, as depressões ainda são classificadas como:

- Distimia: trata-se de um quadro depressivo leve, intermitente, no qual o indivíduo sofre oscilações de humor depressivo súbitas ou contínuas, de intensidade e duração variáveis, podendo estar ou não vinculado a acontecimentos desagradáveis da vida do indivíduo. O quadro compromete o desempenho e o relacionamento interpessoal do indivíduo. Quanto mais crônica, mais se confunde com o jeito de ser da pessoa; pode evoluir para a condição de depressão dupla.
- Ciclotimia: trata-se de uma instabilidade persistente do humor com alternância de um sem-número de períodos distímicos ou falta de interesse e períodos hipomaníacos. Não são episódios graves ou duradouros nem podem ser considerados transtornos bipolares. A ciclotimia é comum em familiares de pacientes com transtornos bipolares.
- Depressão endógena ou melancólica: caracteriza-se, principalmente, pela perda de interesse e prazer em todas ou quase todas as atividades, humor depressivo que não reage a estímulos, retardo ou agitação psicomotora, piora matutina, insônia com despertar precoce e anorexia acompanhada de perda de peso importante.
- Depressão atípica: apresenta características opostas à depressão endógena, com inversão dos sintomas vegetativos.
- Depressão sazonal: caracterizada por episódios depressivos recorrentes no outono e no inverno, desaparecendo os sintomas na primavera e no verão. É mais frequente em mulheres e está ligada à luminosidade diurna, podendo ser tratada com fototerapia.
- Depressão psicótica: trata-se de uma depressão grave, com presença de delírios e alucinações congruentes ou não com o humor (morte, ruína econômica, física, espiritual, entre outras).

- **Depressão recorrente breve:** característica de uma população jovem (19 a 20 anos) e que se diferencia da depressão pela duração e frequência dos fenômenos, tendo maior risco de suicídio.
- **Depressão primária e secundária:** enquanto o fenômeno for consequência de outro transtorno psiquiátrico (esquizofrenia ou dependência de álcool) ou clínico (gripes ou mal de Parkinson).

Critérios de diagnóstico

Barbosa, em seu estudo sobre a DI, menciona que, segundo o Subcommitee on Assessment (Dweck et al., *apud* Barbosa, 1996), devemos obedecer às seguintes recomendações para realizar o diagnóstico de DI:

1. Isolar o conjunto de sintomas, verificando o grau de severidade.
2. Indagar a duração desses sintomas.
3. Utilizar-se de inventários sintomatológicos, para ajudar a detectar, precocemente, crianças com potencial depressivo.
4. Isolar os sintomas mais frequentes, em função da idade.
5. Eleger instrumentos adequados para avaliar o problema, em função da idade (< 7 anos e > 7 anos), da aquisição de habilidades verbais e da compreensão da leitura, fatores importantes para o diagnóstico.
6. Observar a expressão facial e o comportamento motor. Avaliar os contextos familiar e escolar. Avaliar as estratégias afetivas, conductuais e cognitivas que empregam a solução de problemas.
7. Subclassificar, na medida do possível, a enfermidade depressiva infantil, em função da pertinência e da eficácia com que a criança responde aos diferentes e específicos tratamentos administrados.
8. Iniciar estudos epidemiológicos, para avaliar a validez dos critérios diagnósticos propostos e para determinar, também, a prevalência e a incidência da DI na comunidade.

Cantwell e Carlson, estudando os critérios existentes para diagnosticar a DI, propuseram os seguintes princípios básicos:

1. O enfoque mais importante é o descritivo fenomenológico.
2. O critério etiológico não é válido individualmente.
3. O profissional não pode basear-se em conceitos teóricos.
4. Os critérios devem ser fiáveis e válidos.
5. Os critérios devem ser diferenciados, incluindo todas as possibilidades de quadros clínicos.
6. Fazer referência a transtornos psiquiátricos e não à criança.
7. Deve-se incluir critérios evolutivos.
8. Os critérios devem ser operativos e práticos.

Entre os critérios existentes para a DI, indiscutivelmente, de acordo com Barbosa, o de Poznanski tem sido o mais utilizado e considerado o mais eficiente (Quadro 61.4).

Poznanski, Mokros, Grossman e Freeman consideraram a categoria "A" condição essencial para a DI. Podemos verificar a diferença entre os critérios de Poznanski e os do DSM-III. A explicação é simples: os critérios do DSM-III foram elaborados para adultos.

QUADRO 61.4 – Critérios de Poznanski para o diagnóstico da depressão infantil.

A	Humor, conduta ou aparência depressiva
B	Pelo menos quatro (probabilidade) ou cinco (segurança) dos seguintes sintomas
1	Retraimento social
2	Problemas de sono
3	Queixas ou fadiga
4	Hipoatividade
5	Anedonia
6	Baixa autoestima ou dupla patologia
7	Dificuldade no trabalho escolar
8	Ideação mórbida ou ideação suicida
C	Duração mínima: um mês

Fonte: Desenvolvido pela autoria do capítulo.

Depressão na criança

Ao se generalizar e passar a ser reconhecida pela maioria dos profissionais da área, a noção de depressão na criança suscitou uma verdadeira revolução no mundo da psiquiatria anterior e à Segunda Guerra Mundial. Embora tenha constituído sempre um problema importante na infância, ela não era anteriormente caracterizada como tal, sendo raramente descrita na literatura. A partir de 1952, passou-se a encontrar com maior frequência relatos de depressão nas comunicações médicas (até de psicose maníaco-depressiva), e a noção de depressão na criança generalizou-se.

A generalização dessa noção significava, de um lado, o reconhecimento de uma individualidade psicológica própria – ou, em outras palavras, de uma personalidade própria em cada criança –, fato até então não aceito de forma unânime, e, de outro lado, implicava aceitar que a criança pudesse apresentar a mesma doença que perturbava tantos adultos, antes mesmo de ter atingido a puberdade, o que, para a época, era revolucionário.

Atualmente, estima-se que 2,5% das crianças apresentam estado depressivo. A DI não é, portanto, negligenciável, e, se descuidada ou tratada de forma inadequada, deixa sequelas psicológicas prejudiciais no futuro: ela é real, grave, mas pode ser tratada com eficácia.

Depressão do adolescente

O sofrimento do adolescente é uma manifestação secreta, ferida do ser que aspira à unidade e à plenitude. Aparentemente há no adolescente um comprazimento na dor, mas também uma forma de conhecimento pela experiência negativa que poderá levar à descoberta do uno. O adolescente não é um ser inacabado ou, se é, é como qualquer adulto.

Se a adolescência é uma contínua descoberta do real, é, por isso mesmo, contra o que nele é inexpugnável e, também, a desorientação perante o ser não sentido e a impossibilidade de conceber o infinito. A impaciência do adolescente revela a necessidade do sentido que não encontra no real. Mais do que no adulto, o adolescente é sensível à mentira e à falsidade, o que o conduz à revolta ou o faz mergulhar na tristeza ou até na abolia. Mas a revolta pode se conciliar com a melancolia. O adolescente, em sua busca incerta e na violência de seus impulsos, procura a fidelidade radical ao ser e não desiste de encontrar a correspondência que ele sente que o ser requer.

A adolescência é um período caracterizado por muitas interrogações, poucas certezas, alguma criatividade, e, sobretudo, um enorme sentido de solidariedade que os faz estar atentos à família e à sociedade. A depressão do adolescente é vista como uma via final comum, integrando fatores sociais, familiares, psicológicos e biológicos. As abordagens psicanalítica, cognitivo-comportamental e sistêmica contribuíram para a compreensão de suas interações e seus papéis. Expressão de uma crise do desenvolvimento, a depressão representa também uma ruptura deste, e, pela sua ressonância sobre a vida social, familiar, escolar ou profissional, pode desviá-lo e fixá-lo em uma vertente patológica.

Mito da crise do adolescente

Uma fase importante surgiu com o impacto da psicanálise, que deslocou a atenção dos sintomas manifestos para os conflitos intrapsíquicos que os determinaram. A reativação dos conflitos infantis sob o efeito da ebulição instintual da puberdade foi considerada a origem das desordens psicológicas da adolescência, que tenderam a ser assimiladas às manifestações geralmente benignas dos conflitos da maturação necessários ao desenvolvimento. Segundo Erikson, é recomendado não atribuir às manifestações psicopatológicas dos adolescentes a mesma gravidade das dos adultos. Seguiu-se um desinteresse crescente pela classificação sintomática dessas desordens reagrupadas e não diferenciadas da noção de "crise da adolescência", em que a distinção entre normal e patológico era geralmente julgada ilusória ou inadequada. No fim dos anos 1960, o grande número de estudos empíricos permitiu, ao contrário, constatar que as perturbações psicopatológicas dos adolescentes, longe de desaparecer espontaneamente, progrediam para uma patologia do adulto.

Reconheceu-se a possibilidade de distinguir o normal do patológico e os conflitos de maturação dos desvios ou paradas do desenvolvimento. Mais ainda, por uma mudança de opinião, a psicanálise recentemente começou a insistir na gravidade de certas manifestações psicopatológicas do adolescente, outrora banalizadas e agora reconhecidas como reveladoras de uma ameaça de desvio ou de parada definitiva do desenvolvimento, como tentativa de suicídio.

As depressões do adolescente manifestam-se habitualmente por uma sintomatologia reduzida ou atípica, como sentimentos de tédio persistentes e insuportáveis, interrompidos por períodos de nervosismo; dependência ou isolamento exagerado com relação a pais e amigos; promiscuidade sexual; fadiga; preocupações corporais ou sintomas físicos, entre outros.

Suas particularidades na adolescência – a comparação entre as depressões sérias de adolescentes, adultos e crianças – mostra pouca diferença sintomática. A única diferença significativa entre adolescentes e adultos jovens é a autopiedade. Além disso, diferentemente do adulto, mas como as crianças, o adolescente não se queixa espontaneamente de sua tristeza.

Pode calar seu estado depressivo por desconfiança com relação ao terapeuta que ele teme ser indiferente ou hostil, ou de cuja capacidade de compreender, aceitar ou ajudar ele duvida; para evitar um confronto doloroso com sentimentos insuportáveis ou negativos; por medo de parecer desinteressante, sem valor ou mau e de ser rejeitado pelo terapeuta; para não reconhecer uma dependência que ele deseja dominar por medo da intensidade de suas necessidades de dependência e de sua frustração com relação ao terapeuta. O adolescente pode não estar consciente de sua depressão, e essa incapacidade para reconhecê-la o faz negá-la. A segurança oferecida pelo terapeuta pode permitir-lhe confrontar-se com esse estado depressivo e verbalizá-lo.

É comum o adolescente descarregar seus afetos depressivos por meio de mecanismos de negação, de projeção, de atitudes ou condutas passivo-agressivas. A vivência depressiva do adolescente, quando se exprime, manifesta-se frequentemente de forma atípica por sentimentos de vazio, de tédio, indiferença, mal-estar não definido, sentimento de solidão e de abandono, impressão de ser mal-amado, incompreendido ou rejeitado.

Enfim, ao passo que a aparência é muito raramente depressiva e o adolescente não se queixa diretamente de seu estado, a irritabilidade muitas vezes aparece durante a entrevista, em particular por meio de uma reticência teimosa e de atitudes de oposição que podem dissuadir o examinador de pensar em depressão. Essa aparência enganadora certamente tem contribuído para o conceito de "depressão mascarada". Ela justifica a necessidade de um encaminhamento ativo, empático, que torna possível para o adolescente a expressão de seu estado depressivo. Além desse aspecto clínico inicial pouco evocado, somente uma enquete sistemática revela essa sintomatologia depressiva comparável à do adulto.

A violência, as condutas delinquentes, o uso do álcool e das drogas podem aparecer como meios de luta contra a depressão, e neles o adolescente pode se fixar. O diagnóstico precoce e o tratamento desta representam não só um dos elementos de prevenção da toxicomania como também da delinquência. A depressão pode associar-se a desordens mais raras no adolescente como sintomas de conversão, estado-limite e perturbações do comportamento alimentar, anorexia e bulimia. O uso da droga e do álcool, os comportamentos antissociais, podem aparecer como meios de lutar contra os sentimentos de vergonha, ansiedade e depressão e como tentativa de testar os limites.

Perturbações bipolares

A categoria das perturbações bipolares do DSM-IV (APA, 1995) reagrupa as desordens bipolares mistas, maníacos e depressivas, a ciclotimia e as alterações bipolares atípicas. Os sintomas psicóticos são frequentes nas manias do adolescente. Esta pode, como no adulto, associar-se a sintomas depressivos.

A ciclotimia é definida como a repetição, durante ao menos um ano para o adolescente, de numerosos períodos de humor anormalmente exaltado, expansivo ou irritável, não correspondente aos critérios da mania e de numerosos períodos de humor depressivos ou perda de interesse e de prazer não condizentes com os critérios de depressão grave. É conveniente manter uma atitude prudente com relação ao diagnóstico de hipomania e ciclotimia na adolescência. Os comportamentos hipomaníacos dos adolescentes podem exprimir a negação da realidade psíquica depressiva.

Determinismos – fatos e teorias

Os estudos clínicos e as pesquisas epidemiológicas têm mostrado a associação da depressão do adolescente com certos fatos familiares, sociais ou biológicos. Esses resultados bastante limitados ainda devem ser confrontados com prudência com os modelos teóricos disponíveis em uma abordagem crítica que não exclui ninguém.

A depressão do adolescente associa-se frequentemente à dos pais, em famílias submetidas a agressões exteriores ou interiores à desestruturação ou à discórdia. Muitas vezes também vem acompanhada de indícios biológicos de perturbações cerebrais.

- A depressão familiar, a coexistência frequente da depressão dos pais e dos filhos foi revelada por estudos psicopatológicos dos pais de crianças deprimidas e não deprimidas. Nos pais, a associação entre depressão, estado de pânico e agorafobia aumenta o risco de depressão e de desordem de ansiedade no adolescente. O estudo genético – o reagrupamento familiar – de perturbações do humor pode indicar uma influência genética ou uma intervenção do meio.
- Fatores sociofamiliares associados às depressões do adolescente como estresse, discórdia conjugal e divórcio, separação, relação com os pais e o meio social são frequentemente relacionados com o estado depressivo do adolescente.
- Perturbações biológicas têm sido encontradas em adolescentes deprimidos, por meio de testes neuroendócrinos, registros eletroencefalográficos do sono e mensuração do débito sanguíneo cerebral.

Determinismos multifatoriais dos deprimidos

A etiologia das depressões do adolescente pode dever-se a diversos determinismos, particularmente a um acontecimento traumático, como uma ruptura familiar por morte ou separação; a estresses crônicos ligados a relação ambivalente ou insuficientemente gratificante com os pais; às etapas do desenvolvimento que o adolescente não pode controlar; a exigências sociais que não pode satisfazer por falta de competência e à vulnerabilidade genética.

O jogo dos fatores sociofamiliares, psicológicos e biológicos não pode ser percebido por meio de relações lineares de causa e efeito, pois interagem e influenciam-se reciprocamente de maneira cíclica. Às relações de causalidades circulares é que se deve fazer apelo para explicar o determinismo das depressões. O determinismo psicológico, individual e familiar associa perturbações afetivas, cognitivas, deficiência ou desvio da comunicação, conflitos inconscientes que estão em interação. Estes externalizam-se nos tipos de relação e de comunicação que definem a organização hierárquica. As abordagens psicanalítica, comportamental e sistêmica se interessam por aspectos, manifestações diversas dos mesmos processos.

Os comportamentos depressivos influem, por sua vez, nas condições que os determinaram: aos determinismos primários juntam-se determinismos secundários. As próprias consequências da depressão contribuem para mantê-los. A lógica do fracasso e da ruptura que ela condiciona agrava a depressão. A depressão compromete e degrada a adaptação social e familiar, escolar e profissional. O adolescente pode ter a impressão legítima de que lhe será impossível recuperar o tempo perdido. Os comportamentos depressivos podem induzir atitudes de incompreensão, rejeição e hostilidade do meio, atitudes estas que reforçam sua visão negativa de si mesmo e dos outros. Os pais e professores veem o adolescente como preguiçoso, irresponsável, imaturo e insubordinado.

A depressão altera negativamente o desenvolvimento social. Os adolescentes deprimidos tendem a isolar-se ou a serem rejeitados por seus amigos. Duvidando de seu próprio valor, pensam que não possa ser aceitos, a não ser pela imitação, o que os torna vulneráveis às sugestões negativas do grupo quanto ao uso de drogas, do álcool e à participação em atividades sexuais. O isolamento e a passividade social privam-no da ocupação de aprendiz dos comportamentos da comunicação que se tornam deficientes.

Relações entre depressão e suicídio

A depressão e o suicídio, na adolescência, têm relações complexas. As concepções habituais tornam a depressão diretamente responsável por comportamentos suicidas ou atribuem a esta e ao suicídio causalidade comum, agressão voltada contra o indivíduo, segundo a psicanálise, ou a cognições dominadas pelo desespero e pessimismo, segundo a abordagem cognitiva. Ao mesmo tempo, os comportamentos suicidas podem representar uma defesa contra a depressão, ou, ao contrário, a depressão pode aparecer como uma defesa contra o suicídio.

As condutas suicidas podem parecer um meio de evitar o confronto com o sofrimento depressivo. Expondo-se à morte, o adolescente afirma-se como dono de si mesmo. Nega sua onipotência. Sobreviver parece significar beneficiar-se de um julgamento, realizar os fantasmas de fusão com o objetivo original totalmente bom e a união narcísica com o superego tutelar reencontrado.

A depressão pode servir de defesa contra o suicídio. Os adolescentes submetidos precocemente às atitudes de rejeição de seus pais, à recusa de sua vida emocional, podem "crescer na morte", matando em si mesmos todo entusiasmo e toda esperança, fixando-se na depressão como única maneira de viver. Sua morte emocional, senão física, parece-lhes obrigatória para garantia de suas relações familiares. A depressão tem por função prolongar o laço mortificante para os pais, protegê-los da intensidade de sua violência e evitar as possibilidades de excitação e de prazer. As ideias de suicídio aparecem quando se oferece a eles uma possibilidade de independência de sucesso, de liberdade e de prazer que coloca em causa sua depressão habitual. Eles fogem do convite à vida, suicidando-se. As ideias ou tentativas suicidas servem para recuperar a ausência de vida protetora da depressão.

Reações psicológicas no lesionado medular

O indivíduo lesionado medular adquire uma das lesões física e socialmente mais catastróficas, e considerando que essa pessoa tenha fisicamente voltado à latência em termos de precisar de assistência para tomar banho, vestir-se, alimentar-se, eliminação corporal e mobilidade, há grandes ajustamentos a fazer nas semanas, meses e anos subsequentes.

Continua Freed que muito é alcançado com terapia de apoio psicológico e assistência social de caso. Entretanto, à medida que a duração da hospitalização diminui para uma estada média de 84 a 116 dias, o ajustamento emocional sem dúvida ocorrerá após a alta. Trieschmann observa que o ajustamento psicológico geralmente exige de 18 a 24 meses. Ducharme e Ducharme declaram que o ajustamento à lesão da medula espinhal é multifacetado e um processo contínuo ao longo de toda a vida do paciente.

Como o aspecto da reabilitação física é conduzido durante um curto período de internação, depressão e negação podem dificultar a participação do paciente no programa. Uma das tarefas essenciais do médico é facilitar o processo, explicando detalhadamente a realidade da lesão ao paciente e à família. O médico, assim como outros profissionais, precisa ser sensível à maneira como o paciente e a família respondem ao prognóstico. Pode ser que eles não sejam capazes de ouvir o prognóstico até que possam controlar a ansiedade. O envolvimento da família e dos amigos é importante para que eles não prejudiquem o tratamento e reforcem a negação.

Tem-se sugerido que a teoria de estágios de ajustamento pode não mais ser válida. Cada nova crise, como levantar do leito pela primeira vez, a primeira visita fora do hospital e a primeira licença de fim de semana em casa, exige ajustamento. Pode ser que o paciente atravesse todos os estágios várias vezes por semana ou mesmo por dia. Como a depressão pode se manifestar na forma de autonegligência, é necessário atentar para a certeza de que o paciente está assumindo responsabilidade pelo cuidado pessoal e pela atenção médica necessária.

O processo de luta que acompanha uma perda assinala a dor e o sofrimento diante de uma situação nova, indesejável e temida. Reconhecer-se diante de uma condição distinta e da inevitabilidade da mudança é uma tarefa árdua e complexa, que mobiliza e desperta uma série de sentimentos e reações, muitas vezes descoordenadas e aparentemente contraditórias.

Questões psicossociais e profissionais

No processo de reabilitação do paciente, Staas evidencia que avanços científicos e tecnológicos nas últimas duas décadas melhoraram significativamente a taxa de sobrevida e expectativa de vida. No entanto, a atenção às questões de qualidade de vida tem ficado atrás dos avanços na quantidade de vida. O impacto dessa lesão catastrófica influenciará o paciente e a família por toda uma vida e será experimentado em todos os aspectos da vida do paciente. O paciente, a família e os profissionais de reabilitação compartilham a responsabilidade pela reconstrução de uma vida diferente. Essa nova vida obviamente reterá muitos aspectos da vida anterior ao trauma, mas novas habilidades e novas estratégias para enfrentá-la devem ser incorporadas.

Ajustamento individual e familiar

Um conceito errado comum entre os leigos e alguns profissionais de reabilitação é que há um **segundo momento no tempo**, quando o paciente **aceita** ou **se ajusta** à deficiência. De fato, aprender a viver com uma deficiência é um processo para toda uma vida. Os profissionais de reabilitação estão apenas começando a explorar o impacto acrescentado pela deficiência aos estádios normais do desenvolvimento adulto.

Embora cada pessoa responda de acordo com sua personalidade única e seu processo de vida, há algumas questões comuns com que se confrontam o paciente e a família nos primeiros anos após a lesão. Talvez uma das primeiras questões mais significativas se relacione à perda de controle e ao sentimento de desamparo. A experiência de hospitalização causa sentimentos universais de perda de controle. A perda de controle e o desamparo se estendem a todas as áreas de funcionamento físico, incluindo as funções intestinais e vesicais, tarefas que normalmente dominamos em tenra idade.

Ao avaliar as questões de ajustamento, também se devem considerar a família e o sistema de suporte mais amplo do paciente. Em muitos aspectos, a estrutura familiar inteira deve ajustar-se à deficiência. O impacto sobre a família não é somente emocional, mas também muitas vezes físico e econômico. Os papéis e responsabilidades assumidos pela pessoa com deficiência devem ser temporários ou permanentemente assumidos por outros familiares. A família deve ser parte integral de qualquer programa de tratamento, não somente para ensiná-la a enfrentar a deficiência e sua resposta ao deficiente, mas também para ajudá-la a lidar com seus próprios problemas, responsabilidades e pressões aumentadas.

A reabilitação é primariamente um processo de aprendizagem, para o paciente e para a família. Esse processo de aprendizagem envolve não somente as habilidades físicas, mas também as psicossociais, que tornarão a pessoa capaz de redefinir um estilo de vida satisfatório e reintegrá-la na família e comunidade. As habilidades físicas podem ser aprendidas nos primeiros anos após a lesão. A aprendizagem de habilidades psicossociais continuará durante toda a vida.

Reação dos pais

A reação dos pais ao conhecimento das limitações intelectuais de um filho é muito variável (porém não difere com relação ao conhecimento das limitações físicas), e fatores como a personalidade, a estabilidade familiar e a constelação familiar são importantes influências. Enquanto nenhuma reação isolada pode ser considerada "típica", muitas delas são comuns, por exemplo, a frustração, a decepção, a culpa, a dor, o desespero ou a ambivalência. As reações emocionais dos pais à consciência da deficiência do filho foram classificadas em categorias pela primeira vez por Roos, em 1963, como resultado de seu trabalho de aconselhamento psicológico de pais de crianças retardadas.[2]

A seguir, Buscaglia redireciona essas fases:

- Perda da autoestima: uma deficiência em um filho pode ser interpretada como um defeito em si mesmo, principalmente quando os pais se identificam muito com o filho. Os propósitos da vida podem ser alterados de forma abrupta e radical, inclusive a perda do sonho da imortalidade por intermédio de um filho.

- Vergonha: os pais podem antecipar a rejeição, a piedade ou o ridículo sociais e a consequente perda de prestígio. O retiro social pode ser um comportamento resultante

---

[2] **Nota da autora:** no capítulo, mantivemos a designação de "retardo" por tratar-se de citação anterior a Convenção Internacional dos Direitos da Pessoa com Deficiência e na Lei Brasileira de Inclusão n. 13.146 de 06 de julho de 2015.

comum. A vergonha é frequentemente confundida com culpa. Entretanto, a vergonha e a culpa estão em extremos opostos do *continuum*. A culpa emana de uma consciência e de valores integrados. O sentimento de culpa é um ativador que diz respeito ao nosso comportamento; a vergonha diz respeito ao *self*. Em outras palavras, a culpa relaciona-se ao que fazemos; a vergonha diz respeito ao que somos. Com culpa eu cometo um engano; com vergonha eu sou o engano.

"Uma família unida pela vergonha é uma família com um sistema automantenedor e de múltiplas gerações de interações com um elenco de personagens que são (ou foram, durante sua vida) leais a um conjunto de regras e injunções que exigem controle, perfeccionismo, culpa e negação. O padrão inibe ou derrota o desenvolvimento de relacionamentos íntimos autênticos, promove segredos e limites pessoais vagos, instila inconscientemente a vergonha nos membros da família, bem como o caos em suas vidas, e os une para perpetuar a vergonha em si mesmo e em seus descendentes. Isto ocorre não importando as boas intenções, desejos e amor que também podem ser parte do sistema" (Fossum e Mason).

- **Ambivalência**: é provável que a experiência simultânea de amor e ódio em geral vivida pelos pais com relação aos filhos seja bastante intensificada no caso de uma criança retardada. A relativa falta de realizações e a tendência ao comportamento irascível do filho costumam ser fontes de contínua frustração para os pais. Esse sentimento, por sua vez, gera a raiva e o ressentimento, os quais podem levá-los a desejar a morte da criança e a rejeitá-la, e que comumente vêm acompanhados pela culpa. O comportamento inconsciente, algumas vezes alternando-se entre a rejeição e a superproteção, também pode se apresentar.
- **Depressão**: sentimentos crônicos de pesar devem ser esperados como uma reação não patológica ao nascimento de um filho retardado. Esses pais estão decepcionados com o filho e preocupados com o futuro. Para alguns, o retardamento mental simboliza a morte da criança e, consequentemente, precipita uma reação de luto semelhante àquela da morte de um ente querido.
- **Autossacrifício**: alguns pais adotam uma atitude de mártir e sacrificam todos os prazeres pessoais pelo filho. A criança deficiente poderá se tornar o centro de todas as atenções dos pais, muitas vezes em detrimento dos outros membros da família. O desequilíbrio familiar, incluindo conflitos maritais, pode acompanhar esse comportamento. O filho deficiente pode vir a ser a causa de acusações e críticas entre os pais.
- **Defesa**: os pais podem desenvolver uma sensibilidade aguda às críticas implícitas ao filho retardado e podem reagir com ressentimento e beligerância. Em casos extremos, eles negarão a existência do retardamento, racionalizarão as deficiências da criança e buscarão opiniões profissionais para fundamentar sua própria luta no sentido de que de fato não há nada errado com o filho. Além dessas reações emocionais à consciência da deficiência do filho, sugeriu-se que exista um padrão referente à maneira como os pais se ajustem a essa consciência. Os cinco estágios da reação paterna sugeridos por Rosen referentes aos pais de crianças com deficiência intelectual progridem de uma percepção inicial do problema até um nível de aceitação.

Fases

- consciência da existência de um problema sério;
- reconhecimento do retardamento;
- busca da causa;
- busca de uma solução ou cura;
- aceitação do problema.

Apesar de essas fases estarem classificadas hierarquicamente, não são distintas e existe uma grande dose de superposição entre elas, ao mesmo tempo que muitos fatores influenciam o grau de aceitação por fim alcançado. Independentemente do tipo de deficiência, toda estrutura familiar sofrerá consequências. No caso da deficiência física, um corpo era saudável e em face da aquisição da deficiência não é mais.

Lembrando o que Erthal diz sobre o corpo, ele expressa a presença do mundo, ou seja, é o limite entre o eu e o outro. É por intermédio dele que se efetua a comunicação interpessoal. Ao mesmo tempo, é o aparelho receptivo do mundo: somos atingidos por estímulos do meio, o que propicia a troca. Diante da aquisição de uma deficiência física, esse corpo será modificado, a recepção e a transmissão serão alteradas. A família, além do deficiente, deverá reaprender a se comunicar diferenciadamente e a permitir a elaboração da perda de um corpo saudável.

Vida independente

Em seu estudo, Staas continua afirmando que, embora o paciente deva fazer certas adaptações e acomodações, essas alterações carecem de significado, a menos que a sociedade lhe proporcione certas oportunidades para reintegração na vida comunitária. O movimento de vida independente, que ganhou seu momento na década de 1970, partiu da premissa de que a pessoa com deficiência deva ter as mesmas escolhas de vida de uma pessoa sem deficiências. A meta desse movimento de consumidores é expandir escolhas em áreas básicas como onde morar, como morar, como viajar e quais atividades recreacionais ou sociais praticar.

Questões profissionais

É importante ressaltar que, para muitos, atingir a autossuficiência e a independência significa um retorno ao trabalho, treinamento ou educação que levem a retornar ao trabalho. A profissionalização deve começar cedo, após a lesão, com a introdução da expectativa e oportunidade de retorno ao trabalho, quando esta for uma meta apropriada.

Fases comportamentais

Lianza et al. orientam que o impacto provocado pela lesão medular não se restringe somente ao estado físico do paciente, afetando também intensamente seu estado emocional, o que produz uma real quebra na unidade psicofísica. O conhecimento, por parte da equipe, dessas modificações sofridas na área psíquica é de fundamental importância no processo da reabilitação, já que de seu correto manejo dependerá a evolução do paciente. Ao estabelecer o perfil psicológico do paciente, vários fatores devem ser considerados, dentre os quais destacamos: personalidade antes do acidente, nível intelectual, antecedentes socioculturais, hábitos do paciente, interesse, idade, profissão, gravidade da lesão e tratamento inicial instituído. No comportamento do paciente lesionado medular, quatro fases são bem definidas.

Primeira fase ou fase de choque

Em face da súbita transformação provocada pela lesão medular, o paciente entra em um estado de confusão no qual não consegue perceber a magnitude do acontecido; suas funções psíquicas ficam "congeladas", estando impossibilitado de formular qualquer programa de ação. Nessa fase o paciente interrompe seu vínculo com o mundo exterior, em uma tentativa inconsciente de proteger sua imagem corporal, mantendo-a íntegra.

No entanto, não podemos esquecer que outros fatores podem estar incidindo nessa conduta, tais como medicação administrada ou mesmo alterações comportamentais secundárias a trauma cranioencefálico associado, que podem provocar estado de confusão mental.

Segunda fase ou fase da negação

O paciente, que na fase inicial tinha interrompido seu vínculo com o mundo exterior, começa a perceber sua situação, porém de forma distorcida, por não ter condições de aceitá-la. Tenta manter, assim, sua antiga imagem. É comum que nesse período o paciente afirme: "Não estou realmente paralisado e voltarei a andar". Essa fuga da situação evita que entre em ansiedade e/ou depressão, e comumente, nessa fase, o paciente reage de forma regressiva, aceitando a orientação da equipe de forma passiva, sem iniciativa.

Durante essas duas primeiras fases a equipe desempenha a parte mais ativa no processo de reabilitação, devendo tomar decisões firmes, já que, dadas as condições do paciente, este não pode reagir de forma dinâmica por não existir motivação alguma.

Terceira fase ou fase de reconhecimento

A persistência do quadro provocado pela lesão medular e o contato, no centro de reabilitação, com outros pacientes portadores de limitações físicas semelhantes faz o paciente começar a tomar consciência de sua real situação. A evidência da paralisia, a perda do controle esfincteriano, o temor de tornar-se uma carga para seus familiares e as possíveis restrições sociais lhe provocam um forte sentimento de desamparo e intensa ansiedade, ocasionando nele um estado de depressão.

Outras vezes essa sensação de desvalorização pessoal é tão forte que podem surgir ideias suicidas. É aqui que o paciente começa a experimentar as mudanças de sua própria imagem. Já não pode se ocultar dentro da fase defensiva de negação, vendo-se forçado a recompor sua autoimagem de forma mais realista. É justamente nessa fase de reconhecimento que a participação ativa do paciente deve ser altamente estimulada. Agora ele está em condições de ser motivado pela equipe para começar a desenvolver ao máximo todo o seu potencial residual. Sempre de maneira clara e realista, jamais sendo iludido.

Quarta fase ou fase da adaptação

Nessa fase o paciente começa a sentir-se recompensado por seus esforços. Ele está em sua capacidade máxima para agir ativamente no processo de reabilitação, é realista e, portanto, coopera para atingir as metas estabelecidas. Reconhece a importância do programa de reabilitação, já que este lhe está devolvendo a possibilidade de uma reintegração social e uma autoeficiência dentro de suas limitações.

Objetivos

Levando em conta que a adolescência corresponde a uma fase de grandes mudanças, acarretando uma diversidade de sentimentos, entre eles a tristeza e a angústia, a presença de uma deficiência física pode ser mais um fator desencadeante dessa sintomatologia. Em função disso, este capítulo tem como objetivo comparar a frequência dos sintomas depressivos em população adolescente, portadora ou não de deficiência física.

Formulamos então as seguintes hipóteses:

- H0: a sintomatologia depressiva ocorre em igual frequência em adolescentes portadores de deficiência física e em adolescentes sem essa problemática.
- H1: a sintomatologia depressiva ocorre com mais frequência em adolescentes portadores de deficiência física.

Material e métodos

Foram selecionados 50 adolescentes, com idades entre 11 e 19 anos, sem quaisquer comprometimentos físico e/ou intelectual, originários de uma escola de primeiro e segundo graus, e 32 adolescentes com deficiência física pela lesão medular traumática e não traumática, com idades entre 11 e 19 anos, com escolaridade, sem comprometimento intelectual, originários de diversos centros de reabilitação – Divisão de Medicina de Reabilitação da FMUSP, Lar Escola São Francisco, Fundação Selma, Pequeno Cotulengo de Don Orleone, Clube Desportivo Magic Hands, Associação Desportiva para Deficientes.

Ambos os grupos foram analisados por meio de um questionário sociodemográfico e do *Children Depression Inventory* – CDI, primeiro instrumento delineado para estudar a sintomatologia depressiva elaborado por Kovacks, em 1977.

Seu objetivo geral é o detectar a presença e a severidade do transtorno depressivo na infância. É um instrumento adaptado do *Beck Depression Inventory* (BDI) para adultos. O CDI possibilita avaliar a ocorrência de sintomas depressivos, agrupando-os em cinco dimensões: humor negativo, interpretação de problemas, ineficácia, anedonia e autoestima negativa. Esse inventário consiste em 26 questões com 3 alternativas cada e 1 questão com 2 alternativas (Tabela 61.4).

Foi utilizada a versão do CDI traduzida e adaptada para o Brasil por Gouveia e cols. (1995), com os 27 itens da escala original de Kovacs (2003). O ponto de corte (*cutt-off point*) é 17. Todos os participantes foram autorizados por seus pais e responsáveis a participar dessa pesquisa. Os dados foram coletados pelo próprio pesquisador, que solicitou ao adolescente que respondesse às questões com base em como ele se sentiu nas duas últimas semanas.

TABELA 61.4 – Avaliação de presença e severidade do transtorno depressivo na infância.

Questão 1 – Tristeza	Questão 10 – Tipo de choro	Questão 19 – Sensações corporais desagradáveis
Questão 2 – Pessimismo	Questão 11 – Sentimento de tédio	Questão 20 – Solidão
Questão 3 – Autodepreciação	Questão 12 – Redução no interesse social	Questão 21 – Aversão às atividades escolares
Questão 4 – Anedonia	Questão 13 – Indecisão	Questão 22 – Carência de amigos
Questão 5 – Mau comportamento	Questão 14 – Imagem corporal negativa	Questão 23 – Diminuição da *performance* escolar
Questão 6 – Preocupação pessimista	Questão 15 – Dificuldades nas tarefas escolares	Questão 24 – Autodepreciação (por comparação)
Questão 7 – Autoestima	Questão 16 – Alterações do sono	Questão 25 – Sentimento agressivo
Questão 8 – Culpa	Questão 17 – Fadiga	Questão 26 – Desobediência
Questão 9 – Ideação suicida	Questão 18 – Alteração do apetite	Questão 27 – Brigas físicas

Utilizam-se os *scores* 0, 1 e 2 para cada questão. Sendo:
0 = ausência de sintomatologia
1 = presença moderada de sintomatologia
2 = presença de sintomatologia
Fonte: Desenvolvida pela autoria do capítulo.

A análise estatística foi realizada por meio do programa *Statistical Package for the Social Science* (SPSS), do Departamento de Estatística da Universidade Mackenzie. Os resultados foram comparados por meio do teste do qui-quadrado, com o objetivo de observar se existiam diferenças estatisticamente significativas. A utilização do teste do qui-quadrado evidenciou-se por ser a técnica mais apropriada quando se comparam proporções.

Resultados

Conforme a metodologia apresentada, obtiveram-se os seguintes resultados, de acordo com as tabelas descritas (Anexo – Tabelas 1 a 33). Para efeito de análise estatística, utilizaram-se os valores de significância, expressos no Anexo Tabela 1.

ANEXO – TABELA 1 – Níveis de significância.

Não significativo	NS	$> 0,10$
Significativo	*	$0,05 \leq \alpha \leq 0,10$
Significativo	**	$0,01 \leq \alpha \leq 0,05$
Significativo	***	$\alpha \leq 0,01$

ANEXO – TABELA 2 – Classificação socioeconômica.

Classificação	Sem lesão	Com lesão	Total
Burguesia			
Nova pequena burguesia	1	1	2
Pequena burguesia	5	5	10
Pequena burguesia tradicional	6	3	9
Proletariado não típico	20	12	32
Proletariado típico	6	3	9
Subproletariado	12	8	20
Total	50	32	82

ANEXO – TABELA 3 – Idade dos adolescentes (11 a 19 anos).

Idade	Sem lesão	Com lesão	
Média	14,1	16,3	
Desvio-padrão	1,65	2,13	$\chi2 = 0,000$ (***)

ANEXO – TABELA 4 – Presença de sintomatologia depressiva em adolescentes.

Conforme o ponto de corte estabelecido pelo CDI e seus valores de significância $0{,}01 \leq \alpha \leq 0{,}05$ e $0{,}05 \leq \alpha \leq 0{,}10$																						
	Tipo de Lesão				Etiologia				Tempo de Instalação				Sexo			Idade									
Pontuação	Não tem	Parap.	Tetrap.	Total	Não tem	Trauma	Não trauma	Total	Até 1 ano	1 a 2 anos	Acima de 2	Total	Masc.	Fem.	Total	11	12	13	14	15	16	17	18	19	Total
Até 16	30	10	4	44	30	9	5	44	30	2	12	44	22	22	44		4	11	7	7	3	3	4	5	44
Acima 16	20	14	4	38	20	12	6	38	20	12	6	38	22	16	38	1	4	8	6	1	5	12	1		38
Total	50	24	8	82	50	21	11	82	50	14	18	82	44	38	82	1	8	19	13	8	8	15	5	5	82
	$\chi 2 = 0{,}019$ (**)				NS				$\chi 2 = 0{,}058$ (*)				NS			$\chi 2 = 0{,}083$ (*)										

ANEXO – TABELA 5 – "TRISTEZA" (CDI).
Avaliação de população não lesionada e lesionada em seus níveis de significância $0{,}01 \leq \alpha \leq 0{,}05$.

QUESTÃO 1

Sem lesão	Pontuação			Sexo			Idade			
Score	Até 16	Mais 16	Total	Masc.	Fem.	Total	11 a 12	13 a 14	15 a 16	17 a 19
0	29	14	43	26	17	43	6	24	8	5
1	1	5	6	2	4	6		5	1	
2		1	1		1	1				1
Total	30	20	50	28	22	50	6	29	9	6
	NS			$\chi 2 = 0{,}03$ (**)			NS			

Com lesão	Pontuação			Sexo			Idade				Etiologia			Tempo de instalação		
Score	Até 16	Mais 16	Total	Masc.	Fem.	Total	11 a 12	13 a 14	15 a 16	17 a 19	Trauma	Não Trauma	Total	De 1 a 2	Mais 2	Total
0	13	11	24	10	14	24	3	2	4	15	16	8	24	9	15	24
1	1	7	8	6	2	8		1	3	4	5	3	8	5	3	8
2																
Total	14	18	32	16	16	32	3	3	7	19	21	11	32	14	18	32
	$\chi 2 = 0{,}040$ (**)			NS			NS				NS			NS		

ANEXO – TABELA 6 – "PESSIMISMO" (CDI).
Avaliação de população não lesionada e lesionada em seus níveis de não significância $> 0{,}10$.

QUESTÃO 2

Sem lesão	Pontuação			Sexo			Idade			
Score	Até 16	Mais 16	Total	Masc.	Fem.	Total	11 a 12	13 a 14	15 a 16	17 a 19
0	14	6	20	12	8	20	3	10	4	3
1	16	13	29	16	13	29	3	18	5	3
2		1	1		1	1		1		
Total	30	20	50	28	22	50	6	29	9	6
	NS			NS			NS			

Com lesão	Pontuação			Sexo			Idade				Etiologia			Tempo de instalação		
Score	Até 16	Mais 16	Total	Masc.	Fem.	Total	11 a 12	13 a 14	15 a 16	17 a 19	Trauma	Não Trauma	Total	De 1 a 2	Mais 2	Total
0	11	8	19	7	12	19	2	2	2	13	11	8	19	7	12	19
1	3	9	12	8	4	12	1	1	5	5	9	3	12	6	6	12
2		1	1	1		1				1	1		1	1		1
Total	14	18	32	16	16	32	3	3	7	19	21	11	32	14	18	32
	NS			NS			NS				NS			NS		

ANEXO – TABELA 7 – "AUTODEPRECIAÇÃO" (CDI).
Avaliação de população não lesionada e lesionada em seus níveis de significância $0,01 \leq \alpha \leq 0,05$.

<table>
<tr><th rowspan="11">QUESTÃO 3</th><th>Sem lesão</th colspan="3">Pontuação</th><th colspan="3">Sexo</th><th colspan="4">Idade</th></tr>
<tr><td>Score</td><td>Até 16</td><td>Mais 16</td><td>Total</td><td>Masc.</td><td>Fem.</td><td>Total</td><td>11 a 12</td><td>13 a 14</td><td>15 a 16</td><td>17 a 19</td></tr>
<tr><td>0</td><td>27</td><td>12</td><td>39</td><td>21</td><td>18</td><td>39</td><td>4</td><td>23</td><td>8</td><td>4</td></tr>
<tr><td>1</td><td>3</td><td>7</td><td>10</td><td>6</td><td>4</td><td>10</td><td>2</td><td>5</td><td></td><td>2</td></tr>
<tr><td>2</td><td></td><td>1</td><td>1</td><td>1</td><td></td><td>1</td><td></td><td>1</td><td>1</td><td></td></tr>
<tr><td>Total</td><td>30</td><td>20</td><td>50</td><td>28</td><td>22</td><td>50</td><td>6</td><td>29</td><td>9</td><td>6</td></tr>
<tr><td></td><td colspan="3">$\chi^2 = 0,036$ (**)</td><td colspan="3">NS</td><td colspan="4">NS</td></tr>
</table>

<table>
<tr><th>Com lesão</th><th colspan="3">Pontuação</th><th colspan="3">Sexo</th><th colspan="4">Idade</th><th colspan="3">Etiologia</th><th colspan="3">Tempo de instalação</th></tr>
<tr><td>Score</td><td>Até 16</td><td>Mais 16</td><td>Total</td><td>Masc.</td><td>Fem.</td><td>Total</td><td>11 a 12</td><td>13 a 14</td><td>15 a 16</td><td>17 a 19</td><td>Trauma</td><td>Não Trauma</td><td>Total</td><td>De 1 a 2</td><td>Mais 2</td><td>Total</td></tr>
<tr><td>0</td><td>12</td><td>11</td><td>23</td><td>10</td><td>13</td><td>23</td><td>3</td><td>3</td><td>3</td><td>14</td><td>15</td><td>8</td><td>23</td><td>7</td><td>16</td><td>23</td></tr>
<tr><td>1</td><td>2</td><td>5</td><td>7</td><td>5</td><td>2</td><td>7</td><td></td><td></td><td>3</td><td>4</td><td>5</td><td>2</td><td>7</td><td>5</td><td>2</td><td>7</td></tr>
<tr><td>2</td><td></td><td>2</td><td>2</td><td>1</td><td>1</td><td>2</td><td></td><td></td><td>1</td><td>1</td><td>1</td><td>1</td><td>2</td><td>2</td><td></td><td>2</td></tr>
<tr><td>Total</td><td>14</td><td>18</td><td>32</td><td>16</td><td>16</td><td>32</td><td>3</td><td>3</td><td>7</td><td>19</td><td>21</td><td>11</td><td>32</td><td>14</td><td>18</td><td>32</td></tr>
<tr><td></td><td colspan="3">NS</td><td colspan="3">NS</td><td colspan="4">NS</td><td colspan="3">NS</td><td colspan="3">$\chi^2 = 0,041$ (**)</td></tr>
</table>

ANEXO – TABELA 8 – "ANEDONIA" (CDI).
Avaliação de população não lesionada e lesionada em seus níveis de significância $0,01 \leq \alpha \leq 0,05$ e $0,05 \leq \alpha \leq 0,10$.

<table>
<tr><th>Sem lesão</th><th colspan="3">Pontuação</th><th colspan="3">Sexo</th><th colspan="4">Idade</th></tr>
<tr><td>Score</td><td>Até 16</td><td>Mais 16</td><td>Total</td><td>Masc.</td><td>Fem.</td><td>Total</td><td>11 a 12</td><td>13 a 14</td><td>15 a 16</td><td>17 a 19</td></tr>
<tr><td>0</td><td>18</td><td>6</td><td>24</td><td>14</td><td>10</td><td>24</td><td>4</td><td>13</td><td>4</td><td>3</td></tr>
<tr><td>1</td><td>12</td><td>12</td><td>24</td><td>13</td><td>11</td><td>24</td><td>2</td><td>16</td><td>4</td><td>2</td></tr>
<tr><td>2</td><td></td><td>2</td><td>2</td><td>1</td><td>1</td><td>2</td><td></td><td></td><td>1</td><td>1</td></tr>
<tr><td>Total</td><td>30</td><td>20</td><td>50</td><td>28</td><td>22</td><td>50</td><td>6</td><td>29</td><td>9</td><td>6</td></tr>
<tr><td></td><td colspan="3">$\chi^2 = 0,04$ (**)</td><td colspan="3">NS</td><td colspan="4">NS</td></tr>
</table>

<table>
<tr><th>Com lesão</th><th colspan="3">Pontuação</th><th colspan="3">Sexo</th><th colspan="4">Idade</th><th colspan="3">Etiologia</th><th colspan="3">Tempo de instalação</th></tr>
<tr><td>Score</td><td>Até 16</td><td>Mais 16</td><td>Total</td><td>Masc.</td><td>Fem.</td><td>Total</td><td>11 a 12</td><td>13 a 14</td><td>15 a 16</td><td>17 a 19</td><td>Trauma</td><td>Não Trauma</td><td>Total</td><td>De 1 a 2</td><td>Mais 2</td><td>Total</td></tr>
<tr><td>0</td><td>8</td><td>6</td><td>14</td><td>3</td><td>11</td><td>14</td><td>2</td><td>3</td><td>2</td><td>7</td><td>7</td><td>7</td><td>14</td><td>3</td><td>11</td><td>14</td></tr>
<tr><td>1</td><td>6</td><td>11</td><td>17</td><td>12</td><td>5</td><td>17</td><td>1</td><td></td><td>5</td><td>11</td><td>13</td><td>4</td><td>17</td><td>10</td><td>7</td><td>17</td></tr>
<tr><td>2</td><td></td><td>1</td><td>1</td><td>1</td><td></td><td>1</td><td></td><td></td><td></td><td>1</td><td>1</td><td></td><td>1</td><td>1</td><td></td><td>1</td></tr>
<tr><td>Total</td><td>14</td><td>18</td><td>32</td><td>16</td><td>16</td><td>32</td><td>3</td><td>3</td><td>7</td><td>19</td><td>21</td><td>11</td><td>32</td><td>14</td><td>18</td><td>32</td></tr>
<tr><td></td><td colspan="3">NS</td><td colspan="3">$\chi^2 = 0,015$ (**)</td><td colspan="4">NS</td><td colspan="3">NS</td><td colspan="3">$\chi^2 = 0,058$ (*)</td></tr>
</table>

ANEXO – TABELA 9 – "SER MAU" (CDI).

Avaliação de população não lesionada e lesionada em seus níveis de significância 0,01 ≤ α ≤ 0,05.

QUESTÃO 5

Sem lesão Score	Pontuação Até 16	Mais 16	Total	Sexo Masc.	Fem.	Total	Idade 11 a 12	13 a 14	15 a 16	17 a 19
0	25	16	41	19	22	41	6	21	8	6
1	3	3	6	6		6		6	1	
2	2	1	3	3		3		2		
Total	30	20	50	28	22	50	6	29	9	6
	NS			χ2 = 0,01 (**)			NS			

Com lesão Score	Pontuação Até 16	Mais 16	Total	Sexo Masc.	Fem.	Total	Idade 11 a 12	13 a 14	15 a 16	17 a 19	Etiologia Trauma	Não Trauma	Total	Tempo de instalação De 1 a 2	Mais 2	Total
0	12	14	26	12	14	26	2	2	6	16	16	10	26	10	16	26
1	2	4	6	2	4	6	1	1	1	3	5	1	6	4	2	6
2																
Total	14	18	32	14	18	32	3	3	7	19	21	11	32	14	18	32
	NS			NS			NS				NS			NS		

ANEXO – TABELA 10 – "PREOCUPAÇÃO PESSIMISTA" (CDI).

Avaliação de população não lesionada e lesionada em seus níveis de significância 0,01 ≤ α ≤ 0,05 e 0,01 ≤ α ≤ 0,05.

QUESTÃO 6

Sem lesão Score	Pontuação Até 16	Mais 16	Total	Sexo Masc.	Fem.	Total	Idade 11 a 12	13 a 14	15 a 16	17 a 19
0	13	8	21	15	6	21		14	6	1
1	16	12	28	12	16	28	6	14	3	5
2	1		1	1		1		1		
Total	30	20	50	28	22	50	6	29	9	6
	NS			χ2 = 0,09 (*)			NS			

Com lesão Score	Pontuação Até 16	Mais 16	Total	Sexo Masc.	Fem.	Total	Idade 11 a 12	13 a 14	15 a 16	17 a 19	Etiologia Trauma	Não Trauma	Total	Tempo de instalação De 1 a 2	Mais 2	Total
0	11	6	17	4	13	17	1	2	3	11	11	6	17	4	13	17
1	8	3	11	6	5	11	2	1	4	4	8	3	11	6	5	11
2	2	2	4	4		4				4	2	2	4	4		4
Total	21	11	32	14	18	32	3	3	7	19	21	11	32	14	18	32
	χ2 = 0,025 (**)			NS			NS				NS			χ2 = 0,014 (**)		

ANEXO – TABELA 11 – "AUTOESTIMA" (CDI).
Avaliação de população não lesionada e lesionada em seus níveis de significância $0,01 \leq \alpha \leq 0,05$.

QUESTÃO 7

Sem lesão	Pontuação			Sexo			Idade			
Score	Até 16	Mais 16	Total	Masc.	Fem.	Total	11 a 12	13 a 14	15 a 16	17 a 19
0	29	18	47	25	22	47	6	28	8	5
1	1	2	3	3		3		1	1	1
2										
Total	30	20	50	28	22	50	6	29	9	6
	NS			NS			NS			

Com lesão	Pontuação			Sexo			Idade				Etiologia			Tempo de instalação		
Score	Até 16	Mais 16	Total	Masc.	Fem.	Total	11 a 12	13 a 14	15 a 16	17 a 19	Trauma	Não Trauma	Total	De 1 a 2	Mais 2	Total
0	12	12	24	10	14	24	2	3	5	14	16	8	24	8	16	24
1	2	6	8	6	2	8	1		2	5	5	3	8	6	2	8
2																
Total	14	18	32	16	16	32	3	3	7	19	21	11	32	14	18	32
	NS			NS			NS				NS			$\chi2 = 0,040$ (**)		

ANEXO – TABELA 12 – "SENTIMENTO DE CULPA" (CDI).
Avaliação de população não lesionada e lesionada em seus níveis de significância $0,01 \leq \alpha \leq 0,05$.

QUESTÃO 8

Sem lesão	Pontuação			Sexo			Idade			
Score	Até 16	Mais 16	Total	Masc.	Fem.	Total	11 a 12	13 a 14	15 a 16	17 a 19
0	27	15	42	22	20	42	4	26	9	3
1	2	3	5	3	2	5	2	2		1
2	1	2	3	3		3	3	1		2
Total	30	20	50	28	22	50	9	29	9	6
	NS			NS			$\chi2 = 0,02$ (**)			

Com lesão	Pontuação			Sexo			Idade				Etiologia			Tempo de instalação		
Score	Até 16	Mais 16	Total	Masc.	Fem.	Total	11 a 12	13 a 14	15 a 16	17 a 19	Trauma	Não Trauma	Total	De 1 a 2	Mais 2	Total
0	11	10	21	9	12	21	2	3	3	13	14	7	21	9	12	21
1	3	8	11	7	4	11	1		4	6	7	4	11	5	6	11
2																
Total	14	18	32	16	16	32	3	3	7	19	21	11	32	14	18	32
	NS			NS			NS				NS			NS		

ANEXO – TABELA 13 – "IDEAÇÃO DE MORTE" (CDI).
Avaliação de população não lesionada e lesionada em seus níveis de significância α ≤ 0,01 e 0,01 ≤ α ≤ 0,05.

QUESTÃO 9

Sem lesão	Pontuação			Sexo			Idade			
Score	Até 16	Mais 16	Total	Masc.	Fem.	Total	11 a 12	13 a 14	15 a 16	17 a 19
0	15	19	34	21	13	34	2	21	6	5
1	5	11	16	7	9	16	4	8	3	1
2										
Total	20	30	50	28	22	50	6	29	9	6
	NS			NS			$\chi2 = 0{,}080$ (*)			

Com lesão	Pontuação			Sexo			Idade				Etiologia			Tempo de instalação		
Score	Até 16	Mais 16	Total	Masc.	Fem.	Total	11 a 12	13 a 14	15 a 16	17 a 19	Trauma	Não Trauma	Total	De 1 a 2	Mais 2	Total
0	10	4	14	5	9	14	1	3	3	7	12	2	14	4	10	14
1	2	13	15	9	6	15	2		3	10	7	8	15	9	6	15
2	2	1	3	2	1	3			1	2	2	1	3	1	2	3
Total	14	18	32	16	16	32	3	3	7	19	21	11	32	14	18	32
	$\chi2 = 0{,}005$ (***)			NS			NS				$\chi2 = 0{,}086$ (*)			NS		

ANEXO – TABELA 14 – "TIPO DO CHORO" (CDI).
Avaliação de população não lesionada e lesionada em seus níveis de significância 0,01 ≤ α ≤ 0,05.

QUESTÃO 10

Sem lesão	Pontuação			Sexo			Idade			
Score	Até 16	Mais 16	Total	Masc.	Fem.	Total	11 a 12	13 a 14	15 a 16	17 a 19
0	20	11	31	20	11	31	1	22	6	2
1	7	4	11	5	6	11	3	4	1	3
2	3	5	8	3	5	8	2	3	2	1
Total	30	20	50	28	22	50	6	29	9	6
	NS			NS			$\chi2 = 0{,}080$ (*)			

Com lesão	Pontuação			Sexo			Idade				Etiologia			Tempo de instalação		
Score	Até 16	Mais 16	Total	Masc.	Fem.	Total	11 a 12	13 a 14	15 a 16	17 a 19	Trauma	Não Trauma	Total	De 1 a 2	Mais 2	Total
0	12	6	18	10	8	18	1	2	4	11	13	5	18	5	13	18
1	1	8	9	5	4	9	1	1	1	6	6	3	9	6	3	9
2	1	4	5	1	4	5	1		2	2	2	3	5	3	2	5
Total	14	18	32	16	16	32	3	3	7	19	21	11	32	14	18	32
	$\chi2 = 0{,}012$ (**)			NS			NS				NS			NS		

ANEXO – TABELA 15 – "SENTIMENTO DE TÉDIO" (CDI).
Avaliação de população não lesionada e lesionada em seus níveis de significância α ≤ 0,01; 0,01 ≤ α ≤ 0,05 e 0,05 ≤ α ≤ 0,10.

QUESTÃO 11

Sem lesão:

Score	Até 16	Mais 16	Total	Masc.	Fem.	Total	11 a 12	13 a 14	15 a 16	17 a 19
0	23	5	28	16	12	28	3	15	6	4
1	5	9	14	7	7	14	2	10	2	
2	2	6	8	5	3	8	1	4	1	2
Total	30	20	50	28	22	50	6	29	9	6
	$\chi 2 = 0$ (***)			NS			NS			

Com lesão:

Score	Até 16	Mais 16	Total	Masc.	Fem.	Total	11 a 12	13 a 14	15 a 16	17 a 19	Trauma	Não Trauma	Total	De 1 a 2	Mais 2	Total
0	9	3	12	5	7	12		3	2	7	8	4	12	2	10	12
1	5	12	17	9	8	17	2		5	10	12	5	17	10	7	17
2		3	3	2	1	3	1			2	1	2	3	2	1	3
Total	14	18	32	16	16	32	3	3	7	19	21	11	32	14	18	32
	$\chi 2 = 0{,}014$ (**)			NS			NS				NS			$\chi 2 = 0{,}055$ (*)		

ANEXO – TABELA 16 – "REDUÇÃO NO INTERESSE DO CONVÍVIO SOCIAL" (CDI).
Avaliação de população não lesionada e lesionada em seus níveis de significância 0,01 ≤ α ≤ 0,05.

QUESTÃO 12

Sem lesão:

Score	Até 16	Mais 16	Total	Masc.	Fem.	Total	11 a 12	13 a 14	15 a 16	17 a 19
0	29	14	43	22	21	43	5	24	9	5
1	1	3	4	4		4	1	2		1
2		3	3	2	1	3		3		
Total	30	20	50	28	22	50	6	29	9	6
	$\chi 2 = 0{,}02$ (**)			NS			NS			

Com lesão:

Score	Até 16	Mais 16	Total	Masc.	Fem.	Total	11 a 12	13 a 14	15 a 16	17 a 19	Trauma	Não Trauma	Total	De 1 a 2	Mais 2	Total
0	12	7	19	9	10	19	1	1	5	12	12	7	19	7	12	19
1	1	9	10	5	5	10	2	1	2	5	7	3	10	5	5	10
2	1	2	3	2	1	3		1		2	2	1	3	2	1	3
Total	14	18	32	16	16	32	3	3	7	19	21	11	32	14	18	32
	$\chi 2 = 0{,}022$ (**)			NS			NS				NS			NS		

ANEXO – TABELA 17 – "INDECISÃO" (CDI).

Avaliação de população não lesionada e lesionada em seus níveis de significância 0,05 ≤ α ≤ 0,10.

<table>
<tr><th rowspan="2">QUESTÃO 13</th><th>Sem lesão</th><th colspan="3">Pontuação</th><th colspan="3">Sexo</th><th colspan="4">Idade</th></tr>
<tr><th>Score</th><th>Até 16</th><th>Mais 16</th><th>Total</th><th>Masc.</th><th>Fem.</th><th>Total</th><th>11 a 12</th><th>13 a 14</th><th>15 a 16</th><th>17 a 19</th></tr>
<tr><td></td><td>0</td><td>13</td><td>9</td><td>22</td><td>12</td><td>10</td><td>22</td><td>1</td><td>14</td><td>5</td><td>2</td></tr>
<tr><td></td><td>1</td><td>13</td><td>7</td><td>20</td><td>10</td><td>10</td><td>20</td><td>3</td><td>11</td><td>3</td><td>3</td></tr>
<tr><td></td><td>2</td><td>4</td><td>4</td><td>8</td><td>6</td><td>2</td><td>8</td><td>2</td><td>4</td><td>1</td><td>1</td></tr>
<tr><td></td><td>Total</td><td>30</td><td>20</td><td>50</td><td>28</td><td>22</td><td>50</td><td>6</td><td>29</td><td>9</td><td>6</td></tr>
<tr><td></td><td></td><td colspan="3">NS</td><td colspan="3">NS</td><td colspan="4">NS</td></tr>
</table>

<table>
<tr><th rowspan="2">QUESTÃO 13</th><th>Com lesão</th><th colspan="3">Pontuação</th><th colspan="3">Sexo</th><th colspan="4">Idade</th><th colspan="3">Etiologia</th><th colspan="3">Tempo de instalação</th></tr>
<tr><th>Score</th><th>Até 16</th><th>Mais 16</th><th>Total</th><th>Masc.</th><th>Fem.</th><th>Total</th><th>11 a 12</th><th>13 a 14</th><th>15 a 16</th><th>17 a 19</th><th>Trauma</th><th>Não Trauma</th><th>Total</th><th>De 1 a 2</th><th>Mais 2</th><th>Total</th></tr>
<tr><td></td><td>0</td><td>8</td><td>6</td><td>14</td><td>8</td><td>6</td><td>14</td><td></td><td>1</td><td>2</td><td>11</td><td>8</td><td>6</td><td>14</td><td>6</td><td>8</td><td>14</td></tr>
<tr><td></td><td>1</td><td>4</td><td>6</td><td>10</td><td>5</td><td>5</td><td>10</td><td>1</td><td>1</td><td>5</td><td>3</td><td>7</td><td>3</td><td>10</td><td>5</td><td>5</td><td>10</td></tr>
<tr><td></td><td>2</td><td>2</td><td>6</td><td>8</td><td>3</td><td>5</td><td>8</td><td>2</td><td>1</td><td>2</td><td>5</td><td>6</td><td>2</td><td>8</td><td>3</td><td>5</td><td>8</td></tr>
<tr><td></td><td>Total</td><td>14</td><td>18</td><td>32</td><td>16</td><td>16</td><td>32</td><td>3</td><td>3</td><td>9</td><td>19</td><td>21</td><td>11</td><td>32</td><td>14</td><td>18</td><td>32</td></tr>
<tr><td></td><td></td><td colspan="3">NS</td><td colspan="3">NS</td><td colspan="4">NS</td><td colspan="3">NS</td><td colspan="3">$\chi^2 = 0,071$ (*)</td></tr>
</table>

ANEXO – TABELA 18 – "IMAGEM CORPORAL NEGATIVA" (CDI).

Avaliação de população não lesionada e lesionada em seus níveis de significância α ≤ 0,01; 0,01 ≤ α ≤ 0,05 e 0,05 ≤ α ≤ 0,10.

<table>
<tr><th rowspan="2">QUESTÃO 14</th><th>Sem lesão</th><th colspan="3">Pontuação</th><th colspan="3">Sexo</th><th colspan="4">Idade</th></tr>
<tr><th>Score</th><th>Até 16</th><th>Mais 16</th><th>Total</th><th>Masc.</th><th>Fem.</th><th>Total</th><th>11 a 12</th><th>13 a 14</th><th>15 a 16</th><th>17 a 19</th></tr>
<tr><td></td><td>0</td><td>21</td><td>9</td><td>30</td><td>19</td><td>11</td><td>30</td><td>4</td><td>17</td><td>7</td><td>2</td></tr>
<tr><td></td><td>1</td><td>9</td><td>11</td><td>20</td><td>9</td><td>11</td><td>20</td><td>2</td><td>12</td><td>2</td><td>4</td></tr>
<tr><td></td><td>2</td><td></td><td></td><td></td><td></td><td></td><td></td><td></td><td></td><td></td><td></td></tr>
<tr><td></td><td>Total</td><td>30</td><td>20</td><td>50</td><td>28</td><td>22</td><td>50</td><td>6</td><td>29</td><td>9</td><td>6</td></tr>
<tr><td></td><td></td><td colspan="3">$\chi^2 = 0,08$ (*)</td><td colspan="3">NS</td><td colspan="4">NS</td></tr>
</table>

<table>
<tr><th rowspan="2">QUESTÃO 14</th><th>Com lesão</th><th colspan="3">Pontuação</th><th colspan="3">Sexo</th><th colspan="4">Idade</th><th colspan="3">Etiologia</th><th colspan="3">Tempo de instalação</th></tr>
<tr><th>Score</th><th>Até 16</th><th>Mais 16</th><th>Total</th><th>Masc.</th><th>Fem.</th><th>Total</th><th>11 a 12</th><th>13 a 14</th><th>15 a 16</th><th>17 a 19</th><th>Trauma</th><th>Não Trauma</th><th>Total</th><th>De 1 a 2</th><th>Mais 2</th><th>Total</th></tr>
<tr><td></td><td>0</td><td>11</td><td>6</td><td>17</td><td>8</td><td>9</td><td>17</td><td>2</td><td>1</td><td>5</td><td>9</td><td>11</td><td>6</td><td>17</td><td>3</td><td>14</td><td>17</td></tr>
<tr><td></td><td>1</td><td>1</td><td>7</td><td>8</td><td>4</td><td>4</td><td>8</td><td></td><td>1</td><td>2</td><td>5</td><td>5</td><td>3</td><td>8</td><td>7</td><td>1</td><td>8</td></tr>
<tr><td></td><td>2</td><td>2</td><td>5</td><td>7</td><td>4</td><td>3</td><td>7</td><td>1</td><td>1</td><td></td><td>5</td><td>5</td><td>2</td><td>7</td><td>4</td><td>3</td><td>7</td></tr>
<tr><td></td><td>Total</td><td>14</td><td>18</td><td>32</td><td>16</td><td>16</td><td>32</td><td>3</td><td>3</td><td>7</td><td>19</td><td>21</td><td>11</td><td>32</td><td>14</td><td>18</td><td>32</td></tr>
<tr><td></td><td></td><td colspan="3">$\chi^2 = 0,032$ (**)</td><td colspan="3">NS</td><td colspan="4">NS</td><td colspan="3">NS</td><td colspan="3">$\chi^2 = 0,003$ (***)</td></tr>
</table>

ANEXO – TABELA 19 – "DIFICULDADES NAS TAREFAS ESCOLARES" (CDI).

Avaliação de população não lesionada e lesionada em seus níveis de significância $0{,}01 \leq \alpha \leq 0{,}05$ e $0{,}05 \leq \alpha \leq 0{,}10$.

QUESTÃO 15

Sem lesão Score	Pontuação Até 16	Pontuação Mais 16	Pontuação Total	Sexo Masc.	Sexo Fem.	Sexo Total	Idade 11 a 12	Idade 13 a 14	Idade 15 a 16	Idade 17 a 19
0	20	6	26	11	15	26	3	15	6	2
1	4	4	8	7	1	8		6	1	1
2	6	10	16	10	6	16	3	8	2	3
Total	30	20	50	28	22	50	6	29	9	6
	$\chi2 = 0{,}03$ (**)			$\chi2 = 0{,}07$ (*)			NS			

Com lesão Score	Pontuação Até 16	Mais 16	Total	Sexo Masc.	Fem.	Total	11 a 12	13 a 14	15 a 16	17 a 19	Etiologia Trauma	Não Trauma	Total	Tempo de instalação De 1 a 2	Mais 2	Total
0	11	5	16	6	10	16	2	2	3	9	10	6	16	5	11	16
1	1	4	5	3	2	5		1	2	2	3	2	5	3	2	5
2	2	9	11	7	4	11	1		2	8	8	3	11	6	5	11
Total	14	18	32	16	16	32	3	3	7	19	21	11	32	14	18	32
	$\chi2 = 0{,}017$ (**)			NS			NS				NS			NS		

ANEXO – TABELA 20 – "ALTERAÇÕES DO SONO" (CDI).

Avaliação de população não lesionada e lesionada em seus níveis de significância $\alpha \leq 0{,}01$; $0{,}01 \leq \alpha \leq 0{,}05$ e $0{,}05 \leq \alpha \leq 0{,}10$.

QUESTÃO 16

Sem lesão Score	Pontuação Até 16	Mais 16	Total	Sexo Masc.	Fem.	Total	Idade 11 a 12	13 a 14	15 a 16	17 a 19
0	27	10	37	21	16	37	5	22	7	3
1	2	4	6	3	3	6		2	2	2
2	1	6	7	4	3	7	1	5		1
Total	30	20	50	28	22	50	6	29	9	6
	$\chi2 = 0{,}01$ (***)			NS			NS			

Com lesão Score	Pontuação Até 16	Mais 16	Total	Sexo Masc.	Fem.	Total	11 a 12	13 a 14	15 a 16	17 a 19	Etiologia Trauma	Não Trauma	Total	Tempo de instalação De 1 a 2	Mais 2	Total
0	11	3	14	4	10	14	2	2	3	7	8	6	14	3	11	14
1	2	8	10	5	5	10		1	3	6	7	3	10	7	3	10
2	1	7	8	7	1	8	1		1	6	6	2	8	4	4	8
Total	14	18	32	16	16	32	3	3	7	19	21	11	32	14	18	32
	$\chi2 = 0{,}002$ (***)			$\chi2 = 0{,}029$ (**)			NS				NS			$\chi2 = 0{,}056$ (*)		

A CRIANÇA COM DEFICIÊNCIA FÍSICA

ANEXO – TABELA 21 – "FADIGA" (CDI).
Avaliação de população não lesionada e lesionada em seus níveis de significância $0{,}01 \leq \alpha \leq 0{,}05$.

QUESTÃO 17

Sem lesão Score	Pontuação Até 16	Mais 16	Total	Sexo Masc.	Fem.	Total	Idade 11 a 12	13 a 14	15 a 16	17 a 19
0	21	9	30	14	16	30	4	16	6	4
1	4	7	11	7	4	11	2	7	1	1
2	5	4	9	7	2	9		6	2	1
Total	30	20	50	28	22	50	6	29	9	6
	NS			NS			NS			

Com lesão Score	Pontuação Até 16	Mais 16	Total	Sexo Masc.	Fem.	Total	Idade 11 a 12	13 a 14	15 a 16	17 a 19	Etiologia Trauma	Não Trauma	Total	Tempo de instalação De 1 a 2	Mais 2	Total
0	8	9	17	9	8	17	2		6	9	10	7	17	6	11	17
1	6	7	13	6	7	13		3	1	9	10	3	13	6	7	13
2		2	2	1	1	2	1			1	1	1	2	2		2
Total	14	18	32	16	16	32	3	3	7	19	21	11	32	14	18	32
	NS			NS			$\chi^2 = 0{,}049$ (**)				NS			NS		

ANEXO – TABELA 22 – "ALTERAÇÃO DO APETITE" (CDI).
Avaliação de população não lesionada e lesionada em seus níveis de significância $0{,}05 \leq \alpha \leq 0{,}10$.

QUESTÃO 18

Sem lesão Score	Pontuação Até 16	Mais 16	Total	Sexo Masc.	Fem.	Total	Idade 11 a 12	13 a 14	15 a 16	17 a 19
1	17	10	27	12	15	27	4	17	3	3
2	13	10	23	16	7	23	2	12	6	3
Total	30	20	50	28	22	50	6	29	9	6
	NS			$\chi^2 = 0{,}08$ (*)			NS			

Com lesão Score	Pontuação Até 16	Mais 16	Total	Sexo Masc.	Fem.	Total	Idade 11 a 12	13 a 14	15 a 16	17 a 19	Etiologia Trauma	Não Trauma	Total	Tempo de instalação De 1 a 2	Mais 2	Total
1	11	14	25	5	2	7	2	2	7	14	15	10	25	11	14	25
2	3	4	7	5	2	7	1	1		5	6	1	7	3	4	7
Total	14	18	32	10	4	14	3	3	7	19	21	11	32	14	18	32
	NS			NS			NS				NS			NS		

ANEXO – TABELA 23 – "SENSAÇÕES CORPORAIS" (CDI).
Avaliação de população não lesionada e lesionada em seus níveis de significância α ≤ 0,01.

QUESTÃO 19

Sem lesão Score	Pontuação Até 16	Pontuação Mais 16	Total	Sexo Masc.	Sexo Fem.	Total	Idade 11 a 12	Idade 13 a 14	Idade 15 a 16	Idade 17 a 19
0	19	7	26	15	11	26	3	16	2	5
1	6	7	13	8	5	13	1	6	5	1
2	5	6	11	5	6	11	2	7	2	
Total	30	20	50	28	22	50	6	29	9	6
	NS	NS		NS			NS			

Com lesão Score	Pontuação Até 16	Pontuação Mais 16	Total	Sexo Masc.	Sexo Fem.	Total	Idade 11 a 12	Idade 13 a 14	Idade 15 a 16	Idade 17 a 19	Etiologia Trauma	Etiologia Não Trauma	Total	Tempo de instalação De 1 a 2	Tempo de instalação Mais 2	Total
0	11	3	14	8	6	14	1	1	3	9	8	6	14	2	12	14
1	1	11	12	6	6	12	2	1	3	6	8	4	12	10	2	12
2	2	4	6	2	4	6		1	1	4	5	1	6	2	4	6
Total	14	18	32	16	16	32	3	3	7	19	21	11	32	14	18	32
	$\chi2 = 0,001$ (***)			NS			NS				NS			$\chi2 = 0,002$ (***)		

ANEXO – TABELA 24 – "SOLIDÃO" (CDI).
Avaliação de população não lesionada e lesionada em seus níveis de significância 0,01 ≤ α ≤ 0,05.

QUESTÃO 20

Sem lesão Score	Pontuação Até 16	Pontuação Mais 16	Total	Sexo Masc.	Sexo Fem.	Total	Idade 11 a 12	Idade 13 a 14	Idade 15 a 16	Idade 17 a 19
0	24	9	33	20	13	33	5	18	6	4
1	3	6	9	5	4	9	1	5	2	1
2	3	5	8	3	5	8		6	1	1
Total	30	20	50	28	22	50	6	29	9	6
	$\chi2 = 0,04$ (**)			NS			NS			

Com lesão Score	Pontuação Até 16	Pontuação Mais 16	Total	Sexo Masc.	Sexo Fem.	Total	Idade 11 a 12	Idade 13 a 14	Idade 15 a 16	Idade 17 a 19	Etiologia Trauma	Etiologia Não Trauma	Total	Tempo de instalação De 1 a 2	Tempo de instalação Mais 2	Total
0	12	7	19	10	9	19	1	2	3	13	12	7	19	5	14	19
1	2	8	10	5	5	10	1	1	3	5	6	4	10	8	2	10
2		3	3	1	2	3	1		1	1	3		3	1	2	3
Total	14	18	32	16	16	32	3	3	7	19	21	11	32	14	18	32
	$\chi2 = 0,023$ (**)			NS			NS				NS			$\chi2 = 0,020$ (**)		

ANEXO – TABELA 25 – "AVERSÃO ÀS ATIVIDADES ESCOLARES" (CDI).

Avaliação de população não lesionada e lesionada em seus níveis de significância $0{,}01 \leq \alpha \leq 0{,}05$ e $0{,}05 \leq \alpha \leq 0{,}10$.

QUESTÃO 21

Sem lesão Score	Pontuação Até 16	Mais 16	Total	Sexo Masc.	Fem.	Total	Idade 11 a 12	13 a 14	15 a 16	17 a 19
0	13	6	19	9	10	19	2	10	5	2
1	16	10	26	15	11	26	4	15	4	3
2	1	4	5	4	1	5		4		1
Total	30	20	50	28	22	50	6	29	9	6
	NS			NS			NS			

Com lesão Score	Pontuação Até 16	Mais 16	Total	Sexo Masc.	Fem.	Total	Idade 11 a 12	13 a 14	15 a 16	17 a 19	Etiologia Trauma	Não Trauma	Total	Tempo de instalação De 1 a 2	Mais 2	Total
0	8	4	12	5	7	12	2	1	3	6	7	5	12	2	10	12
1	6	12	18	9	9	18	1	2	4	11	12	6	18	10	8	18
2		2	2	2		2				2	2		2	2		2
Total	14	18	32	16	16	32	3	3	7	19	21	11	32	14	18	32
	$\chi2 = 0{,}086$ (*)			NS			NS				NS			$\chi2 = 0{,}028$ (**)		

ANEXO – TABELA 26 – "CARÊNCIA DE AMIGOS" (CDI).

Avaliação de população não lesionada e lesionada em seus níveis de significância $0{,}05 \leq \alpha \leq 0{,}10$.

QUESTÃO 22

Sem lesão Score	Pontuação Até 16	Mais 16	Total	Sexo Masc.	Fem.	Total	Idade 11 a 12	13 a 14	15 a 16	17 a 19
0	9	5	14	9	5	14	2	8		4
1	18	9	27	15	12	27	4	14	7	2
2	3	6	9	4	5	9		7	2	
Total	30	20	50	28	22	50	6	29	9	6
	NS			NS			NS			

Com lesão Score	Pontuação Até 16	Mais 16	Total	Sexo Masc.	Fem.	Total	Idade 11 a 12	13 a 14	15 a 16	17 a 19	Etiologia Trauma	Não Trauma	Total	Tempo de instalação De 1 a 2	Mais 2	Total
0	8	7	15	7	8	15	2	1	2	10	7	8	15	5	10	15
1	2	4	6	3	3	6	1	2	1	2	6		6	3	3	6
2	4	7	11	6	5	11			4	7	8	3	11	6	5	11
Total	14	18	32	16	16	32	3	3	7	19	21	11	32	14	18	32
	NS			NS			NS				$\chi2 = 0{,}056$ (*)			NS		

ANEXO – TABELA 27 – "DIMINUIÇÃO NA *PERFORMANCE* ESCOLAR" (CDI).
Avaliação de população não lesionada e lesionada em seus níveis de significância α ≤ 0,01.

QUESTÃO 23

Sem lesão Score	Pontuação Até 16	Mais 16	Total	Sexo Masc.	Fem.	Total	Idade 11 a 12	13 a 14	15 a 16	17 a 19
0	19	4	23	13	10	23	4	10	6	3
1	8	10	18	11	7	18	1	14	1	2
2	3	6	9	4	5	9	1	5	2	1
Total	30	20	50	28	22	50	6	29	9	6
	$\chi^2 = 0,01$ (***)			NS			NS			

Com lesão Score	Pontuação Até 16	Mais 16	Total	Sexo Masc.	Fem.	Total	Idade 11 a 12	13 a 14	15 a 16	17 a 19	Etiologia Trauma	Não Trauma	Total	Tempo de instalação De 1 a 2	Mais 2	Total
0	6	5	11	7	4	11	2	1	2	6	5	6	11	3	8	11
1	6	8	14	5	9	14		2	3	9	11	3	14	9	5	14
2	2	5	7	4	3	7	1		2	4	5	2	7	2	5	7
Total	14	18	32	16	16	32	3	3	7	19	21	11	32	14	18	32
	NS			NS			NS				NS			NS		

ANEXO – TABELA 28 – "AUTODEPRECIAÇÃO (POR COMPARAÇÃO)" (CDI).
Avaliação de população não lesionada e lesionada em seus níveis de significância α ≤ 0,01; 0,01 ≤ α ≤ 0,05 e 0,05 ≤ α ≤ 0,10.

QUESTÃO 24

Sem lesão Score	Pontuação Até 16	Mais 16	Total	Sexo Masc.	Fem.	Total	Idade 11 a 12	13 a 14	15 a 16	17 a 19
0	18	3	21	13	8	21	2	11	6	2
1	9	10	19	10	9	19	3	12	2	2
2	3	7	10	5	5	10	1	6	1	2
Total	30	20	50	28	22	50	6	29	9	6
	$\chi^2 = 0,01$ (***)			NS			NS			

Com lesão Score	Pontuação Até 16	Mais 16	Total	Sexo Masc.	Fem.	Total	Idade 11 a 12	13 a 14	15 a 16	17 a 19	Etiologia Trauma	Não Trauma	Total	Tempo de instalação De 1 a 2	Mais 2	Total
0	7	4	11	5	6	11	1	1	2	7	5	6	11	1	10	11
1	6	10	16	8	8	16	2	1	4	9	11	5	16	10	6	16
2	1	4	5	3	2	5		1	1	3	5		5	3	2	5
Total	14	18	32	16	16	32	3	3	7	19	21	11	32	14	18	32
	NS			NS			NS				$\chi^2 = 0,097$ (*)			$\chi^2 = 0,017$ (**)		

A CRIANÇA COM DEFICIÊNCIA FÍSICA

ANEXO – TABELA 29 – "AUTODESPREZO" (CDI).

Avaliação de população não lesionada e lesionada em seus níveis de significância $\alpha \leq 0{,}01$ e $0{,}05 \leq \alpha \leq 0{,}10$.

<table>
<tr><th rowspan="2">QUESTÃO 25</th><th>Sem lesão</th><th colspan="3">Pontuação</th><th colspan="3">Sexo</th><th colspan="4">Idade</th></tr>
<tr><td>Score</td><td>Até 16</td><td>Mais 16</td><td>Total</td><td>Masc.</td><td>Fem.</td><td>Total</td><td>11 a 12</td><td>13 a 14</td><td>15 a 16</td><td>17 a 19</td></tr>
<tr><td></td><td>0</td><td>19</td><td>4</td><td>23</td><td>12</td><td>11</td><td>23</td><td>3</td><td>13</td><td>4</td><td>3</td></tr>
<tr><td></td><td>1</td><td>10</td><td>13</td><td>23</td><td>14</td><td>9</td><td>23</td><td>3</td><td>13</td><td>5</td><td>2</td></tr>
<tr><td></td><td>2</td><td>1</td><td>3</td><td>4</td><td>2</td><td>2</td><td>4</td><td></td><td>3</td><td></td><td>1</td></tr>
<tr><td></td><td>Total</td><td>30</td><td>20</td><td>50</td><td>28</td><td>22</td><td>50</td><td>6</td><td>29</td><td>9</td><td>6</td></tr>
<tr><td></td><td colspan="4">$\chi2 = 0{,}01$ (***)</td><td colspan="3">NS</td><td colspan="4">NS</td></tr>
</table>

<table>
<tr><th>Com lesão</th><th colspan="3">Pontuação</th><th colspan="3">Sexo</th><th colspan="4">Idade</th><th colspan="3">Etiologia</th><th colspan="3">Tempo de instalação</th></tr>
<tr><td>Score</td><td>Até 16</td><td>Mais 16</td><td>Total</td><td>Masc.</td><td>Fem.</td><td>Total</td><td>11 a 12</td><td>13 a 14</td><td>15 a 16</td><td>17 a 19</td><td>Trauma</td><td>Não Trauma</td><td>Total</td><td>De 1 a 2</td><td>Mais 2</td><td>Total</td></tr>
<tr><td>0</td><td>13</td><td>11</td><td>24</td><td>11</td><td>13</td><td>24</td><td>1</td><td>2</td><td>6</td><td>15</td><td>13</td><td>11</td><td>24</td><td>10</td><td>14</td><td>24</td></tr>
<tr><td>1</td><td>1</td><td>5</td><td>6</td><td>4</td><td>2</td><td>6</td><td>1</td><td>1</td><td></td><td>4</td><td>6</td><td></td><td>6</td><td>3</td><td>3</td><td>6</td></tr>
<tr><td>2</td><td></td><td>2</td><td>2</td><td>1</td><td>1</td><td>2</td><td>1</td><td></td><td>1</td><td></td><td>2</td><td></td><td>2</td><td>1</td><td>1</td><td>2</td></tr>
<tr><td>Total</td><td>14</td><td>18</td><td>32</td><td>16</td><td>16</td><td>32</td><td>3</td><td>3</td><td>7</td><td>19</td><td>21</td><td>11</td><td>32</td><td>14</td><td>18</td><td>32</td></tr>
<tr><td colspan="4">NS</td><td colspan="3">NS</td><td colspan="4">NS</td><td colspan="3">$\chi2 = 0{,}061$ (*)</td><td colspan="3">NS</td></tr>
</table>

ANEXO – TABELA 30 – "DESOBEDIÊNCIA" (CDI).

Avaliação de população não lesionada e lesionada em seus níveis de significância $0{,}05 \leq \alpha \leq 0{,}10$.

<table>
<tr><th rowspan="2">QUESTÃO 26</th><th>Sem lesão</th><th colspan="3">Pontuação</th><th colspan="3">Sexo</th><th colspan="4">Idade</th></tr>
<tr><td>Score</td><td>Até 16</td><td>Mais 16</td><td>Total</td><td>Masc.</td><td>Fem.</td><td>Total</td><td>11 a 12</td><td>13 a 14</td><td>15 a 16</td><td>17 a 19</td></tr>
<tr><td></td><td>0</td><td>22</td><td>8</td><td>30</td><td>17</td><td>13</td><td>30</td><td>2</td><td>21</td><td>3</td><td>4</td></tr>
<tr><td></td><td>1</td><td>6</td><td>8</td><td>14</td><td>6</td><td>8</td><td>14</td><td>2</td><td>5</td><td>6</td><td>1</td></tr>
<tr><td></td><td>2</td><td>2</td><td>4</td><td>6</td><td>5</td><td>1</td><td>6</td><td>2</td><td>3</td><td></td><td>1</td></tr>
<tr><td></td><td>Total</td><td>30</td><td>20</td><td>50</td><td>28</td><td>22</td><td>50</td><td>6</td><td>29</td><td>9</td><td>6</td></tr>
<tr><td></td><td colspan="4">$\chi2 = 0{,}06$ (*)</td><td colspan="3">NS</td><td colspan="4">$\chi2 = 0{,}05$ (*)</td></tr>
</table>

<table>
<tr><th>Com lesão</th><th colspan="3">Pontuação</th><th colspan="3">Sexo</th><th colspan="4">Idade</th><th colspan="3">Etiologia</th><th colspan="3">Tempo de instalação</th></tr>
<tr><td>Score</td><td>Até 16</td><td>Mais 16</td><td>Total</td><td>Masc.</td><td>Fem.</td><td>Total</td><td>11 a 12</td><td>13 a 14</td><td>15 a 16</td><td>17 a 19</td><td>Trauma</td><td>Não Trauma</td><td>Total</td><td>De 1 a 2</td><td>Mais 2</td><td>Total</td></tr>
<tr><td>0</td><td>9</td><td>6</td><td>15</td><td>9</td><td>6</td><td>15</td><td>1</td><td></td><td>2</td><td>12</td><td>10</td><td>5</td><td>15</td><td>4</td><td>11</td><td>15</td></tr>
<tr><td>1</td><td>3</td><td>7</td><td>10</td><td>5</td><td>5</td><td>10</td><td>2</td><td>2</td><td>4</td><td>2</td><td>7</td><td>3</td><td>10</td><td>6</td><td>4</td><td>10</td></tr>
<tr><td>2</td><td>2</td><td>5</td><td>7</td><td>2</td><td>5</td><td>7</td><td></td><td>1</td><td>1</td><td>5</td><td>4</td><td>3</td><td>7</td><td>4</td><td>3</td><td>7</td></tr>
<tr><td>Total</td><td>14</td><td>18</td><td>32</td><td>16</td><td>16</td><td>32</td><td>3</td><td>3</td><td>7</td><td>19</td><td>21</td><td>11</td><td>32</td><td>14</td><td>18</td><td>32</td></tr>
<tr><td colspan="4">NS</td><td colspan="3">NS</td><td colspan="4">$\chi2 = 0{,}094$ (*)</td><td colspan="3">NS</td><td colspan="3">NS</td></tr>
</table>

ANEXO – TABELA 31 – "ENVOLVIMENTO EM BRIGAS" (CDI).

Avaliação de população não lesionada e lesionada em seus níveis de significância $0,01 \leq \alpha \leq 0,05$ e $0,05 \leq \alpha \leq 0,10$.

	Sem lesão	Pontuação			Sexo			Idade			
	Score	Até 16	Mais 16	Total	Masc.	Fem.	Total	11 a 12	13 a 14	15 a 16	17 a 19
QUESTÃO 27	0	27	8	35	16	19	35	3	21	7	4
	1	3	5	8	5	3	8	2	3	2	1
	2		7	7	7		7	1	5		1
	Total	30	20	50	28	22	50	6	29	9	6
		NS			$\chi 2 = 0,03$ (**)			NS			

	Com lesão	Pontuação			Sexo			Idade				Etiologia			Tempo de instalação		
	Score	Até 16	Mais 16	Total	Masc.	Fem.	Total	11 a 12	13 a 14	15 a 16	17 a 19	Trauma	Não Trauma	Total	De 1 a 2	Mais 2	Total
	0	7	10	17	4	13	17	2	2	2	11	10	7	17	8	9	17
	1	6	5	11	8	3	11	1	1	5	4	8	3	11	4	7	11
	2	1	3	4	4		4				4	3	1	4	2	2	4
	Total	14	18	32	16	16	32	3	3	7	19	21	11	32	14	18	32
		NS			$\chi 2 = 0,004$ (***)			NS				NS			NS		

ANEXO – TABELA 32 – Resumo da presença de sintomatologia depressiva.

	Diferença estatística não significativa					
Pontuação	Sem lesão	%	Com lesão	%	Total	%
Até 16	30	60	14	43,8	44	53,8
Acima 16	20	40	18	56,2	38	46,2
	50		32		82	

ANEXO – TABELA 33 – Total pontuação × tipo de lesao.

	Adolescentes					
Questão	Sem lesão	Paraplegia	Tetraplegia	Total	Teste $\chi 2$	
1	8	6	2	16	NS	
2	31	12	2	45	NS	
3	12	8	3	23	NS	
4	28	14	5	47	NS	
5	12	3	3	18	NS	
6	30	16	3	49	$\chi 2 = 0,051$	(*)
7	3	5	3	11	$\chi 2 = 0,014$	(**)
8	11	9	2	22	$\chi 2 = 0,013$	(**)
9	16	16	5	37	$\chi 2 = 0,020$	(**)
10	27	17	2	46	NS	
11	30	18	5	53	$\chi 2 = 0,072$	(*)
12	10	10	6	26	$\chi 2 = 0,016$	(**)

(continua)

ANEXO – TABELA 33 – Total pontuação × tipo de lesão (continuação).

	Adolescentes					
Questão	Sem lesão	Paraplegia	Tetraplegia	Total	Teste χ2	
13	36	18	8	62	NS	
14	20	13	9	42	χ2 = 0,002	(***)
15	40	22	5	67	NS	
16	20	22	4	46	χ2 = 0,020	(**)
17	29	9	8	46	NS	
18	73	29	10	112	χ2 = 0,027	(**)
19	35	19	5	59	NS	
20	25	13	3	41	NS	
21	36	17	5	58	NS	
22	45	23	5	73	χ2 = 0,006	(***)
23	36	21	7	64	NS	
24	39	20	6	65	NS	
25	31	9	1	41	χ2 = 0,030	(**)
26	26	20	4	50	NS	
27	22	15	4	41	NS	
Total	731	404	125	1260		

Discussão

> "Não sei por onde começar, mas aqui vai: todos os meus problemas são consequentes de um acidente de carro que sofri dia 25 de agosto de 1997...".
>
> (R., 23 anos, tetraplégico)

Esse relato não é de um adolescente, mas de um jovem que hoje tem 23 anos de idade e que está diante de condições incapacitantes, ocasionadas por uma lesão medular. A pesquisadora utilizou esse relato para retratar a dificuldade em iniciar um assunto tão conflitante para algumas pessoas que são acometidas por um trauma em suas vidas; o passo seguinte será permeado de problemas que, dependendo da estrutura e equilíbrio emocionais, diferenciarão sua atuação e a tomada de decisões, comprometendo ou não a qualidade de vida dessas pessoas.

Avaliou-se a adolescência, que é a fase do desenvolvimento humano representada por conflitos e turbulências. Período marcado por perdas e novas aquisições que comprometem o equilíbrio emocional, o que poderá desencadear ou não uma variedade de sintomas emocionais, entre eles a depressão e a angústia. Também se avaliou a predisposição à sintomatologia depressiva que jovens portadores de lesão medular podem apresentar.

Verificou-se que os grupos estudados são semelhantes (Tabela 2). A maior frequência entre as amostras é representada por 32 famílias do proletariado não típico; a escolaridade obteve como grau predominante, tanto para os adolescentes como para os pais, o primeiro grau; a relação de posse de moradia demonstra que 58 adolescentes residem em casa própria;

quanto à organização familiar, constata-se que apenas 4 adolescentes não têm mãe e 16 não têm pai.

Dando continuidade à análise dos dados e considerando as características da adolescência, acrescidas do comprometimento não apenas físico, mas também emocional, que uma lesão medular traz, esse estudo demonstrou que, estatisticamente, a comparação entre as amostras que possuem a sintomatologia depressiva não é diferente ao considerá-los possuindo lesão medular ou não (Tabela 32). Observamos a presença de sintomatologia depressiva em 40% dos adolescentes sem lesão (20 adolescentes) e em 56,3% nos adolescentes com lesão (18 adolescentes).

No entanto, identifica-se uma relativa tendência à sintomatologia depressiva entre os adolescentes com lesão medular, visto que a presença é maior (56,3%), ficando bem evidenciado que a presença desses sintomas é mais frequente entre os adolescentes lesionados medulares. No passado, afirmava-se que a depressão era uma resposta inevitável à aquisição de uma lesão medular, que era um estágio necessário no processo de reabilitação.

Os pacientes que não se deprimissem estariam negando sua condição física. Muitos estudos realizados entre as décadas de 1950 e 1970 (*apud* Bombardier), com esse enfoque, e seus resultados, foram utilizados como um guia prático para definição, diagnóstico e tratamento da depressão, chegando aos 100%.

Na década de 1980, preocupados com o alto índice de depressão entre os lesionados, novos estudos utilizaram com maior cuidado a definição de depressão e demonstraram que ela não era inevitavelmente uma resposta à lesão medular. De fato, alguns pacientes tornaram-se deprimidos durante o processo de reabilitação, e outros não, sugerindo, assim, que a depressão não era uma etapa saudável do ajustamento, devendo ser tratada como outra complicação.

Outro estudo realizado por Craig (1994) reforça essa condição, isolando fatores que predispunham jovens lesionados medulares à depressão durante esse período.

Utilizou-se o BDI (*Beck Depression Inventory*) como instrumento para essa avaliação, concluindo que esse período é marcado pelo alto índice de jovens deprimidos. Propôs-se, então, um programa de intervenção, aliando o controle da dor e técnicas de reabilitação, o que ampliou as possibilidades de uma vida independente.

Boekamp também contribui com a proposta de que um programa de intervenção contemple suporte social e acompanhamento familiar. E que dor e depressão serão independentes, porém a dor pode desencadear a depressão, mas a depressão não desencadeia a dor, daí acrescentar ao programa de intervenção o controle da dor.

Podendo a depressão ser um problema resultante da lesão medular, e que poderá interferir no processo de reabilitação, pois reduz a energia vital, diminui as expectativas de futuro e propõe um afastamento das relações sociais. Por isso, novamente se faz necessário ter maior preocupação com programas de intervenção. Com o entendimento dos fatores que predispõem as pessoas à depressão, essa compreensão poderá criar melhores condições para o diagnóstico e o tratamento das alterações do humor, favorecendo o processo da reabilitação.

Analisando a pontuação na presença de sintomas depressivos com relação ao tipo de lesão – paraplegia ou tetraplegia – (Tabela 4), pode-se verificar que há uma diferença significativa entre as amostras, confirmando, assim, o que Freed retrata quando fala da evidência da deficiência. O receio em se tornar um peso para a família – pois esses adolescentes residem com os pais, não trabalham, são estudantes – provoca certo sentimento de desamparo e intensa ansiedade, desencadeando a depressão. A idade média da amostra estudada encontrou para adolescentes sem lesão 14,06, e para os adolescentes com lesão 16,28 (Tabela 3).

Utilizando a escala de classificação etária de Blos para analisar os dados referentes à idade entre as amostras estudadas, pode-se verificar que a maior frequência de sintomatologia depressiva é representada por 32 indivíduos que se encontram na adolescência inicial ou precoce (13 a 14 anos), seguidos por 25 na adolescência tardia (17 a 19 anos). Vale ressaltar que a análise dessa faixa etária demonstra que, desses 32 adolescentes que estão na adolescência inicial ou precoce, 29 não apresentam lesão medular e apenas 3 são lesionados. Outro dado importante afirma que, desses 25 adolescentes tardios, 19 são lesionados medulares e apenas 5 não são.

Isso pode ser uma alteração pela dificuldade de localizar os adolescentes com lesão medular na faixa etária de 11 a 19 anos. A maior frequência está representada pela faixa etária a partir dos 16, e o grupo de adolescentes sem lesão pertence, em sua maioria, à mesma escola. Bombardier acentua que há grande diferença entre o humor depressivo e o episódio depressivo maior, e seus estudos indicam que apenas 30% dos pacientes lesionados medulares desenvolvem o episódio depressivo maior. Esse contingente não é significativo se comparado aos 70% restantes que não apresentam essa sintomatologia, a menos que eles estejam se preocupando em descobrir por que não são deprimidos. "Já faz 1 ano e 4 meses, estou de saco cheio... Hoje me sinto deprimido, triste e angustiado, não tenho prazer em nada, nem vontade de nada" (Ronaldo).

Além da sintomatologia depressiva, há um alto índice de angústia entre os pacientes lesionados medulares, no período de até um ano. Outro fator importante e significativo nesse trabalho é o fato de que a presença de sintomatologia depressiva é maior no período de um a dois anos após a lesão medular, conforme se pode observar na Tabela 4, o indicador tempo de instalação. Dos 18 casos com a presença de sintomatologia depressiva, 12 encontram-se nesse tempo de instalação.

Evidencia-se, assim, que não configura a depressão doença, mas uma reação de estresse pós-traumático. O transtorno de estresse pós-traumático, de acordo com o CID-10 e o DSM-IV, surge como resposta tardia a um evento ou situação estressante (de curta ou longa duração) de natureza excepcionalmente ameaçadora ou catastrófica, que provavelmente causa angústia invasiva em quase todas as pessoas. Pode ocorrer em qualquer idade, incluindo a infância.

A lesão medular, sendo uma das síndromes mais cruéis e incapacitantes que podem ocorrer na vida de um ser humano, tende a ser vista como catastrófica, além de agressiva. Avaliando a população estudada quanto à etiologia das lesões, verificamos que a maior frequência se deve a ferimentos com arma de fogo, acentuando ainda mais a situação de ameaça e de catástrofe.

A característica essencial do transtorno do estresse pós-traumático é o desenvolvimento de sintomas característicos, que incluem episódios de repetidas revivescências do trauma sob a forma de memórias intrusas (*flashbacks*) ou sonhos, ocorrendo contra o fundo persistente de uma sensação de "entorpecimento" e embotamento emocional, afastamento de outras pessoas, falta de responsividade ao ambiente, anedonia e evitação de atividades e situações recordativas do trauma. Comumente há medo e evitação de indicativos que relembrem ao paciente o trauma original.

A análise das questões apresenta essas características, assim como o afastamento do convívio social e a falta de interesse por algumas atividades. O indivíduo pode ter um sentimento de futuro abreviado, ou seja, não cria expectativas de vir a constituir uma família, ter uma carreira profissional. Constantemente a pessoa com deficiência física necessita driblar barreiras, enfrentar o preconceito, lidar com as dificuldades e comprometimentos que sua lesão apresenta. Sua vida familiar, social (trabalho, escola, festas, amigos) e sexual fica comprometida. Sua expectativa fica limitada ao "dia de hoje". "Fazer planos para quê? Não sei do dia de amanhã. Hoje sei que sou um chumbado"[3] (G.S., 17 anos, paraplégica).

O transtorno pós-traumático não deve ser diagnosticado a menos que haja evidência de que ele surgiu dentro de seis meses após um evento traumático de excepcional gravidade. Um diagnóstico "provável" pode ainda ser possível se a demora entre o evento e o início for maior do que seis meses, desde que as manifestações clínicas sejam típicas e nenhuma

---

3 Chumbado – termo utilizado por alguns deficientes para falar de sua condição de lesionado medular.

identificação alternativa do transtorno seja plausível. Verifica-se também que a faixa etária mais comprometida entre os adolescentes com lesão medular está entre 16 e 19 anos de idade. Estudos estatísticos realizados tanto nos Estados Unidos como no Brasil (Tabela 4) confirmam essa análise. O grau de escolaridade, sexo, relação de posse da moradia, se possui pai e mãe, escolaridade dos pais, são independentes da presença de sintomatologia depressiva na amostra estudada. Buscando compreender a presença da sintomatologia depressiva, Bombardier passa a intervir individualmente nos pacientes admitidos logo após as duas primeiras semanas no programa de reabilitação. Utiliza-se o BDI como instrumento para avaliação dos sintomas depressivos, aliado à observação comportamental, e após a análise das informações se conclui que "... de fato não sabemos por que alguns pacientes se deprimem e outros não".

Os sintomas mais evidenciados da depressão nesse programa de intervenção foram a diminuição do interesse pelas atividades prazerosas, inquietação ou lentidão, fadiga ou perda de energia, sentimentos de inutilidade ou excessiva culpa; diminuição na concentração e recorrentes pensamentos de morte ou suicídio. O presente estudo também registra essa evidência entre as amostras estudadas com maior frequência entre os adolescentes com lesão. Alguns desses sintomas são sequelas normais da aquisição de uma lesão medular, por isso se deve tomar os devidos cuidados para não interpretar como sinais de um quadro de depressão.

Fica evidenciada certa semelhança nas questões com maior pontuação entre as duas amostras, que são: diminuição do apetite, carência de amigos, dificuldade de realizar tarefas escolares, acrescentando para o grupo de adolescentes lesionados a diminuição na *performance* escolar, talvez pela ausência das aulas no período inicial da reabilitação.

Em relação à presença de sintomatologia depressiva em cada questão dos adolescentes sem lesão, encontramos diferenças significativas nas Tabelas: 7 ($\chi^2 = 0,036$), 8 ($\chi^2 = 0,044$), 15 ($\chi^2 = 0,001$), 16 ($\chi^2 = 0,023$), 18 ($\chi^2 = 0,077$), 19 ($\chi^2 = 0,033$), 20 ($\chi^2 = 0,005$), 24 ($\chi^2 = 0,037$), 27 ($\chi^2 = 0,009$), 28 ($\chi^2 = 0,005$), 29 ($\chi^2 = 0,008$) e 30 ($\chi^2 = 0,0057$), que refletem autodepreciação, anedonia, tédio, redução de interesse social, imagem corporal negativa, dificuldades nas tarefas escolares, alterações do sono, solidão, diminuição na *performance* escolar, autodepreciação por comparação, autodesprezo e desobediência.

Para os adolescentes com lesão encontramos diferenças significativas nas Tabelas: 5 ($\chi^2 = 0,04$), 10 ($\chi^2 = 0,025$), 13 ($\chi^2 = 0,005$), 14 ($\chi^2 = 0,012$), 15 ($\chi^2 = 0,014$), 16 ($\chi^2 = 0,022$), 18 ($\chi^2 = 0,032$), 19 ($\chi^2 = 0,017$), 20 ($\chi^2 = 0,001$), 23 ($\chi^2 = 0,001$), 24 ($\chi^2 = 0,023$) e 25 ($\chi^2 = 0,086$), que refletem tristeza, preocupação pessimista, ideação de morte, tipo do choro, tédio, redução de interesse social, imagem corporal negativa, dificuldades nas tarefas escolares, alterações do sono, sensações corporais, solidão e aversão às atividades escolares. Os adolescentes com ou sem lesão apresentam diferenças significativas nas mesmas categorias: sentir-se entediado, diminuição no interesse do convívio social, imagem corporal negativa, dificuldades nas tarefas escolares, alterações do sono, solidão. Vale lembrar que, independentemente da lesão, eles sofrem na passagem dessa fase do desenvolvimento, sentem-se solitários em sua confusão e desconforto emocional.

Eles se diferenciam em algumas categorias: o adolescente sem lesão apresenta valores significativos em: autodepreciação, anedonia, diminuição na *performance* escolar, autodepreciação por comparação, autodesprezo e desobediência. O adolescente sente-se tão diminuído que acentua sua falta de interesse em realizar projetos, tornando-o irritável. Os adolescentes com lesão apresentam valores de significância para as categorias: tristeza, preocupação pessimista, ideação de morte, tipo do choro, sensações corporais negativas e aversão às atividades escolares. Fica muito difícil para uma pessoa conseguir a alegria após a aquisição de uma lesão. Ela deve elaborar o luto de seu corpo saudável e permitir essa troca de corpos; deverá ser acompanhada de tristeza. Afinal, nenhum luto é elaborado sob a alegria; esse sentimento poderá vir como resultado dessa elaboração e não durante o processo. Perder é algo que entristece, assusta e agride.

> "... e restava observar, me apalpar, ansiando por um movimento nas pernas, uma coceira, uma dor, qualquer coisa que renovasse minhas esperanças, mas nada acontecia. Faltando dois dias para o ano-novo, no final do horário de visitas, um médico abriu a porta da enfermaria, parou, olhou para mim e de onde ele estava disse: 'você nunca mais vai andar, não vai poder casar, não vai poder ter filhos e, quando se sentar, se conseguir ficar sentado, terá de ser amarrado na cadeira para não cair', e fechou a porta e foi embora. Naquela tarde, fechei para balanço, não jantei, não queria falar com ninguém, não conseguia imaginar como ia ser sem minhas pernas, sem poder andar..." (L., 40 anos, paraplégico).

Esse depoimento é de um homem que, quando foi ferido, há 20 anos, com uma arma de fogo, estava em plena alegria por estar vivo. Celebrava suas conquistas, afinal havia adentrado no mundo dos adultos fazia pouco tempo. Porém, esse relato reflete que, em uma situação dessas, a tristeza, o receio de que coisas ruins continuem a acontecer, desejar morrer, chorar com certa frequência, estarão presentes. Impossível evitar essa demanda de sintomas que afetam diretamente sua estrutura emocional. Além de retratar muito bem como alguns profissionais da área da saúde sentem certa dificuldade no momento de relatar uma notícia tão complexa como essa. Ler e reler esse depoimento vale como momento de reflexão para que não se cometam erros dessa dimensão. "Realmente por vezes o médico não pode ser a pessoa mais indicada para ajudar o paciente a encontrar conforto e paz".

Na análise da etiologia *versus* questões dos adolescentes com lesão, encontramos diferenças significativas entre as amostras nas Tabelas: 13 ($\chi^2 = 0,086$), 26 ($\chi^2 = 0,056$), 28 ($\chi^2 = 0,097$) e 29 ($\chi^2 = 0,061$), que refletem ideação de morte, carência de amigos, autodepreciação por comparação e autodesprezo. Tomando conhecimento de que a lesão medular, até o momento, é irreversível, para alguns, desejar morrer é a única saída nessa situação. Sente-se solitário, diminuído e se despreza. Sente vergonha do corpo adquirido e faltam informações para administrar de maneira mais positiva seus conflitos. Novamente aqui, isso traz à tona a necessidade de um programa de acompanhamento desse jovem. Ele necessita desejar muito mais do que morrer, necessita planejar sua vida e se reintegrar, em primeiro plano, a si mesmo. "Após algumas semanas, recebi alta. Sinceramente não queria ir embora, tinha medo de ir para casa, vergonha de chegar em casa carregado no colo ou deitado em uma maca, achava muito complicado os curativos, ainda com aquela sonda, realmente eu não queria ir" (Lori).

Na análise do tempo de instalação *versus* questões dos adolescentes com lesão, encontramos diferenças significativas entre as amostras nas Tabelas: 7 ($\chi^2 = 0,041$), 8 ($\chi^2 = 0,058$), 10 ($\chi^2 = 0,014$), 11 ($\chi^2 = 0,04$), 15 ($\chi^2 = 0,055$), 17 ($\chi^2 = 0,071$), 18 ($\chi^2 = 0,003$), 20 ($\chi^2 = 0,056$), 23 ($\chi^2 = 0,002$), 24 ($\chi^2 = 0,02$), 25 ($\chi^2 = 0,028$) e 28 ($\chi^2 = 0,017$), que refletem autodepreciação, anedonia, preocupação pessimista, autoestima, tédio, indecisão, imagem corporal negativa, alterações do sono, sensações corporais, solidão, aversão às atividades escolares e autodepreciação por comparação.

> "As pessoas reagem de modos diferentes quando informadas de que têm limitado tempo. Algumas parecem capazes de enfrentar adequadamente o sofrimento psíquico que pode advir em forma de raiva, depressão, medo ou de culpa injustificada. Acomodam-se emocionalmente a ponto de poderem viver suas últimas semanas e meses com tranquilidade interna. Outros pacientes não conseguem dominar seu sofrimento. Por definição, o paciente terminal não pode ser ajudado a recuperar seu bem-estar físico. No entanto, pode ser ajudado a viver sua vida sem medo e tão integralmente quanto possível, até morrer" (Kübler-Ross).

Analisando as respostas entre sexo *versus* questões dos adolescentes sem lesão, encontramos diferenças significativas nas Tabelas 5 ($\chi^2 = 0,028$), 9 ($\chi^2 = 0,013$), 10 ($\chi^2 = 0,092$), 19 ($\chi^2 = 0,065$), 22 ($\chi^2 = 0,075$) e 31 ($\chi^2 = 0,028$), que configuram tristeza, ser mau, preocupação pessimista, dificuldades nas tarefas escolares, alteração do apetite e envolvimento em brigas.

Para os adolescentes com lesão encontramos respostas significativas para as Tabelas 8 ($\chi^2 = 0,015$), 20 ($\chi^2 = 0,029$) e 31 ($\chi^2 = 0,004$), que demonstram anedonia, alterações do sono e envolvimento em brigas. Com relação ao envolvimento em brigas, a maior frequência é do sexo masculino, o que talvez possa estar refletindo raiva.

Quanto à idade *versus* questões dos adolescentes sem lesão, encontramos diferenças significativas nas Tabelas 13 ($\chi^2 = 0,08$), 14 ($\chi^2 = 0,080$) e 26 ($\chi^2 = 0,053$), que configuram indecisão, tipo do choro e desobediência, que são categorias marcantes dessa faixa etária.

> "Um dia pela manhã, minha mãe saiu sem falar nada, perguntei por ela, mas ninguém sabia. No início da tarde ela chegou trazendo uma coisa chamada cadeira de rodas, não sei para quê, ainda vou sair andando e não vou precisar dela. Minha mãe entrou, e não sei exprimir o sentimento que tive, só sei que virei para o canto e chorei a tarde inteira" (L., 40 anos, paraplégico).

Para os adolescentes com lesão encontramos diferenças significativas nas Tabelas 21 ($\chi^2 = 0,049$) e 26 ($\chi^2 = 0,094$), que refletem fadiga e carência de amigos. O próprio lesionado se isola do convívio com outras pessoas, o que gera essa carência. "Aos poucos a notícia da minha chegada se espalhou entre os vizinhos, eu tinha saudade de todos, porém, não tinha vontade de vê-los; não se era só vergonha, mas não gostaria de que me vissem assim" (Lori).

Observamos diferenças significativas entre ambas as amostras (adolescentes sem lesão e adolescentes com lesão) nas Tabelas 5 e 6 ($\chi^2 = 0,002$), pessimismo ($\chi^2 = 0,086$), autodepreciação ($\chi^2 = 0,008$), anedonia ($\chi^2 = 0,015$), baixa autoestima ($\chi^2 = 0,061$), culpa ($\chi^2 = 0,088$), ideação de morte ($\chi^2 = 0,000$), tipo de choro ($\chi^2 = 0,032$), sentimento de tédio ($\chi^2 = 0,000$), redução no interesse social ($\chi^2 = 0,000$), imagem corporal negativa ($\chi^2 = 0,009$), dificuldades nas tarefas de casa ($\chi^2 = 0,001$), alterações do sono ($\chi^2 = 0,000$), alterações corporais ($\chi^2 = 0,001$), solidão ($\chi^2 = 0,001$), aversão às atividades escolares ($\chi^2 = 0,029$), diminuição na *performance* escolar ($\chi^2 = 0,007$), autodepreciação quando se compara com o outro ($\chi^2 = 0,001$) autodesprezo ($\chi^2 = 0,006$), desobediência ($\chi^2 = 0,009$) e envolvimento com brigas ($\chi^2 = 0,003$).

Analisando no contexto geral a pontuação referente à presença de sintomatologia depressiva com relação a cada questão e à condição do adolescente com lesão ou não, verifica-se que as questões que apresentam diferenças significativas são:

- Questão 6 – preocupação pessimista ($\chi^2 = 0,051$).
- Questão 7 – autoestima ($\chi^2 = 0,014$).
- Questão 8 – culpa ($\chi^2 = 0,013$).
- Questão 9 – ideação de morte ($\chi^2 = 0,02$).
- Questão 11 – sentimento de tédio ($\chi^2 = 0,072$).
- Questão 12 – redução no interesse social ($\chi^2 = 0,016$).
- Questão 14 – imagem corporal negativa ($\chi^2 = 0,002$).
- Questão 16 – alterações do sono ($\chi^2 = 0,02$).
- Questão 18 – alterações do apetite ($\chi^2 = 0,027$).
- Questão 22 – carência de amigos ($\chi^2 = 0,006$).
- Questão 24 – autodepreciação ($\chi^2 = 0,03$).

A baixa autoestima, o sentimento de culpa, a ideação de morte, a redução no interesse do convívio social e as alterações do sono são características entre os lesionados medulares, como pode ser verificado por meio da literatura atual (SCI/D – *spinal cord injury or disfunction*). Além desses sintomas, também encontramos nessa pesquisa preocupação pessimista, sentimento de tédio, imagem corporal negativa, alterações do apetite, carência de amigos e autodepreciação.

O lesionado medular tem receio de que alguma coisa errada aconteça novamente. Sua autoestima é baixa porque fica complicado amar-se diante de tantas limitações que a lesão propicia. O sentimento de culpa pode ser uma reação individual. Como refere Casebolt em suas pesquisas, ele se sente responsável por sua condição e tem a sensação de ser um peso para a família.

Analisando o desejo da morte entre os adolescentes lesionados, encontram-se 15 sujeitos que pensam em se matar, mas não o fariam, e três sujeitos que querem se matar, e apenas um desses apresenta sintomatologia depressiva. Esse adolescente é portador de tetraplegia ocasionada por um ferimento com arma de fogo e tem 17 anos.

Entre os adolescentes sem lesão medular, 16 pensam em se matar, mas não o fariam. Onze desses adolescentes apresentam sintomatologia depressiva. A baixa ou ausência de expectativas sobre projetos de futuro, que é uma característica do transtorno de estresse pós-traumático, pode evidenciar a ideação de morte por alguns adolescentes. "Não aceito e nunca aceitarei viver nessas condições, por isso lutarei até o momento possível de uma recuperação, e, se esse dia chegar e a recuperação não, tomarei um outro rumo e acho que ninguém tem o direito de interferir nisso, é uma decisão minha e digo que viver desse jeito não tem sentido" (Ronaldo).

Estabelecendo uma ponte entre o relato desse jovem e o que Kübler-Ross diz sobre o paciente terminal, de que ele reage de modo diferente, é possível analisar a aquisição da deficiência de maneira simbólica como a morte de um corpo saudável. Até mesmo para poder compreender o que esses adolescentes com lesão querem dizer com o desejo de se matar, ou a simples ideia dessa possibilidade. Talvez seja o desejo de querer a morte de um corpo com deficiência, mas não o desejo de exterminar sua vida.

O sentir-se entediado, desanimado para realizar tarefas, diminui também seu interesse em se relacionar com outras pessoas, expor-se. Expor um corpo diferente. Relembrando o conceito de Schilder para a imagem corporal como uma representação condensada das experiências passadas e presentes, reais ou fantasiadas do próprio corpo, esse corpo tem uma deficiência, deixa de ser uma área que se deseja expor. Com isso, o canal de comunicação entre as pessoas fica alterado, e muitas vezes prejudicado. Surge assim o sentimento de solidão, levando ao desejo de ter mais amigos. A autocomparação é inevitável, porém, estando sua autoestima em baixa, essa comparação deixará de ser potencializadora, trazendo um desconforto interno.

Verificando mais uma vez que é uma reação de estresse pós-traumático, e que uma das características desse transtorno é o desenvolvimento de sintomas característicos, sentir dor pode relembrá-lo da situação que originou a lesão. O medo de vir a sentir dor e desconforto novamente é uma questão muito acentuada pelos lesionados. O processo pós-cirúrgico, por exemplo, é acompanhado de muita dor e desconforto.

Em face de toda essa análise, convém observar a colocação de Kübler-Ross quando diz que é necessário incrementar as possibilidades de vivenciar a vida em toda a sua amplitude. A diversidade de programas de intervenção preocupa-se com o apoio social e familiar, enfrentamento da deficiência, inclusão, quando na verdade é o acompanhamento, a facilitação para que o lesionado medular "viva sem medo e tão integralmente quanto possível". É o resgate de suas potencialidades. "Me sinto um lixo, inútil e imprestável, tá um vazio dentro do peito. Procuro manter a mente em equilíbrio, coisa que não é fácil, mas mesmo assim tem hora que fraquejo e dá vontade de sumir, coisa que também não consigo, o que é pior" (Ronaldo).

A pesquisadora utilizou o relato desse jovem para ilustrar a discussão porque a lesão medular é um fato concreto e real que traz sofrimento, não podendo apenas ser evidenciado por quadros estatísticos. Não devemos esquecer, também, que muitos jovens acometidos pela aquisição de uma lesão medular conseguiram superar suas adversidades e dificuldades. Eles se comprometeram com a vida em primeiro plano, remetendo a deficiência para planos seguintes. A experiência em consultório da pesquisadora mostra que essa possibilidade é real.

"Dois longos dias se passaram com a cadeira olhando para mim e eu olhando para ela. Até que resolvi pedir para sentar nela, houve uma grande euforia dos meus familiares... Vinte anos se passaram, houve muitas lutas, enfermidades e provas, mas são incontáveis as vitórias.

Estou cercado de pessoas maravilhosas, que me fazem sentir amado, querido, importante. Tenho uma esposa maravilhosa, minha família cresceu: ganhei um cunhado maravilhoso e um sobrinho lindo que é a cara do tio. Meu pai faleceu em março desse ano, sinto saudades dele. Concluí meus estudos, com direito a pós-graduação e tudo, trabalho na mesma empresa há 15 anos. Sou presidente de um clube de desporto para pessoas portadoras de deficiência física, já temos hoje um grupo aproximadamente de 60 atletas, que nadam, jogam basquete, fazem iatismo, atletismo e muito mais do que eu faço; são pessoas com amputação de membros, paraplégicos, sequelados de poliomielite e de paralisia cerebral. São pessoas sensíveis, amáveis, fortes, meigas, determinadas, irreverentes, alegres, debochadas, briguentas e de bem com a vida. São com estas pessoas que todos os dias eu aprendo um pouquinho mais, muitas delas me fazem olhar para trás e ter certeza de que estou muito bem, obrigado, e ter certeza que irei ficar melhor.

E, quando dou uma parada, para fazer uma avaliação de tudo que rolou e das águas que irão passar por debaixo desta ponte, me pego cantarolando uma música do Chico Buarque, que retrata muito bem a vida da pessoa portadora de deficiência física, que é mais ou menos assim:

'– Olá como vai?

– Eu vou indo, tudo bem e você?

– Tudo bem eu vou indo correndo em busca de um sonho tranquilo!

– Quanto tempo...'" (L., 40 anos, paraplégico).

Conclusões

Neste capítulo se concluiu que os adolescentes com lesão medular apresentam sintomas de uma reação de estresse pós-traumático e não de depressão doença.

O transtorno de estresse pós-traumático é classificado pelo DSM-IV e pela CID-10 como resposta tardia a um evento ou situação estressante, seja de curta ou longa duração, de natureza excepcionalmente ameaçadora ou catastrófica, que provavelmente causa angústia invasiva em quase todas as pessoas. Pode ocorrer em qualquer idade, incluindo a infância.

Uma das características essenciais é o desenvolvimento de sintomas característicos, o que pode justificar algumas questões do CDI (*Children Depression Inventory*), que apresentam diferenças significativas entre as amostras e com maior frequência entre os adolescentes com lesão medular.

A presença de memórias intrusas e *flashbacks* pode alterar o sono, assim como registra a questão 16 (alterações do sono, que pode ser retratado pela hipersonia ou insônia), ansiedade, fundo persistente de uma sensação de "entorpecimento" e embotamento emocional, afastamento de outras pessoas, que pode ser verificado pela questão 12 (redução no interesse social), falta de responsividade ao ambiente, anedonia e evitação de atividades e situações recordativas do trauma.

A ideação de morte (questão 9) apresentada entre os adolescentes com lesão talvez possa ser explicada pela baixa expectativa com relação a seu futuro, não vendo a possibilidade de vir a constituir uma família e ter ascensão profissional. O transtorno do estresse pós-traumático não deve ser diagnosticado a menos que haja evidência de que ele surgiu dentro de seis meses após um evento traumático, o que configura a maior frequência entre as amostras de adolescentes com lesão com relação ao tempo de instalação da lesão pelo período de um até dois anos após evento e a presença de sintomatologia depressiva.

Muitos dos adolescentes sentem-se culpados pelo fato de serem portadores de uma deficiência física e têm grau de autoestima baixo se comparados aos demais adolescentes. Com base nessas informações fica evidenciada a necessidade de um programa de intervenção, o mais breve possível, para que esse paciente possa resgatar suas possibilidades e convertê-las em uma boa qualidade de vida.

Diante dessa conclusão, fica evidenciado que:

- Uma lesão medular ocasiona um transtorno de estresse pós-traumático com colorido depressivo.
- É necessária a intervenção para avaliação do estado psicológico do paciente logo após sua admissão ao programa de reabilitação.
- É preciso utilizar de maneira criteriosa todas as informações obtidas nessa avaliação para que se possam aliar às técnicas de reabilitação, proporcionando a localização, compreensão e resolução do desconforto emocional.
- Deve-se propor o desenvolvimento de pesquisas realizadas na população brasileira, para que se possa comparar dados e informações da mesma nacionalidade.
- É preciso, ainda, criar programas de prevenção, intervenção e de acompanhamentos durante o período de reabilitação, evitando assim a evidência de uma reação pós-traumática ou o desenvolvimento da depressão como doença.

Referências bibliográficas

1. Ames MD; Schut L. Results of treatment of 171 consecutive meningoceles – 1963 to 1968. Pediatrics. 1972;50:466.
2. Angerami VA (ed.). Suicídio: fragmentos de psicoterapia existencial. São Paulo: Pioneira, 1997.
3. Ariès R. Centuries of childhood. New York: Knopf, 1962.
4. Arlson GA; Cantweel DP. A survey of depressive symptoms, syndrome and disorder in a child psychiatric population. J Child Psychol Psychiatr. 1980;21(1):19-25.
5. Assumpção Jr. FB. A adolescência. In: Scivoletto S (ed.). Manual de medicina da adolescência. Belo Horizonte: Health, 1997.
6. Athelstan GT. Vocational assessment and management. Philadelphia: WB Saunders, 1982.
7. Bakan D. Adolescence in America: from idea to social fact. Seattle: Deadalus, 1971. n. 100, p. 979-95.
8. Banish R. Explanation offered by parents siblings of brain-damaged children. Exceptional Child. 1961;27:286-91.
9. Barbosa GA; Dias MR; Gaião A et al. Depressão infantil: um estudo de prevalência com o CDI. Infanto. 1996;4(3):36-40.
10. Barbosa GA; Lucena A. Depressão infantil. Infanto. 1995;3(2):23-30.
11. Barreto D. Depresiòn en la adolescencia. Quito: Grunenthal, 1997. v. 2.
12. Beck A et al. Terapia cognitiva da depressão. Rio de Janeiro: Zahar, 1982.
13. Beck A et al. Terapia cognitiva dos transtornos de personalidade. Porto Alegre: Artes Médicas, 1993.
14. Blos P. Adolescência: uma interpretação psicanalítica. 2. ed. Tradução de Dutra W. São Paulo: Martins Fontes, 1998.
15. Boekamp JR; Overhalser JC; Schubert DS. Depression following a spinal cord injury. J Psychiatry Med. 1996;26(3):329-49.
16. Bombardier CH; White DM. Predicting inpatient depression following spinal cord injury. Spinal Cord Injury Update. New York: Spring/Summer, 1994.
17. Boyd W. The Emile of Jean Jacques Rousseau. New York: Bureau of Publications Columbia University, 1955.
18. Brasil. Secretaria de Estado dos Direitos da Pessoa com Deficiência. Convenção sobre os direitos das pessoas com deficiência. Julho de 2008.
19. Brooks-Gunn J; Petersen AC. Studying the emergence of depression and depressive symptoms during adolescence. Journal of Youth and Adolescence. 1991;20(2):115-9.
20. Buscaglia LF. Os deficientes e seus pais. 3. ed. Rio de Janeiro: Record Nova Era, 1997.
21. Campos MF et al. Epidemiologia do traumatismo da coluna vertebral. Revista do Colégio Brasileiro de Cirurgiões, Rio de Janeiro. 2008;35(2):88-93.
22. Carlson GA; Cantweell DP. A survey of depressive symptoms, syndrome and disorder in a child psychiatric population. Journal of Child Psychology and Psychiatry. 1980;21(1):19-25.
23. Carter RE. Etiology of traumatic spinal cord injury: statistics of more than 1,100 cases. Texas Medicine, Austin. 1977;73(6):61-5.
24. Casebolt G. Lifting the shadows. Paraplegia News. 1996;62-64:e68-70.
25. Castellar C; Freitas LA. Crise da adolescência. São Paulo: Rocco, 1989.
26. Colmenero JC; Esquievel RA. Suicidos en ninõs. Rev Mex Pediatr. 1988 Jan-Feb;55(1):54.
27. Craig AR; Hancock KM; Dickson HG. A longitudinal investigation into anxiety and depression in the first two years following spinal cord injury. Paraplegia News. 1994;32.
28. Craig AR; Hancock KM; Dickson HG. Spinal cord injury: a search for determinants of depression two years after the event. J Clin Psychol. 1994;33(Pt 2):221-30.
29. Crewe NM; Zola IK. Independent living for physically disabled people. San Francisco: Jossey-Bass, 1983.
30. Delisa JA. Medicina de reabilitação: princípios e práticas. São Paulo: Manole, 1992.
31. Demos J; Demos V. Adolescence in historical perspective. Journal of Marriage and the Family. 1969;31:632-8.
32. Ducharme SH; Ducharme J. Psychological adjustment to spinal cord injury in emotional rehabilitation of physical trauma and disability. New York: Spectrum Publications, 1984.
33. Erikson E. Identity and the life cycle. Psychological Issues. 1959;1:11-7.
34. Erikson E. Identity: youth and crises. New York: WW Norton, 1968.
35. Erthal TC. Terapia vivencial: uma abordagem existencial em psicoterapia. Petrópolis (RJ): Vozes, 1989.
36. Ferreira IB. Psicodinâmica do adolescente. São Paulo: Cultrix, 1998.
37. Fossum M; Mason M. Facing shame: families in recovery. New York: WW Norton, 1986.
38. Freed MM. Lesões traumáticas e congênitas da medula espinhal. In: Kottke FJ; Lehmann JF (ed.). Tratado de medicina física e reabilitação de Krusen. 4. ed. São Paulo: Manole, 1994.
39. Friedman H. Diagnóstico médico: orientação e conduta. Rio de Janeiro: Atheneu, 1977.
40. Friednberg E. The vanishing adolescent. New York: Dell, 1959.
41. Frierson RL; Lippmann SB. Psychiatric consultation for acute amputees. Psycossomatics. 1987;28:183-9.

42. Fundo Internacional de Emergência das Nações Unidas para a Infância (Unicef). Convenção sobre os direitos das crianças. Brasil, 1990.
43. Gallatin JE. Adolescência e individualidade: uma abordagem conceitual da psicologia da adolescência. São Paulo: Harper & Row do Brasil, 1978.
44. Garma A. Los suicidios. Buenos Aires: Paidòs, 1973.
45. Gerih R; Michaelis LS. Statistics of acute paraplegia and tetraplegia on a national scale. Paraplegia. 1968;6:93.
46. Giles TR. História do existencialismo e da fenomenologia. São Paulo: EPU, 1975.
47. Gorman C et al. Alterations in self-perception following childhood on self of spinal cord injury. Spinal Cor. 1998;36(3):181-5.
48. Craig AR; Hancock KM; Dickson HG. A longitudinal investigation into anxiety and depression in the first two years following spinal cord injury. Paraplegia News; n. 32, 1994.
49. Grünspun H. Distúrbios psiquiátricos da criança. Rio de Janeiro: Atheneu, 1985.
50. Hall GS. Adolescence. New York: Appleton, 1904. v. 2, p. 71-2.
51. Hawton K. Suicide in adolescents. Baltimore: William and Wilkins, 1986.
52. Henderson WR; Smyth GE. Phantom limbs. Journal of Neurology, Neurosurgery and Psychiatric. 1994;11:88-112.
53. Horrocks JE. The adolescent. In: Charmichael L (ed.). Manual of child psychology. 2nd ed. New York: Wiley, 1954. p. 697-734.
54. Jensen TS; Rasmussen P. Amputation. In: Wall PD; Melzack R (ed.). Wall & Melzack's textbook of pain. New York: Livingstone, 1984.
55. Kaplan HI; Sadock BJ. Compêndio de psiquiatria. Porto Alegre: Artes Médicas, 1993.
56. Keniston K. Young radicals. New York: Harcourt Brace Jovanovich, 1968.
57. Knobel M; Aberastury A. Adolescência normal. Porto Alegre: Artes Médicas, 1981.
58. Kovacs M. Children depression inventory CDI: manual. New York: Multi-Health Systems, 1992.
59. Kovács MJ; Esslinger I. Adolescência: vida ou morte? São Paulo: Ática, 1999.
60. Kübler-Ross E. Morte: estágio final da evolução. Rio de Janeiro: Record, 1996.
61. Kuhn P. As amputações do membro inferior e suas próteses. São Paulo: Lemos, 1997.
62. Lemos E. A sinergia entre a psicologia no esporte adaptado e os quatro pilares da educação. In: Gugel MA; Costa Filho WM; Ribeiro LLG (org.). Deficiência no Brasil: uma abordagem integral dos direitos das pessoas com deficiência. Florianópolis: Obra Jurídica, 2007.
63. Lewinsohn PM; Seeley JRC; Rohde P. Major depression in community adolescents: age at onset, episode duration and time to recurrence. Am Acad Child Adolesc Psychiatry. 1994;33:809-18.
64. Lianza S; Casalis MEP; Greve JMDA et al. A lesão medular: medicina de reabilitação. São Paulo: Manole, 1994.
65. Lombardi C; Bronfamn M; Facchini LA et al. Operacionalização do conceito de classificação do conceito de classe social em estudos epidemiológicos. Rev Saúde Pública. 1988;22(4):253-65.
66. Luchesi L; Nicoletti NG; Beraldo PC. Barreiras arquitetônicas. Revista de Fisioterapia da PUC-PR. 1990;2(2).
67. Maior IMML. Reabilitação sexual do paraplégico e tetraplégico. Rio de Janeiro: Revinter, 1988.
68. Masini M. Tratamento de fraturas e luxações da coluna toracolombar por descompressão posterolateral e fixação posterior com retângulo e fios segmentares sublaminares associados a enxerto ósseo. São Paulo: Universidade Federal de São Paulo, 2000.
69. Matos E. Pessoa portadora de deficiência física (motora) e as atividades físicas, esportivas, recreativas e de lazer. São Paulo: EDUSP, 1994.
70. Moura RJ. Aspectos psicológicos relacionados à reabilitação do paciente amputado. São Paulo: FMUSP, 1997.
71. Musgrove F. Youth and the social order. Bloomington: Indiana University Press, 1965.
72. Muuss R (ed.). Adolescent development and the secular trend. In: Adolescent behavior and society: a book of readings. New York: Random House, 1971. p. 51-64.
73. Okamoto AM. Amputações do membro superior. São Paulo: FMUSP, 1990.
74. Organização Mundial de Saúde (OMS). Classificação estatística internacional de doenças e problemas relacionados à saúde (CID-10). 3. ed. Tradução do Centro Colaborador da OMS para a Classificação de Doenças em Português. São Paulo: EDUSP, 1996.
75. Organização Mundial de Saúde (OMS). Classificação internacional das deficiências, incapacidades e desvantagens: um manual de classificação das consequências das doenças. Lisboa: Ministério do Emprego e da Segurança Social, Secretariado Nacional de Reabilitação de Portugal (SNR), 1989.
76. Organização Mundial de Saúde (OMS). Depression and other common mental disorders: global health estimates. Geneva: Organização Mundial de Saúde (OMS), 2017 [licence: CC BY-NC-SA 3.0 IGO].
77. Organização Mundial de Saúde (OMS). Ensino da comunidade para pessoas com deficiências. Genebra, 1989.
78. Organização Mundial de Saúde (OMS). International classification of impairments, disabilities and handicaps: a manual of classification relating to the consequences of disease. Genebra, 1980.
79. Organização Mundial de Saúde (OMS). La salud de los jóvenes: un reto y una esperanza. Genebra, 1995.
80. Organização Mundial de Saúde (OMS). Relatório mundial sobre a deficiência. World Health Organization/World Bank. Tradução de Lexicus Serviços Linguísticos. São Paulo: SEDPcD, 2012.
81. Pasqualim L. O médico, a criança com deficiência e sua família: o encontro das deficiências [Dissertação de Doutorado]. Ribeirão Preto, 1998.
82. Pedrinelli A. Princípios gerais na cirurgia de amputação. São Paulo: FMUSP, 1990.
83. Piaget J; Inhelder B. A psicologia da criança. 15. ed. Rio de Janeiro: Bertrand Brasil, 1998.
84. Pichorim S. Prevenção de deficiências: proposta metodológica em pequenos municípios. Brasília: CORDE, 1994.
85. Pitres A. Etude sur les sensations des amputés. Ann Med Psychol. 1987;5:177-92.
86. Poznanski E; Mokros HB; Grossman J. Diagnostic criteria in childhood depression. Am J Psychiatry. 1985;142(19):1168.
87. Quinn WH; Newfield NA; Protinsky H. Rites of passage in families with adolescents. Family Process. 24(1):101-12.
88. Racy JC. Psychological aspects of amputation. In: Moore WS; Mabne SJ. Lower extremity amputation. Philadelphia: WB Saunders, 1989. chap. 26.
89. Ribas JBC. As pessoas portadoras de deficiência na sociedade brasileira. Brasília: CORDE, 1997.
90. Ribbers G; Mulder T; Rijken R. The phantom phenomenon: a critical review. Int J Rehab Research. 1989;12(20):175-89.
91. Rierson RL; Lippmann SB. Psychiatric consultation for acute amputees. Psycossomatics. 1987;28:183-9.
92. Robins LM; Regier DA. Psychiatric disorders in America: the epidemiologic catchment area study. New York: Tree Press, 1991. p. 61.
93. Roos P. Psychological couseling whit parents of retarde children. Mental Retardation. 1963(1):345-50.
94. Rosen L. Selected aspects in the development of the mother understand of her mentally retarded child. American Journal of Mental Deficiency. 1955(59):522.
95. Salazar CC et al. O adolescente com tentativa de suicídio: características de uma amostra de 13 a 20 anos, atendida em emergência médica. J Bras Psquiatr. 1996 Mar.;45(11):657-64.
96. Sances A et al. The biomechanics of spinal injuries. Critical Reviews in Biomedical Engineering, Hamilton. 1984;11(1):1-76.
97. Sandrè LE et al. Validación del inventario de depresiòn para niños (IDN) en Costa Rica. Acta Med Catsrric. 1999 Mar;41(1):10-6.
98. Schilder P. A imagem do corpo. São Paulo: Martins Fontes, 1981.
99. Schwob M. Como vencer a depressão. São Paulo: Paulinas, 1989.
100. Scivoletto G et al. Psychological investigation of SCI patients. Spinal Cord. 1997;35(8):516-20.
101. Scivoletto S. Manual de medicina da adolescência. Belo Horizonte: Health, 1997.
102. Seaman JA; Pauw KP. The new adapted physical education: a developmental approach. Palo Alto: California Mayfiel Company, 1982.

103. Segal H. Introdução à obra de Melanie Klein. Rio de Janeiro: Imago, 1975.
104. Soares KVS et al. Sintomas depressivos em adolescentes: análise dos dados do estudo multicrítico de mortalidade psiquiátrica em áreas metropolitanas. Rev ABP-APAL. 1994 Jan.-Mar.;16(1):11-7.
105. Spitz RA. O primeiro ano de vida. São Paulo: Martins Fontes, 1993.
106. Staas WE; Formal CS; Gershkoff AM et al. Reabilitação do paciente com traumatismo raquimedular. *In:* Delisa JA (ed.). Medicina de reabilitação: princípios e prática. São Paulo: Manole, 1992. v. 2.
107. Stark GD. The nature and cause of paraplegia in myelomeningocele. Paraplegia. 1971(9):219.
108. Stripling TE. The cost economic consequences of traumatic spinal cord injury. Paraplegia News, Phoenix, Arizona. 1990;8:50-4.
109. Tate D; Forchheime M; Maynard F et al. Predicting depression and psychological distress in persons with spinal cord injury based on indicators of handicap. American Journal of Physical Medicine and Rehabilitation. 1994;73(3).
110. Telford CW; Sawrey JM. O indivíduo excepcional. Rio de Janeiro: Zahar, 1978.
111. Trieschmann RB. The psychological, social and vocational adjustments to spinal cord injury: a strategy for future research. Washington (DC): RSA-HEW Monograph, 1978. p. 11.
112. Vayer P; Toulouse P. Linguagem corporal: a estrutura e a sociologia da ação. Porto Alegre: Artes Médicas, 1985.
113. Waiselfisz JJ. Mapa da violência: homicídios e juventude no Brasil. Brasília: Secretaria Nacional da Juventude, 2014.
114. Walters J. Coping with a leg amputee. Am J Nurs. 1981;81(7):1349-52.
115. Windles M. A longitudinal study of stress: buffering for adolescent problem behaviors. Developmental Psychology. 1992;28(3):522-30.
116. Youden MM; Dickey RE; Sell GH et al. Instrumentation for the severely disable: an update. Model Systems' SCI Digest. 1980(2):16.

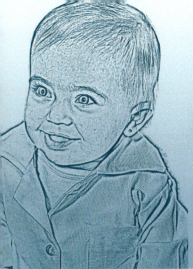

Capítulo 62

A Criança com Deficiência Visual

Beatriz Picolo Gimenes
Célia Regina Nakanami
Marcela Aparecida dos Santos
Marcia Caires Bestilleiro Lopes

> "A cegueira não é nada, nada é a surdez. Todos nós somos cegos e surdos às coisas eternas. Mas a natureza é bondosa para nós, na sua própria dureza. Favoreceu-nos, a nós, possuidores de cinco débeis sentidos, com um infinito sexto sentido, 'num sentido que vê, ouve, sente, tudo num só ato'."
>
> (Helen Keller)[1]

Introdução

Sabe-se que a deficiência visual é relatada desde o início da era cristã e com alguns exemplos notáveis na história humana. Como dois célebres casos, o primeiro deles o da extraordinária norte-americana Helen Keller, que se tornou uma missionária do bem, da sabedoria e do amor, embora os limites da visão, associados à audição, comprometessem sua fala, decorrentes de uma virose contraída antes de completar 2 anos, no ano de 1882.[2] Outro caso é o do admirável cego Louis Braille, que em 1827, em Paris, inventou o alfabeto de sinais acessíveis ao tato, que se tornaria um instrumento sensacional para estudos e compreensão do mundo, especialmente para aqueles com visão não típica. Tal personalidade foi alcunhada por Keller "um farol para um mundo de escuridão".[3]

A classificação da criança com deficiência visual, no entanto, não envolve somente aquela com amaurose; há outras situações, como será visto neste capítulo.

Conforme implementação pela Política Nacional de Educação Especial (PNEE), equitativa, inclusiva e com aprendizado ao longo da vida,[1] ela vem colaborar na formação superior do jovem estudante com alguma deficiência, efetivando-se por meio de ações que promovam o acesso, a permanência e a participação dos alunos em seus cursos. Esse processo envolve o planejamento e a organização de recursos e serviços para a promoção da acessibilidade arquitetônica, nas comunicações, nos sistemas de informação, nos materiais didáticos e pedagógicos, que devem ser disponibilizados nos processos seletivos e no desenvolvimento de todas as atividades que envolvam o ensino, a pesquisa e a extensão.[4,5]

O censo realizado pelo Instituto Brasileiro de Geografia e Estatística (IBGE) de 2019 aponta que 8,4% da população brasileira acima de 2 anos de idade – representando 17,3 milhões de pessoas – apresenta algum tipo de deficiência. Informa que 7,8 milhões, ou 3,8% dessa população, apresentam deficiência física nos membros inferiores (MMII), enquanto 2,7% das pessoas a têm nos membros superiores (MMSS). Já 1,2% – ou 2,5 milhões de brasileiros – tem deficiência intelectual; 1,1%, deficiência auditiva, e 3,4% possuem deficiência visual, necessitando todos serem respeitados em suas condições orgânicas, dentro de seus direitos de cidadania.[5]

Conforme a PNEE, em 2015, 7.154 desses brasileiros com deficiência visual conseguiram matricular-se em escola básica e 68.279 com baixa visão (ou visão subnormal). Após passados quatro anos, a quantidade de matriculados com cegueira aumentou em 5% (7.477) aproximadamente, enquanto com baixa visão quase 20% (77.328).[4] Mas, diante desses dados, surgiram algumas questões que não foram esclarecidas. Quantos indivíduos estão ausentes dessa oportunidade ainda nessa fase da infância, sem a educação formal assegurada? E a partir de qual ciclo vital esses indivíduos não matriculados foram identificados com deficiência visual pelo fato de não terem sido acolhidos na área da saúde em tenra idade e amenizada sua situação sensorial?

Ajudar a diminuir essa enorme parcela de crianças não atendidas em suas necessidades, e alertar as famílias, os profissionais de apoio à educação e saúde desse segmento social, é o objetivo deste capítulo.

Assim, procurando satisfazer alguns indicativos sobre as possíveis causas emergidas como respostas relativas às reflexões supramencionadas, o capítulo expõe os seguintes temas relacionados: deficiência visual infantil, seu conceito e as etiologias das deficiências visuais; diagnóstico e tratamento oftalmológico, bem como diagnóstico e tratamento funcional multiprofissional, que se constitui pelo desenvolvimento neuropsicomotor da criança com deficiência visual e pela avaliação da função visual. Esta aborda 12 indicadores – a **fixação visual**, o **contato visual com a face**, o **nistagmo optocinético**, entre outros. Faz-se ainda um breve levantamento da contribuição da fisioterapia no tratamento, da terapia ocupacional, da psicopedagogia, da psicomotricidade, da pedagogia e da psicologia para esse segmento, apoiando a criança e sua família.

Ao final, como Anexos, há imagens ilustrativas de exemplos com o uso de material em estimulação precoce, referendadas neste estudo, para auxiliar em nível preventivo a família/professor, publicação colorida, de 2020,[6] bem como uma tabela de desempenho da criança vidente (idade de 0 a 3 anos *versus* o desenvolvimento em geral), a fim de nortear a família/cuidador/profissional em geral a iniciar a interação com algum cliente com visão atípica, a fim de promover-lhe a estimulação precoce, para antecipar problemas orgânicos e psicológicos diversos, ou a reabilitação em geral possível.

Deficiência visual infantil

A deficiência visual (DV) é um termo que abrange a baixa visão e a cegueira, e na infância deve ser detectada o mais cedo possível para iniciar o tratamento de sua causa a fim de prevenir ambliopia profunda, ou perda visual irreversível, principalmente se ocorrer nos primeiros anos de vida, que são fundamentais para o desenvolvimento do sistema visual e da visão binocular. Porém, se a perda da integridade do sistema visual ocorrer nessa fase, a baixa visão acarretará o prejuízo do desenvolvimento neuropsicomotor, de linguagem, de aquisição de habilidades, cognitivo e emocional, entre outros, uma vez que é determinante para sustentar e proporcionar experiências visuais necessárias ao desenvolvimento de aprendizado de conceitos, de forma, cor, espaço, memória, sem contar que fortalece a autoestima.[7-9]

Portanto, o diagnóstico precoce e o tratamento imediato são essenciais.

A DV tem prevalência baixa na população total se comparada aos adultos, e, pelo fato de ocorrer no período precoce de desenvolvimento visual, seu impacto pode ser mensurado pelos anos de cegueira vividos com a deficiência ao longo da vida adulta, prejudicando os vários domínios da saúde e qualidade de vida e suas relações, o desenvolvimento cognitivo, de aprendizado com baixo desempenho escolar, nas relações familiares e sociais.[10-13]

A Organização Mundial da Saúde (OMS) há muitas décadas estima que 1,4 milhão de crianças são cegas no mundo, das quais 1 milhão vivem na Ásia e 300 mil estão na Ásia, e 500 mil se tornam cegas por ano.[14]

No Brasil, cerca de 26 mil crianças cegas por doenças oculares poderiam ter sido evitadas ou tratadas precocemente.[15,16] Além disso, o custo econômico para a família e para a sociedade com gastos com necessidades em saúde ocular, como consultas e tratamento oftalmológico, habilitação/reabilitação visual, educação especializada, e, na fase adulta, a perda de oportunidades de emprego e a menor obtenção de renda, afetam em toda a cadeia produtiva da sociedade.[17]

Com a expectativa de vida e sobrevida maior em decorrência da melhora da qualidade de assistência à saúde de crianças com comorbidades sistêmicas, prematuras, sindrômicas e com outras deficiências associadas, também aumenta a demanda pela necessidade de serviços especializados de intervenção precoce e baixa visão para o atendimento interdisciplinar dessa população. E, ainda, há a necessidade de conscientização e educação da sociedade para o entendimento da deficiência visual e suas causas, além de sua inserção no sistema educacional, no emprego e no convívio social e familiar.

Conceito

Ao se referir à DV, é importante apresentar as terminologias e classificações existentes e quais devem ser adotadas, de acordo com o consenso da Sociedade Brasileira de Visão Subnormal,[18] constituído por profissionais que atuam em suas diversas especialidades na habilitação/reabilitação visual e na inclusão das crianças com deficiência visual.

Também, a Organização Mundial de Saúde e o Conselho Internacional de Educação de Deficientes Visuais (ICEVI) elaboraram a definição clínico-funcional, tendo em vista o desempenho visual funcional do que a expressão numérica da acuidade visual, definindo

> "... uma pessoa com baixa visão é alguém que, após a intervenção médica, cirúrgica e/ou óptica, tem acuidade visual corrigida no melhor olho de < 0,3 à percepção luminosa, ou um campo visual central de menos de 20 graus, mas que usa, ou é potencialmente capaz de usar, sua visão para planejar e executar tarefas".[19]

A partir dessa definição, a OMS recomendou definir a DV pediátrica diferente da classificação de DV em pessoas adultas. Ainda, considerar a avaliação clínico-funcional da visão para estabelecer o diagnóstico e o prognóstico e a necessidade de encaminhamento, para habilitação/reabilitação visual e educação especial da criança com deficiência visual.

A classificação elaborada pelo International Council of Ophthalmology (ICO), de 2002, na Austrália, teve o objetivo de normatizar a classificação para uso dos profissionais que trabalham com deficientes visuais, apresentando a terminologia adotada pela comunidade oftalmológica:

- Cegueira: empregada para perda total da visão e para condições nas quais o indivíduo se utilize, de forma predominante, dos recursos de substituição da visão.
- Baixa visão: empregada para níveis menores de perda visual, nos quais o indivíduo possa ser auxiliado, de forma significante, por recursos para melhor resolução visual.
- Deficiência visual: empregada quando a diminuição da visão é caracterizada por perda de função visual (como acuidade visual, campo visual etc.) por alterações orgânicas.
- Visão funcional: empregada para descrever as habilidades da pessoa no uso de sua visão para o desempenho de tarefas de sua vida diária. Essas atividades podem ser descritas de forma qualitativa.
- Perda visual: empregado como termo genérico, tanto para perda total como para perda parcial, caracterizado pela deficiência visual ou por perda funcional.

Em estudos populacionais de prevalência da perda visual e para pesquisa clínica recomenda-se, conforme a Classificação Internacional de Funcionalidade (CIF):

- Visão normal ≥ 0,8.
- Perda visual leve < 0,8 e ≥ 0,3.
- Perda visual moderada < 0,3 e ≥ 0,125.

- Perda visual grave < 0,125 e ≥ 0,05.
- Perda visual profunda < 0,05 e ≥ 0,02.
- Perda visual quase total (próximo à cegueira) < 0,02 e ≥ NLP.
- Perda visual total.

Na CIF, a incapacidade abrange as dificuldades que uma pessoa pode ter na realização de atividades como cuidados pessoais e problemas na vida diária, por exemplo, trabalhar ou estudar. De acordo com a CIF, a deficiência vivenciada é determinada não apenas pela condição ocular, mas também pelo ambiente físico, social e comportamental em que a pessoa vive, e pela possibilidade de aceder a um atendimento oftalmológico de qualidade, produtos de apoio (como óculos) e serviços de reabilitação.[7]

De acordo com a Organização Mundial de Saúde (OMS), a *10ª Revisão da classificação estatística internacional das doenças e problemas relacionados à saúde* (CID-10),[20] a cegueira e a baixa visão são classificadas considerando o valor da acuidade visual (AV), ou o campo visual (CV), no olho de melhor visão e com a melhor correção óptica conforme as categorias indicadas na Tabela 62.1.

TABELA 62.1 – Níveis de deficiência visual.

Categoria 0	DV leve ou ausência de DV	AV melhor ou igual a 0,3
Categoria 1	DV visão moderada	AV pior que 0,3 e melhor ou igual a 0,1
Categoria 2	DV grave	AV pior que 0,1 e melhor ou igual a 0,05
Categoria 3	Cegueira	AV pior que 0,05 e melhor ou igual a 0,02, ou CV menor que 10 graus, de raio ao redor do ponto central de fixação
Categoria 4	Cegueira	AV pior que 0,02 e melhor ou igual à percepção de luz
Categoria 5	Cegueira	Ausência de percepção de luz

AV: acuidade visual; DV: deficiência visual.

Fonte: Adaptada de Organização Mundial da Saúde (OMS).

De acordo com a CID-10, consideram-se os códigos:

- H54.0: cegueira em ambos os olhos.
- Classes de comprometimento visual 3, 4 e 5 em ambos os olhos.
- H54.1: cegueira em um olho e visão subnormal em outro.
- Classes de comprometimento visual 3, 4 e 5 em um olho, com categorias 1 ou 2 no outro olho.
- H54.2: visão subnormal de ambos os olhos.

Na versão da *11ª Revisão da classificação estatística internacional das doenças e problemas relacionados à saúde* (CID-11),[20] válida a partir de 2022, a classificação de deficiência visual passou a se basear na acuidade visual apresentada (AVA – medida com a correção que usa) ou no campo visual apresentado (CVA – medido com a correção que usa), conforme Tabela 62.2.

TABELA 62.2 – Classificação de deficiência visual baseada na AVA e CVA.

Acuidade visual apresentada (AVA – no melhor olho, para longe)		
Categoria 0	Sem DV	AVA igual ou melhor que 20/40 (0,5)
Categoria 1	DV leve	AVA pior que 20/40 (0,5) e igual ou melhor que 20/70 (0,3)
Categoria 2	DV moderada	AVA pior que 20/70 (0,3) e melhor ou igual a 20/200 (0,1)
Categoria 3	Grave	AV pior que 20/200 (0,1) e melhor ou igual a 20/400 (0,05)
Categoria 4	Cegueira	AVA pior que 20/400 (0,05) e igual ou melhor que 20/1.200 (0,02) ou conta dedos a 1 metro
Categoria 5	Cegueira	AVA pior que 20/1.200 (0,02) e igual ou melhor que percepção de luz (PL)
Categoria 6	Cegueira	AVA sem percepção de luz
Categoria 7	AVA indeterminada ou inespecificada	–
Acuidade visual apresentada para perto (AVAP)		
AVAP pior que N6 ou M0,8		

AVA: acuidade visual apresentada; DV: dificuldade visual.

Fonte: Adaptada de Organização Mundial da Saúde (OMS), 2022.

De acordo com a CID-11, consideram-se os códigos para deficiência visual (DV):

- 9D90: DV incluindo cegueira.
- 9D90.0: sem DV.
- 9D90.1: DV leve.
- 9D90.2: DV moderada.
- 9D90.3: DV grave.
- 9D90.4: cegueira binocular.
- 9D90.5: cegueira monocular.
- 9D90.Y: outra DV especificada, incluindo cegueira.
- 9D90.Z: DV não especificada.

Essas classificações da DV podem ser utilizadas para crianças maiores capazes de informar e reconhecer símbolos, figuras ou letras em tabelas normativas de AV. Para crianças pré-verbais (bebês e crianças até 2 anos), ou aquelas que não informam, as classificações de DV grave e cegueira do CID não se aplicam, porque os valores de AV nessa idade variam segundo a idade cronológica, e os métodos de mensuração da AV devem ser apropriados para a idade, sendo utilizados para categorizar o nível de DV valores normativos do próprio método empregado para comparação. A classificação da baixa visão infantil é necessária para avaliar as necessidades do bebê ou criança para habilitação/reabilitação visual, com atividades específicas e individuais na intervenção precoce ou educação especial.[21]

Etiologia das deficiências visuais na infância

As principais causas de cegueira em crianças incluem doenças infecciosas, intrauterinas e adquiridas, teratógenos e de desenvolvimento, genéticas, fatores nutricionais, secundárias à prematuridade e por tumores, e são classificadas de acordo com o local anatômico da anormalidade e quanto à etiologia.[22] A prevalência da DV reflete o desenvolvimento socioeconômico da população, com acesso e disponibilidade de cuidados primários e a saúde ocular, com bons padrões de prática e medidas preventivas, por isso é maior em países e regiões de baixa renda, onde o acesso ao diagnóstico e tratamento de doenças oculares é mais precário.

As causas de DV na infância têm variação geográfica e temporal e podem estar associadas à mortalidade infantil,[23] como prematuridade, doenças infecciosas (sarampo, síndrome de rubéola, toxoplasmose), deficiência de vitamina A, meningite, entre outras.

Nos países de alta renda a deficiência visual cerebral, anomalias do nervo óptico/DV cerebral e doenças hereditárias são as causas mais comuns de DV, com retinopatia da rematuridade e catarata as causas evitáveis mais comuns.[24]

Nos países de média renda, as doenças infecciosas diminuíram. A ROP, a catarata infantil, o glaucoma congênito, doenças hereditárias da retina e do nervo óptico foram as mais reportadas,[25] sendo a ROP a principal causa na América Latina.[26]

Em países de baixa renda, as causas de DV estão mudando de opacidades corneanas infecciosas (sarampo), nutricionais (deficiência de vitamina A) e anomalias congênitas para se assemelhar mais aos padrões encontrados nos de média renda, por conta das melhorias na saúde materna e neonatal e do investimento em infraestrutura e atendimento oftalmológico, além de novas terapias e procedimentos mais seguros e eficazes, como para ROP e catarata congênita.[25]

De acordo com estudos realizados em escolas para cegos ou serviços de baixa visão no Brasil, cerca de 50% das causas de cegueira infantil são evitáveis (preveníveis ou tratáveis), sendo identificadas aquelas cuja origem é ocular, como cicatriz retiniana por toxoplasmose, catarata infantil, retinopatia da prematuridade (ROP), glaucoma congênito, doenças hereditárias da retina, neuropatias, doenças infecciosas da gravidez e aquelas que causam a DV cerebral (hipóxia, meningite).[27]

Como nas populações adultas, o erro de refração não corrigido é uma das principais causas evitáveis de comprometimento da visão em todos os países entre as crianças, estimando-se cerca de 15 milhões de crianças, menores de 16 anos, com necessidade de uso de óculos para corrigir suas ametropias.[28] Importante salientar que a prevalência de erros refracionais não corrigidos é alta na população com DV, e, naquelas crianças com necessidades especiais, pode ser até 20 vezes maior quando comparadas às crianças saudáveis.[29]

Diagnóstico e tratamento oftalmológico

Para detecção precoce de opacidades oculares congênitas, o teste do olhinho é parte dos exames de triagem neonatal realizados após o nascimento, ainda na maternidade. O teste do olhinho (ou teste do reflexo vermelho) detecta opacidades de meio por várias causas, como catarata, infecção intraocular, retinoblastoma, hemorragia vítrea, entre outras.

Se o reflexo vermelho, normalmente presente, não for observado ou for assimétrico entre os olhos, o bebê deve ser encaminhado com urgência ao oftalmologista. A maioria dos estados brasileiros possui legislação para a realização do teste, que é recomendado pelo Ministério da Saúde nas diretrizes de atenção à saúde ocular na infância[30] e, portanto, garantido pelo Sistema Único de Saúde (SUS), pelas sociedades pediátricas e oftalmológicas, além de ser autorizado pela Agência Nacional de Saúde Suplementar.

Além desse procedimento, há a recomendação da Sociedade Brasileira de Oftalmologia Pediátrica (SBOP), por meio de suas diretrizes de avaliação oftalmológica de crianças saudáveis,[31] para a realização do primeiro exame oftalmológico completo ainda no primeiro ano de vida, recomendação corroborada pelas diretrizes de atenção à saúde ocular na infância do Ministério da Saúde,[30] e, também, o encaminhamento precoce pelo pediatra de qualquer alteração sugestiva de baixa visual.

A avaliação pelo oftalmologista é fator determinante para o diagnóstico, tratamento das doenças oculares e melhor prognóstico dos resultados do tratamento para a função visual, principalmente se a criança está em período crítico de desenvolvimento visual. Muitas vezes o problema nos olhos é percebido pelos pais, porém o acesso ao atendimento oftalmológico imediato nem sempre é disponível, mesmo em curto prazo.[32] Como muitas crianças com DV podem apresentar outros comprometimentos associados, o exame oftalmológico requer que o profissional esteja familiarizado com as características e prognósticos das doenças oculares que causam a DV e, também, das doenças sistêmicas mais comuns associadas à DV infantil.

Após realizar o diagnóstico e instituir o tratamento clínico e/ou cirúrgico necessário, a criança será encaminhada para o oftalmologista especializado em baixa visão, que avaliará seu resíduo visual, atualizará a prescrição óptica, a necessidade de tratamento de ambliopia/estrabismo associados, esclarecimento aos pais e cuidadores a respeito da DV e as estratégias de tratamento e acompanhamento.[33]

O exame oftalmológico inicia-se com a observação do comportamento da criança, se ativa, apática, se faz contato visual com os pais/cuidadores, como se comporta no ambiente, enquanto se obtém a história clínica.

A anamnese deve ser detalhada, com informações relevantes sobre pré-natal da mãe e todas as fases posteriores, perinatal, neonatal, pós-natal em diante, antecedentes pessoais e familiais, resultados de exames e procedimentos submetidos.

No exame oftalmológico serão avaliadas as funções visuais que incluem acuidade visual, sensibilidade ao contraste, campo visual, visão de cores, motilidade extrínseca ocular e função binocular, e funções sensoriais relacionadas à percepção de luz, forma e tamanho.[34] No exame avalia-se primeiramente a capacidade de fixação e de seguimento, de objetos ou luz, se é capaz de fixar, manter a fixação, se reage à oclusão de um dos olhos (infere-se que a reação ocorre no olho de melhor visão).

Para a medida da acuidade visual são utilizados testes apropriados para a capacidade de resposta segundo a idade cronológica da criança, ou seja, na fase pré-verbal ou para aquelas que não informam, testes com cartões de Teller, ou potencial visual evocado de varredura (PVE de varredura), ou mesmo o tambor optocinético. Para aquelas em fase verbal e que conseguem informar, a partir de 2 anos, os testes: LH, BUST, Snellen e HOTV.

No exame de motilidade extrínseca ocular e avaliação sensorial, investigam-se distúrbios, como estrabismos, nistagmos e a visão de profundidade (estereopsia).

No exame de refração, com e sem cicloplegia (com colírios midriáticos), detectam-se erros refracionais ou ametropias (hipermetropia, miopia, astigmatismos), e estas devem ser prescritas quando são significativas para melhorar a acuidade visual. Importante lembrar que 15% de pacientes com baixa visão referem melhora da visão apenas com a correção da ametropia.[35,36]

No exame biomicroscópico examinam-se as estruturas do segmento anterior conjuntivas, córnea, cristalino, câmara anterior, íris, pupila e cristalino. Conforme a doença ocular, pode-se observar opacidade de córnea (sarampo, distrofias corneanas, glaucoma congênito), opacidade de cristalino (catarata), entre outras.

Aproveitando a midríase, realiza-se o exame de mapeamento de retina (fundo de olho sob midríase), no qual se investigam o disco óptico, a retina central e periférica e os vasos, e o achado de lesões típicas de acordo com a doença ocular, descolamentos de retina (ROP), hemorragias intraoculares (ROP), infecções retinianas (toxoplasmose, rubéola), lesões de disco óptico (atrofia óptica, escavação glaucomatosa), lesão tumoral na retina (retinoblastoma) e outras.

A avaliação da visão funcional da criança será realizada por equipe interdisciplinar de terapeutas que, juntamente com o oftalmologista, desempenharão seus papéis específicos na área da habilitação/reabilitação visual.[33] O objetivo é estimular e melhorar o desempenho nas atividades da criança, em suas necessidades, potencializando o uso de sua visão residual e minimizando as perdas, indicar e prescrever auxílios ópticos para baixa visão, se necessários, orientação de materiais pedagógicos adaptados, de adaptações no ambiente local de estudo/moradia, orientações quanto aos recursos de tecnologia assistiva, tecnologia para videoampliação, entre outras.[32,37]

Enfatiza-se, assim, que a criança com baixa visão deve ser avaliada periodicamente e, dependendo da idade e da doença ocular de base e sua progressão, a critério médico. Além disso, os erros refracionais (astigmatismos, hipermetropia, miopia) são muito frequentes e podem sofrem mudanças mais rápidas nessas crianças, devendo-se atualizar o exame e a prescrição.[37]

Avaliação funcional e tratamento funcional multiprofissional

Avaliação funcional

Desenvolvimento neuropsicomotor da criança com deficiência visual

A visão é um dos sentidos mais importantes nos primeiros anos de vida, pois permite à criança interagir com o meio externo e fornece informações do ambiente, sendo motivadora para a comunicação, a realização e o direcionamento de ações e movimentos, influenciando na exploração dos objetos e do espaço, na percepção do próprio corpo e na socialização.[38] Por isso, é decisiva no processo de desenvolvimento.[39] Por ser, portanto, a principal via de percepção dos estímulos do ambiente, a visão é responsável pela detecção e identificação de dados do contexto em que o indivíduo esteja e, integrando os demais sentidos, proporciona o desencadear da motivação necessária para a criança realizar movimentos e ações.[40]

Deflagrando o desenvolvimento infantil desde a primeira semana de vida, a visão vai impulsionando o desenvolvimento sensório integrativo e motor, que propicia e acentua as habilidades cognitivas, promove a comunicação e a linguagem, além das relações emocionais, afetivas e sociais, vistas nas pesquisas de Hyvärien[41] e Lindstedt,[42] em 1995 e 2000, respectivamente, citadas por Gagliardo em 2021.[43]

O desenvolvimento motor usa informações visuais para desenvolver suas habilidades normais, e é comum encontrar atraso no desenvolvimento em crianças com comprometimento visual, principalmente na aquisição de controle de cintura escapular e extensão de pescoço.[41] A visão é foco motivacional do desenvolvimento do controle de cabeça, e consequentemente se adquirem habilidades motoras provindas dos sistemas táteis, sinestésico e vestibular.[44] Além disso, o atraso causa alteração na noção espacial, de ambiente e movimento. Esses conceitos de espaço são fundamentais para conquistar a orientação e a consequente mobilidade.[45]

Portanto, essa alteração de percepção do ambiente piora o desenvolvimento da criança com o consequente comprometimento do desenvolvimento global.[46] Assim, por meio de experiências visuais e interacionais da criança com o ambiente a seu redor, o sistema visual progride simultaneamente com o desenvolvimento neuropsicomotor, a coordenação visuomotora, aspectos cognitivos e comportamentais.[47] Favorece também a orientação e a mobilidade, a locomoção, a comunicação, o domínio de ações[48] e o brincar.[49]

Barraga, em 1964,[50] sintetizou diferentes aspectos do funcionamento visual. O desenvolvimento visual parece ter um padrão sequencial, apesar de na máxima eficiência visual apresentar-se necessária a presença de estimulação e/ou treino. Além disso, embora as limitações funcionais sejam causadas por determinada patologia, a literatura sugere que se pode incrementar competências visuais por meio de ações musculares de fixação, vergência e/ou reorganizações perceptivas, e a capacidade discriminativa visual pode ser melhorada pelo desenvolvimento da identificação, interpretação cognitiva e integração com os estímulos ambientais.

Importante ressaltar que,[45] o impacto das alterações visuais pode interferir negativamente no estabelecimento de um contato social eficaz, uma vez que as expressões faciais, os gestos e o contato ocular têm um importante papel na comunicação e na interação social. A falta de intervenção adequada na habilitação e reabilitação visual em crianças com deficiência visual pode acarretar maior atraso no desenvolvimento neuropsicomotor, e, em muitos casos, a autoestimulação ajuda no desenvolvimento de comportamentos estereotipados.

Para que haja o desenvolvimento normal da visão são necessárias boas condições anatômicas e fisiológicas. É sabido que vários fatores estão envolvidos nesse processo de desenvolvimento, e dentre eles alguns estão relacionados à formação da estrutura ocular e das vias ópticas, outros à estimulação endógena e exógena do olho.[51-53] Há autores que afirmam que o período primário para desenvolvimento do sistema visual é de 20 semanas de idade gestacional até 2 a 3 anos de idade.[54]

Ao nascer, a criança possui órgãos formados, sob o ponto de vista anatômico. Porém, as conexões funcionais necessárias à execução das mais variadas atividades não estão ainda desenvolvidas. Portanto, não ter a funcionalidade visual adequada durante o desenvolvimento implica comprometer atividades básicas como segurança, integridade, recreação, autoimagem, orientação, liberdade, percepção e aprendizagem. Além disso, a criança que inicia o aprendizado motor e cognitivo sem entrada visual requer percursos diferentes de investigação e acompanhamento. A falta de consciência desses caminhos sensoriais resulta em crianças apresentando alteração da coordenação e desenvolvimento motor, além de problemas nas respostas cognitivas, quando comparadas a uma criança que enxerga.[55-57]

É importante perceber que a criança com deficiência visual pode apresentar um desempenho funcional particular. A seguir é feita a descrição do desenvolvimento normal da visão, advinda da escala de desenvolvimento visual da American Foundation for the Blind (AFB):[58]

- O **recém-nascido** é capaz de ver padrões de claro e escuro (contrastes), embora os detalhes não sejam nítidos, e apresenta alguma fixação visual eventual.
- No **primeiro mês** é capaz de focalizar a 4 cm, começa a esboçar o movimento conjunto dos dois olhos (coordenação binocular), segue objetos em movimento lento e segue objetos em movimento horizontal em direção à linha média.
- No **segundo mês** a criança apresenta desenvolvimento do reflexo de piscar, preferindo olhar para faces em vez de padrões complexos, e segue objetos em movimento vertical.
- No **terceiro mês** faz movimentos oculares finos, sorri em resposta a estímulo visual, já apresentando melhora de acuidade visual e visão binocular. Percebe diferenças entre cores fortes, identifica os objetos apenas quando os manipula e reconhece a alimentação por estímulo visual.
- Por volta do **quarto mês** a criança apresenta mecanismo de acomodação, melhora da coordenação olho-mão, demonstra interesse em objetos pequenos e brilhantes, tenta se deslocar em direção a objetos no campo visual, além de reconhecer faces familiares. É capaz de explorar visualmente novos ambientes, seguir objetos que cruzem a linha média do olhar, apresenta movimentos horizontais, verticais e circulares dos olhos, faz tentativas, sem sucesso, de alcançar objetos e leva à boca e olha objetos que estejam em suas mãos.
- No **quinto mês** desenvolve coordenação olho-mão, conseguindo pegar, agarrar objetos, olhando intencionalmente para aqueles mantidos próximos dos olhos e os examina com os olhos.
- No **sexto mês** alterna a atenção visual entre os vários objetos no campo de visão. Reconhece faces até 6 m, resgata brinquedos caídos que estejam ao alcance das mãos, movimenta os objetos nas mãos, explorando-os visualmente, e tem capacidade de manter a fixação e convergir igualmente os dois olhos.
- Entre o **nono e décimo mês** de vida, a criança imita expressões faciais, observa através de cantos e quinas. Despeja, derrama o líquido para observá-lo, sendo atenta visualmente a novos objetos. Participa de brincadeiras e desenvolve a noção de constância de objetos.
- No **primeiro ano** de vida tem acuidade visual para longe e para perto próxima do valor adulto normal (dependendo do método de mensuração utilizado) e apresenta melhora da visão binocular e da acomodação.

- Em seu **segundo ano** já inspeciona objetos apenas com os olhos. Imita movimentos, procura, busca visualmente objetos ou pessoas, tem melhora da visão de cores e da memória visual.
- Com **3 anos** pareia formas simples, realiza encaixes simples ou quebra-cabeças, mas ainda necessita de algumas pistas táteis, tenta pinçar, pegar objetos da página de um livro, e é capaz de desenhar um círculo rudimentar.
- Com **4 anos** já é capaz de discriminar tamanhos corretamente, tem boa percepção de profundidade, apresenta coordenação olho-mão automática (não requer esforço consciente) e discrimina comprimento de objetos independentemente de suas orientações.
- Com **5 anos** apresenta maturidade da coordenação: pinça e solta objetos com precisão, pinta, corta e cola, demonstra conhecimento de conceito e controle muscular para montar blocos com facilidade, e não por tentativa e erro, e é capaz de desenhar um quadrado.
- No **sexto ano** de vida manipula e tenta usar ferramentas e materiais, escreve em letra de forma maiúscula, mas apresenta trocas comuns. É capaz de desenhar um triângulo e já inicia a leitura de sílabas e palavras, começando a ler.
- Dos **7 aos 9 anos** escreve frases, tem velocidade e suavidade na preferência olho-mão (praxia), e, além de se expressar graficamente, também desenha, incluindo alguns detalhes.

Assim, a intervenção terapêutica visual e a orientação aos pais é extremamente importante para prevenção de possíveis deficiências secundárias durante o desenvolvimento infantil.[59] Quanto antes a criança receber experiências visuais adequadas, maiores serão os ganhos em todo o desenvolvimento neuropsicomotor.[60]

Avaliação da visão funcional

A visão é o sentido orgânico mais sofisticado e fornece informações do mundo externo relacionadas ao tamanho, posição, distância, cor e forma de objetos e de pessoas ao redor.[39,61]

A importância da visão é facilmente observada pelo interesse de pesquisadores, em diversos países, dedicados ao estudo de funções visuais. A acuidade visual é a função visual mais medida em bebês e crianças.[62-64] No entanto, relações entre a acuidade e as demandas funcionais guiadas pela visão em pacientes com alterações no desenvolvimento apresentam apenas moderadas correlações.[65]

Em 2001, autores[66] avaliaram o comportamento visual da criança, favorecendo a detecção de alterações visuais, configurando uma medida preventiva à deficiência e agravos na saúde ocular e de neurodesenvolvimento.[67,68]

No Brasil, entre outros países, existem algumas avaliações da visão funcional para crianças, porém há falta de informações que justifiquem o uso dos instrumentos para determinada avaliação, ausência de embasamento em estudos psicofísicos e psicossensoriais.

Em 1958, Fant, com os primeiros estudos, demonstrou que desde o nascimento os recém-nascidos apresentam preferência por direcionar o olhar para estímulos complexos a fixá-los em cenas homogêneas.[69]

Posteriormente, em 1961 e em 1963, esse pesquisador estudou o tempo de fixação, no intervalo de um minuto, de recém-nascidos a termo entre 1 e 15 semanas de idade para formas, faces e padrões complexos (tabuleiro de xadrez, listras), e mostrou que a capacidade dos recém-nascidos para perceber formas complexas encontra-se presente desde o início da vida. E, com relação à capacidade preferencial pela face com características humanas, contendo elementos internos, como olhos, orelhas, nariz e boca (face construída) à face desconstruída, os recém-nascidos mostraram prontidão no reconhecimento da face humana. Fantz foi um precursor do estudo do desenvolvimento da fixação à face e influenciou vários outros estudos adiante, relacionados ao desenvolvimento da fixação à face nos recém-nascidos.[70,71]

Em 2020, Lopes et al. desenvolveram um protocolo de avaliação da visão funcional que utiliza estímulos baseados em evidências e com menor influência subjetiva, tanto na condução do procedimento quanto no registro das funcionalidades visuais presentes, abordando questões relativas ao desenvolvimento visual – bateria de avaliação da visão funcional para criança (BAVFC). O detalhamento do procedimento de aplicação consiste em três itens:

1. Instrumento de teste: definindo qual dos itens da bateria será utilizado para a respectiva avaliação.
2. Atividade: descreve como o avaliador deve apresentar o estímulo e as dinâmicas envolvidas nessa apresentação.
3. Resposta esperada: para efeitos de escore de resposta, o comportamento previsto para a respectiva estimulação e dinâmica.[72]

Fixação visual

O objetivo da fixação visual é manter os olhos alinhados com o estímulo de interesse. Essa manutenção da posição ocular faz com que a imagem dos objetos seja colocada sobre a fóvea, região da retina com possibilidade de melhor acuidade visual. Alterações na fixação podem estar relacionadas à baixa visual de origem óptica, como catarata nuclear ou doença retiniana, que afeta a fóvea.

- Instrumento de teste: raquete xadrez.
- Atividade: apresentação da raquete em linha média e tomada de tempo da manutenção da fixação. Serão três apresentações de 30 segundos cada. A medida consiste na soma do tempo total de fixação das três apresentações.
- Resposta esperada: fixação do olhar na raquete xadrez por dois terços do tempo.

Contato visual com a face

A face é um estímulo visual extremamente importante para a interação social e leitura ambiental, principalmente para os bebês. A preferência por padrões complexos é inata, assim como a preferência por face. Ausência de olhar para faces pode indicar baixa visual severa, redução da atenção visual ou alterações de ordem cognitiva.

- Instrumento de teste: raquete de face.
- Atividade: apresentação da raquete de face em linha média e tomada de tempo da manutenção da fixação. Serão três apresentações de 30 segundos cada. A medida consiste na soma do tempo total de fixação das três apresentações.
- Resposta esperada: fixação do olhar na raquete de face por dois terços do tempo.

Nistagmo optocinético

Esse é um movimento ocular involuntário e complexo para estímulos em movimento, composto de três fases: fixação, seguimento e sacada corretiva. Esse movimento é mais facilmente eliciado por estímulos periódicos. Ao fixar o estímulo, inicia-se um movimento de seguimento até a extremidade do campo visual. Chegando a esse limite, os olhos realizam um movimento sacádico para a direção oposta, buscando outro ponto de fixação.

- Instrumento de teste: faixa listrada.
- Atividade: apresentação da faixa em movimento partindo da direita para a esquerda, cruzando a linha média, e vice-versa. Serão duas apresentações para cada direção à velocidade de aproximadamente 0,5 m/s.
- Resposta esperada: presença de nistagmo de acompanhamento lento e retorno rápido para ambos os lados de forma simétrica.

Movimentos sacádicos (sacadas)

São movimentos balísticos, de grande amplitude e alta velocidade, com o objetivo de direcionar os olhos para um ponto do campo visual. Existem dois tipos de movimentos sacádicos, com relação a sua geração: voluntários, quando os olhos são direcionados a algum objeto de forma motivada ou intencional; e involuntário, quando algum estímulo adentra o campo visual de forma abrupta, captura nossa atenção e elicia um movimento sacádico em sua direção. Alterações nesse movimento podem indicar paralisia de músculos extraoculares, lesões em núcleos ou nervos cranianos ligados ao movimento ocular, assim como lesões de mais alta ordem, como as apraxias oculomotoras.

- Instrumento de teste: raquete quadriculada e raquete de face.
- Atividade: de frente para a criança, após conseguir a fixação central para uma raquete quadriculada, realizar a apresentação sequencial da raquete de face a 30 graus de ângulo visual à direita e, imediatamente depois, apresentar, a 30 graus de ângulo visual à esquerda, a raquete quadriculada.
- Resposta esperada: presença de fixação à raquete central e mudança de olhar por movimento ocular abrupto (presença de movimento de sacada) para a raquete que aparece na sequência lateralmente, à esquerda e à direita.

Reflexo vestíbulo-ocular

Importante movimento ocular que está relacionado à manutenção da fixação ocular em estímulo de interesse, independentemente do movimento de cabeça ou do corpo. Estímulos vestibulares atingem os centros nervosos dos movimentos oculares corrigindo a posição destes, com relação ao movimento de cabeça e pescoço, ou deslocamento do corpo no espaço. Ausência desse movimento pode indicar lesão vestibular ou lesão neurológica em estruturas de tronco encefálico.

- Instrumento de teste: livre de instrumento.
- Atividade: com a criança apoiada em inclinação de 45 graus para trás, chamando a atenção visual para a face

do experimentador, mover a cabeça da criança para a direita e, posteriormente, para a esquerda, a partir da linha média.
- Resposta esperada: observação do desencadeamento de movimentos oculares na mesma velocidade e na direção oposta aos movimentos da cabeça.

Vergência

Movimento ocular destinado à manutenção da fixação da imagem na região foveal quando o estímulo se movimenta em direção proximal ou distal dos olhos. Ausência de vergência pode indicar diminuição de acomodação, ausência de binocularidade ou paralisia oculomotora.
- Instrumento de teste: cubo xadrez.
- Atividade: apresentação do cubo xadrez em linha média, seguido de aproximação, lentamente (1 cm/s), do ponto médio da base do nariz, entre os olhos.
- Resposta esperada: presença de convergência dos olhos pela aproximação do estímulo em linha média e distância de quebra de convergência em distância menor que 10 cm.

Seguimento visual horizontal

Também denominado, por alguns autores, movimento de perseguição lenta. Esse movimento ocular tem a função de manter a fixação da fóvea no objeto de interesse, enquanto este se desloca no espaço horizontalmente. Alteração nesse movimento pode indicar baixa de visão severa, paralisia ou apraxia oculomotora.
- Instrumento de teste: raquete xadrez.
- Atividade: apresentação da raquete xadrez em linha média e, após fixação visual e apoio para evitar movimentação de cabeça, deslocar a raquete, lentamente, para as laterais direita e esquerda, a uma velocidade de 1 grau de ângulo visual por segundo.
- Resposta esperada: acompanhar visualmente o estímulo com movimento dos olhos, ou cabeça, ao longo de toda a trajetória, sem perdas durante o percurso ou com o aparecimento de desvios oculares.

Seguimento visual vertical

Também denominado, por alguns autores, movimento de perseguição lenta. Esse movimento ocular tem a função de manter a fixação da fóvea no objeto de interesse, enquanto este se desloca no espaço verticalmente. Alteração nesse movimento pode indicar baixa de visão severa, paralisia ou apraxia oculomotora.
- Instrumento de teste: raquete xadrez.
- Atividade: apresentação da raquete xadrez em linha média e, após fixação visual e apoio para evitar movimentação de cabeça, deslocar a raquete, lentamente, para direção superior e inferior, à velocidade de 1 grau de ângulo visual por segundo.
- Resposta esperada: acompanhar visualmente o estímulo com movimento dos olhos ou cabeça ao longo de toda a trajetória, sem perdas durante o percurso ou com o aparecimento de desvios oculares.

Sorriso como resposta ao contato visual

Essa é uma resposta de interação social e imitação, com base em estímulos visuais reais, com importante valor psicológico em nível de abstração simbólica. A maioria dos bebês, a partir dos 4 meses, apresenta um sorriso como contato social. Ausência desse comportamento pode significar baixa de visão importante ou ausência de reconhecimento de faces (agnosia).
- Instrumento de teste: raquete de face.
- Atividade: apresentação da raquete de face em linha média.
- Resposta esperada: fixar a raquete de face e sorrir de maneira espontânea. Essa resposta é esperada para bebês entre 4 e 5 meses.

Aumento da movimentação global ao visualizar um objeto

Essa habilidade inicia-se por volta dos 2 ou 3 meses de idade e relaciona-se a maior maturação neurológica, com aumento da movimentação intencional e diminuição de reflexos. Ausência do movimento global e do interesse visual pelo objeto pode indicar atraso do desenvolvimento neuropsicomotor, deficiência visual e a presença de comorbidades, como alterações neurológicas e/ou síndromes.
- Instrumento de teste: cubo xadrez.
- Atividade: apresentação do cubo xadrez em linha média.
- Resposta esperada: observar a variação do comportamento motor da criança, como extensão corporal, agitação de MMSS e/ou MMII, movimentação global, durante a manutenção da atenção visual. Essa resposta é esperada para bebês entre 2 e 3 meses.

Tentativa de alcançar o objeto visualizado

Essa habilidade inicia-se por volta dos 2 ou 3 meses de idade e consolida-se aos 4 meses. Nessa fase, os bebês fletem e estendem os MMSS até o objeto de interesse visualizado na linha média, com a finalidade de apreensão. A ausência dessa ação pode indicar atraso no desenvolvimento neuropsicomotor e visuomotor, deficiência visual e a presença de comorbidades, como alterações neurológicas e/ou síndromes.
- Instrumento para esse teste: cubo xadrez.
- Atividade de teste: apresentação do cubo xadrez em linha média.
- Resposta esperada: observar a intenção ou movimentação de pelo menos um dos MMSS na direção do cubo xadrez, durante a manutenção da atenção visual. Essa resposta é esperada para bebês entre 2 e 4 meses.

Campo visual funcional de confrontação

Nosso campo de visão compreende toda a extensão na qual os estímulos visuais são percebidos e, em geral, elicia um comportamento sacádico em sua direção. Ausência de sacada pode indicar cegueira cortical ou lesão em vias visuais primárias.
- Instrumento de teste: cubo xadrez.
- Atividade: apresentação de um dos cubos xadrez em linha média, sendo necessária a manutenção da fixação. Em seguida, iniciar a aproximação de outro cubo pela direita, esquerda, superior e inferiormente, em direção

à linha média, à velocidade de 1 grau de ângulo visual por segundo.

- Resposta esperada: observar o despertar da atenção para o lado testado, indicando a presença de visão naquele quadrante perimétrico.

Tratamento funcional multiprofissional

Ao nascimento, a visão consiste, funcionalmente, em um sistema sensorial menos maduro, se comparado com os outros sistemas sensoriais.[45] Para que ocorra o desenvolvimento adequado, os recém-nascidos precisam de experiências visuais a fim de que as funções visuais se desenvolvam.[73]

Crianças com deficiência visual geralmente apresentam algum atraso no desenvolvimento que impacta na funcionalidade, na autonomia e independência para a realização de diversas tarefas, principalmente quando não assistida por uma equipe multiprofissional.[38,74-76]

Independentemente da causa, a deficiência visual, quando não acompanhada por uma equipe multiprofissional, pode ocasionar uma série de comprometimentos às diferentes ocupações da criança.[77] O acompanhamento com uma equipe multiprofissional para avaliar o impacto funcional nas atividades diárias da criança e o direcionamento de suas intervenções são atitudes imprescindíveis.[38]

Assim, a identificação e a intervenção precoces tornam-se essenciais para promover melhor desempenho funcional das crianças com deficiência visual, pois as principais modificações do comportamento visual da criança ocorrem logo nos primeiros meses de vida.[54,66]

Contribuição da fisioterapia

A fisioterapia em habilitação e reabilitação visual atual, em diferentes esferas, constitui um conjunto de procedimentos terapêuticos com os quais a criança com deficiência visual, por meio de atividades específicas que atuam na neuroplasticidade, favorecem o desenvolvimento global e a visão funcional. A estimulação visual, como procedimento mais conhecido, é um deles, que busca, em sua maioria, a melhora do uso da visão residual de forma funcional.

No que se refere ao desenvolvimento motor propriamente dito, ressalta-se que o grau da deficiência visual exerce diferentes efeitos no desenvolvimento de habilidades motoras globais.[78] Outro dado relevante refere que as alterações visuais afetam o desenvolvimento da percepção espacial e de estimativa de distância, necessárias para o bom desenvolvimento das habilidades motoras, como transferências posturais e a busca de determinado estímulo.[57]

As crianças nos primeiros anos de vida são mais dependentes da informação visual em detrimento das informações somatossensoriais e vestibulares. Estudos sugerem que mudanças de desenvolvimento no controle postural são decorrentes de mudanças no processo de integração entre esses sistemas sensoriais.[79-89]

O equilíbrio postural é a base para todos os movimentos, sendo influenciado pelos sistemas sensoriais: visual, vestibular e proprioceptivo. Portanto, a privação de algum desses sistemas, como no caso da deficiência visual, poderá trazer consequências importantes para o equilíbrio postural e, consequentemente, para o desenvolvimento.

Para a manutenção do controle postural, as estruturas geométricas do meio, noção de verticalidade e lateralidade são levadas em consideração para o automovimento e ajustes com relação ao ambiente.[80,90] Pesquisas mostraram que as crianças com 3 anos ignoram pistas visuais enganosas para manter a estabilidade. O predomínio visual-vestibular para somatossensorial-vestibular do controle do equilíbrio se dá após os 3 anos de idade, sendo a maturidade entre 6 e 7 anos de idade.

Outro dado importante diz respeito à maturação desse controle motor. Por volta dos 7 anos de idade, período de organização sensorial, a visão é uma informação relevante, já que melhora a *performance* e a manutenção do controle postural em crianças sem comprometimento visual. Já o aperfeiçoamento do controle postural em crianças com deficiência visual é adquirido mais tarde, por volta de 9 a 11 anos de idade.[82,84,91,92] A manipulação da informação visual altera o controle postural em bebês e crianças. Estudo descreve que a mudança na estabilidade postural de crianças com deficiência visual ocorre mais tarde com relação a crianças sem comprometimento visual.[80,81,93,94]

O sistema visual contribui para manter o balanço natural dentro dos limites da base de apoio, informando como manter o alinhamento da cabeça e do tronco quando o centro de massa é perturbado. Além disso, o *feedback* visual permite menor variabilidade dos deslocamentos do centro de massa, na postura ortostática de longa duração.[95,96]

É importante que a criança adquira essas habilidades motoras, incluindo habilidades de locomoção, tanto quanto de exploração e manipulação tátil, para poder interagir efetivamente com o mundo físico.[97]

O controle postural para locomoção está intimamente relacionado à estabilidade dinâmica e marcha. Principalmente com relação à velocidade da marcha (significativa relação com a idade), que pode ser atribuída às alterações nos parâmetros cinemáticos da marcha: aumento do tempo e do comprimento da passada; aumento do tempo de contato; aumento do tempo aéreo; diminuição da cadência da marcha; e frequência de passo.

Finaliza-se esta contribuição abordando a postura adotada durante a marcha, com privação da visão, exercício usado na avaliação psicomotora em adultos videntes, cuja posição é a mais posteriorizada – com inclinação do tronco, movimento limitado na pelve, redução da adução, aumento da flexão do joelho, relacionado ao plano de contato do pé e à redução da flexão plantar do tornozelo.[94,98,99]

Contribuição da terapia ocupacional

A terapia ocupacional visa auxiliar a criança com deficiência visual a obter o máximo de independência e/ou autonomia possível pelo uso da visão funcional, mesmo que com mínimo resíduo visual, além de ampliar suas capacidades, adaptar materiais relacionados às atividades escolares e, ao brincar, oferecer vivências das atividades de vida diária com adaptações, quando necessário, e estimular atividades de lazer.[100]

A visão é o agente motivador das primeiras ações voluntárias dos MMSS. Espontaneamente, a criança estimula sua visão e aprimora habilidades manuais,[39] ou seja, o desenvolvimento da visão e o da coordenação visuomotora estão intimamente relacionados e são propulsores para o desenvolvimento de habilidades futuras.[43] O desempenho nas atividades básicas e instrumentais de vida é comprometido em diferentes níveis: nas atividades de autocuidado (alimentação, vestuário, banho, uso de banheiro, dentre outras), mobilidade (locomoção e transferências) e função social,[101] interferindo no processo da aquisição de autonomia da criança.[102]

Para as vivências nas atividades de vida diária, é necessário considerar várias questões da criança, como os aspectos cognitivos, sensoriais, motores (grosso, fino), orientação temporal e espacial, questões sociais e emocionais (insegurança, superproteção, falta de interesse) da criança e sua família, além do desenvolvimento de conceitos e das habilidades na orientação e mobilidade.[103] Conhecer os costumes, os valores e as condições de vida da criança com deficiência visual no ambiente familiar e o grau de participação nas atividades de vida diária é fundamental para o estabelecimento das intervenções nas vivências práticas.

Algumas adaptações podem ser feitas no ambiente familiar da criança a fim de promover desempenho independente e/ou autonomia e facilitar o cotidiano, tais como guardar as roupas, categorizando-as conforme suas características; tentar organizar as roupas no armário sempre da mesma forma; manter as etiquetas para melhor compreensão das partes frente/atrás; dispor na mesa os alimentos e utensílios do mesmo modo; usar contraste entre alimento/prato e toalha de mesa de cor única; usar pistas táteis durante a execução das tarefas relacionadas ao vestir-se, alimentar-se, e na higiene pessoal, para o reconhecimento dos objetos, do ambiente e dos próprios movimentos corporais.[104]

Com relação aos ambientes de casa, é importante o terapeuta ocupacional instruir a família a manter os objetos e móveis sempre nos mesmos lugares, fornecer referências visuais e táteis para o reconhecimento e a familiarização dos ambientes, assim como da localização dos objetos.[104]

Muitas vezes o terapeuta ocupacional depara-se com a superproteção familiar no processo de desenvolvimento da autonomia e/ou independência da criança com deficiência visual, constituindo um fator limitante desse processo.[76] Essa observação corrobora a pesquisa,[101] que verificou que crianças com deficiência visual necessitam de mais auxílio dos cuidadores para desempenhar suas atividades diárias em todas as áreas funcionais e de autocuidado, referente à alimentação, troca de roupas, uso de banheiro, higiene oral e das mãos; mobilidade, referente às transferências e deslocamentos; e função social, relacionado ao brincar, à interação, à orientação temporal e espacial e à comunicação.

O brincar da criança com deficiência visual entre colegas videntes mostra que aquela com deficiência visual apresenta um comportamento lúdico aquém de sua faixa etária, pois brinca pouco e, quando brinca, não faz uso do jogo simbólico.[105] Dessa forma, precisa ser estimulada a brincar, portanto a escolha dos brinquedos merece maior atenção, uma vez que as capacidades visuais da criança com deficiência visual devem ser consideradas.

Os brinquedos e brincadeiras, na maioria das vezes, necessitam de adaptações, e tornam-se facilitadores do processo de aprendizagem da criança com deficiência visual, abrindo novas possibilidades de interação e de participação, em seu meio principal, efetivamente. Nas adaptações, a convivência particular da criança e o conhecimento de suas reais necessidades visuais devem ser considerados,[106] além de poder contribuir para o repertório motor, pelo contato com uma variedade de estímulos adequados, durante o brincar.[107]

O brincar deve fazer parte de um processo de aprendizagem significativo e prazeroso, facilitar a aquisição de conceitos e de habilidades manuais, motoras, promover a interação, jogos simbólicos, a comunicação e a socialização.[106] Torna-se importante, por isso, aproximar a criança com deficiência visual de seu meio, pois facilita sua interação social,[108] constituindo-se em um papel fundamental para o desenvolvimento neuropsicomotor e carregando em si a brincadeira, considerada oficina da criança.

Durante as brincadeiras, as crianças realizam diversas ações motoras,[109,110] as quais se relacionam com o sentido tátil e variam conforme as características físicas dos brinquedos, tais como a cor, a textura, a luminosidade, o tamanho, o peso e a forma.[49,111,112]

No processo do brincar existe uma série de situações de aprendizagem dependentes da visão, que ocorrem de forma incidental ou "natural" na criança vidente e, muitas vezes, não ocorrem da mesma maneira na vida das crianças com deficiência visual.[113] Geralmente essas crianças apresentam um prejuízo significativo nas habilidades motoras e, para tornar seus movimentos mais funcionais, precisam mudar a forma como realizam várias tarefas em seu papel ocupacional, inclusive durante o brincar.[114]

No desempenho nas atividades escolares e adaptações, as crianças com deficiência visual aprendem a construir suas representações mentais, por meio de uma imagem ou da ideia de algo por meio de experiência sensorial completa a respeito desse algo. Assim, o processo de aprendizagem precisa ser sistematizado, estruturado e graduado, de forma que a criança aprenda a informação completa sobre o conceito a ser aprendido.[113]

No ambiente escolar, o ambiente pode favorecer o aprendizado do aluno com deficiência visual por meio de algumas estratégias, como estimulá-lo a se sentar próximo à lousa e/ou próximo à janela, para melhor iluminação e menos distração, posicionamento mais de um lado da sala do que do outro, conforme a avaliação de seu campo visual funcional.[115]

Existem algumas adaptações que se tornam imprescindíveis no material escolar da criança, tais como espaçar as linhas do caderno ou mesmo reforçá-las; uso de quadrantes para melhor organização espacial durante a escrita da letra de forma; tracejados mais grossos para facilitar a visualização durante o preenchimento; uso de pistas visuais durante o início e término da escrita de letras, formas e números; uso do plano inclinado, da iluminação, sempre que necessária, do lápis grafite e/ou canetinhas de pontas mais grossas, graças ao melhor *feedback* visual; estojo com zíper adaptado e outros. Vale lembrar que toda e qualquer adaptação é baseada após avaliação profissional.

É importante ressaltar as orientações à família, com seguimento das adaptações das atividades escolares no ambiente familiar e da capacitação dos professores, no sentido de conhecer os recursos existentes e de encorajar a criança a usá-los, além de serem orientados sobre as possibilidades das capacidades visuais da criança com baixa visão.[116]

Tecnologia assistiva

O uso da tecnologia assistiva entende-se como:

> "(...) área do conhecimento, de característica interdisciplinar, que engloba produtos, recursos, metodologias, estratégias, práticas e serviços que objetivam promover a funcionalidade, relacionada à atividade e participação de pessoas com deficiência, incapacidades ou mobilidade reduzida, visando sua autonomia, independência, qualidade de vida e inclusão social".[117]

O uso de auxílios ópticos e não ópticos deve ser adequado a cada caso para que possa facilitar a visão funcional da criança com deficiência visual e, consequentemente, melhorar seu desempenho, autoestima e participação social. Os recursos ópticos mais utilizados em tratamento para a criança com deficiência visual são os óculos e as lupas, prescritos por oftalmologistas e ortoptistas, profissionais especializados na área. Esses instrumentos são essenciais para potencializar o uso do resíduo visual e favorecer diretamente o melhor desempenho da criança em suas diversas ocupações, proporcionando autonomia e qualidade de vida.[118]

Na aquisição desses recursos, a criança passa por uma fase de aceitação e adaptação na utilização destes, e a família precisa supervisioná-la até que ela tenha incorporado o uso a seu cotidiano.[117]

Fatores psicológicos podem estar relacionados à não utilização de auxílios ópticos e não ópticos. Sabe-se que, principalmente na adolescência, a aceitação do grupo é fator determinante do comportamento de jovens. Assim, usar um recurso óptico diferente dos óculos comuns, que não apresente uma estética desejável, ou mesmo o material escolar diferente dos demais colegas, pode causar problemas de autoestima e de aceitação da condição de ser deficiente.[115]

Existem alguns dispositivos de tecnologia assistiva, não ópticos, de que algumas crianças podem se beneficiar. Eles favorecem o funcionamento e a eficiência visual, entre eles canetas tipo pincel atômico, acetato, papel com pautas em negrito e mais espaçadas, plano inclinado, aumento do contraste, gravuras simples sem aglomerados visuais e com contornos mais grossos e regulares, uso de luminárias, uso de aplicativos, adaptações das atividades escolares, uso da máquina Braille, recursos táteis, eletrônicos e de discriminação auditiva.[119]

Orientação e mobilidade (O&M)

Orientação é a compreensão do próprio corpo e da forma como ele se movimenta, além de saber diferenciar o próprio corpo do ambiente mais próximo, ou de interesse, e implica ter acesso ao ambiente e compreender a relação entre espaço e movimento. Enfim, esse conceito é definido como o processo pelo qual uma pessoa usa os sentidos para estabelecer sua posição no ambiente.

Por sua vez, mobilidade é o desenvolvimento do controle do próprio corpo, ou seja, o desenvolvimento do movimento orientado para um objetivo, definido pela capacidade, facilidade e presteza para se movimentar.[120] Portanto, no processo de habilitação e reabilitação, O&M é um programa de deslocamento independente para pessoas com deficiência visual.

A pessoa com deficiência visual também pode se movimentar com algumas formas de ajuda, como: de outra pessoa (guia vidente); usando seu próprio corpo (autoproteções); com auxílio de uma bengala (bengala longa); com auxílio de um animal (cão-guia); ou com uso de tecnologia (ajudas eletrônicas).[121]

A intervenção na orientação e mobilidade baseia-se em um programa composto de diversas atividades e etapas, permitindo à criança deficiente visual o aumento da sua capacidade de deslocamento e familiarização dos meios que experimenta.[122]

Para iniciar o programa de orientação e mobilidade, a criança deficiente visual precisa ter aquisições prévias, como condutas e/ou habilidades motoras, sensoriais, cognitivas e afetivas, incorporadas a seu repertório comportamental, para obter sucesso na intervenção. Havendo esses pré-requisitos, torna-se mais fácil atingir a mobilidade independente conforme as necessidades e capacidades da criança.[122]

Quando pensamos no programa de orientação e mobilidade, devemos considerar os conteúdos necessários e adequados à condição visual de cada criança. Além disso, é importante a opinião da família, da própria criança e de outras pessoas com quem ela tem contato frequente em seu cotidiano.

As vivências práticas de orientação e mobilidade e as atividades motoras devem existir a partir de situações significativas e funcionais, que ocorrem diariamente para facilitar a compreensão e a organização. Ainda, essas atividades devem ser sequenciais e sistematizadas, funcionais e lúdicas, para promover a aprendizagem.[106]

Além disso, os dispositivos promovem independência e segurança para o deficiente visual. Estes podem e devem ser inseridos no cotidiano desde crianças. A bengala, por exemplo, combinada com técnicas eficazes de auxílio à locomoção, oferece informações do local, identifica e previne acidentes, proporciona ao deficiente visual melhor percepção e extensão do sentido tátil.[123]

Observação: destaca-se que há organizações que capacitam qualquer profissional que deseje o conhecimento e a prática em O&M.

Contribuição da psicopedagogia, psicomotricidade, pedagogia e psicologia

A psicopedagogia no Brasil surgiu no final da década de 1970 para encontrar soluções para os problemas de aprendizagem, que sempre estiveram presentes na população de modo geral. Sua convergência de estudo envolve três áreas que devem estar conectadas para uma boa atuação profissional: o **campo de investigação sobre o ato de aprender**; o **saber científico**; e as **políticas públicas** voltadas para o processo de conhecimento atendendo à cidadania envolvida, tendo base curricular em nível de especialização clínica.[124]

Pode ter seu trabalho com enfoque **preventivo** – antes que a problemática se instale, com seu objeto de estudo: o indivíduo (na perspectiva deste capítulo, visa ao aprendente com a deficiência visual), a escola, a família e a comunidade. E **terapêutico** – busca identificar, analisar e elaborar uma metodologia de diagnóstico e prognóstico de tratamento das dificuldades de aprendizagem, em atenção secundária (quando o problema está identificado, que será tratado para amenizar/erradicar seus sintomas) e/ou em atenção terciária (para dirimir as sequelas remanescentes, adaptando o indivíduo à melhor situação possível).

Pode se submeter a essa pós-graduação qualquer pessoa que tenha formação profissional prévia, mas que deve ser analisada pela coordenação dessa especialização. Algumas graduações não contemplam o conhecimento necessário para agregar o conteúdo desse novo curso, *lato sensu*, e, depois de concluído, o psicopedagogo pode perceber lacunas para efetuar o diagnóstico do cliente apenas com a prática clínica oferecida, daí carece ter de supervisão clínica extra, por algum tempo, conforme a expansão de novos conhecimentos em temáticas específicas.[125]

Geralmente o conteúdo dessa formação é obtido de outras áreas de estudo, como psicologia da aprendizagem, psicologias genéticas, neuropsicologia, teorias da personalidade, pedagogia, fundamentos de biologia, de linguística, de matemática, de sociologia, de filosofia, entre outras. Algumas universidades incluem a disciplina em neurociências, ou em neuropsicomotricidade, área moderna da psicomotricidade, que considera o indivíduo integrado, mente e corpo, procurando desenvolver na criança a percepção de seus atos, a partir do movimento corporal, ou seja, a consciência do "corpo vivido".[126,127]

Tais conceitos, aliados à neurologia e aplicados na construção do conhecimento para variados casos clínicos e, ainda, associados ao desenvolvimento infantil, contendo no conteúdo curricular a vivência clínica supervisionada, podem contribuir deveras para atuação relativamente competente do futuro psicopedagogo.

Assim, o profissional finaliza esse curso habilitado a realizar o diagnóstico e a elaborar um prognóstico, encaminhando, se necessário, o cliente aos profissionais especializados e ambientados, especialmente com a população com deficiência visual, para avaliar as comorbidades, se existentes, seguindo os indicadores apontados.

Mesmo que não sejam somente problemas de aprendizagem observados, mas as dificuldades que envolvem os transtornos, o psicopedagogo deve procurar o trabalho multiprofissional condizente com as lacunas de sua ação, como fisioterapeuta, terapeuta ocupacional, pedagogo, fonoaudiólogo, psicólogo, psicomotricista e outros, além da atuação médica especializada à infância/adolescência. E deve sempre ampliar com novos cursos a extensão de sua atuação, para melhor diagnosticar.[124]

Quanto à habilitação e/ou reabilitação do cliente, o psicopedagogo deve basear-se na observação e na sensibilidade presentes durante a relação com o cliente, quanto à postura física, ao corpo em movimento, à preensão de recursos para a escrita/manipulação/ludicidade de objetos em geral, à identificação/discriminação visual e tátil, associada à percepção sonora e utilizando os recursos materiais, adaptados às condições previstas para a criança/adolescente, já apontados durante este estudo. Daí o cuidado que o professor/família deve observar para sugerir o encaminhamento ao psicopedagogo.

Em 2012 foram levantadas as publicações entre o ano de 2004 a 2011 da revista da ABPp (Associação Brasileira de Psicopedagogia – *online*), periódicos da MedLine e afins sobre deficiência visual em crianças,[124] encontrando poucas publicações nacionais – pouco mais de uma dezena.

Discorrendo sobre as pesquisas, em uma delas[128] os autores apontavam as causas de cegueira e baixa visão de 174 crianças, de três instituições de duas cidades brasileiras (Salvador e São Paulo), tendo como as principais doenças infantis, preveníveis e tratáveis, a retinopatia da prematuridade e o glaucoma. E a seguinte[129] foi uma pesquisa avaliativa e comparativa da visão funcional em crianças de baixa visão, entre 2 e 6 anos, com protocolo discriminativo, mas concluíram que careciam de novos estudos.

Enfocando os escolares, os pesquisadores[130] fizeram uma avaliação educacional usando o instrumento de avaliação repertório básico de alfabetização, adaptado ao Braille, em 3 crianças com 8 anos, com cegueira por ROP ou catarata congênita, e apontaram o IAR como eficaz para avaliar os escolares cegos, instruindo profissionais e familiares. Houve também o estudo,[131] feito por avaliação cognitiva, em 12 crianças com baixa visão moderada, entre 5 e 9 anos, com provas – jogo de perguntas de busca para crianças deficientes visuais (*children analogical thinking modifiability* – CATM) – e uma psicométrica (escala de maturidade mental Columbia – EMMC), encontrando baixa classificação na prova psicométrica, necessitando de adequação do CATM para essa população.

Por outro lado, foram encontrados três estudos que utilizaram recursos ópticos e aparelhos na aprendizagem,[115,132,133] destacando a importância do treinamento da criança com baixa visão, empregando os auxílios ópticos para atingir a capacitação educacional.

Sobre os demais estudos com crianças, somente dois abordaram a atuação do professor. Houve um que, primeiramente, averiguou o conhecimento sobre baixa visão de 84 professores da rede de ensino, com 20 anos de magistério, e concluiu que a maioria não teve formação para sanar os desafios do aluno com visão subnormal do ensino fundamental. Mais tarde, esses mesmos autores questionaram outros 50 professores, também com 20 anos de atuação na rede de ensino, e resultou apenas 36%, aproximadamente, que tiveram informação para lidar com esses estudantes.[134,135]

Quanto ao estudo sobre a família com seus filhos com baixa visão, havia apenas dois estudos documentados na ABPp e um artigo de outro periódico. O primeiro[136] descreveu o papel da família na inclusão de deficientes visuais, as dificuldades e desafios a serem superados e quais medidas o psicopedagogo deve tomar diante da deficiência visual, auxiliando e contribuindo com o meio familiar.

No artigo[137] os autores levantaram as contribuições do psicopedagogo ao orientar os pais a respeito da aceitação e do auxílio no desenvolvimento do filho com deficiência visual, pelo fato de as mães apresentarem medo de o filho ficar cego, pela compreensão não clara da baixa visão, interpretando o diagnóstico médico de acordo com sua subjetividade.

No segundo, pela ABPp,[138] os autores trabalharam com as 11 mães, obtendo a compreensão delas sobre a importância da estimulação visual para desenvolvimento do filho com baixa visão, que foi sendo construída gradativamente, na medida em que elas iam sendo orientadas pelos profissionais do serviço de estimulação visual e percebendo progressos no desenvolvimento da criança.

Assim, pelos últimos exemplos, sugere-se que haja na especialização do psicopedagogo formação efetiva nesse campo das deficiências, para promovê-lo a agente facilitador do saber mais seguro e eficiente, para que domine o valor da aprendizagem ligada à função visual, por exemplo, compreendendo as doenças nessa área. O psicopedagogo é capacitado para promover a orientação de estudos ao seu cliente, apropriar-se dos conteúdos escolares da criança, colaborar no desenvolvimento do raciocínio dela e oferecer um atendimento ao estudante, seja na infância ou em outro ciclo vital, caso esteja em processo de inclusão (com deficiência física, visual, auditiva, da fala e/ou intelectiva).

O estudo de Bruno, em 2009,[139] organizou e sistematizou a avaliação funcional da visão, do desenvolvimento global, das necessidades educacionais especiais e adaptativas de 8 crianças com baixa visão e múltipla deficiência na primeira infância, de 0 a 7 anos, com protocolos sobre os recursos do ludodiagnóstico e um teste voltado para a confirmação da acuidade visual, incluindo os relatórios multiprofissionais. Destacou que o uso dos protocolos se restringiu a professores especializados e profissionais que atuavam na área da deficiência visual.

Os resultados dessa pesquisa mostraram que houve melhora significativa no desempenho global das crianças avaliadas, com procedimentos de mediação e ajuda para compensação das dificuldades. O procedimento do ludodiagnóstico, da organização do ambiente e a adaptação dos recursos e materiais foram elementos decisivos para o êxito nas atividades. Contudo, apresentaram algumas lacunas referentes ao processo de desenvolvimento e aprendizagem dessas crianças.

Convém lembrar, caso o psicopedagogo não tenha formação em pedagogia e seu cliente necessite de reforço na educação escolar formal, por exemplo, na alfabetização, ou na aritmética, a criança deve ser encaminhada a um profissional experiente. Sabe-se que compete ao pedagogo:

a) Promover o aprendizado especializado em geral, respeitando os limites do cliente e focando o potencial orgânico preservado.

b) Promover todas as competências e habilidades a serem estimuladas quanto ao nível de desenvolvimento global em que a criança se encontra.

c) Desenvolver as funções cognitivas (intelectuais) – aprendizado da linguagem, do pensar e do brincar.

d) Desenvolver as funções socioculturais – aprendizado sobre os brinquedos, as artes em geral, relacionamento e espaços de convivência, os conceitos sobre família e cidadania.

e) Desenvolver os princípios ético-morais de convivência.[124]

Há mais de uma década as universidades vêm apoiando o professor de graduação com orientações didáticas/pedagógicas, caso o estudante apresente alguma deficiência visual. Informam que a incapacidade gerada pela deficiência provoca desvantagens em face do aluno que não a tem. Portanto, colaborando psicologicamente e visando à boa autoestima do graduando com essa deficiência, mobilizam recursos, avisando que tais ações não são consideradas benefícios e que devem ser relevantes como um trabalho de todos.[140]

Deve-se disponibilizar com antecedência os textos e livros para o curso, pelo possível atraso originado pelo uso de material de estudo especial e pela transcrição desse material, feito em formato convencional (impresso na cor negra), para formatos alternativos (p. ex., transcrição de textos para áudio, Braille ou outra cor); se possível, o conteúdo indicado deve ser fornecido com a grafia já ampliada, ou em Braille, ou gravações. Durante as aulas é útil identificar os conteúdos de uma figura e descrever a imagem e sua posição relativa a itens importantes; substituição dos gráficos, fluxogramas e tabelas por outras questões; ou a utilização de gráficos simples, mas em relevo.

Dirigir-se para conversar diretamente com o aluno deficiente visual, não por intermédio de outra pessoa, empregando tom de voz natural e que amplie o tempo disponível para a realização das avaliações regulares. Ajudar só na medida do necessário. O docente deverá ter um comportamento o mais natural possível, não devendo superproteger o aluno ou pelo contrário, ignorá-lo. O papel do professor assume importância primordial referente à sensibilização coletiva desenvolvida junto aos outros colegas do estudante.

Haveria, ainda, muito a contribuir no presente estudo com a contribuição de outros profissionais de áreas diferentes, como a fonoaudiologia, para esclarecer sobre a evolução da linguagem da criança com deficiência visual, que envolveria, também, o sistema sensorial da audição e dos demais, como também o músico e o musicoterapeuta, mas isso requereria um capítulo específico.

Quanto à área da psicologia, sendo esse um profissional terapeuta em baixa visão, pode atuar com pais/família/cuidador da criança que tenha deficiência visual. Isso pode favorecer o vínculo dos responsáveis com a criança e vice-versa; melhorar a qualidade das relações familiares e os grupos sociais; auxiliar para melhor elaborarem o impacto da deficiência coletivamente; promover a mobilização de recursos de enfrentamento sobre o problema; contribuir para a aceitação do filho com deficiência visual; relacionar os fatores supramencionados ao atendimento da criança; fornecer informações e o respaldo emocional ao cliente, acolhendo seus sentimentos, e facilitá-lo na adaptação às novas rotinas de cuidados e tratamentos.[6]

Portanto, diante das limitações que a criança com deficiência visual vivencia para se movimentar, e conhecidos os benefícios que o brincar promove, com publicações confirmadas por evidências, em 2016 alguns pesquisadores investigaram produções com abordagem histórico-cultural, desde artigos, dissertações e teses, escritos em português, realizadas entre 2004 e 2014, encontrando pouquíssimos estudos sobre a brincadeira de crianças cegas e com baixa visão. Sinalizaram que esse estudo foi realizado para contribuir para o campo da psicologia, educação e políticas públicas, considerando o brincar uma das mais importantes atividades do desenvolvimento infantil, principalmente para as crianças pequenas.[141] Daí a sugestão de pesquisas e publicações referentes à ludicidade com essa população, favorecendo o seu bom desenvolvimento e em todos os seus aspectos.[142,143]

Entretanto, tem havido situações em que o psicólogo atua com o cliente com deficiência visual e suas comorbidades, como na situação dúbia – se a criança no início da vida pode estar manifestando sintomas do autismo ou de doença visual, pelo fato de manifestar dificuldades de contato visual com a família, por exemplo.[144]

Também, esse profissional tem utilizado o recurso lúdico em sua função psicológica, benéfica na terapêutica em saúde mental em diversos casos em que o cliente, com alguma deficiência, necessite especificamente, como: aliviar as tensões de situações estressantes, decorrentes de situações em família; ou, ainda, a presença de sentimento de tristeza, angústia e melancolia, que podem ocasionar a instalação da depressão, quando em atritos no grupo de estudo escolar ou na situação de *bullying*, hoje muito presente; em estados de ansiedade, que podem conduzir à obesidade ou anorexia; ou, ainda, nas situações de insônia recorrentes, que são profundamente nocivas ao equilíbrio psíquico, entre outros.

Enfim, o presente estudo veio abordando sobre a grande contribuição que o brincar promove no desenvolvimento infantil em geral, porque é assim que a criança/adolescente se sente livre para agir física e mentalmente durante a ação lúdica. Esses aspectos assumem maior valor caso ela atravesse algum desconforto orgânico, cardiológico ou neuropsicomotor, por exemplo.[127,145,146]

É muito saudável que a criança brinque, mas em ambiente propício para esse fim, com segurança, e que ela encontre um acervo de material lúdico diversificado, rico em estímulos sensoriais, como é oferecido em uma brinquedoteca,[147] especialmente se ela estiver com deficiência visual, ou hospitalizada, e necessitar de alguma terapia, pois o profissional poderá auxiliá-la a partir do recurso lúdico de interesse e da escolha da cliente.[148]

Silva, com sua valiosa contribuição em intervenção precoce há anos a essa população com deficiência visual, identificada nos primeiros anos de vida, juntamente com colegas, realizou uma pesquisa com seis crianças pequenas, do sexo feminino, apresentando atraso motor, causado pela deficiência visual, cegueira e baixa visão. Durante seis meses, pais/cuidadores foram orientados na utilização de brinquedos apropriados, proporcionando atividades prazerosas, brincadeiras, com esses recursos adaptados às condições da visão residual e aos atrasos psicomotores.[149]

Muitos desses materiais foram elaborados pelos responsáveis com orientação recebida, em cores vivas e contrastantes, sons variados e tamanhos para a preensão infantil, podendo ser encontrados na lista de mais de 200 deles. Ao final, apresentam 22 tabelas que sintetizam as condutas que utilizaram com cada caso infantil. Utilizaram um instrumento de avaliação para verificar as oportunidades estimuladoras presentes nesses microssistemas familiares. Concluíram, assim, que as orientações fornecidas aos responsáveis pelas filhas colaboraram para minimizar os atrasos encontrados no desenvolvimento motor e visual, pois beneficiaram a independência e autonomia, por ter havido estimulação com acervo lúdico adaptado e recebida por seus pais/cuidadores, fator que assegurou psicologicamente cada criança.

Sabe-se que o aspecto psicológico está sempre atrelado a algum distúrbio orgânico ou mazela física, sendo a ludicidade uma possibilidade de auxiliar na terapêutica em ambos os aspectos.[150] E foi se baseando nesse conhecimento com crianças videntes que uma psicóloga investigou, em 2018, oito crianças com deficiência visual, com baixa visão, com faixa etária média de 4 anos de idade, todas com percepção e acuidade de cores. O procedimento ocorreu dentro de uma brinquedoteca terapêutica, em entidade que atua nessa área há muitos anos, a Laramara.[151]

Esse estudo inquiriu a respeito das vias perceptuais que o cliente pediátrico com visão atípica utiliza nesse espaço recreativo, posto que esse ambiente oferecia muitas possibilidades lúdicas, de livre escolha ao usuário, que estava em contato direto com esse acervo. De caráter qualitativo, dando voz à criança, foi revelado que a prática do brincar na brinquedoteca é fundamental para o desenvolvimento da criança com baixa visão, já que ela

> "... explora pelas vias perceptuais de que dispõe, na tentativa de desvelar o derredor, com seu corpo, próprio para este contato com o mundo. Houve, ainda... a validação de alternativas lúdicas oferecidas a este público (...), que significaram a projeção de caminhos mais elaborados (...) para sua interação com o entorno".

Conclusão

Urge que prossigam os movimentos a favor da promoção da inclusão e do respeito à diversidade, para que haja mais e melhores condições que favoreçam a evolução do desenvolvimento global da criança com deficiência visual, quer congênita ou adquirida. E que o conteúdo deste capítulo possa ter despertado, ou oferecido alguma contribuição, a fim de valorizar e auxiliar essa população, que atravessa um grande desafio existencial.

Considerações finais

Assim como no início do capítulo foram utilizados os dizeres de Helen Keller (1880-1968), nada mais justo será finalizá-lo com um trecho publicado pelo editor de uma coleção famosa aos leitores de outrora, *Reader's Digest (Seleções)*, após entrevistar a ilustre criatura, educada pela profissional Anne Sullivan, que também marcou seu nome na história,[152] sintetizando-a da seguinte maneira:

> "Apenas de posse do sentido do tato e uma perseverança inigualável, sob a orientação de Anne Sullivan Macy, Keller pôde aprender a ler e escrever pelo método Braille, chegando mesmo a falar, por imitação das vibrações da garganta de sua preceptora, as quais captava com as pontas dos dedos. O esforço de sua mente em procurar se comunicar com o exterior teve como resultado o afloramento de uma inteligência excepcional, considerada a maior vitória individual da história da educação. Ela foi uma educadora, escritora e advogada de cegos. Tinha muita ambição e grande poder de realização. Ao lado de Sullivan, percorreu vários países do mundo promovendo campanhas para melhorar a situação dos deficientes visuais e auditivos. É considerada uma das grandes heroínas do mundo. A Srta. Helen alterou nossa percepção do deficiente. O que você olharia se tivesse apenas três dias de visão?".

Essa questão é o título de uma reflexão escrita pela própria Keller, feita a si mesma, sobre a qual discursa. Menciona: "várias vezes pensei que seria uma benção se todo ser humano, de repente, ficasse cego e surdo por alguns dias no princípio da vida adulta. As trevas o fariam apreciar mais a visão e o silêncio lhe ensinaria as alegrias do som". Ela prossegue em suas conjecturas, admirando-se com a resposta de sua amiga, depois de indagá-la sobre o que ela observara em seu passeio no bosque. E a amiga lhe respondeu simplesmente: "Nada de especial".

Mais adiante, ela reflete: "Às vezes meu coração anseia por ver tudo isso. Se consigo ter tanto prazer com um simples toque, quanta beleza poderia ser revelada pela visão! E imaginei o que mais gostaria de ver se pudesse enxergar, digamos, por apenas três dias".

Essa crônica deve ser lida por todo aquele que atua com o ser humano, com alguma ou mais deficiências, materializando as possibilidades de sua profissão em amor ao seu cliente. E por essa convivência é constante identificar a dádiva dos órgãos que registram a sensação do ambiente e que promovem sua condução preservada por condutos neurais até o centro maior, que a decodifica no cérebro.

Finalizando metaforicamente, são tesouros que captam as informações em forma de pérolas, que volitam pelos caminhos seguros até uma grande caverna, que as transforma em pontos de luz, clareando a percepção subjetiva que cada um tem, tornando-se responsável pela própria existência. Salve!

Referências bibliográficas

1. Keller H. Excertos de vidas de grandes mulheres. Livros do Brasil. Coleção vidas célebres. Disponível em: http://www.deficienciavisual.pt/r-HelenKeller-FilmeBiografiaTexto.htm. Acesso em: 10 set. 2021.
2. BBC News. A criança que ficou cega e surda e que inspirou o mundo com seu exemplo de superação. Disponível em: https://www.bbc.com/portuguese/noticias/2015/08/150824_helen_keller_fd. Acesso em: 10 set. 2021.
3. Keller H. Louis Braille: um farol para a escuridão. Deficiência Visual. Disponível em: http://www.deficienciavisual.pt/r-Braille-farol_mundo_escuridao-Helen_Keller.htm. Acesso em: 10 set. 2021.
4. Brasil. Ministério da Educação (MEC), Secretaria de Modalidades Especializadas de Educação. PNEE: política nacional de educação especial: equitativa, inclusiva e com aprendizado ao longo da vida. Brasília: Ministério da Educação (MEC)/Secretaria de Modalidades Especializadas de Educação (SEMESP), 2020. Disponível em: https://www.gov.br/mec/pt-br/assuntos/noticias/mec-lanca-documento-sobre-implementacao-da-pnee-1/pnee-2020.pdf. Acesso em: 04 out. 2021.
5. Brasil. Instituto Brasileiro de Geografia e Estatísticas (IBGE). Brasil tem mais de 17 milhões de pessoas com deficiência. CNN Brasil. 26 ago. 2021. Disponível em: https://www.cnnbrasil.com.br/nacional/brasil-tem-mais-de-17-milhoes-de-pessoas-com-deficiencia-segundo-ibge. Acesso em: 04 out. 2021.
6. Gimenes BP; Lopes MCB; Nakanami CR. O brincar da criança com deficiência visual: breve enfoque em atenção primária à visão subnormal. *In*: Almeida MTP; Gimenes BP; Teixeira SRO et al. (org.). Cultura lúdica híbrida: práticas inovadoras [E-book]. Fortaleza (CE): Instituto Nexos, 2020. ISBN: 978-65-81709-00-6. p.139-67.
7. Light for the World International. Relatório mundial sobre a Visão. 2002. Disponível em: https://apps.who.int/iris/bitstream/handle/10665/328717/9789241516570-por.pdf. Acesso em: 10 out. 2021.
8. Warren D. Blindness and children: an individual differences approach. Cambridge University Press, 1994.
9. Elmer S. Autoconceito e autoestima entre crianças e jovens adultos com deficiência visual: uma revisão sistemática. Revisão de Augestad B. Cogent Psychology, 2017;4:1. doi: 10.1080/23311908.2017.1319652.
10. Gogate P; Gilbert C; Zin A. Deficiência visual grave e cegueira em bebês: causas e oportunidades de controle. Revista Africana de Oftalmologia. 2011;2:109-14.
11. Rainey L; Elsman EBM; Nispen RMA et al. Comprehending the impact of low vision on the lives of children and adolescents: a qualitative approach. Quality of Life Research: an International Journal of Quality of Life Aspects of Treatment, Care and Rehabilitation. 2016;25(10):2633-43. doi: 10.1007/s11136-016-1292-8. PMID: 27076189; PMCID: PMC5010827.
12. Toledo CC; Paiva AP; Camilo GB et al. Early detection of visual impairment and its relation to academic performance. Revista da Associação Médica Brasileira. 2010;56(4):415-9. Disponível em: https://pubmed.ncbi.nlm.nih.gov/20835637. Acesso em: 10 out. 2021.
13. Oh H; Ozturk A; Kozub M. Physical activity and social engagement patterns during physical education of youth with visual impairments. Review. 2004;36(1):39. Disponível em: https://www.researchgate.net/publication/240807311_Physical_Activity_and_Social_Engagement_Patterns_During_Physical_Education_of_Youth_With_Visual_Impairments. Acesso em: 10 out. 2021.
14. World Health Organization (WHO), International Agency for the Prevention of Blindness (IAPB). A global action plan, 2014-2019. Disponível em: https://www.iapb.org/learn/resources/global-action-plan-accessible-format. Acesso em: 10 out. 2021.
15. Brasil. Fórum Nacional de Saúde Ocular; 2019. Disponível em: https://www2.camara.leg.br/atividade-legislativa/comissoes/comissoes-permanentes/cssf/arquivos/seminarios-e-outros-eventos-2019/apresentacao-cristiano-cbo-vi-forum-nacional-de-saude-ocular. Acesso em: 10 out. 2021.
16. Brasil. Conselho Brasileiro de Oftalmologia (CBO). As condições de saúde ocular no Brasil. 2019. Disponível em: https://www.cbo.com.br/novo/publicacoes/condicoes_saude_ocular_brasil2019.pdf. Acesso em: 10 out. 2021.
17. GBD 2019 Blindness and Vision Impairment Collaborators; Vision Loss Expert Group of the Global Burden of Disease Study. Causes of blindness and vision impairment in 2020 and trends over 30 years, and prevalence of avoidable blindness in relation to VISION 2020 – The right to sight: an analysis for the Global Burden of Disease Study. Lancet Glob Health. 2021;9(2):e144-60. doi: 10.1016/S2214-109X(20)30489-7. Disponível em: https://pubmed.ncbi.nlm.nih.gov/33275949. Acesso em: 10 out. 2021.
18. Haddad MAO; Sampaio MW; Costa Filho HA et al. (ed.). Consenso da Sociedade Brasileira de Visão Subnormal. Sociedade Brasileira de Visão Subnormal. Rio de Janeiro: Selles & Henning Comunicação Integrada, 2010.
19. World Health Organization (WHO). Management of low vision in children: report of a WHO consultation; 1992 July 23-24; Bangkok. Disponível em: https://apps.who.int/iris/handle/10665/61105?locale-attribute=pt&. Acesso em: 10 out. 2021.
20. World Health Organization (WHO). International statistical classification of diseases and related health problems (ICD): 11th revision, 2021. Disponível em: https://www.who.int/classifications/classification-of-diseases. Acesso em: 4 out. 2021.
21. Hyvärinen L. Understanding paediatric low vision. New York: Vision 99, 2003. Disponível em: http://www.lea-test.fi/en/assessme/paediatric_low_vis.html. Acesso em: 10 out. 2021.
22. Gilbert C; Muhit M. Eye conditions and blindness in children: priorities for research, programs and policy with a focus on childhood cataract. Indian J Ophthalmol. 2012 Sep-Oct;60(5):451-5. doi: 10.4103/0301-4738.100548. PMID: 22944758; PMCID: PMC3491274.
23. Gilbert C; Bowman R; Malik AN. The epidemiology of blindness in children: changing priorities. Community Eye Health. 2017;30(100):74-7.
24. Solebo AL; Teoh L; Rahi J. Epidemiology of blindness in children. Arch Dis Child. 2017 Sep;102(9):853-7 [Epub 2017 May 2]. doi: 10.1136/archdischild-2016-310532. Erratum in: Arch Dis Child. 2017 Oct;102(10):995. PMID: 28465303.
25. Courtright P; Hutchinson AK; Lewallen S. Visual impairment in children in middle and lower-income countries. Arch Dis Child. 2011 Dec;96(12):1129-34 [Epub 2011 Aug 24]. doi: 10.1136/archdischild-2011-300093. PMID: 21868404.

26. Furtado JM; Lansingh VC; Carter MJ et al. Causes of blindness and visual impairment in Latin America. J Surv Ophthalmol. 2012 Mar-Apr;57(2):149-77. PMID: 22137039.
27. Brasil. Ministério da Saúde, Secretaria de Atenção à Saúde, Departamento de Ações Programáticas Estratégicas, Departamento de Atenção Especializada. Diretrizes de atenção à saúde ocular na infância: detecção e intervenção precoce para a prevenção de deficiências visuais. Brasília (DF): Ministério da Saúde, 2013. Disponível em: https://bvsms.saude.gov.br/bvs/publicacoes/diretrizes_atencao_saude_ocular_infancia.pdf. Acesso em: 10 out. 2021.
28. Organização Mundial da Saúde (OMS), Centro de Mídia, Surdez e Deficiência Auditiva. Ficha técnica n. 300 [atualizado em fev. 2012]. Organização Mundial da Saúde. Disponível em: http://www.who.int/mediacentre/factsheets/fs300/en/index.html. Acesso em: 10 out. 2021.
29. Vora U; Khandekar R; Natrajan S et al. Erro de refração e funções visuais em crianças com necessidades especiais em comparação com os alunos da primeira série em Omã. Afr J Ophthalmol. 2010;4:297-302.
30. Brasil. Ministério da Saúde, Secretaria de Atenção à Saúde, Departamento de Ações Programáticas Estratégicas, Departamento de Atenção Especializada. Diretrizes de atenção à saúde ocular na infância: detecção e intervenção precoce para prevenção de deficiências visuais. 2. ed. Brasília (DF): Ministério da Saúde, 2016. Disponível em: https://bvsms.saude.gov.br/bvs/publicacoes/diretrizes_atencao_saude_ocular_infancia.pdf. Acesso em: 10 out. 2021.
31. Rossetto JD et al. Diretrizes brasileiras sobre avaliação oftalmológica de crianças saudáveis menores de 5 anos: exames recomendados e frequência. Arq Bras Oftalmo. 2021. doi: 10.5935/0004-2749.20210093.
32. Vasconcelos G. Avaliação oftalmológica da criança com baixa visão. In: Reggi JRA; Dantas MCN; Dantas PEC (ed.). Compêndio de oftalmologia geral. São Paulo: Atheneu, 2016.
33. Nakanami CR; Vasconcelos GC. Abordagem clínica da criança com baixa visão. In: Conselho Brasileiro de Oftalmologia (CBO) (org.). Série oftalmologia brasileira – Volume óptica, refração e visão subnormal. Rio de Janeiro: Guanabara Koogan/Cultura Médica, 2008.
34. Buchalla CM; NEV – Núcleo de Estudos da Violência da Universidade de São Paulo; Centro Colaborador da Organização Mundial de Saúde (OMS). Classificação internacional de funcionalidade, incapacidade e saúde. São Paulo: Universidade de São Paulo, 2003.
35. Fonda G; Faye EE. Clinical low vision, 1986. p. 232-42.
36. Haddad MAO et al. Visual impairment secondary to congenital glaucoma in children. Clinics. 2009;64(8):725-30. Disponível em: https://pdfs.semanticscholar.org/4e0c/8a928cb5ecee89a7022b331a23c254899fbc.pdf. Acesso em: 10 out. 2021.
37. Haddad MAO; Sampaio MW; Costa Filho HA et al. Deficiência visual: medidas, terminologia e definições. Rev Dig Oftalmo. 2015;1(2):1-7. doi: 1017545/e-oftalmo.cbo/2015.17.
38. Mancini MC; Braga MAF; Albuquerque KA et al. Comparação do desempenho funcional de crianças com visão subnormal e crianças com desenvolvimento normal aos 2 e 6 anos de idade. Rev Ter Ocup USP. 2010;21(3):215-22. Disponível em: https://www.revistas.usp.br/rto/article/view/14107. Acesso em: 9 out. 2021.
39. Gagliardo HGRG. Contribuições da terapia ocupacional para detecções de alterações visuais na fonoaudiologia. Rev Saúde. 2003;5(9):89-93.
40. Nascimento GCC; Gagliardo HGRG. Perfil da clientela de serviços de intervenção precoce: um enfoque na saúde ocular. Rev Bras Oftalmol. 2017;76(5):235-41. doi: 10.5935/0034-7280.20170049.
41. Hyvarinen L. Considerations in evaluation and treatment of the child with low vision. Am J Occup Ther. 1995;59(9):891-7. doi: 10.5014/ajot.49.9.891. Disponível em: https://pubmed.ncbi.nlm.nih.gov/8572048. Acesso em: 9 out. 2021.
42. Lindstedt E. Abordagem clínica de crianças com baixa visão. In: Veitzman S. Visão subnormal. Rio de Janeiro (RJ): Conselho Brasileiro de Oftalmologia (CBO), 2000. p. 48-64.
43. Gagliardo HGRG; Ruas TCB; Albuquerque RC. Fundamentos para a prática clínica na terapia ocupacional: a visão de lactentes em foco. Rev Interinst Bras Ter Ocup. 2021;2(5):133-42. doi: 10.47222/2526-3544.rbto42799.
44. Belini AEG; Fernandes FDM. Olhar de bebês em desenvolvimento típico: correlações longitudinais encontradas. Rev Soc Bras Fonoaudiol. 2007 Set.;12(3). doi: 10.1590/S1516-80342007000300003.
45. Glass P. Developmental of the visual system and implications for early intervention. Inf Young Children. 2002;15(1):1-10.
46. Barry LC. Assessment of inherited colour vision defects in clinical practice. Clinical and Experimental Optometry. 2007;90(3):157-75. doi: 10.1111/j.1444-0938.2007.00135.x.
47. Braddick O; Atkinson J. Development of human visual function. Vision Res. 2011;51(13):1588-609. Disponível em: https://www.researchgate.net/publication/50225357_Development_of_human_visual_function. Acesso em: 9 out. 2021.
48. Ruas TCB; Ravanini SG; Martinez CS et al. Avaliação do comportamento visual de lactentes no primeiro e segundo meses de vida. Rev Bras Crescimento Desenvolv Hum. 2006;16(3):1-8. Disponível em: http://pepsic.bvsalud.org/scielo.php. Acesso em: 9 out. 2021.
49. Schmitt BD; Pereira K. Frequência de ações motoras em crianças com baixa visão e visão normal ao explorar cubos com e sem estímulos visuais: relato de pesquisa. Rev Bras Ed Esp Marília. 2016 Jul.-Set.;22(3):399-412. doi: 10.1590/S1413-65382216000300007. Acesso em: 9 out. 2021.
50. Barraga N. Increased visual behavior in low vision children. New York: American Foundation for the Blind, 1964.
51. Graven SN; Browne JV. Sensory development in the fetus, neonate and infant: introduction and overview. Newborn and Infant Nursing Reviews. 2008 Dec;8(4):169-72. doi: 10.1053/j.nainr.2008.10.007.
52. Graziano RM; Leone CR. Problemas oftalmológicos mais frequentes e desenvolvimento visual do pré-termo extremo (Frequent ophthalmologic problems and visual development of extremely preterm newborn infants). J Pediatr. 2005;81(Supl):5-100.
53. Dantas AM; Sebba O; Ávila CA. Manifestações oftalmológicas das doenças vasculares encefálicas. In: XXII Congresso Brasileiro de Oftalmologia; 1983 Junho 26-30; Rio de Janeiro (Brasil). Anais. Rio de Janeiro, 2005. p. 43-82.
54. Gagliardo HGRG. Terapia ocupacional na avaliação da visão funcional de crianças com baixa visão: aspectos conceituais e metodológicos. In: IX Congresso Latino Americano de Terapia Ocupacional; São Carlos (São Paulo). Anais. Congresso Brasileiro de Terapia Ocupacional. São Carlos: UFSCar, 2011.
55. Barraga N. Textos reunidos de la doctora Barraga. Madrid: ONCE, 1986.
56. Gagliardo HGRG. Investigação do comportamento visuomotor do lactente normal no primeiro trimestre de vida [Dissertação]. Campinas: Faculdade de Ciências Médicas da Universidade Estadual de Campinas, 1997.
57. Rodrigues MRC. Estimulação precoce: a contribuição da psicomotricidade na intervenção fisioterápica como prevenção de atrasos motores na criança cega congênita nos dois primeiros anos de vida. Revista Benjamin Constant, Rio de Janeiro. 2002;8(21):622. Disponível em: http://revista.ibc.gov.br/index.php/BC/article/view/568. Acesso em: 10 out. 2021.
58. Erin JN; Paul B. Functional vision assessment and instruction of children and youths in academic programs. In: Corn AL; Koenig AJ (org.). Foundations of low vision: clinicai and functional perspectives. New York: American Foundation for the Blind Press, 1996. Disponível em: http://www.iowa.gov/educate.
59. Favilla M; Cruz AFIC; Martins P et al. Avaliação da visão funcional de uma criança prematura com cegueira congênita. Cad Ter Ocup. 2014;22(2):429-34.
60. Pfeifer LM; Sant'Anna MMM. Terapia ocupacional na infância: procedimentos na prática clínica. São Paulo: Memnon, 2020. p. 247-64.
61. Kandel ER; Schwartz JH; Jessel TM. A experiência sensorial e a formação dos circuitos visuais. In: Kandel ER (org.). Fundamentos da neurociência e do comportamento. Rio de Janeiro (RJ): Prentice-Hall, 1977. p.376-8.
62. Mayer DL; Beiser AS; Warner AF et al. Monocular acuity norms for the Teller acuity cards between ages one month and four years. Investigative Ophthalmology & Visual Science. 1995;36(3):671-85. Disponível em: https://iovs.arvojournals.org/article.aspx?articleid=2179925. Acesso em: 9 out. 2021.

63. Salomão SR; Ventura DF. Large-sample population age norms for visual acuities obtained with Vistech-Teller acuity cards. Investigative Ophthalmology & Visual Science. 1995;3(36):657-70. Disponível em: https://pubmed.ncbi.nlm.nih.gov/7890496. Acesso em: 9 out. 2021.
64. Costa MF; França VCRM; Barboni MTS et al. Maturation of binocular, monocular grating acuity and of the visual interocular difference in the first 2 years of life. Clinical EEG and Neuroscience. 2017;49(3):159-70.
65. Barca L; Cappelli FR; Di Giulio P et al. Outpatient assessment of neurovisual functions in children with cerebral palsy. Research and Developmental Disability. 2010;31(2):488-95. Disponível em: https://psycnet.apa.org/record/2009-23746-001. Acesso em: 9 out. 2021.
66. Gagliardo HGRG; Nobre MIRS. Intervenção precoce na criança com baixa visão. Rev Neurociências. 2001;9(1):16-9. doi: 10.34024/rnc.2001.v9.8928.
67. Ramos AMQP, Ramos JQP. Estimulação precoce: serviços, programas e currículos. Brasília (DF): Ministério de Ação Social, 1992.
68. Guralnick MJ. Second generation research on the effectiveness of early intervention. Early Education and Development. 1993;(4):366-78. doi: 10.1207/s15566935eed0404_11.
69. Fantz RL. Pattern vision in young infants. Psychol Rec. 1958;8:43-7.
70. Fantz RL. The origin of form perception. Scientific American. 1961;204(5):66-73.
71. Fantz RL. Pattern vision in newborn infants. Science, New Series. 1963;140(3564):296-7.
72. Lopes MCB; Costa MF; Santos MA et al. Desenvolvimento do protocolo da avaliação da visão funcional infantil (AVFI) para crianças com deficiência visual. Rev Psicol Saúde e Debate. 2020 Jul.;6(1):91-110. doi: 10.22289/2446-922X.V6N1A7.
73. Gilbert C; Foster A. Blindness. In: Children: control priorities and research opportunities. Br J Ophthalmol. 2001;85(9):1025-7. Disponível em: https://pubmed.ncbi.nlm.nih.gov/11520746. Acesso em: 9 out. 2021.
74. Haddad MAO; Correa LFJ; Wilson SM et al. Pediatric and adolescente population with visual impairment: study of 385 cases. Clinics. 2006;61(3):239-46. Disponível em: https://www.scielo.br/j/clin/a/Cz3m98FRLvFzYLGQYrpCLty/?lang=en. Acesso em: 9 out. 2021.
75. Lopes MCB; Salomão SR; Berezovsky A et al. Avaliação da qualidade de vida relacionada à visão em crianças com catarata congênita bilateral. Arq Bras Oftalmol. 2009 Ago.;72(4). doi: 10.1590/S0004-27492009000400008.
76. Silva MR; Airoldi MJ. Influência do familiar na aquisição de habilidades funcionais da criança com deficiência visual. Revs Ter Ocup USP. 2014;25(1):36-42. doi: 10.11606/issn.2238-6149. Disponível em: https://www.researchgate.net/publication/287442157. Acesso em: 9 out. 2021.
77. Pintanel AC; Gomes GC; Xavier DM. Mothers of visually impaired children: difficult and easy aspects faced in care. Rev Gaúcha Enferm. 2013;34(2):86-92. doi: 10.1590/s1983-14472013000200011. Disponível em: https://pubmed.ncbi.nlm.nih.gov/24015466. Acesso em: 9 out. 2021.
78. Sleeuwenhoek HC; Boter RD; Vermeer A. Perceptual-motor performance and the social development of visually impaired children. Journal of Visual Impairment & Blindness. 1995;89(4):359-67. doi: 10.1177/0145482X9508900409. ID: 148743789.
79. Ashmead DH; Mccarty ME. Postural sway of human infants while standing in light and dark. Child Development. 1991 Dec;62(6):1276-87. doi: 10.2307/1130806.
80. Barela JA; Godoi D; Freitas Jr PB et al. Visual information and body sway coupling in infants during sitting acquisition. Infant Behavior and Development. 2000;23(3):285-97.
81. Portfors-Yeomans CV; Riach CL. Frequency characteristics of postural control of children with and without visual impairment. Dev Med Child Neurol. 1995 May;37(5):456-63. doi: 10.1111/j.1469-8749.1995.tb12029.x. PMID: 7768345.
82. Zernicke RF; Gregor RJ; Cratty BJ. Balance and visual proprioception in children. Journal of Human Movement Studies. 1982;8:1-13.
83. Shumway-Cook A; Woollacott M. The growth of stability: postural control from a developmental perspective. Journal of Motor Behavior. 1985;17(2):131-47.
84. Woollacott M; Debü B; Mowatt M. Neuromuscular control of posture in the infant and child: is vision dominant? Journal of Motor Behavior. 1987;19:167-86.
85. Capranica L; Guidetti L; Pulejo C. Assessment of static balance in children. The Journal of Sports Medicine and Physical Fitness, Turin. 1991;31:235-42. Disponível em: https://pubmed.ncbi.nlm.nih.gov/1753731. Acesso em: 9 out. 2021.
86. Riach CL; Hayes KC. Maturation of postural sway in young children. Dev Med Child Neurol. 1987 Oct;29(5):650-8. doi: 10.1111/j.1469-8749.1987.tb08507.x. PMID: 3666328.
87. Riach CL; Starkes JL. Velocity of centre of pressure excursions as an indicator of postural control systems in children. Gait & Posture. 1994;2:167-72.
88. Usui N; Maekawa K; Hirasawa Y. Development of the upright postural sway of children. Developmental Medicine and Child Neurology. 1995;37:985-96.
89. Barela JA; Jeka JJ; Clark JE. Postural control in children: coupling to dynamic somatosensory information. Experimental Brain Research, Amsterdam. 2003;150:434-42.
90. Wade MG; Jones G. The role of vision and spatial orientation in the maintenance of posture. Physical Theropy. 1997 Jun;77(6).
91. Foudriat BA; Di Fabio RP; Anderson JH. Sensory organization of balance responses in children 3-6 years of age: a normative study with diagnostic implications. Int J Pediatr Otorhinolaryngol. 1993;27(3):255-71. doi: 10.1016/0165-5876(93)90231-q.
92. Schmid G; Sauter C; Stepansky R et al. No influence on selected parameters of human visual perception of 1970 MHz UMTS-like exposure. Bioelectromagnetics. 2005 Apr;26(4):243-50. doi: 10.1002/bem.20076.
93. Lee DN; Aronson E. Visual proprioceptive control of standing in human infants. Perception & Psychophysics. 1974;15:529-32. doi: 10.3758/BF03199297.
94. Bertenthal BI; Rose JL; Bai DL. Perception: action coupling in the development of visual control of posture. Journal of Experimental Psychology: Human Perception and Performance. 1997;23(6):1631-43. doi: 10.1037/0096-1523.23.6.1631.
95. Hallemans A et al. Visual deprivation leads to gait adaptations that are age-and context-specific. Gait Posture. 2009;30:307-11. doi: 10.1016/j.gaitpost.2009.05.017.
96. Soares AV. A contribuição visual para o controle postural. Revista Neurociências. 2010;18(3):370-9. doi: 10.34024/rnc.2010.v18.8460.
97. Warren WH. Self-motion: visual perception and visual control. In: Epstein W; Sheena R (ed.). Pemption of space and motion. New York: IW Academic Press, 1995. p. 3263-325.
98. Nascimento GCC; Gagliardo HGRG. Atenção à saúde ocular de crianças com alterações no desenvolvimento em serviços de intervenção precoce: barreiras e facilitadores. Revista Brasileira de Oftalmologia. 2016;75(5):370-5. doi: 10.5935/0034-7280.20160074.
99. Corrêa NM; Neresn CC. Análise dos artigos na área da deficiência visual publicados na Revista Brasileira de Educação Especial (1992-2017). Rev Bras Educ Espec. Out.-Dez. 2018;24(Esp.). doi: 10.1590/S1413-65382418000400011.
100. Lamoureux EL; Pallant JF; Pesudovs K et al. The effectiveness of low vision rehabilitation on participation in daily living and quality of life. Invest Ophthalmol Vis Sci. 2007;48(4):1476-82. Disponível em: https://pubmed.ncbi.nlm.nih.gov/17389474. Acesso em: 9 out. 2021.
101. Santos MA; Lopes MCB; Nakanami CR. Desempenho funcional nas atividades básicas de vida diária em crianças com deficiência visual. Rev Psicol Saúde e Debate. 2021 Jul.;7(2):113-30. doi: 10.22289/2446-922X.V7N2A8 Disponível em: https://psicodebate.dpgpsifpm.com.br/index.php/periodico/article/view/774. Acesso em: 9 out. 2021.
102. Barbosa M; Pettengil M; Farias T et al. Care of disable children: social support accessed by mothers. Rev Gaúcha Enferm. 2009;30(3):406-12. Disponível em: https://www.researchgate.net/publication/41620023_Care_of_disabled_children_soci. Acesso em: 9 out. 2021.
103. Barbieri MC; Broekman GVDZ; Borges AA et al. Trajetória de adaptações realizadas por famílias de crianças/adolescentes que apresen-

tam baixa visão. Esc Anna Nery. 2019;23(2):e20180241. Disponível em: https://www.scielo.br/j/ean/a/nspcfpmbCNbrpPGpp8GNmcS/?format=pdf&lang=pt. Acesso em: 9 out. 2021.
104. Mota MP. Atividades da vida diária: importante instrumento na habilitação do deficiente visual. Mundo Saúde. 2001;25(4):358-60. Disponível em: http://bases.bireme.br/cgi- bin/wxislind.exe/iah/online. Acesso em: 9 out. 2021.
105. Silveira A; Loguercio L; Sperb T. A brincadeira simbólica de crianças deficientes visuais pré-escolares. Rev Bras Ed Esp. 2000;6(1):133-46.
106. Siaulys MOC; Ormelezi E; Briant ME. A deficiência visual associada à deficiência múltipla e o atendimento educacional especializado. São Paulo: Laramara, 2010.
107. Kolehmainen N et al. Participation in physical play and leisure: developing a theory and evidence-based intervention for children with motor impairments. BioMed Central Pediatrics. 2011;11:1-8. Disponível em: https://bmcpediatr.biomedcentral.com/articles/10.1186/1471-2431-11-100. Acesso em: 9 out. 2021.
108. Pedroso MCS. A função do brincar para a criança com deficiência. Revista Científica da FHO/Uniararas. 2013;1(2):82-92.
109. Ferland F. O modelo lúdico: o brincar, a criança com deficiência física e a terapia ocupacional. 3. ed. São Paulo: Roca, 2006.
110. Rezende MSVM et al. Abordagem da catarata congênita: análise de série de casos. Revista Brasileira de Oftalmologia. 2008;67(1):32-8.
111. Castiello U. The neuroscience of grasping. Nature Reviews Neuroscience. 2005;6(9):726-36. Disponível em: http://wexler.free.fr/library/files/castiello(2005)theneuroscienceograsping.pdf. Acesso em: 9 out. 2021.
112. Soska KC; Adolph KE; Johnson SP. Systems in development: motor skill acquisition facilitates 3D object completion. Developmental Psychology. 2010;46(1):129-38. doi: 10.1037/a0014618. Disponível em: https://psycnet.apa.org/record/2009-24671-004. Acesso em: 9 out. 2021.
113. Cunha ACB; Enumo SRF. Desenvolvimento da criança com deficiência visual e interação mãe-criança: algumas considerações. Psic Saúde Doenças. 2003;4(1):33-46.
114. João S; Pádua M; Taddei U et al. Crianças com deficiência visual podem ter a amplitude de movimento articular alterada: um estudo observacional tipo caso-controle. Fisioter Pesq. 2014;21(2):156-60. doi: 10.1590/1809-2950/49321022014. Acesso em: 9 out. 2021.
115. Montilha RCI; Temporini ER; Nobre MIRS et al. Utilização de recursos ópticos e equipamentos por escolares com deficiência visual. Arq Bras Oftalmol. 2006;69(2):207-11. Disponível em: https://www.researchgate.net/publication/238105674.
116. Sant'Anna MMM; Manzini EJ. Identificação de necessidades iniciais para formação continuada de professores da educação infantil para o público-alvo da educação especial. Revista Educação Especial em Debate. 2018 Jun.;5. Disponível em: https://periodicos.ufes.br/reed/article/view/20980. Acesso em: 9 out. 2021.
117. Brasil. Coordenadoria Nacional para Integração da Pessoa Portadora de Deficiência (CORDE); Secretaria de Direitos Humanos (SDH). Comitê de Ajudas Técnicas – ATA VII; 2007. Disponível em: https://www.assistiva.com.br/Ata_VII_Reuniao_do_Comite_de_Ajudas_Tecnicas.pdf. Acesso em: 3 out. 2021.
118. Carvalho VF; Silva FC; Oliveira KB et al. Tecnologias assistivas aplicadas à deficiência visual: recursos presentes no cotidiano escolar e na vida diária e prática. Educ Rev Educ. 2016;16(1):61-74. Disponível em: https://revistas.unipar.br/index.php/educere/article/view/5825. Acesso em: 9 out. 2021.
119. Sá ED; Campos IM; Silva MBC. Formação continuada a distância de professores para o atendimento educacional especializado em deficiência visual. Brasília: SEESP/SEED/MEC, 2007.
120. Hill EW; Ponder P. Orientation and mobility techniques: a guide for the practitioner. American Foundation for the Blind. 1976.
121. Santos AJO; Castro SA. Autoestima a partir do caminhar: orientação e mobilidade da pessoa com deficiência visual. Rev Benjamin Constant. 2013;54(1):1-12. Disponível em: http://revista.ibc.gov.br/index.php/BC/article/view/389. Acesso em: 9 out. 2021.
122. Coín MR; Enríquez MIR. Orientação, mobilidade e habilidades da vida diária. In: Martín MB; Bueno ST (ed.). Deficiência visual: aspectos psicoevolutivos e educativos. São Paulo: Santos, 2003. p. 249-62.
123. Hoffmann M; Dorn TJ; Bach M. Time course of motion adaptation: motion-onset visual evoked potentials and subjective estimates. Vision Research. 1999.
124. Gimenes BP; Lopes MCB; Nakanami CR. A função visual e aprendizagem: o que o psicopedagogo deve saber. In: Congresso Brasileiro de Psicopedagogia (ABPp) (ed.). Simpósio Internacional de Neurociências, Saúde Mental e Educação (CEEP); 2012; São Paulo. Rev Psicopedagogia ABPp [Online]. 2012;29:87-8. Disponível em: http://www.revistapsicopedagogia.com.br/detalhes/448/resumo-dos-trabalhos---categoria-oral. Acesso em: 4 out. 2021.
125. Oliveira LA; Oliveira MIS; Santos GO. Estudo de um caso de baixa visão à luz da psicopedagogia. In: Encontro Internacional de Formação de Professores: a formação ética, estética e política do professor da formação básica, 11; Fórum Permanente de Inovação, 12; Encontro Estadual da Associação Nacional de Formação de Professores-Secção Sergipe/GT6 – Educação, Inclusão, Gênero e Diversidade, 4. Anais Psicopedag. 2018. Disponível em: https://eventos.set.edu.br/enfope/article/viewFile/8705/3825. Acesso em: 4 out. 2021.
126. Taira JS; Kawaguchi TS; Bofi TC. A reeducação psicomotora na criança com baixa visão associada à diparesia espástica. Temas Desenvolv. 2009 Mar.-Abr.;17(97):37-41. Disponível em: http://bases.bireme.br/cgi-bin/wxislind.exe/iah/online/?IsisScript=iah/iah.xis&src=google&base=LILACS&lang=p&nextAction=lnk&exprSearch=544613&indexSearch=ID. Acesso em: 9 out. 2021.
127. Gimenes BP. O brincar na infância e a neuropsicomotricidade. In: Gimenes BP; Perone R (org.). Ludicidade, saúde e neurociências: visão contemporânea do brincar a partir de histórias de vida. Rio de Janeiro: WAK, 2020. (Série Brincar e Saúde). n. 1, cap. 2.
128. Brito PR; Veitzman S. Causas de cegueira e baixa visão em crianças. Arq Bras Oftalmol. 2000;63(1):49-54. Disponível em: https://www.scielo.br/j/abo/a/YJDcDGfW6PwkZfzrpfRgdyN/?lang=pt&format=pdf. Acesso em: 9 out. 2021.
129. Rossi LDF; Vasconcelos GC; Saliba GR et al. Avaliação da visão funcional para crianças com baixa visão de dois a seis anos de idade: estudo comparativo. Arq Bras Oftalmol. 2011;74(4):262-6. Disponível em: https://www.scielo.br/j/abo/a/DZKxx7Z4rdR6kmvyzT9csNr/?lang=pt. Acesso em: 9 out. 2021.
130. Rabello S; Motti TFG; Gasparetto MERF. Avaliação educacional por meio do teste IAR em escolares com cegueira. Rev Bras Ed Esp, Marília. 2007;13(2):281-90. doi: 10.1590/S1413-65382007000200009. Acesso em: 9 out. 2021.
131. Cunha ACB; Enumo SRF; Canal CPP. Avaliação cognitiva psicométrica e assistida de crianças com baixa visão moderada. Paideia, Ribeirão Preto. 2011;21(48):29-39. Disponível em: https://www.redalyc.org/pdf/3054/305423781005.pdf. Acesso em: 9 out. 2021.
132. Ribeiro Filho NP. Visão computacional: um novo campo de pesquisa em cognição visual. Psicol Teor Pesqui. 1987;3(2):138-50. Disponível em: http://bases.bireme.br/cgi- bin/wxislind.exe/iah/online/?IsisScript=iah/iah.xis&src=google&base=LILACS&lang=p&nextAction=lnk&exprSearch=91684&indexSearch=ID. Acesso em: 9 out. 2021.
133. Sato ET; Tamaki-Castro E; Castro DDM. A importância do treinamento da criança com baixa visão, com emprego dos auxílios ópticos, para capacitação educacional: relato de caso. Arq Bras Oftalmol. 2010;73(3):282-4. Disponível em: https://www.scielo.br/j/abo/a/FKr6WRDtySpTkmyKz58fZwq/?format=pdf&lang=pt. Acesso em: 9 out. 2021.
134. Gasparetto MERF; Temporini ER; Carvalho KMM et al. Dificuldade visual em escolares: conhecimentos e ações de professores do ensino fundamental que atuam com alunos que apresentam visão subnormal. Arq Bras Oftalmo. 2004;67:65-71. Disponível em: https://www.scielo.br/j/abo/a/zKFhYWTxK74VDPd5TvpCb9x/abstract/?lang=pt. Acesso em: 9 out. 2021.
135. Gasparetto MERF; Temporini ER; Carvalho KMM et al. O aluno portador de visão subnormal na escola regular: desafio para o pro-

fessor? Arq Bras Oftalmol. 2011;64:45-51. Disponível em: http://www.deficienciavisual.pt/txt-avaliacao_intervencao_baixa_visao_sala_recursos.htm. Acesso em: 9 out. 2021.
136. Cabreira PA. O papel da família frente à inclusão do deficiente visual: contribuições psicopedagógicas. Revista ABPp. 2010.
137. Figueiredo MO; Silva RBP; Nobre MIR. Diagnóstico de baixa visão em crianças: sentimentos e compreensão de mães. Arq Bras Oftalmol. 2009;72(6):766-70. Disponível em: https://core.ac.uk/download/pdf/296612147.pdf. Acesso em: 4 out. 2021.
138. Figueiredo MO; Silva RBP; Nobre MIR. Mães de crianças com baixa visão: compreensão sobre o processo de estimulação visual. Revista ABPp. 2011;28(86). Disponível em: http://www.revistapsicopedagogia.com.br/detalhes/168/maes-decriancas-com-baixa-visao--compreensao-sobre-o-processo-deestimulacao-visual. Acesso em: 4 out. 2021.
139. Bruno MMG. Avaliação educacional de alunos com baixa visão múltiplas deficiências na educação infantil. Dourados (MS): UFGD, 2009.
140. Brasil. Universidade Federal do Paraná (UFPR), Grupo de Trabalho Sobre a Pessoa com Necessidades Especiais. Ao estudante com deficiência visual [Internet]. 28 fev. 2000.
141. Albarran PAO; Cruz EAPS; Silva DNH. Crianças com cegueira e baixa visão: o brincar na perspectiva histórico-cultural. Psicologia em Estudo. 2016;21(2):199-210. doi: 10.4025/psicolestud.v21i2.27860.
142. Gimenes BP. O brincar de zero a três anos – Fofuras, patotas e engenhocas: focando a prematuridade. Curso de Formação de Brinquedistas – Módulo avançado. Associação Brasileira de Brinquedotecas/Hospital Universitário Pedro Ernesto – HUPE/UERJ. Rio de Janeiro, 2019. [Apostila].
143. Silva SMM; Costa MPR; Pérez-Ramos AMQ. Brincadeiras para crianças com deficiência visual: do nascimento aos seis anos. Curitiba: Appris, 2018.
144. Little JA. Vision in children with autism spectrum disorder: a critical review. Clinical and Experimental Optometry. 2018.
145. Gimenes BP. O brincar e o desenvolvimento psicológico – INCor/HCUSP [Palestra]. In: Simpósio de Brinquedoteca Hospitalar Incor/FMUSP: Brincar no hospital é preparar para a vida; 2008. Resumos. São Paulo, 2008.
146. Gimenes BP. O brincar e a saúde mental. In: Viegas D (ed.). Brinquedoteca hospitalar: isto é humanização. 3. ed. Rio de Janeiro: WAK, 2020. p. 25-30.
147. Gimenes BP. Brinquedoteca, aprendizagem e inclusão: preparando para a fase de gamificação. In: Soares AM; Capovilla F; Assumpção Jr FB et al (org.). Neurociência e saúde educacional vencendo limites: inclusão e saúde. Rio de Janeiro: WAK, 2020b. v. 2, cap. 11.
148. Gimenes BP; Teixeira SRO. Brinquedoteca terapêutica. In: Assumpção Jr FB; Kuczynski E (ed.). Tratado de psiquiatria da infância e da adolescência. 3. ed. Rio de Janeiro: Atheneu, 2018. p. 1071-80.
149. Silva SMM; Costa MPR; Pérez-Ramos AMQ. Brincadeiras para crianças com deficiência visual: do nascimento aos seis anos. Curitiba (PR): Appris, 2018.
150. Gimenes BP. A ludicidade na área da saúde em diversos contextos: a experiência da psicologia da saúde. In: Viegas D; Kishimoto TM; Teixeira SRO (org.). Tratado da brinquedoteca hospitalar: humanização, teoria e prática. Rio de Janeiro, WAK. ISBN: 978-65-86095-68-5.
151. Moreira VWA. Crianças com baixa visão em uma brinquedoteca: o perceber na ludicidade [Tese]. 2018. 170 f. Educação, Arte e História da Cultura – Universidade Presbiteriana Mackenzie, São Paulo. Disponível em: http://tede.mackenzie.br/jspui/handle/tede/3696. Acesso em: 4 out. 2021. (Laramara).
152. Keller H. Três dias para ver. [Publicado no Reader's Digest (Seleções) há 70 anos, 2007]. Disponível em: http://www.deficienciavisual.pt/r-HelenKeller-FilmeBiografiaTexto.htm; https://cerebromente.org.br/n16/curiosidades/helen.htm. Acesso em: 20 ago. 2021.

ANEXOS

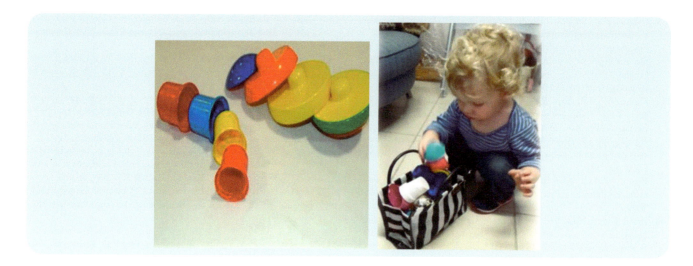

ANEXO 1 – Brinquedos estruturados.
Fonte: Gimenes BP; Lopes MCB; Nakanami CR, 2020.

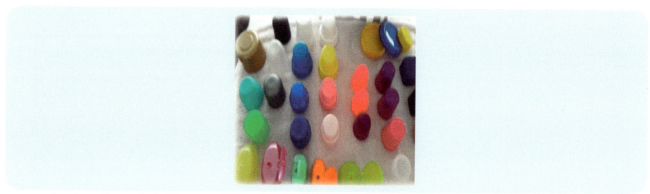

ANEXO 2 – Sucatas resistentes/coloridas.
Fonte: Gimenes BP; Lopes MCB; Nakanami CR, 2020.

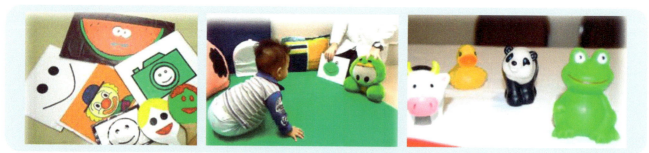

ANEXO 3 – Da imagem visual à interação com o objeto concreto – importância visual e psicológica.
Fonte: Gimenes BP; Lopes MCB; Nakanami CR, 2020.

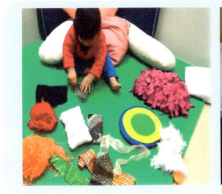 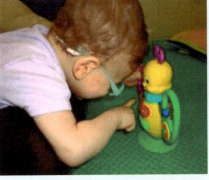 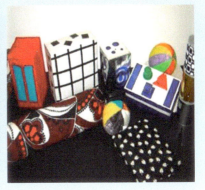

ANEXO 4 – Texturas, brinquedos estruturados e aqueles em sucata.
Fonte: Gimenes BP; Lopes MCB; Nakanami CR, 2020.

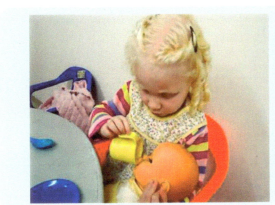 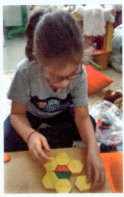 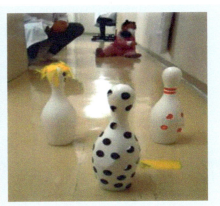

ANEXO 5 – O jogo simbólico (faz-de-conta), o jogo de construção e o jogo de regras.
Fonte: Gimenes BP; Lopes MCB; Nakanami CR, 2020.

ANEXO 6 – Sinopse – Desenvolvimento da criança de 0 a 3 anos segundo Piaget, Gesell e Bruner.

Fase de Piaget		Idade	Desenvolvimento motor e de postura
A. Período sensório-motor (0 a 2 anos)	A1 – Comportamento reflexo (0 a 1 mês)	1º mês	• São inatos os comportamentos reflexos e garantem a sobrevivência • Deitado de bruços, ajeita a cabeça para poder respirar • Aperta firmemente um dedo que lhe é oferecido • Postura característica: membros flexionados, cabeça oscilante, mãos fechadas

	A2 – Reações circulares primárias (0 a 4 meses)	2º mês	• Idem
			• Reação circular é a produção afetiva de resultados obtidos casualmente
			• Primeiras ações coordenadas:
			  • Sustentação da cabeça
			  • Movimentação ocular

		3º mês	• Firma a cabeça. Muda de posição quando deitado de lado, ficando sobre as costas • Agarra o lençol e puxa-o para si
		4º mês	• Já pode rolar o corpo com apoio • Início da coordenação óculo-manual e da preensão voluntária (preensão palmar – oposição do polegar) • Experimentação pela boca e tátil: • Posição reclinada, há manipulação
	A3 – Reações circulares secundárias (4 a 8 meses)	5º mês	Começa a sentar com apoio e mantém as costas retas. Segura um objeto, agarra-o quando está a seu alcance
		6º mês	• Fica sentado por longo tempo com apoio • Pega os pés com as mãos
		7º mês	• Fica sentado por alguns momentos sem apoio; arrastando-se, desloca-se do lugar • Segura pequenos objetos na palma da mão após havê-los puxado para si, os dedos "em forquilha"; consegue segurar um objeto em cada mão
		8º mês	Acomodação das novas estruturas adquiridas; o comportamento passa de aleatório para ações que se coordenam: muita experimentação repetindo esquemas bem-sucedidos

Desenvolvimento visual/intelectual	Desenvolvimento social
• Atividade reflexa dominante (p. ex.: sucção). Percepção visual boa só de perto, falta acomodação visual • Inicia visão binocular. Desenvolvimento do reflexo de fixação (4 cm) • Seguimento visual em desenvolvimento • Resposta mais consistente em deslocamento horizontal (linha média) • Seguimento ainda suave, da periferia para o centro (1/4 círculo: 45°) • Inicia olhar para as mãos na linha média (objetos mais percebidos). Responde de forma diferente a objetos distintos	• Fixa o olhar num rosto que se aproxima • Para de chorar quando a mãe se aproxima ou ao ouvir sua voz. Pequenos sons guturais • Sorri ao ouvir voz humana, reconhece a mãe pelo seu aroma
• Reflexo de fixação amadurecido • Reage a cores: amarelo, vermelho e laranja. Pequenos movimentos com os olhos em direção à periferia • Inicia discriminação de rostos, responde a sorriso (rostos familiares) • Aumenta a trajetória de segmento horizontal lentamente. Inicia seguimento visual na vertical. Mãos a linha média, com maior controle, mas pouca atenção visual. Suga o polegar ou um dos dedos, brinca com a língua. Reproduz sons (tosse, risos). Olha as próprias mãozinhas. Segue com os olhos uma pessoa ou objeto que se desloca. Para de chorar e se anima ao ver a mamadeira	• Faz gestos fisionômicos ao se aproximar um rosto humano; sorri ao ver um rosto humano • Fica imóvel ao ouvir voz conhecida • Emite gorjeios
• Reflexo de fixação (mantém o olhar) • Fixa, converge e focaliza • Mantém maior contato visual (ainda por pouco tempo) • Visão binocular mais bem desenvolvida • Inicia a construção tridimensional, campo visual de 60 graus • Inicia a exploração de ambientes • Observa o movimento das próprias mãos	• Balbucia, faz vocalizações prolongadas • Sorri a todos que se aproximam sorrindo para ele • Troca olhares com a mãe, reconhecendo-a visualmente
• Início das ações intencionais • Explora o ambiente visualmente (quanto melhor for seu controle de tronco) • Interesse por objetos menores e brilhantes • Reconhece rostos e objetos familiares • Seguimento de objetos na horizontal completo; vê o que segura	• Sorri para familiares • Aparecem as gargalhadas • Reage à chamada de seu nome, girando a cabeça • Grande riqueza de emissões vocais, arrulhos; emissão de sons como jogo
Age sobre os objetos: bate os brinquedos contra a beira da cama e inicia o interesse real por eles	• Ri e emite sons ao brincar, solta gritos de alegria • Começa a utilizar contatos físicos para se comunicar com outras pessoas (agarra com as mãos, apalpa)
• Acuidade visual próxima do adulto, campo visual de 180 graus • Reage mais rapidamente aos estímulos em campo periférico; segue objetos que caem e que são lançados • Noções de profundidade • Interesse por formas cada vez mais complexas • Transfere o olhar de um objeto a outro	• Distingue perfeitamente rostos familiares e estranhos • Modula suas emissões vocais, tendendo a limitá-las aos sons ouvidos da mãe
• Tenta pegar objetos além do alcance • Convergência dos olhos mais aprimorada • Manipula objetos, buscando funcionalidade (bate, sacode – jogo funcional com intencionalidade) • Segue objetos no plano vertical de forma mais completa (reações de proteção); encontra um objeto escondido, se tem uma parte visível • Começa a imitar gestos • Manifesta-se no momento certo para chamar a atenção (p. ex., já desperto, só chora ou ri quando percebe que a mãe está por perto) • Sorri diante de um espelho	
• Reconhece a própria imagem no espelho • Resolve pequenos problemas: em quatro apoios, vai em busca de objetos além do alcance; inicia noção de permanência de objetos (procura por objeto escondido) • Estranha objetos e pessoas desconhecidos	• Participa ativamente de brincadeiras como "achei..." e troca sinais com os adultos • Adora morder • Tem reações de inquietação ou indecisão face a face com pessoas estranhas

(continua)

ANEXO 6 – Sinopse – Desenvolvimento da criança de 0 a 3 anos segundo Piaget, Gesell e Bruner (continuação).

Fase de Piaget		Idade	Desenvolvimento motor e de postura
A. Período sensório-motor (0 a 2 anos)	**A4 – Coordenação de esquemas secundários (8 a 12 meses)**	9º mês	• Fica parado em pé sozinho e se segura • Engatinha ou anda com os quatro membros • Segura pequenos objetos entre o polegar e o indicador
		10º mês	
		11º mês	
		12º mês	• Bom equilíbrio sentado; consegue se voltar para um lado, inclinar-se • Início do caminhar, seguro por uma mão, por exemplo • Solta os objetos, quando solicitado
	A5 – Reações circulares terciárias (12 a 18 meses)	15º mês	Anda sozinho; ajoelha-se só; sobe escadas com os quatro membros
		18º mês	Fica sentado sozinho numa cadeira; sobe e desce escadas segurando-se no corrimão; começa a saltar sobre os dois pés
	A6 – Invenção de novos recursos por meio de novas combinações mentais (18 a 24 meses)	2 anos	Corre e bate numa bola sem perder o equilíbrio; empilha objetos em equilíbrio
B. Período pré-operacional (2 a 7 anos)	**B1 – Pré-operatório, pré-conceitual ou simbólico (2 a 4 anos)**	2,5 anos	Tenta se equilibrar num só pé; consegue carregar um copo cheio de água sem derrubá-lo
		3 anos	Sobe escadas colocando um pé de cada vez no degrau (só ao subir), consegue se manter em pé sobre uma única perna; anda de triciclo

Fonte: Adaptada de Gimenes BP, 2019-2020.

Desenvolvimento visual/intelectual	Desenvolvimento social
• Observador: explora visualmente os objetos, manipula-os e buscando sua funcionalidade (atira e aguarda retorno – joga com o outro) • Focaliza objetos distantes; procura objetos escondidos; vê e pega objetos muito pequenos • Imita gestos e expressões faciais • Observa pessoas e objetos (de 5 cm a 3 m)	• Articula uma palavra (de duas sílabas) • Reage corretamente a certas palavras familiares ("me dá", "pega...") • Reconhece seu nome e o dos familiares
• Acuidade aprimorada para longe e para perto • Tira e põe objetos em recipientes; dá e pega objetos • Age intencionalmente: levanta a coberta para pegar o brinquedo que ficou por baixo dela • Reproduz movimentos que não pode ver pessoalmente (mexe os olhos, a boca) • Começam os brinquedos de encaixar	Procura imitar os sons que ouve; compreende certas proibições
Acomodação, focalização satisfatória; profundidade que já permite a marcha	

• As funções visuais apresentam níveis de desenvolvimento próximos aos do adulto:
  • Acuidade visual para perceber luminosidade
  • Movimentos oculares suaves e contínuos
  • Acompanha a queda de objetos; seleciona objetos espontaneamente; tenta empilhar objetos
  • Realiza pinça
	• Repete gestos ou atitudes que provocaram risadas
	• Emite pelo menos três palavras diferentes

Brinca com as mãos diante do espelho (bate palmas, estuda os movimentos)	
• Seleciona e combina objetos espontaneamente, empilha e encaixa; arremessa objetos e acompanha visualmente • Reconhece imagens simples; fixa objetos pequenos a 3 m • Atos coordenados mais complexos: pode, por exemplo, a distância, puxar um objeto pelo cabo ou puxar a coberta que cobre um brinquedo • Estuda os efeitos produzidos por suas atividades: deixa um objeto cair de várias formas "para ver" (faz o mesmo com a água) • Transporta blocos de construção pela casa, bate-os uns contra os outros, constrói uma torre com 3 ou 4 cubos • Faz rabiscos espontâneos • Reage como se estivesse diante do espelho: volta-se de costas, foge...	• Início da autonomia; anda, bebe líquidos sem ajuda... • Procura insistentemente a participação da mãe em suas atividades e experiências • Usa qualificativos ligados à sua experiência (bom, ruim) • Emite uma dezena de palavras, entende uma vintena delas ao menos
• Identifica gravuras e reconhece fotos de adultos familiares • Imita gestos • Percebe detalhes finos em figuras e objetos; rabisca formas circulares; desenvolvimento da associação • Começa a refletir para resolver pequenos problemas: sabe que os objetos estão ali, mesmo se não os vê, por meio da representação mental • Imita algum gesto, mesmo que não haja modelo • Reconhece-se no espelho • Alinha os blocos de construção e enche carrinhos com blocos	• Chama-se pelo próprio nome • Participa da arrumação de suas coisas • Começa a utilização sistemática do "não", forma de se afirmar opondo-se ao que o cerca • Constrói frases de duas palavras, consegue construir frases negativas e interrogativas; entende cerca de 300 palavras • Comunica-se com gestos, atitudes, mímica, sobretudo com outras crianças
Faz construções verticais e horizontais com blocos de construção	• Emprega o "eu" e o "meu" • Participa ativamente do ato de se vestir; começa a dispensar as fraldas noturnas • Comunica-se com seus semelhantes
• Diferencia e reconhece objetos vendo apenas uma parte; faz pareamento (agrupa objetos por semelhanças: cor ou forma) • Sabe dizer qual é seu sexo • Desenha círculos, começa a desenhar um bonequinho; enumera os elementos que compõem uma ilustração • Interessa-se pelo nome dos objetos • Encaixa pinos e monta torres, constrói edifícios com blocos de construção com formas e tamanhos variados, combina-os com trenzinhos, diverte-se mais ao construir do que com a obra acabada	• Em geral, já não precisa de fraldas, tanto de dia como à noite • Início do uso de "meu cãozinho" e do advérbio de lugar (dentro, sobre); entende mais de mil palavras; pergunta o nome dos objetos; progressivamente, integra artigos, pronomes, advérbios à sua fala • Crise de personalidade: opõe-se vigorosamente aos outros, para se afirmar

SEÇÃO VII
TÓPICOS ESPECIAIS

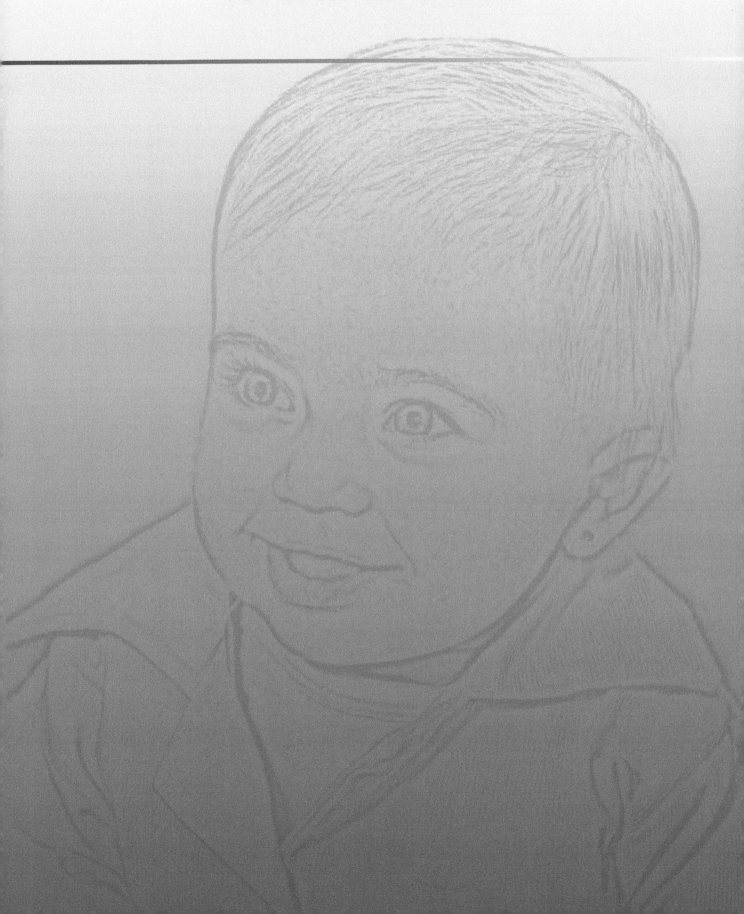

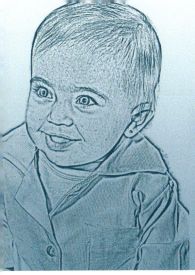

Capítulo 63

Resiliência na Infância e na Adolescência

Ceres Alves de Araújo
Francisco Baptista Assumpção Jr.

"Kintsugi é uma técnica japonesa de restauração de cerâmica. Diz-se que tudo começou com o shogun Ashikaga Yoshimasa que enviou para a China, para que lá fosse consertada, uma peça de cerâmica que havia se quebrado. Mas, quando a peça retornou, o reparo era tão feio, que ele pediu que artesãos japoneses refizessem tal restauração. Os artesãos, imbuídos do espírito zen budista de mushin, desapego e aceitação, consertaram a peça utilizando uma mistura de laca e pó de ouro. Na cultura japonesa, as peças que recebem esta reparação comumente são mais valorizadas que as que estão intactas.

Não há que se envergonhar pelas 'feridas' expostas. Os artesãos as embelezam para que sejam uma celebração constante da vida. Ao invés de diminuir a beleza da peça, um novo senso de sua vitalidade e resiliência elevam sua apreciação.

O pote tornou-se mais belo por ter sido quebrado... a verdadeira vida do pote começou no momento em que caiu e se quebrou."

Christy Bartlett (tradução livre)

Conceito

Os estudos sobre resiliência datam das últimas décadas, porém a ideia de resiliência é quase tão antiga quanto o mundo. A luta pela sobrevivência entre os pobres e oprimidos, em todos os tempos e lugares, gerou certa forma de resiliência. Esse fenômeno evoca os velhos mitos de heróis invulneráveis. É um fato encontrado na literatura, na mitologia, na história, na arte e na religião, de acordo com Araújo.[1]

Desde o início dos estudos sobre resiliência na área da saúde mental, ela é definida como a capacidade latente para se curar, como a capacidade para sobrepor-se à adversidade. Pessoas dotadas dessa capacidade podem ser abatidas pelas vicissitudes da vida, mas retomam sua integridade, podendo se tornar mais fortes e mais resistentes ainda.

Resiliência é a capacidade universal que permite à pessoa, ao grupo ou à comunidade prevenir, minimizar ou superar, com ganhos, os efeitos danosos de adversidades que surgem na vida. O comportamento resiliente pode surgir em resposta à adversidade na forma da manutenção do desenvolvimento normal da pessoa, apesar da adversidade vivida, ou pode promover crescimento para além do presente nível de funcionamento.

Foi verificado, após 20 anos de estudos longitudinais com populações consideradas de alto risco, que muitas das previsões negativas não se concretizaram. Evoluções muito mais positivas foram observadas, o que deu origem aos estudos sobre resiliência.

Durante muitos anos, as pesquisas em Psicologia se concentraram na patologia, nos danos sofridos ou a sofrer pelas pessoas que tiveram doenças e vicissitudes sérias na vida.

Posteriormente, passou-se a dar importância às prerrogativas chamadas normais do desenvolvimento humano. Pearsell[2] nomeou como "fator Beethoven" a emergência da possibilidade de reconstruir o significado da existência, apesar de ocorrências destrutivas na vida. Não se trata apenas de ultrapassar a adversidade, mas de transformar uma catástrofe em um catalisador para uma mudança criativa, de forma que conduza a vida como se esta fosse uma ode à alegria. Beethoven, muito doente e totalmente surdo, de olhos fechados, permanecia regendo a orquestra, mesmo depois que a performance havia terminado e o público, em pé, se manifestava com estrondosos aplausos. Gritos de "bravo" ressoaram pela sala de concertos e lágrimas de alegria encheram os olhos de Beethoven. Talvez a pior perda que o compositor experimentou tenha funcionado como o catalisador para uma notável adaptação criativa, que lhe permitiu superar as dores para imergir na emoção de conduzir a estreia de sua Nona Sinfonia, em que há a "Ode à Alegria". Naquele momento não só apesar de, mas por causa de sua adversidade, Beethoven experimentou a emoção de crescer com a adversidade.

Cyrulnick[3] é um pesquisador que vem demonstrando, desde suas primeiras publicações, que trauma não é destino, que história não é destino, que existe uma capacidade latente no ser humano para superar, para viver e para se desenvolver, apesar do estresse e da adversidade que poderiam acarretar a possibilidade real de um prognóstico negativo.

A resiliência, como um processo dinâmico, transcende a superação de adversidades, pois passa a existir também o processo constante de reconstrução depois do evento traumático. É um processo determinado pela construção de si mesmo ao longo da vida, acompanhado pela consciência de que existem fatores externos e internos que permitem a potencialização das capacidades.

O que faz o indivíduo ser ou se tornar resiliente é, portanto, a construção de si mesmo na relação com os que estão ao seu redor, possibilitando perspectivas positivas sobre si mesmo e sobre a realidade. Viver situações difíceis faz parte do fato de se estar neste mundo e crescer implica resolver situações de conflito e de crise durante a existência.

Resiliência pode ser definida, assim, como processo intersubjetivo que se organiza como uma das possíveis respostas após um traumatismo, mas com a peculiaridade de levar à retomada de algum tipo de desenvolvimento, conforme defendem Cyrulnik e Cabral.[4]

A resiliência implica ressignificar o evento adverso que causou o desequilíbrio, considerando-o uma possibilidade de desenvolvimento, de individuação e uma oportunidade de fortalecer o vínculo com a vida, de acordo com Araújo.[5]

A forma mais segura de reestruturar a representação da adversidade é elaborá-la e ressignificá-la. Não são suficientes apenas os relatos repetidos de testemunhos de adversidades ou de horrores, pois estes podem simplesmente trazer de volta o sofrimento e reabrir a ferida. As pessoas resilientes se erguem como sujeitos de sua história, depois de terem sido destroçados pelo acontecimento trágico, pois foram capazes de ressignificar a desgraça.

Conforme argumenta Araújo,[5] sob o ponto de vista junguiano, a situação adversa, muitas vezes caracterizada como trauma, propicia a mobilização de símbolos de alta intensidade. As próprias crises de desenvolvimento (passagem da primeira infância para a segunda, da segunda infância para a adolescência, da adolescência para a vida adulta e da vida adulta para a senescência) mobilizam símbolos novos que devem ser integrados ao ego, determinando crescimento, ou que podem ir para a sombra, com risco de gerar patologia.

Assim, resiliência é a capacidade humana universal de superar as adversidades da vida e de se fortalecer por elas. É um potencial humano, presente nos indivíduos em todas as culturas e em todos os tempos. É uma capacidade arquetípica, um potencial de individuação e é parte de um processo evolutivo, podendo a resiliência ser promovida desde o início da vida.

Planeta resiliente

A história da Terra é cheia de extinções maciças, pois, em cinco ocasiões, 95% das espécies vivas foram destruídas. Depois das extinções, entretanto sempre surgiram explosões de criatividade. O desaparecimento de uma civilização determina novas criações, novas leis, os novos códigos e novos valores. Cada catástrofe social ou cultural é uma oportunidade para a evolução.

Hoje se admite que a extinção de diferentes ordens sempre constituiu grandes forças criativas e isso é resiliência. Cyrulnik[6] descreve dois fenômenos opostos nos processos evolutivos: a destruição; e a reconstrução. Como exemplo, cita a peste bubônica ou peste negra, que, no início do século XIV, devastou a população europeia. As crianças morreram em grandes quantidades porque eram muito vulneráveis às bactérias da praga e as mulheres morreram muito jovens. A sociedade que sobreviveu àquela época foi dirigida por homens mais velhos, que desejavam mais a paz do que a conquista. Uma nova estrutura demográfica e cultural surgiu, houve uma mudança no sentido da vida, nas relações interpessoais e nos projetos de existência. A peste bubônica, que devastou a Europa no século XIV, é reconhecida como `uma das principais impulsionadoras do movimento renascentista, cujos expoentes são artistas italianos que viviam em cidades especialmente afetadas pela doença.

A gripe espanhola, a pandemia do vírus influenza H1N1 de 1918, em 3 anos, infectou 500 milhões de pessoas, cerca de um quarto da população do mundo à época. O saldo da doença foi terrível, mas tempos difíceis ajudam a criar cenários novos. As mudanças tornaram a vida melhor em muitos aspectos a partir dessa época. Em muitos países, a saúde pública ganhou importância e, no Brasil, gerou a semente do Sistema Único de Saúde, o SUS, e novas ideias surgiram na esfera política, ocorrendo também uma liberalização dos costumes. A Semana da Arte Moderna de 1922 trouxe uma renovação da linguagem.

O mundo não foi mais o mesmo depois dessas duas pandemias supracitadas e provavelmente não será mais o mesmo depois da pandemia da covid-19, de 2020. O surto mundial da doença causada pelo coronavírus é uma fonte inesperada de adversidade, trazendo a morte em todos os seus sentidos. Entretanto, é sabido que o arquétipo da morte sempre lança uma nova luz sobre o significado da vida. A morte é uma grande transformadora, que força mudanças significativas.

Todo ser humano passará pelos lutos desencadeados pela covid-19. Cada indivíduo viverá essa fase por motivos diferentes. Se a infecção pelo coronavírus tem deixado sequelas perceptíveis e ainda não perceptíveis nos doentes, a sociedade viverá, por anos, as sequelas econômicas e emocionais impostas por esta infecção viral pandêmica, mostra Leles.[7]

Todas as pessoas do planeta estão enfrentando as dificuldades e as tristezas de uma tragédia coletiva e dentro de alguns meses viverão um luto mundial. Não há como escapar dessa vivência e será uma vivência que favorecerá a construção de resiliência. Segundo Kalshed,[8] para se metabolizar a crise desencadeada pela recente pandemia, é importante desvincular a função da imaginação de sua função defensiva, sombria, libertando-a de sua escravidão ao medo, à raiva e à ilusão, para que ela possa servir à sua função mais verdadeira de enriquecer a vida coletiva e pessoal com significado. É a imaginação, no seu processo criativo, que dá um significado profundo à experiência, que pode favorecer a integração e o crescimento psicológico diante de uma crise.

Resiliência e adaptabilidade

Formas de vida mais adaptadas e, consequentemente, bem-sucedidas têm a tendência em aumentar seu número rapidamente. Assim, a maioria das espécies existentes, justamente por sua adaptabilidade, persiste até hoje em nosso planeta. Entretanto, a maior parte se caracteriza principalmente por sua estabilidade e pouca flexibilidade dado que determinados mecanismos adaptativos, uma vez desenvolvidos, persistem por longo tempo.

Na espécie humana, considerando-se sua característica de trabalhar com símbolos e, consequentemente, realizar operações mentais, observa-se não somente maior velocidade no processamento de informações, fundamental para a sua sobrevivência, como também maior flexibilidade, fatos que lhe permitem uma adaptabilidade que, por sua vez, proporcionou a sobrevivência em ambientes hostis durante alguns milhares de anos.

Dessa maneira, a espécie humana não foge aos esquemas gerais de adaptabilidade e, assim, deve-se considerar que sua constituição biológica, enquanto característica da espécie, visa essa maior adaptabilidade e é constituída por uma série de processos especializados voltados para comportamentos específicos que, provavelmente, permitem conhecer relativamente bem o mundo já ao nascimento, de forma que um determinado indivíduo possa sobreviver, ainda que de maneira incipiente, de acordo com Mithen.[9]

São essas características cerebrais já presentes, potencialmente, ao nascimento da criança que lhe permitiram o estabelecimento de comportamentos cada vez mais característicos, que podem ser considerados, como refere Zwang,[10] comportamentos individuais propriamente ditos, comportamentos desenvolvidos diante de um ambiente específico e comportamentos similares aos congêneres e ligados à reprodução e à sociabilidade.

Essa situação ocorre pelo fato de que o ser humano é um ser gregário (pelas próprias questões de sobrevivência) que, com o passar do tempo, desenvolveu uma cultura que altera e modela esses processos de sociabilidade, enriquecendo-os e melhorando-os de modo tal que sua adaptabilidade e eficácia se tornam maiores.

Da mesma forma, algumas habilidades tiveram de ser desenvolvidas, uma vez, para a vida em grandes grupos, o conhecimento social do outro e a capacidade de inferir seus estados mentais passaram a ser de fundamental importância.

Com isso, o ser humano se torna cada vez menos dependente da sua variabilidade biológica, passando a desenvolver estratégias e sistemas de suporte que lhe permitem melhores condições de sobrevivência, sendo essa a essência da adaptação.

Entretanto, essa maleabilidade e flexibilidade do ser humano, frutos de uma maior complexidade cerebral e, portanto, necessitando de um maior tempo de amadurecimento, tornam o indivíduo mais frágil, podendo ser alvo de variações e de alterações de seu próprio padrão de funcionamento e de dificuldades durante seu processo de desenvolvimento. Essa fragilidade, apoiada em sua flexibilidade, transformou-o em um ser extremamente adaptado, sendo, portanto, base de seu crescimento e disseminação por todo o globo terrestre.

Todas essas características constituirão programas individuais que deverão ser equilibrados. Embora com um substrato biológico indiscutível, os seres humanos se diferenciam individualmente em função de sistemas simbólicos específicos e da análise pessoal de suas experiências individuais. Assim, estabelecem-se redes de informação que dão, cada vez mais, maior eficácia ao indivíduo e algumas características são determinadas pela via genética e outras, constituídas a partir da experiência. Isso permite que o indivíduo seja hábil para encontrar estratégias e soluções adequadas a determinados problemas, visando objetivos futuros, de acordo com Castellanos,[11] e também que ele se envolva, de maneira eficaz, em comportamentos próprios, autônomos e sob seu próprio controle, segundo Barkley.[12]

É exatamente todo esse complexo de mecanismos que permite a realização da resiliência, que consiste na capacidade humana de superar as adversidades da vida e de o indivíduo ser fortalecido por elas. É um potencial humano, independentemente da cultura e do tempo. A partir dela, o indivíduo, conforme já discutido anteriormente, ressignifica e elabora o evento adverso para que possa continuar existindo e se desenvolvendo de maneira adaptada. É, assim, uma capacidade fundamental na própria sobrevivência do indivíduo e da própria espécie, o que faz dos prejuízos nas capacidades básicas e características da espécie, envolvidas com sua possibilidade de processar informações de maneira adequada, extremamente importantes para o próprio processo de vida.

História do constructo resiliência

Na história dos estudos sobre resiliência, oficialmente, a primeira organização não governamental (ONG) a dar importância a esses estudos foi a Fundação Van Leer, dos Países Baixos. O primeiro evento sobre o tema foi o Seminário em Lesotho, em 1991. O Bureau International Catholique de L'Enfance (BICE), na respectiva Assembleia Geral, em Genebra, em 1992, propôs a resiliência como tema de trabalho, segundo Gardiner.[13]

Porém, bem antes, no início da década de 1970, o fenômeno da resiliência já começava a ser estudado na infância. A maior parte dos estudos iniciais sobre resiliência teve como foco as crianças. As pesquisas sobre os fatores de risco, que poderiam tornar as crianças vulneráveis a patologias, verificaram que, ainda que expostas a situações muito desfavoráveis ao desenvolvimento, muitas crianças chegaram à vida adulta bem adaptadas e competentes para a vida social e profissional. Prognósticos negativos não se cumpriram na extensão imaginada. A ideia de uma notável imunidade de certas crianças à adversidade gerou, na época, o conceito de criança invulnerável. Entretanto, pouco tempo depois, a ideia de invulnerabilidade foi descartada, pois os estudos revelaram que a vulnerabilidade acontece e é importante para eliciar o comportamento resiliente. Assim, essas crianças foram descritas como vulneráveis, mas "invencíveis", isto é, como aquelas que transformam dificuldades em desafios e lutam para vencê-los. Começou-se, a partir daí, a uma tentativa de descrever as características das crianças que cresceram em ambientes adversos e que conseguiram se tornar adultos saudáveis, sem psicopatologias.

De acordo com Araújo,[1] à época, surgiram questões como: por que algumas crianças que têm suas vidas muito agredidas, em vez de submergirem no desespero e tornarem-se apáticas, deprimidas, revoltadas ou agressivas, capacitam-se para superar adversidades e convertem-se em adultos saudáveis? Por que algumas crianças se mostram mais capazes para enfrentar situações traumatizantes e tornam-se, depois, surpreendentemente mais fortes? Por que algumas crianças que nascem com malformações ou alterações sensoriais graves ou desorganização no padrão do desenvolvimento do sistema nervoso ou com doenças autoimunes evoluem melhor do que outras crianças com patologia semelhante e cuidados iguais?

A resposta a essas questões parecia estar na resiliência, na capacidade latente para se curar. Pessoas dotadas dessa capacidade podem ser abatidas pelas vicissitudes da vida, mas retomam sua integridade, podendo se tornar mais fortes e mais resistentes ainda.

Os estudos da década de 1980 buscaram analisar as razões pelas quais muitas pessoas sucumbiam frente às situações adversas e outras pessoas não apenas resistiam, mas ainda se beneficiavam com o estresse. Procurou-se descrever as características individuais, familiares, sociais, culturais e étnicas dos indivíduos que conseguiram se sobrepor às adversidades, na tentativa de se encontrar um perfil resiliente ou características da personalidade resiliente.

Na literatura especializada dessa época, encontra-se, com frequência, referências a uma personalidade resiliente, mas, na década seguinte, resiliência já não é confundida com um traço de personalidade: passou a ser considerada um construto multidimensional e multideterminado, devendo ser entendida como um produto de múltiplos níveis sistêmicos ao longo do tempo. Considerando a interdependência entre os indivíduos e os sistemas sociais, os estudos mostraram que a relação entre seres humanos e adversidade não é nem linear, nem unidirecional. Fatores de risco e de proteção podem ser biológicos, psicológicos, sociais, espirituais, ambientais e/ou até mesmo qualquer combinação deles.

Foram importantes, nessa época, os estudos de Rutter[14] que objetivaram descrever e compreender os fatores de proteção, isto é, as condições que possibilitam o desenvolvimento saudável e positivo, apesar do risco do ambiente. Esse autor considerou o fenômeno resiliência um processo resultante da interação entre vulnerabilidades e fatores de proteção, pelo qual existe uma resposta pessoal à situação de risco.

Rutter[14] trouxe precisão ao conceito de risco, afirmando que este deve ser pensado sempre como um processo, e não como uma variável isolada. Os riscos não são estáticos, pois variam em função das circunstâncias de vida. Riscos psicossociais sempre existiram ao longo da história da humanidade e os estudos relativos aos fatores de estresse, como riscos significativos, ganharam muita evidência a partir das últimas décadas do século passado. Os fatores de risco estão relacionados a todos os eventos adversos da vida; porém, sabe-se que a proporção do risco é extremamente variável de indivíduo para indivíduo e de grupo para grupo.

Rutter[14] definiu fatores de proteção como influências que modificam, melhoram ou alteram respostas pessoais a determinados riscos de desadaptação. O autor descreveu quatro principais mecanismos de proteção:

1. Redução do impacto dos riscos.
2. Redução das reações negativas em cadeia que seguem a exposição da pessoa ao risco.
3. Estabelecimento e manutenção da autoestima e da autoeficácia, mediante a existência de relações de apego seguras e incondicionais e o sucesso nos cumprimentos das tarefas da vida.
4. Criação de oportunidades para que se possa transformar uma trajetória de risco em um caminho com possibilidade de um final feliz.

Diante de um nível de estresse acima da possibilidade de administrá-lo, as pessoas têm diferentes reações. Lazarus e Folkman[15] mostraram que é a capacidade de enfrentamento que faz a diferença nas consequências do estresse. Sem dúvida, existe uma relação entre o fenômeno da resiliência e o enfrentamento ou *coping* frente a situações de estresse. Um enfrentamento bem-sucedido pode ser considerado uma resposta resiliente.

O Projeto Internacional sobre Resiliência, coordenado por Grotberg,[16] em 1995, estabeleceu que, do ponto de vista da ação, a resiliência compreende dois elementos: um é a atitude de resistir à destruição, isto é, preservar a integridade em circunstâncias difíceis; e o outro diz respeito à atitude de reagir de forma positiva apesar das dificuldades. Posteriormente, Grotberg[16] relatou o crescente interesse em considerar resiliência um processo de vida, e não uma simples resposta à adversidade. O processo de resiliência encontra suas raízes no processo do desenvolvimento humano, que é ímpar para cada indivíduo.

Fatores de resiliência foram confundidos com fatores de proteção em muitos dos estudos pioneiros sobre resiliência. Porém, logo foi percebida a necessidade de uma precisão terminológica maior. A consideração dos fatores de resiliência que enfrentam o risco foi substituída pela consideração de fatores de proteção ao risco. Segundo Grotberg,[16] os fatores de proteção que funcionam para neutralizar o risco são identificados como imunidade ao perigo. Um indivíduo suficientemente protegido em uma determinada situação seria imune ao risco.

Surgiram, nos anos seguintes, trabalhos que deram significativa importância à competência social como fator promotor de um desenvolvimento adequado e, portanto, como fator de proteção. Entre esses trabalhos, salientam-se os de Hunter;[17] os de Luthar e Cicchetti;[18] e os de Sandler,[19] que mostraram que o efeito das adversidades e os fatores de proteção têm mecanismos comuns. Esses mecanismos comuns estão relacionados às necessidades e às competências do indivíduo. Uma condição adversa é uma relação entre o indivíduo e o ambiente que ameaça a satisfação das necessidades básicas e a aquisição das competências para desenvolver papéis sociais de valor.

Araújo[20] relatou que o bem-estar e o crescimento decorrem de um processo de desenvolvimento, no qual existiram um entendimento e um atendimento às necessidades básicas de nutrição, proteção, segurança, valorização e amor, desde idades muito precoces, garantindo o apego seguro com as pessoas significativas e favorecendo a possibilidade de aproveitar os recursos do ambiente para treinar as competências necessárias em cada fase da vida. O inverso – estresse elevado e distúrbio – decorre do não atendimento a essas necessidades básicas e da não aquisição de habilidades.

Conjuntos de atributos do indivíduo resiliente, do grupo resiliente ou da comunidade resiliente, organizados de modos diferentes, foram descritos por muitos autores nos últimos anos; entre eles Flach,[21] Nelson,[22] Hunter,[17] Job[23] e Sauaia.[24] Nem todos os atributos necessariamente deverão estar presentes e nenhum componente da resiliência é parte estável da personalidade. A própria resiliência não será sempre a mesma, presente e interminável. O nível de resiliência modifica-se ao longo do tempo.

Manciaux[25] considerou que talvez a resiliência seja um mito fundamental, utopia de alcance promissor, mobilizadora e capaz de mudar o modo de ver os eventos do mundo, concordando com a afirmação de Vanistendael,[26] do BICE, que descrevia a resiliência como o realismo da esperança desde o início dos estudos sobre esse conceito. Pode-se pensar a resiliência como um potencial, presente nos seres humanos em todas as culturas e em todos os tempos, que se atualiza sob formas diferentes, dependendo da cultura, da sociedade e da época, e como um mito que se constela frente às vicissitudes da vida para gerar crescimento.

Atualmente, existe um interesse crescente, em várias partes do mundo, em se avaliar a capacidade de resiliência de uma pessoa. Isso pode ser constatado pelos testes, inventários e questionários que surgiram nos últimos anos na literatura estrangeira. Mas se sabe que as competências – cujas medidas, testes e questionários buscam avaliar – são muito dependentes de fatores culturais e sociais, o que dificulta a adaptação dessas avaliações a países e a grupos étnicos diferentes.

A avaliação de resiliência se baseia no conceito de que esta reflete o grau no qual os recursos pessoais de um indivíduo igualam ou excedem sua reatividade a estressores internos e externos.

Resiliência na trajetória da vida

Pretende-se aqui não descrever o processo de desenvolvimento psicológico ao longo da vida, mas identificar os aspectos desse desenvolvimento que podem favorecer a atualização do potencial de resiliência.

No século passado, na década de 1960, tiveram importância os esforços de Bowlby[27] para atualizar a teoria da Psicanálise à luz dos recentes avanços da Biologia. A teoria do apego de Bowlby traz uma perspectiva biopsicossocial, na qual o desenvolvimento individual é visto como resultado da relação entre cérebro, mente e corpo do bebê e da mãe, sendo moldado e expresso por meio de comunicações não verbais e influenciado pelo ambiente físico e cultural. Uma nova ênfase é colocada na importância das emoções e da regulação dos afetos para a aquisição e desenvolvimento da mente.

A moderna teoria do apego, proposta por Shore,[28] é essencialmente uma teoria da regulação do afeto. O apego passa a ser conceituado como resultado da predisposição biológica geneticamente codificada em interação com os outros seres humanos significativos – denominados "cuidadores primários". A função reguladora das interações bebê-cuidador promove o desenvolvimento e a manutenção de conexões sinápticas durante o estabelecimento dos circuitos funcionais do hemisfério cerebral direito. Circuitos funcionais desse hemisfério estão envolvidos com processos implícitos de controle das funções vitais ligadas à sobrevivência e à capacidade para enfrentar desafios e estresse. Esses circuitos, considerados o substrato biológico das memórias inconscientes, estão relacionados com a aquisição da noção de si mesmo implícita, que é coerente, contínua e unificada no desenvolvimento desejável.

No início da vida, os assim denominados "protodiálogos" entre o bebê e a mãe têm importância na criação de vínculos seguros entre eles, o que regula a sincronicidade biológica dentro de e entre organismos. A sincronia de afetos entre bebê e mãe cria os estados de excitação positiva e as intervenções reparadoras da mãe modulam os estados de excitação negativa. A resiliência diante de situações novas ou que causam estresse é o principal indicador de segurança das primeiras relações de apego.

Assim, a emoção inicialmente regulada por um outro se torna autorregulada ao longo da infância, como resultado do desenvolvimento neurofisiológico. Essa pode ser considerada a base da capacidade futura de regular de modo flexível os estados emocionais psicobiológicos, na interação com outras pessoas e em contextos autônomos. Shore[28] afirma que, para o resto da vida, os modelos operacionais internos, formados a partir das relações de apego com o cuidador primário e armazenados no hemisfério direito, codificam as estratégias de regulação de afetos, que guiarão inconscientemente o indivíduo nos relacionamentos com os outros e consigo mesmo.

Entretanto, desvios do trajeto desejável do desenvolvimento podem ocorrer, determinando trauma e dissociação patológica. Se uma criança crescer passando por experiências frequentes de separação, aflição, medo e raiva, percorrerá um trajeto de desenvolvimento patológico e isso não significa apenas um trajeto psicológico disfuncional, mas um trajeto neurológico igualmente disfuncional.

Do último trimestre da gravidez até os 2 anos de idade, as disfunções da regulação dos níveis de excitação prejudicam a comunicação visual, a prosódica, a gestual, a tátil, enfim, toda a comunicação não verbal. O cuidador inacessível ou inadequado às expressões de emoção e ao estresse do bebê deixa de participar da regulação do nível de excitação da criança. Como consequência, verifica-se abuso quando os níveis de estimulação/excitação são altos a ponto de serem insuportáveis e verifica-se negligência quando, ao contrário, os níveis de estimulação ao bebê são muito baixos, conforme explica Shore.[28]

Assim, a falta de um apego seguro nas primeiras relações com os cuidadores significativos pode ocasionar uma elevação crônica do nível de estresse e um uso caracterológico da dissociação patológica inconsciente, em todos os períodos posteriores da vida, comprometendo a atualização do potencial para o desenvolvimento do processo de resiliência.

Primeiros tempos de vida

Os estudos sobre a epigênese permitem entender por que um cérebro não pode ser observado como se estivesse separado do seu meio ecológico e de suas interações humanas. O ser humano precisa de um nicho sensorial para se desenvolver. Entende-se por nicho sensorial o espaço da intersubjetividade, que é o ambiente compartilhado entre o bebê e seus cuidadores, caracterizado pelas pressões que dirigem e organizam o desenvolvimento da criança, de acordo com Cyrulnik.[29] Quando esse nicho que rodeia o bebê é empobrecido ou alterado, o desenvolvimento do cérebro corre o risco de ser encaminhado para trajetórias disfuncionais.

Entretanto, cada ser humano reage à sua maneira. Uma mesma adversidade não altera da mesma forma todas as crianças, assim como uma reorganização do meio não acarreta o mesmo recomeço do desenvolvimento para todas as pessoas.

No estado fetal, é intensa a formação de sinapses no cérebro e, em função dos estímulos recebidos, a estrutura do meio modifica seu *imprinting* e deixa um traço durável. Na gravidez, quando a mãe é traumatizada por alguma situação da existência, o cérebro do feto recebe marcas. Pesquisas sobre estresse pré-natal, como as verificadas em Harris e Seckl,[30] mostram o aumento de cortisol amniótico, que é absorvido pelo feto e que pode, em cadeia, provocar alteração em grande número de neurônios. Sob circunstâncias desse tipo, o bebê nasce fragilizado; em geral, hipersensível; e com problemas de sono e de aleitamento, o que pode interferir sensivelmente no seu crescimento. Trata-se de uma vulnerabilidade neuroemocional adquirida ainda no útero.

Caso esse bebê vulnerável seja inserido em um ambiente empobrecido emocionalmente, seu desenvolvimento fica ainda mais comprometido, pois as representações mentais das interações de estar com-uma-outra-pessoa, no sentido utilizado por Stern,[31] não ganham a qualidade de apaziguadoras, mas, ao contrário, são representadas como assustadoras.

É preciso salientar a importância da estrutura afetiva do meio ambiente que determina a estrutura do mundo íntimo, nos primeiros tempos do desenvolvimento. Um isolamento sensorial precoce cria uma vulnerabilidade neuroemocional que poderá dificultar as relações interpessoais e os aprendizados ao longo da vida toda.

Entretanto, o recém-nascido não é um ser passivo. A vulnerabilidade neuroemocional que o torna hipersensível é uma tendência, e não uma fatalidade. As condições de cuidados maternos, se otimizadas, podem dar ao bebê a segurança de que ele precisa. No recém-nascido, é o nicho sensorial que determina no cérebro a aquisição de um fator de vulnerabilidade ou de resiliência e ele tem sua origem na competência afetiva dos pais, na história da vida deles e nas organizações sociais e culturais a que eles pertencem, conforme demonstra Cyrulnik.[29]

As causas de empobrecimento do espaço intersubjetivo entre o bebê e a mãe ou cuidador primário são numerosas. Como fatores de risco, podem-se citar a morte da mãe, a viuvez da mãe, a depressão materna, um trauma não elaborado da mãe, a existência de uma família disfuncional, a violência conjugal, a precariedade social, existência de guerra ou de colapso social.

Desde a metade do século XX, a Psicologia passou a descrever as carências afetivas das crianças por ausência de cuidados maternos. Essas descrições clínicas culpabilizaram as mães por décadas. Atualmente, um raciocínio sistêmico permite assegurar que a culpada não é a mãe, mas a causa do mal-estar dela.

Tudo o que pode atuar terapeuticamente sobre o que causou problemas aos pais poderá favorecer o desenvolvimento da resiliência para o filho. São fatores de proteção: cuidadores suficientemente bons; sistema familiar com apegos múltiplos; tutor de resiliência (membro da família ou não); atendimento psicológico; atendimento educacional; e até mesmo uma decisão política, por exemplo, a expansão dos períodos de licença-maternidade para a mãe e de licença-paternidade para o pai.

De acordo com Cyrulnik e Cabral,[4] sabendo-se que o apego é uma aquisição afetiva que fica impregnada na memória implícita desde os primeiros meses, um apego seguro é o fator de resiliência mais fundamental para o bebê. O nicho sensorial ou o espaço da intersubjetividade que envolve todo o sujeito em formação, ao possibilitar um estilo de apego seguro com o mundo, tende a desencadear de forma mais expressiva os processos de resiliência.

A autoestima é um fator de resiliência primário. O amor a si mesmo ou a autoestima não são inatos, mas advêm das experiências de vida, das condutas interativas com as pessoas e as situações desde o início da vida e são construídos gradativamente ao longo do desenvolvimento. O amor dos pais e o olhar "coruja" destes fazem o bebê se sentir querido, distinguido e valorizado. Sentir-se reconhecido pelo olhar de seus pais é um fator primário para na construção de uma elevada autoestima.

Na Psicologia Analítica, acredita-se que, quando o bebê tem a vivência de ser olhado e reconhecido pelo progenitor do sexo oposto considerando suas próprias projeções de *anima* ou *animus*, nele é impregnada a gênese da capacidade amorosa que lhe permitirá, no futuro, o apaixonamento pelo outro.

Crianças

A linguagem pode ser vista como uma importante ferramenta relacional. Os bebês, que no início da vida adquiriram um apego seguro, desenvolvem com facilidade uma linguagem não verbal que permitirá a interação com os outros e que favorecerá depois o aprendizado das palavras. Inicia-se o ganho de competências na relação com os outros e consigo mesmo.

Na construção da autoestima, na primeira infância, é necessário que a criança continue vivenciando o amor e a valorização dos pais – que caracterizam o apego seguro –, sinta-se segura em relação às suas habilidades motoras, sinta prazer no uso do corpo ao experimentar competência na movimentação corporal e sinta-se eficiente na comunicação com o outro. É a vivência dessas experiências que investirá em uma autoimagem de valores positivos.

Nesse ponto do desenvolvimento, o estabelecimento adequado de limites e de interdições ao comportamento do filho é um fator de proteção importante, pois esses limites são organizadores para a vida psíquica. A criança precisa aprender a controlar sua impulsividade, a discriminar os afetos, a tolerar esperas, a lidar com frustrações e a se relacionar amorosamente. São justamente essas aquisições que se transformarão em fatores de resiliência. Para os pais, não é fácil impor limites, pois é muito mais fácil dizer "sim" do que dizer "não", mas dizer "não", muitas vezes, é a maior prova de amor que eles podem dar para sua criança. A educação dos filhos é função não alienável dos pais.

Além da família, a escola também pode se figurar para a criança como um fator de proteção ou um fator de risco para seu desenvolvimento. Não é apenas o conteúdo transmitido para a criança que é importante, mas também a qualidade da presença de quem transmite o conteúdo e o ambiente emocional que essa pessoa é capaz de criar na sala de aula.

Podem-se citar como fatores de risco para a criança enquanto aluna as dificuldades de adaptação, os transtornos do neurodesenvolvimento, os transtornos da sociabilidade, o *bullying*, convívio com professores ineficientes, uma orientação escolar fraca e a instabilidade econômica da escola.

Na construção da autoestima na idade escolar, a facilidade percebida para o aprendizado e para o êxito escolar, isto é, a percepção da própria competência no âmbito da cognição, se soma às sensações anteriores de ser amado e valorizado. Não se trata de ser o primeiro aluno da escola, mas de ter a consciência de que a construção do conhecimento é fácil e prazerosa, o que traz a garantia de se ser inteligente e de merecer valorização.

Cozolino[32] ressaltou que, quando um pai, um professor, ou uma instituição abusa, negligencia ou abandona uma criança, eles comunicam para a criança que ela não é um membro valorizado na família, na escola ou na comunidade. Condutas não amorosas dos adultos sinalizam para a criança que o mundo é um lugar perigoso e alertam-na para não explorá-lo, não se arriscar ou não confiar nos outros. Também ensina a criança a não confiar nas informações que os outros estão tentando transmitir.

Crianças que não usufruem de uma relação de confiança com o professor permanecem em estado de alerta, o que compromete a qualidade do contato com ele e a possibilidade de assimilar as informações transmitidas.

A posição do professor é muito semelhante à dos pais em relação à promoção da regulação emocional da criança, pois oferece uma base segura que sustenta o processo de aprendizagem. Cozolino[32] demostrou que aumento exagerado de estresse no ambiente escolar, memórias traumáticas ou altos níveis de tensão na vida do aluno fora da sala de aula podem impactar na aprendizagem ao inibir a neuroplasticidade. Quando alunos cronicamente estressados e traumatizados são confrontados com novos ensinamentos, geralmente não conseguem ativar os processos de neuroplasticidade que permitem o aprendizado.

Porém, reparações são possíveis. Cyrulnik[3] mostrou que crianças de alto risco que demonstraram resiliência frente a um trauma ou estresse, geralmente, tiveram proximidade com adultos que demonstraram um interesse especial nelas e investiram em seu sucesso – os chamados tutores de resiliência. Isso enfatiza o fato de que o ser humano se engaja mais facilmente na aprendizagem que altera o cérebro quando existe um contato face a face, mente com mente, coração com coração, com outras pessoas queridas.

O professor poderia funcionar como um tutor de resiliência. O apego seguro é um fator de resiliência a serviço do pensar, afirmou Demogeot,[33] ao estudar os estreitos vínculos entre as dimensões cognitivas e afetivas em toda a experiência de aprendizagem.

Cozolino[32] demonstrou que, quando os cuidados de pais e professores com as crianças são bons o suficiente e combinados com uma programação genética também boa o suficiente, os cérebros delas são moldados de maneira que as beneficie ao longo da vida. Essas crianças conseguem estabelecer relações significativas, lidar com o estresse de maneira positiva e manter-se abertas para explorar novos aprendizados.

O autor mostra também que o cérebro é capaz de se adaptar a um ambiente ou a pais patológicos em função de mecanismos de sobrevivência. Essa adaptação pode ajudar a criança a sobreviver dentro de uma casa ou vizinhança traumática, mas não garantirá a habilidade de entrar em contato com professores, de aprender ou de estabelecer relações de confiança com as outras pessoas. É certo que uma infância que ensina a lição de que o mundo é um lugar perigoso, de que as pessoas não são dignas de confiança e de que não existe futuro não permitirá a construção de um cérebro aberto nem para os professores nem para novos ensinamentos.

Adolescentes

Na trajetória do desenvolvimento humano, a adolescência se constitui em um período sensível. A poda sináptica observada, o rearranjo dos circuitos neuronais e a mudança hormonal determinam alterações significativas no comportamento.

Cabe à adolescência o confronto com o mundo dos pais e dos adultos, em geral, para buscar a própria autonomia. O desejo de independência, de dirigir o seu destino é louvável e esperado, pois está relacionado aos ensaios de posturas de afirmação na vida, mas esse desejo nem sempre pode ser satisfeito em todas as ocasiões. É exatamente nesse ponto que surgem os conflitos ocasionados pela dificuldade imensa de lidar com a frustração que muitos jovens tendem a apresentar na atualidade. A baixa tolerância à frustração, a dificuldade de tolerar esperas e de adiar a satisfação de necessidades e de desejos constitui fator de risco para o desenvolvimento. A dificuldade de muitos pais de lidarem adequadamente com os limites e as interdições pode exacerbar os conflitos com os filhos adolescentes.

Segundo Cyrulnik,[29] em relação às mudanças da adolescência, alguns jovens conseguem apreciar a vida nessa época, muitos ultrapassam essas mudanças a duras penas e outros ainda apresentam mal-estar nítido. Possivelmente, os que mais sofrem são os que passaram por isolamentos sensoriais precoces na infância e, na adolescência, não conseguem elaborar adequadamente os conflitos sexuais e os desejos de independência. É um grupo que tem mais ideações suicidas e no qual as depressões ansiosas tendem a ser quatro vezes maiores do que na população geral. Os adolescentes que conseguiram se adaptar bem às mudanças da idade são aqueles que receberam segurança durante a infância, adquiriram confiança em si mesmos e encontraram, em seu entorno, estruturas familiares, sociais e culturais que serviram de tutores aos desafios da idade.

Existe uma pesquisa interessante, de Ehrensaft e Tousignant,[34] realizada em 2006, com adolescentes filhos de imigrantes, isto é, com a segunda geração de pessoas nascidas e ajudadas pela cultura de acolhida. A pesquisa verificou que esses adolescentes têm mais sofrimento mental e taxas mais altas de suicídio do que seus pais. Os autores verificaram que os pais infelizes e emudecidos não conseguiram estabelecer uma base segura para seus filhos, o que justifica o "paradoxo da segunda geração", isto é, as condições de vida foram piores para os pais, mas a patologia maior recai nos filhos.

Na puberdade e na adolescência, o indivíduo continua sentindo-se querido e valorizado pelos pais (apesar dos conflitos com eles) e competente na escola, mas o êxito social surge como novo fator importante para a construção da autoestima. Soma-se à autoestima a noção de se sentir querido pelos outros. As trocas afetivas são fundamentais, principalmente as exogâmicas, ou seja, as de fora da família. E a época dos primeiros apaixonamentos, das primeiras projeções de *anima* e de *animus* e dos primeiros sofrimentos com as perdas dos objetos de amor. Surge, então, o treino das relações simétricas.

Adultos

Na sociedade contemporânea, o principal desafio para a pessoa na vida adulta é exercer várias atividades ao mesmo tempo, equilibrar as demandas do trabalho e da família, gerenciar informações e manter-se consciente das próprias necessidades e emoções em meio às inúmeras demandas.

Entre os fatores de risco na vida adulta, podem-se citar: estresse crônico; doença crônica; doença crônica dos pais ou dos filhos; morte de familiares; separação e litígios; abuso e violência; dependência química; e discriminação e exclusão social.

Especificamente nas condições de trabalho, podem-se enumerar como fatores de risco:

- perda do emprego (também as fantasias sobre a perda do emprego);
- mudança de empresa;
- mudança de área de trabalho;
- não atingimento de metas;
- inserção em nova equipe de trabalho; e
- dificuldade de relacionamento com colegas de trabalho.

Especificamente nas relações interpessoais, podem-se citar como fatores de risco:

- dificuldades na relação conjugal;
- no relacionamento com filhos e na relação consigo mesmo;
- vivência de culpas indevidas;
- falta de apaixonamentos;
- falta de sonhos;
- solidão;
- falta de sentido na vida.

Existe um conceito implícito segundo o qual, quanto mais a vida de uma pessoa é dura, mais chance ela terá de sofrer de depressão. Quanto mais a vida é dura, mais sofrimento e tristeza podem surgir. Porém, é necessário lembrar que esses estados não são sinais de depressão. Qualquer adversidade determina uma perturbação no equilíbrio intrapsíquico. O uso excessivo de mecanismos de defesa pode aumentar o grau de resistência da pessoa, porém é exatamente essa intensa estruturação defensiva que acarreta a estagnação do desenvolvimento, impedindo a flexibilidade, a adaptabilidade, a criatividade e o crescimento. Quando a adversidade é ressignificada, quando ainda se acredita que se é capaz de mudar a vida, tem-se um aumento do grau de resiliência.

Pode-se perguntar o que prepara a pessoa para transformar adversidades em desafios e, então, enfrentá-los. A nutrição emocional precoce que permitiu o apego seguro é uma condição primária que, aliada à construção de uma boa autoestima e ao ganho de competências ao longo da vida, favorece o enfrentamento resiliente. Deve-se lembrar que não existe ferida que não seja recuperável, como afirmou Cyrulnik.[3]

Kobasa, Maddi e Kahn[35] introduziram o conceito de robustez (*hardiness*) ao descrever um padrão de características de personalidade que distingue pessoas que permanecem saudáveis sob os estresses da vida, comparadas com aquelas que desenvolvem problemas de saúde. Robustez é considerada um fator importante de resiliência. Ela é caracterizada por uma combinação de três atitudes: envolvimento; controle; e aceitação de desafio, que juntas dão a coragem e a motivação necessárias para transformar circunstâncias estressoras em oportunidades para crescimento pessoal. Esse estilo de funcionamento determina como a pessoa se percebe e como interage com o mundo.

Podem-se enumerar como fatores de resiliência neste momento da vida os recursos pessoais, como boa saúde, bom nível de atividade física e mental, funcionalidade, otimismo, flexibilidade, autoestima elevada, competência amorosa, afetos positivos, boas relações interpessoais, propósito de vida, senso de significado e religiosidade/espiritualidade.

Na vida adulta, o êxito amoroso e o êxito profissional colorem a autoestima com valores muito positivos, o que dá segurança na interação com os outros e, em um processo retroativo, garante o amor a si mesmo e ao outro e o vínculo com a vida.

Pessoas na maturidade progressiva

Na trajetória do desenvolvimento humano, o advento da terceira idade se caracteriza como um período sensível e de maior vulnerabilidade. Fatores de risco biológicos, socioeconômicos e psicológicos podem se sobrepor. Os riscos incluem morte de familiares, doenças, acidentes, incapacidades físicas e mentais, perda de prestígio, conflitos familiares, pobreza, abandono, entre outros. O isolamento do contexto profissional, social e afetivo, determinado, muitas vezes, por uma aposentadoria que pode ser tanto desejada como indesejada, o ressurgimento de traumas ocultos não elaborados, o peso do não vivido e a dificuldade de se perdoar constituem também fatores de risco importantes.

Para se pensar no desenvolvimento de um processo resiliente ao longo da vida, é necessário adotar os conceitos de plasticidade e capacidade de reserva. Connor e Davidson[36] mostraram que plasticidade envolve padrões de mudança adaptativa, incluindo aumento, diminuição ou manutenção das capacidades. Se na infância esse conceito se traduz em aprendizado e manutenção; na vida adulta e na velhice, traduz-se em flexibilidade diante dos estressores. Com o envelhecimento, os limites da plasticidade biológica e comportamental se estreitam. Para esses autores, a capacidade de reserva diz respeito ao potencial de manutenção e recuperação dos níveis normais de adaptação, por meio da ativação de recursos internos. As respostas adaptativas podem variar conforme o contexto, o tempo, o gênero, a idade e a cultura nos quais o indivíduo se insere, mas são sempre dependentes da autoestima e do senso de autoeficácia.

Um dos pressupostos do modelo de desenvolvimento ao longo da vida, segundo Baltes,[37] é que a resiliência não só não declina, mas tende a aumentar, funcionando como mediadora para o alcance de bons padrões de adaptação, conhecidos como "velhice bem-sucedida".

Segundo Neri,[38] a literatura sobre resiliência na velhice converge em relação à importância do conceito de si mesmo, à autoestima, à regulação emocional, aos recursos do meio representados pelo suporte familiar e social e aos relacionamentos com a comunidade. As vantagens do aumento da capacidade de regulação emocional vinculado ao envelhecimento, segundo Fontes e Neri,[39] se refletem em maior adaptação do sistema cardiovascular e do sistema imunológico, maior consciência da autoeficácia, maior habilidade para buscar suporte social, maior capacidade para se adaptar à intensidade de eventos estressantes, maior possibilidade de integração afetivo-cognitiva, menor necessidade de estruturação defensiva, menos sintomas de ansiedade e depressão e maior satisfação com a vida.

São resilientes os idosos que não sucumbem às adversidades, mas agem de maneira contrária: na presença delas, mostram um padrão adaptativo positivo, caracterizado pelo manejo dos eventos que ameaçam a adaptação ou que, depois de serem afetados por adversidades, conseguem recuperar seus níveis anteriores de funcionamento. Diante da adversidade, o idoso pode ter, pela experiência de vida – e, muitas vezes, por mais sabedoria –, maior capacidade para alterar o significado atribuído a essa adversidade. Além disso, pode reduzir cognitivamente o nível de perigo de eventos estressores, pela diminuição de sua exposição a eles. Pode minimizar também as próprias reações negativas, mantendo a autoestima e a autoeficácia e criando oportunidades para reverter os efeitos do estresse.

A definição de resiliência na velhice ganha mais características: ela é definida como força interna, poder ou força pessoal que se relaciona com senso de coerência, com metas da vida e com a transcendência, isto é, com a capacidade de projetar-se além de si mesmo, em direção ao altruísmo e à sabedoria. Isso implica olhar para o lado luminoso da vida, sem desconsiderar o lado sombrio, e viver conectado ao presente, de acordo com Nygreen, Norberg e Lundman.[40]

Em relação ao conceito de si mesmo e à autoestima, construídos ao longo de todo o processo do desenvolvimento, na maturidade, os determinantes se tornam outros. São determinantes mais internos, passando a ser secundários os determinantes externos. O conceito de si mesmo caracteriza de fato uma identidade mais vivida e a consciência de que ser leal a si mesmo fortalece a autoestima. Nesse momento da vida, a individuação deve ser vista como "realização moral" em termos junguianos. Segundo Barreto,[41] o fator moral enraíza-se no centro da concepção psicológica de Jung e constitui um dos fundamentos irrefutáveis, caracterizando a dimensão ética da Psicologia Analítica. Jung considera a realização moral como lealdade a si mesmo, afirmando que, frente à necessidade da individuação, é frequente que a voz interior do si-mesmo entre em colisão com o código moral coletivo, criando um conflito ético que precisa ser enfrentado, como explica Jung.[42]

Sabe-se que a lealdade a si mesmo implica liberdade para viver a vida com o significado que lhe seja mais genuíno. Muitas vezes, essa possibilidade de liberdade entra em conflito com as regras coletivas da sociedade, o que traz sentimentos de culpa e sofrimento, que são indicativos da ética da individuação. Com o impulso da individuação, cria-se um paradoxo para o sujeito ético, e a transgressão nele implicada será vivida pelo sujeito como uma dolorosa necessidade e tende a ser vista como um crime pela comunidade, segundo afirma Barreto.[41] A possibilidade da transgressão implica liberdade e responsabilidade absoluta por ela.

Na idade madura, a pessoa, que se sente livre e leal a si mesma, para quem a vida tem significado, conjuga fatores de resiliência que possibilitam que ela não sucumba facilmente aos fatores de risco biológico, socioeconômico e psicossocial que a idade avançada traz. Ela pode conseguir manter uma flexibilidade e uma resistência para lidar com as limitações e as perdas que acontecem, pois tem o desejo de viver. É fundamental a motivação para desejar e sonhar, para se colocar metas e para persegui-las. Para se manter ativo, vivo e livre, é necessário continuar sonhando com a possibilidade de novos ganhos e de novas realizações até o fim da vida.

Lugar da resiliência

Adversidades, traumas, doenças, em suma, catástrofes de ordens diferentes ocorrem desde o início até o fim da vida. Cyrulnik[3] adverte que se deve atuar sobre todas e cada uma das fases das catástrofes. Assim, há um momento político para lutar contra os crimes, há um momento filosófico para criticar as teorias que explicam os crimes, há um momento técnico para reparar as feridas e há um momento resiliente para retomar o curso da existência.

Galiás explicou que, frente à situação traumática, que sempre elicia impotência e traz ameaça da perda da identidade, pode ocorrer a restauração regressiva da *persona*, uma regressão simbólica que pode transformar um transtorno pós-traumático em um crescimento pós-traumático (informação verbal).

Lembrando o princípio teleológico ou finalista, um dos pressupostos da Psicologia Analítica, é preciso considerar que a adversidade, o trauma e o sintoma têm o sentido de reencaminhar o processo de individuação em todas as idades. A individuação é o que mais caracteriza o que existe de humano no indivíduo: a possibilidade da consciência de si como protagonista de sua história e responsável único por sua ação. Na abordagem junguiana, acredita-se que o potencial curativo do si-mesmo pode ser atualizado pela constelação do arquétipo do Herói e pela constelação do arquétipo da Criança Divina. São necessários tanto a força de heróis da ação para o enfrentamento resiliente como o vínculo com a vida, a ética pessoal e a busca do novo, que são trazidos pela Criança Eterna que existe dentro de cada um.

O vínculo com a vida é um fator que dá suporte à pessoa nos momentos de sofrimento e que permite, depois, a ressignificação e a integração do acontecimento doloroso na sua história de vida. Essa integração dá um valor heroico à identidade, revitalizando-a. É o amor à vida e o amor a si mesmo que permitem a transformação da identidade.

Ninguém está livre do sofrimento com doença e dor, ninguém pode escapar da morte definitivamente, não há ninguém que nunca tenha sentido culpa e tudo isso pode ser um estímulo para viver a vida de modo mais responsável. Sempre existe algo a ser feito. Em um processo resiliente, independentemente de qualquer condição, a vida sempre tem sentido. Age-se por uma causa, age-se por amor a algo ou age-se por amor a alguém.

> "E se hoje me perguntarem o que me mantém ainda na Terra, o que ainda me mantém vivo, respondo sem rodeios: o amor."
>
> Imre Kertész, sobrevivente do Holocausto e ganhador do prêmio Nobel, *apud* Job[43]

Referências bibliográficas

1. Araújo CA. Resiliência em crianças. La Voz del Colégio Miguel de Cervantes. São Paulo: Associação Colégio Espanhol, 1999; 6: 47-48.
2. Pearsell P. The Beethoven factor: the new positive psychology of hardiness, happiness, healing and hope. Charlottesville: Hampton Roads Publishing Company, 2003.
3. Cyrulnik B. How your inner strenght can set you free from the past. London: Penguin Books, 2009.
4. Cyrulnik B; Cabral S. Ações pela restauração de um futuro. *In:* Coimbra RM; Morais NA. A resiliência em questão: perspectivas teóricas, pesquisa e intervenção. Porto Alegre: Artmed, 2015.
5. Araújo CA. Introdução: resiliência, ontem, hoje e amanhã. *In:* Araújo CA; Mello MA; Rios AMG. Resiliência: teoria e prática de pesquisa em psicologia. São Paulo: Ithaka, 6-17, 2011.
6. Cyrulnik B. Escribí soles de noche: Literatura y resiliência. Barcelona: Gedisa, 2020.

7. Leles MBL. Resistência e resiliência e ressignificação frente à pandemia do COVID-19. https://pebmed.com.br/resistencia-resiliencia-e-ressignificacao-frente-a-pandemia-de-covid-19/. Acesso em: 06/09/2021.
8. Kalsched D. Intersections of personnal vs. colletive trauma during the COVID-19 pandemic: The hijacking of the human imagination. Journal of Analytical Psychology, 2021; 66(3):443-462.
9. Mithen WS. A pré-história da mente. São Paulo: Unesp, 1998.
10. Zwang G. Les comportements humains: éthologie humaine. Paris: Masson, 2000.
11. Castellanos EX et al. Executive function oculomotor tasks in girls with ADHD. Journal of American Academy of Child and Adolescent Psychiatry, 2000;39(5):664-650.
12. Barkley RA. Genetics childhood: XVII. ADHA part I: the executive functions in ADHD. Journal of American Academy of Child and Adolescent Psychiatry, 2000; 39(8):1064-1067.
13. Gardiner M. El icono dañado: una imagen para nuestro tiempo. La infancia en el mundo: familia y resiliencia del niño. BICE,1994; 5(3).
14. Rutter M. Resilience: some conceptual considerations. Journal of Adolescent Health, 1983;14:626-631.
15. Lazarus R; Folkman S. Stress, appraisal and coping. New York: Springer, 1984.
16. Grotberg EH. Introdução: novas tendências em resiliência. In: Melillo A; Ojeda ENS (ed.). Resiliência: descobrindo as próprias fortalezas. Porto Alegre: Artes Médicas, 2005. p. 5-38.
17. Hunter LB. Images of resilience: troubled children create healing stories in the language of sandplay. Palm Beach: Behavioral Communications Institute, 1998.
18. Luthar SS; Cicchetti D. The construct of resilience: implications for interventions and a social policies. Development and Psychopathology, 2000;12: 857-885.
19. Sandler I. Quality and ecology of adversity as common mechanisms of risk and resilience. American Journal of Community Psychology, 2001; 29(1).
20. Araujo CA. Novas ideias em resiliência. Hermes, 2006.
21. Flach F. A resiliência: a arte de ser flexível. São Paulo: Saraiva, 1991.
22. Nelson R. Bounce back! Creating resilience from adversity. Toronto, Professional Communications, 1997.
23. Job JRP. A escritura da resiliência (tese de doutorado). São Paulo: PUC, 2000.
24. Sauaia N. Psicoterapia de orientação junguiana com foco corporal para grupos de crianças vítimas de violência: promovendo habilidades da resiliência (dissertação de mestrado). São Paulo, Pontifícia Universidade Católica, 2003.
25. Manciaux M. La resiliencia: resistiryrehacerse. Barcelona, Gedisa, 2007.
26. Vanistendael S. La resilience ou le réalisme de l'espérance: blessé mais pas vaincu. 2. ed. Ginebra: Bureau International Catholique de l'Enfance,1996.
27. Bowlby J. Apego e perda: apego, 3. ed. vol. 1. São Paulo: Martins Fontes, 2002.
28. Shore A. The science of the art of psychotherapy. London, W.W. Norton & Company, 2012.
29. Cyrulnik B. Por qué la resiliencia? In: Cyrulnik B, Anaut B. Por qué la resiliencia? Lo que nos permite reanudar la vida. Barcelona, Gedisa, 2016.
30. Harris A; Seckl J. Glucocorticoids, prenatal stress and the programming of disease. Hormones and Behavior, New York, Academic Press, 2011; 59: 279-289.
31. Stern D. A constelação da maternidade. Porto Alegre: Artes Médicas, 1997.
32. Cozolino L. The social neuroscience of education. London, W.W. Norton & Company, 2013.
33. Demogeot N. El apego seguro: un factor de resiliencia ao servicio de la capacidad de pensar. In: Cyrulnik B; Anaut B. Por qué la resiliencia? Lo que nos permite reanudar la vida. Barcelona: Gedisa, 2016.
34. Ehrensaft E; Tousignant M. Immigration and resilience. In: Sam DL, Berry JW (eds.). Acculturation Psychology. New York, Cambridge University Press, 469-482.
35. Kobasa SC; Maddi SR; Kahn S. Hardiness and health: a prospective study. Journal of Personality and Social Psychology, 1982;42(1):168-177.
36. Connor KM; Davidson JRT. Development of a new scale: the Connor-Davidson resilience scale. Depress Anxiety, 2003;18(2):76-82.
37. Baltes PB. On the incomplete architeture of human ontogeny: seletion, optimization and compensation as foundation of developmental theory. American Psychology,1997; 5: 541-566.
38. Neri AL. Teorias psicológicas do envelhecimento: percurso histórico e teorias atuais. In: Freitas EV; Py L; Cancado F et al. Tratado de geriatria e gerontologia. 2. ed. Rio de Janeiro: Guanabara Koogan, 2006.
39. Fontes AP; Neri AL. Resiliência e velhice: revisão da literatura. Ciência e Saúde Coletiva. Rio de Janeiro, 2015;20(5).
40. Nygreen B; Norberg A; Lundman B. Inner strenght as disclosed in narratives of the oldest old. Qualitative Health Research, 2007; 17(8):1060-1073.
41. Barreto MH. Pensar Jung. São Paulo: Edições Loyola,2012.
42. Jung CG. Two essays on analytical psychology. v. 7. Princeton: Princeton University Press, 1977.
43. Job JJP. Resiliência e ética. In: Araújo CA; Mello MA; Rios AMG. Resiliência: teoria e prática de pesquisa em psicologia. São Paulo: Ithaka, 206-223, 2011.

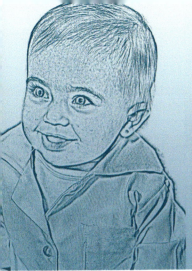

Capítulo 64

Drogas e Álcool

Sandra Scivoletto
Caio Borba Casella
Rogério Shigueo Morihisa

Introdução

O uso de drogas[1] frequentemente se inicia na adolescência (Martin et al., 1996; Clark, Kirisci, Tarter, 1998) e, para muitos desses adolescentes, a experimentação de drogas pode durar pouco e, embora nenhum tipo de uso seja necessariamente isento de risco, pode não haver nenhuma sequela médica, psicológica ou social. Em outros casos, a experimentação pode ocasionar outros padrões de consumo, com graves consequências biopsicossociais.

Neste capítulo, serão abordados tópicos relativos à prevalência de consumo de drogas na adolescência, bem como a influência destas no desenvolvimento dos adolescentes, além de aspectos relacionados aos fatores de risco associados ao início e à progressão do consumo de substâncias psicoativas. Por fim, serão apresentados aspectos sobre o diagnóstico, psicopatologia, comorbidades e tratamento.

Prevalência do uso de drogas na adolescência

Atualmente, o uso de drogas entre adolescentes constitui problema de saúde pública tanto no Brasil como em outros países. Em estudos epidemiológicos nacionais (Noto et al., 2004; Galduróz et al., 2005) e internacionais (Johnston et al., 1989; Kandel, 1992; Samhsa, 2003; Johnston et al., 2005), fica evidente o quanto o consumo de drogas é frequente nesta faixa etária. Nos Estados Unidos, por exemplo, quase 80% das pessoas terão experimentado álcool e mais de 40%, pelo menos alguma droga ilícita, ao final da adolescência (Lopes et al., 2013).

A prevalência do uso de substâncias psicoativas deve ser analisada lembrando-se as influências sociais, econômicas e culturais. As substâncias psicoativas mais consumidas, independentemente da população estudada, são álcool e tabaco.

Em Levantamento Nacional sobre o Consumo de Drogas Psicotrópicas entre Estudantes do Ensino Fundamental e Médio da Rede Pública nas 27 Capitais Brasileiras (Carlini et al., 2010), foram pesquisados "padrões de uso"[1] de drogas, como "uso na vida" (ao menos uma vez na vida), "uso no ano" (pelo menos uma vez nos 12 meses que antecedem a pesquisa), "uso no mês" (pelo menos uma vez nos 30 dias que antecedem a pesquisa), "uso frequente" (pelo menos seis vezes nos 30 dias que antecedem a pesquisa) e "uso pesado" (pelo menos 20 vezes nos 30 dias que antecedem a pesquisa) de diversas substâncias. Observou-se que a prevalência de "uso na vida" de álcool entre esses estudantes foi de 60,5%, sendo o "uso frequente" referido por 2,7% e o "uso pesado" por 1,6%. Para o tabaco, a prevalência de uso na vida foi de 16,9% e de uso frequente, 0,7%. Seguiram-se a essas drogas, para uso na vida, o energético com álcool (15,4%), os inalantes e solventes (8,7%), a maconha (5,7%), os ansiolíticos (5,3%), a cocaína (2,5%) e os anfetamínicos (2,2%). A Tabela 64.1 mostra as frequências para cada tipo de uso para as drogas pesquisadas.

TABELA 64.1 – Frequência de uso de drogas por estudantes do ensino fundamental e médio da rede pública, segundo tipo de uso e droga consumida, nas 27 capitais brasileiras, 2010.

Drogas	Na vida	No ano	No mês	Frequente	Pesado
Solventes/inalantes	8,7	5,2	2,2	0,2	0,3
Maconha	5,7	3,7	2	0,3	0,4
Ansiolíticos	5,3	2,6	1,3	0,1	0,1
Cocaína	2,5	1,8	1	0,2	0,2
Anfetamínicos	2,2	1,7	0,9	0,1	0,3
Crack	0,6	0,4	0,3	0	0,1
Anticolinérgicos	0,5	0,4	0,2	0	0
Esteroides/anabolizantes	1,4	–	–	–	–
Êxtase	1,3	–	–	–	–
LSD	1	–	–	–	–
Analgésicos opiáceos	0,6	–	–	–	–
Benflogin®	0,4	–	–	–	–
Ópio/heroína	0,3	–	–	–	–

(continua)

TABELA 64.1 – Frequência de uso de drogas por estudantes do ensino fundamental e médio da rede pública, segundo tipo de uso e droga consumida, nas 27 capitais brasileiras, 2010 (continuação).

Drogas	Tipos de uso %				
	Na vida	No ano	No mês	Frequente	Pesado
Metanfetamina	0,3	–	–	–	–
Ketamina	0,2	–	–	–	–
Energético com álcool	15,4	–	–	–	–
Qualquer droga*	25,5	10,6	5,5	0,8	1,1
Tabaco	16,9	9,6	5,5	0,7	1,5
Álcool	60,5	42,4	21,1	2,7	1,6

(*) Excluindo tabaco e álcool; (–) Dados não colhidos.
Fonte: Adaptada de Carlini et al., 2010.

A prevalência do uso de drogas entre adolescentes aumenta sobremaneira entre crianças/adolescentes em "situação de rua"[1] (Tabelas 64.1 e 64.2). No Levantamento Nacional sobre o Uso de Drogas entre Adolescentes em Situação de Rua nas 27 Capitais Brasileiras, no qual foram entrevistadas 2.807 crianças e adolescentes, Noto et al. (2004) encontraram taxa de uso na vida de 76% para o álcool, 63,7% para o tabaco, 44,4% para solventes, 40,4% para maconha e 24,5% para cocaína, *crack* e merla – preparação obtida da planta coca sob a forma de base e que contém inúmeras impurezas (Tabela 64.3). A maior prevalência de uso de drogas nesta população pode ser explicada pela presença de inúmeros fatores psicossociais de risco para o uso, abuso e dependência de drogas, como pobreza, condições familiares adversas, vivência de maus-tratos, violência, condições educacionais, entre outros.

TABELA 64.2 – Frequência de uso de drogas por crianças e adolescentes em situação de rua, segundo o tipo de uso e droga consumida, nas 27 capitais brasileiras, 2003.

Drogas	Uso na vida %	Uso no ano %	Uso no mês %	Uso pesado %
Tabaco	63,7	52,5	44,5	29,5
Álcool	76	62,4	43	3
Solventes	44,4	36,8	28,7	16,3
Maconha	40,4	32,1	25,4	11,2
Cocaína e derivados	24,5	18,5	12,6	2,4
Medicamentos	13,4	7,4	5	1
Chá	–	2,8	1,3	0,7
Outras	–	3,2	1,4	0,4

(–) Dados não disponíveis.
Fonte: Adaptada de Noto AR et al., 2004.

Comparando-se a prevalência do uso dos diferentes tipos de drogas entre estudantes brasileiros com estudantes da Europa, da América do Norte e de outros países da América do Sul, as diferenças socioeconômico-culturais tornam-se bastante evidentes, tanto em relação à frequência como ao tipo de droga consumida. Como mostra a Tabela 64.4, os brasileiros têm índices de intermediários a baixos de consumo de tabaco, cocaína, ansiolíticos e maconha. Contudo, estão entre os principais consumidores de inalantes e na média mundial quanto ao consumo de álcool (Carlini et al., 2010).

TABELA 64.3 – Comparação da frequência de uso na vida por crianças e adolescentes em situação de rua e por estudantes do ensino fundamental e médio da rede pública, segundo tipo de uso e droga consumida, nas 27 capitais brasileiras.

Drogas	Situação de rua %	Estudantes %
Tabaco	63,7	24,9
Álcool	76	65,2
Solventes	44,4	15,5
Maconha	40,4	5,9
Cocaína e derivados	24,5	2,7

Fonte: Adaptada de Noto et al., 2004.

Um levantamento realizado no Reino Unido observou que 47% dos jovens entre 16 e 24 anos de idade haviam utilizado uma droga ilícita e 17%, alguma droga da classe A (LSD, cocaína, *crack*, heroína, *ecstasy*, cogumelos alucinógenos e metadona), pelo menos uma vez na vida (Condon, Smith, 2003). Nos Estados Unidos, o projeto *Monitoring the Future* realiza inquéritos nacionais com o propósito de produzir informações a respeito do consumo de drogas em amostras representativas da população de estudantes da escola secundária dos 8°, 10° e 12° anos, que são fundamentais para implementar estratégias de prevenção, assim como direcionar recursos para tratamentos específicos, se necessário. Dados proporcionados pelo projeto revelam que o álcool é a substância com maior prevalência de uso nos três grupos, independentemente do padrão de consumo pesquisado – na vida, no ano ou no mês.

A oferta, o preço e o acesso também exercem especial influência entre os adolescentes sobre os tipos de drogas mais consumidas. Por exemplo, como pode ser visto na Tabela 64.1, excetuando-se o álcool e o tabaco, as drogas com maior prevalência de uso na vida entre os estudantes brasileiros são, nesta ordem, os solventes, maconha, ansiolíticos, cocaína e anfetamínicos – com exceção da maconha e da cocaína, trata-se de substâncias que podem ser encontradas nas residências desses adolescentes ou obtidas em farmácias (esmalte, benzina, calmantes e remédios para emagrecer).

As condições de vida e a rotina diária também exercem importante papel sobre o consumo de substâncias psicoativas em geral, tanto sobre os tipos de drogas como sobre a frequência de uso. Por exemplo, a Tabela 64.3 mostra a comparação dos dados obtidos no ano de 2004 e 2003, respectivamente, entre os estudantes e crianças/adolescentes em situação de rua, constatando-se que estes últimos apresentam prevalências de uso na vida muito maiores.

Ainda que o consumo de substâncias psicoativas seja um fenômeno crescente e em expansão em várias partes do mundo, esse conceito não pode ser generalizado. Segundo relatório

TABELA 64.4 – Prevalência de uso "na vida" de drogas entre adolescentes do ensino médio: comparação entre países.

Drogas	Brasil	Chile	Venezuela	França	Itália	Grécia	EUA
Álcool	60,5[1]	78,9[2]	47,2[3]	84[4]	84[4]	94[4]	53,6[5]
Cigarro	16,9[1]	57,2[2]	*	55[4]	58[4]	39[4]	30,9[5]
Maconha	5,7[1]	26,5[2]	1,7[3]	31[4]	27[4]	9[4]	30,4[5]
Solventes	8,7[1]	7,9[2]	0,7[3]	6[4]	6[4]	13[4]	12,1[5]
Cocaína	2,5[1]	5,9[2]	0,6[3]	4[4]	3[4]	1[4]	3,8[5]
Ansiolíticos/tranquilizantes	5,3[1]	15,6[2]	15,8[3]	10[4]	5[4]	4[4]	6,6[5]
Anfetamina	2,2[1]	2,6[2]	6,4[3]	2[4]	3[4]	2[4]	8,9[5]

Fonte: 1. Carlini ELA et al., 2010. 2. SENDA, 2011. 3. CICAD, 2011. 4. ESPAD, 2015. 5. Monitoring the Future study, The University of Michigan, 2012.

produzido pelo Escritório das Nações Unidas sobre Drogas e Crimes (UNODC, 2015), levantamentos entre estudantes dos Estados Unidos encontraram um declínio no consumo de cocaína, como mostram os dados do relatório do *Monitoring the Future*. Segundo esse levantamento, os níveis de uso de cocaína no ano estiveram entre os menores percentuais detectados desde que o monitoramento foi iniciado. Essa prevalência foi de 2,5% entre estudantes do 12º ano (equivalente ao último ano do ensino médio no Brasil), uma diminuição bastante significativa frente ao pico encontrado em 1985 (13,1%). Essa queda também foi observada quanto ao uso do *crack*. Quanto à maconha, o consumo se estabilizou nos últimos anos, após um aumento no início dos anos 1990 e uma queda ao final desta década.

Essa diminuição do uso também foi observada quanto ao uso de solventes/inalantes, que se encontram nos menores níveis desde o início do monitoramento, e também para alucinógenos e anfetamínicos, incluindo metanfetamina. Os níveis de uso de tabaco e álcool também estão entre os menores já reportados nesse levantamento.

No Brasil, as tendências de uso observadas têm algumas diferenças em relação às dos Estados Unidos. Nos levantamentos realizados pelo Centro Brasileiro de Informações sobre Drogas Psicotrópicas (CEBRID) em 1987, 1989, 1993, 1997, 2004 e 2010, pode-se observar uma tendência de crescimento de uso na vida de maconha e cocaína. Contudo, o uso na vida de álcool, tabaco, solventes e ansiolíticos teve uma tendência de queda no período. Também são observadas algumas diferenças no padrão de consumo de substâncias de acordo com o gênero do adolescente. Ainda que pareça haver alguma diminuição dessas diferenças com o passar dos anos (Peiper et al., 2016), historicamente os indivíduos do sexo masculino apresentam maior chance de consumo de drogas ilegais e os do sexo feminino, de medicações sem prescrição médica, como pode ser observado na Tabela 64.5.

Uma questão que não deve cair no esquecimento é o problema do uso abusivo de esteroides anabolizantes por adolescentes. Há quase 20 anos, Bahrke et al. (1998), em uma revisão da literatura, já haviam identificado prevalência de uso dessas substâncias de até 6,6% em adolescentes do sexo masculino de uma escola de 1º e 2º graus, sabendo que o risco de uso chega a ser duas a três vezes maior neste sexo, quando comparado com o sexo feminino. Estudos americanos também mostram que o risco é maior na população branca do que na afro-americana e que a média de idade do início do uso é de 14 anos, com relatos de uso até antes dos 10 anos.

TABELA 64.5 – Frequência de uso na vida de drogas por estudantes do ensino fundamental e médio da rede pública, segundo gênero, nas 27 capitais brasileiras, 2010.

Drogas	Gênero % Masculino	Gênero % Feminino
Maconha	7,2	4,3*
Cocaína	3,6	1,5*
Crack	0,8	0,4*
Anfetamínicos	1,6	2,7*
Solventes/inalantes	9,4	8,1*
Ansiolíticos	3,6	6,7*
Anticolinérgicos	0,6	0,5
Analgésicos opiáceos	0,5	0,6
Esteroides/anabolizantes	2,3	0,5*
Ópio/heroína	0,4	0,2*
LSD	1,2	0,7*
Êxtase	1,5	1*
Metanfetamina	0,4	0,2
Ketamina	0,3	0,1
Benflogin®	0,6	0,3*
Energético com álcool	16,7	14,1*
Qualquer droga[a]	26,2	24,9*
Tabaco	16,4	17,3
Álcool	58,9	62,1*

(*) Indica significância estatística com $p \leq 0,05$; ([a]) Excluindo tabaco e álcool.

Fonte: Adaptada de Carlini et al., 2010.

O uso de anabolizantes é mais provável de ocorrer em atletas que recebem algum patrocínio. Os esportes mais relacionados com o uso de esteroides anabolizantes são aqueles dependentes da força e do desenvolvimento de massa muscular, como futebol americano, luta, entre outros. Há também um número razoável de adolescentes que usam esteroides e não participam de competições esportivas, estando envolvidos em musculação e levantamento de peso em uma tentativa de melhorar a aparência, como consequência de insatisfação com a própria imagem corporal. O uso de esteroides também aparece associado ao uso de outras drogas ilícitas.

Os levantamentos epidemiológicos realizados com amostras da população geral – estudantes, trabalhadores e pesquisas domiciliares – tendem a subestimar a prevalência de uso de substâncias psicoativas, uma vez que os usuários tendem a faltar ou abandonar a escola, ou até mesmo não apresentar endereço fixo. Por outro lado, as pesquisas desenvolvidas em instituições, centros de atendimento geral de saúde – não só para dependentes – ou com crianças/adolescentes em situação de rua mostram tendência a superestimar essas prevalências. Nesses locais ou situações, concentram-se os casos que apresentam uso problemático de drogas, quer seja pelas consequências do uso (afastam-se da família e abandonam suas casas) ou porque vão em busca de tratamento para a própria dependência ou para problemas físicos causados por esta.

No Brasil, são poucos os dados sobre os adolescentes internados por uso de drogas até o momento. Carlini-Cotrim e Carlini (1987b) mostraram que os adolescentes internados por problemas de conduta apresentam menor prevalência de uso na vida de solventes (34,8%), maconha (28,3%), anticolinérgicos (13%) e cocaína (8,7%) do que crianças/adolescentes em situação de rua. Entretanto, os adolescentes internados consomem mais drogas do que os estudantes das capitais brasileiras, conforme os dados já apresentados.

As pesquisas sobre uso de drogas na população geral ou em populações específicas representam apenas uma parte da realidade. Para se traçar um panorama mais abrangente e estimar as prevalências de uso, características dos usuários e extensão dos problemas causados pelo uso indevido, é necessária a complementação dos dados por meio desses diferentes tipos de estudo. Como salientaram Galduróz et al. (1997), o mundo das drogas é dinâmico e necessita de avaliações regulares e repetidas nos diferentes segmentos populacionais. As diferenças encontradas nesses estudos não são reflexo apenas de diferenças metodológicas, mas representam realidades diferentes. Portanto, além dos levantamentos epidemiológicos, também são necessários estudos qualitativos para ajudar a estabelecer padrões de intervenções que melhor se ajustam às diferentes populações-alvo. Mediante a somatória das informações obtidas pelos diferentes tipos de estudos, com diferentes amostras, é possível avaliar as tendências de evolução do problema, permitindo o redimensionamento das ações preventivas universais, seletivas e indicadas nas diferentes populações-alvo.

O consumo de álcool e de outras drogas tem importante impacto na vida dos adolescentes e pode afetar seu desempenho na futura vida adulta (Kandel et al., 1986). Diante disso, o entendimento dos fatores de risco e das características de uso entre os jovens é útil nos esforços para prevenir a evolução do uso experimental[1] para a situação de dependência, cujas consequências são maiores, evitando pior prognóstico.

Uso de substâncias psicoativas na adolescência – comportamento normal ou patológico?

Para conquistar sua própria identidade e de sua autoconfiança e na busca de sua independência, o adolescente experimenta diferentes comportamentos e atitudes. Essa tendência reflete não só a busca por uma identidade própria, mas também o desejo de ser visto como um indivíduo autônomo, adulto. Assim, o adolescente se baseia, questiona, adapta e adota os modelos de comportamento adulto de que dispõe, sendo o uso de álcool, tabaco e de drogas apenas mais um entre vários modelos. A escolha do uso experimental ou do uso regular dessas substâncias se dá sob a influência de vários fatores presentes em seu desenvolvimento, especialmente a importância para o adolescente do comportamento e atitudes dos amigos. Porém, a evolução do uso até o aparecimento de transtornos pelo uso de substâncias depende também de fatores incontroláveis para o adolescente, como influência genética, capacidade de metabolização das drogas consumidas, impacto desse uso nas funções cognitivas e funcionamento orgânico.

Bukstein (1995) afirma que, dada a elevada prevalência de consumo de algumas substâncias, entre elas, o álcool, tabaco e também algumas substâncias ilícitas, o uso experimental dessas drogas deveria ser considerado um comportamento dentro do padrão normal de desenvolvimento do adolescente. Ainda que o consumo de álcool e tabaco seja legalmente proibido para menores de 18 anos no Brasil, o uso de algumas substâncias não deveria ser visto automaticamente como patológico. Lawson e Lawson (1992) abordam o abuso de substâncias psicoativas na adolescência mais como um comportamento do que como doença.

Este, porém, é um tema de pouco consenso entre os profissionais que trabalham na área de tratamento de abuso e dependência de álcool e drogas. Se, por um lado, alguns autores divergem quanto à forma com que é feito o diagnóstico de dependência de drogas em adolescentes, por outro, deve haver algum mérito na visão de que, ao menos em alguns casos, o comportamento do adolescente em relação ao abuso de álcool e/ou drogas pode não ser, obrigatoriamente, sinônimo de patologia (Morrison et al., 1993). Perkonigg et al. (1999) estudaram o uso de maconha por adolescentes, acompanhando-os por 19,7 meses. Os autores mostraram que a taxa de remissão espontânea do uso foi de 47,4% para aqueles que, no início do estudo, relataram ter usado maconha apenas uma vez; 26,1% para aqueles que relatavam um "uso regular"; 19% para os que faziam "uso considerável" e 15% para os que faziam "uso intenso". Com isso, os autores concluíram que há uma relação "dose-resposta" em que, quanto mais frequente o uso no início, maior a probabilidade de "uso intenso" posterior. Além disso, afirmam que o uso de maconha na adolescência parece ser muito menos transitório do que se imagina. Entretanto, estudos recentes mostram os prejuízos do uso precoce de maconha – antes dos 18 anos – no funcionamento cognitivo, na motivação e no desencadeamento de outros transtornos psiquiátricos, sendo algumas dessas consequências irreversíveis mesmo após interrupção de uso (Volkow et al., 2016; Lisdahl et al., 2014). Portanto, o uso de substâncias psicoativas na adolescência pode ter grande impacto no desenvolvimento cerebral e funcionamento cognitivo, desencadeando uma ampla gama de consequências não intencionais, com implicações profundas e duradouras para a saúde desses indivíduos. Assim, adolescentes que utilizam substâncias psicoativas merecem avaliação e acompanhamento periódico, independentemente da ocorrência de transtornos pelo uso de substâncias, pelo risco de comprometimento do desenvolvimento e funcionamento cerebral.

Fatores de risco associados à experimentação e à manutenção do uso

Os pré-adolescentes e adolescentes são indivíduos em desenvolvimento. É por volta dos 9 ou 10 anos que o pensamento da criança evolui da lógica concreta para as operações abstratas. A capacidade de interpretação presente nos adolescentes é consequência do desenvolvimento de sua recém-adquirida capacidade crítica de fazer julgamentos. Porém, a evolução cognitiva é elástica, podendo regredir em alguns momentos. O púbere pode perder as características infantis do pensamento, que eventualmente reaparecem quando ele estiver sob forte tensão. Quanto mais tranquila for a interação da criança com o ambiente, mais tranquilamente ocorrerá o amadurecimento psíquico. As fontes de estresse mais frequentes nessa fase são as transformações corporais e as dificuldades para estabelecer novas relações e interações sociais (influências ambientais).

Na adolescência, as estruturas cerebrais responsáveis pela percepção temporal ainda estão em amadurecimento, sendo este um dos motivos pelo maior imediatismo e valorização do presente nessa faixa etária. Da mesma forma, as estruturas cerebrais responsáveis pela percepção das emoções, estabelecimento de relações (o chamado "cérebro social") e pelo controle dos impulsos ainda se encontram imaturas (Sebastian et al., 2010). Ou seja, o adolescente é capaz de imaginar algumas situações (pensamento abstrato), tem muitas ideias e energia para colocá-las em prática, porém sua capacidade de avaliar riscos, pensar nas consequências e organizar temporalmente a relação de causa-efeito ainda é imatura, sobretudo quando influenciado por aspectos emocionais, a pressão do grupo e o desejo de prazer imediato. São essas características presentes nesta fase que os deixam mais vulneráveis para o uso abusivo de drogas, especialmente se o acesso for fácil e estiverem em um ambiente que aceita esse comportamento. Para avaliar os fatores de risco e protetores aos quais os adolescentes estão expostos, é preciso ter em mente esses aspectos do desenvolvimento neurocognitivo e emocional dessa faixa etária.

Os fatores que levam um adolescente a beber ou usar drogas são vários (Kaminer, 1994a; Kandel, Yamaguchi, 1993; Dupre et al., 1995). Algumas pesquisas tentaram analisar quais seriam os fatores de risco mais importantes, porém os resultados foram conflitantes. Cada caso é um caso, com influência maior de um ou outro fator de risco, geralmente envolvendo vários e os fatores envolvidos devem ser analisados em conjunto.

A curiosidade natural dos adolescentes é um dos fatores de maior influência na experimentação de álcool e de drogas, ao lado de fatores externos, como opinião dos amigos e facilidade de obtenção das substâncias. A curiosidade do adolescente o impulsiona a experimentar novas sensações e prazeres. O adolescente vive o presente, busca realizações imediatas e os efeitos das drogas vão ao encontro desse perfil, proporcionando o prazer passivo e imediato. Atualmente, o fácil acesso, o baixo custo das drogas e a maior aceitação do uso de algumas substâncias, como a maconha, tornam quase inevitável o acesso dos adolescentes a elas e a oportunidade de experimentação.

O fácil acesso às drogas e a oportunidade de uso são fatores importantes no início do consumo. Um estudo com americanos maiores de 12 anos (National Household Surveys on Drug Abuse – NHSDA) verificou que o tempo existente entre a primeira oportunidade de uso e o primeiro uso foi de 1 ano para maconha, cocaína, alucinógenos e heroína (Van Etten, Anthony, 1999). Os índices de oportunidade de uso (51% tiveram oportunidade de uso de maconha, 24% de cocaína, 14% de alucinógenos e 5% de heroína) foram comparáveis à ordem de prevalência do uso dessas drogas (maconha sendo a droga mais usada etc.). Um dado interessante foi que as diferenças de prevalência de uso de drogas entre os sexos puderam ser reconstituídas pelas diferenças de oportunidade de experimentar drogas, e não em função da probabilidade de iniciar o uso. Assim como os meninos, a mesma proporção de meninas que tiveram a oportunidade de usar determinada droga acabou fazendo uso desta, com frequência igual à dos meninos. A diferença está em que menos meninas têm oportunidade de usar drogas, o que ocorreu para todas as drogas estudadas. O mesmo foi encontrado em 6.477 estudantes do Panamá (Delva et al., 1999).

Entre os fatores externos, a influência dos "modismos" é particularmente importante sobre os adolescentes (Kandel, Yamaguchi, 1993). A moda reflete a tendência do momento e os adolescentes são particularmente vulneráveis a essas influências. Eles estão saindo da infância e começando a ganhar autonomia para escolherem suas próprias roupas, suas atividades de lazer, enfim, definir seu próprio estilo. Para esses jovens, a moda influenciará na escolha desse estilo, salientando-se a pressão da turma, os modelos dos ídolos e os exemplos que esses jovens tiveram dentro de casa (os pais), ao longo de sua infância.

Atualmente, o uso indiscriminado de medicamentos, como remédios para relaxar, medicamentos para melhorar o desempenho sexual, medicações para dormir, entre outros, dão ao jovem a impressão de que, para qualquer problema, há sempre uma alternativa química que não requer grandes esforços, de ação rápida, enfim, resposta consoante com o imediatismo característico da juventude. A maior ou menor influência desses modelos e modismos no processo de maturação do adolescente dependerá de suas características internas que, por sua vez, refletirão mais o padrão de uso de droga que esse jovem fará. A forma de uso – experimental ou regular – das substâncias sofre influência dos fatores presentes em seu desenvolvimento, especialmente a autoestima. O jovem inseguro, com baixa autoestima, tende a dar mais importância ao comportamento e às atitudes dos amigos, estando, portanto, mais vulnerável às pressões externas e mensagens de uso de drogas.

A família pode ser um fator de risco ou protetor para o uso de substâncias psicoativas (McKay et al., 1991). Em primeiro lugar, existe o fator genético: filhos de pais dependentes de álcool e/ou drogas apresentam quatro vezes mais risco de também se tornarem dependentes. Uma série de estudos realizados com gêmeos aborda a questão da hereditariedade dos transtornos relacionados ao uso de drogas. Um estudo norte-americano com gêmeos mono e dizigóticos, em tratamento para abuso de álcool e/ou drogas, apontou que tanto fatores ambientais como genéticos contribuem para o uso e abuso/dependência de drogas ilícitas (Van Den Bree et al., 1998). A hereditariedade estimada foi maior para o abuso/dependência de cocaína, estimulantes, maconha e álcool, enquanto os fatores ambientais contribuíram mais para o uso inicial e ocasional dessas substâncias. Labuda et al. (1997) controlaram a variável "proximidade emocional" entre os gêmeos em tratamento para uso de substâncias e concluíram que as diferenças de taxa de concordância entre mono e dizigóticos não são artefatos das diferenças de proximidade entre os dois grupos, e sim representam influências genéticas na vulnerabilidade ao uso da substância. De forma geral, a herdabilidade para transtornos relacionados ao uso de substância parece estar entre 40% e 60% e a influência genética sobre esses transtornos parece aumentar com o desenvolvimento dos adolescentes (Meyers et al., 2010). Ou seja, os fatores externos influenciam o início de uso, a experimentação; porém, a evolução para quadros de transtorno por uso de substâncias dependerá de características individuais – desenvolvimento neurocognitivo e emocional, presença de comorbidades, influência genética.

Outro aspecto de fundamental importância é o papel da família na formação do adolescente. É função da família proporcionar que a criança aprenda a lidar com limites e frustrações. Crianças que crescem em um ambiente com regras claras, geralmente são mais seguras e sabem o que devem ou não fazer para agradar. Quando se defrontam com um limite, sabem lidar com a frustração, por terem desenvolvido recursos próprios para superá-la. Sem regras claras, a criança busca os limites dentro de casa, adotando um comportamento desafiador com os pais. Posteriormente, na adolescência, o adolescente tenderá a repetir o comportamento desafiador fora de casa, em um momento em que está começando sua vida fora do núcleo familiar. É natural que esse adolescente se sinta inseguro e, na tentativa de descobrir as regras do mundo, também testará os limites, deparando-se com frustrações. Nesse momento, serão necessários mecanismos para lidar com frustrações que não foram desenvolvidos.

Dessa maneira, as drogas podem surgir como "solução mágica": o seu consumo faria todos os sentimentos ruins desaparecerem por alguns instantes, sem necessidade de esforços maiores. Na adolescência, sem a proteção da família, o adolescente desafiador e que não sabe lidar com frustrações apresenta maior risco para desenvolver uso indevido de substâncias. Contrariamente, pesquisas mostram que o monitoramento próximo dos pais sobre o desenvolvimento dos filhos e o bom vínculo entre eles são importantes fatores protetores em relação ao uso de drogas (Stanton, 2000).

Também precisa ser ressaltada a influência de um ambiente estressante. A ocorrência de maus-tratos e de outros eventos estressantes (como divórcio dos pais, violência familiar e adversidade econômica) nos primeiros anos de vida está associada com um início mais precoce de transtornos relacionados ao uso de álcool e de dependência de substâncias no início da idade adulta. Supõe-se que esse ambiente estressor resultaria em alterações perenes no eixo hipotálamo-hipófise-adrenal e no circuito corticomesolímbico (que está envolvido nos mecanismos de recompensa), as quais aumentariam o risco de desenvolver esses transtornos (Enoch, 2011). Além disso, o estresse emocional precoce acarreta alterações de funcionamento cognitivo, aumentando a impulsividade dos adolescentes e dificultando o controle de impulsos (Oliveira et al., 2016).

Analisando-se os fatores internos do adolescente que podem facilitar o uso de álcool e drogas, merecem destaque a insatisfação e a não realização em suas atividades e a insegurança (Scivoletto, 1997). Os adolescentes precisam sentir que são bons em alguma atividade e esse destaque representará sua identidade e sua função dentro do grupo. O adolescente que não consegue se destacar nos esportes, estudos, relacionamentos sociais, entre outros, pode buscar nas drogas a sua identificação. A insegurança quanto ao seu desempenho também exerce o mesmo papel, no sentido de empurrá-lo para experimentar atividades nas quais se sinta mais seguro. Em relação ao uso de esteroides anabolizantes, a insatisfação com a própria imagem corporal e a supervalorização de atributos físicos, que acabam tendo um papel na manutenção da autoestima desses adolescentes, são fatores de risco para o uso dessas substâncias (Bahrke et al., 1998). Essa função que a droga passa a assumir na vida desses adolescentes deverá ser obrigatoriamente revista durante o tratamento.

Masse et al. (1997) pesquisaram a relação entre as características de personalidade de crianças do jardim da infância e o uso de drogas na adolescência. Observaram que personalidades com traços proeminentes de "busca de sensações" (*sensation seeking*) e pouco "evitadoras de danos" (*harm avoidance*) foram preditoras de uso precoce de substâncias na adolescência.

Os sintomas depressivos na adolescência e as crises de angústia que, em muitos casos, fazem parte da adolescência normal, são também fatores de risco (Madianos et al., 1994; Yamaguchi, Kandel, 1984b; Scivoletto et al., 1996b). O jovem que está triste, desanimado ou mesmo ansioso e angustiado tende a buscar atividades ou coisas que o ajudem a melhorar. Os efeitos das drogas podem proporcionar, de forma imediata, uma melhora desses sintomas, sendo uma tentativa de "automedicação". Quanto mais impulsivo e menos tolerante à frustração for o adolescente, maior será esse risco.

A presença de comorbidades aumenta o risco para o desenvolvimento de transtornos por uso de substâncias na adolescência. Um estudo de Conway et al (2016), que avaliou 10.123 adolescentes de 13 a 18 anos nos Estados Unidos, identificou um risco maior para o desenvolvimento de abuso de álcool ou de substâncias ilícitas em adolescentes que receberam algum diagnóstico psiquiátrico na vida; em especial, transtornos de ansiedade ou comportamentais. Um estudo de Fidalgo et al. (2016) encontrou resultados nessa linha. Eles avaliaram 2.532 estudantes de 15 a 18 anos de escolas públicas e privadas do estado de São Paulo e encontraram maior chance de ter havido uso no último mês de álcool (OR = 1,51; IC 95% 1,22 a 1,88), tabaco (OR = 1,82; IC 95% 1,25 a 2,6) ou maconha (OR = 1,79; IC 95% 1,21 a 2,64) entre os adolescentes com resultado clinicamente significativo no *Strengthsand Difficulties Questionnairee*, um instrumento que avalia dificuldades emocionais e comportamentais. Segundo estudo desenvolvido com adolescentes dependentes, aqueles que apresentavam sintomas depressivos evoluíram mais rápido da experimentação para o uso regular e também consumiam drogas mais fortes, como a cocaína, em alguns casos sem o uso anterior de substâncias mais "leves", como a maconha (Scivoletto, 1997). No tratamento, todos os quadros comórbidos devem ser pesquisados e tratados, com influência direta no prognóstico.

É importante ressaltar também que o início precoce de uso de substâncias parece ser um fator de risco para a evolução para um transtorno relacionado ao uso de substâncias na vida adulta. Está bem estabelecido na literatura que indivíduos que experimentam álcool antes dos 15 anos de idade têm risco significativamente mais alto de receber um diagnóstico de dependência dessa substância e de apresentarem psicopatologia relacionadas a déficits inibitórios do que quem o experimenta pela primeira vez após os 20 anos (Meyers, Dick, 2010).

Em resumo, as pesquisas sobre os fatores de risco nessa área são muitas. De forma geral, os fatores externos e internos interagem, não sendo possível isolar a ação de cada um deles. Os citados com maior frequência são: uso de drogas pelos pais e amigos; desempenho escolar insatisfatório; relacionamento deficitário com os pais; baixa autoestima; sintomas depressivos; ausência de normas e regras claras associadas à baixa tolerância do meio às infrações; necessidade de novas experiências e emoções; baixo senso de responsabilidade; pouca religiosidade; antecedente de eventos estressantes; uso precoce de álcool. Os resultados dessas pesquisas são conflitantes provavelmente porque existem conjuntos diversos de fatores que agem em diferentes estágios da progressão do envolvimento com drogas. Quanto maior o número de fatores de risco presentes, maior a intensidade de uso e maior o risco de progressão para drogas mais fortes e o desenvolvimento de transtornos pelo uso de substâncias na vida adulta. Ao passo que, quanto menos fatores de risco presentes, mais "protegido" estará o adolescente em relação ao uso de drogas (Dupre et al., 1995).

Progressão do consumo de substâncias psicoativas pelos adolescentes

Estudos realizados com adolescentes americanos mostram que o consumo de drogas nessa faixa etária ocorre em estágios, iniciando-se com o uso de cerveja e vinho, com posterior consumo de bebidas destiladas e tabaco. No terceiro estágio, está a maconha e, posteriormente, se dá o consumo de opioides, cocaína, com os alucinógenos aparecendo em último estágio (Kandel et al., 1992; Kandel, Yamaguchi, 1993; O'Donnell, Clayton, 1982). Nesse país, a média de idade de início do uso de álcool é ao redor de 14 anos e o de outras drogas, aos 15 anos (Lopes et al., 2013).

No Brasil, após o uso de álcool e tabaco, a principal droga de início de uso varia de acordo com a população. Entre as crianças e adolescentes em situação de rua, o primeiro episódio de consumo de bebidas alcoólicas e de tabaco ocorreu, para a maioria, antes da situação de rua. Em relação às demais drogas, na maioria dos casos (31%), o primeiro episódio ocorreu depois, com o uso de solvente (27,1%) ou maconha (20,4%). Porém, para os adolescentes internados por problemas de conduta, a droga de estreia foi a maconha (Carlini-Cotrim et al., 1987b). Para os adolescentes que buscavam tratamento ambulatorial para dependência, o padrão de progressão encontrado foi semelhante ao descrito na literatura internacional: iniciaram com o consumo de álcool ou tabaco (aos 12 anos em média), passando para o uso de maconha e inalantes (aos 13,3 anos), cocaína e *crack* (14,2 anos) e nos estágios finais ocorreu o uso de alucinógenos (14,7 anos) (Morihisa, 2006), conforme a Figura 64.1. O levantamento do CEBRID de 2010 (Carlini et al., 2010) trouxe resultados semelhantes, porém com alguns aspectos diferentes. O consumo de álcool e tabaco iniciou-se um pouco após do que o observado em levantamentos anteriores: 13 × 12 anos e, o primeiro uso das drogas ilícitas, entre 14 e 15 anos, o que pode ser reflexo do aumento dos programas de prevenção.

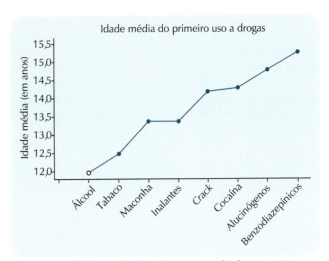

FIGURA 64.1 – Idade média do primeiro uso de drogas entre adolescentes em tratamento ambulatorial para transtornos por uso de substâncias.
Fonte: Adaptada de Morihisa RS, 2006.

Todos os levantamentos realizados, independentemente de onde são feitos, mostram uma evolução em estágios no envolvimento e uso de drogas, com variações quanto às drogas de início e a sequência de evolução (Madianos et al., 1994; Kandel, Yamaguchi, 1993; Boyle et al., 1992). As substâncias legalizadas para consumo pelos adultos, por exemplo, álcool e tabaco, tendem a preceder e aumentam o risco de uso de outras drogas ilícitas. Por exemplo, é pouco provável que um adolescente experimente maconha sem antes ter feito uso de álcool ou tabaco. Poucos são aqueles que iniciam o uso de drogas ilícitas, que não maconha, sem o uso prévio desta. As diferenças encontradas, principalmente com relação à primeira droga consumida, refletem mais uma vez a influência de fatores ambientais – disponibilidade da droga, custos, influências culturais e dos meios de comunicação – no início e na continuidade do uso de substâncias entre os adolescentes (Yamaguchi, Kandel, 1984a; Madianos et al., 1994; Kandel, Yamaguchi, 1993). Todavia, Perkonigg et al (1999) verificaram que a idade, por si só, aumenta o risco de uso abusivo e dependência de maconha, ou seja, o uso de outras drogas não depende apenas das substâncias usadas nos estágios anteriores.

A questão da "porta de entrada para as outras drogas" é tema controverso. Até alguns anos atrás, era atribuído à maconha esse papel. Atualmente, várias pesquisas têm mostrado que o melhor marcador de risco para evolução para o consumo de outras drogas é o uso regular de bebidas destiladas. O adolescente que começa a beber todos os finais de semana ou até com maior regularidade, faz uso de bebidas destiladas e bebe para sentir o efeito da bebida, tem grande chance de passar a consumir outras drogas. Esse adolescente está buscando o efeito: a alteração de seu estado psíquico. No momento em que começar a ficar tolerante aos efeitos do álcool ou quando achar que estes "não são mais novidade", ele pode experimentar outras drogas. Esta é uma das características do uso de drogas na adolescência: os adolescentes querem efeitos diferentes, vão em busca do "barato" proporcionado pela droga.

Zoccolillo et al. (1999) verificaram que, apesar de o uso de álcool ser mais prevalente em adolescentes, seu uso problemático e frequente é muito menos comum do que o das drogas ilícitas. Além disso, entre aqueles que usaram tanto álcool como drogas ilícitas, há uma considerável especificidade do uso problemático somente de drogas ou de álcool e drogas (sendo brigas uma exceção possível). Esses achados sugerem que o tipo de droga ilícita, e não somente características do adolescente, explica essas diferenças no uso problemático dessas substâncias.

Consequências do uso de drogas no desenvolvimento do adolescente

O uso de substâncias psicoativas afeta, diretamente, a cognição, a capacidade de julgamento, o humor e as relações interpessoais, áreas que já estão vulneráveis na adolescência normal por estarem em fase de amadurecimento (Miller et al., 1991). O prejuízo na capacidade de processar novas informações, juntamente com as alterações na capacidade de concentração e retenção causadas pelo uso dessas substâncias, pode prejudicar o desempenho escolar e o rendimento final de muitos adolescentes que fazem uso de álcool e/ou drogas (Cunha et al., 2015). Também parece haver uma associação de uso de substâncias na adolescência e menor tempo de estudo. Um estudo de Horwood et al. (2010), que avaliou dados de três coortes da Australásia, incluindo mais de 6 mil participantes, identificou que pessoas que iniciaram o uso de *cannabis* antes dos 15 anos tiveram menos anos de escolaridade do que os que iniciaram o uso após os 18 anos.

A adolescência é um período crítico na formação da identidade e desenvolvimento da personalidade. O uso regular e a eventual dependência de álcool e drogas nessa fase podem resultar em inconsistências ou deficiências na personalidade futura (Newcomb, Bentler, 1989; Kandel et al., 1986). Em muitos adolescentes e adultos dependentes de drogas, foi identificado um corte no desenvolvimento, em que a maturação se interrompeu quando se desenvolveu a dependência de substâncias psicoativas. Um dos principais pontos na formação da identidade na adolescência é a individuação que, quando completada com sucesso, é caracterizada pelo autocontrole e autoestima. Caso a maturação seja interrompida durante o processo de individuação, a personalidade resultante pode ser excessivamente dependente de fatores externos, em vez dos internos, na determinação de comportamentos e identidade. A baixa autoestima, encontrada em alguns adolescentes, os tornam mais influenciáveis pelo grupo no que diz respeito ao comportamento e estilo de vida (Dupre et al., 1995), o que poderia ocasionar o início e, posteriormente, a manutenção do consumo de substâncias psicoativas.

É importante lembrar que a adolescência é um período de especial vulnerabilidade ao efeito das drogas tendo em vista que nela ocorrem etapas críticas do neurodesenvolvimento, como *pruning* de sinapses (eliminação das conexões mais frágeis) e aumento da mielinização. Além disso, o sistema endocanabinoide parece estar relacionado à regulação desses processos, de modo que os canabinoides exógenos poderiam ter um efeito ainda maior nessa faixa etária (Lidahl et al., 2014; Volkow et al., 2016). Pessoas que receberam o diagnóstico de dependência de maconha antes dos 18 anos, por exemplo, apresentaram maior redução de QI dos que os que receberam esse diagnóstico na vida adulta (Meier et al., 2012).

O uso de maconha na adolescência parece estar associado a alterações em estruturais cerebrais, como em regiões temporal medial (amígdala e hipocampo), frontal e cerebelo e menor complexidade da girificação, ainda que essas alterações possam também estar relacionadas pelo uso concomitante de álcool. Estudos de ressonância magnética funcional indicam alterações na conectividade de algumas regiões cerebrais (como entre hipocampo e corpo caloso) e no funcionamento cerebral, com um possível pior funcionamento das regiões relacionadas ao processamento de novas memórias, alterações estas que aprecem estar relacionadas ao uso de maconha, mas ainda são necessários mais estudos nessa área (Lisdahl et al., 2014; Volknow et al., 2016). Também já foram documentadas diversas alterações cerebrais com o uso de outras substâncias na adolescência, principalmente em lobo frontal (como diminuição da espessura do córtex pré-frontal), mas também no temporal e parietal, entre outras, no caso do uso de álcool (Silveri et al., 2016).

Outro ponto que deve ser ressaltado é associação entre uso de maconha e o desenvolvimento de quadros psicóticos crônicos. Essa associação é mais forte nos que apresentaram uso frequente ou intenso na adolescência e início mais precoce do uso, corroborando a ideia de uma maior vulnerabilidade presente nessa fase da vida (Volknow et al., 2016).

O uso de drogas e álcool na adolescência também afeta o desenvolvimento de funções sociais e o estabelecimento de relações interpessoais. Os adolescentes dependentes de drogas e/ou álcool são frequentemente afastados dos outros jovens da mesma faixa etária, assim como das normas existentes nas atividades rotineiras da adolescência (Kandel, Davies, 1996). Essas atividades, que são preparatórias para a vida adulta, incluem namorar, formar laços fortes de amizade e a participação em grupos e atividades que requerem o desenvolvimento de algumas habilidades sociais, como cooperação e interdependência. Os relacionamentos estabelecidos pelos adolescentes dependentes têm como base, muitas vezes, o consumo de drogas e/ou álcool. Alguns adolescentes utilizam o álcool e as drogas inicialmente para recreação e acabam por não desenvolver outras formas de divertimento ou de descontração. Uma parte deles terá dificuldades em manter relacionamentos afetivos sem o uso dessas substâncias, dificultando ainda mais o estabelecimento de laços mais fortes de relacionamento (Dupre et al., 1995). O uso precoce de substâncias pode comprometer o desenvolvimento do "cérebro social", prejudicando o desenvolvimento de habilidades de comunicação e interação social (Sebastian et al., 2010). Infelizmente, as alterações causadas no processo de maturação dos adolescentes usuários de drogas tendem a permanecer como "lacunas" na sua vida adulta.

Estudos recentes com avaliação neuropsicológica em dependentes de drogas têm observado vários déficits cognitivos, dependendo da substância utilizada, e também de outros fatores como intensidade e frequência de uso, formas de administração, entre outros (Cunha, 2009), conforme resumido no Quadro 64.1.

QUADRO 64.1 – Drogas e principais déficits cognitivos.

Droga	Déficit ou prejuízo cognitivo
Álcool	Atenção, memória, aprendizagem, flexibilidade mental, funções executivas, organização visuoespacial, problemas psicomotores, impulsividade e tomada de decisões[1]
Maconha	Atenção, memória, funções executivas, velocidade psicomotora e destreza manual, velocidade de processamento, aprendizagem e tomada de decisões[2]
Cocaína	Atenção, concentração, memória visual e verbal, aprendizagem, fluência verbal, integração visuomotora, funções executivas e tomadas de decisões[3]
Solventes	Atenção/concentração, memória, lentificação psicomotora, funções visuoespaciais, aquisição de novas informações, funções executivas, planejamento e destreza manual[4]
LSD	Atenção, abstração, flexibilidade mental, memória, aprendizagem, funções executivas e orientação visuoespacial[5]
Ecstasy (MDMA)	Atenção complexa, resolução de problemas, memória verbal e visual, memória operacional e funções executivas[6]

Fonte: [1] Lezak et al., 2004; Bechara et al., 2001; Cunha et al., 2004b; Scaife e Duka, 2009. [2] Solowij et al., 2002; Bolla et al., 2002; Bolla et al., 2005; Schweinsburg et al., 2008; Jacobus et al., 2009; Meier et al., 2012; Lisdahl et al., 2014; Volkow et al., 2016. [3] Bechara et al., 2001; Cunha et al., 2001b; Cunha et al., 2004a; Cunha et al., 2006; Ruiz Sánchez de León et al., 2009; WQoicik et al., 2009. [4] Lezak et al., 2004; Greydanus e Patel, 2005. [5] Carlin e O'Malley, 1996; Greydanus e Patel, 2005. [6] Morgan, 2000; Cunha et al., 2001a; Gouzoulis-Mayfrank e Daumannm, 2006; Schilt et al., 2007.

Como já visto, muitos são os déficits associados ao abuso e à dependência de drogas e não é possível assegurar quanto à recuperação dos déficits após interrupção do uso. Estudo que acompanhou usuários de maconha por mais de 30 anos mostrou que não houve recuperação completa do funcionamento neuropsicológico das pessoas que iniciaram uso de maconha na adolescência (Meier et al., 2012). Em geral, o grau de recuperação depende de vários fatores, como gravidade dos déficits, gênero, idade, tempo de abstinência, nível cognitivo pré-mórbido, estimulação cognitiva, entre outros. Entretanto, existe consenso na literatura a respeito de déficits nas funções executivas dos dependentes químicos, independentemente da substância utilizada (Cunha, 2009). Esses prejuízos, quando não tratados, podem culminar em perda progressiva das funções cognitivas, podendo não somente aumentar a possibilidade de recaída do dependente, como também interferir na aderência aos programas de tratamento (Strickland et al., 1993; Rogers, Robbins, 2001; Cunha et al., 2015).

Além dos prejuízos cognitivos, o uso de drogas, nessa fase, pode interferir no processo de escolha vocacional. A ansiedade e o desconforto por não saber do que gosta são desejáveis e necessárias, pois são elas que impulsionam o adolescente a experimentar novas atividades, buscando aquela em que mais se realiza. Entretanto, se o adolescente utiliza drogas, como álcool ou maconha, para "acalmar ou diminuir" essa angústia, o processo de escolha vocacional pode ser retardado ou até interrompido. Daí a dificuldade que muitos adolescentes usuários esporádicos de maconha encontram para fazer sua escolha vocacional.

Os adolescentes que tiveram suas capacidades cognitivas – por exemplo, aquisição de conhecimentos e capacidade de julgamento e crítica – e de relacionamento prejudicadas pelo consumo de álcool e/ou drogas têm menos estratégias para lidar com fatores estressantes que aparecem na vida diária. Com isso, o bom desempenho dos papéis na vida adulta fica comprometido, uma vez que os eventos estressantes estão relacionados com as responsabilidades de trabalho e das relações sociais e interpessoais, entre outras. Por exemplo, a tarefa de educar filhos também fica prejudicada, pois esses adolescentes, quando adultos, não terão tido a oportunidade de desenvolver estratégias adequadas para lidar com as demandas da paternidade, como promover a educação, saúde e o fornecimento de valores éticos e morais, entre outros. Quanto mais cedo se desenvolve a dependência de substâncias psicoativas na adolescência, maior a probabilidade de ocorrerem atrasos no desenvolvimento e prejuízos cognitivos, sendo maiores as "lacunas" na estrutura de personalidade desse indivíduo (Chen, Kandel, 1995).

Diagnóstico

Existem tantas definições para o transtorno pelo consumo de substâncias psicoativas na adolescência quantos nomes e rótulos. A falta de consenso sobre a definição desse distúrbio na adolescência não surpreende, tendo em vista as diferentes opiniões sobre a natureza do abuso de substâncias (Bukstein, 1995). Na 4ª edição do *Manual diagnóstico e estatístico de transtornos mentais* (DSM-IV, APA, 1994), o diagnóstico de transtorno por uso de substâncias psicoativas, seja o quadro de dependência, seja o de abuso, implicava um padrão de uso mal adaptado da substância, que resultava em disfunções e prejuízos, caracterizados por critérios definidos, separadamente, para uso abusivo e dependência.

Millon (1987) sugere que o diagnóstico teria quatro objetivos principais, além de permitir a remuneração do tratamento realizado:

1. Permitir a comunicação e a troca de informações precisas entre os profissionais de saúde sobre os pacientes.
2. Fornecer dados sobre a incidência e prevalência do problema.
3. Fornecer subsídios para a descrição da evolução natural do problema, que permitiria a elaboração de intervenções terapêuticas.
4. Embasar as pesquisas e organizar os dados obtidos por meio delas. Porém, os critérios empregados para a classificação diagnóstica de abuso e dependência segundo o DSM-IV não eram adequados para descrever as características clinicamente relevantes desses padrões de uso entre adolescentes (Bukstein, 1995).

Os adolescentes que chegam aos centros de tratamento diferem dos adultos quanto ao tempo e à intensidade do uso de drogas, assim como quanto aos tipos de prejuízos causados pelo consumo. Muitas das diferenças encontradas entre essas duas populações que buscam tratamento pelo transtorno por uso de substâncias (TUS) estão relacionadas com a idade desses pacientes. Primeiramente, na grande maioria dos casos, os adolescentes são levados ao tratamento por familiares ou imposição judicial, portanto com muito menos motivação para mudança e maior negação do problema. Os adolescentes começam o consumo de substâncias mais precocemente do que os adultos e iniciam o tratamento com menor tempo de uso (Scivoletto, 1997b). Desse modo, os jovens teriam menos tempo para apresentar deterioração de suas funções sociais, assim como para apresentar problemas psicológicos significativos consequentes ao abuso de substâncias. Contudo, os adolescentes apresentam evolução mais rápida da experimentação até o abuso (Stewart, Brown, 1995; Semlitz, Gold, 1986).

O abuso de múltiplas substâncias também é mais prevalente entre os adolescentes do que na população adulta. Por exemplo, entre 70% e 98% dos adolescentes em tratamento fazem abuso de múltiplas substâncias (Dupre et al., 1995; Brown et al., 1989; Scivoletto, 1997b), comparados com a prevalência que varia de 0% a 55% entre os adultos que também fazem tratamento para dependência (Hesselbrock et al., 1985). Contudo, os adolescentes dificilmente apresentam sintomas físicos de dependência na forma de tolerância e sintomas de abstinência, o que se reflete na baixa necessidade de tratamentos específicos de desintoxicação para essa faixa etária (NIDA, 2014). Uma vez que os adolescentes apresentam menos sintomas físicos de dependência e tendem a minimizar os prejuízos causados pelo abuso de substâncias, seria questionável se o diagnóstico de dependência poderia ser feito nessa faixa etária.

Até o DSM-III-R, os sintomas físicos de tolerância e abstinência eram considerados essenciais para o diagnóstico de dependência (APA, 1980), o que restringia a aplicabilidade desse diagnóstico na população mais jovem. No DSM-IV, por sua vez, os critérios para o diagnóstico de dependência incluíam, além da constatação não obrigatória de sintomas de tolerância e abstinência, a perda de controle sobre o uso e a manutenção do uso, apesar dos prejuízos em diferentes áreas (psicológicos, sociais e físicos) causados pelo uso de substâncias (APA, 1994). Havia a tendência para aumentar a relevância das alterações sociocomportamentais, em detrimento da importância da presença de sintomas físicos para o diagnóstico de dependência e, com isso, um maior número de adolescentes em tratamento para abuso de substâncias passou a ser diagnosticado como dependentes (Stewart, Brown, 1995). É importante lembrar que a maioria dos estudos que procuram validar os critérios diagnósticos – tanto nas versões anteriores do DSM como na atual – é realizada com pacientes adultos.

Por exemplo, dois terços dos adolescentes canadenses (com 15 a 16 anos) que relataram ter usado drogas ilícitas mais de cinco vezes apresentavam uso problemático de drogas: iam à escola sob o efeito de drogas, já tinham praticado esportes intoxicados ou já tinham usado drogas pela manhã. Eles haviam iniciado o consumo de drogas recentemente e o tempo gasto consumindo representava parte significativa de suas vidas (Zoccolillo et al., 1999). Segundo os autores, muitos desses adolescentes não preenchiam critérios do DSM-IV para dependência ou abuso. Por exemplo, o critério para abuso requeria, em relação à escola, "ausências relacionadas à substância, suspensões ou expulsões da escola", e ir à escola intoxicado não era suficiente. No entanto, é evidente que, do ponto de vista do desenvolvimento do adolescente, esse uso é comprometedor: o tempo gasto intoxicado na escola impossibilita o aprendizado; a intoxicação durante a prática esportiva coloca em risco a integridade física desses adolescentes; e o tempo gasto procurando drogas ou intoxicado não propicia bons relacionamentos. Esses achados comprovavam a necessidade de critérios diagnósticos específicos para o uso problemático de drogas na adolescência.

O primeiro grande estudo abordando diretamente a questão dos critérios diagnósticos do DSM-IV para abuso e dependência de drogas em adolescentes foi realizado por Harrison et al. (1998), com base nos dados colhidos pelo Minnesota Student Survey (1995), que reuniu informações sobre o consumo de drogas de 74.008 estudantes. Os autores concluíram que, apesar de os critérios do DSM-IV serem úteis para organizar os conceitos básicos para entender os transtornos relacionados ao uso de substâncias, sua aplicação epidemiológica poderia ser limitada, principalmente para adolescentes.

Em primeiro lugar, a imprecisão de alguns critérios dificultava sua operacionalização em questionários epidemiológicos. Termos como "grandes quantidades", "período mais longo", "desejo persistente", "uso recorrente" e "atividades importantes" não eram definidos e estavam sujeitos a diversas interpretações.

Em segundo lugar, citavam a complexidade do fenômeno da tolerância e a grande variação individual da quantidade de substância necessária para produzir intoxicação. O conceito de falta de controle em relação ao uso também se tornava problemático quando aplicado a adolescentes: muitos iniciavam o uso de maneira "descontrolada", uma vez que uma das razões mais comuns dada por essa população para usar drogas era "curtir um barato". Finalmente, propunham que certos sintomas utilizados como critérios diagnósticos, como problemas físicos relacionados ao uso de substâncias e síndromes de abstinência, poderiam levar anos para se instalar, limitando sua aplicabilidade em adolescentes.

Existiam outros problemas no emprego dos critérios do DSM-IV para adolescentes. De acordo com essa versão, se três critérios de dependência eram preenchidos, o diagnóstico de dependência seria feito. Se um critério de abuso era preenchido, o diagnóstico de abuso era feito. No entanto, quando estavam presentes um ou dois critérios de dependência e nenhum de abuso, não era possível registrar nenhum diagnóstico. Especialmente em se tratando de adolescentes, poder-se-ia até questionar o benefício da distinção entre abuso e dependência, já que o objetivo apropriado para essa população seria cessar o uso para garantir melhores condições para o neurodesenvolvimento. A inadequação desses critérios diagnósticos do DSM-IV se devia, principalmente, ao fato de haverem sido desenvolvidos com base nas manifestações do transtorno de uso de substâncias em adultos.

Harrison et al. (1998) verificaram um alto índice de intercorrelações entre os critérios de abuso/dependência do DSM-IV, com alta percentagem de adolescentes com diagnóstico de dependência com critérios de abuso. Estudando os 11 critérios (os de dependência e os de abuso) juntos, os autores verificaram um padrão de agrupamento que era reflexo de um balanço de sinais e sintomas que ocorriam em estágios diferentes – precoce, intermediário e tardio – do desenvolvimento de um transtorno pelo uso de substâncias em adolescentes. Dessa maneira, propuseram uma classificação diagnóstica alternativa em que a presença de um ou dois sintomas poderia ser identificada como abuso; três ou quatro sintomas juntos, como abuso grave ou risco de dependência; e cinco ou mais sintomas como indicadores prováveis de dependência. Um espectro de gravidade do quadro poderia ser de maior utilidade para os serviços que trabalham com intervenção e tratamento de adolescentes do que o modelo categorial vigente à época.

O DSM passa por revisões periódicas e a sua 4ª edição estava em vigor havia quase 20 anos quando, em 2013, foi publicada a 5ª versão, o DSM-5 (APA, 2014). Essa publicação foi inicialmente proposta para ser uma mudança de paradigma na Psiquiatria, buscando ligar os diagnósticos à Fisiopatologia. Entretanto, pela falta de marcadores biológicos com suficiente especificidade diagnóstica, essa expectativa foi frustrada e houve uma iteração e o reconhecimento formal de que a classificação dos transtornos mentais deverá evoluir e ser continuamente atualizada (Kendler, First, 2010), não obstante progressos tenham sido alcançados.

No DSM-5, quanto ao capítulo sobre transtornos aditivos e relacionados a substâncias, uma importante novidade é que ele foi expandido para incluir o transtorno do jogo como transtorno não relacionado a substâncias, refletindo as evidências de que os comportamentos de jogo ativam sistemas de recompensa semelhantes aos ativados por drogas de abuso e produzem alguns sintomas comportamentais que podem ser comparados aos produzidos aos transtornos por uso de substâncias. Outros padrões comportamentais de excesso, como jogo pela internet, também foram descritos, mas as pesquisas sobre essas e outras síndromes comportamentais são menos claras. Assim, grupos de comportamentos repetitivos denominados "adições comportamentais", como "adição sexual", "adição por exercício" ou "adição por compras" não estão inclusos por não haver, até o momento, evidências suficientes para estabelecer os critérios diagnósticos e as descrições de curso necessários para identificar esses comportamentos como transtornos mentais (APA, 2014).

Os transtornos relacionados a substâncias abrangem dez classes de drogas: álcool; cafeína; *cannabis*; alucinógenos (com categorias separadas para fenciclidina e outros alucinógenos), inalantes; opioides; sedativos, hipnóticos e ansiolíticos; estimulantes (substâncias do tipo anfetamínicos, cocaína e outros estimulantes); tabaco; outras substâncias; e substâncias desconhecidas. Esses transtornos estão divididos em dois grupos:

1. Transtorno por uso de substâncias (TUS).
2. Transtornos induzidos por substâncias (TIS), que incluem intoxicação, abstinência e outros transtornos mentais induzidos por substâncias/medicamentos (transtornos psicóticos, transtorno bipolar e transtornos relacionados, transtornos depressivos, transtornos ansiosos, transtorno obsessivo-compulsivo e transtornos relacionados, transtornos do sono, disfunções sexuais, *delirium* e transtornos neurocognitivos).

Os critérios do DSM-5 para transtornos por uso de substâncias são praticamente idênticos aos do DSM-IV para abuso e dependência combinados em uma lista única (Quadro 64.2), com exceção dos seguintes:

- O critério "Problemas legais recorrentes" para abuso de substâncias do DSM-IV foi eliminado no DSM-5.
- O critério "Fissura ou um forte desejo ou necessidade de usar a droga" foi incluído no DSM-5.

O limite mínimo de critérios para satisfazer o diagnóstico de TUS modificou-se para dois ou mais critérios, em contraste a um ou mais critérios para diagnóstico de abuso e três ou mais para dependência, segundo o DSM-IV. A síndrome de abstinência de *cannabis* e a síndrome de abstinência de cafeína são novas no DSM-5, e esta última encontrava-se descrita, no DSM-IV, no Apêndice B, "Conjunto de Critérios e Eixos Propostos para Estudos Adicionais".

A gravidade dos transtornos por uso de substâncias no DSM-5 tem como base o número de critérios validados:

- 2 a 3 critérios: transtorno leve;
- 4 a 5 critérios: transtorno moderado;
- 6 ou mais critérios: transtorno grave.

Os especificadores para o subtipo fisiológico, bem como o diagnóstico de dependência de múltiplas substâncias do DSM-IV foram eliminados no DSM-5. Nesta 5ª revisão do DSM, a remissão inicial é definida como estar há, pelo menos 3, mas menos de 12 meses sem preencher os critérios diagnósticos para TUS (exceto fissura). A remissão sustentada, por sua vez, é definida como estar há, pelo menos, 12 meses sem preencher os critérios diagnósticos para o transtorno, exceto fissura. Novos especificadores adicionais incluem "em um ambiente controlado" e "em terapia de manutenção", conforme a situação justificar (APA, 2014).

Com o intuito de estruturar o diagnóstico firmado pelo profissional de saúde, didaticamente os critérios diagnósticos podem ser agrupados em padrões patológicos de comportamentos relacionados ao uso de substâncias, conforme o Quadro 64.3.

As modificações introduzidas nesta 5ª versão do DSM (APA, 2014) buscaram agrupar cada vez mais os transtornos com base em seus fatores etiológicos comuns (Andrews et al., 2009), a exemplo do transtorno de jogo que foi incorporado ao capítulo "Transtornos Aditivos e Relacionados a Substâncias", conforme descrito anteriormente. Enfatizou-se, ainda, a perspectiva dimensional dos transtornos mentais, em oposição à abordagem categorial das edições anteriores. Essa dimensionalidade foi introduzida de diversas maneiras, por exemplo, mediante incorporação da mensuração transversal de sintomas (Narrow et al., 2013), com questões de rastreamento por 12 dimensões do comportamento ligadas a um segundo nível de perguntas se qualquer uma das respostas iniciais de rastreio for positiva, assemelhando-se à tradicional revisão de sistemas em Medicina geral. Essa mudança resolve parte do problema, capturando diferentes dimensões dos sintomas e aumentando potencialmente a detecção de apresentações atípicas e comorbidades. Essa dimensionalidade também foi reforçada pela incorporação de escalas de gravidade para todos os transtornos e pela reestruturação de critérios diagnósticos de algumas condições, como o transtorno do espectro autista (TEA) e os transtornos por uso de substâncias (Machado et al., 2015).

QUADRO 64.2 – Diagnóstico dos transtornos por uso de substâncias: comparação entre os critérios diagnósticos do DSM-IV (APA, 1994) e DSM-5 (APA, 2014).

DSM-IV	DSM-5

Abuso de substância
a) Um padrão mal adaptativo de uso de substância, resultando em prejuízos e sofrimento clinicamente significativos, manifestados por um ou mais dos seguintes critérios, ocorrendo durante um período de 12 meses
  1. Uso recorrente da substância resultando em problemas no trabalho, escola ou no lar (p. ex., ausências ou baixo desempenho no trabalho); ausências, suspensões, indisciplina, ou expulsão da escola; negligência dos deveres do lar como cuidar das crianças
  2. Uso recorrente de substâncias em situações em que há risco físico (dirigir carro, operar máquinas)
  3. Problemas legais pelo uso da substância
  4. Uso persistente apesar de problemas interpessoais ou sociais causados ou exacerbados pelo uso da substância (brigas com cônjuge, lutas físicas)
b) Os sintomas jamais satisfizeram os critérios para dependência de substâncias para esta classe de substância
 	
Dependência de substância
a) Um padrão mal adaptativo de uso de substância, causando prejuízos e sofrimento clinicamente significativos, manifestados por 3 ou mais dos seguintes critérios, ocorrendo a qualquer momento no mesmo período de 12 meses
  1. Tolerância, caracterizada por uma das seguintes situações
    a) Necessidade de aumentar a quantidade de substância usada para obter o mesmo efeito
    b) Diminuição do efeito com o uso contínuo da mesma quantidade da substância
  2. Abstinência, manifestada por qualquer dos seguintes aspectos
    a) Síndrome de abstinência característica para a substância
    b) Substância (ou uma substância estreitamente relacionada) é utilizada para aliviar ou evitar sintomas de abstinência
  3. A substância é usada frequentemente em quantidades maiores ou por períodos mais prolongados do que o indivíduo deseja
  4. Desejo persistente ou tentativas malsucedidas para diminuir ou controlar o uso
  5. O indivíduo despende grande parte do seu tempo em atividades para obter a substância, usá-la ou recuperar-se dos seus efeitos
  6. Atividades sociais, profissionais ou recreativas anteriormente importantes são abandonadas ou reduzidas devido ao uso de drogas
  7. O uso da substância é mantido apesar de problemas físicos e psicológicos recorrentes, sabidamente causados ou exacerbados pela droga
	Transtorno por uso de substância
	a) Um padrão de uso problemático de substância, resultando em prejuízos e sofrimento clinicamente significativos, manifestados por pelo menos 2 dos seguintes critérios, ocorrendo durante um período de 12 meses
	  1. A substância é usada frequentemente em quantidades maiores ou por períodos mais prolongados do que o indivíduo deseja*
	  2. Desejo persistente ou tentativas malsucedidas para diminuir ou controlar o uso*
	  3. O indivíduo despende grande parte do seu tempo em atividades para obter a substância, usá-la ou recuperar-se dos seus efeitos*
	  4. Fissura, manifestada por meio de um desejo ou necessidade intensos de usar a droga, que pode ocorrer em qualquer momento, mas com maior probabilidade quando em um ambiente em que a droga foi obtida ou usada anteriormente*
	  5. Uso recorrente da substância resultando em problemas no trabalho, escola ou no lar (p. ex., ausências ou baixo desempenho no trabalho); ausências, suspensões, indisciplina, ou expulsão da escola; negligência dos deveres do lar como cuidar das crianças**
	  6. Uso persistente apesar de problemas interpessoais ou sociais causados ou exacerbados pelo uso da substância (brigas com cônjuge, lutas físicas)**
	  7. Atividades sociais, profissionais ou recreativas anteriormente importantes são abandonadas ou reduzidas em decorrência do uso de drogas**
	  8. Uso recorrente de substâncias em situações em que há risco físico (dirigir carro, operar máquinas)***
	  9. O uso da substância é mantido apesar de problemas físicos e psicológicos recorrentes, sabidamente causados ou exacerbados pela droga***
	  10. Tolerância, caracterizada por uma das seguintes situações****
	    a) Necessidade de aumentar a quantidade de substância usada para obter o mesmo efeito
	    b) Diminuição do efeito com o uso contínuo da mesma quantidade da substância
	  11. Abstinência, manifestada por qualquer dos seguintes aspectos****
	    a) Síndrome de abstinência característica para a substância
	    b) Substância (ou uma substância estreitamente relacionada) é utilizada para aliviar ou evitar sintomas de abstinência

	Especificar a gravidade atual • Leve: presença de 2 ou 3 sintomas • Moderada: presença de 4 ou 5 sintomas • Grave: presença de 6 ou mais sintomas
Especificar se: • Com dependência fisiológica: com tolerância/abstinência • Sem dependência fisiológica: sem tolerância/abstinência	Especificar se: • Em remissão inicial: estar há, pelo menos 3, mas menos de 12 meses sem preencher os critérios diagnósticos para TUS (exceto fissura) • Em remissão sustentada: estar há, pelo menos, 12 meses sem preencher os critérios diagnósticos para o transtorno, exceto fissura • Em terapia de manutenção • Em ambiente protegido

Agrupamentos gerais dos critérios diagnósticos: *Agrupamento "Baixo controle"; **Agrupamento "Deterioração social"; ***Agrupamento "Uso arriscado"; ****Agrupamento "Critérios farmacológicos".

Fonte: Adaptado de APA, 1994 e 2014.

QUADRO 64.3 – Agrupamentos gerais dos critérios diagnósticos para transtornos por uso de substâncias do DSM-5.

Nome do agrupamento	Critérios que compõem o agrupamento
Baixo controle	1 a 4
Deterioração social	5 a 7
Uso arriscado	8 a 9
Critérios farmacológicos	10 a 11

Fonte: Adaptado de APA, 2014.

Embora uma perspectiva de desenvolvimento comece a surgir no DSM-5, podendo representar um progresso em termos de diagnóstico de transtornos psiquiátricos da infância e da adolescência, questiona-se se a acurácia do DSM-5 para a detecção de casos de "dependência" menos severos, bem como para o aumento do número de casos "leves" entre indivíduos cujo comportamento de beber está fora do campo dos transtornos relacionados ao uso de substâncias (Araújo, Laranjeira, 2016).

O transtorno por uso de esteroides anabolizantes apresenta alguns sintomas diferentes daqueles listados para o diagnóstico de TUS e demanda um olhar diferenciado. O adolescente usuário de drogas, em geral, dificilmente refere de forma espontânea seu uso, e o mesmo ocorre entre os usuários de anabolizantes. No momento, há uma preocupação crescente quanto ao uso de substâncias consumidas com a justificativa de "melhorar a aparência física", e não pelos seus efeitos psíquicos. Para abordar esse grupo, é necessário primeiramente identificá-lo. O uso de esteroides anabolizantes deve ser suspeitado especialmente em adolescentes que são levantadores de peso, que praticam musculação ou esportes e apresentam qualquer sinal físico (alterações hepáticas, redução de testículos, alterações do esperma, irregularidade menstrual, agravamento da voz, acne, aumento do tamanho do clitóris) ou psiquiátrico sugestivo (euforia, depressão, agressividade, irritabilidade, ansiedade, alterações da libido, instabilidade do humor, paranoia, psicose, crises de violência). Possíveis indicadores do uso de esteroides são: crescimento rápido e desproporcional da massa ou força dos músculos com treinamento rotineiro atividades muito focadas em levantamento de peso e dietas; preocupação com imagem corporal; apetite aumentado; e mudanças de humor (Bahrke et al., 1998).

Enfim, são necessárias, ainda, mais pesquisas sobre as características e o padrão de consumo de drogas na adolescência, a validade dos critérios diagnósticos, assim como a evolução natural desses quadros, para que se possa conhecer a relação entre os quadros de abuso e dependência de drogas na adolescência e os mesmos quadros na idade adulta. Desse modo, os autores deste capítulo entendem que a distinção diagnóstica entre uso abusivo e dependência é fundamental para o planejamento e o desenvolvimento de intervenções médicas e psicológicas apropriadas, pois auxilia o profissional de saúde a definir a gravidade do problema, a mapear possíveis fatores de risco e de proteção e caracteriza a dependência em termos biológicos e psicológicos e sociais e isenta de julgamentos moralistas. Considerando-se especificamente a população de crianças e adolescentes quanto aos transtornos relacionados ao uso de substâncias, entendemos que mais estudos serão necessários para que suas fronteiras sejam mais bem definidas, quer pela adequação dos critérios atuais, quer pela adequação de outras classificações diagnósticas.

Aspectos psicopatológicos

As drogas e o álcool produzem alterações de humor, da percepção, do funcionamento cognitivo, do estado vegetativo e de comportamento. Essas alterações são causadas pela ação em sistemas de neurotransmissores e receptores, que também estão envolvidos nas grandes síndromes psiquiátricas. Como resultado dessa ação direta no sistema nervoso central (SNC), o uso de álcool e drogas causa o aparecimento de sinais e sintomas que se assemelham aos dos principais transtornos psiquiátricos. Essas alterações ocorrem em vários contextos e, na avaliação inicial desses pacientes, o clínico deve determinar em que fase do ciclo de uso de drogas elas estão presentes – intoxicação, fase inicial de abstinência, abstinência tardia ou abstinência mantida.

Por exemplo, a intoxicação prolongada causada pelo uso em grande quantidade de estimulantes do SNC, como a cocaína, frequentemente gera um quadro com delírios persecutórios e alucinações auditivas que, analisado transversalmente, assemelha-se a um transtorno psicótico. Quadro semelhante pode ser encontrado na *abstinência* de depressores do SNC, podendo ou não ser acompanhado de *delirium*. Nas duas situações, os sintomas psicóticos podem ser resultado dos efeitos psicofarmacológicos agudos no funcionamento cerebral, assim como de alterações crônicas causadas pelo uso continuado de drogas. Portanto, é fundamental para a condução do tratamento que o clínico determine em que contexto os sinais e sintomas estão ocorrendo.

O uso de testes toxicológicos é importante instrumento neste sentido: como a maioria das drogas pode ser detectada na análise toxicológica por pouco tempo (cerca de 24 a 48 horas), o resultado positivo para alguma substância sugere sintomas causados por intoxicação. Já o resultado negativo deve ser analisado com maior cuidado, pois pode se tratar de abstinência aguda, tardia ou mesmo transtornos psíquicos desencadeados pelo uso de drogas. No DSM-5, para cada substância, deve-se especificar se os transtornos identificados são:

- Transtornos por uso da substância (uso nocivo leve, moderado ou grave).
- Intoxicação pela substância (associado ao uso leve, moderado ou grave; deve-se especificar se há perturbação da percepção ou não).
- Abstinência da substância (também com especificação para algumas substâncias na presença de perturbação da percepção ou não).
- Outros transtornos induzidos pelo uso da substância.
- Transtornos relacionados ao uso da substância.

A diferenciação entre transtornos induzidas pelo uso de substâncias e transtornos relacionadas com o uso de substâncias é fundamental na avaliação desses pacientes. A última designação tem sido empregada pelo DSM-5 para descrever sinais e sintomas que "se apresentam em intensidade maior daqueles usualmente encontrados nos quadros de intoxicação ou abstinência" (que são os transtornos induzidos pelo uso drogas) e que "são suficientemente graves, demandando tratamento clínico específico" (APA, 2014). Ou seja, são quadros psiquiátricos que aparecem associados ao uso de drogas, mas que requerem abordagem específica, paralela ao tratamento do TUS e diferentes dos quadros que ocorrem independentemente do uso de substâncias – as comorbidades.

Os transtornos induzidos são aqueles causados diretamente pelo uso da droga, em que é possível estabelecer uma relação causal com a droga, sendo eles a intoxicação, a abstinência, o uso nocivo em suas diferentes intensidades. São potencialmente graves, na maioria das vezes são temporários, mas alguns quadros podem ser mais persistentes. Os transtornos induzidos por substâncias podem ser decorrentes de 10 classes de substâncias ou por uma grande variedade de medicamentos. Esses quadros são caracterizados pela apresentação sintomática semelhante a um transtorno mental (depressão, quadros psicóticos, transtorno obsessivo-compulsivo (TOC), transtornos neurocognitivos). Pela história, é possível estabelecer relação direta entre o aparecimento dos sintomas e o uso da substância ou no período de abstinência (prazo de até 1 mês) e a substância deve ser capaz de causar os sintomas apresentados. Por exemplo, quadros depressivos podem ser consequência ao uso de depressores do SNC ou na abstinência de estimulantes do SNC. Já na síndrome de abstinência de depressores do SNC, são comuns os quadros de ansiedade, que também podem ocorrer por ocasião do uso de estimulantes. É fundamental o diagnóstico diferencial com transtornos independentes (comorbidades), que geralmente podem estar presentes antes do início do uso das substâncias ou quando as substâncias utilizadas não são capazes de produzir o quadro clinico atual. Para essa diferenciação, a história clínica pormenorizada, a investigação ativa por meio de perguntas claras sobre o uso de drogas e do exame toxicológico, a cronologia de aparecimento de sintomas, a entrevista com um familiar e o exame psíquico detalhado são fundamentais.

No exame psíquico, não existem alterações psíquicas que sejam específicas das síndromes relacionadas ao uso de drogas. Porém, em adolescentes que apresentem qualquer sinal sugestivo de rebaixamento do nível de consciência, como desorientação temporoespacial, diminuição de atenção, discurso desconexo, alucinações (especialmente as visuais), há fortes indícios de quadro psiquiátrico induzido pelo uso recente de drogas (*fase de intoxicação*), pois os adolescentes raramente apresentam quadros graves de *abstinência* que possam cursar com essa sintomatologia. Como já descrito, as alterações psíquicas nessa fase dependerão do tipo de droga consumida, o que nem sempre é relatado pelo paciente, além do fato de que adolescentes geralmente associam o uso de mais de um tipo de droga e que eventuais "contaminantes" presentes nas drogas também podem desencadear alterações psíquicas. Nessa fase, o exame toxicológico volta a ser de grande importância tanto no diagnóstico causal como no estabelecimento das diretrizes futuras do tratamento (determinação dos tipos de droga utilizados).

Fora dos períodos de intoxicação ou abstinência, a presença de alterações no exame psíquico sugere fortemente a existência de quadros relacionados com o uso regular de drogas e, provavelmente, transtorno por uso de substância grave já instalado. As principais alterações no exame psíquico são verificadas na crítica, juízo e humor.

A negação do problema faz parte do quadro de TUS grave (anteriormente denominada "dependência"), além da minimização das consequências e da gravidade do quadro pelo paciente. Em adolescentes, essa alteração da crítica é mais evidente, pois é acrescida da onipotência juvenil característica dessa faixa etária. Quando assumem o uso de substâncias, os adolescentes tendem a referir o uso ocasional, dizendo-se capazes de controlar o uso e até mesmo de cessá-lo. Nesses casos, a investigação detalhada das consequências do uso de drogas é prioritária, não só para tentar diminuir a negação apresentada, mas também na elaboração das metas do tratamento (ver item "Tratamento"). As alterações de conduta, com envolvimento em furtos, roubos, tráfico de drogas e até mesmo comportamento sexual promíscuo ou sexo desprotegido são comuns, mas nem sempre indicativas de transtorno de conduta associado e devem ser reavaliadas no decorrer do tratamento.

As onipotências juvenis, juntamente com a tendência do adolescente usuário à negação, podem, muitas vezes, atingir grandes proporções, dificultando, em alguns casos, a diferenciação entre síndromes maniformes ou transtornos de conduta, anteriores, ou desencadeados pelo uso de drogas. A afetividade também se encontra frequentemente alterada pelo uso de substâncias psicoativas. Tônus afetivo aumentado, irritabilidade, episódios de perda de controle, agitação psicomotora e hetero ou autoagressões podem ocorrer, tanto na fase de intoxicação, como no uso crônico e abstinência. Esses sinais e sintomas relacionados ao uso de drogas tendem a ser autolimitados, quer seja pela diminuição dos efeitos das drogas, quer seja pela melhora dos sintomas de abstinência, diferentemente dos quadros psiquiátricos que ocorrem de forma independente do uso de drogas (comorbidades).

Essa é a razão pela qual o paciente deve ser reavaliado após período de 2 a 4 semanas de abstinência, pois os sinais e sintomas verificados na avaliação inicial devem ser comparados com a avaliação posterior. A presença de outros diagnósticos independentes (comorbidade) pode ocorrer e não é raro entre adolescentes, especialmente porque os pacientes com mais de um problema tendem a procurar auxílio médico com maior frequência. Além disso, o abuso de drogas em pacientes psiquiátricos tem sido descrito com muito mais frequência e pode agravar os sinais e sintomas da patologia associada ao abuso de drogas. Muitas vezes, a diferenciação se dará somente no acompanhamento desses pacientes. Para adolescentes, a diferenciação entre transtornos induzidos, transtornos relacionados com o uso de drogas e outras comorbidades é fundamental, uma vez que o tratamento precoce de eventuais comorbidades ou de transtornos relacionados com o uso de substâncias pode melhorar em muito o prognóstico desses adolescentes e seu desempenho futuro.

Portanto, não são raras as alterações psicopatológicas em adolescentes usuários de drogas, com sinais e sintomas sugestivos de depressão, ansiedade, psicose e distúrbio de comportamento (transtornos induzidos pelo uso de substâncias). A sua presença é bastante sugestiva de uso recente de drogas, devendo ser, então, confirmada pelo exame toxicológico, quando possível. Alterações mais duradouras no exame psíquico, geralmente, estão associadas a maior gravidade do quadro e à presença de transtornos relacionados com o uso de substâncias ou até de comorbidades. Essas alterações deverão ser reavaliadas, no mínimo, após 15 dias de abstinência de qualquer substância psicoativa. O adolescente é um paciente bastante dinâmico e seu quadro clínico também reflete esse dinamismo; o exame psíquico deve ser refeito cuidadosamente a cada consulta, pois é o melhor instrumento para detecção precoce de eventuais comorbidades ou complicação do quadro inicial, além de possibilitar, em alguns casos, a detecção do uso continuado de drogas.

Comorbidades

A comorbidade, também conhecida como "diagnóstico duplo" (*dual diagnoses*, em inglês), é o diagnóstico de dois ou mais transtornos psiquiátricos em um único paciente (Kaplan et al., 1997). A etiologia das comorbidades psiquiátricas tem sido descrita por quatro hipóteses (Meyer, 1986; Lehman, Myers, Corty, 1989; Anthony, 1991; Kushner, Mueser, 1993; Kosten, Ziedonis, 1997):

1. Fatores etiológicos comuns: as altas taxas de comorbidade são o resultado do compartilhamento de fatores de risco entre o transtorno psiquiátrico e o TUS.
2. Transtorno por uso de substâncias psicoativas secundário à psicopatologia prévia: propõe que o transtorno psiquiátrico aumenta a chance do paciente de desenvolver o TUS.
3. Transtorno psiquiátrico secundário ao TUS: propõe que o uso de drogas precipita a doença psiquiátrica em indivíduos que, de outra maneira, não desenvolveriam esses transtornos.
4. Modelo bidirecional: supõe que um transtorno pode aumentar a vulnerabilidade ao outro.

Diferentes modelos podem contribuir para a existência de comorbidades em diferentes grupos de pacientes, e um ou mais desses modelos hipotéticos pode se aplicar a um dado indivíduo (Mueser, Drake, Wallach, 1998). Entretanto, há muito debate acerca da sequência do desenvolvimento dos transtornos (Compton et al., 2000; Schuckit et al., 2000). Enquanto o início precoce de TUS tem sido relacionado a psicopatologias preexistentes, como o transtorno de déficit de atenção e hiperatividade (TDAH), transtorno de conduta, transtornos de humor e transtornos ansiosos (Cloninger et al., 1988; Bukstein et al., 1989; Buydens-Branchey et al., 1989; Irwin et al., 1990; Wilens et al., 1997; Clark et al., 1999; Costello et al., 1999), outros estudos têm mostrado que psicopatologias, como o transtorno depressivo maior, seguem o TUS e podem representar complicações do abuso de substâncias ou influências genéticas de abuso (Hanson et al., 2011).

De qualquer forma, muitos trabalhos descrevem a associação de comorbidades psiquiátricas existentes com TUS (Burgié-Radmanović M, Burgić S, 2010; Wu et al., 2011; Wolitzky-Taylor et al., 2012), o que pode influenciar negativamente na adesão ao tratamento, bem como no prognóstico do quadro.

Numerosos estudos têm demonstrado associações entre uso e abuso de drogas nos adolescentes e sintomas de baixa autoestima, depressão, comportamento antissocial, rebeldia, agressividade, criminalidade, delinquência, evasão e baixo rendimento escolar (Cunha et al., 2015; Wolitzky-Taylor et al., 2012). Os estudos sobre comorbidade psiquiátrica entre adolescentes são restritos ou escassos e, principalmente, limitados a amostras clínicas. No entanto, eles indicam que as altas taxas de uso de álcool, abuso de drogas e comorbidades psiquiátricas observadas na população adulta também são encontrados em amostras de adolescentes em tratamento (Bukstein, Glancy, Kaminer, 1992; Kaminer et al., 1992; Hovens, Cantwell, Kiriakos, 1994; Morihisa, 2006).

Armstrong e Costello (2002), em estudo de revisão de literatura, encontraram que 60% dos adolescentes com uso, abuso ou dependência de drogas apresentavam algum diagnóstico comórbido, sendo transtorno de conduta e transtorno opositivo desafiador os mais prevalentes. Em terceiro lugar, observou-se que o TDAH, incluído no grupo de transtornos disruptivos do comportamento, apresentou associação com uso, abuso ou dependência de drogas. O transtorno depressivo, embora em uma taxa menor, também apresentou associação significativa.

A ocorrência de comorbidade psiquiátrica associada ao TUS é tão frequente na população adolescente que é considerada como regra, e não exceção. Estudos observam que adolescentes com transtorno psiquiátrico apresentam risco aumentado para desenvolver um TUS (Kandel et al., 1997; Roberts et al., 2007), seja por uso de álcool (10,3%), seja de substâncias ilícitas (14,9%) (Conway et al., 2016); mas também altas taxas de transtornos psiquiátricos são observadas em adolescentes com TUS (Kandel et al., 1997; Roberts et al., 2007). Estima-se que 89% dos adolescentes com problemas com drogas tenham pelo menos outro diagnóstico psiquiátrico associado. As adolescentes que procuram tratamento apresentam maior índice de comorbidade e maior prevalência do uso de *crack*, quando comparadas com indivíduos do sexo oposto. As tentativas de suicídio também são mais frequentes nas meninas (Giusti et al., 2002). Os diagnósticos associados mais frequentes são os transtornos do humor (especialmente depressão) nas adolescentes e os transtornos de conduta, no sexo masculino. É importante observar que adolescentes que fazem abuso de drogas apresentam alto risco para comportamento suicida, evidenciando provável psicopatologia prévia, mas também associada a maior impulsividade presente nos adolescentes usuários de drogas. Outros diagnósticos mais frequentes são transtornos ansiosos, esquizofrenia, transtornos de ajustamento, bulimia nervosa e transtorno de déficit de atenção com hiperatividade (Kaminer et al., 1994a).

É importante ressaltar que os adolescentes usuários de drogas e álcool raramente procuram ajuda médica e, quando o fazem, procuram auxílio para outros problemas. De fato, 28% dos adolescentes que abusam de drogas procuram ajuda médica para problemas emocionais ou psiquiátricos outros que não o uso de substâncias psicoativas diretamente. Daí a importância de perguntar a todo adolescente que compareça a qualquer consulta, independentemente do motivo, sobre experimentação e eventual uso de substâncias.

A seguir, serão abordadas, em linhas gerais, as principais patologias psiquiátricas em comorbidade com transtorno de uso de substâncias em adolescentes.

Transtornos internalizantes (transtornos de humor e transtornos de ansiedade)

Aproximadamente 11% a 48% dos adolescentes com TUS em amostras de comunidade apresentam coocorrência de transtornos internalizantes, sendo a depressão comórbida mais comumente encontrada que ansiedade comórbida (O'Neil et al., 2011). Recente análise realizada por Conway et al. (2016) de amostra de adolescentes de 13 a 18 anos, que participaram do *National Comorbidity Survey – Adolescent Supplement* (NCS-A) (Merikangas et al., 2009), observou que, entre os adolescentes com algum transtorno de humor prévio, 13,9% desenvolveram um transtorno por uso de álcool e 19,3% desenvolveram um transtorno por uso de substância Ilícita (incluiu: maconha e derivados; cocaína e derivados; tranquilizantes, estimulantes, analgésicos – com ou sem prescrição; heroína, ópio, cola, LSD, *peyote* ou qualquer outra droga). Entre aqueles com algum transtorno ansioso prévio, 17,3% desenvolveram um transtorno por uso de álcool e 20,0% desenvolveram algum transtorno por uso de substância ilícita (Conway et al., 2016). Vários outros transtornos mentais prévios analisados nesse estudo foram transtornos fóbicos, transtornos comportamentais e transtornos alimentares (Tabela 64.6).

As taxas encontradas em amostras clínicas são ainda maiores (O'Neil et al., 2011). Recente estudo de prontuários médicos, por exemplo, encontrou que 29% dos pacientes adolescentes do sexo masculino e 49% das pacientes adolescentes do sexo feminino com TUS tinham transtorno de humor comórbido, enquanto 9% e 19% dos pacientes masculinos e femininos, respectivamente, transtornos ansiosos comórbidos (Wu et al., 2011).

Avenevoli et al. (2015), ao analisarem dados do National Comorbidity Survey – Adolescent Supplement (Merikangas et al., 2009), observaram que o transtorno depressivo estava frequentemente associado a outras classes de transtornos mentais, sendo que os indivíduos com TUS apresentavam um risco três vezes maior para transtornos depressivos (OR = 3,08; 95% CI: 2.21 a 4.28). Embora não haja sido observada diferença entre gêneros no padrão de comorbidade, é importante ressaltar que as adolescentes do sexo feminino com TUS apresentaram um risco maior para transtornos depressivo grave (OR = 3.81; 95%CI: 2.07 a 7.02) que os adolescentes do sexo masculino (OR = 1.67; 95% CI: 0.63 a 4.43).

Depressão

O adolescente que se sente triste, desanimado ou mesmo ansioso e angustiado tende a se engajar em atividades que o auxiliem a se sentir melhor. Os efeitos das drogas podem minorar de forma imediata esse mal-estar. Desse modo, os adolescentes podem fazer uso de drogas como uma tentativa de automedicação. Quanto mais impulsivos e menos tolerantes às frustrações, maior será esse risco. Segundo estudo desenvolvido com adolescentes brasileiros dependentes, aqueles que apresentavam sintomas depressivos evoluíram mais rápido da experimentação para o uso regular e também consumiam drogas como a cocaína sem o uso anterior de substâncias mais "leves" como a maconha (Scivoletto, 1997). No tratamento, a depressão e a ansiedade são diagnósticos diferenciais que devem ser pesquisados e tratados, com influência direta na resposta ao tratamento (até mesmo na obtenção da abstinência) e no prognóstico desses adolescentes. Para tanto, a história clínica detalhada é fundamental para a pesquisa de sintomas depressivos ou ansiosos prévios ao início do uso de substâncias. Não é infrequente adolescentes apresentarem sintomas depressivos ou ansiosos prévios e esses passarem desapercebidos dos pais uma vez que é natural, na adolescência, os jovens se distanciarem dos pais. O retraimento, as "crises de angústia", muitas vezes, são vistas como normais nessa fase e pouco valorizadas pelos pais. Porém, quando aparecem os problemas decorrentes do uso de substâncias, geralmente os pais se ressentem de não terem valorizados os sintomas prévios.

O transtorno de humor pode ser primário ou secundário ao uso de drogas (Marmorstein et al., 2010). Para o diagnóstico de transtorno de humor primário é preciso manter a abstinência de todas as drogas, como abordado na parte de Psicopatologia. O uso abusivo de drogas e de álcool é bastante frequente entre adolescentes, e os clínicos devem estar alertas aos possíveis efeitos depressivos do uso crônico de álcool, maconha ou dos efeitos da abstinência de substâncias estimulantes, como a cocaína e as anfetaminas, que podem causar sintomas depressivos graves, inclusive com ideação suicida (Horigian et al., 2013). Quando os sintomas depressivos são de gravidade suficiente que necessitem de medicação ou outra abordagem específica, além da abstinência total de drogas, o diagnóstico de depressão secundário também deve ser feito (transtorno relacionado ao uso de substâncias) (Goldstein et al., 2009). O transtorno depressivo primário, com início na adolescência, pode ser difícil de diagnosticar quando visto pela

TABELA 64.6 – Prevalência de transtornos por uso de álcool e substâncias ilícitas entre adolescentes com transtorno mental prévio.

	Transtorno por uso de álcool (idade média = 14,3 anos)			Transtorno por uso de substâncias ilícitas (idade média = 14,1 anos)		
	N.	%	SE	N.	%	SE
Qualquer transtorno mental	2.763	10,3	0,9	2.758	14,9	1,3
Qualquer transtorno de humor (TDM, DIS, TAB)	1.395	13,9	1,3	1.400	19,3	1,6
Qualquer transtorno fóbico (AGF, FS, FE, TAS)	2.319	8,5	0,9	2.318	12	1,4
Qualquer transtorno ansioso (TAG, TP, TEPT)	628	17,3	3	613	20	2,3
Qualquer transtorno comportamental (TDAH, TC, TOD)	1.278	15,6	1,8	1.279	24	1,9
Qualquer transtorno alimentar (AN, BN, TCA)	270	9,7	2	267	18,4	4,5

AGF: agorafobia; AN: anorexia nervosa; BN: bulimia nervosa; DIS: distimia; FE: fobia específica; FS: fobia social; TAB: transtorno afetivo bipolar; TAG: transtorno de ansiedade generalizada; TAS: transtorno de ansiedade de separação; TC: transtorno de conduta; TCA: transtorno de compulsão alimentar; TDAH: transtorno de déficit de atenção e hiperatividade; TDM: transtorno depressivo maior; TEPT: transtorno de estresse pós-traumático; TOD: transtorno opositivo-desafiador; TP: transtorno de pânico.

Fonte: Adaptada de Conway KP et al., 2016.

primeira vez, no caso de ter havido uso indevido de drogas ilícitas e álcool (Scivoletto et al., 1994).

Transtorno de déficit de atenção e hiperatividade

O TUS é relatado frequentemente em comorbidade com o TDAH. Biederman et al. (1995) investigaram as contribuições de outras patologias para o TUS, encontrando um maior risco para este quando o paciente era portador de TDAH, independentemente da presença de outras comorbidades. Entre os adultos que fazem abuso de álcool e opioides, alguns estudos mostram número elevado de diagnóstico de TDAH na infância (Tarter et al., 1977; Eyre et al., 1982). Goodwin et al. (1975) observaram que metade dos alcoolistas estudados manifestou comportamento antissocial quando crianças e descrevia comportamento semelhante ao visto na "síndrome de criança hiperativa".

Entre os pacientes em tratamento para abuso de cocaína, a prevalência de TDAH na infância é de 5% a 35% (Weiss et al., 1988; Rousaville et al., 1991; Carrol, Rousaville, 1993). Também é encontrado maior índice de abuso/dependência de substância quando avaliados adultos em tratamento para hiperatividade e déficit de atenção (52%). Na população geral, a prevalência de abuso de drogas varia entre 17% e 27% (Regier et al., 1990; Wilens et al., 1995; Kessler et al., 1996).

Estudos nacionais e internacionais situavam, há quase 20 anos, a prevalência do TDAH entre 3% e 6% das crianças em idade escolar (Rohde et al., 1998). Em adultos, essa prevalência era estimada entre 1% e 5% (Wilens et al., 1995). Em 2007, uma metanálise de mais de cem estudos estimou a prevalência mundial do TDAH em crianças e adolescentes de 5,3% (95% CI: 5,01 a 5,56) (Polanczyc et al., 2007). Estudos longitudinais de crianças e adolescentes com diagnóstico de TDAH revelam que o "TDAH persistente" (definido como aquele que preenche todos os critérios para o transtorno) apresenta uma prevalência baixa, ao redor de 15% por volta dos 25 anos de idade. Entretanto, quando eram incluídos casos consistentes com a definição de "remissão parcial", a taxa de persistência era muito maior, de aproximadamente 65% (Faraone et al., 2006).

Crianças e adolescentes com TDAH têm maior probabilidade de apresentar uso indevido de álcool, tabaco e outras substâncias ilícitas, quando comparadas a crianças sem o transtorno (Lee et al., 2011; Molina et al., 2007). Estudos longitudinais de TDAH têm revelado risco significativamente aumentado de transtornos por uso de álcool, nicotina, maconha, cocaína e outras substâncias inespecíficas (Charach 2011; Lee et al., 2011), sendo que a forte associação entre transtorno por uso de nicotina e TDAH na infância tem sido consistentemente demonstrada por múltiplos estudos, estimando-se que 40% a 50% das crianças portadoras de TDAH se tornem fumantes diários na vida adulta (Molina, 2011).

Gittelman et al. (1985) observaram que, quando os sintomas de hiperatividade e déficit de atenção não remitiam durante a infância, havia maior probabilidade de esses pacientes desenvolverem transtorno de conduta do que se os sintomas tivessem ficado limitados à infância. Nesse estudo, 59% dos jovens com sintomas de TDAH que desenvolveram TC progrediram para abuso de álcool ou drogas. Mannuzza et al. (1993) avaliaram adultos (média de idade 26 anos) que tinham sido diagnosticados como hipercinéticos na infância e compararam-nos com controles. Os hipercinéticos na infância pertenciam a uma classe social mais baixa e tinham menos anos de escolaridade. Entre eles, 90% estavam empregados, mas ocupavam cargos inferiores. Cinco dos hipercinéticos na infância estavam encarcerados e não houve história de encarceramento entre o grupo-controle. Os adultos que persistiam com pelo menos um sintoma de TDAH tinham sete vezes mais chances de desenvolver TUS ou TC quando comparados com os hipercinéticos na infância que tiveram seus sintomas remitidos.

Vários estudos avaliando usuários de drogas com diagnóstico de TDAH não tratado demonstram que esses pacientes iniciam o uso de drogas mais precocemente, têm maior probabilidade de uso mais grave e de abuso de múltiplas substâncias, neles a dependência é mais frequente e geralmente têm maior número de internações por uso de drogas, quando comparados com usuários de drogas que não têm diagnóstico de TDAH (Eyre et al., 1982; Rounsaville et al., 1991; Carrol, Rousaville, 1993; Thompson et al., 1996; Wilens et al., 1997).

Transtornos de conduta

Transtorno psiquiátrico é o mais frequente na infância e de maior causa de encaminhamento a serviços especializados de Psiquiatria Infantil em razão dos comportamentos antissociais e agressivos (Bordin, 1996).

Atitudes como mentir e cabular aula podem ser observadas no curso do desenvolvimento normal de crianças e adolescentes. Para diferenciar normalidade de transtorno, é importante verificar se esses comportamentos ocorrem esporadicamente e de modo isolado, ou se constituem síndromes, representando um desvio do padrão de comportamento esperado para pessoas da mesma idade e sexo em determinada cultura (Bordin, Offord, 2000).

O comportamento antissocial persistente na infância é de grande preocupação clínica, pois este é, frequentemente, um precursor de transtorno de personalidade antissocial na vida adulta. É incomum encontrar este transtorno na fase adulta na ausência de uma história de transtorno de conduta na infância e adolescência. A não melhora desses comportamentos com o passar do tempo é um mau prognóstico para a socialização adulta normal (Lewis, Volkmar, 1993).

Em adolescentes, os TUS frequentemente coocorrem com TC TDAH e transtorno depressivo (Burgié-Radmanović M, Burgić S, 2010; Wu et al., 2011; Wolitzky-Taylor et al., 2012), sendo que o transtorno de conduta é a comorbidade mais frequentemente associada ao TUS em adolescentes do sexo masculino (Murray et al., 2013).

No estudo do Epidemiological Catchment Area (Regier et al., 1990), a vasta maioria de adultos com transtorno de personalidade antissocial também apresentava dependência de drogas, e o diagnóstico desse transtorno de personalidade requer uma história pregressa de transtorno de conduta na infância. Em estudo de revisão, Bukstein et al. (1989) concluíram que a associação entre abuso de substância e transtorno de personalidade antissocial em adultos está bem definida.

Em estudo com adolescentes em programa de tratamento para TUS psicoativas, Whitmore et al. (1997) encontraram uma taxa de transtorno de conduta de 80%, utilizando-se o *Diagnostic Interview Schedule for Children* (DISC-2.1). Nesse mesmo estudo, a totalidade da amostra apresentou diagnóstico de transtorno de conduta na vida – caracterizado pela presença de três ou mais sintomas de transtorno de conduta na vida – e pelo menos um diagnóstico de abuso ou dependência de drogas que não o tabaco. Ainda mais, esses autores observaram que os adolescentes do sexo masculino apresentavam início de uso de drogas em idade mais jovem, preenchiam critérios para diagnóstico de "transtorno de conduta na vida" mais precocemente do que as meninas – incluindo mais roubos, invasões, destruição de propriedades, briga com armas e tortura de animais – e maior prevalência de diagnóstico para dependência de três drogas específicas: maconha; alucinógenos; e inalantes. Embora os meninos iniciassem o uso de substâncias 1 ano antes, não havia diferença entre os sexos com relação à idade de início de uso regular nem no total de número de sintomas de dependência em todas as categorias de substâncias (Whitmore et al., 1997).

As frequências de problemas escolares e de envolvimento em atividades ilegais são altas entre os adolescentes usuários de drogas (Scivoletto, 1997). Adolescentes com abandono escolar apresentam chance maior de terem problemas emocionais e de se envolverem em comportamentos de risco como atividade sexual precoce, violência e abuso de substâncias do que aqueles que frequentam escola (Cunha et al., 2015).

Pedersen et al. (2001), em um estudo longitudinal, encontraram uma forte associação entre problemas de conduta e início de uso de maconha, mesmo sendo estes problemas de níveis subclínicos. Consequentemente, não apenas o transtorno de conduta, mas uma variedade de problemas de conduta parece estar relacionada ao início precoce de uso de maconha.

Por outro lado, o TUS psicoativas entre adolescentes tem como principais consequências as alterações de conduta, mesmo após pouco tempo de consumo. Acompanhando ambulatorialmente adolescentes com problemas de drogas, Scivoletto (1997) verificou que 89% tinham abandonado a escola, 64% já haviam realizado roubos e furtos e 47% tinham envolvimento com tráfico de drogas, sendo que, quase na totalidade dos casos, essas alterações de comportamento haviam começado após o início do uso de drogas.

A relação entre TUS psicoativas e transtorno de conduta é complicada, visto que este com frequência coexiste com outros transtornos e que os comportamentos, particularmente agressividade, podem não ser exclusivos, mas parte de diferentes síndromes (Witkiewitz et al., 2013). O transtorno de conduta, de modo particular, pode estar relacionado ao TUS de diversas maneiras:

- Estes comportamentos podem preceder o abuso de drogas, possivelmente predispondo adolescentes vulneráveis à iniciação do uso.
- O transtorno de conduta poderia ser resultado direto da intoxicação e também se seguir a uma variedade de mecanismos mediadores, como associação a grupos antissociais.
- O comportamento antissocial de roubo e agressão pode ser um meio de se adquirir dinheiro para obtenção de álcool e outras drogas.

Lewis (1995) adverte que é fundamental realizar uma avaliação neuropsiquiátrica detalhada e abrangente antes de considerar o adolescente como simplesmente portador de um transtorno de conduta, pois os sintomas deste transtorno podem estar presentes em muitas síndromes psiquiátricas, além de apresentarem um prognóstico bastante reservado.

Esse cuidado deve ser maior quando se trata de adolescentes com TUS, visto que mentir, cabular aulas e transgredir regras e valores, que podem ser observados no curso do desenvolvimento normal de crianças e adolescentes, são ainda mais frequentes entre os usuários de drogas, incluindo-se, ainda, envolvimento em atividades ilegais e problemas escolares (Morihisa, 2006).

Morihisa et al. (2007) ponderam que, nesses casos, a rotulação desses adolescentes como simplesmente portadores de transtorno de conduta pode ofuscar uma realidade bem diferente, além de submetê-los a uma maior marginalização e estigmatização. Diante disso, é importante, durante o processo de avaliação e diagnóstico do transtorno de conduta em adolescentes com TUS, levar em consideração o contexto socioeconômico-cultural em que os problemas de conduta ocorrem, além de se monitorar a evolução desses sintomas após um período de abstinência da droga e acompanhamento psicoterápico, visto que, em muitos casos, esses sintomas são consequências do envolvimento com drogas e, frequentemente, apresentam melhora durante o processo terapêutico, sem requerer intervenção específica.

Scivoletto (1997) ressalta que, mesmo nos casos com grande envolvimento em atividades ilegais, quando os pacientes aderiam ao tratamento ambulatorial especializado, o abandono das atividades ilegais era o primeiro aspecto a melhorar e estava relacionado à boa evolução no tratamento proposto. Ou seja, na prática clínica, o eventual diagnóstico de transtorno de conduta não requer, necessariamente, uma abordagem específica. Nesses casos, esse diagnóstico poderia acarretar preconceito e menor investimento da equipe responsável pelo tratamento. Portanto, traria muito mais consequências negativas do que novas possibilidades terapêuticas.

É importante ressaltar que esses atos ilegais ocorreram posteriormente ao início do uso de drogas, denotando ser uma consequência desse consumo ou, talvez, uma consequência da "invisibilidade social" (sensação de não pertencimento a nada ou a ninguém) pela qual passam esses adolescentes. O adolescente que não consegue se destacar em atividades como esportes, estudos, relações sociais, pode buscar nas drogas sua identificação. Com isso, a sensação inicial de "invisibilidade" é resolvida: esses adolescentes passam a pertencer ao "mundo das drogas", adquirindo, bem ou mal, uma função social. O mesmo mecanismo ocorreria com a delinquência: os adolescentes que não são percebidos pela comunidade, agridem para se tornarem "visíveis" e, assim, sentirem-se parte dessa comunidade, ainda que seja no papel de delinquente. Esse mecanismo explica a associação a gangues, tão frequente entre adolescentes infratores – quando se sentem excluídos, associam-se a grupos minoritários que se utilizam de comportamentos antissociais para serem notados e respeitados. A utilização da ameaça e do medo dá-lhes a sensação de poder (Morihisa et al., 2007).

Por fim, todos os estudos na área de drogas preconizam a observação e a reavaliação dos sintomas das comorbidades psiquiátricas durante o período de abstinência para um diagnóstico acurado. Diante disso, sugerimos que este seja levado em consideração para o diagnóstico de transtorno de conduta em comorbidade com TUS, visto que os problemas de conduta frequentemente observados podem ser consequência direta da dependência, do estado de intoxicação ou mesmo de abstinência da droga, não necessitando de tratamento específico para sua resolução.

Transtornos alimentares

Transtornos alimentares (TA) como anorexia nervosa (AN), bulimia nervosa (BN) e transtorno da compulsão alimentar (TCA) frequentemente estão associados a altas taxas de comorbidades psiquiátricas, sendo que transtornos de personalidade, transtornos depressivos e ansiosos, bem como TUS são os mais comumente encontrados (Corcos et al., 2001). Uma prevalência mais alta de TUS tem sido relatada em pacientes com TA do que na população geral. Todavia, pacientes com TUS relatam mais frequentemente comportamentos de TA do que a população geral. As evidências atuais sugerem que a associação entre as duas condições é multifatorial e, desse modo, torna-se necessário avaliar a possibilidade de coocorrência desses transtornos em adolescentes (Kanbur, Harrison, 2016).

Estudos realizados com adultos mostram que o TUS (abuso/dependência) é comum entre mulheres com TA. Entre indivíduos com bulimia nervosa, 22,9% preenchem critério para abuso de álcool (Holderness et al., 1994). Contrariamente, o TUS parece ser menos comum nas pacientes com anorexia nervosa do subtipo restritivo (Bulik et al., 1992; Bulik et al., 1999). Outros estudos mostram que pacientes com TUS e TA em comorbidade apresentam problemas de maior gravidade com impulsividade em geral, incluindo maior risco de cleptomania, tentativas de suicídio e uso abusivo de laxantes (Fischer, le Grange, 2007). O uso indevido de anorexígenos entre os pacientes com TA é visto como parte do TA, mas, com frequência, evolui para dependência, requerendo tratamento específico (Stock et al., 2002).

Stock et al. (2002) mostraram que, de forma semelhante aos adultos, um terço das meninas com bulimia nervosa usava cigarro, álcool e maconha pelo menos semanalmente. Entre as adolescentes que apresentavam sintomas bulímicos, a experiência com o uso de diferentes substâncias foi relacionada com maior incidência de tentativa de suicídio, roubo e relacionamentos sexuais.

Recentemente, um estudo transversal de uma amostra clínica de adolescentes com TA com idade média de 15,8 anos e etnias variadas observou que as adolescentes com TA apresentavam prevalência de TUS menor do que a observada na amostra nacional. Aquelas com AN apresentavam as menores prevalências de TUS (24,6%) quando comparadas, não somente a outros TA (BN = 48,7%; TA SOE = 28,6%), mas também à amostra nacional (59,8%) (Mann et al., 2014). Embora o álcool fosse a substância mais frequentemente utilizada, a maconha era a droga mais frequentemente abusada. Ainda mais, a idade e a frequência dos comportamentos de compulsão-purgação estavam associadas positivamente ao uso de substâncias (Mann et al., 2014).

Adolescentes com TA relatam vários fatores motivadores para o uso de substâncias, incluindo manejo da raiva, controle de peso mediante evitação da comida e uma forma de fuga dos problemas (Stock et al., 2002). O uso indiscriminado de cocaína pode ocorrer não pela busca dos efeitos psíquicos da droga, mas como tentativa de diminuir o apetite e também minimizar os sintomas depressivos, que são comuns nas pacientes com TA. A manipulação é um fator comum ao TA e ao TUS, e de difícil diferenciação em alguns casos, em que o abuso de medicações ocorre de forma indiscriminada, com a paciente negando não só o uso de drogas, mas o próprio distúrbio alimentar.

Portanto, os pediatras e clínicos gerais devem estar atentos a queixas, sinais e sintomas que possam sugerir o uso de drogas. Além de sintomas respiratórios (tosse, rinite, falta de ar), digestivos (dor epigástrica, náuseas) e outros gerais (alterações de sono e apetite, emagrecimento), os médicos devem investigar alterações de comportamento, irritabilidade, sintomas depressivos e problemas familiares, pois esses podem ser os primeiros sinais de que esse adolescente necessita de avaliação específica.

Tratamento

Antes de se abordar especificamente a questão do tratamento de adolescentes, são necessárias algumas palavras sobre o tratamento do TUS em geral. Por definição, o TUS constitui, por si só, uma patologia com sua própria psicopatologia, caracterizada por compulsão, perda de controle e manutenção do uso, apesar da existência de consequências adversas relativas a esse uso. Trata-se de uma condição crônica, progressiva, incurável e potencialmente fatal se não tratada. No entanto, a remissão do quadro pode ocorrer por meio da abstinência de substâncias psicoativas (APA, 2014).

As formas de tratamento existentes para o TUS incluem, por exemplo, a internação, várias formas de abordagem psicoterápica do paciente e/ou de familiares, tratamentos medicamentosos – tratamentos aversivos, de substituição de uma substância por outra, medicamentos para diminuir o desejo de consumir as drogas, antagonistas, entre outros. É importante destacar, também, o papel dos grupos de mútua ajuda (p. ex., Alcoólicos Anônimos, Narcóticos Anônimos), que apresentam ampla divulgação e abrangência (Edwards, 1996).

As diferentes estratégias terapêuticas são instrumentos que podem ser combinados entre si, de diferentes modos. O objetivo dessas combinações é tratar o paciente com TUS da melhor maneira possível, independentemente da sua idade (Morrison, 1993). As estratégias do tratamento dependerão da avaliação inicial adequada, que permitirá a definição da gravidade do problema, como visto anteriormente. Em geral, o tratamento do TUS inclui abordagem clínica, psíquica e social.

A motivação para o tratamento é um fator importante, mas que, frequentemente, não se encontra nos adolescentes. O primeiro passo que a família e o profissional da área da saúde devem seguir é tentar motivá-lo a realizar o tratamento, apontando as perdas em decorrência do uso de drogas. A entrevista motivacional é essencial desde a avaliação inicial, mas também deve fazer parte de todas as consultas ao longo do seguimento para manter o adolescente motivado e empenhado em seguir o tratamento (Andretta, Oliveira, 2005).

Historicamente, o foco da abordagem com adolescentes sempre foi a prevenção do uso de drogas, mas, na realidade, diferentes intervenções são necessárias em diferentes instâncias do espectro do TUS nessa faixa etária, sendo que algumas requerem tratamento, e não somente prevenção. Diante desse cenário, o National Institute on Drug Abuse (NIDA 2014) delineou alguns princípios para o tratamento do TUS em adolescentes, conforme se segue:

- O uso de drogas em adolescentes precisa ser identificado e abordado o mais rápido possível: a droga pode ter um efeito duradouro no cérebro em desenvolvimento e pode interferir no desempenho acadêmico e no relacionamento familiar e com os pares.
- Adolescentes podem se beneficiar de uma intervenção para abuso de drogas, mesmo que não estejam dependentes da substância: TUS varia de um uso problemático à dependência e podem ser tratados com sucesso em qualquer estágio e em qualquer idade. No que se refere aos adolescentes, qualquer uso de substâncias (mesmo que pareça somente uma "experimentação") é motivo de preocupação, visto que os expõe a perigos da própria droga, bem como a comportamentos de risco associados, e podem levar a aumento do consumo no futuro.
- Consultas médicas de rotina são uma oportunidade para questionar ao adolescente sobre uso de drogas: instrumentos padronizados de triagem estão disponíveis para auxiliar profissionais da saúde a determinar o nível de envolvimento do adolescente com tabaco, álcool, drogas ilícitas e medicamentos sem prescrição médica. Quando o adolescente relata qualquer uso, o profissional da saúde pode avaliar sua gravidade e prestar uma intervenção breve ou encaminhá-lo para um programa de tratamento especializado.
- Intervenções legais/judiciais ou pressão familiar podem ter um importante papel e propiciar que o adolescente inicie, mantenha e complete um tratamento: é raro adolescentes com TUS raramente perceberem a necessidade de tratamento e quase nunca o procuram voluntariamente. Pesquisas demonstram que o tratamento pode funcionar mesmo se realizado sob mandato judicial ou contra a vontade do indivíduo.
- O tratamento para TUS deve ser individualizado de acordo com as necessidades do adolescente: a proposta de tratamento se inicia com uma avaliação compreensiva dos pontos fortes e fracos a serem abordados. O tratamento apropriado considera o nível de desenvolvimento psicológico, gênero, relação com familiares e pares, a comunidade em geral, fatores culturais e étnicos e qualquer questão física ou comportamental.
- O tratamento deveria abordar o indivíduo como um todo, mais do que focar somente no uso de drogas: a melhor abordagem inclui suportar as necessidades de vida do indivíduo, como aquelas relacionadas ao bem-estar, médico, psicológico e social, assim como condições de moradia, vida escolar e questões judiciais.
- Terapias comportamentais são efetivas no TUS em adolescentes: terapias comportamentais, realizadas por profissionais capacitados, ajudam o adolescente a ficar longe das drogas ao fortalecer sua motivação para a mudança. Isso pode ser feito fornecendo-lhe incentivos para abstinência, construindo habilidades para ele resistir às drogas e ou recusá-las e para lidar com gatilhos e fissura, substituir o uso de drogas por atividades construtivas e recompensadoras, incrementando habilidades para solução de problemas e facilitando melhor relacionamento interpessoal.
- Família e comunidade são um importante aspecto do tratamento: o apoio familiar é importante para a recuperação do adolescente. Inúmeras intervenções baseadas em evidência científica buscam fortalecer as relações familiares por meio da melhora da comunicação da habilidade da família em apoiar a abstinência da droga. Ainda mais, membros da comunidade podem encorajar os adolescentes, que necessitam de ajuda, para encontrar um tratamento e apoiá-los ao longo do processo.
- Tratar efetivamente o TUS em adolescentes requer também identificar e tratar outras condições mentais de saúde que eles possam apresentar: adolescentes com TUS frequentemente sofrem de outras condições, como depressão, ansiedade, TDAH, transtorno opositivo-desafiador e problemas de conduta. Adolescentes com TUS, particularmente aqueles envolvidos como sistema de justiça, devem ser avaliados para outros transtornos psiquiátricos e o tratamento dessas condições devem ser integrados ao tratamento para TUS.
- Questões sensíveis como violência e abuso infantil ou risco de suicídio devem ser identificados e abordados: muitos adolescentes que fazem uso abusivo de drogas têm uma história de abuso físico, emocional e/ou sexual ou outro trauma. Se o profissional suspeitar de abuso, deve-se encaminhar o caso para os serviços sociais e de proteção, seguindo as regulamentações locais e as exigências de notificação.
- É importante monitorar o uso de drogas durante o tratamento: adolescentes em recuperação para TUS podem apresentar recaídas ou retorno ao uso de drogas. Gatilhos associados à recaída variam e podem incluir estresse mental e situações sociais relacionadas com o uso de drogas prévio. É importante identificar a volta do uso de drogas precocemente antes que a recaída progrida para consequências mais graves. A recaída sinaliza a necessidade de mais tratamento ou a de um ajuste no plano de tratamento atual para melhor abordar suas necessidades.
- É importante permanecer no tratamento por um período adequado de tempo e manter cuidado contínuo posteriormente: a duração mínima do tratamento depende do tipo e extensão dos problemas apresentados, mas estudos demonstram que os resultados são melhores quando o indivíduo permanece no tratamento por 3 ou mais meses. Visto que as recaídas ocorrem com frequência, pode ser necessário mais do que um episódio de tratamento. Muitos adolescentes também se beneficiam de cuidados contínuos após o tratamento, incluindo monitoramento do uso de drogas, visitas domiciliares de seguimento e vinculando a família a outros serviços necessários.
- Solicitar exames para doenças sexualmente transmissíveis, como HIV, bem como hepatite B e C, é uma importante parte do tratamento: adolescentes que fazem

uso de drogas, sejam ou não injetáveis, apresentam risco aumentado para doenças que são transmitidas sexualmente ou através de fluidos corporais como o sangue, a exemplo de HIV e hepatites B e C. Todas as drogas alteram a capacidade de julgamento e a tomada de decisão, aumentando a probabilidade de o adolescente se engajar em relações sexuais desprotegidas e outros comportamentos de alto risco, incluindo o compartilhamento de equipamentos para uso de drogas injetáveis contaminados, realização de tatuagem e colocação de *piercing* em locais inadequados – potencial rota de transmissão viral. O tratamento do TUS pode reduzir o risco mediante redução do consumo de drogas pelo adolescente (e, portanto, mantendo-o longe de situações nas quais ele não esteja pensando claramente) e por fornecer conselhos para redução de riscos que os ajudam a modificar seus comportamentos de alto risco.

Avaliação inicial do adolescente

A avaliação detalhada do padrão de consumo de drogas pelo adolescente fornece informações sobre o grau de envolvimento com a droga e a gravidade do quadro clínico. Essa avaliação é especialmente importante na elaboração da estratégia terapêutica; por exemplo, se o tratamento se dará em regime de internação ou ambulatorialmente (NIDA, 2014).

Questões sobre o envolvimento em atividades ilegais devem ser feitas, uma vez que este é, em grande número de casos, o motivo pelo qual o adolescente procurar ajuda profissional. Outras áreas que devem ser avaliadas sistematicamente são o desempenho escolar – muitas vezes negligenciado pelos adolescentes – e a vida sexual. O envolvimento com prostituição e promiscuidade não é raro.

O exame clínico completo, juntamente com o exame neurológico, deve integrar a avaliação de todo adolescente que faz uso de drogas. Ainda que alterações físicas nessa faixa etária sejam menos frequentes do que nos adultos, deve-se sempre atentar para sinais e sintomas de alterações clínicas agudas ou crônicas (NIDA, 2014). Avaliações neuropsicológicas e fonoaudiológicas, os exames laboratoriais e de neuroimagem devem completar a avaliação clínica e eventuais alterações podem ser utilizadas como evidências concretas de prejuízo causado pelas drogas, o que frequentemente é negado pelos adolescentes.

Em algumas situações, o rastreamento toxicológico está indicado na abordagem de adolescentes, especialmente na presença de:

- Sintomas psiquiátricos agudos.
- Alteração na capacidade cognitiva.
- Mudança abrupta no comportamento.
- Ocorrência de acidentes inexplicados e repetitivos.

A avaliação da família e do contexto social do adolescente é obrigatória, uma vez que estes são fatores importantes no início e na manutenção do uso de drogas. Além disso, são aspectos fundamentais no processo de tratamento desses adolescentes. Deve-se, portanto, investigar se há outros casos de uso de substâncias na família, assim como antecedentes familiares de criminalidade relacionada ao uso/abuso de drogas e abusos sexuais. Também é importante conhecer a forma como a família enfrenta ou enfrentou essas situações, pois embasará o trabalho familiar a ser desenvolvido.

Importância da prevenção

Os adolescentes são indivíduos saudáveis, na grande maioria das vezes. Trabalhar com adolescentes, tanto do ponto de vista psicológico como com relação aos aspectos físicos, implica realizar prevenção. Isso significa fornecer informações e condições propícias para a promoção da saúde física e mental. Com relação ao abuso de substâncias, a importância da prevenção reside justamente em evitar e, quando isso não for possível, retardar o início do uso de drogas. Quanto mais tarde se dá o início do uso de drogas, menos chances o indivíduo tem de se tornar um usuário regular (Lopes et al., 2013).

A prevenção vem tendo papel de destaque como meio de reduzir esse problema e cada vez mais vêm sendo feitos estudos nessa área. São três os principais ambientes para intervenções preventivas em adolescentes: escola; família; e comunidade (Harrop, Catalano, 2016). Um estudo de 2016 (Das et al., 2016) reuniu 46 revisões sistemáticas sobre o tema. Intervenções em escola, família e campanhas de mídia parecem ter um efeito significativo na redução do consumo de tabaco. Intervenções em escolas foram associadas a uma diminuição da frequência do consumo de álcool, assim como intervenções familiares. Intervenções em escolas também parecem ter efeitos protetores quanto ao uso de maconha e outras drogas, em especial se forem focadas no desenvolvimento de competências e influência sociais (Faggiano et al., 2016). Métodos interativos e focados em habilidades parecem ser mais efetivos e é necessário adaptar as estratégias de acordo com o estágio de desenvolvimento da criança/adolescente (Onrust et al., 2016). No entanto, o tamanho de efeito dessas intervenções é pequeno (Faggiano et al., 2016) e elas devem fazer parte de programas que englobem outras estratégias também. Quanto mais cedo se inicia a prevenção, usando estratégias de promoção de saúde, melhores os resultados em termos de promover uma adolescência saudável (NIDA, 2016). Orientações específicas para pais e educadores, utilizando orientação parental e treinamento de professores para desenvolver atividades que estimulem o desenvolvimento de competências e habilidades sociais, apresentam bons resultados (NIDA, 2016).

Entretanto, mesmo com o crescente número de campanhas de esclarecimento e de projetos de prevenção nas escolas, elas não são capazes de erradicar o consumo de substâncias nesta faixa etária nem são garantia de abstinência de drogas na idade adulta. Portanto, é de fundamental importância o investimento em diagnóstico precoce e no tratamento. O diagnóstico precoce e a intervenção nessa fase agiriam tentando impedir a progressão de um estágio para outro, como proposto por Kandel et al. (1992), aumentando a probabilidade de sucesso.

Papel do clínico/pediatra

Para aumentar as ações preventivas, alguns autores começam a propor avaliações periódicas dos adolescentes, realizadas por pediatras ou clínicos gerais (U.S. Public Health Service). A justificativa se baseia no fato de que os adultos fazem exames e avaliações periódicas para prevenir as doenças de maior risco, de acordo com a faixa etária (ultrassonografia de próstata para câncer de próstata nos homens; mamografia para câncer de mama nas mulheres; avaliação cardiológica para prevenção de doenças cardíacas, entre outras). Crianças pequenas também frequentam os consultórios de pediatras para realizar a puericultura. Sabendo que a adolescência é um período de risco para várias alterações psiquiátricas, incluindo o envolvimento com drogas, os adolescentes também deveriam fazer consultas semestrais para avaliar o desenvolvimento físico e psíquico e, eventualmente, discutir a realização de exames toxicológicos, em alguns casos.

Ainda que o médico não adote uma atitude ativa de investigação e prevenção do abuso de drogas, cabe ao pediatra ou clínico geral orientar os jovens e também seus pais nas consultas de rotina. Os pré-adolescentes devem ser informados sobre os efeitos das drogas e precisam encontrar liberdade para esclarecer com seu médico as curiosidades a respeito do tema. Já para os adolescentes, o clínico deve perguntar sobre o consumo de álcool e de outras drogas no ambiente de convívio (na escola, em casa, no clube). Os pais devem ser orientados a reavaliar e discutir os seus próprios consumos de álcool, medicamentos e outras drogas; estimulados a conversar com seus filhos e avaliar situações de estresse familiar que possam estar agindo sobre a criança, além de conhecer eventuais antecedentes familiares de uso ou abuso de substâncias (NIDA, 2016). O clínico deve se mostrar disponível para também esclarecer as dúvidas e curiosidades dos pais acerca das drogas, o que pode auxiliá-los quando forem conversar com os filhos.

Os resultados dos trabalhos de prevenção nesta área poderão ser mais abrangentes e significativos, se os esforços preventivos dos programas já existentes forem somados à participação mais ativa dos clínicos gerais e pediatras, juntamente com orientação e participação dos pais (NIDA, 2016).

Particularidades do tratamento do adolescente

O adolescente é um indivíduo em desenvolvimento, o que implica o reconhecimento de características únicas dessa faixa etária, que serão de grande importância por ocasião da seleção ou desenvolvimento de modalidades de tratamento para essa população (NIDA, 2014). Um dos problemas relacionados ao tratamento de adolescentes é que a maioria dos tratamentos disponíveis na área de TUS foi desenvolvida para a população adulta e inclui, basicamente, desintoxicação, programas ambulatoriais de psicoterapia e intervenção farmacológica. Os adolescentes são, então, forçados a se adaptarem a esses programas preexistentes.

Quando é solicitado aos adolescentes que fiquem abstinentes de álcool e drogas no início do tratamento, eles encontram dificuldades porque não conseguem e, muitas vezes, não sabem preencher seu tempo com atividades não relacionadas às drogas. Eles não podem retomar as atividades que desenvolviam quando crianças, fase anterior ao início do consumo de álcool e drogas. Diferentemente dos adultos, que já haviam desenvolvido seus papéis na sociedade antes da disfunção causada pelo uso indevido de drogas e/ou álcool, o adolescente e o pré-adolescente sabe, instintiva e logicamente, que não pode retomar aos seus 8 ou 10 anos de idade – situação anterior à experimentação dessas substâncias (Lopes et al., 2013). Portanto,

é indiscutível a necessidade de programas de tratamento especialmente desenvolvidos para faixas etárias mais jovens uma vez que as necessidades dessa população são diferentes das dos adultos (NIDA, 2014). Os jovens estão mais preocupados com fatos presentes, como vida familiar, na escola e com os amigos, do que com possíveis comprometimentos físicos ou psíquicos que as drogas possam vir a acarretar.

A análise dos fatores de risco para o uso de drogas na adolescência e seus desempenhos insatisfatórios, nas áreas de desenvolvimento psicológico, habilidades sociais, funcionamento familiar, desempenho escolar/acadêmico, e a habilidade de encontrar e engajar-se em atividades sociais apontam para a necessidade de se abordarem essas deficiências como parte de um tratamento mais abrangente (NIDA, 2014). O resultado insatisfatório de muitos adolescentes submetidos a tratamentos anteriores pode ser, na realidade, consequência de uma abordagem terapêutica centralizada em apenas um aspecto dessa questão.

No passado, a maioria dos programas de tratamento baseava-se em uma interpretação rígida do modelo de doença para a dependência (Morrison, 1993). Assim, o abuso de drogas e álcool era visto como o principal problema e causador de qualquer outra disfunção que o adolescente apresentasse. Atingindo a abstinência, todos os outros problemas estariam resolvidos, ainda que pouca atenção direta e específica tivesse sido dada a essas questões. Progressivamente, os objetivos no tratamento de adolescentes usuários de drogas e/ou álcool estão se tornando mais amplos, incluindo a mudança global no estilo de vida do adolescente (NIDA, 2014). Essa mudança inclui a abstinência de substâncias psicoativas, o desenvolvimento de atitudes, valores e comportamentos sociabilizantes, assim como o desenvolvimento de aptidões direcionadas a uma melhora das relações interpessoais e do desempenho acadêmico e vocacional.

Importância da abstinência

Uma das tarefas mais difíceis no tratamento de adolescentes usuários de drogas é motivá-los para ficarem abstinentes, especialmente os usuários de álcool e maconha. Muitas vezes, os adolescentes percebem que o uso de drogas "mais fortes" como cocaína, *crack* ou inalantes deve ser interrompido, mas resistem à ideia de interromper o uso de álcool e maconha (esta última, muitos não consideram droga). A fim de aumentar a motivação dos adolescentes para o tratamento, novos recursos terapêuticos vêm sendo empregados. Uma das formas de aumentar a motivação do paciente para o tratamento é o reconhecimento de prejuízos causados pelo uso de drogas, sendo a alteração na comunicação uma consequência facilmente constatável.

Com o intuito de pesquisar como se processa a comunicação oral de adolescentes usuários de drogas e buscando aumentar a motivação para o tratamento, o Ambulatório de Adolescentes e Drogas do Serviço de Infância e Adolescência (SEPIA) do Instituto de Psiquiatria do Hospital das Clínicas da Faculdade de Medicina da Universidade de São Paulo (IPq-HC-FMUSP) encaminhou, logo após a consulta psiquiátrica, o adolescente para uma avaliação fonoaudiológica. Comparando com os resultados dos pacientes que não tinham avaliação fonoaudiológica, esta nova estratégia de motivação terapêutica aumentou a aderência dos pacientes ao tratamento, assim como teve efeitos no período de abstinência dos usuários de maconha: aqueles que faziam a avaliação fonoaudiológica e que mantinham consultas com o fonoaudiólogo ficavam mais tempo sem consumir nenhuma droga (Oliveira et al., 2006). Outras estratégias de mobilização e incentivo para a obtenção de abstinência devem ser desenvolvidas individualmente, de acordo com as características e necessidades de cada paciente.

O uso de substâncias psicoativas na vida dos adolescentes assume um papel diferente do que para os adultos. Em muitos casos, os adolescentes encontram nas drogas a identidade que buscam nesse período da vida. O álcool ou as drogas acabam sendo o fator determinante na identificação e união desses adolescentes, que acabam por se dividir entre aqueles que usam drogas e os que não usam (Blackson, 1994). Não é possível cobrar do adolescente a abstinência que, para ele, significa abrir mão da única identidade que possui no momento, sem oferecer outra forma de identificação. Para adolescentes com dificuldades neurocognitivas manterem a abstinência, é necessário o desenvolvimento de habilidades para lidar com a tentação da recaída (NIDA, 2014). Nessa etapa, a realização de entrevistas motivacionais é especialmente útil para ajudá-los a ponderar os prós e contras da manutenção do uso e para o desenvolvimento de estratégias para tentar reduzir o uso (Andretta, Oliveira, 2003).

O uso de drogas afasta o adolescente de situações nas quais poderia desenvolver novas habilidades que são fundamentais para seu crescimento e amadurecimento. Uma vez em tratamento, é preciso criar condições para o desenvolvimento de habilidades até o momento não desenvolvidas, principalmente com relação ao engajamento em atividades sociais, que serão importantes para o adolescente preencher suas horas de lazer e realizar-se em outras atividades não relacionadas ao consumo de álcool e/ou drogas.

Não é infrequente encontrarmos adolescentes que conseguem se manter abstinentes por um período relativamente longo, mas que não conseguem deixar os comportamentos delinquenciais relacionados ao consumo de drogas, apresentando as chamadas "recaídas secas" – comportam-se e relacionam-se com o grupo de amigos como se tivessem consumido drogas, sem que o tenham feito.

Conseguir ficar algum período abstinente não é tarefa fácil para o adolescente, especialmente aqueles que iniciaram muito cedo o uso de drogas. Isso requer uma reformulação na identidade, de alguém que precisa de alguma droga para se divertir, aliviar o desânimo ou superar medos e problemas, para um indivíduo que consiga se divertir e superar suas dificuldades sem precisar de drogas. A dificuldade é que essa identidade é completamente nova. Ela não pode ser relembrada, mas deve ser construída. Nessa fase de promoção de abstinência, o adolescente deve ser incentivado ao menos a tentar ficar alguns dias sem usar drogas.

Mediante análise das situações em que teve dificuldades para controlar seu desejo de usar drogas, são listados os fatores que desencadeiam ou aumentam a "fissura" e que devem ser evitados. Já a análise das situações nas quais conseguiu se manter abstinente são importantes na identificação de fatores promotores de abstinência, que devem ser reforçados. Desse modo, são elaboradas estratégias para que os períodos sem drogas se tornem cada vez mais longos, até que o período mínimo de 15 dias, necessário para avaliação de comorbidades, seja obtido.

Como a manutenção da abstinência depende dessas estratégias que são desenvolvidas ao longo do tratamento, as falhas nesse processo são naturais e é quando ocorrem as recaídas. As recaídas permitem que as estratégias sejam reavaliadas e possam ser melhoradas. Estes são momentos delicados, mas especialmente importantes no tratamento desses adolescentes e que podem, inclusive, auxiliar no diagnóstico de eventuais comorbidades.

Na avaliação dos fatores relacionados com a recaída, especial atenção deve ser dada à presença de oscilações de humor, irritabilidade e impulsividade. A irritabilidade provocada apenas pela abstinência é autolimitada. Ainda que no início o adolescente tenha a sensação de que esses sintomas aumentam progressivamente, é necessário explicar que essas irritabilidade e ansiedade aumentam, atingem um máximo em torno de 15 a 20 minutos e depois diminuem mesmo quando não ocorre o uso de drogas. Quando o paciente consegue perceber esse ciclo, fica mais fácil controlar esses sintomas e a frequência das recaídas diminui.

Entretanto, quando os sintomas de ansiedade e irritabilidade não evoluem desse modo, devem-se investigar cuidadosamente a frequência, a intensidade e o comportamento desses sintomas. Nesses casos, não é rara a presença de comorbidades não identificadas anteriormente e a obtenção de abstinência exigirá tratamento da comorbidade, em regime de internação ou o início de terapia farmacológica.

Durante o tratamento, a abstinência é fundamental para a recuperação do paciente. A dúvida é se, após esse período de recuperação, e já tendo construído a sua identidade, o adolescente não poderia fazer o uso recreacional ou social de algum tipo de droga, por exemplo, de bebidas alcoólicas (Kandel, 1984; Chen, Kandel, 1995). Mais estudos que acompanhem a evolução dos adolescentes após o tratamento são necessários para que essa questão possa ser respondida com embasamento científico.

Modalidades de tratamento

Os pacientes usuários ou dependentes de drogas requerem tratamento diferenciado e individualizado. A manifestação e as consequências da dependência variam de um paciente para outro, o que requer abordagens terapêuticas direcionadas especificamente para as necessidades de cada caso. Por exemplo, os usuários de anabolizantes apresentam padrões de uso diferenciados e necessitam de abordagem também diferenciada. Especialmente quando se trata do uso de drogas entre adolescentes, a escolha dos tipos de abordagem a serem empregados e a determinação dos objetivos do tratamento é fundamental (Oliveira et al., 2014).

De modo geral, os programas existentes incluem tipos diferentes de tratamento que variam de acordo com a magnitude do auxílio de que o paciente precisa. Os regimes de tratamento são, basicamente:

- Tratamento hospitalar em regime de internação, seguido de acompanhamento ambulatorial.
- Tratamento ambulatorial/hospital-dia.

- Tratamento em comunidades terapêuticas.

A determinação do tipo de tratamento mais apropriado deve ser feita mediante avaliação individualizada de cada adolescente, permitindo-lhe mobilidade nas etapas do tratamento, de acordo com a sua evolução e resposta ao tratamento inicialmente oferecido.

Considerando que as metas do tratamento são a retomada do desenvolvimento normal do adolescente e sua capacitação para uma vida normal, o tratamento ambulatorial seria o mais indicado. Nesse regime de tratamento, o adolescente é orientado a obter a abstinência, retomar suas atividades e solucionar seus conflitos, sem a necessidade de ser retirado de seu ambiente (ver item sobre Psicoterapia). Entretanto, com frequência os adolescentes minimizam a gravidade de seu quadro, mostram-se pouco mobilizados para ficarem abstinentes (quando aceitam se tratar) e chegam até a desafiar a equipe que os atende, com tentativas deliberadas de manipulação. Nesses casos, ou naqueles em que o adolescente está claramente colocando em risco sua saúde, quer seja pelo uso descontrolado de drogas, quer seja pelo envolvimento grave com atividades ilegais ou pela presença de sintomas psiquiátricos graves (quadros psicóticos, sintomas depressivos, automutilação), a internação torna-se um recurso importante e necessário. Para os usuários de *crack* ou outras drogas, cuja obtenção da abstinência é reconhecidamente difícil, a internação pode ser o primeiro recurso terapêutico a ser empregado (NIDA, 2014).

As indicações de internação são:

- Risco de comportamentos auto ou heteroagressivos ou comportamento suicida.
- Risco de desenvolver síndrome de abstinência ou outras complicações clínicas.
- Necessidade de tratamento e avaliação de outras comorbidades psiquiátricas (presença de sintomas psiquiátricos graves, principalmente quadros psicóticos).
- Fracasso do tratamento ambulatorial.

Durante a internação, a obtenção da abstinência é relativamente fácil, ou seja, não exige que o adolescente tome a iniciativa (postura ativa) de se afastar dos amigos que usam drogas ou evitar situações de risco. Entretanto, por ocasião da alta, ele deve estar preparado para enfrentar essas dificuldades. Além disso, a alta acrescenta outra dificuldade: como esse adolescente preencherá seu tempo de forma produtiva, o que o auxiliará a manter a abstinência? Para lidar com essas dificuldades, o hospital-dia torna-se um recurso importante. Desse modo, a alta não lhe é dada. Ao contrário, o próprio adolescente conquista sua alta conforme consegue desenvolver maior número de atividades fora da internação. Estabelece-se um plano de atividades que, para serem desenvolvidas, o adolescente pode sair da internação por alguns períodos. Conforme conseguir realizá-las sem recaídas e respeitando os limites colocados, o tempo fora do hospital aumenta gradativamente. Esse processo é muito importante para que o adolescente desenvolva habilidade para se manter abstinente quando retomar sua vida fora do hospital. Também é importante para a família readquirir confiança no adolescente e desenvolver uma dinâmica de interação familiar mais saudável.

Idealmente, os programas devem ser multidisciplinares, lembrando da etiologia multifatorial, para que possam oferecer uma abordagem biopsicossocial e também envolver a família no processo. A equipe deve incluir pediatra ou clínico geral, psiquiatra infantil, psicólogo, enfermeira, terapeuta ocupacional e pedagoga. Além disso, algumas vezes a Vara da Infância e Juventude deverá ser consultada, a fim de prestar auxílio com os problemas legais, muitas vezes, consequentes ao uso de drogas (Scivoletto et al., 2016).

As diferentes abordagens a serem empregadas são a psicoterapia individual (especialmente naqueles com outras patologias psiquiátricas associadas), com técnicas de entrevista motivacional, e/ou em grupo, orientação e terapia familiar. O acompanhamento escolar e orientação vocacional também são importantes, especialmente vislumbrando o retorno do adolescente às atividades e o desenvolvimento de outras habilidades não desenvolvidas até o momento.

Um exemplo de tratamento abrangente é o Programa Equilíbrio, projeto inovador desenvolvido pelo IPq-HC-FMUSP. O Programa Equilíbrio atende crianças e adolescentes em situação de vulnerabilidade e risco social do centro de São Paulo, que se encontrem nas ruas ou em abrigos. O objetivo é oferecer espaço onde desenvolvam atividades saudáveis, aproximar a família e acompanhar longitudinalmente a reintegração sociofamiliar, mediante atendimento individualizado (Oliveira et al., 2014).

Em um clube municipal na Barra Funda, as crianças recebem atendimento de pediatra, psicólogos, psiquiatras, fonoaudiólogos, fisioterapeuta e psicopedagogo. Experimentam atividades nas oficinas: arteterapia; comunicação; terapia ocupacional; esporte; horta; música. A partir da descoberta de suas potencialidades, cada criança traça seu projeto de vida, tendo o apoio da equipe do Equilíbrio para colocá-lo em prática. Ou seja, o problema com o consumo de drogas não é o foco principal do trabalho, mas a construção de um projeto de vida. No desenvolvimento deste, os adolescentes são estimulados a refletir sobre os fatores que os ajudam ou que os atrapalham na conquista dos objetivos colocados por eles mesmos.

Em 7 anos de atividades, foram atendidos cerca de 600 crianças e adolescentes, 68% do sexo masculino, 65% na faixa etária entre 12 e 18 anos. A prevalência de diagnósticos psiquiátricos foi de 88,8%, sendo os mais prevalentes o transtorno por uso de substâncias (40,4%), transtornos afetivos (35,3%), TDAH (16,2%) e transtornos ansiosos (8,8%) (Silva et al., 2010). A maioria (86,56%) apresentava histórico de abusos, tanto físicos como sexuais, assim como maus-tratos e negligência. Dos casos atendidos, 24,27% relatam ocorrência de abuso sexual; 49,19% sofreram abusos físicos e 13,1% sofreram abuso físico e sexual. Nesse período, foram reintegrados a suas famílias 122 adolescentes (taxa de reintegração no período: 34,75%).

São considerados "sucessos de tratamento" 84 casos (68,3%), que estão morando com familiares, sem uso de drogas, estáveis no relacionamento familiar e em suas condições socioeconômicas (Scivoletto et al., 2012). Nessa população, o consumo de drogas tem um papel bastante diferente do adolescente de classe média alta, em que o consumo de alguma substância é, na maioria das vezes, uma fonte de prazer, não de alívio como é para a população do Equilíbrio. Portanto, para tratar os problemas decorrentes desse consumo, é indispensável conhecer o contexto no qual vive o adolescente, pois o consumo de drogas pode ser uma forma de enfrentar outras questões que trazem muito mais prejuízo para o desenvolvimento do indivíduo (Oliveira et al., 2014).

As comunidades terapêuticas são recurso importante para quadros de dependência de longa duração, com comportamentos antissociais, problemas familiares e sociais, nos quais não existam quadros psiquiátricos associados. Geralmente, o tratamento nas comunidades terapêuticas é conduzido por ex-dependentes e emprega uma rotina rigorosa de atividades. Nesse esquema de atividades, o adolescente é obrigado a lidar com regras e limites, aprendendo a conquistar, de forma construtiva, sua autonomia, ao mesmo tempo em que aprende a assumir responsabilidades dentro da vida comunitária. A proposta de tratamento é desenvolvida por meio de programas com duração de 3 meses até 1 ano, período no qual participam de terapia de grupo, grupos de reflexão e aconselhamento individual. Por essa razão, implica que o paciente se afaste por um período longo de suas atividades, não sendo, então, muito apropriada para os casos em que o adolescente ainda está conseguindo manter seus estudos, por exemplo. As comunidades terapêuticas são especialmente indicadas nos casos em que há alteração importante de comportamento, nos quais o adolescente já não mantém mais atividades produtivas e está vivendo em função do uso da droga.

As diferentes abordagens terapêuticas não são excludentes e, muitas vezes, é necessária a associação de várias delas. Alguns recursos comunitários podem ser aproveitados, como as *hot-lines*, os serviços de aconselhamento, grupos de mútua ajuda (AA/NA), centros de informação, serviços educacionais e vocacionais e centros comunitários de saúde mental. Independentemente do regime terapêutico a ser empregado, a participação da família é essencial, sobretudo no tratamento de adolescentes (NIDA, 2014).

Tratamento ambulatorial – psicoterapia

A psicoterapia é uma modalidade de tratamento importante no atendimento do adolescente que faz uso problemático de drogas. Ela pode ser individual (atendimento ao adolescente), familiar (família do adolescente) ou em grupo (atendimento de grupo de adolescentes) e ocorre, principalmente, no contexto do atendimento ambulatorial.

Entrevista inicial e a mobilização do adolescente

Na grande maioria dos casos, a iniciativa de procura por tratamento é da família, que procura um especialista quando as alterações de comportamento, principalmente o desgaste no relacionamento familiar, já são evidentes e graves. Não é raro que o encaminhamento seja feito pela escola – que nota queda do rendimento escolar, desinteresse, mudança do círculo de amizades – ou até mesmo por ordem judicial, quando o adolescente é detido pela polícia por porte de drogas ou por atos delinquenciais.

Mesmo que a demanda inicial seja da família, é importante que logo na primeira consulta o adolescente seja atendido em primeiro lugar. Isso é fundamental para o estabelecimento de vínculo de confiança para o tratamento posterior. Ele deve ser estimulado a apontar os problemas que reconhece em sua vida no momento. Na quase totalidade dos casos, algum problema existe, mesmo que seja restrito à dificuldade de comunicação com os pais: por exemplo, muitos adolescentes iniciam uma verdadeira batalha familiar para que os pais permitam que ele use maconha, e todo o diálogo e a dinâmica familiar passam a girar em função desse tema. Os pais, preocupados com a postura e ideia do(a) filho(a), começam a interpretar alterações de comportamento ou algumas atitudes mais hostis como consequências do uso de droga, quando, muitas vezes, são mudanças normais nessa faixa etária. Nesse primeiro contato com o adolescente, deve-se explorar outras áreas de sua vida não diretamente relacionadas ao uso de drogas: vida social; participação em ambientes que promovam socialização saudável (clubes, atividades culturais); e procurar conhecer a rede de apoio social do adolescente – pessoas com as quais tem vínculo e ajudem no enfrentamento de problemas. É fundamental estabelecer vínculo com o adolescente e deixar claro que o papel do médico e da equipe é o seu bem-estar. É muito importante que o adolescente saiba que a equipe dará orientações e sugestões de mudanças na sua dinâmica de vida, mas cabe a ele colocá-las em prática ou não, ou seja, é fundamental comprometê-lo com o tratamento desde o seu início.

Depois de ouvir o adolescente, deve-se convidar os pais a apresentar sua visão do problema, o que deve ser feito na presença do adolescente. Essa conduta é necessária para começar a mobilizar a família a desenvolver um diálogo franco e direto. Frequentemente, os pais se queixam de que os filhos são manipuladores, mentem com relação ao uso de drogas e suas atividades, mas não percebem que eles mesmos começam também a manipular a situação, ainda que a justificativa para isso seja trazer os filhos para tratamento. Nessa consulta conjunta, é importante que o terapeuta evite o confronto direto dos pais com o filho(a), detendo-se aos sinais e sintomas realmente constatáveis e objetivos, para obter uma avaliação clara do caso.

Os pais devem ser incentivados a listar, objetivamente, todas as alterações por eles percebidas, ainda que o jovem vá justificá-las e atribuí-las a outras causas que não às drogas. O fato é que, nesse momento, surge o impasse. Esse conflito deve ser valorizado e analisado, pois a necessidade de tratamento e seus objetivos terão essa questão como base. Por exemplo, os pais queixam-se de irritabilidade, queda no desempenho escolar, desinteresse por outras atividades, envolvimento com pessoas que usam drogas. Já o adolescente justifica essas situações dizendo que a escola está desinteressante, que "cansou das coisas que fazia antes" e que os "outros amigos ficaram chatos". Essa dificuldade de comunicação com os pais, juntamente com a dificuldade de encontrar novos interesses, justifica a necessidade de outras consultas, mesmo que, para o adolescente, não estejam diretamente relacionadas com o consumo de drogas. A associação entre uso de drogas e suas consequências será feita posteriormente. Na entrevista inicial, deve ser evidenciado para o adolescente que ele passa por dificuldades e que elas devem ser enfrentadas. A forma para enfrentá-las dependerá das suas causas e estas serão pesquisadas em conjunto – adolescente e terapeuta – no decorrer do tratamento.

Os pais podem se mostrar ansiosos para conversarem sozinhos com o terapeuta. Isso deve ser evitado ao máximo, mostrando-se a eles que uma conversa da qual o paciente estivesse ausente poderia comprometer a confiança deste no processo, e é fundamental para o tratamento – objetivo principal dos pais – que o adolescente confie. Deve-se enfatizar a eles que serão ouvidos em relação a todas suas preocupações e que, para auxiliá-los a lidar com o adolescente e os conflitos existentes no momento, deverão também ser avaliados por um terapeuta familiar (ver item "Terapia Familiar"). O encaminhamento da família para um atendimento específico também auxilia a quebrar a resistência do adolescente ao tratamento.

Uma vez que quem será atendido é o adolescente, o terapeuta deve valorizar os problemas trazidos por ele – mesmo que estes não incluam o uso de drogas –, pois, para abordá-los, o adolescente estará mais motivado. É fundamental que o adolescente encontre no terapeuta alguém que consiga ouvi-lo sem interpretar tudo que lhe acontece como consequência do uso de droga. Contudo, o terapeuta não pode se deixar levar pela minimização da gravidade do quadro que o adolescente apresentará. Como dito anteriormente, a participação das drogas na problemática atual deverá ser trabalhada no processo psicoterápico posterior.

Contrato terapêutico e a questão do sigilo

Uma questão delicada no tratamento de adolescentes é a do sigilo e a confidencialidade. Ainda que o adolescente seja trazido pela família e tenha certa resistência para o tratamento, o terapeuta atende o adolescente, e não sua família. Para obter a confiança do paciente, o terapeuta deve estabelecer as regras de atendimento logo nas primeiras consultas, esclarecendo ao paciente e à família os espaços e funções de cada um. Com frequência, os pais querem conhecer detalhes sobre o uso de drogas. Cabe ao terapeuta não responder diretamente às perguntas e orientar o paciente como enfrentá-las, sempre buscando melhorar a comunicação da família, pois, assim, incentiva que ela volte a dialogar.

Em determinadas situações, o terapeuta terá de falar com a família, quebrando o sigilo médico e, como regra de atendimento, o terapeuta deve deixar isso claro para o adolescente. Essas situações surgem quando o adolescente não está seguindo as orientações dadas, quando continua colocando em risco sua saúde (quer seja pelo uso excessivo de droga, quer seja pelo envolvimento em atividades ilegais) e nas situações em que a internação está indicada. Nessas conversas entre o médico e a família, o adolescente deve ser convidado a participar.

Os pais podem solicitar uma consulta, mas, antes de atendê-los, cabe ao terapeuta avaliar o melhor momento para fazê-lo, sempre convidando o paciente a participar, uma vez que ele será o assunto. O sigilo da família cabe ao terapeuta familiar, daí a importância de um atendimento em equipe, para que cada parte tenha o seu próprio profissional. Uma alternativa para lidar com a ansiedade da família é combinar, já no primeiro atendimento, consultas conjuntas mensais, por exemplo, com o paciente e sua família, para avaliar o andamento do tratamento, independentemente dos acontecimentos no seu desenrolar.

Terapia familiar

Os modelos de adultos, especialmente o dos pais, são muito importantes na busca e formação da identidade dos adolescentes. A abordagem familiar é fundamental para que os pais revejam seus próprios modelos que, de forma direta, influenciam a postura dos filhos – quer seja do ponto de vista positivo, quer seja negativo – ante os problemas a serem enfrentados e também em relação ao consumo de substâncias.

Em famílias nas quais os papéis de cada membro não são claros e na ausência de limites precisos, é difícil para o adolescente acreditar que a família lhe dará continência e que suas necessidades serão atendidas. Essa carência de apoio familiar pode fazer o adolescente usuário de substâncias psicoativas aumentar o consumo de álcool e drogas como alternativa para lidar com suas angústias. Esses aspectos devem ser abordados na terapia familiar.

Em número significativo de casos, a abordagem familiar é especialmente útil para diminuir a resistência inicial do adolescente ao tratamento. Com frequência, os adolescentes negam ou minimizam os problemas trazidos pelo consumo de drogas, mas, em quase todos os casos, admitem que têm muitos problemas em casa. No momento em que o médico explica que não só ele será tratado, mas também toda sua família, o adolescente se sente ouvido e considerado dentro da estrutura do tratamento. O adolescente começa, então, a aceitar fazer alguma coisa para tentar melhorar os relacionamentos familiares, desde que a família também reveja a própria postura. Da mesma forma, o adolescente não tolera ser responsabilizado por todos os problemas vividos pela família no presente. Com a indicação de terapia familiar, é como se houvesse o reconhecimento de que ele não é o único "culpado". As responsabilidades são divididas na família e diluem-se, surgindo espaço para solucionar os conflitos. Desse modo, abre-se espaço para o início do tratamento.

Existem várias linhas de terapia familiar: sistêmica; treino parental; psicoeducacional; entre outros. Um modelo que vem sendo empregado com resultados significativos é o CRAFT (*Community Reinforcementand Family Training*) (Meyers et al., 1998). Trata-se de uma proposta estruturada de intervenção familiar que tem como objetivo proporcionar mudanças suficientes na interação, estrutura familiar e expressão dos sintomas no paciente identificado. Esse modelo utiliza elementos psicoeducacionais e seu emprego é facilitado pela forma pré-estruturada dos encontros.

Por meio da terapia familiar, os conflitos e dificuldades existentes devem ser trabalhados, os modelos e papéis na família podem ser revistos, os limites podem ser estabelecidos, melhorando as relações familiares e criando condições para o desenvolvimento de um ambiente familiar mais estável. Assim, a família passa a ter mais condições para dar o apoio necessário e suprir as demandas específicas que o desenvolvimento adolescente requer. A abordagem familiar é importante no tratamento de farmacodependentes em geral, mas, no tratamento de adolescentes usuários de drogas, a terapia familiar é indispensável (Scivoletto et al., 2016).

Psicoterapia individual e em grupo

Alguns trabalhos mostram que, para adolescentes, a aderência à psicoterapia de grupo parece ser maior do que a individual (NIDA, 2014). Essa técnica facilita a identificação do adolescente com outros da mesma faixa etária e facilita também o emprego de técnicas psicodramáticas, possibilitando ao jovem vivenciar outros papéis que podem auxiliá-lo no seu desempenho social e, inclusive, familiar. Desse modo, essa abordagem pode ser útil também na psicoterapia de adolescentes usuários de drogas.

O objetivo principal da terapia individual e de grupo deve ser a abordagem de questões relativas ao uso de álcool e drogas, objetivando a abstinência de substâncias psicoativas e desenvolvendo o trabalho de prevenção de recaída (NIDA, 2014). Durante as sessões, devem ser levantados fatores externos que possam desencadear ou aumentar o desejo de consumo de drogas, assim como situações que dificultam a manutenção da abstinência, promovendo a recaída. Por exemplo, o encontro com amigos usuários de drogas e/ou álcool, atividades em que ocorre o consumo dessas substâncias ou ausência de atividades produtivas ou de lazer não relacionadas ao uso de drogas. A partir desse levantamento, nas sessões de grupo, são empregadas as técnicas de trabalho em grupo que possibilitem que o adolescente treine e desenvolva, nas sessões, estratégias para evitar e, quando não for possível, enfrentar aquelas situações.

Tanto na abordagem individual como na de grupo, também devem ser analisados possíveis fatores internos que possam dificultar a manutenção da abstinência, ou seja, relacionados com recaídas, como dificuldade de relacionamento com o grupo de amigos e/ou familiares, baixa autoestima e outros. São empregadas, então, as técnicas apropriadas para se chegar à resolução ou diminuição desses conflitos, que incluem técnicas cognitivas, comportamentais, psicodramáticas e treino de habilidades. Outros conflitos característicos dessa faixa etária, como insegurança no contato com o sexo oposto, início de vida sexual ativa, indefinição vocacional, também devem ser abordados e discutidos.

A psicoterapia em grupo é especialmente útil nos casos em que os adolescentes apresentam dificuldade de exporem suas dúvidas e angústias para o terapeuta. Por exemplo, no caso específico dos adolescentes usuários de drogas, a psicoterapia em grupo facilita o relato de eventuais recaídas, pois o adolescente parece se sentir protegido e compreendido pelo grupo. Não são infrequentes as situações em que o grupo acaba expondo a recaída de um de seus membros. Isso poupa o terapeuta de eventuais situações de confronto. O confronte é, às vezes, necessário para quebrar a tendência à negação e manipulação de alguns pacientes, permitindo a abordagem precoce da recaída e preservando o vínculo paciente/terapeuta.

Apesar de ser um tratamento longo, as melhoras deverão ser reconhecidas o mais rápido possível, pois fazê-lo servirá de estímulo para o adolescente não abandonar o tratamento. Para tornar esse processo mais fácil, metas pequenas e de cumprimento em curto prazo devem ser estabelecidas. Gradativamente, outras metas são acrescentadas e o adolescente é reinserido no meio social (p. ex., voltar a estudar, praticar esportes etc.).

Tratamento farmacológico

A psicofarmacoterapia tem sido cada vez mais aceita no tratamento de adultos com TUS e muito se tem investido em pesquisas de novas medicações que possam diminuir o desejo de consumir ou anular os efeitos prazerosos das drogas. Entretanto, não existem pesquisas sistemáticas que avaliem a segurança e efetividade das medicações psicotrópicas no tratamento de adolescentes com TUS (Waxmonsky, Wilens, 2005).

Várias são as dificuldades que podem explicar essa carência. Primeiro, existe muita resistência no desenvolvimento de pesquisas que empregam uso de medicações psicotrópicas em indivíduos ainda em fase de desenvolvimento. Também muitos pais se deparam com o dilema de acreditar que seus filhos serão capazes de abandonar o uso precoce de drogas sem a necessidade de medicações, ou se essa expectativa, talvez irreal, possa ser o caminho para a progressão para estágios mais graves da dependência na idade adulta.

A resistência ao emprego de medicações psicotrópicas, especialmente em crianças e adolescentes, resulta da percepção da população em geral do mau uso de medicamentos, especialmente em pacientes institucionalizados, e também do preconceito com relação à própria psiquiatria e ao doente psiquiátrico. Essas percepções alimentam o surgimento de movimentos "contra a medicalização da sociedade", muitas vezes dirigidos por proeminentes profissionais de instituições de ensino superior que desconsideram todo e qualquer conhecimento científico produzido nas últimas décadas acerca da eficácia e segurança dos tratamentos psicofarmacológicos. Ainda mais, gera conceitos como a prevenção quaternária, proposta por Marc Jamoulle (1999) e definida como "a detecção de indivíduos sob risco de tratamentos excessivos para protegê-los de novas intervenções médicas inapropriadas e sugerir-lhes alternativas eticamente aceitáveis", o que, na concepção de seus simpatizantes, pode significar "proteger a população do caráter '"medicalizador"' e intervencionista da racionalidade, da prática médico-científica e da iatrogenia, e que decorreu de preocupações quanto ao excesso de medicalização expressa na declaração de Jacarta (OMS, 1997). Por fim, questões éticas, que incluem o direito dos menores de idade de recusarem tratamento completo ou algumas modalidades terapêuticas, são obstáculos nessa área. O emprego de placebo durante a participação em ensaios clínicos com adolescentes que deveriam receber medicação em seu tratamento tem gerado polêmica entre os pesquisadores (Vitiello et al., 1999). Faltam diretrizes para as pesquisas sobre o emprego de psicotrópicos no tratamento de menores.

Por sua vez, o processo de desenvolvimento de novos medicamentos ocorre em um ambiente altamente regulamentado. O processo para desenvolvimento, revisão, aprovação e contínuo monitoramento dos medicamentos é extremamente minucioso em todo o mundo, e a contribuição científica e a colaboração de especialistas das instituições acadêmica, antes procuradas para informar cientificamente o processo rigoroso de descoberta e desenvolvimento de droga, hoje tornam-se menos presentes em virtude da recente vigilância rigorosa dos consultores acadêmicos e das restrições às suas relações com a indústria farmacêutica. Analisando-se os programas para desenvolvimento de drogas para população pediátrica, existem desafios adicionais. A população pediátrica representa somente por volta de um quarto do total da população de muitos países e, na sua maioria, é saudável; por conseguinte, há, frequentemente, número limitado de sujeitos para participar dos estudos clínicos (com exceção dos programas de desenvolvimento para vacinas em crianças). Em virtude das mudanças fisiológicas do período perinatal até a adolescência, muitos estudos podem ser necessários, cada um focando uma limitada faixa etária. Isso resulta na subdivisão da população de pacientes pretendida e aumenta o tempo e o custo do desenvolvimento. Além disso, existe a percepção de que, para muitas indicações, a relação risco/benefício deve ser maior quando medicamentos são utilizados em crianças, em vez de em adultos. A avaliação de segurança pode requerer a condução de estudos de longo prazo difíceis e onerosos. Por fim, potenciais litígios envolvendo pacientes jovens também desencorajam o desenvolvimento de drogas para essa população (Upadhyaya et al., 2009).

De qualquer forma, existem, na literatura, estudos, com amostras reduzidas, sobre emprego de algumas medicações psicotrópicas no tratamento de adolescentes com transtorno por uso de substâncias e outras comorbidades. Esses estudos apontam para o efeito positivo da farmacoterapia na evolução desses adolescentes (Fong, 2013). Entretanto, na sua grande maioria, são descrições do emprego de psicotrópicos para o tratamento das comorbidades que, quando tratadas adequadamente, diminuem vários sintomas, com consequente melhora no funcionamento global do adolescente (Fong, 2013). Essa melhora propicia que o adolescente se empenhe mais no tratamento do TUS, que geralmente emprega técnicas cognitivo-comportamentais. Portanto, não são pesquisas que avaliem a efetividade da ação direta do fármaco no tratamento da dependência.

Considerando essas limitações, as informações sobre as medicações que serão apresentadas neste capítulo têm como base estudos contemplando adultos com TUS. Entretanto, não é possível transpor os resultados dos estudos realizados com amostras de adultos não para os adolescentes, uma vez que a suscetibilidade a efeitos colaterais e mesmo a resposta terapêutica são diferentes, em decorrência das diferenças neurobiológicas, uma vez que o organismo ainda está em desenvolvimento (Deas e Thomas, 2001). Foram selecionadas as medicações que parecem ser seguras para o emprego em adolescentes. Entretanto, é importante salientar que as medicações disponíveis no mercado brasileiro não foram aprovadas pelo órgão regulatório do país com a indicação para o tratamento farmacológico de TUS em adolescentes.

Existem cinco estratégias farmacológicas mais frequentemente empregadas no tratamento do TUS com os seguintes objetivos:

1. Tornar o uso de drogas aversivo (p. ex., dissulfiram para dependência de álcool).
2. Substituir a droga utilizada (p. ex., buprenorfina e metadona para dependência de heroína).
3. Bloquear os efeitos recompensadores da droga (p. ex., naltrexone para dependência de opioides).
4. Diminuir o "desejo" de uso da droga para a promoção de abstinência (p. ex., clonidina para dependentes de cocaína; desipramina para dependentes de cocaína).
5. Tratar as comorbidades.

Para empregar alguma dessas estratégias, é necessário não só identificar a medicação mais apropriada, mas também motivar o paciente a fazer uso correto da medicação, utilizando como estratégia os efeitos benéficos que a medicação possa promover. Como ainda não há medicações especificamente aprovadas para o tratamento de TUS em adolescentes, o foco principal nessa faixa etária ainda é o tratamento das comorbidades (Fong, 2013).

Medicações aversivas

O dissulfiram é a medicação mais usada nesse grupo. Quando feito uso isolado, apresenta pouca toxicidade, porém, quando associado ao álcool, pode ser letal uma vez que aumenta os níveis séricos de acetaldeído em cinco a dez vezes. A associação dessas duas substâncias pode resultar em calor e rubor facial, dificuldades respiratórias, náuseas, vômitos, sudorese, dores no peito, hipotensão ortostática, vertigem, borramento de visão, confusão mental e até choque (Fleming, Graham, 2001). Previamente ao uso, é recomendada uma avaliação clínica e psiquiátrica rigorosa, investigando o padrão de uso de álcool, assim como a presença de comorbidades. O envolvimento familiar é essencial para o esclarecimento sobre as interações do dissulfiram com álcool e outros medicamentos (Myers et al., 1994).

O emprego de terapia aversiva em crianças e adolescentes é bastante controverso. O risco elevado da ocorrência da associação do uso de dissulfiram com outras drogas e as consequências potencialmente fatais dessa interação contraindicam o emprego dessa estratégia para o tratamento de adolescentes dependentes de álcool. Um estudo realizado com dois adolescentes dependentes de álcool não mostrou bons resultados com emprego do dissulfiram (Myers, 1994).

Terapias de substituição

O exemplo mais clássico desse grupo de medicações é a metadona, empregada no tratamento de dependentes de heroína para a substituir e permitir a retirada gradual do opioide, sem sintomas intensos de abstinência. Como regra geral, o tratamento com metadona só deve ser empregado em pacientes dependentes de opioides há mais de 1 ano e que apresentaram resultados insatisfatórios em tentativas anteriores de abstinência. Obrigatoriamente, outras estratégias terapêuticas para o tratamento de dependentes de opioides devem estar associadas ao emprego de metadona.

Para adolescentes, a terapia de substituição com metadona está indicada apenas nos casos de adolescentes grávidas dependentes de heroína. O uso diário de metadona diminui a chance de contrair HIV por uso de agulha contaminada, além de manter o nível sérico mais estável e, com isso, diminuir o risco fetal de estresse intrauterino. Nenhum paciente menor de 18 anos pode receber metadona sem o consentimento assinado de um responsável. No Brasil, a prevalência de uso de heroína ainda é baixa e a metadona dificilmente é empregada, em especial entre os adolescentes, uma vez que não existem estudos ou ensaios clínicos para essa indicação.

A buprenorfina é um agonista/antagonista parcial opioide, também disponível como analgésico por seus efeitos semelhantes aos da morfina, quando utilizada em doses baixas. É capaz de diminuir os sintomas de abstinência de opioides e diminuir a fissura, sem apresentar efeito euforizante. É mais difícil a ocorrência de *overdose* com buprenorfina do que com metadona em decorrência do efeito antagonista em doses altas. LAAM é um opioide com ação farmacológica semelhante à da metadona. É convertido em metabólitos ativos com meia-vida maior do que a metadona, permitindo a diminuição dos sintomas de abstinência por período de 72 a 96 horas após dose oral. Assim, o LAAM pode ser administrado três vezes por semana. Até o momento, não há estudos sobre o uso das duas medicações em adolescentes, nem mesmo a garantia de que usá-las seja seguro nessa faixa etária.

Medicações para diminuir efeitos de recompensa

Estudos sobre a farmacoterapia empregada para alcoolismo despertaram o interesse a respeito dos efeitos do consumo de álcool sobre receptores opioides e o possível emprego de antagonistas opioides, como o naltrexone, para bloquear a ação do álcool no sistema de recompensa. O exemplo de agonista parcial/antagonista empregado em tratamento de dependentes no Brasil é o naltrexone, que é um antagonista opioide sem ação agonista. Seu uso em adolescentes é pesquisado na manutenção do tratamento de usuários de álcool (50 mg/dia). Recomenda-se o uso por 3 meses, com acompanhamento da dosagem sérica das enzimas hepáticas (Chabane et al., 2000). O naltrexone também pode ser empregado na manutenção do tratamento de adolescentes usuários de opioides (50 mg/dia). Atualmente, em países como a Austrália, estuda-se o uso de implantes de naltrexone, como uma forma alternativa para usuários de heroína com alto risco para *overdose* (Hulse, Tait, 2003).

A serotonina é tida como o neuromodulador que atua na inibição do comportamento (Cloninger, 1987). O sistema serotoninérgico também parece estar envolvido na dependência de álcool, assim como no uso abusivo de outras drogas. Alguns estudos reforçam a hipótese de que a atividade serotoninérgica no SNC estaria diminuída em jovens com distúrbios de comportamento, abuso de drogas ou depressão (Riggs et al., 1997). Alguns estudos mostraram resultados positivos da fluoxetina na redução do consumo de álcool em adultos com e sem depressão associada (Riggs et al., 1997). Esse antidepressivo apresenta poucos efeitos colaterais e baixa letalidade nos casos de overdose, quando comparada aos antidepressivos tricíclicos. A fluoxetina seria, então, particularmente útil no tratamento de adolescentes usuários de drogas, transtorno de conduta e depressão, que apresentam alta impulsividade e altos índices de tentativas de suicídio (Shaffer et al., 1996).

O acamprosato tem a ação inibitória GABA e antagonistas de aminoácidos excitatórios, particularmente o glutamato. A restauração do balanço inibição/excitação parece ser a base bioquímica do acamprosato: redução voluntária da ingestão do álcool (Daoust, 1992). Em adolescentes usuários de álcool, é usada a dosagem de 1.332 mg/dia dividida em três tomadas (Niederhofer, Staffen, 2003).

Medicações usadas para diminuir o "desejo"

Pesquisas apontaram a dopamina como o principal neurotransmissor envolvido no sistema de recompensa, especialmente com relação à fissura e aos sintomas de abstinência provocados pelo uso da cocaína. Teoricamente, os neurolépticos seriam capazes de bloquear a euforia provocada pelo consumo de cocaína, que é mediada pelos sistemas de recompensa mesolímbico e mesocortical, diminuindo a autoadministração de cocaína em animais (Gawin et al., 1989). Entretanto, os neurolépticos provocam anedonia e efeitos extrapiramidais significativos, que prejudicam a continuidade do tratamento. O decanoato de fluopentixol parece ser exceção: um estudo aberto mostrou resultados positivos na redução do uso e da fissura de cocaína, sem provocar anedonia, aumentando a aderência dos pacientes ao tratamento (Gawin et al., 1989).

O possível efeito do lítio como bloqueador da euforia provocada pelo consumo de cocaína não foi confirmado em pesquisas sistematizadas, mesmo em pacientes com transtorno bipolar. Há hipóteses de que o uso crônico de psicoestimulantes causaria a depleção de dopamina e a redução da atividade dopaminérgica. Com base nessa teoria, a fissura por cocaína poderia diminuir pelo aumento da atividade dopaminérgica. De fato, os agentes dopaminérgicos como L-dopa, carbidopa, amantadina, manzidol e metilfenidato mostraram alguns resultados positivos.

Outra teoria sugere que a fissura seria mediada pela supersensibilidade de autorreceptores inibitórios de dopamina pré-sinápticos. O antidepressivo desipramina diminuiria a sensibilidade desses autorreceptores, diminuindo a fissura no intervalo de 7 a 14 dias após o início da farmacoterapia. Diferentes estudos clínicos confirmaram que o tratamento de dependentes de cocaína com desipramina aumentou a frequência de abstinência, permitiu períodos maiores de abstinência e menor fissura por cocaína (Kaminer, 1994). Entretanto, existe apenas um estudo com o emprego de desipramina em adolescente, também com resultado satisfatório. Mas além do tratamento da dependência de cocaína, a desipramina foi usada nesse caso para o da depressão e do TDAH.

A intensidade do desejo por cocaína parece ser independente da depressão na 1ª semana de abstinência em usuários crônicos. Isso sugere que a disforia causada pela abstinência de cocaína não responde à ação antidepressiva da desipramina, podendo diminuir antes mesmo do que os sintomas depressivos em um paciente com ambos os diagnósticos. Essa característica pode auxiliar na diferenciação de um adolescente dependente de cocaína de outro com comorbidade. Por essa razão, recomenda-se esperar até 2 semanas antes do emprego de farmacoterapia para tratar sintomas depressivos em dependentes de cocaína, especialmente adolescentes, pois muitos desses sintomas remitem apenas com a interrupção do uso da droga.

Diversas medicações foram testadas visando à redução do desejo abrupto pelo uso de drogas. Em comum, apresentam efeito sedativo e, secundariamente, diminuem o desejo. Apesar de amplo uso na prática clínica, não há comprovação científica da eficácia desses medicamentos em adolescentes. Entre elas, podemos destacar os benzodiazepínicos como o diazepam (1 a 2,5 mg, três a quatro vezes por dia), clordiazepóxido (5 mg, duas a quatro vezes por dia, não ultrapassando a dosagem de 30 mg/dia) e flurazepam (15 a 30 mg/dia). Antipsicóticos também são usados principalmente com perfil mais sedativo como a clorpromazina (10 mg, três vezes ao dia; até 25 mg, quatro vezes ao dia), tioridazida (25 a 50 mg, três vezes ao dia) e trifluperazina (15 a 20 mg/dia, dose máxima de 40 mg/dia).

Teoricamente, os anticonvulsivantes bloqueariam o efeito *kindling* provocado pela cocaína e aumentariam a concentração de dopamina, diminuindo o desejo pela droga. Entre os anticonvulsivantes, o mais empregado com esse objetivo é a carbamazepina (100 a 600 mg/dia) (Scahill et al., 2007). Entretanto, alguns pacientes mantêm o consumo de cocaína apesar da diminuição da fissura e da disforia, o que sugere algumas limitações no emprego de agonistas dopaminérgicos no tratamento da dependência de cocaína. Chegou-se a sugerir que o emprego de estimulantes como metilfenidato pudesse ser útil no tratamento de dependentes de cocaína em virtude das semelhanças farmacocinéticas das duas substâncias, porém os resultados das pesquisas foram desanimadores.

Em recente estudo de revisão, Lin (2013) avaliou substâncias com efeito "antifissura" e selecionou compostos específicos utilizados em estudos em adultos e categorizou-os em quatro níveis:

1. Efeito positivo em estudos controlados duplo-cegos.
2. Efeitos positivos em estudos abertos ou série de relatos de casos.
3. Efeito controverso.
4. Efeito negativo. O resultado encontrado foi sumarizado na Tabela 64.7.

Medicações promissoras para o tratamento do TUS

Recentemente, alterações na neurotransmissão glutamatérgica têm sido implicadas na patofisiologia do TUS, e estudos pré-clínicos demonstraram redução dos níveis basais de glutamato no núcleo *accumbens* de ratos cronicamente tratados com cocaína, e essa redução parecia estar associada com um comportamento de busca por prazer (Olive et al., 2012; Baker et al., 2003a; Kalivas et al., 2005; McFarland et al., 2003).

A reativação do comportamento de busca do prazer também foi relacionada com a redução da concentração extracelular de glutamato, resultando em baixa ativação dos receptores de glutamato mGluR2/3, que frequentemente inibe a liberação pré-sináptica de glutamato. No cérebro, níveis basais de glutamato extracelular são mantidos pela troca entre cistina extracelular por glutamato intracelular (Baker et al., 2003). Desse modo, a restauração dos níveis basais de glutamato, com consequente aumento da ativação do receptor mGluR2/3, tem sido proposta como um alvo promissor no tratamento farmacológico de TUS (Baker et al., 2003b).

N-acetilcisteína é uma molécula derivada do aminoácido cisteína e comumente utilizada no tratamento de doenças respiratórias, na intoxicação por paracetamol e na prevenção de nefropatia induzida por contraste (Sansone, Sansone, 2011; Berk et al., 2013). Estudo clínico recente mostrou resultados promissores sobre a utilização de N-acetilcisteína na dose de 1.200 mg/dia para adolescentes usuários de maconha, aumentando 2,4 vezes as chances de abstinência usando essa medicação, com efeitos colaterais mínimos (Gray et al., 2012). Esse é um dos poucos estudos realizados especificamente com amostras de adolescentes, mas seus resultados ainda precisam ser replicados.

Conforme já observado anteriormente, poucos são os estudos realizados na população de crianças e adolescentes. Entretanto, estudos em adultos revelam avanços na compreensão das bases neurobiológicas do TUS e que podem propiciar o desenvolvimento de agentes farmacológicos para o seu tratamento. No Quadro 64.4, pode-se observar um resumo das farmacoterapias promissoras para o tratamento do TUS.

Em relação a medicações, é necessário evitar ao máximo o seu uso no período inicial, pois muitos sintomas remitem sem necessidade de tratamento específico. Os sintomas residuais, que persistem após o período de abstinência, devem ser tratados, evitando-se ao máximo as associações medicamentosas, pois pacientes adolescentes geralmente têm pouco autocontrole e apresentam chances de recaída.

Ao iniciar o tratamento farmacológico das comorbidades, é importante ter em mente que o risco de uso de drogas juntamente com a medicação psiquiátrica é alto. Tanto o paciente como seus responsáveis devem ser alertados sobre esses riscos. Devem-se priorizar os medicamentos com menor potencial de interação medicamentosa (p. ex., o uso de IMAOs é formalmente contraindicado para esses pacientes). O emprego de sedativos, que podem diminuir o nível de consciência do paciente e piorar o estado confusional, deve ser evitado ao máximo. As medicações com alta margem de segurança devem ser priorizadas, assim como medicações que permitem o emprego em doses únicas diárias, por facilitarem a aderência ao tratamento farmacológico.

Medicações com efeitos colinérgicos, como os antidepressivos tricíclicos, devem ser evitadas uma vez que podem potencializar os efeitos alucinatórios da maioria das drogas ilícitas. Uma situação bastante comum é o aparecimento de quadros alucinatórios em usuários de maconha que iniciam tratamento com tricíclicos. Mesmo quando alertados, esses jovens pacientes podem ter curiosidade e experimentar os efeitos dessa associação; muitas vezes percebem que o uso de tricíclico

TABELA 64.7 – Efeito "antifissura" sobre algumas substâncias de abuso e outras dependências.

	Álcool	Nicotina	Opioides	Cocaína	Anfetaminas	Maconha	Dependência de internet	Jogo patológico
Naltrexona	++	±	++	±	+	–	+	++
Acamprosato	++	0	0	–	0	0	0	–
Topiramato	++	±	0	+	±	0	0	0
Dissulfiram	++	0	0	++	0	0	0	+
Baclofen	+	+	±	–	0	–	0	0
N-acetilcisteína	0	±	0	+	0	+	0	+
Bupropiona	0	++	0	–	±	–	0	±

++: efeito positivo em estudos controlados duplo-cegos; +: efeito positivo em estudos abertos e série de relatos de casos; ±: efeito controverso; –: efeito negativo; 0: sem estudos; *: em combinação com bupropiona.
Fonte: Adaptada de Lin SK, 2013.

QUADRO 64.4 – Sumário de farmacoterapias promissoras para o tratamento do TUS.

Alvo	Agente	Mecanismo de ação	Tipo de dependência
Dopamina	Anfetaminas	Estimula a liberação e transporte reverso da dopamina	Estimulantes
	Modafinila, bupropiona	Inibidor do transporte de dopamina	Estimulantes
	Dissulfiram, nepicastat	Inibidor da dopamina-β-hidroxilase	Estimulantes
	S33138, SB-27701 1A, NGB 2904, YQA14, BP-897, CJB-090	Antagonista e agonista parcial de receptores D_3	Estimulantes
Opioides	Nalmefene	Antagonista de receptores μ e δ-opioides; agonista parcial de receptores κ-opioides	Álcool
Imunoterapias	NicVAX	Vacina para nicotina	
	TA-CD	Vacina para cocaína	
Neuropeptídeos	Antalarmina	Antagonista do receptor do fator de liberação de corticotropina 1	Álcool, opioides
	SB-334867	Antagonista de receptores orexígenos-1	Álcool, cocaína, nicotina, opioides
Sistema noradrenérgico	Lofexidine	Agonista de receptor α2-adrenérgico	Cocaína, opioides
	Carvedilol	Antagonista de receptores α e β-adrenérgicos	Estimulantes
	Guanfacina	Agonista de receptor α2-adrenérgico	Estimulantes
	Prazosin	Agonista de receptor α1-adrenérgico	Álcool, cocaína, opioides
Glutamato	Memantina	Antagonista NMDA não competitivo	Álcool, cocaína
	N-acetilcisteína	Estimulação do anticarreador cistina-glutamato	Cocaína, nicotina, maconha
	LY379268	Agonista de receptor de glutamato metabotrópico grupo II	Álcool, cocaína, nicotina, opioides
	MPEP, MTEP	Antagonista de receptor de glutamato metabotrópico	Álcool, nicotina, estimulantes
Ácido gama-aminobutírico	Vigabatrina	Inibidor irreversível da GABA-transaminase	Álcool, cocaína
	Baclofen	Agonista de receptores $GABA_B$	Álcool, opioides, estimulantes
	CGP7930, GS39783, BHF177	Modulador alostérico positivo de receptores $GABA_B$	Álcool, nicotina, estimulantes
Acetilcolina	Galantamina	Inibidor da acetilcolinesterase, potencializador alostérico de receptores de acetilcolina	Melhora cognitiva: cocaína, nicotina
Norepinefrina	Atomoxetina	Inibidor seletivo do transporte de norepinefrina	Melhora cognitiva: cocaína
Progesterona	Progesterona micronizada	Desconhecido; possível efeito agonista em GABA	Cocaína

TDAH: transtorno de déficit de atenção e hiperatividade, MPEP: 2-metil-6-(feniletinil)-piridina, MTEP: 3-[(2-metil-1,3-tiazol-4-yl)etinil]-piridina.
Fonte: Adaptado de Forray e Sofuoglu, 2012.

potencializa a fraca ação alucinatória da maconha e passam a utilizar a associação de forma abusiva. Com o tempo, podem ocorrer sintomas psicóticos e delirantes decorrentes dessa associação, que não remitem após o término do efeito da maconha. Nesses casos, é obrigatória a suspensão do antidepressivo e deve-se avaliar a necessidade de internação para tratamento adequado dos sintomas psicóticos.

Reavaliações e exames toxicológicos

Após o diagnóstico e o início de tratamento farmacológico adequado, a resposta ao tratamento deve ser monitorada cuidadosamente. É preciso dar tempo suficiente para que as medicações empregadas atinjam seus efeitos máximos para que a reavaliação dos sintomas possa ser feita. Reavaliações em intervalos muito curtos podem causar frustração para o paciente e familiares, que criam expectativa de que, se o médico está reavaliando seus sintomas, estes deveriam já ter diminuído. A frustração com o tratamento é um dos fatores relacionados com abandono precoce de tratamento e o clínico deve estar atento a essa possibilidade. Para diminuí-la, é preciso explicar detalhadamente os intervalos necessários para avaliação de resposta.

Nos casos em que o paciente e seus familiares referem o uso correto das medicações e não há melhora nos sintomas, é obrigatória a investigação de fatores relacionados com o fracasso terapêutico. Nessa investigação, a realização de exames toxicológicos é necessária, mesmo nos casos em que o paciente afirma estar abstinente. Devemos lembrar que faz parte da patologia a negação de recaídas. Na prática, deve-se explicar ao paciente que se ele está medicado e não há melhora, é necessário saber a causa com a realização de alguns exames, entre eles o toxicológico. É preciso explicar que confiamos no paciente, mas não em sua doença. Na maioria das vezes, quando os pacientes estão realmente abstinentes, concordam em fazer o exame toxicológico sem problemas, até porque se orgulham da constatação de sua conquista.

Os exames de rastreamento do uso de substâncias em urina e em fios de cabelo são ótimos marcadores diagnósticos para os tipos de substância consumidos, bem como instrumento de monitoramento da abstinência durante o tratamento. Entre os fluidos biológicos, a urina tem sido mais frequentemente empregada por diversas vantagens:

- A coleta de urina é fácil e não invasiva.
- Os metabólitos das substâncias na urina são encontrados em concentrações mais altas do que no sangue.
- Grandes volumes de urina podem ser coletados.
- A urina é mais fácil de analisar do que o sangue, uma vez que ela é isenta de proteínas e outros componentes celulares.
- Os metabólitos na urina são estáveis, em especial se congelados.
- A urina é receptível a todos os outros métodos de teste de drogas e existem *kits* simples para uso até mesmo em consultório.

No entanto, existem algumas limitações a ser consideradas no uso de exames de urina. A primeira é a alta taxa de resultados falso-negativos. A amostra de urina, mesmo bem cuidada, de modo fácil pode ser substituída por uma amostra limpa. A amostra pode ser alterada por diluição ou por adição de íons, como sal, que podem interferir no método de testagem.

Para ser detectada, a droga deve estar no corpo e a duração real pode variar significativamente de acordo com a meia-vida biológica, dosagem e diferenças individuais na saúde e no metabolismo (Cone, Dickerson, 1992). Os seguintes pontos de corte (*cut-offs*) e períodos de detecção são recomendados (Cone, 1997):

- Anfetaminas 1.000 ng/mL: 2 a 4 dias.
- Barbitúricos 200 ng/mL: 2 a 4 dias, mais de 20 dias por longo tempo de uso.
- Benzodiazepínicos 200 ng/mL: acima de 30 dias.
- Cocaína/metabólito da cocaína 300 ng/mL: 1 a 3 dias.
- Heroína 300 ng/mL: 1 a 3 dias.
- Maconha 50 ng/mL: 1 a 3 dias; mais de 30 dias por uso crônico.
- Metanfetamina 1.000 ng/mL: 2 a 4 dias.
- Opiáceos 30 ng/mL: 2 a 7 dias; mais de 30 dias por uso crônico.
- Fenciclidina 25 ng/mL: 2 a 7 dias; mais de 30 dias por uso crônico.

O teste do fio de cabelo baseia-se no princípio de que as substâncias e seus metabólitos no sangue se incorporam nos folículos e crescem dentro da haste do cabelo. Uma vez depositada na haste, aí permanece por um período indeterminado. Como o cabelo cresce a uma taxa de 1 cm a 1,5 cm por mês, a droga depositada segue o crescimento da haste do cabelo. Assim, o teste de cabelo não só permite a detecção do uso da droga por uma pessoa, mas também fornecerá informações sobre a duração e quando a droga foi consumida. O teste de cabelo é mais vantajoso do que a análise de urina ou o teste de outros fluidos corpóreos, em particular, pela informação sobre cronicidade do uso da droga. Porém, no monitoramento do tratamento não é muito empregada, uma vez que não fornece informações sobre mudanças recentes no padrão de uso de substâncias.

Particularidades no tratamento de usuários de anabolizantes

Por terem padrões de usos e consequências diferentes daqueles apresentados pelos usuários de drogas ilícitas, os usuários de anabolizantes requerem intervenções terapêuticas diferenciadas. Os adolescentes que fazem uso de esteroides anabolizantes parecem estar mais preocupados com a aparência física do que com os possíveis prejuízos, físicos e psiquiátricos, que esses compostos podem causar (Bahrke, 1998). Esses pacientes primeiramente requerem tratamento para qualquer complicação física ou psiquiátrica que os esteroides tenham causado. A simples remoção da substância deve promover tratamento suficiente para a maioria das complicações. Portanto, a abstinência é o objetivo do tratamento.

Durante a fase inicial, a atenção deve ser dirigida diretamente à síndrome de abstinência. Pensamentos suicidas devem ser monitorados e a hospitalização pode ser necessária em alguns casos. Terapia de suporte, incluindo reasseguramento, educação e aconselhamento, é o fio condutor do tratamento da abstinência. Antidepressivos estão indicados quando a abstinência é complicada com o aparecimento de sintomas depressivos importantes. Problemas físicos devem ser avaliados por clínico geral ou endocrinologista. Quando forem resolvidos a abstinência e os problemas médicos, o tratamento deve focar a manutenção da abstinência, os fatores psicossociais que podem influenciar o uso futuro. Alguns apresentam distorções de imagem corporal – vigorexia – e esta precisa necessariamente ser abordada e tratada para garantir o sucesso do tratamento.

Os adolescentes são especialmente vulneráveis a pressões internas (autoimagem, insegurança) e externas (técnicas de treino, patrocinadores) para retomar o uso da droga. O desejo da retomada do uso requer identificação e entendimento dos fatores externos e internos relacionados, devendo ser exploradas respostas alternativas ao uso da droga. Muitos usuários de anabolizantes depositam muito valor nos atributos físicos para manter a autoestima e continuam a se sentir pequenos, independentemente do quão "fortes" fiquem (vigorexia). Dessa maneira, a terapia deve ajudar esses adolescentes a desenvolver o equilíbrio entre valores físicos e não físicos que podem nutrir sentimentos de competência, evitando o retorno do uso.

Catalano et al. (1990) apontam quatro conclusões principais:

1. Alguma forma de tratamento é melhor do que nenhuma.
2. Poucas comparações entre formas de tratamento mostram a superioridade de uma modalidade sobre as outras.

3. As atitudes do público em relação ao uso de drogas, ou a uma substância específica, podem afetar a efetividade do tratamento.
4. Mais estudos sobre a efetividade do tratamento de adolescentes usuários de drogas são necessários.

Conclusões

A adolescência é um período importante no processo de desenvolvimento que, muitas vezes, gera angústias e incertezas que impulsionam o adolescente a buscar sua identidade própria. Nessa busca, o uso de álcool ou drogas pode surgir como possibilidade de identificação. Para alguns adolescentes, o uso indevido dessas substâncias será apenas parte de seu processo de desenvolvimento, podendo cessar com seu amadurecimento, sem a necessidade de um tratamento específico. Entretanto, outros adolescentes mostram, já quando iniciam o consumo de drogas e/ou álcool, características que indicam um uso problemático e anormal, interrompendo o processo normal da adolescência e trazendo graves consequências que, se não forem abordadas, permanecerão na vida adulta.

O atendimento de adolescentes usuários de drogas e/ou álcool e os resultados encontrados até o momento reforçam nossa percepção de que o TUS, nessa faixa etária, tem características, assim como fatores desencadeantes e associados, diferentes das existentes para adultos. O adolescente deve ser visto como um indivíduo em desenvolvimento, com necessidades específicas, principalmente quanto ao desenvolvimento de novas habilidades, o que refletirá na necessidade de um tratamento diferenciado e amplo, que aborde todas as áreas da vida do adolescente e proporcione a oportunidade de trabalhar sua identidade, a capacidade para lidar com emoções sem o uso de substâncias, o planejamento e o controle de impulsos.

No tratamento de adolescentes usuários de drogas, destaca-se a importância do atendimento da família pelo papel fundamental que ela exerce tanto como fator desencadeante do uso, como nos problemas consequentes a este, sendo indispensável no tratamento desses adolescentes. Vários trabalhos salientam a importância da participação ativa da família no processo terapêutico como relacionada à evolução favorável na recuperação de adolescentes usuários de drogas e álcool. O tratamento de adolescentes deve enfocar, além da abstinência de toda substância psicoativa, áreas como atividades escolares e profissionalizantes, dúvidas vocacionais, ambiente e relacionamentos sociais, assim como atividades de lazer, todas fundamentais para o andamento normal do processo de adolescência.

Referências bibliográficas

1. American Psychiatric Association (APA). Diagnostic and statistical manual for mental disorders. 3. ed. Revised. Washington, 1980.
2. American Psychiatric Association (APA). Diagnostic and statistical manual of mental disorders. 4. ed. Washington, 1994.
3. American Psychiatric Association. Manual diagnóstico e estatístico de transtornos mentais. 5. ed. (DSM-5). Trad.: Maria Inês Corrêa Nascimento. Porto Alegre: Artmed, 2014.
4. Andrade AG; Nicastri S; Tongue E (eds.). Drogas: atualização em prevenção e tratamento. São Paulo: Lemos, 1993. 174p.
5. Andretta I; Oliveira MS. A técnica da entrevista motivacional na adolescência. Psiquiatria Clínica; Vol. 15; n. 2; p. X-Y, 2003. 127ISSN 0103-5665.
6. Andrews G; Goldberg DP; Krueger RF et al. Exploring the feasibility of a meta-structure for DSM-V and ICD-11: could it improve utility and validity? Psychol Med, 39:1993-2000, 2009.
7. Anthenelli RM. A basic clinical approach to diagnosis in patients with comorbid psychiatric and substance use disoredrs. In: Miller NS (ed.). The principles and practice of addictions in psychiatry. Philadelphia: W.B. Saunders Company, 1997. p. 119-126.
8. Anthony JC. Epidemiology of drug dependence and illicit drug use. Current Opinion in Psychiatry 1991, 4: 435-439.
9. Araújo MR; Laranjeira R. Evolução do conceito de dependência [atualizada; com comentários sobre o DSM-5]. In: Gigliotti A; Guimarães A (eds.). Dependência; compulsão e impulsividade (no prelo), 2. ed. Chapter: 1; Publisher: Rubio.
10. Armstrong TD; Costello EJ. Community studies on adolescent substance use; abuse; or dependence and psychiatric comorbidity. Journal of Consulting and Clinical Psychology 2002, 70(6): 1224-1239.
11. Avenevoli S; Swendsen J; He JP et al. Major depression in the national comorbidity survey – adolescent supplement: prevalence; correlates; and treatment. J Am Acad Child Adolesc Psychiatry, 54(1):37-44, 2015.
12. Bahrke MS; Yesalis CE; Brower KJ. Anabolic-androgenic steroid abuse and performance-enhancing drugs among adolescents. Child and Adolescent Psychiatric Clinics of North America 1998, 7(4): 821-38.
13. Baker DA; McFarland K; Lake RW et al. Neuroadaptations in cystine-glutamate exchange underlie cocaine relapse. Nat Neurosci, 6:743-9, 2003a.
14. Baker DA; McFarland K; Lake RW et al. Nacetyl cysteine-induced blockade of cocaine-induced reinstatement. Ann N Y Acad Sci, 1003:349-51, 2003b.
15. Barkley RA; Fisher M; Edelbrock CS et al. The adolescent outcome of children diagnosed by research criteria. I. An 8-year prospective follow-up study. Journal of the American Academy of Child and Adolescent Psychiatry 1990, 29; pp. 546-557.
16. Bechara A; Dolan S; Denburg N et al. Decision-making deficits; linked to a dysfunctional ventromedial prefrontal cortex; revealed in alcohol and stimulant abusers. Neuropsychologia 2001, 39: 376-89.
17. Berk M; Malhi GS; Gray LJ et al. The promise of nacetylcysteine in neuropsychiatry. Trends Pharmacol Sci, 34:167-77, 2013.
18. Biederman J; Wilens T; Mick E et al. Psychoactive substance use disorders in adults with attention deficit disorder (ADHD): effects of ADHD and psychiatric comorbidity. The American Journal of Psychiatry 1995, 152(11): 1652-1658.
19. Blackson TC; Tarter RE. Individual; family; and peer affiliation factors predisposing to early-age onset of alcohol and drug use. Alcoholism: clinical and experimental research 1994, 18(4): 813-21.
20. Bolla KI; Brown K; Eldreth K et al. Dose-related neurocognitive effects of marijuana use. Neurology 2002, 59: 1337-43.
21. Bolla KI; Eldreth DA; Matochik JA et al. Neural substrates of faulty decision-making in abstinent marijuana users. Neuroimage 2005, 26: 480-92.
22. Bordin IA. Aspectos gerais da psiquiatria infantil. In: Almeida OP; Dractu L; Laranjeira RR. Manual de psiquiatria. Rio de Janeiro: Guanabara-Koogan, 1996. p. 250-264.
23. Bordin IAS; Offord DR. Transtorno de conduta e comportamento antissocial. Revista Brasileira de Psiquiatria 2000, 22(supl. II): 12-15.
24. Boyle MH; Offord DR; Racine YA et al. Predicting substance use in late adolescence: results from the Ontario Child Health Study Follow-up. American Journal of Psychiatry 1992, 149(6): 761-7.
25. Brown SA; Vik PW; Creamer VA. Characteristics of relapse following adolescent substance abuse treatment. Addictive Behavior 1989, 14: 291-300.
26. Bukstein OG; Brent DA; Kaminer Y. Comorbidity of substance abuse and other psychiatric disorders in adolescents. American Journal of Psychiatry 1989, 146: 1131-1141.
27. Bukstein OG; Glancy LJ; Kaminer Y. Patterns of affective co-morbidity in a clinical population of dually diagnosed adolescent substance abusers. Journal of the American Academy of Child and Adolescent Psychiatry 1992, 31: 1041-1045.
28. Bukstein OG. Adolescent substance abuse – assessment; prevention and treatment. New York: Wiley-Interscience, 1995a. 269p.

29. Bukstein OG. Influences on the risk and course of substance use and abuse in adolescents. Current Science 1995b, 8: 218-21.
30. Bulik C; Sullivan P; Epstein L et al. Drug use in women with anorexia and bulimia nervosa. International J Eat Dis 1992, 11: 214-225.
31. Bulik C; Sullivan P; Fear J et al. Fertility and reproduction in women with anorexia nervosa: a controlled study. J Clin Psychiatry 1999, 60: 130-135.
32. Burgić-Radmanović M; Burgić S. Comorbidity in children and adolescent psychiatry. Psychiatr Danub. 2010 Jun;22(2):298-300.
33. Buydens-Branchey L; Branchey MH; Noumair D. Age of alcoholism onset: I. Relationship to psychopathology. Archives of General Psychiatry 1989, 46: 225-230.
34. Carlin AS; O'Malley S. Neuropsychological consequences of drug abuse. *In:* Grant I; Adams KM (eds.). Neuropsychological assessment of neuropsychiatric disorders. New York: Oxford University Press, 1996. p. 486-503.
35. Carlini ELA; Noto AR; Sanchez ZM et al. VI Levantamento nacional sobre o consumo de drogas psicotrópicas entre estudantes do ensino fundamental e médio da rede pública de ensino nas 27 capitais brasileiras. SENAD; Secretaria Nacional Antidrogas, 2010.
36. Carlini-Cotrim BH; Carlini EA. O consumo de solventes e outras drogas em crianças e adolescentes de baixa renda na cidade de São Paulo. Parte II: meninos de rua e menores internados. Revista da Associação Brasileira de Psiquiatria – Asociación Psiquiátrica de la America Latina 1987, 9(2): 69-77.
37. Carrol KM; Rousaville BJ. History and significance of chilhood attention deficit disorder in treatment-seeking cocaine abusers. Comprehensive Psychiatry 1993, 34: 75-86.
38. Castel S; Hochgraf PB. Drogas e álcool na infância e na adolescência. *In:* Assumpção Jr FB (ed.). Psiquiatria da Infância e da Adolescência. São Paulo: Livraria e Editora Santos, 1994.
39. Castel S. Fatores de predição de prognóstico de farmacodependentes avaliados pela escala de seguimento de dependentes de substâncias psicoativas. São Paulo,148p. Tese (Doutorado) – Faculdade de Medicina; Universidade de São Paulo, 1997.
40. Catalano RF; Hawkins JD; Wells EA et al. Evaluation of the effectiveness of adolescent drug abuse treatment; assessment of risk for relapse; and promising approaches for relapse prevention. Int J Addict 1990, 25: 1085-140.
41. Sebastian C; Viding E; Williams KD et al. Social brain development and the affective consequences of ostracism in adolescence. Brain and Cognition 72 (2010) 134-145.
42. Chabane N; Leboyer M; Mouren-Simeoni MC. Opiate antagonists in children and adolescents. Eur Child Adolesc Psychiatry 2000, 9(Suppl. 1): 144-50.
43. Charach A; Yeung E; Climans T et al. Childhood attention-deficit/hyperactivity disorder and future substance use disorders: comparative meta-analyses. Journal of the American Academy of Child and Adolescent Psychiatry, 50:9-21, 2011.
44. Chen KC; Kandel DB. The natural history of drug use from adolescence to the mid-thirties in a general population sample. Am J Public Health 1995, 85(1): 41-7.
45. Clark DB; Kirisci L; Tarter RE. Adolescent versus adult onset and the development of substance use disorders in males. Drug and Alcohol Dependence 1998, 49: 115-121.
46. Clark DB; Parker AM; Lynch KG. Psychopathology and substance-related problems during early adolescence: a survival analysis. J Clin Child Psychol 1999, 28: 333-341.
47. Cloninger CR; Sigvardsso S; Bohman M. Childhood personality predicts alcohol abuse in young adults. Alcoholism: Clinical and Experimental Research 1988, 12: 494-505.
48. Cloninger CR. Neurogenetic adaptive mechanisms in alcoholism. Science 1987, 236: 410-416.
49. Compton WM; Cottler LB; Phelps DL et al. Psychiatric disorders among drug dependent subjects: are they primary or secondary. American Journal of Addictions 2000, 9: 126-134.
50. Condon J; Smith N. Prevalence of drug use: key findings from the 2002/2003 British Crime Survey. London: Home Office, 2003.
51. Cone EJ; Dickerson SL. Efficacy of urinalysis in monitoring heroin and cocaine abuse patterns: implications in clinical trials for treatment of drug dependence. *In:* Jain RB (ed.). Statistical issues in clinical trials for treatment of opiate dependence. National Institute on Drug Abuse Research Monograph 128. DHHS Pub. No (ADM) 92-1947. Washington; DC: Supt. Of Docs.; US Govt Print Off, 1992. p. 46-58.
52. Cone EJ. New development for biological measures of drugs prevalences. Harris and Hughes (eds.). Rockveille; MD: US. The validity of self-reporting use: improving the accuracy of survey estimates. Research Monograph 1997, 167: 108-129.
53. Conway KP; Swendsen J; Husky MM et al. Association of Lifetime Mental Disorders and Subsequent Alcohol and Illicit Drug Use: results from the national comorbidity survey-adolescent supplement. J Am Acad Child Adolesc Psychiatry. 2016 Apr;55(4):280-8
54. Costello EJ; Erkanli A; Federman E et al. Development of psychiatric comorbidity with substance abuse in adolescents: effects of timing and sex. J Clinl Child Psychol 1999, 28: 298-311.
55. Crowley TJ; Riggs PD. Adolescent substance use disorder with conduct disorder; and comorbid conditions. NIDA Research Monography 1995, 156: 49-111.
56. Cunha PC; Oliveira PA; Cortezzi M et al. Executive dysfunction and low academic attainment in adolescent substance abusers with a history of maltreatment. Medical Express, 2015, 2(5):10.
57. Cunha PJ; Camargo CHP; Nicastri S. Déficits neuropsicológicos e cocaína: um estudo-piloto. J Bras Dep Quím 2001b, 2: 31-7.
58. Cunha PJ; Camargo CHP; Nicastri S. Uso e abuso do ecstasy (MDMA) no cenário Rave: uma revisão sobre o impacto desta droga no sistema nervoso central e sobre as funções cognitivas do indivíduo. 1º Congresso de Psicologia Clínica; São Paulo. Anais. São Paulo: Universidade Presbiteriana Mackenzie 2001a, 2: 194-6.
59. Cunha PJ; Nicastri S; Andrade AG. Decision-making deficits and social adjustment impairments in Brazilian crack cocaine users. *In:* 68th Annual Scientific Meeting of the college of Problems of Drug Dependence (CPDD) and NIDA International forum; Meeting. Scottsdale (AZ); USA: NIDA, 2006.
60. Cunha PJ; Nicastri S; Gomes LP et al. Alterações neuropsicológicas em dependentes de cocaína/crack internados; dados preliminares. Rev Bras Psiquiatr 2004a, 26: 103-6.
61. Cunha PJ; Novaes MA. Avaliação neurocognitiva no abuso e dependência do álcool: implicações para o tratamento. Rev Bras Psiquiatr 2004b, 26(supl.1): 23-7.
62. Cunha PJ. Alterações neuropsicológicas nas dependências químicas: foco em córtex pré-frontal e na adolescência como período crítico de maturação cerebral. Arq Me Hosp Fac Cienc Med Santa Casa São Paulo 2009, 54(3): 127-33.
63. Das JK; Salam RA; Arshad A et al. Interventions for adolescent substance abuse: an overview of systematic reviews. J Adolesc Health. 2016 Oct;59(4S):S61-S75.
64. Daoust M; Legrand E; Gewiss M et al. Acamprosate modulates synaptosomal GABA transmission in chronically alcoholised rats. Pharmacol Biochem Behav 1992, 41: 669-674.
65. Deas D; Thomas SE. An overview of controlled studies of adolescent substance abuse treatment. Am J Addict. 2001 Spring;10(2):178-89. PubMed PMID: 11444159. Epub 2001/07/11.
66. Delva J; Van Etten M; González GB et al. First opportunities to try drugs and the transition to first drug use: evidence from a national school survey in Panama. Substance Use; Misuse 1999, 34(10): 1451-67.
67. Dupre D; Miller N; Gold M et al. Initiation and progression of alcohol; marijuana; and cocaine use among adolescent abusers. The American Journal on Addictions 1995, 4: 43-48.
68. Edwards G. Alcoholics anonymous as a mirror held up to nature. *In:* Edwards G; Dare C (eds.). Psychotherapy; Psychological Treatments and the Addictions. Cambridge; Cambridge University Press, 1996. p. 220-39.
69. Enoch MA. The role of early life stress as a predictor for alcohol and drug dependence. Psychopharmacology (Berl).2011 Mar;214(1):17-31.

70. ESPAD: The European School Survey Project on Alcohol and Other Drugs. Trends across 25 countries. Disponível em: <http://www.espad.org/report/trends-1995-2015/trends-across-25-countries>.
71. Eyre SL; Rousaville BJ; Kleber HD. History of childhood hyperactivity in a clinic population of opiate addicts. The Journal of Nervous and Mental Disease 1982, 170: 522-529.
72. Faggiano F; Minozzi S; Versino E et al. Universal school-based prevention for illicit drug use cochrane database syst Rev. 2014;(12):CD003020.
73. Faraone SV; Biederman J; Mick E. The age-dependent decline of attention deficit hyperactivity disorder: a meta-analysis of follow-up studies. Psychological Medicine, 36(2): 159-165, 2006.
74. Farrel M; Taylor E. Drug and alchohol use and misuse. In: Rutter M; Taylor E; Hersov L (eds.). Child and adolescent psychiatry. 3 ed. London: Blackwell, 1994.
75. Fenton Earls A. Oppositional-defiant and conduct disorders. In: Rutter M; Taylor E; Hersov L (eds.). Child and adolescent psychiatry – modern approaches. London: Blackwell, 1985. p. 319.
76. Fidalgo TM; Sanchez ZM; Caetano SC et al. The association of psychiatric symptomatology with patterns of alcohol; tobacco; and marijuana use among Brazilian high school student. Am J Addict. 2016 Aug;25(5):416-25.
77. Filstead WJ; Anderson CL. Conceptual and clinical issues in the treatment of adolescent alcohol and substance misusers. In: Filstead WJ (ed.). Adolescent substance abuse. Cambridge: The Haworth Press, 1983.
78. Fischer S; le Grange D. Comorbidity and high-risk behaviors in treatment-seeking adolescents with bulimia nervosa. Int J Eat Disord. 2007 Dec;40(8):751-3.
79. Fleming MF; Graham AW. Screening and brief interventions for alcohol use disorders in managed care settings. Recent Dev Alcohol 2001, 15: 393-416.
80. Fong TW. Psychopharmacology for the addicted adolescent. Clinical Handbook of Adolescent Addiction: John Wiley & Sons; Ltd, 2013. p. 311-20.
81. Forray A; Sofuoglu M. Future pharmacological treatments for substance use disorders. Br J Clin Pharmacol, 77(2):382-400, 2012.
82. Galduróz JCF; Noto AR; Carlini EA. IV Levantamento sobre uso de drogas entre estudantes de 1º e 2º graus em 10 capitais brasileiras – 1997. São Paulo; Centro Brasileiro de Informações sobre Drogas Psicotrópicas (CEBRID) – Departamento de Psicobiologia da Escola Paulista de Medicina, 1997.
83. Galduróz JCF; Noto AR; Fonseca AM et al. V Levantamento nacional sobre o consumo de drogas psicotrópicas entre estudantes do ensino fundamental e médio da rede pública de ensino nas 27 capitais brasileiras. SENAD; Secretaria Nacional Antidrogas, 2005.
84. Gawin FH; Allen D; Humblestone B. Outpatient treatment of crack cocaine smoking with flupenthixol decanoate. Archives of General Psychiatry 1989, 46: 322-325.
85. Gittelman R; Mannuzza S; Shenker R et al. Hyperactive boys almost grow up. Archives of General Psychiatry 1985, 42: 937-947.
86. Giusti JS; Sañudo A; Scivoletto S. Differences in the pattern of drug use between male and female adolescents in treatment. Revista Brasileira de Psiquiatria 2002, 24(2): 80-82.
87. Gold MS; Dackis GA. Role of the laboratory in the evaluation of suspected drug abuse. Journal of Clinical Psychiatry 1986, 47: 17-23.
88. Goldstein BI; Shamseddeen W; Spirito A et al. Substance use and the treatment of resistant depression in adolescents. J Am Acad Child Adolesc Psychiatry. 2009 Dec;48(12):1182-92.
89. Goodwin DW; Schulsinger F; Hermansen L et al. Alcoholism and the hyperactive child syndrome. J Nerv Ment Disord 1975, 160: 349-535.
90. Gouzoulis-Mayfrank E; Daumamnm J. Neurotoxicity of methylenedioxyamphetamines (MDMA; ecstasy) in humans: how strong is the evidence for persistent brain damage? Addiction 2006, 101: 348-61.
91. Gray KM; Carpenter MJ; Baker NL et al. A double-blind randomized controlled trial of N-acetylcysteine in cannabis-dependent adolescents. Am J Psychiatry. 2012 Aug 1;169(8):805-12.
92. Greydanus DE; Patel DR. The adolescentand substance abuse: current concepts. Curr Probl Pediatr Adolesc Health Care 2005, 35: 78-98.
93. Hanson KL; Medina KL; Padula CB et al. Impact of adolescent alcohol and drug use on neuropsychological functioning in young adulthood: 10-year outcomes. J Child Adolesc Subst Abuse. 2011 Jan 1;20(2):135-154.
94. Harrison PA; Fulkerson JA; Beebe TJ. DSM-IV substance use disorder criteria for adolescents: a critical examination based on a statewide school survey. American Journal of Psychiatry 1998, 155(4): 486-92.
95. Harrop E; Catalano RF. Evidence-based prevention for adolescent substance use. Child Adolesc Psychiatr Clin N Am. 2016 Jul;25(3):387-410.
96. Helzer JE; Prysbeck TR. The co-occurrence of alcoholism with other psychiatric disorders in the general population and its impact in treatment. Journal of Studies on Alcohol 1988, 49: 219-224.
97. Hesselbrock MN; Meyer RE; Keener JJ. Psychopathology in hospitalized alcoholics. Archives of General Psychiatry 1985, 42: 1050-1055.
98. Holderness CC; Broks-Gunn J; Warren MP. Co-morbidity of eating disorders and substance abuse: review of the literature. International Journal of Eating Disorders 1994, 16: 1-34.
99. Horigian VE; Weems CF; Robbins MS et al. Reductions in anxiety and depression symptoms in youth receiving substance use treatment. Am J Addict. 2013 Jul;22(4):329-37.
100. Horwood LJ et al. (2010) Cannabis use and educational achievement: findings from three Australasian cohort studies. Drug Alcohol Depend 110:247-253.
101. Hovens JGFM; Cantwell DP; Kiriakos L. Psychiatric comorbidity in hospitalized adolescent substance abusers. Journal of the American Academy of Child and Adolescent Psychiatry 1994, 33: 476-483.
102. Hulse GK; Tait RJ. A pilot study to assess the impact of naltrexone implant on accidental opiate overdose in 'high risk' adolescent heroin users. Addiction Biology 2003, 8: 337-342.
103. Irwin M; Schuckit M; Smith TL. Clinical importance of age at onset in type 1 and type 2 primary alcoholics. Archives of General Psychiatry 1990, 47: 320-324.
104. Jacobus J; Bava S; Cohen-Zion M et al. Functional consequences of marijuana use in adolescents. Pharmacol Biochem Behav 2009, 92: 559-65.
105. Jamoulle M. Quaternary prevention: prevention as you never heard before (definitions for the four prevention fields as quoted in the WONCA international dictionary for general/family practice). Disponível em: <http://www.ulb.ac.be/esp/mfsp/quat-en.html>. Acessado em: 6 Out 2008.
106. Jessor R; Jessor SL. Problem behavior and psychosocial development – a longitudinal study of youth. New York: Academic Press, 1977.
107. Johnston L; O'Malley P; Eveland L. Drugs and delinquency: a search for causal connections. In: Kandel DB (ed.). Longitudinal research on drug use: empirical findings and methodological issues. Washington; DC: Hemisphere-Wiley, 1978. p. 132-156.
108. Johnston LD; O'Malley PM; Bachman JG. Drug use; drinking; and smoking: national survey results from high school; college; and young adults populations. 1975-1988. Rockville; MD; National Institute on Drug Abuse (NIDA), 1989.
109. Kalivas PW; Volkow N; Seamans J. Unmanageable motivation in addiction: a pathology in prefrontal-accumbens glutamate transmission. Neuron. 2005;45:647-50.
110. Kaminer Y; Tarter RE; Bukstein OG et al. Comparison of treatment completers and noncompleters among dually diagnosed substance abusing adolescents. Journal of the American Academy of Child and Adolescent Psychiatry 1992, 31: 1046-1049.
111. Kaminer Y. Adolescent substance abuse – a comprehensive guide to theory and practice. New York: Plenum Publishing Corporation, 1994.
112. Kanbur N; Harrison A. Co-occurrence of substance use and eating disorders: an approach to the adolescent patient in the context of family centered care. A literature review. Substance Use & Misuse, 51(7): 853-860, 2016.
113. Kandel D. Convergences in prospective longitudinal surveys of drug use in normal population. In: Kandel DB (ed.). Longitudinal research on drug use: empirical findings and methodological issues. Washington; D.C.: Hemisphere-Wiley, 1978.

114. Kandel DB; Davies M; Karus D et al. The consequences in young adulthood of adolescent drug involvement – an overview. Archives of General Psychiatry 1986, 43: 746-54.
115. Kandel DB; Davies M. High school students who use crack and other drugs. Archives of General Psychiatry 1996, 53: 71-80.
116. Kandel DB; Johnson JG; Bird HR et al. Psychiatric disorders associated with substance use among children and adolescents: findings from the Methods for the Epidemiology of Child and Adolescent Mental Disorders (MECA) Study. J Abnorm Child Psychol., 25(2): 122-132, 1997.
117. Kandel DB; Kessler RC; Margulies RZ. Antecedents of adolescent initiation into stages of drug use. Journal of Youth and Adolescence 1978, 7: 13-40.
118. Kandel DB; Logan JA. Patterns of drug use from adolescence to young adulthood: I. Periods of risk for initiation; continued use; and discontinuation. American Journal of Public Health 1984, 74(7): 660-6.
119. Kandel DB; Yamaguchi K; Chen K. Stages of progression in drug involvement from adolescence to adulthood: further evidence for the gateway theory. Journal of Studies on Alcohol 1992, 53: 447-57.
120. Kandel DB; Yamaguchi K. From beer to crack: developmental patterns of drug involvment. American Journal of Public Health 1993, 83(6): 851-5.
121. Kandel DB. Epidemiological trends and implications for understanding the nature of addiction. In: O'Brien CP; Jaffe JH (eds.). Addictive States. New York: Raven Press, 1992. p. 23-40.
122. Kaplan HI; Sadock BJ; Grebb JA. Compêndio de psiquiatria: ciências do comportamento e psiquiatria clínica. Porto Alegre: Artes Médicas, 1997.
123. Kashani JH; Keller MB; Solomon N et al. Double depression in adolescent substance abusers. Journal of Affective Disorders 1985, 8: 153-157.
124. Kendler KS; First MB. Alternative futures for the DSM revision process: iteration v. paradigm shift. Br J Psychiatry, 197:263-265, 2010.
125. Kessler RC; Nelson CB; McGonagle KA et al. The epidemiology of co-occurring addictive and mental disorders: implications for prevention and service utilization. American Journal of Orthopsychiatry 1996, 66: 17-31.
126. Kosten TR; Ziedonis DM. Substance abuse and schizophrenia: editor's introduction. Schizophrenia Bulletin 1997, 23: 181-186.
127. Kushner MG; Mueser KT. Psychiatric comorbidity with alcohol use disorders. In: Eight special report to the U.S. Congress on alcohol end health; NIH Publication No. 94-3699; Rockville; MD: U.S. Department of Health and Human Services, 1993. p. 37-59.
128. Labuda MC; Svikis DS; Pickens RW. Twin closeness and co-twin risk for substance use disorders: assessing the impact of the equal environment assumption. Psychiatry Research, 1997, 70: 155-64.
129. Lawson GW; Lawson AW. Adolescent substance abuse: etiology; treatment and prevention. Gaithersburg; Maryland; Aspen, 1992.
130. Lee SS; Humphreys KL; Flory K et al. Prospective association of childhood attention-deficit/hyperactivity disorder (ADHD) and substance use and abuse/dependence: a meta-analytic review. Clin Psychol Rev, 31(3):328-341, 2011.
131. Lehman AF; Myers CP; Corty E. Assessment and classification of patients with psychiatric and substance abuse syndromes. Hospital and Community Psychiatry 1989, 40: 1019-1025.
132. Lewis DO. Transtorno de conduta. In: Lewis M. Tratado de psiquiatria da infância e da adolescência. Porto Alegre: Artes Médicas, 1995. p. 575-586.
133. Lewis M; Volkmar FR. A criança em idade escolar. In: Lewis M; Volkmar FR: Aspectos clínicos do desenvolvimento na infância e adolescência. Porto Alegre: Artes Médicas, 1993. p. 200-218.
134. Lezak MD; Howieson DB; Loring Dw. Neuropsychological assessment. 4 ed. New York: Oxford University Press, 2004. 1016p.
135. Lin SK. Pharmacological means of reducing human drug dependence: a selective and narrative review of the clinical literature. Br J Clin Pharmacol, 77(2): 242-252, 2013.
136. Lisdahl KM; Wright NE; Kirchner-Medina C et al. Considering cannabis: the effects of regular cannabis use on neurocognition in adolescents and young adults. Curr Addict Rep. 2014 Jun 1;1(2):144-156.
137. Lopes GM; Nobrega; BA; Del Prette et al. Use of psychoactive substances by adolescents: current panorama. Revista Brasileira de Psiquiatria, 2013, 35(Suppl. 1); S51-S61.
138. Machado JD; Caye A; Frick PJ et al. DSM-5. Principais mudanças nos transtornos de crianças e adolescentes. In Rey JM (ed.); IACAPAP e-Textbook of Child and Adolescent Mental Health (edição em português: Dias Silva F (ed.)). Genebra: International Association for Child and Adolescent Psychiatry and Allied Professions, 2015.
139. Madianos MG; Gefou-Madianou D; Richardson C et al. Factors affecting illicit and licit drug use among adolescents and young adults in Greece. Acta Psychiatrica Scandinavica, 1994, 91: 258-64.
140. Mann A; Accurso E; Stiles-Shields C et al. Le Grange D. Factors associated with substance use in adolescents with eating disorders. Journal of Adolescent Health, 2014, 55, 182-187.
141. Marmorstein NR; Iacono WG; Malone SM. Longitudinal associations between depression and substance dependence from adolescence through early adulthood. Drug Alcohol Depend. 2010 Mar 1;107(2-3):154-60.
142. Mannuzza S; Klein RG; Bessler A et al. Adult outcome of hyperactive boys: educational achievement; occupational rank; and psychiatric status. Archives of General Psychiatry 1993, 50: 565-576.
143. Marlatt A; Gordon J. Prevenção de Recaída. Porto Alegre: Editora Artes Médicas, 1993.
144. Martin CS; Langenbucher JW; Kaczynski NA et al. Stanging in the onset of DSM-IV alcohol symptoms in adolescents: survival/hazard analyses. Journal of Studies on Alcohol, 1996, 57: 549-558.
145. Mâsse LC; Tremblay RE. Behavior of Boys in kindergarten and the onset of substance use during adolescence. Archives of General Psychiatry, 1997, 54: 62-8.
146. McFarland K; Lapish CC; Kalivas PW. Prefrontal glutamate release into the core of the nucleus accumbens mediates cocaine-induced reinstatement of drug-seeking behavior. J Neurosci. 2003;23:3531-7.
147. McKay JR; Murphy RT; Rivinus TR et al. Family dysfunction and alcohol and drug use in adolescent psychiatric inpatients. Journal of the American Academy of Child and Adolescent Psychiatry 1991, 30(6): 967-72.
148. Meier MH; Caspi A; Ambler A et al. Persistent cannabis users show neuropsychological decline from childhood to midlife. Proc Natl Acad Sci U S A. 2012 Oct 2;109(40):E2657-64.
149. Merikangas K; Avenevoli S; Costello J et al. National comorbidity survey replication adolescent supplement (NCS-A): I. Background and measures. J Am Acad Child Adolesc Psychiatry, 48:367-369, 2009.
150. Merikangas KR; Angst J; Eaton W et al. Comorbidities and boundaries of affective disorders with anxiety disorders and substance misuse: results from an international task force. British Journal of Psychiatry 1996, 168(suppl)30: 58-67.
151. Meyers JL; Dick DM. Genetic and environmental risk factors for adolescent-onset substance use disorders. Child Adolesc Psychiatr Clin N Am. 2010 Jul;19(3):465-77.
152. Meyer RE. How to understand the relationship between psychopathology and addictive disorders: another example of the chicken and the egg. In: Meyer RE (ed.). Psychopathology and addictive disorders; New York: Guildford, 1986. p. 3-16.
153. Meyers RJ; Miller WR; Hill DE et al S. Community Reinforcement And Family Training (CRAFT): Engaging Unmotivated Drug Users in Treatment. Journal Of Substance Abuse, 1998, 10(3). Disponível em: <http://citeseerx.ist.psu.edu/viewdoc/download?doi=10.1.1.454.4811&rep=rep1&type=pdf>.
154. Miech RA; Johnston LD; O'Malley PM et al. Monitoring the future national survey results on drug use, 1975-2015: Volume I; Secondary school students. Ann Arbor: Institute for Social Research; The University of Michigan, 636 p. 2016.
155. Miller NS; Gold MS; Mahler JC. Violent behaviors associated with cocaine use: possible pharmacological mechanisms. International Journal of Addiction, 1991, 26: 1077-88.
156. Millon T. On the nature of taxonomy in psychopathology: Issues in diagnostic research. In: Last CC; Hersen M (ed.). Psychiatric Diagnosis. New York: Plenum, 1987. p. 3-35.

157. Molina BS; Flory K; Hinshaw SP et al. Delinquent behavior and emerging substance use in the MTA at 36 months: prevalence; course; and treatment effects. J Am Acad Child Adolesc Psychiatry, 46(8):1028-1040, 2007.
158. Molina; BSG. Delinquency and substance use in ADHD: adolescent and young adult outcomes in developmental context. In: Evans SW; Hoza B (eds.). Treating attention deficit hyperactivity disorder: assessment and intervention in developmental context. Vol. 19. Civic Research Institute; Inc.; Kingston; NJ: 2011. p. 1-52.
159. Morgan MJ. Ecstasy (MDMA): a review of its possible persistent psychological effects. Psychopharmacology 2000, 152: 230-48.
160. Morihisa RS; Barroso LP; Scivoletto S. Labeling disorder – the relationship between conduct problems and drug use in adolescents. Rev Bras Psiquiatr 2008, 29(4): 308-14.
161. Morihisa RS. Estudo de comorbidades psiquiátricas entre adolescentes com transtornos por uso de substâncias psicoativas atendidos em um hospital universitário – São Paulo. 176p. Dissertação (mestrado) – Faculdade de Medicina da Universidade de São Paulo, 2006.
162. Morrison MA; Smith DE; Wilford BB et al. At war in the fields of play: current perspectives on the nature and treatment of adolescent chemical dependency. Journal of Psychoactive Drugs, 1993, 25(4): 321-30.
163. Mueser KT; Drake RE; Wallach MA. Dual diagnosis: a review of etiological theories. Addictive Behaviors 1998, 23(6): 717-734.
164. Myers W; Donahue J; Goldstein M. Dissulfiram for alcohol use disorders in adolescents. Journal of the American Academy of Child and Adolescent Psychiatry 1994, 33: 484-489.
165. Nace EP; Davis CW; Gaspari JP. Axis II comorbidity in substance abusers. American Journal of Psychiatry 1991, 148: 118-120.
166. Narrow WE; Clarke DE; Kuramoto SJ et al. DSM-5 field trials in the United States and Canada; Part III: development and reliability testing of a cross-cutting symptom assessment for DSM-5. Am J Psychiatry, 170:71-82, 2013.
167. National Instute on Drug Abuse. Principles of adolescent substance use disorder treatment: a research-based guide. NIH Publication Number 14-7953. January, 2014. Disponível em: <https://www.drugabuse.gov/publications/principles-adolescent-substance-use-disorder-treatment-research-based-guide>.
168. National Institute on Drug Abuse; National Institutes of Health. U.S. Department of Health and Human Services. March, 2016. Disponível em: <https://www.drugabuse.gov/publications/principles-substance-abuse-prevention-early-childhood/>.
169. Newcomb MD; Bentler PM. Substance use and abuse among children and teenagers. American Psychology 1989, 44: 242-8.
170. Niederhofer H; Staffen W. Acamprosate and its efficacy in treating alcohol dependent adolescents. European Child and Adolescent Psychiatry 2003, 12: 144-148.
171. Noto AR; Galduróz JCF; Nappo SA et al. Levantamento nacional sobre o uso de drogas entre crianças e adolescentes em situação de rua nas 27 capitais brasileiras. SENAD – Secretaria Nacional Antidrogas, 2004.
172. O'Donnell JÁ; Clayton RR. The stepping-stone hypothesis: A reappraisal. Chem Dependencies 1982, 4: 229-241.
173. Oliveira CCC; Scheuer CI; Scivoletto S. Autopercepção da comunicação oral no tratamento de usuários de drogas. Rev Bras Psiq 2006, 28(4): 340-341.
174. Oliveira CCC; Sousa A; Scivoletto S. "Boas Práticas: Aprenda com quem faz – Programa Equilíbrio. In: Diehl A; Figlie NB (orgs.): prevenção ao uso de álcool; tabaco e outras drogas: o que fazer?. São Paulo: Atheneu; seção IV; p. 22, 2014.
175. Oliveira PA; Silva TF; Scivoletto S. Attention changes and victimization in a sample of adolescents victims of domestic violence. Open Journal of Social Sciences (JSS), 4, 205-209, 2016.
176. Olive MF; Cleva RM; Kalivas PW et al. Glutamatergic medications for the treatment of drug and behavioral addictions. Pharmacol Biochem Behav. 2012;100:801-10.
177. O'Neil KA; Conner BT; Kendall PC. Internalizing disorders and substance use disorders in youth: comorbidity; risk; temporal order; and implications for intervention. Clin Psychol Rev, 31(1):104-12, 2011.

178. Onrust SA; Otten R; Lammers J et al. School-based programmes to reduce and prevent substance use in different age groups: what works for whom? Systematic review and meta-regression analysis. Clin Psychol Rev. 2016 Mar;44:45-59.
179. Organização Mundial da Saúde. Declaração de Jacarta sobre promoção da saúde no século XXI. Genève: OMS, 1997.
180. Pedersen W; Mastekaasa A; Wichstrom L. Conduct problems and early cannabis initiation: a longitudinal study of gender differences. Addiction, 2001, 96: 415-431.
181. Peiper NC; Ridenour TA; Hochwalt B et al. Overview on prevalence and recent trends in adolescent substance use and abuse. Child Adolesc Psychiatr Clin N Am. 2016 Jul;25(3):349-65.
182. Perkonigg A; Roselind L; Höfler M et al. Patterns of cannabis use; abuse and dependence over time: incidence; progression and stability in a sample of 1228 adolescents. Addiction 1999, 94(11): 1663-78.
183. Polanczyk G; Lima MS; Horta BL et al. The worldwide prevalence of ADHD: a systematic review and metaregression analysis. Am J Psychiatry, 164: 942-948, 2007.
184. Regier DA; Boyd JH; Burke JD JR et al. One month prevalence of mental disorder in the United States. Archives of General Psychiatry 1988, 45: 977-985.
185. Regier DA; Farmer ME; Rae DS et al. Comorbidity of mental disorders with alcohol and other drug abuse: results from the Epidemiologic Catchment Area (ECA) study. JAMA 1990, 264: 2511-2518.
186. Resnik MD; Bearman L; Blum R et al. Protecting adolescents from harm: findings from the national longitudinal study on adolescent health. JAMA 1997, 27: 823-830.
187. Riggs PD; Mikulich SK; Coffman LM et al. Fluoxetine in drug-dependent delinquents with major depression: an open trial. Journal of Child and Adolescent Psychopharmacology 1997, 7 (2): 87-95.
188. Roberts RE; Roberts CR; Xing Y. Comorbidity of substance use disorders and other psychiatric disorders among adolescents: evidence from an epidemiologic survey. Drug Alcohol Depend., 88(suppl 1):S4-S13, 2007.
189. Rogers RD; Robbins TW. Investigating the neurocognitive deficits associated with chronic drug misuse. Curr Opin Neurobiol 2001, 11, 250-7.
190. Rohde LA; Busnello ED; Chachamovich E et al. Transtorno de déficit de atenção/hiperatividade: Revisando conhecimentos. Rev ABP-APAL 1998, 20(4): 166-178.
191. Rohde P; Lewinsohn PM; Seeley JR. Psychiatric comorbidity with problematic alcohol use in high school students. Journal of the American Academy of Child and Adolescent Psychiatry 1996, 35: 101-109.
192. Rounsaville BJ; Anton SF; Carrol K et al. Psychiatric diagnoses of treatment seeking cocaine abusers. Arch Gen Psych 1991, 48: 43-51.
193. Ruiz Sánchez de León JM; Pedrero Pérez E; Llanero Luque M et al. Perfil neuropsicologico en la adicción a la cocaina: consideraciones sobre el ambiente social proximo de los adictos y el valor predictive del estado cognitive em el êxito terapêutico. Adicciones 2009, 21: 119-32.
194. Sansone RA; Sansone LA. Getting a Knack for NAC: N-Acetyl-Cysteine. Innov Clin Neurosci. 8:10-4, 2011.
195. Scahill L; Oesterheld JR; Mantin A. General principles; specific drug treatments and clinical practice. In: Lewis M; Martin A; Volkmar FR. Lewis's child and adolescent psychiatry: a comprehensive textbook. 4 ed. Lippincott Philadelphia; USA: Williams; Wilkins, 2007. p. 754-788.
196. Scaife JC; Duka T. Behavioral measures of frontal lobe function in a population of young social drinkers with binge drinking pattern. Pharmacol Biochem Behav 2009, 93: 354-62.
197. Schilt T; de Win ML; Koeter M et al. Cognition in novice ecstasy users with minimal exposure to other drugs. Arch Gen Psychiatry 2007, 64: 728-36.
198. Schuckit MA; Smith TL; Radziminski S et al. Behavioral symptoms and psychiatric diagnoses among 162 children in nonalcoholic or alcoholic families. American Journal of Psychiatry 2000, 157: 1881-1883.
199. Schuckit MA. The clinical implications of alcoholism and affective disorder. Archives of General Psychiatry 1985, 42: 1081-1086.
200. Schweinsburg AD; Brown SA; Tapert SF. The influence of marijuana use on neurocognitive functioning in adolescents. Curr Drug Abuse Rev 2008, 1: 99-111.

201. Scivoletto S; Henriques Jr SG; Andrade AG. A progressão do consumo de drogas entre adolescentes que procuram tratamento. Jornal Brasileiro de Psiquiatria 1996, 45(4): 201-7.
202. Scivoletto S; Henriques Jr SG; Andrade AG. Uso de drogas por adolescentes que buscam atendimento ambulatorial: comparação entre crack e outras drogas ilícitas – um estudo piloto. Revista da Associação Brasileira de Psiquiatria – Asociación Psiquiátrica de la America Latina 1997a, 19(1): 7-17.
203. Scivoletto S; Nicastri S; Zilberman ML. Transtorno depressivo na adolescência: diagnóstico e tratamento. Rev Bras Med 1994, 51(9): 1211-1225.
204. Scivoletto S; Oliveira PA; Oliveira CCC et al. Implantação do Programa Equilíbrio: desafios de uma equipe multidisciplinar no trabalho de integração sociofamiliar de crianças e adolescentes em situação de risco e vulnerabilidade social. In: Tanaka O; Ribeiro EI: Atenção em saúde mental para crianças e adolescentes no SUS: contribuições para uma prática responsável. Hucitec: São Paulo, 2010.
205. Scivoletto S; Silva TF; Cunha PJ et al. The impact of psychiatric diagnosis on treatment adherence and duration among victimized children and adolescents in Sao Paulo; Brazil. Clinics 67 (1), 3-9, 2012.
206. Scivoletto S; Stivanin L; Ribeiro ST et al. Avaliação diagnóstica de crianças e adolescentes em situação de vulnerabilidade e risco social: transtorno de conduta; transtornos de comunicação ou "transtornos do ambiente"? (carta ao editor). Rev Psiq Clín 2009, 36(5), 206-207.
207. Scivoletto S. Tratamento psiquiátrico ambulatorial de adolescentes usuários de drogas – características sociodemográficas; a progressão do consumo de substâncias psicoativas e fatores preditivos de aderência e evolução no tratamento. 127p. Tese (Doutorado) – Faculdade de Medicina; Universidade de São Paulo; São Paulo, 1997b.
208. Scivoletto S; Zayat FL; Nunes AC et al. Intervenção Multidisciplinar em crianças e adolescentes com transtornos do comportamento e problemas com a lei. In: Boarati MA; Pantano T; Scivoletto S. Psiquiatria da infância e adolescência: cuidado multidisciplinar. São Paulo: Manole; São Paulo, pp: 419-452, 2016.
209. Semlitz L; Gold MS. Adolescent drug abuse – diagnosis; treatment; and prevention. Psych Clin North Am 1986, 9: 445-73.
210. SENDA. Estadisticas sobre consumo de drogas y alcohol de la serie de Estudios de Población Escolar de SENDA; de 2001 a 2011. Dados referents ao ano de 2011. Disponível em: <http://www.senda.gob.cl/observatorio/estadisticas/estudio-nacional-drogas-escolar/>.
211. Shaffer D; Gould MS; Fisher P et al. Psychiatric diagnosis in child and adolescent suicide. Arch Gen Psych 1996, 53: 339-348.
212. Silva TF; Cunha PJ; Scivoletto S. High rates of psychiatric disorders in a sample of Brazilian children and adolescents living under social vulnerability – urgent public policies implications (letter to editor). Revista Brasileira de Psiquiatria, 2010.
213. Silveri MM; Dager AD; Cohen-Gilbert JE et al. Neurobiological signatures associated with alcohol and drug use in the human adolescent brain. Neurosci Biobehav Rev. 2016 Jul 1. pii: S0149-7634(16)30151-8.
214. Solowij N; Stephens RS; Roffman RA et al. Cognitive functioning of long heavy cannabis users seeking treatment. JAMA, 2002, 287: 1123-31.
215. Stanton B. Impact of perceived parental monitoring on adolescent risk behavior over 4 years. J Adolesc Health 2000 27: 49-56.
216. Stewart DG; Brown SA. Withdrawl and dependency symptoms among adolescent alcohol and drug abusers. Addiction 1995, 90: 627-35.
217. Stock SL; Goldberg E; Corbett S et al. Substance use in female adolescents with eating disorders. J Adolesc Health. 2002 Aug;31(2):176-82.
218. Strasburger V. Getting your kids to say "No" in the '90s when you said "Yes" in the '60s. New York: Simons; Schuster, 1993.
219. Strickland TL; Mena I; Villanueva-Meyer J et al. Cerebral perfusion and neuropsychological consequences of chronic cocaine use. J Neuropshychiatry Clin Neurosci 1993, 5: 419-27.
220. Substance Abuse and Mental Health Services Administration. SAMHSA 2001 National Household Survey on Drug Abuse (NHSDA). U.S. Department of Health and Human Services, 2003.
221. Tapert SF; Brown SA; Myers MG et al. The Role of Neurocognitive Abilities in Coping with Adolescent Relapse to Alcohol and Drug Use. J Stud Alcohol 1999, 60: 500-08.
222. Tarter RE; McBride H; Buonpane N et al. Differentiation of alcoholics. Arch GenPsych 1977, 34: 761-768.
223. The Inter-American Drug Abuse Control Commission (CICAD). Report on Drug Use in the Americas 2011. Organization of American States; Secretariat for Multidimensional Security. Washington; D.C. 2011.
224. Thompson LL; Riggs PD; Milkulich SK et al. Contribution of ADHD symptoms to substance problems and delinquency in conduct-disordered adolescents. J Abnorm Child Psychol 1996, 24(3): 325-347.
225. United Nations Office on Drugs and Crime (UNODC). 2015 World Drug Report; United Nations Publication. Disponível em: <https://www.unodc.org/documents/wdr2015/World_Drug_Report_2015.pdf>. Acessado em: 1 Out 2016.
226. Upadhyaya HP; Gault L; Allen AJ. Challenges and opportunities in bringing new medications to market for pediatric patients. J Am Acad Child Adolesc Psychiatry, 48(11): 1056-59, 2009.
227. Van den Bree MBM; Johnson EO; Neale MC et al. Genetic and enviromental influences on drug use and abuse/dependence in male and female twins. Drug and Alcohol Dependence 1998, 52: 231-41.
228. Van Etten ML; Anthony JC. Comparative epidemiology of initial drug opportunities and transitions to first use: marijuana; cocaine; hallucinogns and heroin. Drug and Alcohol Dependence 1999, 54: 117-25.
229. Vitiello B; Jensen PS; Hoagwood K. Integrating science and ethics in child and adolescent psychiatry research. Biol Psychiatry 1999, 46: 1044-1049.
230. Volkow ND; Swanson JM; Evins AE et al. Effects of cannabis use on human behavior; including cognition; motivation; and psychosis: a review. JAMA Psychiatry. 2016 Mar;73(3):292-7.
231. Walter HJ; Vaughan RD; Cohall AT. Comparison of three theoretical models of substance use among urban minority high school students. Journal of the Am Acad Child Adolesc Psych 1993, 32 (5): 975-981.
232. Waxmonsky JG; Wilens TE. Pharmacotherapy of adolescent substance use disorders: a review of the literature. J Child Adolesc Psychopharmacol. 2005 Oct;15(5):810-25. PubMed PMID: 16262597. Epub 2005/11/03. eng.
233. Weiss G; Hechtman LT. Hyperactive children grown up. New York: Guilford, 1993.
234. Weiss RD; Mirin SM; Griffin ML et al. Psychopatology in cocaine abusers: changing trends. J Nerv Mental Dis 1988, 176: 719-725.
235. Whitmore EA; Mikulich SK; Thompson LL et al. Influences on adolescent substance dependence: conduct disorder; depression; attention deficit hyperactivity disorder; and gender. Drug and Alcohol Dependence 1997, 47: 87-97.
236. Wiederman MW; Pryor T. Substance use and impulsive behaviors among adolescents with eating disorders. Addictive Behaviors 1996, 21: 269-72.
237. Wilens T; Spencer TJ; Biederman J. Are attention-deficit hyperactivity disorder and the psychoactive substance use disorders really related? Harvard Review Psychiatry 1995, 3: 160-162.
238. Wilens TE; Biederman J; Mick E et al. Attention deficit hyperactivity disorder (ADHD) is associated with early onset substance use disorders. The Journal of Nervous and Mental Disease 1997, 185(8): 475-482.
239. Witkiewitz K; King K; McMahon RJ et al. Evidence for a multi-dimensional latent structural model of externalizing disorders. J Abnorm Child Psychol. 2013 Feb;41(2):223-37.
240. Woicik PA; Moeller SJ; Alia-Klein N et al. The neuropsychology of cocaine addiction: recent cocaine use masks impairment. Neuropsychopharmacology 2009, 34: 1112-22.
241. Wolitzky-Taylor K; Bobova L; Zinbarg RE et al. Longitudinal investigation of the impact of anxiety and mood disorders in adolescence on subsequent substance use disorder onset and vice-versa. Addict Behav. 2012 Aug;37(8):982-5.
242. Wu L-T; Gersing K; Burchett B et al. Substance use disorders and comorbid Axis I and II psychiatric disorders among young psychiatric patients: findings from a large electronic health records database. J Psychiatr Res, 45(11):1453-62, 2011.
243. Yamaguchi K; Kandel DB. Patterns of drug use from adolescence to young adulthood: II. Sequence of progression. American Journal of Public Health 1984a, 74(7): 668-72.
244. Yamaguchi K; Kandel DB. Patterns of drug use from adolescence to young adulthood: III. Predictors of progression. Am J Public Health 1984b, 74(7): 673-81.
245. Zoccolillo M; Vitaro F; Tremblay RE. Problem drug and alcohol use in a community sample of adolescents. J Am Acad Child Adolesc Psychiatry 1999, 38(7): 900-07.

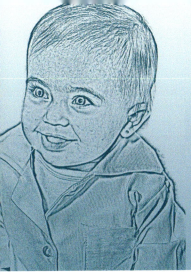

Capítulo 65

Incongruência de Gênero

Giulietta Aparecida Cucchiaro
Cândida Regina Machado da Costa

Introdução

A condição em que um indivíduo não se identifica como pertencendo ao sexo designado ao seu nascimento recebe o nome de "incongruência de gênero" (IG), de acordo com a *Classificação internacional de doenças*, atualmente na sua 11ª versão (CID 11) e "disforia de gênero" (DG), de acordo com a 5ª edição do *Manual diagnóstico e estatístico de transtornos mentais* (DSM-5). Considerando todos os diagnósticos abarcados pela Psiquiatria da Infância e da Adolescência, talvez nenhum outro seja comparável à IG/DG, em termos de complexidade das questões éticas, sociais, políticas e ideológicas trazidas para o campo da Psiquiatria. Essa área envolve grandes desafios éticos na medida em que as intervenções terapêuticas, muitas em caráter experimental e ainda sem dados robustos para embasá-las (Dahlen et al., 2021), implicam interferir no desenvolvimento de crianças e adolescentes, às vezes provocando mudanças irreversíveis.

Breve histórico do termo "gênero"

O termo "gênero" foi introduzido na literatura acadêmica pelo psicólogo John Money na década de 1950. Entusiasta de novos jargões no âmbito da Psicologia, ele se interessava por gramática e raiz etimológica das palavras (Money, 1955). Ele tratava de crianças com alterações congênitas da genitália e, a partir dessa condição rara, em que não era possível associar a identidade sexual ao órgão sexual observado ao nascimento, imaginou que haveria para todas as crianças uma neutralidade psicossexual ao nascer, postulando a dissociação do sexo em duas realidades distintas e independentes: sexo biológico; e gênero (Money, 1975).

Em 1975, Money publicou a história de um menino saudável que sofrera uma lesão peniana acidental em uma cirurgia de circuncisão aos 7 meses de idade. Esse menino foi redesignado como menina e parecia ser o caso ideal para provar suas hipóteses, uma vez que a criança tinha um irmão gêmeo univitelino. Na verdade, tratava-se dos gêmeos Bruce e Brian Reimer, respectivamente, nascidos no Canadá em 1965. Assim, Bruce foi criado como uma menina (Brenda) sem ter conhecimento do seu passado. No entanto, Brenda apresentou durante toda a infância um comportamento masculino e grande inadaptação social, era ridicularizada por seus pares e chamada de "mulher das cavernas". O experimento foi conduzido por 13 anos e interrompido por seus pais, quando ela apresentou ideação suicida. Foi-lhe, então, revelada toda a história. Brenda decidiu tornar-se David e submeteu-se a uma cirurgia de reconstrução de pênis. Mais tarde chegou a casar-se, tendo assumido como pai os filhos de sua companheira. Aos 30 anos David entrou em depressão e em 2004, aos 38 anos, se suicidou. Seu irmão gêmeo morrera 2 anos antes de overdose de drogas ilícitas.

Em 1997 o fracasso da experiência de Money foi exposto à comunidade científica por meio da publicação de um estudo de revisão sobre redesignação sexual ao nascimento de crianças com defeitos congênitos genitais (Diamond e Sigmundson, 1997). Em 1998, em uma conferência da Academia Americana de Pediatria, John Money reconheceu a invalidade da ideia de neutralidade psicossocial ao nascimento (Diamond, 2011). Somente em 2000, com o livro do jornalista John Colapinto e a realização de um documentário pela BBC (*The boy who was turned into a girl*), que a história de Bruce, Brenda e David Reimer se tornou conhecida pelo grande público (Colapinto, 2000; BBC Horizon Producers, 2000).

Apesar de John Money ter reconhecido a falsidade da sua hipótese sobre neutralidade psicossexual ao nascimento, o termo "gênero" já tinha penetrado no meio acadêmico e na sociedade. O termo com a ideia da dissociação do sexo em sexo biológico e em gênero permaneceu.

No sistema de classificação DSM, o termo "gênero" foi incluído pela primeira vez como "desordens da identidade de gênero", em 1980, na 3ª edição (DSM-III), a qual contou com a participação do John Money na comissão. O termo foi mantido nos DSM-III-R e DSM-IV; no DSM-5 foi substituído por "disforia de gênero", compreendendo a "disforia como um problema clínico, e não como identidade por si própria". Já no sistema de classificação CID, os termos "gênero" e "disforia" não foram utilizados; a CID-10 empregou "transtorno de identidade sexual". Na CID-11, gênero ingressa como "incongruência de gênero" no capítulo específico intitulado "Condições Relacionadas à Saúde Sexual", ou seja, fora do capítulo dos transtornos mentais.

Conceitos (com base no DSM-5)

- *Gênero*: refere-se às características psicológicas e comportamentais associadas ao sexo em determinada cultura e em determinado contexto histórico.
- *Identidade de gênero*: categoria de identidade social que se refere à identificação de um indivíduo como homem, mulher ou, ocasionalmente, alguma categoria diferente de masculino ou feminino.
- *Transgênero*: refere-se ao amplo espectro de indivíduos que, de forma transitória ou persistente, se identificam com um gênero diferente do de nascimento.
- *Transexual*: indica um indivíduo que busca ou que passa por uma transição social de masculino para feminino ou de feminino para masculino.

Fenomenologia e características clínicas

Levando-se em conta a dissociação operada por Money entre sexo e gênero, constata-se que, em quase 100% dos indivíduos, a identificação do gênero expresso por uma pessoa coincide com o seu sexo biológico naturalmente. Portanto, o fenômeno central para o diagnóstico da condição IG/DG é quando essa identificação não acontece e ocorre uma incongruência marcante e persistente entre o sexo designado ao nascimento e o gênero expresso pela pessoa, sendo o critério fundamental o desejo intenso de pertencer a outro gênero ou a insistência da pessoa de que ela é do outro gênero. Para o diagnóstico, essa incongruência deve causar um grande sofrimento psíquico e prejuízo na vida da criança ou do adolescente em diversas áreas importantes da sua vida.

Na infância, muitas crianças têm comportamentos mais associados com aqueles atribuídos tradicionalmente ao seu gênero oposto, são meninas consideradas mais masculinas ou meninos considerados mais femininos. Muitas demonstram preferência por roupas, jogos, brinquedos, papéis em jogos de faz de conta e por amigos do outro gênero. Esses comportamentos podem ser considerados atípicos de gênero e não são, por si só, suficientes para o diagnóstico da IG/DG, uma vez que muitas crianças podem ter comportamentos atípicos; porém, ao mesmo tempo, podem se sentir felizes com o seu próprio sexo, ou essas preferências podem ter ocorrido por um breve período de tempo e não terem persistido (para o diagnóstico da CID-11, são necessários 2 anos de persistência do quadro e para o DSM-5, 6 meses).

Ao se ressaltar a importância do sentimento e da autopercepção da criança em relação a pertencer ao outro gênero, o objetivo é limitar o uso do diagnóstico de IG/DG somente para o caso daquelas crianças que nitidamente afirmam pertencer e/ou desejam fortemente pertencer a outro gênero. Essas crianças podem sentir uma aversão à própria anatomia sexual, referir o desejo de ter a genitália do outro sexo, afirmar que sua genitália mudará ("meu pipi vai crescer" ou "meu pipi vai cair") ou ter o hábito de urinar na posição típica do outro gênero.

Dos oito itens listados como critérios diagnósticos do DSM-5 para DG, cinco são relacionados a comportamentos atípicos de gênero e somente três itens (1, 7 e 8) distinguem as crianças com DG daquelas com comportamentos atípicos.

Na adolescência, a história clínica é mais variada, com início na infância ou mais tarde, na própria adolescência. A maioria das crianças que apresentam IG/DG na infância, com o tempo, passa a se identificar com o seu sexo. No entanto, aquelas em que a IG/DG persiste, em geral, sentem uma intensa angústia e sofrimento com a chegada da puberdade, à medida que se inicia o aparecimento das características sexuais secundárias condizentes com o seu sexo, com o qual não se identificam (Wallien e Cohen-Kettenis, 2008; Steensma et al., 2013; Singh et al., 2021; Wagner et al., 2021).

Diagnóstico

Muitos se queixam de que o diagnóstico psiquiátrico estigmatiza o indivíduo, mas o recomendável é fugir do "rótulo", e não do "diagnóstico". Alguns profissionais são da opinião de que, pelo fato de a transexualidade ter sido distinguida como uma variação saudável da diversidade humana, estaria, então, dispensada a avaliação formal de crianças e adolescentes com suspeita de IG/DG, bem como o emprego de um diagnóstico psiquiátrico (Ehrensaft, 2020). Mas lembramos que diagnósticos não se referem apenas a patologias; por exemplo, a gravidez não é uma doença, mas existe o diagnóstico "gravidez" (CID-11: XTOS), como também o diagnóstico "supervisão de gravidez normal" (CID-11: QA42). Dada a complexidade da IG/DG, da frequente coocorrência de problemas psiquiátricos e dos desafios éticos relacionados com os tratamentos para crianças e adolescentes, reconhecemos como imprescindíveis as avaliações formais detalhadas feitas pela Psiquiatria da Infância e da Adolescência, a partir de múltiplas fontes de informação, principalmente a família.

Classificação

CID-11 – Incongruência de gênero (IG)

A incongruência de gênero é caracterizada por uma incongruência marcante e persistente entre o gênero experimentado de um indivíduo e o sexo atribuído. O comportamento e as preferências das variantes de gênero, por si só, não são uma base para atribuir os diagnósticos neste grupo (Quadro 65.1).

QUADRO 65.1 – Critérios para incongruência de gênero na adolescência e idade adulta.

HA60 Incongruência de gênero na adolescência ou idade adulta

A incongruência de gênero na adolescência e na idade adulta é caracterizada por uma incongruência marcante e persistente entre o gênero vivenciado de um indivíduo e o sexo atribuído, manifestada por pelo menos dois dos seguintes:
1. uma forte aversão ou desconforto com as características sexuais primárias ou secundárias (em adolescentes, características sexuais secundárias previstas) em razão de sua incongruência com o gênero experimentado
2. um forte desejo de se livrar de algumas ou todas as características sexuais primárias e/ou secundárias (em adolescentes, características sexuais secundárias previstas) em razão de sua incongruência com o gênero experimentado
3. um forte desejo de ter as características sexuais primárias e/ou secundárias do gênero experimentado. O indivíduo experimenta um forte desejo de ser tratado (de viver e ser aceito) como uma pessoa do gênero vivenciado. A incongruência de gênero experimentada deve ter estado continuamente presente por pelo menos vários meses. O diagnóstico não pode ser atribuído antes do início da puberdade. O comportamento e as preferências das variantes de gênero, por si só, não são uma base para atribuir o diagnóstico
Exclusões: distúrbios parafílicos (6D30-6D3Z)

(continua)

QUADRO 65.1 – Critérios para incongruência de gênero na adolescência e idade adulta (continuação).

HA6Z Incongruência de gênero na infância

A incongruência de gênero na infância é caracterizada por uma incongruência marcante entre o gênero vivenciado/expresso de um indivíduo e o sexo atribuído em crianças pré-púberes. Inclui um forte desejo de ser de um gênero diferente do sexo atribuído; um forte desgosto por parte da criança com sua anatomia sexual ou com as características sexuais secundárias previstas e/ou um forte desejo pelas características sexuais primárias e/ou secundárias previstas que correspondam ao gênero experienciado; e brincadeiras de faz de conta ou fantasia, brinquedos, jogos ou atividades e companheiros que são típicos do gênero experimentado, em vez do do sexo atribuído. A incongruência deve ter persistido por cerca de 2 anos. O comportamento e as preferências variantes de gênero, por si só, não são uma base para atribuir o diagnóstico
Exclusões: desordens parafílicas (6D30-6D3Z)

HA6Z Incongruência de gênero, inespecificado

Esta categoria é uma categoria residual "não especificada".
Exclusões: transtornos parafílicos (6D30-6D3Z)

Fonte: CID-11.

DSM-5 – Disforia de gênero (Quadro 65.2)

QUADRO 65.2 – Critérios de disforia de gênero na infância.

Disforia de gênero em crianças 302.6 (F64.2)

a) Incongruência acentuada entre o gênero experimentado/expresso e o gênero designado de uma pessoa, com duração de pelo menos 6 meses, manifestada por no mínimo seis dos seguintes (um deles deve ser o Critério A1):
1. Forte desejo de pertencer ao outro gênero ou insistência de que um gênero é o outro (ou algum gênero alternativo diferente do designado)
2. Em meninos (gênero designado), uma forte preferência por *cross-dressing* (travestismo) ou simulação de trajes femininos; em meninas (gênero designado), uma forte preferência por vestir somente roupas masculinas típicas e uma forte resistência a vestir roupas femininas típicas
3. Forte preferência por papéis transgêneros em brincadeiras de faz de conta ou de fantasias
4. Forte preferência por brinquedos, jogos ou atividades tipicamente usados ou preferidos pelo outro gênero
5. Forte preferência por brincar com pares do outro gênero
6. Em meninos (gênero designado), forte rejeição de brinquedos, jogos e atividades tipicamente masculinos e forte evitação de brincadeiras agressivas e competitivas; em meninas (gênero designado), forte rejeição de brinquedos, jogos e atividades tipicamente femininas
7. Forte desgosto com a própria anatomia sexual
8. Desejo intenso por características sexuais primárias e/ou secundárias compatíveis com o gênero experimentado

b) A condição está associada a sofrimento clinicamente significativo ou a prejuízo no funcionamento social, acadêmico ou em outras áreas importantes da vida do indivíduo:
Especificar se: com um transtorno do desenvolvimento sexual (p. ex., distúrbio adrenogenital congênito, como 255.2 [E25.0] hiperplasia adrenal congênita ou 259.50 [E34.50] síndrome de insensibilidade androgênica)
Nota para codificação: codificar tanto o transtorno do desenvolvimento sexual como a disforia de gênero

Disforia de gênero em adolescentes e adultos 302.85 (F64.1)

a) Incongruência acentuada entre o gênero experimentado/expresso e o gênero designado de uma pessoa, com duração de pelo menos 6 meses, manifestada por no mínimo dois dos seguintes:
1. Incongruência acentuada entre o gênero experimentado/expresso e as características sexuais primárias e/ou secundárias (ou, em adolescentes jovens, as características sexuais secundárias previstas)
2. Forte desejo de livrar-se das próprias características sexuais primárias e/ou secundárias em razão de incongruência acentuada com o gênero experimentado/expresso (ou, em adolescentes jovens, desejo de impedir o desenvolvimento das características sexuais secundárias previstas)
3. Forte desejo pelas características sexuais primárias e/ou secundárias do outro gênero
4. Forte desejo de pertencer ao outro gênero (ou a algum gênero alternativo diferente do designado)
5. Forte desejo de ser tratado como o outro gênero (ou como algum gênero alternativo diferente do designado)
6. Forte convicção de ter os sentimentos e reações típicos do outro gênero (ou de algum gênero alternativo diferente do designado)

b) A condição está associada a sofrimento clinicamente significativo ou prejuízo no funcionamento social, profissional ou em outras áreas importantes da vida do indivíduo:
Especificar se: com um transtorno do desenvolvimento sexual (p. ex., distúrbio adrenogenital congênito, como 255.2 [E25.0] hiperplasia adrenal congênita ou 259.50 [E34.50] síndrome de insensibilidade androgênica)
Nota para codificação: codificar tanto o transtorno do desenvolvimento sexual como a disforia de gênero
Especificar se: pós-transição – o indivíduo fez uma transição para uma vida em tempo integral no gênero desejado (com ou sem legalização da mudança de gênero) e fez (ou está se preparando para fazer) pelo menos um procedimento médico ou um regime de tratamento transexual – a saber, tratamento hormonal transexual regular ou cirurgia de redesignação de gênero confirmando o gênero desejado (p. ex., penectomia, vaginoplastia em um gênero masculino ao nascimento; mastectomia ou faloplastia em um gênero feminino)

Fonte: DSM-5.

Fatores etiológicos

Até o momento, a etiologia da IG/DG não está inteiramente definida. Pesquisadores sugerem que tanto fatores psicossociais como biológicos estariam implicados no seu desenvolvimento, embora não se saiba em que momento esses fatores contribuem, em que extensão e como interagem entre si (Claahsen et al., 2021).

As primeiras teorias sobre o desenvolvimento da IG/DG focaram na influência de fatores psicológicos individuais. Pesquisas sobre o papel dos fatores biológicos têm se concentrado principalmente em fatores genéticos, fatores hormonais (exposição pré-natal a andrógenos) e diferenças no cérebro. Quanto à contribuição da genética, não foram identificados genes candidatos para a IG/DG. Heylens et al. (2012) apresentaram uma revisão de estudos com gêmeos: de 23 gêmeos monozigóticos femininos e masculinos, nove (39,1%) foram concordantes para IG/DG; em contraste, nenhum dos 21 gêmeos dizigóticos do mesmo sexo feminino e masculino foi concordante para IG/DG, uma diferença estatisticamente significativa ($P = 0,005$). Dos sete gêmeos do sexo oposto, todos eram discordantes para IG/DG.

Diagnóstico diferencial

A seguir, descrevemos algumas condições que devem ser diferenciadas da IG/DG.

Comportamento atípico de gênero

Como explicado anteriormente, não constitui IG/DG.

Comportamento atribuível a uma etapa do desenvolvimento

Na infância, a identidade de gênero ainda está em formação, sendo que somente entre os 5 e 7 anos as crianças alcançam a compreensão da constância do seu gênero (Kohlberg, 1966). Segundo as pesquisas de Zucker, crianças incongruentes parecem ter um atraso na aquisição dessa etapa, o que requer cuidado em assumir o quão fixa uma identidade de gênero pode ser nessa fase da primeira infância (Zucker, 2012). Ehrensaft (2012) declara: "Nós devemos ser suficientemente modestos para dizer que nós nunca sabemos com absoluta certeza se uma criança que se diz transgênero está expressando uma identidade estável e permanente ao longo da vida ou se é somente um degrau temporário".

Na adolescência, um traço marcante são os questionamentos que muitos jovens fazem sobre vários aspectos da sua identidade, podendo ocorrer sentimentos de confusão e dúvida quanto ao gênero e sexualidade (Graham, 2021 in press).

Homossexualidade

Em um estágio inicial da homossexualidade, uma criança pode ter incerteza sobre a sua identidade de gênero, mas à medida que se percebe homossexual, pode compreender que suposições antigas não são verdadeiras; por exemplo, um menino que se percebe atraído por meninos não significa, por isso, que é uma menina (Ehrensaft, 2012). Na adolescência, pode ocorrer que o jovem não aceite a própria homossexualidade e considere mudar o seu gênero (mesmo se identificando com ele) como uma solução do seu conflito (Cohen-Kettenis et al., 2011).

Mecanismos psicodinâmicos ou gênero como sintoma

Há diversas situações nas quais os sintomas de uma aparente IG/DG podem ser compreendidos como expressão de questões psicológicas subjacentes, conflitos ou traumas. Zucker et al. (2012) e Ehrensaft (2012) fornecem exemplos de suas práticas clínicas:

- Um menino de 3 anos passa a desejar ser uma menina após o nascimento da irmãzinha, por achar que a mãe dá mais atenção a ela por ser uma menina (Zucker et al., 2012).
- Uma menina que presenciou o assassinato da própria mãe pelo namorado aos 4 anos de idade deseja ser um menino, pois "meninos são mais fortes". Acredita que se fosse um menino poderia ter salvado sua mãe (Zucker et al., 2012). Analogamente, uma menina com história prévia de abuso sexual deseja ser um menino para poder se proteger (Ehrensaft, 2012).
- Um menino de 4 anos é levado a uma clínica de gênero pelo seu forte desejo de ser uma menina. Ele é o filho mais novo entre quatro meninos. Sua mãe reconhece que tinha um forte desejo de ter uma menina e que tinha engravidado mais uma vez considerando essa a sua última chance de realizar o seu sonho. Após o nascimento do quarto filho, novamente do sexo masculino, fica profundamente deprimida, não se interessando muito pela criança por algumas semanas. Ela tinha sonhos floridos de que havia dado à luz uma menina. Quando seu quarto filho completa 1 ano de idade, suas amigas dão uma boneca de presente para ele, e a mãe se pergunta se elas haviam captado que desejava ter tido uma menina. No tratamento, foi trabalhado com a mãe o luto da perda da filha idealizada. Nesse caso, foi especulado que provavelmente a sua decepção por ter tido mais um menino pode ter afetado, de alguma forma, o desenvolvimento dele (Zucker et al., 2012).
- Uma menina que é constantemente repreendida na escola e, todos os dias, é enviada à diretoria por seu comportamento disruptivo passa a desejar ser um menino, pois observa que esse comportamento é tolerado neles. Anteriormente, ela gostava de tudo relacionado ao universo feminino (cor rosa, babados e bonecas Barbie). Ela mantém o comportamento masculino por 2 anos até que anuncia: "Estou cansada de fingir que sou um menino!" No caso, a transformação para um menino não foi a expressão do gênero que pudesse sentir como autêntico para si, mas sim uma forma encontrada de evitar repreensões na escola, o que Ehrensaft chama de "solução mágica de gênero" (Ehrensaft, 2012).

Transtorno do espectro autista (TEA)

A prevalência de autismo na população geral é de 0,6% a 1% (Fombonne, 2005). Mas há evidências de que entre indivíduos com IG/DG a frequência de TEA é maior: entre 6,4% e 20% (de Vries et al., 2010; Van der Miesen et al., 2016; Glidden et al., 2016). Uma questão que se apresenta é como o TEA e a IG/DG estão relacionados entre si: sintoma ou coocorrência (Ristori e Steensma, 2016). Crianças incongruentes geralmente apresentam um interesse intenso, até obsessivo, por atividades do outro gênero. Essa propensão pode ficar ampliada se o autismo também estiver presente. Zucker et al. (2017) encontraram que preocupações circunscritas/interesses intensos e comportamentos repetitivos foram sintomas sobrepostos expressos tanto na IG/DG como no TEA. Já o estudo de van der Miesen et al. (2018) encontrou que todos os subdomínios do espectro autista estavam mais aumentados em crianças e adolescentes com IG/DG. Estudos recentes de Kallitsounaki et al. (2021) encontraram uma associação significativa entre a baixa capacidade de mentalização (habilidade de compreender o comportamento próprio e dos outros por meio da atribuição de estados mentais) e sentimentos de disforia de gênero: quanto mais pobre a mentalização, mais disforia. Foi concluído que, em indivíduos com TEA, a debilidade no processo de mentalização pode contribuir para o desenvolvimento da IG/DG.

Em um exemplo citado por Zucker et al. (2012), um menino autista passou a ter um interesse obsessivo por coisas de menina afirmando que ele era uma garota. Ele já havia apresentado outros interesses obsessivos anteriormente. Mas após algum tempo, deixou de falar que era uma menina e passou a dizer que era um computador. Nesse caso, a IG/DG claramente era um sintoma do TEA.

Transtorno de personalidade *borderline* (TPB)

As características dos transtornos de personalidade começam a se tornar perceptíveis durante a adolescência ou no começo da vida adulta. No TPB, há o componente de um padrão difuso de instabilidade e perturbação da identidade quanto à autoimagem ou percepção de si mesmo (DSM-V). Portanto, uma confusão e instabilidade quanto à identidade de gênero poderiam ser parte de um TPB, e não uma IG/DG em si. Em uma amostra de 100 mulheres adultas cuidadosamente diagnosticadas com TPB, a intensidade da disforia e confusão quanto ao gênero não foi suficiente para preencher os critérios diagnósticos de DG (Singh et al., 2010). Mas em uma amostra clínica com 87 indivíduos com o diagnóstico de DG (sendo 55% da amostra formada por jovens de 17 a 25 anos), 10% apresentaram TPB. No entanto, não se pode afirmar se o TPB e a DG são condições totalmente independentes coexistentes ou se apresentam uma relação de causalidade entre si (Anzani et al., 2020).

Fetichismo transvético (CID 10)/ transtorno transvético (DSM-V)/ diagnóstico excluído do CID 11

Para alguns homens (raramente em mulheres), adolescentes e adultos heterossexuais (ou bissexuais) usar roupas do sexo oposto (travestismo, também chamado de *cross-dressing*) ou imaginar-se sendo do sexo oposto causa excitação e prazer sexual. No caso de acarretar sofrimento e/ou prejuízos, impõe-se o diagnóstico de transtorno transvético (DSM-V), mas aí não há dúvidas sobre a identidade de gênero. Na infância, às vezes, meninos podem ter um comportamento repetitivo de se vestir de mulher, geralmente roupas íntimas da mãe, mas sem apresentar evidências de identificação com o gênero oposto (Zucker et al., 2012).

Esquizofrenia

Em casos muito raros, a questão da identidade de gênero pode ser um sintoma de pensamento delirante num quadro de esquizofrenia (Rajkumar, 2014). Mas nesses casos, geralmente, estão presentes outros sintomas psicóticos e há uma melhora ou desaparecimento do delírio envolvendo identidade de gênero com o tratamento apropriado.

Transtorno dismórfico corporal

Nesse caso, a pessoa tem a percepção de que uma parte do seu corpo é anormal, desejando removê-la, mas sem haver repúdio ao seu próprio sexo, ou seja, sem ocorrer IG/DG. No entanto, há casos em que ambos os diagnósticos podem ser dados (DSM-V).

Psicopatologia associada

Crianças com possível IG/DG, encaminhadas para tratamento clínico, mostram-se psicologicamente mais vulneráveis do que as crianças não encaminhadas e em comparação à população geral. Os problemas psicológicos são mais de natureza internalizante, como depressão, retraimento social e ansiedade, do que de natureza externalizante, como agressividade, mas podendo também ocorrer o transtorno opositor-desafiador (Cohen-Kettenis et al., 2011; Singh, Bradley e Zucker, 2011). Com relação a adolescentes, uma série de estudos com amostras representativas (Clark et al., 2014; Eisenberg et al., 2017; Johns et al., 2019) encontrou uma associação estatisticamente significativa entre autoidentificação como transgênero e maior frequência de sintomas depressivos, ideação suicida, tentativas de suicídio anteriores, comportamento autolesivo e abuso de substâncias. Além disso, esses adolescentes apresentam um maior risco de sofrerem violência de diversas formas, como ataques verbais, violência física, violência sexual, *bullying* na escola, ou no trajeto para a escola, e *cyberbullying*.

Se a IG/DG e a coocorrência psiquiátrica são meramente coexistentes ou inter-relacionadas, parece depender de diferenças individuais, do transtorno psiquiátrico *per se* e de fatores mediadores, por exemplo, o impacto das atitudes da sociedade (Vrouenraets et al., 2015) e da qualidade da relação das crianças e adolescentes com suas famílias e seus pares (MacMullin et al., 2021). Zucker (2019) acrescenta que pode ocorrer de a IG/DG *per se* seja intrinsicamente tão angustiante, que mesmo que o jovem encontre apoio no seu meio familiar e social, a incongruência marcante acarrete sintomas clínicos como ansiedade e depressão.

Condições médicas associadas

Nos critérios diagnósticos de DG no DSM-5, deve-se especificar se há a concomitância de transtorno do desenvolvimento sexual (TDS/DSM-5)/distúrbio do desenvolvimento sexual (DDS/CID11). Os DDS são variações do desenvolvimento do trato reprodutivo e podem ser classificadas em várias categorias. A categoria 46 XX inclui mulheres virilizadas, como meninas com hiperplasia adrenal congênita virilizante e meninas com o desenvolvimento ovariano aberrante. A categoria 46 XY inclui pacientes com variações da diferenciação testicular, defeitos na biossíntese de testosterona e deficiência da ação da testosterona. Os DDS cromossômicos incluem a síndrome de Turner (45 X), a síndrome de Klinefelter (47 XXY) e as disgenesias gonadais 46 XX/46 XY (mosaico). Para uma revisão do tema, ver Babu e Shah, 2021.

Epidemiologia

A IG/DG é considerada uma condição rara. De acordo com o DSM-5, as taxas de prevalência estimadas a partir de quem busca tratamento variam de 0,005% a 0,014% para indivíduos do sexo masculino ao nascimento e de 0,002% a 0,003% para indivíduos do sexo feminino ao nascimento. Na Suécia (Bränström e Pachankis, 2020), um estudo que teve acesso aos registros de saúde (portanto, amostra clínica) da população total do país (N = 9.747.324 em 31/12/2014) encontrou que 2.679 pessoas receberam o diagnóstico de DG em 10 anos de levantamento, entre 1º de janeiro de 2005 a 31 de dezembro de 2015 (o que corresponderia a 0,027% da população em 2014). Em uma revisão sistemática e metanálise de estudos de prevalência de transexualismo (que analisou 12 estudos elegíveis), Arcelus et al. (2015) encontraram uma prevalência metanalítica de 6,8/100.000 (0,0068%) para mulheres transgêneros (sexo natal masculino) e 2,6/100.000 (0,0026%) para homens transgêneros (sexo natal feminino).

Questões metodológicas

Em epidemiologia, prevalência refere-se à presença de uma doença, de um transtorno ou de um fenômeno comportamental. As estimativas de prevalência e incidência são afetadas pela precisão com que se mede o fenômeno de interesse, sendo que medidas menos precisas tendem a produzir taxas maiores de prevalência. Muitas das estimativas de prevalência da IG/DG na infância e adolescência têm se baseado em taxas de procura de tratamento, uso de questionários que investigam a saúde mental e na autoidentificação como transgênero. Entretanto, somente taxas provenientes de amostras representativas da população, ou da população total, e com base em um diagnóstico formal, por utilizar critérios precisos, podem trazer informações mais confiáveis sobre a real prevalência da IG/DG. Esses estudos sobre IG/DG envolvendo a população de crianças e adolescentes ainda não foram realizados (Zucker, 2017 e 2019).

Estimativas provenientes da autoidentificação como transgênero

Na maioria dos estudos, os jovens com uma possível IG/DG são identificados por meio de um único item, como as perguntas: "Qual é o seu gênero?" (Shields et al., 2013); "Você se considera transgênero, gênero *queer*, gênero fluido ou em dúvida sobre a sua identidade de gênero?" (Eisenberg et al., 2017); ou "Você é transgênero?" (Potter et al., 2021). Em cinco estudos que utilizaram essa metodologia, a prevalência de jovens que se identificaram como transgênero variou de 0,1% a 3,9% (ver Tabela 65.1).

Psicopatologia associada

Todos os estudos de prevalência citados encontraram uma associação estatisticamente significativa entre transgeneridade e pior saúde mental/risco de violência. Os estudantes que se identificaram como transgêneros em relação aos seus pares tiveram taxas significativamente mais elevadas de sintomas depressivos, comportamento autolesivo, ideação suicida, tentativas de suicídio, uso de substâncias ilícitas e *bullying*.

Proporção dos sexos em amostras clínicas

No período entre o final da década de 1970 e 2010, em amostras clínicas, considerando o sexo designado ao nascimento, encontrava-se na infância um número maior de meninos do que de meninas com o diagnóstico (hoje chamado) IG/DG em proporções que variavam de 4:1 a 2:1 (Zucker, 2017), da mesma forma que entre adolescentes: 5,75: 1 no Canadá e 2,93:1 na Holanda (Cohen-Kettenis et al., 2003). A partir de 2010, esse padrão mudou para uma proporção maior de procura de tratamento por meninas, o que foi observado em diversos países como Estados Unidos, Canadá, Holanda, Dinamarca, Finlândia, Noruega, Suécia, Reino Unido e especialmente na Finlândia, com a proporção 1:6,83, sendo elas 87% da amostra (Aitken et al., 2015; Kaltiala, 2020; de Graaf et al., 2018; Zucker, 2019). Eisenberg et al. (2017) encontraram que, entre as crianças dos 9 aos 11 anos (N = 2.141), a proporção da prevalência de meninos para meninas foi de 1:2,1. Na Finlândia (N = 781, idade média = 15,7 anos), essa proporção foi de 1:2,09 (Kaltialo-Heino e Lindberg, 2019).

Curso e orientação sexual

De acordo com Zucker (2019), existem provavelmente pelo menos dois caminhos de desenvolvimento que levam à IG/DG: um, de início precoce, com sinais e sintomas que aparecem nos anos pré-escolares, que está fortemente associado com uma futura orientação homossexual (em relação ao sexo de nascimento) ou bissexual, com remissão na maioria dos casos com a chegada da adolescência; e outro, de início tardio, em que os sinais e sintomas aparecem após a puberdade. Este, até os anos 1990, era visto quase exclusivamente em meninos, em associação com fetichismo transvético. A partir de então, a ocorrência aumentou cada vez mais em adolescentes do sexo feminino, sem associação com fetichismo transvético. A orientação sexual IG/DG de início tardio, na adolescência, também é predominantemente homossexual (Zucker et al., 2012).

Persistência

Estudos indicam que a maioria das crianças com IG/DG na infância não persistirá com esses sintomas na adolescên-

TABELA 65.1 – Prevalência de autoidentificação como transgênero.

Autor	Local/país	Período escolar/idade	Número	Prevalência geral
Shields et al., 2013	São Francisco, EUA	6º ao 8º anos (11 a 13 anos)	2.730	1,3%
Clark et al., 2014	Nova Zelândia	Ensino Médio < 15 a (64,4%) >16 a (35,6%)	8.166	1,2%
Eisenberg et al., 2017	Minnesota, EUA	9º ao 11º anos	81.885	2,7%
Johns et al., 2019	CDC, EUA	9º ao 12º anos	131.901	1,8%
Kaltialo-Heino e Lindberg, 2019	Finlândia	Média 15,7 anos	135.760	3,9%
Potter et al., 2021	EUA	9 a 10 anos (ano 1) 10a 11 anos (ano 2)	11.873	Ano 1: Sim = 0,1% Talvez = 0,4% Ano 2: Sim = 0,1% Talvez = 0,9%

Fonte: Shields et al., 2013; Clark et al., 2014; Eisenberg et al., 2017; Johns et al., 2019; Kaltialo-Heino e Lindberg, 2019; Potter et al., 2021.

cia, sendo que as taxas de persistência encontradas ficaram entre 12% e 29%: 12% (Singh et al., 2021); 16% (Wagner et al., 2021); 16% (Wagner et al., 2021); 27% (Wallien e Cohen-Kettenis, 2008); 29% (Steensma et al., 2013). O preditor mais significativo para a persistência foi a presença de intensa/extrema disforia na infância (Wallien e Cohen-Kettenis, 2008; Singh et al., 2021).

Um estudo qualitativo holandês investigou as trajetórias de desenvolvimento da persistência ou desistência da IG/DG em 53 adolescentes com 14 anos ou mais. Os jovens consideraram o período entre 10 e 13 anos crucial para a definição de suas trajetórias, identificando três fatores essenciais: o ambiente social nessa faixa etária; as mudanças corporais; e a experiência de se apaixonar. Para os persistentes: a preferência por amigos do outro sexo aumentou, a aversão ao corpo intensificou-se e todos se sentiram atraídos por parceiros do mesmo sexo natal. Já os desistentes: começaram a se aproximar e fizeram amizade com os jovens do próprio sexo, a disforia diminuiu, passaram a ter prazer com a sexualidade emergente e a experiência de se apaixonar (independentemente do sexo do parceiro) levou a questionamentos quanto à IG/DG (Steensma et al., 2011).

Aumento da incidência

Nas últimas décadas, foi observado um fenômeno comportamental em diversos países do mundo caracterizado pelo aumento de jovens se identificando como transgênero, juntamente com o crescimento rápido e significativo de procura espontânea/encaminhamentos de crianças e adolescentes para clínicas de gênero (Aitken et al., 2015; Wiepjes et al., 2018; de Graaf et al., 2018, Katiala, 2020). Na maior clínica de identidade de gênero da Holanda, que atende 95% da população com IG/DG do país, o número de pessoas avaliadas cresceu 20 vezes de 1972 a 2015, passando de 34 pessoas no ano de 1980 para 686 em 2015 (Wiepjes et al., 2018). Na Inglaterra, o número de adolescentes encaminhados aumentou 38 vezes em apenas 7 anos, passando de 39 jovens, em 2009, para 1.497, em 2016 (Gilligan, 2019).

As causas para esse aumento ainda não estão elucidadas. Especulam-se algumas razões para explicar esse fenômeno, como: influência da mídia, principalmente mídias sociais e da Internet, com sites que abordam questões de gênero; aumento da oferta de serviços especializados, aumentando a procura; *Zeitgeist* (espírito da época) pós-modernista na sociedade ocidental; o ingresso do tema gênero na educação etc. (de Vries et al., 2016; Kaltiala-Heino et al., 2015; Zucker et al., 2019; Katiala et al., 2020; Davies-Arai e Mattheus, 2019). No entanto, o aumento da autoidentificação como transgênero e da procura por serviços especializados não significam automaticamente aumento da incidência da IG/DG. Vale lembrar mais uma vez que somente bons estudos epidemiológicos baseados em diagnósticos podem fornecer dados mais confiáveis sobre a real prevalência da IG/DG (Zucker, 2019).

Uma pesquisa recente (Pang et al., 2020) investigou, na Austrália e no Reino Unido, a relação entre mídia e procura por clínicas de gênero, tendo encontrado que o aumento da cobertura da mídia sobre temas relacionados à transgeneridade nos últimos anos foi relacionado com o aumento do número de jovens procurando esses serviços. Para os autores, é possível que essas reportagens tenham propiciado aos jovens reconhecer seus sintomas de IG/DG, mas também se especula que elas possam ter exercido um efeito de contágio social e que muitos jovens poderiam estar erroneamente atribuindo seus conflitos emocionais e sofrimentos em relação ao próprio corpo à questão de gênero.

Nos últimos 12 anos, Littman (2019) observou, a partir de relatos de pais em grupos de discussão *online* sobre transgeneridade, um fenômeno de surgimento abrupto de IG/DG em adolescentes, principalmente do sexo feminino, sem nenhuma história prévia na infância, aparentemente "do nada". Littman chamou esses casos provisoriamente de *rapid onset gender dysphoria* (ROGD).

A autora investigou esse fenômeno por intermédio de questionários preenchidos por 256 pais. Os resultados mostraram que: 82,8% dos adolescentes eram do sexo feminino, com média de idade de 16,4 anos no momento da pesquisa e 15,2 anos quando do anúncio da identificação transgênero; 41% expressavam uma orientação não heterossexual; 62,5% já haviam sido diagnosticados anteriormente com pelo menos um transtorno mental ou um transtorno do neurodesenvolvimento; em 36,8% a maior parte dos amigos também havia se identificado como transgênero na mesma época; e em 86,7% foi observado que, antes do início abrupto da disforia de gênero, o filho havia aumentado substancialmente o uso de mídias sociais/internet.

A partir desse estudo, Littman propõe que o fenômeno RODG possa estar associado a influências sociais e mecanismos de enfrentamento mal-adaptativos, o qual valeria a pena ser apropriadamente investigado. Suas observações coincidem com o que alguns clínicos também têm visto em seus consultórios (Marchiano, 2017; Zucker, 2019).

Desenvolvimento social da criança e identidade de gênero

O desenvolvimento social da criança é um processo bilateral em que ela se diferencia como indivíduo por meio do desenvolvimento paulatino da sua personalidade, ao mesmo tempo em que se integra e se adapta ao grupo, primeiro à sua família e, depois, à sua comunidade. Para a criança se desenvolver psiquicamente e constituir-se como sujeito é essencial ter o sentimento de pertencimento. Ao longo do 1º ano de vida ela desenvolve o sentimento de que pertence à sua mãe (ou a outro cuidador de referência) e aos poucos esse sentimento se amplia, incluindo o pai, a família, a escola, a comunidade, entre outros. Paralelamente, a criança desenvolve sua personalidade, sendo que um componente essencial desta é a identidade de gênero, quando a criança desenvolve um senso fundamental de pertencimento a um determinado gênero (Oerter R, 1995).

O desenvolvimento da identidade de gênero é um processo complexo que envolve diversos aspectos: biológicos; psicológicos; cognitivos; aprendizagem social; e construção social. Todas as pessoas nascem com um sexo biológico, mas inicialmente não têm a percepção de serem menino ou menina. Essa percepção só se desenvolverá ao longo do tempo. Entretanto, deve-se ressaltar, que muito antes de as crianças desenvolverem essa consciência, meninos e meninas já se comportam de forma diferente muito precocemente. Recém-nascidos do sexo masculino tendem a olhar mais para objetos e móbiles enquanto as meninas, mais para rostos (Rafferty et al., 2020). Bebês de 3 meses do sexo masculino passam significativamente mais tempo do que as meninas fazendo contato visual com suas mães (Cucchiaro, 1999). Bebês do sexo masculino são mais ativos motoramente (Eaton, W e Yu, A, 1989) e envolvem-se em brincadeiras mais brutas (Humphreys, A e Smith, P, 1987), incluindo a famosa "brincadeira de lutinha" (Jacklin, C e Maccoby, E, 1987). Entre 1 e 3 anos de idade, há uma escolha preferencial por amigos do mesmo sexo (Maccoby, E, 1988) e brinquedos considerados típicos para o seu próprio sexo (Caldera et al., 1989; O'Brien, M e Huston, A, 1985). Esses achados têm sido repetidamente encontrados em diferentes culturas, indicando uma provável influência genética (Jacklin, C e Maccoby, 1987). Hoje há evidências de que a testosterona pré-natal afeta as chamadas características masculinas, como as brincadeiras brutas, mostrando que há uma base biológica sólida nas diferenças sexuais de comportamento desde os estágios iniciais do desenvolvimento (Xiong et al., 2020; Martin et al., 2002).

Teorias do desenvolvimento da identidade de gênero

As principais teorias do desenvolvimento da identidade de gênero são as da aprendizagem social, cognitiva e de esquema. A Psicanálise tem sido envolvida intensa e extensivamente nos trabalhos sobre gênero, principalmente pela filósofa Judith Butler e seguidores. Freud, no desbravamento desse novo campo de conhecimento que fundou, a Psicanálise, discorreu sobre a sexualidade infantil e ouviu das crianças e dos seus pacientes adultos suas teorias sexuais infantis. No entanto, na Psicanálise não existe o conceito de gênero, pois ela não considera que haja dissociação entre sexo e identidade. A Psicanálise não é uma psicologia, muito menos é uma teoria desenvolvimentista, ela não opera com identidades, e sim com identificações. Tratar do pensamento de Freud e Lacan, marcadamente, ultrapassa o escopo deste capítulo. Não nos escapa que vários profissionais que lidam com a questão da transgeneridade têm usado conceitos da Psicanálise, no sentido da adaptação, juntamente com conceitos da teoria de Butler, ou seja, operando fora do campo psicanalítico propriamente dito.

Teoria da aprendizagem social

Presume que o processo de identificação é construído a partir da observação e imitação de um modelo. As crianças observam que os comportamentos femininos e masculinos são diferentes e escolhem apresentar um comportamento condizente com o seu sexo de nascimento por observarem que essa escolha é recompensada (Bandura, 1969).

Teoria cognitiva

A teoria de Kohlberg (1966) sobre o desenvolvimento da identidade e do papel sexual na infância incorpora a análise piagetiana das mudanças das estruturas cognitivas de acordo com a idade da criança (Martin et al., 2002). Kohlberg (1966) tem uma visão oposta à da teoria de aprendizagem social: para ele não é o ambiente que molda a criança, e sim "os conceitos da criança sobre o papel sexual são resultado da estruturação ativa da criança da sua própria experiência; não são produtos passivos do treinamento social". Ele propõe que essas cognições precedem o comportamento: "eu sou um menino e, portanto, faço coisas de menino". Segundo Kohlberg, o desenvolvimento do papel sexual passa por três estágios:

1. Identidade (3 anos): após ter compreendido, por volta dos 18 meses aos 2 anos, que o mundo está dividido em duas categorias, homens e mulheres, aos 3 anos a criança alcança a capacidade de se identificar como pertencente ao sexo masculino ou feminino, uma identificação que, para a vasta maioria, coincide com o sexo de nascimento.

2. Estabilidade (3 a 5 anos): a criança passa a entender que a identidade é estável ao longo do tempo, ou seja, passa a entender que uma menina cresce e vira uma mulher, e um menino cresce e vira um homem. Entretanto, ainda nessa fase, a criança pode acreditar que seu sexo muda se ela mudar sua aparência. Por exemplo, uma menina pode acreditar que, se ela se fantasiar de marinheiro para uma festa, terá mudado de sexo temporariamente. Isso se dá porque a criança se encontra no estágio pré-operatório do seu desenvolvimento cognitivo, como descrito por Piaget, quando não consegue distinguir aparência/fantasia de realidade e não tem condições de avaliar contradições lógicas no pensamento.

3. Constância de gênero (5 a 6 anos): o desenvolvimento da identidade de gênero se completa quando a criança passa a compreender que o seu gênero continuará o mesmo independentemente das circunstâncias ou da aparência, ou seja, é uma parte invariável do *self*. Até que as crianças desenvolvam a capacidade de pensamento concreto operacional, em geral entre as idades de 5 e 7 anos, frequentemente confundem identidade com expressões superficiais de comportamentos masculinos ou femininos (Kohlberg, 1966; Ruble, Martin e Berenbaum, 2006).

Teoria do esquema de gêneros

É uma abordagem combinada que inclui tanto elementos da teoria da aprendizagem como da teoria cognitiva de Kohlberg. Essa teoria afirma que, uma vez que as crianças pequenas entendam a qual grupo pertencem, elas formulam categorias cognitivas que classificam os estímulos (objetos ou atividades) como apropriados para homens ou mulheres, isto é, criam um esquema de gêneros, que seria um modelo mental contendo informações sobre homens e mulheres. A partir daí, esse esquema orienta a maneira como a criança seleciona estímulos encontrados no ambiente: aqueles que são congruentes com o seu esquema de gênero aumentam o seu interesse e a criança os busca ativamente para adquirir as características e habilidades condizentes com o seu gênero (Martin e Halverson, 1981).

Teoria queer

A teoria *queer* (Butler, 1990) sobre gênero tem como sua principal teórica a americana Judith Butler, professora do Departamento de Literatura Comparada e Retórica na Universidade da Califórnia, em Berkeley, Estados Unidos. Butler é uma filósofa marxista, feminista, pós-modernista, pós-estruturalista (Salih, 2002, p. 9). O pós-estruturalismo, segundo Salih (2002, p. 34), tem uma crítica desconstrutivista que "tenta solapar as bases da metafísica ocidental, ao questionar e dissolver as oposições binárias".

As ideias de Butler influenciam vários campos disciplinares, desde a Filosofia, Política, Artes, Sociologia, Direito, chegando também à Educação e à Saúde. Hoje em dia alguns jovens afirmam que sua identidade de gênero é *queer*. Segundo Ehrensaft (2012), o jovem de gênero *queer* é aquele que "desafia todas as categorias de gênero definidas culturalmente e prefere se identificar como *gender-free*, gênero neutro ou fora do gênero".

A principal obra de Butler foi publicada em 1990, Problemas de gênero, feminismo e subversão da identidade, na qual expõe sua visão de mundo e a sua proposta central: a subversão da identidade de gênero. Etimologicamente, "subversão" deriva do latim *subversio, onis*, que significa "aniquilamento", "destruição", "derrubada", "queda". Associada à palavra "desenvolvimento", "subversão" significa o ato ou o efeito de perturbar o desenvolvimento normal de alguma coisa.

Judith Butler, já no primeiro parágrafo do seu livro, declara que sua tarefa é criar problemas: "Assim, concluí que problemas são inevitáveis e nossa incumbência é descobrir a melhor maneira de criá-los, a melhor maneira de tê-los" (Butler, 1990, p. 7). Butler acredita que vivemos em um mundo onde historicamente, no ocidente, sempre predominou uma hegemonia opressora masculina. Ela rejeita a ideia de que isso também tenha ocorrido em outras civilizações, ou seja, ela rejeita a ideia de um "patriarcado universal", acreditando que a hegemonia masculina se constitui em "noções marcadamente ocidentais de opressão" (Butler, 1990, p. 21). O homem teria tomado a si como referência universal arrogando-se o direito de falar em nome de todos, suprimindo o outro, o que Butler chama de "gesto colonizador" ou "gesto imperializante de apropriação dialética". Para ela a relação homem/mulher é sempre de hierarquia, dominação e de guerra, excluindo a possibilidade de complementaridade, tão bem expressa no símbolo Yin-Yang, e desconsidera que também há relações em que o amor, desejo, parceria, cooperação e construção são a marca.

Para Butler, não existe o natural, que vem da natureza ou o biológico, comunicando que adotará a premissa de que sexo, gênero e sua estrutura binária são ficções: "A univocidade do sexo, a coerência interna do gênero e a sua estrutura binária são sempre consideradas ficções reguladoras que consolidam e naturalizam regimes de poder convergentes de opressão masculina e heterossexista" (Butler, 1990, p. 70). Assim, a instituição da "heterossexualidade compulsória" seria a base fundadora da hegemonia masculina, a qual seria naturalizada por dois mecanismos: por meio da linguagem (que subordinaria as mulheres) e da identidade de gênero com sua estrutura binária homem/mulher. Ela propõe, então, a derrubada dessa hegemonia mediante:

- Problemas de gênero: Butler propõe "criar problemas de gênero" por intermédio da "mobilização, da confusão subversiva e da proliferação" de identidades de gênero (Butler, 1990, p. 70). Assim, descreve que "a estratégia mais insidiosa e eficaz, ao que parece, é a completa apropriação e o deslocamento das próprias categorias de identidade, não meramente para contestar o 'sexo', mas para articular a convergência de múltiplos discursos sexuais para o lugar da 'identidade', a fim de problematizar permanentemente essa categoria, sob qualquer de suas formas" (Butler, 1990, p. 222). Aqui fica evidente a estratégia de ação de Butler.

- Um novo feminismo: o feminismo deverá abandonar a tarefa de empoderar as mulheres para assumir a missão de destruir a realidade do feminino/masculino, atacando o sistema binário de gênero, que "pressupõe uma relação causal entre sexo, desejo e gênero" (Butler, 1990, p. 52). Mas, ao mesmo tempo, Butler alerta que a crítica feminista deve "permanecer autocrítica em relação aos gestos totalizantes do feminismo" (Butler, 1990, p. 37).

   Apropriação da linguagem: Butler cita Luce Irigaray e Monique Wittig, que consideram que a gramática teria como base um sistema binário que mascara a hegemonia masculina e universaliza o gênero binário (Butler, 1990, p. 46; p. 50). Butler continua expondo as ideias de Wittig, a qual orienta que a obra literária deverá ser utilizada como uma "máquina de guerra" em que a principal estratégia é "apropriar-se antecipadamente da posição de sujeito falante que invoca o ponto de vista universal" (Butler, 1990, p. 207) impondo "suas categorias absolutas a todo o campo linguístico conhecido como o 'mundo'" (Butler, 1990, p. 208). Hoje em dia, podemos ver a linguagem usada como máquina de guerra na criação de uma pretensa linguagem neutra e na demanda de se excluírem palavras como "pai", "mãe", "mulher", "homem" em nome da inclusão. A própria Butler critica Wittig por não considerar "as consequências totalitárias dessa teoria dos atos soberanos de fala" (Butler, 1990, p. 205).

- Subversão da identidade de gênero: Butler considera que "a rigor, talvez o sexo sempre tenha sido o gênero, de tal forma que a distinção entre sexo e gênero revela-se absolutamente nula" (Butler, 1990, p. 27), ou seja, ela admite que sexo e identidade de gênero podem ser indissociáveis. A partir daí, Butler propõe a subversão ou a destruição desse modelo, dizendo que a identidade de gênero deve se desenvolver de outra forma "que tome a construção variável da identidade como um pré-requisito metodológico e normativo, senão como um objetivo político" (Butler, 1990, p. 25). Aqui a autora admite expressamente que a desconstrução da identidade de gênero tem uma finalidade política. Dessa forma, continua Butler, "o gênero não deve ser construído como uma identidade estável", mas sim "por meio de uma repetição estilizada de atos", que denomina "performatividade" (Butler, 1990, p. 242). Na conclusão do seu livro, no capítulo "Da paródia à política", Butler declara que

   "A perda das normas do gênero teria o efeito de fazer proliferar as configurações de gênero, desestabilizar as identidades substantivas e despojar as narrativas naturalizantes da heterossexualidade compulsória de seus protagonistas centrais: os 'homens' e 'mulheres'. (...) Como efeito de uma performatividade sutil e politicamente imposta, o gênero é um "ato", por assim dizer, que está aberto a cisões, sujeito a paródias de si mesmo ..." (Butler, 1990, p. 253).

Butler encerra seu livro concluindo que "se as identidades deixassem de ser fixas como premissas de um silogismo político, (...), uma nova configuração surgiria certamente das ruínas da antiga" (Butler, 1990, p. 256). Em última análise, a autora acredita que a subversão da identidade de gênero tem o poder de fazer ruir uma civilização, e este seria seu objetivo político.

Refletindo sobre essa obra tão influente hoje em dia, a primeira coisa que chamou nossa atenção é que toda a sua teoria tem como base premissas criadas pela própria Butler quando toma como ficção, e não como realidade, a existência de sexo, a coerência interna do gênero (ou seja, gênero e sexo biológico são indissociáveis) e a heterossexualidade. Além de tomar esses elementos como ficção, ela os coloca como a base de um sistema opressor exclusivamente da civilização ocidental de tradição judaico-cristã, a qual deseja ver reduzida a ruínas, segundo suas próprias palavras.

Nesse contexto, uma questão se faz imperiosa: embora em nenhum momento no seu texto Butler refira-se diretamente a crianças, sua proposta clara é subverter o desenvolvimento da identidade sexual, que se dá primordialmente na primeira infância. Dizendo que a identidade "deve" ser construída de uma forma variável de modo que não seja estável, ela ataca justamente a noção de constância, quando a criança entende que sua identidade sexual é uma parte invariável do seu *self*.

A identidade sexual é um dos pilares da identidade da criança como um todo e seu desenvolvimento e sua expressão ocorrem de forma natural e descomplicada na imensa maioria dos casos. Entendemos que as ideias de Butler de subversão da identidade de gênero, quando aplicadas à infância, em fases tão suscetíveis, interferirão e perturbarão o desenvolvimento da criança, podendo ter um efeito traumático.

Um tema importante que se levanta hoje em dia é a abordagem do tema gênero que tem sido levada a crianças pequenas. A seguir, citamos três exemplos dessa abordagem com base na teoria *queer*.

- **Exemplo 1**: nos Estados Unidos, em 2017, na Califórnia, em um caso que virou notícia (CBN News, 2017), uma professora do ensino fundamental conduziu uma "cerimônia de transição" para uma criança de 5 anos, em que um menino saiu da classe vestido de menino e voltou vestido de menina, tendo sido apresentado que agora ele era uma menina. A reação de algumas crianças não foi prevista pelas professoras: algumas ficaram profundamente perturbadas perguntando aos seus pais se elas também se transformariam no sexo oposto, dizendo "eu não quero virar um menino(a)!" (Kenny, 2019, p. 93).
- **Exemplo 2**: segundo Davies-Arai (2019), na Inglaterra, a influência da teoria *queer* já é sentida nas áreas da Saúde e Educação por meio de materiais de treinamento para profissionais do National Health Sistem (NHS), *kits* de ferramentas escolares e materiais para a sala de aula fornecidos por organizações ativistas. Ela aponta:

"um exame crítico desse material revela um manifesto ideológico para mudar o mundo a favor de se apagar a biologia e substituí-la pela identidade de gênero. Por exemplo, é requerido aos professores aprender todo um novo léxico de palavras e conceitos ideológicos baseados no reordenamento da realidade de acordo com a Teoria *Queer*, que considera a biologia como um construto social 'atribuído' ao nascimento e 'gênero' a realidade concreta e material".

Davies-Arai informa que no glossário de "novos gêneros" criados por essas organizações chamam atenção, pela ausência, palavras como "menino", "menina", "homem" e "mulher". Um exemplo de atividades de sala de aula para crianças é o exercício dado a elas para encontrar sua identidade ao longo de um espectro entre dois extremos. Também é fornecida uma lista de fatores que a criança deve analisar antes que ela esteja certa se é um menino ou menina (Davies-Arai, 2019, p. 135-136).

- **Exemplo 3**: ao falar sobre o tratamento da IG/DG na infância, Ehrensaft (2020, p. 179) endossa novas estratégias dos "praticantes da afirmação de gênero" para alegadamente diminuir o sofrimento de crianças com IG/DG (que são raras)

"através de novas narrativas sociais em que as crianças crescem para entender que a maioria das meninas têm vagina, mas algumas têm pênis, e a maioria dos meninos têm pênis, mas alguns têm vagina, permitindo às crianças com diversidade de gênero experienciarem a si mesmas não como uma anomalia, mas como uma variação do tema".

No contexto desses três exemplos, vale a pena lembrar, mais uma vez, os conceitos de Piaget. Ele descreveu que a característica fundamental do pensamento pré-operatório na primeira infância (entre 3 e 6 anos) era a sua "unilateralidade", ou seja, a incapacidade de coordenar duas perspectivas ao mesmo tempo, com a consequente incapacidade de pensar, simultaneamente, sobre dois aspectos de um problema, um em relação ao outro, concentrando-se no aspecto mais saliente do mesmo. A fase do pensamento pré-operatório também se caracteriza pela incapacidade de se distinguir fantasia da realidade; pelo egocentrismo (no sentido de que a criança ainda não tem a capacidade de se colocar no lugar dos outros e entende o mundo a partir da sua própria perspectiva) e ainda está em formação a capacidade de ter o raciocínio de causa e efeito (Piaget e Inhelder, 1956). Portanto, levando-se em conta que a criança não é um adulto em miniatura, e sim um ser em desenvolvimento, alertamos que certas atividades e narrativas, como as citadas, podem implantar dúvidas advindas de um raciocínio de adulto, e podem ser profundamente perturbadoras do desenvolvimento infantil, causando sofrimento psíquico. Se esse tipo de atividade com base na teoria *queer* for implantado em larga escala na infância, poderá ter o efeito da "promoção" de problemas... de gênero, que é justamente a proposta de Judith Butler.

As famílias e profissionais que lidam com crianças devem tomar conhecimento sobre o tema gênero, em geral, e sobre a teoria queer, a qual, como vimos, tem sido imposta, tem uma metodologia e uma finalidade política de desconstrução dos pilares da civilização ocidental. É fundamental que as famílias sejam chamadas a participar deste debate tão importante e que as crianças sejam profundamente respeitadas não se esquecendo de se levar em consideração a etapa do desenvolvimento em que se encontram.

Desenvolvimento da identidade na adolescência

Na fase pré-puberal, a maioria das crianças têm um claro senso sobre sua identidade de gênero como homem ou mulher. Entre 9 e 11 anos, a criança começa a experenciar sentimentos sexuais a partir de estímulos provenientes da própria genitália, que coincidem com mudanças no cérebro e o início da secreção de hormônios sexuais. Mudanças hormonais subsequentes (com o aumento da produção de testosterona e estrógeno) resultam na adolescência em experiências intensas de desejo sexual. Na mesma época, vários comportamentos podem emergir ou se intensificar, como impulsividade, alterações de humor, tendência a correr riscos, conflitos com os pais. Nessa fase, o tema central é a identidade, a qual pode ser entendida como uma combinação única de dados claros e inconfundíveis pelos quais o indivíduo é caracterizado, como nome, idade, sexo, ocupação entre outros. Em um sentido psicológico mais restrito, a identidade é uma estrutura única de personalidade, conectada com a imagem que os outros têm dela. Um terceiro componente da identidade importante para a compreensão do desenvolvimento da adolescência é a própria compreensão que o jovem tem da sua identidade, o autoconhecimento e o sentido do que se é ou do que se deseja ser (Oerter e Dherer, 1995). E um dos traços mais relevantes são justamente os autoquestionamentos sobre a própria identidade. O adolescente se preocupa com a questão "Quem sou eu?", que pode abranger todos os aspectos da sua identidade, inclusive gênero e sexualidade, podendo ocorrer dúvidas e confusões (Graham, 2021, *in press*).

Tratamento

O aumento da visibilidade da questão da transgeneridade e da demanda por cuidados nessa área ocorreu mais rapidamente do que o desenvolvimento de diretrizes e de padrões com base em evidências para o tratamento dessa população (Deutsch, 2016). Existem visões discordantes sobre diversos aspectos do tratamento (Drescher e Byne 2012, Vrouenraets et al., 2015) e os próprios autores de diretrizes clínicas apontam que elas são mais apoiadas no consenso do que em dados empíricos de alta qualidade (Hembree et al., 2017; de Vries et al., 2012; Coleman et al., 2012; AAP, 2018; APA, 2015; Dahlen et al., 2021).

Recente revisão no Reino Unido, publicada no British Medical Journal (Dahlen et al., 2021), avaliou a qualidade de 12 diretrizes de prática clínica internacionais para minorias de gênero/pessoas trans por meio da ferramenta AGREE II (*Appraisal of Guidelines for Research and Evaluation Tool*). As diretrizes específicas para transição de gênero foram consideradas todas de baixa qualidade. O estudo conclui que os clínicos devem ter clareza de que essas diretrizes estão ligadas a uma base fraca de evidência (Dahlen et al., 2021).

Tratamento para crianças

O tratamento para crianças com IG/DG se encontra, de muitas maneiras, "em seu próprio estágio de infância" (Ehrensaft, 2020). Na literatura científica atual, são reconhecidos três modelos principais de tratamento da IG/DG na infância e adolescência: o modelo canadense; o modelo holandês; e o modelo "Afirmativo de Gênero", mais utilizado nos Estados Unidos e no Reino Unido. Nos três modelos, o tratamento é predominantemente psicológico, mas eles diferem quanto a embasamentos teóricos e condutas, como sobre a adoção da "transição social precoce na infância" (TSP), que é uma mudança na expressão de gênero para alinhar-se com o gênero sentido, como mudar as roupas, o estilo de cabelo, os pronomes e, às vezes, até o nome.

O modelo canadense, também denominado "Vivendo na Sua Própria Pele" (Zucker et al., 2012), adota uma avaliação inicial detalhada e tem como objetivo reduzir a probabilidade da persistência da IG/DG, trabalhando com a criança e sua família no sentido de promover que a criança aceite a identidade de gênero condizente com o seu sexo natal. Esse modelo baseia-se nos dados que mostram a baixa taxa de persistência da IG/DG na adolescência e na observação de que crianças disfóricas parecem ter um atraso na aquisição da constância de gênero havendo, então, uma oportunidade de orientá-la para atingir a congruência de gênero. Esse modelo não recomenda a TSP em crianças pré-púberes, pois considera que essa intervenção psicossocial poderia aumentar dramaticamente a taxa de persistência de IG/DG (Zucker et al., 2020, Wagner et al., 2021). A transição social é recomendada somente para as crianças que chegarem à adolescência ainda com um forte desejo de mudar de gênero, ou para aquelas que buscam tratamento tardiamente, já próximo à adolescência. Enquanto Zucker considera a transição social na infância iatrogênica; por sua vez, o seu modelo é combatido pelos adeptos da afirmação de gênero por direcionar as crianças para a congruência de gênero (Rafferty et al., 2018).

O modelo "Espera Vigilante", também conhecido como "Observar e Esperar", foi desenvolvido na Holanda (de Vries e Cohen-Kettenis, 2012). A partir de uma avaliação cuidadosa, quando a IG/DG é identificada, são oferecidos acompanhamento psicoterápico para a criança e apoio psicológico para a família. Os pais são aconselhados a permitirem que a criança expresse seu gênero desejado em casa e em ambientes protegidos. Caso já esteja presente nela um forte desejo de viver no outro gênero, recomenda-se permitir-lhe ter vivências no gênero desejado livremente, no entanto, uma transição social completa é adiada até a adolescência. Além de se basear nas baixas taxas de persistência da IG/DG na adolescência, acredita-se que seria prematura uma troca de gênero na infância em uma fase em que a identidade de gênero ainda não está plenamente estabelecida, o que poderia tirar a oportunidade de a criança vivenciar e explorar mais o seu sexo de nascimento.

O modelo "Afirmativo de Gênero" foi anteriormente chamado de "Transição". A designação "afirmação de gênero" baseia-se na ideia de que, mais do que uma transição de um gênero para outro, os indivíduos aceitam e afirmam quem eles realmente sempre foram, ou seja, afirmam a identidade que corresponderia ao seu verdadeiro *self*. Afirmação de gênero também se aplica a pessoas que se identificam como transgênero mesmo sem desejar intervenções médicas ou cirúrgicas (Ehrensaft, 2012, 2020; Rafferty et al., 2018).

Esse modelo parte de duas premissas. Primeiramente, de que a diversidade de identidades e de expressões de gênero não constitui um transtorno mental, mas sim uma variação saudável da própria diversidade humana. Dessa forma, muitos profissionais dispensam avaliações diagnósticas formais. A psicoterapia só é oferecida se houver demanda da criança. A outra premissa é a de que uma pessoa em qualquer idade é capaz de articular o seu gênero autêntico, inclusive as crianças com IG/DG, e de que "gênero é considerado um processo em desenvolvimento ao longo da vida, ao invés de ser fixado numa certa idade". Por isso, a TSP é recomendada para as crianças que apresentam "uma articulação insistente, consistente e persistente da sua identidade de gênero". O objetivo dessa abordagem é facilitar para a criança a vivência no gênero que ela sente que é autêntico para si, sem querer mudar seus comportamentos ou invalidar esses sentimentos (Ehrensaft, 2011; Rafferty et al., 2018, Ehrensaft, 2020).

Transição social precoce (TSP)

Relativamente rara antes dos anos 2000, a TSP é objeto de grande discussão clínica, científica e em comunidades públicas mais amplas (Steensma e Cohen-Kettenis, 2011). O tratamento de crianças com IG/DG era predominantemente psicológico e de orientação/psicoeducação, e a transição social só era recomendada para depois do início da puberdade. No entanto, ela vem sendo adotada precocemente com base no modelo de afirmação de gênero. O debate continua sobre o quanto a TSP colabora para persistir uma IG/DG que poderia remitir durante a adolescência ou sobre o quanto ela já seria a antecipação do tratamento para aquele grupo de crianças com extrema disforia que provavelmente persistiria.

Apesar das diferentes visões de abordagens, hoje alguns valores clínicos básicos têm norteado o tratamento de crianças com IG/DG: que ele não deve ser direcionado no sentido de evitar o desenvolvimento da homossexualidade ou transexualidade, que nenhuma intervenção médica deve ser instituída antes da puberdade, concentrando o tratamento no objetivo de ajudar a criança e sua família a lidar com as questões inerentes à IG/DG e/ou psicopatologia eventualmente associadas. Pela falta de consenso sobre as formas de tratamento e pela variabilidade da apresentação da IG/DG, é aconselhável que as decisões sobre tratamento sejam tomadas respeitando-se as particularidades de cada criança (Ristori e Steensma, 2016).

Tratamento para adolescentes

As raras crianças com história de IG/DG na infância, que chegam à adolescência com a persistência do diagnóstico, com piora da disforia no início da puberdade, e os também raros adolescentes com início dos sintomas na adolescência que preenchem o diagnóstico de IG/DG, com um padrão intenso e duradouro de sintomas, devem passar por meticulosa avaliação/reavaliação de psiquiatras da infância e adolescência para serem discutidas as indicações de tratamento.

O objetivo do tratamento é duplo: explorar com o adolescente as razões para o seu desconforto com o seu sexo natal e considerar alternativas para seguir adiante, incluindo viver no papel do seu próprio sexo ou buscando tratamento que possibilite viver no gênero com o qual se identifica (Graham, *in press*).

Intervenções psicológicas

A intervenção psicológica é indicada quando o problema de identidade de gênero requer mais exploração psicológica e/ou existem problemas familiares, ou há coocorrências psiquiátricas. Uma abordagem psicológica pode ser também indicada quando existe a IG/DG, mas sem o desejo de realizar uma completa redesignação sexual (RS), talvez tentando integrar as partes femininas e masculinas da personalidade. Quando há o desejo da RS, a intervenção psicológica é de apoio (Cohen-Kettenis et al., 2011).

Tratamento médico – redesignação sexual (RS)

Originalmente, a RS era opção de tratamento somente para adultos com IG/DG. Há cerca de 30 anos um grupo de pesquisadores da Clínica de Gênero de Amsterdã iniciou um tratamento experimental médico intervencionista de RS incluindo crianças e adolescentes antes dos 18 anos (idade adulta legal). O assim conhecido "protocolo holandês" foi apresentado em Paris, em 2006, no 4º Simpósio Internacional de Endocrinologia Pediátrica da Indústria Farmacêutica Ferring (4th Ferring Pharmaceuticals International Paediatric Endocrinology Symposium), a qual apoiou financeiramente os estudos sobre o tratamento de adolescentes com IG/DG. A justificativa para a antecipação da idade de início da intervenção, segundo os seus autores, sustentou-se na observação de que pacientes adolescentes com intensa disforia, que precisavam esperar ainda muito tempo até chegar à idade adulta para iniciar o tratamento, apresentavam um grande sofrimento advindo das transformações da puberdade (Delamarre-Van de Waal et al., 2006, Cohen-Kettenis et al., 2008; Cohen-Kettenis et al., 2011).

Como as avaliações iniciais dos adolescentes submetidos ao tratamento de RS foram consideradas positivas, o protocolo foi mudado, passando a incluir também crianças de 12 anos que preenchessem os mesmos critérios de elegibilidade para tratamento que os jovens de 16 a 18 anos: intensa disforia desde a infância que se agravava com a aproximação da puberdade; ausência de comorbidades psiquiátricas que pudessem interferir no tratamento ou na avaliação; apoio psicológico e social adequado; e demonstração de conhecimento do processo de redesignação de sexo/gênero (Cohen-Kettenis et al., 2008; Smith et al., 2001).

O "protocolo holandês" acatou as recomendações da World Professional Association of Transgender Health (WPATH) – uma organização não governamental internacional multiprofissional com o objetivo de criar e regular as diretrizes da "saúde transgênero" –, que embasam a decisão para a RS em várias fases (Figura 65.1):

- Fase diagnóstica: é feita por um "time de gênero" (*gender team*), contando com a participação de um psicólogo da infância e adolescência e, por último, com uma avaliação de um psiquiatra da infância e adolescência para abordar possíveis ocorrências de transtornos mentais. O seleto grupo de pacientes que preenche os critérios diagnósticos para DG (DSM) ou IG (CID) passa para as fases seguintes. A abordagem psicológica no "protocolo holandês" é adotada para aprofundar as questões de identidade de gênero, tratar de coocorrência ou ser uma terapia de apoio ao longo do tratamento (Cohen-Kettenis et al., 2011).

- Fase da experiência de vida real (EVR) ou transição social: é a oportunidade de experimentar viver no papel desejado e apreciar as consequências familiares, interpessoais, educacionais e legais da mudança de papel de

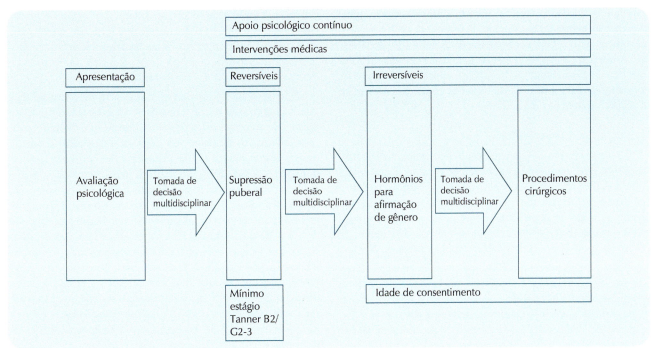

FIGURA 65.1 – Abordagem para crianças e adolescentes com IG/DG.
Fonte: Adaptada de Claashsen et al., 2021.

gênero. Opcional para pacientes muito jovens (12 anos), a EVR se faz obrigatória para pacientes que iniciam o tratamento hormonal do sexo cruzado.

- Fase das intervenções médicas:
  a) Totalmente reversíveis: supressão da puberdade (SP), que é feita com uma droga sintética análoga ao hormônio liberador de gonadotrofina humano (GnRH), designada agonista do GnRH (aGnRH); é realizada no estágio de Tanner 2 (entre 8 e 11 anos de idade, quando aparece o broto mamário nas meninas e o aumento do volume testicular nos meninos); os adeptos dessas intervenções consideram esse tratamento uma fase diagnóstica, uma forma de "ganhar tempo", que pode ser estendida por vários anos, permitindo uma exploração do desejo de RS, abordar problemas ligados à IG/DG ou esclarecer uma possível confusão de gênero, sem pressão do tempo (Cohen-Kettenis e van Goozen, 1998). Com a redução dos limites de idade para a SP, há a possibilidade de aumentar a incidência de "falsos positivos". São requeridos consentimento informado do jovem e dos seus pais.
  b) Parcialmente reversíveis: tratamento com hormônios do sexo oposto iniciado por volta dos 16 anos de idade, contando com os seguintes requisitos: viver no papel do gênero desejado; acompanhamento psicológico ou psiquiátrico, por no mínimo 6 meses antes do bloqueio da puberdade e continuando até a cirurgia; reavaliação periódica; consentimento informado do jovem e, preferivelmente, dos seus pais.
- Fase dos procedimentos cirúrgicos de RS: são intervenções irreversíveis e realizadas após os 18 anos de idade; ocorrem de acordo com grau e o ritmo escolhido pelo paciente; se a EVR apoiada pelos hormônios do sexo cru-

zado não foi satisfatória ou se o paciente está ambivalente, ele não é encaminhado para a cirurgia. Os adolescentes devem estar conscientes de que precisarão tomar hormônios para o resto de suas vidas, que meninas trans precisarão dilatar a neovagina após a cirurgia periodicamente etc. São abordadas expectativas irreais sobre as cirurgias.

Tratamento da assim chamada Rapid onset gender dysphoria (RODG)

No fenômeno descrito como RODG (início abrupto e recente, sem histórico na infância), a ausência da IG/DG na infância, por si só, já excluiria esses jovens do tratamento pelo protocolo holandês (primeiro critério de elegibilidade: intensa disforia desde a infância que se agrava na puberdade). Para esses casos de RODG, sobre os quais muito pouco se conhece, Zucker recomenda espera vigilante e psicoterapia exploratória, sem tratamento biomédico, considerando talvez a transição social em alguns casos (Zucker, 2019).

Efeitos colaterais da supressão da puberdade

Atraso no crescimento, alteração da densidade óssea, alterações metabólicas (aumento da massa gorda e diminuição da massa magra), comprometimento da fertilidade, hipertensão arterial, ondas de calor, fadiga, alterações de humor e interferências ainda não conhecidas no desenvolvimento do cérebro (Hembree et al., 2017). Os autores do "protocolo holandês" declaram que "o efeito final desta manipulação do desenvolvimento da puberdade deve ser investigado num seguimento de longo prazo" (Delamarre-Van de Waal et al., 2006, Kaltial-Heino et al., 2018; Richards et al., 2019, Arnoldussen et al., 2020).

Questionamentos

Estudos do "protocolo holandês" (Delamarre-Van de Waal et al., 2006; de Vries et al., 2008; de Vries et al., 2011) encontram que 100% dos jovens que iniciam a SP prosseguem para as próximas etapas do tratamento. Pergunta-se: a SP direciona a evolução da IG/DG, necessariamente, para a sua persistência? A interrupção da adolescência fisiológica poderia impedir uma "resolução natural" da IG/DG? Crianças tão jovens têm competência para a tomada de decisões complexas (Korte et al., 2008; Vrouenraets et al., 2015)?

Avaliação dos resultados

A escassez de estudos de seguimento do tratamento RS/afirmação de gênero, particularmente em crianças menores de 12 anos, deixa um vácuo de evidência para essas práticas. Um dos problemas recorrentes nos estudos existentes é a perda de pacientes ao longo do seguimento, também não se encontram estudos que trazem resultados sobre outras formas de tratamento (Hembree et al., 2012; Zucker, 2019; Arnoldussen et al., 2020).

Entre os escassos estudos de avaliação do tratamento de RS, um estudo holandês é considerado referência, que avaliou o seguimento de 70 adolescentes submetidos à SP (de Vries et al., 2011) e aos subsequentes tratamentos hormonais e cirúrgicos (de Vries et al., 2014). Neles, o bloqueio da puberdade ocorreu entre 2000 e 2008, foram avaliados antes do uso de aGnRH e um pouco antes do início do tratamento com hormônios sexuais cruzados. Houve melhora dos problemas comportamentais e emocionais, dos sintomas depressivos e do funcionamento geral, mas a disforia de gênero e a insatisfação corporal permaneceram inalteradas, pois apenas a puberdade fisiológica foi alterada. Todos os 70 pacientes prosseguiram para as etapas seguintes do tratamento (de Vries et al., 2011). No seguimento, passado 1 ano das cirurgias, a amostra ficou reduzida a 55 pacientes (78,5%), sendo 22 mulheres trans e 33 homens trans. A não participação (n = 15, 11 mulheres trans e 4 homens trans) foi atribuída a: não se ter completado ainda 1 ano de pós-operatório (n = 6); recusa (n = 2); contraindicação clínica para cirurgia (p. ex., diabetes não controlado, obesidade mórbida) (n = 3); abandono do tratamento (n = 1); e 1 mulher trans morreu após sua vaginoplastia em decorrência de uma fasciíte necrosante pós-cirúrgica.

Segundo os autores, após a mudança de sexo, na idade adulta jovem, a IG/DG foi aliviada e o funcionamento psicológico melhorou de forma constante. O bem-estar foi semelhante ou melhor do que o dos adultos jovens da mesma idade da população geral. Melhoras no funcionamento psicológico foram positivamente correlacionadas com o bem-estar subjetivo pós-cirúrgico (de Vries et al., 2014).

Uma publicação recente no Reino Unido (Carmichael et al., 2021) investigou a evolução no curto prazo (3 anos) em jovens (n = 44, de 12 a 15 anos), do uso da SP que foram tratados entre 2011 e 2015, utilizando os mesmos instrumentos do estudo holandês (Cohen-Kettenis, 2011), não tendo encontrado melhora no funcionamento psicológico dos jovens. Os autores acharam que esses resultados estão consonantes com o efeito do bloqueio puberal, que só impede o desenvolvimento da adolescência fisiológica, mas não desenvolve as características congruentes com a identidade de gênero.

Estudos recentes (Kaltiala et al., 2020; Kuper et al., 2020), que investigaram a evolução no curto prazo após a terapia hormonal cruzada, encontraram que os jovens apresentaram satisfação com o corpo, mas baixa ou moderada melhora dos sintomas psiquiátricos (p. ex., ansiedade, depressão). Foi concluído que o tratamento hormonal por si só não é suficiente para o alívio dos transtornos psiquiátricos presentes.

Arrependimentos e destransição

Destransição é o ato de parar ou reverter a transição feita para o gênero com o qual a pessoa se identificava. A prevalência dos destransicionados depois da transição é desconhecida. A visibilidade desse grupo vem crescendo desde 2016, à medida que destransicionados vêm expondo publicamente suas experiências (Heyer, 2018) por meio de livros, entrevistas, vídeos no YouTube e à medida que grupos e projetos de apoio são criados (Littman, 2020). Algumas razões apontadas são: ter se tornado confortável com o sexo natal; ter chegado à conclusão de que a IG/DG decorria de traumas, abuso ou outras condições de saúde mental; a disforia e a transição foram atribuídas à homofobia e à dificuldade de se aceitar como homossexual; reconhecimento de que a autoidentificação na adolescência como transgênero e o desejo de transição resultaram da influência de amigos, mídia social e comunicações *online*; a disforia tinha raiz na misoginia; preocupações com complicações médicas potenciais pela transição (Littman, 2020).

Trazemos alguns dados relacionados aos cuidados com os jovens diagnosticados com IG/DG: no estudo de Littman (2020), que avaliou 100 destransicionados, 55% relataram que sentiram que não foram adequadamente avaliados por um médico ou profissional da área de saúde mental antes da transição, e 24% não informaram aos seus clínicos sobre a destransição.

O "protocolo holandês" foi desenhado para captar os raros casos genuínos de IG/DG, de forma que muita atenção é dada para avaliação diagnóstica e para os critérios de elegibilidade. Assim, todas as etapas posteriores, como acompanhamento psicológico, experiência de vida real e os tratamentos subsequentes, se devidamente realizadas, conduzem o paciente de acordo com o grau de mudança desejada, inclusive, teoricamente, abrindo espaço para a não continuidade do tratamento. É preocupante não haver o rigor necessário em uma questão tão complexa como a IG/DG.

Conclusão

A transexualidade existe, sempre existiu e sempre existirá. Hoje, há a possibilidade de se acolherem as raras crianças que apresentam IG/DG na infância e oferecer-lhes um acompanhamento cuidadoso ao longo do seu desenvolvimento por meio de equipes multiprofissionais. Cabe aqui ressaltar e distinguir o papel da Psiquiatria da Infância e da Adolescência, a singularidade da relação médico-paciente, bem como a autonomia médica na condução de procedimentos tão complexos, o que mostra a importância e a tempestividade desse tratado.

Quisemos resgatar que o conceito gênero foi uma proposta de John Money de dissociar sexo e identidade para lidar com um grupo muito específico de crianças, aquelas com distúrbio do desenvolvimento sexual (DDS, outrora denominado "intersexo"), uma dissociação iatrogênica, lembrando que quase 100% das pessoas não apresentam a dissociação sexo/identidade. A partir daí, há uma progressiva imposição dos temas gênero, identidade de gênero e da transgeneridade, em si, compondo uma agenda político-ideológica lançada com o objetivo de destruir os pilares da sociedade ocidental: "uma nova configuração surgiria certamente das ruínas da antiga". Essa ideologia influencia vários setores da sociedade penetrando nas áreas da saúde e da educação, podendo provocar, em alguns casos, confusões e perturbações no desenvolvimento de crianças e adolescentes. É importante perguntar aos pais se eles têm conhecimento dos conceitos desconstrutivistas que embasam essa agenda e se concordam com a transmissão destes para seus filhos e com as respectivas consequências. Também é fundamental que tanto os pais como todos aqueles que estejam envolvidos com os cuidados das crianças tenham clareza e não se esqueçam de que elas são seres em desenvolvimento, e, portanto, frágeis e sem defesa para lidar com a exposição a uma ideologia desconstrutivista.

Referências bibliográficas

1. Aitken M et al. Evidence for an altered sex ratio in clinic-referred adolescents with gender dysphoria. J. Sex Med. 2015; 12: 756-763. https://doi.org/10.1111/jsm.12817.
2. American Psychological Association (APA) Guidelines for psychological practice with transgender and gender non confirming people. Am Psychol 70: 832-864, 2015.
3. Anzani A; Panfilis C; Scandurra C et al. Personality Disorders and Personality Profiles in a Sample of Transgender Individuals Requesting Gender-Affirming Treatments. Int J Environ Res Public Health. Feb 27;17(5):1521, 2020. doi: 10.3390/ijerph17051521. PMID: 32120872; PMCID: PMC7084367.
4. Arcelus J; Bouman WP; Van Den Noortgate W et al. Systematic review and meta-analysis of prevalence studies in transsexualism. Eur Psychiatry. 2015 Sep;30(6):807-15. doi: 10.1016/j.eurpsy.2015.04.005. Epub 2015 may 26. PMID: 26021270.
5. Arnoldussen M; Steensma TD; Popma A et al. Re-evaluation of the Dutch approach: are recently referred transgender youth different compared to earlier referrals? Eur Child Adolesc Psychiatry. Jun;29(6):803-811, 2020. doi: 10.1007/s00787-019-01394-6. Epub 2019 Aug 31.
6. Babu R; Shah U. Gender identity disorder (GID) in adolescents and adults with differences of sex development (DSD): A systematic review and meta-analysis. J Pediatr Urol. Feb;17(1):39-47, 2021. doi: 10.1016/j.jpurol.2020.11.017. Epub 2020 Nov 12. PMID: 33246831.
7. Bandura A. Social-learning theory of identificatory processes. In: DA Goslin (org.). Handbook of socialization theory and research. Chicago: Rand Mcnally, 1969.
8. BBC Horizon Producers. The Boy Who Was Turned Into a Girl. Science & Nature: TV & Radio Follow-Up; Horizon; BBC; Londres, 2000.
9. Berenbaum SA; Meyer-Bahlburg HF. Gender development and sexuality in disorders of sex development. Horm Metab Res. May;47(5):361-6, 2015. doi: 10.1055/s-0035-1548792. Epub 2015 Apr 8. PMID: 25853895.
10. Bränström R; Pachankis JE. Reduction in Mental Health Treatment Utilization Among Transgender Individuals After Gender-Affirming Surgeries: A Total Population Study. Am J Psychiatry. 2020 Aug 1;177(8):727-734. doi: 10.1176/appi.ajp.2019.19010080. Epub 2019 Oct 4. Erratum in: Am J Psychiatry. 2020 Aug 1;177(8):734. PMID: 31581798.
11. Butler J. Problemas de Gênero: Feminismo e Subversão da Identidade. 13. ed.; Rio de Janeiro: Editora Civilização Brasileira, 2017.
12. Caldera Y; Huston AC; O'brien M. Social interactions and play patterns of parents and toddlers with feminine; masculine and neutral toys. Child Development. 1989: 60(1): 70-76. doi: 10.2307/1131072.
13. Carmichael P; Butler G; Masic U et al. Short-term outcomes of pubertal suppression in a selected cohort of 12 to 15 year old young people with persistent gender dysphoria in the UK. PLoS One. 2021 Feb 2;16(2): e0243894. doi: 10.1371/journal.pone.0243894. PMID: 33529227; PMCID: PMC7853497.
14. CBN News. Kindergarteners scared they will be 'turned into boys' after school's transgender celebration, 2017 CBN News. http:www1.cbn.com/.
15. Claahsen-van der Grinten H; Verhaak C; Steensma T; Middelberg T; Roeffen J; Klink D. Gender incongruence and gender dysphoria in childhood and adolescence-current insights in diagnostics; management; and follow-up. Eur J Pediatr. May;180(5):1349-1357, 2021. doi: 10.1007/s00431-020-03906-y. Epub 2020 Dec 18. PMID: 33337526; PMCID: PMC8032627.
16. Cohen-Kettenis PT; Pfaffian F. Transgenderism and intersexuality in childhood and adolescence. London: Sage, 2003.
17. Cohen-Kettenis PT; van Goozen SH. Pubertal delay as an aid in diagnosis and treatment of a transsexual adolescent. European Child and Adolescent Psychiatry 7 246-248, 1998.
18. Cohen-Kettenis PT; Steensma TD; de Vries AL. Treatment of adolescents with gender dysphoria in the Netherlands. Child Adolesc Psychiatr Clin N Am. Oct;20(4):689-700, 2011. doi: 10.1016/j.chc.2011.08.001. PMID: 22051006.
19. Colapinto J. As Nature Made Him – The Boy Who Was Raised as a Girl. 1st ed.; London: Harpercollins, 2000.
20. Cucchiaro GA. Geschlechtsunterschiede in der frühen Mutter-Kind-Interaktion, 1998; Tese de Doutorado em Medicina; Faculdade de Medicina Clínica de Mannheim da Universidade Ruprecht Karls em Heidelberg; Alemanha.
21. Dahlen S; Connolly D; Arif I et al. International clinical practice guidelines for gender minority/trans people: systematic review and quality assessment. BMJ Open. Apr 29;11(4): e048943, 2021. doi: 10.1136/bmjopen-2021-048943. PMID: 33926984; PMCID: PMC8094331.
22. Davies-Arai S. 'Gender Identity': the rise of ideology in the treatment and education of children and young people. In: Moore M; Brunskell-Evans H (ed.). Inventing transgender children and young people. Cambridge Scholars Publishing, 2019.
23. Davies-Arais S; Mattheus S. Queering the Curriculum: Creating Gendered Subjectivity in Resources for Schools. In: Moore M; Brunskell-Evans H (ed.). Inventing transgender children and young people. Cambridge Scholars Publishing, 2019.
24. de Graaf NM; Carmichael P; Steensma TD et al. Evidence for a Change in the Sex Ratio of Children Referred for Gender Dysphoria: Data from the Gender Identity Development Service in London (2000-2017). J Sex Med. 2018 Oct;15(10):1381-1383. doi: 10.1016/j.jsxm.2018.08.002. Epub 2018 Sep 5. PMID: 30195563.
25. de Vries ALC; McGuire JK; Steensma TD et al. Young adult psychological outcome after puberty suppression and gender reassignment. Pediatrics. 2014;134(4):696-704.
26. de Vries ALC; Noens IL; Cohen-Kettenis PT et al. Autism spectrum disorders in gender dysphoric children and adolescents. J Autism Dev Disord. 2010; 40:930-6.
27. de Vries ALC; Steensma TD; Doreleijers TAH et al. Puberty suppression in adolescents with gender identity disorder: a prospective follow-up study. J Sex Med; 8(8): 2276-2283, 2011. DOI: 10.1111/j.1743-6109.2010.01943.x.
28. Dhejne C; Oberg K Arver S; Landen M. An analysis of all applications for sex reassignment surgery in Sweden, 1960-2010: Prevalence; incidence; and regrets. Arch. Sex Behav. 43, 1535-1545. https://doi.org/10.1007/s10508-014-0300-8 (2014).
29. Diamond M; Sigmundson; KH. Sex Reassignment at Birth: a Long Term Review and Clinical Implications. Arch Pediatr Adolesc Med, 298(151): 1-10, 1997. DOI: 10.1001/archpedi.1997.02170400084015.
30. Diamond M. Developmental: Sexual and Reproductive Neuroendocrinology: Historical; Clinical and Ethical Considerations. Frontiers in Neuroendocrinology; 32(2): 255-263, 2011. DOI: 10.1016/j.yfrne.2011.02.003.
31. Eaton W; Yu A. Are sex differences in child motor activity level a function of sex differences in maturational status? Child Development. 1989: 60(4):1005-1011.
32. Ehrensaft D. From gender identity disorder to gender identity creativity: true gender self child therapy. J Homosex. 2012;59(3):337-56. doi: 10.1080/00918369.2012.653303. PMID: 22455324.
33. Ehrensaft D. Treatment Paradigms for Prebubertal Children. In: M. Forcier et al. (eds.). Pediatric Gender Identity. Springer Nature Switzerland AG 2020 p. 171-185. https://doi.org/10.1007/978-3-030-38909-3_13.

34. Eisenberg ME; Gower AL; McMorris BJ et al. Risk and Protective Factors in the Lives of Transgender/Gender Nonconforming Adolescents. J Adolesc Health. 2017 Oct;61(4):521-526. doi: 10.1016/j.jadohealth.2017.04.014. Epub 2017 Jul 21. PMID: 28736148; PMCID: PMC5626022.

35. Fielding J; Bass C. Individuals seeking gender reassignment: Marked increase in demand for services. BJPsych. Bull. 42, 206-210. https://doi.org/10.1192/bjb.2018.30 (2018).

36. Fombonne E. Epidemiology of autistic disorder and other pervasive developmental disorders. J Clin Psychiatry. 2005;66 Suppl 10:3-8. PMID: 16401144.

37. Gilligan A. Surge in girls switching gender. The Sunday Times. (2019, 29 June). Retrieved from https://www.thetimes.co.uk/article/surge-in-girls-switching-gender-c69nl57vt.

38. Glidden D; Bouman WP; Jones BA et al. Gender dysphoria and autism spectrum disorder: a systematic review of the literature. Sex Med Rev 4:3-14 17, 2016.

39. Graham P. (in Press) Transgender children and young people: How the evidence can point the way forward. British Journal of Pychiatry Bulletin.

40. Hembree WC; Cohen-Kettenis PT; Gooren L et al. Endocrine Treatment of Gender-Dysphoric/Gender-Incongruent Persons: An Endocrine Society Clinical Practice Guideline. J Clin Endocrinol Metab. 2017: Nov 1;102(11):3869-3903. doi: 10.1210/jc.2017-01658.

41. Heyer W. Trans Life Survivors. Bowker Identifier Services, 2018.

42. Heylens G; De Cuypere G; Zucker KJ et al. Gender identity disorder in twins: a review of the case report literature. J Sex Med. 2012 Mar;9(3):751-7. doi: 10.1111/j.1743-6109.2011.02567.x. Epub 2011 Dec 6. PMID: 22146048.

43. Humphreys A; Smith P. Rough and tumble friendships and dominance in school children: evidence for continuity and change with age. Child development.1987:58(1): 201-202, 1987. doi: 10.2307/1130302.

44. Jacklin C; Maccoby E. Social behavior at 33 months in same-sex and mixed-sex dyads. Child development. 1978: 49(3):557-569.doi: 10.2307/1128222.

45. Johns MM; Lowry R; Andrzejewski J et al. Transgender Identity and Experiences of Violence Victimization; Substance Use; Suicide Risk; and Sexual Risk Behaviors Among High School Students – 19 States and Large Urban School Districts, 2017. MMWR Morb Mortal Wkly Rep. 2019 Jan 25;68(3):67-71. doi: 10.15585/mmwr.mm6803a3. PMID: 30677012; PMCID: PMC6348759.

46. Kallitsounaki A; Williams DM; Lind SE. Links Between Autistic Traits; Feelings of Gender Dysphoria; and Mentalising Ability: Replication and Extension of Previous Findings from the General Population. J Autism Dev Disord. 2021 May;51(5):1458-1465. doi: 10.1007/s10803-020-04626-w. PMID: 32740851; PMCID: PMC8084764.

47. Kaltiala R; Bergman H; Carmichael P; de Graaf NM et al. Time trends in referrals to child and adolescent gender identity services: a study in four Nordic countries and in the UK. Nord J Psychiatry. 2020 Jan;74(1):40-44. doi: 10.1080/08039488.2019.1667429. Epub 2019 Sep 26. PMID: 31556776.

48. Kaltiala-Heino R; Lindberg N. Gender identities in adolescent population: Methodological issues and prevalence across age groups. Eur Psychiatry. 2019 Jan; 55:61-66. doi: 10.1016/j.eurpsy.2018.09.003. Epub 2018 Oct 31. PMID: 30390473.

49. Kaltiala R; Heino E; Työläjärvi M et al. Adolescent development and psychosocial functioning after starting cross-sex hormones for gender dysphoria. Nord J Psychiatry. 2020 Apr;74(3):213-219. doi: 10.1080/08039488.2019.1691260. Epub 2019 Nov 25. PMID: 31762394.

50. Kenny D. Gender development and the transgendering of children. In: Moore M; Brunskell-Evans H; editors. Inventing transgender children and young people. Cambridge Scholars Publishing, 2019.

51. Kohlberg L. A cognitive-developmental analysis of children's sex role concepts and attitudes. In: Maccoby EE (org.). The development of sex differences.1966 Standford University Press; Standford.

52. Korte A; Lehmkuhl U; Goecker D et al. Gender identity disorders in childhood and adolescence: currently debated concepts and treatment strategies. Dtsch Arztebl Int. 2008 Nov;105(48):834-41. doi: 10.3238/arztebl.2008.0834. Epub 2008 Nov 28. PMID: 19578420; PMCID: PMC2697020.

53. Kuiper B; Cohen-Kettenis P. Sex reassignment surgery: a study of 141 Dutch transsexuals. Archives of Sexual Behavior 1988 17 439-457.

54. Kuper LE; Stewart S; Preston S et al. Body Dissatisfaction and Mental Health Outcomes of Youth on Gender-Affirming Hormone Therapy. Pediatrics. 2020 Apr;145(4):e20193006. doi: 10.1542/peds.2019-3006. PMID: 32220906.

55. Littman L. Correction: Parent reports of adolescents and young adults perceived to show signs of a rapid onset of gender dysphoria. PLoS One. 2019 Mar 19;14(3):e0214157. doi: 10.1371/journal.pone.0214157. Erratum for: PLoS One. 2018 Aug 16;13(8):e0202330. PMID: 30889220; PMCID: PMC6424391.

56. Littman L. Individuals Treated for Gender Dysphoria with Medical and/or Surgical Transition Who Subsequently Detransitioned: A Survey of 100 Detransitioners. Arch Sex Behav. 2021 Oct 19. doi: 10.1007/s10508-021-02163-w. Epub ahead of print. PMID: 34665380.

57. Maccoby; E. Gender as a social category. Developmental psychology. 1988:24 (6): 755-765, 1988. doi:10.1037/0012-1649.24.6.755.

58. MacMullin LN; Bokeloh LM; Nabbijohn AN et al. Examining the Relation Between Gender Nonconformity and Psychological Well-Being in Children: The Roles of Peers and Parents. Arch Sex Behav. 2021 Apr;50(3):823-841. doi: 10.1007/s10508-020-01832-6. Epub 2020 Nov 13. PMID: 33185827.

59. Marchiano L. Outbreak: On Transgender Teens and Psychic Epidemics; Psychological Perspectives; 60:3; 345-366; DOI: 10.1080/00332925.2017.1350804. 2017.

60. Martin CL; Halverson CF. A schematic processing model of sex typing and stereotyping in children. Child Dev 1981; 52:1119-1134.

61. Mischel W. A social learning view of sex differences in behavior. In: Maccoby EM (org). The development of sex differences. Standford: Standford University Press, 1966.

62. Money J. Ablatio Penis: Normal Male Infant Sex-Reassigned as a Girl. Arch Sex Behav; 4(2): 65-71, 1975. DOI: 10.1007/bf01541887.

63. Money J. Linguistic Resources and Psychodynamic Theory. Br J Clin Psychol, 28(4): 264-266, 1955. DOI: 10.1111/j.2044-8341. 1955.tb00900.x.

64. O'brien M; Huston AC. Development of sex-typed play behavior in toddlers. Developmental Psychology. 1985:21(5): 866-871; doi:10.1037/0012-1649.21.5.866.

65. Oerter R. Kindheit. In: Entwicklungspsychologie. Oerter R e Montada L editores. Entwicklungspsychologie.; Psychologie Verlags Union München; Weinheim, 1995. 3.Aufl., 268-277.

66. Oerter R; Dreher E. Jugendalter. In: Entwicklungspsychologie. Oerter R e Montada L (eds.). Entwicklungspsychologie.; Psychologie Verlags Union München; Weinheim, 1995. 3.Aufl 346-358.

67. Pang KC; de Graaf NM; Chew D et al. Association of Media Coverage of Transgender and Gender Diverse Issues With Rates of Referral of Transgender Children and Adolescents to Specialist Gender Clinics in the UK and Australia. JAMA Netw Open. 2020 Jul 1;3(7):e2011161. doi: 10.1001/jamanetworkopen.2020.11161. PMID: 32721030; PMCID: PMC7388018.

68. Potter A; Dube S; Allgaier N et al. Early adolescent gender diversity and mental health in the Adolescent Brain Cognitive Development study. J Child Psychol Psychiatry. 2021 Feb;62(2):171-179. doi: 10.1111/jcpp.13248. Epub 2020 May 28. PMID: 32463952; PMCID: PMC7704539.

69. Rae JR; Gülgöz S; Durwood L; DeMeules M; Lowe R; Lindquist G; Olson KR. Predicting Early-Childhood Gender Transitions. Psychol Sci. 2019 May;30(5):669-681. doi: 10.1177/0956797619830649. Epub 2019 Mar 29. PMID: 30925121; PMCID: PMC6512159.

70. Piaget J; Inhelder; B. The child's conception of space. London: Routledge & Kegan Paul, 1956.

71. Rafferty JR; Donaldson AA; Forcier M. Primary Care Considerations for Transgender and Gender-Diverse Youth. Pediatr Rev. 2020 Sep;41(9):437-454. doi: 10.1542/pir.2018-0194. PMID: 32873559.

72. Rajkumar RP. Gender identity disorder and schizophrenia: neurodevelopmental disorders with common causal mechanisms? Schizophr Res Treatment. 2014, 2014:463757. doi: 10.1155/2014/463757. Epub 2014 Dec 4. PMID: 25548672; PMCID: PMC4274821.

73. Rew L; Young CC; Monge M et al. Review: Puberty blockers for transgender and gender diverse youth-a critical review of the litera-

ture. Child Adolesc Ment Health. 2021 Feb;26(1):3-14. doi: 10.1111/camh.12437. Epub 2020 Dec 15. PMID: 33320999.

74. Richards C; Maxwell J; McCune N. Use of puberty blockers for gender dysphoria: a momentous step in the dark. Arch Dis Child. 2019 Jun;104(6):611-612. doi: 10.1136/archdischild-2018-315881. Epub 2019 Jan 17. PMID: 30655265.

75. Ristori J; Steensma TD. Gender dysphoria in childhood. Int Rev Psychiatry. 2016;28(1):13-20. doi: 10.3109/09540261.2015.1115754. Epub 2016 Jan 12. PMID: 26754056.

76. Rosenthal SM. Challenges in the care of transgender and gender-diverse youth: an endocrinologist's view. Nat Rev Endocrinol. 2021 Oct;17(10):581-591. doi: 10.1038/s41574-021-00535-9. Epub 2021 Aug 10. PMID: 34376826.

77. Ruble DN; Martin C.; Berenbaum SA. Gender development. *In:* Damon W; Lerner RM (series eds.) and Eisenberg N (vol. ed.); Handbook of child psychology (6. ed.). Social; emotional; and personality development. 2006: vol. 3; 858-932. New York; NY: Wiley. 2006.

78. Salih S; Butler J. A teoria Queer. 4. ed. Belo Horizonte, Autêntica, 2017.

79. Shields JP; Cohen R; Glassman JR et al. Estimating population size and demographic characteristics of lesbian; gay; bisexual; and transgender youth in middle school. J Adolesc Health. 2013 Feb;52(2):248-50. doi: 10.1016/j.jadohealth.2012.06.016. Epub 2012 Aug 15. PMID: 23332492.

80. Singh D; Bradley SJ; Zucker KJ. A Follow-Up Study of Boys with Gender Identity Disorder. Front Psychiatry. 2021 Mar 29, 12:632784. doi: 10.3389/fpsyt.2021.632784. PMID: 33854450; PMCID: PMC8039393.

81. Steensma TD; Cohen-Kettenis PT; Zucker KJ. Evidence for a change in the sex ratio of children referred for gender dysphoria: data from the center of expertise on gender dysphoria in Amsterdam (1988-2016). J Sex Marital Ther. 2018;44(7):713-715.

82. Steensma TD; McGuire JK; Kreukels BP et al. Factors associated with desistence and persistence of childhood gender dysphoria: a quantitative follow-up study. J Am Acad Child Adolesc Psychiatry. 2013 Jun;52(6):582-90. doi: 10.1016/j.jaac.2013.03.016. Epub 2013 May 3. PMID: 23702447.

83. Steensma TD; Biemond R; de Boer F et al. Desisting and persisting gender dysphoria after childhood: a qualitative follow-up study. Clin Child Psychol Psychiatry. 2011 Oct;16(4):499-516. doi: 10.1177/1359104510378303. Epub 2011 Jan 7. PMID: 21216800.

84. Turban JL; Loo SS; Almazan AN et al. Factors Leading to "Detransition" Among Transgender and Gender Diverse People in the United States: A Mixed-Methods Analysis. LGBT Health. 2021 May-Jun;8(4):273-280. doi: 10.1089/lgbt.2020.0437. Epub 2021 Mar 31. PMID: 33794108; PMCID: PMC8213007.

85. van Der Miesen AI; Hurley H; De Vries AL. Gender dysphoria and autism spectrum disorder: A narrative review. Int Rev Psychiatry. 2016;28(1):70-80. doi: 10.3109/09540261.2015.1111199. Epub 2016 Jan 12. PMID: 26753812.

86. van der Miesen AIR; de Vries ALC; Steensma TD et al. Autistic Symptoms in Children and Adolescents with Gender Dysphoria. J Autism Dev Disord. 2018 May;48(5):1537-1548. doi: 10.1007/s10803-017-3417-5. PMID: 29189919; PMCID: PMC5889781.

87. Vrouenraets LJ; Fredriks AM; Hannema SE et al. Early Medical Treatment of Children and Adolescents with Gender Dysphoria: An Empirical Ethical Study. J Adolesc Health. 2015 Oct;57(4):367-73. doi: 10.1016/j.jadohealth.2015.04.004. Epub 2015 Jun 25. PMID: 26119518.

88. Wagner S; Panagiotakopoulos L; Nash R et al. Progression of Gender Dysphoria in Children and Adolescents: A Longitudinal Study. Pediatrics. 2021 Jul;148(1):e2020027722. doi: 10.1542/peds.2020-027722. Epub 2021 Jun 7. PMID: 34099504; PMCID: PMC8276590.

89. Wallien MS; Cohen-Kettenis PT. Psychosexual outcome of gender-dysphoric children. J Am Acad Child Adolesc Psychiatry. 2008 Dec;47(12):1413-23. doi: 10.1097/CHI.0b013e31818956b9. PMID: 18981931.

90. Wiepjes CM; Nota NM; de Blok CJM et al. The Amsterdam Cohort of Gender Dysphoria Study (1972-2015): Trends in Prevalence; Treatment; and Regrets. J Sex Med. 2018 Apr;15(4):582-590. doi: 10.1016/j.jsxm.2018.01.016. Epub 2018 Feb 17. PMID: 29463477.

91. Witchel SF. Disorders of sex development. Best Pract Res Clin Obstet Gynaecol. 2018 Apr; 48:90-102. doi: 10.1016/j.bpobgyn.2017.11.005. Epub 2017 Nov 22. PMID: 29503125; PMCID: PMC5866176.

92. Xiong H; Peterson J; Scott S. Amniotic Testosterone and Psychological Sex Differences: A Systematic Review of the Extreme Male Brain Theory. Developmental Review 57,100922. 2020.

93. Zucker KJ; Bradley SJ; Owen-Anderson A et al. Demographics; behavior problems; and psychosexual characteristics of adolescents with gender identity disorder or transvestic fetishism. J Sex Marital Ther. 2012; 38(2):151-89. doi: 10.1080/0092623X.2011.611219. PMID: 22390530.

94. Zucker KJ; Nabbijohn AN; Santarossa A et al. Intense/obsessional interests in children with gender dysphoria: a cross-validation study using the Teacher's Report Form. Child Adolesc Psychiatry Ment Health. 2017 Sep 25, 11:51. doi: 10.1186/s13034-017-0189-9. PMID: 29021824; PMCID: PMC5613451.

95. Zucker KJ; Wood H; Singh D et al. A developmental; biopsychosocial model for the treatment of children with gender identity disorder. J Homosex. 2012; 59(3):369-97. doi: 10.1080/00918369.2012.653309. PMID: 22455326.

96. Zucker KJ. Adolescents with Gender Dysphoria: Reflections on Some Contemporary Clinical and Research Issues. Arch Sex Behav. 2019 Oct;48(7):1983-1992. doi: 10.1007/s10508-019-01518-8. Epub 2019 Jul 18. PMID: 31321594.

97. Zucker KJ. Epidemiology of gender dysphoria and transgender identity. Sex Health. 2017 Oct;14(5):404-411. doi: 10.1071/SH17067. PMID: 28838353.

98. Clark TC; Lucassen MF; Bullen P et al. The health and well-being of transgender high school students: results from the New Zealand adolescent health survey (Youth'12). J Adolesc Health. 2014 Jul;55(1):93-9. Doi: 10.1016/j.jadohealth.2013.11.008. Epub 2014 Jan 14. PMID: 24438852.

99. Cohen-Kettenis PT; Delemarre-van de Waal HA; Gooren LJ. The treatment of adolescent transsexuals: changing insights. J Sex Med. 2008 Aug;5(8):1892-7. Doi: 10.1111/j.1743-6109.2008.00870.x. Epub 2008 Jun 28. PMID: 18564158.

100. Delamarre-Van de Waal HD; Cohen-Kettenis P. Clinical Management of Gender Identity Disorder in Adolescents: a Protocol on Psychological and Paediatric Endocrinology Aspects. Eur J Endocrinology, 155(1): 131-137, 2006. DOI:10.1007/s007870050073.

101. Vries AL; Klink D; Cohen-Kettenis PT. What the Primary Care Pediatrician Needs to Know About Gender Incongruence and Gender Dysphoria in Children and Adolescents. Pediatr Clin North Am. 2016 Dec;63(6):1121-1135. Doi: 10.1016/j.pcl.2016.07.011. Epub 2016 Oct 14. PMID: 27865337.

102. Vries AL; Cohen-Kettenis PT. Clinical management of gender dysphoria in children and adolescents: the Dutch approach. J Homosex. 2012;59(3):301-20. Doi: 10.1080/00918369.2012.653300. PMID: 22455322.

103. Kaltiala-Heino R; Sumia M; Työläjärvi M et al. Two years of gender identity service for minors: overrepresentation of natal girls with severe problems in adolescent development. Child Adolesc Psychiatry Ment Health. 2015 Apr 9;9:9. Doi: 10.1186/s13034-015-0042-y. PMID: 25873995; PMCID: PMC4396787.

104. Singh D; Bradley SJ; Zucker KJ. Commentary on "An affirmative intervention for families with gender variant children: parental ratings of child mental health and gender" by Hill, Menvielle, Sica, and Johnson (2010). J Sex Marital Ther. 2011;37(2):151-7; discussion 158-60. doi: 10.1080/0092623X.2011.547362. PMID: 21400339.

105. Singh D; McMain S; Zucker KJ. Gender identity and sexual orientation in women with borderline personality disorder. J Sex Med. 2011 Feb;8(2):447-54. Doi: 10.1111/j.1743-6109.2010.02086.x. Epub 2010 Nov 5. PMID: 21054794.

106. Smith YL; van Goozen SH; Cohen-Kettenis PT. Adolescents with gender identity disorder who were accepted or rejected for sex reassignment surgery: a prospective follow-up study. J Am Acad Child Adolesc Psychiatry. 2001 Apr;40(4):472-81. Doi: 10.1097/00004583-200104000-00017. PMID: 11314574.

107. Rafferty J; Committee on Psychosocial Aspects of Child and Family Health; Committee on Adolescence; Section On Lesbian, Gay, Bisexual, and Transgender Health and Wellness. Ensuring Comprehensive Care and Support for Transgender and Gender-Diverse Children and Adolescents. Pediatrics. 2018 Oct;142(4):e20182162. doi: 10.1542/peds.2018-2162. Epub 2018 Sep 17. PMID: 30224363.

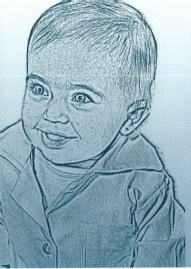

Capítulo 66

A Criança sob Risco

José Marcelino Bandim

"Agradecimento especial ao Dr. Victor Maciel Bandim pela importante contribuição na elaboração do capítulo".

Introdução

Os diversos transtornos mentais que acometem crianças e adolescentes trazem importante repercussão negativa não só em determinadas etapas específicas do desenvolvimento, mas também ao longo da infância, da adolescência e da vida adulta, em decorrência dos prejuízos marcantes causados no funcionamento social, comunicação, desempenho acadêmico (aprendizado), autonomia cujas consequências incluem menor possibilidade de trabalho produtivo na vida adulta. Ocasionam ainda sobrecarga nos parcos e desestruturados sistemas de saúde, voltados para a infância e adolescência nos países pobres ou em desenvolvimento. Entre esses transtornos, são incluídos principalmente os transtornos: do neurodesenvolvimento (deficiência intelectual); do espectro do autismo (TEA); de déficit de atenção e hiperatividade (TDAH); depressivos; de ansiedade; de conduta. Nesse contexto, um dos aspectos essenciais é a compreensão dos mecanismos envolvidos nas causas e na perpetuação dos transtornos mentais que acometem as crianças e adolescentes, como fatores etiológicos, fatores de riscos, fatores protetores, as diversas formas de intervenções (tanto preventivas como de tratamento) e consequente evolução.

Estudos sobre a prevalência de transtornos mentais na infância e adolescência no mundo situam os números na faixa dos 13% a 20%.[1] Os números da prevalência podem variar de acordo com algumas variáveis, por exemplo, as condições socioambientais em que as crianças viviam. Segundo Cree,[2] a prevalência dos transtornos mentais, comportamentais e/ou neurodesenvolvimentos variam de 13,9%, entre as crianças de níveis de renda mais altos, a 22,1%, entre aquelas de níveis de renda mais baixos. Outros fatores que aumentam as taxas de prevalência são: ter um pai com transtorno psiquiátrico; pais com problemas financeiros e/ou de emprego; dificuldades ou falta de acesso aos serviços de saúde; viver em bairros/comunidades com recursos sociais limitados (p. ex., ausência de parques, centros comunitários, bibliotecas etc.).

Nos países em desenvolvimento, o cenário é mais sombrio, pois não há informações mais precisas sobre a prevalência da grande maioria dos transtornos mentais em crianças e adolescentes, depara-se com uma grande escassez na literatura de estudos epidemiológicos que abordem não só as taxas de prevalência, mas também as variáveis envolvidas nesses estudos, como os fatores de risco, fatores de proteção, os diversos tipos de transtornos, perfil sociodemográfico da população estudada etc. Esse contexto não é diferente no Brasil, onde, não raro, expõe-se uma escassez ainda maior quando comparado a outros países em desenvolvimento.[3,4]

A escassez de estudos relacionados à saúde mental em determinadas faixas etárias também não foge à regra, como a prevalência dos transtornos em pré-escolares. Entretanto, a perspectiva torna-se mais alvissareira em relação a alguns transtornos específicos, entre eles os transtornos do neurodesenvolvimento, com ênfase particularmente para TEA, sobre os quais já existem alguns estudos.[5]

Alguns países desenvolvidos já apresentam uma base de dados mais sólida em relação à prevalência dos transtornos mentais em crianças e adolescentes, entretanto esses dados não deixam de preocupar os órgãos responsáveis desses países pela elaboração de programas voltados à saúde mental, já que a prevalência de determinados transtornos vem aumentando. Nos Estados Unidos, segundo dados da última atualização dos Centers for Disease Control and Prevention (CDC),[6] pode-se vislumbrar um panorama não menos preocupante, no qual muitas das crianças são diagnosticadas com mais de um transtorno e com a prevalência dos transtornos depressivos e transtornos de ansiedade em progressiva ascensão. Vejamos os dados do CDC:

- 9,4% das crianças entre 2 e 17 anos com o diagnóstico de TDAH.
- 7,4% das crianças entre 3 e 17 anos com o diagnóstico de transtorno de conduta.
- 7,1% das crianças entre 3 e 17 anos com o diagnóstico de ansiedade.
- 3,2% das crianças entre 3 e 17 anos o diagnóstico de depressão.

Epidemiologistas investigam as interações que podem ocorrer entre o indivíduo, agente etiológico e ambiente relacionados a uma determinada doença. Uma das metas importantes dos estudos epidemiológicos é identificar o fator ou os fatores de risco (ou mesmos etiológicos) ou fatores de proteção de um determinado transtorno, bem como o perfil sociodemográfico da população estudada, dados estes essenciais para a elaboração de programas de saúde mental. Dessa forma, são elaborados estudos que determinam a prevalência e a distribuição de um determinado transtorno ou de transtornos dentro de uma população (pessoa), lugar e tempo (epidemiologia descritiva) ou o estudo dos fatores causais que expliquem a distribuição dos transtornos em relação a determinada condição de saúde (epidemiologia analítica). Estudos de "epidemiologia descritiva" investigam as taxas de "prevalência e incidência". A "prevalência" é definida como o número de casos (sem distinguir se são casos novos ou não) de uma doença durante um período específico e a "incidência", como a medida de casos novos de uma doença (originados normalmente em uma população em risco de sofrê-la) durante um período determinado.

Pesquisadores em epidemiologia introduziram o conceito de "fator de risco" com o objetivo de identificar determinadas variáveis e sua importância (tanto biológicas, como ambientais ou interações de ambas em determinado transtorno) com poder de probabilidade para surgimento de um transtorno posterior. Um "fator de risco" é definido por sua relação probabilística como uma variável de resultado, sem sugerir determinismo, início precoce de um transtorno ou inevitabilidade do resultado; os fatores de risco são marcadores de algum processo causal ou mesmo os próprios fatores causais.

Fatores de risco – classificação

Esta é outra questão primordial: tentar estabelecer uma classificação para os "fatores de risco" em Psicopatologia da Infância e da Adolescência; ressaltando que não se trata de uma tarefa fácil, sempre existindo a possibilidade de essa classificação ser amiúde simplista e irreal em decorrência da grande inter-relação/interação e complexidade dos mecanismos existentes entre a criança (um ser em desenvolvimento, com aspectos inerentes a cada etapa do desenvolvimento) e seu meio ambiente (no qual estão presentes diferentes tipos de fatores de risco).

De maneira geral, essa classificação pode ser construída sob uma perspectiva mais "didática" e "retilínea", sendo praticamente impossível não submetermos esse tipo de classificação a um modelo "estático e reducionista". Dessa maneira, pode-se classificar os fatores de risco em dois grandes grupos, a saber: fatores de risco biológicos; e fatores de risco psicossociais.

Fatores de risco biológicos

Ocorrem antes, durante e depois do nascimento e estão relacionados a eventos que comprometem o sistema nervoso central (SNC) ou a determinados fatores biológicos inerentes à criança. Entre eles, destacam-se:

- Temperamento da criança.
- Sexo.
- Idade.
- Infecções.
- Desnutrição.
- Idade dos pais.
- Fatores genéticos.
- Exposição a toxinas, exposição a fármacos ou a substâncias que atuam provocando alterações funcionais no SNC do embrião ou do feto durante a gestação.
- Complicações durante o parto, anoxia neonatal, baixo peso ao nascer, prematuridade etc.

Fatores de risco psicossociais

Os fatores de risco psicossociais são aqueles relacionados às dificuldades socioeconômicas, riscos parentais, disfunção familiar, eventos de estresse durante a vida. Pode-se classificá-los em:

- Dificuldades socioeconômicas:
  - pobreza;
  - baixa organização comunitária;
  - desemprego familiar;
  - baixa educação dos pais;
  - pais adolescentes.
- Riscos parentais/familiares:
  - doença mental em ambos ou um dos pais;
  - uso abusivo/dependência de substância(s) que comprometem o funcionamento do SNC;
  - envolvimento em crimes por ambos ou um dos pais.
- Disfunção familiar:
  - supervisão deficiente;
  - tensão ou comprometimento na relação entre pais-filhos;
  - conflito familiar.
- Eventos relacionados ao estresse durante a vida:
  - maus-tratos: físico e/ou sexual provocado por membros ou não da família;
  - perdas parentais: morte de um ou ambos os pais, irmãos ou amigos;
  - violência: crianças/adolescentes vítimas de violência ou que testemunharam eventos mortes causadas por violência.

Mecanismos de atuação dos fatores de risco, é possível explicá-los?

Em um conceito mais atual, o termo "risco" em Psicopatologia da Infância e da Adolescência tem sido visto mais como um "mecanismo" (ou processo) do que puramente um fator isolado e estático. De fato, as adversidades se inserem em uma perspectiva muito mais ampla e complexa, em que devemos considerar a interação de aspectos ambientais e genéticos (biológicos). Para Thiengo,[7] diversos estudos sugerem um modelo complexo de transmissão genética para os transtornos mentais na infância que continuam na adolescência. A manifestação do transtorno depende da presença de um conjunto de genes que interagem entre si resultando em uma fisiopatologia complexa. Outro dado relacionado aos transtornos mentais na infância e na adolescência é a influência do meio, o qual pode atuar sobre a expressão genética e sobre a modulação de determinados mecanismos neuroquímicos do SNC e consequente funcionamento mental. Um bom exemplo seriam os modelos etiológicos envolvidos no TEA. O TEA é considerado um transtorno do neurodesenvolvimento, com fortes evidências da presença de fatores genéticos em sua etiologia, pode-se tentar explicá-lo na maioria dos casos como parte de um "modelo multifatorial", em alguns casos em um "modelo monogênico" e, mais recentemente, dentro um modelo oligogênico. Além das robustas evidências da presença de fatores etiológicos genéticos na grande maioria dos casos, a compreensão dos mecanismos etiológicos mostra-se complexa, podendo ser resultado de mutações do tipo *de novo*, alterações comprometendo a arquitetura de determinados genes, provocando disfunções no SNC, com um padrão de comprometimento neurocognitivo igualmente complexo, sintomatologia heterogênea, níveis de gravidade variáveis em relação aos sintomas nucleares, com evidências da presença de fatores de risco ambientais e doenças associadas comprometendo o SNC ou interagindo com fatores e/ou vulnerabilidades genéticas.[8-10] Dessa forma, um dos grandes desafios das pesquisas em Psicopatologia da Infância e da Adolescência é a compreensão da complexidade envolvida entre "associação e interação" dos diversos fatores de risco psicossociais, assim como sua interação com fatores biológicos, fazendo parte desse contexto o desenvolvimento da criança ou do adolescente. Na maioria dos modelos investigados tentando-se elucidar essa questão, encontraremos diversas associações, interações e consequências diretas resultantes de um ou mais fatores de risco gerando outro(s).

Pobreza e psicopatologia

Feitas as considerações iniciais, passaremos para o objetivo principal deste capítulo: a "criança sob risco", com ênfase sobre os aspectos ligados à "pobreza" (fator de risco psicossocial) com inúmeros desdobramentos e facetas, dentro dos quais serão abordados as "principias consequências da pobreza" relacionadas à Psicopatologia na infância e na adolescência, aspectos como a própria definição do que é uma "condição de pobreza, alguns mecanismos de ação envolvidos", bem como "o impacto da pobreza enquanto fator de risco sobre a saúde mental na infância e na adolescência".

A "pobreza" não é um fator de risco de fácil conceituação e compreensão, já que se sobrepõe a diferentes dimensões culturais, sociais e políticas, com diferentes critérios para sua definição nos diversos países e órgãos mundiais de excelência em economia. De forma genérica e simplória, a "linha de pobreza" é normalmente definida como ponto de corte que separa os pobres dos que ganham o que é considerado um mínimo de renda necessária para atender determinadas necessidades humanas básicas em determinado país.

Dada a grande vulnerabilidade social de crianças e adolescentes em situação de pobreza no mundo, o Fundo das Nações Unidas para a Infância (ONU-Unicef)[11] sugeriu que a conceituação da pobreza na infância fosse expandida além do conceito de pobreza de renda, considerando outras dimensões, em uma tentativa de formulação conceitual mais abrangente. Considerando esse aspecto, a Unicef elaborou definição operacional, estabelecendo parâmetros para o conceito de "absoluta pobreza na infância". Esse conceito dito "operacional" assume também uma "perspectiva categorial", já que crianças submetidas à condição de "absoluta pobreza" seriam aquelas que vivessem sob privação severa de duas ou mais necessidades humanas básicas nas seguintes áreas:

- Privação de alimentos resultando em desnutrição grave.
- Privação de água com acesso limitado a fontes de água à longa distância de casa.
- Falta de acesso a instalações sanitárias (banheiro, sistema de esgoto).
- Privação de saúde, incluindo a falta de imunização, assistência médica e tratamento.
- Privação de moradia adequada (isto é, a superlotação grave com cinco ou mais pessoas por quarto, ou habitações sem material de revestimento).
- Falta de acesso à educação profissional de qualquer tipo.
- Privação de informação (crianças com idades entre 3 e 18 anos sem acesso a jornais, rádio, televisão, computadores ou telefones em casa).
- Falta de acesso a serviços básicos (isto é, crianças que vivem a 20 km ou mais da escola ou a 50 km ou mais, de qualquer serviço médico, composto por equipe básica de saúde, incluindo médicos).

No entanto, viver sob a condição de pobreza não é um problema só dos países em desenvolvimento, por exemplo, viver em uma família pobre ou de baixa renda é uma ocorrência que muitos americanos experimentam ou experimentaram ao longo de suas vidas, condição esta não tão recente. Os efeitos da pobreza nas famílias e nas crianças são extremamente complexos nos países desenvolvidos e, embora as estatísticas não reflitam as nuances e as variações individuais pertencentes a essa condição difícil, estas fornecem algumas informações sobre a profundidade e amplitude do seu impacto. Em 2014, 46,7 milhões de pessoas nos Estados Unidos viviam no nível federal de pobreza ou abaixo dele (renda de ≤ $ 23.624 (renda familiar anual) para uma família de quatro pessoas com dois filhos), bem abaixo do nível de renda que a pesquisa sugere que geralmente é necessário para atender as necessidades básicas de uma família americana (com o número de pessoas citado). As crianças com menos de 18 anos foram desproporcionalmente afetadas pela condição de pobreza, representando 23% da população total. Em 2014, 20% de todas as crianças viviam em famílias de baixa renda. Dez por cento das crianças viviam em uma "condição de pobreza persistente" (passavam pelo menos metade de sua infância nesta condição), colocando-as em maior risco de adversidades ao longo da vida.[12]

Para entendermos um pouco melhor, podemos dizer que a pobreza se inscreve, pragmaticamente, como um problema de natureza ecológica, pois tem estreita relação com os aspectos geográficos, culturais, sociais e econômicos que caracterizam o ambiente onde vive a criança e a pobreza é multifacetada em suas consequências como fator de risco. Viver sob uma condição socioeconômica baixa pode vir associada a diversos problemas de saúde mental. A combinação de baixa renda, analfabetismo, desemprego, más condições de moradia, acesso limitado à saúde e à educação aumenta esse risco. As repercussões sociais da pobreza são devastadoras; entre elas, podemos citar desemprego, delinquência, gravidez não desejada, perpetuação da situação de fracasso, abandono da criança pelos pais etc. Junto à pobreza e inter-relacionadas a ela, existem outras circunstâncias, como desestruturação familiar, estresse, violência familiar, maus-tratos infantis e mal-estar psíquico generalizado, resultantes da indigência social e econômica.[2]

De acordo com a Organização Mundial de Saúde (OMS), mais de 200 milhões de crianças no mundo, abaixo dos 5 anos, não estão atingindo todo o seu potencial de desenvolvimento em decorrência da exposição direta a múltiplos fatores de risco, como má nutrição, ambiente familiar inseguro e pobreza.[13] As consequências da pobreza para crianças e adolescentes, podem incluir impactos duradouros sobre desenvolvimento psicológico e físico. De fato, os danos sofridos decorrentes da desnutrição e de cuidados de saúde inadequados na infância, muitas vezes, têm graves consequências sobre o desenvolvimento (incluindo, desenvolvimento físico, cognitivo, comportamental e emocional), comprometendo diretamente o bem-estar da criança e do adolescente. Entretanto, os pesquisadores dedicados à Psicopatologia da Infância e da Adolescência se deparam com uma importante e difícil questão: como as várias facetas relacionadas à condição de pobreza podem comprometer a saúde mental na infância e na adolescência?

Atualmente, muitos dos mecanismos fisiopatológicos estão mais bem esclarecidos à luz das evidências científicas. Alguns estudos sugerem que tensões físicas e psicológicas resultantes da pobreza (como maus-tratos infantis, ambiente familiar inseguro e violento, violência na comunidade etc.) podem ter consequências duradouras sobre o desenvolvimento da criança; e a exposição às situações de estresse biológico, como infecções e doenças em geral, produz um efeito pró-inflamatório no organismo com o aumento da produção de citocinas decorrentes da ativação das células de defesa. O estresse psicológico também é capaz de desencadear esse estado inflamatório, por meio de um processo de neuroinflamação, com a ativação de células do sistema imune do sistema nervoso central (SNC) (astrócitos, oligodendrócitos e micróglia), resultando na produção de citocinas e prostaglandinas pró-inflamatórias. Esse tipo de reação, que é perfeitamente natural e essencial para a sobrevivência da espécie diante da ameaça de uma infecção eventual, entretanto, pode se tornar um grave problema quando deixa de ser um evento pontual para ser crônico.[14] Esses mecanismos podem comprometer o funcionamento neurofisiológico do SNC (com repercussões importantes na saúde mental da criança) mediante alterações na função do sistema nervoso simpático, aumentando a liberação de noradrenalina e de adrenalina e no eixo hipotálamo-hipófise, havendo um aumento do estímulo para a produção do cortisol, hormônio ligado às situações de estresse. O aumento do cortisol também é um mecanismo fisiológico normal diante de situações de estresse, por exemplo, preparar o organismo para reações de "luta ou fuga" (por meio do sistema nervoso simpático) diante de situações de ameaça. Entretanto, quando esse mecanismo ocorre de forma crônica, pode resultar em danos tanto para as células do SNC como para os órgãos periféricos. Um bom exemplo é a ativação desse sistema encontrar-se recorrentemente aumentada nos pacientes com transtorno depressivo maior, os quais podem apresentar também alterações em várias estruturas cerebrais. A exposição crônica aos glicocorticosteroides afeta a integridade das membranas neuronais, bloqueando o mecanismo de regeneração neuronal mediado pelo *derived neutrofic fator* (BDNF). Esse efeito, associado ao aumento das citocinas pró-inflamatórias, reduz o processo da neurogênese no hipocampo, córtex frontal e amígdala.[13]

Crianças em situação de pobreza e vulnerabilidade social são mais expostas às situações crônicas de estresse psicológico.[15] Esse aspecto pode estar associado às alterações estruturais em diferentes regiões do cérebro em desenvolvimento, incluindo a amígdala, o hipocampo e o córtex pré-frontal, os quais estão relacionados diretamente à experiência emocional, regulação do estresse, aprendizagem e capacidade em lidar com as adversidades do cotidiano. Estudos de neuroimagem têm evidenciado a ligação entre baixo nível socioeconômico na infância e alterações anatômicas e funcionais em regiões do cérebro no tocante ao processamento de informações negativas ligadas às emoções, como expressões de raiva ou de medo.[23,14]

Exposição precoce a eventos traumáticos já foi relatada em vários estudos como um preditor importante para o desenvolvimento de diversos transtornos psicológicos, afetando diretamente a capacidade de resiliência para suportar a exposição a novos estressores no futuro. Crianças que vivenciam traumas apresentam uma alteração importante no processo de resposta emocional, desenvolvendo reatividade excessiva, reduzida percepção emocional e consequente dificuldade na regulação das emoções. Essas crianças costumam apresentar uma hipervigilância ambiental aos fatores de ameaça potencial e expressividade exagerada das emoções comumente consideradas negativas, como medo, raiva, tristeza e ansiedade. Essas reações podem ser benéficas em um primeiro momento, no sentido de preservar a vida da criança diante de uma ameaça, mas podem estar associadas ao surgimento de transtornos mentais quando permanecem por longo prazo.[15,16] Em contrapartida, alguns elementos já foram identificados como "fatores protetores" contra o desenvolvimento de transtornos mentais, entre eles podemos citar:

1. Pais ou cuidadores, que ofereçam o suporte necessário para as situações estressoras.
2. Aumento sensitivo para recompensas e estímulos positivos.
3. Circuito pré-frontal/amigdaliano maduro.

Muitos estudos sobre o "impacto da pobreza" abordando a saúde mental na infância e na adolescência foram realizados com crianças de países desenvolvidos expostas à relação pobreza e à privação social. Esses estudos indicam que a pobreza aumenta o risco de sintomas comportamentais e emocionais em criança e adolescentes, com consequente impacto negativo na saúde mental na infância, adolescência e idade adulta, inclusive nos países desenvolvidos.

Van Oort et al.[17] avaliaram a associação entre as diferenças socioeconômicas em amostras populacionais da Holanda e dos Estados Unidos e a ocorrência de problemas emocionais e comportamentais nas crianças e adolescentes. Os autores utilizaram dados de 833 crianças e adolescentes americanos e 708 holandesas e acompanharam-nas dos 8 aos 16 anos, avaliando os problemas emocionais e de comportamento por meio do *Child Behavior Checklist* (CBCL). Observaram que, tomando-se como referência a classe social mais alta, pertencer às classes economicamente mais baixas predizia altos escores nas subescalas de isolamento, comportamento agressivo, problemas com o pensamento e problemas de atenção, mesmo após agruparem os dados das duas amostras (americana e holandesa) e feito o controle para o país de origem, sexo e idade.

Dentro das diversas varáveis relacionadas à pobreza, não poderíamos deixar de citar especificamente a desnutrição, uma questão crítica na agenda global de saúde, à qual se atribuem cerca de 45% das mortes menores de 5 anos. Há aproximadamente 165 milhões de crianças atrofiadas e 52 milhões de crianças funcionalmente incapazes em todo o mundo, com os maiores percentuais vivendo na Ásia ou na África Subsaariana. Muitas crianças que vivem em países de baixa e média renda estão enfrentando agora uma dupla carga: a desnutrição, com o aumento da prevalência do sobrepeso infantil e da obesidade enquanto a desnutrição continua presente e frequente. Estima-se que 1 bilhão de pessoas, incluindo 95 milhões de crianças, apresentam algum tipo de deficiência, e 80% de todas as pessoas com deficiência de macronutrientes (carboidratos, proteínas e gorduras) e micronutrientes (vitaminas e minerais) vivem nesses países de baixa e média renda. A má nutrição sofrida pelas crianças pode resultar não só em deficiências de nutrientes (p. ex., deficiência de iodo), mas também em distúrbios congênitos, infecções, traumas ou outras consequências que podem gerar uma ampla gama de prejuízos (físico, visual, auditivo, intelectual). Muitas vezes, as crianças com deficiência enfrentam a exclusão escolar e da vida social, redução do acesso aos serviços de saúde, consequente risco aumentado para saúde e pobreza.[18]

É claro que não podemos atribuir um "*status* único de fator de risco à pobreza", já que muitos outros fatores de risco de natureza biológica e/ou psicossociais têm um peso importante no desenvolvimento global na infância e na adolescência. Nas últimas décadas, observou-se aumento significativo da sobrevivência de recém-nascidos prematuros ou de baixo peso; atrelado a esse fato, encontram-se situações como tabagismo, uso de álcool durante a gravidez, anoxia neonatal, negligência, múltiplos lares adotivos, desnutrição materna, baixo nível socioeconômico; salientando que todos esses fatores de risco envolvem uma gama de problemas diretamente ligados à prevenção e à assistência, voltados ao atendimento materno-infantil, os quais teriam em nosso meio um peso considerável quando nos referimos à saúde mental de nossas crianças e adolescentes em virtude das grandes lacunas existentes para um eficiente atendimento materno-infantil. Diante desse panorama, deparamo-nos com o aumento de alguns fatores de riscos relacionados a

"problemas de aprendizagem em geral, problemas específicos de aprendizagem (leitura e escrita), deficiência intelectual, TEA, transtorno de déficit de atenção/hiperatividade (TDAH), bem como transtornos relacionados a sintomas emocionais, como depressão e ansiedade."[19,20]

O aborto provocado de forma insegura, principalmente em populações de baixa renda, tem causado elevadas taxas de mortalidade materna e complicações (hemorragias, infecções e dificuldade para engravidar como complicação tardia). A maioria dos abortos foi provocada pelas próprias mães, com o uso do misoprostol. O misoprostol é um metil-éster da prostaglandina E1, utilizado no tratamento de úlceras gástricas e gastrites induzidas por anti-inflamatórios não esteroides. Tem a propriedade de estimular as contrações uterinas e causar sangramento vaginal e aborto. O misoprostosol tem custo baixo e fácil acesso e por isso é utilizado no Brasil e países da América Central para se interromper gravidez no 1º trimestre, mas se utilizado isoladamente é ineficaz, muitas vezes, na indução do aborto e, consequentemente, a gravidez segue seu curso.[21]

Estudos têm investigado anormalidades na formação do feto (embriogênese) que ocorrem entre as 4ª e 6ª semanas de gestação, que podem estar associadas ao TEA e à deficiência intelectual de gravidade variada; essas anormalidades podem ser provocadas pelo uso do misoprostol, dando origem a uma doença de natureza embriológica denominada "sequência de Möbius", uma embriopatia que atinge o SNC. A sequência de Möbius caracteriza-se por uma cascata de eventos secundários resultantes de um insulto comprometendo o embrião; os 6º e 7º nervos cranianos são afetados, geralmente em associação a malformações de membros, bem como a uma frequência aumentada do TEA e de deficiência intelectual.[22]

Em um estudo prospectivo, Strömland et al.[20] investigaram a frequência dos transtornos do espectro alcoólico fetal e anormalidades oftalmológicas em crianças brasileiras vivendo em um orfanato situado na cidade do Recife (PE). O estudo foi feito com 94 crianças; uma equipe multidisciplinar (pediatra, neuropediatra, psiquiatra com especialidade em Psiquiatria da Infância e da Adolescência, psicólogos e oftalmologistas) avaliou as crianças. As principais razões para essas crianças estarem no orfanato foram negligência, abuso e abandono pelas famílias. Aproximadamente metade das crianças tinha mães com comprovado abuso de álcool durante a gravidez. Foram diagnosticados diversos transtornos do neurodesenvolvimento, com destaque para TDAH (14%), TEA (3%) e deficiência intelectual (3%). Apesar das limitações metodológicas, principalmente em relação a um número maior de crianças estudadas e à ausência de grupo-controle, esse estudo pioneiro ilustra a importância de determinados fatores de risco inseridos na condição de pobreza no nosso meio, parecendo-nos fundamental que ele seja replicado dentro da nossa realidade em condições metodológicas com maior rigor científico.

A depressão é um problema de saúde mental que também acomete a população de crianças e adolescentes, com estimativas entre 0,4% e 2% em crianças com idades de 6 a 12 anos, e 2% a 8% em adolescentes com idades entre 13 e 18 anos.[23] Em nosso meio, Lins et al.[24] investigaram a prevalência de transtornos depressivos em escolares de uma comunidade de baixa renda do Recife, atendida pelo Programa de Saúde da Família, onde residem 968 famílias com um total de 3.583 pessoas; 78 escolares com idade entre 7 e 9 anos foram investigados. Foram utilizados como instrumentos para avaliar a sintomatologia depressiva a *Children Depression Rating Scale – Revised* (CDRS-R) e o *Children Depression Inventory* (CDI) e, como instrumento de diagnóstico, a 4ª edição do *Manual diagnóstico e estatístico de transtornos mentais* (DSM-IVTR). A prevalência de episódio depressivo maior foi de 2,7% e a de transtorno distímico, de 5,5%, com uma taxa total para transtornos depressivos de 8,2%; taxa já consideravelmente significativa para uma população de escolares em uma faixa tão restrita de idade, expressando, dessa forma, uma possível associação entre depressão e baixo nível socioeconômico. Salientando que as situações de interação de risco psicossocial e biológico (p. ex., aspectos genéticos) não foram objetivos do estudo, mas outros fatores de risco, como violência doméstica e violência na comunidade, poderiam ter um peso importante como fatores de risco psicossociais ligados à população do estudo.

O (TDAH tem sido sistematicamente investigado em relação a seus aspectos epidemiológicos, apresentação clínica, fatores etiológicos, prognóstico e as diversas formas de tratamento. Dentro dos fatores etiológicos, existe forte evidência da presença de fatores genéticos; entretanto, existem estudos com alguma evidência de um modelo etiológico multifatorial, isto é, fatores genéticos interagindo com fatores ambientais. Em ralação aos fatores de risco não genéticos, estudos identificaram em crianças com TDAH a presença de fatores de risco como: recém-nascidos com baixa idade gestacional; famílias de baixo nível socioeconômico; recém-nascidos de baixo peso (abaixo de 1.500 g); abuso infantil; negligência; exposição ao álcool durante a gravidez. Enfatizando que a maioria desses fatores de risco está relacionada às populações de crianças nascidas em famílias de baixo nível socioeconômico.[2,19,25]

Estudos de seguimento também têm evidenciado o impacto da pobreza (bem como, outros fatores com estreita ligação com a condição de pobreza) na saúde mental da criança e do adolescente. Preditores de transtornos de conduta incluem baixo nível socioeconômico, acomodações inadequadas de moradia, baixa educação materna e viver em famílias reconstituídas. A perpetuação dos transtornos mentais em crianças e adolescentes também está fortemente relacionada com baixo nível socioeconômico e com a saúde mental comprometida dos pais, particularmente a saúde mental materna. Além dos prejuízos já citados em crianças e adolescentes, os transtornos mentais tendem a persistir na vida adulta, sobretudo quando não identificados e tratados precocemente.[26]

Impacto da pandemia causado pelo Covid-19

De acordo com os dados da ONU,[27] a estimativa da redução da condição de pobreza extrema nos próximos anos sofrerá um grande golpe com o surgimento da pandemia provocada pelo coronavírus SARS-CoV-2 (covid-19); provavelmente, pela primeira vez de 1990, ter-se-á um aumento no número absoluto e relativo de pessoas que vivem na condição de pobreza extrema. Haverá um prejuízo para a concretização do plano de desenvolvimento sustentável idealizado pela ONU, as consequências da pandemia poderão causar um atraso de até uma década nas tentativas de redução da pobreza, sendo a situação ainda mais dramática para os países em desenvolvimento, particularmente para aqueles localizados na África Subsaariana, na América Latina e ao sul da Ásia.

Somada a esses fatores, a pandemia de covid-19 causou um agravamento da situação social do Brasil. O fechamento do comércio e de boa parte das atividades produtivas desencadeou um aumento exponencial do desemprego, com crescimento do mercado informal, atingindo principalmente parcelas mais vulneráveis da população que não dispõem de reservas financeiras para o sustento em uma situação de crise. Essa realidade pode ser determinante no aumento dos índices de pobreza no país, expondo ainda mais as nossas crianças e os nossos adolescentes às situações de vulnerabilidade psicológica e social.[28]

A pandemia pode, por si só, ser considerada um "fator de risco ambiental", com prejuízos devastadores a curto, médio e longo prazo à saúde mental e física, especialmente em relação às crianças e aos adolescentes. A pandemia está provocando o que podemos classificar como "uma reação em cadeia de eventos negativos" em relação à saúde mental e física de crianças, adolescentes e adultos, começando com os danos psicológicos imediatos no início do confinamento, consequente isolamento social, até desaguar na queda do nível socioeconômico e no consequente aumento da condição de absoluta pobreza.

Alguns dados apontam para um aumento do risco de depressão, ansiedade e até mesmo transtorno do estresse pós-traumático em crianças e adolescentes submetidos ao isolamento social forçado, "as quarentenas", ficando longos períodos afastados da escola e do convívio social. Os efeitos da solidão são particularmente problemáticos nessa faixa etária, em pleno desenvolvimento, na qual as crianças e os adolescentes necessitam do suporte e da sensação de pertencerem a um grupo para as bases de uma interação social mais saudável, entre outros aspectos. Crianças e adolescentes privadas desse contato social têm maior probabilidade de apresentarem problemas de saúde mental no presente e no futuro.[29]

Vejamos alguns tópicos de um dos relatórios nada promissores e carregados de pessimismo, da Unicef,[30] em relação às consequências da pandemia sobre as crianças e os adolescentes do mundo:

- Nos países em desenvolvimento, prevê-se uma taxa de elevação da pobreza em cerca de 15%. Estima-se um aumento de 140 milhões de crianças vivendo abaixo da linha de pobreza nesses países.
- As escolas estão fechadas (na ocasião do comunicado) há quase 1 ano para mais de 168 milhões de crianças e adolescentes em todo o mundo. Dois terços dos países com fechamento total ou parcial estão na América Latina e no Caribe.
- Cerca de 10 milhões de casamentos infantis adicionais podem ocorrer antes do final da década, ameaçando anos de progresso nessa área.
- Pelo menos uma em cada sete crianças e adolescentes viveu sob políticas de permanência em casa durante a maior parte do último ano, o que resultou em sintomas de ansiedade e de depressão por conta do isolamento.
- Até novembro de 2020, mais de dois terços dos serviços de saúde mental para crianças e adolescentes foram interrompidos.
- Até novembro de 2020, entre 6 e 7 milhões de crianças a mais, menores de 5 anos, podem ter sofrido de baixo peso ou desnutrição aguda, resultando em quase 54 milhões de crianças com baixo peso, um aumento de 14%, o qual poderia ser traduzido em mais de 10 mil mortes infantis adicionais por mês, principalmente na África ao sul do Saara e na Ásia Meridional. Com um declínio de 40% nos serviços de nutrição para crianças e mulheres, somando-se a outros dados nutricionais que podem piorar.
- Até novembro de 2020, mais de 94 milhões de pessoas correm o risco de perder vacinas em decorrência da in-

terrupção das campanhas de vacinação contra o sarampo em 26 países.

Um comunicado à imprensa divulgado pelo Unicef, em outubro de 2021, chama a atenção para os importantes prejuízos econômicos decorrentes dos transtornos mentais entre jovens, situação que se tornou mais visível durante a pandemia. Cite-se uma nova análise da London School of Economics estimando que os transtornos mentais que podem resultar na morte ou na incapacidade de jovens têm o potencial de gerar um prejuízo estimado em até 390 bilhões de dólares para a economia global. "Mesmo com esses dados alarmantes, pouco tem sido feito pelos governos para mitigar os efeitos dos transtornos mentais na sociedade, estimando-se que apenas 2% dos recursos destinados à saúde em geral são aplicados em serviços voltados à saúde mental."[31]

Conclusão

O relatório do Unicef,[11] divulgado em junho de 2016 (Situação Mundial da Criança), trazia um cenário sombrio sobre o futuro das crianças mais pobres do mundo, se os governos, os doadores, as empresas e organizações internacionais não acelerarem os esforços para resolver as necessidades dessas crianças. O relatório, de acordo com os dados divulgados naquele momento, considerando-se como parâmetro as tendências da época: "69 milhões de crianças com menos de 5 anos morrerão de causas que poderiam ser evitadas", "167 milhões de crianças viverão na condição pobreza" e "750 milhões de mulheres no mundo se casarão com idades situadas na faixa etária de crianças/adolescentes", até 2030 (data limite para que se alcançasse os "Objetivos de Desenvolvimento Sustentável"), a menos que o mundo se concentrasse para melhorar a situação das crianças mais desfavorecidas. Naquela ocasião, mesmo diante de um cenário desfavorável, o Unicef destacou que um progresso significativo foi alcançado em relação à diminuição da mortalidade infantil, à escolaridade e à redução da condição de pobreza. As taxas globais da mortalidade de crianças com menos de 5 anos foram reduzidas em mais da metade desde 1990, meninos e meninas frequentavam escola primária em igual número em 129 países e o número de pessoas que viviam em situação de pobreza extrema no mundo inteiro era quase metade do registrado na década de 1990.

Entretanto, de acordo com o mesmo relatório (com mais algumas gotas de pessimismo) do Unicef, esse avanço não se efetivou de forma igualitária e justa, as crianças mais pobres tinham duas vezes mais probabilidade de morrerem antes do seu 5º aniversário e de sofrerem de desnutrição crônica do que as mais ricas. Em grande parte da Ásia Meridional e da África ao sul do Saara, crianças nascidas de mães sem educação formal tinham quase três vezes mais probabilidade de morrerem antes dos 5 anos de idade, quando comparadas àquelas nascidas de mães com o ensino secundário. As meninas de famílias mais pobres tinham duas vezes mais chance de se casarem ainda crianças do que as meninas de famílias mais ricas. Em nenhum lugar do mundo a perspectiva era mais sombria do que na África ao sul do Saara, onde pelo menos 247 milhões de crianças (duas em cada três) viviam em situação de extrema pobreza, privadas do que precisavam para sobreviver e desenvolver-se, onde quase 60% dos jovens entre 20 e 24 anos de idade da faixa mais pobre da população tiveram menos de 4 anos de escolaridade.

O Brasil foi uma referência no mundo na redução de mortalidade infantil de 2000 a 2015; período em que a taxa de mortalidade entre crianças menores de 1 ano foi reduzida de 30 para de 13,3 mortes para cada 1 mil nascimentos, segundo o Instituto Brasileiro de Geografia e Estatística (IBGE).[32] Esses dados não deixam de ser animadores em relação à saúde e à qualidade de vida de nossas crianças, comparados com dados de anos anteriores, mas devem ser considerados com prudência, já que são projeções de dados obtidos no último censo realizado em 2010.

Entretanto, quando nos referimos mais especificamente à saúde mental das crianças e adolescentes no Brasil, o contexto continua sombrio e pulverizado, com serviços de atendimento especializados ilhados, com pouca estrutura, sem padronização dos protocolos de diagnóstico e de tratamento, distribuídos de forma desorganizada nas diversas regiões do país. Um exemplo emblemático e atual seriam os serviços especializados para o acompanhamento de crianças e adolescentes com TEA.[5]

A presença de um construto integral da criança e do adolescente trouxe uma visão mais ampla, envolvendo os aspectos constitucionais, psicológicos e, principalmente, o ambiente familiar e social. É importante que haja uma interação constante entre a criança e seu meio, sendo esta a base para qualquer intervenção voltada à saúde. Isso implicaria mudanças nos programas e projetos de saúde, com ênfase e prioridades nas ações dirigidas para a redução não só da desnutrição e mortalidade infantil, mas também para atuações mais amplas voltadas para os programas de educação para a saúde mental, principalmente para aqueles dirigidos à saúde mental das crianças e adolescentes, mudanças que não ocorreram nos últimos dez anos.

A relação entre saúde mental e a condição de pobreza apresenta peculiaridades e complexidade, em nosso meio, um país de dimensão continental, já que uma situação de pobreza no Brasil difere de uma mesma situação no leste europeu ou nos países da África; isso implicaria diferentes situações e mecanismos de risco, sendo de importância fundamental o investimento em estudos epidemiológicos de natureza descritiva, com a produção de dados relacionados ao diagnóstico, perfil sociodemográfico da população estudada (inerente a cada região do país). Um pequeno exemplo, dentro dessa perspectiva, seria o investimento na formação técnica de profissionais, permitindo-lhes a utilização dos diversos instrumentos direcionados para pesquisa e uso clínico dentro da Psiquiatria da Infância e da Adolescência, com esses instrumentos decentemente validados para a nossa realidade. Dessa forma, já teríamos um bom ponto de partida, sem apelarmos para uma visão "tão pessimista", desnecessária diante do que estamos presenciando.

Referências bibliográficas

1. Erskine HE; Baxter AJ; Patton G et al. The global coverage of prevalence data for mental disorders in children and adolescents. Epidemiology and Psychiatric Sciences. 2016; (26): 395-2.
2. Cree RA; Bitsko RH; Robinson LR et al. Health care; family; and community factors associated with mental; behavioral; and developmental disorders and poverty among children aged 2-8 Years-United States, 2016. Morb Mortal Wkly Rep.2018; (67):1377-1383.

3. Bandim JM. A Criança Sob Risco. *In:* Assumpção Jr. FB; Kuczynski E (eds.). Tratado da Criança e da Adolescência. 3. ed., Rio de Janeiro: Atheneu, 2018, p. 709-714.
4. Petresco S. Prevalência de transtornos mentais e fatores associados em crianças de 6 a 7 anos pertencentes à coorte de nascimentos de Pelotas de 2004. (Tese de Doutorado). Pelotas: Universidade Federal de Pelotas, 2015.
5. PortoleseI J; BordiniII D; Lowenthal R et al. Mapeamento dos serviços que prestam atendimento a pessoas com transtorno do espectro autista no Brasil. Cadernos de Pós-Graduação em Distúrbios do Desenvolvimento. 2017, 17 (2): 79-91.
6. Centers for Disease Control and Prevention – CDC. Data and Statistics on Children's Mental Health. Last reviewed: March 22, 2021.
7. Thiengo DL; Cavalcante MT; Lovisi GM. Jornal Brasileiro de Psiquiatria. 2014; 63(4): 360-72.
8. Sandin S; Lichtenstein P; Kuja-Halkola R et al. The heritability of autism spectrum disorder analysis method B. JAMA. 2017; (318): 1182-1184.
9. Yonn SH; Choi J; Lee WJ et al. Genetic and epigenetic etiology underlyng autism spectrum disorder. J Clin Med. 2020; 9 (966): 2-27.
10. Hyman SL; Levy SE; Myers SM. Identification; Evaluation; and Management of Children with Autism Spectrum Disorder. Pediatrics. 2020, 145(1): 1-52 (e20193447). Doi: https://doi.org/10.1542/peds.2019-3447.
11. Fundo das Nações Unidas para Infância (UNICEF). Situação Mundial da Infância (2016). Disponível em: http://www.unicef.org/sowc2016.
12. Hodgkinson S; Godoy L; Beers LS et al. Improving Mental Health Access for Low-Income Children and Families in the Primary Care Setting. Pediatrics. 2017, 139(1):1-9.
13. MA Scattolin; Resegue RM; Rosario MC. The impact of the environment on neurodevelopmental disorders in early childhood. Jornal de Pediatria. 2021; 98 (1): 1-7.
14. Leonard BE. Inflammation and depression: a causal or coincidental link to the pathophysiology? Acta Neuropsychiatrica. 2017; 30: 1-16.
15. McLaughlin KA; Colich NL; Rodman AM et al. Mechanisms linking childhood trauma exposure and psychopathology: a transdiagnostic model of risk and resilience. BMC Medicine. 2020, 18 (96): 1-11. Disponível em: http://doi.org/10.1186/s12916-020-01561-6.
16. McLaughlin KA; Lambert HK. Child trauma exposure and psychopathology: mechanisms of risk and resilience. Current Opinion in Psychology. 2017, 14: 29-34.
17. Van Oort FV; Der Ende JV et al. Cross-national comparison of the link between socioeconomic status and emotional and behavioral problems in youths. Social Psychiatry and Psychiatry Epidemiology. 2011; 46(2): 167-72.
18. Maeve HN; Hannah K. The association between malnutrition and childhood disability in low-and middle-income countries: systematic review and meta-analysis of observational studies. Tropical Medicine and International Health. 2018, 23(11): 1158-5.
19. Associação Americana de Psiquiatria (APA). Transtornos do Neurodesenvolvimento: Transtorno de déficit de atenção/hiperatividade. *In:* Manual Diagnóstico e Estatístico de Transtornos Mentais – DSM-5 (APA). Porto Alegre: Artmed, 2014: 58-66.
20. Strömland K; Ventura LO; Mirzaei L et al. Alcohol spectrum disorders among children in a Brazilian orphanage. Birth Defects Res A Clin Mol Teratol. 2015, 103 (3): 178-185.
21. Chaves JHB; Pessini L; Bezerra AFS et al. A interrupção da gravidez na adolescência: aspectos epidemiológicos numa maternidade pública no nordeste do Brasil. Saúde e Sociedade. 2012, 21(1): 246-256.
22. Bandim JM; Ventura LOV; Miller MT; Almeida CA; Costa AES. Autism and Möbius sequence: an exploratory study of children in Northeastern Brazil. Arq Neuropsiquiatr. 2003; 61: 181-185.
23. Merinkangas KR; Nakamura BA; Kessler R. Epidemiologia of mental disorders in children and adolescentes. Diaogues Clin Neurosci. 2009, 11(1):7-20.
24. Lins LH; Bandim JM; Lins OG et al. Depressive disorders and depressive symptoms in 7-9 years old school children. A census-type study in a small community of Recife; Brazil. Neurobiologia. 2009; 72(2): 51-59.
25. Moriyama TS; Cho AJM; Verin RE et al. Externalizing disorders. *In:* Rey JM (ed.). Iacapap E-textbook of Child and Adolescent Mental Health. Geneva: IACACAP. 2015.Cap D1:1-20.
26. Shonkoff J; Garner AS. The Lifelong Effects of Early Childhood Adversity and Toxic Stress. Pediatrics. 2012, 129 (1): 129-32.
27. Unu-Wider. Andy S; Chris H; Eduardo O. Estimates of the impact of COVID-19 on global porvety (04/2020). Disponível em: http://wider.unu.edu/publications/estimates-impact-covid-19-global-porvety (09 set. 2022).
28. Costa S. Pandemia e desemprego no Brasil. Revista de Administração Pública. 2020; (54):969-78.
29. Loades ME; Chatburn E; Higson-Sweeney N et al. The Impact of Social Isolation and Loneliness on the mental Health of children and adolescents in the context of COVID-19. Journal of the American Academy of Child & Adolescent Psychiatry. 2020; (59):1218-39.
30. UNICEF. Comunicado de imprensa (11/03/21 – New YorK). Disponível em: http://unicef.org. (29 out. 2021).
31. UNICEF. O impacto da covid-19 na saúde mental de crianças; adolescentes e jovens é significativo; mas somente a ponta do iceberg (Comunicado de imprensa 04/10/21). Disponível em: http://unicef.org (11 out. 2021).
32. Instituto Brasileiro de Geografia e Estatística – IBGE. Mortalidade Infantil: Projeção da População do Brasil, 2016.

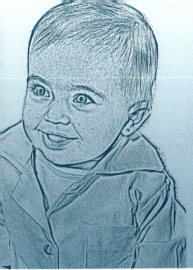

Capítulo 67

A Criança Maltratada

José Raimundo Lippi

Introdução

Trata-se de fenômeno antigo e só recentemente elevado à síndrome médica por Kempe et al. (Kempe, 1962). Um longo caminho foi percorrido até que a humanidade descobrisse a criança como um ser dependente, ainda indiferenciado, mas em constante processo de evolução, e já nascendo com competência para atender às expectativas do adulto.

Histórico

Esses dados históricos foram buscados em Lobo (*apud* Lippi, 1990); Krynski (1985) e Lippi (1990). A história da civilização mostra que há muito tempo a criança vem sofrendo com a falta de amor, sentimento tão importante para o desenvolvimento do ser humano. Na Bíblia, encontramos relatos de agressões cometidas contra crianças. Há descrições de que, no antigo Egito, meninos judeus eram jogados ao rio por ordem do Faraó. Antes do nascimento de Cristo, em Belém, crianças eram mortas por ordem de Herodes. Em Esparta, na Antiga Grécia, e em Cartago, no Oriente Médio, por diversas razões as crianças eram assassinadas. No poema *Metamorfoses*, o escritor Ovídio descreve as execuções praticadas pelos romanos contra os varões deficientes e as meninas. O filósofo grego Sêneca escreveu que, no tempo de César, as crianças eram mutiladas para pedirem esmolas.

A história recente também registra agressões à infância. Charles Dickens descreve, no fim do século XIX, na Inglaterra, que os pais pobres vendiam seus filhos e, quando não vendidos, a partir dos 4 anos já trabalhavam em fábricas e, aos 8, em minas de carvão, para a glória do Império Britânico. Em 1845, Engels descreve que 1% das mortes ocorridas em Londres, de forma violenta, era de crianças. O infanticídio era, então, muito frequente.

Os nazistas condenavam crianças judias e ciganas à morte. Eram envenenadas com fenobarbital e agonizavam por dias, até semanas, até que a morte sobreviesse depois de grande sofrimento. Nas chamadas "divisões infantis", o método era outro: deixavam as crianças morrer de fome, enquanto os médicos anotavam, cuidadosamente, as reações de cada uma. Sempre houve pessoas preocupadas com a infância. Quase um século antes da Segunda Guerra Mundial, a violência contra crianças já era motivo de estudos por alguns médicos da Europa.

Em 1860, na França, Ambroise Tardieu estabeleceu o primeiro conceito de maus-tratos contra a criança, quando publicou o *Estudo médico-legal sobre sevícias e maus-tratos exercidos contra a criança*. Nele, descrevia fraturas, queimaduras, hematomas e equimoses de 32 casos que atendeu. Desses pacientes, 18 morreram, metade deles com menos de 5 anos de idade. Tardieu foi muito criticado pelos colegas por estar penetrando em assuntos particulares da família.

Em 1729, ainda na França, Parisot e Causade levam ao Congresso de Medicina Legal, pela primeira vez em uma reunião científica, o tema do abuso contra as crianças. Finalmente, em 1789, com a Revolução Francesa, a justiça abre a possibilidade de pai ou mãe perderam a guarda do filho em caso de embriaguez habitual ou maus-tratos que comprometessem a saúde e a moralidade dos filhos. Até então, os pais tinham poder absoluto sobre os filhos, amparados pela justiça.

Para se ter uma ideia de como era difícil amparar uma criança, vejamos a primeira decisão judicial a seu favor: "Em 1874, em Nova York, Mary Ellen foi brutalmente espancada pelos pais adotivos. Sem leis que a protegessem, os vizinhos recorreram a uma lei não específica: Lei de Prevenção de Crueldade Contra Animais, pois já existia a American Society for the Prevention of Cruelty to Animals (ASPCA), fundada em 1866. A justiça americana acabou por reconhecer que a criança pertencia ao reino animal e, por isso, merecia proteção contra os maus-tratos". Isso porque não existia nenhuma associação congênere em prol da criança e haviam falhado todos os apelos dirigidos à polícia, a entidades judiciais e a instituições de caridade. Em artigo de 1996, foi referida a história semelhante de uma criança de 8 anos, Emily Thompson, que, em 1871, defendida por H. Bergh (fundador da ASPCA), foi retirada da família pelo tribunal em virtude de maus-tratos físicos.

No Brasil, até 1830, o Código Penal não considerava crime o espancamento cometido pelos pais. Também em 1890, o código não via crime em tortura ou espancamento de crianças, a não ser que elas morressem. No Código Penal Brasileiro de 1927, foi introduzido, por Mello Matos, o crime de negligência, abandono e maus-tratos. Em 1979, dispúnhamos do Código de Menores. Finalmente, o Brasil passa a contar com uma lei específica e avançada: Lei nº 8.069, sancionada em 13 de julho de 1990. O Estatuto da Criança e do Adolescente (ECA) é um documento fundamental para amparar a criança brasileira. Essa lei substitui o Código de Menores que, durante muitos anos, deu ao juiz plenos poderes para o encaminhamento da complexa rede de problemas da infância (Albergaria, 1980; 1990; Nogueira, 1998). O estatuto é um instrumento legal que se divide, segundo Albergaria (1991), em duas partes, o tratamento tutelar e organização.

O tratamento tutelar compreende a prevenção e o tratamento (*lato sensu*). A organização abrange os órgãos, os procedimentos e os institutos de execução das medidas tutelares. É a própria comunidade que definirá o destino de crianças e adolescentes, por meio dos conselhos tutelares, que serão eleitos pela comunidade em eleição oficial, em escrutínio popular.

Evolução do conceito de criança maltratada

A seguir, os ensinamentos de Cunha (2000) que, na sua brilhante tese de Doutoramento, delineou a evolução do conceito.

Existiu um longo período sem grandes referências ao tema, que só veio a ser retomado em 1939 pelo radiologista pediatra John Caffey. Naquele ano, o autor publicou um primeiro artigo sobre a inespecificidade e a dificuldade diagnósticas dos sinais radiológicos da sífilis no esqueleto de crianças pequenas, em algumas das quais viria a constatar mais tarde uma causa diferente. Assim, em 1946, ao descrever a associação de hematomas subdurais com fraturas múltiplas de ossos longos em seis crianças (algumas das quais haviam sido incluídas no grupo anterior), defendeu a sua origem traumática. Embora referisse como causa dessa associação um traumatismo de origem desconhecida, estaria convencido de que essas crianças seriam vítimas de agressão intencional. O receio das implicações legais que essa revelação poderia provocar tê-lo-ia levado a não denunciar sua constatação.

Durante a década seguinte, pediatras e radiologistas pediatras, estimulados pelos trabalhos de Caffey, assumem um papel de grande destaque ao investigarem a chamada "síndrome do traumatismo desconhecido". Trata-se de um período fértil em publicações e discussões que se traduzem na aquisição de sucessivos conhecimentos de grande relevância para a compreensão desta problemática, dos quais se destacam os trabalhos de Silverman, Wolley e Evans.

Silverman, em 1953, apresentou a hipótese de serem os pais os responsáveis pelas múltiplas fraturas, por negligência, descuido ou mesmo por agressão deliberada. Embora A. Tardieu já tivesse levantado essa hipótese em 1860, foram as declarações de Silverman, nos Estados Unidos, que vieram a despertar o interesse de um grande número de autores para o estudo da extensão e da repercussão desse problema.

Wolley e Evans, em 1955, demonstraram, pela primeira vez, que as lesões ósseas "crônicas" melhoravam com o afastamento da criança do seu ambiente familiar. Apontaram como a sua causa provável os comportamentos aberrantes de famílias mais desfavorecidas. Em 1956, Caffey abordou, de novo, a questão das fraturas ósseas por "traumatismo desconhecido". Descreveu como característica particular e importante para o seu diagnóstico o fato de essas fraturas apresentarem estágios diferentes de evolução.

Altman, em 1960, demonstrou a importância da separação da criança do seu ambiente familiar, não só na cura, mas também na prevenção do aparecimento de novas lesões. Em 1961, Gwinn et al. sugerem a substituição definitiva do termo "traumatismo de origem desconhecida" por "traumatismos intencionais", pois já não existiam dúvidas quanto à sua origem.

Muitos outros autores, na Europa e nos Estados Unidos, ocuparam-se do estudo das lesões ósseas que durante tanto tempo intrigaram os radiologistas Rosek, Snedecor, DeToni, Smith, Frauenberger, Barmeyer, Bakwin, Fisher, entre outros. Foram descritas por aqueles autores inicialmente como patologias diferentes, por exemplo, hiperostose cortical infantil, periostite traumática ossificante do recém-nascido, hematoma subdural com múltiplas fraturas, lesões esqueléticas múltiplas em crianças pequenas decorrentes de traumatismos. Foi unanimemente reconhecido, mais tarde, que todas aquelas situações se enquadravam na síndrome da criança maltratada.

Nos anos 1950, Henry Kempe, pediatra norte-americano, lidera um grupo integrando outro pediatra, um obstetra e um radiologista (Silver, Droegemueller e Silverman), cujos estudos viriam revelar-se de extrema importância na história dos maus-tratos infantis. Durante vários anos, foram investigados os elementos de centenas de crianças maltratadas que lhes foram referidos de diversos hospitais de todo o país. Em 1956, estavam já reunidos dados da maior relevância e que mantêm, ainda hoje, plena atualidade. Em 1959, Kempe preparava-se para apresentá-los na reunião da Society of Pediatric Research, sob o título de *Child abuse*, mas a sua comunicação não foi aceita.

Em 1961, aproveitando a sua qualidade de presidente da Associação Americana de Pediatria, Kempe inclui a sua comunicação no programa da reunião daquele ano, em Chicago. Precisava, no entanto, de um título suficientemente apelativo. Nasce, deste modo, *The Battered Child Syndrome*. A reação da assistência foi, nas suas próprias palavras, impressionante: "*The presentation went all morning and the room with well over a thousand people was totally quiet. Nobody seemed to leave. The press and radio picked it up from*".

Em 1962, foi publicado no *Journal of the American Medical Association* o artigo *The battered child syndrome*, que Kempe define como "uma situação em que crianças pequenas receberam agressões físicas graves, geralmente provocadas pelos pais ou seus substitutos". Este passara a ser o artigo de referência na história da criança maltratada. Não foi apenas o título que o tornou diferente, pois, na verdade, o artigo traduz uma grande maturidade de conhecimentos sobre o assunto, não se limitando a dar uma definição, mas descrevendo os fatores de risco, a fisiopatologia, as manifestações clínicas, os diferentes tipos de maus-tratos, as manifestações radiológicas e enumerando os dados que devem fazer evocar o seu diagnóstico. A principal diferença relativa a trabalhos anteriores reside, sobretudo, na visão global do problema, no reconhecimento da necessidade de uma equipe multidisciplinar que integre pediatras responsáveis e experientes para uma orientação correta da criança e do seu afastamento temporário dos pais, tendo em vista a sua proteção. Reconheceu, ainda, os riscos de recorrência e de morte. Esses foram os dados inovadores, marcantes e, até hoje, verdadeiros e inquestionáveis.

Em um artigo contemporâneo ao de Kempe, publicado na Itália por Rezza e De Caro, na Acta Paediatrica Latina, sob o título *Fratture ossee multiple in lattante associate a distrofia, anemia e ritardo mentale (Sindrome della maltrattanxenti cronici)*, não só já é utilizado o termo "maus-tratos", como também são descritas as manifestações clínicas e discutidos os aspectos médico-legais. Apesar de quase desconhecido, porque publicado em língua italiana e em revista não indexada, o artigo é revelador da atenção e também da investigação realizada em países europeus.

A realidade rapidamente veio mostrar que outros tipos de violência contra a criança não estavam abrangidos pela definição de "criança batida". Em 1963, Fontana substituiu aquela designação por "criança maltratada", que inclui a criança espancada e também aquela que, sem sinais evidentes de ter sido espancada, apresente manifestações de privação emocional, afetiva e nutritiva, de negligência ou de agressão. Nesse conceito mais abrangente, estão contemplados todos os tipos de maus-tratos, em cuja escala a negligência constituiria o seu grau *minor*, e a criança espancada, o grau *major*.

Já anteriormente surgiram outras propostas de alteração do nome daquela síndrome de que são exemplos: *parent infant stress*, síndrome de A. Tardieu, síndrome de Silverman, síndrome de trauma X, síndrome de Kempe, síndrome do estresse, *traumatic and deprived parent-child*. A discussão, nesta altura, limitava-se a uma alteração nominal, e não a alguma modificação de conceitos ou da definição da síndrome.

Em 1969, D. Gil define maus-tratos como "qualquer ato deliberado, por omissão ou negligência, originado por pessoas, instituições ou sociedades, que prive a criança dos seus direitos e liberdades ou que interfira no seu desenvolvimento".

Meadow, em 1989, propôs que uma criança é maltratada quando o "seu tratamento pelo adulto é considerado inaceitável para uma determinada cultura, numa determinada época". Essas duas condições são importantes, pois, como se sabe, as crianças são tratadas de modos diversos, consoante as épocas, nos diferentes países ou regiões, segundo diferentes conceitos culturais ou religiosos. No entanto, esses modos só poderão ser considerados válidos e adotados se não resultarem em danos para a criança.

Conceitos
Maus-tratos

"Define-se o abuso ou o mau trato pela existência de um sujeito em condições superiores (idade, força, posição social/econômica, inteligência, autoridade) que comete um dano físico, psicológico ou sexual, contrariamente à vontade da vítima ou por consentimento obtido a partir de indução ou sedução enganosa." (Deslandes, 1994)

Abuso físico

Termo usado para caracterizar uma condição clínica em crianças jovens que receberam sérios abusos físicos, geralmente dos pais ou parentes próximos. Esta condição é, também, descrita como trauma "não reconhecido" pelos radiologistas, ortopedistas, pediatras e trabalhadores sociais. Ele constitui uma significativa causa de invalidez e morte. Infortunadamente, em geral, não é reconhecido ou, se diagnosticado, é inadequadamente manejado pelo médico por causa da hesitação em encaminhar o caso à atenção das autoridades competentes (Kempe, 1980).

Abuso psicológico

É toda forma de rejeição, depreciação, discriminação, desrespeito, cobrança ou punição exagerada e utilização da criança ou do adolescente para atender às necessidades psíquicas dos adultos.

Abuso sexual

Refere-se à participação de uma criança ou adolescente menor, que sofre por sedução ou força, em atividades sexuais que não é capaz de compreender, inapropriadas à sua idade e ao seu desenvolvimento psicossexual e que transgridem tabus sociais.

Negligência

Pais (ou pessoas) negligentes são aqueles que não atendem às necessidades dos filhos (ou crianças sob sua guarda), com ou sem recursos materiais, criando ou facilitando, consciente ou inconscientemente, situações lesivas aos filhos, o que configura sempre um mau trato psicológico e social, com reflexos no desenvolvimento da criança (inclusive biológico), constituindo uma dificuldade nas relações humanas e que, basicamente, revelam sua incapacidade de amar (Lippi, 1990).

Síndrome de Munchausen por procuração

Definida como a situação na qual a criança é trazida para cuidados médicos em razão de sintomas e/ou sinais inventados ou provocados pelos seus responsáveis. As consequências podem ser caracterizadas como violências físicas (exames complementares desnecessários, uso de medicamentos, ingestão forçada de líquidos etc.) e psicológicas (p. ex., inúmeras consultas e internações).

Classificação

O Fundo das Nações Unidas (ONU) para a Infância (Unicef) publicou um trabalho (Soro, 1992) que inclui os maus-tratos contra as crianças em um corpo maior de situações, que denominou *Crianças e adolescentes em circunstâncias especialmente difíceis*, que são:

- Menores em estratégia de sobrevivência.
- Menores de rua.
- Menores institucionalizados.
- Menores vítimas de maus-tratos e abandono.
- Menores vítimas de desastres naturais e sociológicos.
- Menores com necessidades específicas de atenção preventiva.

Nenhuma dessas crianças viveu as experiências fundamentais do exercício da capacidade de amar, ou as perdeu pelas circunstâncias da vida. A base da felicidade humana está nos vínculos estabelecidos nas primeiras relações objetais, ou seja, com pai, mãe e família. Sem estrutura familiar, sem exercício do amor, sem receber afeto, sem viver o apego, dificilmente alguém alcançará uma idade adulta saudável, respeitável. O indivíduo sadio é aquele que, de modo geral, foi amado no início da vida e, por isso, sabe, também, amar. Aqueles em circunstâncias especialmente difíceis estão prejudicados em sua capacidade de amar.

Estatuto da criança e do adolescente

Vamos descrever o Estatuto da Criança e do Adolescente (ECA) e demonstrar sua importância, como instrumento de prevenção e terapêutica, para aquelas crianças e adolescentes em circunstâncias especialmente difíceis. Iniciaremos pelos seus direitos.

Estatuto da criança e do adolescente – determinações

Todo adolescente tem direito à nutrição, à proteção e ao acompanhamento médico-odontológico; tem direito ao acesso à informação, à educação formal e/ou profissionalizante, ao esporte, à cultura e ao lazer; tem direito a receber carinho, a ser respeitado, reconhecido e qualificado. Esses são atributos fundamentais no desenvolvimento das habilidades necessárias para a comunicação, resolução de conflitos e de decisões. O adolescente tem direito, ainda, ao acesso a espaços protegidos de participação e contribuição social, indispensáveis para o desenvolvimento de um sentimento de responsabilidade e autoestima, enfim, de resgate do papel de agente da transformação social. Todo adolescente precisa desenvolver um sentimento de ser parte de uma família, de uma comunidade e de uma sociedade (Quadro 67.1).

QUADRO 67.1 – Quadro sinótico – direito à vida e à saúde.

Direito à vida e à saúde (art. 7)	• Nascimento sadio • Desenvolvimento sadio
Direitos assegurados à gestante (arts. 8 e 9)	• Política social que garanta esta proteção • Atendimento pré e perinatal • Atendimento pelo mesmo médico que a acompanhou na fase pré-natal • Apoio alimentar, se necessário • Condições adequadas ao aleitamento materno (inclusive filhos de mães presas)
Obrigações dos hospitais (art. 10)	• Manter registros das atividades desenvolvidas, por meio de prontuários individuais, por 18 anos • Identificar o recém-nascido mediante impressão plantar e digital, e digital da mãe, sem prejuízo de outras formas • Proceder a exames nos recém-nascidos e orientar os pais
Cabe ao poder público (arts. 11 e 12)	• Fornecer declaração de nascimento em que constem dados do parto e do desenvolvimento • Manter alojamento conjunto permitindo ao neonato permanecer com a mãe • Atendimento médico ao menor pelo Sistema Único de Saúde (SUS) • Tratamento especializado, se necessário • Medicamento, prótese e outros recursos • Vacinação obrigatória das crianças
Suspeita de maus-tratos (art. 13)	• Promoção de programa de assistência médica • Comunicar ao Conselho Tutelar da localidade • Na falta do Conselho, comunicar à autoridade judiciária, ao curador ou à autoridade policial

Fonte: Nogueira, 1998.

Hoje, mais da metade da população mundial tem menos de 25 anos de idade, e 29% são jovens (idade entre 10 e 24 anos) e, destes, 80% vivem em países em desenvolvimento. A juventude brasileira representa quase um terço da população total do País. Os adolescentes são aqueles indivíduos de 10 a 14 anos, os adolescentes jovens, os de 15 a 19 anos; e os jovens adultos, os de 20 a 24 anos, distribuídos na população geral, segundo a Tabela 67.1 (Cannon, 1999).

Em 1970, o País contava com 18,3 milhões de jovens de 15 a 24 anos, e com 32 milhões em 1998. O aumento populacional, ocorrido nessas três décadas, resulta da transformação na estrutura etária na população brasileira em função da queda na fecundidade, do crescente declínio da mortalidade infantil e do aumento da esperança de vida ao nascer. Assim, estabeleceu-se uma onda jovem que engrossa as faixas etárias seguintes.

Os adolescentes e jovens são os que apresentam maior capacidade migratória, tanto que 80% deles vivem em áreas urbanas, determinando um repensar na provisão de equipamentos sociais para atender às suas necessidades. Ser jovem pressupõe ter energia e saúde, pois, na 2ª década da vida, os jovens deixam para trás os riscos da infância, enquanto os problemas relacionados com o envelhecimento parecem muito distantes para causar qualquer preocupação. Ainda assim, muitos morrem prematuramente. No Brasil, a cada ano, cerca de 26 mil jovens entre 10 e 19 anos de idade perdem a vida por acidentes, suicídio, violência, doenças relacionadas à gravidez e outros males que, na sua maioria, poderiam ser prevenidos ou tratados. Outros sofrem com problemas crônicos de saúde ou deficiências que chegam a comprometer seu trajeto de vida (Cannon, 1999).

A Figura 67.1, do mesmo Ministério da Saúde, fornece uma visão da estatística oficial.

Suicídio – o final da tragédia

De todos os tipos de morte entre adolescentes, o suicídio figura provavelmente como o mais devastador do ponto de vista emocional. A perda precoce de uma vida impõe a familiares e amigos não apenas um legado de promessas não cumpridas, mas também sentimentos de perda, culpa, luto e desespero.

Em todo o mundo, o suicídio está entre as três maiores causas de morte na juventude. A cada 5 minutos, um jovem (homem ou mulher) acaba com a própria vida. Anualmente, pelo menos 100 mil adolescentes cometem suicídio em todo o mundo. Para cada morte efetiva, há pelo menos 40 tentativas malsucedidas. Os rapazes são mais propensos a completar o suicídio. Os adolescentes considerados de risco são aqueles submetidos a situações estressantes, seja porque se trata de portadores de doenças que comprometem o seu desenvolvimento, seja pela presença de antecedentes de patologias mentais, pela existência de um ambiente familiar desestruturado ou pelo convívio com alguma forma de violência.

Os suicídios podem decorrer de distúrbios mentais ligados à depressão, de abuso físico, de falta de objetivos na vida, da ansiedade em relação à identidade sexual, da gravidez não planejada, da infecção por HIV, dos problemas familiares, do isolamento social, da competição intensa na escola, do desemprego e do rompimento de relações amorosas. A depressão também se associa ao uso de álcool e de drogas ilícitas, os quais

TABELA 67.1 – População residente de 10 a 24 anos, por faixa etária e sexo, Brasil, 1998.

Idade	População	Masculino		Feminino	
		Número	%	Número	%
10 a 14	18.040.252	9.105.946	50,47	8.934.306	49,53
15 a 19	17.186.076	8.595.667	50,01	8.590.409	49,99
20 a 24	14.862.119	7.364.306	49,55	7.497.813	50,45
Total	50.088.447	25.065.919		25.022.528	

Fonte: IBGE, 1998.

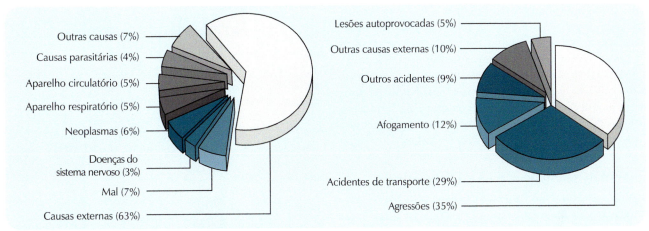

FIGURA 67.1 – Mortalidade de adolescentes de 10 a 19 anos.
Fonte: Ministério da Saúde.

podem aumentar a propensão ao comportamento suicida. No Brasil, o suicídio é subnotificado. Mesmo assim, em 1996 foram registrados 1.462 óbitos de jovens entre 10 e 19 anos de idade por essa causa.

Nós achamos que a realidade é diferente. Na nossa prática, muito mais jovens estão sendo exterminados e/ou se exterminando. Os chamados "acidentes" são, na verdade, tentativas de suicídio. Nessa área, os dados de que dispomos são alarmantes. Acabamos de concluir o trabalho de campo de uma profunda pesquisa no Hospital João XXIII (Hospital de Pronto-Socorro) de Belo Horizonte, sobre tentativas de autoextermínio associadas ao abuso na infância e na adolescência. Nossas crianças e nossos adolescentes são muito abusados, e esses abusos funcionam como preditores de tentativas de suicídio. Alguns gráficos relacionados a 322 entrevistas de tentativa de suicídio e o mesmo número de controles revelam a gravidade da situação.

Esses nossos resultados são muito significativos e sérios. Eles confirmam a hipótese de que os maus-tratos contra as crianças e os adolescentes têm consequências gravíssimas, inclusive a morte de muitos deles. Os abusos físico, psicológico e sexual são preditores de tentativas de suicídio. Isso não quer dizer que ser maltratado na infância e/ou adolescência determina uma tentativa futura de autoextermínio, mas é importante salientar que um número elevado e estatisticamente válido desses indivíduos abusados levará consigo essas experiências traumáticas que poderão, em dado momento, precipitar a busca dramática de solução de conflitos. Ao lado do suicídio, índices alarmantes de homicídios praticados por e contra jovens configuram um quadro grave de violência.

Homicídios de jovens – a maior das tragédias

A violência faz parte, cada vez mais, do dia a dia dos nossos adolescentes. O potencial de tensão social no Brasil está concentrado basicamente na população com idade entre 15 e 20 anos, que é excepcionalmente numerosa nesta virada de século (do XX para o XXI). Em 1996, mais de 5 mil adolescentes foram assassinados, uma mortandade só comparável com as que se registram em conflitos armados. No Brasil, as taxas de mortalidade entre homens de 15 a 24 anos são quase 50% maiores do que as dos Estados Unidos, e 100% maiores do que as registradas no Canadá, na França ou na Itália.

As taxas de mortalidade por homicídio, nessa faixa etária, cresceram em 130%, no período entre 1980 e 1995. Nas regiões Sudeste e Centro-Oeste, os índices saltam para 150% e 180%, respectivamente. Esses números mostram que essa causa de morte não está concentrada nos grandes centros urbanos, sugerindo que o avanço populacional para o Norte e para o Oeste – regiões de garimpos e conflitos de terras – seja um facilitador de situações de violência.

Por que os jovens estão morrendo nas ruas e estradas?

Os acidentes de trânsito são a maior causa de morte entre os jovens do sexo masculino em todo o mundo, relacionando-se, geralmente, com o consumo de bebidas alcoólicas e outras de drogas. Algumas características específicas desse período da vida fazem os jovens se acreditarem invulneráveis aos acidentes de trânsito. Mesmo que fisicamente adultos, muitos ainda não têm maturidade emocional e social suficiente para comportar-se adequadamente ao volante de um carro ou sobre uma motocicleta. Para o adolescente, a ânsia de obter a aprovação de seus pares ao correr riscos, desafiar autoridades e quebrar regras estabelecidas é, muitas vezes, mais forte do que o seu sentido de autopreservação. Eles toleram menos do que os adultos os efeitos do álcool sobre os sentidos. A possibilidade de se envolverem em algum acidente relacionado com o consumo de bebidas é duas vezes maior do que a registrada em qualquer outro grupo etário.

Grande parte das mortes de adolescentes no trânsito está relacionada com o consumo de álcool. A maioria dos acidentes fatais envolvendo jovens ocorre à noite ou nas primeiras horas da manhã, especialmente nos fins de semana, quando a possibilidade de eles estarem sob o efeito de algum tipo de droga é maior. Além disso, os adolescentes são mais negligentes do que os adultos na utilização de equipamentos de proteção, como cintos de segurança nos carros e capacetes nas motocicletas, pois se consideram invulneráveis aos riscos. Em função de todas as características citadas, adolescentes, embora devam viver em liberdade, essa liberdade deve ter limites.

Quais são as crianças e os adolescentes em circunstâncias especialmente difíceis?

Busquemos responder algumas perguntas sobre esses importantes cidadãos e cidadãs brasileiros seguindo as ideias de Costa, grande conhecedor dos problemas aqui abordados (Costa, 1992): "são as crianças e jovens que, além ou independentemente da pobreza, estão expostos a determinadas condições de vulnerabilidade que os colocam em situação de risco pessoal e social".

Quais são, no contexto da cidade grande, as principais situações de risco pessoal e social a que está exposto um significativo contingente da população infantojuvenil?

São várias as situações de risco a que estão expostas as crianças e os adolescentes brasileiros nas grandes capitais:
- As crianças vítimas de negligência, abuso e maus-tratos na família e instituições (Figuras 67.2 a 67.4).
- As crianças vítimas de abandono e tráfico.
- As crianças e os adolescentes que fazem das ruas:
  - seu espaço de luta pela vida (como parte da estratégia de sobrevivência das famílias marginalizadas);
  - seu espaço de habitação, já que não retornam à casa depois de atividade nas ruas.
- As crianças e os adolescentes envolvidos no uso e até mesmo no tráfico de drogas.
- As crianças e os adolescentes vítimas de trabalho abusivo e explorador.
- As crianças e os adolescentes vítimas de exploração sexual (pornografia e prostituição).
- Os adolescentes em conflito com a lei em razão de cometimento de ato infracional.

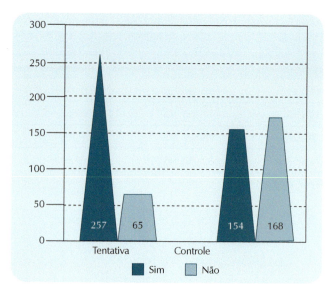

FIGURA 67.2 – Abuso psicológico *versus* tentativa/controle.
Fonte: Lippi, 1999.

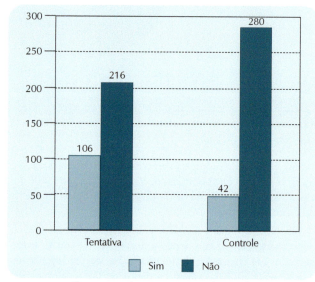

FIGURA 67.3 – Abuso sexual *versus* tentativa/controle.
Fonte: Lippi, 1999.

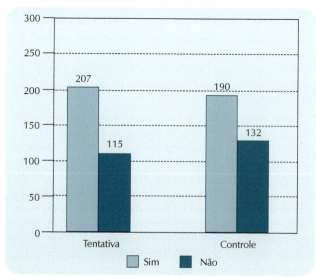

FIGURA 67.4 – Abuso físico *versus* tentativa/controle.
Fonte: Lippi, 1999.

Dessas situações difíceis, quais as que apresentam maior relevância hoje, em termos de opinião pública?

Sem dúvida, os dois grandes problemas são: 1) as crianças e os adolescentes que fazem da rua seu espaço de luta pela sobrevivência e até mesmo de moradia; e 2) os adolescentes em conflito com a lei em razão do cometimento de atos infracionais.

Embora distintas, essas duas situações são fundidas pelo senso comum em um único e mesmo problema: as ruas estão se tornando cada vez mais violentas e inseguras e os meninos e meninas de rua fazem parte (juntos e, às vezes, associados aos delinquentes adultos) desse quadro de deterioração do convívio social. A convivência familiar é fundamental para uma vida saudável.

Em nossa opinião pessoal, pela experiência acumulada, não temos dúvida de que atrás de cada criança em risco existe sempre um ou mais adultos negligentes. As guerras, os massacres, a escravidão, a exploração, o abuso sexual, os maus-tratos e todos e quaisquer atos lesivos contra a criança são sempre planejados e decididos pelos adultos, e raras são as exceções em que as pessoas mais jovens causaram as situações descritas. Não sendo a criança e o jovem atendidos nos seus direitos, torna-se difícil para essa população encontrar outros caminhos que não os da violência. Todo ser humano tem direito a uma família.

O que se pode fazer diante desse quadro?

Há que se dar uma satisfação a todos aqueles que vêm sofrendo com o problema: aos que foram roubados, achacados e agredidos e aos que tiveram suas atividades prejudicadas (comércio).

É preciso reconhecer, entretanto, que cada menino e menina de/ou na rua estão abandonados por todos. Existe uma ilha cercada de omissão por todos os lados: família; sociedade; e poder público.

Como caracterizar essa ilha cercada de omissão por todos os lados?

Os meninos de rua estão fora da escola. Ninguém vê os educadores indo ao seu encontro para resgatar seu direito à educação. Somos contrários à existência dos assim chamados "educadores de rua", pois, sua atuação transforma a rua em "residência" e/ou "escola" para as crianças. O lugar das crianças é em casa (quando existe) ou na escola e/ou lares substitutos. Elas estão sem atendimento médico e odontológico. Quem vê profissionais da área da saúde preocupados em atendê-las? Jamais médicos e/ou odontólogos devem atendê-las na rua! Mas precisamos nos organizar para que esses jovens e crianças sejam atendidos. Muitos de nós estão preocupados. Falta a concretização de políticas sérias. Os adolescentes de rua precisam aprender uma ocupação, ofício ou profissão que lhes possibilite ganhar honestamente a vida e ajudar suas famílias. Esforços nesse sentido são feitos por uma parcela mínima da comunidade. Os meninos de rua precisam de apoio, atenção e, em alguns casos, de abrigo. No entanto, a única política pública a lhes dar atenção continuada e sistemática é a de "segurança pública", por meio da repressão (prisão) e da prevenção-repressiva ("arrastão") (Quadros 67.2 a 67.4).

A culpa de isso ocorrer é da polícia?

Absolutamente não! A polícia tem sido chamada a agir no terreno baldio das demais políticas públicas (saúde, educação, assistência, trabalho, lazer e profissionalização) que ainda não se mostraram capazes ou dispostas a cumprir os seus deveres e obrigações para com esse segmento da população infantojuvenil.

A polícia, pressionada pelas vítimas e pelos demais segmentos prejudicados pelos meninos (e adultos que sempre os acompanham ou assessoram), vê-se obrigada a ampreendê-los, além da repressão ao delito (que é sua obrigação constitucional), a repressão preventiva (conhecida como operação "cata-pivete" ou "arrastão") que acaba colocando a autoridade policial em curso de colisão com o art. 5º da Constituição Federal e com o 106º do ECA. Compreendemos que existem policiais militares maltratadores, de duvidoso preparo ético e moral. Isso é reconhecido por todos.

Algumas corporações estão se preparando de maneira mais adequada para o atendimento de crianças e/ou adolescentes. Não será uma tarefa fácil. Há muitos anos acompanhamos essa luta. Em um país onde os exemplos que vêm de cima não são nada animadores e alguns modelos não servem para a infância e a juventude, não será fácil criar melhores condições para essa população. Sabemos ser uma luta para mais muitos anos. Não podemos perder mais tempo. A ignorância é a violência maior a que se pode submeter o homem. Combater essa violência tão comum no capitalismo selvagem deve se constituir em uma obsessão.

Qual o conteúdo desses dois artigos?

O conteúdo desses artigos – o 5º da Constituição Federal e o 106º do ECA – constitui uma das regras mais elementares do estado democrático de direito: "Ninguém poderá ser preso, a não ser em flagrante delito ou com ordem escrita e fundamentada da autoridade judiciária" (Nogueira, 1998).

Ainda que ilegal, essa prática repressiva é eficiente?

Ela equivale a apagar fogo com gasolina. A prisão indiscriminada de meninos e meninas, infratores e não infratores, transforma a delegacia e centros de triagem em verdadeiras escolas de delinquência. Nesses locais, existem os delinquentes e a convivência com eles pode tornar um menor problemático, em função do chamado "contágio grupal". Crianças não infratoras jogadas no lamaçal das perversões.

Devemos ser paternalistas e passar as mãos na cabeça dos adolescentes infratores?

Não! A polícia deve apreender de forma sistemática esses adolescentes e a Justiça, aplicar-lhes as medidas previstas na lei. O que não se pode fazer é agir como se todos os meninos que estão nas ruas fossem infratores e dar-lhes o mesmo tratamento policial e judicial.

QUADRO 67.2 – Quadro sinótico – direito à liberdade, ao respeito e à dignidade.

Direito à liberdade (art. 16)	• Ir, vir e estar em logradouros públicos e espaços comunitários • Opinião e expressão • Crença e cultos religiosos • Brincar, praticar esportes e divertir-se • Participar da vida familiar e comunitária • Participar da vida política, na forma da lei (com 16 anos pode ser eleitor): Art. 14, § 1º, II, c • Buscar refúgio, auxílio e orientação
Direito ao respeito (art. 17)	• Inviolabilidade da integridade física • Integridade psíquica e moral • Preservação da imagem • Preservação da identidade
	• Preservação da autonomia • Valores, ideias e crenças • Preservação dos espaços e objetos pessoais
Dever de todos (art. 18)	• Velar pela dignidade da criança e do adolescente • Colocá-los a salvo de qualquer tratamento desumano, violento, aterrorizante, vexatório ou constrangedor

Fonte: Nogueira, 1998.

QUADRO 67.3 – Quadro sinótico – direito à convivência familiar e comunitária.

Convivência familiar (art. 9)	• Regra: toda criança e todo jovem têm direito de ser criado no seio de uma família • Exceção: não sendo possível permanecer com a família natural, ser-lhe-á dada família substituta na forma da lei
Direitos dos filhos (art. 20)	• Os filhos, havidos ou não da relação do casamento, ou por adoção, terão os mesmos direitos, proibidas quaisquer discriminações referentes à filiação (CF art. 237)
Exercício de pátrio poder (art. 21)	• Será exercido em igualdade de condições pelo pai e pela mãe • Em caso de discordância, recorrer à autoridade judiciária competente
Deveres dos pais (art. 22)	• Sustento • Guarda • Educação • Cumprir e fazer cumprir as determinações judiciais
Perda ou suspensão do pátrio poder (art. 24)	• Casos previstos no Código Civil (art. 395) – castigos imoderados, abandono, prática de atos contrários à moral e aos bons costumes • Descumprimento injustificado dos deveres e obrigações • Decretado judicialmente em procedimento contraditório

Fonte: Nogueira, 1998.

QUADRO 67.4 – Quadro sinótico – família natural e substituta.

Família natural (art. 25)	• É a comunidade formada pelos pais, ou qualquer deles e seus descendentes (art. 25)
Família legítima (CF. art. 226, *caput*, e CC, art. 180 e seguintes)	• Constituída em obediência às formalidades legais, pois é a base da sociedade e tem especial proteção do estado (CF. art. 226, *caput*, e CC, art. 180 e seguintes)

Família substituta (art. 28)	• É aquela que recebe o menor em
	  • Guarda
	  • Tutela
	  • Adoção

Família substituta estrangeira (art. 31)	• Constitui medida excepcional somente admissível na modalidade de adoção (art. 31)
Filhos fora do casamento podem ser reconhecidos (art. 26)	• Pelos pais, conjunta ou separadamente • No próprio termo de nascimento • Por testamento • Mediante escritura • Mediante outro documento público
Observação (art. 26)	• Seja qual for a origem dos filhos, estes podem ser reconhecidos
Observação (art. 27)	• Direito personalíssimo • Indisponível • Imprescritível
Observação	• O direito de família pode ser exercitado contra os pais, ou contra seus herdeiros, em segredo de justiça
Compromisso a ser assumido (art. 32)	• Em caso de guarda • De tutela

Fonte: Nogueira, 1998.

O Conselho Nacional da Criança e do Adolescente (Conanda) encontra-se perplexo e preocupado com a atitude de alguns segmentos da sociedade em relação aos adolescentes autores de ato infracional, consubstanciada em Proposta de Emenda Constitucional que visa reduzir a idade de imputabilidade de pena para 14 ou 16 anos. Dessa forma, julgou necessário tecer as seguintes considerações:

- O aumento da violência urbana no país tem sido visto como responsabilidade do adolescente. Porém, as estatísticas revelam que menos de 10% dos atos infracionais são de autoria dos cidadãos menores de 18 anos, invalidando a suposta responsabilidade. Dados epidemiológicos da juventude brasileira comprovam que os adolescentes são vítimas prioritárias da violência, pois sua primeira causa de morte é o homicídio (Ministério da Saúde, 1996). Para cada adolescente, entre 12 e 18 anos, acusado de homicídio, morrem quatro outros assassinados (MNDH, 1999). Isso mostra que as respostas não podem ser simplistas e devem levar em conta questões decisivas, como a miséria e a exclusão social.

- É frequente ouvir-se que ao adolescente de ato infracional nada acontece e que o Estatuto da Criança e do Adolescente (ECA, Lei Federal n. 8.069/1990) é complacente e nada propõe de coercitivo. Essa afirmação reveste-se de desconhecimento em relação à Lei e é, até mesmo, uma forma de ludibriar a opinião pública. O ECA estabelece, no art. 112, uma série de medidas que devem ser aplicadas ante os atos infracionais cometidos por adolescentes até 18 anos. É imperativo estabelecer que a inimputabilidade é sinônimo de impunidade e que não responder pelos atos delituosos perante o Código Penal não faz do adolescente um irresponsável. O adolescente não é um problema, mas um indivíduo a ser desenvolvido; porém, considerar crianças e adolescentes pessoas em desenvolvimento exige maturidade social.

- Em alguns Estados, as medidas previstas no ECA não vêm sendo aplicadas, ao passo que, em outros, sua aplicação tem mostrado excelentes resultados. Pergunta-se, então, a culpa é do ECA ou da deficiente operacionalização da Lei?

- A Constituição Federal de 1988 determina que a criança e o adolescente têm "prioridade absoluta". O ECA, fruto do ideário constitucional e de uma mobilização ampla da sociedade brasileira, veio substituir o Código de Menores (Lei Federal n. 697/1979).

- Surgiu, assim, uma doutrina de proteção integral, responsável por uma nova cultura e novas práticas no cuidar e proteger a infância e a adolescência brasileiras.

- O modelo Febem (Fundação do Bem-Estar do Menor), falido antes da promulgação do ECA, não atenta para essa condição peculiar da criança e do adolescente ao executar práticas de "confinamento" e "repressão". Em vários estados, motins, fugas e mortes fazem parte do cotidiano dessas instituições, passando a ser o principal ator em um cenário absolutamente hostil a esta fase da vida. Isso tem contribuído para a formação de uma contracultura, racionalmente orquestrada, que exige a redução da idade penal.

- Como é possível reduzir a idade penal sem antes implementar as medidas estabelecidas pelo ECA? Como é possível recuperar cidadãos adolescentes por meio de um sistema considerado, pelo próprio Poder Judiciário, arcaico e falido? Basta observar que a população carcerária do Brasil é de 194.074 presos[1] e o número de vagas do sistema prisional é de 107.049. Será este o modelo para recuperar brasileiros de 14 ou 16 anos de idade? Qual seria a expectativa da recuperação?

- Os especialistas são unânimes em rejeitar o modelo vigente e recomendar as medidas socioeducativas previstas pela legislação atual. Afirmam que o processo pedagógico proposto no ECA potencializa a mudança de atitudes e comportamentos do adolescente, pois considera sua condição de pessoa em desenvolvimento.

- Em alguns países, a idade de responsabilidade penal é inferior à brasileira. Pergunta-se: estes países resolveram seus problemas de violência? Não.

Muitos justificam a idade de redução da imputabilidade, tendo em vista o direito de voto, ainda que facultativo, aos 16 anos. Outros consideram que o jovem de hoje é mais informado e amadurece mais cedo. É preciso avaliar a capacidade de adaptação do indivíduo às constantes demandas e aos estímulos a que é submetido na atualidade. É curioso observar que a concessão da Carteira Nacional de Habilitação se dá, apenas, aos 18 anos ou mais, e que, antes dos 18 anos, nenhum brasileiro pode ocupar cargo eletivo – vereador aos 18 anos, prefeito aos 21 anos, governador aos 30 e senador aos 35 anos. Assim, a capacidade de discernimento do adolescente é tratada de forma ambígua, pautada em escala cronológica, sem considerar sua condição de pessoa em desenvolvimento, cuja trajetória será bem-sucedida na medida em que a sociedade aceitar o desafio de favorecer esse desenvolvimento sem paternalismo, mas com a proteção necessária (Quadros 67.5 a 67.7).

QUADRO 67.5 – Quadro sinótico – direitos e garantias processuais (arts. 110 e 111).

Direitos individuais (art. 106)	• Apreensão legal em flagrante • Ordem escrita e fundamentada da autoridade judiciária competente • Identificação dos responsáveis pela apreensão • Comunicação *incontinenti* à autoridade judiciária • Comunicação à família do apreendido • Comunicação a pessoa indicada pelo apreendido, inclusive advogado • Informação a respeito dos seus direitos • Dispensa de identificação datiloscópica, desde que civilmente identificado, salvo dúvida fundada
Observações (art. 108)	• O adolescente apreendido deve ser liberado imediatamente se seus pais comparecerem, salvo se necessitar ser internado • A internação, antes da sentença, pode ser determinada pelo prazo máximo de 45 dias
Garantias processuais (art. 111)	• Pleno e formal conhecimento da atribuição do ato infracional, mediante citação ou meio equivalente • Igualdade na relação processual • Defesa técnica por advogado • Assistência judiciária gratuita e integral • Ser ouvido pessoalmente • Solicitar a presença de seus pais ou responsáveis em qualquer fase do procedimento
Observação	• Nenhum adolescente pode ser privado de sua liberdade sem o devido processo legal (art. 110)

Fonte: Nogueira, 1998.

---

[1] Números do Conselho Nacional de Justiça estimaram 710 mil presidiários em 2017.

QUADRO 67.6 – Quadro sinótico – medidas de proteção e socioeducativas (arts. 101 e 112).

Medidas de proteção aplicáveis à criança e ao adolescente (art. 101)	• Encaminhamento aos pais ou ao responsável, mediante termo de responsabilidade. Orientação, apoio e acompanhamento temporário • Matrícula e frequência obrigatórias em estabelecimento oficial de ensino fundamental. Inclusão em programa comunitário ou oficial de auxílio à família, à criança e ao adolescente. Requisição de tratamento médico, psicológico ou psiquiátrico, em regime ambulatorial ou hospitalar • Inclusão em programa oficial ou comunitário de auxílio, orientação e tratamento de alcoólatras e toxicômanos • Abrigo em entidade • Colocação em família substituta
Observações	• O abrigo é medida excepcional como forma de transição para a família substituta • As medidas de proteção poderão ser aplicadas isolada ou cumulativamente, bem como substituídas a qualquer tempo (art. 99)
As medidas são aplicáveis sempre que os direitos forem ameaçados ou violados (art. 98)	• Na aplicação das medidas, levar-se-ão em conta as necessidades pedagógicas • Por ação ou omissão do Estado • Por falta, omissão ou abuso dos pais ou responsável • Em razão de sua conduta

Fonte: Nogueira, 1998.

QUADRO 67.7 – Quadro sinótico – medidas socioeducativas em espécie.

Advertência
• Consiste em admoestação verbal e/ou escrita ao adolescente autor de ato infracional (arts. 112, I; e 115). A advertência verbal pode ser aplicada aos pais (art. 129, VII), às entidades (art. 97, I e II), à criança (art. 101, I) e ao adolescente (art. 112, I), como meio rápido, econômico e formal. A advertência escrita será tomada em procedimento contraditório e tem cabimento contra os pais, entidades e adolescentes, embora seja feita verbalmente. Deve ser reservada aos atos infracionais leves

Obrigação de reparar danos (art. 116)
• Consiste na restituição da coisa ou ressarcimento do prejuízo causado à vítima, de qualquer forma
  • Substituição
    • Havendo manifesta impossibilidade, a medida poderá ser substituída por outra adequada
  • Observação
    • A medida é prevista para o adolescente, pois, se se tratar de criança, haverá necessidade de ação de reparação do dano na justiça comum
  • Responsabilidade civil
    • Menor de 16 anos, a responsabilidade cabe aos pais, tutor ou curador (CC, art. 1.521). Menor com idade entre 16 e 21 anos responde solidariamente com os pais (CC, art. 156)
  • Observação
    • O Estatuto da Criança e do Adolescente, ao considerar adolescente o que completa 12 anos, entra em choque com a lei civil

Prestação de serviço à comunidade (art. 117)
• Consiste na realização de tarefas gratuitas, de interesse geral, junto a entidades assistenciais, hospitais, escolas e outros estabelecimentos
  • A jornada
    Máxima é de 8 horas semanais (sábados, domingos e feriados ou dias úteis), não podendo exceder a 6 meses. Essa medida está prevista como pena restritiva de direitos (CP, art. 43, I) e como condição de *sursis* (CP, art. 78, § 1º)

Liberdade assistida (art. 118)
• Consiste no acompanhamento, auxílio e orientação ao adolescente. O prazo mínimo está previsto para 6 meses, podendo a liberdade assistida ser prorrogada, revogada ou substituída por outra medida
  • Encargos do orientador (art. 119)
    • Promover socialmente o adolescente e sua família. Supervisionar a frequência e o aproveitamento escolar. Diligenciar para obter profissionalização/trabalho. Apresentar relatório do caso

Regime de semiliberdade (art. 120)
• Consiste na progressão da medida de internação para o regime aberto, possibilitando a realização de atividades externas. Prazo: a medida não comporta prazo determinado, aplicando-se, no que couber, as disposições relativas à internação
  • Obrigatório
    • Escolarização
    • Profissionalização

Internação (art. 121)
Constitui medida privativa de liberdade
• Princípios
  • Brevidade
  • Excepcionalidade
  • Respeito à condição peculiar de pessoa em desenvolvimento
• Prazo
  • Não comporta prazo determinado. Reavaliação a cada 6 meses, no máximo. Período máximo não pode exceder a 3 anos. Liberação compulsória aos 21 anos
  • Não pode ser superior a 3 meses, no caso do inciso III do art. 122 do Estatuto

Aplicação (art. 122)
• Tratando-se de ato infracional praticado mediante grave ameaça ou violência à pessoa. Por reiteração de outras infrações graves
• Por descumprimento reiterado e injustificável da medida anteriormente imposta

(continua)

QUADRO 67.7 – Quadro sinótico – medidas socioeducativas em espécie (continuação).

Direitos do internado (art. 124)
- Entrevistar-se pessoalmente com o representante do Ministério Público. Peticionar diretamente à qualquer autoridade
- Avistar-se reservadamente com seu defensor
- Ser informado de sua situação processual, sempre que solicitar
- Ser tratado com respeito e dignidade
- Permanecer internado mais próximo do domicílio dos pais
- Receber visitas, ao menos semanalmente
- Corresponder-se com seus familiares e amigos
- Ter acesso aos objetos necessários a higiene e asseio
- Ter alojamento higiênico e salubre
- Receber escolarização e profissionalização
- Ter acesso aos meios de comunicação
- Realizar atividades culturais, esportivas e de lazer
- Ter assistência religiosa, segundo sua crença
- Manter a posse de seus objetos pessoais ou comprovante de depósito
- Receber os documentos indispensáveis quando de sua desinternação

Observações finais
- Em nenhum caso haverá incomunicabilidade
- Em nenhuma hipótese será aplicada a internação havendo outra medida adequada
- A internação deve ser cumprida em entidade exclusiva para adolescente
- A autoridade judiciária poderá suspender as visitas dos pais ou responsáveis se existirem motivos sérios e prejudiciais aos interesses do internado

Fonte: Nogueira, 1998.

Portanto, é equivocada a proposição de redução de idade de imputabilidade de pena no enfrentamento da questão atinente à criminalidade do adolescente. O ECA oferece resposta aos justos anseios da sociedade por segurança. No combate à miséria e na educação reside especialmente o enfrentamento dessa criminalidade.

Urge o compromisso público com a efetivação do Estatuto, instrumento de cidadania e responsabilidade de jovens e adultos. Impõe-se uma reflexão de toda a sociedade sobre as iniquidades sociais (Conanda, 1999). Por isso, é necessário cumprir as medidas de proteção e socioeducativas como determina o ECA.

Qual a conclusão do que expusemos neste capítulo?

A conclusão inevitável é que a questão dos meninos de rua não é apenas um caso de polícia. A grande maioria dos casos exige uma avaliação, um trabalho social e educativo emancipador, com base na noção de cidadania. "Cidadania é o direito de se ter direito ao atendimento de suas necessidades básicas". Quando as necessidades básicas não são atendidas, devemos buscar, em primeiro lugar, tomar as medidas relacionadas à atuação dos pais. Eles deveriam ser os mais interessados na criação de um bom relacionamento dos filhos com a comunidade.

Desde jovem, o autor deste capítulo se preocupa com os bebês. A análise pessoal realizada, aliada à intenção e à inteligência, direcionou sua reflexão para o mundo interno da criança. Ter sido um bebê maltratado psicologicamente, abandonado pelo pai e tendo vivido quase 3 anos na Febem aguçou sua curiosidade e engrandeceu o respeito que devemos a todas as crianças. O efeito da separação do lar e, especificamente, da própria mãe sobre o desenvolvimento emocional de bebês e crianças pequenas, é devastador: "Eles não são louças, das quais o passado pode ser apagado com um espanador ou uma esponja, mas seres humanos que trazem em seu íntimo suas experiências anteriores e cujo comportamento no presente é profundamente afetado pelo que aconteceu antes" (Bowlby, 1990). Bowlby cita estatística mostrando que a separação pode aumentar a tendência para o desenvolvimento de uma personalidade psicopática. Portanto, "é essencial à saúde mental do bebê e da criança pequena que tenham uma vivência de uma relação calorosa, íntima e contínua com a mãe (ou mãe substituta permanente), na qual ambos encontrem satisfações e prazer" (Bowlby, 1990).

Assim têm sido as observações, do autor deste capítulo, como psiquiatra de crianças e adolescentes. Bem sei por que me transformei em psiquiatra especialista em maus-tratos. A maioria da sociedade é cega, surda e muda, já que não tem percebido a dimensão de suas omissões para com as crianças. Estamos criando corvos que nos perfurarão os olhos (parafraseando ditado popular espanhol "cria cuervos y te sacarán los ojos", famoso pelo filme "Cria cuervos", de Carlos Saura). Por que mansões com sistema sofisticado de alarmes, carros blindados e seguranças? Esses fatos ainda não foram suficientes para que as pessoas que deveriam despertar para esse fenômeno humano finalmente o façam? Tira-se o essencial de muitos para o desperdício de alguns.

Bem sabemos que a omissão em relação aos cuidados com as crianças é um fato essencial, mas não o único. Sabemos que existem tendências antissociais em todas as idades e em qualquer sistema de organização política. A tendência antissocial pode ser encontrada em um indivíduo normal ou em um indivíduo doente mental. Aqui, referir-nos-emos, por uma questão particular, às questões relacionadas apenas às crianças. Para mais clareza citaremos, ao final, como conclusão, as ideias de Winnicott (1987), que nos ensina sobre a natureza da tendência antissocial. O ECA contempla, também, medidas relacionadas aos pais.

Nesse enfoque, quem está em situação irregular?

Pelo Código de Menores, o menino sem casa, sem saúde, sem escola, sem profissionalização estava em situação irregular. Hoje, pelo Estatuto da Criança e do Adolescente, quem está em situação irregular são as autoridades administrativas responsáveis (irresponsáveis) pelo atendimento nessas diversas áreas (Quadro 67.8).

QUADRO 67.8 – Quadro sinótico.

Medidas aplicáveis aos pais (art. 129)	• Pais: responsáveis diretos e mais interessados na criação e no desenvolvimento dos filhos • Encaminhamento a programa oficial ou comunitário de proteção à família • Inclusão em programa oficial ou comunitário de auxílio, orientação e tratamento a alcoólatras e toxicômanos
Medidas pertinentes aos pais	• Encaminhamento a tratamento psicológico ou psiquiátrico • Encaminhamento a cursos ou programas de orientação • Obrigação de matricular o filho e acompanhar sua frequência escolar • Obrigação de encaminhar o filho a tratamento especializado • Advertência • Perda da guarda • Destituição da tutela • Suspensão ou destituição do pátrio poder
Extinção do pátrio poder (CC, art. 392)	• Pela morte dos pais ou do filho • Pela emancipação • Pela maioridade • Pela adoção

Fonte: Nogueira, 1998.

É possível abordar de forma articulada e consequente esse grave problema social?

Sim. A abordagem articulada significa que um ataque frontal a esse problema deve envolver diversos setores do governo municipal (educação, saúde, assistência, cultura, esporte e lazer) e principalmente capacitação para o trabalho.

A abordagem consequente desse problema implica atacá-lo, ao mesmo tempo, em dois níveis: nas áreas centrais da cidade; e nas periferias urbanas (bairros, vilas e favelas).

Como fazer isso?

A abordagem articulada implica a adoção de programas integrados entre as diversas áreas do poder público municipal e a sua cooperação com os órgãos estaduais e as ONG (organizações não governamentais). A abordagem consequente implica definir as áreas de onde vêm mais crianças para o centro da cidade e montar nelas uma linha de programas preventivos de natureza comunitária e, nas áreas centrais, fazer a aproximação das crianças de rua com três objetivos principais:

1. Inserir crianças e adolescentes em programas que contemplem educação-trabalho e renda.
2. Promover o seu ingresso ou regresso, no devido tempo, à escola.
3. Reinseri-los na sua família (se possível) e na sua comunidade de origem.

Muito esforço vem sendo empenhado para a progressiva instalação dos Conselhos Municipais e Tutelares. Com eles, a abordagem do problema será cada vez mais direta. É uma pena que muitos municípios não tenham ainda instalado seus Conselhos. Nossas infância e adolescência aguardam o despertar de nossas autoridades.

Trabalhamos muito, no aspecto humano e científico, para criar condições de prevenção de maus-tratos na infância. Aprendemos muito cedo a importância de colaborar com as ações em benefício das crianças. Na década de 1970, o telefone 335-1500, pertencente à Clínica Lippi, era usado pela comunidade para denúncias de maus-tratos contra as crianças.

O "SOS Criança" foi lançado em rede nacional (TV Globo) de televisão juntamente com a jornalista Mônica Teixeira, em 1982, durante a realização do I Encontro Latino-Americano de Prevenção do Abuso e Negligência na Infância, realizado em Belo Horizonte, sob nossa presidência. Colaboramos com o governo do estado de Minas Gerais na implantação do "Disque Criança", em 1985, primeiro telefone público (220-1515) para defender as crianças dos maus-tratos no Brasil. Hoje, denomina-se "SOS Criança" e existe em vários estados.

No Cartório Jero Oliva, em Belo Horizonte, estão registradas as associações:

■ Associação Latino-americana contra Maus-Tratos na Infância (ALACMI) (1987);
■ Associação Brasileira de Prevenção do Abuso e Negligência na Infância (ABPANI) (1988).

Por incrível que pareça, a Sociedade de Proteção aos Animais já existia, àquela época, em Minas Gerais, há mais de 60 anos. Incrível, mas verdadeiro. Relembrando a história citada no início deste capítulo: "Em 1874, em Nova York, Mary Ellen era brutalmente espancada pelos pais adotivos. Sem leis que a protegessem, os vizinhos recorreram a uma lei não específica: Lei de Prevenção de Crueldade Contra Animais. A Justiça americana acabou por reconhecer que a criança pertencia ao reino animal e, por isso, merecia proteção contra os maus-tratos".

Integro, há muitos anos, a uma ONG, o "Fundo Cristão para Crianças" (FCC), tendo participado de seu Conselho Consultivo e, há 7 anos, como presidente desse Conselho, em substituição ao antigo presidente, que é o nosso atual Cardeal Dom Serafim Fernandes de Araújo. O FCC atende cerca de 80 mil crianças apadrinhadas por meio de convênios com diversas entidades em Minas e no Ceará. Temos padrinhos de todo o mundo e realizamos um grande trabalho de prevenção.

Em 1988, presidimos o VII Congresso Internacional sobre Prevenção do Abuso e Negligência na Infância, realizado no Rio de Janeiro, após viajar toda a América Latina defendendo os direitos das crianças. Depois do Congresso, partimos para a prevenção diretamente na comunidade. Não nos bastava mobilizar a sociedade, sensibilizar as autoridades e despertar os pais. Era necessário dar o exemplo. Por isso, em 1988, saímos em busca de uma comunidade carente.

No final daquele ano, apresentados pelo FCC, fomos para a Favela da Ventosa (Belo Horizonte), tentar agir na fonte desses magnos problemas. Bem sabemos que a questão dos abusos contra as crianças não está ligada a posições socioeconômicas ou culturais. Em todos os níveis da escala social, encontraremos maus-tratos, mas na favela vimos algo a mais: a miséria e a fome. Tivemos a chance de compartilhar, com a sociedade civil organizada, nas ações preventivas, e colaboramos com as autoridades constituídas. Lá, encontramos as menores vítimas de maus-tratos e abandono, com características marcantes e visíveis. Em ambientes ricos, encontramos maus-tratos de forma mais sofisticada. Quem são esses menores? Crianças maltratadas são aquelas que sofrem ocasional ou habitualmente atos de violência física, sexual ou emocional, tanto no grupo familiar como nas instituições sociais. O ato abusivo pode ser executado por omissão, supressão e transgressão dos direitos individuais e coletivos. Os maus-tratos infantis incluem também o abandono completo e parcial.

Em nossa favela, encontramos todos os tipos de maus-tratos e iniciamos pela base: suprir a demanda de alimentação e afeto, com orientação familiar. Pretendíamos alcançar, e conseguimos, os outros tipos de abuso, inclusive o sexual, por sua atualidade e gravidade (Bice, 1993; Corwin, 1993). Nesses mais de 10 anos de trabalho, conseguimos sensibilizar a comunidade cujas lideranças trabalham com conhecimento e segurança. A prevenção de maus-tratos é ato de rotina, pelo muito que se trabalhou para despertar a população. A favela tem uma população de cerca de 20 mil pessoas, em local com infraestrutura deficiente, mas que lutam e conseguem progressivamente melhores condições de vida. Estão organizadas, com líderes conscientes. Nosso projeto está inserido nesse contexto por meio de Grupo de Apoio e Desenvolvimento da Criança (Gedam), com diretoria própria e que administra os recursos oriundos de diversas fontes (federal, estadual, municipal e do apadrinhamento).

O nosso projeto específico, "Bebês & Cia", nasceu da colaboração da Associação Brasileira de Prevenção do Abuso e Negligência na Infância (ABPANI), da Fundação C&A e do FCC, no qual éramos membro do Conselho Consultivo, e que há anos colabora com a comunidade por meio do sistema de apadrinhamento de crianças. Os padrinhos são brasileiros e estrangeiros. Com essa infraestrutura, conseguimos iniciar o atendimento aos bebês, partindo de um cômodo e, hoje, em espaço maior, em uma sede própria.

A característica primordial do projeto é utilizar a mão de obra ociosa dos adolescentes. Eles, em vez de descerem para a cidade em busca da solução de problemas, permanecem na própria comunidade exercendo uma atividade gratificante que lhes permite, inclusive, praticar o apego, propiciando aos bebês e a eles uma oportunidade maravilhosa de desenvolver o mundo interno. Portanto, os bebês maltratados e negligenciados da favela (de preferência) são recebidos no berçário às 7 horas e devolvidos às 17 horas.

Técnicos de diversas áreas colaboram na execução do programa. O aprendizado dos adolescentes envolvidos se produz na cozinha, preparando os alimentos; no ato de cuidar da higiene das crianças; nas reuniões específicas em que os adolescentes podem tratar de seus problemas pessoais; nas reuniões de orientação dos pais, em que se estendem para a comunidade os avanços obtidos com as crianças etc. É, portanto, um projeto de longo prazo, que já revelou significativos ganhos reais para toda a comunidade, particularmente na implantação da ideia da importância nos cuidados com o bebê como forma de alcançar um nível de saúde mental mais elevado para o futuro. Todos trabalham com o lema "Bebê feliz = adulto sadio".

Estamos, no momento, como afirmamos antes, em uma grande pesquisa e os resultados obtidos confirmam uma associação de tentativa de autoextermínio associada ao abuso na infância e na adolescência, particularmente associada aos abusos sexuais. Nossos resultados mostram que o abuso físico é uma prática usual contra nossas crianças. Tanto os pertencentes ao grupo dos que tentaram o autoextermínio como os do grupo-controle apanharam na infância e sofreram abusos psicológicos e sexuais, todos com grande significado estatístico como preditores de tentativas de suicídio. A prevenção, a nosso ver, é a conduta indiscutivelmente mais humana, lógica, inteligente e, por isso mesmo, a mais econômica de todas. Somente a política de manutenção da ignorância, para fins escusos, pode explicar o atraso ao qual ainda nos submetem. A esperança está nas mãos da juventude que, aos poucos, assume as decisões deste rico País. É muito salutar ler e assistir na mídia aos promotores públicos, jovens na idade e nas práticas, tomando atitudes maduras, honestas e pertinentes (Quadro 67.9).

Para compreendermos melhor a questão dos maus-tratos, desenvolveremos a dinâmica de suas etiologias louvando-nos em trabalhos de Oberstein (1995).

Resumo da Teoria dos Três Fatores

Apresentamos uma versão revisada da teoria dos três fatores sobre o abuso contra as crianças (Lesnik-Oberstein, 1982), desenhada para medir três hipóteses derivadas do fator I (um alto nível de hostilidade em pais abusivos) e suas causas. As três hipóteses centrais são:

- A mãe psicologicamente abusiva tem um alto nível de sentimentos de hostilidade.
- Associação do alto nível de sentimentos hostis da mãe à sua baixa capacidade para resolver os conflitos maritais (em matrimônios violentos e sem afeto), uma educação negativa (punitiva, sem atenção, superprotetora), além de um elevado nível de estresse (estresse objetivo) e um elevado nível de tensão (autoestima rebaixada, depressão, sintomas neuróticos, ansiedade social, sentimentos de ter sido abusada).
- Associação do abuso psicológico materno contra as crianças à sua baixa capacidade para resolver os conflitos maritais, a uma educação negativa, a um alto nível de estresse. Esses autores estudaram 44 mães psicologicamente abusadas e compararam com 128 mães não abusadoras, com uma variedade de medidas, e lograram semelhanças em idade e nível educativo. Todas as mães tinham filhos que foram hospitalizados por sintomas médicos. As três hipóteses foram comprovadas, com exceção do componente da segunda hipótese, que se refere à associação entre estresse objetivo e hostilidade materna. Os resultados positivos coincidiram com a teoria dos três fatores. As Figuras 67.5 e 67.6 explicam a psicodinâmica dos maus-tratos contra crianças e adolescentes, de acordo com a teoria dos três fatores.

QUADRO 67.9 – Quadro sinótico.

Conselho Tutelar: órgão permanente e autônomo, não jurisdicional, encarregado pela sociedade para zelar pelo cumprimento dos direitos da criança e do adolescente	

Composição em cada município (art. 132)	• Cinco membros eleitos
	  • Mandato de 3 anos (permitido a reeleição)
	  • Escolha é feita de acordo com lei municipal
	  • Reconhecida idoneidade moral
	  • Ter idade superior a 21 anos
	  • Residir no município

Requisitos para ser membro do Conselho (art. 133)	• Reconhecida idoneidade moral • Idade superior a 21 anos • Residir no município
Impedimentos (art. 140) Conselho Tutelar	• São impedidos de servir ao Conselho marido e mulher, ascendentes e descendentes, sogro e genro ou nora, irmãos, cunhados durante o cunhadio, tio e sobrinho, padrasto ou madrasta e enteado • O impedimento se estende à autoridade judiciária e ao representante do Ministério Público com atuação no município
Atribuições do Conselho Tutelar (art. 136, I a XI) Obs.: as decisões do Conselho Tutelar (art. 137) só poderão ser revistas pela autoridade judiciária a pedido de quem tenha legítimo interesse	• Aplicar as medidas de proteção • Atender e aconselhar pais e responsáveis • Promover a execução de suas decisões • Requisitar serviços públicos nas áreas de saúde, educação, serviço social, previdência, trabalho e segurança • Representar a autoridade judiciária em caso de descumprimento de suas deliberações • Encaminhar ao Ministério Público notícia de fato que constitua infração penal ou administrativa • Encaminhar ao juiz os casos de sua competência • Expedir notificações • Requisitar certidões de nascimento e óbito, quando necessário • Assessorar o Poder Executivo local na elaboração da proposta orçamentária • Representar contra violação de direitos • Representar ao Ministério Público a perda ou suspensão do pátrio poder

Fonte: Nogueira, 1998.

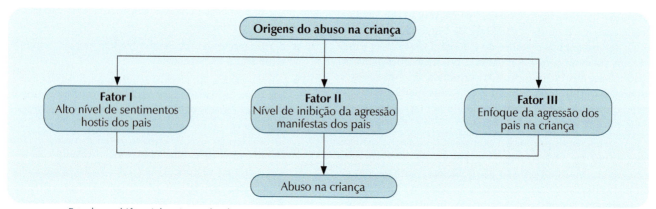

FIGURA 67.5 – Estudo multifatorial: origem do abuso na criança.
Fonte: Lesnik-Oberstein, 1982.

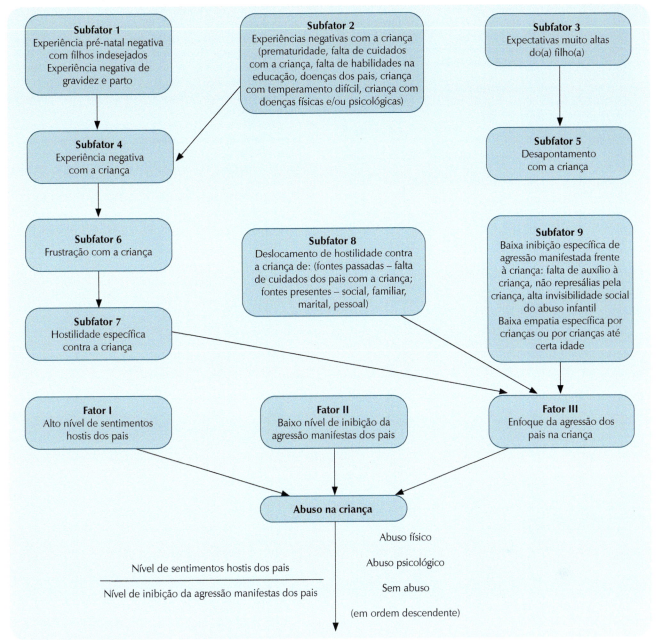

FIGURA 67.6 – Determinantes do foco de agressão dos pais na criança.
Fonte: Lesnik-Oberstein, 1982.

"De tudo ficaram três coisas:
a certeza de que se estava
sempre começando,
a certeza de que era preciso
continuar,
a certeza de que seria
interrompido antes de continuar.
Fazer da interrupção um
caminho,
da queda um passo de dança,
do medo uma escada,
do sonho uma ponte,
da procura um reencontro."

Charles Chaplin

Referências bibliográficas

1. Albergaria J. Introdução ao direito do menor. Belo Horizonte: UNA, 1980.
2. Albergaria J. Comentários ao estatuto da criança e do adolescente. Rio de Janeiro: Aide Editora, 1991.
3. Bice. La infancia en él mundo: los ninos explotados sexualmente. Montevideo: Bice 1993, 17(2).
4. Bowlby D. Formação e rompimento dos laços afetivos. São Paulo: Martins Fontes; 1990.
5. Canha J. Criança maltratada: o papel de uma pessoa de referência na sua recuperação. Estudo Prospectivo de Cinco Anos. Coimbra: Editora Quarteto, 2000.
6. Cannon LRC et al. Saúde e desenvolvimento da juventude brasileira: construindo uma agenda nacional. Brasília: Ministério da Saúde, Secretaria de Políticas de Saúde, 1999.

7. Conselho Nacional dos Direitos da Criança (Conanda). Subsídios para a III Conferência Nacional dos Direitos da Criança e do Adolescente. Brasília, 22 a 26 de novembro de 1999.
8. Corwin LD; Olafson E. Overview: Clinical identification of sexually abused children. Child Abuse & Neglect. The International Journal 1993; 17(1): 7-24.
9. Costa ACG. As crianças e os adolescentes em situação especialmente difícil. Seminário: A criança e o adolescente como prioridade maior. Belo Horizonte; setembro de 1992.
10. Deslandes SE. Prevenir a violência: um desafio para profissionais de saúde. Rio de Janeiro: Fiocruz/ENSP/Claves, 1994.
11. Kempe H; Helfer RE. The Battered Child. 3. ed. Chicago: University of Chicago, 1980.
12. Krynski S; Celia S; Lippi JRS. A criança maltratada. Porto Alegre: Artmed, 1985.
13. Lippi JRS et al. Abuso e negligência na infância: prevenção e direitos. Rio de Janeiro: Editora Científica Nacional, 1990.
14. Lippi JRS et al. Tentativa de autoextermínio associada ao abuso na infância e adolescência: comunicação prévia. Jornada Mineira de Transtornos Afetivos e Sábados de Formação Continuada. Belo Horizonte: Faculdade de Medicina/UFMG; 3 e 4/12/1999.
15. Nogueira PL. Estatuto da ´criança e do adolescente comentado. São Paulo: Saraiva, 1998.
16. Oberstein ML; Koers AI; Cohen L. Parental hostility and its sources in psychologically abusive mothers: a test of the three-factor theory. Child Abuse & Neglect 1995; 19(1): 33-49.
17. Soro FE. Situación dei maltrato infantil en America Latina y él Caribe. Unicef; 1992.
18. Winnicott DW. Privação e delinquência. São Paulo: Martins Fontes, 1987.

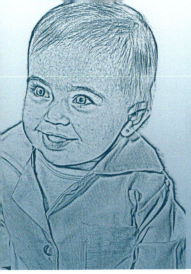

Capítulo 68

Saúde Mental da Criança Indígena

Paulo Verlaine Borges e Azevêdo
Daniela Londe Rabelo Taveira
Leonardo Caixeta

Introdução

Aproximadamente 400 milhões de indígenas no mundo vivem sob as piores condições de saúde física, mental e psicossocial entre todas as culturas. Sofrem os efeitos da colonização sobre seus povos e suas terras até os dias atuais. Os colonizadores introduziram micro-organismos causando pandemias, quase dizimando populações inteiras nas Américas e pelo mundo.[1]

A agricultura tradicional, a coleta de alimentos e os locais de caça e pesca foram destruídos. O álcool e o tabaco, depois, as drogas ilícitas, foram-lhes apresentados. Doenças do estilo de vida (p. ex., obesidade, problemas cardiovasculares e diabetes) e psicossociais devidas ao álcool e às demais drogas só aumentam.[1]

A vida tradicional indígena foi suprimida por regulamentações estrangeiras impostas, em uma espécie de ruptura legalizada. A marginalização socioeconômica e política assim como o preconceito enraizado e institucionalizado agravaram a situação. Lembrando que, independentemente da etnia, o nível socioeconômico é dos determinantes principais de disparidades na saúde.[1]

Muitas indígenas são mães bastante jovens ou têm várias gestações, com altos riscos de complicações, para elas e os bebês. Os adolescentes indígenas têm mais e maiores desvantagens de saúde do que seus pares não indígenas. Desvantagens agravadas pela falta de educação e de acesso a cuidados clínicos e a serviços preventivos em saúde adequados.[1]

A urbanização e a globalização geraram aculturação crescente e mudança rápida dos estilos de vida. Dietas hipercalóricas, ricas de gordura e sal, com poucas fibras. Além das mudanças alimentares infantis, sedentarismo, superlotação e destruição ambiental. Problemas com álcool e outras drogas, violência, ferimentos, envenenamentos e mortes acidentais tornaram-se riscos importantes.[1]

Os riscos relativos (RR) para problemas vinculados à saúde mental são maiores entre os indígenas do que entre os não indígenas. Igualmente, maiores os RR para outros problemas de saúde geral. Nos homens indígenas, destacam-se homicídio e violência (RR = 6,8), miocardite (RR = 6,3) e infecções respiratórias inferiores (RR = 6,1). Entre as mulheres indígenas, destacam-se cardiopatia reumática (RR = 26,4), homicídio e violência (RR = 11,0) e dependência e uso nocivo de álcool (RR = 7,9).[1]

As taxas de deficiências, incapacidades e mortalidade nos jovens indígenas superam as das outras culturas. A discrepância que aponta maiores taxas de deficiências, incapacidades e mortalidade em jovens indígenas é devido a maior frequência de doenças graves, menor acesso ao atendimento clínico e acompanhamento inadequado, bem como a não adesão aos tratamentos propostos em maior frequência e a dificuldade na prevenção das eventuais complicações dos quadros clínicos originais. As causas básicas das doenças são semelhantes em indígenas e não indígenas, mas ônus, incapacidade e morte são maiores nos primeiros.[1]

A terra é importante nas noções compartilhadas de identidade cultural. No Brasil, são reconhecidas 611 terras indígenas, correspondendo a 13% do território nacional em 2016. São aproximadamente 818 mil indígenas, distribuídos em 305 etnias e 180 idiomas, com 315 mil vivendo em áreas urbanas e 503 mil, em áreas rurais. É uma das maiores sociodiversidades do mundo, embora represente menos de 0,5% da população nacional. Vivem dispersos em regiões de difícil acesso geográfico e desafiam as políticas públicas de saúde.[2]

A Constituição Brasileira garante aos povos indígenas direitos exclusivos de usufruto das riquezas dos rios, lagos e solos em suas terras. Reconhece, também, as organizações sociais, os costumes, as línguas, os credos e as tradições indígenas. Isso é fundamental, pois melhor política de direitos humanos é reduzir desigualdades e discriminação entre pessoas, regiões, etnias e gêneros.[2]

Criança indígena no mundo e no Brasil – panorama geral

As crianças indígenas têm mais problemas de saúde graves do que todas outras no mundo. Disparidades desde infecções até problemas cardiovasculares, respiratórios, diabetes e neoplasias. As causas mais comuns de mortalidade são evitáveis, como desnutrição, diarreia, parasitoses e tuberculose. Na América Latina, a mortalidade infantil indígena supera até três vezes a da população geral.[2]

Há consciência global da situação de maior vulnerabilidade e necessidade de medidas especiais para as crianças indígenas usufruírem seus direitos. Em 2007, surgiu a Declaração da Assembleia Geral das Nações Unidas sobre os Direitos dos Povos Indígenas, mas não obrigatória. A Convenção da Organização Internacional do Trabalho (n. 169), sobre Povos Indígenas e Tribais em Países Independentes (1989), regula os direitos à saúde e à educação das crianças.[2]

A Convenção sobre os Direitos da Criança (CDC-1990) orienta obrigações com a saúde, destacando:

a) Diminuir a mortalidade infantil.
b) Assegurar a assistência médica e os cuidados de saúde, principalmente primários.
c) Combater doenças e desnutrição.

Enfatiza a necessidade do trabalho colaborativo com os povos indígenas, garantindo o acesso igualitário a serviços de saúde culturalmente apropriados.[2]

A Organização Pan-Americana da Saúde (OPAS) atentou especificamente para os direitos à saúde dos povos indígenas. Refere-se à etnia como essencial aos princípios e objetivos fundamentais do atendimento em saúde. Consideram o gênero, a etnia, idade e o nível socioeconômico determinantes específicos, com impacto potencialmente positivo ou negativo na saúde. Princípios essenciais, como não discriminação, disponibilidade, acessibilidade e participação, são fundamentais para que a saúde integral seja alcançada entre os indígenas.[2]

A saúde das crianças e dos adolescentes indígenas é inseparável dos contextos histórico e sociocultural. Identificar crenças, tradições e práticas relevantes permitirá intervenções incorporadas às abordagens biomédicas mais adequadas. Assim, engajar crianças e famílias é fundamental para o sucesso das abordagens, aumentando a aceitabilidade e a acessibilidade dos serviços de saúde.[2]

No Brasil, as desigualdades por questões étnicas na saúde e no desenvolvimento geral são evidentes. O Instituto Brasileiro de Geografia e Estatística (IBGE) computou uma população de 191 milhões de pessoas no País em 2010. Dessa população, 63 milhões são menores de 18 anos, com 29,6 milhões vivendo na pobreza. A taxa de pobreza é de 31,5% na população geral e 50,3% até 17 anos. Aproximadamente 11,5 milhões de crianças têm menos de 6 anos e vivem com menos de meio salário mínimo por mês. Além disso, as crianças do meio rural são duas vezes mais vulneráveis à pobreza do que aquelas do meio urbano.[2]

O Brasil estabeleceu uma série de estruturas institucionais relevantes à promoção da saúde infantil indígena e respeito à diversidade étnico-cultural. Foram criados 34 Distritos Sanitários Especiais Indígenas (DSEI), em uma rede integrada, hierárquica, intercultural, incorporando práticas tradicionais de saúde indígenas. Busca-se a redução de mortes, doenças e de incapacidade, promovendo o crescimento e o desenvolvimento de crianças menores de 5 anos.[2]

Baixo peso em crianças menores de 2 anos é quatro vezes mais prevalente no nordeste do que no sul brasileiros. Isso reflete claramente as condições associadas à pobreza e à desigualdade, particularmente nas populações indígenas. Devem-se reforçar os direitos existentes e a maior vulnerabilidade, advogando por leis, políticas e programas específicos à saúde dessas crianças. Finalmente, são necessárias metodologias de medição mais eficazes e rigorosas em etnia e saúde, para analisar impactos dos programas realizados.[2]

Saúde mental indígena

Vulnerabilidade indígena resulta da combinação de déficits socioeconômicos, fatores culturais e históricos (p. ex., perda da língua, das terras e racismo). Geralmente, as pesquisas com relação à saúde em indígenas desconsideram as noções de saúde, doença e tratamento dos próprios indígenas. As populações indígenas incluem na definição de bem-estar, além da saúde física e ausência de doenças, as relações familiares adequadas. Entendem ser necessário purificar as toxicidades ambiental, emocional e física, envolvendo toda a comunidade no processo.[3]

Perdas culturais levam à hostilidade reprimida causando explosividade, sob a influência de álcool ou drogas e reações de luto frequentes. Experiências culturais positivas e fortalecimento de figuras de autoridade seriam estratégias para reduzir esses eventos. Proporcionariam desenvolvimento de identidades saudáveis nas crianças, como fatores protetores.[3]

A linguagem é fundamental para a identidade e relações do indivíduo, especialmente como elo espiritual, componente essencial da saúde indígena. No mundo, as línguas indígenas estão desaparecendo e, assim, a essência da identidade dessas pessoas. Acredita-se, então, que revitalizar a língua poderia ser uma estratégia importante de promoção da saúde. Entre os Karajá, aldeiados na Amazônia Legal, as crianças aprendem a língua materna primeiro e só depois a nacional (português).[4-6]

Acredita-se que a identidade é pré-requisito para a saúde mental. Variações nos índices de sofrimento, como taxas de suicídios, destacam a importância de considerar cada comunidade e suas respostas quanto aos estresses. Muito provavelmente, os altos níveis de problemas emocionais (ansiedade e depressão), abuso de substâncias e suicídio relacionam-se com questões de identidade e de autoestima.[3]

O construto de saúde mental difere entre indígenas e não indígenas. Indígenas rejeitam tratamentos que desvalorizam seus conhecimentos, explicando a subutilização de serviços de saúde mental não indígenas. Fatores culturais afetam decisões individuais, como o suicídio nos indígenas. Isso, mesmo com os problemas mentais entre eles, e os não indígenas tendo causas muito semelhantes. Esses fatores culturais incluem políticas governamentais inadequadas, troca de estilo de vida ativo para sedentário, racismo, marginalização e autoimagem inferior.[3]

Pesquisas mostraram que a dependência de substâncias tem forte relação inversa com o nível socioeconômico. A dependência seria tanto uma forma de automedicação para o estresse crônico, como uma espécie de recompensa às desvantagens sociais. O desamparo aprendido também explicaria o consumo de substâncias para aliviar angústias sofridas pelos indígenas.[3]

A rápida aculturação, marginalização e globalização indígenas associam-se com altas taxas de depressão, alcoolismo, suicídio e violência, eminentemente nos jovens. A urbanização e a instabilidade residencial diminuíram o bem-estar dos indígenas e a coesão social. A instabilidade familiar também está associada à alta proporção de famílias monoparentais de baixa renda. Baixa escolaridade, divórcio, criminalidade e suicídio são consequências que levam à desintegração social ainda maior. Ciclo vicioso perverso que afeta os indígenas do mundo todo.[3]

Ironicamente, os fatores que levam os indígenas das aldeias para as cidades e destas de volta às comunidades são semelhantes. Desemprego, pobreza, falta de habitação, saúde, educação, tédio e baixa qualidade de vida, levam-nos das aldeias às cidades e vice-versa. Perceber que a comunidade é melhor para viver, criar filhos, conectar-se emocional e espiritualmente com povo, terra e cultura, favorece retornar.[3]

Para Sioui,[7] "(…) danos à terra, apropriação de terras e restrições espaciais constituem ataques diretos à pessoa", equivalendo a uma agressão física. Sem a terra, da qual são os seus guardiões tradicionais, os indígenas perdem também a razão de ser e viver. A saúde mental e a cura dos seus problemas são poderosamente afetadas pela vida na terra e pela ingestão de seus alimentos.[3]

Questiona-se se a expressão cultural da depressão seria identificada por pesquisa padrão realizada com não indígenas. As taxas de dificuldades sociais e de sofrimentos nas comunidades são tão elevadas que suas expressões poderiam passar por normais.

A exposição a eventos potencialmente traumáticos é grande, sobretudo entre as mulheres e meninas, pela crescente violência sexual e doméstica. As mulheres indígenas foram marginalizadas e discriminadas com a colonização, mais do que os homens. Pré-colonização, mulheres e homens indígenas pareciam-se mais em seus diferentes papéis sociais do que hoje. Atualmente, elas criam os filhos sem apoio da sociedade geral e das próprias comunidades indígenas.[3]

Autonomia como aspecto fundamental à saúde geral e mental

Conhecimentos tradicionais são a base da autoimagem e identidade saudáveis. Idosos são essenciais para as sociedades indígenas reconquistarem sua identidade positiva. Mundialmente, as populações indígenas são mais jovens, com poucos idosos. Os anciãos são a conexão com o passado, os guardiões do conhecimento da comunidade e o apoio do espírito coletivo.

O individualismo, a urbanização e a sedentarização crescentes diminuíram o papel dos anciãos nas sociedades indígenas. Durante o trabalho de campo, um dos autores deste capítulo (Paulo Verlaine) observou o descaso dos jovens com os anciãos. Esse desrespeito poderia ser um fator de risco para perder ou mesmo não formar a identidade étnica dos jovens indígenas.

A saúde indígena é, portanto, holística e significa, no âmbito pessoal, o gozo da saúde física, mental, afetiva e espiritual. No âmbito familiar, significa o apoio mútuo dos seus membros. No comunitário, liderança comprometida com a saúde, empoderamento, sensibilidade às inter-relações das possibilidades passadas, presentes e futuras e conexão intercultural. Interações entre estresses mental, emocional e espiritual com o físico, são determinantes da saúde indígena. Empoderamento e autocontrole proporcionados pela comunidade causariam autodeterminação positiva, diminuindo, por exemplo, taxas de suicídios.[8]

Capital social e resiliência são aspectos relacionais que afetam a saúde. Capital social significa existir apoio, confiança, reciprocidade e envolvimento cívico-comunitário.[9-11] Resiliência mantém a pessoa fortalecida para enfrentar adversidades e estresses. Inclui, nos indígenas, conexões espirituais, continuidade histórico-cultural e laços familiares, comunitários e com a terra.

A autonomia liga-se intimamente à autoestima e à conquista do respeito, sem os quais não é possível ter uma boa saúde.[12] Assim, questiona-se o papel do governo em fornecer serviços de saúde e não apoiar os povos indígenas nas suas próprias soluções. Em lugar de o governo fornecer serviços prontos, estimular e favorecer os povos indígenas para que encontrassem suas próprias soluções no que se refere a saúde.[3]

Saúde mental da criança

Sameroff et al. encontraram fatores ambientais importantes na saúde mental da criança (*Rochester Longitudinal Study*):[13]

- Doença mental materna.
- Ansiedade materna elevada.
- Perspectivas parentais limitadas.
- Interação limitada entre mãe e filho.
- Chefe familiar sem ocupação qualificada.
- Baixa escolaridade materna.
- Família de etnia minoritária.
- Família monoparental.
- Presença de eventos ambientais estressantes.
- Família com quatro ou mais filhos.

Crianças com alto risco (vários fatores predisponentes) tinham 24 vezes mais chances de problemas do que as de menor risco.[13] Problemas psicossociais, como desemprego, separação recente dos pais[14] e baixo nível socioeconômico[15] são fatores de risco bem estabelecidos.

Dois conceitos importantes, fortemente associados à saúde mental, são os de causalidade e seleção social.[16] No primeiro, há interação entre fatores genéticos latentes e adversidades ambientais, alheias ao controle do sujeito, causando o problema mental. No segundo, genética e ambiente correlacionam-se, com o indivíduo predisposto empobrecendo/permanecendo pobre e o ambiente aumentando o risco de problemas. Esses conceitos determinarão as estratégias de prevenção e intervenção a serem adotadas na saúde. Costello et al. observaram que sanar pobreza reduziu sintomas disruptivos, mas não ansiosos/depressivos, sugerindo mecanismos distintos na determinação destes últimos.[17]

Seguimento de 40 anos mostrou que a maioria das crianças expostas a problemas biológicos ao nascer não teve problemas posteriores. Complicações perinatais representaram risco maior para problemas físicos e emocionais se combinadas com adversidades ambientais. Com 18 anos, os adolescentes comportamentalmente problemáticos eram 10 vezes mais pobres do que aqueles expostos somente a problemas perinatais.[18-21]

Outro estudo mostrou crianças com baixa renda tendo três vezes mais problemas escolares do que aquelas de melhor nível socioeconômico.[15] Assim, pode-se concluir que intervir sobre os fatores de risco para problemas mentais da criança extrapola a área de saúde. É fundamental a atuação intersetorial, envolvendo as áreas de saúde, educação, assistência social e economia.[22]

A relação entre variáveis sociais e biológicas é complexa, sendo difícil separar os impactos individuais. A etiologia dos problemas mentais inclui componentes biológico e ambiental, juntos afetando o substrato neural. As disfunções neuronais não são as únicas responsáveis pela psicopatologia, dependente também do impacto dos aspectos socioambientais sobre o indivíduo. Privação de estímulos físicos e emocionais, pobreza, exposição pré-natal a drogas, associadas à predisposição, podem comprometer a função cerebral.[22,23]

Aspectos psiquiátricos das crianças e adolescentes indígenas

As crianças indígenas têm prevalência elevada e maior de problemas mentais, comparadas com as não indígenas.[24-28] Uma revisão sistemática (1996 a 2016) avaliou a associação entre variáveis psicossociais e saúde mental em crianças indígenas de países desenvolvidos.[29]

O relacionamento negativo entre crianças e famílias e as adversidades ambientais foram os principais preditores de problemas de saúde mental. O uso de substâncias psicoativas, a discriminação, sintomas internalizantes e atitudes parentais negativas também as prejudicaram. Relacionamentos positivos com familiares e colegas, autoestima boa e otimismo associaram-se com boa saúde mental.[29]

Transtornos de ansiedade, depressivos e externalizantes (oposição-desafiante e conduta) associam-se a inúmeros resultados negativos, incluindo mais ideação e suicídios.[30,31] A saúde mental precária na infância contribui significativamente para os resultados sociais e de saúde negativos ao longo da vida.[3]

A etiologia dos distúrbios mentais na criança indígena é múltipla. Mesmo assim, a colonização europeia e a subsequente marginalização são consideradas os principais fatores de risco.[32] Proporcionaram famílias e comunidades socioeconomicamente pobres, discriminadas, com efeitos psicológicos do trauma intergeracional da desigualdade.[33]

Sintomas de problemas mentais variam muito, na apresentação e na gravidade. Aspectos relevantes, comumente medidos em inúmeras culturas, incluem transtornos externalizantes e internalizantes e aqueles que são positivos, como a autoestima.[34] As variáveis psicossociais são características quantificáveis de três domínios: criança; família; e comunidade (Figura 68.1).

O domínio da criança relaciona-se com os traços, as atitudes e as habilidades individuais dela. O domínio da família relaciona-se com ambiente familiar, características parentais e relações com a criança. Finalmente, o domínio da comunidade relaciona-se com a vizinhança e a comunidade amplas, incluindo os relacionamentos com amigos e colegas na escola.

No domínio da criança, devem ser observados e analisados:

1. Otimismo quanto ao futuro.
2. Avaliação positiva da escola e sentimento de pertencimento a ela.
3. Autoeficácia, com a crença na capacidade de atingir metas.
4. Autoestima boa.
5. O quanto adota e adapta-se à cultura não indígena.
6. Objetivos acadêmicos e capacidade cognitiva geral.
7. Identificação com a própria cultura indígena.
8. Uso de álcool e drogas ilícitas.
9. Externalização, como agressividade e oposição.
10. Internalização, como ansiedade, depressão, retraimento e ideação suicida.
11. Adversidades com estresse substancial (p. ex., abuso ou negligência) ou perda significativa na vida (p. ex., morte de familiar).

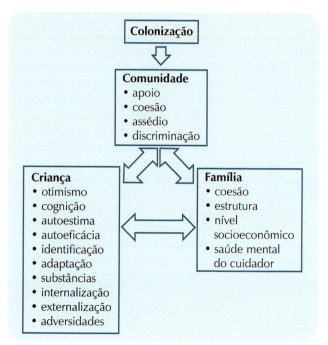

FIGURA 68.1 – Os três domínios dos aspectos psicossociais para observar em uma criança indígena, analisando os fatores de risco e proteção à saúde mental.
Fonte: Adaptada de Silburn S et al., 2010.

No domínio da família devem ser observados e analisados:

1. Relacionamento familiar positivo (coesão positiva), com apoio e estilo parental positivos.
2. Relacionamento familiar negativo (coesão negativa), com práticas parentais rígidas.
3. Baixo nível socioeconômico, incluindo renda familiar, educação e ocupação do cuidador e demais familiares, qualidade e posse da moradia.
4. Estrutura familiar atípica, incluindo criação monoparental ou por membros distintos dos pais.
5. Saúde mental e comportamentos do cuidador, como criminalidade, violência doméstica e abuso de substâncias.

No domínio da comunidade devem ser observados e analisados:

1. Apoio de pares (amigos, vizinhos, colegas), com relações pró-sociais.
2. Relacionamento comunitário negativo (coesão negativa), comportamentos violentos ou criminosos.
3. Discriminação e preconceito racial.
4. Assédio moral, com a experiência de *bullying*.

Os desfechos ou as consequências em saúde mental são definidos como quaisquer sintomas internalizantes, externalizantes e resultados positivos que ocorram. Transtornos internalizantes manifestam-se por sofrimento íntimo, como depressão, ansiedade e isolamento.[35] Contrariamente, transtornos externalizantes mostram-se como problemas comportamentais mal adaptados, como antissociais, opositores-desafiantes e agressivos.[36]

A saúde mental inclui autoestima boa, afeto positivo e resiliência, sendo esta última a capacidade de adaptar-se diante de adversidades.[37] Hopkins et al. dividiram uma amostra de crianças aborígines australianas em grupos de riscos "baixo" e "alto", pelas adversidades presentes.[38] As crianças do grupo de alto risco que apresentaram boa saúde mental foram consideradas resilientes.[39]

No domínio da criança, melhor saúde mental associou-se com: otimismo;[40-46] atitudes positivas quanto à escola;[42,47-51] autoeficácia;[50-53] autoestima boa.[38,44,46-48,54,55] Houve correlação negativa do domínio da criança com os sintomas depressivos(38); identificação com a cultura não indígena;[48,56,57] maior capacidade escolar.[40,45,51,58]

Um estudo de coorte demonstrou que a depressão afeta negativamente a capacidade acadêmica[59] e a identificação com a própria cultura indígena.[41,44,45,48,51,54,57,60-62] Porém, três estudos americanos indicaram identificação com a própria cultura associada com pior saúde mental.[50,63]

A pior saúde mental, no domínio da criança, associou-se com:
- Uso de substâncias,[42,49,53,60,64-67] que se associou mais consistentemente com deficiência mental[42,49,53,65,66] e menos com sintomas depressivos.[60,64,66,67]
- Sintomas externalizantes,[53,54,60,62,64,67,68] associados com sintomas depressivos[53,54,60,64,67] e outros externalizantes.[62,68]
- Sintomas internalizantes,[42,46,47,49,53,64,67] que podem associar-se com sintomas externalizantes.[42,53,67]
- Experiência de adversidades,[44,49,55,69-74] com tamanhos de efeito grandes (odds ratio até 8,9).[69,74]

No domínio da família, a melhor saúde mental associou-se com relacionamento familiar positivo (coesão positiva).[40,42,47,49,51,55,61,63,71,75-77] Por sua vez, a saúde mental precária estava associada com:
- Baixo nível socioeconômico,[63,68,78,79] embora dois estudos indiquem menores chances de problemas emocionais e comportamentais[38,69] e outros dois, maior probabilidade desses problemas.[78,79]
- Estrutura familiar atípica.[63,69,70,79]
- Problemas de saúde mental ou comportamento do cuidador.[38,42,61,63,69,74,79-82] Entre eles, violência e comportamento antissocial apresentaram tamanhos de efeito grandes (odds ratios de 5,6 e 7,1, respectivamente).[42,73]
- Relacionamento familiar negativo (coesão negativa).[54,55,62,69,72,73,79] Os tamanhos de efeitos foram de médios a grandes. Crianças que recebem menos demonstrações de amor e afeto[55] ou vivem mais conflitos familiares[54] têm associações mais fortes (odds ratio 4,8 e coeficiente de correlação 0,55, respectivamente).

Quanto ao domínio comunitário, a melhor saúde mental associou-se com o apoio dos pares.[42,51,54,77,79] Já a saúde mental ruim associou-se com: relacionamento comunitário negativo (coesão negativa);[49,72] discriminação,[40,48,61,64,66,68,72,73] que pode resultar em agressão;[68] e bullying.[54,55,83]

Resiliência associou-se significativamente com identificação com a cultura indígena e não indígena, afeto materno e otimismo.[43,48,61] Na Austrália, os jovens resilientes tinham autoestima melhor, brigavam menos e eram pró-sociais, mas sem influência da identificação com a cultura aborígene.[38] No Havaí, foi descoberto que o apoio familiar diminuiu a probabilidade de internalizar sintomas em crianças vivendo múltiplas adversidades ambientais.[63]

A maior vulnerabilidade dos indígenas remete primeiramente às antigas desigualdades e influências destas sobre todos os aspectos de suas vidas.[84] Muitos fatores de risco poderiam ser considerados efeitos do trauma histórico. Evidências razoáveis associam domínios psicossociais com saúde mental infantil indígena. Com boa saúde mental: coesão positiva das crianças e família; maiores autoeficácia; autoestima e otimismo. Com precária: problemas mentais ou comportamentais do cuidador; discriminação; sintomas internalizantes comórbidos; uso de substâncias. A coesão familiar negativa e as adversidades associaram-se a uma saúde mental pior, com tamanhos de efeito médios a grandes. Apesar de trabalhos crescentes, a pesquisa sobre a etiologia dos problemas de saúde mental nas crianças indígenas é ainda pequena.

A importante associação entre a identificação das crianças indígenas com sua cultura e saúde mental foi a mais avaliada.[85-87] Esse domínio indicou melhores desfechos em saúde mental de forma inconsistente. A identificação promoveu a resiliência em amostra de crianças indígenas americanas,[61] podendo ser, assim, um fator de proteção contra adversidades. Entretanto, não se replicou essa associação em crianças aborígenes australianas.[38] As diferenças para operacionalizar os construtos culturais e mensurá-los poderiam explicar as disparidades de resultados.[88,89]

Domínios individuais (da criança) e boa saúde mental parecem mais estáveis, sugerindo a importância do otimismo, da autoestima e autoeficácia. Assim, pode-se pensar que as comunidades indígenas, capacitando as crianças, provavelmente evitariam alguns problemas mentais. Esses resultados são consistentes com os achados em crianças não indígenas, nas quais a influência familiar é importante para a saúde mental.[90-93]

Estudos com jovens indígenas indicaram que coesão positiva e negativa, familiar e comunitária previram, respectivamente, melhor e pior saúde mental. Comportamentos negativos dos cuidadores (p. ex., violência doméstica) e adversidades (p. ex., negligência) associaram-se fortemente a desfechos negativos na saúde mental infantil. Fica evidente, assim, a importância de famílias estáveis e das boas relações para a melhor saúde mental nas crianças indígenas.

Famílias estruturalmente atípicas e também com baixo nível socioeconômico foram associadas com pior saúde mental, assim como nas crianças não indígenas.[94-96] Esses preditores não seriam tão importantes quanto são os bons relacionamentos e a estabilidade familiares, para a criança indígena e a não indígena. No domínio da comunidade, as experiências de discriminação foram associadas consistentemente com pior saúde mental.[68]

Coesão familiar positiva foi o único domínio significativo associado à resiliência, em alguns estudos com indígenas. O que foi aqui exposto tem implicações importantes para os formuladores de políticas, clínicos e pesquisadores da saúde mental indígena. O ambiente familiar da criança indígena pode ser fator de risco ou proteção, devendo ser alvo de iniciativas de promoção da saúde mental. Os pais indígenas sofrem estresse alto pela pobreza,[97,98] além das barreiras culturais e socioeconômicas para os serviços de saúde adequados.[99,100]

Estudos de transtornos psiquiátricos em crianças indígenas brasileiras

O nosso grupo de pesquisa (autores) foi pioneiro no estudo de transtornos psiquiátricos entre crianças e adolescentes indígenas no Brasil.

Em um primeiro estudo, investigamos as principais características do transtorno de déficit de atenção e hiperatividade (TDAH), descritas nas classificações de doenças mais usadas (DSM e CID).[6] As características foram claramente detectadas em crianças indígenas isoladas da Amazônia.[5,6] Concluímos que os sintomas de TDAH estão presentes em uma população ancestral, muito distinta em questões culturais do mundo ocidental.[5,6]

Em outro estudo preliminar, encontramos taxa de prevalência estimada do TDAH de 24,5% (IC 95%: 13,6 a 35,4). Tratava-se de crianças indígenas problemáticas (7 a 14 anos) que buscavam auxílio no posto de saúde indígena. Das 53 crianças atendidas, 13 apresentaram a tríade sintomatológica clássica de sintomas do TDAH (desatenção, hiperatividade, impulsividade), segundo os pais/responsáveis.[5]

Diante desses dados, concluímos que o TDAH é um construto clinicamente relevante na população indígena isolada em tribos da Amazônia. Também, que representava grande preocupação entre os pais/responsáveis das crianças e adolescentes indígenas dessa região.[5]

Realizamos, mais recentemente, um estudo amplo sobre a prevalência de sintomas do TDAH em crianças e adolescentes (7 a 14 anos) da etnia Karajá, população indígena que vive na bacia amazônica, nas margens do rio Araguaia, entre os estados do Tocantins, Mato Grosso e Goiás. Predominantemente na Ilha do Bananal (Tocantins), maior ilha fluvial do mundo.[4]

O estudo, realizado entre 2007 e 2012, abrangeu amostra significativa da população, utilizando instrumentos validados para crianças e adolescentes brasileiros. Os instrumentos de rastreamento usados ainda foram adaptados para a cultura e linguagem indígena Karajá.[4]

Há poucos estudos de prevalência do TDAH em culturas indígenas que preservam características culturais ancestrais. O estudo objetivou estimar a prevalência de diagnóstico sugestivo de TDAH em crianças e adolescentes indígenas de aldeias da Amazônia.[4]

Realizou-se um estudo transversal analítico. Os instrumentos para rastrear sintomas de TDAH foram a Lista de Verificação de Comportamento Infantil para 6 a 18 anos (CBCL/6 a 18) e o formulário de relatório do professor para 6 a 18 anos (TRF/6 a 18). Para investigar um possível impacto negativo nos pacientes, usou-se o *Strengths and Difficulties Questionnaire* (SDQ).[4]

Empregaram-se os critérios diagnósticos da subescala de TDAH CBCL/TRF DSM-IV. A prevalência de diagnóstico sugestivo de TDAH sem e com impacto negativo, conforme o SDQ, foi respectivamente de 4,3% e 1,1%.[4]

Comorbidades com transtorno desafiador de oposição, problemas de conduta e sintomas ansiosos apresentaram-se em todos os casos triagem positiva para TDAH, um transtorno reconhecível e associado a prejuízo significativo, mesmo em uma cultura que preserva suas características milenares.[4]

Conclusão

As grandes disparidades entre a saúde indígena e não indígena são inaceitáveis em países desenvolvidos, com recursos e responsabilidade para resolvê-las. Nos países em desenvolvimento, as mesmas disparidades existem, mas os recursos são escassos/mal-administrados para socorrer ambas populações (indígenas e não indígenas).

Este capítulo enfatiza os fatores individuais, familiares e comunitários como alvos importantes para intervenções sobre fatores de risco e proteção psicossociais. O fortalecimento da família indígena é um aspecto particularmente importante. São urgentes pesquisas e estratégias baseadas em evidências para reduzir a carga de problemas mentais nas crianças e famílias indígenas.[29]

Referências bibliográficas

1. Gracey M; King M. Indigenous health part 1: determinants and disease patterns. Lancet. 2009;374(9683):65-75.
2. Coates AR; Del Pino Marchito S; Vitoy B. Indigenous Child Health in Brazil: The Evaluation of Impacts as a Human Rights Issue. Health Hum Rights. 2016;18(1):221-34.
3. King M; Smith A; Gracey M. Indigenous health part 2: the underlying causes of the health gap. Lancet. 2009;374(9683):76-85.
4. Azevedo PVB; Caixeta LF; Taveira DLR et al. Suggestive diagnosis of attention-deficit/hyperactivity disorder in indigenous children and adolescents from the Brazilian Amazon. Eur Child Adolesc Psychiatry. 2020;29(3):373-84.
5. Azevedo PV; Caixeta L; Andrade LH et al. Attention deficit/hyperactivity disorder symptoms in indigenous children from the Brazilian Amazon. Arq Neuropsiquiatr. 2010;68(4):541-4.
6. Azevedo P; Caixeta LF. Do attention deficit/hyperactivity disorder symptoms exist among Brazilian indigenous children? Dement Neuropsychol. 2009;3(1):38-40.
7. Sioui GE. For an Amerindian autohistory: an essay on the foundations of a social ethic. Montreal: McGill-Queen's Press; 1992.
8. Wexler L; Chandler M; Gone JP et al. Advancing suicide prevention research with rural American Indian and Alaska Native populations. Am J Public Health. 2015;105(5):891-9.
9. Morrow V; Boyden J. A view from the global south: Commentary on the special section. Dev Psychol. 2019;55(3):601-5.
10. Morrow V. Conceptualising social capital in relation to the well-being of children and young people: a critical review. Sociol Rev. 1999;47:744-65.
11. Rothon C; Goodwin L; Stansfeld S. Family social support, community "social capital" and adolescents' mental health and educational outcomes: a longitudinal study in England. Soc Psychiatry Psychiatr Epidemiol. 2012;47(5):697-709.
12. Durie M. Indigenizing mental health services: New Zealand experience. Transcult Psychiatry. 2011;48(1-2):24-36.
13. Sameroff AJ. Environmental risk factors in infancy. Pediatrics. 1998;102(5 Suppl E):1287-92.
14. Harland P; Reijneveld SA; Brugman E et al. Family factors and life events as risk factors for behavioural and emotional problems in children. Eur Child Adolesc Psychiatry. 2002;11(4):176-84.
15. Lipman EL; Offord DR; Boyle MH. Relation between economic disadvantage and psychosocial morbidity in children. CMAJ. 1994;151(4):431-7.

16. Dohrenwend BP, Levav I, Shrout PE, Schwartz S, Naveh G, Link BG et al. Socioeconomic status and psychiatric disorders: the causation-selection issue. Science. 1992;255(5047):946-52.
17. Costello EJ, Compton SN, Keeler G, Angold A. Relationships between poverty and psychopathology: a natural experiment. JAMA. 2003;290(15):2023-9.
18. Werner EE. Journeys from childhood to midlife: risk, resilience, and recovery. Pediatrics. 2004;114(2):492.
19. Werner EE. Vulnerable but invincible: high-risk children from birth to adulthood. Acta Paediatr Suppl. 1997;422:103-5.
20. Werner EE. Psychomotor and mental development at four years of age: relation to psychosocial conditions and health. Acta Paediatr. 1996;85(2):129-30.
21. Werner EE. Overcoming the odds. J Dev Behav Pediatr. 1994;15(2):131-6.
22. Halpern R, Figueiras AC. [Environmental influences on child mental health]. J Pediatr (Rio J). 2004;80(2 Suppl):S104-10.
23. Fishbein D. The importance of neurobiological research to the prevention of psychopathology. Prev Sci. 2000;1(2):89-106.
24. Blair EM, Zubrick SR, Cox AH, Committee WS. The Western Australian Aboriginal Child Health Survey: findings to date on adolescents. Med J Aust. 2005;183(8):433-5.
25. Sarche M, Spicer P. Poverty and health disparities for American Indian and Alaska Native children: current knowledge and future prospects. Ann N Y Acad Sci. 2008;1136:126-36.
26. Canada G. The human face of mental health and mental illness in Canada. In: Public Health Agency of Canada MDSoC, Health Canada, Statistics Canada, Canadian Institute for Health Information, editor. Ottawa – Ontario, Canada: Public Health Agency of Canada; 2006.
27. Andrade NN, Hishinuma ES, McDermott JF Jr., Johnson RC, Goebert DA, Makini GK Jr. et al. The National Center on Indigenous Hawaiian Behavioral Health study of prevalence of psychiatric disorders in native Hawaiian adolescents. J Am Acad Child Adolesc Psychiatry. 2006;45(1):26-36.
28. Beautrais AL. Child and young adolescent suicide in New Zealand. Aust N Z J Psychiatry. 2001;35(5):647-53.
29. Young C, Hanson C, Craig JC, Clapham K, Williamson A. Psychosocial factors associated with the mental health of indigenous children living in high income countries: a systematic review. Int J Equity Health. 2017;16(1):153.
30. Hunter E, Harvey D. Indigenous suicide in Australia, New Zealand, Canada, and the United States. Emerg Med (Fremantle). 2002;14(1):14-23.
31. Silburn S, Glaskin B, Henry D, Drew N. Preventing Suicide Among Indigenous Australians. In: Ageing" ADoHa, editor. Australia2010.
32. Czyzewski K. Colonialism as a Broader Social Determinant of Health. The International Indigenous Policy Journal. 2011;2(Issue 1 Health and Well-Being).
33. Marmot M, Friel S, Bell R, Houweling TA, Taylor S, Commission on Social Determinants of H. Closing the gap in a generation: health equity through action on the social determinants of health. Lancet. 2008;372(9650):1661-9.
34. Crijnen AA, Achenbach TM, Verhulst FC. Comparisons of problems reported by parents of children in 12 cultures: total problems, externalizing, and internalizing. J Am Acad Child Adolesc Psychiatry. 1997;36(9):1269-77.
35. Kovacs M, Devlin B. Internalizing disorders in childhood. J Child Psychol Psychiatry. 1998;39(1):47-63.
36. Chen JJL. Gender differences in externalising problems among preschool children: implications for early childhood educators. Early Child Development and Care. 2008;180(4):463-74.
37. Luthar SS, Cicchetti D, Becker B. The construct of resilience: a critical evaluation and guidelines for future work. Child Dev. 2000;71(3):543-62.
38. Hopkins KD, Zubrick SR, Taylor CL. Resilience amongst Australian aboriginal youth: an ecological analysis of factors associated with psychosocial functioning in high and low family risk contexts. PLoS One. 2014;9(7):e102820.
39. Goodman R. The Strengths and Difficulties Questionnaire: a research note. J Child Psychol Psychiatry. 1997;38(5):581-6.
40. Carlton BS, Goebert DA, Miyamoto RH, Andrade NN, Hishinuma ES, Makini GK Jr. et al. Resilience, family adversity and well-being among Hawaiian and non-Hawaiian adolescents. Int J Soc Psychiatry. 2006;52(4):291-308.
41. Rieckmann TR, Wadsworth ME, Deyhle D. Cultural identity, explanatory style, and depression in Navajo adolescents. Cultur Divers Ethnic Minor Psychol. 2004;10(4):365-82.
42. Bearinger LH, Pettingell S, Resnick MD, Skay CL, Potthoff SJ, Eichhorn J. Violence perpetration among urban american Indian youth: can protection offset risk? Arch Pediatr Adolesc Med. 2005;159(3):270-7.
43. Mileviciute I, Trujillo J, Gray M, Scott WD. The role of explanatory style and negative life events in depression: a cross-sectional study with youth from a North American plains reservation. Am Indian Alsk Native Ment Health Res. 2013;20(3):42-58.
44. Smokowski PR, Evans CB, Cotter KL, Webber KC. Ethnic identity and mental health in American Indian youth: examining mediation pathways through self-esteem, and future optimism. J Youth Adolesc. 2014;43(3):343-55.
45. Tyser J, Scott WD, Readdy T, McCrea SM. The role of goal representations, cultural identity, and dispositional optimism in the depressive experiences of American Indian youth from a Northern Plains tribe. J Youth Adolesc. 2014;43(3):329-42.
46. Ames ME, Rawana JS, Gentile P, Morgan AS. The protective role of optimism and self-esteem on depressive symptom pathways among Canadian Aboriginal youth. J Youth Adolesc. 2015;44(1):142-54.
47. Cummins JR, Ireland M, Resnick MD, Blum RW. Correlates of physical and emotional health among Native American adolescents. J Adolesc Health. 1999;24(1):38-44.
48. Galliher RV, Jones MD, Dahl A. Concurrent and longitudinal effects of ethnic identity and experiences of discrimination on psychosocial adjustment of Navajo adolescents. Dev Psychol. 2011;47(2):509-26.
49. Stiffman AR, Alexander-Eitzman B, Silmere H, Osborne V, Brown E. From early to late adolescence: American Indian youths' behavioral trajectories and their major influences. J Am Acad Child Adolesc Psychiatry. 2007;46(7):849-58.
50. Stiffman AR, Brown E, Freedenthal S. American Indian Youth: Personal, Familial, and Environmental Strengths. J Child Fam Stud. 2007;16(331).
51. Stumblingbear-Riddle G, Romans JS. Resilience among urban American Indian adolescents: exploration into the role of culture, self-esteem, subjective well-being, and social support. Am Indian Alsk Native Ment Health Res. 2012;19(2):1-19.
52. Scott WD, Dearing E. A longitudinal study of self-efficacy and depressive symptoms in youth of a North American Plains tribe. Dev Psychopathol. 2012;24(2):607-22.
53. Mileviciute I, Scott WD, Mousseau AC. Alcohol use, externalizing problems, and depressive symptoms among American Indian youth: the role of self-efficacy. Am J Drug Alcohol Abuse. 2014;40(4):342-8.
54. Newman DL. Ego development and ethnic identity formation in rural American Indian adolescents. Child Dev. 2005;76(3):734-46.
55. Lemstra ME, Rogers MR, Thompson AT, Redgate L, Garner M, Tempier R et al. Prevalence and risk indicators of depressed mood in on-reserve first nations youth. Can J Public Health. 2011;102(4):258-63.
56. Albright K, Lafromboise TD. Hopelessness among White-and Indian-identified American Indian adolescents. Cultur Divers Ethnic Minor Psychol. 2010;16(3):437-42.
57. LaFromboise TD, Albright K, Harris A. Patterns of hopelessness among American Indian adolescents: relationships by levels of acculturation and residence. Cultur Divers Ethnic Minor Psychol. 2010;16(1):68-76.
58. Mykota DB, Schwean VL. Moderator Factors in First Nation Students at Risk for Psychosocial Problems. Canadian Journal of School Psychology. 2006;21(1-2):4-17.
59. Hishinuma ES, Chang JY, McArdle JJ, Hamagami F. Potential causal relationship between depressive symptoms and academic achievement in the Hawaiian high schools health survey using contemporary longitudinal latent variable change models. Dev Psychol. 2012;48(5):1327-42.

60. Jones MD, Galliher RV. Ethnic identity and psychosocial functioning in Navajo adolescents. J Res Adolesc. 2007;17:683-96.
61. LaFromboise TD, Hoyt DR, Oliver L, Whitbeck LB. Family, community, and school influences on resilience among American Indian adolescents in the upper Midwest. J Community Psychol. 2006;34:193-209.
62. Flanagan T, Iarocci G, D'Arrisso A, Mandour T, Tootoosis C, Robinson S et al. Reduced ratings of physical and relational aggression for youths with a strong cultural identity: evidence from the Naskapi people. J Adolesc Health. 2011;49(2):155-9.
63. Goebert D, Nahulu L, Hishinuma E, Bell C, Yuen N, Carlton B et al. Cumulative effect of family environment on psychiatric symptomatology among multiethnic adolescents. J Adolesc Health. 2000;27(1):34-42.
64. Whitbeck LB, Hoyt DR, McMorris BJ, Chen X, Stubben JD. Perceived discrimination and early substance abuse among American Indian children. J Health Soc Behav. 2001;42(4):405-24.
65. Federman EB, Costello EJ, Angold A, Farmer EM, Erkanli A. Development of substance use and psychiatric comorbidity in an epidemiologic study of white and American Indian young adolescents the Great Smoky Mountains Study. Drug Alcohol Depend. 1997;44(2-3):69-78.
66. Priest NC, Paradies YC, Gunthorpe W, Cairney SJ, Sayers SM. Racism as a determinant of social and emotional wellbeing for Aboriginal Australian youth. Med J Aust. 2011;194(10):546-50.
67. Makini GK Jr., Andrade NN, Nahulu LB, Yuen N, Yate A, McDermott JF Jr. et al. Psychiatric symptoms of Hawaiian adolescents. Cult Divers Ment Health. 1996;2(3):183-91.
68. Sittner Hartshorn KJ, Whitbeck LB, Hoyt DR. Exploring the Relationships of Perceived Discrimination, Anger, and Aggression among North American Indigenous Adolescents. Soc Ment Health. 2012;2(1):53-67.
69. Silburn SR, Blair E, Griffin JA, Zubrick SR, Lawrence DM, Mitrou FG et al. Developmental and environmental factors supporting the health and well-being of Aboriginal adolescents. Int J Adolesc Med Health. 2007;19(3):345-54.
70. Zubrick SR, Mitrou F, Lawrence D, Silburn SR. Maternal death and the onward psychosocial circumstances of Australian Aboriginal children and young people. Psychol Med. 2011;41(9):1971-80.
71. Fisher PA, Storck M, Bacon JG. In the eye of the beholder: risk and protective factors in rural American Indian and Caucasian adolescents. Am J Orthopsychiatry. 1999;69(3):294-304.
72. Silmere H, Stiffman AR. Factors associated with successful functioning in American Indian youths. Am Indian Alsk Native Ment Health Res. 2006;13(3):23-47.
73. Brockie TN, Dana-Sacco G, Wallen GR, Wilcox HC, Campbell JC. The Relationship of Adverse Childhood Experiences to PTSD, Depression, Poly-Drug Use and Suicide Attempt in Reservation-Based Native American Adolescents and Young Adults. Am J Community Psychol. 2015;55(3-4):411-21.
74. Askew DA, Schluter PJ, Spurling GK, Bond CJ, Brown AD. Urban Aboriginal and Torres Strait Islander children's exposure to stressful events: a cross-sectional study. Med J Aust. 2013;199(1):42-5.
75. Whitesell NR, Sarche M, Trucksess C, Tribal Early Childhood Research Center SCOL. The Survey of Well-Being of Young Children: Results of a Feasibility Study with American Indian and Alaska Native Communities. Infant Ment Health J. 2015;36(5):483-505.
76. Whitesell NR, Mitchell CM, Kaufman CE, Spicer P, Voices of Indian Teens Project T. Developmental trajectories of personal and collective self-concept among American Indian adolescents. Child Dev. 2006;77(5):1487-503.
77. Kaspar V. Mental health of Aboriginal children and adolescents in violent school environments: protective mediators of violence and psychological/nervous disorders. Soc Sci Med. 2013;81:70-8.
78. Shepherd CC, Li J, Mitrou F, Zubrick SR. Socioeconomic disparities in the mental health of Indigenous children in Western Australia. BMC Public Health. 2012;12:756.
79. Hopkins KD, Taylor CL, Zubrick SR. The differential influence of contextual risks on psychosocial functioning and participation of Australian aboriginal youth. Am J Orthopsychiatry. 2013;83(4):459-71.
80. Costello EJ, Farmer EM, Angold A, Burns BJ, Erkanli A. Psychiatric disorders among American Indian and white youth in Appalachia: the Great Smoky Mountains Study. Am J Public Health. 1997;87(5):827-32.
81. Wall TL, Garcia-Andrade C, Wong V, Lau P, Ehlers CL. Parental history of alcoholism and problem behaviors in Native-American children and adolescents. Alcohol Clin Exp Res. 2000;24(1):30-4.
82. Whitbeck LB, Johnson KD, Hoyt DR, Walls ML. Prevalence and comorbidity of mental disorders among American Indian children in the Northern Midwest. J Adolesc Health. 2006;39(3):427-34.
83. Bell R, Arnold E, Golden S, Langdon S, Anderson A, Bryant A. Perceptions and psychosocial correlates of bullying among Lumbee Indian youth. Am Indian Alsk Native Ment Health Res. 2014;21(1):1-17.
84. Paradies Y. Colonisation, racism and indigenous health. J Popul Res. 2016;33:83-96.
85. Morley SR. What works in effective indigenous community-managed programs and organisations. Australian Institute of Family Studies; 2015.
86. Gone JP. Redressing First Nations historical trauma: theorizing mechanisms for indigenous culture as mental health treatment. Transcult Psychiatry. 2013;50(5):683-706.
87. National empowerment Project [Internet] Australia: The University of Western Australia; [Available from: https://www.nationalempowermentproject.org.au/.
88. Salant T, Lauderdale DS. Measuring culture: a critical review of acculturation and health in Asian immigrant populations. Soc Sci Med. 2003;57(1):71-90.
89. Weaver HN, Heartz MYHB. Examining two facets of American Indian identity: exposure to other cultures and the influence of historical trauma. 1999;2:19-33.
90. Fergusson DM, Horwood LJ, Woodward LJ. Unemployment and psychosocial adjustment in young adults: causation or selection? Soc Sci Med. 2001;53(3):305-20.
91. Bayer JK, Ukoumunne OC, Lucas N, Wake M, Scalzo K, Nicholson JM. Risk factors for childhood mental health symptoms: national longitudinal study of Australian children. Pediatrics. 2011;128(4):e865-79.
92. Fatori D, Bordin IA, Curto BM, de Paula CS. Influence of psychosocial risk factors on the trajectory of mental health problems from childhood to adolescence: a longitudinal study. BMC Psychiatry. 2013;13:31.
93. Wille N, Bettge S, Ravens-Sieberer U, Group BS. Risk and protective factors for children's and adolescents' mental health: results of the BELLA study. Eur Child Adolesc Psychiatry. 2008;17 Suppl 1:133-47.
94. Reiss F. Socioeconomic inequalities and mental health problems in children and adolescents: a systematic review. Soc Sci Med. 2013;90:24-31.
95. Bradley RH, Corwyn RF. Socioeconomic status and child development. Annu Rev Psychol. 2002;53:371-99.
96. McLeod JD, Shanahan MJ. Trajectories of poverty and children's mental health. J Health Soc Behav. 1996;37(3):207-20.
97. Barnes PM, Powell-Griner E, Adams PF. Health characteristics of the American Indian and Alaska native adult population, United States, 1999-2003. In: Services UDoHaH, editor. Centers for Disease Control and Prevention: National Center for Health Statistics; 2005.
98. Evans-Campbell T. Historical trauma in American Indian/Native Alaska communities: a multilevel framework for exploring impacts on individuals, families, and communities. J Interpers Violence. 2008;23(3):316-38.
99. Marrone S. Understanding barriers to health care: a review of disparities in health care services among indigenous populations. Int J Circumpolar Health. 2007;66(3):188-98.
100. McBain-Rigg KE, Veitch C. Cultural barriers to health care for Aboriginal and Torres Strait Islanders in Mount Isa. Aust J Rural Health. 2011;19(2):70-4.

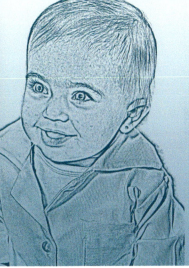

Capítulo 69

Bullying

Paola Ribas Gonzalez da Rocha

Introdução

Uma das formas de violência encontradas no ambiente escolar é o *bullying*. Os estudos sobre esse fenômeno tiveram início na Suécia (final da década de 1960 e início da década de 1970) e, ao final dos anos 1980, se estenderam para outros países.[1] Segundo Olweus (1993), o *bullying* é a uma forma de intimidação que se caracteriza por ações negativas, direcionadas a um estudante, por longos períodos de tempo e realizadas por um ou mais sujeitos. O termo em inglês foi proposto pelo pesquisador sueco Olweus, após o massacre de Columbine, ocorrido nos Estados Unidos no ano de 1999.[2]

A palavra vem do gerúndio do verbo em inglês *to bull*, palavra corrente para designar um touro bravio, incapaz de compartilhar o mesmo território com semelhantes, tendo que se acostumar, ou habituar, sistematicamente com outros animais. Termo sem tradução adequada para o português, seria o equivalente ao "valentão" da escola e mais bem traduzido por "intimidação". Outros termos como *mobbing*, *pimping*, *teasing* e *harassing* circunscrevem seu espectro, verificando-se mais atualmente a tendência em adotar a expressão *perr-victimization* na literatura especializada, significando vitimização entre colegas. No idioma português atual falado no Brasil, pode-se falar em "zoação", embora essa expressão tenha conotação mais fraca ou menos negativa.

Origens do *bullying*

O desejo de sobreviver é instintivo e comum a todos os seres vivos. A sobrevivência está associada diretamente à competição em virtude da multiplicidade de espécies e do fato de os recursos naturais no planeta serem limitados. Desde o início dos tempos há uma tendência constante para que se superem os obstáculos inerentes ao estar vivo. Esse instinto de sobrevivência, junto com uma atmosfera competitiva, permanece na espécie humana, mesmo com a sua evolução. Ambas as forças fluíram para as esferas educacional, social e econômica. Essa hierarquia competitiva, embora prevalente na maioria das sociedades, varia entre as culturas, dependendo de seus sistemas éticos, tradições e do tipo de controle exercido pelo governo. Infelizmente, a sociedade capitalista, inadvertidamente, apregoa a crença de que o sucesso e a riqueza andam de mãos dadas. Essa ideologia ajudou a moldar uma nação onde o *bullying* é involuntariamente instilado como uma tática de sobrevivência desde uma idade muito jovem. Assim, desde que uma criança entra na escola primária, aprende a ser a melhor que puder. Essa lição aparentemente inocente pode se transformar à medida que a criança se desenvolve ao longo da sua educação. Os alunos muitas vezes aprendem maneiras corruptas de progredir nos ambientes sociais e educacionais altamente competitivos que a escola apresenta.

Definição e contradições

Bullying não descreve uma entidade clínica, seja ela doença, síndrome, transtorno ou distúrbio, mas uma situação de violência que representa agravo para a saúde. Trata-se de noção emergente no campo da saúde mental da criança e do adolescente, constituindo uma forma específica de comportamento agressivo[3] que, inclusive, tem sido transposta para situações do adulto em ambiente profissional (aproximando-se de noções como assédio e abuso).

O termo compreende uma constelação de situações sociais, geralmente em ambiente pedagógico, nas quais se verifica o estabelecimento de uma relação intersubjetiva assimétrica de valor negativo.

A definição modal de *bullying* foi fornecida por Dan Olweus em 1993:[1] "é um comportamento agressivo ou agressão intencional, que é realizado repetidamente e ao longo do tempo em um relacionamento interpessoal caracterizado por um desequilíbrio do poder". Essa definição destaca três características principais: agressão intencional; repetição; e um desequilíbrio de poder. Embora citada milhares de vezes, essa definição não é isenta de problemas.

Recentemente, Volk, Dane e Marini (2014)[4] definiram o *bullying* como: "comportamento agressivo e direcionado a um objetivo que prejudica outro indivíduo no contexto de um desequilíbrio de poder". Essa nova definição aborda três questões teóricas.

Primeiro, ela remove o critério de intencionalidade, geralmente difícil de medir,[5,6] e o substitui por objetivos concretos que são mais fáceis de medir e cujos resultados são mais fáceis de se prever.[7] A teoria da evolução sugere que os indivíduos intimidam por recursos, oportunidades reprodutivas ou uma reputação social que facilita a obtenção dos dois primeiros objetivos.[4,8] O último objetivo está intimamente relacionado, mas potencialmente distinto, dos objetivos de dominância e popularidade aos quais o *bullying* está frequentemente associado. O foco nos objetivos também ajuda a separar os objetivos imediatos do *bullying* (p. ex., fazer os colegas rirem, parecer legal, se exibir, eliminar o fracasso refletido, aquecer-se na glória refletida) dos objetivos finais do *bullying* (p. ex., conseguir o melhor campo para jogar no recreio ou ter mais parceiros sexuais). De modo geral, o foco nos objetivos em vez da intencionalidade geral ajuda os pesquisadores a evitar inconsistências em torno da agressão/proativa, a identificar resultados importantes do *bullying* e a contornar questões complicadas em torno da medição da intencionalidade.

Em segundo lugar, a definição de Volk[4] reconhece que o dano é uma percepção da vítima que se relaciona com a frequência e a intensidade do comportamento de *bullying*. Um único ato hediondo de agressão pode ser suficiente para alterar permanentemente o comportamento de uma vítima,[9] ao passo que atos repetitivos de intensidade muito baixa (p. ex., várias centenas de trotes curtos) podem igualmente causar danos significativos. Assim, a experiência de dano de uma vítima é o produto da frequência por intensidade pela resiliência individual.[4]

Finalmente, a definição de Volk[4] situa o *bullying* na literatura mais ampla sobre agressão. O *bullying* é uma forma específica de agressão que envolve um desequilíbrio de poder. Esse desequilíbrio é talvez a característica que mais claramente diferencia o *bullying* de outras formas de agressão. Importante ressaltar que um desequilíbrio de poder pode assumir uma ampla variedade de formas, dependendo de fatores individuais, temporais e/ou ecológicos.[4] O uso de dados qualitativos pode ajudar a revelar formas e graus de poder específicos em vários relacionamentos, como o *bullying* nas amizades.[10,11] Assim, embora precisemos estar cientes de que medir o poder nem sempre é tão fácil ou simples quanto medir a popularidade geral ou a força física, a presença de um desequilíbrio de poder é a característica que deve ser reconhecida e, então, medida e validada.

Uma advertência potencial para a definição de Volk[4] é a questão das vítimas de *bullying*. Se o *bullying* é definido como um comportamento agressivo direcionado a um objetivo contra um alvo mais fraco, como isso se encaixa com indivíduos que são agressores e vítimas? Baseando-nos em parte nas sugestões de Volk (2014),[4] distinguimos algumas formas como as vítimas de *bullying* poderiam se encaixar no conteste dessa definição. Primeiramente, as vítimas de intimidação podem não ter os recursos necessários (p. ex., popularidade, força, autocontrole ou bem-estar) para explorar uma vantagem de poder em resultados adaptativos. Em segundo lugar, o comportamento deles pode não ser intimidador, pode ser uma forma de agressão deslocada contra indivíduos mais fracos em vez de contra seus próprios algozes. Isso seria potencialmente orientado para um objetivo (aliviar a frustração), mas pode não ser adaptativo. Pode ainda ser de natureza defensiva, reduzindo os níveis de *bullying* que receberiam de outra forma. As vítimas de *bullying* de fato exibem níveis mais altos de agressão reativa e, portanto, suas ações agressivas podem ser mais impulsivas, defensivas e direcionadas às emoções do que direcionadas ao objetivo.[4,12,13] Por essa razão, tem sido sugerido renomear a maioria das vítimas de *bullying* como vítimas de agressividade, sugerindo que na verdade não são *bullies*.[13]

Classificação e frequência

O *bullying* tem sido classificado em diferentes tipos que incluem o físico, verbal, relacional e eletrônico[14] podendo ser direto ou indireto. O tipo físico envolve socos, chutes, pontapés, empurrões, deter, impedir o deslocamento livre, bem como esconder objetos pessoais, pequenos furtos e até ataques não sexual aos genitais. A tendência é que esse tipo diminua com a idade. O tipo verbal inclui práticas que consistem em insultar e atribuir apelidos vergonhosos ou humilhantes, ameaças, deboches e implicâncias.[14,15] Esse tipo é mais comum do que o tipo físico, principalmente com o avanço da idade. O tipo relacional é aquele que afeta os relacionamentos interpessoais e sociais da vítima com seus colegas. Ocorre quando um adolescente ignora a tentativa de aproximação de um colega deliberadamente (p. ex., "dar gelo", isolar, colocar no ostracismo, manipular amizades compartilhadas e difamar).[16-18]

Esse tipo se torna mais prevalente e prejudicial a partir da puberdade, uma vez que as crianças aprimoram mais suas habilidades sociais e a aprovação dos pares se torna essencial.[14] O tipo eletrônico ou *cyberbullying* ocorre quando os ataques são feitos por vias eletrônicas. Esse tipo inclui *bullying* por intermédio de e-mails, mensagens instantâneas, salas de bate-papo, *websites* ou por intermédio de mensagens digitais ou imagens enviadas pelo celular.[14]

Em relação à frequência e aos tipos de *bullying*, Berger (2007)[14] afirma que existem grandes variações entre as nações, entre as regiões de uma mesma nação e entre as escolas de uma mesma região. A cultura pode ser um fator que sustente essas variações. Outra possibilidade é que as crianças se comportam similarmente ao redor do mundo, mas a linguagem encobre o que há de comum entre elas, uma vez que o significado e as conotações da palavra *bullying* variam amplamente em todo o mundo. Outra complicação é a falta de uma definição operacional comum dos três elementos que caracterizam o *bullying*, que são a repetição, o prejuízo e a desigualdade de poder.

Diferentes papéis no *bullying*

No cenário do *bullying*, os papéis se dividem, tradicionalmente, entre agressor, vítima, vítima/agressor e testemunhas. O agressor, no *bullying*, é aquela criança que agride outra, esta supostamente mais fraca, com o objetivo de machucar, prejudicar ou humilhar, sem ter havido provocação por parte da vítima.[14] O agressor, com frequência, vê sua agressividade como qualidade, tem opiniões positivas sobre si mesmo e geralmente é bem aceito pelos colegas. Sente prazer e satisfação em dominar, controlar e causar dano nos outros e, via de regra, é mais forte do que seu alvo.[19] Apresenta uma tendência maior para comportamentos de risco, como consumo de tabaco, álcool ou outras drogas. Os agressores podem apresentar consolidação de seu papel de agressor com a continuidade deste comportamento ao longo da vida ou podem desenvolver sentimentos de culpa e vergonha pelos atos inadequados, isolamento ou exclusão social.[20] Rolim (1998) sustenta que o tipo pernicioso de agressão utilizada no *bullying* torna as vítimas alvos que, por diferentes motivos, não conseguem se defender eficazmente das agressões. Isso resulta em que os agressores consigam solidificar suas posições na hierarquia do grupo a que pertencem ou também aumentem sua popularidade entre os colegas.[15]

A vítima é o alvo do *bullying* e refere-se àquela criança constantemente agredida pelos colegas e, geralmente, não consegue cessar os ataques ou reagir a eles.[19] Apresenta-se mais vulnerável à ação dos agressores por algumas características físicas, comportamentais ou emocionais. Podemos citar, entre elas, o fato de ter poucos amigos, ser passivo, retraído e ter baixa autoestima.[20] As vítimas caracterizam-se por um comportamento social inibido, passivo ou submisso. Esses adolescentes costumam se sentir muito vulneráveis, além de sentirem intensos medo ou vergonha e uma autoestima cada vez mais baixa, aumentando a probabilidade de vitimização continuada.[21] As vítimas de *bullying* têm até três vezes mais chances de sofrer com dores de cabeça e com dores abdominais, até cinco vezes mais chances de ter insônia e até duas vezes e meia mais chances de experimentar enurese noturna, quando comparadas às crianças que não são vítimas.[15]

Algumas crianças são tanto vítimas quanto agressores e são denominadas "vítima/agressor". Diferenciam-se dos agressores e das vítimas típicas por serem impopulares e pelo alto índice de rejeição entre seus colegas.[19] Essas crianças, provavelmente, apresentam uma combinação de baixa autoestima, atitudes agressivas e provocativas e prováveis alterações psicológicas, merecendo atenção especial. Podem ser depressivas, ansiosas, inseguras e inoportunas, procurando humilhar os colegas para encobrir suas limitações. As vítimas/agressores têm uma maior probabilidade de apresentar sérios problemas de comportamento externalizado e são, em grande parte, maltratadas por seus colegas. Experienciam dificuldades com o comportamento impulsivo, reatividade emocional e hiperatividade.[22] Esse grupo apresenta maior número de problemas de conduta, na escola e com o grupo de iguais, além de sintomas psicossomáticos, mais encaminhamentos aos serviços psiquiátricos e maior probabilidade de persistência no seu envolvimento em *bullying*.[23] Algumas pesquisas apresentam a hipótese de que o comportamento agressivo dessas crianças reflete um estado de pobreza em modular a raiva e a irritabilidade, maior do que a capacidade de utilização de estratégias sociais com objetivo orientado.[22] Juntamente com o grupo de agressores, as vítimas/agressores estão mais susceptíveis ao uso excessivo de cigarros, álcool e outras substâncias. Além disso, esse grupo apresenta o risco mais elevado de ideação suicida assim como violência e comportamento antissocial.[23]

Em se tratando de vítima/agressores, é importante fazer distinção entre comportamento agressivo proativo e reativo. O primeiro envolve tentativas de influenciar o outro por meios aversivos, em uma situação que não foi provocada.[24] É um comportamento voluntário, deliberado e influenciado por reforços externos.[25] Esse é o tipo de agressão utilizada pelos agressores típicos. Já o comportamento agressivo reativo é um ato impulsivo em resposta a uma provocação ou ameaça percebida[24] e consiste em uma resposta defensiva de raiva.[25] Esse é o tipo de agressão utilizada pelas vítimas/agressores.

As testemunhas são aquelas crianças e aqueles adolescentes que não se envolvem diretamente em *bullying*, mas participam como expectadores. Grande parte das testemunhas sente simpatia pelas vítimas, sente-se mal ou triste ao presenciar colegas sendo vitimizados e ainda deseja que os professores intervenham efetivamente.[14,26] Geralmente, essa grande parte se cala por medo de ser as próxima vítima, por não saber como agir e por não acreditar que a escola tome alguma atitude. Quando uma criança ou adolescente testemunha um colega sendo vitimizado por outros, seu comportamento não será neutro, poderá escolher o lado da vítima, juntar-se ativamente ao *bullying* ou se manter passivo. Entretanto, é importante ressaltar que ser passivo não é o mesmo que ser neutro. Na realidade, a atitude passiva reforça a agressão por mostrar ao agressor que nada interromperá a ação deste, deixando-o livre para perpetrá-la.[27]

No Brasil, a Associação Brasileira Multiprofissional de Proteção à Infância e à Adolescência (ABRAPIA) realizou uma pesquisa no Rio de Janeiro, entre 2002 e 2003. Participaram 5.428 crianças, com idade média de 13,7 anos, sendo 50,5% meninos e 49,5% meninas. Destes, 16,9% identificaram-se vítimas, 10,9% vítimas/agressores, 12,7% agressores e 57,5% testemunhas.[19] Berger (2007)[14] cita outros estudos de prevalência realizados por diversos autores em diferentes partes do mundo. Na Noruega, foi encontrado um total de 12% de vítimas e 8% de agressores; em Portugal 20% de vítimas e 16% de agressores; em Malta 32% de vítimas e 27% de agressores; e, em escolas rurais dos Estados Unidos, foi encontrado um total de 82% de vítimas.

Os agentes do *bullying* também podem ser denominados "perpetuadores" ou "vitimizadores" (agressores), "vitimizados" (vítima), "vitimizadores-vitimizados" (vítimas/agressores) e "expectadores" (testemunhas).

Diferenças de gênero

Vários autores têm apontado diferenças entre meninos e meninas em relação ao *bullying*.[24-26,28,29] Comumente, os meninos agridem tanto meninos como meninas, enquanto as meninas são agredidas principalmente por outras meninas.[28] A agressão física e a ameaça verbal são mais utilizadas pelos meninos, enquanto as meninas utilizam formas mais indiretas do *bullying*, como a agressividade relacional, em que as ações são cometidas para causar prejuízo no relacionamento entre os pares. Isso envolve ameaças de expulsão do grupo, exclusão proposital e comentários prejudiciais a respeito de alguém com o fim de criar contra ele a rejeição do grupo de pares.[29] As relações diádicas e íntimas parecem ser mais importantes para as meninas, as quais tendem a se importar mais com o retorno dos pares para formar seu autovalor, o que torna as adolescentes mais suscetíveis aos comentários em relação à aparência física.[30] As meninas geralmente expressam atitudes mais positivas em relação às vítimas, são mais empáticas e dão mais suporte do que os meninos.[24] Entre os meninos, é mais comum a ocorrência de agressividade e vitimização.[23] Os próprios meninos são classificados pelos seus colegas como agressores e como vítimas/agressores com frequência maior do que as meninas.[25]

Fatores de risco

Alguns fatores de risco podem estar associados à ocorrência do *bullying*, como os de personalidade, autoestima, dificuldades nas relações sociais, ser vitimizado na escola ou fora dela, violência na escola ou fora dela, violência na comunidade, desajustes familiares, práticas educativas parentais, contexto escolar, alienação escolar, violência na mídia e percepção do problema.[20]

Já foram apontados na literatura alguns fatores de vulnerabilidade social que podem favorecer o envolvimento no *bullying* escolar. Entre eles, destacam-se: escolas com número excessivo de alunos;[31] desempenho escolar deficiente e altos índices de reprovação;[32,33] consumo de tabaco e álcool;[34] fraca ligação com a escola;[33] locais inseguros e pouco supervisionados;[35] formação deficiente de professores e funcionários no que tange ao conteúdo ministrado e às habilidades em lidar com os alunos e à estrutura do trabalho;[35,36] alta rotatividade de professores;[35] falta de limites e presença de desarmonia dos lares;[37] pobre envolvimento afetivo com os pais ou ausência de um dos pais ou ambos;[37,38] baixa escolaridade dos pais;[39] desemprego do pai e inatividade econômica da mãe;[40] relações de desigualdade, baixo nível socioeconômico, violência doméstica ou interparental.[38]

Assim, é importante ressaltar que essa violência identificada no ambiente escolar não está restrita aos muros da escola,[41] sendo o *bullying* um fenômeno social.[42]

Ambiente escolar e o comportamento agressivo

A escola desempenha um papel de grande importância no desenvolvimento social de crianças e adolescentes. Constitui-se um espaço de convivência e aprendizagem,[20] oportunizando a socialização de jovens na cultura ocidental moderna.[43] A escola proporciona a experiência de relações de hierarquia, vivências de igualdade e convívio com as diferenças, que, entre outras, terão influência estruturante na formação do indivíduo.[20] Dessa forma, não pode ser considerada apenas como um espaço destinado à aprendizagem formal ou ao desenvolvimento cognitivo.[43] As interações que ocorrem no contexto escolar são caracterizadas pela forte atividade social. É nesse ambiente que as crianças e adolescentes têm a oportunidade de expandir sua rede de interações e relações para além da família, desenvolvendo autonomia, independência e aumentando sua percepção de pertencimento social. As habilidades sociais, em associação com as características de personalidade, contribuem para determinar a forma como o indivíduo se relaciona com seus pares e essa aprendizagem serve como um treinamento para o convívio em sociedade.[20]

Entretanto, o ambiente escolar também serve como cenário de vários processos e fenômenos grupais; entre eles, a violência escolar. O termo "violência escolar" se refere a todos os comportamentos agressivos e antissociais, incluindo conflitos interpessoais, danos ao patrimônio e atos criminosos.[19]

A principal diferença entre uma "brincadeira" – ainda que de "mau gosto" – e o *bullying* é este promove agressões dirigidas, reiterativas, sádicas, ofensivas e humilhantes. Assim, estabelece-se um ciclo que se caracteriza principalmente por deixar o outro sem saída, causando-lhe um dano psíquico crescente à medida que a vítima não encontra alternativas para se livrar da situação.

Alguns comportamentos agressivos são esperados durante a adolescência e podem até mesmo ter benefícios adaptativos.[44] Porém, a agressão entre os pares não deve ser negligenciada ou tratada como parte do desenvolvimento. O *bullying* é um problema sério e traz consequências graves aos envolvidos. Os efeitos do envolvimento em *bullying* podem persistir por toda a vida escolar e durante a vida adulta.[1,45] A adolescência é identificada na literatura como o período de maior ocorrência de *bullying*.[46] Estudos apontam que o momento de maior incidência dos episódios de *bullying* e de violência escolar ocorre entre 9 e 16 anos de idade.[15]

Bullying versus cyberbullying

A progressão da tecnologia é muitas vezes equiparada ao avanço das sociedades humanas. Inovações essenciais, como a internet, mudaram para sempre a forma de interação. Embora esses desenvolvimentos tenham proporcionado à espécie humana dar grandes passos em vários campos, também permitiram que as formas de transgressão se tornassem mais violentas e generalizadas. Isso fica nítido quando se considera como o *bullying* tradicional evoluiu para um problema hoje conhecido como *cyberbullying*.

O *cyberbullying* compartilha a maioria das características do *bullying* em termos de forma e técnica, mas inclui algumas características únicas, como a possibilidade de ocorrer 24 horas por dia, 7 dias na semana, e o anonimato do agressor que mascara sua identidade por trás do dispositivo. Esse anonimato facilita o agressor desferir golpes, sem ter de ver a reposta física da vítima. Dessa forma, o efeito de distanciamento que os dispositivos eletrônicos proporcionam sobre os jovens geralmente os leva a dizer e a fazer coisas mais cruéis quando em comparação ao que é típico de uma situação de *bullying* face a face.[47,48]

Fatores de risco que devemos ter em mente, que às vezes são pouco visíveis e passam desapercebidos pelo uso frequente de alta tecnologia, são a lacuna digital deste século que separa os pais dos filhos, embora represente uma janela para o mundo da informação. Seu uso indevido pode causar impactos catastróficos na vida emocional e social das pessoas, especialmente dos adolescentes. Um bom exemplo é a forma frequente de assédio sexual na escola com uso de telefones celulares ou redes sociais.

O *cyberbullying* tem sido definido de várias formas, mas existe um consenso na literatura de que envolve comportamento intencional, cruel e repetido entre pares, por meio de mídia eletrônica.[2,49] Assim, pode ser definido como "dano intencional e repetido infligido por ações agressivas por meio do uso de computadores, telefones celulares e outros dispositivos eletrônicos".[50]

Além disso, estudos mostram que a cibervitimização previu resultados piores do que a vitimização tradicional para sintomas de depressão, ansiedade, autoestima, absenteísmo e saúde física[51] e tem uma relação mais forte com ideação suicida.[52]

Apesar de suas diferenças, o envolvimento nos dois tipos parece estar relacionado,[53,54] com alguns estudos sugerindo que o *cyberbullying* é simplesmente uma extensão do *bullying* tradicional.[55,56] Por exemplo, Hinduja e Patchin (2010)[57] mostraram que 65% das vítimas de *cyberbullying* também foram vítimas de *bullying* tradicional; 77% dos agressores de *cyberbullying* relataram perpetrar o *bullying* tradicional.

O *cyberbullying* pode assumir as seguintes formas:

- *Flaming*: lutas *online* por meio de mensagens eletrônicas com linguagem raivosa e vulgar.
- Assédio: enviar repetidamente mensagens maldosas e insultosas.
- *Cyberstalking*: perseguição repetida e intensa e difamação que inclui ameaças ou gera medo significativo.
- Difamação: espalhar rumores *online*, enviar ou postar fofocas sobre uma pessoa para prejudicar sua reputação ou amizades.
- Roubo de identidade: fingir ser outra pessoa e enviar ou postar material com intuito de gerar perigo, medo ou prejudicar a reputação de terceiros.
- Passeio: compartilhar *online* segredos, informações ou imagens embaraçosas de terceiros.
- Trapaça: enganar alguém para obter segredos ou informações deste e, em seguida, compartilhá-los *online*.
- Exclusão: excluir intencional e cruelmente alguém de um grupo *online*.[58]

Perspectivas clínica e repercussão

A princípio, pode-se acreditar que os efeitos do *bullying* se limitam a respostas iniciais que tendem a desaparecer em alguns dias ou em 1 semana, no máximo. Entretanto, o *bullying* só poderá ser mais bem compreendido se observarmos que é simultaneamente silencioso e ruidoso, a um só tempo público e privado, causando danos, sejam físicos, sejam psicológicos, com repercussões duradouras e impacto negativo. A cena do *bullying* é frequentemente fadada ao esquecimento por parte dos atores envolvidos, excetuando-se o indivíduo-alvo, que tende a ficar profundamente marcado. Em suma, o jovem vitimizado tende a um silêncio povoado pelo medo e pela humilhação, enquanto a comunidade envolvida não se mostra capaz de lidar com a violência, senão participando dela em ciclos de omissão ou de júbilo manifesto. Na análise da vítima, alguns elementos podem representar uma marca ou um traço distinto. Muito frequentemente, trata-se de circunstâncias usuais da adolescência, contingentes, mas características de momentos vulneráveis do desenvolvimento do jovem, que comportam uma estigmatização, cuja face cognitiva implica autodepreciação ou baixa autoestima. Outros fatores dizem respeito a transtornos psiquiátricos ou a aspectos de personalidade.

Em relação à autoestima, esse conceito tem sido considerado um importante indicador de saúde mental na adolescência. Existe uma correlação entre autoestima, rendimento escolar e aprovação social, e essa correlação é virtualmente generalizável a todos os grupos étnicos e culturais.[59] Os adolescentes com baixa autoestima desenvolvem mecanismos que provavelmente distorcem a comunicação de seus pensamentos e sentimentos e dificultam a integração grupal.[60,61] A autoestima também afeta o adolescente na forma de lidar com o ambiente. Assim, a carência de autoestima está relacionada a certos fenômenos mentais negativos como depressão e suicídio. Esses adolescentes acabam engajando-se em comportamentos delinquentes como uma forma de retaliação contra a sociedade que desdenha deles e também como uma forma de obter autoestima (Quadro 69.1).

Legislação

As discussões sobre o *bullying* ganharam mais espaço no Brasil e motivaram a regulamentação de novas leis para coibir esse tipo de ação, principalmente no ambiente escolar, onde há maior índice de ocorrência. No Brasil, vigora uma legislação *antibullying*, que não deve ser entendida como judicialização da saúde nem penalização das escolas. O *bullying* não é um problema policial, mas pedagógico, que concerne à saúde mental e demanda ações de promoção de saúde. Uma nova lei, a de n. 13.663/2018, veio para reforçar a regulamentação anterior de combate ao *Bullying* (Lei n. 13.185/2015).[62] Ela instituiu o Programa de Combate à Intimidação Sistemática (*Bullying*) em todo o território nacional. As duas Leis n. 13.185/2015 e n. 13.663/2018[63] têm o objetivo de conscientização e prevenção do *bullying*.

A Lei n. 13.185/2015 define o *bullying* como todo ato de violência física ou psicológica, intencional e repetitivo. É praticado sem motivação evidente por indivíduo ou grupo contra uma ou mais pessoas. O artigo 2º da lei considera *bullying* quando há intimidação; humilhação; discriminação; ataques físicos; insultos pessoais; comentários sistemáticos e apelidos pejorativos; ameaças por quaisquer meios; grafites depreciativos; expressões preconceituosas; isolamento social consciente e premeditado; pilhérias.[62,63]

Considerações finais

Atualmente, observamos o impacto que o abuso entre pares gera na vida emocional e psicológica das crianças e adolescentes, ao agirem em relação ao outro com o assédio sem contemplação, sustentando ao longo do tempo e que, portanto, constitui uma relação, e não uma situação isolada, o chamado *bullying*. Para que possamos enfrentá-lo, é necessário adotarmos medidas mais abrangentes no cuidado desses grupos para, assim, atingir seu equilíbrio homeostático não apenas com a avaliação dos sintomas e seu diagnóstico clínico e epidemiológico, mas também com acompanhamento de um plano estratégico de abordagem integral, em que não esteja presente apenas o jovem como vítima ou agressor, ou espectadores da ação, mas também a comunidade escolar (professores, conselheiros e pais). Acompanhar a evolução do processo e, em caso grave, o boletim de ocorrência correspondente, se for o caso.

A Psicoeducação é de vital importância, e sua continuidade nas mãos de professores e pais, que muitas vezes se tornaram observadores, deve agir igualmente para a prevenção do *bullyng*. Se pais e professores souberem de um caso de abuso, devem notificar a escola imediatamente, explicando ao jovem agredido o que farão e a importância de fazê-lo. E devem certificar-se de que o jovem (agressor e agredido) compreenda que coragem e maturidade são precisamente não se calar diante desse tipo de situação.

QUADRO 69.1 – Características, marcas idiossincráticas ou diagnósticos do vitimizado.

	Modificações sociais da imagem corporal	
Moda	Roupas antiquadas, mais baratas, indicando inserção sociocultural desvalorizada	Roupa sem grife, imitações
Hábitos	Não começar a fumar, não usar álcool, restrições alimentares, *junk food*	Não usa drogas
Identidade de tribo urbana	Indumentária sugerindo inserção em grupo desvalorizado ou combatido	"Emo", *grunhe*, metaleiro, *playisson*
Identidade étnica	Raça, etnia, clã, casta	(Nesdale, 2005)
	Variação normal de imagem corporal	
Traço corporal idiossincrático	Problemas na arcada dentária, queixo prognático, pernas finas demais etc.	
Imagem fora de padrões altamente valorizados (geralmente com atitudes racistas mescladas)	Obesidade, cabelos de origem étnica negra, forma do nariz, uso de aparelho ortodôntico, alguma prótese etc.	
	Transtornos, distúrbios, deficiências ou doenças envolvidas	
Transtorno psíquico predominante	Depressão, ansiedade, fobia social, timidez excessiva com inibições sociais	Transtornos psicossomáticos
Transtorno clínico ou psíquico	Diabetes *mellitus*	Transtorno pervasivo do desenvolvimento: autismo, síndrome de Asperger
Deficiências e disfunções	Tartamudez, surdez (*cyberbullying*)	Prótese de membros, cadeirante
Distúrbio que afeta esquema corporal	Queimado(s), vitiligo, acne, tricotilomania	Anorexia, bulimia
	Identidade de gênero	
Dificuldade na escolha	Orientação sexual dúbia	Retração
Identidade contrariando escolhas do grupo	*Lesbian and gay*	
Travestismo	Traços corporais *transgender*, atitudes travestidas	Modificações corporais
	Psicologia social e personalidade	
Baixa autoestima	Desvalorização da autoimagem	Dificuldade de fazer amigos
Incapacidade de responder às agressões	Medo excessivo, inibição, timidez	
Solidão	Isolamento, depressão	
Baixo rendimento acadêmico	Ajustamento escolar precário	Notas e performance escolares baixas

Fonte: Assumpção Jr. FB (ed.). Tratado de psiquiatria da criança e do adolescente. 3. ed., 2018.

Referências bibliográficas

1. Olweus D. Bullying: What we know and what we can do. Mental disorder and crime. 1993:353-65.
2. Olweus D. Cyberbullying: An overrated phenomenon? European Journal of Developmental Psychology. 2012;9(5):520-38.
3. Fekkes M; Pijpers FI; Verloove-Vanhorick SP. Bullying: Who does what, when and where? Involvement of children, teachers and parents in bullying behavior. Health education research. 2005;20(1):81-91.
4. Volk AA; Dane AV; Marini ZA. What is bullying? A theoretical redefinition. Developmental Review. 2014;34(4):327-43.
5. Bauman S; Underwood MK; Card NA. Definitions: Another Perspective and a Proposal for Beginning with Cyberaggression. Principles of cyberbullying research. Routledge; 2012. p. 69-74.
6. Sercombe H; Donnelly B. Bullying and agency: definition, intervention and ethics. Journal of Youth Studies. 2013;16(4):491-502.
7. Ellis BJ; Volk AA; Gonzalez JM et al. The meaningful roles intervention: An evolutionary approach to reducing bullying and increasing prosocial behavior. Journal of research on adolescence. 2016;26(4):622-37.
8. Volk AA; Camilleri JA; Dane AV et al. Is adolescent bullying an evolutionary adaptation? Aggress Behav. 2012;38(3):222-38.
9. Parker I. The story of a suicide. The New Yorker. 2012;87(47):36-51.
10. Mishna F. A qualitative study of bullying from multiple perspectives. Children & Schools. 2004;26(4):234-47.
11. Mishna F; Wiener J; Pepler D. Some of My Best Friends – Experiences of Bullying Within Friendships. School Psychology International. 2008;29(5):549-73.
12. Salmivalli C. Bullying and the peer group: A review. Aggression and Violent Behavior. 2010;15(2):112-20.
13. Schwartz D; Proctor LJ; Chien DH. The aggressive victim of bullying. Peer harassment in school: The plight of the vulnerable and victimized. 2001:147-74.
14. Berger KS. Update on bullying at school: Science forgotten? Developmental review. 2007;27(1):90-126.
15. Rolim M. Bullying: o pesadelo da escola, um estudo de caso e notas sobre o que fazer. 2008.
16. Berkowitz L. Aggression: Its causes, consequences, and control. McGraw-Hill Book Company; 1993.

17. Dodge KA; Coie JD. Social-information-processing factors in reactive and proactive aggression in children's peer groups. Journal of personality and social psychology. 1987;53(6):1146.
18. Olweus D. Stability in aggressive and withdrawn, inhibited behavior patterns. Aggression in children and youth: Springer; 1984. p. 104-37.
19. Lopes Neto AA. Bullying: comportamento agressivo entre estudantes. Jornal de pediatria. 2005;81:s164-s72.
20. Cantini N. Problematizando o "bullying" para a realidade brasileira. 206 f: Tese de Doutorado, Centro de Ciências da Vida da PUC-Campinas, São Paulo; 2004.
21. Middelton-Moz J. Bullying: estratégias de sobrevivência para crianças e adultos. Artmed; 2007.
22. Toblin RL; Schwartz D; Hopmeyer Gorman A et al. Social – cognitive and behavioral attributes of aggressive victims of bullying. Journal of Applied Developmental Psychology. 2005;26(3):329-46.
23. Liang H; Flisher AJ; Lombard CJ. Bullying, violence, and risk behavior in South African school students. Child abuse & neglect. 2007;31(2):161-71.
24. Gini G; Pozzoli T. The role of masculinity in children's bullying. Sex Roles. 2006;54(7):585-8.
25. Lisboa CSdM. Comportamento agressivo, vitimização e relações de amizade de crianças em idade escolar: fatores de risco e proteção. 2005.
26. Bandeira CdM; Hutz CS. Bullying: prevalência, implicações e diferenças entre os gêneros. Psicologia Escolar e Educacional. 2012;16:35-44.
27. Garandeau CF; Cillessen AH. From indirect aggression to invisible aggression: A conceptual view on bullying and peer group manipulation. Aggression and violent behavior. 2006;11(6):612-25.
28. Boulton MJ; Underwood K. Bully/victim problems among middle school children. British journal of educational psychology. 1992;62(1):73-87.
29. Sharp S; Smith PK. Bullying in UK schools: The DES Sheffield Bullying Project. Early Child Development and Care. 1991;77(1):47-55.
30. Crick NR; Grotpeter JK. Relational aggression, gender, and social-psychological adjustment. Child development. 1995;66(3):710-22.
31. Codo W. Educação: carinho e trabalho: Confederação Nacional dos Trabalhadores em Educação; 1999.
32. Holt MK; Finkelhor D; Kantor GK. Multiple victimization experiences of urban elementary school students: Associations with psychosocial functioning and academic performance. Child abuse & neglect. 2007;31(5):503-15.
33. Matos M; Negreiros J; Simões C et al. Violência, bullying e delinquência, gestão de problemas de saúde em meio escolar. Lisboa: Coisas de Ler. 2009.
34. de Carvalhosa SF; Lima L; de Matos MG. Bullying – A provocação/vitimação entre pares no contexto escolar português. Análise psicológica. 2001;19(4):523-37.
35. Lopes Neto AA; Saavedra LH. Diga não para o bullying: programa redução do comportamento agressivo entre estudantes. 2003. p. 128.
36. Schreck CJ; Miller JM; Gibson CL. Trouble in the School Yard: a Study of the Risk Factors of Victimization at School. Crime & Delinquency. 2003;49(3):460-84.
37. Santos MÂN. O impacto do bullying na escola. 2010.
38. Senra LX; Lourenço LM; Pereira BO. Características da relação entre violência doméstica e bullying: Revisão sistemática da literatura. 2011.
39. Perren S; Stadelmann S; von Klitzing K. Child and family characteristics as risk factors for peer victimization in kindergarten. Schweizerische Zeitschrift für Bildungswissenschaften. 2009;31(1):13-32.
40. Magklara K; Skapinakis P; Gkatsa T et al. Bullying behaviour in schools, socioeconomic position and psychiatric morbidity: a cross-sectional study in late adolescents in Greece. Child and adolescent psychiatry and mental health. 2012;6(1):1-13.
41. Cunha J; Weber L. O bullying como desafio contemporâneo: vitimização entre pares nas escolas: uma breve introdução. In: Secretaria do Estado da Educação (ed.). Enfrentamento à violência na escola. Curitiba: SEED. 2010:172.
42. Salmivalli C; Voeten M. Connections between attitudes, group norms, and behaviour in bullying situations. International Journal of Behavioral Development. 2004;28(3):246-58.
43. Lisboa C; Koller SH. Interações na escola e processos de aprendizagem: fatores de risco e proteção. Aprendizagem: processos psicológicos e o contexto social na escola. 2004:201-24.
44. Hawley PH. The ontogenesis of social dominance: A strategy-based evolutionary perspective. Developmental review. 1999;19(1):97-132.
45. Rigby K. The Relationship Between Reported Health and Involvement in Bully/Victim Problems among Male and Female Secondary Schoolchildren. J Health Psychol. 1998;3(4):465-76.
46. Kenny MC; McEachern AG; Aluede O. Female bullying: Prevention and counseling interventions. 2005.
47. Menesini E; Nocentini A; Palladino BE et al. Cyberbullying definition among adolescents: A comparison across six European countries. Cyberpsychology, Behavior, and Social Networking. 2012;15(9):455-63.
48. Tokunaga RS. Following you home from school: A critical review and synthesis of research on cyberbullying victimization. Computers in Human Behavior. 2010;26(3):277-87.
49. Wright MF. Cyberbullying in Cultural Context. Journal of Cross-Cultural Psychology. 2017;48(8):1136-7.
50. Hutson E. Cyberbullying in Adolescence. Advances in nursing science. 2016;39(1):60-70.
51. Giumetti GW; Kowalski RM. Cyberbullying matters: Examining the incremental impact of cyberbullying on outcomes over and above traditional bullying in North America. Cyberbullying across the globe: Springer; 2016. p. 117-30.
52. van Geel M; Vedder P; Tanilon J. Relationship between peer victimization, cyberbullying, and suicide in children and adolescents: a meta-analysis. JAMA Pediatr. 2014;168(5):435-42.
53. Hinduja S; Patchin JW. Cyberbullying: An exploratory analysis of factors related to offending and victimization. Deviant behavior. 2008;29(2):129-56.
54. Skrzypiec G; Slee P; Murray-Harvey R, Pereira B. School bullying by one or more ways: Does it matter and how do students cope? School Psychology International. 2011;32(3):288-311.
55. Li Q. Cyberbullying in schools: A research of gender differences. School psychology international. 2006;27(2):157-70.
56. Li Q. New bottle but old wine: A research of cyberbullying in schools. Computers in human behavior. 2007;23(4):1777-91.
57. Hinduja S; Patchin JW. Bullying, cyberbullying, and suicide. Archives of suicide research. 2010;14(3):206-21.
58. Menesini E; Nocentini A. Cyberbullying Definition and Measurement. Zeitschrift für Psychologie / Journal of Psychology. 2009; 217(4):230-2.
59. Steinberg L. A social neuroscience perspective on adolescent risk-taking. Developmental review. 2008;28(1):78-106.
60. Coopersmith S. Self-esteem inventory. Palo Alto. CA: Consulting Psychologists Press; 1981.
61. Rosenberg M. Society and the adolescent self-image: Princeton university press; 2015.
62. Pedroso AMC; Gonçalves DM. Considerações sobre o bullying e ciberbullying e a proposta legal de aprimoramento ao combate à violência na escola, a partir da edição da Lei n. 13.185/2015. Seminário Nacional Demandas Sociais e Políticas Públicas na Sociedade Contemporânea. 2016.
63. Pereira EA; Dell DD. O direito à educação e os aspectos evolutivos da legislação brasileira no combate ao bullying escolar. SEFIC 2020. 2021.

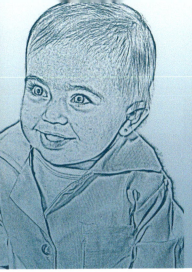

Capítulo 70

A Criança em Situação de Luto
Separação e Morte

Maria Júlia Kovács

> "Quem pode ter a pretensão de saber o que é a morte. Mas, as crianças não têm a menor necessidade de conceitos filosóficos para abordar a morte, para vê-la, para nela pensar, ou para imaginá-la, aceitá-la, recusá-la."
>
> (Raimbault, 1979, p. 19)

As perdas e a morte fazem parte do desenvolvimento humano desde o nascimento até o fim da vida. Algumas perdas decorrem do processo do desenvolvimento e são universais. Outras decorrem de acidentes ou de interferências, sendo elaboradas e compreendidas de acordo com a fase de desenvolvimento em que a pessoa que sofre essas perdas se encontra, colorindo ou modificando essa elaboração.

A criança pequena pode viver experiências de morte, mas ainda não conhece seus atributos fundamentais, a irreversibilidade e a universalidade (Torres, 1999). Não sabe que da morte não há volta e que pode acontecer com todas as pessoas, inclusive com ela e com as pessoas que lhe são queridas (pais, avós, amiguinhos, animais de estimação). As crianças aprenderão com essa experiência, e suas fantasias de que se pode morrer só um pouco, ou que se pode morrer e "desmorrer", serão confrontadas (Kovács, 2003). Por isso, são tão importantes a maneira como a informação é passada, por meio de explicações, e a acolhida dos sentimentos. Os adultos familiares (pais, tios, avós, professores) são modelos para a criança, como um porto seguro.

No estágio pré-operacional (Piaget, 1978), a criança ainda não tem conhecimento da irreversibilidade da morte; nas outras fases do desenvolvimento, esse conhecimento já existe, mesmo que, em crise ou em situação de sofrimento intenso, esse conhecimento possa não estar inteiramente acessível. Por isso, é tão importante que se cuide da maneira como será feita a comunicação às crianças sobre a morte, já que as primeiras experiências deixarão marcas profundas na vida de cada um de nós. No estágio pré-operacional, a criança percebe a morte como evento temporário, que pode ser revertido. Filmes, revistas e desenhos animados reforçam esse conceito.

Crianças apresentam pensamentos mágico-onipotentes, acreditando que o que pensam ou desejam pode ocorrer e, se o acontecimento for a morte, podem se convencer de que esta está relacionada ao seu desejo ou pensamento. É muito comum que, no processo de socialização, a criança viva algumas frustrações e, a partir delas, ideias de destruição e retaliação se manifestem. Se pais ou irmãos adoecem ou chegam a falecer, é provável que a criança se culpe por esse acontecimento, necessitando de esclarecimento urgente.

Crianças que ainda não adquiriram a dimensão de irreversibilidade, a mais dolorosa do fenômeno morte, precisam de compreensão e de esclarecimentos. Para adultos próximos, vivendo também seus processos de luto, essa tarefa pode ser difícil, ocorrendo tentativas de ocultar ou minimizar o fato, dificultando a compreensão da criança.

Diante da ocorrência da morte, é comum que a criança pergunte se também morrerá ou se morrerão pessoas com as quais está vinculada, o que lhe desperta o medo. O conceito de universalidade, o fato de que todos os seres vivos morrerão um dia, também precisa ser esclarecido, sempre acolhendo os sentimentos da criança.

A criança percebe quando ocorreu uma morte, e sonegar informações pode lhe causar medo, insegurança e comportamentos autodestrutivos, colocando-a em situação de risco. Ela percebe essas dimensões, mas não as compreende, e uma comunicação clara se faz necessária. Nas outras fases do desenvolvimento, o conhecimento sobre a irreversibilidade e a universalidade da morte já está consolidado; embora, em situação de crise, enlutados possam se comportar como se aparentemente não tivesse esse conhecimento.

O uso de metáforas para explicar a morte deve ser evitado, pois crianças, nesta fase de desenvolvimento, compreendem a ideia de modo literal. Exemplificando: falar da morte como "sono eterno" pode gerar confusão, por não diferenciar esse sono do sono cotidiano; o mesmo ocorre com a imagem da morte como "viagem eterna", comparada com as viagens de finais de semana, que têm ida e volta. O uso das metáforas tem como objetivo a diminuição da intensidade da dor que a notícia da morte pode trazer, mas estas, em vez de ajudar, podem causar incerteza, medo e sofrimento.

Uma situação referida como complicada por familiares e profissionais é quando a criança pergunta se ela morrerá. Crianças pequenas ainda não sabem que a morte é universal. Devemos descobrir o que a criança quer saber e se ela está com medo, o que pode envolver várias questões: a própria morte, a de familiares ou o medo do desconhecido. Essa pergunta também se torna difícil quando a criança está enferma e outros pacientes, com os quais eventualmente ela compartilhou o quarto ou a enfermaria, não estão mais presentes. É nesse momento que se alia a importância do esclarecimento à sensibilidade de perceber as necessidades de acolhimento e cuidados de que crianças necessitam nessas situações.

A não funcionalidade, a terceira dimensão do conceito da morte, como aponta Torres (1977, 1978, 1999), demora mais para ser estabelecida, pois envolve saber que só seres vivos morrem. É uma dimensão mais complexa, e sua compreensão necessita de tempo e experiência para ser assimilada. Ao atingir o estágio das operações concretas, as crianças normalmente já assimilaram as dimensões da irreversibilidade e universalidade, sobretudo se já viveram experiências pessoais.

Perdas e luto

Crianças vivem processos de perda desde a mais tenra infância e entram em processo de luto, como o adulto. Luto é definido como processo de elaboração de perdas vividas e faz parte da existência humana desde o seu início. Há várias abordagens para o estudo do luto e, entre os autores principais, destacamos: Freud, com o texto clássico *"Luto e melancolia"* (1915, 1917); Bowlby (1985), com a trilogia *"Apego, perda e separação"*; Parkes (1986, 1987, 1988, 1997), com obras abordando o luto nas várias fases do desenvolvimento, destacando também questões culturais. Em nosso meio, as obras de Wilma Torres (1978, 1979, 1999) trazem estudos sobre a morte, principalmente sobre o desenvolvimento do conceito de morte em crianças. Franco (2002, 2010) escreveu e coordenou obras a respeito de luto e coordena o Laboratório de Estudos sobre o Luto na Pontifícia Universidade Católica de São Paulo (PUC-SP).

Esses autores tecem considerações sobre os fatores que influenciam o processo de luto, apontam o que se consideram fatores de risco para luto complicado. Todas as abordagens citadas apontam o luto como processo que demanda tempo, sem duração ou término determinado *a priori*.

Parkes (1998) e Franco (2002, 2010) apontam para a relativização das fases do luto, para que não sejam vistas como um padrão que é vivido por todos os enlutados, embora possam trazer uma organização para momentos difíceis, como aqueles que envolvem a morte. O luto é experiência única e pessoal, e não existe uma forma específica de enfrentamento das perdas.

O nascimento simboliza uma das perdas universais vividas pelo ser humano, em que a saída do útero materno, caloroso e protetor, é vivida como "morte", a primeira entre várias que serão vividas no processo do desenvolvimento. Como não temos consciência dessa experiência, podemos apenas supor que seja assim.

Outra situação vivida aos poucos meses de vida é o afastamento da figura materna, mesmo que por minutos. O sentimento de aniquilação se manifesta pelo choro agudo e forte quando a figura materna se afasta da linha de visão da criança.

Com o seu retorno, a criança se acalma e levanta os braços para ser acarinhada. Esta cena se repete cotidianamente e é fundamental e crítica para o desenvolvimento das relações humanas, com forte componente cultural. Sua resolução dependerá da maneira como se estrutura a situação de apego, que tem como objetivo principal proteger o recém-nascido dos perigos que o rodeiam. A mãe é a principal figura de apego do bebê, a criança a procura quando está com fome, cansada, com medo ou quando se sente insegura. Bowlby (1985), na sua obra, apresenta vários tipos de apego:

- Seguro: crítico para o desenvolvimento emocional com base em autoconfiança. A mãe se apresenta calorosa, responsiva e atenta à criança, que passa a explorar o ambiente, tendo a mãe como base segura.
- Inseguro/evitador: observa-se em mães que têm dificuldade de atender às necessidades do seu bebê, sem estabelecer contato físico, carinhoso, sem conseguir expressar suas emoções. Observam-se a diminuição da autoconfiança, o enfraquecimento das relações e a inabilidade de procurar carinho de parte da criança.
- Ambivalente/evitador: observa-se em mães sem sintonia com seu bebê, que chora, fica irritado, pois não tem suas necessidades atendidas e protesta ansiosamente quando ocorre a separação.

A criança precisa se separar da figura materna para poder descobrir o mundo. Se esta separação não ocorrer, desenvolve-se a simbiose, uma ligação que não permite o crescimento, certa forma de "morte". No desenvolvimento da forma de apego seguro, a criança consegue se vincular gradativamente aos eventos do seu entorno, ampliando suas relações pessoais.

Várias situações que favorecem o desenvolvimento estão relacionadas a perdas. Os "nãos" favorecem a sociabilização, por exemplo: não poder comer a sobremesa antes da refeição ou mexer nos botões da TV. Os limites, que no início da vida partem dos pais ou dos professores, devem ser internalizados no decorrer da vida, pelo menos assim se espera. O estabelecimento de limites implica perda e frustração, mas resulta em ganho no desenvolvimento posterior. Estas são perdas do processo normal do desenvolvimento (Kovács, 1996).

As crianças vivem processos de luto como os adultos, afirma Bowlby (*op cit.*). Sofrem desde o início da vida perdas que terão de ser elaboradas. Mesmo as crianças que ainda não têm conhecimento das dimensões principais da morte – irreversibilidade, universalidade e não funcionalidade – percebem que algo grave ocorreu em seu entorno. Não sabem nomear a situação ou o que fazer nela, mas precisam de acolhimento e de ajuda para compreender o que estão sentindo. Esse cuidado dos adultos é fundamental, principalmente em uma sociedade que nega a morte, interdita-a e proíbe a expressão de sentimentos (Ariès, 1977; Kovács, 2003).

É um equívoco pensar que a criança não percebe o que está acontecendo e por isso não se deva falar sobre o tema e continuar agindo como se nada tivesse acontecido. Outra falsa crença é a de que as crianças superam facilmente as perdas distraindo-se com brincadeiras.

Se a criança observa a negação e a desvalorização do que sente, será esta a experiência que ficará gravada e que será acessada ao viver seus processos de perda. Além do acolhimento e do suporte, crianças que não conhecem a dimensão da irreversibilidade da morte terão de ser esclarecidas, principalmente no que concerne ao fato de que a pessoa perdida não voltará mais como presença e que todos morrerão um dia, inclusive ela e as pessoas mais queridas. Mas é importante ressaltar que não sabemos nem quando nem como ocorrerá a nossa morte. O fato de uma pessoa querida do entorno da criança ter morrido não significa que ela, a mãe, o pai ou outra pessoa querida morrerá em seguida. Esses esclarecimentos são fundamentais para que a criança possa aprofundar gradativamente os conhecimentos sobre essa experiência tão marcante para o ser humano.

Concordamos com as afirmações de Aberastury (1978) e Kübler-Ross (1983) de que a criança, mesmo não sabendo conceituar a morte, percebe que algo grave ocorreu e que o mundo à sua volta, que era familiar, com rotinas, fica diferente e desorganizado. Falar, explicar, esclarecer não retira o sofrimento, mas permite que a criança possa recorrer àquelas pessoas nas quais confia e com as quais se sente segura. É recomendável que crianças participem dos rituais, compartilhando com familiares e amigos seus sentimentos.

Segundo Holmes e Rahe, citados por Simonton (1977), a vivência de perdas é uma das situações mais estressantes do existir humano, provocando sintomas físicos e psíquicos (Stroebe e Stroebe, 1987); e que, no caso de crianças, podem se manifestar em distúrbios de alimentação, sono e alterações de comportamentos na escola.

A criança pode ter o desejo de se unir à pessoa amada no início do processo de elaboração do luto, podendo se colocar em situações de risco. Segundo Raimbault (1979), é importante ocorrer o desligamento, porém, crianças podem ficar tão ligadas à pessoa morta que buscam maneiras de realizar essa reunião de forma concreta. É importante a criança viver a falta e a ausência para poder avançar no processo de luto.

Assim, como para o adulto o processo de luto não acaba, experiências e memórias se constituem como base para a construção da existência, e acreditamos que a comunicação em situações de crise pode permitir à criança a experiência de acolhida e pertença (Kovács, 1992, 2003).

Há perdas de si no processo de adoecimento, principalmente no seu agravamento. O diagnóstico de uma doença com prognóstico reservado pode despertar diversas reações. A criança percebe a iminência da morte quando está muito doente e é importante que seja informada e preparada para os procedimentos de diagnóstico, cirurgia e tratamentos (Aberastury, 1978; Raimbault, 1979; Perina, 1994).

O corpo mostra a piora e alterações nos tratamentos apontam indícios do que está ocorrendo. A criança, preocupada com o que percebe, busca nas pessoas à sua volta a confirmação de suas impressões. Fingir que está tudo bem, comunicando uma coisa com as palavras e outra com o corpo, pode instalar incerteza, dúvida e isolamento. Esse isolamento pode vir acompanhado de silêncio ou de conversas que silenciam o que de mais importante tem a ser compartilhado: sentimentos; dúvidas; e questões que se tornam prementes quando a morte se aproxima. Essa situação é conhecida como *conspiração do silêncio*. Trata-se de um "teatro de má qualidade" no qual se apresentam mensagens ambivalentes, o conteúdo expresso em palavras não é consistente com o que o corpo e os olhos manifestam; estes últimos, com maior dificuldade de controle (Kovács, 1992, 2003).

Segundo Valle (1997), comunicar ou não para crianças sua doença grave é uma falsa questão, pois a criança acaba sabendo, às vezes, de maneira abrupta. Em sua experiência de acompanhamento a crianças com câncer no Grupo de Atendimento à Criança com Câncer, ligado ao Hospital das Clínicas da Faculdade de Medicina de Ribeirão Preto, a pesquisadora relata que crianças percebem que a família está agindo de modo diferente, com sentimentos ambivalentes, e esse distanciamento é mais doloroso do que a própria doença. Diante da realidade de seu sofrimento, da perda de suas capacidades, da alteração de sua imagem corporal, do medo de solidão, do estranhamento de si mesma, da dor, da impotência, a criança gravemente enferma se vê diante da morte. Essa autora observou que crianças à morte querem ser asseguradas de que não serão esquecidas, de que permanecerão na memória das pessoas queridas quando não estiverem mais entre eles. O silêncio é a pior das exclusões. Mais do que da morte, surge o medo da separação e do abandono (Valle, 1997).

Perina (1994) realizou uma pesquisa com crianças gravemente enfermas e verificou regressão no desenvolvimento cognitivo, com a busca da presença constante da mãe e o atendimento de suas necessidades específicas nas dimensões física, psíquica, social e espiritual.

Crianças enfermas necessitam de explicações claras sobre o que está sendo feito no hospital, já que a internação é uma situação estranha, provocando perturbações na rotina, afastamento da família e amigos, entre outras situações assustadoras.

O aumento significativo de suicídios e de comportamentos autodestrutivos, que ocorrem cada vez mais precocemente, também causa preocupações. Segundo Kübler-Ross (1983), as hipóteses para o aumento desses índices são violência, maus-tratos e humilhação, que causam intenso sofrimento. É importante estar atento a crianças e adolescentes que se acidentam com frequência, usam drogas ou comem de maneira desmedida. São indícios de comportamento de risco. Alguns suicídios infantis podem ser confundidos com acidentes, muitos desses sem explicação. Kuczynski (2014) afirma que o *bullying*, como comportamento, que pode criar situações de pressão e humilhação, é apontado como fator de alto risco para tentativas de suicídio entre crianças e adolescentes. A autora ainda ressalta que esse tema, o suicídio infantil e juvenil, apresenta números crescentes e pouca exposição e debate em nosso meio.

Deve-se considerar a importância de se trabalhar o luto antecipatório (Rando, 1984, 1992/1993). Esse processo se refere às perdas que ocorrem antes da morte, por exemplo, do corpo saudável, da mãe cuidadora, do irmão saudável que agora está doente, entre outros. Estamos considerando aí a criança enferma e o irmão saudável.

Cuidados a crianças em situação de luto

As perdas de pessoas e de bichos de estimação, hoje em dia presentes em muitos lares, são experiências impactantes e provocam desestruturação e desorganização no âmbito familiar (McGoldrick, 1991; Bromberg, 1994). Ocorrem alterações na distribuição das tarefas e, mais particularmente, no cuidado às crianças, quando ocorre morte de genitor ou de irmão.

Ao pensarmos em cuidado, consideramos amplo e variado espectro. A comunicação é muito importante e possibilita escutar as necessidades da pessoa enlutada de maneira atenta e cuidadosa, abrir a possibilidade de expressão de sentimentos sem censura e julgamentos prévios. Lembramos que crianças são excelentes terapeutas quando nos brindam com suas palavras e espontaneidade. Essa ajuda ocorre no dia a dia das famílias e na escola.

É importante incluir os irmãos saudáveis na comunicação e nos cuidados com as crianças doentes. Eles precisam ser ouvidos quanto aos seus temores, possibilidades de identificação, sentimentos ambivalentes em relação ao irmão enfermo, oscilando entre os desejos de recuperação e os de morte, já que, frequentemente, o irmão enfermo rouba a atenção dos pais. É fundamental para essas crianças – o irmãos saudáveis – serem compreendidas também nos seus sentimentos ambivalentes, principalmente a culpa. Elas precisam ter espaço para seu sofrimento, participar dos rituais com a família, das despedidas no fim da vida, da disposição do corpo no velório, enterro e demais cerimônias. Lidar com o sofrimento de forma construtiva não é evitá-lo, e sim favorecer a comunicação e o compartilhamento dos sentimentos (Kovács, Esslinger, Vaiciunas, Marques e Bromberg, 1997).

Destacamos a importância da escola no cuidado às crianças que sofreram perdas de pessoas próximas. A morte é assunto também na escola, já que faz parte do cotidiano das crianças, na comunidade em que vivem, envolvendo homicídios, acidentes e suicídio; e nas imagens da TV, configurando o que denominamos "morte escancarada" (Kovács, 2003). Esse tipo de morte invade, ocupa espaços, penetra na vida das pessoas a qualquer hora, dificultando a proteção e o controle das consequências. Pessoas ficam expostas e sem defesas por ser evento brusco, inesperado e invasivo, sem possibilidade de comunicação.

A morte escancarada atinge também as crianças, provocando sensação de vulnerabilidade. A morte escancarada é observada amplamente na guerra entre etnias, credos religiosos ou na violência urbana. Para a criança, no início de vida com fantasias de onipotência, o sentimento de vulnerabilidade que a morte escancarada provoca é assustador.

Outra forma de morte escancarada aparece nos canais de televisão, em programas de auditório, novelas, noticiários, invadindo lares a qualquer hora, inclusive durante as refeições em família. São cenas chocantes, repetidas à exaustão com textos superficiais e depoimentos emocionados, sem espaço de elaboração, acompanhados por notícias amenas e propaganda. Filmes e desenhos animados trazem imagens fantásticas de violência, da morte como espetáculo. Stillion (1989) afirma que a TV pode se tornar um dos principais educadores da criança. Apresenta cenas em que a morte aparece como reversível, causando, então, confusão com a realidade vivida, em que da morte não há volta.

Desenho e atividades lúdicas são ferramentas terapêuticas utilizadas com crianças, permitindo que expressem o que estão sentindo (Perina, 1994; Valle e Françoso, 1999).

Doka (1990) sugere a biblioterapia como forma de cuidados para pessoas enlutadas, também para crianças. Em muitas histórias, a criança pode se identificar com os processos vividos pelos protagonistas. A indicação deve ser feita com cuidado e certamente não substitui o contato com pessoas ou com outras formas de ajuda terapêutica, mas podem ser excelentes complementos, principalmente quando histórias são lidas e compartilhadas com outras crianças e adultos, como aponta Rubem Alves na introdução de seus livros.

O Laboratório de Estudos sobre a Morte,[1] do Instituto de Psicologia da Universidade de São Paulo (IP-USP), tem como proposta preparar educadores para lidar com o tema da morte nas escolas, oferecendo a disciplina "Psicologia da Morte", da mesma maneira como é oferecida para os alunos de graduação, convidando-os a participar do curso regular ou de um que seja planejado especificamente para educadores, criando módulos específicos de treinamento na escola. Um tema importante a ser abordado envolve a comunicação com a criança enlutada ou doente, para integrá-la nas atividades didáticas e recreativas. Outro tema proposto é a reflexão sobre comportamentos autodestrutivos, que ocorrem cada vez mais precocemente. Poderá ser oferecida assessoria para elaboração de atividades pedagógicas no currículo regular ou em atividades específicas em função de uma situação específica (de perda ou de adoecimento). É fundamental criar espaços de supervisão para lidar com situações delicadas ou de difícil manejo.

Filmes para crianças que abordem o tema da morte e do adoecimento podem ser utilizados nas escolas e pelas famílias. Há clássicos como "*Bambi, Rei Leão, Rochedo Gibraltar*". Sedney (1999) aponta que devemos verificar se o luto é nomeado, se há elaboração da separação, se os personagens têm apoio ou cuidados, ou se enfrentam a situação sem a presença de familiares.

Os filmes do Projeto Falando de Morte[2] (Kovács, Esslinger, Vaiciunas, Marques e Bromberg, 1997, 1999, 2003, 2004, 2015) são também ferramentas que auxiliam nos processos de comunicação sobre a morte.

Entre as várias modalidades de cuidados, incluímos o trabalho de psicoterapia com crianças em várias abordagens teóricas e que incluem desenho, atividade lúdica, pois pequenos nem sempre conseguem expressar sentimentos em palavras. É fundamental desenvolver trabalhos com famílias que estejam vivendo processos de luto, incluindo crianças de várias faixas etárias (Bromberg, 1995).

Para terminar este capítulo, apresentamos algumas questões vividas por profissionais de saúde que cuidam de crianças gravemente enfermas. Relatos mostram que a morte de seus jovens pacientes os impacta, elevando seu sentimento de impotência, de frustração, por não conseguirem salvar sua vida. Em trabalho realizado com a equipe de enfermagem de um hospital universitário (Kovács, Esslinger e Vaiciunas, 2004), verificamos que as mortes de mais difícil elaboração são as de crianças e jovens, pois suscitam processos de identifica-

---

[1] Laboratórios fazem parte de departamentos no Instituto de Psicologia da USP que congrega docentes, profissionais, alunos de graduação e pós-graduação em torno de uma linha de pesquisa, ou área temática. O Laboratório de Estudos sobre a Morte congrega pessoas interessadas para a discussão de temas em relação à morte. Para maior detalhamento, consultar o livro *Educação para a morte: desafio na formação de profissionais de saúde e educação* (Kovács, 2003).

[2] Projeto Falando de Morte – filmes educativos para facilitação da comunicação sobre a morte. O projeto é composto por cinco filmes, sendo um deles especificamente elaborado para crianças. Para maior detalhamento, consultar o livro *Educação para a morte: desafio na formação de profissionais de saúde e educação* (Kovács, 2003).

ção dos profissionais, que se veem no lugar dos genitores. Descrevemos propostas de cuidados às equipes de saúde, incluindo a discussão de casos difíceis, vivências em grupo para trabalhar com temas apontados pelas equipes das unidades de terapia intensiva (UTI) de adultos, pediátrica e clínica médica.

Referências bibliográficas

1. Ariès P. A história da morte no Ocidente. Rio de Janeiro: Francisco Alves, 1977.
2. Bowlby J. Formação e rompimento de laços afetivos. São Paulo: Martins Fontes, 1985.
3. Bromberg MHPF. Psicoterapia em situações de perda e luto. Campinas: Editorial Psy, 1995.
4. Cullinan AL. Teacher's death anxiety, ability to cope with death and perceived ability to aid bereaved. Death Studies 1990; 14: 147-160.
5. Cunningham B; Hare J. Essential elements of a teacher in service programs on child bereavement. Elementary School Guidance and Counseling 1989;(23): 175-182.
6. Doka K. The therapeutic bookshelf. Omega, Journal of Death and Dying, 1990;21(4): 321-336.
7. Franco MHP. Estudos avançados sobre o luto. Campinas: Livro Pleno, 2002.
8. Franco MHP (org.) Formação e rompimento de vínculos. São Paulo: Summus, 2010.
9. Guy T. Exploratory study of elementary aged children's conceptions of death through the use of story. Death Studies 1993; 17: 27-54.
10. Kovács MJ. Morte e desenvolvimento humano. São Paulo: Casa do Psicólogo, 1992.
11. Kovács MJ. A morte que há na vida. In: Bromberg MHPF; Kovács MJ; Carvalho MMJ & Carvalho VA. Vida e morte: laços da existência. São Paulo: Casa do Psicólogo, 1996. p.1-26.
12. Kovács MJ. Educação para a morte: desafio na formação dos profissionais de saúde e educação. São Paulo: Casa do Psicólogo, 2003.
13. Kovács MJ. A criança e a morte. In: Assumpção FB Jr.; Kuczyinski E (org.) Tratado de psiquiatria da infância e da adolescência. Rio de Janeiro: Atheneu, 2004. p. 591-98.
14. Kovács MJ; Esslinger I; Vaiciunas N. Cuidando do cuidador profissional no contexto hospitalar. Mundo da Saúde 2004;28(3): 277-83.
15. Kübler-Ross E. On Children and Death. New York: Touchstone, 1983.
16. Kuczynski E. Suicídio na infância e adolescência. Revista Psicologia USP 2014; 25 (3), 246-52.
17. McGoldrick W. Living Beyond Loss. Death in the Family. Nova York: W. Norton & Co., 1991. p. 207-223.
18. Parkes CM. Bereavement: studies of grief in adult life. London: Penguin Books, 1986.
19. Parkes CM; Laungham P; Young B (ed.). Death and Bereavement across Cultures. London: Routledge, 1997.
20. Parkes CM. Research, Bereavement. Omega, Journal of Death and Dying 1987/88;18(4): 365-77.
21. Perina E. Câncer: A difícil trajetória. In: Carvalho MMJ (org.). Introdução à Psico-Oncologia. Campinas: Editorial Psy, 1994. p. 79-94.
22. Piaget J. A formação de símbolos na criança. Rio de Janeiro: Zahar, 1978.
23. Raimbault G. A criança e a morte. Rio de Janeiro: Francisco Alves, 1979.
24. Sedney MA. Children's grief narratives in popular films. Omega, Journal of Death and Dying 1999;39(4): 315-24.
25. Simonton OC; Matthews-Simonton S; Creighton J. Com a vida de novo. São Paulo: Summus 1977.
26. Stillion J. Association for death education and counseling an organization for our times and for our future. Death Studies 1989; 13: 191-201.
27. Stroebe W; Stroebe MS. Bereavement and health. The psychological and physical consequences of partner loss. Cambridge: Cambridge University, 1987.
28. Torres WC. O tema da morte na psicologia infantil: uma revisão de literatura. Arquivos Brasileiros de Psicologia 1978;31(2): 59-71.
29. Torres WC. O conceito de morte nas crianças. Arquivos Brasileiros de Psicologia 1979;32(4):9-34.
30. Torres WC. A criança diante da morte. Desafios. São Paulo: Casa do Psicólogo, 1999.
31. Valle ERM. Câncer infantil: compreender e agir. Campinas: Psy, 1997.
32. Valle ERM; Françoso LPC. Psico-oncologia pediátrica. Vivência de crianças com câncer. Ribeirão Preto: Scala, 1999.

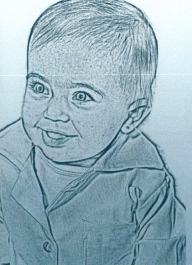

Capítulo 71

A Dor na Criança

Dênio Lima

Introdução

O homem e a dor, a dor e o homem confundem-se desde tempos imemoriais. A dor pertence ao homem como uma realidade intrínseca à sua própria natureza. A preocupação com a dor é bastante antiga, tanto que plantas medicinais para o alívio da dor já eram conhecidas pelos povos primitivos, e há referências a prescrições escritas em tábuas encontradas na Babilônia do ano de 2250 a.C. (Ross, 1988). Nas sociedades primitivas, a dor causada por traumatismos era considerada aguda, e tida como crônica a dor resultante de penetração de certos elementos ou a maus espíritos que se haviam apossado do corpo da pessoa, sendo necessária a sua retirada (Merskey, 1980).

Nas civilizações antigas, como o Egito e a Babilônia, a dor era considerada punição, e, na Índia, uma sensação, sendo, então, destacados os aspectos emocionais. O excesso ou a deficiência de "humores" ou "energias" (desequilíbrio entre *yin* e *yang*) produziriam a dor ou doenças, de acordo com a concepção chinesa (Bônica, 1980). Os gregos consideravam o cérebro o processador da sensação nociceptiva. O filósofo Alemaeon, discípulo de Pitágoras, em 566 a 487 a.C. (Bônica, 1980) e, posteriormente, Aristóteles (385 a 322 a.C.) observaram a dor como uma emoção, uma paixão da alma, sentida no coração (Lobato, 1992), categorizando a dor como uma qualidade afetiva. No entanto, Herófilo, em 335 a 280 a.C., e Erasístrato, em 310 a 250 a.C., sugeriram que o cérebro e os nervos estavam envolvidos no mecanismo das sensações. Galeno (130 a 210 d.C.) classificou os nervos em sensitivos, motores e nociceptivos, mas Avicena foi o primeiro a dizer que a dor era uma qualidade sensorial distinta das demais. Durante toda a Idade Média, os conceitos de dor que permaneceram foram os de Aristóteles.

No Renascimento, tanto os filósofos como os anatomistas passaram a atribuir ao sistema nervoso o papel fundamental no mecanismo da nocicepção (Bônica, 1980). Nos séculos subsequentes, com as pesquisas em anatomia e fisiologia do sistema nervoso, coube a Bell (1811) e a Magendie (1822) demonstrarem o papel das raízes posteriores da medula espinal na função sensitiva, consubstanciando, assim, a especificidade funcional das vias sensitivas do sistema nervoso (Melzack, 1975).

Nas décadas de 1940 a 1950, Beecher, observando os soldados e civis durante a Segunda Guerra Mundial, colocou em dúvida a afirmação de que a percepção da dor seria unicamente uma função linear da lesão tecidual, descrevendo, então, a dor como uma associação de estímulos sensoriais e componentes emocionais (Brannon, 1992). Os enfoques da motivação, do afeto e da cognição como aspectos psicológicos da dor deram uma nova perspectiva à ótica dos estudos na área (Melzack, 1965).

Melzack e Torgerson (1971), estudando diferentes aspectos da dor, classificaram as palavras que apontam diferentes categorias referentes às múltiplas dimensões da dor, por exemplo, aquelas que se referem às suas propriedades temporais, espaciais, térmicas e de pressão, nas quais os termos "pulsando", "queimando" e "corroendo" foram incluídos nos aspectos sensoriais e fisiológicos. Medo, tensão e autonomia e palavras como "irritante", "apavorante" e "repugnante" descrevem as propriedades da dor que abrangem as qualidades afetivas e emocionais. Os aspectos da avaliação subjetiva da dor – envolvendo fatores cognitivos, que incluem conhecimentos, atitudes e crenças e representam a intensidade da dor – utilizam termos como "leve", "estressante" e "excruciante".

Dessa terminologia, resultou um estudo que deu origem a um dos primeiros instrumentos para a avaliação da dor – o *McGill Questionnaire*, publicado em 1975, por Melzack. A Associação Internacional para o Estudo da Dor foi fundada em 1973 para agregar as várias disciplinas que têm correlação com o entendimento da dor e que são consideradas importantes para o desenvolvimento adequado de estratégias para o seu manejo e controle (McGrath, 1990).

Conceitos

Dor

O conceito de dor, dado pela Associação Internacional para o Estudo da Dor (IASP), é: "A dor é uma experiência emocional e sensorial desagradável, associada a lesões reais ou potenciais, ou descritas em termos dessas lesões". Nota: a dor é sempre subjetiva. Cada indivíduo aprende a aplicação da palavra "dor" por experiências relacionadas com injúrias desde a vida precoce (Merskey, 1979).

A dor é uma experiência sensorial e emocional única para cada pessoa. O estudo da dor em crianças é particularmente difícil porque a dor é sempre subjetiva e depende de quem a relata. A dor na criança, na fase pré-verbal, pode não ser comunicada diretamente a uma pessoa, pois, nesta fase de comunicação não verbal, a dor pode ser inferida. A comunicação da dor aparece quando as crianças alcançam o estágio de articulação de queixas verbais; os adultos tendem a não dar muita importância aos relatos de dor das crianças (McGrath, 1987).

A definição de dor da IASP ressalta que as crianças aprendem durante a sua infância como comunicar a sua dor e a como agir em situações de dor. Uma pessoa que se queixa de dor, mesmo na ausência de uma lesão tecidual, pode ter aprendido a fazer uma comunicação não apropriada – e essa situação pode também ser uma preocupação de base. Por sua vez, a dificuldade que as crianças têm para expressar a dor e as emoções que envolvem situações dolorosas pode impedir a diferenciação entre a dor de base orgânica e a dor psicogênica. Muito tempo pode ser perdido e muito sofrimento físico pode ser causado na realização de investigações que podem gerar resultados frustrantes, tanto para o médico como para os pais, particularmente se as lesões esperadas não forem encontradas para justificar a dor. É importante lembrar que ambos os diagnósticos podem estar presentes, mesmo quando em clínica médica se deseja achar apenas um simples diagnóstico.

A distinção entre dor psicogência e dor orgânica é muito importante, mas também muito difícil de ser feita na prática. Conceitualmente, essa distinção é muito mais complexa do que parece. A ideia da dor "psicogênica", apresentada na literatura, contém vários aspectos que incluem a ausência da doença orgânica, a presença de outros sintomas de transtorno emocional e/ou a presença de estressores psicossociais que poderiam causar ou intensificar a dor. Esses elementos que compõem a ideia de dor psicogênica são bastante diferentes, mas, com frequência, quando juntos na prática, são confusos. Por exemplo, uma criança com dor de causa não orgânica sempre tem mais estresse psicológico – então, o conceito de dor psicogênica poderá ser mais bem fundamentado. No entanto, essa é uma questão empírica e não há necessariamente uma razão lógica para que todos os componentes tenham um mesmo significado. A ideia da dor psicogênica torna-se sempre mais complexa porque os clínicos poderão usar na prática outros tipos de informações para fazerem o diagnóstico. Eles podem, no entanto, reconhecer alguns padrões de dor (como a dor abdominal cíclica), na qual raramente se descobre uma base orgânica; então, pode-se pensar que a criança está apresentando uma dor psicogênica se não for encontrada nenhuma outra evidência de causa orgânica (Lima, 1994).

É necessário, primeiramente, fazer algumas distinções de termos usados para os transtornos dolorosos e, então, diferenciar os tipos de transtornos.

Definição de termos
Dor orgânica e dor não orgânica

- Dor orgânica: é aquela produzida por lesão tecidual (p. ex., febre reumática, artrite reumatoide juvenil, infestação parasitária etc.), ou por mudanças das funções do corpo (p. ex., esofagite, gastrite, disfunção hepática etc.).
- Dor não orgânica: é aquela que se apresenta na ausência de causas físicas conhecidas, ou de lesão estrutural ou funcional.

É necessário se referir a "causas físicas desconhecidas" porque é muito difícil se provar a ausência de causas parafísicas, mesmo porque algumas causas físicas podem não ter sido ainda reconhecidas. Nem todas as "causas" referidas primariamente a fatores iniciantes são de graus passíveis de patogenicidade. A criança ansiosa, medrosa, poderia desenvolver níveis altos de tensão muscular que, em consequência, poderiam resultar em sensações musculares, convertendo-se em uma experiência dolorosa. Esta, em si, não poderia ser descrita como uma causa de significado orgânico.

Processos físicos e mentais estão entrelaçados durante a vida, mas isso não significa que a ideia de causas não orgânicas deva ser abandonada. A distinção entre orgânica e não orgânica pode ser sutil, então uma criança ansiosa poderia desenvolver níveis altos de secreção ácida gástrica, que causaria úlcera péptica e, consequentemente, dor. A presença de dano tecidual no estômago poderia ser uma causa orgânica de dor. Ambas as causas produzem dor, e ambos os fatores podem estar envolvidos. A questão é: se quaisquer mudanças orgânicas são encontradas em tipos particulares de dor, talvez seja necessário se pesquisar mais no futuro. Isso poderia resultar, por exemplo, na distinção entre uma dor não orgânica, que é uma alucinação (sem nenhuma percepção correspondente), e outra que é um erro de interpretação da sensação do corpo, uma ilusão.

Dor com alteração estrutural e dor funcional

- Dor por lesão tecidual: é orgânica e com a presença de lesão tecidual. A lesão tecidual pode ser causada por um agente interno (tumor, cálculo renal etc.), ou externo (infecção por vírus, parasitas intestinais, acidente de carro etc.). O diagnóstico da dor geralmente é feito nas investigações médicas e laboratoriais e a definição requer o encontro de um fator causal. A dor, muitas vezes, pode ter como característica uma localização, mas, às vezes, não há empiricamente uma evidência para suportá-la; então, o reconhecimento da sua presença geralmente é mais fundamentado no exame físico e nas investigações do que na própria qualidade da dor.
- Dor funcional: é também orgânica, mas produzida por uma disfunção fisiológica do organismo na ausência de uma lesão da estrutura do tecido. A dor pode ser atribuída a um mau funcionamento do organismo que não está completamente ajustado para a demanda que lhe é imputada (instabilidade autonômica, intolerância à lactose ou constipação). Aspectos ambientais, como a dieta, podem ser importantes para o agravamento ou a melhora dos sintomas dolorosos.

Dor conhecida e dor desconhecida ou criptogênica

- Dor conhecida: é aquela que tem uma causa definida, que pode ser orgânica ou psicogênica.
- Dor criptogênica: é aquela de origem ainda desconhecida, mesmo após a investigação médica. É possível que um mau ajustamento fisiológico funcional ou uma lesão tecidual esteja presente, mas não se encontra evidência para isso. Muitos casos previamente atribuídos como psicogênicos poderiam, talvez, ser imputados a etiologia

desconhecida. Há duas razões principais para que uma dor de origem orgânica não seja detectada: uma é que a doença esteja em estado ainda muito inicial, e outra é que a doença ainda não seja conhecida pela ciência médica.

Dor psicogênica e dor não psicogênica

- Dor psicogênica: é causada por agentes estressores. A criança em situação de estresse pode apresentar dor como uma reação ao agente estressor, ou como uma estratégia para evitá-lo. O estressor pode ser o ambiente social (problemas com os quais ela não consegue lidar na escola, problemas com colegas ou com o sair de casa), ou dentro da família (conflitos entre pais ou irmãos). A dor diminui ou desaparece quando o ambiente ameaçador é evitado.
- Dor não psicogênica: é aquela em que existe uma ausência de fatores psicológicos conhecidos. Na prática, pode ser muito mais difícil ter certeza da ausência de fatores psicológicos do que da ausência de causas físicas.

Tipos de dor

Com base nas definições, fica claro que existem mais grupos de dor que devem ser reconhecidos, além daqueles dois tradicionalmente distintos (Figura 71.1):

- A dor orgânica pode ser estrutural ou funcional.
- Mista, quando ambos os fatores (orgânicos e não orgânicos) estão presentes.

A dor psicogênica e a dor orgânica podem estar envolvidas uma com a outra, interagindo para determinar a intensidade e a qualidade da dor. Fatores psicológicos podem modificar a expressão, ou o disparo, de uma dor orgânica e obscurecer o diagnóstico da dor. Do mesmo modo, uma criança que apresenta dor psicogênica pode também ter uma dor de origem orgânica.

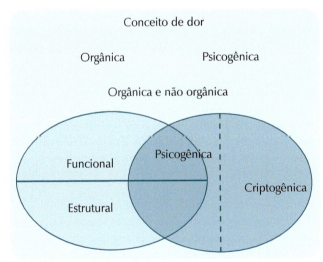

FIGURA 71.1 – Definições de dor "psicogênica".
Fonte: Assumpção Jr. FB (ed.). Tratado de psiquiatria da criança e do adolescente. 3. ed., 2018.

A coexistência dos fatores orgânicos e psicológicos pode ocorrer na:

- Dor orgânica estrutural: que é baseada na lesão orgânica, mas a expressão da dor pode ser muito maior do que poderia ser explicada pela lesão em si. O exagero da intensidade da dor pode ser atribuído à presença de fator psicológico.
- Dor orgânica funcional: aquela causada por disfunção funcional (constipação, cólon irritável etc.), que é disparada ou exacerbada por fatores psicológicos. Ambos os casos podem apresentar dificuldade diagnóstica e resultar nas investigações desnecessárias. Podemos citar algumas patologias que podem apresentar dor, tanto por fatores orgânicos como por fatores psicológicos, como úlcera causada por fatores emocionais, retocolite ulcerativa, doença de Crohn.

Vários autores têm considerado que, para se definir dor "psicogênica", é preciso haver a presença de estressores psicossociais, ou os aspectos da própria dor, ou a ausência de doença com lesão estrutural, ou a presença de sintomas psicológicos ou, ainda, a combinação de vários desses fatores. Algumas vezes, assume-se que essas definições são equivalentes, mas não são. Elas podem entrelaçar-se, mas têm diferentes conceitos.

Presença de estressores sociais

No estudo realizado com 123 crianças da Clínica Pediátrica do Centro Médico Presbiteriano de Columbia (Asnes, 1981), a dor torácica foi considerada psicogênica em 36 delas. Em 46% dessas crianças com dor psicogênica, um membro da família apresentava uma história com sintomatologia similar ou queixas somáticas vagas. Os autores sugeriram que situações de estresse e um modelo familiar poderiam ser a causa da dor e poderiam fazer parte do processo diagnóstico. Em outro estudo clínico, com uma população de 100 pacientes com dor, procedentes da Clínica de Adolescentes da Universidade da Carolina do Sul, Pantell e Goodman (1983) encontraram 43% dos adolescentes sem problema orgânico específico.

Para aqueles pacientes que não tiveram causa específica identificada, a dor foi classificada como idiopática, 51% dos pacientes tinham medo de problemas cardíacos; 12% deles tinham medo de câncer; 31% dos pacientes relatavam eventos negativos significativos na vida nos 6 meses do início da dor (com hospitalização de membros da família, com doença grave e ataque cardíaco). Nos pacientes que apresentavam dor não orgânica, 26% relatavam eventos que tinham ocorrido nos últimos 3 meses (ginecomastia como uma causa de ansiedade em pacientes masculinos). Os autores sugerem que os eventos negativos na vida, ansiedade, medo de estar doente ou a dor familiar como modelo poderiam ser as causas principais da dor de origem desconhecida desses adolescentes. No entanto, a natureza não controlada do estudo deixa em dúvida se os eventos negativos da vida são necessários ou suficientes para o diagnóstico, ou se a associação foi real.

Liebman (1978), em um estudo retrospectivo de 119 crianças com dor abdominal sem uma causa orgânica aparente, com idades de 3 anos e meio a 17 anos, encontrou que 21% deles tinham apresentado uma doença prévia. Trinta e quatro por cento das mães tiveram gravidez caracterizada por intercorrência médica por mais de 10 dias, trabalho de parto e parto complicados (feto com apresentação de membros, ou cesárea, em 19%). Encontrou, também, 26% deles em uma relação difícil com eventos escolares, atividade social (16%), períodos de excitação em 34%, punição em 26% e recente mudança de residência e/ou escola em 9%. É importante notar, também, que em 39% dessas famílias os casais apresentavam discórdia, e 30% dessas crianças tinham traços de personalidade perfeccionista ou sugestivos de estresse como parte do transtorno, mas o estudo foi bastante limitado porque não foi investigada a causa da dor e não havia grupo-controle.

Nemiah (1985) refere que a dor psicogênica é uma condição neurótica; no entanto, os pacientes são vistos com frequência mais por clínicos do que por psiquiatras em razão da queixa somática. Os mecanismos que estão envolvidos na produção da dor não estão claros. Pinsky (*apud* Nemiah, 1985) encontrou muitos pacientes com características alexitímicas, e suas descrições sugeriam que os eventos emocionais estressantes eram traduzidos em sintomas somáticos, sem uma elaboração psíquica do sentimento e fantasias que caracterizam o "mecanismo neurótico" da formação do sintoma.

Esses estudos mostram a importância do ambiente na criança com dor abdominal, particularmente a importância dos eventos que ocorrem dentro da família e da dor entre os membros da família. No entanto, não deixam claro se a associação reflete uma passagem etiológica e se esses fatores ambientais poderiam ser parte da definição de dor psicogênica.

Diferentes aspectos da dor

De acordo com Feldman et al. (1967), o conceito de dor psicossomática é vago, e o termo é usado em três diferentes linhas:

1. Doenças psicossomáticas verdadeiras. São aquelas que devem ter um componente psicogênico fazendo parte da sua causa, ou elas não existem. Foram sugeridas as seguintes doenças como verdadeiras como úlcera duodenal; colite ulcerativa; hipertensão; asma e neurodermatite (o que hoje em dia não pode ser validado).
2. Doenças que têm origem física, mas poderiam ser desencadeadas ou exacerbadas por fatores psicogênicos. Estas poderiam ser consideradas doenças "psicogênicas verdadeiras" se influenciadas por fatores psicogênicos.
3. Doenças cujas causas e patologias físicas não são conhecidas até o momento.

Os autores sugeriram sete critérios, com base em índices usados por psiquiatras, para provar que a doença psicossomática existe. Esses critérios são:

1. Uma característica de transtorno de personalidade.
2. Um fator emocional precipitante relacionado à doença.
3. Estresse em geral.
4. Problemas emocionais básicos de pequena ou longa duração, simbolicamente relacionados à doença.
5. Alteração de sintomas.
6. Padrões característicos da história de vida.
7. Eficácia da psicoterapia.

A dor orgânica foi pensada por esses autores como um processo patológico que ocorre durante uma doença sistêmica (infecções, obstruções, lesões por agentes extrínsecos etc.) e que podem ser identificados por exames físicos e investigações laboratoriais, usualmente localizados dentro do corpo (Cristhodoulou, 1977; Galler, 1980; Bowyer, 1984; Coleman, 1984; Gascon, 1984).

A dor "psicogênica" foi caracterizada pela ausência de doença física conhecida, com uma localização difusa (Green, 1967; Elliot, 1987) e adversidade familiar. Eventos estressantes da vida e/ou transtornos emocionais podem ser desencadeadores do ataque (Kashani, 1981; 1982; Hughes, 1984; Levine, 1984; Hodges, 1984; 1985; McGrath, 1986). Se há um padrão claro da dor que prenuncia a ausência de fatores físicos, a presença dos fatores psicológicos poderia ser de grande valia para o diagnóstico. No entanto, isso poderia requerer uma comparação entre os grupos orgânicos e não orgânicos para determinar a especificidade e a sensibilidade do padrão da dor, o que não tem sido feito.

Ausência da doença estrutural

A evidência da ausência de doença física, em exame ou investigação clínica, tem com frequência resultado na definição de transtorno psicogênico. Em um estudo realizado com 133 crianças de 3 a 14 anos que apresentavam dor abdominal recorrente sem doença orgânica, os eletroencefalograma (EEG) eram gravados e comparados com 133 crianças sem dor abdominal (Apley, 1956). Os autores não encontraram evidências para uma ligação da dor abdominal com epilepsia, e a normalidade nessa investigação foi levada em conta para dar suporte aos sintomas de origem psicogênica.

Em estudo realizado em 43 pacientes, com idades de 5 a 9 anos, com queixas primárias de dor torácica, em 45% dessas crianças não foi encontrada nenhuma causa orgânica e a dor foi considerada "idiopática" (Driscoll, 1976). Nesse estudo, os autores testaram a ideia de que a ausência da doença orgânica implicaria a presença de um transtorno psiquiátrico; de fato, eles não encontraram um excesso de transtornos psiquiátricos que pudessem ter iniciado a dor. Aquelas crianças que tinham dor torácica de etiologia orgânica não diferiam das crianças com dor de etiologia de origem desconhecida. A dor torácica, com frequência, causa preocupações na família e nas crianças, mas eles não encontraram transtornos emocionais desencadeando a dor naqueles que tinham dor com etiologia idiopática.

O diagnóstico teve como base entrevistas, investigações laboratoriais e avaliação clínica psiquiátrica. No seguimento de 4 a 8 meses, 30% das crianças com dor torácica idiopática tiveram seus sintomas resolvidos, comparadas a 82% das crianças do restante do grupo ($p < 0{,}02$). Os autores não encontraram explicação para a dor torácica idiopática no seu estudo e deixaram consideráveis dúvidas se ela era relacionada ou não com transtornos emocionais. A conclusão negativa poderia, no entanto, ser relativa; e as medidas usadas por eles naquela época não foram muito sensíveis.

Pickeering (1981), estudando 17 crianças na faixa etária de 8 a 16 anos, internadas com dor torácica sem evidência física de uma doença que pudesse explicar a dor, encontrou, em mais de 50% dos casos, que um dos pais apresentava ansiedade. Esse estudo contradiz a conclusão negativa de Driscoll et al. (1976). Essa falha foi por falta de controles satisfatórios essenciais para se levar em conta uma experiência clínica pessoal. O autor levanta a possibilidade da associação da dor torácica com a ansiedade dos pais e das crianças, mas a falta de medidas padronizadas ou grupo-controle, no entanto, tem o mérito de alertar os profissionais da saúde para a ocorrência de dor torácica em crianças sem qualquer evidência de causa clínica.

Sintomas e situações psicológicas associadas à dor

Vários autores (Hughes, 1978; Hodges, 1985; Selbst, 1985; Larsson, 1988; 1991; Wasserman, 1988; Reynolds, 1989; Walker, 1989; Garber, 1990) sugeriram, nos seus estudos, a importância da associação de sintomas psicológicos com dor não orgânica; Ling et al. (1970) relataram que a depressão poderia ser a causa de dores de cabeça não enxaquecosas. Larsson (1991) também referiu a depressão com sintomas somáticos subjacentes. Situações estressantes (eventos negativos na vida, distúrbios nas relações familiares e problemas na escola) eram consideradas associadas a causas possíveis de dor em criança (Asnes, 1981; Hodges, 1984; Rowland, 1986; Robinson, 1990). Todas essas sugestões representam especulações clínicas, não um dado empírico.

A *Classificação Internacional de Doenças* (CID-9/10) e o *Manual Estatístico e Diagnóstico de Transtornos Mentais* (DSM-III e DSM-III-R/IV) são contraditórios quanto à participação de problemas psicológicos como parte das definições de dor psicogênica. Por sua vez, o transtorno emocional e a depressão poderiam contribuir para evidenciar uma etiologia psicogênica. Se estão presentes, eles poderiam conduzir a um diagnóstico psiquiátrico alternativo; e, no esquema diagnóstico atual, eles poderiam, no entanto, ser um critério exclusivo, impossibilitando o diagnóstico de dor psicogênica. Então, os sintomas psicológicos têm um papel complexo nas definições, e a natureza de suas associações com dor tem de ser clarificada.

Definições diagnósticas

Na CID-10, não há um código específico ou seção descrevendo a dor psicogênica. No entanto, no código 307.8 – "psicalgia", diz: "Casos em que há dor de origem mental, por exemplo, dor de cabeça ou dor nas costas, quando um diagnóstico médico ou psiquiátrico mais preciso não pode ser feito (dor de cabeça tensional, dor nas costas psicogênica)".

A CID-10, na seção F. 45: Transtornos somáticos – subseção F. 45.4: Transtorno doloroso somatoforme persistente, não contempla a dor psicogênica, mas refere para a seção F. 54 – Fatores psicológicos e de comportamento associados a transtornos ou doenças classificadas em outros locais: "esta categoria deve ser usada para registrar a presença de influências psicológicas ou de comportamento supostas de terem desempenhado um papel importante na etiologia de transtornos físicos que podem ser classificados pelo uso de outros capítulos da CID-10".

De acordo com o critério da DSM-III, o transtorno de dor psicogênico é uma condição caracterizada pela presença de dor prolongada e grave como queixa principal. Em complementação, o padrão da dor não é consistente com a distribuição neuroanatômica conhecida dos receptores da dor, não é detectada a etiologia orgânica para explicar a dor e nenhum mecanismo fisiopatológico conhecido pode explicar completamente a dor. No entanto, uma patologia orgânica pode estar presente; a queixa de dor é maior do que aquela esperada em acordo com o exame físico.

O DSM-IV não tem uma seção para descrever a dor psicogênica, mas, dentro dos critérios de transtornos somatoformes, encontramos na seção 300.81 – Transtornos somatoformes: "As queixas somáticas devem iniciar antes dos 30 anos e ocorrer por um período de vários anos... O transtorno de somatização é um transtorno crônico, porém flutuante, que raramente apresenta remissão completa... mas os sintomas iniciais frequentemente estão presentes na adolescência... O exame físico é notório pela ausência de achados objetivos que expliquem as muitas queixas subjetivas dos indivíduos com transtorno de somatização".

Podemos inferir que essa categoria diagnóstica se assemelha à dor não orgânica (psicogênica). Portanto, a classificação que mais se aproxima da dor psicogênica que aparece em crianças e adolescentes são os transtornos somatoformes das duas classificações (CID-10 – seção F. 45.4, que remete para a F. 54; e o DSM-IV – 300.81).

Diagnóstico diferencial

Green (1967) diz que existem duas possibilidades diagnósticas para a dor abdominal recorrente: a orgânica e a psicogênica. Um atendimento completo (entrevista e investigação) precisa ser feito para descartar as causas de dor abdominal orgânica (úlcera péptica, duplicação e má rotação intestinal, enterite regional, polipose, parasitas, anormalidades do trato urinário, colelitíases, anemia hemolítica crônica, entre outras).

Quando a dor psicogênica aparece, é mais lenta do que abrupta, geralmente constante e de intensidade mais para leve a moderada do que grave ou em cólica. Na maioria dos casos, a dor é descrita como sendo pobremente localizada em região do epigástrio ou periumbilical, mas em poucos casos ela se move de um lugar a outro e pode ser acompanhada ou precedida de vômito, tontura e/ou desmaios. Para se fazer o diagnóstico, deve-se ter em mente um distúrbio da relação criança-pais, problemas escolares e preocupação parental com doenças. Stone e Barbero (1970) afirmam que algumas famílias poderiam ser caracterizadas com um alto senso pessoal de "se fazer as coisas certas" e, com frequência, demonstram pouca tolerância ou raiva em situações nas quais suas expectativas não são alcançadas, e algumas famílias poderiam ser marcadas por muitas doenças, estresse e mortes.

Levine e Rappaport (1984), seguindo a metodologia utilizada por Barr, dividiram a dor abdominal recorrente em três grupos:

1. Dor orgânica: neste tipo de dor, o desconforto tem origem intra-abdominal, como um resultado de um processo patológico.

2. Dor disfuncional: tipo de dor gerada intra-abdominalmente, mas deriva de funções fisiológicas normais agindo de forma mal adaptada como resultado intrínseco de um uso acima do limite ou por efeitos do estilo de vida (intolerância à lactose).

3. Dor psicogênica: tipo de dor que pode ou não ser experiência daquela gerada intra-abdominalmente, mas resulta de estresse emocional ou psicológico. A implicação do termo "dor psicogênica" deve-se aos sintomas que podem ser causados por ambiente ou vida desfavorável. Muitas crianças de pais divorciados, vítimas de abuso, ou que falham na escola, podem desenvolver dor abdominal recorrente. Diz-se com frequência que ambientes estressantes, susceptibilidades somáticas

preexistentes e o temperamento da criança em associação com eventos críticos levam, no final, a um caminho comum para a dor.

Wasserman et al. (1988), em seu estudo do diagnóstico da dor abdominal recorrente, referem que é preciso ter dois ou três informantes (o paciente, o pai e o professor) para a dor abdominal ser reconhecida como relacionada diretamente a um estímulo ambiental e que nenhum diagnóstico físico seja aplicado a ela. Geist (1989) define "dor abdominal funcional" como o grupo de dores abdominais que não têm nenhuma associação orgânica.

Essas opiniões sobre dor funcional e orgânica, particularmente quando nos referimos à dor abdominal, são concordantes e parecem ser claras. Os estressores, em especial o ambiente psicológico e o estilo de vida, estão envolvidos com a dor psicogênica; no entanto, os autores tentam descrever suscetibilidades individuais e temperamentos associados a estresse. Todos os estudos enfatizam a ausência de transtornos físicos como um critério diagnóstico.

Prevalência da dor

Rutter et al. (1970) estudaram toda a população de crianças residentes na Ilha de Wight (3.316), onde encontraram, no grupo psiquiátrico, 17,5% de meninos com dor de cabeça, contra 9,4% da população em geral; dor de estômago em 36,5% no grupo psiquiátrico, contra 31,4% na população em geral. No grupo psiquiátrico, 35,1% das meninas apresentaram dor de cabeça, contra 10,1% na população em geral; dor de estômago em 62,2% do grupo psiquiátrico e 33,5% na população em geral. As dores, dor de cabeça e de estômago, não estavam associadas a transtornos psiquiátricos em meninos, mas tinham uma associação significativa nas meninas, apesar da alta incidência em crianças normais.

Em uma pesquisa realizada por Apley e Naish (1958) em 1 mil escolares, foi encontrada uma alta incidência de dor abdominal (10,8%), especialmente em meninas (12,3%), quando comparadas com os meninos (9,2%). Os autores encontraram também alta incidência de dor abdominal e outras queixas nas famílias das crianças afetadas. Não houve evidência de associações físicas com a dor, mas houve evidência de frequentes distúrbios emocionais (timidez, nervosismo e excesso de cuidado).

Oster (1972), em uma investigação realizada durante 1 ano sobre dor abdominal recorrente, dor de cabeça e dor em membros inferiores em uma população de 1.062 escolares, encontrou dor abdominal recorrente em 12,3% das crianças, sendo 9,6% em meninos e 14,8% em meninas. A dor de cabeça foi encontrada em 20,6% das crianças (18,3% em meninos e 22,8% em meninas); e a dor em membros inferiores, em 15,5% das crianças (12,5% em meninos e 18,4% em meninas). Entre as crianças que tinham dor de cabeça, 38,6% delas tinham causa conhecida (26,5% enxaquecas) e 61,4% não tinham causa conhecida. No estudo realizado por Cristhodoulou et al. (1977), em 1.233 crianças atendidas ao longo de 3 anos no Departamento de Pediatria do Hospital Tzaneion, foram encontrados 2,02% com úlcera péptica.

Outro estudo importante foi feito por Larsson (1991) em duas cidades suecas, com 602 estudantes na faixa etária de 13 a 18 anos, usando medidas padronizadas (Lista de Depressão de Beck) e *checklist* com 23 itens cobrindo várias queixas somáticas. Devolveram os questionários 539 estudantes (269 do sexo feminino e 270 do sexo masculino). O estudo tinha os seguintes grupos: com dor de cabeça; sem dor de cabeça; e o de pacientes psiquiátricos.

A análise do estudo mostrou que as garotas do grupo sem dor de cabeça mostravam menos sintomas somáticos do que o grupo com dor de cabeça, que tinha um escore significativamente menor do que o grupo psiquiátrico de sintomas somáticos graves, que, por sua vez, tinha escore significativamente maior que o grupo sem dor de cabeça. As queixas somáticas similares à dor abdominal foram relatadas em 36% dos pacientes; e a dor em membros inferiores, em 26%. As queixas eram relatadas como ocorrendo pelo menos uma vez na semana. As queixas somáticas mais frequentes relatadas pelos adolescentes eram cansaço em geral, cansaço nos olhos, arrepios, problemas de dor e dor de cabeça. Esse estudo mostra uma concordância perto de 10% de incidência de dor abdominal recorrente, mas são diferentes os valores para dor de cabeça de causa desconhecida.

Lima (1994), em um estudo retrospectivo de 2.689 adolescentes na faixa etária de 12 a 15 anos, encontrou que 9,1% deles tinham apresentado dor de origem mental, e, destes, 5,6% tinham dor de origem mental sem transtornos depressivos; quando foram separados os transtornos emocionais, a dor de origem mental mostrou uma frequência de 3,6%.

Dor e relação intrafamiliar

Poucos estudos da criança com dor levantam a possibilidade de ser o relacionamento intrafamiliar um dos deflagradores da dor. Oster (1972) sugere em sua pesquisa que o ambiente familiar, com manifestação de dor frequente dos pais, pode ser um fator precipitante para o desenvolvimento da dor na criança. Em um estudo de 30 crianças com dor recorrente abdominal, foi encontrado que 11 delas eram oriundas de "famílias com dor" (nas quais outro membro familiar apresentava dor abdominal ou dor de cabeça), e duas crianças tinham distúrbios familiares (Apley, 1973). Christensen e Mortensen (1975) encontraram uma alta incidência de dor abdominal em crianças cujos pais tinham queixas de desconforto abdominal, em contraste com as crianças cujos pais não apresentavam essas queixas (p < 0,05). Um ambiente com eventos traumáticos, ansiedade, crianças com personalidade introvertida, tímidas, muito agarradas a seus pais superprotetores, vindas de um ambiente com eventos traumáticos, ansiedade e associados a um *background* genético, pode preceder uma sintomatologia de úlcera (Cristhodoulou, 1977).

Minuchin et al. (1975), trabalhando com famílias com doença psicossomática, sugeriu que eram superprotetoras, cujos membros eram muito envolvidos uns com os outros, impossibilitadas de resolverem conflitos. Nessas famílias, as crianças têm um desempenho importante no papel de evitar conflito no perfil familiar. Lima (1994), em um estudo da dor psicogênica, encontrou, na faixa etária de 12 a 14 anos, que crianças com dor não orgânica apresentavam significativamente mais transtorno do relacionamento mãe-filho(a) do que crianças do grupo-controle (p < 0,01). Em outro estudo, comparou o nível de conflito familiar em crianças de 8 a 16 anos, usando instrumentos padronizados (escala de ambiente familiar). Encontrou que as crianças apresentando dor não orgânica tinham famílias com nível de conflito significativamente mais alto do que as crianças que não apresentavam dor.

Podemos observar que os estudos mostram que os relacionamentos familiares, com a família como um todo, ou com os pais ou somente com a mãe influenciam a criança na apresentação de dor não orgânica. Poderíamos, então, sugerir que o ambiente familiar seria uma causa etiológica da dor "psicogênica". No entanto, há necessidade de mais pesquisas na área para que possa ser comprovada essa hipótese.

Avaliação diagnóstica

É comum que crianças com dor não orgânica, após serem examinadas pelo pediatra ou hebiatra, sejam encaminhadas à área de psiquiatria para avaliação. O encaminhamento se faz com todos os exames clínicos e laboratoriais realizados e normais. O dever do psiquiatra, então, é fazer a entrevista com os pais e a criança. Na medida do possível, deve-se fazer a entrevista com toda a família para ver a dinâmica familiar: a posição de cada um dentro da família e o relacionamento entre seus membros. A seguir, entrevistar o paciente sozinho e, se necessário, pedir exames psicométricos.

Tratamento

O tratamento da dor não orgânica deve ser feito basicamente por psicoterapia individual ou em grupo. A família deve ser orientada para que possa lidar de uma forma melhor com o paciente, não permitindo e nem dando suporte ao comportamento muitas vezes de caráter histriônico, não deixando que a criança ou o adolescente controle seus pais ou mantenha uma "estabilidade" familiar falsa por meio da dor. As patologias associadas que podem aparecer, como depressão ou ansiedade, devem ser tratadas apropriadamente, com psicoterapia e, se for necessário, antidepressivos:

- Na criança em fase pré-verbal, a dor traz desconforto e sofrimento, assim como outras fases da criança, que pode ser percebida no corpo ou sentida na alma como uma sensação, percepção ou se o desconforto que informa seu sofrimento que deverá ser detectado e traduzido pela mãe (Albornoz, 2004).
- Ou, também, a dor pode ser expressa por meio de gemidos, expressões faciais ou sobressaltos, sinais que podem representar a dor e que podem ser interpretados pela mãe atenta.
- A investigação da dor deve ser feita de modo completo: sintomas de localização, fatores precipitantes, agravantes, de alívio, tipo de intensidade, ou sintomas associados e tratamento anteriores.

A dor abdominal recorrente (DARS) necessita, para o diagnóstico, de três episódios de dor em um espaço de pelo menos 3 meses; sabe-se que 95% das dores não apresentam etiologia bem definida. Alguns autores sugerem que situações de estresse seriam mais frequentes nessas crianças e buscam associar alterações de sintomatologia autônoma, ou associada à ansiedade de depressão; 5% a 10% encontram-se no aparelho gastrointestinal ou urinário, sem predomínio de uma causa bem definida. Entre essas várias crianças, fazem parte do elenco das dores recorrentes da infância e adolescência a doença péptica, a doença péptica não ulcerosa, entre outras, incluindo dores recorrentes em membros em manifestação clínica, que, muitas vezes, são consideradas dores comuns do crescimento (Puccini, 2003).

Conclusão

A dor que aparece na infância e na adolescência precisa ser bem avaliada. A avaliação deve ser feita de modo que a criança não seja traumatizada por exames desnecessários. Muito tempo tem sido perdido e muitos desgastes têm ocorrido durante uma investigação de dor. Uma investigação ampla da família e do paciente por meio de um atendimento multidisciplinar pode ser, muitas vezes, relevante para se economizar tempo e desgaste do paciente e a frustração do clínico por não encontrar uma justificativa física ou lesão tecidual compatível com os sintomas apresentados.

Existem muitos estudos para a avaliação da dor. Muitos deles se referem à quantidade de dor que uma criança pode ter em diversas situações, como em avaliação pré e pós-cirúrgica. Têm sido usados materiais com desenhos de faces com diferentes expressões (para crianças que não leem); tabelas com números de 1 a 10 para a criança dizer qual a intensidade da dor. Muitas pesquisas estão sendo desenvolvidas em recém-nascidos por meio da condutância da pele como indicador de dor aguda do RN e, também, associados a medidas comportamentais (tese de doutorado de José Alfredo Lacerda de Jesus, 2011 – UnB).

Muitos estudos têm sido feitos sobre a dor, mas ainda não existe um instrumento preciso para diagnosticar a dor de caráter psicogênico.

Referências bibliográficas

1. Albornoz ACG; Nunes ML. A dor e a constituição psíquica. Psico-USF, 2004, 9(2):211-18.
2. American Psychiatric Association. Diagnostic and Statistical Manual of Mental Disorders. 3rd ed. Washington; DC: American Psychiatric Association, 1980.
3. American Psychiatric Association. Diagnostic and Statistical Manual of Mental Disorders. 3rd ed. revised. Washington; DC: American Psychiatric Association, 1987.
4. American Psychiatric Association. Manual Diagnóstico e Estatístico de Transtornos Mentais – DSM-IV. 4. ed. Porto Alegre: Artes Médicas, 1995.
5. Apley J; Lloyd JK; Turton C. Electro-encephalography in children with recurrent abdominal pain. Lancet 1956, 1: 264-65.
6. Apley J; AISH. Recurrent abdominal pain: A field survey of 1.000 school children. Archives of Disease in Childhood 1958, 33: 165-70.
7. Apley J; Bale B. Children with recurrent abdominal pain: How do they grow up? British Medical Journal 1973, 3:7-9.
8. Asnes RS; Santulli R; Bemporad JR. Psychogenic chest; pain in children. Clinical Pediatrics 1981, 20(12): 788-91.
9. Bônica N. Introduction. Pain 1980, 6: 1-17.
10. Bowyer SL; Hollister JR. Limb' pain in childhood. Ped Clin North Am 1984, 31(5): 1053-81.
11. Brannon L; Feist J. Health Psychology: An Introduction to Behavior and Health. California: Wads North Publishing Company, 1992.
12. Coleman WL. Recurrent chest pain in children. Ped Clin North Am 1984, 31(5): 1007-25.
13. Cristhodoulou GN; Gargoulas A; Papaloukas A et al. Primary peptic ulcer in childhood: Psychosocial; psychological and psychiatric aspects. Acta Psychiat Scand 1977, 56: 215-22.

14. De Jesus JAL. Condutância da pele como indicador de dor aguda no recém-nascido: estudo comparativo com frequência cardíaca; saturação de oxigênio e escalas comportamentais de dor. Neuroscience (Online); v. 8; p. 203-210, 2015.
15. Driscoll DI; Glicklich LS; Gallen WJ. Chest pain in children: A prospective study. Pediatrics 1976, 57(5): 648-51.
16. Elliot CH; Jay SM. Chronic pain in children. Behavior Research in Therapy 1987, 25(4): 263-71.
17. Feldman F; Cantor D; Soll S et al. Psychiatry study of conservative series of 34 patients with ulcerative colitis. British Medical Journal 1967, 3:14-17.
18. Galler JR; Neustein S; Walker WA. Clinical aspects of recurrent abdominal pain in children. Adv Ped 1980, 27: 31-51.
19. Garber L; Zeman L; Walker LS. Recurrent abdominal pain in children: Psychiatric diagnosis and parental psychopathology. J Am Acad Child Adolesc Psychiat 1990, 29(4): 648-56.
20. Gascon GG. Chronic recurrent headaches in children and adolescents. Ped Clin North Am 1984, 31 (5): 1027-51.
21. Geist R. Use of imagery to describe functional abdominal pain as an aid diagnosis in a pediatric population. Can J Psychiat 1989, 34(6): 506-11.
22. Green M. Diagnosis and treatment: Psychogenic; recurrent; abdominal pain. Pediatrics 1967, 40(1): 84-89.
23. Hodges K; Kline JJ; Barbero G et al. Life events occurring in families of children with recurrent abdominal pain. J Psychosom Res 1984, 28(3): 185-88.
24. Hodges K; Kline JJ; Barbero G et al. Anxiety in children with recurrent abdominal pain and their families. Psychosomatics 1985, 26(11): 859-66.
25. Hughes ME. Recurrent abdominal pain in childhood depression: Clinical observation of 23 children and their families. Am J Orthopsychiat 1984, 54(1): 146-55.
26. Hughes MC; Zimin R. Children with psychogenic abdominal pain and their families: Management during the hospitalization. Clin Ped 1978, 17(7): 569-73.
27. Kashani JH; Venzke R; Millar EA. Depression in children admitted to hospital for orthopaedic procedures. Brit J Psychiat 1981, 138: 21-25.
28. Kashani JH; Lababid A; Jones RS. Depression in children and adolescents with cardiovascular symptomatology: The significance of chest pain. J Am Acad Child Psychiat 1982, 21(1): 187-89.
29. Larsson B. The role of psychological; health-behavior and medical factors in adolescent headache. Dev Med Child Neurol 1988, 30: 616-25.
30. Larsson B. Somatic complaints and their relationships to depressive symptoms in Swedish adolescents. J Child Psychol Psychiat 1991, 32(5): 821-32.
31. Levine MD; Rappaport LA. Recurrent abdominal pain in school children: The loneliness of the long-distance physician. Ped Clin North Am 1984, 31(5): 969-91.
32. Liebman WM. Recurrent abdominal pain in children: A retrospective survey of 119 patients. Clin Ped 1978, 17(2): 149-53.
33. Lima D. A Clinical Study of Psychogenic Pain in Children. PhD Thesis. London: Institute of Psychiatry, 1994.
34. Ling N; Oftedal G; Weinberg N. Depressive illness in childhood presenting as severe headache. Am J Dis Child 1970, 120: 122-24.
35. Lobato E. O problema da dor. In: Mello JF. Psicossomática Hoje. Porto Alegre: Artes Médicas, 1992.
36. McGrath PA. Pain in Children: Nature; Assessment and Treatment. New York: The Guilford Press, 1990.
37. McGrath PL; Feldman W. Clinical approach to recurrent abdominal pain in children. Dev Behav Ped 1986, 7(1): 56-61.
38. McGrath PL; Unruth AM. Pain in Children and Adolescents. Amsterdam: Elsevier, 1987.
39. Melzack R. The McGill pain questionnaire: Major properties and scoring methods. Pain 1975, 1(3): 277-99.
40. Melzack R; Torgenson WS. On the language of pain. Anestiology 1971, 34(1): 50-59.
41. Melzack R; Wall PD. Pain mechanisms: A new theory. Science 1965, 150(3699): 971-79.
42. Merskey H. IASP Subcommittee on Taxonomy. Pain 1979, 6(3): 249-52.
43. Merskey H. Some features of the history of idea of pain. Pain 1980, 9: 3-8.
44. Minuchin S; Baker L; Rosman BL et al. A conceptual model of psychosomatic illness in children. Arch Gen Psychiat 1975, 32: 1031-38.
45. Nemiah JC. Somatoform disorders. In: Kaplan TI; Sadock BJ. Comprehensive Textbook of Psychiatry. 4th ed. Oxford: Blackwell Scientific Publications, 1985.
46. Organização Mundial da Saúde. Classificação dos Transtornos Mentais e do Comportamento da CID-10. Porto Alegre: Artes Médicas, 1993.
47. Oster J. Recurrent abdominal pain; headache and limb pain in children and adolescents. Pediatrics 1972, 50(3): 429-38.
48. Pantell RH; Goodman BW. Adolescent chest pain: A prospective study. Pediatrics 1983, 71 (6): 881-87.
49. Pickering D. Precordial catch syndrome. Arch Dis Child 1981, 56: 401-03.
50. Puccini RF; Bresolin AMB. Dores recorrentes na infância e adolescência. Jornal de Pediatria 2003 Maio/junho, 79(suppl1) Porto Alegre.
51. Reynolds JL. Precordial catch syndrome in children. South Med 1989, 182(10): 1228-30.
52. Robinson JO; Alvarez JH; Dodge JA. Life events and family history in children with recurrent abdominal pain. J Psychosom Res 1990, 34(2): 171-81.
53. Ross DE; Ross S. Childhood Pain: Current Issues; Research & Management. USA: Urban & Schwarzenberg, 1988.
54. Rowland TW; Richards MM. The natural history of idiopathic chest pain in children: A follow-up study. Clin Ped 1986, 25(12): 612-14.
55. Rutter M; Hemming K. Individual items of deviant behavior: Their prevalence and clinical significance. In: Rutter M; Tizard K; Whitmore K. Education Health and Behavior. Nova York: Robert E. Krieger Publishing Company, 1970. p. 202-31.
56. Selbst SM. Chest pain in children. Pediatrics 1985, 75(6): 1068-70.
57. Stone RT; Barbero GJ. Recurrent abdominal pain in childhood. Pediatrics 1970, 45(5): 732-38.
58. Walker LS; Greene JW. Children with recurrent abdominal pain and their families: More somatic complaints; anxiety; and depression than other patient families? J Ped Psychol 1989, 14(2): 231-43.
59. Wasserman AL; Whitington PF; Rivara FP. Psychogenic basis for abdominal pain in children and adolescents. J Am Acad Child Adolesc Psychiat 1988, 27(2): 179-84.
60. World Health Organization. Manual of the International Statistical Classification of Disease; Injuries; and Causes of Death. 9th ed. rev. Geneve: World Health Organization, 1977.

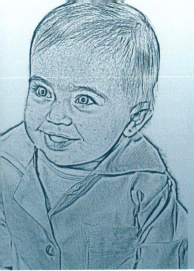

Capítulo 72

A Criança Adotada

Francisco Baptista Assumpção Jr.

Introdução

Quando nos referimos a temas tão controversos e "politicamente corretos" como este, costumamos nos deixar levar por opiniões apaixonadas ou por ideias que, simplesmente, não questionamos porque as consideramos ideológica ou moralmente discutíveis. Isso, entretanto, nos faz, muitas vezes levados por emoções, deixar de avaliar o fenômeno pelo que se apresenta em si, privilegiando concepções teóricas preexistentes.

A palavra "adoção" implica, classicamente, o conceito de aceitar que podemos transpor para o procedimento de se dar a alguém o dom de aceitar ser algo que não é por natureza, no caso, o ser pai ou filho. Entretanto, essa própria noção dependerá da concepção legal que a sociedade em questão tem da criança, posto que, em algumas culturas antigas, a criança pertencia ao pai, que, por isso, podia dispor dela da maneira que desejasse, tendo o direito, inclusive, de vendê-la. Em outras culturas como a egípcia, a chinesa, a indiana e a romana, a adoção era um meio de assegurar a continuidade da linhagem em famílias sem filhos do sexo masculino, obtendo-se, assim, um herdeiro para cuidar da herança das futuras gerações, ou para alianças políticas (Hersov, 1990; Schechter, 1989). Hoje, a adoção é vista como uma maneira de influenciar propositadamente as circunstâncias da vida de uma criança, tirando-a de um ambiente adverso (e isso deve ser bem lembrado, uma vez que esse ambiente será responsável por parcela considerável de seu desenvolvimento), colocando-a em famílias que, teoricamente, favoreceriam mais seu potencial intelectual e o desenvolvimento social (Hersov, 1990). A preocupação moderna passou a ser selecionar não somente famílias adequadas, mas, também, ambientes apropriados para crianças que delas necessitam (Miller, 2000; Sternhauer, 1990), embora, a meu ver, se devesse pensar também nas formas por meio das quais essas crianças se desenvolveram na primeira infância e como se minimizariam seus eventuais *handicaps*. A grande maioria dos estudos, inclusive por esse viés ideológico, consideram basicamente só o bem-estar da criança, esquecendo que se deveria ver também o bem-estar do grupo familiar enquanto um todo e também as eventuais repercussões do desenvolvimento dessa criança na família adotada, bem como a evolução desta.

Embora na maioria dos países a regulamentação da adoção só se tenha estabelecido a partir das décadas de 1940 a 1950, no Brasil a adoção é regulamentada pelo Estatuto da Criança e do Adolescente (1997), que a considera como a oportunidade de se poder dar à criança a condição de ser filho de um adotante, cabendo a este o cumprimento dos deveres e obrigações inerentes aos pais biológicos, isto é, cabe-lhe sustentar e prestar assistência material, moral e educacional à criança adotada, adquirindo esta os mesmos direitos dos filhos biológicos, inclusive os direitos sucessórios. Diferentemente de outros lugares do mundo, no Brasil o processo de adoção é de caráter irrevogável e, por isso mesmo, envolve sistematicamente procedimentos judiciais (Luce, 1983). Assim, por nossas características, a maioria das famílias que adotam uma criança não faz distinção entre esse processo legal de adoção (custoso e complexo) e aquilo que chamam "filho de criação" (Luce, 1993), havendo proporção considerável de pessoas que assumem os deveres de pais pelo único fato de que uma criança precisava de ajuda (Weber, 1996). Isso porque, para que se desempenhem os deveres atribuídos aos pais, a princípio não é necessária a legalização de um processo de adoção, e, sob esse ponto de vista, em nosso meio a adoção seria mais um procedimento social do que legal. Em outros países, existe ainda outra opção além da institucionalização e da adoção, que é a da retirada do lar biológico por meio de decisão judicial, sendo as crianças enviadas para casas de guarda profissional (*foster care*), nas quais os pais de guarda são profissionais remunerados que cuidam delas enquanto aguardam decisões judiciais para que retornem aos lares de origem ou sejam adotadas. Esse tipo de guarda profissional recebe críticas em razão de maus-tratos às crianças, e muitos profissionais da área de saúde mental consideram esse tipo de cuidado potencialmente de risco em termos de segurança, estabilidade e continuidade para as crianças (Zurauvin, 1993; McMillen, 2005; Hersov, 1994; Derdeyn, 1995).

Para tentarmos evitar esse vício de raciocínio é que tentamos estabelecer este capítulo visando a discussão do fenômeno de maneira genérica e abrangente, para que, ao final, possamos pensar essa questão controversa referente à adoção, fenômeno que, longe de poder ser considerado normal, é de extrema complexidade e que deve envolver, obrigatoriamente, diferentes olhares.

Questão da evolução humana

Adaptação biológica

Para pensarmos o homem enquanto espécie, podemos partir do princípio de que há aproximadamente 2 milhões de anos um antropoide, parente próximo dos macacos do Velho Mundo, em função de várias desvantagens sob o ponto de vista adaptativo, foi obrigado, a partir da sua necessidade de sobrevivência, a sofrer várias modificações anatômicas que alteraram seu perfil como espécie, dando-lhe algumas características importantes e peculiares.

Em função, provavelmente, de alterações climáticas, ele alterou o ângulo do acetábulo, estabelecendo uma postura ereta, o que lhe acarretou melhores condições de locomoção em terreno plano (p. ex., facilitando a busca de alimentos), mas lhe abreviou o tempo de gestação, fazendo com que seus filhotes nascessem menos preparados e adaptados para a sobrevivência, o que passou a lhe exigir maiores cuidados até que conseguisse atingir sua autonomia.

Em função de sua locomoção ser efetuada somente sobre os membros inferiores libertou seus membros superiores, que se tornaram ferramentas de extrema importância, principalmente a partir da oposição entre polegar e indicador, que passou a permitir a preensão em pinça.

A partir das mudanças ambientais e da necessidade de locomoção constante na luta pela sobrevivência, foi obrigado a se adaptar, alterando seu sistema de refrigeração com perda de pelos e alteração no número e na disposição das glândulas sudoríparas.

Ainda em função de sua sobrevivência, que passou a se dar, primordialmente nas planícies, deslocou os olhos da face lateral para a anterior da cabeça, obtendo visão estereoscópica, o que lhe permitiu melhor localização de predadores e presas, mas, principalmente, alterou seu sistema referencial de informações para um sistema visual predominante.

Entretanto, talvez possamos dizer que sua alteração mais importante foi decorrente do desenvolvimento de estruturas cerebrais que lhe permitiram trabalhar com sistemas simbólicos e, consequentemente, processar as informações recebidas de maneira eficaz e, sobretudo, rápida (Assumpção, 2008).

Tudo isso com uma finalidade principal: permanecer vivo e permitir o desenvolvimento da espécie. Para tanto, teve de organizar estruturas que lhe permitissem, assim, cuidar, por longo tempo, de uma prole extremamente frágil e protegê-la.

Esse processo adaptativo teve um preço de suma importância, uma vez que se, por um lado, essas características lhe proporcionaram uma maleabilidade e, em consequência, uma capacidade de adaptação fantástica, posto que passou a ser o animal que altera e é alterado pelo ambiente circunjacente; por outro lado, ocasionou uma complexidade tal que durante muito tempo, após o processo de nascimento, ele é obrigado a viver sob proteção, uma vez que grandes são sua heteronomia e dependência, bem como sua consequente fragilidade extrema. Por essa razão, a questão da adoção se torna assunto de importância, embora praticamente não exista nas demais espécies, e na espécie humana passe a ter maior importância somente em sociedades modernas e, principalmente, ricas.

Esses são motivos básicos para pensarmos no desenvolvimento todas as vezes que falamos em crianças humanas, principalmente adotadas, pois é a partir dessas características referentes à plasticidade e à maleabilidade que esse animal conseguiu (e ainda consegue) se adaptar ao meio ambiente biológico. Portanto, para nossa espécie, o desenvolvimento de determinadas características e habilidades é de fundamental importância no próprio processo de subsistência e, consequentemente, de autonomia individual.

Adaptação social

Por ser animal gregário e capaz de se agrupar em grandes bandos, com o passar do tempo, a adaptação humana, que, inicialmente, era biológica, passou cada vez mais a ser social e cultural, controlada e estabelecida a partir de regras explícitas (fornecidas por códigos, leis e normas estabelecidas, aprendidas de maneira formal) e implícitas (percebidas de maneira automática e inconsciente na relação com o outro e dependentes principalmente de seus processos cognitivos).

É, portanto, dentro dessa concepção, ainda mais estrita, que pensamos ser importante considerarmos o desenvolvimento infantil, ou seja, dentro de uma visão adaptativa que caracteriza o conceito de normalidade (não enquanto conceito valorativo ou normativo, ambos péssimos, a meu ver, para o tema em discussão), mas também enquanto comportamento mais frequente e adaptado naquilo que diz respeito à sobrevivência do indivíduo e da espécie.

Uma vez que consideramos que esse animal teve de desenvolver mecanismos específicos de sobrevivência, é interessante pensarmos também com quais finalidades alguns desses mecanismos se estabeleceram, e nesse raciocínio podemos verificar que:

- Fato 1: as populações adaptadas ao ambiente são tão fecundas que tendem a aumentar exponencialmente na ausência de restrições.
- Fato 2: entretanto, o tamanho de uma população, exceto por flutuações sazonais, tende a permanecer estável (estabilidade a longo prazo).

    Cabe pensarmos que a espécie humana, com o decorrer de seu desenvolvimento, passou a controlar várias dessas flutuações sazonais, uma vez que é a única que controla a produção de alimentos (evitando, assim, o controle populacional a partir da fome), controla a disseminação de doenças (por meio de procedimentos de saúde), eliminou quase todos os seus predadores (que diminuíram de maneira significativa após seus surgimento e sua atuação no meio ambiente) e acabou (ao menos teoricamente) com todos os seus competidores, posto que, hoje, é a única espécie existente no gênero *Homo* (Kolbert, 2015).

Considerando-se ainda que:

- Fato 3: os recursos físicos disponíveis para uma espécie são limitados; podemos estruturar uma inferência decorrente desse fato:
    - Inferência 1: existe uma extrema competição (luta pela sobrevivência) entre os membros de uma espécie visando a sua sobrevivência. Em que pese todo o discurso "politicamente correto" que fazemos (e ouvimos) cotidianamente, é indiscutível que privilegiamos, cada vez mais, a eficácia e a competência

dentro de um paradigma eminentemente competitivo, sobretudo se considerarmos o envelhecimento dos pais e a consequente maior dificuldade em cuidar de uma prole que demanda cada vez mais tempo de proteção decorrente de sua heteronomia.

Pensando ainda que:

- Fato 4: não existem dois indivíduos iguais em uma população, somos levados indiscutivelmente a pensar que:
  - Inferência 2: não existem dois indivíduos em uma população com a mesma probabilidade de sobrevivência (seleção), quer por características pessoais, quer por características ambientais.

Sabendo ainda que:

- Fato 5: muitas diferenças entre os indivíduos de uma população são hereditárias, podemos dizer que:
  - Inferência 3: quando uma população é submetida durante muitas gerações à seleção natural, o resultado é aquilo que denominamos, sob o ponto de vista biológico, "evolução" e que, pensando-se a espécie, tem alguns alvos estabelecidos vinculados à sobrevivência da própria. Assim, estabelecer alguns mecanismos de proteção, por exemplo:
    1. Seleção de gametas: determinadas proteínas presentes nas paredes do óvulo impedem a entrada de espermatozoides específicos, constituindo-se, assim, em um mecanismo de seleção biológica básica.
    2. Seleção de parentesco: esta seleção de características favorece a sobrevivência de parentes próximos que apresentam genótipos semelhantes, o que, teoricamente, favorece processos adaptativos.
    3. Seleção de grupo: considerando-se que o homem é a espécie que mais trabalha com especialização de funções com finalidade adaptativa e de sobrevivência, comportamentos cooperativos aumentam a probabilidade de sobrevivência do grupo, com favorecimento da seleção natural.

Esses três modelos, encontrados também em outras espécies animais, poderiam estar, assim, relacionados à evolução do altruísmo, envolvido diretamente no tema que tentamos considerar (Alcock, 2011).

Entretanto, no homem, as questões genéticas têm um peso relativo, posto que, por nascer como um filhote bastante imaturo e pouco desenvolvido, ele depende do ambiente que favorecerá seu desenvolvimento e propiciará que "se transforme em seu próprio epistemologista", conforme refere Piaget (1974). Assim:

> "Se naquilo que diz respeito ao comportamento pós-natal, o filhote humano só pode contar com as informações contidas em seu DNA e estas são insuficientes para seu desenvolvimento enquanto humano adulto; aquilo que aprende em suas curtas vidas também é limitado e não transmitido à prole, exceto os pais que têm contato prolongado com a prole, daí sua extrema importância. Considerando que somente a partir da época moderna é que podemos observar um aumento significativo da longevidade, outros métodos tiveram que ser utilizados para que o conhecimento adquirido pela própria espécie não se perdesse."

Dessa maneira, as informações adquiridas e descobertas pela espécie foram passadas por meio das gerações de modo que se acrescentasse aquilo que se aprende, o que a espécie humana passou a fazer de forma sofisticada em função do desenvolvimento da manipulação de símbolos, quer sob o ponto de vista oral, quer sob o ponto de vista escrito.

Entretanto, temos de considerar que essas informações não são somente de caráter formal, mas principalmente informal, sendo que seu aprendizado já se processa a partir dos primeiros anos de vida e é de fundamental importância para a constituição da própria maneira pela qual esse indivíduo se relacionará, futuramente, com seus semelhantes.

Assim, ao mesmo tempo em que criava condições eficazes de subsistência, a espécie criava também formas, cada vez mais difíceis, de adaptação ao próprio grupo que protegia os indivíduos da hostilidade de um meio biológico.

Finalmente, depois de rever rapidamente essa evolução filogenética, cabe-nos pensar sobre como essa espécie iniciou o desenvolvimento da questão do cuidado, como esse cuidado foi desenvolvido e em relação a quem. Isso porque essas questões nos levam ao cerne de nossa discussão, fundamentada em uma característica extremamente importante, qual seja, a questão do altruísmo.

Conforme vimos anteriormente, a seleção de grupos a serem protegidos parece ter sido efetuada em função de grupos consanguíneos que estabelecem aquilo que denominamos "altruísmo em benefício da prole", favorecido pela seleção natural em prol do aumento do bem-estar e das chances de sobrevivência da prole e do próprio genótipo, não somente em relação aos descendentes, mas também se estabelecendo um tratamento preferencial dos parentes próximos (seleção de parentesco): favorecidos pela seleção natural por favorecer genótipos similares e a própria inclusão adaptativa.

Ao pensarmos a seleção de grupos a partir de mecanismos de cooperação, somos levados a raciocinar em função daquilo que podemos denominar "altruísmo entre membros do mesmo grupo social", como a família extensa e elementos "imigrantes". Parecem favorecidos pela seleção natural, embora não se saiba se os sentimentos de amizade e cooperação são diretamente proporcionais ao grau de parentesco (Alcock, 2011).

Isso estabelece esquemas de ajuda mútua que reforçam a coesão grupal por meio da retribuição de favores, podendo ser observada entre o mesmo grupo e entre grupos diferentes (esses esquemas podem ser observados em outras espécies, por exemplo, os peixes lixeiros – Alcock, 2011).

Quanto ao comportamento em relação a estranhos, observa-se que raramente são verificados comportamentos altruístas, uma vez que grupos distintos competem entre si. Assim, quando pensamos em comportamentos de tipo altruísta (e a adoção é um desses comportamentos), temos de pensar em algo eminentemente humano e, sobretudo, em um comportamento predominantemente ético e, como tal, sujeito a infinitas variáveis, pois não nascemos com ele nem é ele produzido de forma automática pela evolução.

Passamos a pensar, então, na questão da filiação, uma vez que a espécie humana tem algumas características bastante interessantes, pois ela demanda um longo tempo gestacional e, por tudo que já falamos, um investimento ambiental extremamente grande durante o período de desenvolvimento de seu filhote.

O investimento parental é consequência marcante da imaturidade do filhote humano comparativamente a filhotes de outros primatas não humanos, bem como da baixa eficiência reprodutiva da espécie. Entretanto, o cuidado paternal é muito raro entre os grupos mamíferos, ocorrendo entre poucos gêneros. Assim, o cuidado parental, nas espécies, passa a ser um dos principais fatores que determinam o acasalamento, junto com a construção de ninhos, alimentação, defesa e transporte de filhotes, todos influenciando e sendo fortemente relacionados à monogamia.

Além disso, na constituição dos grupos familiares humanos, passa a ser, gradativamente, uma vantagem competitiva não se ter muitos filhos, uma vez que isso melhora suas chances de sobrevivência, facilitando às mães o cuidado dos filhos, cabendo aos pais, nos grupos familiares tradicionais, desempenhar o papel de provedores, liberando as mães para o cuidado para com a prole.

Desse modo, o papel social do pai, inexistente inicialmente, passa a ter, nos grupos humanos mais sofisticados, cada vez maior importância para a sobrevivência infantil, em função de novas condições ecológicas, observando-se a redução do infanticídio por parte dos machos estranhos, uma vez que a sobrevivência da própria prole passa a depender da qualidade de recursos e de proteção, que passam a ser cada vez mais sofisticados. Na espécie humana, a prole torna-se ainda mais dispendiosa pelo desenvolvimento do cérebro, que demanda maior cuidado, proteção e estimulação.

Adaptação social

Pensar a adoção, inicialmente, é partir da premissa de que ela só tem uso social marcando a passagem de um corpo puramente biológico, característico das demais espécies, para um corpo eminentemente social, com a cultura e a própria sociedade definindo a primazia desta sobre o biológico.

Nesse contexto, a posição dos pais não é simétrica nem intercambiável com a criança, bem como, se o papel da mãe é biologicamente reconhecido, o do pai depende da função que ele pode vir a exercer (ou não) enquanto cuidador e educador.

Em função dessas características que a sociedade humana estabelece, o filho adotivo torna-se legítimo, outorgado pela lei (o social ultrapassa o biológico), sendo justificado não mais a partir de aspectos biológicos (procriação, transmissão de cromossomos e genes, "laços de sangue"), o que virá a definir conceitos como incesto e "verdadeiros pais", mas que, em contrapartida, favorece "representações irreais e assexualizadas".

Essa legitimização social tem conteúdo predominantemente afetivo pela legitimidade do desejo dos pais e pelo próprio reconhecimento construído, conceito este erigido com o tempo e pela necessidade recíproca de pais e filhos.

Finalmente, a ideia se constitui pelo próprio valor da instituição familiar, que predomina sobre a ideia de filiação biológica, o que, teoricamente, permite que os membros dessa família "se libertem" da realidade material, dando-lhes a ilusão de onipotência expressa na célebre frase "nós o escolhemos".

Como se estabelece essa adoção? Sobre quais bases teóricas?

No século IV (Grécia), Platão (s/d) recomenda o abandono dos malformados, uma vez que nada poderão fornecer à *polis*, e Aristóteles compara a criança ao animal. Em Roma, o *pater familiae* tinha direito de vida e morte sobre a criança (legítima ou não). Ao redor de 1363, crianças abandonadas são recolhidas no Hospital Santo Espírito. Infanticídios não tinham consequências, e somente a partir do século XVI o édito de Henrique II (Inglaterra) obriga as mulheres a declararem a gravidez, com punição para a mãe que matar a criança, observando-se assim diminuição dos infanticídios. Mas, na Europa Ocidental como um todo, a maior parte dos trabalhos se referem aos franceses, é somente no século XVII que se fará a organização de serviços de ajuda à infância abandonada, com a implementação das rodas que gerenciam o depósito de crianças (século XVIII) e que serão extintas no século XIX, com a abertura dos escritórios de depósito de bebês, ao mesmo tempo em que a literatura médica estabelece o conceito de "amor materno". Vemos, então, que o *status* da criança, enquanto ser protegido, é recente e que a adoção, enquanto fenômeno "universal", corresponde a uma criação da contemporaneidade.

Assim, após estabelecermos, primeiramente, a ideia de que fazemos parte do reino animal, apenas com algumas características muito peculiares, vemos que um dos aspectos mais singulares da espécie humana é a questão ética, desenvolvida nos últimos 2.500 anos e que, por isso mesmo, não pode ser considerada inerente a ela, mas sim um conceito por ela desenvolvido nesse curto espaço de tempo e dentro de determinadas condições geográficas, culturais e econômicas.

Após todas essas considerações podemos, agora, começar a pensar, então, na importância do processo de desenvolvimento a partir da adoção.

Questão da adoção

A adoção se dá em algumas situações especiais, como quando são necessários a legalização da transmissão e a integridade do patrimônio, a função, o título ou o poder, na ausência de um herdeiro natural, ou quando da sua incapacidade.

Dá-se também em situações nas quais existem motivações éticas de assistência à infância sob a égide do "salvar uma criança" em sofrimento ou abandonada.

Finalmente, ela se dá também a partir das motivações do casal envolvido, muitas vezes com a perspectiva de "salvar um casamento".

Todas essas possibilidades resultam em que se tenha uma cifra anual organizada na direção dos países mais pobres para os países mais ricos (Chicoine, 2003), reforçando a ideia, por nós trazida anteriormente, de que falamos de um fenômeno específico da espécie humana, característico da modernidade e, mais ainda, de sociedades desenvolvidas e ricas.

Ajuriaguerra e Marcelli (1986), exatamente por isso, consideram indispensável que se selecionem os adotantes, sendo necessário investigar a sua real motivação, pois, conforme já citamos, o pedido de adoção de uma criança pode ser excessivamente idealizado e não ser acompanhado por nenhuma relação concreta com as crianças. Weber (1995; 1996) considera, entretanto, que, mesmo com evidências de motivações pouco nobres, torna-se difícil predizer a qualidade da relação que se instaurará entre pais e filhos adotados.

Entretanto, enquanto psiquiatras de criança, temos de considerar, pensando a criança, seu desenvolvimento, que deve ser encarado sob diversos aspectos, como biofisiológico, afetivo, intelectual, sexual e social, aspectos estes que, pela fragilidade do bebê humano, podem ser afetados por diversas situações, como fatores de risco neuropsiquiátrico, sequelas de desnutrição no 1º ano de vida, sequelas de síndrome alcoólica fetal, sífilis congênita e outras doenças sexualmente transmissíveis (DST) e, principalmente, carência afetiva precoce ocasionando transtornos de conduta ligados à retração e à inibição ou, ao contrário, à agitação e à instabilidade comportamental e afetiva (Chaskel, 2010).

Assim, fatores gestacionais, pré e perinatais terão tanta ou mais importância no desenvolvimento dessa criança do que os fatores genéticos. Esses aspectos deverão, então, ser considerados quando do processo de adoção e observados a partir do desenvolvimento da criança, que, em um desenvolvimento próprio, seguirá padrões determinados e individuais, posto que ela foi, indiscutivelmente, afetada por seus genitores de origem, não apenas naquilo que se refere às suas características físicas e genéticas como também no que se refere aos aspectos ambientais e no estabelecimento das primeiras relações.

A boa adaptação ao lar adotivo e o posterior desenvolvimento psicológico satisfatório de uma criança adotada dependem, então, de três fatores (Steinhauer, 1990):

I. As características das crianças adotadas.
II. As características dos pais adotivos.
III. A capacidade de cada um de satisfazer as necessidades do outro e de aceitar as limitações do outro, ponto este, a meu ver, que é a característica mais importante, uma vez que o adotante se defrontará com uma criança de risco sobre a qual projeta fantasias pessoais e que, em uma parte das vezes, não verá satisfeitas.

Estudos mostram o benefício de se colocarem as crianças, antes de completar 6 meses de vida, em lar adotivo, pois, após essa idade, começa a se desenvolver uma identificação focalizada e tem início o estabelecimento de laços emocionais que tornam penosa a mudança de ambiente (Hersov, 1994). A criança, entretanto, sempre pode ser beneficiada com a adoção, independentemente de sua idade, referindo Triselotis et al. (1984) que a maior parte das crianças adotadas entre 2 e 8 anos mostrou evolução positiva, sendo os problemas psicossociais manifestados menos frequentemente e com menos gravidade se comparados aos daquelas crianças que foram criadas em instituições.

Se pensarmos em crianças retiradas de seus familiares, temos, obrigatoriamente, de nos remeter às questões referentes a apego (Quadro 72.1), visto que estaremos falando de situações de abandono físico e, principalmente, afetivo. Assim, quando observamos essa questão do apego em macacos, podemos considerar grupos específicos:

1. Macacos isolados de suas mães desde o nascimento: Harlow observou macacos que só tinham contato, durante os primeiros 3 meses de vida, com "mães substitutas" inanimadas. Durante seu desenvolvimento, alguns reagiram com choque intenso ao serem colocados junto com outros macacos que tinham sido criados normalmente, outros morreram por anorexia, embora a maioria tenha sobrevivido e se adaptado, não se detectando consequências a longo prazo (Chaskel, 2010).

2. Macacos em isolamento total durante os primeiros 6 meses de vida: ao serem colocados com outros que tinham sido criados em condições normais, isolavam-se, eram incapazes de brincar, abraçavam a si mesmos e mostravam respostas exageradas e grotescas de terror. Não aprendiam a partir das condutas de seus semelhantes e, na adolescência, tornavam-se agressivos e amedrontados com esse tipo de isolamento, sendo esta a consequência mais importante (Chaskel, 2010).

3. Macacos em isolamento total durante 12 meses: ao serem reinseridos no grupo que tinha sido criado em condições normais, mostraram-se em completa indiferença com os demais, sem nenhum tipo de interação social (Chaskel, 2010).

4. Macacos em isolamento parcial: macacos colocados em jaulas individuais, acomodadas em filas, de maneira que podiam ver, ouvir e cheirar os outros, mas sem terem oportunidade de contato físico e privados de experimentar algumas das sequências afetivas, não conseguiam desenvolver laços afetivos com os de sua idade e, por isso, posteriormente, sua atividade sexual era nula. Esse isolamento dava lugar a sintomas semelhantes aos da esquizofrenia humana, permanecendo longo tempo junto à grade com olhar vago, adotando posturas catatônicas, realizando movimentos estereotipados e apresentando reações com seus próprios braços como se fossem algo estranho e ameaçador, chegando inclusive a atacar as próprias extremidades, mordendo-as (Chaskel, 2010).

QUADRO 72.1 – Desenvolvimento infantil entre 0 e 18 meses de idade, considerando-se fase de apego e suas características.

	Nascimento até 2 meses	De 2 a 7 meses	De 7 a 12 meses	De 12 a 18 meses	Depois dos 18 meses
Fases APE	Limitado a discriminação	Discriminação com preferência limitada	Prioridade à figura de apego	Base segura	Relações com os pares
Características	As expressões de preferência da criança são limitadas ao ouvido e ao olfato	A criança diferencia entre os distintos padrões de interação e pode sentir-se mais confortável com seu cuidador primário	Demonstra clara preferência por pequeno número de cuidadores adultos, protestando à separação e à presença de estranhos	Usa as figuras de apego como base segura, explora o meio externo e ao se sentir ameaçada busca a proximidade do cuidador	Balanço entre funcionamento autônomo e a dependência do cuidador

Fonte: Chaskel, 2010.

Abandonos e isolamento não são, portanto, atitudes inócuas e sem consequências, uma vez que implicam dano, ameaça ou perda, quer sejam considerados ameaças reais ou potenciais, pois ativam o sistema de apego. Crianças adotadas são, predominantemente, crianças que sofreram, senão isolamento, ao menos abandono, e isso deve ser considerado, embora não se constitua fator determinante.

Em função disso, podemos apresentar uma classificação simples para fatores de estresse capazes de, gradualmente, ativarem os sistemas de apego em função de seu maior ou menor comprometimento. Poderíamos então citar:

1. Tarefas rotineiras.
2. Atividades ou transições normais de desenvolvimento.
3. Acontecimentos convencionais.
4. Acontecimentos negativos.
5. Alterações familiares graves (estes três últimos envolvidos, direta e habitualmente, nas situações de abandono e adoção).
6. Desgraças familiares.
7. Desgraças pessoais.
8. Catástrofes.

Estabelecem-se, assim, diferentes tipos de apego que influenciarão o desenvolvimento desse indivíduo:

- Apego inseguro evitativo ou isolado: caracteriza-se pela interação com uma figura primária que rechaça, de modo constante, as necessidades da criança e que é emocionalmente indisponível e conflitiva, levando o indivíduo a utilizar estratégias de desativação do sistema de apego com a finalidade de evitar frustrações e que se manifesta por meio do isolamento relativo à figura primária (Chaskel, 2010).
- Apego inseguro ambivalente ou preocupado: caracteriza-se por perda da sensibilidade materna às necessidades da criança, o que a leva a uma responsividade pobre, geralmente associada a uma ansiedade materna importante que não permite a predição de suas condutas. Isso resulta no uso de estratégias de "hiperativação" do apego pela constante preocupação do indivíduo de ser ameaçado pelo meio externo e pela necessidade de manter a proximidade da figura primária. Manifesta-se clinicamente por meio de ansiedade e, às vezes, de rechaço com a proximidade da mesma figura (Chaskel, 2010).
- Apego inseguro desorganizado: caracteriza-se pela presença de mãe com experiências prévias não resolvidas, como perdas reais ou inconscientes, ou exposição a eventos traumáticos, com transmissão de sentimentos de ansiedade e medo, associados com insensibilidade, recusa e alterações na comunicação com a criança e em outras ocasiões, com maus-tratos e abuso sexual. A criança se depara com o paradoxo do "medo sem solução", no qual sente a necessidade de ser protegida, porém é maltratada. Manifestam-se, então, condutas desorganizadas e confusas (Chaskel, 2010).
- Apego inseguro não classificado: caracteriza-se por todas as manifestações descritas, embora de maneira não suficientemente clara (Chaskel, 2010).

Por um lado, criam-se, assim, crianças resistentes, com dificuldades internas, que inibem a exploração e apresentam dificuldades para regular o afeto, sendo mais propensas a respostas de medo e a se perceberem como fracas e indefesas, originando problemas de ansiedade e depressão.

Por outro lado, observam-se também crianças evitativas, que apresentam dificuldades externas, inibem a vinculação emocional e desenvolvem autoconceito exagerado que as fazem centrarem-se na satisfação das próprias necessidades, com escasso interesse pelas necessidades dos outros, desenvolvendo problemas de conduta como agressão.

Desse modo, padrões desorganizados e controladores são mais associados com agressividade e problemas de conduta, e esse tipo de apego parece estar relacionado à presença de tendências dissociativas posteriores. Também parecem estar associados a alterações na sociabilidade em crianças entre 3 e 4 anos de idade, e os tipos de apego seriam bons preditores do desenvolvimento social dessas crianças posteriormente, com aparecimento de ansiedade de separação em crianças de idade escolar.

Crianças com apego inseguro ambivalente parecem apresentar maior frequência de transtorno de ansiedade na adolescência, observando-se correlações entre apego ansioso e sintomatologia neurótica, relação não linear pensada de maneira mais complexa, tendo influência de traços de personalidade que refletem e mediam os sistemas de regulação de afeto.

Refere-se ainda que mães deprimidas apresentam distorções cognitivas associadas à depressão, e essas distorções interferem na sua capacidade de interagir com seus filhos, possibilitando alterações nas reações de apego da própria criança (Toledo, 2010), o que ocasiona a possibilidade de transtornos depressivos.

Padrão impulsivo, com pouca tolerância à frustração e com condutas passivas parece estar relacionado a transtorno *borderline* de personalidade.

O apego inseguro desorganizado parece também se relacionar a sintomas e transtornos dissociativos e à agressividade infantil, parecendo haver relação entre esse comportamento agressivo e o estilo inseguro de apego, bem como déficit de afetividade mentalizada, reações violentas e até personalidade antissocial.

Vieira (2003), em estudo exploratório que buscou analisar o papel do temperamento e da psicopatologia nas distorções de base segura, em crianças institucionalizadas com idade pré-escolar, analisando crianças institucionalizadas, com idades entre os 36 e os 75 meses, por meio da aplicação de questionário sociodemográfico, entrevista semiestruturada feita à cuidadora (*Disturbances of Attachment Interview*), do *Children's Behavior Questionnaire*, do *Child Behavior Checklist for Ages 1,5 a 5* (CBCL) ou do *Child Behavior Checklist for Ages 6 a 18*, obteve resultados que indicaram que o tempo de institucionalização está associado positivamente às distorções de base segura, sendo, assim, um indicador geral de sintomatologia psicopatológica. Relativamente ao temperamento, não foram encontrados resultados significativos, e os resultados por ela obtidos mostraram que crianças com mais tempo de institucionalização e com um maior indicador geral de sintomatologia psicopatológica têm mais distorções de base segura, que são um bom preditor.

A partir dos anos 1960, surgiram trabalhos que apontam maior proporção de adotados nas clínicas psiquiátricas com relação às demais especialidades médicas ou à população geral (Schechter, 1960; Humphrey, 1963), porém esses estudos foram criticados por sua metodologia, embora autores que se dedicaram ao assunto, como Kotsopoulos (1988) e Lipman et al.(1992), chegassem às mesmas conclusões, observando que a prevalência de adoção nas crianças trazidas às clínicas psiquiátricas era, pelo menos, duas vezes maior do que a relacionada com a população geral, sendo maior ainda quando se verificava essa relação em crianças internadas em hospitais psiquiátricos (Dickson, 1990). Entretanto, para Marceli (2000), a psicopatologia da criança adotada não apresenta nenhuma diferença com a de se ter um filho realmente comprometido mentalmente, do ponto de vista de herança genética, sendo semelhante à de quaisquer pais biológicos na população geral, em que pesem todas as considerações que fizemos anteriormente naquilo que se refere a fatores estressores e de prejuízo no desenvolvimento do apego. Somente uma minoria de crianças adotadas manifesta sintomas clínicos psiquiátricos significativos, e a maioria manifesta variações de ajustamentos comportamentais, emocionais e acadêmicos dentro do limite da normalidade (Hersov, 1990). Steinhauer (1990) considera que uma criança, por ser adotada, tem herança genética diferente da dos outros membros da família e, por isso, tem uma condição que a faz particularmente vulnerável a se tornar a causa dos problemas, sobretudo em momentos de estresse aumentado. Claro que se está sempre considerando a questão genética e não os aspectos de desenvolvimento relacionados, desde questões eminentemente biológicas, como já referimos, até questões vinculares estabelecidas (ou não) na primeira infância, embora essas questões também sejam de extrema importância.

Gunnar et al. (2007) citam maior incidência de problemas comportamentais em adotados relacionados ao tempo em que a criança permaneceu institucionalizada.

Pauli (2009), em trabalho de revisão, refere uma concepção usual de que crianças adotivas têm dificuldades de aprendizagem escolar, porém investigações sobre o processo de construção de dificuldades de aprendizagem em crianças adotivas são praticamente inexistentes na produção científica brasileira e internacional. As poucas pesquisas existentes fazem referência direta a problemas de aprendizagem relacionando o sintoma com o curto ou longo tempo de institucionalização por elas vivenciado. A literatura psicopedagógica aponta alguns sintomas apresentados por essas crianças, os quais teriam influência sobre a sua não aprendizagem, como: dificuldades na estruturação egoica; baixa autoestima; rebaixamento intelectual associado a problemas de comportamento; hiperatividade; desatenção.

Plomin (1995) observou que os adotivos têm um risco relativo 1,78 vez maior do que os não adotivos de apresentar transtornos psiquiátricos, porém essa relação foi encontrada apenas nos meninos, não sendo confirmada em meninas. Lipman et al. (1992) encontraram probabilidade 2,2 vezes maior de que transtornos psiquiátricos aparecessem nos meninos adotivos do que nos não adotivos; o mesmo não ocorrendo com relação às meninas.

Em função da seriedade do tema adoção, não somente pela questão de direitos humanos, mas também pela questão relativa ao desenvolvimento dessas crianças, é que a Convenção de Haia (29/05/1993) tentou moralizar e proteger a infância e a adoção com respeito aos seus direitos, embora grande parte dos vistos para adoção proceda de países não signatários e, assim sendo, feitos fora dos organismos de adoção.

Por tudo que falamos até agora, temos de considerar que as tentativas de infanticídio e o abandono (metaforicamente enquanto causas de abandono e, por consequência, de adoção) não são produtos do ambiente moderno, tendo ocorrido em sociedades de caçadores-coletores, afetando principalmente bebês doentes e incapacitados, bem como aqueles nascidos em situações pouco auspiciosas, quando a mãe já tem outros filhos pequenos e não tem marido ou, então, em razão do abandono de enteados, cometido pelos padrastos que, mesmo sendo os pais naturais da criança, disso duvidam. De todas as formas, pode ser considerado geneticamente lucrativo, em situações de pobreza extrema ou fonte incerta de investimento paterno, o que torna estes infantes crianças de risco e como tais devem ser pensadas, uma vez que são, muito mais frequentemente, bebês enfermos e incapacitados, bebês nascidos em circunstâncias não auspiciosas, provenientes de mães com filhos pequenos e sem marido, supostos filhos ou na verdade enteados.

Assim, nestas nossas considerações, passeamos pelas questões evolutivas filogenéticas e ontogenéticas, cabendo-nos finalizar pensando no aspecto, eminentemente humano, da questão histórica e, em especial, da questão ética, posto que o fenômeno adoção, que aqui procuramos pensar, depende de um eminente aspecto ético.

Questão da ética

Moral e ética são comumente utilizadas como sinônimos. Essa sinonímia explica-se uma vez que ambos os vocábulos – um derivado do grego (ética) e outro do latim (moral) – nomeavam um campo da reflexão referente aos "costumes" dos homens, sua validade, desejabilidade e exigibilidade. Entretanto, moral é um fenômeno social, ao passo que ética corresponde à reflexão filosófica ou científica sobre ele (La Taille, 2006). Assim, a Ética é um ramo da filosofia que focaliza as questões de natureza moral, podendo ser descrita como:

> "O estudo dos valores na conduta humana ou o estudo das condutas corretas. É o ramo da filosofia, também chamada filosofia moral.
> A Ética considera, ou avalia, os princípios por meio dos quais os dilemas, ditos éticos, são resolvidos. Oferece assim uma abordagem crítica, racional, defensável, sistemática e intelectual, que determina o que é melhor ou mais correto em situações difíceis" (Uustal, 1987).

Desse modo, decisão ética (e uma adoção é, antes de mais nada, uma decisão ética) implica se eleger uma atitude de acordo com valores e meios adquiridos no transcurso da vida (Crausman, 1996). A questão da vivência, seja a passada, responsável pela construção de nossos valores, seja a vida que se escolhe viver, é assim, indissociável da ética.

Portanto, "à indagação moral corresponde a pergunta: 'como devo agir?'. E à reflexão ética cabe responder à outra: 'que vida eu quero viver?'" (La Taille, 2006, p. 29).

Tem, portanto, um caráter universal e irredutível, enquanto elemento indispensável da personalidade ética.

Mais do que um mero código temporal de regras e costumes, constitui-se no próprio fim da natureza humana, estabelecendo um duplo e permanente constrangimento entre a lei, como refere Kant, e o desejo, como refere Freud, revelando-se, nessa oposição, a base da conduta moral que obedece a um mandato formal da lei, respeitando, entretanto, os desejos e as inclinações (Kremer-Marietti, 1989).

Uma decisão ética se realiza livremente, portanto. Corresponde à aplicação dos valores bons em si mesmos com o sacrifício do individual em prol do coletivo para que se obtenha um bem maior, sendo compreensível a partir da visão kantiana de que todos têm os mesmos direitos (Furnham, 1997). Constitui-se, aqui, o homem ético kierkegaardiano com uma ontologia moral, ou seja, uma teoria do bem com conexão entre este e a identidade (Cremaschi, 2000).

Assim, temos de pensar adoção enquanto opção ética que independe da necessidade de perenizar e imortalizar a si mesmo a partir da legalização, transmissão e manutenção da integridade do patrimônio função, título ou poder. Não é uma burla da morte nem o suprimento da necessidade de ser cuidado na velhice ou de exercer uma função paterna que se considera necessária para que o próprio desenvolvimento se complete.

Também as motivações de assistência à infância, tão na moda e politicamente corretas como "salvar uma criança", são discutíveis, uma vez que envolvem aspectos temporais transversais, impedindo que as verdadeiras motivações se manifestem. Menos ainda pode depender das motivações e frustrações de um casal sem filhos que vê na adoção a possibilidade de "salvar ou motivar seu casamento".

Todas essas motivações são egoístas e discutíveis, pois não preveem nem consideram as limitações do outro, que, pela sua própria origem e características, são prováveis. São, assim, fadadas a dificuldades e fracassos.

A decisão de adotar uma criança decorre de uma complexa rede de significados, com base em uma constante tensão entre a cultura pessoal e a cultura coletiva, e, assim, as trajetórias de vida dos casais são construídas a partir do sentimento (campos afetivos), entendido como signo hipergeneralizado, que funciona como promotor na decisão de adotar (Melo Valério, 2013).

Se vamos pensá-la sob um ponto de vista ético, ela tem a ver, isso, sim, com a concepção de ser humano que temos, com os projetos de vida implicados nessa concepção e decorrentes do desejo e das limitações, bem como da própria vida vivida e buscada individualmente.

Referências bibliográficas

1. Ajuriaguerra J; Marcelli D. A Criança e sua família. *In:* Ajuriaguerra J. Manual de Psicopatologia Infantil. Tradução de Filman AE. São Paulo: Masson, 1986. p. 340-69.
2. Alcock J. O comportamento animal: uma abordagem evolutiva. Porto Alegre: Artmed, 2011.
3. Assumpção Jr. FB. Psicopatologia evolutiva. Porto Alegre: Artmed, 2008.
4. Chaskel R; Assumpção Jr. FB; Ruedas AV. Patologia del apego de la infancia a la vida adulta. *In:* Saad E; Belfort E; Camarena E; Chamorro R; Martinez JC. Salud mental infanto-juvenil: prioridad de la humanidad. Miami: Edições Científicas/APAL, 2010.
5. Crausman RS. Ethically based medical decision making in the intensive care unity. Critical Care Clinics 1996;12(1):71-84.
6. Cremaschi S. Tendências neoaristotélicas na ética atual. *In:* Oliveira MA. Correntes fundamentais da ética contemporânea. Petrópolis: Vozes, 2000.
7. Derdeyn AP. Questões psicológicas na adoção. *In:* Lewis M. Tratado de psiquiatria da infância e adolescência. Tradução de Ortiz ICS. Porto Alegre: Artes Médicas, 1995. p. 1113-21.
8. Dickson LR, Heffron WM, Parker C. Children from disrupted and adoptive homes on an inpatient unit. Am Orthopsychiat 1990;60(4): 594-602.
9. Furnham A; Ofstein A. Ethical ideology and allocation of scarce medical resources. British Journal of Mental Psychology 1997;70:51-63.
10. Gunnar MR; Van-Dulmen MH; International Adoption Project Team. Behavior problems in post institutionalized internationally adopted children. Dev Psychopathol Winter 2007;19(1):129-48.
11. Hersov L. The seventh Jack Tizard Memorial Lecture. Aspects of adoption. Child Psychol Psychiat 1990;31(4): 493-510.
12. Hersov L. Adoption. *In:* Rutter M; Taylor E; Hersov L (eds.). Child and Adolescent Psychiatry: Modern Approaches. 3rd ed. Oxford: Blackwell Scientific, 1994. p. 267-82.
13. Humphrey M; Ounsted C. Adoptive families referred for psychiatric advice.I. The children. Brit J Psychiat 1963;109: 599-608.
14. Kierkegaard S. Stades sur le chemin de la vie. Paris: L'Orante, 1978.
15. Kolbert E. A sexta extinção: uma história não natural. Rio de Janeiro: Intrínseca, 2015.
16. Kotsopoulos S; Côté A;Joseph L et al. Psychiatric disorders in adopted children: A controlled study. Am J Orthopsychiat 1988;58(4): 608-12.
17. Kremer-Marietti A. A Ética. Campinas: Papirus, 1989.
18. La Taille Y. Moral e ética: dimensões intelectuais e afetivas. Porto Alegre: Artmed, 2006.
19. Lévy-Soussan. Trabalho de filiação e adoção. *In:* Trindade-Solvert. Os novos caminhos da adoção: interações psíquicas, familiares e sociais. Rio de Janeiro: Cia. de Freud, 2010.
20. Lipman EL; Offord DR; Racine YA et al. Psychiatric disorders in adopted children: a profile from the Ontario Child Health Study. Can J Psychiat 1992;37(9): 627-33.
21. Luce C; Silva TM; Saggese EG. A mística da adoção: o adolescente e o lar substituto. J Bras Psiquiat 1983;32(3): 173-86.
22. Marcelli D. A criança e sua família. *In:* Manual de Psicopatologia Infantil. Tradução de Filman AE. Porto Alegre: Artes Médicas, 2000.
23. McMillen JC; Zima BT; Scott LD et al. Prevalence of psychiatric disorders among older youths in the foster care system. J Am Acad Child Adolesc Psychiatry 2005;44(1):88-95.
24. Melo Valério TA. O filho adotivo não vem de fora, vem de dentro: um estudo sobre trajetórias de vidas e a construção de significados sobre a decisão de adotar na perspectiva da psicologia cultural semiótica. Dissertação de Mestrado apresentada à Pós-graduação em Psicologia Cognitiva da Universidade Federal de Pernambuco, para obtenção do Título de Mestre em Psicologia Cognitiva. Recife, 2013.
25. Miller BC; Fan X; Grotevant HD et al. Adopted adolescents overrepresentation in mental health counseling: adoptees problems or parents' lower threshold for referral? J. Am. Acad. Child Adolesc Psychiatry 2000;39(12):1504-11.
26. Pauli SC; Rossetti-Ferreira MC. Construção das dificuldades de aprendizagem em crianças adotadas. Cadernos de Pesquisa 2009;39 (138):881-95.
27. Piaget J; Inhelder B. A psicologia da criança. Rio de Janeiro: Difel, 1974.
28. Platão. A República. São Paulo: Hemus, s/d.
29. Plomin R. Genetics and children's experiences in the family. I. Child Psychol Psychiat 1995;36 (1): 33-68.
30. Runavicius R. Retração precoce do bebê e humor de gestantes adolescentes de baixa renda. Dissertação para obtenção do título de Mestrado no Instituto de Psicologia da Universidade de São Paulo, 2010.
31. Schechter MD. Observations on adopted children. Arch Gen Psychiat 1960;2(6): 45-56.
32. Schechter MD. Adoption. *In:* Kaplan HI; Sadock BJ (eds.). Comprehensive Textbook of Psychiatry. 5. ed. Baltimore: Williams & Wilkins, 1989. p. 1958-62.

33. Secretaria da Criança e Família e Bem-Estar Social de São Paulo. Direitos da criança e do adolescente. São Paulo: Imprensa Oficial do Estado, 1997. p. 64.
34. Steinhauer PD. Adoption. *In:* Garfinkel BD; Carlson GA; Weller EB (eds.). Psychiatric disorders in children and adolescents. Philadelphia: WB Saunders, 1990. p. 428-40.
35. Toledo RR. Dissertação de Mestrado em Psicologia Clínica, apresentada no Instituto de Psicologia da Universidade de São Paulo, 2009.
36. Trapolini T; Ungerer JA; McMahon CA. Maternal depression with maternal representations and emotional availability during the preschool years. Attachment & Human Development 2008;10(1):173-90.
37. Triseliotis J; Russel J. Hard to Place: the Outcome of Late Adoptions and Residential Care. London: Heinemann, 1984.
38. Uustal DB. Values, ethics and professional decision making. Innovations in Oncology Nursing 1987; 3(2):13-15.
39. Vieira ACS. Distorções de base segura em crianças institucionalizadas: O papel do temperamento e da psicopatologia. Dissertação de Mestrado Integrado em Psicologia, Área de Especialização em Psicologia Clínica e da Saúde. Universidade do Minho, 2013.
40. Weber LND. Famílias adotivas e mitos sobre laços de sangue. Teoria na prática. Caderno Técnico maio de 1996; 15:CRP-8.
41. Weber LND. Filhos adotivos: amores ou dissabores? Humanas n. 4. Curitiba: UFPR, 1995. p. 119-64.
42. Zuravin SJ; Benedict M; Somerfield M. Child maltreatment in family foster care. Am J Orthopsychiat 1993; 63 (4): 589-96.

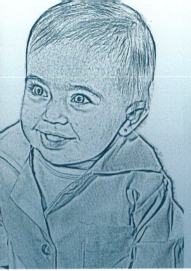

Capítulo 73

A Criança e o Adolescente Delinquente

Gustavo Manoel Schier Dória

A criança e o adolescente delinquente são um problema de saúde e também uma questão social relevante na atualidade, tanto no Brasil como em países desenvolvidos, causando graves prejuízos nas esferas pública, familiar e individual. A problemática resultante das questões pertinentes a essa população é responsável por morbidades e mortalidade entre os jovens tanto no Brasil, um país em desenvolvimento, como em países desenvolvidos.

Portanto, uma avaliação das crianças e adolescentes delinquentes torna-se uma tarefa difícil, principalmente porque grande parte deles vive a desigualdade social e são precárias, para grande parte dessa população, as condições de educação, a segurança (em razão da criminalidade e da violência) dos locais onde vivem e os cuidados com a saúde mental.

A preocupação no tocante à saúde pública, diante dos problemas que apresentam essas crianças e jovens, tem grande impacto, sobretudo quando se delineia o futuro desses jovens, pois os que sobrevivem sob essas condições serão adultos com problemas, em sua maior parte, e terão filhos que provavelmente serão criados em condições mais desfavoráveis.

Também a falta de serviços de excelência e de profissionais capacitados para o atendimento dessa população indica que esses problemas estão longe de uma solução. Desse modo, é necessária, cada vez mais, a implantação de serviços que atendam a essa população.

Prevenir que crianças e adolescentes se engajem em comportamentos delinquentes deveria ser um objetivo primordial, com intervenções precoces, mas para isso se faz necessário entender os fatores relacionados a esse problema, para que os investimentos possam ser alocados na prevenção, em pesquisas e nos tratamentos efetivos.

Ao avaliar a criança e o adolescente delinquentes, os fatores de risco e de proteção são temas de fundamental importância, tanto nos aspectos individuais como nos sociais. Entre os fatores individuais de proteção, estão o temperamento positivo da criança e um bom desempenho intelectual e, entre os fatores sociais, viver em um ambiente acolhedor, com poucos conflitos e regras claras. Já entre os fatores de risco individuais, encontram-se o sexo masculino, ter problemas com autoestima, dificuldades e baixo rendimento escolar. Os fatores de risco sociais incluem as psicopatologias familiares, estar exposto a violência em casa, na rua e na escola e a exposição ao álcool e às drogas.[1]

Muitas vezes, alguns problemas comportamentais das crianças já aparecem antes dos 7 anos de idade, ou mesmo no início da idade escolar. Os pais, educadores e profissionais de saúde precisam estar atentos aos sinais de alerta manifestados pelas crianças. Esses sinais podem ser apresentados com sintomas internalizantes – isolamento, dificuldades de relacionamento com seus pares, quedas no desempenho escolar e crianças que não conseguem defender seus pontos de vista – ou por sintomas externalizantes como agitação, impulsividade, desrespeito às regras, dificuldades na aprendizagem e faltas seguidas às aulas.

Os genes, o cérebro e o ambiente têm sido cada vez mais relacionados no desenvolvimento do comportamento violento. As interações do ambiente social, com fatores genéticos e biológicos, aumentam o risco de forma exponencial. As complicações ao nascimento (incluindo anóxia neonatal, que causa lesão particularmente no hipocampo) interagindo com ambientes familiares negativos (p. ex., rejeição materna precoce) predispõem à infração violenta na vida adulta. Também há evidências replicadas de que uma anormalidade no gene da MAO-A interage com maus-tratos na infância para predispor ao comportamento antissocial.[2]

Há um crescimento da população jovem envolvida com o sistema de justiça juvenil (detidos). Nos Estados Unidos, em 1997, foram contabilizados 1,8 milhões casos de delinquência; já em 1999 esse número cresceu para 2,5 milhões. Quase 60% eram negros e hispânicos. Mudanças recentes nas leis, como penalidades de crimes por drogas e diminuição da idade em que jovens podem ser julgados como adultos, têm resultado em mais serviços para jovens.[3]

Muitos deles estão presos em prisões de adultos, e o número de mulheres tem aumentado na mesma proporção que a dos homens. Acredita-se que serviços na área de saúde mental para jovens detidos podem melhorar a qualidade de vida e reduzir as recidivas.[3]

A cada ano, cerca de 1,5 milhão de adolescentes são presos nos Estados Unidos, a maioria reincidente, e, em 2008, 1 em cada 8 crimes violentos foi atribuído a jovens.[4]

No Brasil, um dos grandes problemas de saúde pública são os homicídios de adolescentes meninos e meninas. De 1990 a 2014, o número de homicídios de brasileiros de até 19 anos mais que dobrou: passou de 5 mil para 11,1 mil casos ao ano. Isso significa que, em 2014, a cada dia, 30 crianças e adolescentes foram assassinados. São, em sua maioria meninos, negros, pobres, que vivem nas periferias e nas áreas metropolitanas das grandes cidades. A taxa de homicídio entre adolescentes negros é quase quatro vezes maior do que aquela entre os brancos: 36,9 a cada 100 mil habitantes, contra 9,6 entre os brancos.[5]

Dos adolescentes que morrem no país, 36,5% são assassinados. Na população total, esse percentual é de 4,8%. Esse cenário perturbador coloca o Brasil em segundo lugar no *ranking* dos países com maior número de assassinatos de meninos e meninas de até 19 anos, atrás apenas da Nigéria.[6]

Os programas de prevenção deveriam ser os prioritários para o desenvolvimento de comportamentos delinquentes, principalmente focalizando-se nas crianças que apresentam sintomas de hiperatividade e problemas de conduta, com fracassos escolares e faltas sucessivas à escola, que vivem em lugares pobres, com disponibilidade de drogas na vizinhança, relacionamentos familiares insatisfatórios e que se associam a colegas agressivos.[7]

No Brasil, existem poucos estudos e pouco conhecimento para melhor uso dos escassos recursos dos sistemas de saúde mental.

Características da criança e do adolescente delinquente

A criança e o adolescente delinquentes apresentam certas características como violação persistente de normas e regras sociais, dificuldade para socialização, início precoce de comportamento agressivo, envolvimento em brigas, impulsividade, ausência de sentimento de culpa, rejeição por parte de professores e colegas, baixo rendimento acadêmico, fracasso e evasão escolar; uso precoce de tabaco, de drogas e de bebida alcoólica, hostilidade e destruição de patrimônio, sintomas depressivos e tentativa de suicídio.[8]

O comportamento antissocial precoce pode ser o melhor preditor de delinquência que surgirá mais tarde. De fato, a agressão precoce parece ser a característica mais significativa do comportamento social para prever o comportamento delinquente antes da idade de 13 anos.[9]

A violência pode ser oriunda de dois tipos: a relacional, que surge a partir de conflitos interpessoais com a família, os amigos e os conhecidos, e a predatória, com a qual se obtém algum ganho, fazendo parte de um padrão criminoso. Violência relacional é mais comum do que a predatória em crianças e adolescentes.[10]

As formas de agressão podem ser afetivas (reativas, defensivas ou impulsivas), que são uma modalidade de agressão cometida pelos outros, vem carregada de emoção e trata-se de uma retaliação. Também pode ser uma agressão predatória, instrumental ou proativa, na qual se observa falta de emoção; é intencional e orientada para metas e tem como objetivo alcançar o domínio ou o controle dos outros.[11]

Em uma análise de regressão logística, revela-se uma forte relação entre impulsividade e comportamento criminoso, independentemente da idade. Suscetibilidade à pressão dos pares e risco percebido de que os amigos seriam presos foram encontrados para prever o futuro de uma atividade criminosa entre os adolescentes mais jovens, mas têm pouco impacto em idades posteriores. Fatores externos, como falta de apoio social e participação em gangues, também podem ter riscos variados ao longo do tempo.[4]

Um dos fatores que contribuem consideravelmente para os atos infracionais é o consumo de drogas. Observa-se associação entre uso de drogas, turno escolar noturno, considerável número de faltas à escola e reprovações. Já são conhecidos os efeitos das drogas sobre o cérebro humano e suas consequências sobre o comportamento; as anfetaminas e a cocaína aumentam a agressividade, os esteroides anabolizantes também aumentam agressividade e geram episódios psicóticos de um quadro de mania. O álcool e inalantes são desinibidores e aumentam a agressividade. A maconha, na maior parte das vezes, reduz a agressividade, e o LSD e os ansiolíticos dependerão da dose.[12]

Portanto, pode-se descrever uma cadeia de fatores para comportamentos delinquentes, começando pelas dificuldades de socialização, com baixa autoestima, com deficiência em habilidades sociais que causam rejeição por parte dos pais, aumentando a violência doméstica, que, por sua vez, desencadeia comportamentos agressivos, acentuando a incompetência social e ocasiona na escola rejeição por parte dos colegas, dificuldades acadêmicas e problemas de disciplina. Com a rejeição por familiares e colegas da escola, ocorrem a filiação a grupos violentos ou transgressores e o abuso de substâncias, o que, em consequência, gera mais violência doméstica e atos violentos na vizinhança que fazem o jovem ter de responder perante o sistema judiciário. Pelas repetidas referências negativas do grupo social convencional, esses adolescentes e crianças procuram referências positivas no grupo de delinquentes.[13]

Muitos constructos predizem a violência mais do que o ponto do desenvolvimento. Hiperatividade, baixo desempenho acadêmico, pares delinquentes e a disponibilidade das drogas na vizinhança predizem a violência nas idades de 10, 14 e 16 anos. As análises de efeitos aditivos de fatores de risco revelaram que os jovens expostos a riscos múltiplos foram notavelmente mais prováveis que outros para engajarem-se em violência mais tarde.[7]

Uma das teorias mais populares sobre a delinquência é a taxonomia desenvolvimental do comportamento antissocial de Moffitt.[14] De acordo com essa teoria, há dois principais caminhos para o comportamento antissocial: o curso persistente na vida (CPV); e o caminho limitado à adolescência (LA). O CPV é marcado por déficit neuropsicológico e de privações ambientais precoces, relacionamento interpessoal pobre e padrão invasivo de ofensa, que começa na infância ou no início da adolescência e continua na vida adulta. O caminho LA é caracterizado pela falta de déficit neuropsicológico e de privação ambiental precoce, um desejo por *status* e aceitação pelos pares e um padrão circunscrito de ofender, que começa no final da adolescência e termina no início da idade adulta. Enquanto o CPV do comportamento antissocial pode ser considerado uma forma de psicopatologia, o LA é caracterizado como uma resposta normativa dependente da idade para a diferença de maturidade, que frequentemente acompanha a adolescência. Estudos colocam a taxa do comportamento antissocial com o CPV em 3% a 16%. Já o comportamento antissocial LA é duas ou três vezes mais comum do que o comportamento antissocial com o CPV.[15]

Fatores de risco

Sexo

Estudos têm demonstrado que o sexo em si é um fator de risco para a violência. Os meninos são socialmente encorajados a assumir papéis com mais alto nível de agressividade. Outra possibilidade é que homens e mulheres exibem a violência de formas diferentes. Os homens são mais propensos a se envolver em violência e apresentam mais comportamentos relacionados à violência, assim como ameaças e ferimentos com armas na escola e, portanto, são significativamente mais suscetíveis a se envolverem em brigas e mais propensos a levar uma arma ou pistola para a escola. Os crimes violentos por menores infratores em dias de aula acontecem imediatamente depois da escola.[7]

Uma pesquisa para verificar os correlatos e curso de múltiplos comportamentos e múltiplos riscos para a saúde na adolescência achou que, em todos os pontos temporais, os comportamentos de risco individuais e simultâneos foram maiores entre os homens quando avaliado o comportamento delinquente.[16]

A baixa autoestima e a exposição à violência escolar podem ser mais importantes para as meninas. As meninas expostas à violência na família se tornam vítimas novamente em namoros e nas relações conjugais.[17]

Escolaridade

Nas creches, já se observam comportamentos de risco, como agressividade e envolvimento em brigas, em crianças pequenas. Em idade escolar, além da agressividade, observam-se também o mau desempenho escolar e as sucessivas faltas à escola e gazeta às aulas, o que, em consequência, resulta em maior probabilidade de abandono da escola. Todos esses comportamentos são preditores para o comportamento violento.[17]

Quanto menor o grau de instrução, mais propensos estão os jovens a sofrer violência e a apresentar comportamento violento, além de maior probabilidade de se envolver em brigas. O álcool, as drogas e o tabaco têm papel importante na violência interpessoal e na delinquência. Tabaco, álcool e uso de maconha estão associados à violência escolar, de modo que os que usam essas substâncias na escola e para ir à escola são mais violentos do que aqueles que somente as usam fora dela.[18]

Entre os fatores ambientais, as dificuldades escolares e a baixa escolaridade são realçadas, sendo demonstrado que o coeficiente de inteligência é mais baixo do que em adolescentes não infratores. Aproximadamente 80% dos jovens detidos na América do Norte são funcionalmente iletrados, com passagens por classes especiais. Apresentam capacidade verbal baixa e problemas de aprendizagem que contribuem para os problemas de comportamento, que acentuam os problemas escolares e podem resultar na conduta infracional.[1]

A criança e o adolescente que abandonam a escola apresentam mais problemas emocionais e envolvimento em comportamentos de risco como atividade sexual precoce, violência e abuso de substâncias.[19]

Algumas soluções já foram apresentadas para as dificuldades escolares e a baixa escolaridade como ações socializadoras incidindo mais sobre uma proposta educativa do que no aspecto pedagógico, abordagem de aspectos da educação envolvendo cidadania, não permitindo ideias de discriminação e preconceito, com regras claras e instruções efetivas e uma verdadeira inclusão escolar.[20]

Em uma pesquisa brasileira com adolescentes em conflito com a lei, cumprindo medida socioeducativa de internamento, foi observado, em relação à escolaridade, que, apesar da média da idade dos adolescentes de 15,5 anos, 82% dos adolescentes frequentavam ainda o ensino fundamental, sendo que 43,4% não terminaram o 6º ano, somente 26,1% estavam frequentando a escola e 73,9% estavam evadidos.[21]

Influências das práticas parentais e do ambiente na criança e no adolescente delinquente

O ambiente social tem influência sobre a violência nas seguintes situações: complicações ao nascimento (anóxia); ambientes familiares negativos; famílias monoparentais; privação materna; maus-tratos e abuso na infância; e comprometimento das funções parentais (exposição a ações parentais erráticas, violência familiar coercitiva e punitiva). Outros fatores ambientais já estudados são conflitos familiares, pobreza, moradia em lugares violentos, famílias numerosas, psicopatologia e criminalidade em um dos pais, com disponibilidade de drogas e associação a pares desviantes.[22]

A questão grupal tem uma influência significativa na vida do adolescente em conflito com a lei, sendo uma preocupação para o tratamento porque o fenômeno grupal para o adolescente faz parte do desenvolvimento normal, uma vez que é na adolescência que acontece um alargamento do mundo social, com o indivíduo desvinculando-se emocionalmente dos pais e direcionando-se para o grupo de iguais. Na adolescência, os amigos se compreendem melhor com relações recíprocas e íntimas, normalmente as amizades ganham intensidade e estabilidade, e, no adolescente em conflito com a lei os pares desviantes são um ponto de grande importância.[23]

As variáveis que contribuem para o comportamento antissocial são a negligência, o abuso físico e psicológico, a disciplina relaxada, a punição inconsistente e a monitoria negativa.[24]

Em geral, as características dos pais dos infratores incluem distanciamento da vida cotidiana de seus filhos, não têm informações básicas sobre os amigos dos filhos, desconhecem os lugares de lazer que os filhos frequentam, pouco ou nada sabem sobre os sonhos e expectativas de futuro dos filhos, têm pouco envolvimento com a vida dos filhos e estabelecem uma organização da vida familiar pouco rigorosa: "Não sabiam a hora que eles chegavam em casa, nem sugeriam um limite".[25]

Pais de delinquentes têm uma comunicação pobre com os filhos, preocupam-se menos e não passam confiança (baixa intimidade), oferecem baixo suporte de identidade e têm déficit na comunicação instrumental (discussão sobre planos futuros).[26] A comunicação é tão importante quanto o controle.

Em pesquisa brasileira com adolescentes em conflito com a lei, além de a maioria dos adolescentes viver em famílias monoparentais, quando o responsável legal foi questionado se havia algum transtorno psiquiátrico em um dos pais, constatou-se que 27,5% das mães apresentavam algum transtorno psiquiátrico, sendo a depressão o transtorno mais informado entre elas (47,4%). A informação em relação aos pais foi que 40,6% deles apresentavam algum transtorno psiquiátrico, sendo o alcoolismo o mais frequente, seguido de dependência química. Nesse mesmo estudo, constatou-se uma incidência significativa de parentes de 1º grau envolvidos em problemas com a lei (49,2%).[21]

O uso de substâncias, assim como o transtorno psiquiátrico em um dos pais, pode ser um fator de risco, tanto para o desenvolvimento de um transtorno de uso de substâncias (TUS) como para o desenvolvimento de um comportamento delinquente.[25]

Outros aspectos das relações familiares são relevantes. Filhos de pais presos são mais agressivos, assim como filhos de mães jovens, morando em locais com vários episódios violentos, e crianças que vivem em locais onde há aprendizado social da violência e que assistem suas mães serem agredidas são intolerantes à frustração e apresentam pouco controle de impulso e da raiva.[27]

O ambiente social tem influência sobre o comportamento, podendo servir de gatilho para o comportamento delinquente, assim como comportamentos parentais negativos. Os pais que não acolhem, que apresentam expressividade emocional negativa e que não ajudam suas crianças a identificarem as próprias emoções trarão consequências negativas para o desenvolvimento emocional de seus filhos.

Exposição à violência

A agressão física na educação infantil foi o melhor preditor do envolvimento de comportamento violento e, só mais tarde, de crimes contra propriedades.[28]

Os fatores de risco para a violência incluem exposição à violência em casa, na escola, na rua, na televisão, nos videogames e filmes, assim como sexo masculino, problemas com autoestima e exposição a álcool e drogas, além de sentimentos de rejeição, baixo interesse pela escola, baixo rendimento escolar e comportamento impulsivo.[25]

A exposição à violência ocasiona cicatrizes emocionais podendo gerar comportamentos violentos e delinquência. Jovens que vivem em comunidades violentas são mais propensos a passar por situações estressantes e a apresentar depressão, sendo este um preditor significativo para comportamento violento, principalmente nos meninos. A exposição à violência e a vitimização pela violência estão associadas a crianças que apresentam comportamento agressivo e violento. Crianças e adolescentes violentos testemunharam violência em suas casas, na escola ou no seu bairro ou foram vítimas dela.[29]

As exposições à violência na comunidade, tanto presenciando como ouvindo a respeito, podem trazer problemas de saúde mental. Os mais consistentes achados de pesquisas são aqueles relacionados a problemas externalizantes e ao transtorno de estresse pós-traumático (TEPT) e, com menor impacto, os sintomas internalizantes. Problemas externalizantes, como comportamentos desviantes e agressivos, têm sido consistentemente mostrados como resultado da exposição à violência na comunidade, entre crianças, adolescentes e adultos jovens.[30]

A violência comunitária resulta em hipervigilância crônica, conduzindo a um senso de insegurança. Os pais que foram traumatizados são mais propensos a que suas crianças venham a se sentir mais inseguras ou a desenvolver sintomas do TEPT.[31]

Pesquisa realizada no Brasil mostrou que a maioria dos adolescentes delinquentes residia em região metropolitana da cidade de Curitiba, e o restante, nos municípios que compõem a região metropolitana da cidade. Somente 8,6% dos adolescentes moravam em bairros que não eram reconhecidos como violentos, o restante era morador de bairros ou municípios da região metropolitana, reconhecidos pela existência de favelas e pelo maior índice de violência.[21]

Teorias de cognição social sugerem que as exposições a modelos de violência na comunidade tendem a gerar uma reprodução do comportamento violento como um modelo apropriado. Teorias com base na fisiologia indicam que crianças expostas à violência na comunidade apresentam menor probabilidade a experimentar excitação durante atos violentos, o que pode ser um facilitador para o seu próprio ato agressivo.[32]

A influência da subcultura na delinquência e na violência é observada quando valores violentos são apoiados, muitas vezes utilizando a pressão do grupo para incentivar os adolescentes a usarem a violência. Também está associada a grupos que usam álcool, drogas ilegais e que participam de atividades antissociais, como vandalismo.[33]

A aprovação social da violência faz as crianças aprenderem que a violência é aceitável, por meio tanto da exposição à violência como da observação da violência, quando os comportamentos violentos são aceitáveis sob certas circunstâncias. A aprovação social da violência reforça comportamentos e, muitas vezes, conduz a mais violência. A falta de consequência para o comportamento violento pode reforçar as crenças na aceitação da violência e sua utilização.[17]

Na influência da subcultura da delinquência e da violência, os fracos laços familiares e com a escola são fatores predisponentes, assim como os laços mais fortes com a subcultura de pares delinquentes. Instituições convencionais como família e escola podem deter, por meio de valores e crenças, um comportamento violento e delinquente.[33]

A violência doméstica tem impacto na escola, gerando dificuldades no raciocínio concreto, abstrato e lógico e, por conseguinte, trazendo problemas na criatividade, na fantasia, na concentração e na atenção. As crianças que presenciam cronicamente a violência podem ter uma ruptura do desenvolvimento normal, podendo apresentar padrões distorcidos de cognição, das emoções e dos comportamentos.[25]

Entre os outros fatores ambientais, destaca-se também a pobreza, pois crianças que vivem na pobreza são expostas a altos níveis de violência, disfunção familiar e separação de suas famílias, com aumento de gravidez indesejada, estresse emocional, fracasso acadêmico e transtorno mental. Crescer em comunidades pobres é um fator de risco. Não é somente a pobreza em si que resulta em comportamentos infratores.[34]

Um ponto controverso como fator que contribui para o desenvolvimento de atos delinquentes é a colaboração das mídias, mediante filmes, videogames e outros. A aprendizagem social por meio dos efeitos de filmes violentos, somada a múltiplos fatores, pode contribuir para o desenvolvimento da violência, reforçando positivamente os atos infracionais.[24]

Aspectos emocionais da criança e do adolescente delinquente

No desenvolvimento normal de uma criança, os desenvolvimentos cognitivo e emocional se relacionam dinamicamente e trabalham juntos para processar informações e executar ações. A partir do desenvolvimento das habilidades cognitivas, vão se modificando os laços emocionais e, desse modo, desencadeiam-se os processos complexos entre emoção, cognição e comportamento.[35]

Para o entendimento emocional dos adolescentes em conflito com a lei, a teoria psicanalítica que trouxe um melhor entendimento foi a de Winnicott. Para esse pediatra e psicanalista, o ambiente tem uma importância fundamental, sendo a condição necessária para o desenvolvimento humano. Winnicott desenvolveu essa teoria observando crianças e adolescentes que passaram por muitas situações de rupturas familiares, movidas pela situação da Segunda Guerra Mundial. Nos dias atuais, observamos outras guerras, percebidas pelos afastamentos, transições familiares, inseguranças, também geradas pelo cotidiano violento e competitivo das grandes cidades, que fazem, muitas vezes, os pais olharem menos para os seus filhos, gerando uma de legitimidade das funções paterna e materna na contemporaneidade.[36]

Essas rupturas familiares estão ocorrendo pela falta de padrões adultos para os adolescentes se identificarem; deste modo criando o risco de os pais serem negligentes na criação dos filhos. Muitas vezes, faltam continência e limites por parte dos pais, o que deixa os filhos mais vulneráveis à violência psíquica, passando a maior parte do tempo em frente da televisão, da internet ou em ambiente com disponibilidade de drogas etc.[37]

Os sintomas como mentir, roubar, agredir, destruir e desafiar mobilizam os cuidadores (pais, professores, pediatras), bem como outros indivíduos que convivem com essas crianças. Entre os portadores desses sinais e sintomas, devem-se diferenciar as crianças com bom nível de integração, maturação, criatividade, estruturação e saúde psíquica daquelas crianças ou adolescentes congelados psiquicamente, com intensa destrutividade.[36]

Na teoria da tendência antissocial de Winnicott, nas fases de amadurecimento, de dependência absoluta, de dependência relativa e de rumo à independência, há necessidade de adaptação do ambiente familiar às suas necessidades. Nessa teoria, há uma ruptura ou perda dos cuidados parentais, o que é denominado "estado de deprivação".[37]

Winnicott diferencia quando a perda materna ocorre no estágio inicial da vida, em que há uma dependência absoluta, denominando-a "privação". Mas se a perda ocorre na fase posterior, quando já existe uma diferenciação do *self*, o bebê passa a viver o estado de deprivação, nesse momento desencadeando a tendência antissocial.[37]

Quando no início a criança recebe cuidados adequados que são retirados abruptamente e a perda não é corrigida a tempo de a esperança ser mantida, ocorre uma aflição intolerável. Em um momento posterior, em uma fase de amadurecimento, a criança poderá se dar conta de que o ambiente falhou. Portanto, na deprivação há sentimento pela perda, resultando em uma dissociação, enquanto na privação há um aniquilamento, ocasionando uma cisão.[38]

As graduações para comportamento agressivo e destrutivo apresentaram três níveis a serem avaliados: as manifestações naturais de agressividade; as manifestações da própria tendência antissocial como sinal de desesperança e como resultado de deprivação; e o extremo do comportamento delinquente (quando já ocorreu o congelamento emocional).[37]

Para as teorias do desenvolvimento emocional, é feita uma entre o antissocial, que é vista como uma organização defensiva que busca a preservação da esperança e do humano, fruto da decepção e da desesperança; e a psicopatia, que é uma organização psicótica, na qual não há memória ou traços da experiência humana.[36]

Para estudiosos mais atuais,[39] o comportamento antissocial é visto como um grupo que reivindica a situação perdida, que procura a experiência constitutiva na rua, e não em casa, com um "código de relacionamento e pertencimento ao grupo da rua". O grupo que congela sua esperança busca destruir o que lhes parece mais hipócrita no campo social.

A deprivação caracteriza-se pela destituição de algum aspecto essencial de sua vida em família, resultando no comportamento antissocial, como roubo, mentira, agressividade, sintomas alimentares, portanto, uma desordem generalizada.[40]

Para a reabilitação de comportamentos antissociais na visão da Psicologia Psicodinâmica, a criança ou o adolescente necessitam de um ambiente cuidador, que deve ser redescoberto e testado pela criança, para experimentar novamente os impulsos e a estabilidade. Um ambiente que proporcione para a criança a possibilidade de trazer os fatos significativos essenciais. Quanto mais precocemente essa criança for atendida, quanto mais próxima do ponto de origem, melhor será o prognóstico.[40]

O tratamento institucional tem sido o caminho para a delinquência, muitas vezes quando já há um congelamento afetivo, quando a perda total da esperança já ocorreu. A instituição deve fornecer uma estrutura rígida e estável, porém justa e confiável, de controle externo, para conter a confusão.[40]

Do ponto de vista da Psicanálise, o atendimento tem de ocorrer antes que os sintomas se cristalizem, antes que a criança ou o adolescente percam a esperança, buscando o "tesouro perdido", o relacionamento com as figuras parentais, que foi rompido ou fragilizado. "É preciso ajudar o paciente a resgatar a esperança, ouvir seu 'pranto' e resgatar seu 'canto', ou seja, retomar o curso de seu desenvolvimento".[40]

Cérebro e violência

Por uma provável ruptura do sistema neural, ocorre uma ruptura cognitiva e emocional da moralidade, ocasionando alterações do pensamento de autorreferência e da regulação emocional que têm como consequência a quebra de regras.[41]

Os indivíduos com problemas de comportamento violento podem apresentar problemas do controle de impulso (externalização), sendo, então, observados comportamentos agressivos e aditivos ou prejuízos nos circuitos regulatórios da afetividade, verificando-se a falta de emoção acompanhada por problemas agressivos e violentos.[42]

Os achados fisiológicos delineados de pessoas agressivas, principalmente aquelas a quem falta emoção e que não possuem metas, são, muitas vezes, uma baixa frequência cardíaca basal, uma atividade eletrodermal diminuída, um aumento das atividades das ondas lentas no eletroencefalograma (EEG) e um potencial de resposta do P300 reduzido.[42]

No transtorno de conduta (TC) que resulta de déficits de função executiva e emocional, que gera dificuldades na tomada de decisão, verificam-se deficiências no córtex frontal ventromedial. O TC também está associado à redução da amígdala e da ínsula anterior e a alterações neuropsicológicas em conformidade com disfunção da amígdala putativa.[43]

Há estudos associando a forma de violência e as regiões cerebrais envolvidas; a amígdala é o lócus primário da disfunção em indivíduos com psicopatia que se engaja com agressão instrumental e disfunção no córtex orbitofrontal (COF) e está associada ao comportamento impulsivo-agressivo.[11]

Os principais achados de neuroimagem correlacionados à agressão e à violência apontam o córtex pré-frontal, o córtex cingulado anterior e a amígdala como regiões reguladoras dos estados afetivos (raiva).[42]

Em estudos com indivíduos com comportamentos antissociais, violentos e psicopatas, por meio de imagens das anormalidades estruturais do cérebro, que ocasionam anormalidades emocionais, cognitivas e comportamentais e que são responsáveis por comportamentos violentos, observaram-se alterações no lobo frontal (córtex orbitofrontal e córtex pré-frontal dorso lateral), lobo temporal (giro temporal superior, amígdala e hipocampo) e em outras áreas do cérebro (lobo parietal, giro angular e córtex cingulado). Foi encontrado metabolismo reduzido de glicose em assassinos em região pré-frontal e nas regiões orbitofrontal, frontal anteromedial e frontal anterior esquerda.[44] Outro estudo relacionado a comportamento agressivo impulsivo, em pacientes com comportamento antissocial e agressivo, encontrou fluxo sanguíneo cerebral reduzido em lobo frontal em tomografia computadorizada por emissão de fóton único (SPECT).[45]

Foram observadas no córtex orbitofrontal (COF), quando ocorrem lesões nessa área, desinibição, impulsividade e desconcentração.[46] Também se identificou metabolismo de glicose reduzido em tomografia por emissão de pósitrons (PET-CT) em COF e córtex pré-frontal (CPF) medial em pacientes impulsivos.[47]

Quando há prejuízos no córtex pré-frontal dorsolateral, são observados problemas de planejamento, atenção, tomada de decisão e perseveração de respostas.[48] Também se verificou diminuição do metabolismo em córtex pré-frontal dorsolateral em crianças agressivas com epilepsia.[49]

Em pesquisa sobre o lobo temporal (LT), por meio de ressonância nuclear magnética (RNM), foi constatado menor volume da substância cinzenta em crianças com TC.[50] Quando utilizada SPECT, constatou-se diminuição do funcionamento em LT em pacientes agressivos. Apontou-se, também, diminuição do metabolismo em LT medial em pacientes psiquiátricos com comportamentos violentos repetidos.[51]

Em estudos da amígdala cerebral, utilizando RNM espectroscópica, observou-se diminuição no metabolismo no complexo amígdala hipocampal direita em pacientes violentos.[52] Em outro estudo, foi encontrada ativação diminuída durante estímulos afetivos em psicopatas criminosos, em psicopatas e em adolescentes com TC.[53]

No hipocampo, foram encontradas anormalidades da integridade funcional em assassinos, psicopatas criminosos e criminosos violentos. Também evidenciou-se redução do volume em psicopatas[54] e em pacientes psiquiátricos violentos.[55]

Interpretando todos esses achados de imagem cerebral, conclui-se que, quando ocorre uma disfunção no COF, o indivíduo apresentará alterações como: controle inibitório pobre; dificuldades na tomada de decisão emocional; bem como no processamento de recompensa e punição. Mediante as alterações de imagem no córtex pré-frontal dorsolateral (CPFDL), interpreta-se que os indivíduos apresentam perseveração de respostas (ao longo da vida uma "porta giratória" do comportamento antissocial e repetidas punições), planejamento pobre e/ou organização em consequência de graves disfunções ocupacionais e sociais.[43]

Na presença de alterações na amígdala, o indivíduo apresenta resposta pobre ao medo condicionado, prejuízos na memória para reconhecer expressões faciais de medo e raiva, déficits na aprendizagem e no processamento emocional e, em consequência disso, observa-se uma insensibilidade.[43] Quando a disfunção ocorre em hipocampo, o indivíduo apresenta dificuldades na regulação da emoção e nas respostas aos medos condicionados; no córtex temporal, resulta em problemas de linguagem e memória; no cíngulo anterior, transtornos em funções autonômicas e regulação da emoção; no giro angular, prejuízos na leitura e em aritmética, predispondo a falências escolares e ocupacionais.[41]

As doenças psiquiátricas que apresentam inibição do funcionamento do lobo frontal e que são responsáveis por agressividade são transtorno de déficit de atenção e hiperatividade (TDAH), transtorno de personalidade *borderline*, TEPT, TUS, transtorno de personalidade antissocial e psicoses.[56]

Dados sugerem diferenças na neurobiologia subjacente de agressão reativa mal adaptativa em jovens com transtornos disruptivos (transtorno de conduta e transtorno opositor desafiante) que apresentam relativamente níveis baixos de traços insensíveis – sem emoção. Os jovens mostraram respostas a ameaças significativamente maiores durante a retaliação em relação aos indivíduos de comparação. Esses dados também sugerem que a conectividade entre ventromedial e córtex pré-frontal-amígdala é crítica.[57]

Genética da violência

Ainda permanecem pobremente entendidas as interações entre a genética e o ambiente no desenvolvimento da violência.[58] O comportamento violento e antissocial é observado em criminosos violentos e no transtorno da personalidade antissocial (TPA), que quebram regras e muitas vezes são incapazes de seguir orientações morais,[41] mas também pode estar presente em alguns transtornos psiquiátricos, como esquizofrenia, depressão suicida, TDAH, transtornos disruptivos (transtorno opositor-desafiador (TOD) e TC) e transtornos de personalidade.

No desenvolvimento de estudos dos genes, do cérebro à violência, presume-se que as anormalidades genéticas ocasionam anormalidades estruturais do cérebro e, em consequência, manifestam as anormalidades emocionais-cognitivas comportamentais.[59]

Estudos de gêmeos adotados estimam moderada hereditariedade e moderada influência ambiental para o comportamento violento.[60]

No que se refere à genética dos comportamentos antissociais, os resultados encontrados em estudos sobre TC e TPAS realizados até agora não são consistentes. Os genes estudados foram os da regulação da neurotransmissão monoaminérgicos (genes catecolaminérgicos e serotoninérgicos) e os da síntese do óxido nítrico (NOS-I). Também são pesquisados a dopamina, os genes variantes do receptor D2 (DRD2) e o receptor D4 (DRD4), bem como o gene da catecol-o-metiltransferase.[61] Portanto, parece existir uma suscetibilidade genética (COMT, MAOA, 5H-TT, TPH2, NSO1), juntamente com penetrantes e protetores ou estressores situacionais, embora os estudos não sejam conclusivos.

Na relação da violência, os genes serotoninérgicos (o gene da MAO-A, o gene 5HTTLPR), o TPH2, os 5HTR1a e 5HTLPR e o ambiente afetam os circuitos neurais do sistema serotoninérgico central, trazendo alterações da cognição, da emoção e da agressão, sendo responsáveis pelo comportamento agressivo. Resultado de estudo revelou uma forte associação ($P < 0,0001$) entre baixa atividade dos alelos MAOA-u VNTR e crimes violentos.[62]

O gene da MAO-A é um dos genes mais relacionado ao comportamento agressivo. As crianças que sofrem maus-tratos apresentam maior risco para desenvolver TC, comportamento violento e TPA (no adulto). Em um estudo com essas crianças que sofreram maus-tratos, foi constatado que os alelos longos do gene da MAO-A são protetores para o comportamento agressivo e os alelos curtos da MAO-A predispõem ao desenvolvimento de comportamento violento.[63]

Fatores protetivos

Os fatores associados com menores níveis de violência e agressão são o intelectual, o comportamental, o cognitivo e o social. Os fatores de proteção apontados são o temperamento positivo da criança, a inteligência acima da média, a competência social, suporte dos pais, proximidade da família com um ambiente adequado de regras, relacionamento adequado com pares e com outros adultos significativos, instituições com as quais as crianças mantêm contato e habilidades de resolução de problemas. Somam-se a esses fatores as percepções dos estudantes no tocante ao apoio social, à supervisão dos pais e à participação em sala de aula. Daí a importância de manter os alunos envolvidos com os trabalhos acadêmicos, bem como a ajuda para que desenvolvam as habilidades necessárias para a realização desses trabalhos.[64]

Embora enfocar os fatores de risco seja importante, é fundamental examinar os fatores de proteção que reduzem o risco de delinquência, identificando as intervenções possíveis de serem trabalhadas. Por exemplo, alguns fatores comuns de proteção contra a delinquência infantil e contra o comportamento disruptivo são pertencer ao sexo feminino, comportamentos pró-sociais (p. ex., empatia) durante os anos pré-escolares e bom desempenho cognitivo (p. ex., adequado desenvolvimento da linguagem e bom desempenho acadêmico).

A proporção entre os fatores de proteção e os de risco tem influência significativa sobre a delinquência infantil, e os fatores de proteção podem compensar. A influência da exposição das crianças a múltiplos fatores de risco, como crianças com comportamentos pró-sociais (p. ex., a ajuda, a partilha e a cooperação), avaliados por professores, pareceu ser um fator de proteção, especialmente para aquelas com fatores de risco para cometer crimes violentos e contra propriedades antes da idade de 13 anos.[1]

Pais que têm relações positivas com vários sistemas, que fornecem organização e apoio em seus ambientes, apresentam estilos parentais mais adaptativos, comunicação de qualidade entre os pais e a criança e entre os pais e os membros de sua rede de apoio têm mostrado benefícios nessa promoção adaptativa da criança e do adolescente.[25]

As práticas parentais positivas, como a monitoria positiva ou o acompanhamento e orientações em relação ao comportamento moral, propiciam o comportamento pró-social, como respeitar regras, colaborar, prestar atenção no outro, ser honesto, respeitar o outro, ter responsabilidade e fazer vínculos.[65]

Os pais que têm um padrão adequado de comunicação, que ajudam seus filhos com um ambiente acolhedor, são aqueles que ajudam a identificar as emoções, que aconselham, que apresentam expressividade emocional positiva e auxiliam melhor interação social.[66]

Os fatores protetores determinantes dos comportamentos morais a serem desenvolvidos são o sentimento de culpa, a vergonha, a empatia, as ações honestas e justas, as ações generosas e as crenças positivas sobre o trabalho.[24]

Alguns pais, mesmo vivendo sob condições de alto risco psicossocial, são capazes de manter um relacionamento recíproco positivo, com redes adequadas de apoio, e têm o benefício adicional de compartilhar a paternidade com alguém, de alterar seus comportamentos, engajando-se em um melhor cuidado.[25]

Um fator familiar protetor importante é o apego, pois trata-se de um afeto fornecedor de segurança emocional e inibidor de comportamentos agressivos. Gera na criança o desejo de contar aos seus pais sobre suas vidas, prevenindo, desse modo, que ela se envolva em problemas.[67]

Um estudo sugere que o calor da família e o conhecimento dos pais sobre seus filhos reduzem comportamentos problemáticos para a juventude impulsiva, significando que uma combinação de altos níveis de conhecimento dos pais sobre seus filhos e aconchego familiar pode reduzir de maneira mais eficaz problemas de comportamento entre os jovens vulneráveis.[68]

Reforço positivo apropriado, supervisão e monitoria por parte dos pais e acompanhamento do desempenho escolar e estabelecimento de regras passíveis de cumprimento ajudam no desenvolvimento de habilidades sociais, assim como a presença de modelo paterno positivo na família.[69]

Pais e escola são fatores de proteção, principalmente quando há conectividade destes dois fatores: a família monitorando e controlando – Como? Com quem? Onde os adolescentes gastam seu tempo? Quem são seus amigos. A escola também é um fator protetivo quando apresenta um clima positivo, com professores capacitados, serviços mais compreensivos e colaborativos para os estudantes e com envolvimento dos pais.[70]

Prevenção e intervenção

No que concerne à prevenção e à intervenção, a exposição à violência é um fator crítico. A violência no lar é geralmente a primeira exposição da criança à violência, e as prevenções devem abordar a violência familiar. Às famílias em risco devem ser fornecidos recursos da comunidade, bem como a resolução de conflitos e competências parentais (antes de o abuso ocorrer). Isso significa atitudes da sociedade sobre a violência e sobre a vítima, sendo que os autores da violência familiar devem ser responsabilizados.[22]

Crianças expostas à violência em suas casas geralmente experimentam a violência antes de começar a frequentar a escola. As crianças que são expostas à violência em suas casas são forçadas a lidar com o medo, a raiva e o desespero. Indicadores de violência estão já presentes no meio escolar, e programas que abordem a exposição das crianças à violência devem atuar principalmente na fase pré-escolar e no início da escolaridade da criança.[22]

Vários tipos de programas fornecem intervenções baseadas na família. Relato de visitas de enfermeiros em casa de mulheres solteiras, que viviam agregadas a familiares em condições de pobreza, durante a gravidez até o fim do 2º ano após o nascimento do bebê, demonstra que essas visitas, posteriormente, tiveram um efeito positivo sobre os relatórios das crianças de 15 anos, no que diz respeito à prisão, às condenações, às violações de liberdade vigiada, ao consumo de álcool, na atividade sexual e na fuga de casa. Os relatórios anteriores mostraram que essa intervenção também reduziu a incidência de prejuízos na infância, o abuso infantil e a negligência.[71]

Focar nos primeiros anos de vida das crianças é essencial, com atenção às falhas de socialização que resultam na delinquência juvenil e, eventualmente, em um comportamento criminoso na idade adulta. O controle de impulso é necessário para evitar problemas e é aprendido, em grande parte, durante os anos pré-escolares; a melhor época para ajudar aqueles que têm dificuldade em adquirir esse controle seria durante esse "período sensível" da primeira infância. É difícil imaginar que as intervenções mais tardias venham a ter tanto efeito quanto aquelas. Em vez de se olhar para o aparecimento de comportamentos de agressão e antissocial de crianças quando entram na escola, é mais importante concentrar-se na idade pré-escolar, quando claramente muito do desenvolvimento de controle de impulso já está ocorrendo.[72]

Até o final do 3º ano de vida, as crianças podem expressar toda a gama de emoções humanas, incluindo a raiva, o orgulho, a vergonha e a culpa. Pais, professores e até mesmo os pares afetam a expressão emocional na socialização da criança e, portanto, podem ajudá-la a aprender a gerir emoções negativas de maneira construtiva.[1]

Por um lado, muitas intervenções com base na família se concentram em questões como a violência conjugal, completo desrespeito às crianças em conflitos de divórcio ou lidar com estes apenas no abstrato. Por outro lado, as intervenções para reduzir a agressividade em crianças pequenas nem sempre têm como alvo as questões familiares, como violência doméstica ou psicopatologia parental, que podem contribuir para os problemas do comportamento da criança. Focar abordagens na base familiar como Treinamento de Manejo dos Pais[1] ajuda a reduzir o risco de más práticas de manejo familiar e comportamentos fisicamente abusivos, o que pode contribuir para comportamentos antissociais em crianças. No entanto, a falta de sensibilidade à coocorrência de fatores de risco tem, em geral, resultado em intervenções que são muito restritas quanto ao foco. Como resultado, elas não conseguem resolver adequadamente as múltiplas fontes de risco para as crianças na vida familiar.

Os programas de prevenção e intervenção devem reconhecer a fase do desenvolvimento da criança. Para as crianças menores, devem ser apresentados de uma forma que elas possam compreendê-los. Já os programas para os adolescentes devem reconhecer que estes necessitam de uma maior independência, bem como considerar as pressões que sentem em razão de sua faixa etária.[17]

A empatia também contribui para as crenças de eficácia a fim de evitar a violência. Essa associação parece ser mais forte entre as meninas do que entre os meninos. Atenção e compreensão dos estados emocionais aparentemente permitem uma maior confiança que se pode negociar em situações de violência sem brigas corporais e, por sua vez, reduzem o comportamento violento.[73]

Programas de prevenção da violência devem abordar o desempenho acadêmico e os problemas de comportamento porque estes são frequentemente os primeiros indicadores de violência no futuro.

Intervenções para reduzir comportamentos antissociais associados à influência dos pares devem se concentrar na redução de contato com pares desviantes para jovens predispostos a comportamentos antissociais e na promoção do desenvolvimento de habilidades pró-sociais – por exemplo, habilidades de resolução de conflitos entre colegas. Estudos têm mostrado que o treinamento de pares de relações (em combinação com o treinamento dos pais) reduz o envolvimento das crianças com os pares desviantes durante a pré-adolescência, contribuindo, assim, para protegê-los do subsequente envolvimento em atividades delinquentes.[1]

Os programas de prevenção de drogas, álcool, tabaco e violência são de fundamental importância, pois grupos de delinquentes juvenis violentos são, geralmente, usuários de drogas, que, por sua vez, são responsáveis por crimes graves.[17]

A discussão sobre o porte de armas tem de fazer parte dos programas de prevenção e de intervenção, com a conscientização das crianças e adolescentes, assim como daqueles que podem obter as armas e fornecê-las a eles. Esforços devem ser realizados para que os lares, a escola e a comunidade sejam lugares seguros, mantendo as armas de fogo longe das mãos das crianças e dos adolescentes.[70]

Os programas de prevenção e intervenção devem refletir as necessidades das crianças, da comunidade, da escola e da família. Os programas bem-sucedidos são flexíveis e têm base no conhecimento do problema da violência e da violência relacionada aos comportamentos entre os jovens. Devem ser abrangentes, olhando para a criança ou o adolescente como uma pessoa em sua integralidade, não apenas olhando o problema de comportamento como algo isolado.[17]

A intervenção deve estar voltada para cada criança ou adolescente, de forma individual, e o aconselhamento pode ser necessário, oferecido juntamente com melhora nas habilidades interpessoais, aulas de formação, resolução de conflitos e, consequentemente, melhorando a autoestima, as habilidades para solução de problemas e também a educação para abuso de substâncias.[17]

Uma prevenção bem-sucedida e programas de intervenção não podem ser de um tamanho único para todos os programas, devem ter uma amplitude para abarcar variadas necessidades e problemas. Um dos pontos importantes que podem ajudar nas intervenções precoces são os sinais de alerta, que se verificam por meio dos comportamentos das crianças na primeira infância ou no início da idade escolar.

Em qualquer programa de prevenção e intervenção nos transtornos psiquiátricos da infância, deve-se estar atento aos sinais de alerta, isto é, para os sinais que podem predizer um problema futuro, os que aparecem em fases precoces, como na fase pré-escolar e início da escolaridade. Para realizar essa avaliação, é muito importante o conhecimento sobre a complexidade das doenças, principalmente quando incide em uma criança, que é um ser em pleno desenvolvimento e com modificações contínuas.

Adolescente em conflito com a lei e transtornos psiquiátricos

Dados epidemiológicos nos Estados Unidos evidenciam aumento dos transtornos psiquiátricos nessa população quando comparada a outros estudos populacionais.[3]

Uma importante pesquisa em uma casa de detenção para jovens em Illinois, nos Estados Unidos,[3] para verificar a incidência de transtornos psiquiátricos, utilizou o *Diagnostic Interview Schedule for Children* (DISC 2.3). Foram avaliados 1.829 adolescentes, dos quais 1.009 afrodescendentes, 296 brancos não hispânicos e 524 jovens hispânicos, sendo 1.172 homens e 657 mulheres, com idades entre 10 e 18 anos.

Observou-se que 66,3% dos homens e 73,8% das mulheres apresentavam algum transtorno psiquiátrico. A taxa de transtornos psiquiátricos nos afrodescendentes foi de 64,6%, de 82,0% nos brancos não hispânicos e de 70,4% nos hispânicos. Algum episódio afetivo, respectivamente, foi de 18,6%, 13,8% e 21,5%, e episódios depressivos foram de 12,5%, 9,5% e 16,6% e episódio maníaco, de 2,5%, 0,5% e 1,4%. No que se refere aos transtornos de ansiedade, as taxas foram de 20,9%, 14,4% e 25,5%. TDAH foi visto em 17,0%, 20,9% e 13,7%. As frequências de TOD foram de 14,4%, 19,4% e 13,6%, e de TC, de 35,6%, 59,9% e 41,7%. Em relação ao TUS, observaram-se frequências de 49,9%, 62,6% e 55,4%, sendo que transtorno por uso de álcool foi de 24,6%, 30,1% e 30,8% e de maconha de 44,4%, 53,8% e 45,4%, enquanto o uso de outras drogas foi de 0,5%, 21,1% e 6,0%.[3]

As principais constatações dessa pesquisa foram que, na população de adolescentes em conflito com a lei, eram substancialmente altas as taxas de transtornos psiquiátricos, sendo a maior parte desses adolescentes formada por afrodescendentes, seguidos dos hispânicos e dos brancos. Uma das conclusões é que o serviço de detenção juvenil tem servido para afrodescendentes, pobres e que não tiveram acesso a serviços de saúde mental, ficando o sistema carcerário como uma alternativa para essa população.[3]

O mesmo grupo de pesquisadores, em 2003, apresentou um artigo original com o título *Comorbid psychiatric disorders in youth in juvenile detention*, utilizando a análise do mesmo grupo de jovens de Illinois. Os resultados referentes às comorbidades foram significativos; mais em mulheres (56,5%) do que em homens (45,9%), que apresentaram dois ou mais diagnósticos de transtorno psiquiátrico.

Concluiu-se que a comorbidade psiquiátrica é o maior problema de saúde em jovens detidos. Recomendaram-se pesquisas e discussões para melhorar o tratamento e reduzir as disparidades entre os sistemas de justiça voltado para a juventude e os sistemas de saúde mental voltados para essa mesma população.[74]

No Brasil, realizou-se uma pesquisa para verificar a morbidade psiquiátrica entre adolescentes em conflito com a lei,[75] descrever seu perfil psiquiátrico e destacar os transtornos e comorbidades entre os adolescentes em conflito com a lei. Tratava-se de internos da Casa de Acolhimento ao Menor (CAM), Salvador (Bahia), em 2003. Utilizou-se o instrumento Morbidade Psiquiátrica do Adolescente em Conflito com a Lei (MPACL I e II), desenvolvido pela equipe do Grupo de Pesquisa em Saúde Mental do Centro de Estudos e Pesquisas Juliano Moreira, especificamente para esse estudo em 290 jovens, com idades variando entre 12 e 21 anos, média de 16,4 anos, sendo 89,3% indivíduos do sexo masculino e 10,7% do sexo feminino. Entre os jovens, 95,1% tinham o curso fundamental incompleto ou eram analfabetos; 0,7% tinham o fundamental completo, 3,5%, o ensino médio incompleto, 0,7%, o completo.

Observou-se que a renda familiar de 67,6% das famílias era inferior a um salário mínimo; 24,8%, entre um e três salários mínimos; 1,4%, de mais de três salários mínimos; e 6,2% não souberam informar. Quanto à procedência, 54% eram da capital do estado; 42,9%, do interior; e 3,1%, de outras localidades.

Entre os adolescentes examinados, 24,8% não preencheram critérios para transtornos mentais, enquanto 75,2% deles foram diagnosticados como portadores de transtornos psiquiátricos, incluindo os de conduta e o uso nocivo de substâncias psicoativas. Os autores do estudo concluíram pela associação entre comportamento infrator e transtorno psiquiátrico. Entre os transtornos, predominou o TC. Entre os jovens portadores de doença, 47,7% apresentaram transtornos em comorbidades e 52,3%, transtornos isolados. TC por abuso de substância psicoativa, retardo mental e hipercinéticos, em comorbidade, foram os mais prevalentes nessa investigação. Sugeriu-se a importância de procedimentos diagnósticos mais apurados na adolescência, utilizando instrumentos para a triagem e definindo precocemente o encaminhamento terapêutico mais adequado para cada indivíduo.

Outro estudo foi realizado no Brasil, na cidade de Curitiba (Paraná),[21] para avaliar a presença de transtornos psiquiátricos nos adolescentes em conflito com a lei, diagnosticados por meio do instrumento K-SADS-PL e as relações com a gravidade do delito. Os adolescentes em conflito com a lei apresentam frequência elevada de transtornos psiquiátricos (81%). Os transtornos psiquiátricos mais frequentes são o TC (59%), o TUS (54%), o TDAH (43,5%), o transtorno de ansiedade (24,6%), o transtorno depressivo (5,8%) e o transtorno de humor bipolar (10,1%). As comorbidades psiquiátricas apresentaram-se como o maior problema de saúde entre os adolescentes em conflito com a lei (Tabela 73.1). Existe uma associação significativa entre todos os transtornos psiquiátricos e o transtorno de abuso de substâncias.

TABELA 73.1 – Transtornos psiquiátricos nos adolescentes em conflito com a lei (69 adolescentes).

Transtorno	%
Transtorno de déficit de atenção e hiperatividade (TDAH)	43,5
Combinado	33,3
Desatento	4,3
Hiperativo	5,8
Transtorno de conduta (TC)	59,4
Início na infância	18,8
Início na adolescência	40,6
Indiferenciado	21,7
Grupo	18,8
Leve	5,8
Moderado	24,6
Grave	29,0
Transtorno de ansiedade	24,6
Transtorno de humor	15,9
Transtorno de humor bipolar	10,1
Transtorno depressivo	5,8
Transtorno de abuso de substâncias	53,6
Solvente	4,3
Maconha	37,7
Crack	24,6
Cocaína	2,9
Álcool	8,7

Fonte: Desenvolvida pela autoria do capítulo, 2011.

Uso e abuso de substâncias, sua relação com os transtornos disruptivos e a criança e o adolescente delinquentes

O consumo de drogas é um dos fatores que, de modo considerável, está associado ao problema do adolescente delinquente e, mesmo não sendo a principal causa de envolvimento em atividades ilegais, pode colocá-los em risco de comportamento delinquente. Muitas vezes, está vinculado ao TC e ao TDAH.[76]

Na adolescência, ainda há imaturidade das estruturas cerebrais que são responsáveis pela percepção temporal, tornando o adolescente um indivíduo mais imediatista e que valoriza quase somente o presente. Essa associação de impulsividade e imediatismo, juntamente com a onipotência juvenil, deixa o adolescente mais vulnerável à experimentação e ao uso de substâncias psicoativas. O adolescente busca o prazer imediato e o alívio instantâneo de seus incômodos proporcionados pelo uso de substâncias.[77]

Em um estudo brasileiro na população dos adolescentes em conflito com a lei realizado na cidade de Curitiba, a prevalência do uso de substâncias foi de 53,6%, sendo a dependência (56,8%) mais prevalente do que o abuso (43,8%), entre os que apresentaram esse problema. Das drogas mais utilizadas, as primeiras são a maconha e o *crack*, seguidas de solvente, cocaína e álcool.[21]

O comportamento delinquente e os problemas de uso de substância andam de mãos dadas na adolescência, sugerindo uma relação de reciprocidade entre os dois comportamentos. O resultado encontrado nessa pesquisa vai ao encontro de outros estudos sobre jovens em conflito com a lei, que demonstram que grande parte deles tem histórias recentes de uso de substâncias ilegais e que jovens com graves e crônicos comportamentos delinquentes são mais propensos a receber o diagnóstico de transtorno do uso de substâncias.[3]

A relação entre o uso de substâncias e delinquência durante a adolescência mostrou existir uma implicação direta. Outras pesquisas mostram que muitos jovens com problemas com a lei também têm problemas com o uso de substâncias, e suas infrações muitas vezes estão ligadas ao seu envolvimento com drogas ou álcool, servindo como combustíveis para comportamentos destrutivos. O uso de substância precoce prediz o comportamento criminoso posterior na adolescência.[76]

O uso de substâncias psicoativas pelos pais, negligência, ambiente familiar perturbado e conflituoso, e outros fatores, como busca de sensações e desinibição pelo adolescente, também pobre regulação dos afetos, depressão e estresse ambiental, podem gerar comportamentos externalizantes, como uso de drogas e o cometimento de atividades criminosas. Alguns dos fatores que colocam o indivíduo em risco de envolvimento com a criminalidade também colocam o indivíduo em risco para problemas de uso de substâncias.[78]

No TDAH e no TC, os comportamentos externalizantes aparecem precocemente, e essas crianças apresentam alto risco de desenvolver abuso de substâncias mais tarde.[78]

Pesquisa conduzida por Doria et al., em 2015,[21] mostrou que os transtornos mais prevalentes foram o TC, o uso e abuso de substâncias e o TDAH, o que vem ao encontro de outras pesquisas, que evidenciaram que problemas de comportamento e agressividade em crianças pequenas predispõem ao uso de substâncias ilícitas em uma idade posterior, o que vem ressaltar a importância do tratamento do TDAH, TOD e TC na infância para poder prevenir o desenvolvimento do uso ou abuso de substâncias na adolescência.

Jovens que vivem em bairros de alta criminalidade, podem ser introduzidos no uso de drogas ou recrutados para atividades criminosas, e há uma taxa desproporcional em comparação com jovens que vivem em bairros mais estáveis.[79]

O TDAH é um dos transtornos comportamentais mais comuns e de mais alta herdabilidade entre os transtornos comportamentais da infância. A preocupação com a contribuição do TDAH e com a dos outros transtornos psiquiátricos, como o abuso de drogas, tem gerado um interesse considerável.[80] Ressalta-se que, na pesquisa realizada em Curitiba, observou-se de maneira significativa a associação entre TDHA e abuso de substâncias ($p < 0,001$), confirmando o que já foi encontrado em pesquisas anteriores.[21] Diante disso, programas preventivos sobre o uso de substâncias para a população portadora de TDAH devem ser sempre prioritários. Conclui-se que o TDAH mais adversidades sociais, baixa escolaridade e uso de substâncias são fatores de risco para o desenvolvimento de adolescentes com problema com a lei.

Estudos[81,82] têm sugerido que crianças com TDAH apresentam maior probabilidade de desenvolver abuso de substâncias na adolescência e quando adultos jovens do que aquelas que sem história desse transtorno.

Também outro resultado relevante da pesquisa realizada em Curitiba foi a associação entre TC e abuso de substâncias ($p < 0,01$), evidenciando-se essa associação como significativa.[21]

Os comportamentos externalizantes aparecem precocemente no TDAH, portanto pode ser identificado em crianças com alto risco de desenvolver abuso de substância mais tarde. No entanto, a relação de abuso de substâncias e TDAH muitas vezes passa despercebida quando a coocorrência com TC é considerada.[78]

Verifica-se, assim, a importância de um diagnóstico precoce e de um tratamento efetivo para adolescentes que apresentam problemas com abuso de substâncias e problemas com a lei, atentando-se para o fato de que esse jovem pode apresentar outra comorbidade psiquiátrica, como o TDAH, o TC ou um transtorno com sintomas de ansiedade e depressão. Um atendimento efetivo pode ajudar os jovens a desenvolverem competências e habilidades, colocando-os com maiores chances, na idade adulta, de conseguirem assumir os papéis adequados.

Intervenção

As descobertas sobre o papel da impulsividade, do calor familiar, do conhecimento dos pais sobre seus filhos e da conectividade escolar na questão da delinquência sugerem que a intervenção e os programas de prevenção precisam ser multifacetados. Especificamente, devem ser desenvolvidos programas destinados a reduzir a evasão escolar, práticas que promovam o autocontrole e, também abordagens para reforçar o calor da família e a conexão dos jovens com a escola.

A criança e o adolescente com comportamentos delinquentes deverão:

- Receber uma avaliação psicossocial ampla:
    - A avaliação deverá ser a mais ampla possível, com dados a partir de uma variedade de fontes, entrevistas com a criança e/ou o adolescente e sua família, contato com agentes e profissionais de tratamentos anteriores, observações das pessoas significativas nos locais onde a criança e/ou o adolescente estão inseridos, escola, associações, clubes ou outros. São recomendados a utilização de testes psicológicos (p. ex., CBCL); e acesso a prontuários médicos, registros escolares, história de dependência, dados policiais e judiciais relativos à situação atual e casos de processo. Também devem-se avaliar história de antecedentes de delinquência, diagnóstico familiar atual e antecedentes e diagnóstico social. Deve-se estar atento ao diagnóstico dos fatores de risco e proteção.

- Programa completo de reestruturação cognitivo-comportamental para a criança ou o adolescente em que deverão:
    - Conscientizar-se da natureza e do conteúdo dos seus pensamentos.
    - Conhecer como seus pensamentos afetam seu comportamento.
    - Compreender que pensamentos delinquentes estão correlacionados a sentimentos de raiva.
    - Ser encorajados a examinar suas crenças sobre eles próprios, os outros e o mundo.
    - Crenças negativas, hostis e violentas devem ser trabalhadas.

- Treinamento de habilidades pró-sociais:
    - Confrontar os sistemas de crenças dos jovens não é suficiente.
    - Muitas vezes, o jovem ou a criança não têm autocontrole e nem habilidades sociais adequadas ou bom senso.
    - Devem ser ensinados a responder adequadamente por meio de situações exemplificadas e como resolver conflitos de forma pacífica.
    - Ensinar como resolver problemas, manejar os sentimentos e relacionar-se em situações interpessoais.
    - Ensinar habilidades alternativas para lidar com a agressão em situações como: pedir permissão; compartilhar algo; ajudar os outros; negociar; ter autocontrole; não responder a provocações, evitando problemas com os outros e manter-se fora de brigas.

- Manejo da raiva:
    - Muitos dessas crianças e adolescentes têm dificuldade de lidar com sentimentos fortes, particularmente a raiva.
    - Necessitam aprender caminhos alternativos para manejar a raiva.
    - Distinção entre manejo da raiva e liberação das emoções.
    - Crianças e adolescentes com histórias de traumas severos necessitam ser encorajados a expressar seus sentimentos, incluindo a raiva, em um ambiente seguro.

- Treinamento da empatia:
    - Crianças e adolescentes com comportamentos delinquentes não têm sentimentos por suas vítimas e suas famílias.
    - Delinquentes com baixa maturidade não veem suas vítimas como pessoas, mas como objetos a serem dominados em seus caminhos para a gratificação.

- Treinamento da empatia para ajudar o indivíduo a ter um senso de conexão com os outros.
- Encorajar a ver a vítima como um ser humano, como seu filho ou filha, ou mãe ou pai.

- Disciplina clara, firme e consistente:
  - Essas crianças e adolescentes não têm limites impostos sobre si e não foram expostos a modelos de papéis masculinos positivos.
  - Não têm autocontrole e autodisciplina desenvolvidos.
  - Estabelecer e impor limites são fundamentais para o crescimento pessoal desses jovens.
  - "O carinho, um modelo não defeituoso", encontrado em configurações tradicionais de saúde mental para crianças e adolescentes emocionalmente perturbados e/ou aqueles com histórico de graves problemas de comportamento.
  - Necessitam conhecer as consequências para os comportamentos inaceitáveis.
  - Consequências devem ser expedidas, relevantes, efetivas, humanas e extremamente consistentes.
  - Muitos jovens dessa população têm tido sucesso em evitar consequências pela intimidação ou manipulação dos outros para resgatá-los das consequências de seus atos. Consistência é talvez o componente mais importante.

- Igualmente positivo com a comunidade:
  - Será muito importante observar o tratamento do meio social.
  - Esses jovens refletem os pensamentos e comportamentos negativos de seu grupo.
  - Durante o tratamento, fazer uma ligação com uma cultura, de pares positivos, que podem prosperar.
  - Jovens tendem a se comportar de modo responsável e moral quando percebem que outros adolescentes estão agindo de maneira semelhante.

- Aconselhamento e educação sobre abuso de álcool e drogas:
  - São comuns entre jovens delinquentes o uso de drogas ou o envolvimento com o tráfico.
  - Meticulosa avaliação e efetiva intervenção são exigidas com essa população.
  - Educação contínua sobre abuso de álcool e drogas.

Portanto, na reabilitação desses jovens que apresentam problemas com o uso de substâncias e delinquência, deve-se ajudá-los:

- No desenvolvimento de habilidades (pessoais ou profissionais) e nas tomadas de decisões.
- A inserir-se em grupo de pares positivos, afastando-os de grupos que usam drogas e de gangues.
- Nas dificuldades de aprendizagem e nas disfunções familiares.
- Dando oportunidade ao amadurecimento social, emocional e intelectual, direcionando-os para atividades socialmente aceitáveis e seguras.
- Participando e supervisionando suas rotinas, como escola, emprego, estimulando-os para relacionamentos estáveis e a cumprir papéis positivos na comunidade.
- Estimular hábitos saudáveis de vida, como: alimentação saudável; esportes; e sono noturno.
- O investimento social é um fator potencialmente importante nesse processo de reabilitação.
- A reconhecer e valorizar um novo estilo de vida, com novos papéis, e a importância do apego às pessoas, ao trabalho e às conquistas, e que tudo isso merece ser protegido.

Para diminuir o uso de substâncias e a delinquência na adolescência, devem-se entender os fatores de proteção, aqueles fatores que previnem ou que façam os jovens desistirem desses comportamentos e aprenderem habilidades novas e maduras.

- Aconselhamento familiar contínuo:
  - Previsões preparando crianças e adolescentes infratores para uma maior responsabilidade (com a família, com a escola e com a sua comunidade).
  - Os membros da família da criança e do adolescente delinquente devem trabalhar a raiva, a vergonha e a culpa que eles compartilham e sentem sobre as delinquências e os outros.
  - Para o adolescente, devem ser propostos entrevista para um emprego, orçamento, fazer amigos, encontros, mostrando os ganhos quando a pessoa tem um comportamento pró-social (respeito, cidadania, paz).
  - Trabalhar com os pais ou responsáveis as práticas parentais positivas como: regras claras; a importância de os filhos aprenderem a colaborar; a prestar atenção no outro; a ser honestos; a respeitar; a ter responsabilidade; a fazer vínculos positivos.

Abordagem familiar

O primeiro objetivo da abordagem familiar deve ser aumentar o conhecimento dos pais sobre a delinquência e os níveis elevados de impulsividade, o que implica esforços maiores de intervenção/prevenção. O objetivo será melhorar o conhecimento parental da atividade do jovem, o que pode ser altamente eficaz na redução de comportamentos problemáticos, especialmente para os comportamentos impulsivos.

Portanto, os programas de formação para educação eficaz precisam ajudar os pais a desenvolver habilidades sobre o comportamento delinquente, concentrando-se em fornecer a eles a capacidade para comportamentos mais ativos, saber ouvir, assertividade apropriada e resolução de conflitos e habilidades para resolver problemas, visando efetivamente melhorar a comunicação entre pais e filhos e o conhecimento parental:

- Programas educacional e vocacional e outras atividades para promoção pró-social:
  - Muitos desses jovens são iletrados, academicamente deficientes; em relação aos adolescentes, faltam-lhes habilidades para empregos e têm poucas, se algumas, realizações positivas reconhecidas.

- Para o adolescente, será muito importante aproveitar o tempo da medida para que aprenda a ler e atinja os seus diplomas de equivalência do ensino fundamental.
- Aprender viáveis formas legais para ganhar uma vida economicamente suficiente.

■ Atendimento psiquiátrico:
- Intervenções efetivas requerem que o médico determine a causa do comportamento delinquente, se é uma reação da criança e/ou do jovem a uma situação de conflito, se o comportamento está sendo influenciado pela subcultura negativa, ou se é uma resposta delineada por uma organicidade.
- TDAH, transtornos depressivo ou bipolar, transtornos psicóticos, dependência de substância e outros devem ser tratados para um restabelecimento pleno do indivíduo.
- Por isso, um diagnóstico claro poderá viabilizar o acesso aos adolescentes ou a familiares que apresentam algum transtorno mental ou organicidade e que não tiveram oportunidade, até aquele momento, de tratamento ou cuidado. Nesses casos, a ausência de acompanhamento específico normalmente inviabiliza a resposta às outras ações propostas.
- Acredita-se o diagnóstico de transtornos mentais associados é um dos principais papéis da saúde no contexto do atendimento da criança e do adolescente delinquente, que depende de investimentos em técnicos capazes de oferecer respostas para as outras esferas envolvidas.

■ Cuidados intensivos e extensos pós-atos delinquentes:
- Substanciais serviços e apoio no seguimento da criança e do adolescente delinquente, para ajudar os infratores de alto risco a desenvolver as habilidades e oportunidades necessárias para interagir com sucesso com a comunidade.
- O envolvimento da comunidade é fundamental, bem como a discussão ampla para o enfrentamento de preconceitos. Uma visão ampla de cultura da paz e não violência na sociedade é importante e demanda outros esforços.

Referências bibliográficas

1. Wasserman GA; Jensen PS; Ko SJ et al. Mental health assessments in juvenile justice: report on the consensus conference. J Am Acad Child Adolesc Psychiatry 2003;42(7): 752-61.
2. Caspi A; McClay J; Moffitt TE et al. Role of genotype in the cycle of violence in maltreated children. Science 2002; 297(5582): 851-54.
3. Teplin LA; Abram KM; McClelland GM et al. Psychiatric disorders in youth in juvenile detention. Arch Gen Psychiatry 2002; 59(12): 1133-43.
4. Leverso J; BielbyW; Hoelter LF. Back on the streets: Maturation and risk factors for recidivism among serious juvenile offenders. Journal of Adolescence 2015; 41: 67-75.
5. Ministério da Saúde. Datasus. Sistema de Informações sobre Mortalidade (SIM), 2014.
6. Unicef. Hidden in Plain Sight. Division of Data, Research and Policy, September 2014.
7. Herrenkohl TI; Kosterman R; Mason WA et al. Effects of childhood conduct problems and family adversity on health, health behaviors, and service use in early adulthood: tests of developmental pathways involving adolescent risk taking and depression. Dev Psychopathol 2010; 22(3): 655-65.
8. Meichenbaum D. Understanding resilience in children and adults: implications for prevention and interventions. Paper delivered to the Melissa Institute Ninth Annual Conference on Resilience, 2005.
9. Haapasalo J; Tremblay RE. Physically aggressive boys from ages 6 to 12: family background, parenting behavior, and prediction of delinquency. J Consult Clin Psychol 1994; 62(5): 1044-52.
10. Ellickson PL; McGuigan KA. Early predictors of adolescent violence. Am J Public Health 2000; 90(4): 566-72.
11. Dolan MC. What imaging tells us about violence in anti-social men. Crim Behav Ment Health 2010; 20(3): 199-214.
12. Renfrew JW. Aggression and its causes: a biopsychosocial approach. Nova York: Oxford University Press, 1997.
13. Hemphill SA; Kotevski A; Herrenkohl TI et al. Pubertal stage and the prevalence of violence and social/relational aggression. Pediatrics 2010; 126(2): 298-305.
14. Moffitt TE. Adolescence-limited and life-course-persistent antisocial behavior: a developmental taxonomy. Psychol Rev 1993; 100(4): 674-701.
15. Walters GD. The latent structure of life-course-persistent antisocial behavior: is Moffitt's developmental taxonomy a true taxonomy? J Consult Clin Psychol 2011; 79(1): 96-105.
16. Hale DR; Viner RM. The correlates and course of multiple health risk behaviour in adolescence. Hale and Viner BMC Public Health, 2016 May 31;16:458.
17. Daane DM. Child and adolescent violence. Orthop Nurs 2003; 22(1): 23-29.
18. Kann L; Kinchen SA; Williams BI et al. State and Local YRBSS Coordinators. Youth Risk Behavior Surveillance System. Youth risk behavior surveillance – United States, 1999. MMWR CDC Surveill Summ 2000; 49(5): 1-32.
19. Giusti JS; Sañudo A; Scivoletto S. Differences in the pattern of drug use between male and female adolescents in treatment. Rev Bras Psiquiatr 2002; 24(2):80-82.
20. Gallo AE; Cavalcanti de Albuquerque L, Williams LCA. Cadernos de Pesquisa jan./abr. 2008; 38(133): 41-59.
21. Doria GMS; Antoniuk SA; Assumpção FB Jr. et al. Delinquency and association with behavioral disorders and substance abuse. Rev Assoc Med Bras 2015; 61(1):51-57.
22. Hawkins JD; Oesterle S; Brown EC et al. Sustained decreases in risk exposure and youth problem behaviors after installation of the communities that care prevention system in a randomized trial. Arch Pediatr Adolesc Med 2011.
23. Sprinthall N; Collins W. Psicologia do adolescente: uma abordagem desenvolvimentista. 3.ed. Lisboa: Fundação Calouste Gulbenkian, 2003.
24. Gomide PIC. Estilos parentais e comportamento anti-social. In: Del Prette A; Del Prette Z (Orgs.). Habilidades sociais, desenvolvimento e aprendizagem: questões conceituais, avaliação e intervenção. Campinas: Alínea, 2003. p. 21-60.
25. Osofsky JD. Prevalence of children's exposure to domestic violence and child maltreatment: implications for prevention and intervention. Clin Child Fam Psychol Rev 2003; 6(3): 161-70.
26. Lonardo RA; Giordano PC; Longmore MA; Manning WD. Parents, friends, and romantic partners: Enmeshment in deviant networks and adolescent delinquency involvement. J Youth Adolesc 2009; 38(3): 367-83.
27. Snyder J; Cramer A; Afrank J et al. The contributions of ineffective discipline and parental hostile attributions of child misbehavior to the development of conduct problems at home and school. Dev Psychol 2005; 41(1): 30-41.
28. Tremblay RE; Nagin DS; Séguin JR et al. Physical aggression during early childhood: trajectories and predictors. Pediatrics 2004; 114(1): 43-50.
29. Flannery DJ; Singer MI; Wester K. Violence exposure, psychological trauma, and suicide risk in a community sample of dangerously violent adolescents. J Am Acad Child Adolesc Psychiatry 2001; 40(4): 435-42.

30. Fowler PJ; Tompsett CJ; Braciszewski JM et al. Community violence: a meta-analysis on the effect of exposure and mental health outcomes of children and adolescents. Dev Psychopathol 2009; 21(1): 227-59.
31. Cloitre M; Stovall-McCloughK C; Miranda R et al Therapeutic alliance, negative mood regulation, and treatment outcome in child abuse-related posttraumatic stress disorder. J Consult Clin Psychol 2004; 72(3): 411-16.
32. Dodge KA; Somberg DR. Hostile attributional biases among aggressive boys are exacerbated under conditions of threats to the self. Child Dev 1987; 58(1): 213-24.
33. Bernburg JG; Thorlindsson T. Adolescent violence, social control, and the subculture of delinquency. Youth & Society 1999; 30(4): 445.
34. Evans GW; Kim P. Multiple risk exposure as a potential explanatory mechanism for the socioeconomic status-health gradient. Ann N Y Acad Sci 2010; (1186): 174-89.
35. Cole PM; Martin SE; Dennis T A. Emotion regulation as a scientific construct: Methodological challenges and directions for child development research. Child Dev 2004; 75(2):317-33.
36. Vilhena J; Maia MV. Agressividade e violência: reflexões acerca do comportamento anti-social e sua inscrição na cultura contemporânea. Rev Mal-Estar Subj 2002; 2(2): 27-58.
37. Winnicott DW. Da pediatria à psicanálise: obras escolhidas. Rio de Janeiro: Imago, 2000.
38. Winnicott DW. Privação e delinquência. Tradução de Álvaro Cabral. São Paulo: Martins Fontes, 1999.
39. Safra G. O gesto da tradição. Rev Bras Psicanál 2002; 36(4): 827-34.
40. Garcia RM. O uso da consulta terapêutica na clínica da tendência anti-social. Nat Hum 2005; 7(1): 209-34.
41. Raine A; Yang Y. Neural foundations to moral reasoning and antisocial behavior. Soc Cogn Affect Neurosci 2006; 1(3): 203-13.
42. Patrick CJ. Psychophysiological correlates of aggression and violence: an integrative review. Philos Trans R Soc Lond B Biol Sci 2008; 363(1503): 2543-55.
43. Fairchild G; Van Goozen SH; Calder AJ; Stollery SJ; Goodyer IM. Deficits in facial expression recognition in male adolescents with early-onset or adolescence-onset conduct disorder. J Child Psychol Psychiatry 2009; 50(5): 627-36.
44. Raine A; Buchsbaum MS; Stanley J et al. Selective reductions in prefrontal glucose metabolism in murderers. Biol Psychiatry 1994; 36(6): 365-73.
45. Soderstrom H; Hultin L; TullbergM et al. Reduced frontotemporal perfusion in psychopathic personality. Psychiatry Res 2002; 114(2): 81-94.
46. Brower MC; Price BH. Neuropsychiatry of frontal lobe dysfunction in violent and criminal behaviour: a critical review. J Neurol Neurosurg Psychiatry 2001; 71(6): 720-26.
47. Siever LJ; Buchsbaum MS; New AS et al. d-,l-fenfluramine response in impulsive personality disorder assessed with [18F]fluorodeoxyglucose positron emission tomography. Neuropsychopharmacology 1999; 20(5): 413-23.
48. Gomez-Beldarrain M; Harries C; Garcia-Monco JC et al. Patients with right frontal lesions are unable to assess and use advice to make predictive judgments. J Cogn Neurosci 2004; 16(1): 74-89.
49. Juhász C; Behen ME; Muzik O. Bilateral medial prefrontal and temporal neocortical hypometabolism in children with epilepsy and aggression. Epilepsia Aug. 2001; 42(8): 991-1001.
50. Kruesi MJ; Casanova MF; Mannheim G et al. Reduced temporal lobe volume in early onset conduct disorder. Psychiatry Res 2004; 132(1): 1-11.
51. Volkow ND; Tancredi LR; Grant C et al. Brain glucose metabolism in violent psychiatric patients: a preliminary study. Psychiatry Res 1995; 61(4): 243-53.
52. Critchley HD; Simmons A; Daly EM et al. Prefrontal and medial temporal correlates of repetitive violence to self and others. Biol Psychiatry 2000;.47(10): 928-34.
53. Sterzer P; Stadler C; Poustka F et al. A structural neural deficit in adolescents with conduct disorder and its association with lack of empathy. Neuroimage 2007; 37(1): 335-42.
54. Raine A; Ishikawa SS; Arce E et al. Hippocampal structural asymmetry in unsuccessful psychopaths. Biol Psychiatry 2004; 55(2): 185-91.
55. Barkataki I; Kumari V; Das M et al. Volumetric structural brain abnormalities in men with schizophrenia or antisocial personality disorder. Behav Brain Res 2006; 169(2):239-47.
56. Siever LJ. Neurobiology of aggression and violence. Am J Psychiatry 2008; 165(4): 429-42.
57. White SF; Van Tieghem M; Brislin SJ et al. Neural correlates of the propensity for retaliatory behavior in youths with disruptive behavior disorders. Am J Psychiatry 2016 Mar 1;173(3):282-90.
58. Moffitt TE; Arseneault L; Jaffee S R et al. Research review: DSM-V conduct disorder: research needs for an evidence base. J Child Psychol Psychiatry 2008; 49(1): 3-33.
59. Raine A. O crime biológico: implicações para a sociedade e para o sistema de justiça criminal. Rev Psiquiatr Rio Grande Sul 2008; 30(1): 5-8.
60. Rhee SH; Waldman ID. Genetic and environmental influences on antisocial behavior: a meta-analysis of twin and adoption studies. Psychol Bull 2002; 128(3): 490-529.
61. Reif A. Is NOS1 a genetic link between RLS and ADHD? J Psychiatr Res 2010; 44(1): 60-61.
62. Stetler DA; Davis C; Leavitt K et al. Association of low-activity MAOA allelic variants with violent crime in incarcerated offenders. J Psychiatr Res 2015, March 23.
63. Kim-Cohen J; Caspi A; Taylor A et al. MAOA, maltreatment, and gene-environment interaction predicting children's mental health: new evidence and a meta-analysis. Mol Psychiatry 2006; 11(10): 903-13.
64. Werner EE. Resilience research: past, present and future. In: Peters RV; Leadbeater B; McMahon RJ (eds.). Resilience in Children, Families, and Communities: linking context to practice and policy. New York: Kluwer Academic/Plenum Publishers, 2005. p. 3-11.
65. Del Prette ZAP; Del Prette A; Souza MC. Psicologia das habilidades sociais na infância: teoria e prática. Petrópolis: Vozes, 2005.
66. Bohanek JG; Marin KA; Fivush R et al. Family narrative interaction and children's sense of self. Fam Process 2006; 45(1): 39-54.
67. Kierkus CA; Baer D. Social control explanation of the relationship between family structure and delinquent behaviour. Canadian J Criminology 2002; 44(4): 425-58.
68. Chen P; Jacobson KC. Impulsivity moderates promotive environmental influences on adolescent delinquency: a comparison across family, school, and neighborhood contexts. J Abnorm Child Psychol 2013; 41:1133-43.
69. Caballo VE; Guillén JL; Salazar IC. Estilos, traços e transtornos da personalidade: inter-relações e diferenças associadas ao sexo. Psico 2010; 40(3).
70. Henrich CC; Brookmeyer KA; Shahar G. Weapon violence in adolescence: parent and school connectedness as protective factors. J Adolesc Health 2005; 37(4): 306-12.
71. Olds D; Henderson Jr. CR; Cole R et al. Long-term effects of nurse home visitation on children's criminal and antisocial behavior: 15-year follow-up of a randomized controlled trial. JAMA 1998; 280(14): 1238-44.
72. Broidy LM; Nagin DS; Tremblay RE et al. Developmental trajectories of childhood disruptive behaviors and adolescent delinquency: a six-site, cross-national study. Dev Psychol 2003; 39(2):222-45.
73. Jagers RJ; Sydnor K; Mouttapa M et al. Protective factors associated with preadolescent violence: preliminary work on a cultural model. Am J Community Psychol 2007; 40(1-2): 138-45.
74. Abram KM; Teplin LA; McClelland GM et al. Comorbid psychiatric disorders in youth in juvenile detention. Arch Gen Psychiatry 2003; 60(11): 1097-108.
75. De Pinho SR; Dunningham W; Aguiar WM et al. Morbidade psiquiátrica entre adolescentes em conflito com a lei. J Bras Psiquiatr 2006; 55(2): 126-30.

76. Mulvey EP. Highlights From Pathways to Desistance: A Longitudinal Study of Serious Adolescent Offenders. Washington, DC: Office of Juvenile Justice and Delinquency Prevention, US Department of Justice, 2011.
77. Scivoletto S; Da Silva TF; Rosenheck RA. Child psychiatry takes to the streets: a developmental partnership between a university institute and children and adolescents from the streets of Sao Paulo, Brazil. Child Abuse Negl 2011; 35(2): 89-95.
78. Marmorstein N; Iacono W; McGue M. Alcohol and illicit drug dependence among parents: associations with offspring externalizing disorders. Psychological Medicine 2009; 39(01):149-55.
79. Little M; Steinberg L. Psychosocial correlates of adolescent drug dealing in the inner city. J Res Crime Delinq 2006; 43(4): 357.
80. Faraone SV. The scientific foundation for understanding attention deficit/hyperactivity disorder as a valid psychiatric disorder. Eur Child Adolesc Psychiatry 2005; 14(1): 1-10.
81. Biederman J; Petty CR; Dolan C et al. The long-term longitudinal course of oppositional defiant disorder and conduct disorder in ADHD boys: findings from a controlled 10-year prospective longitudinal follow-up study. Psychol Med 2008; 38(7): 1027-036.
82. Flory K; Lynam DR. The relation between attention deficit hyperactivity disorder and substance abuse: what role does conduct disorder play? Clin Child Fam Psychol Rev 2003; 6(1): 1-16.

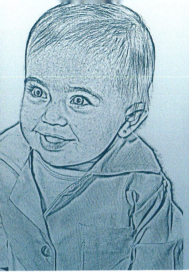

Capítulo 74

Gravidez na Infância e na Adolescência

Marco Aurélio Knippel Galletta
Marcelo Zugaib

Introdução

O tema da gravidez na adolescência tem assumido grande importância nas últimas décadas, não só pela expressividade numérica de casos, como também pelo seu significado médico, social, emocional e comportamental.

Definida pela Organização Mundial da Saúde como aquela gravidez que ocorre antes dos 20 anos de idade, é uma condição relativamente comum, mas com novos significados a partir da modernidade, uma vez que era fenômeno compreensivelmente rotineiro e aceito em outras épocas da civilização humana. Afinal, a definição de adolescência, como período de transição biopsicossocial entre a infância e a fase adulta, só veio a se firmar a partir do fim do século XIX, com o advento da Revolução Industrial. Antes disso, existiam o adulto e a criança, e nada se interpunha entre eles. Não havia uma fase de adaptação a permear esses dois mundos distintos. É claro que o amadurecimento biológico é e sempre foi progressivo e contínuo. O que distinguiu o ser adulto do infantil, a partir da modernidade, foi a necessidade social de se preparar melhor o indivíduo antes da sua entrada no mercado de trabalho, para que ele pudesse exercer sua função da melhor forma possível. Anteriormente, o jovem aprendia seu ofício com o pai, surgindo dentro do próprio ambiente familiar um marceneiro, um ourives ou um pedreiro, entre outras tantas ocupações medievais que cultivavam uma técnica secular, passada de geração a geração e que prescindia de um maior preparo intelectual.

Mas, a partir do século XIX, a educação se torna um objetivo maior. Com o Iluminismo, a razão e as ideias obtêm um espaço sem igual e o homem passa a acreditar em um futuro diferente, moldado por suas próprias mãos. A expansão comercial acompanhou a expansão das ideias e logo se inicia uma época de grandes conquistas, com complexidades cada vez maiores. A linha de produção acelerou o processo industrial da produção de bens e tornou obsoletas todas as antigas técnicas manuais. A partir de então, já não contava mais o ensinamento obtido dentro de casa. Era necessário não só a saída do pai para a fábrica, mas também das crianças para a escola, para se aperfeiçoarem e lutarem por um futuro diferente. Começa, então, a surgir uma faixa etária diferenciada, sem grandes obrigações sociais, a não ser a de estudar e preparar-se para o enfrentamento da realidade em um futuro não muito distante. Ao mesmo tempo, a sociedade depositava todas as suas esperanças sobre esse estrato etário e social. Veem-se esses jovens como a possibilidade de superação da realidade e da construção de um futuro cada vez melhor.

Com este preâmbulo histórico, pode-se entender por que a adolescência se define como um período de intensas transformações físicas, psíquicas e sociais, que separa a criança do adulto. A questão longe está de ser apenas biologicamente definida.

Entende-se também por que o fenômeno da gravidez na adolescência tanto nos choca. Todos nós depositamos nossas esperanças e expectativas no adolescente. A sociedade permite que o adolescente não tenha obrigações e que não trabalhe, desde que cumpra com o seu dever, que vem a ser o de se preparar para o amanhã, por meio do estudo, em um processo educacional cada vez mais extenso e complexo.

Meninas e jovens grávidas sempre existiram. Maria de Nazaré, mãe de Jesus, possivelmente foi uma das mais célebres. Julieta, caso não se matasse, certamente se casaria com Romeu e seria outra gestante adolescente das mais famosas, sem que isso causasse alvoroço algum entre suas amigas e muito menos entre os espectadores das peças de Shakespeare. Muitas de nossas avós ou bisavós casaram-se e tiveram filhos antes dos 18 anos, sem maior questionamento pela sociedade da época, e tampouco por nós. O melhor livro-texto americano de Obstetrícia, o famoso *Williams Obstetrics*, hoje em sua 26ª edição, ensinava aos alunos de Medicina no início do século XX que o melhor momento para engravidar era ao redor dos 18 anos de idade. Assim, o presente alvoroço só ocorre hoje em dia porque temos o surgimento do fenômeno social e antropológico da adolescência, antes inexistente. Antigamente as jovens já eram aceitas como mulheres ao contarem com todos seus requisitos biológicos para a procriação. Meninas de 13 a 14 anos, casavam-se e não se esperava delas nada além do que filhos. Hoje, esperam-se estudo e uma profissão de sucesso. E choca-nos a possibilidade de não se cumprir essa determinação socialmente bem aceita.

Certamente não será por acaso que entre aquelas socialmente mais desfavorecidas o fenômeno da gravidez na adolescência encontre maior apoio e respaldo, justamente naquelas de quem menos se espera, em termos de progresso cultural e também social. Por sua vez, a sociedade como um todo – e a nossa em específico, no Brasil – sofre um grande prejuízo com a gravidez dessas jovens. Um dado é óbvio: com a gravidez, a jovem sai da escola e deixa de se preparar para um mercado de trabalho cada vez mais competitivo, exigente e excludente. O país, como um todo, necessita de mão de obra qualificada e preparada para as exigências do mercado. A mulher, nos dias de hoje, desempenha papel destacado no mercado, constituindo-se em significativa fonte de renda para a maioria das famílias. Essas jovens, ao não se prepararem, assumem uma renda *a posteriori* provavelmente inferior à de suas colegas que não engravidaram e deixariam de contribuir para a melhoria do país; mesmo porque, ao não trabalharem, aumentarão o contingente da população economicamente inativa, o que vem a sobrecarregar a outra fatia da população, a ativa, que tem de arcar com o ônus econômico do gasto de saúde e previdenciário destas.

Alguns autores têm investigado o custo econômico e social da gravidez na adolescência. Levitt e Dubner (2005), em seu livro *Freakonomics*, defendem a tese controversa de que a legalização do aborto para mulheres jovens com gestações indesejadas foi o que propiciou a diminuição da criminalidade em Nova York duas décadas depois do estabelecimento da lei que permitia o aborto. No Brasil, Hartung, em sua tese de doutorado na Fundação Getulio Vargas (2007), vai por caminho semelhante e compara, em várias cidades de São Paulo, algumas estatísticas vitais na década de 1980 com índices de violência nos anos 2000, conseguindo fazer uma correlação positiva entre a proporção de filhos de mães adolescentes ou de mães solteiras em determinada cidade e as taxas de criminalidade 20 anos depois na mesma localidade. Black et al. (2002) encontraram altas taxas de comportamento agressivo (33%) em filhos entre 4 e 5 anos de idade, de 194 mães adolescentes americanas, e correlacionaram isso a três fatores: maus-tratos contra a criança (39%); depressão materna (32%); e casas com três gerações convivendo juntas (29%).

Deste modo, podemos entender que a gravidez na adolescência esteja relacionada a custos elevados, não só de ordem médica, como também de ordem social. Rosenthal et al. (2009) calculavam, nos Estados Unidos, um custo total de mais de 38 bilhões de dólares anuais, considerando não só os gastos médicos com a mãe, mas principalmente gastos médicos e de assistência social para os filhos dessas mães; com isso, a média de gasto anual por cada mãe ou pai adolescente excederia os 15 mil dólares. Trussell et al. (1997) já estabeleciam um custo, apenas no aspecto médico, de mais de 500 dólares por adolescente grávida por ano, com um gasto superior a meio bilhão de dólares anuais nos Estados Unidos. Wang et al. (2000) desenhavam, na virada do século, um panorama ainda pior, de gasto de quase 280 mil dólares por cada adolescente exposta aos riscos da atividade sexual precoce, que incluiria riscos não só de gravidez, mas também de convívio com HIV e outras doenças sexualmente transmissíveis (DST), com gastos divididos quase igualmente entre custos médicos e sociais derivados dessa atividade sexual precoce.

Mais recentemente, alguns projetos bem-sucedidos de prevenção da gravidez na adolescência têm conseguido aquilatar o impacto econômico dessas intervenções. Em Nova York, iniciou-se, em 2008, um projeto governamental de inserção de clínicas de saúde reprodutiva em escolas de ensino médio, o *School-Based Health Center Reproductive Health Project* (SBHC RHP). Ao avaliar os dados depois de 9 anos, perceberam um aumento importante na utilização de métodos contraceptivos mais efetivos e um declínio de 26% a 28% nas taxas de gravidez na adolescência na cidade, com estimativa de terem sido evitados 5.376 gestações, 2.104 nascimentos e 3.085 abortos, o que resultaria em uma economia aos cofres públicos de US$ 30.360.352, ou seja, US$ 3.373.372 por ano, apenas em Nova York (Fisher et al., 2019).

Embora a análise desse ônus econômico seja interessante e certamente útil na discussão da relação custo-benefício das principais formas de prevenção, há outro ônus ainda mais difícil de quantificar, que é o humano, de perdas precoces de vida. Embora não seja uma realidade muito comum nos Estados Unidos, a morte materna dessas jovens é um dilema crucial para os países do terceiro mundo, com excesso de mortes principalmente por eclampsia e durante a gravidez (Moodley e Ngene, 2020; Izugbara, 2021).

Apesar de ter ocorrido no Brasil uma diminuição significativa na incidência de gravidez na adolescência nas últimas décadas, os números ainda são expressivos. Na 1ª década deste século, o número de recém-nascidos filhos de adolescentes caiu 25%, indo de 750.537 para 560.888. Isso significou que a porcentagem de casos de adolescentes, que era de 23,4%, caiu para 19,25% do total de partos (Vaz et al., 2016). Em levantamento mais recente, referente à segunda década do nosso século, a queda se manteve, com o número total de partos indo para 419.252 em 2019 (14,7% do total de partos). O percentual de queda das duas décadas foi de 37,2%. Da mesma forma do que antes, a proporção de nascidos vivos apresentou tendência inversamente proporcional ao escore do índice de desenvolvimento humano (IDH), com maiores taxas de fecundidade nos estados de Amazonas e Maranhão (Monteiro et al., 2021).

Os menores índices de desenvolvimento humano e as maiores taxas de partos entre adolescentes precoces estariam nas regiões Norte e Nordeste, demonstrando, portanto, que o evento gravidez na adolescência ainda é um grande desafio a ser enfrentado por toda a sociedade brasileira.

Por todas essas questões, incluindo o aspecto médico, que a seguir discutiremos melhor, percebe-se a importância deste tema, que necessita de tanto mais estudo e assistência quanto podemos dar em nossa motivação não só médica, como humana.

Por que essas meninas engravidam?

Para avançar nessa questão, o primeiro passo seria entender as razões pelas quais a gravidez na adolescência ocorre. Vários seriam os motivos que poderíamos listar para explicar esse fenômeno e certamente seriam insuficientes para tanto.

O baixo nível socioeconômico classicamente tem sido relacionado à gravidez na adolescência. No entanto, teríamos já de início certa dificuldade em avaliar esta situação, pois grande parte (35,5%) de nossas pacientes no Hospital das Clínicas da Faculdade de Medicina da Universidade de São Paulo (HC-FMUSP) não sabe referir a renda familiar. No entanto, vários autores descrevem um perfil de vulnerabilidade socioeconômica para estas pacientes. Por exemplo, Duarte et al. (2006) apontam para a disparidade geográfica da gravidez na adolescência na região metropolitana de São Paulo, com maiores taxas de fecundidade específica e maiores taxas de recém-nascidos de baixo peso nas áreas mais periféricas e pobres da região. Ferreira et al. (2012) obtiveram achados parecidos. Com o geoprocessamento de dados médico e sociodemográficos da cidade de São Carlos, no interior de São Paulo, identificaram a presença de maiores taxas de gravidez na adolescência nas áreas com maior vulnerabilidade social e também maiores taxas de mortalidade infantil. Por sua vez, Bruno et al. (2021), comparando mulheres que tinham sido gestantes adolescentes com aquelas que não tinham tido gravidez na adolescência, estabelecem que as adolescentes teriam significativamente menor renda familiar (R$ 962 × R$ 1.134), e maior taxa de pobreza, por pertencer à classe social E (87,1% × 75,2%).

De qualquer forma, a questão cultural também se sobressai ao lembrarmos que, nas classes economicamente desfavorecidas, as perspectivas de vida futura para as adolescentes são mais limitadas. Nesse panorama, essas jovens tendem a reproduzir os modelos tradicionais de comportamento, em que o homem é o provedor da casa e a mulher é a mãe, a dona de casa. Sem dúvida, nesse grupo sociocultural a ocorrência de gravidez na adolescência é bem mais aceita do que em classes mais favorecidas economicamente. Um excelente trabalho da área da Antropologia que dá conta dessa questão é o de Pantoja (2003), que enfatiza o fato de a gravidez na adolescência ser valorizada em alguns estratos socioeconômicos por traduzir mudança de *status* social e de projetos de mobilidade social no futuro, com o desejo de "ser alguém na vida".

Entretanto, é possível pensar que as jovens mais favorecidas financeiramente poderiam engravidar até na mesma taxa das menos favorecidas e que, por terem à disposição a possibilidade do aborto (por terem dinheiro para pagar sua prática clandestina), poderiam recorrer à interrupção da gravidez, não permanecendo grávidas e não aparecendo nas estatísticas. Nesse sentido, chama a atenção o dado descrito por Vitiello (1988), que registrava em seu consultório particular a ocorrência de abortamento provocado em 80,6% das adolescentes de bom nível socioeconômico por ele atendidas.

Muitos dão importância também à baixa escolaridade daquelas pacientes, que, habitualmente associada ao baixo poder aquisitivo, contribuiria adicionalmente no sentido de não permitir novas visões de vida e não favorecer o surgimento de preocupação com o próprio bem-estar, comprometendo essas jovens em seus cuidados básicos de saúde. E, infelizmente, a escolaridade deficitária dessas adolescentes é notória. Corroboram essa afirmação os dados de Chalem et al. (2007), que observaram que 67% das gestantes adolescentes (idade média 17 anos) da periferia da zona norte da cidade de São Paulo não estudavam, tendo média de 8 anos de estudo, com defasagem média de 2,4 anos.

Embora alguns afirmem que a gestação promova a saída da escola, parece-nos o contrário, ou seja, a saída da escola colabora para o surgimento de uma gravidez. Sabemos que, na maioria de nossas pacientes, há o antecedente de desistência escolar antes mesmo de ocorrer o processo gravídico. Embora se saiba que a evasão escolar se apresente em níveis preocupantes em nossos dias, as adolescentes gestantes apresentam-na em níveis excessivamente altos. Dados de Saito e Colli (1988) demonstram a desistência escolar antes da gestação em 54,54% das gestantes, fato este concorde com dados nossos de 77,8% de desistência, 51% antes da gestação (Kahhale et al., 1997a),

números que diferem sobremaneira daqueles computados pelo Seade, no Município de São Paulo, durante o ano de 1994, segundo os quais apenas 9,1% dos adolescentes de 10 a 17 anos não estudavam. Mesmo considerando a classe social desses adolescentes, a maior taxa encontrada foi de 17% para os miseráveis e de 14,4% para os da classe D, ainda assim bem distantes da realidade constatada para as adolescentes grávidas. Assim, a frequência à escola parece ser um fator importante de proteção e prevenção quanto ao surgimento da gestação, diferenciando a adolescente que poderá engravidar daquela que, com planos e perspectivas mais concretos, certamente não o fará. Realmente, ao analisarmos nosso material, em 1998 (Galletta et al., 1998), pudemos perceber a correlação estatisticamente significante entre a saída da escola e o planejamento da gravidez, existindo um risco relativo de 1,82 (IC 95%: 1,07-3,09) para o evento gravidez na adolescência naquelas que tinham desistido da escola, o que demonstra a relevância desse aspecto.

Um estudo recente muito interessante sobre a questão da evasão escolar é aquele realizado em São Paulo por Cruz et al. (2021). Utilizando o banco de dados do Projeto Casa do Adolescente, da Secretaria de Estado de Saúde, e analisando a estatística dos dados por intermédio de redes bayesianas, puderam estabelecer algumas considerações de causa-efeito, nas quais perceberam uma associação entre a evasão escolar e a gravidez na adolescência. De acordo com esse modelo, pode-se constatar que o perfil mais provável de uma adolescente que abandona a escola seria o de uma menina branca, com mais de 15 anos, com renda familiar inferior a US$ 780 por mês, que não estivesse trabalhando para gerar renda na família, e que tanto a mãe como a própria adolescente já tenham vivenciado uma gravidez na adolescência. Além disso, os resultados indicavam que as adolescentes cujas mães tivessem vivenciado a gravidez na adolescência seriam mais propensas a repetir esse fenômeno, sugerindo que a gravidez na adolescência seria um fenômeno que perdura de geração em geração.

Esse aspecto da estrutura familiar é bastante interessante. A desestruturação familiar também é apontada por alguns como fator associado à gravidez na adolescência. A presença de pais separados (18%) ou de brigas constantes dentro do lar (21%) é fato algumas vezes referido pelas nossas pacientes. Conflitos no relacionamento familiar e separação dos pais são temas que surgem em cerca de 36% de nossas dinâmicas tipo "sala de espera" antes do atendimento médico, demonstrando o quanto preocupam nossas gestantes. Ainda, o relacionamento dessas gestantes com seus pais é ruim ou inexistente em 45% das vezes, e com as mães, em 22% das vezes (Wojciechowski et al., 2000). Temos a impressão de que a gravidez surge algumas vezes como "solução" na busca de maior respeito à pessoa dessa adolescente, em meio a um ambiente familiar hostil e conturbado. Em outras vezes, parece haver a intenção até mesmo explícita de se casar e sair da casa dos pais. Black et al. (2002), nos Estados Unidos, estudando famílias de baixo poder aquisitivo com histórico de gravidez na adolescência, descrevem um quadro de ausência de figura paterna na casa (presente em apenas 44% das vezes), com surgimento de moradias com convívio tri-geracional feminino (avó-mãe-filha) em quase um terço dos casos; panorama este também associado com depressão materna, maus-tratos infantis e agressividade da criança. Similarmente, Caputo e Bordin (2008), estudando adolescentes de Marília, no interior de São Paulo, descrevem a ausência de contato com o pai biológico em 40% das gestantes, superior à taxa de 27,6% das não gestantes.

Por sua vez, fatores biológicos também são relacionados, como menarca cada vez mais precoce, que poderia se associar também a um início precoce da atividade sexual. Sem dúvida alguma, a menarca se faz cada vez mais cedo na vida das nossas adolescentes, e este é um fenômeno contínuo e universal, existindo uma tendência de queda na idade da primeira menstruação em todos os países do mundo, quando se comparam dados de décadas passadas e principalmente do começo do século XX. Isso estaria possivelmente relacionado à melhor alimentação das novas gerações ou ao clima cada vez mais quente no planeta; e, de acordo com alguns, ainda contaria com a estimulação visual cada vez mais precoce, seja na mídia, seja na vida social. Pesquisa mexicana (Minjares-Granillo et al., 2016) relata diferença significativa na idade média de menarca entre os três grupos do estudo, gestantes < 16 anos, gestantes entre 16 e 19 anos e gestantes adultas entre 20 e 24 anos, sendo respectivamente: 11, 12 e 13 anos.

Apesar disso, a importância dessa possível associação ainda está por se confirmar. Essa hipótese perde sua força quando se observa que idade de menarca das gestantes adolescentes dos trabalhos não difere de forma nítida dos dados de sua própria geração. No grupo de gestantes adolescentes acompanhadas no HC-FMUSP, por exemplo, encontramos menarca de 12,2 anos em média, dentro da mediana brasileira de 12 anos, à época (Galletta et al., 1997).

Quanto à iniciação sexual, esta tem se dado em idade cada vez mais precoce, possivelmente associada a uma postura moral cada vez mais liberal e pouco definida, também poderia estar ligada à gravidez na adolescência. Embora varie muito, de acordo com as características sociais e culturais de cada região do Brasil, a idade da primeira relação sexual das mulheres brasileiras situa-se já próximo dos 15 anos em diversas amostras. Em nossas pacientes, atendidas em pré-natal no HC-FMUSP, o início da atividade sexual genital foi em média de 14,3 anos, variando entre 11 e 17 anos. Ao engravidarem, essas jovens relatavam um tempo de atividade sexual em média de 15,2 meses, com variação de 2 a 60 meses (Lippi et al., 1997). Ou seja, já tinham uma atividade sexual consistente e frequente antes da gravidez, mas com um despertar sexual não muito diferente das demais brasileiras, ao que parece. Entretanto, vários autores discordam disso. Minjares-Granillo et al. (2016), por exemplo, descrevem diferenças significativas em relação à idade de início da vida sexual entre os três grupos etários de gestantes pesquisadas no México, sendo de 13 anos no grupo de adolescentes precoces, de 16 no grupo de adolescentes tardias e de 17 anos no grupo de adultas jovens. Os dados de Bruno et al. (2021), em estudo de base populacional no Ceará, também concordam com um início precoce da vida sexual, sendo de 15 anos em média para as gestantes adolescentes e de 17 anos em média para as demais.

Muito se tem dito sobre a desinformação em termos de métodos anticoncepcionais e da sexualidade como um todo. No entanto, isso não é bem verdade, pois percebemos por dados nossos que 92% das gestantes adolescentes conheciam pelo menos 1 método anticoncepcional, sendo a média de 2,3 métodos conhecidos por paciente. Mais da metade destas pacientes (56,8%) já tinha utilizado algum método contraceptivo, sendo a média global de uso de 8 meses. Surpreendentemente, em 17,4% dos casos houve suspensão do uso do método por desejo de engravidar, dados estes semelhantes aos de Chalem et al. (2007), em que a gestação foi programada por 18,6% das adolescentes, ocorrendo em "época conveniente" para 61,4% da amostra. Dados também concordes com os dispostos por Lelis et al. (2013) referentes a gestantes adolescentes de João Pessoa, sendo a gravidez desejada por 67,3% das jovens e planejada por 33,7% delas. Já dados colhidos em Maceió – AL descreviam a presença de gravidez indesejada na maioria (57,3%) da amostra de gestantes adolescentes. É interessante que o fato de a gravidez ter sido desejada se relacionou estatisticamente com a continuidade dos estudos após a gravidez (Carvalho et al., 2021). Os dados de Ribeiro et al. (2019) apresentam um outro aspecto interessante, de que a qualidade da informação sobre contracepção não seria adequada. Em seu estudo exploratório semiquantitativo com gestantes adolescentes de Nova Iguaçu-RJ, puderam perceber que a maior parte (48%) delas recebia essa informação em casa, com os pais, sendo a escola a segunda fonte, com 28%, seguindo-se os amigos, com 12%. Apenas 4% receberam a informação no sistema de saúde e 8% nunca tinham ouvido falar de métodos contraceptivos.

Outra possibilidade relacionada por alguns seria a existência de uma sexualidade irresponsável, que poderia desembocar em uma verdadeira promiscuidade sexual. Apesar de ser a opinião de muitos colegas, não é essa a realidade que observamos. Dois terços de nossas pacientes (74,7%) só tiveram um único parceiro sexual, do qual engravidaram, possuindo um parceiro estável em 90% das vezes (Kahhale et al., 1997b), e com o qual mantinham um relacionamento que variava de 1 ano e meio a 4 anos em 56% dos casos, sendo que apenas 4,6% tinham um namoro há menos de 6 meses (Kahhale et al., 1997c). Chalem et al. (2007) descrevem um quadro semelhante nas adolescentes do Hospital Vila Nova Cachoeirinha, situado na zona norte da cidade de São Paulo, em que 71,7% das gestantes tinha um relacionamento há mais de 1 ano com o pai da criança, sendo parceiro único em 55,5% das vezes, declarando elas estarem em uma relação estável (62%) e mutuamente fiel (88%). A maioria das pacientes do HC-FMUSP (54,2%) expressava como motivo para o início da atividade sexual o afeto e o carinho sentidos pelo namorado, estando presente em menor proporção (25,3%) a curiosidade de saber como se processava a intimidade do casal. Além do mais, 85% delas gostou de ter se iniciado sexualmente, havendo arrependimento em apenas 15,2% dessas gestantes, as quais consideravam precoce sua iniciação (Kahhale et al., 1997b).

Entretanto, embora o relacionamento sexual fosse premeditado e assumido com certa clareza pela maioria dessas gestantes, o desenvolvimento da sexualidade não era assim tão adequado. Apenas 1,4% dessas pacientes referia já terem se masturbado, e 40,4% delas sentia-se ainda envergonhada ao se desnudar na frente do companheiro. Apesar de um quarto delas (24,4%) não identificar a necessidade sexual e permitirem o contato sexual apenas para atenderem à necessidade masculina, 48,7% delas relatavam sentir orgasmo (Kahhale et al., 1997c). Perguntadas sobre seus sentimentos no tocante à primeira relação sexual (Galletta et al., 1999), essas pacientes relataram: dor (52%); prazer (43%); vergonha (31,8%); medo (31%); e nojo (5%). Esses dados demonstram que a sexualidade dessas adolescentes ainda estava se desenvolvendo quando ocorreu a gravidez. Fica a dúvida se o processo teria sido outro se por acaso essa jovem pudesse refletir essa sexualidade em um ambiente adequado, assumindo as repercussões dessa atividade sexual de maneira mais madura.

Outros aspectos demográficos ainda são trazidos pelo recente estudo populacional de Bruno et al. (2021). As gestantes adolescentes, comparativamente às não adolescentes, tinham menor taxa de analfabetismo (0,2% *versus* 1,7%), menor proporção de etnia branca (12,6% × 18,9%), menor proporção de relacionamento estável (58,9% *versus* 76,3%), menor religiosidade (88,9% × 94,6%) e menor utilização de convênios (9,1% × 15,4%), diferenças estas estatisticamente significativas. Além disso, as gestantes adolescentes também demonstravam maior desconhecimento do sistema de saúde de atenção primária: 42,5% × 28,8%.

Certamente, são vários os fatores relacionados com a gravidez na adolescência, insuficientes para explicarem *per se* todo o fenômeno. Parece, assim, que este evento seja bastante complexo e multifatorial. Outros aspectos devem estar presentes e, entre eles, os psicoemocionais também parecem ser relevantes.

Aspectos emocionais

Por tudo o que já vimos, facilmente se depreende que a gravidez na adolescência é um fenômeno complexo e multicausal. Ao não podermos entender completamente esse fenômeno por apenas um aspecto, seja biológico, seja socioeconômico, logo se percebe que o componente psicoemocional deve ter importância destacada.

Realmente, se o fenômeno da adolescência já é complexo e multifacetado, dependente de condicionamentos socioeconômicos e culturais, muito mais o será quando houver a concomitância com a gravidez. Esse período de transição da infância para a maturidade não pode ser entendido apenas pelo aspecto biológico. Certamente não estarão mudando apenas os hormônios e os caracteres sexuais, mas também o papel social e a estrutura psicológica desse indivíduo em transição. Knobel (1991) já havia estabelecido no século passado alguns pontos de características inerentes a esse período, denominando o conjunto desses aspectos como "síndrome da adolescência normal". Assim, os indivíduos dessa faixa etária compartilhariam a mesma busca de identidade e de conhecimento interno, sendo, em outras palavras, alguém em busca de si mesmo. Alguém que, para concretizar essa tarefa, procura pertencer a um grupo de pessoas da mesma idade, no qual observará e entenderá melhor as características pertinentes a essa faixa etária. Está presente, nesse momento, uma situação de progressiva separação das figuras parentais, pois esse jovem está procurando uma identidade e uma postura alternativas ao exemplo familiar apresentado. Para conseguir essa nova postura, há a necessidade de intelectualizar e fantasiar a realidade, ou seja, fazer uma realidade própria, subjetiva. Esse é um processo doloroso e complexo, e o adolescente o enfrentará às vezes com grande ânimo, mas também surpreendido por angústias e dúvidas, muito frequentemente. Vêm daí as constantes flutuações do humor e do estado de ânimo que esse jovem pode apresentar. Para poder lidar com essa realidade cada vez mais ampla e inintelígivel, o adolescente busca entendê-las por partes, sendo o imediatismo uma característica importante nesse processo. Na verdade, há uma deslocalização temporal, com grande dificuldade em compreender e se localizar no tempo. Nesse processo todo, o adolescente acaba se contradizendo sucessivas vezes, gerando a ambivalência que lhe é tão característica. Paralelamente a isso, esse jovem poderá apresentar uma atitude social reivindicatória, assim como uma evolução sexual manifesta, ambos elementos ligados ao desempenho de seus papéis sociais, em um futuro próximo.

Não podemos esquecer que o adolescente passa por uma experiência de luto, em que ele tem de perder sua identidade infantil, ao mesmo tempo em que pretende assumir uma nova identidade de adulto. Isso certamente lhe trará ansiedade e angústia. Ele tem certas tarefas a cumprir que, infelizmente, são intransferíveis; ele deve crescer, não só como ser social, mas também como ser sexual. Nessa busca de uma nova identidade, ele deverá procurar novos horizontes e novos papéis. Será experimentando novas perspectivas que ele há de encontrar o seu próprio perfil, a sua própria identidade. Assim, serão uma constante em sua vida a busca e a superação de novos limites; e, para tanto, ele contará com duas características imprescindíveis – o imediatismo e a onipotência –, que lhe permitirão experimentar o aqui e agora, sem pensar nas consequências do amanhã. Nesse panorama, natural se torna a presença do pensamento mágico. Testando novas possibilidades, embora consciente racionalmente dos perigos, ele se expõe, ludibriado pela fantasia de que tudo pode e de que nada de mal lhe acontecerá. É possível que, em decorrência dessa característica especial da adolescência, muitas jovens engravidem "sem querer", apesar de saberem dos riscos de uma vida sexual sem a proteção de algum método anticoncepcional, os quais, aliás, elas dizem conhecer muito bem (expressão da onipotência).

Talvez de uma maneira até mais acentuada nas adolescentes femininas, essa fantasia se materializa em um sonho dourado, envolto nas névoas de sua realidade subjetiva. Em mais da metade (60%) das nossas pacientes adolescentes em pré-natal, havia a manifestação de desejo pela gravidez, que se expressou concretamente no "planejamento" da atual gravidez por um quarto (25%) delas. Certamente não se trata de um projeto de vida, mas sim de uma decisão fantasiosa sobre seu futuro, uma vez que 43% delas desconheciam a renda do seu parceiro e a preocupação financeira só aparecia em 9% delas. Ainda, 38% achavam que a vida não mudaria em nada com a gravidez, enquanto 30% não conseguiam dizer o que havia de bom no fato de ser mãe. Não é de se estranhar que a maior preocupação dessas jovens gestantes fosse a forma como contar sobre a gravidez para os pais e para o grupo social. Enquanto as gestantes adultas se preocupam com o desenvolvimento dos bebês e com a possibilidade de ocorrerem malformações fetais, sendo esses aspectos fontes constantes de estresse para elas, quase não há essa inquietação para as adolescentes. Em trabalho elaborado com a Psicologia no Hospital das Clínicas, a preocupação com o futuro papel materno aparecia em apenas 35% dessas adolescentes e em nenhuma das adultas (Benute et al., 2000).

Ao considerarmos que, junto a essas tarefas, próprias da adolescência, outras se sobrepõem durante a gravidez, essa grande preocupação com o papel materno tem sua lógica e sua justificação. Sem dúvida, a gestante adolescente enfrenta pelo menos duas crises vitais: a da transição para a vida adulta; e aquela referente ao processo de se tornar mãe. E em ambas, terá de interagir com seu mundo interior, com vistas a um amadurecimento psicológico, emocional e existencial. Não é uma tarefa simples.

Cury (1997), em sua dissertação de mestrado, estudou a dinâmica psicológica da grávida utilizando o teste projetivo de Wartegg e reafirmou tratar-se de um momento crítico vital, de caráter regressivo, estando presentes, na maioria das pacientes analisadas, angústias e conflitos ligados à sexualidade. Ao lado disso, notava também a presença do narcisismo, aqui entendido como o investimento libidinal do próprio ego. Havia, entretanto, maior utilização dos recursos do pensamento, da imaginação e da fantasia e ficava clara a ambivalência.

Se toda grávida traz essas características na sua psicodinâmica, poderíamos pensar que a adolescente apresentaria um quadro semelhante ou, até mesmo, mais acentuado em alguns aspectos. É forçoso se imaginar que a angústia, a ansiedade e o egocentrismo próprios do adolescente estariam exacerbados na condição gravídica. A fantasia mais proeminente na gravidez reforçaria a tendência já inerente da adolescente. Esse dado, associado ao caráter regressivo da gestação, faz-nos crer que haveria uma facilitação para a fuga da realidade, sem enfrentar os problemas próprios desse período de adaptação vital. Pelo menos teoricamente, podemos notar que diversos aspectos da personalidade adolescente são reforçados durante a gravidez. Percebe-se, desse modo, a importância de uma abordagem profissional adequada, no sentido de auxiliar a gestante adolescente a enfrentar essa situação conflituosa, com crescimento psicoemocional e consequente promoção da saúde. As características adolescentes de onipotência e do pensamento mágico podem ser reforçadas durante a gravidez, e será necessário combatê-las, no sentido de se obter maiores adesão e responsabilidade no acompanhamento pré-natal.

Não podemos esquecer, entretanto, que a adolescente que engravida, assim como qualquer outra adolescente, procura amor e aceitação do seu jeito de ser, mas enfrenta a ambivalência própria das duas condições: de gestante; e de adolescente. Esse aspecto é notório nas dinâmicas de grupo, tipo "sala de espera", que realizamos no pré-natal do HC-FMUSP, onde a alegria de ser mãe e o contentamento de estar sendo valorizada, não só pelo companheiro, como por toda a família, são antagonizados pelo medo de ganhar o bebê e de perder o "marido", assim como com o arrependimento e a tristeza pelo fato de encontrar-se grávida e de ter de enfrentar uma situação nova e adversa.

Essa busca de aceitação e de valorização denota, muitas vezes, uma autoestima baixa; mas é uma situação que pode abrir espaço para uma interferência terapêutica que minimize a fantasia e a onipotência, estimulando o crescimento psicoemocional, processo este que não deixa de ser doloroso e que não pode prescindir de uma postura de diálogo e de continência emocional por parte dos profissionais envolvidos. Todas essas considerações revelam uma estupenda complexidade psicológica subjacente a um grande conflito social. Essas conjecturas de adaptação psicológica à gravidez longe estão de ser definitivas, e carecem de maiores estudos e observações. Refletem, contudo, uma dinâmica por nós presenciada constantemente entre essas jovens. Claro se faz, para todos que atendem essas pacientes, que esses aspectos emocionais não poderão ser negligenciados nessa assistência, sob pena de se comprometer seriamente a saúde dessas jovens, uma vez que o aspecto psicológico interfere frequentemente sobre o equilíbrio biológico, desencadeando complicações muitas vezes sérias e definitivas, e que não se fariam presentes se a gravidez nessa idade ocorresse sob ótimas condições sociais, culturais e também emocionais.

Riscos obstétricos

Os riscos obstétricos seriam inerentes à dita gravidez de alto risco, sendo assim considerada aquela em que a gestante ou o concepto estivessem sujeitos a serem lesados ou mesmo mortos em decorrência do processo gravídico-puerperal. Diversos autores definem a gravidez na adolescência como de alto risco. Tyrer (1979), por exemplo, estimava um risco 60% maior de morte materna para as adolescentes, afirmando que 6% dos filhos dessas gestantes morrem no 1º ano de vida. Pesquisas mais recentes confirmam a mesma concepção de risco. Conde-Agudelo et al. (2005), analisando dados de mais de 800 mil partos em países latino-americanos, estabeleceram um risco quatro vezes maior (RR: 4,09 – IC 95%: 3,86-4,34) de morte para as mulheres com idade < 16 anos, com coeficiente de mortalidade materna (CMM) de 185/100 mil recém-nascidos vivos (RNV). Considerando o grupo das mulheres adolescentes como um todo (< 20 anos), o risco seria praticamente o mesmo das adultas, com RR = 1,12 (IC 95%: 0,87-1,37), configurando um CMM de 54/100 mil. No Brasil, há poucos estudos sobre a mortalidade específica de gestantes adolescentes. Souza et al. (2010), analisando 72 mortes maternas em adolescentes catarinenses, estimavam um CMM entre 36 e 68/100mil RNV, sendo 67% dos óbitos de causa obstétrica direta, incluindo pré-eclâmpsia/eclâmpsia, infecções e hemorragias.

No tocante às mortes neonatais, o panorama também é preocupante. Chen et al. (2008), avaliando mais de 4 milhões de nascimentos nos Estados Unidos, descrevem uma mortalidade neonatal de 4,1 a 7,3/1 mil RNV entre as menores de 20 anos, correspondendo a um risco relativo de 1,20 (IC 95%: 1,16-1,24). Conde-Agudelo et al. (2005), por meio do mesmo estudo já citado, estabelecem uma mortalidade neonatal precoce entre as adolescentes (< 20 anos) pouco maior do que a população de mães entre 20 e 25 anos: 11,1 *versus* 8,6 a cada 1 mil RNV. No entanto, entre as mães < 16 anos, a taxa era significantemente maior, com 15,2 a cada 1mil RNV, configurando um risco 50% maior (RR = 1,50 – IC 95%: 1,33-1,70).

A morbidade, tanto materna como neonatal, também é referida por muitos autores como elevada, explicando, pelo menos em parte, a mortalidade relativamente maior.

Várias são as possíveis complicações da gravidez na adolescência, mas algumas são classicamente referidas como relevantes, entre elas: a doença hipertensiva específica da gestação (DHEG); a anemia; o parto instrumentalizado; o sofrimento fetal e a asfixia perinatal; o recém-nascido de baixo peso; e a prematuridade.

A DHEG, em suas duas manifestações clínicas (a pré-eclâmpsia e a eclâmpsia), é uma condição clínica restrita à gravidez de gravidade variável, mas comprovadamente relacionada com a morte materna, sobretudo em países subdesenvolvidos. Entende-se por pré-eclâmpsia a associação de hipertensão, edema e/ou proteinúria, em paciente previamente normotensa, sendo a eclâmpsia definida pela ocorrência de convulsão tônico-clônica generalizada (ou coma) em paciente portadora de pré-eclâmpsia. Por características epidemiológicas, a gestante adolescente preenche três condições predisponentes para o desenvolvimento da doença, quais sejam: primiparidade; gestação nos extremos da vida reprodutiva; e baixo nível socioeconômico. Clark (1970), em estudo fundamental na área, estabeleceu uma incidência cinco vezes maior dessa condição nas gestantes com menos de 16 anos, achado semelhante ao do U.S. National Hospital Discharge Survey (Saftlas et al., 1990), em que o risco para DHEG era duas vezes maior para as gestantes menores de 20 anos, enquanto o de eclâmpsia era cinco vezes maior. Em metanálise realizada por ocasião do doutorado, analisando trabalhos em inglês, português e espanhol, pudemos encontrar um risco relativo sumarizado de 2,10 (IC 95%: 2,02-2,17) para a ocorrência de pré-eclâmpsia (em 41 trabalhos disponíveis) e de 8,98 (IC 95%: 7,85-10,28) para a ocorrência de eclâmpsia (em 18 trabalhos disponíveis), confirmando risco importante para DHEG em gestantes adolescentes (Galletta, 2002).

Nos últimos anos, no entanto, esses conceitos clássicos têm sido questionados e as taxas de DHEG nos diversos trabalhos presentes na literatura, divergido sobremaneira. Em um dos maiores estudos populacionais sobre gestação na adolescência, Conde-Agudelo et al. (2005) relatam taxas de pré-eclâmpsia de 5,9% nas gestantes latino-americanas < 16 anos, e de 4,7% em todo o grupo de adolescentes (< 20 anos), taxas não muito diferentes dos 4,2% entre as adultas jovens (20 e 24 anos), com risco relativo próximo à unidade. Trivedi e Pasrija (2007), ao analisarem mais de 13 mil gestantes na Índia, encontraram taxas significativamente menores de pré-eclâmpsia (5,24% × 7,2%; RR = 0,73) e hipertensão gestacional (1,43% × 2,3%; RR = 0,62) nas adolescentes, em comparação com as adultas (idade > 20 anos), porém com taxas maiores de eclâmpsia, 1,07% × 0,55%, com RR = 1,95. Usta et al. (2008), estudando mulheres libanesas, encontraram taxas superiores de pré-eclâmpsia em adolescentes (2,9%) do que em adultas entre 25 e 30 anos (0,6%), com RR = 4,78, mas com taxas semelhantes de hipertensão gestacional. Adeyinka et al. (2010) notaram 44,44% de complicações na gravidez de adolescentes nigerianas, o dobro do que entre as adultas, sendo a complicação mais relevante a DHEG (eclâmpsia e pré-eclâmpsia), com incidência de 20%, significativamente superior à taxa de 3,33% das adultas. Algo não percebido por Socolov et al. (2017), na Romênia, que relatavam taxas de pré-eclâmpsia semelhantes em ambos os grupos, de adolescentes entre 12 e 19 anos (0,30%) e de adultas entre 20 e 24 anos (0,23%), com RR = 1,32 (IC 95%: 0,65-2,68). Mais recentemente, em um estudo populacional robusto, com mais de 2 milhões de mulheres chinesas, com gestações únicas entre 2012 e 2019, englobando dados de 438 hospitais, Xie et al. (2021) puderam perceber um risco semelhante de pré-eclâmpsia entre as adolescentes (10 e 20 anos) e as adultas (20 e 24 anos): 17,0% × 17,3%; mas com risco aumentado para eclâmpsia: 1,3% × 0,5%.

No Brasil, embora as cifras variem bastante, temos taxas geralmente mais elevadas de pré-eclâmpsia, como as que se seguem: 9,6% em Teresina (Piauí) (Ribeiro et al., 2017); 14,7% no Ceará (Magalhães et al., 2006); 15,4% em São José do Rio Preto (São Paulo) (Faria e Zanetta, 2008); 22,2% em Cajazeiras (Paraíba) (Sousa et al., 2013); e 24% em São Paulo, no Hospital Universitário da USP (Hoga et al., 2001). Mas sem comparação com as adultas.

Aparentemente, essa variação nas taxas de DHEG pode estar relacionada não só com a forma como o diagnóstico é feito, mas também com as condições socioeconômicas e de realização do pré-natal. Desta maneira, as taxas mais elevadas estariam presentes junto nas populações mais pobres e carentes de assistência, enquanto as menores estariam concentradas nas populações de melhor poder aquisitivo e nos pré-natais com assistência multiprofissional. Obviamente, esse risco está associado à primiparidade dessas pacientes e a seu *status* socioeconômico, mas chama a atenção a forma pela qual o pré-natal multiprofissional diminui essa incidência, em comparação ao pré-natal tradicional, mesmo quando realizado dentro da mesma instituição hospitalar.

Esse aspecto, da diminuição da incidência em grupos de pré-natal especializado, foi contemplado em excelente ensaio de metanálise, realizado por Scholl et al. (1994), no qual se percebeu uma significativa diminuição no risco de desenvolver pré-eclâmpsia naquelas pacientes submetidas a um programa multiprofissional de assistência pré-natal, com um risco relativo de 0,59 (IC 95%: 0,49-0,72), cujo intervalo de confiança, por não cruzar a unidade, comprova a significância estatística do dado. Nesse sentido, interessante se torna a observação de que o estado conjugal da gestante poderia estar associado com a doença, notando-se um risco relativo três vezes maior [RR = 2,98 (IC 95%: 1,10-8,06)] para a adolescente solteira sem companheiro em relação àquela que tinha um relacionamento estável (Galletta et al., 2000). Esse dado apontaria para o envolvimento de questões não apenas biológicas no desenvolvimento da patologia em questão, e que seriam mais adequadamente conduzidas por meio de uma abordagem multiprofissional, com atenção para aspectos psicossociais.

A anemia, conceituada como a presença de níveis séricos de hemoglobina < 11 g/dL, parece ser mais frequente na gestante adolescente, imputando maior risco obstétrico. Sabe-se que a presença de anemia na gravidez pode ter consequências negativas, como maior risco para infecções (Royston et al., 1982) e para o parto prematuro (Klebanoff et al., 1991). Além disso, a presença de anemia pode contribuir para aumentar a mortalidade materna, visto que a gestante com anemia há de suportar de maneira insatisfatória a ocorrência de hemorragia no pós-parto. Osbourne et al. (1981) estabelecem uma frequência de anemia duas vezes maior nas jovens gestantes em relação às gestantes maiores de 20 anos. Esse risco já pode ser prévio à gravidez, como atestam os dados do 2º relatório do *National Health and Nutrition Examination Survey* (NHANES II, 1984 *apud* Scholl et al., 1994), que refere haver um risco 50% maior de se desenvolver anemia nas mulheres com 15 a 19 anos do que nas mulheres entre 20 e 44 anos. Obviamente associada a baixo nível socioeconômico, a anemia encontra na ingestão proteico-calórica inadequada sua grande dificuldade de abordagem no grupo das gestantes adolescentes, pois estas, além de se alimentarem normalmente de maneira errática e não equilibrada, ainda apresentam uma dificuldade adicional no controle do peso e do estado nutricional, por não terem uma imagem corporal bem estabelecida. A maioria dos autores internacionais mais recentes mantém a descrição de maiores taxas de anemia em gestantes adolescentes (Kawakita et al., 2016; Socolov et al., 2017; Xie et al., 2021), ou pelo menos no grupo < 16 anos (Conde-Agudelo et al., 2005). A incidência brasileira dessa associação mórbida varia de 10% (Correa, 1991; Galletta et al., 1995) a 51,8% (Teixeira et al., 1995), passando por valores intermediários de 12,9% (Magalhães et al., 2006) e de 27,38% (Jorge e al., 2014).

O parto operatório, e em especial a cesárea, é relatado por muitos com uma incidência aumentada na adolescência, seja por um trabalho de parto mais prolongado (distocia funcional), seja por um risco aumentado para o sofrimento fetal. A visão mais atual para esse tema é a de que não haveria tão importante componente biológico no determinismo da via de parto, mas sim alterações fisiológicas e psicoemocionais que comprometeriam o sucesso da via baixa.

Scholl et al. (1994), com o recurso da metanálise, consideravam haver um risco relativo (RR) diminuído para o parto cesariana nas adolescentes em relação às não adolescentes nos países desenvolvidos, quadro este que não se repetia nos países em desenvolvimento, onde o risco para cesárea seria maior para as adolescentes, em comparação com as adultas. Interessantemente, o que pareceu diminuir o risco foi a introdução, nos países mais desenvolvidos, do pré-natal multiprofissional, o qual, quando cotejado com o pré-natal tradicional, apresentava um RR de apenas 0,73 (IC 95%: 0,57-0,93), a demonstrar claramente sua ação benéfica no sentido da diminuição do risco para o parto cesárea.

No Brasil, o trabalho de Chalem et al. (1995), no Hospital Vila Nova Cachoeirinha, colabora ao demonstrar a importância da abordagem multiprofissional na melhoria das taxas de cesárea. Quando o pré-natal era externo à instituição, a taxa de cesárea era de 29%; quando o pré-natal era realizado no hospital, a taxa caía para 23,2%; e quando o pré-natal era multiprofissional, com projeto educativo específico para a adolescente, a taxa era ainda menor, de 18,4%. Ionescu et al. (1988), da Escola Paulista de Medicina, apresentam dados similares ao compararem o tipo de parto em adolescentes acompanhadas por programa de pré-natal personalizado e adolescentes não acompanhadas por este programa, no próprio Hospital. Obteve-se a incidência de 16,5% de cesárea no primeiro grupo (personalizado), contra 31,5% no segundo (geral).

Diversos autores têm definido o sofrimento fetal como a principal indicação de cesárea nessas pacientes (Mathias et al., 1980; Pinto e Silva, 1982; Coates e Correa, 1991; Galletta et al., 1997), enquanto outros chamam a atenção para a indicação por distocia funcional, que seria a primeira indicação para autores como Vitiello (1988), estando presente em 66,6% das cesáreas descritas em sua amostra. Segundo Mathias et al. (1980), a indicação por distocia funcional nas adolescentes seria significativamente maior do que nas parturientes adultas, com 11,2% das cesáreas naquelas, contra apenas 5,5% destas.

No HC-FMUSP, em nosso último levantamento de casos (Galletta et al., 2006), com 1 mil partos selecionados, ocorreram 304 cesáreas, sendo as principais indicações as seguintes: distocia funcional (61 casos ou 20,0%); mecônio intraparto (42 casos ou 13,8%); sofrimento fetal intraparto (36 casos ou 11,8%); desproporção cefalopélvica (32 casos ou 10,5%); apresentação pélvica desfavorável (22 casos ou 7,2%), mecônio anteparto (13 casos ou 4,2%) e sofrimento fetal anteparto (9 casos ou 2,9%), entre outras indicações. Contando os casos de mecônio como de sofrimento fetal, seja intra, seja anteparto, esse grupo seria o de principal indicação (100 casos), representando 32,8% das cesáreas.

Em pesquisa anterior no Setor (Galletta et al., 1997), tentamos buscar possíveis correlações das indicações de parto com variáveis biológicas e antropométricas das pacientes e conseguimos perceber uma correlação significativa da indicação de cesárea por sofrimento fetal e a idade < 15 anos. O achado pode estar relacionado com a existência de um vício pélvico relativo que, ao passar despercebido, poderia causar taquissistolia, com diminuição do aporte sanguíneo para o feto, e, assim, desencadear o sofrimento fetal. Outra possibilidade seria o menor preparo psicoemocional dessa faixa etária para o trabalho de parto, surgindo ansiedade e medo tão relevantes a ponto de interferir na dinâmica do trabalho de parto, por intermédio das catecolaminas secretadas a partir da vivência de uma situação de estresse, podendo incorrer em trabalho de parto prolongado ou na tão temida taquissistolia, os quais poderiam se associar ao surgimento de sofrimento fetal. A presença da dor, já reconhecidamente associada com o medo, poderia também resultar na hiperventilação materna, com diminuição dos teores sanguíneos de oxigênio e, por conseguinte, hipercapnia, que interfeririam desfavoravelmente com a vitalidade fetal no período intraparto. A explicação para o sofrimento fetal com apenas no componente físico da gestante perde sentido quando se constata que os demais dados antropométricos da adolescente, como o peso, a altura, a presença ou não de eutrofia pela relação peso/altura, e o ganho de peso durante o pré-natal, além da idade ginecológica (tempo de menacme), não se correlacionaram estatisticamente com nenhum dos resultados obstétricos.

Em trabalhos mais recentes, autores internacionais têm defendido cada vez mais que a gestante adolescente teria menor risco para o parto cesáreo em relação à adulta. Xie et al. (2021), por exemplo, avaliando um grande número de gestantes chinesas, descrevem 24,1% de parto cesárea nas adolescentes, *versus* 33,8% nas adultas. Eriksen et al. (2016), por sua vez, avaliando gestantes nulíparas de Boston, descrevem menores taxas de parto cesáreo (14,3% × 25,7%) e de parto vaginal instrumentalizado (5,8% × 11,7%) em adolescentes, com maior taxa de parto vaginal espontâneo (79,9% × 62,5%) na comparação com as adultas. Haveria um risco relativo diminuído pela metade para a cesárea como um todo (OR = 0,48 – IC 95%: 0,43-0,54) e também de mais de um terço para cesárea em trabalho de parto (OR = 0,59 – IC 95%: 0,53-0,66). Não havia diferença na indicação por sofrimento fetal (OR = 0,91 – IC 95%: 0,77-1,06), mas sim na indicação por falha na progressão (OR = 0,49 – IC 95%: 0,43-0,58). Em relação ao tempo em que ocorria a cesárea, notou-se risco menor para a cesárea de emergência (OR = 0,62 – IC 95%: 0,45-0,88), com risco ainda menor ao se considerarem as cesáreas eletivas (OR = 0,19 – IC 95%: 0,14-0,28). Interessantemente, esse risco era menor quanto menor a idade da gestante, seja na taxa global de cesárea (OR = 0,20), seja naquelas em trabalho de parto (OR = 0,28) e naquelas indicadas por parada na progressão (OR = 0,26), principalmente para aquelas < 16 anos. As adolescentes também tiveram menores taxas de parto induzido (28,7% × 34,1%) e de uso de ocitocina (56,6% × 64,8%), assim como menos hemorragia pós-parto (7,2% × 18,8%). Vale notar que a indução de parto em adolescentes aumentava o risco relativo para o parto cesáreo (OR = 1,53 – IC 95%: 1,23-

1,89), assim como o uso de ocitocina (OR = 1,73 – IC 95%: 1,39-2,15) ou a presença de alguma complicação no trabalho de parto (OR = 3,45 – IC 95%: 2,71-4,39). Kawakita et al. (2016) também referem menor risco para parto cesáreo em adolescentes, detalhando que, em sua amostra de mulheres americanas de 19 hospitais, as indicações de cesárea diferenciaram-se de acordo com a idade, sendo mais frequentes nas adultas a desproporção cefalopélvica, a falha na progressão e a placenta prévia e mais frequente nas adolescentes a indicação por doença hipertensiva.

Mesmo em trabalhos nacionais, parece haver indícios de que a adolescente teria risco menor para o parto cesáreo, como se pode perceber pelos dados de Simões et al. (2003), com quase 2.500 partos ocorridos em São Luís (Maranhão), onde a taxa de cesárea em gestantes < 18 anos (20%), era significativamente menor do que em outras faixas etárias, fosse adulta jovem, entre 20 e 24 anos (29,7%), ou adulta mais velha, entre 30 e 34 anos (57,8%). Entretanto, taxas assim tão baixas estranhamente não se repetem em outros trabalhos brasileiros, sendo de 35,6% nas gestantes adolescentes de maternidades públicas do estado de São Paulo (Jorge et al., 2014), de idênticos 35,6% nas adolescentes de João Pessoa (Paraíba), relatadas por Lelis et al. (2013); além de 34,2% nas gestantes entre 10 e 14 anos e de 35,2% nas gestantes de 15 a 19 anos, descritas por Alves et al. (2012) em Pernambuco. Mesmo no HC-FMUSP, em nosso último levantamento, com 1 mil partos (Galletta et al., 2006), a taxa de cesárea foi de 30,4%. Isso sem considerar as taxas alarmantes como as de Faria e Zanetta (2008), com 63,1% de cesárea nas adolescentes de São José do Rio Preto. Ou seja, o risco para cesárea depende bastante da situação psicossocial e de assistência médica em cada um dos cenários. Entretanto, parece claro que a idade por si só não se relacionaria diretamente com o parto operatório.

Se há, no entanto, polêmica em se discutir o risco de complicações maternas na gravidez na adolescência, o mesmo não ocorre na discussão sobre o risco perinatal. A maioria dos autores refere risco perinatal aumentado na gravidez de adolescentes, apresentando mortalidade perinatal até duas vezes maior se o cuidado pré-natal não for adequado. Essa mortalidade se faz principalmente às custas da prematuridade (idade gestacional < 37 semanas) e suas complicações correlatas, assim como em razão de concepto de baixo peso ou pequeno para a idade gestacional (PIG), produto de uma restrição de crescimento fetal (RCF), que é muitas vezes relacionada a um processo de insuficiência placentária.

Muito se discute sobre as razões da prematuridade entre as adolescentes. Embora alguns associem a prematuridade com uma possível imaturidade uterina nessas pacientes, outros (Correa, 1991) defendem a visão de que haveria grande quantidade de fatores predisponentes à prematuridade nesse grupo e que poderiam agir sinergicamente, como: baixo nível socioeconômico; estresse e ansiedade; excesso de atividade física; e higiene precária. Hobel, em sua classificação do trabalho de parto prematuro, já colocava como pertencentes ao estágio I as pacientes que apresentassem: tensão física e psíquica; baixo nível socioeconômico; pré-natal inadequado; deficiência nutricional ou más condições de higiene (Bittar e Zugaib, 1993); situações estas quase totalmente preenchidas por grande parte das adolescentes grávidas. Poderíamos também adicionar a esses fatores de risco a percepção inadequada e fragmentada do corpo gravídico e a falta de estrutura psíquica para comportar as preocupações próprias da gravidez, assim como a presença de autoestima rebaixada, não havendo a preocupação adequada com pontos básicos da própria saúde. Esses aspectos poderiam ser mais bem trabalhados durante o pré-natal, modificando-se os hábitos e o comportamento dessas gestantes, com vistas a um melhor resultado perinatal. Nesse sentido, importante se torna a associação entre o número de consultas no pré-natal e a ocorrência de baixo peso. Bettiol et al. (1992), por exemplo, descrevem a presença de baixo peso fetal em 17,4% das adolescentes sem pré-natal, em 13,9% entre aquelas com uma a três consultas e em apenas 6,6% das que frequentaram o pré-natal em mais do que seis consultas.

A qualidade da consulta pré-natal também se mostra relevante. Os diversos aspectos relevantes já descritos podem ser abordados pelo médico pré-natalista, mas o que vemos no dia a dia é que esses aspectos só conseguem ser adequadamente abordados dentro de um grupo multiprofissional de assistência. Nesta situação, os problemas de inserção social poderão ser analisados pelo assistente social; os distúrbios nutricionais, pelo nutricionista; a fragmentação do corpo gravídico, pelo fisioterapeuta; as condições de higiene e de asseio pessoal, pelo enfermeiro; e a autoestima, o estresse e a ansiedade, pelo psicólogo. A discussão em grupo de todos esses aspectos instrumentaliza cada um dos profissionais e, em especial o profissional médico, para um melhor enfrentamento – integrado – dos vários problemas que circundam a gestante adolescente.

Com essa assistência diferenciada, multiprofissional, consegue-se diminuir a frequência de partos prematuros em adolescentes. Chalem et al. (1995), por exemplo, ao analisarem os partos de 1.145 adolescentes atendidas no Hospital de Vila Nova Cachoeirinha, descreviam, por um lado, a presença de prematuridade em 30% das gestantes sem pré-natal, 21,7% daquelas com pré-natal externo e de 13,9% nas com pré-natal na própria instituição. Por outro lado, no grupo de gestantes com pré-natal na própria instituição e que frequentaram o pré-natal multiprofissional, a incidência de prematuros caía para apenas 9,4%, comprovando que o benefício não era só em decorrência de um pré-natal bem-feito, mas sobretudo em decorrência de um pré-natal diferenciado e com estrutura multiprofissional. Esse aspecto foi adicionalmente investigado por Scholl et al. (1994), que, por meio da metanálise dos trabalhos disponíveis naquele momento, chegavam a um RR de 0,81 (IC 95%: 0,67-0,96), no sentido de um benefício advindo do pré-natal multiprofissional em relação ao pré-natal tradicional.

A presença de restrição de crescimento fetal (RCF) na adolescência se faz em meio a muitos dos clássicos fatores de risco, como: síndromes hipertensivas (em especial a pré-eclâmpsia); anemia; tabagismo; desnutrição; baixo nível socioeconômico; e ganho ponderal insuficiente durante o pré-natal. Como já exposto anteriormente, todas essas situações também são comuns na gestação de adolescentes e podem, assim, ser responsáveis, ao menos em parte, pelo surgimento do RCF.

Chen et al. (2007), avaliando os dados de parto de mais de 3 milhões de gestantes < 25 anos nos Estados Unidos, com feto único e sem malformações, conseguiram observar taxas maiores de parto prematuro (< 37 semanas) entre as adolescentes (12,36%), em comparação com as adultas jovens (9,15%), com risco relativo de 1,20 (IC 95%: 1,19-1,20).

Ao se considerar o parto antes das 32 semanas, o risco era ainda maior, com RR = 1,26 (IC 95%: 1,24-1,28), com taxa de 2,26% nas adolescentes e de 1,41% nas adultas. A mesma situação, notava-se em relação às taxas de recém-nascido de baixo peso (RNBP < 2500 g), com 8,28% nas adolescentes e 6,26% nas adultas, significando um RR de 1,14 (IC 95%: 1,13-1,14), e em relação também às taxas de recém-nascidos pequenos para a idade gestacional (PIG), cuja taxa em adolescentes era de 13,52% e, entre adultas, de 11,13%, derivando RR de 1,07 (1,07-1,08). Interessantemente, esses riscos eram ainda maiores nas adolescentes mais jovens, entre 10 e 15 anos, que apresentavam piores taxas de parto prematuro com 32 semanas (4,06%), parto prematuro com 37 semanas (18,10%), recém-nascido de baixo peso (10,81%) e recém-nascidos PIG (14,56%), correspondendo a riscos relativos maiores, de 1,91 (IC 95%: 1,85-1,96), 1,65 (IC 95%: 1,62-1,67), 1,33 (IC 95%: 1,31-1,36), e 1,10 (IC 95%: 1,08-1,12), respectivamente. Esses riscos relativos são ainda mais significativos ao notarmos que foram calculados com ajustamento para outras variáveis que poderiam interferir no resultado.

Eriksen et al. (2016) também apresentam, em seus dados com gestantes de Boston, a adolescência como fator de risco para RNBP (3,5% *versus* 2,2%), com também menor peso médio ao nascimento: 3.294 *versus* 3.403 gramas. Socolov et al. (2017), com gestantes romenas, confirmam o dado de que a adolescência seria fator de risco para prematuridade, não só abaixo de 37 semanas (10,63% × 8,88%; RR = 1,21 – IC 95%: 1,08-1,35), como também abaixo de 34 semanas (3,10% × 2,69%; RR = 1,32 – IC 95%: 1,06-1,64). Além disso, também observaram maior risco para a restrição de crescimento fetal (13,77% × 0,40%; RR = 1,34 – IC 95%: 1,21-1,48), e para sofrimento fetal no momento do parto, com maior risco de Apgar 1º minuto < 7 (5,73% × 4,07%; RR = 1,40 – IC 95%: 1,19-1,65).

No Brasil, os dados mais recentes são concordantes com este perfil internacional. Rocha et al. (2006), estudando 522 gestantes adolescentes de Vitória (Espírito Santo), notaram maior risco para as gestantes adolescentes mais novas (10 a 15 anos), que tiveram significativa maior taxa de RNBP (13,5% × 3,1%), mas taxa pouco maior e não significativa de prematuridade (5,8% × 2,6%). Alves et al. (2012), com dados de Pernambuco, indicam haver maior risco de prematuridade nas adolescentes mais jovens (10 a 14 anos) do que nas adolescentes tardias (15 a 19 anos), 10,4% *versus* 6,1%, respectivamente. Também descreveram maior taxa de RNBP, com 14,1% nas precoces e 8,8% nas tardias. Assis et al. (2021), analisando dados do "Projeto Nascer no Brasil" com 4.571 gestantes adolescentes, relatam taxas iguais de RNBP e de prematuridade espontânea no grupo adolescente, como um todo: 10,2%. Porém, o grupo mais jovem (12 a 16 anos), comparativamente ao grupo mais velho (17 a 19 anos), teve maiores taxas de prematuridade espontânea (13,3% × 8,8%), mas não de RNBP (10,4% × 10,1%).

Guimarães et al. (2013), estudando as causas envolvidas com o baixo peso ao nascer em mais de 4 mil mulheres de Aracaju (Sergipe), perceberam maior taxa de RNBP em gestantes < 18 anos (13,4%), comparativamente com adultas entre 20 e 34 anos (6,1%) e naquelas com idade > 35 anos (7,2%). No entanto, quando se fez a análise de regressão logística, percebeu-se que a idade da mãe era importante apenas quando a adolescente não tinha um companheiro (*adjusted* OR = 3,11 – IC 95%: 2,0-4,8), perdendo a significância e tendo até mesmo um risco diminuído quando havia a presença do companheiro (*adjusted* OR = 0,86 – IC 95%: 0,45-1,65). Outros fatores de risco independentes foram a ausência de pré-natal (*ad* OR = 2,35 – IC 95%: 1,10 a 5,05) e o tabagismo durante a gravidez (*ad* OR = 2,04 – IC 95%: 1,28-3,25).

No HC-FMUSP, os dados se assemelham com os já descritos, com prematuridade entre 11,88% (Galletta et al.,1997) e 12,5% (Bittar et al., 1993), enquanto a taxa de RNPB se situa por volta dos 14,8%, com 12,8% de RCF/PIG (Galletta et al., 1997).

Abordagem pré-natal

Por tudo que temos referido, percebe-se que o atendimento ideal à gestante adolescente deveria ser realizado em um ambiente multiprofissional. Se não fosse por uma questão de convicção na unicidade do ser humano e na complementariedade das diversas experiências de terapêutica e de apoio mútuo, seria em decorrência dos dados de literatura que comprovam o resultado benéfico e superior desse tipo de atendimento em relação ao modo tradicional. O convívio entre os diversos profissionais resulta em aprimoramento individual de cada um deles, que acabam sendo enriquecidos pela experiência do colega, que tem uma visão um pouco diferente e complementar à sua, no tocante àquele paciente em específico. Assim, podemos dizer que a adolescente não deveria ser atendida por um só profissional, que não abrangeria toda sua complexidade, mas por um grupo de diversos profissionais, preferencialmente de forma coesa e transdisciplinar, em que não haveria saberes isolados e sem diálogo, mas com intensa e produtiva troca de informações. Não poderia ser diferente. O adolescente é um ser complexo em formação e crescimento, e são tantos os aspectos deste seu processo de desenvolvimento que esperar que um único profissional pudesse abarcar todas essas questões seria de uma ingenuidade contraproducente.

Muito importante é a existência de uma linguagem comum entre todos os profissionais, para que o mesmo tipo de informação e postura seja passado à jovem em atendimento. Não seria o caso de ser condescendente com a adolescente, "passando a mão na cabeça", ou, de forma diametralmente oposta, ser rigoroso demais e largá-la à sua própria sorte. Essa jovem gestante que nos chega para o atendimento deverá enfrentar seus problemas de forma clara, sem subterfúgios e, nesse processo, deverá amadurecer anos em poucos meses, por mais doloroso que isso possa ser, tanto para ela como para o profissional envolvido. Aliás, por contratransferência, é bastante comum o profissional identificar a adolescente como alguém da família, com idade semelhante, que precisa de atenção, amor e carinho parentais, e, com pena, coloca-se no papel de relevar as falhas da jovem, de "carregá-la no colo". Pode parecer adequado, mas é contraproducente, por não ajudar no processo de enfrentamento. Afinal, a adolescente grávida deverá enfrentar e resolver mais essa tarefa e, se falhar, levará esse insucesso consigo por toda a vida, comprometendo outros aspectos associados. Devemos, assim, ajudar essa jovem a enfrentar esses problemas. Estaremos estimulando o processo de maternagem, questionando os planos de vida e revelando as armadilhas emocionais, projetando o futuro próximo e fazendo-a ver o que será necessário para que ela chegue lá. Devemos ajudar a diminuir seu imediatismo e sua onipotência, colocando limites em seus desejos, esclarecendo que sem um pré-natal bem-feito, hoje, não será possível um resultado de qualidade amanhã. Obviamente que, nesse processo, serão revelados sentimentos diversos, que deverão ser expressos com sinceridade e acolhidos com atenção e sensibilidade. Embora essa escuta seja mais bem realizada pelo psicólogo, qualquer um no grupo poderá fazê-lo, mesmo porque a empatia nem sempre respeita os limites profissionais. Muitas vezes será necessário envolver os familiares na dinâmica do atendimento, procurando escutar todos os lados do problema, auxiliando os demais participantes da história da gravidez, para que a dinâmica familiar se mantenha equilibrada e saudável.

Ainda, é interessante reconhecer que àquele que mais precisa, menos é ofertado. Essas pacientes, que precisam de um pré-natal qualificado e multidisciplinar, muito frequentemente não têm nem mesmo o pré-natal rotineiro à sua disposição, por vários motivos. Almeida et al. (2020) estabelecem que a maioria (56,1%) das gestantes adolescentes brasileiras entre 12 e 16 anos têm um pré-natal inadequado e de baixa qualidade, contrastando com as adultas (20 a 34 anos), que têm pré-natal inadequado em 35,2% das vezes. Não por acaso, o grupo de adolescentes jovens apresenta risco aumentado tanto para a prematuridade total (OR = 1,65; IC 95%: 1,30-2,09) como para a prematuridade espontânea (OR = 2,38; IC 95%: 1,82-3,12), em comparação com as adultas. São dados que nos inquietam e forçam-nos a pensar em melhorias cada vez maiores para a assistência pré-natal destas jovens.

Aspectos psiquiátricos

Nos últimos 20 anos, tem se notado, nos trabalhos científicos, uma preocupação cada vez maior com a depressão durante a gravidez de adolescentes, assim como com a depressão pós-parto e seus correlatos, como dependência química, dificuldade de vínculo com o bebê, maus-tratos com a criança e até psicopatologia nos filhos de mães adolescentes.

Certamente, pelo que foi apresentado até aqui neste capítulo, entende-se que a adolescente passa por uma crise vital importante durante e após a gravidez, com razoável estresse emocional e possibilidade de enfrentamento inadequado, até mesmo por causa de seus poucos recursos psíquicos e ambiente familiar conturbado.

Um trabalho impactante a contextualizar as dificuldades sociais e obstétricas interferindo na saúde mental das gestantes adolescentes foi o de Moffitt (2002), que realizou uma análise comparativa entre mães adolescentes e adultas em uma coorte inglesa, de mais de 1 mil partos ocorridos entre 1994 e 1995 e seguidos longitudinalmente, com a maior parte dos dados coletada quando as crianças tinham 5 anos de idade. As mães adolescentes tinham maior privação socioeconômica e experimentavam mais problemas de saúde mental. Seus companheiros davam menor suporte econômico e emocional, sendo mais antissociais e abusadores. Os filhos dessas mães mais jovens tinham pior desempenho escolar e apresentavam mais problemas emocionais e comportamentais, atestados por seus professores, com risco aumentado também para maus-tratos, doenças, acidentes e lesões.

No Brasil, Freitas e Bodega (2002) foram fundamentais para dimensionar melhor esse problema. Ao estudarem 120 adolescentes grávidas de Piracicaba, no interior de São Paulo, descobriram a importante cifra de 20,8% de sintomas depressivos nesse grupo, com ideação suicida em 16,7% delas. Além disso, quase um quarto da amostra (23,2%) revelava sintomas de ansiedade. No grupo como um todo, havia a referência de abuso físico prévio em 41,6% e de abuso sexual em 15,8%, assim como de tentativa de suicídio em 13,3%. No grupo específico das gestantes com ideação suicida, 75% eram solteiras, 70% não tiveram a intenção de engravidar, 50% relatavam abuso físico e 12%, abuso sexual recente, havendo já tentado o suicídio um quarto dessas pacientes.

Caputo e Bordin (2007) realizaram outro estudo em Marília, interior de São Paulo, com 207 gestantes adolescentes, comparando-as com 308 estudantes de ensino médio, com atividade sexual, e notaram haver entre as gestantes mais sintomas de ansiedade ou depressão (24,2% × 15,3%), mais sintomas depressivos de retraimento social (13% × 4,5%) e de tabagismo (21,3% × 11%), fazendo surgir a questão se as gestantes adolescentes desenvolviam depressão durante a gravidez ou se as adolescentes deprimidas é que engravidavam mais.

Reforçando essa ideia de que a depressão nas adolescentes era algo que as acompanhava já antes e também depois da gravidez, Pereira et al. (2010) fizeram importante contribuição. Ao analisarem 120 gestantes adolescentes no Rio de Janeiro, descreveram uma taxa de 14,2% de depressão, em um grupo que tinha diversos eventos vitais estressantes em sua história prévia: falecimento de pessoa próxima (41%); conflitos com pessoas próximas (33%); problemas financeiros (31,7%); conflitos matrimoniais (29,2%); e separação (23%); além de maus-tratos pessoais em 45% (15% no último ano). Esses eventos estressantes se relacionaram fortemente com o diagnóstico de depressão, com OR de 35,7, assim como a história prévia de depressão (OR = 6,5) e a presença de maus-tratos durante a vida (OR = 4,3), salientando, assim, o quanto a história pregressa dessas adolescentes não só determinava a gravidez, como também complicava a saúde mental delas após o parto.

Nos Estados Unidos, Ramos-Marcuse et al. (2010) realizaram interessante estudo longitudinal por 2 anos com 181 mães adolescentes afro-americanas, aplicando o questionário de Beck (BDI), com 1, 6 e 24 meses pós-parto, identificando sintomas depressivos (BDI > 9) em 49% da amostra já na primeira avaliação, com correlação significativa entre os escores durante todo o período das visitas. Nas que permaneceram deprimidas, a trajetória foi de sintomas depressivos leves em 41%, de sintomas depressivos moderados em 45% e de sintomas depressivos graves em 14%. O grupo com sintomas depressivos graves apresentou mais baixa autoestima, maior número de eventos de vida negativos e menor satisfação com a gravidez. Ou seja, a depressão pós-parto em mães adolescentes era um evento de alto impacto, com tendência a cronificar, persistindo por pelo menos 2 anos após o parto e já definida por questões anteriores à gravidez.

Figueiredo et al. (2007), estudando, com o questionário de Edinburgh (EPDS), 54 gestantes adolescentes e 54 gestantes adultas em Braga (Portugal), encontraram maior taxa de sintomas depressivos (EPDS > 12) nas adolescentes, tanto no 3º trimestre da gravidez (25,9% × 11,1%), como com 2 a 3 meses pós-parto (25,9% × 9,3%). Interessantemente, nenhuma adulta se manteve deprimida nos dois momentos da avaliação, enquanto 16,7% das adolescentes se mantiveram com sintomas depressivos, denotando que o processo psicoemocional que resulta na depressão nas adolescentes era um tanto mais grave e diverso daquele das adultas.

Nesse sentido, Nunes e Phipps (2013) puderam contribuir mais na compreensão deste processo depressivo, ao compararem fatores relacionados à depressão pós-parto em gestantes adultas e adolescentes. Eles puderam notar que os fatores de risco entre as adolescentes seriam a história prévia de depressão e o pouco suporte social. Por sua vez, entre as adultas, os fatores associados eram raça (hispânica e negra), intenção de gravidez, eventos estressantes e problemas de saúde mental durante a gravidez, além dos demais fatores já presentes nas adolescentes.

Assim, podemos perceber, por meio desses trabalhos, entre outros tantos da literatura mais recente, que a depressão durante e após a gravidez na adolescência reveste-se de uma relevância antes não suspeitada, de gravidade variável e, muitas vezes, condicionada pela condição social e familiar em que a própria gravidez ocorreu. Essa depressão parece ter uma tendência maior a se cronificar, interferindo grandemente na qualidade de vida e na saúde mental dessas pacientes e de seus filhos. Alguns trabalhos ainda estão buscando correlação de tabagismo, drogadição e comportamento sexual de risco na prole adolescente de mães adolescentes, configurando uma situação de risco repetitivo, como em um círculo vicioso, de difícil rompimento.

Essas questões nos preocupam e fazem-nos pensar nos desdobramentos futuros da condição que hoje tentamos abordar da melhor forma possível. Assim, o profissional que atua com essas jovens deveria estar atento aos diversos desdobramentos das condições de saúde desse grupo etário, quando se envolve em um processo gestacional. Aparentemente, os riscos vão além do aspecto estritamente médico, seja do ponto de vista obstétrico, seja perinatal ou mesmo psiquiátrico.

Perspectivas

Vários são os desafios a serem enfrentados pela adolescente durante sua gravidez e parto. O processo de maternagem já se iniciou com a primeira movimentação fetal e com a primeira consulta de pré-natal. A realidade deverá ser bem entendida e enfrentada, e, para tanto, a adolescente precisa do apoio não só do médico, como também do de toda a equipe multiprofissional. Infelizmente, para muitos médicos ainda há a crença de que possa, sozinho, resolver todos os problemas da paciente. Apresenta-se, então, um sentimento de onipotência, só superado pela ingenuidade de acreditar que tudo dará certo, mesmo com todos os riscos inerentes à condição gravídica. Temos, assim, o encontro de duas posturas adolescentes, em que o crescimento não se faz, nem por um lado, nem pelo outro. É necessária a superação desse viés e batalhar, cada vez mais, pela instituição do trabalho multidisciplinar em todos os níveis de assistência. A taxa de gravidez na adolescência, após um longo período de aumento na incidência, passou por uma fase de manutenção e agora parece estar em uma curva de queda, que esperamos que se mantenha. Mas, considerando a piora das condições sociais nos últimos anos, devemos estar preparados para ainda atendermos muitas gestantes adolescentes em nossa assistência cotidiana, jovens estas que precisarão de uma atenção diferenciada que dê conta de todos os riscos inerentes, sejam riscos obstétricos, sejam psiquiátricos. Para o bem de toda a nossa sociedade, devemos ter a clareza de organizarmos um atendimento adequado, sob pena de observarmos mais e mais complicações desse fenômeno complexo e desafiador.

Deve-se lembrar, no atendimento de toda e qualquer adolescente, que a promoção da saúde como um todo, com manutenção do bem-estar e da autoestima do jovem, deve ser o objetivo último de qualquer ação de saúde. Com isso, conseguiremos bons e melhores cidadãos, podendo vislumbrar pouco a pouco uma sociedade mais feliz e realizada.

Referências bibliográficas

1. Adeyinka DA; Oladimeji O; Adekanbi TI et al. Outcome of adolescent pregnancies in southwestern Nigeria: a case-control study. J Matern Fetal Neonatal Med 2010 Aug; 23(8): 785-9.
2. Almeida AHV; Gama SGN; Costa MCO et al. [Teenage pregnancy and prematurity in Brazil, 2011-2012]. / Prematuridade e gravidez na adolescência no Brasil, 2011-2012. Cad Saúde Pública 2020; 36(12): e00145919.
3. Alves JGB; Cisneiros RMR; Dutra LPF et al. Perinatal characteristics among early (10-14 years old) and late (15-19 years old) pregnant adolescents. BMC Research Notes 2012;5: 531-5.
4. Assis TSC; Martinelli KG; Gama SGN et al. Pregnancy in adolescence in Brazil: associated factors with maternal age / Gravidez na adolescência no Brasil: fatores associados à idade materna. Rev. Bras. Saúde Mater. Infant. (Online) 2021 Oct-Dec; 21(4): 1055-1064.
5. Benute GG; Wojciechowski V; Galletta MA et al. Comparação entre medos e preocupações expressos por gestantes adolescentes e adultas. Anais do VI Congresso Paulista de Obstetrícia e Ginecologia da Sogesp. São Paulo, 11 a 14 de novembro de 2000.
6. Bettiol H; Barbieri MA; Gomes UA et al. Atenção médica à gestação e ao parto de mães adolescentes. Cad Saúde Públ 1992;8(4): 404-13.
7. Bittar RE; Zugaib M. Prematuridade. In: Vaz FAC; Manissadjian A; Zugaib M. Assistência à gestante de alto risco e ao recém-nascido nas primeiras horas. São Paulo: Atheneu, 1993. p. 39-45.
8. Blac MM; Papas MA; Hussey JM et al. Behavior and development of preschool children born to adolescent mothers: risk and 3-generation households. Pediatrics 2002 Apr; 109(4): 573-80.
9. Bruno SKB; Rocha HAL; Rocha SGMO et al. Prevalence, socioeconomic factors and obstetric outcomes associated with adolescent motherhood in Ceará, Brazil: a population-based study. BMC Pregnancy Childbirth 2021 Sep 08; 21(1): 616-26.
10. Caputo VG; Bordin IA. Problemas de saúde mental entre jovens grávidas e não grávidas. Rev Saúde Pública 2007;41(4):573-81.
11. Caputo VG; Bordin IA. Gravidez na adolescência e uso frequente de álcool e drogas no contexto familiar/Teenage pregnancy and frequent use of alcohol and drugs in the home environment. Rev Saúde Pública 2008;42 (3): 402-10.
12. Carvalho RV; Miranda IC; Moraes ACR et al. Gravidez na adolescência: uma análise do perfil das adolescentes assistidas em hospital escola na cidade de Maceió-AL. Revista Ciência Plural. 2021; 7(3):100-120.
13. Chalem E; Mitsuhiro SS; Ferri CP et al. Gravidez na adolescência: perfil sócio-demográfico e comportamental de uma população da periferia de São Paulo. Cad Saúde Pública jan. 2007; 23(1): 177-86.
14. Chalem E; Silva MG; Correa SR et al. Repercussões da abordagem multiprofissional em gestantes adolescentes. Anais da III Jornada Paulista de Obstetrícia e Ginecologia da Sogesp. Guarujá (SP), novembro/dezembro de 1995.
15. Chen X; Wen SW; Fleming N et al. Teenage pregnancy and adverse birth outcomes: a large population based retrospective cohort study. Int J Epidemiol 2007;36: 368-73.

16. Chen X; Wen SW; Fleming N et al. Increased risks of neonatal and postneonatal mortality associated with teenage pregnancy had different explanations. J Clin Epidem 2008;61: 688-94.
17. Clark JF. Toxemia is major complication in teen pregnancy. Ob-Gyn News 1970; 5: 35-38.
18. Coates V; Correa MM. O atendimento de adolescentes grávidas. In: Maakaroun MF; Souza R P; Cruz AR. Tratado de adolescência: um estudo multidisciplinar. Rio de Janeiro: Cultura Médica, 1991. p. 390-406.
19. Conde-Agudelo A; Belizán JM; Lammers C. Maternal-perinatal morbidity and mortality associated with adolescent pregnancy in Latin America: Cross-sectional study. Am J Obst Gynecol 2005; 192: 342-9.
20. Correa MD. Riscos obstétricos. In: Maakaroun MF; Souza RP; Cruz AR. Tratado de adolescência: um estudo multidisciplinar. Rio de Janeiro: Cultura Médica, 1991. p. 380-389.
21. Cruz E; Cozman FG; Souza W et al. The impact of teenage pregnancy on school dropout in Brazil: a Bayesian network approach. BMC Public Health 2021; 21(1): 1850-8.
22. Cury A F. Características psicológicas da primigestação. (Dissertação de Mestrado). São Paulo: Faculdade de Ciências Médicas da Santa Casa de São Paulo, 1997.
23. Duarte CM; Nascimento VB; Akerman M. Gravidez na adolescência e exclusão social: análise de disparidades intra-urbanas. Rev Panam Salud Pública 2006;19 (4): 236-43.
24. Eriksen JLK; Melamed A; Clapp MA et al. Cesarean delivery in adolescents. J Pediatr Adolesc Gynecol 2016;29: 443-47.
25. Faria DGS; Zanetta DMT. Perfil de mães adolescentes de São José do Rio Preto/Brasil e cuidados na assistência pré-natal. Arq Ciênc Saúde 2008 jan-mar; 15 (1): 17-23.
26. Ferreira RA, Ferriani MGC, de Mello DF et al. Análise espacial da vulnerabilidade social da gravidez na adolescência [Spatial analysis of the social vulnerability of adolescent pregnancy]. Cad. Saúde Pública, Rio de Janeiro 2012, 28(2):313-323.
27. Figueiredo B; Pacheco A; Costa R. Depression during pregnancy and the postpartum period in adolescent and adult Portuguese mothers. Arch Womens Ment Health 2007;10: 103-09.
28. Fisher R; Danza P; McCarthy J et al. Provision of Contraception in New York City School-Based Health Centers: Impact on Teenage Pregnancy and Avoided Costs, 2008-2017. Perspect Sex Reprod Health 2019 dez; 51(4): 201-209.
29. Freitas GVS; Botega NJ. Gravidez na adolescência: Prevalência de depressão, ansiedade e ideação suicida. Rev Assoc Med Bras 2002;48 (3): 245-49.
30. Galletta MA; Bittar RE; Dórea GH et al. Intercorrências clínicas durante a gravidez na adolescência. Anais da III Jornada Paulista de Obstetrícia e Ginecologia da Sociedade de Obstetrícia e Ginecologia do Estado de São Paulo (Sogesp). Guarujá (SP), novembro/dezembro de 1995.
31. Galletta MA; Del Zotto SB; Lippi ATA et al. Comportamento sexual prévio à gestação em adolescentes acompanhadas no Pré-Natal. Anais do 5º Congresso Brasileiro de Obstetrícia e Ginecologia da Infância e Adolescência. Fortaleza (CE), agosto de 1998.
32. Galletta MA; Lippi ATA; Conceição ISC et al. Estudo do tipo de anticoncepção prévia como fator determinante da gravidez em adolescentes. Anais do 5º Congresso Brasileiro de Obstetrícia e Ginecologia da Infância e Adolescência. Fortaleza (CE), agosto de 1998.
33. Galletta MA; Lippi ATA; Del Zotto SB et al. Fatores associados com a pré-eclâmpsia na gestação de adolescentes. Anais do VI Congresso Paulista de Ginecologia e Obstetrícia da Sogesp. São Paulo, novembro de 2000.
34. Galletta MA; Lippi ATA; Giribola A et al. Resultados obstétricos e perinatais em gestantes adolescentes atendidas em pré-natal especializado. Rev Ginec Obst 1997; 8(1): 10-19.
35. Galletta MA; Waissman AL; Zugaib M. Partos de 1.000 adolescentes acompanhadas em Pré-Natal Multiprofissional no Hospital das Clínicas da FMUSP. Anais do XI Congresso Paulista de Ginecologia e Obstetrícia (Sogesp), São Paulo, 17-19 de agosto de 2006.
36. Galletta MAK. Investigação dos fatores associados à pré-eclâmpsia em gestantes adolescentes. Tese (Doutorado). Faculdade de Medicina da USP. São Paulo, 2002.
37. Guimarães AMAN; Bettiol H; Souza L et al. Is adolescent pregnancy a risk factor for low birth weight? Rev Saúde Pública 2013;47(1): 11-19.
38. Hartung GC. Ensaios em demografia e criminalidade. Tese de Doutorado. Escola de Pós-Graduação em Economia da Fundação Getulio Vargas. Rio de Janeiro, 2007. 109p.
39. Hoga LAK; Abe CT; Marton ES et al. Gravidez na adolescência: ocorrências e intercorrências obstétricas e neonatais. REME Rev. Min. Enferm 2001;5 (1/2): 37-43.
40. Ionescu A; Goulart AL; Miyasaky CH et al. Adolescência e gravidez. In: Coletânea sobre Saúde Reprodutiva do Adolescente Brasileiro. OPAS: Outubro de 1988, p. 209-26.
41. Izugbara C. Age differentials in pregnancy-related deaths in selected African countries. J Obstet Gynaecol; 41(4): 516-521, 2021 May. DOI: 10.1080/01443615.2020.1754367
42. Jorge MHPM; Laurenti R; Gotlieb SLD et al. Características das gestações de adolescentes internadas em maternidades do estado de São Paulo, 2011. Epidemiol Serv Saúde, Brasília, abr-jun 2014; 23 (2): 305-16.
43. Kahhale EMSP; Odierna IC; Galletta MA et al. Desenvolvimento da sexualidade e da relação materno-filial em gestantes adolescentes. Rev Ginec Obst 1997;8(1): 23-29.
44. Kahhale EMSP; Ferreira ILF; Moss D et al. Maternidade na adolescência: Corpo e sexualidade pré-gravídica. Apresentado no 47.º Congresso Brasileiro de Ginecologia e Obstetrícia em novembro de 1997. Rev Bras Gin Obst 1997;19(10) Suplem.: 105.
45. Kahhale EMSP; Odierna IC; Galletta MA et al. Assistência multiprofissional à adolescente grávida: Dificuldades somato-psicossociais. Rev Ginec Obst 1997;8(1): 4-9.
46. Kawakita T; Wilson K; Grantz KL et al. Adverse maternal and neonatal outcomes in adolescent pregnancy. J Pediatr Adolesc Gynecol 2016;29: 130-36.
47. Klebanoff MA; Shiono PH; Selby JV et al. Anemia and spontaneous preterm birth. Am J Obstet Gynecol1991 Jan; 164(1 Pt 1): 59-63.
48. Knobel M. Síndrome da Adolescência Normal. In: Maakaroun MF; Souza RP; Cruz AR. Tratado de adolescência: um estudo multidisciplinar. Rio de Janeiro: Cultura Médica, 1991.
49. Lelis CCF; Borges LEA; Mendes LM et al. Aspectos biopsicossociais de puérperas adolescentes no município de João Pessoa, Paraíba, Brasil. Rev Bras Ci Saúde 2013;17 (4): 319-26.
50. Levitt SD; Dubner SJ. Freakonomics: A rogue economist explores the hidden side of everything. New York: William Morrow and Company, 2005. 336p.
51. Lippi ATA; Galletta MA; Del Zotto SB et al. Anticoncepção prévia à gravidez atual em um grupo de adolescentes seguidas em pré-natal especializado. Apresentado no 47.º Congresso Brasileiro de Ginecologia e Obstetrícia em novembro de 1997. Rev Bras Gin Obst 1997; 19(10) Suplem.: 90.
52. Magalhães MLC; Furtado FM; Nogueira MB et al. Gestação na adolescência precoce e tardia: Há diferença nos riscos obstétricos? Rev Bras Ginecol Obstet 2006;28 (8): 446-52.
53. Mathias L; Cappi-Maia EM; Maia Filho NL. Complicações obstétricas nas primigestas precoces. Ginecol Obstet Bras 1980; 3: 437-43.
54. Minjares-Granillo RO; Reza-López SA; Caballero-Valdez S et al. Maternal and perinatal outcomes among adolescents and mature women: A hospital-based study in the North of Mexico. J Pediatr Adolesc Gynecol 2016;29: 304-11.
55. Moffitt TE; E-Risk Study Team. Teen-aged mothers in contemporary Britain. J Child Psychol Psychiatry 2002 Sep; 43(6):727-42.
56. Monteiro DLM; Monteiro IP; Machado MSC et al. Trends in teenage pregnancy in Brazil in the last 20 years (2000-2019). Rev Assoc Med Bras 2021;67(5):759-765. DOI: 10.1590/1806-9282.20210265
57. Moodley J; Ngene NC. Maternal deaths due to eclampsia in teenagers: Lessons from assessment of maternal deaths in South Africa. Afr J Prim Health Care Fam Med 2020 Jul 09; 12(1): e1-e6.
58. Nunes AP; Phipps MG. Postpartum depression in adolescent and adult mothers: comparing prenatal risk factors and predictive models. Matern Child Health J 2013 Aug; 17(6):1071-79.

59. Osbourne GK; Howat RCL; Jordan MM. The obstetric outcome of teenage pregnancy. Br J Obstet Gynaecol 1981; 88: 215-21.
60. Pantoja ALN. "Ser alguém na vida": Uma análise sócio-antropológica da gravidez/maternidade na adolescência, em Belém do Pará, Brasil. Cad. Saúde Pública, Rio de Janeiro, 2003;19 (Supl 2): S335-S343.
61. Pereira PK; Lovisi GM; Lima LA et al. Complicações obstétricas, eventos estressantes, violência e depressão durante a gravidez em adolescentes atendidas em unidade básica de saúde. Rev Psiq Clín 2010; 37(5):216-22.
62. Pinto e Silva JL. Contribuição ao estudo da gravidez na adolescência. (Tese de Doutorado). Campinas: Faculdade de Ciências Médicas da Unicamp, 1982.
63. Ramos-Marcuse F; Oberlander SE; Papas MA et al. Stability of maternal depressive symptoms among urban, low-income, African American adolescent mothers. J Affect Disord 2010 Apr; 122(1-2): 68-75.
64. Ribeiro JF; Passos AC; Lira JAC et al. Complicações obstétricas em adolescentes atendidas em uma maternidade pública de referência. Rev. enferm. UFPE on line jul.2017; 11(7): 2728-2735.
65. Ribeiro WA; Andrade M; Fassarella BPA et al. A gravidez na adolescência e os métodos contraceptivos: a gestação e o impacto do conhecimento. Nursing (São Paulo) jun.2019; 22(253): 2990-2994.
66. Rocha RCL; Souza E; Guazzelli CAF et al. Prematuridade e baixo peso entre recém-nascidos de adolescentes primíparas. Rev Bras Ginecol Obstet 2006;28 (9): 530-35.
67. Rosenthal MS; Ross JS; Bilodeau R et al. Economic evaluation of a comprehensive teenage pregnancy prevention program. Am J Prev Med 2009;37 (6S1): S280-S287.
68. Royston E. The prevalence of nutritional anaemia in women in developing countries: A critical review of available information. World Health Stat Q 1982; 35: 82-91.
69. Saftlas AF; Olson DR; Franks AL. Epidemiology of preeclampsia and eclampsia in the United States, 1979-1986. Am J Obstet Gynecol 1990; 162: 460-65.
70. Saito MI; Colli AS. Adolescência e gravidez. In: Coletânea sobre Saúde Reprodutiva do Adolescente Brasileiro. OPAS: Outubro 1988, p. 239-47.
71. Scholl TO; Hediger ML; Belsky DH. Prenatal care and maternal health during adolescent pregnancy: A review and meta-analysis. J Adolesc Health 1994;15(6): 444-56.
72. Simões VMF; Silva AAM; Bettiol H et al. Características da gravidez na adolescência em São Luís, Maranhão. Rev Saúde Pública 2003;37 (5): 559-65.
73. Socolov DG; Iorga M; Carauleanu A et al. Pregnancy during adolescence and associated risks: An 8-Year Hospital-Based Cohort Study (2007-2014 in Romania, the country with the highest rate of teenage pregnancy in Europe). BioMed Research International Volume 2017 (2017), Article ID 9205016, 8 pages. https://doi.org/10.1155/9205016.
74. Sousa AS; Andrade AN; Sousa HGL et al. Complicações obstétricas em adolescentes de uma maternidade. Rev. enferm. UFPE on line abr. 2013; 7(4): 1167-1173.
75. Souza ML; Burgardt D; Ferreira LAP; BubMBC; Monticelli M; Lentz HE. Meninas catarinas: A vida perdida ao ser mãe. Rev Esc Enferm USP 2010;44 (2): 318-23.
76. Teixcira EOL; Kenj G; Silva R et al. Estudo de ganho ponderal e avaliação nutricional em gestantes adolescentes. Anais da III Jornada Paulista de Obstetrícia e Ginecologia da Sogesp. Guarujá (SP), Novembro/Dezembro 1995.
77. Trivedi SS; Pasrija S. Teenage pregnancies and their obstetric outcomes. Tropical doctor 2007; 37: 85-88.
78. Trussell J; Koenig J; Stewart F et al. Medical care cost savings from adolescent contraceptive use. Fam Plann Perspect 1997;29: 248-55.
79. Tyrer LB. Complications of teenage pregnancy. Clin Obstet Gynecol 1978;21(4): 1135.
80. Usta IM; Zoorob D; Abu-Musa A et al. Obstetric outcome of teenage pregnancies with adult pregnancies. Acta Obstet Gynecol 2008;87: 178-83.
81. Vaz RF; Monteiro DLM; Rodrigues NCP. Trends of teenage pregnancy in Brazil, 2000-2011. Rev Assoc Med Bras 2016;62 (4): 330-35.
82. Vitiello N. Gestação em adolescentes de bom nível econômico. In: Coletânea sobre Saúde Reprodutiva do Adolescente Brasileiro. OPAS: Outubro 1988, p. 113-120.
83. Wang LY; Davis M; Robin L et al. Economic evaluation of safer choices. A school-based human immunodeficiency virus, other sexually transmitted diseases, and pregnancy prevention program. Arch Pediatr Adolesc Med 2000;154(10):1017-24.
84. Wojciechowski V; Benute GG; Galletta MA et al. O relacionamento parental associado à gestação precoce. Anais do 6º Congresso Brasileiro de Obstetrícia e Ginecologia da Infância e Adolescência. Porto Alegre, 2000.
85. Xie Y; Wang X; Mu Y et al. Characteristics and adverse outcomes of Chinese adolescent pregnancies between 2012 and 2019. Sci Rep 2021 06 15; 11(1): 12508.

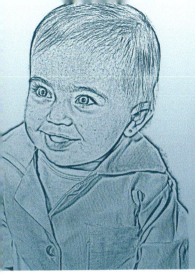

Capítulo 75

Inclusão

Francisco Baptista Assumpção Jr.

Introdução

O louco sempre teve uma convivência conturbada com a sociedade na qual vivia, durante muito tempo, marginalizado e excluído das mais diferentes formas. Essa exclusão foi cedendo lugar, aos poucos, a outras formas de visão por parte da sociedade que passou a encará-lo não mais como um problema religioso ou moral, mas, gradualmente como alguém em sofrimento, digno de cuidados, embora esses cuidados tenham permanecido por muito tempo vistos por uma ótica meramente assistencial. Assim sendo, podemos reconhecer quatro fases históricas distintas no que se refere à compreensão da pessoa com transtornos mentais bem como à sua inserção no contexto social. Temos, assim, quatro fases que podem ser agrupadas em dois períodos, a saber: período pré-científico (extermínio/segregação); e período científico (integração/inclusão).

Período pré-científico

O cuidar do outro na Antiguidade, como qualquer outra atividade humana, sofre transformações a partir de uma sociedade que transforma grupos de caçadores e coletores nômades em indivíduos sedentários que, a partir do cultivo, passam a se agrupar em núcleos cada vez maiores, iniciando-se, assim, um processo histórico e civilizatório. Com isso, observa-se uma mudança de comportamentos e de concepções do próprio mundo, que passa de uma visão inicial de um projeto dos deuses para algo cada vez mais estruturado de maneira humana e, assim, sujeito a leis.

Assim, se pensarmos a Suméria, a doença era vivida como um castigo ou pecado sendo gênios e demônios responsáveis por elas, e sua abordagem é sintomática com práticas encantatórias decorrentes de tradições mágicas e religiosas. Diagnosticava-se, assim, o pecado causador do evento, juntando-se as culpas morais às causas de impurezas físicas. Os sacerdotes é que se ocupavam das doenças internas, especialmente das doenças mentais, ainda que sob uma ótica religiosa, e não científica.

No Egito, muitas das enfermidades eram consideradas resultantes de feitiçaria, encantos ou espíritos malignos que entrariam no organismo através dos orifícios (boca, nariz ou ouvidos). Dessa forma, seu tratamento consistiria na expulsão do espírito.

É, entretanto, com o pensamento grego que se separarão a magia e a religião da Medicina, com a consideração hipocrática de que as doenças mentais são doenças do cérebro, embora, sob o ponto de vista platônico, as doenças da alma pudessem ser apreendidas como doenças morais (Frias, 2001, p. 35-7), sendo denominadas "demência", situações nas quais há um bloqueio na ação da alma racional, que não consegue mais exercer domínio sobre a alma mortal. Essa demência poderia ser de dois tipos: "ignorância"; e "loucura", as quais tinham diferentes causas, conforme o apresentado no *Timeu*. "Dessa forma", toda afecção que provoca uma dessas perturbações deve ser chamada doença, sendo forçoso reconhecer que "os prazeres excessivos e as dores fortes são as mais graves doenças da alma".

Durante o Império Romano, muitos deficientes ou doentes mentais eram condenadas à morte, o que deve ser considerado no âmbito de uma sociedade guerreira. Nessa perspectiva, ter em um exército pessoas com deficiência aumenta a vulnerabilidade com perda de eficácia e, consequentemente, maiores chances de fracasso. Assim:

> "nós matamos os cães danados e touros ferozes, degolamos ovelhas doentes, asfixiamos os recém-nascidos mal constituídos; mesmo as crianças se forem débeis ou anormais, nós as afogamos; não se trata de ódio, mas da razão que nos convida a separar das partes sãs aquelas que podem corrompê-las." (Misés *apud* Stobaus e Mosquera, 2004)

Nesse período, em razão de a capacidade de sobrevivência depender de habilidades individuais, o indivíduo deficiente ou doente mental tornava-se um empecilho à sobrevivência do próprio grupamento social, representando um peso que, dessa forma, deveria ser abandonado e à própria sorte (Guhur, 1994). Essa prática perdurou até meados do século XI da era cristã, quando uma visão teocêntrica passa a vigorar e implementar novas formas de compreender o homem. Assim, em virtude da influência do cristianismo, passou-se a acreditar que a ajuda oferecida às pessoas menos favorecidas era sinônimo de caridade e de salvação das almas dos cuidadores. Nesse contexto, o hospital medieval foi se constituindo como uma instituição essencialmente eclesiástica, cuja função era dar assistência social, e não necessariamente médica. Seus frequentadores eram não só doentes como também indigentes, loucos, inválidos, prostitutas e até mesmo viajantes que estavam de passagem pela cidade.

Os dogmas religiosos, sobrepondo-se às ideias existentes (inclusive sobre aquelas provenientes da Medicina grega), iniciam uma nova ordem social pautada pelos pressupostos da religião (Fernandes, 2013) e, consequentemente, o extermínio dessas pessoas "indesejadas" começa a ser questionado, a partir da ideia de que todos os homens são criaturas de Deus. As explicações, entretanto, sugeriam a deficiência como um castigo aos pais ou aos próprios deficientes por terem eles cometido algum pecado, atribuindo-se, assim, os quadros clínicos a uma dimensão espiritual (Fernandes, 2013).

Dessa forma, durante a Idade Média, os insanos (também denominados "lunáticos", do latim *luna* uma vez que se acreditava que a mente das pessoas era influenciada pelas fases da lua; ou "pecadores", do latim *peccatu*, indicando a transgressão de qualquer preceito religioso ou a existência de certos defeitos ou vícios nos indivíduos), como os retardados e os miseráveis, correspondiam a uma parte da sociedade que era o principal alvo da caridade dos abastados, que procuravam expiar seus pecados a partir dos cuidados dedicados a ela. Esse grupo alvo da caridade de terceiros desfrutava de relativa liberdade de ir e vir, uma vez que suas famílias confiavam que a caridade alheia garantisse a sua sobrevivência, aceitando seus impulsos e características peculiares como expressão da vontade de Deus e, integrantes desse grupo eram, muitas vezes, submetidos a rituais religiosos de exorcismo. Aqueles mais graves ou mais agressivos eram flagelados, acorrentados, escorraçados e submetidos a jejuns prolongados, sob a alegação de estarem "possuídos pelos demônios". Essa visão religiosa, portanto, de todos os homens terem direitos por sua origem divina, não impediu que, ao final da Idade Média, vários indivíduos com comportamento "desviante" fossem perseguidos, julgados e queimados vivos pela Santa Inquisição.

Segregação

Desde o Império Romano, entretanto, existem estabelecimentos similares a hospícios, que são encontrados em Edessa (Síria), Cesareia (Capadócia), Constantinopla e Jerusalém, que funcionando a partir de donativos de fundações caridosas, davam acolhimento aos recém-nascidos e leprosos e eram ligados à Igreja. Esses leprosários se multiplicam a partir da alta Idade Média e foram regulamentados, em 1266, na França, por Luís VIII.

Com a melhoria dos cuidados, essas instituições começam a sofrer falta de doentes para habitá-las que, em 1348, o Leprosário de Kent é fechado por falta de leprosos, embora permaneçam as estruturas físicas que passam a ser destinadas aos pobres, vagabundos, presidiários e "cabeças alienadas".

Gradualmente, esses doentes mentais deixam, então, de ser abandonados, muitas vezes pior intermédio das naus dos insensatos, bem retratada por Rembrandt, e passam a ser construídas casas especiais a eles destinadas como o Hôtel – Dieu de Paris, o Châtelet de Melun, a Torre dos loucos de Caen, as Portas de Lubeck ou o Junpfer de Hamburgo. Pautados em um teórico conceito de filantropia e de assistencialismo inerente à concepção cristã, surgem as iniciativas de assistência a essas pessoas, como os asilos e abrigos. Segregados, excluídos do convívio com os outros em instituições e, embora ainda se estivesse no período pré-científico, o extermínio passou a não ser mais a única forma ou, pelo menos, não a forma mais comum de a sociedade lidar com a deficiência (Fernandes, 2013).

A doutrina religiosa e as ideias de caridade e de compaixão formam o início de uma mudança de costumes e essas pessoas passaram a ser donas de alma e filhas de Deus a partir de sua ingenuidade, sendo, muitas vezes, denominados *les enfants du bom Dieu* (Krynski, 1969), dentro de uma visão que originará parte do assistencialismo moderno, devendo esses indivíduos, por isso, receber tolerância e aceitação, pois, enquanto fruto da vontade divina, teriam como objetivo chamar a atenção do restante dos homens para as mazelas do mundo, dando a estes a chance de reflexão e de regeneração (Neres, 2008).

Ao final da Idade Média, os hospitais ocidentais passaram a ser dirigidos pela administração pública, o que significa uma diminuição de responsabilidade administrativa do pessoal religioso, mas não sua completa extinção, assim como marca o início da associação entre a profissão médica e o hospital, embora ainda fossem independentes. Dessa forma, o hospital passa a admitir cada vez mais médicos, apesar de ele ainda não ser sinônimo de medicina.

Com os séculos XVII e XVIII, criam-se, nos hospitais, alas para pacientes incuráveis, como no Bethlen Hospital e na Salpêtrière de Paris. Nesse período, Vicenzo Chiarugi (1759-1820) se opõe às medidas restritivas, reivindicando um cuidado humano para adolescentes delinquentes, referindo que era um dever moral superior e obrigação médica respeitar o paciente doente mental como uma pessoa, embora a instituição contribuísse para uma reestruturação do espaço urbano. Entretanto, começam a se estruturar instituições para doentes curáveis e incuráveis, com abordagens não mais somente biológicas, mas também de cunho psicológico e social como o uso do teatro, visualizadas na encenação da morte de Marat, no hospício de Charenton, por Sade.

Período científico

Esse pensamento teocêntrico perdura até o século XVIII, quando se inicia um período científico propondo integração e inclusão, fortalecendo teses que atribuem a esses quadros clínicos causas naturais, e não espirituais, construindo-se uma noção de norma e normalidade associadas ao discurso médico que aos poucos se torna hegemônico, inclusive pela preocupação com o controle da saúde da população (Fernandes, 2013) com as doenças mentais, deixando estas, gradualmente, de serem explicadas por um pensamento mágico-religioso, passando a ser explicadas a partir de um conhecimento lógico-científico.

O século XIX melhora as condições hospitalares e asilares, embora persistam os aspecto do isolamento e da segregação.

Integração

Inicia-se, aí, um primeiro momento do período científico em relação à doença mental, e dá-se uma integração com essa pessoa, que, durante muitos séculos, foi exterminada e segregada, ganhando espaço dentro de uma sociedade emergente, em virtude da legitimação da ciência e do capitalismo (que incluiu todas as pessoas na indústria a fim de aumentar a produção e acumular riquezas) (Fernandes, 2013).

Vale ressaltar que esses espaços alcançados por essas pessoas, no início da era científica e capitalista, não foram o resultado de demanda própria ou de luta pela participação ou inclusão, tendo se dado pela própria demanda do capitalismo, da ideia de aproveitar toda e qualquer pessoa que pudesse, de alguma maneira, enriquecer o dono do capital.

Essas transformações ocorreram no modo de produção da sociedade e nas relações entre os homens com a formação de centros comerciais nas cidades, que se tornaram o principal centro mercantil e de circulação de mercadorias (Neres, 2008). Com o predomínio de uma produção voltada ao mercado, a possibilidade de acumulação e o desenvolvimento da ciência contribuíram para o estabelecimento de novas relações entre os homens, inaugurando outro momento nessa questão (Neres, 2008).

Com o predomínio da ciência, constituiu-se um conhecimento a respeito de um novo modo de produção que possibilita acesso a novas técnicas e instrumentos de trabalho mais precisos e adequados (Guhur, 1994).

Nessa nova sociedade, todo o empenho foi para transformar todos os homens (doentes ou não) em trabalhadores (capazes de vender sua força de trabalho). Essa divisão do trabalho permitiu a gradual incorporação de mulheres, crianças e também dos "deficientes" e "doentes" à produção (Neres, 2008). Isso fez a sociedade acreditar que o trabalho seria uma forma de inclusão social, ainda que a integração tenha se dado por interesses capitalistas e pelo desejo de acúmulo de riquezas. Essas pessoas passaram a ter utilidade e a serem vistas como pessoas que, apesar de certa limitação, poderiam, com algum treinamento, executar tarefas, constituindo-se, assim, em mais um contingente de mão de obra (Fernandes, 2013). Isso porque a compreensão das formas de trabalho pode revelar a organização social na qual o indivíduo se insere, pois cada sociedade, ao organizar suas formas de trabalho, produz ideais que sustentam e fundamentam diferenças, estabelecendo um modelo de educação que atende às necessidades do momento (Neres, 2008).

Com o fortalecimento da ciência, uma visão mecanicista, que perdura de certo modo, até os dias de hoje se estabeleceu. A partir da metade do século XX, começa a se delinear, consequente ao movimento de pós-modernidade, uma abordagem social iniciada com a aprovação pela Organização das Nações Unidas (ONU), da "Declaração Universal dos Direitos Humanos", em 1948, declaração esta na qual pessoas com necessidades especiais passam a ser foco de interesse no que diz respeito à criação de leis específicas e de direitos básicos de cidadania (Mantoan, 2005). O final desse período de integração se caracterizou também por participação popular em movimentos sociais de propagação das ideias a respeito do direito das pessoas com transtornos mentais ocuparem diferentes espaços na vida social (Fernandes, 2013), ainda que o objetivo fosse o mesmo do suscitado no início do período pelos donos das indústrias, e com propósitos diferentes decorrentes da pós-modernidade.

Nesse contexto, começam a surgir, na Europa, escolas especiais com objetivo de atender crianças e jovens que não conseguiam seguir a escola comum e, assim, esses estabelecimentos se responsabilizavam pelo crescimento e desenvolvimento dessa população até ao máximo de seu potencial, com o eventual objetivo de habilitação que visava sua autonomia e independência (Fernandes, 2013). Essa integração partia da premissa da habilitação que teve como precursor o psiquiatra francês Jean Itard, responsável pelo tratamento "d'O selvagem de Aveyron" (Ferranti, 2001). Assim, buscava-se transformar a criança com o objetivo de adaptá-la e integrá-la, tornando-a o mais próximo possível de um ideal desejado, próximo às normas e aos padrões da sociedade (Mantoan, 2009), com foco na limitação observada, e o trabalho educacional tendo como objetivo dirimir o que fazia essas crianças diferentes do normal. Integrar, portanto, significando organizar práticas voltadas a viabilizar modificações individuais necessárias à adaptação do indivíduo naquilo que não era padrão social (Fernandes, 2013).

Assim, nessa integração, as pessoas, que eram antes segregadas ou excluídas, passaram a ter uma utilidade na sociedade industrial e, portanto, começavam a ser integrados à vida social, propiciando o surgimento de espaços para educação que visavam a colocação dessa parcela da sociedade na indústria, o que demandava um mínimo de educação e treinamento (Fernandes, 2013).

Em decorrência dessa mudança de visão, lugares que antes eram usados apenas como asilo com caráter segregador, passaram a oferecer instrução básica (no intuito de oferecer à indústria pessoas preparadas para a produção de capital) com o surgimento de instituições educacionais que visavam a preparação, para o mercado, do indivíduo com transtorno mental (Fernandes, 2013).

Inclusão

Com o passar dos anos, mudanças conceituais e novos movimentos de luta em prol daqueles que apresentavam transtornos mentais surgiram e, na década de 1960, na Dinamarca, Islândia e Suécia, pais, amigos e familiares dessas pessoas estruturaram movimentos sociais reivindicando o direito da matrícula em escolas regulares, acreditando que a educação da criança com transtornos mentais não poderia ocorrer somente em escolas especiais, mas poderia e deveria também acontecer nas escolas regulares, dando origem a movimentos sociais que clamavam pela inclusão dessas crianças, defendendo a ideia de que a diversidade na escola é um potencializador da aprendizagem (Fernandes; 2013).

Esses movimentos espalharam-se para outros países em uma luta pela equidade e equiparação de oportunidades, postulando que todo indivíduo tem interesses e características diferentes que devem ser atendidos no processo educacional regular (Fernandes, 2013), fenômeno este de extrema complexidade e que vai além da simples colocação ou manutenção de crianças com transtornos mentais em classes regulares (Sanches, 2006).

No Brasil, em 20 de dezembro de 1961, promulgou-se a Lei de Diretrizes e Bases da Educação Nacional (LDBEN/96) (Brasil. Lei n. 4.024, de 20 de dezembro de 1961, que dispõe sobre as diretrizes e bases da educação nacional (Diário Oficial da União, 20 de dezembro 1961) e menciona a educação de pessoas com deficiências no sistema geral de educação. Assim, gradualmente, as práticas de integração dão lugar ao atual movimento de inclusão, reforçando a natureza complementar desse atendimento, com o ensino regular se transformando no pilar central do movimento da inclusão (Mantoan, 2005).

A partir do final dos anos 1980, substitui-se o termo "integração" pela ideia de inclusão com o objetivo de se incluir, indistintamente, todas as crianças. Dessa forma, a palavra "inclusão" remeterá a uma definição mais ampla, indicando uma inserção total e incondicional (Batista, 2004).

Essa ideia não se relaciona unicamente com o atendimento ao portador de transtornos mentais, mas é muito mais abrangente e com repercussões muito maiores, embora não se procure muito relacionar os fatos. Mesmo assim, elas exigem a ideia de integração total transformação da escola e de outros ambientes, uma vez que defendem a inserção de pessoas com quaisquer déficits e necessidades, cabendo ao ambiente se adaptar às necessidades dessas pessoas, e não o contrário. Rompe-se, assim, com a ideia de adaptabilidade vinculada ao modelo apontado pela própria seleção natural, passando-se a uma ideia utópica, na qual grupos específicos com necessidades específicas obrigam à transformação da própria sociedade que, perde, assim, sua ideia de coletividade, passando para a de um agrupamento de grupos e interesses particulares, o que pode possibilitar, quando tomada em grandes proporções, se generaliza a importância dos interesses particulares e dos pequenos grupos específicos em lugar dos coletivos o próprio esgarçamento do tecido social.

Ideal da inclusão

Depois de superadas as fases do extermínio e da segregação, vivemos, poucas décadas atrás, a transição da integração e para a inclusão. Todas essas formas de atendimento à criança com deficiência nos fizeram chegar ao momento em que não se pode mais admitir a segregação e a discriminação, embora, como veremos a seguir, o momento da inclusão ainda não esteja totalmente estabelecido, pelo menos não como se idealizou.

Quanto à inclusão da criança deficiente, a escola é, sem dúvida, o ambiente fundamental durante esse processo, pois é lá que a criança passa a maior parte de seu dia durante todos os anos iniciais de vida. Assim, com o advento da ideia de inclusão, as escolas passaram a ser um local não apenas de inclusão educacional, mas também da inclusão social de crianças e adolescentes. Essa era a ideia defendida no final do século XX pelos movimentos sociais, que buscavam difundir a educação como principal agente de mudança social. Nesse sentido, a escola deveria, então, tornar-se um *locus* de planejamento, com o objetivo de atingir um nível de desenvolvimento humano desejável a todas as crianças.

A ideia, antes difundida, de preparar os deficientes para a indústria e utilizá-los para ganho de capital, passou por inúmeras transformações, pelo menos no âmbito das discussões teóricas. Assim, a proposta de inclusão exigiu total transformação da escola. Isso porque a inclusão defende a inserção no ensino regular de alunos com quaisquer déficits e necessidades, cabendo às escolas se adaptarem às necessidades dos alunos, e não o contrário como ocorria na fase da integração, rompendo, assim, com as ideias do modelo tradicional de ensino.

Durante esse percurso, em âmbito mundial, podemos destacar a Dinamarca, que incluiu em sua legislação a possibilidade de o deficiente mental desenvolver um tipo de vida tão normal quanto possível e defendeu a substituição das práticas segregadoras por práticas e experiências integradoras de desinstitucionalização. Nessas práticas, estava disponível uma variedade de alternativas de ensino adequadas ao plano educativo, para cada aluno, permitindo a máxima integração institucional, temporal e social entre alunos deficientes e não deficientes.

Ao longo desse processo, e com o envolvimento de muitos educadores, a questão da inclusão ganhou espaço e passou a ser discutida, entendida e aplicada; até que, nas últimas décadas, esse processo passou a ser formalizado, organizado e assumido como compromisso por diversos países durante encontros e debates em âmbito mundial.

Muitos documentos foram produzidos para ajudar a implementar as ideias expressas pelo movimento da inclusão ao redor do mundo. O início formal da educação especial sob a premissa da inclusão deu-se com a Conferência Mundial sobre Educação para Todos, em Jomtien (Tailândia), em 1990, e que, posteriormente, deu origem à Declaração de Salamanca (1994), assinada por representantes de 92 países, incluindo o Brasil e 25 organizações internacionais, que acordaram os princípios fundamentais da escola e da educação inclusivas. A partir da Declaração de Salamanca, foi instituída a concepção de inclusão que indica a necessidade de o sistema de ensino se modificar para atender às especificidades de cada aluno. De acordo com o documento lançado pela Declaração de Salamanca, entre outras orientações, podemos destacar:

a) Toda criança tem direito fundamental à educação, e deve ser dada a ela a oportunidade de atingir e manter o nível adequado de aprendizagem.

b) Toda criança tem características, interesses, habilidades e necessidades de aprendizagem que são únicos.

c) Sistemas educacionais devem ser designados e programas educacionais devem ser implementados no sentido de se levar em conta a vasta diversidade das características e necessidades dessas crianças.

d) Aqueles com necessidades educacionais especiais devem ter acesso à escola regular, que deve acomodá-los em uma pedagogia centrada na criança, capaz de satisfazer suas necessidades.

Escolas regulares que tenham essa orientação inclusiva constituem os meios mais eficazes de combater atitudes discriminatórias, criando-se comunidades mais acolhedoras; além disso, essas escolas provêm uma educação efetiva à maioria das crianças e aprimoram a eficiência e, em última instância, o custo da eficácia de todo o sistema educacional.

A Declaração de Salamanca, marco para a inclusão, trata, portanto, de princípios, políticas e práticas sobre a inclusão de crianças, jovens e adultos com necessidades educacionais especiais dentro do sistema regular de ensino. Ela aponta para uma pedagogia centrada na criança e apresenta propostas, direções e recomendações para um novo pensar em educação especial, com orientações para ações em âmbito internacional.

A Declaração de Salamanca, pioneira e divisora de águas dentro da educação inclusiva, situa os direitos das crianças e dos jovens com necessidades educativas especiais no contexto mais amplo dos direitos da criança e dos jovens, fazendo referência à Declaração Universal dos Direitos Humanos, de 1948; à Convenção Relativa aos Direitos da Criança, de 1989; à Declaração Mundial sobre Educação para Todos, de 1990; e às Normas das Nações Unidas sobre a Igualdade de Oportunidades para as Pessoas com Deficiência, de 1993.

No Brasil, influenciada por diretrizes internacionais, a inclusão escolar vem se constituindo como prioritária na legislação desde a década de 1990. A legislação nacional parte do pressuposto de que a educação inclusiva se caracteriza como uma ampliação de acesso à educação dos grupos historicamente excluídos em função de sua classe, etnia, gênero, idade e deficiência.

No entanto, mesmo após duas décadas da Conferência espanhola, a educação inclusiva ainda não é efetivamente uma realidade no Brasil. Muitas vezes, o que se tem é uma inclusão física ou uma exclusão no interior, pois muitos são os problemas para o estabelecimento de um sistema educacional inclusivo no país.

Posteriormente à Declaração de Salamanca, foram elaborados outros documentos internacionais sobre a importância da educação. Entre eles, podemos destacar a Carta de Luxemburgo, de 1996, com a proclamação europeia do princípio da não discriminação; o Tratado de Amsterdam, de 1997; o Enquadramento de Ação de Dakar, de 2000, cujo objetivo principal era atingir a educação para todos até o ano de 2015; e a Declaração de Madri, de 2002.

O conceito de educação inclusiva é, portanto, entendido como um processo amplo, segundo o qual a escola deve ter condições estruturais, físicas, de recursos humanos qualificados e financeiros, para acolher e promover condições democráticas de participação dos alunos com necessidades educacionais especiais no processo de ensino-aprendizagem.

Assim sendo, os alunos com deficiência devem ser matriculados em escolas regulares, devem frequentar as turmas de sua faixa etária e ter suas necessidades individuais atendidas e asseguradas também em horário diferente ao das aulas, no qual terão a possibilidade de receber o atendimento educacional especializado complementar necessário ao desenvolvimento pleno de suas capacidades. Além disso, é importante ressaltar que deve ser garantido à criança especial o prosseguimento dos estudos até os níveis mais elevados da criação artística, da produção científica e da tecnologia.

Nesse percurso, a escola deve analisar as dificuldades escolares das crianças não em função da sua etiologia, sob critérios médicos, mas sob critérios educativos, chegando mais próximo das dificuldades escolares apresentadas por cada criança, deficiente ou não, pois muitas crianças apresentarão algum tipo de dificuldade escolar em determinado momento da sua escolaridade e, consequentemente, precisarão de práticas educativas especiais.

Nesse sentido, a inclusão do aluno com deficiência deve seguir os mesmos ideais propostos para o aluno sem dificuldade, configurados em um programa educativo individual, de acordo com suas características, desenhado e desenvolvido, essencialmente, pelo professor de educação especial. Portanto, a deficiência, principalmente a deficiência mental, deve ser compreendida como um fenômeno relacionado ao desenvolvimento da pessoa, ao resultado de suas interações e a apoios sociais.

Tudo o que se tem pensado no momento atual remete à ideia de uma inclusão total e incondicional, na qual todos os alunos com deficiências estejam no ensino regular, com a possibilidade de se desenvolverem plenamente em todos os aspectos de que forem capazes. Esse ideal prevê uma completa transformação da escola, para que ela possa atender tanto às diferenças das crianças especiais como também atender, de forma integral, aos alunos sem deficiência. Essa transformação deverá fazer da escola um lugar capaz de reconhecer e valorizar as diferenças, em todos os níveis de ensino, ou seja, uma escola capaz de oferecer a todos os alunos condições de aprenderem e de se desenvolverem, fazendo isso na convivência com as diferenças e possibilitando a todos entender o mundo e a si mesmos.

Nesse sentido, é possível destacar que um dos pontos mais polêmicos do atual momento da inclusão é a complexa relação da igualdade e das diferenças. Durante o período da integração, a igualdade era valorizada e buscada, mas agora as diferenças tornam-se o foco que norteia a ação perante a criança especial.

No entanto, as políticas atuais no âmbito educacional são marcadas ainda por serem políticas igualitárias e democráticas, pregando a ideia de igualdade de oportunidades, porém a elas escapa o que a proposta de inclusão de fato sugere, diante das desigualdades naturais e sociais.

Ao contrário, porém, do que têm proposto essas políticas, o objetivo da inclusão escolar, como se tem defendido, é reconhecer e valorizar a diferença e compreender a diversidade como uma condição inerente ao homem e, ao contrário do que se imaginava, acreditar que essa diversidade é a grande favorecedora da aprendizagem. Sendo assim, podemos compreender as limitações dos sujeitos como informações importantes sobre eles e que, de maneira alguma, podem ser desprezadas, mas não no sentido de dirimi-las tornando-os o mais próximo possível do esperado, mas, ao contrário, usá-las para traçar um plano de ensino individualizado.

A ênfase do processo educacional da criança especial deve estar na identificação de suas possibilidades, resultando na construção de alternativas que garantam condições favoráveis à sua autonomia escolar e social. Deste modo, ao ser um local onde se concentram diferentes origens socioeconômicas, culturais, religiosas e com características individuais diversas, a escola verdadeiramente inclusiva deve ter como foco o planejamento e a execução de atividades favorecedoras da socialização e do crescimento mútuos.

A partir dessas ideias, entende-se que o processo de inclusão de crianças com deficiência no ensino regular possibilita-lhes interagir espontaneamente em situações diferenciadas, enquanto adquirem conhecimento e se desenvolvem.

Portanto, as crianças deficientes têm o direito de usufruir de condições de vida o mais comum ou normal possível, na sociedade em que vivem, entendendo normalizar como dar à pessoa oportunidades, garantindo-lhe seu direito de educação plena, nas esferas cognitiva e social.

Pode dizer-se ainda que inclusão é a palavra que pretende definir igualdade, fraternidade, direitos humanos e democracia.

Sob a perspectiva de que o ensino deve adaptar-se às necessidades dos alunos, e não o contrário, é necessário que os professores assumam e valorizem os seus conhecimentos e as suas práticas, que considerem a diferença um desafio e uma oportunidade para a criação de novas situações de aprendizagem, que sejam capazes de inventariar o que está a impedir a participação de todos, que se prontifiquem para utilizar os recursos disponíveis e para gerar outros, que utilizem uma linguagem acessível a todos e que tenham a coragem de correr riscos.

Nessa direção, cabe apontar, ainda, que as pessoas com deficiência mental não formam um grupo homogêneo entre si. Em outros termos, é preciso ter clareza de que elas são diferentes, sendo necessário estar atento às singularidades de cada uma e encontrar nelas a possibilidade para inclusão.

Além das questões referentes à aprendizagem dos conteúdos formais da educação, a inclusão de crianças especiais na escola também nos remete ao tema da importância da interação social. Muitos estudos têm identificado que estudantes rejeitados socialmente interagem de forma diferente, com agressividade e rejeição mais frequentes do que os estudantes aceitos socialmente. O resultado desses estudos aponta que estudantes com deficiências têm pouca oportunidade de praticar, refinar e expandir os seus repertórios de competência social, tendo, assim, reduzida a probabilidade de desenvolverem amizades.

O significado desses achados repousa no fato de que a competência social em crianças é preditora dos ajustamentos futuros. Nesse sentido, o adequado desenvolvimento da aprendizagem também depende de a criança ser exposta a seus companheiros de brincadeiras. Por imitação e por observação, as crianças aprendem não só com seus pais, com a televisão e livros de histórias, mas principalmente em brincadeiras com seus pares, fato que corrobora a ideia de que as crianças com deficiência devem ser expostas a interações com seus pares.

Pressupõe-se, deste modo, que a proposta de inclusão escolar de crianças com necessidades educativas especiais também procura evitar os efeitos negativos do isolamento social dessas crianças, criando, assim, oportunidades para a interação entre elas, inclusive como forma de diminuir o preconceito.

Uma vez que as crianças tomam para si as normas do grupo, é interessante estudar a presença de alunos com deficiência no ambiente regular de ensino, assim como as interações sociais que ocorrem naturalmente entre alunos com deficiência e os demais, focalizando o papel do outro como mediador de sua interação com a sociedade.

Na medida em que a área cognitiva do desenvolvimento de crianças classificadas como portadoras de deficiência mental é considerada a mais crítica ou defasada em relação às crianças normais, é relevante considerar igualmente que, se mantida em um estado de isolamento social, a criança também será prejudicada no desenvolvimento das funções sociais superiores. Para propiciar esse desenvolvimento, ela necessita estabelecer interações sociais com um profissional especializado, além de estabelecer relações com seus colegas/companheiros.

Deve-se, então, superar a ideia de que a deficiência é uma condição estática e permanente em favor de uma concepção em que o desenvolvimento varia conforme os apoios e/ou suportes que são oferecidos ao indivíduo e recebidos por ele. Por isso, muitos pensam que a inclusão escolar é para os jovens em situação de deficiência, mas não, ela deve contemplar todas as crianças e jovens. Nesse sentido, o princípio fundamental da escola inclusiva consiste em todos os alunos aprenderem juntos, sempre que possível, independentemente das dificuldades e das diferenças que apresentem.

As escolas inclusivas devem reconhecer e satisfazer as necessidades diversas dos seus alunos, adaptando-se aos vários estilos e ritmos de aprendizagem, de modo a garantir um bom nível de educação para todos, por meio de currículos adequados, de uma boa organização escolar, de estratégias pedagógicas, de utilização de recursos e de uma cooperação com as respectivas comunidades.

Uma escola inclusiva deve, portanto, promover não só o acesso e a permanência do aluno na classe comum do ensino regular, mas também o aproveitamento e o desenvolvimento social e escolar de todos, levando em consideração as singularidades de cada um, com ou sem apoio especializado.

Ademais, acompanhar pedagogicamente o aluno especial tem sido apontado como um dos grandes desafios para a educação, que se habituou a trabalhar com o aluno "ideal", dentro de um padrão predominantemente racional, com base em um modelo único de ensino-aprendizagem, sem considerar a diversidade humana e as possibilidades de escolarização de pessoas com deficiência mental.

É preciso ainda superar a ideia, presente no início do período científico, de que o encaminhamento dos alunos com deficiência para o reforço escolar e para a educação especial vai recuperá-los e fazê-los adquirir as condições necessárias ao ensino regular e tornem-se capazes de estudar com os demais colegas sem deficiência ou dificuldade. Superando totalmente a ideia de que ensinar é submeter o aluno a um conhecimento pronto, mas, ao contrário, ensinar sob a ótica da inclusão, é prover meios pelos quais, com liberdade e determinação, a criança especial possa construir novos saberes, ampliar significados, indo na direção de seus interesses e capacidades.

Sob a influência dessa concepção, entendemos que a escola e o papel do professor são centrais para o desenvolvimento da criança, na medida em que podem proporcionar novas formas de construção do conhecimento, superando os conceitos meramente espontâneos ou elementares e chegando a conceitos científicos ou superiores, que se constituem na interação social e escolar. É nessa direção que enfatizamos a importância da promoção e da mediação, desde os primeiros anos de vida, de atividades culturalmente ricas, que possibilitem o desenvolvimento das funções psicológicas superiores mediante programas de estimulação essencial ou precoce.

É preciso reafirmar que a inclusão escolar é um processo que envolve todos, tanto os profissionais da instituição escolar como também os demais pais e alunos. Esse conjunto de princípios, ainda longe de ser contemplado nas práticas cotidianas, nos conduzirá a comunidades de aprendizagem sem espaços e sem tempos obrigatórios e predeterminados.

Assim, a participação na construção de uma sociedade democrática, em que a justiça, o respeito pelo outro e a equidade sejam os grandes princípios de ser e de estar consigo e com os outros, será, naturalmente, geradora de escolas verdadeiramente inclusivas. Então, todos os alunos, independentemente de sexo, cor, origem, religião, condição física, social ou intelectual, devem ser a base para o trabalho, sendo necessário o comprometimento de todos para desenvolver uma pedagogia capaz de educar todas as crianças e uma inclusão geradora de mudança na sociedade, propiciando que a pessoa portadora de deficiência possa se desenvolver de maneira plena, exercendo sua cidadania.

Desafio da inclusão

A inclusão da criança especial, bem como a inclusão do deficiente de maneira geral, sempre esteve no foco das discussões tanto na área da educação como na área social. Muito se pensou até que pudéssemos chegar ao ideal de inclusão que vigora no momento atual. No entanto, embora já se tenham passado décadas, muitas ações atuais de políticas públicas governamentais e privadas ainda mantêm na prática o impasse da integração *versus* inclusão como uma das cenas do debate da inserção de alunos com deficiência nas escolas comuns. Infelizmente, o modelo tradicional ainda não tem demonstrado condições de responder aos desafios da inclusão social e do acolhimento às diferenças nem de promover aprendizagens necessárias à vida em sociedade.

O processo educacional no Brasil ainda mantém em suas práticas a coexistência entre situações intermediárias de inserção e as que têm, verdadeiramente, o propósito de incluir todos os alunos. Esses modelos ainda vigorantes criam impasses e mantêm o uso das medidas paliativas de inserção que se arrastam desde os anos 1990, mantendo práticas de integração e resistindo a mudanças para a implementação do verdadeiro ideal proposto pela inclusão.

Os motivos relacionados à dificuldade de se colocar em prática plenamente a concepção de inclusão escondem problemas bem complexos. A resistência das organizações sociais às mudanças e às inovações, dadas a rotina e a burocracia nelas instaladas, enrijece suas estruturas, que se tornam arraigadas às tradições e à gestão de seus serviços. Além disso, como destaca Mantoan, algumas escolas carecem de possibilidades de acesso físico a alunos com deficiências motoras; salas de aula superlotadas; falta de recursos especializados para atender às necessidades de alunos com deficiências visuais; necessidade de se dominar a Língua Brasileira de Sinais (Libras) e de intérpretes para os alunos surdos; ausência ou distanciamento de serviços de apoio educacional ao aluno e ao professor; resistência de professores, que alegam falta de preparo para atender aos alunos com deficiência nas salas de aulas comuns; reticências dos pais de alunos com e sem deficiência, entre muitos outros. Sabemos que, por um lado, a inclusão rompe com muitas ideias e concepções sobre a deficiência e, por outro lado, há que se admitir que as instituições têm seus fins próprios, e nem sempre um novo propósito, como é o caso da inclusão, encaixa-se no foco de seus interesses imediatos. No entanto, é fundamental que possamos reconhecer que a inclusão, tal como é proposta, é possível e viável e, mais, que colocar em prática esses preceitos é o que poderá de fato incluir a criança especial e oferecer a ela reais possibilidades de desenvolvimento e crescimento. Não será possível vislumbrarmos uma inclusão efetiva se de fato as escolas, representadas por seus professores e gestores, não se organizarem para melhorar e adequar seu atendimento aos alunos, sejam eles especiais ou não.

É preciso lutar por essas mudanças e por movimentos que têm por fim a completa modificação de concepção sobre a deficiência, em que o direito à diferença não inferiorize, não discrimine nem marginalize, não condene aos preconceitos e à segregação dos alunos com e sem deficiência. Sem essas mudanças, não garantiremos a condição de nossas escolas receberem, indistintamente, todos os alunos, oferecendo-lhes condições de prosseguir em seus estudos, segundo a capacidade de cada um, sem discriminações nem espaços segregados de educação.

Por fim, incluir de forma efetiva a criança especial é ter em mente a sábia frase do sociólogo português Boaventura de Sousa Santos: "Temos direito de ser iguais quando a diferença nos inferioriza e direito de ser diferentes quando a igualdade nos descaracteriza".

Referências bibliográficas

1. Batista MW; Enumo SRF. Inclusão escolar e deficiência mental: análise da interação social entre companheiros. Estudos de Psicologia 2004; 9(1):101-11.
2. Brasil. Lei n. 4.024, de 20 de dezembro de 1961. Dispõe sobre as diretrizes e bases da educação nacional. Diário Oficial da União. 20 dez 1961.
3. Dallari DA. Direitos Humanos e Cidadania. 2. ed. São Paulo: Moderna, 2004.
4. Declaração de Salamanca. Sobre necessidades educativas especiais. Brasília: MEC, 1994.
5. Fernandes S. Fundamentos para Educação Especial. Curitiba: Ibepx, 2013.
6. Ferranti V. A educação de um selvagem: as experiências pedagógicas de Jean Itard. Pro-posições 2001; 129(2-3):187-90.
7. Frias IM. Platão leitor de Hipócrates. Londrina: Editora da Universidade Estadual de Londrina. 2001.
8. Guhur MLP. A representação da deficiência mental numa perspectiva histórica. Revista Brasileira de Educação Especial 1994; 1(2):75-84.
9. Harris JR. Where is the child's environment? A group socialization theory of development. Psychological Review 2005; 102(3): 458-89.
10. Keenan T; Evans S; Crowley K. An Introduction to Child Development. 3. ed. Los Angeles: Sage, 2016.
11. Mantoan MTE. A hora da virada. Inclusão – Res. Educação Especial 2005; 1(1):24-28.
12. Mantoan TEM; Pietro RG. Inclusão escolar: pontos e contrapontos. 4. ed. São Paulo: Summus, 2010.
13. Marx K. O capital: Crítica da economia política. 4. ed. Rio de Janeiro: Civilização Brasileira, 1980.
14. Neres CC; Corrêa NM. O trabalho como categoria de análise na educação do deficiente visual. Cad Cedes 2008; 28(75):149-70.
15. Oliveira AAS. Um diálogo esquecido: a vez e a voz de adolescentes com deficiência. Bauru: Práxis, 2007.
16. Padilha AML. Práticas pedagógicas na educação especial – a capacidade de significar o mundo a inserção cultural do deficiente mental. 3. ed. Campinas: Autores Associados, 2007.
17. Pletsch MD; Braun P. A Inclusão de pessoas com deficiência mental: um processo em construção. Democratizar 2008; 2(2):1.
18. Queiroz AMNP. Educação e inclusão social das crianças e dos adolescentes. Ensaio: aval. pol. públ. Educ. 2012; 20(74):113-34.
19. Sanches I; Teodoro A. Da integração à inclusão escolar: cruzando perspectivas e conceitos. Revista Lusófona de Educação 2006; 8(8): 63-83.
20. Stobaus CD; Mosquera JJ. Educação especial: em direção à educação inclusiva. 2. ed. Porto Alegre: EdiPUCRS, 2004.
21. Weneck C. Ninguém mais vai ser bonzinho, na sociedade inclusiva. Rio de Janeiro: WVA, 1997.

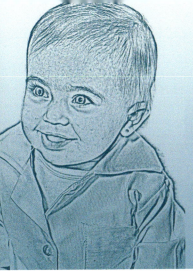

Capítulo 76

A Criança Abusada Sexualmente

Milena de Oliveira Rossetti

Para Sanderson (2004-2005), o desenvolvimento do comportamento sexual em crianças depende de vários fatores que consistem em normas e expectativas socioculturais refletidos na família. Essas interações e valores familiares são interligados com as experiências sociais e influências intrapsíquicas, as quais, por sua vez, se tornam integradas ao desenvolvimento das capacidades cognitivas da criança com relação ao pensamento, interpretação e origem do significado. Sendo assim, cada estágio do desenvolvimento está associado a características no desenvolvimento sexual das crianças. Entre as características mais comuns de crianças em idade pré-escolar (0 a 4 anos), está o contato limitado com colegas, por isso a autoexploração e a autoestimulação em decorrência da curiosidade sobre seus corpos. Todos os bebês e crianças pequenas tocam seus genitais e até os esfregam para sentir prazer genital, e esse gesto aumenta, em muitos casos, quando a criança está cansada ou vai dormir. As crianças, nesta fase, observam atentamente os corpos das pessoas e sua percepção dos sexos aumenta, junto com a percepção das diferenças anatômicas, e passam a observar as diferenças entre os corpos de crianças e adultos, dessa forma manifestam a curiosidade sobre como os bebês são feitos e de onde eles vêm. São presentes brincadeiras com os temas "mamãe e papai" e "médico" nos quais se representa, dentro da compreensão alcançada pelas crianças, a relação dos corpos e a origem dos bebês. Somente no fim dessa fase o senso do privado se desenvolve, por isso a criança olha sem disfarces os genitais e exibe-os, assim como apalpa os seios de mulheres. Com base em sensações, sabe que os genitais, além de lhe darem prazer, estão relacionados às funções de eliminação (urina, fezes). Com relação à inserção de objetos em aberturas do próprio corpo, pode-se dizer que a criança a faz; entretanto, interrompe o ato se sente dor.

Quanto às características mais comuns de crianças em idade escolar (5 a 12 anos), observa-se o aumento do contato com os colegas, o que facilita o acesso a novas ideias sobre sexo. Ainda estão presentes as brincadeiras da fase anterior, assim como a masturbação. Entretanto, o senso do privado é presente, por isso aumenta a necessidade de privacidade enquanto toma banho ou se despe e a criança torna-se mais inibida e/ou constrangida em relação à exibição de seu corpo. Durante esta fase, a criança evolui na relação com o sexo oposto e experimenta sentimentos antagônicos, que variam da rejeição à atração. Nos anos finais dessa fase, é comum o aumento de questões relacionadas à sexualidade como menstruação, gravidez e comportamento sexual, no entanto, em função do constrangimento, encontra dificuldades em expressar suas dúvidas de forma declarada, e essas questões aparecem mais constantemente por meio de piadas sobre sexo e/ou por meio de uma linguagem sexual obscena. Com o início de namoros e carícias, podem surgir relações sexuais digitais ou vaginais em pré-adolescentes. Grandes desvios como crianças de 4 anos inserirem objetos em aberturas, mesmo quando doloroso, ou crianças de 6 anos forçarem atividade sexual com outras crianças são comportamentos sexuais atípicos que podem indicar a ocorrência de abuso sexual (Sanderson, 2005).

Influência da mídia

Antes de se pensar em abuso sexual com base em alguns comportamentos da criança, é preciso considerar a influência da mídia – principalmente a televisiva – no aprendizado social de crianças e adolescentes e suas consequências de modo que não se estabeleça uma relação direta e unilateral entre o comportamento apresentado e o abuso sexual sem antes se observarem conteúdos e modelos aos quais a criança está exposta. Nesse sentido, Strasburger (1999), Carlsson e Feilitzen (1999) apresentam uma revisão bibliográfica contundente, demonstrando os efeitos nocivos das informações advindas da televisão para o aumento dos comportamentos agressivo, sexual e abusivo de ingestão de alimentos e consumo de drogas em crianças e adolescentes. É importante lembrar que a maior influência da televisão no comportamento humano é indireta, sutil e cumulativa – não imediata e direta. De forma que a formação do conceito e de atitudes referentes a sexo, uso de drogas, resolução de conflitos, aquisição de hábitos alimentares, constituição da família e outros valores importantes que favorecem o viver em sociedade, de maneira saudável e harmoniosa, quando não ensinados pela família, são ensinados pela televisão.

Merlo-Flores (1999) observou que a identificação da criança com um personagem da televisão sempre estava presente quando havia problemas nos laços familiares (85% dos casos); essas crianças, com sinais de agressão, relataram características violentas de seus personagens e programas favoritos. Em contraste, em todos os casos de bons laços familiares, não foi encontrada identificação da criança com personagens da televisão, uma vez que não houve esse relato. Com base nesses dados, infere-se que a influência aconteça em um nível individual, uma vez que a identificação é um processo seletivo: ela responde às necessidades pessoais profundas. Segundo essa pesquisadora, emoções e necessidades básicas de afeição são satisfeitas em frente à televisão. De forma que a aprendizagem se dá em dois estágios: imitação; e identificação. No início, ocorre por meio da imitação; ao se deparar com necessidades mais profundas, ocorre a identificação.

Deve-se notar que aquilo que parece realístico varia de acordo com a idade do telespectador. Wilson et al. (1999) verificaram que, em uma típica semana de televisão, há mais de 800 representações de violência qualificadas como de alto risco para crianças com menos de 7 anos. Levando-se em conta que, desde muito cedo, a criança age sobre o ambiente (seu choro mobiliza a ação de pessoas para atendê-la), ao mesmo tempo em que também sofre a ação deste, suas condutas são aos poucos moldadas nessa relação dialética, entre ambiente interno e ambiente externo. A história única de aprendizagem resulta em que, gradualmente, cada criança construa sua forma particular de lidar com o ambiente, bem como construa o seu repertório comportamental com base no que lhe é exposto.

Segundo Bijou e Ribes (1996), a ação seletiva do ambiente retém no repertório das crianças as condutas funcionais e que lhes permitem enfrentar tanto com as demandas complexas das situações experimentais como as do meio natural. Estamos até aqui discutindo a aquisição de novas respostas e sua manutenção, no repertório do indivíduo, em decorrência das consequências, que são mais bem abordadas teoricamente ao analisarmos os princípios do condicionamento operante, criado pelo psicólogo Burrhus Frederic Skinner (1904-1990), que se refere ao procedimento por meio do qual é modelada uma resposta (ação) no organismo mediante reforço diferencial e aproximações sucessivas. É a situação na qual a resposta (comportamento) gera uma consequência que, por sua vez, afeta a probabilidade de esta resposta ocorrer novamente; se a consequência for reforçadora, aumenta a probabilidade; se for punitiva, além de diminuir a probabilidade de sua ocorrência futura, gera outros efeitos colaterais. Este tipo de comportamento que tem como consequência um estímulo que afete sua frequência é denominado "comportamento operante" (Skinner, 1974).

Nesse sentido, Bandura (1977) analisa comportamentos adquiridos sem que a pessoa tenha sido exposta diretamente a determinadas situações de aprendizado, citando um processo no qual, ao observar outra pessoa adotando uma conduta seguida de algo agradável (reforçada), em outro momento, o observador possa assumir o comportamento que viu no passado ser apresentado por outrem seguido de uma consequência agradável. Esse autor denomina esse tipo de aprendizagem pelo termo "modelação". Argumenta que, ao observar um modelo (alguém, que seja significativa para o observador, assumindo determinado comportamento), o observador pode apresentar, em outros momentos, conduta semelhante à do modelo.

Assim, pode-se dizer que novas condutas surgem tanto da experiência direta do indivíduo, ao ser exposto à situação e vivenciar as consequências de sua ação, como por observar condutas assumidas por pessoas que lhe sejam significativas. Considerando que a modelação pode ocorrer não somente por meio da observação direta de comportamentos sendo apresentados, mas também por meio da observação de condutas assumidas por personagens de televisão, podem-se avaliar a importância e a responsabilidade dos atores e profissionais que atuam nesse meio de comunicação, cujas condutas podem vir a ser observadas por milhares de crianças, que tentarão imitá-los em momentos futuros. Ao constatarmos que lidamos com as situações que a vida nos impõe de acordo com o nosso aprendizado anterior, ou seja, calcado nas nossas histórias de aprendizagem, surge, de forma intensa, a relevância da reflexão sobre a influência da mídia no comportamento sexual dos indivíduos, principalmente daqueles ainda em formação.

Construção social e histórica do "abuso sexual de crianças"

Sanderson (2005) afirma ser problemático definir o abuso na infância, uma vez que este é de natureza social e reflete contextos e significados culturais, relatividade cultural, raça, consciência étnica, classe e tempo histórico em que ocorre. Nesse sentido, a autora relembra que DeMause escreveu de maneira extensa sobre a evidência histórica do abuso em crianças, o qual está relacionado com o conceito "infância". Ao longo dos anos, DeMause mapeou os padrões históricos do abuso sexual em crianças e encontrou evidências de que este sempre foi difundido, mas nem sempre registrado como abuso sexual por causa de atitudes em relação a criança em cada época, o que fez DeMause defender que a evolução da infância é caracterizada por se passar do incesto com crianças ao amor a crianças, do abuso em crianças à empatia com crianças.

Dados históricos indicam que, nos tempos mais antigos, as crianças, quando vistas como puras, tinham a capacidade de purificar o mal no adulto. Essas crenças, em determinadas culturas, em relação à criança virgem e à sua suposta capacidade de curar doenças sexualmente transmissíveis (DST) e aids perduram principalmente em países do continente africano. DeMause (1998) mostra que os padrões de cuidados dos filhos da Antiguidade ao século IV, que ele denomina "modo de infanticídio", tinham como base a ideia de que as crianças existiam para atender às necessidades e à comodidade dos adultos e que crianças defeituosas eram responsáveis pelas desgraças destes. Assim, era comum livrar-se de crianças indesejadas. Do século IV ao XIII, as crianças eram vistas como possuidoras do mal e, por isso, apanhavam e eram mantidas distantes emocionalmente dos pais, abandonadas ou vendidas para a escravidão, fenômeno que DeMause denomina "modo de abandono".

Já do século XIV ao XVII, os pais eram mais ligados emocionalmente aos filhos, mas ainda os temiam como se estivessem diante de um mal absoluto. Nesse modo de ambivalência, a tarefa dos pais era moldar a criança, reprimindo e batendo nela. No século XVIII, as crianças eram vistas como menos ameaçadoras e menos malignas, e era obrigação dos pais conquistar a atenção delas, processo a que DeMause denominou "modo de intrusão". Os pais procuravam vencer a vontade das crianças, controlando seu comportamento por meio de ameaças, culpas e punições. Nessa época, dizia-se que "pela criança se podia rezar, mas com ela não se devia brincar". A isso se seguiu o "modo de socialização" (século XIX e metade do século XX), no qual os pais tentavam guiar, treinar e ensinar boas maneiras, bons hábitos, corrigir o comportamento em público e fazer a criança corresponder às expectativas dos outros. As crianças continuaram a ser surradas por causa da desobediência, mas não eram mais vistas como intrinsecamente más. De acordo com DeMause, essa forma de cuidado dos filhos ainda é a mais comum hoje, e a maioria dos pais e adultos tenta ajudar a criança a alcançar seus objetivos com amor e aceitação, entretanto, isso não significa que o abuso sexual em crianças deixou de existir (Sanderson, 2005).

Práticas culturais

De acordo com Sanderson (2005), em várias partes do mundo existem exemplos de práticas de violência contra crianças, interpretadas segundo regras sociais e costumes próprios de cada cultura. A autora relata que, historicamente, em algumas partes da Índia, o incesto era regra e não exceção. Os baigas, uma tribo indo-europeia da Índia, ainda praticam o casamento incestuoso entre pai/filha, mãe/filho, irmãos, avós/netos. Em alguns casos, crianças com 5 ou 6 anos mudam das camas das famílias incestuosas para dormitórios, nos quais crianças mais velhas ou homens, para se curarem de alguma enfermidade, as usam sexualmente por até 3 dias seguidos.

Na China, as crianças eram usadas como escravas ou servas sexuais ou, ainda, vendidas para a prostituição. Meninos eram castrados para se tornarem eunucos sexuais, enquanto as garotas tinham os pés atados para representar a flor de lótus e também um pênis substituto para fetiche no ato sexual. No Japão, em áreas mais rurais, era comum os pais casarem-se com as filhas depois da morte da esposa, de acordo com tradições familiares feudais. O incesto na família era também tolerado entre irmãos, primos, tios e tias.

No Oriente Médio, eram comuns os casamentos de crianças, incluindo casamentos entre irmãos (principalmente no Egito), concubinato infantil, escravidão sexual e prostituição nos templos. Em muitos países, a masturbação é exercida em bebês e crianças pequenas em razão da crença de que a prática pode aumentar o tamanho do pênis, e familiares do sexo masculino forçam a maior parte das meninas entre 3 e 6 anos a praticar felação (DeMause, 1998).

Comum ainda, no Oriente Médio e na África, é a mutilação genital feminina ou, melhor, a excisão genital feminina em bebês, o que também se pratica na Europa e nos Estados Unidos de forma ilegal. Essa mutilação é feita no contexto de um rito de iniciação, com forte significado religioso e cultural, e a abertura provocada na vagina por cada tipo de excisão é recosturada depois de cada parto, no divórcio e na morte do marido. Como se pode constatar, a violência infantil é global, assim como a produção e a distribuição de pornografia infantil nos tempos atuais (Sanderson, 2005).

Tipologia da violência intrafamiliar e sexual

Azevedo e Guerra (2002) descrevem a violência intrafamiliar em quatro tipos:

1. Negligência: omissão em prover as necessidades físicas e emocionais de uma criança ou adolescente. Configura-se quando os pais ou responsáveis falham em alimentar, vestir, adequadamente seus filhos ou as crianças sob sua responsabilidade, dar-lhes carinho, afeto, entre outros.

2. Violência física: atos que causam dor física, e não apenas dano. Também encontrada na literatura sob a denominação de "síndrome de maus-tratos físicos e abuso físico". Uma das manifestações mais comuns dessa violência é a "síndrome do bebê sacudido" (*Sharken Baby Syndrome*): lesões de gravidade variáveis, que acontecem quando a criança, geralmente lactente, é violentamente sacudida, na maioria das vezes, pelos próprios pais, causando hemorragias intracranianas e intraoculares que podem ser fatais ou deixar sequelas no aprendizado ou no comportamento dessas crianças, hemiplegia, tetraplegia, convulsões, entre outros.

3. Violência psicológica: atitudes e condutas perante a criança que ocasionam medo, frustração, experiência de temor quanto à própria integridade física e psicológica, ameaças verbais com conteúdo violento, ou emocional. Inclui a rejeição, o não reconhecimento da criança em sua condição de sujeito; degradação ou subvalorização da criança, expondo-a à humilhação pública e atribuindo apelidos depreciativos; ameaças; surras; reprimendas; castigos; isolamento; e exploração.

4. Violência sexual: ato ou jogo sexual, relação hetero ou homossexual entre um ou mais adultos e uma criança ou adolescente, tendo por finalidade estimular, sexualmente, essa criança ou adolescente ou utilizá-lo para obter uma estimulação sobre sua pessoa ou de outra pessoa.

De acordo com Azevedo e Guerra (1989), a violência doméstica contra crianças e adolescentes caracteriza-se por uma relação de desigualdade e abuso de poder, em um processo em que a vítima é objeto de maus-tratos. Para Tardivo, Silva e Vagostello (2004) o abuso sexual é uma violência que encerra dois aspectos antagônicos e complementares na dinâmica familiar – ação e omissão. O perpetrador de violência sexual precisa da cumplicidade, mesmo que velada, de seu parceiro (geralmente a esposa) que afirma desconhecer o que ocorre com o filho. Nos casos de abuso sexual praticado dentro da família, o agressor normalmente é uma pessoa próxima, que a criança ama e em quem confia, o que mobiliza intensa ambivalência emocional (amor e ódio, vergonha e culpa). Considera-se abuso sexual qualquer ato, jogo ou brincadeira com conotação sexual entre adulto e criança e/ou adolescente (menor de 18 anos). Sua natureza é variável e inclui modalidades como contatos físicos, voyerismo, exibicionismo, masturbação recíproca, sexo oral, anal e genital, imagem em pornografia (Azevedo e Guerra, 1989; Rouyer, 1977).

Kristensen, Flores e Gomes (2001) afirmam que o abuso sexual é um tipo de agressão definido como o envolvimento de crianças e adolescentes dependentes e evolutivamente imaturos em atividades sexuais que eles não compreendem, para as quais não são capazes de dar consentimento informado e que violam os tabus sexuais dos papéis familiares. Fundamentalmente, estabelece-se uma relação de poder ou controle entre o agressor e a vítima que, não necessariamente, é uma pessoa adulta. Suas formas são:

a) Incesto: qualquer relação de caráter sexual entre um adulto e uma criança ou adolescente, entre um adolescente e uma criança ou, ainda, entre adolescentes, quando existe um laço familiar, direto ou não, ou mesmo uma mera relação de responsabilidade.

b) Estupro: do ponto de vista legal, é a situação em que ocorre penetração vaginal com uso de violência ou grave ameaça.

c) Sedução: situação em que há penetração vaginal sem uso de violência em adolescentes virgens, de 14 a 18 anos incompletos.

d) Atentado violento ao pudor: circunstância em que há constrangimento de alguém a praticar atos libidinosos, sem penetração vaginal, utilizando violência ou grave ameaça, sendo que, em crianças e adolescentes de até 14 anos, a violência é presumida, como no estupro.

e) Assédio sexual: propostas de contrato sexual; na maioria das vezes, há posição de poder do agente sobre a vítima, que é chantageada e ameaçada pelo agressor.

f) Exploração sexual: inserção de crianças e adolescentes no mercado do sexo. Incluí a pornografia infantil e a prostituição.

O abuso sexual intrafamiliar é cometido por alguém conhecido e próximo da criança, em uma estrutura de poder assimétrica (Morales e Schramm, 2002). Aquele que abusa se encontra em uma posição de vantagem e aproveita-se dessa condição utilizando chantagem emocional ou intimidação. O contexto em que ocorre a violência é dissimulado e progride de carícias, beijos, toques para um contato sexual, que pode acontecer muito tempo depois.

Uma forma menos severa de abuso precede uma forma mais severa, que podem ser impedidas com intervenções nos momentos antecedentes (Haugaard, 2000). A vítima sente dificuldades para contar o que aconteceu, tendo em vista o vínculo com o abusador e, quando conta, muitas vezes, a família não acredita (Morales e Schramm, 2002). O segredo é mantido por uma dinâmica complexa, em que o abusador se vale de seu papel de cuidador, da confiança e do afeto que a criança tem por ele (Habigzang e Koller, 2006).

A permanência do segredo entre esses dois atores contribui para o fortalecimento do poder do abusador sobre a vítima e, assim, para a perpetuação da dinâmica do abuso sexual. Muitas vezes, quando o ciclo é rompido a partir da quebra do silêncio por parte da vítima, as consequências psicológicas já são danosas. A revelação pode instalar a vítima no lugar de culpado, pois provoca na família uma "tragédia", fazendo a criança sofrer mais uma violência: o isolamento (Morales e Schramm, 2002).

Sendo assim, o abuso sexual é considerado uma síndrome conectora de segredo e adição (Furniss, 1993). O segredo é mantido por fatores externos como a dificuldade de obter prova forense e evidência médica, a necessidade de acusação verbal por parte da criança, o medo de não acreditarem nela, as ameaças sofridas e a ansiedade em relação às consequências da revelação. Outros fatores, como a minimização de *input* sensorial por parte do abusador, o cometimento do abuso em ambiente escuro, a evitação do contato visual e aspectos ritualizados da interação caracterizam o aspecto dissociativo do abuso, que, assim como a transformação da pessoa que abusa em "outra pessoa" (comportamento muito diferente do habitual) e os rituais de entrada e saída, contribuem para a negação e anulação da experiência e, consequentemente, para a manutenção de uma violência encoberta.

O segredo toma proporções mágicas e monstruosas para a criança, que se sente isolada, desamparada, estigmatizada, intimidada e culpada (Habigzang e Caminha, 2004). O abuso é entendido, pela perspectiva do agressor, como uma síndrome de adição, complementar à síndrome do segredo (Furniss, 1993). É assim considerado porque o abusador sabe que o abuso é errado, que constitui crime e é prejudicial à criança. Além disso, o abuso é considerado um processo conduzido por compulsão à repetição, que inclui excitação, gratificação sexual, alívio de tensão, dependência psicológica, negação da dependência, sintomas de abstinência como ansiedade, irritabilidade, agitação e outros sintomas, assim como em casos de dependência de substâncias (Furniss, 1993)

Características das famílias e das vítimas de abuso sexual

Silva e Hutz (2002) consideram que, em uma família abusadora, provavelmente exista clima afetivo pobre, constante utilização da violência como prática disciplinar, administração inconsistente de reforços e punições, dificuldade em expressar sentimentos e ideias de forma verbal ou, ainda, alguma psicopatologia materna. Outras características de famílias em que ocorre abuso sexual podem incluir violência doméstica; pais abusados na infância; pai alcoolista, autoritário ou moralista; mãe passiva e ausente; cônjuges com relação sexual inadequada; famílias reestruturadas; violação de privacidade sexual; pais que permanecem muito tempo a sós com seus filhos; filhas desempenhando papel de mães, promíscuas ou com comportamentos autodestrutivos; isolamento; falta de amigos; comportamento sexual inapropriado (Flores e Caminha, 1994).

Habigzang et al. (2005) delinearam as características de vítimas, agressores e famílias em processos jurídicos por violência sexual no Ministério Público Estadual do Rio Grande do Sul/Brasil. Os principais resultados permitiram construir um perfil da vítima, caracterizado por sexo feminino em sua maioria (80,9% dos casos), estudantes do ensino fundamental (26,6%), com idade de início do abuso entre 5 e 10 anos (36,2%). Foram identificados ainda uso de álcool e outras drogas em 14,9% dos casos e problemas decorrentes diretamente da agressão, como problemas mentais ou psicológicos (33,3%), respiratórios (27,8%), problemas decorrentes de negligência com a higiene (16,7%), viróticos ou bacteriológicos (11,1%), HIV (11,1%) e congênitos (11,1%). A maioria das vítimas expressou desejo de manter-se afastada do agressor (41,8%) e referiu sentir medo deste (38,2%). Dados importantes sobre a denúncia dizem respeito a seu autor (mãe, em 37,6% dos casos) e ao conhecimento anterior da violência por pessoas e instituições que não efetivaram a denúncia (mães e irmãos, principalmente). A palavra da vítima tem sido o principal meio de comprovação da violência (63,2%), aliada a exames ginecológicos e laudos do Instituto Médico Legal e exame de corpo delito (32,4%), relatos da mãe (30,9%), avaliações psicológicas (27,9%) e depoimentos de outros familiares (25%).

Ainda de acordo com esse estudo, o agressor caracteriza-se principalmente por ser do sexo masculino (98,8%) e ter vínculo de confiança com a vítima (pais e padrastos). Em sua maioria, têm baixa escolaridade, profissionalmente desocupados ou em trabalhos eventuais, fazem uso de álcool, não apresentam antecedentes criminais e negam a ocorrência da violência. Práticas educativas violentas, filhos assumindo o papel de pais e pobreza foram outras características frequentes nas famílias investigadas. A negação da violência por parte da família atingiu 41,1%, enquanto tentativas de proteção somaram 73,3%. Estratégias de organização da família no conflito também foram delineadas e, como resultados, encontrou-se que:

a) Cinquenta por cento das vítimas foram abrigadas ou colocadas em famílias substitutas ou com familiares.
b) Em 34,5% dos casos a mãe abandonou o agressor.
c) O agressor foi afastado do lar ou preso em 31% dos casos.
d) Separação da mãe e do agressor em 19% dos casos.
e) A vítima mantém contato com agressor em 16,7%.
f) O agressor ameaça a família em 15,5%.
g) Familiares e/ou vítima passam a defender o agressor em 15,5%.
h) 14,3% das vítimas fogem de casa.
i) A situação inicial de violência sexual permanece em 9,5% dos casos (Habigzang et al., 2005).

Estudos em serviços de intervenção sobre características familiares indicam que os motivos desencadeadores de violência incluem conflitos do casal, características da criança ou adolescente, histórico de vida dos pais, dificuldade de impor limites aos filhos, alcoolismo, fatores socioculturais, falta ou excesso de trabalho, drogadição do agressor, comportamento rebelde ou distúrbios comportamentais da criança e a necessidade de educá-la (Brito et al., 2005; Deslandes, 1994). Entre os principais resultados desses estudos, destaca-se mãe (49%) e pai (40%) como os principais agressores das crianças e adolescentes (Brito et al., 2005), alto percentual de famílias de baixa renda, com dois ou mais filhos e famílias que não contam com ambos os pais (Deslandes, 1994). Outros estudos apontam que, na maioria dos casos, os abusadores são homens, principalmente pais e padrastos (Amazarray e Koller, 1998; Caminha, 2000; Cohen, 2000; Kristensen, Flores e Gomes, 2001).

Um estudo realizado por Kellogg e Menard (2003) avaliando 149 meninas e 15 meninos de 7,5 a 19 anos de idade, vítimas de abuso sexual, demonstrou que essas crianças e adolescentes foram vítimas de mais de um episódio em 74% dos casos, sofriam a violência por mais de 1 ano (49%) e eram vítimas de adultos (80%), que viviam na própria casa, em mais da metade dos casos. Outros resultados apresentaram que em 14% dos casos as vítimas foram abusadas por mais de um agressor (média de 2,7 agressores por cada uma dessas crianças) e 52% viveram ou estavam vivendo em casas onde havia violência entre os adultos, sendo os pais e padrastos os maiores agressores (73%), demonstrando que as crianças que moram em casas em que há violência conjugal têm mais chances de sofrer violência física. A revelação do abuso por parte das crianças demorou em média 2,34 anos e, em 18% dos casos, a violência não parou após a revelação inicial. As razões para o adiamento da revelação foram investigadas por esses autores, que obtiveram como respostas:

a) Medo do perpetrador: em 34% dos casos.
b) Medo de ter problemas: em 21%.
c) Medo de não acreditarem na denúncia: em 13%.
d) Medo dos efeitos sobre a família: em 10%.
e) Medo dos efeitos sobre o perpetrador: em 8%.
f) Sem razão especificada: em 8%.
g) Não sabia que era errado: em 2%.
h) Gostava: em 2%.
i) Ficava embaraçado: em 2%.

Em 60% dos casos, a resposta dos pais em reação à revelação do abuso sexual foi de apoio (adulto acreditou na vítima e a protegeu de acessos do agressor) e, em 19% dos casos, as respostas dos pais não foram de apoio, sendo que alguns deles puniram a vítima por seu relato. As outras respostas foram neutras ou desconhecidas. Uma importante conclusão deste trabalho foi a coocorrência de violência conjugal e abuso sexual infantil em 77% dos casos.

Tanto as relações entre pares como as relações familiares têm predito sintomatologia psicológica em adolescentes que foram vítimas de abuso sexual na infância (Cohen e Mannarino, 2000). A disfunção familiar e pobre habilidade materna para resolver problemas apresentam-se associadas a problemas comportamentais em vítimas de abuso, e a falta de suporte materno e depressão materna têm sido relacionadas com maiores sintomas emocionais e comportamentais. A reação dos pais diante da revelação do abuso também tem se mostrado um forte preditor de resultados. Especificamente, o estudo de Cohen e Mannarino (2000) identificou que, além de as percepções e atribuições da criança serem fortes preditores de resultados de tratamento, a adaptabilidade familiar e o suporte parental também o são. Os autores concluem que sintomas psicológicos em crianças vítimas de abuso sexual são afetados tanto por fatores cognitivos individuais como por fatores familiares. Entretanto, neste estudo a reação emocional dos pais ao abuso não apareceu associada aos resultados do tratamento.

Cecil e Matson (2001) investigaram o padrão de abuso a partir de fatores como idade de início, tipo de perpetrador e duração, além de funcionamento psicológico, conflito e coesão familiar entre adolescentes vítimas de abuso sexual infantil e adolescentes não vítimas. Realizaram um estudo com 249 adolescentes do sexo feminino, que responderam instrumentos que avaliaram a história de abuso, depressão, autoestima, suporte emocional, coesão e conflito familiar. Os resultados demonstraram que, 22,9% relataram ter sido sexualmente abusadas, sendo que, em 44,3%, o abuso foi intrafamiliar. A idade de início variou de 3 a 17 anos, tendo ocorrido de um a quatro episódios em 62,5% dos casos, com uma duração variando de 1 a 13 anos em 27,9% dos casos, e de 1 a 7 meses em 9,6%.

Foi observado ainda que uma grande duração prediz níveis mais elevados de depressão e mais baixos de autoestima entre vítimas de abuso sexual. Essas vítimas apresentaram escores significativamente mais baixos em medidas de autoestima e de funcionamento psicológico e mais altos em escalas de abuso físico e emocional. No que diz respeito a características familiares, foi verificado que as vítimas relataram mais conflitos do que as não vítimas. Entretanto, os níveis de coesão não se diferenciaram estatisticamente. Esse resultado, como se apresenta divergente da literatura que aponta menor coesão nessas famílias, é questionado pelos autores a partir de um baixo alfa de Cronbach obtido na escala utilizada (subescala "coesão" do instrumento *Family Enviroment Scale* (FES)).

Estudos revisados por Fassler et al. (2005) demonstraram menor coesão e níveis elevados de conflito em famílias de origem de mulheres que sofreram abuso sexual na infância. A amostra investigada por esses autores foi composta por 290 mulheres com uma média de idade de 36,6 anos. Dessas mulheres, 22,9% sofreram abuso sexual na infância (definido como tendo havido contato físico e o perpetrador ser ao menos 5 anos mais velho do que a vítima) e foram comparadas a mulheres não vítimas. O abuso prolongou-se por mais de 1 ano em 40,6% das mulheres e, em 33,1% dos casos, foi incesto, com pais, irmãos e avós como os perpetradores mais frequentes.

Uma escala de severidade do abuso (que avaliava abuso repetitivo, ocorrência de estupro, mais de um perpetrador, incesto, perpetrador residir na casa da vítima) foi aplicada e escores altos associaram-se a piores ajustamento social, autoestima e satisfação na vida e maior probabilidade de a vítima ter problemas psiquiátricos. Entretanto, quando o ambiente familiar foi avaliado, em termos de coesão, expressividade e conflito, percebeu-se que influenciava os resultados na vida adulta: conflitos foram associados a piores resultados, enquanto alta expressividade e coesão foram associados a melhores resultados. Assim, o ambiente familiar mediou a relação entre abuso sexual na infância e os resultados na vida adulta.

Figueiredo et al. (2001) também coletaram dados de progenitores que sofreram abuso sexual na infância e, com bases nos dados obtidos, sugerem que as situações de abuso físico e sexual durante a infância são fatores de risco para que mais situações de abuso aconteçam na trajetória desenvolvimental do indivíduo. O fato de ter sofrido maus-tratos eleva a vulnerabilidade a subsequentes experiências de abuso.

Nesse sentido, alguns autores têm se deparado com a possibilidade de reverter algumas consequências do abuso. Sternberg et al. (2005) investigaram os efeitos da violência familiar sobre a qualidade das relações entre adolescentes e seus pais por meio da exploração do apego, que segundo Bowlby (1907-1990), corresponde aos padrões de relacionamento e vínculo com os cuidadores desenvolvidos em nossa história, que são integrados em nossa estrutura de personalidade. O estudo foi realizado com quatro grupos de famílias:

- Grupo 1: vítimas de abuso infantil (n = 33).
- Grupo 2: testemunhas de abuso conjugal (n = 16).
- Grupo 3: vítima de abuso infantil e testemunha de violência conjugal (n = 30).
- Grupo 4: de comparação (n = 31), que não sofreram e nem foram testemunhas de nenhuma forma de violência doméstica.

Foi possível demonstrar que as crianças que foram vítimas de abuso (grupos 1 e 3) tiveram significativamente escores mais baixos do que as crianças não abusadas (grupos 2 e 4).

Esses e outros resultados permitiram aos autores concluir que abuso infantil afeta significativamente o apego dos adolescentes e que diferentes formas de abuso envolvendo diferentes perpetradores e têm diferentes efeitos. A violência familiar é, então, associada ao apego inferior dos adolescentes a seus pais. Entretanto, dados coletados posteriormente indicaram a mudança de categorias entre as famílias, o que pode demonstrar que o apego entre crianças/adolescentes e seus pais pode continuar a adaptar-se em resposta a mudanças na qualidade de suas relações, incluindo mudanças no nível e tipo de violência familiar. Sternberg et al. (2005) concluem que os efeitos de experiências precoces podem ser revertidos, modulados ou amplificados, dependendo de experiências posteriores, sugerindo um potencial para o sucesso de intervenções, apesar de experiências e relacionamentos precoces negativos.

De Antoni e Koller (2000), ao investigarem a visão de família, e a expectativa na formação de uma família no futuro, em adolescentes institucionalizadas que haviam sofrido violência intrafamiliar, alertam para alguns aspectos que constituem fatores de risco para o desenvolvimento saudável de adolescentes e de suas famílias; entre estes, destacam-se pais com papéis igualitários, idealização do pai, desgaste na relação com a mãe, relação de pseudopoder entre irmãos e rigidez no papel exercido na família.

Prevalência e notificação de casos

Finkelhor (1994) examinou 19 artigos sobre abuso, nos quais os números sobre a prevalência variavam de 3% a 62% entre as vítimas do sexo feminino e de 3% a 16% para as do sexo masculino. O alcance dos casos de violência, tanto física como sexual, é difícil de ser estimado em virtude da subnotificação e da carência de amostras que representem a população de vítimas (Rich et al., 2005). Por conseguinte, a falta de dados uniformes é obstáculo tanto para a realização de pesquisas que se aproximem da realidade, como para formulação de políticas nacionais voltadas à resolução desta problemática. Há, então, apenas estimativas para a prevalência dos casos de abuso. Finkelhor (1994), por exemplo, estima que até 20% das mulheres e, entre 5% e 10% dos homens americanos, já tenham sofrido alguma espécie de abuso sexual. No Brasil, é estimado que o abuso sexual contra crianças e adolescentes atinja mais de 30% da população (Silva, 2005).

Polanczyk et al. (2003) verificaram a prevalência da exposição à violência sexual entre adolescentes, estudantes de 52 escolas estaduais de Porto Alegre, com ensino fundamental completo. Utilizaram o instrumento Triagem da Exposição de Crianças à Violência na Comunidade para identificar jovens que foram vítimas, testemunhas ou que conheciam vítimas de atos de violência sexual. Com uma amostra de 1.193 adolescentes, representando 10,3% dos alunos matriculados na 8ª série da rede estadual da cidade, 27 (2,3%) adolescentes relataram ter sido vítimas de violência sexual; 54 (4,5%), ter sido testemunhas de algum tipo de violência sexual; e 332 (27,9%) relataram conhecer alguém que tenha sido vítima de violência sexual. Os autores concluíram que a exposição à violência sexual pelas três formas de contato relatadas mostrou-se frequente entre os adolescentes estudados.

De acordo com dados da Rede Criança de Combate à Violência Doméstica de São Paulo, triplicou o número de crianças vítimas de abuso sexual levadas a atendimentos em unidades de apoio comunitário nas zonas leste e sul da Capital. De outubro de 2008 a maio de 2009, a média de novos casos passou de dez por mês, para um por dia. Entretanto, não existe ainda um sistema preciso de notificações dessas ocorrências no país (Mestrinel, 2009). No estado do Rio Grande do Sul, os números mostram que o abuso sexual foi a violência mais notificada, sendo que, em 2002, ela representou cerca de 60%

das notificações de violência contra crianças e, em 2003, ultrapassou a marca dos 65% (Pfeiffer e Salviagni, 2005).

Para Feldman et al. (1991), há uma controvérsia se o aumento da taxa de casos notificados de abuso sexual infantil reflete um aumento real na prevalência. Os pesquisadores compararam os dados obtidos nos anos de 1970 e 1980 com os da década de 1940. Para isso, estabeleceram critérios para que os avaliadores analisassem a qualidade da informação, com base em uma única definição de abuso sexual infantil. Revisaram o artigo de Kinsey publicado em 1953, referente aos dados de 1940, e 19 estudos sobre prevalência de abuso sexual infantil publicados nos 10 anos que antecederam esta pesquisa. Entre os resultados, verificou-se um índice de confiabilidade de 0,97 interavaliadores.

Apesar das diferenças do delineamento das pesquisas e das populações pesquisadas, nos estudos em que as definições de abuso sexual na infância eram semelhantes, observou-se que aquelas com melhores métodos relataram uma prevalência de casos semelhante às de Kinsey em 1940, ou seja, 10% a 12% das meninas eram menores de 14 anos de idade. Assim, os autores concluíram que a declaração de aumento na prevalência resulta de mudanças na legislação e em valores da sociedade, e não um aumento real na prevalência. Entretanto, afirmaram que a ausência de aumento na prevalência de abuso sexual na infância não deve deter os interessados por projetos de prevenção e tratamento porque qualquer prevalência é preocupante.

Fatores de risco

Entre os principais fatores de risco para o abuso sexual de crianças, Habigzang et al. (2005) destacam a presença de padrasto na família, abuso de álcool ou drogas, desemprego, mãe passiva ou ausente, pais desocupados e cuidando dos filhos por longos períodos de tempo e dificuldades econômicas. Outro aspecto importante, identificado nos casos analisados, foi a presença de outras formas de violência no contexto familiar, como negligência e abusos psicológicos e físicos contra as crianças, bem como violência física conjugal. Além disso, a revelação do abuso sexual demonstrou modificar a configuração familiar, uma vez que os dados apontam o rompimento das relações conjugais ou o afastamento da criança do convívio com os familiares. No que se refere à presença de padrasto na família, a perspectiva evolucionista tem como hipótese a tese de que os pais não biológicos estariam menos motivados a fornecer investimento parental, uma vez que a prole não contribui para a propagação dos genes, apresentando, assim, menos solicitude seletiva (Tokumaru 2009, p. 100).

Rossi (1999) observou, em um período de 3 anos, que 11 adolescentes tinham engravidado no ambiente doméstico (de pai ou de irmão) e afirma que, nesses casos, é difícil a notificação, uma vez que esta implica entregar um membro da família à Justiça. Os resultados da pesquisa de Habigzang et al. (2005) apontaram que o perpetrador frequentemente nega o abuso ou culpa a vítima. Na maioria dos casos, a mãe foi a principal figura protetiva, denunciando o caso aos órgãos de proteção à criança e ao adolescente. No entanto, a exigência de provas materiais dificulta a comprovação do abuso em muitos casos. Dessa forma, as crianças são duplamente vitimizadas; primeiro pela dinâmica da família incestuosa e, segundo, pelas exigências jurídicas que desconsideram as dimensões psicológica e social que configuram esse fenômeno.

Ainda sobre os fatores de risco, Habigzang et al. (2005) constataram que, em 19,1%, dos casos analisados havia relato sobre a existência de outros agressores para a mesma vítima. Estes foram o tio (33,3%), o patrão do pai (27,8%), o pai (16,7%), a mãe (17,7%), o padrasto (16,7%), um agressor desconhecido (11,1%), o avô (5,6%) e um grupo de estranhos na rua (5,6%). Esse resultado pode ser compreendido pelo comportamento hipersexualizado que muitas vítimas apresentam em decorrência do abuso sexual. Essa alteração do comportamento coloca crianças e adolescentes em situação de vulnerabilidade, potencializando a revitimização. Por essa razão, qualquer programa de tratamento a vítimas de violência sexual deve trabalhar terapeuticamente medidas de proteção para reduzir o risco de novas situações abusivas (Deblinger e Heflin, 1992-1995; Habigzang e Caminha, 2004).

Os resultados da pesquisa de Habigzang et al. (2005) também sugerem a necessidade emergencial de capacitação profissional para identificar e diagnosticar os casos de violência sexual, bem como de promover intervenções preventivas e terapêuticas para as crianças e adolescentes e suas famílias, uma vez que as reações destas – e principalmente a das mães – frente à revelação da vítima são um importante fator para o desenvolvimento de sintomatologias psiquiátricas e alterações de comportamento nas vítimas. Quando a família demonstra acreditar no relato da criança e assume estratégias para protegê-la, esta se sente fortalecida com mais recursos para enfrentar a experiência abusiva. Contudo, quando a reação da família é negativa e não oferece apoio social e afetivo, a vítima apresenta-se em situação de vulnerabilidade, podendo desenvolver problemas como isolamento social, depressão, pensamentos e tentativas de suicídio, ansiedade, entre outros (Cohen e Mannarino, 2000).

Nesse sentido, Rossi (1999) acrescenta que não tratar esse assunto contribui para que este seja esquecido; logo, a imprensa, parlamentares, professores, profissionais da saúde e a sociedade como um todo precisam se envolver em ações que divulguem as várias formas de violência infanto-juvenil, tendo em vista os prejuízos que a violência pode causar ao desenvolvimento desses indivíduos. No mesmo caminho, Assumpção e Kuczynski (2008) alertam para os efeitos de fatores estressantes sobre o desenvolvimento biofisiológico, afetivo, intelectual, sexual e social na infância e na adolescência e explicam que a doença mental, nessas fases, decorre de fatores nos quais a família e a escola têm papel fundamental, portanto os autores sugerem que ações para prevenção de transtornos mentais nesses grupos devem ser desenvolvidas.

Sinais e sintomas do abuso sexual em crianças

Segundo Sanderson (2004-2005), há um conjunto de efeitos do abuso sexual que causam uma variedade de sinais e sintomas na criança. Ainda que um único sintoma individual não indique a ocorrência de abuso sexual, mudanças no comportamento da criança que apresente vários sinais preocupantes combinados podem ser motivos de preocupação. Nesse sentido, a autora agrupa os efeitos em emocionais, interpessoais, comportamentais, cognitivos, físicos e sexuais. Entre os emocionais, destacam-se sentimento de vergonha, humilhação, ódio e desrespeito por si mesma, além de timidez, culpa, constrangimento, medo, ansiedade, confusão, impotência, baixa autoestima, raiva e hostilidade. Com relação aos efeitos interpessoais, a criança apresenta medo da intimidade, evita proximidade, abraços, afago e carícias. Por erotizar esses gestos, sente ódio, hostilidade e apresenta agressividade. A criança não tem confiança em si mesma e nos outros, por isso permanece cautelosa. Observam-se isolamento, redução da comunicação, inibição, falta de espontaneidade e de iniciativa, confusão de papéis, uma vez que a criança apresenta comportamentos observados apenas em adultos. Também é possível notar autossuficiência e hipersensibilidade às necessidades e atitudes dos outros.

Entre os efeitos comportamentais, encontram-se brincadeira sexualizada, temas sexuais em desenhos, histórias e jogos, comportamento regressivo como urinar na cama, chupar o dedo, dependência dos pais e/ou responsáveis em atividades que já havia conquistado autonomia há muito tempo. Observam-se mudanças nos padrões de sono e de alimentação e a criança ou o adolescente aparecerem com presente ou dinheiro sem explicação ou motivos coerentes. Com relação a comportamentos agressivos, podem ocorrer comportamentos autodestrutivos ou heterodestrutivos. Quanto aos efeitos cognitivos, ocorrem rebaixamento da atenção e da memória, dissociações, negação, refúgio na fantasia, sub ou superaproveitamento na escola, hipervigilância e distorções cognitivas. Os efeitos físicos podem ser observados por meio de hematomas e sangramentos, traumas nas regiões oral, genital e retal, traumas nos seios, nádegas, coxas, baixo ventre, assim como danos visíveis em razão da inserção de objetos estranhos nos orifícios genital, retal e uretral. Em muitos casos, são comuns coceiras, inflamações, infecções na área oral, genital e retal, DST e distúrbios do sono (pesadelos, sonambulismo); e, por último, os efeitos sexuais como comportamentos sexuais inadequados e persistentes, com adultos, crianças ou brinquedos, temas sexuais nos trabalhos artísticos, em histórias ou em jogos, masturbação compulsiva, exibicionismo e promiscuidade. Em alguns casos, observa-se compreensão claramente sofisticada sobre sexo. A autora também menciona, entre esses efeitos, a gravidez na adolescência.

Friedrich et al. (1998) descrevem o comportamento sexual de crianças abusadas e explicam que pode ser dividido em categorias, todas elas correspondentes a comportamentos encontrados em adultos, entre os quais encontram-se comportamentos de pouca ou grande exposição, como imposição de limites nos contatos interpessoais (evitação), exibicionismo, representação de papéis sexuais, autoestimulação, ansiedade sexual, interesse sexual, intromissão sexual, orientação sexual, conhecimento sexual exagerado e comportamento voyeurístico. Algumas crianças mantêm-se fisicamente distantes no relacionamento interpessoal. No entanto, crianças pequenas podem ficar demasiadamente próximas de pessoas que não são da família e até esfregar o corpo nelas. Nesse caso, essas crianças podem casualmente tocar os seios da mãe ou os órgãos genitais de seus pais, e até mesmo de estranhos. Ocasionalmente, pode-se observar exibicionismo em crianças que expõem ou solicitam a exposição de partes íntimas do corpo para crianças ou adultos, muitas vezes com o pretexto de "brincar de médico". Há casos de autoestimulação, bem como masturbação, ou seja, esfregam ou tocam diferentes partes do corpo em busca de prazer. Algumas crianças demonstram excessiva curiosidade com relação a assuntos sexuais, incluindo o interesse pelos indivíduos do sexo oposto e o interesse em cenas de sexo, em filmes ou programas na televisão. Em alguns casos, há uma considerável intromissão sexual, ou seja, um comportamento invasivo no qual a criança obriga outras crianças, de forma coerciva, a lhe darem prazer, ao passo que, em comportamentos voyerísticos, a criança parece buscar ver partes nuas ou parcialmente vestidas em crianças e adultos.

Abuso sexual e transtornos psicopatológicos

A violência sexual representa um sério problema de saúde pública, que implica grande impacto físico e emocional para aqueles expostos a ela. Habigzang et al. (2005) encontraram, nos processos jurídicos que avaliaram, que as principais condições psicológicas após a situação de abuso sexual das vítimas foram problemas relacionados à sexualidade (57,8%), manifestações emocionais (42,2%), inibição afetiva e social – introversão ou isolamento – (32,8%), sintomatologia psicológica (29,7%), agressividade confrontativa (21,9%), falta de limites (20,3%), dificuldades na escola (20,3%), tentativas de suicídio (14,1%) e comportamentos delinquentes – infrações ou delitos – (14,1%). Outros estudos mostram que crianças e adolescentes sexualmente abusados desenvolvem transtornos de ansiedade, sintomas depressivos e agressivos, apresentam problemas quanto a seu papel e funcionamento sexual e dificuldades sérias em relacionamentos interpessoais. Evidências ainda apontam para a existência da associação entre o abuso sexual na infância e na adolescência e a ocorrência de depressão na idade adulta (Weiss, Longhurst e Mazure, 1999; Yama, Tovey e Fogas, 1993).

De acordo com Forbes et al. (2003), os pais também são afetados, por isso os autores investigaram a prevalência de sintomas psicopatológicos em pais e crianças abusadas, uma vez que o fato de o abuso não ter sido praticado por um dos progenitores pode provocar o desencadeamento de sintomas nestes. No estudo, 39 pais de 31 crianças relataram altos índices de sintomas psicopatológicos em si e em seus filhos, que foram reduzidos após a intervenção de uma equipe multidisciplinar. Esse estudo confirmou a existência de elevadas taxas de sintomas psicopatológicos encontrados nos pais e crianças que sofreram abusos sexuais. Além disso, o estudo também alertou sobre a intervenção imediata no grupo familiar quanto à melhora do quadro com a remissão dos sintomas.

Instrumentos de avaliação do comportamento sexual infantil

Entre os métodos para avaliar o comportamento sexual de crianças, o relato parental, por meio de escalas e inventários, tem sido o mais utilizado. Na pesquisa de Rosenfield et al. (1986), os pais relataram que 30% a 45% das crianças, com menos de 10 anos de idade, tocaram os seios da mãe ou seus órgãos genitais pelo menos uma vez. Outros estudos coletaram dados junto a cuidadores de creches, uma vez que estes, muitas vezes, passam mais tempo com as crianças do que os pais biológicos. Phipps-Yonas et al. (1993) indagaram uma amostra de 564 cuidadores de uma creche sobre o comportamento sexual de crianças de 1 a 3 e de 4 a 6 anos. O achado mais consistente, relacionado com a idade, foi que, no grupo das mais velhas (de 4 a 6 anos), as crianças demonstravam imitar comportamentos sexuais que tinham visto ou dos quais tinham ouvido falar.

Em outro estudo (Lindblad et al., 1995), uma creche sueca notificou baixas frequências de comportamentos de intromissão sexual e autoestimulação, sendo utilizado na coleta dos dados o *Child Sexuality Behavior Inventory* (CSBI). Lamb e Coakley (1993) entrevistaram crianças do sexo feminino sobre a lembrança de terem participado de experiências sexuais com outras crianças (média de idade = 7,5 anos, desvio padrão = 2,0). Cerca de 14% relataram beijar outra criança, 26% relataram exposição de partes íntimas, 15% relataram que suas genitálias foram tocadas sem se despirem, 17% que suas genitálias foram tocadas após serem despidas, 6% relataram colocar objetos nas genitálias ou próximo delas e 4% relataram contato oral-genital. Para alguns dos comportamentos citados pelas crianças, os pais relataram uma frequência ainda maior no *Child Sexuality Behavior Inventory* (CSBI), ou seja, 38,4% dos pais relataram que sua filha tinha tocado seus órgãos genitais nos últimos 6 meses. Isso sugere que, para alguns comportamentos, o relato dos pais pode ser mais válido do que os das próprias crianças, especialmente quando se trata de comportamentos que acontecem em curto espaço de tempo.

Dada a necessidade de se compreender o comportamento sexual normal em crianças, bem como comportamentos indicadores de abuso sexual, o *Child Sexuality Behavior Inventory* (Friedrich, 1997) foi desenvolvido com base no reconhecimento do fato de que o abuso sexual está relacionado com a presença de certos comportamentos sexuais precoces em crianças. Esse inventário possibilita o relato de uma ampla gama de comportamentos sexuais pelos pais ou responsáveis pela criança. Os dados coletados pelo inventário são utilizados na avaliação das crianças que foram vítimas de abuso sexual ou suspeitas de terem sido. O *Child Sexuality Behavior Inventory* (CSBI) foi desenvolvido na sequência da descoberta de que os itens sobre o comportamento sexual do *Child Behavior Checklist* (CBCL) (Achenbach, 1991) foram úteis para discriminar crianças abusadas sexualmente de crianças não abusadas (Friedrich, 1997).

A pesquisa americana de normatização do CSBI foi realizada com 1.114 indivíduos do sexo feminino, mães ou responsáveis por crianças de 2 a 12 anos de idade. O critério de seleção das crianças foi por ausência de histórico de abuso sexual. Os 38 itens da escala foram administrados juntamente com o CBCL e um questionário para coleta de dados referentes ao estresse e sexualidade familiar, maturidade social da criança, atitudes maternas em relação à sexualidade infantil e horas que criança permanece na creche. Entre os resultados da pesquisa, verificou-se correlação significativa entre o escore total no CSBI e a idade da criança ($r = -0,27, p < 0,001$). As frequências de comportamentos obtidas entre meninos e meninas em cada item são apresentadas no manual do instrumento para os seguintes grupos de idades: de 2 a 5; de 6 a 9; e de 10 a 12 anos de idade.

Com relação à influência da família e variáveis culturais, a análise de variância demonstrou que somente a variável idade [$F_{(9,3)} = 0,06; p < 0,001$] e a escolaridade materna [$F_{(5,0)} = 0,038; p < 0,001$] se correlacionaram significativamente ao comportamento sexual e, juntas, essas variáveis explicaram aproximadamente 10% da variância. Esse achado indica que as crianças mais novas tiveram escores no CSBI mais elevados do que crianças mais velhas, e mães com mais anos de escolaridade relataram mais comportamentos sexuais do que mães menos instruídas. Também se verificou que uma ampla gama de comportamentos sexuais exibido pelos filhos dos respondentes, mas não são suficientes para crer que estes tenham sido abusados sexualmente. Sua relativa frequência é semelhante à dos estudos que antecederam essa versão do inventário, o que, segundo o autor, reforça a validade dos resultados. No que se refere à consistência interna do instrumento, todos os itens do inventário se correlacionaram positivamente com a pontuação total (alfa de Cronbach = 0,72). O autor alerta que, em uma amostra clínica, é provável ocorrer uma maior variância que pode gerar um coeficiente mais alto.

Uma pesquisa realizada pela Universidade de Chicago coletou dados de 249 crianças afro-americanas com o CSBI. Os resultados indicaram que as crianças de 2 a 12 anos de idade expressaram larga variedade de comportamentos sexuais referentes aos nove domínios avaliados pelo inventário. Entre os resultados, destaca-se que não houve diferenças estatisticamente significantes entre os gêneros, e sim entre as idades de 2 a 5, 6 a 9 e 10 a 12 anos, assim como o estudo de normatização (Thigpen, 2007).

Na normatização holandesa do CSBI, realizada com 917 crianças de 2 a 12 anos de idade, resultados semelhantes foram encontrados em relação à variável idade e a frequência relativa de uma ampla variedade de comportamentos sexuais, comparável ao da amostra americana. Com relação à consistência interna, verificou-se um alfa de Cronbach de 0,86 (Schoentjes, Deboutte e Friedrich, 1999). Da mesma forma que na normatização americana, somente duas variáveis se correlacionaram significativamente com a média do escore total do CSBI. Essas variáveis foram a idade [$F_{(99,9)} = 0,108, p < 0,001$] e anos de escolaridade da mãe [$F_{(11,9)} = 0,016, p < 0,001$]. Juntas, essas variáveis explicaram 12,4% da variância. Os resultados novamente confirmaram o efeito da idade na média do escore total do CSBI. Crianças mais novas apresentam escores mais altos do que crianças mais velhas (de 10 a 12 anos). Com relação aos anos de escolaridade da mãe e o relato de comportamentos sexuais, as mães com mais anos de escolaridade também relataram mais comportamentos do que as mães com poucos anos de escolaridade. Em outro estudo, pesquisadores relataram os achados para o CSBI para uma amostra de pacientes psiquiátricos do sexo masculino internados. Os resultados indicam diferenças significativas entre o relato de pais que tiveram filhos abusados sexualmente dos que não tiveram (Wherry et al., 1995).

Na normatização brasileira e no estudo de novas evidências de validade do CSBI (Rossetti, 2016), participaram do processo de normatização e análise de confiabilidade 225 mães ou responsáveis por crianças de 3 a 11 anos de idade. Para o estudo de validade de critério do tipo concorrente, utilizou-se essa mesma amostra. Para a validade de construto do tipo discriminante, participaram três grupos de mães ou responsáveis por crianças de 2 a 12 anos de idade com síndrome de Down (n = 24), com transtorno do espectro autista (TEA) (n = 30) e um controle (= 30). Os resultados indicaram que a consistência interna foi igual à da versão original, da holandesa e da brasileira. As crianças mais novas não apresentaram escores mais altos do que crianças mais velhas como em outros estudos. A ausência de diferenças entre as pontuações dos TEA e controle diverge da literatura. Sujeitos TEA mais adaptados obtêm menores escores no CSBI. Dessa forma, o estudo atesta a confiabilidade da versão brasileira do CSBI assim como identifica evidências de validade para o uso do instrumento no Brasil.

Referências bibliográficas

1. Achenbach TM. Manual for the Child Behavior Checklist/4-18 and 1991 Profile. Burlington, VT: University of Vermont, Department of Psychiatry, 1991.
2. Amazarray MR; Koller SH. Alguns aspectos observados no desenvolvimento de crianças vítimas de abuso sexual. Psicologia: Reflexão e Crítica, 11, 559-578, 1998.
3. American Educational Research Association – AERA, American Psychological Association – APA, Nacional Concil on Measurement in Education – NCME. Standards for Educational and Psychological Testing. Washington: American Educational Research Association, 1999.
4. Assumpção FB Jr.; Kuczynski E. Tratado de psiquiatria da infância e adolescência. Rio de Janeiro: Atheneu, 2003.
5. Assumpção FB Jr.; Kuczynski E. Situações psicossociais na infância e na Adolescência. Rio de Janeiro: Atheneu, 2008.
6. Azevedo MA; Guerra VNA. Crianças vitimizadas: A síndrome do pequeno poder. São Paulo: Iglu, 1989.
7. Azevedo MA; Guerra UMA. Infância e violência doméstica. São Paulo: LACRI-USP, 2002.
8. Bandura A. Social learning theory. Englewood Cliffs, NJ: Prentice Hall, 1977.
9. Bijou SW; Ribes E. New directions in behavior development. Reno: Context Press, 1996.
10. Brito AMM; Zanetta DMT; Mendonça RCV et al. Violência doméstica contra crianças e adolescentes: Estudo de um programa de intervenção. Ciência e Saúde Coletiva, 10, 143-149, 2005.
11. Caminha RM. Maus tratos: O flagelo da infância. In: Bemvenutti VL (ed.). Cadernos de Extensão II. São Leopoldo: Unisinos, 2000. p. 37-53.
12. Campos DMS. Psicologia e desenvolvimento humano. Rio de Janeiro: Vozes, 1997.
13. Carlsson U; Feilitzen C von (org.) A criança e a violência na mídia. São Paulo: Cortez, 1999.
14. Cecil H; Matson SC. Psychological functioning and family discord among African American adolescent females with and without a history of childhood sexual abuse. Child Abuse & Neglect, 25, 973-988, 2001.
15. Cohen C. O incesto. In: Azevedo MA; Guerra VNA (eds.). Infância e violência doméstica: fronteiras do conhecimento. 3. ed. São Paulo: Cortez, 2000. p. 211-225.
16. Cohen JA; Mannarino AP. Predictors of treatment outcome in sexually abused children. Child Abuse & Neglect, 24(7), 983-994, 2000.
17. De Antoni C; Koller SH. Violência doméstica e comunitária. In: Contini M; Koller SH; Barros MNS (eds.). Adolescência & psicologia: concepções, práticas e reflexões críticas. Rio de Janeiro: Conselho Federal de Psicologia, 2002. p. 85-91.
18. Deblinger E; Heflin AH. Abuso sexual infantil. In: Dattilio FM; Freeman A (orgs.). Estratégias cognitivocomportamentais para intervenção em crises: tópicos especiais. Lopes M; Carbajal M (Trad.). São Paulo: Editorial Psy. (Original publicado em 1992), 1995. p. 229-253.
19. DeMause L. The history of child abuse. Journal of Psychohistory, 25 (3), 3-10, 1998.
20. Deslandes SF. Atenção a crianças e adolescentes vítimas de violência doméstica: Análise de um serviço. Cadernos de Saúde Pública, 10, 177-187, 1994.
21. Duarte OS; Miyazaki MCOS; Ciconelli RM et al. Tradução e adaptação cultural do instrumento de avaliação de qualidade de vida para pacientes renais crônicos (KDQOL-SF). Revista da Associação Médica Brasileira, 49 (4), 375-81, 2003.
22. Fassler IR; Amodeo M; Griffin ML et al. Predicting long-term outcomes for women sexually abused in childhood: contributions of abuse severity versus family environment. Child Abuse & Neglect, 29, 269-284, 2005.
23. Figueiredo B; Paiva C; Matos R et al. História de abuso durante a infância. Análise Psicológica, 3 (21), 365-387, 2001.
24. Finkelhor D. Current information on the scope and nature of child sexual abuse. The future of children, 4 (2), 31-53, 1994.
25. Flores R; Caminha R. Violência sexual contra crianças e adolescentes: algumas sugestões para facilitar o diagnóstico correto. Revista de Psiquiatria do Rio Grande do Sul, 16, 158-167, 1994.
26. Forbes F; Duffy JC; Mok J et al. Early intervention service for non-abusing parents of victims of child sexual abuse – Pilot study. British Journal of Psychiatry, 183, 66-72, 2003.
27. Friedrich W; Grambsch P; Broughton D et al. Normative sexual behavior in children. Pediatrics, 88(3), 456-464, 1991.
28. Friedrich W. The Child Sexual Behavior Inventory (CSBI). Third Edition. Psychological Assessment Resources, 1997.
29. Friedrich W; Fisher J; Broughton D; Houston et al. Normative Sexual Behavior in Children: A Contemporary Sample. Pediatrics, 101(4), 19-23, 1998.
30. Furniss T. Abuso sexual da criança: uma abordagem multidisciplinar. Porto Alegre: Artes Médicas, 1993.
31. Goldman R. Children's Sexual Thinking. New York: Academic Press, 1982.
32. Gordon B; Schroeder C; Abrams J. Children's knowledge of sexuality: A comparison of sexually abused and nonabused children. American Journal of Orthopsychiatry, 60(2), 250-257, 1990a.
33. Gordon B; Schroeder C; Abrams J. Age and socialclass differences in children's knowledge of sexuality. Journal of Clinical Child Psychology, 1, 33-43, 1990b.
34. Guillemim F. Cross-cultural adaptation and validation of health status measures. Scandinavian Journal of Rheumatology, 24 (2): 61-63, 1995.
35. Guillemim F; Bombardier C; Beaton D. Cross-cultural adaptation of health related quality of life measures: literature review and proposed guidelines. Journal of Clinical Epidemiology, 46 (12), 1417-32, 1993.
36. Habigzang LF; Koller SH. Terapia cognitivo-comportamental e promoção de resiliência para crianças e adolescentes vítimas de violência sexual intrafamiliar. In: Dell'Aglio DD; SH Koller; Yunes MAM (eds.). Resiliência e psicologia positiva: Interfaces do risco à proteção. São Paulo: Casa do Psicólogo, 2006. p. 233-258.
37. Habigzang LF; Koller SH; Azevedo GA et al. Abuso Sexual Infantil e Dinâmica Familiar: Aspectos observados em processos jurídicos. Psicologia: Teoria e Pesquisa, 21(3), 341-348, 2005.
38. Habigzang LF; Caminha RM. Abuso sexual contra crianças e adolescentes: Conceituação e intervenção clínica. São Paulo: Casa do Psicólogo, 2004.
39. Hambleton RK; Patsula L. Increasing the validity of adapted tests: myths to be avoided and guidelines for improving test adaptation practices. Journal of Applied Testing Technology. Disponível em: http://www.testpublishers.org/documents/journal0114.pdf. Acesso em: 13/01/2010.
40. Hasselmann MH; Reichenheim ME. Adaptação transcultural da versão em português da Conflict Tactics Scales Form R (CTS-1), usada para aferir violência no casal: equivalência semântica e de mensuração. Cadernos de Saúde Pública, 19, 1083-1093, 2003.
41. Haugaard JJ. The challenge of defining child sexual abuse. American Psychologist, 55, 1036-1039, 2000.
42. Herdman M; Fox-Hushby J; Badia X. A model of equivalence in the cultural adaptation of HRQoL instruments: the universalist approach. Quality of life Research, 7 (4), 323-335, 1998.
43. Herdman, M; Fox-Hushby J; Badia X. "Equivalence" and the translation and adaptation of health-related quality of life questionnaires. Quality of life Research, 6 (3), 323-335, 1997.
44. Instituto Brasileiro de Avaliação Psicológica – IBAP [homepage na internet]. Diretrizes para o uso de testes: International Test Commission 2003. Disponível em: <http://www.ibapnet.org.br/avalpsi_diretrizes.html>. Acesso em: 13/01/2010.

45. Kellogg ND; Menard SW. Violence among family members of children and adolescents evaluated for sexual abuse. Child Abuse & Neglect, 27, 1367-1376, 2003.
46. Kristensen CH; Flores RZ; Gomes WB. Revelar ou não revelar: uma abordagem fenomenológica do abuso sexual em meninos. *In:* Buins MAT; Holanda AF (org.). Psicologia e Pesquisa Fenomenológica. São Paulo: Ômega, 2001. p. 110.
47. Lamb S; Coakley M. Normal childhood sexual play and games: differentiating play from abuse. Child Abuse and Neglect, 17, 515-526, 1993.
48. Lindblad F; Gustafsson PA; Larsson I. Preschoolers' sexual behavior at daycare centers: an epidemiological study. Child Abuse Neglect, 19, 569-577, 1995.
49. Lombardi C; Bronfman, M; Facchini LA; Victora CG et al. Operacionalização do conceito de classe social em estudos epidemiológicos. Rev. Saúde Pública, 22 (4), 253-265, 1988.
50. Merlo-Flores T. Por que assistimos à violência na televisão? Pesquisa de campo argentina. *In:* Carlsson U; Feilitzen C von (org.). A criança e a violência na mídia. Brasília: Cortez, 1999.
51. Mestrinel P. Quando a violência não para de crescer. Jornal de Jundiaí, p. 4. 31 de maio de 2009.
52. Moraes CL; Hasselman MH; Reichenheim ME. Adaptação transcultural para o português do instrumento Revised Conflict Tactics Scales (CTS2), utilizado para identificar violência entre casais. Cadernos de Saúde Pública, 18, 163-176, 2002.
53. Morales AE; Schramm FR. A moralidade do abuso sexual intrafamiliar em menores. Ciência e Saúde Coletiva 7, 265-273, 2002.
54. Okami P; Olmstead R; Abramson P. Sexual experiences in early childhood: 18th Year longitudinal data from the UCLA Family Lifestyles Project. The Journal of Sex Research, 34(4), 339-347, 1997.
55. Pasquali L. Técnicas do Exame Psicológico – TEP manual (volume I). São Paulo: Casa do Psicólogo, 2001.
56. Pfeiffer L; Salvagni EP. Visão atual do abuso sexual na infância e adolescência. Jornal de Pediatria, 81 (5), 197-24, 2005.
57. Phipps-Yonas S; Yonas A; Turner M et al. Children and Sexuality: The Observations and Opinions of Family Daycare Providers Results and Technical Report. Minnesota Center for Survey Research, University of Minnesota, 1992.
58. Phipps-Yonas S; Yonas A; Turner M et al. Sexuality in early childhood: the observations and opinions of family daycare providers. Cura Reporter, 23,1-5, 1993.
59. Polanczyk GV; Zavaschi ML; Benetti S et al. Violência sexual e sua prevalência em adolescentes de Porto Alegre, Brasil. Revista de Saúde Pública; 37(1), 8-14, 2003.
60. Prado MCCA. O mosaico da violência: a perversão na vida cotidiana. São Paulo: Vetor, 2004.
61. Reichenheim ME; Moraes CL. Operacionalização de adaptação transcultural de instrumentos de aferição usados em epidemiologia. Revista de Saúde Pública, 41(4), 665-673, 2007.
62. Rich C; Gidycz CA; Warketin, JB et al. Child and adolescent victimization: A prospective study. Child Abuse & Neglect, 29 (7), 1373-1394, 2005.
63. Rosenfield A; Bailey R; Siegel B et al. Determining incestuous contact between parent and child: frequency of children touching parent's genitals in a nonclinical population. Journal American Academy Child Psychiatry, 25, 481-484, 1986.
64. Rossetti MO. Inventário de comportamentos sexuais da criança: normatização brasileira e novas evidências de validade. Orientador Francisco Baptista Assumpção Júnior. Tese de Doutorado – Programa de Pós-Graduação em Psicologia. Área de Concentração: Psicologia Clínica. Instituto de Psicologia da Universidade de São Paulo, 141f. São Paulo, 2016.
65. Rossi D. Adolescentes Marcadas pela Violência Doméstica. Dissertação de Mestrado. São Paulo: Pontifícia Universidade Católica de São Paulo, 1999.
66. Rouyer M. As crianças vítimas, consequências a curto e médio prazo. *In:* Gabel M (org.). Crianças vítimas de abuso sexual, São Paulo: Summus, 62-71, 1997.
67. Rutter M. Normal Psychosexual Development. Journal Child Psychol. Psychiatry; 11, 259-283, 1971.
68. Sanderson C. Abuso sexual em crianças – Fortalecendo pais e professores para proteger crianças contra abusos sexuais e pedofilia. (Tradução de Ferrari DDA). São Paulo: M. Books, 2005.
69. Schoentjes E; Deboutte D; Friedrich W. Child Sexual Behavior Inventory: A Dutch-speaking Normative Sample. Pediatrics, 104(4), 885-893, 1999.
70. Silva DFM; Hutz CS. Abuso infantil e comportamento delinquente na adolescência: Prevenção e intervenção. *In:* Hutz CH (ed.). Situações de risco e vulnerabilidade na infância e na adolescência: Aspectos teóricos e estratégias de intervenção. São Paulo: Casa do Psicólogo, 2002. p. 151-186.
71. Silva AMAS. Quebrando o pacto do silêncio. *In:* Ferrari DCA; Vecina, TCC (org.). O fim do silêncio na violência familiar: teoria e prática. São Paulo: Ágora, 2005.
72. Skinner BF. Sobre o behaviorismo. São Paulo: Cultrix, 1974.
73. Sternberg KJ; Lamb ME; Guterman E et al. Adolescents' perceptions of attachments to their mothers and fathers in families with histories of domestic violence: A longitudinal perspective. Child Abuse & Neglect, 29, 853-869, 2005.
74. Strasburger VC. Os adolescentes e a mídia: Impacto Psicológico. Porto Alegre: Artmed, 1999.
75. Tardivo LSPC; Silva MAS; Vagostello L. Os efeitos do abuso sexual em crianças pequenas: um estudo de caso. *In:* Congresso Nacional da Sociedade Brasileira de Rorschach e outros métodos projetivos. Resumos de comunicações científicas. Porto Alegre: Sociedade Brasileira de Rorschach e outros métodos projetivos, 2004. p. 197.
76. Thigpen JW. The Early Sexual Behavior of African-American Children: Implications for Child Welfare, 19 th National Symposium on Doctoral Research in Social Work, 2007.
77. Tokumaru RS. Investimento parental e maus-tratos de crianças. *In:* Silvares EFM; Assumpção Jr. FB; Priszkulnik L (eds.). Psicologia evolucionista. Rio de Janeiro: Guanabara Koogan, 2009. p. 96-103.
78. Vijver FV; Hambleton RK. Translating Tests: some practical guidelines. European Psychologist, 1 (2), 89-99, 1996.
79. Weiss E; Longhurst J; Mazure C. Childhood sexual abuse as a risk factor for depression in women: psychosocial and neurobiological correlates. American Journal Psychiatry, 156 (6), 816-26, 1999.
80. Wherry JN; Jolly JB; Adam B et al. Child Sexual Behavior Inventory Scores for Inpatient Psychiatric Boys An Exploratory Study. Journal of Child Sexual Abuse, 4 (3), 95-105, 1995.
81. Wilson BJ; Kunkel D; Linz D et al. A natureza e o contexto da violência na televisão americana. *In:* Carlsson U; Feilitzen C (orgs.). A criança e a violência na mídia. Brasília: Cortez, 1999.
82. Yama M; Tovey S; Fogas B. Childhood family environment and sexual abuse as predictors of anxiety and depression in adult women. American Journal Orthopsychiatry, 36, 136-41, 1993.

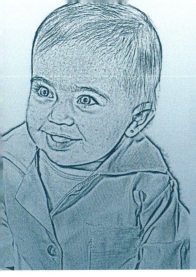

Capítulo 77

Qualidade de Vida

Clélia Marta Casellato de Souza
Evelyn Kuczynski

> "Maximizar a qualidade de vida é uma ambição humana, talvez universal na sua natureza, mas sua forma é individualmente única."
>
> (Schalock, 1996)

Introdução

Estatísticas sobre mortalidade e cronicidade na infância e na adolescência apontam para uma tendência muito peculiar que vem se estruturando ao longo das últimas décadas. Um levantamento do birô do Censo Nacional de Estatística da Saúde (Estados Unidos) apontava (em 1988) 31% das crianças menores de 18 anos convivendo com alguma condição crônica, das quais 70% tinham um problema de saúde; 21%, dois; e 9%, duas ou mais condições crônicas (Santos, 2005). No Brasil, deparamo-nos com as dificuldades de rastreamento e de diagnóstico, a não inclusão de todas as condições crônicas e a dependência do tipo do serviço de saúde. Desse modo, com a relativa imprecisão das informações sobre prevalência, a condição crônica acomete 10% de crianças e adolescentes de 0 a 19 anos, sendo que 9,1% deles apresentam apenas uma; 0,7%, duas; e 0,2%, três ou mais condições crônicas, segundo a Pesquisa Nacional por Amostra de Domicílios (PNAD) de 2003 (IBGE, 2005).

Estimativas mais atuais destacam que 1 em cada 570 adultos (entre 20 e 34 anos de idade) é sobrevivente do câncer na infância (Hewitt, 2003). Constata-se de longa data maior suscetibilidade a condições psiquiátricas nesse grupo, assim como entre outras condições infantis crônicas, e maior incidência de transtornos mentais do que em grupos-controle fisicamente sadios (Garralda e Bailey, 1989; Cadman, 1987; Breslau, 1985; Rutter, 1976). Reconhecer esses quadros, cuja aparência é modificada pela doença de base, é crucial, embora seja tarefa das mais complexas (Postlethwaite, 1996).

Na avaliação de indivíduos nessas condições, instrumentos de avaliação psiquiátrica validados para populações sadias muitas vezes são inadequados dada a sobreposição de sintomas físicos e de sintomas mentais. A definição tradicional de sucesso terapêutico, de sobrevida absoluta ou livre de doença, prejudica a comparação da evolução psicossocial e funcional entre os vários protocolos clínicos e a avaliação de intervenções psicossociais. Mais do que isso, perde-se de vista um ponto essencial: a experiência de viver transcende a simples mensuração da duração da vida (Glazer e Ivan, 1996). No entender de Schipper e Levitt (1985): "... ensaios clínicos avaliam tamanho do tumor, desaparecimento, reaparecimento, sobrevida. Pacientes medem a qualidade de vida".

No entanto, capacidade funcional e desempenho não implicam necessariamente uma vida considerada gratificante e satisfatória. A avaliação da qualidade de vida (QV) visa contornar as dificuldades anteriormente descritas. Historicamente, o desenvolvimento de métodos de avaliação da QV infantil tem recebido menos atenção do que a destinada a adultos. A avaliação formal da QV em crianças vem se desenvolvendo principalmente a partir dos trabalhos em oncologia pediátrica e cuidados neonatais intensivos (Barbarini e Prebianchi, 2008).

O conceito de QV não é novo, visto que a discussão sobre o que constitui o bem-estar ou a felicidade remonta a Platão e Aristóteles (*The Special Interest Research Group on Quality of Life*, 2000). Apesar de o termo "qualidade de vida" ser de aparecimento recente na literatura pertinente (apresenta-se com maior frequência a partir da década de 1970), seus antepassados remontam à filosofia de Claude Helvétius (1715-1771), herdeiro da Psicologia Materialista de Condillac. Helvetius defendia a ideia de que o homem seria um ser estritamente físico, e que sua capacidade de apreensão e pensamento dependia das sensações físicas, prévias e atuais. Helvetius e Holbach (este último, com seu princípio geral de "a maior felicidade para o maior número de pessoas possível") argumentavam que a sociedade deveria se organizar de maneira a propiciar bem-estar e prosperidade a seus integrantes. Esse utilitarismo resultaria na salvaguarda dos direitos, não apenas por serem naturais, mas também por conduzirem à felicidade, com sua consequente utilidade. Desse modo, esses princípios foram mais tarde vinculados ao liberalismo e também estabeleceram uma íntima conexão com os do capitalismo (Medina, 1996).

A QV passou a ser um critério de avaliação importante a partir do aumento nos índices de sobrevivência de doentes crônicos e vítimas de traumas com sequelas. No mesmo sentido, houve o reconhecimento de que procedimentos médico-terapêuticos deveriam não apenas elevar a expectativa de vida, mas também melhorar a QV, a partir da evidência da baixa correlação entre morbidade e satisfação dos pacientes e da importância de uma participação mais efetiva dos pacientes, na tomada de decisões e no autocuidado (Barbarini e Prebianchi, 2008).

Qualidade de vida – um corpo teórico

Nas últimas décadas, a área da Saúde tem focalizado sua atenção sobre métodos de mensuração de resultados e consequências de intervenções terapêuticas dos mais variados tipos, cujas conceituação e quantificação são, muitas vezes, controversas. Muitos indicadores existentes se baseiam em modelos enfocando a "doença", um conceito médico de anormalidade patológica indicado por sinais e sintomas. A "má saúde" do indivíduo é demonstrada por sentimentos de dor e desconforto, além de percepções de mudança no funcionamento e sensações ou sentimentos habituais. A doença pode ser o resultado de uma anormalidade patológica, mas não necessariamente. Uma pessoa pode se sentir mal sem que a ciência médica seja capaz de detectar uma doença. A mensuração do estado da saúde teria de levar em consideração ambos os conceitos (Bowling, 1997).

A partir de então, o que passa a importar é como o paciente se sente, em vez de como o médico acredita que ele deva se sentir com base em suas medidas clínicas. A resposta do sintoma ou as taxas de sobrevida já não são mais suficientes e, quando se fala do tratamento de condições crônicas ou associadas ao risco à vida, a terapêutica deve ser avaliada quanto a ser mais ou menos provável de conduzir a uma vida que valha a pena ser vivida, em termos sociais, psicológicos, assim como físicos. A amplamente utilizada definição negativa de saúde (ausência de doença) e a definição de saúde de 1946, da Organização Mundial da Saúde (um total bem-estar físico, psicológico e social), há muito são reconhecidas como limitadas (World Health Organization, 1958, *apud* Bowling, 1997).

Medidas baseadas em taxas de mortalidade e morbidade de uma determinada população, absenteísmo na escola e no trabalho, retorno às atividades escolares e laborais, utilização de serviços de saúde, todas são sujeitas a erros grosseiros, no sentido de não apreenderem as condições subjetivas de saúde de um determinado grupo avaliado. Além disso, o ponto em que não há mais saúde é, na verdade, desconhecido. Um modelo mais positivo seria o de uma escala de sensação, ou de bem-estar, que passe dos indivíduos plenos de energia para os que se sentem bem, até os que se sentem mal e os definitivamente doentes (Merrell, 1949), fazendo uso da palavra "saúde" mais do que "doença", para enfatizar o aspecto "positivo" da escala.

Há múltiplas influências sobre a evolução do paciente que requerem um modelo mais abrangente. Os fatores não biológicos que podem influenciar a recuperação e a evolução do paciente incluem (Bowling, 1997):

- Estado psicológico do paciente.
- Motivação e adesão a estratégias de cunho terapêutico.
- *Status* socioeconômico.
- Disponibilidade de recursos da saúde.
- Rede de suporte social.
- Crenças e comportamentos individuais e culturais.

Assim, a avaliação da evolução deveria também levar em consideração o sistema de valoração do indivíduo avaliado.

A QV pode ser definida como um termo que representaria uma tentativa de nomear algumas características da experiência humana (Jonsen, 1982), sendo o fator central que determina (para alguns autores) a sensação subjetiva de bem-estar (Hinds, 1990; Rosenbaum, 1990). Já Reaman e Haase (1996), na tentativa de uma definição muito abrangente, priorizam estar ela envolvida por todos os aspectos que temporalmente cercam o diagnóstico e o tratamento de uma doença, e que se estendem além da questão médica, incluindo estilo de vida, comunidade e vida familiar. Há, contudo, raros estudos empíricos com tentativas de definir as qualidades que fazem a vida (e a sobrevida) valer a pena.

Mendola e Pelligrini (1979) definem QV como a aquisição, por um indivíduo, de uma situação social satisfatória, dentro dos limites da capacidade física percebida. Shin e Johnson (1978) sugerem que a QV consiste na possessão dos recursos necessários para a satisfação de necessidades e desejos individuais, participação em atividades que permitem o desenvolvimento pessoal, a autorrealização e uma comparação satisfatória entre si mesmo e os outros, todos fatores dependentes de experiências prévias e de conhecimento. Patterson (1975) identifica certas características consideradas essenciais para qualquer avaliação de QV:

- Saúde geral.
- *Status* de desempenho.
- Conforto geral.
- *Status* emocional.
- *Status* econômico.
- Todas contribuindo para a proposição feita por Shin e Johnson (1978).

Da mesma forma, o Grupo para Qualidade de Vida da Organização Mundial da Saúde (OMS) incluiu em sua definição a percepção do indivíduo de sua posição na vida, no contexto cultural e no sistema de valores em que ele vive e em relação a seus objetivos (WHOQOL – Group, 1993). O Grupo de Pesquisa com Especial Interesse na Qualidade de Vida da International Association for the Scientific Study of Intellectual Disabilities e da Organização Mundial da Saúde (2000) a define como um conceito rico e variado, que se utiliza de recursos tanto da ciência como da arte e que se manifesta não apenas em dados de pesquisa e mensuração, mas também em uma variedade de expressões pessoais consistentes com o ser, o pertencer e o tornar-se individual, abrangendo os seguintes principais domínios:

- Bem-estar.
- Variabilidade interpessoal.
- Variabilidade intrapessoal.
- Contexto pessoal.
- Perspectiva do intervalo de vida.
- Holismo.
- Valores, escolhas e controle pessoal.
- Percepção.

- Autoimagem.
- Autoridade.

Cella (1992) considera a QV como composta de dois componentes básicos: subjetividade; e multidimensionalidade. A subjetividade é definida como a capacidade de o paciente avaliar suas próprias condições e expectativas utilizando os processos cognitivos subjacentes para a percepção da qualidade de vida, como percepção da doença, do tratamento, expectativas pessoais e avaliação de riscos e danos. A multidimensionalidade é dividida em quatro áreas correlatas, porém distintas: física; funcional; emocional; e social. Além dessa visão multidimensional, Olweny (1992) também considera o impacto da influência cultural, principalmente se forem analisadas as diferenças entre países desenvolvidos e em desenvolvimento. Nesse sentido, é absolutamente imprescindível que se evite o "transplante" de conceitos de um contexto cultural para outro, sem levar em consideração a especificidade de cada um (Kóvacs, 1998).

A mensuração da qualidade de vida na clínica garante que o foco do tratamento e das avaliações seja o paciente e não os sintomas, sendo deste modo uma alternativa para as medidas tradicionais, com base em sintomas e abordagens estatísticas de significância clínica (Barbarini e Prebianchi, 2008).

Basicamente, a QV é reconhecida como um conceito que representa as respostas individuais aos efeitos físicos, mentais e sociais da doença sobre o cotidiano e que influenciam a extensão em que a satisfação pessoal com as circunstâncias da vida pode ser adquirida. Ele abrange mais do que apenas o bem-estar físico. Inclui percepções de bem-estar, um nível básico de satisfação e uma sensação geral de valoração de si mesmo (Bowling, 1997). E no caso das crianças e adolescentes, qual seria o conceito de QV?

Para crianças e adolescentes doentes, "bem-estar" pode significar "... o quanto seus desejos e esperanças se aproximam do que realmente está acontecendo. Também reflete sua prospecção, tanto para si quanto para os outros..." e "... é muito sujeita a alterações, sendo influenciada por eventos cotidianos e problemas crônicos" (Hinds, 1990). Pal (1996) considera que os instrumentos que se propõem a mensurar essa "variável" diferem muito quanto à importância que dão à função familiar e às relações sociais como fatores para o bem-estar da criança. Também entende que há pouca congruência entre as concepções de papel e função normal da criança em cada idade, dentro de e entre vários contextos sociais. A possibilidade de que a experiência da enfermidade seja um evento de valor único, e cujo padrão desenvolvimental não seja passível de comparação a qualquer outro, é levantada.

Jenney e Campbell (1997) criticam a falta de definições para QV entre os autores que com esse conceito trabalham; já Bradlyn e Pollock (1996) a definem como multidimensional, incluindo, mas não se limitando a, o funcionamento social, físico e emocional da criança e do adolescente e, quando indicado, de sua família, devendo ser um parâmetro sensível às alterações que ocorrem no evoluir do desenvolvimento. Eiser (1997) critica a definição desse conceito a partir das características que não tem, sublinhando a atenção dada às incapacidades adquiridas ou a um ideal de conjugação de aspirações e experiência. Também atenta para a diferença crucial entre o que é QV "infantil" na visão de um adulto e da própria criança.

Lindström (1994) considera um modelo ideal, englobando quatro esferas de vida – a global (sociedade e macroambiente), a externa (condições socioeconômicas), a interpessoal (estrutura e função do apoio social) e a pessoal (condições físicas, mentais e espirituais), de aplicação universal. Em sua opinião, no caso da criança, as esferas global e externa estão acima de qualquer esfera, sendo supervalorizadas porque as crianças nascem e desenvolvem-se nessas circunstâncias, diferentemente do adulto, que as têm como "bastidor" de seu momento atual. Em especial, as condições promotoras de saúde seriam essenciais, dada a vida que terão pela frente. A pedra filosofal seria a equalidade – dentro do princípio "pelos melhores interesses da criança".

Na década de 1990, o conceito de QV foi incorporado ao âmbito da saúde, em uma perspectiva mais focalizada, passando a receber a denominação de "qualidade de vida relacionada à saúde" (QVRS). Sua avaliação considera os prejuízos funcionais, as repercussões sociais induzidas pela condição de doença, complicações e tratamentos, incorporando como estado de saúde (físico, psicológico e social) danos, sintomas ou incapacidades, verificando a própria percepção do indivíduo sobre sua QVRS e o impacto da doença e do tratamento no cotidiano dos indivíduos (Novato et al., 2007).

Instrumentos para a mensuração da qualidade de vida

Muitos vêm tentando desenvolver instrumentos voltados para a avaliação da QV na infância e na adolescência, com graus variados de abrangência, restrição, competência e sucesso (ou fracasso). Consideramos moroso e infrutífero alongar-se a descrever instrumento por instrumento, item por item, tendo em vista que a maioria, na verdade, mede desempenho e, muitas vezes, voltado para a constatação de limitações (ou ausência destas) vinculadas a uma determinada condição mórbida. No entanto, podemos resumir os tipos de questionários (com itens agrupados em domínios ou dimensões) e as características principais implicadas na sua construção, conforme segue (Silva, 2000):

- Questionários gerais de QV: utilizados em diferentes tipos e graus de doenças e em diferentes populações; úteis para detectar mudanças no estilo de vida e limitações sociais, muitas vezes não detectáveis pelas avaliações tradicionais. São menos sensíveis na detecção de mudanças clínicas na evolução do paciente.

- Questionários específicos de QV: utilizados em grupos específicos, com a finalidade de avaliar aspectos também específicos de um estudo; mais sensíveis para avaliar as mudanças ocorridas em um mesmo indivíduo no decorrer do tempo.

- Questionários com função discriminativa: avaliam as consequências de uma situação conhecida, sobre um grupo de indivíduos, úteis para mostrar as diferenças interpessoais. Utilizados tanto para distinguir pessoas pertencentes a grupos diferentes quanto para detectar diferenças entre pessoas que, embora submetidas às mesmas condições, respondem de maneira diversa.

- Questionários com função preditiva: *screening* para identificar, dentro de um grupo populacional, quais os indivíduos com maior probabilidade de vir a desenvolver determinada condição ou manifestação. Elaborados à luz de um conhecimento já estabelecido, têm a finalidade de detectar mais precocemente as pessoas consideradas de risco e, consequentemente, possibilitar intervenções mais precoces.

- Questionários com função avaliativa: com capacidade de aferir mudanças, por meio do tempo, em um mesmo indivíduo ou grupo, no domínio de interesse do estudo, medindo trocas longitudinais em indivíduos ou grupos e úteis para quantificar o benefício de um tratamento utilizado, ou o custo *versus* benefício de um estudo.

Mulhern et al. (1989) propõem as seguintes características como essenciais a um instrumento de avaliação de QV:

- Incluir a abordagem da função física, desempenho escolar e ocupacional, ajustamento social e autossatisfação.
- Ter sensibilidade para detectar os problemas funcionais mais comuns de crianças com câncer (e, aqui, podemos acrescentar "e outras doenças crônicas").
- Ser confiável e válido para o grupo de pacientes em que será utilizado.
- Ser breve, simples, fácil de administrar e de computar e reprodutível.
- Valer-se de informação de cuidadores familiares ao trato com a criança.
- Ser corrigido para a idade, sob normas populacionais.
- Estar adequado para detectar desempenho acima da média.
- Permitir estimativa confiável do funcionamento pré-mórbido.
- Permitir à criança capaz de entender o conceito de QV ou seus componentes a oportunidade de fornecer sua autoavaliação.

Na prática, nenhum instrumento consegue abranger todas essas características (Glazer e Ivan, 1996).

Quando dos primeiros levantamentos sobre QV na infância, muitos estudos que se propunham a avaliar a QV de pacientes com câncer e outras condições crônicas fizeram uso de dados obtidos a partir da aplicação da *Vineland Adaptive Behavior Scale* (Sparrow, 1984); uma escala de avaliação de comportamento adaptativo que em nada se assemelha a um instrumento destinado à apreensão da percepção de bem-estar, além de se basear na informação do cuidador, enfocando um desempenho, uma adequação social, o que de forma alguma corresponde necessariamente a satisfação e bem-estar.

Canning e Kelleher (1994) avaliaram a sensibilidade, a especificidade e os valores preditivos positivo e negativo de três diferentes instrumentos de *screening* para transtornos emocionais e de comportamento na infância e na adolescência entre 112 crianças e adolescentes cronicamente doentes e seus pais. O desempenho do *Child Depression Inventory* (CDI), do *Pediatric Symptom Checklist* (PSC) e do *Child Behavior Checklist* (CBCL) em detectar transtornos emocionais e comportamentais foi comparado aos diagnósticos obtidos pela aplicação de uma entrevista psiquiátrica estruturada, a *Diagnostic Interview Schedule for Children, Version 2.1*, evidenciando, entre os primeiros instrumentos, uma alta especificidade, em detrimento de baixo desempenho nos demais parâmetros, não sendo úteis no rastreamento de condições psicopatológicas em crianças e adolescentes com condições médicas crônicas.

Varni et al. (1998) desenvolveram um inventário específico para a avaliação de portadores de câncer, com versões para aplicação em crianças e adolescentes, o *Pediatric Cancer Quality of Life Inventory* (PCQL), com uma escala de 4 pontuações de tipo Likert, abrangendo cinco domínios:

1. Desempenho físico.
2. Sintomas relacionados à doença e ao tratamento.
3. Desempenho psicológico.
4. Desempenho social.
5. Desempenho cognitivo, com o intuito de ser um questionário focalizado sobre o problema ou sintoma, dentro da expectativa conceitual de que problemas relacionados à saúde possam ser solucionados com uma associação de abordagens biomédicas e biocomportamentais, constatando discrepância nos dados colhidos junto ao paciente e ao cuidador, ocorrência frequente entre estudos desse tipo, conforme discutiremos mais à frente.

Mais recentemente, Varni realizou um amplo estudo comparativo do prejuízo na QV em crianças e adolescentes para 10 grupos de doenças (diabetes, cardiopatias, asma, transtornos mentais, câncer, doenças reumatológicas, obesidade, paralisia cerebral, doença renal e doenças gastrointestinais) e 33 categorias de gravidade, por meio do instrumento genérico PEDSQL 4.0 (Varni et al., 2007). Foram avaliados 2.500 pacientes e 9.500 crianças saudáveis, de 8 a 18 anos, segundo a perspectiva dos próprios pacientes e de seus pais. Os resultados demonstraram que autorrelatos dos pacientes descreviam prejuízos na QV quando comparados aos dos participantes saudáveis. Pacientes com paralisia cerebral relataram o maior prejuízo na qualidade de vida, enquanto os pacientes diabéticos relataram o menor prejuízo, sem que tenha havido (paralelamente) concordância com o relato dos pais ou responsáveis, como tem sido evidenciado em outros estudos que utilizam essa metodologia. Dada a abrangência, esse estudo apresenta especificidades das condições crônicas quanto ao impacto sobre o físico, o emocional, o social ou o aproveitamento escolar, que contribuem para a percepção da necessidade e a urgência de maior eficácia de tratamentos-alvo para esses pacientes com comprometimento da QV.

Vance et al. (2001) compararam os resultados colhidos com pacientes portadores de leucemia linfoide aguda da PCQL-32 (Varni, 1998), de outro instrumento, o *Discrepancy Quality of Life Measure* (DisQuoL), baseado na avaliação subjetiva entre qual é a expectativa e a atual percepção de QV do próprio paciente pediátrico (Eiser, 1999) e de dados fornecidos pelos pais por meio da *General Health Questionnaire* (GHQ-28) – (Golderberg, 1978) e da *Child Vulnerability Scale* (CVS) – (Forsyth, 1996) a respeito do desempenho e da vulnerabilidade atual de seus filhos, com discrepância entre as duas avaliações (pais *vs.* pacientes), fortemente influenciada, segundo a avaliação dos autores, pela depressão prevalente entre esses pais.

Manificat e Dazord (1997) desenvolveram uma escala de autoavaliação subjetiva de QV na infância *Autoquestionnaire Qualité de Vie Enfant Imagé* (AUQEI), visto encontrarem na literatura apenas avaliações baseadas em parâmetros objetivos e funcionais (Manificat et al., 1993). É um instrumento que busca avaliar a sensação subjetiva de bem-estar do indivíduo em questão, partindo da premissa de que o indivíduo em desenvolvimento é e sempre foi capaz de se expressar quanto à sua subjetividade. Nós, enquanto adultos, é que teríamos perdido a capacidade de entender sua "linguagem" peculiar. Paralelamente, ele se constitui em um instrumento genérico que possibilita a comparação entre pacientes afetados por alguma doença e indivíduos com boa saúde, útil por ser capaz de verificar os sentimentos da criança em relação ao seu estado atual, não a avaliando a partir de inferências com base no seu desempenho ou produtividade.

Essa escala leva em conta o nível de desenvolvimento (que influencia as áreas de investimento pessoal de cada indivíduo, o poder de informação, a capacidade de se pronunciar a respeito de seu estado de satisfação, o nível cognitivo e a capacidade de manter sua atenção sobre um determinado tema), a dependência física, psíquica e jurídica e as particularidades da aplicação de um questionário a uma criança. As autoras enfatizam a necessidade de validá-lo em diferentes populações e em diferentes contextos patológicos, com o intuito de ampliar a abrangência de avaliação da criança doente.

Esse instrumento passou por um estudo de validação em nosso meio (Assumpção Jr. et al., 2000), a partir da aplicação em mais de 300 crianças de 4 a 12 anos, com o objetivo de viabilizar uma abordagem do grau de satisfação a partir da óptica do próprio paciente pediátrico, tendo sido considerado uma ferramenta de fácil aplicação, apesar de necessitar de supervisão quando utilizada com crianças menores, mas ainda assim dispensando pouco tempo para sua aplicação, caracterizando uma população aparentemente normal, que pode servir como padrão para, a partir dela, serem caracterizadas particularidades de outras populações comprometidas, objetivando um acesso à natureza do estado de saúde do indivíduo em relação às implicações na sua QV, fator este que deve ser considerado um dos pontos básicos da prática médica.

La Scala et al. (2005) traduziram e adaptaram o *Pediatric Asthma Quality of Life Questionnaire* (PAQLQ) para avaliação da qualidade de vida de crianças e adolescentes brasileiras com asma (PAQLQ-A). Segundo os autores, a doença apresenta peculiaridades que justificam a necessidade de um instrumento específico. Deste modo, instrumentos de QV para esse quadro devem incluir perguntas de eventos passados, quantificar a intensidade e a frequência de sintomas e conseguir analisar os possíveis impactos específicos que o tratamento dessa doença pode causar. Nesse sentido, o PAQLQ foi escolhido por ter sido considerado um instrumento que abrange aspectos importantes e fundamentais para a avaliação desses pacientes: aspectos físicos (domínios sintomas e atividades) e psicológicos (domínio emoções); além da facilidade e do tempo reduzido de aplicação; dependendo do grau de escolarização. O estudo foi realizado com crianças e adolescentes com idades entre 7 e 17 anos, acompanhados no Ambulatório de Alergia do Departamento de Pediatria da Universidade Federal de São Paulo (Unifesp-EPM), avaliados de acordo com escore clínico de gravidade (leve, moderado e grave), uso correto da medicação, e reavaliados em pelo menos mais duas ocasiões, com intervalo de 2 a 4 semanas, no sentido de identificá-los como estáveis ou instáveis quanto à manutenção ou não do escore clínico de gravidade. A reprodutibilidade do PAQLQ-A foi analisada no grupo estável. A validade e a suscetibilidade à alteração (variação dos parâmetros clínicos) foram analisadas nos grupos instável e estável em dois tempos distintos (15 e 30 dias). Os resultados demonstraram que o instrumento adaptado é valido, reprodutível e capaz de detectar mudanças clínicas em crianças e adolescentes com asma, sendo (deste modo) um instrumento útil de avaliação da QV para as especificidades dessa população.

Novato et al. (2008a) realizaram uma adaptação da medida *Diabetes Quality Of Life for Youths* (DQOLY) para a cultura brasileira. O instrumento adaptado foi aplicado a 124 adolescentes com diabetes *mellitus* tipo 1. O instrumento original *Diabete Quality Of Life* (DQOL) consiste em quatro subescalas: satisfação; impacto da doença na vida diária; preocupações sociais/vocacionais; e preocuoações relacionadas ao diabetes. Foi adaptado para o contexto da vida dos jovens diabéticos, com a inclusão de questões relacionadas à sua rotina (p. ex., escola, preocupações com o futuro etc.). Os resultados obtidos demonstraram boas propriedades psicométricas em termos de validade e confiabilidade, o que sugeriu que a versão produzida desse instrumento específico é uma medida aplicável para a população brasileira. As autoras consideraram a importância da avaliação da QV para esse quadro por fornecer dados relevantes para intervenções mais efetivas, dada a possibilidade de uma análise das repercussões da condição de cronicidade na perspectiva do indivíduo, elemento significativo para a adesão ao tratamento.

Em sua tese sobre QV de crianças e adolescentes com deficiência auditiva, Reis (2008) descreveu o percurso inicial de construção de um instrumento para essa população a partir da adaptação da metodologia descrita pelos projetos europeus *Disabkids* e *Kidscreen*, por meio de uma parceria entre Brasil e Alemanha. Nesse sentido, foram identificados aspectos relevantes da QVRS para crianças e adolescentes brasileiros e alemães com deficiência auditiva (DA) de graus leve a grave e usuários de prótese auditiva, por sua própria percepção e de seus pais ou cuidadores. Essa aproximação deu origem à elaboração de itens para a construção de um instrumento denominado previamente "Viver com Deficiência Auditiva – VIDA". No sentido de permitir uma redução do número de itens, o total de 57 itens foi submetido à validação quanto a aparência, conteúdo e semântica por uma equipe de especialistas das áreas da Saúde e da Educação em deficiência auditiva, nas faixas etárias de escolha, assim como especialistas em metodologia de construção de instrumentos e os próprios participantes do estudo (crianças, adolescentes e seus pais). Apesar de estar (no momento da publicação) na fase inicial de elaboração, a autora considerou que esse instrumento pode se configurar, no futuro, como uma medida quantitativa válida e confiável da QVRS para crianças e adolescentes com DA, dado que os conceitos e domínios utilizados em sua elaboração poderão auxiliar na elaboração e no planejamento de ações para as necessidades dessa população.

Klatchoian et al. (2008) estudaram a confiabilidade e a validade da versão brasileira do questionário genérico *Pediatric Quality of Life Inventory* (PEDSQL 4.0) e mensuraram, em grupos pareados por idade, a qualidade de vida de 240 crianças e adolescentes saudáveis de São Paulo e de 105 pacientes, entre 2 e 18 anos, com doenças reumáticas crônicas, e seus respectivos pais ou cuidadores. A amostra de pais, crianças e adolescentes analisada foi constituída (em sua maioria) por indivíduos de baixa renda. Segundo os autores, foram comprovadas a validade, a confiabilidade e a constatação da fácil aplicabilidade da versão brasileira do instrumento, tanto para autoavaliação como do questionário para pais. Quanto à QV, os participantes do estudo com doença reumática crônica apresentaram significativa redução na QV, em comparação com o grupo de participantes saudáveis, nas dimensões emocional, social e escolar, além da dimensão física.

Deon (2009) realizou estudos iniciais, incluindo tradução-retrotradução, validação semântica e teste-piloto, da adaptação cultural e validação do módulo específico dermatite atópica do instrumento de avaliação de QVRS de crianças e adolescentes – *Disabkids*-MDA. Foram avaliados 70 crianças e adolescentes brasileiros com dermatite atópica, entre 8 e 18 anos, assim como seus responsáveis, sob acompanhamento no Serviço de Dermatologia do Hospital das Clínicas da Faculdade de Medicina da Universidade de São Paulo (HC-FMUSP). O instrumento foi considerado de fácil compreensão, com satisfatória consistência interna e validade, elementos que permitiram uma previsão otimista do uso desse instrumento no país, após a conclusão de seu processo de validação.

Soares et al. (2008) realizaram um levantamento bibliográfico das produções científicas nacionais que abordam o tema QVRS em crianças e adolescentes, no período de 1990 a 2008, presentes nas bases de dados Scielo e Bireme. Dos 30 artigos publicados, 70% eram de análise quantitativa e, em sua maioria, de aplicações de instrumentos de avaliações de QVRS (66,7%), em comparação a instrumentos genéricos (28,6%). As autoras destacam um movimento de valorização da perspectiva da própria criança e do adolescente sobre a sua QV, a preocupação dos estudos em utilizar instrumentos adequados à fase de desenvolvimento dessas faixas etárias e a avaliação da QV incorporada à avaliação clínica, dada a repercussão da doença crônica nas diversas dimensões da vida dos indivíduos que dela sofrem. Segundo esse levantamento, entre os instrumentos genéricos, o mais utilizado foi o *Autoquestionnaire Qualité de Vie Enfant Imagé* (AUQEI). Quanto às propostas dos estudos selecionados, dois buscavam o desenvolvimento de instrumentos nacionais e quatro, a validação de instrumentos internacionais para a língua portuguesa. Não foram evidenciadas, apesar da relevância citada, publicações ligadas à incorporação desses instrumentos de avaliação na prática clínica, ou em pesquisas subsequentes.

Qualidade de vida e a doença crônica

Crianças e adolescentes que sobrevivem a uma doença crônica trazem registros das experiências e das situações a que foram submetidos. Tanto o impacto da doença como os possíveis tratamentos agressivos necessários geram repercussões que marcam suas vidas como sobreviventes (Anders e Lima, 2004). Deste modo, o impacto de condições crônicas (nessas faixas etárias) é de grande relevância, dado que, nesses períodos, surgem significativas transformações nos aspectos biológicos e psicossociais, em que a presença da doença pode gerar alterações e limitações físicas e psicológicas que afetam o crescimento e o desenvolvimento da criança, bem como dificuldades nas relações sociais e no processo de independência na relação de filhos e pais (Deon, 2009).

Enquanto objeto de estudo, a doença na infância, de modo geral, é fortemente vinculada à imagem de uma experiência extremamente negativa e avassaladora, algo que deveríamos, como cuidadores, ser capazes de "apagar" da memória do indivíduo para estabelecer uma melhor evolução, quase como se tivéssemos de indenizar a criança por "permitirmos" que passe por um sofrimento desses. É imperioso que nos lembremos da importância das experiências "negativas" como solo para o desenvolvimento da tolerância à frustração, que é uma capacidade essencial de ser adquirida para que o ser humano sobreviva e elabore os futuros conflitos e perdas que por certo virão, e alguns autores já atentam para essa faceta importante da evolução da criança cronicamente doente (Postlethwaite et al., 1996; Jenney e Campbell, 1997).

Em seu estudo sobre o impacto das intervenções terapêuticas na saúde quanto a anomalias congênitas do trato urinário, Lopes (2009) avaliou a qualidade de vida de 28 crianças e adolescentes com malformações urinárias e seus pais, do grupo de pacientes da Unidade de Nefrologia Pediátrica do Instituto da Criança do HC-FMUSP, por meio da aplicação da AUQEI e da *Medical Outcomes Study 36 – Item Short Form Health Survey* (SF-36), respectivamente, em comparação com 38 crianças saudáveis com idades pareadas e seus responsáveis. Os resultados encontrados demonstraram que as malformações urológicas se refletem de forma negativa na QV dos pacientes e de seus responsáveis. Quanto às intervenções e ao provável impacto na vida do paciente, o autor ressalta a importância de um planejamento e de uma avaliação periódica de suas repercussões junto ao paciente e seus familiares para um direcionamento para práticas que realmente permitam uma melhoria da QV.

Holmes e Holmes (1975), avaliando indivíduos com mais de 10 anos de sobrevida e menos de 15 anos de idade quando do diagnóstico de câncer, detectaram que 50% não apresentavam sequelas, mas 14,5% tinham algum tipo de prejuízo funcional físico ou mental considerável, sem caracterizar uma síndrome psiquiátrica. Apenas 14 pacientes tiveram algum tipo de problema escolar. Trinta e seis dos que não se casaram (eram ao todo 41) valorizaram a doença como causa para esse fato e, entre os casados, 34 tinham filhos. Noventa dos 124 pacientes não apontaram o câncer como digno de algum efeito sobre sua vida atual; 12 consideraram-no gerador de efeitos graves, e 13 consideraram ser um fator positivo em suas vidas! Ulloa et al. (1998) avaliaram a qualidade de vida de sobreviventes do câncer na infância como "boa" em 75% dos casos, mas ressaltaram que a maioria tem questões psicológicas não resolvidas nos planos individual e familiar.

Um estudo sobre QV em pacientes transplantados de medula óssea colocou em evidência o confronto dos avanços científicos e suas contribuições, com novos recursos e técnicas cada vez mais sofisticadas e eficientes para tratamento e prolongamento da vida, como é o caso do transplante de medula óssea. Destacou também o impacto da presença da própria doença e dos efeitos colaterais dos procedimentos terapêuticos necessários para a QV da criança e de sua família. Nesse sentido, as autoras também reconhecem a necessidade do entendimento das fases de crescimento e desenvolvimento infantil e das relações familiares na avaliação da QV.

Por meio de um estudo qualitativo, com coleta de dados por entrevista aberta, foram avaliados 14 crianças e adolescentes sobreviventes de transplante de medula óssea (TMO) e em acompanhamento na Unidade de TMO do HC-FMUUSP de Ribeirão Preto, entre 7 e 18 anos. A peculiaridade da faixa etária incluída no estudo surgiu da necessidade de a fase de raciocínio de pensamento lógico e coerente já ter se estabelecido e, portanto, a maior condição de comunicação verbal das experiências vividas pelos próprios participantes do estudo. A partir do material coletado, foram extraídos dados quanto a três temas: o passado (lembranças da doença e do tratamento); o presente (crescer e viver na condição de ser transplantado); e o futuro (novos caminhos pela vida). As autoras destacaram os aspectos do presente, dos quais foram identificados uma vida permeada por inseguranças, alteração da imagem corporal, problemas de ordem física (e emocional), mas todos os indivíduos avaliados consideravam suas vidas normais (Anders e Lima, 2004).

Em um estudo diferenciado sobre QV de crianças e adolescentes com artrite idiopática juvenil, dois questionários foram respondidos por 36 pais: o índice da capacidade funcional (CHAQ); e o físico e psicossocial (CHQ). Os dados foram comparados com medidas essenciais de atividade da doença, a partir da avaliação global (pelo médico), a avaliação global pelos pais, o número de articulações ativas, o número de articulações com limitações dos movimentos e a velocidade de hemossedimentação (VHS). Os resultados indicaram que os instrumentos de avaliação funcional e de QV apresentaram maior responsividade da avaliação global do médico e menor nas medidas de percepção dos pais e, entre as medidas subjetivas, das medidas avaliadas pelos instrumentos, a sensibilidade relativa para estimar melhora clínica dos pacientes sob tratamento específico. Deste modo, as autoras concluíram que a avaliação por instrumentos da dimensão física e psicossocial seria aplicável e útil no tratamento de rotina desses pacientes (Brasil et al., 2003).

Citaremos, a seguir, alguns estudos contemplando pacientes portadores de condições que envolvem a função respiratória (a fibrose cística e a asma, a última sendo a mais frequente das condições crônicas e potencialmente incapacitantes na infância) e uma condição crônica neurológica, a epilepsia infantil.

Na fase piloto de adaptação e validação cultural para o Brasil do *Disabkids – cystic fibrosis module* (um instrumento específico para fibrose cística), vinculado ao projeto *Disabkids* (desenvolvido simultaneamente em sete países europeus junto a crianças e adolescentes em condições crônicas), foi realizada a avaliação de 129 crianças e adolescentes de 8 a 18 anos de idade (de quatro estados do Brasil), de seus pais e cuidadores. O instrumento foi bem aceito e compreendido pelos participantes, com consistência interna aceitável, validade convergente satisfatória, para as dimensões impacto e tratamento, que permitem considerar o *Disabkids – cystic fibrosis module* um instrumento passível de inserção no acompanhamento clínico dessa população (Santos, 2009).

Hernandez et al. (1993) avaliaram 55 pacientes portadores de fibrose cística, enfocando a QV (considerada boa), a partir de medidas objetivas de saúde física e mental; subjetivas, a partir da adaptação psicossocial; e a adaptação familiar diante de situações novas, segundo a óptica dos pais dos pacientes. Orenstein et al. (1989), ao avaliarem pacientes de 7 a 36 anos, portadores dessa mesma condição, ressaltaram a importante discrepância que existe entre a qualidade do "bem-estar" e a condição pulmonar e o desempenho em provas ergométricas. Czyzewski et al. (1994), avaliando crianças e adolescentes com fibrose cística, além de constatarem as discrepâncias entre a avaliação parental e a do próprio paciente a respeito de sua satisfação, surpreenderam-se com a discrepância entre o grau de socialização dos adolescentes e seus escores de qualidade de bem-estar, refletindo provavelmente uma maior exigência para consigo perante os pares, em função de suas limitações físicas. Juniper (1997) abordou a importância da avaliação da QVRS em pacientes portadores de asma, apesar da predileção dos estudos existentes por provas de função física e desempenho quanto às condições respiratórias.

Um estudo sobre QV em crianças com epilepsia destacou que o tratamento é voltado para os aspectos neurológicos (p. ex., o controle das crises), carecendo de um entendimento da amplitude de problemas que afetam a QV das crianças com epilepsia. Segundo o autor, é relevante se considerar que as crianças acometidas estão passando por períodos críticos do desenvolvimento de habilidades cognitivas e sociais, percebidos por meio das alterações de comportamento (insegurança, imaturidade, dependência, nervosismo, baixa autoestima) e de aprendizagem dessa população (Souza, 1999). Salientou ainda a importância de instrumentalizar os profissionais que dela tratam, quanto a aspectos da QV, e propôs um inventário simplificado, elaborado por Guerreiro et al. (1994). Esse instrumento, que aborda aspectos culturais, pessoais, sociais e de relacionamento familiar, foi elaborado a partir de dados identificados na prática clínica por meio de relato dos pais e dados da literatura. Souza (1999) descreve esse inventário como um instrumento com base no conceito de QV da OMS, que engloba aspectos da saúde física, psicológica, relacionamento social e percepção de bem-estar, simples e prático, que pode ser preenchido pelos pais durante o próprio atendimento da criança.

Austin et al. (1994) compararam a QV de crianças portadoras de epilepsia infantil e asma, abordando quatro domínios – físico, psicológico, social e escolar –, constatando o maior comprometimento dos asmáticos no âmbito físico e dos epilépticos nos demais domínios. Gilliam et al. (1997) surpreenderam-se com os baixos escores em relação à QV nos domínios de função física, saúde geral e autoestima, apesar do controle das crises epilépticas com psicocirurgia, considerando serem necessárias investigações mais profundas da natureza e do significado desses resultados. Souza (1999) ressalta a importância de avaliar pacientes com epilepsia infantil não apenas do ponto de vista de controle das crises, mas também a partir de uma abordagem psicossocial. Contudo, ao participar da elaboração de um inventário simplificado de QV na epilepsia infantil (Fernandes e Souza, 1999), prioriza a percepção parental, assim como ocorreu quando do desenvolvimento de um instrumento de avaliação de QV em epilepsia crônica da infância, desenvolvido por Hoare e Russel (1995).

Klassen et al. (2004) avaliaram 131 crianças canadenses com transtorno de déficit de atividade e hiperatividade (TDAH) com relação à QVRS (idade média de 10 anos), dado o impacto da gravidade dos sintomas e da presença de comorbidades (68,7% dos participantes apresentavam ao menos uma comorbidade psiquiátrica). Foi utilizada a versão para pais do *Child Health Questionnaire-50*. Os autores concluíram que o TDAH tem um impacto significativo em vários domínios da

QVRS em crianças e adolescentes. Comparados com os pais do grupo-controle, os pais das crianças com TDAH relataram mais problemas de comportamento emocional, saúde mental e autoestima. Além disso, os problemas das crianças com TDAH somaram um impacto significativo na saúde emocional dos pais e no tempo destes para atender suas próprias necessidades, que interferiam nas atividades da família e na coesão familiar. As crianças com mais sintomas e comorbidades apresentaram pior QV psicossocial (a QV foi significativamente menor em crianças com transtorno opositivo desafiador ou transtorno de conduta). Esses resultados, segundo os autores, revelam a necessidade de inclusão de medidas mais amplas de avaliação dos impactos, por exemplo, familiar e da saúde infantil para o tratamento do TDAH.

Silva et al. (2009) destacaram a relevância de instrumentos específicos e genéricos para a avaliação da presença da rinite alérgica (RA) crônica na infância, visto comprometer a QV tanto nos aspectos físicos como psicológicos e sociais, com crescimento gradativo da prevalência mundial. Os autores apresentaram uma avaliação do impacto da rinite alérgica em crianças e adolescentes por meio do instrumento genérico *Child Health Questionnaire* (CHQ-PF50). Esse instrumento, desenvolvido em Boston (Estados Unidos), é destinado a crianças acima de 5 anos e adolescentes, sob a perspectiva dos pais ou responsáveis, e foi adaptado e validado para a cultura brasileira. É constituído de 50 itens subdivididos e distribuídos em quatro escalas simples e 11 escalas de múltiplos itens. Aborda 11 domínios relacionados à criança e quatro relacionados à família. Participaram do estudo 23 crianças e adolescentes com RA sem comorbidades e teste cutâneo de hipersensibilidade imediata positivo para pelo menos um aeroalérgeno. Os resultados confirmaram o impacto negativo global na QV de crianças e adolescentes, com maior repercussão na função física e afetando negativamente a dinâmica familiar.

Outro estudo analisou a QV e a autoestima de adolescentes com diabetes *mellitus* tipo 1 (DM tipo 1), por meio dos instrumentos *Diabetes Quality of Life for Youths* (DQOLY) e o Instrumento de Autoestima de Rosenberg, ambos adaptados à cultura brasileira (Novato et al., 2008b). Foram submetidos (por meio de autoaplicação) 124 jovens (entre 12 e 18 anos) que são atendidos junto ao Ambulatório de Diabetes do Instituto da Criança do HC-FMUSP e da Liga de Controle do Diabetes da Disciplina de Endocrinologia do HC-FMUSP. Os resultados obtidos no DQOLY demonstraram que a QV foi percebida como boa considerando o escore total, porém com pior QV em todos os domínios do instrumento, ao se comparar com os resultados obtidos em estudo anterior pelo *Hvidore Study Group on Childhood Diabetes* (HOEY, 2001). Quando correlacionado com a autoestima (AE), foi evidenciado que quanto melhor a QV, melhor a AE dos adolescentes com DM tipo 1 analisados e, considerando o domínio impacto, tem-se que quanto maior o impacto percebido, pior a AE.

Considerada um problema de saúde pública nos países desenvolvidos e em desenvolvimento, a incidência de obesidade infantil entre os brasileiros aumentou de 3% para 15%, sendo que o sobrepeso das crianças das regiões mais desenvolvidas do país (Sudeste) atinge a cifra de 17%. O impacto negativo da obesidade na QV é relatado em diversos estudos, em que se evidencia sua influência negativa sobre a saúde e sobre o desenvolvimento psicológico. Porém, não está definida uma relação linear entre a redução da QV e a obesidade.

Deste modo, Bass e Beresin (2009) apresentaram uma proposta de avaliação da QV na infância e sua associação com o excesso de peso. O estudo analisou uma amostra de 30 crianças com idades entre 4 e 10 anos (média de 7,46 anos), 57% do sexo feminino, 70% com relação estatura-peso entre 120 e 139, que participavam das atividades do Setor de Nutrição e Programa Einstein de Lazer e Esportes na Comunidade (PELEC) do Hospital Israelita Albert Einstein por meio do instrumento de avaliação de QV *Autoquestionnaire Qualité de Vie Enfant Imagé* (AUQEI). Os resultados demonstraram que as crianças obesas analisadas apresentaram uma QV não prejudicada (quanto à nota de corte), porém com escores inferiores a crianças saudáveis e portadoras de doenças crônicas descritas em estudos anteriores. Dos quatro fatores que compõem o AUQEI, o lazer obteve maior valor, e o autonomia, o mais baixo. Este último é considerado pelas autoras um indicativo do reflexo das dificuldades impostas pela obesidade e da importância da socialização nessa fase do desenvolvimento (grupo de amigos, escola). Nesse sentido, pode-se pensar sobre a relevância de comprometimentos físicos, da noção da própria aparência, das comparações como fonte de comentários, zombarias pelas outras crianças e o comprometimento na socialização, no sentido de discriminação, estigmatização social da criança obesa, prejudicando seu funcionamento físico e psíquico, com impactos negativos em sua QV.

Entre os adolescentes brasileiros, por sua vez, também houve um aumento na prevalência de excesso de peso (sobrepeso e obesidade), de 2,6% para 11,8% nos meninos e de 5,8% para 15,3% nas meninas, no período entre 1975 e 1997. O sobrepeso e a obesidade na adolescência e a QV foram avaliados por Kunkel et al. (2009) em 467 adolescentes (de 15 a 18 anos de idade) de escola pública da cidade de Florianópolis e seus pais, por meio do questionário PEDSQL 4.0 de QV pediátrica, nas versões adolescentes e pais. O grupo com excesso de peso apresentou menores índices de QV do que o grupo-controle, exceto para o domínio emocional nos adolescentes e na saúde psicossocial para os pais, sendo que adolescentes do sexo feminino apresentaram os escores mais baixos de QV. Os resultados, segundo os autores, confirmam os encontrados em outros estudos internacionais, quanto à interferência do excesso de peso na QV em adolescentes, sendo de utilidade e consistência o uso do instrumento de escolha na avaliação antes, durante e após o tratamento da obesidade.

Marciano e Scheuer (2005), considerando a importância do impacto de um irmão no desenvolvimento do outro e o potencial de estresse a que uma criança pode estar submetida, dada a presença de uma doença crônica na família, propuseram um estudo a respeito do impacto sobre a QV de 31 crianças, entre 7 e 11 anos de idade, irmãos de autistas, por meio da utilização do instrumento AUQEI, em relação a um grupo-controle com 30 irmãos de crianças com transtornos de fala. Os resultados confirmaram o comprometimento da QV de irmãos de autistas, sendo, inclusive, relativamente pior quando comparado ao de irmãos de crianças com transtornos de fala, tornando clara a necessidade de atenção e ajuda para um adequado desenvolvimento dos irmãos e acompanhamento das famílias de crianças com autismo.

Considerando a classificação socioeconômica das famílias dos participantes, Bastos (2009) analisou o impacto das condições de saúde bucal na QV de 332 adolescentes de 15 a 19 anos, de dois bairros da cidade de Bauru (interior de São Paulo), matriculados em escolas estaduais, por meio do questionário *Oral Health Impact Profile* (QHIP-14). Os resultados demonstraram a efetividade do impacto negativo das condições de saúde bucal no bairro de classe mais baixa.

Carvalho et al. (2009) estudaram a QV de crianças e adolescentes com febre reumática, acompanhados em regime ambulatorial em um hospital universitário e em um hospital estadual de cardiologia, por meio do questionário de saúde da criança *Child Health Questionnaire* (CHQ). Este instrumento abrange os domínios físico, psicossocial, de autoestima e familiar. Cento e trinta e três pacientes (entre 5 e 18 anos de idade), na maioria de famílias de classes sociais C e D, foram analisados. Os resultados foram semelhantes aos obtidos em outros estudos sobre doenças crônicas, como asma, epilepsia, doenças psiquiátricas, artrite reumatoide, tanto no domínio físico como no psicossocial, e demonstraram que fatores socioeconômicos estão associados à diferença de QV.

Como podemos constatar nesta pequena, mas representativa amostra dos trabalhos realizados no meio médico abordando a QV do doente crônico pediátrico, é pouco frequente na literatura a preocupação com a elaboração de métodos ou instrumentos que apreendam a percepção e a repercussão da doença do ponto de vista do paciente, resultando em grandes discrepâncias quanto à resposta à evolução clínica. Esse tipo de preocupação, na verdade, ainda é muito recente entre os estudos realizados, e as dificuldades de uma abordagem tão complexa, por envolver um indivíduo em desenvolvimento (também quanto à sua capacidade de expressão), acabam por gerar uma maior timidez nessa área, com poucas e esparsas tentativas (muitas vezes pioneiras).

Perspectivas

A QV tem sido cada vez mais pesquisada durante todas as fases do processo de tratamento, desde o diagnóstico inicial até a cura, remissão prolongada ou morte (Cella, 1992), tendo sido o câncer uma das primeiras enfermidades a serem vinculadas a esse conceito, tendência que se mantém quando analisamos as pesquisas e os protocolos realizados na faixa etária pediátrica. A ideia parecia ser a de desenvolver um parâmetro mais sensível e universal para detectar e comparar o impacto psicossocial de condições clínicas e esquemas terapêuticos diversos (de asma a transplante renal).

Infelizmente, até o momento, o que se consegue perceber é uma "babel", pois sob a insígnia de "QV" repousam variadas concepções, desde capacidade física, estabilidade econômica (Campbell, 1976) até desempenho social (Cella, 1992), passando por ideias subjetivas de bem-estar e inserção satisfatória em um contexto sociocultural (Kuczynski e Assumpção Jr, 1999). Na verdade, tanta discrepância quanto à conceituação desse termo reflete o subdesenvolvimento das medidas de evolução na Saúde (Merrell e Reed, 1949).

Slevin et al. (1988), na tentativa de determinar se a avaliação da QV de pacientes com câncer pelos profissionais de saúde é significativa e fidedigna (a partir da associação das avaliações do profissional e do paciente), constataram grandes discrepâncias, o que os levou a concluir que os médicos não conseguem avaliar adequadamente a QV de seus pacientes, devendo essas avaliações levar em conta a autoavaliação do indivíduo enfermo. Tendo em vista que a QV é uma percepção unicamente pessoal, denotando de que forma o paciente individualmente se sente sobre seu estado de saúde e/ou aspectos não médicos de suas vidas, muitos instrumentos disponíveis na literatura médica parecem apontar para o alvo errado, só podendo ser medida de forma adequada pela determinação da opinião dos pacientes e suplementando (ou substituindo) os instrumentos desenvolvidos pelos especialistas (Gill e Feinstein, 1994).

No caso do indivíduo em desenvolvimento, as propostas apresentadas até agora são mais conflitantes ainda, e algumas características do universo infantil contribuem para isso. A criança e o adolescente têm diferentes graus de percepção de si mesmos e do mundo, em função da fase de seu desenvolvimento e, com isso, dificilmente podem ser uniformizados em uma só concepção de satisfação pessoal. Percepções paternas e da equipe médica em contato com a criança sob avaliação apresentam, em geral, baixos índices de correlação com a autoavaliação infantil (Pantell e Lewis, 1987; Canning et al., 1992; Canning, 1994; Eiser, 1997).

Eiser e Morse (2001) analisam, em sua revisão, o perfil dos estudos relacionados à avaliação da QV na infância no período de 1980 a 1990. Concluem que, como foi observado entre os adultos, os avanços no tratamento de crianças e adolescentes com doenças crônicas conduziram a uma preocupação com a QV dessa população. Contudo, os estudos e pesquisas sobre instrumentos para avaliação da QV têm ocorrido sem aprofundamento quanto às questões da natureza conceitual e metodológica, com prevalência de medidas específicas à doença, que impedem comparações e, portanto, mostram-se menos úteis como forma de garantir às crianças o atendimento às suas necessidades de desenvolvimento e manutenção de seu bem-estar.

As medidas de QV para crianças ainda carecem de informações obtidas das próprias crianças sobre o que para elas constitui uma vida de qualidade, dados que não necessariamente são coincidentes com a percepção de um adulto (Barbarini e Prebianchi, 2008).

Aliás, é digno de nota que, nas últimas décadas, surjam exigências parentais cada vez mais imperiosas de que as crianças tenham atividades voltadas para a formação de um *curriculum* que as habilite a ter maior potencial de competitividade em um futuro mercado acadêmico e de trabalho, em detrimento de disponibilidade temporal para exercer a atividade primordial nessa fase da vida para assimilar conhecimentos, experiências e satisfação pessoal: o brincar.

Diante do exposto, fica evidente que ainda estamos muito aquém de uma concepção uniforme e universal de QV na infância, como também de meios de avaliação desse conceito adaptados ao universo infantil. É prioridade que se tenha clara a necessidade de instituir definições que traduzam os interesses da criança e do adolescente, e não dos adultos que os avaliam. Que se instaurem métodos de avaliação que captem a percepção do indivíduo a ser avaliado, e não as expectativas e percepções do cuidador, seja ele pai, seja ele profissional de saúde. O indivíduo em desenvolvimento é capaz de se expressar; nós é que não conseguimos (ou não nos propomos) entendê-los.

Para obtermos o máximo de resposta de nossos esquemas terapêuticos e evoluir cada vez mais no sentido de um tratamento "ideal", seguindo os interesses do maior beneficiário, a criança, urge que nos desfaçamos de nossos pré-conceitos (e preconceitos) para explorar com nossos instrumentos de avaliação (a serem desenvolvidos) o universo da experiência infantil adiante da doença. Enquanto "consumidores" dos "produtos" oferecidos a essa população, a criança e o adolescente têm direito a serem ouvidos e respeitados, na medida em que puderem captar e entender a trajetória que seguirá suas vidas ao descobrirem um diabetes, uma asma ou um câncer. Como técnicos envolvidos e implicados nesse processo, devemos nos abster de posturas preconceituosas ou de pré-conceitos, sob o risco de incrementarmos os prejuízos que podem advir dessa experiência singular (Kuczynski e Assumpção, 1998).

"... A vida inteira que podia ter sido e que não foi ..."

(Bandeira, 1998)

Referências bibliográficas

1. Anders JC; Lima RAG. Crescer como transplantado de medula óssea: Repercussões na qualidade de vida de crianças e adolescentes. Rev Latino-Am Enferm 2004, 12(6): 866-74.
2. Assumpção Jr. FB; Kuczynski E; Sprovieri MHS et al. Escala de Avaliação de Qualidade de Vida (AUQEI – Autoquestionnaire Qualité de Vie Enfant Imagé): Validade e confiabilidade de uma escala para qualidade de vida em crianças de 4 a 12 anos. Arq Neuropsiquiatr 2000, 58(1): 119-27.
3. Austin JK; Smith S; Risinger MW et al. Childhood epilepsy and asthma: Comparison of quality of life. Epilepsia 1994, 35(3): 608-15.
4. Bandeira M. Estrela da vida inteira. São Paulo: Ática, 1998.
5. Barbarini EH; Prebianchi HB. Aspectos conceituais e metodológicos das medidas de qualidade de vida para crianças. Anais do XIII Encontro de Iniciação Científica da PUC-Campinas (21 e 22 de outubro), 2008.
6. Bass LM; Beresin R. Qualidade de vida em crianças obesas. Einstein 2009, 7(3 PT1): 295-301.
7. Bastos RS. Impacto das condições de saúde bucal em relação à qualidade de vida de adolescentes escolares de 15 a 19 anos; numa dicotomia socioeconômica; no Município de Bauru; São Paulo; em 2009. Tese (Doutorado). Bauru: Faculdade de Odontologia da Universidade de São Paulo, 2009.
8. Bowling A. Measuring Health: A Review of Quality of Life Measurements Scales. Buckingham: Open University Press, 1997.
9. Bradlyn AS; Pollock BH. Assessment of quality of life. N Engl J Med 1996, 335(7): 521.
10. Brasil TB; Ferriani VPL; Machado CSM. Inquérito sobre a qualidade de vida relacionada à saúde em crianças e adolescentes portadores de artrites idiopáticas juvenis. J Ped (Rio J.) 2003, 79(1): 63-8.
11. Breslau N. Psychiatric disorder in children with physical disabilities. J Am Acad Child Psychiat 1985, 24(1): 87-94.
12. Cadman D; Boyle M; Szatmari P et al. Chronic illness; disability; and mental and social well-being: Findings of the Ontario Child Health Study. Pediatrics 1987, 79(5): 805-13.
13. Campbell A. Subjective measures of well-being. American Psychologist 1976, 2: 117-24.
14. Canning EH. Mental disorders in chronically ill children: Case identification and parent-child discrepancy. Psychosom Med 1994, 56(2): 104-8.
15. Canning EH; Kelleher K. Performance of screening tools for mental health problems in chronically ill children. Arch Pediatr Adolesc Med 1994, 148(3): 272-8.
16. Canning EH; Hanser SB; Shade KA et al. Mental disorders in chronically ill children: Parent-child discrepancy and physician identification. Pediatrics 1992, 90(5): 692-6.
17. Carvalho MFC; Bloch KV; Oliveira SKF. Quality of life of children and adolescents with rheumatic fever. J Ped (Rio J.) 2009, 85(5): 438-42.
18. Cella DF. Quality of life: The concept. J Palliative Care 1992, 8(3): 08-13.
19. Czyzewski DI; Mariotto MJ; Bartholmew K et al. Measurement of quality of well-being in a child and adolescent cystic fibrosis population. Med Care 1994, 32(9): 965-72.
20. Deon KC. Adaptação cultural e validação do módulo específico dermatite atópica do instrumento de avaliação de qualidade de vida relacionada à saúde de crianças e adolescentes – Disabkids – MDA – Fase I. Dissertação (Mestrado). Ribeirão Preto: Escola de Enfermagem da Universidade de São Paulo, 2009.
21. Eiser M; Morse R. A review of measures of quality of life for children with chronic illness. Arch Dis Child 2001, 84: 205-11.
22. Eiser C; Cotter I; Oades P et al. Health-related quality of life measures for children. Int J Cancer 1999; S12: 87-90.
23. Eiser C. Children's quality of life measures. Arch Dis Child 1997, 77(4): 350-4.
24. Fernandes PT; Souza EAP. Inventário simplificado de qualidade de vida na epilepsia infantil. Primeiros resultados. Arq Neuropsiquiatr 1999, 57(1): 40-3.
25. Forsyth BWC; Horwitz SM; Leventhal JM et al. The Child Vulnerability Scale: An instrument to measure parental perception of child vulnerability. J Pediatr Psychol 1996, 21: 89-102.
26. Garralda ME; Bailey D. Psychiatric disorders in general paediatric referrals. Arch Dis Child 1989, 64: 1727-33.
27. Gill TM; Feinstein AR. A critical appraisal of the quality of quality-of-life measurements. JAMA 1994, 272(8): 619-26.
28. Gilliam F; Willie E; Kashden J et al. Epilepsy surgery outcome: Comprehensive assessment in children. Neurology 1997, 48: 1368-74.
29. Glazer JP; Ivan TM. Psychiatric aspects of cancer in childhood and adolescence. In: Lewis M (ed.). Child and Adolescent Psychiatry: A Comprehensive Textbook. 2nd ed. Baltimore: Williams & Wilkins, 1996. p. 956-68.
30. Golderberg D. The General Health Questionnaire. Windsor (UK): NFER – Nelson, 1978 apud Vance YH; Morse RC; Jenney ME; Eiser C. Issues in measuring quality of life in childhood cancer: Measures; proxies; and parental mental health. J Child Psychol Psychiat 2001, 42(5): 661-7.
31. Guerreiro MM; Silva EA; Scotoni AE et al. Qualidade de vida em epilepsia na infância. JLBE 1994, 7: 21-6.
32. Hernandez JLJ; Cordero CV; Peña PL et al. Calidad de vida de los niños afectos de fibrosis quística. An Esp Pediatr 1993, 39(5): 415-8.
33. Hewitt M; Weiner SL; Simone JV (ed.) Childhood Cancer Survivorship: Improving care and quality of life. Washington: National Academies Press, 2003.
34. Hinds P. Quality of life in children and adolescents with cancer. Semin Oncol Nurs 1990, 6: 285-91.
35. Hoare P; Russel M. The quality of life of children with chronic epilepsy and their families: Preliminary findings with a new assessment measure. Dev Med Child Neurol 1995, 37: 689-96.
36. Hoey H; Aanstoot HJ; Chiarelli F et al. Good metabolic control is associated with better quality of life in 2101 adolescents with type 1 diabetes. Diabete Care 2001, 24(11): 1923-28.
37. Holmes HA; Holmes FF. After ten years; what are the handicaps and life styles of children treated for cancer? Clin Pediatr 1975, 14(9): 819-23.
38. Instituto Brasileiro de Geografia e Estatística (IBGE). Pesquisa Nacional por Amostras de Domicílio. Acesso e utilização de serviços de saúde. Rio de Janeiro: IBGE, 2005.
39. Jenney ME; Campbell S. Measuring quality of life. Arch Dis Child 1997, 77(4): 3473-50.
40. Jonsen AR; Siegler M; Winlsade WJ. Clinical Ethics. New York: MacMillian, 1982. In: Lewis M (ed.). Child and Adolescent Psychiatry: A Comprehensive Textbook. 2nd ed. Baltimore: Williams & Wilkins, 1996. p. 956-68.
41. Juniper EF. How important is quality of life in pediatric asthma? Pediatr Pulmonol 1997, 15(Suppl): 17-21.

42. Klassen AF; Miller A; Fine S. Health-related quality of life in children and adolescents who have a diagnosis of attention-deficit/hiperactivity disorder. Pediatrics 2004, 114(5): E541-7.
43. Klatchoian DA; Len CA; Mitra T et al. Quality of life of children and adolescents from São Paulo: reliability and validity of the Brazilian version of the Pediatric Quality of Life Inventory version 4.0 generic core scales. J Ped (Rio J.) 2008, 84(40): 308-15.
44. Kóvacs MJ; Andrade Filho ACC; Sgorlon ACL. Avaliação da qualidade de vida em pacientes oncológicos em estado avançado da doença. In: Carvalho MMMJ (org.). Psico-Oncologia no Brasil: Resgatando o Viver. São Paulo: Summus, 1998. p. 159-231.
45. Kuczynski E; Assumpção Jr FB. Definições atuais sobre o conceito de qualidade de vida na infância e na adolescência. Pediatria Moderna 1999; XXXV(3): 73-8.
46. Kuczynski E; Assumpção Jr FB. Transtornos psiquiátricos em crianças e adolescentes com câncer. Sinopse de Pediatria 1998, 3: 56-64.
47. Kunkel N; Oliveira WF; Peres MA. Excesso de peso e qualidade de vida relacionada à saúde em adolescentes de Florianópolis; SC. Rev Saúde Pública 2009, 43(2): 226-35.
48. La Scala CSK; Naspitz CK; Solé D. Adaptação e validação do Pediatric Asthma Quality of Life Questionnaire (PAQLQ-A) em crianças e adolescentes brasileiros com asma. J Ped (Rio J.) 2005, 81(1): 54-60.
49. Lindström B. Quality of life for children and disabled children based on health as a resource concept. J Epidemiol Community Health 1994, 48(6): 529-30.
50. Lopes MA. Avaliação da qualidade de vida de crianças e adolescentes portadores de estomas urinários continentes ou incontinentes; de origem urológica ou neurológica; e/ou submetidos a cateterismo intermitente limpo e de seus responsáveis. Dissertação (Mestrado). São Paulo: Faculdade de Medicina da Universidade de São Paulo, 2009.
51. Manificat S; Dazord A. Évaluation de la qualité de vie de l'enfant: validation d'un questionnaire; premiers résultats. Neuropsychiatr Enfance Adolesc 1997, 45(3): 106-14.
52. Manificat S; Guillaud-Bataille JM; Dazord A. La qualité de vie chez l'enfant atteint de maladie chronique. Revue de la littérature et aspects conceptuels. Pediatrie 1993, 7/8: 519-27.
53. Marciano ARF; Scheuer CI. Quality of life in siblings of autistic patients. Rev Bras Psiquiatr 2005, 27(1): 67-9.
54. Medina A; Moreno MJ; Segura C et al. Quality of life and medicine: A historical note. History of Psychiatry 1996; vii: 225-9.
55. Mendola WF; Pelligrini RV. Quality of life and coronary artery bypass surgery patients. Social Science and Medicine 1979, 13A: 457-61.
56. Merrell M; Reed LJ. The epidemiology of health; social medicine; its deviations and objectives. New York: The Commonwealth Fund, 1949. In: Bowling A. Measuring Health: A Review of Quality of Life Measurements Scales. Buckingham: Open University Press, 1997.
57. Mulhern RK; Horowitz ME; Ochs J et al. Assessment of quality of life among pediatric patients with cancer. Psychological Assessment: A Journal of Consulting and Clinical Psychology 1989, 1(2): 130-8.
58. Novato TS; Grossi SAA; Kimura M. Adaptação cultural e validação da medida "diabete Quality of Life for Youths"; de Ingersoll e Marrero; para a cultura brasileira. Rev Latino-Am Enfermagem 2008a, 16(2): 224-30.
59. Novato TS; Grossi SAA; Kimura M. Qualidade de vida e auto-estima de adolescentes com diabetes mellitus. Acta Paul Enferm 2008b, 21(4): 562-7.
60. Novato RS; Grossi SAA; Kimura M. Instrumento de qualidade de vida para jovens com diabetes (IQVJD). Rev Gaúcha Enferm Porto Alegre (RS) 2007, 28(4): 512-9.
61. Olweny CLM. Quality of life in developing countries. J Palliative Care 1992, 8(3): 25-30.
62. Orenstein DM; Nixon PA; Ross EA et al. The quality of well-being in cystic fibrosis. Chest 1989, 95: 344-7.
63. Pal DK. Quality of life assessment in children: A review of conceptual and methodological issues in multidimensional health status measures. J Epidemiol Community Health 1996, 50(4): 391-6.
64. Pantell R; Lewis C. Measuring the impact of medical care in children. J Chron Dis 1987, 40(S1): 99S-108S.
65. Patterson W. The quality of survival in response to treatment. JAMA 1975, 233: 280-1.
66. Postlethwaite RJ; Garralda ME; Eminson DM et al. Lessons from psychosocial studies of chronic renal failure. Arch Dis Child 1996, 75(5): 455-9.
67. Reaman GH; Haase GM. Quality of life research in childhood cancer. The time is now. Cancer 1996, 78(6): 1330-2.
68. Reis RA. Módulo específico para avaliação da qualidade de vida relacionada à saúde para crianças e adolescentes que vivem com deficiência auditiva (VIDA). Tese de Doutorado. Ribeirão Preto: Escola de Enfermagem da Universidade de São Paulo, 2008.
69. Rosenbaum P; Cadman; D; Kirpaiani H. Pediatrics: Assessing quality of life. In: Spilker B (ed.). Quality of Life Assessment in Clinical Trials. New York: Raven Press, 1990. p. 205-15.
70. Rutter M; Tizard J; Yule W et al. Research reports: Isle of Wight Studies, 1964 -1974. Psychol Med 1976, 6(2): 313-32.
71. Santos DMSS. Adaptação cultural e validação do Disabkids – Cystic Fibrosis Module para mensuração da qualidade de vida relacionada à saúde de crianças e adolescentes brasileiros: Fase I. Dissertação (Mestrado). Ribeirão Preto: Escola de Enfermagem da Universidade de São Paulo, 2009.
72. Schalock RL. Preface. In: Schalock RL; Siperstein GN. Quality of Life; Vol. I: Conceptualization and Measurement. Washington; D.C.: American Association on Mental Retardation, 1996.
73. Schipper H; Levitt M. Measuring quality of life: Risks and benefits. Cancer Treat Rep 1985, 69: 1115.
74. Shin DC; Johnson DM. Avowed happiness as an overall assessment of the quality of life. Soc Indic Res 1978, 5: 475-92.
75. Silva CHM; Silva TE; Morales NMO et al. Qualidade de vida em crianças e adolescentes com rinite alérgica. Braz J Otorhinolaryngol 2009, 75(5): 642-9.
76. Silva MGN; Naspitz CK; Solé D. Qualidade de vida nas doenças alérgicas: Por que é importante avaliar? Rev Bras Alerg Imunopatol 2000, 23(6): 260-9.
77. Slevin ML; Plant H; Lynch D et al. Who should measure quality of life; the doctor or the patient? Br J Cancer 1988, 57: 109-12.
78. Soares AHR; Martins AJ; Lopes MCB et al. Qualidade de vida de crianças e adolescentes: uma revisão bibliográfica. Ciência & Saúde Coletiva para a sociedade 2008, 1214.
79. Souza EAP. Qualidade de vida na epilepsia infantil. Arq Neuropsiquiat 1999, 17(1): 34-39.
80. Sparrow SS; Balla DA; Cicchetti DV. Vineland Adaptive Behavior Scales. Circle Press; MN: American Guidance Service, 1984.
81. The Special Interest Research Group on Quality of Life; The International Association for the Scientific Study of Intellectual Disabilities (IASSID) Quality of Life: Its Conceptualization; Measurement; and Application. WHO-IASSID Work Plan; August 2000 (não publicado).
82. Ulloa F; Emparanza E; Altamonte C et al. Evaluación de la calidad de vida en sobrevivientes de cáncer infantil. Acta Psiquiát Psicol Am Lat 1998, 44(4): 351-7.
83. Vance YH; Morse RC; Jenney ME et al. Issues in measuring quality of life in childhood cancer: Measures; proxies; and parental mental health. J Child Psychol Psychiat 2001, 42(5): 661-7
84. Varni JW; Katz ER; Seid M et al. The Pediatric Cancer Quality of Life Inventory (PCQL). I. Instrument development; descriptive statistics; and cross-informant variance. J Behav Med 1998, 21(2): 179-204.
85. Varni JW; Limbers CA; Burwinkle TM. Impaired health-related quality of life in children and adolescents with chronic conditions: A comparative analysis of 10 disease clusters and 33 disease categories/severities utilizing the PedsQL 4.0 generic core scales. Health and Quality of Life Outcomes 2007, 5: 1-15.
86. World Health Organization. The First Ten Years. The Health Organization. Geneva: World Health Organization, 1958. In: Bowling A. Measuring Health: A Review of Quality of Life Measurements Scales. Buckingham: Open University Press, 1997.
87. WHOQOL Group Measuring Quality of Life: The development of the World Health Organization Quality of Life Instrument (WHOQOL). Geneva: World Health Organization, 1993. In: Bowling A. Measuring Health: A Review of Quality of Life Measurements Scales. Buckingham: Open University Press, 1997.

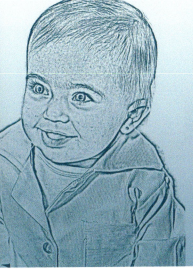

Capítulo 78

A Criança e o Brincar

Marisol Montero Sendin

Introdução

Em *Escritores criativos e devaneios*, Freud escreveu sobre o brincar, estabelecendo as aproximações e as diferenças entre o brincar e a fantasia criadora. Será que deveríamos procurar já na infância os primeiros traços da atividade imaginativa? A ocupação favorita e mais intensa da criança é o brincar ou os jogos. Acaso não poderíamos dizer que, ao brincar, toda criança se comporta como um escritor criativo, pois cria um mundo próprio ou, melhor, reajusta os elementos de seu mundo de uma nova forma que lhe agrade? A antítese de brincar não é o que é sério, mas o que é real. Apesar de toda a emoção que a criança investe em seu mundo de brinquedo, ela o distingue perfeitamente da realidade e gosta de ligar seus objetos e situações imaginados às coisas visíveis e tangíveis do mundo real. Essa conexão é tudo o que diferencia o brincar infantil do fantasiar. Ao crescer, as pessoas param de brincar e parecem renunciar ao prazer que obtinham. Na verdade, não renunciamos a nada, apenas trocamos uma coisa pela outra. Quando paramos de brincar, só abdicamos do elo com os objetos reais, em vez de "brincar, fantasiamos".[1]

O brincar é fato mais antigo do que a cultura, pois esta, mesmo em suas definições menos rigorosas, pressupõe sempre a sociedade humana; mas os animais não esperaram que os homens os iniciassem na atividade lúdica. É possível afirmar com segurança que a civilização humana não acrescentou característica essencial alguma à ideia geral de brincar. Os animais brincam tal como os homens.

Desde já, encontramos aqui um aspecto muito importante: mesmo em suas formas mais simples, no nível animal, o brincar é mais do que um fenômeno fisiológico ou um reflexo psicológico. Ultrapassa os limites da atividade puramente física ou biológica. É uma função significante, isto é, encerra um determinado sentido. No brincar existe alguma coisa "em jogo" que transcende as necessidades imediatas da vida e confere um sentido à ação. Todo brincar significa alguma coisa. Seja qual for a maneira como o considerem, o simples fato de o brincar encerrar um sentido implica a presença de um elemento não material em sua própria essência.[2]

Características do brincar

O brincar é uma função da vida, mas não é passível de definição exata em termos lógicos, biológicos ou estéticos. Entre suas principais características, o brincar é uma atividade voluntária. Sujeito a ordens, deixa de ser brincar, podendo, no máximo, ser uma imitação forçada. As crianças e os animais brincam porque gostam de brincar, nesse fato reside sua liberdade. Para o indivíduo adulto e responsável, o brincar é uma função que facilmente poderia ser dispensada, como algo supérfluo. Só se torna uma necessidade urgente na medida em que o prazer por ele provocado o transforma em uma necessidade. É possível, em qualquer momento, adiar ou suspender o brincar. Jamais é imposto pela necessidade física ou pelo dever moral e nunca constitui uma tarefa, sendo sempre praticado nas "horas de ócio". Liga-se a noções de obrigação e de dever apenas quando constitui uma função cultural reconhecida, como no culto e no ritual.

Chega-se, assim, à primeira das características fundamentais do brincar: o fato de ser livre, de ser ele próprio liberdade. Uma segunda característica, intimamente ligada à primeira, é que o brincar não é vida "corrente" nem vida "real". Pelo contrário, trata-se de uma evasão da vida "real" para uma esfera temporária de atividade com orientação própria. Toda criança sabe perfeitamente quando está "só fazendo de conta". Todavia, esta consciência do fato de "só fazer de conta" no brincar não impede de modo algum que ele se processe com a maior seriedade, com um enlevo e um entusiasmo que chegam ao arrebatamento e, pelo menos temporariamente, tiram todo o significado da palavra "só" da frase anterior. Todo brincar é capaz, a qualquer momento, de absorver inteiramente aquele que brinca. Nunca há um contraste bem nítido entre brincar e a seriedade. Ele se torna seriedade e a seriedade, brincar. É possível, ao brincar, alcançar extremos de beleza e de perfeição que ultrapassam em muito a seriedade.

No que diz respeito às características formais do brincar, todos os observadores dão grande ênfase ao fato de ser ele desinteressado. Visto que não pertence à vida "comum", ele se situa fora do mecanismo de satisfação imediata das necessidades e dos desejos e, pelo contrário, interrompe esse mecanismo. Ele se insinua como atividade temporária, que tem uma finalidade autônoma e realiza-se tendo em vista uma satisfação que consiste nessa própria realização.

O brincar distingue-se da vida "comum" tanto pelo lugar como pela duração que ocupa. É esta a terceira de suas características principais: o isolamento, a limitação. É "jogado até o fim" dentro de certos limites de tempo e de espaço. Tem um caminho e um sentido próprios.

O brincar inicia-se e, em determinado momento, "acabou". Brinca-se até que se chegue a certo fim. Enquanto está decorrendo tudo é movimento, mudança, alternância, sucessão, associação, separação.

A limitação no espaço é ainda mais flagrante do que a limitação no tempo. Todo brincar se processa e existe no interior de um campo previamente delimitado, de maneira material ou imaginária, deliberada ou espontânea. A arena, a mesa de jogo, o círculo mágico, o templo, o palco, a tela, a quadra de tênis, o tribunal entre outros, têm todos a forma e a função de terrenos de brincar, isto é, lugares proibidos, isolados, fechados, sagrados, em cujo interior se respeitam determinadas regras. Todos eles são mundos temporários dentro do mundo habitual, dedicados à prática de uma atividade especial.

Reina, no interior do domínio do brincar, uma ordem específica e absoluta. E aqui chegamos à sua outra característica, mais positiva ainda: ele cria ordem e é ordem. Introduz na confusão da vida e na imperfeição do mundo uma perfeição temporária e limitada, exige uma ordem suprema e absoluta: a menor desobediência a essa "estraga o jogo", privando-o de seu caráter próprio e de todo e qualquer valor.

O brincar está cheio das duas qualidades mais nobres que somos capazes de ver nas coisas: o ritmo; e a harmonia.

O elemento de tensão desempenha no brincar um papel especialmente importante. Tensão significa incerteza, acaso. Há um esforço para levar o brincar até o desenlace, aquele que brinca quer que alguma coisa "vá" ou "saia", pretende "ganhar" à custa de seu próprio esforço. O brincar é "tenso". Embora o brincar, enquanto tal, esteja além do domínio do bem e do mal, o elemento de tensão lhe confere certo valor ético, na medida em que são postas à prova as qualidades do jogador: sua força e tenacidade, sua habilidade e coragem e, igualmente, suas capacidades, sua "lealdade". Porque, apesar de ser ardente o desejo de ganhar, deve-se sempre obedecer às regras do brincar.

Por sua vez, essas regras são um fator muito importante para o conceito de brincar. Todo brincar tem suas regras. São estas que determinam aquilo que "vale" dentro do mundo temporário pelo brincar circunscrito. As regras de todos os jogos são absolutas e não permitem discussão.

O jogador que desrespeita ou ignora as regras é um "desmancha-prazeres". Ele, porém, difere do jogador desonesto, já que este pretende brincar seriamente e aparenta reconhecer o círculo mágico. É curioso notar como os jogadores são muito mais indulgentes com o desonesto do que com o desmancha-prazeres, o que se deve ao fato de este último abalar o próprio mundo do brincar. Retirando-se do brincar, denuncia o caráter relativo e frágil desse mundo no qual, temporariamente, se havia encerrado com os outros. Priva o brincar da ilusão – palavra cheia de sentido que significa literalmente "em jogo". Torna-se, portanto, necessário expulsá-lo, pois ele ameaça a existência da comunidade dos jogadores.

O caráter especial e excepcional do brincar é ilustrado de maneira flagrante pelo ar de mistério em que frequentemente se envolve. Desde a mais tenra infância, o encanto do brincar é reforçado por se fazer dele um segredo. Isso é para "nós" e não para os outros. O que os outros fazem "lá fora" é coisa de momento e não nos importa. Dentro do círculo do brincar, as leis e os costumes da vida quotidiana perdem a validade.

Somos diferentes e fazemos coisas diferentes. Essa suspensão temporária do mundo habitual é inteiramente manifesta no mundo infantil, mas não é menos evidente nos grandes jogos rituais dos povos primitivos.

Assim, poderíamos dizer que o brincar é uma atividade ou ocupação voluntária, exercida dentro de certos e determinados limites de tempo e de espaço, segundo regras livremente consentidas, mas absolutamente obrigatórias, dotada de um fim em si mesmo, uma atividade ou ocupação voluntária acompanhada de um sentimento de tensão e de alegria e de uma consciência de ser diferente da "vida quotidiana".[2]

Teorias psicológicas do brincar

Erik Erikson discrimina as seguintes teorias referentes ao brincar:

a) A teoria traumática, de acordo com a qual o brincar serve à "compulsão à repetição", ou seja, repetir de modo simbólico experiências que não foram manejadas o suficiente no passado e transformar o que foi sofrido passivamente pelo sujeito em algo dominado por ele de forma ativa.

b) A teoria catártica, que vê no brincar, primariamente, uma função do presente, ou seja, a liberação da alguma emoção retida ou de energia excessiva, que não pode ser posta a serviço de uma ação séria ou útil.

c) As teorias funcionais, que veem no brincar um exercício de novas habilidades e, portanto, uma preparação para o futuro.

Erikson não descarta nenhuma dessas teorias, reconhecendo aspectos universais inerentes a todo pensamento e ação humanos, adicionando, no entanto, certos sentidos a cada uma dessas linhas teóricas. Se reconhecermos, em certos aspectos do brincar, a "elaboração" de alguma experiência traumática, também se notará que sua qualidade de ludicidade transforma esses aspectos em atos de renovação. Se alguns casos parecem estar governados por uma necessidade de comunicação, muitas vezes de conteúdos muito pessoais, a qualidade lúdica agrega o gozo da autoexpressão. E, ainda, se o brincar tão obviamente ajuda a exercitar novas habilidades, ele o faz com inventividade e despreocupação. De fato, quando qualquer dessas qualidades estiver severamente impedida, essa criança está propensa a sofrer o que chamou de "disrupção (desagregação) do brincar", ou seja, a incapacidade súbita e completa ou difusa e lentamente progressiva para participar de uma brincadeira.

Erikson ressalta a necessidade humana de permanentemente buscar, ao longo de toda vida, conhecimentos cada vez mais próximos da verdade. Para o autor, a verdade implica uma interação especial entre a realidade psíquica, as relações interpessoais e os fatos que ocorrem, de modo fortuito, na vida de cada indivíduo. Finalmente, digamos que, para Erikson, o brincar verdadeiro, o sentido de verdade e o sentimento de beleza são diferentes aspectos de uma mesma realidade, ou seja, a conduta criativa.[3]

Brincar criativo

O brincar criativo é uma conduta complexa na qual se destacam:

a) Ritmo e ordenação adaptados às características do material do brincar.
b) Estado mental especial de ilusão.
c) Momentos de achados surpreendentes para o sujeito, o descobrimento de pontes que conectam seu mundo interno ao mundo externo.
d) Uma tarefa: a busca de inter-relações entre o subjetivo e o mundo externo.
e) Vínculos objetais de dependência especializada do sujeito que brinca em relação: à pessoa que cuida da totalidade da experiência; às qualidades estruturais dos materiais de jogo; e aos elementos de sua subjetividade.
f) Sentimento relacionado com a sensação de beleza estética, que tem uma função organizadora do desenvolvimento do brincar criativo.
g) Tensão especial, relacionada com a temporária importância suprema do brincar, mas distinta de uma situação de angústia.
h) Relação causal especial entre os elementos subjetivos e os elementos objetivos da realidade externa, descoberta pela criança, por meio de alguma ocorrência durante o brincar, e que não era consciente até aquele momento.

A descrição do brincar criativo tentará delinear os elementos que participam dessa interação especial entre a realidade subjetiva (fantasia inconsciente), o ambiente e a pessoa que o sustentam, com suas funções especiais e a interação do sujeito com o mundo externo.

Na descrição semiológica do brincar criativo, destacam-se os seguintes itens:

a) Aspectos psicológicos do sujeito que brinca: concentração, ilusão, relaxamento e surpresa, tranquilidade, bem-estar, sentimento de beleza, atitude de descobrimento (de formas, funções e possibilidades).
b) Aspectos psicológicos do brincar em si: delimitação do espaço do brincar, ritmo (velocidade) especial, transformação constante, aspectos estruturais dos materiais do jogo.
c) Funções específicas do acompanhante: dar tempo, delimitar a área do brincar (área de ilusão), participar sem invadir, restabelecer delimitações, apresentar objetos.

Essa descrição do brincar criativo baseia-se na criança que brinca sozinha, com seus materiais e brinquedos. O acompanhante observa o brincar e compartilha o estado de ilusão da periferia do campo do brincar. Nesse caso, o vínculo da criança com o acompanhante é de máxima dependência. Essa situação de dependência é silenciosa, é um fenômeno não enunciado explicitamente. Salvo o brincar, tudo mais está na mão daquele que sustenta o ambiente lúdico.

O estado de ilusão e os momentos criativos são momentos diferentes. Há momentos no brincar em que o estado mental da criança se assemelha ao trabalho. Em outros momentos, a criança não trabalha, mas está em estado de ilusão. Aqui, a ênfase está nas imagens. Esse estado de ilusão é muito frágil, aparecendo e desaparecendo durante o brincar, intercalado com períodos de trabalho. Finalmente, há momentos de "descobrimento", que ocorrem tanto nos momentos de trabalho como nos de ilusão. Estes são momentos em que a criança é surpreendida por um intenso interesse, não previsto, não pensado, não planejado. Essa fascinação pode ser dirigida a uma qualidade do material do jogo ou a uma situação, um acontecimento, um fato não previsto que é "descoberto" pela criança que não tinha esse objetivo consciente até aquele momento. Nesses momentos, ocorre uma relação especial entre o subjetivo e o objetivamente percebido na realidade externa.[4]

Efeitos terapêuticos do brincar

Winnicott fez valiosas contribuições ao estudo do brincar, apresentando algumas motivações da atividade lúdica: buscar prazer; expressar agressão; controlar a ansiedade; estabelecer os contatos sociais; realizar a integração da personalidade; e, por fim, para a comunicação com as pessoas:[5]

1. Talvez um dos maiores efeitos terapêuticos do brincar seja o da comunicação, permitindo a autoexpressão.
2. Por intermédio de brinquedos, jogos e materiais lúdicos, especialmente escolhidos pelas suas qualidades terapêuticas e por seus estímulos neutros, a criança pode revelar conflitos inconscientes.
3. O brincar permite vencer déficits cognitivos e de habilidades.
4. Por meio do brincar, a criança pode reencenar e reviver experiências estressantes e traumáticas, porém com controle sobre elas.
5. A ansiedade antecipatória frente aos eventos e mudanças da vida pode ser reduzida mediante brincar o evento com antecedência, resultando na prevenção do estresse.
6. Enquanto envolvida no brincar, a criança tende a se sentir menos ansiosa ou triste. Atividades agradáveis contribuem para uma sensação de bem-estar e de menos estresse.
7. Brincar permite canalizar impulsos inaceitáveis (socar, chutar, bater) para atividades substitutas, que são socialmente aceitáveis.
8. Observa-se que o brincar facilita a ligação emocional positiva entre pais e crianças, estreitando seu o vínculo e relacionamento.
9. As crianças sentem-se potentes e no controle durante o seu brincar. Elas podem criar o mundo da brincadeira conforme seus desejos e necessidades, em marcado contraste com a impotência que as crianças experimentam em situações traumáticas.
10. Como o brincar é a linguagem da criança, ele prove o meio natural para a comunicação e para o estabelecimento dos inter-relacionamentos que a criança faz.
11. O brincar não diretivo possibilita à criança ser um indivíduo, com seus próprios direitos.

Desenvolvimento do brincar

Piaget foi um dos primeiros a descreverem uma sequência desenvolvimental do brincar infantil, que vai do brincar prático ao jogo simbólico (fantasia, faz de conta), até o jogo com regras.

Por brincar prático, ele quis dizer o brincar sensório-motor nas crianças (que é semelhante ao brincar na maioria dos animais).

O jogo simbólico torna-se possível quando a função simbólica se desenvolve, ou seja, quando a criança é capaz de representar os objetos do mundo externo internamente, ao redor dos 18 meses.

Por volta dos 6 anos, o jogo simbólico é suplantado pelo jogo com regras, em que a atividade é regida por regras públicas (explícitas), que devem ser seguidas, geralmente em jogo cooperativo com outros jogadores.

A divisão entre jogo simbólico e jogo com regras, no entanto, não é abrupta, já que o jogo dramático ou sociodramático tem "minirregras" explícitas, que devem ser seguidas e negociadas.

O jogo prático, entendido como um jogo não simbólico e não governado por regras, que ocorre no período sensório-motor, pode também estar presente modificado, com elementos simbólicos e regras nos jogos corporais e jogos de luta.[6]

Smilansk postulou uma sequência desenvolvimental do brincar composta de:

a) Brincar funcional: movimentos corporais ou ações com objetos simples.
b) Jogo de construção: fazer coisas com objetos.
c) Jogo dramático: desempenhar papéis em um jogo de faz de conta.
d) Jogo com regras: jogar um jogo com regras explícitas.[7]

Brincar funcional

É uma forma de brincar na qual a criança usa seus sentidos e músculos para experimentos com materiais e aprende como as coisas funcionam juntas. Envolve o aprendizado das características físicas dos objetos. Quando a criança explora e examina as propriedades e funções dos objetos puxando-os e empurrando-os, batendo neles ou com eles e deixando-os cair, ela está aprendendo o gosto, o tato, o olfato, o som das coisas e o que elas fazem. Repete essas ações várias vezes, enquanto fala para si mesma o que está fazendo.

O brincar funcional começa entre 2 e 3 anos e continua durante toda a infância, enquanto houver novos objetos para explorar.

Jogo de construção

O jogo de construção emerge assim que a criança ganha mais experiência com os materiais e começa a construir coisas. Ela aprende os diferentes usos do material. Suas ações são intencionais e têm um objetivo. Ela começa colocando coisas juntas com um plano em mente e organiza seus materiais e é capaz de sustentar sua atenção por períodos mais longos de tempo do que no brincar funcional. Inicia-se em torno dos 3 anos.

Jogo dramático

O jogo dramático ou "faz de conta" pode se desenvolver juntamente com o brincar funcional e o jogo de construção e, nas fases iniciais, emerge como jogo imitativo por volta dos 3 anos de idade. Quando a criança brinca sozinha, esse comportamento é denominado "jogo dramático". Quando duas ou mais crianças se envolvem em um "faz de conta", sustentando suas atividades, são chamadas de jogo "sociodramático". Assim, o jogo dramático é orientado para as pessoas, e não para os objetos.

No jogo dramático, a criança geralmente faz um papel fingindo ser alguém e usa objetos reais ou de fantasia. A criança encena algo que observou ou presenciou, portanto isso requer a habilidade cognitiva de lembrar experiências, selecionar os aspectos relevantes dessas experiências e utilizar gestos e palavras que convençam os outros de que ela está interpretando o papel "corretamente".

O jogo sociodramático requer altos níveis cognitivos e sociais, imaginação, raciocínio e negociação com outras crianças. Quando as crianças interpretam papéis, elas criam imagens em suas mentes e usam símbolos para representar objetos ou eventos reais.

Jogos com regras

Os jogos com regras envolvem planejamento e requerem autocontrole mais profundo. As crianças precisam controlar seus comportamentos, tanto físicos como verbais, para se adaptar a um conjunto de regras e o jogo possa ser bem-sucedido. Todos devem entender e concordar com as regras. Quanto mais jovem a criança, mais simples as regras devem ser. Há dois tipos de jogos de regras: jogos de tabuleiro; e jogos corporais e de movimento.

Os jogos de regras ajudam a criança a se concentrar, entender limites e controlar seu comportamento para se adaptar às regras. Inicia-se por volta dos 3 anos.

Parten observou como crianças pequenas evoluem em categorias de participação social, do brincar isolado (ou solitário) para o brincar paralelo, brincar associativo e brincar cooperativo de grupo.[8,9]

Categorias de participação social

1. Não ocupada: a criança não está engajada em nenhuma atividade.
2. Brincar solitário: a criança brinca sozinha, longe dos outros.
3. Expectador: a criança apenas observa os outros, não se juntando a eles.
4. Brincar paralelo: a criança brinca próxima à(s) outra(s), com os mesmos materiais, mas não interage muito.
5. Brincar associativo: a criança interage com outra(s) na atividade, fazendo tarefas semelhantes.
6. Brincar cooperativo: a criança interage com outra(s) de modo complementar.

Não ocupada (do nascimento aos 3 meses)

Essa categoria de brincar pode ser observada nos primeiros meses de vida e é definida como "atividades sensoriais sem foco" ou "atividades sensoriais sem narrativa".

Suas características são a falta de interação social, falta de foco sustentado, nenhuma linha de história durante o brincar e linguagem inexistente ou muito limitada.

Essa forma de brincar tem um propósito desenvolvimental. Nos primeiros meses de vida, ajuda a criança a se orientar no mundo. Ela aprende a lidar com seus membros e habilidades motoras. Desenvolve a percepção, habilidades sensoriais e exercita a permanência do objeto.

Brincar solitário (3 meses a 2 anos e meio)

O brincar solitário é aquele em que a criança brinca sozinha e com pouco interesse em brinquedos fora de seu alcance imediato. Durante essa fase, a criança tem pouco interesse em brincar com adultos ou com outras crianças.

As principais características são o aumento do foco e da atenção sustentada em brinquedos, o surgimento de uma narrativa no brincar, o uso de símbolos, porém com desinteresse em outras crianças ou em adultos durante o brincar, que é não estruturado e não tem objetivos claros.

Mesmo após a criança adquirir outras formas de brincar, o brincar solitário continua a ser empregado, inclusive na vida adulta, como forma de recarga, reflexão e exploração de novos ideias.

Expectador (2 anos e meio a 3 anos e meio)

É o primeiro sinal a mostrar que a criança tem interesse nos comportamentos lúdicos de outras crianças.

Durante esse estágio, a criança observa outras crianças brincando sem se envolver com elas. Ouvir e observar, no entanto, são formas poderosas de aprendizado.

As características são o interesse demonstrado pela criança no brincar de outra, a recusa em brincar por medo, desinteresse ou hesitação.

Brincar paralelo (3 anos e meio a 4 anos)

Trata-se de crianças brincando na proximidade de outras, mas não com outras. Elas podem trocar brinquedos e observam umas às outras à distância, mas não compartilham o mesmo jogo ou objetivo durante o brincar.

As características desta fase incluem as crianças brincarem na mesma sala e com os mesmos brinquedos, mas não juntas, além de exploração e descobertas independentes, observação e imitação, diferentes objetivos e focos durante o brincar, comunicação mínima entre as crianças.

Brincar associativo (4 anos a 4 anos e meio)

Surge quando as crianças se reconhecem e trabalham lado a lado, mas não necessariamente juntas. Diferencia-se do brincar paralelo porque as crianças começam a compartilhar, reconhecer, aprender e trabalhar umas com as outras. No entanto, ainda não compartilham objetivos comuns durante o brincar.

O brincar associativo se caracteriza por negociação do compartilhamento de recursos, emergência da conversa e das habilidades linguísticas, as crianças conversam sobre o brincar de cada um, mas ainda brincam independentemente, com diferentes objetivos e estratégias. A imitação e a observação ainda ocorrem.

Brincar cooperativo (acima de 4 anos)

Representa o brincar social plenamente integrado. Neste estágio, as crianças brincam juntas compartilhando o mesmo jogo, têm os mesmos objetivos, atribuem papéis umas às outras e colaboram para atingir os objetivos do jogo. Este estágio representa a aquisição da socialização, mas as habilidades sociais ainda estão se desenvolvendo e as crianças necessitam de suporte para desenvolverem habilidades sociais positivas como compartilhar, comprometerem-se e ceder a vez.

As características são crianças trabalhando juntas em um brincar compartilhado, com objetivos comuns, com papéis e regras de equipe, podendo haver elementos de compromisso ou sacrifício pessoais para o bem comum. Os esportes organizados encontram-se nesta categoria.

Desenvolvimento social do jogo simbólico

Nas últimas décadas, vários teóricos discutiram os benefícios do brincar para o desenvolvimento cognitivo e o pensamento criativo, divergente.

Jerome Bruner, revendo o brincar de animais e humanos, postulou o papel do brincar (primariamente o jogo simbólico) na solução de problemas, especialmente a solução criativa de problemas.[10]

A teoria narrativa de Bruner postula que o brincar simbólico é uma forma de linguagem e que, por meio dele, a criança constrói um texto que se apresenta como uma narrativa ou como uma imagem; que este texto está repleto de elementos, os quais aparecem como outras narrativas ou imagens que se interpõem às narrativas construídas pela criança. Mostra que a criança organiza a sua experiência do mundo e a sua experiência da vida através deste texto.

Parece que a mãe ou um parente mais velho, talvez um irmão, tipicamente dá suporte ao brincar no início, sugerindo ou demonstrando ações (a mãe pode "dar banho no urso" e depois entregá-lo para a criança). Assim, muito do jogo simbólico inicial da criança é imitativo: ele tende a seguir *scripts* bem estabelecidos ou uma linha de história tal como alimentar o bebê, cuidar do paciente.

Logo após, a criança entra na fase das condutas pré-simbólicas. Fazem parte das condutas pré-simbólicas:

1. O uso convencional dos objetos: iniciado por volta do 2º ano de vida e a criança usa os objetos na brincadeira de modo convencional, ou seja, se ela finge que está tomando banho e precisa da esponja e do sabonete real, precisa de um pente ou escova real para pentear o cabelo. Os objetos envolvidos no brincar fazem parte do seu dia a dia. As ações que a criança desenvolve nesse brincar são ações que ela mesma vivencia, como tomar banho, comer, vestir-se. Normalmente, ela imita a mãe ou quem desenvolve essas ações com ela. O brincar ainda está centrado nela mesma e em suas necessidades.

2. Os esquemas simbólicos: nessa fase a criança já aceita miniaturas para desenvolver sua brincadeira, as quais continuam a envolver suas ações rotineiras.

3. A aplicação das ações em terceiros: aqui uma nova fase se inicia, que é quando a criança se descentra dela mesma praticando as ações rotineiras nos outros (pessoas e bonecos). O cabelo a ser penteado agora é o da mamãe, da vovó. Pessoas e bonecos são alimentados ou acariciados ou lavados passivamente. Eles estão na brincadeira sofrendo a ação. Quando esse tipo de faz de conta

se inicia, a criança dá mostras de que conseguiu diferenciar ela e o outro, que consegue discriminar ações nela e no outro, assim como ações dela e dos outros.

Passada essa primeira fase do brincar, inicia-se a fase das condutas simbólicas, que envolve:

1. A sistematização da aplicação em outros: aqui a criança "permite" que o outro faça durante a brincadeira as mesmas ações que ela faz. A criança aqui julga se o outro quer ser alimentado, vestido e até mesmo se quer dormir. Ela já consegue dar uma ordem verbal e esperar a reação do outro.

2. O sequenciamento de ações simbólicas: o salto qualitativo dessa fase é a capacidade da criança de desenvolver ações em sequência de ações, demonstrando começar a ter a noção espaço-temporal. Por exemplo: em vez de colocar o boneco para dormir, ela primeiro dá banho nele, seca-o, veste-o com um pijama e, depois, coloca-o na cama. Há, nesse momento, o planejamento de ações e a possibilidade de antecipar eventos.

3. O uso de símbolos: esta é a última fase do desenvolvimento da brincadeira simbólica e consiste na possibilidade de a criança desligar-se dos objetos concretos e criar com outros itens ou na imaginação o objeto o que deseja. Por exemplo: a criança quer colocar a boneca para dormir, mas não tem uma cama, então ela pega um pedaço de papel e finge ser ele a cama; ela quer dar comida à sua boneca, mas não tem prato nem talher, então ela pega uma caixinha de fósforo e um palito e finge serem estes o prato e o talher. A capacidade simbólica (representação) se completa quando objetos são transformados em outros ou quando o gesto ou as palavras sustentam ou criam, de forma fictícia, um fato/objeto ausente.

A partir dos 3 anos, o jogo simbólico comumente envolve uma sofisticada troca de papéis sociais, sendo denominado "jogo sociodramático".

Estudos controlados em salas de brincar/laboratório revelam três tendências desenvolvimentais do jogo simbólico:

1. Descentralização: uma mudança do si mesmo como agente para o outro como agente.

2. Descontextualização: o movimento de usar objetos realísticos no brincar para o uso de objetos menos realistas ou imaginários. Por volta de 3 anos, o brincar descontextualizado começa a ocorrer mais espontaneamente no brincar. As crianças, a partir de 3 a 4 anos e, mais comumente, entre 6 e 8 anos, começam a incorporar objetos ou ações imaginárias sem a presença de objetos reais ou substituto (solicitados a "escovar" os dentes ou "pentear" os cabelos crianças de 3 a 4 anos, usam o dedo; e as de 6 a 8 "seguram" uma escova/pente imaginários).

3. Integração: combinar atos de fantasia para formar sequências e narrativas. A integração se refere a combinar um número de atos de fantasia, e talvez atores, em uma sequência narrativa (a criança põe o ursinho para dormir, acorda-o, dá banho nele, alimenta-o e talvez outro urso possa vir brincar junto).

A criança começa com uma situação imaginária, que é uma reprodução da situação real, sendo a brincadeira muito mais a lembrança de alguma coisa que realmente aconteceu do que uma situação imaginária nova. À medida que a brincadeira se desenvolve, observamos um movimento em direção à realização consciente do seu propósito.

Por um lado, o desenvolvimento da imaginação da criança associa-se diretamente à aquisição da fala, que facilita a formação de representações sobre objetos e permite à criança imaginar um objeto que ela nunca viu antes. Por outro lado, do mesmo modo que há um desenvolvimento da relação significado/objeto, há desenvolvimento na relação significado/ação, ou seja, a criança aprende a separar-se de uma ação real por meio de outra ação, desenvolve a vontade e a capacidade de fazer escolhas conscientes, assim como o operar com as coisas o que a leva ao pensamento abstrato.[11]

Jogos corporais e jogos de luta

Vários teóricos e pesquisadores argumentam que o brincar simbólico e sociodramático favorecem as habilidades cognitivas, a solução de problemas, a criatividade, o uso da linguagem e as habilidades sociais. Além disso, essas formas de brincar são, geralmente, tranquilas e manejáveis em uma sala de aula ou brinquedoteca.

Os jogos corporais, no entanto, foram bastante negligenciados na literatura, embora as crianças passem bastante tempo correndo, pulando, escalando, saltando e lutando por prazer.

Mas o que as crianças efetivamente ganham com esse tipo de brincar e qual a função dele no desenvolvimento?

Smith, em uma extensa revisão de estudos dos jogos corporais (definidos por envolver atividade dos grandes grupos musculares), encontrou três tipos que se sobrepõem ao longo do tempo:

1. Estereotipias rítmicas: movimentos corporais característicos dos bebês como chutar com as pernas e acenar com os braços.

2. Jogos de exercício: ocorrem durante os anos pré-escolares – correr, pular, escalar, movimentos de todo o corpo que podem ser feitos isoladamente ou com outros.

3. Jogos de luta e de perseguição: aumentam de frequência durante a idade pré-escolar e escolar, atingindo um pico no início da adolescência.

Os jogos de luta se parecem com uma verdadeira luta, pois comportamentos semelhantes (perseguição, pancadas, pontapés, socos) estão envolvidos. Porém, diferentemente de uma luta real, os jogos de luta são caracterizados por expressões faciais positivas (face lúdica, sorriso, riso), autodesvantagem (uma criança mais forte não necessariamente "ganha"), limites (nos jogos de luta, os socos e chutes não são fortes ou mesmo nem atingem os jogadores), mudança de papel (dominante/dominado) e como os jogos começam e terminam, começando com um convite e terminando com outras atividades lúdicas, enquanto as lutas reais começam com um desafio e terminam com a separação dos contendores.

Embora a grande maioria dos jogos de luta seja realmente lúdica, ocasionalmente as coisas podem mudar, com uma luta se desenvolvendo e alguém saindo machucado. Isso, em geral, ocorre quando crianças socialmente rejeitadas, com falta de habilidades sociais, respondem, por engano, ao convite para o jogo de luta como se este fosse um ato hostil ou quando uma criança manipula as convenções do brincar deliberadamente, utilizando-se das expectativas da situação dos jogos de luta, para ferir alguém ou mostrar dominância.

Os jogos corporais podem ter numerosas funções e benefícios:

1. Estereotipias rítmicas: maturação neuromuscular, diferenciação sináptica, controle de padrões motores.
2. Jogos corporais:
   a) Treinamento muscular – força, persistência, habilidade e economia dos movimentos.
   b) Uso do excesso de energia; prevenção da obesidade e regulação da temperatura corporal.
   c) Regulação dos desafios cognitivos: a atenção e a concentração decrescem ao longo do tempo, especialmente em crianças mais jovens, o que é equilibrado por intervalos de brincar.
3. Jogos de luta: ajudam a criança a entender as diferentes expressões emocionais (quando esses jogos são feitos entre pais e filhos) e a entender os sinais lúdicos (quando praticados com os pares); em especial para os meninos, podem funcionar como uma prática segura de habilidades de luta juntamente com uma atividade agradável que ajuda a manter a amizade e desenvolve habilidades de controle emocional.

Conclusão

A função do brincar, nas formas mais elevadas, pode, de maneira geral, ser definida pelos dois aspectos fundamentais que nele encontramos: uma luta "por" alguma coisa ou a representação "de" alguma coisa. Representar significa mostrar, e isso pode consistir simplesmente na exibição, perante um público, de uma característica natural. A criança representa ser alguma coisa diferente, ou mais bela, ou mais nobre, ou mais perigosa do que habitualmente é. Finge ser um príncipe, um papai, uma bruxa malvada ou um tigre. A criança fica literalmente "transportada" de prazer, superando-se a si mesma a tal ponto que quase chega a acreditar que realmente é esta ou aquela coisa, sem, contudo, perder inteiramente o sentido da "realidade habitual". Mais do que uma realidade falsa, sua representação é a realidade de uma aparência: é "imaginação", no sentido original do termo.

O brincar fornece um estágio de transição em direção à representação, desde que um objeto possa ser um pivô da separação entre um significado e um objeto real. Todavia, não é o objeto, mas a atividade da criança com ele (seus movimentos e gestos) que lhe atribui sua função de substituto adequado. A criança pode, assim, atingir uma definição funcional de conceitos ou de objetos: "O brincar simbólico das crianças pode ser entendido como um sistema muito complexo de 'fala' através de gestos que comunicam e indicam os significados dos objetos usados para brincar".[11] A chave para toda a função simbólica da brincadeira infantil é, portanto, a utilização pela criança de alguns objetos como brinquedos e a possibilidade de executar com eles um gesto representativo.

Referências bibliográficas

1. Freud S. Escritores criativos e devaneio. Edição Standard Brasileira das obras completas de Sigmund Freud. vol. IX. Rio de Janeiro: Imago.
2. Huizinga J. Homo ludens. 5. ed. São Paulo: Perspectiva, 2005.
3. Erikson EH. Infância e Sociedade. 2. ed. Rio de Janeiro: Zahar, 1976.
4. Valeros JA. El jugar del analista. Buenos Aires: Fondo de Cultura Econômica de Argentina, 1997.
5. Winnicott DW. Textos selecionados: da pediatria à psicanálise. 3. ed. Rio de Janeiro: Francisco Alves, 1988.
6. Piaget J. A formação do símbolo na criança: imitação, jogo e sonho, imagem e representação. Trad. Álvaro Cabral. Rio de Janeiro: Zahar, 1971.
7. Smilansky S. The effects of sociodramatic play on disadvantaged preschool children. Wiley, 1968.
8. Parten M. Social participation among preschool children. Journal of Abnormal and Social Psychology, 27(3), 1933.
9. Parten M. Social play among preschool children. Journal of Abnormal and Social Psychology, 28(2), 1933.
10. Bruner J. Realidade mental, mundos possíveis. Porto Alegre: Artes Médicas, 1997.
11. Vygotsky LS. A formação social da mente. São Paulo: Martins Fontes, 1984.

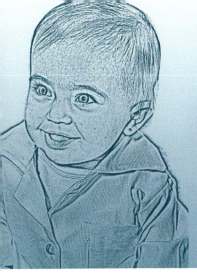

Capítulo 79

A Criança e as Histórias

Marisol Montero Sendin

Introdução

A experiência de imaginar histórias, ou mesmo embarcar naquelas que outra pessoa criou, nos torna mais sagazes, profundos, capazes de enfrentar reveses e compreender complexidades. "A boa literatura, enquanto aplaca momentaneamente a insatisfação humana, incrementa-a e, fazendo que se desenvolva uma sensibilidade inconformista em relação à vida, torna os seres humanos mais aptos para a infelicidade" (Mario Vargas Llosa).

A experiência artística nos coloca em sintonia com a fantasia alheia, amplia os horizontes aos quais podemos chegar com o uso da própria imaginação e abre a possibilidade de questionar a realidade, tanto a pessoal como a coletiva.

Representamos a nossa vida (para nós mesmos e para os outros) sob a forma de uma narrativa. A Psicanálise reconhece que a identidade implica narrativa, sendo a "neurose" um reflexo de uma história insuficiente, incompleta ou imprópria sobre o próprio sujeito.

Quando se está sob os auspícios do "era uma vez", consigna que define a entrada em uma história imaginária, é como naqueles sonhos em que podemos ficar tranquilos já que algo nos recorda que a realidade e a fantasia estão devidamente separadas uma da outra.[1]

O conto parece ajudar ao oferecer representações de nossos dramas principais (separação, rivalidade, morte) e de uma forma não ameaçadora, aberta, lúdica, artística.

Histórias e a psicologia

Freud formulou a ideia de que os contos, assim como os mitos, a literatura e a arte em geral, oferecem representações significativas do ser humano, principalmente em seu funcionamento psíquico mais arcaico. Prolongando o pensamento de Freud, Ferenczi observou que os contos oferecem "na realidade uma representação artística extrema da situação perdida de onipotência" e atribui-lhes um poder simbólico importante.

Depois de Freud e de seus discípulos, Bruno Bettelheim teve um papel importante, pois foi o primeiro que tentou reunir e sistematizar as ideias sobre a importância dos contos de fadas na vida das crianças. Sua abordagem funcional reside na afirmação de que os contos oferecem um sentido a situações que as crianças têm ou tiveram ocasião de viver, o que já contém por si um aspecto terapêutico. Os contos tradicionais ajudam na medida em que trazem fatos que a própria criança vive em seu inconsciente e com os quais pode se identificar, assim como com as personagens, favorecendo o amadurecimento. Seu valor viria também de que auxiliam a transformar em fantasias representáveis o conteúdo do inconsciente, abrindo dimensões imaginárias. Esses benefícios estimulam as representações conscientes, diminuindo a nocividade do conteúdo inconsciente.

As histórias podem tocar a profundidade da criança e pôr em movimento aquilo que não pode ser formulado a não ser por meio de imagens, criando representações onde antes nada havia. A história se aproxima da elaboração onírica. Ouvida a história, imagens e metáforas podem ser despertadas, levando a uma elaboração por intermédio da linguagem ao se falar o que foi imaginado, pensado e o que a história provocou, podendo atuar como um tradutor dos processos inconscientes, permitindo à criança encontrar um sentido para suas experiências e, assim, integrar partes do si mesmo.[2]

A criança costuma expressar seus sentimentos de forma não verbal, não utilizando a linguagem cotidiana. Comunica-se por meio de imagens ou de metáforas, o que, muitas vezes, dificulta a compreensão do adulto não habituado a esse tipo de linguagem. Falar por meio de uma história, fazer uma encenação com bonecos ou fantoches, desenhar ou modelar é usar a linguagem da imaginação, que é a linguagem natural da criança.

A história fala às crianças em um nível mais profundo e imediato do que a linguagem cotidiana. As histórias são, em função de sua estrutura, objetos lúdicos comparáveis ao brincar, pois oferecem personagens familiares em situações abertas que as crianças podem utilizar conforme suas necessidades.

A história, como o brincar, pode funcionar como uma forma de transformar a realidade, propiciando um novo meio de expressão para metaforizar angústias.

Vygotsky[3] apreende a imaginação enquanto uma atividade criadora baseada na capacidade de nosso cérebro combinar e reelaborar, de forma criadora, "elementos da experiência anterior, erigindo novas situações e novo comportamento".

Para o autor supracitado, existem quatro formas principais que estabelecem a relação entre a imaginação e a realidade:

1. A primeira diz respeito a toda obra da imaginação se construir a partir de elementos tomados da realidade e de experiências vivenciadas anteriormente pelo sujeito.
2. A segunda forma aponta que a relação do produto da imaginação com algum fenômeno real torna-se possível por intermédio das experiências que a criança adquire com os outros, enriquecendo o seu imaginário.
3. A terceira forma de relação entre a realidade e a atividade de imaginação é de cunho emocional. Manifestando-se de dois modos: de um lado, o sentimento seleciona elementos isolados da realidade; e, de outro lado, combina-os em uma relação que se determina internamente e acaba influenciando a imaginação. Entretanto, existe ainda uma relação inversa, na qual a imaginação influi no sentimento, isto é, a construção do sentimento não corresponde à realidade, mas esse sentimento é verdadeiro e foi vivenciado pelo sujeito.
4. A quarta forma de relação entre fantasia e realidade – a construção da imaginação tem a possibilidade de ser algo totalmente novo, isto é, que não têm relação com as experiências vividas pelo sujeito e nem com experiências que lhes são transmitidas por outras pessoas. Entretanto, Vygotsky enfatiza que, ao adquirir uma concretude material, essa imaginação é "cristalizada", passando a existir no mundo e a influir sobre outras coisas. Dessa forma, a imaginação passa a ser realidade.

A ludicidade presente na contação de histórias, além de estimular a imaginação da criança, tem muito a contribuir para o desenvolvimento das suas habilidades cognitivas, assim como da sua responsabilidade e autoexpressão. Contação de histórias é uma estratégica pedagógica que pode favorecer de maneira significativa a prática docente na educação infantil e no ensino fundamental. A escuta de histórias estimula a imaginação, educa, instrui, desenvolve habilidades cognitivas, dinamiza o processo de leitura e escrita, além de ser uma atividade interativa que potencializa a linguagem infantil.[4]

Classificação das histórias

Existem muitos tipos de histórias, como fábulas, parábolas, mitos e lendas. As histórias expressam variados estados de espírito, podendo ser humorísticas, inspiracionais, educativas, assustadoras, trágicas e românticas. Podem também ser baseadas na vida de personagens reais ou fictícios.

Fábulas são uma aglomeração de composições literárias em que os personagens são animais que apresentam características humanas, como a fala, os costumes, entre outras. Essas histórias terminam com um ensinamento moral de caráter instrutivo.

Parábola é uma narrativa curta que, mediante o emprego de linguagem figurada, transmite um conteúdo moral, sendo protagonizada por seres humanos. Trata-se de uma narrativa alegórica que, por meio de comparação ou analogia, transmite preceito moral ou religioso.

Mito é uma narrativa de caráter simbólico-imagético, relacionada a uma dada cultura, que procura explicar e demonstrar, por meio da ação e do modo de ser das personagens, a origem das coisas (do mundo; dos homens; dos animais; das doenças; dos objetos; das práticas de caça, pesca, medicina entre outros; do amor; das relações, seja entre os seres, seja entre quaisquer coisas, enfim).

Ao mito, está associado o rito. O rito é o modo de se pôr em ação o mito na vida do homem – em cerimônias, danças, orações e sacrifícios. O termo "mito" é, por vezes, utilizado de forma pejorativa para se referir às crenças comuns (consideradas sem fundamento objetivo ou científico e vistas apenas como histórias de um universo puramente maravilhoso) de diversas comunidades.

Lenda é uma narrativa fantasiosa transmitida pela tradição oral no decurso do tempo. De caráter fantástico e/ou fictício, as lendas combinam fatos históricos com fatos irreais que são meramente produto da imaginação aventurosa humana. Uma lenda pode ser também verdadeira, o que é muito importante.

Com exemplos bem definidos em todos os países do mundo, as lendas geralmente fornecem explicações plausíveis e, até certo ponto, aceitáveis, para coisas que não têm explicações científicas comprovadas, como acontecimentos misteriosos ou sobrenaturais.

Os contos orais foram criados por pessoas do povo e, ao longo do tempo, sofreram cortes e acrescentamentos. Os contos de autor são produzidos por escritores. Os contos de fadas, fruto de vivências primordiais da existência humana, atuam sobre o inconsciente na alma ao resgatarem, por meio de imagens significativas, o longo percurso do amadurecimento humano. Não se limitando a reproduzir eventos individuais, sua narrativa relata imageticamente o suceder de fatos comuns a todos os homens, caracterizando sagas que cada um pode reconhecer inconscientemente como sua própria, independentemente da idade ou situação em que se encontre. Por esse motivo, pessoas de todas as épocas – principalmente crianças – sempre reconhecem neles, embora de modo inconsciente, algo afim com a sua própria alma.[5]

Histórias e as crianças

O uso da história reconhece que é limitado falar sobre sentimentos com a criança na linguagem cotidiana, que é a linguagem do pensamento. As histórias contadas por adultos para crianças ou as histórias contadas para adultos por crianças, por meio de desenhos, pinturas ou encenações, falam de sentimentos com uma surpreendente riqueza.

De toda a gama de ameaças e perigos que assolam e fascinam o mundo infantil, é importante destacar o desamparo das crianças diante das fantasias inconscientes dos pais às quais estão particularmente expostas pelo fato de serem, para elas, perigos irrepresentáveis.

O que fica de um conto para uma criança é o que ele fez reverberar na sua subjetividade, aliado ao fato de como chegou até ela. Caso tenha vindo pela mão de um adulto, pode ser tomado pela criança como se ele tivesse tido a intenção de dizer algo por meio da escolha daquele trecho dramático específico. Por sua vez, a criança pode comandar, quer escutar determinada história, pede que lhe alcancem certo livrinho, propõe que se brinque com ela considerando-a um personagem. Enfim, essas trocas intermediárias podem operar como uma espécie de diálogo inconsciente.[6]

Importante destacar a importância do conto como um mediador capaz de permitir à criança elaborar os conflitos psíquicos, estimulando-a a enfrentar seus afetos mais assustadores e, ao mesmo tempo, ajudando-a a manter uma distância desses afetos. Ele tem o valor de um trabalho mental que permite manter à distância os afetos extremamente desagradáveis, graças à produção de representações intermediárias que não ameaçam a continuidade psíquica.

Histórias e os processos psíquicos

As histórias, como os contos de fadas, são a expressão mais simples e pura dos processos psíquicos. Freud já percebera que os contos não são fundamentalmente distintos dos sonhos e falam uma linguagem simbólica idêntica, a das fantasias inconscientes do homem. Na verdade, a psique fala naturalmente de questões emocionais por meio das histórias, como nos sonhos. Uma história é como sonhar acordado.

Anna Freud sempre atribuiu especificidades da criança em relação ao adulto, o que implicou poder modificar os recursos utilizados nas análises clássicas de adultos, como a memória consciente do paciente, a livre associação ou a interpretação da transferência. Nesse sentido, ela observou que é na interpretação dos sonhos que a experiência adquirida na análise dos adultos pode se aplicar integralmente às crianças, pois considerava que as crianças estavam mais próximas dos sonhos do que os adultos.[7]

Para Anna Freud, as dificuldades que as crianças demonstram de associar livremente são uma recusa, relacionada com um superego ainda mal organizado ou pouco autônomo, juntamente com uma relação ainda muito próxima com os pais reais, o que ela tentava superar por meio de um trabalho em torno do desenho e da aceitação de limites, imprimindo dimensões educativas ao trabalho analítico. Ela evocava a necessidade de uma técnica especial de análise infantil, justificada pelo fato de a criança ser dependente e em formação. Os contos, em função de seus temas, intrigas comparáveis às nossas, com motivos humanos, além dos personagens, que evocam as figuras parentais, estimulam o funcionamento psíquico infantil a se expressar por intermédio de desenhos e relatos de sonhos e de devaneios.

Melanie Klein considerava o simbolismo a base de toda fantasia e de toda sublimação, assim como a base da relação do sujeito com o mundo exterior e a realidade, a simbolização permitindo à criança transferir aos objetos de seu meio seus interesses, mas também seus fantasmas suas angústias e seu sentimento de culpa. Ela sempre considerou a simbolização fonte importante de sublimação, de retirada da inibição e de entrada na verbalização. A técnica de utilização dos contos, que são objetos culturais que favorecem a simbolização em uma relação com adultos de referência da criança, pode favorecer a simbolização, pois, os contos são instrumentos cheios de personagens paternas e maternas, prontos a se mostrarem eficazes como fontes de identificação, identificação esta que é uma condição prévia importante no processo de simbolização e de evolução da palavra.[8]

Para a criança, a linguagem cotidiana não é a linguagem natural do sentimento, que é a da imagem e da metáfora, como em histórias e sonhos. A criança não fala com facilidade, nem com naturalidade sobre seus sentimentos problemáticos. E, as poucas palavras que escolhem para expressar sentimentos tendem a levar a uma compreensão muito restrita por parte dos adultos a quem são dirigidas. Para a criança, a linguagem cotidiana não é a linguagem natural do sentimento, que é a da imagem e da metáfora, como em histórias e sonhos.

Efeitos terapêuticos das histórias

Oferecer à criança a capacidade de criar para si pontos de referência reais, que ela poderá interiorizar.

Pensar os conflitos que as histórias propõem e que são, no fundo, os conflitos da própria criança, postos à distância pela metáfora.

A possibilidade que a criança terá, em função desses processos, de adquirir uma capacidade de lidar com a própria angústia.[9]

Uma história oferece à criança novos modos de pensar sobre seus sentimentos difíceis. A história apresenta sentimentos que já foram rigorosamente pensados pelo autor e isso é extremamente útil para a criança, que teve esses sentimentos problemáticos. A história permite que a criança assuma um novo modo de ver a situação, de conhecê-la ou de se relacionar com alguém ou com algo em sua vida. Ela tem tempo para refletir sobre sua situação, seus sentimentos e seu modo de ser.

Para que uma história realmente prenda a atenção da criança, deve entretê-la e despertar sua curiosidade. Contudo, para enriquecer sua vida, deve estimular-lhe a imaginação, ajudá-la a desenvolver seu intelecto e a tornar claras suas emoções, estar em harmonia com suas ansiedades e aspirações, reconhecer plenamente suas dificuldades e, ao mesmo tempo, sugerir soluções para os problemas que a perturbam.

Uma história torna a criança capaz de conviver com seus sentimentos perturbadores, intensos ou dolorosos demais, por um tempo que lhe permita pensar sobre o que está acontecendo. Isso é possível porque a imagem metafórica proporciona à criança meios para observar seus sentimentos de uma "distância segura". O uso da história mostra também como recorrer à ajuda da imaginação para lidar com sentimentos difíceis demais. Em geral, a imaginação tem mais a dizer sobre os sentimentos do que a cognição. A história fala do "conhecido sem ser pensado".

É na expressão indireta de uma história que reside sua segurança e sabedoria. Ou seja, usar uma história para ajudar a criança a lidar com seus sentimentos é como dizer: "Vamos observar a vida desses personagens". Assim, a criança não se sente exposta, embaraçada, humilhada ou envergonhada.

O conto leva muito a sério as angústias e os dilemas existenciais e dirige-se diretamente a eles: o amor pela vida; e o medo da morte. Ademais, oferece soluções de modos tais que sejam passíveis de apreensão pela criança no seu nível de compreensão.

Contar uma história é muito mais respeitoso e menos invasivo do que abordar os problemas da criança diretamente. Uma história fala de questões e problemas emocionais comuns, mas fala dentro do domínio da imaginação, e não dentro do domínio da cognição.

Uma história fala com empatia e precisão sobre a questão ou problema emocional que a criança está enfrentando. Ela fala por meio de imagens, sendo uma forma profunda de descrição e evocação do mundo interno da criança. A história, com suas imagens e sentimentos, permite que a criança veja, ouça, entenda e sinta com mais clareza.

Uma história mostra à criança que o mecanismo que ela está usando para enfrentar seus problemas pode ter um preço muito alto como: represar sentimentos muito difíceis; explodir; desistir, não ligar; tornar-se dura, valente para não sentir dor; aguentar o abuso ou crueldade sem falar para ninguém; entregar sua vida a alguma coisa ou a alguém que a magoa demais.

A história apresenta esperança e possibilidades em forma de modos de ser e de mecanismos para enfrentar problemas, que sejam mais saudáveis e criativos; apresenta opções sobre o que fazer diante de um grande obstáculo; apresenta novas possibilidades e soluções criativas para superar problemas aparentemente insuperáveis; mostra como lidar de modo mais eficaz e menos doloroso com problemas emocionais comuns; mostra que novas maneiras de ser são possíveis. Essas novas maneiras podem não ter influência sobre a vida da criança naquele momento, mas são como uma semente plantada na psique da criança, um recurso que poderá ser plenamente usado no futuro.

Uma história oferece à criança novos modos de pensar sobre seus sentimentos difíceis. A história apresenta sentimentos que já foram rigorosamente pensados pelo autor e isso é de extrema utilidade para a criança, que teve esses sentimentos problemáticos. A história permite que a criança assuma um novo modo de ver a situação, de conhecê-la ou de se relacionar com alguém ou com algo em sua vida. Ela tem tempo para refletir sobre sua situação, seus sentimentos e seu modo de ser.

Uma história inclui mensagens psicológicas muito importantes que envolvem dilemas, problemas ou crises existenciais comuns na vida da criança, como: se abrir para o amor e, ao mesmo tempo, se defender das pessoas que querem magoá-la; amar de modo a sentir mais felicidade do que dor, quem amar e como acabar com a dependência de alguém que não pode amá-la; mudar sua maneira fundamental de ser; quando deixar de lado e quando disputar e confrontar; até que ponto ir atrás do que se quer na vida e até que ponto se contentar com o *status quo*.

Uma história traz mensagens psicológicas importantes sobre permissões: você tem direito de dizer "não" ou "eu me importo, sim"; você pode ser diferente; você pode perseguir um sonho; você pode mudar sua maneira de sentir; você pode se livrar da ansiedade; você pode deixar para lá.

A história, como uma forma de brincar, pode funcionar como um modo de transformar a realidade, propiciando um novo meio de expressão para metaforizar angústias.

Resumindo, deve relacionar-se simultaneamente com todos os aspectos de sua personalidade – e isso sem nunca menosprezar a seriedade de suas dificuldades, mas, ao contrário, dando-lhe total crédito e, a um só tempo, promovendo a confiança da criança em si mesma e no futuro.[10]

Contação de histórias e o desenvolvimento infantil

Duas crianças não se desenvolvem exatamente no mesmo ritmo. O segredo de uma brincadeira bem-sucedida está na escolha da atividade que melhor se adapte às necessidades daquela criança naquele momento.

Embora durma boa parte do dia, o bebê crescerá mais rapidamente durante o 1º ano de vida do que em qualquer outro período.

O crescimento e o desenvolvimento são favorecidos pelas experiências diárias com o mundo que cerca o bebê de várias formas (tato, visão, audição, paladar) e ele aprenderá onde seu corpo termina e onde o mundo começa.

Desde que nascem, os bebês são sensíveis aos sons, especialmente os de alta frequência. Cantar, cantarolar, assobiar, sininhos, música suave são opções para esta fase.

Dos 4 aos 8 meses, há avanços progressivos na mobilidade corporal, nas habilidades manuais e maior expressividade emocional e de linguagem (balbucio).

Desde então, gostam de escutar histórias (ainda que nesse estágio sejam apenas palavras soltas) e logo começarão a apontar e nomear as figuras.

Esse convívio, que para a criança é uma brincadeira, é muito favorável ao desenvolvimento da linguagem.

Dos 8 aos 12 meses, progressos importantes evolutivos: na desenvoltura corporal e nas habilidades manuais e, também, na emissão de mais ampla variedade de sons que vão se combinando em forma de balbucio até com algum significado, juntamente com a compreensão do bebê de determinadas situações habituais e sua reação a estas, assim como suas expressões emocionais, agora variadas e interessantes.

Por volta dos 9 meses, o bebê será capaz de relacionar as palavras com os atos.

Gosta de brincadeiras tipo "bate palminhas", "serra, serra, serrador" e "esconde-esconde". Quando alguém lhe disser "tchau", normalmente ele responderá com um aceno de mão.

Música, dança, quadrinhas rimadas e leituras. Mesmo sem música, os versos rimados e ritmados são muito apreciados pelos bebês de 1 ano a 1 ano e meio. Gostam de associar as palavras aos movimentos.

Um bom livro também pode ativar a imaginação das crianças.

Enquanto uma criancinha de 1 ano talvez goste de ouvir o que você está lendo, outra de 18 meses talvez aprecie ler ao seu modo, dizendo os nomes das figuras do livro, apontando as ilustrações dos objetos e dizendo à mãe o que representam.

A relação com o livro se transforma a cada etapa da vida da criança. Para os bebês e crianças até 2 anos, os livros não são exclusivamente para olhar, mas para mastigar, amassar e sacudir.

Com cerca de 2 anos, a criança já entende praticamente tudo o que os adultos falam e é capaz de acompanhar uma história curta, na qual pode reconhecer o mundo que lhe é familiar, seja em situações (casa, escola, médico, parque), seja em objetos do dia a dia (flores, carros, brinquedos, alimentos). Histórias que falam de crianças e de animais são muito bem aceitas, assim como as que se referem aos fenômenos da natureza, como a chuva ou a lagarta que vira borboleta.

As crianças de 2 a 3 anos ficam, geralmente, fascinadas por determinado livro ou disco e querem repeti-lo constantemente. As histórias indicadas para essa faixa etária devem ser simples e ter muita repetição de palavras que rimem com outras. Devem versar sobre bichos e coisas com as quais as crianças já estejam familiarizadas.

A criança pequena tem pouca concentração para ouvir histórias com estruturas mais elaboradas. Pequenas histórias que incluam o movimento do corpo e rimas e repetições agradam enormemente.

Entre 3 e 4 anos, a linguagem da criança já está mais desenvolvida. Ela começa a apreciar o ritmo e as rimas e diverte-se com jogos de palavras.

As crianças sentem grande atração pelos fenômenos da natureza e fatos, que alimentam sua enorme curiosidade sobre o mundo.

De 3 a 6 anos (o pré-escolar), temos a flutuação entre o jogo paralelo e jogo associado, em que as crianças se agrupam, por poucos instantes, havendo evidentes demonstrações de um sentimento compartilhado.

Entre 3 e 4 anos, temos a versão verbal do jogo paralelo, ou seja, o monólogo coletivo: cada um fala por sua vez esperando para ouvir o que o outro tem a dizer; os assuntos, porém, têm pouca ou nenhuma relação entre si.

Nesta fase, as crianças gostam de ouvir histórias e brincar de faz de conta, representando todo tipo de papel, tanto os do cotidiano, médico, professor, como os de super-herói, princesa e pirata.

A criança já tem maior capacidade de concentração e mais paciência e persistência. Gosta de desenhar, de montar, construir e começa a se interessar por jogos que tenham propostas simples.

Entre 5, 6 e 7 anos, começa a se aproximar a idade em que a criança deixa de ser simplesmente um ouvinte para se tornar um leitor. Sua relação com os livros está em transformação. Da mesma forma que o adulto, a criança também tem um gosto pessoal, preferências e restrições. O livro não só pode como deve agradar a criança.

Um livro deve corresponder ao seu gosto pessoal (e à sua necessidade interna) e à sua fase de desenvolvimento, da mesma forma que se passa com o brinquedo.

Conclusão

Falar por meio de uma história, fazer uma encenação com bonecos ou fantoches, desenhar ou modelar em barro é usar a linguagem da imaginação, que é a linguagem natural da criança. A ocupação mais cara e a mais intensa da criança é o brincar. Cada criança que brinca se comporta como um poeta, à medida que ela cria um mundo próprio ou, mais exatamente, ela arranja as coisas de seu mundo em uma ordem nova, de acordo com suas necessidades.[11]

A história fala às crianças em um nível mais profundo e imediato do que a linguagem cotidiana. A narratividade pode levar à plena integração do pensamento com o afeto, levando a um encontro das representações com os sentimentos.

Brincando com histórias e seus contadores, as crianças podem retomar o seu fio narrativo e relacional, pois os contos falam de tudo por metáforas, podendo trazer histórias terríveis, mas que, dentro do conto, deixam de ser ameaçadoras. Utilizando-se de outras histórias, as crianças podem recontar, reouvir, reviver suas próprias histórias para, a partir disso, construí-las, contá-las, expressá-las e, sobretudo, elaborá-las.

Referências bibliográficas

1. Corso DL; Corso M. A psicanálise na terra do nunca, ensaios sobre a fantasia. Porto Alegre: Penso, 2011.
2. Hisada S. A utilização de histórias no processo psicoterápico, uma proposta winnicottiana. 2. ed. Rio de Janeiro: Revinter, 2007.
3. Vygotsky LS. A formação social da mente. São Paulo: Martins Fontes,1984.
4. Souza LO; Bernardino AD. A contação de histórias como estratégia pedagógica na educação infantil e ensino fundamental. Revista de Educação Educere Et Educare, 6(2), 2011.
5. Steiner R. Os contos de fadas: sua poesia e sua interpretação. São Paulo: Antroposófica, 2002.
6. Corso DL; Corso M. Fadas no divã, psicanálise nas histórias infantis. Porto Alegre: Artmed, 2006.
7. Freud A. O tratamento psicanalítico de crianças. São Paulo: Imago, 1971.
8. Klein M. A análise de crianças. São Paulo: Imago, 1975.
9. Gutfreind C. O terapeuta e o lobo, a utilização do conto na psicoterapia da criança. São Paulo: Casa do Psicólogo, 2004.
10. Bettelheim B. A psicanálise dos contos de fada, 21. ed. São Paulo: Paz e Terra, 2007.
11. Freud S. Escritores criativos e devaneio. Edição Standard das obras psicológicas completas. São Paulo: Imago, v. IX, 1969.

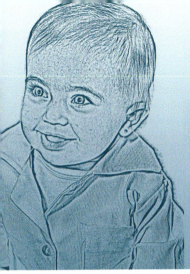

Capítulo 80

A Criança e a Mídia

Cristina Maria Pozzi

> "Segundo Platão (em Fedro), quando Hermes, suposto inventor da escrita, apresentou sua invenção ao Faraó Thamus, teve sua nova técnica elogiada, pois supunha permitir ao ser humano lembrar o que de outra forma poderia esquecer. No entanto, o Faraó não estava satisfeito. Meu hábil Theut, disse, a memória é o maior dom que precisa ser mantido vivo via treinamento contínuo. Com sua invenção as pessoas não mais serão obrigadas a treinar a memória. Lembrar-se-ão não por esforço interno, mas por virtude de um dispositivo externo."
>
> Umberto Eco (*From Internet to Gutenberg*, 1996).

> "Tudo o que os seres humanos estão a fazer para tornar mais fácil operar redes de computadores está, ao mesmo tempo, mas por razões diferentes, a tornar mais fácil para as redes de computadores operar os seres humanos."
>
> George Dyson (*Darwin among the Machines*, 1997).

Breve histórico sobre a evolução da tecnologia e da mídia

Desde os primórdios da civilização, o homem produz tecnologia e, com ela, passa por grandes saltos evolutivos que modificam o modo de vida da humanidade. Tecnologia provém do grego (*Tékhnē* = ofício, técnica, arte e *Lógos* = linguagem, estudo) e refere-se ao uso de técnicas e do conhecimento adquirido para aperfeiçoar e/ou facilitar o trabalho por meio da arte, da resolução de um problema ou da execução de uma tarefa específica. Trata-se do simples aproveitamento dos recursos naturais e a transformação do ambiente a seu favor.

Historicamente, as tecnologias primitivas se traduzem pela descoberta do fogo, a invenção da roda, a escrita, entre outras. As tecnologias medievais englobam invenções como a prensa móvel, tecnologias militares ou as tecnologias das grandes navegações.

As invenções tecnológicas da Revolução Agrícola e Industrial provocaram profundas transformações no processo produtivo.

A partir do século XX, surgem as tecnologias de informação e comunicação mediante a evolução das telecomunicações, utilização dos computadores, desenvolvimento da internet e, ainda, as tecnologias avançadas, que englobam a utilização de energia nuclear, nanotecnologia, biotecnologia, inteligência artificial, o que, sem dúvida, trouxe inúmeros benefícios e avanços em todas as áreas, promovendo acessibilidade e ampliando a globalização.

Em relação à evolução das mídias, os exemplos mais antigos de leitura e escrita datam de milhares de anos. Em 8000 a.C., as pessoas usavam pequenos pedaços de argila gravados como símbolos simples para contabilizar seus bens. Por volta de 3000 a.C., os sumérios desenvolveram a escrita cuneiforme, porém foi somente com a prensa de tipos móveis, materializada por Gutenberg em 1455, que se tornou possível a disseminação de conhecimentos a grandes velocidades a amplos grupos de indivíduos. Assim, a mídia impressa foi a primeira a se desenvolver e a provocar transformações sociais, criando uma cultura midiática própria. Ler um livro era um ato de meditação, mas não se tratava do esvaziamento da mente. Tratava-se do reabastecimento da mente. Os leitores desligavam sua atenção do fluxo exterior de estímulos de modo a ligá-la mais profundamente ao fluxo interior de palavras, ideias e emoções.[1] Nas opiniões sutilmente conflituosas sobre o valor da escrita expressas em "Fedro" e em "A República", observa-se evidências da tensão criada pela transição de uma cultura oral para uma literária. Foi, como Platão e Sócrates reconheceram, cada um a seu modo, uma transição posta em marcha pela invenção de uma ferramenta, o alfabeto, que teria profundas consequências para a linguagem e a mente humanas.[1]

Já no início do século XX, surge uma nova tecnologia – a transmissão de ondas de rádio. A narrativa sonora proporcionada por essa mídia rompia uma barreira importante enfrentada pela mídia impressa: o analfabetismo. O rádio democratizou definitivamente a cultura midiática e socializou ainda mais o acesso à informação, fortalecendo o entretenimento.

A partir da segunda metade do século XX, a televisão somou-se ao rádio na tarefa de socializar o acesso à informação e promover o entretenimento. Dessa forma, rádio e televisão, juntamente com o telefone, passam a constituir as mídias eletrônicas e passaram a representar uma cultura midiática própria.

Mais recentemente, os avanços tecnológicos acelerados durante a Guerra Fria, permitiram o surgimento das mídias digitais: o computador (criado entre os anos 1940 e 1960); a internet (surgida ainda nos anos 1960), e a *World Wide Web*, *www* ou *web* (criada em 1990).

Assim, tem-se que, nos últimos 30 anos, passou-se de uma condição de comunicação em rede para um processo de internet das coisas, um fenômeno de "cognificação". A ideia é que o mundo físico e digital se unifique e se comunique entre si, facilitando a atividade humana com TV inteligentes, telefones inteligentes, carros inteligentes, entre tantos outros dispositivos inteligentes. Mas, e o homem está ficando mais inteligente?

Para Michel Desmurget, autor do livro *La fabrique du crétin digital*, os "nativos digitais" são os primeiros filhos a ter quociente intelectual inferior ao dos pais, em países como Noruega, Dinamarca, Finlândia, onde os efeitos socioeconômicos têm permanecido estáveis por décadas, e o efeito Flynn começa a diminuir.[2] Efeito Flynn refere-se aos ganhos verificados nas medidas de inteligência ao longo do tempo, recebendo esse nome graças ao psicólogo americano James R. Flynn, aquele que primeiro o documentou.[3] No entanto, de acordo com neurocientistas, a realidade revela um efeito Flynn reverso, ou seja, aparentemente a inteligência humana começou a decair.[4]

Este mundo 24/7, tão bem retratado por Jonathan Crary[5] no livro de mesmo nome, juntamente com a geração de nativos digitais, descrita por Jean Twenge[6] em seu livro *IGen*, remete a uma forma de vida conectada virtualmente 24 horas por dia, 7 dias da semana, com jovens que leem menos, saem menos, relacionam-se menos, são menos felizes, não toleram frustrações, são impacientes, menos motivados, sofrem mais de distúrbios do sono, ansiedade, depressão e suicídio. Não é à toa que as gigantes da tecnologia crescem tanto, considerando que os usuários de celulares já chegam a mais de 5 bilhões no mundo.

O relatório *Digital 2021*, publicado em parceria entre a We Are Social e a Hootsuite,[7] revela que 66% da população mundial faz uso de dispositivo móvel, 60% fazem uso de internet, 53% usam ativamente mídias sociais e a média global de tempo diário de uso de internet é de 6 horas e 54 minutos, entre 16 e 64 anos. No Brasil, 96% da população tem conectividade móvel e o tempo diário de uso de internet é de 10 horas, em qualquer dispositivo. Nos últimos 5 anos, o consumo de dados emergiu de forma vertiginosa assim como o uso de redes sociais, serviços de *streaming* de áudio, vídeo e jogos *online*.

O uso da internet proporciona um ambiente altamente estimulante e recompensador 24 horas por dia. Os adolescentes permanecem conectados por períodos cada vez mais longos, sempre vigilantes, dando, frequentemente, maior magnitude emocional aos eventos *online* do que às experiências da vida real, tornando muito ativo o sistema de recompensa dos mecanismos cerebrais, perpetuando comportamentos de conectividade imperativa.[8]

Um pouco sobre a IGen

Para se chegar à geração IGen, é preciso contextualizar as gerações anteriores dentro do período que concerne a cada uma. O conceito de geração surge do *marketing* americano, nos anos 1950 e 1960, e traz um conjunto de elementos materiais e sociais que, de certa maneira, determinam o comportamento de um grupo de jovens. Assim, nasce, então, a geração *baby boomers*, entre 1945 e 1964, investidores na vida e seguros do seu papel no mundo. A geração X, subsequente, dos nascidos entre 1965 e 1980, demonstra menos segurança e inicia um ciclo de redução no número de filhos, mais marcada na geração seguinte, os *millennials*, nascidos entre 1981 e 1994. Estes, além de terem menos filhos, apresentam-se mais seguros, em um razoável ciclo de paz, busca de prazer e significado no trabalho.

A partir de 1995, com a comercialização da internet, surge a geração I ou *centennials*, que teria seus últimos representantes nascidos entre 2009 e 2015. O acesso aos celulares no lugar de outros brinquedos, ou quase junto com a mamadeira, é o que ocorreu (e vem ocorrendo), de forma natural e, com isso, uma série de características define essa geração. Eles cresceram com telefones celulares em uma mão e mouse na outra e sofrem os efeitos sobre todas as facetas da vida, desde as interações sociais à saúde mental. Tiveram contas nas redes sociais antes mesmo de iniciar o ensino médio e não lembram de um tempo antes da internet. O adolescente comum checa seu celular mais de 80 vezes por dia.[6] Desde que a IGen nasceu, a comunicação significa lidar com fragmentos de informações, não páginas e mais páginas de texto.

Segundo Twenge, os *centennials* socializam de maneiras completamente inéditas, rejeitam tabus sociais, têm obsessão por segurança e temor por seu futuro econômico, não toleram a desigualdade baseada em gênero, etnia ou orientação sexual. Estão em primeiro plano na pior crise de saúde mental em décadas, com taxas de depressão e suicídio disparando desde 2011.[6]

Em comparação com seus antecessores, os *centennials* são menos propensos a sair sem os pais, namorar, fazer sexo, dirigir, trabalhar ou ingerir álcool. São surpreendentemente menos propensos a testar esses marcos quase universais na adolescência. Chegam à universidade e ao mundo do trabalho com menos experiência, mais dependentes e com dificuldades em tomar decisões. Interagem muito pela internet, passando menos tempo com amigos e familiares – exibindo níveis sem precedentes de ansiedade, depressão e solidão.

A adolescência está sendo encurtada, pois a duração da infância aumentou, com adolescentes tratados mais como crianças, menos independentes e mais protegidos, com um amadurecimento mais lento do que o das gerações anteriores. Toda a trajetória desenvolvimental, em certa medida, ficou mais lenta. Por sua vez, em virtude deste verdadeiro "tsunami" digital, o ritmo da evolução tem sido assustadoramente acelerado.

Criança e mídia

Como visto, a tecnologia midiática, por intermédio da mídia eletrônica e digital, tem transformado a vida do *homo sapiens* e as crianças e adolescentes são alvo fácil. Tudo começa de forma inocente. Pais orgulhosos oferecem um *tablet* ou celular a seus bebês e ficam admirados com a rapidez e facilidade com que seus dedos manipulam o aparelho, com isso, divertem-se, pais e filhos, ocupam seu tempo de forma ociosa, em casa, no carro ou nos restaurantes e assim se acalmam.

A partir dos 2 anos de idade, crianças de países ocidentais passam em torno de 3 horas diárias diante das telas. Entre 8 e 12 anos, esta cifra sobe para cerca de 4 horas e 45 minutos. Entre 13 e 18 anos, o consumo diário chega a 6 horas e 45 minutos, o equivalente a 40% do seu tempo de vigília. Se expresso em termos anuais, as crianças da educação infantil passariam em torno de 1 mil horas em frente à tela (carga horária mínima de quase três cursos de pós-graduação!); alunos da educação fundamental passariam em torno de 1.700 horas; e estudantes do ensino médio passariam 2.400 horas.[2]

A Common Sense Media é uma organização sem fins lucrativos que estuda crianças e o uso de tecnologia. No censo realizado *online*, entre fevereiro e março de 2020, o estudo incluiu 1.440 pais de crianças de 8 anos ou menos e os principais resultados incluem que crianças entre 0 e 8 anos, usam, em média, 2 horas e meia de tela por dia (com variação de 49 minutos e mais de 3 horas), sendo a TV o principal dispositivo e vídeos *online*, o principal conteúdo.[9] Ainda, os pais têm uma visão muito positiva do uso com relação ao aprendizado, criatividade e habilidades sociais.

A pesquisa *Tic Kids Online* – Brasil[10] demonstrou que 86% das crianças e adolescentes brasileiros entre 9 e 17 anos já acessaram a internet, 93% pelo telefone celular e 12% tiveram o primeiro acesso com idade inferior a 6 anos. Ainda, 82% dos usuários entre 9 e 17 anos possuíam perfil nas redes sociais, sendo o *WhatsApp* a plataforma mais utilizada (70%).

A Sociedade Brasileira de Pediatria (SBP) publicou, em 2016, o primeiro documento sobre saúde de crianças e adolescentes na era digital a respeito do uso de tecnologia da informação e comunicação, redes sociais e internet, com recomendações para pediatras, pais e educadores.[11] Da mesma forma, a Academia Americana de Pediatria[12] e a Organização Mundial de Saúde[13] preconizam limitação no uso de mídia eletrônica de tela para crianças e adolescentes, não recomendando o uso por crianças abaixo de 2 anos de idade (Quadro 80.1).

Nos anos iniciais, a criança necessita explorar o ambiente no modo sensório-motor e interagir com cuidadores confiáveis para o desenvolvimento de suas habilidades motoras, cognitivas, socioemocionais e de linguagem. Considerando este momento do desenvolvimento, sua capacidade de memória simbólica e de atenção imaturas, esta criança não aprende com a mídia digital tradicional como aprende por intermédio da interação com seus cuidadores; além disso, exibe dificuldade para transferir aquele conhecimento para sua experiência tridimensional.[12]

Estes anos são fundamentais para aprendizagem e maturação neuronal, e a exposição precoce acaba privando a criança de determinados estímulos e experiências essenciais de difícil recuperação *a posteriori*. Qualquer adulto ou adolescente com habilidades normais pode aprender a usar tecnologia, mas isso

QUADRO 80.1 – Recomendações da Sociedade Brasileira de Pediatria.

- Evitar a exposição de crianças menores de 2 anos às telas, sem necessidade (nem passivamente!)
- Para crianças com idades entre 2 e 5 anos, limitar o tempo de telas ao máximo de 1 hora/dia, sempre com supervisão de pais/cuidadores/responsáveis
- Para crianças com idades entre 6 e 10 anos, limitar o tempo de telas ao máximo de 1 a 2 horas/dia, sempre com supervisão de pais/responsáveis
- Para adolescentes com idades entre 11 e 18 anos, limitar o tempo de telas e jogos de videogames a 2 a 3 horas/dia, e nunca deixar "virar a noite" jogando
- Não permitir que as crianças e os adolescentes fiquem isolados nos quartos com televisão, computador, *tablet*, celular, *smartphones* ou com uso de *webcam*; estimular o uso nos locais comuns da casa
- Para todas as idades: nada de telas durante as refeições e desconectar 1 a 2 horas antes de dormir
- Oferecer alternativas para atividades esportivas, exercícios ao ar livre ou em contato direto com a natureza, sempre com supervisão responsável
- Nunca postar fotos de crianças e adolescentes em redes sociais públicas, por quaisquer motivos
- Criar regras saudáveis para o uso de equipamentos e aplicativos digitais, além das regras de segurança, senhas e filtros apropriados para toda a família, incluindo momentos de desconexão e mais convivência familiar
- Encontros com desconhecidos *online* ou *off-line* devem ser evitados, saber com quem e onde seu filho está, e o que está jogando ou sobre conteúdos de risco transmitidos (mensagens, vídeos ou *webcam*) é responsabilidade legal dos pais/cuidadores
- Estimular a mediação parental das famílias e a alfabetização digital nas escolas com regras éticas de convivência e respeito em todas as idades e situações culturais, para o uso seguro e saudável das tecnologias
- Conteúdo ou vídeos com teor de violência, abusos, exploração sexual, nudez, pornografia ou produções inadequadas e danosas ao desenvolvimento cerebral e mental de crianças e adolescentes, postados por cibercriminosos devem ser denunciados e retirados pelas empresas de entretenimento ou publicidade responsáveis
- Identificar, avaliar e diagnosticar o uso inadequado precoce, excessivo, prolongado, problemático ou tóxico por parte de crianças e adolescentes para tratamento e intervenções imediatas e prevenção da epidemia de transtornos físicos, mentais e comportamentais associados ao uso problemático da internet e à dependência digital
- Leis de proteção social e do uso seguro e ético das tecnologias existem e devem ser respeitadas por todos e multiplicadas em campanhas de educação em saúde acessíveis ao público, em geral
- Responsabilidade social é também uma questão de direitos à saúde e prevenção de riscos e danos para crianças e adolescentes na era digital

Fonte: Adaptado da Sociedade Brasileira de Pediatria, 2016.

não ocorre com o aprendizado básico na infância – linguagem, coordenação motora, matemática, hábitos sociais, gestão de emoções entre, outros. O consumo precoce determina em boa medida o consumo posterior e a prática digital no futuro.[2]

Estudos voltados para a exposição precoce e por longos períodos a esses dispositivos (incluindo televisão, videogame, DVD, telefone celular, computador, *tablet*) mostram problemas que comprometem o desenvolvimento infantil e podem gerar dependência aos adolescentes. Comprometimento de habilidades que envolvem comunicação, atenção, qualidade de vida e desempenho de funções cognitivas, necessárias para o aprendizado e futuramente para o trabalho, fazem parte dos resultados de diversos estudos científicos realizados ao redor do planeta.[6,12,14]

A exposição excessiva e precoce aos dispositivos de tela reforça o isolamento e a não necessidade de troca com meio social não virtual, desregula o hormônio que ajusta as horas de sono, favorece sedentarismo e obesidade, diminui o tempo de atenção e concentração, atrasa o desenvolvimento da linguagem, prejudica o desenvolvimento das capacidades de leitura e as habilidades cognitivas.[8,15,16]

Considerando o processo de neuroplasticidade, a exposição precoce aos dispositivos de tela causa uma especialização das vias cerebrais que processam as informações audiovisuais de uma maneira não social. Esta hiperestimulação audiovisual interfere na atenção ao estímulo social e altera o desenvolvimento do cérebro social, sendo inclusive sugerido que a especialização audiovisual precoce possa ser um potencial fator ambiental contribuidor para o autismo.[17] Segundo Harlé, os primeiros 3 anos trazem um alto risco para o uso de dispositivos, pois contêm o prazo para o desenvolvimento do olhar social. Na medida que o tempo de interação social ou de sono é substituído pelo clássico "efeito de tempo perdido" de tela, este funciona como um simulador da presença humana no sistema de relação, ultrapassando a necessidade de uma interação próxima. Assim, a recomendação é que a interação entre pais e filhos seja encorajada antes da retirada do eletrônico. Efeitos dramáticos têm sido observados com essa medida.[18]

Efeitos do uso precoce de mídia eletrônica e digital no desenvolvimento infantil

Há um consenso, entre as autoridades em saúde, de que o tempo excessivo de tela tem um impacto adverso no desenvolvimento infantil. Estudos longitudinais a respeito dos efeitos da exposição a dispositivos de tela demonstram que horas diárias de televisão, em crianças de 1 e 3 anos, estão associadas a problemas de atenção aos 7 anos[19] e que ver televisão antes dos 3 anos está associado a decréscimo no reconhecimento da leitura, compreensão e memória para dígitos aos 6 e 7 anos.[20] Para crianças menores de 2 anos, ver televisão associa-se a efeitos negativos, especialmente para linguagem e funções executivas.[21]

O conectoma cerebral é construído durante o período embrionário por meio da neurogênese, arborização neuronal e sinaptogênese. A rede neural de conexão é constituída por intermédio de atividades neuronais endógenas espontâneas e o *input* sensorial do meio externo, particularmente após o nascimento. O desenvolvimento do cérebro social depende da interação, sobretudo com os pais. Desde muito cedo, crianças imitam adultos e aprendem a reconhecer faces. Da mesma forma, aprendem a falar. O acoplamento externo do cérebro infantil à TV, DVD, *iPad* ou celular não substitui esta interação multissensorial e parece não fornecer vantagem para crianças menores de 2 anos.[22]

Okuma e Tanimura analisaram a relação entre as características do conteúdo do programa de TV e atraso no desenvolvimento da linguagem em 833 crianças japonesas com idade entre 17 e 19 meses. A média de horas de exposição à TV foi de 2,44 ± 1,47 horas/dia. Observaram que, no grupo de atraso de linguagem, os tipos de vídeos mais preferidos foram os de animação realística e os educativos infantis com características que incluem poucas cenas de personagens olhando diretamente o espectador, continuidade ininterrupta entre as estórias, constante movimento ou transformação dos personagens, alto nível de animação. Estes achados implicam que programas de TV e vídeos com essas características não favorecem a comunicação entre a criança e seus pais por longas horas e relacionam-se ao atraso no desenvolvimento da linguagem nesta faixa etária.[23]

O impacto cognitivo do uso da mídia eletrônica de tela relaciona-se ao tempo de exposição, conteúdos dos programas e o contexto social. Um aspecto verificado é que a televisão de fundo, em um segundo plano, tem revelado prejuízos na permanência da brincadeira em crianças de 12 a 24 meses e redução na qualidade e quantidade de interações pais-filhos comparados com ambientes em que a TV está desligada e, particularmente, reduz a quantidade e qualidade da comunicação dos pais direcionada aos seus filhos de 12 a 24 meses.[24,25] Muitos pais ignoram as recomendações e acreditam que o conteúdo midiático é educacional e "faz bem para o cérebro" de crianças menores de 2 anos.[26]

O uso de dispositivos de tela pelos pais, seja telefone celular, seha TV, também tem reduzido consideravelmente o tempo de interação com seus filhos pequenos, do ponto de vista qualitativo e quantitativo.[27] Essa interação é crucial para o desenvolvimento das habilidades cognitivas, comunicativas e sociais.

Considerando as ondas de ativação do cérebro em desenvolvimento que envolvem, inicialmente, as funções sensório-motoras (sobretudo córtex visual e auditivo), seguidas pelo surgimento da linguagem em todas as suas formas (receptiva e expressiva, verbal e não verbal) e as funções cognitivas superiores constituindo uma terceira onda (ativação do córtex pré-frontal), em que a sinaptogênese é dependente de experiências,[28] compreende-se que não é preciso muita estimulação eletrônica para tirar dos trilhos o cérebro sensível e ainda em desenvolvimento de crianças abaixo de 3 anos.

Uso problemático de mídias interativas em crianças e adolescentes

Os custos da saúde pública e da sociedade acerca do uso problemático da mídia interativa (PIMU, no acrônimo em inglês) são cada vez mais reconhecidos, constituindo uma preocupação crescente em todas as faixas etárias e um desafio emergente para pesquisa em saúde mental.[29] A internet é agora parte integrante da vida moderna e, com seu uso crescente, tem proporcionado um novo ambiente em que uma ampla gama de problemas comportamentais pode surgir. Passou-se de um uso controlado e adaptado a um uso descontrolado e mal adaptado.

O termo PIMU é proposto para abranger todos os comportamentos relacionados à internet potencialmente problemáticos, incluindo aqueles relacionados a jogos, compras, visualização de pornografia, *networking*, *cyberbullying*, "cibercondria", entre outros, com prejuízos na função física, mental, cognitiva e/ou social do indivíduo.

Esses comportamentos não precisam satisfazer os critérios de dependência para exigir intervenção e consistem em uma coleção de sinais e sintomas. Existem quatro apresentações que se destacam: jogos; redes sociais; pornografia; e busca de informações.[30]

Diferentemente dos transtornos por abuso de substâncias, há poucos cruzamentos entre as quatro variações do uso problemático de mídias digitais, sendo que os usos e gratificações variam entre si: jogar de forma descontrolada é mais prevalente em meninos, enquanto meninas usam mais as redes sociais.

As características individuais que predispõem os jovens a cada uma dessas variações podem ser bem diferentes. Essas variações no comportamento do PIMU necessitam de mais estudos (Quadro 80.2) no sentido de determinar se são manifestações distintas de uma mesma condição, se são condições separadas ou sintomas de diagnósticos psiquiátricos já estabelecidos atuando no ambiente de tecnologia interativa. Esta última opção tem sido utilizada para o propósito prático do diagnóstico e intervenção, sendo mais comum que os pacientes com PIMU apresentem transtorno do déficit de atenção e hiperatividade (TDAH), transtornos de ansiedade, transtorno de oposição desafiante (TOD), uso de substâncias (TUS), depressão. Outros desfechos médicos incluem ganho ou perda de peso, deficiências nutricionais, problemas musculoesqueléticos, perturbações do sono. E as sequelas sociais e emocionais incluem frequentemente esquiva escolar e fracasso acadêmico, maiores conflitos, isolamento dos pares e discórdia em família. Todos esses aspectos resultam em reduções na capacidade funcional do jovem.[30] Os domínios básicos do funcionamento incluem autocuidado, produtividade e relacionamentos. O mau funcionamento é ao mesmo tempo um fator de risco e uma consequência do PIMU.[8]

A psiquiatra Victoria Dunckley discute acerca de uma constelação de sintomas que essencialmente constituem uma desordem de desregulação, a qual nomeia "síndrome da tela eletrônica" (STE). Sintomas de hiperexcitabilidade que incluem irritabilidade, intolerância à frustração, pobre autorregulação, alteração de humor, comportamento desorganizado, opositor, alteração de sono, dificuldades no aprendizado, prejuízos nas funções executivas que melhoram com o jejum eletrônico e retornam após a reexposição. Alguns fatores de risco incluem sexo masculino, idade precoce e crianças com TDAH e transtorno do espectro do autismo (TEA).[32]

Embora variados, muitos sintomas da STE dizem respeito ao humor, à cognição e ao comportamento, manifestados por desregulação emocional, funcionamento executivo precário e comportamento disruptivo ou desadaptativo. A raiz desses sintomas parece estar relacionada ao estresse repetitivo no sistema nervoso, tornando a autorregulação e o manejo do estresse menos eficientes. Segundo Dunkley, a STE pode ocorrer na ausência de um transtorno psiquiátrico e imitá-lo ou ocorrer mediante um transtorno subjacente, exacerbando-o. Da mesma forma, pode piorar a maioria dos transtornos de aprendizagem e algumas condições neurológicas.[32]

Dependência de internet e de *smartphone*

A dependência de internet ronda a saúde mental desde a década de 1990, no entanto esse fenômeno ainda não é reconhecido como categoria diagnóstica. Atualmente, pertence aos transtornos do controle do impulso e com eles compartilha elementos comuns.

Os critérios utilizados atualmente na maioria das publicações incluem:

1. Preocupação excessiva com a internet.
2. Necessidade de aumentar o tempo conectado para ter a mesma satisfação.
3. Exibir esforços repetidos para diminuir o tempo de uso da internet.
4. Apresentar irritabilidade e/ou depressão.
5. Quando o uso da internet é restringido, apresenta labilidade emocional.

QUADRO 80.2 – Resumo das principais prioridades de pesquisa para avançar no entendimento da PIMU.

1. Conceituação confiável dirigida a um consenso da PIMU (definição dos principais fenótipos e especificadores, comorbidades relacionadas e mecanismos)
2. Instrumentos de avaliação adequados à idade e à cultura para triagem, diagnóstico e medida da gravidade das diferentes formas de PIMU
3. Caracterizar os impactos de diferentes formas de PIMU na saúde e qualidade de vida
4. Definir os cursos clínicos de diferentes formas de PIMU
5. Reduzir obstáculos ao reconhecimento oportuno e intervenções
6. Esclarecer o possível papel das características genéticas e de personalidade em diferentes formas de PIMU
7. Considerar o impacto dos fatores sociais no desenvolvimento da PIMU
8. Gerar e validar intervenções eficazes, tanto para prevenir a PIMU, quanto para tratar suas diversas formas, uma vez estabelecidas
9. Identificar biomarcadores, incluindo marcadores digitais, para melhorar a detecção e intervenção precoces

Fonte: Adaptado de Fineberg NA, 2018.

6. Permanecer conectado mais tempo do que o programado inicialmente.
7. Ter o trabalho e as relações familiares e sociais em risco pelo uso excessivo de internet.
8. Mentir aos outros a respeito da quantidade de horas conectadas.

O paciente deve apresentar, pelo menos, cinco dos oito critérios descritos acima.[33]

Outro dispositivo que merece atenção é o *smartphone*, pois permite o acesso total à internet e a todos os aplicativos disponíveis e é usado em todas as idades, sem exceção! Altamente popular, seu uso está em crescentes proporções, ocupando uma possível futura categoria de dependência comportamental. A única categoria de dependência comportamental presente na 5ª edição do *Manual diagnóstico e estatístico de transtornos mentais* (DSM-5) é o transtorno do jogo pela internet.[34]

De acordo com Shin, a Coreia do Sul é o líder global em internet em alta velocidade e tecnologia móvel avançada, com altas taxas de posse e o que se compreende hoje como dependência de *smartphone*. Os fatores de risco para dependência de *smartphone* apresentados incluem: fatores sociodemográficos – quanto mais jovem, mais tempo se gasta usando telefone e mais problemas relacionados ao uso, sendo que os mais jovens estão acostumados com recompensas e *feedbacks* imediatos e a menor autorregulação; fatores psicológicos – o uso excessivo exibe traços como estresse, solidão, depressão ou ansiedade, baixa autoestima, impulsividade, agressão, baixa autorregulação; fatores familiares – falta de envolvimento parental, situações de vulnerabilidade.[35]

E as consequências do uso imoderado de *smartphone* incluem desde questões que envolvem para a saúde física, como acidente de trânsito (de quem dirige e olha o celular, como de quem atravessa a rua sem atenção, distraído com seu celular), distúrbios musculoesqueléticos (tensão no pescoço e ombros, dor cervical), distúrbios oculares (desconforto ocular, fadiga visual, olho seco, miopia), radiação eletromagnética (radiação não ionizante, segundo a Organização Mundial de Saúde, essas radiações são possíveis carcinógenos humanos e as crianças correm maior risco), infecções (94,5% dos celulares mostram evidências de contaminação bacteriana). Também há efeitos sobre a saúde mental (incluindo sono, aprendizagem, memória, atenção e regulação emocional), sobre as relações familiares e sociais, bem como no sucesso e funcionamento acadêmico.[35]

Avaliação

Pode ser difícil obter informações precisas sobre o PIMU e/ou dependência pelas seguintes razões. Primeiramente, não se pode abster-se ou evitar completamente o uso de mídias que utilizam telas, haja visto que estão completamente integradas em trabalhos acadêmicos, comunicações interpessoais, recreação e entretenimento, tornando-se difícil para os jovens terem a perspectiva necessária para se conscientizarem de que seu uso talvez tenha se tornado problemático ou patológico. A segunda é que as mídias interativas fazem parte da vida dos "nativos digitais". Ter seu próprio telefone celular ou fazer parte das redes sociais configura um rito de passagem.[8]

Inicialmente, deve ser estabelecida uma conversa clara com o paciente e os pais sobre suas preocupações, estabelecendo o que eles mesmo consideram um uso normativo das mídias.

Atentar para uma história completa sobre saúde mental, marcos do desenvolvimento, problemas de treino de esfíncteres, sono, antecedentes de gestação e parto, temperamento, vínculo, apego, uso de medicações, transtorno alimentar, automutilação, pensamentos ou ações suicidas, problemas de segurança, história de estresse, adversidade ou trauma. Além disso, verificar o funcionamento acadêmico, desempenho em sala de aula, nível atencional, cumprimento de tarefas e comportamento na escola. Da mesma forma, a estrutura e o funcionamento da família, inclusive o uso de mídias, devem ser explorados; também devem se abordar as regras para esse uso e como é relacionamento familiar.[8]

A avaliação de uma criança ou adolescente deve incluir, no mínimo, algumas ferramentas de triagem de uso de mídias ou perguntas sobre uso de mídias. É importante entender como as crianças e adolescentes estão usando a tecnologia e os dispositivos em geral, analisar os hábitos de utilização das mídias e observar comportamentos de risco. Devem-se verificar quais dispositivos são utilizados, em que contextos, quais conteúdos, por quanto tempo e com quem. O Quadro 80.3 apresenta a lista de comportamentos de risco relativos ao uso problemático de mídia em crianças.[8] Uma resposta positiva (sim) a pelo menos três desses comportamentos em crianças de 3 a 11 anos indica que elas estão exibindo comportamentos arriscados ou problemáticos associados ao uso excessivo de telas e dispositivos.

QUADRO 80.3 – Lista de uso problemático e arriscado de mídia em crianças (resposta "sim" ou "não" para cada pergunta).

1. A criança faz birras ou fica agressiva quando solicitada a parar de usar telas?
2. A criança fica agitada quando solicitada a parar de usar telas ou se sente melhor e mais calma quando está usando telas?
3. A criança mente sobre o uso de telas ou se esconde para usar os dispositivos?
4. A criança mostra desinteresse em outras coisas, a menos que estejam relacionadas a dispositivos (p. ex., brincadeiras não tecnológicas, ir à escola, brincar com amigos)?
5. A criança prefere passar o tempo em frente a telas a sair com amigos e não se interessa por nada além das telas e dos dispositivos?
6. A criança se recusa a ir para a cama à noite para usar telas e dispositivos ou tem problemas para dormir sem seus dispositivos?
7. A criança parece preocupada em usar telas e usa dispositivos por períodos cada vez mais longos?
8. A criança acha a vida chata sem telas e o uso de telas é a única coisa que parece motivá-la?

Fonte: Adaptado de Young K e Nabuco de Abreu C, 2019.

O *Internet Addiction Test* (IAT)[36] (Teste de Dependência de Internet) conforme o Quadro 80.4 consiste no único instrumento com estudos validados e publicados para a mensuração dos diferentes graus de dependência. Composto por 20 itens de autopreenchimento com as respostas *likert* dadas em uma escala de pontos, variando de 1 = raramente a 5 = sempre. Quanto maior sua pontuação, maior o grau de severidade da dependência, e a classificação seguiu os seguintes critérios: de 20 a 49 – dependência de grau leve; 50 a 79 – dependência de grau moderado; e 80 a 100 – dependência de grau severo. Foi elaborado para avaliar quais áreas da vida de um indivíduo podem ser afetadas por seu uso excessivo da internet. Os aspectos verificados por meio do IAT são: como a utilização interfere nas atividades cotidianas e no cumprimento de tarefas relevantes; a presença e a frequência das reações agressivas; as questões fisiológicas, que tendem a sofrer alterações, como dormir menos do que necessário ou alimentar-se mal; as mudanças nas relações sociais e familiares; a substituição de interações presenciais por relacionamentos virtuais; a ocorrência de sentimentos de ansiedade e de preocupação, quando não se está navegando; entre outros aspectos.[36] O instrumento encontra-se traduzido e adaptado para o português e apresenta consistência interna satisfatória.[37]

QUADRO 80.4 – Teste de Dependência de Internet (IAT).

1. Com que frequência você acha que passa mais tempo *online* do que pretendia?
2. Com que frequência você negligencia as tarefas domésticas para passar mais tempo *online*?
3. Com que frequência você prefere a emoção da internet à intimidade com seu/sua parceiro(a)?
4. Com que frequência você constrói novos relacionamentos com amigos usuários *online*?
5. Com que frequência outras pessoas em sua vida se queixam a você sobre a quantidade de tempo que você passa *online*?
6. Com que frequência suas notas ou tarefas da escola sofrem por causa da quantidade de tempo que você passa *online*?
7. Com que frequência você checa seu e-mail antes de qualquer outra coisa que você precise fazer?
8. Com que frequência seu desempenho ou produtividade no trabalho sofre por causa da internet?
9. Com que frequência você fica na defensiva ou guarda segredo quando alguém lhe pergunta o que você faz *online*?
10. Com que frequência você bloqueia pensamentos perturbadores sobre sua vida com pensamentos leves da internet?
11. Com que frequência você se pega pensando em quando você ficará *online* novamente?
12. Com que frequência você teme que a vida sem a internet seria chata, vazia e sem graça?
13. Com que frequência você estoura, grita ou se mostra irritado(a) se alguém lhe incomoda enquanto você está *online*?
14. Com que frequência você dorme pouco por ficar logado(a) até tarde da noite?
15. Com que frequência você se sente preocupado(a) com a internet quando está *off-line* ou fantasia que está *online*?
16. Com que frequência você se pega dizendo "só mais alguns minutos" quando está *online*?
17. Com que frequência você tenta diminuir a quantidade de tempo que fica *online* e não consegue?
18. Com que frequência você tenta esconder quanto tempo você está *online*?
19. Com que frequência você opta por passar mais tempo *online* em vez de sair com outras pessoas?
20. Com que frequência você se sente deprimido(a), mal-humorado(a) ou nervoso(a) quando está *off-line* e esse sentimento vai embora assim que você volta a estar *online*?

Fonte: Adaptado de Conti MA et al., 2012.

O Teste de Dependência de Internet de Pais-Filhos (PCIAT)[38] foi desenvolvido com base no IAT como uma medida de triagem amplamente usada para avaliar o uso *online* por parte de uma criança do ponto de vista dos pais. Desta forma, para aplicação, substitui-se o termo "você" ou "seu" no IAT, por "seu filho" ou "do seu filho", em todas as perguntas. O PCIAT usa indicadores comportamentais de dependência de internet e tecnologia juntamente com uma escala *likert* de 5 pontos (0 = não aplicável, 1 = raramente, 2 = ocasionalmente, 3 = frequentemente, 4 = geralmente, 5 = sempre), respondido pelos pais, quanto mais alto o escore, maiores o grau de dependência e o potencial para problemas resultantes do uso de internet. Sendo o índice de gravidade: 0 a 30 pontos – nenhum; 31 a 49 pontos – leve; 50 a 79 pontos – moderado; 80 a 100 pontos – severo.

Outras escalas foram propostas na avaliação de crianças e adolescentes, no entanto as características-chave dos comportamentos de PIMU e/ou dependência podem ser abordadas clinicamente: preocupação com uso de mídias interativas; maior tolerância; incapacidade de controlar os comportamentos de PIMU; comprometimento social; acadêmico e/ou psicológico; a desconsideração das consequências; sintomas de disforia da abstinência; ansiedade e/ou irritabilidade; uso de PIMU para aliviar sintomas de ansiedade; culpa; solidão; ou depressão.[8]

Estudos demonstraram que fatores familiares também influenciam o uso de mídias e telas de uma criança ou adolescente. Por um lado, família com pais divorciados parece ser fator preditivo forte de dependência de internet em adolescentes. Por outro lado, o uso excessivo de internet para interação social pode ter origem no conflito familiar, em relacionamentos familiares ruins ou saúde mental precária dos pais, resultando em monitoramento parental inadequado.[8]

Além de avaliar a dinâmica familiar e a vinculação emocional, é importante compreender como os pais utilizam suas próprias telas e dispositivos.

Tratamento

Apesar da necessidade de conscientização e da importância da prevenção, com vigilância e monitoramento sobre o uso de dispositivos de telas (Quadro 80.1), uma vez constatado o PIMU e/ou dependência, o planejamento terapêutico eficaz deve responder à avaliação das necessidades do paciente, sendo geralmente necessária uma equipe multidisciplinar, em virtude dos problemas subjacentes.

O tratamento começa com a educação e deve desenvolver a capacidade dos jovens de usar as mídias interativas como ferramentas, de maneira focada e diligente, em vez de abster-se do seu uso, já que a abstinência de eletrônicos é insustentável como uma meta de longo prazo. A recuperação deve ocorrer com o paciente se conscientizando e controlando o uso dos dispositivos.[8]

A psicoterapia, seja na modalidade aconselhamento ou terapia cognitivo-comportamental, demonstra redução na prevalência e gravidade do PIMU e, independentemente da abordagem teórica, busca melhorar a autoconsciência e a percepção do paciente. O automonitoramento e a modificação do comportamento são etapas essenciais na recuperação do paciente.

Paralelamente, recomenda-se terapia e orientação familiar, buscando identificar fatores contextuais de predisposição, p.or exemplo, postura permissiva ou autoritária em relação à utilização de mídias.

Farmacoterapia pode ser considerada intervenção adjuvante; no entanto, por não haver um diagnóstico unificador, também não há uma medicação aprovada para uso. Nesse caso, são verificadas condições psiquiátricas subjacentes ou comórbidas.[30]

De acordo com Rich, Tsappis e Kavanaugh, "crianças e adolescentes são os casos-sentinela do PIMU, são adeptos precoces e entusiásticos das novas tecnologias e ainda precisam desenvolver a função executiva e a autorregulação do cérebro".[30] O constante estado de distração que a internet encoraja é muito diferente daquele estado temporário de diversão intencional da mente. A cacofonia de estímulos da internet liga diretamente o pensamento consciente com o inconsciente, impedindo o pensamento profundo ou criativo.[1]

Conclusões

A pandemia de covid-19 forçou o isolamento social, o fechamento das escolas, expôs a morte e o luto e representa uma situação de estresse potencialmente importante para o surgimento de transtornos mentais em crianças, como ansiedade e depressão, sendo de suma importância monitorar as respostas emocionais ao longo dos próximos anos.

Sem dúvida, este período que ainda se descortina, provocou um aumento no uso de dispositivos de mídia eletrônica e digital em todo o mundo, permitindo, por um lado, estudo, trabalho, interação, compras e informação e, por outro lado, favoreceu o acesso das crianças e adolescentes ao consumo digital, envolvendo jogos, vídeos, redes sociais, entre outros, por período muito acima do recomendado, provocando diversas alterações no padrão de vida e no neurodesenvolvimento.

Se antes da pandemia, o uso precoce e excessivo era uma realidade, causava uma preocupação e já se rumava para a singularidade; na atualidade, tornou-se um problema de saúde pública, pois os desdobramentos são em todas as esferas e acometem todas as faixas etárias. Os algoritmos são poderosos e funcionam perfeitamente, envolvendo e influenciando também o uso infantil.

"À medida que corporações e governo obtêm sucesso ao hackear o sistema operacional humano, ficaremos expostos a uma enxurrada de manipulações guiadas com precisão. A democracia em seu formato atual não será capaz de sobreviver à fusão da biotecnologia com a tecnologia da informação. Ou a democracia se reinventa com sucesso numa forma radicalmente nova, ou os seres humanos acabarão vivendo em ditaduras digitais", postula Harari quando fala de liberdade em 21 lições para o século XXI.[39]

Assim, o tema "criança e mídia" está em alerta vermelho, com evidências de risco e prejuízo no desenvolvimento e na saúde mental pelo uso excessivo, precoce e sem moderação. A dependência de internet está em vias de se tornar uma categoria nosológica e deve ser discutida no âmbito familiar, educacional e de pesquisa, com mais programas de informação e conscientização sobre o uso, abuso e dependências tecnológicas, bem como a criação de espaços livres de internet e jejuns digitais.

Publicações de manuais de orientações da SBP vêm informando e enfatizando as recomendações sobre limite de tempo de exposição, orientações e campanhas de educação digital, de modo a minimizar os riscos para o desenvolvimento infantil e possíveis associações com transtornos do neurodesenvolvimento.[11] Defende-se, portanto, que sejam cumpridas as recomendações da SBP e da OMS, de não exposição a eletrônicos em crianças menores de 2 anos, nem passivamente e, para crianças com idades entre 2 e 5 anos, limitar o tempo de telas ao máximo de 1 hora/dia, sempre com supervisão de pais/cuidadores. Da mesma forma, não utilizar estes dispositivos durante as refeições e desconectar entre 1 e 2 horas antes de dormir.[11,13,29]

Cabe aos pais e/ou aos cuidadores proporcionar momentos de convívio, planejando atividades lúdicas, interativas, que estimulem o olhar, o contato físico, a comunicação, estabelecendo parcerias e compartilhando emoções, habilidades pouco desenvolvidas diante das telas, ressaltando a importância do brincar livre, das experiências sensoriais e do papel do adulto como um companheiro de exploração e descobertas, fortalecendo o vínculo pais-filhos e construindo, assim, uma relação de confiança para a vida.

Pesquisas longitudinais envolvendo crianças com desenvolvimento típico e com transtornos do neurodesenvolvimento devem ser desenvolvidas a fim de verificar correlações entre tempo de exposição e desenvolvimento. Não foram encontrados estudos nacionais voltados para esta temática e, diante dos resultados destacados neste capítulo, associados ao isolamento decorrente da pandemia do novo coronavírus, justifica-se que esforços sejam direcionados para estudos colaborativos mais robustos no país.

Referências bibliográficas

1. Carr N. Os superficiais – o que a internet está a fazer aos nossos cérebros. Lisboa: Gradiva, 2012. 978-989-616-497-3.
2. Desmurget M. La fábrica de cretinos digitales. Barcelona: Peninsula, 2020. 978-84-9942-933-5.
3. Schelini PW; Almeida LS; Primi R. Aumento da inteligência ao longo do tempo: efeito Flynn e suas possíveis causas. Psico-USF, Bragança Paulista. jan/abril de 2013, Vol. 18 n. 1, p. 45-52.
4. Szklarz E; Garattoni B. A era da burrice. [texto] 24 de setembro de 2018.
5. Crary J. Capitalismo tardio e os fins do sono. São Paulo: Cosac Naify, 2014. 978-85-405-0699-2.
6. Twenge JM. IGen. São Paulo: nVersos, 2018. 978-85-54862-06-0.
7. We Are Social. https://wearesocial.com/digital-2021. https://wearesocial.com. [Online] We Are Social Inc., 2021. [Citado em: 7 de agosto de 2021.]
8. Young K; Nabuco de Abreu C. Dependência de internet em crianças e adolescentes. Fatores de risco, avaliação e tratamento. Porto Alegre: Artmed, 2019.
9. Rideout V; Robb MB. The Common Sense census: Media use by kids age zero to eight. San Francisco: Common Sense Media, 2020.
10. Comitê Gestor da Internet no Brasil. Pesquisa TIC Kids online Brasil 2018. São Paulo: Cetic, 2019.
11. Sociedade Brasileira de Pediatria. Manual de orientação: saúde de crianças e adolescentes na era digital. Departamento de Adolescência. Rio de Janeiro, RJ: s.n., 2016.
12. AAP Council on Communications and Media. Media and Young Minds. Pediatrics. 2016, Vol. 138(5), p. e20162591.
13. WHO. Guidelines on phisical activity, sedentary behaviour and sleep for children under 5 years of age. World Health Organization. 2019.

14. Yang F et al. Electronic screen use and mental well-being of 10-12 year-old children. Europ Journ of Public Health. 2012, Vol. 23(3), p. 492-498.
15. Christakis DA et al. How early media exposure may affect cognitive function: a review of results from observations in humans and experiments in mice. PNAS. 2018, Vol. 115(40), p. 9851-9858.
16. van den Heuvel M et al. Mobile media device use is associated with expressive language delay in 18-month-old children. J Dev Behav Pediatr. 2019, Vol. 40, p. 99-104.
17. Heffler K e Oestreicher LM. Causation model of autism: audiovisual brain specialization in infancy competes with social brain networks. Med Hypotheses. 2016, Vol. 91, p. 114-122.
18. Harlé B. Intensive early screen exposure as a causal factor for symptoms of autistic spectrum disorder: The case for «Virtual autism». Trends Neurosci Educ. 2019, Vol. 17.
19. Christakis DA et al. Early television exposurre and subsequent attentional problems in children. Pediatrics. 2004, Vol. 113, p. 708-713.
20. Zimmermann FJ; Christakis DA. Children's television viewing and cognitive outcomes. Arch Pediatr Adolesc Med. 2005, Vol. 159, p. 619-625.
21. Anderson DR; Subrahmanyam K. Digital screen media and cognitive development. Pediatrics. 2017, Vol. 140, p. S57-S61.
22. Lagercrantz H. Connecting the brain of the child from synapses to screen-based activity. Acta Paediatr. 2016, Vol. 105, p. 352-357.
23. Okuma K; Tanimura M. A preliminary study on the relationship between characteristics of TV content and delayed speech development in young children. Infant Behav Dev. 2009, Vol. 32, p. 312-321.
24. Schmidt ME et al. The effects of background television on the toy play behavior of very young child. Child Dev. 2008, Vol. 79(4), p. 1137-1151.
25. Pempek TA; Kirkorian HL; Anderson DR.The effects of background television on the quantity and quality of child-directed speech by parents. J Child Media. 2014, Vol. 8(3), p. 211-222.
26. Domingues-Montanari S. Clinical and psychological effects of excessive screen time on children. J Paediatr Child Health. 2017, Vol. 53, p. 333-338.
27. Radesky JS et al. Patterns of mobile device use by caregivers and children during meals in fast food restaurants. Pediatrics. 2014, Vol. 133(4), p. e843-9.
28. Leisman G; Mualem R; Mughrabi SK. The neurological development of the child with the educational enrichment in mind. Psicol Educ. 2015, Vol. 21, p. 79-96.
29. WHO. Public Health Implications of Excessive Use of the Internet, Computers, Smartphones and Similar Electronic Devices. Meeting Report. Genebra: WHO, 2014. 978 92 4 150936 7.
30. Rich M; Tsappis M; Kavanaugh JR. Uso problemático de mídias interativas entre crianças e adolescentes: dependência, compulsão ou síndrome? In: Young KS; Nabuco de Abreu C. Dependência de internet em crianças e adolescentes. Porto Alegre: Artmed, 2019.
31. Fineberg NA. Manifesto for a European research network into Problematic Usage of the Internet. Eur Neuropsychopharmacol. 2018, Vol. 28, p. 1232-1246.
32. Dunckley VL. Síndrome da tela eletrônica: prevenção e tratamento. In: Young KS; Nabuco de Abreu C. Dependência de Internet em crianças e adolescentes. Fatores de risco, avaliação e tratamento. Porto Alegre: Artmed, 2019, p. 213-241.
33. Mariani MMC et al. As armadilhas do lúdico: jogos de azar, viedogame e internet. In: Assumpção Jr FB; Kuczynski E. Tratado de Psiquiatria da Infância e Adolescência. Rio de Janeiro: Atheneu, 2018.
34. APA. Manual Diagnóstico e Estatístico de Transtornos Mentais. 5. ed. Porto Alegre: Artmed, 2014. p. 948.
35. Shin YM. Dependência de smartphone em crianças e adolescentes. In: Young KS; Nabuco de Abreu C. Dependência de Internet em Crianças e Adolescentes. Porto Alegre: Artmed, 2019.
36. Widyanto L; McMurran M. The psychometric properties of the internet addiction test. Cyberpsychol Behav. Aug de 2004, Vol. 7(4), p. 443-450.
37. Conti MA et al. Avaliação da equivalência semântica e consistência interna de uma versão em português do Internet Addiction Test (IAT). Rev Psiq Clín. 2012, Vol. 39(3), p. 106-110.
38. Young KS; HealthyPlace. HealthyPlace. [Online] 2016. [Citado em: 20 de agosto de 2021.] https://www.healthyplace.com/psychological-tests/parent-child-internet-addiction-test.
39. Harari YN. 21 lições para o século 21. São Paulo: Companhia das Letras, 2018.

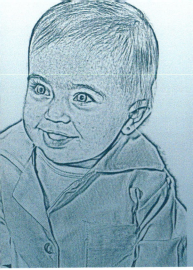

Capítulo 81

Ética em Psiquiatria Infantil

Francisco Baptista Assumpção Jr.

Ética e moral

Embora "moral" e "ética" sejam termos comumente utilizados como sinônimos posto que ambos os vocábulos – um derivado do grego (ética) e outro do latim (moral) – nomeavam um campo da reflexão referente aos "costumes" dos homens, sua validade, desejabilidade e exigibilidade, o termo "ética", proveniente do grego *ethos*, significa "modo de ser", entendido como conjunto de valores que orientam o comportamento do homem em relação aos outros homens na sociedade em que vive, garantindo, outrossim, o bem-estar social ou, ainda, é a forma que o homem deve se comportar em seu meio social. O termo "moral", traduzido do *ethos* grego para o latim *mos* (ou no plural *mores*), quer dizer "costume" e, assim, a palavra "moral" pode ser definida como o conjunto de normas, princípios, preceitos, costumes e valores que norteiam o comportamento do indivíduo no seu grupo social.

A distinção atual mais comum é aquela que diferencia o sentido de moral do de ética, reservando o primeiro conceito para o fenômeno social, e o segundo, para a reflexão filosófica ou científica sobre ele (La Taille, 2006). A Ética é assim, um ramo da filosofia que focaliza as questões de natureza moral, podendo ser descrita como (Uustal, 1987):

> "O estudo dos valores na conduta humana ou o estudo das condutas corretas. É o ramo da filosofia, também chamada filosofia moral. A Ética considera, ou avalia, os princípios através dos quais os dilemas, ditos éticos, são resolvidos. Oferece assim uma abordagem crítica, racional, defensável, sistemática e intelectual, que determina o que é melhor ou mais correto em situações difíceis."

Spinoza (2008) refere que

> "o ignorante, além de ser agitado, de muitas maneiras, pelas causas exteriores, e de nunca gozar da verdadeira satisfação de ânimo, vive, ainda, quase inconsciente de si mesmo, de Deus, das coisas, e tão logo deixa de padecer, deixa também de ser. Por outro lado, o sábio, enquanto considerado como tal, dificilmente tem o ânimo perturbado. Em vez disso, consciente de si mesmo, de Deus e das coisas, em virtude de uma certa necessidade eterna, nunca deixa de ser, mas desfruta, sempre, da verdadeira satisfação do ânimo."

Isso torna o conceito de ética universal e que transcende a situação dentro de uma visão essencialista. Dessa forma, podemos dizer que ela se sustenta sobre a natureza daquilo que é bom ou mau por meio da pergunta: "O que há de bom neste ato?".

Pensando em nossa pós-modernidade, em termos práticos, uma decisão ética consiste em se eleger uma atitude conforme valores e meios adquiridos no transcurso da vida (Crausman, 1996) uma vez que a vivência (enquanto experiência interiorizada), seja a passada, responsável pela construção dos valores, seja pelo futuro que define a vida que se escolhe viver, torna-se indissociável da ética.

Dessa forma, para se responder à questão anterior, "a indagação moral corresponde à pergunta: 'como devo agir?'. E à reflexão ética cabe responder à outra: 'que vida eu quero viver?'" (La Taille, 2006:29).

Uma condição básica da vida moral é o fundamento existencial e ontológico de referência à lei, enquanto uma lei moral, na estrutura interna do eu, fazendo-se sujeito dele. Sublinha-se um caráter universal e irredutível, elemento indispensável da personalidade ética muito mais do que um mero código temporal de regras e costumes. Assim, ela se constitui no próprio fim da natureza humana posto que, como a sociedade em que vivemos não dispõe de normas perfeitas nem mesmo consensuais sobre grande variedade de questões, o homem terá de elaborar por si mesmo a questão daquilo que lhe compete fazer e, para tanto, coleta e seleciona as informações sobre o fato e procura eliminar sua parcialidade uma vez que o maior problema não é saber "a diferença entre o certo e o errado, mas o que decidir que é certo e o que é errado" (Singer, 2000).

Estabelece-se, assim, um duplo e permanente constrangimento entre a Lei, como refere Kant, e o desejo, como refere Freud, revelando-se, nessa oposição, a base da conduta moral que obedece a um mandato formal da lei, respeitando, entretanto, os desejos e as inclinações (Kremer-Marietti, 1989).

Adotando a vertente da filosofia moral que avalia o valor de uma ação embasada em suas consequências, a ética de Skinner, embora também associada à vida, é a ética da sobrevivência na qual o bom é sobreviver, referindo-se a comportamentos que promovem a vida, qualquer que seja, inclusive a das culturas, sempre de forma cooperativa e com apoio, sem competição e sem agressão (Skinner, 1978).

Freud considera a discriminação entre o Bom e o Mau fruto da vivência do conjunto de forças afetivas experimentadas pela criança em relação às figuras parentais, responsáveis pela formação do superego, instância psíquica responsável pela consciência moral (Freud, 2006), consciência moral esta que iniciará a se formar na criança, enquanto uma moral autônoma, por ocasião do período de operações concretas.

A noção de valor é, então, vinculada, com frequência, à noção de seleção, com crença em um modelo específico de conduta socialmente adotado, e nem sempre pensado, o que o faz permanecer em um modo de vida inautêntico. Ela expressa propostas e sentimentos da vida, base das lutas e dos compromissos. Assim, embora a ética não tome o lugar da consciência moral, ela auxilia seu autoesclarecimento a partir do movimento de autoindagação.

O saber moral não é, portanto, o objetivo e, de maneira diferente da *techné*, não pode ser aprendido ou desaprendido (daí a dificuldade de se considerá-lo meramente um produto de informações ou de leis), não podendo ser determinado *a priori*, de maneira independente das situações. Da mesma forma, a justiça corrige o rigor da aplicação mecânica da lei com a relação meio-fim tornando-se diferente no saber moral do saber técnico (Cremachi, 2000). Assim, uma decisão ética não corresponde necessariamente a uma decisão técnica.

Em termos positivistas, ética é um processo racional que determina o melhor curso de uma ação moral em situações de conflito (Brody, 1981 *apud* Furnham, 1997), com uma visão teleológica, que visa maximizar o bom, que, levado às suas consequências extremas, nos traz o risco de uma visão utilitarista (em voga em nossos dias e distorcida pelo pós-modernismo), que privilegia a valorização de um "estado de coisas" oposto à valorização do bem-estar como valor em si, ou seja, a realização plena das potencialidades próprias (Cremam, 2000). Isso porque, dentro de uma visão pós-moderna, existem um ceticismo e uma hostilidade sobre a ideia do indivíduo realizar seu potencial, posto que este é identitário, com a possibilidade de maneiras alternativas de pensamento que, derivadas da experiência vivida, formam uma "teoria do ponto de vista" (Pluckrose e Lindsay, 2021).

Não podemos deixar, assim, de considerar que as razões que justificam um cálculo custo-benefício são diferentes quando aplicadas por um indivíduo no âmbito de sua vida pessoal sem que haja terceiros envolvidos, não se justificando quando aplicadas a uma sociedade como se fosse um indivíduo isolado, uma vez que, dessa maneira, outorga-se a ela o poder de contrabalançar perdas e ganhos entre vários indivíduos (Carvalho, 2000). Esse fato é visualizado de maneira marcada nos conceitos de biopoder com o desincentivo a qualquer possível atenuação de qualquer deficiência ou a ideia de recusa de informações factuais a obesos, limitando, assim, sua possibilidade em fazer escolhas inteligentes a respeito de sua saúde (Pluckrose e Lindsay, 2021).

Ainda que o sujeito meça o valor moral de uma ação por suas consequências concretas no mundo, o sentimento moral experimenta o sentimento de obrigatoriedade, pois traduz o Bem (La Taille, 2006), muito além de uma decisão tomada apenas em termos de prós e contras. Uma visão utilitarista, em termos apenas de "o Bem maior para o maior número de pessoas" – na qual o Bem em saúde mental é definido pela melhora do paciente –, não é capaz de responder a questões éticas centrais na Psiquiatria, por exemplo, a questão da internação involuntária e das pesquisas com farmacoterápicos (Gupta, 2009) ou dos mecanismos de isolamento social e de quarentena a longo prazo.

A casuística, modelo que analisa dilemas caso a caso, como abordagem ética, a partir do artigo de Jonsen e Toulmin de 1988, começa a ser utilizada no campo da Bioética, tornando mais fácil o ensino da Ética, trazendo-a para a linha de frente no campo da Saúde Mental, porém sua utilização de forma rígida aporta o risco de impedir a reflexão sobre os reais princípios que norteiam as ações médicas (Dell e Kinlaw, 2008).

Dessa forma, em Psiquiatria, em que, para questões complexas, não é possível criar normas a serem seguidas de maneira irrefletida, pois isso seria a "má ética" (Howe, 2010), quando temos uma tentativa nesse sentido caímos no perigo da

> "proliferação de diversas 'éticas' [que] são o sintoma de uma espécie de fúria normatizadora (...) e que as estreitas balizas do 'politicamente correto' traduzem com perfeição. (...) por pensarem que seguem a nobre ética, muitas pessoas inconscientemente solapam a liberdade e autonomia, por intermédio de um dogmatismo que não se assume como tal". (La Taille, 2006:28)

Considerando-se uma moral deontológica, a decisão ética se realiza livremente com a obrigação moral sendo um conceito primário e seu sistema de aplicação é aquele referente aos valores bons em si mesmos com um sacrifício do individual em prol do coletivo. O esgarçamento de um tecido social em função de um modelo de pensamento de pequenos grupos, com a rejeição de uma ideia de universalidade humana em favor da de uma identidade grupal (Pluckrose e Lindsay, 2021), abole essa possibilidade com as decisões deixando de ser livres e, principalmente, perdendo-se a noção de coletivo.

Essa ideia é a ideia kantiana, na qual todos têm os mesmos direitos (Furnham, 1997), também podendo ser encontrada no homem ético kierkegaardiano, em que Agamenon (o exemplo do homem-ético) sacrifica sua filha Ifigênia, para que, uma vez satisfeito, Apolo permita que os ventos soprem e as naus gregas possam se dirigir a Tróia. O sacrifício dos sentimentos paternais de Agamenon em prol de um bem maior, representado pela política grega, mostra essa visão ética, muito pouco considerada e valorizada em nossos dias, não somente em função das culturas pragmáticas e mercantilistas derivadas do liberalismo, mas também das teorias pós-modernas que tentam desconstruí-lo.

Entretanto, ao se considerá-la se estabelece uma ontologia moral, ou seja, uma teoria do bem com conexão entre este e a identidade (Cremaschi, 2000).

Ética na prática clínica

Considerando-se que ao atendermos, clinicamente, um paciente ou ao ensinarmos um jovem profissional a técnica de atendimento, nos defrontamos com o ensino de tomada de decisões, que, a meu ver, sempre se defronta com questões éticas visto que a modernidade, com seu processo de globalização e suas consequências, muitas vezes representada pela intersetorialidade e outras questões, hoje, de relevância pelas consequências sociais e políticas, obriga a uma reflexão relativa às justificativas filosóficas no que se refere às normas que regem as ações profissionais posto que temos uma desproporção entre o progresso científico e o tecnológico (Oliveira, 2000), bem como a desconstrução de categorias universais, com o vácuo ético decorrente. Torna-se importante, assim, se pensar princípios claros que norteiem a atividade profissional para que ela possa continuar a ser desenvolvida.

A relação do profissional com seu paciente tangencia direitos civis, embora vá muito além desses direitos, implicando interações sociais complexas (Carrara, Bolsoni-Silva e Almeida-Verdu, 2009) que justificam discussão filosófica sobre moral e valores envolvidos na prática clínica e na pesquisa em saúde, principalmente se consideramos um modelo de mudanças constantes no que se refere a esses.

Assim sendo, modelos de ética em Psicologia e Psiquiatria são de extrema importância uma vez que elas interagem com um fenômeno "sobre o qual se supõe que precisamos intervir, de modo ético, eficaz e minimamente intrusivo. (...) e a formação [na graduação] não assegura a posse de plenas qualificações clínicas" (Wielenska, 2009).

Do ponto de vista ético, quais seriam, então, as virtudes essenciais no trabalho em saúde mental?

Para Fletcher qualidades morais e perícia são importantes, sendo indispensáveis aos clínicos, competência técnica, objetividade e neutralidade, cuidado, generosidade, subordinação ao interesse no bem-estar do paciente, reflexão, humildade, sabedoria prática e coragem (Fletcher, Quinst e Jonsen *apud* Dell e Kimlaw, 2008:8).

Pellegrino e Thomasma priorizam que, para o bom exercício da atividade, demandam-se fidelidade à verdade, compaixão, sabedoria prática, justiça, resistência, temperança, integridade e modéstia, citando ainda honestidade intelectual, humildade e parcimônia terapêutica (Dell e Kimlaw, 2008).

Para La Taille, as três virtudes morais fundamentais são justiça, generosidade e honra, sendo a primeira inspirada pela igualdade e equidade. "A generosidade consiste em dar a alguém o que falta, sendo que essa falta não corresponde a um direito. (...) A honra restringe-se à qualidade das ações humanas, portanto ao seu mérito moral" (La Taille, 2006).

Assim, da mesma forma Fletcher (2008), Pellegrino e Thomasma (2008) contemplam a importância das ações (honra), a preocupação com o outro (generosidade) e a objetividade (justiça) dentro da ideia hipocrática de que o médico trabalha por *philotecnia* (amor à sua arte) e *philantropia* (amor aos homens) muito bem representada por seu símbolo que une a árvore da vida (representada pelo bastão) com o ser ctônico, elo entre o mundo visível e invisível (visualizado na serpente).

Assim, ao falarmos de ética na Psiquiatria da Infância e da Adolescência, reportamo-nos ao profissional enquanto seus próprios atos e determinações interiores, sem que nos reportemos às razões sensíveis (Kremer-Marietti, 1989), pois, ao pensarmos esse profissional em sua atividade, pensâmo-lo envolvido em um projeto existencial que dá significado à sua existência, conforme refere Kierkegaard (1986), e não em alguém com uma atividade meramente profissional, técnica e de caráter comercial como sugerem alguns.

O final do século XX construiu, no entanto, uma de nossas grandes contradições, desenvolvendo, de maneira marcante, a tecnologia e, ao em vez de colocá-la a serviço do homem, colocou-o à disposição da técnica e, mesmo que alguns de nós rotulem esse fenômeno como "modernidade", ele nos obriga a fazer uma série de reflexões (Mesquita, 1997). Essas reflexões desembocaram, principalmente a partir do século XXI em um movimento oposto, questionador da busca de uma realidade em si considerando que essa é fruto da subjetividade e da construção linguística e social. Dessa maneira, procuram-se a desconstrução das categorias, o borramento das fronteiras teóricas e a própria negação do conhecimento, o que leva a maiores questionamentos éticos.

Assim, a proposta de uma ética provinda, unicamente, da "prática baseada em evidências" (*Evidence-Based Practice*) não parece, de forma isolada, dar conta da complexidade do fenômeno, da mesma maneira que uma ética embasada apenas em uma política identitária parece-me pouco criativa e, o que é pior, impossível de se refletir a respeito, posto que não permite nem admite a reflexão considerada como uma submissão aos sistemas de opressão estabelecidos.

Em função dessa diversidade, as diferentes "éticas" nascidas em diferentes campos de especialização crescem, não se submetendo a critérios de coerência filosófica, o que coloca o médico diante de problemas da generalização de condutas e da superespecialização profissional, bem como da necessidade de corresponder a uma "suposta" verdade social com as características aqui já descritas, todas elas impedindo visão individual da criança enquanto "ser em desenvolvimento e, eventualmente, doente".

Considerando-se a superespecialização, dados particulares ligados a projetos profissionais próprios resultam em que se perca, muitas vezes, a dimensão ética que pressupõe o bem geral, muitas vezes em detrimento do particular. Assim, o que define "o bom" não é o que desejamos ou acreditamos, mas sua dependência de uma lei moral maior, posto que, se abandonamos o princípio da universalidade (conforme algumas propostas da pós-modernidade), abrimos as portas ao contrário da moralidade, para as duras lei da natureza, que, com a ausência de uma lei moral, funciona sem falhas (Kremer-Marietti, 1989).

Uma "prática baseada em valores", do inglês *Values-Based Practice* (VBP) (Colombo et al., 2003), propõe uma aproximação entre valores do paciente e da equipe que o atende, em um modelo que, embora sistemático, tem raízes na Psicopatologia de Karl Jaspers, buscando, assim, uma compreensão mais aprofundada dos conflitos e das decisões a serem tomadas, bem como a aproximação entre a visão de mundo do paciente e da equipe. Propõe, assim, que as decisões éticas na clínica sejam centradas:

a) No paciente, principal fonte de informação acerca dos valores a serem considerados em qualquer decisão referente a ele e sua família.

b) Na equipe multidisciplinar que, com seus diferentes valores, dá apoio equilibrado, para que se resolvam diferenças.

Para que isso ocorra, quatro habilidades clínicas básicas são necessárias (Fulford e Colombo, 2004):

1. Atenção (*awareness*), para perceber os valores relevantes em uma decisão.
2. Racionalidade, para explorar as diferenças entre os valores.
3. Conhecimento, dos valores que são relevantes na tomada de uma decisão (incluem-se aqueles que têm evidência científica).
4. Habilidades na comunicação, para compreender valores e resolver eventuais conflitos (Fulford e Colombo, 2004).

Verificando-se a formação moderna dos profissionais de Psicologia e Psiquiatria, constatamos que a formação médica dedica pouca atenção ao aspecto ético no seu sentido filosófico, em que uma visão deontológica embasa que a ação é guiada por deveres morais que são bons em si mesmos. Contrariamente, na formação em Psicologia, a ação é postergada, ou mesmo suspensa, ocasionando discussões pretensamente éticas que, com pouca frequência, levam em consideração as consequências de sua atuação. Por conseguinte, a Psiquiatria distancia-se perigosamente de discutir deveres (no sentido kantiano de agir por dever e não conforme o dever), ao passo que a Psicologia se esquiva de observar as consequências de suas ações ou, mais frequentemente, de não ações. Isso ocasiona psiquiatras decidindo apenas em termos da melhoria de sinais e sintomas sem compreenderem a humanidade do paciente, da mesma forma que vemos psicólogos discutindo exaustivamente direitos dos pacientes, mas prejudicando-os por falta de uma intervenção efetiva.

Hattab, em *Ethique e Santé Mentale de l'Enfant* (1994), aponta esses perigos quando refere que "não há evidência nem em ética, nem em medicina", acrescentando posteriormente que "o psicoterapeuta não tem o direito de se esconder atrás de uma exigência de neutralidade ou do direito de cada um decidir por si mesmo" (Hattab,1994:78 e 80).

Assim, valores de cada um dos profissionais que atendem o paciente são tão fundamentais quanto os do próprio paciente, sugerindo-se que uma discussão sobre a decisão terapêutica se inicie a partir dos valores do paciente, embora não deva terminar neles e nem ser tomada só com base neles, sendo complementada com os valores dos profissionais que atuam junto a ele (psiquiatras, psicólogos, assistentes sociais, enfermeiros etc.) (Departamento de Saúde do Reino Unido, 1999). Ao fazermos essa consideração, esbarramos hoje na questão dos autodiagnósticos e dos projetos terapêuticos, que são pedidos aos médicos considerando-se somente o desejo do envolvido.

Justamente por essa sua complexidade, não existe um modelo inequívoco em ética:

> "do ponto de vista psicológico, o sentimento de obrigatoriedade é pressuposto tanto pelos adeptos da moral deontológica quanto por aqueles da moral teleológica, permanecendo o debate entre eles no nível da filosofia moral, não no nível psicológico". (La Taille, 2006:33)

Assim, mesmo diante do conflito (e sempre o haverá) é importante que, em saúde mental, o conhecimento técnico seja acompanhado pela preocupação com a tomada de decisões que reflitam o Bem e essa decisão visando o Bem é uma decisão ética, mas também uma decisão com base em um conhecimento sobre a verdade, enquanto conhecimento, verdade esta questionada quando nos referimos àquilo que conceituamos como *biopoder*, embora, ao se falar em ética relacionada com a ciência, tenhamos de pensar de maneira reducionista sobre um paradigma científico que remonta a meados do século XIX, vendo-se na ciência noções de verdade absoluta e irredutível a partir do descobrimento de regras perfeitas que, teoricamente, fariam o mundo funcionar dentro de uma concepção "mecanicista". Entretanto, ao pensarmos o homem, temos de pensá-lo em um mundo material e lógico, associado a outro mágico e mítico, pois, como diz Shakespeare, "somos feitos da matéria dos sonhos", e sobre essa matéria construímos nossos significados existenciais e, em consequência, nossos conceitos de bom e mau, muito mais do que sobre aspectos mensuráveis e tecnológicos.

> "Verdade é correspondência com consequências práticas que façam diferenças significativas para nossas vidas. É a diferença significativa que confere à noção de diferença todo o seu significado, pois ela é valor, valor vital, moral, espiritual." (Abib, 2009:431)

Misturam-se à ética outras categorias de pensamento que incorporam aspectos derivados da técnica, da atividade profissional, cada vez mais inserida em uma sociedade pragmática na qual, segundo o modelo de Lagford (1992), são considerados critérios de prognóstico e de urgência, ideias estas impregnadas da concepção capitalista de que "tempo é dinheiro", reduzindo a vida a um valor, visão esta que carece frequentemente de valores éticos (Segre, 1995). Misturam-se ainda aspectos políticos e ideológicos provenientes de grupos específicos e minoritários que também determinam e ocasionam conflitos de caráter ético e profissional.

Enquanto a ética das condutas ditas morais é estudada pela filosofia há séculos, a visão biomédica é recente e, em virtude dos recentes progressos, os problemas por ela aventados são um fenômeno novo e, assim, a ética médica passa a ser um estudo sistemático de como os princípios morais podem ser aplicados à Medicina uma vez que esta tem toda uma abordagem ética e moral que deve ser considerada em seu exercício e que, mesmo quando visualizada sob um ponto de vista utilitarista, nos confronta com a ideia de que mais importante do que a maximização da felicidade é a minimização do sofrimento (Carvalho, 2000) dentro da perspectiva hipocrática de curar algumas vezes, aliviar quase sempre, consolar sempre (Rezende, 2009).

Assim, algumas considerações devem ser realizadas para que pensemos a atuação médica dentro dos princípios ditos éticos (Gunz, 1995):

a) Uma primeira consideração ligada aos códigos profissionais que regulam a profissão e direcionam o raciocínio médico; porém, quando falamos em códigos de ética médica, temos de nos reportar ao juramento de Hipócrates e, se retrocedermos mais no tempo, ao próprio código de Hamurábi, mas não podemos pensar ética somente em função dos códigos profissionais posto que estes são regulações legais, e não éticas em seu sentido filosófico.

b) Outra consideração nos faz pensar nas questões legais e nas sociedades envolvidas na questão, embora pensá-las sob o ponto de vista filosófico nos remete a Kant que refere que a moralidade de cada ato depende dos princípios que nortearam sua realização, o que situa a ética e a moral dentro de princípios que, muitas vezes, ultrapassam a própria questão legal, posto que "nem sempre o legal pode ser considerado ético". Essa questão refere-se de fundamental importância principalmente em relação a temas polêmicos e, mais importante, impostos de forma verticalizada sobre a atuação médica.

Ética na clínica de crianças e adolescentes

Considerando-se a criança doente mental em toda a sua amplitude, somos obrigados a pensá-la dentro da questão ética, sobretudo porque, pela sua vulnerabilidade e heteronomia, ela é, muitas vezes, facilmente acessível a vários tipos de agressões e abusos. Entretanto, nosso momento atual questiona a própria heteronomia infantil expondo-a a questões de risco que não são eticamente discutidas, mas o são discutidas sob um viés predominantemente ideológico dentro de um conceito de intersetorialidade.

Para iniciarmos a questão, temos de nos posicionar com relação ao sofrimento existente no doente mental e no seu contato com o ambiente circunjacente. Caso o vejamos apenas como um portador de déficits biológicos que se sobrepõem impedindo a adaptação social, ou seja, se o pensarmos única e exclusivamente como um organismo com um mau funcionamento cognitivo, em vez de um ser com significados (ainda que mais simples e primitivos) que lhe garantam a singularidade, torna-se diferente a abordagem ética desse indivíduo. Isso porque, mesmo sabendo-se da necessidade de medidas de reabilitação que devem ser tomadas, a forma como essas medidas serão tomadas, ou mesmo o tipo de medidas escolhidas, variará enormemente em função desse posicionamento.

Devemos partir do princípio duplo vinculado às potencialidades do indivíduo atingido e de sua felicidade, bem como da qualidade de vida de sua família, extremamente envolvida em seu existir deficitário. Isso porque se pensarmos o indivíduo doente apenas como alguém com potencialidades a serem desenvolvidas, caímos em propostas terapêuticas e de reabilitação muitas vezes extremamente exigentes que sobrecarregam as famílias e aumentam o sofrimento do indivíduo. A felicidade é o fiel da balança que deve nos orientar para que percebamos se o objetivo proposto pelo processo de habilitação, bem como se o esforço necessário para atingi-lo, justifica-se pelo benefício produzido pelo ganho individual em questão.

Se privilegiarmos somente a qualidade de vida familiar, arriscar-nos-emos a reforçar a questão "estigma", com a adaptação do paciente ao seu meio a qualquer custo, sem que possamos refletir sobre o paciente enquanto um ser singular, com expectativas, possibilidades e limites que devem ser respeitados dentro do ambiente e da cultura onde ele se encontra.

Essas considerações não se situam somente na esfera médica, pois as questões referentes ao doente mental são de extrema abrangência e, assim, embora essas considerações possam parecer de extrema simplicidade, não podemos colocar o desempenho e a manifestação de habilidades adaptativas como o único objetivo de trabalho uma vez que isso pode impedir que sejam respeitadas algumas das características aqui descritas. O sucesso relativo ao desempenho não deve, assim, tornar-se o sustentáculo básico no atendimento, com os profissionais desencorajando-se e tornando-se apáticos quando essas metas não são atingidas, embora essa síndrome se constitua em uma verdadeira patologia institucional ligada à cronicidade da população atingida e que deve ser pensada e prevenida cuidadosamente (Coril *apud* Durand, 1994).

Essa questão ética na população infantil doente mental, pode ser subdividida em momentos diferentes da vida do indivíduo e do processo de habilitação, remetendo-nos a três aspectos importantes que devem ser considerados (Remschmidt, 1994):

1. A tradição da ética médica definida por meio de códigos e procedimentos que guiam o profissional, com um de seus mais antigos textos sendo o Código de Ética hipocrático. Em nossa modernidade de um mundo administrado tecnicamente, procuramos ter a codificação das condutas possíveis, com uma grande proliferação de códigos de ética aplicados, que estabelecem critérios de caráter intersubjetivo, resultando em uma unidimensionalidade do próprio homem, derivada da hegemonia de um determinado tipo de contato com o mundo (Silva, 1997).

2. Os direitos da criança e da família, a partir de sua declaração internacional adotada pela Sociedade das Nações Unidas em 1924, melhorada e adotada pela ONU em 1959 e também profundamente difundidos na modernidade, alteram-se com a exclusão dos menos favorecidos, transformando-se o médico em um técnico, no mais das vezes afastado de sua realidade e de sua humanidade, desvinculando-se, assim, daquilo que poderíamos chamar de uma "bioética de terceiro mundo" (Mesquita, 1997).

3. A tradição jurídica de cada país conforme seus costumes, uma vez que a atividade médica é de interesse social e a sua proteção se impõe enquanto atividade indispensável ao Estado, tendo o indivíduo o direito de exigir a adoção de medidas que visem a preservação de sua saúde e o tratamento das enfermidades da melhor forma possível (Kfouri, 1994).

Dessa forma, o atendimento à criança compromete diretamente a atuação do adulto, o que ocasiona, muitas vezes, situações de conflito, questionando-se, então, qual é a autonomia dessa criança com relação aos processos diagnósticos (principalmente em um momento no qual a frequência de autodiagnósticos é alta) e terapêuticos (muitas vezes com repercussões futuras ainda pouco estudadas e consideradas) a que será exposta.

Considerando-se que seu desenvolvimento ocupa muito tempo e que é afetado pelas próprias patologias que a acometem, com a decisão de determinadas situações podendo se dar exatamente em alguns desses momentos, temos, outra vez, questões importantes a serem pensadas.

Questão ética nos procedimentos terapêuticos

A psicofarmacoterapia é de suma importância na Psiquiatria Infantil contemporânea e pós-moderna e a maioria das drogas por ela utilizadas o é com base na experiência observada com populações adultas, sem ensaios clínicos rigorosos com crianças. Dessa maneira, defrontamo-nos com um paradoxo, que consiste no fato de que, ao mesmo tempo em que temos dificuldades de verificar a eficácia de determinadas drogas com crianças, não podemos deixar de oferecer-lhes um tratamento farmacológico eficaz. Portanto ou o médico sabe (aplica uma estratégia diagnóstica ou terapêutica bem validada) ou o médico não sabe (ele pesquisa). Quando ele pesquisa, ele passa para o lado daquele que sabe. Pela interpretação da lei de determinados países – como a França –, com base na 6ª Declaração de Helsinki (Anexo II), quando for possível fazer a distinção entre pesquisa "com benefício individual direto" para o sujeito de pesquisa e a pesquisa "sem benefício individual direto", ela estará ultrapassada, pois só é conhecida após muito tempo depois que o indivíduo já tiver se submetido a ela (Fagot-Largeault, 2001).

Se reconhecermos a inexistência dessa distinção como verdadeira, a participação de crianças e adolescentes em pesquisa com medicamentos torna-se uma questão ainda mais delicada uma vez que, embora possa ser considerada legal, como submetemos uma criança a um protocolo de pesquisa se ela não tem condições, em função de seu desenvolvimento, de avaliar suas consequências (muitas vezes por falta de condições cognitivas de estabelecer imagens mentais antecipatórias)? É ético que os responsáveis decidam a respeito dos riscos que a criança deve correr quando exposta a um protocolo de pesquisa?

Outras abordagens terapêuticas, não medicamentosas, também devem ser avaliadas. Técnicas comportamentais que centram sua atuação somente sobre sintomas e sinais que, social ou pessoalmente, são considerados inadequados ou inoportunos, sem que se questione se apresentam alguma finalidade, ou se sua supressão dependerá de um sofrimento do paciente em questão, também devem ser pensadas. Coloca-se aqui a importância crucial de serem utilizadas dentro de um campo de conhecimento, e não apenas como técnicas isoladas uma vez que "empregar técnicas específicas sem analisar seus conceitos e possibilidades de inserção na terapia comportamental é motivo de cautela e reflexão" (Kerbauy, 2009:284). A padronização de alguns procedimentos, se por um lado, sistematiza práticas que tiveram eficácia comprovada em estudos controlados; por outro lado, sua utilização de maneira indiscriminada pode ser perigosa uma vez que é o outro que determina o que é o melhor para aquela criança. A terapia com exposição a contingências de maneira pouco cuidadosa, quer com a utilização de estimulação aversiva, quer com esquemas de reforçamento arbitrário, e que não traz benefício real para o paciente em seu meio, é um risco a ser evitado. Dentro da própria análise do comportamento, Kerbauy (2009) propõe um critério que avalia a validade do procedimento adotado ao dizer que

> "como ciência, a análise do comportamento descreve os comportamentos que servem para o controle do indivíduo, mas funcionam como vantagem para os membros do grupo. Por consequência, certo e errado, bem ou mal, dependem dos procedimentos cujos efeitos incidem sobre uma pessoa, sendo o retorno propiciado pelos membros do grupo". (Kerbauy, 2009:279)

Terapias de base psicodinâmica, embora, teoricamente, não intrusivas nem diretivas, padecem por sua inespecificidade e pelos poucos estudos parametrizados que atestem sua eficácia em Psicopatologia Infantil. Mostram, assim, ausência de procedimentos objetivos que orientem a prática clínica, o que a torna um campo sujeito a enormes variações na sua aplicação entre os profissionais; tanto no sentido de forma de atuação como no de benefício para os pacientes. Exatamente por isso, o estudo da nosografia e da terapêutica em Psiquiatria é sugerido por alguns psicanalistas para que se tenha uma atuação na clínica mais eficaz e segura (Calligaris, 2007). Essa recomendação se torna relevante, pois, ao se abordarem quadros clínicos apenas em função de posicionamentos teóricos rígidos e de cunho eminentemente ideológico, temos visto profissionais negligenciarem sinais e sintomas relevantes de forma a prejudicarem os próprios pacientes. Assim, pacientes adultos, portadores de enfermidades somáticas, têm capacidade de tomar decisões autônomas e racionais, com ação autônoma definida, de acordo com Beauchamp e Childress (2009), como aquela tomada por indivíduos que fazem uma escolha normal com as seguintes características:

1. Intencionalidade.
2. Compreensibilidade.
3. Sem precisar controlar as influências que determinam sua ação.

Em contrapartida, a criança (doente mental ou não) não tem condições de autonomia que lhe permitam decidir se será, ou não, submetida a determinados procedimentos ou se consegue, ou não, checar a efetividade deles. Consequentemente, a utilização de técnicas, ou terapias – aversivas, ineficazes ou fisicamente extenuantes – é uma desconsideração pela criança enquanto pessoa uma vez que abole todas as possibilidades de relacionamento interpessoal com ela, passando a considerar-se apenas a questão dos resultados dentro de uma filosofia eminentemente pragmática e sem qualquer cunho humanista. Incluem-se aqui os resultados circunscritos ao consultório do terapeuta, sem ganhos para a criança em outras áreas de sua vida, sem projetos terapêuticos que visam o desenvolvimento e que padecem de uma avaliação mais objetiva e racional. Entretanto falar que a criança não tem autonomia para decidir não equivale a dizer que ela não possa participar de decisões sobre sua condição. Granam (1999) refere que temos razões para fazer a criança participar das decisões a respeito de seu diagnóstico e tratamento, considerando-se seu princípio de autodeterminação e também seu envolvimento, o que implica a comunicação entre os profissionais e sua família, pois, se ela não é envolvida, usualmente, não colabora com as propostas terapêuticas. Temos de considerar também que o respeito às suas capacidades favorece seu próprio desenvolvimento social.

A internação involuntária é um dos dilemas mais difíceis que a Psiquiatria, e mais ainda na Psiquiatria Infantil, pois "engajar a criança [ou adolescente] em um processo de hospitalização é sempre um ato terapêutico grave" (Hattab, 1994:80), embora essa questão não seja, muitas vezes, considerada pelas instituições jurídicas e legais. O conflito entre o que o paciente ou a família entendem como o melhor surge em situações nas quais o paciente oferece risco para si mesmo ou para outrem. Apesar de alertar para esses riscos, Howe sugere que se deem ao paciente e à família informações adicionais sobre a necessidade desse tipo de intervenção (Howe, 2010). Davis defende que os profissionais respeitem a autonomia do sujeito diacrônica e prospectivamente, agindo de maneira que ele possa construir as circunstâncias de sua vida de acordo com seus desejos no decurso do tempo, para que possa usufruir futuramente as consequências de seu tratamento de uma maneira mais próxima de seus valores (Davis, 2008).

Remschimidt (1994) propõe regras que devem ser seguidas quando se dá a possibilidade de os membros da família da criança assistirem a algumas sessões psicoterápicas, bem como a criança saber quando são feitas entrevistas com seus pais, e quando o próprio terapeuta infantil acompanha clinicamente os pais, desde que não apresentem psicopatologia específica.

Koocher (1995) também apresenta regras básicas, considerando a criança e sua família, relevando-se os objetivos de ambos, e considerando-se as necessidades da criança. Assim, os valores do paciente e de sua família devem ser respeitados para se evitar o conflito entre estes e os valores do profissional envolvido.

Considerando-se a quase inevitabilidade dos processos contratransferenciais, estes devem ser considerados para que o terapeuta evite se envolver em aspectos familiares, quer substituindo papéis, quer ocupando espaços e funções que não são de sua competência. Também a alteração das modalidades convencionais de psicoterapia, levando em consideração somente questões relativas a custo-benefício, deve ser questionada, fato este que se reflete muito claramente na substituição aleatória de técnicas individuais por grupais (Lapargneur, 1977).

Cuidados institucionais representados por unidades de internação, hospitais-dia, tratamentos a domicilio, terapias familiares etc. são de avaliação mais difícil sob o ponto de vista ético, uma vez que se torna quase impossível a avaliação comparativa de seus efeitos. Remschimidt (1988), avaliando a eficácia do tratamento por meio de internação, de cuidados ambulatoriais e domiciliares, não encontrou diferenças significativas com relação à eficácia e, assim, a hospitalização deve depender do consentimento tácito dos pais, sendo o menos restritiva possível e atendendo aos interesses e necessidades da criança. Dessa forma, a presença dos pais ou de acompanhantes que tenham vínculos afetivos com a criança constitui-se em fator de redução de estresse e, por isso, deve ser privilegiada (Cremesp, 1994), apesar de grande parte dos serviços psiquiátricos resistir a essa ideia, apresentando obstáculos de índole eminentemente social, desconsiderando aspectos éticos básicos derivados do respeito e da priorização daquilo que é o melhor para a criança. Consequentemente, internações com caráter de isolamento ou de facilitação de cuidados familiares podem ser questionadas (Koocher, 1995) incluindo a obrigatoriedade do tratamento em pacientes ou famílias que recusam os cuidados necessários e que exigem, muitas vezes, nesses casos, procedimentos e manifestações legais.

No tratamento específico para diferentes quadros como autismo, transtorno obsessivo-compulsivo (TOC), psicoses na infância, transtornos alimentares etc., trabalho realizado por Furnham, (1997), visando caracterizar crenças éticas de populações médicas e não médicas diante de pacientes que necessitavam de tratamentos onerosos e sofisticados e que, paralelamente, implicavam risco de vida para os pacientes, possibilitou perceber que algumas variáveis eram consideradas fundamentais, contrariamente ao que se esperava, o que nos faz rever algumas questões que consideramos fundamentais nos procedimentos terapêuticos, uma vez que, por um lado, se a abordagem psicoterápica se reveste de uma visão eminentemente idealista e não utilitária, por outro lado, deixa de considerar a questão custo-benefício, esquecendo-se dos deveres sociais que sua prática envolve. Essas considerações podem ainda ser acrescidas do fato de que:

> "funcionalismo social, tão importante quanto seja, é apenas um lado da coisa; a questão decisiva é a de que espécie de indivíduos é composta a sociedade para tornar desejável sua existência como um todo. Em algum ponto ao longo da linha crescente da manipulação social, ao preço da autonomia individual há que se colocar a questão do valor, do valer a pena, do empreendimento humano em seu todo. A resposta a tal questão se orienta pela figura do homem, face à qual nos sentimos obrigados, temos que meditá-la de novo à luz daquilo que hoje podemos fazer com ela, ou nela podemos causar, e que nunca outrora pudemos fazer". (Giacoia Jr., 2000)

Diagnóstico e notícia da doença

Diagnóstico é um direito criança e da família, pois é partir de sua definição, das habilidades preservadas e deficitárias e do conhecimento de seu meio que se torna possível estabelecer um projeto terapêutico. Profissionais de saúde mental não devem se esquivar de informar os familiares sobre a hipótese diagnóstica, após o paciente ter sido, por eles, cuidadosamente avaliado. A decisão ética tem de levar em consideração um conhecimento científico e, em decorrência, o profissional não pode se furtar da tarefa de diagnosticar por desconhecimento de instrumentos ou de quadros nosológicos, e muito menos se recusar a fazê-lo por escolha baseada em predileção por determinada teoria ou técnica ou por rejeição a ela. O tempo transcorrido entre uma busca infrutífera por um diagnóstico e por um tratamento adequado não pode ser revertido, e, em Psicopatologia da Infância, a omissão é, na maioria dos casos, mais danosa do que na Psicopatologia do Adulto, pois a criança doente e sem intervenção terapêutica adequada tem sua curva de desenvolvimento prejudicada de maneira irreversível. Imperícia técnica não apenas impede uma conclusão diagnóstica como também se vale de valores falsamente éticos uma vez que não leva em consideração os valores do paciente e de sua família. Assim, uma moral que desconsidera os interesses daqueles para quem a ação está dirigida não pode ser qualificada como tal e, portanto, quando os profissionais realizam o diagnóstico e têm de comunicá-lo, suas habilidades técnicas devem estar a serviço de sentimentos e ações que auxiliem na comunicação à família.

O diagnóstico de doença mental na criança propicia o aparecimento de sentimentos e questionamentos nos pais, pois ele ocasiona a quebra de projetos existenciais, de fantasias de continuidade e de realização. Ter um filho doente ocasiona, assim, sentimentos iniciais de rejeição que, de modo gradativo, poderão transformar-se em uma aceitação, o que não necessariamente significa adequação posto que essa aceitação aparente, muitas vezes, continua ocultando a rejeição velada, que se manifesta sob a forma de superproteção ou se organiza na forma pela qual os pais se agrupam constituindo verdadeiros clubes, nos quais o doente ou o deficiente mental é, não o objetivo, mas o instrumento através do qual ele, pai, passa da condição de genitor de um indivíduo com problemas e estigmatizado à de dirigente de uma instituição de importância e valor social. Essa situação é agravada na pós-modernidade com as teorias de capacitismo, de biopoder e de "lugar de fala" e, consequentemente, a revelação da notícia não passa somente pela questão da compreensão intelectual do problema, com suas consequências sociais e econômicas, mas também pela questão dos significados pessoais envolvidos naquela família, que, em função destes, privilegiará de maneira diferente a deficiência.

Cabe ao profissional esclarecer e compreender, e não avaliar ou julgar, com receitas prontas e infalíveis, tentadoras, na medida em que se defronta coma a dificuldade em lidar com os aspectos de perda e morte presentes no diagnóstico dessa criança uma vez que, conforme refere Duplane (1979), indivíduos portadores do mesmo grau de problemas mentais evoluem de modo diferente em função de sua interação com o ambiente e de quão estimulador este é. Isso porque a atenuação do problema, como se fosse passível de correção de tal forma que aquela criança em nada se diferenciará das demais, também é pouco ética. Afirmativas desse tipo, como a de que o problema de saúde da criança pode ser atenuado ou resolvido, serão responsáveis, muitas vezes, pela peregrinação dos pais, em diferentes serviços, na busca do milagre da cura. Essa questão se agrava com a possibilidade dos diagnósticos pré-natais, pois, ao redor da 8ª à 9ª semana de gestação, é possível o diagnóstico de determinadas patologias causadoras de retardo mental e, se podemos dizer que em nosso meio o aborto é ilegal, a ética ultrapassa a lei e a auxilia exatamente quando ela é omissa ou mesmo falha.

Esse problema se apresenta em questões como o direito da criança nascer ou o direito da família poder optar pelo nascimento do filho, com o consequente sofrimento, que se prolongará por toda sua vida. Essas decisões serão tomadas em função de questões morais, religiosas e vinculadas a todos os significados familiares e chegam a questões mais graves e importantes.

Ética em pesquisa com crianças e adolescentes

Não é possível submeter crianças e adolescentes a determinados projetos de pesquisa uma vez que eles não têm condições de decidir de maneira autônoma a submeter-se ou não a esses experimentos. Para que se verifiquem questões como eficácia ou ineficácia de determinados tratamentos e abordagens, fazem-se necessários estudos clínicos, que devem ser distinguidos entre si (Helmchen, 1978 *apud* Remschimidt, 1994). Temos então:

- Experimentações terapêuticas – medicamentosas ou não, com o único intuito de aquisição de conhecimentos, sem vantagens para o sujeito, são de realização impossível com crianças uma vez que estas não têm autonomia para o conhecimento e para a autorização voluntária posto que não conseguem avaliar os riscos implicados no fato.
- Tratamentos bem conhecidos cuja aplicação não traz conhecimentos novos, mas traz benefícios para o sujeito.

O estabelecimento desses projetos deve considerar regras básicas que, muitas vezes, são desrespeitadas ou ignoradas pelo pesquisador (Deutsch, 1979 *apud* Remschimidt, 1994), a saber:

- Inviolabilidade do paciente, segundo o preceito *primam non nocere*, com monitoração constante visando:
  - Informação completa sobre a utilização da droga, com efetivo consentimento e colaboração dos familiares.
  - Autodeterminação, com a opção psicofarmacoterápica discutida com os familiares e, se possível, com a própria criança, com apresentação clara dos objetivos, outras opções possíveis de tratamento e eventuais efeitos colaterais.
- Critérios de seleção democráticos, sem diferenças entre as populações atendidas, o que nos leva a pensar, não só nas populações latino-americanas, que utilizam drogas ainda não liberadas para países de Primeiro Mundo, como nas populações carentes, utilizadas em ensaios clínicos de maneira diferente das diferenciadas socioeconomicamente.
- Papel profissional do investigador, que não se deve deixar levar pelas vantagens auferidas, tanto em relação aos conhecimentos científicos como aos aspectos mercadológicos envolvendo vantagens econômicas ou acadêmicas.
- Responsabilidade na aprovação dos projetos por comissões de ética considerando-se riscos do estudo, consentimento declarado da possibilidade de controle do andamento do projeto.
- No caso específico da criança, considerando-se que em muitos lugares, entre eles o Brasil, a criança menor de 18 anos não tem condições legais de autorizar o experimento, os pais são os responsáveis pelo consentimento, procedimento este interpretado de maneira razoável pelo experimentador, considerando-se os interesses da criança. Procede-se de forma similar quando se trata de indivíduos com incapacidades mentais, sendo considerados os seguintes aspectos (WING, 1999):
  - Risco mínimo.
  - O projeto de pesquisa deve estar relacionado somente com a problemática de saúde do paciente, não envolvendo outros aspectos.
  - Os envolvidos não devem apresentar nenhuma objeção verbal ou de comportamento.
  - Concordância expressa dos parentes próximos, prévia e adequadamente informados.
  - Submissão a uma comissão de ética.
- A base teórica sobre a qual esses pressupostos se organizam deve estar aberta à discussão dos problemas, conflitos sociais e institucionais das sociedades nas quais se inserem, procurando responder (Herrero, 2000) à necessidade de validar:

- As normas éticas para situações históricas que constituirão o marco normativo para a ação daqueles afetados pelas situações reais.
- Os interesses ou as necessidades reais de todos os afetados pelas normas, pois são eles que melhor definem necessidades e problemas concretos.
- O saber dos especialistas sobre consequências e efeitos colaterais que se seguirão às normas, leis ou ações a validar.
- O saber dos fatos relevantes nas situações e o saber para a avaliação adequada da situação em que se deve agir.

Direito à sexualidade

Outra questão pouco pensada por quem trabalha com a população doente mental consiste no direito à sexualidade, ao próprio corpo e à procriação, pois embora muito se fale dos princípios de integração, normalização e de inclusão, esses princípios são eminentemente aplicados dentro de uma ótica pós-moderna, pouco vinculada à vida real e cotidiana. A questão do prazer, embora supervalorizada pela pós-modernidade, passa despercebida no mundo real e é, principalmente, oculta, uma vez que o doente mental traz associado à sua imagem a ideia de que não tem, ou não deve ter impulsos sexuais, que, quando emergem, podem se tornar ameaçadores e incontroláveis. Desta forma, observamos posicionamentos paradoxais que propõem maior autonomia e independência, embora o mundo real exija vigilância e tutela.

A partir do exposto, cabe pensarmos se consideramos o doente mental como um ser humano autônomo e capaz de dispor de seu próprio corpo e sua vida, o que se refletirá em outros aspectos que tangenciaremos depois ou se, em função de questões pragmáticas, o tutelamos e protegemos.

Assim, relativamente à sua sexualidade, também abordada em outro capítulo, favorecemos (ou tolhemos) a possibilidade de vida sexual e afetiva dessa população? Embasados em quais argumentos e valores tomamos essas decisões, em argumentos científicos ou ideológicos e filosóficos?

Mais complexa e delicada ainda é a questão da prole, pois se considerarmos que o doente mental pode ter o direito de dispor de seu próprio corpo e, assim, ter possibilidade de vir a ter filhos, temos ainda de lembrar que a criança também tem o direito a pais sadios e capazes de lhe proporcionar cuidados materiais e psíquicos, bem como direito a modelos sociais adequados à sua inserção social. Assim, defrontamo-nos com a questão da esterilização, possível em alguns países, proibida pelo Código Civil Brasileiro e considerada antiética pelo Conselho Regional de Medicina do Estado de São Paulo (1979). Essas decisões se embasam em uma teórica defesa dos direitos humanos uma vez que esquecemos que as propostas (ou não propostas) que temos para a vida sexual da população doente mental são castradoras, autoritárias e sem a menor consideração pelas suas necessidades afetivas e sexuais. Dessa forma, é no mínimo hipócrita a ideia de uma vida inclusiva se omitimos e, principalmente, negamos e proibimos a manifestação da sexualidade enquanto força básica de vida.

Muito mais polêmico ainda é o tema referente a aborto que tem, no trabalho de Giubilini e Minerva (2013), algumas ideia, no mínimo provocativas e que ocasionaram, quando de sua publicação, inúmeros questionamentos e polêmicas, razão pela qual consideramos interessante citá-lo à guisa de motivarmos a reflexão sobre ideias que nos pareçam, a princípio indiscutíveis, porém que podem ser pensadas de formas bastante provocativas.

Assim, para esses autores, anormalidades do feto e riscos para a saúde física e/ou psicológica da mulher podem ser razões válidas para o aborto, embora o fato consista em um problema filosófico sério quando as mesmas condições que teriam justificado o aborto são conhecidas após o nascimento uma vez que elas, muitas vezes, só podem ser conhecidas após o momento do parto como no caso das anóxias neonatais ou algumas anomalias genéticas de impossível descoberta por técnicas de rastreamento. Isso não impede que vários pais escolhessem o aborto se descobrissem essas anomalias por intermédio de testes pré-natais, que só são realizados se houver história familiar, são caros, demorados e, em virtude da raridade de muitas patologias, não são feitos habitualmente. Isso acarreta, após o nascimento, na falta de escolha para os pais a não ser ficar com a criança, o que, às vezes, é exatamente o que eles não teriam feito se a doença tivesse sido diagnosticada antes do nascimento.

É a partir desses fatos que os autores em questão referem que é necessário avaliar os fatos para que se decida se os mesmos argumentos que se aplicam para matar o feto humano podem ser aplicados para se matar o recém-nascido, posto que a eutanásia em bebês é proposta por filósofos para crianças com anormalidades graves e que estão passando por um sofrimento insuportável, com alguns profissionais médicos reconhecendo a necessidade de orientações sobre os casos em que a morte parece ser do interesse da criança.

Na Holanda, o protocolo de Groningen (2002) permite encerrar ativamente a vida de "bebês com um prognóstico desesperador que experimentam o que os pais e especialistas médicos consideram um sofrimento insuportável". Criar esses filhos pode ser um fardo insuportável para a família e para a sociedade e, com base no fato de um feto ter o potencial de se tornar uma pessoa que terá uma vida (pelo menos) aceitável não ser razão para proibir o aborto, o referido protocolo pergunta sob que circunstâncias, após o nascimento, justificar-se-ia o que o documento chama de "aborto após o nascimento" ou "aborto pós-parto", enfatizando que o *status* moral do indivíduo morto é comparável ao de um feto (do qual "abortos" no sentido tradicional são realizados).

Um dos argumentos que o protocolo de Groningen utiliza é que, se o aborto de um feto não é injusto por não impedir nenhum objetivo estabelecido por ele, também deve ser permitido praticar um aborto pós-parto em um recém-nascido (RN) saudável, visto que este também ainda não formou nenhum objetivo, isso porque, para os autores, o *status* moral dessa criança é equivalente ao do feto, ou seja, nem o feto nem o recém-nascido pode ser considerado uma "pessoa" em um sentido moralmente relevante, não sendo possível prejudicar um recém-nascido impedindo-o de desenvolver a potencialidade de se tornar uma pessoa no sentido moralmente relevante.

Essa ideia provém da noção de que o estatuto moral de uma criança é equivalente ao de um feto, no sentido de que ambos carecem das propriedades que justificam a atribuição de um direito à vida a um indivíduo, pois, embora sejam seres humanos e pessoas em potencial, não são "pessoas" no sentido de "sujeito com um direito moral à vida", considerando-se pessoa aquele indivíduo capaz de atribuir à sua própria existência algum valor básico, de modo que, ao ser privado dessa existência, essa privação representa uma perda para ele. Assim sendo, um indivíduo que só é capaz de sentir dor e prazer (como fetos e recém-nascidos) tem o direito de não sofrer.

Se, além de dor e prazer, esse indivíduo é capaz de realizar quaisquer objetivos, aí, sim, ele será prejudicado se for impedido de realizar seus objetivos ao ser morto. Dessa maneira, dificilmente se pode dizer que um RN teria objetivos, pois o futuro que imaginamos para ele seria só uma projeção de nossas mentes em sua vida potencial.

Ao contrário, objetivos e planos bem desenvolvidos são conceitos que se aplicam àquelas pessoas (pais, irmãos, sociedade) que podem ser afetadas negativa ou positivamente pelo nascimento daquela criança e, assim, direitos e interesses de pessoas reais devem representar a consideração predominante em uma decisão sobre o aborto e sobre o aborto pós-parto.

Assim, o protocolo de Groningen advoga a ideia de que o direito dos indivíduos (como fetos e recém-nascidos) de desenvolver sua potencialidade seria anulado pelos interesses de pessoas reais (pais, família, sociedade) em buscar seu próprio bem-estar, uma vez que pessoas em potencial não podem ser prejudicadas por não serem trazidas à existência.

Dessa maneira, se critérios como custos (sociais, psicológicos, econômicos) para os pais em potencial são motivos bons o suficiente para fazer um aborto mesmo quando o feto é saudável, se o estatuto moral do RN é o mesmo do feto e se nenhum deles (RN e feto) tem valor moral pelo fato de ser uma pessoa em potencial, então as mesmas razões que justificam o aborto também deveriam justificar o assassinato da pessoa em potencial quando ela está na fase de um recém-nascido.

Considerações desse tipo, embora totalmente questionáveis, trazem à tona questões éticas ligadas de forma direta à questão da criança (e sua família) naquilo que se refere à saúde mental, envolvendo conceitos que, associados a uma visão pós-moderna de mundo, podem ser utilizados das mais diversas maneiras, sobretudo se considerarmos pressupostos, atualmente, cotidianos como "lugar de fala", "interesses de minorias", "biopoder" ou outras ideias similares.

Cabe, portanto, uma reflexão mais aprofundada em lugar de generalizações derivadas da superficialidade das opiniões.

Direito à vida

Eutanásia e suicídio assistido são legais na Holanda desde 2001 (Tuffrey-Wine et al., 2018), sendo critérios para sua aceitação uma requisição voluntária e bem considerada, grande sofrimento sem perspectiva de melhoria, informação ao paciente, falta de alternativas razoáveis e uma segunda opinião médica independente, embasada em princípios-chave da Ética Médica que correspondem à autonomia do paciente, ao benefício para ele mesmo, à questão da justiça e à compreensão do objetivo, e esses dois últimos são tópicos que devem estar previstos para que essas pessoas sejam protegidas (por sua menor autonomia, contra eventuais abusos.

Considera-se, assim, a natureza relacional da autonomia humana embora a autodeterminação não seja desprovida de limites, considerando-se em favor da proposta o fato de que a morte pode diminuir um sofrimento intolerável, proporcionando controle pessoal sobre o morrer desde que os critérios para isso sejam claros e transparentes. Deve-se, entretanto, considerar que a eutanásia e o suicídio assistido são incompatíveis quando existe a dúvida médica referente a seu benefício ou malefício. Em decorrência, critérios pouco claros aumentam o nível de práticas legais e ilegais com uma preocupação subjacente de como a legislação salvaguardará interesses e direitos de populações vulneráveis como doentes ou deficientes mentais. Isso porque muitos desses pacientes apresentam reduzida habilidade para compreenderem as situações que os envolvem e reduzida capacidade adaptativa, sendo impossível ao médico conseguir que percebam até que ponto sua situação é melhor ou pior do que morrer, correndo-se o risco de se criar um grupo de pessoas "descartáveis" (grupos vulneráveis) em lugar de se criarem meios de suporte.

Estrutura-se, assim, um paradoxo caracterizado pela ideia de eutanásia e suicídio assistido estigmatizando e discriminando a vida dessa população ao mesmo tempo em que se pensa que esses indivíduos têm o direito de decidirem sua própria vida (e morte), não se podendo desqualificá-los. Essa situação corresponde, dessa forma, a um paradoxo moral entre a autonomia e a descartabilidade.

O artigo de Tuffrey-Winw refere que os critérios utilizados para a requisição de suicídio assistido dirigida à justiça foram a requisição voluntária e refletida (difícil para esses pacientes), a constatação do sofrimento e o provisionamento de informação adequada, a decisão conjunta entre médico e paciente de que não existiria melhor alternativa.

Paralelamente, na população estudada, exigiu-se uma segunda opinião médica de profissional não envolvido que era concorde com capacidade decisória mencionada em oito dos casos estudados, havendo poucos detalhes em dois casos com incerteza e discordância quanto a essa capacidade. Dois pacientes estudados apresentavam condições físicas evolutivas e incapacitantes, porém a maioria deles sofria com rigidez para adaptação a novas situações, aumento da dependência de terceiros (características de algumas das condições como transtorno do espectro autista (TEA)), com alguns médicos dizendo compreender a perspectiva dos pacientes. A recusa do paciente ao tratamento foi fator importante para a decisão, embora em três casos estudados detalhes referentes ao suporte social e à forma como o paciente foi informado sobre o prognóstico de seu estado de saúde.

Os autores concluem que devem ser claras as razões para uma pessoa com DI/TEA ter negada essa opção, porém a sua prática para pacientes psiquiátricos envolve a questão do sofrimento, que requer um julgamento delicado e que dá ao médico uma responsabilidade muito grande.

Pensa-se que o paciente deve ser capaz de compreender informações sobre sua situação e prognóstico e de considerar todas as alternativas e implicações de sua decisão. Os casos avaliados pelos autores mostraram essa dificuldade, que se baseia na capacidade do paciente de compreender a decisão, pois as normas e valores do assessor podem influenciar a decisão, havendo grande dificuldade em se abordar um *continuum* que vai da capacidade total à incapacidade total, o que dificulta o estabelecimento de um ponto de corte a ser considerado como capacidade mínima de decisão. O pedido frequente e constante não significa capacidade de decisão e a dificuldade dessas pessoas manipularem informações, considerando as consequências de suas decisões, as fazem vulneráveis, sendo essa capacidade de difícil mensuração.

Dessa forma, falar em autonomia e capacidade de decisão é muito complexo quando se trata de pacientes com doenças mentais graves nos quais a capacidade de testagem não parece ser indicador suficiente, e avaliar sofrimento é difícil para pacientes que apresentam essas condições durante longo tempo de vida. Dessa forma, pessoas com transtornos mentais demandam atenção especial para serem submetidas a tratamento paliativo e sua vulnerabilidade gera grandes dificuldades para acessar, interpretar e auxiliar suas necessidades e, assim, ajudá-las a morrer é uma questão séria e irreversível que não pode gerar dúvida ou incerteza.

Assim, pensando o doente mental em sua totalidade, podemos extrapolar para ele as questões aventadas em 1974, quando a Organização Mundial de Saúde (OMS) elaborou uma declaração de direitos do deficiente mental, a qual reza que:

> "o deficiente mental deve, na medida das possibilidades, ter os mesmos direitos dos demais seres humanos. Deve ter direito a tratamentos médicos e físicos apropriados, assim como a instrução, formação, readaptação e aconselhamento que o ajudem a desenvolver suas capacidades ao máximo".

Em nosso país, essas reivindicações podem ser consideradas pertencentes ao território da ficção científica, uma vez que essa população, além de discriminada, não recebe nenhum auxílio, sendo delegado seu atendimento às instituições particulares e beneficentes, pois se privilegia uma política de resultados em detrimento de uma política que valorize a pessoa enquanto ser.

Alguns países europeus, como Portugal e Espanha, colocaram em suas constituições os direitos à identidade social da pessoa deficiente (Durand, 1994). Legislações e declarações sucessivas foram feitas, principalmente pelos países membros da Comunidade Europeia, todas valorizando os cuidados que devem ser dedicados a essa população. O atendimento ao doente mental passa por questões predominantemente éticas envolvendo sua concepção enquanto ser humano digno e com direitos, embora com limitações que diminuem sua autonomia. Ignorar essas questões dificulta todo o processo de habilitação, situação decorrente da política social e da visão que a sociedade, à qual ele deveria se integrar, tem dele. Pensar o doente mental é pensá-lo enquanto pessoa, capaz de poder realizar-se e integrar-se dentro do contexto social a que pertence e, para se pensá-lo eticamente, temos de considerar aspectos importantes no campo da Psiquiatria da Infância. Assim, o tratamento involuntário traz à tona questões decorrentes da autonomia de si mesmo e de sua família, da capacidade e do objetivo do médico envolvido, do consentimento e da competência profissional, que tornam o problema de extrema complexidade.

Da mesma maneira, é complexa a questão do conflito de interesses decorrente do envolvimento de uma terceira pessoa quando, no caso da criança, os próprios pais têm, muitas vezes, objetivos diferentes e, mais ainda, quando tutores ou curadores se encontram envolvidos.

A confidencialidade é tópico central quando se trabalha com crianças que, se por um lado, são subordinadas à responsabilidade parental; por outro, devem ser respeitadas em sua individualidade, da mesma maneira que qualquer outro paciente.

Aspectos econômicos também têm importância, pois envolvem a escolha de procedimentos terapêuticos que não podem ser pensados somente dessa maneira.

Conduta sexual é fundamental, uma vez que consiste em violência flagrante quando exercida pelo profissional e, mais ainda, com menores como a população em questão.

Quando se entra na questão do aborto e, mais ainda, nas questões aqui já citadas do aborto pós-natal e do suicídio assistido, essas dificuldades mostram-se mais flagrantes ainda, transformando-se em dilemas éticos importantes.

Assim, pensar a Psiquiatria da Infância e da Adolescência é pensar em sua dualidade com uma vertente científica e outra humana, dentro do aforisma de que a "ciência é a arte de curar". As práticas científicas nela envolvidas devem ser éticas e, assim, a verdade e a honestidade são qualidades essenciais.

A ética, visando formular normas para as ações humanas, assenta-se mais no "tu deves" do que no "tu és" de base antropológica (Jonas, 1994) e hoje, quando pela primeira vez o homem, por meio de sua *tekné*, pode alterar sua própria natureza, tentando, de forma narcísica e onipotente, transformar-se no que quer, desprezando aquilo que é, pensar a criança é pensá-la como um "vir-a-ser" em aberto, porém de maneira responsável, considerando todas as suas possibilidades e limites.

Vendo dessa forma, longo é o caminho a ser por nós percorrido para que lhe possamos oferecer condições de vida mais dignas e adequadas.

Isso porque

> "... uma sociedade ideal seria aquela sociedade aberta, na qual aprenderíamos a tolerar e viver com indivíduos diferentes de nós quanto à sua capacidade intelectual e estrutura emocional, entre outras coisas. A aceitação dos indivíduos pode ter um significado terapêutico importante em certos aspectos de ensino e instrução. Pode bem ser o papel principal das Ciências Sociais: reforçar e fornecer a base para tolerar os outros e estabelecer maior tolerância para aceitá-los numa comunidade aberta. Uma sociedade que fosse bem-sucedida em tais esforços não seria utópica, mas ideal". (Balthazap, 1975)

Ou como Paul Ricouer propõe de maneira mais resumida: "vida boa, com e para outrem, em instituições justas" (Ricoeur, 1990:202).

APÊNDICE I
PRINCÍPIOS DA ÉTICA MÉDICA COM APLICAÇÕES ESPECÍFICAS À PSIQUIATRIA

(Associação Americana de Medicina, Adaptado por Bloch, 1999)

Preâmbulo

A profissão médica possui um corpo de princípios éticos desenvolvidos, primariamente, para o benefício do paciente. Como membro desse corpo profissional, o médico tem responsabilidade sobre o paciente como também com a sociedade, com outros profissionais de saúde, e consigo mesmo. Os princípios seguintes, adotados pela Associação Médica Americana, não são leis, mas padrões de conduta que definem comportamentos básicos e honrosos para o médico.

Seção I

O médico será dedicado em providenciar serviços médicos competentes, compassivos e respeitosos para a dignidade humana.

Seção II

O médico agirá honestamente com pacientes e colegas, esforçando-se em expor aqueles deficientes em caráter ou competência ou que são engajados em fraude ou decepção.

Seção III

O médico respeitará as leis e reconhecerá a responsabilidade para aquelas mudanças que são contrárias aos melhores interesses do paciente.

Seção IV

O médico respeitará os direitos do paciente, dos colegas e dos outros profissionais da saúde, salvaguardará a confidencialidade do paciente dos constrangimentos da lei.

Seção V

O médico continuará a estudar e a se aplicar nos avanços científicos, conhecimentos e informações relevantes para o paciente, público e colegas, obtendo consultas e uso dos talentos de outros profissionais, quando indicado.

Seção VI

O médico poderá, no estabelecimento dos cuidados apropriados ao paciente, exceção feita nas emergências, ser livre para escolher o que utilizar, com quem se associar e em qual ambiente providenciar os serviços médicos.

Seção VII

O médico deverá reconhecer a responsabilidade em participar de atividades que contribuam para o desenvolvimento da comunidade.

CÓDIGO DE ÉTICA DO PSIQUIATRA

(Associação Russa de Psiquiatria, Abril de 1994, apud Bloch, 1999)

Preâmbulo

Desde os tempos antigos até o presente, a ética profissional tem sido parte essencial da Medicina. Profissionalismo na Medicina tem sempre sido a combinação de conhecimentos especiais com a arte de ouvir dentro de procedimentos éticos padrão.

O papel da ética é especialmente importante nas atividades profissionais do psiquiatra pela própria delicada natureza do relacionamento médico-paciente e pela natureza única dos problemas morais envolvidos.

Como o psiquiatra possui meios efetivos de atuar sobre a mente humana, é objeto de intensa observação social. Dessa maneira, o psiquiatra, como qualquer outro médico, deverá ser guiado em sua atividade pela compaixão, sensibilidade e caridade, sendo necessário o delineamento e a documentação das regras aceitas pela ética psiquiátrica profissional.

Este código é baseado nas tradições humanísticas da psiquiatria russa, bem como nos princípios fundamentais dos direitos humanos e da liberdade. Foi desenvolvido de acordo com os padrões de conhecimento ético pela comunidade profissional internacional.

A proposta do Código é o aumento das perspectivas morais, provendo os psiquiatras com a "chave" da tomada de decisões em situações que apresentem problemas difíceis sob os aspectos éticos, legais e médicos; minimizando o risco de cometerem enganos, protegendo-os de possíveis demandas legais. O Código também contribui para a consolidação da comunidade psiquiátrica na Rússia.

Artigo I

O objetivo da atividade profissional do psiquiatra é providenciar cuidados psiquiátricos a qualquer um que o necessite, contribuindo, assim, para a promoção e proteção da saúde mental na população.

Artigo II

A competência profissional do psiquiatra – representada por seu conhecimento específico e pela arte de ouvir – é um pré-requisito essencial para sua atividade.

Artigo III

O psiquiatra não pode violar a antiga regra da ética médica – "Primeiramente não prejudicar".

Artigo IV

Qualquer abuso do conhecimento psiquiátrico ou da posição de médico é incompatível com a ética profissional.

Artigo V

O psiquiatra é obrigado a respeitar a autonomia do paciente, sua honra e dignidade, considerando seus direitos e interesses legais.

Artigo VI

O psiquiatra aspira a um "relacionamento terapêutico" com o paciente, com base na concordância, honestidade e responsabilidade mútuas.

Artigo VII

O psiquiatra deve respeitar os direitos do paciente em consentir ou recusar a oferta de cuidados psiquiátricos após ter providenciado a informação necessária.

Artigo VIII

Tudo o que foi falado pelo paciente no curso do exame ou do tratamento, incluindo-se os próprios cuidados psiquiátricos, não podem ser comentados sem a permissão do paciente ou de seu representante legal.

Artigo IX

Em pesquisa ou ensaios clínicos de novos métodos terapêuticos ou agentes que envolvam o paciente, os parâmetros e condições do estudo devem ser determinados pesando-se os riscos e os efeitos positivos esperados.

Artigo X

É um direito moral do psiquiatra manter independência com relação às suas opiniões.

Artigo XI

Honestidade, justiça, decência, respeito pelo conhecimento e experiência dos outros, bem como considerar sua própria experiência e conhecimento, constituem fundamento das bases éticas do relacionamento com os colegas.

Artigo XII

A responsabilidade pela violação do código de ética psiquiátrico é regulamentada pela Associação Russa de Psiquiatria.

ANEXO 2
DECLARAÇÃO DE HELSINKI DA ASSOCIAÇÃO MÉDICA

Princípios Éticos para Pesquisa Clínica Envolvendo Seres Humanos

Adotados na 18ª Assembleia Médica Mundial Helsinki, Finlândia, Junho 1964 e emendas na 29ª Assembleia Médica Mundial, Tóquio, Japão, Outubro 1975, 35ª Assembleia Médica Mundial, Veneza, Itália, Outubro 1983, 41ª Assembleia Médica Mundial, Hong Kong, Setembro 1989 e a 48ª Assembleia Geral, Oeste de Somerset, República da África do Sul, Outubro 1996, 52ª Assembleia Geral da Associação Médica Mundial, Edimburgo, Escócia, Outubro 2000.

Introdução

A Associação Médica Mundial desenvolveu a Declaração de Helsinque como uma declaração de princípios éticos para fornecer orientações aos médicos e a outros participantes em pesquisas clínicas envolvendo seres humanos. Pesquisa clínica envolvendo seres humanos inclui pesquisa com material humano identificável ou dados identificáveis.

É dever do médico promover e salvaguardar a saúde de seus pacientes. O conhecimento e a consciência do médico estão direcionados para o cumprimento deste dever.

A Declaração de Genebra da Associação Médica Mundial compromete o médico com as seguinte palavras "a saúde do meu paciente será minha primeira consideração", e o Código de Ética Médica Internacional declara que "um médico deve agir somente no interesse do paciente quando fornecer cuidados médicos que talvez possam prejudicar a condição física e mental do paciente".

A evolução médica é baseada na pesquisa que se fundamenta, em parte, na experimentação envolvendo seres humanos.

Em pesquisa clínica com seres humanos, considerações relacionadas ao bem-estar dos seres humanos devem prevalecer sobre os interesses da ciência e da sociedade.

O objetivo principal da pesquisa clínica envolvendo seres humanos é melhorar os procedimentos profiláticos, diagnósticos e terapêuticos e entender a etiologia e patogênese da doença. Até mesmo os melhores métodos profiláticos, diagnósticos e terapêuticos comprovados devem ter, continuamente, sua eficácia, eficiência, acessibilidade e qualidade testados através de pesquisas.

Na prática clínica atual e na pesquisa clínica, a maioria dos procedimentos profiláticos, diagnósticos e terapêuticos envolve riscos e encargos.

Pesquisa clínica é restrita por padrões éticos que promovem o respeito por todos os seres humanos e protegem sua saúde e direitos. Algumas populações de pesquisa são vulneráveis e necessitam de proteção especial. As necessidades particulares dos desavantajados econômica e clinicamente devem ser reconhecidas. É necessária atenção especial também para aqueles que não podem dar ou recusar o consentimento por eles mesmos, para aqueles que podem ser sujeitos a fornecer o consentimento sob coação, para aqueles que não se beneficiarão pessoalmente da pesquisa e para aqueles para os quais a pesquisa é associada com precauções.

Os investigadores de pesquisa devem estar conscientes das exigências éticas, legais e regulatórias para pesquisa em seres humanos em seus próprios países bem como exigências internacionais cabíveis. Nenhuma exigência ética, legal e regulatória local deve poder reduzir ou eliminar quaisquer das proteções dos seres humanos publicadas nesta Declaração.

I. Princípios básicos para toda pesquisa clínica

1. É dever do médico, na pesquisa clínica, proteger a vida, saúde, privacidade e dignidade do ser humano.

2. Pesquisa clínica envolvendo seres humanos deve estar em conformidade com os princípios científicos geralmente aceitos e deve ser baseada no conhecimento minucioso da literatura científica, outras fontes de informação relevantes e em experimentação laboratorial e, quando apropriado, experimentação animal.

3. Cuidados apropriados devem ser tomados na conduta da pesquisa que possa afetar o ambiente, e o bem-estar de animais usados para pesquisa deve ser respeitado.

4. O desenho e a realização de cada procedimento experimental envolvendo seres humanos devem ser claramente discutidos no protocolo experimental. Este protocolo deve ser submetido à análise, com comentários, orientações, e quando apropriado, à aprovação de um comitê de ética médica especialmente indicado, que deve ser independente do investigador e do patrocinador do estudo ou de qualquer outro tipo de influência indevida. Este comitê de ética independente deve estar de acordo com as regulações e leis locais do país no qual a pesquisa clínica será conduzida.

5. O comitê tem o direito de monitorar estudos em andamento. O pesquisador tem a obrigação de fornecer informações de monitorização ao comitê, especialmente qualquer evento adverso sério. O pesquisador deve também submeter ao comitê, para revisão, informações a respeito do financiamento, patrocinador, afiliações institucionais, outros conflitos de interesses em potencial e incentivos aos sujeitos.

6. Pesquisas clínicas envolvendo seres humanos somente deverão ser conduzidas por indivíduos cientificamente qualificados sob a supervisão de um médico competente. A responsabilidade pelo paciente deverá sempre ser designada a indivíduo medicamente qualificado e nunca a critério do próprio paciente, mesmo que este tenha dado seu consentimento para tal.

7. Todo projeto de pesquisa clínica envolvendo seres humanos deve ser precedido pela avaliação cuidadosa dos possíveis riscos e encargos para o paciente e outros. Isto não impede a participação de voluntários saudáveis em pesquisa clínica. O desenho de todos os estudos deve ser publicamente disponível.

8. Os investigadores devem abster-se de participarem de estudos clínicos envolvendo seres humanos., a menos que estejam confiantes que os riscos envolvidos foram avaliados adequadamente e podem ser gerenciados satisfatoriamente. Os investigadores devem interromper qualquer investigação se a relação risco/benefício tornar-se desfavorável ou se houver provas conclusivas de resultados positivos e benéficos.

9. Pesquisas clínicas envolvendo seres humanos apenas deverão ser conduzidas se a importância dos objetivos excede os riscos e encargos inerentes ao paciente. Isto é de importância especial quando os seres humanos são voluntários saudáveis.

10. A pesquisa clínica é justificada apenas se há uma probabilidade razoável de que as populações nas quais a pesquisa é realizada se beneficiarão dos resultados da pesquisa.

11. Os sujeitos devem ser voluntários e participantes informados no projeto de pesquisa.

12. O direito do paciente de resguardar sua integridade deve sempre ser respeitado. Toda precaução deve ser tomada para respeitar a privacidade do sujeito, a confidencialidade das informações do sujeito e para minimizar o impacto do estudo na integridade física e mental, bem como na personalidade do paciente.

13. Em qualquer pesquisa envolvendo seres humanos, cada paciente em potencial deve estar adequadamente informado quanto aos objetivos, métodos, fontes de financiamento, quaisquer possíveis conflitos de interesse, afiliações institucionais do pesquisador, os benefícios antecipados e riscos em potencial do estudo e qualquer desconforto que possa estar vinculado. O sujeito deverá ser informado da liberdade de se abster de participar do estudo ou de retirar seu consentimento para sua participação em qualquer momento, sem retaliação. Após assegurar-se de que o sujeito entendeu toda a informação, o médico deverá, então, obter o consentimento informado espontâneo do paciente, preferencialmente, por escrito. Se o consentimento não puder ser obtido por escrito, o consentimento não escrito deve ser formalmente documentado e testemunhado.

14. Ao obter o consentimento informado, o investigador deverá ter especial atenção àqueles pacientes que apresentem relação de dependência com o médico ou possam consentir a realização do estudo sob coação. Nestes casos, o consentimento informado deverá ser obtido por investigador bem-informado não envolvido com a pesquisa e que seja totalmente independente deste relacionamento.

15. Para sujeitos de pesquisa que forem legalmente incompetentes, incapazes física ou mentalmente de dar o consentimento ou menores legalmente incompetentes, o investigador deverá obter o consentimento informado do representante legalmente autorizado, de acordo com a legislação apropriada. Estes grupos não devem ser incluídos em pesquisas a menos que esta seja necessária para promover a saúde da população representada e esta pesquisa não pode, em seu lugar, ser realizada em indivíduos legalmente competentes.

16. Quando um sujeito considerado legalmente incompetente, como uma criança menor, é capaz de aprovar decisões sobre a participação no estudo, o investigador deve obter esta aprovação, além do consentimento do representante legalmente autorizado.

17. Pesquisas com indivíduos dos quais não é possível obter consentimento, incluindo consentimento por procuração ou superior, deverão ser realizadas apenas se a condição física/mental que impede a obtenção do consentimento informado seja uma característica necessária para a população da pesquisa. As razões específicas para envolver sujeitos de pesquisa com uma condição que os torna incapazes de fornecer o consentimento informado devem estar declaradas no protocolo experimental, para consideração e aprovação pelo Comitê de Ética. O protocolo deve declarar que o consentimento para permanecer na pesquisa deve ser obtido o mais rápido possível, do indivíduo ou do representante legalmente autorizado.

18. Ambos autores e editores têm obrigações éticas. Na publicação de resultados de pesquisa, o investigador é obrigado a preservar a precisão dos resultados. Resultados negativos bem como positivos devem ser publicados ou, caso contrário, devem estar disponíveis para publicação. As fontes de financiamento, afiliações institucionais e quaisquer conflitos de interesse devem ser declarados na publicação. Relatórios da experimentação que não estão de acordo com os princípios presentes nesta Declaração não devem ser aceitos para publicação.

II. Princípios adicionais para pesquisa clínica combinada a cuidado médico

1. Investigador pode associar pesquisa clínica a cuidados médicos apenas até o ponto em que a pesquisa é justificada por seu valor profilático, diagnóstico e terapêutico em potencial. Quando a pesquisa clínica é combinada a cuidados médicos, aplicam-se padrões adicionais para proteção dos pacientes que são sujeitos de pesquisa.

2. Os benefícios, riscos, encargos e eficácia de um novo método devem ser testados comparativamente com os melhores métodos atuais profiláticos, diagnósticos e terapêuticos existentes.

3. Na conclusão do estudo, todo paciente colocado no estudo deve ter acesso assegurado aos melhores métodos profiláticos, diagnósticos e terapêuticos comprovados, identificados pelo estudo.

4. O médico deve informar detalhadamente o paciente quais aspectos do tratamento estão relacionados à pesquisa. A recusa do paciente em participar do estudo nunca deve interferir na relação médico-paciente.

5. No tratamento de um paciente, quando métodos profiláticos, diagnósticos e terapêuticos comprovados não existem ou foram ineficazes, o médico, com o consentimento informado do paciente, deve ser livre para utilizar medidas profiláticas, diagnósticas e terapêuticas não comprovados ou inovadores, se, no seu julgamento, esta ofereça esperança de salvar vida, restabelecimento da saúde e alívio do sofrimento. Quando possível, estas medidas devem ser objeto de pesquisa, desenhada para avaliar sua segurança ou eficácia. Em todos os casos, as novas informações devem ser registradas e, quando apropriado, publicadas. As outras diretrizes relevantes desta Declaração devem ser seguidas.

Referências bibliográficas

1. Abib JAD. James e Skinner sobre a Verdade. In: Wielenska RC (org.). Sobre comportamento e cognição – desafios soluções e questionamentos. Santo André: ESETec, 2009.
2. Balthazar EE; Stevens HA. The Emotionally Disturbed Mentally Retarded. New York: Prentice Hall, 1975.
3. Beauchamp TL; Childress JF. Principles of Biomedical ethics. New York: Oxford University Press, 2001.
4. Bloch S; Chodoff P; Green SA. Appendix. In: Bloch S; Chodoff P; Green SA. Psychiatric Ethics. Oxford: Oxford University Press, 1999.
5. Bloch S; Chodoff P; Green SA. Introduction. In: Bloch S; Chodoff P; Green SA. Psychiatric Ethics. Oxford: Oxford University Press, 1999.
6. Carrara K; Bolsoni-Silva AT; Almeida-Verdu ACM. Metacontingências, THS e Estratégias de Inclusão: dimensões e instrumentos compatíveis com o tema transversal da ética? In: Wielenska RC (org.). Sobre comportamento e cognição – desafios soluções e questionamentos. Santo André: ESETec, 2009.
7. Carvalho HBA. Alasdair MacIntyre e o retorno às tradições morais de pesquisa racional. In: Oliveira MA. Correntes fundamentais da ética contemporânea. Petrópolis: Vozes, 2000.
8. Carvalho MCM. Por uma ética ilustrada e progressista: uma defesa do utilitarismo. In: Oliveira MA. Correntes fundamentais da ética contemporânea. Petrópolis: Vozes, 2000.
9. Chodoff P; Green SA. Psychiatric Ethics. Oxford: Oxford University Press, 1999.
10. Coffey B. Ethical issues in child and adolescent psychopharmacology. Child and Adolescent Psychiatric Clinics of North America 4(4): 793-807, 1995.
11. Colombo A; Bendelow G; Fuulford KWM et al. Evaluating the influence of implicit models of menstal disorder on process of shared decision making within community-based multidisciplinary teams. Social Science & Medicine.56:1557-70, 2003.
12. Crausman RS. Armstrong LL. Ethically based medical decision making in the intensive care unit. Critical Care Clinics 12(1): 71-84, 1996.
13. Cremaschi S. Tendências neoaristotélicas na ética atual. In: Oliveira MA. Correntes Fundamentais da Ética Contemporânea. Petrópolis: Vozes, 2000.
14. Cremesp. Menor. Presença dos pais ajuda a reduzir estresse. (Parecer à consulta no 20.842/93, fornecido pelo conselheiro Krikor Boyaciyan em 04/01/1994).
15. Davies JK. How to Justify Enforcing a Ulysses Contract When Ulysses is Competent to Refuse Kennedy Institute of Ethics Journal.18(1) 87-106, 2010.
16. Dell ML; Kinlaw K. Theory can be relevant: Na overview of bioethics for the practicing child and adolescent psychiatrist. In: Dell L; Harsh KT (org.). Child and adolescent psychiatric clinics of North America.17(1)3-19, 2008.
17. Departamento de Saúde do Reino Unido, National Framework for mental Health. Modern Standards and service Models. London: Department of Health. 1999.
18. Fagot Largeault. La declaration d'Helsinki revisée, 2001. Disponível em: <http://www.institutmauricerapin.org/download/helsinki.pdf>.
19. Freud S. A dissecção da personalidade psíquica. In: Novas conferências introdutórias sobre psicanálise e outros trabalhos. São Paulo: Imago, 2006.
20. Fulfors KWM; Colombo A. Professional judgement, critical realism, Real People, and, Yes, Two Wrongs Can Make a Right! Philosophy, Psychiatry, & Psychology. 11(2)165-173.
21. Furnham A; Ofstein A. Ethical ideology and allocation of scarce medical resources. British Journal of Mental Psychology 70: 51-63, 1997.
22. Giaccoia IRO. Hans Ionas: o princípio da responsabilidade. In: Oliveira MA. Correntes Fundamentais da Ética Contemporânea. Petrópolis: Vozes, 2000.
23. Giubilini A; Minerva F. After-birth abortion: why should the baby live?; Journal of Medical Ethics; 39:261-263; 2013.
24. Granam P. Ethics and child psychiatry. In: Bloch S; Chodoff P; Green SA. Psychiatric Ethics. Oxford: Oxford University Press, 1999.
25. Gupta M. Ethics and Evidence in Psychiatric Practice. Perpectives in Biology and Medicine, 52 (2): 276-278, 2009.

26. Hattab J. Exigence éthique et santé mentale de l'enfant. *In:* Hattab J Ethique & Santé Mentale de L'enfant. Israel: Gefen Publishing House, 1994.
27. Herrero Fl. Ética do discurso. *In:* Oliveira MA. Correntes fundamentais da ética contemporânea. Petrópolis: Vozes, 2000.
28. Hough MC. Ethical dilemmas faced by critical care nurses in clinical Practice. Critical Care Clinics 12(1): 123-133,1996.
29. Howe E. Core ethical questions: What do you do when obligations as a psychiatrist conflict with ethics? Psychiatry. 7(5):19-26, 2010.
30. Ionas H. Ética, medicina e técnica. Lisboa: Passagens, 1994.
31. Kerbauy R. A moral e as emoções compartilham das decisões clínicas? *In:* Wielenska RC (org.) Sobre comportamento e cognição – desafios soluções e questionamentos. Santo André: ESETec, 2009.
32. Kfouri Neto M. Responsabilidade civil do médico. São Paulo: Revista dos Tribunais, 1994.
33. Kierkegaard S. Temos tremor. São Paulo: Abril, 1978.
34. Koocher GR. Ethics in child psychotherapy. Child and Adolescent Psychiatric Clinics of North America 4(4): 779-807, 1995.
35. Krener P. Ethical issues in pediatric consultation-liaison. Child and Adolescent Psychiatric Clinics of North America 4 (4): 723-745, 1995.
36. Langford M. Who should get the kidney machine? Journal of Medicai Ethics 18: 12-17, 1992.
37. La Taille Y. Moral e ética: dimensões intelectuais e afetivas. Porto Alegre: Artmed, 2006.
38. Lepargneur H; Santos B. Moral e medicina. Rio de Janeiro: Hachette, 1977.
39. Mesquita WP. Antídoto para apatia e falta de compromisso. IV Encontro dos Conselhos Regionais de Medicina do Sul-Sudeste: O Dilema Ético no Mundo Contemporâneo. São Paulo: Cremesp, 1997.
40. Morin E. Epistemologia da complexidade. *In:* Schnitman DE. Novos paradigmas, cultura e subjetividade. Porto Alegre: Artes Médicas, 1994.
41. Olivieri DP. O ser doente. Dimensão humana na formação do profissional de saúde. São Paulo: Moraes, 1985.
42. Pessini L. Distanásia. Até quando investir sem agredir? *In:* Angerami VA. A ética na saúde. São Paulo: Prom, 1997.
43. Pluckrose, H; Lindsay J. Teorias cínicas. Barueri: Avis Rara; 2021.
44. Remschmidt H. Aspects Éthiques du Traitement en Psychiatrie de VEnfant. Tel Aviv: Gefen, 1994.
45. Rezende JM. À sombra do plátano: crônicas de história da medicina [online]. São Paulo: Editora Unifesp, 2009.
46. Segre M; Cohen C. Bioética. São Paulo: Edusp, 1995.
47. Silva FL. Proliferação de códigos nas éticas aplicadas. IV Encontro dos conselhos regionais de medicina do sul-sudeste: o dilema ético no mundo contemporâneo. São Paulo: Cremesp, 1997.
48. Singer P. Vida ética. Rio de Janeiro: Ediouro; 2002.
49. Skinner BF. Reflections on behaviorism and society. Englewood Cliffs: Prentice-Hall 1978
50. Spinoza B. Ética. Belo Horizonte: Autêntica; 2008.
51. Tuffrey-Wine. Termination of Life on Request and Assisted Suicide Act. The 2001 Act. 2018.
52. Walker R. Respect for Rational Autonomy Kennedy Institute of Ethics Journal. 19 (4) 339-366, 2009.
53. Wielenska RC. Jovens Terapeutas comportamentais de qualquer idade: estratégias para a ampliação de repertórios insuficientes *In:* Wielenska RC (org.). Sobre comportamento e cognição – desafios soluções e questionamentos. Santo André: ESETec, 2009.
54. Wing E. Ethics and psychiatric research. *In:* Bloch S; Chodoff P; Green SA. Psychiatric Ethics. Oxford: Oxford University Press, 1999.

SEÇÃO VIII
ABORDAGENS TERAPÊUTICAS

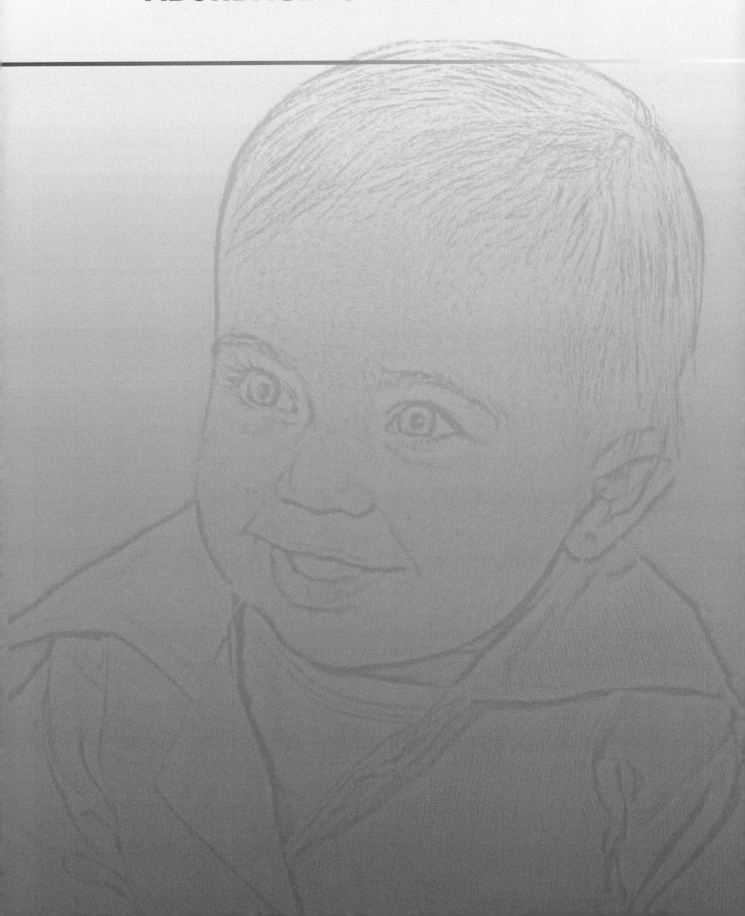

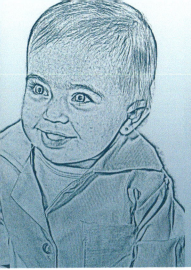

Capítulo 82

Promoção e Prevenção da Saúde Mental na Infância e na Adolescência

Tatiana Malheiros Assumpção

A ideia de escrever este capítulo vem, primariamente, da constatação de que, na área da saúde mental, a ênfase entre os profissionais e pesquisadores se dá basicamente ao diagnóstico de transtornos já bem estabelecidos e a seu consequente tratamento. Assim, abundam discussões sobre definições de transtornos, a ocorrência ou não de comorbidades e a melhor forma de manejo para cada situação específica. Contudo, os temas relacionados à prevenção de agravos e à promoção do pleno potencial de desenvolvimento de cada um deles não recebem a atenção devida por parte de muitos psiquiatras da infância e adolescência.

Em nossa realidade, soma-se a este mais um problema: se a prevalência de transtornos mentais na infância e na adolescência é alta (da ordem de 20% para prevalência de transtornos mentais graves ao longo da vida para adolescentes de 13 a 18 anos, segundo dados do National Institute of Mental Health [NIMH],[1] o Brasil traz números insuficientes de profissionais médicos na área da Psiquiatria da Infância e da Adolescência. Segundo dados da Organização Mundial de Saúde (OMS), o Brasil tem 3,49 psiquiatras por 100 mil habitantes, porém menos de 150[1] têm título de especialista na área de atuação em Psiquiatria da Infância e da Adolescência.[2] Entre os pediatras e generalistas, o treinamento específico em saúde mental é ainda muito raro. Como consequência, fica a questão latente de que não há disponível atendimento médico especializado suficiente para todos os indivíduos afetados.[3]

Assim, além de sua importância social e individual, o tema da prevenção e da promoção se reveste de um colorido ético: se não há, a curto prazo, como tratar todos os que necessitariam de atenção especializada, devemos, ao menos, fazer o possível para evitar ou minimizar o risco de adoecimento das nossas crianças e de nossos adolescentes que ainda estão saudáveis.

O tema é amplo e tem, gradualmente, encontrado interesse entre os profissionais que se relacionam, de alguma forma, ao cuidado com a infância e a adolescência. Escolhemos, aqui, dar um panorama amplo do que a literatura tem trazido no que se refere a ações e programas voltados para esse objetivo específico.

Definições gerais

A definição clássica de prevenção em saúde[4] subdivide o conceito de prevenção em três níveis:

1. Prevenção primária, referente à redução da ocorrência de agravos em uma população.
2. Prevenção secundária, referente à intervenção precoce oferecida àqueles portadores de uma doença inicial, com o objetivo de reduzir sua gravidade e duração.
3. Prevenção terciária, cujo objetivo seria o de reduzir ou limitar a incapacidade causada por uma doença já estabelecida.

Além disso, em documentos mais recentes tratando especificamente da prevenção de problemas mentais, emocionais e comportamentais na infância e na adolescência, surgiu a proposta de se delimitarem mais claramente as distinções entre prevenção e tratamento, utilizando-se o termo "prevenção" no contexto exclusivo da minimização da ocorrência de novos casos. Nesse contexto, a prevenção é uma abordagem complementar ao tratamento, em que são oferecidos serviços à população em geral ou às pessoas consideradas sob risco de desenvolverem algum transtorno, com a expectativa de redução dessa possibilidade no futuro.[5]

A partir disso, surgiram os conceitos de prevenção universal, prevenção seletiva e prevenção indicada. A prevenção universal inclui estratégias que podem ser oferecidas à população em geral, uma vez que, potencialmente, pode oferecer benefícios a todos (redução da probabilidade de transtorno) e seus benefícios superam seus riscos e custos. A prevenção seletiva refere-se a estratégias direcionadas a subpopulações identificadas como estando em risco para transtornos específicos. E a prevenção indicada inclui estratégias focadas em indivíduos identificados com vulnerabilidade maior para um transtorno, mas que, ao momento da avaliação, encontram-se assintomáticos ou com sintomas iniciais, embora sem um transtorno completo. As estratégias de prevenção seletiva e indicada podem envolver intervenções mais intensivas, maiores riscos e maiores custos.[5]

Já a promoção de saúde pode ser definida como aquela voltada ao bem-estar, em vez de apenas evitar a ocorrência de doenças e transtornos, embora também possa relacionar-se a

---

1 Associação Brasileira de Psiquiatria, comunicação pessoal.

uma menor taxa destes. Assim, as intervenções com vistas à promoção de saúde mental são direcionadas ao público em geral ou a uma população como um todo, cujo foco é aumentar a habilidade individual para alcançar objetivos de desenvolvimento (competências) e um senso positivo de autoestima, autoeficácia, bem-estar, inclusão social e melhorar sua capacidade para lidar com adversidades.[5]

Rastreamento

Excetuando-se as intervenções universais, que não pressupõem a identificação de uma população ou de um indivíduo que necessite de abordagem, os outros tipos de intervenção (seletiva e indicada) partem da avaliação de populações ou de indivíduos considerados sob maior risco e, portanto, com demandas de estratégias, geralmente, mais intensivas e mais específicas de intervenção. Essa identificação pode ser feita por meio de um processo de rastreamento (*screening*).

Este pode ser considerado, de forma geral, um processo em dois níveis: em primeiro lugar, identificam-se fatores de risco ou características fenotípicas precoces cuja presença em determinado indivíduo torne a possibilidade de transtorno mais frequente; e, na sequência, seleciona-se a parte relevante da população para receber uma intervenção preventiva específica.[5]

De acordo com a população em que é realizado o rastreamento, há diversas possibilidades de tipos de intervenções possíveis. A Figura 82.1 ilustra tais possibilidades.

Assim, em um nível comunitário, as exposições a serem buscadas são aquelas relacionadas a condições sociais, como

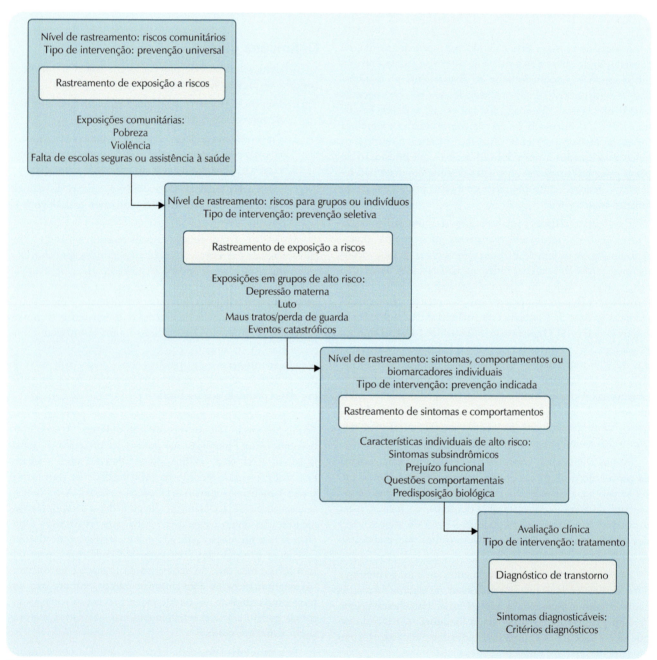

FIGURA 82.1 – Fatores de risco que tornam mais frequente a possibilidade de ocorrência de transtorno mental.
Fonte: Adaptada de O'Connell ME; Boat T; Warner KE, 2009.

pobreza, situações de vizinhanças violentas e falta ou inadequação de recursos e equipamentos sociais. Nessas situações, em que toda uma população é exposta a risco, o tipo de intervenção mais apropriado é o da prevenção universal. Quando se procuram identificar grupos específicos de alto risco, como crianças que sofrem maus-tratos, prematuros extremos ou filhos de pais com psicopatologias, o nível de prevenção já corresponde às intervenções seletivas. Outro nível de avaliação, que busca sintomas iniciais ou comportamentos desadaptativos em determinado indivíduo, caracterizaria situações elegíveis para intervenções de prevenção indicada. Por último, quando já há um transtorno instalado, configura-se a necessidade de tratamento específico, e não mais de prevenção.

Assim, a questão do rastreamento precisa ser tratada com cautela. Devem-se pesar o que deve ser rastreado, em que população e em quais circunstâncias. Para nortear as decisões que dizem respeito ao rastreamento de doenças e agravos de saúde em geral, a OMS organizou critérios que, se respeitados, garantem um rastreamento com bons resultados. Esses critérios foram modificados para a aplicação específica na área da prevenção em saúde mental. Um de seus objetivos deve ser o de identificar comunidades, grupos ou indivíduos expostos a riscos ou apresentando sintomas precoces que tenham potencial de resultados negativos e que possam ser endereçados antes que haja um transtorno diagnosticável instalado.[5] O Quadro 82.1 compara os critérios originais propostos pela OMS para o rastreamento de doenças em geral no contexto da saúde pública e os critérios adaptados para a prevenção de transtornos mentais, emocionais e comportamentais na infância e adolescência.

O que pode ser prevenido

Como as crianças e adolescentes se desenvolvem (inclusive se apresentarão problemas mentais, emocionais ou comportamentais) é uma função da interação complexa entre fatores genéticos e outros processos biológicos, processos psicológicos individuais e múltiplos níveis de contexto social. Embora os mecanismos precisos que medeiam essas interações ainda não estejam elucidados, já há conhecimento suficiente que permite identificar fatores de risco e de proteção que aumentam ou diminuem a possibilidade de transtornos. Assim, a compreensão dessas relações permite que se elaborem estratégias de prevenção com o objetivo de modificar trajetórias patológicas de desenvolvimento.[5]

Há fatores de risco que contribuem para o desenvolvimento de múltiplas condições, assim como há fatores de risco mais fortemente relacionados a transtornos específicos. Contudo, há fatores de proteção cuja presença reduz a probabilidade de ocorrência de desfechos patológicos. A relação entre cada um desses fatores deve ser levada em consideração na elaboração

QUADRO 82.1 – Critérios para rastreamento de doenças e para a prevenção de transtornos mentais.

Critérios da OMS	Critérios adaptados para prevenção seletiva e indicada
A condição deve ser um problema de saúde importante	Os transtornos a serem prevenidos por meio da identificação deste fator de risco deve ser uma séria ameaça à saúde mental ou aumentar a probabilidade de abuso de substâncias, comportamento delinquente ou comportamento violento
A história natural da doença deve ser adequadamente compreendida	A história antecedente da doença e sua relação com o fator de risco em questão deve ser adequadamente descrita
Validar	
Deve existir um tratamento para a condição	Deve existir uma intervenção efetiva para manejar os riscos identificados ou os sinais e sintomas precoces do transtorno. A intervenção preventiva precoce deve gerar resultados melhores do que o tratamento após o início do transtorno
Estabelecimentos para diagnóstico e tratamento devem estar disponíveis	Estabelecimentos ou locais para rastreamento e intervenção devem estar disponíveis
Deve haver um estágio latente da doença	Deve haver fatores de risco ou proteção identificáveis ou um estágio latente do transtorno a ser manejado por meio da intervenção preventiva
Deve haver um teste ou exame para a condição	Deve haver ferramentas de rastreamento validadas ou técnicas de entrevista para identificar riscos ou sintomas precoces. As ferramentas devem ter uma acurácia aceitável quando comparadas à avaliação formal
O teste deve ser aceitável para a população	As técnicas e *guidelines* de rastreamento devem ser aceitáveis para a população e não devem causar estigma
Deve haver uma política consensual sobre quem tratar	Deve haver *guidelines* consensuais sobre quem encaminhar para avaliação, serviços de prevenção ou tratamento
Os custos totais para se encontrar um caso devem ser economicamente ponderados em relação aos gastos médicos gerais	O custo para se encontrar um caso deve ser razoável e custo-efetivo
A busca de casos deve ser um processo contínuo e não um projeto único	O rastreamento pode ser populacional ou dirigido a grupos ou indivíduos sob risco. Deve ser implementado longitudinalmente, uma vez que riscos e sinais precoces ou marcadores de transtornos mentais podem se desenvolver ao longo do tempo

Fonte: Adaptado de O'Connell ME; Boat T; Warner KE, 2009.

de estratégias preventivas em qualquer dos níveis possíveis. Desse modo, tem-se que:[5]

- Os fatores de risco e proteção operam em todos os níveis de análise, desde o individual até o contexto cultural mais amplo.
- Os fatores de risco correlacionam-se positivamente entre si e inversamente com os fatores de proteção.
- Os fatores de risco tendem a ter um efeito cumulativo no desenvolvimento de problemas mentais, emocionais e comportamentais.
- Os fatores de proteção tendem a ter um efeito cumulativo na redução desses mesmos problemas.
- Efeitos específicos de fatores de risco e proteção podem ser encontrados em subgrupos específicos de faixas etárias ou gênero.
- Os fatores de risco e proteção relacionam-se dinamicamente ao longo do tempo e podem influenciar a ocorrência de outros fatores de risco ou proteção.
- Os fatores de proteção podem ter efeitos de adição, mediação ou moderação dos desfechos.
- Os fatores de risco e proteção presentes em um nível de análise afetam aqueles em outro nível de análise.

Entre os fatores mais fortemente associados a riscos de forma geral, destacam-se três grandes grupos de adversidades:[6] primeiramente, o grande prejuízo no desenvolvimento relacionado à pobreza, por meio da privação material, dos recursos sociais desgastados e da infraestrutura precária; em segundo lugar, a ruptura social e o deslocamento causados por desastres, humanos ou naturais e por necessidades econômicas afrouxa e enfraquece o pano de fundo das experiências precoces sobre o qual se dá o desenvolvimento; e, em terceiro lugar, a inequidade, para além da pobreza em si, surge como uma condição prejudicial para o desenvolvimento como um todo por meio dos efeitos sobre as relações sociais cotidianas e suas percepções, as condições relativas de trabalho e habitação e a autoimagem.

Conhecendo-se a natureza das trajetórias de desenvolvimento relacionadas à maior chance de problemas, podem ser desenvolvidas estratégias de prevenção com objetivos de reduzir a ocorrência de transtornos específicos ou de fatores de risco proeminentes que se relacionam a diversos transtornos. A elaboração de estratégias concentradas em fatores de risco para múltiplas condições traz algumas vantagens sobre as estratégias voltadas para subgrupos específicos de transtornos. São elas:

- A intervenção em qualquer fator de risco deve contribuir para a prevenção de vários desfechos, incluindo problemas externalizantes, atividade sexual de risco, abuso de substâncias e falha acadêmica.
- A multiplicidade de fatores de risco ao longo do desenvolvimento abre a possibilidade de diferentes rotas para a prevenção.
- E a influência de fatores de risco mais precoces sobre os mais tardios indica que intervenções mais precoces tendem a ter um efeito sobre o surgimento de fatores de risco mais relevantes.[5]

O Quadro 82.2 exemplifica alguns dos fatores de risco já conhecidos para o desenvolvimento de problemas mentais, emocionais e comportamentais em geral.

QUADRO 82.2 – Fatores de risco comuns a múltiplos transtornos mentais, emocionais e comportamentais

- Pobreza
- Disfunção e ruptura familiar (inclusive psicopatologia familiar)
- Maus-tratos
- Riscos escolares e comunitários (p. ex., exposição à violência, pertencimento a minorias étnicas ou sociais, mau desempenho acadêmico, ausência de equipamentos de aprendizado e lazer, professores mal preparados, etc.)

Fonte: Desenvolvido pela autoria do capítulo.

Constantino[7] considera que os maus-tratos são uma das influências mais deletérias conhecidas sobre o desenvolvimento infantil e que uma avaliação das variáveis de risco associadas à sua ocorrência mostra que pais e cuidadores de crianças sob risco são, eles mesmos, vítimas com necessidades psiquiátricas, psicológicas e sociais. O cuidado precoce com suas necessidades reduziria a ocorrência de eventos traumáticos na infância e adolescência. Sem isso, o autor considera que os maus-tratos sejam a principal influência causal passível de prevenção nos Estados Unidos.

O mesmo autor aponta o psiquiatra da infância e da adolescência como elemento fundamental na prevenção dos maus-tratos, na medida em que é profissional com acesso privilegiado à família de seus pacientes e que sua não atuação na detecção de risco e na tomada das medidas necessárias de cuidado caracterizaria omissão do profissional. Essas medidas incluem tanto ações diretas do psiquiatra como de um leque mais amplo de profissionais e tecnologias. Os elementos comuns às práticas já avaliadas como relevantes para a prevenção de maus-tratos incluem: identificação de preditores robustos de maus-tratos; visitas domiciliares para irmãos (bebês e crianças pequenas) de pacientes selecionados; educação dos pais; cuidados alternativos de qualidade (incluindo educação infantil e acompanhamento multidimensional nas situações de abrigamento/adoção); terapia para pais e filhos; prevenção de *bullying*; manejo domiciliar de casos; e cuidados psiquiátricos para ambas as gerações.[7]

Como fatores facilmente identificáveis de maior risco de maus-tratos, Constantino aponta:

1. História pregressa de maus-tratos.
2. Pobreza.
3. História parental de adoção ou abrigamento.
4. Gravidez indesejada.
5. Violência conjugal.
6. História parental de transtorno mental:
    a) transtornos psiquiátricos;
    b) abuso de substâncias;
    c) transtornos de desenvolvimento.
7. Características da vizinhança relacionadas ao acesso à educação infantil, à saúde mental e a serviços sociais.
8. Tamanho da família.
9. Características temperamentais dos bebês.[1]

Percebem-se, dessa enumeração, muitos fatores em comum com os já citados como diretamente associados à maior ocorrência de problemas mentais, emocionais e comportamentais. Isso não deve causar surpresa uma vez que essas condições são multicausais, com diversos fatores atuando em vários níveis diferentes da realidade e influenciando-se mutuamente.

O que pode ser promovido

Em contrapartida, como já foi dito, a promoção de saúde vai além da reversão ou correção de problemas potenciais ou já existentes para surgir como um investimento em fatores conhecidos relacionados ao desenvolvimento positivo. Muitos programas de promoção de saúde mental têm estratégias e objetivos que se superpõem a outros de prevenção universal, embora os primeiros se distingam pela maior ênfase nos aspectos positivos do desenvolvimento, inclusive em competências apropriadas para cada momento, sejam elas emocionais, sociais ou cognitivas, bem como no desenvolvimento de maior autodeterminação e autoeficácia.[5]

Muitos dos programas orientados à promoção de saúde mental têm, como uma de suas características principais, a criação e a manutenção de um ambiente de suporte[1] por meio da aceitação das condições iniciais (p. ex., disciplina agressiva por parte dos pais) e sua gradual modificação. Em geral, esses programas estimulam comportamentos e conquistas positivos e não têm seu foco em confrontos e punições. Aparentemente, os princípios de reforçar com maior intensidade comportamentos desejados e minimizar punições têm um grande efeito na redução da ocorrência de transtornos mentais, tanto internalizantes como externalizantes.[5]

Locais e momentos de ação

As intervenções com vistas à promoção e prevenção de problemas mentais, emocionais e comportamentais na infância e adolescência podem tomar lugar em diversos contextos e em diversos momentos da vida do indivíduo. Assim, no que se refere ao ambiente em que se dá a intervenção, podem-se elaborar estratégias aplicáveis individualmente, na própria criança e sua família, até mesmo em ambiente domiciliar; programas escolares e comunitários, aplicáveis a um grande número de indivíduos; e estratégias diretamente ligadas aos serviços de saúde.

Em relação ao momento de vida em que se realiza uma intervenção, existem evidências de que as intervenções cujo impacto é mais intenso no âmbito geral da ocorrência de problemas mentais são as realizadas na primeira infância.[5,8] Ainda assim, há diversos outros momentos em que as estratégias de prevenção e promoção podem ser aplicadas e alcançar resultados, como nos períodos pré-natal (p. ex., desenvolvimento de competências parentais e conhecimento sobre desenvolvimento infantil), escolar (p. ex., desenvolvimento de competências e prevenção de transtornos específicos e *bullying*) e adolescência (p. ex., prevenção de violência e abuso de substâncias).

Exemplos de programas existentes

Brasil

Embora a área da prevenção em saúde mental ainda seja incipiente em nosso país, há algumas iniciativas para começar a alterar essa situação.

Em 2014, o Ministério da Saúde propôs a implementação de estudo controlado e randomizado para avaliação de três programas preventivos adaptados e implantados em escolas públicas brasileiras.[9]

O programa *Unplugged* se destina à prevenção de abuso de substâncias desenvolvido e testado pelo European Drug Addiction Prevention Trial. Direciona-se para alunos entre 10 e 14 anos, com base na promoção de habilidades de vida, informação sobre drogas e pensamento crítico sobre as crenças anteriores à participação no Programa. O mesmo é aplicado por professores treinados e consta de 12 encontros com os alunos e três oficinas com os pais ou cuidadores.[9] Um estudo avaliando o processo de implementação desse Programa em 62 classes escolares relatou que as doze lições foram realizadas em 94% delas. Contudo, apenas 57% das lições foram concluídas conforme o manual do Programa. Isso resultou da dificuldade dos professores em relação ao tempo necessário para o preparo e aplicação de atividades e da falta de suporte por parte dos administradores escolares. Apesar disso, a maior parte dos alunos e professores relatou melhoras no ambiente de classe, no conhecimento sobre o assunto ou nas habilidades pessoais.[10]

O jogo *Elos* é uma adaptação brasileira do *Good Behavior Game* norte-americano, voltado para crianças de 6 a 10 anos. Nesse Programa, as classes são divididas em times e devem seguir regras de convívio social e cooperação acordadas entre professor e alunos. Os jogos tomam de 10 a 30 minutos e podem ser jogados ao longo de todo o ano letivo, acompanhados por professores treinados na metodologia.[9] Os resultados de sua avaliação no exterior apontam para redução de comportamentos disruptivos, aumento do tempo de engajamento em atividades acadêmicas, redução da chance de que estudantes inicialmente agressivos recebessem um diagnóstico de transtorno de conduta na 6ª série, redução significativa da chance de que meninos persistentemente agressivos recebessem um diagnóstico de personalidade antissocial na juventude, prevenção de ideação e tentativas de suicídio e redução significativa do risco de abuso ou dependência de drogas ilícitas nas idades de 19 a 21 anos.[5]

O programa *Fortalecendo Famílias* é a versão brasileira do *Strengthening Families Program* norte-americano e consta de uma estratégia de acompanhamento familiar que acontece por meio de encontros dirigidos semanais com 2 horas de duração, ao longo de 8 semanas. Ele não depende do ambiente escolar para ser aplicado e, no Brasil, as atividades são promovidas em parceria com a rede de assistência social. Suas principais características envolvem a aproximação afetiva entre pais e filhos, a promoção de diálogo, o estabelecimento de regras e limites e a avaliação do que ocorre quando os mesmos são quebrados.[9] A avaliação em diversos contextos no exterior mostra redução nos comportamentos agressivos, disruptivos ou antissociais, melhora na relação entre pais e filhos, redução no abuso de substâncias e maior sucesso acadêmico.[5]

Não encontramos resultados disponíveis sobre o processo de implementação e avaliação de resultados dos programas nacionais anteriormente citados até o momento da conclusão deste capítulo.

O *PROMOVE-Crianças* é uma intervenção preventiva grupal indicada para escolares que apresentem problemas comportamentais relatados por pais ou professores. Busca ensinar habilidades sociais no ambiente escolar e consiste de oito encontros conduzidos por psicólogo treinado. A avaliação preliminar aponta para efetividade do programa no aumento de habilidades sociais e redução de comportamentos problemáticos. No entanto, são necessários mais estudos para confirmação desses dados.[11]

Por fim, como exemplo de iniciativa de promoção de saúde mental, podemos citar a campanha *Receite um Livro*, feita pela Sociedade Brasileira de Pediatria, com apoio da Fundação Maria Cecília Souto Vidigal e da Fundação Itaú Social. A partir do fato de que, para a maioria (71%) dos pais brasileiros, o pediatra é a principal fonte de informação sobre o desenvolvimento infantil e de pesquisas acadêmicas que demonstram que a leitura para crianças de 0 a 6 anos tem inúmeros benefícios para seu desenvolvimento cognitivo, emocional e social, foi desenvolvido material endereçado aos pediatras, recomendando que a abordagem do assunto seja incluída durante as consultas de rotina.[12]

Exterior

O *Head Start* teve início em 1965, nos Estados Unidos, como um programa para pré-escolares de 3 e 4 anos, como parte do *Economic Opportunity Acte*, da War on Poverty. O *Early Head Start* foi fundado em 1995, a partir de um projeto para atendimento de crianças de 0 a 3 anos, iniciado em 1967.

Com mais de 50 anos de existência e financiamento federal, hoje promove suporte para o desenvolvimento de crianças de 0 a 5 anos provenientes de famílias de baixa renda, por meio de diversos programas e uma variedade de serviços, a depender das necessidades da comunidade local. Muitos dos programas são baseados em centros comunitários e escolas. Outros são administrados em diferentes locais, incluindo o próprio domicílio. A soma de locais envolvidos chega a 1.700, com o atendimento de mais de 1 milhão de crianças ao ano, em todos os estados do país e seus territórios, inclusive 155 comunidades tribais.

Os serviços prestados pelo *Head Start* e pelo *Early Head Start* incluem:

- Aprendizado precoce: a prontidão escolar é estimulada por meio de experiências de aprendizado individualizas. Pela interação com adultos, jogos e instrução planejada e espontânea, as crianças desenvolvem-se em muitos aspectos, como habilidades sociais, bem-estar emocional, linguagem e desenvolvimento de conceitos.
- Saúde: todas as crianças passam por avaliações de saúde e desenvolvimento perceptual, motor e físico, e os programas colocam as famílias em contato com os serviços médicos, odontológicos e de saúde mental para garantir que as crianças recebam os cuidados necessários em cada caso.
- Bem-estar familiar: os pais e famílias são apoiados nas suas necessidades, como moradia estável, educação continuada e segurança financeira. Há apoio e fortalecimento das relações pais-filhos, além de engajamento das famílias no aprendizado e no desenvolvimento das crianças.[13]

Estudos existentes sobre os resultados dos programas mostram efeitos positivos sobre o desenvolvimento cognitivo[5] e competência socioemocional,[5,14] embora a manutenção dos resultados a longo prazo seja ainda tema de controvérsia.[13]

A questão da implementação

Obviamente, não basta que se conheçam fatores de risco e de proteção e os indivíduos e populações mais expostos às condições adversas que podem comprometer o desenvolvimento infantil e contribuir para problemas mentais, emocionais e comportamentais. Também não basta que se desenvolvam programas eficazes para intervenção. Esses programas devem ser implementados em larga escala para que se atinja o esperado impacto nos níveis de Psicopatologia e de condições adversas como crime e violência, gravidez na adolescência e evasão escolar, entre outros. Para que isso se dê, é necessário que se enfrentem diversos obstáculos, entre os quais destacam-se as questões relacionadas ao custo dessa implementação e seus determinantes políticos.

Fatores econômicos

O já clássico estudo de Heckman, *Schools, skills, synapses*,[15] parte de dados de trabalhos nas áreas do desenvolvimento e da Sociologia para argumentar que diversos problemas econômicos e sociais são decorrentes de prejuízos em habilidades cognitivas e socioemocionais, uma vez que essas habilidades, em conjunto, são determinantes para o sucesso socioeconômico. Ele aponta a situação, bastante explorada ao longo deste capítulo, de que há uma relação clara entre condições socioeconômicas desfavoráveis e resultados negativos nas áreas da saúde física e mental, desempenho escolar e condição socioeconômica e de trabalho na vida adulta. Uma vez que as diferenças de habilidades entre crianças nascidas em ambientes mais propícios e as nascidas em piores condições já surgem durante a primeira infância e que há dados bastante embasados de que as intervenções na primeira infância têm resultados substanciais e permanentes na redução dessas diferenças, ele desenvolve um modelo que estima as taxas de custo-benefício e de retorno de investimento em programas que se voltem para essa faixa etária. Nesse estudo, a taxa de retorno estimada para cada dólar investido é de 10%, muito maior do que a avaliada para programas de intervenção iniciados após os desfechos negativos já terem ocorrido (p. ex., para adolescentes com prejuízos escolares e emocionais).

Em um estudo mais recente,[16] o mesmo autor revê sua estimativa prévia, situando a taxa de retorno de cada dólar investido em um intervalo entre 7% e 10%. Isso significa que, para cada dólar investido na idade de 4 anos, há um retorno para a sociedade de 60 a 300 dólares aos 65 anos ou, ainda, que cada dólar investido tem um retorno anual de 7 a 12 dólares por pessoa.

Em nosso país, os estudos de custo-efetividade não são uma tradição na área da saúde. Em revisão sistemática realizada em 2015,[17] Moraz encontrou 83 estudos nessa área. Destes, 14 relacionavam-se a diagnóstico e rastreamento de doenças, 25 relacionavam-se à prevenção de agravos e o restante relacionava-se a tratamento de condições já existentes. Nenhum desses estudos tratava de temas pertinentes à área da saúde mental.

Ainda assim, são claras as evidências, do ponto de vista econômico, de que o investimento em prevenção na infância e, mais especificamente, na primeira infância, traz um retorno mais substancial do que aquele feito posteriormente.

Fatores políticos

A discussão dos fatores políticos gerais que impedem ou dificultam a adoção de políticas públicas relacionadas à prevenção de transtornos mentais e à promoção do desenvolvimento infantil em seu pleno potencial foge ao escopo deste capítulo. Aqui nos deteremos em apenas um ponto, que concerne à comunicação entre a comunidade científica e a classe política uma vez que as descobertas da primeira podem informar as decisões da segunda, no melhor interesse de todos.

Para que isso ocorra, é necessário que conceitos científicos complexos sejam, muitas vezes, simplificados e traduzidos em termos leigos, sem que o rigor seja perdido. Em artigo publicado em 2011,[18] Shonkoff e Bales descrevem um esforço de 7 anos feito por um grupo multidisciplinar de cientistas para explicar a ciência do desenvolvimento precoce e sua neurobiologia subjacente para audiências de legisladores em todo o território norte-americano. Por meio da criação de metáforas acessíveis ao público leigo, são relatadas situações em que a informação relevante teve influência sobre as votações a respeito de políticas relacionadas ao desenvolvimento infantil.

De forma semelhante, no Brasil, o Instituto Frame Works, em parceria com o Núcleo pela Primeira Infância da Fundação Maria Cecília Souto Vidigal, o Center on the Developing Child of Harvard University e a Fundação Bernard Von Leer realizou pesquisa com mais de 4 mil indivíduos para basear o desenvolvimento de metáforas apropriadas para a comunicação dos achados nas pesquisas sobre primeira infância para o público em geral e os legisladores.[19] Como resultado da exploração do pensamento dominante no Brasil sobre desenvolvimento na primeira infância, seus distanciamentos em relação ao pensamento científico e considerando as armadilhas presentes na relação entre essas duas instâncias, foram propostas as metáforas explanatórias consideradas valiosas na comunicação sobre o desenvolvimento infantil. Essas metáforas apresentam os conceitos de forma que o público possa usar informações complexas abstratas para pensar sobre os problemas discutidos.

Conclusão

Esperamos que esses esforços, em conjunto com a recente aprovação do Marco Legal da Primeira Infância (Lei n. 13.257, de 8 de março de 2016), possam ampliar o conhecimento do grande público sobre o desenvolvimento na infância e na tomada de decisões políticas em favor de investimentos na área. Certamente, isso contribuiria de forma significativa para a prevenção de problemas mentais, emocionais e comportamentais, não só na infância e na adolescência, mas ao longo de todo o ciclo de vida.

Referências bibliográficas

1. United States of America. National Institute of Mental Health (NIMH). Statistics [Internet]. 2022. Disponível em: https://www.nimh.nih.gov/health/statistics/mental-illness.
2. World Health Organization (WHO). Mental health: atlas country profile. 2014.
3. World Health Organization (WHO); International Association for Child and Adolescent Psychiatry and Allied Professions;World Psychiatric Association. Atlas – Child and adolescent mental health resources: global concerns; implications for the future. World Health Organization (WHO), 2005.
4. Caplan G. Princípios de psiquiatria preventiva. Rio de Janeiro: Zahar, 1980.
5. O'Connell ME; Boat T; Warner KE (ed.). Preventing mental, emotional and behavioral disorders among young people: progress and possibilities. Washington (DC): National Academies Press, 2009.
6. Worthman CM. Public health, education and policy implications. *In*: Carol M; Plotsky PM et al. (ed.). Formative experiences: the interaction of caregiving, culture and developmental psychobiology. New York: Cambridge University Press, 2010. p. 503-4.
7. Constantino JN. Child maltreatment prevention and the scope of child and adolescent psychiatry. Child Adolesc Psychiatr Clin N Am. 2016;25(2):157-65.
8. Britto PR; Engle PL; Super et al. (ed.). Handbook of early childhood development research and its impact on global policy. New York: Oxford University Press, 2013.
9. Brasil. Ministério da Saúde; Escritório das Nações Unidas sobre Drogas e Crimes. Programas de prevenção ao uso de álcool; tabaco e outras drogas em escolas e comunidades. 2014.
10. Medeiros PFP; Cruz JI; Schneider DR et al. Process evaluation of the implementation of the unplugged program for drug use prevention in Brazilian schools. Subst Abuse Treat Prev Policy [Online]. 2016;1-11. doi: 10.1186/s13011-015-0047-9.
11. Marturano EM; Bolsoni-Silva AT; Santos LC. Intervenções na escola. *In*: Murta SG; Leandro-França C; Santos KB et al. (ed.). Prevenção e promoção em saúde mental: fundamentos, planejamento e estratégias de intervenção. Novo Hamburgo: Sinopsys, 2015. p. 520-37.
12. Brasil. Sociedade Brasileira de Pediatria. Receite um livro – Fortalecendo o desenvolvimento e o vínculo: a importância de recomendar a leitura para crianças de 0 a 6 anos. São Paulo, 2015.
13. Start PH; Miracles WS. Head Start: an office of the administration for children and families Early Childhood Learning & Knowledge Center (ECLKC) [Internet]. 2016 [citado em 22 out. 2016]. Disponível em: https://eclkc.ohs.acf.hhs.gov.
14. Morris P; Mattera SK; Castells Ni et al. Impact findings from the head start CARES demonstration: national evaluation of three approaches to improving preschoolers' social and emotional competence. Washington (DC), 2014.
15. Heckman JJ. Schools, skills, synapses. IZA Discuss Pap. 2008;(3515).
16. Heckman JJ; Moon SH; Pinto R et al. The rate of return to the high scope perry preschool program. J Public Econ [Online]. 2010;94(1-2):114-28. doi: 10.1016/j.jpubeco.2009.11.001.
17. Moraz G; Garcez AS; Assis EM et al. Estudos de custo-efetividade em saúde no Brasil: uma revisão sistemática. Cien Saude Colet [Online]. 2015;20(10):3211-29. Disponível em: http://www.scielo.br/scielo.php?script=sci_arttext&pid=S1413-81232015001003211&lng=pt&nrm=iso&tlng=en.
18. Shonkoff JP; Bales SN. Science does not speak for itself: translating child development research for the public and its policymakers. Child Dev. 2011;82(1):17-32.
19. Baran M; Sauma J; Siqueira P. Valores e metáforas: circular do Instituto Frame Works para o Núcleo pela Primeira Infância. Washington (DC): Instituto Frame Works, 2014.

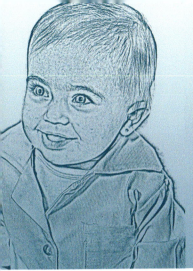

Capítulo 83

Psicofarmacoterapia

Raymond Rosemberg

Jorge CP é um menino de 14 anos que é acompanhado por um quadro de rituais e obsessões desde os seus 8 anos de idade. Ele se preocupa com assuntos metafísicos sobre a existência e a origem do mundo, tem hábitos de repetir rotinas que evita modificar e costumava ser comunicativo. Jorge comparece ao consultório totalmente mudo com o olhar fixo e, quando interrogado, põe-se a desenhar fervorosamente em uma folha onde enfileira e numera uma sequência de eventos sem lógica aparente. Não vem se alimentando bem há 1 semana, não consegue permanecer na sala de aula e não responde às inquisições dos professores. Não consegue terminar uma prova e deixa questões em branco e as que responde são confusas. Não conversa com os pais, fica a estudar para as provas e está com insônia. Exames clínicos e neurológicos estão dentro dos níveis de normalidade. Este é o primeiro episódio de psicose na vida de Jorge. Foi medicado com risperidona e amissulprida e, em 3, semanas seu quadro melhorou com retorno ao estado pré-mórbido. Ele foi seguido por 9 meses sem recidiva.

O uso de agentes exógenos para modificação de comportamentos em crianças e adolescentes não é de data recente. Temos documentos da História da Medicina que atestam a antiguidade desse interesse. O *Papirus Ebers* relata: "um remédio para incontinência de urina contendo amoras de Juniper, cipreste e cerveja em quantidades iguais...", o que nos leva a crer que a enurese era considerada de suficiente importância para obter menção em um dos poucos textos médicos da época.

Com a evolução da história, documentamos uma série de tratamentos propostos para a enurese, como os escritos por Paulus de Aeginata, Paulus Bagellardus e Thomas Phaer, conhecido como "o pai da Pediatria inglesa". À medida que o tempo passa, a patologia comportamental infantil recebe uma interpretação atualizada, chegando ao século XXI com uma visão etiopatogênica biopsicossocial.

Diante dessa postura, é óbvio que haverá uma série de tratamentos propostos para um comportamento que tem uma multiplicidade de vertentes explicativas. Cada vertente tem as suas subdivisões, e daí advirão múltiplas combinações, que resultarão em propostas etiológicas e terapêuticas as mais variadas. Como exemplos de subdivisões da vertente biológica, temos a genética, dietética, bioquímica, patológica de órgãos específicos, sináptica, entre outras. Combinando qualquer das mencionadas com as subdivisões psicológicas, teremos uma ampla gama de opções. Na prática clínica, temos visto combinações terapêuticas bem-sucedidas e relatadas em pesquisas publicadas.

Pesquisa recente tentando avaliar a importância das várias terapêuticas usadas na infância e adolescência quantificou a produção bibliográfica por meio de revistas científicas e de tratados de psiquiatria (Fuster, 1974). Em uma pesquisa complexa e detalhada, chegou-se à conclusão de que a prática pedopsiquiátrica internacional tem posto em primeiro lugar as intervenções de orientação, seguidas de intervenções psicofarmacológicas e, finalmente, psicoterapia. Portanto, podemos quantificar o lugar que os agentes psicofarmacológicos têm nos instrumentos disponíveis para intervir nas patologias encontradas na prática clínica. Em certas patologias pedopsiquiátricas, os agentes químicos ativos têm mostrado efeitos dramáticos (p. ex., os transtornos de atenção com e sem hiperatividade); enquanto em outras, os seus efeitos são piores do que placebo, levando o clínico a nem sequer usá-los (p. ex., a bulimia).

Mesmo sendo a ferramenta terapêutica usada em segundo lugar, a pedopsicofarmacoterapia tem sido prescrita amplamente por clínicos gerais e pediatras. Ademais, os pais têm medicado seus filhos sem supervisão apropriada, expondo-os a riscos pouco controlados. Várias medicações são empregadas, apesar da ausência de informações a respeito da segurança, da eficácia e das dosagens adequadas específicas para cada idade. Esse uso indiscriminado dos psicotrópicos na criança por alguns e a recusa *a priori* de usar por outros levam a uma hesitação por parte das autoridades acadêmicas científicas em pesquisar esse campo, em oposição ao que é feito no caso dos pacientes em idade adulta.

Uso de medicações
Critérios clínicos

Na prática clínica, temos observado que o **tratamento medicamentoso nem sempre é feito após o diagnóstico**. É conhecido e documentado o uso da imipramina em várias situações clínicas, por exemplo, na depressão infantil, nos transtornos ansiosos, no déficit de atenção; no entanto, o uso da imipramina em determinado caso não significa que a criança tenha todas essas patologias ou a combinação de algumas delas ao mesmo tempo.

Diagnósticos/sintomas nas crianças são menos diferenciados e menos estáveis

Avaliamos sintomas pensando no diferencial reativo *versus* estático e perguntamo-nos quanto tempo necessitamos até estabelecermos um diagnóstico válido. Enfrentamos sintomas que são de *per si* inespecíficos, como é o caso da hiperatividade, que ocorre em muitas situações clínica infantis: depressão; déficit de atenção; distúrbio de conduta; distúrbios reativos; intoxicação exógena; entre outras.

Devemos nos perguntar se tratamos o diagnóstico ou o sistema neurotransmissor que a medicação sabidamente atinge (gabaérgico, serotoninérgico, dopaminérgico etc.). Em pedopsiquiatria, devemos nos lembrar de que crianças que se comportam de forma atípica são exatamente as que têm um determinado diagnóstico. Sobretudo, o profissional há que se perguntar: "o meu paciente corresponde à população estudada na pesquisa que sustenta a intervenção que desejo fazer?". O paciente pode ter a idade do grupo estudado sem, contudo, pertencer à cultura ou raça do grupo estudado.

Na avaliação do paciente, ele pode apresentar sintomas – ou estes serem relatados – que não correspondam à disfunção. Crianças que se retraiam em uma sala de aula superlotada, por exemplo, e que não se manifestem, podem estar reagindo de forma sadia a um ambiente por demais agressivo a ela, sem, entretanto, estarem disfuncionais. De onde vem o questionamento crucial sobre se **estamos tratando sintomas ou nível de funcionamento?** Dentro dessa questão, é necessário também verificar se só trataremos sintomas com origem orgânica comprovada.

No tratamento farmacológico, o clínico deve se questionar qual é o significado dado à medicação. Ao administrar uma medicação, espera-se que esta venha a modificar um determinado comportamento e, com isso, o paciente fica **rotulado como enfermo de determinada doença**. Com a prescrição de medicação na população infantil e adolescente, aparece a questão de **delegação de controle**. O clínico tem de se defrontar com a decisão de quem ficará encarregado da responsabilidade da tomada da medicação, seja a criança, o adolescente ou um adulto responsável – mãe, avó, pai, irmão/irmã mais velho(a), professora, babá, entre outros. Essa decisão é parte integrante da avaliação do médico clínico e de sua inteira responsabilidade.

Dentro do processo decisório, há que se levar em conta o **tempo**. Dependendo da patologia, a medicação pode ser dada antes de ser prescrita a psicoterapia, como é o caso do déficit de atenção com e sem hiperatividade; ou depois de iniciada a psicoterapia, como é o caso da depressão infantil. Em seguida, devemos levar em conta a **dosagem**. É preciso estar familiarizado com a velocidade de acréscimo da dosagem e até que nível se atinge. A frequência de doses é diferente na população infantil. Deve ser questionada a eficácia de dosagens sanguíneas de determinados psicofármacos, pois o que é válido para alguns (p. ex., barbituratos, carbamazepina) não é válido para outros (p. ex., tricíclicos antidepressivos, fenotiazínicos). Tendo em vista a maturação diferente dos sistemas metabólicos em crianças e adultos, as dosagens deverão ser medidas segundo critérios bem diferentes.

Após a prescrição da medicação, cabe ao clínico avaliar a resposta do paciente, tendo de se defrontar com decisões cruciais. O que ele medirá? A modificação das notas escolares, a melhora da sociabilidade, a diminuição da hiperatividade, a melhora do humor, entre outros parâmetros, deverá já estar definidas na mente do avaliador. Cabe também definir quem será o informante acerca da evolução do paciente identificado, pois as informações podem ser obtidas de várias fontes: o próprio paciente; a escola; os pais ou familiares; a enfermagem hospitalar etc. Muitas vezes, essas fontes podem ser falhas quanto à objetividade no seu relato de observação, o que fará o clínico necessitar de escalas de avaliação apropriadas para a patologia apresentada.

A tarefa seguinte é decidir quanto à **duração** do tratamento. Haverá situações nas quais a medicação será dada de forma escalonada e mantida por longo período, como nos casos da enurese e da depressão. Haverá situações nas quais a medicação será administrada 5 dias da semana e retirada nos fins de semana, como é o caso do déficit de atenção.

Cabe ao clínico preparar a introdução da medicação na vida da criança. É preciso recordar que ele é contratado pelos pais para assistir na solução da crise, que se tornou familiar. Portanto, é necessário informar os pais acerca de seus achados, conclusões e recomendações, de forma tranquilizadora, e reassegurar-lhes no tocante à evolução do quadro e aos possíveis efeitos terapêuticos e/ou secundários que possam aparecer. A explicação dada à criança ou ao adolescente deve condizer com o nível cognitivo e evolutivo que estes apresentam no momento da consulta, com um convite claro à colaboração na supervisão da tomada da medicação. A informação dada ao professor deve ser a mais sucinta possível, com a recomendação de evitar a estigmatização do paciente/aluno no seu ambiente escolar.

O professor pode ser um elemento de grande ajuda no seguimento, pois fica com o paciente em torno de 20 horas semanais e tem a oportunidade para observar o aluno e suas alterações comportamentais decorrentes do transtorno ou de sua evolução, além do treino de constantemente avaliar o seu aluno e de ter sempre em mente a sua evolução. Na nossa cultura, não temos o hábito, como em outras, de solicitar a assinatura de **consentimento informado**. Esse documento costuma confirmar as informações fornecidas pelo clínico em relação às medicações prescritas. Em outras culturas, ele visa, além de esclarecer mais detalhadamente e definir os limites da medicação, proteger o clínico e o laboratório produtor da medicação de eventuais problemas legais.

Dentro da compreensão do fato de que o paciente leva uma vida ambulatorial, é mister delegar certo grau de responsabilidade aos pais e ao próprio paciente quanto à tomada da medicação, e será necessário dar instruções em relação à flexibilidade das doses a serem obedecidas. Por exemplo, haverá períodos pré-exames escolares em que será necessário aumentar a dose de medicação estimulante em crianças com déficit de atenção e, após a realização das provas, o paciente terá de retornar à dose habitual.

O clínico há de se perguntar em cada caso qual a eficácia das medicações que prescreve. Um questionamento fundamental, para o qual não temos ainda resposta universal, é se o placebo é de fato melhor do que a imipramina na depressão em adolescentes. Há casos em que será necessário verificar se determinado adolescente poderá se beneficiar do uso da droga ativa. Ainda não conseguimos mensurar o quanto os neurolépticos melhoram os transtornos de desenvolvimento, como o autismo, ou a esquizofrenia infantil. Teremos ainda de viver com o dilema segundo o qual, em certas circunstâncias, as medicações funcionarão como alívio discreto e, em outras, de fato, terão ação curativa.

Com a tomada do psicofármaco, aparecem efeitos colaterais, tanto a curto prazo como a longo prazo. A curto prazo, o apetite, o sono e o estado de alerta serão afetados, e certamente sua aliança terapêutica com a família será posta à prova. A longo prazo, podem ocorrer tolerância, discinesia tardia ou dependência e, *a priori*, não há instrumentos que possam identificar com certeza o indivíduo mais propenso a algum dos efeitos secundários tardios. O clínico fica "entre a cruz e a espada" no tocante a esse aspecto da prescrição e, sobretudo, quando se refere à população menor dos 12 anos de idade, para quem a agência Food and Drug Administration (FDA), nos Estados Unidos, ou a Autorisation de Mise sur le Marché (AMM), na França, ainda não concederam permissão de uso.

Papel da medicação

É necessário definir claramente o **papel da medicação** no tratamento. Em certas situações, o alvo será diminuir a intensidade ou a frequência de determinados sintomas como no caso do transtorno obsessivo–compulsivo (TOC), ou em comportamento autoagressivo de indivíduos com retardo mental ou em autistas. Em outras situações, o objetivo será aprimorar o nível de funcionamento, como no caso de indivíduos com hiperatividade associada ao déficit de atenção. Em outras, ainda, o objetivo será a melhora do autocontrole como no caso de indivíduos impulsivos e/ou agressivos. Esses dois últimos objetivos são de fundamental importância na Psiquiatria Infantil e constam da maioria dos pacientes atendidos na prática clínica.

Sequenciação e tempo da medicação

A medicação a ser escolhida dependerá do diagnóstico e do alvo determinados para cada paciente. Como exemplo, uma paciente anoréxica receberá uma medicação que certamente afetará o apetite, e essa escolha dependerá dos vários sintomas associados no quadro clínico (insônia/hipersonia, agitação/apatia, oposição/colaboração etc.). Em seguida, na população avaliada, o clínico terá de levar em consideração a idade do paciente: se tem menos de 6 anos de idade; se tem entre 6 e 12 anos de idade; se já tem mais de 12 anos de idade. O clínico deverá ter ciência de tratamentos alternativos não medicamentosos e mensurar a vantagem de uso dos psicofármacos no caso em avaliação. O potencial de efeitos colaterais e de interação medicamentosa com medicações que a criança possa, por ventura, estar usando (p. ex., medicação broncodilatadora, anticonvulsivantes etc.). A colaboração da família deverá ser solicitada constantemente, pois é também importante definir quem está de fato incomodado com os sintomas apresentados (p. ex., em criança com transtorno obsessivo compulsivo, o pai pode não se incomodar, mas a mãe, o irmão e a escola podem se incomodar intensamente). É nesse aspecto que pesarão de fato a atitude, a experiência e o treinamento do clínico que está prescrevendo.

Fatores que influenciam a seleção da medicação

Após o trabalho de avaliação – via história, exame clínico da criança e de sua relação com a família, exames complementares –, chega-se a um diagnóstico nosológico, o qual norteará o tipo de medicação que poderá ser usado. Diante dessa escolha, é necessário considerar quais os sistemas neurobiológicos estariam envolvidos nesta patologia. Como exemplo, na enurese sabe-se que a maioria dos episódios de descontrole esfincteriano ocorre no final do sono não REM e que essa fase é afetada pelos agentes farmacológicos que atuam sobre serotonina e noradrenalina. Os riscos de efeitos colaterais a curto prazo (constipação intestinal, sialosquese, cansaço) influenciarão a dosagem e a frequência de controles no seguimento clínico. Tendo em vista a relação familiar que é avaliada em consulta, já se poderá fazer uma previsão a respeito da confiabilidade da administração da medicação. Há casos em que a avaliação feita em determinada data vem a ser repetida somente muito tempo depois, quando os familiares se decidiram a iniciar a medicação após terem sido convencidos a intervir por terceiros (vizinhos, programas de notícias, revistas etc.). Portanto, a complacência com a recomendação do clínico nem sempre é garantida.

Fatores que influenciam a eficácia

Alguns tipos de medicação podem ser menos específicos na população pediátrica e dependerão de fatores tanto da criança como dos familiares. Do ponto de vista dos **fatores infantis**, devemos levar em conta que, nesta população, a psicopatologia e o diagnóstico são bem menos diferenciados do que na população adulta. A criança ainda está em fase de transformação e de evolução neurobiológica, e há que se recordar que as medicações agem sobre sistemas fisiológicos e não sobre os sintomas (o que é denominado "patoplastia"). O desenvolvimento do ego ainda está incompleto, deixando a criança sem grandes recursos para fazer face aos seus sintomas e conseguir racionalizá-los a contento e recuperar-se. Como exemplo, a criança que alucina não tem capacidade de testar a sua percepção de forma lógica e conceituar que é uma percepção irreal e, neste caso, o neuroléptico com ação antagonista em receptor dopaminérgico terá tão somente a ação de "fazer desaparecer o que ela via". Por um lado, do ponto de vista dos **fatores familiares**, teremos de avaliar se a criança poderia estar em um ambiente cronicamente estressante. Ela pode ser alvo de abuso físico e/ou sexual, ou ser alvo de negligência severa (p. ex., falta de alimentação apropriada, condições de moradia insalubres, falta de amparo e companhia), o que causaria um aumento em gravidade de sintomatologia, como depressão, angústia, medo, desorganização e agressividade. Por outro lado, o ambiente pode ser desorganizado e caótico (p. ex., pais toxicômanos, com patologia grave, ambiente adverso), de tal forma que não fornece modelos, habilidades e reforço para que a criança adote comportamentos dirigidos para um reforço positivo.

Preparo da criança para a medicação

O clínico tem o papel de informar à criança que ela receberá uma medicação. É preciso lhe falar usando termos que ela possa entender e que se relacione com o que ela ou seus pais possam ter mencionado. Há que se explicar o que a medicação trará para a criança e, sobretudo, afastar dela a impressão de que é defeituosa, a fim de salvaguardar sua autoestima. É necessário obter a colaboração da criança, dando-lhe a sensação de estar no controle de sua vida junto com os seus pais. É necessário solicitar a ela que faça um esforço para tomar a medicação, mesmo que isso seja um transtorno. A criança deve estar ciente de que a sua opinião será solicitada para ajustar dose e frequência da medicação. Sobretudo, é necessário discutir o que dirá a seus colegas e familiares a respeito da medicação.

Uso da medicação

Ação das drogas

A prescrição da medicação – independentemente da droga ativa – causará no paciente um efeito resultante exclusivamente da relação médico-paciente, o que é denominado, com frequência, **efeito placebo**, e verificado em todo estudo de validação de ação biológica de drogas. A palavra "placebo" vem do latim e significa "eu agradarei". Em muitas situações, esse efeito é abusado, pois se divulga determinada medicação para um desconforto determinado e acabam ocorrendo uma venda e uso muito amplos de drogas que são, na sua essência, inertes. Como exemplo, basta recordar a divulgação do ipê roxo para cura de câncer nos anos 1980 e atualmente a divulgação da porangaba como agente emagrecedor no nosso meio ou o uso de derivados da maconha para epilepsia. No meio médico, também houve desprezo desse fator placebo por muito tempo. Uma análise dos estudos, feita por Sulzbacher (1973) revelou que os pesquisadores que não fizeram um controle com placebo relataram um sucesso com as drogas bem maior do que aqueles que tinham um controle com placebo (estudo duplo-cego).

Quando se avalia uma medicação que atua no sistema nervoso central (SNC) da criança e do adolescente, devem-se levar em conta dois aspectos fundamentais que norteiam o estudo dos agentes farmacológicos: a **farmacocinética**; e a **farmacodinâmica**.

A **farmacocinética** compreende os processos de entrada do agente químico no corpo (por via oral, muscular, endovenosa, mucosa ou cutânea), sua absorção, entrada no nível plasmático, metabolização ou ativação no nível hepático, retorno ao nível plasmático e distribuição aos vários tecidos, até chegar ao SNC (Figura 83.1).

O início, a duração e a intensidade do efeito farmacológico apresentam-se como dependentes da droga em questão e, sobretudo, pela sua concentração plasmática. O "efeito farmacológico" é estudado por intermédio da observação clínica da intensidade das modificações biológicas no organismo, seja humano, seja animal, segundo a variável tempo, e é denominado **farmacodinâmica** (Greenblatt, 1995).

A concentração plasmática depende dos seguintes fatores:

- absorção;
- efeito de primeira passagem;
- distribuição;
- metabolismo; e
- excreção.

A absorção por via oral depende do pH e do tempo de esvaziamento do estômago. Portanto, se uma medicação for ingerida com o estômago cheio, a sua absorção será maior se depender de um pH elevado, e menor se necessitar de um pH baixo (p. ex., o metilfenidato é melhor absorvido com o estômago com pH baixo, isto é, com um meio ácido e, portanto, com o estômago vazio). Há ainda relatos acerca das benzodiazepinas (BZD), que mudam de acordo com a idade, pois Mazet et al. (1983) relataram que os parâmetros farmacocinéticos das BZD variam por idade, como documentado quanto ao diazepam. Nos prematuros, cuja mãe tenha recebido a medicação no parto, a meia-vida era de 75,3 horas, sendo 312 horas nos recém-nascidos a termo, 10 horas nos lactentes, 17 horas nas crianças e 24 horas nos adultos.

O efeito de primeira passagem, ou seja, do estômago para o fígado, faz uma porcentagem da droga ingerida ser metabolizada, ocasionando uma diminuição da droga disponível de forma ativa.

A distribuição entre os espaços intravascular e o extracelular dependerá do estado de hidratação do indivíduo, quantidade de depósitos de gordura, capacidade cardíaca, permeabilidade das membranas celulares, equilíbrio ácido-básico e ligação a proteínas plasmáticas e teciduais (Morselli, 1977). O resultado da interação dos fatores mencionados será medido pelo pico plasmático de uma determinada droga no organismo avaliado. Em crianças de 10 anos de idade, a reabsorção digestiva é muito rápida, e os picos plasmáticos são atingidos por via oral em 1 a 30 minutos, em oposição aos 60 a 90 minutos em adultos (Morselli, 1978).

As várias drogas, para serem absorvidas, distribuídas, e chegarem aos locais de ação no SNC, são idealmente lipossolúveis (solúveis em tecido gorduroso). Porém, para serem excretadas (eliminadas), precisam ser metabolizadas e transformadas em compostos hidrofílicos (solúveis em água). Para isso, há necessidade de ação enzimática, que ocorre em maior abundância no fígado, no intestino delgado, nos músculos esqueléticos, nos rins e nos pulmões.

Na primeira fase do metabolismo (hidroxilação, redução e hidrólise), as drogas são transformadas em compostos mais apropriados para a eliminação, dando produtos geralmente menos ativos do que a droga original. Uma exceção, a desipramina, que resulta do metabolismo da imipramina e que tem uma atividade tão terapêutica quanto a droga original. Na segunda fase do metabolismo, os metabólitos são conjugados com ácido glicurônico, sulfato ou glicina e excretados na urina e em outros fluidos corpóreos.

A necessidade relativamente maior de drogas psicotrópicas em crianças é decorrente da **maior capacidade metabólica hepática**. O metabolismo de muitas drogas é baixo no período perinatal, amadurece em torno dos 6 meses de idade, aumenta verticalmente de 1 a 5 anos de idade e diminui lentamente até os valores encontrados em adultos, em torno dos 15 anos de idade (Morselli, 1992).

Complementando a visão farmacocinética, há que se levarem em conta os mecanismos de ação das drogas no organismo vivo. Os dados obtidos até o presente momento sobre a meia-vida das drogas psicotrópicas em crianças e adolescentes s mostram que esta é, na grande maioria, menor do que a encontrada no adulto (Clein, 1995). Os locais de ação são os mesmos que nos adultos, mas devemos considerar o estágio

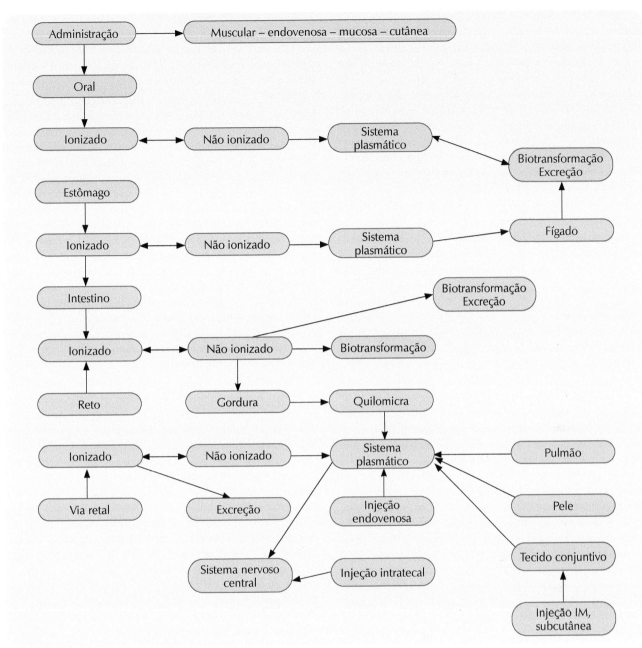

FIGURA 83.1 – Formacocinética dos psicofármacos.
Fonte: Desenvolvida pela autoria do capítulo.

de maturação dos circuitos neuronais da criança (mielinização, fase do *pruning* em que se encontra, produção de hormônios, atividade das enzimas do grupo citocromo etc.). Há drogas que agem por interação com enzimas (p. ex., inibidoras da monoaminaoxidase), há as que agem sobre canais de íons que atuam sobre a regulação da voltagem (p. ex., potássio, sódio, cálcio), há as que agem sobre a recaptação dos neurotransmissores, há as que atuam nos receptores para determinados ligandos endógenos (hormônios, neurotransmissores, fatores de crescimento, citoquinas – Paxton, 1993). Temos de levar em conta que tipo de neurotransmissor ou neuromodulador está envolvido com determinada medicação. O conceito atual de neurotransmissor tem sido ampliado diante de substâncias que atuam como essa função e não são secretadas dentro de vesículas sinápticas, não são liberadas por exocitose e não agem em proteínas da membrana pós-sináptica do receptor (p. ex.,

óxido nítrico e monóxido de carbono – Snyder, 2000). Com uma meia-vida curta, teremos de fornecer a medicação mais frequentemente, em comparação com um adulto.

Drogas psicotrópicas usadas em crianças e adolescentes

Existem atualmente dois sistemas diferentes de classificação das drogas que atuam no sistema nervoso. A tradicional e mais antiga classifica por ação clínica (estimulante, antidepressivo, moduladores do humor, antipsicóticos etc.). A mais recente, resultado de estudos de grupos internacionais de neuropsicofarmacologia (NbN-2, 2019), dirige o seu foco ao modo de ação em nível celular no sistema nervoso.

O NbN-2 tem como abordagem as medicações psicotrópicas levando em conta o modo de ação no sistema nervoso. Podem ser classificadas como: a) agonista de receptor; b) agonista parcial de receptor; c) antagonista de receptor; d) inibidor da recaptação; e) liberador; f) inibidor de enzima; g) bloqueador de canal iônico; h) modulador positivo alostérico (PAM); e i) modulador enzimático. Os agentes psicotrópicos podem atuar de várias maneiras mencionadas anteriormente ao mesmo tempo e isso explica tanto os seus efeitos terapêuticos como os seus efeitos colaterais (desejáveis e/ou indesejáveis). O NbN-2 tem um aplicativo, periodicamente atualizado, que pode ser baixado no celular e dar todos os detalhes dessas ações para cada agente psicotrópico atualmente disponível. Com essa visão, o clínico que prescreve tem uma noção clara e definida de todas as ações de um determinado fármaco psicotrópico.

É preciso enfatizar que a raridade de estudos empíricos nesta população tem limitado o uso de agentes psicotrópicos de forma rotineira. Isso tem culminado na falta de aprovação oficial por parte da FDA do AMA para a maioria das drogas psicotrópicas para crianças menores de 12 anos. Embora as drogas psicotrópicas possam ser extremamente benéficas, o seu uso não tem sido comprovado de modo constante. Uma intervenção bem-sucedida exige expectativa realística e uma hipótese diagnóstica bem definida quanto aos sintomas alvo.

Estimulantes

As drogas estimulantes são as mais tradicionais no tratamento do déficit de atenção, que é uma condição que se estima afetar até 5% das crianças de idade escolar e que tem alta permanência (15% a 60%) na adolescência e nos adultos. Existem atualmente o metilfenidato, a dextroanfetamina e o pemolino de magnésio, dos quais no Brasil só podemos encontrar o metilfenidato. O mecanismo de ação proposto para elas é de aumento de liberação de noradrenalina e dopamina por bloqueio de recaptação dessas catecolaminas nos terminais nervosos pré-sinápticos. Podem ocorrer respostas diferentes a estimulantes quimicamente distintos, pois cada qual pode ter um modo de ação diferente. O metilfenidato e as anfetaminas alteram a transmissão dopaminérgica e parecem ter mecanismos distintos de liberação de dopamina de seus depósitos neuronais. O metilfenidato e a dextroanfetamina são compostos de ação curta, com início de ação de 30 a 60 minutos e um pico de ação terapêutica de 1 a 3 horas após a sua administração. Os efeitos colaterais mais comumente relatados são diminuição do apetite, alterações do sono, disforia, irritabilidade e fenômenos de rebote. Em longo prazo, há relatos de alteração do crescimento ponderoestatural. Porém, com um regime de administração em que há suspensão da medicação em fins de semana e durante férias escolares, há recuperação dos padrões esperados de crescimento. Essa alteração seria resultado de diminuição de ingestão de proteínas durante a medicação e, com a nova ingestão adequada proteica, haveria uma aceleração do ritmo de crescimento e consequente recuperação dos padrões esperados para a idade.

Antidepressivos

Estudos abertos e controlados relataram efeitos benéficos de medicações em crianças e adolescentes com transtorno de déficit de atenção e hiperatividade (TDAH), TOC e enurese. Podemos acrescentar a essa lista a depressão, a angústia e os tiques.

Há quatro grupos de drogas antidepressivas conhecidas até o momento: os tricíclicos antidepressivos (TCA); os inibidores seletivos da recaptação da serotonina (ISRS); os inibidores da monoaminoxidase (IMAO); e os antidepressivos atípicos, como a bupropiona e a venlafaxina.

Os TCA incluem as aminas terciárias (amitriptilina, imipramina, doxepina, clomipramina e a trimipramina) e as aminas secundárias (desipramina, nortriptilina e a protriptilina). O mecanismo de ação parece resultar de efeitos bloqueadores da recaptação de neurotransmissores cerebrais, como a noradrenalina e serotonina. Embora esses agentes tenham espectro de ação semelhante, variam no tocante aos efeitos na recaptação do neurotransmissor, nos efeitos anticolinérgicos e nos efeitos cognitivos e de estado de alerta. Várias pesquisas sugerem que a população pediátrica tem maior eficiência de metabolizar os TCA quando comparada aos adultos e que tem níveis plasmáticos mais baixos do que estes. As doses típicas para essas drogas são de 2 a 5 mg/kg/dia (1 a 3 mg/kg/dia, para a nortriptilina). Os efeitos colaterais mais comumente relatados são de natureza anticolinérgica, como boca seca, visão turva e constipação. Sintomas gastrointestinais e vômitos são frequentes quando a administração é interrompida abruptamente, o que resulta na orientação de uma retirada lenta e progressiva.

Os ISRS incluem a fluvoxamina (que recebeu aprovação da FDA para uso em população pediátrica em TOC), paroxetina, sertralina e fluoxetina. Essas drogas apresentam menor incidência de efeitos anticolinérgicos, sedativos, cardiovasculares e de aumento de peso do que os TCA. Esse grupo de drogas tem estruturas químicas dessemelhantes entre si. Os efeitos colaterais mais comumente relatados incluem a agitação, sintomas gastrointestinais, irritabilidade e insônia. A fluoxetina e a paroxetina chegam a inibir enzimas hepáticas de forma intensa e, portanto, aumentam os níveis plasmáticos dos TCA e outros compostos semelhantes. No entanto, a sertralina interage menos com outros compostos. A venlafaxina tem ação tanto sobre a serotonina como sobre a noradrenalina e mostrou-se valiosa no tratamento de transtornos de humor juvenis; entretanto, é necessária uma monitorização eletrocardiográfica e de níveis pressóricos, pois há relato de efeitos cardíacos e hipertensão diastólica.

Os IMAO, compostos hidrazínicos (fenelzina) e não hidrazínicos (tranilcipromina), podem ser úteis no tratamento de distúrbios depressivos atípicos com características endógenas e em distúrbios depressivos com características angustiosas proeminentes. As restrições maiores ao uso desses agentes são as de ordem alimentar (evitar produtos que contêm tiramina, no caso, a maioria dos queijos) e de ordem medicamentosa (evitar aminas pressóricas, anfetaminas e a maioria das medicações usadas para resfriado), pois podem induzir crises hipertensivas. Os efeitos colaterais mais comumente relatados são hipotensão ortostática, tontura, sonolência e aumento ponderal. O uso concomitante com TCA ou ISRS é absolutamente contraindicado por causa de hiperserotoninemia potencialmente fatal.

Carbonato de lítio

Tem sido a droga de escolha para transtornos bipolar. É um composto de lítio, elemento simples com semelhanças químicas com o sódio, potássio, cálcio e magnésio. O mecanismo principal de ação do lítio é desconhecido, embora tenha diversas ações celulares, que alteram sistemas hormonais, metabólicos e neuronais. Supõe-se que ele aja na neurotransmissão (inibição de beta-adrenorreceptores, interação com sistemas catecolamínicos, indolamínicos, colinérgicos e endorfínicos), em sistema endócrino (bloqueio de liberação de hormônio tireoidiano e síntese de testosterona), ritmo circadiano (normalização de ciclo vigília-sono, que está alterado) e processos celulares (substituição iônica, inibição de adenilciclase). Nos jovens, a meia-vida é de aproximadamente 18 horas e leva de 5 a 7 dias para atingir um nível estável (Alessi, 1994).

A dose inicial é de 10 a 30 mg/kg/dia, em duas camadas diárias. Embora não haja dose documentada com sendo ideal para a população pediátrica, aceitam-se os valores dos adultos, de níveis plasmáticos de 0,8 a 1,5 mEq/L para episódios agudos e 0,6 a 0,8 mEq/L para terapia profilática ou de manutenção. Os efeitos colaterais mais comumente relatados incluem sintomas gastrointestinais (náusea e vômito), renais (poliúria e polidipsia), e nervosos (tremor fino de extremidades, sonolência, dificuldades mnésicas). O uso prolongado do lítio pode ser associado a alterações metabólicas (diminuição de metabolismo de cálcio, aumento de peso), endócrinas (diminuição de função tireoidiana) e possível lesão renal. Portanto, é de vital importância que sejam feitos exames completos de função renal e tireóidea antes de iniciar o uso de lítio, e repeti-los a cada 6 meses. Cuidados especiais devem ser tomados em pacientes com problemas neurológicos, renais e cardiovasculares, além de evitar o uso concomitante de agentes anti-inflamatórios não esteroides, certos diuréticos e inibidores da enzima conversora de angiotensina.

Anticonvulsivantes como agentes reguladores do humor

Incluímos neste grupo a carbamazepina (CBZ) e o ácido valproico (VAL). A CBZ é estruturalmente semelhante aos TCA, tem uma meia-vida de 13 a 17 horas e concentração plasmática terapêutica entre 4 e 12 µg/mL. Como efeitos colaterais, podemos mencionar tontura, sonolência, náusea, vômito e visão turva. Embora raros, foram relatados efeitos graves, como supressão de medula óssea, toxicidade hepática com alteração significativa das enzimas e distúrbios cutâneos (incluindo síndrome de Stevens-Johnson). O VAL tem meia-vida de 8 a 16 horas e concentração plasmática terapêutica de 50 a 100 µg/mL. A dose diária inicial é de 15 mg/kg/dia, a ser aumentada lentamente até o máximo de 60 mg/kg/dia em três tomadas. Como efeitos colaterais, podemos mencionar sedação, perda capilar, anorexia, náusea e vômito. Supressão de medula óssea e toxicidade hepática foram relatadas, embora raras.

Agentes ansiolíticos

Os distúrbios ansiosos abrangem um amplo espectro de patologias, nas quais a ansiedade é o sintoma predominante. Por isso, há que se fazer não somente um diagnóstico patológico, mas também de hierarquia sintomatológica (p. ex., transtorno de ansiedade de separação, transtorno de pânico, fobias, como a agorafobia ou fobia social, estresse pós-traumático etc.). Os agentes mais famosos são os benzodiazepínicos (BZD), embora possamos também mencionar os agentes sedativos anti-histamínicos (drogas mais prescritas pelos pediatras), como a difenidramina, prometazina e hidroxizina, e uma droga ansiolítica não BZD, que é a buspirona. Graças aos efeitos clínicos e à boa margem de segurança, as BZD e os anti-histamínicos são muito utilizados no tratamento de agitação e insônia. Cuidados especiais devem ser tomados com o uso desses agentes em crianças com transtornos do desenvolvimento, pois podem causar desinibição com grave modificação do comportamento (p. ex., em autistas com deficiência mental).

Antipsicóticos

Os grupos maiores de agentes antipsicóticos são:

- As fenotiazinas, que incluem compostos como a clorpromazina, tioridazina e trifluorperazina.
- As butirofenonas, que incluem compostos como o haloperidol e pimozide.
- Os tioxantenos, que incluem o tiotixeno.
- As dibenzapinas, que incluem a loxapina, a clozapina a olanzapina e a quetiapina.

Esse grupo de drogas mostra, como ação química, o bloqueio de receptores dopaminérgicos e, mais especificamente, o receptor D-2. Há agentes que, por bloquearem também receptores serotoninérgicos (5HT-2), receberam a denominação de "atípicos" (risperidona, clozapina, olanzapina, quetiapina). Este último grupo tem a vantagem de não apresentar efeitos motores extrapiramidais que o primeiro (de agentes antipsicóticos típicos) apresenta.

Os sintomas-alvo desses agentes são os sintomas positivos da psicose, como **alucinações, delírios, distúrbio do pensamento formal, sintomas catatônicos ou afeto incongruente**. Os sintomas negativos, como **afeto apagado, pobreza de pensamento e comunicação, apatia e anedonia** respondem melhor aos agentes antipsicóticos atípicos. Esses agentes não são usados somente em indivíduos psicóticos, mas também nos que têm agitação, hetero e autoagressão (p. ex., transtornos do desenvolvimento, deficiência mental grave, *borderline* em crise).

Betabloqueadores e clonidina

Estes são agentes amplamente usados para diminuir alo e autoagressão em crianças com transtorno de desenvolvimento. O agente betabloqueador típico é o propranolol, que tem uma margem de segurança muito boa. É um antagonista beta 1 e beta 2, que age em vários órgãos do corpo. Tendo em vista que ele atravessa a barreira hemoliquórica, é preciso ter cuidados específicos quanto à sua possível toxicidade. Ele tem meia-vida de aproximadamente 4 horas, o que requer que deva ser administrado várias vezes ao dia. A dose varia de 1 a 5 mg/kg/dia. A maior contraindicação é a presença de asma na criança, o que faria o clínico escolher outro agente químico.

A clonidina é um agonista alfa-adrenérgico não específico. Além do uso mencionado anteriormente, tem sido prescrito para déficit de atenção, alterações de sono, síndrome de Tourette e outros tiques. Embora o seu uso mais frequente seja para hipertensão, a hipotensão na população infantil usuária da clonidina tem sido pouco frequente; no entanto, é recomendado que se faça um controle rotineiro da pressão sanguínea. A meia-vida é de aproximadamente 5,5 horas na população pediátrica, e a dose recomendada é de 3 a 10 mg/kg/dia, em três a quatro tomadas diárias. O efeito colateral mais frequentemente mencionado é a sedação, que tende a desaparecer com o uso continuado da medicação.

Nomenclatura baseada em ação psicofarmacológica

Interação medicamentosa

A possibilidade de interação medicamentosa deve ser cogitada quando um novo efeito, ou até um efeito inesperado ocorre, o que complica o manejo clínico de um paciente que esteja recebendo mais de uma droga. As combinações podem ser resultado de medicações prescritas juntas, fornecidas por leigos, ilícitas, medicações ditas homeopáticas ou "de ervas" (p. ex., erva de São João) ou até certos alimentos consumidos ao mesmo tempo pelo paciente. Portanto, deve-se obter uma história minuciosa do que o paciente esteja tomando, ou o que seus pais estejam lhe ministrando, quando se suspeitar de uma interação medicamentosa. Na população pediátrica, há documentação de várias combinações medicamentosas que podem apresentar efeitos indesejáveis e imprevisível, e que merecem estudos mais detalhados (Eick, 1998).

Prevalência de uso de psicofármacos

São raros os estudos de prevalência de uso de medicações psicoativas em crianças e adolescentes. Contrariamente à opinião geral, essas medicações são muito pouco utilizadas na população em geral. Um estudo feito por Quinn, em 1986, revela que as drogas mais usadas na população pediátrica são as analgésicas, seguidas pela prometazina, ampicilina e cromolina. Das drogas diretamente psicoativas, as mais usadas são a fluoxetina, sertralina e metilfenidato, nessa ordem. Portanto, o tão propalado abuso das drogas estimulantes na população pediátrica não se confirma em pesquisas bem fundamentadas (Walkup, 1998).

A compreensão da visão básica do uso de psicofármacos é de fundamental importância na prescrição para crianças e adolescentes. Felizmente, as pesquisas neste campo estão se desenvolvendo a tal ponto que já há uma revista dirigida exclusivamente para este campo: o *Journal of Child and Adolescent Psychopharmacology*, que já está na sua 3ª década de publicação. A revista *Child and Adolescent Psychiatric Clinics of North America* publicou dois volumes em 1995 e uma revisão em 2000. Portanto, o conhecimento vem se acumulando e possibilitando uma visão mais clara do que atualmente se pode esperar de intervenções medicamentosas.

Complementando as abordagens medicamentosas recomendadas nos capítulos anteriores desta obra, mencionaremos algumas das pesquisas feitas em determinadas patologias.

Deficiência mental (DM)

No final do século XIX, iniciou-se a medicação da DM com o uso de preparações de hormônio tireoidiano. Estudos realizados nos anos 1970 e 1980 não mostraram diferenças significativas em relação ao uso de placebo. O segundo hormônio a ser testado foi o extrato hipofisário, sem que se notasse melhora do desenvolvimento intelectual e social dos indivíduos pesquisados.

Como precursor de um neurotransmissor, sob a suspeita de ser deficitário no cérebro dos DM, têm-se administrado o ácido glutâmico e seus derivados, sem resultados convincentes até o momento (Pueschel, 1987).

O dimetilsulfóxido foi usado por pesquisadores chilenos, buscando um aprimoramento do rendimento intelectual. Suas conclusões foram refutadas em estudo realizado na costa oeste dos Estados Unidos.

O *sicca cell* tem sido usado por pesquisadores europeus e consiste na injeção de células procedentes de órgãos de fetos de animais com a ideia de "estimular o desenvolvimento e o funcionamento dos tecidos correspondentes no corpo humano do DM". No entanto, estudos realizados nos Estados Unidos e no Canadá não confirmam os resultados europeus. O grande perigo dessa terapêutica, quando comparada ao placebo, é o risco de uma reação de choque anafilático e de uma "infecção por vírus lentos" que poderia se manifestar muitos anos mais tarde e agravar o quadro de DM.

A "série U" proposta por Turkel e alguns pesquisadores japoneses consiste em minerais, vitaminas, enzimas e hormônios. Estudos duplo-cegos realizados nos anos 1960 não mostraram diferenças significativas entre o complexo farmacológico e o placebo.

Nos meados dos anos 1970, mediram-se os níveis de neurotransmissores e constataram-se alterações dos níveis de serotonina em indivíduos com DM (Brown, 1991). Para tanto, tem sido utilizado o aminoácido 5-hidroxitriptofano como precursor de serotonina junto com a piridoxina e sido avaliada a influência desse regime no desenvolvimento motor, social e de fala de crianças com síndrome de Down.

Nos anos 1990, apareceu, na França, o uso do precursor da acetilcolina denominado "cleregil", proposto por Lejeune – descobridor original da anomalia cromossômica da síndrome de Down. Até o momento, tem-se relatado significante aumento de memória e de atenção com consequente melhora do aprendizado.

Todas essas intervenções químicas visam aumentar a inteligência desses indivíduos. Porém, a maioria dos estudos tem sofrido defeitos metodológicos que propiciam questionar suas conclusões (Aman, 1987).

Não há dúvida de que os indivíduos com DM de todas as idades sofram considerável comorbidade psiquiátrica. Estudos realizados em vários países chegam a uma prevalência de 60% a 80% (Des Noyers, 1996; Einfeld, 1996; Hardan, 1997).

Embora haja evidência de que as medicações psicotrópicas possam reduzir estereotipias, agressão e comportamentos autoagressivos (Singh, 1985; Craft, 1987), a maior preocupação existente é o efeito colateral de **redução do estado de alerta** com consequente redução da capacidade de aprendizado (Aman, 1987).

Levantamentos populacionais em instituições para DM têm mostrado que a tendência é diminuir o uso de psicofármacos em virtude do mau uso excessivo das drogas neurolépticas nessa população. É provável que nos próximos anos se evidencie uma nova ênfase na farmacoterapia das síndromes neurocomportamentais em pessoas com DM (Gualthieri, 1989).

O uso de drogas neurolépticas foi revisto por Werry e Aman (1975, 1993), e poderíamos sintetizar nas seguintes conclusões os seus achados:

a) A tioridazina parece melhorar certos comportamentos mal adaptativos em DM, e o haloperidol mostrou-se de valia na redução de hiperatividade, comportamento agressivo e estereotipado. A utilidade da clorpromazina é questionável em razão de seu efeito sedativo. Uma nova área de pesquisa seria o uso dos antipsicóticos atípicos (agem sobre dopamina e serotonina), que não são tão sedativos e não alteram o estado de alerta.

b) Os neurolépticos têm sido as drogas mais pesquisadas em DM e, apesar do volume dos relatos, os resultados são questionáveis por defeitos metodológicos.

Das medicações que atualmente têm sido usadas, cabe mencionar o lítio, os antidepressivos, os anticonvulsivantes, os ansiolíticos e os estimulantes. O lítio foi alvo de revisão por Pary (1991), na qual este autor inclui as indicações e as formas de usá-lo, recomendando uma avaliação laboratorial biológica detalhada anterior ao uso de lítio. Recomenda-se também o uso de escalas de avaliação padronizadas, como o PIMRA (instrumento de psicopatologia para adultos com retardo mental) ou o ABC (*checklist* de comportamento aberrante). Sugere, ainda, a manutenção de níveis séricos de lítio entre 0,8 e 1,2 mEq/L para mania aguda, e níveis mais altos para hiperatividade ou agressão, que não seja parte de um episódio de mania. Os efeitos neurotóxicos (ataxia, letargia, tremor, vômito), urinários (poliúria grave) e psoríase podem ser tão graves que exijam a retirada do lítio.

Dos antidepressivos atualmente pesquisados, cabe mencionar a fluoxetina e a amoxapina. Markowitz (1992) apontou o alto índice de melhoria na agressividade com a fluoxetina, oscilando de 20 a 40 mg/dia. O único efeito colateral severo foi uma acentuada perda ponderal em 5% dos casos estudados. Algumas experiências com a amoxapina – um antidepressivo dibenzoxazepínico – referem melhora de agitação, depressão e autoagressão.

As drogas ansiolíticas pesquisadas com relato de progressos são o metoprolol (um betabloqueador) e a buspirona (um bloqueador do receptor serotoninérgico). Kastner et al. (1990) relataram melhora da ansiedade e da agressividade com o metoprolol. Ratey et al. (1991) relataram a melhora na agressividade (26% a 63%), angústia e comportamento explosivo em estudo duplo-cego com o uso de placebo e definiram a dose ideal em torno de 45 mg/dia. O estudo é importante, na medida em que começa a enfocar as possíveis conexões entre a presença de angústia e a agressividade em pessoas com DM.

O metilfenidato foi reavaliado por Handen et al. (1991) em crianças com DM com TDAH e chegaram à conclusão de alta eficácia (0,3 a 0,6 mg/kg/dia), da ordem de 67% de melhora. Porém, o índice de efeitos secundários graves foi maior do que na população sem DM.

Em dezembro de 1999, a Associação Americana de Psiquiatria Infantil e de Adolescentes publicou os seus parâmetros de prática em relação à DM, estabelecendo que:

> "não há evidência de que a DM, por si, mude os mecanismos de ação das drogas psicotrópicas. Os efeitos medicamentosos nesta população em geral não são diferentes dos esperados na ausência de DM, e embora os efeitos de uma droga possam ser influenciados por uma doença médica/neurológica associada à DM, poucas situações foram descritas como tal". (Symanski, 1999)

Transtornos invasivos do desenvolvimento

No final de 1999, a Academia Americana de Psiquiatria Infantil e de Adolescentes publicou seus parâmetros de prática clínica com relação aos transtornos invasivos do desenvolvimento (TID) e enfatizou que: "tais intervenções (farmacológicas) deveriam ser enfocadas no sintoma alvo sem perder de vista o quadro clínico mais amplo, *i.e.*, os resultados serem significativos estatisticamente, mas não clinicamente" (Volkmar, 1999).

As pesquisas dos últimos 40 anos indicam que a causa dos TID é multifatorial (Cianarello, 1995). Evidências diretas e indiretas sugerem que certos sistemas neuroquímicos tenham particular relevância na fisiopatologia e tratamento medicamentoso da síndrome (Anderson, 1997). Embora não tenhamos ainda uma cura para os TID, o uso da medicação adequada junto ao tratamento psicossocial pode reduzir muitos dos comportamentos maladaptativos. A maioria dos estudos tem envolvido a serotonina e a dopamina e seus circuitos neuronais como disfuncionais, o que ocasiona o uso de medicações que alterem estes mesmos sistemas (McBride, 1989 e 1998).

Os fármacos, portanto, têm sido divididos em relação ao ponto de impacto sináptico mais prevalente. De um lado, estão os que têm ponto de impacto dopaminérgico prevalente e, do outro, os de ponto de impacto serotoninérgico prevalente (Dollfus, 1989). A isso se acrescentariam os fármacos que atuariam prevalentemente sobre um excesso de opioides endógenos (Gillberg, 1985).

As drogas desinibidoras de impacto prevalente dopaminérgico se dividem em dois grupos:

1. De ação dopaminérgica potente sem discriminação dos receptores D2 e D4 – as fenotiazinas piperazinadas e as butirofenonas e seus similares – em que o efeito desinibidor em doses baixas poderia ser ligado a um bloqueio de canais de cálcio (Gould, 1983).

2. De ação antidopaminérgica, que discrimina entre os receptores D2 e D4. É o caso das benzamidas. Supõe-se que, em doses baixas, haveria prevalência de bloqueio dos receptores D4.

O que se conclui daí é que os neurolépticos sedativos (p. ex., a clorpromazina e a tioridazina) agem sobre os distúrbios do comportamento, como instabilidade psicomotora, agitação, heteroagressividade, em detrimento do aprendizado, por serem sedativos e aumentarem o aspecto "deficitário" do TID. Em contrapartida, os TID "retraídos" responderiam melhor aos neurolépticos polivalentes ou desinibidores, como o tiotixeno, haloperidol, trifluoperazina, clozapina, olanzapina e risperidona (Campbell, 1982; McDougle, 2000). Campbell considera terapêuticas as doses de 0,75 a 3 mg de haloperidol e que a melhora se refere às estereotipias, ao retraimento autístico e à socialização.

Drogas com ação dopaminérgica estimulante, como a L-DOPA, as anfetaminas e o metilfenidato, têm agravado a sintomatologia autística, resultando em hiperatividade, irritabilidade, impulsividade e acentuação das estereotipias. No entanto, drogas de ação dopaminérgica agonista fraca, como a bromocriptina ou a apomorfina, têm tido uma ação hipodopaminérgica que mereceria ser pesquisada, levando-se em conta as novas perspectivas terapêuticas (Simeonsoret, 1987).

Os psicotrópicos de ação prevalentemente serotoninérgica foram introduzidos na farmacoterapia do autismo após a constatação de que 30% a 40% dos pacientes apresentavam uma hiperserotoninemia (McBride, 1989). Geller et al. (1982) usaram a fenfluramina como agente depletor de serotonina e relataram junto com outros pesquisadores (Ritvo, 1983) melhora significativa nos seguintes sintomas-alvo:

- sintomas motores;
- quociente de inteligência;
- relações com objetos e pessoas (relações sociais);
- afetividade;
- respostas a estímulos sensoriais (atenção);
- linguagem.

Embora os resultados iniciais tenham sido encorajadores, estudos multicêntricos revelaram uma oscilação de melhora que variou de 0 a 77% (Ritvo, 1986). Esta variabilidade poderia decorrer da existência de subgrupos de autistas caracterizados, seja por uma disfunção serotoninérgica, seja por uma disfunção dopaminérgica prevalente; a primeira poderia responder a medicações serotoninégicas, e a segunda, a fármacos psicotrópicos de ponto de impacto dopaminérgico.

Panksep e Sabley (1987) observaram uma analogia entre alguns comportamentos das crianças autistas e sintomas vistos em adultos com adição a opioides. Tiveram como apoio os achados de Gillberg (1985) e Weizman (1984), que sugerem a existência de anormalidades em opioides endógenos em subgrupos de crianças autistas. Portanto, iniciaram o estudo dos efeitos da naltrexona – um antagonista opioide potente, de ação prolongada, relativamente seguro e de uso por via oral – nas crianças autistas. Observaram diminuição das estereotipias, hiperatividade e isolamento, além de aumento da produção verbal (Campbell, 1988; Herman, 1986).

Resta mencionar o uso da vitamina B, que vem sendo propagado por Rimland desde 1974. Rimland et al. (1978) apresentaram os resultados do estudo duplo-cego de 200 crianças autistas com vitamina B6 e mostraram que a retirada desta causava piora do quadro. Esses estudos foram ampliados por Le Lord et al., acrescentando o magnésio à vitamina B6, e identificando uma diminuição significativa do ácido homovanil mandélico (HVA) urinário nas crianças autistas, a par da melhora significativa da atenção e socialização (Martineau, 1986).

No final de 1999, houve um entusiasmo com o uso da secretina, um hormônio produzido pelo pâncreas. Estudos em andamento no instituto nacional da saúde dos Estados Unidos (NIMH) têm como dados preliminares que essa droga não tem efeitos terapêuticos dignos de nota.

Esquizofrenia infantil

A esquizofrenia é rara na criança muito jovem, com uma prevalência na vida de menos de 1% e cerca de 0,1% por ano. No entanto, sua incidência aumenta aguda e rapidamente a partir dos 12 a 14 anos de idade (Green, 1992; Russell, 1994).

O tratamento específico de eficácia documentada até o presente momento é o uso das medicações antipsicóticas (Kane, 1987). Esse grupo de neurolépticos tem ação sobre os receptores dopaminérgicos, bloqueando-os no receptor D2 ou no D4. Há um novo grupo de drogas antipsicóticas chamadas de "atípicas" por também agirem como antagonistas serotoninérgicos (clozapina, risperidona, olanzapina e quetiapina). Esse novo grupo foi pouco pesquisado nas crianças e adolescentes até o presente momento, de modo que é prematuro afirmar sua superioridade em relação aos agentes assim chamados de "típicos" (Kumra, 1998). Como manifestação clínica de sua ação, verifica-se diminuição dos sintomas psicóticos atualmente denominados "positivos", como alucinações, delírios e distúrbios do curso do pensamento, e cuja origem é cogitada como mesolímbica. A maioria deles tende a manter ou até piorar sintomas negativos, como mutismo, apatia e isolamento. O bloqueio de estruturas nigroestriatais cerebrais leva a sintomas extrapiramidais, e a frequência de discinesia tardia é em torno de 23%, no que é muito semelhante à dos adultos. Como rotina, é necessário ter um exame neurológico e físico pediátrico completo, com exames subsidiários pertinentes, antes de se iniciar a medicação. A medicação deverá ser dada por não menos de 4 semanas, antes de se cogitar a troca de neuroléptico antipsicótico. A amplitude de dosagem é muito grande, pois pode oscilar de 0,5 a 9 mg/kg/dia de clorpromazina (a droga-padrão em equivalência entre os vários neurolépticos – ver Tabela 83.1).

TABELA 83.1 – Drogas antipsicóticas.

Droga	Classificação química	Dose oral	Autonomia	Sedação	Reação extrapiramidal
Clorpromazina (Amplictil)®	Fenotiazina alifática	100 mg	+++	+++	++
Tioridazino (Melleril)®	Fenotiozina piperidínico	100 mg	+++	+++	+
Trifluoperazina (Stelozine)®	Fenotiazina piperazínica	5 mg	+	++	+++
Tiotixeno (Navane)®	Tioxonteno	5 mg	+	+	+++
Flufenozina	Fenotiazina piperazínica	2 mg	+	–/–	+++
Haloperidol (Haldol)®	Butirofenona	2 mg	+	+	+++
Pimozida (Orap)®	Difenilbutil-pepiridino	10 mg	+	+	+++
Clozopino	Dibenxodiozepina	75 mg	+++	+++	+

Fonte: Adaptada de American Medical Association, 1990.

Na atualidade, não há evidência clínica ou estudos comparativos que possam apontar uma das drogas da Tabela 83.1 como melhor do que as outras no tratamento da esquizofrenia infantil. A escolha da medicação a ser dada dependerá dos seguintes fatores:

- efeitos colaterais previsíveis e conhecidos;
- história familiar de resposta a determinados grupos e drogas;
- via de administração disponível;
- experiência do médico com psicofármacos prescritos disponibilidade em apoiar familiares que estejam administrando a medicação.

É recomendado que se evite a administração de mais de um agente antipsicótico, pois não há estudos que comprovem uma ação aditiva de um com outro. Tem sido visto na prática clínica o uso de clorpromazina junto com trifluoperazina ou haloperidol, sem nenhuma base científica. O uso de um agente benzodiazepínico sedativo junto com um antipsicótico pode ser de grande valia (p. ex., diazepam).

Transtornos do humor

Ao fazer um levantamento bibliográfico dos artigos publicados sobre o tratamento medicamentoso dos transtornos de humor na população pediátrica em 1992, consegui localizar somente seis artigos, o que mostra a pobreza de pesquisa neste campo. Dois deles (Carlson, 1992; Fetner, 1992) pesquisaram o uso do lítio; alguns artigos relatam o tratamento medicamentoso das depressões infantis (Ryan, 1992), e outro relata os resultados de um estudo duplo-cego com nortriptilina em crianças de 6 a 12 anos (Geller, 1992).

Apesar da plêiade de estudos em população adulta apontando para o efeito benéfico dos antidepressivos, não se provou essa eficácia na população pediátrica e adolescente. O que mais surpreende é que os estudos duplo-cegos não têm comprovado a superioridade da medicação em relação ao placebo (Ambrosini, 1987).

O achado mais importante é que 51% das crianças tratadas com medicação ativa respondem favoravelmente e 38% dessas mesmas crianças respondem ao placebo. Portanto, conclui-se que, ao se comparar a resposta favorável dos adultos (65% a 75%) com a das crianças, o mecanismo subjacente da depressão infantil deve ser diferente da etiologia dos adultos; que maior incidência de sintomas psicóticos ou comórbidos podem impedir a resposta favorável; que influências ambientais poderiam sobrepujar os efeitos da medicação; que as crianças respondam melhor ao placebo; que o metabolismo mais rápido das crianças requereria dosagens muito mais elevadas; e que medicações alternativas seriam necessárias para melhorar a depressão infantil.

No entanto, já se iniciaram estudos de dosagens de tricíclicos plasmáticos e chegou-se a uma estimativa dos valores mínimos necessários para se notar uma resposta favorável (ver Tabela 83.2) (McCraken, 1992).

No caso da imipramina, dosagens acima de 450 μg/mL têm sido associadas com estado confusional, que, nas fases iniciais, parece ser uma piora da depressão. Portanto, é recomendado realizar a dosagem plasmática e que seja repetida várias vezes durante o curso do tratamento, tendo em vista relatos de variabilidade dos níveis séricos por um fator multiplicador de até onze vezes. Os efeitos colaterais mais comumente relatados são boca seca, irritabilidade, cefaleia, insônia, cólicas abdominais, sudorese, sonolência, tontura e cansaço. Em geral, essas medicações têm provocado um aumento discreto da pressão arterial apesar de, às vezes, produzirem hipotensão ortostática. As alterações eletrocardiográficas são de aumento de frequência, aumento do intervalo PR, QRS e QTC. Esses efeitos desaparecem com a diminuição da dose.

Estudos do teste de supressão da dexametasona com a população pediátrica têm sido correlacionados com resposta favorável à imipramina. Em dois estudos (Preskorn, 1987; Robbins, 1989), verificou-se que as crianças e os adolescentes que mostraram ausência de supressão de cortisol após a administração de dexametasona tinham maior possibilidade de melhorar com a medicação. As novas drogas, como a fluoxetina e a brupropiona, têm apresentado menos efeitos colaterais e mostram-se eficazes em indivíduos anteriormente descritos como resistentes ao tratamento. Como as pesquisas são ainda inexistentes, devemos reservar essas drogas para indivíduos que não tenham respondido aos tricíclicos tradicionais.

Ocasionalmente, o lítio pode ser adicionado ao regime medicamentoso para aumentar a resposta a antidepressivos (Heninger, 1983).

TABELA 83.2 – Orientação para dosagem de antidepressivos em crianças e adolescentes para tratamento de depressão.

Medicação	Dosagem sugerida (mg/kg/dia)	Nível plasmático terapêutico (μg/mL)*
Imipramina	3 a 5	150 a 300
Desipramina	3 a 5	125
Nortriptilina	1 a 2	60 a 100
Amitriptilina	3 a 5	Desconhecido
Fluoxetina	5 a 40	Desconhecido
Clorimipromina	2 a 3	Desconhecido
Fenelzina	30 a 90	Desconhecido
Tranilcipromina	10 a 40	Desconhecido

*Níveis plasmáticos com base em nível obtido 10 a 12 horas após a última tomada de medicação.
Fonte: McCraken JT; Cantwell DP, 1992.

O tratamento de distúrbio bipolar, distúrbio distímico ou ciclotimia tem recebido pouca atenção, e os tratamentos, na maioria das vezes, são resultado de extrapolação dos realizados em população adulta. Os efeitos terapêuticos do lítio parecem se estender desde os estados hipomaníacos, em crianças mais jovens, até a mania psicótica, em adolescentes. Alguns estudos sugerem que os jovens podem até responder melhor ao lítio do que os adultos com sintomas psicóticos e de humor semelhantes (Varanka, 1988), e neurolépticos suplementares se tornam menos necessários. No grupo adolescente, no entanto, aqueles com um início mais precoce podem não responder tão bem ao lítio quanto aqueles que apresentam a sintomatologia mais tarde (Strober, 1988). Também tem sido observado que um distúrbio bipolar de início muito precoce tem maior probabilidade de apresentar uma mistura de estados e uma ciclagem rápida (Ryan, 1982), o que pode exigir o uso concomitante de anticonvulsivantes.

A dosagem de lítio necessária para alcançar níveis sanguíneos terapêuticos é mais elevada na população pediátrica e adolescente, provavelmente pela maior depuração de lítio no rim jovem (Weller, 1986).

Distúrbios de atenção

O início da história moderna da terapêutica dos distúrbios de atenção remonta a 1937, quando Bradley administrou psicoestimulantes a crianças e adolescentes com distúrbios do comportamento. Ele administrou a forma racêmica de anfetamina, a benzedrina. Até o final da década de 1950 e início dos anos 1960, os clínicos redescobriram os trabalhos de Charles Bradley, resultado dos trabalhos de Laufer, Denhoff e Solomons (1957). Eisenberg (1966) e Conners (1966) relataram a eficiência desses compostos na melhora do comportamento infantil, após mensuração, tanto de opiniões da família e professores como de escalas de mensuração. Após um período de uso intensivo de psicoestimulantes, produziram-se inúmeros estudos científicos com seus relatos acerca do funcionamento cognitivo, escolar e comportamental dessas crianças. Apesar de diversas críticas na literatura leiga, o uso dos psicoestimulantes está aumentando e é visto como tratamento de escolha para transtorno de déficit de atenção, com ou sem hiperatividade. No Brasil, existe somente o metilfenidato (MPH) no mercado, muito pouco prescrito, tendo em vista as dificuldades práticas de obtê-lo no mercado farmacêutico. Nos Estados Unidos, havia mais de 150 mil crianças tomando psicoestimulantes para distúrbios de atenção nos idos de 1970. Esse fato propiciou pesquisas que revelaram os efeitos na cognição, no aprendizado e no comportamento diário dessas crianças. O tratamento específico dos distúrbios de atenção é essencialmente por meio dos psicoestimulantes (metilfenidato, anfetamina, pemoline), e os outros possíveis compostos estimulantes (cafeína, deanol) não têm sido tão eficazes como os primeiros.

Sabemos que (Barkley, 1977) as medicações estimulantes apresentam uma melhora significativa em 73% a 77% dos pacientes, comparado com 39% de melhora com placebo (Handen, 1990; Taylor, 1986).

O estudo realizado por Sprague e Sleator (1976 e 1977), a respeito da dose de MPH a ser administrada para ter a melhor resposta terapêutica com a menor quantidade e gravidade de efeitos colaterais, levou à conclusão de 0,3 a 1 mg/kg/dia.

Os efeitos colaterais mais frequentes foram de insônia e inapetência, seguidas em menor frequência de irritabilidade e perda de peso, além da cefaleia e dor abdominal (Dijpaul, 1990; Barkley, 1977). Não há até o momento relato de adição ou dependência severa ao MPH (Grenhill, 1992). Como medicações alternativas, visando os 23% a 25% dos pacientes que não respondem às medicações estimulantes, utiliza-se uma série de outros agentes psicofarmacológicos por várias razões (Green, 1922). Do grupo dos antidepressivos tricíclicos, a desipramina tem tido preferência em relação à imipramina, amitriptilina e clorimipramina, nessa sequência. Quando usados para distúrbios de atenção, essas medicações melhoram o humor e diminuem a hiperatividade, embora sejam sedativas e não pareçam melhorar a concentração.

Uma diferença significativa entre os tricíclicos e os psicoestimulantes é que o efeito terapêutico dos tricíclicos dura mais do que o dos psicoestimulantes, notado à tarde e à noite, pois estes últimos perdem sua eficácia de 4 a 5 horas após a última tomada feita antes do almoço.

Estudos feitos com inibidores da monoaminaoxidase mostraram resultados encorajadores quando comparados ao MPH (Zanetkin, 1985 e 1987).

A clonidina, um agente anti-hipertensivo de ação central e atuação agonista em receptor alfa-2-noradrenérgico, tem sido usada no déficit de atenção, notando-se uma melhora da tolerância à frustração e da atenção em tarefas e diminuição do estado de hiperalerta (Hunt, 1987). A dose recomendada é de 0,05 mg/dia com aumento de 0,05 mg/dia a cada 3 dias, até atingir uma dose de 0,3 a 0,5 mg/kg/dia. O efeito colateral mais relatado é da sedação, ocorrendo em torno de 1 hora após a tomada da medicação, e que desaparece após 3 semanas do início da medicação.

A fluoxetina foi utilizada isoladamente com resultados equívocos. Porém, ao ser usada junto com MPH, notou-se (em doses de 2,5 mg/dia até o máximo de 20 mg/dia) uma melhora significativa dos sintomas depressivos, e sua adaptação global melhorou em 30%. Nesse estudo, os pais relataram melhora na hiperatividade, impulsividade, ansiedade, conduta e problemas do aprendizado.

Os agentes antipsicóticos foram usados em grandes números de crianças com relatos bem detalhados. A tioridazina não mostrou decréscimo da capacidade intelectual, apesar de seu poder sedativo (Aman, 1991), em doses de até 2,5 mg/kg/dia. A clorpromazina foi superior ao placebo em doses variando de 105 a 200 mg/dia.

Em estudo comparando o MPH e o haloperidol, notou-se que o haloperidol é discretamente menos eficaz do que o MPH, sobretudo se o primeiro for prescrito em baixas doses, de 0,5 a 2 mg/dia (Werry, 1975).

Em julho de 2000, foi publicada uma revisão da eficácia das terapias biológicas, e são dignos de nota os artigos publicados por Wilens e Spencer (2000) e por Popper (2000).

Cabe mencionar que estudos feitos com fenfluramina, benzodiazepínicos e sais de lítio mostraram que esses agentes não são de eficácia comprovada no déficit de atenção.

Transtorno de conduta antissocial

Não há uma terapêutica única e específica para estes distúrbios. As medicações são mais eficazes quando têm como sintoma-alvo a agressividade e a destrutividade, acompanhadas de impulsividade repentina. A agressividade pode ser mascarada de várias formas, como furtos, absenteísmo escolar, episódios piromaníacos, além de brigas e birras.

Antes de medicar, será necessária uma avaliação global dos comportamentos apresentados para definir quais comportamentos serão alvo de observação, para verificação da eficácia do agente medicamentoso utilizado. Após 6 meses de uso, será necessário retirar a medicação para verificar os possíveis efeitos positivos do processo natural da maturação da criança ou do adolescente. As drogas e suas dosagens estão na Tabela 83.3 (adaptada de Campbell, 1992).

TABELA 83.3 – Drogas e dosagens usadas.

Medicação	Dose inicial (mg/dia)	Dose desejável (mg/kg/dia)	Nível plasmático
Metilfenidato	5	50 a 60 (0,2 a 0,3)	–
Haloperidol	0,25 a 0,5	1 a 6 (0,04 a 0,21)	–
Tioridazina	10 a 25	25 a 300 (0,95 a 16,13)	–
Clorpromazina	10 a 25	100 a 200 (2,8 a 5,8)	–
Carbonato de lítio	600	600 a 2.100	0,6 a 1,2 mEq/L
Carbamazepina	200	600 a 800	4 a 12 µg/mL
Propranolol	30 a 60	50 a 960	–

Fonte: Adaptada de Campbell M; González NM; Silva RR, 1992.

Os neurolépticos (haloperidol, tioridazina, clorpromazina), com suas propriedades antidopaminérgicas, suprimem a agressividade de forma eficaz e são os mais utilizados para controlar comportamentos antissociais. O risco de discinesia tardia, que ocorre em torno de 41% das crianças, e de dificuldade cognitiva, em virtude da modificação do estado de alerta, é fator a ser levado em conta antes de se administrarem esses fármacos a uma população pediátrica (Gualthieri, 1984).

O carbonato de lítio tem sido bem investigado em populações com retardo mental e agressividade, porém os efeitos colaterais tireoidianos e de polidipsia e poliuria nesta população devem ser avaliados com frequência. Das medicações anticonvulsivas, a carbamazepina, por suas propriedades antimaníaca e antiagressiva, tem sido usada com sucesso, sobretudo em epilepsia de lobo temporal com comportamento explosivo e em síndrome de descontrole episódico.

O propranolol, um bloqueador beta-adrenérgico, tem sido usado no tratamento de agressividade e violência, porém estudos quantitativos e qualitativos não foram realizados sistematicamente na população pediátrica e adolescente (Willians, 1982). Até o momento, o uso de benzodiazepínicos, em virtude de seu potencial aditivo e de possível indução de agressividade, não é recomendado.

O uso de antidepressivos neste grupo tem sido muito pequeno, considerando-se a alta comorbidade entre a depressão e o transtorno de conduta antissocial.

Transtorno obsessivo-compulsivo (TOC)

Um dos achados psicofarmacológicos mais importantes é a eficácia que os antidepressivos com efeitos de bloqueio de recaptura da serotonina têm obtido no TOC.

O grupo da NIMH (Estados Unidos), liderado por Judith Rapoport, chegou à conclusão de que a clorimipramina era significativamente superior ao placebo (Flament, 1985). Quando comparadas as clorimipramina e a desipramina, verificou-se que a primeira era "significativamente superior à desipramina" (Leonard, 1988). A dose inicial da clorimipramina é de 25 mg/dia por 1 semana, a ser aumentada progressivamente com 25 mg/dia a cada semana até o máximo de 100 mg/dia ou 3 mg/kg/dia. Pacientes com ataque de pânico deveriam iniciar com uma dose menor, ou seja, 10 mg/dia. A medicação deveria ser dada junto com as refeições, a fim de minimizar possível desconforto digestivo.

A fluoxetina tem sido alvo de experiências com resultados ainda equívocos. A dose inicial tem sido de 20 mg/dia no café da manhã por 2 semanas, a ser aumentada progressivamente de 20 mg/dia a cada 2 semanas até o máximo de 80 mg/dia ao fim de 8 semanas.

Ansiedade

Sob o rótulo "ansiedade" podemos abranger o transtorno de ansiedade de separação, transtorno hiperansioso e transtorno de evitação (DSM III-R, 1987). Alguns autores tendem a incluir os transtornos fóbicos e de pânico como parte do TOC.

As medicações usadas para ansiedade estão distribuídas entre neurolépticos, psicoestimulantes, anti-histamínicos, ansiolíticos e antidepressivos.

Os neurolépticos usados têm sido a tioridazina e a clorpromazina. Porém, os seus efeitos colaterais de sedação e efeitos extrapiramidais, com o risco da discinesia tardia, têm contraindicado seu uso para esses transtornos.

Contrariamente ao que se esperaria, os psicoestimulantes têm sido úteis e eficazes em estimular jovens extremamente inibidos, como no transtorno de evitação (Fisch, 1968).

Os anti-histamínicos – difenidramina e hidroxizina – têm sido prescritos ocasionalmente para a população pediátrica, sem base clínica para esse uso. Não podemos nos esquecer da diminuição do limiar convulsivo, efeitos anticolinérgicos e sedação que essas drogas provocam, além do potencial de adição que têm apresentado com a população de adolescentes.

Dos benzodiazepínicos, o mais estudado na população pediátrica tem sido o alprazolam (Bernstein, 1987; Simeon, 1987; Pfefferbaum, 1987), com doses variando de 0,5 a 1,5 mg/dia.

Conclui-se que a angústia e a depressão diminuíram significativamente e que não houve perdas cognitivas ou alterações eletrocardiográficas ou de sinais vitais. De importância significativa foi a experiência de Pfefferbaum et al. (1987), que diminuíram a angústia aguda e antecipatória em crianças com câncer que enfrentariam manobras médicas dolorosas.

Conforme Hussain e Kashani (1992), "evidência encontrada na literatura revela que, dos vários agentes, os tricíclicos podem ter um papel poderoso no manejo precoce de distúrbios ansiosos graves".

Transtornos alimentares

Os distúrbios alimentares na infância e na adolescência são de tal importância que mereceram uma revista inteira em janeiro de 1993, da recém-criada *Child and Adolescent Psychiatric Clinics of North America*. A revisão de todos os distúrbios possíveis vai bem além das populares anorexia e bulimia nervosas (Woolston, 1993).

Os antidepressivos imipramina e desipramina têm sido usados na anorexia nervosa, com doses variando de 2 a 5 mg/kg/dia. A droga mais usada tem sido o cipro-heptadine, desde que Strober (1988) descobriu seu efeito orexígeno em crianças asmáticas. Goldberg et al. (1979) já haviam estabelecido a dose eficaz e segura da cipro-heptadine em 32 mg/dia. Os pacientes que têm anorexia e bulimia nervosas não têm respondido favoravelmente à cipro-heptadine.

Os neurolépticos – clorpromazina, tioridazina – têm sido usados e os resultados são equívocos. O pimozide vem sendo pesquisado sem, contudo, apresentar melhora significativa.

Na bulimia nervosa, tem-se cogitado o uso dos tricíclicos antidepressivos, porém ainda sem grandes resultados encorajadores, embora os estudos sobre a psicofisiologia da bulimia apontem para alteração da resposta central à serotonina (Brewerton, 1991).

Tiques, estereotipias e hábitos

Na síndrome de Gilles de La Tourette, as drogas mais usadas são o haloperidol (dose inicial de 0,25 mg) e o pimozide (dose inicial de 1 mg), com aumentos de dose a cada 1 a 2 semanas, se os sintomas ainda forem intensos.

Em casos menos graves de tiques, a clonidina, um antagonista alfa-adrenérgico, pode ser utilizada, por ser mais segura. O inconveniente maior é que deve ser administrada a cada 3 a 4 horas, além do fato de ter uma ação sedativa nas 3 primeiras semanas de administração. A dose inicial deve ser de 0,05 mg, pela manhã, e eventualmente aumentada a cada semana.

Para aqueles que têm um transtorno de atenção, obsessivo-compulsivo ou depressão, o uso ocasional de desipramina em doses baixas pode ser a melhor escolha.

Transtornos de sono

Na primeira infância e no pré-escolar que têm dificuldade de iniciar o sono, tem-se verificado que o transtorno de sono ocorre por maus hábitos desenvolvidos graças ao ambiente familiar, não se recomenda medicação.

Porém, hidrato de cloral, anti-histamínicos e benzodiazepínicos vêm sendo prescritos, sem resultados satisfatórios. Tem-se notado que as crianças acabam tendo um efeito "paradoxal" de hiperatividade, irritação e oposição aumentada

Na criança de idade escolar com dificuldade de iniciar o sono, pode-se usar, excepcionalmente e por pouco tempo, a imipramina (25 mg ao deitar). No adolescente que tem dificuldade de iniciar o sono, é até recomendado não usar medicação sedativa, pela propensão desse grupo etário em desenvolver adição às drogas. O uso da melatonina tem sido bem tolerado nesta população.

As parassonias – terror noturno, sonambulismo, sonilóquio, enurese, bruxismo – têm sido medicadas com tricíclicos antidepressivos (amitriptilina e clorimipramina) em doses que oscilam de 25 a 75 mg, dados à noite.

Além disso, os benzodiazepínicos (diazepam, alprazolam) com ação em receptor GABA têm sido usados por curto tempo.

Os problemas mais importantes advindos do uso de psicofármacos são a tolerância que se desenvolve, a dependência e o efeito rebote, após a parada da medicação.

A enurese tem sido tratada com a imipramina de ação em serotonina e noradrenalina, em doses que variam de 10 a 50 mg ao deitar. Mais recentemente, sobretudo na Europa, tem-se usado a desmopressina intranasal – um produto químico análogo ao peptídeo endógeno vasopressina, que tem a função de concentrar a urina, isto é, diminuir o volume a ser excretado.

Cabe mencionar a narcolepsia, que consiste em sonolência diurna excessiva com perda repentina de tônus muscular. Após estudo detalhado para a confirmação diagnóstica em laboratório do sono, a medicação usada tem sido o metilfenidato, em dose de 5 a 10 mg antes das duas primeiras refeições, em alguns adolescentes obesos. Quando houver acessos de perda severa de tônus muscular, a protriptilina (de 15 a 25 mg/dia) tem sido usada porque não tem uma ação sedativa, como os outros tricíclicos antidepressivos no grupo ao qual ela pertence.

O campo da Psicofarmacologia na Infância e na Adolescência tem se desenvolvido à medida que os diagnósticos são mais apurados, graças a novas classificações internacionalmente aceitas (DSM III-R, 1987), instrumentos de avaliação mais detalhados e estudos quantitativos significativos. Para revisão detalhada, recomendamos Wiener (1997) e Green (1992).

Referências bibliográficas

1. Alessi N; Naylor M; Ghaziuodin M et al. Update on lithium carbonate therapy in children and adolescents. J Am Acad Child Adolesc Psychiatry. 1994;33: 291.
2. Aman MG. Overview of pharmacotherapy: current status and future directions. J Mental Def Res. 1987;31:121-30.
3. Aman MG; Marchs RE; Turbott SH et al. Methiphenidate and thioridazine in the treatment of intelectually subaverage children: effects on cognitive-motor performance. J Am Acad Child Adolesc Psychiatry. 1991;30:816-24.
4. Ambrosini PJ. Pharmacotherapy in child and adolescent major depressive disorder. In: Meltzer HY (ed.). Psychopharmacology: the third generation of progress. New York: Raven Press, 1987.
5. Anderson GM; Hoshino Y. Neurochemical studies of autism. In: Cohen DI; Volkmar FR (ed.). Handbook of autism and pervasive developmental disorders. New York: John Wiley and Sons, 1997. p. 325-43.
6. Bach R. A história de fernão capela gaivota. Nórdica, 1970. p. 150.
7. Barkley RA. A review of stimulant drug research with hyperactive children. J Child Psychol Psychiatry. 1977;18:137-65.
8. Bernstein GA; Garfinkel BO; Borchardt C. Imipramine versus alprazolam for school phobia (comunicação pessoal). American Academy of Child and Adolescents Psychiatry Meeting; October 1987; Washington.
9. Brewerton TO; Murphy OL et al. Serotonin dysregulation in bulimia nervosa. In: Brown SL; Praag HM. Role of serotonin psychiatric disorders. New York: Brunner Mazel, 1991. p. 239-59.
10. Campbell M; Adams P; Perry R et al. Naltrexone in infantile autism. Psychopharmacology Bull. 1988;24(1):135-9.
11. Campbell M; Anderson LT; Meir M et al. Autistic children: effects on learning, behavior and abnormal involuntary movements. Psychopharm Bulletin. 1982;18(1):110-2.
12. Campbell M; González NM; Silva RR. The pharmacologic treatment of conduct disorders and rage outbursts. Psychiatric Clinics of North America. 1992;13(1):69-85.

13. Carlson GA; Rapoport MO; Pataki CS et al. Lithium in hospitalized children at 4 and 8 weeks: mood, behavior and cognitive effects. J Child Psychol Psychiatry. 1992;33(2):411-25.
14. Cianarello AL; Cianarello RD. The neurobiology of infantile autism. Ann Rev Neuroscience. 1995;18:101-28.
15. Clein PO; Riodle MA. Pharmacokinetics in children and adolescents. Child and Adolescent Psychiatric Clinics of North America. 1995 Jan;4(1):59-76.
16. Craft M; Berry I. Mental handicap: a multidisciplinary approach. London: Bailliere-Tindall, 1987. p. 397-409.
17. Des Noyers HA. Psychiatric disorders in children and adolescents with mental retardation and developmental disabilities. Curr Opin Pediatr. 1996;8:361-5.
18. Dollfus S; Petit M. Apports et perspectives des traitements chimiothérapiques dans l'autisme infantile. In: Lelord G; Muh JP et al. Autisme et troubles du dévelopement global de l'enfant. Paris: Expansion Scientifique Française, 1989. p. 139-53.
19. Ebbell B. The papyrus Ebers: the greatest egyptian medical document. Copenhagen: Ejnar Munksgaard, 1939.
20. Eick APT; Nakamura H; Reed MD. Drug-drug interactions in pediatric psychopharmacology. Pediatric Clinics of North America. 1998 Oct;45(5):1233-63.
21. Einfelo SL; Tonge BJ. Population prevalence of psychopathology in children and adolescents with intellectual disability I: rationale and methods. J Intellect Disabil Res. 1996;40:91-8.
22. Fetner HH; Geller B. Lithium and tricyclic antidepressants. Psychiatric Clin North Am. 1992;15(1):223-4.
23. Fish B. Drug use in psychiatric disorders in children. Am J Psychiatry. 1968;124:31-6.
24. Flament MF; Rappoport JL; Berg CJ et al. Clomipramine treatment of children with obsessive compulsive disorder. Arch Gen Psychiatry. 1985;42: 977-9.
25. Fuster P; Tomás I; Cano R. Psicofármacos en psiquiatría infantil: análisis bibliográfico. Actas Luso Esp Neurol Psiquiatr Cien Afines. 1974 Jul-Aug;2(4):294-68.
26. Geller B; Cooper TB; Grahan OL et al. Pharmacokinetically designed double-blind placebo controlled study of nortryptyline in 6 to 12-year-olds with major depressive disorder. J Am Acad Child Adolesc Psychiatry. 1992;31(1):34-44.
27. Geller E; Ritvo ER; Freeman BJ et al. Preliminary observations on the effect of fenfluramine on blood serotonin and symptoms in three autistic boys. N Engl J Med. 1982;307:165-9.
28. Gillberg C; Terenius L; Lonnerholm G. Endorphin activity in childhood psychosis spinal fluid levels in 24 cases. Arch Gen Psychiatry. 1985;42:780-3.
29. Goulo RI; Murphy KMM et al. Antischizophrenia drugs of the diphenyl butylpiridine type act as calcium channel antagonists. Neurobiology. 1983;80(8):5122-5.
30. Green WH. Nonstimulant drugs in treatment of attention deficit hyperactivity disorder. Child and Adolescent Psychiatric Clinics of North America. 1992 Oct:449-65.
31. Green WH; Padron-Gayol M; Hardesty AS et al. Schizophrenia with childhood onset: a phenomenological study of 38 cases. J Am Acad Child Adolesc Psychiatry. 1992;31:968-76.
32. Greenblatt DJ. Principies of pharmacokinetics and pharmacodynamics. In: Textbook of psychopharmacology. Washington: American Psychiatric Press Washington, 1995. p. 125-36.
33. Greenhill LL. Pharmacotherapy: stimulants in child and adolescent. Psychiatric Clinics of North America. 1992 Oct:411-47.
34. Gualthieri CT. Pharmacotherapy and treatment of psychiatric disorders. American Psychiatric Association. 1989;1:67.
35. Gualthieri CT; Quade D; Hicks RE et al. Tardive dyskinesia and other clinical consequences of neuroleptic treatment in children and adolescents. Am J Psychiatry. 1984;141:20-3.
36. Handen BL; Breaux AM; Gosling A et al. Efficacy of methylphenidate among mentally retarded children with attention deficit hyperactivity disorder. Pediatrics. 1990;886:922-30.
37. Handen BL; Feldman H; Gosling A et al. Adverse side effects of methylphenidate among mentally retarded children with ADHD. J Am Acad Child Adolesc Psychiatry. 1991;30: 241-5.
38. Hardan A, Sahl R. Psychopathology in children and adolescents with developmental disorders. Res Dev Disabil. 1997;18:369-82.
39. Heniger GR; Charney DS; Stenberg DE. Lithium carbonate augmentation of antidepressant treatment. Arch Gen Psychiatry. 1983;40:1336-42.
40. Herman BH; Hammock MK; Smith M et al. Effects of naltrexone in autism: correlation with plasma opioid concentrations. Am Acad of Child Adolesc Psychiatry. 1986;11:11-2.
41. Hunt RD. Treatment effects of oral and transdermal clonidine in relation to methylphenidate: an open pilot study in ADHD. Psycopharmacol Bull. 1987;23:111-4.
42. Kane JM. Treatment of schizophrenia. Schizophr Bull. 1987;13:133-56.
43. Kastner T; Burlingham K; Friedman FL. Metoprolol for aggressive behavior in persons with mental retardation. Am Fam Physician. 1990;42:1585.
44. Kumra S. Children and adolescents with psychotic disorders. In: Walsh BT. Child psychopharmacology, 1998. p. 6590.
45. Leonard HS; Swedo S; Rapoport JL et al. Treatment of childhood obsessive compulsive disorder with clorimipramine and desmethylimipramine: a double blind crossover comparison. Psychopharmacol Bull. 1988;24:93-5.
46. Markowitz P. Effect of fluoxetine on self injurious behavior in the developmentally disabled: a preliminary study. Clin Psychopharmacol. 1992;12:27-31.
47. Martin A; Scahill L. Psychopharmacology. Child and Adolescent Psychiatric Clinics of North America. 2000 Jan;9(1).
48. Martineau L; Barthelemy C; Muth JP et al. Evaluations cliniques et biochimiques des effets therapeutiques de i'association vitamine B6 magnesium chez l'enfant autistíque. Psychol Med. 1986;18(3):491-9.
49. Mazet P et al. Les médicaments psychotropes chez l'enfant. Encyclopédie Medico Chirurgicale, Paris. 1983:B7680-A60.
50. McBride PA; Anderson GM; Hertzig ME et al. Effects of diagnosis, race and puberty on platelet serotonin levels in autism and mental retardation. Am Acad Child Adolesc Psychiatry. 1998;37:767-76.
51. McBride PA; Anderson GM; Hertzig ME et al. Serotonergic responsivity in male young adults with autistic disorder: results of a pilot study. Arch Gen Psychiatry. 1989;46:213-21.
52. McCraken JT; Cantwell DP. Management of child and adolescent mood disorders. In: Child and Adolescent Psychiatric Clinics of North America. 1992:229-55.
53. McDougle CL; Scahill L et al. Research units on pediatric psychopharmacology (RUPP) autism network background and rationale for an initial controlled study of risperidone. Child and Adolescent Psychiatric Clinics of North America. 2000 Jan;9(1):201-24.
54. Morselli PL. Drug disposition during development. New York: Spectrum, 1977.
55. Morselli PL; Cuche H; Zarifion E. Pharmacokinetics of drugs in the pediatric patients. Adv Biol Psychiat. 1978;2:70-86.
56. Morselli PL, Pippenger CE. Drug disposition during development: applied therapeutic drug monitoring. Washington: American Association of Clinical Chemistry, 1982. p. 63-70.
57. Oupaul GJ; Barkley RA. Side effects of medication therapy. In: Barkley RA (ed.). Attention deficit hyperactivity disorder. New York: Guilford Press, 1990. p. 586-7.
58. Panksep L; Sabley TL. Possible brain opioid involvement in disrupted social intent and language development in autism. In: Schopler E; Mesibow GB (ed.). Neurobiological issues in autism. New York: Plenum, 1987. p. 357-72.
59. Pary R. Towards defining adequate lithium trials for individuals with mental retardation and mental illness. Am Ment Retard. 1991;95:681-91.
60. Paxton JW; Dragunow M. Pharmacology. In: Werry JS; Aman MG (ed.). Practitioner's guide to psychoactive drugs for children and adolescents. New York: Plennum Publishing Corporation, 1993. p. 23-56.
61. Pfefferbaum B; Overall JE; Boren HH et al. Alprazolam in the treatment of anticipatory and acute situational anxiety in children with cancer. Am Acad Child Adolesc Psychiatry. 1987;26:532-5.

62. Popper C (ed.). Psychiatric pharmacosciences of children and adolescents. American Psychiatric Press, 1987.
63. Popper C. Pharmacologic alternatives to psychostimulant for the treatment of attention-deficit/hyperactivity disorder. Child and Adolescent Psychiatric Clinics of North America. 2000 Jul:605-46.
64. Preskorn SH; Weller EB; Hughes CW et al. Depression in prepubertal children: dexamethasone nonsupression predicts differential response to imipramine vs. placebo. Psychofarmacol Bulletin. 1987;23:128-33.
65. Ratey JL; Sovner R; Parks A et al. Buspirone treatment of agression and anxiety in mentally retarded patients: a multiple baseline placebo lead-in study. Clin Psychiatry. 1991;52:159-62.
66. Riddle MA. Pediatric psychopharmacology – I. Child and Adolescent Psychiatric Clinics of North America. 1995 Jan;4(1).
67. Riddle MA. Pediatric psychopharmacology – II. Child and Adolescent Psychiatric Clinics of North America. 1995 Jan;4(2).
68. Ritvo ER; Freeman BJ et al. Fenfluramine treatment of autism: UCLA collaborative study of 81 patients at nine medical centers. Psychopharm Bull. 1986;22(1):133-40.
69. Ritvo ER; Freeman BJ; Geller E et al. Effects of fenfluramine on 14 outpatients with the syndrome of autism. J Am Acad Child Psyehiatry. 1983;22(6):549-58.
70. Robbins DR; Alessi NE; Colfer MY. Treatment of adolescent with major depression: implications of the DST and the melancholic clinical subtype. J Affective Disorder. 1989;17:99-104.
71. Russel AT. The clinical presentation of childhood-onset schizophrenia. Schizophr Bull. 1994;20:631-46.
72. Ryan ND. The pharmacologic treatment of child and adolescent depression. Psychiatr Clin North Am. 1992;15(2):29-40.
73. Ryan ND; Puig-Antich J. Pharmacological treatment of adolescent psychiatric disorders. J Adolescent Health Care. 1982;8:137-42.
74. Simeon JG; Ferguson HB. Alprazolam effects in children with anxiety disorders. Can J Psychiatry. 1987;32:570-5.
75. Simeon-Soret C; Borenstein P. Essai de bromocriptine dans le traitement de l'autism infantile. Paris Press Med. 1987;16(26):1286.
76. Singh NN; Millichamp J. Pharmacological treatment of self-injurious behavior in mentally retarded persons. J Autism Develop Dis. 1985;15:257-67.
77. Snyder SH; Ferris CD. Novel neurotransmitters and their neuropsychiatric relevance. Am J Psychiatry. 2000 Nov;15(11):17381751.
78. Strober M; Morrell W; Burroughs J et al. A family study of bipolar disorder in adolescence: early onset of symptoms linked to increased familial loading and lithium resistance. J Affective Disord. 1988;15:255-68.
79. Sulzbacher S. Psychotropic medication with children: an evaluation of procedural biases in results of reported studies. Pediatrics. 1973;51:513-7.
80. Symanski L; King BH et al. Practice parameters for the assessment and treatment of children, adolescents and adults with mental retardation and comorbid mental disorders. J Am Acad Child Adolesc Psychiatry. 1999;38(12):5S31S.
81. Taylor E; Everit B; Thorley G et al. Conduct disorder and hyperactivity – 11: A cluster analytic approach to the identification of a behavioral syndrome. Br J Psychiatry. 1986;149:768-77.
82. United States of American. American Psychiatric Association. DSM III-R. Washington: American Press, 1987.
83. Varanka TM; Weller EB; Weller RA et al. Lithium treatment of psychotic features in prepubertal children. Am J Psychiatry. 1988;145:1557-9.
84. Walkup JT; Cruz K et al. The future of pediatric psychopharmacology. Pediatric Clinics of North America. 1998 Oct;45(5):1265-79.
85. Weizman R; Weizman A et al. Humoral endorphin blood levels in autistic, schizophrenic and healthy subjects. Psychopharmacology Bulletin. 1984;82:368-70.
86. Weller EB; Weller RA; Fristad MA. Lithium dosage guide for prepubertal children: a preliminary report. J Am Acad Child Psychiatry. 1986;25:92-5.
87. Werry J; Aman M. Methylphenidate and haloperidol in children: effects on attention, memory and activity. Arch Gen Psychiatry. 1975;32:745-90.
88. Werry JS; Aman MG (ed.). Practitioner's guide to psychoactive drugs for children and adolescents. New York: Plenum Publishing Corporation, 1993.
89. Wilens TE; Spencer TJ. The stimulants revisited in attention-deficit/hyperactivity disorder. Child and Adolescent Psychiatric Clinics of North America. 2000 Jul;5:60-73.
90. Willians DT; Mehl R; Judofsky SC et al. The effect of propranolol on uncontrolled rage outbursts in children and adolescents with organic brain dysfunction. J Am Acad Child Psychiatry. 1982;21:129-35.
91. Woolston JL. Eating and growth disorders. Child and Adolescent Psychiatric Clinics of North America. 1993 Jan;2(1)92.
92. Zanetkin A; Rapoport JL et al. Treatment of hyperactive children with monoamine oxidase inhibitors – I: Clinical efficacy. Arch Gen Psychiatry. 1985;42:962-6.
93. Zanetkin AJ; Rapoport JL. Noradrenergic hypothesis of ADD with hyperactivity: a critical review. *In:* Meltzer HY (ed.). Psychopharmacology: the third generation of progress. New York: Raven Press, 1987. p. 837-42.

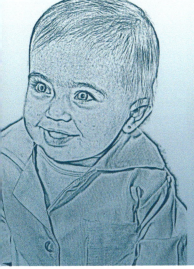

Capítulo 84

A Psicanálise de Crianças e Adolescentes como Ferramenta Clínica

Carlos Eduardo Freire Estellita-Lins

Introdução

A Psicanálise é uma importante disciplina teórico-conceitual e, ao mesmo tempo, uma prática terapêutica. Enquanto disciplina, não está completamente situada dentro do campo científico e, enquanto prática clínica, excede os sentidos convencionais de tratamento. Essa posição ambígua deve ser entendida de modo positivo; contudo, provoca mal-entendidos e tomadas de posição radicais dentro e fora de seus limites imprecisos (Widlöcher, 1979; Mezan, 1988; Mezan, 2002; Estellita-Lins, 2002).

A teoria psicanalítica trouxe considerável contribuição às ciências sociais e às disciplinas humanísticas ao longo do século XX. Sua repercussão foi inquestionável, tornando-se hegemônica no mundo anglo-saxão por longo tempo, enquanto se retraía bastante no mundo germânico em função da perseguição nazista. A criança é um personagem central desses rumos. A vida cotidiana e a família foram profundamente afetadas por ambas as guerras mundiais (Badinter, 1988; Giddens, 1992; Perrot, 1993; Teixeira, 2004). Sua desorganização, o advento de famílias uniparentais, de menores abandonados e de grandes instituições asilares constituíram problemas de saúde pública que demandavam maiores conhecimentos em Psicologia Infantil. Disciplinas encarregadas da questão ganham privilégios crescentes, sendo admitidas na cidade científica (Cartwright, 2004). Esforços concomitantes ensejaram a constituição de especialidades médicas dedicadas à criança como a Pediatria, a Neuropediatria e a Psiquiatria Infantil.[1] Essa criança que porta a chave para os segredos do psíquico torna-se progressivamente foco de interesse.

Nesse ínterim, começa a se reconfigurar um objeto peculiar. As crianças da guerra são um problema de saúde pública e a sociedade de massas e sua nova família entendem a criança como consumidor potencial. Assim como Ariès (1981 e 1985) sugere uma verdadeira "invenção da criança" por meio de transformações da família ocidental operando nas mentalidades ao longo de três séculos, poderíamos talvez supor mutações insidiosas que acabaram legitimando e tornando visível para a *episteme* contemporânea do século XX uma nova criança, encarada como produto saudável da família e orientada pela ligação entre o bebê e sua mãe, perscrutada nas disciplinas científicas – *attachment*, *bonding* ou *early object relations* – e doravante destacada da vida cotidiana familiar, pois será entendida como acontecimento privilegiado (Basch, 1981; Steele, 1996; Hill, 2003; Coates, 2004).

A criança torna-se "rara", importante e mediadora. Responde às necessidades mercadológicas enquanto personagem midiático do novo imaginário moderno. Sua envergadura pode ser medida pela configuração de necessidades sociais que se transformam em exigências políticas: proibição progressiva do trabalho infantil; necessidades educacionais; luta mundial contra a mortalidade infantil; repressão ao abuso sexual; declaração dos direitos da criança. No Brasil, alguns autores têm enfatizado as políticas públicas voltadas para o menor abandonado como formadoras do campo (del Priore, 1999; Cruz, 2005).

A Psicanálise de crianças foi muito influente na Psiquiatria da Infância, sendo ambas parceiras em suas iniciativas pioneiras de institucionalização. Após décadas iniciais de considerável simbiose entre essas disciplinas, assistimos a uma progressiva diferenciação. A Psiquiatria de crianças conseguiu consolidar-se em alguns países como subespecialidade ou mesmo especialidade médica, caracterizando-se por uma atitude holista e multidisciplinar, uma base em hospitais materno-infantis e pelo predomínio de personagens intelectuais do gênero masculino. A psicanálise com crianças, ao contrário, venceu a enorme resistência dentro de suas próprias fileiras psicanalíticas mais ortodoxas; contudo, migrou para o consultório particular depois de fundar unidades pioneiras de tratamento psicoterápico, contando com claro predomínio do gênero feminino enquanto protagonista. Por fim, desliga-se de iniciativas institucionais e acaba assumindo querelas desagregadoras com outras disciplinas (Chemouni, 1991; Ponton, 1999; Geissmann, 2005).

Representando prolífica matriz conceitual ligada ao problema do desenvolvimento humano, os estudos psicanalíticos com crianças e adolescentes foram os propulsores de avanços na compreensão do desenvolvimento infantil. A tradição freudiana já flertava com o darwinismo por meio de Häckel e Bölk, toman-

---

[1] Pode-se dizer que atualmente a questão do cuidado materno, do papel da mulher na família e de novas sociabilidades subjetivantes se encontra em aberto, constituindo verdadeira arena transepistêmica (Cetina, 2007), como sugere, por exemplo, o debate entre "verdes" e feministas tradicionais em nome de um feminismo pragmático (Davies, 2010; Rotman, 2010) ou a definição de uma família "negociada" envolvendo figuras parentais do mesmo gênero ou transexuais (Giddens, 1992).

do a embriogênese como modelo. Notícias biográficas revelam que Vigostsky e Piaget empreenderam psicanálises pessoais por algum tempo, embora a autobiografia intelectual de Piaget não conceda nenhuma importância ao fato (Piaget, 1968).

O intercâmbio do grupo gestaltista de Charlotte Bühler com psicanalistas foi notório, diferentemente do que aconteceu com Henri Wallon, recuperado posteriormente por Merleau-Ponty. O rumo norte-americano, entretanto, chocou-se com a antinomia metapsicológica de afetivo e cognitivo. Arnold Gesell enfatizou a inteligência e difundiu métodos de avaliação da capacidade cognitiva com fins adotivos de conotação eugenista durante o pós-guerra (Herman, 2001), influenciando uma compreensão do desenvolvimento voltada para o rendimento e a adaptação normalizadora, em que o exame neurológico seria paradigmático. De qualquer modo, um vasto repertório de publicações sobre o desenvolvimento infantil se encontrava sob influência da Psicanálise durante o período da Guerra Fria (Munroe, 1955; Solnit, 1963).

Pode-se dizer que seus 30 anos iniciais foram marcados por hipóteses, problemas e aporias conceituais derivados da criança e sua mãe, assim como do selvagem (antropologia social) e das perversões[2] (Valade, 1996). Uma ampla lista de problemas emergiu: a travessia feminina do complexo de castração e os significados de inveja do pênis; a feminilidade; a relação da menina com sua mãe; a sexualidade infantil e sua relação com a vida sexual dos adultos; o nascimento (parto) vivido como trauma; a universalidade da interdição do incesto; o totemismo como índice da lei paterna; uma tipologia das perversões, entre outros. O interesse pela criança e pela mulher abriu caminho ao feminismo e à psicanálise com crianças, que marcam especialmente as 3 décadas subsequentes. Nesse período, consolida-se a clínica com crianças (aparecendo querelas teóricas correlatas) junto com as etnografias dedicadas ao selvagem, em que sistemas de parentesco, magia, feitiçaria e sacrifício ganham ênfase etnológica (cenário teórico da discussão sobre a família, a autoridade e a universalidade da proibição do incesto). O prestígio da Psicanálise foi consolidado nos anos que sucedem o pós-guerra (Quadro 84.1).

Após a década de 1960, os teóricos do *attachment* (apego), como Mary Ainsworth et al., ganham progressiva importância no campo científico e teórico da Psiquiatria da Infância (Genovese, 1991; Brautigam, 1991; MacDonald, 2001), e a psicofarmacologia de crianças começa a se consolidar a partir da segurança obtida com os anticomiciais prescritos para epilepsia. Percebe-se na ocasião um discreto afastamento da psicanálise com crianças em relação à Psiquiatria Infantil, que se ligará às profundas transformações da Medicina Interna. O Atlântico separa doravante duas correntes da Psicanálise, pois os anos 1970 anunciam a vez do ensino de Jacques Lacan, que não trata de crianças senão por meio da reapropriação de conceitos articulados: frustração; castração; privação; relação de objeto precoce; estádio do espelho; narcisismos (Lacan, 1966, 1979 e 1994; Burgoyne, 2001).

Contudo, a teoria psicanalítica migrará para territórios inexplorados como o recém-nascido *infans* (não falante), para transtornos clínicos mais precoces com a neonatologia emergente (filhos das máquinas) e, além disso, interessar-se-á pelo autismo[3] (Ruberman, 2002; Coates, 2004) e por transtornos clínicos da infância como o *brittle* diabetes tipo 1, por exemplo (Fonagy, 1987; Moran, 1991; Knight, 2006). *Attachment*, Psicologia Cognitiva e Psicologias do Desenvolvimento serão frequentadas por teóricos da Psicanálise e vice-versa, especialmente a partir da inauguração do campo cognitivista que tem impulsionado as Neurociências e a Psicologia do Desenvolvimento (Stern, 1992, 1997, 2006 e 2007; Fonagy, 1988, 1998, 2000 e 2001).

A constituição da relação mãe-bebê como temática de pesquisas sobre o desenvolvimento psíquico teve origem no profundo, extenso – mas quase soterrado – debate psicanalítico que atravessa a Segunda Grande Guerra (Steiner, 1996). Freudianos da escola clássica vienense representados por Anna Freud, filha e porta-voz do fundador, opunham-se aos kleinianos de estrita observância situados ao redor de Melanie Klein. Edward Glover pretendia expulsá-los e Ernest Jones, protegê-los (Steiner, 1996). A Sociedade Britânica de Psicanálise tornou-se a principal arena da polêmica sobre a clínica psicanalítica com crianças. Melanie Klein ousou psicanalisar crianças muito pequenas, transpondo simplesmente a técnica da livre associação para a atividade do brincar, enquanto Anna Freud valorizava a atuação pedagógica dos psicanalistas, que deveriam respeitar o *nolli me tangere* da infância precoce, sob risco de superpor perigosamente desenvolvimento e tratamento (Freud, 1960; Solnit, 1994; Vanheule, 2010).

A correspondência epistolar entre Sigmund Freud e o pastor Pfister estabelece alguns padrões para a cooperação da Psicanálise com a Pedagogia (Jaccard, 1982). No tratado de Otto Fenichel, raro *textbook* psicanalítico de época, está escrito que a Psicanálise pode ser utilizada com sucesso em adolescentes a partir de 15 anos de idade e deveria ser utilizada com reservas em adultos mais velhos ou em idosos: "porém a Psicanálise não é impossível, certamente, nem antes nem depois dessa idade (15 a 40 anos)" (1966:640). Todavia, percebe-se o interesse pela Psicanálise enquanto técnica psicoterapêutica no livro-texto de Psiquiatria Infantil de Moritz Tramer (1949), publicado no pós-guerra imediato.

Descobrindo nossas crianças

A Psicanálise nascente se organiza como método que pretende simultaneamente investigar e tratar, reunindo, portanto, de um só golpe, terapêutica e conhecimento do patológico, mas prescindindo do paradigma laboratorial da medicina experimental. Freud toma muitas coisas emprestadas das ciências biológicas (que por si mesmas padecem de fundamentação epistemológica precária) – o método clínico da Medicina Experimental de Claude Bernard (Canguilhem, 1968; Widlöcher, 1995), herdado por meio de Charcot (Widlöcher, 1979; Fédida, 1994), a hipótese darwinista com suas ressonâncias arcaicas e infantis, – a Lei de Haeckel e sua ilusão arcaica –, alguns pressupostos positivistas sobre a etiologia das doenças

---

[2] Sigmund Freud apoia-se em fontes bibliográficas para discutir a criança e estabelecer seu paralelo com as perversões (*umgekehrte*) sob a noção de polimorfia perversa. Utiliza especialmente o protopediatra Lindner e as obras de Kraft-Ebbing e Havelock-Ellis (Freud, 2002).

[3] O trio de psicanalistas Margareth Mahler, Frances Tustin e Geneviève Haag seria muito representativo de certa tradição neste sentido.

QUADRO 84.1 – Controvérsias conceituais.

Conceito derivado da psicanálise com crianças	Autores ou polemistas, divulgadores, adversários, críticos
Édipo-castração da menina	Joan Riviere, Helen Deutsch, Karen Horney, Lampl de Groot
Brincar como associação livre	Melanie Klein
Trauma do nascimento	Otto Rank, Sandor Ferenczi
Autoerotismo/narcisismo	Michael Bälint, Edward Glover, Jacques Lacan, Margareth Mahler, René Spitz
Linguagem e símbolo	Melanie Klein, Susan Isaacs, Marjorie Brierley, Edward Glover, Ernest Jones, Jacques Lacan
Início do superego	Melanie Klein, Marjorie Brierley
Projeção	Melanie Klein, Paula Heimann
Observação de bebês	Esther Bick, René Spitz, Daniel Stern, Robert Emde
Especularidade, estádio do espelho	Jacques Lacan, Donald Winnicott
Mutualidade, reciprocidade, frustração	Michael Bälint, Donald Winnicott, Jacques Lacan
Espaço transicional, maturação	Donald Winnicott
Identificação projetiva	Melanie Klein, Wilfrid Bion
Apego = *attachment*	John Bowlby, Peter Fonagy, Mary Target
Fase autística, individuação/separação	Margareth Mahler, René Spitz
Não, denegação	René Spitz, Jacques Lacan
Imaginário, simbólico, real	Jacques Lacan
Agressividade e pulsão de morte do bebê	Melanie Klein, Jacques Lacan, Donald Winnicott
Objeto parcial, ou objeto pequeno outro = a	Melanie Klein, Jacques Lacan
Objetos bizarros	Wilfred Bion
Intermodalidade	Daniel Stern, Robert Emde
Envelope protonarrativo	Daniel Stern
Topologia	John Rickman, Jacques Lacan
Esquema corporal, imagem corporal, eu-pele, envelopes	Paul Schilder, Jacques Lacan, Françoise Dolto, Didier Anzieu
Afânise	Ernest Jones, Jacques Lacan

Fonte: Desenvolvido pela autoria do capítulo.

e a metáfora do laboratório, aplicada ao inconsciente transferencialmente emulado.[4]

A infância faz sua aparição na obra freudiana como justificativa, ao mesmo tempo empírica e transcendental, para a hipótese da sexualidade infantil, representando um regime arcaico de funcionamento psíquico (Freud, 1987) – dotado da autoridade do princípio, da origem, do fundamento. A vida mental infantil, duplamente esquecida, mas parcialmente relembrada por meio de lapsos da consciência (formações do inconsciente), implica experiências dolorosas inassimiláveis, em traumas, interpretações disautonômicas da vida sexual dos adultos; ressignificações da diferença sexual entre os humanos; fabulações compensatórias e na capacidade variável de criar, aprender e conhecer, derivadas do repertório de "truques pessoais" utilizados para suplantar estes obstáculos (*abwehrmechanismen*). Esses recursos resilientes, porém patogênicos porque paradoxais, formam defesas, formações reativas e a personalidade.

Essa criança discutida pelos primeiros psicanalistas jamais deixou de ser uma criação da própria Psicanálise (conceitualmente assumida como tal), que, por sua vez, lhe reconhecia como verdade hermenêutica da criação mental de neuróticos, perversos e artistas, verificada especialmente na produção literária. Trata-se, portanto, de uma criança reconstruída pela exegese arqueológica que o método transferencial elaborado no *setting* psicanalítico revelou para as ciências da mente. Constitui vantagem inequívoca ao situar o desenvolvimento como estrutura fixa e, ao mesmo tempo, história cambiante, contudo gerando o problema do valor a ser concedido ao desenvolvimento observável na realidade (imaginário ou não, pouco importa...).

A complexidade das hipóteses freudianas acerca das recordações da infância e de sua reconstrução, do impacto do complexo de Édipo e da diferença sexual no complexo de castração

---

[4] O próprio termo "análise", de *psycho-analysis*, significando cortar, recortar para examinar, reduzir ao elemento mais constitutivo, tem muitas anedotas justificativas de sua etimologia – como aquela que atribui a expressão à química, caracterizando a análise rigorosa de uma substância em seus elementos.

terá de conviver cada vez mais com a criança trazida à observação científica, submetida aos métodos empíricos de investigação da Psicologia, de orientação fisicalista, desenvolvimentista e cognitiva (Fonagy, 1993; Nichols, 2001; Leichsenring, 2005).

De certo modo, pode-se afirmar que a maior resistência à investigação empírica de que padece a Psicanálise será interna. Dificuldade proveniente das iniciativas de pesquisa dos próprios psicanalistas de crianças que não dispõem de rigor suficiente para distingui-la de uma Psicologia do Desenvolvimento empirista, especial e não menos paradoxalmente, à medida que pretendem reconsiderar a criança observável, criança viva e ativa, não reconstruída pelos fantasmas individuais, que teria sido recusada de antemão pela escola clássica vienense (lembremos que o debate Anna Freud-Klein foi censurado).

A observação das crianças com técnicas psicanalíticas ou protocolos específicos engendra uma variedade de concepções do desenvolvimento psíquico que não existiam, nem eram possíveis até então (Isaacs, 1933). Contudo, a Psicanálise tende a considerar-se a principal responsável pelas questões relativas ao desenvolvimento que as pesquisas sobre a criança inauguram, propagam e dispersam, reivindicando uma coerência e ambicionando uma unidade que permanecem artificiais. Com enorme dificuldade e grande negociação teórica, o bebê chega, enfim, à maioridade, finalmente considerado legítimo sujeito de pesquisas (Grossman, 1992; Gedo, 1997; Souza, 1998). Trata-se de uma pletora de modelos psíquicos de bebês que, quando vistos de perto, são bastante complexos, paradoxais, incongruentes e até mesmo feios, como aqueles da instigante obra fotográfica de Polly Borland (Sontag, 2005:293-300; Borland, 2010).

Um pressuposto bastante deletério ainda paira sobre a investigação e a teoria psicanalíticas. Refiro-me ao bebê concebido como uma tábula rasa: a folha de papel em branco, preenchida pela experiência da vida, pela relação com os cuidadores, pelo estímulo; em suma, o bebê passivo e inerte à espera das trocas com mundo. Daniel Stern (1992) representa uma reação contra essa visão quando empreende uma revisão da literatura psicanalítica sobre o bebê, buscando diálogo franco com as disciplinas cognitivas e pesquisas recentes provenientes de áreas múltiplas de investigação do desenvolvimento. Um dos aspectos relevantes de sua discussão consiste na demonstração da impossibilidade de partir de um bebê simplificado, pobre cognitivamente e absolutamente incapaz. Para isso, postula múltiplas perspectivas entendidas enquanto envelopes diádicos com valor subjetivante e psicopatológico.

O método Esther Bick de observação da relação mãe-bebê serviu de catalisador no debate sobre metodologia de pesquisa no campo psicanalítico dos anos 1960. O principal recurso tecnológico consistia no observador, dotado de experiência singular, mas por vezes desorganizada. O método consiste em observar sistematicamente a díade a partir do nascimento do bebê, concentrando atenção na relação que se estabelece entre ambos. O protocolo desenvolve-se em ritmo semanal com uma visita de observação de aproximadamente 1 hora ou mais durante 2 anos. As observações não são participantes e supõem, em sua matriz original, um ideal de neutralidade ingênuo e desprovido de reflexão etnográfica. A vivência de observação e as observações descritivas de campo constituirão material documentado sob a forma de relato textual, que passa por processo ulterior de discussão em supervisão, eventualmente conjunta, com orientadores de formação psicanalítica.

Esse recurso foi ampliado na Clínica Tavistock para servir à formação de profissionais em saúde mental da infância e da família, além de ser eventualmente utilizada no próprio treinamento de psicanalistas (Bick, 1968; Dicks, 1970; Willoughby, 2004). Devemos a Salvador Célia (1970, 1990 e 2002) a iniciativa de adaptar protocolos de inspiração análoga no estado do Rio Grande do Sul, introduzidos na formação do médico (graduação e residência) e servindo à Psiquiatria da Infância. Do mesmo modo, a observação da relação mãe-bebê tem sido modificada e adaptada para observação participante e até intervencionista, visando crianças com distúrbios invasivos do desenvolvimento ou deficiência mental.

No pós-guerra, o transporte da Psicanálise e de suas teorias desenvolvimentistas para a cultura norte-americana acarretou uma ênfase em modelos holistas da pessoa e sínteses psíquicas subordinadas ao individualismo (ego, *self*, *persona*, pessoa, corpo próprio). O freudismo recebeu contribuições da Psicologia pragmática, da Psiquiatria americana interpessoal (Adolf Meyer, Erik Erickson) e da escola psicanalítica de Nova York (com seu "triunvirato" Hartmann, Lowenstein e Kris, e seu periódico de Psicanálise Infantil *Psychoanalytical Study of the Child*).[5] A criança foi medida exclusivamente pelo adulto normal (White, Anglo-Saxon and Protestant (WASP)) e o desenvolvimento, enquadrado sob a finalidade teleológica de tornar-se um adulto "responsável" e "cidadão", gerando um discurso altamente normalizador sobre a família moderna do capitalismo industrial. *Beatniks*, *hippies*, *freaks* e *punks* logo viriam desafinar este coro dos contentes.

O conceito de díade, de uma relação precoce e recíproca da criança com a mãe, configura exceção e nicho singular de investigação. A relação entre o bebê e sua mãe (ou cuidador principal) emerge como perspectiva renovadora, que valoriza o ambientalismo.[6] A valorização da relação mãe-bebê (díade cuidador-criança) como elemento privilegiado criou um espaço de investigação ainda mais novo. Os estudos sobre o apego transformam a relação da mãe com a criança em programa científico, tornando o processo de cuidar digno de investigação científica, sobretudo por meio da *mutuality* da *middle-school* londrina, com John Bowlby e seus discípulos Mary Ainsworth e Mary Main, que desenvolveram instrumentos de avaliação do vínculo.

O ambientalismo, a mutualidade-reciprocidade, a maturação e a maternagem abrem caminho na teoria clássica quase monadológica do bebê freudiano, resultando em que uma ex-

---

5 Trata-se do primeiro periódico de Psicanálise de crianças editado sob influência de Anna Freud e da Psicologia do ego. O primeiro número antecede a Segunda Guerra e o segundo aparece em 1946. Trata-se de uma publicação anual em forma de livro com capa dura e reimpressões sucessivas. Em panorama americano, representava a ênfase nos estudos observacionais, junto com o *Menninger Clinic Bulletin*. Ambos continuam a ser editados regularmente e adotaram uma sistemática de *peer review*.

6 Em função da assumida valorização da díade, problemas como intersubjetividade, comunicação, desenvolvimento da linguagem, intencionalidade, alteridade e teoria da mente passaram a ser discutidos em sua dimensão genética ou originária.

periência antes considerada simples, óbvia e talvez redundante para o século XIX, passe ao centro das inquietações. Da autoridade paterna castradora e de um complexo de Édipo irrealizado para a mãe, desliza-se aos envoltórios maternos e circuitos de cuidados. Não importa mais a condição de possibilidade da castração, mas sua efetiva transmissão transgeracional. O grito inicial do bebê será entendido como desencadeante de um ritmo encadeado de cuidados que respondem efetivamente ao seu trabalho solitário. Sua articulação freudiana será ferozmente reivindicada por Lacan na releitura estruturalista: o nome do pai barra o desejo da mãe, entre outras (Miller, 1984; Jurainville, 1984; Estellita-Lins, 1993; Guyomard, 1998; Lacan, 2003).

A noção do apego como elemento discreto, dotado de evidência científica, ganha relevo progressivo a partir do abandono de crianças provocado pela guerra (orfanatos e manicômios sucedem os campos de concentração), da atomização do núcleo familiar, da individualização da vida social, da utilização de tecnologia no cuidado com os filhos e gestão dos assuntos privados, no desenvolvimento de meios de comunicação de massa que ocupam os domicílios, entre outros. A psicanálise com crianças passa a considerar essa dimensão com grande interesse, abrindo-se para uma discussão atual sobre o estatuto do cuidado. Seria preciso ainda mencionar que devemos a Bälint e a Winnicott a profícua analogia entre o cuidar materno-infantil e os cuidados do médico e de profissionais de saúde (Bälint, 1965; Sutherland, 1980; Costa, 1998; Bälint, 1984 e 2002).

O cuidar não tecnicizado destes prolonga a crítica heideggeriana da entronização da técnica e prefigura a noção de "tecnologias moles" de Merhy et al. na saúde coletiva (Merhy, 1997, 2006a e 2006b; Secoli, 2005; Estellita-Lins, 2007; Reis, 2010). A psicanálise do espaço transicional passa a integrar-se à Pediatria, que já recebia contribuições originais de psicanalistas-pediatras como von Hugh-Helmuth, D. W. Winnicott e Margareth Mahler (Chemouni, 1991).

Assim, a Metapsicologia parece estar centrada no bebê na medida em que a concepção que cada teórico da Psicanálise tem de um bebê corresponde a uma concepção de gênese subjetiva e fornece modelo para suas hipóteses metapsicológicas. Há diversos níveis de análise, mas a criança sempre aparece como fundamento, como verdade arcaizante da Metapsicologia. A descoberta da vida emocional do bebê convoca à tarefa infinita de transitar do transcendental-metapsicológico ao empírico-observacional. Nota-se, então, que os bebês de fato, que podem ser observados empiricamente, e aqueles que são construtos abstratos e descrevem conjuntos de operações ou problemas acabam por entrar em conflito em algumas orientações de pesquisa psicanalítica (Stengers, 1990).

A epistemóloga Isabelle Stengers espanta-se com a dificuldade constatada:

> "Não é enfim inquietante que os psicanalistas possam colocar a questão de saber o que lhes poderia trazer o olhar e as hipóteses daqueles que ensinam, por sua conta e risco, a observar o ser humano mais estranho que nós conhecemos, aquele com o qual nós menos podemos nos identificar, o pequeno homem?." (1992:83)

James Robertson realizou um documentário em 1952, *A two-year old goes to the hospital*, que teve papel decisivo na campanha para alterar as restrições hospitalares de visita dos pais. Mostra-se relevante o *parti-pris* metapsicológico da época, quando psicanalistas da British Psychoanalytical Society não aceitaram que uma criança tão pequena observada no filme experimentasse luto e dor pela separação, atribuindo o sofrimento a elementos de fantasias inconscientes relacionadas com a nova gestação daquela mãe.

Se a fantasia está no cerne da concepção de vida emocional do bebê para os teóricos de influência kleiniana, valorizando uma criança reconstruída pelo trabalho psicanalítico, de forma progressiva se torna cabível uma contraposição entre princípios metapsicológicos e a prática da observação empírica. Atualmente, admitem-se representações do cuidador e do bebê superpostas ou articuladas em envelopes protonarrativos que constituirão envoltórios psíquicos identitários (Bollas, 1979; Emde, 1983; Downey, 2001; Stern, 1992 e 2007).

Nesse contexto, Bowlby, que havia participado do debate Freud-Klein, eximindo-se de tomar partido entre as tendências conflitantes, refletirá sobre a possibilidade de prevenção em saúde mental, fornecendo resposta afirmativa a partir do cuidado materno. Seu relatório para a Organização Mundial da Saúde (OMS), em meados de 1950, representa um documento importante sobre a pesquisa psicanalítica naquele período, valorizando a relação mãe-bebê (1988:157-219). Bowlby assume preocupações clínicas e epistemológicas inovadoras para a Psicanálise da época: destaca o valor de estudos observacionais com primatas, pergunta-se sobre o valor da pesquisa empírica na Psicanálise, sugere as insuficiências do conceito de pulsão – que já havia sido desprezado por Winnicott (1983 e 1990) e esculachado por Fairbain (Fairbairn, 1976; Sutherland, 1980) – e acaba por postular um comportamento de apego com a mãe (*attachment*). Esse mecanismo de asseguramento que se organiza por volta dos 6 meses de idade e cuja expressão seria a insistência da criança em manter proximidade com figuras parentais protetoras (Bowlby, 1984 e 1990) caracteriza-se pela procura de aproximação com seu objeto de ligação, pelo estabelecimento de segurança maior ou menor e pela reação face à separação ou perda (Weiss, 1993) (Quadro 84.2).

Sem dúvida, foi René Árpad Spitz quem inaugurou essa vereda, marcada pela hipótese de uma depressão precoce anaclítica (como foi descrita no hospitalismo) e pelo enquadramento do 1º ano de vida entre o sorriso social e o estranhamento angustiado (Freud, 1946; Brody, 1956; Spitz, 1960 e 1998; Dijken, 1998). Para Bowlby, esse vínculo tem natureza especial e pode ser estudado objetivamente, constituindo via de acesso aos problemas clínicos da criança. Sua discussão constituirá de modo efetivo uma nova direção de pesquisa (1990). Bowlby et al., especialmente Ainsworth, dedicar-se-ão ao implemento de pesquisas experimentais (Ainsworth, 1954; Karen, 1998), criando protocolos e instrumentos clínicos dedicados a crianças de 12 a 24 meses de idade (SSP, do inglês *strange situation procedure*) ou voltados para os pais durante o período de gestação e preocupação materna primária (AAI ou *adult attachment interview*).

QUADRO 84.2 – Linha do tempo – pioneiros da psicoterapia psicanalítica infantil.

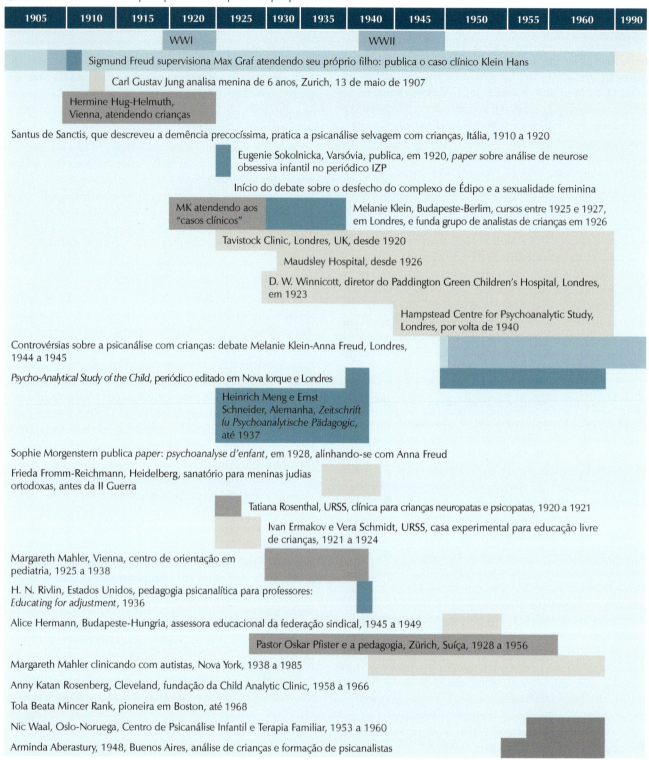

Fonte: Desenvolvido pela autoria do capítulo.

Esses dispositivos experimentais podem ser analisados em pormenor, permitindo descrição, classificação e formalização. A SSP separa três (ou quatro) subtipos de apego e busca correlacioná-los com desfechos clínicos e psicopatologia, enquanto o AAI guarda correspondência com o mesmo (Ainsworth, 1989). Constata-se claramente que linhas de investigação psicanalítica contemporâneas têm convergido para o apego (Main, 1981; Fonagy, 1992, 1998 e 2001; Hill, 2003; Target, 2007), criando interseção com uma área de pesquisa interdisciplinar com razoável aceitação em periódicos de Psiquiatria Infantil, pediatria, desenvolvimento e neurociências. Atualmente, é fácil verificar que as medições e a lógica estocástica integram os estudos de apego, exercendo progressiva influência e sedimentando padrões análogos àqueles obtidos pela terapia cognitivo-

-comportamental (TCC) e recomendados pela Medicina baseada em evidências (MBE).

Entretanto, não deve ser esquecido o papel de instrumento sutil e precioso que o observador humano é capaz de assumir, sendo ao mesmo tempo sujeito e objeto da vida psíquica. A reflexividade constitui um tópico incontornável na Psiquiatria. Elevada à enésima potência, a relação com a família, mãe e cuidadores não pode deixar de ser considerada quando o sujeito da pesquisa se transforma na própria relação: a díade. Essa dimensão inequivocamente reflexiva da experiência humana exige distanciamento e proximidade a serem construídos com paciência, rigor e diligência, de modo análogo àquele que a Antropologia Social havia revelado para a pesquisa científica. Uma tradição fenomenológica em sentido forte vem sendo recuperada no campo mental a partir de vários horizontes, cabendo ao ensino de Lacan o privilégio de ter mantido diálogo com esse legado. Desse modo, cumpre notar que a militância atual da pesquisa qualitativa em saúde vai ao encontro dos pontos de vista psicanalíticos, fazendo convergir metodologia antropológica, sociológica e psicanalítica (Stern, 1974; Lieberman, 2005 e 2006; Fonagy, 2007).

História das psicanálises com crianças

A Psicanálise foi pioneira como forma de psicoterapia interpessoal. Forneceu uma importante matriz teórica e cultural para a compreensão da relação médico-paciente e influenciou várias outras práticas psicoterapêuticas admitidas como científicas (Boring, 1968; Wertheimer, 1978; Fonagy, 2002; Cohler, 2004; Geissmann, 2005; Smith, 2005). A comunicação midiática de massas, em especial o cinema americano, popularizou enormemente a psicanálise de adultos, muito embora os filmes sobre autismo não tenham conseguido fazer justiça aos psicanalistas de criança iniciais (Lacoste, 1996). Roudinesco acredita que "a partir de 1945, o cinema hollywoodiano apresentou uma imagem da epopeia freudiana muito diferente daquela que as sociedades psicanalíticas americanas exibiam", imputando esse efeito à proveniência europeia dos cineastas e à sua tendência a "criticar os ideais da sociedade" (1998:199-200).

Pode-se supor que campo cognitivo-comportamental, junto com as psicoterapias gestálticas e fenomenológico-existenciais, derivam indiretamente do prestígio conquistado pela Psicanálise nos Estados Unidos, observando-se que crianças não eram submetidas a tratamento nesses domínios. Quando examinamos o grau de *health literacy* da comunidade em relação às psicoterapias em geral, verificamos, porém, um profundo desconhecimento acerca de suas formas, configurações ou finalidades, além de uma incapacidade em utilizar os recursos disponíveis.

A criança deve ser compreendida como importante operador conceitual que transformou definitivamente a tradição freudiana e moldou os rumos da psicanálise. Cabe a hipótese ancorada na história da ciência sobre uma dispersão das metapsicologias, em que é preciso admitir que controvérsias teóricas derivam do estatuto da criança na teoria metapsicológica. Uma relação arcaica intersubjetiva constitui uma *contradictio in adjectio* com respeito ao Édipo e à castração, contrassenso evitado por Klein ao recuar esses operadores críticos para a vida inicial do bebê, ou solucionado por meio da condensação da teoria pulsional por meio de uma intersubjetividade radical, com Fairbairn, ou ainda rearticulado pela hipótese de um amor primário com Bälint (Bälint, 1965 e 1993; Costa, 1998; Bonomi, 2003).

A contribuição de Melanie Klein à teoria psicanalítica da depressão deve ser mencionada, destacando o impasse implícito em sua retomada teórica. Representou um ajuste do descompasso que a teoria contraía em relação aos desenvolvimentos exuberantes da Psiquiatria no tema, por exemplo, com a obra de Tellenbach, mas trouxe novos equívocos ao deslocar a depressão do terreno dos afetos quantitativos, erigindo a noção de posição depressiva em um bebê estranho à psicopatologia vigente.

O problema do desenvolvimento infantil exigirá ainda que a Psicanálise ajuste compasso com disciplinas como a Pediatria e a Neurologia Infantil, complicando ainda mais os modelos de formação psíquica e gênese da subjetivação. A exigência em propor uma arqueologia espontânea da doença realizada, de modo inconsciente na vida cotidiana e normal, marca a opção em se deter no sofrimento banal e onipresente da existência comum, que, no caso dos jovens, reúne vida em desenvolvimento. O que significa chorar, brincar, experimentar e dormir.

Um vasto legado de variantes do tratamento-padrão depende das inovações que os teóricos da relação objetal precoce souberam trazer para dentro da Psicanálise, incluindo também adultos em situações clínicas difíceis, atípicas ou novas. A ênfase na temporalidade *nachträglich* do significante representa uma solução lacaniana para admitir a coexistência desses regimes heterogêneos, nesse sentido apresentando-se como uma resposta conciliatória para o impasse da relação de objeto arcaica. Importa especialmente constatar que a psicanálise de crianças foi uma novidade que alavancou um conjunto de remanejamentos teóricos nos quais ainda estamos firmemente inseridos. A Psicanálise renovou-se com a criança recusada por ela mesma.

Com a história conceitual da ciência, torna-se possível propor outros matizes de interpretação. A descoberta da criança traz novos problemas e reconsiderações conceituais. Modelos correspondendo a diferentes concepções dos bebês e também a privilégios conceituais heteróclitos explicam a tensão entre transcendental e empírico – problema imanente ao pragmatismo – que emerge com a relação de objeto precoce. As metapsicologias são plurais como talvez também existam muitas psicanálises possíveis (Widlöcher, s/d; Wallerstein, 2002). Contudo, uma pletora de ideias novas que gera consenso ou discordância pode permanecer isenta de crítica, congelada na impossibilidade de refutação ou evidência, avessa aos cortes conceituais, aos paradigmas trocados e aos ciclos de controvérsias. Como afirmou Arnold Cooper:

> "Enquanto saudamos o pluralismo que substituiu parcialmente a política de rejeição generalizada de poucas décadas atrás, nosso pluralismo contemporâneo é, em grau surpreendente, uma multiplicidade de ortodoxias autoritárias, cada uma delas derivada de um pensador particular, em vez de ser um discurso científico." (2008:238)

As várias matrizes da teoria são geralmente entendidas como escolas que não dialogam entre si senão durante crises ou cismas, constituindo seitas quase iniciáticas que ocultam críticas ferozes aos pares. Em função do desgaste original da história do movimento psicanalítico, especialmente com a perda de Carl G. Jung e de parte do grupo suíço, esse movimento aparentemente conciliatório mostrou-se bastante danoso e pode ser parcialmente justificado pela preocupação em evitar novas defenestrações dentro da ortodoxia freudiana, como no impasse que resulta das controvérsias Freud *versus* Klein.

Se os kleinianos admitiam a subjetividade muito precoce do bebê, fazendo alguns princípios da metapsicologia retroagir à mais tenra infância, além de supor a formação de um mundo interno fantasmático que dubla a relação com os pais, os freudianos ortodoxos não admitiam relação objetal precoce e menos ainda a suposição de fantasias arcaicas impregnadas de significação conflituosa edipiana. Desde 1927, Klein enfatizava sinais clínicos indicativos de fantasias transferenciais de crianças que permitiriam interpretações análogas àquelas de adultos (Espasa, 2010). A tarefa de mediação no debate coube ao chamado *middlegroup*, em que se destacam D. W. Winnicott e Michael Bälint, adeptos de uma terceira via, assim como de outra forma de racionalidade (Rayner, 1991; Stewart, 2003).

No que concerne à relação precoce de objeto, admitiam sua possibilidade e relevo, sem que deixassem de valorizar a mãe, entrevista como "uma especialização do meio ambiente" (Abram, 1996; Mitchell, 1994). A teorização de ambos revelou-se muito frutífera, pois consistia em retomar a doutrina freudiana a partir de um impasse não reconhecido – a questão do amor que liga mãe e filho em seus estágios mais primitivos –, o que lhes permitia pensar um espaço de transição gradativo. Em contraste com os kleinianos de estrita observância, que inicialmente falavam demais, falavam no lugar da criança, por ela e com ela, por vezes interpretando qualquer brincar de modo assumidamente alegórico, esses psicanalistas de petizes tomavam o segurar, apoiar e indicar como gestos de cuidado paradigmáticos de sua atuação clínica. Tudo de essencial poderia ser derivado do *holding*, a um só tempo significando segurar no colo, apoiar na deambulação hesitante e impedir uma queda, oferecendo a ilusão de que o bebê se sustenta sozinho (Winnicott, 1972).

Seja como *mutuality*, *primary love* (Bälint, 1965) ou preocupação materna primária (Winnicott, 1956), foram sendo introduzidos conceitos que resultavam em poderosas ferramentas para admitir espessura e complexidade na relação entre mãe e bebê. Seu rendimento teórico consistia em rediscutir autoerotismo e narcisismo sem recorrer a um estado arcaico de isolamento análogo ao ovo. Não se deve esquecer que o paradigma do narcisismo primário (*ur-narzissmus*) aparece na famosa nota de pé de página do texto sobre os dois princípios de Freud exatamente como um estado embrionário intraovo, reconhecido como hipotético. Configura-se, desse modo, o problema da transição de um estado de confusão, dependência e continuidade para aquele de individuação, separação e síntese psíquica (Spitz, 1962; Nagera, 1964; Bälint, 1965 e 1993).[7]

Muitas vezes, um recorte conceitual inédito permite perspectivas renovadas e um campo correlato de iniciativas de pesquisa. Esse parece ser o caso de Winnicott, que soube aliar uma reflexão aguda sobre a gênese subjetiva com o método de observação clínica que praticou incansavelmente a partir de sua posição privilegiada de pediatra, psiquiatra da infância e psicanalista. Seu destaque para a noção de cuidado, assim como na identificação prospectiva dos obstáculos que prejudicam as mães no cuidado de seus bebês, representa uma contribuição considerável. A mãe passa a ser considerada um cuidador privilegiado capaz de realizar a transição entre realidade cognitiva e fantasia afetiva, cuidando (da construção) de um espaço de ilusão que é implantado sobre as frustrações que os cuidados efetivos da maternagem não podem evitar. Essa fronteira transicional sob responsabilidade do cuidado amoroso materno mescla a biografia da mãe, suas questões com a feminilidade, a experiência biológica da gestação e, por fim, a complexidade intencional erigida na orientação subjetiva do cuidar. Cabe aqui a tão propalada noção de *goodenough mother*. Dessa maneira, esboça-se um referencial psicanalítico que articula descrições quantificáveis objetivas com vivências e experiências repletas de nuances qualitativas. A experiência soma-se ao fato e revela valores pervasivos indissociáveis.

Ao longo de discussões incontornáveis que apelam para o fundamento da disciplina, encontramos investigadores da criança praticando um formidável experimentalismo. Pioneiros da psicanálise com crianças como Eugenie Sokolnika, Sophie Morgenstern, Edward Silberer, Anny Katan Rosenberg, Beata Rank, Alice Hermann, Frieda Fromm-Reichman, Hermine Hug-Helmuth, entre outras, representam uma interessante aliança geralmente composta por ousadia, vanguardismo, simpatia pelo socialismo e autonomia feminista (Roudinesco, 1995 e 1998; Assoun, 2009). Sua maior parte atuou sem instruções ou justificativa teórica, eventualmente com o encorajamento de seus psicanalistas, embora muitos não tenham obtido nenhum apoio do fundador.

Iniciativas históricas de grande valor para o futuro da disciplina podem ser situadas a partir de instituições também pioneiras. A Tavistock Clinic foi fundada em Londres, catalisando esforços de menos de 20 psicanalistas de um grupo original desde 1920 (Dicks, 1970). Outras clínicas e instituições foram criadas e destruídas no entreguerras na Europa, permanecendo algumas londrinas como Hampstead e Tavistock. Nos Estados Unidos, deve-se mencionar a Menninger Clinic, com seu periódico prestigioso e centro de pesquisa, ou a Colorado Clinics, sob a batuta de Spitz, que trouxeram igualmente contribuições observacionais relevantes ao campo do desenvolvimento, sobretudo em ambiente de pesquisa. Seria preciso ainda lembrar o culturalismo de Nova York, com Karen Horney et al., interessando antropólogos do calibre de Gregory Bateson e Margareth Mead, que se dedicaram aos estudos sobre a família, desdobrando esforços relacionados com a Escola de Palo Alto, que contribuiu com a compreensão da dinâmica familiar da esquizofrenia e com o surgimento da terapia familiar.

---

[7] Os conceitos contrários de entropia-entalpia, organização e dispersão, caos e cosmos fornecem subsídio para pensar a gênese subjetiva a partir da embriogênese-epigênese. Encontramos noções freudianas angulares como narcisismo primário e autoerotismo sendo examinadas por teóricos da relação objetal precoce de modo polêmico e resultando em apropriações distintas. A díade psicanalítica é evidentemente tributária da díade filosófica helenística. Os temas do um e do dois, ou ainda do um e do múltiplo, ou ainda do hermafrodita no mito platônico do amor encontram-se sedimentados na cultura clássica ocidental (para não evocar a santíssima trindade como problema teológico). Roland Barthes comenta longamente a relação do dois engendrando um e sua dialética reversa do um que engendra a divisão no dois. Para este autor, tanto Lacan (Lacan, 1973) como Mao TséTung seriam bastante representativos de sua versão moderna (Barthes, 2003:181-8).

Caso nos detenhamos nos primeiros anos do *Psychoanalytical Study of the Child*, publicação exclusivamente voltada para a criança, que teve reinício em 1946, podemos nos surpreender com o vivo interesse na pesquisa psicanalítica ordenada em grandes projetos envolvendo instituições. Essa orientação havia sido dada por René Spitz, editor emérito do periódico, junto com Anna Freud, Hartmannn, Mahler e Ernst Kris. Temas envolvendo pesquisas pioneiras, como gestação, anorexia infantil, lar substituto, clínicas, orfanatos, delinquência, alojamento conjunto, foram investigados em projetos coletivos, cujo eixo permanecia o tratamento individual de crianças, mas que já testemunhavam características da visada epidemiológica que se iniciava na medicina.

Na verdade, a noção de hospitalismo e a identificação do caráter patogênico da privação de estímulo em ambiente institucional, tributários dos estudos observacionais de Spitz, foram decisivas para a clínica com crianças, impulsionando pesquisas psicanalíticas como o estudo naturalístico de observação da relação pais-criança em alojamento conjunto, publicado em 1950 por Edith Jackson e Ethelyn Klatskin, ou a pesquisa de Ekstein e Wallerstein observando aspectos psicológicos de crianças *borderline* e psicóticas mantidas em uma escola correcional chamada Southard School Research Project (Ekstein, 1954) ou ainda o projeto mais ambicioso e experimentalmente sofisticado de Joyce Robertson (1962), tentando avaliar retrospectivamente a qualidade da maternagem comparando registros sobre cuidados e dificuldades maternas da Well-Baby Clinic (pertencente à Hampstead Child Therapy Clinic) e correlacionando-os com alterações de psicomotricidade e esquema corporal.

Uma vertente de reflexão bastante importante concerne ao corpo e sua forma, que se desenvolveu especialmente em idioma francês, centrada na investigação da imagem corporal, do esquema corporal, dos envoltórios corporais e envelopes psíquicos do bebê e do *infans*. Essa tentativa de aprofundar a teoria freudiana do narcisismo a partir da imagem e dos ideais da pessoa encontra respaldo em pesquisas de autores como o psicólogo Henri Wallon e o filósofo fenomenólogo Maurice Merleau Ponty (1964 e 1994).

Pode-se mencionar o interessante, porém difícil, conceito de imaginário da obra de Jacques Lacan como pivô das reflexões de Françoise Dolto, Maud Mannoni e Ginnete Raimbault sobre crianças em circunstâncias patológicas peculiares como a psicose e o retardo (Lacan, 1951 e 1966), assim como a influência de Ajuriaguerra et al. na interface entre Psiquiatria e Psicanálise. A clínica Maison Verte, assim como a instituição de Bonneuil, dá exato testemunho disso até nossos dias. Em outra vertente, a importante obra de Didier Anzieu, o *Eu-pele* (1988), também representa esforços decisivos na direção que recua até o bebê, acrescentando o envoltório sonoro e nociceptivo ao repertório visual/proprioceptivo já então exaustivamente descrito.

Se pudermos dizer que a psicanálise anglo-saxã foi reprimida pela epidemiologia clínica americana, então a psicanálise lacaniana refugiou-se na filosofia continental e a tradição alemã ainda se recupera de sua proscrição pelo nazismo – panorama que explica uma involução das investigações psicanalíticas infantis, sobretudo de seu potencial colaborativo. Seria muito difícil inferir dessas vicissitudes históricas os rumos da Argentina e do Brasil, que tentam dar sua contribuição autóctone e mesmo antropofágica, porém regulam-se com a produção científica internacional que é atualmente dominada por padrões anglo-saxões explícitos e implícitos – idioma, formato *paper* de pesquisa original, bibliometria e cientometria reguladoras, guerra entre quali-quanti, desenho epidemiológico centrado em RCT (*randomized controlled trial*), estudos de efetividade raros.

Como é a psicanálise de crianças

O tratamento psicanalítico de crianças pressupõe a estruturação de cuidados terapêuticos regulares, buscando a construção de um *setting* terapêutico rigoroso que, contudo, prescinde do divã e adota uma caixa de brinquedos. Ritmo, hora e local das consultas são estabelecidos buscando máxima regularidade. Os conceitos fundamentais de transferência, compulsão à repetição, resistência e rememoração permanecem análogos ao tratamento de adolescentes ou adultos. Esse trabalho de enquadramento psicoterápico exige considerável convicção do terapeuta e regularidade do paciente, implicando, portanto, grande empenho dos familiares.

No decurso do século XX, as contribuições da Linguística, da Antropologia Social, da Hermenêutica e da Fenomenologia deslocaram a teoria psicanalítica da interpretação rumo a uma operação simbólica (ancorada no significante) que prescinde da crença, compreensão consciente ou persuasão retórica – o que permite compreender como crianças ou bebês podem se beneficiar desse tipo de intervenção. Para Wilfried Bion, assim como para Lacan, aquilo que é vivido nas sessões (ou mesmo entre elas como perelaboração) pertence necessariamente ao escopo do ato psicanalítico, devendo ser entendido enquanto potencialmente terapêutico.

A psicanálise de crianças esbarra na estranha proposta de um tratamento por meio da palavra com alguém que não fala ainda, que fala com dificuldade ou que apenas se inicia na linguagem. Além disso, expõe uma relação com os pais, família e cuidadores dotada de características relevantes para o horizonte imediato, tangenciando responsabilidades e dificuldades dos adultos. Surgem padrões de dependência multifacetados e o processo transferencial torna-se equívoco, como no caso dos adultos.

Emerge, então, o paradoxo de um tratamento psicanalítico com crianças. Qualquer um que tenha se submetido a um tratamento dessa ordem terá dificuldades de imaginar uma criança que pouco ou nada fala, um pequeno sujeito que brinca e desconhece efetivamente o que significa psicanálise – o que poderia significar "tratamento psíquico", "inconsciente" ou outras baboseiras dos adultos? – possa engajar-se em algo que reconhecemos como psicanálise. Disso se pode depreender a radicalidade de Melanie Klein ao tratar o jogo e a brincadeira como livre associação, que constitui a regra-básica e o motor do tratamento. Para utilizar a expressão de Lebovici e Soulé, podemos dizer que havia originalmente na teoria psicanalítica um conhecimento das crianças por meio da psicanálise dos adultos, mas, para além disso, tornou-se possível falar em uma "reconstrução do passado da criança por meio da (própria) psicanálise de crianças" (1970:257).

Sobre a diferença entre a psicanálise da criança e a psicanálise do adulto cabe dizer muito pouco. Muitos tentaram explicar de um ponto de vista não sectário e tampouco exclusivamente monista, propondo, entretanto, que não existe uma psicanálise com crianças propriamente dita. Não haveria diferença metapsicológica, mas somente aspectos etários, biológicos, sociais e circunstanciais. Não existiria, assim, diferença essencial com a psicanálise do adulto a despeito de todo o território descoberto, de suas imprecisões e de sua aceitação conturbada. Aqui os argumentos privilegiam a unidade da metapsicologia e o rigor da experiência do inconsciente. No caso nominal da psicanálise do adolescente, tende-se a entender o processo a partir das aptidões idiossincráticas de cada terapeuta, sem nenhum destaque para a substância mesma do tratamento, admitindo, assim, sua continuidade com aquele do adulto.

Ocorre, entretanto, que há enorme diferença sob certa perspectiva. Em última análise, reproduz-se novamente a dicotomia supramencionada da descontinuidade entre cuidador e cuidado. Essa posição se baseia na especificidade da técnica psicanalítica, que utiliza jogos, brincadeiras e enorme liberdade no *setting* para circunscrever a transferência-resistência dentro do brincar. Espaços virtuais e objetos factícios desenham-se sucessivamente a cada experimento terapêutico radical nessa perspectiva. A construção do espaço analítico torna-se mais barroca. Basta mencionar que as escaramuças do psicanalista junto ao seu pequeno paciente demandam deste enorme atenção, razoável presença, disponibilidade corporal e ainda desenham um problema enigmático acerca da fantasia e do agir-atuar que lhe é correlato.

Em contraposição aos cânones da compulsão à repetição fora ou dentro do espaço analítico, intitulados *acting-in* e *acting-out*, emerge uma nova dimensão do agir que não se assemelha àquilo que vem sendo experimentado nos tratamentos de adultos, quer estes se deitem, permaneçam sentados ou ainda se agitem bastante.[8]

Mas como funciona a psicanálise com crianças? Talvez as diferenças empíricas entre etapas do desenvolvimento e sua expressão técnica possam ser esclarecidas pela compreensão dos efeitos psicanalíticos no paciente. Existiria uma teoria geral dessa ação terapêutica? Para Andrew Guthrie (2008), há quatro mecanismos básicos pelos quais se pode compreender a ação terapêutica: interpretação; brincar; interpretação relacional ou relação interpretativa; e relação terapêutica. No primeiro caso, assistimos ao surgimento da Psicanálise como interpretação indo ao encontro da ortodoxia vienense, com Freud e sua filha, Karl Abraham, e ainda James Strachey, responsável pela *standard edition*, e que teria sido o primeiro a interessar-se pelo problema. Ele já se mostrava surpreso que apenas uma diminuta proporção das publicações psicanalíticas estivesse concernida pelo mecanismo dos processos terapêuticos: "tem havido considerável hesitação em aplicar estes achados, seja em qualquer nível de detalhamento, ao processo terapêutico em si mesmo".

Podemos ainda incluir entre os adeptos do modelo interpretativo com crianças, cada um à sua maneira, von Hug-Helmuth, Melanie Klein, Paula Heimann e Thomas Ogden. O processo do brincar, por sua vez, constitui uma hipótese de ação terapêutica indiscutivelmente winnicottiana e compõe toda sorte de desafios ao analista, representando um modelo bastante heterodoxo. O brincar na teoria psicanalítica mostra-se irredutível a uma teoria sociológica do jogo como em Huyzinga ou Callois.

O terceiro modelo, envolvendo o que se entende por relação terapêutica, é, por sua vez, importante também para Winnicott e especialmente para Bälint, assim como para Franz Alexander e Sandor Ferenczi, chegando até Heinz Kohut. Observa-se que aqui a relação médico-paciente é bastante considerada (Bälint, 1984 e 2002). No caso da hibridização entre relacional e interpretativo, intitulada "interpretação-relacional" ou relação-interpretativa, destacam-se teóricos como Fairbairn, Bion e Ogden, que privilegiam a intersubjetividade entendida de modo *sui generis*.[9]

Outras perspectivas poderiam ser consideradas, como aquelas que preferem situar o psicanalista como um objeto privilegiado dentro de um processo factício, porém real, como seria o caso do Boston Group, de Fonagy e sobretudo de Lacan (Fonagy, 1998). Importa frisar aqui o privilégio da noção de relação de objeto precoce não simplesmente reunindo analistas de crianças, mas, sobretudo, compondo uma releitura da prática psicanalítica. Esse argumento se justifica pela considerável contribuição que essa perspectiva trouxe para a psicanálise de adultos, inclusive para as teorias da personalidade e também para o eixo 2 das classificações psiquiátricas hegemônicas em pesquisa na 3ª edição do *Manual diagnóstico e estatístico de transtornos mentais* (DSM-III), no DSM-IIIr, no DSM-IV e no DSM-IVTR (Kutchins, 1997).

O tratamento-padrão consiste em sessões nas quais o paciente é encorajado a falar livremente sobre quaisquer experiências pessoais, incluindo sentimentos, fantasias, recordações, sonhos, relacionamentos, infância, pais e irmãos, sonhos etc. A análise da criança é uma forma de tratamento que utiliza o brincar para ajudá-la com seus problemas, transformando sua significação em uma narrativa. O objetivo consiste em ajudar as crianças – e seus pais – a entender seus sentimentos e comportamentos e conduzir seu desenvolvimento de volta a um curso mais adequado. Com as crianças, o brincar é principal método de expressão, até que cresçam e possam falar mais livremente. Observa-se que essa injunção técnica não se confunde com a ludoterapia, ou qualquer recurso que utilize o jogo, brinquedo ou desenho em encontros terapêuticos.

---

[8] Uma plêiade de fatores foi tematizada na teoria psicanalítica, aquém ou além da possibilidade de uma teoria da técnica – a imagem do psicanalista, sua presença, eventos e informações relacionados a ele, suas intervenções, o *setting* composto pelo espaço do consultório ou outros ambientes, pelo ritmo de sessões, duração, regras para término e início das sessões, indeterminação sobre o encerramento do tratamento, as intervenções do psicanalista, o silêncio, o comparecimento do acaso, as imitações, o processo de identificação com o terapeuta, o enamoramento, o ódio e a raiva, as atitudes ternas, a interpretação, o *holding*, o ato psicanalítico, as modulações, as exceções ou os paradoxos incluídos em todos estes eventos – em suma, a psicanálise supõe que a transferência é um fragmento da repetição de todo o vivido em que não poderíamos compreender qual elemento desencadeia as transformações específicas do tratamento, senão apenas excepcionalmente e *a posteriori*.

[9] Será preciso reconhecer que o autor em questão ignora o exaustivo trabalho de Lacan em torno do problema, inclusive em suas versões mais abrangentes, não sendo plausível que isso se justifique pelo destaque da psicanálise infantil, já que Strachey ou Kohut não a tinham em linha de investigação. Com Lacan, poder-se-ia encontrar uma teoria narrativa do efeito psicanalítico próxima da eficácia simbólica de Lévi-Strauss, assim como uma teoria da escuta generalizada ou da escansão-pontuação que deve tributo a Heidegger, assim como a Roman Jakobson, e ainda uma doutrina topologicoesotérica do real, em que o ato psicanalítico se assemelha ao ato poético postulado em uma obra de arte ou no sintoma histérico.

O tratamento na psicanálise propriamente dita ocorre com uma frequência de três a cinco sessões por semana, com pacientes deitando-se no divã enquanto falam. A análise da criança, que pode ser útil a partir dos 2 ou 3 anos de idade, implica que o analista brinque e converse com ela, mas com muita frequência, atuando igualmente nos pais, ou visando cuidadores e educadores. Para jovens com menos de 12 anos, os benefícios do tratamento intensivo (quatro a cinco sessões semanais) tendem a ser maiores do que os não intensivos (uma a duas vezes por semana), segundo alguns estudos não sistemáticos.

Isso não vale, porém, para adolescentes segundo as mesmas análises. Para Andrade et al. (2000), entretanto, inexiste uma relação dose-efeito estatisticamente significativa nas psicoterapias estudadas. Existem hipóteses sobre interações entre certas categorias de diagnóstico, idade e resultados. Fatores preditivos para bons e maus resultados mostram-se diferentes para grupos etários estratificados, destacando ainda mais a importância de uma perspectiva de desenvolvimento na psicanálise da criança e do adolescente.

O termo "psicanálise selvagem" aplica-se a psicoterapeutas que não tiveram treinamento adequado e tampouco se submeteram à psicanálise pessoal para habilitação, praticando, contudo, o tratamento regular de pacientes (Freud, 1974 e 1996). O termo psicoterapia, geralmente, se refere a uma forma derivada da psicanálise com regularidade igual ou inferior a uma sessão por semana (o paciente, em geral, permanece sentado e mantém expectativas excessivamente exatas de melhora sintomática). A psicanálise difere internamente da psicoterapia interpessoal psicanalítica, assim como da psicoterapia de grupo de orientação analítica, bem como da terapia familiar. As afecções da criança demandam, entretanto, contato, suporte, orientação e eventualmente intervenções heterodoxas com a família.

A *Child guidance*, orientação familiar, constituiu um programa de orientação regular dos pais que foi uma tendência de época na Inglaterra e nos Estados Unidos, compreensível no contexto da contribuição pedagógica da Psicanálise, existindo atualmente sob múltiplas modificações na recepção espontânea ou referida de pais, que percebem problemas e buscam ajuda psicoterápica eventual para si ou para os filhos, de acordo com a noção de "consultas terapêuticas". Na França, fala-se em clube do bebê, acolhida parental (*accueuil*), *prótection maternelle infantile* (PMI), entre outros, podendo funcionar em hospitais e instituições ou estar abertos ao público. Propõe-se, a despeito disso, uma disjunção entre educação, pedagogia e tratamento psicanalítico que se encontra nas origens do projeto de uma psicanálise em extensão.

Existem inúmeras organizações psicanalíticas ao redor do mundo, em sua maioria envolvidas com a psicanálise de crianças e o treinamento de psicanalistas especializados. O ensino de Jacques Lacan engendrou a única divisão no movimento freudiano que separou a International Psycho-Analytical Association (IPA) de um setor do grupo francês, Le Champ Freudien (École de la Cause Freudienne), que atualmente se reaproximam aos poucos. Os principais grupos são a Association for Child Psychoanalysis e a American Psychoanalytic Association nos Estados Unidos e alguns grupos lacanianos na França, Bélgica e Itália. No Brasil, encontramos uma razoável dispersão de diminutos grupos nas capitais mais importantes, tradicionalmente ligadas ao desenvolvimento da Psicanálise como Belo Horizonte, Porto Alegre, Rio de Janeiro, São Paulo, com Salvador, Vitória, Recife e Curitiba vindo juntar-se ao contingente na última década.

A popularização da Psicologia como profissão para jovens de classe média alta após a ditadura militar brasileira deu seguimento à extinta carreira de normalista-pedagogo, enxertando progressivamente um exército de profissionais no mercado de trabalho (Russo, 2002; Duarte, 2005). A Psicanálise, que constituía uma profissão de grande prestígio na ocasião, exercida com dedicação integral, foi percebida como desdobramento necessário da Psicologia, em detrimento de suas características terapêuticas, clínicas e de pesquisa excessivamente peculiares e problemáticas para comportar tamanha disseminação.

Atualmente encontramos serviços de Psicologia Aplicada (SPA) em quase todas as faculdades de Psicologia, que oferecem psicoterapia para crianças, a ser conduzida por jovens graduandos sob supervisão de professores universitários (com periodicidade anual fixa). Algumas sociedades psicanalíticas, por sua vez, oferecem tratamento a preços módicos com a finalidade de treinar seus integrantes em formação, contudo é absolutamente incomum encontrar psicanalistas de criança entre esses *trainees*, não sendo sistematicamente oferecido tratamento para crianças ou jovens. Raros centros de pesquisa ligados a hospitais-escola incluem na formação de residentes ou pós-graduandos algum treinamento em Psicoterapia Psicanalítica (Universidade Federal do Rio Grande do Sul (UFRGS), Universidade Estadual de Campinas (Unicamp) Universidade Federal do Rio de Janeiro (UFRJ) e, quando isso ocorre, a psicanálise infantil encontra-se geralmente excluída.

Contudo, na rede do Sistema Único de Saúde (SUS), tem sido muito usual verificarmos jovens profissionais que empreendem um treinamento a meio caminho entre a psicanálise selvagem e uma formação centrada em supervisão e psicanálise pessoal, geralmente dotada de respaldo ou ancoragem em grupos de orientação lacaniana. Associações profissionais, como a Associação Brasileira de Neurologia e Psiquiatria Infantil (Abenepi) ou a recém-criada Associação Brasileira de Estudos sobre o Bebê (ABEBÊ), têm albergado psicanalistas de crianças ou simpatizantes sem que, no entanto, protagonizem posições políticas em relação ao campo ou que sejam representativas da produção teórica nesse domínio até o momento.

Indicação clínica da psicanálise como forma de psicoterapia

A indicação de uma psicoterapia constitui um importante problema clínico que tem sido colocado em segundo plano no Brasil em função de uma concepção equivocada e farmacocentrada da terapêutica. Podemos atribuir isso às deficiências na formação do psiquiatra da infância com relação à terapêutica, que ultrapassa em muito as exigências da Psicofarmacologia e convoca ao conhecimento do cuidado e da atenção em saúde. Nos Estados Unidos, em razão dos problemas econômicos relacionados com financiamento de seguro-saúde (Managed Care, HMO etc.), o dispêndio em psicoterapia foi duramente interrogado a partir da lógica custo-benefício apoiada em estudos breves de eficácia (Spielmans, 2009). Esse panorama fica mais claro quando um foro de consumidores passa a participar da polêmica dentro do conhecido panorama norte-americano de juridicização da Medicina.

Como indica Enéas (2007), revisando alguns periódicos da área, "as pressões para o desenvolvimento de ensaios clínicos controlados foram aumentadas com a publicação do *Relatório do consumidor* (*Consumer reports*) em 1995 (VandenBos, 1996). Em 1996, uma seção especial no American Psychologist evidenciava, em síntese, a importância sentida em considerar a opinião pública quanto à eficácia dos tratamentos oferecidos (Barlow, 1996; Newman e Tejeda, 1996; *apud* Enéas). Contudo, na opinião de Seligman (1996), há falhas metodológicas no estudo do *Relatório do consumidor* induzindo a conclusões que podem servir apenas às necessidades de diminuir os gastos com o atendimento à saúde mental – tendência evidente na seção especial de 2000 –, com prejuízos tanto para o desenvolvimento do conhecimento em psicoterapia quanto para o próprio atendimento da população". Na França, verificou-se intensa reação no meio psicanalítico quando o Inserm interveio, fomentando um debate sobre a eficácia da psicanálise, que, contudo, buscava apoio na racionalidade científica e não se interessava pela opinião de "consumidores".

Pode ser considerado indiciário o fato de que o *Compêndio de psicanálise*, editado como um *textbook* de Psicanálise em 2005, nos Estados Unidos (Gabbard et al., 2007), não traga nenhum capítulo explicitamente voltado para a clínica da criança e do adolescente, excetuando-se apenas um capítulo sobre a técnica na análise de crianças (Yanof, 2007:271-84). Surpreende a vacância de qualquer discussão sobre indicações clínicas nos termos de nosologias, sistemas de classificações ou mesmo tipologias psicanalíticas, seja para adultos, seja para crianças.

Quando Bleiberg discorre sobre a perspectiva psicanalítica dos transtornos mentais (2007:183-98), evita mencionar diagnósticos e indicações, o que é coerente com a tradição, porém bastante anacrônico se pensarmos nos rumos da epidemiologia clínica ou nas exigências dos periódicos atuais. Os editores preferiram referir-se com cuidado a conceitos e direções investigativas que envolvem indiretamente a infância e a adolescência, como intersubjetividade (Stern, 2007:89-104), teoria psicanalítica do desenvolvimento (Fonagy, 2007:143-56), apego e psicanálise (Target, 2007:169-82) e teorias de relações objetais, que, aliás, dirigem-se mais para a técnica de análise de adultos (Kernberg, 2007:71-88) do que para os jovens. Nota-se também que os bebês permaneceram excluídos, especialmente sob a forma da intervenção precoce e na psicoterapia dos pais e da relação mãe-bebê.

O papel do psiquiatra da infância na indicação de psicoterapias é bastante grande e tem sido negligenciado. Cabe ao especialista em saúde mental coordenar esforços e gerenciar o desempenho clínico dos vários atores terapêuticos envolvidos. Isso não deve ser compreendido a partir da recente querela do ato médico no Brasil (sem dúvida, malconduzida por ambas as partes interessadas e resultando em profundo dissenso), mas ao contrário, partindo da perspectiva imanente da integralidade em saúde e dos valores individuais implicados em cada desfecho clínico. Indicações para tratamento realizadas pela escola regular, por elementos da rede social ou por afinidades circunstanciais têm sido muito comuns, face ao desprestígio e à escassez de profissionais da Psiquiatria da Infância e da Adolescência ou em função do despreparo dos pediatras no quesito saúde mental.

Geralmente, são indicadas formas de psicoterapia ou indicados determinados profissionais, de acordo com a confiança nos integrantes de cada rede social e com o prestígio angariado junto aos atores pedagógicos. Essa opção segue tendências da Psiquiatria da época e obedece às áreas de influência, ao capital social angariado e à divulgação jornalística (Young, 2001). Em verdade, seria necessário estimular o exercício contrário, de colocar o especialista em saúde mental infantil na exata posição do clínico generalista, dialogando imediatamente com um pediatra e situando-se como o maestro de uma orquestra cujos instrumentos (intervenções psicoterápicas) devem ser cuidadosamente supervisionados por ele, utilizando critérios compartilhados de evidência, de valores e também da experiência autóctone adquirida. O conhecimento crescente de estudos de eficácia, a segurança e a efetividade são igualmente relevantes em cada caso individual.

A capacidade de um psiquiatra da infância competente em realizar indicações resolutivas depende de fatores variados. Alguns desses aspectos constituem um problema difuso, outros se referem ao panorama brasileiro. O treinamento em psicoterapia, o conhecimento esclarecido e não preconceituoso das diversas formas hegemônicas de tratamento, a formação continuada ou permanente do profissional compõem iniciativas, por serem respeitadas, para que a psicoterapia seja utilizada de modo rigoroso. A separação excessivamente demarcada entre psicoterapias interpessoais, compreensivas e *insight-directed* com relação aos tratamentos psicanalíticos de crianças (*strictu sensu*) tem sido desagregadora, escolástica e bastante prejudicial aos desenvolvimentos do campo, embora tendendo à dessuetude face às dificuldades de financiamento do tratamento psicoterápico.

A legitimação da psicoterapia interpessoal psicanalítica e a compreensão de suas indicações principais constitui o fulcro do problema. Como descrevemos, há jogos de prestígio, disputas retóricas, captura conceitual, "guerra de ciências" e outros embates inevitáveis no campo dos ensaios clínicos controlados. Sua adoção como padrão-ouro depende de uma racionalidade epidemiológica consagrada. Já indicamos suficientemente que, na psicanálise, se verifica resistência à sua adoção, mesmo quando evidentemente adaptada ao método terapêutico. Lembramos que ambas as posições se justificam e têm versões mais esclarecidas, convivendo com aquelas que se limitam à mera reprodução de opinião corrente.

Se pensarmos em *trials* mais robustos, *megatrials*, revisões sistemáticas e metanálises, ficaremos muito decepcionados com todo o campo das psicoterapias, incluindo especialmente terapia cognitivo-comportamental (TCC) e psicanálise, que se mostram mais relevantes. A psicanálise de crianças não dispõe de muitos estudos tipo ensaio clínico randomizado-controlado (RCT), que são encontrados no tratamento de adolescentes e adultos ainda em pequena escala. Proponho aqui que sejam considerados em dois blocos distintos os estudos de intervenções que abordam a terapia como intervenção na relação ou no problema, e aqueles que se compreendem enquanto terapia organizada e duradoura. Os primeiros são, geralmente, compostos por relatos de caso ocorrendo no hospital, em algum recorte de sistemas de assistência ou, ainda, a partir do agravo materno; entre os segundos, encontramos o modelo clássico da psicanálise de crianças e adolescentes, que pode ser repensado a partir das indicações clínicas mais usuais.

Identificam-se algumas tendências recentes na discussão contemporânea, que evidentemente precisam ser avaliadas a partir dos problemas metodológicos discutidos anteriormente. Podem-se arrolar pelo menos cinco perspectivas distintas que envolvem indicações de tratamento psicanalítico para jovens e que se encontram descoladas do cânone psiquiátrico classificatório. Mencionamos especificamente:

1. Valor preventivo.
2. Indicação clínica a partir de sistema classificatório diagnóstico.
3. Indicação por problemas relacionados à sexualidade que ultrapassam o eixo 2 do DSM-IV (afinidade temática de *constructo*).
4. Crise psíquica.
5. Indicação por capacidade de apoio, suporte e fomento à adesão em condições clínicas gerais (eixo 3) com ou sem ansiedade.

No caso do valor preventivo da psicanálise precoce, argumenta-se pelo mérito de longo prazo no desenvolvimento de crianças submetidas a múltiplas situações desfavoráveis. As indicações que partem de diagnóstico e buscam medir desfechos sob a lógica da eficácia têm sido testadas em transtornos disruptivos, especialmente em pré-adolescentes e escolares com transtorno de déficit de atenção e hiperatividade (TDAH), e transtorno opositor-desafiador (TOD) = ODD (na sigla do inglês *oppositional defiant disorder*); transtornos ansiosos em geral, especialmente fobia social, evitação escolar e mutismo seletivo; transtornos depressivos e ainda transtornos gerais do desenvolvimento invasivos e cognitivos. Transtornos de identidade de gênero ganham indicações para tratamento psicanalítico, assim como distúrbios sexuais na adolescência. Situações críticas como risco de suicídio, trauma, situações de violência e abuso, acidentes e catástrofes com risco de estresse pós-traumático constituem indicações que têm sido estudadas. A intersecção da Pediatria e Medicina interna com a Psicanálise traz experimentos e práticas envolvendo pacientes com necessidades especiais e disfunções, perda funcional importante, quadros psicossomáticos e dor crônica, pacientes em quimioterapia e ainda quadros com baixa adesão ao tratamento, como asma e diabetes *mellitus* tipo I.

Uma importante discussão concerne ao grau de evidência e à qualidade dos estudos de eficácia da psicanálise ou psicoterapia em transtornos da infância e adolescência. Há problemas teóricos de fundo que explicam, por um lado, essa teimosa recusa de muitos psicanalistas em discutir com os desenhos epidemiológicos de pesquisa clínica e, por outro, a dificuldade efetiva em empreendê-los. Sabe-se que várias psicoterapias têm sido aceitas no campo médico, em função de sua formalização, por meio de estudos de eficácia com desenho consagrado na epidemiologia clínica. A recusa da discussão sobre a eficácia pode ser muito nociva ao futuro da Psicanálise.

Um estudo estocástico em clínica necessita de diagnóstico e de tratamento claro, inequívoco e universalmente adotado. Chama-se a isso "purificação do experimento por meio do controle das variáveis". Face à dispersão dos procedimentos psicoterápicos e à dificuldade intrínseca de compreender exatamente onde se situa o valor terapêutico das interações, desenham-se experimentos excessivamente reducionistas. Existem questões de estratificação das demandas e circunstâncias clínicas que dificultam muito um ensaio clínico controlado em psicanálise (Callahan, 2005). A complexidade em descrever a miríade de procedimentos sutis que o psicanalista utiliza durante uma sequência longa de encontros com seu paciente subverte a lógica dos procedimentos discretos, com períodos de tempo razoáveis e mensuráveis.

Os impasses de uma noção de purificação do experimento concernem igualmente aos sistemas de classificação e diagnóstico, como o DSM-IV, que têm sido fortemente criticados dentro e fora da epidemiologia, como se pode depreender do debate Brendel-Lewis (Engel, 1980; Lewis, 2006; Brendel, 2007). Encontramos ainda hipóteses mais abrangentes que mencionam a dificuldade de diálogo psicopatológico em função do privilégio de modelos metapsicológicos, além da dispersão dos modelos psicopatológicos, de sua ignorância recíproca e da diáspora dos métodos de pesquisa implicados (Rickman, 1957; Nathan, 1995; Stein, 1997).

Os atores terapêuticos também representam um problema. A desorganização da formação especializada em Psicanálise, sua difusão desordenada e a banalização da experiência clínica impedem uma melhor compreensão dos procedimentos que evitasse sua uniformização ou o controle epidemiológico dos atores terapêuticos. A persistência da dicotomia maniqueísta entre farmacoterapia *versus* psicoterapia (predominante na opinião de alguns psicanalistas não treinados em Psiquiatria), além de inadaptação a intervenções em ambientes mais tecnológicos como o hospital geral, unidade de terapia intensiva (UTI), entre outras, também acrescenta variáveis e situações que desafiam a lógica usual.

Não se podem desconhecer, entretanto, as iniciativas da Associação Psicanalítica Internacional (IPA, do inglês International Psychoanalytical Association), valorizando e fomentando estudos empíricos, incluindo estudos eficácia da psicanálise, especialmente com Peter Fonagy et al., que investigaram transtornos disruptivos em crianças tratadas por psicanalistas (Fonagy, 1994), além de perceber a importância dos estudos de efetividade (Higgitt, 2002). Os manuais de tratamento em algumas modalidades psicoterápicas, incluindo a psicanálise, foram saudados como recursos importantes para a pesquisa em psicoterapias dinâmicas de longo prazo (Mansfield, 2001), envolvendo seis dimensões: quadro de referência e conceitualização do distúrbio a ser tratado; mecanismos de mudança; forma do tratamento; relação terapêutica; especificação da técnica clínica; e escalas de adesão e competência (Caligor, 2005).

Um inventário bibliométrico no *Journal of the American Academy of Child & Adolescent Psychiatry's* (JAACAP) sugere uma nova inflexão, com diminuição nas publicações de estudos psicanalíticos no último decênio, especialmente se considerarmos que estudos de eficácia em psicanálise de adolescentes foram mais frequentes nos anos 1990. Contudo, observa-se, na literatura, um claro predomínio na utilização das categorias diagnósticas e classificatórias em estudos psicoterápicos incluindo a psicanálise, sobretudo quando admitimos transtornos comuns definidos mais amplamente ou ainda situações traumáticas discretas, como catástrofes, abuso ou crise.

Outra pergunta incômoda questiona quem são os psicanalistas de criança no Brasil. A resposta indecisa não se mostra escandalosa quando admitimos que os psiquiatras da infância formam um contingente numérico pequeno e dotado de formação pouco canônica. As universidades e centros de formação em Psiquiatria de Crianças e Adolescentes ainda não conseguem estabelecer regimes de residência e formação estáveis, satisfatórios, pactuar currículos elaborados mediante consenso de especialistas, com projeção nacional e respeito por diferenças regionais. Nos centros mais tradicionais, não se consegue esconder que exigências supranumerárias de pesquisa têm invadido unidades de crianças e adolescentes tentando recrutar pacientes para *trials* e desestruturando a formação de equipes e alunos.

As associações profissionais ainda se mantêm desarticuladas, feridas por disputas desnecessárias e conflitos de competência, mantendo-se com dificuldade e improviso. Nesse panorama, compreendemos que a psicoterapia e, em especial, a tradição psicanalítica não foram bem-sucedidas em suas possibilidades de difusão e transmissão. Algumas direções devem ser adotadas. Os psicanalistas experimentados com adolescentes e crianças devem ser parceiros de psiquiatras dentro da especialidade, evitando a clausura do meio estritamente psicanalítico. É inclusive imperioso encontrar novas formas de diálogo, articulação e parceria que respondam ao razoável individualismo competitivo e de baixo teor científico vigente. As associações profissionais têm um papel de destaque para o estabelecimento da cooperação. A pergunta sobre quem seriam os psicanalistas não é embaraçosa. Isso significa que é preciso encontrá-los efetivamente, contar com sua *expertise*, confiar em sua qualificação, fomentar o debate etc., evitando em especial corroborar um quadro que ocorre por procuração usualmente concedida aos jovens psicólogos, iniciantes dedicados ao atendimento de crianças em instituições públicas.

A formação em Psicanálise não costuma ser definida nem tampouco defendida em nexos teóricos, muitas vezes ganhando uma acepção esotérica ou iniciática. Sabemos, contudo, que algumas exigências claras são aceitas e praticadas com razoável atenção e cuidado. Um grupo de psicanalistas (p. ex., uma sociedade de Psicanálise) é útil e necessário para a formação do psicoterapeuta psicanalítico, sendo exigida sua frequência regular e permitindo seu treinamento. Os cursos são ministrados como pós-graduações com longa duração, geralmente excedendo bastante os 2 anos de uma especialização habitual regulamentada pelo Ministério da Educação e Cultura (MEC) (durando geralmente entre 3 e 5 anos) e praticada no treinamento de terapeutas comportamentais. Inexiste regulamento específico do MEC, MCT (Ministério da Ciência e Tecnologia) ou MS (Ministério da Saúde) voltado para essa prática, nem tampouco contemplado pelo Conselho Federal de Medicina (CFM) ou Conselho Federal de Psicologia (CFP).

Enorme discussão existiu acerca da formação superior prévia para o psicanalista: necessariamente médico para os ingleses; não médico para Freud, Lacan e os germânicos; habilitado para saúde mental entre os franceses; médico ou psicólogo para alguns americanos etc. No Brasil, constata-se que muitos psicanalistas carecem de formação clínica mais sólida, que possivelmente uma faculdade de Medicina e o treinamento estrito em Psiquiatria Clínica lhes poderiam fornecer. É absolutamente imprescindível empreender uma psicanálise pessoal, que se justifique pelo sofrimento, pela aceitação de seus próprios problemas e conflitos (da anormalidade nossa de cada dia) e não apenas por curiosidade ou ossos do ofício. Experiências de supervisão clínica psicanalítica individual (semelhantes à própria análise), assim como coletivas, são igualmente relevantes.

Hanna Segal afirmou recentemente, em uma entrevista às páginas amarelas da revista *Veja*, que o treinamento na psicanálise de crianças a tornou mais capaz de tratar os adultos. Geralmente, dois supervisores de orientações clínicas diversas constituem o grau zero da iniciação. A prática da observação de bebês tipo Esther-Bick por 1 ou 2 anos seguidos (Bick, 1967), assim como estágios regulares com crianças doentes em hospitais pediátricos ou UTI, é igualmente instrutiva e qualificadora. Sigmund Freud recomendava que o jovem psicanalista conhecesse profundamente literatura, Arqueologia e Antropologia Social. Hoje, deveríamos necessariamente somar a isso a Psicologia Cognitiva, a Linguística e as artes em geral. Winnicott, que se preocupou com a formação do psiquiatra infantil, lembra-nos que, quando um médico adoece e vive genuinamente essa experiência, torna-se um médico melhor, condição a ser enriquecida ainda pelo convívio com crianças no cotidiano (Winnicott, 1948 e 1963, Estellita-Lins, 2007).

Contardo Calligaris publicou uma reflexão sobre a formação do jovem psicoterapeuta que se mostra bastante útil em suas ressonâncias metapsicológicas (Calligaris, 2004). Seria ainda muito desejável que um terapeuta psicanalítico fosse capaz de compreender esforços de saúde pública e imaginar-se no âmbito de uma rede assistencial complexa, disforme, multifacetada e atravessada pelo desejo e pela política do desejo.

Importância da psicanálise na pesquisa e na clínica com crianças deve ser reavaliada

A prática da psicanálise de crianças perdeu seus privilégios em ambiente acadêmico no final do século XX, estabelecendo rivalidade com a terapia cognitivo-comportamental, hegemônica nos Estados Unidos. Isso pode ser mais bem compreendido quando sabemos que o campo cognitivista emergente combateu os teóricos do *behaviour*, Chomsky e o grupo do Instituto de Tecnologia de Massachusetts (MIT, do inglês Massachusetts Institute of Technology) acabaram condenando-os a certa exclusão acadêmica. A migração de psicólogos comportamentais para a Psiquiatria Clínica constituiu, então, uma etapa previsível facilitada pela preocupação comum com a formalização de procedimentos. A exceção da hegemonia da TCC na clínica psiquiátrica tem sido basicamente constituída por Brasil, Argentina, França, Suíça, Alemanha e Espanha, países em que a Psicanálise teve desenvolvimentos peculiares (Rocha, 1989; Duarte, 2000; Eizirik, 2007; Abrão, 2009).

A segregação das publicações psicoterápicas e o habitual enquistamento da pesquisa psicanalítica têm sido problemáticos para a Psiquiatria e prejudiciais à própria Psicanálise. Durante muito tempo, o IJP (*International Journal of Psychoanalysis*) permaneceu excluído e insistindo em se excluir de repositórios e bases de dados consagradas. A recusa em avaliar desfechos clínicos em estudos epidemiológicos de eficácia ou efetividade constituiu um empecilho, desafio que tem sido progressivamente aceito por psicanalistas contemporâneos dedicados à pesquisa e situados na universidade. Vários autores têm contestado essa condenação, especialmente na prática da psicanálise com crianças.

Isso pode ser apenas parcialmente atribuído à dificuldade em publicar estudos rigorosos apresentando resultados coerentes (positivos ou negativos) com a racionalidade de pesquisa clínica vigente. Mais recentemente, assistimos ao início de pesquisas psicanalíticas avaliando a eficácia terapêutica com rigor e formalização epidemiológica mais padronizados, assim como a preocupação em organizar experimentos clínicos. Contudo, há esforços em fazer as psicoterapias dialogarem no âmbito científico, buscando, inclusive, pontos em comum (Roussos, 2010). No início da década, a IPA reuniu e publicou um vasto repertório de pesquisas empíricas em Psicanálise que, sob a égide de Peter Fonagy, representa uma considerável mudança de orientação em pesquisa (Fonagy, 2002).

Entretanto, ao tentar preencher um suposto hiato na pesquisa psicanalítica, devemos reconhecer o difícil problema da relação entre Psicanálise e Epidemiologia Clínica. O desenvolvimento da pesquisa médica na área psiquiátrica tem sido especialmente alavancado pela psicofarmacologia que, por sua vez, lucrou com a progressiva implantação de sistemas internacionais de classificação diagnóstica (DSM-IV e a 10ª edição da *Classificação internacional de doenças* (CID-10)) e com a uniformização das iniciativas terapêuticas. Isso fez a Psiquiatria se distanciar paulatinamente de disciplinas afins nas ciências humanas, como a Fenomenologia, a Hermenêutica, a Linguística e a Antropologia Social. A dificuldade principal em transpor a metodologia do *clinical trial* para os procedimentos psicoterápicos consiste na necessidade de assumir unidades ou recortes discretos em um processo de trocas complexas e interações difíceis de mensurar e ainda por explicar. Novas maneiras de analisar desfechos têm sido especialmente consideradas, assim como o valor da longa duração do tratamento (Fonagy, 2001).

Nesse nexo, reconhecemos o campo cognitivo e a Epidemiologia Clínica como marcos incontornáveis da discussão metodológica. Poderíamos ainda aventar uma terceira via – a suposição de que muitos territórios descortinados pela Psicanálise foram negligenciados pelos próprios psicanalistas, provavelmente em função de sua formação precária em termos científicos, metodológicos e epistemológicos, resultando em que alguns domínios considerados heterogêneos ou impuros, como a relação objetal precoce (junto com a racionalidade crítica e clínica derivada), a discussão sobre diferença sexual, feminilidade e gênero, ou ainda o campo das psicoses, fossem menosprezados ou considerados meros territórios destinados à anexação pela grande Metapsicologia Psicanalítica, que efetivamente jamais existiu enquanto unidade coerente e coesa. Uma transformação interna da Psicanálise poderia ser esperada. Pensamos aqui menos no pragmatismo que é obviamente necessário, mas, sobretudo, na retomada de uma discussão sobre os valores na clínica e na Psiquiatria.

Alguns psicanalistas e simpatizantes como Stern, Hobson, Fonagy, Target, Emde, Palazzo-Espasa, Cramer, entre outros, destacam-se pela militância transdisciplinar. Os cognitivistas não costumam se furtar ao encontro de ideias com a Psicanálise, ao contrário dos antigos comportamentalistas. Percebe-se, inclusive, a tendência a uma reconfiguração do campo com disciplinas híbridas como a "Neuropsicanálise". A pesquisa qualitativa se destaca enquanto recurso legitimador e ganha respeito quando a reconhecemos indispensável em estudos epidemiológicos de efetividade. Uma crítica sincera de modelos simplificadores da Psicopatologia na pesquisa clínica precisa ser empreendida, para benefício da Psiquiatria e da Psicanálise, assim como um combate ao mutismo metapsicológico de muitos psicanalistas tradicionais, absolutamente enquistados em seus circuitos escolásticos de sociedades hieráticas e pequenos grupos sob risco de extinção. Um exemplo marcante situa-se na 2ª geração de lacanianos, que destaca a filosofia de modo desvinculado do diálogo clínico (raciocínios do tipo "a nossa clínica" revolucionária *versus* a clínica reformista dos outros).

Cabe a pergunta acerca da capacidade de agregação dos psicanalistas, sobre seu papel articulador na história da psiquiatria infantil. Aparentemente, havia uma fértil articulação de Psicanálise e Psiquiatria Infantil. Trata-se, agora, de reavaliar as lendas e os mitos e tentar entender se essa fase está superada, se apenas primava pelo oportunismo ou luta de prestígio e, sobretudo, se encontramos em seu bojo uma potência verdadeiramente articuladora que estaria mantida ou até mesmo permaneceria indispensável. O papel do discurso psicanalítico como protagonista da Psicopatologia permanece em aberto, sem resposta definitiva. Vários pesquisadores tendem à revalorização da Psicanálise nessa tarefa de reconstrução da Psicopatologia e crítica dos sistemas classificatórios, como se verifica na Psicopatologia Fundamental de Pierre Fédida (Pereira, 1998; Fédida, 1998 e 2002; Banzato, 2000 e 2004).

O escopo da Psicanálise foi bastante ampliado na clínica da infância e adolescência, impulsionando muitas formas de intervenção e cuidado. Em contrapartida, alguns preconceitos teóricos foram dissipados ao longo dos últimos anos de pesquisa. Os cuidadores deixam de ser fetichizados e passam a ser compreendidos enquanto mediadores. A maternagem deixa de ser um atributo moral de certo estrato social e passa a ser uma dimensão eticossanitária de cuidados, socialmente reconstruída. A desvantagem socioeconômica e a pobreza são reconhecidas, hoje, como fator decisivo para a precariedade da saúde mental e sua influência negativa estaria parcialmente associada à violência, ao abuso (verbal, físico e sexual) e à exclusão social. Ambas vertentes se relacionam diretamente com os cuidados dedicados às crianças durante seu desenvolvimento.

A saúde fica indissoluvelmente conectada com a saúde mental e pensada em termos de prevenção e promoção de saúde. Desse modo, uma clínica da infância e da adolescência supõe a noção de clínica ampliada, de psicanálise em extensão, em que o cuidado, o sofrimento psíquico e a noção de crise vêm sendo redefinidos e redescritos (Estellita-Lins, 2009). Tem ocorrido um crescente interesse pela resiliência a partir da experiência clínica de cada psicanalista com seu paciente, revalorizando, inclusive, o caso clínico (Thoma, 2003), perspectiva que se encontra em franco desuso conforme se verifica no debate que veio a público no *British Journal of Psychiatry* (Wolpert, 2009).

O apego seguro, por sua vez, permite suportar agressões, frustrações e faculta experiências de culpa não violentas. Uma larga franja de necessidades investigativas ou clínicas em saúde mental não tem sido atendida pela racionalidade estreita dos sistemas classificatórios vigentes, mesmo incluindo a classificação de recém-nascidos (RN), lactentes e infantes, "0 a 3" derivada do DSM-IV, para não mencionar a própria ou ainda a CID-10 (Program, 1997). Esse lapso poderá ser resgatado quando a experiência vivida estiver tão tematizada nas pesquisas qualitativas quanto em coortes sintomáticas.

Ainda que o papel da Psicanálise esteja em *sursis*, podemos admitir sua importância, que pode ser reconhecida e incorporada por outras disciplinas afins. Do mesmo modo, insiste uma potência de diálogo, que foi perdida, mas permanece latente, expressando-se paulatinamente na universidade ou em iniciativas de problematização interdisciplinar da Psicopatologia. A capacidade de intercâmbio, colaboração e de trabalho interdisciplinar encontra-se em questão. Os domínios em que isso se estabelece se oferecem ao questionamento: psicopatologia; desenho de pesquisa; atuação clínica; saúde pública; saúde mental; e psiquiatria comunitária. Fala-se no pluralismo da Psicanálise contemporânea, mas ainda soa falsa a predominância de teóricos e seguidores, compreende-se pouco as controvérsias e os paradigmas e pratica-se ainda menos a interdisciplinaridade oferecida pela diáspora de métodos investigativos.

As contribuições inestimáveis da Psicanálise são bastante claras em alguns territórios, como o desenvolvimento, o cuidar, o brincar, a resiliência e as narratividades. Na problemática do desenvolvimento, na qual noções como intencionalidade, alteridade e a pletora de estudos sobre a face/rosto que dialogam com a tradição psicanalítica da especularidade e da imitação-endividada com os ideais egóicos. O cuidar desenha um campo vasto que vai dos equipamentos hospitalares, prótese e robótica ao leque aberto das vulnerabilidades, necessidades especiais, demências e idosos. Coube aos teóricos da relação de objeto precoce a investigação mais detalhada e sistemática desta noção.

O brincar tem sido convocado hoje pela diáspora de jogos virtuais em sua aliança com os jovens, trazendo a pergunta sobre a adição, compulsão e perda de tempo de vida social compartilhada no espaço cotidiano. Jogos e brinquedos são temidos como novos-velhos problemas, mas também propostos como tratamentos psíquicos ou dispositivos de contar histórias, narrar e imaginar. Ainda que representando extremos separados por 3 mil anos, intervenções em enfermaria oncológica, a tradição homérica dos aedos contadores de epopeia e os RPG parecem convergir sob novas concepções do brincar. A arte de falar para o outro e a capacidade de admitir que o outro poderia ser como eu constituem marcos da experiência humana que a terapêutica preserva por meio da Psicanálise.

A relação mãe-bebê gerou estudos de transmissão transgeracional, pesquisas com observação de crianças com transtornos do desenvolvimento, intervenções utilizando acompanhamento terapêutico, a intervenção precoce em situações clínicas de UTI neonatal, o protocolo aberto de "mãe canguru" e inúmeros outros, chegando até investigações de observação do feto, utilizando imagens de exame ultrassonográfico da gestação (Piontelli, 1987). Por último, os estudos do espectro autístico reúnem provavelmente um núcleo de interesse significativo com algumas iniciativas especiais de pesquisa, como: videofilmagem e registro de diálogo precoce mãe-criança (*babytalk* ou "mamanhês") utilizando instrumentos laboratoriais para recortar e isolar eventos singulares ou anômalos no desenvolvimento cognitivo-afetivo, o treinamento de equipes de saúde de atenção primária para identificação de marcadores de risco e o desenvolvimento de instrumentos (escalas ou questionários) específicos para a mãe com o mesmo objetivo.

Referências bibliográficas

1. Abram J. The language of Winnicott: a dictionary and guide to understanding his work. London: Jason Aronson, 1996.
2. Abrão JLF. As origens da psicanálise de crianças no Brasil: entre a educação e a medicina. Psicologia em Estudo. 2009;14:423-32.
3. Ainsworth MDS; Bowlby J. Research strategy in the study of mother-child separation. Paris: Chateau de Longchamp, 1954.
4. Ainsworth MDS. Attachments beyond infancy. American Psychologist. 1989;44(4):709-16.
5. Ariès P; Beijin A (org.). Sexualidades ocidentais. In: Contribuições para a história e para a sociologia da sexualidade. São Paulo: Brasiliense, 1985.
6. Ariès P. História social da criança e da família. 2. ed. Rio de Janeiro: Zahar, 1981.
7. Assoun PL. Dictionnaire des oeuvres psychanalytiques. Paris: PUF, 2009.
8. Badinter E. L'amour en plus: histoire de l'amour maternel (XVIIe-XXe siècle). Paris: Librairie Générale Francaise, 1988.
9. Balint M. A falha básica [1968]. Porto Alegre: Artes Médicas, 1993.
10. Bälint M. O médico, o paciente e a sua enfermidade. Rio de Janeiro: Atheneu, 1984.
11. Bälint M. Primary love and psychoanalytical technique. London: Tavistock, 1965.
12. Balint M. The crisis of medical practice. American Journal of Psychoanalysis. 2002;62(1):7-15.
13. Banzato CEM. O que (não) esperar das classificações diagnósticas em psiquiatria. Rev Latinoam Psicopat Fund. 2004;7(1):97-105.
14. Banzato CEM. Sobre a distinção entre "critério" e "sintoma" na nosologia psiquiátrica. Rev Latinoam Psicopat Fund. 2000;3(3):9-17.
15. Barthes R. Como viver junto: simulações romanescas de alguns espaços cotidianos. São Paulo: Martins Fontes, 2003.
16. Basch MF. Self-object disorders and psychoanalytic theory: a historical perspective. J Am Psychoanal Assoc. 1981;29(2):337-51.
17. Bick E. Notas sobre la observacion de bebés en la ensenanza de la psicoanalisis. Revista de Psicanálise Argentina. 1967;12.
18. Bick E. The experience of the skin in early object-relations. International Journal of Psychoanalysis. 1968;49:484-6.
19. Bollas C. The transformational object. Int J Psychoanal. 1979;60(1):97-107.
20. Bonomi C. Breaking the solid ground of common sense: undoing "structure" with Michael Balint. Am J Psychoanal. 2003;63(3):219-38.
21. Boring E; Langfeld H; Werner H et al. (org.). A history of psychology in autobiography. New York: Clark University Press/Russel & Russel, 1968.
22. Bowlby J. Apego e perda. São Paulo: Martins Fontes, 1984.
23. Bowlby J. Cuidados maternos e saúde mental. 2. ed. Rio de Janeiro: Martins Fontes, 1988.
24. Bowlby J. Formação e rompimento dos laços afetivos. São Paulo: Martins Fontes, 1990.
25. Brautigam W. Attachment and sexuality in psychoanalytic theories and practice. Psychother Psychosom Med Psychol. 1991;41(8):295-305.
26. Brendel DH. Beyond Engel: clinical pragmatism as the foundation of psychiatric practice. Philosophy, Psychiatry & Psychology. 2007;14(4):311-3.
27. Brody S; Spitz RA. Patterns of mothering: maternal influence during infancy. New York: International Universities, 1956.
28. Burgoyne B; Sullivan M (org.). Diálogos Klein-Lacan. São Paulo: Via Lettera, 2001.
29. Caligor E. Treatment manuals for long-term psychodynamic psychotherapy and psychoanalysis. Clinical Neuroscience Research. 2005;4:387-98.
30. Callahan JL; Hynan MT. Models of psychotherapy outcome: are they applicable in training clinics? Psychological Services. 2005;2(1):65-9.
31. Calligaris C. Cartas a um jovem terapeuta: reflexões para psicoterapeutas, aspirantes e curiosos. 4. ed. Rio de Janeiro: Elsevier, 2004.
32. Canguilhem G (ed.). L'idée de medicine expérimentale selon Claude Bernard. In: Études d'histoire et de philosophie des sciences. Paris: Vrin, 1968. p. 143-55.
33. Canguilhem G (ed.). Théorie et technique de l'experimentation chez Claude Bernard. In: Études d'histoire et de philosophie des sciences. 2. ed. Paris: Vrin, 1968. p. 143-55.

34. Cartwright L. Emergencies of survival': moral spectatorship and the 'new vision of the child' in postwar child psychoanalysis. J Visual Culture. 2004;3(1):35-49.
35. Célia S. Maltrato e negligência: intervenção a nível preventivo. In: Lippi JR (ed.). Abuso e negligência na infância: prevenção e direitos. Rio de Janeiro: Editora Científica Nacional, 1990.
36. Celia S; Souza RP. Risco e resiliência. In: Costa MC; Souza RP (org.). Adolescência. Porto Alegre: Artmed, 2002. p. 333-9.
37. Celia SAH. The club as an integrative factor in a therapeutic community for children. American Journal of Orthopsychiatry. 1970;40(1):130-4.
38. Cetina KK. Culture in global knowledge societies: knowledge cultures and epistemic cultures. Interdisciplinary Science Reviews. 2007;32(4):361-75.
39. Chemouni J. História do movimento psicanalítico. Rio de Janeiro: Jorge Zahar, 1991.
40. Coates SW. John Bowlby and Margaret S. Mahler: their lives and theories. J Am Psychoanal Assoc. 2004;52(2):571-601.
41. Cohler B; Friedman D. Psychoanalysis and the early beginnings of residential treatment for troubled youth. Child Adolesc Psychiatr Clin N Am. 2004;13(2):237-54.
42. Cooper AM. American psychoanalysis today: a plurality of orthodoxies. Acad Psychoanal Dyn Psychiatry. 2008;36:235-53.
43. Costa JF. Balint e o amor. In: Kishida CA; Lannes ES; Sampaio N et al. (org.). Cultura da ilusão. Rio de Janeiro: Contra Capa, 1998. p. 37-64.
44. Cruz L; Hillesheim B; Guareschi NMF. Infância e políticas públicas: um olhar sobre as práticas psi. Psicologia & Sociedade. 2005;17(3):42-9.
45. Dicks HV. 50 years of the Tavistick clinic. London: Routledge & Keagan Paul, 1970.
46. Dijken SV; Veer RVD; Kuipers HJ et al. Bowlby before Bowlby: the sources of an intellectual departure in psychoanalysis and psychology. J Hist Behav Sci. 1998;34(3):247-69.
47. Downey T. Early object relations into new objects. Psychoanal Study Child. 2001;56:39-67 [discussion 8-75].
48. Duarte LF. Dois regimes históricos das relações da antropologia com a psicanálise no Brasil: um estudo da regulação moral da pessoa. In: Amarante P (ed.). Ensaios: subjetividade, saúde mental, sociedade. Rio de Janeiro: Fiocruz, 2000. p. 107-39.
49. Duarte LFD; Russo J; Venâncio ATA (org.). Psicologização no Brasil: atores e autores. Rio de Janeiro: Contra Capa, 2005.
50. Ekstein R; Wallerstein J. Observations on the psychology of borderline and psychotic children: report from a current psychotherapy research project at Southard school. Psychoanalytical Study of the Child. 1954;9:344-69.
51. Emde RN. The prerepresentational self and its affective core. Psychoanalytical Study of the Child. 1983;38:165-92.
52. Enéas MLE. Pesquisas em psicoterapia: seções especiais de periódico (1995 a 2005). Psicologia: Teoria e Pesquisa. 2007;23(3):333-40.
53. Engel G. The clinical application of the biopsychosocial model. American Journal of Psychiatry. 1980;137:535-44.
54. Estellita-Lins C. Lacan e Kant. In: Quinet A (ed.). Jacques Lacan: a psicanálise e suas conexões. Rio de Janeiro: Imago, 1993. p. 83-93.
55. Estellita-Lins C; Oliveira VM; Coutinho MF. Clínica ampliada em saúde mental: cuidar e suposição de saber no acompanhamento terapêutico. Ciência e Saúde Coletiva. 2009;14(1):205-15.
56. Estellita-Lins C. Winnicott e Canguilhem. In: Bezerra Junior B; Ortega F (org.). Winnicott e seus interlocutores. Rio de Janeiro: Ediouro, 2007.
57. Estellita-Lins CE. A diáspora dos métodos de pesquisa em saúde da criança e da mulher. In: Deslandes MCMS (ed.). Caminhos do pensamento: epistemologia e método. Rio de Janeiro: Fiocruz, 2002. p. 155-94.
58. Fairbairn RD. Psychoanalytic studies of the personality. 5. ed. London: Routledge & Kegan Paul, 1976.
59. Fédida P. De uma psicopatologia geral a uma psicopatologia fundamental: nota sobre a noção de paradigma. Revista Latinoamericana de Psicopatologia Fundamental. 1998;1(3):107-21.
60. Fedida P. Dos benefícios da depressão. São Paulo: Escuta, 2002.
61. Fédida P; Widlöcher D (org.). Les évolutions. In: Phylogenèse de l'individuation. Paris: Presses Universitaires de France, 1994.
62. Fenichel O. La teoria psicoanalitica de las neurosis. Buenos Aires: Paidós, 1966.
63. Fonagy P (ed.). An open door review of outcome studies in psychoanalysis. 2. ed. London: International Psychoanalytical Association, 2002.
64. Fonagy P. An attachment theory approach to treatment of the difficult patient. Bulletin of the Menninger Clinic. 1998;62(2):147-69.
65. Fonagy P. Attachment theory and psychoanalysis. New York: Other Press, 2001.
66. Fonagy P. Moments of change in psychoanalytic theory: discussion of a new theory of psychic change. Infant Mental Health Journal. 1998;19(3):346-53.
67. Fonagy P. Psychoanalysis and cognitive-psychology. International Review of Psycho-Analysis. 1988;15:407-9.
68. Fonagy P. Psychoanalysis and developmental psychopathology: from attachment to borderline personality disorder. International Journal of Psychology. 2000;35(3-4):96.
69. Fonagy P. Psychoanalytic and empirical approaches to developmental psychopathology: can they be usefully integrated? Journal of the Royal Society of Medicine. 1993;86(10):577-81.
70. Fonagy P. The talking cure in the cross fire of empiricism – The struggle for the hearts and minds of psychoanalytic clinicians: commentary on papers by Lester Luborsky and Hans H. Strupp. Psychoanalytic Dialogues. 2001;11(4): 647-58.
71. Fonagy P. Towards a developmental understanding of violence. British Journal of Psychiatry. 2003;183(3):190-2.
72. Fonagy P; Gergely G; Target M. The parent-infant dyad and the construction of the subjective self. Journal of Child Psychology and Psychiatry. 2007;48(3-4):288-328.
73. Fonagy P; Moran GS; Lindsay MKM et al. Psychological adjustment and diabetic control. Archives of Disease in Childhood. 1987;62(10):1009-13.
74. Fonagy P; Steele H; Steele M. A prospective longitudinal-study of the influence of adult attachment patterns on infant attachment and child-development. International Journal of Psychology. 1992;27(3-4):209.
75. Fonagy P; Target M. The efficacy of psychoanalysis for children with disruptive disorders. J Am Acad Child Adolesc Psychiatry. 1994;33(1):45-55.
76. Fonagy P; Target M. The history and current, status of outcome research at the Anna Freud Centre. Psychoanalytic Study of the Child. 2002;57:27-60.
77. The Guardian. French philosopher says feminism under threat from "good motherhood" [Internet]. The Guardian. 2010.
78. Freud A. Indications for child analysis and other papers, 1945-1956. New York: International Universities Press, 1960.
79. Freud A; Hartmann H; Kris E (org.). The psychoanalytic study of the child. New York: International Universities Press, 1946.
80. Freud S. Drei Abhandlungen zur Sexualtheorie [1905]. Frankfurt: Fischer Verlag, 2002.
81. Freud S. Psicanálise selvagem [1910]. In: Salomão J (ed.). Obras completas de Sigmund Freud. Rio de Janeiro: Imago, 1974.
82. Freud S. Recomendações aos médicos que exercem a psicanálise [1912]. In: Salomão J (ed.). Obras completas de Sigmund Freud. Rio de Janeiro: Imago, 1996. p. 123-33.
83. Fulford KWM; Broome M; Stanghellini G et al. Looking with both eyes open: fact and value in psychiatric diagnosis? World Psychiatry. 2005;4(2):78-86.
84. Gedo JE. Reflections on metapsychology, theoretical coherence, hermeneutics and biology. Journal of the American Psychoanalytic Association. 1997;45(3):779-806.
85. Geissmann P; Geissmann C. A history of child psychoanalysis. London: Taylor & Francis, 2005.
86. Genovese C. Metapsychological considerations on John Bowlby's model of attachment. Psychiatrie de L' Enfant. 1991;34(2):359-79.
87. Giddens A. A transformação da intimidade: sexualidade, amor e erotismo nas sociedades modernas. São Paulo: Unesp, 1992.
88. Grossman WI. Hierarchies, boundaries and representation in a Freudian model of mental organization. Journal of the American Psychoanalytic Association. 1992;40(1):27-62.
89. Guthrie A. The problem of therapeutic action in child psychoanalysis: what to do, how to be, why it works. Toronto, 2008.
90. Guyomard P. La jouissance du tragique: Antigone, Lacan et le désir de l'analyste. Paris: Flammarion, 1998.

91. Herman E. Families made by science: Arnold Gesell and the technologies of child adoption. Isis. 2001;92:684-715.
92. Higgitt A; Fonagy P. Clinical effectiveness. British Journal of Psychiatry. 2002;181:170-4.
93. Hill J; Fonagy P; Safier E et al. The ecology of attachment in the family. Family Process. 2003;42(2):205-21.
94. Isaacs S. Social development in young children. London: Routledge, 1933.
95. Jaccard R (ed.). Histoire de la psychanalyse. Paris: Hachette, 1982.
96. Jackson EB; Klatskin EH. Rooming-in research project: development of methodology of parent-child relationship study in a clinical setting. Psychoanalytical Study of the Child. 1950;5:236-58.
97. Juranville A. Lacan et la philosophie. Paris: Presses Universitaires de France, 1984.
98. Karen R (ed.). Becoming attacched: first relationships and how they shape our capacity to love. New York: Oxford University Press, 1998.
99. Kernberg O. Convergences and divergences in contemporary psychoanalytic technique. Int J Psychoanal. 1993;74(Pt 4):659-73.
100. Knight KM; Dornan T; Bundy C. The diabetes educator: trying hard, but must concentrate more on behaviour. Diabetic Medicine. 2006;23(5):485-501.
101. Kutchins H; Kirk SA. Making us crazy – DSM: the psychiatric bible and the creation of mental disorders. New York, London: Free Press, 1997.
102. Lacan J. Écrits. Paris: Éditions du Seuil, 1966.
103. Lacan J. Le seminaire: la relation d'objet et les structures freudiennes [1956-1957]. Paris: Seuil, 1994.
104. Lacan J. Les quatre concepts fondamentaux de la psychanalyse. Paris: Seuil, 1973.
105. Lacan J. Nota sobre a criança [1983]. In: Conselho Federal de Nutricionistas (Brasil) (ed.). Outros escritos. Rio de Janeiro: Jorge Zahar, 2003. p. 369-70.
106. Lacan J. Os escritos técnicos de Freud, 1953-1954. Rio de Janeiro: Zahar, 1979.
107. Lacoste P. Psicanálise e cinema. In: Kaufmann P (ed.). Dicionário enciclopédico de psicanálise: o legado de Freud e Lacan. Rio de Janeiro: Jorge Zahar, 1996. p. 593-600.
108. Lebovici S; Soulé M. La conaissance de l'enfant par la psychanalyse. 2. ed. Paris: PUF, 1970.
109. Leichsenring F. Are psychodynamic and psychoanalytic therapies effective? – A review of empirical data. International Journal of Psychoanalysis. 2005;86(3):841-68.
110. Lewis B. The biopsychosocial model and philosophic pragmatism: is George Engel a pragmatist? Philosophy, Psychiatry & Psychology. 2006;13(4):299-310.
111. Libération. Les féministes ont perdu de vue le quotidien des femmes. Interview avec Joy Sorman [Internet]. Libération. 2010.
112. Lieberman AFPD; Ippen CPDG; Horn PJDPD. Child-parent psychotherapy: 6-month follow-up of a randomized controlled trial. Journal of the American Academy of Child & Adolescent Psychiatry. 2006 Aug;45(8):913-8.
113. Lieberman AFPD; Horn PJDPD; Ippen CPDG. Toward evidence-based treatment: child-parent psychotherapy with preschoolers exposed to marital violence. Journal of the American Academy of Child & Adolescent Psychiatry. 2005 Dec;44(12):1241-8.
114. MacDonald S. The real and the researchable: a brief review of the contribution of John Bowlby (1907-1990). Perspect Psychiatr Care. 2001;37(2):60-4.
115. Mansfield AK; Addis ME. Manual-based psychotherapies in clinical practice – Part I: Assets, liabilities and obstacles to dissemination. Evidence Based Mental Health. 2001;1:68-9.
116. Merhy EE (ed.). O trabalho em saúde: olhando e experienciando o SUS no cotidiano. São Paulo: Hucitec, 2006.
117. Merhy EE. Em busca de ferramentas analisadoras das tecnologias em saúde: a informação e o dia a dia de um serviço, interrogando e gerindo trabalho em saúde. In: Merhy EE; Onocko R (org.). Agir em saúde: um desafio para o público. 2. ed. São Paulo: Hucitec, 1997. cap. 3, p. 113-50.
118. Merhy EE; Franco TB; Bueno WS. O acolhimento e os processos de trabalho em saúde: o caso de Betim, Minas Gerais. In: Merhy EE (ed.). O trabalho em saúde: olhando e experienciando o SUS no cotidiano. São Paulo: Hucitec, 2006. p. 37-56.
119. Merhy EE; Onocko R (org.). Agir em saúde: um desafio para o público. 2. ed. São Paulo: Hucitec, 1997.
120. Mezan R. A vingança da esfinge: ensaios de psicanálise. São Paulo: Brasiliense, 1988.
121. Mezan R. Interfaces da psicanálise. São Paulo: Companhia das Letras, 2002.
122. Mezan R. Problemas de uma história da psicanálise. In: Percursos na história da psicanálise. Rio de Janeiro: Taurus/Timbre, 1988.
123. Mezan R. Klein, Lacan: para além dos diálogos cruzados. In: A vingança da esfinge: ensaios de psicanálise. São Paulo: Brasiliense, 1988.
124. Miller JA. La transferencia: el sujeito supuesto al saber. In: Recorrido de Lacan. Buenos Aires: Artes Gráficas Santo Domingo, 1984. p. 79-100.
125. Mitchell JGS. Relações objetais na teoria psicanalítica. Porto Alegre: Artes Médicas, 1994.
126. Moran G; Fonagy P; Kurtz A et al. A controlled-study of the psychoanalytic treatment of brittle diabetes. Journal of the American Academy of Child and Adolescent Psychiatry. 1991;30(6):926-35.
127. Munroe RL. Shcools of psychoanalytic thought. New York: Dryden Press, 1955.
128. Nathan T. Manifeste pour une psychopatologie scientifique. In: Nathan IST (ed.). Médecins at Sorciers. Le Plessis-Robinson: Synthélabo, 1995. p. 9-114.
129. Nichols K; Gergely G; Fonagy P. Experimental protocols for investigating relationships among mother-infant interaction, affect regulation, physiological markers of stress responsiveness and attachment. Bulletin of the Menninger Clinic. 2001;65(3):371-9.
130. Pereira MEC. Formulando uma psicopatologia fundamental. Revista Latinoamericana de Psicopatologia Fundamental. 1998;1(1):60-76.
131. Perrot M. O nó e o ninho. In: Harazim D (ed.). Reflexões para o futuro – Veja 25 anos. São Paulo: Abril, 1993. p. 74-81.
132. Piaget J. Piaget. In: Boring E; Langfeld H; Werner H t al (org.). A history of psychology in autobiography. New York: Clark University Press/Russel & Russel, 1968. p. 237-56.
133. Borland P. Smudge. 2010.
134. Ponton LE. Adolescence and psychoanalysis: the story and the history. Journal of the American Academy of Child & Adolescent Psychiatry. 1999;38(12):1601.
135. Priore MLMD (ed.). História das crianças no Brasil. São Paulo: Contexto, 1999.
136. Program NCFCI – National Center for Clinical Infant Program. Classificação diagnóstica: 0 a 3 – Classificação diagnóstica de saúde mental e transtornos do desenvolvimento do bebê e da criança pequena. Tradução de Monteiro MC. Porto Alegre: Artes Médicas, 1997.
137. Rayner E. The independent mind in British psychoanalysis. London: Free Association Books, 1991.
138. Reis VM; David HMSL. O fluxograma analisador nos estudos sobre o processo de trabalho em saúde: uma revisão crítica. Rev APS, Juiz de Fora. 2010;13(1):118-25.
139. Rickman J. Methodology and research on psycho-pathology. In: Scott CM (ed.). Selected contributions to psycho-analysis. London: Hogarth Press/Institute of Psychoanalysis, 1957. p. 411.
140. Robertson J. Mothering as an influence on early development: a study of well-baby clinic records. Psychoanalytical Study of the Child. 1962;17:245-64.
141. Rocha GSd. Introdução ao nascimento da psicanálise no Brasil. Rio de Janeiro: Forense Universitária, 1989.
142. Roudinesco E. Genealogias. Rio de Janeiro: Relume Dumará, 1995.
143. Roudinesco E. Histoire de la psychanalyse en France. Paris: Fayard, 1997.
144. Roudinesco E; Plon M. Dicionário de psicanálise. Rio de Janeiro: Jorge Zahar, 1998.
145. Roussos AJ; Waizmann V; Etchebarne I. Common interventions in two single cases of cognitive and psychoanalytic psychotherapies. Journal of Psychotherapy Integration. 2010;20(3):327-46.
146. Ruberman L. Psychotherapy of children with pervasive developmental disorders. Am J Psychother. 2002;56(2):262-73.

147. Russo J. O mundo PSI no Brasil. Rio de Janeiro: Zahar, 2002.
148. Secoli SR; Padilha KG; Leite RCBO. Avanços tecnológicos em oncologia: reflexões para a prática de enfermagem. Revista Brasileira de Cancerologia. 2005;51(4):331-7.
149. Smith R. The history of psychological categories. Studies in History and Philosophy of Science – Part C: Studies in History and Philosophy of Biological and Biomedical Sciences. 2005;36(1):55-94.
150. Solnit AJ. Anna Freud: the dream of psychoanalysis. Journal of the American Academy of Child & Adolescent Psychiatry. 1994;33(4):595-6.
151. Solnit AJ; Provence SA (org.). Modern perspectives in child development. New York: International Universities Press, 1963.
152. Sontag S. Os bebês de Borland. *In:* Sontag S (ed.). Questão de ênfase: ensaios. São Paulo: Companhia das Letras, 2005. p. 293-300.
153. Souza O. A metapsicologia e as opções éticas dos psicanalistas. *In:* Kishida CA; Lannes ES; Sampaio N et al. (org.). Cultura da ilusão. Rio de Janeiro: Contracapa, 1998. p. 37-64.
154. Spielmans GI; Gatlin ET; McFall JP. The efficacy of evidence-based psychotherapies versus usual care for youths: controlling confounds in a meta-reanalysis. Psychotherapy Research. 2009;20(2):234-46.
155. Spitz RA. Die Entstehung der ersten Objektbeziehungen. Klett, 1960.
156. Spitz RA. O primeiro ano de vida. 2. ed. São Paulo: Martins Fontes, 1998.
157. Steele H; Steele M; Fonagy P. Associations among attachment classifications of mothers, fathers and their infants. Child Development. 1996;67(2):541-55.
158. Stein E. Psicopatologia e pesquisa psicanalítica. *In:* Stein E (ed.). Anamnese: a filosofia e o retorno do reprimido. Porto Alegre: Edipucrs, 1997. 175p.
159. Steiner R; King P (org.). Les controverses Anna Freud Melanie Klein. Presses Universitaires de France, 1996.
160. Stengers I. La volonté de faire science: à propos de la psychanalyse. Le Plessis-Robinson: Delagrange-Synthélabo, 1992.
161. Stengers I; Chertok L. O coração e a razão: a hipnose de Lavoisier a Lacan. Rio de Janeiro: Jorge Zahar, 1990.
162. Stern D. Intersubjetividade. *In:* Gabbard GO; Person ES; Cooper AM (org.). Compêndio de psicanálise. Porto Alegre: Artmed/ABP, 2007. p. 89-104.
163. Stern DN; Jaffe J; Beebe B et al. Vocalizing in unisson and in alternation: two modes of communication within the mother-infant dyad. Annals of the New York Academy of Science. 1974;263:89-100.
164. Stern DN. A constelação da maternidade: o panorama da psicoterapia pais/bebê. Porto Alegre: Artes Médicas, 1997.
165. Stern DN. O mundo interpessoal do bebê: a visão a partir da psicanálise e da psicologia do desenvolvimento. Porto Alegre: Artes Médicas, 1992.
166. Stern DN. Some implications of infant observations for psychoanalysis. *In:* Cooper AM (ed.). Contemporary psychoanalysis in America: leading analysts present their work. Arlington: American Psychiatric Publishing, 2006. p. 641-66.
167. Stewart H. Winnicott, Bälint and the independent tradition. American Journal of Psychoanalysis. 2003;63(3):207-17.
168. Sutherland J. The British object relations theorists: Balint, Winnicott, Fairbairn, Guntrip. J Am Psychoanal Assoc. 1980;28(4):829-60.
169. Target M. Teoria e pesquisa sobre apego. *In:* Gabbard GO; Person ES; Cooper AM (org.). Compêndio de psicanálise. Porto Alegre: Artmed/ABP, 2007. p. 169-82.
170. Teixeira PE. O outro lado da família brasileira. Campinas: Unicamp, 2004.
171. Thoma H; Landis AE. ICD-10 – Psychodynamic clinical cases – Metapsychology: an exchange between Helmut Thoma and Anna E. Landis. Psyche-Zeitschrift Fur Psychoanalyse Und Ihre Anwendungen. 2003;57(2):174-82.
172. Tramer M. Manuel de psychiatrie infantile générale (1945). 2. ed. Paris: PUF, 1949.
173. Valade B. Psicanálise e etnologia. *In:* Kaufmann P (ed.). Dicionário enciclopédico de psicanálise: o legado de Freud e Lacan. Rio de Janeiro: Jorge Zahar, 1996. p. 642-7.
174. Vanheule S. Anna Freud: a biography by Elizabeth Young-Bruehl. 2nd ed. New Haven/London: Yale University Press, 2008.
175. Wallerstein RS. The trajectory of psychoanalysis: a prognostication. International Journal of Psychoanalysis. 2002;83:1247-67.
176. Weiss R. The attachment bond in childhood and adulhood. *In:* Parkes CM; Stevenson-Hinde J; Marris P (org.). Attachment across life cycle. London/New York: Routledge; 1993.
177. Wertheimer M. Pequena história da psicologia. 4. ed. São Paulo: Companhia Editora Nacional, 1978.
178. Widlöcher D. A psicanálise: método de investigação. *In:* Widlöcher D; Ey H (org.). Sobre a psicanálise. Lisboa: Veja, 1979. p. 73-84.
179. Widlöcher D. For a clinical pluralism. *In:* Rein PPEW (ed.). The clinical approach in psychiatry. Paris: Synthèlabo. p. 125-34.
180. Widlöcher D. La psychopathologie entre Claude Bernard et Darwin. *In:* Universitaires de France (ed.). Monographie de psychopathologie. p. 143-50.
181. Widlöcher D. La psychopathologie entre Claude Bernard et Darwin. Revue Internationale de Psychopatologie. 1995:125-34.
182. Willoughby R. Between the basic fault and second skin. Int J Psychoanal. 2004;85(1):179-95.
183. Winnicott DW. Holding e interpretação. São Paulo: Martins Fontes, 1972.
184. Winnicott DW. Natureza Humana [1988]. Rio de Janeiro: Imago, 1990.
185. Winnicott DW. O ambiente e os processos de maturação: estudos sobre a teoria do desenvolvimento emocional [1979]. Porto Alegre: Artes Médicas, 1983.
186. Winnicott DW. Preocupação materna primária. *In:* Textos selecionados da pediatria à psicanálise. Rio de Janeiro: Francisco Alves, 1956.

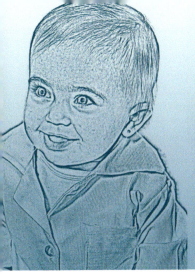

Capítulo 85

Psicologia Analítica

Ceres Alves de Araújo

> "Na praia de mares de mundos sem fim, crianças brincam ..."
> (Rabindranath Tagore)

Introdução

Neste capítulo, pretende-se escrever sobre a psicoterapia de crianças de abordagem junguiana, também denominada "terapia analítica" com crianças ou ainda de análise de crianças. Os termos "terapeuta" e "paciente" serão usados para se referir aos parceiros do relacionamento psicoterapêutico.

A moderna pesquisa com crianças e os achados da neurociência trouxeram dados que, por um lado, tornaram necessário se repensar ou até mesmo descartar alguns postulados da Psicologia Analítica, assim como de outras teorias de base psicodinâmica. Por outro lado, esses novos conhecimentos também trouxeram a base científica para afirmações e posturas a que Carl Gustav Jung havia chegado, há quase um século, graças à sua intuição e ao seu pensamento hipotético-dedutivo privilegiados.

Sabe-se, hoje, que o estado mental de uma pessoa é resultante de um padrão particular de atividade neuronal desenvolvido a partir de padrões primitivos de atividade no mundo das pessoas e dos objetos. Segundo Wilkinson,[1] os padrões no cérebro/mente são a chave essencial para compreender os processos subjacentes às mudanças que ocorrem na psicoterapia. Esses padrões são produtos da atividade neuronal, parte dela executando funções que são pré-específicas. Entretanto, sua mudança e seu desenvolvimento são determinados pela experiência, de tal forma que novas conexões surgem diretamente de novas experiências.

> "Assim, a plasticidade do complexo mente-cérebro-corpo, dependente da experiência, se torna a chave para se compreender a possibilidade de mudança da mente e o aprendizado que pode ocorrer na psicoterapia." (p. 2)

Herança de Jung

Existe um preconceito de que a psicologia de Jung refere-se apenas à segunda metade da vida. De fato, a personalidade, como expressão da totalidade do ser humano, foi descrita por Jung[2] como o ideal do adulto, um ideal sempre buscado, nunca completamente atingível. A realização da personalidade ocorre por meio da individuação e essa realização é o marco final do desenvolvimento humano para o período além da metade da existência.

O processo de desenvolvimento descrito por Jung refere-se ao processo de individuação, no qual a psique particulariza-se em um ser individual, distinto do coletivo, processo proposto para o adulto. Ele define individuação como "o processo de constituição e particularização da essência individual, especialmente o desenvolvimento do indivíduo, segundo o ponto de vista psicológico, como essência diferenciada do todo da psicologia coletiva" (p. 525).

O processo de desenvolvimento da criança teria um movimento oposto, pois o eu diferencia-se a partir do coletivo e precisa moldar-se, adaptar-se e educar-se sob os princípios e normas da coletividade.

Embora, de fato, se tenha dado muita importância ao desenvolvimento do adulto, entre as obras de Jung, encontram-se coletâneas de estudos sobre a psicologia infantil. Nesses estudos, ele considera a psicologia dos pais e educadores como normativa para o processo de expansão da consciência e da diferenciação do eu da criança. Reflete também sobre a importância da problemática infantil para a realização pessoal do adulto.

No prefácio do livro de Francis G. Wickes,[3] *The inner world of childhood*, publicado em 1927, Jung escreve que "a criança se encontra de tal forma ligada e unida à atitude psíquica dos pais, que não é de causar espanto que a maioria das perturbações nervosas verificadas na infância deva sua origem a algo de perturbado na atmosfera psíquica dos pais" (p. 80).

Para ele, é fato inegável que o estado psíquico da criança está identificado com o inconsciente dos pais e que essa identidade provém do estado de inconsciência em que se encontra a criança pequena. Jung[4] pensava que "seria de grande utilidade para os pais saberem considerar os sintomas de seus filhos à luz de seus próprios sintomas e conflitos" (p. 84). Ele acreditava que o fator que atua psiquicamente de um modo mais intenso sobre a criança é a vida que os pais ou antepassados não viveram. Postulava, ainda, que tanto o corpo como a alma da criança provêm da série de antepassados, no sentido segundo o qual ela pode ser distinguida individualmente da alma coletiva da humanidade.

Jung[4] considerava que:

> "Por trás de cada determinado pai, está sempre a figura eterna do pai e, por trás da atuação passageira de uma mãe real, se encontra a figura mágica da mãe absoluta. Esses arquétipos da alma coletiva, cujo poder se acha glorificado nas obras imortais da arte ou nas ardentes profissões de fé das religiões, são também as potências que dominam a alma infantil pré-consciente. Tais potências, ao serem projetadas, conferem aos pais humanos um fascínio que muitas vezes atinge quase o infinito em grandeza." (p. 97)

Na conferência sobre a importância da Psicologia Analítica para a educação, pronunciada no Congresso Internacional para Educação, em Territet-Montreux, em 1923, Jung[4] afirmou que as perturbações das crianças são muito menos expressão do interior delas mesmas do que reflexo das influências perturbadoras dos pais. Mostrou que, para se tratar o distúrbio nervoso da criança, deve-se primeiro submeter os pais a tratamento, a fim de chamar-lhes a atenção para seu estado psíquico, seus conflitos, as aspirações que foram realizadas ou frustradas e a atmosfera reinante na família. Aquilo que é ou está inconsciente na psique dos pais é o que influencia a psique do filho. Da identidade primitiva com os pais, apenas lentamente vai se libertando a consciência individual. A escola tem papel importante para estimular a separação da criança da identidade primitiva com os pais e, depois, estimular o adolescente a se separar do mundo dos pais.

Jung não falava em se tratar as crianças. Ele falava em se tratar os pais, assim como falava em se educar os educadores.

Porém, é necessário salientar que a teoria do desenvolvimento humano de Jung tem como um dos fundamentos o conceito biológico de adaptação. Para ele, adaptação se refere tanto às condições do ambiente externo, no qual a pessoa vive, como aos estados internos de sua psique.

Psicologia de Jung
Ponto de vista arquetípico-simbólico

Do ponto de vista da psicologia junguiana, acredita-se que a organização do desenvolvimento é arquetípica, isto é, o desenvolvimento se processa sob a ordenação do *self*, arquétipo central como princípio da totalidade.

"Arquétipo" é uma palavra de origem grega que significa o primeiro **modelo** de algo, um **protótipo**, ou uma antiga impressão sobre algo. Na Psicologia Analítica, os arquétipos se referem a conjuntos de imagens primordiais, as quais dão sentido aos complexos e às histórias passadas entre gerações, formando o conhecimento e o imaginário do inconsciente coletivo. São concebidos como estruturas inatas, imateriais, como moldes a partir dos quais os fenômenos psíquicos tendem a se formar, pois servem de matriz para a expressão e o desenvolvimento da psique.

Para Jung,[5] como o corpo do *Homo sapiens* representa, em cada uma das suas partes, o resultado do processo evolutivo, assim também acontece com a psique. Ela mostra, em toda parte, vestígios dos estágios anteriores.

> "Assim como o corpo humano representa um museu completo de órgãos, com uma longa história evolutiva que o precede, assim também poderíamos esperar que a mente seja organizada de modo similar... Essa imensa antiga psique forma a base da nossa mente, assim como a estrutura do nosso corpo está erguida com base na anatomia dos mamíferos." (p. 522)

Ele manteve a proposição, até o final de sua vida, de que o inconsciente coletivo contém uma espécie de "memória ancestral" consistindo de instintos, de intuições e de estruturas de experiências organizadoras, os arquétipos. Para ele, os arquétipos são matrizes herdadas enquanto espécie, isto é, comuns à espécie humana. A psique da criança está equipada com todos os instintos específicos, assim como também as, *a priori*, fundações para as funções superiores.

A Psicologia Analítica sempre considerou que a psique tinha camadas ancestrais que continham elementos da história da espécie de um indivíduo. Mas, no início dos anos 2000, os estudos sobre genoma sugeriram que o genoma só poderia conter pouca informação e não poderia codificar informação simbólica, gerando o argumento do "genoma empobrecido", isto é, o genoma não poderia oferecer uma contribuição significativa ao inconsciente coletivo.

Assim, a partir de 2003, Knox,[6] entre outros pesquisadores junguianos, afirmou que os desenvolvimentos genéticos descartam a ideia de um inconsciente coletivo herdado, pois os 30 mil genes do genoma humano seriam insuficientes para conter informações simbólicas. Ela equacionou os arquétipos com esquemas de imagens, modelos espaciais que são formados precocemente no desenvolvimento mental e armazenam informações essenciais sobre as relações espaciais dos objetos do mundo ao nosso redor. Ela postulou que existem mecanismos genéticos de orientação específica – os genes – compreendidos como catalisadores para o desenvolvimento. Dessa maneira, o arquétipo passaria a ser entendido não como uma estrutura inata, mas como uma estrutura emergente, derivada do desenvolvimento auto-organizado do cérebro. As primeiras estruturas psíquicas, que são esquemas de imagens, oferecem um modelo mais adequado para os arquétipos. Os conceitos de emergência, de plasticidade neuronal e de epigenética, em vez do genoma, foram citados como fontes dinâmicas do inconsciente nesse modelo, criando a necessidade de se repensar a teoria dos arquétipos.

Estudos bem recentes em neurogenética, entretanto, passaram a questionar o argumento do "genoma empobrecido", e passou a ser reconsiderada a ideia de que o genoma pode ser considerado um substrato biológico para o inconsciente coletivo. Goodwyn[7] faz uma objeção à forma pela qual o termo epigenético foi usado por Knox,[6] isto é, como além do genoma. Ele considera que o comportamento pré-especificado pelo genoma não é substituído ou assumido pela modificação epigenética. Em vez disso, o genoma atinge seus objetivos funcionais usando epigenética, via modificações e expectativas que já foram tecidas nele, via pressões de seleção natural.

As pesquisas atuais explicam como o genoma, como um sistema integrado, contém uma enorme quantidade de informações e pré-especificações que operam em todos os níveis do desenvolvimento. São traços da linhagem passada de um indivíduo, desde os primeiros organismos. O genoma e o epigenoma constituem a herança molecular que sobreviveu a milhões de filtros de seleção natural, conectando cada indivíduo a todos os seus ancestrais biológicos. Os conceitos de inconsciente coletivo e de arquétipos, tais como descritos por Jung, se mantém.

Galiás[8] relaciona o arquétipo da grande mãe à primeira forma de amor vivenciada, ao amor de mãe; o arquétipo do pai, ao amor de pai; o arquétipo da *anima-animus*, ao amor de alteridade; e o arquétipo da sabedoria, ao amor espiritual. A integração de todos os arquétipos entre si e as possibilidades de vivenciar as diferentes formas amorosas na relação consigo mesmo, com os outros e com o mundo encaminham o processo de individuação. É assim que, sob a regência do arquétipo da grande mãe, surge a primeira forma de amor vivenciada: o amor de mãe, que, como mostra Galiás, é um amor que precisa ser correspondido. A interação entre a mãe pessoal e seu bebê é assimétrica, ou seja, a mãe dá e o bebê recebe, mas é uma relação que se constela sob a dinâmica de Eros, o que implica trocas amorosas entre mãe e filho.

Arquétipo criança

Na abordagem junguiana, o constelar do arquétipo criança orienta e dá um sentido à psicoterapia com crianças.

A Psicologia Analítica postula que a imagem da criança divina brota das camadas arquetípicas do ser humano e tem como função assegurar que permaneça inédito o experimento de cada vida. Representa a espontaneidade e o anseio profundo da alma humana por se expandir, crescer e investigar ilimitados territórios. Para Jung,[9] o constelar do arquétipo criança é um presságio da possibilidade de renovação e expansão e desperta a possibilidade de uma nova expressão de vida.

Jung,[2] ao discorrer sobre o significado de um símbolo de união, apresenta a criança divina como um símbolo que une opostos, um mediador e um portador de cura, ou seja, aquele que torna o ser inteiro e íntegro. A criança é futuro em potencial.

Muitos salvadores mitológicos são deuses-criança. Os deuses-criança fizeram surgir, antes do início da nossa era, as crianças mitológicas divinas no mundo interior. A criança interior é uma imagem originária dos tempos primordiais, ao lado das primeiras formas de adoração da natureza e das religiões solares.

O aparecimento do motivo criança na personalidade individual antecipa uma síntese entre elementos conscientes e inconscientes da personalidade e sedimenta o caminho para futuras mudanças.

Sullwold[10] considera que a imagem da criança representa a mais poderosa e inelutável ânsia em cada ser humano, ou seja, a ânsia de realizar-se a si próprio. Essa é a promessa do experimento inédito, a promessa da criança interior.

No adulto, a constelação da criança divina é uma manifestação do *self*, provocando uma reestruturação da personalidade para acomodar a compreensão mais ampla do significado e uma expressão mais plena da vitalidade da vida. É a alma da pessoa, criada dentro de nós por meio do experimento de vida e é a imagem primordial do *self*, o cerne do nosso ser individual.

Segundo Abrams,[11] a maioria de nós sente uma forte ressonância com a criança interior. Sabemos intuitivamente o que é isso, qual o seu significado para nós. Sentimos, talvez em segredo, que uma parte em nós continua inteira, intacta diante dos reveses da vida, capaz de sentir uma imensa alegria e deslumbramento diante das menores coisas. Hesitando ante o tom predominantemente positivo de Abrams em relação ao motivo criança, Hancock[12] chama a atenção para a existência também de um lado negativo nessa imagem criança, mostrando que, desde o início do século XVII, as imagens variaram entre a criança divina e a criança diabólica, sendo a criança vista como dádiva de Deus ou como prole do demônio. Para essa autora, deve-se dar importância à existência desse paradoxo profundo relacionado à imagem criança, podendo o arquétipo criança ser constelado na sua forma divina ou na sua forma monstruosa.

Como uma realidade simbólica e poética, tanto no seu caráter positivo como no negativo, a criança interior aparece na imaginação, nos sonhos das pessoas, na arte, na mitologia de todos os povos, constelada pelo arquétipo da criança e ela é projetada no filho, na criança concreta.

Jacoby[13] mostra que o motivo criança no seu simbolismo deve ser associado à imagem da criança concreta, com o sentido e o significado que a existência da criança pode ter na psique do adulto. A criança interior dos pais e o mundo interno do filho se interceptam na necessidade de valores espirituais que possibilitam a capacidade de experimentar os mistérios da vida. De forma análoga e com a mesma finalidade, a criança interior do terapeuta e o mundo interno de seu paciente criança se interceptam.

Psicologia da criança
Precursores da abordagem à criança

Neumann[14] foi um pioneiro no estudo do desenvolvimento de crianças na abordagem junguiana. Na obra *As origens e a história da consciência*, descreveu estágios de desenvolvimento arquetípico da consciência humana. Posteriormente, concebeu uma imagem do desenvolvimento da criança, utilizando como material desenhos, fotografias de jogos de crianças com figuras em caixa de areia, descrições de atividades lúdicas de crianças e outros materiais advindos de suas observações clínicas e também fornecidos por vários terapeutas de criança em Israel, dos quais era supervisor.

Em outro livro inacabado, *A criança*, Neumann[15] traçou paralelos entre o relacionamento primário mãe-bebê e as consequentes fases do desenvolvimento do eu da criança com os mitos, compreendidos como histórias filogenéticas de tempos pré-históricos. A interpretação do simbolismo do brincar da criança em conformidade com esses mitos é uma técnica de uso privilegiado aos terapeutas de criança na abordagem junguiana. É a compreensão do fato concreto na linguagem metafórica. Ainda que esse material não possa ser correlacionado diretamente à experiência subjetiva da criança pré-verbal, sabe-se que as ideias míticas são produzidas a partir da imaginação coletiva, em função da necessidade de se dar sentido às experiências no mundo.

Fordham[16] foi um dos primeiros junguianos que se dedicaram à análise de crianças. Ele pertenceu à chamada Escola de Londres e começou a se interessar pelas abordagens do desenvolvimento humano, buscando aplicar as ideias junguianas à análise de crianças. Ele incorporou à própria abordagem psicoterapêutica pressupostos e métodos inspirados em Melanie Klein e em Winnicott.

Coerente com o pensamento de Jung, para Fordham,[16] no centro das teorizações a respeito do desenvolvimento humano, estava o conceito biológico de adaptação, que se refere tanto às condições do meio externo, no qual o indivíduo está inserido, como às condições internas da sua psique.

Para Fordham,[16] a criança é um indivíduo desde o início da vida e não um apêndice da psique de seus pais. Ele salientou a necessidade vital da observação direta de crianças. Na década de 1930, fez uma coleta sistemática de material clínico de análises de crianças, na qual verificou a presença de imagens arquetípicas no mundo interno delas. Postulou a hipótese de um *self* primário, original, presente ao nascimento, que se divide em partes na medida em que o relacionamento com o mundo se desenvolve, permitindo, assim, o surgimento da consciência. Propôs o termo "integração" para esse processo.

Formulou o conceito de *self* como uma unidade essencialmente psicossomática. Para o autor, o *self* original se desintegra espontaneamente. O desintegrado representa a prontidão para a experiência, a prontidão para perceber, a prontidão para reagir instintivamente, mas não uma atual percepção ou ação. O passo seguinte é perceber e agir de acordo com os padrões do desintegrado. Então, desenvolvem-se padrões de reação com base nos arquétipos, que diferem dos instintos por sua predisposição para representarem a si mesmos em uma imagem pré-consciente na mente. É, entretanto, apenas mediante a ação integrativa do *self* que esses desintegrados, que cresceram com um *ego nuclei*, se juntam para constituírem um único *ego nucleus*.

A experiência do bebê em relação à sua mãe, desde o início da vida, determina a formação de imagens, que, por sua vez, originam uma forma de consciência que vai se integrando para formar um ego coerente.

Assim, Fordham[16] trouxe aos junguianos um modo novo de pensar sobre a infância e de analisá-la, não mais como um aspecto das constelações arquetípicas, mas como uma base para a análise da transferência dentro das formas arquetípicas. Astor[17] mostra que o estilo tradicional da análise junguiana lida com a mitologia quase como uma metapsicologia, usando os mitos para ilustrar o comportamento. Porém, no reverso dessa tradição, Fordham[16] usou seu trabalho clínico para ilustrar os mitos.

O significado que esse autor atribuiu para o estudo da psicologia da criança foi ainda além, segundo Astor.[18] A modificação, pela sociedade industrializada ocidental, da ideia que comumente se tem sobre direitos humanos, trouxe um paradoxo que hoje é inerente à sociedade: o direito de perseguir a felicidade e o direito de ser feliz. Em função da ênfase no direito de ser feliz, os pais passaram a se sentir culpados por tudo de errado que poderia acontecer a seus filhos. Fordham[16] teve uma voz diferente, assegurando a responsabilidade do indivíduo por seu próprio destino. A partir de sua experiência clínica, postulou um conceito revolucionário na época a respeito da relação criança-pais, que tem no seu centro a ideia de que mais importante do que a criação dos filhos pelos pais é a interação entre pais e criança que ajuda no desenvolvimento de ambos. Com isso, ele antecipou os conceitos atuais a respeito da dialética do desenvolvimento humano.

Astor[17] mostra que, em 1989, pouco antes de sua morte, Fordham recusou conceitos até então vigentes nos estudos sobre a psicologia da criança, os quais chamou de preconceitos. Segundo ele, não se pode mais aceitar que:

- A criança é parte do inconsciente de sua mãe, vivendo em um estado de fusão.
- A criança vive em um estado de identidade primária com sua mãe.
- Os eventos ocorrem em um espaço entre a mãe e a criança.
- Existe um relacionamento primário com a mãe que é essencialmente diferente em natureza de qualquer outro relacionamento.
- A mãe é a portadora do *self* da criança ou o espelha.
- Partes de objetos precedem objetos inteiros.
- Existem estágios bem definidos, chamados "posição esquizoparanoide" e "posição depressiva".

Sidoli,[19] discípula de Fordham, estudou as disfunções do processo de desintegração e de reintegração do *self*. Mostrou que o *self* primário, ao se desintegrar, permite que os sistemas dinâmicos, observáveis antes do nascimento, comecem a funcionar. O ego do bebê se desabrocha e se forma mediante processos de desintegração-integração, a partir do *self* primário.

A autora observou que o processo de individuação opera muito precocemente, na vida intrauterina e após o nascimento, existindo a criança como um ser psicológico individual, separado de sua mãe. Estados de identidade com o *self* e estados de consciência da separação parecem coexistir e se alternar desde o início. Os estados de identidade inicialmente têm prevalência junto com a capacidade crescente de intuir o estado emocional da mãe e as possibilidades da maternagem. Esses estados ocorrem no espaço do cuidar e pressupõe a necessidade de uma boa maternagem.

Ao se referir aos casos de autismo, a autora acreditou que uma disfunção do *self* primário pode ser intuída desde o início da vida e tem origem endógena. Nos casos de desenvolvimento patológico, os processos de integração não parecem ocorrer nas sequências rítmicas esperadas. Possivelmente, no início do processo desintegrativo, o *self* primário não pôde se desabrochar no modo esperado. O desintegrado não pôde ser reintegrado, pois foi experimentado como algo que se aproxima de um não *self*.

Posteriormente, vários autores de abordagem junguiana se dedicaram a descrever os trajetos iniciais do desenvolvimento humano. Entre eles, podem-se citar Wilkinson,[20] Lyard,[21] Montecchi,[22] Nagliero e Grosso,[23] Feldman,[24] Kast,[25] Kalsched[26] e Murphy.[27] Os estudos sobre o desenvolvimento psicológico da criança procuram entender a manifestação concreta de um processo unicamente humano do desabrochar psíquico. Segundo Jacoby,[13] esse processo poderia ser descrito, do ponto de vista junguiano, como "uma encarnação do *self* dentro do indivíduo" (p. 12).

Psicoterapia infantil junguiana
Bases teóricas

Foram precisos muitos anos para que a análise infantil junguiana pudesse se afirmar. O primeiro congresso sobre psicoterapia infantil junguiana, *Modelli teorici e tecnici della psicoterapia infantile junghiana*, realizou-se em Roma, em junho de 1990. Conferencistas e palestrantes iniciaram suas apresentações sempre se referindo ao fato de que, apesar de Jung ter explicitado que não deve se tratar crianças, após tantos anos, eles acreditavam que isso deveria ser possível. Assim, a partir do fim da década de 1980, floresceu a psicoterapia infantil de abordagem junguiana e ela não necessita mais ser justificada hoje.

As teorias da Psicologia não podem ser encaradas como dogmas. Teorias não são imutáveis, teóricos não são infalíveis. Muitas das teorias da Psicologia foram postuladas há mais de um século. Vivemos no mundo nomeado pós-moderno, em uma sociedade que tem um sistema de valores, princípios, normas e regras muito diferente da de décadas atrás.

A criança do mundo contemporâneo é um indivíduo que tem um cérebro diferente e um perfil diferente, construídos na relação com o outro, com ela mesma, com o mundo e com o tempo. Suas dores, transtornos e doenças são diferentes também. Pode-se aceitar, mais do que nunca, dado o desenvolvimento das teorias sistêmicas na Psicologia das quais Jung talvez tenha sido um precursor, que a criança viva os conflitos não elaborados de seus pais e antepassados, mas deve-se considerar também que ela tem uma psique própria.

Os estudos atuais sobre a Neurobiologia da experiência interpessoal mostram que a experiência consciente de cada indivíduo é construída de modo diferente e é dependente da sociedade, cultura e época. As primeiras relações na vida constroem as estruturas que criam as representações da experiência, que permitirão uma visão coerente do mundo. A meta central do desenvolvimento da mente ao longo de toda a vida é a integração dos diferentes modos de processar as informações em um todo coerente. As relações interpessoais podem facilitar ou inibir esse impulso para integrar uma experiência coerente.

Siegel[28] mostrou que a mente emerge a partir de padrões do fluxo de energia e informação no cérebro e entre cérebros. Ela é criada na interação entre os processos neurofisiológicos internos e as experiências interpessoais. A estrutura e funcionamento do cérebro em desenvolvimento são determinados da mesma maneira que as experiências, especialmente as dos relacionamentos interpessoais, dando forma à maturação, geneticamente programada, do sistema nervoso.

Um cérebro complexo é o legado da evolução. É também um cérebro vulnerável a uma variedade de fatores, que podem modificar o padrão do desenvolvimento pela alteração da integração de importantes redes neuronais. Essa vulnerabilidade do cérebro humano à circunstancialidade interna e externa envolvente é que justifica a emergência do campo da psicoterapia.

Cozolino[29] explicou que as técnicas das psicoterapias invocam os princípios da plasticidade neuronal, sem que os psicoterapeutas tenham percebido isso, por décadas. Para esse autor, as defesas podem ser explicadas como modos pelos quais as redes neuronais se adaptam para enfrentar estresse. O cérebro, considerado hoje órgão de adaptação social, é capaz de constantes adaptações a novos desafios.

Da mesma forma que as inter-relações com figuras significativas são necessárias para a construção do cérebro, psicoterapeutas podem usar o apego, a sintonia emocional e as narrativas como instrumentos para modificar a organização cerebral.

Um dos objetivos da psicoterapia com crianças é a aquisição e o desenvolvimento da consciência de si mesmo. Para Jung,[4] "sem essa consciência, a pessoa jamais saberá o que deseja de verdade, mas continuará sempre na dependência da família e apenas procurará imitar os outros, experimentando o sentimento de estar sendo desconsiderada e oprimida pelos outros" (p. 107).

O desenvolvimento da capacidade de sintonia nas interações com pessoas e a modulação afetiva, dois processos de autorregulação identificados pelos pesquisadores da relação de apego, são também aspectos a serem trabalhados nas sessões de psicoterapia. Conseguir um apego mais seguro pode ser uma meta a ser buscada para muitas crianças na psicoterapia. Um engajamento afetivo na terapia pode favorecer a ocorrência de novos aprendizados emocionais, que, por sua vez, podem trazer mudanças importantes na maneira pela qual as crianças interagem com os outros.

Talvez seja possível acreditar que a terapia possa chegar a transformar simbolicamente as primeiras estruturas implícitas da mente do paciente. Essas experiências não podem ser evocadas de modo consciente, mas podem ser acessadas quando são refiguradas e emocionalmente integradas em um relacionamento intersubjetivo.

A emergência de metáforas no brincar e nos sonhos de crianças tem sido um importante caminho de integração de conteúdos que possam favorecer a expansão da consciência e a diferenciação do eu da criança. O terapeuta pode acompanhar, com a criança, o desenvolvimento de sua capacidade de simbolizar.

Método da psicoterapia

Basicamente, apesar de suas diferenças, todas as formas de terapias psicodinâmicas compartilham as seguintes noções: a existência do inconsciente; o poder das experiências da primeira infância; e a existência de defesas que distorcem a realidade para reduzir ansiedade.

Jacoby[13] observa que "as interações espontâneas e a livre formação de relações no *setting* analítico não devem ser obstruídas por qualquer teoria fixa – atitude que permaneceu válida e viva desde os dias de Jung" (p. 211).

Relação dialética

Ao discorrer sobre os princípios básicos da psicoterapia, Jung,[2] em 1957, se coloca contrário às práticas da psicoterapia de até então, salientando que a psicoterapia é um procedimento dialético, no sentido original de dialética, ou seja, a arte de conversação entre os filósofos antigos, como método para produzir novas sínteses. A pessoa é um sistema psíquico que, atuando sobre outra pessoa, entra em interação com outro sistema psíquico. Essa é a maneira de formular a relação psicoterapeuta-paciente, uma relação de troca entre dois sistemas psíquicos. O sistema do paciente se relaciona com o sistema do terapeuta, pelo que se produz um efeito, dentro do próprio sistema do terapeuta. Para Jung, esse efeito é o único valor que se pode oferecer genuinamente ao paciente.

O terapeuta não é um sujeito ativo, mas ele vivencia junto com seu paciente um processo evolutivo individual. Schwartz-Salant[30] nomeou o espaço relacional entre terapeuta e paciente como campo terapêutico mútuo ou interativo, campo no qual a transferência e a contratransferência ocorrem.

Na psicoterapia junguiana, a formação livre e criativa de relacionamentos é muito desejável e o processo de intercâmbio emocional pode assumir formas diversas, indo de sonhos mutuamente inspiradores a uma sintonia entre os parceiros da terapia, o que inclui, especificamente na terapia com crianças, o brincar junto. Pode-se pensar em intercâmbios emocionais como sinônimos de terapia.

O intercâmbio emocional tem influência decisiva sobre o processo de maturação da criança e os efeitos das diferentes qualidades de interação entre adulto e criança podem promover, perturbar ou impedir o desenvolvimento. Os elementos das conexões relacionais originais permanecem operativos pela vida do indivíduo, engramados na memória implícita. Entende-se por memória implícita a forma de memória bastante primitiva, pois está presente desde o nascimento, destituída da experiência interna subjetiva de evocação e que envolve modelos mentais não conscientes. Para Knox,[31] essas estruturas inconscientes organizam a percepção enquanto permanecem fora da consciência, fornecendo um modelo para a internalização das experiências.

Para ilustrar os níveis nos quais a transformação no processo terapêutico ocorre, Wilkinson[1] utilizou o estudo de Jung[32] sobre as imagens do *Rosarium philosophorum* (p. 231) (Figura 85.1).

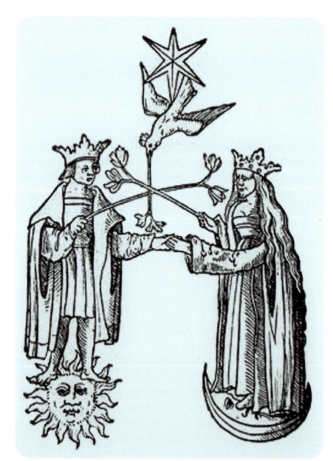

FIGURA 85.1 – O rei, a rainha, a pomba como Mercúrio e as três flores.
Fonte: Arnaldo da Villanova, 1550.

A figura mostra um rei e uma rainha vestidos com roupas elaboradas. Cada um segura um caule que termina em duas flores. O rei se coloca sobre o sol; a rainha, sobre a lua crescente. Embora a separação deles seja simbolicamente enfatizada, eles se dão as mãos, figurando o "matrimônio alquímico". Uma pomba, um símbolo de mediação e ao mesmo tempo uma ligação com o *hieros gamos*, é mostrada pairando acima deles, segurando um caule que cruza a cruz formada pelos caules segurados pelo rei e pela rainha. Wilkinson[1] mostra que:

> "Jung consistentemente enfatizou o aspecto dual do encontro entre dois seres. Considerava o encontro de mentes, tanto no nível consciente, explícito, como no nível inconsciente, implícito, necessário para mudança e transformação. Ele compreendeu a reunião das mãos esquerdas como representando a natureza afetiva do relacionamento, o lado inconsciente. O lado esquerdo do corpo conecta-se ao hemisfério direito do cérebro. Assim, a reunião das mãos esquerdas pode ser compreendida como significando as interações do hemisfério direito, mediante memórias implícitas e respostas emocionais. O cruzamento das flores seguras pelas mãos direitas pode significar uma compensação, a troca de cognições possibilitadas pelo hemisfério esquerdo. As duas figuras se colocam de tal forma a permitirem a troca pelo olhar, reminiscência do modo primário de relacionamento entre mãe e bebê. Ressalta-se a importância da linguagem dos olhos." (p. 87)

Apego, empatia e sintonia

Shore[33,34] mostrou que as primeiras experiências de apego fortalecem as redes neuronais do cérebro social e promovem o crescimento do cérebro como um todo, estimulando a excitação metabólica. As interações físicas e emocionais entre mãe e bebê resultam em uma cascata de processos bioquímicos que reforçam o crescimento e a conectividade das redes neuronais no cérebro inteiro. Altos níveis de excitação ativam o sistema nervoso simpático do bebê e aumentam o consumo de O_2 e a energia do metabolismo, o que pode proporcionar prazer durante as interações positivas.

Descrevendo o "cérebro social", Shore[33,34] observou que, desde antes do nascimento, mãe e bebê estão em recíproca e complexa interação. Nos dois primeiros anos de vida, observa-se uma sintonia entre os hemisférios direitos dos pais e do bebê. O inconsciente da mãe é conectado ao do bebê, ocorrendo a observada regressão materna, estado no qual a mãe pode se colocar em sintonia com seu bebê. Dar à luz e ficar exposta ao bebê determina modificações no cérebro da mãe para que sejam possíveis o apego, o vínculo e a continência. Pode-se considerar, assim, o apego uma via de mão dupla, como postulou Galiás.[8]

Nas interações mais primárias, os olhos constituem o ponto essencial de orientação para bebês e crianças. É a linguagem dos olhos que permite receber a informação sobre o que pode estar acontecendo na mente dos outros. É uma pena que, muitas vezes, esse canal de comunicação seja menos privilegiado ao longo do desenvolvimento, sabendo que a linguagem dos olhos e a entonação da voz são a janela da mente, como afirmou Baron-Cohen.[35]

O recém-nascido é um ser motivado, com vida mental, e nasce pronto para intercâmbios subjetivos. A intersubjetividade é definida como a capacidade psicológica inata para reconhecer e se comunicar com os estados psicológicos dos outros indivíduos. A intersubjetividade envolve a mútua interpenetração de mentes e é o que permite pensar ou dizer afirmações como "eu sei que você sabe que eu sei" e "eu sinto que você sente o que eu sinto. "Ler" mentes é uma comunicação essencialmente não verbal, afirmou Fiamenghi.[36]

A matriz intersubjetiva é um contínuo diálogo cocriativo com outras mentes, como mostrou Stern[37] ao descrever a vida mental como sendo cocriada. O sistema nervoso é construído para capturar o sistema nervoso dos outros. Podemos experimentar os outros como se estivéssemos dentro da pele deles, assim como se eles estivessem dentro do nós. Esse é o espaço da intersubjetividade.

Os neurônios espelhos, estudados por Gallese,[38] fornecem a evidência neurofisiológica subjacente à capacidade da intersubjetividade. Eles são mecanismos neurológicos que permitem diversas ações, como explicar a leitura dos estados mentais das outras pessoas, especialmente as intenções; explicar a ressonância afetiva com o outro; experimentar o que o outro está experimentando; captar uma ação observada para que se possa imitá-la; ter empatia com o outro; e, portanto, estabelecer contato intersubjetivo.

Gallese[38] demonstrou que o sistema de neurônios espelhos conduz aos mecanismos de simulação incorporada, por meio dos quais o sistema corpo-mente modela sua interação com o mundo. Lado a lado com a descrição sensorial do estímulo social observado, representações internas dos estados corporais associados com as ações, emoções e sensações são evocadas no observador, como se ele próprio tivesse realizado uma ação similar ou experimentado uma emoção ou sensação similares. A correspondência emocional é um específico estado interno que se experimenta quando se confronta o comportamento intencional do outro.

São os mecanismos neuronais constituídos pelos neurônios espelhos que permitem o estabelecimento de uma ligação empática entre diferentes indivíduos. Existe um componente cognitivo que favorece a compreensão dos sentimentos do outro e a capacidade para perceber a perspectiva alheia, levando à leitura da mente e possibilitando realizar predições. Existe, ainda, um componente afetivo que é a resposta emocional apropriada ao estado emocional da outra pessoa, possibilitando a sintonia afetiva, o compartilhar da emoção, a compaixão.

É provável que Jung[2] tenha intuído algo desse funcionamento, quando descreveu a relação dialética entre terapeuta e paciente, na qual o consciente do terapeuta e do paciente se relacionam, assim como se relacionam também com o inconsciente do paciente e do terapeuta. Essa rede de relações, relações estas simétricas e próprias a todas as relações humanas, assume uma especificidade na relação terapêutica, pois o terapeuta constela dentro de si o paciente, sua doença e suas dores para que o paciente possa constelar dentro de si o terapeuta, a possibilidade de transformação e a aquisição de saúde.

Sinigaglia e Sparaci[39] levantaram a hipótese da existência de um mecanismo de espelhamento capaz de produzir e reconhecer emoções. Existe a possibilidade de se captarem os objetivos e as intenções do comportamento dos outros pela percepção imediata não somente das ações, mas também das emoções que as colorem por meio dos mecanismos de espelhamento. A coordenação afetiva é o que ocorre nos padrões sintonizados das interações face a face, que participam da construção da intersubjetividade.

A representação do aspecto subjetivo do envolver-se em repetidas experiências interpessoais em que todos os elementos básicos da experiência possam ser representados juntos e, ao mesmo tempo, separadamente formam os esquemas de estar com uma outra pessoa, na nomeação de Stern.[37] Uma rede de esquemas é a forma pela qual a experiência vivida é representada.

Esses esquemas podem ser equiparados aos conteúdo das memórias implícitas e também ao conceito junguiano de complexos. Jung[40] definiu o complexo como "uma entidade autônoma dentro da psique. Um complexo é uma reunião de imagens e ideias, conglomeradas ao redor de um núcleo derivado de um ou mais arquétipos e caracterizadas por uma tonalidade emocional comum" (p. 253). Quando um complexo se torna constelado, ele determina o comportamento, que é impregnado pelo afeto subjacente ao complexo, esteja a pessoa consciente ou não. Jung considerou os complexos a via régia para o inconsciente. Esse conceito possibilitou, na teoria junguiana, expressar como a experiência é representada e o comportamento, motivado.

No processo terapêutico, utilizam-se memórias e fantasias, que são processos de refiguração, isto é, processos que vão da história em si para sua narração, da ordem serial fixa para os reordenamentos arranjados, de um padrão de ênfase e acentuação para um padrão mais harmonioso e de eventos objetivos no tempo real para eventos imaginários no tempo virtual. Porém, as reconstruções posteriores sempre se baseiam nas representações dos relacionamentos iniciais da vida, que podem ser identificados por fazerem parte de forma regular da experiência subjetiva e afetiva da pessoa.

Falhas nos relacionamentos interpessoais impedem uma relação segura de apego. Crianças que não têm um apego seguro não são capazes de criar um senso de unidade e continuidade de si mesmas ao longo do passado, presente e futuro, ou nos relacionamentos consigo mesmas e com os outros. Esses prejuízos se manifestam em instabilidade emocional, em pobres respostas ao estresse e em desorganização cognitiva.

Falhas nos relacionamentos interpessoais causam também o empobrecimento na vida imaginativa. Entretanto, ainda que o cérebro seja vulnerável, a mente em desenvolvimento não é frágil. Bebês e crianças podem ter considerável grau de resiliência, podem descobrir modos de compensar desvantagens e podem também conseguir o que necessitam das pessoas ao seu redor.

No caso da psicoterapia com crianças, elas estão próximas, pela idade, das vivências das inter-relações com as figuras afetivamente significativas, o que pode favorecer, na relação terapêutica, um processo mais saudável de refiguração. Psicoterapeutas podem usar o apego, a sintonia emocional e as narrativas como instrumentos para modificar os "esquemas de estar com", na expressão de Stern.[37] Isso seria a estimulação da plasticidade neuronal, como afirmou Cozolino.[29]

Judith e Allan Schore[41] declararam que a psicoterapia não é apenas a "cura pelas palavras", mas talvez mais a "cura pela comunicação". No que diz respeito à terapia com a criança, o discurso verbal do terapeuta muitas vezes é inócuo, mas a tonalidade de sua voz, sua postura, seus gestos, sua expressão facial podem, de fato, atingir os complexos ou memórias implícitas do paciente. É necessário um profundo envolvimento emocional do terapeuta com seu paciente criança para que uma relação de apego seguro possa ser esboçada. O apego seguro pode ser aprendido a partir de um relacionamento terapêutico, que pode auxiliar a criança a mover-se de um estado incoerente para um funcionamento mais integrado da mente.

A sintonia emocional, isto é, ter consciência do outro e ser responsivo ao outro, é importante para qualquer interação humana significativa e, portanto, indispensável ao processo terapêutico. Pesquisas hoje comprovam o que Jung já falara há tempo: "a qualidade do relacionamento terapeuta-paciente é muito mais importante que sua orientação teórica para o sucesso da terapia".

No início do desenvolvimento, um apego saudável consiste na existência de uma mãe que seja capaz de espelhar as emoções e os afetos de seu bebê, de tal forma que ele possa se sentir acalmado e assegurado. Esse processo é necessário para que o bebê possa adquirir progressivamente a autorregulação e uma estável noção de si mesmo. A capacidade do terapeuta para empatia, muitas vezes adquirida pela própria experiência primitiva de apego com seus cuidadores primários e polida ao longo de seus relacionamentos com pessoas significativas, é que o capacitará para responder empaticamente a seu paciente, para que possa ajudá-lo a desenvolver a modulação dos afetos.

Dessintonias, entretanto, também podem ocorrer na relação terapêutica, mas são reparáveis. Stern,[42] em sua pesquisa com sintonias e dessintonias nas interações mãe-bebê, verificou que interrupções esporádicas da sintonia afetiva são inevitáveis em qualquer relacionamento humano. Duas pessoas têm sempre necessidades próprias, temperamentos diferentes e distintos trajetos em direção à individuação, o que pode resultar em dissintonias. Porém, ao mesmo tempo, a necessidade de vínculo e o desejo por uma sensação de pertencer são motivações inatas. O ser humano é um ser social, que precisa da experiência de sentir que o outro tem ressonância em relação a seu mundo interno. Isso pode permitir o aprendizado de reparação, no contexto terapêutico (caso este não tenha sido aprendido nas relações primitivas) e, depois, a transferência desse aprendizado para outros contextos. A falta de sintonia empática pode ser reparada no diálogo terapêutico.

O *self* como princípio organizador da psique é fundamentalmente associativo, observou Wilkinson.[1] Assim, os relacionamentos interpessoais, os mecanismos de projeção, de transferência e de contratransferência têm suas raízes nas primitivas experiências relacionais e são representados na mente por meio de fluxos conectados de associações. Os complexos, ou seja, e os conteúdos da memória implícita são fontes dos modos, profundamente arraigados, de ser e de se comportar, que dirigem a vida individual e as maneiras pelas quais uma pessoa se relaciona com os demais.

Os modos do paciente de ser, de sentir e de se comportar na terapia reproduzem a tonalidade de suas interações com seus modelos primários de identidade. Pela experiência da transferência e contratransferência, o terapeuta pode intuir e perceber a natureza do padrão primitivo de apego do seu paciente.

Para a análise da contratransferência, Sidoli[43] propôs que o terapeuta deve prestar muita atenção às mensagens subliminares que vêm de seu corpo. Fragmentos emocionais não integrados são localizados no corpo. Assim, deve-se ouvir com um "terceiro ouvido" e observar com um "terceiro olho" (p. 102).

Knox[44] explicou que as teorias analíticas são narrativas construídas, que podem prover um "devaneio analítico" que permite achar significado na comunicação verbal e não verbal do paciente, quando os pacientes não conseguem fazê-lo por eles mesmos. Uma narrativa analítica bem-sucedida é aquela que se torna significativa para o paciente, que pode assumi-la, usá-la e adaptá-la para estabelecer seu próprio sentido de causalidade psíquica, de ligação entre sua experiência intrapsíquica e o mundo externo.

Brincar e elaboração simbólica

O brincar é o recurso privilegiado da técnica psicoterapêutica com crianças e é próprio da saúde, pois é pregnante de símbolos. A capacidade de usar símbolos para o crescimento psicológico é denominado "processo de simbolização". Esse processo é resultado de uma atitude simbólica, na qual o indivíduo é capaz de se engajar em um ativo e reflexivo diálogo com imagens, sensações, pensamentos e intuições, que, em um sistema seguro de referência analítico, promove a integração e a individuação. As ligações entre o consciente e o inconsciente; entre o racional e o irracional; e entre o imaginário e o real são mediadas pela função transcendente. Feldman[45] considerou a função transcendente[1] o centro e a parte essencial do processo analítico.

Quando a função transcendente é mediadora adequada do processo de simbolização na criança, ela está bem encaminhada no seu processo de individuação, mas, quando a função transcendente não é capaz de operar, uma estruturação defensiva considerável acaba acontecendo. Em decorrência de dificuldades no ato de desenvolver relacionamentos de apego seguro, surgem as defesas do *self*, no sentido utilizado por Fordham,[16] que impedem o desenvolvimento dos processos de simbolização, deixando a criança presa na concretude de seu pensamento.

É importante que o terapeuta de crianças seja capaz de se permitir ser usado simbolicamente por seu paciente como um cuidador idealizado porque sentir o terapeuta como portador do arquétipo materno tem um impacto importante para o paciente. Isso pode determinar uma dependência temporária, mas, ao mesmo tempo, também um treino para a independência e para a autonomia, podendo ser fornecido exatamente nessa relação. Cumprem-se os dois objetivos da maternagem: o de dar amor e atenção, assegurar proteção e segurança; e o de incitar a autodiretividade, estimulando o crescimento, que se constituem em condições para o apego seguro.

A atividade lúdica e espontânea da criança tende a predominar nas sessões terapêuticas. Ao brincar, no seu jogo imaginativo, a criança pode se afastar do estado de alerta e de

---

1 Função transcendente é a que conecta opostos. Exprimindo-se por meio do símbolo, ela facilita a transição de uma condição psicológica para outra. Representa um vínculo entre a consciência e o inconsciente.

vigilância necessário ao mundo real e se tornar muito mais disponível para interação significante com o terapeuta. É a criança interna do terapeuta que brinca com seu paciente, seja com jogos, bonecos, blocos, desenhos, sonhos ou como brincar do próprio corpo. Na relação empática, é necessária a total absorção no brincar para que respostas sintônicas e moduladas sejam possíveis. Talvez uma condição imprescindível ao analista de crianças seja a capacidade de brincar e de regredir a estados mentais irracionais nos quais o faz de conta predomina. O terapeuta deve ser um adulto capaz de entrar em contato e de manter a sintonia com sua criança interior.

Constela-se, nessa interação, o arquétipo criança, que representa a espontaneidade e o anseio profundo da alma humana por se expandir, crescer e explorar o desconhecido. É necessário lembrar que o constelar do arquétipo criança é o que anuncia a possibilidade de renovação e expansão.

Na relação interpessoal, nas situações de espelhamento, mãe e bebê devaneiam juntos. Na atividade lúdica, nas sessões de terapia de crianças, terapeuta e paciente também fantasiam juntos e constroem um mundo de significados, que são compartilhados. Na interação face a face, corpo a corpo, o paciente criança percebe que está se relacionando com uma pessoa relacionada ao mundo, uma pessoa que tem um espírito que acredita, uma mente que imagina e um corpo que vive o brincar com ela.

Para a Psicologia Analítica, a função da imaginação não só é uma função de compensação para uma realidade insatisfatória, mas também tem uma função de antecipação do futuro, preparando-o. Ao brincar, abre-se para a criança uma porta para um mundo de significados que podem ser atribuídos aos objetos do jogo simbólico, ancorada nos símbolos ou nas imagens simbólicas. Os símbolos se cristalizam e protegem as ideias das crianças, pois estas podem ser pensadas, como observou Hobson.[46]

Para a elaboração simbólica, o terapeuta coloca sua função reflexiva à disposição do paciente. Exige-se do terapeuta um profundo e arraigado respeito pelo processo simbólico. Brincando, o terapeuta deve estar constantemente focado também no subjetivo e ter uma fina sintonia com a comunicação lúdica, intuitiva, poética e simbólica que emerge na sessão. Precisa desenvolver a capacidade de ressonância dentro de si dos múltiplos e muitas vezes contraditórios temas do paciente.

Buscar encontrar significado em temáticas, que, por si, só o paciente não entende o que pode significar, é o mesmo que fazem as mães de crianças pequenas, ao espelhá-las e atribuir significado às suas ações. Como a mãe deve fazer, o terapeuta pode ajudar a criança a construir uma imagem de si mesmo como alguém com intenções. A criança que encontra um continente simbólico tem já um requisito para seu processo de individuação.

O brincar revela-se por meio de imagens estruturadas ao redor de um arquétipo, mediante o processo de refiguração das representações mentais do paciente, no momento da sessão terapêutica. É preciso que o terapeuta entre em sintonia com o que está sendo refigurado. É importante que ele desenvolva sua função reflexiva, por ser ela um instrumento terapêutico a ser oferecido ao paciente.

Não necessariamente a interpretação precisa ser verbalmente transmitida ao paciente criança. Interpreta-se de fato desde o momento em que se compreende a ligação simbólica, interpretação esta que é imediatamente transmitida à criança via leitura da mente e via correspondência emocional. Muitas vezes, é desnecessária qualquer verbalização; outras vezes, é interessante a alusão à amplificação simbólica, por meio dos mitos, dos contos de fada, das histórias do folclore, entre outros, permanecendo na linguagem do mito, do conto, da história. Na reflexão de Hillman e Shamdasani,[47] toda a psicologia deveria estar baseada na imagem da fantasia. "Tem-se que usar a linguagem do poético ou do análogo ou do metafórico ou de qualquer coisa que não seja, por assim dizer, denotativo. Um poeta não traduz seus poemas naquilo que eles significam, ele vai para dentro da linguagem... e descobre analogias em diferentes formas" (p. 52).

Na base da formação de mitos, encontra-se a necessidade arquetipicamente determinada de transformar o desconhecido no conhecido, de dar um nome ao não nomeado. Para Jacoby,[13] "Os seres humanos requerem para sua segurança e orientação, estruturas organizadoras, por exemplo, na forma de mitos coletivos, que correspondam de perto a uma filosofia da vida e, particularmente, a imagens centrais do que é ser humano" (p. 14).

Alvarenga[48] entendeu o mito como uma forma de explicar o ser humano e o mundo, de explicar não apenas como o mundo foi criado, mas também como as virtudes, os males e os pecados apareceram. É um modo não lógico de compreensão, decorrente de um entendimento vindo do universo inconsciente. Para a autora, os mitos são encenações arquetípicas e a mitologia é a Psicologia expressa em imagens.

O terapeuta nem sempre acerta em suas interpretações. O processo, porém, tende a ser autocorretivo, pois a criança pode, por sua ação, levar o terapeuta a corrigir sua percepção. Uma falta de precisão do terapeuta na interpretação pode ajudar o paciente a descobrir por ele mesmo que ele pode corrigir o terapeuta, da mesma forma que um bebê corrige as pequenas dissintonias da comunicação com sua mãe. É essa capacidade para reparar disrupções que é essencial para o apego seguro, não a falta de disrupções. Knox[44] observou que "o reparar depende da função reflexiva do terapeuta, de sua atenção e resposta sensível à reação do paciente" (p. 15).

A Psicologia Analítica acredita que as interpretações, sejam elas explicitadas verbalmente ou não, são eficazes mais em virtude da postura de constante busca, por parte do terapeuta, do significado das comunicações do paciente, do que por identificarem conflitos inconscientes. Observa-se que alguns dos ganhos de uma terapia bem-sucedida são a aquisição e o desenvolvimento da função reflexiva do paciente. Esse desenvolvimento será possibilitado pelo uso prevalente da função reflexiva por parte do terapeuta.

Sintetizando, a mente e sua função simbólica emergem no processo do desenvolvimento e da experiência dos relacionamentos interpessoais. Os primeiros conceitos psíquicos que se desenvolvem são os esquemas de imagem experimentados de modo não verbal e corporal. A emergência dos arquétipos nos primeiros estágios do desenvolvimento psíquico forma as bases para o desenvolvimento de significados centrais para a vida. Gradualmente, são construídos os modelos mentais sobre o mundo ao nosso redor, organizando a experiência do dia a dia em padrões que, então, dirigem nossas expectativas da vida em todos os aspectos, incluindo nossas expectativas de relacionamentos. Na terapia, a ativação de esquemas de imagem, ou arquétipos, pode dar o primeiro passo na direção da emergência gradual da capacidade de simbolizar.

Os símbolos têm uma função estruturante na formação da identidade do indivíduo, como mostrou Byington.[49] Saiz e Amézaga[50] postularam a existência de padrões de significado pessoal, que seriam constitutivos do processo de auto-organização, que caracteriza o desenvolvimento da individuação.

A psicoterapia como processo de busca e criação de significado, na relação intersubjetiva, poderia ajudar a identificar as organizações ou padrões de significado pessoal do paciente, favorecendo o processo de individuação, desde idades mais precoces. "... o engajamento com os outros ensinou a alma da criança a voar" (Hobson,[46] p. 274).

Duas pequenas ilustrações:

Caso clínico 1

Menino de 4 anos é encaminhado para psicoterapia pela escola. Ele bate nos colegas, nas professoras, assim como em casa bate nos pais, na irmã e na babá. Os colegas fogem à sua aproximação, pois sua atuação agressiva é imprevisível. A avaliação psicológica mostrou ser ele uma criança bem inteligente, com dificuldades no controle dos impulsos, especialmente no controle dos impulsos agressivos. Na etiologia de suas dificuldades, pode-se suspeitar da falta dos limites e de interdições necessários à organização do eu. Ele deseja ser atendido de modo imediato, não admite ser contrariado, não aguenta esperas e não tolera frustração. Os comportamentos de birra e oposição são acirrados, justamente na tentativa de encontrar, no extremo da inadequação, os limites tão necessários. As figuras parentais são representadas como inconsistentes e frágeis e são desvalorizadas. Pode-se suspeitar que as primeiras relações interpessoais não favoreceram a sensação de ser contido e apaziguado. Ele mostra déficit relacional importante e uma instabilidade emocional, manifestos por meio de reações desproporcionais às situações. Seu nível de impulsividade é elevado, carecendo também de qualquer possibilidade de modulação do afeto.

Momentos do processo psicoterapêutico

Nas sessões de psicoterapia, seu comportamento oposicional já se manifestou nos atos de se recusar a entrar e, depois, no ato de se recusar a sair da sala de terapia. Bem explicitados e aplicados os limites da hora da terapia, ele passou a aceitá-los calmamente, após testar com empenho e verificar que eles eram inflexíveis, o que explica a necessidade de limites, de continência, para a segurança e o apaziguamento.

A brincadeira escolhida e privilegiada durante muitas sessões foi lutar contra monstros. Em cada sessão, a terapeuta precisava desenhar um monstro do tamanho dele, o mais feio e assustador possível. Ele não tinha habilidade ainda para desenhar o que desejava e indicava, para a terapeuta, os detalhes do monstro: cabeças de cobra; muitos braços e mãos; garras afiadas; espetos no corpo; sangue nos dentes; entre outros. O monstro de papel era preso na parede e ele lutava com toda sua força, com espadas de madeira, construídas por ele e pela terapeuta. Nas espadas, seu nome foi escrito. Por vezes, solicitava que a terapeuta lutasse a seu lado. O monstro destruído, foi pisado, picado e queimado em uma bacia ao ar livre. O papel se transformou em cinza e a fumaça subiu para o céu. A fogueira, na qual o monstro se transformou, chamou muito a atenção da criança, que desejou alimentá-la com mais papéis e depois apagá-la com água. Ficou fascinado por estar brincando com fogo e água e cuidou para não se machucar e nem à terapeuta, contendo-se cuidadosamente. Apreciou o controle que tinha sobre o fogo.

A agressividade foi vivida, experimentada e contida. A terapeuta esteve atenta para os conteúdos simbólicos da atividade lúdica, mas limitou-se a contar para ele duas lendas sobre o fogo. Contou a lenda de Prometeu, que roubou uma centelha do fogo celeste, ocultando-a na haste de uma planta e a trouxe para os mortais. Explicou que o fogo de Prometeu é o fogo que precisa ser sempre vigiado para que não se apague. Contou também o mito dos índios Kayapó, pelo qual os homens organizaram uma expedição à casa das onças para roubar o fogo, pois descobriram que a onça cozinhava a carne, que ficava muito mais saborosa. A onça, depois do roubo, passou a comer carne crua e os homens passaram a cuidar do fogo.

O paciente ouviu interessado as duas histórias e depois quis saber se podia brincar com o fogo também, para "fazer de conta" que era lareira, pois estava frio. Outro dia, quis saber se conseguiria estourar pipoca na fogueira.

Ele pôde, assim, lidar com aspecto destrutivo-transformador e construtivo-alimentador do fogo. A mitologia mostra que, habilitados parcialmente pela centelha do fogo celeste, os seres humanos experimentaram o uso diferencial da inteligência e da fome do saber.

Repetiram-se mais vezes os atos de desenhar, lutar e queimar monstros, cada vez mais feios. Depois, o ato de queimar navios, aviões e pessoas de papel (que precisavam ser homens, não crianças ou mulheres), que morriam queimados e que renasciam a cada sessão. Lidou com o aspecto transformador do fogo e pôde entrar em contato com sua agressividade, que estava superestimada. Nas sessões, as condutas de oposição e os comportamentos disruptivos desapareceram. Quis saber muito mais histórias dos índios.

Caso clínico 2

Menina de 7 anos, filha única de pais mais velhos, cuidada por uma babá desde o nascimento, vem à terapia, encaminhada pelo pediatra, por estar apresentando episódios de dores de barriga. É tímida, quietinha e na escola está sendo vítima de *bullying*. Na avaliação psicológica, foi verificado que se tratava de uma menina de inteligência acima da média, com controle exagerado sobre seus impulsos, lábil do ponto de vista da modulação afetiva e com uma estruturação defensiva importante sobre suas emoções. Mostrava-se hipervigilante nas interações que estabelecia, insegura e muito exigente consigo mesma, tendo medo de falhar em corresponder às expectativas que sentia sobre si. Tinha, representadas internamente, figuras parentais demais idealizadas, o que tornava difícil a identificação com elas.

Momentos do processo psicoterapêutico

Retraída, contida, tensa e extremamente educada: assim se apresentou essa menina nas primeiras sessões. A atividade exploratória na sala de brinquedos era ausente. Sentada, pedia para a terapeuta mostrar com o que brincar. Frente ao fato de que era ela quem deveria escolher, mostrou-se paralisada. Por longos espaços de tempo, ela apenas olhava ao redor e com o canto do olho observava a terapeuta, que havia lhe dito que ela conseguiria escolher. Escolhendo, por fim, desenhar, novamente pediu para que a terapeuta lhe dissesse o tema. Frente ao fato de que era ela quem sempre deveria escolher, resolveu desenhar meninas, caprichando nos detalhes do vestuário, ainda que solicitasse a terapeuta para que escolhesse as cores a serem usadas, para ouvir novamente que era ela quem deveria sempre escolher tudo na sessão.

Passou a desenhar pessoas e vestuário, contando que tinha vontade de ser estilista. O uso da borracha era exagerado, por uma autoexigência com mínimos traços e sua produção muito era lentificada por consequência. Foi proposto um jogo: não usar borracha, no intuito de tentar transformar eventual erro em algum detalhe novo, diferente do previamente planejado. Ela aceitou e tracinhos errados acabaram se transformando em chapéus, lenços, botas, colares, pulseiras, brincos, entre outros acessórios que passaram a enfeitar as figuras desenhadas.

Apreciando muito a própria produção, passou a desenhar apenas os adereços em tamanhos maiores, criando principalmente colares, anéis, pulseiras e brincos com formas e cores muito diversas. Sua atividade tornou-se rápida e precisa, passando a solicitar à terapeuta ajuda para pintar. Ela sabia que a terapeuta não escolheria por ela, mas lhe "emprestaria" suas mãos. Na época, contou que ela era quem desenhava melhor na classe e que as amigas pediam que ela desenhasse para elas. Contou que era também a melhor em matemática.

Verbalizando que estava pensando em ser desenhista de joias, e não mais estilista; passou a desenhar colares, brincos, pulseiras e anéis, colorindo-os com continhas e pedrinhas, combinando cores e tamanhos, agora sempre com a colaboração da terapeuta para executar suas ideias e observar, com visível prazer, sua produção. O simbolismo das cores e das formas em suas combinações pôde ser admirado, assim como o significado dos adereços como talismãs e objetos de proteção.

Mais segura de si, consciente de suas competências, dona de sua vontade, essa menina tornou-se mais espontânea ao relacionamento, sua postura ficou mais relaxada e seus gestos mais expressivos.

Absorvida na atividade lúdica com a criança, a terapeuta pôde acompanhar a emergência da atividade criativa, que estava obscurecida pela estruturação defensiva excessiva e conseguiu acompanhá-la com sintonia.

Dezoito anos mais tarde, essa paciente voltou a procurar a terapeuta. Arquiteta, casada e mãe de um bebê, queria descobrir um modo de integrar melhor os diferentes papéis que exercia. Gostava demais da atividade profissional que exerce e isso lhe trazia culpa em relação a seu bebê e a seu marido, apesar de se sentir amorosamente muito ligada a eles. Trazia o conflito da mulher de nossos tempos.

Referências bibliográficas

1. Wilkinson M. Changing minds in therapy: emotion, attachment, trauma and neurobiology. New York: Norton, 2010.
2. Jung CG. Tipos psicológicos. O. C. VI. Petrópolis: Vozes, 1991.
3. Wickes FG. The inner world of childhood. rev. ed. New York: Appleton-Century Crofts, 1966.
4. Jung CG. O desenvolvimento da personalidade. O. C. XVII. 10. ed. Petrópolis: Vozes, 2008.
5. Jung CG. The symbolic life: miscellaneous writings. trans. ed. *In:* Adler G; Hull RFC (ed.). Collected works of CG. Jung. 1977. v. 18.
6. Knox J. Archetype, attachment and analysis: Jungian psychology and the emergent mind. London: Routledge, 2003.
7. Goodwyn E. Archetypes and the "impoverished genome" argument: updates from evolutionary genetics. Journal of Analytic Psychology. 2021;65(5):911-31.
8. Galiás I. Do amor na saúde à saúde do amor. Junguiana. 2005;23:107-18.
9. Jung CG. Os arquétipos e o inconsciente coletivo. O. C. IX/1. Petrópolis: Vozes, 2007.
10. Sullwold E. A fresh experiment: the archetype of inner child. *In:* Abrams J (ed.). Reclaiming the inner child. Los Angeles: Jeremy P. Tarcher, 1990.
11. Abrams J. Reclaiming the inner child. Los Angeles: Jeremy P. Tarcher, 1990.
12. Hancock S. The child that haunted us. New York: Routledge, 2009.
13. Jacoby M. Psicoterapia junguiana e pesquisa contemporânea com crianças: padrões básicos de intercâmbio emocional. São Paulo: Paulus, 2010.
14. Neumann E. The great mother: an analysis of the archetype. Princeton: Princeton University Press, 1963.
15. Neumann E. A criança: estrutura e dinâmica da personalidade em desenvolvimento desde o início de sua formação. São Paulo: Cultrix, 1980.
16. Fordham M. A criança como indivíduo. São Paulo: Cultrix, 1994.
17. Astor J. Michael Fordham: innovations in analytical psychology. London: Routledge, 1995.
18. Astor J. The emergence of Fordham's model of development: a new integration in analytical psychology. Journal of Analytical Psychology. 1990;35:261-78.
19. Sidoli M. The unfolding self. Boston: Sigo Press, 1989.
20. Wilkinson M. Coming into mind – The mind-brain relationship: a Jungian clinical perspective. London: Routledge, 2006.
21. Lyard D. Les analyses d'enfants: une clinique junguienne. Paris: Albin Michael, 1998.
22. Montecchi F. I simboli dell'infanziadal pensiero di Jung al lavoro clinico con i bambini. Roma: Nuova Italia Scientifica, 1995.
23. Nagliero G; Grosso W. Analisi in età evolutiva. Milano: Vivarium, 2008.
24. Feldman BH. The lost steps of infancy: symbolization, analytic process and the growth of the self. Journal of Analytical Psychology. 2003;47-3:397-406.
25. Kast V. The dynamics of symbols: fundamentals of Jungian psycho-therapy. New York: Fromm International, 1992.
26. Kalsched D. The inner world of trauma. New York: Routledge, 1996.
27. Murphy E. The developing child: using Jungian type to understand children. Palo Alto: Davies-Black Publishing, 1992.
28. Siegel D. The developing mind. New York: Guilford, 1999.
29. Cozolino L. The neuroscience of psychotherapy: healing the social brain. New York: Norton, 2010.
30. Schwartz-Salant N. The bordeline personality. Wilmette: Chiron, 1989.
31. Knox J. The revelance of attachment theory to a contemporary Jungian view of the internal world: internal working models, implicit memory and internal objects. Journal of Analytical Psychology. 1999;44:511-30.
32. Jung CG (ed.). The psychology of transference. Translated by Hull RFC. *In:* Collected works of C. G. Jung. Princeton: Princeton University Press, 1946. v. 16. (Bollinger series XX).
33. Shore AN. Affect regulation and the origin of the self: the neurobiology of emotional development. Mahwah: Erlbaum, 1994.
34. Shore AN. Affect dysregulation and the disorders of the self. New York: Norton, 2003.
35. Baron-Cohen S. Diferença essencial. Rio de Janeiro: Objetiva, 2004.
36. Fiamenghi GA. Conversas dos bebês. São Paulo: Hucitec, 1998.
37. Stern D. The present moment in psychotherapy and everyday life. New York: Norton, 2004.
38. Gallese V. Intentional attunement: a neurophysiological perspective on social cognition and its disruption in autism. Journal of Brain Research. 2006:1-54.
39. Sinigaglia C; Sparaci L. Emotions in action through the looking glass. Journal of Analythical Psychology. 2010;55:3-29.

40. Jung CG. A prática da psicoterapia. O. C. XVI. Petrópolis: Vozes, 1988.
41. Schore JR; Schore AN. Modern attachment theory: the central role of affect-regulation in development and treatment. Clinical Social Work Journal. 2008;36:9-20.
42. Stern D. A constelação da maternidade: o panorama da psicoterapia pais/bebê. Porto Alegre: Artes Médicas, 1997.
43. Sidoli M. When the body speaks: the archetypes in the body. London: Routledge, 2000.
44. Knox J. From archetypes to reflective function. Journal of Analytical Psychology. 2004;49:1-19.
45. Feldman B. Panel: problems of symbolization in children and adolescents. Journal of Analytical Psychology. 2010;55;187-227.
46. Hobson P. The cradle of thought. Oxford: University Press, 2004.
47. Hillman J; Shamdasani S. Lamento dos mortos: a psicologia depois de o livro vermelho de Jung. Petrópolis: Vozes, 2015.
48. Alvarenga MZ. Mitologia simbólica: estruturas da psique e regências míticas. São Paulo: Casa do Psicólogo, 2007.
49. Byington C. O arquétipo da vida e o arquétipo da morte. Junguiana. 1996;14:92-115.
50. Saiz ME; Amézaga P. Psiconeurociencia y arquétipos: construindo un diálogo entre psicologia analítica y neurociência. Psicologia USP. 2005;16(3):95-117.

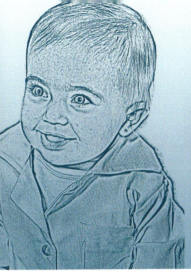

Capítulo 86

Psicodrama
Psicoterapia Psicodramática com Crianças

Rosalba Filipini

Introdução

A prática psicoterápica como intervenção na saúde mental foi desenvolvida no século XX e continua recebendo contribuições de diferentes formações (Teixeira e Nunes, 2005). As ideias mais preconceituosas sobre doença mental sofreram transformações na medida em que a Medicina foi se desenvolvendo e, especialmente com o crescimento das ciências naturais do século XVIII, ações terapêuticas no campo da saúde foram se instalando (Mira y López, 1967; Teixeira e Nunes, 2001; Rodegheri, 2011).

A psicoterapia esteve integrada com a psico-higiene no início do século XX, que, por sua vez, ligava-se ao movimento de higiene mental, iniciado nos Estados Unidos em 1909. Havia interesse no cuidado à saúde mental e a profilaxia era uma meta a ser alcançada.

Para alguns estudiosos da história da psicoterapia (Bicudo, 1988; Antunes, 2004; Bastos, 1998; Rosa e Olivi, 1994; Brozek e Massimi, 1998; Massimi, 2004; Rodegheri, 2011; Campos e Bernardes, 2005; Teixeira e Nunes, 2001), quando ela esteve voltada à prática da psico-higiene, era predominantemente educativa e corretiva, ou seja, **normativa**. A psicanálise era a prática preponderante inicialmente e é sobretudo por meio dela que a psicoterapia se insere no campo da saúde mental. Psicoterapia era associada à Medicina e seu objetivo era curar sintomas e buscar a reestruturação da personalidade e do modo de viver do indivíduo, evitando novas desadaptações. Tínhamos uma psicoterapia retificadora e a profilaxia estava diretamente associada à prevenção dos considerados problemas psíquicos. O saber se concentrava no médico ou no psicoterapeuta e ao paciente se designava uma postura de entrega aos cuidados do primeiro, com passividade e submissão. Uma visão centrada no indivíduo e nos fenômenos intrapsíquicos.

Na contemporaneidade, o conceito de psicoterapia é amplo e, para este trabalho, trazemos uma definição que está integrada às da American Psychological Association (APA) e do Conselho Federal de Psicologia (CFP) do Brasil, duas instituições que se encarregam de organizar, difundir e sistematizar a prática psicoterápica. Também segundo as revisões históricas de artigos sobre o tema (Teixeira e Nunes, 2001; Rodegheri, 2011) e revendo o conceito de psicoterapia para outros autores (Mira y López, 1967; Chazaud, 1977; Malan, 1983; Ribeiro, 1986; Naffah, 1982; Porchat, 1999), é possível inferir que a prática psicoterápica visa, de forma geral, auxiliar as pessoas que apresentam algum conflito ou transtorno psíquico em graus variados. O empenho e o compromisso de cada um dos envolvidos fazem, gradativamente, o paciente a se reorganizar. Essa reorganização pode ser no aspecto intrapsíquico e inter-relacional. As práticas psicoterápicas não têm o objetivo de mudar o mundo ou adaptar o sujeito a ele, e sim torná-lo apto a viver neste mundo, na sua realidade e contexto sócio-histórico, tal como ele é. Desta forma, a prática psicoterápica busca capacitar o indivíduo a fazer escolhas e responsabilizar-se por elas, desenvolver recursos e aprofundar o próprio conhecimento (Filipini, 2014).

Com o florescimento de outras abordagens e da visão de homem sócio-histórica, o psicodrama se ampliou entre as práticas psicoterápicas.

Psicodrama

Jacob Levy Moreno criava as bases do psicodrama também no inicio do século XX. Em 1921, traz a perspectiva do psicodrama focada nas relações interpessoais e na concepção de homem inserido e participativo na sociedade. Uma distinção entre o foco no intrapsíquico e no inter-relacional, com mudanças significativas na postura do psicoterapeuta. No psicodrama, o saber não se concentra exclusivamente no psicoterapeuta, e o paciente passa a ter postura ativa durante o trabalho. Nessa época, Moreno se destacava por suas ideias e práticas pouco ortodoxas para o período, o que causava certa resistência na comunidade científica em considerar que seu trabalho trazia contribuição para a Psiquiatria ou para a Psicologia (Marineau, 1992).

Psicodrama é um método de ação profunda que lida com as relações interpessoais e as ideologias particulares – o método que penetra a verdade da alma por intermédio da ação (Moreno, 1975). Retrata em seu trabalho ideias de coparticipação, complementaridade e interdependência total entre todos os seres, cada um sendo cocriador do/no universo (Moreno, 1975, 1983 e 1999). Considerar a construção do saber de forma conjunta é um diferencial entre a obra de Moreno e as que têm foco no intrapsíquico.

Estrutura da teoria da psicoterapia psicodramática

Moreno compreende que o ser humano é constituído por meio de papéis, vive no entrelaçamento de relações sustentadas por uma cultura que contém normas, valores e que nem sempre lhe são favoráveis. O **homem** moreniano apresenta seu **drama**, que contém seus conflitos e contradições. São papéis exigidos e não atuados, forças que se entrepõem e impedem ou lhes dificultam o desenvolvimento. A psicoterapia psicodramática busca desvelar esse **drama** e, para que se compreenda como isso é realizado, alguns conceitos da teoria psicodramática fundamentam sua prática.

Conceitos da teoria socionômica – visão moreniana de homem

Do latim *sociu* = companheiro, grupo e do grego *nomos* = regra, lei, designou a Socionomia. Essa ciência se divide em três grandes eixos – sociodinâmica, sociometria e sociatria –, cada um deles tem seu método e se ocupa de determinada área nas relações interpessoais:

1. Sociodinâmica: estuda o funcionamento e dinâmica das relações interpessoais.
   - Método – *role playing*: permite ao indivíduo jogar dramaticamente diversos papéis, possibilitando o resgate de um papel mais espontâneo e criativo (Moreno, 1983).
2. Sociometria: tem o objetivo de medir as relações entre as pessoas.
   - Método: teste sociométrico (Moreno, 1992).
3. Sociatria: terapêutica das relações sociais.
   - Método: psicodrama, sociodrama e psicoterapia de grupo (Moreno, 1999).

Embasando esses três eixos da socionomia, Moreno desenvolveu alguns conceitos que foram se delineando e se articulando ao longo de sua obra:

- Espontaneidade: considerada inata, é a capacidade de agir de modo "adequado" diante de situações novas, criando uma resposta inédita ou renovadora ou, ainda, transformadora de situações preestabelecidas. Sua proposta é a da adequação e do ajustamento do homem a si mesmo. Ser espontâneo significa procurar transformar aspectos insatisfatórios das relações afetivas e sociais (Gonçalves, Wolff e Almeida, 1988).
- Criatividade: indissociável da espontaneidade e é o fator que permite ao potencial criativo atualizar-se e manifestar-se. A brincadeira infantil é um exemplo da criatividade manifestada livremente.
- Conservas culturais: objetos, comportamentos, usos e costumes que se mantêm idênticos em uma dada cultura e que podem interferir nesse processo espontâneo/criativo (Moreno, 1992). A educação de uma criança implica a presença de conservas culturais e é nesse processo de inserção de normas e valores que se veem desafiadas sua espontaneidade e criatividade.
- Tele: fenômeno relacional. A palavra, que vem do grego – *em* (dentro) e *páthos* (sentimento) –, é empatia recíproca, compreendendo a empatia como captação, pela sensibilidade, dos sentimentos e emoções de alguém.

Havendo preponderância de elementos télicos na relação, pode-se chegar ao **encontro** moreniano. Pode ser compreendido como estar junto, ter contato, ver e observar, tocar, sentir, participar, ou seja, tornar-se um só. Tele e transferência são pressupostos de uma relação e autores contemporâneos preferem o termo "teletransferência", considerando que esse é o fenômeno relacional que permeia as relações (Fonseca, 2000).

Outro conceito essencial é o **momento** (Moreno, 1983), compreendido como uma espécie de curto-circuito; vivido como se sua duração (tempo cronológico) se alterasse subitamente e um instante se destacasse, transformando as pessoas envolvidas (Gonçalves, Wolff e Almeida, 1088). Na psicoterapia psicodramática, o tempo presente é privilegiado, sabendo-se que, nele, as correntes afetivas, tais como estão ocorrendo e sendo captadas no aqui e agora, carregam toda a história do indivíduo. O passado se faz presente no **momento** moreniano.

Os estados **coconsciente** e **coinconsciente** se referem a vivências, sentimentos, desejos e até fantasias comuns de duas ou mais pessoas e dão-se em "estado inconsciente" (Moreno, 1975). Esses estados não são propriedade de um único indivíduo, mas produzidos na relação.

O **homem** moreniano é espontâneo e criativo, capaz de manter relações télicas, mas sujeito a ter dificuldades em utilizar esse seu potencial nas relações. A Sociatria e suas metodologias favorecem a ação livre do indivíduo, espontânea. Essa ação espontânea equivale à criação e ao desempenho de papéis correspondentes a modelos próprios de existência; é a busca pelo que Moreno chamou de **convalidação existencial**. O psicodrama é o caminho pelo qual se dão o tratamento, a terapêutica das relações; e o seu objetivo é alcançar a catarse, ou a **catarse de integração**, possibilitando ao indivíduo libertar-se das conservas culturais e resgatar sua espontaneidade.

O contexto socioafetivo no qual a criança nasce e desenvolve-se pode ou não lhe ser favorável. Quem são e como estão as primeiras pessoas com quem viverá, seus valores e normas de condutas implicarão os padrões de relacionamento nos quais a criança está sendo inserida. O crescimento envolve a contribuição de vários fatores para a formação do **eu**, e Moreno (1974) descreveu algumas fases desse processo, principalmente sobre como o sujeito vai adquirindo sua identidade por meio das relações, no desenvolvimento de papéis, o que ele chamou de **matriz de identidade**.

> "O psicodrama tem seu foco no inter-relacional e não no intrapsíquico: a criança se constitui por meio dos papéis que representa. O importante é identificá-los, explorá-los e expandi-los, compreendendo seus limites, seu alcance e lugar na sociometria familiar. Para isso, compreendemos que a criança é um ser provido de espontaneidade, criatividade e capacidade télica, porém teve esses potenciais mediados pelas conservas culturais. Ela também se relaciona consciente e inconscientemente com seus próximos, e isso é atualizado no 'aqui e agora' morenianos."
> (Filipini, 2014, p. 35)

A psicoterapia psicodramática com crianças é uma intervenção possível e a Socionomia embasa teórica e metodologicamente sua prática.

Psicoterapia psicodramática com crianças

Quando voltada ao público infantil, a história da psicoterapia aponta para uma mudança na sua prática. As crianças têm uma maneira peculiar de comunicação e o seu brincar é sua forma de expressão do mundo interno, podendo ser trabalhada de formas diversas segundo a abordagem teórica referida. No psicodrama, discutir as ações que se referem à estrutura da prática implica considerar seus **contextos**, **etapas** e **instrumentos**.

Estrutura da prática da psicoterapia psicodramática com crianças

A psicoterapia com crianças, diferentemente do trabalho com adultos, implica algumas etapas que a antecedem. O encaminhamento ou indicação, a sala de atendimento, os materiais e o contrato de trabalho são entendidos como pertencentes ao contexto social e incluirão os cuidadores da criança.

Contextos social, grupal e dramático

Segundo Moreno, contexto é um encadeamento de vivências privadas e coletivas de sujeitos que se inter-relacionam em uma contingência espaçotemporal. Caracteriza cada um dos contextos para diferenciar o desempenho de papéis. A demarcação de contextos em um trabalho de psicodrama é importante porque é o que permite discriminar o "como é" – papéis sociais, tempo e espaço reais, do "como se" – papéis psicodramáticos, tempo e espaço coconstruídos dramaticamente. **Contexto social** se refere à realidade social; tem características culturais, econômicas e políticas: normas e leis que regulam os vínculos entre as pessoas (Moreno, 1975; Gonçalves, 1982). O **contexto grupal** é construído pelo próprio grupo ao elaborar regras de funcionamento. Na psicoterapia individual, o grupo é constituído pela criança e pelo psicoterapeuta, bem como quando há a presença de alguma outra pessoa vinculada à criança. À medida que adentram a sala de psicoterapia e o trabalho vai se efetivando, o contexto grupal se estabelece. **Contexto dramático** é delimitado pelo "como se" que possibilita que fantasias sejam acolhidas e trabalhadas dramaticamente. Passado e futuro se fundem no "aqui e agora", ou seja, o "como se" é construído pelo tempo e espaço subjetivos, em que as regras sociais podem ser questionadas, quebradas ou alteradas, e novas regras podem ser acordadas (Filipini, 2014). Principalmente as crianças pré-escolares têm dificuldades em discriminar os contextos, então é comum estabelecermos um código que esclarece essas entradas e saídas; por exemplo, um estalar de dedos, uma palma, que demarque "a história começou". Ao mesmo tempo, outro código que represente uma rápida "saída", ou um "tempo" na história. Esse código, muitas vezes, se efetua por meio do gesto manual de "tempo!", semelhante aos jogos esportivos.

Contexto social

- Indicação: geralmente é a família quem decide a necessidade do trabalho psicoterápico e a vinda da criança é compulsória. Os motivos são diversos: emocional; comportamental; educacional; familiar; e social. As transições familiares podem trazer demandas específicas e a psicoterapia auxilia as crianças a identificarem os sentimentos que emergem, bem como a desenvolverem recursos para lidar com eles (Filipini, 2003, 2005a e 2005c).

- Sala de atendimento e materiais: a sala de atendimento deve possibilitar trânsito livre para a criança e conter móveis facilmente removíveis, ou que possam ser integrados na produção dramática. Os materiais utilizados são brinquedos de uso comum – casinha, castelo, família de bonecos, animais, fantoches, alguns jogos, material gráfico e de artes plásticas, máscaras e utensílios de fantasia (Filipini, 2005b e 2014). A função principal do brinquedo é de aquecimento, tanto para preparar a criança para o papel dramático como para mantê-la assim durante a dramatização.

- O contrato de trabalho – com os pais e com as crianças:
  - Com os pais: além dos aspectos de horários, honorários, frequência e outros encaminhamentos, é importante frisar a participação da família no trabalho. Os pais e/ou cuidadores da criança deverão comparecer periodicamente para sessões de orientação, ou as chamadas sessões vinculares – pais-filho(s), irmãos, ou com outras pessoas significativas para a criança. O objetivo é possibilitar o desenvolvimento de recursos que possam ajudá-la nas suas interrelações, o que incluirá Sociometria e papéis: o lugar afetivo que ela ocupa no grupo familiar, por exemplo.
  - Com a criança: perguntamos se ela sabe o que motivou sua vinda à psicoterapia. Essa indagação se fundamenta no fato de que faz parte do seu papel social de filho saber qual ação sua motivou determinada ação em seu contrapapel (Filipini, 2014). É dito que elas virão semanalmente para trabalharmos juntos sobre as questões que estão difíceis para ela. Para isso, serão usados brinquedos, brincadeiras, jogos e representações de histórias "de verdade" ou inventadas. As crianças escolares (acima dos 6/7 anos) compreendem e auxiliam com contribuições no contrato de trabalho: sigilo; sessões vinculares. As menores, ou pré-escolares, podem referir que não sabem por que foram levadas à psicoterapia, mas que vieram para brincar. Por meio desse brincar, ela adquire uma compreensão de que "aquele brincar daquela situação" lhe permite uma expressão importante e ela gosta disso (Filipini, 2014).

Instrumentos do psicodrama

A estrutura da prática psicodramática inclui cinco instrumentos de trabalho necessários para seu desenvolvimento:

1. Cenário: lugar onde ocorrerá o "como se"; esse espaço com as crianças geralmente se amplia para toda a sala de atendimento e os objetos a ela pertencentes adquirem nova "roupagem" (sala de aula, casa, carro, hospital, entre outros) ou ocorrem na imaginação (floresta, montanha, caverna, campo de batalha, festa). É considerado um instrumento essencial para contextualizar

a ação dramática, aquecer criança e terapeuta e definir papéis psicodramáticos.

2. Protagonista: porta-voz de sentimentos, aquele que traz a angústia. Na psicoterapia com crianças é ela a protagonista. As cenas produzidas não são necessariamente relatos da vida cotidiana, sua expressão pode ocorrer por meio de cenas reais, imaginárias ou fantasiosas. Essa expressão se faz por meio do brincar.

3. Brincar infantil: como dito anteriormente, a criança, na qualidade de protagonista, apresenta características peculiares: não veio à psicoterapia por escolha própria; falta-lhe iniciativa em relatar seus problemas para o psicoterapeuta – até porque nem sempre os reconhece por não ter aparato psíquico que lhe permita essa elaboração (Wechsler, 1999). A forma mais comum de ela se expressar é o brincar e, no psicodrama, o foco do psicoterapeuta está nas relações da criança e nos papéis jogados para resgatar sua espontaneidade e criatividade durante o "como se". Na dramatização, jogam-se papéis e contrapapéis psicodramáticos que pertencem ao "como se" e, no "como é", retomam-se os papéis sociais. O jogo dramático é facilmente empregado com crianças pela sua capacidade de utilizar o brincar como forma de expressão. As crianças menores preferem objetos ou brinquedos em miniatura para se expressarem. Crianças escolares apreciam jogos e outros brinquedos; elas os utilizam na sessão psicoterápica não para caracterizar o "como se", mas porque gostam, porque se expressam por meio deles e apoiam-se neles para iniciar um contato. Wechsler (1999) afirma que os jogos têm cunho educacional e possibilitam que a criança desenvolva recursos mentais a partir deles. Algumas dispensam brinquedos e jogos e partem diretamente para a ação dramática. Independentemente do jogo escolhido ou da história que será dramatizada, o foco do psicodramatista deve estar na relação, no papel e no contrapapel que naquele momento são jogados. É importante perceber a função do jogo naquele momento, para que, a partir dele, os papéis psicodramáticos se revelem e possam ser jogados.

4. Diretor e ego auxiliar: o psicoterapeuta é o diretor e ele assume três funções diferentes na sessão psicodramática – de **diretor** de cena, quando dirige a ação dramática, mantendo protagonista e plateia aquecidos; de **terapeuta**, estando atento aos sentimentos, emoções e pensamentos presentes na cena; e de **analista social**, no que se refere a comentários e pontuações percebidos durante a cena (Moreno, 1975). Na psicoterapia individual com crianças, é comum o diretor assumir dois papéis concomitantes – de diretor e ego-auxiliar (aquele que auxilia o terapeuta e o protagonista captando sentimentos e desempenhando papéis complementares que possam facilitar a catarse de integração). O psicoterapeuta de crianças necessita ter essa capacidade de dirigir e atuar ao mesmo tempo, por isso o gosto especial pelo brincar, jogar e desempenhar papéis como característica importante nesse profissional. Na prática psicodramática, reside uma atenção maior no exercício do contrapapel e o psicoterapeuta está livre para fazê-lo e todas as suas falas surgem do personagem que está sendo representado (Filipini, 2014).

5. Plateia: constituída por todas as pessoas que não estão em cena e, no caso da psicoterapia psicodramática individual com crianças, consideramos a existência da plateia nas sessões em que há participação de outro(s) indivíduo(s) que faça(m) parte do átomo social da criança, ou seja, familiares ou pessoas significativas que vão para uma sessão vincular.

Início do trabalho psicoterápico
Primeiras sessões

Elas se diferenciam do processo como um todo porque têm funções mais específicas: conhecer a rede sociométrica na qual a criança está inserida, seu *status* sociométrico, os papéis que lhe são designados e os que ela joga, os conflitos que originaram sua chegada à psicoterapia.

Primeiras sessões com crianças

Geralmente, a primeira sessão é de livre escolha da criança. Podem-se deixar alguns objetos disponíveis, como uma casinha, alguns bonecos e materiais gráficos, para serem ou não utilizados pela criança espontaneamente. Crianças menores de 4 anos são atendidas por meio das sessões vinculares, formadas pela criança e algum de seus cuidadores.

A concretização dramática das relações pode ser chamada de **átomo social** ou técnica de autoapresentação (Gonçalves, Woff e Almeida, 1988). Nas primeiras sessões, é importante realizar a construção do átomo social por meio de uma espécie de jogo, que consiste em ela selecionar algum objeto da sala que a represente e colocar, ao redor dele, as pessoas importantes na sua vida. Terminada a construção, ela é convidada a olhar com algum distanciamento o que fez e confirmar essa configuração: "esqueci dos meus irmãozinhos! Quero colocar bem longe minha amiga que eu briguei! Posso colocar meu cachorro, meu gato e meu passarinho que morreu?". Em seguida, é aquecida para tomar o papel de uma dessas pessoas representadas e o terapeuta entrevista esse personagem, buscando conhecer como é sua relação com a criança, como a percebe e o que diria naquele momento para ela. Dificilmente as crianças entram em todos os papéis que incluíram em seu átomo, mas depois de três ou quatro, para o terapeuta é o suficiente para conhecer a criança quanto à sua espontaneidade, à criatividade e à capacidade de desempenhar, tomar e inverter o papel do outro. Além disso, compreendemos sua rede de relações; o lugar sociométrico que ocupa na família nuclear e extensa e no grupo social; sua percepção da relação com esses indivíduos; capacidade télica e seus conflitos.

Primeiras sessões com os cuidadores

A metodologia psicodramática também é aplicada aos pais. Nas primeiras sessões com os pais, o objetivo é conhecer como funciona todo o sistema familiar, como compreendem a criança e o que têm como queixas. Para isso, podemos utilizar a inversão de papéis, já que a construção de papel é feita na relação. Com os pais, solicitamos que tomem o papel do filho e isso permite ir além do *script* social de pai e mãe e poder conhecer o filho em sua subjetividade.

Também podemos usar a inversão na apresentação do casal parental, quando os pais são também um casal conjugal, ou seja, eles se apresentam de forma invertida. Poderão ser trazidas características da relação com o filho, as facilidades e dificuldades no desempenho desse papel, a relação com o parceiro e o que mais couber nessa relação. Essa técnica é sempre bem-aceita e suscita emoções, surpresas, sentimentos de compaixão, concordâncias e, por vezes, discórdias que se tornarão material de trabalho terapêutico da dupla parental.

Todas essas ações possibilitam uma sensibilização maior dos pais e cuidadores à criança, favorecendo o comprometimento com o processo psicoterápico e a reflexão sobre o exercício de seus papéis parentais, que podem ser questionados, mudados ou recriados em favor da criança.

Também haverá, nesse início de processo, a sessão devolutiva, aquela que será feita depois de alguns encontros com a criança. O seu objetivo é retornar a compreensão que o psicoterapeuta teve da criança: seu funcionamento; conflitos; recursos dos quais dispõe ou não para lidar com as dificuldades.

Etapas da sessão psicodramática

Uma sessão psicodramática é constituída por etapas: o aquecimento; a dramatização; e o compartilhar. Moreno (1975) verificou o valor da representação de papéis para a liberação da espontaneidade e criatividade ao longo do desenvolvimento da sua teoria e, ao mesmo tempo, observou que era necessário se aquecer para esse exercício.

Aquecimento

Aquecimento é a **expressão operacional da espontaneidade** (Moreno, 1992, p. 150), um conceito que resume as operações subjetivas e objetivas que conduzem a uma resposta adequada, por parte do indivíduo, e implicam iniciadores físicos, mentais e psicoquímicos. Moreno sugere ainda acrescentar outro iniciador, o simbólico, composto por fantoches, contos de fadas, entre outros, também denominados "objetos intermediários da relação" (Rojas-Bermúdez, 1970). Na psicoterapia infantil, incorporam-se também os brinquedos, jogos, desenhos e brincadeiras em geral.

Para a ação dramática, é necessário que também o diretor se aqueça e esse processo ocorre de forma conjunta, no qual terapeuta e criança definem o papel que cada um desempenhará. Existem dois tipos de aquecimento – inespecífico e específico –, e o segundo é o que permite a passagem do "como é" para o "como se", ou seja, para o contexto dramático. O aquecimento deve ser mantido durante todo o desenrolar da cena, pois libera a espontaneidade no desempenho dos papéis.

Com as crianças, o psicoterapeuta deve agir mais no sentido de se aquecer para acompanhar a criança que entra rapidamente no contexto dramático. Alguns jogos ou brincadeiras podem ter a função de aquecimento. Quando uma criança inicia rapidamente uma história, não significa que já esteja aquecida e é importante que o diretor esteja atento a isso. A ansiedade presente pode dificultar o desempenho dos papéis, ocasionando uma desorganização geral. O aquecimento é necessário e pode ser realizado por meio da técnica do duplo: "estou numa agitação tão grande que já não sei quantas pessoas tem aqui e qual delas é importante para essa história", e a criança pode dimensionar o seu movimento e reorganizar o percurso de seu pensamento e da construção do enredo dramático. Ao mesmo tempo, o diretor, por meio desses duplos, também se aquece para os papéis psicodramáticos e adentra no drama trazido pela criança.

As crianças escolares, as acima de 6 ou 7 anos, é comum escolherem um jogo para iniciar a sessão. O jogo é um aquecimento inespecífico para a ação dramática, enquanto a construção dos personagens é o aquecimento específico. O diretor pode sugerir que ambos entrem em papéis psicodramáticos e parte para uma investigação: quem vai jogar? Quem são essas pessoas? Qual a idade delas? Sexo, nome? Onde estão? A criança é auxiliada a escolher e determinar os papéis, assim o diretor fará o contrapapel que, naquele momento, contém elementos que necessitam ser vividos na relação.

Outra atividade comum nas crianças maiores é o desenho como processo de aquecimento. Os personagens que surgem comporão a cena dramática. Ou, quando trazem cenas do cotidiano, o aquecimento se fará por meio da construção do cenário.

Dramatização

A ação dramática é sempre coconstruída entre terapeuta e criança. Na psicoterapia psicodramática, cliente e psicoterapeuta elaboram e executam um projeto dramático (Perazzo, 1994; Aguiar, 1998) que tem por objetivo "expor a verdade do indivíduo por meio da ação dramática" (Moreno, 1975).

Perazzo (1994) assinala que há o projeto dramático **latente** e o **manifesto**. No primeiro, cada uma das partes mantém sua função ligada ao papel social – cliente e psicoterapeuta, como no contrato de trabalho. No projeto dramático manifesto, a coconstrução leva em conta a subjetividade da criança e do psicoterapeuta, trazendo o coinconsciente à tona.

Criar uma cena dramática usando a imaginação é uma alternativa que a criança encontra para as respostas e os comportamentos já conservados, as repetições do seu cotidiano "vamos fazer uma caverna aqui debaixo, tem que ficar tudo muito escuro e eu vou ficar lá" – a avó dessa criança tinha falecido havia 1 semana. Usar a imaginação favorece a liberdade da criação e torna a cena mais fluente, possibilitando a contribuição do outro por meio do contrapapel. As cenas criadas refletem os conflitos e contradições que permeiam a vida comum – não só da criança, mas de todos, com a diferença de que foram construídas com base no sofrimento da criança.

A singularidade da criança está inserida em um contexto mais amplo, coletivo, do qual o psicoterapeuta também faz parte – "o singular de um indivíduo é único na coletividade" (Aguiar, 1998, p. 129). Isso nos traz a ideia de que o conflito está relacionado com a forma como estão estruturadas as relações dentro da coletividade e mostra a importância do contrapapel na encenação psicodramática. "Você vai ser o gavião e eu, o pintinho"; "a família toda está ali na casa e a menina fugiu para as montanhas; você vai ser a mãe"; "a história vai ser de eu e o T. brincando, mas agora ele não vai querer as minhas coisas". A criação permite emergir a estrutura vincular dos papéis que são jogados. E o efeito terapêutico disso está vinculado à manifestação do coinconsciente, ou seja, à experiência vivida e compartilhada por meio da cocriação.

Esses estados que ultrapassam os limites do espaço psíquico individual são chamados por Moreno (1983) de coconsciente e coinconsciente. Eles podem ser revividos e atuados pelos sujeitos e por aqueles que possam se vincular a conjuntos de sentimentos, sensações e crenças. Essa dimensão relacional Moreno chamou de **interpsique** – modos específicos de ser e de se relacionar, originários em duas ou mais pessoas, acessíveis ou não à consciência.

Os modelos relacionais e familiares inseridos na vida social e cultural fazem parte da singularidade do indivíduo e vice-versa. Assim, a criança pode, por meio da relação com o psicoterapeuta nos contrapapéis, experimentar novas formas e padrões de comportamento que são permitidos no "como se", mas proibidos ou dificilmente realizáveis no contexto social "nessa história, a menina vai estar muito brava!". Questionar padrões de conduta familiar e social, experimentar no "como se" a inversão de valores e de papéis sociais predeterminados, explorar seus recursos, defrontar-se com seus limites são possibilidades que ela tem na ação dramática. E os fatores **E** (espontaneidade) e **T** (tele) podem ser liberados e experimentados. O trabalho de Moreno com o teatro espontâneo o levou a perceber que jogar papéis dramáticos possibilitava romper com regras aprisionadas na conserva cultural (Filipini, 2014).

Quando o psicoterapeuta assume a função de ego-auxiliar e contracena com a criança, o fluxo de emoções, pensamentos e atitudes que permeiam os papéis jogados é possível. Por isso, a necessidade de atenção e de sensibilidade do psicoterapeuta encaminhadas para uma relação télica, resultando em que o jogo dramático que se manifesta seja acolhido, vivido e conduzido a um desfecho – que não significa necessariamente um final da história, mas o retorno ao contexto grupal e, em seguida, ao social.

Assim, a função do papel psicodramático após a liberação da espontaneidade é revitalizar e trazer novas possibilidades de ação para o papel social em relação a seus contrapapéis (Moreno, 1975). "O filho do rei vai ter que ficar preso ainda, porque ele aprontou muito e está muito bravo! Outro dia ele vai fazer diferente."

Segundo Zerka Moreno (2000, p. 46), a dramatização é a concretização de uma **realidade suplementar**, "uma dimensão que vai mais além da realidade subjetiva e objetiva". Diante disso, o psicoterapeuta só chega verdadeiramente ao psiquismo do paciente se estiver junto com o protagonista na realidade suplementar, ou seja, para o psicoterapeuta psicodramatista de crianças, um mergulho na subjetividade infantil que, por vezes, será compreendida somente por meio do desempenho de contrapapéis (Filipini, 2014).

Para a criança, significa desenvolver novas perspectivas de conhecimento, aprender a lidar com diferentes papéis sociais – que têm *scripts* divergentes e ela aprende a escolher entre eles, dependendo de quando, como e com quem se relaciona.

Moreno (1975) desenvolveu três técnicas que auxiliam na condução do trabalho dramático: duplo; espelho; e inversão de papéis. Elas tiveram como base as etapas do desenvolvimento da matriz de identidade.[1] No trabalho psicodramático com crianças pré-escolares, em razão de sua fase de desenvolvimento, o princípio do duplo se sobrepõe a outras técnicas e somente as crianças maiores, as escolares, conseguirão inverter papéis.

É comum, na psicoterapia com crianças, que elas distribuam os papéis e tragam o enredo, e a trama se desenvolve – "vamos fazer a história da mamãe e da filhinha que vão ao médico; você é a mãe e eu sou a filha", "hoje vai ser a história da casinha e as gêmeas; você vai ser o pai". Diante disso, quando a criança escolhe para o psicoterapeuta um papel simétrico ao dela, além de favorecer o princípio do duplo, estabelece-se também o do espelho, já que o psicoterapeuta pode ficar em sintonia com a criança. Isso favorece que venham à tona elementos importantes de suas relações e espelhar alguns de seus comportamentos – "dois meninos jogando: ei, você está muito folgado, roubou aqui!". Essas características do desempenho de papéis simétricos no contexto dramático são o princípio do **duplo-espelho**. E suas funções são: trazer para a relação conteúdos que a criança não consegue reconhecer ou expressar sozinha (função do duplo) e fazê-la visualizar, com certa distância, suas atitudes, expressões e comportamentos, ampliando a capacidade de percepção (Filipini, 2014) – "amigas na festa: nossa, amiga, essa festa está muito linda e nós estamos maravilhosas! Olha o cabelo daquela ali, que ridículo! Olha a roupa... até que está bonita, mas ela está muito feia!".

Outras técnicas psicodramáticas também podem ser utilizadas no trabalho com as crianças, como o **solilóquio** ("pensar alto"); **interpolação de resistência** (procedimentos que contrariam disposições conscientes e rígidas do protagonista, possibilitando que o paciente acesse novos pontos de vista e maior flexibilidade em suas posições relacionais); **entrevista** (do personagem no papel psicodramático); **assinalamento** (verbalizar ao paciente conteúdos que surgem por meio de imagens, movimentos, palavras ou expressões gestuais e colaboram para a compreensão e elucidação do conflito presente); **concretização** (representação de sensações, emoções, conflitos – abstrações, ou de objetos inanimados, partes corporais, doenças orgânicas, por meio de imagens, movimentos e falas dramáticas), entre outras.

Quando utilizadas, cada uma dessas técnicas tem sua importância em uma cena psicodramática. A riqueza do trabalho psicodramático está na disponibilidade do diretor em jogar os contrapapéis e viver a dramatização com a criança. Isso não é apenas brincar, mas construir com ela um momento em que o coconsciente e o coinconsciente de cada um estejam presentes. As relações se estabelecem e emoções são liberadas para serem ou não integradas – é a possibilidade do **encontro** moreniado. A coconstrução do drama se direciona para o interpsíquico, ou inter-relacional, mas, segundo Almeida (1994), não fecha as portas ao intrapsíquico, já que são faces da mesma moeda.

Compartilhar

Esta é a última etapa do trabalho psicodramático e na qual os presentes são convidados a expressar pensamentos, sen-

---

[1] Fase do duplo: é a da "indiferenciação e onde a criança precisa sempre de alguém que faça por ela aquilo que não consegue fazer por si própria, necessitando, portanto, de um ego-auxiliar" (Gonçalves, 1988, p. 62). Seu nome foi inspirado no dublê do cinema.
Fase do espelho: caracteriza-se pela presença de dois movimentos que se mesclam – o de concentrar a atenção em si, esquecendo-se do outro, e o de concentrar-se no outro, ignorando a si mesmo. O nome deve-se ao fato de, nessa fase, a criança ver sua imagem refletida na água ou no espelho e ainda não se reconhecer, dizendo "olha o outro nenê" (ibidem).
Fase da inversão: momento em que, "em primeiro lugar, existe a tomada do papel do outro para em seguida haver a inversão concomitante dos papéis" (ibidem, p. 62), (Filipini, 2014, p. 99-100).

timentos e experiências pessoais vividas no trabalho psicodramático. Com as crianças, ele pode ser simples e rápido ou ocorrer de diversas formas. Como Perazzo (1996), acredita-se que o compartilhar no trabalho com as crianças está presente em todas as etapas da sessão. A subjetividade presente na criança e no terapeuta, quando se inicia a sessão que compõe o projeto dramático, também perpassará o aquecimento e a ação dramática subsequente. Em todo esse processo, o compartilhar estará presente e sua explicitação se dá em vários níveis, não exclusivamente no verbal. Nos papéis psicodramáticos, o terapeuta explicita o que sente e isso se configura também como um compartilhamento – "na cena: estou cansado e assustado, o coelho não para de me atacar – acho que está muito bravo, ele quer essas minhas coisas aqui", "essa história foi legal!", "eu gostei de entrar na caverna escura com você, lá a gente também pode falar sobre a sua avó, das coisas que ela gostava e das saudades que você tem dela".

O mais importante dessa fase é que ela segue o mesmo princípio do compartilhar realizado com adultos: o do **encontro**, do projeto dramático sendo uma coconstrução de subjetividades explicitadas pela ação, pelos pensamentos e sentimentos do paciente e do psicoterapeuta, na cena e fora dela.

Referências bibliográficas

1. Aguiar M. Teatro espontâneo e psicodrama. São Paulo: Ágora, 1998.
2. Almeida WC. Prefácio. *In:* Perazzo S. Ainda e sempre psicodrama. São Paulo: Ágora, 1994.
3. Antunes EH; Pereira LMF; Barbosa LHS. Psiquiatria, loucura e arte: fragmentos de história brasileira. Edusp, 2002.
4. Antunes MAM (org.). História da psicologia no Brasil: primeiros ensaios. Rio de Janeiro: EDUERJ, 2004.
5. Bastos O. Vida associativa psiquiátrica brasileira: alguns dados históricos. Jornal Brasileiro de Psiquiatria, Rio de Janeiro. 1998;47(5):213-6.
6. Bicudo VL. Aspectos históricos do desenvolvimento da psicanálise da criança no Brasil – Parte I: Instituto de Psicanálise da SBPSP. Revista Brasileira de Psicanálise, São Paulo. 1988;22:661-72.
7. Brasil. Conselho Federal de Psicologia; Conselhos Regionais de Psicologia. *In:* Rodrigues HJLF; Brito AL (org.). Ano da psicoterapia: textos geradores. Brasília: Conselho Federal de Psicologia, 2009. p. 17-8.
8. Brozek J; Massimi M. Historiografia da psicologia moderna: a versão brasileira. São Paulo: Loyola, 1998.
9. Campos RHF; Bernardes LHG. Um registro da história recente da psicologia brasileira. Psicologia: Ciência e Profissão, Brasília. 2005;25(4):508-25.
10. Chazaud J. As psicoterapias da criança. Rio de Janeiro: Jorge Zahar, 1977.
11. Filipini R. Divórcio ou separação parental: sociodrama como intervenção nos períodos de transição e crise. *In:* Marra MM; Fleury HJ (org.). Intervenções grupais na saúde. São Paulo: Ágora, 2005a. p. 35-52.
12. Filipini R. Grupo de apoio para crianças na situação de divórcio ou separação parental [Dissertação de Mestrado em Psicologia Clínica]. PUCSP, 2003.
13. Filipini R. Psicodrama com crianças nas transições familiares. Revista Brasileira de Psicodrama. 2005c;13(1):117-26.
14. Filipini R. Psicodrama com crianças: algumas considerações sobre a prática. *In:* Bustos DM. Psicodrama: teoria e prática. São Paulo: Ágora, 2005b.
15. Filipini R. Reconfiguração sociométrica da família na contemporaneidade: os desafios de crianças e adolescentes. Revista Brasileira de Psicodrama. 2009;17(1):35-49.
16. Fonseca J. Psicoterapia da relação: elementos de psicodrama contemporâneo. São Paulo: Ágora, 2000.
17. Gonçalves CS (org.). Psicodrama com crianças: uma psicoterapia possível. 2. ed. São Paulo: Ágora, 1988.
18. Gonçalves CS; Wolff RJ; Almeida WC. Lições de psicodrama: introdução ao pensamento de J. L. Moreno. São Paulo: Ágora, 1988.
19. Malan D. Psicoterapia individual e a ciência da psicodinâmica. Porto Alegre: Artes Médicas, 1983.
20. Marienau RF. Jacob Levy Moreno, 1889-1974: pai do psicodrama, da sociometria e da psicoterapia de grupo. São Paulo: Ágora, 1992.
21. Massimi M (org.). História da psicologia no Brasil no século XX. São Paulo: EPU, 2004.
22. Mira y López E. Manual de psicoterapia. São Paulo: Mestre Jou, 1967.
23. Moreno JL. Fundamentos de la sociometria. Buenos Aires: Paidós, 1972.
24. Moreno JL. Fundamentos do psicodrama. São Paulo: Summus, 1983.
25. Moreno JL. O teatro da espontaneidade. São Paulo: Summus, 1984.
26. Moreno JL. Psicodrama. 2. ed. São Paulo: Cultrix, 1975.
27. Moreno JL. Psicodrama. Tradução de Cabral A. São Paulo: Cultrix, 1987.
28. Moreno JL. Psicoterapia de grupo e psicodrama. Campinas: Livro Pleno, 1999.
29. Moreno JL. Psicoterapia de grupo e psicodrama. Tradução de Cezarino Filho ADM. São Paulo: Mestre Jou, 1974.
30. Moreno JL. Quem sobreviverá? Fundamentos da sociometria, psicoterapia de grupo e sociodrama. Goiânia: Dimensão, 1992. vs. 1, 2 e 3.
31. Moreno ZT. Psicodrama de crianças. Petrópolis: Vozes, 1975a.
32. Naffah Neto A et al. As psicoterapias hoje: algumas abordagens. Organização de Porchat I. São Paulo: Summus, 1982.
33. Perazzo S. Ainda e sempre psicodrama. São Paulo: Ágora, 1994.
34. Perazzo S. Compaixão e compartilhar. *In:* 10º Congresso Brasileiro de Psicodrama; 1996; Caldas Novas (GO). p. 335-89.
35. Ribeiro JP. Teorias e técnicas psicoterápicas. Petrópolis: Vozes, 1986.
36. Rodegheri VL. A psicoterapia em 23 periódicos nacionais: uma contribuição à história da psicologia no Brasil [Tese de Mestrado em Psicologia Social]. Pontifícia Universidade Católica de São Paulo, 2011.
37. Rojas-Bermúdez JG. Introdução ao Psicodrama. São Paulo: Mestre Jou, 1970.
38. Rosa JT; Olivi MEW. Evolução histórica da psicoterapia de grupo no Brasil. Mudanças: Psicoterapia e Estudos Psicossociais, São Bernardo do Campo. 1994(2):101-11.
39. Teixeira RP; Nunes MLT. Algumas questões éticas da psicoterapia. Revista Brasileira de Psicoterapia. 2005;7(2-3):195-202.
40. Teixeira RP; Nunes MLT. Psicoterapia: uma história sem registro? Revista Brasileira de Psicoterapia. 2001;3(1):55-64.
41. Wechsler MPF. Psicodrama e construtivismo: uma leitura psicopedagógica. São Paulo: FAPESP/Annablume, 1999.

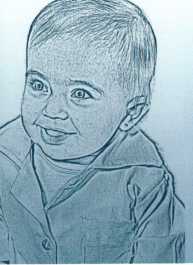

Capítulo 87

Terapia Cognitiva

Evelyn Kuczynski

"... Todas as pessoas grandes foram um dia crianças (mas poucas se lembram disso) ...
(...) As pessoas grandes não compreendem nada sozinhas, e é cansativo, para as crianças, estar toda hora explicando ..."[1]

Introdução

Os primeiros relatos de casos de psicoterapia na infância foram descritos por Sigmund Freud (o clássico relato da abordagem do pequeno Hans, por meio dos relatos parentais) e Mary Corey Jones (ex-aluna de J. B. Watson). Esta última se utilizou de técnicas (comportamentais) de modelagem e condicionamento no tratamento de um menino de 2 anos com fobia de coelhos brancos.[2]

Na década de 1960, Levitt[3] concluiu que a melhora de crianças recebendo psicoterapia foi igual à das que não fizeram nenhum tratamento, em um de uma série de artigos que procuraram comprovar a eficácia das psicoterapias (mediante estudos experimentais). Na década de 1970, a terapia comportamental instituiu o método científico nessa área, com o desenvolvimento de teste de hipóteses, aplicação de experimento e discussão de resultados.[4]

No início da década de 1960, inicia-se a chamada "revolução cognitiva", apesar de os textos cardinais sobre modificação cognitiva haverem surgido somente a partir da década de 1970.[5-9] A terapia racional emotiva comportamental, desenvolvida por Albert Ellis, é considerada por muitos estudiosos uma das primeiras terapias cognitivo-comportamentais, com o desenvolvimento do modelo ABC, *activating event – belief – consequence* (uma experiência ou evento ativa, "A", crenças individuais, "B", que geram consequências, "C", emocionais, comportamentais e fisiológicas), além de estabelecer 12 crenças irracionais básicas que se manifestariam como expectativas irrealistas ou absolutas, embasando o sofrimento psíquico.[5] Já a teoria da aprendizagem social parte do pressuposto de que o ambiente, as características temperamentais e o comportamento situacional de uma pessoa se determinam reciprocamente e que o comportamento é um fenômeno dinâmico, em evolução.[10,11] Dessa forma, a abordagem do processamento de informações cognitivas e comportamentais é essencial para modificar os sintomas e dar um novo rumo à evolução do transtorno abordado.[12]

A partir das pesquisas do psiquiatra Aaron T. Beck, a hipótese da tríade cognitiva negativa é formulada. Ela estabelece ser o indivíduo deprimido alguém que apresenta uma visão distorcida e negativa de si mesmo, do mundo ao seu redor e de seu futuro.[13,14] Rapidamente, o novo modelo de abordagem psicoterápica, que passa a ser conhecido como terapia cognitiva (TC), engloba o território dos transtornos ansiosos, avança sobre os transtornos de personalidade e finalmente culmina na abordagem da esquizofrenia. Desde então, vem exercendo um forte impacto tanto na formulação de novos modelos etiológicos para os transtornos mentais como no seu tratamento,[15] e sua eficácia na abordagem dos mais variados quadros psiquiátricos já foi amplamente investigada em estudos controlados, entre eles quadros depressivos unipolares,[16] transtorno do estresse pós-traumático (TEPT), transtorno de pânico,[16] fobia social[16] e transtorno obsessivo-compulsivo (TOC).[17]

Evidentemente, a teoria da aprendizagem social (explícita e implicitamente) encorajou os clínicos a examinarem a influência dinâmica mútua entre os indivíduos e o contexto mais amplo em que eles se comportam. Além disso, ela se propõe a examinar a forma como um comportamento afetaria as circunstâncias atuais. O comportamento seria influenciado pelos contextos, que também são moldados pelos comportamentos. Por vezes, os contextos têm influência mais poderosa sobre o comportamento de um indivíduo; enquanto, em outras ocasiões, as preferências, disposições e características pessoais é que determinam o comportamento.[18]

Apesar do caminho trilhado, durante décadas a abordagem de crianças se limitou à indicação de técnicas de terapia comportamental. A questão frequentemente levantada era a de que a necessidade de um desenvolvimento cognitivo pleno inviabilizaria a TC com crianças.[19] No entanto, o *boom* de informações sobre o desenvolvimento cerebral infantil lançou luz sobre a diversidade cognitiva das crianças em suas variadas faixas etárias. Essa evolução consolidou a ideia de que os mesmos paradigmas aplicados à prática terapêutica com adultos são passíveis de utilização na infância, desde que se levando em consideração o contexto, que implica não só a avaliação da idade cronológica, mas também a do seu potencial cognitivo-comportamental.[20] Cabe ao terapeuta ser capaz de acessar a criança e promover um ambiente terapêutico próprio, dado que os pressupostos básicos da TC são plenamente aplicáveis ao universo infantil.[19]

Em 1981, desponta uma obra pioneira da TC na infância.[21] Se utilizarmos os unitermos *cognitive behavioral therapy* e *children* no PsycInfo (uma base de dados de literatura psicológica *online*), surgem 1.192 artigos, 1.156 deles publicados desde 1990.[22] A grande procura pela TC (e pela pesquisa se utilizando dessa abordagem) garante sua presença junto à Psicologia e à Psiquiatria da Infância e da Adolescência. O tratado inaugural de TC com crianças e adolescentes,[23] na sua 4ª edição,[24] apresenta inúmeros capítulos descrevendo procedimentos de TC para transtornos específicos.[22]

Este capítulo busca introduzir o psiquiatra infantil na concepção de TC, assim como descrever seus fundamentos, técnicas mais empregadas (na faixa etária pediátrica) e propõe-se a apresentar um resumo sobre as evidências da empregabilidade e eficácia da TC na infância e na adolescência, até o momento. É importante alertar não ter este texto a pretensão de se tornar um manual ou substituir os manuais e tratados específicos, que devem ser parte integrante e fundamental da formação de um terapeuta que se propõe a trabalhar com a abordagem cognitiva.

Fundamentos

"A terapia cognitiva mais básica traz mente e coração a um consenso."[25]

A TC tem suas origens e bases na teoria da aprendizagem social, lançando mão de uma variedade de técnicas, muitas das quais inspiradas em modelos de condicionamento clássico e operante.[26] Sua principal base de sustentação é a ideia de que cinco elementos inter-relacionados estão envolvidos na concepção das dificuldades psicológicas:[27-29]

- Contexto interpessoal/ambiental.
- Fisiologia.
- Funcionamento emocional.
- Comportamento.
- Cognição do indivíduo, interagindo e se influenciando, em um sistema dinâmico e complexo.

O processo de TC inclui uma etapa de avaliação (e diagnóstico), além das sessões de tratamento, que basicamente consistem em treinar e supervisionar a aplicação das principais técnicas durante a sessão, além de conferir sua aplicação nas situações que as exigem (no intervalo entre as sessões). Visa o ensino da identificação e a correção dos comportamentos disfuncionais e de padrões cognitivos distorcidos associados ao transtorno, com a consequente redução dos sintomas e a melhora do desempenho rotineiro, desenvolvendo uma atmosfera permeada de êxito e impressão de competência diante das conquistas alcançadas.[30]

Durante a concepção de um caso clínico,[18] em geral o terapeuta será capaz de identificar a estrutura apresentada na Figura 87.1.

O indivíduo abordado (no caso, a criança ou o adolescente) não é e nem deve ser visto como elemento passivo frente aos estímulos ambientais. Na verdade, todo o tempo, ele elabora informações, seleciona, codifica e explica o que lhe ocorre (e aos outros). Esse sistema de processamento de informações é hierarquicamente organizado em camadas, os chamados "produtos cognitivos", "operações cognitivas" e "estruturas cognitivas".[31,32]

Os produtos cognitivos são bem representados pelos pensamentos (ou imagens) automáticos, que surgem no fluxo de consciência, especificamente em uma determinada situação (em especial no curso de uma mudança de humor). Apesar de relativamente fáceis de identificar, é imprescindível que se atente para o fato de representarem apenas um elemento no modelo cognitivo integral.[33]

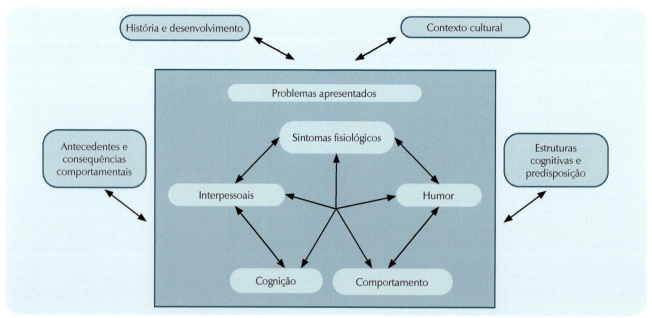

FIGURA 87.1 – Formulação de caso: inter-relação dos fatores.
Fonte: Traduzida de Friedberg RD e McClure JM, 2004.

Já as distorções cognitivas (operações) transformam a informação que chega (de modo a assegurar que os esquemas cognitivos permaneçam intactos), influenciando, dessa forma, os processos de assimilação e garantindo a homeostase.[28,33,34]

Os esquemas cognitivos são as estruturas centrais simbólicas, uma vez que direcionam a codificação da atenção e da memória, induzindo o surgimento de produtos e operações cognitivas, que, na prática, são simples reflexos das crenças mais básicas e primordiais que um indivíduo sustenta a respeito de si, do mundo e de suas perspectivas.[35-38]

Podemos visualizar melhor o perfil de crenças mais comuns entre as crianças a partir da análise do Quadro 87.1.[39]

QUADRO 87.1 – Crenças frequentes entre crianças.

Crenças infantis básicas
• Devo ser aprovado e amado pelas pessoas importantes para mim
• Devo ter tudo o que quero
• Não devo ter incômodos e devo estar sempre entretido
Crenças irracionais comuns
• É horrível que não gostem de mim
• Sou mau ou incapaz se cometer erros
• Tudo deve ser cômodo e prazeroso
• Eu sempre devo fazer o que eu quero, ou ter tudo que eu quero
• É horrível estar aborrecido ou ter de esperar
Crenças envolvendo o âmbito escolar
• Eu devo ser perfeito
• Não posso cometer erros
• Se os outros me rejeitam é porque não faço as coisas direito
• Eu sou um perdedor
• Eu não posso me sentir desconfortável

Fonte: Adaptado de Vermon A, 1988.

A TC postula que os esquemas cognitivos podem representar um fator de vulnerabilidade para o sofrimento psíquico da criança.[40,41] O esquema, com frequência, permanece em estado de latência, até que um estressor ambiental o reative.[42,43] Os esquemas se estruturam precocemente na vida de um indivíduo, sendo reforçados com o passar do tempo. Como consequência de repetidas experiências de aprendizagem, consolidam-se por volta da adolescência e no início da vida adulta.[36,38,41] O primeiro esquema pode, inclusive, estar codificado no nível pré-verbal, com imagens não verbais, ainda que acompanhado de algum material verbal.[36,41] Felizmente, os esquemas das crianças tendem a não se apresentar tão cristalizados quanto os identificados no atendimento a adultos.[18]

Identificar cognições significativas não é tão simples como pode parecer a princípio. Postula-se que diferentes estados emocionais são caracterizados por diferentes cognições,[44-48] o que tem sido validado pela investigação empírica.[46,49-52] Na já citada (e clássica) tríade cognitiva negativa, indivíduos deprimidos tendem a explicar eventos desfavoráveis por meio de uma visão autocrítica, uma visão negativa de suas experiências com outras pessoas e uma visão negativa do futuro. As cognições de uma pessoa depressiva tendem a ser direcionados ao passado e representam temas enfocando (principalmente) a perda. Já no caso da ansiedade, encontra-se um grupo de cognições distinto da depressão. A catastrofização é bem mais comum. Os pensamentos tendem a ser direcionados ao futuro e caracterizados por previsões de perigo iminente.[48,44]

Outra questão deveras importante em TC é a necessidade da instituição de um plano de tratamento a partir da concepção do caso. Beck[40] identificou oito passos no sentido de se estabelecer um plano de tratamento, que são plenamente aplicáveis à psicoterapia infantil.[19] São eles:

- Concepção do problema.
- Desenvolvimento de uma relação colaboradora.
- Motivação para o tratamento.
- Formulação do problema.
- Estabelecimento de metas.
- Educação do paciente sobre o modelo cognitivo.
- Intervenções cognitivo-comportamentais.
- Prevenção de recaída.

Também é imprescindível que a sessão seja estruturada, de forma a garantir uma base ao atendimento, que independe do sintoma ou transtorno que está sendo abordado.[19] Novamente, segundo Beck, segue a descrição de uma sessão característica em TC:[40]

- Revisão de medidas de autoinforme ou monitoramento, composta por diversos inventários destinados a mensurar alterações (de humor, ansiedade, compulsões etc.), ou registros que incluem a mensuração individual dos eventos, da ativação das crenças e dos esquemas.
- *Feedback* com a sessão ou sessões anteriores.
- Composição da agenda dos itens a serem tratados na sessão.
- Revisão das tarefas de casa e dos experimentos extrassessão.
- Tarefas relacionadas à reestruturação cognitiva (uso de questionamento socrático, questionamento de evidências, flecha descendente etc.).
- Roteiro de novas tarefas extrassessão e de novos experimentos (preenchimento de registros de pensamentos disfuncionais, exposições etc.).
- Resumo da sessão e *feedback* do desenvolvimento da sessão de psicoterapia.

Ou em uma versão voltada para a adaptação ao atendimento infantil[53] (Quadro 87.2).

Por fim, a TC visa ser limitada no tempo (e em número de sessões), visto que se propõe a ser orientada em uma meta e focalizada em problemas, enfatizando o presente.[28] Infelizmente, nem todos os pacientes fazem progresso suficiente em poucos meses, requerendo, muitas vezes, um tempo deveras maior para alterar crenças muito rígidas e os consequentes padrões de comportamento associados (que tanto contribuem para seu sofrimento).

QUADRO 87.2 – Sessão típica de TC.

Verificação do humor	Verificar o humor usando instrumentos de avaliação ou simplesmente perguntando a respeito
Verificação da tarefa para casa	Retomar o foco e dar continuidade a tópicos trabalhados em outra sessão
Agenda da consulta	Avaliação de ocorrências entre as sessões e verificação de como o tempo da consulta será aproveitado
Trabalho nos tópicos da agenda	Uso de protocolos (exercícios sugeridos em protocolos) ou brinquedo livre ou ambos
Prescrição da tarefa para casa	Tarefas que possam reforçar as habilidades trabalhadas na consulta. Uso de recursos de biblioterapia (recomendação de livros ou artigos complementares ao tratamento) ou prescrição de atividades predefinidas ou construídas na sessão
Resumo da sessão pelo terapeuta	Síntese das principais questões abordadas na sessão, favorecendo a memória das habilidades desenvolvidas na sessão e sugestões
Feedback do paciente sobre a sessão	Avaliação geral do estado da criança/do adolescente a fim de continuar as percepções do terapeuta

Fonte: Adaptado de Petersen CS e Wainer R, 2011.

Técnicas e estratégias mais empregadas na abordagem cognitiva de crianças e adolescentes

As técnicas e intervenções sumariamente relatadas a seguir são úteis tanto na avaliação como no tratamento propriamente dito, sejam os exercícios, monitoramento ou registros, que buscam acessar as variáveis cognitiva, afetiva e comportamental, bem como as intervenções que induzem à modificação dos padrões de conduta. Obviamente, quanto mais novas as crianças atendidas, mais simplificadas deverão ser as técnicas aplicadas, com a pertinente adaptação às habilidades específicas de sua faixa etária e de desempenho cognitivo.[19]

Monitoramento – acesso às emoções (e cognições)

Se adultos (muitas vezes) apresentam dificuldades no reconhecer e discriminar uma emoção de um pensamento, o que dizer de uma criança, uma neófita constantemente submersa em seus sentimentos. Portanto, é crucial treinar o atendido nesse sentido e resgatar suas impressões cotidianas por meio de registros, a serem respondidos dentro e fora da sessão. Assim, acessamos padrões cognitivos, distorções e (até mesmo) suas crenças centrais. Não é raro que a criança prefira (inclusive) dispensar a ajuda de seus cuidadores para completar seus registros, sozinha (desde que capacitada para tanto). É considerado o primeiro passo da terapia.

Psicoeducação

Em TC, desde o conhecimento sobre o sintoma (ou transtorno) até o modelo de tratamento são ensinados (como se sente, pensa e faz). Felizmente, vêm surgindo publicações (nacionais e traduzidas) voltadas para a compreensão do público infantil, o que possibilita a multiplicação de conhecimento. Contudo, é importante não confundir a aquisição de conhecimento com sua aplicação em situações emocionalmente críticas – para isso se destina o processo terapêutico em si.

Orientação para a resolução de problemas

As técnicas de resolução de problemas, apesar de extremamente úteis na orientação e treinamento do indivíduo para enfrentar situações mais críticas e no sentido de conduzir o desenvolvimento de uma forma nova de atuar (diferente da habitual, que resultava anteriormente em dificuldades e sofrimento psíquico), devem ser introduzidas e elucidadas ao paciente pediátrico com os devidos cuidado e preocupação quanto à sua maturidade cognitiva, visto que até alguns adultos têm extrema dificuldade de exercitar essa capacidade.

Reestruturação cognitiva

Esta proposta (cujas principais abordagens são o questionamento socrático e a flecha descendente) visa questionar e modificar os esquemas cognitivos, muitas vezes cristalizados no cotidiano do atendido. No caso da criança, a reestruturação é favorecida, dado que seus esquemas ainda se encontram em construção.

Com base na ideia socrática de que "sábio é o que sabe que nada sabe", a técnica de questionamento socrático busca a exploração e o conhecimento das crenças do atendido (a respeito de si, dos outros e do mundo), questionando-as e desafiando-as mediante evidências (os fatos reais do cotidiano). Espera-se, assim, alcançar alternativas, criando novas possibilidades de visualizar e interpretar os eventos. Confronta-se o pensar não racional por meio da lógica.

Na técnica de "flecha descendente", o uso (real) de flechas que apontam para baixo contribui no estabelecimento de um raciocínio lógico e sequencial, o que geralmente destaca uma série de pensamentos e crenças sequenciais, contribuindo para revelar as suposições mais básicas do jovem.

Treinamento de relaxamento e respiração

Este treinamento deve ser simplificado no caso das crianças, que apresentarão dificuldades se levadas a trabalhar muitos grupos musculares ao mesmo tempo.

Dessensibilização sistemática

Ao discriminar todos os aspectos que caracterizam o medo da criança, o terapeuta deve se concentrar na sua hierarquização e classificação, criando repertórios e pareando os estímulos. A dessensibilização deve ser acompanhada do relaxamento, iniciando-se a partir das situações de menor valência negativa (as que menos pontuam na classificação dos medos).

Treinamento de habilidades sociais

Baseia-se na estruturação do aprendizado de todo um novo repertório de reações, fortemente influenciado pelas técnicas de modelação, ensaio comportamental e reforço.[54] Promove a assertividade e a capacidade de expressão mediante psicoeducação, *role-play*, *feedback* ou aprimoramento das habilidades adquiridas.

Controle de contingências

O controle de contingências pressupõe o reforço positivo de comportamentos-alvo, com a ativa participação dos cuidadores, que devem ser treinados a recompensar certas respostas comportamentais. As recompensas devem ser proporcionais à idade, ao nível sociocultural e à própria atitude. O uso de um esquema de pontos propicia à criança aprender a manejar sua ansiedade e impulsividade em busca de "prêmios" maiores. Em uma segunda instância, pode-se instituir a técnica de custo de resposta, que implicaria na retirada de pontos, diante de comportamentos indesejáveis ou proibidos (com a devida sensibilidade para não torná-la uma técnica aversiva e frustrante).

Particularidades do atendimento à infância e adolescência

Vários princípios do trabalho com adultos também se aplicam às crianças. O empirismo colaborativo, a descoberta orientada e o estabelecimento da agenda e a evocação de *feedback* podem ser considerados princípios centrais da TC com crianças, focalizada, ativa e orientada ao objetivo.[55] Os procedimentos não são realizados para as crianças; são realizados com elas.[56] Contudo, crianças agem dentro de sistemas (como famílias e escolas). Assim, o terapeuta deve avaliar as questões sistêmicas complexas que circundam os problemas das crianças e elaborar planos de tratamento adequados às suas necessidades. O envolvimento da família e reuniões com a escola é essencial, em muitos casos.[57]

Deve-se adaptar o nível de intervenção terapêutica à idade e às capacidades do seu estado atual de desenvolvimento. Crianças menores tendem a se beneficiar de técnicas cognitivas simples (como autoinstrução e intervenção comportamental), enquanto adolescentes provavelmente se beneficiarão de técnicas mais sofisticadas, que exijam análises racionais.[57]

Além da idade, devemos permanecer conscientes das variáveis sociocognitivas, como linguagem, capacidade de tomada de perspectiva, capacidade de raciocínio e habilidades de regulação verbal.[26,57,58] Tarefas terapêuticas simples e significativas envolvem com sucesso na terapia inclusive crianças muito pequenas.[55,58-60]

A forma de interpretação das experiências de crianças (e adolescentes) molda profundamente seu funcionamento emocional. Sua visão é o foco principal do tratamento. A forma como os mais jovens constroem "embalagens mentais" sobre si mesmos, os relacionamentos com outras pessoas, as experiências (e o futuro) influenciam suas reações emocionais.[18]

Sintomas (cognitivos, comportamentais, emocionais, fisiológicos) surgem em um contexto (interpessoal/ambiental). Esse modelo, que explicita a importância contextual (sistêmico, interpessoal, cultural), é essencial à psicoterapia infantil. Considerando o contexto, os terapeutas cognitivos intervêm no nível cognitivo-comportamental para influenciar padrões de pensamento, ação, sentimentos e reações corporais.[45]

O Quadro 87.3 apresenta uma ideia mais clara da estruturação de uma abordagem cognitivo-comportamental com crianças/adolescentes.[61]

QUADRO 87.3 – Estratégia de abordagem cognitivo-comportamental.

Fonte	Domínio	Informante
• Medidas objetivas • Relato subjetivo • Observação comportamental	• Emoção • Comportamento • Adequação social • Adequação acadêmica • Estressores/apoios ambientais • Cognição • Pensamentos automáticos • Esquemas • Solução de problemas • Autoconceito • Atribuições • Expectativas • Objetivos, padrões e valores • Memórias • Distorções cognitivas/vieses	• Criança/adolescente • Cuidador(a,s) • Professor(a,s) • Clínico

Fonte: Adaptado de Reinecke MA, Dattilio FM e Freeman A, 2006.

Terapia cognitiva – eficácia nos transtornos mentais da infância e da adolescência

A intenção desta seção não é se estender a respeito de todos os trabalhos já publicados sobre a aplicação de TC entre os diversos transtornos mentais na infância e adolescência, mas destacar sobre quais transtornos já se encontra um corpo sólido de evidências embasando sua indicação nesta faixa etária.

A TC vem sendo a abordagem mais amplamente investigada na condução terapêutica da depressão em adolescentes.[62,63] Uma revisão da literatura que se propôs a determinar os tratamentos para a depressão infantil que poderiam se qualificar como baseados em evidências[64] concluiu que programas de TC em grupo, com ou sem a presença de um componente da família, e/ou aplicadas em contextos comunitários, e não nos de pesquisa, são abordagens terapêuticas bem-estabelecidas, com sua eficácia demonstrada.[65] Os últimos anos têm evidenciado um progresso considerável no tratamento da depressão e do comportamento suicida na adolescência, com a TC emergindo como uma abordagem bem-estabelecida, para crianças e adolescentes. Contudo, ainda há poucos dados baseados em evidências sobre como ou por que essa modalidade é eficaz.[62]

Na atualidade, mais de 40 ensaios clínicos randomizados destacam a eficácia da TC para o tratamento de transtornos ansiosos com crianças e adolescentes, com a maioria dos atendidos apresentando resultados substanciais, significativos tanto do ponto de vista clínico como estatístico, com alívio dos sintomas dentro de um período relativamente curto (3 a 4 meses), e melhora mesmo após o término formal do trabalho.[66-69] Essas características podem tornar a TC a primeira opção entre as opções terapêuticas para a ansiedade infantil pelo potencial benefício e custos relativamente baixos.[70,71]

Outros dados de pesquisa ressaltam a eficácia da TC para quadros de TOC na infância, em monoterapia assim como combinada a intervenções psicofarmacológicas.[72-74] Com base na revisão da literatura e no consenso de especialistas, a TC é recomendada como o tratamento inicial de escolha para crianças e adolescentes em função de sua eficácia, segurança e manutenção da resposta.[75,76] Em uma revisão de tratamentos psicossociais para indivíduos expostos a situações traumáticas, Silverman[77] pontuou que apenas duas abordagens atingiram os critérios para serem denominadas bem estabelecidas e eficazes, a TC focalizada no trauma e a intervenção cognitivo-comportamental para trauma em escolares,[78] bem como em crianças e adolescentes com TEPT em razão de abuso sexual.[79]

Diversas metanálises forneceram apoio para a instituição de TC na prevenção e resolução de comportamentos agressivos e disruptivos na infância.[80] A metanálise de Sukhodolsky[81] abrangeu 40 estudos de programas de TC (muitos em grupo), abordando raiva e agressividade entre jovens (em um total de quase 2 mil crianças, de 7 a 17 anos), sugerindo que o foco na modificação da conduta atual é um foco importante a ser trabalhado. A metanálise de 23 estudos de Robinson[82] encontra resultados semelhantes, ao avaliar a eficácia da TC para sintomas condutuais externalizantes, com 88% dos estudos destacando resultados positivos. McCart[83] ressalta que a TC demonstra causar um efeito mais consistente entre os adolescentes do que com crianças mais jovens, possivelmente como resultado do maior desenvolvimento cognitivo dos adolescentes.

O Quadro 87.4 busca resumir os dados e evidências que congregam as práticas psicoterápicas mais bem-estabelecidas empiricamente na abordagem de transtornos mentais na faixa etária pediátrica.[53]

QUADRO 87.4 – Modelos de tratamento testados e sua eficácia nos transtornos mentais da infância e adolescência.

Transtorno mental	Modelo bem estabelecido (*)
Transtorno desafiador de oposição; transtorno de conduta	Treinamento parental Terapia comportamental
Transtorno do déficit de atenção e hiperatividade	Terapia comportamental Treinamento parental Gestão comportamental em sala de aula Intervenção comportamental com os pares
Transtorno obsessivo-compulsivo	
Transtorno de estresse pós-traumático	Terapia cognitivo-comportamental focada no trauma
Transtornos ansiosos	Terapia cognitivo-comportamental
Transtornos depressivos	Terapia cognitivo-comportamental Psicoterapia interpessoal
Abuso de substâncias psicoativas (em adolescentes)	Terapia cognitivo-comportamental em grupo Terapia familiar
Anorexia nervosa	Terapia familiar
Bulimia nervosa	Treinamento parental
Transtorno bipolar	Terapia cognitivo-comportamental

(*) Não haver dados consistentes (até o momento) para considerar a modalidade terapêutica bem-estabelecida não significa que não haja possíveis e/ou prováveis benefícios na sua aplicação junto a esses transtornos.

Fonte: Adaptado de Kendall PC, 2012; Petersen CS e Wainer R, 2011; Chambless D e Hollon S, 1998.

Conclusões

"... Aqueles que passam por nós, não vão sós, não nos deixam sós. Deixam um pouco de si, levam um pouco de nós ..."[1]

O princípio fundamental da TC é que a maneira como um indivíduo percebe e processa a realidade influencia a maneira como esse indivíduo se sente e (consequentemente) comporta-se. Seu objetivo terapêutico é reestruturar e corrigir pensamentos distorcidos e (com a colaboração do interessado, obviamente) criar soluções que produzam melhora da sintomatologia dos transtornos emocionais.[84]

Crianças são trazidas ao atendimento terapêutico em virtude de problemas (que podem – ou não – admitir ter), ou por dificuldades psicológicas que criam problemas para algum dos sistemas em que as crianças transitam, ao longo do seu desenvolvimento (família, escola etc.). Poucas são as que escolhem vir – e vêm – por vontade própria.[85] Não são agentes no início do tratamento, como também não está em seu poder escolher quando ele terminará, ainda que venham a gostar do processo e a fazer progressos. A criança, de modo inerente e irrevogável, nunca controla o processo terapêutico.[18]

Além disso, a experiência de ir à terapia para falar com um adulto em posição de autoridade é fonte de substancial ansiedade. O trabalho terapêutico deve envolver a criança no processo de tratamento para aumentar sua motivação.[18] Assim sendo, a TC se baseia em uma abordagem empírica, centrada no "aqui e agora".[55]

O desenvolvimento da TC se pautou (basicamente) na pesquisa e abordagem de indivíduos adultos. Como (infelizmente) é hábito, a abordagem cognitiva na infância se desenvolveu marginalmente a essas pesquisas.[19] Em 2005, em um artigo de retrospectiva sobre os 40 anos do surgimento da TC, poucas eram as referências ao seu uso em crianças e adolescentes,[86] o que contradiz a percepção de que constituem uma população mais sensível às intervenções, respondendo mais rapidamente do que os adultos quando submetidos à TC.

Hoje já está bem-estabelecida a eficácia da TC na abordagem de diversos transtornos mentais na infância e na adolescência.[87] A pesquisa vem se expandindo na investigação dos mecanismos de mudança em psicoterapia,[88] assim como na comparação entre diferentes técnicas, a efetividade em ambientes clínicos,[89] além da disseminação desse conhecimento para a comunidade clínica geral.[90]

O surgimento de cerca de uma dezena de obras em língua inglesa nesta última década (e alguns poucos livros, desenvolvidos em solo nacional), além de uma produção científica mais enfática nesta área (a partir dos anos 1980), atesta o grande interesse atual nesta prática terapêutica. Esperamos que os próximos anos promovam a estruturação de um corpo consistente de evidências da aplicação e eficácia da TC na faixa etária pediátrica, levando em consideração os benefícios que certamente surgirão desta evolução.

Referências bibliográficas

1. Saint-Exupéry A. O pequeno príncipe. 16. ed. Rio de Janeiro: Agir, 1973.
2. Jones MC. A laboratory study of fear: the case of Peter. Pedagogical Seminary 1924;31:308-15.

3. Levitt EE. Psychotherapy with children: a further evaluation. Behav Res Ther 1963;60:326-9.
4. Hibbs ED, Clarke G, Hechtman L, Abikoff HB, Greenhill LL, Jensen PS. Manual development for the treatment of child and adolescent disorders. Psychopharmacol Bull 1997;33(4):619-29.
5. Ellis A. Reason and emotion in psychotherapy. New York: Stuart, 1962.
6. Cautela JR. Covert sensitization. Psychol Rep 1967;20(2):459-68.
7. Meichenbaum DH. Cognitive factors in behavior modification: modifying what clients say to themselves. In: Franks CM, Wilson GT (eds.). Annual review of behavior therapy, theory, and practice. New York: Brunner/Mazel, 1973.
8. Mahoney MJ. Cognition and behavior modification. Cambridge, MA: Ballinger, 1974.
9. Dobson KS, Scherrer MC. História e futuro das terapias cognitivo-comportamentais. In: Knapp P (ed.). Terapia cognitivo-comportamental na prática psiquiátrica. Porto Alegre: Artmed, 2004, p. 42-57.
10. Bandura A. Social learning theory. Englewood Cliffs, NJ: Prentice Hall, 1977.
11. Rotter JB. The development and application of social learning theory. New York: Praeger, 1982.
12. Castillo ARGL, Asbahr FR, Castillo JCR. Psicoterapia do transtorno obsessivo-compulsivo na infância e na adolescência. In: Assumpção Jr FB, Reale D. Práticas psicoterápicas na infância e na adolescência. Barueri: Manole, 2002, p.231-52.
13. Beck AT. Thinking and depression. II. Theory and therapy. Arch Gen Psychiatry 1964;10:561-71.
14. Beck AT. Thinking and depression. I. Idiosyncratic content and cognitive distortions. Arch Gen Psychiatry 1963;9:324-33.
15. Cordioli AV; Knapp P. A terapia cognitivo-comportamental no tratamento dos transtornos mentais [Editorial]. Rev Bras Psiquiatr 2008;30(Supl II):S51-3.
16. Butler AC; Chapman JE; Forman EM et al. The empirical status of cognitive-behavioral therapy: a review of meta-analyses. Clin Psychol Rev 2006;26(1):17-31.
17. Cordioli AV; Heldt E; Bochi DB et al. Cognitive-behavioral group therapy in obsessive-compulsive disorder: a randomized clinical trial. Psychother Psychosom 2003;72(4):211-6.
18. Friedberg RD; McClure JM. A prática de terapia cognitiva com crianças e adolescentes (trad. Cristina Monteiro). Porto Alegre: Artmed, 2004.
19. Caminha RM; Caminha MG. Introdução. In: Caminha RM, Caminha MG. A prática cognitiva na infância. São Paulo: Roca, 2007, p.XI-XIII.
20. Hofmann SG; Asnaani A; Vonk IJJ et al. The efficacy of cognitive behavioral therapy: a review of meta-analyses. Cognitive therapy and research. 2012;36(5):427-440.
21. Ollendick TH, Cerny JA. Clinical behavior therapy with children. New York: Plenum Press, 1981.
22. Benjamin CL; Puleo CM; Settipani CA et al. History of cognitive-behavioral therapy in youth. Child Adolesc Psychiatric Clin N Am 2011;20:179-89.
23. Kendall PC (ed.). Child and adolescent therapy: cognitive-behavioral procedures. New York: Guilford Press; 1991.
24. Kendall PC (ed.). Child and adolescent therapy: cognitive-behavioral procedures. 4. ed. New York: Guilford Press, 2012.
25. Padesky CA. Behavioral experiments. In: Bennett-Levy J, Butler G, Fenell M, Hackmann A, Mueller M, Westbrook D; Rouf K (eds.). Oxford guide to behavioral experiments in cognitive therapy. Oxford (UK): Oxford University Press, 2004, p.433-8.
26. Hart KJ; Morgan JR. Cognitive-behavioral procedures with children: historical context and current status. In: Finch AJ; Nelson WM; Ott ES (eds.). Cognitive-behavioral procedures with children and adolescents. Boston: Allyn & Bacon, 1993, p.1-24.
27. Beck AT. Cognitive therapy, behavior therapy, psychoanalysis, and pharmacotherapy: a cognitive continuum. In: Mahoney MJ, Freeman A (eds.). Cognition and psychotherapy. New York: Plennum Press, 1985, p. 325-47.
28. Beck JS. Terapia cognitiva: teoria e prática. Porto Alegre: Artes Médicas, 1997.
29. Padesky CA; Greenberger D. Clinician's guide to mind over mood. New York: Guilford Press, 1995.
30. Ito LM. Psicoterapia das fobias. In: Assumpção Jr FB, Reale D. Práticas psicoterápicas na infância e na adolescência. Barueri: Manole, 2002, p.217-29.
31. Padesky CA. Schema change processes in cognitive therapy. Clin Psychol Psychotherapy 1994;1:267-78.
32. Dattilio FM; Padesky CA. Cognitive therapy with couples. Sarasota, FL: Professional Resource Exchange, 1990.
33. Beck AT; Clark DA. Anxiety and depression: an information processing perspective. Anxiety Res 1988;1:23-36.
34. Burns DD. Feeling good: the new mood therapy. New York: Signet, 1980.
35. Fiske ST; Taylor SE. Social cognition. New York: McGraw-Hill, 1991.
36. Guidano VF; Liotti G. Cognitive processes and emotional disorders: a structural approach to psychotherapy. New York: Guilford Press, 1983.
37. Hammen C. Self-cognitions, stressful events, and the prediction of depression in children of depressed mothers. Abn Child Psychol 1988;16:347-60.
38. Hammen C; Zupan BA. Self-schemas, depression, and the processing of personal information in children. J Exper Child Psychol 1984; 37:598-608.
39. Vermon A. The passport program: a journey through emotional, social, cognitive, and self-development. Grades 1-5. Champaign, Illinois: Research Press, 1998.
40. Beck AT; Rush AJ; Shaw BF et al. Cognitive therapy of depression. New York: Guilford Press, 1979.
41. Young JE. Cognitive therapy for personality disorders: a schema focused approach. Sarasota, FL: Professional Resource Exchange, 1990.
42. Hammen C; Goodman-Brown T. Self-schemas and vulnerability to specific life stress in children at risk for depression. Cogn Ther Res 1990;14:215-27.
43. Zupan BA; Hammen C; Jaenicke C. The effects of current mood and prior depressive history on self-schematic processing in children. J Exper Child Psychol 1987;43:149-58.
44. Clark DA; Beck AT; Alford BA. Scientific foundations of cognitive theory and therapy of depression. New York: Wiley, 1999.
45. Alford BA; Beck AT. The integrative power of cognitive therapy. New York: Guilford Press, 1997.
46. Laurent J; Stark KD. Testing the cognitive content-specificity hypothesis with anxious and depressed youngsters. J Abnormal Psychol 1993;102:226-37.
47. Clark DM; Beck AT. Cognitive approaches. In: Last CG, Hersen M (eds.). Handbook of anxiety disorders. Elmsford, NY: Pergamon Press, 1988, p.362-85.
48. Beck AT. Cognitive therapy and the emotional disorders. New York: International Universities Press, 1976.
49. Jolly JB; Dykman RA. Using self-report data to differentiate anxious and depressive symptoms in adolescents: cognitive content specificity and global distress. Cogn Ther Res 1994;18:25-37.
50. Jolly JB; Kramer TA. The hierarchical arrangement of internalizing cognitions. Cogn Ther Res 1994;18:1-14.
51. Messer SC; Kempton T; Van Hasselt VB et al. Cognitive distortions and adolescent affective disorder: Validity of the CNCEQ in an inpatient sample. Behavior modification 1994;18:339-51.
52. Jolly JB. A multi-method test of the cognitive content-specificity hypothesis in young adolescents. J Anxiety Dis 1993;7:223-33.
53. Petersen CS; Wainer R. Terapias cognitivo-comportamentais para crianças e adolescentes. Porto Alegre: Artmed, 2011.
54. Caballo VO. Treinamento em habilidades sociais. In: Caballo VO. Manual de técnicas de terapia e modificação do comportamento. São Paulo: Santos, 1996, p.361-98.
55. Knell SM. Cognitive-behavior play therapy. Northvale, NJ: Jason Aronson, 1993.
56. Friedberg RD; Brelsford GM. Core principles in cognitive therapy with youth. Child Adolesc Psychiatric Clin N Am 2011;20:369-78.
57. Ronen T. Linking developmental and emotional elements into child and family cognitive-behavioral therapy. In: Graham P (ed.). Cognitive-behaviour therapy for children and families. Cambridge, England: Cambridge University Press, 1998, p.1-17.
58. Kimball W; Nelson WM; Politano PM. The role of developmental variables in cognitive-behavioral interventions with children. In: Finch

AJ, Nelson WM, Ott ES (eds.). Cognitive-behavioral procedures with children and adolescents. Boston: Allyn & Bacon, 1993, p.25-67.
59. Ronen T. Cognitive-developmental therapy for children. New York: Wiley, 1997.
60. Friedberg RD; Dalemberg CJ. Attributional processes in young children: theoretical, methodological, and clinical considerations. J Rational-Emotive Cognitive-Behavioral Ther 1991;9:173-83.
61. Reinecke MA; Dattilio FM; Freeman A. What makes for an effective treatment? In: Reinecke MA, Dattilio FM, Freeman A (eds.). Cognitive therapy with children and adolescents: a casebook of clinical practice (2 ed.). New York, NY: The Guilford Press, 2006, p.1-18.
62. Spirito A; Esposito-Smythers C; Wolff J et al. Cognitive-behavioral therapy for adolescent depression and suicidality. Child Adolesc Psychiatric Clin N Am 2011;20(2):191-204.
63. Harrington R; Whittaker J; Shoebridge P et al. Systematic review of efficacy of cognitive behaviour therapies in childhood and adolescent depressive disorder. BMJ; 1998;316(7144):1559-63.
64. David-Ferdon C; Kaslow N. Evidence-based psychosocial treatments for child and adolescent depression. J Clin Child Adolesc Psychol 2008;37(1):62-104.
65. Torp NC; Dahl K; Skarphedinsson G et al. Effectiveness of cognitive behavior treatment for pediatric obsessive-compulsive disorder: Acute outcomes from the Nordic Long-term OCD Treatment Study (NordLOTS). Behaviour Research and Therapy 2015;64:15-23.
66. Davis R; Souza MAM; Rigatti R et al. Cognitive-behavioral therapy for anxiety disorders in children and adolescents: a systematic review of follow-up studies. J Bras Psiquiatr 2014;63(4):373-8.
67. Nevo GA; Manassis K. Outcomes for treated anxious children: a critical review of long-term follow-up studies. Depress Anxiety 2009;26(7):650-60.
68. Cartwright-Hatton S; Roberts C; Chitsabesan P et al. Systematic review of the efficacy of cognitive behaviour therapies for childhood and adolescent anxiety disorders. Br J Clin Psychol 2004;43(Pt 4):421-36.
69. Kendall PC; Southam-Gerow MA. Long-term follow-up of a cognitive-behavioral therapy for anxiety-disordered youth. J Consult Clin Psychol 1996;64(4): 724-30.
70. James AC; James G; Cowdrey FA et al. Cognitive behavioural therapy for anxiety disorders in children and adolescents. Cochrane Database of Systematic Reviews 2015, Issue 2. Art. No.: CD004690. DOI: 10.1002/14651858.CD004690.pub4.
71. Seligman LD; Ollendick TH. Cognitive-behavioral therapy for anxiety disorders in youth. Child Adolesc Psychiatric Clin N Am 2011;20:217-38.
72. Pediatric OCD Treatment Study Team. Cognitive-behavioral therapy, sertraline, and their combination for children and adolescents with obsessive-compulsive disorder: the Pediatric OCD Treatment Study (POTS) randomized controlled trial. JAMA 2004;292(16):1969-76.
73. Watson HJ; Rees CS. Meta-analysis of randomized, controlled treatment trials for pediatric obsessive-compulsive disorder. J Child Psychol Psychiatry 2008;49(5):489-98.
74. Barrett P; Farrell L; Pina A et al. Evidence-based psychosocial treatments for child and adolescent OCD. J Clin Child Adolesc Psychol 2008;37:131-55.
75. O'Kearney RT; Anstey K; von Sanden C et al. Behavioural and cognitive behavioural therapy for obsessive compulsive disorder in children and adolescents. Cochrane Database of Systematic Reviews 2006, Issue 4. Art. No.: CD004856. DOI: 10.1002/14651858.CD004856.pub2.
76. Kircanski K; Peris TS; Piacentini JC. Cognitive-behavioral therapy for obsessive-compulsive disorder in children and adolescents. Child Adolesc Psychiatric Clin N Am 2011;20:239-54.
77. Silverman WK; Ortiz CD; Viswesvaran C et al. Evidence-based psychosocial treatments for children and adolescents exposed to traumatic events. J Clin Child Adolesc Psychol 2008;37(1):156-83.
78. Chambless D; Hollon S. Defining empirically supported therapies. J Consult Clin Psychol 1998;66(1):7-18.
79. Passarela CM, Mendes DD, Mari JJ. A systematic review to study the efficacy of cognitive behavioral therapy for sexually abused children and adolescents with posttraumatic stress disorder. Rev Psiquiatr Clín 2010;37(2):60-65.
80. Lochman JE; Powell NP; Boxmeyer CL et al. Cognitive-behavioral therapy for externalizing disorders in children. and adolescents. Child Adolesc Psychiatric Clin N Am 2011;20:305-18.
81. Sukhodolsky DG; Kassinove H; Gorman BS. Cognitive-behavioral therapy for anger in children and adolescents: a meta-analysis. Aggress Violent Behav 2004;9:247-69.
82. Robinson TR; Smith SW; Miller MD et al. Cognitive behavior modification of hyperactivity-impulsivity and aggression: a meta-analysis of school-based studies. J Educ Psychol 1999;91:195-203.
83. McCart MR; Priester PE; Davies WH et al. Differential effectiveness of behavioral parent training and cognitive-behavioral therapy for antisocial youth: a meta-analysis. J Abnorm Child Psychol 2006;34(4):527-43.
84. Knapp P; Beck AT. Cognitive therapy: foundations, conceptual models, applications, and research. Rev Bras Psiquiatr 2008;30(Supl II):S54-64.
85. Leve RM. Child and adolescent psychotherapy: process and integration. Boston: Allyn & Bacon, 1995.
86. Beck AT. The current state of cognitive therapy: a 40 year retrospective. Arch Gen Psychiatry 2005;62(9):953-9.
87. Jensen PS; Weersing R; Hoagwood KE et al. What is the evidence for evidence-based treatments? A hard look at our soft underbelly. Ment Health Serv Res 2005;7(1):53-74.
88. Weersing VR; Weisz JR. Mechanisms of action in youth psychotherapy. J Child Psychol Psychiatry 2002;43(1):3-29.
89. Ollendick TH. Empirically supported treatments: promises and pitfalls. Clin Psychol 1999;52:1-3.
90. Shirk SR. Dissemination of youth EST: ready for prime time? Clin Psychol Sci Pract 2004;11:308-12.

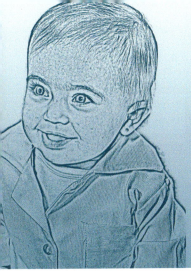

Capítulo 88

Terapias Comportamentais

Rafael Andrade Ribeiro
Adriana Said Daher Baptista
Marina Stahl Merlin
Makilim Nunes Baptista

Introdução

As terapias comportamentais (TC) são plurais e apresentam-se em diversas formas de aplicação, porém elas mantêm um eixo comum que se baseia nos pressupostos filosóficos e científicos a respeito do comportamento humano.

Ressalte-se que as TC são amplamente estudadas há décadas, sendo possível visualizar uma breve amostra da vasta produção ao buscar, nos bancos de produções científicas, como artigos, números que ultrapassam 14 mil trabalhos sobre o tema até o ano de 2021, considerando apenas os periódicos revisados por pares. Percebe-se que este desenvolvimento tem sido acompanhado por uma intensa atividade de publicações.

Ainda hoje, muitos remetem as TC às pesquisas experimentais realizadas com animais, como ratos, pombos e cães. Deveras, considerando que a Psicologia como ciência foi assim estruturada a partir de estudos experimentais no século XIX iniciados em laboratório com Wilhelm Wundt, na Universidade de Leipzig, na Alemanha, em 1875, seguido de outros grandes pesquisadores ao longo dos tempos como Watson, Fester, Skinner, Keller, Sidman, Wolpe, ainda é possível encontrar esse tipo de associação com os primeiros estudos experimentais; no entanto, como veremos a seguir, este tipo de associação das TC com estudos experimentais animais já não se mostra completamente adequado. Levando-se em conta este desenvolvimento da Psicologia a partir da metodologia científica, assim como sua aplicação clínica, ainda hoje, perduram preconceitos sobre as TC com base em estereótipos antiquados e pouco fidedignos sobre a relação entre os conceitos básicos advindos das pesquisas experimentais e as suas aplicações clínicas.

Além do conhecimento técnico das TC para compreensão do ser humano, faz-se necessária uma ampliação de outros conhecimentos vinculados aos comportamentos humanos. Por isso, entende-se que o ser humano não deve ser visto apenas por um prisma, ou por uma só ótica científica. Os olhares científicos se complementam na explicação dos fenômenos humanos e, por isso, os clínicos devem considerar para sua prática os conhecimentos gerais advindos da Neurologia, Psiquiatria, Educação, Sociologia, entre outras, para compreensão e manejo adequados à complexidade do ser humano.

A escolha dos autores para este capítulo passou por um olhar histórico-conceitual sobre as TC, porém com foco na terapia analítico-comportamental (TAC). Serão abordados os principais conceitos relacionados à TAC, além da apresentação e discussão de um caso de superdotação fundamentado nessa abordagem e elaborado de forma ampliada por uma equipe interdisciplinar. Não é nossa intenção que os exemplos aqui expostos sejam usados como um método de aplicação de avaliação e controle do comportamento, ou mesmo como um manual orientativo. Eles servirão como exercícios de compreensão da filosofia que embasa a Análise do Comportamento e dos seus métodos aplicados. A seguir, serão abordadas as bases históricas das TC.

Terapias comportamentais

Ao se referir às terapias comportamentais (TC), pode-se deduzir que o plural indicado no termo aponta para mais de um tipo de psicoterapia com características comportamentais. De fato, a pluralidade das TC é uma realidade e seu desenvolvimento em âmbito global transcorre desde o século XX. Hayes (2004)[1] postulou uma divisão para qualificar as TC, a qual ele denominou **ondas**. A divisão proposta pelo autor, em três ondas, agrupa as TC em três grandes fases, sendo estas caracterizadas pelas especificidades clínicas vigentes à época, assim como o avanço das pesquisas clínicas e experimentais.

A primeira fase, ou **primeira onda**, do movimento da terapia comportamental foi embasada em princípios de aprendizagem, muitos desenvolvidos e refinados por meio de trabalhos experimentais com animais.[1] O foco do trabalho clínico era a modificação do comportamento mediante a utilização de técnicas derivadas de princípios dos condicionamentos clássico e operante. A primeira onda focava diretamente as emoções e os comportamentos problemáticos, utilizando-se de condicionamentos e princípios comportamentais. Seu surgimento e desenvolvimento ocorreram em um contexto de antagonismo às outras psicoterapias vigentes à época, as não comportamentais, principalmente de base psicanalítica.

No decorrer das pesquisas e estudos clínicos, a **segunda onda** foi caracterizada, a partir de 1960, pela inserção e relevância dos processos cognitivos nas abordagens comportamentais vigentes.[1] Nesta onda, foram mantidos os conhecimentos e os processos comportamentais previstos na primeira onda, e seu diferencial, com a inserção da cognição como importante variável envolvida nos processos comportamentais, trouxe a nomenclatura **cognitivo-comportamental** como uma tendência às TC. Assim, técnicas cognitivas, como identificação de pensamentos irracionais, método socrático e reestruturação cognitiva, foram incorporadas às técnicas comportamentais desenvolvidas e utilizadas na primeira onda.

Com base no avanço científico voltado a estudos que enfatizam a evidência de resultados nos processos psicoterapêuticos, principalmente com ensaios clínicos randomizados, Hayes (2004)[1] propôs a classificação de **terceira onda** das TC. Considerando algumas lacunas identificadas nas já existentes terapias, o autor sugeriu maiores unificações de técnicas direcionadas a demandas, ou seja, a contextos específicos no processo terapêutico. Assim, a terceira onda é uma proposta definida por Hayes (2004)[1] para enfatizar as características contextuais das terapias. Pérez-Álvarez (2012)[2] sintetiza as dimensões contextuais da terceira onda como a) contexto ambiental social-interpessoal; b) relação terapêutica como contexto para aprendizagem experiencial e; c) a pessoa como contexto socioverbal. As principais TC alocadas na terceira onda são a terapia de aceitação e compromisso (ACT), a psicoterapia analítico-funcional (FAP), a terapia comportamental dialética (DBT), a ativação comportamental, a terapia cognitiva baseada em *mindfulness* e a terapia comportamental integrativa de casais.[2]

O desenvolvimento das TC, como descrito anteriormente, é fundamentado principalmente em circunstâncias norte-americanas. No Brasil, o avanço das TC ocorreu com particularidades que também caminharam para o desenvolvimento e a sistematização das abordagens terapêuticas com ênfase contextual. Uma das particularidades do contexto nacional foi o desenvolvimento da TAC. Esta é a abordagem escolhida para desenvolvimento deste capítulo, pois é a base de estudo e prática dos autores deste capítulo e das avaliações e intervenções vinculadas ao caso apresentado.

Terapia analítico-comportamental

Para podermos discorrer sobre a terapia analítico-comportamental (TAC), faz-se necessário apontar onde esta prática clínica está situada. A TAC integra uma grande área de estudos da Psicologia denominada **análise do comportamento**, que é a ciência embasada nos estudos de Burrhus Frederic Skinner e pode ser considerada a área mais ampla da prática behaviorista. De acordo com Carvalho Neto (2002),[3] a análise do comportamento tem como premissa a investigação do comportamento a partir da sua interação com seu ambiente e é composta por uma tríade que pode ser definida como 1) behaviorismo radical, responsável pelo seu embasamento filosófico; 2) análise experimental do comportamento, responsável pelas pesquisas básicas e; 3) análise aplicada do comportamento, que é a ciência aplicada. Esta última, a análise aplicada do comportamento, integra as práticas psicológicas, incluindo a TAC.

Ao se resgatar a história da análise do comportamento em âmbito nacional, percebe-se que, inicialmente, as práticas clínicas seguindo os fundamentos behavioristas foram difundidas no Brasil, sendo denominadas, sem muitas distinções, como "terapias comportamentais" as TC. Importante frisar que um dos pressupostos filosóficos da análise do comportamento, e consequentemente das TC, é a concepção monista de homem. Os analistas do comportamento, ou terapeutas comportamentais, partem do princípio de que o homem é constituído por um organismo, sem explicações metafísicas, e seu comportamento é um fenômeno natural e acessível à análise científica.[4] Soma-se a isso, o fato de as TC serem consideradas psicoterapias de tempo breve, diretivas e focais, ativas, orientadas ao problema, direcionadas ao presente e que estabelecem uma relação de colaboração entre o cliente e o terapeuta.[5]

A partir do ano 2001, no Brasil, foi dado início a uma modalidade particular de terapia comportamental que ganhou o termo **analítico** em seu nome. Este amadurecimento, com características brasileiras, foi, então, denominado **terapia analítico-comportamental**.[6,7] A TAC seguiu um trajeto autônomo em relação às TC que se originaram nos Estados Unidos nas décadas de 1980 e 1990.[8] A TAC não entrou na divisão de **ondas** proposta por Hayes, provavelmente por questões históricas, geográficas e culturais.[9] Reitera-se que essa prática clínica foi norteada pela filosofia do behaviorismo radical e pela ciência da análise do comportamento, já muito praticada naquele país desde o início da década de 1970.

Costa (2011)[6] condensou informações de diversas publicações da área da TAC para indicar as ações comuns aos terapeutas. A análise do comportamento foi identificada como a base para atuação dos terapeutas e estes utilizam as mudanças das contingências, por intermédio da análise funcional, como meio para a promoção de alterações nos comportamentos dos seus clientes. Por isso, as análises funcionais devem ser feitas de forma individualizada para que cada pessoa possa ser compreendida a partir da sua história de vida e, portanto, a relação terapêutica é um pré-requisito importante para o clínico atuar desta maneira.

Na TAC, o terapeuta analítico comportamental assume um papel ativo, proporcionando e direcionando a modificação do comportamento dentro e fora do consultório ou qualquer outro local que atue, como em ambulatórios ou instituições de ensino. Atividades que devem ser realizadas entre as sessões clínicas, quando necessário, podem ser um recurso utilizado pelos terapeutas. Referente às metas e estratégias utilizadas no processo terapêutico, espera-se que elas sejam discutidas com os pacientes e/ou responsáveis, em uma linguagem adequada, a fim de proporcionar o entendimento e adesão ao tratamento.[10]

O enfoque clínico do terapeuta analítico-comportamental procura compreender a ampla gama de relações que o indivíduo tem com o ambiente e, para isso, utiliza a avaliação funcional. A avaliação funcional, ou análise funcional, é a identificação das relações de dependência entre as ações do organismo e os eventos ambientais antecedentes e consequentes.[11] Esta análise pode ser entendida como uma importante ferramenta do terapeuta analítico-comportamental, tanto para a avaliação como para a intervenção.

Considerando que a análise funcional permite identificar os comportamentos e a relação de reforçamento que os mantém, é possível conhecer não apenas comportamentos corriqueiros e não clínicos, como também os comportamentos tidos como patológicos. O pressuposto analítico-funcional permite inferir que os comportamentos patológicos são de natureza operante, ou seja, aprendidos como qualquer outro comportamento do repertório do organismo. Eles não têm características especiais ou metafísicas. Por isso, as ações terapêuticas a respeito desses comportamentos devem ocorrer pelos mesmos mecanismos já desenvolvidos pela ciência do comportamento, especialmente pela análise funcional.[12]

Saliente-se que a característica fundamental dos comportamentos operantes é que são controlados pelas suas consequências.[13] O comportamento operante pode ser entendido como aquele que produz consequências no ambiente e é afetado por elas. Por intermédio desse processo de aprendizagem, é possível desenvolver conhecimentos, habilidades e comportamentos.[4] Importante mencionar que, nos comportamentos operantes, as possíveis consequências produzidas pelos comportamentos são de duas possíveis qualidades: reforçadoras, que aumentam a probabilidade de o comportamento ocorrer novamente; ou, punitivas, que diminuem a probabilidade de o comportamento ocorrer novamente. Ambas devem ser qualificadas como positivas, quando são apresentados estímulos após a ocorrência do comportamento; ou negativas, quando estímulos são retirados ou evitados a partir do comportamento emitido.[4]

Compreendida a importância da análise funcional para a terapia analítica-comportamental, faz-se necessário conhecer suas principais características. Duas principais formas de análise funcional são relevantes para a TAC, sendo elas as análises funcionais molar e a molecular.

Análises funcionais molecular e molar

A **análise funcional molecular**, também entendida como microanálise, pode ser definida como análise de contingências pontuais, relevante para a compreensão de comportamentos representativos e, também, em ambientes específicos. Caracteriza-se como uma análise do tempo presente e atual.[14] Com ela, é possível identificar a frequência do comportamento-alvo e os seus estímulos reforçadores. Nery e Fonseca (2018)[15] propõem cinco passos para o desenvolvimento da análise molecular: 1) identificar a resposta; 2) identificar antecedentes; 3) identificar consequências; 4) identificar processos e; 5) identificar possíveis efeitos.

Considerando-se a análise funcional molecular, pode-se ilustrar uma queixa clássica vinculada ao TOC, segundo a qual o sujeito pode referir sofrimento em relação à quantidade de vezes que lava as mãos. Com a análise molecular, o terapeuta poderá compreender a quantidade de vezes em que o indivíduo lava as mãos em um período delimitado, como em horas ou dias. É possível identificar em quais ocasiões a lavagem das mãos ocorre, o que a pessoa sente e pensa quando tem esse comportamento e, principalmente, qual o efeito geral para o organismo (p. ex., ter alívio de ansiedade ao lavar as mãos que são percebidas como contaminadas). Neste caso, pressupõe-se que, se o efeito ocorrido é de aumento e/ou manutenção da frequência do comportamento, há um processo de reforçamento em vigor.

Com um foco diferente, a **análise funcional molar**, também conhecida como "macroanálise", pode ser entendida como uma análise de tempo maior. Ela possibilita investigar os repertórios comportamentais atuais, com base na história de contingências do indivíduo, considerando-se os aspectos históricos que promoveram e contribuíram para a instalação e a manutenção dos padrões comportamentais.[14] Portanto, a partir dos dados identificados primeiramente na análise funcional molecular, é possível, com a análise funcional molar, identificar as classes de respostas presentes no repertório do sujeito. Nery e Fonseca (2018)[15] sugerem que sejam identificados quatro passos para a execução da análise, sendo eles: 1) os padrões comportamentais; 2) o histórico de aquisição; 3) os contextos atuais mantenedores e; 4) as consequências que fortalecem o padrão/consequências que enfraquecem o padrão.

Retomando o exemplo da queixa sobre lavar as mãos, agora em uma análise funcional molar, o terapeuta pode compreender quais comportamentos topograficamente diferentes da lavagem das mãos se assemelham em funcionalidade. Nesse caso, pode-se pensar nos comportamentos de higienização do corpo, a sanitização de superfícies e objetos e, inclusive, as evitações de situações que podem ser compreendidas como "sujas" ou "contaminadas" pelo sujeito. Esses exemplos podem sugerir ao terapeuta a compreensão de um padrão de extrema preocupação com a limpeza. A forma como esses comportamentos foram adquiridos e fortalecidos ao longo da história de vida do sujeito também é importante nesse processo de análise, assim como os principais contextos atuais mantenedores e as consequências que alteram o padrão de extrema limpeza identificado pelo terapeuta.

Reconhecendo que a análise funcional deve ser realizada para formulação e intervenção nos casos sob a ótica da TAC, o terapeuta precisa ter conhecimentos relevantes sobre o universo e sobre a população-alvo com a qual pretende trabalhar. Delimitar, por exemplo, os comportamentos clinicamente relevantes que precisam ser alvo da análise funcional, demanda um conhecimento sobre grupos, cultura, desenvolvimento e sociedade. Obviamente, ter conhecimento aprofundado sobre psicopatologias e fases do desenvolvimento também aumenta o repertório do próprio terapeuta nas análises realizadas (molar e molecular). Por isso, ao trabalhar com crianças e adolescentes, o terapeuta analítico-comportamental deve estar ciente a respeito das suas responsabilidades.

Terapia analítico-comportamental com crianças e adolescentes

Quando o clínico oferta seus serviços a crianças e adolescentes, ele deve considerar algumas características pertinentes e que se fazem presentes nesse grupo etário. Para melhor compreensão, os autores deste capítulo sugerem três principais características a serem salientadas pelos terapeutas antes de iniciar os atendimentos com esse grupo.

Primeiramente, os **conhecimentos técnicos e científicos sobre desenvolvimento humano** devem ser considerados, pois mudanças físicas, cognitivas, sociais e emocionais ocorrem em alta velocidade e podem ser relevantes para o processo de avaliação e intervenção, principalmente por mudanças qualitativas que ocorrem durante a infância e a adolescência. Ainda sobre o desenvolvimento humano, aspectos antecedentes do desenvolvimento também são de grande valia para o clínico, como dados pré-natais e de primeira infância.[16]

Em segundo lugar, devem-se considerar os **contextos sociais** nos quais o sujeito vive e se relaciona e, inerentemente às crianças e aos adolescentes, suas relações circundam, por pouco que seja, os âmbitos familiar e escolar, podendo se estender para contextos religiosos e de outros campos vivenciados por eles. Ressalta-se que a interação do indivíduo com seu ambiente é a premissa para o desenvolvimento e a manutenção dos comportamentos, o que aumenta ou diminui a probabilidade da sua ocorrência.[6] O contexto relacional-afetivo pode ser investigado e compreendido considerando, também, relações do campo virtual.

Em terceiro lugar, ainda com ênfase contextual, **o sujeito deve ser reconhecido com base na sua cultura, seu território, seus costumes e seus hábitos**, pois essas variáveis também influenciam diversos aspectos da sua vida, inclusive seu vocabulário, sua vestimenta, seus desejos, suas ambições e padrões de comportamento.[13] Por exemplo, atualmente os comportamentos nas redes sociais podem contribuir com muitas informações relevantes, como os conteúdos publicados pelo paciente, a frequência de uso, sua exposição pública, características sociodemográficas das pessoas que compõem sua rede social e a expressão emocional frente a agrados e desagrados nas redes sociais.

Considerando as características pertinentes às crianças e adolescentes, é indispensável para a ocorrência do processo terapêutico o levantamento de **queixas**, ou seja, os motivos que sustentam a busca pelo atendimento psicológico.[15] Mesmo que inicialmente o próprio paciente ou seus responsáveis tenham queixas específicas para serem direcionadas ao terapeuta, seja por meio de demandas percebidas por eles mesmos, seja por recomendações do médico ou outro profissional de saúde ou da educação, o terapeuta também deve planejar e realizar o levantamento de dados para melhor compreensão das demandas. Nessa condição, ele deve considerar, também, a coleta de dados com a escola, por meio de solicitação de relatórios ou de entrevistas com professores e/ou coordenadores que possam contribuir com informações que descrevam os padrões de comportamento do paciente, seu rendimento escolar e, também, dados relativos a potenciais situações de *bullying* ou de exclusão social. Outras fontes de informação para essas coletas podem ser consideradas, se em concordância com o paciente e seus responsáveis. Como exemplo, pode-se coletar dados de outros responsáveis pelo paciente, além de amigos e outras pessoas relevantes em seu círculo social, inclusive do domínio virtual.[17]

Particularidades e especificidades da terapia comportamental com crianças e adolescentes durante a pandemia de covid-19

A atuação psicológica por meios virtuais foi regulamentada no Brasil no ano de 2018, a partir da Resolução do Conselho Federal de Psicologia (CFP) n. 11/2018, na qual o referido resolveu e publicou diretrizes para a atuação de psicólogos de forma síncrona e assíncrona em diversos contextos, inclusive na saúde. Em função da pandemia de covid-19 e orientações para isolamento físico, e de que interações sociais podem/devem ser mantidas por meios virtuais, ficou evidente a necessidade de adaptação dos atendimentos psicológicos para esse momento. Antes do início da pandemia, muitos não viam a possibilidade de indicação do atendimento virtual direcionado às crianças e adolescentes, sendo mais comum essa modalidade prever orientações para pais e responsáveis, uma vez que a interação entre adultos no meio virtual parecia ser mais concebível em função da interação por telas. Muitas das colocações a seguir foram fruto de reflexões dos autores deste capítulo a partir das suas experiências como clínicos e/ou docentes.

Ainda que a pandemia de covid-19 tenha forçado o aumento dos atendimentos virtuais para todas as faixas etárias, questiona-se se a psicoterapia *online* é viável para todas as crianças e todos os adolescentes. Considerando a pluralidade, a complexidade e a individualidade dos sujeitos envolvidos, não se espera que todos se ajustem ou tenham condições para essa modalidade de atendimento.

Para o funcionamento harmonioso da psicoterapia *online*, alguns pré-requisitos são necessários. Por exemplo, um aparelho com acesso à *internet* de alta velocidade, um ambiente com garantia de sigilo, incluindo o uso de fones de ouvido para não haver vazamento do som para terceiros, um ambiente sem muitos estímulos concorrentes à terapia para melhor concentração do sujeito e um contrato que estabeleça regras claras.

Além dos dados clássicos e obrigatórios que devem estar presentes em um contrato terapêutico, é importante que nele seja prevista a organização da criança/adolescente antes e durante a psicoterapia. Isso se deve pelo fato de o sujeito estar em seu ambiente natural, muitas vezes, a sua própria casa e tomado pela sua rotina, afazeres e lazer. A mudança rápida de atividade, por exemplo, parar de jogar videogame para começar a fazer a psicoterapia, sem um tempo para reflexão e organização para o início do compromisso terapêutico, pode ser prejudicial, uma vez que o paciente não se prepara no nível cognitivo para se envolver de forma satisfatória no processo. Outras demandas podem ser dificultadoras do atendimento *online*, incluindo condições e características das queixas do paciente que podem ser, inclusive, parte das necessidades levadas ao psicólogo. Como exemplo, pode-se pensar em dificuldades de atenção, concentração, perceptosensoriais (audição e visão), motoras (fala e motor fino) ou outras deficiências intelectuais ou motoras.

Os desafios para atendimento no contexto da pandemia também se estendem à condição de isolamento físico das crianças e dos adolescentes. O psicoterapeuta deve estar atento à análise funcional desenvolvida para propor intervenções adequadas à mudança de comportamento esperada. Muitas vezes, a terapia analítico-comportamental pode utilizar estratégias que envolvam a exposição do paciente a novas contingências para a mudança do comportamento ocorrer. Contudo, pode não haver disponibilidade de intervenção como esperado pelo psicólogo em razão das restrições oriundas do isolamento físico. Por isso, o desafio se encontra na criatividade (repertório) do psicoterapeuta e na viabilidade para os pacientes se ajustarem às condições de intervenção, considerando o isolamento físico. Quando não são possíveis ajustes para a execução dessas intervenções, faz-se necessária a reformulação das prioridades dos comportamentos-alvo para as mudanças de comportamento.[18]

Alguns pontos positivos que são característicos do atendimento *online* podem ser vistos quando o psicoterapeuta tem a possibilidade de entrar em contato e observar diretamente pelo menos parte do ambiente natural do seu paciente. Nessa modalidade de atendimento, é possível visualizar o espaço físico natural do paciente e seus familiares, a organização e funcionamento da família, parte da rotina do paciente e as estratégias de enfrentamento de demandas situacionais que podem ocorrer sem aviso prévio durante a sessão.

Apesar das particularidades e desafios encontrados nessa condição intrusiva causada pela pandemia de covid-19, os clínicos buscaram se adaptar rapidamente a essa condição, o que possibilitou muitas trocas e compartilhamentos de estratégias para adaptação do modelo clínico tradicional ao atendimento virtual. Com o uso das tecnologias da informação e comunicação, conhecidas pela sigla TIC, os terapeutas puderam utilizar essas ferramentas para trocas de informações e interações sociais em um período caracterizado pela dificuldade do contato físico.[19]

Caso clínico – o caso de Artur

Este caso foi atendido por um dos autores que escreveram este capítulo e descrito mediante a solicitação do consentimento dos pais e o assentimento da criança quanto à sua exposição neste texto. Alguns dados foram modificados para preservar a identidade da família.

Artur é uma criança de 10 anos de idade e seus pais procuraram a psicóloga apresentando a queixa: "Artur vem apresentando **dificuldades específicas com leitura e escrita** desde o início de sua escolarização. Atualmente, no contexto da pandemia mundial de covid-19, ele passou a apresentar **irritabilidade, desmotivação e choro frente às atividades escolares** *online*, além de **esquiva das tarefas escolares e recusa em assistir à aula**. Além disso, Artur apresenta alguns comportamentos que afetam a sua sociabilidade, como se **desentender com os irmãos e amigos e mostrar-se medroso em algumas situações**".

Para dar início ao processo terapêutico de Artur, traçou-se uma avaliação comportamental e neuropsicológica a partir da queixa levantada. Por meio dessa avaliação, poder-se-ão identificar as facilidades e as dificuldades cognitivas e comportamentais de Artur, tendo uma melhor compreensão de sua condição atual, já que, em 2017, a criança já havia realizado uma avaliação neuropsicológica e, a partir de então, sejam planejadas propostas educacionais e comportamentais mais adequadas.

Em função das queixas trazidas pelos pais e os primeiros contatos, estabeleceu-se que seria importante a avaliação de Artur por três profissionais: fonoaudióloga; psicóloga especialista em altas habilidades/superdotação; e uma psicóloga analítico-comportamental com especialização em Neuropsicologia. A partir da compreensão da queixa relatada, foram selecionados os instrumentos para a realização da avaliação.

Aqui serão expostos os dados gerais coletados pelas profissionais, uma vez que as três tiveram o mesmo objetivo.

Dados relevantes obtidos a partir da anamnese das três profissionais

Artur é o primogênito de uma prole de três filhos, de um casal sem consanguinidade. Sua gestação foi planejada e nasceu de 40 semanas, de parto normal. Artur mamou no peito, seu desenvolvimento neuropsicomotor ocorreu dentro dos marcos esperados. Apresentou trocas na fala ("r" por "l") corrigidas por fonoterapia aos 5 anos.

A **saúde** atual de Artur é boa, sempre dormiu bem. Alimenta-se adequadamente. Costumava realizar atividades físicas diárias antes da pandemia, estando atualmente sem rotina para elas.

Com o início mais formal da alfabetização, Artur passou a apresentar trocas, inversões e omissões de letras. No 2º ano do ensino fundamental, apresentou lentidão na leitura e escrita. Artur apresentava desinteresse nas atividades escolares, como também dificuldade na compreensão das aulas ministradas, além de apresentar autoavaliação e discurso negativos de sua capacidade de falar/entender. No entanto, continuou frequentando as recuperações nas disciplinas de Português e Inglês, além de frequentar as aulas de reforço desta segunda, propostas pela escola.

Artur é um aluno que participa intensamente das atividades, em especial quando necessita expressar opiniões. Mantém dificuldades com a interpretação de textos e com a escrita em ambos os idiomas, cometendo erros na grafia de palavras de uso comum. Nas atividades de Matemática, apesar da boa compreensão dos conteúdos, precisa de auxílio na leitura e interpretação de situações problemas, indicando dificuldade na compreensão dos enunciados. Destaca-se nas atividades de Ciências.

A **rotina** de Artur abrange a frequência à escola, atualmente a fonoterapia para acompanhamento da leitura e da escrita. Nos fins de semana, costuma passear com a família e jogar videogame (1 hora por dia apenas no fim de semana) e tem interesse em jogos que apresentam violência. O menino tem grande envolvimento com atividades que incluem invenções e produzem projetos nos quais utiliza conhecimentos básicos de ciências. Apresenta muito interesse por informações sobre o universo, carros, aviões, máquinas, natureza e sua conversa aborda suas descobertas. Os pais trabalham em período integral e os três filhos dedicam meio período à escola remotamente; e, no outro período, continuam em casa sob responsabilidade da babá.

Com relação à sua capacidade de **socialização**, Artur gosta de comunicar o que aprende com seus amigos e familiares, apresentando-se, muitas vezes, impulsivo ao falar sobre suas descobertas, o que torna a sua sociabilização aquém do esperado, pois gosta de conversar com os amigos sobre assuntos que não interessam à sua faixa etária. Já com os adultos é acolhido e reforçado pelos assuntos que aborda. Sempre apresenta cautela no contato inicial com amigos da escola, comportamento este topograficamente semelhante a um comportamento de timidez.

Artur consegue se relacionar melhor com crianças mais velhas e com adultos. Mostra-se extremamente interessado por temas de adultos: política; economia; engenharia. É uma criança agradável e costuma seguir regras. Apresenta traços de ansiedade de desempenho (medo de errar), que, por vezes, ocasiona a esquiva de atividades importantes (geralmente envolvendo leitura e escrita).

Em relação aos **antecedentes mórbidos familiares**, há os maternos para transtorno misto de depressão e de ansiedade e dislexia (tia materna), e paternos para transtorno de humor bipolar, TOC e transtorno de déficit de atenção e hiperatividade (TDAH). Saber sobre esses antecedentes mórbidos se faz relevante, pois, além das pré-disposições orgânicas dos transtornos psiquiátricos que podem ser fator de risco para seu aparecimento, o ambiente de Artur também pode ser um fator de risco ou de proteção para essas psicopatologias e/ou aprendizados de comportamentos disfuncionais. Por isso, são necessários bons controle e acompanhamento das pessoas que vivem com Artur, incluindo a inserção de psicoeducação, quando necessário.

Resultados da avaliação

O processo de avaliação multiprofissional de Artur demonstrou diversas facetas que abrangem suas áreas comportamentais, cognitivas e fonoaudiológicas. As profissionais envolvidas na avaliação tiveram cautela na interpretação dos resultados obtidos, já que a avaliação ocorreu durante um momento de isolamento social mundial, e esse fato pode ter sido um fator agravante de sintomas de saúde mental e cognitiva.

Os principais achados desse processo indicaram alto desempenho em diversas habilidades, incluindo sua inteligência geral e outros processos cognitivos, sugerindo superdotação comórbida frente às dificuldades escolares (possível dislexia), decorrentes de alterações importantes no exame de processamento auditivo central. Os resultados da avaliação possibilitaram à TAC planejar as suas intervenções junto a Artur. Ressalte-se que o fato de apresentar alto desempenho não indica que não há necessidade de intervenções, justamente como será possível observar, foi necessário intervir junto a Artur, seus familiares e sua escola, com o objetivo de expandir seu repertório social para melhor adaptação aos seus ambientes.

Análise funcional molecular

A análise funcional molecular de Artur, descrita no Quadro 88.1, demonstra uma compreensão sobre as queixas definidas pelos pais no início do processo terapêutico. Entende-se que as respostas apontadas são os comportamentos-alvo a serem trabalhados durante o processo terapêutico de Artur em virtude de sua relevância clínica.

No Quadro 88.1, percebe-se que as ações de Artur foram analisadas considerando o contexto em que ocorreram. O comportamento de **chorar, evitar fazer as atividades, evitar assistir às aulas** costuma produzir duas consequências distintas, sendo uma reforçadora e outra punitiva. Provavelmente, o que mantém esse comportamento de Artur é sua esquiva em entrar em contato com um possível erro ao fazer atividades de leitura e escrita, o que gera um efeito de alívio, mesmo havendo também uma punição por nota baixa que lhe traz outros efeitos incômodos. No processo terapêutico, Artur tem discriminado que seus comportamentos de evitação de situações que geram ansiedade de desempenho precisam ser mudados. Com o auxílio da terapeuta, Artur tem conseguido identificar, gradativamente, suas facilidades e dificuldades nos contextos relacionados à ansiedade de desempenho e apresentado comportamentos incompatíveis com a esquiva, como adaptar as atividades de leitura e escrita para reduzir seu esforço e conseguir realizar a tarefa proposta. Essas novas formas de se comportar têm possibilitado a Artur experimentar novas contingências nas quais ele consegue ser efetivo, evitar punições e expandir seu repertório de acertos.

Quanto ao comportamento de **falar sobre assuntos que lhe interessam**, nota-se que este mesmo comportamento pôde ser analisado em contextos diferentes e, inclusive, ter consequências ambivalentes quando adotado. Ao **falar sobre assuntos que lhe interessam** em um contexto que há amigos e irmãos, Artur perde as suas companhias (punição negativa), mesmo tendo satisfação em falar sobre os assuntos de seu interesse (reforço positivo). Já com os adultos, Artur consegue manter esses comportamentos, produzindo apenas reforço positivo com eles. Provavelmente, essas diferenças de atenção decorrem do grau de interesse das pessoas pelos assuntos apresentados e discutidos por Artur. Artur ainda não conseguiu discriminar que o mesmo comportamento, utilizado em diferentes contextos (com outras crianças ou com adultos), geram resposta e consequências diferentes. No entanto, com o passar do tempo e maior conhecimento sobre o modo operante de Artur, pode-se perceber que a cautela é uma característica comum em seu repertório: Artur sabe julgar muito bem situações de perigo, evitando e demonstrando sua preocupação com os outros (irmãos e amigos). Ao se deparar com situações novas, ele costuma analisar e antecipar consequências que poderia vivenciar, sendo, muitas vezes, visto como medroso.

Por último, analisaram-se alguns comportamentos ocorridos durante as sessões de testagem. Em uma das tarefas em que o raciocínio foi verificado através de estímulos que continham letras, Artur adotou comportamento de fuga-esquiva (passou a indicar sempre a mesma alternativa com resposta), provavelmente em razão do condicionamento aversivo que esse estímulo proporcionou em sua história de vida escolar. Assim, esse resultado foi invalidado por não representar a ca-

QUADRO 88.1 – Análise funcional molecular de Artur.

Antecedentes do comportamento	Resposta	Consequência	Processos	Efeitos
• Atividades escolares *online* • Leitura e escrita	• Chorar, evitar fazer as atividades, evitar assistir às aulas	• Não ter contato com erros • Nota escolar baixa	• Punição negativa • Reforço negativo	• Alívio • Desmotivação • Frustração • Irritabilidade • Tristeza
• Atividades sociais e conversas com amigos e irmãos	• Falar sobre os assuntos que lhe interessam • Medo (como comportamento respondente)	• Perder a companhia dos amigos e irmãos • Satisfação pessoal	• Punição negativa • Reforço positivo	• Irritabilidade • Satisfação • Tristeza
• Atividades sociais e conversas com adultos	• Falar sobre os assuntos que lhe interessam	• Atenção dos adultos • Satisfação pessoal	• Reforço positivo	• Satisfação
• Atividade de raciocínio incluindo letras • Atividade atencional envolvendo tempo de resposta	• Dar como resposta sempre a mesma alternativa • Lentidão ao responder	• Escores inferiores ao esperado • Classificação de resposta impulsiva	• Punição positiva • Punição positiva	• Frustração • Raiva • Tristeza

Fonte: Desenvolvido pela autoria do capítulo.

pacidade real de raciocínio do garoto, demonstrado por outras tarefas, com nível de desenvolvimento muito superior ao esperado para sua faixa etária. Outra contingência analisada foi a de latência de resposta frente a uma tarefa de atenção computadorizada, cujos resultados apontaram que Artur emitia excessivas respostas de desatenção por impulsividade; quando, na verdade, a demora ao responder, comum em crianças com dislexia e superdotação, ocasionava a computação de respostas impulsivas por terem sido emitidas tardiamente em relação à apresentação do estímulo, mas antecipadamente à apresentação do estímulo seguinte. Ambas as situações, provavelmente, representam uma amostra do que Artur vive frente a atividades que requerem o contato com leitura/letras e agilidade ao responder, gerando respostas emocionais de frustração.

Análise funcional molar

Para realizar a análise funcional molar dos comportamentos de Artur (Quadro 88.2), os autores (profissionais que atenderam Artur) optaram por abordar um comportamento já apontado na análise funcional molecular. O comportamento de **falar sobre os assuntos que lhe interessam** foi entendido de forma longitudinal, ou seja, a partir da história de contingências que estabeleceram esse comportamento no repertório de Artur.

A história de vida de Artur demonstra uma boa comunicação com pessoas mais velhas, principalmente adultos. Pode-se perceber, mediante os relatos dos pais, que o comportamento da criança de **falar sobre assuntos como política, economia e ciências** com adultos é, muitas vezes, reforçado por eles mesmos. Esse padrão de Artur é fortalecido por diversas consequências diferentes, principalmente pelos reconhecimento e destaque sociais que conquista com seu discurso coerente e elaborado sobre temas tidos como socialmente complexos e incomuns para sua idade. Esta história de contingências pôde promover motivações nas quais Artur, hoje, busca ter reconhecimento social, principalmente quando está há algum tempo desprovido desse destaque. Entende-se que a não prevalência das discussões dos temas correlatos por seus amigos e irmãos acaba por promover o distanciamento entre eles. Os prejuízos atuais de Artur nesse contexto são marcados pelas dificuldades de interação com seus pares.

Uma vez que o objetivo foi o de demonstrar como se realiza uma análise funcional de um comportamento-problema, o terapeuta analítico-comportamental se ateve em compreender os eventos (estímulos) que o mantinham, necessitando compreender historicamente como foi condicionado, da perspectiva operacional esse comportamento. Assim, apesar identificadas características dos pais que favorecem experiências de reforçamento dos padrões comportamentais de falar sobre seus conhecimentos, não demonstramos detalhadamente os episódios responsáveis pelo condicionamento desse comportamento.

A análise funcional possibilitou planejar as possíveis estratégias a serem utilizadas neste caso por meio da compreensão do comportamento-alvo e dos processos que o estavam mantendo. Neste contexto, fica claro que o psicoterapeuta comportamental deve basear sua análise nos dados que possam explicar a funcionalidade dos comportamentos em questão e não em suas impressões clínicas, pois estas podem atrapalhar o profissional.

Orientações

Como informado no início da apresentação deste caso, Artur foi avaliado e cuidado por uma equipe interdisciplinar. A entrevista devolutiva foi realizada na presença das três profissionais e os pais de Artur e teve o objetivo de discutir os resultados obtidos e as condutas propostas e a compreensão comportamental. Os achados do processo de avaliação apontaram demandas diversas e algumas necessidades que precisaram ser suportadas por outras especialidades. Portanto, sugeriu-se uma expansão das atividades de cuidado, como orientação escolar (inclusão e adaptações requeridas tanto para a superdotação, como para a dislexia),[20] musicoterapia e fonoterapia para estímulo do processamento auditivo, assim como atividades extracurriculares que incentivassem as necessidades cognitivas de Artur, a exemplo de robótica. A oferta de tarefas, jogos ou brincadeiras voltadas ao interesse de Artur, a fim que esteja sempre motivado a desenvolver seu potencial intelectual e criativo, foi fortemente recomendada. Além disso, o autoconhecimento de Artur deve ser sempre estimulado, para que seja possível ter mais controle sobre seus comportamentos e variabilidade para adaptação aos diversos ambientes, principalmente com seus pares e irmãos.

Considerações finais

A árvore genealógica das diversas linhas teóricas em Psicologia é bastante vasta e cheia de ramificações. No decorrer das últimas décadas, foi possível averiguar que um dos troncos principais desta árvore, ou seja, o behaviorismo, também se desdobrou em diversas teorias, cada qual com suas particularidades. Sendo assim, pode-se perceber que as TC se desdobraram em diferentes sistematizações. Assim, inicialmente, foi possível compreender que diversas ondas ou fases das TC foram historicamente desenvolvidas no mundo e que, no Brasil, particularidades foram também observadas.

QUADRO 88.2 – Análise funcional molar de Artur.

Comportamentos que caracterizam	História de aquisição	Contextos atuais mantenedores	Consequências que fortalecem o padrão	Consequências que enfraquecem o padrão
• Falar sobre os assuntos que lhe interessam, como política, economia, engenharia	• Ser primogênito e não ter outras crianças como modelo familiar nos primeiros anos de vida • Adultos que dão atenção às suas falas • Ambiente social de adultos com alto nível de escolaridade	• Atenção dos adultos quando expressa suas ideias e opiniões sobre essas temáticas	• Reconhecimento social dos adultos • Destaque entre os pares • Controle verbal sobre situações • Compreendido como competente e inteligente	• Prejuízos sociais em razão do desinteresse dos amigos e dos irmãos sobre os temas conversados • Perda de apoio dos pares

Fonte: Desenvolvido pela autoria do capítulo.

Entre as diversas possibilidades teóricas das TC, optou-se em discorrer mais especificamente a respeito da TAC e seus princípios no uso com crianças e adolescentes neste capítulo. Nessa perspectiva, alguns princípios teórico-práticos foram abordados, como a possibilidade de se compreenderem os comportamentos da criança ou do adolescente de maneira micro e macro (análise funcional molecular e molar), levando-se em conta as características da fase do desenvolvimento, histórico e contextos relacional-afetivo e sociocultural. O contexto de pandemia também foi uma importante contingência que modelou novas formas e/ou aprimoramento do atendimento por intermédio das TIC.

Na sequência, um caso com base em fatos e consentido foi apresentado e discutido à luz dos princípios teóricos da TAC, especificamente as análises molecular e molar foram enfatizadas para que o leitor pudesse compreender o que ocorre com a metodologia de compreensão de caso de um psicoterapeuta que utiliza a TAC como linha de conduta na prática clínica. Algumas das intervenções foram descritas, demonstrando como a compreensão das contingências favorece as ações do profissional de Psicologia. O processo psicoterapêutico envolveu várias outras análises e o desenvolvimento do caso contemplou diversas outras análises e intervenções que não foram relatadas em virtude das limitações de espaço do capítulo.

Obviamente, este capítulo não teve a intenção de esgotar a temática, e sim a de expor, de maneira resumida, algumas bases conceituais da TAC e a forma como se usa a metodologia de compreensão do caso para consequente intervenção. Como pode ser percebido, a TAC é bastante pragmática e trabalha com informações com foco no momento e no problema, mas também com base na compreensão do histórico do indivíduo, no sentido de compreender a função dos comportamentos adequados e disfuncionais e, assim, sugerir intervenções eficazes e, dentro do possível, demonstrar e ensinar o paciente a compreender os motivos de seus comportamentos e suas consequências, aumentando os comportamentos adaptativos e as emoções positivas.

Referências bibliográficas

1. Hayes SC. Acceptance and commitment therapy, relational frame theory and the third wave of behavioral and cognitive therapies. Behav Ther [Online]. 2004;35(4):639-65. Disponível em: https://linkinghub.elsevier.com/retrieve/pii/S0005789404800133.
2. Pérez-Álvarez M. Third-generation therapies: achievements and challenges. Int J Clin Heal Psychol. 2012;12(2):291-310.
3. Carvalho Neto MB. Análise do comportamento: behaviorismo radical, análise experimental do comportamento e análise aplicada do comportamento. Interação em Psicol [Online]. 2002 Jun 30;6(1). Disponível em: http://revistas.ufpr.br/psicologia/article/view/3188.
4. Moreira MB; Medeiros CA. Princípios básicos de análise do comportamento. 2. ed. Porto Alegre: Artmed, 2019. 306p.
5. Pérez-Álvarez M. Caracterización de la intervención clínica en modificación de conducta. In: Vallejo Pareja MA; Moreno MIC (ed.). Lecciones de terapia de conducta. Madrid: Dykinson, 2012. p. 9-34.
6. Costa N. O surgimento de diferentes denominações para a terapia comportamental no Brasil. Rev Bras Ter Comport e Cogn [Online]. 2011 Dec 27;13(2). Disponível em: http://usp/br/rbtcc/index.php/RBTCC/article/view/453.
7. Zamignani DR; Silva Neto ACP; Meyer SB. Uma aplicação dos princípios da análise do comportamento para a clínica: a terapia analítico comportamental. Bol Paradig. 2008;3:9-16.
8. Leonardi JL; Meyer SB. Prática baseada em evidências em psicologia e a história da busca pelas provas empíricas da eficácia das psicoterapias. Psicol Ciência e Profissão [Online]. 2015 Dec;35(4):1139-56. Disponível em: http://www.scielo.br/scielo.php?script=sci_arttext&pid=S1414-98932015000401139&lng=pt&tlng=pt.
9. Guilhardi HJ. Considerações conceituais e históricas sobre a terceira onda no Brasil. In: XXI Encontro da ABPMC; 2012; Curitiba. p. 1-19.
10. Wielenska RC. O papel da relação terapeuta-cliente para a adesão ao tratamento e à mudança comportamental. In: Borges NB; Cassas FA (ed.). Clínica analítico-comportamental. Porto Alegre: Artmed, 2012. p. 160-5.
11. Meyer SB. O conceito da análise funcional sobre comportamento e cognição [Online]. 1997;2:359. Disponível em: http://scholar.google.com/scholar?hl=en&btnG=Search&q=intitle:Sobre+Comportamento+e+Cognição#2.
12. Cassas FA; Luna SV. Aspectos históricos da terapia analítico-comportamental a partir da contribuição de Skinner e Ferster. Rev Bras Ter Comport e Cogn [Online]. 2019 Apr 23;20(4):63-80. Disponível em: http://www.usp.br/rbtcc/index.php/RBTCC/article/view/1129.
13. Skinner BF. Ciência e comportamento humano. São Paulo: Martins Fontes, 2003. 489p.
14. Baum WM. Compreender o behaviorismo: comportamento, cultura e evolução. 3. ed. Porto Alegre: Artmed, 2018. 320p.
15. Nery LB; Fonseca FN. Análises funcionais moleculares e molares: um passo a passo. In: Farias AKCR; Fonseca FN; Nery LB (ed.). Teoria e formulação de casos em análise comportamental clínica. Porto Alegre: Artmed, 2018. p. 1-22.
16. Papalia DE; Feldman RD. Desenvolvimento humano. 12. ed. Porto Alegre: AMGH, 2013. 1.726p.
17. Regra JAG. As entrevistas iniciais na clínica analítico-comportamental infantil. In: Borges NB; Cassas FA (ed.). Clínica analítico-comportamental. Porto Alegre: Artmed, 2012. p. 223-32.
18. Fonseca FN; Nery LB. Formulação comportamental ou diagnóstico comportamental: um passo a passo. In: Farias AKCR; Fonseca FN; Nery LB (ed.). Teoria e formulação de casos em análise comportamental clínica. Porto Alegre: Artmed, 2018. p. 23-48.
19. Mansur-Alves M; Miguel FK. Uso de tecnologias de informação e comunicação para a avaliação de crianças e adolescentes. In: Mansur-Alves M; Muniz M; Zanini DS et al. (ed.). Avaliação psicológica na infância e adolescência. Petrópolis (RJ): Vozes, 2021. p. 115-30.
20. Brasil. Lei n. 12.796, de 4 de abril de 2013. Altera a Lei n. 9.394, de 20 de dezembro de 1996, que estabelece as diretrizes e bases da educação nacional, para dispor sobre a formação dos profissionais da educação e dar outras providências.

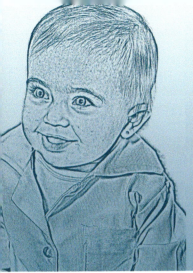

Capítulo 89

Psicoterapia Psicodinâmica Breve

Maria Lucrécia Scherer Zavaschi
Ana Margareth Siqueira Bassols
David Simon Bergmann

Juliana Pinto Moreira dos Santos
Victor Mardini

"Falhei em apreciar a poderosa e permanente contribuição que a psicanálise ofereceu à psiquiatria, ensinando os alunos a ouvirem seus pacientes, tentando entender suas angústias, em vez de meramente diagnosticá-los ou classificá-los em algoritmos."[1]

Introdução

Atualmente existem, pelo menos, três modelos de psicoterapia breve ou de curta duração. Elas se distinguem quanto às pressuposições teóricas acerca das origens das patologias e quanto aos procedimentos necessários para modificá-las. O primeiro modelo privilegia modalidades relacionais, que incluem as terapias psicodinâmicas de curto prazo e a terapia interpessoal. O segundo modelo envolve o tratamento por aprendizado incluindo diversas terapias cognitivo comportamentais (TCC). O último modelo inclui as terapias contextuais breves, que entendem os problemas do indivíduo como artefatos de interação pessoa-situação, os quais, uma vez identificados, podem ser alterados rapidamente. Elas incluem terapia estratégica e terapia com foco na solução.[2]

Em virtude do referencial teórico clínico dos autores, este capítulo enfocará a psicoterapia psicodinâmica breve (PPB) ou de curto prazo em crianças e adolescentes.

A abordagem psicodinâmica para crianças e adolescentes é uma modalidade de tratamento que privilegia a relação entre terapeuta e paciente, utilizando a fala, o brinquedo e as manifestações plásticas como os principais veículos de comunicação, e herdou da Psicanálise seus mais importantes fundamentos.

A prática da psicoterapia psicanalítica passou por grandes mudanças nos últimos 30 anos, em que modelos de longa duração têm aberto espaço para abordagens mais breves e de tempo limitado,[3] a partir de adaptações às contingências da sociedade contemporânea. Parry et al. apontam algumas razões para esta mudança, entre elas: a pressão dos convênios de saúde (*managed care* – gerenciamento da assistência médica) para obter mais efetividade e contenção de custos; a inovação e o aperfeiçoamento da técnica, que resultaram em terapias mais eficientes a curto prazo; o predomínio de pesquisas em tratamentos com abordagens mais rápidas; e a tendência à mudança no paradigma do "quanto mais longo, melhor". Para Abbass et al.,[4] em virtude da demanda por serviços de saúde mental, tanto para adultos como para crianças e adolescentes, e das restrições econômicas que acometem grande parte da população, mais do que nunca se torna necessária uma intervenção em curto prazo, além das intervenções tradicionais já existentes.

Donald W. Winnicott (1896-1971) apresentou os primeiros relatos de experiência em intervenções psicodinâmicas breves em crianças e adolescentes. O renomado psicanalista e pediatra inglês, pressionado pelo grande número de crianças que buscavam seu auxílio no hospital-escola, gradualmente configurou o que, depois, denominou "consultas terapêuticas". Aplicando seus conceitos psicanalíticos, estabelece um processo de comunicação com a criança e de compreensão do seu conflito emocional em uma ou três entrevistas. Como resultado de sua experiência, ele relatou:

> "Haverá aqueles casos em que se faz um profundo trabalho na circunstância especial da primeira entrevista (ou entrevistas) e as mudanças resultantes na criança podem ser utilizadas pelos pais e aqueles que são responsáveis no meio social imediato, de modo que, considerando uma criança com dificuldade em relação ao desenvolvimento emocional, a entrevista resultará na dissolução da dificuldade e num movimento progressivo no processo de desenvolvimento."[5]

Psicoterapia breve

Desde meados dos anos 1970, as psicoterapias de curta duração têm sido desenvolvidas e estudadas para uma ampla variedade de transtornos psicológicos e transtornos somáticos, como alternativa aos modelos previamente utilizados, de longa duração.[3]

Em adultos, esta abordagem tem sido utilizada de forma exclusiva ou associada a medicações, como 1ª linha de tratamento para uma variedade de transtornos do comportamento ou transtornos com sintomas que não são psicóticos e são frequentemente vistos em serviços de cuidados primários e serviços psiquiátricos. Eles incluem transtornos mentais comuns (TMC) como transtornos depressivos, transtornos de ansiedade, transtornos somatoformes e outras condições habitualmente com sintomas mistos ou transtornos de personalidade.[6]

Estudos em adultos apontam que essas patologias são extremamente comuns, com uma prevalência em 12 meses de 6,9% para depressão, 14% de transtorno de ansiedade e 6,3% de transtorno somatoformes.[7] Juntas, elas produzem grande sobrecarga à sociedade e sofrimento pessoal para os indivíduos afetados.[8]

As terapias breves de fala trabalham com impulsos inconscientes, sentimentos e processos que podem sustentar ou perpetuar os transtornos mentais descritos aqui. Esses impulsos, sentimentos e processos inconscientes, muitas vezes, se relacionam a perdas ou eventos traumáticos do passado e constituem-se em fatores de risco conhecidos para comportamentos autodestrutivos, uma variedade de TMC e uma variedade de distúrbios somáticos.[9]

Assim, a psicoterapia psicodinâmica, com seu foco na resolução de traumas antigos e seus efeitos nocivos sobre as relações, é usada para tratar várias doenças, incluindo TMC.[10,11]

A psicoterapia psicodinâmica de curta duração tem como base do seu modelo alguns pontos comuns delineados por Blagys e Hilsenroth,[12] incluindo foco no afeto e na expressão de emoção; exploração de tentativas de evitar pensamentos e sentimentos angustiantes que, muitas vezes, dificultam o progresso do tratamento; identificação de temas e padrões recorrentes de ações, pensamentos, sentimentos e experiências; discussão de experiências passadas; foco em relações interpessoais; ênfase na relação terapêutica; e exploração de desejos e de fantasias. Esses recursos distinguem a terapia psicodinâmica de outros modelos, como a terapia cognitiva.[12]

Estudos de eficácia

Por conta da própria natureza da teoria psicanalítica, que prioriza o olhar sobre a subjetividade (o particular, individual e, portanto, não generalizável) dos sujeitos em atendimento; até recentemente, a comunidade psicanalítica pouco havia investido em estudos científicos sobre tratamentos com base em abordagens psicodinâmicas, que envolvessem protocolos e medidas de efeito, como aqueles necessários para realização de estudos randomizados e controlados; o que trazia algum grau de desfavorecimento em relação às outras formas de psicoterapias, em especial as terapias cognitivas e comportamentais e terapias de família, nas quais as pesquisas tornaram-se mais numerosas.[13]

Entretanto, ao longo dos últimos 20 anos, pesquisas que incluem uma série de metanálises com pacientes adultos demonstraram que a psicoterapia psicodinâmica é um método terapêutico com substancial base de evidências.[6,14-20] Nesse mesmo período, também surgiram pesquisas avaliando os resultados das abordagens dinâmicas com crianças e adolescentes.[21-24] Embora a base de evidência para psicoterapia psicodinâmica com crianças e adolescentes ainda esteja em uma fase relativamente inicial do seu desenvolvimento, alguns estudos recentes mostram-se bastante promissores.

Em uma recente síntese narrativa com base em evidências, Midgley et al.[24] identificaram 123 artigos originais (envolvendo 82 estudos independentes) com dados sobre psicoterapia psicodinâmica em crianças e adolescentes entre 3 e 18 anos, incluindo 22 ensaios clínicos randomizados (ECA). Embora a qualidade dos estudos variasse consideravelmente, os autores concluíram que há provas que sugerem a eficácia da abordagem psicodinâmica para crianças e adolescentes, no amplo espectro de idades (dos mais novos aos mais velhos).

A psicoterapia psicodinâmica (PP) mostrou-se eficaz para o tratamento de transtornos internalizantes em uma grande variedade de estudos.[24] Três grandes ECA[25-31] demonstraram evidências de eficácia para a PPB em crianças e adolescentes com transtorno depressivo, com efeitos comparáveis a outras modalidades de psicoterapia, como a TCC[30] e terapia familiar sistêmica[26-29] e que a PPB pode resultar em respostas positivas que se mantêm mesmo após a finalização do tratamento. A melhora continuada, ainda que após o término do tratamento, fornece algumas evidências de um "efeito continuado" (*sleeper effect*) na PP.[32,33] Em contraste, alguns estudos de TCC, que parecem ocasionar mudanças mais rápidas, não evidenciam tão claramente um efeito continuado. Em comparação com a terapia familiar sistêmica, as crianças deprimidas parecem se recuperar mais rapidamente quando recebem terapia familiar. Entretanto, naqueles que recebem PPB individual, a melhora pareceu ser mais lenta, mas mais sustentada.[26-29] Outro ECA, estudando o efeito da PPB em adolescentes com transtorno de ansiedade social,[34] demonstrou que essa modalidade terapêutica também pode ser eficaz a curto e médio prazo. A PPB também se mostrou eficaz para o tratamento de crianças que sofreram abuso, maus-tratos, traumas, ou que vivenciam processo de adoção,[35-38] assim como para o tratamento de anorexia nervosa e de bulimia nervosa.[39-42]

Modalidade contemporânea de PP, a terapia fundamentada na mentalização, com evidência robusta para o tratamento de transtornos de personalidade na idade adulta, demonstrou evidência para o tratamento de automutilação e de transtornos personalidade em estruturação em adolescentes a partir dos 14 anos.[43-45]

No que tange à eficácia da PPB para tratamento de transtornos externalizantes, o número de estudos é menor e, em comparação àqueles relacionados aos transtornos internalizantes e, aparentemente, crianças com transtornos emocionais ou de internalização respondem melhor do que aqueles com distúrbios disruptivos/externalizantes.[46,47] Entretanto, estudos têm evidenciado que a PPB parece ser promissora, principalmente quando a criança apresenta também um diagnóstico de transtorno internalizante comórbido.[48] Em crianças e adolescentes com transtornos disruptivos, a efetividade do tratamento dependerá do engajamento desses pacientes à PP. Quando as crianças apresentam dificuldades mais acentuadas, como nos transtornos de conduta ou em transtorno emocional grave, a intensidade do tratamento pode ser importante. Os autores deste capítulo também chamam a atenção para o fato de que, caso a psicoterapia psicodinâmica seja realizada sem um trabalho paralelo com os pais, ela pode não ser tão eficiente.

Com relação à psicoterapia psicodinâmica de crianças e adolescentes de curta duração (até 40 sessões), uma metanálise de 2013 examinou 11 estudos com um total de 655 pacientes com uma ampla variedade de diagnósticos incluindo depressão, transtornos de ansiedade, anorexia nervosa e transtorno de personalidade *borderline*. Ganhos moderados e sustentados foram observados nas medidas de desfecho (psicopatologia geral, ansiedade, transtornos de humor, queixas somáticas, funcionamento interpessoal e problemas de personalidade e comportamento), exceto problemas interpessoais, que mostraram pequenos ganhos somente no seguimento.[4]

Fundamentos
Aspectos históricos da psicoterapia na infância

Até o século XX, os atendimentos psicológicos a crianças eram realizados a partir do aconselhamento dos pais, ou manejo ambiental, quando ocorria. Se considerarmos as crianças até a Idade Média e mesmo até a Renascença, observaremos que elas raramente eram ouvidas e, muito menos, era-lhes dada a palavra. A psicoterapia psicodinâmica breve (PPB), assim como a psicoterapia de orientação psicanalítica, dedica-se, de forma precípua, a oferecer-lhes ouvido e olhar e, sobretudo, conhecer seus padrões de relacionamento, atentando para e respeitando cada etapa de seu desenvolvimento.

A primeira criança a ser atendida pelo referencial psicanalítico de que se tem conhecimento foi o pequeno Hans, descrito por Sigmund Freud,[49] que, na ocasião, não tenha se apercebido do enorme campo de trabalho que se descortinaria. Deve-se também a Freud a descoberta de que o brinquedo da criança tem um sentido inconsciente. Essa descoberta foi realizada a partir da observação de um bebê de 18 meses que brincava com um carretel, expressando, assim, sua ansiedade de separação em relação à mãe.[50]

Após o atendimento do pequeno Hans, houve o desenvolvimento de terapêuticas que aplicaram largamente os conceitos psicanalíticos no tratamento de crianças em distintas situações: ambientes terapêuticos; residenciais; na reeducação de delinquentes; e, sobretudo, na educação de forma global.

A década de 20 do século passado foi prolífica no crescimento da especialidade, formando-se, na Inglaterra, três grupos no panorama psicanalítico de crianças.

Um deles, liderado por Anna Freud, dava grande ênfase às competências alcançadas em cada estágio do desenvolvimento da criança.[51] Ressaltou que o complexo de Édipo, que antes era visto deslocado na vida dos adultos, podia ser identificado imediatamente. Anna Freud tinha o integral apoio de seu pai.[52]

No outro extremo, Melanie Klein estava convencida de que a análise de crianças era semelhante à de adultos. Desenvolveu e estabeleceu as regras básicas da técnica do brinquedo no *setting* analítico, ampliando o espectro de tratamento para as muito pequenas, uma vez que postulava a existência de um ego rudimentar no bebê, capacitando-o a reagir a ansiedades provenientes, tanto de fontes internas como externas. Exemplificou seu pensamento teórico por meio do relato da análise de Rita, uma menina de 2 anos e 9 meses.[53] Klein refere que justamente as diferenças entre a mente do adulto e a mente infantil levaram-na a entender as associações da criança por intermédio do brinquedo como "expressão de suas fantasias, desejos e experiências de um modo simbólico por meio dos brinquedos e jogos. Ao fazê-lo, utiliza os mesmos meios de expressão arcaicos, filogenéticos, a mesma linguagem que nos é familiar a partir dos sonhos".[53]

Em uma posição intermediária, encontrava-se Hug-Hellmuth.[54] Ela foi a primeira analista de crianças a utilizar a técnica do brinquedo como instrumento do tratamento. Sugerindo que o brinquedo espontâneo da criança poderia servir de complemento e até mesmo substituir a comunicação verbal. Ela, porém, não se dispunha a atender crianças muito pequenas.

As divergências técnicas entre Anna Freud e Melanie Klein suscitaram inúmeros debates teóricos e técnicos no início do século passado, que não foram danosos para a especialidade. Pelo contrário, os conflitos e as diferenças de posição provocaram discussões que, em última instância, vieram enriquecer o campo da psicanálise de crianças e das terapias com base na psicoterapia de orientação psicanalítica. Para o Dr. James Anthony, profundo conhecedor de Psicanálise e da Psiquiatria, homem que construiu a história da Psicanálise e da Psiquiatria de crianças nos Estados Unidos, os dois sistemas trouxeram significativas mudanças para o campo da Psicanálise, originando, em última instância, uma integração entre ambos. "O conflito é o estímulo do pensamento. Instiga-nos a apurar nossa observação e memória. Demove-nos da passividade de rebanho e nos impele à criatividade".[55]

A teoria psicanalítica do desenvolvimento expandiu-se e continua se confrontando com desafios clínicos que podem ser resumidos em dois tópicos, segundo estudos de Tyson: como explicar a saúde; e como explicar a formação dos quadros psicopatológicos. O autor ressalta que a complexa e primitiva relação mamãe-bebê, bem como a identificação do papel do pai no desenvolvimento do indivíduo, trará à luz muitos elementos que poderão auxiliar no esclarecimento dessas questões. Ele considerou que todos os fenômenos psicológicos que advêm dessa complexa interação estão assentados em bases biológicas.[56] Essa preocupação já fora levantada por Freud, conforme hipótese em sua equação etiológica.[57] As recentes evidências científicas de que a mente é a manifestação virtual da atividade cerebral "revigora(m) a ideia original de Freud".[58] "Embora a Psicanálise e a Neurociência tenham métodos e propósitos diferentes, os achados da última estimulam a retomada do projeto freudiano".[59] A boa notícia do ponto de vista das Neurociências é a de que o cérebro, sendo um sistema vivo, se desenvolve ao longo de toda a vida.[60] Para nós, que trabalhamos com as paradas, os retrocessos e os desvios do desenvolvimento e que temos a pretensão de auxiliar nossas crianças e adolescentes a retornarem ao curso normal do desenvolvimento mediante diferentes abordagens terapêuticas, entre elas a psicoterapia de orientação psicanalítica, trata-se de uma notícia alvissareira. Se observarmos ainda que existem períodos de exuberante crescimento cerebral, denominados "períodos sensíveis", e que seu crescimento e organização dependem das primitivas relações interpessoais, sobretudo as muito primitivas, identificaremos o quão visionária foi a afirmativa de Freud de 1938,[61] ao descrever a relação do bebê com sua mãe: "única, sem paralelo, que se estabelece de forma inalterada por toda a vida, como o primeiro e mais forte amor objetal e como o protótipo de todas as demais relações amorosas" (p. 188). Seguindo essa premissa, a maioria das dinâmicas está de acordo com o importante papel que as primeiras relações têm no desenvolvimento humano. As pesquisas acerca do desenvolvimento do bebê propiciaram o surgimento de um segundo importante tema que, conforme Zeenah,[62] suplantaria o modelo teórico de fixação-regressão em favor de um modelo teórico de construção contínua. Tradicionalmente, as teorias psicodinâmicas consideravam que as relações experienciais eram organizadas pelos estágios libidinais oral, anal e fálico. A psicopatologia é compreendida como derivada da regressão a pontos de fixação, esses últimos resultantes de vulnerabilidades constitucionais e de traumas infantis, situados em certos períodos críticos ou sensitivos. Esse modelo de fixação e regressão da psicopatologia também pode guiar o tratamento.

Como realizar a avaliação da criança

A avaliação *online* tem sido uma experiência de trabalho inédita para muitos de nós em razão do surgimento da pandemia de covid-19. A realização do atendimento com crianças e adolescentes é viável, e o brincar *online* é possível. Entretanto, é importante destacar que este atendimento com pacientes pequenos pode ser mais difícil, com maiores demandas para o terapeuta que necessita encontrar formas atrativas para o engajamento do paciente. Exemplo disso é a dificuldade do manejo frente a situações nas quais o paciente se diverte ao desligar a câmara ou, o som, ou ainda quando passeia pela casa sem o celular/computador. A situação também pode ser compreendida como uma reedição do "brinquedo de esconder". Porém, também pode haver ganhos nesta modalidade como conhecer como a família se organiza para o atendimento *online*, o ambiente da casa. Há necessidade da criação de um espaço adequado de privacidade para a criança, o que nem sempre é possível.

Situação atual

Não é demais reiterar que o terapeuta de crianças e adolescentes deve ter sempre presente o desenvolvimento normal, o momento evolutivo em que se encontra o seu paciente e o contexto no qual está inserido.[63] Somente dessa maneira poderá avaliar de forma acurada o grau de patologia de seu pequeno paciente.

O fato de a criança e o adolescente inicial ou intermediário não virem para a avaliação por conta própria confere à psicoterapia de crianças uma característica específica, que inclui a participação dos pais ou responsáveis durante todo o processo. Raros são os adolescentes que desejam e vêm sozinhos para tratamento, embora sejam estes os que obtêm maior sucesso.

A avaliação compreende as entrevistas com os pais e com a criança, ou com o adolescente, bem como contato com a creche/pré-escola/escola e com outros profissionais que os estiverem atendendo no momento.

Entrevista com os pais ou responsáveis

A avaliação tem seu início já no primeiro encontro com os pais, quando o avaliador poderá obter informações úteis acerca do funcionamento familiar. A forma de encaminhamento e o momento em que ocorre se constituem em dados importantes, uma vez que o fato de as professoras, por exemplo, terem sido as primeiras a identificarem a perturbação da criança ou do adolescente pode denotar pouca sensibilidade ou grande negação dos pais.

É importante que o avaliador leve em consideração que os pais podem estar vindo de uma longa trajetória de múltiplas avaliações e consultar um psiquiatra pode representar o último recurso para ajudar o filho. Esse encontro geralmente é permeado de muita ansiedade movida por sentimento de culpa de "não terem sido bons pais". O avaliador não pode assumir, portanto, o papel de juiz dos pais, ao contrário, deve procurar ampará-los, informando-os de que está ali para ajudá-los a tratarem de seu filho, que provavelmente está acometido de alguma doença ou crise, e que a função do psiquiatra ou terapeuta é avaliar ou coordenar uma equipe de avaliação que buscará compreender a etiologia da doença e indicará o tratamento, se necessário.

O terapeuta, desde o início da avaliação, deve manter a neutralidade no intuito de não assumir a paternidade de seus pacientes, visto que alguns pais, por angústia ou por sentimentos de incompetência, ou de exaustão, podem estar desejando delegar-lhe essa função. Deve estar alerta também para os riscos de ora identificar-se com os pais, ora com a criança, pois, constantemente, tanto a criança como os pais buscam inconscientemente um depositário para suas ansiedades. A atenção aos seus sentimentos contratransferenciais poderá ser de grande valia durante a avaliação e, mais ainda, durante o processo terapêutico.

Uma boa relação com os pais favorece em muito a avaliação e o tratamento. Muitas vezes, o filho pode estar sendo o emissário de uma patologia mais complexa da própria família. Por essa razão, o avaliador deve, como estratégia, deixar a primeira parte da entrevista bastante livre, pois os pais, por meio da associação livre, poderão abordar questões mais íntimas que um questionário não atingiria. Porém, quando alguns dados considerados de importância não forem veiculados, pode-se fazer necessário o uso de *checklist*, que orientarão a investigação de várias patologias. Esse recurso pode ser útil no caso de os pais não reconhecerem ou não valorizarem sintomas que podem fazer parte de algumas entidades nosológicas. Costuma-se utilizar ao 10ª edição da *Classificação internacional das doenças* (CID-10) e ao 5ª edição do *Manual diagnóstico e estatístico de transtornos mentais* (DSM5) para fins de nomenclatura. Um instrumento utilizado para esse propósito, no nosso meio, tem sido a KID-SADS.[1] É importante destacar que os resultados dos dados apenas auxiliarão na avaliação, mas em hipótese alguma substituirão a avaliação clínica. A Kid-Sads deve ser aplicado aos pais após o estabelecimento de um vínculo com o terapeuta.

Segue-se o resumo de um roteiro que poderá servir de base para o terapeuta conduzir sua avaliação. Naturalmente, fica ao critério do avaliador, de acordo com a necessidade de investigação, modificá-lo. Não é necessário que se siga o roteiro da maneira em que é apresentado aqui. O importante é que, ao final das entrevistas de avaliação, o terapeuta disponha dos dados necessários para poder realizar uma indicação terapêutica adequada.

Motivo da consulta e história da doença atual

É necessário investigar o motivo ou os motivos pelos quais os pais buscaram esta avaliação e por que neste momento. Devem ser respondidas ao final da avaliação questões pertinentes, como quando se iniciaram os sintomas; quais os fatores desencadeantes; agravantes ou atenuantes; qual a evolução; a forma como os pais, cuidadores e/ou escola lidam com a situação; qual a repercussão do problema na vida familiar, escolar e social e no funcionamento global da criança; qual o grau de sofrimento e as limitações que acarreta.

---

1 KID-SADS (*schedule for aective disorders and schizophrenia for school aged-children*) é uma escala de análise projetada para avaliar episódios atuais e passados de psicopatologia em crianças e adolescentes de 6 a 18 anos.

Rotina diária

Arminda Aberastury[64] recomenda que se busque saber como transcorre um dia comum da criança, sua rotina diária desde o acordar até o recolher-se à noite. Como passa seu domingo ou o dia de seu aniversário. Quais os brinquedos prediletos da criança, se costuma brincar sozinha ou acompanhada, se tem prazer no que faz. Quanto tempo fica vendo televisão ou joga videogame, ou permanece no *tablet* ou computador. Qual o hábito da criança e da família no uso de aparelhos celulares/redes sociais. Deve-se também apurar o grau de dependência da criança em seus cuidados básicos, como hábitos de higiene, alimentação, vestimenta, sua iniciativa, sua curiosidade, sua capacidade de enfrentar situações adversas.

No caso dos adolescentes, seus hábitos sociais, grupos de amigos e experimentação de drogas e álcool e vida sexual, caso seja explícita. Quando o filho desobedece ou desafia os pais, como estes se conduzem? Que tipo de punições e castigos utilizam? Como a criança reage aos castigos ou à colocação de limites? Como o adolescente reage aos limites?

Durante a pandemia de covid-19, crianças, adolescentes e suas famílias foram expostas a muitas mudanças em sua rotina diária.

Pais e filhos foram obrigados a um isolamento prolongado em suas casas. Em muitas famílias faltou espaço para uma maior privacidade. Ocorreu uma importante falta de contato presencial entre amigos e colegas, crescente tédio, incremento do estresse e aumento da violência doméstica. Verificou-se, de modo geral, um crescente uso das telas e redes sociais, inclusive para o ensino *online*, e ainda como única forma de contato com seus iguais. As crianças maiores e adolescentes acostumados com o uso de tecnologias, como celulares e computadores, adaptaram-se facilmente. Porém, observou-se, em muitas famílias, distanciamento das rotinas que existiam previamente à pandemia e, consequentemente, menor intimidade entre pais e filhos.

Situação passada
Antecedentes obstétricos

São de grande valia os depoimentos dos pais quanto ao planejamento e ao desejo da gravidez desse filho. Como reagiram diante da notícia da gravidez? Chegaram a pensar ou tentar abortamento? Tiveram ou pretendem ter mais filhos? Que lugar tem esse filho na família? Durante a gestação, houve uso ou abuso de álcool ou outras drogas ou de medicamentos? A mãe realizou pré-natal? Essas, entre tantas outras questões, podem auxiliar o avaliador a identificar as condições nas quais a família se organizou para receber o bebê.

Antecedentes neonatais

Investiga-se a idade gestacional, o tipo e a duração do parto, se houve ou não utilização de anestesia ou analgesia, se houve alguma intercorrência no pré, trans ou pós-operatório. A mãe estava só ou acompanhada do marido na hora do parto? O pai foi presença ativa durante o parto? O pai, durante o parto, pode representar amparo e confiança para a parturiente, que, segura com o companheiro, poderá ter maior disponibilidade afetiva para servir de continente para seu bebê. Como a mãe imaginava seu bebê, qual a expectativa com esse filho? Qual a preferência de sexo, e qual o impacto que teve quando se deparou com o filho real? A mãe pôde ver seu bebê logo que ele nasceu? O bebê pôde ver a mãe logo que nasceu? O bebê chorou logo? De que cor era, qual seu peso, altura e o Apgar? Houve a possibilidade de a mãe e o filho interagirem logo após o parto? O bebê ficou em alojamento conjunto após o parto? Houve alguma intercorrência que dificultasse a interação pais-bebê?

O 1º ano é crucial para a vida do bebê. Nesse período, são lançadas as bases para o futuro desenvolvimento psíquico da criança, bem como os alicerces para as futuras relações de objeto da criança. Por essa razão, torna-se tão importante avaliar esse período da vida do paciente. Qual a relação do bebê com a alimentação, como se expressava quando tinha fome? Como sugava? O ritmo da amamentação, as emoções despertadas na mãe com a amamentação. Quando o aleitamento materno não foi possível, como se realizou a alimentação, chegou a ser prazerosa para ambos?

Desenvolvimento psicomotor e puberal

Busca-se saber quando a criança deu seu primeiro sorriso social, firmou a cabeça, sentou com apoio, engatinhou, deu os primeiros passos e disse as primeiras palavras. Esses dados devem ser registrados não somente quanto ao momento em que ocorreram, mas de que forma ocorreram e como repercutiram sobre os pais e sobre a criança.

Quanto ao desmame, saber quando e como ocorreu, como o bebê vivenciou a troca de alimentos. De acordo com Arminda Aberastury[64] a forma como a criança aceita essa perda mostrará como, em sua vida futura, a criança enfrentará as perdas sucessivas que lhe serão impostas pela própria condição humana e as circunstâncias que envolverão seu processo de maturação.

Com relação à dentição, observa-se se foi acompanhada ou não de desconfortos, se coincidiu com o desmame, se esteve associada a transtornos do sono.

Quanto ao controle esfincteriano, deve-se pesquisar a idade em que ocorreu, a forma como se realizou e a atitude dos pais diante das questões de sujeira e limpeza. Com relação à sexualidade, observa-se como os pais relatam e reagem à sexualidade do filho e como lidam com a própria sexualidade. Se mantêm ou não a privacidade quanto a banhos, uso do toalete e de coabitação ou coleito.

No caso de crianças maiores ou adolescentes, quando foram a menarca ou a primeira polução e qual a reação a elas? Os pais estão a par ou não? O adolescente tem sido responsável por sua vida sexual e afetiva? Tem conseguido cumprir as combinações firmadas com os pais? Outros aspectos importantes a serem investigados são os detalhes do comportamento alimentar e do padrão de sono do bebê/criança/adolescente.

Antecedentes mórbidos

Verifica-se a ocorrência de doenças, cirurgias, hospitalizações, situações traumáticas, bem como as reações dos pais e da criança, frente a situações adversas.

Deve-se investigar a possibilidade de negligência, abuso e maus-tratos, mesmo que não haja queixa formal quanto a essas questões. Verifica-se ainda história de traumatismos e de acidentes de repetição, que pode levantar a hipótese de possível suicidabilidade mascarada.

Escolaridade

Como e quando foi o ingresso na escola ou pré-escola? Quanto tempo levou, e como foi o período de adaptação escolar? Há algum problema de aprendizado? Há dificuldades específicas em diferentes áreas, como leitura ou matemática? A criança ou o adolescente tem dificuldade de prestar atenção à aula? Tem comportamento inquieto, dispersivo e causa transtornos a toda a classe? Quais são seus sentimentos em relação ao estudo, aos temas, à leitura? Quais são as expectativas dos pais quanto à escolaridade dos filhos? Como a criança ou o adolescente se relaciona com colegas e professores? Como é sua disponibilidade afetiva para o aprendizado? Durante a aula, como se posiciona e como brinca no recreio? Fica só ou em grupo? Aprecia esportes? Com a pandemia de covid-19, como foram as aulas *online*? Assistiam a elas efetivamente? Realizavam as a atividades propostas pela escola? Necessitavam de ajuda? Quando isso ocorria, quem auxiliava? Como foi o retorno às aulas presenciais, principalmente para as crianças menores? Houve uma aprendizagem efetiva?

História familiar

O avaliador deve realizar um cuidadoso heredograma que o auxiliará na visualização das famílias de origem da criança ou do adolescente. Sabe-se que o conhecimento dos antepassados do paciente, bem como da história de seus hábitos e de tradições e tabus familiares poderá fornecer os modelos de identificação que a criança teve durante a vida. Se for possível, devem-se buscar mais de uma ou duas gerações de ascendentes do paciente, o que, por si só, poderá evidenciar não apenas os aspectos biogenéticos, mas também dados genético-dinâmicos, que serão úteis não somente na avaliação, mas sobretudo durante o tratamento. Quando houver relato de transtornos do humor, transtornos do neurodesenvolvimento, obsessivo-compulsivo e adições, convém apurar cuidadosamente o maior número de dados possíveis.

É importante investigar as perdas da família e seus significados para a criança. Houve perdas durante a pandemia, ou familiares gravemente doentes nesse período? Prego e Silva[65] ensina que, durante a avaliação, o terapeuta deve estar ciente de que lida com três crianças: a "inventada" pelos pais; a "construída" por ele; e a "real", que efetivamente conhecerá.

A presença de animais domésticos e a relação da criança/família com eles podem ser úteis na investigação das relações afetivas intrafamiliares.

Vinheta clínica 1

Os pais de João,[2] 5 anos, procuraram uma psicoterapia, pois o filho começou a apresentar episódios de pequenos furtos no clube, após o nascimento do irmão mais novo. Na entrevista com a família, a terapeuta foi informada também sobre uma história de disputa por herança entre os irmãos de seu pai, após o falecimento do avô paterno. Identificou-se, portanto, no discurso dos pais, a presença de questões tanto situacionais atuais (a chegada do irmão mais novo) como transgeracionais (a disputa pela herança, com o relato paterno de se sentir "roubado" pelos irmãos), como fatores que ajudam a compreender a dinâmica apresentada pelo paciente, que, com seus pequenos furtos no clube (bolinhas de gude, cartas de baralho etc.), jogava luz, ao mesmo tempo, na conflitiva de seu pai em torno do relacionamento com os irmãos, simbolizada pela palavra "roubo", e a sua própria conflitiva com a chegada do irmãozinho.

Entrevista com a criança

A entrevista com a criança deve se realizar em uma sala preparada para ela. Deve ser um ambiente que permita o brinquedo, o desenho e, inclusive, o uso de água, tintas, argila, entre outros. Necessita ter disponíveis materiais que permitam a atividade livre da criança para que ela expresse suas ansiedades e conflitos bem como interaja com o terapeuta. A sala será a mesma para avaliação e para o tratamento.

Sala de entrevista

Para conforto e liberdade da criança e do terapeuta, convém que a sala tenha piso e paredes laváveis e que disponha de uma pia com água corrente para que a criança possa também se valer desse meio para o trabalho. Os móveis devem ser adequados para o tamanho das crianças. É interessante dispor de uma mesinha e cadeirinhas, um quadro branco, com canetas marcadoras coloridas e apagador, um espelho para que a criança possa se ver de corpo inteiro, um armário com gavetas individualizadas com uma cor ou letra para que possa ser identificada. As chaves ficarão em um chaveiro, podendo ser manipuladas somente pela criança ou pelo terapeuta.

O material lúdico deve ser simples e resistente. Os brinquedos muito sofisticados podem seduzir a criança, impedindo-a de dar livre curso às suas fantasias.

O material de cada criança deverá ser guardado em uma gaveta ou caixa individualizada, para que a criança, por meio dessa atitude concreta, compreenda que seu material é sigiloso, que somente ela e seu terapeuta têm acesso a ele. O material lúdico da criança representa seu mundo interno, que não será violado por estranhos, tendo, desta forma, a possibilidade de experimentar sua privacidade.

Na caixa ou gaveta, poderá constar o seguinte material: família de bonecos, que podem ser de madeira; plástico ou pano; carrinhos, incluindo carrinho de bombeiros, de polícia, ambulância, de corrida; entre outros. Podem constar aviões, navios, revólveres, panelinhas, pratinhos, xícaras, cubos de madeira, pinos mágicos ou lego, argila, massa de modelar, tintas, cola, pincéis, cordão, fita adesiva, tesoura, agulha, linha e retalhos de pano. Durante a avaliação, o material deve ficar à disposição do paciente.

De acordo com cada situação particular, o terapeuta elege outros brinquedos, caso considere oportuno. Assim, por exemplo, o terapeuta sabia que a menina que iniciaria a avaliação estava por realizar a sua primeira viagem de avião. Estava muito ansiosa e assustada apresentando uma reação traumática a essa futura viagem. Ele resolveu colocar um avião na caixa de brinquedos com a finalidade de facilitar a projeção de fantasias que a menina poderia alimentar.

A reposição do material não deve ser feita sem um exame cuidadoso a respeito de seu significado. Mesmo que esse material se encontre muito danificado, não deve ser substituído sem a devida compreensão da destruição e do significado da reposição, pois esse fato pode ser expressivo das fantasias destrutivas, conflitos e demais manifestações do paciente. A reposição poderá representar uma substituição maníaca ou uma busca

---

[2] Os nomes são todos fictícios para preservar o sigilo dos casos.

de reparação dos ataques que se dão na relação transferencial e que, no aqui e agora, estão reeditando conflitos antigos que não haviam sido entendidos. É importante que a criança se confronte com suas ações, ainda que destrutivas. Mesmo que possa parecer doloroso em um primeiro momento, é mais conveniente que a criança se confronte com esses aspectos destrutivos no brinquedo do que em seu próprio corpo ou em seu desempenho escolar ou social. O *setting* está construído justamente para que ali a criança possa, de forma livre, expressar seus conflitos sem necessidade de manter, a altos juros, seus mecanismos de defesa que, nessa altura, já não são suficientes para manter seu funcionamento saudável.

Tudo o que ocorre no *setting* da primeira entrevista servirá de subsídio para a avaliação. Tudo o que ocorrer durante o processo terapêutico, dentro da sala de brinquedos, servirá para a busca de compreensão do que se passa no psiquismo da criança, os afetos correspondentes, que serão interpretados à luz da compreensão dinâmica tendo como fio condutor a relação transferencial e contratransferencial que se instalará desde o princípio com o psicoterapeuta.

Vinheta clínica 2

Para Maria, 8 anos, sua caixa lúdica oferece um espaço de privacidade pouco conhecido em sua casa, dividida com mais cinco irmãos. A garantia de privacidade era frequentemente testada pela paciente, que guardava os brinquedos de forma estratégica, de forma a garantir que os encontraria na mesma posição ao retornar na sessão seguinte. Em outros momentos, entretanto, pedia para levar a caixa para casa para exibir aos irmãos os brinquedos que possuía. O trabalho seguia-se no sentido de garantir a manutenção do *setting* (retomando que a caixa era um espaço íntimo, apenas para ser explorado pela dupla paciente-terapeuta, pois um espaço de privacidade), mas reforçando também o quanto era importante para Maria que fosse vista e reconhecida em sua família, em sua individualidade, tal como era na terapia.

Primeiros contatos

O primeiro contato com a criança se dá na sala de espera, quando o terapeuta se apresenta e a convida para entrar, mostra à criança o consultório conduzindo-a até a sala de brinquedos. A atitude dos pais é muito importante nesse momento, pois a criança está atenta aos gestos mais sutis dos pais que possam expressar angústia ou ambivalência. Se a criança está bem-informada do motivo de sua vinda, sua entrada estará facilitada. Todas as pessoas podem apresentar certo receio diante de situações novas, ainda mais quando se trata de uma criança pequena, cuja entrada em lugar novo implica a separação dos pais. É natural que a criança apresente um pouco de ansiedade nesse momento.

Assim, o avaliador deve estar atento a esse início, uma vez que tanto a atitude dos pais como a da criança, bem como o modo como a criança interagirá com o avaliador, indicarão aspectos do funcionamento da família. Após a entrada no consultório, deve-se aguardar um pouco até que a criança se manifeste. Procura-se entender ou decodificar as atitudes iniciais. Em geral, o início é permeado de ansiedades paranoides que, sempre que se apresentarem, devem ser entendidas e, se necessário, interpretadas. O terapeuta deve manifestar sua compreensão quanto aos receios do paciente, visto que a situação envolve não só um lugar estranho, mas também de uma pessoa estranha. Deve-se tranquilizar a criança, informando-a de que o terapeuta está ali para ajudá-la em suas dificuldades (enunciar as dificuldades) e de que, para tanto, necessita conhecê-la. A forma que tem de conhecê-la é a observação do seu brinquedo. Ao mesmo tempo, é importante esclarecer à criança que ela precisará de um tempo para conhecer o terapeuta e sentir-se em um ambiente mais familiar.

Caso exista resistência da criança em entrar sozinha para a avaliação, o terapeuta deve ser flexível, convidando um ou ambos os pais para a acompanharem.

Nas intervenções de bebês – abaixo de 3 anos de idade –, a presença da mãe e/ou do pai ou cuidador se faz obrigatória, visto que nesta faixa etária os distúrbios na interação, bem como os objetivos da intervenção, envolvem diretamente a relação afetiva do bebê com seu(s) cuidador(es).

Ao final da(s) primeira(s) entrevista(s), o avaliador deve ter uma noção do estado mental da criança, bem como dos conflitos, mecanismos de defesa e recursos sadios do ego de que ela dispõe para lidar com situações de crescimento ou situações adversas. Simmons[66] descreve um esboço para esse exame que será listado a seguir, de forma resumida, com algumas modificações: aparência; temperamento; afeto; orientação e percepção; mecanismos de defesa; integração neuromuscular; processos de pensamento e verbalizações; fantasias (sonhos, desenhos, desejos e brincadeiras); superego (ideais e valores do ego, integração da personalidade); autoconceito (relações com o objeto, identificação); capacidade de *insight* e estimativa do coeficiente de inteligência.

Todos esses dados devem ser reunidos e integrados com as informações dos pais. Ao final da avaliação, deve-se ter um estudo de caso, o mais completo possível, no intuito de realizar pelo menos uma hipótese diagnóstica dinâmica e uma indicação terapêutica o mais precisa possível. Pode ser necessário solicitar exames complementares e/ou avaliação de outros profissionais.

Adolescentes

No caso de adolescentes iniciais, intermediários, em geral se dá a opção de utilizarem material gráfico, tintas, pincéis, argila ou outros. Alguns terapeutas dispõem de computadores. Alguns adolescentes simplesmente preferem a sala de adultos e utilizam exclusivamente a linguagem falada, à semelhança dos adultos. Podem trazer *tablets* e aparelhos celulares, compartilhando músicas, fotos, conteúdo das redes sociais (Instagram, WhatsApp, TikTok) ou seus escritos, poesias e reflexões. Há que se considerar cada caso em particular. Alguns necessitam mais da participação dos pais e, em outros casos, não há essa necessidade, em virtude de sua autonomia e da forte aliança que pode ser formada com o paciente. Para os adolescentes, é interessante que o terapeuta ofereça um espaço mais informal do que o oferecido aos adultos e menos infantil do que aquele oferecido para crianças (p. ex., poder sentar-se em almofadas/tatames no chão).

Exames complementares

São úteis alguns exames laboratoriais que devem ser solicitados quando houver suspeita de organicidade. Esse cuidado deve ser ainda maior quando forem avaliadas crianças de baixa renda que não têm a oportunidade de avaliações pediátricas frequentes. Solicitam-se sorologia para toxoplasmose, sífilis, rubéola e HIV; hemograma; provas das funções da tireoide, hepática e renal; EQU; EPF e *screening* para drogas, quando necessário.

Quando a criança não estiver em acompanhamento pediátrico, deverá ser encaminhada para uma avaliação clínica.

Um estudo poligráfico do sono pode também ser útil em caso de suspeita de algum transtorno orgânico (obstrução por hipertrofia amigdaliana ou adenoideana) relacionado ao sono que justifique os sintomas apresentados.

A sofisticação dos recursos diagnósticos na gestação, com o acompanhamento do desenvolvimento do feto mediante ultrassonografia, tem permitido o acesso a instigantes estudos como os de Piontelli,[67] cujos achados sugerem continuidade na vida pré e pós-natal. A seu ver, a interação entre o inato e o adquirido começa muito mais cedo do que se considerava anteriormente e, segundo ela, "certas experiências pré-natais podem ter efeito emocional profundo sobre a criança, especialmente se tais acontecimentos forem reforçados pelas experiências pós-natais".[67]

Avaliação de outros profissionais

- Testagem psicológica.
- Avaliação neurológica, eletroencefalografia, tomografia computadorizada, ressonância magnética, quando indicadas.
- Avaliação psicopedagógica e avaliação fonoaudiológica, entre outras.

Objetivos da psicoterapia breve

De forma resumida, arrolam-se aqui os objetivos que Kernberg[68] considera que podem ser alcançados com o emprego da psicoterapia expressiva ou de orientação psicanalítica. Em relação à psicoterapia breve, consideramos que o tempo limitado poderá interferir na expectativa do terapeuta, do paciente e de sua família em relação aos objetivos do tratamento.

Mas na experiência dos autores do capítulo, pelo menos em parte, podemos pensar nos seguintes:

- Resolução de conflitos a partir de algum nível do desenvolvimento.
- *Insight* no que se refere à tomada de consciência das motivações pessoais e sociais para seus comportamentos, especialmente em relação a seus conflitos principais.
- Redução dos sintomas disfuncionais (não há expectativa de resolução total da sintomatologia).
- Retomada ao curso normal do seu desenvolvimento.
- Melhora do relacionamento com seus familiares, com os professores e com seus pares.

Indicações

São as mesmas que Kernberg[69] arrolou em 1989, como indicações de três situações básicas:

1. sintomas específicos;
2. conflitos interpessoais persistentes;
3. atraso, parada ou regressão no desenvolvimento adaptativo ou emocional.

Contraindicações

Crianças ou adolescentes portadores de patologias graves ou deficientes cognitivos não se beneficiarão da psicoterapia de orientação psicanalítica. Famílias muito deterioradas, com funcionamento psicótico, ou a oposição franca de um dos pais ao tratamento podem dificultar e, algumas vezes, até impedir o andamento da psicoterapia. É necessário que o terapeuta, como parte da avaliação psiquiátrica, possa estimar se a família poderá manter a frequência e a assiduidade da criança ou do adolescente pelo período proposto de tratamento.

Quando a patologia familiar for muito grave, havendo suspeita de negligência, abuso ou maus-tratos, pode-se fazer necessária a indicação de internação para clarificação diagnóstica ou a solicitação de ajuda dos conselhos tutelares com o intuito de proteger a criança. Essas situações são mais frequentes em instituições, mas podem também surgir em clínica privada. Independentemente de haver indicações para uma psicoterapia psicodinâmica breve, esse tipo de tratamento fica contraindicado quando a família for muito inconsistente ou a criança ou o adolescente não tiverem motivação para o tratamento.

Processo psicoterápico

Fase inicial

Após a avaliação, o terapeuta pode identificar que houve apenas um breve percalço no curso da maturação da criança, não havendo parada, regressão ou retardo no desenvolvimento. Pode ocorrer que somente uma boa orientação aos pais seja suficiente.

Uma vez realizada a avaliação e identificada a necessidade de tratamento, será firmado um contrato com a criança ou com o adolescente, e com seus pais. Em cada diferente etapa do desenvolvimento, o tratamento poderá assumir características peculiares que serão discutidas posteriormente.

Do contrato, constará a combinação dos horários, sempre buscando os mais convenientes para a criança ou para o adolescente e para os pais.

A frequência das sessões e a duração do tratamento devem ser consideradas, embora não seja aconselhável uma rigidez quanto a isso.

Distinto do tratamento de adultos, o trabalho psicoterápico com crianças se desenrola não só a partir das comunicações verbais, mas predominantemente a partir das comunicações pré e extraverbais; assim, os recursos para a comunicação entre terapeuta e paciente são bem mais expandidos do que no caso dos adultos. O brinquedo, a dramatização, a observação de fenômenos da natureza, um desenho, uma música, um animal, uma foto, uma reflexão ou um filme são alguns dos diversos elementos que comporão o *setting*. As ferramentas fundamentais, no entanto, continuam sendo o pensamento e os afetos de ambos os participantes. Em outras palavras, a transferência e a contratransferência, quando entendidas e interpretadas, serão o fio condutor sobre o qual evoluirá o tratamento. O *setting* mais expandido poderá requerer maior atenção na colocação de limites, o que, na terapia de adultos, é mais raro. Com a criança pequena, os limites serão explicitados por meio do *setting*, mas intervenções verbais, como interpretações, e até físicas, como segurar a criança, podem ser necessárias.

Na prática diária com crianças e a partir da consulta de vários autores, observa-se que há uma unanimidade quanto ao achado de ansiedades persecutórias no início de tratamento. Essas ansiedades se manifestam por desconfiança, sentimentos de ameaça e tentativas de transformar uma situação nova e diferente em algo conhecido.

A regra geral, no atendimento de crianças, é que a interpretação seja dirigida a ela de forma clara, simples e verdadeira. O fato de a criança não ser predominantemente verbal não significa que ela não esteja compreendendo e desejando ser ajudada. Nesse período inicial, é importante que o terapeuta busque conhecer muito sobre o seu paciente, observe suas características pessoais e que o paciente possa, uma vez aliviadas suas ansiedades persecutórias, entender as "regras" do processo terapêutico e participar dele ativamente.

O desempenho do terapeuta nas sessões será pautado pela própria criança. Assim, quanto menor a criança, mais deprimida ou mais regressiva, maior será o desempenho do terapeuta no brinquedo, na dramatização, no incentivo, na atividade física e verbal, pois, para essas crianças, a apresentação concreta do terapeuta, por intermédio do brinquedo, poderá ser necessária como veículo para a interpretação terapêutica. Quanto mais ativa, maior e mais saudável a criança, menos o terapeuta necessitará intervir ativamente e mais poderá lançar mão da observação e da interpretação.

Há controvérsias quanto à participação direta do terapeuta no brinquedo da criança. A participação ativa do terapeuta obedece às diferentes necessidades inerentes às distintas situações; pode estar limitada ao desempenho de papéis determinados pelo paciente ou, com crianças menores ou mais regressivas, o terapeuta terá de participar mais ativamente no intuito de facilitar a comunicação entre ambos. À medida que a terapia evoluir, menor será o trabalho dramático e maior será o número de comunicações verbais entre ambos. A predominância de comunicações verbais poderá ser também um indício de evolução do trabalho terapêutico e da melhora do paciente.

Outro aspecto importante a ser observado, diferentemente do trabalho com adultos, é o manejo do contato físico direto. Ocorre com frequência com crianças pequenas, que buscam e, muitas vezes, precisam mais desse contato. É menor em escolares e praticamente nulo com adolescentes.

Ao final da primeira fase do tratamento, segundo Coppolillo,[70] a criança possivelmente terá alcançado os seguintes objetivos:

- Algum grau de bem-estar que lhe permite ser produtiva nas sessões.
- A criança se comunica bem.
- Ambos, terapeuta e paciente, atingem uma aliança de trabalho.
- O paciente se dá conta de que algumas de suas atividades mentais são geradas internamente, em vez de procederem somente de seu mundo externo.
- A criança/adolescente e o terapeuta compartilham suas maneiras de representar seus estados internos com palavras, imagens e símbolos.

Vinheta clínica 3

João (vinheta 1), em uma de suas sessões iniciais, entra cabisbaixo e desenha um menino sozinho no quarto. Depois de conversarem sobre o menino do desenho, a terapeuta diz: "me parece que você também tem se sentido muito sozinho ultimamente, né?". Ao que a criança se aviva e diz: "sim. Minha mãe nunca tem tempo para mim". As sessões seguintes se seguem com brincadeiras de "lutinhas" entre animais de plástico. Brincadeiras em que o menino podia expressar conteúdos de raiva, ciúmes e pesar. João mostra-se mais ativo e criativo em seu brincar.

Fase intermediária

Considerando que o objetivo da psicoterapia breve de orientação psicanalítica (PPB) é diminuir o estresse, diminuir os sintomas psicológicos a fim de melhorar as capacidades adaptativas e sociais da criança, ambos os participantes, paciente e terapeuta, terão de despender muito esforço emocional nessa etapa da tarefa.

Com suas experiências prévias, paciente e terapeuta estarão juntos para construir uma nova experiência "afetivo emocional". "A história que se desenrolará é absolutamente nova".[55]

Para alcançar seus objetivos, a psicoterapia se vale de intervenções que têm por meta melhorar a capacidade de elaboração, autonomia, identidade e facilitar a utilização de defesas mais evoluídas, como antecipação, humor, supressão, sublimação. Espera-se que "os mecanismos de defesa se tornem mais flexíveis, de maneira que a pessoa se torne mais disponível para interagir com o mundo externo e com seu mundo interno (…). Espera-se que o processo psicoterápico facilite a capacidade do paciente para intimidade, consideração e gratidão".[52]

Cada psicoterapia apresenta, de fato, as qualidades particulares de seus dois participantes, bem como dos objetos dos mundos internos desses dois participantes. No entanto, muitos autores têm estudado a fase intermediária da terapia, conseguindo identificar tarefas gerais desta etapa do trabalho terapêutico, que vem a se constituir em um esforço complexo e dinâmico. É um processo que implica um constante interjogo de sentimentos transferenciais e contratransferenciais, em que o terapeuta é alvo das projeções e dos sentimentos transferenciais de seu paciente, bem como precisa estar atento para suas próprias respostas afetivas a esse paciente, com seus objetos internos e sua família real. Por seu lado, o paciente, já aliviado de seus sentimentos persecutórios e mais familiarizado com o processo, disporá de mais porções de seu ego observador, que se aliará ao terapeuta na tarefa de identificar os conflitos e procurará elaborá-los. Já está mais "maduro" para receber interpretações.

Para Coppolillo,[70] nessa etapa, já se consegue "identificar e definir os conflitos e deficiências da criança; já se podem articular estes problemas no contexto da vida da criança; compreender e, aplicando o princípio da abstinência", à luz da compreensão da transferência e contratransferência, "chegar ao processo interpretativo".[70] Para ele, como para tantos outros autores, a interpretação não se resume a um ato ou evento. Ele considera que seja um processo que começa com atos preparatórios, que devem precedê-la, como clarificações e elucidações, identificando as atitudes ou particularidades da história do paciente que tem um determinado significado e que se repete em um nível de transferência com o terapeuta e com outros personagens da atualidade. "O termo de interpretação deve ser reservado para o resumo verbal de um processo que permitiu ao paciente experienciar e entender as defesas (ou resistências) que foram levantadas contra a ansiedade gerada por um impulso, desejo, convicção, aspiração ou fantasia".[70]

O terapeuta deve estar alerta para o fato de o processo terapêutico estar constantemente ameaçado de estancamento, visto que as resistências que se estabeleceram no paciente seguem vigentes e até recrudescidas durante o processo psicoterápico, que tem o trabalho de demovê-las. Não só o paciente poderá ficar aprisionado na armadilha da formação de compromisso, mas também, por identificação projetiva, o terapeuta poderá ficar preso a ela.

Entende-se, portanto, que o terapeuta deve estar ciente da história genético-dinâmica do paciente, mas, sobretudo, deve estar atento aos fenômenos transferenciais e contratransferenciais que operam no "campo terapêutico",[71] pois é no aqui e agora que ocorrerão os fenômenos emocionais e racionais que reconstruirão uma "nova história" com a possibilidade de reparação dos objetos atacados.

Vinheta clínica 4

Amanda, 11 anos, inicia uma sessão queixando-se do comportamento de sua mãe, que é impulsiva e, por vezes, agressiva consigo e com os outros irmãos. Conta rindo, posteriormente, como ela própria (Amanda) deu uma rasteira na irmã mais nova, por atrapalhá-la em um vídeo para uma rede social e como fica irritada com o choro do irmão que não a deixa assistir à televisão. A terapeuta aponta para o caráter identificatório do comportamento de Maria: "sabe, eu fiquei pensando, você me contou que sua mãe perde o controle, fica brava sem motivo e que você fica muito assustada. Você não acha que essas coisas que você contou que fez com seus irmãos acabam sendo parecidas?". Ao que a paciente responde, após pensar um pouco: "é... Eu não tinha pensado sobre isso" e conta sobre a ansiedade que sente quando percebe a mãe nervosa: identificar-se com a mãe a fazia sentir-se no controle da situação.

Fase final

O fim da terapia dependerá das combinações iniciais em relação à duração do tratamento e das metas alcançadas pela criança ou pelo adolescente. Em algumas situações, os pais antecipam o final da psicoterapia utilizando-se de "desculpas" que podem ser entendidas como resistências. O limite de tempo não é rígido, dependendo da clareza com que o foco possa ser estabelecido, mas se mantém uma "atitude de tempo limitado". Se a proposta foi de realizar uma terapia breve, é possível que alguns dos objetivos tenham sido alcançados apenas de forma parcial.

Há inúmeras listagens de critérios para a alta terapêutica.

Alguns dos critérios apontados por Paulina Kernberg[69] para a psicoterapia psicanalítica podem ser utilizados na psicoterapia breve, como indícios de melhora do funcionamento psicológico, apresentados aqui de forma resumida:

- O paciente melhora a relação com seu terapeuta e suas funções; terá boas relações com ele alicerçadas na maior confiança.
- O terapeuta passa a utilizar um maior número de intervenções dirigidas ao mundo interno, como clarificação, confrontação, interpretações da transferência.
- A qualidade das comunicações se modifica, a criança ou o adolescente aumenta o número de verbalizações.
- O brinquedo ou a sessão psicoterápica se desenrola de forma agradável, sendo o momento aproveitado para elaborar e resolver seus conflitos.
- Há maior modulação afetiva quanto ao espectro, à intensidade e ao conteúdo.
- Apresenta comportamentos sublimatórios, compartilhando novos interesses.
- As defesas se tornam mais flexíveis e mais evoluídas.
- Diminuem os sintomas, os *acting-out* e a criança ou o adolescente passa a apresentar um comportamento adequado à sua idade, ou seja, volta a reingressar no curso normal do desenvolvimento.

Para cada faixa etária, encontram-se peculiaridades que devem ser levadas em consideração quando da abordagem terapêutica.

Em relação aos recentes atendimentos *online*, os autores sugerem que a despedida continue no formato *online* ou, a critério da dupla paciente-terapeuta e da família, que possa acontecer no formato presencial, dependendo das possibilidades e da realidade de cada caso/situação.

Peculiaridades a partir da pandemia decorrente da covid-19

Introdução da psicoterapia *online*

No início de 2020, como já acontecia na China, em países da Europa e da América do Norte, entramos no mapa da pandemia do coronavírus e suas restrições. Vivendo um momento de crise que nunca vivemos antes. Manter isolamento social (pessoas com doença confirmada), quarentena (contato com pessoas possivelmente infectadas) e distanciamento social (evitar o contato com a doença) foram indicados pelo Ministério da Saúde, pela Organização Mundial de Saúde (OMS), pelas secretarias de saúde estaduais e municipais e por autoridades civis, com o intuito de evitar o alastramento da pandemia e a consequente sobrecarga do sistema de saúde. Desde então, crianças, adolescentes e suas famílias foram expostas a um momento de muitas mudanças com um prolongado estresse, temores de infecção, frustração, tédio, informações inadequadas, falta de contato pessoal com colegas de classe, falta de espaço em casa e perdas financeiras na família.[72] Também se observou um incremento da violência doméstica. E, ainda, em algum momento, muitas famílias estavam lidando com o luto de pessoas próximas.[73] O Conselho Federal de Medicina já havia autorizado atendimentos *online* desde 2019, por meio da Resolução CFM n. 2227/18 (https://portal.cfm.org.br/noticias/telemedicina-cfm-regulamenta-atendimentosonline-no-brasil), com base em rígidos parâmetros éticos, técnicos e legais; sendo seguido, em março de 2020, pelo Conselho Federal de Psicologia, Resolução CFP n. 011/2018 (https://site.cfp.org.br). Desta maneira, a maioria dos profissionais pôde acolher, conter e tratar crianças, adolescentes, adultos e famílias, que, de outra maneira não receberiam nenhum tipo de orientação e de assistência em saúde mental. Como realizar essa intervenção com a nova ferramenta? Como na psicoterapia psicodinâmica presencial, as entrevistas diagnósticas, quando indicadas, são realizadas *online* com os pais ou responsáveis pelas crianças. Nestas sessões que envolvem os pais, além dos dados obtidos, semelhantes ao atendimento presencial, avaliamos as condições tecnológicas para a continuidade do tratamento (qualidade da conexão da internet, qualidade de som e dos equipamentos, qual aplicativo o aplicativo a ser utilizado – Google Meet, Skype, WhatsApp, Zoom –, e o uso de fones de ouvido durante as sessões). Inicialmente, faz-se necessária uma combinação com os pais, orientando-os sobre os aspectos importantes do *setting* terapêutico, destacando questões relacionadas aos horários de início e à privacidade, evitando interrupções. Em crianças menores, ter à disposição materiais lúdicos e de expressão gráfica, semelhantes aos que mantemos no consultório, antes do início das sessões. Também pode ser orientado aos pais das crianças menores evitar dar comida para elas durante o atendimento, que tenham ido ao banheiro e tenham realizada a rotina de sono antes do início da sessão. No caso de crianças menores, muitas vezes, necessita-se do acompanhamento de um dos pais, ou responsável, ao menos no início e no término da sessão. Para os autores, as maiores dificuldades enfrentadas no atendimento *online* foi a falta de privacidade no local onde o paciente encontrava-se durante as sessões e a qualidade da tecnologia utilizada, situações que ocorreram predominantemente nas famílias de menor renda. Posteriormente, tanto as entrevistas de devolução da avaliação como as sessões de orientação a pais (psicoeducação) podem seguir no formato *online*. A orientação de pais *online* tornou-se uma excelente possibilidade de apoio a estes e teve uma importante função preventiva em saúde mental infanto-juvenil durante a pandemia pela covid-19. Na maioria das vezes, os sintomas de uma criança estão diretamente ligados aos pais, ao ambiente familiar em que a criança vive. A modificação de comportamentos nos adultos que são responsáveis pelos cuidados e educação dessa criança pode refletir direta e positivamente na mudança de comportamento da própria criança. As crianças maiores e adolescentes, acostumados ao uso de tecnologias, como os celulares e computadores, adaptam-se facilmente. A todo o momento e, conforme a sensação de segurança do nosso paciente, da família e do próprio terapeuta, poderemos retornar às sessões presenciais, tomando as medidas necessárias de proteção (maior intervalo entre as sessões, manter a sala de espera ventilada e higienizada, com disponibilidade de material para higienização das mãos, janelas abertas para ventilação adequada da sala de atendimento, higienização dos materiais a serem ofertados para as crianças e uso obrigatório de máscaras).

Caso clínico

A seguir, será apresentado o relato de atendimento em psicoterapia breve de orientação psicodinâmica, realizado pelo período de 1 ano no Ambulatório do Hospital de Clínicas de Porto Alegre.

Natália, 7 anos, branca, estudante do 2º ano do ensino fundamental e moradora de um serviço de acolhimento institucional (Saica),[3] na grande Porto Alegre, desde os 3 anos de idade. Sua mãe teria perdido a guarda de Natália e seus outros cinco filhos em razão de relato de negligência.

Queixa principal e duração

O motivo de sua avaliação foi o histórico de dificuldades de adaptação a famílias substitutas e comportamento opositor e masturbatório, há 4 anos.

História clínica

Durante avaliação inicial, a paciente foi descrita pelos cuidadores como uma criança ansiosa, para quem "as coisas precisavam ser para ontem" *(sic)*, negavam, entretanto, sintomas somáticos, crises de ansiedade, medos ou dificuldade para iniciar o sono.

Era tida pela equipe do Saica como uma criança de perfil "teimoso", com dificuldade em tolerar a frustração; negavam situações de auto ou heteroagressividade. Esse comportamento era de fácil manejo e não se reproduzia em outros ambientes que a paciente frequentava, como na escola ou no *ballet*. Essa percepção, entretanto, não teria sido a mesma nas famílias pretendentes à adoção, as quais tiveram mais dificuldades de lidar com as atitudes opositoras.

Com relação à sexualidade, os comportamentos masturbatórios ocorriam no momento em que a paciente ia dormir, à noite, em seu quarto. Cuidadores percebiam que Natália se envergonhava quando abordada sobre o assunto e que dizia que era "feio, errado, colocar a mão lá", que "não pode pôr a mão na florzinha" *(sic)*. No Saica, gostava de chamar os meninos para brincar na barraquinha e queria brincar de namorar. Sabe-se ter havido situações de exposição a relações sexuais da mãe com parceiros.

Negavam alterações de sono ou apetite, sintomas psicóticos, aumento de energia ou episódios depressivos bem caracterizados. Era descrita como inteligente e boa aluna. Era independente para atividades básicas em relação à alimentação e higiene. Frequentava também aulas de *ballet*, duas vezes por semana.

História de vida

A paciente chegou ao Saica acompanhada dos dois irmãos mais novos e da irmã 1 ano mais velha (Gabriela). As duas irmãs mais velhas teriam ficado sob a responsabilidade de parentes. Os irmãos mais novos logo foram adotados, de modo que sua principal companhia no Saica era Gabriela. Ao longo dos anos de acolhimento institucional, foram realizadas cinco tentativas de aproximação a famílias adotivas, porém, sem sucesso, apesar das mediações com a equipe do Saica e das tentativas de entendimento das ações da criança como testes ao vínculo que estava sendo construído. Os motivos envolviam os comportamentos opositores das irmãs e o comportamento masturbatório de Natália. Nas primeiras três tentativas, Natália foi acompanhada de sua irmã. Posteriormente, foram realizadas aproximações separadamente, sendo Gabriela adotada. Após as diversas repetições, a equipe do Saica optou por limitar os investimentos com aproximações em famílias substituti-

---

3 Serviço de acolhimento institucional para crianças e adolescentes.

vas e procurar psicoterapia para trabalhar as questões emocionais que poderiam contribuir para as repetições do abandono.

Antecedentes pessoais

Havia registro de três consultas de pré-natal e relato de possível uso de substâncias psicoativas pela mãe durante a gestação. Sabia-se que a paciente nasceu de parto normal, com 3,475 kg e Apgar 8-9. Não havia dados sobre os primeiros marcos do desenvolvimento neuropsicomotor. Negam doenças clínicas ou internações.

Antecedentes familiares

Tudo o que se sabia sobre a família é que a mãe de Natália (Bruna) era usuária de substâncias psicoativas (álcool e cocaína). Não havia dados a respeito de outros transtornos mentais na família.

Exame do estado mental

Natália era uma menina de estatura mediana para sua idade, magra, com cabelos castanhos cortados na altura dos ombros, pele clara e olhos expressivos; vaidosa, com adereços femininos. Apresentava-se orientada em tempo e espaço, normotenaz e normovigil, sem prejuízos de memória e com a inteligência dentro da média clínica. Demonstrava humor ansioso. Seu discurso era linear, compreensível e demonstrava conteúdos prevalentes relativos ao medo de abandono. Não apresentava alterações no juízo da realidade, como delírios, nem alterações de sensopercepção como alucinações auditivas. Do ponto de vista psicomotor, mostrava-se algo inquieta, necessitando "fazer tudo ao mesmo tempo", para "aproveitar a sessão" e pedindo por contato físico, por meio de abraços. Do ponto de vista contratransferencial, nos primeiros três a quatro atendimentos, a sensação era de que a terapeuta não conseguia pensar. Natália "grudava" fisicamente, com o que a terapeuta se sentia paralisada, como se estivesse "sem mente".

Testes complementares

Avaliação psicométrica (WISC-IV) demonstrou QI total = 95 (médio), QI de execução = 104 (médio) e QI verbal = 88 (médio inferior); a escala SNAP-IV também foi aplicada e preenchida pela equipe do Saica e da escola, sem evidências de sintomas de déficit de atenção e hiperatividade.

Hipóteses diagnósticas

Na avaliação inicial, identificaram-se sintomas opositores e de ansiedade, que não fecharam critérios para o diagnóstico formal, de acordo com o DSM5. Não se considerou necessária a introdução de medicações, visto que os sintomas eram manejáveis verbalmente pela equipe do Saica e não prejudicavam o cotidiano ou o funcionamento escolar. Foi indicada psicoterapia semanal para a paciente e encontros rotineiros com equipe do Saica para troca de percepções, orientações e planejamento do seguimento por aproximadamente 1 ano.

Evolução dos atendimentos e discussão

A paciente apresentava uma história de repetidos abandonos e provações e chegava para psicoterapia em um momento no qual a equipe do Saica se encontrava em um difícil dilema entre interromper, por ora, as tentativas de inserção em famílias adotivas e dar o tempo necessário para que a paciente elaborasse os seus conflitos psíquicos, correndo o risco de não conseguir uma nova família ou seguir em busca de familiares substitutos, correndo o risco da reedição dos abandonos. O risco da reedição se mostrava claro, visto as situações prévias relatadas, chegando-se à conclusão da importância do trabalho psicoterápico antes de qualquer nova tentativa.

Estabeleceu-se como foco do tratamento o luto não elaborado da perda da figura materna com uma consequente identificação a uma figura da mãe biológica autodestrutiva, da qual não poderia se desligar, sob o risco de perdê-la. Com a possibilidade de iniciar a terapia, seria possível que a paciente fizesse novos vínculos com os cuidadores, evitando a repetição da situação traumática de sua vida afetiva. O vínculo de confiança com a terapeuta também a prepararia para os novos relacionamentos afetivos que faria com uma nova família adotiva se e quando pudesse evoluir favoravelmente.

Com relação à história inicialmente apresentada, percebe-se que as atitudes de Natália, quando em contato com as famílias (masturbação, pequenos furtos, comportamentos opositores), provocavam rechaço e afastamento, antes mesmo de que um vínculo maior pudesse se estabelecer com os pais substitutos. Talvez por questões individuais dos adotantes, pouco preparados para recebê-la, esses comportamentos não puderam ser compreendidos por eles como testes para o vínculo que estava se desenvolvendo.

As atividades autoeróticas empreendidas pela menina e o comportamento dito sexualizado eram interpretados pelos adotantes como perigosos e dificultavam a aproximação e o vínculo com a menina, talvez por projetar nela a figura materna biológica, vista de forma negativa, "promíscua e drogada". É possível que o fato de ter sido exposta precocemente a cenas de sexo tenha contribuído para que apresentasse um comportamento mais erotizado, mas também podemos compreender suas atividades masturbatórias como fenômenos transicionais, como descreve Winnicott:[74]

> "São fenômenos de extrema importância para todas as crianças, mas especialmente para crianças em situação de privação afetiva, caracterizando-se pelo uso de objetos, ou atos empreendidos (chupar os dedos, se masturbar), de forma a poder se ver separada de seu lar e de tudo que lhe é familiar, sem ficar doente, permitindo-lhe suportar frustrações, privações e a chegada de situações novas" (Winnicott).

Os estudos de Winnicott e de Joyce McDougall contribuíram positivamente para a compreensão dos comportamentos sexuais compulsivos (incluindo masturbações compulsivas), considerando-os substitutos de "objetos transitivos" e não transicionais. Segundo McDougall, seriam soluções somáticas e não psicológicas mais primitivas e de caráter compulsivo como consequência da falta de representações parentais seguras.[75]

Com relação à evolução dos atendimentos, podem-se diferenciar, retrospectivamente, três momentos distintos do processo, que aqui serão assim nomeados: uma fase inicial de "grude"; "Dory, a peixinha sem memória"; e, por fim, uma fase em que foram trabalhadas mais diretamente as questões relacionadas às identificações, aos lutos e aos conflitos de fidelidade. A seguir, serão descritas cada uma dessas fases.

1ª fase – o "grude"

Nas primeiras consultas, a terapeuta sente que não consegue pensar, que a paciente "gruda" nela e que sua capacidade de dar nome ao que vivenciam fica bloqueada. Em supervisão, compreende-se esta vivência contratransferencial como reflexo de um funcionamento muito primitivo, caracterizado por Donald Meltzer como identificação adesiva.

Segundo Knijink:[76]

> "Este autor considera que a identificação adesiva ocorre por um lapso no desenvolvimento de um senso de espaços internos, que conduz a uma tendência a relacionar-se com os objetos de uma forma bidimensional, superficial, sem profundidade, configurando um distúrbio caracterológico onde tudo soa como não autêntico, por ser uma adesão pela superfície, por imitação, como um espelho que não passa pela imaginação e nem pela criação (...) Meltzer entende que o funcionamento em identificação projetiva pressupõe a existência de um espaço interno em si próprio e no objeto, um espaço limitado onde o indivíduo possa projetar e reintrojetar. Esse espaço é adquirido através da experiência com um objeto que mantém unida a personalidade. Se essa primeira conquista fracassa, o bebê é incapaz de projetar ou introjetar e a personalidade é sentida como a vazar sem contenção em um espaço sem limites".

Uma hipótese é que os repetidos abandonos vivenciados por Natália teriam contribuído para essa vivência. Situações em que, provavelmente, sentia esvaírem-se suas esperanças e via-se liquefeita, sem bordas.

O uso de atividades de cunho sensorial, nesta fase do tratamento, mediante um trabalho com "amoebas" sugerido pela paciente, representa sua vivência de "liquefação" e a falta de um continente capaz de lhe fornecer uma borda no momento das separações. Na tentativa de construir juntas uma "amoeba", nossas primeiras experiências foram de insucesso: o líquido se esvai de nossas mãos e cai no pote ou no pano que cobre o chão.

Ao longo das sessões, nossa dupla vai conseguindo um ajuste dos ingredientes para a construção das "amoebas", que formavam uma massa única que, ainda que disforme, era bastante maleável e tinha uma característica especial: conseguia se desgrudar sem se desfazer.

Nesta fase, o espaço terapêutico *setting*, com horários e sala pré-determinados, e a presença da terapeuta foram vivenciados por Natália como um "objeto capaz de manter unida sua personalidade". A paciente passa a decorar sua caixa com grandes corações e, em diversos momentos, pede para a terapeuta que faça a moldura de seus desenhos, o que pode ilustrar, de forma metafórica, essa função atribuída ao *setting*: um espaço externo continente para si, que lhe possibilita criar bordas.

2ª fase – "Dory, a peixinha sem memória"

Após um momento inicial de atividades sensoriais, evolui-se para um segundo momento, em que Natália passa a contar sua história.

Em analogia ao filme *Procurando Dory* (ao qual assistiu no período de férias da terapeuta), que conta a história de uma peixinha sem memória que se perde dos pais e que, quando mais velha, vai à procura deles; nesse período, a terapia é vista como um lugar em que Natália pode se reencontrar com a sua história, contá-la e ir preenchendo os buracos da memória, ainda que se sinta angustiada por não se lembrar de muitas coisas.

Esta fase se inicia com questionamentos da paciente a respeito de seus motivos para estar em terapia. Observa as outras crianças que vêm ao hospital, observa-me e diz:

> "N: ô tia, por que as crianças vêm aqui?
> T: Cada uma vem aqui por uma razão diferente... sabe... por uma história diferente...
> N: uma história?
> T: sim... todos nós temos uma história, não?
> N: eu tenho vergonha... porque a minha história é muito triste...
> T: quem sabe você não vai confiando aos pouquinhos que pode me contar?
> N: a minha história é que a minha mãe foi num baile *funk* e me deixou com os meus irmãos... – Daí foram lá, e tiraram a gente dela..."

A paciente passa, então, por um longo esforço no sentido de historicizar sua vida, retomando pequenas lembranças e histórias que lhe foram contadas para escrever um livro que propõe realizar. Em muitos momentos, diz, angustiada, "mas eu não lembro". Entretanto, segue completando as lacunas com sua imaginação. A seguir, transcrevo o texto escrito pela paciente:

> "Era uma vez uma mulher que se chamava Bruna. Ela era uma mulher que tinha cabelos longos, morava numa casa com muitos filhos e filhas, Kevin, Natacha, Gabriela, Angel, Natália e Patrick. Uma vez, ela foi para o baile *funk*, aí o conselho tutelar viu a gente e 'pegou nós' e levou para o abrigo e eu ganhei outra família. Daí eu fui para uma avó que batia na gente e daí eu fui para praia e daí eu não queria porque eu não gostei da família. O meu pai de Torres dava 'peido' e a minha mãe batia em mim. Lá em Torres tinha praia e para subir no meu quarto tinha escada. Meu quarto tinha escada e era da Barbie. E tinha duas camas, mas na outra cama não ficava nenhuma pessoa. O meu pai tinha um roupeiro marrom, ele tinha uns computadores e a minha mãe tinha uma cama de casal para o meu pai e minha mãe. Eles eram muito chatos e eu fui para o abrigo de novo. Daí, tinha 11 pessoas lá no abrigo e eu gostava deles".

Seguindo o trabalho de realização do livro, Natália passa a focar na produção de desenhos que, de certa forma, seguem na busca de elaboração de suas origens. Em determinada sessão desta fase, realiza uma sequência rápida de desenhos, a seguir relatada (Figuras 89.1 a 89.3).

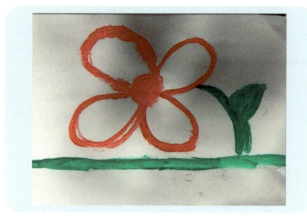

FIGURA 89.1 – Primeiro desenho de paciente (Natália) durante processo psicoterápico.
Fonte: Acervo da autoria do capítulo.

Segue para outro desenho, em que faz três "flores de coração", relatando que existem vários tipos de flores ("flor de coração, flor de triângulo..."); passa, então, para a tentativa de desenhar uma flor de quadrado, mas diz se dar conta de que não seria possível e finaliza com o desenho de uma "casa no ar", relatando ser "a casa onde viveu com sua mãe e seus irmãos antes de o conselho tutelar chegar".

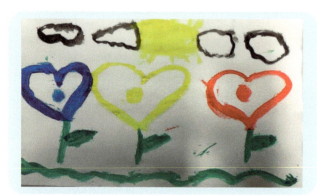

FIGURA 89.2 – Desenho de paciente (Natália) durante desenrolar de processo psicoterápico.
Fonte: Acervo da autoria do capítulo.

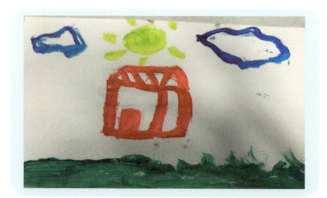

FIGURA 89.3 – Desenho de paciente (Natália) durante desenrolar de processo psicoterápico.
Fonte: Acervo da autoria do capítulo.

Nesta sequência, compreendeu-se que as flores, como representantes do órgão sexual feminino (uma vez que a própria paciente se referia à vagina como florzinha), poderiam ser pensadas também como uma tentativa de aproximação com a figura materna. Extrapolando metaforicamente, poder-se-ia dizer que ambas têm "florezinhas" e que Natália nasceu da "florzinha" de sua mãe. A ideia de que "existem diversos tipos de flores", pode ser associada à figura dos diversos cuidadores e figuras importantes, com as quais se relacionou e que fizeram às vezes da figura materna. Mas, quando mostra que não é possível fazer uma flor quadrada, pode-se pensar nos diversos momentos em que esses cuidados foram vividos como "quadrados", mecânicos, massificados, insuficientes. O desenho da "casa no ar" poderia representar, por fim, o útero de sua mãe (sua primeira casa), sua própria origem, que lhe garantiria uma identidade, algo ainda "solto no ar", para a paciente, por ter perdido suas referências iniciais e por pouco lhe dizerem a respeito destas.

3ª fase – luto e reacendimento de esperanças

A relação com a figura materna passa, então, a ser assunto das sessões seguintes, quando são trabalhadas questões relacionadas às identificações, aos conflitos de fidelidade e ao luto da perda.

Natália passa a se interessar pelo trabalho com mistura de cores, o que, de certa forma, deu seguimento às suas investigações a respeito de sua própria origem. Assim como Natália misturava cores diferentes, ela própria havia sido criada a partir da mistura de seus pais. Quando esse assunto é abordado, a paciente reage, dizendo que sua mistura apresentava "partes branquinhas, feias, estranhas", ao que podemos associar uma possível identificação com uma figura parental vista como "estragada", autodestrutiva.

Uma marcada ambivalência é evidenciada em relação à figura materna a partir de então: ora idealizada ("eu nunca vou deixar a Bruna, eu sou dela e ela é minha"), ora vista como má e traidora ("ela me traiu, ela é uma chata") e questões relacionadas a um conflito de fidelidade à sua mãe, a quem não poderia "abandonar", passam a dar lugar para o sentimento de pesar pela sua perda, com o passar dos atendimentos.

A seguir, transcrição de parte de um atendimento realizado neste momento:

> "T: Fiquei pensando... assim como você gosta de misturar cores, tua mãe e o teu pai misturaram um pouquinho de cada um para te formar...
> N: É?
> T: Uhum... é.... teu papai colocou uma sementinha dentro da tua mamãe... você era bem pequenininha e cresceu por 9 meses na barriga da sua mãe, antes de nascer...
> N: 9 meses não... 10 meses... isso quer dizer... que eles me quiseram, né? Minha mãe quis me ter...
> Chega perto de mim, me abraça e diz:
> N: Chega, tia... pronto... não quero falar mais sobre isso...
> T: Por quê?
> N: Porque eu fico com muita saudade da minha mãe.... Eu não quero ficar triste...
> T: Mas será que não falar do assunto resolve?
> N: É que eu sinto falta dela... e fico com saudade...

T: Imagino que sim... mas você sabia de uma coisa?

N: O quê?

T: Que você carrega um pedacinho dela junto com você?

N: É?

T: Uhum... Sabe como que a tua mãe te dava comida quando você ainda estava na barriga dela?

N: Como?

T: Por aqui...

Aponto para o umbigo dela.

N: Pelo meu umbigo?

T: Uhum...

N: Eu tenho uma amiga que não tem umbigo. Eu tenho. Olha aqui.

T: Então... quando você estava na barriga da sua mãe, tinha uma cordinha que ligava o seu umbigo na sua mãe e ela te alimentava por ali.

N: O que será que ela comia? Será que ela comia salada? Devia comer, né?

T: Acho que sim!

N: E leite também.

T: E depois que você nasceu... depois que você ficou 9 meses na barriga da sua mãe...

N: Não... 10 meses. Eu fiquei 10 meses na barriga da minha mãe..."

A respeito da relação com a figura materna, Melanie Klein[64] conta que, uma vez que a mãe foi a primeira a satisfazer as necessidades de autopreservação e desejos sensuais, além de dar segurança, ela desempenha um papel duradouro na mente dos indivíduos. Entretanto, a mesma mãe que é vista pelo bebê como o objeto que satisfaz todos os seus desejos, também é alvo de impulsos agressivos, o que gera fantasias que equivalem a verdadeiros desejos de morte. Ao se dar conta de que o objeto que anseia destruir é o mesmo que venera e necessita, surgem o sentimento de culpa e o desejo de reparação. Quando, entretanto, fica a sensação de que esses instintos agressivos foram de maior intensidade do que as forças reparadoras e que, por isso, o objeto de amor foi destruído, pode permanecer um sentimento de culpa inconsciente, e o medo de ser incapaz de amar os outros de verdade ou de forma suficiente, de não conseguir dominar seus próprios instintos.

No caso de Natália, a perda precoce da mãe pode ter reforçado esse sentimento de culpa inconsciente, em que passa a fantasiar ser demasiadamente destrutiva. As cartas de amor e os presentes aos moradores do Saica, que produz diversas vezes durante as sessões, podem ser entendidas, nesse sentido, como tentativas de reparação frente ao seu potencial destrutivo, em momentos em que sente raiva, ciúmes ou deseja algo para si própria.

Segundo Klein,[77] o trabalho do luto envolve o processo de internalização dos objetos perdidos (inicialmente o seio e, depois, os diversos objetos, parciais e totais com os quais a criança se relaciona). O bebê, tendo incorporado os pais, sente como se eles fossem pessoas vivas dentro de seu corpo (objetos internos), possibilitando a construção de um mundo interior na mente inconsciente da criança.

A possibilidade de historização e de nomeação dos conflitos em jogo pode ter contribuído para que Natália elaborasse o processo de internalização de sua mãe necessário para o processo de luto. Natália encontrava-se identificada a aspectos autodestrutivos de sua mãe e, de certa forma, ao longo da terapia, pôde internalizar também aspectos maternos positivos (como sua capacidade nutritiva, seu desejo pela filha).

Ao poder falar sobre sua história e colocar em questão os acontecimentos de sua vida, a paciente pôde reconhecer, gradativamente, que não fora responsável pela perda de sua mãe, nem pelos abandonos sofridos, e que também era detentora de aspectos amorosos e carinhosos. Ao mesmo tempo, dá-se conta de seus conflitos de fidelidade com relação à sua mãe: ainda tinha a esperança de que esta voltasse para lhe resgatar e, ao mesmo tempo, desejava puni-la por tê-la abandonado, privando-se de ter uma nova família.

Com a evolução das sessões, Natália passa a fazer questionamentos a respeito de poder ter uma nova família. Ela diz: "eu era uma menina de 6 anos. Eu estava com muitas saudades da chata da Bruna. E não sabia lidar com as coisas. Agora, já sou uma menina de 7 anos. Já estou mudada". Decidiu-se, então, pela retomada da busca por uma família.

Natália iniciou, assim, aproximação com novo casal, mostrando-se entusiasmada com a possibilidade de formar uma nova família. Durante o período de adaptação, apesar de ainda apresentar testes comportamentais – visando assegurar-se de que a nova família a aceitaria – e ambivalência principalmente com a figura materna, pôde dar, de forma paulatina, vazão aos seus sentimentos de raiva, frustração e medo de abandono de maneira menos agressiva e com maior potencial comunicativo. Nos atendimentos individuais, com brinquedos, mostrava a importância de uma figura interditora, capaz de "colocar ordem nas coisas" e ajudá-la a lidar com o turbilhão de emoções que vivenciava naquele momento. A família também foi acompanhada, de forma a trabalhar as dificuldades e afetos envolvidos na aproximação com a paciente, recebendo acolhimento e suporte.

Considerações finais

Para finalizar, os autores enfatizam a importância das terapias psicodinâmicas breves como ferramentas de extrema utilidade na Psiquiatria da Infância e Adolescência, tendo em vista sua crescente demanda, sua eficácia e seu baixo custo. Para que a terapia breve tenha sucesso, é imprescindível que terapeuta e paciente estejam de acordo quanto a um foco específico de trabalho, a despeito dos inúmeros outros que poderiam ser abordados ao longo do desenvolvimento. É necessário também que ambos estejam suficientemente motivados. Os objetivos desta modalidade de tratamento estão relacionados à resolução dos conflitos, a partir do entendimento da relação médico-paciente, resolução dos sintomas, *insight* no que se refere à tomada de consciência das motivações pessoais e sociais para seus comportamentos. As terapias breves visam também à melhora do relacionamento com seus familiares, com seus professores e com seus pares, bem como a um enfrentamento mais adaptativo às situações de estresse comuns na idade, retomando, assim, o curso normal do desenvolvimento.

Referências bibliográficas

1. Eisenberg L. The past five years of child and adolescent psychiatry: a personal memoir. J Am Acad Child Adolesc Psychiatry. 2001;40:743-4
2. Dewan MJ; Steenbarger BN; Greenberg RP. Brief psychotherapies. *In:* American psychiatric publishing textbook of psychiatry. Hales MD; Yudosfky SC; Gabbard G (ed.). Washington, 2008. chap. 28, p. 1155-70.
3. Parry G; Roth AD; Kerr IB. Psicoterapia breve e de tempo limitado. *In:* Gabbard GO; Beck JS; Holmes J (ed.). Compêndio de psicoterapia de Oxford. Porto Alegre: Artmed, 2005.
4. Abbass AA; Rabung S; Leichsenring F et al. Psychodynamic psychotherapy for children and adolescents: a meta-analysis of short-term psychodynamic models. J Am Acad Child Adolesc Psychiatry. 2013 Aug;52(8):863-75. doi: 10.1016/j.jaac.2013.05.014.
5. Winnicott DW. Consultas terapêuticas em psiquiatria infantil. Rio de Janeiro: Imago, 1984.
6. Abbass AA; Kisely SR; Town JM et al. Short-term psychodynamic psychotherapies for common mental disorders. Cochrane Database of Systematic Reviews. 2014(7):CD004687. doi: 10.1002/14651858.CD004687.pub4.
7. Wittchen HU; Jacobi F; Rehm J et al. The size and burden of mental disorders and other disorders of the brain in Europe 2010. European Neuropsychopharmacology. 2011;21:655-79.
8. Lazar SG. Psychotherapy is worth it: a comprehensive review of its cost-effectiveness. Arlington (VA): American Psychiatric Publishing, 2010.
9. Felitti VJ; Anda RF; Nordenberg D et al. Relationship of childhood abuse and household dysfunction to many of the leading causes of death in adults: the adverse childhood experiences (ACE) study. American Journal of Preventive Medicine. 1998;14(4):245-58.
10. Leichsenring F; Klein S. Evidence for psychodynamic psychotherapy in specific mental disorders: a systematic review. Psychoanalytic Psychotherapy. 2014;28(1):4-32.
11. Shedler J. The efficacy of psychodynamic psychotherapy. American Psychologist. 2010;Feb-Mar:98-109.
12. Blagys MD; Hilsenroth MJ. Distinctive activities of short-term psychodynamic-interpersonal psychotherapy: a review of the comparative psychotherapy process literature. Clinical Psychology: Science and Practice. 2000;7:167-88.
13. Target M; Fonagy P. The problem of outcome in child psychoanalysis: contributions from the Anna Freud Centre. Psychoanal Inq. 1997;17S:58-73.
14. Leichsenring F; Rabung S; Leibing E. The efficacy of short-term psychodynamic psychotherapy in specific psychiatric disorders: a meta-analysis. Arch Gen Psychiatry. 2004;61:1208-16.
15. Leichsenring F; Rabung S. The effectiveness of long-term psychodynamic psychotherapy: a meta-analysis. JAMA. 2008;300:1551-64.
16. Abbass A; Kisely S; Kroenke K. Short-term psychodynamic psychotherapy for somatic symptom disorders: a systematic review and meta-analysis. Psychother Psychosom. 2009;78:265-74.
17. Abbass A; Driessen E; Town J. The efficacy of short-term psychodynamic psychotherapy for depressive disorders with comorbid personality disorder. Psychiatry. 2011;74:58-71.
18. Driessen E; Cuijpers P; Abbass A et al. The efficacy of short-term psychodynamic psychotherapy for depression: a meta-analysis. Clin Psychol Rev. 2010;30:25-36.
19. Town J; Abbass A; Hardy G. Short-term psychodynamic psychotherapy for personality disorders: a critical review of randomized controlled trials. J Personal Disord. 2011;25:723-40.
20. Gerber A; Kocsis J; Mildrod B et al. A quality-based review of randomized controlled trials of psychodynamic psychotherapy. Am J Psychiatry. 2011;168:19-28.
21. Heinicke CM; Ramsay-Klee DM. Outcome of child psychotherapy as a function of frequency of session. J Am Acad Child Adol Psychiatry. 1986;25:247-53.
22. Moran G; Fonagy P; Kurtz A et al. A controlled study of the psychoanalytic treatment of brittle diabetes. J Am Acad Child Adol Psychiatry. 1991;30:926-35.
23. Target M; Fonagy P. The efficacy of psychoanalysis for children: prediction of outcome in a developmental context. J Am Acad Child Adolesc Psychiatry. 1994;33:1134-44.
24. Midgley N; Mortimer R; Cirasola A et al. The evidence-base for psychodynamic psychotherapy with children and adolescents: a narrative synthesis. Front Psychol. 2021 Apr 27;12:662671. doi: 10.3389/fpsyg.2021.662671. PMID: 33986713; PMCID: PMC8110733.
25. Lindqvist K; Mechler J; Carlbring P et al. Affect-focused psychodynamic internet-based therapy for adolescent depression: randomized controlled trial. J Med Internet Res. 2020;22:e18047. doi: 10.2196/18047.
26. Trowell J; Joffe I; Campbell J et al. Childhood depression: a place for psychotherapy. Eur Child Adolesc Psychiatry. 2007;16:157-67. doi: 10.1007/s00787-006-0584-x.
27. Trowell J; Rhode M; Hall J. What does a manual contribute to work with depressed people? *In:* Tsiantis J; Trowell J (ed.). Assessing change in psychoanalytic psychotherapy of children and adolescents. London: Karnac, 2010. p. 55-92.
28. Trowell J; Rhode M; Miles G et al. Childhood depression: work in progress. J Child Psychother. 2003;29:147-70. doi: 10.1080/0075417031000138424.
29. Trowell J; Rhode M; Joffe I. Children depression: an outcome research project. *In:* Midgley N; Anderson J; Grainger E et al. (ed.). Child psychotherapy and research: new approaches, emerging findings. London: Routledge, 2009. p. 129-43.
30. Goodyer IM; Reynolds S; Barrett B et al. Cognitive-behavioural therapy and short-term psychoanalytic psychotherapy versus brief psychosocial intervention in adolescents with unipolar major depression (IMPACT): a multicentre, pragmatic, observer-blind, randomized controlled trial. Health Technol Assess. 2017;21:1. doi: 10.3310/hta21120.
31. Goodyer IM; Tsancheva S; Byford S et al. Improving mood with psychoanalytic and cognitive therapies (IMPACT) – A pragmatic effectiveness superiority trial to investigate whether specialized psychological treatment reduces the risk for relapse in adolescents with moderate to severe unipolar depression: study protocol for a randomized controlled trial. Trials. 2011;12:175. doi: 10.1186/1745-6215-12-175.
32. Muratori F et al. A two-year follow-up of psychodynamic psychotherapy for internalizing disorders in children. J Am Acad Children Adolesc Psychiatry. 2003;42:331-9.
33. Muratori F; Picchi L; Apicella F et al. Psychodynamic psychotherapy for separation anxiety disorders in children. Depress Anxiety. 2005;21(1):45-6.
34. Salzer S; Stefini A; Kronmüller KT et al. Cognitive-behavioral and psychodynamic therapy in adolescents with social anxiety disorder: a multicenter randomized controlled/trial. Psychother Psychosom. 2018;87:223-33. doi: 10.1159/000488990.
35. Lush D; Boston M; Morgan J et al. Psychoanalytic psychotherapy with disturbed adopted and foster children: a single case follow-up study. Clin Child Psychol Psychiatry. 1998;3:51-69. doi: 10.1177/1359104598031007.
36. Boston M; Lush D; Grainger E. Evaluation of psychoanalytic psychotherapy with fostered, adopted and "in care" children. *In:* Midgley N; Anderson J; Grainger E et al. (ed.). Child psychotherapy and research new approaches, emerging findings. London: Routledge, 2009. p. 117-28.
37. Gilboa-Schechtman E; Foa EB; Shafran N et al. Prolonged exposure versus dynamic therapy for adolescent PTSD: a pilot randomized controlled trial. J Am Acad Child Adolesc Psychiatry. 2010;49:980-9. doi: 10.1016/j.jaac.2010.07.014.
38. Midgley N; Besser SJ; Fearon P et al. The herts and minds study: feasibility of a randomized controlled trial of mentalization-based treatment versus usual care to support the wellbeing of children in foster care. BMC Psychiatry. 2019;19:215. doi: 10.1186/s12888-019-2196-2.
39. Robin A; Siegel T; Moye A. Family versus individual therapy for anorexia: impact on family conflict. Int J Eat Disord. 1995;17:313-22.
40. Robin A; Siegel P; Moye A et al. A controlled comparison of family versus individual psychotherapy for adolescents with anorexia nervosa. J Am Acad Child Adolesc Psychiatry. 1999;38:1482-9. doi: 10.1097/00004583-199912000-00008.
41. Strangio AM; Rinaldi L; Monniello G et al. The effect of abuse history on adolescent patients with feeding and eating disorders treated

42. Stefini A; Salzer S; Reich G et al. Cognitive-behavioral and psychodynamic therapy in female adolescents with bulimia nervosa: a randomized controlled trial. J Am Acad Child Adolesc Psychiatry. 2017;56:329-35. doi: 10.1016/j.jaac.2017.01.019.
43. Salzer S; Cropp C; Streeck-Fischer A. Early intervention for borderline personality disorder: psychodynamic therapy in adolescents. Zeitschr Psychosomat Med Psychother. 2014;60:368-82. doi: 10.13109/zptm.2014.60.4.368.
44. Bo S; Sharp C; Beck E et al. First empirical evaluation of outcomes for mentalization-based group therapy for adolescents with BPD. Pers Disord Theory Res Treat. 2017;8:396. doi: 10.1037/per0000210.
45. Beck E; Bo S; Jørgensen MS et al. Mentalization-based treatment in groups for adolescents with borderline personality disorder: a randomized controlled trial. J Child Psychol Psychiatry. 2020;61:594-604. doi: 10.1111/jcpp.13152.
46. Fonagy P; Target M. The efficacy of psychoanalysis for children with disruptive disorders. J Am Acad Child Adolesc Psychiatry. 1994;33:45-55. doi: 10.1097/00004583-199401000-00007.
47. Palmer R; Nascimento LN; Fonagy P. The state of the evidence base for psychodynamic psychotherapy for children and adolescents. Child Adolesc Psychiatr Clin N Am. 2013 Apr;22(2):149-214. doi: 10.1016/j.chc.2012.12.001.
48. Weitkamp K; Daniels JK; Romer G et al. Psychoanalytic psychotherapy for children and adolescents with severe externalizing psychopathology: an effectiveness trial. Zeitschrift für Psychosomat Med. Psychother. 2017;63:251-66. doi: 10.13109/zptm.2017.63.3.251.
49. Freud S (1909). Análise de uma fobia em um menino de cinco anos. In: Edição standard brasileira das obras psicológicas completas de Sigmund Freud. Rio de Janeiro: Imago, 1976. v. 10, p. 13-154.
50. Freud S (1920). Além do princípio de prazer. In: Edição standard brasileira das obras psicológicas completas de Sigmund Freud. Rio de Janeiro: Imago, 1976. v. 18, p. 13-85.
51. Freud A. Introdução à técnica da análise de crianças. In: O tratamento psicanalítico de crianças. Rio de Janeiro: Imago, 1971.
52. Zavaschi MLS. A psicanálise e a psiquiatria infantil e de adolescentes. Rev Psiquiatr RS. 1996;18:351-60.
53. Klein M (1926). El psicoanálisis de niños. Buenos Aires: Paidós, 1974.
54. Hug-Hellmuth H. On the technic of child analysis. Int J Psychoanal. 1921;2:287-305.
55. Anthony J. Child psychoanalysis and child psychiatry. J Am Acad Child Psychiatry. 1986;25:8-11.
56. Tyson RL. The roots of psychopathology and our theories of development. J Child Psychiatry. 1986;25:12-22.
57. Freud S (1917). Teoria geral das neuroses. In: Edição standard brasileira das obras psicológicas completas de Sigmund Freud. Rio de Janeiro: Imago, 1976. v. 16, p. 289-539.
58. Freud S (1895). Projeto para uma psicologia científica. In: Edição standard brasileira das obras psicológicas completas de Sigmund Freud. Rio de Janeiro: Imago, 1976. p. 381-533.
59. Andrade MA. Freud e a metapsicologia. Febrapsi Notícias. 2010;14(40):12.
60. Cozolino L. The neuroscience of human relationships: attachment and the developing social brain. New York: Norton, 2006.
61. Freud S (1938). Esboço de psicanálise. In: Edição standard brasileira das obras psicológicas completas de Sigmund Freud. Rio de Janeiro: Imago, 1976. v. 23, p. 165-332.
62. Zeanah CH et al. Representation of attachment in mothers and their one-year-old infants. J Am Acad Child Adol Psychiatry. 1993;2:278-86.
63. Cohen RL. The developmental interview. In: Noshpitz J (ed.). Basic handbook of child psychiatry. New York: Basic Books, 1979.
64. Aberastury A. Teoria y técnica del psicoanálisis de niños. Buenos Aires: Paidós, 1979.
65. Prego e Silva L. Tratamento psicoterápico de pré-escolares com enfasis em los aspectos técnicos, indicaciones y contraindicaciones com ejemplos clássicos en la literatura. In: 1º Encontro sobre Psicoterapia de Crianças Pré-escolares; Agosto de 1990; Porto Alegre.
66. Simmons JE. Psychiatric examination of children. 2nd ed. Philadelphia: Lea & Febiger, 1974.
67. Piontelli A. De feto a criança. Rio de Janeiro: Imago, 1995.
68. Kernberg P. Individual psychotherapy. In: Kaplan H; Sadock B (ed.). Comprehensive textbook of psychiatry. 6th ed. Philadelphia: Williams & Wilkins, 1995.
69. Kernberg P. Differences and similiarities between child psychoanalysis and psychoanalytically oriented child psychotherapy. In: XIV Jornada Sul-rio-grandense de Psiquiatria Dinâmica; Abril de 1989; Gramado.
70. Coppolillo H. Psychodynamic psychotherapy of children. Madison: International University Press, 1987.
71. Ferro A. A técnica na psicanálise infantil. Rio de Janeiro: Imago, 1995.
72. Brooks SK; Webster RK; Smith LE et al. The psychological impact of quarantine and how to reduce it: rapid review of the evidence. Lancet. 2020;395:912-20.
73. Lucas LS; Alvin A; Porto DM et al. Impactos da pandemia de covid-19 na saúde mental de crianças e adolescentes: orientações do departamento de psiquiatria da infância e adolescência da Associação Brasileira de Psiquiatria. Debates em Psiquiatria [Online]. 2020 Jun. 30;10(2):74-7 [citado em 3 nov. 2021]. Disponível em: https://revistardp.org.br/revista/article/view/34.
74. Winnicott D. A família e o desenvolvimento individual. 4. ed. São Paulo: Martins Fontes, 2011.
75. McDougall J. Neonecesidades y soluciones adictivas. Psicoanalisis con Ninos y Adolescentes. 1998;11(1):62-78.
76. Knjinik M. Falso self, pseudomaturidade, segunda pele e identificação adesiva: uma revisão sobre os conceitos. Rev Bras Psicoter. 2011;13(2):81-91.
77. Klein M. Amor, culpa e reparação e outros trabalhos, 1921-1945. Rio de Janeiro: Imago, 1996.

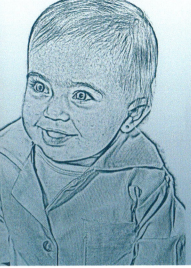

Capítulo 90

Terapia Familiar

Maria Helena Siqueira Sprovieri

"Se plantar a semente com fé e cuidar dela com perseverança, será só questão de tempo para colher seus frutos."

(Thomas Carlyle)

A família, outrora, era considerada hierarquicamente secundária do ponto de vista de tratamento e da habilitação de pessoas mentalmente enfermas e, inclusive, afastada do processo psicoterápico. A unidade de diagnóstico e tratamento era o indivíduo por se partir do princípio de que a pessoa podia mudar e curar-se quando afastada do seu contexto social e tratada isoladamente. Entretanto, os problemas do desenvolvimento da criança e do adolescente são hoje vistos como problemas do portador, de sua família e da comunidade, influenciados na sociedade por todas as suas consequências. A família é o sistema nucleador do ser humano, além de considerada o espaço responsável por crescimento, saúde e doença (Ackerman, 1986). A equipe que trabalha em Psiquiatria começa a perceber a necessidade de uma nova visão e, a partir de 1925, inicia a busca de novo paradigma para a terapêutica das doenças e suas famílias.

O indivíduo é sempre visto em um sistema. Este, isolado, não existe, ou seja, é uma abstração. Ele está inserido em vários sistemas, mas a família de origem é sua matriz básica. A família em si é uma unidade, como um organismo em que todas as partes estão ligadas e interagem, compreendendo não só a família atual, como também trigeracional (Rosset, 2021). Assim, é bom lembrar que, desde a Psicanálise desenvolvida por Freud, ao cuidar do célebre caso do "pequeno Hans", já houve a integração da análise infantil com a terapia familiar, visto que o menino foi tratado por meio do pai: "As pessoas não adoecem: são os vínculos afetivos, o elo entre o eu e o tu, a ligação dos elementos familiares, que se tornam enfermos" (Gomes, 1987).

Portanto, à medida que a ciência ocidental evoluiu, cada vez mais estudamos com maior profundidade processos isolados artificialmente, com o objetivo de conhecê-los melhor. Com a especialização, sabemos cada vez mais sobre áreas mais restritas. As pesquisas recebem incentivo e os profissionais tornam-se superespecialistas, visando a um conhecimento múltiplo das diversas áreas do saber (Antropologia, Sociologia e Ciências Sociais, Física, Cibernética).

Portanto, quando a família procura tratamento, possibilita-se adquirir a habilidade de usar instrumentos e técnicas para facilitar o andamento do sistema familiar como um todo. Atualmente, somos levados novamente a considerar o ambiente em que ocorrem os problemas. Isso está evidente no desenvolvimento da medicina de família, ou medicina comunitária, como é chamada em nosso meio (Falceto, 1998), e da terapia familiar.

Os defensores das abordagens humanistas e fenomenológica também contribuíram significativamente para a evolução dos estudos sobre laços familiares, por meio da valorização da vida em família. O primeiro estudo importante é de Moreno (1936), quando considera a família a matriz da identidade, que permite desenvolver o sentimento de pertinência e o necessário sentimento de separação/individualização, posteriormente confirmado por Bowlby (1949), com a publicação do estudo sobre "a redução da tensão familiar".

A terapia familiar vem se desenvolvendo nos últimos 50 anos e constitui matéria de interesse para aqueles profissionais que atuam nessa área, sejam eles terapeutas familiares, psicólogos, psiquiatras, psicoterapeutas em geral. Hoje, a terapia familiar tem um universo grande de escolas terapêuticas que compõem a família das terapias familiares.

A primeira divulgação teórica deu-se em 1958, na Califórnia, em congresso no qual foram apresentadas pesquisas lideradas por Bateson et al., evidentemente com estudos sobre família de esquizofrênicos, com as primeiras pesquisas sendo desenvolvidas por Bateson, nos Estados Unidos, e Laing, na Europa (1960). Portanto, cada vez mais é questionada a participação da família no processo de diagnóstico e tratamento, visto que cresce a necessidade de se preencher um vazio do desconhecimento das verdadeiras relações familiares daquelas pessoas assistidas pela equipe multiprofissional.

A visão da equipe que trabalha em Psiquiatria se amplia, buscando novas formas de tratar a doença e o doente. O trabalho de profissionais de outras áreas vem contribuir com diagnóstico e tratamento. A necessidade desse novo paradigma que focaliza a família como um sistema composto de partes que interagem, estabelecendo padrões relacionais (nem sempre funcionais), promoverá grande impulso à terapia familiar, que surge da convergência de diferentes áreas do conhecimento. Essa diversidade de influências no passado tem acarretado uma grande heterogeneidade em sua teoria e prática. Em nosso caminhar, temos a Psiquiatria, na primeira metade do século XX, aprofundando o seu conhecimento do mundo intrapsíquico do indivíduo, por meio da Psicanálise. Nesse período, o crescimento do movimento psiquiátrico ocorrido nos Estados Unidos foi resultado da inesperada coalizão, no período após a Segunda Guerra Mundial. A maioria das cadeiras dos maiores departamentos de Psiquiatria das escolas de Medicina foi ocupada por psicanalistas – fazer parte da Associação Americana de Psicanálise era a marca distintiva da consecução de um objetivo profissional.

Paralelamente a isso, as sementes de descontentamento já haviam começado a germinar. O império ativo dos que se achavam descontentes com a Psicanálise teve as seguintes origens: o caráter limitado do modelo freudiano de desenvolvimento psicológico feminino e a tendência, abertamente preconceituosa, sobre o gênero feminino, do referencial psicanalítico; as mudanças dos paradigmas nas ciências naturais e sociais, incluindo-se aí a Física pós-einsteiniana, a Cibernética (Weiner, 1985), a Teoria da Informação (Shannon, 1949), a Linguística (Korzybski, 1978) e a Teoria Geral dos Sistemas (von Bertalanffy, 1972); a consciência dos limites das noções de saúde mental, o que tornando-se tornava evidente em decorrência de dificuldades pessoais que se manifestavam nas batalhas de índole política que caracterizavam o movimento psicanalítico; os eventos históricos já mencionados e a teoria de consciência em relação ao contexto que estes estimulam (Elkaim, 1998).

Portanto, os psicanalistas marginais iniciam um trabalho e, sendo altamente criativos e inovadores, como Sullivan (1953) e Fromm-Reichmann (1952), tiveram influência significativa no início da terapia familiar. O impulso sofrido pela terapia familiar, nessa época, se fez sentir em Nova York, no início da década de 1960, quando é fundado o Ackerman Institute, em 1962, e lançado o primeiro número de *Family Process*, primeiro periódico especializado, que ainda tem grande divulgação. Nessa segunda metade do século, passou-se a conhecer melhor a biologia envolvida nos processos mentais, e reconheceu-se a necessidade de incluir a família no tratamento de pacientes dependentes: as crianças (Ackerman, 1986); e os esquizofrênicos (Bateson, 1971). Pouco a pouco, ficou claro que os dinamismos familiares associados à geração de doença ocorrem em todas as famílias, e os princípios de tratamento valem para todas as patologias e para todas as ideias (Falceto, 1988). No pensamento linear, o desejo do profissional é de encontrar explicações e compreensões. Na terapia familiar sistêmica, o foco é enxergar o que está acontecendo, onde, como, quem. Assim, buscam-se novas alternativas do funcionamento para o sistema familiar alcançar a mudança. O importante são os padrões de interação e de funcionamento das pessoas envolvidas (Rosset, 2021).

A abordagem familiar tem lugar no tratamento infantil, no qual a segregação do paciente e do terapeuta começa a ser quebrada pela mãe, que tem sido, crescentemente, objetivo de terapia (Ackerman, 1937). O autor abandonava a família como uma unidade social e emocional. Nesse período, as Ciências Humanas, como um todo, preocupam-se em aprofundar os conhecimentos sobre as relações entre o indivíduo e o contexto.

No início, esse trabalho de observação de famílias inteiras incluí a participação apenas da mãe, o que se manteve durante muito tempo, deslocando-se a segregação para os demais membros do grupo familiar, inclusive o pai, ocasionando a permanência de problemas similares referentes à unidade de tratamento.

É bom lembrar que a terapia familiar foi profundamente influenciada pelo clima intelectual da época de seu início. As mudanças ocorriam a partir de modelos reducionais, intrapsíquicos e explanatórios para aqueles de caráter psicossocial, contextual e sistêmico. Esse movimento de mudanças é lento, pois também estamos num contexto de crise pós-Segunda Guerra; a partir da década de 1950 é que se começa a tratar a família de forma direta, como já referido. Constata-se esse fato nas pesquisas de Sullivan (1953), que define a Psiquiatria como o "estudo do comportamento interpessoal". A essência de sua visão era a de que o terapeuta era um "observador paciente" e, utilizando a terminologia da época, coconstruía com o paciente o campo interpessoal, no qual o drama terapêutico se desenvolvia, era observado e, esperava-se, modificado (Elkaim, 1988).

Em outros estudos desenvolvidos por equipes de profissionais de saúde mental situadas em diferentes regiões geográficas, mais especificamente nos Estados Unidos, na França, Inglaterra e Argentina, parte-se de visões diferentes, embora dirigidas ao mesmo objeto – a família –, trabalhando a partir de distintas abordagens. Nessa fase, segue-se a obra *Communication: the social matrix of society*, de Bateston. Outro trabalho interessante dessa fase é o da teoria dos jogos de von Neumann (1956), com sua origem relacionada à teoria da comunicação. Aqui entram o conceito de estratégia e o conceito de intencionalidade (Weblin, 1962). A importância dos impulsos sociais no desenvolvimento da personalidade é destacada por Adler (1962), que via o homem não como pessoa isolada, mas na maneira como se desloca no sentido dos outros.

A terapia familiar desenvolveu-se consideravelmente no terreno fértil da pesquisa sobre a esquizofrenia. Nesse contexto predominante, a chegada do trabalho do grupo de Palo Alto, *Towards a theory of schizophrenia*, atua como uma fonte de esperança e renovado interesse. No entanto, outros trabalhos merecem destaque: Bowen (*Transmissão multigeracional da esquizofrenia*, 1960); as pesquisas de Lidz e Cornelison (*Ambiente familiar e esquizofrenia*, 1963); Scheflen (*Processo de comunicação*, 1963); e Wynne (*Desvios da comunicação*, 1982). Os trabalhos mais significativos dessa fase são com familiares de pacientes esquizofrênicos, e pesquisas são realizadas em vários centros, como Tavistock Clinic, em Londres, por Laing (1960), e na Faculdade de Medicina de Rochester, nos Estados Unidos (Elkaim, 1988). É bom lembrar que esse quadro clínico tem grande significado em estudos da Medicina, Psiquiatria, Biologia e dos psiquiatras e antropólogos, que começam as pesquisas aqui mencionadas.

Provavelmente, essa mudança na unidade de diagnóstico e de tratamento foi proveniente, entre outros aspectos, do fato de terem sido mais enfatizadas as unidades sociais e de influência. Também tem peso o interesse crescente na teoria geral dos sistemas, determinando, assim, maior interesse pelo contexto da pessoa e de suas relações com as demais. A partir daí, começou-se a pensar na função social da Psicopatologia, compreendendo-se a enfermidade mental como a expressão das relações significativas da pessoa com seu grupo social, além de seus processos psíquicos internos. Do mesmo modo, os conceitos familiares puderam fornecer subsídios para uma nova teoria sobre os distúrbios emocionais.

No aspecto ecológico, ocorreu também uma mudança de enfoque, ao se ampliar o campo de relações com a hipótese de que a esquizofrenia era produto de certa classe de relação, na qual os sintomas de uma pessoa começaram a ser percebidos como uma conduta em resposta à outra pessoa. Em outras palavras, o núcleo do problema estaria além da pessoa individual, havendo correlação entre processos psicológicos dinâmicos da conduta de um indivíduo com a conduta da família da qual faz parte.

As pesquisas formulam a hipótese de que a esquizofrenia era produto de "mãe esquizofrenogênica" (Fromm-Reichmann, 1948), enquanto Bateson e a escola de Palo Alto (1956) falavam do "duplo-vínculo", e Lidz et al. (1957) falam da ideia do "cisma conjugal" (uma espécie de divisão na família), preocupados com as concepções patológicas entre dois ou mais elementos do grupo familiar: filho-mãe; marido-mulher; irmãos-par conjugal. Esses primeiros estudos sistemáticos de influências familiares na patogênese da esquizofrenia falam também em mães com características marcantes de superproteção ou rejeição, temas presentes em todas as patologias infantis e objeto do trabalho em grupo de pais, iniciado no *Philadelphia child guidance*.

Atualmente, os problemas relativos à saúde mental compreendem desde o indivíduo até a estrutura interna da comunidade, que são, inclusive, afetados pelo rápido processo de transformação da sociedade contemporânea, tornando difícil uma percepção adequada da realidade externa. Essa realidade, por sua vez, constitui critério básico de saúde mental, ao considerar que a identidade de uma pessoa é, ao mesmo tempo, indivíduo inserido no grupo e o próprio grupo. Há um interjogo de processo de diferenciação e combinação, no qual a identidade individual se desenvolve em função da identidade familiar e esta, por sua vez, em função da comunidade e da sociedade (Sprovieri, 1998).

Segundo Ackerman (1986):

> "... as relações entre a personalidade do indivíduo e os processos de dinâmica de grupo da vida em família constituem um elo essencial na cadeia de causalidade dos estudos de enfermidades e saúde mental e, portanto, elementos significativos para essa nossa abordagem da terapia familiar".

É importante notar que pensamentos formulados em áreas diferentes concluem sobre aspectos comuns quanto à comunicação e à influência de um elemento sobre o outro.

As mudanças adaptáveis da estrutura familiar acontecem em função de sua organização interna e de sua posição externa na sociedade. Quando isso ocorre como resposta à mudança social, os vínculos afetivos podem oferecer modelos tanto de êxito como de fracasso, em sua atuação pessoal e social. Portanto, pode-se considerar que a adaptação ocorre em função do potencial de personalidade e do caráter psicológico do seu grupo familiar.

Na relação recíproca entre família e sociedade, vale ressaltar que a influência da organização social é determinante para a modelagem da estrutura e o funcionamento da família, à medida que é daquela sociedade que emanam as diretrizes gerais reguladoras dos procedimentos do homem em sociedade (Haley, 1979) e que são forte interesse para o estudo da terapia familiar. Os teóricos mais importantes dessa época foram: Virginia Satir (1980); Nathan Ackerman (1982); Don Jackson (1957); Jay Haley (1973); e Murray Bowen (1960), citados por Elkaim (1998).

Considerando a família uma instituição social básica, derivada, portanto, da instituição maior, a sociedade, observa-se que suas características não só refletem essa organização, mas também servem aos propósitos da sociedade, como condição para a continuidade de sua existência. Daí cada sistema social apresentar um tipo de família específico, conforme salienta Ariés (1981). Os observadores, no entanto, puderam perceber semelhanças entre famílias ditas saudáveis; em ambas, pode haver a presença de duplos vínculos, mas a família saudável consegue lidar melhor com os elementos perturbados. A família saudável lida com problema, mesmo que para isso precise de ajuda profissional; essa família tem flexibilidade para fazer o movimento de mudança.

Do meu ponto de vista, a história dos primórdios da terapia familiar é um grande emaranhado e, por isso consideramos importante essa relação com caminhos clínicos. É difícil e complicado compreender o papel da terapia familiar que surge de forma revolucionária (Elkaim, 1998) e após a crise da Segunda Guerra, sem fazer essa correlação que nos leva a pensar nas reflexões dos autores que iniciam esse estudo, que pesquisam a nova forma de compreender e pensar.

Assim, as investigações nas Ciências Sociais examinam as influências culturais na possibilidade de busca e apreensão do que julgam ser o cerne da questão (Bowen, 1977). Seja em um indivíduo, seja em um relacionamento, os sintomas emergem de processos que se desenvolvem dentro da unidade familiar.

O sintoma representa uma mudança no funcionamento das várias partes do sistema. O sintoma pode refletir a ocorrência de um processo natural de concentração e memorização do *handicap* funcional, de uma dada unidade emocional. Em decorrência, acredita-se que o profissional de saúde mental se encontra em situação de risco e sua ação será comprometida caso ele não seja capaz de pensar e dirigir sua ação diagnóstica e terapêutica, considerando e avaliando a família. Assim, os transtornos afetivos de uma pessoa podem ser considerados sintomas de um conflito familiar, e a mesma analogia pode ser feita quanto à família em relação à sociedade (Boszormenyi-Nagy e Framo, 1976).

Com o crescente aumento da literatura sobre a família e da prática da terapia familiar, pode-se constatar que os autores compartilham da mesma ideia ou princípio: a unidade de tratamento excede a pessoa individual e tem como objetivo o conflito familiar visando à sua resolução total ou parcial. Essa constatação pode ser tomada como critério para qualificar a terapia familiar, conforme afirma Haley (1979). Esse autor já havia enfatizado que os estudos de saúde dos membros da família poderiam, às vezes, implicar o segmento de um problema que afetava outro de seus membros.

Segundo Boszormenyi-Nagy e Farmo (1976), a terapia familiar é caracterizada como apoio importante, procurando classificar a comunicação, modificar padrões de interação patológica e ajudar a enfrentar situações reais de tensão, não só diante da doença, mas também para a repercussão desta na família, comunidade e sociedade. A terapia familiar vem também para amenizar a dor da família. Portanto, há adesão crescente de profissionais nesse campo, refletindo mudanças de orientação, principalmente em instituições de ensino que cuidam de problemas de saúde mental da infância e da adolescência (primeiro núcleo de trabalho). As primeiras pesquisas na área com essa população são feitas em instituições americanas, como a *Child Guidance*, clínica com trabalho multiprofissional dedicada ao atendimento de crianças. A partir de 1964, sob a direção de Minuchin, "todo tratamento é familiar", ele apoia pesquisas com população pobre, quando se transfere para Porto Rico, auxiliando na expansão dessa sua ideia.

Com a crescente especialização, estamos em uma posição privilegiada de somar o muito que sabemos sobre o indivíduo com o que já se sabe sobre a família e a sociedade, podendo fazer o que chamamos de "terapia familiar de abordagem sistemática" (Falceto, 1998). As principais escolas dessa nova abordagem são as terapias familiares intergeracionais, cujo principal representante é Murray Bowen, que considera a saúde mental de um determinado indivíduo dependente do grau de diferenciação que ele é capaz de estabelecer em relação à sua própria família, e acredita que a dificuldade de um indivíduo de se diferenciar é passível de ser transmitida de uma geração para a outra, e que essa transmissão poderia, às vezes e em certos casos específicos, transmitir patologias, como a esquizofrenia.

Boszormenyi-Nagy (1998) é outro importante representante das terapias sistêmicas, que voltou seu interesse para o impacto causado pelas lealdades intergeracionais no aparecimento dos sintomas. Por intermédio da terapia contextual, da qual é fundador, esforça-se para dar novos caminhos a seus pacientes, liberando-os do peso das "lealdades invisíveis".

Desse modo, propôs-se evitar os conceitos psicológicos tradicionais, com base no indivíduo, e sugerir uma compreensão da doença como relacional (Feres-Carneiro e Ponciono, 2005).

Para Andolfi (1988), o paciente é pivô existencial dos conflitos interpessoais, mas, para a família trigeracional, a ampliação da unidade de observação permite o encadear dos significados construídos e reproduzidos pelo grupo em estudo. A terapia favorece, assim, o descentralizar do problema, constituindo-se uma oportunidade de crescimento. Na abordagem sistêmica de Minuchin (1982), uma família é um órgão vivo, que só é capaz de preencher suas funções quando suas estruturas não são atingidas por nenhuma espécie de distúrbio. Assim, para seu trabalho, procura constituir as condições para uma estrutura sadia, estabelecendo fronteiras claramente delimitadas entre gerações e indivíduos. Estabelece regras familiares, distâncias interpessoais, complementaridade, adaptação a mudanças, facilita às pessoas perceberem a razão pela qual são como são, para definir possibilidades de reorganização. O processo dessa abordagem inclui três operações:

1. Perceber os padrões correntes de interação.
2. Indagar que papel um sintoma desempenha na manutenção do sistema.
3. Reestruturar o sistema a fim de que não necessite mais desse sintoma.

A terapia estratégica decorre do pensamento de Don Jackson, o qual, por sua vez, provém das ideias de Bateson (1984). Os problemas que se apresentam são sempre vistos como sintomáticos do sistema, antes que do indivíduo; o tratamento orienta-se para o sintoma e visa o seu alívio, sem que nenhuma interpretação seja feita quanto ao seu significado psicológico. Por ser um tratamento orientado para o sintoma, é o uso de estratégias que força o sistema a novas maneiras de agir. Para melhor caracterizar o caminho da terapia familiar, devemos ainda nos lembrar do Grupo de Milão, cujo pensamento central é de Selvini, Palazzoli et al. – Cecchin, Prata e Boscolo (1978) –, que usam uma abordagem de equipe. A meta é a busca de informações para ter um retrato apurado da estrutura.

O ponto de vista central na sua abordagem é o que se denomina "interrogação circular", no qual se faz uma pergunta a um dos membros da família, que produz informações sobre como os relacionamentos se formam e são mantidos no sistema. Essencial ao método, é o conceito de neutralidade. O ingrediente final da abordagem milanesa é o uso de remoldação positiva. O comportamento, por mais inominável que seja, é denominado "maneira positiva", recebendo uma conotação positiva e sendo isso consequência da ideia essencial de Bateson (1984) de que o contexto determina o significado. As coisas são o que as pessoas querem que elas sejam e qualquer tipo de comportamento pode ser encarado como negativo ou positivo. A família se confronta, então, com uma nova maneira de interagir.

O trabalho de White de início foi articulado, bem como encorajado por Tomm, sob grande influência das teorias de Bateson (1972 e 1980). Posteriormente, ele incorporou a noção de poder (Foucault, 1980) e as contribuições do pensamento do construcionismo social (Gergen, 1985). Por fim, seu trabalho se posicionou nos limites da metáfora da narração – evolução estimulada por Epston e White. O enfoque dado mais aos "impedimentos" do que às "causas" é fundamental para a compreensão das primeiras ideias desse autor. A ênfase sobre o impedimento encontra-se na base do processo terapêutico, que pode ser definido como significativamente diferente dos demais processos da terapia familiar. A metáfora cibernética da explicação negativa descreve o desenvolvimento da informação como algo que se desenvolve em certos caminhos "em vez de" em outros. Isso se dá de maneira distinta da explicação positiva, que descreve a formação como ocorrida "por causa de" alguma outra coisa que está acontecendo. Nessa perspectiva, os problemas são vistos como implementos. Em vez de a pessoa ou a família ser o problema, o problema é o problema. Este impede a atuação das pessoas em relação a suas buscas por tentativa e erro, que lhes poderiam permitir a descoberta de novas possibilidades de vida. O problema no contexto do consumismo social é o da objetificação do problema – e não da pessoa. Em vez de elaborar construções em que localizamos problema na pessoa (caráter interpessoal do problema), ou na família (caráter interpessoal), este é construído em separado das pessoas e famílias e visto como algo que as influencia. Em vez de se responsabilizar a dinâmica pessoal ou familiar pela existência do problema, é a dinâmica deste que organiza as respostas da pessoa e da família. O problema é visto como opressivo, afetando todo o sistema, mas nunca como útil ou funcional. Os indivíduos são o centro de tudo. A obra de White, a *Theory of literary merit?* (1988), resume algumas etapas do processo terapêutico em geral. Seu trabalho pode ser definido como "metáfora narrativa", o que permite que se considerem essas indagações por um prisma mais geral, de natureza de exteriorização.

A abordagem de White permite o emprego do conceito de equipes reflexivas de Anderson (1987), a partir de uma nova visão e com um novo objetivo.

O processo compõe-se das seguintes etapas:

1. Entrevista com a equipe de observação.
2. A família observa os membros da equipe entrevistando-se uns aos outros sobre o tema dos resultados únicos.
3. A família comenta as reflexões surgidas.
4. A equipe e a família reúnem-se para uma entrevista com o terapeuta sobre as perguntas feitas.

Outro sistema, produzido no Ackerman Institute, em 1982, o *Family systems medicine*, foi criado, dirigido e de responsabilidade de Bloch até o presente momento. A terapia familiar trigeracional, desenvolvida por Bowen, mesmo às vezes com só um elemento da família, pesquisa as gerações anteriores como vistas ao diagnóstico.

A Escola de Terapia Familiar Existencial enfatiza o trabalho intenso, como as emoções vivenciais no aqui e agora da família e do terapeuta, e tem como representantes importantes Whitaker e Satir (Falceto, 1998). Minuchin criou a Escola de Terapia Familiar Estrutural, enfatizando as questões organizacionais da família na gênese e resolução dos problemas. Em Palo Alto, desenvolveu-se a Escola de Terapia Familiar Comunicacional, na qual o trabalho se concentra nas comunicações interpessoais verbais e não verbais. Haley (1976), originário desse grupo, criou a Escola de Terapia Familiar Estratégica, em que as intervenções terapêuticas criativas tendem a reestruturar o funcionamento familiar estabelecido ao redor do sintoma.

A partir da década de 1980, torna-se mais nítida a tentativa de síntese e integração (Waldermar, 1986). O indivíduo voltou a ganhar destaque dentro do contexto familiar. Integram-se várias técnicas oriundas de várias escolas. Valorizam-se cada vez mais a função e a pessoa do terapeuta, como parte do sistema terapêutico, dentro do que se convencionou a chamar de "segunda cibernética" (Sluzki, 1987). Notamos também destaques para o trabalho com comunidades com enfoque sistêmico (Elizur, 1990). Assim, a família não é apenas a soma de suas partes, mas um todo coeso, indivisível e impossível de ser decomposto (Castilho, 2008).

Após 20 anos, tivemos muitas mudanças nesse quadro de referências, que influem tanto os Estados Unidos como a Europa. Falecem prematuramente dois expoentes desse movimento, Ackerman e Don Jackson. A grande Virginia Satir não mais se considera terapeuta familiar, embora sua influência seja forte até os dias de hoje. Passam a ter mais importância, Jay Haley e Murray Bowen. O segundo deles, Bowen, enfatizou que as famílias de esquizofrênicos se caracterizam, de um lado, por uma rede **muito** estreita de relações e, de outro, pela presença de uma angústia marcante, que tende a ser transmitida com muita facilidade de um elemento para outro. Segue daí que a saúde mental de um determinado indivíduo está associada ao grau de diferenciação que ele é capaz de estabelecer em relação à sua própria família. Para Bowen, a dificuldade de um indivíduo em se diferenciar é possível de ser transmitida de uma geração para outra, e acreditava que essa transmissão poderia, às vezes e em certos casos específicos de uniões sucessivas de canais pouco diferenciados, concorrer para o surgimento de um esquizofrênico (Bowen, 1988).

Bowen (1988) descobriu que as famílias humanas são uma unidade emocional. Os elementos estão ligados uns aos outros de tal maneira que o funcionamento de cada um deles automaticamente afeta o dos demais. A família é, então, um sistema em que a mudança, que afeta uma de suas partes, segue-se de mudanças compensatórias em outras de suas partes componentes. Ele pensa a família como uma variedade de sistemas e subsistemas.

Os sistemas funcionam em todos os níveis de eficiência: do funcionamento ótimo à totais disfunção e falência. Portanto, é essa unidade familiar – não mais os indivíduos que a compõem – que se torna o "principal objeto do tratamento". Os sintomas emergem de processos que se desenvolvem dentro da unidade familiar, representando uma mudança no funcionamento das várias partes do sistema (Elkaim, 1988).

Dos descontentes de Don Jackson (1957), é uma referência Salvador Minuchin (1967), que começa por uma observação básica, ou seja, a de que a estrutura de uma família se define pelas coalizões e divisões entre os seus elementos, e de que uma análise das suas comunicações indicará como essa família é modelada. Minuchin não acha necessário entrar no passado, mas saber a mudança que ocorre quando os caminhos se alteram e os membros da família necessitam relacionar-se por novas maneiras. Essa abordagem sustenta ser a estrutura, e não a história, o que constitui uma família.

Diz-se que: "… os comportamentos que ocorrem no sistema familiar possuem uma complementaridade geral; eles se encaixam". Esse pensamento influi na maneira pela qual o terapeuta se comporta.

Uma das consequências da coerência é que os sistemas, por natureza, são instáveis e mudam constantemente. Isso significa que a história é menos importante do que os padrões no sistema familiar. O terapeuta precisa saber não o que aconteceu, mas como o sistema se acha construído. A busca é de um conceito verdadeiro de como a família opera, e, consequentemente, teremos, nessa pesquisa, pressupostos mais verdadeiros de como mudá-la de modo mais efetivo.

Além da técnica está a sabedoria, ou seja, o conhecimento da conexão que une as coisas entre si. A sabedoria, segundo Bateson (1984), demanda não só o reconhecimento dos fatos ligados ao circuito, mas também um reconhecimento consciente, enraizado tanto na experiência intelectual como na emocional, sintetizando as duas. "As técnicas, guiadas com bom senso, sabedoria, tornam a terapia familiar à arte de diagnosticar a cura".

A doença na criança e no adolescente afeta todos do grupo familiar, de alguma forma, por ser esta uma relação de dependência, em que a criança e o adolescente precisam ser cuidados. O sofrimento de um elemento do sistema é sentido coletivamente. Em um sistema, cada um tem a mesma capacidade de influenciar os outros. No sistema familiar esse fato significa que cada membro do sistema influencia os outros, sendo ao mesmo tempo influenciado por eles. Essas influências múltiplas são o cotidiano da vida familiar. Neste, podem aparecer problemas de saúde mental, dificuldades escolares de um filho, depressão, anorexia, doenças afetivas ou ainda problemas de conduta.

Quando esses problemas aparecem, a criança é sempre levada para tratamento, esperando-se que seu problema seja simples e que uma boa medicação possa resolver o problema.

A família espera da equipe terapêutica sempre um milagre e, quando isso não ocorre, sente-se em estado de dor, pois não gosta de ser responsabilizada pela dificuldade. Teme ainda ser denunciada pelo problema de seu filho e, assim, tenta se organizar para não perceberem a dificuldade, muitas vezes negando-a até ser confrontada pelas instituições, como a escola e outras. As famílias, quando passam por essa experiência ao longo do ciclo vital, tornam-se mais vulneráveis a problemas em sua dinâmica.

O contato com o diagnóstico de um filho é visto como um momento de crise, posto que ocorre um desequilíbrio entre a quantidade de ajustamento necessário e os recursos imediatamente disponíveis para lidar com o problema. O impacto da doença de uma criança sobre os pais provoca uma demanda sistemática de ordem emocional na família e relacional além daquilo de que ela pode dar conta, sem que seja preciso recorrer à ajuda externa (Knobel, 1986). Assim, é importante observar que o desequilíbrio desse e de outros momentos no ciclo vital da família vem da necessidade de continuar desempenhando os diversos papéis, com a sobrecarga da doença, ou problemas com a criança diante da doença; necessidade e reações dos demais elementos da família são agravadas pelas reações próprias à sintomatologia do sentimento de perda e da dor individual e familiar.

A reorganização familiar só poderia se dar após a superação do momento crítico, que não tem tempo definido, pois depende de cada caso e de como a família reage a essas situações, as quais, por si mesmas, dificultam a mudança adaptativa à situação-problema. A reorganização está sendo ligada ao tipo de problema, ao momento do ciclo vital da família e à sua flexibilidade. A família necessita rearranjar o sistema familiar e, como consequência, curtir um novo nível de equilíbrio. A terapia poderá contribuir nesse momento e em outros momentos do ciclo vital do indivíduo e da família, em diferentes comportamentos ou formas de reagir.

Portanto, ao se avaliar o funcionamento familiar a partir das mais diversas queixas, é necessário pensar clinicamente sobre elas, analisando a possibilidade de serem manifestações atuais ou de problemas anteriores não resolvidos, que tomam nova forma diante de um paciente indicado como paciente identificado. A situação da problemática de um filho, seja ele criança, seja ele adolescente, envolve dificuldades em diferentes escalas: no desempenho de papéis familiares e não familiares; sintomas físicos decorrentes do sofrimento a que são expostos; casos de insônia; depressão e cefaleia; culpa e raiva. Essas são evidências dos sentimentos que permeiam as inter-relações familiares perante as estratégias de enfrentamento de um problema em seu filho. A terapia com a família pode facilitar a convivência com a realidade de pais e irmãos de uma criança com problema.

A terapia familiar tem a intenção de ser um tratamento primário dos transtornos afetivos, psicossomáticos, e ainda ser um tratamento para doenças depressivas, pois se chegou a concluir que os conflitos dos pais têm um papel importante nesses estados. O conflito conjugal estressa a família, fazendo-a a adoecer. A experiência clínica confirma esse dado. Pode-se pensar, assim, em trabalhos preventivos, para ajudar as pessoas na escolha conjugal; nas crises dos momentos evolutivos, educação dos filhos e, em casos de separação conjugal, para evitar maiores problemas entre as pessoas envolvidas. Essa proposta preventiva para a terapia familiar pode contribuir em muito para o social, pois a terapia familiar vem como auxílio para o momento que vivemos, em que as fontes de estresse se fazem presentes cotidianamente.

As pesquisas, hoje, confirmam o que vem sendo destacado na literatura mundial, em particular nos trabalhos de Crosbie-Burnett (1944) e Hetherington (2003), que têm se dedicado ao estudo de famílias multinucleares, isto é, aquelas que envolvem casamento de divorciados: por se tratar de configurações complexas, com grande porosidade das fronteiras entre subsistemas, há nelas uma importância relativa da relação marital *versus* relação parental na predição da felicidade familiar, objeto de cuidado dos terapeutas de família.

Terapia familiar no Brasil

Esta tem seus primórdios em 1986, com o envolvimento de um grande número de terapeutas de todo o país, convocando estrangeiros para ministrar cursos sendo eles: Monny Elkain; Gianfranco Cechin; Bradford Keeney; Jay Haley; Monica McGoldnrdick; Paul Watzlawick; Heing Von Foerster; Jorge Calapinto; Humberto Maturana; Cloe Madanes; Jorge Maldonato; Salvador Minuchen; Marcelo Packman; e outros. Em 1986, Maria Rita D'Angelo Seixas funda, com Luiza Ricota e Maroli Bonold, a Escola de Sociodrama Familiar Sistêmico de São Paulo, que formou três turmas de terapeutas familiares. A minha ligação com o Psicodrama, à época, era cada dia maior; portanto, creio que mais uma vez respondi às chamadas associativas.

Portanto, **devido ao empenho em promover cursos** nos quais os terapeutas brasileiros se dedicavam em seu estudo havia também "encontros em diversos lugares no Brasil para que pudéssemos trocar conhecimentos".

O grupo da Pontifícia Universidade Católica de São Paulo (PUC-SP) tem um grupo grande composto por Mathilde Neder, Rosa Maria Macedo e Cineide Serveny, que, além de dar curso sobre família no programa de pós-graduação, também promovia viagens a Buenos Aires para assistir ao INTERFAS, em que ministravam cursos Michael White, Dora Fried Schinitnan, Lyn Hoffaman, Mony Eukaim, Sauf Fulks.

Em 1992, Maria D'Angelo Seixas, que também lecionava na PUC-SP, trouxe para São Paulo o 4º Encontro de Terapia Familiar, com o apoio de suas colegas de curso da PUC-SP e com o compromisso de ajudar as entidades paulistas.

Quando nos reunimos em assembleia para organizar o 4º Encontro, o grupo formado era tão grande e o depoimento de colegas de que o crescimento de terapia familiar de todos os estados era proporcional ao de São Paulo, que acabei sugerindo a transformação do 4º Encontro para Primeiro Congresso Brasileiro de Terapia Familiar, que ocorreu nos dias 28, 29 e 30 de junho de 1994, em São Paulo, com o tema "família, lugar seguro para crescer".

Decidiu-se também que o encontro de formadores de terapia familiar fosse realizado na mesma época do 1º Congresso.

Começa aqui o cuidado com a formação dos novos terapeutas de família. Criou-se, neste momento, um movimento de formação de uma grande rede de terapeutas familiares em âmbito nacional, gerando a ABRATEF e, em âmbito regional, fundando-se entidades regionais. O espírito de colaboração foi grande e generalizado, as entidades que assim desejassem poderiam trazer propostas de estatutos que seriam votadas em assembleia, para que pudesse ser lavrada a ata de fundação da Associação Brasileira de Terapia Familiar e registrá-la em cartório após o Congresso.

Para viabilizar a parte burocrática do Congresso, sugerimos que a diretoria se transformasse na primeira diretoria da Associação Paulista de Terapia Familiar (APTF), em 2 de julho de 1993, sendo a primeira regional a ser criada antes, inclusive a ABRATEF.

Em assembleia geral, foi aprovado o Estatuto APTF e lavrada a ata de fundação, ficando a sua diretoria assim constituída:

- Presidente: Maria Rita D'Angelo Seixas
- Vice-Presidente: Regina França
- Secretaria: Marilene Grandesso
- Segunda Secretária: Maroli Bonold
- Tesoureiro: Ruy de Mathes
- Suplentes: Rosa Maria Macedo, Ceneide Cerveny e Tai Castilho
- Conselho Fiscal: Cirilo Liberatori Tissot, Vania Yazbek e Gilda Franco Montoura

O 1º Congresso superou todas as expectativas, em termos financeiros e de produção científica, mostrando a maturidade das terapeutas familiares brasileiras.

Acredito, porém, que seu ganho inestimável foi na dimensão política, criando-se a possibilidade de passarmos a existir oficialmente como movimento de Terapia Familiar em todo o Brasil, conforme registro feito por carta pela colega Lia Granc do Rio de Janeiro: "Este é um Congresso que traz um marco inaugural, onde, ao sair a Associação Brasileira de Terapia Familiar, do papel e tomar vida, começamos a nos legitimar enquanto trabalhadores de família e casal" (Maria Rita D'Angelo Seixas, 2011, Capítulo 32.).

> "Dizem que a vida é para quem sabe viver,
> mas ninguém nasce pronto.
> A vida é para quem é corajoso o suficiente
> para se arriscar e humilde o bastante para aprender"
>
> (Clarice Lispector)

Referências bibliográficas

1. Ajkeman N. Diagnóstico e tratamento das relações familiares. Porto Alegre: Artes Médicas, 1986.
2. Ajkeman N. The family as a social and emotional unit. Build Kansas Mental Hygiene Society. 1937;12:2.
3. Anderson C; Hogarty G; Reiss D. The psychoeducational family treatament of schizophrenics. San Francisco: Jossey-Boss, 1981.
4. Anderson H. Human sistems: preliminary and evolving ideas about clinical theory. Family Process. 1987;27(4):4152-428.
5. Andolfi M. A terapia familiar. Lisboa: Veja, 1988.
6. Ariés P. História social da criança e da família. Rio de Janeiro: Zahar, 1981.
7. Bateston G et al. Interacción familiar. Buenos Aires: Tiempo Contemporâneo, 1971.
8. Bateston G. Communication: the social matrix of society. New York: Norton, 1951.
9. Bateston G. Interacción familiar. Buenos Aires: Aires, 1984.
10. Bateston G. Naven Stanford (CA): Stanford University Press, 1956.
11. Boszormeny-Nagy I; Framo JL. Intensive family therapy: theorethical and practical aspects. New York: Harper & Row, 1988.
12. Carneiro TE. Família: diagnóstico e terapia. Rio de Janeiro: Zahar, 1983.
13. Crosbie-Burnett M. Remarriage and recoupling. In: McKenry PC; Price SJ (org.). Families and change. Londres: Sage, 1944. p. 23-7.
14. Elizur J; Minuchin S. Institutionalizing madness: families and society. New York: Basic Books, 1990.
15. Elkaim M (org.). Formações e práticas em terapia familiar. Porto Alegre: Artes Médicas, 1998.
16. Elkaim M. Panorama das terapias familiares. São Paulo: Summus, 1988. v. l.
17. Falceto O. O diagnóstico psiquiátrico da família. Revista de Psiquiatra do Rio Grande do Sul. 1988;9:37-48.
18. Falceto O. Terapia de família. In: Arsitides VC (ed.). Psicoterapias. Porto Alegre: Artmed, 1998.
19. Foucault M. Vigiar e punir: nascimento da prisão. Petrópolis: Vozes, 1980.
20. Fromm-Reichmann E. Notes on the development of treatment of schizophrenics by psychoanalytical therapy. Psychiatry. 1948;11:263-74.
21. Gergen KJ; Davis J. The social constructivist movement in modern psychology. American Psychologist. 1985;4:115-25.
22. Gomes JCV. Manual de psicoterapia familiar. Petrópolis: Vozes, 1987.
23. Halley J. Problem-solving therapy. San Francisco: Jossey-Bass, 1976.
24. Hetherington EM. Psicoterapia familiar. Belo Horizonte: Interlivros, 1979.
25. Hetherington EM; Kelly J. For better or for worse: divorce reconsidered. New York: Norton, 2003.
26. Knobel M. Orientação familiar. São Paulo: Papirus, 1986.
27. Korcybski; Bloch D; Rambo A. O início da terapia familiar: temas e pessoas. In: Elkaim M (ed.). Panorama das terapias familiares. São Paulo: Summus, 1988. v. 1.
28. Minuchin S. Famílias: funcionamento e tratamento. Porto Alegre: Artes Médicas, 1982.
29. Minuchin S; Fishman H. Técnicas de terapia familiar. Buenos Aires: Paidós, 1984.
30. Minuchin S; Rorman B; Baker L. Psychossomatic families. Cambridge: Harvard University Press, 1978.
31. Prado LC et al. Famílias e terapeutas. Porto Alegre: Artes Médicas, 1996.
32. Selvini-Palassoli M; Cecchin G; Prata G et al. Paradoxe et contreparadoxe. Paris: ESF, 1978.
33. Shanon C; Weaver W. Mathematical theory of communication. Illinois: Urbano University, 1949.
34. Sluzky C. Cibernética y terapia familiar: un mapa mínimo. Sistemas Familiares, Buenos Aires. 1987;3(2).
35. Sprovieri MHS. Estresse, alexitimia e dinâmica familiar do paciente autista: um estudo comprovativo [Tese de Doutorado]. São Paulo: Pontifícia Universidade Católica, 1998.
36. Sullivan HS. The interpersonal theory of psychiatry. New York: Norton, 1953.
37. Von Bertalanffy L. Téorie générale des systémes. Dunod, 1972.
38. Waldemar JO; Falceto O. terapia familiar: escola norte-americana. In: Osório LC et al. (ed.). Grupoterapia hoje. Porto Alegre: Artes Médicas, 1986.
39. Weblen J. Communication and schizophrenic behavior. Farm Proc. 1962;11(1):49-58.
40. Weiner L; Boss P. Exploding gender bias against women: ethics for marriage and family therapy. Counseling and Values. 1985;30(1):9-21.
41. White M. Commentary: the histories of the present. In: Gilligan S; Price R (ed.). Therapeutic conversations. New York: Norton, 1988.

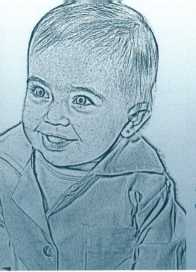

Capítulo 91

Acompanhamento Terapêutico

Marina Santos Lemos

Quem é o acompanhante terapêutico

De acordo com a literatura, Zamignani e Wielenska, 1999; Oliveira, 2000; Vianna e Sampaio, 2003; Zamignani, Kovac e Vermes, 2007, o acompanhante terapêutico (AT) se configura no Brasil, na grande maioria dos casos, como o profissional recém-formado ou o estudante que desempenha seu trabalho subordinado às orientações de um terapeuta mais experiente, sendo o acompanhante terapêutico aquele que desempenha o maior número de horas de intervenção no caso e que atua onde a queixa comportamental ocorra, desempenhando seus serviços na residência do atendido, em escolas, parques e demais locais externos ao consultório onde o cliente possa necessitar de auxílio profissional.

O acompanhante terapêutico é o profissional recém-formado ou o estudante dentro de uma equipe com um supervisor dos seus serviços em muitos casos em razão da viabilidade econômica (Guerrelhas, 2007). Afinal, o profissional recém-formado ou estudante pode ter maior disponibilidade de horários, interesse em atuar em horários alternativos e por um custo muito inferior ao de um profissional mais experiente. Para o acompanhante terapêutico, é interessante este tipo de serviço por se configurar em uma espécie de estágio remunerado em que terá a oportunidade de aprender com um supervisor experiente (Zamignani, 1997).

O acompanhante terapêutico é indicado para casos em que o cliente apresente déficits de repertório básico e que, portanto, precise de um acompanhamento intensivo em locais onde o cliente vive (Baumgarth et al., 1999; Zamignani, Kovac e Vermes, 2007). Para Nico e Thomaz (2007), a intervenção de consultório com clientes que não apresentem habilidades de interação verbal satisfatórias seria insuficiente para garantir as mudanças necessárias na vida cotidiana do paciente.

Outro aspecto sobre o acompanhamento terapêutico descrito pela literatura e que valoriza o trabalho do acompanhante terapêutico (Baumgarth et al., 1999; Oliveira, 2000; Vianna e Sampaio, 2003; Balvedi, 2003; Cruz, Lima e Moraes, 2003) diz respeito ao AT ter acesso às variáveis que mantêm o comportamento, o que pode aumentar a probabilidade de comportamentos futuros e a probabilidade de generalização. Fora isso, ao acompanhante terapêutico também pode ser possível estabelecer um vínculo mais efetivo com o cliente por ter mais acesso aos seus reforçadores naturais (Baumgarth et al., 1999; Zamignani, Kovac e Vermes, 2007). Ter acesso aos reforçadores naturais do paciente pode, em tese, dar ao acompanhante terapêutico a possibilidade de resultados de intervenção mais rápidos.

O AT serve de elo entre o profissional ou a equipe responsável e a família. Dessa forma, o AT pode reforçar adequadamente os esforços tanto do cliente como de sua família; orientar o cliente em suas tarefas diárias, garantido o exercício das atividades programadas; realizar o levantamento de dados da relação familiar e de contingências da vida do paciente por intermédio de observação participante; repassar, ao profissional ou equipe responsável pelo caso, os dados novos levantados mediante observação, para a análise das novas contingências percebidas e, assim, traçar novos procedimentos e técnicas cabíveis ao caso (Oliveira, 2000, p. 257).

Em decorrência de todos esses aspectos levantados pela literatura – profissional ou estudante com grande disponibilidade de horas por custos acessíveis, que possa estar onde a queixa ocorra, com acesso a dados fundamentais para melhores compreensão e análise do caso e com a possibilidade de estabelecer um melhor vínculo com o paciente –, o acompanhante terapêutico se configurou como peça fundamental de muitas intervenções terapêuticas.

Desenvolvimento histórico do acompanhante terapêutico

Em 1987, duas psicólogas argentinas publicam a primeira obra sobre acompanhamento terapêutico. Susana Kuras de Mauer e Silva Resnizky escreveram *Acompanhamento terapêutico e pacientes psicóticos: manual introdutório a uma estratégia clínica*. No livro, as autoras descrevem o papel do acompanhante terapêutico, profissional que surge com a alteração dos serviços oferecidos a pacientes psicóticos. Os tratamentos oferecidos a pacientes psicóticos começam a ser questionados e gradualmente reestruturados a partir da década de 1950 na Europa e nos Estados Unidos. Os principais expoentes desse movimento foram Laing e Cooper na Inglaterra, Basaglia na Itália, Oury na França, Tosquelles na Espanha e Szazs nos Estados Unidos (Mauer e Resnizky, 1987; A Casa, 1991; Barreto, 1997; Pitiá e Santos, 2005).

A partir deste momento, é também questionada a função exercida pelos hospitais psiquiátricos, passando a ser compreendidos como um lugar de confinamento de doentes e isolamento social. Surge, então, neste período o movimento antimanicomial cujo principal objetivo foi a reinserção social dos pacientes psiquiátricos, movimento que aos poucos se difundiu para outros países. No final da década de 1960, esses questionamentos e ideias chegam à América Latina, principalmente à Argentina. Em razão desses questionamentos, cria-se a necessidade de se modificar o contexto em que os pacientes psiquiátricos eram atendidos. As comunidades terapêuticas surgem, em Buenos Aires, nesse período, como alternativa ao isolamento social imposto pelos hospitais psiquiátricos. Os pacientes com diagnóstico psiquiátrico passam a ser atendidos nas comunidades terapêuticas em regime de internação ou de hospital-dia, recebendo agora um atendimento individualizado.

Nessa mesma época, no Brasil, também já se desenvolvia um movimento antimanicomial que se intensificou por influência principalmente pelo que ocorria na Argentina. Diferente de um modelo de internação compulsória, de um tratamento fundamentado principalmente pelo uso de medicamentos, de contenção e de eletroconvulsoterapia, além da remoção de um convívio social, com o surgimento das comunidades terapêuticas, altera-se esse panorama em favor de uma proposta para atendimentos individualizados que visam compreender, auxiliar e ensinar habilidades, hospitais dias frequentados pelo paciente durante o dia para que sejam assistidos por uma equipe multidisciplinar, e tudo com o intuito de uma reinserção social do paciente. Mediante todas estas alterações, surge a figura dos auxiliares psiquiátricos ou dos atendentes terapêuticos, posteriormente reconhecidos por "amigo qualificado" e, hoje, mais conhecidos por "acompanhante terapêutico". Na cidade de São Paulo, A Casa, em 1981, por influência da psicanalista argentina Beatriz Aguirre, implementa em seus serviços o acompanhamento terapêutico, na ocasião conhecido por "amigo qualificado". O amigo qualificado era responsável por acompanhar o paciente nos momentos entre uma atividade e outra oferecidas pelo hospital-dia, nos grupos de socialização e, em alguns momentos, também auxiliavam as famílias aos finais de semana.

Em decorrência desta reestruturação de serviços oferecidos a pacientes psiquiátricos, dos benefícios decorrentes da atuação do acompanhante terapêutico, este continuou a ser requisitado por profissionais da saúde (psiquiatras e terapeutas) e familiares que queriam uma alternativa à internação. Começaram a surgir alguns cursos de formação para acompanhantes terapêuticos, assim como profissionais começaram a escrever sobre esta prática (Zamignani, Kovac e Vermes, 2007) e, hoje, o acompanhante terapêutico ainda exerce importante papel no tratamento de pessoas com diagnósticos psiquiátricos e/ou atrasos no desenvolvimento.

Contribuições da análise do comportamento para a atuação do acompanhante terapêutico

Entre as décadas de 1950 e 1970, analistas do comportamento realizam e publicam o que seriam suas primeiras práticas clínicas, práticas estas que, à época, foram denominadas "modificação do comportamento". A modificação do comportamento ocorria por meio de observação, avaliação e demonstração entre variáveis comportamentais e, a partir de uma análise cuidadosa, eram implementadas medidas que alterariam comportamentos considerados prejudiciais para o indivíduo. Foram então publicados dados de intervenção e procedimentos que até os dias atuais influenciam a formação e a prática de muitos analistas do comportamento. Para a análise do comportamento, seu objeto de estudo, o "comportamento", se dá pela relação organismo/ambiente.

> "Se a teoria em que se baseia a terapia comportamental é correta, então a solução para um problema comportamental não pode se restringir a contingências especialmente arranjadas no ambiente particular da clínica. Se o problema tem que ser corrigido, é necessário modificar as contingências do ambiente natural." (Holland, 1978, p. 166)

Assim sendo, os modificadores do comportamento atuavam onde a queixa comportamental ocorresse, demonstrando que alterar algumas variáveis ambientais proporcionava melhora de alguns comportamentos-problemas. Um recurso desenvolvido por modificadores do comportamento, e que até os dias de hoje são utilizados, foi o uso de fichas.

Quando uma pessoa era internada com questões psiquiátricas, profissionais da saúde buscavam causas internas, alguma disfunção orgânica que justificasse seu mau comportamento, interpretações com base em abordagens psicodinâmicas e que raramente sugeriam alguma intervenção para o problema. Analistas do comportamento conscientes de como ocorriam as internações nestes hospitais, de como faltavam orientações para os enfermeiros que lidavam no dia a dia com o problema, e certos de que alterar o ambiente poderia promover melhores condições de relacionamento entre profissionais e pacientes começaram a estudar/alterar contingências dos ambientes hospitalares. Aylon e Michael (1958) e Aylon e Azrin (1968) implementaram o uso de fichas/vale e o treino de profissionais de hospitais psiquiátricos, buscando demonstrar que, embora fossem apenas consideradas as questões fisiológicas e emocionais, alterar a relação organismo/ambiente selecionando comportamentos-alvos, reconhecendo a ocorrência de cada um desses comportamentos com uso de fichas que produziam recompensas para cada resposta apresentada, era capaz de promover consideráveis melhorias no ambiente, como também propiciava ferramentas e suporte para a atuação do enfermeiro mediante o comportamento problema.

Segundo Baer, Wolf e Risley (1968) os modificadores do comportamento utilizavam um modelo desenvolvido em laboratório para uma prática clínica, prática esta que poderia favorecer a construção de uma tecnologia aplicada a problemas socialmente relevantes. Com base nas considerações que faziam sobre as produções da análise experimental do comportamento sobre as primeiras manifestações clínicas oriundas do fazer dos modificadores do comportamento, os autores criam a análise aplicada do comportamento. A análise aplicada do comportamento se baseia em sete dimensões que fundamentam esta prática, sendo elas: aplicada porque seu objeto de estudo ou intervenção são comportamentos socialmente relevantes; comportamental porque os comportamentos selecionados deverão ser devidamente descritos e mensurados com precisão e confiabilidade antes, durante e após a intervenção; analítica porque deverá demonstrar que as mudanças comportamentais são produtos dos procedimentos implementados, e não de variáveis outras das quais o analista do comportamento não tenha controle; tecnológica porque deve sempre ter como produto procedimentos bem descritos de forma que outros analistas do comportamento possam utilizá-los de maneira fidedigna; conceitualmente sistemática porque deve sempre seguir os princípios do comportamento e a filosofia do behaviorismo radical, portanto, devemos entender comportamento como relação entre organismo e ambiente, sendo o comportamento produto de eventos ambientais; efetiva porque deve produzir melhores condições comportamentais para a vida das pessoas com quem atua; e generalizável porque as novas condições comportamentais instaladas deverão se manter ao longo do tempo, em diferentes contextos e possam produzir comportamentos relacionados sem intervenção direta.

Embora as primeiras intervenções comportamentais pudessem parecer promissoras, os analistas do comportamento foram muito criticados por não atentarem às questões subjetivas do ser humano e, portanto, ao que é mais importante e causa do problema, como também foram criticados pela forma direta e objetiva pela qual lidavam com os problemas comportamentais, forma esta que, por alguns, era considerada ofensiva em sua maneira de tratar o ser humano e violava a liberdade natural do ser humano (Guedes, 1993). E até mesmo os modificadores do comportamento perceberam que suas alterações de ambiente não conseguiam suprir tudo o que era necessário, que muitas vezes geravam efeitos colaterais não previstos e que alterar o ambiente em que está um ser humano é muito mais complexo do que a Ciência do Comportamento estava pronta para fazer naquele momento. Perceberam na prática que identificar as contingências que afetam um comportamento é muito mais do que criar circunstâncias artificiais que possam suprir alguma demanda emergencial.

Os modificadores do comportamento cientes de suas limitações passam a defender que o conhecimento até então produzido era insuficiente para a complexidade do ambiente natural. O que resultou em que muitos optem pela terapia de consultório e com base no relato verbal. Surgindo, assim, terapeutas comportamentais.

> "Nesta passagem, perderam-se características que identificavam a prática clínica desta abordagem. Os terapeutas comportamentais deixaram para trás: a solução de problemas concretos, a rapidez da terapia, os registros, a confiabilidade na relação procedimentos/resultados e a esperança de que a oferta do serviço psicológico, um dia, viesse a ser avaliável pela sociedade." (Guedes, 1993, p. 62)

Os analistas do comportamento, embora muitos tenham alterado sua prática para uma prática clínica, continuaram produzindo conhecimento e fomentando uma prática baseada em evidências. Muitas pesquisas em análise do comportamento aplicada foram publicadas em jornais da área, como o *Journal Applied Behavior Analysis* (JABA). Essas pesquisas são realizadas principalmente em centros universitários dos Estados Unidos ou em clínicas particulares que oferecem serviços, principalmente, a pessoas com algum diagnóstico ou com atraso no desenvolvimento. A análise do comportamento aplicada foi, ao longo dos anos, ganhando expressividade e sendo reconhecida por seus resultados clínicos.

Os terapeutas comportamentais, em sua prática clínica de consultório, constatam que a intervenção com base em relatos ou em intervenções restritas a um único ambiente não atende a todas as demandas por atendimento psicológico. Afinal, questões comportamentais que dificultam uma vida social efetiva continuam a ocorrer, seja porque algumas pessoas não saberão descrever para o terapeuta clínico o que seria relevante, seja porque o relato não dá a verdadeira dimensão do comportamento, seja porque o mundo das regras e cognições discutidas em terapia pode não controlar o fazer de muitos de nossos pacientes, seja porque algumas pessoas podem apresentar problemas de generalização, isto é, não conseguem levar a outro ambiente o que possam ter aprendido em um *set* controlado (Guedes, 1993).

Cientes das necessidades de seus clientes, das limitações do fazer clínico que muitas vezes não promove as alterações de comportamento necessárias para uma melhor qualidade de vida de seus clientes e dos pressupostos da filosofia do behaviorismo radical para a qual deveria ser natural intervir onde o problema ocorre, os analistas do comportamento começam a atuar em diferentes ambientes principalmente a partir da década de 1990 no Brasil (Zamignani, 1999).

Terapeutas comportamentais começam a trabalhar em conjunto com o acompanhante terapêutico (AT), estando o trabalho do AT diretamente ligado às orientações do analista do comportamento. O analista do comportamento, fazendo uso de técnicas e conhecimento científico oriundos da modificação do comportamento, da análise aplicada do comportamento e da terapia comportamental, orienta o fazer do AT.

Públicos a que se destina o acompanhamento terapêutico

O trabalho do acompanhante terapêutico é destinado a pessoas que demandam uma intervenção mais intensiva e que, em muitos casos, dependem do outro para sua subsistência. De acordo com relatos de casos realizados por psicólogos e profissionais da saúde, encontramos os serviços do acompanhante terapêutico destinados a pacientes psiquiátricos, crianças que apresentam algum diagnóstico ou atraso no desenvolvimento, dependentes químicos, estudantes que precisem desenvolver hábitos mais efetivos de estudo, entre outros. O presente capítulo apresenta dois exemplos de intervenção do acompanhante terapêutico: uma intervenção realizada com uma mulher com diagnóstico de transtorno obsessivo-compulsivo (TOC); e o modelo de intervenção implementado com crianças com diagnóstico de transtorno do espectro autista (TEA) por uma clínica de São Paulo. O capítulo não tem por objetivo esgotar a literatura, mas exemplificar duas distintas possibilidades de atuação do acompanhante terapêutico.

O serviço do acompanhante terapêutico, inicialmente, surge para atender as demandas de reestruturação dos serviços prestados a pacientes psiquiátricos que recebiam como intervenção um modelo de internação compulsória, conforme já descrito. Entretanto, hoje os serviços do acompanhante terapêutico são oferecidos a outros diagnósticos psiquiátricos. Diagnósticos estes que, embora limitem muito a vida em sociedade de algumas pessoas, não as expõem, necessariamente, a condições de internação.

Intervenção realizada entre os anos de 2002 e 2003 com uma mulher com diagnóstico de transtorno obsessivo-compulsivo

TOC é um transtorno psiquiátrico de ansiedade que tem como principal característica a presença de crises recorrentes de obsessões e compulsões. Na obra de Zamignani, Kovac e Vermes (2007), há o relato do caso de A., uma mulher de 38 anos que descrevia comportamentos obsessivos nas seguintes situações: fechar a porta da varanda de sua casa várias vezes; voltar ao carro inúmeras vezes para verificar se estava realmente trancado; ao se despedir do noivo e de amigos permanecia olhando até que estes realmente saíssem do campo de sua visão; entre outros. Esses comportamentos apareciam como forma de minimizar pensamentos obsessivos relacionados a assaltos em sua casa ou ao roubo de seu carro, a acontecer algo ruim à sua saúde ou à de pessoas queridas, a ela nunca mais reencontrar o amigo do qual se despedia.

Para organizar a intervenção e para obtenção de dados de respostas de compulsão, foi solicitado à paciente que fizesse um registro dos seguintes dados: horário de emissão; local; e intensidade. O registro de intensidade foi estipulado a partir de dois eventos relatados pela paciente, um evento que havia lhe causado grande incômodo (máximo) e um evento que não havia lhe causado grande incômodo (mínimo). Consciente da diferença causada por cada um dos eventos, A. passou a classificar eventos de sua semana como máximo ou mínimo incômodo pela comparação entre as sensações produzidas às sensações dos eventos que serviram como base para a escala utilizada. A partir dos dados coletados, foi possível identificar os rituais existentes, classificá-los de acordo com sua intensidade e, sobretudo, definir qual o melhor momento para a intervenção de um acompanhante terapêutico.

O acompanhamento terapêutico no primeiro mês da intervenção, foi realizado todos os dias na hora do almoço e com duração de 2 horas; no atendimento, a AT intervinha em 8 dos 23 rituais identificados e desempenhava técnicas de exposição com prevenção de respostas. Fora a intervenção realizada pela AT na casa da paciente, esta também recebia auxílio de sua irmã nos períodos da manhã e da noite, tendo sua irmã sido treinada pela equipe que prestava atendimento a A., também foram realizadas algumas modificações no ambiente de A. – por exemplo, colocar o despertador longe da cama da paciente – e A. tinha uma sessão semanal com o terapeuta responsável pelo caso.

Concluído o primeiro mês de intervenção, sete dos rituais identificados a princípio constavam como inexistentes no registro da paciente e outros sete haviam diminuído em grau de incômodo, passando de forte para moderado.

A intervenção foi redefinida e agora a AT acompanhava a paciente às sextas-feiras apenas, momento da semana em que A. apresentava maior dificuldade para sair de casa. A AT também modelava e instruía o comportamento de A., por ligações telefônicas, durante toda a semana e oferecia uma sessão extra a A. no consultório antes da sessão de A. com seu terapeuta. Durante essa sessão, eram discutidos com A. seus resultados e passadas novas orientações. Os resultados obtidos neste segundo mês, por sua vez, não foram satisfatórios; A. relata não conseguir desempenhar sozinha algumas das instruções. A AT foi, então, orientada sobre a forma como realizar, com a paciente, procedimentos de dessensibilização sistemática com a finalidade de reduzir o controle respondente. O terapeuta do caso definiu as hierarquias e a AT. Realizava o treino com a paciente até que esta relatasse diminuição da ansiedade mediante a sensação privada de estimulação aversiva. Ao relatar ter diminuído a ansiedade, A. realizava o procedimento de exposição com prevenção de respostas no local onde o comportamento ocorria. A AT somente passava para o próximo ritual de treino quando A. conseguia permanecer na situação geradora de ansiedade em treino sem apresentar o ritual. No final da intervenção, apenas 2 dos 23 rituais permaneceram como fortes, 18 constavam como inexistentes e 3 como moderados. A intervenção foi interrompida porque a paciente se casou e mudou de cidade. O papel do AT foi fundamental para que A. conseguisse aprender e desempenhar as técnicas de exposição com prevenção de respostas segundo relatos da própria paciente, como também por a AT ter tido acesso ao comportamento tal qual ele ocorria em seu ambiente de origem e, por dimensioná-lo em ambiente natural, conseguir intervir de forma mais efetiva.

Modelo de intervenção com crianças com diagnóstico de transtorno do espectro autista (TEA)

O trabalho do acompanhante terapêutico tem se mostrado imprescindível para a obtenção de melhores resultados na intervenção de crianças com algum diagnóstico (p. ex., transtorno do espectro autista – TEA) ou que apresentem atraso no desenvolvimento. Nas intervenções oferecidas às crianças, os AT atuam principalmente na residência da criança, na clínica e na escola, porém não se restringem a esses ambientes.

O modelo de intervenção oferecido pelo Núcleo de Intervenção Comportamental (NIC) tem como base os pressupostos da análise do comportamento aplicada (ABA), segue rigorosamente seus princípios de acordo com a obra de Cooper, Heron e Heward (2020), observa as sete dimensões definidas por Baer, Wolf e Risley (1968), como também se atualiza sistematicamente baseando-se nas publicações mais recentes da área.

Atualmente, os serviços de acompanhante terapêutico são oferecidos sobretudo na residência do cliente, na clínica e na escola; entretanto, são em menor frequência e, de acordo com a necessidade de cada caso, oferecidos também em parques, museus, restaurantes e tantos outros lugares públicos.

Uma outra característica das intervenções oferecidas pelo NIC é que sempre são intervenções intensivas, ou seja, no mínimo 10 horas de atendimento semanal. O acompanhamento terapêutico é um serviço oferecido, na maioria dos casos, por um estudante ou profissional recém-formado e, em muitos casos, em razão da viabilidade econômica, pelo fato de o custo de sua hora ser muito inferior ao custo da hora de um profissional formado (Guerrelhas, 2007). E é exatamente por equipes como as do NIC treinarem os AT para aplicarem os programas com os clientes que elas conseguem oferecer a quantidade ideal de horas para melhor desenvolvimento do caso. Fora ser um serviço que se preocupa com o número de horas ideal, também se preocupa em atender as demandas onde e quando elas ocorrem e, mais uma vez, o NIC se beneficia das disponibilidades de horários alternativos e flexibilidade em atender em diferentes lugares oferecidos pelos AT. Dessa forma, os serviços oferecidos pelo NIC se comprometem em garantir que serão atendimentos onde a queixa ocorra, ou seja, onde é preciso ensinar novos repertórios para que o cliente possa se desenvolver da melhor forma possível.

O acompanhante terapêutico no atendimento domiciliar tem como principal objetivo aplicar o programa de intervenção definido pelo supervisor do caso para o cliente, programa este com base nos dados obtidos na avaliação inicial do cliente. Para avaliá-lo, o supervisor faz uso de protocolos da área como o VB-MAPP e a ABLS-R e treina familiares e demais pessoas que convivam com a criança no cotidiano.

O programa de intervenção descreve habilidades que precisam ser desenvolvidas pelo cliente, como o AT deverá apresentar cada demanda à criança, como reconhecer cada acerto ou erro e como e onde registrar cada dado. Com base nos resultados de cada sessão do acompanhante terapêutico, o supervisor revisa o programa e treina o AT para a aplicação de tudo que possa ter sido alterado.

No que se refere ao treinamento dos pais ou dos cuidadores, o acompanhante terapêutico é treinado pelo supervisor do caso sobre a forma como melhor orientar os pais ou cuidadores, sobre a forma de ensiná-los a conduzir comportamentos problema, a de ensinar em contextos do cotidiano do cliente e a de organizar a rotina e as atividades do cliente.

O acompanhante terapêutico em ambiente escolar tem por objetivo auxiliar no processo de inclusão escolar de crianças que apresentem atrasos no desenvolvimento. Alguns estudos apontam os serviços do AT como ferramenta que viabiliza o processo de inclusão escolar por prover suporte à criança e ao professor (Silva e Cristina, 2018; Araujo e Do Nascimento, 2021).

No NIC, o acompanhante terapêutico na intervenção oferecida na escola, por sua vez, tem como principais objetivos: auxiliar o cliente para que possa usufruir e aprender tudo o que lhe seja possível dentro deste contexto; treinar professores e demais profissionais da escola que lidem diretamente com o cliente, de forma a instrumentalizá-los sobre como melhor ensinar e conduzir determinados comportamentos indesejados que possam ocorrer neste ambiente.

Toda a intervenção do NIC é registrada independentemente do ambiente, e os dados coletados em cada intervenção é o que norteia as tomadas de decisão para cada caso.

Entretanto, é importante salientar que nem todas as intervenções apresentam a necessidade de um AT na escola e para melhor direcionar essa decisão, a equipe do NIC construiu um fluxograma apresentado na Figura 91.1.

Modelos de intervenção como o descrito contribuem para um melhor desenvolvimento das crianças por promover oportunidades de ensino em diferentes ambientes e, principalmente, por muitas horas durante as semanas. Entretanto, mesmo tendo como parte de suas equipes o trabalho do acompanhante terapêutico, ainda é um serviço muito pouco acessível aos diferentes públicos brasileiros.

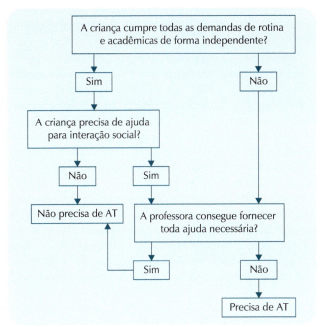

FIGURA 91.1 – Fluxograma desenvolvido para auxiliar na tomada de decisão sobre ter ou não AT na escola.
Fonte: Núcleo de Intervenção Comportamental (NIC).

Conclusão

O acompanhante terapêutico tem se configurado como parte fundamental de inúmeras intervenções psicológicas para as quais a terapia convencional de consultório não atende às demandas do cliente, seja porque este apresenta déficits em repertórios básicos, seja porque o cliente não consegue, por meio de relatos, descrever de forma clara o que lhe ocorre em ambiente natural, seja porque o cliente não consegue executar sozinho possíveis orientações de alteração de comportamento que o terapeuta possa lhe oferecer.

Entretanto, embora na prática do dia a dia, os serviços do AT se configurem como uma excelente ferramenta, muito pouco há sobre o trabalho do acompanhante terapêutico descrito pela literatura da análise do comportamento e em outras áreas da Psicologia. De acordo com a revisão sobre a produção científica referente ao acompanhamento terapêutico realizada por Santos, Mishima-Gomes, Pillon, Zanetti, de Souza et al (2015), tínhamos, até a data de sua publicação, uma média de 3,6 estudos publicados por ano; destes estudos, 48,8% tinham como abordagem a Psicanálise e o mesmo estudo argumenta que seria enriquecedor haver mais estudos em outras abordagens com origens epistemológicas distintas. Embora tenha havido significativo aumento nas produções científicas sobre o tema a partir de 2005, muito possivelmente correlacionado ao destaque que o trabalho do AT tem alcançado nas intervenções realizadas no campo da saúde mental, ainda há muitas lacunas no que se refere à prática do acompanhante terapêutico. Segundo Beltramello e Kienen (2017) na Psicologia, como na análise do comportamento, não há consenso quanto à definição do fazer denominado "acompanhamento terapêutico", de suas características e suas funções. Isso contribui para a manutenção de lacunas na prestação de serviços, como a dificuldade em realizar verificações de eficácia de procedimentos adotados por acompanhantes terapêuticos e a ausência de documentos norteadores compostos por diretrizes para a atuação profissional do psicólogo por meio do acompanhamento terapêutico.

Como pode ser observado nos exemplos trazidos neste capítulo, o trabalho do acompanhante terapêutico se faz imprescindível para que a obtenção de melhores resultados, como ainda para viabilizar a intervenção ideal para o caso; entretanto, temos muito mais uma descrição da intervenção relacionado aos déficits que o cliente possa apresentar e precise desenvolver do que sobre como deva ser, em termos de padronização dos serviços, a atuação do acompanhante terapêutico. Precisamos, segundo Beltramello e Kienen (2017), identificar e derivar o que compõe o fazer do acompanhante terapêutico e, com isso, tanto conseguiremos definir melhor as suas funções como também formar melhor profissionais para atuar como AT. Contudo, há um consenso entre a literatura sobre o tema segundo o qual o acompanhante terapêutico tem se mostrado uma excelente ferramenta para as mais diversas intervenções.

Referências bibliográficas

1. Araujo KB; Do Nascimento MG. A promoção da inclusão escolar através da prática de acompanhante terapêutico: Uma revisão de literatura. Psicologia: Identidade profissional e compromisso social. Ponta Grossa: Atena, 2021. p. 100-110.
2. Aylon T; Michae IJ. The psychiatrie nuise as a behavioral engineer. Journal ofihe Experimental Analysis of Behavior, 2, 323-334, 1959.
3. Aylon T; Azrin NH. O emprego de fichas-vale em hospitais psiquiátricos. São Paulo: EPU/Edusp, 1968.
4. Baer DM; Wolf M; Risley TR. Sonic current dimensions of apptied behavior analysis. Journal of Applied Behavior Analysis, 1, 91-97, 1968.
5. Balvedi C. Acompanhamento Terapêutico: a terapia no ambiente do paciente. In: Brandão MZS et al. (orgs.). Sobre Comportamento e Cognição, 11 (285-293). Santo André: ESETec, 2003.
6. Barreto KD. Andanças com Dom Quixote e Sancho Pança pelos caminhos da transicionalidade: relatos de um acompanhante terapêutico. [dissertação]. São Paulo: Pontifícia Universidade Católica de São Paulo/PUC, 1997.
7. Baumgarth GCC; Guerrelhas FF; Kovac R. A intervenção em equipes de terapeutas no ambiente natural do cliente e a interação com outros profissionais. In: Kerbauy RR; Wielenska RC (org.). Sobre Comportamento e Cognição, 4. (p. 166-173). Santo André: Arbytes, 1999.
8. Cooper JO; Heron TE; Heward WL. Applied Behavior Analysisi. Pearson, 3th. Columbus, Ohio, 2020.
9. Cruz FC; Lima LA; Moraes PB. Acompanhamento Terapêutico e clínica escola: um novo campo de exploração. In: Brandão MZS et al. (org.). Sobre Comportamento e Cognição, 11, (p. 300-310). Santo André: ESETec, 2003.
10. Equipe de Acompanhantes Terapêuticos do Hospital-Dia A Casa (org). A rua como espaço clínico: acompanhamento terapêutico. São Paulo: Escuta, 1991.
11. Equipe de Acompanhantes Terapêuticos de A Casa (org). Crise e cidade: acompanhamento terapêutico. São Paulo: Educ, 1997.
12. Guedes ML. Equívocos na Terapia comportamental. Temas em psicologia, 2, 81-85. 1993.
13. Guerrelhas F. Quem é o acompanhante terapêutico: História e caracterização. In: Zamignani DR; Kovac R; Vermes J (org.). A clínica de portas abertas: experiências e fundamentação do acompanhamento terapêutico e da prática clínica em ambiente extra-consultório. (p. 47-76). São Paulo: Paradigma/ESETec, 2007.
14. Holland J. Behaviorism: part of the problem or part of the solution? Journal of Applied Behavior Analysis, 11, 163-174. 1978.
15. Mauer S; Resnizky S. Acompanhamento terapêutico e pacientes psicóticos: manual introdutório a uma estratégia clínica. Campinas: Papirus, 1987.
16. Nico Y; Thomaz CRC. Quando o Verbal é insuficiente: possibilidades e limites da atuação clínica dentro e fora do consultório. In: Zamignani DR; Kovac R; Vermes J (org.). A Clínica de Portas Abertas: experiências e fundamentação do acompanhamento terapêutico e da prática clínica em ambiente extra consultório. (p. 47-76). São Paulo: Paradigma/ESETec, 2007.
17. Pitiá ACA; Santos MA. Acompanhante terapêutico: a construção de uma estratégia clínica. São Paulo: Vetor, 2005.
18. Oliveira SG. O Acompanhante Terapêutico. In: Kerbauy RR (org.). Sobre Comportamento e Cognição. (p. 257-260). Santo André: ESETec, 2000.
19. Santos MA; Mishima-Gomes FK; Zanett ACG; de Souza J et al. Produção cientifica sobre acompanhamento terapêutico (AT) na pós-graduação brasileira: revisão de literatura. Psicologia: Teoria e Prática, v. 17, n. 2, p. 64-77. Universidade Presbiteriana Mackenzie São Paulo – SP, 2015.
20. Silva EL; Cristina V. Acompanhamento terapêutico e inclusão educacional: construindo pontes para o encontro entre o diferente e a diferença. Revista Valore, [S.l.], v. 3, n. 1, p. 462-474, jun. 2018.
21. Vermes JS; Zamignani SR; Kovac R. A Relação Terapêutica no Atendimento Clínico em Ambiente Extraconsultório. In: Zamignani DR; Kovac R; Vermes J (org.). A Clínica de Portas Abertas: experiências e fundamentação do acompanhamento terapêutico e da prática clínica em ambiente extraconsultório. (p. 201-228). São Paulo: Paradigma/ESETec, 2007.
22. Vianna AM; Sampaio TP. Acompanhamento terapêutico: da teoria à prática. In: Brandão MZS et al. (orgs.). Sobre Comportamento e Cognição, 11 (p. 285-293). Santo André: ESETec. 2003.
23. Zamignani DR; Wielenska RC. Redefinindo o papel do acompanhante terapêutico. In: Kerbauy RR; Wielenska RC (orgs.). Sobre Comportamento e Cognição, 4. (p. 157-165). Santo André: Arbytes., 1999.
24. Zamignani DR. O Trabalho de Acompanhamento Terapêutico: a prática de um analista do comportamento. Taubaté: Revista Biociências, 3(1), 77-90, 1997.

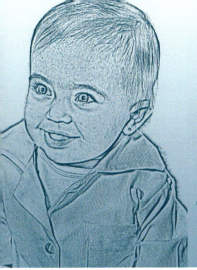

Capítulo 92

Eletroconvulsoterapia

Sérgio Paulo Rigonatti

Introdução

Há mais de meio século que a eletroconvulsoterapia (ECT) tem sido uma importante alternativa terapêutica em Psiquiatria, muito além da sua estigmatização, e tem sido considerada efetiva tanto em adolescentes como em adultos (Hegeman et al., 2008). A primeira comunicação sobre o uso da ECT foi em uma criança com epilepsia, em 1941, segundo Domènech et al. (2004), e logo depois, em 1942, segundo o mesmo autor, Heuyer et al. apresentaram, em Paris, um artigo sobre os bons resultados da ECT em dois adolescentes, relatando, ainda em 1943, uma série de 40 menores que tinham sido tratados com ECT, chegando à conclusão de que era um tratamento seguro para essa faixa etária e eficaz para o tratamento da melancolia, de menor resultado para a mania e sem benefício na esquizofrenia.

Até 2001, era dito que não havia clareza no uso da ECT em pacientes especiais, como grávidas, idosos e aqueles com comorbidades (Rabheru, 2001), existindo, inclusive, poucas publicações sobre o uso de ECT em menores (Domènech et al., 2004), o que, por sua vez, tornava rara sua aplicação nessa faixa etária (Segal et al., 2004).

Apesar de a efetividade da ECT nos adolescentes ser comparável à dos adultos, existe uma expandida recusa para a sua utilização em crianças e adolescentes (Russell et al., 2002). Inclusive a frequência dos relatos da sua aplicação nas crianças é menor (Russell et al., 2002; Esmaili e Malek, 2007). Já em editorial de 1993, Marx Fink alerta para a falta de experiência com ECT em crianças e adolescentes, e que isso acaba criando falsas crenças sobre sua aplicação em menores. O mesmo autor também indica que sociedades de Psiquiatria nacionais e internacionais ignoram a ECT nos seus programas educacionais (Fink, 2001).

Contudo, nos últimos anos, a evidência da eficácia da ECT e o interesse pelo conhecimento de seu funcionamento têm crescido (Domènech et al., 2004) em tal magnitude que, em 2004, a American Academy of Child and Adolescent Psychiatry propôs manuais para o uso de ECT em adolescentes (Van Niel et al., 2007).

Eficácia

Em geral, a literatura apoia o procedimento em termos de eficácia e segurança para jovens (Walter e Rey, 2003). Vários autores salientam a eficácia da ECT como recurso terapêutico tanto em adolescentes como em adultos (Zaw, 2006). A ECT é considerada altamente segura em pacientes especiais, como crianças, grávidas, idosos e aqueles com condição médica geral (Rabheru, 2001). Inclusive, há psiquiatras que consideram a ECT, além de segura, às vezes salvadora de vidas (Zaw, 2006).

Em uma revisão sobre o uso da ECT em menores de 18 anos, encontrou-se, em 60 relatos de ECT, que as melhoras foram de 63% para depressão, 80% para mania, 42% para esquizofrenia e 80% para catatonia (Rey e Walter, 1997). Em relação às descrições de caso, resumiremos alguns exemplos:

- Recentemente, foi obtida boa resposta em uma criança de 6 anos com características catatônicas que apresentou uma baixa de peso de 50% em virtude da recusa para comer. Após a terceira sessão, a criança melhorou clinicamente e começou a comer, não tendo havido efeitos colaterais significativos (Esmaili e Malek, 2007).
- Também foi reportado o caso de uma criança com episódio de depressão grave de características catatônicas que respondeu bem ao tratamento prolongado com ECT, salvando-lhe a vida, apesar da longa duração das convulsões e do retardo na resposta ao tratamento (Russell et al., 2002).
- Dois pacientes, um com 7 anos e 11 meses e outro com 8 anos, e, portanto, pré-púberes, ambos com diagnóstico de mania resistente, receberam ECT e melhoraram sem complicações (Hill et al., 1997).
- Cizadlo e Wheaton reportaram, em 1995, o caso de uma criança de 8,5 anos do sexo feminino com depressão maior com características catatônicas que piorou com antidepressivos, e cujos sintomas pareciam colocá-la na beira de uma doença física iminente e que remitiu com ECT, tanto da catatonia como dos sintomas do humor. Não foram observados efeitos colaterais.
- No caso de adolescentes, há pouco foi publicado o caso de um paciente de 17 anos com diagnóstico de anemia falciforme que desenvolveu catatonia e respondeu espetacularmente à ECT (Dhossche et al., 2009).
- Hegeman et al. (2008) encontraram melhora de 60%, com uma média de 46%, nas escalas em um terço dos

pacientes tratados com ECT e concluíram que a ECT é uma forma de tratamento muito útil nos adolescentes com grave episódio depressivo resistente à medicação.

- A ECT foi igualmente efetiva em adolescentes, em um estudo em que foram submetidos adolescentes com resistência à terapia antidepressiva ou com comportamento suicida (Hegeman et al., 2008), tendo sido considerado pelos mesmos autores que foi clinicamente relevante para aqueles pacientes que não tinham mais alternativa de tratamento. Outra menina de 13 anos com diagnóstico inicial de encefalite viral, depois de catatonia maligna, melhorou com ECT (Slooter et al., 2005).

Nos adolescentes, os transtornos do humor podem responder à ECT entre 75% e 100%, enquanto os transtornos psicóticos respondem entre 50% e 60%. Além disso, indica-se que a ECT pode ser muito efetiva em pacientes com graves transtornos do humor e outros do eixo I, quando tratamentos mais conservadores não funcionaram (Ghaziuddin et al., 2004).

Há quase uma década, 11 adolescentes tratados com ECT foram pareados e acompanhados durante 5,2 anos em média, e encontrou-se que o impacto no rendimento escolar foi relacionado à gravidade do transtorno do humor, e não ao tratamento com ECT (Taieb et al., 2002), e que adolescentes que receberam ECT por causa de transtorno afetivo bipolar em fase depressiva ou maníaca não apresentaram diferenças no funcionamento escolar e social, em comparação com controles (Taieb et al., 2002).

Em 2002, foi publicado o caso de uma paciente de 17 anos que, após medicada com haloperidol e olanzapina, fez febre, rigidez, flexibilidade, coreia e instabilidade autonômica e, após quase 6 semanas de múltiplos exames laboratoriais, além de ser avaliada em três diferentes hospitais, respondeu efetivamente à ECT (Ghaziuddin et al., 2002). Nesse mesmo ano, o autor fez uma revisão, na qual estudou 50 anos do uso de ECT em jovens. Rey et al. concluíram que a ECT tem efeitos similares, em eficácia, aos dos adultos, sendo os efeitos colaterais também semelhantes (Rey e Walter, 1997).

Uma adolescente de 18 anos desenvolveu, depois de um trauma afetivo, um estado catatônico agudo com mutismo, anorexia, negativismo, rigidez muscular intensa, catalepsia e hipertermia (38,5 °C). O tratamento com neurolépticos agravou o quadro clínico. A cura foi obtida com eletroconvulsoterapia (Revuelta et al., 1994).

Indicações

Em geral, a administração de ECT segue os mesmos princípios gerais para todas as faixas etárias, e as indicações e contraindicações da sua aplicação em adolescentes e adultos são as mesmas (Zaw, 2006). A idade não constitui uma barreira, e a ECT é de muita utilidade em crianças, adolescentes e também em idosos (Fink, 2001).

Além disso, existem situações particulares em que a efetividade da ECT é maior, por exemplo, na catatonia. Segundo Zaw (2006), nessa condição específica, a ECT é considerada extremamente efetiva. A ECT também deve ser levada em conta, sem atraso, na síndrome neuroléptica maligna (Ghaziuddin et al., 2002), e deve ser considerada de maneira importante quando há falta de resposta a duas ou mais tentativas medicamentosas, ou quando a severidade dos sintomas impede que se espere até uma resposta farmacológica (Ghaziuddin et al., 2004). Esmaili e Malek (2006) apontam que a ECT deve ser considerada nas crianças com quadros graves, em que a vida está ameaçada, como método seguro e eficaz.

Bloch et al. (2008) recentemente determinaram que as principais razões para indicar ECT em adolescentes foram catatonia e comportamento suicida, à diferença dos adultos, nos quais a razão principal foi falta de resposta à medicação. Cabe salientar que a presença de uma comorbidade psiquiátrica não é uma contraindicação (Ghaziuddin et al., 2004), desde que se tomem as devidas precauções.

Efeitos colaterais

A ECT tem sido recusada na sua aplicação em Psiquiatria Infantil em virtude de possíveis efeitos colaterais, como problemas de memória (Van Niel et al., 2007), apesar de, há duas décadas, no trabalho de Bertagnoli e Borchardt (1990), não terem sido achados perda de memória de longo prazo nem déficit cognitivo em dois casos de adolescentes submetidos à ECT. Nos adolescentes, segundo Cohen et al. (1997), os efeitos colaterais são as infrequentes convulsões espontâneas e a perda de memória, esta mais comum.

O prejuízo na memória seria apenas temporário. Em um trabalho com uma amostra de 16 adolescentes com transtorno do humor, foram encontrados significativos prejuízos na concentração e na atenção, atraso na memória visual e verbal e na fluência verbal durante a avaliação, 10 dias após ECT; contudo, houve uma completa recuperação dessas funções no segundo teste, vários meses após a ECT. Durante os primeiros 10 dias, não houve prejuízo na força motora, nem no processo executivo (Ghaziuddin et al., 2000). Complicações sérias da ECT em menores de 18 anos foram muito raras, enquanto efeitos colaterais leves e temporários parecem comuns (Rey e Walter, 1997).

Em outro estudo, publicado no mesmo ano, com uma amostra de 10 pacientes adolescentes com transtorno grave do humor tratados com ECT bilateral, não foi achada diferença nos escores cognitivos em relação àqueles normais da comunidade (Cohen et al., 2000), em um acompanhamento que durou 3,5 anos em média.

Além disso, foi feito acompanhamento por uma média de 3,5 anos de 10 adolescentes tratados com ECT bilateral por causa de grave transtorno do humor, cuja avaliação incluiu o *California Verbal Learning Test* e o *Squire's Subjective Memory Questionnaire*, inclusive pareados por sexo, idade e diagnóstico, não tendo sido achadas diferenças nem com os controles de pacientes psiquiátricos nem com os controles da comunidade. Dos 10, 6 pacientes reportaram que perderam a memória imediatamente após a ECT; um deles referiu ter perdido a memória no seguimento (Cohen et al., 2000). Por sua vez, o uso da ECT nos adolescentes para TAB, depressão ou mania não fez diferença no funcionamento escolar ou social em comparação com os controles (Taieb et al., 2002).

Atitudes e aspectos éticos

O grau de conhecimento sobre a ECT nos jovens pode influenciar na decisão para aceitá-la ou não. Foi feita uma enquete junto a 1.600 psiquiatras e psicólogos, com 39% de respostas. Dos respondedores, 53,8% admitiram que tinham conhecimento mínimo sobre o uso de ECT em crianças e adolescentes. Comparados com aqueles com mínimo conhecimento, aqueles com conhecimento avançado reportaram alta segurança e eficácia. A maioria (70%) considerou a ECT tratamento de último recurso (Ghaziuddin et al., 2001).

Muito além do estigma da população geral quanto à ECT, adolescentes que a recebem e os seus familiares compartilham, de maneira geral, atitudes positivas para seu uso nessa faixa etária, como foi verificado por Taieb et al., em 2001. Zaw (2006) salienta que as considerações éticas e o consentimento informado são fundamentais.

Conclusão

A literatura indica que a ECT é uma eficaz alternativa terapêutica para vários transtornos mentais nas crianças e nos adolescentes. A indicação é segura e não acarreta nenhuma alteração neurológica ou psíquica relevante, desde que sejam obedecidos os critérios de indicação e as técnicas convencionais de tratamento. Nossa experiência está de acordo com autores internacionais, os quais afirmam que a ECT é um procedimento útil e efetivo no tratamento de adolescentes com transtornos psiquiátricos graves, entre os quais, doenças afetivas, psicoses não especificadas e catatonias. Recomendam-se avaliações sistemáticas pré e pós-tratamento, avaliações cognitivas, além do uso de manuais padronizados.

Referências bibliográficas

1. Bertagnoli MW; Borchardt CM. A review of ECT for children and adolescents. J Am Acad Child Adolesc Psychiatry 1990 Mar; 29(2): 302-7.
2. Bloch Y; Sobol D; Levkovitz Y et al. Reasons for referral for electroconvulsive therapy: a comparison between adolescents and adults. Australas Psychiatry 2008 Jun; 16(3): 191-4.
3. Catatonia in adolescence. Journal Southern Medical Association 2009; 102(11): 1170-72.
4. Cizadlo BC; Wheathon A. ECT treatment of a young girl with catatonia. A case study. J Am Acad Child Adl Psychiatry 1995; 34: 332-35.
5. Cohen D; Dubos PF; Basquin M. Use of electroconvulsive therapy in the adolescent. Encephale. 1997 Jul-Aug; 23(4): 308-11.
6. Cohen D; Taieb O; Flament M et al. Absence of cognitive impairment at long-term follow-up in adolescents treated with ECT for severe mood disorder. Am J Psychiatry 2000 Mar; 157(3): 460-2.
7. Dhossche D; Shettar S; Kumar T et al. Electroconvulsive Therapy for Malignant catatonia in adolescence. South Med J. 2009;102:1170-2. [PubMed].
8. Domènech C; Bernardo M; Arrufat F. Tratamiento electroconvulsivo en niños y adolescentes. Med Clin (Barc) 2004; 122(9): 349-54.
9. Esmaili T; Malek A. Electroconvulsive therapy (ECT) in a six-year-old girl suffering from major depressive disorder with catatonic features. Eur Child Adolesc Psychiatry 2007 Feb; 16(1): 58-60. Epub 2006 Jun 20.
10. Fink M. ECT has much to offer our patients: it should not be ignored. World J Biol Psychiatry 2001 Jan; 2(1): 1-8.
11. Fink M. Electroconvulsive therapy in children and adolescents. Editorial – Convulsive Therapy 1993; 9(3): 155-57.
12. Ghaziuddin N; Alkhouri I; Champine D et al. ECT treatment of malignant catatonia/NMS in an adolescent: a useful lesson in delayed diagnosis and treatment. J ECT 2002 Jun; 18(2): 95-8.
13. Ghaziuddin N; Kaza M; Ghazi N et al. Electroconvulsive therapy for minors: experiences and attitudes of child psychiatrists and psychologists. J ECT 2001 Jun; 17(2): 109-17.
14. Ghaziuddin N; Kutcher SP; Knapp P; American Academy of Child and Adolescent Psychiatry Work Group on Quality Issues. Summary of the practice parameter for the use of electroconvulsive therapy with adolescents. J Am Acad Child Adolesc Psychiatry 2004 Jan; 43(1): 119-22.
15. Ghaziuddin N; Laughrin D; Giordani B. Cognitive side effects of electroconvulsive therapy in adolescents. J Child Adolesc Psychopharmacol 2000 Winter; 10(4): 269-76.
16. Hegeman JM; Doesborgh SJ; van Niel MC et al. The efficacy of electroconvulsive therapy in adolescents. A retrospective study. Tijdschr Psychiatr 2008; 50(1): 23-31. [Article in Dutch.]
17. Hill MA; Courvoise H; Dawkms K et al. ECT for the treatment of intractable mania in two prepurbertal male children. Convuls Ther 1997; 13(2): 74-82.
18. Rabheru K. The use of electroconvulsive therapy in special patient populations. Can J Psychiatry 2001 Oct; 46(8): 710-9.
19. Revuelta E; Bordet R; Piquet TH et al. Catatonie aigüe et syndrome malin des neuroleptiques – un cas au cours d'une psychose infantile. L'Encéphale; 2005; 31: 705-9.
20. Rey JM; Walter G. Half a century of ECT use in young people. Am J Psychiatry 1997; 154: 595-602.
21. Russell PS; Tharyan P; Arun Kumar K et al. Electroconvulsive therapy in a pre-pubertal child with severe depression. J Postgrad Med 2002 Oct-Dec; 48(4): 290-1.
22. Segal J; Szabo CP; du Toit J. Child and adolescent electroconvulsive therapy: a case report. World J Biol Psychiatry 2004 Oct; 5(4): 221-9.
23. Slooter AJ; Braun KP; Balk FJ et al. Electroconvulsive therapy for malignant catatonia in childhood. Pediatr Neurol. 2005 Mar; 32(3): 190-2.
24. Taieb O; Flament MF; Chevret S et al. Clinical relevance of electroconvulsive therapy (ECT) in adolescents with severe mood disorder: evidence from a follow-up study. Eur Psychiatry 2002 Jul; 17(4): 206-12.
25. Taieb O; Flament MF; Corcos M et al. Electroconvulsive therapy in adolescents with mood disorder: patients' and parents' attitudes. Psychiatry Res 2001 Nov 1; 104(2): 183-90.
26. van Niel MC; Hegeman JM; van Megen HJ. Electroconvulsive therapy in depressed adolescents. Ned Tijdschr Geneeskd 2007 Aug 11; 151(32): 1765-9. [Article in Dutch.]
27. Walter G; Rey JM. Has the practice and outcome of ECT in adolescents changed? Findings from a whole-population study. J ECT 2003 Jun; 19(2): 84-7.
28. Walter G; Rey JM. Practitioner; review: electroconvulsive therapy in adolescents. J. Child Psychol Psychiat 1999; 40(3): 325-34.
29. Zaw FK. ECT and the youth: catatonia in context. Int Rev Neurobiol 2006; 72: 207-31.

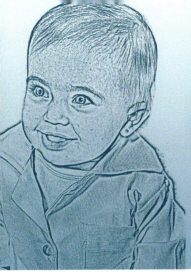

Capítulo 93

Psicologia Hospitalar na Infância e na Adolescência

Maria Carolina de Souza Rodriguez
Francisco Baptista Assumpção Jr.

"Tudo ouvirás, pois que, bondosa e pura, me ouves agora com melhor ouvido:
Toda a ansiedade, todo mal sofrido em silêncio na antiga desventura."

(Via Láctea II, Olavo Bilac, 1888)

O que é psicologia hospitalar

Conforme refere Barahona Fernandes (1998), "os excessos de especialização médica por órgãos, os exames pormenorizados em dados parcelares e locais, sem uma síntese de conjunto, a necessidade de novas terapêuticas para as doenças funcionais levaram à intervenção no estudo das doenças corporais". Mais que isso, faz-se necessária a "busca do sentido existencial do viver da pessoa humana" (Barahona Fernandes, 1998), para que se possa tentar compreender o homem que sofre enquanto alguém em conflito consigo mesmo e com o ambiente que o rodeia. Dessa maneira, misturam-se dois conceitos importantes, um especificamente ligado à Psicologia da Saúde, que tem como objetivo compreender os fatores biológicos, comportamentais e sociais que influenciam na saúde e na doença, incluindo, portanto, o conceito de Psicologia Hospitalar, que se limita à instituição hospital e, consequentemente, ao trabalho de atenção secundária e terciária (Castro, 2004).

Em função disso, a questão da Psicologia Hospitalar tangencia um problema antigo, questão de debate entre as antigas escolas de Cós e Cnido e que envolve a questão de se tratar a criança ou a doença. O se tratar a doença, habitualmente, encaminha para um modelo exclusivamente biomédico, centrado nessa doença, e é embasado em boas entrevistas e investigações que permitem a formulação do diagnóstico e a proposição de um tratamento. Ao contrário, o se abordar a criança, dentro de um modelo biopsicossocial, centrado no próprio processo, envolve questões não só biológicas como também psicológicas e sociais, dentro de uma interação dinâmica que visa um equilíbrio de todo o sistema familiar e social. Isso resulta em que se exerçam ações que evitam a instalação de outras doenças na criança e nos demais membros da família ou no entorno social (Marco, 2012).

Dessa maneira, os programas de humanização hospitalar pressupõem o acolhimento do indivíduo, em que os sentimentos que permeiam o processo de adoecimento também são acolhidos, juntamente com os sintomas puramente biológicos, sendo ambos considerados complementares e constituintes do indivíduo. Deixa-se de lado, assim, a ideia de que o indivíduo, ao chegar ao hospital, reduz-se puramente à doença, passando-se, então, a respeitar a vivência desta, suas incapacidades e prejuízos (Rosa, 2016).

O cuidado com o paciente visa manter ou, mesmo, melhorar sua qualidade de vida, e isso contempla desde a abordagem de fatores práticos como conforto do ambiente físico, aumento de tempo de consulta e melhores informações fornecidas por médicos e enfermeiros. Entretanto, habilidades interpessoais como comunicação empática parecem mostrar melhores efeitos no aumento dessa satisfação, aumentando o envolvimento e a participação do paciente nas tomadas de decisão e no tratamento (Shilling, 2003). Além disso, outros pontos relevantes podem ser afetados, como controle de dor, melhoria do bem-estar psicológico e social e ajuda na adaptação e no ajustamento do diagnóstico de doenças crônicas (Guldvolg, 1999; Fallowefield, 2003; Shilling, 2003).

Dessa maneira, a questão da qualidade de vida dos pacientes é de extrema valia, pois corresponde a um instrumental que mede o impacto da doença, saúde e tratamento, uma vez que identifica os efeitos da doença e do tratamento na vida dos pacientes afetados, apontando para eventuais alterações nos procedimentos terapêuticos e de reabilitação. Dessa maneira, em Pediatria, sua visão é multidimensional e torna-se muito mais ampla do que o simples diagnóstico e tratamento médico das doenças, envolvendo, assim, o estudo e a avaliação da história familiar, estilo de vida, comunidade, enfrentamento da doença e alterações decorrentes do próprio desenvolvimento do indivíduo afetado.

É diante dessa problemática que se coloca o psicólogo hospitalar, que tem como objetivo identificar alterações psicossociais e educacionais durante os momentos de diagnóstico e tratamento da criança com o intuito de intervir precocemente, minimizando eventuais sequelas.

Assim, a Psicologia Pediátrica enfoca "as relações entre saúde física, psicológica e bem-estar de crianças e adolescentes, adotando uma perspectiva desenvolvimentista e considerando o contexto de famílias ou cuidadores, sistema de saúde, escolas, colegas e comunidades" (Miyazaki et al., 2006).

Psicologia hospitalar no Brasil

A história da Psicologia Hospitalar se inicia em 1818, no Hospital McLean, Massachusetts, que forma a primeira equipe multiprofissional, incluindo nela o psicólogo, fundando-se, em 1914, um laboratório no qual se desenvolveram as primeiras pesquisas na área (Bruscato, 2004).

No Brasil, os primeiros serviços de higiene mental foram fundados na década de 1930, e, conforme refere Witter (2006), a Psicologia Hospitalar se desenvolveu no Brasil tardiamente, na década de 1950 (Almeida, 2016), considerando-se os demais países, embora já houvesse a presença de um psicólogo em equipes do Hospital das Clínicas da Faculdade de Medicina da Universidade de São Paulo (HC-FMUSP), ainda que com ênfase na Psicologia Clínica.

Em 1952, a Clínica Ortopédica e Traumatológica do HC-FMUSP já apresentava trabalho de acompanhamento psicológico, realizado por Mathilde Neder, voltado para crianças submetidas à cirurgia de coluna e para suas famílias, o que, praticamente, marca o início da Psicologia Hospitalar no Brasil. Esse trabalho é continuado posteriormente, em 1957, no então recém-criado Instituto Nacional de Reabilitação da USP, aprofundando suas atividades nessa área e iniciando os seus trabalhos com psicoterapia breve. Isso traz uma vertente psicanalítica e psicossomática importante na delimitação do campo, em que pese a importância da filosofia existencial humanista desenvolvida por Angerami-Camon, que também o marcou profundamente (Santos, 2009).

Todo esse trabalho pioneiro é documentado, em 1967, em artigo divulgado pela Organização das Nações Unidas (ONU), por meio da publicação *Psychological Services in the Rehabilitation of the Disabled*, e, em 1972, a mesma profissional passa a dirigir o Serviço de Psicologia da Divisão de Reabilitação Profissional de Vergueiro do HC-FMUSP, assumindo a Coordenadoria das Atividades dos Psicólogos do HC em 1987 (Dittrich, 2001).

Na década de 1970, Belkiss Wilma Romano Lamosa é convidada para implantar o serviço de Psicologia do INCOr do Hospital das Clínicas da Faculdade de Medicina da Universidade de São Paulo e, em 1976, ela organiza o primeiro curso de Psicologia Hospitalar por meio da Pontifícia Universidade Católica de São Paulo (PUC-SP) (Almeida, 2016). Em 1979, Regina D'Aquino cria, em Brasília, um programa para pacientes terminais, e Wilma C. Torres, no Rio de Janeiro, um Programa de Estudos em Tanatologia (Almeida, 2016).

Na década de 1980, cria-se o primeiro curso de especialização em Psicologia Hospitalar por meio do Instituto Sedes Sapientiae (1981) e, em 1982, regulamenta-se o setor de Psicologia da Real e Benemérita Sociedade Portuguesa de Beneficência (Almeida, 2016), sendo que, a partir de 2000, a Psicologia Hospitalar passa a ser reconhecida pelo Conselho Federal de Psicologia como especialidade, a partir também da fundação da Sociedade Brasileira de Psicologia Hospitalar em 1997.

Características do psicólogo hospitalar – formação e ação

Pouco se sabe a respeito dos efeitos sobre o cuidador de pacientes crônicos, embora a presença de sintomas prévios já possa se constituir em uma dificuldade específica para alguém assumir esse papel. Isso porque é frequente que, com o passar do tempo, novos sintomas surjam, agravando-se antigos e dificultando-se o exercício do papel, tendo efeito não somente no *status* profissional como também no funcional e na qualidade de vida deste, uma vez que se trata de um fator de estresse crônico com consequências fisiológicas, comportamentais e psicológicas negativas em sua vida diária e em sua saúde (Bevans, 2012).

O cuidar de alguém consiste, primariamente, em se preocupar com esse alguém na tentativa de melhorar e proteger seu bem-estar, estabelecendo-se uma troca afetiva profunda numa relação de proximidade, com uma carga excessiva lançada sobre o cuidador, que, numa doença crônica, passa a ser responsável por grande parte da demanda da vida do cuidado, desaparecendo ou se minimizando a maior parte das trocas e reciprocidades que existem nos relacionamentos mais simétricos e ficando a ajuda e o afeto unidirecionais, embora algumas pessoas, muito específicas, possam encontrar crescimento e enriquecimento interno.

Estudo realizado por Palos (2011) observa que, à medida que a doença progride e seus sintomas aumentam, o cuidador fica mais exposto a estresse, com fadiga e alterações de son;, porém, quando o cuidado é de um parente próximo com doença crônica, de alto grau de dependência e sintomas graves, aumenta a carga de sintomas do cuidador, que passa a apresentar alterações de humor (tristeza, angústia). Dessa maneira, passa a ser papel do profissional envolvido a avaliação precoce dos sintomas físicos e psicológicos também nos cuidadores. A dupla paciente-cuidador deve, portanto, ser vista como uma unidade de atendimento que, se tratada, contribui efetivamente para o bem-estar de ambos (Northouse, 2012). Muitas vezes, essa intervenção tem um caráter psicoterápico, auxiliando o cuidador a reconstruir seu papel dentro da família, com o enfrentamento da própria culpa e a consequente redução da ansiedade.

Considerando esses aspectos, pode-se perceber a importância do psicólogo hospitalar em cada uma das fases do adoecimento.

O momento do diagnóstico é vivido como de dor, medo e imensa vulnerabilidade, cabendo ao psicólogo dar o apoio necessário a fim de que possa ser elaborado o luto do filho saudável e que se possa aceitar a criança ou jovem com limitações físicas ou mentais.

Quando do diagnóstico pré-natal, o cuidado pode ser realizado mesmo antes do nascimento, para que os pais possam relatar seus medos e inseguranças, preparando-se para a eventual chegada de um bebê com limitações.

A presença desse psicólogo entre os membros de uma equipe hospitalar, que recebe e cuida da criança, permite que ele se coloque como agente facilitador de um diálogo que permita o desvelamento de mecanismos de defesa da equipe e da família, com minimização do medo e da incerteza, que se amenizam com a presença de profissionais seguros e coerentes. Isso porque a essa equipe, sob a orientação do psicólogo, pode caber um papel de maternagem com a família para que, respeitados os seus limites, possam assimilar as informações que recebem. Paralelamente, estratégias de enfrentamento focadas no problema podem ser utilizadas, uma vez que os problemas de saúde envolvem questões de ordem prática que devem ser enfrentadas.

A presença de ansiedade nas próprias crianças, mesmo em idade pequena, deve ser considerada, uma vez que muitas vezes elas são submetidas a abordagens invasivas e dolorosas, com modificações de autoimagem e confiança (principalmente em adolescentes). Isso demanda cuidados especiais na tentativa de evitamento de estresse pós-traumático a partir do preparo da criança e da família diante de intervenções terapêuticas e exames invasivos. O conhecimento do local e da sequência de eventos a que será submetida parece minimizar o estresse decorrente da abordagem.

Outro ponto a ser considerado e abordado é a eventual superproteção de alguns genitores como forma de lidarem com a culpa e a raiva, devendo-se trabalhar o desligamento, difícil de ser encarado pelos pais diante do medo da perda do filho ameaçado.

A autoestima da criança e do adolescente, extremamente abalada pelo processo diagnóstico e terapêutico, deve também ser considerada sob a forma de intervenções com cunho psicoterápico, favorecendo-se e facilitando-se a participação em atividades importantes como escola, recreação e contatos sociais.

Além da participação prática e pontual, porém, é importante que se permita que a criança e a própria família possam expressar seus medos, dando-lhes a condição de expressar seus sentimentos diante de alguém continente, trabalhando-se as questões emergentes e minimizando-se o medo.

Finalmente, nas condições terminais, os cuidados paliativos têm por finalidade a oferta de uma morte digna e com o menor sofrimento possível para a criança e para os seus pais. Assim, discute-se a irreversibilidade do quadro, fazem-se reuniões com equipes de bioética, comunica-se à família amparando-a e dando-lhe o poder decisório sobre todos os passos do processo.

Para que tudo isso ocorra de maneira eficaz e efetiva, necessita-se de vínculo claro, honesto e de confiança entre todos os envolvidos, cabendo ao psicólogo garantir a compreensão da família sobre a irreversibilidade do cuidador para que se evite a culpa decorrente da decisão. O cuidar é exercido, então, de maneira integral (Bley, 2015).

Sob o ponto de vista formal, podemos dizer que o psicólogo hospitalar (Chesson, 1996):

a) Envolve-se com o planejamento estruturado da vida cotidiana do paciente.
b) Possibilita a oportunidade para que o paciente e familiares possam expressar seus sentimentos.
c) Foca sua atenção mais na saúde e na vida do que na patologia em si.
d) Organiza trabalhos de atendimento grupal.
e) Possibilita atendimentos individuais conforme as necessidades e condições do paciente.
f) Estabelece relações significativas com o paciente e suas famílias.
g) Possibilita a melhor interação entre a criança e o *staff*.
h) Participa das propostas comuns de atendimento.
i) Facilita a integração dos programas de tratamento estabelecidos.

Para a execução adequada desses objetivos, cabem-lhe (Shwab, 2013):

- Priorizar a formação e a manutenção da aliança terapêutica com a criança e seus pais.
- Suportar, modelar e refletir sobre a mentalização dos pais.
- Possibilitar à criança a mentalização do problema.
- Favorecer à criança e seus pais as habilidades para regular afetos, a ansiedade, a agressão e a atenção.
- Modelar e suportar a ligação entre os estados físicos e mentais.
- Modelar e suportar empaticamente as demandas da equipe médica e as perspectivas familiares.
- Focar a atenção no indivíduo mais do que na patologia.
- Identificar os elementos transferenciais e contratransferenciais em contraposição com os aspectos reais do trabalho terapêutico.
- Observar, seguir e clarificar para a criança e sua família suas relações.
- Seguir, modelar e suportar no plano simbólico (brinquedos, jogos, desenhos) as dificuldades surgidas.
- Clarificar medos, conflitos, discrepâncias e descontinuidades.
- Identificar e clarificar os mecanismos de defesa.
- Construir a narrativa de vida da criança e da família durante as sessões, dando atenção às continuidades e descontinuidades na experiência da doença, do diagnóstico, da intervenção e do prognóstico.
- Observar as relações de apego e os comportamentos nas configurações diádicas e triádicas.
- Confrontação ativa, porém, sensível, dos afetos de rejeição na aliança terapêutica.

Para Rodriguez-Marin (*apud* Castro, 2004), as tarefas básicas do psicólogo que atua em hospital correspondem a:

- Função de coordenação: relativa às atividades com os funcionários do hospital.
- Função de ajuda à adaptação: em que o psicólogo intervém na qualidade do processo de adaptação e recuperação do paciente internado.
- Função de interconsulta: atua como consultor, ajudando outros profissionais a lidarem com o paciente.
- Função de enlace: intervenção, por meio do delineamento e execução de programas junto com outros profissionais, para modificar ou instalar comportamentos adequados aos pacientes.
- Função assistencial direta: atua diretamente com o paciente.
- Função de gestão de recursos humanos: para aprimorar os serviços dos profissionais da organização.

Para que esse profissional seja capaz de executar essas tarefas, é necessária uma formação que nem sempre é oferecida pelos cursos usuais de Psicologia, posto que estes, ao privilegiarem um atendimento clínico de maneira elitizada, distanciam-no das demandas, não o habilitando a trabalhar com o sofrimento psíquico e físico, uma vez que para tanto o profissional necessita conhecer as bases biológicas, psicológicas e sociais da saúde, bem como saber colaborar interdisciplinarmente com conhecimentos éticos e legais (Castro, 2004). É, portanto, de extrema importância sua participação conjuntamente com o psiquiatra de ligação, em atitude cooperativa, na equipe de saúde do hospital geral, posto que dessa ação dependerão a maior resiliência e a qualidade de vida do paciente em questão.

Psicologia hospitalar e doenças agudas

O equilíbrio entre o organismo e o meio talvez seja a maneira mais antiga de se conceituar saúde como proveniente da própria concepção hipocrática de doença. Assim, quando somos afetados por uma doença específica que escapa ao nosso controle, entramos em contato com nossa facticidade, que põe em relevo nossa finitude e nossa mortalidade. Assim, dar entrada num hospital ou num serviço médico nos coloca diante daquilo que mais tememos e que, consequentemente, nos faz pensar na própria razão de vivermos, posto que a morte não é importante enquanto entidade independente, mas como decorrente da própria existência, que, assim, é checada e verificada nesse momento de proximidade.

Dessa maneira, o impacto psicológico de uma doença aguda é importante, uma vez que o paciente perde seu lugar e seu espaço existencial de hábito, passando a ter de incorporar um sem-número de rotinas e normas que lhe retiram a individualidade, afastando-o do cotidiano temporal e espacial.

Assim, essa internação aguda tem um impacto imenso no paciente, impacto este que pode ser caracterizado por (Strain *apud* Lucchese, 2012):

a) Ameaça básica à integridade narcísica a partir da qual são atingidas as fantasias de onipotência, imortalidade e do próprio destino, podendo emergir, então, fantasias catastróficas. Quando na criança, também a integridade dos pais é ameaçada.
b) Ansiedade de separação das coisas e das pessoas que dão significado à vida. Constitui-se, assim, em uma alteração do coexistir e do existir-com heideggeriano.
c) Medo de estranhos com a violação da intimidade e a responsabilização do outro pelos próprips segurança e bem-estar.
d) Culpa e medo de retaliação ligada a ideias de castigo e culpabilidade.
e) Medo da perda de controle de funções já adquiridas, principalmente em doenças de cunho degenerativo.
f) Perda do amor e da aprovação dos demais, com sentimentos de desvalia decorrentes de não corresponder às expectativas, da carga financeira e dos próprios cuidados demandados.
g) Medo da perda ou do dano ao próprio corpo em função de eventuais mutilações, disfunções ou alterações da imagem corporal.
h) Medo da dor e da morte.

Em função de todas essas características, algumas formas de reação e da nova estruturação da existência e algumas reações de ajustamento diante da doença podem ser estruturadas:

- Regressão: o impacto psicológico da doença e da internação favorece o afrouxamento de funções e atitudes, o que denominamos "regressão". Estabelece-se uma relação assimétrica, tanto com o paciente como, muitas vezes, com a própria família. Acentuam-se, assim, aspectos infantis e de dependência. Constitui-se em um fator importante de adaptação à doença e à internação, permitindo que o paciente e a família aceitem ser cuidados, pois, caso controlem, será maior o desgaste no estabelecimento da relação terapêutica.
- Negação: negar a realidade, principalmente em fases iniciais da doença, é bastante frequente enquanto recurso para evitação da dor e do sofrimento do próprio paciente e de seus familiares. Isso, entretanto, dificulta a alteração de hábitos e a aceitação de cuidados, com piora eventual da sintomatologia. Entretanto, embora pareça sempre um fator negativo, constitui-se, muitas vezes, na forma possível de luta contra o medo e a ansiedade por parte do paciente e de sua família. Deve, assim, ser cuidadosamente avaliada e elaborada.
- Depressão: tristeza, preocupação e desesperança são sentimentos óbvios para a criança doente internada. Não basta, portanto, o simples diagnóstico de depressão, mas torna-se importante também a elaboração dos sentimentos subjacentes ao próprio fenômeno de adoecimento.

Quando adentra em um pronto-socorro, o paciente se vê imerso em situação de desamparo, sendo acompanhado pelo medo e pelo abandono, uma vez que, muitas vezes, é separado dos próprios familiares, em decorrência das intervenções necessárias. A intervenção psicológica deveria sensibilizar a equipe médica para os aspectos psicossociais que facilitam a comunicação, oferecendo acolhimento à família, diminuindo-se a incerteza, a ansiedade, a preocupação, a vulnerabilidade e a perda de esperança. Dessa maneira, ele deve conhecer os sentimentos do paciente e da família, expressando respostas empáticas que facilitem essa expressão e o acolhimento. Da mesma maneira, deve demonstrar atenção e cuidado, compreendendo a preocupação dos envolvidos em, finalmente, fortalecer o vínculo e a confiabilidade (Vieira, 2010).

Em pacientes gravemente doentes, com risco de morte, esse trabalho é ainda mais importante, uma vez que envolve os sentimentos de ambos os envolvidos, família e paciente, com ideias de medo de morrer, de medo do que virá após e do medo da própria extinção, bem como do sentimento de perda. Para o enfrentamento desses fenômenos, a equipe deve estar consciente dos estágios pelos quais ambos passam, bem como dos sentimentos de raiva e de agressão, muitas vezes canalizados para ela. Essa conscientização e as estratégias de enfrentamento necessárias podem ser estabelecidas e escolhidas pelo psicólogo.

Psicologia hospitalar e doenças crônicas

Doenças crônicas resultam nesse estresse que afetam não somente a criança acometida como toda a rede social próxima, seja ela familiar, seja ela de demais cuidadores. Dado seu efeito cumulativo, pode acarretar prejuízo na função psicossocial e na qualidade de vida de todas as pessoas envolvidas com a criança em questão, e o processo de adaptação ao estresse, além de complexo, envolve a interação dos fatores de risco e de resistência (proteção), sendo subjetivo e resultante da interpretação pessoal do impacto da doença na vida da pessoa (Mussato, 2010).

Habitualmente, tanto a criança quanto seus familiares respondem à doença por meio de processos de ajustamento e adaptação, com estratégias de enfrentamento que resultam em padrões normais de conduta e integração e que, quando não ocorrem, ocasionam redução na qualidade de vida, rupturas familiares e discriminação social (Mussato, 2010).

Podem ser observados sintomas físicos (enurese, choro, inapetência, taquicardia, insônia, vômitos, hipertermia) e psíquicos (medo, irritabilidade, indiferença, agressividade), bem como atitudes dos acompanhantes, que podem ser positivas (cooperação, aceitação das normas, comunicação fácil) ou negativas (não aceitação das normas hospitalares, não cooperação com a equipe de saúde, dificuldades na comunicação, agressividade). Dessa maneira, a orientação dos acompanhantes, a estimulação para a minimização das alterações de desenvolvimento e o acompanhamento direto da própria criança fazem-se necessários para que as condutas negativas sejam minimizadas e as positivas, reforçadas, facilitando todo o processo terapêutico (Oliveira, 2005).

A criança deve, portanto, conhecer as causas da sua hospitalização com os pais, sendo orientados a não mentir, para que a relação de confiança não seja quebrada. Da mesma forma, o trabalho de conscientização envolve a equipe hospitalar, a partir de dinâmicas grupais, facilitando o convívio entre eles e a melhor aceitação dos processos terapêuticos necessários. Compreendem-se, assim, as transformações psicológicas ocorridas durante o período de internação, intervindo-se para minimização das sequelas e para que não se interfira no desenvolvimento da criança (Souza, 2016).

Pacientes, famílias e formas de enfrentamento da doença e da morte

Situações que se relacionam à saúde e à doença acabam envolvendo a própria questão do significado da vida e, em função dessa visão, é que se elaboram estratégias de enfrentamento.

Essas estratégias podem ser classificadas como responsáveis (p. ex., valorizando-se o autocuidado) ou irresponsáveis (descuidar dos próprios cuidados), ocasionando, dessa forma, resultados positivos ou negativos. A princípio, podemos pensar que essas duas relações de comportamento (responsável e irresponsável) se correlacionem diretamente com resultados positivos ou negativos; porém, verificando o fenômeno mais profundamente, podemos observar que nem sempre isso ocorre de maneira consistente (Pargament e Hahn, 1986).

O se lidar com um evento crônico requer um compromisso e um ajuste social, bem como uma adesão importante às recomendações médicas, que nem sempre são prazerosas ou agradáveis. Assim, o suporte familiar bem como o de amigos, de redes sociais e da prática espiritual parecem ser recursos importantes para que se aumente a resiliência e seja possível superar com maior facilidade os problemas de saúde física e mental. Isso porque, enquanto para alguns indivíduos a doença crônica, principalmente, ocasiona situações de ruptura física, psicológica e social; para outros, constitui-se em um pensamento positivo que propicia novas experiências e maior resiliência e determinação (Tarabay, 2014). Dessa maneira, os sistemas de crença pessoal são incorporados ao próprio modelo de cuidado da doença crônica (Unantene, 2011).

Os cuidados familiares, sob a forma de suporte, são importantes tanto no que diz respeito aos aspectos físicos como também naqueles vinculados aos aspectos psicológicos e espirituais, uma vez que os membros do grupo familiar podem reagir diversamente diante da manifestação da doença. Essa reação aparece de maneira diversa desde o advento do próprio diagnóstico até a própria instituição do tratamento apresentado. Isso porque a comunicação desse diagnóstico aos demais membros é efetuada sob o peso de grande responsabilidade com fatores culturais, dinâmica e regras familiares influenciando significativamente o evento. Quando se trata de filhos pequenos, a tendência é de protegê-los ao máximo, o maior tempo possível, esquecendo-se de que o momento ideal para a comunicação deve estar relacionado à primeira decisão importante a ser tomada relativamente à doença. Encontram-se envolvidos ainda o medo de sofrer preconceito e as dificuldades em superar conflitos preexistentes na família.

Seymour (2010), estudando câncer de início de fase adulta, indicou seis temas que representam fatores que facilitam ou dificultam a comunicação familiar, a saber:

1. A reação do indivíduo a desempenhar o papel de informante.
2. A percepção de relevância da informação para os familiares e a expectativa das reações familiares.
3. A proximidade das relações em termos emocionais, genéticos e demográficos entre o informante e os que recebem as informações.
4. As regras e padrões da família que influenciam suas interações.
5. O momento de compartilhar a informação e o conteúdo a ser discutido com os parentes.
6. O papel desempenhado pelos profissionais.

Os profissionais da saúde legitimam, habitualmente, a informação desse familiar a partir de seu conhecimento técnico e, para isso, podem se valer de diferentes materiais de apoio como cartas, folhetos ou quaisquer outras intervenções dentro do sistema de comunicação familiar.

Assim, nessa abordagem familiar tem de se definir a família como forma de incluir laços sanguíneos e relações sociais preexistentes, uma vez que estas podem se constituir em fator importante sobre a quem revelar a informação. O grau de proximidade com o paciente é fator importante na definição de a quem se revela o diagnóstico em sua magnitude, devendo-se levar em consideração o grau de proximidade, uma vez que quanto mais tênue, menos benéfica se constitui a revelação, que pode ser considerada perda da confidencialidade e da própria privacidade do paciente.

Consideram-se aqui o bem-estar existencial do indivíduo atingido e de sua família, ligado ao sentimento de propósito e satisfação com a vida, bem como o bem-estar religioso, ligado à sensação de bem-estar em relação à própria divindade. Morris (2013), avaliando esses dois padrões, verificou que o maior nível de bem-estar religioso na família se associava a mais sintomas depressivos e comportamentos de esquiva, ao passo que um maior bem-estar existencial familiar mostrava menos sintomatologia depressiva e maior aderência ao tratamento.

Enfrentamento diz respeito ao posicionamento e ao modo de agir de um indivíduo no sentido de se adaptar diante de determinada situação na qual o estresse é maior do que suas capacidades, constituindo-se em uma sobrecarga diante de uma ameaça ao seu bem-estar (Brasileiro, 2011). Assim, corresponde a um conjunto de esforços, sejam cognitivos, sejam comportamentais, que o indivíduo utiliza visando lidar com exigências específicas, internas ou externas (Lazarus, 1985). Essas estratégias podem ser divididas em duas categorias, centradas no problema quando visam interferir sobre o fator de estresse e centradas na emoção quando visam a adaptação da resposta emocional ao evento estressor, sendo dirigidas, portanto, a um nível somático ou de sentimentos que visa alterar o estado emocional do indivíduo.

O enfrentamento, ou *coping*, corresponde às respostas cognitivas e comportamentais dos pacientes diante de uma situação ou evento estressor e compreende: avaliação do evento (o significado pessoal para o evento estressor); e reações subsequentes (o que aquele indivíduo pensa e faz para reduzir a ameaça) (Watson e Greer 1998 *apud* Rodriguez, 2008). Citam-se tipos específicos de enfrentamento, como: espírito de luta (resposta de enfrentamento ativa, o paciente aceita completamente a situação, adota atitude otimista, determinado a lutar e a querer participar das decisões com relação ao momento atual; é considerada boa resposta); evitação/negação (o paciente rejeita o momento gerador de estresse, minimiza a gravidade, evita pensar sobre a situação; também é considerada uma boa resposta); fatalismo (o paciente aceita a situação resignado, atitude fatalista; é considerada resposta pobre); ansiedade (paciente constantemente preocupado com a situação, interpreta qualquer acontecimento como um agravamento, procurando sempre a reafirmação; é considerada uma resposta pobre); pessimismo (o paciente envolvido adota atitude totalmente pessimista, desesperançoso; é considerado resposta pobre). Assim, as estratégias de enfrentamento passivas, particularmente fatalismo, ansiedade e pessimismo, são associadas a uma resposta pobre. É, portanto, um desafio para o profissional da saúde mental padronizar quais e quanto os fatores psicossociais influenciam a evolução dos pacientes, estabelecendo intervenções médicas e psicológicas capazes de maximizar as chances de uma evolução favorável para aqueles indivíduos mais vulneráveis (Rodriguez, 2008).

Finalizando, é importante frisar a questão ética referente ao enfrentamento da doença e da terminalidade, pois aspectos éticos permearão todo o tratamento, desde o momento diagnóstico até os cuidados terminais. Taboada *apud* Ministério da Saúde (2015) refere alguns princípios que devem nortear esse cuidado, a saber:

- Veracidade ao comunicar os fatos ao paciente e à sua família.
- Essa comunicação deve ser realizada de modo a preservar as necessidades do paciente, que tem direitos vinculados à sua qualidade de vida.
- Esse direito à informação faz parte dos cuidados e respeita a autonomia do paciente. Para isso, as informações devem ser claras, concisas, adequadas à sua condição sociocultural e ajustadas à realidade.
- Deve-se verificar se a terapia é útil ou inútil, os riscos e benefícios de eventuais meios alternativos, o prognóstico com e sem determinadas abordagens terapêuticas, a viabilidade dos custos, bem como a utilização racional, ética e responsável de todos os recursos terapêuticos de saúde.
- Considerar sempre os efeitos terapêuticos em contraposição aos eventuais efeitos colaterais.
- Prever eventuais sintomas e complicações.
- Não abandono do paciente e busca do alívio de seus sintomas, mesmo com a sua (ou familiar) recusa de determinadas terapêuticas, posto que sempre há pequena tolerância no enfrentamento da dor e do sofrimento.

Finalmente, dentro da perspectiva da terminalidade, Menezes, 2004 *apud* Ministério da Saúde, 2015, propõe 12 características na busca de uma "boa morte":

1. Saber quando a morte está próxima e compreender o que deve ser esperado.
2. Ser capaz de ter controle sobre o que ocorre.
3. Ter dignidade e privacidade garantidas.
4. Ter controle sobre o alívio da dor e outros sintomas.
5. Ter controle e poder escolher onde morrer (em casa ou em qualquer outro lugar).
6. Ter acesso à informação e à *expertise* necessária.
7. Ter acesso a qualquer suporte espiritual ou emocional requerido.
8. Ter acesso aos cuidados paliativos em qualquer lugar e não somente em hospitais.
9. Ter controle sobre quem está presente e com quem compartilhará o fim de sua vida.
10. Ser capaz de encaminhar diretivas antecipadas que assegurem que seus desejos serão respeitados.
11. Ter tempo para dizer "adeus" e controle sobre outros aspectos do tempo.
12. Ser capaz de partir quando for o tempo de ir e não ter a vida prolongada inutilmente.

Claro que essas regras devem ser adaptadas à criança, e seu exercício demanda conduta consciente e humanitária dos profissionais envolvidos na garantia de princípios de dignidade humana e de autonomia.

O psicólogo é um dos profissionais responsáveis pelo treinamento e pela garantia desses princípios.

> "E eu morrendo! E eu morrendo
> Vendo-te, e vendo o sol, e vendo o céu, e vendo
> Tão bela palpitar nos teus olhos, querida, a delícia da vida!
> A delícia da vida!"
>
> (*Extremis* – Olavo Bilac, 1888)

Referências bibliográficas

1. Almeida RA. Disponível em: www.psicoterapiaepsicologia.webnode.com.br. Acesso em: 06/07/2016.
2. Barahona Fernandes H. Antropociências da psiquiatria e da saúde mental. I – O homem perturbado. Lisboa: Fundação Calouste Gulbenkian, 1998.

3. Bevans M; Stermberg EM. Caregiving burden, stress, and health effects among family caregivers of adult cancer patients. JAMA 2012; 307:398-403.
4. Bley AL. O impacto psicológico das cardiopatias no paciente e em seus cuidadores. Tese apresentada à banca examinadora da Pontifícia Universidade Católica de São Paulo, como exigência parcial para a obtenção do título de doutor em psicologia clínica sob a orientação da Profa. Dra. Denise Gimenez Ramos, 2015.
5. Brusacato WL; Benedetti C; Lopes CRA. A prática da Psicologia Hospitalar na Santa Casa de Misericórdia de São Paulo: novas páginas em uma antiga história. São Paulo: Casa do Psicólogo, 2004.
6. Castor EK; Bornholdt E. Psicologia da Saúde x Psicologia Hospitalar. Psicologia. Ciência e Profissão 2004; 24(3):48-57.
7. Chesson R. Dimensions of Therapeutic Input: A research study. In: Chesson R; Chisholm D. Child Psychiatric Units: at the crossroads. London: Jessica Kingsley, 1996.
8. Dittrich A; Zendron RC; Neder M. In: Campos RHF. Dicionário biográfico da Psicologia no Brasil: Pioneiros. Rio de Janeiro: Imago, 2001.
9. Fallowfiel DL; Jenkins V; Farewell V; Solis-Trapala I. Enduring impact of communication skills training: results of a 12-month follow-up. British Journal of Cancer 2003; 89:1445-49.
10. Guldvolg B. Can patient satisfaction improve health among patients with angina pectoris? International Journal of Quality in Health Care 1999; 11(3):233-40.
11. Lucchese AC. Reações e crises. In: Marco MA; Abud CC; Luchese AC; Zimmermann VB. Psicologia Médica. Porto Alegre: Artmed, 2012.
12. Marco MA; Degiovani MV. O adoecer como processo. In: Marco MA; Abud CC; Luchese AC; Zimmermann VB. Psicologia Médica. Porto Alegre: Artmed, 2012.
13. Miyazaki MCOS; Domingos NAM; Valerio NI et al. Vinte e cinco anos do Serviço de Psicologia do Hospital de Base. In: Miyazaki MCOS, Domingos NAM, Valerio NI. Psicologia da Saúde: pesquisa e prática. São José do Rio Preto: THS/Arantes, 2006.
14. Morris BA; Hadley DW; Kochly LM. The role of religious and existential well-being in families with Lynch syndrome: prevention, family communication and psychosocial adjustment. J Genet Counse 2013 Jan 25. doi 10.1007/s10897-013-9571-98.
15. Mussato K. Psychological and social aspects of paediatric cardiac disease. In: Anderson RH. Pediatric Cardiology. Philadelphia: Elsevier, 2010. p.1247-60.
16. Northouse LL; Williams AL; Given B; McCorkle R. Psychosocial care for family caregivers of patients with cancer. J Clin Oncol 2012; 30(11):1227-34.
17. Oliveira GF; Dantas FDC; Fonseca PN. O impacto da hospitalização em crianças de 1 a 5 anos de idade. Trabalho apresentado no V Congresso da Sociedade Brasileira de Psicologia Hospitalar. São Paulo, 7 a 10 de setembro de 2005.
18. Palos GR; Mendoza TR; Liao KP et al. Caregiver symptom burden: the risk of caring for underserved patient with advanced cancer. Cancer 2011; 117:1070-79.
19. Pargament KI; Hahn J. God and the just world: causal and coping attributions to god in health situations. J Sci Study Relig 1986;25:193-207.
20. Rodriguez MCS. Avaliação da qualidade de vida dos doadores de transplante de hepático intervivos. Dissertação apresentada à Fundação Antônio Prudente para obtenção do título de mestre. Área de concentração: Oncologia. Orientadora: Dra. Célia Lídia da Costa. São Paulo, 2008.
21. Rosa HR; Sant' Ana CF; Abrão JF; Valente MLLC. Mães alojadas: Alojamento conjunto no hospital geral como forma de humanização. Boletim Academia Paulista de Psicologia 2016; 36(90):141-56.
22. Santos FMS. O psicólogo no hospital geral: estilos e coletivos de pensamento. Paideia 2009; 19(43):189-97.
23. Seymour KC; Addington-Hall J; Lucassen AM; Foster CL. What facilitate or impedes family communication following genetic testing for cancer risk? A systematic review and meta-synthesis of primary qualitative research. J Genet Counsel 2010; 19:330-42.
24. Shilling V; Jenkins V; Fallowfield L. Factors affecting patient and clinician satisfaction with the clinical consultation: can communication skills training for clinicians improve satisfaction? Psycho-Oncology 2003; 12:5998-611.
25. Shwab A; Rusconi-Serpa S; Schechter D. Psychodynamic approaches to medically ill children and their traumatically stressed parents. Child Adolesc Psychiatric Clin N Am 2013; 22(1):119-39.
26. Souza ES; Araújo FEL; Santos JAF et al. A importância do psicólogo no tratamento de crianças internadas. Disponível em: www.abrapso.org.br. Acesso em: 06/07/2016.
27. Tarabay CH. Avaliação do impacto do suporte familiar e da espiritualidade no aconselhamento genético de portadores da síndrome de Li-Fraumeni e Li-Fraumeni like. Terceiro relatório de tese de doutorado do Curso de Pós-Graduação em Ciências da Fundação Antônio Prudente, Área de Oncologia, sob a orientação da Dra. Maria Isabel W. Achatz, 2014.
28. Unantene N; Warren N; Canaway R et al. The strength to cope: spirituality and faith in chronic disease. J Relig Health 2011; 52(4):1147-61.
29. Vieira MC. Atuação da Psicologia Hospitalar na Medicina de Urgência e Emergência. Rev Bras Clin Med São Paulo 2010; 8(6):513-19.
30. Witter GP. Prefácio. In: Miyazaki MCOS, Domingos NAM, Valerio NI. Psicologia da Saúde: pesquisa e prática. São José do Rio Preto: THS/Arantes, 2006.

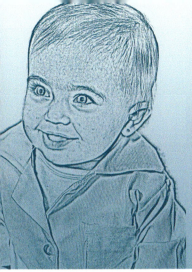

Capítulo 94

Psiquiatria de Ligação e Interconsulta Psiquiátrica

Uiara Maria Rêgo e Silva
Evelyn Kuczynski

"Na minha rua há um menininho doente.
Enquanto os outros partem para a escola,
Junto à janela, sonhadoramente,
Ele ouve o sapateiro bater sola.

Ouve também o carpinteiro, em frente,
Que uma canção napolitana engrola.
E pouco a pouco, gradativamente,
O sofrimento que ele tem se evola...

Mas nesta rua há um operário triste:
Não canta nada na manhã sonora
E o menino nem sonha que ele existe.

Ele trabalha silenciosamente...
E está compondo este soneto agora,
Pra alminha boa do menino doente..."
(Mario Quintana, 1983).

Histórico

Desnecessário é ressaltar a influência da Pediatria sobre a Psiquiatria Infantil, desde seus primórdios, como especialidade (Hersov, 1986). Mesmo com objetivos comuns e semelhanças quanto a vários conceitos, nunca houve, surpreendentemente, uma colaboração de fato entre as duas disciplinas, em termos de prática, ensino e pesquisa. Winnicott (1958) deplorava o desvio entre a Pediatria Clínica e a Psicologia e considerava perda ainda maior que a Psiquiatria Infantil houvesse se "divorciado" da Pediatria. Permaneceu insistindo na metáfora de casamento e divórcio para as relações pedopsiquiátricas, concluindo que a Pediatria havia falhado como figura parental para a Psiquiatria Infantil, assim como a Psiquiatria Geral (Winnicott, 1963).

No pós-guerra, com o surgimento dos antibióticos e a generalização das imunizações, aliados à consequente redução da morbimortalidade infantil, as famílias deixaram de lado a preocupação com o risco (antes premente) de que seus filhos viessem a falecer e voltaram seus interesses para sua adaptação social e probabilidades de sucesso acadêmico e profissional. A divulgação crescente de noções de Psicanálise entre a classe média disseminou a crença de que a maneira como a criança é criada tem profundas implicações sobre o tipo de adulto que ela será. Os pediatras passaram a ser chamados a opinar sobre questões relativas ao bem-estar da criança. Em 1955, o Congresso dos Estados Unidos aprovou o Mental Health Study Act e, em 1960, duas recomendações da Joint Commission on Mental Illness and Health ao Congresso daquele país foram cruciais: de que os Institutos Nacionais de Saúde Mental (National Institutes of Mental Health (NIMH)) deveriam prover formação em saúde mental aos pediatras e tornar a formação em regime de residência médica em Psiquiatria Infantil uma prioridade nacional (Showalter, 1998).

Após cerca de 20 anos, em 1984, finalmente o American Board of Pediatrics e o American Board of Psychiatry and Neurology definiram a exigência mínima de currículo dos assim chamados "residentes *triple board*" (que inclui 5 anos de residência básica e sucinta em Pediatria, Psiquiatria geral e Psiquiatria Infantil). Também começou a surgir, gradativamente, legislação específica defendendo os direitos do menor e a criação de aparelhos governamentais voltados à atenção a essa fase da vida (Showalter, 1998).

A história da interconsulta psiquiátrica infantil difere da voltada ao paciente adulto (Friedman, 1994). Tendo em vista o surgimento recente da Pediatria como uma área distinta do interesse médico, em meados do século XIX, os propulsores iniciais para a Psiquiatria Infantil foram os métodos objetivos de mensuração da inteligência, o advento da Psiquiatria Dinâmica, o movimento da higiene mental e a criação de juizados específicos para essa faixa etária. O Dr. Charles West, fundador do Hospital for Sick Children (em Londres), foi o primeiro pediatra a descrever sintomas de doença mental e deficiência na criança que diferiam dos sintomas do adulto (*apud* Showalter, 1998). Adolf Meyer foi pioneiro, em 1930, ao nomear Leo Kanner psiquiatra interconsultor pediátrico em tempo integral na Harriet Lane Home for Invalid Children e na Phipps Psychiatric Clinic, atendendo à solicitação do Dr. Edward Parks, professor de Pediatria do Johns Hopkins. No entanto, muitos pediatras, antes da Segunda Guerra Mundial, receavam as ações da Psicologia Comportamental, que, segundo acreditavam, tentava "convencer" os pais a condicionar o comportamento de seus filhos, e, em 1931, um influente pediatra publicou artigo intitulado *A ameaça da psiquiatria* (Brenneman, 1931).

Desde então, a interconsulta psiquiátrica infantil vem se consolidando em muitos países como o futuro da psiquiatria infantil (Ahsanuddin, 1982), e um corpo teórico tem se constituído com a finalidade de embasar essa área de atuação (Phillips, 1980; Lewis, 1996; Burket, 1993; Rothenberg, 1979), crescendo a ponto de se tornar um aspecto importante na formação do psiquiatra infantil e do pediatra, nos cuidados à criança e sua família, durante o seguimento ambulatorial e a internação (Lewis, 1994). A interconsulta é atualmente considerada, por algumas autoridades da área (Brodie, 1983), o terceiro lado do triângulo dimensional da Psiquiatria atual, ao lado da "frente" biológica e da interface "não médica".

Definição e campo de atuação

Alguns autores consideram haver claras diferenças quanto às características da interconsulta e da Psiquiatria de Ligação. A Psiquiatria de Ligação seria uma abordagem ao médico assistente (e equipe) que atende o paciente (Chan, 1996), proporcionando uma visão conjunta do doente e de sua família, utilizando-se de exposições educacionais, seminários psicossociais e planos de tratamento holísticos (Wellisch, 1979). A interconsulta diria respeito à atuação diretamente voltada ao paciente. Caplan (1970) assim define a interconsulta: "... o processo de interação entre dois profissionais – o interconsultor, ou consulente (*consultant*), que é o especialista, e o solicitante, ou consultante (*consultee*), que solicita auxílio com relação a um problema em curso, com o qual o último vem enfrentando dificuldades e que considera ser da competência do primeiro".

A teoria da interconsulta é baseada num modelo ecológico de sistemas, ou seja, cada parte do sistema interage (indivíduo, doença, família, equipe). Entender essas inter-relações não só auxilia na compreensão do problema que se apresenta, mas também permite que o interconsultor atenda não só ao paciente, mas também às pessoas que com ele se relacionam. O psiquiatra interconsultor, ao integrar as informações relativas a parâmetros biológicos, constitucionais, psicológicos, familiares e socioculturais, sugere um método de intervenção a ser utilizado pelos demais profissionais envolvidos. O interconsultor não está diretamente envolvido com o paciente e sua família, mas age indiretamente por meio dos outros membros da equipe ou programas (Dubois, 1991).

Características e modelos de atuação

É importante (e, a nosso ver, mandatório) que ambas as partes do processo de interconsulta (que prosseguimos denominando "interconsultor" e "solicitante") tenham clareza das indicações, dos objetivos e das possibilidades de cada parte. Um processo que já não se inicia sobre essa base está fadado ao fracasso, gerando dificuldades de comunicação, insatisfação, além de conflitos dentro da equipe e junto ao paciente e à sua família, em virtude da ausência de uma delimitação nítida dos domínios e responsabilidades de cada um; consequentemente, essas dificuldades tendem a protelar ou a descartar futuras avaliações, gerando um círculo vicioso e impedindo, a longo prazo, que tanto o paciente como a equipe se beneficiem desse tipo de intervenção. Parsons (1985) ressalta que o processo de interconsulta deve sempre apresentar as seguintes características:

- A interconsulta é um processo de auxílio ou resolução de problemas.
- Ela ocorre entre um profissional que dispensa o auxílio (*help-giver*) e um que solicita o auxílio (*help-seeker*), tendo o último a responsabilidade pelo bem-estar de outro indivíduo (no caso, o paciente).
- É uma relação voluntária.
- Ambos (*help-giver* e *help-seeker*) trabalham em conjunto para solucionar o problema.
- O objetivo é solucionar o problema em curso do solicitante (*help-seeker*).
- O solicitante (*help-seeker*) obtém proveito da relação, de modo que possa manejar futuros problemas com maior sensibilidade e habilidade.

Há vários modelos de Psiquiatria de Ligação e interconsulta desenvolvidos (Lewis, 1994):

- Modelo antecipatório: útil quando sérias reações psicológicas são esperadas para procedimentos programados (p. ex., atendimento ao paciente e sua família previamente ao transplante cardíaco ou à biópsia aspirativa etc.).
- Modelo de detecção dos casos: instituição de reuniões periódicas com a equipe pediátrica para detecção precoce e antecipação de problemas psicológicos.
- Modelo de educação e treinamento da equipe pediátrica: na forma de palestras e discussões de casos.
- Modelo de atendimento a intercorrências: muito frequente na cobertura de unidades de emergência (prontos-socorros, unidades de terapia intensiva etc.).
- Modelo de atendimento colaborativo e continuado: como nos transtornos alimentares, dor crônica ou recorrente etc.

A maior preocupação durante o processo deve ser a de tornar esse tipo de procedimento um facilitador das relações e, deste modo, viabilizar melhor qualidade no atendimento às demandas que surgem durante a "crise" que um diagnóstico clínico, uma piora clínica, uma internação, entre outros, provocam no paciente e em sua família. Nessa oportunidade, com frequência, afloram conteúdos do paciente e do sistema familiar que prejudicam (ou inviabilizam) as abordagens necessárias por parte da equipe. Além disso, é importante lembrar a influência das suscetibilidades individuais de cada membro da equipe diante da transferência e da contratransferência que se estabelecerão nesse contato tão íntimo e intenso e que geralmente passam despercebidas se não forem trazidas à consciência do grupo por meio de abordagens voltadas a essas questões.

Contato interprofissional e o processo de interconsulta: fatores de risco e a busca de uma relação satisfatória

A maior viabilidade de se identificar pacientes com problemas psicossociais e psicossomáticos e a crescente utilização de serviços de saúde mental por crianças tem incrementado o interesse pela colaboração entre o pediatra e o psiquiatra infantil (Showalter, 1998; Dulcan, 1990; Bergman, 1985). Ainda assim, estudos comprovam que, apesar de até 20% das crianças e adolescentes apresentarem transtornos psiquiátricos (Cassidy, 1998), sem incluir nessa porcentagem os que sofrem os efeitos do divórcio, doenças crônicas, adoção e miséria (Cox, 1993), apenas uma pequena porcentagem dessa população, sequiosa de atendimento em saúde mental, é identificada por seus pediatras. Essa população identificada atinge cifras que vão desde um quarto dos acometidos (Cadman, 1987) até em torno de 1% a 2% (Jellinek, 1988), e a falta de comunicação entre as duas disciplinas é frequentemente responsabilizada por esse fato (Oke, 1991; Enzer, 1986; Fritz, 1985; Vandvik, 1994). No entanto, há autores que, inclusive, preconizam que toda criança "infeliz" ou "malcriada" deveria ser avaliada por um psiquiatra infantil (Steinberg, 1992)!

Algumas das dificuldades que podem interferir na resolução da interconsulta psiquiátrica infantil são (Lewis, 1988):

- A incapacidade de alguns psiquiatras infantis em entender a prática pediátrica (e vice-versa).
- Uma falta (real ou percebida) de disponibilidade do psiquiatra infantil.
- Problemas de identidade profissional em ambas as disciplinas.
- Diferentes percepções dos pacientes (saúde *versus* doença).
- Diferentes técnicas de entrevista (anamnese *versus* escuta).
- Ansiedade dos pediatras em lidar com os problemas emocionais das crianças e suas famílias.
- Questões de transferência e contratransferência.
- Limitação de tempo, tanto nas agendas ambulatoriais quanto nas internações.
- Considerações financeiras, inclusive pagamento, por parte dos planos de saúde, da interconsulta psiquiátrica em Pediatria.
- Amparo ambivalente ao conceito de cuidados mutidisciplinares coordenados à criança e à família.
- Oportunidades limitadas à continuidade do treinamento pediátrico.
- Pesquisa compartimentalizada, orientada para a doença, em vez de pesquisa biopsicossocial colaborativa.
- Estudos de evolução inadequados.

Chan (1996) acredita que as dificuldades do trabalho de interconsulta em Psiquiatria da Infância decorrem, principalmente, das diferenças na ênfase profissional, bem como dos déficits de comunicação e do estigma ligado, invariavelmente, à Psiquiatria (Quadro 94.1). Entretanto, a Psiquiatria de Ligação e a interconsulta, nesses casos, são uma oportunidade única para o estabelecimento de uma ponte entre ambas as especialidades em benefício da criança, embora os pediatras, mesmo valorizando e necessitando dessa consultoria, demonstrem, habitualmente, um baixo nível de satisfação com os serviços de interconsulta psiquiátrica (Knapp, 1998; Ozbayrak, 1993). Talvez essa baixa satisfação decorra das dificuldades de colaboração entre psiquiatras e pediatras, relacionada à falta de conhecimento da interação entre as doenças somáticas e os processos psicopatológicos (Vandvik, 1994).

QUADRO 94.1 – Ênfase dos âmbitos profissionais do pediatra e do psiquiatra infantil.

Pediatra	Psiquiatra infantil
Corpo	Mente
Órgão ou sistema	Visão holística
Indivíduo	Família
Imediato	Longo prazo
Vida ou morte	Qualidade de vida
Tratamento ativo	Envolvimento passivo
Cura	Cuidado

Fonte: Adaptado de Chan, 1996.

Psiquiatras são frequentemente criticados por não serem "diretos", além de se utilizarem de um "dialeto" técnico, muitas vezes incompreensível aos profissionais das demais áreas. Da mesma forma, primam por realizar formulações longas e pronunciar jargões que, antes de mais nada, prejudicam a comunicação (até mesmo entre os próprios psiquiatras!), sendo mais interessante, durante o processo de interconsulta, elaborar relatos concisos e direcionados, incluindo dados a respeito do diagnóstico, objetivos do tratamento e considerações de ordem prática quanto ao manejo e prognóstico do caso (Chan, 1996).

Eis alguns princípios básicos que devem ser seguidos pelo interconsultor com vistas à avaliação e ao tratamento psiquiátricos efetivos (Demaso, 2009) e de um processo de interconsulta mais satisfatório:

1. Entender como colaborar efetivamente com os profissionais médicos para facilitar os cuidados à criança doente.
2. Entender a razão e o propósito da interconsulta.
3. Integrar o impacto da doença dentro de uma formulação biopsicossocial informada (obter informações de múltiplas fontes, separar as entrevistas dos pais e da criança, avaliar o funcionamento físico e social da criança).
4. Considerar a condição médica geral ou seu tratamento na etiologia dos sintomas comportamentais e psicológicos (*delirium*, alterações do humor e ansiedade, problemas comportamentais, sintomas somáticos).
5. Considerar a doença orgânica e o seu tratamento, durante o manejo psicofarmacológico.
6. Considerar múltiplas modalidades de tratamento psicoterápico (psicoterapia individual, programas de modificação do comportamento, estratégias de jogos, terapia de grupo, questões de contratransferência do interconsultor).
7. Entender o contexto familiar.
8. Avaliar e aperfeiçoar a aderência ao regime de tratamento.
9. Explorar o uso de medicina alternativa e complementar.
10. Entender e considerar influências religiosas e culturais.
11. Considerar e facilitar o contato da família com instituições comunitárias (escolas, agências de serviço social).
12. Entender e considerar questões legais específicas para a criança doente.

13. Considerar a influência do sistema de saúde no cuidado à criança.

Subotsky (1990) ressalta que, apesar de o psiquiatra interconsultor não dispensar a demanda para equipes multidisciplinares em saúde mental, ele oferece uma oportunidade aceitável e acessível de avaliação e atendimento a crianças com problemas psicossociais, dada a maior possibilidade de comunicação entre o psiquiatra e o médico solicitante. Benierakis (1995) insiste na obrigação do psiquiatra em promover, desenvolver e manter a dimensão psicossocial e pessoal no ensino e prática da Medicina.

Podemos dizer que, habitualmente, cabe ao pediatra a função essencial de diagnosticar os problemas psicopatológicos da criança (Vandvik, 1994), em função do pequeno número de profissionais habilitados a trabalhar com Psiquiatria da Infância e da Adolescência em nosso meio. Entretanto, mesmo diagnosticando a ausência de transtornos psiquiátricos em cerca de 84% das crianças e, assim, demonstrando uma alta especificidade, detectam somente cerca de 17% dos transtornos mentais e de comportamento, o que representa uma baixa sensibilidade (Costello, 1988). Assim, o desafio é sempre o desenvolvimento de maneiras mais efetivas de utilizar as habilidades do psiquiatra da infância, uma vez que seu número dificilmente atingirá a quantidade necessária para que ele mesmo efetue o atendimento direto da criança, na maioria dos casos (Rae-Grant, 1986; Froese, 1997).

Assim, considerando que o interconsultor atua em numerosos domínios, sendo como seu cliente não somente a criança, mas também os pais e os demais membros da equipe, seria necessário um "efeito multiplicador", descrito por Dubois (1991), no qual o psiquiatra da infância deveria, a partir da consultoria e supervisão a outros profissionais envolvidos diretamente nos cuidados com a criança, introduzir conceitos de prevenção, diagnóstico e tratamento a outros profissionais, fornecendo a liderança em serviços que se encontram em desenvolvimento.

Fatores de risco para transtorno psiquiátrico em populações pediátricas

Em geral, há maior probabilidade de ocorrerem transtornos psíquicos durante um seguimento pediátrico (ambulatorial ou sob internação) quando da vigência de qualquer dos seguintes fatores de risco (Lewis, 1994; Gortmaker, 1990):

- Lactentes (pelo alto grau de imaturidade e dependência).
- Sexo masculino.
- Família de figura parental única (em geral, a genitora).
- Baixa renda familiar.
- Psicopatologia pré-mórbida.
- Prejuízos nas relações pais-filho(a,s).
- Transtorno psiquiátrico em um dos pais (ou ambos).
- Tipo e gravidade da doença de base e suas repercussões.
- Doença crônica e hospitalizações múltiplas (Sauceda Garcia, 1994).
- Tipo de preparo para a hospitalização (impacto sobre a rotina de vida do paciente e de sua família).

- Percepção cognitiva parental da doença, incluindo expectativas fantasiosas e reações parentais e sentimentos de desesperança e pessimismo.
- Prejuízo de função, imobilização, desfiguração e perda da autonomia.
- Sentimentos parentais de perda e luto, culpa, depressão e ansiedade, exaustão, isolamento, atritos maritais e problemas financeiros.

Algumas situações e diagnósticos envolvem especiais dificuldades quanto à detecção e/ou abordagem junto ao paciente/família/equipe. São elas (Krener, 1994):

- Discrepância quanto às informações colhidas de diferentes informantes (paciente, pais, outros familiares, professores etc.) durante o processo diagnóstico, visto que o médico, na verdade, avalia um indivíduo dependente e tutelado, que é trazido à avaliação, nem sempre com "as melhores intenções" por parte do tutor, com os consequentes riscos: muitos desses relatos discrepantes refletem, na verdade, condições clínicas muito mais delicadas e significativas do que aparentam a princípio (Jensen, 1999).
- Dificuldades diagnósticas quanto à origem da demanda diagnóstica inicial (ou piora do quadro): se orgânicas (pelo mesmo diagnóstico clínico, ou por uma comorbidade) ou de base psicossomática (influenciadas pelos mecanismos de defesa do paciente e de sua família diante do processo mórbido e o estresse resultante, dentro das características do seu sistema familiar).
- Sintomas comportamentais em condições orgânicas (p. ex., porfiria, doença de Wilson, lúpus eritematoso sistêmico, aids etc.).
- Efeitos colaterais das intervenções terapêuticas (p. ex., esteroides, anticonvulsivantes etc.), interferindo no comportamento do paciente.
- Casos de síndrome de Munchausen por procuração (*by proxy*), ou seja, a indução persistente de sintomas ou doenças (geralmente infligida pela mãe) na criança (Meadow, 1977), com vistas a gerar um diagnóstico e obter atenção médica, com graus variados de sofrimento impingidos ao menor.
- A ausência de uma confirmação diagnóstica, apesar de exaustiva investigação, gerando insatisfação e deterioração da relação médico-paciente.

O papel do psiquiatra, nesses casos, é intervir, atuando junto à equipe, com o intuito de contribuir com sua experiência específica na abordagem dessas situações; junto à família, criando um canal para que as angústias e as ansiedades que afloram sejam devidamente identificadas e abordadas; e, sobretudo, advogando em prol do paciente pediátrico, ao ressaltar suas necessidades e sofrimento, valorizando sua opinião perante os pais e profissionais que o atendem.

Incidência e prevalência de transtornos psiquiátricos em populações atendidas por serviços pediátricos

Com o advento da tecnologia na área médica, a complexidade dos problemas relacionados às sequelas dos tratamentos invasivos e o aumento da taxa de sobrevivência das crianças com doenças crônicas têm aumentado progressivamente (Shaw, 2006). Aproximadamente 20% da população pediátrica sofre de doenças crônicas menores (otites de repetição, asma e transtornos alérgicos), além dos 10% que padecem de alguma doença crônica de maior gravidade (Neff, 1995). Crianças e adolescentes portadores de dificuldades emocionais e comportamentais se apresentam ao pediatra com sintomas físicos inexplicáveis, do ponto de vista clínico (Campo, 1994), além de visitar seus pediatras com mais frequência do que o habitual (Zuckerman, 1996). A doença física, seja ela aguda, seja ela crônica, não afeta apenas as crianças e os adolescentes, mas também pais, irmãos, parentes, amigos, professores e profissionais da saúde (Demaso, 2009).

A doença crônica aparenta ser um importante fator de risco para essas dificuldades de ordem psíquica (Gortmaker, 1990), e questões emocionais, comportamentais e familiares podem prejudicar o curso dessa doença, seja influenciando os cuidados com a saúde física e a adesão ao tratamento, ou por um efeito fisiológico direto sobre o processo mórbido em si (*apud* Campo, 2000). Inúmeros estudos e levantamentos têm caracterizado essas correlações. Descreveremos, a seguir, alguns relatos significativos.

O *Ontario Child Health Study* (Cadman, 1987) é um levantamento populacional muito conhecido e considerado, graças à riqueza de informações que obteve, a partir de um interrogatório baseado na 3ª edição do *Manual diagnóstico e estatístico de transtornos mentais* (DSM-III), realizado em quatro regiões administrativas e geográficas de Ontario (Canadá). Demonstrou que crianças portadoras de doenças crônicas e incapacitantes apresentavam taxas significativamente maiores de diagnósticos psiquiátricos, assim como isolamento e baixa competência em atividades recreacionais. Nos últimos 6 meses antes do levantamento, 27,5% do grupo com diagnóstico psiquiátrico havia se utilizado de serviços de saúde mental, contra 7,6% dos que não apresentavam transtorno mental. Além disso, apesar de ser uma população que comparece com frequência ao médico, apenas um quarto dos incapacitados com sintomas psíquicos frequentava serviço de saúde mental.

Num estudo transversal com dados coletados durante entrevistas com pediatras de 325 crianças admitidas num serviço de Pediatria Geral, Peterson (2008) detectou uma prevalência de 33,5% (22,1% diagnosticados e 11,4% sob suspeita diagnóstica) para distúrbios do comportamento e do desenvolvimento entre crianças de 6 meses a 17 anos de idade. Enfatizou, ainda, que a alta prevalência de doenças do comportamento e do desenvolvimento abrangia, principalmente, altas taxas de paralisia mental (6,1%), além de retardo mental, ou atraso do desenvolvimento (8,6%).

Achados semelhantes foram descritos por Breslau (1985), ao investigar crianças com variadas condições incapacitantes, descrevendo um aumento na probabilidade de surgimento de transtornos psiquiátricos nessa população, principalmente se houvesse associação a retardo mental (presente em 40% da amostra), duplicando o risco; no entanto, o transtorno psiquiátrico grave secundário à incapacidade física seria similar ao de crianças de uma população geral.

Garralda e Bailey (1989) avaliaram, por meio de questionários respondidos pelos pais à primeira consulta na clínica, pacientes pediátricos entre 7 e 12 anos de idade, seguidos em regime ambulatorial entre 1986 e 1987, detectando 28% de transtornos psiquiátricos (numa amostra com alta prevalência de enxaqueca, asma, dores abdominais, enurese, cefaleias e encoprese, entre outros, diagnósticos pediátricos sabidamente associados a bases psicossomáticas).

Quadro clínico e principais síndromes psiquiátricas relacionadas à doença física

Estima-se que em mais de 50% das condições mórbidas que levam o paciente pediátrico ao atendimento ambulatorial, fatores psíquicos desempenham um importante papel na sua etiologia. Entre os restantes, muitos desenvolvem "sequelas" emocionais em virtude da condição orgânica (Lask, 1994). Quando da presença de uma condição clínica crônica e/ou incapacitante, muitas vezes associada a múltiplas internações, procedimentos invasivos, desestruturação familiar e absenteísmo escolar, essas cifras sobem vertiginosamente.

Os sintomas mais comumente presentes na vigência de estresse psíquico associado à doença pediátrica são (Lewis, 1994):

- Sintomas biopsicológicos: mal-estar, dor, irritabilidade, distúrbios do apetite e do sono.
- Comportamento de maior apego: necessidade de maior contato físico, colo, pedidos ou exigências constantes; maior ansiedade de separação.
- Regressão: sugar o dedo, regressão na linguagem e no controle esfincteriano.
- Passividade: sentimentos de desesperança e impotência.
- Fantasias aterrorizantes sobre a doença e os procedimentos: ideias de punição, medo de mutilação e de lesões físicas.
- Ansiedade e mobilização de defesas: negação, sintomas fóbicos, sintomas conversivos.
- Precipitação e agravamento de sintomas psiquiátricos pré-mórbidos.

Shaw (2006) divide as síndromes psiquiátricas presentes na criança doente em dois grupos:

- Comorbidade coincidente: transtornos emocionais relacionados a fatores outros que não doença física (paciente com transtorno de ansiedade generalizada e hipertireoidismo, ambos atuando como patologias independentes).
- Comorbidade causal:
    - Doenças psicossomáticas:
        - Alteração física secundária a sintomas psiquiátricos (desnutrição secundária a transtorno alimentar, rejeição de transplante resultante da não aderência, dor abdominal secundária a transtorno de ansiedade generalizada).
        - Doenças somatoformes (transtorno doloroso, transtorno conversivo).
        - Transtornos somatopsíquicos.
        - Sintomas psiquiátricos secundários à condição médica geral (p. ex., *delirium* secundário à medicação).

- Sintomas psiquiátricos como uma reação à doença ou ao tratamento (reação de ajustamento, transtorno do estresse pós-traumático).

Deve-se reconhecer, ainda, que essas atribuições estão enraizadas em um falso dualismo e que a relação entre transtornos conceituados como "psiquiátricos" e "físicos" é muitas vezes indeterminada ou bidirecional (Demaso, 2009). No entanto, é necessário ressaltar o arraigado preconceito que tanto a família como o pediatra (e demais especialistas envolvidos no trato com a criança) demonstram diante da possibilidade de haver a interferência de um psiquiatra infantil, provocando uma demanda reprimida e, consequentemente, distorcendo a indicação da avaliação. Os pais sentem-se indignados com a solicitação, identificando a interconsulta como uma ofensa ao paciente ou um "atestado" de incompetência da família ("Quer dizer que o doutor acha que meu filho está louco? Ou é de mim que o doutor desconfia?").

Por sua vez, é frequente que o médico assistente selecione como indicação de interconsulta apenas aqueles casos em que já se instalaram profundas dificuldades no relacionamento médico-paciente/família, ou pacientes/famílias que demonstram seu sofrimento psíquico por meio dos chamados "sintomas externalizadores" (agressividade, ansiedade, agitação psicomotora, conduta desafiadora e de oposição etc.); esse fato impede que outros pacientes, que se expressam por meio de sintomas internalizadores (apatia, inapetência, inibição psicomotora etc.), sequiosos de um auxílio em virtude do seu sofrimento, sejam avaliados. Em razão de sua passividade, são considerados "bonzinhos" e o médico assistente não acredita serem "casos" para a Psiquiatria.

Levy (2008) utilizou questionários respondidos por pais e enfermeiras para avaliar o comportamento de 85 crianças antes da hospitalização e durante ela. Verificou que crianças com doença aguda demonstravam mais sintomas internalizadores, comparadas às crianças com doença crônica durante a hospitalização, e que crianças com doença grave tinham mais sintomas externalizadores e internalizadores do que aquelas com patologias que não colocavam suas vidas em risco.

No entanto, em ambiente familiar, crianças com doença crônica apresentaram resultados inversos aos encontrados durante a hospitalização, comparadas a crianças que vieram a ter doença aguda posteriormente. O grupo de doentes crônicos demonstrou mais sintomas internalizadores e uma maior tendência a sintomas externalizadores quando comparado ao grupo que desenvolveu patologia de curso agudo, sendo esses sintomas não relacionados à gravidade da doença.

Ao avaliar as atitudes do(s) pai(s) e do médico generalista adiante da avaliação psiquiátrica em 65 crianças entre 7 e 12 anos de idade, Bailey (1989) verificou que a solicitação da família, aliada à ansiedade, e a gravidade da condição da criança foram as causas mais citadas pelos médicos como motivação para a avaliação. Já os pais tinham motivações e percepções as mais variadas da intervenção de um psiquiatra infantil, embora prevalecessem como questões mais frequentes a busca de auxílio para a criança e conhecer as razões para o surgimento desse comportamento.

Apesar de mais da metade dos pais ter demonstrado satisfação com a indicação do médico generalista, a maioria afirmou não ter sido informada a respeito do processo de avaliação psiquiátrica, nem o que esperar da consulta. Três quartos das crianças compareceram à avaliação após a primeira solicitação, salientando, assim, dificuldades da parte tanto das famílias como dos profissionais médicos adiante da possibilidade da intervenção de um profissional de saúde mental junto ao paciente pediátrico.

Canning (1992) detectou que os escores dos médicos concordaram significativamente com os das crianças, mas não com os dos pais, provavelmente por subestimação das informações que estes fornecem, na avaliação diagnóstica de transtornos mentais. Noutro trabalho, o mesmo autor (1994) percebeu que pais e filhos discordaram em 68% dos casos quanto à presença de um diagnóstico psiquiátrico, e que os médicos diagnosticavam apenas 41% dos casos, numa amostra de 114 pacientes portadores de doenças crônicas.

Prática de serviços de psiquiatria de ligação e interconsulta psiquiátrica na infância e na adolescência

Um psiquiatra infantil geralmente é chamado a prestar seus serviços junto a uma enfermaria clínica com vistas a atender às seguintes demandas:

- Ajudar a criança adoentada e sua família a lidar com o estresse implicado no processo (doença, internação, procedimentos etc.).
- Identificar os transtornos mentais que possam coexistir com a doença clínica.
- Avaliar as possíveis causas de sintomas psíquicos emergindo durante uma doença clínica e sugerir a terapêutica, principalmente se a abordagem clínica não puder atender a essas questões ou não se obtiver uma adequada abordagem ao estresse do processo *per se*.
- Proporcionar melhoria de situações de baixa adesão ao tratamento (Krener, 1994).

O processo de interconsulta em Psiquiatria Infantil envolve o conhecimento da psicopatologia do desenvolvimento normal, diagnóstico e tratamento, e a familiaridade com a Pediatria e as práticas hospitalares pediátricas (Lewis, 1994). As solicitações de interconsulta psiquiátrica infantil, em geral, pertencem a uma (ou mais) das seguintes categorias (Lewis, 1994):

- Emergências, como tentativas de suicídio (Press, 1997), *delirium* (ou estado confusional agudo) etc.
- Diagnóstico diferencial de sintomas somatoformes (adiante da investigação clínica pertinente sem uma elucidação diagnóstica satisfatória).
- Atendimento conjunto (Godding, 1997; Hansen, 1997) para indivíduos com doenças suscetíveis ao estresse (asma, artrite reumatoide juvenil, retocolite ulcerativa etc.).
- Diagnóstico e atendimento de sintomas psiquiátricos na evolução de uma doença clínica (p. ex., sintomas depressivos após uma síndrome *mono-like*, ou durante o tratamento de uma leucemia).
- Doenças crônicas (North, 1998) e suas repercussões psicossociais.

- Reações a intervenções pediátricas terapêuticas (transplante de medula óssea, enxertos cutâneos para queimaduras extensas etc.).
- Reações a doenças pediátricas (p. ex., involução do desenvolvimento secundário a uma encefalite).
- Avaliação da psicofarmacoterapia instituída (Shaw, 2006).
- Não aderência ao tratamento (Shaw, 2006).
- Reações de ajustamento dos pais (Shaw, 2006).

Numa avaliação retrospectiva (Ferreira, 2003) da demanda de atendimento e forma de atuação do Setor de Interconsultas, a partir do levantamento das interconsultas, solicitadas por diversas clínicas do Hospital das Clínicas da Faculdade de Medicina da Universidade de São Paulo (HC-FMUSP), e levadas a termo pelo Serviço de Psiquiatria da Infância e da Adolescência do Instituto de Psiquiatria do HC-FMUSP (SEPIA-IPq-HC-FMUSP), avaliamos 83 interconsultas de pacientes de ambos os sexos, com idades de até 18 anos, durante o período compreendido entre março de 1993 e dezembro de 1999, obedecendo-se aos critérios diagnósticos do DSM-III-R e da 9ª edição da *Classificação internacional de doenças* (CID-9) (então vigentes), comparando a dados da literatura internacional pertinente.

Em função dos resultados observados, foi possível verificar que a idade média obtida se diferenciava das citadas por outros autores (Gortmaker, 1990; Lai, 1994; McFadyen, 1992), uma vez que se encontrou uma média de idade correspondente a 12,79 anos ± 3,05, enquanto aqueles, em diferentes amostras estudadas, observaram idade média de 9,8 (Lai, 1994) e 10,4 anos (McFadyen, 1991) para todos os pacientes estudados, com 40% dos pacientes estudados por Sauvage (1989) apresentando idade inferior a 5 anos. Em relação ao sexo do avaliado, os resultados também diferem daqueles observados por outros autores. Assim, enquanto McFadyen (1991) observa uma relação homem:mulher de 1,5:1, e Lai (1994), de 1:2 a 3,5, encontramos em nosso meio uma proporção semelhante em ambos os sexos.

Quanto ao encaminhamento, diferentemente do também observado por outros autores, tivemos como principal fonte de encaminhamento o pronto-socorro, embora a Pediatria (conjuntamente com a Neuropediatria) também apresentasse número considerável de encaminhamentos. Entretanto, mesmo considerável, esse número não chegou a atingir os índices de 55% referidos por McFadyen (1991), nem duas vezes maior das unidades pediátricas, referido por Vandvik (1994). Essa diferença talvez se apresente em função de o Instituto da Criança do HC-FMUSP contar com um serviço específico de higiene mental, com características próprias, capaz de atender parcialmente a demanda, uma vez que, conforme refere Rae-Grant (1986), uma grande proporção dos casos de doença mental ou transtornos de conduta é tratada primariamente pelo próprio pediatra, sobretudo em função da escassez dos psiquiatras dedicados ao atendimento da infância e da adolescência.

Considerando-se as queixas que ocasionaram os encaminhamentos, não há diferenças significativas quando comparadas às provenientes de outros serviços, ou seja, como foi observado por Hong (1999), Vandvik (1994), Lai (1994) e McFadyen (1991), pôde-se verificar um predomínio de depressão, sintomatologia somática associada a doenças físicas e distúrbios comportamentais vinculados principalmente à conduta agressiva e destrutiva, o que caracteriza categorias relacionadas a crises psiquiátricas propriamente ditas (tentativa ou risco de suicídio, comportamento violento, psicoses agudas) e condutas com predomínio emocional ou reações vivenciais (Chan, 1996).

Considerando o diagnóstico clínico envolvido, essa amostra caracterizou-se por doenças crônicas (epilepsia, lúpus) ou acidentes (traumatismos físicos e elétricos, queimaduras), não se observando grande frequência de quadros como asma, diabetes ou paralisia cerebral, conforme refere Lai (1994). Quanto aos diagnósticos psiquiátricos envolvidos, predominaram na amostra as síndromes mentais orgânicas agudas (21,7%), os quadros depressivos (19,3%), as reações de ajustamento (12%), os quadros dissociativos (12%) e as reações de estresse pós-traumático (6%). Cabe lembrar que os diagnósticos sem elucidação, embora altos nessa amostragem (6%), não correspondem àqueles encontrados por Lai (1994) e McFadyen (1991), que referem respectivamente 19,7% e 22% dos casos sem diagnóstico psiquiátrico.

Finalmente, a intervenção realizada neste serviço foi basicamente a psicofarmacológica (42,2%), o que caracteriza abordagem totalmente diversa daquela citada por outros autores, que referem como principal método de intervenção a terapia familiar (McFadyen, 1991). Essa diferença talvez possa decorrer da própria filosofia institucional, que privilegia a abordagem medicamentosa em detrimento de outras intervenções de caráter psicossocial.

Tratamento

O papel do psiquiatra infantil na abordagem terapêutica de paciente pediátrico deverá se guiar pelos seguintes princípios (Lask, 1994):

- Definição clara e concisa dos objetivos terapêuticos, imediatos e de longo prazo, com base numa abordagem compreensiva.
- Escolha de opções terapêuticas a partir da avaliação das necessidades e particularidades de cada paciente, de forma individualizada.
- Estabelecer uma conduta terapêutica flexível.
- Atuação incisiva da parte do terapeuta a fim de atingir os objetivos propostos.

A variedade de técnicas passíveis de utilização é grande, e seu detalhamento, item a item, foge ao escopo deste capítulo. Podemos citar:

- Orientação e terapia familiar.
- Técnicas comportamentais (muito frequentes no preparo para a hospitalização, antecipação de possíveis reações a procedimentos invasivos, em casos de fobias (agulhas etc.), vômitos etc.
- Psicoterapia individual (geralmente pouco viável, dadas as características do *setting*).
- Psicofarmacoterapia (quando indicada e possível, diante das condições clínicas).
- Manejo (farmacológico e comportamental) da dor.

É importante ressaltar o papel do psiquiatra como terapeuta também junto à equipe, oferecendo suporte às questões e angústias que surjam no grupo, identificando e abordando as repercussões emocionais que apareçam diante de casos mais delicados ou temas mais polêmicos, quer por meio de exposições de cunho psicoeducacional, quer a partir de reuniões periódicas para discussão dos casos.

Conclusões

Resumindo, podemos considerar que o psiquiatra interconsultor, atuando junto ao paciente pediátrico, permite a expressão de vivências, angústias, conflitos e mecanismos de defesa, do paciente, de sua família e da equipe envolvida, que interferem ou são desencadeados pela doença, utilizando como intervenções não somente as medidas psicofarmacológicas como também abordagens psicoterápicas, individuais ou familiares. E ainda favorece o relacionamento entre a equipe e a criança ou o adolescente, para que se possa favorecer uma melhor evolução dos quadros (Cramer, 1992).

Apesar de a Psiquiatria de Ligação e a interconsulta psiquiátrica infantil serem hoje uma área de atuação ainda tímida e incipiente em nosso meio, não há dúvidas, diante do exposto, da importância de se implementarem cada vez mais esses esforços interdisciplinares, com vistas a garantir uma abordagem mais integral do paciente pediátrico e de sua família. Assim, serão garantidas condições mais favoráveis para a resolução dos problemas que surgem no decorrer de um tratamento médico a longo prazo.

Referências bibliográficas

1. Ahsanuddin KM; Adams JE. Setting up a pediatric consultation-liaison service. Psychiatr Clin North Am 1982; 5(2): 259-70.
2. Bailey D; Garralda ME. Referral to child psychiatry: Parent and doctor motives and expectations. J Child Psychol Psychiatry 1989; 30(3): 449-58.
3. Benierakis CE. The function of the multidisciplinary team in child psychiatry: Clinical and educational aspects. Can J Psychiatry 1995; 40(6): 348-53.
4. Bergman AS; Fritz GK. Pediatricians and mental health professionals. Patterns of collaboration and utilization. Am J Dis Child 1985; 139(2): 155-9.
5. Brenneman J. The menace of psychiatry. Am J Dis Child 1931; 42: 376-402.
6. Brent D. Psychopathology in paediatric primary care: The new hidden morbidity. Paediatrics 1988; 82: 415-24.
7. Breslau N. Psychiatric disorder in children with physical disabilities. J Am Acad Child Psychiat 1985; 24(1): 87-94.
8. Brodie HKH. Presidential address: Psychiatry – its locus and its future. Am J Psychiatry 1983; 140(8): 965-8.
9. Burket RC; Hodgin JD. Pediatricians' perceptions of child psychiatry consultations. Psychosomatics 1993; 34(5): 402-8.
10. Cadman D; Boyle M; Szatmari P et al. Chronic illness, disability, and mental and social well-being: Findings of the Ontario Child Health Study. Pediatrics 1987; 79(5): 805-13.
11. Campo JV; Kingsley RS; Bridge J et al. Child and adolescent psychiatry in general children's hospitals: A survey of chairs of psychiatry. Psychosomatics 2000; 41: 128-33.
12. Campo JV; Fritsch SL. Somatization in children and adolescents. J Am Acad Child Adolesc Psychiatry 1994; 33: 1223-35.
13. Canning EH; Hanser SB; Shade KA et al. Mental disorders in chronically ill children: Parent-child discrepancy and phisician identification. Pediatrics 1992; 90(5): 692-6.
14. Canning EH. Mental disorders in chronically ill children: Case identification and parent-child discrepancy. Psychosom Med 1994; 56(2): 104-8.
15. Caplan G. The Theory and Practice of Mental Health Consultation. New York: Basic Books, 1970 *apud* Dubois JR; Nugent K; Broder E. Psychiatric consultation with children in underserviced areas: Lessons from experiences in Northern Ontario. Can J Psychiatry 1991; 36: 456-61.
16. Cassidy LJ; Jellinek MS. Approaches to recognition and management of childhood psychiatric disorders in pediatric primary care. Pediatr Clin North Am 1998; 45(5): 1037-52.
17. Chan S. Child psychiatric consultation and liaison in pediatrics. Singapore Med J 1996; 37: 194-6.
18. Costello EJ; Edelbrock C; Costello AJ et al. Psychopathology in paediatric primary care: The new hidden morbidity. Paediatrics 1988; 82: 415-24.
19. Cramer B. Le rôle du psychiatre de liaison dans le cadre de la maladie chronique. Schweiz Med Wschr 1992; 122: 83-7.
20. Demaso DR; Martini DR; Cahen LA et al., Work Group on Quality Issues. Practice parameter for the psychiatric assessment and management of physically ill children and adolescents. J Am Acad Child Adolesc Psychiatry 2009; 48(2): 213-33.
21. Dubois JR; Nugent K; Broder E. Psychiatric consultation with children in underserviced areas: Lessons from experiences in Northern Ontario. Can J Psychiatry 1991; 36: 456-61.
22. Dulcan MK; Costello EJ; Costello AJ et al. The pediatrician as gatekeeper to mental health care for children: Do parents' concerns open the gate? J Am Acad Child Adolesc Psychiatry 1990; 29(3): 453-8.
23. Enzer NB; Singleton DS; Snellman LA et al. Interferences in collaboration between child psychiatrists and pediatricians: A fundamental difference in attitude toward childhood. J Dev Behav Pediatr 1986; 7(3): 186-93.
24. Ferreira AR; Kuczynski E; Castilo ARGL et al. Interconsulta psiquiátrica infantil: análise de um serviço. Pediatria Moderna 2003; XXXIX(6): 194-201.
25. Friedman RS; Molay F. A history of psychiatric consultation in America. Psychiatr Clin North Am 1994; 17(3): 667-81.
26. Fritz GK; Bergman AS. Child psychiatrists seen through pediatricians' eyes: Results of a national survey. J Am Acad Child Adolesc Psychiatry 1985; 24(1): 81-6.
27. Froese A; Dwyer-Sepic P; Parker K. Child psychiatric consultation service to community agencies: A collaborative approach involving three community agencies. Can J Psychiatry 1997; 42(6): 656-8.
28. Garcia S; Duran JM; Cabrera AM. Nuevas perspectivas en la psiquiatría de enlace. La experiencia del hospital de Pediatría del Centro Médico Nacional Siglo XXI. Gac Med Mex 1994; 130(2): 72-4.
29. Garralda ME; Bailey D. Psychiatric disorders in general paediatric referrals. Arch Dis Child 1989; 64: 1727-33.
30. Godding V; Kruth M; Jamart J. Joint consultation for high-risk asthmatic children and their families, with pediatrician and psychiatrist as co-therapists: Model and evaluation. Fam Process 1997; 36(3): 265-80.
31. Gortmaker SL; Walker DK; Weitzman M et al. Chronic conditions, socioeconomic risks, and behavioral problems in children and adolescents. Pediatrics 1990; 85: 267-76.
32. Hansen RC. Pediatric psychocutaneous disorders. Curr Opin Pediatr 1997; 9(4): 367-71.
33. Hersov L. Child Psychiatry in Britain – the last 30 years. J Child Psychol Psychiatry 1986; 27(6): 781-801.
34. Hong CP; Lim LC. Child psychiatric consultations in a general hospital. Singapore Med J 1999; 40(9): 584-6.
35. Jellinek MS; Murphy JM. Screening for psychosocial disorders in pediatric practice. Am J Dis Child 1988; 142(11): 1153-7.
36. Jensen OS; Rubio-Stipec M; Canino G et al. Parent and child contributions to diagnosis of mental disorder: Are both informants always necessary? J Am Acad Child Adolesc Psychiat 1999; 38(12): 1569-79.
37. Knapp PK; Harris ES. Consultation-Liaison in Child Psychiatry: a review of the past 10 years. Part I: Clinical findings. J Am Acad Child Adolesc Psychiatry 1998; 37(1): 17-25.
38. Knapp PK; Harris ES. Consultation-liaison in child psychiatry: a review of the past 10 years. Part II: Research on treatment approaches and outcomes. J Am Acad Child Adolesc Psychiat 1998; 37(2): 139-46.
39. Krener PKG; Wasserman AL. Diagnostic dilemmas in pediatric consultation. Child Adolesc Psychiat Clin North Am 1994; 3(3): 485-512.
40. Lai KYC; Wong CK. Patterns of refferal to child psychiatry in Hong Kong. Aust N Zeal J Psychiat 1994; 28: 412-7.

41. Lask B. Paediatric liaison work. *In:* Rutter M; Taylor E; Hersov L (ed.). Child and Adolescent Psychiatry: Modern Approaches. 3. ed. Oxford: Blackwell, 1994.
42. Levy MC; Kronenberger WG; Carter BD. Brief report: Illness factors and child behavior before and during pediatric hospitalization. J Pediatr Psychology 2008; 33(8): 905-9.
43. Lewis M; Leebens PK. The consultation process in child and adolescent psychiatric consultation-liaison in Pediatrics. Lewis M (ed.) Child and Adolescent Psychiatry: A comprehensive textbook. 2nd ed. Baltimore: Williams & Wilkins, 1996.
44. Lewis M. Consultation process in child and adolescent psychiatric consultation-liaison in Pediatrics. Child Adolesc Psychiat Clin North Am 1994; 3(3): 439-48.
45. Lewis M; King RA. Preface. Child Adolesc Psychiat Clin North Am 1994; 3(3): xi-xii.
46. Lewis M; Vitulano LA. Child and adolescent psychiatry consultation-liaison services in Pediatrics: What messages are being conveyed? J Dev Behav Pediatr 1988; 9: 388-90.
47. McFadyen A; Broster G; Black D. The impact of a child psychiatry liaison service on patterns of referral. Br J Psychiatry 1991; 158: 93-6.
48. Meadow R. Munchausen syndrome by proxy: The hinterland of child abuse. Lancet 1977; 2: 343-5.
49. Neff JM; Anderson G. Protecting children with chronic illness in a competitive marketplace. J Am Med Assoc 1995; 274: 1866-9.
50. North C; Eminson M. A review of a psychiatry-nephrology liaison service. Eur Child Adolesc Psychiatry 1998; 7(4): 235-45.
51. Oke S; Mayer R. Referrals to child psychiatry – a survey of staff attitudes. Arch Dis Child 1991; 66(7): 862-5.
52. Ozbayrak KR; Coskun A. Attitudes of pediatricians toward psychiatric consultations. Gen Hosp Psychiatry 1993; 15(5): 334-8.
53. Petersen MC; Kube DA; Whitaker TM et al. Prevalence of developmental and behavioral disorders in a pediatric hospital. Pediatrics 2009; 123: e490-5.
54. Phillips S; Sarles RM; Friedman SB. Consultation and referral: when, why, and how. Pediatr Ann 1980; 9(7): 269-75.
55. Press BR; Khan SA. Management of the suicidal child or adolescent in the emergency department. Curr Opin Pediatr 1997; 9(3): 237-41.
56. Quintana M. Poesias. 6. ed. Porto Alegre/Rio de Janeiro: Globo, 1983.
57. Rae-Grant Q. Child psychiatrists in the 90's: Who will want us, who will need us. Can J Psychiat 1986; 31(6): 493-8.
58. Rothenberg MB. Child psychiatry consultation-liaison services in the hospital setting: A review. Gen Hosp Psychiatry 1979; 1(4): 281-6.
59. Sauvage D; Hameury L; Perrot A et al. Psychiatrie de consultation-liaison à l'hôpital pédiatrique. Arch Fr Pediatr 1989; 46: 559-65.
60. Shaw RJ; Demaso DR (ed.). Clinical manual of pediatric psychosomatic medicine: Mental health consultation with physically ill children and adolescents. Washington, D.C.: American Psychiatric Press; 2006.
61. Shaw RJ; Wamboldt M; Bursch B et al. Practice patterns in pediatric consultation-liaison psychiatry: A national survey. Psychosomatics 2006; 47: 43-9.
62. Showalter JE; Solnit AJ. Working with the primary care physician. Child Adolesc Psychiatr Clin N Am 1998; 7(3): 599-613.
63. Steinberg D. Consultative work in child and adolescent psychiatry. Arch Dis Child 1992; 67(10): 1302-5.
64. Subotsky F; Brown RM. Working alongside the general practitioner: A child psychiatric clinic in the general practice setting. Child Care Health Dev 1990; 16(3): 189-96.
65. Vandvick IH. Collaboration between child psychiatry and pediatrics: the state of the relationship in Norway. Acta Paediatr 1994; 83: 884-7.
66. Wellisch D; Pasnau R. Psychology interns on a consultation-liaison service. Gen Hosp Psychiatry 1979; 1: 287-94.
67. Winnicott DW. Symposium: Training for child psychiatry. J Child Psychol Psychiatry 1963; 4: 85-91.
68. Winnicott DW. Child psychiatry. *In:* Holzel A; Tizard JPM (ed.). Modern Trends in Paediatrics. London: Butterworth, 1958 *apud* Hersov L. Child Psychiatry in Britain – the last 30 years. J Child Psychol Psychiatry 1986; 27(6): 781-801.
69. Zuckerman B; Moore KA; Glei D. Association between child behavior problems and frequent physician visits. Arch Pediatr Adolesc Med 1996; 150: 146-52.

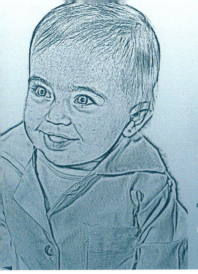

Capítulo 95

Reabilitação em Psiquiatria da Infância e da Adolescência

Carolina Rabello Padovani

"A proposta excitou a curiosidade de toda a vila (...) a ideia de meter os loucos na mesma casa, vivendo em comum, pareceu em si mesma sintoma de demência e não faltou quem o insinuasse à própria mulher do médico".[1] O Dr. Simão Bacamarte, médico do conto O alienista, de Machado de Assis, criou na vila de Itaguaí um asilo destinado aos loucos da cidade.

Bacamarte queria estudar a loucura, classificá-la, descobrir sua causa e qual seria o seu remédio universal. Durante o tempo de funcionamento da Casa Verde, nome dado ao asilo, o número de hóspedes aumentou tão drasticamente que se tornou difícil discriminar quem eram os loucos – talvez profetizando os novos manuais diagnósticos da atualidade.

Entre as questões que podem ser suscitadas pelo conto machadiano, duas servem a este capítulo: quem são os loucos e, mais especificamente, o que fazer com eles? A primeira questão, **quem são os loucos**, refere-se ao componente conceitual.

A necessidade de identificar e classificar é parte do processo de delimitação diagnóstica que, em Psicopatologia, é calcado na ideia de normalidade em termos estatísticos, ou seja, no que em média uma dada população faz (levando em consideração a adaptabilidade/funcionalidade dos comportamentos-chave).

A segunda questão, **o que fazer com os loucos**, é a pergunta fundamental endereçada à Psiquiatria após efetuado o processo de diagnóstico. Antes de entrarmos, veremos um breve panorama histórico.

Reforma psiquiátrica

Mais recentemente na história da Psiquiatria, entre meados dos anos 1950, foram colocadas em debate propostas de reforma na assistência psiquiátrica, propostas derivadas de denúncias acerca das condições inadequadas da população asilada e das redefinições dos modelos terapêuticos.[2]

A reforma psiquiátrica pretendia a redução das admissões hospitalares, o aumento da desospitalização e a ampliação de rede de serviços na comunidade. Nunca foi um modelo homogêneo, mas a principal proposta era a desinstitucionalização.[2] O advento dos psicofármacos, em 1952, teve seu papel na proposta, uma vez que passou a possibilitar a reinserção dos doentes mentais na comunidade.

A redefinição do modelo de entendimento da doença também teve sua contribuição, deixando que uma perspectiva biopsicossocial tomasse o lugar do modelo psicossocial ancorado em conflitos parentais e intrapsíquicos do sujeito.

Com a descoberta dos neurolépticos, a proposição que norteou os anos de 1960 e 1970 foi o controle de sintomas e a tentativa de manter as pessoas fora do hospital. Na década seguinte, iniciou-se a preocupação com a reabilitação, pensando-se na inserção dos doentes na sociedade. Posteriormente, na década de 1990, deu-se mais destaque à promoção de independência e da qualidade de vida aos doentes.

A ideia de reduzir os asilos, como eram chamados os hospitais psiquiátricos, não acompanhou a reestruturação de novos serviços. "O que se observou em vários países foi um grande intervalo entre o fechamento dos hospitais e a construção de serviços comunitários estruturados, capazes de atender às necessidades múltiplas e permanentes dos pacientes".[2] O cenário atual não é muito diferente disso, muita gente segue desassistida.

Diagnóstico

Voltemos às perguntas levantadas pelo conto machadiano: "quem são os loucos?". Pensar um projeto terapêutico em Psiquiatria é, inevitavelmente, pensar a questão do diagnóstico.

O termo **diagnóstico** tem origem grega e significa **reconhecer**.[3] Em Psicopatologia, o diagnóstico é realizado com intuito de tratar e comunicar.

Considera-se que o diagnóstico psicopatológico está associado ao prejuízo adaptativo do indivíduo, associado ao sofrimento, incapacitação, risco significativamente aumentado, ou perda importante da liberdade.[4]

É necessário ressaltar que a clínica do adulto é diferente da clínica da infância e da adolescência. Neste último caso, o processo de diagnóstico precisará considerar, inclusive, as redes de suporte em torno da criança. Enquanto ser heterônomo, a criança depende do meio familiar, social e escolar.

Projeto terapêutico

"O que fazer com eles?". Diferentemente do adulto, a criança e o adolescente chegam ao médico por encaminhamento escolar ou familiar frente a duas queixas mais comuns – prejuízos no aprendizado ou alterações de conduta –, o que não necessariamente implicará um quadro psicopatológico.[5] Diante da demanda, inicia-se o processo de diagnóstico que posteriormente guiará as condutas terapêuticas.

Deverão ser considerados fatores pessoais e fatores ambientais.[6] O clínico que cuida de pacientes sabe a necessidade de lidar com os problemas sociais do sujeito, com os problemas psicodinâmicos e com a adesão ao tratamento.[7]

Na Psiquiatria da Infância e da Adolescência, é fundamental o conhecimento básico em diferentes áreas: Pediatria; Psiquiatria; Neurologia; Genética; Psicologia do Desenvolvimento; Pedagogia; e estudos sociais ligados à família.[5] Como mencionado anteriormente, a criança depende de redes de suporte e todas elas devem ser analisadas durante o processo de diagnóstico e de estruturação do planejamento terapêutico.

Diagnóstico e projeto terapêutico

Nem todo diagnóstico implica tratamento medicamentoso. A seguir, apresentamos uma separação das possibilidades de projetos terapêuticos conforme o quadro:

1. Terapia farmacológica dirigida com prescrição de droga específica de maneira clara e direta: é o caso das síndromes mentais orgânicas (causadas por tumores, alterações metabólicas, intoxicações, entre outras condições). Nesses casos, o uso de medicamentos tem como única finalidade o tratamento.
2. Terapia farmacológica primária associada à Psicoterapia e/ou programa de reabilitação: aqui encontramos os casos como TDAH, depressão, transtorno bipolar, esquizofrenia, entre outros.
3. Psicoterapia e/ou programa de reabilitação primariamente associada à terapia farmacológica: esta é a situação dos transtornos do desenvolvimento (os medicamentos podem ser utilizados para sintomas como agitação, agressividade, estereotipias, rituais etc.), da deficiência intelectual transtorno de oposição desafiante, transtorno de conduta, transtornos alimentares, transtornos ansiosos, entre outros.
4. Psicoterapia e/ou programa de reabilitação unicamente: é o caso dos transtornos de aprendizado. Não existem medicamentos direcionados ao tratamento dos transtornos específicos do aprendizado (discalculia, disgrafia, dislexia, disortografia); todavia, é possível que seja associada uma medicação quando ocorrem concomitantemente sintomas "externalizantes" (p. ex., agressividade) ou "internalizantes" (p. ex., ansiedade e depressão).

Psicoterapia

Existem diferentes abordagens psicoterápicas. Algumas costumam apresentar mais descrições na literatura acerca de seus efeitos, como no caso das terapias de abordagem comportamentais no tratamento de transtornos de neurodesenvolvimento.

Reabilitação neuropsicológica

Refere-se a uma abordagem de tratamento que tem por objetivo recuperar uma função cognitiva prejudicada ou perdida ou adaptar o paciente aos déficits adquiridos, visando ao mais alto nível de adaptação possível.[8]

Historicamente, a reabilitação neuropsicológica buscou melhorar o funcionamento cognitivo de pacientes vítimas de lesões cerebrais, principalmente pacientes com afasia.[9] É válido ressaltar que o próprio desenvolvimento da Neuropsicologia esteve muito determinado pelo estudo de pacientes com alterações de linguagem.

Desde os anos 1960, o conceito de **qualidade de vida** tem representado um grande direcionador de programas de reabilitação. Configura-se como um conceito amplo, influenciado por diversas variáveis: saúde física; estado psicológico; grau de autonomia; relações sociais; papel desempenhado nos contextos de trabalho/educação; crenças pessoais; e interação da pessoa com os ambientes em que vive.[10]

A reabilitação neuropsicológica, mais recentemente, tem apresentado uma perspectiva interdisciplinar e integrada, motivada pelas experiências pessoais e profissionais, sendo calcada em uma visão holística de análise do conjunto.[9] Obviamente, diferentes modelos de reabilitação neuropsicológica foram propostos ao longo do tempo e estiveram muito vinculados a diferentes abordagens de avaliação neuropsicológica.

Atualmente, a reabilitação neuropsicológica ecológica é a mais utilizada. Entre as principais vantagens dessa abordagem, observamos que ela permite a delimitação de um programa de reabilitação direcionado única e exclusivamente ao paciente em questão. Dessa maneira, por um lado, configura-se como um projeto terapêutico individualizado e dinâmico, que será ajustado conforme o desenvolvimento do paciente. Por outro lado, essa abordagem não tem padronização que permita fazer generalizações acerca de seus resultados. Isso dificulta para os profissionais que precisam, por si sós, montar seus protocolos de intervenção e, muitas vezes, os próprios materiais a serem utilizados.

A reabilitação neuropsicológica aplicada à Psicopatologia da Infância e da Adolescência tem desafios próprios e distintos da clínica do adulto. A avaliação neuropsicológica configurará o passo inicial para estimativa das alterações cognitivas e comportamentais presentes em cada caso, bem como delimitar o diagnóstico e fornecer subsídios para o estabelecimento de programas terapêuticos.

Ainda em relação ao procedimento de avaliação, será importante que parte dela se destine à avaliação dos comportamentos por meio da análise funcional. A análise funcional tomará o comportamento problemático com o objetivo de que este seja monitorado, descrito e caracterizado. No caso de crianças, a análise comportamental tem demonstrado que os comportamentos problemáticos se associam, na maioria das vezes, a um repertório restrito de funções, entre as quais estão:

a) A necessidade de acesso a reforçadores como atenção, comunicação ou tangíveis.
b) A esquiva ou evitação de punições ou estímulos aversivos.
c) A autoestimulação por excesso ou falta de estímulos.[11]

Outros programas de reabilitação

Falamos da reabilitação neuropsicológica, mas outros programas de reabilitação existem e são significativos na clínica da infância e da adolescência. É o caso dos atendimentos promovidos por terapeutas ocupacionais, psicopedagogos, fonoaudiólogos, fisioterapeutas e demais profissionais.

Residências terapêuticas

Não são pensadas inicialmente na clínica da infância e da adolescência, mas devemos lembrar que os indivíduos envelhecem. As residências terapêuticas são moradias ou casas inseridas na comunidade e que são "destinadas a cuidar dos pacientes egressos de internações psiquiátricas de longa permanência e que não possuem suporte social e laços familiares".[2]

Referências bibliográficas

1. Assis M. O alienista. 30. ed. Ática: São Paulo, 1998.
2. Carlos VEL; Marina B; Eliane DG. Reforma psiquiátrica e serviços residenciais terapêuticos. Jornal Brasileiro de Psiquiatria 57 (2008): 70-79.
3. Assumpção Jr. FB. Semiologia na infância e na adolescência. Rio de Janeiro: Atheneu, 2017.
4. Assumpção Jr. FB (org.). Psicopatologia: aspectos clínicos. Rio de Janeiro: Guanabara Koogan, 2009.
5. Assumpção Jr. FB (org.). Psiquiatria da infância e da adolescência: casos clínicos. Porto Alegre: Artmed, 2014.
6. Assumpção Jr. FB; Tardivo LSLP (org.). Psicologia do excepcional: deficiência física, mental e sensorial. Rio de Janeiro: Guanabara Koogan, 2008.
7. Louzã Neto MR; Elkis H et al. Psiquiatria básica. Porto Alegre: Artmed, 2007.
8. Haase VG; Salles JF; Miranda MC et al. Neuropsicologia como ciência interdisciplinar: consenso da comunidade brasileira de pesquisadores/clínicos em Neuropsicologia. Rev Neuropsicologia Latinoamericana 2012; 4(4): 1-8.
9. Abrisqueta-Gomez J. Reabilitação neuropsicológica: abordagem interdisciplinar e modelos conceituais na prática clínica. Porto Alegre: Artmed, 2012.
10. Almeida I; Guerreiro S; Martins-Rocha B et al. Impacto de um programa holístico de reabilitação neuropsicológica na qualidade de vida de pessoas com lesão cerebral adquirida. Psychologica 2015;58(2): capa.
11. Haase V. Como a neuropsicologia pode contribuir para a educação de pessoas com deficiência intelectual e/ou autismo? Pedagogia em Ação 2016; 8(2).

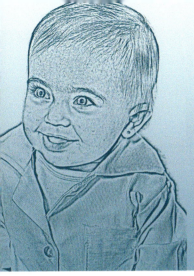

Capítulo 96

Reabilitação Neuropsicológica

Carolina Rabello Padovani

Neuropsicologia no Brasil

A Neuropsicologia tem sido definida, em termos gerais, como ramo das neurociências que estuda as relações entre cérebro-comportamento. Refere-se a uma área relativamente nova que, na década de 1990, a década do cérebro como ficou conhecida graças ao *boom* das **neurociências**, recebeu maior *status* e, de lá para cá, cresce a olhos vistos.

No Brasil, foi reconhecida como especialidade pelo Conselho Federal de Psicologia apenas em 2004, mas a Neuropsicologia entrou no cenário nacional na década de 1950, pelas mãos do médico neurologista Antônio Frederico Branco Lefèvre, com o primeiro *Tratado brasileiro de neurologia infantil* e seu exame neurológico evolutivo (ENE), seguido, na década de 1980, pela psicóloga Beatriz Lefèvre com o livro *Neuropsicologia infantil*, de 1989, no qual explicita o uso de testes psicológicos nas avaliações neuropsicológicas.

Neuropsicologia – breve histórico

Envolvida no estudo de pacientes que tiveram seu **tecido cerebral danificado**, correlacionando mudanças comportamentais a sequelas de injúrias no sistema nervoso central (SNC), a verdade é que o berço da Neuropsicologia está repleto de desgraças.

Exemplo famoso é o caso de Phineas Gage, ocorrido em 1848. Operário em Vermont, aos 25 anos, Gage trabalhava na construção de uma estrada de ferro e, enquanto dinamitavam um rochedo, uma explosão acidental projetou contra o seu crânio uma barra de ferro de 1,5 metro de comprimento em alta velocidade.

A barra entrou pela bochecha esquerda, destruindo seu olho, e saiu pelo topo do crânio. O médico John Harlow o socorreu e Gage não apenas sobreviveu à lesão (ele morreu em 1860), como conseguiu recuperar-se fisicamente muito bem. No entanto, seu comportamento havia mudado, transformando-se em um jovem de mau gênio, grosseiro e desrespeitoso, incapaz de aceitar conselhos. Gage abandonou planos e passou a agir sem pensar nas consequências, tornando-se indigno de confiança.[1]

As mudanças comportamentais descritas foram tão drásticas que Gage havia "deixado de ser *Gage*". Seu caso representou uma das primeiras evidências de que **lesões nos lóbulos frontais** poderiam alterar a personalidade, as emoções e a interação social e virou o propulsor para pesquisas sobre a localização das funções cerebrais pelos mais de 150 anos seguintes.[2]

Com o andar da carruagem, a grande questão da Neuropsicologia passou a ser como avaliar as alterações comportamentais, e não apenas identificar e localizar as lesões e, por isso, recorreu às ferramentas disponíveis para esse fim conhecidas como **testes psicológicos**.

Esses instrumentos para o exame de amostras do comportamento, oriundos da Psicologia, apareceram por questões práticas como identificar dificuldades escolares (em especial, o exame da inteligência) e separar as pessoas que poderiam entrar para o **serviço militar** (era importante saber quem poderia manejar uma arma). Tanto a Primeira como a Segunda Guerra Mundial alavancaram os estudos da Psicologia, inicialmente na seleção para exército e, depois, para o tratamento de quem voltou das trincheiras.

Um exemplo disso é o psicólogo soviético Alexander Romanovich Luria que, após a Segunda Guerra, organizou um hospital para soldados com lesões cerebrais. Os estudos de Luria foram (e ainda são) muito relevantes para a Neuropsicologia.

Felizmente as guerras mundiais cessaram, mas a ocorrência de lesões cerebrais não. O progresso trouxe consigo o aumento de acidentes automobilísticos. Somaram-se a eles os acidentes em esportes radicais, a violência nas cidades, os acidentes domésticos. A expectativa de vida aumentou, fazendo-nos também ter de lidar com o envelhecimento e com as doenças associadas ao avanço da idade, como os quadros demenciais.

O **cérebro** danificado é o maior risco para um animal que manipula símbolos para ficar vivo para sobrepujar sua fragilidade corporal. O cérebro, essa potência adaptativa, é tão frágil que tenta se proteger atrás do espesso osso do crânio – espesso, mas não inviolável.

Tratamento – habilitar e reabilitar, diferenças conceituais

O primeiro passo da Neuropsicologia foi, como dito anteriormente, identificar uma função "perdida" (e correlacioná-la com áreas cerebrais específicas). Logo, o passo seguinte foi como tratar essa função danificada.

Duas distinções são agora pertinentes: uma histórico-conceitual; e outra semântica-conceitual. Na década de 1960; a **Neuropsicologia Cognitiva** (como ficou conhecida) embrenhou-se na metáfora computacional, muito em voga na época, definindo-se como a busca por compreender o funcionamento do cérebro normal, debruçando-se sobre suas disfunções construindo modelos ou arquiteturas funcionais de tratamento da informação.[3]

Assim, para a Neuropsicologia Cognitiva, a mente funcionaria como *software* (processador) e o cérebro como *hardware* (programador), com o exame das funções corticais superiores fornecendo dados sobre a preservação e/ou as falhas no processamento de informações.

Em contrapartida, a **Neuropsicologia Clínica** propôs-se a identificar os déficits cognitivos e seus efeitos na vida diária de pacientes com incapacidades neurológicas e, em especial, contemplar a intervenção terapêutica mediante a compreensão de sinais e sintomas em acordo com os conhecimentos provindos do campo da Psicopatologia Clínica.

Dito de outra forma, todo o histórico inicial da Neuropsicologia esteve detido em pacientes lesionados. Em seguida, tentou-se entender como o cérebro normal funcionava (Neuropsicologia Cognitiva), para depois usar as informações nos estudos de quadro psicopatológicos, nos quais não havia propriamente uma lesão tecidual "visível", mas impactantes alterações comportamentais (Neuropsicologia Clínica).

Agora vamos à segunda distinção, semântica-conceitual. **Habilitar é diferente de (re)habilitar**. Parece uma distinção óbvia, mas na prática não é. Quando falamos em tratamento de crianças, acabamos facilmente nos reportando à clínica do adulto, o que gera muitas confusões. **Um cérebro em desenvolvimento é muito diferente de um cérebro adulto**.

O cérebro em desenvolvimento é regido por princípios próprios, que orientam sua maturação. Chegamos ao mundo pouco prontos e o cérebro completa seu desenvolvimento no espaço extrauterino, mediado pelas experiências.

Falamos em **habilitar** quando uma função está inicialmente comprometida, seja por lesões congênitas (pré, peri e neonatais), seja por atrasos de desenvolvimento (como quadros de transtornos de neurodesenvolvimento).

Nesse sentido, grosseiramente falando, todo o trabalho terapêutico será voltado para dificuldades acadêmicas e/ou alterações comportamentais apresentadas na clínica da infância e da adolescência.

Na habilitação de uma função, do **ponto de vista comportamental**, a terapêutica pode se voltar para a aprendizagem do automonitoramento, do autocontrole dos impulsos, por exemplo. Isso leva em consideração que o cérebro é híbrido, sensível às experiências, apto a aprender por meio da prática, da repetição dirigida. Alguns quadros podem se beneficiar da terapêutica medicamentosa.

No caso das **dificuldades acadêmicas**, que são amplas e, por essa razão, muitas vezes implicam a associação de diferentes profissionais (como psicopedagogos, psicomotricistas, terapeutas ocupacionais, fonoaudiólogos), as tarefas complexas são divididas em tarefas mais simples pensando-se no "efeito cascata", pois diferentes funções são recrutadas para o mais simples dos comportamentos. Assim, uma vez identificadas as dificuldades, são recrutados profissionais com o objetivo de desenvolver uma função que ou não foi adquirida ou que não está plenamente adquirida.

Tendo isso em vista, fica mais clara a importância de uma **avaliação** inicial para que seja traçado um perfil de desempenho, rastreando-se as funções preservadas e as performances comprometidas. Nessa avaliação, é preciso considerar não apenas a mensuração de funções cognitivas mediante testes padronizados, pois é possível que encontremos as mesmas pontuações originadas por déficits bem diferentes. Assim, uma avaliação completa da parte comportamental, social e familiar é fundamental para se aprofundar o entendimento dos resultados e individualizar o tratamento.

Especialmente no caso da criança e do adolescente, que dependem de sistemas de suporte como a família e a escola, devem ser contemplados na avaliação todos os dados referentes ao seu ambiente associados ao raciocínio clínico e esquadrinhando possíveis comorbidades que impactam no prognóstico.

Reabilitação neuropsicológica

A reabilitação neuropsicológica refere-se a uma abordagem de tratamento que tem por objetivo recuperar uma função cognitiva prejudicada ou perdida ou adaptar o paciente aos déficits adquiridos, visando ao mais alto nível de adaptação possível.[3]

Historicamente, a reabilitação neuropsicológica buscou melhorar o funcionamento cognitivo de pacientes vítimas de lesões cerebrais, sobretudo pacientes com afasia.[4] Vale destacar que as primeiras alterações mais descritas em pacientes neurologicamente lesionados era o quanto essas lesões afetavam a linguagem expressiva e/ou compreensiva.

Desde os anos 1960, o **conceito de qualidade de vida** tem representado um grande direcionador de programas de reabilitação. Configura-se como um conceito amplo, influenciado por diversas variáveis: saúde física; estado psicológico; grau de autonomia; relações sociais; papel desempenhado nos contextos de trabalho/educação; crenças pessoais; e interação da pessoa com os ambientes em que vive.[5]

A reabilitação neuropsicológica, mais recentemente, tem apresentado uma perspectiva interdisciplinar e integrada, motivada pelas experiências pessoais e profissionais, sendo calcada em uma visão holística de análise do conjunto.[4] Obviamente, diferentes modelos de reabilitação neuropsicológica foram propostos ao longo do tempo e estiveram muito vinculados a diferentes abordagens de avaliação neuropsicológica. Atualmente, a reabilitação neuropsicológica ecológica é a mais utilizada.

Entre as principais vantagens desta abordagem, observamos que ela permite a delimitação de um programa de reabilitação direcionado única e exclusivamente ao paciente em questão. Dessa maneira, configura-se como um projeto terapêutico individualizado e dinâmico, que será ajustado conforme o desenvolvimento do paciente.

Por outro lado, esta abordagem não tem padronização que permita que sejam feitas generalizações acerca de seus resultados. Isso dificulta para os profissionais que precisam, por si sós, montar seus protocolos de intervenção e, muitas vezes, os próprios materiais a serem utilizados.

Se olharmos da perspectiva de uma abordagem comportamental, essa limitação é inerente e produtiva no sentido de, por não contar com um conjunto fixo de técnicas, o profissional deve se cercar de dados sobre o nível de comprometimento, conhecer diferentes modelos e ter ampla base teórica, para formular um plano de intervenção terapêutica individualizado.

Ademais, o profissional precisa discriminar a etiologia dos comportamentos e comprometimentos, se oriundos de eventos externos (p. ex., traumatismo cranioencefálico após impacto abrupto), eventos internos (p. ex., alterações de desenvolvimento) e se há comorbidades. Essa discriminação não é tão simples e nem sempre acessível, pois, no geral, ocorre uma confluência de eventos. Por exemplo, após uma batida do carro, o indivíduo sofre um traumatismo, tem redução no desempenho de algumas funções cognitivas (como atenção e velocidade de processamento), pode ficar deprimido (por enfrentar diferentes processos de luto) e ainda ter de se haver com a qualidade das redes de suporte disponíveis (família, trabalho e parte financeira).

Modelo compreensivo de reabilitação

O modelo compreensivo de reabilitação parte da avaliação dos problemas atuais para o estabelecimento de metas que serão os alvos da intervenção. Para que a reabilitação se configure, é preciso, pois, que o profissional tenha um panorama global sobre a vida do paciente.

Este panorama passa pelo conhecimento de questões da vida doméstica, cuidados pessoais, lazer (passatempos e interesses), trabalho, relacionamento com outras pessoas, vida familiar, crenças/religião e finanças pessoais. Essas áreas, que podem estar afetadas na maioria dos pacientes, podem orientar os objetivos de um programa de reabilitação.[4] A partir dessas diretrizes, outras questões serão levantadas e direcionarão o tipo de abordagem do profissional, podendo esta ser única ou combinada.

É preciso saber se há possibilidade de restaurar uma função perdida ou se é o caso de se encorajar a reorganização anatômica. Outros pacientes terão de ser ajudados a usar suas habilidades preservadas (residuais) de forma mais eficiente, enquanto outros terão de encontrar meios alternativos para sua adaptação funcional. Há, ainda, as situações em que o próprio ambiente deverá ser modificado para contornar os problemas.

Por isso, cabe ao profissional compreender o paciente e a extensão de suas alterações cognitivas. O levantamento bibliográfico de casos semelhantes descritos na literatura científica faz-se extremamente necessário, inclusive por proporcionar conhecimentos sobre evidências que podem auxiliar na escolha da intervenção e aumentar as chances de sucesso.[4]

Há, por exemplo, evidências de plasticidade (a reabilitação pode promover reconexões em circuitos neurais danificados) por meio de mecanismos de aprendizagem. Porém, apesar dos avanços, ainda há muitas dificuldades em generalizar estes achados e definir modelos específicos de intervenção.

Reabilitação/habilitação neuropsicológica da infância e da adolescência

A reabilitação/habilitação neuropsicológica aplicada à Psicopatologia da Infância e da Adolescência tem desafios próprios e distintos da clínica do adulto, como já adiantamos anteriormente.

A avaliação configurará o passo inicial para estimação das alterações cognitivas e comportamentais presentes em cada caso, bem como delimitar o diagnóstico e fornecer subsídios para o estabelecimento de programas terapêuticos.

Ainda com relação ao procedimento de avaliação, será importante que parte dela destine-se à avaliação dos comportamentos não apenas por mensuração (escores de rendimento), mas também por meio da análise funcional.

A análise funcional tomará o comportamento problemático com o objetivo de que este seja monitorado, descrito e caracterizado. No caso de crianças, a análise comportamental tem demonstrado que os comportamentos problemáticos se associam, na maioria das vezes, a um repertório restrito de funções, entre as quais estão:

a) A necessidade de acesso a reforçadores como atenção, comunicação ou tangíveis.
b) A esquiva ou evitação de punições ou estímulos aversivos.
c) A autoestimulação por excesso ou falta de estímulos.[6]

Passos para a reabilitação

Neste momento, sugere-se aqui uma sugestão de passos para um modelo de programa de reabilitação/habilitação destinado a crianças e adolescentes.

O método de reabilitação contará com fases de "treino cognitivo", em que ocorrerá a repetição de práticas e de exercícios, associada a técnicas de manejo comportamental e a instruções por meio de estratégias de memorização, organização e de planejamento voltadas para atividades de vida diária, com o objetivo de promover habilidades de autonomia e independência em diferentes áreas (Quadro 96.1).

A primeira etapa, como já falado antes, refere-se à **avaliação**. O intuito é verificar as "forças e fraquezas" cognitivas para estabelecimento de um perfil neuropsicológico ou psicológico-comportamental, bem como correlacionar os achados com as informações sobre os contextos acadêmico e psicossocial.

A segunda etapa é, uma vez identificado o **comportamento** problemático, monitorado e descrito, ele deve ser caracterizado considerando-se os contextos em que ocorre, quais os estímulos desencadeantes e reforçadores (ou seja, que mantêm os comportamentos).

A terceira etapa é a definição das **metas de curto e longo prazo**. Aqui são estabelecidas as previsões de quais déficits serão resolvidos e a partir de quais estratégias são consideradas mais eficientes. Nesse ponto, verifica-se a relação entre fases do desenvolvimento e os recursos disponíveis pela criança/adolescente, sendo fundamental o julgamento clínico.

A quarta etapa diz respeito à **comparação** entre as metas consideradas inicialmente e as de fato atingidas. A avaliação e o tratamento são momentos que se retroalimentam. Isso permite se pensar acerca da expectativa e da realidade do que foi alcançado e **realinhar o projeto de reabilitação**. Outra vantagem dessa comparação é rever a frequência e a duração do programa previamente estabelecido.

QUADRO 96.1 – Passos da reabilitação neuropsicológica da infância e da adolescência.

Etapa	Características	Objetivo
Avaliação	Avaliação neuropsicológica e obtenção de fontes subsidiárias	Verificar as forças e fraquezas cognitivas para estabelecimento de um perfil neuropsicológico. Ademais, correlacionar os achados com as informações sobre os contextos acadêmico e psicossocial
Análise funcional do comportamento	O comportamento problemático é identificado, monitorado, descrito e caracterizado	Considerar os contextos em que cada comportamento ocorre, quais os estímulos desencadeantes e reforçadores (que mantêm os comportamentos)
Metas a curto e a longo prazo	São estabelecidas as previsões de quais déficits serão resolvidos e a partir de quais estratégias específicas consideradas mais eficientes. Verifica-se a relação entre fases do desenvolvimento e os recursos disponíveis pela criança/adolescente	O julgamento clínico é fundamental nesta etapa
Avaliação do andamento do projeto de reabilitação neuropsicológica	Comparação entre as metas consideradas inicialmente e as de fato atingidas	Comparar expectativa e realidade permite realinhar o projeto de reabilitação
Frequência e duração	1 ou 2 vezes por semana (a critério clínico). As sessões podem durar entre 1 e 2 horas	Aconselha-se período de intervenção de 4 a 6 meses e, posteriormente, após averiguada a necessidade, pode ser reiniciado com base em novas metas

Fonte: Desenvolvido pela autoria do capítulo.

Reabilitação/habilitação neuropsicológica aplicada à psicopatologia da infância e da adolescência

Iniciados durante o período de desenvolvimento, os transtornos de neurodesenvolvimento são caracterizados por acarretam importantes prejuízos no funcionamento pessoal, social,[7] acadêmico ou profissional.[1]

---
[1] Optou-se pela nomenclatura da 5ª edição do *Manual diagnóstico e estatístico de transtornos mentais* (DSM-5) em virtude de seu amplo uso nas publicações internacionais. Nossa signatária conforme a Organização Mundial da Saúde, a *Classificação internacional das doenças*, 10ª edição (CID-10), encontra-se em processo de estruturação de nova edição e pretende seguir a maioria das mudanças já encontradas no DSM-5.

A seguir, apresentam-se dois dos transtornos de neurodesenvolvimento mais comuns, distinguindo suas principais características e as possibilidades de manejo de programas de reabilitação neuropsicológica a eles direcionados.

Deficiência intelectual

A deficiência intelectual é considerada um dos transtornos neuropsiquiátricos mais comuns em crianças e adolescentes.[8] Os déficits apresentados respondem por importantes prejuízos no funcionamento social e no comportamento adaptativo, de modo que o indivíduo não consegue atingir padrões de independência pessoal e responsabilidade social.[7]

Os transtornos referidos sob a insígnia de "retardo mental" tiveram sua terminologia modificada oficialmente nove vezes no último século. Harris, 2006,[9] compilou as descrições do padrão de déficits apresentados para o termo "deficiência intelectual", fornecendo, assim, uma proposta mais integrativa. Para a 10ª edição da *Classificação internacional das doenças* (CID-10) ainda prevalece o termo "retardo mental".

Recentemente, em sua 5ª edição, o *Manual diagnóstico e estatístico de transtornos mentais* (DSM-5 – APA, 2014) apropriou-se do termo "deficiência intelectual" e estabeleceu-o dentro dos transtornos do neurodesenvolvimento, caracterizando o quadro pela presença de déficits em capacidades mentais genéricas, como raciocínio, solução de problemas, planejamento, pensamento abstrato, juízo, aprendizagem acadêmica e aprendizagem pela experiência.[7]

Assim, deficiência intelectual (DI) caracteriza-se por déficits em capacidade mentais genéricas e prejuízo na função adaptativa diária de um indivíduo na comparação com seus pares; com início durante o período de desenvolvimento, seu diagnóstico baseia-se na avaliação clínica e no uso de testes padronizados para exame das funções adaptativa e intelectual.[7]

Sua prevalência no mundo é estimada entre 1% e 3%[9] e há poucos estudos sobre sua incidência.[10]

Alguns trabalhos como de Heikura et al. (2003)[11] e de Katusic et al. (1996)[12] relatam uma incidência de 9,1 a 12,6 por 1 mil habitantes. No entanto, é importante ressaltar que, primeiro, a maior parte dos estudos publicados refere-se a estimativas a partir de pesquisas conduzidas nos Estados Unidos ou em outros países desenvolvidos e, segundo, em países desenvolvidos, a prevalência da DI chega a ser quase duas vezes maior.[10]

As doenças genéticas são as causas mais comuns de DI, seguidas por problemas durante a gestação ou no nascimento, defeitos que afetam o cérebro ao nascimento ou após e problemas durante a infância e a adolescência, conforme levantamento na literatura.[13]

Casos de desnutrição, privação sociocultural e atendimento precário à saúde são fatores frequentemente associados à deficiência intelectual em países subdesenvolvidos ou em desenvolvimento.[14]

A questão central do diagnóstico da DI é que seu quadro requer **diferentes níveis de suporte** para o ensino de habilidades de autocuidado, relacionamento e ocupação, além de promoção de aquisições de outras atividades importantes da vida diária,[13] uma vez que o indivíduo com deficiência intelectual é incapaz de competir, em termos de igualdade, com os companheiros normais, dentro de seu grupo social.[15]

Os testes de inteligência realizados durante a avaliação neuropsicológica prévia constituem uma tentativa de avaliar o potencial cognitivo geral do indivíduo, sua habilidade de resolver problemas de maneira adaptada, sendo preditiva dos desfechos psicossociais e adaptabilidade.[6]

A questão principal é que a deficiência intelectual afeta a inteligência de maneira geral, ou seja, cursa com um comprometimento cerebral mais difuso ou multifocal, diferentemente de pacientes com lesões específicas. Isso implica projetos de reabilitação neuropsicológica muito mais amplos e que demandam, inclusive, avaliação dos comportamentos apresentados.

Transtorno do espectro autista

O TEA refere-se a prejuízos persistentes na comunicação social recíproca e na interação social, bem como a padrões restritos e repetitivos de comportamento, interesse ou atividades.[7]

O TEA engloba os transtornos anteriormente descritos sob a insígnia de autismo infantil precoce, autismo infantil, autismo de Kanner, autismo de autofuncionamento, autismo atípico, transtorno global de desenvolvimento sem outra especificação, transtornos desintegrativos da infância e transtorno de Asperger,[7] configurando-se, assim, como um grupo heterogêneo de alterações.

O que observamos no TEA são comprometimentos na esfera intelectual, no funcionamento executivo, nas habilidades sociais, de atenção compartilhada, de coerência central e de teoria da mente que têm apresentação variável em termos de gravidade e extensão, mas se encontram no cerne dos prejuízos adaptativos desta população.

Dada a heterogeneidade de comprometimentos encontrados no TEA, sua abordagem terapêutica precisa ser multidisciplinar. Assim, profissionais de diferentes áreas estarão envolvidos: médicos; psicólogos; neuropsicólogos; fonoaudiólogos; terapeutas ocupacionais; psicopedagogos. Além disso, durante o processo terapêutico, setores diferentes da vida do indivíduo serão observados e podem variar com a passagem do tempo.

Isso quer dizer que as metas de um programa terapêutico serão distintas entre o período escolar e a fase de inserção profissional, por exemplo. Durante a infância, o planejamento terapêutico estará voltado, em geral, para a terapia da fala, da estimulação social e da autonomia, além da educação adaptada e do suporte familiar. Já com relação aos adultos, serão verificadas as opções de moradia e tutela.

A reabilitação neuropsicológica direcionada ao transtorno do espectro autista visa quatro alvos básicos:[16]

1. **Estimular o desenvolvimento social e comunicativo:** em muitos casos, o profissional fará uso de sistemas de comunicação alternativa. Há sistemas com base em figuras, ou seja, com apoio visual (p. ex., *Picture Exchange Communication System* – PECS). É possível também o uso de recursos computadorizados (teclados adaptados, com inserção gradativa de novas letras e símbolos; *softwares* específicos). Outro método bastante utilizado é o *Treatment and Education of Autistic and Related Communication Handicapped Children* (TEACCH), um programa estruturado que utiliza materiais visuais para melhorar a linguagem, aprendizado e reduzir comportamentos inapropriados.

2. **Aprimorar o aprendizado e a capacidade de solucionar problemas:** os profissionais aconselham a inserção precoce na escola. Por meio de técnicas especializadas, busca-se promover o aprendizado e habilidades de socialização/comunicação.

3. **Diminuir comportamentos que interferem no aprendizado e no acesso às oportunidades de experiência do cotidiano:** no caso de crianças com transtorno do espectro autista, alguns comportamentos desafiadores podem ter funções comunicativas, embora pobremente adaptadas (podem indicar a necessidade de auxílio ou atenção; tentativa de escapar de situações ou atividades que causam sofrimento; obter objetos ou alcançar desejos; protestar contra situações; obter estimulação). Assim, busca-se ensinar à criança meios alternativos de comunicação a fim de se reduzirem esses comportamentos. É por isso que é importante identificar a função de cada comportamento considerado inadaptado/problemático.

4. **Ajudar as famílias a lidarem com o transtorno:** após o momento do diagnóstico, que por si só já se configura como fator estressor, as famílias começam a se preocupar com o futuro. Indivíduos com transtorno do espectro autista requerem atenção e cuidados especializados, o que demanda uma reorganização familiar. Irmãos "normais" de crianças com transtorno do espectro autista costumam sentir-se isolados e menosprezados pelo ambiente familiar. Sentimentos de raiva, frustração, culpa são frequentes e, por isso, requerem atenção dos profissionais envolvidos.

Considerações finais

O objetivo da reabilitação neuropsicológica em uma abordagem mais compreensiva é habilitar e reabilitar a pessoa, e não processos neuropsicológicos.[6]

O sucesso de um programa de reabilitação depende de sua compreensão por parte dos envolvidos e da a ele aderência por parte do paciente e de seu ambiente entorno.

O levantamento do perfil de processos neuropsicológicos comprometidos e preservados é condição necessária, porém não suficiente para as intervenções educacionais e neuropsicológicas.[6] É importante considerar que a intervenção eficaz exige uma avaliação global dos impactos gerados pelos comprometimentos apresentados pelo indivíduo, norteando o estabelecimento dos objetivos da reabilitação neuropsicológica.

A análise do comportamento pode ser uma ferramenta valiosa para dizer qual comportamento se quer melhorar. Para isso, esse comportamento precisa ser observável e/ou mensurável e claramente definido.[17] Primeiro definir "o quê", depois definir o "como".

Para que uma reabilitação/habilitação seja bem-sucedida, é essencial a integração de campos e de conhecimentos. O mais importante nesse processo, arrisco dizer, é o **movimento**: o importante é não deixar o indivíduo "atrofiar-se" diante da vida. Conquistar ou reconquistar uma autonomia, por menor que seja, mesmo que no detalhe, é um sopro de esperança e revigora o sujeito para novas tentativas.

Referências bibliográficas

1. Harlow JM. Passage of an iron bar through the head. Boston Med. Surg. J. 39, 1848, 389-393.
2. Ratiu P; Talos I; Haker S; Lieberman D et al. The tale of phineas gage, digitally remastered. Journal of neurotrauma. v. 21, n. 5, 2004, 637-643.
3. Haase VG; Salles JF; Miranda MC et al. Neuropsicologia como ciência interdisciplinar: consenso da comunidade brasileira de pesquisadores/clínicos em Neuropsicologia. Rev Neuropsicologia Latinoamericana. v. 4. n. 4. 2012, p. 1-8.
4. Abrisqueta-Gomez, J. Reabilitação Neuropsicológica: abordagem interdisciplinar e modelos conceituais na prática clínica. Porto Alegre: Artmed, 2012.
5. Almeida I; Guerreiro S; Martins-Rocha B et al. Impacto de um programa holístico de reabilitação neuropsicológica na qualidade de vida de pessoas com lesão cerebral adquirida. Psychologica. v. 58, n. 2, 2015, capa.
6. Haase V. Como a neuropsicologia pode contribuir para a educação de pessoas com deficiência intelectual e/ou autismo? Pedagogia em Ação, 8(2), 2016.
7. American Psychological Association. Manual de diagnóstico e estatística de transtornos mentais (DSM-5). Porto Alegre: Artmed, 2014.
8. Vasconcelos MM. Retardo mental. J Pediatr (RJ), 80, p.71-82, 2004.
9. Harris JC. Intellectual disability: understanding its development, causes, classification, evaluation, and treatment. Oxford University Press, New York, p. 42-98, 2006.
10. Maulik PK; Mascarenhas MN; Mathers CD; Duad T; Saxena S. Prevalence of intellectual disability: a meta-analysis of population-based studies. Res Dev Disabil, 32, p. 419-436, 2011.
11. Heikura U; Taanila A; Olsen P; Hartikainen AL; von Wendt L; Jarvelin MR. Temporal changes in incidence and prevalence of intelectual disability between two birth cohorts in Nothern Finland. Am J Mental Retardation, 108, p. 19-31, 2003.
12. Katusic SK; Colligan RC; Beard CM; Fallon EJ; Bergstralh EJ; Jacobsen SJ et al. Mental retardation in a birth cohort. Am J M Retardation, 100, p. 335-344, 1996.
13. Pratt HD; Greydanus DE. Intellectual disability (mental retardation) in children and adolescentes. Prim Care Clin Office Pract., 34, p. 375-386, 2007.
14. Einfeld SL; Ellis LA; Emerson E. Comorbidity of intellectual disability and mental disorder in children and adolescentes: a systematic review. J Intellect Dev Disabil. 36, 137-143, 2011.
15. Assumpção Jr. FB. Psicopatologia Evolutiva. Porto Alegre: Artmed, 2008.
16. Bosa CA. Autismo: intervenções psicoeducacionais. Revista Brasileira de Psiquiatria, 28 (Suppl. 1), s47-s53, 2006.
17. Pontes LMM; Hübner MMC. A reabilitação neuropsicológica sob a ótica da psicologia comportamental. Rev Psiq Clín 35 (1): 6-12, 2008.

Capítulo 97

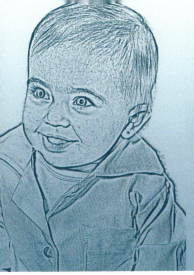

Reabilitação Multidisciplinar

Aline Citino Armonia
Marília Penna Bernal

A partir da Reforma Psiquiátrica, no Brasil, que se iniciou em 1978, houve uma busca por mudanças de práticas, saberes, valores culturais e sociais no cuidado ao sujeito com transtornos psiquiátricos. Foi a partir deste importante processo político e social, que nasceu o direito ao acesso a serviços de atenção psicossocial, contrapondo-se ao modelo hegemônico de tratamento psiquiátrico manicomial. E, assim, criaram-se condições e novas práticas terapêuticas voltadas à inclusão do sujeito com transtorno psiquiátrico na sociedade.[1] A regulamentação dos direitos das pessoas com transtornos mentais só foi criada em 1989 a partir de um projeto de lei do Deputado Paulo Delgado – PL 3.657/1989, um ano após a Constituição que criou o Sistema Único de Saúde (SUS).

No entanto, somente em 2001 foi sancionada uma Lei Federal (n. 10.206) que dispõe sobre a proteção e os direitos das pessoas com transtornos mentais e determina a substituição progressiva dos leitos psiquiátricos por uma rede integrada formada por núcleos de atendimentos.[2]

Embora os leitos psiquiátricos fossem majoritariamente ocupados por adultos, ressalte-se que foi a partir da Reforma Psiquiátrica que se passou a dar maior ênfase aos programas de intervenção multidisciplinar na infância e na adolescência com o intuito de se minimizarem as alterações desses indivíduos, procurando sua melhor adaptação à sociedade.

Quando pensamos na reabilitação da criança e do adolescente com deficiência, logo remetemos ao tratamento à presença de uma equipe composta por profissionais de diversas áreas, sejam eles integrantes de uma mesma instituição, sejam até mesmo de diferentes consultórios ou clínicas. Independentemente da opção e da busca da família, fazem-se necessários a comunicação e o entrosamento entre a equipe e o alinhamento dos profissionais com os pais, visando sempre o melhor desenvolvimento, desempenho e bem-estar da criança ou adolescente.

Em documento da Convenção das Nações Unidas sobre Direitos das Pessoas com Deficiência,[3] no artigo 28, Habilitação e Reabilitação, encontramos a seguinte definição:

> "... medidas apropriadas, inclusive por meio de apoio de pares, para permitir que pessoas com deficiência alcancem e mantenham o máximo de independência, sua mais completa capacidade física, mental, social e vocacional, além de total inclusão e participação em todos os aspectos da vida".

Segundo a Organização Mundial da Saúde (OMS),[4] o termo "reabilitação" é definido como um "conjunto de medidas que ajudam pessoas com deficiências, ou prestes a adquirir deficiências, a terem e manterem uma funcionalidade ideal na interação com seu ambiente". Ainda segundo a OMS, algumas vezes é realizada a distinção entre "habilitação e reabilitação". A "habilitação" trata-se do auxílio na primeira infância para os que têm deficiências congênitas ou adquiridas para o desenvolvimento de sua máxima funcionalidade. E a "reabilitação", o processo para auxiliar na reaquisição daqueles que tiveram perdas funcionais.

Embora haja essa distinção dos termos, a OMS utiliza "reabilitação" englobando esses dois tipos de intervenção. Desta forma, o termo "reabilitação" sempre esteve atrelado a processos de saúde-doença. No entanto, sabemos que estes processos sempre envolvem aspectos socioculturais e psíquicos, além do biológico. Assim, criou-se, também, o termo "psicossocial" em oposição à visão médica reducionista.[5]

A reabilitação tem como objetivo a promoção de assistência e a inclusão por intermédio de um trabalho multiprofissional, visando contribuir para autonomia do indivíduo.[5]

Uma equipe se caracteriza pelo envolvimento de cada membro em suas respectivas áreas e pelo comprometimento de todos no resultado. A avaliação, o tratamento, a recomendação e as estratégias de intervenção são específicos de cada disciplina, dentro de uma equipe multidisciplinar. O trabalho em equipe envolve coordenação de ações e foco em um propósito comum. Para isso, são essenciais a coordenação de papéis e de tarefas, a elaboração de plano estratégico e o reconhecimento de competência mútua entre os membros.[6]

A intervenção tem por objetivo desenvolver habilidades e prevenir e diminuir atrasos e déficits no desenvolvimento, ao se tratar de intervenção em saúde mental na infância, o quanto antes se iniciar, melhor. Sabe-se que o início do tratamento depende do tipo de distúrbio, mas usualmente, assim que detectado algum atraso ou um risco para um atraso no desenvolvimento, a criança deve ser direcionada à intervenção.

A intervenção pode incluir uma ampla gama de serviços e de programas com o objetivo de manutenção ou potencialização do desenvolvimento infantil.[7]

Os profissionais envolvidos na equipe têm como papel oferecer intervenções que eliminem ou diminuam as diversas incapacidades presentes em todos os domínios do desenvolvimento, bem como auxiliar, por meio de orientação, os cuidadores.

Os serviços podem ser classificados para prevenir, remediar ou compensar as dificuldades. Nos programas de prevenção, a identificação precoce dos riscos para atrasos no desenvolvimento é essencial para se iniciar um programa de intervenção, antes da manifestação dos atrasos. O maior foco destes programas é facilitar a aquisição de habilidades do desenvolvimento e inibir ou minimizar os efeitos a longo prazo. Já as intervenções de remediação são voltadas para desenvolver as áreas de dificuldades e direcionadas para crianças com atrasos no desenvolvimento já identificados. Estes serviços tentam eliminar ou diminuir atrasos, bem como prevenir deficiências futuras. Existem também os programas para crianças com atrasos no desenvolvimento, nos quais são utilizadas técnicas de compensação para o que não pode ser mudado, com intervenções cujo intuito é minimizar os efeitos destas dificuldades e potencializar a funcionalidade e a independência do paciente. Para execução destes serviços, recursos tecnológicos e técnicas comportamentais são bastante utilizados para potencializar a função a que se destinam.[7]

Em diversas áreas de intervenção, o profissional que não compreende a proposta do trabalho em equipe pode, sem intenção, responder inapropriadamente às expectativas de seus colegas e não participar de modo satisfatório dos planos, metas e objetivos delimitados, assim, uma comunicação efetiva estabelece respeito e gera motivação intrínseca entre os membros e o sentimento de estar trabalhando em conjunto. A colaboração divide informações, avaliações, metas e intervenções, o que assiste no alcance dos objetivos propostos.[6]

Ao estarem inseridos em uma equipe, os profissionais devem ter clareza de sua atuação e quando esta se faz necessária, sempre considerando em sua atuação o modelo de formação da equipe a qual integra. A comunicação com os demais membros da equipe efetiva a integração, a troca de ideias, a definição das atividades e as tarefas de cada um. A implementação de resultados positivos engloba uma atuação consistente da equipe.[6]

Intervenção precoce

A primeira infância é um período crucial para o desenvolvimento, por conta da rápida maturação estrutural e cerebral, da maior plasticidade neural e do desenvolvimento de habilidades fundamentais.[8]

A intervenção precoce abrange serviços especializados direcionados às crianças na primeira infância e às suas famílias. Estes serviços estão relacionados com: assegurar ou incrementar o desenvolvimento pessoal; fortalecer as competências da família; e promover a inclusão social. Este modelo tem como foco o processo de desenvolvimento individual da criança e o impacto das interações sociais sobre o seu desenvolvimento global.[9]

Há um consenso sobre a importância da intervenção precoce o mais cedo possível, uma vez que, alguns déficits instalados na infância, se não solucionados prontamente, podem tornar-se problemas mais complexos com o tempo. A intervenção precoce é usualmente indicada para as crianças expostas a fatores de risco, bem como para crianças com transtorno do desenvolvimento e deficiências já instaladas.[8]

Ao se avaliar o sucesso e eficácia de um programa de intervenção precoce, é fundamental que os objetivos estejam bem estabelecidos; além disso, fazem-se necessários o envolvimento e a participação da família para que, desta forma, os pais ou cuidadores primários tenham maior confiança em estimular estas crianças em casa e sejam capazes de observar seu progresso.[10]

No caso da intervenção precoce, o primeiro objetivo é melhorar o desempenho em todos os domínios do desenvolvimento e prevenir ou minimizar os atrasos. Além disso, oferecer assistência à família para lidar de maneira eficaz com os desafios diários na vida em casa e em comunidade.[7]

Intervenção precoce contempla ações de apoio especializado destinado às crianças e famílias que, durante a primeira infância, tenham dificuldades relacionadas ao desenvolvimento e à inclusão social. Ressaltando-se, portanto, a importância da participação da família, a oferta de serviços e os recursos que estimulem a inclusão social e o desenvolvimento infantil.[8]

Apesar de as diretrizes apontarem a necessidade de serviços de intervenção precoce até os 3 anos de idade, muitas crianças chegam tardiamente aos serviços. O encaminhamento tem de ocorrer para atuações mais precoces e preventivas. Ao buscar atendimento especializado, a família precisa estar conscientizada da necessidade da criança e dos benefícios para o seu desenvolvimento e para a saúde da família como um todo.[11]

Em relação ao público-alvo das intervenções precoces, um estudo encontrou que 80% dos usuários destes serviços são bebês de risco nascidos em condições de prematuridade e com baixo peso, e o restante é de crianças com fatores genéticos e outros riscos. Já se sabe a importância do início mais precoce possível, sendo este um dos fatores já reconhecidos como potencializadores de um melhor prognóstico; além do que, os resultados têm se mostrado mais positivos quando a intervenção envolve diversas áreas do desenvolvimento (motora, cognitiva, linguagem e socialização), desta forma, reforçando a necessidade de um trabalho em equipe.[10]

A relevância do diagnóstico e da intervenção precoce é que estes geram a possibilidade de se anteciparem e processos de desenvolvimento que ainda não foram estabelecidos e neles intervir e, assim, pensando-se na neuroplasticidade e capacidade de resposta da criança à terapêutica, esta terá maior possibilidade de desenvolvimento.[11]

Um estudo de revisão sobre as práticas de intervenção precoce no Brasil mostra que estas se constituem, em sua maioria, por abordagens clínicas pautadas na identificação e na intervenção sobre condições de desvio no desenvolvimento, focando a atenção sobre as incapacidades da criança. As práticas e os modelos de intervenção precoce parecem desenvolver-se exclusivamente aliados ao setor da saúde, com forte prevalência de práticas voltadas à estimulação de habilidades, por meio do emprego de abordagens clínicas, estruturadas a partir de um modelo reabilitativo de cuidado e com enfoque centrado na criança.[8]

Alguns preditores para melhores resultados com a intervenção precoce são: o envolvimento dos pais e generalização do aprendizado; maior intensidade e frequência da intervenção, sendo usualmente, uma vez por semana, quantidade insuficiente para atingir objetivos a médio e longo prazo com a criança; o envolvimento de uma equipe composta por diversos profissionais, que, juntos, estabelecem metas a curto, médio e longo prazo.[10] Nota-se que há um esforço para uma mudança na abordagem das intervenções precoces, passando-se do foco na doença para abordagem com base na participação da família.[8]

O enfoque da intervenção precoce volta-se ao planejamento de atividades pautadas na funcionalidade de cada criança e sua família. Por isso, há necessidade de envolvimento dos familiares, buscando integrar a intervenção nas atividades do cotidiano (alimentação, vestuário, mobilidade, aquisição de conceitos).[11]

Quando pensamos nos sinais de atraso no desenvolvimento infantil, alguns que chamam atenção se relacionam ao atraso na linguagem ou à ausência de fala, a alterações motoras e a dificuldades na autonomia. Essas dificuldades estão relacionadas à atuação profissional de fonoaudiólogos e de terapeutas ocupacionais, as quais abordaremos de forma mais detalhada neste capítulo.

Fonoaudiologia

A Fonoaudiologia é uma ciência que data de mais de 1 século, com a primeira referência formal de 1900, quando a profissão foi reconhecida na Hungria, e a primeira faculdade de Fonoaudiologia no mundo foi inaugurada. No Brasil, a implementação do primeiro curso foi na Universidade de São Paulo, em 1961, vinculado à Clínica de Otorrinolaringologia, no formato de um curso de formação de tecnólogo. A autorização de funcionamento no nível de bacharelado somente ocorreu em 1977 e a regulamentação da profissão ocorreu em 9 de dezembro de 1981.[12]

É a ciência que estuda a comunicação humana e seus distúrbios. Este profissional, que atua de forma autônoma e independente nos setores público e privado, está habilitado para prevenir, diagnosticar e tratar os distúrbios da comunicação nas áreas da linguagem, audição, leitura e escrita, motricidade orofacial e deglutição, da infância à vida adulta. É responsável pela promoção da saúde, prevenção, avaliação e diagnóstico, orientação, intervenção e aperfeiçoamento dos aspectos fonoaudiológicos. Pode, também, exercer atividades de ensino, pesquisa e administrativas. Pelo Conselho Federal de Fonoaudiologia, são reconhecidas 11 especialidades:[12]

1. audiologia;
2. linguagem;
3. motricidade orofacial;
4. saúde coletiva;
5. voz;
6. disfagia;
7. fonoaudiologia educacional;
8. gerontologia;
9. fonoaudiologia neurofuncional;
10. fonoaudiologia do trabalho;
11. neuropsicologia.

Pela própria característica da formação e da atuação, a prática clínica e a pesquisa sempre estiveram relacionadas às psicopatologias da infância e da adolescência, sendo já sedimentada a atuação deste profissional em equipes multidisciplinares de intervenção desta população.

Na literatura brasileira de Fonoaudiologia, encontramos referências bibliográficas específicas de determinadas patologias da saúde mental, como os transtornos do espectro autista (TEA).[13-17] Mas a literatura a respeito do papel do fonoaudiólogo na reabilitação multidisciplinar, de maneira geral, na saúde mental na infância e na adolescência, é escassa.

A Fonoaudiologia passou a ter um papel mais ativo nas instituições psiquiátricas a partir de 1992, com a implementação de uma Portaria (224/92 – Anexo I) que trouxe, em uma diretriz, a multiprofissionalidade na prestação de serviços aos portadores de transtornos mentais, integrando, desta forma, o profissional fonoaudiólogo nessas equipes. Desta forma, ressalte-se que o fonoaudiólogo que trabalha com essa população deve estar aberto ao desafio de construir maneiras de atuar com esses sujeitos, criar e adaptar técnicas diante de um trabalho com caráter inter e transdisciplinar. O profissional que integra essas equipes deve abordar questões da comunicação humana, compreendendo e intervindo nos processos que dificultam ou impedem a comunicação desses sujeitos.[18]

A comunicação acaba sendo abordada em intervenções de diferentes profissionais da equipe multidisciplinar de forma geral; no entanto, cabe ao fonoaudiólogo avaliar e intervir nos aspectos da comunicação e da linguagem.[18] O fonoaudiólogo, para o seu trabalho com determinado paciente, deve identificar quais as diretrizes teóricas mais adequadas naquele momento para aquele paciente e atuar com base nas evidências científicas.[19]

A Associação Americana de Fonoaudiologia –American Speech-Language-Hearing Association (ASHA) – descreve, em um documento, a importância da realização de um planejamento das necessidades e das oportunidades de acordo com as bases das Práticas Baseadas em Evidência – *Evidence Based Practice* (EBP). O documento pontua que a EBP é a integração da experiência clínica, informações coletadas na literatura científica e as perspectivas do paciente e de sua família.[20]

Como é comum a alteração de linguagem em transtornos mentais, é comum também a chegada de famílias à procura de atendimento para crianças e adolescentes, assim como é comum o encaminhamento do paciente, por parte do médico psiquiatra, para a Fonoaudiologia.[21]

Nos transtornos psiquiátricos, em razão do comprometimento no desenvolvimento em âmbito global, é difícil o estabelecimento de um prognóstico, o que impossibilita a promessa à família de cura do sujeito, o que acarreta um importante impacto. Assim, nessa população, a atuação do fonoaudiólogo deve levar em consideração não somente as habilidades e inabilidades linguísticas do indivíduo, mas também o contexto social e afetivo.[21]

Na clínica fonoaudiológica na área da linguagem infantil, é bastante comum a preocupação dos pais quanto à verbalização. A fala é um processo evolutivo da linguagem muito aguardado, sendo considerada fluente diante da combinação espontânea de palavras com funcionalidade e de maneira regular. Esta habilidade é apontada como preditiva de inserção social e também de habilidades acadêmicas. A presença da verbalização funcional está associada com a redução de alterações comportamentais.[19]

O processo de intervenção fonoaudiológica nas alterações dos aspectos da comunicação e da interação social que acometem crianças e adolescentes com transtornos mentais tem como objetivos gerais tornar este sujeito o mais independente possível na troca comunicativa com diferentes pares e em diferentes contextos. Visa também auxiliar no processo de aprendizagem e a melhora da qualidade de vida.

O processo de intervenção fonoaudiológica deve se iniciar com uma detalhada avaliação. Para o delineamento de qualquer plano terapêutico, a ser realizado de maneira individual ou em grupos/oficinas, as habilidades e inabilidades observadas na avaliação devem direcionar os objetivos e as estratégias que serão utilizadas.

Existem especificidades na avaliação fonoaudiológica que decorrem da origem ou do tipo de manifestação. Qualquer que seja a abordagem ou o modelo a ser seguido, a avaliação deve medir quais as etapas e áreas estão defasadas naquela criança ou naquele adolescente.[22] Da mesma forma, a maioria dos modelos de intervenção é baseada nos processos normais de aquisição e desenvolvimento da linguagem.

As sugestões de processo terapêutico fonoaudiológico aqui apresentadas têm como base a literatura consultada e a experiência clínica, especialmente nas áreas da Psicopatologia da Infância e da Adolescência e da linguagem infantil.

O atendimento fonoaudiológico na reabilitação multidisciplinar pode ser realizado de maneira individual ou em grupos/oficinas. Em qualquer modo de trabalho, o planejamento terapêutico deve ser pautado nas habilidades e inabilidades apresentadas por cada paciente em determinado momento, sendo este processo de intervenção dinâmico e modificado conforme a necessidade.

A intervenção fonoaudiológica pode ser realizada de maneira direta ou indireta. A direta contempla estratégias planejadas e executadas para as habilidades e inabilidades apresentadas por cada criança, adolescente ou jovem. Na indireta, a família, a escola e/ou equipe são orientadas com o objetivo de ampliação e sistematização dessas habilidades. A intervenção direta tem sido enfatizada como maneira de se adequarem socialmente os comportamentos comunicativos. Este modelo terapêutico, abrangendo a terapêutica direta e indireta, são apresentados pela literatura como eficientes e que impactam na maior velocidade e na extensão do processo evolutivo.[23]

Como objetivos terapêuticos gerais, podemos elencar o trabalho para aquisição e desenvolvimento das seguintes habilidades:

- interação social;
- comunicação social;
- linguagem receptiva e expressiva;
- maturidade simbólica.

Temos como objetivos específicos trabalhar habilidades precursoras da linguagem verbal e da interação e comunicação social, como o contato visual, a atenção compartilhada e o uso de gestos indicativos para a comunicação.

Nos aspectos da interação social, faz parte do trabalho do fonoaudiólogo elaborar estratégias para favorecer a iniciativa e o contato visual e a ocorrência de comportamentos de atenção compartilhada.

Na linguagem, atenta-se aos aspectos receptivos e expressivos. Assim, os objetivos na recepção abrangem desde a atenção quando o paciente é chamado pelo nome até a compreensão de narrativas. Na linguagem expressiva, busca-se a expressão por intermédio da linguagem não verbal e da verbal, por meio do uso de diferentes funções comunicativas que possibilitam a expressão de atos comunicativos, que, por sua vez, podem ser utilizados para interação social recíproca ou não organizados em estruturas morfossintáticas.

No trabalho da maturidade simbólica, o objetivo envolve o uso funcional de objetos e brinquedos, a exploração de diferentes brinquedos e a elaboração do jogo simbólico do mais simples ao mais elaborado nível. Abrange também habilidade de imitação de ações simbólicas, pelas quais as crianças adquirem e desenvolvem novos repertórios.

Diante da ausência de fala ou da presença da fala não funcional, faz parte do trabalho a implementação recurso de comunicação alternativa e/ou suplementar, podendo ser encontrada com diferentes nomenclaturas: em inglês, *augmentative and alternative communication*; em português, comunicação alternativa, comunicação suplementar, comunicação alternativa e/ou suplementar, comunicação alternativa e ampliada e sistemas alternativos e facilitadores de comunicação.[29]

A comunicação aumentativa e/ou alternativa (CAA) é mais abrangente do que o uso de figuras para se comunicar. De acordo com ASHA, a comunicação aumentativa ou alternativa se caracteriza por um conjunto de procedimentos pelos quais as habilidades de comunicação de um indivíduo possam ser maximizadas para uma comunicação funcional e eficaz. É a área responsável por possibilitar a complementação ou a substituição da fala e/ou escrita. Não se espera que todos os fonoaudiólogos sejam especialistas nesta área; no entanto, espera-se que todos tenham conhecimento para identificar casos que se beneficiariam desta abordagem e, assim, possam encaminhar o paciente para um profissional especializado quando houver a necessidade.[24]

A CAA é um campo de atuação, da prática clínica e pesquisa, que trabalha para melhorar, temporária ou permanentemente, as habilidades de comunicação de indivíduos com ausência de fala e/ou de escrita ou presença pouco funcional. Independentemente do método, a utilização envolve uso de símbolos para a representação de intenções. Compreende o uso integrado de **símbolos** (representações visuais, auditivas ou táteis de conceitos convencionais como fotografias, símbolos gráficos, escrita, vocalizações, fala, gestos, sinais manuais, expressões faciais, objetos concretos, miniaturas e *Braile*), **recursos** (objetos ou equipamentos utilizados para transmitir as mensagens, como pranchas de comunicação, comunicadores eletrônicos e computador), **técnicas** (formas pelas quais o paciente acessa os símbolos no seu recurso de comunicação) e **estratégias** (modo como os símbolos, recursos e técnicas são utilizados, como o brincar, atividades diárias e escolares).[25]

O uso de recursos de CAA já está consolidado na literatura sobre intervenção terapêutica e educacional dos TEA e também na paralisia cerebral. Nos TEA, por exemplo, a literatura[26] demonstra os benefícios de terapias com uso de CAA para crianças, principalmente relacionada ao ensino de comunicação funcional. O reduzido acesso a profissionais e recursos de CAA, portanto a falta de um planejamento adequado nesta área, impossibilita que indivíduos com necessidades complexas de comunicação possam estar de fato inseridos na comunidade, também interfere no processo de aprendizagem formal e, consequentemente, diminui a autonomia na vida adulta.

Terapia ocupacional

O terapeuta ocupacional tem como alvo a aquisição, por parte do indivíduo, da maior autonomia possível no cotidiano em suas ocupações e melhora na qualidade de vida. Este profissional utiliza atividades ou ocupações que sejam significativas para a vida do cliente, prezando suas necessidades e escolhas e considerando os aspectos dentro de um contexto socioeconômico e cultural. Geralmente, são encaminhados para este profissional, indivíduos que, por algum motivo, apresentam dificuldades em agir de forma autônoma nas atividades de vida diária – AVD (alimentação, higiene pessoal, vestuário etc.) – ou nas atividades de vida prática – AVP (trabalho, lazer, dentre outras) –, assim, o terapeuta ocupacional é um profissional que auxilia o indivíduo a fazer o que quer ou precisa em sua vida da forma mais autônoma e satisfatória possível.

De acordo com Conselho Federal de Fisioterapia e Terapia Ocupacional (COFFITO), terapia ocupacional

> "é uma área do conhecimento, voltada aos estudos, à prevenção e ao tratamento de indivíduos portadores de alterações cognitivas, afetivas, perceptivas e psicomotoras, decorrentes ou não de distúrbios genéticos, traumáticos e/ou de doenças adquiridas, através da sistematização e utilização da atividade humana como base de desenvolvimento de projetos terapêuticos específicos, na atenção básica, média complexidade e alta complexidade".

A atividade humana é vista como "um processo criativo, criador, lúdico, expressivo, evolutivo, produtivo e de automanutenção e o Homem, como um ser práxico interferindo no cotidiano do usuário comprometido em suas funções práxicas objetivando alcançar uma melhor qualidade de vida". Desta forma, o profissional busca identificar alterações nas funções práxicas do indivíduo, sempre levando em consideração a faixa etária ou o desenvolvimento, formação pessoal, familiar e social. As áreas de atuação do terapeuta ocupacional são:[27]

- hospitais gerais;
- ambulatórios;
- consultórios;
- clínicas dia;
- projetos sociais oficiais;
- sistemas prisionais;
- instituição de ensino superior;
- órgãos de controle social;
- creches e escolas;
- empresas;
- comunidades terapêuticas.

No Brasil, a terapia ocupacional iniciou sua intervenção nos anos 1940 com doentes mentais e, na década seguinte, com incapacitados físicos, cujo objetivo era a remissão dos sintomas patológicos e a reabilitação social e econômica dessa população. Eram utilizados o trabalho, a recreação e o exercício como meio de desenvolvimento e adaptação do homem à sociedade e, essas três formas de atividade humana, em uma abordagem terapêutica em resposta a demandas sociais específicas, é o que constituiu historicamente a terapia ocupacional.[28]

No universo infantil, quando nos referimos às atividades funcionais ou às atividades ocupacionais, pensamos nas AVD relacionadas ao autocuidado como vestuário e alimentação e no brincar (esconde-esconde, jogar bola, andar de bicicleta, faz de conta, jogos com regras etc.). Além disso, pensamos no desempenho ocupacional relacionado ao ambiente escolar e ao relacionamento social.

Na habilitação e reabilitação de crianças com atrasos no desenvolvimento, este profissional busca avaliar a rotina e as atividades da criança, considerando os interesses e as dificuldades no desempenho diário, as atividades e tarefas funcionais e os componentes de desempenho envolvidos são avaliados de forma minuciosa. Neste processo, a família e a escola são parceiros fundamentais. O terapeuta ocupacional busca que a criança possa desenvolver as habilidades para adquirir maior autonomia, minimizar os atrasos e prejuízos e desenvolver meios para suprir suas dificuldades. Este profissional ajuda no desenvolvimento motor, cognitivo, processamento sensorial e habilidades do brincar e na obtenção de maior êxito nas relações sociais.[29] Além disso, e especialmente. na intervenção precoce, o terapeuta ocupacional busca prevenir dificuldades futuras.

Tendo em mente que o objetivo da intervenção é facilitar o processo de saúde e de funcionalidade e minimizar as disfunções, o terapeuta faz uso do conhecimento em pesquisas para guiar o processo de raciocínio clínico. O terapeuta ocupacional desenvolve uma hipótese inicial relacionada à área de engajamento ocupacional e de participação social e, a partir disso, relaciona essa hipótese com os dados de avaliação e teoria, construindo, assim, o planejamento terapêutico, com o objetivo de que o indivíduo possa se engajar nas ocupações com o melhor de suas capacidades e participar das atividades do seu dia a dia. O terapeuta modifica suas hipóteses de trabalho com base nas informações obtidas ao longo do trabalho com o cliente e nos progressos ao longo do tratamento.[30]

Na avaliação, o terapeuta ocupacional busca informações com os cuidadores, escola, observação direta, visita domiciliar e escolar (quando necessárias), aplica questionários dirigidos e testes padronizados, acessando as dificuldades enfrentadas pela criança no seu desempenho diário, além de seus interesses, hábitos, e, expectativas com relação ao desempenho e como o ambiente dá suporte ou limita o potencial da criança. Com base nesses dados, o terapeuta ocupacional pode decidir quanto à necessidade de aplicação de testes de habilidades específicas, ou dos componentes sensório-motor, cognitivo e psicossocial, que possam estar contribuindo para as dificuldades no desempenho funcional da criança. A avaliação dos componentes de desempenho é usada para ajudar a determinar como intervir.[29]

O uso dos instrumentos deve ser significativo para as tarefas a serem avaliadas e para a abordagem e o direcionamento de tratamento. Existem avaliações infantis padronizadas que identificam os déficits tanto no desempenho ocupacional como nos componentes de performance que conduzirão, em parceria com a família, os objetivos da intervenção.[31] Ressalta-se a importância de uma boa avaliação e, portanto, o uso de instrumentos padronizados de avaliação, visando uma boa coleta de dados, para melhor elaboração de um planejamento terapêutico.

A tomada de decisão baseada em evidência *Data Driven Decision Making* (DDDM) é uma abordagem sistemática utilizada para orientar o raciocínio clínico por intermédio da coleta de dados para guiar a avaliação e a intervenção. A aplicação desse processo orienta o terapeuta ocupacional a analisar e interpretar os dados de avaliação para identificar o que interfere no desafio de participação ou na dificuldade da criança no seu dia a dia. Esta abordagem prioriza a coleta de dados mediante avaliações padronizadas, organização dos dados por gráficos e, desse modo, o planejamento da intervenção com foco nos alvos definidos em conjunto com a família e terapeuta, para melhoria de função e participação social da criança.[32]

O plano de intervenção é um roteiro para proporcionar uma intervenção eficaz e fundamentada em pesquisa. O raciocínio clínico é pautado pela teoria e pelas evidências que deem suporte à seleção de técnicas e de procedimentos a serem utilizados com o cliente.[30] Um bom plano de intervenção é um importante passo para uma intervenção de qualidade e eficaz, sendo necessária a definição de metas para que se alcancem os objetivos delimitados no plano de intervenção.

Um dos objetos de responsabilidade no tratamento do terapeuta ocupacional são as atividades de vida diária, estas se referem às atividades realizadas no dia a dia, de cuidado com o corpo, como alimentação, vestuário, uso do toalete/controle de esfíncteres, higiene pessoal. Essas tarefas são investigadas e avaliadas de forma detalhada pelo terapeuta ocupacional. Para sua execução, estão envolvidos diversos componentes, como desempenho motor, processamento sensorial, limitações físicas, hábitos pessoais, entre outros. O objetivo da avaliação é atuar nos componentes que interferem para que o indivíduo adquira uma autonomia satisfatória na tarefa, assim, podem ser necessárias também adaptações ou orientações aos cuidadores. As crianças com dispraxia de movimento, por exemplo, geralmente são descoordenadas nas atividades cotidianas e apresentam lentidão para se vestir, abotoar uma blusa, amarrar os sapatos, usar talheres.[31]

Outra ocupação de foco do terapeuta ocupacional pediátrico é o brincar, os terapeutas ocupacionais têm demonstrado interesse no brincar, não apenas como uma ocupação humana, mas também como um indicador de saúde e de bem-estar do indivíduo. A habilidade em iniciar, participar, sustentar o brincar e de se divertir nele é um indicador fundamental de saúde mental, psíquica e social.[33] O brincar é uma ocupação humana e apresenta variações em relação a fatores como idade, etapa do desenvolvimento, contexto cultural e normas sociais, família e estrutura social, aptidões artísticas, físicas e intelectuais e habilidades de criatividade e atenção. O que é uma brincadeira para uma criança, não necessariamente é brincadeira para outra. Desta forma, o brincar tem de ser definido para cada indivíduo em termos do significado que este atribui ao brincar.[33] As crianças com atrasos no desenvolvimento podem apresentar dificuldades no brincar funcional, menor interesse por brinquedos, ou interesse em parte dos brinquedos, dificul-

dade no brincar compartilhado, nas brincadeiras com regras, dificuldade no brincar simbólico, entre outros.

Quando se trata de saúde, o brincar está presente no cotidiano do mesmo modo que outras atividades que acontecem no dia a dia da criança para o seu desenvolvimento.[34] O brincar é uma função natural e o aprendizado em que resulta é obtido pelo processo do fazer, por uma sequência de explorações e repetições. É por intermédio do fazer que aprendemos atividades como dirigir, cozinhar, escrever, pintar, jogar tênis e todas as demais atividades da vida.[35]

A brincadeira e o desenvolvimento infantil complementam um ao outro de forma admirável. O brincar envolve o uso de habilidades em todos os domínios, oferecendo informações sobre como a criança se move, manipula objetos, expressa emoções, utiliza a linguagem, além de proporcionar a interação com adultos e pares. Os benefícios acadêmicos gerados pelo brincar incluem o aumento da compreensão numérica e a espacial, habilidades linguísticas, raciocínio causal, persistência e senso de domínio.[36]

Assim, o terapeuta ocupacional faz do brincar meio e finalidade do tratamento, utilizando-se deste recurso para adquirir novas habilidades, explorando novas habilidades para desenvolver o brincar.

No ambiente escolar, dificuldades motoras e no processamento sensorial podem interferir em diversas tarefas, o que prejudica o desempenho e a participação das crianças neste ambiente. As crianças podem apresentar problemas de comportamento e social, recusa ao realizar tarefas motoras tanto nas aulas de educação física, ou artes, como também tarefas que exigem maior refinamento motor como recortar, isso pode impactar no processo de aprendizagem, nas relações sociais e na adaptação ao ambiente escolar.

É importante que os terapeutas ocupacionais realizem avaliações estruturadas para direcionar as intervenções e reavaliar as terapêuticas. As avaliações com testes padronizados são importantes para um planejamento terapêutico voltado para as atividades funcionais relacionadas ao meio social, ao brincar e às AVD.[32]

Considerando os objetivos gerais da terapia ocupacional e os objetivos específicos do programa da criança, o terapeuta deve decidir entre duas perspectivas básicas de intervenção: a remediação; ou a adaptação. O modelo de remediação se apoia na perspectiva desenvolvimentista, devendo ser usada quando existem evidências de que a melhoria nos componentes básicos (tônus muscular, coordenação motora, percepção visual) resultará em ganhos significativos no desempenho ocupacional. Alguns exemplos dessas abordagens utilizadas por este profissional na área da infância são: terapia de integração sensorial; método Bobath; treino perceptual motor; e a estimulação sensório-motora.

O modelo de adaptação ou de compensação consiste na adaptação de utensílios ou do ambiente para compensar as deficiências da criança e é utilizado, em grande parte das vezes, quando não se esperam resultados funcionais significativos com a remediação ou quando a adaptação é mais eficiente em termos de gasto de tempo, energia e recursos financeiros. Alguns exemplos são: uso de adaptações para alimentação e vestuário; alterações de mobiliário; engrossadores de lápis ou tesoura adaptada, os quais são usados para melhorar o desempenho funcional da criança, facilitando o engajamento nas atividades ocupacionais. Usualmente, a combinação de ambos os modelos é bastante vantajosa.[29]

A terapia de integração sensorial tem sido cada vez mais utilizada na terapia ocupacional com crianças com atrasos no desenvolvimento, TEA, transtorno de déficit de atenção e hiperatividade (TDAH), dificuldades de aprendizagem, entre outras, em vista dos crescentes estudos e resultados obtidos na intervenção com estas crianças. Como no manual de práticas baseadas em evidências para crianças, adolescentes e jovens adultos com TEA, publicado em 2020, em que se encontram algumas terapias que apresentam evidência para o tratamento destes indivíduos, entre elas a integração sensorial.[37]

A terapia de integração sensorial foi desenvolvida pela terapeuta ocupacional Jean Ayres, definida como o processo neurológico que organiza a sensação do próprio corpo e do ambiente e, assim, torna possível usar o corpo de maneira eficiente no ambiente; é o processamento e a organização de informações sensoriais para o uso funcional nas atividades e nas ocupações desempenhadas diariamente.[38-40] O mundo é rico em pistas e sinais sensoriais que, se não forem adequadamente organizados, podem ocasionar a perda do controle do comportamento.[38] Uma disfunção de integração sensorial afeta o desempenho em diversas áreas, acarretando problemas de comportamento e de aprendizagem, além de afetar o desempenho nas AVD e no brincar. Dificuldades em registrar, modular e integrar sensações podem interferir na habilidade de saber como usar o corpo nas interações funcionais com as pessoas, espaço e objetos e em explorar novas formas de interação.[41]

Na intervenção em integração sensorial, esperam-se efeitos gerais no funcionamento do cérebro, não somente na habilidade cognitiva, mas também para organizar de forma funcional as interações com ambiente emocional, social e físico.[41] O objetivo da intervenção é aprimorar a habilidade de processar e de integrar as informações sensoriais e proporcionar uma base para maior autonomia e participação nas AVD, no brincar e nas tarefas escolares.[39]

A intervenção em terapia ocupacional tem seu enfoque no desempenho ocupacional, visando não somente aumentar a capacidade funcional, mas também que a criança tenha maior habilidade para interagir com o ambiente físico e social, de forma a se engajar em atividades de seu interesse, conseguindo participar ou mesmo organizar rotinas diárias satisfatórias que incluam as tarefas de autocuidado, o brincar e o trabalho escolar.[29]

Ao trabalhar com a criança, é fundamental a parceria com a família e a escola, orientando e acessando as dificuldades da criança nestes ambientes. Muitas tarefas não serão realizadas durante a intervenção em terapia ocupacional, assim, é necessário que a família e a escola saibam como intervir e estimular a criança. Esclarecer e reinterpretar aspectos de comportamento, dando uma nova visão da criança aos pais e professores. Dar suporte à criança, família e escola, visando facilitar o processo de adaptação à incapacidade, com ajuste das expectativas de desempenho e otimização da relação criança-ambiente. Promover participação da comunidade, com engajamento nas atividades sociais e culturais que são típicas para crianças e suas famílias.[29]

A intervenção em terapia ocupacional com a criança que apresenta atraso no desenvolvimento pode ocorrer de forma individualizada ou em grupo, bem como, em casa ou na escola. O terapeuta ocupacional está engajado com o cotidiano da criança e mostra-se atento ao desempenho ocupacional dela, visando que desempenhe seus papéis e suas atividades da forma mais autônoma e funcional possível e com melhor qualidade de vida.

Conclusão

Como afirmamos no decorrer deste capítulo, a reabilitação da criança e do adolescente envolve a presença de diversos profissionais e da família. Engloba o acolhimento, a escuta, a boa avaliação, o planejamento terapêutico visando alcançar a maior potencialidade da criança e do adolescente dentro do esperado para o desenvolvimento e de suas capacidades, bem como a melhor qualidade de vida. Neste processo, a inclusão da família e as orientações se fazem muito importantes.

O bom planejamento terapêutico tem início na avaliação adequada e abrangente, e a partir dele será possível identificar as habilidades e as inabilidades do sujeito nas diferentes áreas, sendo elencados objetivos e prioridades. Este planejamento também auxilia tanto a equipe como a família a reavaliar os objetivos e saber quando é necessário o processo de alta ou de encaminhamento para outros serviços, reforçando, assim, a preciosidade do tempo da criança e o desenvolvimento infantil, prevenindo e minimizando futuras dificuldades.

Referências bibliográficas

1. Amarante P; Torre EHG. A constituição de novas práticas no campo da atenção psicossocial: análise de dois projetos pioneiros na Reforma Psiquiátrica no Brasil. Saúde em debate, 25(58):26-34, 2001.
2. Brasil. Ministério da Saúde. Programa de Saúde Mental no SUS: os Centros de Atenção Psicossocial. Brasília, 2004.
3. Organização Mundial da Saúde. Relatório Mundial da Saúde. Saúde Mental: nova concepção, nova esperança. Ministério da Saúde; Direção Geral da Saúde. Lisboa: Abril, 2002.
4. Organização Mundial da Saúde. Reabilitação. In: Relatório mundial sobre a deficiência. Tradução Lexus Serviços Linguísticos. São Paulo, 2012, cap. 4, 97-128. Título Original: World report on disability, 2011.
5. Santos GLG. Sobre discursos e práticas: a reabilitação psicossocial pelo "olhar" dos técnicos de referência de um CAPS da região metropolitana de Recife. Universidade Federal de Pernambuco [dissertação de mestrado], 2008.
6. Cavalcanti A; Galvão C. Trabalho em Equipe. In: Cavalcanti A; Galvão C. Terapia Ocupacional: Fundamentação & Prática. Rio de Janeiro: Guanabara Koogan, p. 35-37, 2007.
7. Majnemer A. Benefits of Early Interventions for Children with develpmental disabilities. Seminars in Pediatric Neurology, v. 5, n. 1 (march), p. 62-69, 1998.
8. Marini BPR; Lourenço MC; Della Barba PCS. Revisão Sistemática Integrativa da Literatura Sobre Modelos e Práticas de Intervenção Precoce no Brasil. Artigos de Revisão. Rev. Paul. Pediatria 35 (04). Oct-Dez 2017. p. 456-463.
9. European Agency for Development in Special Needs Education. Intervenção Precoce na Infância: Análise das Situações na Europa Aspectos-Chave e Recomendações, 2005.
10. Formiga CKM; Ramos BA. Programas de Intervenção Precoce: Orientações Gerais e Experiencias. Revista Diálogos e Perspectivas em Educação Especial, v. 3, n. 2, p.111-116, Jul-Dez, 2016.
11. Izidoro et al. Serviços especializados em intervenção precoce: elegibilidade e atuação multiprofissional. CEFAC 2019, 21(4). 1-10.
12. Conselho Regional de Fonoaudiologia 2ª região. O que é fonoaudiologia. Disponível em: http://www.fonosp.org.br/crfa-2a-regiao/fonoaudiologia/o-que-e-a-fonoaudiologia/ (16 out. 2016).

13. Fernandes FDM. Diagnóstico e Terapia de Linguagem com Crianças com Transtornos do Espectro do Autismo. *In:* Fernandes FDM, Mendes BCA, Navas ALPGP (org.). Tratado de Fonoaudiologia. 2. ed. São Paulo: Roca, 2009.
14. Armonia AC; Misquiatti ARN. Caracterização do perfil comunicativo de crianças com distúrbios do espectro autístico com diferentes interlocutores. Ver CEFAC, v. 13, n. 5, p. 831-837, 2011.
15. Tamanaha AC; Perissinoto J. Parâmetro de tempo para intervenção fonoaudiológica direcionada a crianças com distúrbios do espectro do autismo. Audiology – Communication Research, v. 19, p. 258-263, 2014.
16. Armonia AC. Autismo e Linguagem. *In:* Assumpção Jr. FB; Kuczynski E. Autismo infantil: Novas Tendências e Perspectivas. 2. ed. Rio de Jasneiro, Atheneu. Cap. 7, 2015.
17. Defense-Netrval, DA; Fernandes FDM. A oferta da terapia fonoaudiológica em locais de assistência a indivíduos com Transtornos do Espectro do Autista (TEA). CoDAS, v. 2, p. 1-8, 2016.
18. Almeida BPB. Fonoaudiologia e saúde mental: atuação do fonoaudiólogo nos Centros de Atenção Psicossocial do Estado de São Paulo. [tese de doutorado]. Pontifícia Universidade Católica de São Paulo – PUC-SP. 2014.
19. Perissinoto J. Condutas terapêuticas em linguagem e comunicação. *In:* Schwartzman JS; Araújo CA (org.). Transtornos do Espectro do Autismo. Memnon Edições Científicas, p. 238-243, 2011.
20. American Speech-Language-Hearing Association. Evidence-Based Practice. Disponível em: https://www.asha.org/research/ebp/ (30 out. 2021).
21. Pastorello LM. A experiência fonoaudiológica em quadros sindrômicos de psiquiatria infantil. *In:* Fernandes FDM; Pastorello LM; Scheur CI (org.). Fonoaudiologia em Distúrbios Psiquiátricos da Infância. Lovise, p. 107-120, 1996.
22. Befi-Lopes DM. Avaliação da Linguagem Infantil. *In:* Lamônica, DAC; Oliveira e Brito DB. Tratado de linguagem: perspectivas contemporâneas. Booktoy, 85-89, 2017.
23. Perissinoto J; Tamanaha AC; Isotani SM. Evidência científica de terapia fonoaudiológica nos distúrbios do espectro do autismo. *In:* Pró-Fono (org.). Terapia foanoaudiológica baseada em evidências. Barueri, Pró-Fono, v. 1, p. 261-282, 2013.
24. American Speech-Language-Hearing Association. Augmentative and alternative communication: knowledge and skills for service delivery [Knowledge and Skills]. 2002. Disponível em: http://www.asha.org/policy/KS2002-00067.htm (16 out. 2016).
25. Bondy AS; Frost LA. The picture exchange communication system. Behav. Modif., v. 25, n. 5, p. 725-744, 2001.
26. Van Schalkwyk GI; Volkmar FR. Autism spectrum disorders: Challenges and opportunities for transition to adulthood. Child and Adolescent Psychiatric Clinics. 2017; 26(2): 329-339.
27. Soares LBT. Terapia Ocupacional: Lógica do capital ou do trabalho? São Paulo: Hucitec, 1991.
28. Mancini MC; Fiúzia PM; Rebelo JM et al. Comparação do desempenho de atividades funcionais em crianças com desenvolvimento normal e crianças com paralisia cerebral. Arq Neuropsiquiatr; v. 60 n. 2-B, p. 446-452, 2002.
29. Coelho ZAC; Rezende MB. Atraso no Desenvolvimento. *In:* Cavalcanti A; Galvão C. Terapia ocupacional: fundamentação & prática. Rio de Janeiro: Guanabara Koogan, p. 299-307, 2007.
30. Roley SS. Planning intervention: bridging the gap between assessment and intervention. In roseann c schaaf e susanne smith roley, Sensory Integration: Applying Clinical Reasoning to Practice with diverse population. Pro-ed 2006, Texas, p. 37-61.
31. Royeen CB. Play as occupation and as an indicator of health. *In:* Chandler BE. The essence of play: a child's occupation, Bethesda: AOTA, p.1-16, 1997.
32. Schaaf RC; Mailloux Z. Clinician's guide for implementing Ayres Sensory Integration: promoting participation for children whit autism. U.S: American Occupational Therapy Association Inc. 2015.
33. Takatori M, Oshiro M, Otashima C. O hospital e a assistência em terapia ocupacional com a população infantil. *In:* De Carlo MMRD; Luzo MCM (org.). Terapia ocupacional: reabilitação física e contextos hospitalares. São Paulo: Roca, 2004. p. 256-275.
34. Cherry C. Creative play for the developing child: early lifehood education through play. California: Fearon Publishers, 1976.
35. Doherty J. A brincadeira para as crianças com necessidades educacionais especiais. *In:* Brock A et al. Brincar: aprendizagem para a vida. Tradução: Fabiana Kanan. Porto Alegre: Penso, p. 252-280, 2011.
36. Magalhães LC. Transtornos da coordenação motora e da aprendizagem. *In:* Cavalcanti A; Galvão C. Terapia ocupacional: fundamentação & prática. Rio de Janeiro: Guanabara Kogan, p. 314-127, 2007.
37. Steinbrenner JR; Hume K; Odom SL et al. Evidence-based practices for children, youth, and young adults with Autism. The University of North Carolina at Chapel Hill, Frank Porter Graham Child Development Institute, National Clearinghouse on Autism Evidence and Practice Review Team. 2020.
38. Schaaf RC; Miller LJ. Occupational Therapy using a sensory integrative approach for children with developmental disabilities. Mental Retardation and developmental disabilities research reviews 11:143-148, 2005.
39. Serrano P. A integração sensorial no desenvolvimento e aprendizagem da criança. Papa Letras, Lisboa, 2016.
40. Abelenda J; Mailloux Z; Roley SS. Dyspraxia in autism spectrum disorders: evidence and implications. American Occupational Therapy Association, 38 (3), Sept. 2015.
41. Ayres J; Mailloux Z. Influence of sensory integration procedures on language development. American Journal Occupational Therapy, 35 (6), June, 1981.

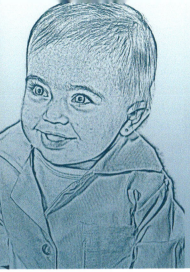

Capítulo 98

Estimulação de Bebês

Giovana Escobal
Dafne Pavanelli Fidelis
Celso Goyos

Autismo e análise do comportamento aplicada (ABA)

Atualmente, o transtorno do espectro autista (TEA) é um transtorno do neurodesenvolvimento caracterizado por uma tríade de comprometimentos relacionados à: interação social; comunicação e linguagem; a padrões comportamentais repetitivos e estereotipados.[1] Entre os sinais, podem aparecer:

- Alterações no sono e na alimentação.
- Apego a determinados objetos.
- Manipulação bizarra de objetos.
- Dificuldades em habilidades de imitação.
- Dificuldades em apresentar jogo simbólico.
- Uso de pessoas como ferramentas.
- Resistência a mudanças na rotina.
- Baixa frequência de contato visual sob controle instrucional.
- Isolamento social.
- Risos e movimentos não apropriados.
- Comprometimento da atenção compartilhada.
- Não usar gestos apropriados para a idade, não responder apropriadamente às emoções, não se engajar em brincadeiras sociais etc.

Na nova *Classificação estatística internacional de doenças e problemas relacionados à saúde*, a CID-11 (ICD-11, sigla em inglês para *International statistical classification of diseases and related health problems*),[2] o TEA passou a constar como um diagnóstico unificado. As subdivisões passaram a ser apenas relacionadas a prejuízos na linguagem funcional e na deficiência intelectual, e à gravidade de cada um. Com o novo sistema de diagnóstico, é possível diagnosticar o autismo concomitantemente a outras condições, enquanto as versões anteriores dos manuais recomendavam o estabelecimento de um único diagnóstico, o que favorece o diagnóstico diferencial.[3]

Esse diagnóstico diferencial é muito importante, pois existe uma frequência alta de pessoas com TEA com uma ou mais comorbidades neurológicas ou psiquiátricas que podem dificultar a precisão do diagnóstico (p. ex., transtorno do déficit de atenção com hiperatividade (TDAH), depressão e distúrbios de ansiedade estão entre as condições mais comuns que de forma concomitante ao TEA).[3]

Além disso, não existem exames específicos ou marcadores biológicos para realizar o diagnóstico do autismo. O diagnóstico é comportamental. A diferença de comportamentos dentro do espectro é grande e pode afetar a acurácia do diagnóstico. Todos esses fatores podem influenciar no diagnóstico precoce.

Sabe-se que o diagnóstico precoce é fundamental, pois quanto antes for iniciado o tratamento, mais benefícios a criança terá (em função da velocidade de formação de conexões cerebrais e neuroplasticidade que estão na fase de maior desenvolvimento no cérebro). Adicionalmente, o paciente precisa ser encaminhado o quanto antes para um serviço de Análise do Comportamento Aplicada (ABA), que é o tratamento comprovado pela literatura que atinge os resultados mais satisfatórios em pessoas com TEA.

A Análise do Comportamento, enquanto ciência, se ocupa do estudo das variáveis que afetam os comportamentos dos organismos e compreende as vertentes experimental, aplicada e filosófica, e também é conhecida como "behaviorismo radical". A ABA, popularmente conhecida como *Applied Behavior Analysis* (ABA), é aplicável a qualquer organismo e reúne conhecimento acumulado ao longo de 8 décadas. Seus princípios,[4] quando diretamente aplicados a indivíduos com autismo, revelam que tratamentos (ABA) intensivos, por 20 a 40 horas semanais, com início o mais precocemente possível, até 36 meses, e ao longo de pelo menos 2 anos,[5] por profissionais devidamente capacitados, permitem a crianças autistas se desenvolverem de forma significativa em testes cognitivos padronizados, de linguagem, nas áreas de comportamentos adaptativos e em habilidades acadêmicas.[6] Esses avanços, nas condições citadas, podem se manter por um longo período.[7]

Como resultado geral, quando comparados com pares de mesma idade, os atrasos são menores se o tratamento ABA for iniciado o mais cedo possível.[6,8] E também por esta razão, cientistas em geral concordam que os tratamentos mais eficazes se dão por meio de intervenções clínicas e educativas que são comportamentais de origem, na teoria e na prática.[9]

Em um artigo seminal, Lovaas (1987)[5] comparou a eficácia de dois tipos de tratamento para crianças com autismo. Após avaliações iniciais de linha de base, um grupo de crianças recebeu o tratamento experimental, que consistiu em 40 horas de tratamento comportamental individualizado por semana, e outro grupo de crianças recebeu o tratamento controle com 10 horas ou menos de tratamento (comportamental individualizado por semana, do mesmo tipo recebido pelas crianças do grupo experimental). Em seguida, foram feitas aplicações de medidas pós-tratamento. Os resultados mostraram que as medidas de linha de base não apresentaram diferenças significativas entre os participantes dos dois grupos. Nas medidas de pós-tratamento, os participantes do grupo experimental se desempenharam significativamente melhor do que os do grupo-controle. Por exemplo, 47% dos participantes do grupo experimental atingiram níveis de funcionamento educacional e intelectual considerados normais em contraste com apenas 2% dos participantes do grupo-controle. Este foi o primeiro estudo que comparou diferentes condições de tratamento recebidos por crianças autistas e impulsionou uma série de outros artigos de replicação sistemática[6,10-12] e que apresentaram resultados consistentes com o de Lovaas.[5]

Em um estudo posterior, Howard et al. (2005)[10] compararam os efeitos de três tipos de tratamento em crianças com TEA em idade pré-escolar. Vinte e nove crianças (grupo experimental) receberam intervenção comportamental intensiva (ICI) na razão de um adulto para uma criança, de 25 a 40 horas por semana. Participaram do primeiro grupo-controle, 16 crianças frequentadoras de programas de Educação Especial que receberam tratamento "eclético" (uma combinação do método *Treatment and Education of Autistic and related Communication-handicapped Children* (TEACCH), terapia de integração sensorial, e algumas técnicas de ABA), na razão de um ou dois adultos para uma criança, 30 horas por semana. No segundo grupo-controle, também 16 crianças participaram, com atendimento em pequenos grupos, 15 horas por semana, e receberam uma combinação de métodos não comportamentais. A distribuição das crianças pelos grupos foi feita de forma balanceada para variáveis importantes. Avaliadores independentes administraram testes padronizados para habilidades de cognição, linguagem e adaptativas para todas as crianças no início do tratamento e após 14 meses do início. Ao término, o grupo experimental, cujo tratamento recebido foi intensivo e comportamental, apresentou resultados significativamente mais elevados em todos os parâmetros quando comparado com os dois grupos-controle, exceto habilidades motoras. Nenhuma diferença significativa foi observada entre os dois grupos-controle. Os resultados obtidos são consistentes com outras pesquisas que mostraram que o tratamento experimental comportamental é consideravelmente mais eficaz do que o tratamento "eclético". Assim, o conjunto de tratamento comportamental conhecido como ABA produz melhores resultados se for aplicado entre 25 e 40 horas semanais. Howard et al. (2014)[11] *apud* Eldevik et al. (2010, Green et al. (2002) especificam características importantes a serem seguidas para se produzirem intervenções ABA genuínas e efetivas:

a) Intervenção individualizada e ampla que aborda todos os domínios de habilidades.

b) Uso de múltiplos procedimentos (não apenas procedimentos de tentativa discreta ou técnicas "naturalísticas") para construir novos repertórios e reduzir comportamentos que interferem na aquisição de habilidades e no funcionamento eficaz.

c) Direção e supervisão de um ou mais profissionais com treinamento avançado em ABA e experiência com crianças pequenas com autismo.

d) Confiança em sequências de desenvolvimento típicas para orientar a seleção dos objetivos do tratamento.

e) Pais e outros indivíduos treinados por analistas do comportamento para atuar como coterapeutas ativos.

f) Intervenção que, no início, é individual, passando gradualmente para um formato de grupo.

g) Intervenção que geralmente começa em residências ou em centros de tratamento especializados, mas também é realizada em outros ambientes, com transições graduais e sistemáticas para escolas regulares quando as crianças desenvolvem as habilidades necessárias para aprender nesses ambientes.

h) Intervenção planejada e estruturada fornecida para um mínimo de 20 a 30 horas por semana com horas adicionais de intervenção informal fornecidas durante a maioria das outras horas de vigília, durante todo o ano.

i) Intervenção intensiva começando nos anos pré-escolares e continuando por pelo menos 2 anos.

A importância do início precoce do tratamento com base em Análise do Comportamento também foi investigada por Fenske et al. (1985).[13] Esses autores compararam os resultados de nove crianças com autismo que iniciaram o tratamento comportamental antes dos 5 anos de idade e nove crianças que ingressaram no mesmo programa após os essa idade. Concluiu-se que o início precoce do tratamento pode ser importante. Da mesma forma, Harris e Handleman (2000)[14] descobriram que crianças que começaram o tratamento antes dos 4 anos de idade tiveram melhores ganhos do que aquelas que começaram o tratamento depois. Essas descobertas são consistentes com as de Lovaas e Smith (1988),[15] que observaram que as crianças mais velhas apresentaram resultados piores do que as mais novas. Replicações sistemáticas desses estudos são ainda necessárias para maior generalização dos dados, porém continua havendo um entendimento comum a respeito da obtenção de melhores resultados quando o tratamento é introduzido precocemente, ao se comparar com o mesmo tipo de tratamento quando introduzido em crianças mais velhas. Torna-se, portanto, imprescindível, como política preventiva de prejuízos comportamentais e, consequentemente, de maiores prejuízos à estrutura familiar, maiores custos financeiros para os planos de saúde e para a sociedade em geral, que se introduza, para crianças autistas, o tratamento mais precocemente possível.[16] Sob a perspectiva da Análise do Comportamento, assim que problemas comportamentais são identificados, o tratamento deve ser iniciado, independentemente do diagnóstico. Mas, no caso específico do diagnóstico do autismo, o início do tratamento é emergencial, como visto. A seguir, serão abordadas formas de identificar precocemente o autismo, uma necessidade para que o tratamento precoce seja otimizado.

Identificação precoce do autismo

Como mencionado anteriormente, a identificação precoce do transtorno do espectro do autismo é correlacionada a intervenções mais eficazes.[17-19]

Em outros países, muito valor é dado a isso em função dos estudos que estabeleceram que as deficiências associadas ao transtorno podem ser minimizadas por meio de intervenções comportamentais pontuais ou amplas, precoces e intensivas. Ademais, estudos apontam que crianças identificadas tardiamente são prejudicadas pela falta de intervenções precoces.[17,19] Às evidências a respeito do sucesso da intervenção precoce com crianças com autismo, soma-se a preparação de pais/cuidadores para esse tipo de trabalho.[17,20] Estudos de desenvolvimento neurotípico sobre a importância da qualidade da interação pais-filhos para posterior socialização e comunicação são apresentados por Green et al. (2015),[19] em que, segundo esses autores, as interações sociais alteradas podem manter ou talvez ampliar a vulnerabilidade preexistente para o autismo.

Existem várias propostas para identificação precoce de marcadores comportamentais de desenvolvimento relacionados ao diagnóstico de TEA[17,21-24] e escalas para observações diagnósticas.[25,26]

Importante destacar que, entre as propostas brasileiras, encontram-se o Protocolo de Avaliação de Alckmin-Carvalho et al. (2014);[27] o Protocolo de Observação Estruturada para Rastreamento de Autismo (OERA); o Protocolo de Avaliação Comportamental para Crianças com Suspeita de Transtorno do Espectro Autista – Protea-R,[28] o Instrumento de Vigilância Precoce do Autismo: manual e vídeo de Lampreia e Lima[29] (2008); o Instrumento de Vigilância Precoce do Autismo: manual e vídeo;[30] o Protocolo Comportamental de Avaliação e Intervenção Precoces para Bebês de Risco Autístico,[17] dentre outros. Esses protocolos são fundamentais para rastrear, correlacionar e predizer comportamentos quanto ao autismo, mas é fundamental a proposição de estratégias de intervenção para as crianças diagnosticadas com autismo ou que apresentam riscos ou mesmo déficits comparados aos desempenhos típicos.

Apesar da indicação consistente embasada em pesquisas científicas e da eficácia de intervenções precoces e intensivas fundamentadas em Análise do Comportamento para o tratamento do autismo, ainda são escassos os estudos publicados indicando efeitos desse tipo de intervenção com bebês, sobretudo no Brasil, comparativamente ao potencial que a área da Análise do Comportamento pode oferecer em termos de possibilidades de procedimentos para intervenção. A seguir, serão descritos alguns, entre diversos estudos, que julgamos relevantes.

Intervenções precoces

Pesquisas têm sido feitas em diversas áreas voltadas à intervenção precoce. O estudo de Gould[31] (2015), por exemplo, apontou que o brincar é um aspecto importante do desenvolvimento infantil. A dificuldade no brincar simbólico é um déficit central em crianças com TEA (5ª edição do *Manual diagnóstico e estatístico de transtornos mentais* (DSM-5). Esse estudo representa a primeira tentativa de comparar o brincar entre duas intervenções. Participaram desse estudo, 65 crianças com TEA em idade pré-escolar, minimamente verbais, e seus pais. Tanto as intervenções com ensino por tentativa discreta (DTT) como as intervenções de atenção compartilhada, brincadeira simbólica, engajamento e regulação (JASPER, acrônimo do inglês *The Joint Attention, Symbolic Play, Engagement e Regulation*) visam diretamente as habilidades de brincar como uma área primária para melhoria, mas têm abordagens metodológicas variadas. O estudo verificou que os tipos de brincadeiras simbólicas aumentaram em ambas as intervenções quando direcionadas, mas as crianças que receberam a intervenção JASPER demonstraram maiores ganhos em comparação com as crianças que receberam DTT. Além disso, apenas as crianças na condição JASPER foram capazes de manter esses ganhos 6 meses depois da intervenção no *follow up*. Melhorias nos tipos de jogos simbólicos foram associadas a pontuações mais altas nos resultados cognitivos e de linguagem para ambos os tratamentos. As melhorias feitas com terapeutas em ambos os tratamentos não se generalizaram às interações entre pais e filhos em casa. Essas descobertas sugerem que mais adaptações devem ser feitas para melhorar a generalização da escola para casa e entre parceiros.

Prejuízos na comunicação social é outra característica presente na criança com TEA. Shih et al. (2021)[32] apontaram que intervenções envolvendo comunicação social beneficiam crianças com TEA na primeira infância. No entanto, os mecanismos por trás dessas intervenções não foram rigorosamente explorados. Esse estudo examina o mecanismo subjacente a uma intervenção comportamental de desenvolvimento naturalista, JASPER, feita por educadores na comunidade. Especificamente, as análises concentram-se no efeito mediador do engajamento conjunto nas habilidades de iniciação de atenção compartilhada (IJA) das crianças e se a pós-intervenção de IJA está associada a ganhos posteriores na linguagem receptiva e expressiva das crianças. Cento e setenta e nove crianças, com idades entre 2 e 5 anos, foram distribuídas para o tratamento imediato com JASPER ou grupo-controle. Avaliadores independentes cegos para o tempo e o tratamento codificaram o tempo das crianças de engajamento conjunto nas habilidades de iniciação de atenção compartilhada durante uma interação professor-criança de 10 minutos na linha de base, saída e acompanhamento. Escores de linguagem receptiva e expressiva equivalentes à idade das escalas Mullen de aprendizagem precoce foram coletados na linha de base e no acompanhamento. Análises de mediação com modelos lineares mistos foram usadas para explorar o potencial efeito mediador do engajamento conjunto na IJA. O envolvimento conjunto mediou significativamente 69% do efeito da intervenção IJA de crianças pequenas e esse IJA previu melhorias nas pontuações de linguagem padronizadas. Mudanças pequenas, mas sustentadas, no engajamento conjunto iniciado pela criança melhoraram a IJA, um desafio central em crianças com TEA, que, por sua vez, levou a melhorias na linguagem.

Outra característica, comum entre crianças com o TEA, é o prejuízo no contato visual e na atenção compartilhada. Palomo et al. (2022)[33] apontam que, de acordo com o modelo de motivação social, as crianças com autismo apresentam déficits na orientação social, olhar social (olhar para rostos) e responder ao nome, no final do 1º ano de vida. Nesse modelo, esses déficits são as primeiras consequências comportamentais de uma alteração no equilíbrio do sistema de recompensa da dopamina e a base dos prejuízos sociais que caracterizam esse transtorno do neurodesenvolvimento. A presente pesquisa testou duas das principais hipóteses desse modelo: que os déficits de orientação social são a primeira manifestação comportamental do autismo; e que estão relacionados aos déficits de atenção compartilhada. Foram analisados filmes caseiros de família de bebês de 9 a 12 meses, 29 dos quais foram posteriormente diagnosticados com autismo e 16 do universo total estavam em desenvolvimento típico. Depois de confirmar que os vídeos de ambos os grupos eram semelhantes no conteúdo das cenas gravadas (contextos, tipo de atividade social etc.), os autores compararam a orientação social (olhar social e responder ao ser chamado pelo nome) e comportamentos de atenção compartilhada (alternância de olhar e gestos). Não foram encontradas diferenças significativas entre os grupos em olhar para rostos, mas o grupo com autismo apresentou déficits em responder ao nome e iniciações de atenção compartilhada (IJA). Olhar para as pessoas não foi significativamente correlacionado com os comportamentos da IJA, mas a resposta ao nome sim. A ausência de diferenças de grupo em olhar para rostos entre 9 e 12 meses e a existência de dificuldades de IJA no grupo de crianças diagnosticadas dentro do espectro autista sem prejuízo concomitante em olhar para rostos não corroboraram as previsões do modelo de motivação social.

Alguns autores consideram o contato visual uma cúspide comportamental,[34] como também identificam relações específicas entre esse repertório e outros, como, atenção compartilhada, e investigam a forma como atrasos e déficits na atenção compartilhada e o brincar simbólico, que se constituem dois importantes problemas de desenvolvimento em crianças pequenas com autismo, se relacionam.[35] Esses déficits foram bem estudados no autismo, mas menor foco foi colocado no tratamento, embora Goyos (2018)[34] descreva um procedimento de ensino para contato visual com base na ABA. No estudo de Kasari et al. (2006),[35] examinou-se a eficácia de intervenções direcionadas na atenção compartilhada e na brincadeira simbólica. Participaram 58 crianças com autismo, idades entre 3 e 4 anos, (46 meninos e 12 meninas). As crianças foram distribuídas randomicamente para uma intervenção de atenção compartilhada, uma intervenção de brincadeira simbólica ou grupo-controle. As intervenções foram realizadas diariamente por 30 minutos por dia durante um período de 5 a 6 semanas. Ambas as avaliações estruturadas de atenção compartilhada e habilidades de brincar e interações mãe-filho foram coletadas em pré e pós-intervenção por avaliadores independentes. Os resultados indicam que ambos os grupos de intervenção melhoraram significativamente em relação ao grupo-controle em determinados comportamentos. As crianças na intervenção de atenção compartilhada apresentaram significativamente mais demonstrações e responsividade à atenção compartilhada na avaliação estruturada de atenção compartilhada e mais atenção compartilhada iniciada pela criança na interação mãe-filho. As crianças do grupo de brincadeira simbólica apresentaram mais tipos diversos de brincadeiras simbólicas na interação com suas mães e maiores níveis de brincadeira tanto na avaliação do brincar como na interação com suas mães. Esse estudo forneceu dados promissores sobre a especificidade e generalização da atenção compartilhada e habilidades de brincar em crianças pequenas com autismo. Estudos futuros precisam examinar os efeitos a longo prazo dessas intervenções precoces no desenvolvimento das crianças.

Alguns autores enfatizam, ao analisarem questões relacionadas à aquisição da linguagem, como os estímulos auditivos produzidos pelos pais ou cuidadores se tornam importantes. Sob o enfoque da Análise do Comportamento, a mãe ou cuidadora é um estímulo reforçador poderoso por estar sistematicamente associada a estímulos reforçadores primários (acesso à alimentação, regulação térmica, sono, banho etc.). Ao falar com a criança, a mãe estabelece um emparelhamento sistemático do estímulo auditivo que ela produz, anteriormente com função neutra, com os estímulos de função reforçadora já previamente adquirida. Com isso, a fala da mãe também se torna um estímulo reforçador condicionado. Um tipo específico de fala, conhecido como "manhês", adquire importância especial porque o som produzido pela mãe é um mais parecido com aquele que a criança, se falasse, produziria. Sendo assim, o som produzido pela própria criança seria um reforçador poderoso para manter e fortalecer sua própria fala.[34,36]

Xiao et al. (2022)[37] apontam que a fala afetiva (p. ex., manhês) influencia no desenvolvimento social, linguístico e emocional. Estudos apontam que a diminuição da resposta comportamental à fala afetiva e a redução das interações cuidador-criança são sinais precoces de autismo em bebês. Para entender isso, mediram-se as respostas neurais à fala afetiva leve, fala afetiva moderada e o manhês, usando ressonância magnética funcional do sono natural, e preferência comportamental para manhês, usando rastreamento ocular em crianças com desenvolvimento típico e autismo. Ao combinar diversos dados neurais-clínicos usando fusão de rede de similaridade, descobriram-se quatro grupos distintos de bebês. O grupo de autismo, com as respostas temporais superiores mais fracas à fala afetiva e habilidades sociais e de linguagem inferiores, teve preferência comportamental reduzida pelo manhês; enquanto o grupo de desenvolvimento típico com a resposta temporal superior mais forte à fala afetiva mostrou o efeito oposto. Os autores concluíram que a preferência comportamental significativamente reduzida pelo manhês no autismo está relacionada ao desenvolvimento prejudicado dos sistemas corticais temporais que normalmente respondem à fala afetiva dos pais.

Como já apontado, o contato visual é um repertório importante, considerado uma cúspide comportamental por ter importância em si mesmo, como também por ser um trampolim para a aquisição de uma série de outros comportamentos. Contato visual é, por exemplo, importante para a aquisição de imitação que, segundo a teoria de aprendizagem social,[38] é o início da socialização, e também para a aprendizagem de atenção compartilhada e de linguagem e comportamento verbal, da mesma forma como no operante verbal ecoico.[34,39]

Pons et al. (2019)[40] investigaram se o contato visual, em bebês de 12 meses, está relacionado à sua comunicação e habilidades sociais. Foi medida a atenção infantil aos olhos e à boca de um falante com um rastreador ocular (Tobii) e examinaram-se a correlação entre a atenção aos olhos do falante e as pontuações na Bayley Scales of Infant and Toddler Development (BSID-III). Os resultados indicaram uma relação positiva entre o olhar e os escores em subescalas social e de comunicação do BSID-III, ou seja, existe relação entre o contato visual, a comunicação e as habilidades sociais.

O início do desenvolvimento e o papel da linguagem no início do desenvolvimento também são questões bastante estudadas pela Análise do Comportamento.

Pelaez et al. (2000)[41] realizaram uma replicação sistemática dos estudos de Devany et al.[42] (1986) e de Augustson e Dougher (1992)[43] com bebês para explorar a relação da equivalência de estímulos com o desenvolvimento da linguagem. Nove bebês típicos, de 21 a 25 meses, participaram de 5 a 15 sessões experimentais, cada sessão em um dia diferente. As habilidades de linguagem expressiva dos bebês foram avaliadas (REEL Scale 2, 1991) antes de submeter cada um deles a uma tarefa de aprendizado que consistia em combinar figuras de animais na tarefa de *matching-to-sample* (visual-visual) envolvendo discriminação condicional. Em um delineamento de sujeito único, os bebês aprenderam quatro discriminações condicionais: se A, então B; se A, então C; se D, então E; e se D, então F. A ordem de apresentação e a posição esquerda-direita da resposta correta foram randomizadas nas tentativas de treinamento e teste. Após a aprendizagem das relações com vários reforçadores, os testes foram aplicados. As relações de equivalência foram estabelecidas quando a criança realizou a correspondência entre B e C, na medida em que A foi o modelo correspondente para ambos e quando uma criança correspondeu a E e F, ambos anteriormente emparelhados com D. Cada sujeito atingiu o critério nas quatro discriminações condicionais e no treinamento randomizado. Cinco indivíduos que atingiram transitividade (em 80% ou acima) apresentaram desempenho abaixo do nível do acaso em pelo menos um dos quatro testes de simetria. Oito de dez sujeitos tiveram entre 80% e 100% de acertos nos testes de transitividade. Foi encontrada uma correlação negativa significativa entre o número total de tentativas a critério durante o treinamento de discriminação condicional e o quociente combinado de linguagem receptiva e expressiva. Os bebês com pontuações mais altas em habilidades linguísticas exigiram menos tentativas para completar o treinamento de discriminação condicional. Os resultados sugerem que as habilidades de linguagem desempenham um papel importante na formação da equivalência de estímulos.[44,45]

Além dos trabalhos aqui citados, outros estudos e áreas são encontradas na literatura e relacionados à intervenção precoce e autismo, sendo diversas dessas contribuições realizadas pela ciência Análise do Comportamento (p. ex., desenvolvimento de atenção compartilhada e engajamento compartilhado com bebês com esclerose múltipla (TSC), que, segundo estudos anteriores, têm alto risco para TEA (até 55%) e apresentam sinais deste já aos 12 meses de idade);[46] a importância da qualidade da interação pais-filhos para posterior socialização e comunicação;[47] relação entre déficits motores e habilidades de linguagem expressiva subsequentes;[48] a emergência de classes de estímulos no repertório de crianças pequenas;[43,49] treino de múltiplos exemplares e nomeação no estabelecimento de equivalência derivada em crianças pequenas;[50] entre outros. Apesar de os estudos e áreas aqui apresentados refletirem avanços em pesquisas, intervenções, reflexões e discussões na temática estimulação precoce, estudos na área de Análise do Comportamento apresentam possíveis causas para a escassez de publicações com crianças menores de 36 meses. Uma delas é a dificuldade de manejo experimental desta população[51] e a outra é a inadequação dos procedimentos de investigação com essa população,[52] por exemplo.

De maneira geral, apesar de diversidade de áreas e objetivos na temática de intervenção precoce, pouca produção com a faixa etária citada é mostrada, comparada ao potencial do tema intervenção precoce. Com crianças autistas, esta produção é ainda mais escassa. No entanto, tendo em vista a importância da intervenção precoce particularmente no caso da criança com TEA, é de se esperar que o número de estudos com bebês aumente no futuro não muito distante.

Algumas questões importantes com base na ABA para exemplificar uma maneira de estimular bebês e crianças pequenas e desenvolver pré-requisitos fundamentais para a aquisição de habilidades complexas, particularmente para o desenvolvimento da linguagem, são apresentadas a seguir.

Ensino da linguagem oral

Embora o desenvolvimento de vocábulos, na forma oral ou, ainda, na forma de sons que se aproximam destes, em crianças com desenvolvimento típico, se dê por volta dos 10 aos 13 meses;[53] na criança com TEA, é muito provável que se observe um atraso no aparecimento desse conjunto de comportamentos. Atraso que pode ser leve ou bastante pronunciado, fazendo muitos pais e terapeutas se questionarem se e quando a criança começará a falar. A partir desse repertório comportamental inicialmente apresentado relacionado à fala, a criança com desenvolvimento típico começa a desenvolver um repertório gradativamente mais complexo, a partir dos 18 meses, até a aquisição de algumas centenas de vocábulos quando se aproxima dos 24 meses de idade, período em que se observa o que se refere popularmente como a "explosão do vocabulário".

Sob o ponto de vista da Análise do Comportamento, o comportamento verbal, termo que a área emprega para referir-se à linguagem, tem importância fundamental para o desenvolvimento da criança por se tratar de pré-requisito ou comportamentos mediante os quais a criança aprende uma infinidade de outros comportamentos importantes e, por isso, são denominados "cúspides comportamentais" ou "comportamentos pivotais". Segundo Skinner (1986 e 1967),[54,55] a linguagem falada é um componente fundamental do repertório comportamental da criança. A espécie humana teve um avanço extraordinário quando sua musculatura vocal ficou sob controle operante na produção dos sons da fala. De fato, é possível que todos os alcances distintivos da espécie possam ser traçados a partir dessa mudança genética particular.

No campo da literatura, Wolfe (2017)[56] apresenta uma posição clara: "A fala não é um dos vários atributos que só o homem tem... a fala é o atributo dos atributos! A fala representa mais de 95% daquilo que eleva o homem acima do animal".

Segundo Goyos (2018),[34] a fala é o conjunto que reúne os comportamentos verbais mais importantes – por se tratarem de cúspides comportamentais – transformando-se talvez, assim, na maior cúspide comportamental do *Homo sapiens*. E Wolfe (2017)[56] apresenta em detalhes a importância da aquisição e do desenvolvimento da fala em termos de cúspide comportamental:

> "A linguagem, em todas as suas formas, fez o homem avançar bem além dos limites da seleção natural, permitindo que ele pensasse em termos abstratos e planejasse o futuro (nenhum animal foi capaz disso), medisse coisas e registrasse as medidas para uso posterior; compreendesse o espaço e o tempo, Deus, a liberdade e a mortalidade; e pegasse itens na natureza para criar artefatos, fosse o machado ou a álgebra. Nenhum animal conseguia sequer começar a fazer qualquer coisa assim. A doutrina de Darwin sobre seleção natural não conseguia lidar com os artefatos que, por definição, são antinaturais, nem com a mãe de todos os artefatos, que era a palavra ..."

Sob o ponto de vista da análise do comportamento, como também do ponto de vista educacional, a ausência da fala em uma criança autista, ou o seu prejuízo, relativo ao desenvolvimento de uma criança típica, gera a necessidade de aprendizagem desse repertório comportamental e de desenvolvimento de procedimentos de ensino eficazes. Em primeiro lugar, o analista do comportamento deve eliminar a hipótese de que a ausência/prejuízo da fala decorra de alguma questão orgânica e que os exames do substrato neurológico e das estruturas auditiva e oral devam ser realizados pelos profissionais das respectivas áreas. Uma vez realizados esses exames e constatado que não existem impeditivos orgânicos para o desenvolvimento da fala, resta a hipótese comportamental a ser investigada.

A literatura de análise do comportamento sugere, de maneira geral, que o ensino da linguagem se dê pelo ensino de alguns comportamentos considerados por se tratarem de cúspides comportamentais, mas que também são importantes em si mesmos. Trata-se do contato visual sob controle instrucional e da imitação, ambos generalizados. Os dois repertórios se interligam na medida em que, para a aprendizagem do comportamento de imitação motora, é essencial que a criança apresente contato visual com o modelo. A imitação motora, por sua vez, está relacionada com a imitação verbal e, particularmente, com a imitação oral, que pode ser entendida, na perspectiva do comportamento verbal de Skinner (1957),[39] como um operante verbal, conhecido por "ecoico". De fato, Sundberg e Michael (2001)[57] referem-se ao operante verbal ecoico como uma subclasse da imitação. No operante verbal ecoico, o estímulo antecedente é verbal e auditivo, a resposta é verbal, o produto dessa resposta é um estímulo auditivo-verbal também e que mantém uma relação ponto-a-ponto com o estímulo antecedente, o controle é formal, e dentro da mesma modalidade, e a consequência é um estímulo reforçador generalizado.[39] A forma da resposta não é levada em consideração nos operantes verbais. A linguagem pode ser falada, escrita, por sinais, pictórica entre outras. A fala, no entanto, tem sua forma especificada e, em termos comportamentais, a resposta produz um estímulo que é auditivo e verbal. O ecoico não é o único operante em que a forma pode ser especificada como tal, mas é o único operante em que a forma auditiva-verbal é única. O ecoico também se caracteriza por ser por meio dele que a literatura descreve os procedimentos de ensino direto ou indireto dos demais operantes verbais (mando, tato, intraverbal, textuais, autoclíticos).[45] Faz sentido, por serem pragmáticos e proveitosos para a criança, portanto, que os procedimentos de ensino do ecoico sejam eficazes. Não obstante, além do ensino sequencial do contato visual e da imitação, há poucas alternativas para o ensino do ecoico, e seus resultados não são tão promissores. Há urgência para o desenvolvimento de programas de ensino eficazes e eficientes.

A partir da análise do comportamento ecoico, Goyos (2018)[34] propõe um programa de ensino com base nos operantes verbais de Skinner, mas também sustentado pelos avanços conceituais e experimentais mais recentes, como a teoria de equivalência de estímulos[58,59] e a teoria da nomeação.[44] De acordo com a proposta de Goyos (2018),[34] o ecoico é o primeiro operante verbal a ser ensinado na forma oral. No entanto, a sequência de ensino "contato visual – imitação" não é necessariamente suficiente para resultar em que o ecoico emerja, e outros requisitos podem ser necessários. Como dito anteriormente, no ecoico, o estímulo antecedente é auditivo e verbal e requer, evidentemente, uma resposta auditiva da parte da criança. Precisamos, portanto, saber se a criança ouve o modelo auditivo da mesma maneira que um observador externo. A única maneira objetiva de se responder a essa questão é a criança responder o que ouviu, por intermédio da fala, que é exatamente o que queremos ensinar. Em outra perspectiva, em que a objetividade não seja central, pode-se assumir que a criança não necessariamente ouve da mesma forma que um ouvinte treinado, e que, portanto, devemos ensiná-la o comportamento de ouvinte. Na literatura de Análise do Comportamento que se ocupa do ensino do comportamento de ouvinte, esse objetivo é executado mediante a tarefa de *matching-to-sample* (MTS) auditivo-visual simultâneo com múltiplos exemplares. É possível que exemplares da tarefa de MTS auditivo-visual com atraso também sejam necessárias. Também, de acordo com o mesmo programa, o conceito de igualdade pode ser importante, na medida em que, no ecoico, o estímulo auditivo-verbal é apresentado e um tempo variável intercorre até a exibição da resposta, que depende de cada criança. A criança, portanto, responde com atraso. É durante esse atraso que a criança ouve o estímulo auditivo produto de sua resposta oral e compara com o estímulo auditivo-verbal emitido pelo modelo. Ao mesmo tempo em que se exige da criança o conceito de igualdade, para poder reconhecer que o estímulo auditivo-verbal produzido por ela é igual ao estímulo auditivo-verbal produzido pelo modelo, é necessário que a criança compare os dois estímulos. Esses dois componentes são ensinados por meio de múltiplos exemplares da tarefa de MTS de identidade, até que a criança apresente a aquisição de identidade generalizada.[34] Concomitantemente ao ensino do comportamento de ouvinte e de identidade generalizada, a tarefa de ecoico deve ser apresentada de modo sistemático para a criança também por meio de múltiplos exemplares até a aquisição do ecoico generalizado.[34] O que se objetiva, por intermédio desse programa, é que a criança, ao ser apresentada a um modelo auditivo verbal, responda de tal forma a produzir um estímulo auditivo-verbal que, comparativamente ao estímulo-modelo, apresente uma relação de igualdade, mesmo havendo atrasos desde a apresentação do estímulo-modelo, até a resposta da criança. Nesses casos, a emergência do ecoico pode ser observada gradualmente por protocolos com medidas discretas e, posteriormente, quando o ecoico se mostrar generalizado, pode ser utilizado como instrumento de ensino para os demais operantes verbais e outras complexidades da linguagem. Todo esse processo de ensino, no entanto, requer tempo e deve ser iniciado o quanto antes, ainda quando a criança está em sua tenra idade.

Conclusão

Há evidências científicas de que a estimulação precoce em bebês facilita o fortalecimento das funções motoras, linguagem, interações sociais, desenvolvimento intelectual, além de otimizar o desenvolvimento global.

Porém, existe uma escassez de estudos na área de Análise do Comportamento com crianças menores de 36 meses. Essa escassez é ainda maior com crianças com TEA.

Além de o diagnóstico precoce ser fundamental em crianças com TEA, pois, como apontado anteriormente, quanto antes iniciado o tratamento, mais benefícios trará pela maior plasticidade cerebral; o paciente precisa ser encaminhado sem delongas para um serviço de ABA, que é o tratamento comprovado pela literatura que atinge os resultados mais satisfatórios com esse público.

Adicionalmente, pesquisas mostram que a qualidade da relação entre pais e filhos é fundamental para o desenvolvimento de comportamentos mais complexos na criança, como habilidades sociais e linguagem. Essa qualidade pode ser demonstrada pelos pais, por exemplo, na implementação de regras, em brincadeiras funcionais, nas conversas com o bebê, na apresentação de reforçadores importantes, no afeto fornecido etc. Para auxiliar na qualidade dessa díade, esses pais precisam ser acolhidos por profissionais qualificados que forneçam as informações corretas e que direcionem quais são as melhores maneiras de estimularem seus filhos.

A educação e a influência de pares também atuam no processo de desenvolvimento. Por isso, a sensibilização da sociedade, bem como o fornecimento de informações corretas para todos, é fundamental.

As instâncias do poder precisam também avaliar as consequências da falta de investimento na estimulação precoce *versus* os investimentos futuros em indivíduos mais dependentes, que necessitam de mais apoio e que terão, com maior probabilidade, uma menor qualidade de vida.

Portanto, a luta também é por um olhar especial e sensível do poder público e das diversas instâncias envolvidas com as áreas da Saúde, Educação e assistência específicas relacionadas a esse público.

Muitas crianças com autismo, por exemplo, não têm a oportunidade de iniciar um tratamento comportamental intensivo antes da idade de 4 anos. Algumas crianças só recebem um diagnóstico de autismo depois de passar dessa idade.[60] Muitos indivíduos adultos também não tiveram a oportunidade de receber um tratamento comportamental intensivo ao longo da vida, o que dificuldade ainda mais sua condição e desfavorece uma vida produtiva, independente e feliz.[16]

Houve avanço nos últimos anos em aprimoramento das informações reportadas, pesquisa, atendimento e ensino, mas é necessário avançar muito mais.

Estudos futuros que propuserem procedimentos que estimulem e desenvolvam repertórios funcionais com a população menor de 36 meses que necessita e merece serviços de qualidade terão grande relevância social e científica.

Ações que forneçam informação para a sociedade, para as famílias e para todos dos ambientes sociais em que essa população se insere, e projetos de intervenção e estimulação precoce de acompanhamento de bebês, crianças e suas famílias também são fundamentais.

Pessoas mais empáticas e que sejam sensíveis às questões de vida das outras pessoas e que contribuam para uma sociedade mais humana, mais tolerante, mais cooperativa e mais justa é uma questão *sine qua non* atualmente.

Referências bibliográficas

1. World Health Organization [Internet]. Geneva: WHO; 2019 Apr [cited 2019 ago 20]. ICD-11 for mortality and morbidity statistics; [about 2 screens]. Available from: https://icd.who.int/browse11/l-m/en.
2. American Psychiatric Association. Diagnostic and statistical manual of mental disorders. 5th ed. Washington (DC): American Psychiatric Association; 2013.
3. Paiva F Jr. [Internet]. São Paulo: Tismoo; 2021 [cited 2022 Mar 31]. CID-11 unifica Transtorno do Espectro do Autismo no código 6A02; [about 9 screens]. Available from: https://tismoo.us/destaques/cid-11-unifica-transtorno-do-espectro-do-autismo-no-codigo-6a02/.
4. Cooper JO; Heron TE; Heward WL. Applied Behavior Analysis. 2th ed. Upper Saddle River (NJ): Pearson; 2007.
5. Lovaas OI. Behavioral treatment and normal educational and intellectual functioning in young autistic children. Journal of Consulting and Clinical Psychology [Internet]. 1987 [cited 2022 Mar 30];55(1):3-9. Available from: https://psycnet.apa.org/record/1987-16420-001.
6. Eikeseth S; Smith T; Jahr E et al. Intensive behavioral treatment at school for 4- to 7-year-old children with autism. A 1-year comparison controlled study. Behavior Modification [Internet]. 2002 Jan [cited 2022 Mar 21];26(1):49-68. Available from: https://pubmed.ncbi.nlm.nih.gov/11799654/.
7. Smith DP; Hayward DW; Gale CM et al. treatment gains from early and intensive behavioral intervention (EIBI) are maintained 10 years later. Behavior Modification. 2021 Oct;45(4):581-601. Epub 2019 Oct 16.
8. Borman SH; Fletcher JM. The changing nervous system: Neurobehavioral consequences of early brain disorders. New York: Oxford University Press; 1999.
9. National Research Council. Educating children with autism. Washington (DC): National Academy Press; 2001.
10. Howard JS; Sparkman CR; Cohen HG et al. A comparison of intensive behavior analytic and eclectic treatments for young children with autism. Research in Developmental Disabilities [Internet]. 2005 Jul-Aug [cited 2022 Apr 01];26(4):359-383. Available from: https://pubmed.ncbi.nlm.nih.gov/15766629/.
11. Howard JS; Stanislaw H; Green G et al. Comparison of behavior analytic and eclectic early interventions for young children with autism after three years. Research in Developmental Disabilities. 2014 Dec;35(12):3326-3344. Epub 2012 Sep 02.
12. Eldevik S; Hastings RP; Hughes JC et al. Meta-analysis of early intensive behavioral intervention for children with autism. Journal of Clinical Child and Adolescent Psychology [Internet]. 2009 May [cited 2022 Mar 30];38(3):439-450. Available from: https://pubmed.ncbi.nlm.nih.gov/19437303/.
13. Fenske EC; Zalenski S; Krantz PJ et al. Age at intervention and treatment outcome for autistic children in a comprehensive intervention program. Analysis and Intervention in Developmental Disabilities [Internet]. 1985 [cited 2022 Mar 21];5(1-2):49-58. Available from: https://earlyautismservices.com/wp-content/uploads/2018/01/Fenske.pdf.
14. Harris SL; Handleman. Age and IQ at intake as predictors of placement for young children with autism: a four- to six-year follow-up. J Autism Dev Disord [Internet]. 2000 Apr [cited 2022 Mar 18];30: 137-142. Available from: https://link.springer.com/article/10.1023/A:1005459606120#citeas.
15. Lovaas OI, Smith T. Intensive behavioral treatment for young autistic children. *In*: Lahey BB, Kazdin AE (ed.). Advances in clinical child psychology. New York: Plenum; 1988. p. 285-324.
16. Escobal G; Goyos C. Terapêutica comportamental do autismo adulto. Capítulo: Terapêutica comportamental do autismo adulto. *In*: Assumpção Jr. FB; Del Porto JA (ed.). Autismo no adulto. São Paulo: Editora dos Editores [Preprint]; 2022.
17. Gioia OS; Guilhardi C. Protocolo comportamental de avaliação e intervenção precoces para bebês de risco autístico. Revista Brasileira de Terapia Comportamental e Cognitiva [Internet]. 2018 Dez [cited 2022 Abr 01];20(3):118-135. Available from: http://rbtcc.webhostusp.sti.usp.br/index.php/RBTCC/article/view/1221.
18. Green J; Charman T; Pickles A et al.; BASIS team. Parent-mediated intervention versus no intervention for infants at high risk of autism: a parallel, single-blind, randomised trial. Lancet Psychiatry. 2015 Feb;2(2):133-40. Epub 2015 Jan 28.

19. Valicenti-McDermott M; Hottinger K; Seijo R et al. Age of diagnosis of autism spectrum disorders. J Pediatr [Internet]. 2012 Sep [cited 2022 Mar 19];161(3):554-556. Available from: https://pubmed.ncbi.nlm.nih.gov/22683037/.

20. Heitzman-Powell LS; Buzhardt J; Rusinko LC et al. Formative evaluation of an ABA outreach training program for parents of children with autism in remote areas. Focus on Autism and Other Developmental Disabilities [Internet]. 2013 Oct;29(1):23-38. Available from: https://journals.sagepub.com/doi/10.1177/1088357613504992.

21. Barbaro J; Dissanayake C. Early markers of autism spectrum disorders in infants and toddlers prospectively identified in the Social Attention and Communication Study. Autism. 2013 Jan;17(1):64-86. Epub 2012 Jun 26.

22. Ozonoff S; Young GS; Carter A et al. Recurrence risk for autism spectrum disorders: A baby siblings research consortium study. Pediatrics [Internet]. 2011 Sep [cited 2022 Mar 20];128(3),488-495. Available from: https://publications.aap.org/pediatrics/article-abstract/128/3/e488/30689/Recurrence-Risk-for-Autism-Spectrum-Disorders-A?redirectedFrom=fulltext.

23. Chawarska K; Schic F; Macari S et al. 18-Month predictors of later outcomes in younger siblings of children with autism spectrum disorder: A baby siblings research consortium study. Journal of the American Academy of Child & Adolescent Psychiatry [Internet]. 2014 Dec [cited 2022 Mar 20];53(12):1317-1327. Available from: https://www.jaacap.org/article/S0890-8567(14)00692-3/fulltext

24. Paul R; Fuerst Y; Ramsay G et al. Out of the mouths of babes: vocal productions in infant siblings of children with ASD. J Child Psychol Psychiatry [Internet]. 2011 May [cited 2022 Mar 25];52(5):588-598. Available from: https://pubmed.ncbi.nlm.nih.gov/21039489/.

25. Bryson SE; Zwaigenbaum L; McDermott C et al. The Autism Observation Scale for Infants: Scale Development and Reliability Data. Journal of Autism and Developmental Disorders. 2008 Apr;38(4):731-738. Epub Sep 14.

26. Lord C; Rutter M; DiLavore PC et al. Autism Diagnostic Observation Schedule-WPS (ADOS-WPS). Los Angeles (CA): Western Psychological Services; 1999.

27. Alckmin-Carvalho F; Teixeira MCTV; Brunoni D et al. Identificação de sinais precoces de autismo segundo um protocolo de observação estruturada: Um estudo de seguimento. Psico [Internet]. 2014 [cited 2022 Mar 23];45(4):502-512. Available from: https://revistaseletronicas.pucrs.br/ojs/index.php/revistapsico/article/view/15873.

28. Bosa CA; Zanon RB; Backes B. Autismo: construção de um Protocolo de Avaliação do Comportamento da Criança – Protea-R. Revista Psicologia: Teoria e Prática [Internet]. 2016 jan-abr [cited 2022 Mar 29];18(1):194-205. Available from: http://pepsic.bvsalud.org/pdf/ptp/v18n1/15.pdf.

29. Lampreia C; Lima MMR. Instrumento de vigilância precoce do autismo: manual e vídeo. Rio de Janeiro: Editora PUC-Rio; São Paulo: Edições Loyola; 2008.

30. Lampreia C. Autismo: manual ESAT e vídeo para rastreamento precoce. Rio de Janeiro: Editora PUC-Rio; São Paulo: Edições Loyola; 2013.

31. Gould HM. Teaching to play or playing to teach: an examination of play targets and generalization in two interventions for children with autism [dissertation]. Los Angeles (CA): University of California; 2015.

32. Shih W; Shire S; Chang Y-C et al. Joint engagement is a potential mechanism leading to increased initiations of joint attention and downstream effects on language: JASPER early intervention for children with ASD. Journal of Child Psychology and Psychiatry [Internet]. 2021 Mar [cited 2022 Mar 30];62(10):1228-1235. Available from: https://acamh.onlinelibrary.wiley.com/doi/10.1111/jcpp.13405.

33. Palomo R; Ozonoff S; Young GS et al. Social orienting and initiated joint attention behaviors in 9 to 12 month old children with autism spectrum disorder: A family home movies study. Autism Research [Internet]. 2022 Mar [cited 2022 Apr 01]; 1-11. Available from: https://onlinelibrary.wiley.com/doi/full/10.1002/aur.2695.

34. Goyos C. ABA: Ensino da fala para pessoas com autismo. São Paulo: Edicon; 2018.

35. Kasari C; Freeman S; Paparella T. Joint attention and symbolic play in young children with autism: a randomized controlled intervention study. J Child Psychol Psychiatry [Internet]. 2006 Jun [cited 2022 Mar 30];47(6):611-620. Erratum in: J Child Psychol Psychiatry. 2007 May;48(5):523.

36. Esch BE; Carr JE; Michael JL. Evaluating stimulus-stimulus pairing and direct reinforcement in the establishment of an echoic repertoire of children diagnosed with autism. The Analysis of Verbal Behavior [Internet]. 2005 Dec [cited 2022 Mar 19];21(1):43-58. Available from: https://www.ncbi.nlm.nih.gov/pmc/articles/PMC2774102/.

37. Xiao Y; Wen TH; Kupis L et al. Neural responses to affective speech, including motherese, map onto clinical and social eye tracking profiles in toddlers with ASD. Nat Hum Behav. 2022 Mar;6(3):443-454. Epub 2022 Jan 03.

38. Bandura A. Social Cognitive Theory: an agentic perspective. Annual Review Psychology [Internet]. 2001 Feb [cited 2022 Mar 30];52(1):1-26. Available from: https://www.annualreviews.org/doi/10.1146/annurev.psych.52.1.1.

39. Skinner BF. Verbal Behavior. Cambridge: B. F. Skinner Foundation; 1957.

40. Pons F; Bosch L; Lewkowicz DJ. Twelve-month-old infants' attention to the eyes of a talking face is associated with communication and social skills. Infant Behav Dev [Internet]. 2019 [cited 2022 Apr 01];54:80-84. Available from: https://cpb-us-w2.wpmucdn.com/campuspress.yale.edu/dist/5/3237/files/2021/05/Infant-Behavior-and-Development-2019-PONS-annotated.pdf.

41. Peláez M; Gewirtz JL; Sanchez A et al. Exploring stimulus equivalence formation in infants. The Behavior Development Bulletin [Internet]. 2000 [cited 2022 Mar 31];9(1):20-25. Available from: https://psycnet.apa.org/fulltext/2014-55592-006.html.

42. Devany JM; Hayes SC; Nelson RO. Equivalence class formation in language-able and language-disable children. Journal of the Experimental Analysis of Behavior [Internet]. 1986 Nov [cited 2022 Apr 01];46(3):243-257. Available from: https://onlinelibrary.wiley.com/doi/abs/10.1901/jeab.1986.46-243.

43. Augustson KG; Dougher MJ. Teaching conditional discrimination to young children: Some methodological successes and failures. Experimental Analysis of Human Behavior Bulletin. 1991;9(2):21-24. Available from: https://pubmed.ncbi.nlm.nih.gov/16712638/.

44. Horne PJ; Lowe CF. On the origins of naming and other symbolic behavior. Journal of the Experimental Analysis of Behavior [Internet]. 1996 [cited 2022 Mar 25];65(1):185-241. Available from: https://onlinelibrary.wiley.com/doi/10.1901/jeab.1996.65-185.

45. Goyos C. Equivalence class formation via common reinforcers among preschool children. The Psychological Record [Internet]. 2000 [cited 2022 Apr 01];50(4):629-654. Available from: https://www.proquest.com/openview/72233ccbd24dfd45919e3cd7de5f083b/1?pq-origsite=gscholar&cbl=1817765.

46. Jeste S; Kasari C; Huberty S et al. Early behavioral intervention to improve social communication function in infants with TSC. U.S. Army Medical Research and Materiel Command Fort Detrick [Internet]. 2016 Oct [cited 2022 Mar 18]: 1-15. Available from: https://apps.dtic.mil/sti/pdfs/AD1025981.pdf.

47. Laakso ML; Poikkeus AM; Eklund K et al. Social interactional behaviors and symbolic play competence as predictors of language development and their associations with maternal attention-directing strategies. Infant Behav Dev [Internet]. 1999 [cited Mar 31];22(4):541-556. Available from: https://www.sciencedirect.com/science/article/abs/pii/S0163638300000229?via%3Dihub.

48. LeBarton ES, Landa RJ. Infant motor skill predicts later expressive language and autism spectrum disorder diagnosis. Infant Behav and Dev. 2019 Feb;54:37-47. Epub 2018 Dec 14.

49. Roncato GA; Almeida CGM; Gil MSCA. Emergência de classes de estímulos por bebês: uma revisão sistemática de estudos empíricos. Acta Comportamentalia [Internet]. 2020 [cited 2022 Apr 01];28(1):91-108. Available from: https://psycnet.apa.org/record/2020-60616-006.

50. Luciano C; Becerra IG; Valverde MR. The role of multiple-exemplar training and naming in establishing derived equivalence in an infant. Journal of the Experimental Analysis of Behavior [Internet]. 2013 Feb [cited 2022 Mar 13];87(3):349-365. Available from: https://onlinelibrary.wiley.com/doi/abs/10.1901/jeab.2007.08-06.

51. Gil MSCA; Oliveira TP; Sousa NM et al. Variáveis no ensino de discriminação para bebês. Psicologia: Teoria e Pesquisa [Internet]. 2006 Aug [cited 2022 Mar 19];22(2):143-152. Available from: https://www.scielo.br/j/ptp/a/BmjtskWM6yWL6xkcM8BF5Ky/abstract/?lang=pt.
52. Sousa NM; Löhr T; Almeida CGM et al. Estabilidade da aprendizagem em bebês: como medir? In: Cichi C; Huziwara E; Sadi H et al. (org.). Comportamento em foco. São Paulo: ABPMC; 2014. p. 245-263.
53. Gândara JP; Befi-Lopes D. Tendências da aquisição lexical em crianças em desenvolvimento normal e crianças com Alterações Específicas no Desenvolvimento da Linguagem. Revista da Sociedade Brasileira de Fonoaudiologia [Internet]. 2010 [cited 2022 Mar 25];15(2):297-304. Available from: https://www.scielo.br/j/rsbf/a/JWqD7NhKHkGLxwK6TQFJjQH/abstract/?lang=pt.
54. Skinner BF. What is wrong with daily life in the Western World? American Psychologist [Internet]. 1986 [cited 2022 Mar 28];41(5):568-574. Available from: https://psycnet.apa.org/record/1986-24282-001.
55. Skinner BF. Ciência e comportamento humano. Todorov JC, Azzi R, tradutores. Brasília: Editora da Universidade de Brasília; 1967.
56. Wolfe T. O reino da fala. Rio de Janeiro: Rocco; 2017.
57. Sundberg ML; Michael J. The benefits of Skinner's analysis of verbal behavior for children with autism. Behavior Modification [Internet]. 2001 [cited 2022 Mar 31];25(5):698-724. Available from: https://www.researchgate.net/publication/11775626_The_Benefits_of_Skinner's_Analysis_of_Verbal_Behavior_for_Children_with_Autism.
58. Sidman M. Reading and auditory-visual equivalences. Journal of Speech and Hearing Research [Internet]. 1971 [cited 2002 Apr 01];14(1):5-13. Available from: https://pubs.asha.org/doi/10.1044/jshr.1401.05.
59. Sidman M. Equivalence relations and behavior: a research story. Boston: Authors Cooperative; 1994.
60. Howlin P; Moore A. Diagnosis in autism: a survey of over 1200 patients in the UK. Autism [Internet]. 1997 [cited 2022 Mar 28];1(2):135-162. Available from: https://www.researchgate.net/publication/232472521_Diagnosis_in_Autism_A_Survey_of_Over_1200_Patients_in_the_UK.

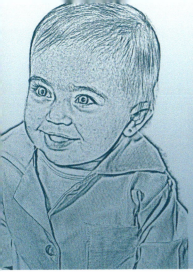

Capítulo 99

Brinquedoteca Terapêutica

Beatriz Picolo Gimenes
Sirlândia Reis de Oliveira Teixeira

Histórico do brincar/brinquedoteca em contexto terapêutico

A ação do brincar precede o termo "brinquedoteca" na história humana. Sabe-se de notícias a respeito do brincar e de brinquedos com a criança como paciente desde o final do século XIX, quando Florence Nightingale expôs suas ideias na Inglaterra, iniciando a era moderna de enfermagem. Ela estabeleceu critérios de eficiência na atuação com o doente, aliando o conhecimento à prática, com responsabilidades, principalmente com a criança, segmento social mais suscetível às influências nocivas, permitindo-lhe brincar até o momento em que ela se liberasse dessa atividade espontaneamente.[1]

Por volta de 1950, há o famoso caso de Lindquist, pioneira em utilizar esses recursos no Hospital Universitário Karolinska, em Umeo, Suécia. Sua iniciativa foi rejeitada a princípio em virtude do receio de que os brinquedos e brincadeiras pudessem atrapalhar os profissionais, como as enfermeiras e os médicos, no desempreno de suas funções. Porém, ela persistiu em seu intuito e, com o tempo, os clientes pediátricos brincando no hospital tinham uma recuperação da saúde mais rápida.[2]

Na década de 1960, também na Suécia, surgiu a *Lekotek*, ou ludoteca em sueco, que atendia apenas às crianças portadoras de deficiências ou que estivessem sofrendo algum prejuízo em seu desenvolvimento. O trabalho era realizado individualmente, como se fosse uma clínica, e o atendimento era feito na presença dos pais, por um profissional especializado.[3]

Houve, posteriormente, ao final do século seguinte, notícias sobre terapias e espaços lúdicos de outros cantos do mundo; porém, de maneira mais organizada recentemente, como são encontrados em Hong-Kong e Japão, na Ásia; Nigéria e África do Sul, na África; Noruega, Suécia, Inglaterra e França, na Escandinávia-Europa; e nos Estados Unidos, na América do Norte.[4]

Para citar exemplos atuais, há, na Inglaterra, a British Association of Play Therapists (BAPT), fundada em 1992 por um grupo de praticantes e pioneiros da terapia lúdica. Como a primeira e mais importante associação profissional de ludoterapia no Reino Unido, o termo *British* foi adicionado ao seu nome, em 1996, pela Secretaria de Estado em 2005, para evitar confusão com sua contraparte americana. E, em 2006, essa associação recebeu o *status* de instituição de caridade.[5]

Nos Estados Unidos, há a Association Child Life Professional (ACLP), que congrega especialistas em infância considerados conhecedores e práticos em lidarem com as necessidades emocionais das crianças e com as respectivas famílias em todos os aspectos do cuidado – do ambiente aos planos de tratamento, capazes de ajudar a eliminar o trauma e o estresse que potencializam as implicações para a saúde da pessoa enferma ao longo da vida. Essa entidade tem um movimento, a *Emotional Safety Initiative*, para priorizar a segurança emocional no mesmo nível que a segurança física, em todas as experiências médicas pediátricas.[6]

Na Nova Zelândia, há o Hospital Play Specialists Association of Aotearoa/New Zealand (HSPAANZ), cuja visão é atender crianças, jovens e famílias que atravessam desafios sociais. Para isso, o HSPAANZ usa estratégias terapêuticas especializadas em hospitalização ou não, tendo como missão "promover o enfrentamento e a brincadeira em todas as nossas comunidades".[7]

Aqui, no Brasil, há o trabalho com brinquedos em hospital feito pela psicóloga Aidyl Peres Ramos a partir da época de instalação da primeira sala de brinquedos em hospital brasileiro, em 1956, na Seção de Higiene Mental (atual Instituto da Criança) da Clínica Pediátrica do Hospital das Clínicas da Faculdade de Medicina da Universidade de São Paulo (HC FMUSP). Na ocasião, o espaço com brinquedos servia de recurso para a observação diagnóstica e para a realização da ludoterapia para crianças atendidas em ambulatório e na enfermaria da referida clínica. Diante desses meios, perceberam-se mudanças de atitudes das crianças e de familiares na aceitação do hospital e na adesão ao tratamento, além do comportamento dos profissionais atendentes dos clientes.[8,9]

Prosseguindo nacionalmente, com base nos enfoques teóricos clássicos, houve trabalhos sobre o vínculo afetivo entre mãe e bebê, com a teoria sistêmica e os procedimentos de dramatização das situações de vida familiar, iniciando-se a avaliação contextualizada com escalas de desenvolvimento com brinquedos próprios para os primeiros 2 meses de vida. O brincar e o brinquedo, já existindo na educação especial desde a década de 1970, adentraram o ambiente hospitalar pelas maternidades, as clínicas pediátricas e os postos de saúde, cuja atenção priorizava o comportamento da criança hospitalizada, envolvida com a problemática do sofrimento psíquico e regressões, além de outras reações não saudáveis.[8]

Nos anos 1980, as escalas do desenvolvimento foram elaboradas cientificamente, com estímulos lúdicos, enfocando a evolução do comportamento da criança doente. Continuando, apareceram as brinquedotecas hospitalares brasileiras (espaços lúdicos da saúde), graças à Lei Federal n. 11.104, de 21 de março de 2005, tornando-se obrigatórias como um meio para atender a criança enferma, hospitalizada ou não; um lenitivo de resgate da alegria; um recurso para o desenvolvimento orgânico saudável da criança e para a integração com os seus familiares.[10-12]

Em 2009 já existiam 109 brinquedotecas brasileiras na área da saúde das 565 registradas em geral pelo Laboratório de Brinquedos e de Materiais Pedagógicos (LABRIMP) da Faculdade de Educação da USP e pelo Pontão de Cultura;[13] embora, em Portugal houvesse 800 em geral, à época, tendo inaugurado a sua primeira em 1975.[14] A Associação Brasileira de Brinquedotecas (ABBri) vem realizando um censo em âmbito nacional de brinquedotecas de lazer, das escolares, das universitárias e daquelas na área da saúde, que se concluirá em 2022.

Brinquedoteca terapêutica

Conceito

Falarmos em "brinquedoteca" é pensarmos em uma filosofia existente que fundamenta e enobrece esse ambiente lúdico com o intuito de preservar a infância e a adolescência e possibilitar-lhes o desenvolvimento sadio e pleno por meio do livre brincar relativo aos vários estímulos nele existentes. Ela torna-se "brinquedoteca terapêutica" quando esse espaço, além de facilitar o brincar espontâneo, permite, por meio de seu acervo e dinâmica lúdica de atuação da criança/adolescente junto aos profissionais, colaborar para que o cliente sobreleve os obstáculos específicos que a impedem ao bom desenvolvimento orgânico.[15,16]

Uma política razoável para atender maior número de usuários e com baixo custo financeiro é a "brinquedoteca itinerante", como na África do Sul, onde funcionam as brinquedotecas móveis em educação e, no Japão, há na saúde aquelas que visitam as clínicas geriátricas semanalmente, além de se constituírem outras fixas nesse segmento social, como "gerontoteca terapêutica". É possível haver uma brinquedoteca itinerante dentro do hospital pela falta de espaço, proporcionando conforto e alegria aos clientes apesar dos desafios? Sim, em que o material lúdico fica em um almoxarifado e, pela flexibilidade, é levada ao leito parcialmente, ou como brinquedoteca terapêutica temporária, atendendo a programas específicos.[16,17]

Características

A brinquedoteca terapêutica representa, essencialmente, um recurso ambiental que promove a criança às situações em que pode experimentar sentimentos de acolhimento e de atenção às suas necessidades básicas e a seus desejos íntimos. Urge que esse espaço se apresente como local com brinquedos e beleza, cuja estética se concilia ao conforto, segurança e prazer. Outra característica é de seus frequentadores poderem ser atendidos por profissionais na brinquedoteca, como psicólogos, fonoaudiólogos, terapeutas ocupacionais, fisioterapeutas, enfermeiros e até como acompanhamento avaliativo pelos pediatras, psiquiatras e outros, o que favorece o processo terapêutico acontecer efetivamente.[16]

A terapêutica resultante ao cliente é manifestada em seu nível de dinamismo durante a ação lúdica, situando-o em um interjogo entre a realidade psíquica (pessoal) e a experiência que ora vivencia, sobre o controle de novos objetos (real), promovendo a autorregulação orgânica, que é controlada pelo cérebro e pelo sistema nervoso central. Porque o brincar, por exemplo, exercita desde as habilidades motora, até a simulação emocional, ritos e impulsos, auxiliando na autoestima, criatividade, autonomia e resiliência.[17,18]

Tratamento, a brinquedoteca terapêutica e usuários

Uma criança ou adolescente necessita de recursos de internação pelo "pronto-socorro" somente quando o quadro clínico acusa pneumonia, diarreia e desidratação, crises convulsivas, febre alta às vezes, sem identificação de localização no organismo, como em outras por meningite e sinusite, traumas cranioencefálicos, queimaduras e fraturas. Na "enfermaria", as principais doenças encontradas são pneumonia, traumas cranioencefálicos, politraumatismos, apendicite aguda, fraturas, abscessos e celulites. Na unidade de terapia intensiva (UTI), temos pneumonia, traumas cranioencefálicos, síndromes convulsivas, intoxicações por ingestão ou aspiração de diferentes substâncias, meningite bacteriana e cardiopatias congênitas.[19]

Esse processo pode gerar influências graves sobre o jovem paciente, como ansiedade e medo da dor, dos procedimentos invasivos (injeções, instalação de medicamentos pela veia, coleta de exames), angústia pela separação da família, dos amigos, do brincar e brinquedos, dos animais de estimação e da escola. Isso gera fantasias distintas, relativas à idade e desde o sentimento de abandono pelos pais (castigo) e sinais de ansiedade até o medo da morte. A adaptação a esta nova situação pode ser difícil, com manifestações depressivas ou de agressividade.[19]

Focando a atenção, portanto, quanto ao nível de desenvolvimento, os sentimentos da criança antes dos 3 e 4 anos são de grande sofrimento pela separação da mãe; entre os 3 e os 6 anos, o sentimento é de punição e culpabilidade; e, a partir dos 6 ou 7 anos, a criança receia as intervenções invasivas ligadas ao tratamento antecipadamente.[20]

No atendimento clínico

Com a constatação da necessidade de tratamento por não se encontrar saudável, o cliente pediátrico é submetido ao processo com a dúvida de onde brincar dentro desse novo local e situação. Pela atualização do acolhimento em algumas entidades da saúde, confirmada na visão da Enfermagem Pediátrica, um dos fatores agravantes da hospitalização para a criança no aspecto psicológico é a perda da autonomia e da competência pessoal. A criança sente-se incapaz, acuada, aflita e triste, além da doença, da dor, do desconforto, do elevado número de profissionais atuantes em diferentes turnos de trabalho, da alteração da rotina diária, da limitação da dieta alimentar, da restrição física e de espaço.[1]

Diante desses fatores, faz-se necessária a boa qualidade do ambiente hospitalar e dos profissionais da saúde que atendem à criança e ao adolescente, que lhe proporcionarão adaptação mais rápida ao novo sistema de vida, levando-os ao restabelecimento orgânico, tanto para as situações de longos períodos de internação como para as de períodos breves.[21-23]

Atividades lúdicas na saúde são deveras importantes e devem ser praticadas durante a hospitalização, em ambiente ambulatorial ou em qualquer local em que haja a criança em desenvolvimento, enferma ou não. Por isso, sugere-se que existam brincadeiras do tipo "recreacional (recreativa) e a terapêutica".

"Atividade lúdica recreacional", ou "recreativa", é não estruturada pelo cliente, na qual a sua participação é espontânea, livre, a fim de obter prazer e promover a interação entre os envolvidos, mas ela é supervisionada por um profissional recreacionista, que a estruturou antecipadamente. E "atividade lúdica terapêutica" é estruturada e conduzida pelo profissional que a conhece e com domínio prático dessa técnica aplicada, favorecendo o bem-estar físico e emocional do cliente que a experiência, diferenciando-se de ações diversas do dia a dia. As atividades recreativas podem variar sob as diversas modalidades lúdicas, como exemplos: desde o desenho livre às modelagens de esculturas, relacionadas ou não à contação de histórias, finalizadas com dramatização, por exemplo, entre outras brincadeiras.[24-26]

Entre as atividades lúdicas terapêuticas, encontram-se a "ludoterapia e o brinquedo terapêutico", sendo este estruturado sob a função catártica do brinquedo utilizado, partindo dos princípios de ludoterapia, conforme as citações por Ribeiro, uma das pesquisadoras brasileiras pioneiras na sua utilização, no final da década de 1980.[1]

A "ludoterapia" é uma técnica de tratamento psicológico para o cliente que apresente algum distúrbio nessa área com o objetivo de auxiliá-lo a entender seu próprio comportamento e seus sentimentos, sendo conduzida por um profissional especializado para isso. Já o "brinquedo terapêutico (BT)" é uma tecnologia estruturada pelos enfermeiros, consistindo no brincar que simula situações de cuidados em assistência, que podem ser traumáticas, realizadas pela enfermagem pediátrica, obedecendo aos princípios da ludoterapia. Sua função é diminuir a ansiedade proveniente de vivências incomuns para a idade do cliente, que se tornam temerosas, exigindo mais do que uma recreação. O BT vem sendo utilizado desde os anos de 1950, mas, atualmente, é ensinado na formação dessa profissão.

As sessões de BT duram de 15 a 45 minutos, realizam-se diariamente ou apenas uma única vez, e o seu intuito fundamental é facilitar o profissional, que utilizará algum procedimento, a entender as necessidades de seu cliente. No entanto, o BT pode variar conforme o tipo de explicações a respeito dos cuidados entre os quais o cliente se submeterá, visualizando e manuseando os instrumentos, simulando-os em algum objeto lúdico, como boneco, animal de tecidos entre outros.[1,27]

Essa atividade lúdica terapêutica, o BT, pode se realizar por um dos três tipos, cujos autores são referendados em Ribeiro.[1]

- Brinquedo terapêutico dramático (BTD): facilita ao cliente pediátrico manifestar, pela brincadeira, as vivências sobre as quais ele apresenta dificuldade de verbalizar, com o propósito de diminuir a tensão, expressar sentimentos, necessidades e medos.
- Brinquedo terapêutico instrucional (BTI): utilizado a fim de preparar e informar o cliente a respeito dos procedimentos terapêuticos aos quais se submeterá com o objetivo de envolvê-lo na situação, promovendo esclarecimentos sobre o contexto que ocorrerá.
- Brinquedo terapêutico capacitador de funções fisiológicas (BTCFF): indicado com o intuito de capacitar o cliente para o autocuidado, conforme o nível de seu desenvolvimento, condições físicas e prepará-lo na adesão de sua nova condição de vida.

Enfim, a sessão com o BT pode ser realizada por qualquer profissional de saúde, para qualquer cliente pediátrico e em qualquer local que seja conveniente e justificável, desde que esse agente esteja capacitado, habilitado e sensível para promover esse cometimento.

Destarte, todas essas atividades lúdicas interventivas podem ser utilizadas dentro ou fora da brinquedoteca. Por fim, esse uso pode acelerar a recuperação do atendido, contribuir para a diminuição da permanência no hospital e do custo da hospitalização, bem como dirimir suas consequências nefastas na perspectiva do cliente, ressaltando novamente o fato de que o brincar promove a catarse psíquica (reelaboração de conflitos no campo afetivo), ressignificando a situação do momento emocional e, cognitivamente, pela experiência simbólica vivida com o brincar/brinquedo, facilitado para que a criança e o adolescente sintam-se protagonistas na ação lúdica, devolvendo-lhes a confiança para novos desafios de enfrentamento.[28,29]

Portanto, a introdução do brincar na rotina de atendimento, além de favorecer a diversão e a descontração, promove os sentimentos de segurança íntima, encorajando a criança e o adolescente para a interação com o outro e para o desenvolvimento de atividades positivas, funcionando como um recurso saudável no aspecto psíquico e mental para atingir os objetivos terapêuticos e de vida, após essa travessia de desafios, o que reforça a resiliência do cliente pediátrico.[24,25]

Da oncologia pediátrica

O setor de Oncologia Hospitalar tem sido aquele que melhor e mais rapidamente tem se equipado para o atendimento lúdico à criança e ao adolescente. Suas brinquedotecas terapêuticas foram criadas para desenvolver uma relação agradável de proximidade e confiança entre os profissionais, o sistema de tratamento clínico e o paciente infanto-juvenil. Para isso, esteja a brinquedoteca em setor próprio estabelecido, na UTI, ou em andares de quartos, esses espaços devem conter brinquedos em geral, os específicos às situações vividas pela criança e familiares, além de profissionais comprometidos com a criança e a causa terapêutica.[29]

Entre o material lúdico usado nessas brinquedotecas na saúde, considera-se que tenham, além do acervo regular, alguns *kits* de brinquedos de médico ou de enfermeiro, bonecos laváveis com os apetrechos invasivos de medicação simulados, outros que apresentem a possibilidade de trocas de cabeleira para a calvície, para a inusitada sensação da perda de cabelos do cliente, principalmente aproximando-se da adolescência, concentrando-se nas fantasias que acompanham essas situações, entre outros.

As autoras, coordenadora e ludotecária respectivamente, que atuavam na brinquedoteca terapêutica Senninha, desenvolvida pelo Instituto de Oncologia Pediátrica (IOP), em São Paulo, construída pelo Grupo de Apoio ao Adolescente e à Criança com Câncer (GRAACC) e com o apoio da Universidade Federal de São Paulo (Unifesp)-Escola Paulista de Medicina, relataram a imensa contribuição da brinquedoteca e oficinas nela realizadas em 2005, estatisticamente, sobre uma amostra de 2.624 pacientes-acompanhantes/média mensal relativa ao paciente, seus familiares e a terapêutica aplicada. Infelizmente, pela pandemia que assola o planeta desde o início de 2020, essa entidade está paralisada por enquanto, mas, até 2019, foi um marco para todas as brinquedotecas na saúde.

Alguns resultados obtidos de pesquisa feita com usuários em 2002 foram destacados como as preferências sobre o material lúdico existente nessa entidade: computador (26%); tudo é legal (20%); videogame (22%); motoca (15%); jogos sociais (10%); e boneca (7%). Quanto às atividades recreativas e expressivas como eram percebidas: legais (68%); ótimas (13%); ajudam o tratamento (13%); ajudam em esquecer a doença (3%); e trazem alegria (3%). E, ainda, a respeito da opinião dos acompanhantes sobre a repercussão das atividades realizadas na brinquedoteca com o paciente: ótimas (69%); ajudam o tratamento (13%); ajudam a relaxar (7%); ajudam a adaptação (4%); e ajudam o procedimento (7%).[29]

A brinquedoteca na saúde tem o papel de manter o elo da criança e do adolescente com a sua família, com a escola e com as coisas que lhe são significativas na vida porque a criança merece todas essas coisas que lhe são significativas, elevando as chances de cura, principalmente quando há a recidiva da doença.[30] Pode-se deduzir, então, o enfoque humanista em atendimento desse hospital, como também o é para qualquer organização dessa área, que disponha de um espaço com atividades lúdicas necessárias, como requer a Lei Federal de 2005, já mencionada inicialmente.[31]

Ainda é possível encontrar a criança e o adolescente sofrendo muito, mas assim mesmo, encontram vontade de brincar, como é revelado a respeito dos recursos lúdicos utilizados pela pesquisa qualitativa, dando voz ao cliente com câncer, em 15 estudos feitos por enfermeiras, entre 2000 e 2010. Por meio de desenho, brinquedo terapêutico, fantoche, fotografia e dinâmicas de criatividade e sensibilidade, associados ou não à entrevista, que se tornaram recursos facilitadores de coleta de dados (direta ou indiretamente), permitiram ao cliente pediátrico expressar seus sentimentos e ampliar sua interação entre os profissionais. A presença de estagiários da enfermagem nas brinquedotecas, quando disponíveis para brincar com os clientes, foram agentes facilitadores da ação lúdica bem como do fortalecimento das relações interpessoais e estimuladores coadjuvantes das brincadeiras.[32]

Há outros modelos de brinquedotecas oncológicas, como: a Brinquedoteca do Instituto Nacional de Câncer (INCA), no Rio de Janeiro, instalada em 1999; a do Hospital Infantil Darcy Vargas, em 1995; a do Hospital do Câncer Antonio C. Camargo, em S. Paulo, instalada em 2000; a Brinquedoteca Terapêutica Ayrton Senna, do Centro Infantil Boldrini, em Campinas, referência na América Latina, instalada em 2001; a Brinquedoteca do Instituto de Tratamento do Câncer Infantil (ITACI), em S. Paulo, instalada em 2002; a do Hospital Pequeno Príncipe, em Curitiba, instalada em 2003 e na Oncologia em 2005, entre outras, que, serão sintetizadas pela ABBri, posteriormente, provenientes de espaços recreativos.

Da cardiologia pediátrica

Em 2006, as psicólogas responsáveis pelo Serviço de Psicologia e das Brinquedotecas Espaço do Brincar (internação e ambulatorial) do Instituto do Coração do Hospital das Clínicas (INCor), da FMUSP, fizeram uma exposição sobre o complexo lúdico lá existente. Este é constituído de quatro espaços: ambulatorial; estrutura formal; um espaço aberto e flexível para cinema; e um espaço virtual, estruturado por atendimentos restritos ao leito e recebe brinquedos e atividades, incluindo os pacientes-adultos acamados. Em 2005, houve um universo de 2.055 crianças-pacientes e de 1.779 crianças-acompanhantes, em um total de 3.834 crianças e que passariam pelo espaço lúdico naquele ano.[33]

Elas ressaltam a incorporação do componente psicológico na atenção, do processo de adoecer do cardiopata e, em consequência, dos familiares, partindo do conceito de ser humano integral que contempla aspectos biológicos, psicológicos e sociais interdependentes.

A esse respeito, realizam assistência, pesquisa e ensino, dedicando imensa atenção à brinquedoteca, brinquedistas e clientela porque brincando nela é que ocorrem o resgate da saúde, o favorecimento da vontade de viver e a possibilidade de escolhas de ação diante da grande restrição que o sistema hospitalar apresenta. Os estagiários psicólogos e os brinquedistas são muito bem orientados para focarem em atividades de lazer nessa função exclusivamente, apesar de preparados sobre os aspectos emocionais da criança cardiopata, o seu papel com pais na UTI neonatal, a questão dos conceitos de morte, morrer e a cirurgia cardíaca – aspectos emocionais e cardiopatias, noções de controle e de cardiologia e impedimentos da infecção hospitalar.

De outras doenças com diversas terapêuticas

A criança pode sofrer inúmeras doenças e muitas delas podem exigir atendimentos simultâneos de diversas especialidades da saúde. As infecções das vias respiratórias constituem uma das principais causas de morbidade e mortalidade infantil em todo o mundo. Elas podem atingir o trato respiratório alto ou baixo, resultando em hospitalizações, especialmente aquelas que acometem as vias aéreas inferiores, conta-nos a pediatra-chefe da enfermaria do Centro Hospitalar de Santo André – Hospital de Ensino da Faculdade de Medicina da Fundação do ABC, à época. Os dados levantados em 2005 apontaram 1.678 internações ocorridas, em que 58,2% foram devidas às doenças respiratórias, como rinite, sinusite, otite, faringite, amigdalite e laringite (na maioria com tratamento domiciliar); e as infecções agudas da laringe; e o crupe, classificado em laringite, laringotraqueobronquite e epiglotite, podendo causar dispneia.[34]

Com as melhorias nas condições hospitalares e das terapêuticas utilizadas, a sobrevida de crianças com quadros graves é maior, como neuropatas com dificuldade respiratória irreversível. Caso não sejam atendidas em programa de internação domiciliar (*home care*), elas permanecem no hospital como se este fosse seu domicílio, daí a necessidade das brinquedotecas e das atividades lúdicas que favoreçam o tratamento e proporcionam acolhimento, paz e prazer.

A fim de melhorar o quadro clínico respiratório, há a atividade multidisciplinar, como a do fisioterapeuta, da fonoaudióloga, entre outros. Para a maioria dos casos de pacientes com as patologias mais frequentes no hospital pediátrico, como distúrbios neurológicos, decorrentes de paralisia cerebral, ou casos de síndrome de Down, traumatismos e infecções, doenças do sistema cardiorrespiratório, as doenças do aparelho locomotor, como as fraturas, luxações, distrofias, pé torto e escolioses, indicam-se as brinquedotecas terapêuticas ambulatoriais. Elas oferecem estruturas com pequenos desafios físicos e atividades motoras globais, como piscina de bolinha, miniescorregadores com escadas baixas, balanços e outros, que colaboram para a tonicidade muscular e o equilíbrio, pela autorregulação proprioceptiva-vestibular, por exemplo.[35]

Outros profissionais que utilizam atividades lúdicas são os fonoaudiólogos, principalmente com os pacientes que apresentem alterações neurológicas e particularidades. Porém, esse brincar é diferente e envolve as habilidades funcionais corticais superiores. O trabalho desenvolvido nesta área trata das disfunções/distúrbios alimentares, de linguagem, auditivas e de aprendizagem, lembrando que os casos de atraso no desenvolvimento da linguagem são comuns se acompanhados de outras patologias de fala, como apraxia, disartrofonias, disfluências, entre outras.[36]

A importância do brincar é inegável, afirmam os terapeutas, e como os distúrbios da comunicação são o objeto de trabalho, tem-se procurado dar ênfase à utilização do brincar como fonte facilitadora de troca comunicativa e interativa com o outro, pois é nesse processo que a comunicação com a criança se estabelece. Quanto às crianças que apresentam limitações físicas, sensoriais e, algumas vezes, cognitivas, há a necessidade de a estimulação ser intensificada, urgindo a adesão do cuidador no processo terapêutico e lúdico porque de extrema importância. Ainda é possível a presença de distúrbios emocionais e de processamento sensorial, mas deverão ser investigados minuciosamente para a realização do diagnóstico fonoaudiológico, o prognóstico e o tratamento do caso.

Também, é relevante a atuação do terapeuta ocupacional junto à equipe multidisciplinar – médico oftalmologista, fisioterapeuta, psicólogo, pedagogo entre outros – em atividades lúdicas nas brinquedotecas, principalmente ao elaborar o projeto de uma brinquedoteca hospitalar, pensando no cliente com deficiência visual, com a visão subnormal, por exemplo. As particularidades, necessidades e limitações possíveis do cliente devem ser respeitadas; a seleção dos brinquedos e equipamentos no aspecto visuomanual; a observação dos espaços a serem utilizados; e os profissionais responsáveis por esse trabalho. São destaques a criatividade e o conhecimento amplo que deve ter o brinquedista, ou seja, como alguém que olhe para o que todos olham, mas que pensa em uma coisa diferente. Por exemplo: a colocação de tubos de borrachas envolvendo lápis, pás, colheres, pincéis e outros, no favorecimento da preensão, diante da dificuldade motora manual; ou, então, a colocação de pinos nas peças de jogos de encaixe, que requerem o manuseio psicomotor-fino; ou, ainda, a fixação com material adesivo da folha de atividade sobre prancheta adaptável ao leito; entre outras ideias.[37,38]

É interessante relatar que as crianças com visão baixa ou subnormal precisam brincar com materiais lúdicos que tenham alguns destaques, como: alto contraste entre as cores; que elas sejam também vibrantes e brilhantes; que haja luminosidade nos objetos; também possível sonoridade; ao palpar, que haja diferentes texturas para promover diversidade sensorial tátil, também utilizados, estes últimos com os amauróticos.

Das doenças crônicas e o processo escolar

Para a criança e o adolescente que apresentem um quadro de doenças crônicas, tudo muda em sua rotina diária após essa constatação porque haverá o atendimento clínico inserido em seu contexto de vida para sempre. E como eles sentem essa nova situação? Como prossegue o seu desenvolvimento físico? Como são vistos o brincar e sua vida escolar ainda em formação?

Atualmente, o conceito de resiliência, que é a capacidade de superar o desafio sem alterar habilidades e competências, mantendo relativo equilíbrio emocional (conceito obtido da Física), tem sido muito usado[39] e nada mais aplicável do que à criança e ao adolescente hospitalizados a por longo período, envolvidos com doenças incuráveis.

Experienciar novas situações leva às sensações conscientes que resultam de um processo complexo que se inicia com a captação das impressões sensoriais dos estímulos, prosseguindo até em nível talâmico, projetando-se no córtex, que, integrados a outros setores cerebrais, constituirão a percepção propriamente, e é por processos inconscientes que esse caminho de informações relaciona-se com os movimentos espontâneos e com a afetividade, formando-se daí as representações mentais e os hábitos. Similarmente, a criança e o adolescente tomam consciência ou não de seu estado emocional no hospital, dependendo de sua idade. Imaginemos a consciência quanto a esse processo orgânico ocorrendo durante a atividade lúdica dentro da brinquedoteca e como deve ser difícil para a criança autista essa vivência, por exemplo.[40]

Quanto mais jovem for o cliente, maior a sua necessidade de brincar movimentando-se e principalmente se ele estiver em fase inicial de aprendizagem na primeira infância, frequentando a educação infantil![41,42]

Os espaços lúdicos ambulatoriais de um hospital do Rio de Janeiro foram usados como estratégia para perceber como eram o protagonismo da criança com doença crônica no cenário hospitalar e as marcas deixadas na infância. Essa pesquisa utilizou o conceito de sociabilidade de Simmel, que consiste no compromisso de garantia ao outro de valores sociáveis, como alegria, liberação, vivacidade, compatíveis com o máximo de valores recebidos pelo indivíduo. Constatou-se que muitas crianças portadoras de doenças crônicas têm marcas relacionadas a estas, devendo o profissional oferecer atenção às suas experiências enquanto criança e valorizar seus mecanismos de sociabilidade, pois é pelo brincar que ela se expressa, não devendo o profissional enfocar a marca corporal que ela carrega, caso contrário, poderá reduzir o potencial nela existente e impedir as condições de superação sobre as doenças.[43]

Surge, ainda, a importância do brincar terapêutico sobre as situações de transoperatório de pré-escolares em período rápido de internação hospitalar. Para esses clientes, o brincar e o processo sistemático da educação que vinham acontecendo são interrompidos, mas se a criança está no hospital, ela continua criança.[44] E o educador deve ir aonde o aluno se encontra; logo, se este estiver hospitalizado, no hospital o educador estará, não importa se ele é um brinquedista, contador de história, recreacionista ou tiver outra profissão que promova a educação de maneira prazerosa, ou seja, na aprendizagem significativa. Nos últimos anos, é crescente o número de profissionais como pedagogos hospitalares.[45]

Exemplo disso acontece no Hospital Infantil Darcy Vargas, uma instituição da rede pública do Estado de São Paulo, que oferece atendimentos infantis em diversas especialidades: Nefrologia; Oncologia; Endocrinologia; Cirurgia; Urologia; Psiquiatria; entre outras. Essa instituição hospitalar tem cinco brinquedotecas, algumas delas terapêuticas, instaladas nas enfermarias e no Ambulatório de Oncologia, já mencionada, para minimizar a interrupção do processo de desenvolvimento afetivo e cognitivo e favorecer um ambiente menos desintegrador, também às famílias, que são o principal elo entre a criança e o hospital.[46]

Restrição ao leito, brincando em outras modalidades

Para os pacientes em situação de restrição ao leito, convém o destaque das atividades realizadas pelo grupo de enfermagem, por brinquedistas e terapeutas com o brincar expressivo, como contação de histórias, musicalização, artes plásticas e outras, que envolve o brincar em outras linguagens.

A enfermagem tem elevada produção científica sobre o brincar com clientes pediátricos uma vez que foi criado, na Unifesp, o Grupo de Estudos do Brinquedo (GEBrinq), cujo uso do objeto lúdico tem corroborado os cuidados à criança e ao adolescente pela assistência atraumática, já definida anteriormente, como a provisão de cuidados terapêuticos dirigida ao uso de intervenções que eliminam ou minimizam o desconforto psicológico e físico experimentados pelos clientes e familiares, no Sistema de Atenção à Saúde, concordante com a atual Política Nacional de Humanização da Assistência.[1,47] Essa política valoriza a dimensão subjetiva e social em todas as práticas de assistência à saúde, envolvendo desde as abordagens psicológicas de preparo das crianças para os procedimentos e intervenções físicas até a provisão de espaço adequado para acomodação e o conforto dos pais.[48]

Sobre as modalidades lúdicas e expressivas de apoio à criança e ao adolescente ao leito, a ABBri tem oferecido cursos teóricos-práticos de formação e de aperfeiçoamento semestrais, mais intensamente desde 2000, para capacitar profissionais na área lúdica, envolvendo os todos os níveis de desenvolvimento humano, por meio de professores com muita experiência em diversos campos científicos que vão aos locais que solicitam sua parceria[49-51] e, desde a pandemia planetária, também remotamente.[52,53]

A ABBri, desde a sua fundação, é membro da International Toy Library Association (ITLA) e participa de seus eventos periodicamente, levando a estes, no Brasil e no exterior, muitos pesquisadores com seus trabalhos.[54-56]

Inicial e historicamente, houve vários cursos em parceria com a Associação Paulista de Medicina (APM), e um deles teve seu conteúdo publicado em uma revista, como o Projeto Canto, Arte e Encanto,[57] cujos profissionais com experiência em brinquedoteca, estruturaram três modelos desafiantes: criança pré-adolescente com lesões corporais e perna quebrada; criança com tumor cerebral e sequelas motoras nos membros superiores, mas com faculdade cognitiva preservada; e, criança pré-escolar, com crise asmática, podendo estar no leito, ora em ambulatório, ora na brinquedoteca. Foram oferecidas as respectivas situações: técnica de escultura em gesso em dedos saudáveis, valorizando o corpo e as situações vividas; técnica de aquarelado, realizada com o dedo e esponjas, valorizando o respeito à pessoa como ela é e se expressa; e a contação de história e desenho sobre várias superfícies, valorizando a respiração e a interação afetiva. No Projeto, concluiu-se que cada paciente, pelo brincar diferente, pode encontrar solução afetiva-emocional para a nova situação em que vive, de modo a valorizar a sua produção criativa pelas potencialidades preservadas e crescer na autoestima.

Esse resultado foi confirmado pela pesquisa com crianças hospitalizadas acometidas por fissura labiopalatina e não em leito (sujeitas a vários procedimentos cirúrgicos), mas em recuperação, com a importância do tratamento lúdico manifestada pelos seus familiares, que evidenciaram a importância desse atendimento lúdico e mais humanizado.[58] E, mais recentemente, um trabalho realizado com a criança hospitalizada em precaução, ou seja, que permanece isolada em um ambiente, sem poder ir a lugar algum, inclusive à brinquedoteca, também confirmou as conclusões do Projeto Canto, Arte e Encanto.[26,59]

Há também trabalhos científicos sobre a importância da música na saúde. A música pode ser usada como fundo ambiental em brinquedotecas terapêuticas ou ouvidas no quarto, quando o paciente, ao leito, pode ser estimulado pela música a brincar com a imaginação. A partir de um conceito único de interface entre saúde e subjetividade, com ênfase na relação da música, em sua dimensão biológica, e a organização cerebral das funções musicais, é notável a contribuição da música para o paciente.[60]

Os estudos de neuroimagem funcional revelam que a lateralização e a topografia da ativação cerebral durante estímulo musical relacionam-se com múltiplos fatores, como familiaridade ao estímulo, estratégia cognitiva utilizada para o reconhecimento melódico, rítmico e tímbrico e mesmo do treinamento musical prévio. Essa influência entre a música e as mudanças na atividade elétrica cerebral foi sugerida a partir de relatos anedóticos de mudanças dos padrões eletroencefalográficos, ocorridas durante a audição de músicas de Mozart.[60] Enfim, o ritmo é a base da música e de nosso sistema neurofisiológico, o que nos torna "seres rítmicos".[61]

E qual a relação da música com a dor, já encontrada desde a Antiguidade? Há o estudo sobre o alívio da dor aguda e crônica, que promoveu a diminuição da solicitação de analgésicos, constituindo um recurso de baixo custo e com relativo senso de controle por parte dos pacientes, por meio da musicoterapia. Essa possibilidade acontece por existirem alguns mecanismos áudio-analgésicos que explicam essa influência sobre a dor: a produção de endorfinas; a dissociação por meio da distração; o relaxamento muscular; o fenômeno de condicionamento acústico cerebral; e a experiência estética/simbólica, decorrente das imagens mentais que a música induz ao ouvinte, com destaque para a música nos pacientes pós-

-cirúrgicos.[62,63] Participar da musicoterapia e da musicalização abrange vivências valiosas e inesquecíveis, que estão tomando vulto cada vez maior, tanto na saúde como na educação, pelo fato de serem mais bem compreendidas pelo atendido com os esclarecimentos da Neurociência.[64,65]

Em ambulatório com clientes com deficiências

Quando se encerra o período de internação, muitos atendimentos prosseguem no ambulatório periodicamente, em atenção terciária (para minimizar sequelas, se houver), conforme cada tipo de enfermidade e/ou de clientes, e é muito proveitoso se o brincar se fizer presente.

Tem-se como exemplo a pesquisa, que investigou o brincar na vida de escolares com câncer em tratamento ambulatorial de um hospital carioca, por meio da análise de indicadores utilizados nas atividades lúdicas (signos), além da interação socioambiental. Verificou-se que as crianças pouco valorizaram os possíveis limites do adoecimento em suas brincadeiras/jogos, pois buscaram reequilibrar suas atitudes, aceitando o relacionamento com os colegas e alterando os cenários diversos em situação de brincar. Os pesquisadores concluíram que deve haver espaços para as expressões lúdicas das crianças em tratamento como necessidade imediata, pois elas fazem parte do desenvolvimento natural infantil e devem ser incluídas no plano terapêutico.[66]

Todavia, não é comum o ambulatório encontrar-se preparado para a clientela infantil, há situações, em que mesmo não estando internados, a criança e o adolescente portadores de alguma enfermidade nem sempre têm condições orgânicas para se submeter ao tratamento ou lidar com o tratamento por terem alguma deficiência ou, até mesmo, por permanecerem em salas de espera aguardando a sua vez com seus familiares, em ambulatórios ou clínicas, daí a necessidade de se estruturarem recursos para solucionar esses desafios.[49]

E se houver brinquedos em uma sala de espera, com um profissional facilitador para colaborar nesse período, como seriam a percepção e o sentimento da criança sobre esse brincar? Autores que investigaram os sentimentos da criança ao brincar por meio de três temas – tempo de espera, aproveitando para brincar e o brinquedo como mediador das relações – apontaram que esse recurso lúdico foi uma estratégia efetiva de intervenção da enfermagem pediátrica para auxiliar a criança na superação de barreiras impostas pelo atendimento nesses locais.[67]

Outro estudo foi uma pesquisa comparativa feita na Brinquedoteca do Hospital Regional Sul, em São Paulo, com crianças internadas na Clínica Pediátrica; e na Brinquedoteca da Sala de Espera das Clínicas de Fisioterapia, de Psicologia, de Musicoterapia e de Odontologia (UniFMU/SP). A maioria dos atendidos tinha sequelas físicas graves, sendo grande parte com paralisia cerebral, alguns apresentavam deficiência mental, outra parcela sofria de distúrbios psíquicos e outro grupo apresentava adoecimento sem tanto comprometimento.[68]

A grande importância da atividade lúdica para a criança dentro desses espaços é constatada na visão winnicottiana cujo lema é: se as necessidades não são supridas para que o desenvolvimento maturacional ocorra, cabe ao terapeuta suprir tais necessidades afetivas. Ou seja, houve atendimentos específicos como: o *holding*, ou sustentação; o *handling*, ou manuseio;

e a "estimulação" na configuração do tempo, espaço e ritmo, como também o uso da "imaginação", do "compartilhar" do espaço potencial, o uso de jogos relacionais e a "interdição", isto é, a imposição de limites, focalizando a necessidade de inclusão social.[69] Com base nessa menção, como o profissional agiria com o brincar, respeitando a condição do cliente se apresentasse transtorno do espectro do autismo (TEA), estando no leito? Convém a leitura do artigo de Calegari, Gimenes, Luz, Campos, Borba e Ribeiro.[70]

No atendimento pré e pós-cirúrgicos – conceitos de morte e luto

Em casos de diagnósticos graves, antes e pós-cirurgia, em que há a possibilidade de falecimento do cliente, a questão da bioética torna-se muito delicada e a sua relação com certas doenças é muito séria, observando-se os seguintes aspectos: a relação sensível do profissional de saúde com a instabilidade emocional da família do cliente (e também com ele próprio); a prudência e a sensibilidade na informação do diagnóstico e no tratamento; a confidencialidade, a criança e o adolescente terminais; e os aspectos socioeconômicos que envolvem os familiares da pessoa doente.[71] Assim, desde o diagnóstico até os cuidados paliativos e morte (se houver), existem vários pontos vulneráveis que devem ser analisados à luz da Bioética e que devem refletir concretamente no estabelecimento de discussões relevantes de comunicação entre o profissional de saúde e a família do paciente – conciliando humanização e técnicas.

Portanto, sobre essas questões de morte e luto,[72,73] há a necessidade do brincar, como estratégias lúdicas amenizadoras da angústia que a dor pode gerar, antes e pós o período cirúrgico, principalmente se houver, na criança, construídas as noções de vida e de morte.[74]

Quando uma criança pequena é hospitalizada e distanciada da mãe, a separação é percebida como abandono e aniquilação, semelhante ao sentimento de morte de um ser querido, por exemplo. E caso haja a perda efetiva de alguém, sugere-se que falemos a verdade à criança, pois um sofrimento adicional é evitado, e isso é preferível à negação do fenômeno, pois esta causaria um prejuízo emocional ainda maior. Falar a verdade ajuda a superar o luto como processo de elaboração diante da perda. É comum a criança expressar tais sentimentos de tristeza diante da perda, da doença e da morte e seu conhecimento a respeito da morte/da perda nas brincadeiras simbólicas e nas expressões gráficas. E, ainda, a criança pequena, antes dos 7 anos, pode associar o sentimento de culpa pela doença e pela morte de alguém próximo a ela, por exemplo, como irmão ou coleguinha, devido à fase de pensamento mágico onipotente e de egocentrismo, natural para essa faixa etária.[72,74]

A aderência ao tratamento vista pela família e pelos profissionais

Diante dos vários estudos levantados, deduzimos que os muitos benefícios que a brinquedoteca proporciona ao cliente pediátrico levam-no a manter o processo terapêutico junto aos familiares, isto é, a aderência ao tratamento clínico é de fato motivada pelo brincar e pela sua repercussão, em sua grande maioria, pois os pais, ao verem o filho alegre e cooperando em seu tratamento, acabam sentindo-se fortalecidos, menos ansiosos, aceitam melhor contexto em que se encontram.[75,76]

Posto que a brinquedoteca é um local de encontro entre familiares, bem como entre iguais, e a oportunidade de brincar/jogar está sempre presente, então esse espaço e as ações lúdicas favorecem o fortalecimento de vínculos, o prosseguimento do desenvolvimento orgânico, a socialização de seus usuários, o restabelecimento emocional e o auxílio a todos, indiretamente, além do retorno mais breve ao lar.[2,77]

Observamos, também, que esse espaço lúdico influencia nos aspectos ambientais do hospital de modo geral, influência esta decorrente das ações dos colaboradores da saúde, que se sensibilizam com a criança e com o adolescente, pela causa lúdica, dizendo: "O tempo de internação não pode ser visto como uma interrupção de vida, e sim como uma parte dela e a brinquedoteca, auxiliada pelo profissional, pode transformar essa realidade. É preciso trabalhar com um conceito de qualidade de vida ...".[78,79]

E, portanto, também, ressignificam-se mental e emocionalmente, pela assistência à saúde de forma lúdica.[80,81]

Alguns desafios a superar

A criança, mesmo hospitalizada, consegue expandir-se na imaginação, além de oscilar entre o mundo real e o mundo simbólico internalizado, constituindo o imaginário parte deste. E, por meio da comunicação, expressa os seus sentimentos, ansiedades e frustrações, esquecendo por períodos que está internada, caso seja acolhida em ambiente, encontrando-se adaptada.[24,25]

Embora o brincar seja um direito da criança evidenciado como importante e fundamental pelo Estatuto da Criança e do Adolescente (ECA) e faça parte do cotidiano da criança em qualquer ambiente, inclusive durante a hospitalização, certas dificuldades podem ser comuns a outras instituições que implantaram uma brinquedoteca, como: apresentar interação e comunicação precárias entre a equipe de enfermagem e os brinquedistas, o que dificulta o acesso das crianças à brinquedoteca; haver critérios para que a criança frequente o espaço lúdico, mas que são inconvenientes com o estado de enfermidade do paciente; os procedimentos aos quais os pacientes pediátricos se submetem dificultam o brincar; além de questões relacionadas ao déficit de funcionários como fator impeditivo para maior frequência das crianças à brinquedoteca. Sobre os fatores citados nesse levantamento, deduz-se que decorrem da ausência teórico-prática a respeito na formação profissional da equipe de enfermagem.[82]

Uma pesquisa realizada de 2001 a 2011 apontou que as maiores dificuldades que os clientes pediátricos apresentam se devem ao medo do desconhecido ou às situações desagradáveis sofridas por eles em hospitalizações anteriores, generalizando as experiências. Por isso, o preparo dos profissionais com os cuidados ao cliente é de grande relevância, o uso do brinquedo terapêutico se destacar como uma das maneiras de evitar o sofrimento, fazendo parte do currículo formativo desses profissionais,[83] e a criação de muitas brinquedotecas deve ser incentivada.[84] Como resultado desse trabalho de assistência da enfermagem, obtém-se a voz da criança e do adolescente durante os cuidados recebidos – é muito interessante conhecer o que eles falam em diferentes situações e pesquisas.[85]

Já para a equipe hospitalar, um dos maiores problemas é a criança que sofre por uma doença e cuja morte se torna iminente. Como amenizar essa dor? Exemplificando, o desvelar do sentido de ser-criança com câncer em tratamento ambulatorial, utilizando a brinquedoteca como possibilidade de favorecer a expressão do mundo cotidiano infantil, foi o estudo fenomenológico realizado com sete crianças, entre 3 e 9 anos. E as autoras concluíram:[86]

> "O aprendizado sobre o brincar da criança necessita resgatar uma visão de cuidar que compreenda o outro como a si mesmo, de maneira empática e sensível para que na brinquedoteca ocorra um encontro entre o ser que cuida e o ser que é cuidado." (p. 519)

> "Os profissionais da equipe de saúde que cuidam da criança com câncer necessitam compreender o humano que há naquele ser, pois é compreendendo o humano que a equipe de saúde despertará para além da competência profissional, buscando, então, sensibilidade e acolhimento." (p. 517)

Semelhantemente ao valor atribuído ao brincar, na brinquedoteca hospitalar, também se devem observar a pausa, o repouso e o sono do jovem cliente, pois as grandes mudanças interferem nesses hábitos; logo, na educação integralmente.[87] Em especial aquela criança e aquele adolescente, por exemplo, que, além de estarem com uma doença crônica – como problemas renais, oncológicos ou o diabetes tipo 1,[88] necessitando fazer suas tarefas escolares, estando hospitalizados ou não, e que frequentam o ambulatório regularmente –, devem ser orientados pelo profissional de saúde sempre que necessário.

Então, alguns lembretes sugeridos aos profissionais que lidam com esses pacientes:[87,89] estabelecer limites no uso de brinquedos; observar tempo para o uso de brinquedos eletrônicos; proporcionar variação na modalidade lúdica; incentivar o hábito da leitura e o momento para contação de histórias; praticar atividades tranquilas e acolhedoras que antecedam o sono; fortalecer momentos de atividades lúdicas em família; desenvolver a inteligência emocional, refletindo sobre valores éticos que envolvem os jogos; usar a tecnologia a favor do desenvolvimento infantil; observar os indicadores de bem-estar e de humor do paciente relativos aos jogos e brincadeiras; e atualizarem-se e aperfeiçoarem-se continuamente sobre as pesquisas e descobertas voltadas para as necessidades e cuidados da fase de desenvolvimento do paciente, para melhorar sempre.

Corroborando a progressão da quantidade de brinquedotecas hospitalares e de seus benefícios, é notório o sucesso exemplar que ocorre com a Brinquedoteca do Hospital Universitário Pedro Ernesto (HUPE) da Universidade do Estado do Rio de Janeiro (UERJ), pela qual passam milhares de pacientes: em 2008, com 1.458 usuários; em 2011, com 7.723; e, em 2014, 7.813, conforme a declaração de Santos, a assistente social e brinquedista, atuante desde a criação desse espaço.[90,91]

Há outras mais, como a Brinquedoteca Terapêutica do Hospital Municipal Salgado Filho, ainda no Rio de Janeiro, em que a terapeuta ocupacional e brinquedista Labre conta a respeito do sucesso que os seus bonecos fazem por serem elaborados com os mesmos procedimentos, junto à sua clientela, nesse espaço.[92]

Por sua vez, na capital do Espírito Santo, trabalha a brinquedista e pedagoga hospitalar Loureiro, que fala sobre a brinquedoteca da Associação Capixaba Contra o Câncer Infantil (ACACCI), existente desde 2006. Há ainda a do centro de Oncologia do Hospital da Polícia Militar (HPM), inaugurada em 2020, de responsabilidade do Serviço Social Hospitalar. Além de haver, desde o ano de 2017, uma brinquedoteca no Hospital Universitário Cassiano Antonio Moraes, cuja brinquedista formou-se pela ABBri, em 2018, via *online*.[92]

Também, da capital de Minas Gerais, informa Dantas, que atuou como psicopedagoga da Santa Casa de Belo Horizonte, de 2006 a 2011, no espaço de recreação, e que, a partir de 2007, muitos ambientes na saúde foram revitalizados como brinquedotecas. Atualmente, ela atua como pedagoga da Fundação Hospitalar do Estado de Minas Gerais (FHEMIG), que tem dois hospitais que fazem parte do complexo de urgência dessa Fundação: o Hospital Infantil João Paulo II que conta com uma brinquedoteca desde 2011; e o Hospital João XXIII, que tem a sua desde 2017. Conforme relata a neuropsicóloga Valle, coordenadora do núcleo ABBri sulmineiro, há a brinquedoteca mais recente, no último andar no solário, da Santa Casa de Poços de Caldas, inaugurada em 2021.[92]

Na região Nordeste do Brasil, atua a enfermeira e brinquedista Araujo que trabalha na Brinquedoteca Hospitalar Margareth Diniz, pertencente ao Hospital Universitário Lauro Wanderley, de João Pessoa, Paraíba, desde 2017. E, diretamente do centro do Brasil, há a psicóloga Lemos, como supervisora de voluntariado no Hospital da Criança de Brasília, há 7 anos. Ela também atua no Hospital José Alencar, como pedagoga hospitalar, responsável pelas atividades lúdicas e pedagógicas, gerindo as três brinquedotecas ambulatoriais e os cinco espaços do brincar (pequenas brinquedotecas na internação).[92]

Por fim, de São Paulo, Brandalezi, psicopedagoga, pedagogia hospitalar e supervisora desde 2014, trabalha na Brinquedoteca do Hospital Israelita Albert Einstein, fundada em 1999. Wolle, psicóloga e brinquedista, que atua nas seis brinquedotecas do Hospital Darcy Vargas desde 2007, com a presença de equipe multiprofissional, informa que há um protocolo para uso das brinquedotecas desde 2013 e reformulado em 2018. Ainda, próximo à capital paulista, a brinquedoteca hospitalar Dr. Roberto Guidoni funciona desde 2010 no Hospital Infantil Marcia Braido, entidade que compõe o complexo hospitalar de São Caetano do Sul, informa a brinquedista Perrone, que planejou, implantou e coordenou esse espaço durante 5 anos, além de trabalhar como psicóloga hospitalar por 25 anos, na coordenação de diversas atividades lúdicas, ministrando cursos a respeito e acolhendo futuros brinquedistas visitantes de cidades vizinhas, informação dada por Gimenes, coordenadora no núcleo ABBri-Grande ABCD.[92]

Por fim, os estudos apontam que o brincar é considerado uma das práticas primordiais para o desenvolvimento físico, emocional e social da criança; porém, mesmo considerada sua importância durante a hospitalização e mesmo considerada a existência de algumas brinquedotecas, como as mencionadas aqui, seu reconhecimento ainda é pouco valorizado, de modo que o modelo tradicional de intervenção e cuidado de crianças hospitalizadas deve ser revisto pelas organizações em saúde.[24,93,94]

Para concluir – o brincar/brinquedo é terapêutico?

Em 1986, na América do Norte (Canadá) e na Europa (Portugal), já havia a preocupação, que foi ressaltada por cartas, com a alteração que vinha ocorrendo nos padrões de vida, do trabalho e dos tempos livres, que provocava um relevante impacto na saúde e defendiam que o período de lazer e recreação deveriam ser uma fonte de saúde mais intensa para todos.[95]

As atividades livres no hospital pela criança hospitalizada, em que o brincar é uma delas, garantidas na Carta da Criança Hospitalizada Internacional, reforçam o resgate da saúde como consequência do brincar.[96]

Diante desse fato, eis a valiosa contribuição do brincar/jogar, a fim de identificar emocionalmente esse período de infância com as boas lembranças lúdicas e de intensa alegria. Em oposição ao que vem acontecendo, desde 2001, encurtando esse ciclo de vida por entregar à criança responsabilidades precoces, acelerando seus processos cognitivos, com a meta de torná-la "um empreendedor potencial". Será que é esse o papel da educação desde o lar e da formação escolar? A título de progresso científico, é assim que se deve agir com o ser humano, fazendo-o viver acelerada e competitivamente, o que resulta em desequilíbrio psíquico, amenizado pelo auxílio medicamentoso psiquiátrico e/ou neurológico? E caso a criança e o adolescente adoeçam, o que fazer nessas condições?

A ciência avança passos largos; entretanto, no ano de 2020, um novo vírus mudou a face planetária, colocou em xeque o conhecimento humano frente a seu nível moral, promoveu o aumento da solidariedade social, presencial além do apoio virtual, conduziu a população à reflexão sobre os hábitos e levou-a à mudança dos costumes.

O brincar livre ou dirigido é terapêutico. Pois, desde que se permita que o ser humano esteja em condições propícias, ele se movimenta ludicamente. Provas disso vêm sendo confirmadas por estudos na área da Epigenética, confirmando que o feto registra sons e identifica o timbre materno, além da musicoterapia pelo canto para melhor qualidade de vida, desde a fase intrauterina.[97]

Na atualidade, há a afetividade e o interesse mais intensos em promover o brincar/criar, não somente para infância e adolescência, porque esses também amadurecem. Sim, se estiverem saudáveis, eles entram nos ciclos seguintes: tornando-se jovens, adultos e idosos. E estes últimos principalmente, se adoecerem, em nível de atenção secundária podem permanecer em situações crônicas, e/ou com o declínio de suas forças, necessitarem participar de atividades preventivas ou de reabilitação.[98,99]

Destarte, o brincar é terapêutico para qualquer idade, porque ocorre o favorecimento do bom funcionamento de sistemas funcionais básicos orgânicos, metabólico, refletindo no desenvolvimento saudável psicofísico, ou seja, o brincar promove e eleva o nível de atenção do indivíduo, que organiza seus esquemas de ação sensório-motores, aferentes e eferentes, na interação com o meio-ambiente, além de regular o tônus postural, a coordenação visomanual, bem como o estado de vigília diante às situações experimentadas.[99]

Em qualquer lugar que esteja o espaço lúdico, em decorrência do brincar na brinquedoteca terapêutica, deve haver, então, o cuidado da manutenção do acervo e do ambiente pelo brinquedista. Este deve ter sua formação em bases seguras teórico-práticas, a fim de que o local favoreça o "encontro", o *setting*, entre a criança e ela mesma durante a ação lúdica. Conforme informa a pedagoga Linhares, desde 1997 como técnico de apoio educativo na sala de recreação, que existiu de 1980 a 2000, no Hospital das Clínicas (USP) – e a partir de novembro do último ano, tornou-se uma Brinquedoteca Hospitalar. No apêndice, há algumas características e qualidades que devem existir na "performance" desse profissional.[100]

Considerações finais

Assim, na brinquedoteca, o ser humano, observando seus semelhantes, aprende sobre o mundo, sobre si mesmo e comunica-se pela linguagem corporal, o movimento. E brincar para a criança pequena, principalmente, usando o seu corpo, é descobri-lo e, pela autodescoberta, realiza a percepção de possibilidades, como também dos impedimentos de ações.[101]

Por meio das brincadeiras, a criança e o adolescente exploram o mundo e a si mesmos, testando seus alcances, sua força, observando velocidade, comparando tamanhos e, consequentemente, apropriam-se gradativamente de sua condição física e da percepção corporal, e a consciência de limites torna-se um aspecto importante de diferenciação do Eu, do outro e da construção de identidade. E é na interação social que a criança é inserida no mundo de significados, compartilhando-os com os outros, além de ela ser significada pelo outro e, principalmente, nessa interação, a criança modifica suas fantasias e percepções, intensifica o processo de socialização, diminui o seu egocentrismo, em especial quando enferma e, ainda, quando hospitalizada pelos desafios que enfrenta. Daí o valor da brinquedoteca![101,102]

Quanto aos jogos e brinquedos, ao mesmo tempo em que enriquecem as possibilidades de comunicação e expressão, representam também um potente veículo de trocas afetivas e de socialização. Os objetos lúdicos são reconhecidos como agentes importantes do brincar e de humanização por serem claramente voltados para a melhoria do estado psíquico-emocional do usuário.[102,103]

Isso porque o simbolismo envolvido no brinquedo e nas atividades psicomotoras realizadas propicia o alívio das tensões emocionais por catarse energética que emergem desse processo, ajudando na elaboração mental dos medos e fantasias que surgem. Acelerando a maturidade psíquica, a ação do brincante é levada para todos os sistemas sociais em que vive, o que cria condições de melhoria da saúde mental, "porque a vida lá fora é um grande jogo", com diversas etapas de jogadas, percorrendo o universo da gamificação e suas técnicas![103]

Na visão psicanalítica, Freud diz que, quando brinca, a criança tem prazer na aparente onipotência que adquire ao manipular os objetos cotidianos, associando-os a símbolos imaginários, pois a antítese do brincar é o real, e não o que é sério; sendo essencial essa noção para diferenciar o brincar da fantasia porque, brincando, pode-se dizer tudo, até a verdade![104]

Melanie Klein, estudiosa freudiana, foi quem trouxe a brincadeira para a terapêutica psicanalítica infantil efetivamente, pois identificava semelhanças entre a atividade lúdica infantil e o sonho onírico no adulto, como também entre as associações livres deste em terapia e as verbalizações espontâneas da criança enquanto brincava.[105]

Todavia, foi Winnicott, discípulo de Klein, quem redimensionou a brincadeira, situando o brincar da classe infantil como uma atividade com o valor em si mesma, mas que, também, faz parte do universo do adulto. Para ele, o brincar é mais do que imaginar e desejar, "brincar é o fazer criativo" – manifestação saudável, que se leva para a vida toda.[106]

Assim, a visão winnicottiana permite-nos compreender a terapêutica que há em uma situação lúdica. E cada ser humano traz um potencial inato para amadurecer, para se integrar; porém, o fato de essa tendência ser inata não garante que vá se desenvolver efetivamente, pois dependerá de um ambiente que facilite e proveja os cuidados de que precisa relativos às necessidades da pessoa, que responderá de forma singular a cada momento do desenvolvimento, pelas condições, potencialidades e dificuldades distintas, fazendo jus ao conceito de resiliência atual. Ainda nessa visão, a mãe suficientemente boa é aquela que efetua uma adaptação ativa às necessidades da criança e, ao mesmo tempo, possibilita que esta desenvolva a tolerância advinda da frustração quando a mãe se ausenta desse cumprimento algumas vezes.[106]

Analogamente, pensando na brinquedoteca terapêutica como um espaço de relação, amadurecer significa alcançar o desenvolvimento do que é potencialmente intrínseco na pessoa, em ambiente de acolhimento e de confiança, mas que a criança e o adolescente poderão viver alguma frustração decorrente de sua criatividade em superar os desafios advindos da brincadeira, apropriando-se de valores em sua personalidade única e, assim, "sentir(em)-se existindo como individualidade singular que é (são)" (os parênteses são nossos).

Nesta perspectiva, portanto, pensar o lugar do brincar nesse contexto lúdico e terapêutico, enquanto meio de interação e de intra-ação, psicológica e psíquica, possibilita-nos conjecturar essas atividades como forma de atuação e de constituição orgânica necessárias e permanentes. Portanto, elas provocam alterações para a criança e para o adolescente enfermos, passíveis de tratamentos específicos, tendo ou não deficiências, facilitando-lhes o existir como sujeito que deseja e é satisfeito em seus direitos e, enquanto ser humano, ser principalmente respeitado como pessoa, para viver qualquer momento plenamente!

Apêndices

APÊNDICE 1 – Brinquedoteca terapêutica – sugestão na montagem.

- Responsável e brinquedista: formação em Psicologia, Psicopedagogia, Pedagogia, Terapia Ocupacional, Neuropedagogia, Psicomotricista, Educação Física, Arte Terapia e outros

- Espaço físico: média 4 m² por criança menor que 3 anos. Acima dessa idade, o mínimo é 2 m² por pessoa, sendo flexível a sua ampliação ou montagem

- Mobiliários: utilizar madeira (maciça, MDF, ou outro material similar)

- Piso: frio ou emborrachado, com cores claras, facilitado para higienização

- Espaços alternativos: sala de vídeo e multimídia, teatrinho/contação de histórias, solário ou parque externo, espaço contíguo de reserva de acervo e outros

- Forma de utilização: livre e semidirigida

- Tamanho dos brinquedos: inversamente proporcional à idade

- Cores dos brinquedos: variadas, em paredes neutras, com ilustrações

- Material lúdico: brinquedos (plástico, tecido, madeira, borracha), bonecos da família (vovó, vovô, mãe, pai, irmãos: bebês, infantil, escolares e adolescentes, animais domésticos), diversos tipos de jogos, aparelho de TV com multimídia, música suave orquestrada no meio ambiente, mobiliário liso e arredondado, cadernos de anotações para visitas, planejamento de atividades grupais desenvolvidas e cadastro-controle do acervo

- Livros: para todas as faixas etárias, que trabalhem contos de fadas e temas transversais (ética e cidadania, saúde, sexualidade, pluralidade cultural, meio-ambiente: natureza com os quatro elementos e educação), as profissões, entre outros

- Higiene e consertos/brinquedos (realizado por profissional indicado pelo hospital) – higiene diária: água e sabão ou álcool 70% dependendo das circunstâncias. Manutenção – em local à parte

- Local: de higienização, conserto e reposição do material

- Cuidados: zelar pelos brinquedos e jogos, além do prazer no guardar

- Quantidade mínima de brinquedos: depende do espaço da brinquedoteca, respeitando sempre a proporção espaço *versus* pessoas *versus* mobiliários *versus* objetos e a diversidade dos materiais e objetos lúdicos de modo que contemplem as faixas etárias atendidas e o desenvolvimento humano

APÊNDICE 2 – Algumas características do brinquedista hospitalar.

- Ser comunicativo e acolhedor. Tratar qualquer usuário com o mesmo nível de relacionamento afetivo

- Ter sensibilidade perante o enfermo. Brincar é saudável, mas é necessário ter prudência para não ser invasivo em nome da ludicidade

- Ser organizado e gostar de crianças (ou da faixa de idade do usuário para o qual a brinquedoteca está estruturada)

- Amar o brincar. Ter experiência em diversas modalidades lúdicas

- Ser observador intencional sobre o desenvolvimento humano

- Relacionar as necessidades lúdicas compatíveis com a idade e condições orgânicas do usuário

- Conhecer a importância das coordenações sensoriais e motoras na formação da consciência corporal

- Ter um bom equilíbrio emocional pessoal, para saber reagir com o usuário caso ele apresente desarmonia abrupta nesse aspecto

- Ter conhecimento básico sobre os cuidados necessários da criança/enferma em reabilitação da saúde

- Saber o suficiente a respeito de algumas doenças mais comuns e como agir com o usuário enfermo restrito ao leito

- Estar atento às necessidades da criança, facilitando-lhe o brincar em suas experiências

- Ser atento ao que se passa a seu redor, sem controlar e/ou direcionar as pessoas

- Manter o clima de segurança relativa aos recursos lúdicos e na tranquilidade do ambiente

- Zelar pela própria aparência, o autocuidado, a higiene pessoal e o uso de sua vestimenta, conforme orienta a entidade mantenedora

- Ter curso de formação de brinquedista por instituição reconhecida pela Associação Brasileira de Brinquedotecas – ABBri

Referências bibliográficas

1. Ribeiro CA. A enfermagem pediátrica e o brincar na saúde. *In:* Gimenes BP; Perrone RA (org.). Ludicidade, Saúde e Neurociências: visão contemporânea do brincar a partir de histórias de vida. Rio de Janeiro: WAK, 2020. Cap. 4, p. 104-22. (Coleção Brincar e Saúde; v.1)
2. Cunha NHS. O significado da brinquedoteca hospitalar. *In:* Viegas D (org.). Brinquedoteca hospitalar: isto é humanização. 3. ed. Rio de Janeiro: WAK, 2020. Cap. 10, p. 73-6.
3. Gimenes BP; Teixeira SRO. Brinquedoteca: origem, conceitos e objetivos. *In:* Gimenes BP, Teixeira SRO. Brinquedoteca: Manual em Educação e Saúde. 2. ed. São Paulo: Cortez, 2012. Cap. 3, p. 146-62 (edição especial – Secretaria Municipal de São Paulo).
4. Barros V. Brinquedoteca hospitalar: algumas experiências internacionais. *In:* Viegas D (org.). Brinquedoteca hospitalar: isto é humanização. 3. ed. Rio de Janeiro: WAK, 2020. Cap. 12, p. 79-86.
5. British Association of Play Therapists, the UK Home of Play Therapy. Disponível em: http://www.bapt.info. Acesso em: 11/08/2021.
6. Association of Child Life Professionals. Disponível em: https://www.childlife.org/. Acesso em: 11/08/2021.
7. Hospital Play Specialists Association of Aotearoa/New Zealand Inc. A professional body supporting the work of hospital play specialist. Disponível em: http://www.hospitalplay.org.nz. Acesso em: 11/08/2021.
8. Pérez-Ramos AMQ. A trajetória do brincar no hospital: subsídios históricos. *In:* Resumos. Cd room. Curso de Formação de Brinquedista Hospitalar, 1. São Paulo: Associação Paulista de Medicina – APM/Associação Brasileira de Brinquedotecas – ABBri, 25-27/09/2006.
9. Peres-Ramos AMQ; Grenfell RMZ. A brinquedoteca intergeracional: o brincar para o idoso com crianças. *In:* Gimenes BP; Perrone RA (org.). Ludicidade, Saúde e Neurociências: visão contemporânea do brincar a partir de histórias de vida. Rio de Janeiro: WAK, 2020. Cap. 6, p. 104-22. (Coleção Brincar e Saúde; v.1)
10. Cunha NHS. Brinquedoteca: um mergulho no brincar. 1st ed. São Paulo: Aquariana, 2010.
11. Viegas D. As perspectivas da brinquedoteca hospitalar no Brasil. *In:* Viegas D (org.). Brinquedoteca hospitalar: isto é humanização. 3. ed. Rio de Janeiro: WAK, 2020. Cap. 29, p. 169-70.
12. Brasil. Diário Oficial da União. Legislativo Disponível em: http://www.crh.saude.sp.gov.br/resources/humanizacao/docs/lein11.104.pdf Acesso em: 11/08/2021.
13. Kishimoto TM. A brinquedoteca no contexto educativo brasileiro e internacional. *In:* Oliveira VB (org.). Brinquedoteca: uma visão internacional. Petrópolis: Vozes, 2011. p. 36-42.
14. Fuchs R. A experiência europeia das brinquedotecas. *In:* Oliveira VB (org.). Brinquedoteca: uma visão internacional. Petrópolis: Vozes, 2011. p. 43-51.
15. Teixeira SRO; Kishimoto TM. Brinquedoteca hospitalar na cidade de São Paulo: humanização e assistência à saúde. Revista em Estudos em Educação e Diversidade, 2021; 2(3):263-86. Disponível em: https://doi.org/10.22481/reed.v2i3.8074. Acesso em: 11/08/2021.
16. Gimenes BP; Teixeira SRO. Tipos de brinquedotecas. *In:* Gimenes BP, Teixeira SRO. Brinquedoteca: Manual em Educação e Saúde. 2. ed. S. Paulo: Cortez, 2012. Cap. 4, p. 163-209 (Edição especial – Secretaria Municipal de São Paulo).
17. Sobrinho ECR; Barbosa FR; Dupas G. Brinquedoteca Itinerante: caminhando e aliviando o sofrimento causado pela hospitalização. Rev. Soc. Bras. Enferm. Ped. dez 2011;2(11):101-7. Disponível em: https://journal.sobep.org.br/article/brinquedoteca-itinerante-caminhando-e-aliviando-o-sofrimento-causado-pela-hospitalizacao/. Acesso em: 11/08/2021.
18. Gimenes BP; Perrone RA. O brincar na visão da Neurociência. *In:* Gimenes BP, Perrone RA (org.). Ludicidade, Saúde e Neurociências: visão contemporânea do brincar a partir de histórias de vida. Rio de Janeiro: WAK, 2020. p. 25-33. (Coleção Brincar e Saúde; v.1)
19. Viegas D. As principais razões da internação hospitalar infantil. *In:* Resumos. Cd room. Curso de Formação de Brinquedista Hospitalar, 1. São Paulo: Associação Paulista de Medicina – APM/Associação Brasileira de Brinquedotecas – ABBr, 25-27/09/2006.
20. Santos L. Por que brincar no hospital? *In:* Oliveira VB (org.). Brinquedoteca: uma visão internacional. Petrópolis: Vozes, 2011. p. 154-61.
21. Bomtempo E. Entendendo o brincar no hospital. *In:* Resumos. Cd room. Curso de Formação de Brinquedista Hospitalar, 1. São Paulo: Associação Paulista de Medicina – APM/Associação Brasileira de Brinquedotecas – ABBri, 25-27/09/2006.
22. Gimenes BP. A brinquedoteca na promoção da saúde [mesa redonda]. *In:* Brinquedoteca: a importância do brinquedo na saúde e na educação. Seminário Nacional, 2005. Anais. Brasília: Câmara dos Deputados/Coordenação de Publicações, 2006. (Série Ação Parlamentar; n. 338)
23. Gimenes BP. O brincar e a saúde mental. *In:* Viegas D (org.). Brinquedoteca hospitalar: isto é humanização. 3. ed. Rio de Janeiro: WAK, 2020. Cap. 1, p. 17-22.
24. Teixeira SRO; Oliveira TR. A brinquedoteca hospitalar como um espaço de direito, interdisciplinar e multiprofissional. *In:* Almeida MTP. Jogos analógicos, digitais e híbridos [livro eletrônico]: experiências e reflexões. Fortaleza, CE: Instituto Nexos, 2021. Cap.5, p. 83-92.
25. Gimenes BP. A ludicidade na área da saúde em diversos contextos: a experiência da Psicologia da Saúde. *In:* Kishimoto TM, Viegas D, Teixeira SRO (org.). Tratado da brinquedoteca hospitalar: humanização, teoria e prática. Rio de Janeiro: WAK, (Prelo)..
26. Depianti JRB; Melo LL; Ribeiro CA. Playing to continue being a child and freeing itself from the confinement of the hospitalization under precaution Escola Ana Nery. mar 2018;22(2)e20170313. Disponível em: https://pesquisa.bvsalud.org/portal/resource/pt/biblio-953442. Acesso em: 12/08/2021.
27. Santos VLA. A sessão de brinquedo terapêutico: contribuições para sua compreensão e utilização pelo enfermeiro. Dissertação [Tese] – Universidade Federal de São Paulo/Escola Paulista de Enfermagem, São Paulo – SP, Brasil, 2012.
28. Gimenes BP; Maia EBS; Ribeiro CA. Enfermeira que brinca: breve reflexão de seu papel na saúde [Resumo]. X Congresso Internacional de Psicologia da Criança e do Adolescente: Psicoterapia e outras abordagens terapêuticas. Universidade Lusíada de Lisboa. Lisboa – Portugal, 10-11/04/2019.
29. Pecoraro P; Saggese D. Brinquedoteca Terapêutica Seninha: vale a pena ter uma brinquedoteca hospitalar? *In:* Viegas D (org.). Brinquedoteca hospitalar: isto é humanização. 3. ed. Rio de Janeiro: WAK, 2020. Cap. 18, p. 119-28.
30. Machado MJP. Vivência familiar da recidiva oncológica: a perspectiva dos profissionais de pediatria. [Dissertação] – Estudos da Criança, Universidade do Minho. Braga – Portugal, 2014.
31. Macedo L; Silva GF; Setubal SM. Pediatric Hospital: the paradigms of play in Brasil. Children. 2015;(2):66-77. Disponível em: doi: 10.3390/children2010066. Acesso em: 25/06/2021.
32. Sposito AMP, Sparapani VC, Pfeifer LI, Lima RAG, Nascimento LC. Estratégias lúdicas de coleta de dados com crianças com câncer: revisão integrativa. Rev.Gaúcha Enferm. 2013;34(3):187-95. Disponível em: http://seer.ufrgs.br/RevistaGauchadeEnfermagem/article/view/31202. Acesso em: 25/06/2021.
33. Romano BW; Faria J. Brinquedoteca do Instituto do Coração do Hospital das Clínicas da Faculdade de Medicina da Universidade de S. Paulo. *In:* Viegas D (org.). Brinquedoteca hospitalar: isto é humanização. 3. ed. Rio de Janeiro: WAK, 2020. Cap. 22, p. 143-6.
34. Laranjeira MS. A atuação da brinquedoteca nas crianças hospitalizadas com doença respiratória. *In:* Resumos. Cd room. Curso de Formação de Brinquedista Hospitalar, 1. São Paulo Associação Paulista de Medicina – APM/Associação Brasileira de Brinquedotecas – ABBri, 25-7/09/2006.
35. Chehab VM. Equipe multidisciplinar no hospital pediátrico. *In:* Resumos. Cd room. Curso de Formação de Brinquedista Hospitalar, 1. São Paulo: Associação Paulista de Medicina – APM/Associação Brasileira de Brinquedotecas – ABBri, 25-7/09/2006.
36. Raphael MPC. A ludicidade profilaxia ou reabilitação nas alterações de linguagem: da infância ao idoso. *In:* Gimenes BP; Perrone RA (org.). Ludicidade, Saúde e Neurociências: artigos sobre o brincar a partir da retrospectiva de infância. Rio de Janeiro: WAK, (Prelo). Cap. 5. (Coleção Brincar e Saúde; v.2)
37. Domingos DO. Adaptações necessárias à utilização de brinquedos e equipamentos na brinquedoteca hospitalar. *In:* Viegas D (org.). Brinquedoteca hospitalar: isto é humanização. 3. ed. Rio de Janeiro: WAK, 2020. Cap. 25, p. 153-7.

38. Gimenes BP; Lopes MCB; Nakanami RC. O brincar da criança com deficiência visual: breve enfoque em atenção primária à visão subnormal. *In:* Almeida MTP, Gimenes BP, Teixeira SRO, Campos MCRM (org.). Cultura lúdica híbrida [livro eletrônico]: práticas inovadoras, 2020. p. 139-68.
39. Pérez-Ramos AMQ. Desenvolvendo resiliências precoces para o enfrentamento das adversidades. *In:* Pérez-Ramos AMQ; Silva SMM; Costa MPR (org.). A criança pequena e o brincar: diferentes contextos e expressivas possibilidades de intervenção. São Paulo: Cultor de Livros, 2012. p. 21-36.
40. Nassif MC. O brincar nos transtornos do espectro do autismo (TEA). *In:* Gimenes BP; Perrone RA. Ludicidade, Saúde e Neurociências: artigos sobre o brincar a partir da retrospectiva de infância. Rio de Janeiro: WAK, (Prelo). Cap. 7 (Coleção Brincar e Saúde; v.2)
41. Gimenes BP. O brincar na infância e a Neuropsicomotricidade. *In:* Gimenes BP; Perrone R (org.). Ludicidade, Saúde e Neurociências: visão contemporânea do brincar a partir de histórias de vida. Rio de Janeiro: WAK, 2020. Cap. 2, p. 54-80. (Brincar e Saúde; 1)
42. Fonseca ES. O lúdico no desenvolvimento e na aprendizagem da criança hospitalizada. *In:* Pérez-Ramos AMQ; Oliveira VB (org.). Brincar é saúde: o lúdico com estratégia preventiva. Rio de Janeiro: WAK, 2010. p. 203-24.
43. Moreira MCN; Macedo AD. O protagonismo da criança no cenário hospitalar: um ensaio sobre estratégias de sociabilidade. Ciência. Saúde Coletiva. 2009;14(2):645-52.
44. Paladino CM; Carvalho RC; Almeida FA. Brinquedo terapêutico no preparo para a cirurgia: comportamentos de pré-escolares no período transoperatório. Rev Esc Enferm USP 2014; 48(3):423-9. Disponível em: http://www.ee.usp.br/reeusp. Acesso em: 12/08/2021.
45. Fortuna T. Brincar, viver e aprender: educação e ludicidade no hospital. *In:* Viegas D (org.). Brinquedoteca hospitalar: isto é humanização. 3. ed. Rio de Janeiro: WAK, 2020. Cap. 4, p. 35-45.
46. Sarrubbo SAB; Silva MMT. O brincar em um hospital infantil: relatos de experiências. *In:* Gimenes BP; Perrone RA (org.). Ludicidade, Saúde e Neurociências: artigos sobre o brincar a partir da retrospectiva de infância. Rio de Janeiro: WAK, (Prelo). Cap. 9 (Coleção Brincar e Saúde; v.2)
47. Santos VLA; Almeida FA; Ceribelli C et al. Understanding the dramatic therapeutic play session: a contribution to pediatric nursing. Rev. Bras. Enferm. 2020;73(4). Disponível em: https://doi.org/10.1590/0034-7167-2018-0812. Acesso em: 11/08/2021.
48. Viegas D. Humanização hospitalar. *In:* Viegas D (org.). Brinquedoteca hospitalar: isto é humanização. 3. ed. Rio de Janeiro: WAK, 2020. Cap. 6, p. 49-54.
49. Gimenes BP. Contos que encantam. [Oficina] Curso de Especialização, Pós-Graduação em Lato Sensu, em Teorias e Técnicas Terapêuticas Aplicadas na Sala de Espera Ambulatorial/Setor Neuromuscular/UNIFESP. São Paulo, 30/05/2005.
50. Gimenes BP. Agentes do brincar em Educação Especial. Capacitação continuada. Secretaria de Educação Especial de Campo Grande. Campo Grande/MGS, 5-8 dez., 2008.
51. Gimenes BP. Jogos e brinquedos com sucata ecológica e hospitalar: a sucatoteca [Cd room]. Curso de Brinquedoteca em Ambiente de Saúde. Módulo II. Associação Brasileira de Brinquedotecas/Hospital Universitário Lauro Wanderley. João Pessoa, Paraíba. 14-16/10/2016.
52. Teixeira SRO; Linhares D et al. Curso híbrido. Formação de Brinquedista e Organização de Brinquedotecas em Ambientes de Saúde: bases teóricas e práticas. Associação Brasileira de Brinquedotecas – ABBri/Empresa Brasileira de Serviços Hospitalares – EBSERH. Brasília – DF, 21-23/09/2018. Disponível em: https://pt.scribd.com/document/436374901/apostila-EBSERH. Acesso em: 20/08/2021.
53. Teixeira SRO et al. Curso remoto: Formação de Brinquedistas e Organização de Brinquedotecas. Associação Brasileira de Brinquedotecas – ABBri. São Paulo – SP, 27/02 a 27/03/2021.
54. Gimenes BP et al. Prazer em ler na Meimei: brincar com a imaginação, cantar com a leitura, beber poesias e escrever com o corpo. *In:* [Resumos – Cd room]. Congresso Internacional de Brinquedotecas, 12 International Toy Libraries Association – ITLA. Memorial da América Latina. São Paulo – SP, Brasil, 5-8/10/2011.
55. Noronha M; Teixeira SRO. Toy library in a hospital: for the humanization of health assistance. [Résumés. Cd room]. 11 International Toy Libraries Conference; 1a. International Toy Libraries Research Conference. ITLA, Paris – França 13 a 17 october 2008.
56. Gimenes BP; Teixeira SRO. Hospital toy library: its surrounding and its place in society [Abstracts]. 14 The International Toy Library Conference. Corpus Congress Centrer. Leiden – The Netherlands, 10-13 maio 2017.
57. Gimenes BP; Queiroz SCV. O uso da expressão plástica e da contação de histórias pelo brinquedista para pacientes pediátricos em diferentes condições clínicas. Temas Desenvolv. 2008;16(93):170-5.
58. Moraes MCAF; Buffa MJMB; Motti TFG. As atividades expressivas e recreativas em crianças com fissura labiopalatina hospitalizadas: visão dos familiares. Rev. Bras. Educ. espec. 2009;15(3):453-70.
59. Gimenes BP; Depianti JRB; Melo LL et al. Brincar com as mãos e com a imaginação: o significado do brincar recreacional para a criança hospitalizada em precaução pelo olhar da arteterapia e da psicogenética. *In:* Almeida MTP; Campos MCRM; Teixeira SRO et al. (org.). Brincar [livro eletrônico]: diálogos e discussões sobre o lúdico. São Paulo: Fontoura, 2019. p. 111-39.
60. Muszkat M. Interface música/saúde. [Resumos. Cd room]. Curso de Formação de Brinquedista Hospitalar, 2. ed. São Paulo: Associação Paulista de Medicina – APM/Associação Brasileira de Brinquedotecas – ABBri, 27-29/03/2008.
61. Alcântara-Silva TR. Ludicidade, brincadeiras musicais e neurociências. *In:* Gimenes BP, Perrone RA. Ludicidade, Saúde e Neurociências: artigos sobre o brincar a partir da retrospectiva de infância. Rio de Janeiro: WAK, (Prelo). Cap. 4. (Coleção Brincar e Saúde; v.2)
62. Leão ER. Música e o alívio da dor. [Anais. Cd room]. Jornada sobre Brinquedotecas Hospitalares, 3. São Paulo: Associação Paulista de Medicina – APM/Associação Brasileira de Brinquedotecas – ABBri, 16-17/07/2009.
63. Leão ER; Silva MJP. Music as a complementary therapy in fibromyalgic pain patients. *In:* Rockne AP. Focus on fibromyalgia research. New York: Nova Publishers; 2007. p. 84-114.
64. Hohmann L; Bradt J; Stegemann T et al. Effects of music therapy and music-based interventions in the treatment of substance use disorders: A systematic review. PLoS ONE, 2017;12(11):e0187363. https://doi.org/10.1371/journal.pone.0187363. Acesso em: 12/08/2021.
65. Oliveira Jr. MT. Cantar como instrumento no desenvolvimento infantil: ritmo e emoção na educação da voz do escolar. *In:* Gimenes BP; Perrone RA (org.). Ludicidade, Educação e Neurociências [livro eletrônico]: das vivências da infância a artigos científicos. São Paulo: O Gênio Criador, 2021. Cap. 2. (Coleção Brincar e Educação; v. 2)
66. Silva LF; Cabral IE; Christoffel MM. O brincar na vida do escolar com câncer em tratamento ambulatorial: possibilidades para o desenvolvimento. Rev. Bras. Crescimento Desenvolv. Hum. 2008;18(3):275-87.
67. Pedro ICS; Nascimento LC; Poleti LC et al. Play in the waiting room of an infant outpatient clinic from the perspective of children and their conpanions. Rev. LatinoAm. Enferm. 2007;15(2):290-7.
68. Waidergorn L. O brincar na sala de espera. [Resumos. Cd room]. Curso de Formação de Brinquedista Hospitalar, 1. São Paulo: Associação Paulista de Medicina – APM/Associação Brasileira de Brinquedotecas – ABBri, 25-7/09/2006.
69. Winnicott DW. O brincar e a realidade. 1st. ed. Trad. Tavistock Publications Ltda. Rio de Janeiro: Imago; 1975. Psicologia Psicanalítica [Ed. orig. 1971].
70. Calegari T; Gimenes BP; Luz JH et al. Autist child in session of dramatic therapeutic play: Winnicott's analysis. Rev. Soc. Bras. Enferm. Ped. 2018;18(1):43-8. Disponível em: https://journal.sobep.org.br/en/article/autist-child-in-session-of-dramatic-therapeutic-play-winnicotts-analysis/ DOI: 10.31508/1676-3793201800007. Acesso em: 14/08/2021.
71. Cartum J. A humanização e a bioética na Oncologia Pediátrica. *In:* Anais. Cd room. Jornada sobre Brinquedotecas Hospitalares, 3. São Paulo: Associação Paulista de Medicina – APM/Associação Brasileira de Brinquedotecas – ABBri, 16-17/07/2009.
72. Kovács MJ. A criança e a morte. *In:* Viegas D (org.). Brinquedoteca hospitalar: isto é humanização. 3. ed. Rio de Janeiro: Wak; 2020. p. 23-27.
73. Kovács MJ. A questão do luto infantil: ações de cuidado em escola e hospitais. [Aula aberta. Vídeo]. Curso de Aperfeiçoamento da

Formação de Brinquedista. São Paulo: Associação Brasileira de Brinquedotecas – ABBri, 10/07/2021.

74. Almeida FA. Lidando com a morte e o luto por meio do brincar: a criança com câncer no hospital. Bol. Psicol. 2005;55(123):149-67.

75. Aranha BF, Souza MA, Pedroso GER, Maia EBS, Melo LL. Using the instructional therapeutic play during admission of children to hospital: the perception of the family. Rev Gaúcha Enferm. [internet] 2020;41:e20180413. [Cited 2021 Jan 20]. Available from: https://doi.org/10.1590/1983-1447.2020.20180413.

76. Oliveira VB. O brincar no hospital e a aderência ao tratamento. Temas Desenvolv. 2008;6(93):150-2.

77. Gimenes BP; Perrone RA. Inteligência, afetividade e ludicidade: reflexões pela Psicogenética e Neurociências até à adolescência. In: Gimenes BP, Perrone RA (org.). Ludicidade, Educação e Neurociências [livro eletrônico]: das vivências da infância a artigos científicos. São Paulo: O Gênio Criador, 2021. Cap. 9. (Coleção Brincar e Educação; v. 2)

78. Mitre RM, Gomes R. The standpoint of healthcare pracrtioners on the promotion of play in hospitals. Cien. Saúde Colet. 2007;2(5):1277-1284.

79. Teixeira SRO et al. ABBri na Audiência Pública sobre brinquedotecas em áreas pediátricas nos hospitais. Câmara Legislativa, 2015. Disponível em: https://www2.camara.leg.br/atividade-legislativa/comissoes/comissoes-permanentes/ce/apresentacoes-em-eventos/audiencias-publicas-2015/copy2_of_brinquedotecas-em-areas-pediatricas-nos-hospitais. Acesso em: 14/08/2021.

80. Souza GKO, Martins MMB. A brinquedoteca hospitalar e a recuperação de crianças internadas: uma revisão bibliográfica. Revista Saúde e Pesquisa. 2013;1(6):123-30. Disponível em: https://periodicos.unicesumar.edu.br/index.php/saudpesq/article/view/2430 Acesso em:14/08/2021.

81. Maia EBS; Miranda CB; Almeida FA. A enfermagem e a promoção de games em saúde. In: Almeida MTP. Jogos analógicos, digitais e híbridos [livro eletrônico]: experiências e reflexões. Fortaleza, CE: Instituto Nexos; 2021. p. 31-46.

82. Oliveira RR. A brinquedoteca no contexto hospitalar pediátrico: o cotidiano da Enfermagem. Dissertação (Mestrado em Enfermagem) – Universidade Federal do Rio de Janeiro. Escola de Enfermagem Anna Nery. Rio de Janeiro, 2012. Disponível em: https://silo.tips/download/universidade-federal-do-rio-de-janeiro-roberta-ramos-de-oliveira-a-brinquedoteca Acesso em: 14/08/2021.

83. Maia EBS; Ohara C; Ribeiro CA. Teaching of therapeutic play at the undergraduate level in nursing: didactic actions and strategies used by professor. Texto Contexto-Enferm. Florianópolis, 2019. Disponível em: https://doi.org/10.1590/1980-265x-tce-2017-0364. Acesso em: 11/08/2021.

84. Souza GKO; Martins MMB. A brinquedoteca hospitalar e a recuperação de crianças internadas: uma revisão bibliográfica. Revista Saúde e Pesquisa. 2013:1(6):123-30. Disponível em: http://periodicos.unicesumar.edu.br/index.php/saudpesq/article/viewFile/2430/1854 Acesso em: 14/08/2021.

85. Ribeiro CA, Maia EBS, Gimenes BP, Rodrigues ACA, Melo LL. Ouvindo a voz da criança por meio do brincar no contexto da assistência à saúde. In: Almeida MTP, Gimenes BP, Teixeira SRO, Campos MCRM (org.). Cultura lúdica híbrida [livro eletrônico]: práticas inovadoras; 2020. Cap. 6.

86. Mello L; Valle ERM. A brinquedoteca como possibilidade para desvelar o cotidiano da criança com câncer em tratamento ambulatorial. Rev Esc Enferm USP 2010;44(2):517-25. Disponível em: https://www.scielo.br/j/reeusp/a/sNbDzLSWgWH3TjCCxrpWNwN/?lang=pt Acesso em: 10/08/2021.

87. Valle LELR. O brincar na saúde, na educação e na vida diária: pinceladas de lembranças sobre o desenvolvimento infantil. In: Gimenes BP, Perrone RA (org.). Ludicidade, Educação e Neurociências [livro eletrônico]: da perspectiva da infância a projetos interventivos. São Paulo: O Gênio Criador, 2021. Cap. 2. (Coleção Brincar e Educação; v. 1)

88. La Banca RO; Brandão MCM; Sparapani VC et al. A fun way to learn about diabetes: Using therapeutic play in a Brazilian camp, Journal of Pediatric Nursing;2020. Disponível em: https://doi.org/10.1016/j.pedn.2020.02.002. Acesso em: 20/01/2021.

89. Rocha CRS. A ludicidade, o sono e a Neurociência: o brincar x descansar. In: Gimenes BP, Perrone RA (org.). Ludicidade, Saúde e Neurociências: artigos sobre o brincar a partir da retrospectiva de infância. Rio de Janeiro: WAK, (Prelo). Cap. 3. (Coleção Brincar e Saúde; v.2)

90. Tavares PB; Santos CMV; Martins MTR et al. A Brinquedoteca do Ambulatório de Pediatria do Hospital Universitário Pedro Ernesto – HUPE. Série Rotinas Hospitalares Pediatria: Cuidado com as Crianças; v. 4. Rio de Janeiro: Triunfal, 2017.

91. HUPE – Brinquedoteca Hospitalar do Hospital Universitário Pedro Ernesto da Universidade Estadual do Rio de Janeiro – UERJ. 12/06/2019. Disponível em: https://www.youtube.com/watch?v=XEH5qaQIoXg Acesso em: 14/08/2021.

92. Gimenes BP; Perrone R; Wolle C et al. Relatos profissionais sobre brinquedoteca hospitalar. In: Teixeira SRO et al. Curso remoto: Formação de Brinquedistas e Organização de Brinquedotecas. Associação Brasileira de Brinquedotecas – ABBri. São Paulo, 27/02-27/03/2021.

93. Oliveira DKMA, Oliveira FCM. Benefícios da brinquetoteca à criança hospitalizada: uma revisão de literatura. Rev. Atenção Saúde (Online) 2013;35(11):1-8. Disponível em: http://seer.uscs.edu.br/index.php/revista_ciencias_saude/article/view/1775/1376 Acesso em:11/08/2021.

94. Almeida FA; Silva LSR; Miranda CM. Brincando no hospital: a experiência dos enfermeiros com o uso do brinquedo terapêutico em unidades pediátricas. New Trends in Qualitative Research. 2020;3:279-92. Disponível em: https://doi.org/10.36367/ntqr.3.2020.279-292 Acesso em:11/08/2021.

95. Lourenço A. Brincar como estilo de vida saudável. In: Gimenes BP; Perrone RA (org.). Ludicidade, Saúde e Neurociências: artigos sobre o brincar a partir da retrospectiva de infância. Rio de Janeiro: WAK, (Prelo). Cap. 1. (Coleção Brincar e Saúde; v.2)

96. European Association for Children in Hospital – EACH. Carta da criança hospitalizada. 4th. ed. Lisboa, Portugal: Instituto de Apoio à Criança – IAC, 2008. [Ed. orig. 1988]

97. Carvalho E. O canto materno na ontogénese da musicalidade comunicativa e da ludicidade humana. In: Gimenes BP; Perrone RA (org.). Ludicidade, Saúde e Neurociências: artigos sobre o brincar a partir da retrospectiva de infância. Rio de Janeiro: WAK, (Prelo). Cap. 2. (Coleção Brincar e Saúde; v.2)

98. Gimenes BP; Schmitz EF. Arteterapia como ludicidade na Psicologia da Saúde e na Psiquiatria. In: Gimenes BP, Perrone RA (org.). Ludicidade, Saúde e Neurociências: artigos sobre o brincar a partir da retrospectiva de infância. Rio de Janeiro: WAK, (Prelo). Cap. 11. (Coleção Brincar e Saúde; v.2)

99. Oliveira FA. Gerontopsicomotricidade, arteterapia e ludicidade: reabilitação de idosas religiosas. In: Gimenes BP; Perrone RA. Ludicidade, Saúde e Neurociências: artigos sobre o brincar a partir da retrospectiva de infância. Rio de Janeiro: WAK, (Prelo). Cap. 10. (Coleção Brincar e Saúde; v.2)

100. Linhares D. O brincar pelo olhar da brinquedista hospitalar. In: Gimenes BP, Perrone RA. Ludicidade, Saúde e Neurociências: artigos sobre o brincar a partir da retrospectiva de infância. Rio de Janeiro: WAK, (Prelo). Cap. 8. (Coleção Brincar e Saúde; v.2)

101. Oliveira VB. O brincar como suporte do desenvolvimento da criança hospitalizada [Resumos. Cd room]. 1. Curso de Formação de Brinquedista Hospitalar. São Paulo: Associação Paulista de Medicina – APM/Associação Brasileira de Brinquedotecas – ABBri. 25-7/09/2006.

102. Perrone R; Nunes TMP. Saúde mental, sustentabilidade e ludicidade: brincar para (re)criar. In: Gimenes BP; Perrone RA (org.). Ludicidade, Saúde e Neurociências: artigos sobre o brincar a partir da retrospectiva de infância. Rio de Janeiro: WAK, (Prelo). Cap. 6. (Coleção Brincar e Saúde; v.2)

103. Gimenes BP. Brinquedoteca, aprendizagem e inclusão: preparando para a fase de gamificação. In: Soares AM; Capovilla F; Assumpção Jr FB et al. (org.). Neurociência e saúde educacional vencendo limites: inclusão e saúde; v. 2. Rio de Janeiro: WAK, 2020. p. 161-81.

104. Freud S. Escritores criativos e devaneios. In: Obras Psicológicas Completas de Sigismund Freud. Edição Standardt. Rio de Janeiro: Imago; 1976. v. IX, p. 147-58. [Ed. orig. 1907]

105. Klein M. Psicanálise da criança. 3. ed. São Paulo: Mestre Jou; 1981.

106. Gimenes BP; Maia EBS; Ribeiro CA. The Nurse who plays: a winnicottian reflection of her role in child and adolescent health. Journal of Child and Adolescent Psychology, 2021;11(1):133-44. Retrieved from http://revistas.lis.ulusiada.pt/index.php/rpca/article/view/2929.

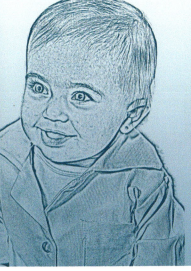

Capítulo 100

Inclusão Escolar

Maria Irene de Matos Maluf

> "... estar incluído é muito mais do que uma presença física: é um sentimento e uma prática mútua de pertença entre a escola e a criança, isto é, o jovem sentir que pertence à escola e a escola sentir que é responsável por ele."
>
> (Rodrigues, 2003: 95).

Introdução

Com raras exceções, em virtude de prejuízos neurobiológicos ou mentais, todas as crianças, adolescentes e adultos são potencialmente capazes de aprender, quer na escola, quer no meio social.

Assim também, mesmo na ausência dessas perdas, praticamente para todas as pessoas, das mais variadas faixas etárias, existe uma ou outra área na qual apresentam facilidade ou dificuldade em aprender. Isso nos torna particulares enquanto aprendentes e constitui um desafio a vencer durante a vida, especialmente nos anos escolares.

Naturalmente há uma imensa multiplicidade de variáveis a se considerar quando nos referimos à capacidade ou à dificuldade de aprender, não apenas pela origem, mas também pelas características individuais do desenvolvimento de problemas neurobiológicos ou funcionais, seja do ponto de vista quantitativo, seja do qualitativo. Em outras palavras: não se está falando apenas de existir uma pequena ou grande dificuldade de aprender, mas também em qual tipo de prejuízo, com qual abrangência e envolvimento com outras áreas se apresenta esse dano na criança, no jovem ou no adulto com necessidades educativas especiais (NEE) frente ao processo de aprendizado e à possibilidade de esses indivíduos serem capazes de aplicar na sua prática os conhecimentos adquiridos.

> "A criança com NEE é aquela que se desvia da média ... em alguns pontos, são eles: características mentais, aptidões sensoriais, características neuromusculares e corporais, comportamento emocional, aptidões de comunicação e múltiplas deficiências. Ainda há um outro tipo de necessidade especial que se denomina como de origem psicológica, as necessidades psicológicas são mais difíceis de serem diagnosticadas, pelo fato de muitas vezes os sintomas serem atribuídos a outras instâncias, não sendo, então, levadas a sério."
>
> (Fonseca, 1995)

Isso tudo depende do desenvolvimento que se inicia durante a gestação, ou mesmo até antes dela, e prossegue durante o longo e complexo processo de neurodesenvolvimento, nas condições de vida de cada um, desde os cuidados com alimentação, saúde, higiene, educação, até oportunidades de vida saudável e segura etc.

À frente de tantas variáveis, percebemos que ensinar e aprender tem extensos e diferentes caminhos, praticamente digitais personalizadas em cada um de nós e na busca de uma forma de ensinar de modo acessível a uma quantidade maior de alunos, é que professores, psicopedagogos, pesquisadores vêm, especialmente desde o século XX, se debruçando no estudo de como fazer da escola um local onde todas as crianças e jovens aprendam, respeitando-se suas características e potencialidades singulares.

A inclusão, objeto deste capítulo, constitui um conceito que evidencia ao mesmo tempo questões e conceitos de áreas muito diversas, mas, na prática, correspondem à inserção do aluno com NEE em classes regulares, não pretendendo apenas aceitar suas diferenças maiores dentro de uma classe escolar, mas pelo contrário, também assumir a heterogeneidade que existe entre todos os alunos, possibilitando a otimização de sua participação e o desenvolvimento de habilidades, de competências acadêmicas e sociais, como em todas as outras crianças.

Inclusão não é um processo linear e de compreensão simples e sua aplicabilidade está em debates de toda ordem: se a realidade mostra evolução no processo, aponta também muitos desafios que temos ainda pela frente. Procedimentos diferenciados têm sido posto em prática ao longo dessas décadas com o objetivo de estender e oferecer oportunidades diversificadas de aprendizagem a crianças e jovens com NEE, originadas de deficiências físicas, mentais ou de transtornos de aprendizagem.

Mas desde o objetivo final de toda educação, qual seja o de preparar para a vida cidadã e autônoma, passando pelos meandros das aspirações e aceitação familiares das crianças com

NEE, à formação dos profissionais das escolas, os recursos físicos e pedagógicos, a inclusão deve ser reavaliada e repensada por todos nós para não vermos nela a solução, mas sim um caminho em busca da solução desse desafio que não é só escolar, mas principalmente pessoal, familiar, social.

Apenas uma verdadeira escola inclusiva assume que as diferenças humanas são naturais e que é a escola que deve se adaptar às necessidades da criança, proporcionando-lhe recursos para que todos possam se desenvolver nos próprios ritmo e capacidade, e não o inverso.

A inclusão não deve ser considerada uma política exclusiva para as pessoas com deficiência ou como uma questão restrita à área educacional. Todos os alunos podem se beneficiar com a diversidade de estratégias, com novos e amplos recursos que o movimento inclusivo trouxe para dentro da sala de aula.

Se isso ocorre de fato e com frequência em países onde o desenvolvimento da educação é notável, pensamos que, no Brasil, estamos no caminho de um processo que também nos trará como profissionais e como escola, grandes e positivos resultados sociais, se formos capazes de criar modelos, mais de acordo com nossa realidade nacional.

Considera-se sociedade inclusiva aquela que pode dar condições e acolhimento, oportunidades a todos os cidadãos, independentemente desta ou daquela característica individual, pois antes da escola ser inclusiva, assim o deve ser a sociedade como um todo.

Da educação especial à integração e à inclusão

Para se iniciar este capítulo, faz-se necessário discorrer brevemente sobre a forma como o processo inclusivo escolar se desenvolveu e a razão pela qual se trata de um conceito complexo, amplo, que traz outros diferentes conceitos imbricados, reflexos de construções havidas ao longo da história, como as questões da igualdade (conceito ético) e das diferenças (conceito biopsicossocial).

Na Europa, durante o **século XVI**, ainda durante um período da história no qual a educação formal era incipiente e permitida a apenas uma parcela privilegiada da população, teve início a educação especial. Era um tipo de educação tutorial que se desenvolveu quando médicos e pedagogos tomaram para si o desafio de comprovar que as crianças e jovens até então considerados ineducáveis tinham condições pessoais de aprender. Mas prevalecia ainda a tendência da segregação em asilos e manicômios. Era uma época de segregação embasada na ideia da segurança e proteção daqueles considerados "anormais" (Mendes, 2006) e foram necessários mais 3 séculos para que, com a institucionalização da escolaridade obrigatória para toda a população, fossem criadas classes especiais dentro das escolas regulares.

No século XX, as duas Guerras Mundiais, das quais resultaram numerosos mutilados de toda ordem e muitos órfãos, acrescentaram novos problemas para a já complicada educação de crianças e jovens com dificuldades de aprendizagem. Mas decorrente delas, classes e sobretudo escolas especiais ganharam espaço paralelamente ao sistema educacional geral, pois lá as crianças vítimas das guerras tinham atendimento educacional diferenciado.

Na década de 1960, os movimentos sociais mundiais pelos direitos humanos apontaram que a segregação e a marginalização dos grupos minoritários eram práticas intoleráveis e decidiu-se, com base nesses argumentos morais e nos fundamentos das práticas integradoras, que todas as crianças, sem exceção, teriam os mesmos direitos.

Além dos benefícios esperados relativos ao convívio diário para as crianças com NEE, por partilharem de ambiente estimulante, em contextos realistas, importantes para seu desenvolvimento social responsivo, apontaram-se vantagens para as crianças sem deficiências como incremento da tolerância com as diferenças próprias e alheias.

Conjuntamente, a ciência se desenvolvia e mostrava evidências antes não aventadas da possibilidade de desenvolvimento educacional e integração de crianças e jovens na sociedade, de forma autônoma, a partir das suas reais potencialidades, situação que levou profissionais e familiares a formarem associações para organizar, manter e ampliar os direitos desses grupos.

Em relação à economia mundial, na década de 1960, os governos de diversos países começam a perceber a conveniência de se adotar a ideologia da integração, ou seja, aquela pela qual crianças com NEE frequentavam a escola regular com serviços educacionais especiais, como então já ocorria nos países mais desenvolvidos.

Até por volta dos anos 1960, a Finlândia ainda era um país composto por uma sociedade agrária e nunca se havia destacado na perspectiva educacional: apenas cerca de 30% da população de adultos tinha escolaridade secundária completa. Com a criação da escola básica de 9 anos de duração e iniciada a partir dos 7 anos de idade, o Parlamento finlandês aprovou um novo quadro curricular. A transição do sistema anterior para o novo, que abrangeu no processo a reforma da educação secundária, começou em 1972 e foi concluída em 1979: foi abrangente e não apenas escolar, mas social, durante a qual "os educadores e educadoras finlandeses e os políticos examinaram tudo, desde o curriculum e manuais até aos salários e administração. Ao mesmo tempo, a formação docente sofreu uma revisão substancial, com o objetivo de a elevar ao nível universitário" (Aho et al., 2006, p. 1).

Mas em muitos países, nos anos 1970, em parte em decorrência da crise econômica, o sucesso da ideologia da integração incentivou a organização do chamado "ensino especial", resultante de um movimento crescente da exclusão das escolas regulares dos alunos que não atingiam suas metas pedagógicas. Surgiram cursos que preparavam profissionais para se ocuparem do trabalho escolar das referidas escolas especiais. Foi, portanto, de modo gradual, que se criaram as bases legais para o surgimento da filosofia da normalização e integração, ideologia dominante no mundo a partir da década de 1970 (Mendes, 2006).

No nosso país, primeiramente, surgiram as "escolas especiais" ou "centros de convivência" destinados exclusivamente às "crianças especiais" (já na década de 1950, foram criadas as primeiras Associações de Pais e Amigos de Excepcionais (Apae)) (Ferreira, 2004).

Mas foi a Constituição de 1967 a primeira que realmente previu o estabelecimento dos planos nacionais de educação. A legislação sobre as diretrizes e bases da educação nacional foi revista e, em 1971, a Lei Educacional n. 5.692 passou a obrigatoriedade da escolarização brasileira para 8 anos. À época, começou-se a formatar a educação especial.

A ideia que sustentava oficialmente a educação pública era a de investimento para a formação de recursos humanos e para o desenvolvimento do país (Jannuzzi, 2004).

Em 1971, criou-se o Centro Nacional de Educação Especial (Cenesp), órgão vinculado ao Ministério da Educação e Cultura, que passou a ter a responsabilidade de formular e impulsionar as ações de educação especial no Brasil.

Nessa mesma década, como em muitos países, iniciou-se de modo mais organizado a formação de associações de pais e de profissionais, e até mesmo de grupos de pessoas com deficiências, em defesa dos direitos destas no Brasil (Jannuzzi, 2004).

Até a chegada dos anos 1980, os maiores recursos financeiros em educação eram dedicados para crianças e jovens que nunca haviam ido à escola ou para aqueles que viviam em segregação, pois se acreditava que em locais assim seriam mais bem atendidos: "Apesar dos esforços para expansão da educação pública, um relatório elaborado pelo Ministério da Educação e Cultura que avaliou a efetividade da escola brasileira na década de 1970 mostrou que 'apenas 13,8% dos que iniciaram a 1ª série em 1972 conseguiram terminar a 8ª série em 1979'" (Brasil, s/d).

É nesse contexto escolar, que a **Educação Especial** foi aos poucos se configurando como ação do poder público, de modo que, durante essa década, diversas classes especiais foram implantadas em todo o país: o setor chegou a atender 97,8% dos alunos em situação de "integração", ou seja, matriculados em estabelecimentos de ensino regular no início dos anos de 1980 (Brasil, 1984).

A educação especial se efetivava como um sistema paralelo de ensino, entretanto começaram a despontar, na sociedade, argumentos que sinalizavam alguns aspectos negativos da educação especial, alguns de base moral, como a segregação e a marginalização de grupos minoritários e a privação de contato social tanto das crianças com NEE como das demais, entre si, o que prejudicaria a socialização.

Instituíram-se, então, as **"classes especiais"**, sendo estas salas de aula dentro de escolas regulares, destinadas às crianças com necessidades especiais: crianças surdas; cegas; deficientes mentais etc. e eram atendidas preferencialmente por professores especializados nessas deficiências.

Até finais da década de 1980, a escola pública atendeu, em sua maioria, alunos com dificuldades de aprendizagem sem maior gravidade e muitos repetentes, oriundos da escola em geral, que foram locados em classes especiais. Mas os alunos que demandavam atendimento mais especializado continuaram sendo assumidos pelo setor privado, nas instituições especiais assistenciais (Gallagher, 1974).

Concomitantemente, o desenvolvimento da ciência trazia recursos que podiam ser aplicados na educação, o que mudou o ponto de partida das indagações dos profissionais sobre as crianças e jovens com NEE, pois se percebeu que muitos dos alunos anteriormente considerados "não educáveis", poderiam aprender: o foco se tornou saber "o que, para que e onde deveriam aprender".

Além disso, programas de segregação também estavam se tornando um ônus financeiro em uma época de tensão mundial derivada da crise do petróleo, o que, mesmo em países onde o sistema escolar estava em bom desenvolvimento, ocasionou a adoção de ideologia da **integração** (Mendes, 2006).

Ao mesmo tempo, de escolas regulares proliferavam demandas por ensino especial para crianças excluídas de suas salas e despontavam cursos de especialização para professores. O custo da manutenção desse sistema resultou, em muitos países, no estabelecimento da obrigatoriedade de oferta de oportunidades educacionais para pessoas com NEE em escolas regulares e a inserção de serviços educacionais segundo o princípio da segregação mínima. Na década de 1970, os Estados Unidos aprovaram o *Individuals with Disabilities Act* (IDEA) (Mendes, 2006) e, na Inglaterra, o relatório sobre necessidades especiais (*Special Needs Report* ou Relatório *Warnock*) foi divulgado em 1978 (LaPlane, 2010).

Surge, no Brasil, em um segundo momento, apresentada na Lei n. 5.692/71 (Brasil, 1971), a denominada "integração escolar". Quando se instituíram as "classes especiais", salas de aula dentro de escolas regulares, destinadas às crianças com necessidades especiais. Só mais tarde, há um novo movimento que busca a "inclusão escolar" e entende que crianças com e sem necessidades especiais deveriam ocupar uma mesma sala de aula (Roriz et al., 2005).

Em seguida, nos anos 1980, vários países passaram a admitir matrículas de crianças com NEE em salas de aulas comuns: além dos Estados Unidos, a Alemanha e a Espanha (Bayer, 2006).

Madeleine Will, em 1986, então secretária de Estado para a Educação Especial do Departamento de Educação dos Estados Unidos, proferiu um discurso emblemático em que afirmava que, dos 39 milhões de alunos matriculados nas escolas públicas americanas, 10% tinham NEE, ou seja, aqueles que precisam de estratégias e recursos pedagógicos individualizados para aprender, e que até 20% eram alunos com dificuldades múltiplas de aprendizagem e comportamento. Portanto, 30% da população escolar tinha graus distintos de problemas de aprendizagem escolar, o que por si só já levaria boa parte das crianças ao insucesso escolar. Isso requeria uma tomada de posição no sentido de buscar novas estratégias para modificar essa situação, cujo desenrolar futuro se delineava provavelmente em um grupo de cidadãos marginalizados, não especializados e/ou desempregados (Will, 1986.)

Com a publicação da Constituição Federal de 1988, a educação passou a ser tratada como um direito social no Brasil (art. 208, inciso III) e sua universalização teve início nesse ano, determinando mudanças no sistema de ensino no nosso país com a disseminação de uma proposta de **educação escolar inclusiva**, uma ideia adotada de experiências externas e que pode ser atribuída concomitantemente às mudanças internacionais relativas ao atendimento das pessoas adultas e crianças, que adquiriram deficiências em decorrência dos conflitos durante a Segunda Guerra Mundial.

A solução encontrada propunha a cooperação entre professores de ensino regular e da educação especial, assim como outros especialistas, para que uma reflexão conjunta sobre as diferentes necessidades educativas, pudesse gerar, na prática escolar, estratégias assertivas e otimizadoras para a adaptação da classe regular de modo que se tornasse possível a aprendizagem de todos os alunos.

Inúmeras vozes se manifestaram então, tanto contra como a favor da ideia de que todo aluno poderia aprender adequadamente na classe regular e que isso geraria um problema de larga amplitude que não estava sendo levado em conta: a necessidade de um gigantesco esforço para atingir esses objetivos tornava remota a possibilidade de sucesso (Braaten et al., 1988).

O movimento por **inclusão escolar**, com um número grande de defensores, ganhou espaço em diversos países. A Declaração Mundial sobre Educação para Todos (Unesco, 1990), aprovada pela Conferência Mundial sobre Educação para Todos, realizada em Jomtiem, Tailândia, no ano de 1990, seguida da Declaração de Salamanca (Unesco, 1994), firmada na Espanha em 1994, marcaram, no plano internacional, momentos históricos em prol da educação inclusiva.

> "Ainda que o termo 'inclusão' já tivesse sido usado em sentido similar na literatura em 1989, foi a partir da Conferência Mundial de Necessidades Educacionais e Especiais: acesso e qualidade, organizada pela ONU, em Salamanca (Espanha), em 1994, que se deu crédito ao discurso da 'Inclusão Escolar.'" (Kassar, 2011)

Após a Declaração de Salamanca sobre os Princípios, a Política e as Práticas na área das Necessidades Educativas Especiais, o movimento da inclusão escolar modificou o quadro educacional de muitos países, ao firmar que a "cooperação internacional entre organizações governamentais e não governamentais, regionais e inter-regionais pode ter um papel muito importante no apoio ao movimento frente a escolas inclusivas".

Inicia-se, então, um novo movimento que trabalha em torno da "Inclusão Escolar" e entende que crianças com e sem necessidades especiais deveriam aprender na mesma sala de aula.

A discussão sobre "inclusão social" é atualmente uma questão relevante por estarmos vivendo em uma época em que o respeito à diversidade e a garantia ao direito à participação social de cada pessoa, a despeito de suas características (de gênero, étnicas, socioeconômicas, religiosas, físicas e psicológicas), têm surgido como uma questão ética, criando a exigência por uma sociedade mais justa e igualitária.

A palavra "inclusão" tem sua origem no latim, *includere*, que significa "colocar algo ou alguém dentro de outro espaço", "entrar num lugar até então fechado", e é usada ao nos referirmos tanto às pessoas com NEE como a atitudes de inclusão que aludem a outras situações observadas em nossa sociedade.

Se igualdade de oportunidades é um conceito central na inclusão, assim também o é a equidade que corresponde a pensar na individualização, no respeito à diferença, na oportunidade real de crescimento pessoal a partir daquilo que se precisa particularmente para aprender (Mendes, 2006).

Assim, foi ocorrendo, em âmbito mundial, um processo de transformação que mesmo hoje ainda tem muito a desenvolver em vários países, mas que alterou a educação do final do século XX e começo do XXI: o princípio da inclusão e o reconhecimento da necessidade de agir tendo como objetivo organizar a escola para educar a todos, ou seja, instituições de ensino regulares e seus professores deveriam ser preparados a acolher profissionalmente as diferenças que existem entre a população de crianças com NEE, ensinando aquelas com e sem problemas de aprendizagem na mesma classe, respeitando as diferenças, os potenciais e as limitações individuais:

> "O movimento pela ampliação do acesso à escola de pessoas com Necessidades Educativas Especiais NEE, hoje, ocorre no movimento de universalização da educação fundamental brasileira" (Kassar, 2011, p. 42).

Importante lembrar, que o conceito de "necessidade especial" surgiu para dar resposta às crianças que, por diferentes causas, apresentam dificuldades de aprendizagem e necessitam de uma ajuda diferenciada daquela fornecida aos demais alunos. Porém, como as dificuldades têm um caráter interativo e são próprias de cada um, o conceito de "necessidade especial" não pode ser estabelecido de forma definitiva (Herrero, 2000).

Temos também a Resolução n. 2/2001, aprovada pela Câmara de Educação Básica do Conselho Nacional de Educação, que assenta para os sistemas de ensino a obrigação de se organizar para incluir os alunos e atender suas necessidades educacionais especiais.

> "A inserção nem sempre é decente e digna, sendo a grande maioria da humanidade inserida na sociedade através da insuficiência e das privações". Por isso, "em lugar de se referir à inclusão, em contraposição à exclusão, mais oportuno é se falar sobre a dialética exclusão/inclusão." (Sawaia, 2002, p. 8)

Assim também, essa separação entre inclusão social e escolar se trata de artifício com fins de estudo, já que ambas fazem parte de um mesmo processo social (Roriz et al., 2005).

Ainda segundo Roriz et al. (2005), a respeito da separação entre inclusão social e inclusão escolar, os autores afirmam que ambas fazem parte de um mesmo processo, que, entretanto, ao lidarmos com o tema da inclusão de crianças com NEE, somos remetidos ao campo da educação e à inclusão escolar.

Hoje, a educação finlandesa é considerada das mais evoluídas do mundo. A escolaridade básica comum é concluída, com sucesso, por mais de 99% dos estudantes, aos 16 anos de idade, depois de 9 anos de escolarização, mas há um 10º ano adicional voluntário (frequentado por cerca de 3% dos estudantes). A escolaridade secundária é frequentada por cerca de 95% dos estudantes que concluem a escola básica e o ensino superior universitário ou politécnico é frequentado por mais de 60% dos jovens finlandeses, percentagem que é a mais elevada na Europa e muito superior à média da OCDE (25%).

Lá, questões como retenção são tratadas com cuidado especial para evitar o estigma associado à repetência que pode gerar um ciclo vicioso, mas existe (cerca de 2% dos estudantes).

Aproximadamente 23% da população finlandesa tem educação superior e mais de 50% de sua população adulta participa de programas de formação. O sucesso educacional da Finlândia é, por vezes, atribuído ao fato de ser um país pequeno, ser uma sociedade culturalmente homogênea e ter uma economia desenvolvida. Mas sem dúvida o fator de sucesso da escola finlandesa mais frequentemente destacado é o *status* profissional e social do docente, que apresenta alta capacidade técnica e ética, pois deve assumir responsabilidade sobre o que ensina (Monteiro, 2013).

O Canadá tem, na atualidade, um serviço de referência de qualidade em política de inclusão escolar e o país faz um investimento expressivo em educação.

Diferentemente da realidade brasileira, em Quebec (Canadá), segundo Pasian (2016), o público-alvo da política de inclusão é mais abrangente: abarca crianças com dificuldades de aprendizagem; com hiperatividade com ou sem déficit de atenção; com problemas de saúde (cardíacos, diabetes); autismo de grau leve; deficiência física; deficiência intelectual leve; com altas habilidades/superdotação; e paralisia cerebral. O termo técnico adotado nos documentos é *handicap*, e o conceito se aproxima do conceito de NEE, adotado, em 1994, pela Declaração de Salamanca.

Entretanto, as crianças com NEE, que frequentam a escola comum, são aquelas consideradas com limitações leves apontadas, na literatura, como deficiências de alta incidência, ou seja, a população mais prevalente nas escolas comuns e que constitui cerca de 80% do público-alvo da inclusão escolar formado por crianças com distúrbios emocionais, dificuldades de aprendizagem, deficiência intelectual leve, autismo de auto funcionamento, transtornos do déficit de atenção com ou sem hiperatividade e dificuldades de fala e linguagem (Gage et al., 2012).

Já o grupo de baixa incidência, em escolas comuns (cerca de 20% do público-alvo das políticas de inclusão escolar), é composto por aqueles que necessitam de serviços de educação especial desde o nascimento, com deficiência intelectual de moderada a severa e apresentam histórico de atraso desenvolvimental, deficiência visual, surdez, surdo-cegueira, paralisia cerebral e problemas ortopédicos com impedimentos motores mais severos, deficiências múltiplas e transtornos do espectro do autismo (Friend e Bursuck, 2012).

Portanto, é o tipo de suporte à inclusão escolar exigida que distingue os dois grupos, sendo que, no grupo de baixa incidência, os suportes requeridos são mais variados e intensivos do nos grupos de alta incidência. Para que o professor possa dispensar atenção adequada a todos os alunos e sentir-se incentivado para acolher estudantes com NEE em sua turma, as salas de aulas recebem no máximo 25 alunos, e cada aluno com alguma necessidade especial conta como dois alunos.

Em todas as salas de aulas canadenses com alunos com NEE, há um professor assistente, tanto na classe comum como em outras aulas ou atividades, e há mais recursos materiais que se encontram na própria classe comum, e não em classes separadas, sempre com carga horária para todas as crianças, de ao menos 3 horas a mais por dia de permanência na escola.

Com a promulgação da Lei n. 517 de 1977, a Itália passou por uma mudança importante em sua política educacional já que essa Lei produziu modificações radicais no sistema de ensino, como o fechamento das classes especiais, o fortalecimento de sistema de apoios, no ensino comum, que redundou na ampliação de entrada das crianças com deficiência nas diferentes etapas de escolarização da escola regular. Outras mudanças importantes citadas nessa lei foram importantes para garantir seu sucesso: a presença do professor de apoio especializado nas classes em que se encontram alunos com deficiência; limitação a 20 alunos nessas turmas; e a oferta de serviços especializados sob responsabilidade do governo e das redes locais de ensino.

O movimento de integração escolar na Itália está vinculado ao coletivo, a um processo histórico disseminado cujos efeitos atravessaram todo o país e a uma mudança cultural em curso, e não apenas a uma mudança de práticas escolares.

Muitas crianças com deficiência começavam a ingressar nas escolas infantis de famílias também iniciavam o movimento de exigir a superação de formas segregadas de educação nos institutos especializados. A integração teve início porque as famílias aderiram plenamente, assumindo-se como partícipes e promotoras desse processo (Canevaro, 2001).

> "Outro marco político e normativo importante é a Lei n. 104 de 1992 – *Legge-quadro per l'assistenza, l'integrazione sociale e i diritti delle persone handicappate*, que se encontra em vigor até hoje e orienta todo o processo de inclusão: consideração à pessoa com deficiência, do nascimento à vida adulta, e os múltiplos aspectos que a constituem: a saúde, a Inclusão Escolar, a educação e a formação profissional, o trabalho, a casa e os transportes públicos, as possíveis barreiras arquitetônicas e comunicativas." (Pavone, 2007 *apud* Reunião Científica da ANPED, p. 5)

De acordo com Canevaro (2006), na Itália, inicia-se o trajeto da pessoa com deficiência no momento em que se elabora um diagnóstico na Unidade Sanitária Local (USL) de cada município, quando uma equipe da área médico-clínica produz o diagnóstico da pessoa com base na 10ª edição da *Classificação internacional de doenças e problemas relacionados à saúde* (CID-10), emitindo um documento nomeado *Certificazione dell'integrazione scolatisca* (CIS), fundamentado em avaliação clínica e nas codificações da Classificação Internacional de Funcionalidades (CIF) e visa "desconstruir" a situação de deficiência, construindo um diagnóstico funcional para "atentar para as capacidades, potencialidades e dificuldades da pessoa em situação de deficiência".

Em relação aos processos de inclusão escolar, os profissionais envolvidos no apoio especializado são diferentes quando considerados os contextos da creche e da pré-escola. Sendo que, nesta última, passam a ter duas figuras profissionais: a professora de apoio com formação docente, exigindo-se um curso de especialização no campo da educação especial, e a educadora profissional, com formação em nível superior e que desenvolve seu trabalho com ênfase nas singularidades da pessoa com dificuldade, cujo objetivo principal é o desenvolvimento da autonomia desses sujeitos. Os serviços de apoio pedagógico especializado são regulamentados em âmbito nacional para todas as etapas de ensino, independentemente da sua obrigatoriedade, como no caso da educação infantil (Reunião Científica da ANPED, 2016).

As experiências de inclusão divergem nos países europeus. Na França, Hungria e Suécia, em termos das abordagens pedagógicas, conceituais e temporais e em decorrência da frequente exclusão das crianças com NEE das escolas regulares, surgiu, em 2006, o projeto *Early Childhood Education in Inclusive Settings* (ECEIS) e alterou o que se tinha anteriormente. Na Suécia, a idade de entrada é aos 7 anos (Elkind, 2007). O projeto compara a idade de entrada no primeiro ciclo do ensino básico no Reino Unido com outros países da Europa e conclui que não é benéfico começar a instrução formal antes dos 6 anos de idade que se seguem a 3 anos de educação pré-escolar centrada no desenvolvimento social e físico.

A formação superior das educadoras de infância é uma realidade na maioria dos países citados e a formação dos profissionais da educação pré-escolar como contexto inclusivo é extremamente valorizada. São incentivados ajustamentos para assumir o paradigma da escola inclusiva, não só no âmbito da estrutura da escola, mas também no da responsabilidade e da função dos professores, o que acarreta a exigência de novas competências e, consequentemente, de formação adequada (Rodrigues, 2003).

Seguindo essa linha, na Alemanha, França, Hungria e em Portugal, o ingresso no primeiro ciclo é feito aos 6 anos.

Compreende-se que desafios de ordem operacional se coloquem entre os objetivos e a prática inclusiva (legislação, a formação dos professores, as questões familiares, sociais, as de ordem prática em relação ao futuro profissional do aluno de inclusão etc.). Mas a mudança é gradual e ajustes vão sendo realizados, quer no sentido da prática inclusiva, quer no da opção mais tradicional, de acordo com aquilo que a realidade exija e, principalmente, objetivando o que é melhor para o aluno: uma classe regular com apoio de serviços especializados e currículo personalizado de acordo com suas necessidades individuais (Correia, 2003) ou uma classe especial, quando indispensável.

O professor também deve mudar sua perspectiva, assim como todo o sistema escolar, para uma visão holística do foco nos modelos centrados no conteúdo, nas avaliações tradicionais e no currículo, e aprender a trabalhar dando mais relevância à singularidade e às adaptações curriculares indispensáveis, em que o professor é o regente responsável não apenas pelo ensino-aprendizado de seus alunos, mas conjuntamente pelas adaptações necessárias para que o processo flua.

Decorrente disso, já se delineia a necessidade de modificar a formação profissional do professor e as supervisões multidisciplinares da sua prática, coisa que resvala não apenas no aspecto econômico, como também deve levar em conta uma reflexão pessoal, um exame das aptidões individuais desse adulto e aspectos administrativos envolvidos entre ele e a escola (Correia, 2013).

Segundo Cassales et al. (2011), algumas dificuldades existem, entretanto, e não podem ser negadas: há relatos de falhas de formação entre os professores para o trabalho efetivo com as crianças com NEE e com suas famílias, conhecimentos básicos, fundamentais para que possam atender a essas necessidades de maneira efetiva.

Uma queixa comum é a dificuldade que os professores afirmam sentir em realizar adaptações curriculares, outra é a lida diária com as necessidades médicas e físicas dos alunos. Revelam, entretanto, maior inquietação em relação às exigências educativas desses alunos com NEE e à dificuldade que enfrentam em distribuir sua atenção profissional entre os alunos com e sem NEE.

Há ainda os professores que temem a filosofia da inclusão por não terem a formação que acreditam necessária, pela escassez de recursos materiais e de tempo para a implementarem com sucesso e pelo número de alunos por classe, incluindo as crianças com NEE, ser superior a 35 crianças muitas vezes (Correia e Martins, 2000).

Ainda que legítimas as questões apresentadas pelos professores, sabe-se que o discurso sobre o despreparo técnico e as dificuldades práticas imobilizam parte das ações inclusivas (Carvalho, 2001).

Os professores citam também aspectos positivos no trabalho com inclusão, já que este permite a oportunidade de trabalho com mais profissionais, troca de estratégias de ensino, novos e estimulantes aprendizados também em relação à comunicação com as famílias, o que melhora sua competência e torna-os mais conscientes de suas práticas e crenças. Tesini e Mazini (1999) apontam a falta de preparo dos profissionais/professores como o principal dificultador da inclusão escolar. Esses autores são categóricos ao afirmar que a inclusão escolar apenas terá possibilidade de acontecer se essas barreiras forem superadas. É necessário o preparo profissional para levar à frente a principal dificuldade que o trabalho de inclusão representa para os professores.

A formação de qualidade dos professores, indispensável para trabalhar na escola inclusiva, não decorre apenas de exigências do próprio sistema educativo, de suas de lacunas e carências, mas deriva também da percepção do próprio professorado, da necessidade de inovação em termos teóricos e práticos para poder trabalhar com alunos com e sem NEE simultaneamente. Essa percepção cria espaços e motivação, remete a preferências, expectativas ou problemas que os professores encontram quanto à sua prática pedagógica e/ou quanto à própria escola, mas sempre frente à necessidade que se toma por referência já que esta é que determina os instrumentos, as estratégias que darão suporte aos professores (Emygdio, 2009).

Naturalmente se entende que a mudança transcende os muros da escola: a maior transformação é a social e esta começa nas famílias tanto das crianças com NEE como nas das demais.

Deve-se acatar que a família de alunos especiais inclusos também tem papel fundamental na adequação destes no ensino regular. Assim, são necessárias a participação e a integração entre pais e professores, a fim de se facilitar a vivência do aluno no âmbito escolar. Não é nada fácil para os pai, identificar as necessidades reais do filho: os pais precisam conhecer as suas potencialidades e os prejuízos para lidar com eles de forma adequada, mas, para isso, precisam reconhecer quais são as verdadeiras limitações enfrentadas no âmbito escolar da sua criança.

Portanto, para que a inclusão escolar se efetive, é necessário o constante aprimoramento dos professores, com o domínio de instrumentos e referenciais que façam evoluir suas práticas pedagógicas, além de uma participação contínua da família no ambiente escolar (Cassales et al., 2011).

Uma realidade inegável é que apenas com capacitação profissional e com o esforço conjunto da escola e da família, será possível propiciar um desenvolvimento educacional para a criança especial.

A família vivencia a dor e a aceitação de seu filho com NEE, segundo Silveira e Neves (2006), em etapas muito comuns à maioria:

- Impacto do diagnóstico na vida familiar: pais, em geral, descrevem sentimentos iniciais como choque, tristeza, angústia, susto, medo, insegurança e dificuldade para entender o diagnóstico. Em seguida, passam pelo momento de adaptação, no qual começam a vislumbrar possibilidades futuras.

- Aprendizagem e inclusão: os pais não acreditam na possibilidade de inclusão escolar do filho, não apenas pelas suas dificuldades, mas também por dificuldades da escola de ensino regular, do próprio deficiente múltiplo, da escola especial, por perceberem que há necessidades prementes relacionadas à disponibilização de profissionais para atenderem às crianças em suas necessidades individuais.
- Impacto da deficiência na educação e na socialização: os pais, principalmente as mães, referem-se a um comprometimento em relação a vários campos, desde o lazer até ir para a escola, em virtude da dificuldades da característica dos prejuízos físicos e comportamentais da sua criança, assim como o fato de contarem com poucas pessoas com quem deixar o filho para sair.
- Direitos da pessoa com NEE e desrespeito a ela: das restrições encontradas no direito ao transporte coletivo, à adaptação da própria residência e transporte ao centro de ensino especial, passando pela necessidade de cadeiras de roda e discriminação por parte da sociedade.

Conclusão

O movimento social e escolar inclusivo foi uma demanda histórica e mundial em prol do atendimento a grupos minoritários e, em muitos países, partiu do desejo legítimo da sociedade, decorrente da prioridade que a educação tem para as respectivas populações.

Procuramos, neste capítulo, sinalizar na linha do tempo o percurso realizado pela educação para crianças e jovens com NEE, as modificações havidas no Brasil e no exterior na busca pela educação inclusiva e trouxemos minimamente os resultados em termos de sucesso educacional alcançado.

A nossa ponderação é também fruto de prática profissional como professora em classes e escolas especiais, escola inclusiva, escola regula, cursos de especialização e no consultório de psicopedagogia por cerca de 40 anos.

Entendemos que é a responsabilidade de todos – governantes, sociedade, profissionais, famílias – olhar cada criança independentemente de esta ter ou não uma NEE e analisar o que é melhor para ela em termos educacionais no presente e profissionais no futuro.

Não podemos nos impressionar com os resultados obtidos em outros países e apenas pensar em copiar modelos, pois nossa realidade, pois a história de cada nação, é singular. Parece-nos importante antes de repensar a inclusão na educação brasileira, ressignificar a própria educação, dando-lhe a indispensável prioridade como o único caminho para o desenvolvimento de nossa nação, de forma bem fundamentada pelo trabalho de profissionais preparados a oferecer educação de qualidade para todos os seus alunos.

Um momento de revelação do potencial dos profissionais da educação e da importância de sua formação de qualidade ocorreu no início do ano 2020, quando a pandemia de covid-19 determinou longos meses de quarentena e paralisou grande parte da população mundial e, consequentemente, das escolas. Em alguns países, esse período durou alguns meses, e a volta à escola ocorreu, naturalmente, com todos os cuidados que a situação de risco à vida requer.

No Brasil, dadas as variáveis políticas, financeiras, sociais etc., esse período foi encerado apenas no 2º semestre de 2021, quando todas crianças e jovens foram chamados de volta à escola.

As perdas humanas foram contabilizadas aos milhares, os prejuízos sociais e financeiros dizimaram famílias e lançaram muitos na miséria, no desemprego, com perdas na saúde física e mental.

Mas nesse momento de profundas e inesperadas mudanças, professores de todos os recantos do nosso país trocaram a sala de aula pela tela do computador e aprenderam a como continuar a ensinar seus alunos via *online*, dando início a uma nova era da educação brasileira.

Ainda que nas grandes cidades e nas escolas mais privilegiadas economicamente, o uso de recursos tecnológicos já se fizesse presente há alguns anos, a hora foi de tornar a educação escolar, antes presencial, *online*. E agora, híbrida.

A tecnologia obrigou os professores a se sentarem novamente para aprenderem novos modos de ensinar e, embora alunos e professores aspirassem voltar às suas escolas, conseguiram fazer desse período de afastamento físico uma ocasião de intensa aprendizagem.

Desafios se apresentaram para dar continuidade à aprendizagem no dia a dia e, em grande parte, foi justamente a população mais desprovida de recursos que sentiu os maiores impactos, quer por falta de equipamentos, quer por não ter acesso à internet.

Entretanto, de toda a educação, a inclusiva foi a mais prejudicada, pois crianças com NEE não prescindem da presença de seus professores, tendo expressiva dificuldade de acompanhar aulas *online*.

Para isso, é indispensável garantir e respeitar a necessidade de formação aprofundada e continuada dos professores e oferecer-lhes tempo e condições de planejamento curricular, além de criar meios de avaliação embasada na Ciência para ser admissível avaliar os ganhos autênticos e de disponibilizar recursos materiais e profissionais de apoio que favoreçam a presença de crianças NEE nas salas de aula regulares, com aproveitamento de suas reais potencialidades de se socializarem e de aprender ao mesmo tempo.

Referências bibliográficas

1. Aho E; Pitkänen K; Sahlberg P. Policy development and reform principles of basic and secondary education in Finland since 1968. Washington: The WorldBank, Education Working Paper Series. 2006; n 2.
2. Bayer H. Da integração escolar à educação inclusiva: implicações pedagógicas. *In:* Baptista CR (org.). Inclusão e escolarização: múltiplas perspectivas. Porto Alegre: Mediação, 2006.
3. Braaten S; Kauffman J; Braaten B et al. The regula reducation iniciative: patent medicine for behavioral disorders. Exceptional Children. 1988;55(I):21-27.
4. BRASIL. Ministério da Educação e Cultura. Educação Especial no Brasil: síntese estatística. Brasília, 1984.
5. BRASIL. Ministério da Educação e Cultura. Resolução n. 2/2001: Diretrizes Nacionais para a educação especial. Brasília, 2001. Disponível em: <http://portal.mec.gov.br/busca-geral/192-secretarias-

112877938/seesp-esducacao-especial-2091755988/12648-diretrizes--nacionais-para-a-educacao-especial-na-educacao-basica>.
6. BRASIL. Constituição Federal de 1988, art. 208, inciso III. 7.
7. Carvalho RE. A incorporação das tecnologias na educação especial para a construção do conhecimento. Educação especial: múltiplas leituras e diferentes significados, p. 57-84, 2001.
8. Cassales LW; Lovato MA; Siqueira AC. A inclusão de alunos especiais e suas famílias no ensino regular na perspectiva dos professores. IV Jornada de Pesquisa em Psicologia: desafios atuais na prática da Psicologia. UNISC. Santa Catarina. 25 e 26 de novembro de 2011. p. 30-39.
9. Correia LM; Martins APL. Uma escola para todos: atitudes dos professores perante a inclusão. Inclusão. 2000;1: 15-29.
10. Correia LM. Inclusão e necessidades educativas especiais: um guia para educadores. 2. ed. rev. e ampl. Portugal: Porto Editora, 2013. Colecção Necessidades Educativas Especiais.
11. ECEIS – Early Childhood Education in Inclusive Settings. Basis, Background and Framework of Inclusive Early Education in Five European Countries. Relatório do projecto Socrates-Comenius, 2007.
12. Elkind D. The Power of Play: Learning what comes naturally. Gloucester: Da Capo Press, 2007. p. 64.
13. Emygdio MOS. Da exclusão à inclusão: concepções e práticas. Lisboa. Rev. Lusófona de Educação. 2009; 13: 135-53.
14. Ferreira JR. Políticas públicas e a universidade: uma avaliação dos 10 anos da Declaração de Salamanca. In: Omote S (org.) Inclusão: intenção e realidade. Marília, SP: Fundepe. 2004. p. 11-35.
15. Fonseca V. Educação especial: programa de estimulação precoce uma introdução às ideias de Feuerstein. Porto Alegre: Artes Médicas, 1995.
16. Friend M; Bursuck WD. Including students with special needs: a practical guide for classroom teachers. 7. ed. New Jersey: Pearson Education Inc, 2012.
17. Gage NA; Lierheimer KS; Goran LG. Characteristics of students with high-incidence disabilities broadly defined. J Dissabil Pol Stu. 2012; 23(3):168-78.
18. Gallagher JJ. Planejamento da educação especial no Brasil. In: Pires N (org). Educação especial em foco. Rio de Janeiro: Centro Brasileiro de Pesquisas Educacionais, 1974.
19. Herrero MJP. Educação de alunos com necessidades especiais. Tradução de: Maria Helena Maurão Alves Oliveira e Marisa Bueno Mendes Gargantini. Bauru, SP: EDUSC, 2000.
20. Jannuzzi G. A educação do deficiente no Brasil: dos primórdios ao início do século XXI. Campinas: Autores Associados, 2004.
21. Kassar MCM. Percursos da constituição de uma política brasileira de educação especial inclusiva. Rev. Bras. Educ. Espec. 2011;17(spe1):41-58.
22. LaPlane ALF. Uma análise das condições para a implementação de políticas de educação inclusiva no Brasil e na Inglaterra. Educação & Sociedade. 2006;27:689-715.
23. Mendes EG. A radicalização do debate sobre inclusão escolar no Brasil. Rev. Bras. Educ. 2006; 11(33):387-405.
24. Monteiro AR. Finlândia: um sistema de educação admirável. Unisul, Tubarão. 2013;7(11): 26-39. Disponível em: <http://www.portaldeperiodicos.unisul.br/index.php/Poiesis/article/view/1627/1221>.
25. Pasian MS; Mendes EG. Relato de experiência no Canadá: conhecendo a inclusão escolar em Quebec. Rev. Educação Especial. 2016; 29 (56):621-34.
26. Pavone M. La via italiana all'integrazione scolastica degli allievi disabili. Dati quantitativi e qualitativi. In: Canevaro A. L'integrazione scolastica degli alunni con disabilità: trent'anni di inclusione nella scuola italiana. Torino: Erickson, 2007. p. 159-83.
27. Reunião Científica da ANPED. Meirelle MCB, Baptista CR. Os processos de inclusão escolar na Itália e a educação infantil no contexto de Bologna. 24 a 27 julho de 2016. p. 1-15.
28. Rodrigues D. Educação inclusiva: as boas notícias e as más práticas. In: Rodrigues D (org.). Perspectivas sobre a inclusão: da educação à sociedade. Porto: Porto Editora, 2003.
29. Roriz TM; Amorim KS; Rossetti-Ferreira MC. Inclusão social/escolar de pessoas com necessidades especiais: múltiplas perspectivas e controversas práticas discursivas. Psicologia USP. 2005; 16 (3): 167-94.
30. Sawaia B (org.). As artimanhas da exclusão: análise psicossocial e ética da desigualdade social. 4 ed. Petrópolis: Vozes, 2002.
31. Silveira FF; Neves MMBJ. Inclusão escolar de crianças com deficiência múltipla: concepções de pais e professores. Psic. Teor. e Pesq. Brasília, Jan-Abr 2006, 22(1):07-88.
32. Tesini SF; Manzini EJ; Manzini EJ. Perspectivas de professores que trabalham com deficientes mentais sobre a proposta de inclusão na rede oficial de ensino. Integração do aluno com deficiência: perspectiva e prática pedagógica. 1999. p.85-96.
33. Unesco. Declaração Mundial sobre Educação para Todos: Satisfação das Necessidades Básicas de Aprendizagem. 1990. Disponível em: <http://www.unesco.org.br/publicaçõe/copy_of_pdf/decjomtien>. Acessado em: 15 Jul 2004.
34. Unesco. Declaração de Salamanca. Sobre princípios, políticas e práticas na área das necessidades educativas especiais. 1994. 17p. Disponível em: <http: http://portal.mec.gov.br/seesp/arquivos/pdf/salamanca.pdf>.
35. Will MC. Educating students with learning problems: A shared reponsability. A report to the Secretary. Washington: Department of Education, Office of Special Education and Reabilitative Services, 1986.

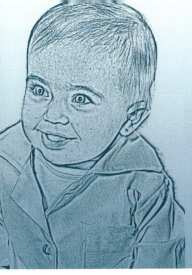

Capítulo 101

Treino de Habilidades Sociais

Patricia de Souza Barros
Mariana de Miranda Seize

Introdução

Desde muito cedo, já somos capazes de mostrar a nossa propensão às interações sociais. Já nos primeiros anos, tendemos a procurar e preferimos olhar ativamente para rostos. Sorrimos de forma espontânea em reposta ao sorriso alheio. Com a ampliação dessas habilidades, passamos, então, a compartilhar experiências e interesses. Tornamo-nos capazes de identificar e até prever os sentimentos das outras pessoas e a inferir o que elas pensam (Howlin et al., 1999).

As relações interpessoais fazem parte das atividades humanas e são altamente protetoras do ponto de vista funcional e emocional: elas promovem apoio e segurança diante de eventos estressores e estão diretamente relacionadas a aspectos como a autoestima e autoeficácia, por exemplo (Hartup e Stevens, 1997). Para algumas crianças e adolescentes, entretanto, esse caminho é percorrido de outra maneira.

Assim, o objetivo deste capítulo é descrever e discutir aspectos relativos à avaliação e à intervenção das competências sociais com o intuito final de promover o pleno desenvolvimento na infância e na adolescência.

Avaliação das competências sociais em crianças e adolescentes

Avaliar as competências sociais é muito útil para auxiliar tanto na avaliação diagnóstica de diferentes transtornos, ao exemplo dos transtornos do espectro autista (TEA) e do déficit de atenção e hiperatividade (TDAH), como no planejamento das estratégias de intervenção (Aduen et al., 2018; Filho et al., 2021; McCabe e Altamura, 2011; Ohara et al., 2019). Há diferentes métodos para avaliá-las, e a observação comportamental e as escalas de classificação de comportamento são consideradas de "primeira-linha" (Merrell, 2001). Há ainda as entrevistas e os instrumentos que abrangem diferentes competências e, entre elas, as habilidades sociais (Matson, 2017). Todavia, é importante salientar que, em geral, os instrumentos apresentam limitações (Gresham, 2016; Merrell, 2001), sendo recomendável, portanto, utilizar mais de um método em um processo de avaliação.

A observação comportamental deve ser feita em ambientes em que as crianças e adolescentes geralmente interagem com pares, como a escola (p. ex., na hora do recreio, na lanchonete) (Merrell, 2001). Todavia, pode ser complexo conduzi-la, pois demanda muito tempo e recursos humanos, nem sempre disponíveis em processos de avaliação (Simmons et al., 2021).

O *Inventário de habilidades sociais* (Del Prette, 2001) tem sido um dos principais instrumentos utilizados para mensuração de habilidades sociais em diferentes contextos (Filho et al., 2021). Em sua versão atualizada, o IHS-2, a faixa etária foi ampliada (18 a 59 anos de idade) (Del Prette, 2018a). Há ainda o *Inventário de habilidades sociais para adolescentes* (IHSA) (Del Prette, 2009) destinado à população de 12 a 17 anos de idade. O IHSA é um instrumento de autorrelato, que permite avaliar o repertório de habilidades sociais de adolescentes em um conjunto de situações interpessoais cotidianas, em dois indicadores: a frequência e a dificuldade com que reagem às diferentes demandas de interação social. Entretanto, este é um instrumento restrito a psicólogos.

A SSRS, sigla do Inventário na denominação em inglês, é um instrumento norte-americano adaptado para o Brasil (Del Prette et al., 2016). Trata-se de um inventário que pode ser utilizado como instrumento de rastreio e que permite avaliar o repertório de habilidades sociais e indicadores de problemas de comportamento e de competência acadêmica de crianças de 6 a 13 anos de idade. É também um instrumento restrito a psicólogos.

Há ainda o *Teste de habilidades sociais para crianças e adolescentes em situação escolar* (THAS-C) (Bartholomeu et al., 2014). Esse é outro instrumento restrito a psicólogos que avalia as habilidades sociais no contexto escolar e pode ser aplicado a crianças e adolescentes na faixa etária de 7 a 15 anos.

A *Escala de responsividade social*, 2ª edição (SRS-2; Constantino e Gruber, 2020), não restrita a psicólogos, é destinada a mensurar sintomas associados ao TEA e a avaliar crianças (a partir de 2 ano e meio), adolescentes e também adultos. A SRS-2 auxilia, portanto, a identificar o comprometimento social associado ao TEA e a distingui-lo de outros transtornos. É composta por duas escalas (comunicação e interação social e padrões restritos e repetitivos) e por cinco subescalas (comunicação social, motivação social, cognição social, percepção social e padrões restritos e repetitivos). A escala comunicação e interação social apresenta correlação com as habilidades sociais. Mais dificuldades na comunicação e interação social apontadas pela SRS-2 foram associadas a menos habilidades sociais no estudo de Channell (2020). A subescala motivação social avalia a medida na qual uma pessoa é geralmente motivada a se engajar em comportamento sociointerpessoal. A subescala cognição social avalia a capacidade de interpretar pistas sociais. A subescala comunicação social avalia comunicação social expressiva. A subescala padrões restritos e repetitivos avalia comportamentos estereotipados ou interesses altamente restritos.

A *Child Behavior Checklist* (CBCL) (Achenbach e Rescorla, 2001) é um instrumento de avaliação comportamental que abrange as habilidades sociais, definidas pela escala de competência social e a escala de síndrome de problemas sociais. Existem duas versões do CBCL: uma para crianças de 1 ano e meio a 5 anos; e outra para crianças e adolescentes de 6 a 18 anos. O instrumento foi construído a partir de dados normativos da população dos Estados Unidos, mas tem se demonstrado efetivo em diferentes culturas (Wielewicki et al., 2011). No Brasil, um estudo preliminar de validação indicou alto índice de correlação entre os resultados obtidos por meio das respostas das mães e os resultados da avaliação feita pelo psiquiatra (Bordin et al., 1995).

A *Vineland adaptive behavior scales*, third edition (Sparrow et al., 2016), é uma medida de avaliação de comportamento adaptativo que abrange as habilidades sociais e pode ser utilizada desde o nascimento até a idade adulta (90 anos). É uma entrevista semiestruturada em formato de questionário e organizada usando-se os três domínios de funcionamento adaptativo especificados pela Associação Americana de Deficiências Intelectuais e de Desenvolvimento e pela 5ª edição do Manual diagnóstico e estatístico de transtornos mentais (DSM-5): comunicação; habilidades de vida diária; e socialização. As habilidades sociais são avaliadas nos domínios de comunicação e socialização.

O DENVER II é um teste de triagem do desenvolvimento (Frankenburg et al., 1978; Sabatés, 2017) que avalia crianças na faixa etária de 0 a 6 anos. É composto por um formulário com 125 tarefas organizadas em quatro áreas de desenvolvimento: pessoal-social; motor fino-adaptativo; motor grosso; e linguagem. Os aspectos da socialização podem ser avaliados no domínio pessoal-social. Pode ser aplicado por profissionais que trabalham com desenvolvimento infantil.

O *Inventário dimensional de avaliação do desenvolvimento infantil* (Idadi) (Silva et al., 2020) é um instrumento para avaliar o desenvolvimento infantil nos domínios cognitivo, socioemocional, comunicação e linguagem receptiva, comunicação e linguagem expressiva, motricidade ampla, motricidade fina e comportamento adaptativo. O Idadi avalia os aspectos da habilidade social, como a capacidade de estabelecer e manter relações sociais, no domínio socioemocional. O instrumento pode ser utilizado por diferentes profissionais, desde que tenham formação na área ou conhecimento a respeito de desenvolvimento infantil. A população-alvo do Idadi são bebês e crianças entre 4 e 72 meses de idade.

Há ainda o *Ages and stages questionnaires Brasil* (ASQ-BR), versão traduzida e adaptada ao contexto brasileiro por Filgueiras et al. (2013). Trata-se de um instrumento para rastreio e monitoramento do desenvolvimento de crianças de 5 a 66 meses de idade em cinco áreas de desenvolvimento: comunicação; coordenação motora ampla; coordenação motora fina; resolução de problemas; e pessoal-social). Os aspectos da socialização podem ser verificados no pessoal-social.

Importante destacar ainda a entrevista, um método amplamente utilizado que pode ser utilizado diretamente com o avaliando (p. ex., adolescente) ou com os seus pais e professores. Uma das vantagens da entrevista para avaliar habilidades sociais é a possibilidade de se obterem informações relevantes sobre o ambiente onde o comportamento ocorre e, portanto, ser muito útil também na intervenção (Merrell, 2001). Assim, conhecer marcos do desenvolvimento poderá auxiliar muito o profissional na condução da entrevista (Quadro 101.1).

Cabe mencionar também as medidas sociométricas, como nomeação por pares, classificação por pares, classificação por pares e procedimentos alternativos (Merrell, 2001; Matson, 2017; Bartholomeu et al., 2011). Essas técnicas têm alto nível de confiabilidade e podem ser poderosas preditoras de desempenho social (McConnell e Odom, 1986). Entretanto, é importante salientar que, em geral, entende-se que medem a aceitação dos pares ou a reputação social, mas não medem de fato as habilidades sociais (Landau e Milich, 1990). Adicionalmente, vale ressaltar que nem sempre é possível a avaliação sociométrica porque ela deve ser conduzida em grupos sociais (em salas de aula) em vez de individualmente. Além, portanto, de ser necessário o consentimento dos pais e da administração para realizar as avaliações sociométricas nas escolas, há ainda a preocupação com a possibilidade de rejeição social de alguns alunos por terem participado da avaliação (Merrell, 2001).

Intervenções para o desenvolvimento das competências sociais

Historicamente, os primeiros tipos de intervenção na área das competências sociais começaram a florescer nas décadas de 1970 e 1980 com o foco no treinamento de repertório social tanto nas escolas como nos contextos clínicos. A partir de então, inúmeros programas e tipos de intervenção foram criados e testados com diferentes focos e resultados. Crianças e adolescentes com uma variedade de perfis e diagnósticos podem se beneficiar das intervenções para o desenvolvimento das competências sociais.

De maneira geral, os impasses em competências sociais têm duas origens que podem estar também combinadas. A primeira tem relação com déficits no repertório ou de habilidades sociais. Em outras palavras, essas crianças e/ou adolescentes sabem pouco o que fazer para iniciar ou manter uma interação ou como se comportar em encontros sociais, por exemplo. O segundo fator que implica a dificuldade em colocar o repertório social em prática diz respeito aos déficits em performance (Gresham, 2014). Os problemas relacionados à performance têm variadas origens e envolvem, por exemplo, o perfil cognitivo, a regulação emocional e os contextos em que as pessoas vivem. Na maioria dos casos, existe uma combinação de fatores que devem estar claros para a indicação do melhor tipo de intervenção.

Assim, a grande maioria das intervenções para as competências sociais envolve uma mistura de métodos e pode ser aplicada em diferentes formatos. Entre o conjunto de métodos que se podem utilizar para o desenvolvimento do repertório e da leitura social, estão:

QUADRO 101.1 – Avaliação das competências sociais.

O que avaliar?	Quando avaliar?	O que perguntar?
Sorriso social	Entre 1 e 2 meses	O bebê sorri em resposta às vocalizações ou aos sorrisos agudos dos pais?
Interação social com o cuidador	Entre 6 e 12 meses	O bebê procura os pais para confortá-lo, ajudá-lo ou para brincar?
Atenção compartilhada	Em torno de 8 meses	O bebê olha na mesma direção que os pais e segue seus olhares?
Gesto de apontar para solicitar	12 meses	O bebê solicita o objeto de interesse apontando em direção deste ao mesmo tempo em que alterna o olhar para os pais?
Gesto de apontar para compartilhar interesse	A partir dos 16 meses	O bebê aponta para objeto ou evento ao mesmo tempo em que alterna o olhar para os pais?
Brincadeira interativa	Por volta dos 12 meses	O bebê participa de brincadeiras interativas com os pais como *peek-a-boo*?
Uso de gestos sociais	Por volta dos 12 meses	O bebê usa gestos para dar adeus/oi?
Brincadeira com os pares	Entre 18 e 24 meses	A criança brinca ao lado ou em paralelo com outra criança (olhando e às vezes imitando o que a outra criança faz)?
Habilidades de cooperação e compartilhamento	Aos 3 anos	A criança joga com 1 ou 2 outras crianças da mesma idade com jogo de revezamento e objetivos conjuntos?
Pertencimento ao grupo social	A partir de 5 e 6 anos	A criança/adolescente gosta de passar mais tempo em grupos de colegas e se relaciona com um grupo de amigos?
Reconhecimento de regras sociais	A partir de 7 e 8 anos	A criança/adolescente compreende completamente as regras sociais (p. ex., se pede desculpas por erros não intencionais)?
Iniciar e manter amizade	A partir dos 9 e 10 anos	A criança/adolescente demonstra mais interesse no grupo de pares e amigos do que na família? A criança/adolescente inicia e mantém conversação com os pares? Apresenta informações livres? Mantém contato sem ser invasivo? Faz/mantém amizades?
Mais independência e compromisso com o grupo de pares	Início da adolescência	O adolescente quer impressionar o seu grupo de pares com comportamentos que podem às vezes ser arriscados?

Fonte: Desenvolvido pela autoria do capítulo.

a) Instruções didáticas: ensino explícito dos passos envolvidos num comportamento social. São basicamente utilizadas para o ensino de repertório social. Pode-se também incluir o racional dos passos e enfatizar o motivo pelo qual aquele comportamento é importante para o desenvolvimento das interações (Bourke e Van Hasselt, 2001). Essa é a estratégia predominantemente utilizada nos programas de treinamento de habilidades sociais e, em geral, apresenta-se na forma de um *script* comportamental.

b) Histórias sociais: modelo desenvolvido por Gray (2015), que envolve escrever uma história sobre o comportamento a ser performado pela criança. A situação-alvo é descrita, o que permite que a criança também contextualize o comportamento. A história e o comportamento são sempre ajustados ao nível de desenvolvimento da criança e ela própria pode escolher as ilustrações e figuras.

c) Modelação: envolve estratégias em que a criança ou o adolescente observam um comportamento e imitam-no. Assim, em vez de os terapeutas apenas seguirem um passo a passo, é possível observarem a forma como o comportamento é feito (Kamps et al., 2002). De acordo com a literatura, a modelagem parece mais eficaz quando o modelo apresenta caraterísticas com que a criança se identifica, como pares, por exemplo. A modelação pode ser feita ao vivo ou por vídeos de outras pessoas e até mesmo pelo próprio indivíduo. No primeiro caso, o vídeo pode ser pausado e as cenas analisadas para discussão e consolidação da habilidade. No segundo caso, a experiência é também bastante rica: a cena é gravada com o auxílio de um adulto para que a criança atue como o ator da cena que é descrita passo a passo.

d) Ensaio comportamental: tem como função principal a prática das estratégias antes de serem aplicadas nos contextos cotidianos de forma estruturada em que os participantes assumem papéis nas situações em que se aplicará o repertório. A dramatização pode tornar a implementação mais lúdica e favorece a memorização e o entendimento dos passos comportamentais (King e Kirschenbaum, 1992).

e) *Feedback* comportamental: envolve dar um retorno sobre a performance da criança ou do adolescente durante ou após uma dramatização ou uma situação real. Os *feedbacks* construtivos auxiliam no refinamento de comportamentos e na construção da autopercepção. De maneira geral, o *feedback* torna-se mais produtivo quando emitido imediatamente após o comportamento. A ênfase deve estar na construção de comportamentos para substituir aqueles menos eficazes de maneira concreta e empática (Kazdin, 2001).

Um dos principais desafios para as intervenções em competências sociais é a generalização. Os dados da literatura (Kassari et al., 2016) sugerem que muitos comportamentos sociais são aprendidos na teoria, mas nem todos são ampliados para a aplicação nos contextos naturais. Por essa razão, o formato em que a intervenção será aplicada envolve avaliar a melhor forma de generalizar as habilidades aprendidas. Por essa razão, a aplicação por intermédio de grupos ou duplas pode favorecer a generalização. A intervenção em grupo permite a modelação e um ensaio imediato com os pares, além de ser mais similar ao contexto natural do que a prática com um adulto (Kassari et al., 2016). As tarefas de casa aparecem, adicionalmente, como recursos úteis para a prática entre as sessões, sendo apontadas como fatores de consistência e confiabilidade dos programas de intervenção.

Os dados da literatura têm se direcionado de forma congruente para a aplicação das habilidades sociais no contexto natural. As situações do dia a dia oferecem uma amplitude de oportunidades incidentais de prática e são menos estruturadas, o que favorece a flexibilização e adaptação das estratégias. O auxílio de pares no contexto escolar, por exemplo, aparece como um recurso que tem impactado nas relações de amizade bem como na construção de redes sociais (Kasari et al., 2016). A prática de grupos nas escolas pode, assim, ser uma opção para uma intervenção de desenvolvimento de competências sociais. Adicionalmente, pode-se implementar objetivos individuais nas rotinas diárias da turma (Koegel et al., 2012). Para isso, é necessário ter os profissionais da educação como coagentes de intervenção. Isso implica a construção de uma rede de suporte e a orientação de professores e auxiliares, promovendo um trabalho inter/multidisciplinar que garanta a generalização nos contextos naturais. Uma opção adicional é ter um assistente, mediador ou um coterapeuta que atue na escola em conjunto com os educadores a fim de implementar os objetivos de maneira mais intensiva e direcionada (Koegel e Koegel, 2014).

Adicionalmente, é essencial ter a família como agente ativo no processo. São os pais, em especial, que melhor conhecem e acompanham as habilidades de socialização das crianças e mesmo dos adolescentes. O papel dos pais na gama de intervenções oferecidas é amplo: eles podem aparecer como apoio para a aplicação das tarefas e até mesmo como coterapeutas. No primeiro caso, o conteúdo das sessões com os cuidadores pode ter como objetivo dar e recolher informações sobre o desempenho da criança durante o processo. Num modelo em que os pais atuam mais ativamente, os pais são orientados passo a passo para aplicar as estratégias em conjunto com os filhos no contexto natural. Muitos programas de treinamento de habilidades sociais, como o iSocial (Barros e Assumpção, 2018) e o PEERS (Laugenson e Frankel, 2010), têm sessões paralelas com os pais para orientá-los nesse tipo de aplicação.

Assim, tanto pais como educadores são agentes da generalização do repertório social. Dessa forma, é importante enfatizar a preparação dos ambientes em que serão aplicados os comportamentos para a socialização. Isso significa dizer que o contexto cotidiano da criança e do adolescente deve promover oportunidades adequadas para a performance da habilidade bem como o reforço do comportamento. Os estudos que utilizaram como base o *Pivotal response treatment* (PRT) (Koegel e Koegel, 2019) referenciaram a motivação como um dos principais fatores para ampliar as chances de aquisição de novas habilidades, incluindo as sociais. Koegel e Koegel (2019) descreveram alguns componentes essenciais para esse processo, inicialmente voltado para indivíduos com autismo:

- Gerar oportunidades de escolha que incluam os interesses da criança/adolescente para facilitar a motivação da criança nas interações sociais.
- Intercalar atividades sociais que necessitem de mais energia para o seu desempenho (normalmente as mais difíceis) precisam ser intercaladas com aquelas que sejam menos demandantes.
- As interações sociais precisam ser variadas, com pessoas diferentes em contextos diferentes e contendo diversos tópicos a fim de favorecer a flexibilidade da habilidade aprendida.
- Os reforços, consequências e resultados devem estar logicamente associados aos comportamentos sociais da criança/adolescente. O objetivo é promover situações em que as iniciativas (mesmo que apenas tentativas) sejam reforçadas e respondidas com frequência e de maneira mais natural possível.

Finalmente, para além do repertório comportamental, é importante ressaltar o papel da autorregulação no campo das competências sociais. Uma série de dados de pesquisa (Eisenberg et al., 2015; De Pauw e Mervielde, 2010; Eisenberg et al., 2002), por um lado, tem mostrado que a capacidade de autorregulação contribui para o desenvolvimento social e dos relacionamentos, especialmente na infância e na adolescência. Por outro lado, crianças com problemas externalizantes, que têm, portanto, impasses na autorregulação, exibem muito mais comportamentos agressivos, impulsivos e desatenção, o que impacta diretamente as interações sociais. Da mesma forma, os problemas internalizantes refletem impasses na expressão e experimentação das emoções, especialmente tentando suprimi-las ou controlá-las. Os comportamentos agressivos e impulsivos também se desencadeiam nesses contextos embora por razões distintas dos transtornos externalizantes.

Por causa do peso da autorregulação para o desenvolvimento, é importante adicionar às intervenções com esse foco estratégias que promovam também as competências emocionais. Nesse sentido, algumas habilidades devem ser enfatizadas (Oberle e Schonert-Reichl, 2017; Casel, 2013):

a) Autoconsciência: envolve a capacidade de identificar e reconhecer as suas próprias emoções, seus próprios pensamentos e a influência desses fatores no seu comportamento.

b) Autogerenciamento: habilidade de se regular por meio do manejo das emoções, dos pensamentos e dos comportamentos, incluindo a inibição da impulsividade, da motivação e do gerenciamento do estresse.

c) Consciência social: envolve a leitura dos contextos sociais bem como a tomada de perspectiva das outras pessoas.

d) Desenvolvimento de relacionamentos: envolve todas as habilidades que favorecem a construção de relações sociais positivas, como a capacidade de comunicação, cooperação, negociação e gestão de conflitos, por exemplo. Aqui também estão incluídos aspectos que dizem respeito ao apego e aos vínculos afetivos.

Como base de intervenção para a regulação emocional e a promoção das competências sociais, a terapia cognitivo-comportamental (TCC) tem mostrado evidências para uma série de estratégias de autorregulação. O modelo da TCC envolve identificar e reestruturar pensamentos, sentimentos e comportamentos, promovendo, assim, a regulação necessária para implementação do repertório social em contexto natural (Papa, Boland e Sewell, 2012; Johnson, 2012).

Assim, a gama de fatores envolvidos nas competências sociais é imensa. Cabe ao profissional avaliar de forma compreensiva as dificuldades sociais para encaminhar à intervenção mais apropriada ao perfil de cada criança ou do adolescente e suas respectivas famílias. Existem, ainda, alguns indicadores da literatura que mostram pontos essenciais para o desenvolvimento das competências sociais numa série de transtornos.

No caso do TEA, por exemplo, a literatura é vasta em programas para o treinamento do repertório social. Entretanto, embora as habilidades sociais sejam realmente escassas no autismo, é importante completar as intervenções com estratégias de regulação emocional e principalmente com a intervenção em contexto natural (Koegel et al., 2013).

Outro exemplo diz respeito ao TDAH. De maneira geral, a ênfase para as intervenções das competências sociais deve estar na autoconsciência bem como na regulação emocional, em especial, no controle inibitório. Neste ponto, é crucial enfatizar a intervenção com os pais, especialmente para as crianças mais impulsiva e/ou desafiadoras. Estratégias que promovam o encorajamento de comportamentos apropriados e facilitem a reflexão antes da ação são fundamentais neste tipo de intervenção (Semrud-Clikeman, 2007).

Com crianças que apresentam dificuldades de aprendizagem, as estratégias sociais precisam ser bem estruturadas e aplicadas em âmbito individual ou em duplas a fim de favorecer a estrutura e o passo a passo do aprendizado (Elias, 2004). Para as crianças com transtornos de ansiedade, assim como os transtornos de humor, as estratégias de regulação emocional devem ser priorizadas no planejamento das intervenções. Nesses casos, a implementação das estratégias sociais pode gerar ansiedade e até mesmo enfatizar a queda de humor. Por essa razão, é fundamental que a exposição social seja hierárquica e muito bem planejada (Semrud-Clikeman, 2007).

Considerações finais

O escopo do desenvolvimento social de forma bem-sucedida envolve uma série de fatores. Inicialmente, a atenção aos marcos sociais já nos primeiros anos de vida deve fazer parte de toda e qualquer avaliação em consultas que envolvam crianças e adolescentes. Quando se detectam variações nesse percurso, é hora de avaliar de forma mais específica e agir. Assim, o profissional que aproximará o seu foco das crianças ou dos adolescentes em questão deve construir um entendimento dos comportamentos que não são socialmente satisfatórios. Isso significa dizer que, além de descrever esses comportamentos, é importante compreender as suas causas, pois elas são de diferentes origens. Só então é possível se direcionar para a intervenção mais apropriada. Na verdade, as intervenções podem e devem ser associadas entre si, uma vez que o quadro das competências sociais é bastante complexo. O envolvimento dos agentes do contexto natural, como pais e professores, é essencial. Finalmente, só se pode dizer que a intervenção foi bem-sucedida quando ela é aplicada nos ambientes sociais cotidianos de forma satisfatória e são por ele reforçadas de forma natural.

Referências bibliográficas

1. Achenbach TM; Rescorla LA. Manual for the ASEBA School-Age Forms & Profiles. Burlington, VT: University of Vermont, Research Center for Children, Youth, & Families. 2001.
2. Aduen PA; Day TN; Kofler MJ et al. Social Problems in ADHD: Is it a Skills Acquisition or Performance Problem? Journal of psychopathology and behavioral assessment, 40(3), 440-451. https://doi.org/10.1007/s10862-018-9649-7. 2018.
3. Alison HJ. Resilience Builder Program for Children and Adolescents: Enhancing Social Competence and Self-Regulation, a Cognitive-Behavioral Group. Book review. Social Work with Groups, 35:4, 393-395, https://doi.org/10.1080/01609513.2012.656530. 2012.
4. Barros PS; Assumpção FB Jr. Programa 'iSocial' para o Desenvolvimento de Habilidades Sociais em crianças e adolescentes com Transtorno do Espectro Autista (Avaliação e modelo de intervenção). [Relatório de Pós-Doutorado, Universidade de São Paulo]. 2018.
5. Bartholomeu D; Silva MCR; Montiel JM. THAS-C – Teste de Habilidades Sociais para Crianças e Adolescentes em Situação Escolar. Memnon. 2014.
6. Bordin IAS; Mari JJ; Caeiro MF. Validação da versão brasileira do "Child Behavior Checklist" (CBCL) (Inventário de Comportamentos da Infância e adolescência): dados preliminares. Revista Associação Brasileira de Psiquiatria – Asociación Psiquiatrica de la America Latina, 17(2), 55-66. 1995.
7. Carter CM. Using choice with game play to increase language skills and interactive behaviors in children with autism. Journal of Positive Behavior Interventions, 3(3), 131-151. https://doi.org/10.1177/109830070100300302. 2001.
8. Channell MM. The Social Responsiveness Scale (SRS-2) in school-age children with Down syndrome at low risk for autism spectrum disorder. Autism & Developmental Language Impairments. https://doi.org/10.1177/2396941520962406. 2020.
9. Collaborative for Academic, Social, and Emotional Learning - CASEL (2013). Effective social and emotional learning programs: Preschool and elementary school edition. Editorial assistance and design: KSA-Plus Communications, Inc.
10. Constantino JN; Gruber CP. Escala de Responsividade Social (SRS-2). 2. ed. Hogrefe CETEPP. Tradução e adaptação: L. Borges. 2020.
11. Costa Filho CWL; Sanders LLO; Oliveira ALB et al. Main instruments used to measure social skills in different contexts: integrative review. Research, Society and Development, 10(17), e104101724508. https://doi.org/10.33448/rsd-v10i17.24508. 2021.
12. De Pauw SS; Mervielde I. Temperament, personality and developmental psychopathology: a review based on the conceptual dimensions underlying childhood traits. Child psychiatry and human development, 41(3), 313-329. https://doi.org/10.1007/s10578-009-0171-8. 2010.
13. Del Prette ZAP; Del Prette A. Inventário de Habilidades Sociais (IHS). São Paulo: Casa do Psicólogo Livraria e Editora. 2001.
14. Del Prette A; Del Prette ZAP. (2009). IHSA - Inventário de habilidades sociais para adolescentes. Editora Casa do Psicólogo.
15. Del Prette ZAP; Freitas LC, Bandeira et al. SSRS - Inventário de Habilidades Sociais, Problemas de Comportamento e Competência Acadêmica para Crianças. Editora Casa do Psicólogo. 2016.
16. Del Prette A; Del Prette ZAP. Inventário de Habilidades Sociais 2 (IHS-2). Editora Casa do Psicólogo. 2018a.
17. Del Prette A; Del Prette ZAP. Competência Social e Habilidades Sociais: manual teórico-prático. Petrópolis: Vozes. 2018b.
18. Eisenberg N; Spinrad TL; Morris AS. Regulation, resiliency, and quality of social functioning. Self and Identity, 1(2), 121-128. https://doi.org/10.1080/152988602317319294. 2002.
19. Eisenberg N; Taylor ZE; Widaman KF et al. Externalizing symptoms, effortful control, and intrusive parenting: A test of bidirectional longitudinal relations during early childhood. Development and psychopathology, 27(4Pt1), 953-968. https://doi.org/10.1017/S0954579415000620. 2015.
20. Elias MJ. The connection between social-emotional learning and learning disabilities: Implications for intervention. Learning disability quarterly, 27(1), 53-63. https://doi.org/10.2307/1593632. 2004.

21. Filgueiras A; Pires P; Maissonette S et al. Psychometric properties of the Brazilian-adapted version of the Ages and Stages Questionnaire in public child daycare centers. Early human development, 89(8), 561-576. https://doi.org/10.1016/j.earlhumdev.2013.02.005. 2013.
22. Frankenburg et al. Adaptado por Ana Llonch Sabatés (2017). Denver II: teste de triagem do desenvolvimento infantil. São Paulo: Hogrefe. 1978.
23. Gray C. The new social story book revised and expanded 15th anniversary edition: Over 150 social stories that teach everyday social skills to children and adults with autism and their peers. Future Horizons. 2015.
24. Gresham FM; Elliott SN. Social skills assessment and training in emotional and behavioral disorders. In: Walker H; Gresham FM (ed.). Handbook of evidence-based practices for emotional and behavioral disorders: Applications in schools (p. 152-172). Guilford Press. 2014.
25. Gresham FM. Social skills assessment and intervention for children and youth. Cambridge Journal of Education, 46(3), 319-332. https://doi.org/10.1080/0305764X.2016.1195788. 2016.
26. Hartup WW; Stevens N. Friendships and adaptation in the life course. Psychological Bulletin, 121(3), 355-370. https://doi.org/10.1037/0033-2909.121.3.355. 1997.
27. Howlin P; Baron-Cohen S; HadwIn J. (1999). TeachIng Children with Autism to Mind-Read: A Practical Guide. Wiley.
28. Kamps D; Royer J; Dugan E et al. Peer training to facilitate social interaction for elementary students with autism and their peers. Exceptional Children, 68(2), 173-187. 2002.
29. Kasari C; Dean M; Kretzmann M et al. Children with autism spectrum disorder and social skills groups at school: a randomized trial comparing intervention approach and peer composition. Journal of child psychology and psychiatry, and allied disciplines, 57(2), 171-179. https://doi.org/10.1111/jcpp.12460. 2016.
30. Kazdin AE. Behavior modification in applied settings (6. ed.). Wadsworth. 2001.
31. King CA; Kirschenbaum DS. Helping young children develop social skills: The social growth program. Brooks/Cole Publishing. 1992.
32. Koegel R; Koegel L. The History and Basic Components of Pivotal Response Treatment. In: Koegel R; Koegel L (eds.). Pivotal Response Treatment for Autism Spectrum Disorders (p. 3-19). Paul Brookes Publishing. 2019.
33. Koegel RL; KimS; Koegel LK. Training paraprofessionals to improve socialization in students with ASD. Journal of autism and developmental disorders, 44(9), 2197-2208. https://doi.org/10.1007/s10803-014-2094-x. 2014.
34. Koegel L; Singh A; Koegel R et al. Assessing and Improving Early Social Engagement in Infants. Journal of positive behavior interventions, 16(2), 69-80. https://doi.org/10.1177/1098300713482977. 2014.
35. Koegel LK; Vernon T; Koegel RL et al. Improving Social Engagement and Initiations between Children with Autism Spectrum Disorder and Their Peers in Inclusive Settings. Journal of positive behavior interventions, 14(4), 220-227. https://doi.org/10.1177/1098300712437042. 2012.
36. Landau S; Milich R. Assessment of children's social status and peer relations. In: LaGreca AM (ed.). Through the eyes of the child (p. 259-291). Allyn & Bacon. 1990.
37. Laugeson EA; Frankell F. Social Skills for Teenagers with Developmental and Autism Spectrum Disorders: The PEERS Treatment Manual. Routledge. 2010
38. Matson JL. Handbook of Social Behavior and Skills in Children (Autism and Child Psychopathology Series). Springer. 2017.
39. McCabe P; Altamura M. Empirically valid strategies to improve social and emotional competence of preschool children. Psychology in the Schools, 48(5), 512-537. https://doi.org/10.1002/pits.20570. 2011.
40. McConnell SR; Odom SL. Sociometrics: Peer-referenced measures and the assessment of social competence. In: Strain P; Guralnick MJ; Walker HM (eds.). Children's social behavior: Development, assessment, and modification (p. 215-284). Academic. 1986.
41. Merrell KW. (2001). Assessment of Children's Social Skills: Recent Developments, Best Practices, and New Directions. Exceptionality, 9(1&2), 3-18. https://doi.org/10.1080/09362835.2001.9666988.
42. Oberle E; Schonert-Reichl KA. Social and Emotional Learning: Recent Research and Practical Strategies for Promoting Children's Social and Emotional Competence in Schools. In: Matson J (ed.) Handbook of Social Behavior and Skills in Children. Autism and Child Psychopathology Series. Springer, Cham. https://doi.org/10.1007/978-3-319-64592-6_11. 2017.
43. Ohara R; Kanejima Y; Kitamura M; Izawa KP. (2019). Association between Social Skills and Motor Skills in Individuals with Autism Spectrum Disorder: A Systematic Review. European journal of investigation in health, psychology, and education, 10(1), 276-296. https://doi.org/10.3390/ejihpe10010022
44. Papa A; Boland M; Sewell MT. Emotion regulation and CBT. In: O'Donohue WT; Fisher JE (ed.). Cognitive behavior therapy: Core principles for practice (p. 273-323). John Wiley & Sons, Inc. https://doi.org/10.1002/9781118470886.ch11. 2012.
45. Reichow B; Steiner AM; Volkmar F. Social skills groups for people aged 6 to 21 with autism spectrum disorders (ASD). The Cochrane database of systematic reviews, (7), CD008511. https://doi.org/10.1002/14651858.CD008511.pub2. 2012.
46. Semrud-Clikeman, M. Social competence in children. Springer Science + Business Media. https://doi.org/10.1007/978-0-387-71366-3_1. 2007.
47. Silva MA; Filho EJM; Bandeira DR. (2020). IDADI: Inventário Dimensional de Avaliação do Desenvolvimento Infantil: Volume 1. Vetor.
48. Simmons GL; Ioannou S; Smith JV et al. Utility of an Observational Social Skill Assessment as a Measure of Social Cognition in Autism. Autism research: official journal of the International Society for Autism Research, 14(4), 709-719. https://doi.org/10.1002/aur.2404. 20121.
49. Sparrow SS; Cichetti DV; Saulnier CA Vineland Escala de Comportamentos Adaptativos 3. ed. Pearson Clinical Brasil. 2019.
50. Wielewicki A; Gallo AE; Rossi R. Instrumentos na prática clínica: CBCL como facilitador da análise funcional e do planejamento da intervenção. Temas em Psicologia, 19(2), 513-523. http://pepsic.bv-salud.org/scielo.php?script=sci_arttext&pid=S1413-389X2011000200014&lng=pt&tlng=pt. 2011.
51. Ziv Y; Benita M; Sofri I. Self-regulation in childhood: A developmental perspective. In: Matson JL (ed.). Handbook of social behavior and skills in children (p. 149-173). Springer International Publishing AG. https://doi.org/10.1007/978-3-319-64592-6_10. 2017.

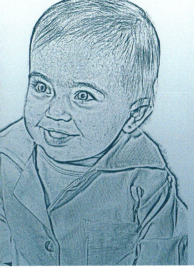

Capítulo 102

Residências Protegidas

Francisco Baptista Assumpção Jr.

Introdução

Família corresponde a um grupo social que se caracteriza por residência comum, colaboração econômica e reprodução. Dessa forma, inclui pais adultos de ambos os sexos, que mantêm relações sexuais socialmente aprovadas, e um ou mais filhos, próprios ou adotados (Beltrão, 1973).

Entretanto, o conceito de família sofre mudanças marcantes no decorrer do tempo acompanhando a evolução da sociedade e, sobretudo, as ideias hegemônicas, independentemente de sua repercussão popular, embora possa se observar que uma mudança legal não ocasiona uma mudança nos costumes que, para que se alterem, dependem de muito mais tempo e, em especial, de uma ressonância com a própria cultura e as características do povo. Assim, pensar que uma mera alteração legal muda a forma de as pessoas encararem a vida ou a sua própria cultura é, no mínimo, uma simplificação marcada.

A Constituição Federal Brasileira de 1988 trata da família em seu art. 226, trazendo um rol exemplificativo, o qual não exclui a possibilidade de outros modelos de entidade familiar. Temos, então, (jus.com.br, 2021):

> "Art. 226. A família, base da sociedade, tem especial proteção do Estado.
> § 1º O casamento é civil e gratuita a celebração.
> § 2º O casamento religioso tem efeito civil, nos termos da lei.
> § 3º Para efeito da proteção do Estado, é reconhecida a união estável entre o homem e a mulher como entidade familiar, devendo a lei facilitar sua conversão em casamento.
> § 4º Entende-se, também, como entidade familiar a comunidade formada por qualquer dos pais e seus descendentes.
> § 5º Os direitos e deveres referentes à sociedade conjugal são exercidos igualmente pelo homem e pela mulher.
> § 6º O casamento civil pode ser dissolvido pelo divórcio. (Redação dada Pela Emenda Constitucional n. 66, de 2010)
> § 7º Fundado nos princípios da dignidade da pessoa humana e da paternidade responsável, o planejamento familiar é livre decisão do casal, competindo ao Estado propiciar recursos educacionais e científicos para o exercício desse direito, vedada qualquer forma coercitiva por parte de instituições oficiais ou privadas.
> § 8º O Estado assegurará a assistência à família na pessoa de cada um dos que a integram, criando mecanismos para coibir a violência no âmbito de suas relações."

Dentro desse modelo legalmente instituído em nossa sociedade, a família deve ser entendida como o núcleo no qual o indivíduo é capaz de desenvolver todas as suas potencialidades individuais, tendo em vista o princípio da dignidade da pessoa humana, além dos princípios do Direito das Famílias, embora essa afirmação considere famílias funcionais com todas as características de comunicação, trocas afetivas e possibilidades de crescimento que só existem de maneira abstrata segundo uma concepção teórica, utópica e legal. Não é essa, em realidade, a família com a qual nós, profissionais que lidam com transtornos mentais, convivemos em nosso cotidiano.

O Supremo Tribunal Federal (STF), ao julgar a Ação Direta de Inconstitucionalidade (ADI) 4277 e a Arguição de Descumprimento de Preceito Fundamental (ADPF) 132, decidiu por equiparar a união homoafetiva à união estável, garantindo, assim, todos os direitos conferidos pela Constituição e pelas demais leis pertinentes à união entre pessoas do mesmo sexo desde que, por óbvio, cumpram os requisitos estipulados por lei na união estável.

Assim, não mais se justifica a preferência por um modelo familiar em detrimento de outro, uma vez que, em nossa sociedade, o conceito de família não se esgota no matrimônio (jus.com.br, 2021).

Da mesma forma, as atitudes familiares em relação à criança mudaram gradativamente com as alterações por ela sofridas, no que se refere à sua estrutura, no decorrer do tempo, o que resultou em que se passasse de simplesmente ignorar a criança, tratando-a muitas vezes como um adulto miniaturizado ou a encaminhando para um modelo educacional em casa de pessoas estranhas, como era o costume na Idade Média, para os cuidados intensos, com a valorização do papel da mãe. Esta passa a ser priorizada em suas tarefas educativas a partir do século XVII, quando estabelece uma aliança com o médico, representante do saber e das normas higiênicas, fechando-se em si mesma, principalmente naquilo que diz respeito à influência dos serviçais, vendo-os como facilitadores da própria promiscuidade social, que deveria ser vedada às crianças (Donzelot, 1980). Nesse processo chegamos ao momento presente com a terceirização no cuidado à infância, cuidado este que passa a ser delegado, principalmente às escolas, que passam, por sua vez, a ser as grandes apologistas daquilo que Lukianoff e Haidt (*apud* Pluckrose e Lindsay, 2021) descrevem como uma terapia cognitivo-comportamental (TCC) reversa que torna seus participantes menos saudáveis do que antes posto que, contrariamente aos reais objetivos da TCC que visa a não catastrofização dos eventos, passa-se, cada vez mais, a educar crianças e adolescentes de forma tal que qualquer evento adverso os faz ver o mundo como algo cada vez mais hostil, diminuindo-se a resiliência e aumentando-se uma sensibilidade que se torna inadaptada.

Postel (1979) conclui também, e concordamos com essa afirmação, que, apesar de todas essas mudanças, resquícios da família burguesa do século XIX ainda persistem em nosso tempo. Persistem a privacidade e o isolamento da unidade familiar, cada vez mais nuclearizada, bem como as relações íntimas entre pais e filhos, cada vez mais afastados de um real contato pelas exigências de desempenho e pela socialização à distância com o afastamento do contato *vis-à-vis*. Persiste, no entanto, de forma cada vez mais exacerbada, a preocupação com o futuro dos filhos enquanto desempenho, privilegiando-se o Ter em detrimento do Ser com a intensificação de suas necessidades especiais, aumento de suas exigências, diminuição de sua resistência às frustrações e sua insatisfação cada vez maior uma vez que muito lhes é acenado sem que se definam e se mostrem as consequências e responsabilidades inerentes para que se atinjam metas que não têm como únicas finalidades a fruição e o prazer.

Apesar disso, com todas as transformações que citamos que ocorreram com o passar do tempo, a criança ainda se defronta, no interior de sua família, com dois adultos de quem deve receber segurança (física e psicológica), obtendo, em consequência, satisfação de suas necessidades, não somente físicas e materiais mas, principalmente, de afeto e de educação (Postel, 1994), aportes estes que lhe permitirão um desenvolvimento mais saudável e adaptado, de forma que consiga estabelecer uma visão de quem é, em que mundo se encontra e, a partir dessas categorias, construir um projeto existencial que lhe permita significar sua existência, sem o que gradualmente se encaminha para a solidão e o tédio nadificantes.

Em função de todo esse processo que descrevemos, podemos observar não somente a dificuldade que temos hoje em relação a crianças e adolescentes carentes (sobretudo afetivamente e na percepção dos próprios limites e do outro), insatisfeitos (uma vez que lhes foi acenada uma vida de facilidades e prazeres irreal) e, consequentemente, revoltados (contra si mesmo por suas incapacidades, mas, em especial contra a vida que não lhes aporta as gratificações desejadas).

Nesse panorama, insere-se o transtorno mental nessa população, trazendo em seu bojo uma série de dificuldades uma vez que essas crianças e adolescentes também não correspondem ao ideal de filhos sonhado por uma geração narcisista e egocêntrica, que, muitas vezes de maneira não consciente, estrutura mecanismos de exclusão, nem sempre explícitos, mas que refletirão no curso, na evolução e no prognóstico desse indivíduo.

Entretanto, a ideia de projetos residenciais, sobretudo para jovens, choca-se com todo um padrão de valores incorporados na estrutura familiar burguesa, conforme dissemos anteriormente, desde o século XIX.

Dessa mesma maneira, persiste a desconfiança em relação às eventuais pessoas cuidadoras, desconfiança esta similar à suspeição sob a qual se colocava a criadagem do século XIX, suspeição que, por sua vez, é responsabilizada, preconceituosamente na maioria das vezes, por ser a transmissora de maus hábitos e maus costumes além de maus-tratos.

Assim sendo, e por ser a lei fruto de grupos minoritários com saber específico e com ideologia característica, temos em nosso país que:

> "Na verdade, podemos conceber o ato de cuidado em saúde mental como um ato certamente clínico, mas não no sentido do tratamento de um mal, doença ou transtorno, mas de um ato que se dirige ao sujeito (psíquico, social e histórico), sujeito seja de um sofrimento psíquico específico, seja de um ato antissocial, seja de um ato toxicômano, entendendo todos esses atos como multideterminados e não redutíveis a um processo mórbido. Nesse sentido, sustentamos que a proposta de uma saúde mental ampliada, dirigida a todos os casos (neste sentido, respeitando a universalidade da intervenção em saúde mental) em que haja um sujeito: em sofrimento, em risco social, em delito e privação de liberdade. Trata-se, assim, de uma ação em saúde mental que se pauta pela não psicopatogilização dos atos e dos estados humanos, sobretudo quando eles são relacionados com situações de determinação complexa e multifatorial." (Ministério Público, 2021)

O que ocasiona uma total artificialização do problema e, em especial, de sua abordagem que, em nosso meio é ineficaz e meramente teórica, com base ideológica.

> "As normas que tratam do cuidado em saúde mental da infanto-adolescência, especialmente no que diz respeito à internação psiquiátrica, diante da sua excepcionalidade, exige do intérprete a melhor compreensão possível das bases jurídicas que alicerçam a concepção e a assistência da saúde mental em face do indivíduo em sofrimento psíquico. Outro fator a ser entendido pelo tradutor da lei, sobre o cuidado em saúde mental, é que este tem tido ao longo do tempo uma discreta evolução legislativa e também das próprias práticas terapêuticas, mas que, nos últimos anos, foi alvo de um enorme salto de qualidade, sobretudo sob a perspectiva *da boa prática e do cumprimento dos direitos humanos*, mudança esta, no entanto, que encontra ainda forte resistência por parte de muitos profissionais de saúde e mesmo dos próprios familiares de muitos pacientes, até pela falta, na

prática, de alternativas ao modelo hospitalocêntrico que se pretende substituir, sem olvidar da grande carga de preconceito que sempre envolveu e envolve o campo da saúde mental de uma maneira geral." (Resende, 2009)

Mais ainda quando se diz que:

"anotamos uma série de ações diversificadas e simples, as quais podem ser extremamente úteis para responder a muitas das situações em que o internamento não é o único e exclusivo "remédio"; nesse sentido: lembramos que toda a rede de serviços de atendimento e de apoio deve ser capacitada ao atendimento e encaminhamento dos casos de saúde mental infanto-juvenil; lembramos a necessidade de estímulo à criação de Centros de Convivência e de Cultura, cujo ponto alto é o funcionamento desses equipamentos de integração social e cultural em finais de semana, quando há maior vulnerabilidade ao descontrole que leva ao abuso; observamos a necessidade de criação de alternativas de moradia aos que delas necessitam como as Residências Terapêuticas e Pensões Protegidas; assinalamos a imensa quantidade de ações simples e eficazes de atuação, tais como: o suporte de Equipes Matriciais para os programas que atuam diretamente junto à comunidade como o PSF; as chamadas Intervenções Breves, que podem ser realizadas nos ambulatórios por profissionais de saúde treinados a detectar precocemente em consultas comuns as propensões e a ocorrência de abuso de drogas/álcool/medicamentos ou outras evidências de sofrimento psíquico que possuam relevância clínica. Este trabalho tornou-se necessário diante da forte convicção formada de que se deve evitar, o quanto possível, a psiquiatrização infantojuvenil e que os grandes ou pequenos, importantes ou insignificantes esforços que façamos em direção à diminuição do sofrimento do ser humano fazem transformar toda a humanidade." (Resende, 2009)

Claro que é inegável que a criança tem de ser cuidada enquanto pessoa, assim como é claro que vínculos familiares e, principalmente, maternos (em que pesem as ideias da pós-modernidade, lembramos que somos mamíferos gregários, com características da espécie e sugerimos a leitura dos aspectos de desenvolvimento da criança) também devem estar presentes para que um bom desenvolvimento ocorra. Porém também temos de saber que as famílias das crianças reais não correspondem às famílias descritas nos projetos de lei, assim como os modelos de atendimento só são priorizados na letra morta dos discursos e dos projetos legais, ficando a infância com problemas mentais reais desassistida e os profissionais que a atendem, pressionados pela lei para que resolvam um problema para o qual não têm recursos visto que a lei terminou com os modelos de internação e não criou nenhum tipo de residências que atenda as necessidades populacionais, sem os recursos de atendimento necessários. Assim, embora a ideia de programas residenciais aporte a dificuldade decorrente da quebra do ideal de boa mãe, abnegada e dedicada, sempre disposta a sacrificar-se em benefício do filho, assim como de uma família idealizada na forma da Lei, esses projetos são de fundamental importância quando pensamos no evoluir dos quadros psicopatológicos e no seu cuidado.

Isso porque, embora seja por intermédio dos cuidados maternos e familiares que se dá o reforço a um papel feminino, pois, como diz Donzelot (1977), "pela revalorização das tarefas educativas se estabelece, para a mulher burguesa, uma nova continuidade entre suas atividades familiares e suas atividades sociais", a pós-modernidade acabou por minimizar esse papel e, consequentemente, a sociedade deve se preocupar e se preparar (inclusive economicamente) para, saindo dos belos discursos políticos e jurídicos, estruturar modelos eficazes de atendimento àqueles que os demandam.

Por sua vez, a importância do médico é facilmente compreendida em função do lugar que lhe foi reservado, como vimos antes, no qual ele detém um saber que determina proteção e segurança contra estruturas ameaçadoras, vislumbradas no cuidado ao filho com transtornos mentais por pessoal não qualificado, fato de fácil verificação a partir das propostas de tratamento meramente social.

Entretanto, esse saber institucional também é o que reforça a obrigatoriedade da permanência do filho doente junto de sua família como bem frisa Forel (1934) quando diz que os filhos constituem o cimento mais firme contra as separações conjugais, carregando com ameaças e culpa, o processo de separação pais-filhos. Observamos, assim, o paradoxo pós-moderno que, ao mesmo tempo que advoga a independência e a abolição do papel materno, advoga, da mesma forma, a necessidade da permanência de crianças que demandam cuidados intensos, com familiares que não conseguem fornecer esses cuidados até por questões de sobrevivência.

Todas essas características da família pós-moderna mantêm o envolvimento dos pais com os filhos com transtornos mentais, que são de alguma forma, institucionalizados, independentemente do processo de afastamento físico da família.

Entretanto, por todas essas razões, na maior parte das vezes incoerentes, são compreensíveis as dificuldades observadas nesse processo, bem como a necessidade do envolvimento com a instituição para os pais que por ela optam.

Esse envolvimento familiar, mesmo com projetos alternativos (e a maior parte deles é proveniente da iniciativa dos próprios pais), pode proporcionar efeitos benéficos sobre o paciente, sobre os próprios pais e sobre a equipe de trabalho, encorajando-a a prosseguir em suas atividades (Ciddor e Finniecome, 1981).

Apesar de todas as dificuldades observadas com referência à separação, facilmente compreensíveis a partir dos valores e ideologia vigentes em nossa sociedade, constatamos que a permanência de muitas pessoas com transtorno mental em casa ocasiona também um "estresse familiar", embora, como contrapartida, ocasione também maior solidariedade social e apoio da comunidade, mesmo quando os pais evitam perceber seu filho como um problema (German e Maisto, 1982).

Programas alternativos para o atendimento a crianças e adolescentes com transtornos mentais adolescentes devem se constituir em um espaço que lhes propicie interações sociais adequadas a seus limites a partir de um ambiente doméstico similar ao de suas famílias de origem, embora estas não devam perder o vínculo com eles.

Entretanto, pensando-se a família como um organismo vivo e em constante mudança, sabemos que, como a criança e a família crescem juntas, a acomodação da família às necessidades da criança delimita áreas de autonomia que esta mesma família deve experienciar durante o processo de separação (Minuchin, 1982) para que o fato auxilie o crescimento, não somente do indivíduo, mas de todo o grupo familiar.

Esse processo de separação em relação ao indivíduo com transtorno mental não se processa em um ritmo-padrão nem da mesma forma uma vez que falamos de quadros psicopatologicamente diferentes, cada um com suas peculiaridades, o que altera a autonomia dos participantes e, por conseguinte, os objetivos e os recursos de cada programa, o que determina que cada família vivencie essa separação de maneiras diversas embora esta deva ser encarada sempre como parte de um processo de amadurecimento e autonomia de ambos: paciente-família.

Como a família é um sistema que opera por intermédio de padrões transacionais, na relação com o paciente esses padrões costumam se estruturar de forma alterada e característica, retroalimentando-se e ocasionando alterações que se refletem na sua conduta (Minuchin, 1982), que, portanto, deve ser trabalhada concomitantemente ao processo de separação.

Assim, se em um primeiro momento pode-se observar uma grande resistência em se admitir a possibilidade de separação na família, vemos a seguir, uma tentativa familiar em minimizar o efeito dessa separação visto que a saída do elemento doente do grupo familiar ocasiona mudanças em sua dinâmica na medida em que ele é um indivíduo que catalisa as insatisfações e as tensões familiares.

Todos esses fatos dificultam sua saída, pois esta provoca uma crise que é vivida de formas diferentes por cada família em particular conforme sua dinâmica e momento evolutivo (Ackerman, 1974).

Famílias estruturadas procurarão soluções mais viáveis e que ocasionem menor sofrimento, porém, em ausência dessa solução, muitas vezes a família não consegue deter efeitos destrutivos que podem ocasionar reações destrutivas caracterizadas por reações impulsivas e inadequadas que, por sua vez, impossibilitam a elaboração do problema que só será encarado a partir de sua agudização com o grupo familiar, passando este a apresentar progressivos sintomas de desorganização.

Famílias que optam por programas alternativos de tipo residencial podem ter relações favoráveis de adaptação à separação, embora, em algumas ocasiões, possam estabelecer relações de dependência (principalmente quando falamos de patologias crônicas como deficiência intelectual ou transtornos do espectro autístico) quanto ao projeto em questão, dependência esta mascarada, muitas vezes, sob a forma de auxílio e participação.

Quando isso ocorre, desloca-se o objeto de vínculo que passa do filho afetado, repositório de frustrações e rejeições (sob a égide da culpa), para a instituição, representativa de zelo e cuidado, o que pode permitir a manutenção de uma ambiguidade rejeição-cuidado, caracterizada pelo afastamento objetivo do indivíduo afetado da rede familiar, porém com cuidados necessários que justifiquem e atenuem essa resolução (Meyer, 1985).

Falamos isso porque, em nosso meio, grande parte dos projetos residenciais, principalmente aqueles voltados para indivíduos com quadros crônicos e que demandam cuidados constantes (como os já citados indivíduos com deficiências intelectuais ou transtornos do espectro autista, graves), em decorrência do descaso governamental e social, é estruturada e cuidada, com muita frequência, por pais. Podemos observar, então, o agrupamento dos pais em verdadeiras irmandades de sofrimento, com rituais de "boas-vindas" àqueles que se iniciam no grupo. Na medida em que se envolvem com a problemática do filho, passam a se considerar "informados" sobre o problema e a viver dentro desse mundo particular, criando um verdadeiro "culto ao deficiente" (Goffman, 1982) que hoje pode ser visualizado e justificado por um pós-modernismo reificado que trata os transtornos mentais (ou ao menos parte deles) dentro de um modelo social no qual, em lugar de se buscarem meios de suportes para algo que afeta a pessoa, passa a se colocar o ônus em uma questão social (visto que o próprio transtorno passa a ser considerado um "constructo" social) que afirma que o único problema é que "a sociedade não se ajusta aos indivíduos" (Pluckrose e Lindsay, 2021). Volta-se assim, paradoxalmente, a um conceito antigo segundo o qual o mais importante são "amor e compreensão" e não recursos econômicos, técnicos e sociais.

Esse superenvolvimento familiar interfere no cuidado ao desenvolvimento do próprio indivíduo afetado de maneira prejudicial, impedindo suas maiores autonomia, independência e responsabilidade.

Dessa forma, os cuidados para que esses pais não se agrupem ao redor de seu próprio sofrimento deve existir quando da constituição de um projeto residencial do qual participem para que o projeto seja somente uma alternativa de atendimento, e não um objeto de orgulho e motivação familiares. O cuidado e a elaboração desses sentimentos são fundamentais na elaboração desse tipo de projeto que, entre outras coisas, visa também a melhoria das relações intrafamiliares mediante a retirada do paciente de seu meio, possibilitando à família um relacionamento mais saudável, não centrado em um "paciente identificado".

Questão das residências e a integração do indivíduo com transtorno mental

A construção das instituições para o cuidado da pessoa com transtornos mentais e, mais especificamente para a pessoa deficiente, foi iniciada na Europa e nos Estados Unidos, em meados do século XIX.

O advento de uma sociedade urbana e industrializada, fundamentada sobre o conceito de produção, resultou em que cada vez mais famílias, que não podiam fornecer suportes a seus filhos com algum tipo de transtorno mental, propusessem alternativas residenciais (Nelson, 1978).

Isso porque somente um pequeno número requeria internação hospitalar de longo prazo com muitos podendo viver suas próprias vidas, o que determinou que a problemática transcendesse a área da saúde e englobasse a área social.

O hospital, enquanto cuidado ao doente, com uma organização próxima da atual, surge durante a Revolução Industrial, como um processo social em um momento em que a capacidade individual passou a ter um preço para a sociedade (Foucault,

1982), embora, enquanto estrutura de cuidado e com origem religiosa, a instituição hospitalar remonte ao Império Romano e, posteriormente, à Idade Média. Consequentemente a essas necessidades relacionadas à capacidade individual, criou-se uma tecnologia para geri-la tendo por base a disciplina como exercício de poder efetuado de modo simples, o que acarretou uma diminuição constante de suas individualidade e singularidade. Tentando conseguir melhor desempenho dessas funções, essa instituição se organizou obedecendo algumas premissas (Foucault, 1977):

1. Classificação e normatização do espaço: com uma distribuição espacial dos indivíduos de forma mais útil sob o ponto de vista social.
2. Vigilância constante sobre o grupo em questão colocada sob um olhar pedagógico: inserida nas práticas de ensino como mecanismo em si, constituindo-se numa rede relacional que gradativamente, e de forma maior, sustenta a estrutura social.
3. Registro contínuo de todas as ocorrências: de modo que todas as possíveis manifestações de singularidade possam ser diagnosticadas e, se necessário, submetidas a sanções com finalidade normalizadora.

Nessa ótica, a instituição hospitalar passa a ser reprodutora de valores como uma organização controladora social e, em última análise, garantia da própria existência de um sistema social vigente, controlado por códigos e regras que se constituem em aparatos normalizadores (Skinner, 1970; Althusser, s/d).

Como consequência, condutas e desempenhos passam a ser padronizados, com punições por desvios de normas, padrões esses relacionados ao tempo (atrasos ou faltas), à sexualidade, ao corpo (atitudes inadequadas) e tantas mais, submetidas constantemente a processos redutores que variam desde as punições físicas até controles mais e mais sofisticados.

Esses procedimentos são entranhados no cotidiano, impregnando de modo sutil e quase imperceptível a vida das pessoas e das instituições.

Com isso, o hospital se burocratiza para garantir seus objetivos, normas e regulamentos, aumentando os segredos e a superioridade dos profissionais.

Com a transformação do hospital, em meados do século XVIII, de uma estrutura de reclusão em um local destinado à cura, a estrutura institucional teve de se alterar com a reorganização do espaço e da hierarquia, com o religioso (que originalmente cuidava dessa estrutura) cedendo lugar ao médico.

Entretanto, nas instituições para doentes ou deficientes mentais, o quadro pouco se alterou. Assim, quando Esquirol, no século XVIII, internava seus pacientes, justificava o fato pelas seguintes razões (Foucault, 1982):

1. Garantia de segurança pessoal do doente e da família.
2. Liberação das influências externas.
3. Quebra de resistências pessoais.
4. Imposição de novos hábitos intelectuais e morais.
5. Submissão ao regime médico.

Essa clientela, que tinha de ser assistida e orientada em qualquer atividade, tem de apresentar uma imagem idealizada como cordata, conformada e submissa desempenhando um papel passivo. Assim, nesse momento, inclusive pela precariedade terapêutica, a maior parte do esquema de tratamento é de exclusão desse indivíduo, ameaçador em si mesmo, das normas e regras sociais, embora, à época, Pinel proponha um "tratamento moral" baseado principalmente em uma abordagem humana do paciente.

Claro que é necessário lembrar que mesmo esse sistema de exclusão é uma evolução quando pensamos as Casas de Isolamento do século XV ou a "nau dos insensatos" dos séculos anteriores.

Na medida em que progressos técnicos foram incorporados, novas formas institucionais se desenvolveram, embora, na maior parte das vezes, elas estejam constantemente permeadas por conceitos maniqueístas de "condutas boas ou más", reflexos da estrutura social em que estão inseridas.

No século XX, principalmente a partir dos anos 1960, passou-se a questionar as formas de atendimento institucional como mecanismo de reclusão e de segregação, fruto da percepção inicial do pós-modernismo de que o "Ocidente construiu a ideia de que a racionalidade e a ciência são boas para perpetuar o próprio poder e marginalizar formas não racionais e não científicas de produção de conhecimento em outros lugares" (Pluckrose e Lindsay, 2021).

Em função disso, todos os indivíduos com algum transtorno mental passaram a ser afetados por essa nova maneira de se pensar um atendimento institucional dentro daquilo que se convencionou denominar "justiça social".

Assim, embora sendo mais fácil de, neste momento, se estabelecerem categorias de proteção e de suporte, começou-se também a se verificar o custo operacional das unidades tradicionais de internação sob a égide de novas teorias pseudo-humanistas.

Em função desses aspectos, na década de 1970, desenvolveu-se a polêmica "Ata da Reforma Psiquiátrica", pela qual as internações deveriam se realizar quando:

1. existissem alterações psíquicas que justificassem medidas terapêuticas urgentes;
2. as medidas terapêuticas propostas não fossem aceitas pelo paciente;
3. mesmo oportunas e convenientes, as internações psiquiátricas não pudessem ser implementadas (Kemali, 1985).

Alguns anos mais tarde, ao discutir os dados analisados, decorrentes dessas medidas, o mesmo autor referiu uma situação caótica originada da aplicação irracional da Ata, concluindo que medidas legais, por mais avançadas que sejam, não alteram a mentalidade da população, abrindo espaços para que pensemos que qualquer proposta de mudança passa primeiramente por programas educacionais que, para se tornarem eficazes, dependem de tempo para sua implementação e de recursos para que outras medidas substitutivas possam ser estruturadas. Assim, não basta a abolição de determinados aparelhos institucionais sem que outros sejam implementados, da mesma forma que não adiantam determinações legais que não têm respaldo cultural ou social.

Essas mudanças de mentalidade e de políticas governamentais no que tange ao indivíduo com transtornos mentais passaram a tender, nas últimas décadas, para uma proposta de desinstitucionalização, observando-se uma polarização e uma discrepância de opiniões entre as pessoas afetadas pelo problema e pelos profissionais com ele envolvidos, opiniões estas nem sempre concordes e nem sempre muito adequadas à realidade social.

Essa tendência, expressamente baseada na crença de que as instituições hospitalares eram desumanizadoras, foi ainda embasada em dois elementos importantes a saber:

1. Abstenção dos esquemas institucionais habituais para o cuidado do indivíduo com transtorno mental.
2. Expansão das facilidades comunitárias para o cuidado dessa população embora essa expansão tenha sido somente teórica em nosso meio.

Esse movimento, mesmo sendo visto com bons olhos, suscitou críticas entre os próprios participantes que sentiam medo de que, em momentos de recessão econômica, esses outros sistemas de suporte comunitários fossem facilmente transformados em um processo de negligência oficializada (Colombatto, 1982), fato este observado em nosso meio.

Considerando-se nossa realidade social e, principalmente, o descaso que os poderes públicos têm por essa população deficitária, maior ainda deve ser esse temor em nosso meio, pois a ideia de que o indivíduo com transtornos mentais pode se beneficiar dos recursos da própria comunidade é faca de dois gumes já que não ocorre se essa comunidade é pobre em recursos, essa população não pode se beneficiar dos recursos uma vez que são escassos embora a comunidade não possa, a princípio, se recusar a prestar esses serviços e a pessoa se negar a recebê-los, por temor das eventuais sanções legais, fazem-no, na maioria das vezes de forma despreparada, carente e pouco cuidadosa.

Dessa maneira, em função das próprias teóricas mudanças sociais, surgiram variadas propostas alternativas de atendimento, visando a desinstitucionalização dos indivíduos com transtornos mentais, sem que se levassem para o plano concreto os arroubos românticos dos pós-modernos.

Sob o ponto de vista teórico e técnico, surgiram, assim, as propostas de Residências para essas pessoas com transtornos mentais, propostas estas que surgem como alternativas de atendimento diferenciadas, totalmente diferentes do modelo hospitalar em sua própria concepção filosófica (Quadro 102.1).

Cabe lembrar que, embora esses modelos se originem, teoricamente, na década de 1960, encontramos, em 2019, notícia da *Folha de Vitória* que anuncia de forma alvissareira:

> "O Ministério da Saúde anunciou na quarta-feira (23) que aplicará R$ 2,3 milhões na implantação de 115 Serviços Residenciais Terapêuticos (SRT) em Saúde Mental, também conhecidos como residências terapêuticas, em 19 municípios de sete estados (AL/MA/PA/PE/RJ/RS/SP)".

O que mostra, de forma cabal que, embora o modelo teórico seja extremamente interessante, em nosso meio encontra-se totalmente defasado de nossa realidade consistindo, portanto, em mero recurso discursivo e político.

Caracterização dos modelos residenciais

Pensando-se de modo pragmático a questão das residências, temos de considerar que, em nosso meio, elas foram inicialmente estruturadas para deficientes intelectuais a partir de iniciativas isoladas, ligadas com maior frequência a movimentos de pais. Entretanto, considerando-se a literatura, encontramos as seguintes possibilidades (Arce, 1985 *apud* Assumpção, 1988) que podem ser estruturadas conforme as necessidades dos participantes.

Residências grupais

Facilitam cuidados contínuos 24 horas diárias, durante toda a semana para grupos entre dois e dez adolescentes ou até 14 adultos, supervisionados por equipe técnica que organiza programação cujo principal objetivo é a habilitação social.

Nelas, estruturam-se atividades grupais, psicoterápicas, dentro da própria residência e na comunidade visando-se, em última instância, o que poderíamos denominar "ambientoterapia".

Com permanência transitória, são indicadas em quadros agudos, por períodos curtos de tempo e em populações com dificuldades de permanência em sua própria casa. São indica-

QUADRO 102.1 – Diferenças entre modelos residenciais e modelo de grandes instituições.

Residências	Instituição de grande porte
Princípio da normalização	Concepção paternalista e protecionista
Inseridas na comunidade	Espaço institucional
Número reduzido de moradores (até 8)	Atendimento de grandes grupos
Uma pessoa responsável	Rodízio de funcionários da equipe
Equipe de assessoria	Equipe técnica (*staff*)
Integração social	Segregação institucional
Desmistificação do mito do transtorno mental	Favorecimento do estigma e do preconceito
Respeito ao conceito de lar	Atendimento padronizado
Finalidade de moradia de curto, médio ou longo prazo	Finalidades pedagógicas ou educacionais
Valem-se de recursos da comunidade	Tem recursos institucionais

Fonte: Desenvolvido pela autoria do capítulo.

das também para algumas populações ambulatoriais, algumas deficiências intelectuais de nível leve ou moderado, cuja principal necessidade é a socialização.

O relacionamento desse modelo residencial com a comunidade deveria ser efetuado por meio dos cuidados encontrados em centros de saúde, hospitais e outros recursos comunitários, e sua programação varia conforme a população moradora.

Residências de cuidado pessoal

Oferecem um atendimento misto entre o que chamamos "residências" e "cuidados comunitários".

Habitualmente, abrigam quatro ou mais jovens com comprometimentos moderados ou graves, focando seus programas na manutenção no âmbito individual, fornecendo a seus moradores mecanismos de suporte.

A equipe deve proporcionar essa estrutura durante as 24 horas do dia, sendo fundamentais o tratamento psiquiátrico e a reabilitação social.

Dessa forma, o tempo de permanência nelas é variado, dependendo do quadro psicopatológico e do projeto terapêutico em questão.

Residências adotivas

Correspondem a programas residenciais para todo o período do dia, fornecidos por famílias em suas próprias casas. São destinadas a pequenos grupos (dois a quatro clientes) não relacionados consanguineamente às famílias, sendo o sistema de suporte aos pacientes fornecido por estas e por agentes da própria comunidade que atuam como visitadores e/ou orientadores. Dessa maneira, as trocas com a comunidade são, portanto, frequentes e necessárias.

A população dessas residências é variável, bem como o período de atendimento.

Em nosso ambiente, por razões econômicas, sociais e culturais, essa possibilidade é bastante remota no que se refere à sua factibilidade.

Moradia com a família natural

Também facilitada por agentes de saúde mental que atuam como suportes mediante visitas domiciliares e que se centram na reabilitação social e no atendimento aos familiares, visando prové-los de recursos que possibilitem o posterior auxílio ao paciente.

Obviamente esse sistema depende da formação desses agentes de saúde bem como de sua supervisão constante.

Moradias satélites

Correspondem também a unidades residenciais que proporcionam semi-independência e que são constituídas, em média, de quatro pacientes supervisionados por agente social, que auxilia o funcionamento das unidades.

Usualmente a população atendida neste modelo tem problemática psiquiátrica específica e seu acompanhamento médico é feito pela própria comunidade, sendo a permanência do paciente nessas casas por tempo indeterminado.

Em que pese se observar grande variedade nos termos utilizados para denominar as experiências de moradias para pessoas com transtornos mentais – como "lares abrigados" (Palladini, 1986-1987; Furtado e Pacheco, 1998; Barros e Josephson, 2001), "república" (Rolim et al., 2000), "moradia assistida" (Fernandes, 2001), "lar de acolhimento" (Gonçalves et al., 2002), "moradias extra-hospitalares" (Furtado e Pacheco, 1998), "pensões protegidas" (Furtado e Pacheco, 1998; Guimarães e Saeki, 2001), "núcleo de convívio" (Guimarães e Saeki, 2001), "vila terapêutica" (Guimarães e Saeki, 2001), "serviços residenciais terapêuticos" (Brasil, 2002; Milagres, 2003) –, podemos observar que, embora todas essas denominações tragam em comum o objetivo da transformação da assistência prestada, buscando substituir a internação psiquiátrica e ser uma alternativa de moradia, conceitualmente elas se caracterizam de formas diferentes tanto em seus objetivos como por seus métodos e pela população a que se destinam.

Podemos visualizar facilmente o funcionamento de todas essas unidades a partir do quadro seguinte: para grande parte dos indivíduos portadores de transtornos mentais, podemos observar, com base nessa exposição, que temos de considerar que grande parte dos programas residenciais viáveis é a longo prazo, uma vez que essa população se constitui em um grupo com problemática crônica.

As programações também são pouco variáveis, centrando-se, principalmente, na habilitação social, com tentativa de maior independência. Levando-se em conta que essas programações são muito simplificadas, consideramos importante uma supervisão constante em âmbitos psiquiátrico e social.

Oshuor (1983), na Nigéria, aponta as dificuldades na implantação de programas residenciais para pessoas com transtornos mentais ressaltando a necessidade de implantá-los com o auxílio das famílias, voluntários e da comunidade em geral.

Essas características são as mesmas que as nossas se observarmos a dificuldade que um grande número de instituições especializadas em atendimento tem diante de um custo elevado dos serviços técnicos bem como sua difícil manutenção de forma constante e uniforme. Aliás, esse alto custo é um dos pontos básicos observados nessas mudanças institucionais, já que, há muitos anos, sabemos que indivíduos com transtornos mentais necessitam de programações variadas e que, com um suporte da comunidade, muitos deles eles podem viver de modo relativamente independente.

Embora possa não parecer, esse dado é de extrema importância sob o aspecto operacional, pois, muitas vezes, a ideia geral é de que os transtornos mentais são uma área profissional sem atrativos para a prática médica ou de outras áreas, sendo desestimulada, o que acarreta grande dificuldade com os profissionais especializados em virtude seu custo operacional.

Considerando-se essas questões, a ideia de projetos residenciais parte de metas básicas que se fundamentam em um "Princípio de Normalização", descrito, *grosso modo*, como o uso de meios para elicitar e manter comportamentos culturalmente aceitáveis, considerando-se as diferenças de cunho social, princípio este bastante diferente das ideias de neurodiversidade que caracterizam a pós-modernidade.

Consequentemente, esses projetos viabilizam uma maior "normalização" nos aspectos físicos e sociais das residências, bem como um melhor funcionamento adaptativo dos moradores, principalmente considerando-se os aspectos sociais uma vez que podemos dizer que o comportamento é o marca-passo da adaptação, característica esta inerente a todo o processo de evolução.

As reformas no atendimento expressam-se, objetiva e principalmente, por um melhor comportamento adaptativo dos residentes. De modo paralelo, elas se processam de maneira operacional por meios de mudanças no espaço físico, com maiores possibilidades no uso desse espaço nas residências do que nas instituições organizadas de forma burocrática e sistemática. Da mesma forma, maior orientação dos residentes e inclusão em programas específicos são também fatores responsáveis para induzir condições que facilitam a ocorrência de comportamentos adaptados (MacEachron, 1985).

Seu funcionamento deve ser considerado conforme alguns princípios como:

1. Constituição: concorde com a população atendida, considerando-se não somente o que se refere à programação como também quanto ao que se refere a sua categorização social, de forma que reflita a realidade daquele grupo atendido.
2. Espaço físico: compatível com o número de pessoas e, principalmente, com a concepção de lar o que nos leva a repensar conceitos como refeitórios, aparelhos eletrodomésticos de uso pessoal e outros, que caracterizam a individualidade, mas que resultam na perda da dimensão social do que é uma residência posto que, muitos desses elementos devem ser compartilhados.
3. Regimentos internos: elaborados conforme as necessidades de seus moradores, porém também visando a delimitação de um espaço residencial diverso daquele espaço das famílias nucleares. Isso para que, conforme já citamos, não haja interferências nem superposições de papéis, com finalidades compensatórias da parte dos pais dos indivíduos envolvidos no projeto.
4. Pessoal adequado: usualmente não de técnicos, que participa em caráter de supervisão embora seja necessária uma coordenação que exerça papel de mãe substituta bem como atendentes e funcionárias que cuidem dessa casa sob o ponto de vista de seu funcionamento operacional (alimentação, limpeza, lavagem e passagem de roupas etc.).
5. Rotinas: estabelecidas e estruturadas de maneira clara, com a participação dos residentes conforme suas reais possibilidades e de maneira que percebam a responsabilidade e as consequências de suas decisões.
6. Administração e manutenção econômica: delegadas à entidade mantenedora, seja ela associação de pais, seja de qualquer outro tipo de organização, embora a administração da casa, em si, deva ficar delegada à mãe substituta ou larista.

Alguns autores (Eyman, 1982; MacEachron, 1985; Dwyer, 1980) tecem algumas considerações não tão absolutas, com Eyman (1982) referindo que as residências sugerem maior viabilidade na aquisição de comportamentos adaptativos quando comparadas às grandes instituições embora não pareça haver relação entre a conduta dos residentes e o tamanho da casa ou da equipe, não se observando alterações significativas nas condutas em função do número de pessoas responsáveis (Dwyer, 1980), fato que nos mostra que não podemos ter uma visão simplista de que uma mera questão estatística relativa ao número de pessoas responsáveis por residente altere substancialmente um programa residencial.

Esse dado teórico vem de acordo com nossas observações que não mostram a necessidade de uma equipe extensa e sofisticada para que se obtenham resultados razoáveis nesses programas. Isso reveste-se de extrema importância dado que esses profissionais, se não devidamente orientados, apresentam formas inapropriadas de atendimento aos residentes, da mesma maneira que estes últimos influenciam a conduta dos que ali trabalham. Assim, a conduta dos membros da equipe revela-se poderosa influência sobre a população de uma residência (Landesman-Dwuyer, 1981).

Igualmente, a questão "o menor é melhor" deve ser discutida a partir da opinião de diferentes autores (Dwyer, 1981; Felce, 1985), uma vez que, embora se reforce o argumento despersonalizador das grandes instituições, deve-se considerar também a não relação tamanho da instituição *versus* qualidade dos cuidados, embora se considere (Felce, 1985) que as pequenas residências apresentam, por suas próprias características, um ambiente mais rico para o indivíduo, uma vez que permitem a eles oportunidades de utilizarem materiais e executarem desde as próprias tarefas domésticas até outras atividades de maior complexidade. Assim, com uma "equipe devidamente treinada, podemos propor alternativas nesses projetos" (Felce, 1985), alternativas estas que englobam:

1. Participação efetiva do residente: com o indivíduo sendo capaz de agir e viver dentro de um organismo social, no caso o grupo residencial, visualizado por meio da distribuição de tarefas e da responsabilização (conforme suas possibilidades) para cada um dos residentes, dividindo-se o trabalho e as consequências de acordo com as reais possibilidades de cada um de seus membros. Isso não costuma ocorrer nos programas de educação formal nos quais as responsabilidades do cotidiano não costumam fazer parte do mundo da criança e do adolescente.
2. Conceituação de tarefas domésticas: a partir de sua análise funcional e seu desdobramento em pequenas atividades, pois, dessa forma, cada residente tem condições de contribuir conforme suas próprias habilidades, de maneira efetiva para o sucesso do projeto.
3. Permissão para participação: mesmo por parte dos mais comprometidos, uma vez que, com essa participação, cria-se ambiente do e para o indivíduo, sem preocupações estéticas ou com o gosto alheio. Constrói-se, assim, um ambiente com seus quadros, seus programas de TV, suas revistas, de modos que seja a "sua casa", característica impossível, quer em ambiente institucional (que segue normas rígidas e previamente estabelecidas), quer em ambiente familiar (no qual prevalecem os valores familiares).
4. Interação com todas as pessoas da casa: como não é nenhuma produção individual nem o desempenho pessoal os objetivos de um programa desse tipo, o indivíduo participante passa a ter oportunidade de desempenhar um papel pessoal no ambiente, compartilhando, assim, as responsabilidades em um organismo social, a residência.

Em função de um projeto nesses moldes, realiza-se um processo em três níveis:

a) Individual: consequente aos comportamentos desenvolvidos, valorizando-se a interação na microcomunidade residência.

b) Institucional: decorrente da organização desse módulo residencial, fruto de movimento, habitualmente proveniente da própria comunidade na qual se insere, e que procura a solução de um problema específico.

c) Interação social: uma vez que, para que esses indivíduos sejam absorvidos com maior índice de tolerância e adaptação, demanda-se a participação da comunidade, e não a sua obrigatoriedade em participar. Isso permite, ao menos teoricamente, melhores resultados quando comparados com os obtidos por grandes instituições, considerando-se tanto o ponto de vista individual do desempenho social e da autonomia como do social com a integração desses projetos nas comunidades que os acolhem.

Dessa maneira, não podemos imaginar esses programas como característicos de algum tipo específico de transtorno mental, variando-se, isso, sim, algumas das características da instituição de acordo com as necessidades do grupo atendido (Landesman-Dwyer, 1981), fato por nós observado em estudo anterior (Assumpção, 1988).

Assim sendo, esses programas são sempre educativos e seus treinamentos voltados para atividades simples.

Essas mudança e ampliação institucional são decorrentes de um processo social com raízes históricas, políticas e filosóficas, embora, sob o ponto de vista prático, deva-se considerá-lo decorrente também da sobrecarga materna no que se refere aos cuidados do filho com transtornos mentais, o que ocasiona que cerca de 60% dessas mães refiram ser de extrema valia um auxílio quanto a esses cuidados (Carey, 1982).

Embora a preferência dessas mães dirija-se a programas educacionais em grandes instituições, a rarefação destes em nosso meio, em virtude de seu alto custo, leva-nos obrigatoriamente a pensar soluções alternativas, soluções simples nas quais os ambientes proporcionem melhoria nas condutas, melhoria esta que contrasta com a deterioração observada em ambientes do tipo de grandes instituições (MacEachron, 1985), embora não existam dados que estabeleçam essa relação de modo indiscutível.

A proposta residencial se baseia fundamentalmente na relação residentes-equipe, fornecendo uma estrutura simplificada na abordagem de um problema multifatorial como é o da habilitação da pessoa com transtornos mentais.

Referências bibliográficas

1. Ackerman NW. Diagnostico y tratamiento de las relaciones familiares. Buenos Aires: Horné; 1974.
2. Althusser L. Ideologia e aparelhos ideológicos de estado. Lisboa: Presença; s/d.
3. Assumpção Jr. FB. Residências para deficientes mentais: análise de um modelo/Homes for the mentally disabled: analysis of a model. Tese de Doutorado. PUC-SP; 1988. 126 p.
4. Beltrão C. Família e matrimônio: estrutura e funções da família. In: Beltrão C. Sociedade da família contemporânea. Rio de Janeiro: Vozes; 1973.
5. BRASIL. Ministério da Saúde. Secretaria Executiva. Legislação em saúde mental: 1990-2002. Brasília, DF, 2002.
6. Carey GE. Community care. Care by whom? Mentally handicapped children living home. Publ health, 96(5):269-278; 1982.
7. Ciddor JS; Finniecome JA. The involvement of parents with their intellectually handicapped children in institution. J Auts develop Dis, 7(1):33-37; 1981.
8. Colombatto HJ. Perspectives of deinstitutionalization: a survey of the members of the National Association of Superintendents of Public Residential Facilities for the mentally Retarded. Educ Train mentally Retard, 17(1):6-11; 1982.
9. Donzelot J. A Polícia das famílias. Rio de Janeiro: Graal; 1977.
10. Dwyer SL. Living in the community. Am J Mental defic, 86(3):223-234; 1981.
11. Eyman RK; Ardnt S. Life-span development of institutionalized and community based mentally retarded residents. A, J mental def; 86(4):342-250; 1982.
12. Felce D. An ecological comparison of small community based houses and traditional institutions II. Behav Res Ther; 23(3):337-348;1985.
13. https://www.folhavitoria.com.br/saude/noticia/10/2019/sus-115-residencias-terapeuticas-serao-implantadas-no-brasil, acessada em 11/09/2021.
14. Forel A. A Questão Sexual. Rio de Janeiro: Civilização Brasileira, 1934.
15. Foucault M. Vigiar e punir. Rio de Janeiro: Vozes; 1977.
16. Foucault. Microfísica do poder. Rio de Janeiro: Graal; 1982.
17. Furtado JP; Pacheco RA. Moradias extra-hospitalares para pacientes psiquiátricos em Campinas: análise de uma experiência. Jornal Brasileiro de Psiquiatria, Rio de Janeiro, v. 47, n. 4, p. 179-184, abr. 1998.
18. German ML; Maisto AA. The relationship of a perceived family support system to the institutional placement of mentally retarded children. Educ Train Mentally retard, 17(1):17-23; 1982
19. Goffman E. Estigma: notas sobre a manipulação da identidade deteriorada. Rio de Janeiro: Zaahar; 1982
20. Guimarães J; Saeki T. Janelas do Santa Tereza: estudo do processo de reabilitação psicossocial do hospital psiquiátrico de Ribeirão Preto (SP). História, Ciências, Saúde, Rio de Janeiro, v. 8, n. 2, p. 357-374, jul./ago. 2001.
21. https://jus.com.br/artigos/63694/o-conceito-de-familia-a-luz-da-constituicao-de-1988-e-a-necessidade-de-regulamentacao-das-relacoes-concubinarias. Acesso em: 10/09/2021.
22. https://ministeriopublico.mppr.mp.brcpca/dwnld/ca_relat_oficina.doc.). Acesso em: 10/09/2021.
23. Kemali D; Perris C; May M et al. Applications of psychiatric reform act in the city of Naples: a survey of requests for compulsory admission to the special unit at the University Psychiatric Department I. Acta Psychiatr Scand 316 suppl:127-134; 1985.
24. Landesman-Dwyer S. Living in the community. American Journal of Mental Deficiency, 86(3), 223-234; 1981.
25. MacEachron AE. Institutional reform and adaptative functioning of mentally retarded persons, and staff quality of work life. Am J Ment defic 80(4):379-388; 1985.
26. Meyer DJ; Vadasy PF; Fewell RR et al. A handbook for implementing workshops for siblings of children with special needs. Seattle; University of Washington press; 1985.
27. Milagres ALM. Eu moro, tu moras, ele mora: cinco histórias diferentes em serviços residenciais terapêuticos em saúde mental. In: Amarante P (coord.). Archivos de saúde mental e atenção psicossocial. Rio de Janeiro: NAU, 2003. p. 121-147.
28. Minuchin S. Famílias: funcionamento e tratamento. Porto Alegre; Artes Médicas, 1982.
29. Nelson RP; Crocker AC. The medical care of mentally retarded persons in public residential facilities. N Eng J Med; 229(19):1039-1044;1978.
30. Oshuor PC; Peter EJ. Facilities for handicapped children in Zaria, Nigeria. Tropical doctor; 13(4):183-184;1983.
31. Palladini PC. Dois anos e meio de Lar Abrigado no Juqueri. Arquivos de Saúde Mental do Estado de São Paulo, São Paulo, n. 46. p. 62-66, 1986-1987.
32. Pluckropse H; Lindsay J. Teorias cínicas. Barueri: Avis Rara; 2021.
33. Postel J; Quetel C. Nouvelle histoire de la psychiatrie. Paris: Dunod; 1994.
34. Skinner BF. Ciência e comportamento humano. Brasília: UnB; 1970.
35. Resende CCF. Aspectos Legais da Internação Psiquiátrica de Crianças – Revista Igualdade XLI. https://crianca.mppr.mp.br/pagina-452.html. Acesso em: 10/09/2021.

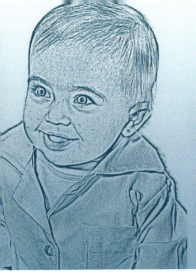

Capítulo 103

Perícia Médica em Psiquiatria da Infância e da Adolescência

Cláudia Aguiar

Para entendermos a importância do tema apresentado para o psiquiatra da infância e da adolescência, é necessário primeiramente entender o que é a perícia médica, qual sua finalidade e qual o papel do médico perito.

Conceito

Perícia médica

Medicina Legal é a área que liga a Medicina e o Direito com o objetivo fornecer provas técnico-científicas de natureza médica para auxiliar a autoridade judicial (Muñoz, 2005). A atuação da Medicina Legal e Perícias Médicas vai muito além da perícia criminal, atuando em perícias médicas de ordem cível, trabalhista, administrativa, previdenciária, securitária e nas auditorias médicas – públicas e privadas. Por esse motivo, a qualificação e a capacitação do perito são primordiais (Chaves, 2016).

Genival Veloso de França define a perícia médico-legal

> "como um conjunto de procedimentos médicos e técnicos que tem como finalidade o esclarecimento de um fato de interesse da Justiça. Ou como um ato pelo qual a autoridade procura conhecer, por meios técnicos e científicos, a existência ou não de certos acontecimentos, capazes de interferir na decisão de uma questão judiciária ligada à vida ou à saúde do homem ou que com ele tenha relação" (França, 2017).

Perícia, do latim *peritia*, significa "habilidade", "destreza", "vistoria" ou "exame de carácter técnico e especializado" (Cunha, 2001).

A perícia pode ser realizada sobre:

- O fato a ser analisado (*peritia percipiendi*): o fato é conferido pela ótica técnica e científica, quantitativa e qualitativamente.
- Uma perícia já realizada (perícia *deducendi*): e nesse caso pode ser chamada de "parecer".

O exame médico-pericial visa definir o nexo de causalidade (causa e efeito) entre:

- Doença ou lesão e a morte (definição da causa *mortis*).
- Doença ou sequela de acidente e a incapacidade ou invalidez física e/ou mental.
- O acidente e a lesão.
- Doença ou acidente e o exercício da atividade laboral.
- Doença ou acidente e sequela temporária ou permanente.
- Desempenho de atividade e riscos para si e para terceiros (JUS, 2018).

A perícia tem a finalidade de produzir a prova, sendo esta, então, o elemento demonstrativo do fato, de sua autenticidade ou veracidade (França, 2017). O objetivo da prova é "formar a convicção do juiz sobre os elementos necessários para a decisão da causa" (Tourinho Filho, 1994).

De acordo com o Código de Processo Civil, de 2015, o juiz será assistido por um perito sempre que a prova do fato depender de conhecimento técnico ou científico. Perito judicial é o médico indicado pelo juiz para atuar no processo (Brasil, 2015). O Código ainda prevê também que cada uma das partes possa indicar assistente técnico. Desta forma, no processo pericial participam:

- Perito judicial: médico perito indicado pelo juiz.
- Assistentes técnicos: médicos peritos indicados pelas partes.

A perícia médica pode ter atuação como (Rodrigues, 2012):

- Administrativa: é o exame médico pericial realizado no servidor público civis e militares, para avaliar a capacidade laboral, sendo regido por estatuto ou regimento próprio.
- Judicial/forense: tem o objetivo de instruir as ações judiciais que requerem a produção da prova pericial médica.
- Médico-legal: tem a finalidade de esclarecer um fato de interesse da Justiça, capaz de interferir na decisão de uma questão judiciária ligada à vida ou à saúde de um indivíduo.
- Previdenciária e securitária: tem como objetivo a emissão de parecer técnico conclusivo em relação à avaliação da incapacidade laborativa, faz análises sobre o requerimento dos benefícios referentes à aposentadoria especial, do enquadramento do Benefício de Prestação Continuada/Lei Orgânica de Assistência Social (LOAS), homologa as concessões do auxílio-acidente, aposentadoria por invalidez; avalia o dependente maior inválido,

estabelece nexo causal entre as doenças do trabalho. O reconhecimento dos benefícios por incapacidade é atribuição exclusiva dos médicos peritos.

A perícia se materializa por meio do laudo, que é o escrito baseado no material examinado. O atestado fornecido pelo médico particular não substitui o laudo, ele somente faz parte do material examinado (França, 2017).

Médico perito

O médico perito é o profissional designado pela justiça para esclarecer fatos e/ou acontecimentos num processo, não tendo função fiscalizadora. Realiza exame de pessoas (ou cadáveres) para avaliar lesões, causas, incapacidade ou invalidez física e/ou mental, quantificar sequelas e disfunções, a capacidade laborativa em trabalhadores, mensurando seu comprometimento para ato ou função (Rodrigues, 2012).

> "O perito não cria e nem crê, isto é, insere no seu laudo os fatos e atos examinados e estudados, não fundado em simples suposições ou probabilidades, devendo apresentar suas conclusões com toda a objetividade, mantendo sempre a isenção e imparcialidade." (Rodrigues, 2003)

O Código de Ética Médica (CEM), em seus artigos 92, 93, 94 e 98, estabelece os limites éticos da atuação do perito médico (CFM, 2009).

Laudo pericial

Laudo é o relatório realizado pelo perito após suas investigações e análises, contando com outros recursos ou consultas a tratados especializados. E quando o exame é ditado diretamente a um escrivão e diante de testemunhas, recebe o nome de "auto" (Rodrigues, 2012).

O laudo é constituído das partes a seguir (Rodrigues, 2012):

1. Preâmbulo: constam dessa parte:
   - Hora, data e local exatos em que o exame é feito.
   - Nome da autoridade que requereu e que determinou a perícia.
   - Nome, número no conselho regional de medicina, títulos, residências e especializações dos peritos.
   - Qualificação do examinado.
2. Quesitos: em ações penais, há formulados os chamados quesitos oficiais. Mesmo assim, a autoridade competente pode fazer quesitos acessórios.
3. Histórico: contém o registro dos fatos que motivaram o pedido da perícia, contados pelo periciado, o médico perito não tem nenhuma responsabilidade sobre seu conteúdo.
4. Documentos médicos legais: após avaliar todos os documentos do processo, são apontados e descritos os considerados de interesse médico legal. Aqui são incluídos o prontuário e os atestados médico e exames realizados.
5. Descrição: parte mais importante do laudo médico, por isso é necessário que o exame físico e psíquico descreva minuciosamente todas as lesões ou alterações presentes e não apenas que seja citada nominalmente a lesão ou alteração, que é o mesmo que dar o seu diagnóstico. Não cabe ao perito, nesse momento, dar o diagnóstico; cabe-lhe somente a descrição. Seguem alguns exemplos simples:
   - No exame físico: não é correto descrever "há uma queimadura na coxa direita", essa descrição afirma o diagnóstico de queimadura. O correto é descrever a lesão apontando localização, tamanho, tipo de bordas, cor, aspectos inflamatórios etc.
   - No exame psíquico:
     a) Na criança: não é correto descrever "a criança está alucinando", mas sim "a criança diz ver objetos ou pessoas que se movimentam no ambiente e às vezes falam com ela", isso também porque, além de não ser correto como laudo pericial, antes dos 7 anos de idade, a criança pode descrever fato semelhante em função do período pré-operatório de pensamento que lhe possibilita a criação de "amigos invisíveis" e a vivência de situações imaginárias que não podem ser consideradas alucinações.
     b) No adolescente: não é correto descrever "ele está apresentando uma ideia delirante", mas sim "ele narra que as pessoas o observam e falam mal dele dizendo que tem condutas sexuais alteradas e repreensíveis, independentemente de tais condutas serem reais ou não".

     Omitir as características priva quem analisará o laudo de ter uma ideia pessoal e tira-lhe a oportunidade de se convencer do aspecto real e da natureza da lesão ou alteração.
6. Discussão: nesta fase, o perito colocará as várias hipóteses que cabem mediante análise dos documentos, exame físico e psíquico, afastando o máximo das conjecturas pessoais. Deve ser apresentado um diagnóstico a partir de justificativas racionais e com base na avaliação de todo o contexto analisado, fundamentado em citações de autoridades recomendadas sobre o assunto.
7. Conclusão: deve ser apresentada a síntese diagnóstica redigida com clareza, deduzida pela descrição e pela discussão.
8. Resposta aos quesitos: o perito deve responder aos quesitos apresentados no processo de forma sintética e convincente, afirmando ou negando.

Perícia médica em psiquiatria da infância e da adolescência

O objetivo deste capítulo é apresentar em quais situações o paciente da Psiquiatria da Infância e da Adolescência pode ser submetido a uma perícia médica e conscientizar o psiquiatra assistente da importância do atestado médico do qual ele é o responsável.

As situações mais frequentes nas quais o paciente da Psiquiatria da Infância e da Adolescência pode ser submetido a uma perícia médica são:

- Solicitação de curatela por incapacidade civil.

- Solicitação de benefício (LOAS).
- Solicitação de tratamentos de por via judicial ao sistema único de saúde (SUS) ou à medicina suplementar.
- Inimputabilidade penal.

Curatela

A capacidade civil é a aptidão do indivíduo para gerir sua própria pessoa e seus bens. Quando isso não ocorre, este é considerado incapaz para as responsabilidades civis.

A Lei n. 10.406, de 10 de janeiro de 2002, Código Civil Brasileiro, em seu art. 5º, considera que "a menoridade cessa aos dezoito anos completos, quando a pessoa fica habilitada à pratica de todos os atos da vida civil", sendo assim, ao atingir a maior idade, o indivíduo considerado incapaz deve ser submetido ao processo de curatela **(art. 1.767 do Código Civil)**, detalhado em outro capítulo deste Tratado.

Lei orgânica da assistência social (LOAS)

A Lei n. 13.146, Lei Brasileira de Inclusão da Pessoa com Deficiência, no art. 2º, "considera pessoa com deficiência aquela que tem impedimento de longo prazo de natureza física, mental, intelectual ou sensorial, o qual, em interação com uma ou mais barreiras, pode obstruir sua participação plena e efetiva na sociedade em igualdade de condições com as demais pessoas". A Lei Orgânica da Assistência Social (LOAS), em seu art. 2º, estabelece "a garantia de 1 (um) salário-mínimo de benefício mensal à pessoa com deficiência e ao idoso que comprovem não possuir meios de prover a própria manutenção ou de tê-la provida por sua família" **(Lei n. 8.742, 1993)**. A determinação da deficiência para a concessão deste benefício é atribuição exclusiva do médico perito.

Solicitação de tratamentos por via judicial ao sistema único de saúde (SUS) ou à saúde suplementar

Toda solicitação de tratamento médico por via judicial, quer para o SUS, quer para a saúde suplementar (medicinas de grupos e seguros saúde), pode resultar em que o paciente em questão seja submetido a um processo pericial, fazendo parte do processo judicial todos os exames realizados, relatórios e pedidos médicos fornecidos para o paciente.

Inimputabilidade penal (Rodrigues, 2012)

A imputabilidade é uma atribuição pericial, definida por meio de diagnóstico ou prognóstico de uma conclusão médico-legal e não poderá ser presumida. Terá de ser necessariamente provada, em condições de absoluta certeza.

Imputabilidade é a capacidade de compreensão e a vontade de agir do indivíduo, condição de quem é capaz de realizar um ato com pleno discernimento e, para tanto, faz-se necessária a integridade da saúde mental e da maturidade psíquica. Será considerado inimputável perante a lei aquele que não obtiver essas condições.

Não pode se confundir imputabilidade com responsabilidade. A responsabilidade é a consequência de quem tinha pleno entendimento do que estava fazendo e deverá pagar por isso, sendo esta da competência judicial. O médico avalia e define a imputabilidade; o juiz, a responsabilidade.

O art. 26 do Código Penal estabelece que: "É isento de pena o agente que, por doença mental ou desenvolvimento mental incompleto ou retardado, era, ao tempo da ação ou da omissão, inteiramente incapaz de entender o caráter ilícito do fato ou de determinar-se de acordo com esse entendimento" **(Lei n. 2.848, 1940)**.

Psiquiatra assistente da criança e do adolescente

Ao psiquiatra assistente da criança e do adolescente, como em qualquer outra especialidade médica, cabem o registro de todos os atendimentos no prontuário médico e a elaboração do atestado médico quando este for solicitado pelo representante legal da criança.

Atestado médico

O atestado médico é uma declaração por escrito, de um fato médico e suas possíveis consequências. É um documento particular que resume o resultado do exame feito em um paciente, sua doença ou sua sanidade e as consequências mais imediatas. Desta forma, está sendo declarado o diagnóstico do paciente que pode também ser representado na forma da Classificação Internacional de Doenças (CID), não se pode esquecer que no próprio atestado deve haver a assinatura do paciente ou de seu responsável legal, consentindo as informações nele declaradas, conforme orienta o art. 73 do Código de Ética Médica.

"É vedado ao médico: **Art. 73** – Revelar fato de que tenha conhecimento em virtude do exercício de sua profissão, salvo por motivo justo, dever legal ou consentimento, por escrito, do paciente."

Em relação à CID informada no atestado médico, esta deve ser exclusivamente relacionada à doença ou ao transtorno de que o paciente é portador. A CID não pode ser alterada para ser conveniente à aquisição de um benefício qualquer. Essa questão é muito clara no art. 81 do Código de Ética Médica. "É vedado ao médico: **Art. 81** – Atestar como forma de obter vantagens." (CFM, 2009)

O atestado médico deve, portanto, revelar somente informações reais e verificáveis, independentemente da demanda ou da necessidade do paciente (não cabe alterar a CID para que o paciente possa conseguir a liberação de um tipo específico de tratamento). É importante lembrar que diagnósticos podem trazer consequências que podem não ser do agrado posterior do paciente, como diagnóstico de deficiência intelectual sem a testagem adequada que o confirme, e, assim, ser questionado pelo interessado. O único e exclusivo responsável pelo atestado é o médico que o forneceu e pode ser penalizado por isso.

Exemplo de laudo pericial em psiquiatria da infância e da adolescência

1 – Preâmbulo

Autoridade requisitante e dados do processo

Exmo(a). Sr(a). Dr(a). Juíz(a) de Direito da 1ª Vara Cível do Foro de São Paulo – SP

Processo no. 00000000000000

Requerente: A. A. M.

Requerido: YYY Seguro Saúde

Natureza da Ação: Solicitação de tratamento médico

Perito: Dra. Claudia Aguiar

Data e hora da Perícia: 20/12/2019 às 16:30h

Local: Clínica de Psiquiatria Infantil situada na Rua xxxxxxx, n. 01

Assistentes Técnicos: não presentes

Dados do municipiando

Nome: L. A. M.

Documentos: RG xxx.xxx.xxx

Data de Nascimento: 21/05/2002

Filiação: C.A.M. e A. A. M.

Sexo: Masculino

Grau de Instrução: não alfabetiza

1.3 Dados do perito

Dra. Claudia Aguiar – CRM 82.271, médica perita da CAAS (Comissão de Assuntos de Assistência à Saúde) do Estado de São Paulo, vem apresentar o resultado de seu trabalho consubstanciado no laudo pericial a seguir.

2 – Histórico

2.1. Resumo da inicial

Trata-se de solicitação de tratamento para autismo com oxigenoterapia hiperbárica para o menor L. A. M., 17 anos de idade, movida pela sua genitora Sra. A. A. M.

2.2. Anamnese/história da moléstia atual

Sra. A. A. M., mãe da menor L. A. M., refere que seu filho nasceu no dia 21/05/2002, com 38 semanas, de parto normal com peso de 5.320 g. Chorou logo ao nascer e recebeu alta no 2º dia de vida, sem nenhuma alteração. Sentou-se sem apoio aos 7 meses, andou com 1 ano e 1 mês, falou poucas palavras a partir de 1 ano. Com 1 ano e 6 meses, refere que seu filho parou de falar as poucas palavras que sabia, não respondia quando chamado pelo nome, parecendo surdo, e seu olhar a atravessava, referindo-o como um olhar perdido. Foi avaliado pelo otorrino que não constatou diminuição ou perda da audição. Procurou, então, o neuropediatra que acreditou se tratar de um quadro de autismo, sendo este confirmado pelo psiquiatra infantil quando a criança tinha 3 anos de idade. Desde então, seu filho vem sendo submetido à psicoterapia pelo método da terapia comportamental e fonoterapia, cinco vezes/semana, hidroterapia duas vezes/semana, equoterapia uma vez/semana e frequenta escola especializada em crianças autistas.

Faz uso diário de risperidona 3 mg/dia e quetiapina 25 mg para dormir. Não realiza atividades como lidar com dinheiro, pequenas tarefas domésticas, telefonar, sair à rua desacompanhado. Não fala, não interage com terceiros, tem pequena capacidade de comunicação, sendo esta não verbal e necessita de ajuda para todas as atividades de vida diária (AVD) como ir ao banheiro, tomar banho, vestir-se, alimentar-se.

2.3. Antecedentes pessoais

Nega internação ou tratamento de outras doenças.

2.4. Antecedentes familiares

Pais negam existência de patologias.

3 – Descrição

3.1. Exame físico geral: bom estado geral, corado, hidratado, acianótico, anictérico, eupneico, fácies atípica, sem malformações aparentes.

3.2. Exame físico específico: sem alterações nos diversos aparelhos.

3.3. Exame psíquico: paciente vigil, deambula sem ajuda, permanece agitado durante toda a perícia médica necessitando ser contido pelos pais para não se machucar. Não fala, emite apenas alguns sons sem finalidade de comunicação, não obedece a simples solicitações feitas. Não sabe se orientar temporal e espacialmente. Não sabe datas, não vai a lugares. Não desenvolveu um padrão de orientação adequado para sua idade. Humor não polarizado, afetividade presente, mas em níveis elementares e básicos. Pragmatismo diminuído. Inteligência não testada, mas apresenta-se diminuída. Não há como avaliar pensamento, memória.

4 – Documentos médico legais

Foi consultada toda a cópia dos autos que nos foram enviados e considerados de interesse médico legal:

1. Atestado médico assinado pelo Dr X.X. CRM 000.000, indicando que o municipiando é portador da CID-F84, sendo acompanhado desde os 5 anos de idade. Realiza atualmente psicoterapia pelo método comportamental utilizando ABA e PECS cinco vezes/semana cada, solicitando tratamento com oxigenoterapia hiperbárica uma vez/semana, a princípio por 6 meses. Não descreve a justificativa clínica, não acompanha embasamento científico.

2. Relatório da psicóloga XX CRP 00.000, indicando que o municipiando, portador de transtorno do espectro autista (TEA), é por ela acompanhado há 6 anos em psicoterapia pelo método comportamental utilizando ABA e PECS cinco vezes/semana cada, com pequenos ganhos na AVD.

5 – Discussão

Recém-nascido de termo, parto normal, sem intercorrências, apresentou desenvolvimento adequado no primeiro ano de vida quando, então, começou a apresentar ausência de fala, ausência de intenção comunicativa de qualquer outra forma, dificuldade da manipular brinquedos e objetos da forma adequada.

Atualmente, o municipiando é completamente dependente de outrem para as AVD, não apresenta fala, não apresenta intenção comunicativa, não é capaz de expressar sua vontade, apresentou várias estereotipias e extremamente agitado durante todo o exame pericial.

Pela observação durante o exame, confrontado com o histórico, antecedentes, exame psíquico e o colhido das peças dos autos, conclui-se que o municipiado apresenta desenvolvimento mental retardado de grau não avaliado por testes (CID-F79.1), mas clinicamente bem comprometido e autismo (CID-F84), de origem congênita, com total comprometimento das capacidades de discernimento, entendimento e determinação.

Autismo

Autismo, também chamado "transtorno do espectro do autismo" (TEA), é um transtorno do desenvolvimento neurológico congênito, caracterizado por déficit na interação social e no relacionamento com os outros, associado a alterações de linguagem e de comportamento. Está presente desde o nascimento, mas pode não ser detectado precocemente por conta das demandas sociais mínimas na mais tenra infância, do intenso apoio dos pais ou cuidadores nos primeiros anos de vida e do fato de a criança ser acompanhada ou não por deficiência intelectual mais acentuada ou não.

Até o momento, não há um tratamento específico para autismo. Todos os tratamentos indicados, sejam medicamentosos, sejam psicoterápicos, têm o objetivo de melhorar a qualidade de vida do indivíduo, diminuindo os comportamentos inadequados e que ofereçam risco de vida para si mesmo e para os outros. Deve haver um cuidado criterioso na indicação de qualquer tratamento medicamentoso. Este deve ser indicado para sintomas-alvos que devam ser minimizados para que se consiga um melhor resultado na reabilitação do paciente (Assumpção, 2012).

Segundo a Sociedade Brasileira de Pediatria, estima-se que em torno de 30% dos casos de autismo apresentam deficiência intelectual (SBP, 2019).

Oxigenoterapia hiperbárica (Henry Neto, 2019)

A oxigenoterapia hiperbárica (OHB) tem suas diretrizes de utilização apontadas na Resolução CFM n. 1457-95 (CFM n. 1457-95, 1995), validadas pela Sociedade Brasileira de Medicina Hiperbárica. Esta consiste na inalação de oxigênio puro, estando o indivíduo submetido a uma pressão maior do que a atmosférica, no interior de uma câmara hiperbárica.

As ações terapêuticas da OHB são:

- Compensação da hipóxia celular.
- Melhora no tratamento de infecções.
- Vasoconstrição.
- Neovascularização em tecido irradiado.
- Diminuição da lesão de isquemia-reperfusão.
- Reparação tecidual.

Até o momento, não há nenhuma referência de indicação de OHB para o tratamento de autismo.

Conclusão

O municiando é portador de retardo mental (CID-F79.1) e autismo (CID-F84), também chamado de "ranstorno do espectro autista" (TEA), e no momento não há nenhuma indicação de tratamento com oxigenoterapia hiperbárica (OHB), para o autismo.

Respostas aos quesitos

Quesitos: Ministério Público.

1 – O municiando apresenta alguma anomalia ou anormalidade psíquica? Qual?

Resposta: sim, retardo mental (CID-F79.1) e autismo (CID-F84).

2 – A moléstia é congênita ou adquirida?

Resposta: congênita.

3 – É de carácter permanente ou transitório?

Resposta: permanente.

4 – Qual o CID da moléstia diagnosticada?

Resposta: CID-F79.1 (retardo mental) e CID-F84 (autismo)

5 – Há possibilidade de cura para essa moléstia?

Resposta: não, até o momento.

6 – A oxigenoterapia hiperbárica é um tratamento mundialmente recomendado?

Resposta: não, até o momento.

7 – A oxigenoterapia hiperbárica apresenta resultados reconhecidos para o tratamento do autismo?

Resposta: não, até o momento.

Encerramento

As conclusões deste jurisperito basearam-se nos relatos da autora, exame físico e exames complementares apresentados e as conclusões poderão ser revistas e eventualmente alteradas caso sejam apresentadas novas evidências e fatos devidamente documentados.

Esperando haver alcançado o objetivo desta, coloco-me à disposição da autoridade judiciária para qualquer esclarecimento adicional.

Considerações finais

Ao término deste capítulo, esperamos ter deixado a certeza da responsabilidade do psiquiatra assistente da criança e do adolescente, não só perante o paciente e seus familiares, mas também perante a lei. Ser médico assistente demanda integridade na avaliação e no fornecimento de informações, que devem ser fidedignas e não devem ter a finalidade de serem convenientes ao paciente ou seus familiares. Suas declarações contidas no prontuário médico e em um atestado devem conter somente a verdade e nunca terem o objetivo de agradar a quem solicitou o laudo ou auxiliar na aquisição de benefícios ou facilidades indevidas. Nunca se deve esquecer que a qualquer momento o prontuário médico ou os atestados fornecidos podem fazer parte dos documentos legais de um processo, sendo o médico assistente o único responsável por eles.

Referências bibliográficas

1. Assumpção Jr. FB; Kuczynski E. Tratado de Psiquiatria da Infância e da Adolescência. 2. ed. Rio de Janeiro: Atheneu, 2012.
2. Brasil. Presidência da República, Casa Civil, Subchefia para Assuntos Jurídicos. Lei n. 13.105 de 16 de Março de 2015. Código de Processo Civil. Brasília, 2015.
3. Chaves LLG; Gianvecchio VAP; Razaboni RS et al. Residência médica em Medicina Legal e Perícias Médicas: a formação técnico-científica do perito. Saúde, Ética & Justiça. 2016;21(2):63-6.
4. Código Penal – Decreto-Lei n. 2.848, de 7 de dezembro de 1940.
5. Cunha AG. Dicionário Etimológico Nova Fronteira da Língua Portuguesa. 2. ed. São Paulo: Editora Nova Fronteira, abril de 2001.
6. Conselho Federal de Medicina (CFM) Código de Ética Médica Resolução CFM n. 1.931, de 17 de setembro de 2009.
7. França GV (1935). Medicina legal. 11. ed. Rio de Janeiro: Guanabara Koogan, 2017.
8. Henry Neto P. Diretriz de Utilização oxigenoterapia hiperbárica. Separata do relatório da 1ª Conferência Brasileira de Consenso em Medicina Hiperbárica. Diretrizes de Segurança, Qualidade e Ética. Sociedade Brasileira de medicina Hiperbárica. 2019.
9. https://jus.com.br › medicina-legal-e-pericia-medica, Publicado em 03/2018. Elaborado em 03/2018.

10. LOAS (Lei Orgânica da Assistência Social) – Lei n. 8.742, de 07 de dezembro de 1993.
11. Muñoz DR; Gianvecchio VAP. Residência médica em medicina legal: objetivos. Saúde Ética Justiça. 2005;10(1/2):6-11. DOI: http://dx.doi.org/10.11606/ issn.2317-2770.v10i1-2p6-11.
12. Presidência da República, Casa Civil, Código Civil Brasileiro. Art. 1.767.
13. Presidência da República, Casa Civil, Código Civil Brasileiro. Lei n. 10.406, de 10 de janeiro de 2002.
14. Presidência da República, Secretária-Geral. Lei n. 13.146, Lei Brasileira de Inclusão da Pessoa com Deficiência, de 16 de julho de 2015.
15. Rodrigues CAS. Sinopse de medicina legal. Goiânia: UCG, 2003.
16. Rodrigues Filho S et al. Perícia médica. Brasília: Conselho Federal de Medicina: Conselho Regional de Medicina do Estado de Goiás, 2012.
17. Sociedade Brasileira de Pediatria. Transtorno do Espectro do Autismo. Manual de Orientação Departamento Científico e Pediatria do Desenvolvimento e Comportamento. Número 5; abril 2019.
18. Tourinho Filho FC. Processo Penal, vol. 3, 16. ed. São Paulo: Saraiva, 1994.

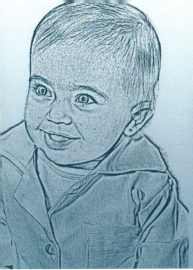

Capítulo 104

Centros de Atenção Psicossocial Infantis

Maria Lucrécia Scherer Zavaschi
David Simon Bergmann

O Brasil é um país continental, que ainda não dispõe de um mapa preciso acerca de seus problemas na área da saúde mental infantil. Ainda não conseguimos solucionar questões básicas, como a mortalidade infantil, as epidemias e o analfabetismo. Mais difícil e dispendiosa é a solução dos complexos problemas da saúde mental de crianças e de adolescentes pobres.

A população estimada no Brasil pelo Instituto Brasileiro de Geografia e Estatística (IBGE), em 2020, é de 211,8 milhões de habitantes. Destes, aproximadamente 65 milhões são de jovens com idade inferior a 18 anos. Antes da pandemia, o Brasil tinha 51,7 milhões de habitantes vivendo abaixo da linha da pobreza.[1,2]

Assim, podemos deduzir que apenas uma pequena parcela privilegiada de crianças e adolescentes brasileiros pode ser atendida em clínica privada, dispondo de múltiplos recursos terapêuticos de alto custo, com grandes possibilidades de resolução de seus problemas, esbarrando somente nas limitações que a própria ciência nos impõe. Porém, a imensa maioria de nossas crianças e adolescentes que ficam doentes necessita do atendimento em postos do Sistema Único de Saúde (SUS), de ambulatórios, internação ou modalidades intermediárias, uma vez que sua renda mensal fica muito abaixo do valor requerido para atendimentos privados ou de convênios.

Quem trabalha na linha de frente com a doença mental, sobretudo com doença mental de crianças e adolescentes, sabe que nas instituições públicas ela vem associada a condições socioeconômicas adversas, como baixa renda, má nutrição, trabalho infantil, escolaridade com recursos limitadíssimos e, muitas vezes de má qualidade, famílias com problemas diversos, violência intra e extrafamiliar, alcoolismo, entre tantas outras adversidades. Muitas vezes, as equipes de atendimento se perguntam como certas crianças sobrevivem ao montante de agressões a que foram submetidas desde o início de sua breve existência.[3,4]

Há um consenso de que o problema é muito mais extenso do que os recursos disponíveis para saná-lo. Consta no Plano Nacional de Saúde que "... os transtornos mentais conduzem a comportamentos de risco, como o absenteísmo escolar, o uso de álcool e drogas, os atos suicidas, os comportamentos delinquentes", que resultam em déficits como atrasos ou perturbações no desenvolvimento cognitivo e psicossocial. Acrescenta ainda o relatório:

"Esses problemas tendem a manter-se ou agravar-se e na vida adulta a resposta que os serviços públicos têm sido capazes de dar, com os limitadíssimos recursos de que dispõem, é insuficiente e por vezes desajustada às necessidades".[5]

As crianças e os adolescentes portadores de patologias do desenvolvimento, de caráter leve e moderado, que respondem facilmente a intervenções psicoterápicas e mesmo farmacológicas, podem ser tratados em ambulatório. Para esse tratamento, os técnicos da saúde mental utilizam recursos terapêuticos, como fármacos, psicoterapias comportamentais e de orientação dinâmica e psicanálise em caráter individual dirigida à própria criança. Em relação às patologias familiares, são utilizadas terapias específicas, em atendimento aberto, nos postos da rede de saúde.

Quando a criança ou o adolescente são portadores de uma patologia grave, que os expõe a riscos de morte ou agressão a si mesmos ou a outros, necessitam de um tratamento intensivo, protetor e seguro, como internação psiquiátrica. Os serviços para a infância e a adolescência em nosso país têm-se deparado com um expressivo número de pacientes que, em avaliação ambulatorial, manifestam transtornos emocionais sérios, de gravidade intermediária. Esses pacientes não se beneficiam suficientemente do atendimento ambulatorial oferecido pelas equipes técnicas, uma vez que os recursos desse tratamento aberto se mostraram limitados para esse tipo de comprometimento mental. Uma das razões pelas quais uma abordagem ambulatorial é insuficiente decorre da gravidade do entorno familiar e social de onde provêm essas crianças. Muitas delas foram maltratadas física e emocionalmente, muitas sofreram abusos sexuais e foram expostas à violência familiar, ao uso de drogas ou a doenças sexualmente transmissíveis. Com a vigência da pandemia pela covid-19, que assolou o país desde março de 2020, tem-se encontrado um aumento significativo do abuso sexual intrafamiliar e feminicídio. É relevante ressaltar que as crianças têm testemunhado a violência intrafamiliar neste período da pandemia. Algumas já vivem nas ruas, prostituem-se e cometem delitos, como pequenos furtos, roubos e vandalismo.

Antigamente, pacientes com transtornos dessa gravidade eram internados em manicômios ou deixados à própria sorte, sendo recolhidos a instituições terapêuticas ou asilares quando, por alguma razão, o quadro se agudizava. No entanto, o tratamento institucional, ao mesmo tempo em que tem o objetivo de resolver a situação aguda, apresenta efeitos indesejáveis, como a segregação social e o distanciamento da família e da escola.[3,4]

Em decorrência dessa situação, os profissionais da saúde mental de todo o mundo passaram a buscar novas modalidades terapêuticas que atendessem às necessidades dessas crianças, como escolas terapêuticas e internações parciais (hospital-dia e hospital turno) como uma nova esperança.

No Brasil, a partir de 1986, foram criadas estruturas terapêuticas intermediárias entre a hospitalização fechada e o tratamento aberto, cuja responsabilidade é a de cuidar de pacientes psiquiátricos graves, egressos de internações prévias.[5,6] Essas estruturas, regulamentadas pela Portaria n. 336, de fevereiro de 2002, foram denominadas "Centro de Atenção Psicossocial da Infância e da Adolescência" (CAPSi). Na definição do Ministério da Saúde, o CAPSi é "um lugar de referência e tratamento para crianças e adolescentes que sofrem com transtornos mentais, psicoses, neuroses graves e demais quadros, cuja severidade e/ou persistência justifiquem sua permanência num dispositivo de cuidado intensivo, comunitário, personalizado e promotor de vida".[5]

"Em 2021, a Coordenação-Geral de Saúde Mental, Álcool e outras Drogas (CGMAD/DAPES/SAPS) informou aos autores deste capítulo, por e-mail, que foram identificados registros de 277 unidades de CAPSi habilitados pelo Ministério da Saúde. Informou também que há serviços aguardando habilitação, e outros em funcionamento que ainda não solicitaram ao Ministério da Saúde a devida habilitação". Fica evidente que existe um abismo entre as necessidades das crianças brasileiras e a oferta de atendimento.

A denominação CAPS foi cunhada na capital da Nicarágua, Manágua, em 1986,[6,7] e adotada também no Brasil. O CAPS representa um recurso intermediário entre a internação e os ambulatórios psiquiátricos, que desenvolve programas de atenção e cuidados intensivos na promoção da saúde e na assistência à doença mental, por meio de equipes interdisciplinares, visando substituir ou complementar a internação psiquiátrica integral. Essas necessidades têm sido reconhecidas na experiência e na literatura internacionais e consagradas, em âmbito nacional, pela Portaria SAS/MS n. 224, de 29 de janeiro de 1992, relativa ao Centro de Atenção Psicossocial na assistência em saúde mental de crianças e adolescentes.[8]

O Hospital de Clínicas de Porto Alegre (HCPA), referenciado na política de atenção integral à saúde mental desde agosto de 2000, vem oferecendo o CAPSi como uma modalidade indicada ao atendimento à população de crianças e adolescentes. Tem oferecido aos pacientes um tratamento intenso e duradouro, com o objetivo de possibilitar uma nova experiência de vida, um ambiente estruturado, previsível e continente, como um contraponto significativo para sua vivência familiar anterior, em geral marcada por rupturas nas áreas social, afetiva, motora e cognitiva. Os técnicos buscam trabalhar intensamente com a família e com a escola, como forma de incluí-las na busca de novas soluções.[3,4]

A assistência é oferecida em caráter individual e grupal, compondo-se de grupos psicoterápicos, operativos, oficinas terapêuticas (artes plásticas, música, recreação, educação física, terapia ocupacional, entre outros). Também é realizado atendimento às famílias de crianças e de adolescentes, o que inclui visitas domiciliares e atividades comunitárias que visam a inclusão do pequeno e jovem paciente na rede de apoio.

Como técnicos da saúde, o que sabemos é tratar de nossos pacientes doentes ou detidos em seu processo de desenvolvimento. Sabemos também interferir, preventivamente, em famílias de crianças ainda saudáveis que, por alguma razão, correm o risco de adoecer. Essa prevenção implica tomada de providências quanto à negligência, ao abuso e aos maus-tratos. Também temos grande preocupação com a exposição ao álcool e a outras drogas, à violência doméstica e à marginalização.

Nossos inspiradores

Desde 1930, na hoje extinta União Soviética, foram utilizados programas de hospitalização parcial para pacientes psiquiátricos adultos. O mesmo ocorreu no Canadá e na França desde a década de 1940. Nos Estados Unidos, na Clínica Menninger, foi introduzido o conceito de "unidade aberta" para pacientes psiquiátricos da década de 1950.[9] À mesma época, na Inglaterra, foram construídas comunidades terapêuticas como as de Maxwell Jones, na Escócia. A experiência de escola terapêutica, como a de Bruno Bettelheim – Estados Unidos, foi pioneira no tratamento de crianças com graves transtornos de comportamento. Essas escolas procuravam oferecer um atendimento global, incluindo instrução e atendimento às famílias.[10]

Em 1960, no estado americano do Colorado, havia verba disponível para a construção de dependências psiquiátricas para crianças. Nessa ocasião, Harold Bloom, um psicanalista de adultos e crianças, na chefia da Divisão Psiquiátrica Infantil, decidiu que o tratamento dia apresentava vantagens educacionais, éticas, econômicas e eficazes em relação ao tratamento de pacientes internados. Seu desejo era o de combinar informação, pesquisa, avanço técnico das áreas da Psicanálise, Psicologia, desenvolvimento infantil, educação e Psiquiatria Infantil. Em setembro de 1962, com oito crianças em atendimento dia, o enfoque era de um atendimento completo e de longa duração, em vez de uma intervenção paliativa.[11] Na década de 1970, alguns serviços brasileiros já atendiam pacientes adultos com transtornos psíquicos moderados em um regime de hospitalização parcial, como hospital-dia ou hospital turno, que oferecia tratamento regular e intensivo proveniente da estrutura hospitalar, incluindo farmacoterapia, psicoterapia, grupoterapia, ambientoterapia, arteterapia e atendimento familiar. Esse regime intermediário permitia ao paciente viver com sua família. As crianças convalescentes que reuniam suficientes condições clínicas voltavam a frequentar a escola regular. Essa modalidade de atendimento já era oferecida nessa época para as crianças no Hospital Psiquiátrico São Pedro (HPSP),[1] no Rio Grande do Sul. Um trabalho pioneiro realizado na década de 1970 pelos profissionais da Comunidade Terapêutica Leo Kanner, capitaneado pelo professor Salvador Célia e a psicóloga Norma Beck, serviu de referencial para posteriores traba-

---

1 HPSP é um hospital público administrado pelo Governo do Estado do Rio Grande do Sul, inaugurado pela princesa Isabel em 29 de junho de 1884, em cuja Unidade funcionava o Departamento de Psiquiatria da Universidade Federal do Rio Grande do Sul (UFRGS) antes de se transferir para o HCPA.

lhos em serviços públicos, como os do HPSP e o CAPSi do Hospital de Clínicas de Porto Alegre (HCPA).[12,13]

Funcionamento e a equipe (relato da experiência de 1999 a 2013)

Em dezembro de 1999, o CAPSi do HCPA começou a funcionar, contando com profissionais provenientes de diferentes especialidades: Psiquiatria; Enfermagem; Serviço Social; Psicologia; recreação terapêutica; terapia ocupacional; Nutrição; professores da Secretaria de Educação do Estado do Rio Grande do Sul; organizações não governamentais de Pedagogia e de Psicopedagogia; e voluntários.

A equipe necessitou estudar muito até conseguir harmonizar pensamentos e condutas. Logo identificamos mecanismos de defesa socialmente estruturados,[14] os quais tínhamos de, antes de absorver, identificar e entender. Na medida do possível, como grupo, deveríamos permanecer estáveis, como estáveis devem ser os membros de uma família para que as crianças se desenvolvam em um clima de harmonia e previsibilidade. O fato de sermos uma entidade ligada a um hospital-escola e à UFRGS propiciou-nos um valioso investimento em ensino, ao mesmo tempo em que representou um desafio para todos, técnicos e pacientes. É uma "família" na qual entram e saem pessoas, pelo menos a cada 6 meses.[3,4]

A equipe era composta de:

- Uma professora de Psiquiatria em tempo parcial.
- Profissionais contratados do HCPA: um médico psiquiatra, uma psicóloga, uma assistente social, duas enfermeiras, dois recreacionistas, dois técnicos de enfermagem.
- Três médicos residentes ou cursistas em Psiquiatria da Infância e da Adolescência do HCPA/UFRGS. Estes são profissionais temporários que, por força do currículo, deviam revezar-se a cada 6 meses.
- Uma professora da Escola Técnica do HCPA (convênio com a Secretaria de Educação do Estado do Rio Grande do Sul).
- Estagiários, residentes multiprofissionais ou voluntários das áreas de Medicina, Psicologia, recreação, Nutrição, musicoterapia, arteterapia, Psicopedagogia, Enfermagem, Serviço Social e artes plásticas.

Ao longo de nossa experiência (de 1999 a 2013), pudemos verificar que essa é uma estrutura capaz de atender às necessidades de crianças e adolescentes vulneráveis, e que pode ser reproduzida em outras instituições em todo o território nacional.

Triagem e início do atendimento

Havia na cidade de Porto Alegre, em 2020,[15] uma população estimada de 1,488 milhões de habItantes, dos quais 354 mil na faixa etária de 0 a 18 anos. Existem apenas três CAPSi no município. O nosso CAPSi atende à população que reside nas regiões Leste, Nordeste, Lomba do Pinheiro e Partenon, que totalizam 351 mil habitantes. As crianças e adolescentes atendidos no CAPSi são encaminhados pelas equipes de matriciamento dessas regiões.

Até 2013, o primeiro contato era feito com a equipe de triagem, composta por um psiquiatra, uma enfermeira e uma assistente social. Cada técnico avaliava segundo seus próprios parâmetros e, depois, em conjunto, essa equipe identificava se a criança poderia beneficiar-se com o tratamento que lhe podíamos oferecer. A triagem só era realizada quando havia vagas. Se a criança ou o adolescente triado fossem elegíveis para o nosso tratamento, então eram admitidos. Passavam por uma fase de preparação, juntamente com sua família. A frequência inicial era progressiva, como se faz em escolas regulares, sobretudo no caso de crianças com intensa ansiedade de separação.

Um bom exemplo é Vanessa, que, durante a internação, tinha crises de intensa agitação psicomotora ao ficar separada da mãe apenas por um vidro. Por essa razão, havia sido desligada de duas escolas anteriores. No início de seu atendimento no CAPSi, era permitido que a mãe ficasse com a menina dentro da sala de trabalho. Depois, progressivamente, a mãe passou a ficar na sala de espera. Vanessa podia reencontrá-la sempre que necessitasse, para aliviar a terrível ansiedade. Aos poucos, Vanessa entendeu que não era pelo fato de pensar que a mãe ia morrer, que esta morreria. Mas esse processo levou muito tempo e demandou muita compreensão e paciência da equipe. Esta teve de entender que, no caso de Vanessa, havia a predominância do pensamento mágico sobre o lógico e, infelizmente, essa crença era reforçada e confirmada pela mãe, que de fato havia maltratado a filha e ameaçado abandoná-la.

Tratamento

Dependendo da idade do pequeno ou do jovem paciente, de seu funcionamento mental, de seu porte físico e de possíveis características particulares, ele era designado pela equipe para o grupo dos pequenos, dos grandes ou dos adolescentes. É importante realçar que a idade cronológica não era, por si só, o único fator determinante de designação para qual grupo a criança seria encaminhada. A faixa de idade do grupo de crianças pequenas era de 5 a 8 anos; a do grupo dos grandes, de 9 a 14 anos; e a dos adolescentes, de 14 a 18 anos incompletos. No entanto, já tivemos caso de meninos e meninas de 10, e até 12 anos, no grupo dos pequenos, ou de 15 e até 18 anos incompletos no grupo das crianças grandes, e não dos adolescentes, pois sua idade mental era a de uma criança menor, e não apresentava perturbação de conduta que contraindicasse sua permanência no grupo dos pequenos.[3,4] As próprias crianças, por meio de uma eleição democrática, batizaram os grupos de "Os incríveis", "Os dragões", e o dos "Adolescentes", com seus respectivos logotipos, regras e princípios.

Para cada criança ou adolescente, era indicado um médico assistente, residente ou cursista de Psiquiatria da Infância e da Adolescência. Ao paciente, juntamente com a equipe, cabiam colher uma anamnese cuidadosa; fazer a observação de 1 hora de jogo para a identificação dos sinais ou sintomas; e solicitar exames complementares, como hemograma, exame qualitativo de urina, funções hepática e renal, eletrocardiograma e, eventualmente, testes hormonais. No caso dos adolescentes ou de crianças maiores, os médicos têm solicitado, cada vez mais, exame toxicológico. Também eram realizados rotineiramente avaliação neurológica, psicodiagnóstico e avaliação psicopedagógica.

Após a avaliação inicial, e já com dados suficientes, realizava-se uma reunião clínica acerca do pequeno ou do jovem paciente, na qual a equipe ouvia o relato do caso pelo residente de Psiquiatria. Todos os profissionais do CAPSi envolvidos na avaliação e no atendimento daquele paciente, como a enfermeira, a psicóloga, a psicopedagoga, a recepcionista, a professora de artes, a musicoterapeuta, a terapeuta de família, entre outros, expunham minuciosamente a situação da criança ou do adolescente. Em geral, pronunciavam-se os técnicos que maior vínculo havia estabelecido com o paciente.

Por exemplo: a enfermagem relatava que Marcelo estava cuidando bem de sua higiene pessoal. A professora dizia que ele não conseguia parar na sala de aula, mas, quando tinha atenção individualizada, melhorava. A professora costumava trazer trabalhos do paciente em questão. O pessoal da recreação relatava que Marcelo estava tentando jogar futebol, mas era muito tímido e custava a fazer lances mais ousados. A técnica de enfermagem soube que Marcelo comprou guloseimas excessivas. Ao averiguar com a mãe, constatou-se que ele havia furtado 50reais da avó e, por essa razão, alguns membros da equipe, incluindo o médico residente, foram designados para esclarecer os fatos. Veio à tona que Marcelo estava sendo aliciado por uma gangue de meninos maiores que o exploravam, inclusive sexualmente.

Foi importante todo um trabalho de esclarecimentos. Houve a necessidade de modificação de conduta da mãe e da avó, que costumavam satisfazer suas exigências mais infundadas, as quais eram impróprias, movidas talvez pela culpa e pela raiva que o menino despertava, por sua agressão e dissimulação. A partir desse fato, foi adiada a combinação do presente de aniversário até que ele, com sua mesada, pudesse restituir o dinheiro furtado da avó. Esse fato custou muito esforço à equipe, à mãe, à avó e, sobretudo, ao menino, mas todo o empenho do grupo ofereceu a oportunidade de uma experiência construtiva. O fato de Marcelo furtar dinheiro para, desse modo, expressar seus sentimentos de abandono, rechaço e ciúmes foi compreendido e verbalizado.

Por ocasião da reunião clínica, a equipe fazia um exercício em grupo. Costumávamos elaborar o estado mental da criança naquele momento e buscávamos uma compreensão psicodinâmica da situação atual e passada. No caso de Marcelo, havia um luto patológico, muito rancor e ressentimento, com consequentes sentimentos de culpa e autopunição, relacionados a inúmeras perdas não elaboradas. A psicóloga trazia o teste com detalhes, o que confirmava as impressões clínicas da equipe e, desse modo, auxiliava na compreensão do caso e no planejamento do trabalho com aquela criança e sua família.

Há situações muito complexas, como as de Simone, por exemplo, que veio pela Fundação de Assistência Social e Cidadania (FASC) por apresentar uma conduta de agressão, mentiras, roubos e dissimulações. Sua história é trágica. Perdera a mãe e, então, fora institucionalizada porque era impossível para a família assumir a responsabilidade de seus cuidados. Simone apresentou-se muito mal-humorada, brava, desconfiada e agressiva. Ninguém poderia aproximar-se dela sob pena de ouvir um xingamento ou sofrer uma agressão física. Muitas funcionárias da instituição já haviam desistido de ajudá-la, pois Simone era refratária a qualquer investimento. A sorte de nossa equipe não foi diferente. Por muitos meses, tentamos nos aproximar dela, apesar das saraivadas de palavras pesadas e agressões. Não conseguia estudar, não conseguia ler, não se atinha a nenhuma tarefa. Nosso grupo não desistiu.

Nesse ínterim, por meio de leituras de seu prontuário provindo da instituição de origem, soube-se que talvez houvesse um pai vivo. E fomos à procura desse pai. O fim da história não poderia ter sido melhor. Conseguimos que o avô paterno inicialmente atendesse a nosso chamado, depois o pai compareceu, muito a contragosto porque a menina representava toda a desilusão que sua mãe lhe causara: "ela era igual à mãe"; até que foi se habituando e, com a devida compreensão de que Simone era outra pessoa que não sua ex-mulher, conseguiu, não sem sacrifício, reaver sua filha. A vida de Simone na família ainda é, por vezes, tumultuada, mas ela voltou ao seio da família. Esse exaustivo trabalho foi efetivado por obra integrada do Serviço Social (CAPSi-HCPA) com o Ministério Público, o Conselho Tutelar e a FASC. Inúmeras reuniões clínicas trataram de Simone. Trabalhamos muito com a família para que entendesse o significado da conduta de Simone e a recebesse com compreensão e continência.

Além dessa reunião clínica que integrava toda a equipe técnica do CAPSi, tínhamos uma reunião diária de 30 minutos, que se constituía na primeira atividade da manhã, na qual avaliávamos o trabalho feito no dia anterior e planejávamos o que seria feito no presente dia. Mesmo havendo um calendário de atividades, há particularidades de cada paciente que devem ser discutidas e planejadas a cada dia.

Também havia uma reunião semanal, de caráter administrativo, na qual discutiam-se as triagens, as eventuais dissociações da equipe, os sentimentos dos membros da equipe. Nesta mesma reunião eram planejadas atividades como festas, passeios, laudos e relatórios para autoridades judiciais, combinações, tarefas e procedimentos solicitados ao paciente e aos familiares. Essa reunião era de grande importância para que se mantivesse uma adequada coesão entre os membros do CAPSi. Das inúmeras crianças e adolescentes já atendidos no CAPSi do HCPA,[16] podemos também mencionar brevemente a história de Antônio e Henrique.

História de Antônio

Antônio no momento está com 23 anos, ensino médio completo, empregado como auxiliar de recursos humanos em loja de departamentos, onde organiza o arquivo. É natural e procedente de Porto Alegre. Reside com a mãe, 55 anos (ensino médio completo), o pai, 58 anos (ensino médio completo), e o irmão de 16 anos, estudante do ensino médio.

Antônio frequentou o CAPSi de 2006 a 2013. Começou após ter tido alta da internação psiquiátrica em nosso hospital, por ter apresentado um comportamento irritadiço e agressivo com piora progressiva, incluindo risco de agressão para si e para os demais. Tinha também crises de choro e de intensa ansiedade, além de um comportamento dependente e muito regressivo para a idade.

Paciente com baixa tolerância a frustrações desde os 2 anos e meio de idade, brigava com outras crianças, apresentava agressividade quando contrariado, ficava irritado e chorava muito, além de não suportar permanecer em locais com barulho e muitas pessoas. Também a essa época iniciaram-se sintomas de prurido e lesões na pele, em pequena intensidade.

Aos 5 anos, por resistência em usar o banheiro e frequentemente sujar as roupas, iniciou tratamento psicológico. Em associação, mostrava-se cada vez mais agitado, com choro fácil, fugia e escondia-se, quando em locais públicos, e recusava-se a participar de festas na escola, na qual ingressara recentemente.

Aos 6 anos, com a gravidez da mãe, tornou-se mais agressivo, principalmente em ambiente escolar. Tinha crises de raiva e, quando contrariado, jogava-se ao chão e gritava, por vezes necessitando até mesmo ser contido. Combinações e sanções não surtiam efeito.

Foi triado para o Ambulatório Terapêutico-Clínico da Psiquiatria da Infância e da Adolescência do HCPA, aos 10 anos, iniciando, assim, o acompanhamento neste serviço. Cursando a 5ª série do ensino fundamental, não apresentava rendimento satisfatório. Professores queixavam-se de que o paciente não parava quieto, incomodava toda a sala, agitava-se e era bastante impulsivo. Não fazia os trabalhos em grupo, não gostava de atividades novas, perdia material escolar e era agressivo com os colegas. Em casa, era desatento e desorganizado. Gostava apenas de jogar videogame. Era difícil conciliar o sono e acordar, dormindo em média 10 horas por dia. Tinha muitos brinquedos, mas seu brincar era pouco criativo, não conseguindo fixar-se em um só.

Quando do seu encaminhamento para o HCPA, tinha o diagnóstico de depressão. Na internação e, depois, no CAPSi, foram levantadas várias outras hipóteses diagnósticas (transtornos de déficit de atenção e hiperatividade (TDAH), opositor-desafiador (TOD), de humor bipolar (THB), espectro autista (TEA)), porém nenhuma conseguia explicar todo o quadro, com respostas sempre pobres à terapêutica proposta. Apresentava uma importante reação alérgica, com lesões de pele que se acentuavam com a piora do seu quadro emocional. Antônio se autoinfligia importantes lesões de pele, secundárias ao intenso prurido. Suas pernas ficavam em "carne viva", necessitando de bota de Unna para conter o processo de deterioração. Desde o início, seu atendimento no CAPSi ocorreu em regime intensivo, de quatro vezes por semana, além de psicoterapia individual e sessões semanais de terapia familiar.

Sempre apresentou dificuldades nos relacionamentos interpessoais. Segundo sua mãe, apresentava intensa ansiedade na vigência de grandes grupos. Em geral, "se grudava" em alguém familiar, não conseguindo aproximar-se ou deixar-se tocar por outras pessoas. No CAPSi, durante a Assembleia Geral, realizada semanalmente entre todas as crianças e técnicos, costumava dar "palpites" sobre situações em que outros estavam envolvidos, motivando um rechaço do grupo, tendo sido apelidado ironicamente de "Professor". Era seguidamente desvalorizado pelas outras crianças. Apesar de a cultura dos apelidos ser proibida no CAPSi, as crianças transgrediam, com frequência, essa regra.

Apresentou piora progressiva do quadro, com desorganização do pensamento e do comportamento, que o levava a situações de exposição moral na escola. Quebrava, furtava e incendiava objetos e coçava e escoriava a pele. Apresentava olhar vazio, isolamento e pouca reação a estímulos. Necessitava de vigilância constante. Seus professores observaram um acentuado declínio no processo de aprendizagem. Referia ainda escutar vozes que o chamavam constantemente e, à noite, via sombras que imaginava serem monstros que queriam levá-lo ou levar seus familiares.

A equipe não identificou fator desencadeante imediato, porém cabe ressaltar o falecimento da bisavó materna, a quem era muito apegado, alguns meses antes do início desse quadro. Juntamente com a abordagem psicodinâmica que relacionou a grande perda da bisavó a suas alucinações de fantasmas que vinham buscá-lo, realizava-se o tratamento farmacológico. Nesse momento, sua dificuldade de relacionamento interpessoal havia se agravado. Não dirigia mais a palavra aos técnicos, aos quais estava habituado, nem os cumprimentava.

Esses fatos culminaram em novo período de internação hospitalar, de 114 dias, na Psiquiatria da Infância e da Adolescência do HCPA, recebendo, então com 13 anos, o diagnóstico de transtorno global do desenvolvimento não especificado. O psicodiagnóstico na internação teve como resultado inteligência em nível médio. A investigação neurológica, com novo eletroencefalograma (EEG) e ressonância nuclear magnética (RNM) e avaliação genética, não revelou alterações. Realizou-se a introdução progressiva da clozapina, até 400 mg/dia, com hemogramas semanais nas primeiras 18 semanas, com nítida diminuição das alucinações e melhora importante no relacionamento, inicialmente com a equipe e, depois, com as crianças do CAPSi e, ainda, mais tarde, na escola, com professores, e, por fim, com alguns colegas. Apresentou como efeitos colaterais sonolência e sialorreia, que melhoraram com a introdução de 10 mg de metilfenidato e 25 mg de amitriptilina, respectivamente. Após a alta, foi admitido na escola como aluno de inclusão.

Em estudos subsequentes, quando o paciente contava 14 anos, a equipe concluiu pelo diagnóstico de esquizofrenia de início precoce em razão da gravidade do caso e da excelente resposta à clozapina. Antônio reunia elementos suficientes, incluindo sintomas positivos e negativos, para esse diagnóstico. Trata-se de um quadro raro, que, em seus pródromos, não apresentava sintomatologia completa.

Na história familiar materna, há o relato de uso de drogas e de bipolaridade. A mãe faz tratamento para THB. Na história da família paterna, encontrou-se demência em uma bisavó.

É importante ressaltar que foram realizados três psicodiagnósticos durante esse período: dois anteriores à introdução da clozapina e um posteriormente, com intervalos de pelo menos 1 ano. O paciente, diferentemente de outros com quadros de tamanha gravidade, não apresentou deterioração do ponto de vista da cognição.

A revisão na literatura aponta para o pior prognóstico de manifestações precoces da esquizofrenia.[17] A descrição do caso clínico, porém, nos dá esperanças de que, com tratamento adequado, esquizofrênicos com início precoce do transtorno possam ter uma melhor qualidade e melhores desfechos na vida.

História de Henrique

Henrique, aos 6 anos e 9 meses, internou-se na enfermaria de Pediatria com a Equipe de Psiquiatria da Infância e da Adolescência do HCPA, apresentando importante quadro de agressividade, irritabilidade e baixa tolerância à frustração. Desde que iniciou na pré-escola, aos 3 anos e 6 meses, teve dificuldades de relacionamento com outras crianças, além de agitações importantes quando contrariado. Aos 4 anos, iniciou acompanhamento psiquiátrico em outra instituição de Porto Alegre. Aos 5 anos, usou, inicialmente, carbamazepina e, depois, risperidona e ácido valproico. Teve leve melhora da sintomatologia, à qual se seguiu importante piora do quadro, com crises frequentes de agitação, heteroagressividade e fugas, ficando a situação insustentável, havendo para a criança risco de agressão e à vida. Foi indicada hospitalização. Havia relato de sua mãe de maus-tratos por parte do filho a animais de estimação, além de agredi-la fisicamente quando voltava para casa, após breves afastamentos.

Henrique foi adotado aos 2 anos e 8 meses. O menino havia sido maltratado por seus pais biológicos desde muito cedo. Uma tentativa de adoção fora realizada anteriormente por outra família, mas em virtude dos choros intensos e constantes da criança, não foi bem-sucedida. Sua mãe adotiva atual tivera vários abortos espontâneos e, após separar-se do marido, resolveu adotar um filho. Seus pais, irmãs e cunhados nunca aceitaram a adoção de Henrique.

Na internação, realizou-se EEG, que apresentou alteração, o que, somado a episódios de agitação difusa, imotivada, além de períodos nos quais permanecia deitado, com olhar parado, levantou a hipótese de convulsões. Iniciou-se a carbamazepina. Teve alta após 86 dias, com a hipótese diagnóstica de TDO, retardo mental (RM) moderado e epilepsia. Foram prescritas carbamazepina, clonazepam, clonidina, clorpromazina, com melhora progressiva dos sintomas, sendo encaminhado ao CAPSi.

A mãe não aceitou o diagnóstico de RM. Insistia para que o filho frequentasse uma escola regular, mesmo que não conseguisse ficar em sala de aula. Houve a troca de escola por indicação da equipe do CAPSi. Nessa nova escola, foi realizado um período de adaptação de Henrique. O menino não conseguia permanecer durante todo o período escolar. Embora apresentasse importante evolução, esta não era reconhecida por sua mãe. Tratava-se de pessoa muito beligerante. O menino acabou trocando de escola mais uma vez. No CAPSi, Henrique conseguia ficar durante todo o período, com ocasionais crises de agitação ou agressividade. Frequentava o CAPSi no turno da manhã, em sistema intensivo, quatro vezes por semana; e a escola, em períodos da tarde.

Em casa, as agitações e a agressividade dirigidas especificamente à mãe aumentaram consideravelmente. Quebrou vários móveis da casa, além de danificar os banheiros. Urinava em qualquer local. Comia vorazmente. Maltratava o cachorrinho de sua mãe; e o seu, tratava com indiferença. Era levado ao plantão psiquiátrico do município de Porto Alegre pelo menos uma vez por semana. A mãe tentava sempre minorar o quadro, mas seguidamente aparecia bastante machucada.

Henrique foi hospitalizado inúmeras vezes em outras instituições. As fugas cresceram, sendo encontrado, por acaso, sozinho e perdido ao anoitecer, por um dos membros da equipe do CAPSi. Em outra ocasião, portava cheques, cartões de crédito e o celular da mãe. Foi visto por um policial militar, que o reconduziu à casa. Em outra ocasião, tentou atacar a mãe, com a intenção de matá-la, com canivete, enquanto ela dormia.

Por todas essas graves situações, foram encaminhados inúmeros laudos à Promotoria da Infância e ao Conselho Tutelar. A essa altura, a mãe de Henrique já estava cansada, bastante emagrecida e com suspeita de estar muito doente. A insustentabilidade da situação domiciliar resultou em que Henrique, então com 12 anos, fosse institucionalizado. O menino estava muito grande e obeso. Os avós e tios se negavam a ajudar.

Em junho de 2010, Henrique continuava sendo atendido no CAPSi. Estava mais tranquilo na escola, conseguindo estender os períodos de permanência em sala de aula, havendo progresso. Recebia visitas da mãe na instituição. Ela apresentava, então, melhor aparência física e razoáveis condições emocionais. Henrique falava com mais carinho a respeito da mãe, aconselhando outras crianças a "não baterem em suas mães".

Nos 13 anos de atendimento no CAPSi do HCPA, conseguimos ver melhoras importantes em muitas de nossas crianças e adolescentes, como observamos em Vanessa, Marcelo, Simone, Antônio e Henrique. Mas sabemos que essas respostas, para serem alcançadas, necessitam de anos de trabalho, não somente com os pequenos e jovens, mas com suas famílias e escolas. Antônio está concluindo o ensino médio, Henrique está conseguindo ser alfabetizado.[3,4] Os autores consideram que o CAPSi representa uma valiosa oportunidade de tratamento para as crianças vulneráveis de nosso país.

Referências bibliográficas

1. BRASIL. Instituto Brasileiro de Geográfia e Estatística. Projeção da população do Brasil e das Unidades da Federação. Brasília: IBGE, 2021. Disponível em: https://www.google.com/search?q=popula%27cao+brasil&oq=popula%27cao+brasil. Acessado em: 06/07/2021.
2. Barros RP. Diálogo com as pontas. Ecoa Uol. 2021. Disponível em: https://www.uol.com.br/ecoa/reportagens-especiais/alimentacao-causadores---ricardo-paes-de-barros/#cover. Acessado em: 06/07/2021.
3. Zavaschi MLS. Introdução. In: Zavaschi MLS et al. (ed.). Crianças e adolescentes vulneráveis: o atendimento interdisciplinar nos centros de atenção psicossocial. Porto Alegre: Artmed, 2009a. p.17-22.
4. Zavaschi MLS. Estrutura e funcionamento de um CAPSi. In: Zavaschi MLS et al. (eds.). Crianças e adolescentes vulneráveis: o atendimento interdisciplinar nos centros de atenção psicossocial. Porto Alegre: Artmed, 2009b. p.17-22.
5. Brasil. Ministério da Saúde. Secretaria de Atenção à Saúde. Saúde Mental no SUS: os centros de atenção psicossocial. Brasília: Ministério da Saúde, 2004.
6. Pitta AMF. Os centros de atenção psicossocial: espaços de reabilitação. J Bras Psiquiatr 1994; 43: 647-54.
7. Pitta AMF. Reabilitação psicossocial no Brasil. 2. ed. São Paulo: Hucitec, 2001.
8. Rabelo AR et al. Um manual para CAPS: Centro de Atenção Psicossocial. Salvador: Departamento de Neuropsiquiatria da UFBA, 2005.
9. Kiser LJ; Heston JD; Pruitt DB. Partial hospital and ambulatory behavioral health services. In: Sadock BJ, Sadock VA, eds. Kaplan and Sadock's Comprehensive Textbook of Psychiatry. 8th ed. Philadelphia: Lippincott Williams & Wilkins, 2005. v. 2, p. 3376-84.
10. Bettelheim B. Truants from Life: the rehabilitation of emotionally disturbed children. New York: Free Press; 1964. p. 17-41.
11. Farley GK. A profile of day care center, past and present. In: Zimet SG, Farley GK, eds. Day Treatment for Children with Emotional Disorders. New York: Plenum, 1991. v. 1, p. 5-17.
12. Célia S. Abordagem terapêutica em psiquiatria infantil: contribuição ao uso de técnicas institucionais. Rev Psiquiatr Din 1973; 9: 29-58.
13. Zavaschi MLS et al. Funcionamento da unidade de psiquiatria infantil do CPMK. Rev Bras Psiquiatr 1981; 31: 108-13.
14. Jacques E. Ejemplos de mecanismos de defensa socialmente estructurados. In: Menzies IEP, Jacques E, eds. Los sistemas sociales como defensa contra la ansiedad. Buenos Aires: Hormé, 1974. p. 24-52.
15. Porto Alegre (RS) | Cidades e Estados | IBGEwww.ibge.gov.br › cidades-e-estados › porto-alegre.
16. Bergmann DS; Zavaschi MLS; Bassols MAS; Alegra T. O perfil das crianças e dos adolescentes atendidos. In: Zavaschi MLS et al. (ed.). Crianças e adolescentes vulneráveis: o atendimento interdisciplinar nos centros de atenção psicossocial. Porto Alegre: Artmed, 2009. p. 69-78.
17. Clemmensen L; Vernal DL; Steinhausen HC. A systematic review of the long-term outcome of early onset schizophrenia. BMC Psychiatry. 2012 Sep 19;12(150):1-16.

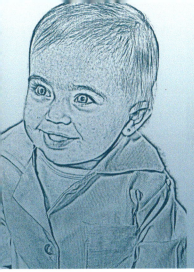

Capítulo 105

Hospital-Dia em Psiquiatria da Infância e da Adolescência

Ana Christina Mageste

"O tempo é o melhor autor; sempre encontra um final perfeito."

Charles Chaplin, *Luzes da Ribalta*, 1952

Introdução

O termo "hospital-dia" (HD) não é novidade na área da Psiquiatria. Sua primeira experiência se fez em 1933, no Hospital Psiquiátrico de Moscou, pensado exclusivamente para pacientes psicóticos e tinha como objetivo principal a promoção da reabilitação visando a entrada dos pacientes no mercado de trabalho. Porém o termo "hospital-dia" apareceu pela primeira vez em 1946, com abertura do primeiro hospital-dia psiquiátrico do mundo no Allan Memorial Institute (AMI), da Universidade McGill, em Montreal, no Canadá.

Os HD constituem uma das primeiras formas de atendimento psiquiátrico comunitário e hoje são parte integrante das políticas sociais psiquiátricas, especialmente em decorrência do movimento de "desinstitucionalização" e do consequente desaparecimento dos hospitais psiquiátricos tradicionais conhecidos como "asilos".

Considerando alguns projetos e propostas assistenciais, pode-se dizer que o HD só foi realmente instituído e institucionalizado na década de 1970 e o primeiro relato dessa modalidade hospitalar para crianças, no Brasil, é o HD do Hospital São Pedro, de Porto Alegre, no Rio Grande do Sul. Em Minas Gerais, na década de 1980, foi instituído o HD do Centro Psicopedagógico (CPP), da Fundação Hospitalar do Estado de Minas Gerais (FHEMIG), atualmente denominado Centro Psíquico da Adolescência e da Infância (Cepai), sede da primeira Residência de Psiquiatria da Infância e da Adolescência (PIA) de Minas Gerais, e a primeira residência de PIA credenciada pelo Ministério da Educação (MEC), no Brasil.

O HD é uma opção terapêutica para pacientes com transtornos psiquiátricos graves, que requerem cuidados intensivos e supervisão constante. Ao contrário da hospitalização integral, o HD não representa ruptura com a família e com o meio social, o estigma relacionado a uma internação psiquiátrica é minimizado. Portanto, as intervenções para esses grupos de pacientes têm como alvo o paciente, a família, o meio social, além de evitar o estigma das internações psiquiátricas.

Contextualização histórica

Algumas condições históricas que desencadearam processos de desinstitucionalização psiquiátrica e suas implicações nos novos serviços criados:

- Revalorização do trabalho humano e escassez da força de trabalho estimulam o investimento na reabilitação efetiva de setores da população até então considerados improdutivos, como as crianças, deficientes, doentes crônicos e marginais.

- Contexto histórico de guerra reforça a solidariedade nacional e estimula a reabilitação de soldados e civis com problemas associados à guerra, num processo similar aos efeitos da escassez de força de trabalho, como o desenvolvimento das comunidades terapêuticas.

- Conjunturas políticas de democratização ou de afirmação dos direitos civis e políticos tendem a estimular o reconhecimento da existência e dos direitos dos identificados como doentes mentais, particularmente daqueles dentro dos hospícios e de outras minorias. Desenvolvem-se a antipsiquiatria, na Europa e nos Estados Unidos; e os movimentos de saúde mental, no Brasil.

- Desenvolvimento de sistemas massivos de programas sociais públicos e a implementação de um sistema único de saúde comprometido politicamente com a universalização do atendimento.

- Mudanças demográficas, como o aumento do número de idosos na população, o número de pessoas sozinhas, a mulher em direção ao mercado formal de trabalho, processos estes normalmente acompanhados por uma crescente individualização e que tendem a introduzir o desenvolvimento de serviços sociais substitutivos ao cuidado informal prestado pela família.

- Mudanças nas teorias e práticas terapêuticas em saúde mental no século XX, em destaque a Reforma Psiquiátrica realizada em nosso país nas décadas finais do século passado.

- Estratégia da corporação médica de tornar a Psiquiatria mais integrada com o resto da Medicina e de aumentar as possibilidades de trabalho com a clientela de maior renda.
- O desenvolvimento das terapêuticas psicofarmacológicas iniciado nos finais dos anos 1950, com o controle dos sintomas mais graves, nos casos tanto agudos como crônicos, possibilitando o tratamento na própria comunidade.

Novos modelos assistenciais

Seguindo a tendência mundial, entre nós também se fez a reforma psiquiátrica, com a busca de novos modelos assistenciais. Assim como a PIA tem procurado sua identidade como especialidade independente, a reforma da assistência psiquiátrica infantil se diferenciou da reforma da assistência aos adultos.

Para a efetivação dessa reforma, o Ministério da Saúde, por meio do Sistema Único de Saúde (SUS), especificou modelos assistenciais que financiaria, privilegiando os atendimentos em ambulatório, oficinas terapêuticas, centros de convivência e HD, que representam um recurso intermediário, a transitoriedade entre a internação e o ambulatório, com uma equipe multiprofissional visando substituir a internação. "O fato de não isolarmos a loucura faz com que a possamos trazer para o convívio da comunidade e, consequentemente, para o mundo" (Furtado, 1994).

E a que serviria um novo modelo assistencial, ou seja, o HD, dirigido a crianças, um ser sem autonomia, sem cidadania e em sofrimento psíquico? Não estamos mais valorizando a doença mental, mas sim incentivando a saúde mental, "... tendo como princípio fundamental o da igualdade na diferença e a liberdade do valor individual" (Furtado, 1994).

Duas ações principais estão em curso nos últimos anos:
- Primeira: a implantação no SUS de novos serviços de serviço mental, os Centros de Atenção Psicossocial Infantojuvenil (CAPSi).
- Segunda: a construção de estratégias para a articulação intersetorial da saúde mental com setores historicamente envolvidos na assistência à infância e à adolescência, como a educação, assistência social, justiça e direitos, com vistas à integridade dos cuidados.

Essa mudança inegavelmente esbarra em crenças e valores até então enraizados em estruturas e funcionalidades arcaicas, permitindo "outro olhar" em todos os sentidos sobre aqueles que necessitam desses serviços, ancorado em um espectro de ações compartilhadas no qual o "estar junto" é uma consequência natural e não uma imposição.

A contemporaneidade tem permitido entender que, onde quer que exista o atendimento em saúde mental, ele metodologicamente deverá ocorrer aglutinando esforços de diferentes saberes e especificidades com um objetivo em comum: o paciente com toda a sua singularidade. No caso específico de crianças e adolescentes com graves transtornos mentais, em que se faz necessário recorrer a dispositivos de maior complexidade, o HD permitiu romper essa lacuna entre o ambulatório e a tradicional internação, demarcando um novo território em que o subjetivo não é abstração e o objetivo não é imposição, mas sim uma adequação institucional caleidoscópica na maneira de ver, agir e interagir com o transtorno mental em um ser em desenvolvimento.

Hospital-dia e suas peculiaridades

Já se questiona, dentro dos dispositivos da própria reforma psiquiátrica, a predominância de uma linha norteada para na prática clínica, como a quase exclusividade da tentativa de "autonomia" para o paciente psicótico. Quando se pensa em serviços substitutivos, que devem atender a uma clientela diversificada, considera-se que não deva ser o paciente a se adequar a uma proposta clínica, mas, ao contrário, que o hospital-dia seja capaz de absorver demandas que exigem as mais diversas abordagens, acolhendo indivíduos com suas inúmeras singularidades.

Essas singularidades estão presentes em quadros classificados de acordo com ao 5ª edição do *Manual diagnóstico e estatístico de transtornos mentais* (DSM-5):
- Transtornos do espectro autista.
- Espectro da esquizofrenia e transtornos psicóticos.
- Transtornos dissociativos.
- Transtornos bipolar e transtornos relacionados.
- Transtornos alimentares.
- Transtornos depressivos.

No que se refere a HD, imediatamente alguns conceitos fundamentais devem se fazer presentes, de modo a preservar um conjunto de novas ações incluídas nessa proposta. Destacam-se:
- Acolhimento: acolher cada um do jeito que é, compreendendo as necessidades e as singularidades de cada caso.
- Continuidade: continuísmo formal e informal nos atendimentos, diminuindo o tempo entre eles para que se dê o próximo encontro.
- Ambiência: a arte do tornar o ambiente o mais terapêutico possível, aproveitando todos os recursos disponíveis nos diferentes cenários, da rotina e da antirrotina.
- Projetos terapêuticos: norteia todo o percurso das atuações terapêuticas; visualizando as prioridades, as diferentes condutas e possibilidades, o terapeuta referencia diferentes locais de atuação, otimização dos diversos recursos, em uma lógica voltada para a resolutividade.

Ainda na tentativa de integração do usuário à comunidade e na inovação da adaptação, novas formas de projeto terapêutico são inseridas numa instituição e os pacientes podem usufruir do atendimento do HD, como a experiência do alojamento conjunto.

Alojamento conjunto: a definição construída de alojamento conjunto

> "... uma modalidade de intervenção, onde o paciente permanece na estrutura do hospital-dia no período diurno, enquanto, no período noturno, fica aos cuidados de algum familiar, hospedado no próprio Centro, com toda a infraestrutura necessária: alimentação, rouparia, privacidade etc." (Savassi e Pimentel, 1998).

Segundo os mesmos autores, o alojamento conjunto, além de suprir a demanda de alojar, atende às possibilidades de intervenção conjunta (paciente e família); observação das interações família-paciente, monitoramento das condutas recomendadas pela equipe terapêutica e principalmente a participação do familiar em todo o projeto terapêutico do paciente, desde o acolhimento até o processo de alta.

Contribuições do hospital-dia

Nessa forma de acolher a criança enferma, em que se pesem as conjunturas políticas e sociais que originaram a implementação do HD de adultos, a experiência na área da infância e da adolescência é recente, mas com contribuições significativas para essas práticas, pois, muitas vezes, funciona como um laboratório para entender como se expressa o sofrimento psíquico em razão das diversificações da sintomatologia e da formação diferenciada do pessoal técnico.

Na prática clínica da assistência à saúde mental de crianças e adolescentes, o HD, como recurso terapêutico, contribui para:

- O trabalho multidisciplinar em equipe de saúde mental, contribuindo para a interdisciplinaridade, tentando um acordo entre os profissionais, teorias, correntes e pacientes, passando da escuta psicanalítica a terapias de conduta, de acordo com o projeto terapêutico de cada criança.
- O privilegiar do trabalho em grupo, nas diversas modalidades de atuação, com orientação multi e interdisciplinar, favorecendo as relações interpessoais no espaço do HD.
- Existência do chegar e do sair do paciente, com permanência voluntária ou negociada, sendo que a convivência com a família e a comunidade não lhe é tirada.
- Desenvolvimento do conceito de ambiência, de uma interação dinâmica entre o paciente, o hospital e a equipe técnica, com observação constante e intervenção nos sintomas.
- A criança é vista como parte da dinâmica familiar, social, da escola, em que todos são requisitados como complementaridade do tratamento.
- O campo de ensino multidisciplinar, ainda que com todas as dificuldades existentes na transitoriedade dos alunos, porém com inovações teóricas e práticas.
- O fortalecimento da não exclusão das crianças em sofrimento mental e da sua não institucionalização.
- O espaço de observação para determinar uma terapêutica adequada em crianças com transtornos associados ou com quadros mórbidos mal definidos.

Do relato de algumas experiências bem-sucedidas (Duarte D e Ünver H, 2019; Mendonça R, 2017; Bradic Z), o hospital-dia é eficaz na estabilização de casos psiquiátricos graves nas crianças e adolescentes, embora poucos estudos e sem acompanhamento após a alta.

Conclusão

Sob efeitos visíveis de experiências concretas e bem-sucedidas em diversas instituições do país, com destaque para um recorte histórico bem singular do que significam esses serviços em suas respectivas inserções institucionais, a transitoriedade é algo marcante, principalmente na complexa dimensão da saúde mental.

Portarias do Ministério da Saúde promovendo o incentivo ao acolhimento de pessoas em crise, ampliação de números de CAPSi Infantojuvenis, reestruturação da rede de atendimento, fortalecimento das redes de atendimento comunitário e familiar, teriam, no efetivo funcionamento do CAPSI com acolhimento noturno, uma alternativa ao trabalho terapêutico realizado pelo hospital-dia em serviços credenciados pelo SUS.

Os fundamentos científicos da Psiquiatria da Infância e da Adolescência, o reconhecimento da cidadania da criança, rompendo de vez com o conceito de "um adulto em miniatura", as propostas humanitárias de aceitar o outro com suas diferenças e a implicação da família e da comunidade no tratamento da criança portadora de um adoecer psíquico fazem do hospital-dia um espaço digno e efetivo no atendimento, em que a equipe técnica pretende tão somente oferecer o que é chamado por Savassi (1996) de "... dias melhores na vida de cada um".

Referências bibliográficas

1. ABP vai ao Ministério Público mostrar deficiências da Rede de Atendimento. Psiq Hoje mar. 2010; 32(3) 2010.
2. Atenção psicossocial a criança e adolescentes no SUS – Tecendo redes para garantir os direitos. Ministério da Saúde, 2014.
3. Barreto J. O umbigo da reforma psiquiátrica – cidadania e avaliação de qualidade em saúde mental. Juiz de Fora: Editora UFJF, 2005.
4. Birmaher B. Crianças e adolescentes com transtornos bipolar. Porto Alegre: Artmed, 2009.
5. Cameron DE. The day hospital: an experimental form of hospitalization for psychiatric patients. Mod Hosp. 1947 Sep;69(3):60-2.
6. Couto MCV; Duarte CS; Delgado PGG. A saúde mental infantil. Revista Brasileira de Psiquiatria 2008 dez.;30(4).
7. Declaração de Caracas. Conferência sobre a Reestruturação da Atenção Psiquiátrica na América Latina. Venezuela, 1990.
8. Duarte D; Ramos L; Trindade AC et al. Hospital-Dia Psiquiátrico e seu Impacto na Estabilidade Clínica dos Pacientes: A Realidade da Unidade de Faro (Portugal). Journal of Psychiatry 2019 jan.;9(1).
9. Fórum Nacional de Saúde Mental Infantojuvenil, Ministério da Saúde, 2015.
10. Furtado T. Hospital-dia, passageiro para a vida: o jogo da identidade e diferença. Rio de janeiro: Revinter, 1994.
11. Galdini R; Banzato C; Santos V et al. Hospital-dia em psiquiatria: Revisão dos últimos cinco anos da literatura. J Bras Psiq 1994; 43: 205-11.
12. Goldeberg J. Clínica da psicose: um projeto na rede pública. Rio de Janeiro: Te Cora; Instituto Franco Basaglía, 1994.
13. Manual Diagnóstico e Estatístico dos Transtornos Mentais-DSM. Porto Alegre: Artes Médicas, 2005.
14. Mendonça R; PantanoT; Casella C; Scivoletto S. "Day Hospital in Child and Adolescent Psychiatry: Is It Effective for Whom?" Effectiveness of Infant Psychiatric Day Hospital. Journal of Psychiatry and Psychiatric Disorders 2017 nov;1(6).
15. Ministério da Saúde. Normas Operacionais Básicas: Sistema Único de Saúde (NOB-SUS-O1/96). Diário Oficial, Brasília, 6 nov 1996.
16. Pacote de medidas é anunciado para melhorar o atendimento de transtornos mentais. Disponível em: http://www.saude.gov.br. Acesso em 30/10/2010.
17. Pimentel AC. Novas propostas de atendimento na saúde mental da criança e do adolescente. XXVII Congresso Brasileiro de Psiquiatria. São Paulo, 2009.
18. Portaria 1.608/2004 – Ministério da Saúde institui o Fórum Nacional de Saúde Mental Infantojuvenil. Disponível em: http://bvsms.saude.gov.br/bvs/publicacoes/legislação_mental.pdf.2004. Acesso em: 02/0/2017.
19. Salzano FT; Cordàs TA. Hospital-dia para transtornos alimentares. Rev Psiq Clínica 2003; 30(1): 86-94.

20. Savassi M; Pimentel AC. Alojamento conjunto: Um dispositivo criativo e ousado no escopo da reforma psiquiátrica. Rev Psiq e Psicanálise com Crianças e Adolescentes jul. 1998.
21. Savassi M; Pimentel AC. O centro psicopedagógico e seu modelo assistencial. Rev Psiq e Psicanálise com Crianças e Adolescentes abr. 1996.
22. Ünver H et al. Ten-Year Experience Outcomes of a Day Treatment for Children and Adolescents with Psychiatric Disorders. Noro Psikiyatr Ars. 2019;56(4):283-287. Published 2019 Sep 5.
23. Vasconcelos EM. Do hospício à comunidade: mudança, sim; negligência, não. Belo Horizonte: Segrac, 1992.
24. Zagorka B et al. Multicomponent Treatment in a Day Hospital for Adolescents: A Case of Good Practice. Psychiatr Serv. 2016 Sep 1;67(9):943-5.
25. Zavaschi ML et al. Crianças e adolescentes vulneráveis. Porto Alegre: Artmed, 2009.

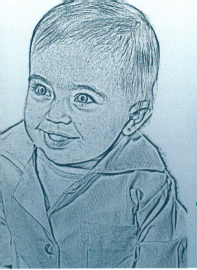

Capítulo 106

Internações em Psiquiatria da Infância e da Adolescência

Felipe Becker

Introdução

A Psiquiatria da Infância e da Adolescência é uma especialidade bastante recente, tendo se firmado, em âmbito mundial, em 1938, quando foi instalada sua primeira cátedra na Universidade de Paris, dirigida pelo professor G. Heuyer.

Trata-se de especialidade complexa, pois o exercício clínico requer grande conhecimento do desenvolvimento neuropsíquico infantil normal esperado para cada idade, capacidade de articulação do envolvimento da família e da escola para garantir a reorganização da psicodinâmica do paciente e ajustes na sua rotina, psicoeducação para compreensão dos comportamentos demonstrados e organização do plano terapêutico que engloba a coordenação e a comunicação com a equipe multidisciplinar.

No Brasil, apesar dos esforços pioneiros de diferentes pessoas, a Psiquiatria da Infância e da Adolescência ainda se apresenta de maneira incipiente, o que ocasiona imensas dificuldades no atendimento à criança portadora de quadros psiquiátricos. Ainda não é considerada uma especialidade médica autônoma, tendo sido reconhecida como subespecialidade da Psiquiatria na década de 1980.

Esta é uma área que ainda sofre preconceito decorrente da falta de informação tanto pelo público leigo como por colegas médicos e em razão do histórico recente do modelo manicomial, em que indivíduos com problemas mentais não eram aceitos na sociedade e os manicômios serviam como "depósitos". Algo humanamente inadmissível, ainda mais que hoje contamos com conhecimento técnico muito maior e detalhado que possibilita o melhor entendimento e a abordagem individualizada; além da contribuição das pesquisas científicas que possibilitaram a descoberta de novos fármacos e, com isso, conseguimos resultados terapêuticos muito mais eficazes e em curto período de tempo, o que possibilitou importante encurtamento das internações e reduziu muito o tempo de distanciamento do convívio familiar.

Outro complicador quanto à prática e ao reconhecimento da Psiquiatria da Infância e da Adolescência como área médica é a dificuldade de comunicação na formação das especialidades médicas ligadas ao atendimento deste público (Pediatria, Neuropediatria, Hebiatria e Psiquiatria), algo que prejudica a melhor avaliação, a identificação dos quadros e a percepção sobre os limites de atuação de cada área para que trabalhem em conjunto em prol do melhor para o paciente.

Segundo registros do Ministério da Saúde, estima-se que 10% a 20% da população infantil do país sofra de transtornos mentais e deste percentual, 3% a 4% necessitam de cuidados intensivos.

O único serviço de internação psiquiátrica da infância e da adolescência de Santa Catarina, desde 2012, fica no Hospital Infantil Dr. Jeser Amarante Faria, em Joinville, onde sou o Coordenador, e 100% dos atendimentos são pelo Sistema Único de Saúde (SUS) e mantidos pelo Estado. A iniciativa dos primeiros quatro leitos provisórios decorreram de ação do Ministério Público acionando a Vara da Infância e exigindo abertura de serviço de internação psiquiátrica infantojuvenil para o Estado. De 2015 a 2018, a Secretaria de Saúde do Estado elaborou Plano Operativo de sua rede de Atenção Psicossocial para realizar o mapa teórico, correlacionando aspectos demográficos, econômicos, de desenvolvimento humano e social. Aplicando-se, inclusive, às internações hospitalares, por terem sido o centro do modelo ainda parcialmente remanescente antes da Lei n. 10.2016, de 6 de abril de 2001. Com o projeto definido, as obras se iniciaram em 2015 e as atividades no novo setor foram iniciadas em março de 2018, com 14 leitos individuais localizados no 1º andar do Hospital. Conta com área física de 1.200 m² para internação e 650 m² para a área externa, onde são realizadas as atividades terapêuticas e de recreação ao ar livre.

Segundo estimativa feita pelo Instituto Brasileiro de Geografia e Estatística (IBGE), para 2020, a população de 0 a 19 anos em Santa Catarina seria de 1.900.506 indivíduos. O percentual médio da populacional dos 5 aos 19 anos corresponde a aproximadamente 75% do total. Supondo que 10% necessitariam de atendimento específico para transtornos mentais e, destes, 3% necessitam de cuidados intensivos conforme os dados do Ministério da Saúde. Estaríamos falando em aproximadamente 4.390 pacientes que necessitariam de leitos de internação. Os dados epidemiológicos identificados no setor de Psiquiatria HJAF, em 2020, mostraram o total de 395 internações no ano, com média de 11,9 dias de internação para cada paciente. Seria possível concluir, então, que Santa Catarina necessitaria aproximadamente de dez vezes mais leitos de internação. Considerando que este é um dos estados com melhores índices de desenvolvimento e que diversas regiões do país não são contempladas com nenhum leito, está evidenciado o quão deficitárias são nossas políticas públicas de saúde mental infantil. Este é um exemplo de atendimento específico, reduzido frente ao total de pacientes que necessitariam de acompanhamento, mas de essencial importância. Fundamental a importância de que possamos contar com melhores estruturas de atendimento ambulatorial interdisciplinar especializado, qualificado, capacitada para o suporte terapêutico necessário, o que naturalmente evitaria que muitos chegassem a precisar de internação e reinternações também seriam evitadas.

Internação psiquiátrica da infância e da adolescência

A Lei n. 10.216 de 6 de abril de 2001, em seu art. 4°, diz que a internação, em qualquer de suas modalidades, só será indicada quando os recursos extra-hospitalares se mostrarem insuficientes. Portanto, trata-se de essencial modalidade do tratamento psiquiátrico, voltada para o tratamento efetivo e seguro de pacientes em situação de crise. Nestas situações, o paciente se encontrará em situação de risco ou colocando a família e terceiros em risco. Decorrem de alterações comportamentais agudizadas da doença mental e, para fazer frente isso, é necessária estrutura física protegida e preparada de forma totalmente diferente dos demais leitos do hospital e deve contar com profissionais qualificados e preparados a proporcionarem abordagem e tratamento de contenção de forma segura e humanizada.

Contexto histórico-político

A consolidação do Estatuto da Criança e do Adolescente (ECA), sancionado em 1990 (Lei n. 8.069 de julho de 1990), garantiu a presença de pai, mãe ou responsável em internações de crianças e adolescentes de qualquer natureza. O que não ocorre nas internações psiquiátricas de adultos.

De acordo com Woolston (1995), a área de internação deve conter entre 10 e 20 leitos, com a preconização de instituições pequenas ou dentro de Hospital Geral, pretende-se o distanciamento do modelo manicomial que, pela grande quantidade de pacientes, propiciava a impessoalidade do contato com os pacientes e, consequentemente, a perda de identidade.

Na Inglaterra e nos Estados Unidos, as unidades de internação psiquiátrica foram precedidas por residências de tratamento e, durante muito tempo, as instituições religiosas foram responsáveis por esta assistência. Os hospitais para internação de crianças e adolescentes surgiram nos Estados Unidos em 1920, destinados às crianças com distúrbios comportamentais decorrentes de encefalite pós-epidemia, crianças autistas e esquizofrênicas. Somente anos depois várias unidades foram abertas para o tratamento de todos os tipos de pacientes com distúrbios emocionais que não pudessem ser tratados em regime aberto. No século XIX, a clínica da Psiquiatria Infantil estava voltada ao retardo mental; depois do final do século XIX e até o primeiro terço do século XX, passou a ser avaliada da mesma forma que a Psiquiatria dos Adultos e, a partir daí, mostrou-se influenciada pela Psicanálise. Nova abordagem se deu no início dos anos 1970, influenciada pela Classificação da Associação Americana de Psiquiatria, que se embasou estritamente no aspecto biológico e pragmático. Desde então, houve novas descobertas da Neurociência do Desenvolvimento, de todo o aparato emocional da criança e da influência que o meio em que ela está inserida pode contribuir. Fica evidente como o aprendizado sobre os múltiplos fatores relacionados ao quadro de cada paciente é fundamental, além do quadro clínico manifesto e, com isso, a capacidade de correlacioná-los frente a cada quadro clínico para possibilitar o melhor entendimento e a abordagem individualizada em equipe multidisciplinar. É o que se espera para estruturação de um serviço de internação psiquiátrica para crianças e adolescentes.

Principais indicações clínicas

A indicação de internação hospitalar ocorrerá quando houver perda da capacidade do paciente em se relacionar com o próprio sofrimento demonstrando alterações comportamentais importantes, falência da função familiar de proporcionar continência de cuidados, situações de vulnerabilidade social e, em alguns casos, para ajuste do tratamento.

Principais indicações:

- Dependência química de múltiplas drogas (*crack*, cocaína, maconha, álcool ou outras substâncias).
- Tentativa de suicídio (transtorno depressivo, transtorno afetivo bipolar, esquizofrenia e abstinência de drogas).
- Agitação psicomotora (atraso mental, transtorno espectro autista, atraso mental inespecífico, síndromes genéticas e epilepsia).
- Surtos psicóticos (esquizofrenia, transtorno depressivo grave psicótico, transtorno afetivo bipolar depressivo psicótico, transtorno afetivo bipolar maníaco psicótico, síndrome de psicótico por abstinência de drogas).
- Comportamento explosivo intermitente/transtorno disruptivo do humor (transtorno opositor desafiador, transtorno explosivo intermitente, transtorno conduta e transtorno antissocial).
- Restrição do comportamento alimentar + desnutrição (anorexia nervosa e anorexia mista, acompanhadas de desnutrição). Quadros com desnutrição mais severos ficam internados fora do setor, com a clínica médica e o psiquiatra os acompanham também.

O Gráfico 106.1 aponta o diagnóstico principal dos pacientes internados em 2020, porém, por se tratar de casos complexos, facilmente identificamos um ou mais diagnósticos comórbidos e diversos quadros só terão seu diagnóstico realmente definido e estabelecido após 6 meses ou mais de acompanhamento psiquiátrico ambulatorial (p. ex., boa parte dos dependentes químicos apresenta alterações de comportamento e conduta comórbidos, mas o motivo da internação foi promover tratamento de controle do estado de abstinência das drogas).

O público atendido no Serviço de Psiquiatria HJAF, em 2020, foi de 52% do sexo feminino e 48% do sexo masculino. Do total de internações, 16,4% ocorreram por meio de encaminhamentos via mandado judicial, sendo a grande maioria decorrente de quadros de dependência química de múltiplas drogas para tratamento de abstinência, que estavam associados a contexto de vulnerabilidade social e falha terapêutica de qualquer outra modalidade de tratamento proposta. No grupo de internos em 2020 demonstrados no gráfico, as tentativas de suicídio ocuparam 47,5% das internações.

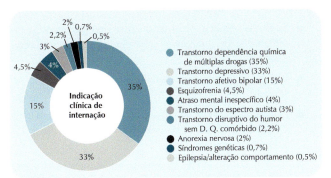

GRÁFICO 106.1 – Diagnóstico principal dos pacientes internados em 2020.
Fonte: Sistema Tasy Hospital Infantil Dr. Jeser Amarante Faria (Joinville/SC). Serviço de Psiquiatria/2020.

Indicação clínica de internação:
- Transtorno dependência química de múltiplas drogas (35%)
- Transtorno depressivo (33%)
- Transtorno afetivo bipolar (15%)
- Esquizofrenia (4,5%)
- Atraso mental inespecífico (4%)
- Transtorno do espectro autista (3%)
- Transtorno disruptivo do humor sem D. Q. comórbido (2,2%)
- Anorexia nervosa (2%)
- Síndromes genéticas (0,7%)
- Epilepsia/alteração comportamento (0,5%)

Tempo de permanência

Deve ser o suficiente para compreender a situação em que o paciente se encontra e quais as condições do contexto familiar no qual está inserido e para estabelecer o tratamento medicamentoso efetivo de remissão do quadro clínico, alcançando dosagem terapêutica efetiva que sustente a remissão do quadro após a alta. Quando esse processo não se dá por completo, a alta precoce aumentará a possibilidade para nova internação. Outro fator que deve ser considerado, principalmente em casos refratários à resposta clínica, é que internações longas, e aqui normalmente se tratam de pacientes que apresentam alguma forma de deterioro cognitivo, podem acarretar piora maior do quadro decorrente da desestruturação da organização mental do paciente em razão da distância do contato com seu núcleo familiar e do modo como ele se inseria na família e da perda do referencial ambiental.

Outro fator que se confunde bastante é que um Serviço de Internação Hospitalar não conta com estrutura física que se aproxime da de uma moradia, portanto fica claro que o tratamento tem foco de controle rápido das crises para que, na sequência, o paciente seja encaminhado para seguimento em outra modalidade de tratamento.

No Serviço de Psiquiatria do HJAF, o tempo médio de cada internação, em 2020, foi de 11,9 dias, aproximadamente 33 atendimentos/mês com 14 leitos. Sempre que um paciente é encaminhado via judicial, emitimos laudo informando o juiz que se trata de contenção de crise e para a qual não são necessários mais do que 15 dias em média. Quadros pontuais que apresentem situação mais cronificadas, com demandas específicas, quando recebem alta hospitalar, poderão ser encaminhados para receberem o seguimento do tratamento em modalidade terapêutica de menor complexidade por maior período.

Organização de um serviço de internação
Área física

Um serviço de internação psiquiátrica é algo de extrema complexidade, que necessita de atenção e cuidado nos mínimos detalhes e em tempo integral.

Por se tratar de público em processo de desenvolvimento neuropsíquico, ainda muito influenciado pelo meio em que está inserido, com históricos diversos de ter vivenciado situações psicológicas complexas, traumáticas e expostos a riscos ou vulnerabilidade, muitos desses pacientes estarão acompanhados por um familiar nesse processo, mas grande parte deles não contará com essa possibilidade. Em razão de ser uma instituição relativamente nova, muitos pais, profissionais da área e público leigo não têm nenhuma compreensão sobre o que se faz neste local e qual o tipo de tratamento realizado. Ainda também em virtude da memória recente que muitos têm da Psiquiatria sobre o respectivo passado histórico recente e obscuro em que ela não contava com suporte assistencial digno e humanizado aos seus pacientes. Os antigos manicômios eram locais nada preparados, existiam sob o total descaso e falta de fiscalização por parte das autoridades, funcionavam como "depósitos" e, portanto, sem nenhuma funcionalidade terapêutica além de tornar invisíveis, para a sociedade, os indivíduos internados.

Vários fatores geram, para qualquer paciente ou seu familiar, insegurança e apreensão quanto a internação.

Pronto-socorro

Os pacientes são recebidos no pronto-socorro do Hospital onde recebem o primeiro atendimento pela equipe de pediatras plantonistas. Neste momento, o paciente passa pela avaliação clínica para que se descartem possíveis quadros cínicos que possam estar produzindo alterações comportamentais e, aí, já indicar o tratamento indicado, quando os quadros clínicos decorrentes de alteração comportamental de fundo psíquico também serão abordados e tratados até que estejam clinicamente estáveis e só depois é que serão admitidos no setor de Psiquiatria.

Alguns exemplos de quadros clínicos investigados que possam trazer alterações comportamentais importantes: desnutrição; desidratação; convulsão/epilepsia; traumas cranioencefálicos; cefaleias agudas; reação adversa após uso correto de algum fármaco.

Situações clínicas consequentes de comportamento inapropriado visto em quadro psiquiátrico: intoxicação exógena (medicamentos, venenos, agrotóxicos, produtos de limpeza etc.); uso intenso de substância específica não necessariamente como tentativa de suicídio (álcool, maconha, drogas alucinógenas, cocaína e outros); síndrome de abstinência de drogas; automutilações com cortes contusos mais profundos; traumas pelo corpo decorrentes de acidente autoprovocado (enforcamento, atropelamento, queda de nível, agitação psicomotora etc.).

De acordo com as especificidades, intensidade ou gravidade da situação, o paciente poderá ser encaminhado para se internar em outra especialidade, ou ficará em observação clínica até ser liberado para a Psiquiatria e os casos estritamente clínicos serão liberados de alta.

Quando o paciente demonstra alterações comportamentais de risco para si ou terceiros no pronto-socorro, já se tem a prescrição protocolo da Psiquiatria que conta com grupo de medicações por via oral e injetáveis e também a contenção física assistida, se necessárias em casos extremos em que o manejo verbal e químico por via oral não foi possível. Portanto, nos casos extremos, em que não foi possível nenhuma abordagem, faz-se necessária a contenção física assistida para proteger o paciente e para que seja medicado de forma segura. A enfermagem só pode executar essa medida de proteção se estiver prescrita pelo médico (p. ex., agitação psicomotora, surto psicótico, risco de tentativa de suicídio, risco de fuga ou abstinência de drogas).

Equipe interdisciplinar

Uma grande responsabilidade é a estruturação da equipe de um setor de internação.

A Portaria GM n. 148/2012 do Ministério da Saúde, em seu art. 7º, define a equipe técnica multiprofissional responsável pelo serviço hospitalar de referência para atenção a pessoas com sofrimento ou transtorno mental. Contará com psiquiatras, psicólogos, enfermeiros, técnicos de enfermagem, assistente social e terapeuta ocupacional.

São de fundamental importância a comunicação entre todos e a sintonia com relação ao plano terapêutico individualizado programado para as demandas de cada paciente e do familiar acompanhante. Todos devem estar treinados, preparados e alinhados para atuarem em qualquer situação com que se deparem no setor. Por exemplo, se um paciente apresentar uma crise aguda de agitação no setor, todos da equipe que estiverem presentes devem estar em condições de prontamente fornecer manejo necessário, seja a condução verbal, seja a organização do ambiente ou, em casos extremos, até a condução da abordagem em grupo para contenção mecânica e química.

Em uma internação, muitas vezes, o familiar acompanhante, que, na maioria das vezes, é a mãe, passa também por momento de desestruturação emocional porque há muito tempo está com sua vida emocional "desorganizada" em função dos cuidados com a situação do filho em casa, podendo potencialmente trazer demandas importantes. A partir do momento que a equipe assume os cuidados para manejo dos pacientes, as mães podem se desestabilizar, muitas vezes, por meio de questionamentos quanto a todas as condutas, da recusa de ver o filho sedado em algum momento, do acompanhamento da situação de outros internados que estão numa situação bastante diferente da do seu filho, na demonstração de julgamentos ou até de conversas e de conclusões distorcidas em companhia de outras mães. Para todo esse universo de fatores que podem surgir durante esse curto período e trazer repercussões negativas com ainda mais demandas, que não somente as das crianças ou dos adolescentes. Para isso, é fundamental a orientação antecipada aos responsáveis sobre as potenciais demandas a serem enfrentadas. Por exemplo: a forma como se dá a abordagem do tratamento medicamentoso; os possíveis efeitos adversos; o tempo de permanência médio da internação; o que poderia prolongar a internação; a possível necessidade de uma contenção mecânica e para que serve; a forma como se dão as atividades com a equipe; a forma como se fazem os atendimentos; como é a rotina de cuidados o paciente terá e que se assemelha à dos demais internos; transmitir segurança a certeza de que toda a equipe está preparada para atender e cuidar não somente de um, mas de todos os pacientes aos mesmo tempo. A capacidade de explicar e orientar o que se dá na rotina do setor e conforme as demandas surgem e todos da equipe devem estar preparados para que as dúvidas sejam prontamente esclarecidas ou que a orientação sobre qual profissional contribuirá da melhor forma.

Quanto à enfermagem

- Supervisiona a atenção de cuidados ao paciente e a familiares desde a admissão até a alta hospitalar em tempo integral.
- Equipe técnica orienta e auxilia o paciente nas rotinas do serviço.
- Enfermeiro recebe acompanhante e realiza as principais orientações sobre o funcionamento da unidade e do processo terapêutico.
- Auxílio em atividades básicas, como alimentação, higiene pessoal, administração de medicamentos prescritos, supervisão das condições clínicas e auxílio em atividades terapêuticas.
- Atenção ao comportamento do paciente e de familiares, realizando manejo verbal, intervindo sempre que necessário e comunicando os demais integrantes da equipe quando necessário.
- Solicita atendimento extra da equipe interdisciplinar sempre que percebe que isso é necessário.
- Discussão de caso com a equipe multiprofissional da unidade para estruturação do projeto terapêutico individualizado de cada paciente.

Quanto à psicologia

- Avaliação e acompanhamento dos pacientes e familiares durante todo o processo de internação.
- Mediação familiar.
- Acompanhamento de visitas.
- Discussão e estudo de caso com a rede de assistência.
- Grupo de orientação familiar.
- Acompanhamento e observação dos pacientes nas rotinas diárias, abordagem psicológica breve de suporte ao quadro agudo.
- Discussão de caso com a equipe multiprofissional da unidade para estruturação do projeto terapêutico individualizado de cada paciente.
- Relatórios informativos pós-alta hospitalar.

Quanto à assistência social

- Entrevista social familiar:
  - Fazer estudo do caso com a rede de assistência do município de origem do paciente.
  - Fazer avaliação e a liberação das visitas.
  - Realizar grupos de orientação familiar.
  - Participar da busca ativa dos familiares.
- Orientação social a paciente e familiar – direitos sociais e rede intersetorial:
  - Avaliação e pedido de doações diversas.
  - Reunião de projeto terapêutico.
- Discussão de caso com a equipe multiprofissional da unidade de internação:

- Acompanhar e supervisionar demandas judiciais (envio de ofícios e laudos).
- Plano de alta, discussão de caso com serviços referenciados e solicitação de transporte.
- Emissão de relatórios informativos pós-alta hospitalar.

Quanto à terapia ocupacional

- Anamnese individual e atendimento terapêutico ocupacional individual.
- Estudo de caso com a rede.
- Acompanhamento e observação das atividades diárias de toda a rotina do paciente como alimentação, comportamentos, habilidades e higiene.
- Grupo terapêutico ocupacional.
- Elaboração do cronograma de atividades em grupo e individualizadas:
  - Discussão de caso com a equipe multiprofissional da unidade de internação para estruturar o projeto terapêutico individualizado.
  - Relatórios informativos pós-alta hospitalar.

Conclusão

É fundamental a comunicação sobre este assunto, serviço de internação psiquiátrica da infância e adolescência, para que se identifique que se trata de estrutura pontual pertencente à rede de apoio que deve proporcionar atendimento e assistência ao paciente com sofrimento mental. As internações são de caráter emergencial em crises agudas e por tempo curto. Esse serviço deverá ser pensado também como momento de exaustão daqueles que cuidam da criança, de uma não possibilidade de acolhimento domiciliar em nível suportável, de uma falência dos recursos ambulatoriais existentes e do risco para si mesmo e para os familiares. Casos em que possivelmente tenha ocorrido ruptura do laço social, dos vínculos familiares e exposição a situações de vulnerabilidade e risco a própria vida. Importante sempre recordarmos que uma internação psiquiátrica sempre trará o estigma de um histórico no qual a assistência em saúde mental era totalmente inapropriada e desumana à época dos manicômios.

Cabe aqui proporcionarmos às crianças, neste curto período, a proteção e o cuidado em tempo integral. Que ela possa ser acolhida, ouvida, que seu sofrimento psíquico possa ser atenuado e tratado clínica e psicoterapicamente para conquista da reorganização do equilíbrio emocional.

Com as informações aqui expostas neste texto concluímos que:

1. A internação psiquiátrica na infância e na adolescência é um recurso terapêutico da mais alta complexidade, parte de uma rede hierarquizada de dispositivos e ainda é muito pouco disponível em nosso país.
2. A produção de conteúdo técnico de qualidade como este Tratado e publicações científicas, para que mais profissionais possam estar habilitados para a assistência desse perfil de pacientes específicos.
3. Importante que os médicos estejam mais próximos da sociedade para divulgar informações de qualidade ao público leigo, de forma acessível e clara.

Referências bibliográficas

1. BRASIL. Ministério da Saúde. Portaria n. 1.876, 14 de agosto de 2006. Institui Diretrizes Nacionais para Prevenção do Suicídio, a ser implantadas em todas as unidades federadas, respeitadas as competências das três esferas de gestão. Portaria n. 3.088, 23 de dezembro de 2011. Institui a Rede de Atenção Psicossocial para pessoas com sofrimento ou transtorno mental e com necessidades decorrentes do uso de crack, álcool e outras drogas, no âmbito do Sistema Único de Saúde (SUS). Política Nacional da Humanização. Brasília, 2013. Portaria GM/MS n. 336, 19 de fevereiro de 2002. Portaria GM/MS n. 148, 31 de janeiro de 2012. Presidência da República. Lei Federal n. 10.2016, 6 de abril de 2011. Dispõe sobre a proteção e os direitos das pessoas portadoras de transtornos mentais e redireciona o modelo assistencial em saúde mental. Brasília – DF: 2001.
2. Gonçalves P; Silva RA; Ferreira LA. Comportamento suicida: percepções e práticas de cuidado. Psicologia Hospitalar, 2015, v. 13, n. 2, 64-87.
3. Gutierrez BAO. Assistência hospitalar na tentativa de suicídio. Revista Psicologia USP, v. 25, n. 3, p. 262-269, 2014.
4. Ramos PS. Prevenção, diagnóstico, abordagem e tratamento do envolvimento do adolescente com as drogas. *In:* Fichtner N. Transtornos Mentais da Infância e da Adolescência: Um Enfoque Desenvolvimental. Porto Alegre: Artes Médicas; 1997. p. 279-290.
5. Assumpção Jr. FB. Psiquiatria Infantil Brasileira – Um Esboço Histórico. São Paulo: Lemos; 1995.
6. Assumpção Jr. FB. Psiquiatria da Infância e da Adolescência. São Paulo: Atheneu; 2013.
7. Lei 8.069 de 13 de julho de 1990. Dispõe sobre o Estatuto da Criança e do Adolescente e da Criança e do Adolescente e de outras providências. Brasília: Presidência da República; 1990.
8. Woolston JL. Serviços de internação psiquiátrica infantil. *In:* Lewis M. Tratado de Psiquiatria da Infância e Adolescência. Porto Alegre: Artes Médicas; 1995. p. 904-908.
9. Becherie P. A clínica psiquiátrica da criança/Estudo Histórico. *In:* Fascículos Fhemig, 7. Belo Horizonte: Fhemig; 1992.
10. Rauci KP, Rappaport N. Emergências psiquiátricas infantis. *In:* Hyman ES, Tesar EG. Manual de Emergências Psiquiátricas. São Paulo: Editora Médica e Científica Ltda; 1994. p. 77-86.
11. Chisholm D. The development of child psychiatric in patient practice past, present and future. *In:* Chesson R; Chisholm D. Child Psychiatric Units. London: Jessica Kingsley Pub; 1996. p. 28-44.
12. Pruit DB; Wiener JM. The AACAP and Hospitalization for Children and Adolescents. J Am Acad Child Adolesc Psychiatry 1989; 28(1): 136-137.
13. Becker F. Suicídio: a vida não pode parar 2021 (p. 41-50). Perfil suicida na infância e adolescência: um retrato visto em um serviço de internação hospitalar. Rio de Janeiro: Conquista. 2021.

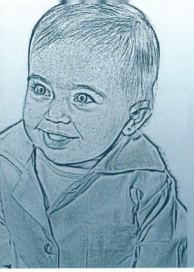

Conclusões

Francisco Baptista Assumpção Jr.

> "Sempre que surgem novidades tecnológicas, o nível cultural baixa, há repetição de coisas passadas como se fossem invenções extraordinárias, lixo cultural como se fossem invenções supremas da inteligência."
>
> (Millôr Fernandes)

Quando publicamos a primeira edição deste tratado, o seu significado era ligado à idéia de que a Psiquiatria da Infância e da Adolescência era uma especialidade embasada histórica e epistemologicamente. Entretanto, o passar dos anos mostrou-nos que a história pode ser esquecida, ou até mesmo revisitada e alterada conforme as necessidades do momento, e o modelo teórico sobre o qual nos apoiamos pode ser, sempre, relativizado. Assim, conforme fala Millôr Fernandes, "o homem é um produto do meio. O meio é um produto do homem. O produto é um homem do meio." Dentro dessa visão cáustica e sarcástica, continuamos vivendo estes anos todos com a especialidade sendo somente uma área de atuação no Brasil, em que pese o fato que, países que costumamos copiar a considerem uma especialidade independente. Isso, sem nenhuma queixa e sem nenhuma reação daqueles que a exercem em nosso meio pois, conforme dissemos antes, "somos homens do meio, produtos de um poder constituído" e, exatamente por isso, pensamos pouco e deixamos que pensem por nós. Assim, esta é mais uma edição que se concretiza mesmo nada mudando em nosso país. Permanecemos atrelados a modelos ideológicos arcaicos, cada vez mais rígidos, com menores possibilidades de crescimento e com perspectivas de criarmos novas gerações cada vez menos capacitadas a compreenderem a criança em seu processo de desenvolvimento. Isso sem levarmos em conta que criamos novas gerações cada vez mais onipotentes, infantilizadas e narcisistas, com baixo índice de resiliência e pequena capacidade adaptativa.

Dessa forma, conforme escrevemos na primeira edição, dissertar sobre a Medicina ou uma de suas especialidades (em nosso caso área de atuação) é optar por uma visão ideológica, uma vez que implica em se falar sobre uma medicina racionalista fundamentada em princípios, métodos e técnicas, que nos trazem diretamente à Medicina moderna ocidental, ou significa adotarmos a questão das Medicinas tradicionais, com sua opção de fornecimento de alívio àqueles que sofrem.

De maneira geral, temos o hábito de considerarmos tradicionais como primitivas, enquanto uma contextualização de rústicos e piores, relativamente, aos princípios terapêuticos de que se valem. Entretanto, historicamente, vemos a Medicina estruturando-se em técnicas "tradicionais" que foram sendo gradativamente submetidas ao pensamento racional dos séculos XIX e XX, com a aceitação de algumas e a recusa de outras que se incorporaram assim na medicina popular ou caíram no rol dos costumes e das superstições.

Partindo-se dessa premissa, podemos dizer que a Medicina, primitivamente mágica e religiosa, transforma-se pouco a pouco em científica, ou seja, resultante de observações precisas e racionais, além de fundamentada na experimentação. Dessa maneira, nossa Medicina ocidental, hoje científica foi como tantas outras, inicialmente uma etnomedicina, similar à que se utiliza em muitos países em vias de desenvolvimento, sem todos os processos de observação e de rigor experimental (Sournia, 1992).

Pensando-se dessa maneira, longe de desconsiderarmos a Medicina dos povos ditos primitivos, ela nos permanecerá respeitável, uma vez que representa estágios primeiros de uma ciência embrionária que, pouco a pouco, vai se iluminando, não de maneira repentina, mas a partir de passos sucessivos. Isso porque a Medicina empírica limitava-se a uma mera verificação dos fatos, sem a indagação de suas causas nem a busca da explicação para a forma de produção dos efeitos. Esse método, embora se encontre na base do conhecimento científico, ainda não pode ser considerado como tal. A Medicina religiosa, surgida muito cedo durante o processo de evolução humana, ligava-se principalmente aos fatos não tangíveis, atribuídos assim a seres mais ou menos poderosos, demônios ou espíritos, capazes de introduzirem-se, à distância, no corpo do paciente.

Por fim, surge a Medicina científica, baseada numa explicação natural da doença, nos meios de reconhecê-la, tratá-la ou evitá-la, esclarecendo suas causas e compreendendo suas manifestações. Caracteriza-se, assim, não por sua maior eficácia somente, mas pela atitude mental envolvida, atitude essa de compreender, procurar e explicar, à luz da observação e da experiência, todos aqueles fenômenos que podem ser observados no homem são ou doente como naturais. Assim, estrutura concepções decorrentes dos conhecimentos de sua época (Souza, 1981).

Dessa maneira, todas essas expressões médicas surgem como consequência uma da outra, embora permaneçam existindo concomitantemente no tempo.

Entretanto, mesmo essa concepção científica embasa-se (ou deveria se embasar) no aforismo hipocrático *"sedare dolorum, opus divinum est"*. Isso porque o médico, em sua vocação sacerdotal mesmo tendo, muitas vezes, dificuldades em agir, tem por dever minorar o sofrimento.

Assim, nessa tentativa, inicialmente o homem, diante de um mundo no mais das vezes hostil, tenta explicá-lo visando se localizar. Cria então seres intermediários entre o visível e o invisível, que escapam de seu conhecimento, tentando aplacá-los para que lhe sejam benéficos e, para isso, estrutura intermediários que passam a ser "agentes de comunicação" entre essas potências e a gente comum, passando a desfrutar de um lugar especial dentro da tribo ou do clã.

Esses seres intermediários são os médicos primitivos.

Em alguns locais, quem ocupava esse lugar era o ferreiro, que consertava os instrumentos criando lâminas que abriam os abcessos e cortavam o milho que alimentava a família.

Surgem assim também os bruxos, xamãs, feiticeiros e curandeiros, totalmente diferentes dos charlatães que sabem, a princípio, da ineficácia de seus métodos. Isso porque a prática daqueles, sua sabedoria acumulada através de várias gerações, não pode ser negligenciável pois mesmo não conhecendo os princípios da Medicina experimental, verificaram no decorrer dos séculos que causas semelhantes produzem efeitos semelhantes e que, certas plantas, quando bem utilizadas podem se mostrar adequadas no alívio de determinadas afecções.

Como o xamã, de maneira geral, conhece bem a sociedade na qual se insere, utiliza técnicas específicas para cada doente de maneira a respeitar empiricamente aquilo que chamamos hoje de relação médico-paciente, fazendo com que esse acredite e, em consequência, participe dos processos de cura através da apreciação de seu papel familiar e social. Vale-se assim, muitas vezes, de técnicas sugestivas e, em outras ocasiões, de processos hipnóticos. Assim, as fronteiras entre o mundo natural e sobrenatural desaparecem por sua intercessão através de danças, encantamentos, oferendas, ritos, orações ou outros instrumentos, todos com algumas virtudes curativas para milhões de pessoas atingidas pelo sofrimento. Por alguns milhares de anos, esse foi o exercício da profissão médica.

A Medicina grega é o ponto fundamental para a sua libertação das influências filosóficas e mágicas, abrindo caminho para uma ciência médica em si. São suas características a vontade de aplicar a razão à doença e aos meios de cura, bem como a renúncia das práticas mágicas para a compreensão do como e do porque das leis que regem o equilíbrio do corpo, constituindo-se nos fundamentos da Medicina moderna. Assim, embora estivessem distantes de compreender as verdadeiras causas e mecanismos das doenças, os médicos hipocráticos voltaram as costas ao sobrenatural, tratando a doença como um desregramento e, em consequência, fazendo da Medicina uma ciência e uma prática racional (Le Goff, 1985).

Seu método estabelece princípios para o médico, concedendo prioridade absoluta à instrução, devendo ler e aprender com professores, conhecer a natureza do corpo humano, sua composição, anatomia e reações diante da doença, condenando assim curandeiros, magos e charlatães.

Entretanto, ela sempre frisa que para o exercício correto deve-se compor um equilíbrio entre a filotecnia e a filantropia, ou seja, entre o amor à técnica e o amor aos homens fato este que talvez tenhamos esquecido no exercício da profissão que, nos últimos anos, tem passado por uma visão extremamente comercial a ponto de nos perguntarmos se não é justa a troca do bastão de Asclépios (com uma só cobra nele enrolada) pelo de Hermes (o caduceu com duas cobras enroladas), deus dos comerciantes.

Mesmos assim, é dos gregos que temos a dimensão de que a Medicina se vale, para seu exercício, de três ferramentas de cura: os medicamentos, a faca e a palavra, ainda que esta última tenha sido abandonada em função dos exames paraclínicos e dos tempos exíguos de avaliação.

Após um longo percurso, com duração de alguns séculos, muitos heróis e inumeráveis vítimas, chegamos ao momento presente, onde falamos em uma medicina baseada em evidências, como a integração entre as observações decorrentes da pesquisa, associada à experiência clínica e aos valores do paciente, sendo a primeira derivada principalmente das pesquisas procedentes das áreas básicas; a segunda, dependente da habilidade clínica em se valer de experiências pessoais passadas e padrões de treinamento para a identificação dos problemas médicos; e a terceira, concernente às expectativas que cada paciente tem do encontro clínico (Sackett, 2000).

Neste momento, temos que pensar a Psiquiatria, última das especialidades médicas a se constituir livre de preceitos mágicos, com a finalidade de se interessar pelos comportamentos humanos anormais que ocasionam sofrimento ao indivíduo e processos de inadaptação com o ambiente.

Devemos então pensá-la ligada a neurologia e a neurobiologia, ou teremos que pensá-la como de outra natureza? (Zarifian, 2000).

Encontramo-nos nela exatamente no centro da questão cérebro e comportamentos psicológicos tangenciada em algumas partes deste livro.

A doença somática, concernente somente ao funcionamento corporal, obedece a um modelo linear que pode de maneira elegante, ser resumido através da fórmula – "sinais, diagnóstico, tratamento" – com eficácia indiscutível (Zarifian, 2000) embasada nos últimos 2000 anos da medicina hipocrática.

Os problemas psiquiátricos obedecem mal a esse modelo linear, pois se expressam de maneira multiforme. Eles envolvem, conforme refere Gameiro (1992), aspectos biológicos, psicológicos e sociais. Consequentemente, pensamos a criança como um sistema que, em sua condição inicial, não se encontra em equilíbrio, em função de se encontrar submetida a forças biológicas determinadas pelas características da espécie que embasam seu desenvolvimento, forças psíquicas constituídas a partir de sua relação consigo mesma e com as demais pessoas que constituem seu universo, e com forças sociais mutáveis, que intervém diretamente em sua posição de equilíbrio quer através de interferências diretas sobre seu físico e psiquismo, quer através da relação interiorizada que estabelece com elas. A atuação de todas essas forças provoca alterações que sempre levarão às características de invariância e teleonomia (Monod,

1971) que garantirão as características da espécie humana dentro de um contexto evolutivo filo e ontogenético.

Pensando-se a Psiquiatria Infantil dessa forma, temos que considerar que pequenas variações do estado inicial levam a equilíbrios finais diferentes e que, raramente, observamos algo que não pareça estar em equilíbrio, pois os movimentos de mudança são rápidos e a transição para novos estados de equilíbrio dura pouco tempo sendo imperceptível. Os operadores de uma nova situação de equilíbrio estabelecem-se "ao azar", caracterizando nossa limitação quanto à ação sobre a matéria que se reorganiza em um macrossistema (social), de forma fragmentada ou não.

Em alguns momentos, as flutuações desses novos estados de equilíbrio na unidade "criança" podem aumentar, invadindo todo o sistema circunjacente (familiar ou social), produzindo novas alterações que levam a novos estados de equilíbrio (normal ou patológico), diversos do original.

Dessa maneira, em determinados pontos, um sistema tem dois (ou mais) estados possíveis e essa ambigüidade caracteriza um fenômeno que, em Física, é denominado de "histerese", no qual o sistema determina-se em função de sua história (Ekeland, 1989).

No caso de nossa criança, de acordo com sua experiência passada, biológica, psicológica ou social, caracterizam-se as antigas noções de constituição e vivências.

Assim, ao considerarmos a doença mental na criança sob um ponto de vista eminentemente comportamental, ela é influenciada por variáveis biológicas, psicológicas e sociais, que ocasionam a inflexão que determina o normal e o patológico, a partir do processo de mudança do sistema para um novo estado de equilíbrio. Permanecemos, assim, em um mundo fenomenal e empírico mas conforme diz Thom (1983), essas mudanças não podem ser definidas como algo absoluto, mas a partir da mudança de pontos de referência do observador, caracterizando a mudança (e sua interpretação) como uma aparência dentro da concepção de Parmênides.

A linearidade das concepções de verdade passam então, a ter um valor relativo dentro de um sistema de referências e, em relação ao existir humano, devem ser vistas como restritas e limitadas diante da amplitude que a existência apresenta.

> "A responsabilidade da mudança está em nós. Devemos começar com nós mesmos, ensinando-nos a não fechar as nossas mentes prematuramente à novidade, ao surpreendente, ao aparentemente radical. Isto significa repelir os assassinos de idéias que arremetem para matar qualquer nova sugestão alegando sua impraticabilidade, enquanto defendem o que quer que exista agora como prático, por mais absurdo, opressivo ou impraticável que possa ser" (Toffler, 1980).

Entretanto podemos dizer que nos encontramos nas fronteiras de um novo momento. Gradualmente passamos de um domínio da matéria em uma escala milimétrica, durante a primeira e a segunda revolução industriais (séculos XVIII e XIX), para o domínio da matéria em escala micrométrica a partir dos anos 60 do século XX para, finalmente chegarmos ao domínio dessa matéria em escala molecular e atômica neste século XXI. Isso nos leva à uma concepção de Ciência e de tecnologia, especialmente da biotecnologia, da neurotecnologia e da nanotecnologia, voltada para a superação das limitações humanas (intelectuais, físicas e psicológicas) com a idéia de, assim, poder melhorar a própria condição humana.

Tal visão, obrigatoriamente nos levará a repensar nosso papel de médicos, não maios a partir da ideia de curar ou prevenir uma vez que a fusão da Biologia com as Nanotecnologias transformarão o médico no "engenheiro do vivo" com o poder de criar "um homem híbrido repleto de próteses com tecnologia de ponta, cujos desempenhos intelectuais são amplamente artificiais." Dessa forma a tecnologia, associada à Medicina, fornecerá à espécie um meio para que ela escape da "tirania do destino" e assim, rompa com o pensamento darwiniano de seleção natural com a intervenção do acaso.

Assim sendo, a medicina poderá pouco a pouco substituir a marcha errática da natureza humana por uma pilotagem sistemática da vontade humana garantindo que possamos ser "aquilo que desejamos" e não mais aquilo que "podemos ser" numa negação contínua da facticidade e da limitação humanas, fatos esses já bastante presentes nas demandas profissionais a que somos submetidos, porém, se questionamos o milho, geneticamente modificado, como debateremos o homem geneticamente modificado?

Caminhamos em uma direção na qual as transgressões passam a ser consideradas normais com as novas tecnologias biomédicas impondo seu ritmo o que nos traz aspectos éticos de importância tais como aqueles relativos a direitos humanos e nos trazem questões como consideramos o direito a diferença dos deficientes auditivos (ou de várias doenças mentais) ou os "corrigimos" através de implantes cocleares ou tratamentos psiquiátricos já em estudo como implantes cerebrais para tratamento de depressões graves e TOC ou Alzheimer?

Como consideraremos o direito a eutanásia, já proposto em diversos países, para pessoas com déficits cognitivos ou o de seleção de nascimentos, típica medida eugênica na tentativa de evitarmos esses mesmos transtornos?

Como trabalharemos com a ideia, cada vez mais em voga, de termos o filho que queremos e que consideramos "melhor" acarretando uma possível fabricação de bebês "sob medida" ou de "filhos "sob medida", fatos esses já verificáveis através das demandas de melhoria no desempenho de crianças normais através da utilização de "smart drugs" ou de correção de crianças mais baixas através, também da utilização de drogas visando-se maior estatura e melhor desempenho físico?

Defrontaremo-nos assim com portas totalmente abertas à subjetividade individual com, critérios de triagem referentes ao que é, ou não normal, cada vez mais fluídos e genéricos. Como reagiremos a esse respeito? (Alexandre, 2018).

Dentro dessa ideia e desses limites, cada vez mais fluídos é que este tratado foi estruturado, procurando pensar as diferentes referências e, principalmente, sem perder de vista os aspectos modernos da Psiquiatria baseada em evidências e de suas alternativas múltiplas e contraditórias. Entretanto, mesmo introduzindo temáticas bastante referentes a essas transformações decorrentes da pós-modernidade somente tangenciamos algo que nos parece de extrema importância para os anos vindouros.

CONCLUSÕES

Não podemos esquecer, no entanto que o conhecimento se estrutura a partir das bases anteriormente construídas e, exatamente por isso, deve ser questionado sistemática e constantemente. Isso faz com que "o homem brilhante, capaz de raciocinar a todo momento, dinâmico no seu pensamento, varia e muda com o tempo e não é mais hoje o que era dez anos atrás. Mas o imbecil que só tem uma idéia, incapaz de raciocinar é, forçosamente, um homem de grande convicção" (Millôr Fernandes, 2005).

Assim, para se trabalhar com seres em desenvolvimento é fundamental essa dinâmica. Pensar-se de forma estática e pré-estabelecida é incorrer no erro.

Além disso, tem-se que considerar essa criança em seu sofrimento indizível, sofrimento este que a exclui dos grupos sociais, criando-lhe experiências únicas e intransferíveis.

O "cuidar" envolve todas essas dificuldades, principalmente o cuidar de alguém frágil e indefeso como uma criança.

Exatamente por isso este livro está sendo, mais uma vez, reeditado.

Ele tem uma grande pretensão.

A maior delas é de que as pessoas que se dispõe a cuidar de crianças, ou falar sobre elas ou, o que é muito pior, se arvorar a ensinar sobre como diagnosticá-las e tratá-las, devem, em primeiro lugar conhecê-las em todas as suas características.

Para se cuidar de crianças deve-se também amá-las pois parafraseando Boss, o cuidar é um verdadeiro ato de amor, o que, em nosso ponto de vista, ultrapassa as vaidades, a recompensa econômica e o valor social, sendo o cuidar, por si só, a própria recompensa. É a partir dele que podemos utopicamente, pensar as gerações seguintes em seu desenvolvimento, caminhando rumo a um futuro melhor. Infelizmente, "o ridículo do século XX(e pior ainda no XXI) é a pressa com que se aceita qualquer estupidez social, qualquer reivindicação absurda, qualquer invenção consumística, sem reflexão nem demora, por medo da pecha de reacionarismo" (Millôr Fernandes, 2005). Infelizmente isso nos leva a conceitos difíceis de serem questionados, pela autoridade de quem fala, porém capazes de serem profundamente daninhos.

Este livro foi revisto e estruturado a partir dessa ideia e, exatamente por isso, traz as seguintes sugestões finais, destinadas a todos àqueles que desejam cuidar de crianças:

Em primeiro lugar, conheçam a criança verdadeiramente, não através de escalas, *checklists*, algoritmos, ideias pré-estabelecidas e divulgadas midiáticamente ou outras modernidades que, embora possam ser úteis se constituem em instrumentos e não fins.

Embora no decorrer do texto tenhamos abordados aspectos nosográficos e diagnósticos, somente esse conhecimento é insuficiente para que se aborde a criança. Necessita-se articular conhecimentos, tanto aqueles decorrentes do conhecimento científico como aquele, heurístico, decorrente da experiência e do "aprendizado à beira do leito", como referia Hipócrates.

Em seguida, aprendam a pensar como elas pensam. Vivam seu mundo para que ele possa ser compreendido e assim, abordado. Usualmente elas não usam nem gostam de gravatas.

Muito menos de aventais (elas têm medo). Aprendam a brincar e tentem voltar, um pouco a quando eram crianças, sonhando seus sonhos, vivendo suas fantasias, desfrutando de suas histórias e mitos. Isso porque é sempre o cuidador que desce ao encontro do cuidado pela impossibilidade contrária.

Finalmente, como dissemos no capítulo de ética, sejam honestos. A honestidade para com o outro, e mais ainda, para consigo mesmos, é fundamental no cuidar e, mais ainda, no cuidar de uma criança. Além da responsabilidade do ato existe a responsabilidade do modelo que deve ser maior do que a mera aparência. Assim, o objeto do cuidado é a criança e não as demandas familiares, sociais ou ideológicas das quais, muitas vezes, ela deve ser protegida, sendo esse o papel daquele que com ela se preocupa quer através de atitudes pessoais, quer através de atitudes legais. Cuidar significa, entre outras coisas, proteger e isso vai muito além do que simplesmente diagnosticar e medicar.

Foi com este espírito que esta revisão foi feita. Com paixão e com a ideia de que ao falar em cuidar da criança nos referimos a um padrão motivacional que nos leva a uma atividade na qual nos engajamos voluntariamente não levando assim, conflito a nenhuma outra área da vida embora a motive e a tome de maneira intensa e total. Essa escolha se liga assim à própria identidade pessoal, independentemente das contingências e dos limites. É uma escolha livre uma vez que os limites são claros e ela é realizada dentro daquilo que é possível, porém seu exercício é marcado pela vibração, pelo encantamento e pela capacidade de ser prioritário em relação às atividades cotidianas originando, muitas vezes, opções radicais e sacrifícios que as tornam ameaçadoras e perigosas para as relações sociais que, por isso, muitas vezes as desqualificam e punem (Lafrenière, 2009).

Tudo isso deve ser encarado a partir de uma idéia que pode ser bem resumida quando dizemos que "...o propósito não consiste aqui em examinar o método que cada um deve seguir para bem dirigir a razão, mas sim apenas de que modo consegui dirigir a minha" (Descartes *apud* Kierkegaard, 1974).

Referências bibliográficas

1. Alexandre L. A morte da morte. Barueri: Manole, 2018.
2. Ekeland I. O cálculo e o imprevisto. São Paulo: Martins Fontes, 1987.
3. Gameiro J. Voando sobre a Psiquiatria. Lisboa: Afrontamento, 1992.
4. Kierkegaard S. Temor e tremor. São Paulo: Abril, 1974.
5. Lafrenière MA; Valerand RJ; Donabu EG; Lavigne G. On the costs and benefits of gaming: the role of Passion. Cyber Psychology&Behaviour 12(3):285-290; 2009.
6. Le Goff J. As doenças têm história. Lisboa: Terramar, 1985.
7. Millôr Fernandes. O livro vermelho dos pensamentos de Millôr. Porto Alegre: L&PM, 2005.
8. Monod J. O acaso e a necessidade. Petrópolis: Vozes, 1971.
9. SackeTDL; Straus SE; Richardson WS; Haynes RB. Evidence-based Medicine. London: Churchill Livingstone, 2000.
10. Sournia JC. História da Medicina. Lisboa: Piaget, 1992.
11. Souza AT. Curso de História da Medicina. Lisboa: Fundação Calouste Gulbenkian, 1981.
12. Thom R. [Entrevista ao jornal "Le Monde"]. 30 de outubro de 1983.
13. Toffler A. A terceira onda. Rio de Janeiro: Record, 1980.
14. Zarifian E. Des paradis plein la tête. Paris: Odile Jacob, 2000.

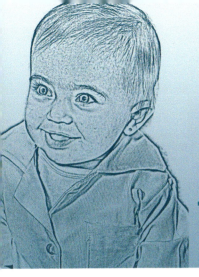

Índice Remissivo

Obs.: números em *itálico* indicam figuras; números em **negrito** indicam tabelas e quadros.

A

Aberrações cromossômicas, 236
Abertura mental, facetas e conteúdo, **154**
Abordagem(ns)
  cognitiva de crianças e adolescentes, técnicas e estratégias mais empregadas, 1048
  cognitivo-comportamental, estratégias, **1049**
  diagnóstica pluridimensional, 32
  prototípica, 30
Abuso
  de álcool e drogas, aconselhamento e educação sobre, 888
  na criança, origem do, *834*
  psicológico, 823
  psicológico *versus* tentativa/controle, *826*
  sexual
    características das famílias e das vítimas de, 918
    de/em crianças
      construção social e histórica, 916
      sinais e sintomas do, 921
      transtornos psicopatológicos e, 922
Ação psicofarmacológica, nomenclatura baseada em, 996
Achenbach system of empirically based assessment (ASEBA), 185
Acidente vascular cerebral, 680
Acidose láctica, 635
Acompanhamento terapêutico, 1087
  públicos a que se destina o, 1089
Acompanhante terapêutico, 1087
  análise do comportamento para a atuação do, contribuições da, 1088
  desenvolvimento histórico, 1087
Actigrafia, 491
Adaptação(ões)
  ambientais, 667
  comportamentais, 93
  funcionais, 667
  transcultural, 39
    de instrumentos, perspectivas que tendem a reger os passos para, 40
Adoção, 870
Adolescência, 672
  crise da, 675

Adolescente(s)
  com IG/DG, abordagem para, *807*
  delinquente, 877
    aspectos emocionais, 881
    fatores de risco, 879
  depressão do, 689
  em conflito com a lei, 885
    sob a perspectiva da psiquiatria, 61
      fatores ambientais, 63
      fatores biológicos, 62
      fatores de risco, 62
    transtornos psiquiátricos em, **886**
  imagem corporal do, 675
  indígena, aspectos psiquiátricos da, 840
  infrator no Brasil, 59
    estatísticas do problema, 60
    medida socioeducativa hoje, 60
  pontos de corte
    de altura por idade para, **479**
    de IMC por idade para, **479**
Adrenoleucodistrofia, 643
Adulto, vida amorosa do, 96
Afecções vasculares na infância, 360
Afetividade, 133
  negativa, facetas e conteúdo, **154**
Afeto e desenvolvimento, 133
Agradabilidade, facetas e conteúdo, **154**
Agressão dos pais na criança, determinantes do foco de, *835*
Ajustamento, reações de, 439
Álcool, **765**
Alienação parental, 86
Alteração(ões)
  cromossômicas, 236
  de conduta, percentual de, **278**
  em alimentação, eliminações e sono, *594*
  neurológica causadas por agentes infecciosos, 241
Amigo, carência de, **706**
Aminoacidúrias, 628
Amputação, 679
Análise funcional
  molar, 1055
  molecular de Artur, **1058, 1059**

Anedonia, **697**
Angiomatoses cerebrais, 266
Angústia, 419
Anomalia do número de cromossomos
   sexuais, 268
   somáticos, 267
Anorexia
   atípica, 462
   nervosa, 228, 460
      farmacoterapia , 467
Anoxia, 268
Antifissura, efeito sobre algumas substâncias de abuso e outras dependências, **786**
Apego, 1030
   e suas relações com saúde mental, 155
   estilos de, **155**
   inseguro, 872
Apetite, alteração do, **704**
Aplicações clínicas em psiquiatria da infância e adolescência, 227
Apneia obstrutiva do sono, 492
Apoptose, 118
Aprendizagem
   dificuldade de, avaliação multidisciplinar do paciente com queixa de, *319*
   transtornos específicos do desenvolvimento da, 307
Arquétipo criança, 1027
Arrastamento fótico do ritmo dominante posterior, 211
ASQ (*Ages and Stages Questionaires*), **124**
Assédio sexual, 918
ATA (escala de traços autísticos), 186
Atentado violento ao pudor, 918
Aterações cromossômicas, 236
Atidepressivos em crianças e adolescentes para tratamento de depressão, orientação para, **999**
Atividade(s)
   delta rítmica intermitente frontal, *216*
   delta rítmica intermitente temporal, *214*
   escolares, aversão às, **706**
   física para crianças e adolescentes de 0 a 5 anos, diretrizes da OMS, 107
   modular reflexa, retorno da, **686**
Atraso
   global no desenvolvimento, 125
   no desenvolvimento neuropsicomotor, 595
Autism classification system of functioning social communication (ACSFSC), 185
Autism diagnostic interview, revised (ADI-R), 185
Autism diagnostic observation schedule (ADOS), 185
Autismo, 97, 227
   análise do comportamento aplicada e, 1133
   identificação precoce do, 1134
   infantil, 288
Autoagressividade, epidemiologia da, 52
Autoconsciência, 1168
Autodepreciação, **697, 707**
Autodesprezo, **708**
Autoestima, **699**
Autogerenciamento, 1168
Avaliação
   da criança
      exame psíquico com as funções a serem pesquisadas por ocasião da, **174**
      sinais físicos a serem observados por ocasião da, **172**
      sinais neurológicos a serem observados por ocasião da, **172**
   dos fatores de risco etiológicos, hipóteses e estratégias para, **270**
   dos transtornos psiquiátricos na infância e na adolescência, 184
   escalas de, 183
   laboratorial, 201
      exames de neuroimagem, 202
   neurológica, 122
   neuropsicológica, etapas e características do processo de, **199**

B

Bature e *nurture*, 93
Bebê, estimulação de, 1133
Binge drinking, 49
Biofeedback, 665
Briga, envolvimento em, **709**
Brincar
   a criança e o, 939
   associativo, 943
   características do, 939
   cooperativo, 943
   criativo, 940
   desenvolvimento do, 941
   e elaboração simbólica, 1032
   efeitos terapêuticos do, 941
   funcional, 942
   paralelo, 943
   solitário, 943
   teorias psicológicas do, 940
Brinquedista hospitalar, algumas características do, 1153
Brinquedos estruturados, *738*
Brinquedoteca terapêutica, 1143, 1194
   sugestão de montagem, **1153**
Bulimia nervosa, 463
   farmacoterapia , 467
Bulimic investigatory test (BITE), 186
Bullying, 140, 845
   diferentes papéis no, 846
   origens, 845
   versus cyberbullying, 848

C

Câncer, 563
   consequências tardias, 566
   na infância e na adolescência, estimativa de novos casos nos Estados Unidos, **563**
Carência de amigos, **706**
Carol Gilligan, concepção par o desenvolvimento moral, 147
Cefaleia, psicofarmacologia no tratamento da, **361**
Centros de atenção psicossocial infantis, 1187
   funcionamento e a equipe, 1189
Cérebro
   crescimento do, 109
   humano, trajetória dos processos-chave no desenvolvimento do, 119
   social, 98
Childhood autism rating scale (CARS), 187
Childhood trauma questionnaire (QUESI), 240

Children anxiety sensitivity index (CASI), 187
Choque medular, fase de, **685**
Choro, tipo de, **700**
Ciclo de vida familiar, 1612
Ciclotimia, 344, 688
CID-10, **345**
CID-11, **334, 398, 400**
   mutismo seletivo, **400**
   transtorno de ansiedade de separação, **398**
Classificação
   da relação do desenvolvimento de 0 a 3 anos e conduta, orientação para, **125**
   de Lutz, 82
   do Group for the Advancement of Psychiatry, 32
   dos índices obtidos para estimar precisão/confiabilidade, **93**
   em psiquiatria da infância e da adolescência, 27
   francesa dos transtornos mentais da criança e do adolescente, 33, 184
   Internacional de Doenças, 34, 184
   preconizada pela American Spinal Injury Association, **685**
Classificadores, curvas de diferentes, *42*
Clínica propedêutica psiquiátrica, 36
Clorpromazina, efeitos antipsicóticos e sedativos da, 328
Cocaína, **765**
Cochilos, 493
Código de ética na psiquiatria, 974-975
Coeficiente de consistência interna, 43
Cognições, epidemiologia da, 52
Coma, padrões periódicos no EEG do paciente em, **220**
Comorbidade, 50
   psiquiátrica, exames laboratoriais, 205
Competência social
   avaliação das, 1167
   intervenções para o desenvolvimento das, 1166
Complexo(s)
   de Édipo, desenvolvimento segundo o modelo psicanalítico, *148*
   espícula onda lenta generalizados, *215, 216*
   multiespícula onda lenta generalizado na epilepsia mioclônica juvenil, *215*
Comportamento(s)
   adaptativo, avaliação de, **275**
   atípico de gênero, 798
   de crianças, 93
   disruptivo(s)
      ilustração dos, *594*
      sob a perspectiva do desenvolvimento e psicopatia, 64
      tratamento dos, **283**
   infracional em adolescentes, 59
   obsessivos, 387
   que fazem parte do desenvolvimento normal, **523**
   sexual infantil, instrumentos de avaliação, 922
   suicida(s)
      comorbidades na infância e na adolescência que envolvem risco de, 454
      epidemiologia da, 52
Condição de prejuízo sensorial e doenças neurológicas, *594*
Conduta sexual
   alterações observadas na infância e na adolescência, **523**
   na infância e na adolescência, alterações da, 522
   na pós-modernidade, características da, 519

Consciência, 352
   social, 1168
   perturbação da, 353
Conscienciosidade, facetas e conteúdo, **154**
Conselho tutelar, **834**
Constructo resiliência, história do, 749
Contação de histórias e o desenvolvimento infantil, 950
Contato interprofissional, 1106
Convívio social, redução no interesse do, **701**
Coocorrência, fenômeno da, 50
Coordenação, 124
Covid-19, 559
   impactos na saúde mental de crianças e adolescentes, 559
   primeiros impactos, 559
   suicídio e, 455
Crenças frequentes entre crianças, **1047**
Crescimento, 106
   do cérebro, 109
   e desenvolvimento físico, 105
      fatores ambientais, 107
      fatores orgânicos, 106
      hormônios envolvidos no, **107**
      período do crescimento, 106
   períodos do, 106
Criança
   abusada sexualmente, 915
      influência da mídia, 915
   adotada, 867
   avaliação da
      considerando-se diferentes eixos referenciais, 578
   camadas socioambientais que envolvem o universo da, *592*
   com deficiência visual, 719
   com enurese, sinais de alerta no atendimento da, **507**
   com IG/DG, abordagem para, *807*
   crenças frequentes entre, **1047**
   de 0 a 3 anos, desenvolvimento segundo Piaget, Gesell e Bruner, **740-743**
   deficiente física, 669
   delinquente, 877
      aspectos emocionais, 881
      fatores de risco, 879
   depressão na, 689
   desenvolvimento social e identidade de gênero, 801
   dificuldades de linguagem da, 297
   em situação de luto, 853
   impacto da pandemia causado pelo Covid-19, 818
   indígena
      aspectos pisquiátricos da, 840
      no mundo e no Brasil, 837
      saúde mental da, 837
      três domínios dos aspectos para observar uma, *840*
   maltratada, 821
      evolução do conceito, 822
   modelos de compreensão psicopatológica da, *593*
   pontos de corte
      de estatura por idade para, **479**
      de IMC para, **479**
      de peso por estatura por idade para, **479**
      de peso por idade para, **479**
   regressão intelectual na, condições neurológicas que crusam com, 625
   sob risco, 813

Criança e adolescentes obesos
    exames complementares para avaliação de, **480**
    sinais clínicos mais frequentes, **478**
Criança-adulto, separação, 3
Criptorquidia, 268
Crise(s)
    do adolescente, mito da, 690
    eletroclínicas agrupadas pela idade de início, **611-612**
    familiares, 161
    focal, caracterizada por frequência ritmada na faixa teta de projeção temporal esquerda, *217*
    generalizada caracterizada por espículas ritmadas, *218*
    não epiléticas psicogênicas, 536
Cuidar ou punir?, 70
Curador, poderes e deveres do, 79
Curatela, 75, 1183
    instituição de, hipóteses de, 78
Curva
    de crescimento, 109
    de diferentes classificadores, *42*
    IMC
        sexo feminino entre 5 e 19 anos, *110*
        sexo masculino entre 5 e 19 anos, *110*
Cyberbullying, 140
Cyberstalking, 849

D

Da imagem visual à interação com o objeto concreto, *738*
Declaração de Helsinki da Associação Médica, 975
Deficiência(s), 264, 677
    conceitos de, *678*
    de múltiplas sulfatases, 634
    física, 679
    intelectual, 263, 301, 595, 1122
    mental(is)
        algoritmo diagnóstico para, *272*
        aspectos psiquiátricos, 275
        classificação, 271
        classificação e distribuição das, **274**
        com alterações ósseas, 266
        diagnóstico, 269
        epidemiologia, 264
        etiologia, 266
        população com, percentual, **678**
        processo da, *263*
        processo de habilitação, 278
    visual(is)
        classificação baseada na AVA e CVA, 721
        criança com, 719
        infantil, 720
        na infância, etiologias das, 721
Déficit(s)
    fonológicos, 298
    na semântica, 298
Degeneração cerebral eponjosa da infância, 640
Delirium, causas, **358**
Demência infantil, 323
    de Heller, 323
Denver II, **124**

Dependência
    alcóolica, prevalência de, 100
    de internet e de *smartphone*, 957
Depressão, 228, 333, 686
    atípica, 688
    do adolescente, 689
    e suicídio, relações entre, 691
    endógena, 688
    enquanto psicopatologia, 687
    infantil
        critérios de Poznanski para o diagnóstico da, **689**
        modelo genético de, *338*
    melancólica, 688
    modelo compreensivo de desenvolvimento da, **341**
    na criança, 689
    na criança e no adolescente, condições que mimetizam a, **338**
    na infância e na adolescência, tratamentos alternativos, **393**
    primária e secundária, 689
    primária-secundária, 339
    psicótica, 688
    recorrente breve, 689
    sazonal, 688
    unipolar-bipolar, 339
Descarga
    de complexo espícula onda lenta difusa, *212*
    periódicas generalizadas em idoso com crises subentrantes, *220*
Descrição
    eidética, 173
    fenomenológica, quatro níveis de, **78**
Desenvolvimento
    afetivo, 133
        ao longo do crescimento, 137
    cerebral, trajetória normal, 117
    cognitivo, 127
    conforme idade, sinais de alerta para desvios no, **122**
    da moral autônoma, condições para, *147*
    dentário, 111
    do cérebro humano, *117*
    intantil
        entre 0 e 18 meses de idade, **871**
        modelos de, 134
    marcos do, 119
    marcos normais de acordo com idade de apresentação, 119-121
    moral, 144, **146**
        concepção da filosofia moral no behaviorismo radical, 150
        concepção de Winnicott, 149
        concepção de Carol Gilligan, 147
        concepção de Freud, 147
        concepção de J. Piaget, 145
        concepção de Kohlberg, 144
        estágios do, *146*
        fases segundo Kohlberg, **145**
        segundo o modelo psicanalítico, *149*
    motor, 497
    na epistemologia genética, conceito, 127
    neurocomportamental, 122
    neurológico, 115
    neuropsicomotor, ilustração dos atrasos do, *594*

normal, comportamentos que fazem parte do, **523**
psicológico, 439
psicopatologia geral do, 310
puberal feminino, *112*
puberal masculino, *113*
sexual
    fases segundo o modelo psicanalítico, **148**
    modelos de, **518**
em saúde mental ao longo do desenvolvimento, risco e proteção de, 52
Desobediência, **708**
Desordem das enzimas lisossomiais, 641
Dessensibilização sistemática, 1048
Desvantagem, conceitos de, articulação longitudinal do conceito de, *678*
Desvio no desenvolvimento conforme idade, sinais de alerta para, **122**
Development and well-being assessment (DAWBA), 188
Diagnóstico
  do nível de inteligência, 257
  em psiquiatria da infância e da adolescência
    equipe diagnóstica, 253
    fluxograma do diagnóstico, 253
    tempos do raciocínio diagnóstico, 256
  em psiquiatria da infância e da adolescência, 245
  em psiquiatria infanto-juvenil, linhas gerais práticas para o diagnóstico em, 257
  em psiquiátrica da infância e da adolescência
    casos clínicos, 246
    discussão dos casos clínicos, 247
  médico geral, 252
    versus diagnóstico médico psiquiátrico, 251
  por citogenética clássica, 648
  psiquiátrico, 245
    atual, crítica ao, 250
    modelo de, *253*
    problema da comorbidade no, 250
  rótulo e uso do, 256
Dificuldade nas tarefas escolares, **703**
Direito
  à convivência familiar e comunitária, **828**
  à liberdade, ao respeito e à dignidade, **828**
  à sexualidade, 971
  à vida, 972
  à vida e à saúde, **824**
  e garantias processuais, **829**
Discalculia, 313
Disforia
  de gênero na infância, critérios de, **797**
  diagnóstico diferencial das, *334*
Disgenesia gonádica, 268
Dislexia, 312
Disordered eating attitude scale (DEAS), 187
Disostose craniofacial, 266
Distimia, 688
Distrofia
  muscular, 680
  neuroaxonal infantil, 638
Distúrbio(s)
  da degradação de glicoproteínas, 631
  das relações pessoais, quadros clínicos, **31**

de linguagem, quadros clínicos, **31**
do hábito primário, quadros clínicos, **31**
do metabolismo
  de mucopolissacarídeos, 267
  protídico, 267
do movimento, 497
específico de linguagem, 302
psiconeuróticos, quadros clínicos, **31**
psicossomáticos, quadros clínicos, **31**
psicóticos, quadros clínicos, **31**
psíquicos no curso
  de disritmias cerebrais, quadros clínicos, **31**
  de lesões cerebrais adquiridas, quadros clínicos, **31**
  de lesões cerebrais não adquiridas, quadros clínicos, **31**
Doença(s)
  aguda, psicologia hospitalar, 1100
  crônica, 543
    abordagem psiquiátrica do portador de, 545
    na infância, 543
    psicologia hospitalar e, 1100
    qualidade de vida e a, 932
    repercussões sobre a saúde mental, 544
  da célula 1, 632
  da hiperatividade com déficit de atenção, 227
  da Leroy, 632
  da urina com odor de xarope de bordo, 629
  de Alexander, 639
  de Austin, 634
  de Batten, 638
  de Bielchowsky-Jansky, 642
  de Bourneville, 637
  de Canavan van Bogaert, 640
  de Gaucher, 632
  de Hunter, 267
  de Huntington, 642
  de Hurler, 267
  de Krabbe, 634, 641
  de Leigh, 635
  de Lesch-Nyhan, 638
  de Maroteaux, 267
  de Menkes, 636
  de Mórquio, 267
  de Niemann-Pick
    tipo A, 635
    tipo C, 642
  de Pelizaeus Merzbacher, 267, 639
  de Sandhoff, 633
  de Sanfilippo, 267, 631
  de Scheie, 267
  de Seitelberg, 638
  de Sjögren-Larson, 267
  de Sly, 641
  de Spielmeyer-Vogt-Sjörgren-Batten, 642
  de Tay-Sachs, forma juvenil, 641
  de von Recklinghause, 637
  mental na infância, 19
  obsessivo-compulsiva, 228
  psiquiátricas
    aspectos genéticos das, 231
    diferentes fatores relacionados a, 232

tratamentos usados em psiquiatria que podem agravar
  algumas algumas, **652**
Doente mental, cuidado com o, 20
Dor
  abdominal recorrente, 531
  conhecida, 860
  criptogênica, 860
  do câncer, psicofarmacologia no tratamento da, **361**
  funcional, 860
  na criança, 859
  não orgânica, 860
  não psicogênica, 861
  no pós-operatório, psicofarmacologia no tratamento da, **361**
  orgânica, 860
  orgânica estrutural, 861
  orgânica funcional, 861
  por lesão tecidual, 860
  prevalência da, 864
  psicofarmacologia no tratamento da, **361**
  psicogênica, 861
    definições de, *861*
  tipos de, 861
Droga(s)
  antipsicóticas, **998**
  consequência do uso no desenvolvimento do
    adolescente, 764
  e dosagens usadas, 1001
  e principais déficits cognitivos, **765**
  frequência de uso por estudantes do ensino fundamental e
    médio da rede pública, **757**
  idade média do primeiro uso entre adolescentes, *763*
  na adolescência, prevalência do uso de, 757
  psicotrópicas usadas em crianças e adolescentes, 993
  uso na vida entre adolescentes do ensino médio
    comparação entre países, prevalência de **759**

E

*Echelle d'*évaluation de la réact-retrait prolongé du *jeune enfant*
  (BADS), 186
Ectasy, **765**
EEG ictal, 217
Egocentrismo inconsciente integral, 144
EIM (erros inatos do metabolismo), 651
  tratamentos usados em psiquiatria que podem agravar
    algumas psiquiatria que podem com sinais psiquiátricos
    nas diversas faixas etárias, **654-655**
Eletroconvulsoterapia, 1093
  atitudes e aspectos éticos, 1094
  efeitos colaterais, 1094
  eficácia, 1093
  indicações, 1094
Eletrodos, sistema internacional 10-20 de colocação de, *210*
Eletroencefalografia
  definição, 209
  histórico, 209
Eletroencefalograma
  anormal, 212
  bases do, 210
  faixas de frequência observadas no, **211**
  implicações clínicas do, 262

Emoções autoconscientes, 138
Empatia, 96, 1030
  treinamento da, 887
Enfrentamento da doença e da morte, 1101
Encefalites, 360
Encefalomielopatia necrotizante subaguda, 635
Encefalomiopatias mitocondriais, 643
Encefalopatia(s)
  epilépticas, **219**
  hepática, 360
  progressivas com início antes dos 2 anos de idade, **626,** 627
  progressivas com início após 2 anos de idade, **627**
  renal, 360
Encoprese, 510
Enfrentamento da doença e da morte, 1101
Entrevista
  clínica, 167
    conduta expressa, 170
    exame complementares, 174
    exame físico, 171
    exame neurológico, 172
    exame psíquico, 173
    história da doença atual, 168
    queixa e duração, 169
  familiar, 177
    relação insatisfatória estável, 179
    relação insatisfatória instável, 179
    relação satisfatória instável, 179
Enurese, 505
  secundária, causas, **507**
  sinais de alerta no atendimento da criança com, **507**
Epilepsia, 609
  mioclônica com *ragged red fibers*, 636, *643*
  rolândica caracterizada por ondas agudas muito frequentes
    de projeção nas regiões centrais durante o sono, *214*
  classificação das crises, **610**
    conforme a International League Against Epilepsy, **610**
Epiloia, 266
Episódio
  depressivo maior, 686
  maníaco, critérios DSM 5 para, **345**
Equivalência
  conceitual, 40
  de mensuração, 40
  funcional, 40
  operacional, 40
  semântica, 40
Equoterapia, 666
Erro(s)
  aleatórios sem causa conhecida, 44
  de medida, 44
  inato do metabolismo, 651 (*v.tb.* EIM)
  sistemáticos da avaliação como mensurar um construto em
    condições inadequada, 44
Escala
  de afeto positivo e negativo para crianças, 190
  de avaliação, 183
  de avaliação de ansiedade, traço infantil, 189
  de avaliação de qualidade de vida (AUQEI), 186
  de desenvolvimento e bem-estar de crianças
    e adolescentes, 188

de Glasgow, 353
de rastreamento populacional para depressão do centro de estudos epidemiológicos, 188
de rastreio para transtorno do espectro autista, 189
de sintomatologia depressiva para professores, 189
de traços autísticos, 186
multidimensional de ansiedade para crianças, 190
para avaliação de depressão em crianças, 187
Vineland de comportamento adaptativo, **124**
Esclerose tuberosa, 266, 637
Escrita
  alfabética, exemplo de, *310*
  evolução da, *310*
  história da, 309
  logográfica, exemplo, *310*
  registro da, 309
Esfingolipidoses, 632
Espectro do HIC/aids, 552
Espectroscopia por ressonância nuclear magnética, 204
Espículas focais, 212
Espinha bífida, 679
Esquizofrenia, 228, 799
  infantil, 323
    definição, 324
    diagnóstico diferencial, 328
    estudos de neuroimagem, 327
    etiopatogenia, 324
    evolução, 327
    história pré-mórbida, 326
    histórico, 323
    sintomatologia, 326
    tratamento, 328
Esresse emocional no Brasil, estudos sobre, 440
Estado mental
  avaliação do, 123
  da criança e do adolescente, exames que podem complementar a avaliação do, **175**
Estatuto da criança e do adolescente, 824
Estereotipias motoras, 501
Estigmas disgenéticos, 171
Estimulação
  magnética transcraniana, 540
  vibratória, 664
Estirão de crescimento, 108
Estresse, 421
  na criança, modelo psicopatológico de reações ao, **426**
Estupro, 918
Ética
  em pesquisas com crianças e adolescentes, 970
  em psiquiatria infantil, 963
  médica com aplicações específicas à psiquiatria, princípios da, **974**
  na clínica de crianças e adolescentes, 967
  na doção, 873
  na prática clínica, 964
Evidência(s)
  baseadas no processo de resposta, 40
  de validade por meio da estrutura interna, 40
Evolução funcional, 135
Exame
  de neuroimagem, 202

neurológico, 122, 172
  por ocasião da avaliação da criança, 173
  roteiro do, **123**
psiquiátrico, 173
  da criança, diferenças das formas de avaliação ao, **168**
Exame do estado mental do autismo (AMSE), 185
Experiência depressiva, 340
Exploração sexual, 918
Extroversão, facetas e conteúdo, **154**

F

Facomatoses, 266
Fadiga, **704**
Família(s)
  adolescente, 162
  do aadolescente, 677
  do deficiente, papel da, 680
  funcionais saudáveis, 162
  natural, **828**
  substituta, **828**
Fármacos aprovados pela FDA para o tratamento do TDAH, **371**
Farmacoterapias promissoras para tratamento do transtorno por uso de substâncias, **787**
Fator(es)
  de proteção que influenciam a saúde mental de crianças e adolescentes, **53**
  de risco, 52
    que influenciam a saúde mental de crianças e adolescentes, **53**
Fenilcetonúria, 629
Fenômeno
  da coocorrência, 50
  psicofisiológicos, 27
FES (*funcional electrical simulation*), 666
Fetichismo transvético, 799
Fibromialgia, psicofarmacologia no tratamento da, **361**
Fidedignidade de um instrumento, 43
Filantropia, 16
Filosofia moral, concepção no behaviorismo radical, 150
Filotecnia, 16
Flaming, 849
Fobia social, 401
  critérios diagnósticos do DSM 5 para, **402**
Forças genéticas, 117
Formulação diagnóstica, *32*
Fotoestimulação intermitente, 211
Freud, concepção para o desenvolvimento moral, 147
Fucosidose, 631

G

Galactopsemia, 639
Gangliosidoses, 633
Gênero
  breve histórico do termo, 795
  comportamento atípico de, 798
  disforia de, 797
  incongruência de, 795

Genética da violência, 882
Gold standard, 42
Grafismo, 173
Gravidez na infância e na adolescência, 893
    abordagem pré-natal, 902
    aspectos emocionais, 897
    aspectos psiquiátricos, 903
    riscos obstétricos, 898
Grupo *basic phonologic processing disabilities*, elementos e dinâmica do, *318*
Guarda compartilhada, 80
    exercício da, 83

H

Habilidade(s)
    adaptativas, 122
    social(is)
        treinamento de, 1048
        treino de, 1165
Habilitação, processo de, 278, *279*
Habilitar é diferente de (re)habilitar, 1120
Hábitos, 502
Heredograma, símbolos utilizados na construção de um, *170*
Hidrocefalia, 640
Higiene mental, 6-7
Hiperamonemias congênitas, 640
Hiperpneia, 211
Hipersonia idiopatica, 493
Hipertrofia adenotonsilar, 492
Hipotálamo, 477
Hipótese(s)
    dagnósticas, 253, *254*
    do neurodesenvolvimento, 325
Hipotireoidismo congênito, 630
Hipóxia intrauterina, 268
História(s)
    contação e o desenvolvimento infantil, 950
    criança e as, 947
    da doença atual, 169
        antecedentes familiares, 169
        antecedentes mórbidos, 170
    das psicanálises com crianças, 1011
    e a psicologia, 947
    efeitos terapêuticos das, 949
HIV, 549
    critérios para classificação de doença do SNC relacionada ao, **550**
    diagnóstico, estratégias de revelação por faixa etária, **553**
Homicídio de jovens, 825
Homocistinúria, 628
Homossexualidade, 798
Hospital-dia em psiquiatria da infância e da adolescência, 1193

I

Idade típica de apresentação de transtornos mentais específicos, **51**
Ideação de morte, **700**

Identidade
    de gênero, teorias do, 802
    na adolescência, desenvolvimento da, 805
Imageamento por tensor de difusão por ressonância nuclear magnética, 204
Imagem corporal negativa, **702**
Imitação, 96
Impressão, 355
Imputabilidade penal, 1183
Incapacidade, 264
    conceitos de, articulação longitudinal do conceito de, *678*
Incesto, 917
Inclusão, 907
    escolar, 1157
    desafio da, 913
    ideal da, 910
    período científico, 908
    período pré-científico, 907
Incongruência
    de gênero, 795
    classificação, 796
    critérios na adolescência e idade adulta, **796-797**
Inconsciente, 134
Indecisão, **702**
Indicador de risco, 52
Índice
    de massa corporal
        cálculo, 109
        pontos de corte por idade para menores de 10 anos, **111**
    obtidos para estimar precisão/confiabilidade, classificação, **93**
Infecção por zikavírus, 241
Início afetivo, 96
Insônia, 491
Instâncias psíquicas segundo o modelo psicanalítico, *149*
Instinto, 134
Instrumento
    de medida
        propriedades psicométricas, 40
            erros de medida, 44
            fidedignidade, 43
            normas, 43
            padronização, 43
            precisão, 43
            sensibilidade e especificidade, 42
            teoria da resposta ao item, 44
            validade, 40
    para mensuração da qualidade de vida, 979
Integração, 908
Interação gene-ambiente ao longo do desenvolvimento e desfechos em saúde mental, *52*
Intercâmbios emocionais, 99
Interconsulta psiquiátrica, 1105
Internação psiquiátrica da infância e da adolescência, 1198
Interpretação neuropsicológica, 198
Intersubjetividade, 99
Intoxicações pré-natais, 268
Inventário
    de comportamento da criança autista (ABC), 185

de comportamentos para crianças e adolescentes entre 6 e 18 anos (CBCL), 186
de comportametos sexuais da criança, 188
de depressão infnatil (CDI), 187
de sintomas de estresse infantil ISS-I (ESI), 189
para avaliação de depressão infantil (DI), 189
para identificação de sinais disléxicos em pré-escolares, 189
Isolamento social, 303

J

Jogo
  com regras, 942
  corporal, 944
  de construção, *739*
  de luta, 944
  de regras, *739*
  simbólico, *739*
    desenvolvimento social do, 943

K

Kidscreen-52, 189
Kohlberg, concepção de, para o desenvolvimento moral, 144

L

Labirinto, instrumento, 190
Laudo pericial em psiquiatria da infância e da adolescência, 1183
Lei da direção craniocaudal, 121
Leitura
  transtorno da, 312
  transtorno específico da aprendizagem com prejuízo na, **312**
Lesão(ões)
  congênitas da medula espinhal, 684
  medular, 680, 681
    causas, **681**
  total c pontuação × tipo dc, **709-710**
Lesionado medular, reações psicológicas no, 691
Leucinose, 629
Leucodistrofia
  com células globoides, 634, 641
  metacromática, 634
Libido, 135
  estádios da evolução da, 136
Liebowitz social anxiety scale for children and adolescents, 190
Linguagem, 297
  atraso de, 302
  transtornos da, 297
Lipidose sulfatídea, 634
Lipofuscinose
  ceroide, 638, 642
  neuronal ceroide infantil precoce, 638
Lista de uso problemático e arriscado de mídia em crianças, **958**
Lógica diagnóstica, 253
LSD, **765**
Luto, 854
  cuidados a crianças em situação de, 855

M

Maconha, **765**
Mania, 393
Manual diagnóstico e estatístico de transtornos mentais, 184
Marcas idiossincráticas, características, **850**
Marcador(es)
  de fluxo, 224
  de risco, 52
  metabólicos, 224
Marcha, 124
Matemática, transtorno específico da aprendizagem com prejuízo na, **314**
Maturação
  normal do sistema nervoso central, 226
  sexual, 111
Maturidade progressiva, pessoas na, 754
Maus-tratos, 823
M-Chat, **124**
Médico perito, 1182
Medida(s)
  aplicativas aos pais, **832**
  de proteção e socioeducativas, **830**
  pertinentes aos pais, **832**
  socioeducativas em espécie, **830-831**
Medos irracionais da infância, 95
Medula espinhal
  lesões congênitas da, 684
  níveis críticos da função da, **683**
Membro fantasma, psicofarmacologia no tratamento da, **361**
Mente autoconsciente, 29
Metilação do DNA, 650
Método(s)
  Bobath, 664
  das duas metades, 43
  de Alfa de Cronbach, 43
  de apreensão de fatos particulares, 23
  de diagnóstico de neuroimagem funcional com radiosótopos, 223
  de estabelecimento de conexões que estudam as relações de causa e efeito, 23
  de Kabat e Rood, 664
  de Vojta, 664
  descritivo, 23
  explicativo, 24
  fenomenológico, 23
  Phelps, 663
  RPG, 664
Microcefalia
  com malformações múltiplas, 268
  familiar, 267
Microdeleção 1p36, 649
Mídia(s)
  a criança e a, 953
  criança e, 954
  eletrônica e digital, efeitos no desenvolvimento infantil, 956
  evolução da tecnologia da, 953
  interativas em crianças e adolescentes, uso problemático de, 956
  recomendações da Sociedade Brasileira de Pediatria, **955**

Mielinização, 119
Migração neuronal, 118
Mioclonias
  benignas do sono, 495
  propriospinais do adormecer, 495
Miopatia mitocondrial, encefalopatia, acidose láctica e episódios *stroke-like*/AVC, 636
Modelo(s)
  de desenvolvimento infantil, 134
    noções psicanalíticas, 134
    segundo W. Winnicott, 137
  de diagnóstico psiquiátrico, *253*
  de objetivo e intervenção, *282*
  de relacionamento entre objetivo e intervenção, **282**
  ecobiodesenvolvimental, *105*
  residenciais e modelo de grandes instituições, diferenças entre, **1176**
Modernismo e pós-modernismo, características diferenciais entre, **520**
Modificações genéticas e epigenéticas com possíveis repercussões psiquiátricas, **232**
Modified checklist for autism in toddlers (M-CHAT), 190
Monolitismo, 21
Moradia
  com a família natural, 1177
  satélites, 1177
Moral
  autônoma, condições para o desenvolvimento da, *147*
  desenvolvimento da, 143
Morbidade psiquiátrica, 59
  no adolescente, 65
Mortalidade de adolescentes de 10 a 19 anos, 825
Motricidade
  ampla, 123
  fina, 124
Movimento(s)
  distúrbios do, 497
  rítmicos relacionados ao sono, 495
Mucopolissacaridoses, 630, 641
Multimodal treatment study (MTA-SNAP-IV), 192
Múltiplos transtornos mentais, emocionais e comportamentais, fatores de risco comuns a, **984**
Músculos, inervação segmentar dos, **682**
Mutismo
  seletivo, 303
  critérios diagnósticos do DSM 5 para, **400**

N

Nadificação, 340
Nanismo, 680
Narcolepsia, 492
Negligência, 823, 917
Nervos cranianos, 124
Neuroectodermatose, 266
Neurofibromatose, 266
  tipo I, 637
Neurogênese, etapas, *118*
Neuroimagem
  estrutural, 202
  funcional, 203
  multimodal, 204
  na clínica psiquiátrica, 205
Neurolépticos, 328
Neurólise química seletiva, 665
Neurônios-espelho, 96
Neuropatia, psicofarmacologia no tratamento da, **361**
Neuropsicologia, 197
  breve histórico, 1119
Nucleotídeo, amplificação de repetições de, 236
Número
  de anos de vida ajustados à incapacidade entre jovens de ambos os sexos, ranking das principais causas de, *54*
  de psiquiatras da infância e adolescência por 100 mil crianças, *55*

O

O rei, a rainha, a pomba como Mercúrio e as três flores, 1020
O selvagem de Aveyron, 3
Obesidade, 475
  aspectos psiquiátricos, 481
  infantil, intervenção clínica e tratamento, 481
  principais comorbidades, diagnóstico das, 481
Oligofrenia, 268
Ondas agudas focais, 212
  de projeção temporal anterior direita, *213*
  agudas focais, 212
Open-door, regime de, 4
Órtese, paramentação reabilitacional com, 666
Osteogênese imperfeita, 680

P

Pacientes internados, diagnóstico principal dos, 1199
Padrão(ões)
  associados com distúrbios de consciência, 217
  benignos com espectro epileptiforme, 217
  epileptiformes, 212
  não epileptiformes, 213
  periódicos no EEG do paciente em coma, **220**
Padrão-ouro, 42
Panencefalite esclerosante subaguda, 640
Paquigiria focal, 227
Paradoxo de Sherman, 235
Paralelismo psicofísico, 28
Paralisia cerebral, 659, 680
  cirurgia ortopédica na, 666
  tipos clínicos, 661
Parassonia, 493
  sexual, 494
Patologia de herança ligada ao sexo, 267
Pátrio poder, extinção do, **832**
Pediatra, ênfase dos âmbitos profissionais do, 1107
Pediatric quality of life inventory TM (PedsQL), 190
PEDS (*Parent's Evaluation of Development Status*), **124**
Pensamento
  depressivo, organização estrutural do, 687
  suicida, modelo conceitual com fatores de risco e proteção para, *452*
Percepção, 355
Perda(s), 854
  motora, 682

Perfil psicopatológico
    do adolescente em conflito com a lei, 65
    influência no perfil infracional, 66
    psicoeducacional revisado (PEP-R), 191
    Socioafetivo de Crianças Pré-Escolares (PSA-30), 191
Performance escolar, diminuição na, **707**
Perícia médica
    conceito, 1181
    em psiquiatria da infância e da adolescência, 1181, 1182
Personalidade
    borderline, 156
    dos 10 aos 65 anos, resumo desenvolvimental da, **154**
    em crianças e adolescentes, desenvolvimento da, 153
Perturbações bipolares, 690
Pessimismo, **696**
Piaget, J., concepção par o desenvolvimento moral, 145
Pica, **461**
PIMU, 956
    prioridades de pesquisa para avançar no entendimento da, **957**
Pirâmide alimentar, *482*
    número diário de porções recomendado para cada grupo da, de acordo com a faixa etária, **483**
Planeta resiliente, 748
Plasticidade neuronal, 201
Poda, 118
Polidistrofia de início tardio, 643
Poliomielite, 680
Polissonografia, 491
População residente de 10 a 24 anos, por faixa etária e sexo, Brasil, **825**
Posição
    depressiva, 137
    esquizoparanoide, 137
Prática
    baseada em evidências, 39
    de serviços de psiquiatria de ligação, 1110
Precisão de um instrumento, 43
Prejuízo, 264
    sensorial e doenças neurológicas, 595
Prematuridade, 269
Preocupação
    maternal primária, 137
    pessimista, **698**
Prevalência
    de transtornos mentais em crianças e adolescentes, estimativas mundiais de, **47**
    do transtorno do espectro autista, 48
    estimativas de, 47
        fatores metodológicos que influenciam as, 48
Primeiro filho, nascimento do, 162
Princípio do duplo-espelho, 1042
Procedimentos terapêuticos, questão ética nos, 968
Processo
    diagnóstico, *245*
    psicoterápico
        desenho do paciente durante o, *1074*
        primeiro desenho de paciente durante, *1074*
Programação fetal, 117
Proliferação neuronal, 118

Propedêutica psiquiátrica, 36
Protótipo, 1026
PSC (*Pediatric Symptom Checklist*), **124**
Pseudocrises, 536
Psicanálise
    de crianças e adolescentes como ferramenta clínica, 1005
        controvérsias conceituais, **1007**
    importância na pesquisa e na clínica com crianças, 1018
    indicação clínica como forma de psicoterapia, 1015
Psicobiologia de Adolfo Meyer, 27
Psicodrama, 1037
Psicoeducação, 1048
Psicofarmacoterapia, 989
    dos psicofármacos, 993
    uso de medicações, 989
Psicologia
    analítica, 1025
        herança de Jung, 1025
    de Jung, 1026
    do desenvolvimento, 20
    hospitalar
        e doenças agudas, 1100
        e doenças crônicas, 1100
        na infância e na adolescência, 1097
        no Brasil, 1098
Psicólogo hospitalar, características do, 1098
Psicometria, 39
Psicopatologia
    chave evolucionista para o entendimento das, 100
    do escolar
        alteração de um tempo em diante, 596
        alterações na alimentação, eliminações e sono, 596
        atraso no desenvolvimento neuropsicomotor, 595
        comportamento disruptivo, 596
        prejuízo sensorial e doenças neurológicas, 595
    do pré-escolar, 583
    infantil, 29
    na adolescência, 599
Psicose na infância, 324
Psicoterapia
    infantil junguiana, 1029
    psicanalítica infantil, pioneiros da, **1010**
    psicodinâmica breve, 1061
        contraindicações, 1068
        fundamentos, 1063
        indicações, 1068
        processo psicoterápico, 1068
    psicodramática com crianças, 1039
Psiquiatra
    assistente da criança e do adolescente, 1183
    infantil, ênfase dos âmbitos profissionais do, 1107
Psiquiatria
    da infância e da adolescência, 15
        epidemiologia em, 47
    de "cruzinhas", 18
    de ligação, 1105
    infantil
        áreas de competência, **18**
        brasileira, história da, 3
        no Brasil, perspectivas, 15
        precursores, 3

projeto terapêutico em, áreas de competência no estabelecimento do, **18**
plasticidade do diagnóstico em, 249
Psiquismo infantil, análise do, 173
Pulsão(ões), 134
de morte, 137
instintivas, 134
libidinal, 137

Q

Quadros psiquiátricos na infância e na adolescência, sintomatologia semelhante em diferentes, **346**
Qualidade de vida, 927
e a doença crônica, 932
instrumentos para mensuração da, 979
QUESI (Questionário sobre traumas na infância), 190
Questão mente-corpo, 28
Questionário
brasileiro de avaliação da saúde da criança, 188
com função avaliativa, 930
com função discriminativa, 929
com função preditiva, 929
de capacidades e dificuldades (SDQ), 192
de comunicação social, 186
de morbidade psiquiátrica infantil (QMPI), 191
específicos de QV, 929
gerais de QV, 929
para avaliação do autismo, 186
para triagem de ansiedade infantil, 191
sobre padrões de peso e alimentação para adolescentes, 187
Quociente de desenvolvimento, 119

R

Raciocínio diagnóstico, tempos do, 256
Radioisótopos, 223
métodos de diagnóstico de neuroimagem funcional com, 223
Raiva, manejo da, 887
Rapid onset gender dysphoria, 807
Reabilitação
em psiquiatria da infância e da adolescência, 1115
multidisciplinar, 1125
fonoaudiologia, 1126
intervenção precoce, 1126
neuropsicológica, 1116, 1120
da infância e da adolescência, **1122**
terapia ocupacional, 1129
Reabilitação/habilitação neuropsicológica da infância e da adolescência, 1121
Reação de ajustamento, 439
ilustração clínica, 443
Realimentação de paciente desnutrido, **472**
Reasseguramento, 538
Reflexos, 124
arcaicos e de proteção, **123**
Reforma psiquiátrica, 1115
Regressão intelectual na criança, condições neurológicas que cursam com, 625
Relações sociais, desenvolvimento das primeiras em crianças e adolescentes, 153

Relacionamento, desenvolvimento de, 1168
Relaxamento, treinamento de, 1048
Repetição de nucleotídeos, amplificação de, 236
Resfriamento, 664
Residência(s)
adotivas, 1177
de cuidado pessoal, 1177
e integração do indivíduo com transtorno mental, 1174
grupais, 1176
protegidas, 1171
Resiliência
e adaptabilidade, 748
lugar da, 755
na infância e na adolescência, 747
na trajetória da vida, 751
Respiração, treinamento de, 1048
Resposta fotoparoxística, 211
Ressonância nuclear magnética
aparência do tecido cerebral nas imagens de, 203
estudo de perfusão cerebral por, 204
funcional, 203
Resultado
falso-negativo, 42
falso-positivo, 42
verddeiro positivo, 42
Retardo mental, 233
avaliado psicometricamente, tipo de programa profissionalizante em função do, **281**
classificação segundo a Organização Mundial da Saúde, **274**
comparativo entre os sistemas diagnósticos referentes ao, 264
encaminhamento escolar para pessoas portadoras de, *281*
fatores de risco para o, **266**
grave, estudos de prevalência por idade e, **265**
graves e moderados,
inespecífico ligado ao cromossomo X, **237**
leve(s), 275
prevalência estimada de, **265**
ligado ao cromossomo X, 233
profundos, 275
síndromes de herança ligada ao cromossomo X e características fenotípicas associadas ao, **238-241**
Revised children's manifest anxiety scale (RCMAS), 191
Risco, criança sob, 813
Roteiro diagnóstico, *108*
Roubo de identidade, 849

S

Saúde mental, 153
da criança, 839
do bebê e da criança pequena, 575
indígena, 838
na infância e na adolescência, promoção e prevenção, 981
repercussões das doenças crônicas sobrea a, 544
Schedule for affective disorders and schizophrenia for school-age children, 189
Screen for child anxiety-related emotional disorders (SCARED), 191
Sedução, 918
Segregação, 908
Semiologia psiquiátrica, 36

Sensação(ões), 355
  corporais, **705**
Sensibilidade, 124
Sentimento
  de culpa, **699**
  de tédio, **701**
Sequência de Sturge-Weber, 266
Ser mau, **698**
Serviço de internação, organização de um, 1199
Sexualidade, desenvolvimento da, 143
Sialidose, 632
Sicca cell, 996
Sida, 549
  revelação do diagnóstico, 551
Sinal(is)
  de EEG, 210
  físicos a serem observados por ocasião da criança, **172**
  neurológicos a serem observados por ocasião da avaliação da criança, **172**
  psiquiátricos atípicos, estratégias diagnósticas para auxiliar na investigação dos EIM em pacientes com, *652*
Sinapse, processo de organização das, 118
Síndrome(s)
  alcoólica fetal, 302
  cromossômicas associadas a transtornos psiquiátricos, 647
  da adolescência normal, 675
  da alienação parental, 85
  da espada de Dâmocles, 546
  da imunodeficiência adquirida, 549 (*v.tb.* Sida)
  da microdeleção 22q11, 648
    paciente e sua mãe com, *649*
  de Angelman, 649
  de Asperger, 288
  de Chediak-Higashi, 637
  de deleção 1p36, paciente com, *649*
  de Down, 267, 302
  de Edwards, 267
  de Gilles de la Tourette, 227
  de Hunter, 641
  de Hurler, 630
  de Klinefelter, 268, 620
  de Laurence Moon, 267
  de Munchausen por procuração, 823
  de Patau, 268
  de Prader-Willi, paciente com, *649*
  de Rett, 234, 288, 617
    forma clássica, critérios diagnósticos clínicos para, **618**
    no sexo masculino, 620
    revisão dos critérios diagnósticos para, **620**
  de Tourette, 499
  de Turner, 268
  de Williams-Beuren, 648
    fácies típica de paciente com, *648*
  do anticonvulsivante fetal, 269
  do sono insuficiente, 493
  do X frágil, 202, 235, 302
  dolorosas, 530
  genéticas associadas a transtornos psiquiátricos, 647
  ligadas ao cromossomo X, *234*
  mentais orgânicas, 351
  neurocutâneas, 637
  neuropsiquiátricas, 359
    em crianças com problemas neurológicos, 359
  neuropsiquiátricas e pseudoneuropsiquiátricas, **359**
  pseudoneuropsiquiátricas, 361
  psiquiátricas relacionadas à doença física, quadro clínico, 1109
Sintomatologia
  depressiva, **341**
    em adolescentes, presença de, **696**
    resumo da presença de, **709**
  semelhante em diferentes quadros psiquiátricos na infância e na adolescência, **346**
Sintonia, 1030
Sistema
  CID, 33
  de apego, 95
  de personalidade, 134
  do ego, 135
  do Id, 134
  do superego, 135
  DSM, 33
  internacional 10-20 de colocação de eletrodos, *210*
  kraepelliniano, 27
Sleep starts, 495
Social competence and behavior evaluation scale (SCBE), 191
Solidão, **705**
Solventes, **765**
Sonambulismo, 494
Sono
  alterações do, **703**
  avaliação clínica do, 490
  distúrbios do, na infância e na adolescência, 491
  estágios do, 490
  fisiologia do, 489
  na infância, 490
  privação de, 211
Son-R 6-40 e os índices do WISC-IV, correlações entre, **41**
Spence children's anxiety scale (SCAS), 191
Split-half, 43
Substâncias psicoativas
  progressão do consumo pelos adolescentes, 763
  uso na adolescência, 760
Sucata resistentes/coloridas, *738*
Suicídio, 824
  Covid-19 e, 455
  modelos de compreensão do, 449
  na infância e na adolescência, 447
  risco de, 66
  tentativa de na infância e na adolescência, 447
  tentativa na infância, possíveis causas, 451
Superfêmea, 268
Suporte
  familiar como fator protetivo, 157
  social, 156

T

Tabela de crescimento, 109
TDAH, 363
  comorbidades, 366
  diagnóstico, 366
  epidemiologia, 363

etiologia, 363
fármacos aprovados pela FDA paro tratamento da, **371**
quadro clínico, 365
tratamento, 368
Teacher's report form (TRF), 186
Técnica de resolução de problemas, 1048
Tempo
   de sono em um período de 24 horas para crianças e adolescentes de 0 a 5 anos, diretrizes da OMS, **108**
   em comportamento sedentário para crianças e adolescentes de 0 a 5 anos, diretrizes da OMS, **107**
Tentativa de suicídio
   modelo conceitual com fatores de risco e proteção para, *452*
   na infância, possíveis causas, 451
   na infância e na adolescência, 447
Teoria
   clássica dos testes, 45
      versus teoria da resposta ao item, 45
   da coerência central, 291
   da disfunção executiva, 291
   da identidade, 29
   da mente, 97, 291
   da psicoterapia, psicodramática, estrutura da, 1038
   da resposta ao item, 44
   da sistematização-empatia, 291
   do apego, 155
   do desenvolvimento em estágio, 128
   dos três fatores, 833
   dos três mundos, 18
   psicológicas do brincar, 940
Terapia
   analítico-comportamental, 1054
      com crianças e adolescentes, 1055
   antirretroviral de alta eficácia, adesão a, 551
   cognitiva, 1045
      fundamentos, 1046
      sessão típica de, **1048**
   cognitivo-comportamental, 391
      protocolo de, **392**
   comportamental, 1053
   familiar, 1079
      no Brasil, 1084
Terror noturno, 493
Teste(s)
   computadorizados, 197
   dde QI, 319
   de Avaliação Bulímica de Edimburgo, 186
   de conhecimento emocional, 189
   de dependência de internet, 959
   psicológicos, 195, 199
   psicométricos, 246
Teste-reteste, 43
Textura, brinquedos estruturados e aqueles em sucata, *739*
The baby alarm distress scale, 186
Tiques, 497
   motores, diagnóstico diferencial de, 499
TOC, 387 (*v.tb.* Transtorno obsessivo-compulsivo),
Tomada de decisão, fluxograma desenvolvido para auxiliar na, 1091

Tomografia
   computadorizada
      aparência do tecido cerebral nas imagens de, **203**
      de crânio, *202*, 203
      versus ressonância nuclear magnética, 203
   por emissão de fóton único, 225
   por emissão de pósitrons, 224
Transgênero, prevalência de autoidentificação como, 800
Transtorno(s)
   abrangentes do desenvolvimento, características dos diferentes quadros englobados pelo grupo, **289**
   abrangentes não especificados, 288
   alimentar(es), 459
      na infância e na adolescência, 459
      avaliação, aconselhamento e monitoramento nutricionais de pacientes com, *468*
      diagnóstico diferencial e complicações médicas, 464
      DSM-5, **460-461**
      na infância e na adolescência, 459
      objetivos do tratamento nutricional nos, *470*
      orientações nutricionais, *471*
      relacionados à alimentação, comportamentos, atitudes e crenças de pacientes com, **462-463**
      relacionado ao sono, 494
      restritivo-evitativo, 464
         farmacoterapia, 468
      tratamento, 466
   ansiosos, 397
   bipolar, 344, 688
   ciclotímico, 688
   conversivo, 533
   crônico do tique motor ou vocal, 499
   da compulsão alimentar, 464
   da leitura, 312
   da linguagem, 515
      aspectos sociais, 519
      aspectos psicológicos, 517
      tratamento dos, 304
   da matemática, 314
   de adaptação, 439
   de ansiedade
      de doença, 532
      de separação, 398
         critérios diagnósticos do DSM 5 para, **399**
      generalizada, 587
      social, 401
         CID 11, **452**
         critérios diagnósticos do DSM 5 para, **402**
      tratamento dos, 413
   de apendizagem
      com prejuízo na matemática, **314**
      passos para avaliação e manejo dos pacientes com, *321*
   de compulsão alimentar, farmacoterapia, 468
   de conduta, 377, 382, 773
      comorbidades, 381
      critérios diagnósticos de classificação, 377
      critérios diagnósticos do DSM 5 para, **378**
      curso e padrão da doença, 382
      epidemiologia, 379
      etiopatologia, 380
      tratamento, 382

de controle esfincteriano, 505
de déficit de atenção e hiperatividade, 773
de déficit de atenção/hiperatividade, 363 (*v.tb.* TDAH)
de estresse pós-traumático, 419
  ansiedade e desevolvimento, 420
  classificação e diagnóstico, 423
  em indivíduos maiores de 6 anos, critérios diagnósticos do DSM 5, **424**
  em indivíduos menores de 6 anos, critérios diagnósticos do DSM 5, **424**
  epidemiologia, 422
  quadro clínico, 426
  questão da angústia, 419
  quetão do estresse, 421
  tratamento, 427
de identidade de gênero, incertezas frequentes no diagnóstico de, **525**
de leitura, critérios diagnósticos para, **315**
de linguagem, 297
  falada, 297
de personalidade *borderline*, 799
de ruminação, **461**
de sintomas neurológicos funcionais, 533
de sintomas somáticos, 527, 528
de sintomas somáticos e transtornos relacionados, 538
de tique secundário, 499
de tiques vocais e motores múltiplos, 499
degenerativos, 595
depressivo
  maior, 688
  na infância, avaliação de presença e severidade do, 695
desintegrativos, 288
dismórfico corporal, 799
disruptivo de degeneração de humor, **346**
do adolescente, particularidades do, 778
do desenvolvimento da linguagem, 297
do espectro autista, 201, 287, 299, 798
  aspectos cognitivos, 291
  diagnósticos e fatores biológicos associados, 292
  epidemiologia, 290
  níveis de gravidade dos, **290**
do humor, 333
  decorrente de uma condição médica geral, 688
  induzido por substância, 688
do movimento relacionado ao sono, 494
do ritmo circadiano, 494
do tique primário, 498
do tique transitório, 498
endocrinológicos maternos, 268
específicos da aprendizagem
  níveis de gravidade, 314
  com prejuízo na leitura, **312**
  com prejuízo na matemática, **314**
  níveis de gravidade, 314
específicos do desenvolvimento da aprendizagem, 307
do desenvolvimento segundo a frequência, sintomas indicativos de, **315**
  avaliação diagnóstica, 316
factício imposto a outro, 537
internalizantes, 771

limítrofes de personalidade, 429
mental(is), 554, 565
  critérios para rastreamento de doenças e para a prevenção de, **983**
  da infância e adolescência, modelos de tratamento testados e sua eficácia nos, **1050**
  em crianças e adolescentes, padrões de continuidade dos, 52
  entre jovens brasileiros, prevalência entre, 48
  fatores de risco que tornam mais frequente a possibilidade de ocorrência de, *982*
  idade do início dos, 50
  na infância e adolescência, 50
    impacto, custos e carga de incapacitação dos, 54
obsessivo-compulsivo, 387
  características clínicas, 388
  comorbidades, 388
  diagnóstico, 388
  diagnóstico diferencial, 389
  e transtornos relacionados, 388
  epidemiologia, 387
  fatores etiológicos, 389
  história natural, 389
  tratamento, 391
por uso de substâncias
  agrupamento gerais critérios diagnósticos para, **769**
  diagnóstico dos, **768**
  farmacoterapias promissoras para o tratamento do, **787**
  medicações promissoras para o tratamento do, 786
psiquiátrico(s)
  em populações pediátricas, fatores de risco para, 1108
  entre crianças com até 7 anos de idade, prevalência de, **51**
  na infância e na adolescência, 183
    avaliação dos, 184
    escalas de avaliação dos, 184
    prevalência, **49**
  nos adolescentes em conflito com a lei, **886**
uso de álcool, prevalência de, **772**
Tratamento(s)
  por via judicial ao SUS, solicitação, 1183
  usados em psiquiatria que podem agravar algumas doenças metabólicas, **652**
Traumatismo
  cranioencefálicos, 269
  obstétrico, 269
Treinamento
  da empatia, 887
  de habilidades pró-sociais, 887
Tríade cognitiva de Aron Beck, conceito, 687
Triagem, instrumentos utilizados na prática clínica, **124**
Tricopolidistrofia, 636
Trissomia
  do 13 a 15, 268
  do 18, 267
  do 21, 267
Tristeza, **696**
Tumores cerebrais na criança, 360
Tutela, 75
  instituição de, hipóteses de, 75
Tutor, poderes e deveres do, 79

U

Uso problemático e arriscado de mídia em crianças, lista de, **958**

V

Validade
  conceito de, 40
  concorrente, 41
  de construto, **41**
  de conteúdo, **41**
  de critério, **41**
  de um teste diagnóstico, 42
  definição, **41**
Vanderbilt assessment scales, 192
Vida familiar, momentos evolutivos da, 163
Videoeletrencefalograma prolongado, exame de, 221
Vinculação afetiva, 94
Vínculo, jogo de ação e reação no processo do, 105
Vineland adaptive behavior scales, 192
Violência
  exposição à, 880
  física, 917
  genética da, 882
  intrafamiliar e sexual, tipologia, 917
  psicológica, 917
  sexual, 917
Vitimizado, diagnósticos, **850**

W

Wicket spikes na região temporal esquerda durante sono leve, *219*
Winnicott, concepção para o desenvolvimento moral, 149

X

Xantomatose cerebrotendínea, 643

Y

Yough quality of life instrument research version, 192
Youth self, report (YSR), 186

Z

Zikavírus, infecção por, 241